ENDOCRINOLOGIA CLÍNICA

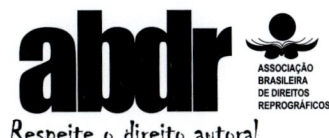

ENDOCRINOLOGIA CLÍNICA

Quarta Edição

Editor Responsável
Lucio Vilar
Professor Adjunto-Doutor e Coordenador da Disciplina de Endocrinologia do Departamento
de Medicina Clínica da Universidade Federal de Pernambuco (UFPE), Recife.
Chefe do Serviço de Endocrinologia do Hospital das Clínicas da UFPE.
Doutor em Ciências da Saúde pela Universidade de Brasília (UnB), Brasília, DF.
Fellowship em Diabetes e Endocrinologia, Radcliffe Infirmary, Oxford, Inglaterra

Editores Associados
Claudio Elias Kater
Professor Associado de Medicina. Chefe da Unidade de Adrenal e Hipertensão e
Co-Responsável pelo Laboratório de Esteróides da Disciplina de Endocrinologia e Metabolismo, Departamento
de Medicina da Universidade Federal de São Paulo (UNIFESP), São Paulo

Luciana Ansaneli Naves
Professora Adjunta-Doutora de Endocrinologia da
Faculdade de Medicina da Universidade de Brasília (UnB), Brasília, DF.
Chefe do Serviço de Endocrinologia do Hospital Universitário de Brasília (UnB)

Maria da Conceição Freitas
Endocrinologista do Hospital Getúlio Vargas, Recife.
Preceptora da Residência em Clínica Médica do Hospital Getúlio Vargas

Oscar Domingo Bruno
Professor Titular de Medicina e Consultor do Serviço de Endocrinologia do Hospital
de Clínicas da Faculdade de Medicina da Universidade de Buenos Aires, Argentina

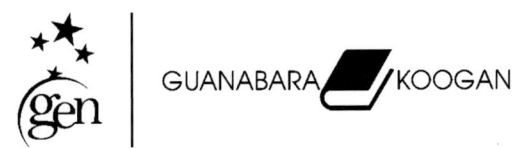

NOTA DA EDITORA: A área da saúde é um campo em constante mudança. As normas de segurança padronizadas precisam ser obedecidas; contudo, à medida que as novas pesquisas ampliam nossos conhecimentos, tornam-se necessárias e adequadas modificações terapêuticas e medicamentosas. Os autores desta obra verificaram cuidadosamente os nomes genéricos e comerciais dos medicamentos mencionados, bem como conferiram os dados referentes à posologia, de modo que as informações fossem acuradas e de acordo com os padrões aceitos por ocasião da publicação. Todavia, os leitores devem prestar atenção às informações fornecidas pelos fabricantes, a fim de se certificarem de que as doses preconizadas ou as contra-indicações não sofreram modificações. Isso é importante, sobretudo, em relação a substâncias novas ou prescritas com pouca freqüência. Os autores e a editora não podem ser responsabilizados pelo uso impróprio ou pela aplicação incorreta dos produtos apresentados nesta obra.

Os autores e a editora empenharam-se para citar adequadamente e dar o devido crédito a todos os detentores dos direitos autorais de qualquer material utilizado neste livro, dispondo-se a possíveis acertos caso, inadvertidamente, a identificação de algum deles tenha sido omitida.

Direitos exclusivos para a língua portuguesa
Copyright © 2009 by
EDITORA GUANABARA KOOGAN S.A.
Uma editora integrante do GEN | Grupo Editorial Nacional

Reservados todos os direitos. É proibida a duplicação ou reprodução deste volume, no todo ou em parte, sob quaisquer formas ou por quaisquer meios (eletrônico, mecânico, gravação, fotocópia, distribuição na internet ou outros), sem permissão expressa da Editora.

Travessa do Ouvidor, 11
Rio de Janeiro, RJ — CEP 20040-040
Tel.: 21–3543-0770 / 11–5080-0770
Fax: 21–3543-0896
gbk@grupogen.com.br
www.editoraguanabara.com.br

Editoração Eletrônica: *Performa*

CIP-BRASIL. CATALOGAÇÃO NA FONTE
SINDICATO NACIONAL DOS EDITORES DE LIVROS, RJ

E46
4.ed.

Endocrinologia clínica / editor responsável Lucio Vilar ; editores associados Claudio Elias Kater... [et al.]. - 4.ed. - Rio de Janeiro : Guanabara Koogan, 2009.
il.

Apêndice
Inclui bibliografia
ISBN 978-85-277-0076-4

1. Endocrinologia. 2. Glândulas endócrinas - Doenças. I. Vilar, Lucio.

09-2129.　　　　　　　　　　　　　CDD: 616.4
　　　　　　　　　　　　　　　　　　CDU: 616.4

07.05.09　　　　　11.05.09　　　　　　　　　　　　　　012488

Colaboradores Internacionais

Alia Munir, M.D.
Fellow da Unidade Acadêmica de Diabetes, Endocrinologia e Metabolismo da Escola de Medicina e Ciência Biomédica da Universidade de Sheffield, Sheffield, Inglaterra

Andrew J. M. Boulton, M.D., F.R.C.P.
Professor de Medicina da Universidade de Manchester. Médico Consultor do Manchester Royal Infirmary, Manchester, Inglaterra

Angela N. Paisley, M.D., F.R.C.P.
Médica Assistente do Christie Hospital, Manchester, Inglaterra

Annamaria Colao, M.D., Ph.D.
Professora de Medicina e Chefe dos Departamentos de Endocrinologia Clínica e Molecular e Oncologia da Universidade Federico II de Nápoles, Itália

Antonio Ciccarelli, M.D.
Médico Assistente dos Departamentos de Endocrinologia Clínica e Molecular e Oncologia da Universidade Federico II de Nápoles, Itália

Ashley B. Grossman, M.D., B.Sc., F.R.C.P.
Professor de Neuroendocrinologia da Escola de Medicina do Hospital St. Bartholomew, Londres, Inglaterra

Carlos E. Coelho, M.D., F.A.C.E.
Professor Clínico Voluntário da Escola de Medicina da Universidade de Miami, Miami, Flórida, EUA

Christian J. Strasburger, M.D., Ph.D.
Professor de Medicina. Chefe do Serviço de Endocrinologia Clínica na Charité Universitätsmedizin, Berlim, Alemanha

Daniel Glinoer, M.D., Ph.D.
Professor de Medicina Interna. Chefe do Serviço de Endocrinologia do Hospital Universitário Saint Pierre da Universidade de Bruxelas, Bélgica

David R. Mattheus, M.D., B.Sc., F.R.C.P.
Professor de Diabetes da Universidade de Oxford, Oxford, Inglaterra

George J. Kahaly, M.D., Ph.D.
Professor de Medicina e Endocrinologia/Metabolismo do Hospital da Universidade de Gutemberg, Mainz, Alemanha

Graciela Alcaraz, M.D.
Médica Assistente do Serviço de Endocrinologia do Hospital Carlos Durand, Buenos Aires, Argentina

Helen L. Storr, M.D., F.R.C.P.
Médica Assistente do Hospital St. Bartholomew, Londres, Inglaterra

Jenny Manolopoulou, M.D.
Membro do Departamento de Medicina do Hospital Universitário Innenstadt da Universidade Ludwig Maximilians, Munique, Alemanha

John Newell-Price, M.D., Ph.D.
Professor e Consultor Médico Honorário da Unidade Acadêmica de Diabetes, Endocrinologia e Metabolismo da Escola de Medicina e Ciência Biomédica da Universidade de Sheffield, Sheffield, Inglaterra

Julian Barth, M.D., F.R.C.P, F.R.C.Path
Consultor em Patologia Clínica e Medicina do Metabolismo dos Hospitais de Ensino de Leeds da Curadoria do Sistema Nacional de Saúde (NHS), Leeds, Inglaterra

Karina Danilowicz, M.D.
Médica Especialista Universitária em Endocrinologia do Serviço de Endocrinologia do Hospital de Clínicas da Universidade de Buenos Aires, Argentina

Li F. Stan, M.D.
Médico Assistente do Hospital St. Bartholomew, Londres, Inglaterra

Marcos Abalovich, M.D.
Professor Associado de Medicina Interna do Serviço de Endocrinologia do Hospital Carlos Durand, Buenos Aires, Argentina

Marcos Manavela, M.D.
Médico Especialista Universitário em Endocrinologia do Serviço de Endocrinologia do Hospital de Clínicas da Universidade de Buenos Aires, Argentina

Martin Bidlingmaier, M.D., Ph.D.
Chefe dos Laboratórios de Pesquisas Endócrinas do Departamento de Medicina do Hospital Universitário Innenstadt da Universidade Ludwig Maximilians, Munique, Alemanha

Martin O. Savage, M.D., B.Sc., F.R.C.P.
Professor de Endocrinologia da Escola de Medicina do Hospital St. Bartholomew, Londres, Inglaterra

Moises Mercado, M.D., Ph.D.
Chefe do Serviço de Endocrinologia e Unidade de Endocrinologia Experimental do Hospital de Especialidades do Centro Médico Nacional, Cidade do México, México

Oscar Domingo Bruno, M.D.
Professor Titular de Medicina e Consultor do Serviço de Endocrinologia do Hospital de Clínicas da Faculdade de Medicina da Universidade de Buenos Aires, Argentina

Peter J. Trainer, M.D., B.Sc., F.R.C.P.
Professor de Endocrinologia do Christie Hospital da Universidade de Manchester, Inglaterra

Rustam Rea, M.D., F.R.C.P.
Médico Assistente do Departamento de Diabetes e Endocrinologia do City Hospital, Nottingham, Inglaterra

Sahid Ahmed, M.D., F.R.C.P.
Consultor em Endocrinologia do Great Western Hospital, Swindon, Inglaterra

Shlomo Melmed, M.D., Ph.D.
Professor de Medicina e Diretor da Divisão de Endocrinologia e Metabolismo do Centro Médico Cedars-Sinai da Escola de Medicina da UCLA, Los Angeles, EUA

Silvia Gutiérrez, M.D.
Médica Assistente do Serviço de Endocrinologia do Hospital Carlos Durand, Buenos Aires, Argentina

Vivien S. Herman-Bonert, M.D.
Professora Assistente de Medicina da Escola de Medicina da UCLA, Los Angeles, EUA

William Jeffcoate, M.D., B.Sc., F.R.C.P.
Professor de Medicina e Médico Consultor do Departamento de Diabetes e Endocrinologia do City Hospital, Nottingham, Inglaterra

Colaboradores Nacionais

Adriana Forti
Professora Associada-Doutora da Disciplina de Endocrinologia da Universidade Federal do Ceará (UFCE), Fortaleza

Adriana Leal Griz
Doutoranda de Medicina pela Faculdade de Ciências Médicas da Universidade de Pernambuco (UPE), Recife

Airton Golbert
Mestre em Clínica Médica pela Universidade Federal do Rio Grande do Sul (UFRGS), Porto Alegre. Professor da Disciplina de Endocrinologia da Universidade Federal de Ciências da Saúde de Porto Alegre. Endocrinologista do Serviço de Endocrinologia do Hospital N. Sra. da Conceição, Porto Alegre

Alberto Ramos
Professor de Endocrinologia do Curso de Medicina da Universidade Federal de Campina Grande. Preceptor da Pós-Graduação em Endocrinologia do Hospital Universitário Alcides Carneiro, Campina Grande. Mestre em Medicina pela Universidade Federal da Bahia (UFBA), Salvador. Doutorando em Saúde Pública pelo CPqAM-Fiocruz

Alfredo Halpern
Professor Livre-Docente da Disciplina de Endocrinologia e Metabologia da Faculdade de Medicina da Universidade de São Paulo (FMUSP), São Paulo

Amanda Athayde
Presidente do DEFA-SBEM. Médica Assistente do Instituto Estadual de Diabetes e Endocrinologia Luiz Capriglione (IEDE), Rio de Janeiro. Professora Adjunta da Universidade Federal do Rio de Janeiro (UFRJ) e da Pontifícia Universidade Católica do Rio de Janeiro (PUC-RJ). Representante da SBEM na SOBRAC. Presidente da ASSEX-IEDE

Amaro Gusmão
Médico Assistente do Serviço de Endocrinologia do Hospital das Clínicas da Universidade Federal de Pernambuco (UFPE), Recife

Amélio F. Godoy-Matos
Chefe do Serviço de Nutrologia e Metabologia do Instituto Estadual de Diabetes e Endocrinologia Luiz Capriglione (IEDE), Rio de Janeiro. Mestre em Endocrinologia pela Pontifícia Universidade Católica do Rio de Janeiro (PUC-RJ)

Ana Caroline Mendes
Pós-Graduanda da Unidade de Endocrinologia Pediátrica do Hospital das Clínicas da Universidade Federal de Pernambuco (UFPE), Recife

Ana Claudia Latronico
Livre-Docente em Endocrinologia da Faculdade de Medicina da Universidade de São Paulo (FMUSP), São Paulo. Médica Assistente da Unidade de Endocrinologia do Desenvolvimento, Laboratório de Hormônios e Genética Molecular LIM/42, Hospital das Clínicas da Faculdade de Medicina da Universidade de São Paulo (FMUSP), São Paulo

Antônio Ribeiro de Oliveira Junior
Professor Associado-Doutor da Disciplina de Endocrinologia da Universidade Federal de Minas Gerais (UFMG), Belo Horizonte. Pós-Doutorado no Hospital St. Bartholomew, Londres, Inglaterra

Arthur Cukiert
Chefe do Serviço de Neurologia e Neurocirurgia do Hospital Brigadeiro, São Paulo. Neurocirurgião Assistente-Doutor do Serviço de Neurologia da Emergência do Hospital das Clínicas da Faculdade de Medicina da Universidade de São Paulo (FMUSP), São Paulo

Assíria Rolim
Médica Assistente do Hospital Barão de Lucena (Setor de Gravidez de Alto Risco), Secretaria de Saúde de Pernambuco, Recife

Bárbara Gomes
Médica Assistente da Unidade de Endocrinologia Pediátrica do Hospital das Clínicas da Universidade Federal de Pernambuco (UFPE), Recife

Berenice Bilharinho de Mendonça
Professora Titular da Disciplina de Endocrinologia da Faculdade de Medicina da Universidade de São Paulo (FMUSP), São Paulo

Bernardo Liberman
Livre-Docente em Endocrinologia da Faculdade de Medicina da Universidade de São Paulo (FMUSP), São Paulo

Carla Arahata
Pós-Graduanda do Serviço de Endocrinologia do Hospital das Clínicas da Universidade Federal de Pernambuco (UFPE), Recife

Carlos Alberto Botelho
Pós-Graduando do Serviço de Endocrinologia do Hospital das Clínicas da Universidade Federal de Pernambuco (UFPE), Recife

Cassiane Bonato
Endocrinologista do Serviço de Endocrinologia da Pontifícia Universidade Católica do Rio Grande do Sul (PUC-RS), Porto Alegre. Mestre em Endocrinologia pela Universidade Federal do Rio Grande do Sul (UFRGS), Porto Alegre

César Luiz Boguszewski
Professor Adjunto de Endocrinologia do Departamento de Clínica Médica da Universidade Federal do Paraná (UFPR), Curitiba. Chefe da Unidade de Neuroendocrinologia do Serviço de Endocrinologia e Metabologia do Hospital de Clínicas da UFPR (SEMPR). Doutor em Endocrinologia pela Universidade de Gotemburgo, Suécia

Clarisse Mourão Melo Ponte
Endocrinologista. Assistente Colaboradora do Serviço de Endocrinologia e Diabetes da Faculdade de Medicina da Universidade Fede-

ral do Ceará (UFCE), Fortaleza. Mestranda em Saúde Pública pela Faculdade de Medicina da UFCE

Claudio Elias Kater
Professor Associado de Medicina. Chefe da Unidade de Adrenal e Hipertensão e Co-Responsável pelo Laboratório de Esteróides da Disciplina de Endocrinologia e Metabologia, Departamento de Medicina da Universidade Federal de São Paulo (UNIFESP), São Paulo

Cyntia Ferreira Gomes Viana
Gastroenterologista Assistente do Serviço de Transplante Hepático da Universidade Federal do Ceará (UFCE), Fortaleza. Mestre em Ciências Médicas pela Faculdade de Medicina de Ribeirão Preto-USP (FMRP-USP), Ribeirão Preto

Daisy Lima
Professora Associada-Doutora do Departamento de Patologia da Universidade Federal de Pernambuco (UFPE), Recife

Daniel Damiani
Biomédico. Aluno do Curso de Medicina da Universidade Nove de Julho (UNINOVE), São Paulo

Durval Damiani
Professor Livre-Docente. Chefe da Unidade de Endocrinologia Pediátrica do Instituto da Criança, Hospital das Clínicas da Faculdade de Medicina da Universidade de São Paulo (FMUSP), São Paulo

Edmundo Leal
Professor Assistente-Mestre da Disciplina de Endocrinologia do Departamento de Medicina Clínica da Universidade Federal de Pernambuco (UFPE), Recife. Doutorando em Neuropsiquiatria da UFPE

Eduardo Pimentel Dias
Professor Adjunto-Doutor do Departamento de Propedêutica Complementar da Faculdade de Medicina da Universidade Federal de Minas Gerais (UFMG), Belo Horizonte. Coordenador da Residência em Endocrinologia do Hospital Felício Rocho, Belo Horizonte

Elaine Maria Frade Costa
Médica Assistente da Unidade de Endocrinologia do Desenvolvimento, Laboratório de Hormônios e Genética Molecular LIM/42, Hospital das Clínicas da Faculdade de Medicina da Universidade de São Paulo (FMUSP), São Paulo

Elaine S. Mallmann
Professora Adjunta do Departamento de Ginecologia e Obstetrícia da Universidade Federal do Rio Grande do Sul (UFRGS), Porto Alegre. Médica Ginecologista da Unidade de Endocrinologia Ginecológica, Serviço de Endocrinologia do Hospital das Clínicas de Porto Alegre. Doutora em Clínica Médica pela UFRGS

Eliane Moura
Professora Assistente-Mestre da Disciplina de Endocrinologia do Departamento de Medicina Clínica da Universidade Federal de Pernambuco (UFPE), Recife. Coordenadora do Ambulatório de Doenças da Tiróide do Hospital das Clínicas da UFPE

Fabiano Serfaty
Médico Assistente do Instituto Estadual de Diabetes e Endocrinologia Luiz Capriglione (IEDE), Rio de Janeiro. Mestrando em Endocrinologia da Universidade Federal do Rio de Janeiro (UFRJ), Rio de Janeiro. Especialista em Clínica Médica

Fabíola Alves Aarão Reis
Doutora em Endocrinologia pela Faculdade de Medicina da Universidade Federal do Rio de Janeiro (UFRJ), Rio de Janeiro. Professora Adjunta Visitante de Imunologia do Departamento de Clínica Médica da Faculdade de Medicina da UFRJ. Pesquisadora do Serviço de Endocrinologia do Hospital Universitário Clementino Fraga Filho (HUCFF-UFRJ)

Flávia Barbosa
Especialista em Endocrinologia. Mestre em Endocrinologia pela Universidade Federal do Rio de Janeiro (UFRJ), Rio de Janeiro. Doutoranda em Endocrinologia da UFRJ. Endocrinologista da Universidade do Rio de Janeiro (UNIRIO), Rio de Janeiro

Florisbela de A. C. e Siqueira Campos
Docente do Laboratório de Bioquímica da Nutrição do Departamento de Nutrição da Universidade Federal de Pernambuco (UFPE), Recife. Doutora em Nutrição pela UFPE

Francisco Bandeira
Professor Adjunto do Departamento de Medicina Clínica, Disciplina de Endocrinologia da Faculdade de Ciências Médicas da Universidade de Pernambuco (UPE), Recife. Chefe do Serviço de Endocrinologia e Diabetes do Hospital Agamenon Magalhães, Secretaria de Saúde de Pernambuco, Recife

Francisco Cordeiro
Professor Associado da Disciplina de Oftalmologia do Departamento de Cirurgia da Universidade Federal de Pernambuco (UFPE), Recife. Doutor em Oftalmologia pela Faculdade de Medicina da Universidade de São Paulo (FMUSP), São Paulo

Geisa C. Macedo
Médica Assistente da Unidade de Diabetes e Endocrinologia do Hospital Agamenon Magalhães, Secretaria de Saúde de Pernambuco, Recife

Gilberto J. Paz-Filho
Pesquisador Associado de Pós-Doutorado, Departamento de Psiquiatria & Ciências Comportamentais, Escola de Medicina da Universidade de Miami, Flórida, EUA

Glaydson Assunção Ponte
Infectologista. Preceptor da Residência de Infectologia do Hospital São José de Doenças Infecciosas, Fortaleza

Guilherme A. F. S. Rollin
Médico Assistente-Doutor do Serviço de Endocrinologia do Hospital das Clínicas de Porto Alegre

Gustavo Caldas
Médico Assistente da Unidade de Diabetes e Endocrinologia do Hospital Agamenon Magalhães, Secretaria de Saúde de Pernambuco, Recife

Hans Graf
Chefe da Unidade de Tireóide da Universidade Federal do Paraná (UFPR), Curitiba. Professor Adjunto do Serviço de Endocrinologia da UFPR. Presidente da Sociedade Latino-Americana de Tireóide (LATS)

Hermelinda Cordeiro Pedrosa
Coordenadora do Programa de Educação e Controle de Diabetes do Distrito Federal. Coordenadora do Projeto Salvando o Pé Diabético,

Brasília (FHDF). Pós-Graduação – *Fellowship* em *Diabetes Mellitus*, Radcliffe Infirmary, Oxford, Inglaterra (1988-1990, CNPq – FHDF). Membro do International Working Group on the Diabetic Foot e do International Consensus on the Diabetic Foot. Preceptora da Residência Médica em Clínica Médica (FHDF), Brasília, DF

Hilton Chaves Jr.
Professor Adjunto-Doutor do Departamento de Medicina Clínica da Universidade Federal de Pernambuco (UFPE), Recife

Ingeborg Christa Laun
Chefe do Setor de Endocrinologia e Metabologia do Serviço de Clínica Médica do Hospital dos Servidores do Estado, Rio de Janeiro. Professora Titular de Clínica Propedêutica Médica e de Endocrinologia e Metabolismo do Curso de Medicina da Universidade Severino Sombra, Vassouras

Jacqueline Araújo
Coordenadora da Unidade de Endocrinologia Pediátrica do Hospital das Clínicas da Universidade Federal de Pernambuco (UFPE), Recife. Doutora e Mestre pela UFPE

João Eduardo Nunes Salles
Professor Assistente da Disciplina de Endocrinologia da Faculdade de Ciências Médicas da Santa Casa de São Paulo, São Paulo

João Modesto Filho
Professor Adjunto do Departamento de Medicina Interna do CCS da Universidade Federal da Paraíba (UFPB), João Pessoa. Doutor em Medicina pela Faculdade de Medicina da Universidade de São Paulo (FMUSP), São Paulo. Pós-Doutorado na Universidade de Nancy, França

Jocelene Tenório
Professora Adjunta-Doutora e Chefe do Departamento de Medicina Clínica da Universidade Federal de Pernambuco (UFPE), Recife

José Benedito Mechica
Médico Endocrinologista. Membro da Sociedade Brasileira de Endocrinologia e Metabologia, da Sociedade Brasileira para Estudo do Metabolismo Ósseo e Mineral e da Sociedade Latino-Americana de Estudos do Metabolismo Ósseo. Mestre e Doutor em Endocrinologia e Metabologia e em Doenças Ósteo-Metabólicas pelo Hospital das Clínicas da Faculdade de Medicina da Universidade de São Paulo (FMUSP), São Paulo

José Carlos Tadeu Martins
Médico Radiologista do Axial Centro de Imagem, Belo Horizonte

José Luciano Albuquerque
Especialista em Endocrinologia. Mestrando do Curso de Pós-Graduação em Neuropsiquiatria da Universidade Federal de Pernambuco (UFPE), Recife

José Maria Correia Lima e Silva
Professor Assistente de Endocrinologia e Metabologia da Universidade Federal do Piauí (UFPI), Teresina. Especialista em Endocrinologia e Metabologia pelo Hospital das Clínicas da Faculdade de Medicina da Universidade de São Paulo (FMUSP), São Paulo. Mestre em Saúde Pública, Área de Epidemiologia, pela UFPI

Jose Milton de Castro Lima
Professor Associado da Faculdade de Medicina da Universidade Federal do Ceará (UFCE), Fortaleza. Doutor em Ciências Médicas pela Universidade Federal de São Paulo-Escola Paulista de Medicina (UNIFESP-EPM)

Josemberg Marins Campos
Doutor em Cirurgia pela Universidade Federal de Pernambuco (UFPE), Recife. Cirurgião do Serviço de Cirurgia do HC-UFPE, Recife. Membro da Sociedade Brasileira de Cirurgia Bariátrica e Metabólica (SBCBM)

Josivan Gomes de Lima
Professor da Disciplina de Endocrinologia da Universidade Federal do Rio Grande do Norte (UFRN), Natal. Especialização em Endocrinologia no Hospital Agamenon Magalhães, Secretaria de Saúde de Pernambuco, Recife, e no City Hospital, Nottingham, Inglaterra

Juliana Beaudette Drummond
Médica Assistente do Serviço de Endocrinologia do Hospital Mater Dei, Belo Horizonte

Juliana Carmélio
Pós-Graduanda da Unidade de Endocrinologia Pediátrica do Hospital das Clínicas da Universidade Federal de Pernambuco (UFPE), Recife

Julival Fagundes Ribeiro
Cirurgião Geral. *Fellowship* em Hospital Infection – Brown University, Providence, EUA. Chefe da Comissão de Infecção Hospitalar do Hospital de Base (FHDF), Brasília, DF. Preceptor da Residência Médica (FHDF). Doutor em Infectologia pela Universidade de Brasília (UnB)

Larissa Montenegro
Pós-Graduanda do Serviço de Endocrinologia do Hospital das Clínicas da Universidade Federal de Pernambuco (UFPE), Recife

Leão Zagury
Membro Titular da Academia de Medicina do Rio de Janeiro. Professor do Curso de Pós-Graduação em Endocrinologia da Pontifícia Universidade Católica do Rio de Janeiro (PUC-RJ), Rio de Janeiro. Ex-Presidente da Sociedade Brasileira de Diabetes. Ex-Chefe do Serviço de Diabetes do Instituto Estadual de Diabetes e Endocrinologia Luiz Capriglione (IEDE), Rio de Janeiro. Ex-Vice-Presidente da Sociedade de Endocrinologia e Metabologia. Membro Honorário da Sociedade Argentina de Diabetes. Mestre em Ciências Médicas – Endocrinologia pela PUC-RJ

Lidiane Moura e Silva
Pós-Graduanda do Serviço de Endocrinologia do Hospital das Clínicas da Universidade Federal de Pernambuco (UFPE), Recife

Lisete Pontes
Pós-Graduanda do Serviço de Endocrinologia do Hospital das Clínicas da Universidade Federal de Pernambuco (UFPE), Recife

Lucia Helena Coelho Nóbrega
Médica Endocrinologista do Hospital Universitário Onofre Lopes da Universidade Federal do Rio Grande do Norte (UFRN), Natal. Especialização em Endocrinologia no Hospital Agamenon Magalhães, Secretaria de Saúde de Pernambuco, Recife, e no City Hospital, Nottingham, Inglaterra

Lucia Helena Corrêa Lima
Endocrinologista do Hospital Getúlio Vargas, Recife. Preceptora da Residência em Clínica Médica do Hospital Getúlio Vargas

Luciana Ansaneli Naves
Professora Adjunta-Doutora de Endocrinologia da Faculdade de Medicina da Universidade de Brasília (UnB), Brasília, DF. Chefe do Serviço de Endocrinologia do Hospital Universitário de Brasília (UnB)

Luciano Teixeira
Professor Assistente-Mestre da Disciplina de Endocrinologia do Departamento de Medicina Clínica da Universidade Federal de Pernambuco (UFPE), Recife

Lucio Vilar
Professor Adjunto-Doutor e Coordenador da Disciplina de Endocrinologia do Departamento de Medicina Clínica da Universidade Federal de Pernambuco (UFPE), Recife. Chefe do Serviço de Endocrinologia do Hospital das Clínicas da UFPE. Doutor em Ciências da Saúde pela Universidade de Brasília (UnB), Brasília, DF. *Fellowship* em Diabetes e Endocrinologia, Radcliffe Infirmary, Oxford, Inglaterra

Luís Fernando Evangelista
Mestre em Cirurgia pela Universidade Federal de Pernambuco (UFPE), Recife. Membro da Sociedade Brasileira de Cirurgia Bariátrica e Metabólica (SBCBM)

Luiz Antônio de Araújo
Presidente do Instituto de Diabetes de Joinville (IDJ). Presidente da Sociedade Brasileira de Endocrinologia e Metabologia-Regional Santa Catarina (Biênio 2007-2008)

Luiz Augusto Casulari
Doutorado – Dottorato di Ricerche in Scienze Endocrinologiche pela Universita Degli Studi di Milano, Milão, Itália. Orientador dos Cursos de Pós-Graduação em Ciências Médicas e Ciências da Saúde da Universidade de Brasília (UnB), Brasília, DF. Editor-Chefe da Revista *Brasília Médica*

Luiz Galamba
Médico Assistente do Serviço de Radiologia do Hospital das Clínicas da Universidade Federal de Pernambuco (UFPE), Recife

Luiz Griz
Professor do Departamento de Medicina Clínica, Disciplina de Endocrinologia, da Faculdade de Ciências Médicas da Universidade de Pernambuco (UPE), Recife. Médico Preceptor de Ensino da Residência Médica da Unidade de Endocrinologia e Diabetes do Hospital Agamenon Magalhães, Secretaria de Saúde de Pernambuco, Recife

Manuel Faria
Professor Associado-Doutor da Disciplina e Endocrinologia da Universidade Federal do Maranhão (UFMA), São Luís

Marcello Delano Bronstein
Professor Livre-Docente da Faculdade de Medicina da Universidade de São Paulo (FMUSP), São Paulo. Chefe da Unidade de Neuroendocrinologia, Disciplina de Endocrinologia e Metabologia, Hospital das Clínicas da FMUSP

Marcio Corrêa Mancini
Médico do Grupo de Obesidade e Doenças Metabólicas do Serviço de Endocrinologia e Metabologia do Hospital das Clínicas da Faculdade de Medicina da Universidade de São Paulo (FMUSP), São Paulo

Margaret Cristina da Silva Boguszewski
Professora Adjunta do Departamento de Pediatria da Universidade Federal do Paraná (UFPR), Curitiba. Doutora em Endocrinologia Pediátrica pela Universidade de Gotemburgo, Suécia

Maria Aparecida Carvalho
Especialista em Endocrinologia. Ex-Pós-Graduanda do Serviço de Endocrinologia do Hospital das Clínicas da Universidade Federal de Pernambuco (UFPE), Recife

Maria da Conceição Freitas
Endocrinologista do Hospital Getúlio Vargas, Recife. Preceptora da Residência em Clínica Médica do Hospital Getúlio Vargas

Maria de Fátima Mesquita
Cardiologista do Hospital Agamenon Magalhães, Secretaria de Saúde de Pernambuco, Recife

Maria Goretti P. de A. Burgos
Doutora em Nutrição pela Universidade Federal de Pernambuco (UFPE), Recife. Nutricionista do Serviço de Diabetes do Hospital das Clínicas da UFPE. Especialista em Terapia de Nutrição Enteral e Parenteral (SBNPE)

Maria Helane da Costa Gurgel
Endocrinologista. Assistente-Colaboradora do Serviço de Endocrinologia e Diabetes da Faculdade de Medicina da Universidade Federal do Ceará (UFCE), Fortaleza. Mestranda em Farmacologia pela Faculdade de Medicina da UFCE

Maria Heloisa Canalli
Médica Assistente do Serviço de Endocrinologia da Universidade Federal de Santa Catarina (UFSC), Florianópolis

Maria Juliana Arruda
Pós-Graduanda do Serviço de Endocrinologia do Hospital das Clínicas da Universidade Federal de Pernambuco (UFPE), Recife

Maria Lúcia Coelho Nóbrega
Professora da Disciplina de Endocrinologia da Universidade Federal do Rio Grande do Norte (UFRN), Natal. Médica do Centro de Endocrinologia de Natal

Maria Marta Sarquis Soares
Professora Assistente do Departamento de Clínica Médica da Faculdade de Medicina da Universidade Federal de Minas Gerais (UFMG), Belo Horizonte

Mário Vaisman
Professor Titular da Disciplina de Endocrinologia da Faculdade de Medicina da Universidade Federal do Rio de Janeiro (UFRJ), Rio de Janeiro. Chefe do Serviço de Endocrinologia do Hospital Universitário Clementino Fraga Filho da UFRJ. Pesquisador 1A do CNPq

Marisa Helena C. Coral
Professora Responsável pela Disciplina de Endocrinologia da Universidade Federal de Santa Catarina (UFSC), Florianópolis. Presidente da Sociedade Brasileira de Endocrinologia e Metabologia (SBEM) (Biênio 2005-2006)

Marise F. Lima
Mestranda do Curso de Pós-Graduação em Neuropsiquiatria da Universidade Federal de Pernambuco (UFPE), Recife

Maurício de Paula Lopes
Especialista em Endocrinologia. Endocrinologista do Hospital da Polícia Militar de Pernambuco, Recife

Mauro A. Czepielewski
Professor Associado-Doutor da Disciplina de Endocrinologia da Universidade Federal do Rio Grande do Sul (UFRGS), Porto Alegre

Milena Caldato
Professora Adjunta-Doutora do Curso de Medicina da Universidade do Estado do Pará (UEPA) e do Centro Universitário do Pará (CESUPA), Belém. Presidente do Departamento de Adrenal e Hipertensão da Sociedade Brasileira de Endocrinologia e Metabologia (SBEM) (Biênios 2007-2008 e 2009-2010)

Monalisa Ferreira Azevedo
Médica Assistente da Unidade de Endocrinologia do Hospital Universitário de Brasília (HUB-UnB), Brasília, DF. Professora da Disciplina de Clínica Médica da Faculdade de Medicina da FACIPLAC, Brasília. Doutora em Patologia Molecular pela Universidade de Brasília (UnB)

Mônica Roberto Gadelha
Professora Adjunta-Doutora da Faculdade de Medicina da Universidade Federal do Rio de Janeiro (UFRJ), Rio de Janeiro

Nelson Rassi
Chefe da Divisão de Clínica Médica do Hospital Geral de Goiânia. Preceptor da Residência de Clínica Médica do Hospital Geral de Goiânia. Professor de Medicina Interna da Universidade de Miami, Flórida, EUA

Ney Cavalcanti
Professor Regente da Disciplina de Endocrinologia da Faculdade de Ciências Médicas da Universidade de Pernambuco (UPE), Recife

Nina Rosa C. Musolino
Doutora em Endocrinologia pela Faculdade de Medicina da Universidade de São Paulo (FMUSP), São Paulo. Médica Assistente da Unidade de Neuroendocrinologia da Divisão de Neurocirurgia do Hospital das Clínicas da FMUSP

Patrícia Nunes Mesquita
Pós-Graduanda da Clínica Médica do Hospital Getúlio Vargas, Recife

Paulo Andrade de Mello
Neurocirurgião da Unidade de Endocrinologia do Hospital Universitário de Brasília (HUB-UnB). Doutor pela Universidade de Brasília (UnB), Brasília, DF

Paulo Mendonça
Médico Assistente do Serviço de Neurologia e Neurocirurgia do Hospital Brigadeiro, São Paulo

Paulo Miranda
Mestre em Clínica Médica pela Universidade Federal de Minas Gerais (UFMG), Belo Horizonte. Coordenador do Setor Ambulatorial da Clínica de Endocrinologia e Metabologia da Santa Casa de Belo Horizonte

Pedro Paulo Mariani
Médico Assistente do Serviço de Neurologia e Neurocirurgia do Hospital Brigadeiro, São Paulo

Pedro Weslley S. do Rosário
Doutor em Medicina pela Santa Casa de Belo Horizonte. Coordenador da Residência Médica e dos Ambulatórios de Neuroendocrinologia e Câncer de Tireóide da Santa Casa de Belo Horizonte, Belo Horizonte

Poli Mara Spritzer
Professora Titular do Departamento de Fisiologia da Universidade Federal do Rio Grande do Sul (UFRGS), Porto Alegre. Coordenadora da Unidade de Endocrinologia Ginecológica, Serviço de Endocrinologia do Hospital das Clínicas de Porto Alegre. Doutora pela Faculdade de Medicina da Universidade de São Paulo (FMUSP), São Paulo

Rachel Loureiro
Especialista em Endocrinologia. Preceptora da Residência Médica em Endocrinologia do Hospital Universitário Alcides Carneiro, Campina Grande

Regina do Carmo Silva
Doutora em Medicina e Médica da Disciplina de Endocrinologia e Metabologia do Departamento de Medicina da Universidade Federal de São Paulo-Escola Paulista de Medicina (UNIFESP-EPM)

Reine Chaves Fonseca
Médica Endocrinologista. Mestre em Medicina Interna pela Universidade Federal da Bahia (UFBA), Salvador. Diretora do Centro de Diabetes e Endocrinologia do Estado da Bahia (CEDEBA), Salvador

Renan Magalhães Montenegro
Professor Adjunto do Departamento de Medicina Clínica da Faculdade de Medicina da Universidade Federal do Ceará (UFCE), Fortaleza

Renan Magalhães Montenegro Jr.
Professor Adjunto da Faculdade de Medicina da Universidade Federal do Ceará (UFCE), Fortaleza. Coordenador do Ambulatório de Diabetes, Dislipidemia e Síndrome Metabólica (UFCE). Doutor em Ciências Médicas pela Faculdade de Medicina de Ribeirão Preto da Universidade de São Paulo (USP), Ribeirão Preto

Renata Campos
Médica Assistente do Serviço de Endocrinologia do Hospital das Clínicas da Universidade Federal de Pernambuco (UFPE), Recife

Ricardo José Caldas Machado
Professor Adjunto-Doutor do Departamento de Cirurgia da Universidade Federal de Pernambuco (UFPE), Recife

Ricardo M. R. Meirelles
Professor Associado de Endocrinologia da Pontifícia Universidade Católica do Rio de Janeiro (PUC-RJ). Diretor do Instituto Estadual de Diabetes e Endocrinologia Luiz Capriglione (IEDE), Rio de Janeiro. Presidente da Sociedade Brasileira de Endocrinologia e Metabologia (SBEM) (Biênio 2009-2010)

Roberto Luís Zagury
Pós-Graduando em Endocrinologia do Instituto Estadual de Diabetes e Endocrinologia Luiz Capriglione (IEDE), Rio de Janeiro. Especialista em Clínica Médica. Membro do Conselho Consultivo da União das Associações de Diabéticos do Estado do Rio de Janeiro (UADERJ)

Rodio Brandão
Médico Assistente do Serviço de Neurologia e Neurocirurgia do Hospital Brigadeiro, São Paulo

Rodrigo Agra
Pós-Graduando do Serviço de Endocrinologia do Hospital das Clínicas da Universidade Federal de Pernambuco (UFPE), Recife

Rodrigo O. Moreira
Colaborador-Pesquisador do Serviço de Nutrologia e Metabologia e do Grupo de Obesidade e Transtornos Alimentares do Instituto Estadual de Diabetes e Endocrinologia Luiz Capriglione (IEDE), Rio de Janeiro. Mestre em Endocrinologia pela Universidade Federal do Rio de Janeiro (UFRJ), Rio de Janeiro

Rosa Paula M. Biscolla
Médica Assistente-Doutora da Disciplina de Endocrinologia do Departamento de Medicina da Universidade Federal de São Paulo-Escola Paulista de Medicina (UNIFESP-EPM), São Paulo

Rui M. B. Maciel
Professor Titular da Disciplina de Endocrinologia do Departamento de Medicina da Universidade Federal de São Paulo-Escola Paulista de Medicina (UNIFESP-EPM), São Paulo

Ruy Lyra
Professor Colaborador-Mestre da Disciplina de Endocrinologia da Universidade de Pernambuco (UPE), Recife. Presidente da Sociedade Brasileira de Endocrinologia e Metabologia (SBEM) (Biênio 2007-2008)

Saulo Cavalcanti da Silva
Professor de Endocrinologia da Faculdade de Ciências Médicas de Minas Gerais, Belo Horizonte. Coordenador dos Setores de Obesidade, Diabetes e Crescimento da Clínica de Endocrinologia da Santa Casa de Belo Horizonte

Sérgio Kodaira
Médico Assistente-Doutor do Departamento de Radiologia do Hospital das Clínicas da Faculdade de Medicina da Universidade de São Paulo (FMUSP), São Paulo

Sérgio Lerias Almeida
Professor Adjunto do Departamento de Medicina Interna da Faculdade de Medicina da Pontifícia Universidade Católica (PUC), Porto Alegre

Silvia Alves da Silva
Mestre em Nutrição pela Universidade Federal de Pernambuco (UFPE), Recife. Especialista em Nutrição Clínica pela UFPE. Nutricionista do Hospital Oswaldo Cruz, Recife

Sônia Lúcia Lucena
Professora Adjunta-Doutora do Departamento de Nutrição da Universidade Federal de Pernambuco (UFPE), Recife

Thereza Selma Soares Lins
Médica Assistente da Unidade de Endocrinologia do Instituto Materno-Infantil de Pernambuco (IMIP), Recife

Thomaz Rodrigues Porto da Cruz
Professor Adjunto-Doutor da Faculdade de Medicina da Universidade Federal da Bahia (UFBA), Salvador

Vera Santos
Professora Assistente-Mestre da Disciplina de Endocrinologia do Departamento de Medicina Clínica da Universidade Federal de Pernambuco (UFPE), Recife

Virginia Oliveira Fernandes
Médica Assistente do Ambulatório de Diabetes, Dislipidemia e Síndrome Metabólica do Serviço de Endocrinologia e Diabetes da Faculdade de Medicina da Universidade Federal do Ceará (UFCE), Fortaleza. Mestranda em Saúde Pública pela Faculdade de Medicina da UFCE

Viviane Canadas
Médica Assistente do Serviço de Endocrinologia do Hospital das Clínicas da Universidade Federal de Pernambuco (UFPE), Recife. Mestre em Medicina Interna pela UFPE

Prefácio

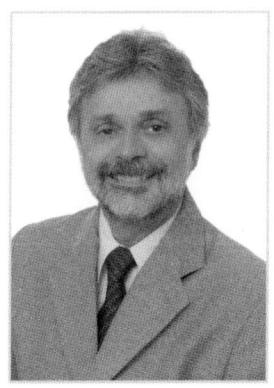

O *Endocrinologia Clínica* tem como objetivo maior proporcionar aos estudantes de graduação e pós-graduação da área médica, e particularmente aos jovens endocrinologistas e clínicos gerais, uma obra muito abrangente que os auxilie no diagnóstico clínico-laboratorial e no tratamento dos distúrbios endócrinos mais relevantes da prática clínica diária.

Nesta quarta edição do *Endocrinologia Clínica*, totalmente reformulada e atualizada, estão incluídos dados de artigos publicados até 2009, e foram acrescentados cinco novos capítulos em relação à edição anterior. Na sua elaboração contamos com a competente e inestimável colaboração de renomados especialistas das principais instituições acadêmicas do país e de 31 eminentes endocrinologistas da Europa, Estados Unidos, México e Argentina, que escreveram sobre temas nos quais têm uma larga experiência. A todos, nossos sinceros agradecimentos. Somos também muito gratos a todas as pessoas que, direta ou indiretamente, contribuíram para levarmos adiante nosso projeto, e à Editora Guanabara Koogan, por seu fundamental apoio.

Esperamos que o *Endocrinologia Clínica* continue a contribuir para uma melhor compreensão e aprimoramento dos conceitos atuais referentes à abordagem diagnóstico-terapêutica das doenças endócrinas.

Lucio Vilar

Conteúdo

PARTE I NEUROENDOCRINOLOGIA

1. Diagnóstico Diferencial das Massas Selares, 1
Nina Rosa C. Musolino
Lucio Vilar
Luciana Ansaneli Naves
Sérgio Kodaira
Marcello Delano Bronstein

2. Hipopituitarismo — Diagnóstico e Tratamento, 23
Luciana Ansaneli Naves
Antônio Ribeiro de Oliveira Junior
Lucio Vilar

3. Avaliação Diagnóstica da Hiperprolactinemia, 37
Lucio Vilar
Luciana Ansaneli Naves
Mônica R. Gadelha

4. Tratamento dos Prolactinomas, 47
Annamaria Colao
Antonio Ciccarelli

5. Diagnóstico e Tratamento da Acromegalia, 61
Shlomo Melmed
Vivien S. Bonert
Lucio Vilar
Moises Mercado

6. Papel do Pegvisomant no Manuseio da Acromegalia, 87
Angela N. Paisley
Peter J. Trainer

7. Armadilhas nas Dosagens do GH e IGF-I para o Diagnóstico da Acromegalia e da Deficiência de GH, 93
Jenny Manolopoulou
Christian J. Strasburger
Martin Bidlingmaier

8. Adenomas Hipofisários Clinicamente Não-funcionantes, 101
Luciana Ansaneli Naves
Lucio Vilar

Monalisa Azevedo
Luiz Augusto Casulari
Paulo Andrade de Mello

9. Adenomas Secretores de TSH — Diagnóstico e Tratamento, 113
Oscar Domingo Bruno
Marcos Manavela
Karina Danilowicz

10. Tratamento Cirúrgico dos Tumores Hipofisários, 118
Pedro Paulo Mariani
Paulo Mendonça
Rodio Brandão
Bernardo Liberman
Arthur Cukiert

11. Alterações da Haste Hipofisária e Suas Implicações Clínicas, 132
Juliana Beaudette Drummond
José Carlos Tadeu Martins
Maria Marta Sarquis Soares
Eduardo Pimentel Dias

12. Manuseio do Diabetes Insípido, 141
Lucio Vilar
Luciana Ansaneli Naves
Edmundo Leal
Luiz Augusto Casulari

13. Síndrome da Secreção Inapropriada do Hormônio Antidiurético, 158
Luiz Augusto Casulari
Luciana Ansaneli Naves
Lucio Vilar

PARTE II CRESCIMENTO E DESENVOLVIMENTO

14. Investigação Diagnóstica das Desordens da Diferenciação Sexual, 169
Durval Damiani
Daniel Damiani
Jacqueline Araújo

15. **Investigação da Criança com Baixa Estatura**, 180
    Jacqueline Araújo
    Bárbara Gomes
    Juliana Carmélio
    Ana Caroline Mendes
    Lucio Vilar

16. **Usos e Abusos do Hormônio de Crescimento**, 203
    César Luiz Boguszewski
    Margaret Cristina da Silva Boguszewski

17. **Retardo Puberal — Avaliação e Manuseio**, 213
    Elaine Maria Frade Costa
    Ana Claudia Latronico
    Berenice Brilharinho de Mendonça

18. **Manuseio da Puberdade Precoce**, 228
    Thereza Selma Soares Lins
    Lucio Vilar

PARTE III   DOENÇAS DA TIRÓIDE

19. **Interpretação dos Testes de Função Tiroidiana**, 247
    Monalisa Azevedo
    Bárbara Gomes
    Rodrigo Agra
    José Luciano Albuquerque

20. **Avaliação e Manuseio dos Nódulos Tiroidianos**, 258
    Eliane Moura
    José Luciano Albuquerque
    Daisy Lima
    Luiz Galamba

21. **Diagnóstico e Tratamento do Câncer da Tiróide**, 268
    Rui M. B. Maciel
    Rosa P. M. Biscolla
    Lucio Vilar
    Pedro W. S. Rosário

22. **Seguimento do Carcinoma Diferenciado de Tiróide**, 283
    Gilberto J. Paz-Filho
    Hans Graf

23. **Diagnóstico e Tratamento do Hipotiroidismo**, 290
    Maria da Conceição Freitas
    Lucia Helena Corrêa Lima

24. **Diagnóstico e Tratamento da Doença de Graves**, 302
    William Jeffcoate
    Rustam Rea
    Viviane Canadas
    Lucio Vilar

25. **Oftalmopatia de Graves**, 320
    George J. Kahaly

26. **Manuseio do Bócio Uni- e Multinodular Tóxico**, 330
    Mário Vaisman
    Fabíola Alves Aarão Reis

27. **Manuseio do Hiper- e do Hipotiroidismo Durante a Gravidez**, 337
    Marcos Abalovich
    Silvia Gutiérrez
    Graciela Alcaraz
    Oscar Domingo Bruno
    Daniel Glinoer

28. **Manuseio da Disfunção Tiroidiana Subclínica**, 347
    Carlos E. Coelho
    José Luciano Albuquerque
    Eliane Moura

29. **Tiroidites: Abordagem — Diagnóstico–terapêutica**, 354
    Renan Magalhães Montenegro
    Renan Magalhães Montenegro Jr.
    Lucio Vilar

30. **Emergências Tiroidianas**, 366
    Hans Graf
    Carla Arahata
    Maria da Conceição Freitas

31. **Manuseio dos Incidentalomas Adrenais**, 374
    Lucio Vilar

PARTE IV   DOENÇAS DAS ADRENAIS

32. **Insuficiência Adrenal — Diagnóstico e Tratamento**, 389
    Lucio Vilar
    Maria da Conceição Freitas
    Regina do Carmo Silva
    Claudio Elias Kater

Feocromocitoma — Diagnóstico e Tratamento, 405
Lucio Vilar
Ricardo José Caldas Machado

34. Diagnóstico e Diagnóstico Diferencial da Síndrome de Cushing, 425
Lucio Vilar
Manuel Faria
Carlos E. Coelho

35. Síndrome de Cushing Pediátrica, 449
Helen L. Storr
Li F. Stan
Martin O. Savage
Ashley B. Grossman

36. Tratamento da Síndrome de Cushing, 459
Mauro A. Czepielewski
Guilherme A. F. S. Rollin
Oscar Domingo Bruno
Lucio Vilar

37. Síndrome de Nelson, 476
Alia Munir
John Newell-Price

38. Manuseio do Hiperaldosteronismo Primário, 481
Lucio Vilar
Milena Caldato
Claudio Elias Kater

39. Hiperplasia Adrenal Congênita — Como Diagnosticar e Tratar, 499
Claudio Elias Kater

PARTE V DISTÚRBIOS DO SISTEMA REPRODUTIVO

40. Hipogonadismo Masculino, 509
Thomaz Rodrigues P. Cruz
Lisete Pontes
Lucio Vilar

41. Disfunção Erétil — Investigação Diagnóstica e Tratamento, 530
Carlos Alberto Botelho
Rodrigo Agra
Lucio Vilar

42. Ginecomastia, 543
Lidiane Moura e Silva
Maria Juliana Arruda
Lucio Vilar

43. Síndrome dos Ovários Policísticos, 554
Alberto Ramos

44. Abordagem Diagnóstico–terapêutica da Amenorréia, 564
Poli Mara Spritzer
Elaine S. Mallmann
Lucio Vilar

45. Terapia Hormonal da Menopausa — Quando e Como?, 574
Ricardo M. R. Meirelles
Amanda Athayde

PARTE VI DOENÇAS DO PÂNCREAS ENDÓCRINO

46. Diabetes Mellitus — Classificação e Diagnóstico, 585
Adriana Forti
Amaro Gusmão
Rachel Loureiro
Renan M. Montenegro Júnior
Lucio Vilar

47. Diabetes Mellitus Tipo 1 — Aspectos Epidemiológicos, Patogenéticos e Clínico-laboratoriais, 599
Airton Golbert
Cassiane Bonatto
Sérgio Lerias Almeida

48. Aspectos Peculiares da Dieta do Diabético, 606
Maria Goretti P. de A. Burgos
Florisbela de A. C. e Siqueira Campos
Silvia Alves da Silva

49. Tratamento Farmacológico do Diabetes Tipo 2, 622
David R. Mattheus
Sahid Ahmed
Ruy Lyra
Lucio Vilar

50. **Prevenção do Diabetes Tipo 2,** 648
    Leão Zagury
    Roberto Luís Zagury
    Lucio Vilar

51. **Insulinoterapia no Diabetes Tipo 1,** 654
    João Eduardo Nunes Salles
    Nelson Rassi

52. **Tratamento da Hipertensão Arterial em Diabéticos,** 668
    Maria da Conceição Freitas
    Lidiane Moura e Silva
    Jocelene Tenório
    Hilton Chaves Jr.

53. **Diabetes Mellitus e Gravidez,** 681
    Ingeborg Christa Laun
    Assíria Rolim
    Maria Juliana Arruda

54. **Retinopatia Diabética,** 694
    Francisco Cordeiro
    Amaro Gusmão
    Carlos Alberto Botelho
    José Maria Correia Lima e Silva

55. **Diagnóstico e Tratamento da Nefropatia Diabética,** 708
    Ruy Lyra
    Patrícia Nunes Mesquita
    Paulo Miranda

56. **Abordagem Diagnóstica, Terapêutica e Preventiva da Neuropatia Diabética,** 720
    Andrew J. M. Boulton
    Hermelinda Cordeiro Pedrosa

57. **Abordagem Clínica e Terapêutica do Pé Diabético,** 739
    Andrew J. M. Boulton
    Hermelinda Cordeiro Pedrosa
    Geisa C. Macedo
    Julival Fagundes Ribeiro

58. **Emergências em Diabetes Mellitus,** 755
    Marisa Helena C. Coral
    Reine Chaves Fonseca
    Luiz Antônio de Araújo
    Maria Heloisa Canalli
    Alberto Ramos

59. **Manuseio da Hipoglicemia em Não-diabéticos,** 772
    Josivan Gomes de Lima
    Lucia Helena Coelho Nóbrega
    Gustavo Caldas
    Lucio Vilar

PARTE VII   DISLIPIDEMIA E OBESIDADE

60. **Investigação Diagnóstica das Dislipidemias,** 787
    Amaro Gusmão
    Larissa Montenegro
    Vera Santos

61. **Hipertrigliceridemia — Por que, Quando e Como Tratar,** 803
    Josivan Gomes de Lima
    Marise F. Lima
    Lucia Helena Coelho Nóbrega
    Saulo Cavalcanti da Silva

62. **Tratamento da Hipercolesterolemia,** 816
    Ruy Lyra
    Lucio Vilar
    Maria de Fátima Mesquita
    Sônia Lúcia Lucena
    Ney Cavalcanti

63. **Tratamento Medicamentoso da Obesidade,** 838
    Marcio Corrêa Mancini
    Alfredo Halpern

64. **Tratamento Cirúrgico da Obesidade — Uma Visão Geral,** 853
    Josemberg Marins Campos
    Luís Fernando Evangelista
    Luciano Teixeira
    Ricardo José Caldas Machado

65. **Síndrome Metabólica — Implicações Clínicas e Tratamento,** 865
    Amélio F. Godoy-Matos
    Rodrigo O. Moreira

PARTE VIII   DOENÇAS OSTEOMETABÓLICAS

66. **Hiperparatiroidismo Primário — Diagnóstico e Tratamento,** 875
    Lucio Vilar
    Renata Campos

Maria Aparecida Carvalho
Francisco Bandeira

67. Manuseio do Hipoparatiroidismo, 893
Renata Campos
Edmundo Leal
Carla Arahata
Vera Santos

68. Manuseio da Osteoporose — Uma Visão Geral, 905
Josivan Gomes de Lima
Lúcia Helena Coelho Nóbrega
Maria Lucia Coelho Nóbrega
Luiz Griz

69. Doença de Paget Óssea, 930
Luiz Griz
Adriana Leal Griz
João Modesto Filho
Francisco Bandeira

70. Raquitismo e Osteomalacia, 940
José B. Mechica

PARTE IX MISCELÂNEA

71. Neoplasias Endócrinas Múltiplas, 953
Viviane Canadas
Flávia Barbosa
Fabiano Serfaty
Lucio Vilar

72. Manuseio do Hirsutismo, 969
Julian Barth
Lucio Vilar

73. Anorexia Nervosa e Outros Transtornos Alimentares, 983
Maria da Conceição Freitas
Maurício de Paula Lopes
Luciano Teixeira

74. Aspectos Práticos da Terapia com Glicocorticóides, 993
Cláudio Elias Kater
Regina do Carmo Silva

75. Doença Hepática Gordurosa Não-alcoólica, 1010
Renan Magalhães Montenegro Júnior
Cyntia Ferreira Gomes Viana
Virgínia Oliveira Fernandes
Jose Milton de Castro Lima

76. Distúrbios Endócrino-metabólicos na Infecção pelo HIV e na AIDS, 1018
Clarisse Mourão Melo Ponte
Glaydson Assunção Ponte
Maria Helane da Costa Gurgel
Renan M. Montenegro Júnior

Apêndice *Valores Laboratoriais de Referência,* 1031

Índice Alfabético, 1037

PARTE I
NEUROENDOCRINOLOGIA

1 Diagnóstico Diferencial das Massas Selares

Nina Rosa C. Musolino, Lucio Vilar, Luciana Ansaneli Naves, Sérgio Kodaira, Marcello Delano Bronstein

INTRODUÇÃO

Os adenomas hipofisários são a patologia mais comum entre as massas selares, respondendo por aproximadamente 90% dos casos. As demais etiologias incluem lesões vasculares, tumorais, císticas, infecciosas, inflamatórias, dentre outras (Quadro 1.1). A distinção entre essas lesões é muito difícil, uma vez que muitas delas podem ser bastante semelhantes do ponto de vista clínico, endócrino e radiográfico. Além disso, em algumas doenças é muito importante a definição etiológica pré-operatória, já que a forma de tratamento ou o tipo de abordagem cirúrgica requeridos podem ser bem distintos (p.ex., adenomas hipofisários *vs.* aneurismas ou adenomas *vs.* doenças inflamatórias).[1,2]

Na investigação diagnóstica das massas selares é, portanto, fundamental que se analisem conjuntamente a sintomatologia do paciente, os exames de imagem e dados laboratoriais. Somente agindo assim, obter-se-á maior sucesso no manuseio do paciente.

QUADRO CLÍNICO

Sintomas Dependentes do Efeito de Massa

Potencialmente, qualquer lesão da região hipotálamo-hipofisária pode levar à cefaléia por distensão da dura-máter. No entanto, é comum que massas selares com expansão supra- e/ou parasselar cursem sem quadro de cefaléia associado.[2,3]

Presença de massa na região supra-selar com compressão de vias ópticas leva à perda visual, que se apresenta como hemianopsia bitemporal quando ocorre compressão da porção central do quiasma (Fig. 1.1). Lesões que comprimem a junção do quiasma com o trato ou parte do nervo óptico poderão levar a quadros diversos de perda visual, como hemianopsia homônima ou perda visual unilateral, respectivamente. Assim, um exame de campimetria visual cuidadoso poderá fornecer dados clínicos importantes para a localização da massa tumoral.[2,3]

A presença de massa tumoral parasselar, seja primária dessa região ou expansiva da sela para o seio cavernoso, poderá levar à compressão de nervos cranianos. O mais medial e, portanto, mais freqüentemente comprometido nas lesões selares com invasão de seio cavernoso é o III nervo, que leva à ptose palpebral. Lesão do VI nervo causando diplopia também pode estar presente. Quadro sugestivo de compressão do V nervo, levando à dor trigeminal ou parestesia de face, é mais raro.[2-4]

Sintomas Dependentes das Alterações Hormonais

As lesões da região hipofisária/hipotalâmica de qualquer natureza poderão levar a deficiência na produção de hormônios hipofisários, seja por compressão ou destruição das células hipofisárias, seja por alterações do hipotálamo ou, ainda, da haste hipofisária que levem à interrupção do aporte dos hormônios hipotalâmicos liberadores para a hipófise.[2-4]

O hormônio de crescimento (GH) costuma ser a primeira deficiência manifestada em qualquer lesão selar, seguida geralmente da deficiência gonadotrófica. A redução da produção e liberação de TSH e ACTH geralmente acontece em quadro de hipopituitarismo mais grave.[4]

O quadro sugestivo de pan-hipopituitarismo, quando há redução da produção de todos os hormônios hipofisários, nem sempre é facilmente reconhecido. O hipocortisolismo secundário à deficiência de ACTH apresenta quadro mais brando que o da insuficiência adrenal primária (doença de Addison). Assim, as queixas mais freqüentes nesses casos são: adinamia, sonolência, perda discreta de peso, redução da força muscular e outras inespecíficas. As queixas são dependentes da deficiência de GH associada ao hipocortisolismo e hipotiroidismo.[2,4]

QUADRO 1.1
Etiologia das Lesões Selares, Parasselares e Supra-selares

Tumores
Adenomas hipofisários
    Craniofaringioma
    Cordoma
    Meningioma
    Glioma
    Germinoma
    Astrocitoma
    Metástases
    Sarcoma
    Linfoma
    Schwanoma
    Tumor de células granulares
    Pituicitoma
    Granulocitoma
    Plasmacitoma
        Hemangiopericitoma
        Paraganglioma
        Papiloma primário do plexo coróide
        Melanoma amelanótico
        Etc.

Cistos
    Cisto da bolsa de Rathke
    Cisto aracnóideo
    Cistos dermóide e epidermóide

Lesões inflamatórias, granulomatosas e infecciosas
    Hipofisite linfocítica
    Sarcoidose
    Histiocitose X
    Granuloma de células gigantes
    Granuloma eosinofílico
    Tuberculose
    Cisticercose
    Abscesso hipofisário

Lesões vasculares
    Aneurismas
    Angiomas

Miscelânea
    Apoplexia hipofisária
    Hamartoma hipotalâmico
    Aracnoidocele intra-selar (sela "vazia")
    Lipoma
    Hiperplasia hipofisária
    Duplicação da hipófise
    Neuro-hipófise ectópica
    Mucocele do seio esfenoidal

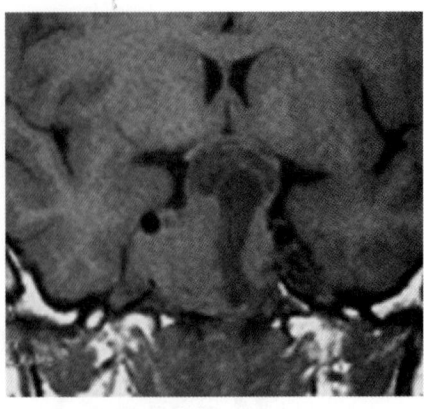

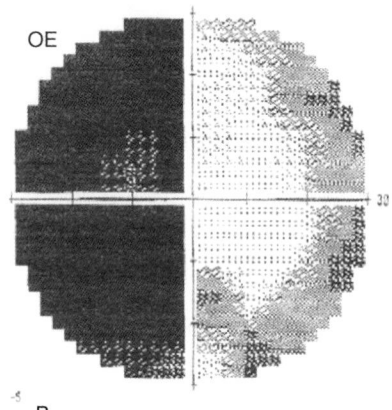

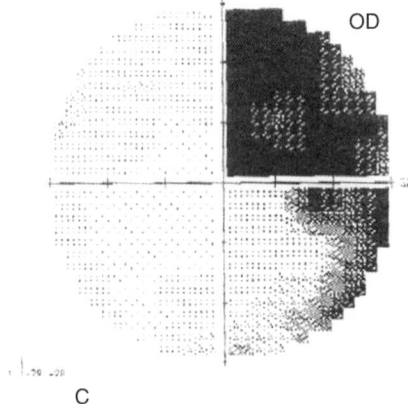

Fig. 1.1 A. Ressonância magnética (RM) coronal sem contraste, evidenciando massa intra- e supra-selar, heterogênea, levando à elevação e compressão do quiasma óptico. **B.** Campimetria computadorizada mostrando hemianopsia temporal em olho esquerdo (OE). **C.** Campimetria computadorizada mostrando quadrantopsia temporal superior em olho direito (OD).

Além disso, qualquer lesão que envolva a haste hipofisária pode causar hiperprolactinemia, por interrupção do aporte de dopamina, que é o principal fator inibitório da secreção de prolactina (PRL) pelo lactotrofo. Desse modo, sinais clínicos sugestivos de hiperprolactinemia, como galactorréia, podem acompanhar lesões selares de diversas etiologias e não são exclusivos do prolactinoma.[5,6]

Deficiência de gonadotrofinas se manifesta, em mulheres, por alteração do ciclo menstrual, desde irregularidade menstrual até amenorréia e diminuição da libido.[2-4] A associação de galactorréia com amenorréia sugere a presença de hiperprolactinemia.[5,6]

Em homens, as principais manifestações de hipogonadismo são disfunção erétil, redução da libido e diminuição tanto dos pêlos corporais como do ritmo de crescimento da barba.[2-4] A presença de galactorréia no sexo masculino é altamente sugestiva de prolactinoma.[5,6]

A hiperfunção hipofisária, como na acromegalia ou na doença de Cushing, é facilmente identificável e faz a suspeita clínica de tumor hipofisário funcionante.[2,4]

Por outro lado, adenomas da hipófise anterior, mesmo os mais volumosos, raramente se acompanham de diabetes insípido (DI). Portanto, a presença dessa condição aponta para um outro diagnóstico etiológico (metástases hipofisárias, craniofaringioma, disgerminomas, doenças infiltrativas, inflamatórias ou infecciosas etc.).[1-4]

Sintomas Dependentes de Alterações Hipotalâmicas

Lesões que atingem o hipotálamo podem propiciar a ocorrência de manifestações clínicas variadas. Em 60 pacientes com doença hipotalâmica confirmada por autópsia foram encontrados alteração neuroftalmológica em 78%, lesões sensitivas ou piramidais em 75%, cefaléia em 65%, síndrome cerebelar extrapiramidal em 62%, vômitos em 40%, puberdade precoce em 40%, DI em 35%, hipogonadismo em 32%, sonolência em 30%, distermia em 28% e obesidade em 25% dos casos. A maioria dos pacientes apresentava mais de um sintoma. Dentre eles, apenas puberdade precoce e crises convulsivas gelásticas são praticamente exclusivos de hamartomas hipotalâmicos.[2,3]

EXAMES COMPLEMENTARES PARA O DIAGNÓSTICO ETIOLÓGICO

Diagnóstico por Imagem das Massas Selares, Supra-selares e Parasselares

O estudo radiológico convencional da sela túrcica apresenta limitações importantes devido a: (1) grande variabilidade de sua forma e dimensões e (2) seu conteúdo normal não pode ser diretamente visualizado. Lesões expansivas associadas a remodelamento das estruturas ósseas ou calcificações anormais são os achados mais evidentes nas radiografias convencionais (Fig. 1.2).[7]

Atualmente, a tomografia computadorizada (TC) e a ressonância magnética (RM) tornaram-se os métodos de escolha para o estudo das lesões selares e parasselares (Fig. 1.2).

A RM é a técnica de escolha para o estudo da região selar[8] por apresentar excelente relação de contraste entre as estruturas intra-, para- e supra-selares, com boa resolução espacial. A capacidade intrínseca do método de adquirir imagens seccionais em diversos planos é ideal para o estudo dessa região de anatomia complexa. Os estudos devem ser realizados com bobina de cabeça, espessuras de

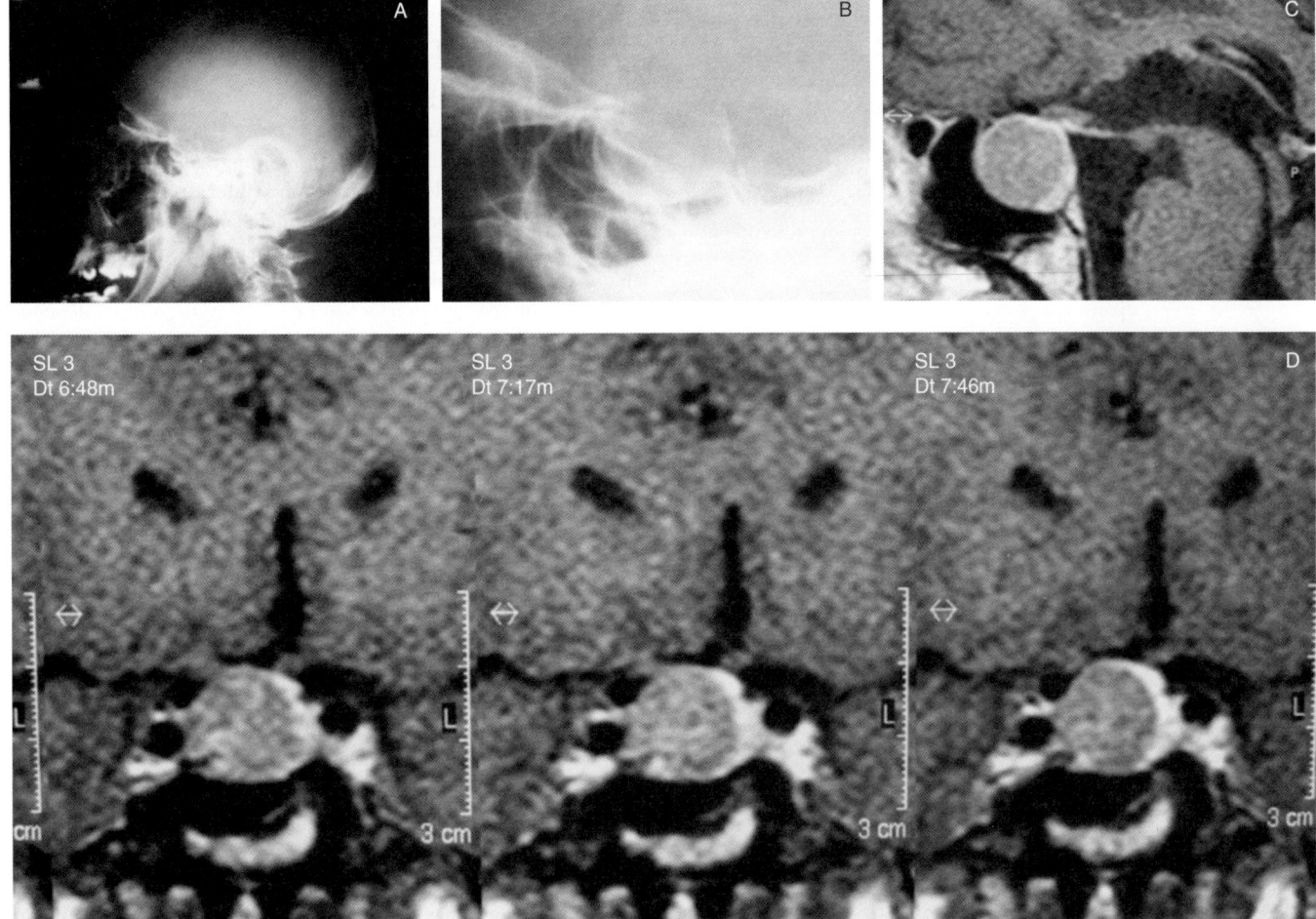

Fig. 1.2 A. Radiografia de crânio em perfil de paciente acromegálico. **B.** Detalhe da sela túrcica alargada com desnivelamento do assoalho selar e erosão do dorso selar. **C.** RM sagital T1 pós-contraste evidenciando lesão expansiva selar com pequena quantidade de parênquima glandular residual. **D.** Seqüência dinâmica coronal evidenciando o tecido hipofisário remanescente em "crescente".

imagem de, no máximo, 3 mm, sendo recomendadas técnicas 3D para reconstruções de imagens de até 1 mm de espessura. O uso de meio de contraste paramagnético (quelato de gadolínio) auxilia no estudo das lesões dessa região, particularmente nas seguintes situações: (1) investigação do envolvimento do seio cavernoso, (2) estudos pré-operatórios e (3) exames com fase dinâmica, em que a imagem é adquirida durante a injeção intravenosa do meio de contraste, aumentando a sensibilidade do estudo de microadenomas, os quais se apresentam mais evidentes durante o primeiro minuto de injeção.[9,10]

Em situações em que a RM estiver contra-indicada, a TC pode auxiliar no diagnóstico.[7] A TC apresenta vantagens no estudo dos limites ósseos selares e o estudo dirigido para a região deve ser realizado com imagens de 0,5 a 1,5 mm de espessura, matriz de 512 × 512 ou 1.024 × 1.024 pixels e área de imagem (FOV) limitada à região selar. O uso de meio de contraste endovenoso é imprescindível na investigação de lesões intra-selares, particularmente na suspeita de microadenomas. Aquisições coronais diretas são essenciais na avaliação de deformidades ou soluções de continuidade no assoalho selar, embora os equipamentos atuais com multidetectores (TC *multislice*) permitam aquisição axial com reformatação multiplanar de qualidade comparável, além de permitir reconstruções tridimensionais (Fig. 1.3).[8,11]

Os métodos de imagem também contribuem para a avaliação da extensão das lesões selares e supra-selares, suas dimensões, efeitos de massa associados e grau de comprometimento do seio cavernoso, particularmente em macroadenomas. O trabalho clássico de Knosp *et al.*[12] demonstrou boa correlação entre os achados cirúrgicos de invasão dos seios cavernosos quando a lesão ultrapassava a linha intercarotídea lateral. Mais recentemente, outros autores[13] demonstraram, numa casuística maior, que o envolvimento de mais de 67% da circunferência da artéria carótida interna é sinal de comprometimento do seio cavernoso, bem como a obliteração do compartimento venoso do sulco carotídeo.

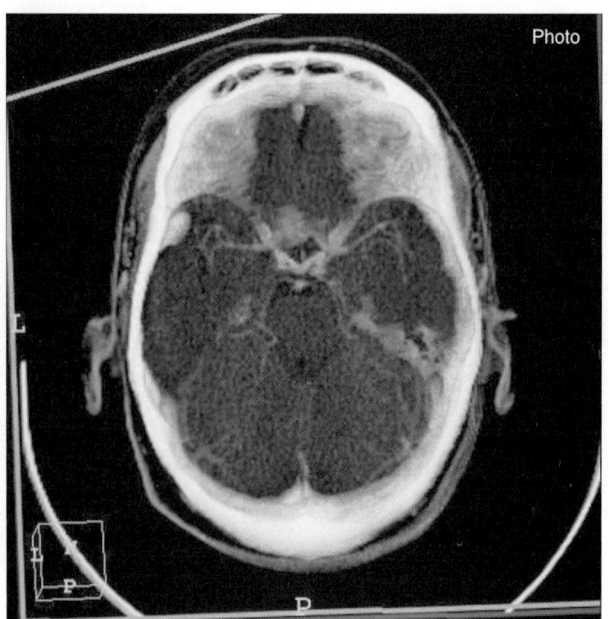

Fig. 1.3 Tomografia computadorizada *multislice* com reconstrução 3D de aneurisma supra-selar.

Avaliação Hormonal

Avaliação hormonal está indicada em praticamente todos os casos com lesões da região selar. A extensão dessa avaliação vai depender da idade do paciente, da suspeita clínica e do tamanho da lesão.

Em casos de microadenomas (ou seja, tumores com diâmetro < 10 mm), não é necessária a investigação de hipopituitarismo. Nessa situação, deve-se apenas dosar a PRL, reservando-se a investigação de acromegalia ou doença de Cushing apenas se houver evidências clínicas sugestivas. Diante de pacientes com macroadenomas (diâmetro > 10 mm), a investigação deve preferencialmente ser iniciada pela dosagem basal de PRL, T_4 livre, cortisol, hormônios sexuais e IGF-I. Caso os níveis de cortisol e IGF-I se mostrem elevados, devem ser solicitados exames adicionais na investigação de síndrome de Cushing (dosagem do ACTH) e acromegalia (dosagem do GH, basal e após a administração de 75 g de glicose anidra).

Diagnóstico Cirúrgico

Muitos casos só terão o diagnóstico etiológico através da cirurgia e exame anatomopatológico da lesão, incluindo análise imuno-histoquímica. Alguns autores relatam técnica de biópsia estereotáxica ou, mais recentemente, através de neuroendoscopia com abertura do terceiro ventrículo em casos selecionados, no caso de lesões intraventriculares ou que invadam o ventrículo.[14]

Diagnóstico Diferencial das Lesões Selares

TUMORES HIPOFISÁRIOS

Adenomas hipofisários são responsáveis por 10% dos tumores cerebrais. Podem ser classificados como microadenomas ou macroadenomas, dependendo de seu tamanho (inferiores ou superiores a 1 cm), ou em funcionantes ou não-funcionantes, se houver ou não manifestação de hipersecreção hormonal causada pelo tumor. Os adenomas podem também se apresentar como invasivos ou expansivos. Carcinomas hipofisários são raros e seu diagnóstico depende da presença de metástase sem continuidade com o tumor de localização selar.[2-4,11]

Outra classificação pode ser feita com base nos achados de imunohistoquímica ou hibridização *in situ* que podem mostrar grânulos de secreção ou RNA correspondente a hormônios hipofisários, mesmo em adenomas clinicamente não-funcionantes. A expressão mais comum é a de gonadotrofinas.[15]

Os tumores funcionantes secretam prolactina, GH, ACTH e, mais raramente, hormônios glicoprotéicos (TSH, LH e FSH). Os tumores mistos não são raros, principalmente os que cossecretam PRL e GH.[2-4] As manifestações clínicas e as condutas diagnóstica e terapêutica estão abordadas em capítulos específicos deste livro.

Estudo de RM e TC mostraram que imagem sugestiva de um microadenoma hipofisário é encontrada em 10% da população adulta geral. Esses tumores habitualmente são não-funcionantes e comumente são diagnosticados ao acaso, caracterizando, nessa situação, os chamados incidentalomas hipofisários.[16,17]

Diagnóstico por Imagem

À RM, os adenomas apresentam sinal menor que o restante do parênquima glandular em T1, sendo bem evidenciáveis em até 80 a 85% dos casos sem o uso do meio de contraste (Fig. 1.4). O sinal em T2 é variável, dependendo de suas características internas. O

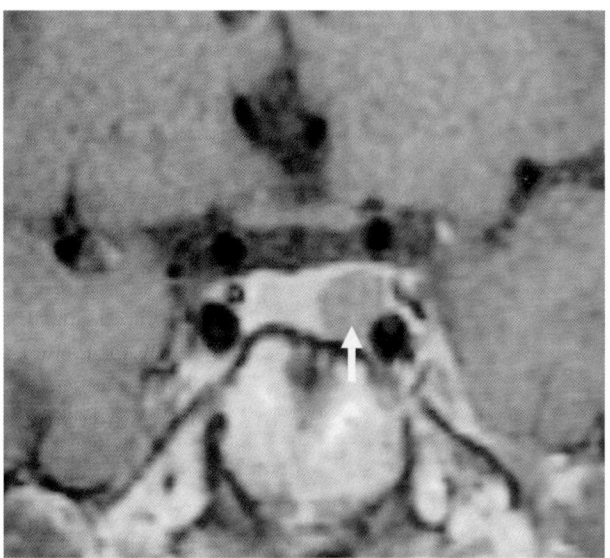

Fig. 1.4 Ressonância magnética coronal em T1 sem contraste, evidenciando microadenoma com hipossinal (*seta*).

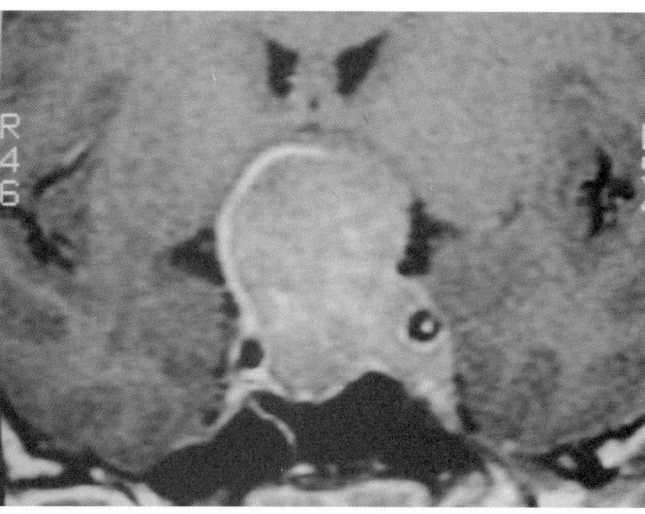

Fig. 1.6 RM de macroadenoma hipofisário com aspectos característicos: lesão sólida selar e supra-selar com realce discretamente heterogêneo pelo meio de contraste, observando-se efeito de massa sobre o quiasma óptico e sinais de invasão do seio cavernoso esquerdo e envolvimento da artéria carótida interna desse lado.

uso do meio de contraste pode auxiliar no diagnóstico de lesões pouco evidentes nas imagens em T1 sem contraste, particularmente na doença de Cushing. Nesse contexto, pequenos adenomas são mais bem identificados nas imagens com injeção dinâmica no primeiro minuto (Fig. 1.5). Imagens tardias (após 20 min da injeção) podem apresentar o adenoma com sinal maior que o restante da glândula, auxiliando no diagnóstico de invasão do seio cavernoso. Na TC geralmente apresentam atenuação menor que o restante do parênquima glandular, antes e depois do uso do meio de contraste.[9,11]

Macroadenomas são lesões geralmente bem evidentes (Fig. 1.6), porém apresentam sinal mais heterogêneo em T1 e T2 devido à propensão a hemorragias, que aumenta com o tratamento clínico, e degeneração cística intralesional. Áreas císticas terão sinal baixo em T1 e hipersinal em T2, enquanto áreas hemorrágicas que contenham produtos de degradação da hemoglobina apresentam sinal heterogêneo em ambas as seqüências. Calcificações são raras.[9,11] Também raros são os adenomas hipofisários duplos (Fig. 1.7).[9,11]

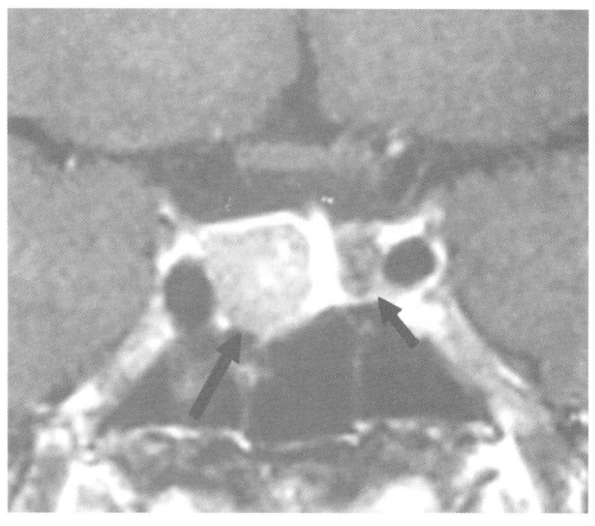

Fig. 1.7 Adenoma hipofisário duplo (*setas*).

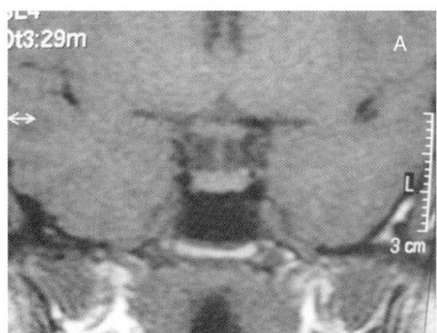
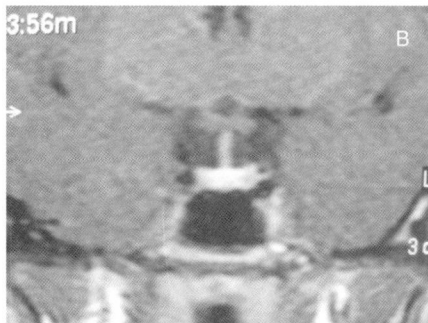
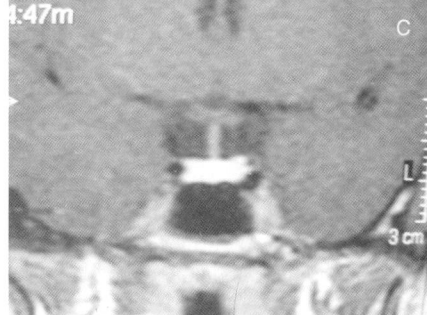

Fig. 1.5 RM de microadenoma hipofisário. Pequena lesão nodular não-identificável na série ponderada em T1 pré-contraste **A.** Nas porções glandulares à esquerda, visualizável apenas na imagem com contrastação precoce. **B.** Com homogeneização tardia do realce em **C.**

Tratamento

Com exceção dos prolactinomas (tratados com agonistas dopaminérgicos), os adenomas hipofisários têm na cirurgia a terapia de escolha.

CRANIOFARINGIOMA

Craniofaringiomas (CFG) são neoplasias da região hipotálamo-hipofisária, originárias dos remanescentes da bolsa de Rathke. Embora histologicamente benignos, podem apresentar comportamento agressivo, dependendo de sua localização e crescimento. CFG podem ocorrer em qualquer idade, porém predominantemente são diagnosticados na infância e adolescência. São freqüentes e respondem por 5 a 10% das neoplasias intracranianas na infância e por 3% dos tumores cerebrais. CFG são a principal suspeita diagnóstica nas lesões tumorais da região hipotálamo-hipofisária na infância.[18-20]

A sintomatologia dos CFG depende de sua localização e tamanho, bem como da idade do paciente. Podem ser diagnosticados incidentalmente, por exame de imagem realizado por motivo não relacionado, ou em função de sintomas endócrinos e/ou neurológicos. Alguns casos podem apresentar quadros graves, com hipertensão intracraniana e rebaixamento de consciência.[2,3,20]

Hipopituitarismo parcial ou total é muito freqüente já no diagnóstico. Entre 121 casos, na ocasião do diagnóstico, 95% dos pacientes apresentavam deficiência de GH (100% nas crianças), 62%, insuficiência adrenal secundária, 36%, hipotiroidismo central e 18%, DI. Considerando-se apenas os adultos, a prevalência de hipogonadismo central e hiperprolactinemia foi 74 e 55%, respectivamente.[21] Em crianças, o distúrbio endócrino mais freqüente é a baixa estatura, relacionada à deficiência do GH e presente em cerca de 90% dos casos. Também é comum atraso no desenvolvimento sexual, visto em cerca de 20% dos pacientes. DI também pode fazer parte do quadro clínico inicial do craniofaringioma na infância e no adulto.[19-22] Além disso, sintomas de apoplexia hipofisária podem ser a manifestação inicial dos CFG.[23] Desse modo, avaliação da função hipofisária está indicada, sempre que houver a suspeita diagnóstica de CFG, com o objetivo de indicar reposição adequada, principalmente de glicocorticóide e hormônio tiroidiano, para reduzir a morbimortalidade cirúrgica.[19]

Diagnóstico por Imagem

A maioria dos CFG se apresenta como massas císticas supraselares com calcificações. Contudo, podem também ter localização intra- e supra-selar ou, mais raramente, apenas intra-selar. A radiografia do crânio pode evidenciar aumento de volume da sela túrcica, calcificações intra- e supra-selares e sinais de hipertensão intracraniana. À RM, craniofaringiomas são caracteristicamente heterogêneos, predominantemente císticos. Geralmente mostram-se com alto sinal em T1 e T2, apresentando realce ao contraste em nódulo mural ou em áreas sólidas (Fig. 1.8). A presença de calcificações floculares ou convexas intra- ou supra-selares, mais bem visualizadas à TC, é comum e sugestiva de craniofaringioma. Tais calcificações, encontradas na maioria das crianças (70 a 90% dos casos) e em 40 a 60% dos adultos, são importantes para o diagnóstico diferencial com outras lesões, como os adenomas e os aneurismas, que também podem exibir calcificações, embora com outras características.[1,3,9,19]

Tratamento

O tratamento do CFG é quase sempre cirúrgico. Embora o ideal seja a ressecção completa (Fig. 1.9), esse procedimento pode ser acompanhado de maior morbimortalidade. Dessa forma, vários autores defendem ressecção parcial, seguida de radioterapia, o que possibilita os mesmos resultados da ressecção completa em longo prazo, com menor morbidade. A via de acesso para cirurgia, transesfenoidal ou transcraniana, vai depender da localização e das características do tumor. Os piores fatores prognósticos para complicações cirúrgicas e hipotalâmicas são crianças muito jovens (< 5 anos), hidrocefalia e tumores gigantes.[2,19-21]

A indicação para cirurgia é principalmente a resolução do efeito de massa do tumor, uma vez que a melhora hormonal é excepcional. Na verdade, muitos pacientes apresentam piora da função hipofisária após a cirurgia (Fig. 1.10).[24,25] Outra complicação comum da cirurgia é hiperfagia e obesidade por disfunção hipotalâmica.[26]

Na presença de massas predominantemente císticas e de difícil ressecção, pode ser utilizada a injeção de bleomicina intratumoral, através de cateter, mas recidivas podem ocorrer.[19,27] Entre 17 pacientes submetidos a esse tratamento (12 ao diagnóstico e 5 com recidiva pós-cirúrgica), 5 obtiveram resposta completa e 6 resposta parcial, enquanto no restante a resposta foi menos expressiva.[27] As complicações dessa terapia incluíram edema peritumoral sintomático transitório (2 pacientes), puberdade precoce (1 paciente) e panhipopituitarismo (2 pacientes).

Infelizmente, o tratamento ideal do CFG ainda é motivo de controvérsia. As evidências atuais sugerem que a ressecção completa do

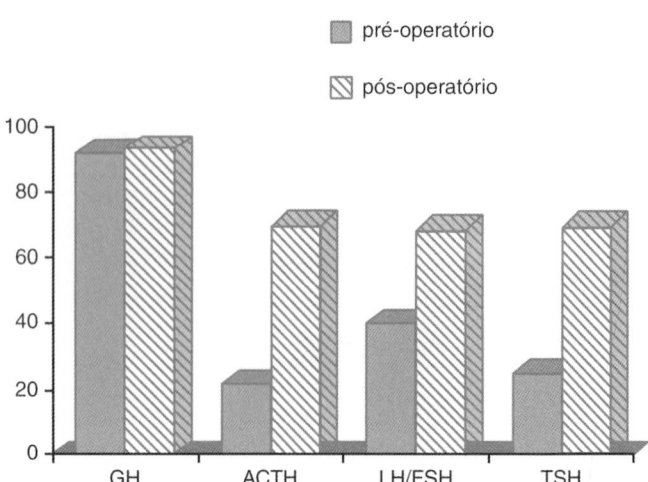

Fig. 1.8 Gráfico mostrando percentual de deficiência dos diversos eixos hipotálamo-hipofisários antes e depois do tratamento cirúrgico em 28 pacientes com craniofaringioma acompanhados na Unidade de Neuroendocrinologia da Divisão de Neurocirurgia Funcional do Hospital das Clínicas da FMUSP.

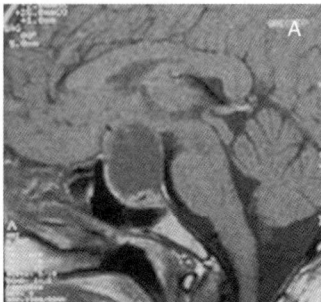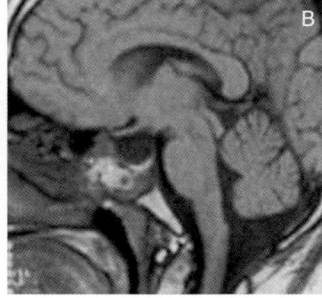

Fig. 1.9 RM sagital de craniofaringioma cístico, antes (**A**) e depois de (**B**) cirurgia transesfenoidal.

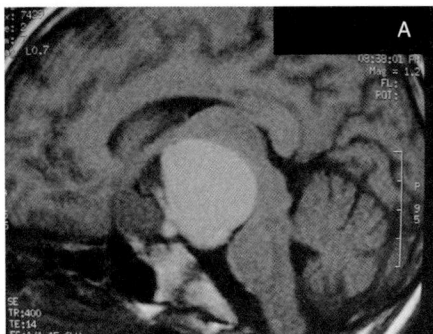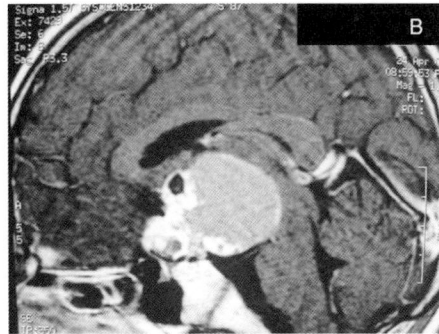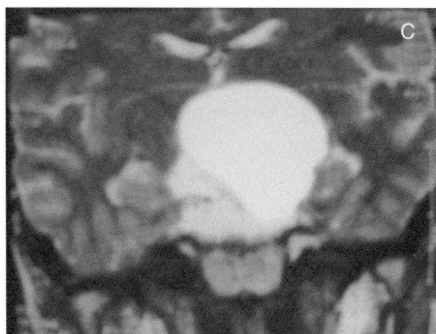

Fig. 1.10 RM de craniofaringioma: volumosa lesão selar e supra-selar com áreas císticas, algumas delas com alto sinal espontâneo em T1 (**A**) e áreas nodulares periféricas com realce pós-contraste (**B**). **C.** Imagem coronal em T2.

tumor, com ou sem radioterapia subseqüente, apresenta um excelente prognóstico e controle tumoral (100% dos pacientes desses dois grupos ficaram sem progressão tumoral em 10 anos). Porém, isso só é possível em cerca de 18% dos casos. Por outro lado, nos casos em que a ressecção parcial não é seguida de radioterapia, apenas 38% dos pacientes permanecem sem progressão tumoral em 10 anos. Esse índice aumenta para 77% quando a radioterapia é associada. Convém também salientar que a mortalidade perioperatória é significativamente maior na reintervenção (24%), em comparação à observada na primeira cirurgia (1,8%). Assim, parece que o tratamento ideal ainda é a obtenção da ressecção completa do tumor na primeira intervenção cirúrgica.[19,21]

MENINGIOMA

Meningiomas (MNG) são tumores benignos, originários das células meningoendoteliais aracnóideas. Representam 25% dos tumores cerebrais, predominam em mulheres e são mais comuns na idade de 40 a 50 anos.[1,2] Meningiomas selares e parasselares correspondem a 20% de todos os meningiomas. Entre 62 casos, 24 se originaram do tubérculo selar, 11 das clinóides anteriores, 10 do plano esfenoidal, 10 da asa esfenoidal média, 5 da cavidade olfatória e 2 do canal ótico.[28] MNG podem também se originar do diafragma selar, do clívus ou do limbo esfenoidal.[19]

MNG que se projetam para o interior da sela podem simular a presença de um adenoma. Alguns aspectos clínicos são importantes na diferenciação entre esses tumores. Os MNG provocam graves alterações visuais, sem alterações endócrinas equivalentes. A alteração visual pode ter início unilateral insidiosamente e progredir até a cegueira bilateral. A cefaléia pode ocorrer na região frontal ou periorbital, ao passo que a alteração endócrina mais freqüente é a hiperprolactinemia (até 50% dos casos). Menos comuns são hipopituitarismo e DI (presente em 5% dos casos).[3,19,28,29] Quadro sugestivo de síndrome de seio cavernoso, incluindo ptose palpebral, também pode ocorrer em MNG parasselares que invadem o seio cavernoso.[28,29]

Diagnóstico por Imagem

À imagem por RM, MNG são isointensos ao parênquima encefálico em T1 e discretamente hiperintensos em T2, com realce ao contraste gadolínio bastante evidente em T1, o qual pode estender-se à dura-máter adjacente, caracterizando o sinal da cauda dural (Fig. 1.11). MNG podem apresentar calcificações internas e espessamento da tábua óssea subjacente, identificados pela TC. Em alguns casos, a angiografia cerebral pode auxiliar no diagnóstico

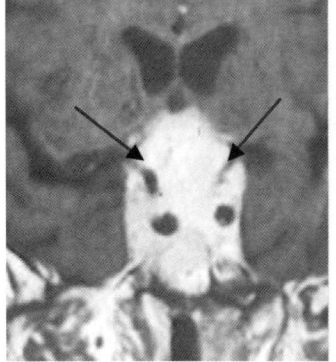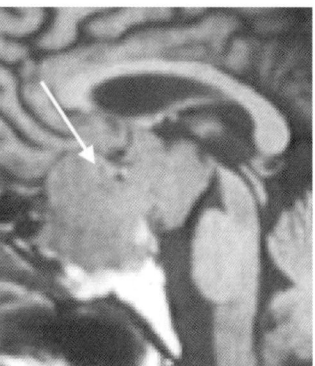

Fig. 1.11 Volumoso meningioma intra- e supra-selar (notar a captação homogênea do contraste, sem áreas de necrose).

quando demonstra um *blush*, devido à vascularização abundante do tumor.[1,9,11,19]

Entre 22 casos de meningioma parasselar, o aspecto mais freqüente na RM foi o de massa hipointensa nas seqüências ponderadas em T1 e em T2, impregnando-se intensa e homogeneamente pelo meio de contraste.[30] Comprometimento do seio cavernoso foi encontrado em 73% dos pacientes, ao passo que extensão intra-selar ou compressão quiasmática estavam presentes em 23%.[30]

Tratamento

A conduta expectante pode ser uma opção para MNG pouco sintomáticos, já que a ressecção cirúrgica completa pela cirurgia pode ser difícil; ademais, existe o risco de hipopituitarismo pós-operatório.[19] O tratamento, quando indicado, é o cirúrgico, por via transcraniana. Esses tumores geralmente são firmes e muito vascularizados; daí a importância do diagnóstico pré-operatório, já que a cirurgia transesfenoidal (CTE) geralmente não é a melhor opção.[3,19] No entanto, existem relatos de resultados satisfatórios com a CTE nas mãos de cirurgiões experientes.[31,32] A radiocirurgia estereotáxica tem sido considerada um tratamento alternativo para meningioma da base do crânio recorrente ou primário, já que proporciona excelente controle tumoral em longo prazo com poucas complicações.[33]

GLIOMA

Gliomas são tumores raros que se desenvolvem principalmente no quiasma, tratos ópticos ou na região intra-orbitária.

Representam 3,5% dos tumores intracranianos em crianças e 1% em adultos. Aproximadamente 33% dos casos estão associados à doença de von Recklinghausen (neurofibromatose tipo 1 – NF1). Queixa visual é o sintoma mais freqüente. Alterações hormonais são menos comuns, podendo se manifestar por hiperprolactinemia, hipopituitarismo ou puberdade precoce. Quando muito volumosos, gliomas podem envolver o hipotálamo e provocar síndrome diencefálica, DI e hidrocefalia. Existem algumas evidências de que a apresentação clínica é diferente quando há associação com NF1. De fato, puberdade precoce costuma ocorrer nos pacientes com NF1, enquanto hipertensão intracraniana e nistagmo são associados aos casos sem NF1. Nestes últimos, os gliomas são mais agressivos. Os achados de RM podem não diferenciar gliomas de outras lesões, sendo muito importante para o diagnóstico sua exata localização, sugerindo sua origem a partir dos nervos ópticos.[3,19,34]

Gliomas que comprometem os adultos geralmente são astrocitomas anaplásicos ou glioblastomas multiformes, muito invasivos e agressivos, e a maioria dos pacientes morre em menos de 1 ano.[19] O glioma coróide do terceiro ventrículo é um tipo incomum de glioma que se desenvolve na região supra-selar, acometendo o terceiro ventrículo. Trata-se de um tumor não-invasivo e bem demarcado, porém pode cursar com evolução desfavorável em função do volume tumoral.[2,3,8,19]

Diagnóstico por Imagem

Gliomas, em geral, são isointensos em T1 e hiperintensos em T2, com realce variável após o contraste, e raramente apresentam calcificações. Caracteristicamente se localizam na cisterna supra-selar (Fig. 1.12) e, eventualmente, podem apresentar áreas císticas. Podem ser bilaterais e tal achado é muito sugestivo de glioma.[3,9]

Tratamento

A melhor abordagem terapêutica nesses tumores é controversa. Como as lesões com freqüência apresentam evolução benigna e crescimento lento (p.ex., sobrevida em 10 anos de 75–85% em casos de gliomas associados à NF1), vários autores sugerem seguimento clínico e abordagem cirúrgica apenas nos casos mais agressivos, com alterações neurológicas e/ou piora visual evolutiva.[3,19,34] Outros indicam radioterapia convencional ou esterotáxica com o objetivo de inibir o crescimento tumoral ou recidiva pós-operatória.[35]

EPENDIMOMA

Ependimomas são neoplasias gliais que surgem das células ependimárias dos ventrículos cerebrais, do canal central do cordão medular ou de células do ventrículo terminal no filo terminal. Sua localização na fossa pituitária é muito rara, havendo apenas quatro casos descritos na literatura.[1,3,36]

Diagnóstico por Imagem

Ependimomas aparecem como lesões hiperdensas na TC, com áreas de baixa densidade sugestivas de regiões císticas ou necróticas. Essas áreas são vistas como regiões de baixa atenuação à RM.[1,3,36]

Tratamento

A ressecção cirúrgica é o tratamento de escolha. Radioterapia é sugerida por alguns autores.[1,36]

Tumores de Células Germinativas

Nesse grupo incluem-se germinomas, teratomas e pinealomas (ectópicos e metastáticos), que ocorrem mais freqüentemente na segunda e terceira décadas de vida. Representam cerca de 2% dos tumores cerebrais, e mais de 40% ocorrem na região supra-selar. Eles podem expressar e produzir gonadotrofina coriônica humana (hCG), hormônio lactogênio placentário e outros peptídeos placentários; a pesquisa de β-hCG no líquor ou no soro é útil para sua confirmação diagnóstica.[3,19,37]

GERMINOMA

Germinomas são tumores malignos intracranianos com pico de incidência em crianças e adolescentes. Sua localização mais usual são as estruturas da linha média do sistema nervoso central, principalmente a glândula pineal. Germinomas se desenvolvem na porção anterior do III ventrículo e invadem inferiormente o hipotálamo e a haste hipofisária. Três padrões foram descritos: (1) germinomas do hipotálamo ventral, associados com germinoma da região pineal; (2) germinomas no terceiro ventrículo anterior que podem, por extensão, envolver a fossa hipofisária; e (3) germinomas intra-selares que podem mimetizar um adenoma hipofisário. DI é a manifestação mais comum, sendo observado em mais de 80% dos casos, seguido de distúrbios visuais e obesidade. Outras possíveis manifestações incluem hipernatremia, retardo de crescimento, hipopituitarismo e, tardiamente, hidrocefalia.

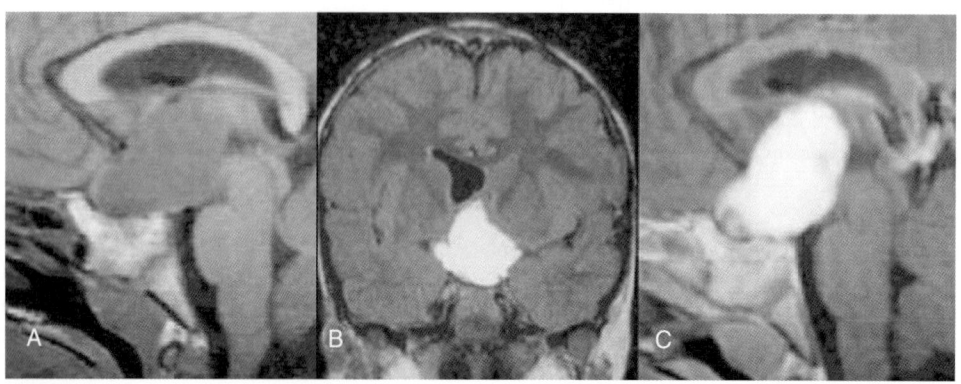

Fig. 1.12 Astrocitoma supra-selar. O alto conteúdo de água desse tumor causa baixo sinal em T1 (**A**) e elevado sinal em T2 (**B**). Um realce denso e uniforme é visto após a administração de gadolínio (**C**).

Puberdade precoce ocorre em 5% dos casos, particularmente em neninos, devido à produção tumoral de hCG. Níveis elevados de β-hCG no soro ou LCR são encontrados em 5% dos casos e em cerca de 30% dos tumores que contêm outros componentes malignos.[1,3,19,37-39]

Diagnóstico por Imagem
À RM, germinomas são lesões com aspecto infiltrativo, apresentando sinal intermediário em T1, discreto hipersinal em T2 e intenso realce pós-contraste (Fig. 1.13). Sinais de disseminação liquórica são freqüentes.[1,3,37]

Tratamento
A abordagem terapêutica dos germinomas é ainda controversa. Eles usualmente respondem bem à quimioterapia e radioterapia. Remissão é observada em 75 a 80% dos casos.[1,3]

TERATOMA
Teratomas são tumores benignos derivados das células pluripotenciais de todas as três camadas embriológicas: ectoderma, mesoderma e endoderma. Teratomas intracranianos são raros e respondem por cerca de 0,5% de todos os tumores intracranianos, predominando em crianças e adultos jovens. Eles são encontrados, por ordem decrescente de freqüência, nas regiões pineal, supra-selar e hipotalâmica. Raramente são intra-selares. Teratomas podem envolver a hipófise, primária ou secundariamente, por invasão. Disfunção hipofisária é freqüente e depende do tamanho do tumor.[1,3,37]

Diagnóstico por Imagem
Nos exames por imagem, teratomas aparecem com áreas císticas e calcificação. Eles podem sofrer ossificação, formação de dentes ou transformação maligna.[1,3]

Tratamento
Teratomas maduros são benignos e geralmente radiorresistentes, devendo, portanto, ser tratados cirurgicamente. Em contrapartida, teratomas imaturos são agressivos e têm alto potencial metastático.[1,3]

CORDOMA
Cordomas são tumores raros, invasivos e se originam de remanescentes da notocorda. Representam 1% de todos os tumores ósseos malignos e 0,1 a 0,2% de todas as neoplasias intracranianas. Cerca de 30 a 40% são intracranianos e sua localização mais comum é no clívus. Cordomas que envolvem a região selar são mais raros ainda, havendo menos de 30 casos relatados na literatura. Cordomas intra-selares podem facilmente ser confundidos com adenomas hipofisários.[1,3,37,40]

A característica principal dos cordomas é a invasividade local, com conseqüente destruição óssea e alta recorrência após tratamento cirúrgico. Ocorre em todas as idades, mas predomina entre os 30 e 50 anos e em homens. A sintomatologia depende de sua localização, sendo mais freqüentes o envolvimento de nervos cranianos, a diplopia e a cefaléia. Esta ocorre precocemente, irradia-se para região cervical e occipital e apresenta característica progressiva, atingindo intensidade importante em alguns casos. As alterações endócrinas mais comuns são hiperprolactinemia funcional e, raramente, hipopituitarismo, secundário à invasão da sela túrcica pelo tumor. Os cordomas da base do crânio geralmente se manifestam por cefaléia, distúrbio óculo-motor (sobretudo diplopia, devido à paresia do abducente), sintomas visuais, hipertensão intracraniana ou síndrome do ângulo ponto-cerebelar, enquanto o comprometimento endocrinológico é incomum. Cordomas do clívus são infiltrativos e crescem próximo a estruturas cerebrais vitais, como o tronco cerebral.[3,19,37]

Diagnóstico por Imagem
À RM, cordomas apresentam sinal intermediário em T1 e hipersinal em T2, ambos heterogêneos, com áreas de calcificação que apresentam baixo sinal. O achado de erosão óssea reforça a suspeita pela imagem. Realce heterogêneo pós-contraste é a regra (Fig. 1.14). Destruição óssea e calcificações ocorrem em mais de 50% dos casos e são mais bem visualizadas pela TC. O diagnóstico diferencial inclui meningioma, schwanoma, condromas, mieloma, osteocondroma, tumor de células gigantes, tumores gliômicos e metástases.[1,9,41]

Tratamento
Cirurgia é o tratamento de escolha. Entretanto, em regra cordomas são difíceis de serem removidos cirurgicamente, devido à sua invasividade óssea e/ou inacessibilidade por sua proximidade a estruturas vitais. Não é rara a necessidade de múltiplas intervenções cirúrgicas. A radioterapia, por sua vez, não tem demonstrado resultados animadores.[3,19,37] No entanto, uma metanálise sugere que pacientes tratados com cirurgia e radioterapia apresentam melhor prognóstico que aqueles tratados apenas com uma delas isoladamente.[42] A radioterapia estereotáxica pode ser efetiva em pequenos tumores (menores de 3 cm), o que exclui a maior parte dos pacientes.[19,43] De um modo geral, a taxa livre de doença em 5 anos pode alcançar índices de 60–70%. Aproximadamente 10% dos cordomas intracranianos podem metastatizar após vários anos do diagnóstico; pulmões, fígado, ossos e linfonodos são os principais sítios.[3,19,37]

TUMORES METASTÁTICOS
Metástases hipofisárias (MTH) representam um importante diagnóstico a ser considerado em pacientes com lesões selares. Trata-se, contudo, de uma condição rara, com prevalência de 1% entre 3.000 cirurgias transesfenoidais. Afetam principalmente pacientes acima dos 50 anos de idade. Cânceres de mama (em mulheres) e

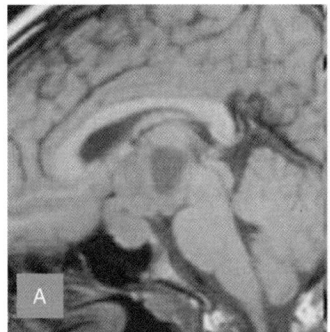
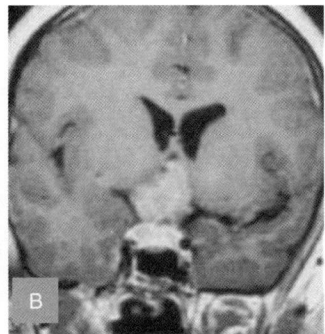

Fig. 1.13 Germinoma apresentando-se como massa supra-selar predominantemente sólida, com sinal isointenso em T1 (**A**) e realce homogêneo pós-contraste (**B**).

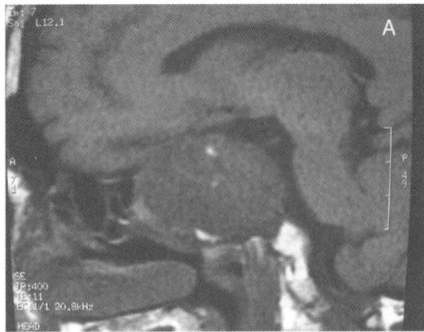 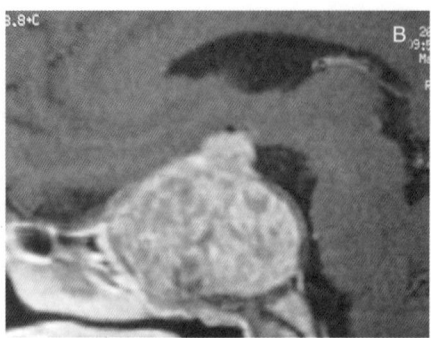 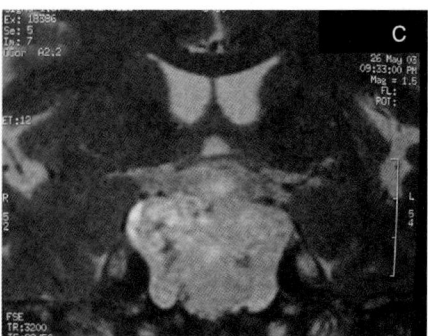

Fig. 1.14 RM de cordoma: **A.** Imagem sagital T1 sem contraste. **B.** Imagem sagital T1 pós-contraste. **C.** Imagem coronal T2.

pulmão (em homens) são as neoplasias primárias mais comumente envolvidas (dois terços dos casos), sendo seguidas pelos cânceres de próstata (6%) e do trato gastrointestinal (5%) (Quadro 1.2).[1,3,44,45] No entanto, virtualmente qualquer neoplasia maligna pode metastatizar para a hipófise.[1] Metástases selares originárias de carcinoma tiroidiano são excepcionalmente vistas.[46,47] Também convém comentar que, em cerca de 3% dos casos, o foco primário permanece desconhecido, a despeito de extensa investigação.[45] Geralmente, existem outros sítios metastáticos na ocasião do diagnóstico. No entanto, em uma compilação de 190 casos, a metástase hipofisária foi a primeira manifestação detectável da neoplasia extra-hipofisária em cerca de 44% dos casos.[45]

MTH localizam-se preferencialmente na hipófise posterior, devido, provavelmente, à intensa vascularização dessa área. Em contraste, o lobo anterior é desprovido de um suprimento direto de sangue arterial.[45] Em uma revisão de 203 casos de MTH, o envolvimento do lobo posterior, isolado ou em combinação com o do lobo anterior, foi encontrado em 85% dos casos, enquanto, apenas em 15%, havia acometimento exclusivo do lobo anterior.[48]

Em pacientes com MTH, o sintoma mais comum é o DI (45,2%), seguido por déficit visual (27,9%), hipopituitarismo (23,6%), paresia de pares cranianos (21,6%) e cefaléia (15,8%) (Quadro 1.3).[45] O DI pode ocasionalmente ser transitório ou intermitente, bem como mascarado pela deficiência de ACTH até que a reposição de glicocorticóide seja iniciada. Hiperprolactinemia por compressão da haste é vista em 6% dos casos, com níveis de prolactina geralmente, mas não obrigatoriamente, < 200 ng/mL.[45] MTH podem se apresentar com síndromes hiperfuncionantes. De fato, síndrome de Cushing e acromegalia foram relatadas em casos de metástases para adenomas corticotróficos ou somatotróficos preexistentes,[51,52] bem como em casos excepcionais de metástases originárias de tumores ectópicos secretores de ACTH ou GHRH.[49,52] Síndrome da secreção inapropriada de ADH e síndrome cerebral perdedora de sal foram também relatadas.[45] Em qualquer massa da região selar com crescimento rápido e invasivo, a hipótese de lesão metastática deve ser considerada.[45,53]

Em resumo, o quadro característico das MTH envolve paciente de mais de 50 anos que se apresenta com massa selar de crescimento rápido, DI e alterações de nervos cranianos.[19,52]

Diagnóstico por Imagem

A avaliação radiológica geralmente não tem sido frutífera na distinção entre adenomas e MTH, a menos que outras lesões metastáticas cerebrais coexistam, uma ocorrência relativamente incomum, como mostra o Quadro 1.4.[45] A radiografia simples do crânio, tomografias convencionais e a angiografia cerebral fornecem achados inespecíficos, enquanto, em aproximadamente um terço dos casos, nenhuma anormalidade selar é evidenciada (Quadro 1.4).[44,45] A TC de alta resolução e a RM são mais sensíveis. A TC mostra geralmente uma massa hiperdensa ou isodensa, com realce pós-contraste homogêneo ou heterogêneo (em presença de degeneração cística, hemorragia ou necrose). A RM pode demonstrar uma massa

QUADRO 1.2
Origem do Tumor Primário com Metástase para a Hipófise (380 casos)

Origem do Tumor	N.º	%	Origem do Tumor	N.º	%	Origem do Tumor	N.º	%
Mama	151	39,7	Pâncreas	5	1,3	Laringe	2	0,5
Pulmão	90	23,7	Faringe	5	1,3	Tumor de células germinativas	2	0,5
Gastrointestinal	24	6,3	Endométrio	5	1,3	Ovário	2	0,5
Cólon	9		Leucemia	5	1,3	Retroperitônio	1	0,3
Estômago	7		Bexiga	4	1,1	Ducto biliar	1	0,3
Íleo	1		Colo uterino	4	1,1	Células escamosas	1	0,3
Próstata	19	5,0	Fígado	4	1,1	Linfossarcoma	1	0,3
Desconhecida	12	3,1	Mieloma múltiplo	3	0,8	Pênis	1	0,3
Rim	10	2,6	Seio paranasal	3	0,8	Timo	1	0,3
Melanoma/pele	9	2,4	Cavidade oral	3	0,8	Cavidades nasais	1	0,3
Tiróide	8	2,1	Linfoma	2	0,5	Glândulas salivares	1	0,3

Adaptado da Ref. 45.

QUADRO 1.3
Apresentação Clínica de 190 Metástases Hipofisárias Sintomáticas

Sintoma/Achado	N.º	%	Sintoma/Achado	N.º	%
Diabetes insípido	86	45,2	Déficit cognitivo ou manifestações psiquiátricas	5	2,6
Déficit do nervo craniano II	53	27,9	SIADH	3	1,5
Hipopituitarismo (parcial ou total)	45	23,6	Hemorragia cerebral	3	1,5
Paralisia dos nervos cranianos III, IV e VI	41	21,6	Disfunção do nervo craniano V	3	1,5
Cefaléia ou dor retrocular	30	15,8	Convulsões	2	1,0
Fadiga ou mal-estar geral	15	7,9	Amenorréia/galactorréia	2	1,0
Hiperprolactinemia	12	6,3	Diminuição da libido	2	1,0
Apoplexia hipofisária	9	4,7	Síndrome de Cushing	2	1,0
Náuseas/vômitos	7	3,7	Acromegalia	2	1,0
Anorexia/perda de peso	6	3,1	SCPS	1	0,5
Alteração do nível de consciência	5	2,6	Hipotensão ortostática	1	0,5
			Crescimento do tumor durante o uso de agonista dopaminérgico	1	0,5

SCPS: síndrome cerebral perdedora de sal; SIADH: síndrome da secreção inapropriada do hormônio antidiurético.
Adaptado da Ref. 45.

QUADRO 1.4
Avaliação Radiológica de 70 Metástases Hipofisárias

	Número
Radiografia simples do crânio	34
Erosão do assoalho selar	14
Aumento da sela túrcica	10
Deformidade selar	8
Erosão do seio esfenoidal	3
Calcificação selar	1
Erosão da base frontal	1
Metástases da base do crânio	1
Sela normal	10
Angiografia cerebral	22
Blush do tumor	14
Efeito de massa	5
Normal	8
Ressonância magnética ou tomografia computadorizada do cérebro	65
Massa selar com realce	44
Massa supra-selar com realce	32
Espessamento da haste	21
Aumento ou anormalidade selar	15
Invasão do seio cavernoso	10
Invasão do quiasma ou hipotálamo	10
Perda do sinal de alta intensidade do lobo posterior	9
Massa na forma de haltere	8
Invasão do seio esfenoidal	6
Tumor com realce não-homogêneo ou em anel	5
Sinal de baixa intensidade em T2	2
Massa retrosselar com realce	1
Sem anormalidade	1
Outras lesões metastáticas cerebrais	11

Adaptado da Ref. 45.

iso- ou hipointensa em T1, geralmente com um sinal de alta intensidade em T2, com realce homogêneo pós-gadolínio. Adicionalmente, observa-se ausência do sinal de alta intensidade da hipófise posterior.[2,9,19,44,45] No entanto, nenhum desses achados é altamente específico para MTH e, muitas vezes, as lesões metastáticas podem ser indistinguíveis dos adenomas (Fig. 1.15).[45]

LINFOMA

Linfomas podem acometer a glândula hipofisária primária ou secundariamente (por disseminação metastática). Linfomas primários da hipófise são extremamente raros.[1,56] Entre 14 casos, observou-se predomínio no sexo masculino e maior ocorrência em torno da sexta década de vida.[57] Adenomas hipofisários, hipofisite linfocítica e AIDS/SIDA são considerados fatores de risco para linfomas hipofisários (LH).[1,57] Clinicamente, LH podem se manifestar por hipopituitarismo, DI e/ou outros sinais neurológicos, conseqüentes ao efeito de massa.[56,57] Ocasionalmente, podem se apresentar com sintomas de apoplexia hipofisária ou síndrome do seio cavernoso.[58,59]

Diagnóstico por Imagem

LH freqüentemente se mostram à RM como uma grande massa intra-selar com extensão supra- e parasselar (Fig. 1.16).[56-59]

Tratamento

Cirurgia, radioterapia e quimioterapia podem ser usadas para tratar os LH.[56-59]

PITUICITOMA

Pituicitomas são tumores muito raros da neuro-hipófise que também podem estar localizados na haste hipofisária. Acometem principalmente adultos jovens e têm cefaléia e hipopituitarismo como sintomas mais comuns. Hemianopsia bitemporal e, infreqüentemente, perda da visão podem ocorrer. Apesar de histologicamente benignos, pituicitomas são de difícil ressecção cirúrgica por serem muito vascularizados.[1,60,60a]

Diagnóstico por Imagem

Os aspectos e imagem são inespecíficos, porém a combinação da RM com a angiografia é fundamental para o planejamento cirúrgico e pode fornecer importantes pistas no diagnóstico. Mais

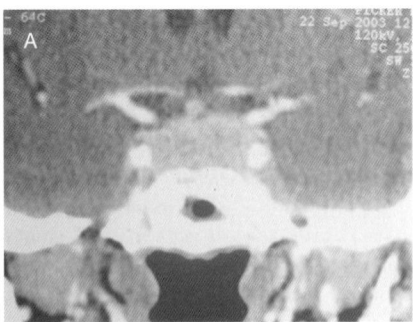 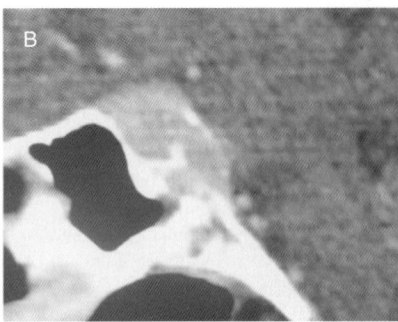 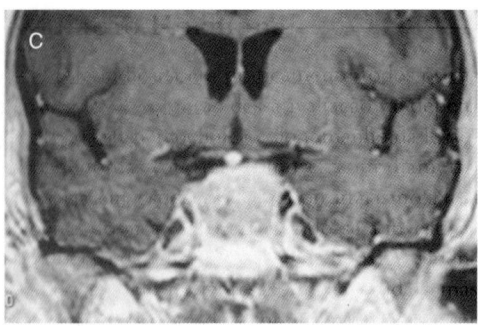

Fig. 1.15 TC (visão coronal [**A**] e sagital [**B**]) e RM (visão coronal ponderada em T1 após gadolínio [**C**]) de paciente com tumor de cólon metastático para a região selar simulando adenoma hipofisário.

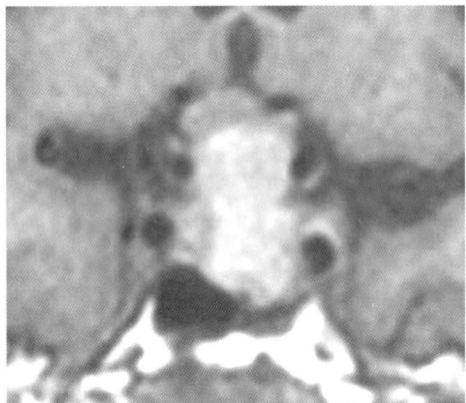

Fig. 1.16 Linfoma hipofisário, evidenciado na imagem em T2 como massa heterogênea intra- e supra-selar.

comumente, à RM observa-se uma massa supra-selar, isointensa em T1 e com marcante realce pós-contraste, sem calcificação ou necrose (Fig. 1.17). Essa massa pode estender-se para dentro da incisura tentorial e além do clívus. Espessamento da haste pode também ser visto. Na angiografia, o *blush* retardado do tumor indica ser o mesmo extremamente vascularizado. Devido a essas características de imagem, pode ser difícil a diferenciação entre pituicitoma e meningioma.[9,19,60a] A aparência dos pituicitomas pode também simular a de um macroadenoma hipofisário.[60]

Tratamento
O tratamento primário é cirúrgico, e o papel da radioterapia posterior à cirurgia ainda é controverso.[1,60]

GANGLIOCITOMA
Os gangliocitomas são tumores neuronais benignos, localizados sobretudo no cordão medular e nos hemisférios cerebrais. Gangliocitomas na região selar são muito raros, com menos de uma centena de casos descritos na literatura. Crescem lentamente e caracterizam-se pela presença de células ganglionares de diversos tamanhos e formas. Em 65% dos casos, estão associados a adenomas hipofisários e, nessa situação, localizam-se na região central do adenoma, em forma de anel. No que concerne a esses adenomas, 74% deles secretam pelo menos um dos hormônios hipofisários, principalmente GH. Quase sempre, consegue-se demonstrar imuno-histoquimicamente, no gangliocitoma, o hormônio hipotalâmico responsável pela hipersecreção hipofisária. Portanto, gangliocitomas podem estar associados a acromegalia, síndrome de Cushing ou hiperprolactinemia. O tratamento cirúrgico é o de escolha.[19,61,62]

TUMOR DE CÉLULAS GRANULARES
Esses tumores são também denominados coristomas hipofisários ou schwanomas, geralmente ocorrem após os 20 anos de idade. Possuem citoplasma abundante, porém não exibem hormônios hipofisários e não estão associados a síndromes endócrinas, sendo

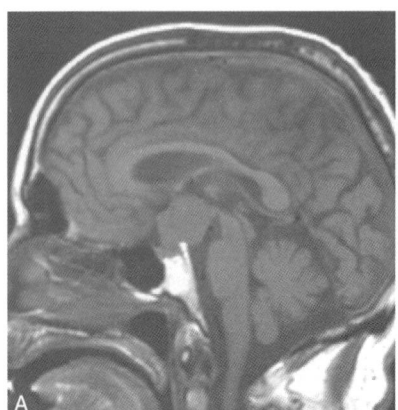 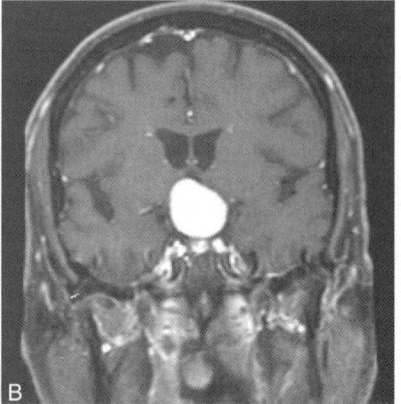

Fig. 1.17 Pituicitoma. (**A**) Imagem sagital à RM mostra uma massa arredondada na região supra-selar, estendendo-se para o terceiro ventrículo. (**B**) Imagem coronal pós-contraste revela intenso realce da lesão, a qual parece originar-se da região supra-selar.

freqüentemente encontrados em concomitância com adenomas. A avaliação por imagem evidencia lesão supra-selar ou supra- e intra-selar, com realce após contraste devido ao aumento da vascularização. O tratamento é cirúrgico, podendo-se empregar radioterapia em alguns casos de tumor residual.[9,63]

OUTROS TUMORES

Muito raramente, outros tumores que eventualmente ocorrem na região selar podem mimetizar a presença de um adenoma hipofisário, tais como plasmacitoma,[64] paraganglioma,[65] hemangiopericitoma,[66] papiloma primário do plexo coróide[67] e melanoma amelanótico,[68] entre outros.

Cistos

CISTO DA BOLSA DE RATHKE

Cistos derivados da bolsa de Rathke (CBR) são encontrados em 13 a 22% das glândulas hipofisárias, entre os lobos anterior e posterior.[1] Tipicamente são pequenos e assintomáticos, porém podem apresentar efeito de massa, como compressão de vias ópticas, hipopituitarismo ou diabetes insípido. Em uma série de 29 pacientes,[69] 55% tinham cefaléia e 66%, disfunção hipofisária. À RM, havia extensão supra-selar da lesão em 59% dos casos. Cistos sintomáticos são mais comuns na faixa etária de 40 a 60 anos.[1]

Diagnóstico por Imagem

Ao exame de imagem, CBR são lesões bem-delimitadas que, à RM, se revelam como massa hiperintensa ou hipointensa em T1 e T2, dependendo de seu conteúdo, com realce discreto ou ausente após a injeção do gadolínio, e sem calcificação (Fig. 1.18).[19] Seu principal diagnóstico diferencial são os craniofaringiomas (CFG). Estes últimos geralmente se realçam muito mais pelo meio de contraste em áreas sólidas ou nódulos parietais e podem apresentar calcificações. Contudo, muitas vezes a diferenciação do CFG só é possível com o exame anatomopatológico da parede do cisto que, no CBR, é composta apenas por uma camada de células epiteliais.[19,70,71] Casos de concomitância de CBR e adenoma hipofisário já foram relatados.[72]

Tratamento

Cirurgia está indicada quando o cisto for grande o suficiente para causar sintomas. A abordagem transesfenoidal possibilita a drenagem do cisto. Em casos de recorrência, a abordagem transcraniana pode ser necessária para ressecção da parede do cisto.[1] Entre 62 pacientes submetidos à cirurgia, 90% tiveram melhora da cefaléia e dos distúrbios visuais; a taxa de recidiva do cisto foi de 16%.[19,73]

CISTOS DERMÓIDE E EPIDERMÓIDE

Tumores dermóides e epidermóides são raros e resultam da inclusão de elementos epiteliais durante o fechamento do tubo neural na vida fetal. Os epidermóides são os mais comuns e contêm um material cremoso branco (queratina) dentro de uma cápsula fina. Os dermóides podem apresentar estruturas da pele, como folículo piloso e glândula sebácea.[1–3,19]

Os cistos dermóides localizam-se principalmente na região supra- e parasselar, originando-se da asa do esfenóide. São mais comuns em outros órgãos, como ovários, canal medular e estruturas nervosas da linha média. Sua sintomatologia depende da localização, podendo causar alterações visuais, hiperprolactinemia, hipopituitarismo e puberdade precoce.[1–3,19]

De crescimento lento, os cistos epidermóides raramente provocam sintomas, incluindo alterações endócrinas.[3] Eventualmente, hiperprolactinemia é a única manifestação.[74] Podem ser encontrados em diversos locais do sistema nervoso, e eventualmente predominam na linha média associados a defeitos de tubo neural. Têm localização intra- e extradural e podem invadir estruturas ósseas adjacentes. Raramente se desenvolvem na base do crânio e invadem a região selar.[1–3,19]

Diagnóstico por Imagem

Apresentam-se como imagens bem-delimitadas, como hipossinal em T1 e hipersinal em T2, sem realce pelo meio de contraste (Fig. 1.19). Os achados da RM podem ser sugestivos de cisto epidermóide, especialmente quando for observado conteúdo de glândulas sebáceas e pêlos.[3,9,19] Coexistência de um macroadenoma hipofisário e cisto epidermóide do ângulo cerebelopontino já foi descrita.[75]

Tratamento

A cirurgia é o tratamento de escolha.

CISTO ARACNÓIDEO

Cerca de 15% dos cistos aracnóideos se localizam na região supra-selar. Em crianças, queixas endócrinas, como baixa estatura, DI e distúrbios de puberdade precoce ou atrasada, podem ser manifestações iniciais da doença.[76–78] O crescimento da lesão, embora lento, pode levar à piora progressiva da função hipofisária e distúrbios

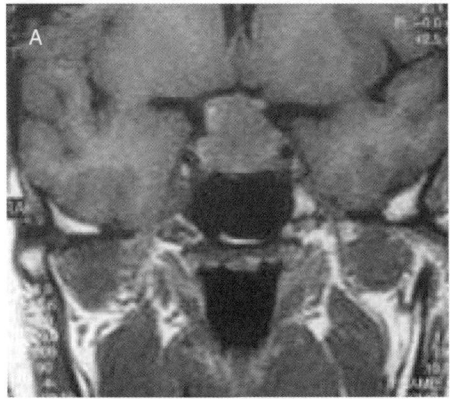
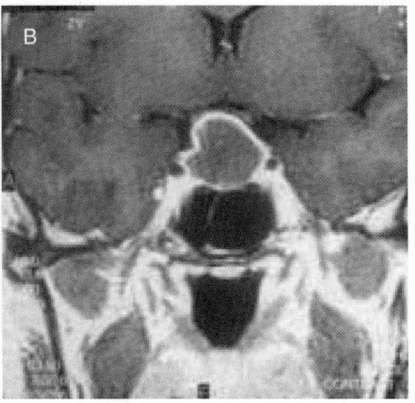

Fig. 1.18 RM de paciente de 34 anos com cisto da bolsa de Rathke (imagem coronal antes [**A**] e depois da administração de gadolínio [**B**]). A imagem pré-constraste sugere tratar-se de um adenoma.

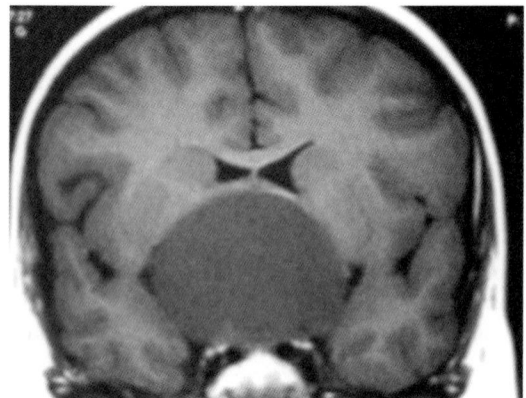

Fig. 1.19 Cisto dermóide em corte coronal da RM em T1, evidenciado como volumosa lesão cística na região selar que comprimia os ventrículos laterais.

hipotalâmicos.[77] Em adultos, o quadro hormonal costuma ser menos evidente, e as queixas mais comuns são dependentes do efeito de massa, como cefaléia e distúrbios visuais.[3,19]

Cistos aracnóideos intra-selares são raros. Acredita-se que resultem de herniação da aracnóide para dentro da fossa hipofisária, como resultado de: (1) incompetência do diafragma selar após trauma ou (2) aracnoidite adesiva secundária à infecção.[1]

Diagnóstico por Imagem

Cistos aracnóideos apresentam comportamento de sinal semelhante ao do LCR, com hipossinal em T1 e hipersinal em T2, sem realce pelo meio de contraste (Fig. 1.20). Os principais diagnósticos diferenciais a serem lembrados são os cistos epidermóides, diferenciáveis através de seqüências FLAIR e sensíveis à difusão, nas quais apresentam sinal mais intenso que o do liquor, e a neurocisticercose em forma vesicular.[1-3,9,19,71]

O diagnóstico diferencial com o cisto de Rathke é o maior desafio, já que as duas lesões raramente calcificam e, em regra, são exclusivamente císticas, ao contrário do craniofaringioma, que freqüentemente tem calcificações e apresenta-se como lesão mista.[7,19]

Tratamento

O tratamento cirúrgico é indicado para resolução do efeito compressivo do cisto, mas a melhor abordagem ainda está sujeita a controvérsias. Entre as várias cirurgias propostas, a fenestração do cisto para o espaço aracnóideo, como a cisterna basal, ou, ainda, a colocação de válvula cistoperitoneal são procedimentos indicados em alguns casos.[3,19,79]

ANEURISMA

Os aneurismas da carótida interna podem ser intra- ou paras-selares. Diante da suspeita desse diagnóstico, deve-se submeter os pacientes ao exame angiográfico, já que a abordagem terapêutica é muito diferente daquela normalmente indicada para lesões nessa região. Quanto ao quadro clínico, podem apresentar qualquer queixa relacionada ao hipopituitarismo ou, ainda, à hiperprolactinemia, que pode estar presente por comprometimento do aporte de dopamina à hipófise anterior.[1-3,80]

Diagnóstico por Imagem

Os aneurismas da carótida interna, quando parcialmente trombosados, apresentam o efeito característico de *flow-void* (ausência de sinal). Podem, contudo, ser confundidos com adenomas hipofisários (Fig. 1.21). Estudos angiográficos e angio-RM são necessários para melhor caracterização dessas lesões.[1-3,80]

Tratamento

O tratamento de escolha é cirúrgico.

APOPLEXIA

Apoplexia hipofisária (AH) é uma condição potencialmente fatal, causada por infarto ou hemorragia em um macroadenoma

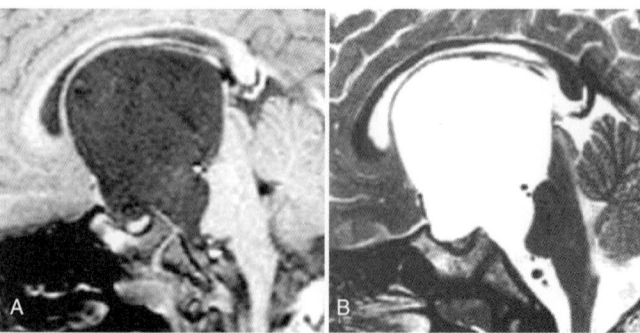

Fig. 1.20 Cisto aracnóide supra-selar. Imagens sagitais em T1 (**A**) e T2 (**B**) mostram que o cisto comprime o terceiro ventrículo e desloca posteriormente o tronco cerebral.

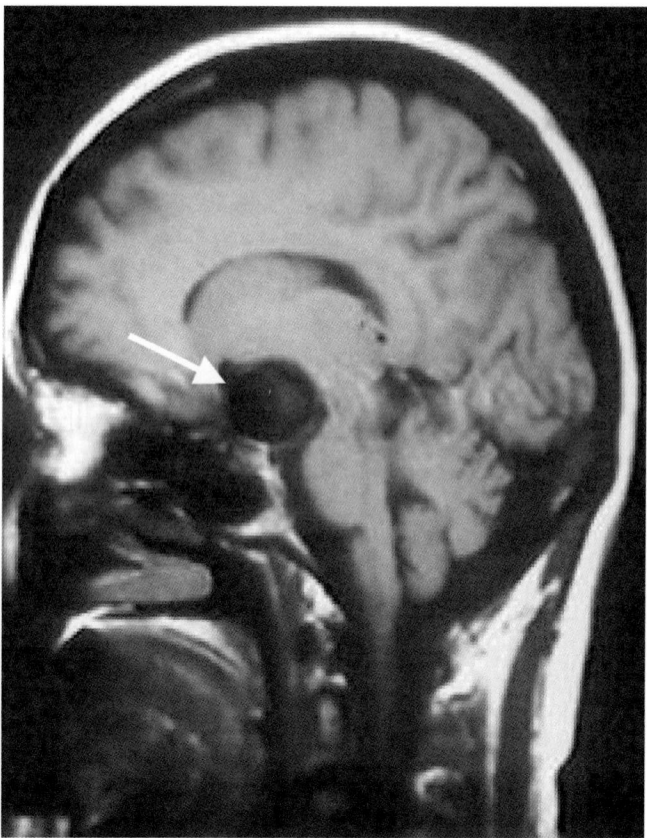

Fig. 1.21 Aneurisma gigante da bifurcação da carótida com *flow-void* (ausência de sinal). (Imagem sagital em T1.)

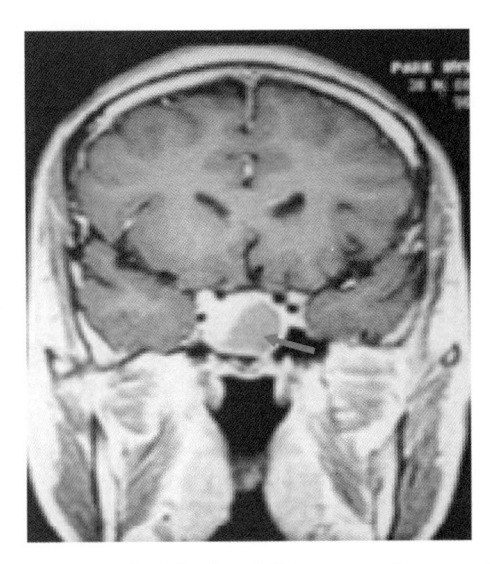

Fig. 1.22 Imagem coronal em T2 pós-gadolínio, mostrando massa selar e supra-selar, com área de hemorragia (*seta*).

hipofisário. Sua prevalência em pacientes com tumor hipofisário situa-se entre 0,6 e 12,3%.[80,81] Raramente, pode também ocorrer na hipófise normal, bem como em casos de hipofisite linfocítica ou craniofaringioma.[1,2,81]

A AH tem apresentação clínica variável, mas pode ser assintomática. Cefaléia é a queixa mais comum (76 a 87%), seguida por déficits visuais (56 a 72%), paralisias oculares (40 a 45%) e DI (8%).[1] Tanto hipopituitarismo como "cura" de hipersecreção hipofisária podem ocorrer após AH.[81,82]

Diagnóstico por Imagem

A TC é a ferramenta mais importante na fase aguda da AH (primeiras 24 a 48 h), mostrando, após a administração do contraste, uma glândula com alta intensidade ou heterogênea, com ou sem evidência de hemorragia subaracnóidea. Em contraste, a hemorragia hipofisária aparece à RM como lesão hipointensa nas imagens em T1 e T2 na fase aguda, porém com um evidente sinal de alta intensidade nas imagens em T1 após 1 semana (Fig. 1.22).[1,81,82]

Tratamento

O tratamento da AH pode ser cirúrgico ou medicamentoso (dexametasona, 4–16 mg/dia, EV). Geralmente, cirurgia está indicada para os pacientes com alteração do nível de consciência e para aqueles que apresentarem perda visual ou procurarem assistência médica antes de 1 semana da apoplexia. A exceção são os casos em que o uso da dexametasona proporcionar uma normalização subjetiva da visão.[81,82]

A abordagem transesfenoidal é a preferida por ser menos agressiva para o doente, o qual muitas vezes está em condições clínicas que mereceram ajustes recentes, e também porque o tumor apoplético é de mais fácil ressecção.[81]

LESÕES INFLAMATÓRIAS E GRANULOMATOSAS

Raramente a hipófise pode ser acometida por processos granulomatosos, como a sarcoidose e os granulomas de células gigantes. Os achados podem ser indistinguíveis dos processos neoplásicos (Fig. 1.23), porém a presença de lesões em outros órgãos, como adrenais, fígado e pulmões, pode auxiliar no diagnóstico diferencial.[2–4]

NEUROSSARCOIDOSE

O envolvimento do SNC ocorre em 5 a 25% dos casos de sarcoidose sistêmica. Quando ocorre sarcoidose da região selar, há também envolvimento sistêmico em mais de 80% dos casos, sendo a adenopatia hilar o mais prevalente (66% dos casos). Nessa situação, as manifestações clínicas mais freqüentes são DI (em 37,5%), alteração visual (em 53%) e comprometimento de nervos cranianos (em 44%). Hipopituitarismo também é comum, com deficiência de GH presente em até 92% dos casos.[83,84]

O diagnóstico pode ser feito através da biópsia de granulomas em outros tecidos, quando presentes. A imagem não é diferente de outras lesões infiltrativas. O tratamento das lesões neurológicas é feito com glicocorticóides e pode haver melhora e recuperação de deficiências visuais e hormonais. Muitas vezes o tratamento é mantido por meses ou anos.[83,84]

HISTIOCITOSE X

Em pacientes com histiocitose X, o envolvimento hipotalâmico ocorre tanto como manifestação de doença disseminada como em apresentação unifocal. DI ocorre em um terço dos pacientes e pode fazer parte da tríade clássica, juntamente com exoftalmia e lesões ósseas líticas. Hipopituitarismo e distúrbios da sede também podem estar presentes.[2,3,85]

O diagnóstico pode ser feito através de biópsia de outras lesões suspeitas. Tratamento com radiação, corticoterapia e quimioterapia pode ser indicado, mas geralmente não permite recuperação do DI nem de outras deficiências hipotalâmicas.[85]

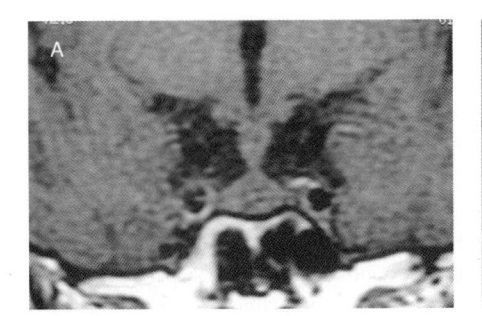

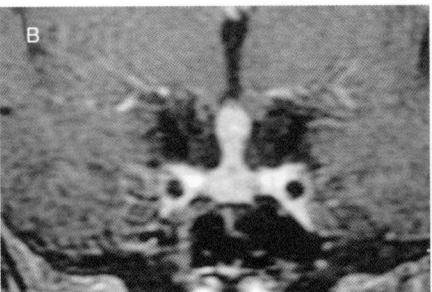

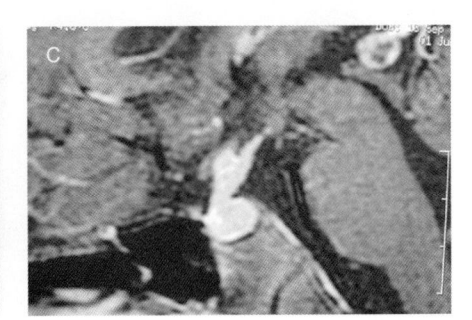

Fig. 1.23 Imagens em T1 coronal pré- (**A**) e pós-contraste (**B**) e sagital (**C**) de lesão infundibular estendendo-se até a hipófise, podendo corresponder à lesão granulomatosa ou neoplásica infiltrativa.

HIPOFISITE LINFOCÍTICA (HL)

A HL é uma doença incomum que acomete predominantemente gestantes e puérperas. Contudo, já foi descrita também em homens. Pode levar à disfunção hipofisária e, nesse caso, o achado de deficiência de ACTH antes do aparecimento de outras deficiências hormonais pode sugerir o diagnóstico. Hiperprolactinemia está presente em cerca de 20–40% dos casos.[2,86,87]

À RM, observa-se aumento da glândula e/ou espessamento da haste hipofisária, associados à redução da vascularização das porções posteriores da glândula na fase dinâmica (Fig. 1.24).[86,87] Ocasionalmente, existe uma imagem semelhante à de um macroadenoma.[88] Por outro lado, já foi relatada a concomitância de HL e adenoma hipofisário clinicamente não-funcionante.[89]

Diante da suspeita de HL, uma vez afastadas outras doenças infiltrativas, pode-se utilizar a terapia com glicocorticóide, que pode levar à redução do efeito de massa. Quando persiste efeito compressivo sobre as vias ópticas, pode ser indicada cirurgia descompressiva.[2,86,87]

TUBERCULOSE (TB)

O comprometimento do hipotálamo e hipófise por TB pode ser indistinguível de outras lesões infiltrativas. Mais comum em países subdesenvolvidos, pode se manifestar por sintomas compressivos, hipopituitarismo, hiperprolactinemia e/ou DI. No LCR podemos observar aumento de proteínas e linfócitos. Uma vez confirmado o diagnóstico, o tratamento é o usual para a TB e pode levar à redução ou mesmo ao desaparecimento da massa selar.[90,91] Recentemente, foi relatado caso em que os achados histológicos foram sugestivos de hipofisite granulomatosa e o diagnóstico de TB foi confirmado pela positividade na PCR para *Mycobacterium tuberculosis*.[92]

ABSCESSO HIPOFISÁRIO

Trata-se de patologia rara, mas é potencialmente letal se não for adequadamente diagnosticado e tratado. Até 2001, haviam sido relatados 121 casos, a maioria de forma isolada.[93,94] Vates et al.[94] descreveram a maior casuística de abscessos hipofisários (ABH), composta por 24 pacientes de um total de 3.500 neurocirurgias realizadas entre 1968 e 1999, o que sugere uma prevalência inferior a 1%.

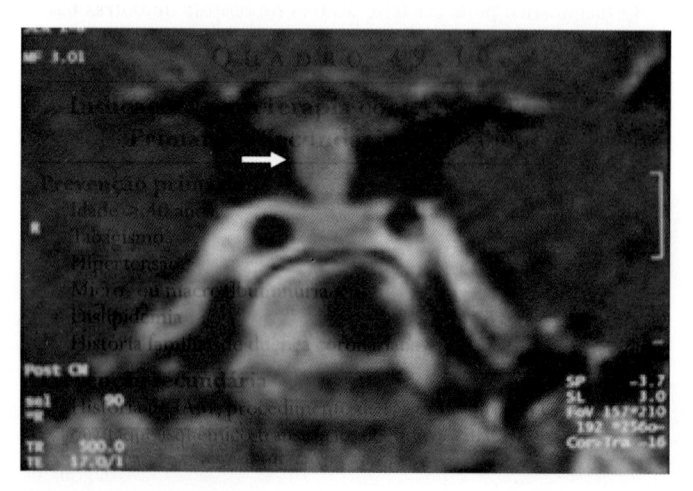

Fig. 1.24 Hipofisite linfocítica, causando espessamento da haste hipofisária (seta).

A origem dos ABH pode ser disseminação hematogênica de foco a distância ou extensão direta de infecção adjacente, como, por exemplo: meningite, sinusite esfenoidal, tromboflebite do seio cavernoso ou contaminação de fístula liquórica.[93,94]

Os agentes causais mais comuns são as bactérias Gram-positivas (estafilococos, estreptococos e pneumococos). Outros agentes incluem bactérias Gram-negativas, anaeróbias, *Entamoeba histolytica*, fungos (principalmente em pacientes imunocomprometidos) e espécimes de *Brucella*. Contudo, aproximadamente 50% das culturas são negativas.[19,93,94]

Entre os principais fatores predisponentes, incluem-se imunossupressão sistêmica, apoplexia hipofisária, radioterapia ou cirurgia prévia, bem como a presença de lesões hipofisárias concomitantes (p.ex., adenomas, cistos de Rathke ou craniofaringiomas).[19,93,94]

As manifestações clínicas dos ABH são similares às de outras lesões selares, ou seja, cefaléia, alterações visuais e graus variados de hipopituitarismo. As alterações endócrinas envolvem desde hiperprolactinemia isolada até deficiência hormonal combinada da hipófise anterior e posterior, esta última ajudando a diferenciar os abscessos hipofisários dos adenomas, que raramente comprometem a hipófise posterior. Apesar de ser um processo infeccioso, a prevalência de febre e leucocitose é baixa (~33%).[19,93,94] Vates et al.[94] descreveram a tríade de febre, leucocitose e meningismo apenas em 16,6% dos pacientes. A punção lombar pode revelar elevação das proteínas, níveis normais ou diminuídos da glicose e pleiocitose, principalmente se estiverem presentes sinais meníngeos.[19,94]

Diagnóstico por Imagem

Os estudos de imagem são parte importante da avaliação dos ABH. A radiografia simples de crânio pode demonstrar alargamento da sela, erosão do seu assoalho e opacificação do seio esfenoidal.[94,95] O principal achado na TC é o aumento de volume da sela túrcica. O abscesso hipofisário apresenta ainda fina parede que realça pelo contraste delimitando área central hipodensa, padrão semelhante ao visualizado em adenomas necróticos. Podem estar presentes níveis hidroaéreos intra-selares.[94,95] À RM, as imagens em T2 possuem sinal hiperintenso, compatível com lesão cística de conteúdo líquido ou adenoma necrótico. Em T1 apresentam sinal de intensidade que varia, comparado ao tecido cerebral, de hipointenso a levemente hiperintenso. Essa variabilidade no sinal depende do seu conteúdo protéico e da presença de hemorragia. Um achado que pode sugerir um abscesso hipofisário é o realce periférico "em anel" após a injeção do gadolínio, indicando coleção capsulada ou hipófise residual (Fig. 1.25). Tumores necróticos normalmente têm paredes espessas ou nodulares, ao passo que realce periférico "em anel" é mais comum nos abscessos maduros.[94,95] Esse achado é, no entanto, infreqüente. Outros indícios que podem sugerir a hipótese de abscesso hipofisário são perda do hipersinal em T1 da neuro-hipófise, realce pelo contraste ao nível das meninges (sugestivo de meningite) e em determinadas regiões do cérebro (sugestivas de cerebrite).[93-95]

Tratamento

A cirurgia transesfenoidal é o tratamento de escolha, já que previne a contaminação do LCR, possibilita uma via para drenagem prolongada do foco infeccioso, descomprime o quiasma óptico e ajuda no manejo da sinusite muitas vezes associada. Antimicrobianos devem ser prescritos já no pré-operatório, em caso de suspeita

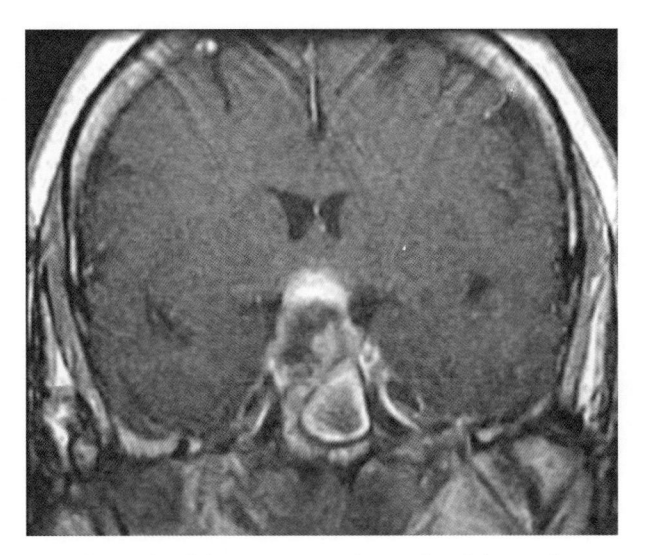

Fig. 1.25 Abscesso hipofisário. RM mostrando massa hipofisária com hemorragia e necrose (**A**), associada a sinusites frontal, etmoidal e esfenoidal (**B**).

de abscesso hipofisário, sendo posteriormente mantidos por, pelo menos, 4-6 semanas, caso o diagnóstico seja confirmado.[94,95]

HAMARTOMA

Hamartomas (HMT) são lesões benignas, compostas de um misto de neurônios, astrócitos e oligodendrócitos. Podem ser pequenos (a maioria tem menos de 1,5 cm) e, geralmente, localizam-se no hipotálamo posterior. Habitualmente são diagnosticados na infância e, em 90% dos casos, cursam com puberdade precoce, resultante, na maioria dos casos, de secreção do GnRH (hormônio hipotalâmico liberador de gonadotrofinas).[96,97]

O quadro neurológico mais sugestivo de hamartoma, e que pode ocorrer independentemente da puberdade precoce, é o do síndrome convulsiva. Pacientes com convulsões do tipo gelástica apresentam geralmente atraso do desenvolvimento neuropsicomotor, e esse quadro é muito sugestivo do hamartoma hipotalâmico.[96,98]

Raramente, HMT podem produzir GHRH[99] ou CRH,[100] levando ao quadro clínico de acromegalia e síndrome de Cushing, respectivamente.

Diagnóstico por Imagem

Tipicamente, HMT apresentam-se à RM com sinal semelhante ao do parênquima encefálico em T1 (Fig. 1.26), leve hipersinal em T2 e sem realce evidente, na topografia característica, anterior aos corpos mamilares. Podem ser pedunculados ou com ampla base de implantação.[19,96,102]

Tratamento

O tratamento na maioria dos casos é conservador. A cirurgia está indicada apenas em casos de crises convulsivas não controladas clinicamente. A alteração endócrina de puberdade precoce é tratada com análogos do GnRH.[96,101] Radiocirurgia é uma nova modalidade de tratamento para os HMT, propiciando uma excelente resposta no que tange às crises convulsivas.[103]

HIPERPLASIA HIPOFISÁRIA

Fisiológica

Durante a puberdade ocorre aumento das dimensões hipofisárias, o que pode gerar confusão diagnóstica com adenomas. Em mulheres, esse crescimento pode resultar em crescimento da projeção glandular em até 10 mm acima da sela, com formato arredondado. Nos homens, esse aumento é bem menor. Durante a gravidez também acontece aumento fisiológico da hipófise, que pode dobrar de tamanho. Contudo, ocorre rápida regressão ao normal nas primeiras semanas do puerpério, a despeito do aleitamento materno.[2,104]

Patológica

O hipotiroidismo primário não tratado de longa duração pode resultar em hiperplasia das células tirotróficas, o qual pode atingir grandes proporções, simulando imagem pseudotumoral à RM, inclusive com extensão supra-selar (Fig. 1.27). Esse quadro é, contudo, rapidamente reversível após a reposição dos hormônios tiroidianos.[2,104-106] Menos freqüentemente, podemos observar aumento do volume hipofisário devido à hiperplasia gonadotrófica (puberdade precoce central, hipogonadismo primário devido às síndromes de Klinefelter e Turner), somatotrófica (tumores hipotalâmicos e extra-hipotalâmicos secretores de GHRH; síndrome de McCune-Albright) ou corticotrófica (doença de Addison e síndrome de Cushing por secreção ectópica de CRH).[2,104]

ARACNOIDOCELE INTRA-SELAR (SELA "VAZIA")

Os achados na sela "vazia" primária (SVP) incluem invaginação de conteúdo liquórico supra-selar para o interior da cavidade selar, alargamento da cavidade selar e presença de fino manto residual de parênquima acoplado ao assoalho da sela (Fig. 1.28). Geralmente são achados de exame de imagem e, na maioria das vezes, não causam sintomatologia nem distúrbio hormonal clinicamente aparente. Em uma série de 71 pacientes,[75] 50,7% tinham endocrinopatias, isoladas ou em associação: deficiência de GH em 15,4%, hiperprolactinemia (H-PRL) em 14%, hipopituitarismo (HPT) em 10,4%, hipogonadismo em 7%, DI em 2,8% e excesso de ACTH em 1,4%. Em um outro estudo,[76] com 43 pacientes, foram observados HPT latente em 47% e HPT manifesto em 19%, além de H-PRL moderada em 7,5%. Deficiência de GH foi detectada em 52% dos pacientes avaliados por um outro grupo italiano.[77] A coexistência de SVP e acromegalia já foi igualmente reportada.[78]

Utiliza-se a denominação sela vazia secundária quando a condição surge após o tratamento de tumores da região selar com cirurgia, radioterapia ou medicamentos. Nessa situação, a imagem de sela vazia resulta da ocupação do espaço tumoral pelo liquor. A SVP é mais comum em indivíduos com obesidade e/ou hipertensão.[75,76]

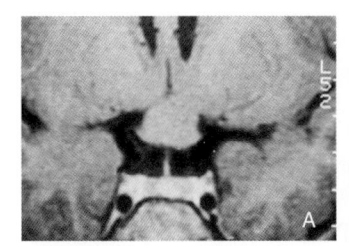

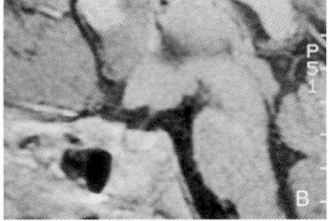

Fig. 1.26 RM, imagem ponderada em T1 (coronal — **A**, sagital — **B**) de hamartoma. Lesão hipotalâmica com comportamento de sinal semelhante ao do parênquima encefálico.

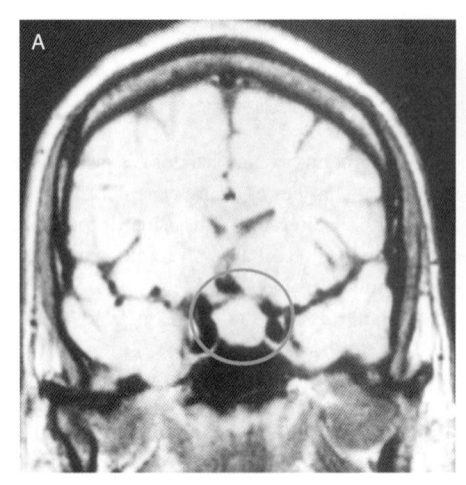

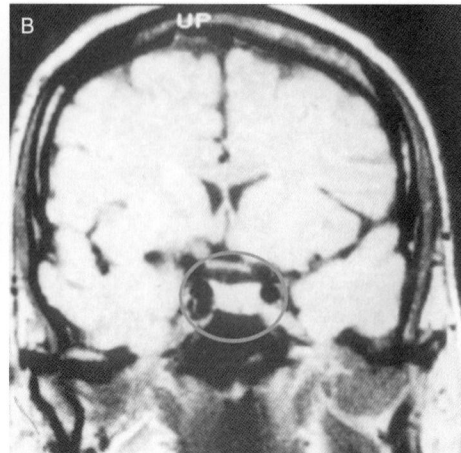

Fig. 1.27 Marcante hiperplasia hipofisária em paciente com hipotiroidismo grave de longa duração e sem tratamento: (**A**) antes e (**B**) 6 meses depois da instituição da terapia com L-tiroxina.

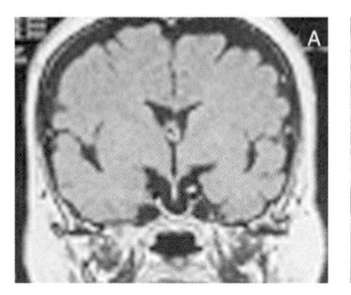

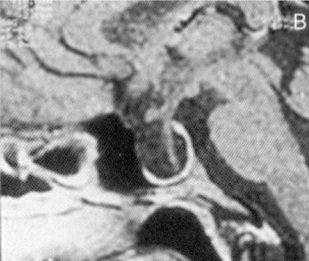

Fig. 1.28 RM ponderada em T1 coronal (**A**) e sagital (**B**) de paciente com sela "vazia" primária, mostrando sela preenchida por material com sinal semelhante ao do liquor e haste hipofisária penetrando na região selar no sentido do soalho.

DUPLICAÇÃO DA HIPÓFISE

A presença de uma glândula hipofisária dupla é bastante rara, e, até recentemente, havia apenas cerca de 25 casos relatados na literatura.[107] O espectro clínico dessa malformação estende-se desde puberdade precoce a indivíduos assintomáticos, sendo a duplicação da hipófise um achado de autópsia.[108] Outros achados associados com a duplicação da hipófise incluem: malformações faciais (fenda palatina, hipertelorismo, micrognatia, malformações de língua e de mandíbula, massas nas cavidades nasal, bucal ou na faringe — incluindo teratomas —, implantação do cabelo em "V" e implantação baixa das orelhas) e alterações intracranianas e medulares (lipoma inter-hemisférico, agenesia do corpo caloso, anomalias de migração, ausência dos bulbos olfatórios, ausência do septo pelúcido, hipoplasia do vérmis ou de todo o cerebelo, hidrocefalia, tálamos fundidos, anomalias do polígono de Willis, espinhas bífidas, diplomielia, mielomeningocele e tumores congênitos, como lipomas, teratomas).[107-109]

Em quase todos os casos decritos, havia duas pequenas adeno-hipófises e duas neuro-hipófises separadas entre si, apresentando, cada uma, sua haste hipofisária (Fig. 1.29). Excepcionalmente foi relatado caso com haste única em "Y" para as duas hipófises.[107-109]

HIPÓFISE POSTERIOR ECTÓPICA

A presença de uma hipófise posterior ectópica (HPE) à RM (Fig. 1.30) está associada com a deficiência de um ou mais hormônios

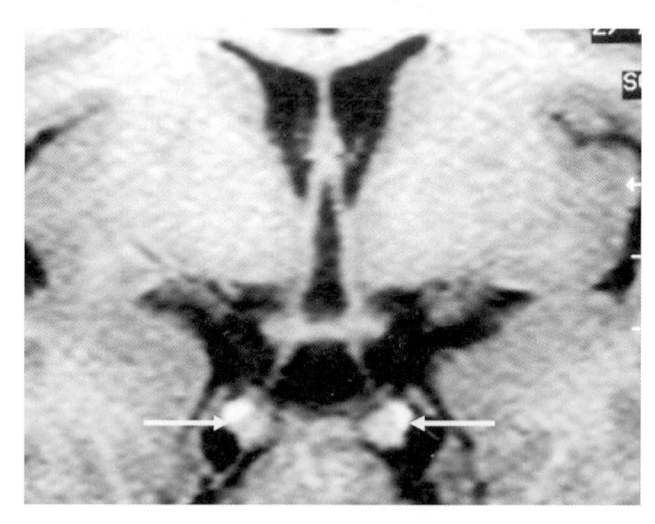

Fig. 1.29 Imagem coronal em T1, revelando duas massas laterais (*setas*), correspondentes à duplicação hipofisária com duas hastes. Notar o hipersinal bilateral da neuro-hipófise.

hipofisários. Possíveis etiologias da HPE são mutações nos fatores de transcrição LHX4 e HESX1, entre outras.[110,111]

MUCOCELE DO SEIO ESFENOIDAL

Mucoceles são lesões císticas benignas dos seios paranasais que apresentam crescimento lento. São compostas de material mucoso ou, raramente, mucopurulento. Ocorrem com maior freqüência nos seios fronto-etmoidais, seguidos do seio maxilar, podendo ser múltiplas e causar erosão óssea. As mucoceles localizadas no seio esfenoidal (MSE) são raras, correspondendo a 1–8% dos casos de mucocele paranasal. Atualmente, há menos de 200 casos de MSE descritos na literatura.[112-114]

Raras em crianças, MSE surgem mais freqüentemente entre a terceira e a quarta décadas de vida, com igual distribuição entre os sexos. Entre os fatores de risco para MSE, incluem-se anomalias congênitas, alergia, infecção como sinusite crônica, trauma crânio-facial, processo expansivo nos seios paranasais (osteoma, pólipos, displasia fibrosa crânio-facial), cirurgia prévia do seio esfenoidal e

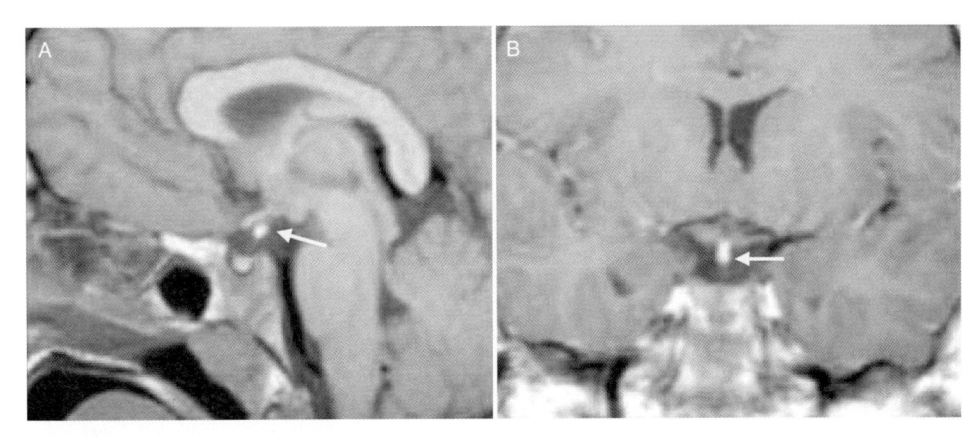

Fig. 1.30 Hipófise posterior ectópica. As imagens em T1 sem contraste (**A**) e pós-contraste (**B**) mostram o ponto brilhante da hipófise posterior localizado no assoalho do terceiro ventrículo (*setas*). A sela túrcica é pequena e a haste infundibular está ausente.

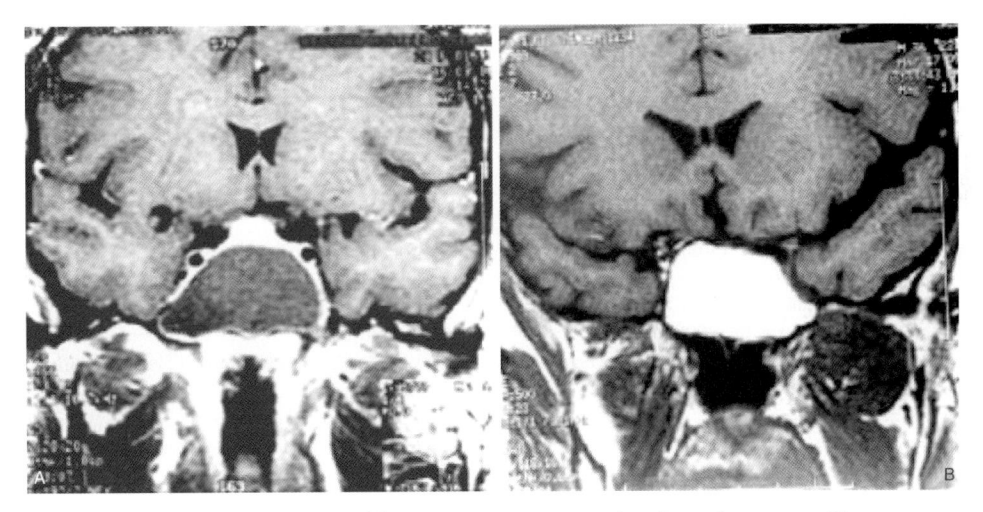

Fig. 1.31 Mucocele esfenoidal, na imagem em T1, antes (**A**) e depois do contraste (**B**).

obstrução do seio esfenoidal após cirurgia hipofisária. As mucoceles são secundárias a procedimentos cirúrgicos nos seios da face em 62% dos casos, primárias em 35% e pós-traumáticas em 2%.[112-114]

MSE podem expandir-se superiormente para a fossa pituitária e cavidade craniana, posteriormente para o clívus, anteriormente para a região etmoidal e lateralmente para as órbitas. Cefaléia é uma queixa comum, podendo ser intensa. Comprometimento da visão pode resultar de compressão direta do quiasma óptico ou de paralisias oculares. Exoftalmia é observada em cerca de 50% dos casos. Também podem estar presentes sintomas nasais e anosmia.[1,112-114]

Diagnóstico por Imagem

As radiografias de crânio nos pacientes com MSE mostram elevação do plano esfenoidal e tubérculo da sela, bem como erosão óssea, afetando assoalho da fossa pituitária, ápex petroso, canal óptico, parede da órbita e assoalho da fossa cerebral anterior. Na TC craniana, encontramos lesão cística hiperdensa ou isodensa, sem captação de contraste na mucocele ou nas paredes, a não ser que exista inflamação ativa. A RM mostra sinal hipo- ou hiperintenso em T1 e T2, dependendo do conteúdo da mucocele. Geralmente não há intensificação com o contraste ou pode surgir um fino aro periférico em torno da lesão (Fig. 1.31).[112-114]

O diagnóstico diferencial das mucoceles é feito com cisto da bolsa de Rathke, cisto aracnóide, cisto primário hipofisário intra-selar, cisticercose, cisto epidermóide, cisto dermóide, sela vazia, adenoma hipofisário, craniofaringioma, meningioma, glioma óptico, cordoma intracraniano, disgerminoma, colesteatoma, além de lesões neoplásicas da base do crânio, seios da face e nasofaringe.[112-114]

Tratamento

O tratamento de escolha é a cirurgia por via nasosseptal transesfenoidal endoscópica, que propicia um excelente prognóstico.[1,112]

BIBLIOGRAFIA

1. Glezer A, Paraiba DB, Bronstein MD. Rare sellar lesions. *Endocrinol Metab Clin North Am*, 2008; 37:195-211.
2. Freda PU, Post KD. Differential diagnosis of sellar masses. *Endocrinol Metab Clin North Am*, 1999; 28:81-117.
3. Jagannathan J, Kanter AS, Sheehan JP, *et al*. Benign brain tumors: sellar/parasellar tumors. *Neurol Clin*, 2007; 25:1231-49.
4. Melmed S, Kleinberg D. Anterior Pituitary. *In*: Larsen PR, Kronenberg HM, Melmed S, Polonsky KS (eds). *Williams Textbook of Endocrinology*. 11th ed. Philadelphia: WB Saunders Co, 2008:155-262.

5. Vilar L, Naves L, Gadelha M. Armadilhas no diagnóstico da hiperprolactinemia. *Arq Bras Endocrinol Metab*, 2003; 47:347-57.
6. Molitch ME. Disorders of prolactin secretion. *Endocrinol Metab Clin*, 2001; 30:585-610.
7. Auffermann W, Gust S. Radiography. In: Higgins CB, Auffermann W (eds). *Endocrine Imaging*. Thieme Verlag: Stuttgart, 1994:16-8.
8. Naidich MJ, Russell EJ. Current approaches to imaging of the sellar region and pituitary. *Endocrinol Metab Clin North Am*, 1999; 28:45-79.
9. Witte RJ, Mark LP, Daniels DL, Haughton VM. Radiographic evaluation of the pituitary and anterior hypothalamus. In: De Groot LJ, Jameson L (eds). Endocrinology. 4th ed. New York: WB Saunders Company, 2001:257-68.
10. Grossman RI, Yousem DM. Intrasellar lesions In: *Neuroradiology: the requisites*. 2nd ed. Mosby: Philadelphia, 2003:531-63.
11. Rumboldt Z. Pituitary adenomas. *Top Magn Reson Imaging*. 2005; 16:277-88.
12. Knosp E, Steiner E, Kitz K, Matula C. Pituitary adenomas with invasion of the cavernous sinus space: a magnetic resonance imaging classification compared with surgical findings. *Neurosurgery*, 1993; 33:610-8.
13. Cottier JP, Destrieux C, Brunereau L, et al. Cavernous sinus invasion by pituitary adenoma: MR imaging. *Radiology*, 2000; 215:463-70.
14. Yurtseven T, Ersahin Y, Demirtas E, Mutluer S. Neuroendoscopic biopsy for intraventricular tumors. *Minim Invasive Neurosurg*, 2003; 46:293-9.
15. Pinto EM, Bronstein MD. Molecular aspects of pituitary tumorigenesis. *Arq Bras Endocrinol Metabol*, 2008; 52:599-610.
16. Vilar L, Azevedo MF, Barisic G, Naves LA. Pituitary incidentalomas. *Arq Bras Endocrinol Metabol*, 2005; 49:651-6.
17. Molitch ME. Nonfunctioning pituitary tumors and pituitary incidentalomas. *Endocrinol Metab Clin North Am*, 2008; 37:151-71.
18. Jane JA Jr. Management of pediatric sellar tumors. *Pediatr Endocrinol Rev*, 2008; 5 (suppl 2):720-6.
19. Czepielewski MA, Rollin GA, Casagrande A, et al. Non-pituitary tumors of the sellar region. *Arq Bras Endocrinol Metabol*, 2005; 49:674-90.
20. de Vries L, Lazar L, Phillip M. Craniopharyngioma: presentation and endocrine sequelae in 36 children. *J Pediatr Endocrinol Metab*, 2003; 16:703-10.
21. Karavitaki N, Brufani C, Warner JT, et al. Craniopharyngiomas in children and adults: systematic analysis of 121 cases with long-term follow-up. *Clin Endocrinol (Oxf)*, 2005; 62:397-409.
22. Muller HL, Emser A, Faldum A, et al. Longitudinal study on growth and body mass index before and after diagnosis of childhood craniopharyngioma. *J Clin Endocrinol Metab*, 2004; 89:3298-305.
23. Rangel-Castilla L, Rios-Alanis M, Torres-Corzo J, et al. Pituitary apoplexy as the presenting symptom of a recurrent craniopharyngioma. *Rev Neurol*, 2004; 39:297-8.
24. Matarazzo P, Genitori L, Lala R, et al. Endocrine function and water metabolism in children and adolescents with surgically treated intra/paraseIlar tumors. *J Pediatr Endocrinol Metab*, 2004; 17:1487-95.
25. Couldwell WT, Weiss MH, Rabb C, et al. Variations on the standard transsphenoidal approach to the sellar region, with emphasis on the extended approaches and paraseIlar approaches: surgical experience in 105 cases. *Neurosurgery*, 2004; 55:539-47; discussion on 547-50.
26. Geffner M, Lundberg M, Koltowska-Haggstrom M. Changes in height, weight, and body mass index in children with craniopharyngioma after three years of growth hormone therapy: analysis of KIGS (Pfizer International Growth Database). *J Clin Endocrinol Metab*, 2004; 89:5435-40.
27. Hukin J, Steinbok P, Lafay-Cousin L, et al. Intracystic bleomycin therapy for craniopharyngioma in children: the Canadian experience. *Cancer*, 2007; 109:2124-31.
28. Zevgaridis D, Medele RJ, Muller A, et al. Meningiomas of the sellar region presenting with visual impairment: impact of various prognostic factors on surgical outcome in 62 patients. *Acta Neurochir (Wien)*, 2001; 143:471-6.
29. Schick U, Hassler W. Surgical management of tuberculum sellae meningiomas: involvement of the optic canal and visual outcome. *J Neurol Neurosurg Psychiatry*, 2005; 76:977-83.
30. Santos AASMD, Moreira DM, Andreiuolo PA, et al. Paraselar meningiomas: magnetic resonance imaging findings. *Radiol Bras*, 2001; 34:13-16.
31. Dusick JR, Fatemi N, Mattozo C, et al. Pituitary function after endonasal surgery for nonadenomatous parasellar tumors: Rathke's cleft cysts, craniopharyngiomas, and meningiomas. *Surg Neurol*, 2008; 70:482-90; discussion on 490-1.
32. Cappabianca P, Cavallo LM, Esposito F, et al. Extended endoscopic endonasal approach to the midline skull base: the evolving role of transsphenoidal surgery. *Adv Tech Stand Neurosurg*, 2008; 33:151-99.
33. Takanashi M, Fukuoka S, Hojyo A, et al. Gamma knife radiosurgery for skull-base meningiomas. *Prog Neurol Surg*, 2009; 22:96-111.
34. Carpentier AC. Surgical resection of gliomas in 2008. *Cancer Radiother*, 2008; 12:676-86.
35. Baumert BG, Stupp R. European Organization for Research and Treatment of Cancer (EORTC) Radiation Oncology Group, European Organization for Research and Treatment of Cancer (EORTC) Brain Tumor Group. Low-grade glioma: a challenge in therapeutic options: the role of radiotherapy. *Ann Oncol*, 2008; 19(suppl 7):vii217-22.
36. Mukhida K, Asa S, Gentili F, Shannon P. Ependymoma of the pituitary fossa. Case report and review of the literature. *J Neurosurg*, 2006; 105:616-20.
37. Gsponer J, De Tribolet N, Déruaz JP, et al. Diagnosis, treatment, and outcome of pituitary tumors and other abnormal intrasellar masses. Retrospective analysis of 353 patients. *Medicine (Baltimore)*, 1999; 78:236-69.
38. Vilar L, Campos R, Moura E, et al. Germinoma hipofisário: relato de caso. *Arq Brasil Endocrinol Metab*, 2005; 49:S221.
39. Kendi TK, Caglar S, Huvaj S, et al. Suprasellar germ cell tumor with subarachnoid seeding; MRI and MR spectroscopy findings. *Clin Imaging*, 2004; 28:404-7.
40. Thodou E, Kontogeorgos G, Scheithauer BW, et al. Intrasellar chordomas mimicking pituitary adenoma. *J Neurosurg*, 2000; 92:976-82.
41. Maclean FM, Soo MYS, Ng T. Chordoma: Radiological-pathological correlation. *Australas Radiol*, 2005; 49:261-8.
42. Tai PTH, Craighead P, Bagdon F. Optimization of radiotherapy for patients with cranial chordoma. A review of dose-response ratios for photon techniques. *Cancer*, 1995; 75:749-56.
43. Liu AL, Wang ZC, Sun SB, et al. Gamma knife radiosurgery for residual skull base chordomas. *Neurol Res*, 2008; 30:557-61.
44. Melmed S. Evaluation of pituitary masses. In: De Groot LJ, Jameson L (eds). Endocrinology. 4th ed. New York: WB Saunders Company, 2001:282-8.
45. Komninos J, Vlassopoulou V, Protopapa D, et al. Tumors metastatic to the pituitary gland: case report and literature review. *J Clin Endocrinol Metab*, 2004; 89:574-80.
46. Bhatoe HS, Badwal S, Dutta V, Kannan N. Pituitary metastasis from medullary carcinoma of thyroid: case report and review of literature. *J Neurooncol*, 2008; 89:63-7.
47. Yilmazlar S, Kocaeli H, Cordan T. Sella turcica metastasis from follicular carcinoma of thyroid. *Neurol Res*, 2004; 26:74-8
48. Hanna FW, Williams OM, Davies JS, et al. Pituitary apoplexy following metastasis of bronchogenic adenocarcinoma to a prolactinoma. *Clin Endocrinol (Oxf)*, 1999; 51:377-81.
49. Abe T, Matsumoto K, Iida M, et al. Malignant carcinoid tumor of the anterior mediastinum metastasis to a prolactin-secreting pituitary adenoma: a case report. *Surg Neurol*, 1997; 48:389-94.
50. Chandra V, McDonald LW, Anderson RJ. Metastatic small cell carcinoma of the lung presenting as pituitary apoplexy and Cushing's syndrome. *J Neuro-oncol*, 1984; 2:59-66.

51. Sanno N, Teramoto A, Osamura RY, et al. A growth hormone-releasing hormone-producing pancreatic islet cell tumor metastasized to the pituitary is associated with pituitary somatotroph hyperplasia and acromegaly. *J Clin Endocrinol Metab*, 1997; *82*:2731-7.
52. Sioutos P, Yen V, Arbit E. Pituitary gland metastases. *Ann Surg Oncol*, 1996; *3*:94-9.
53. Morita A, Meyer FB, Laws Jr ER. Symptomatic pituitary metastases. *J Neurosurg*, 1998; *89*:69-73.
54. Ntyonga-Pono MP, Thomopoulos P, Luton JP. Pituitary metastases. Three cases. *Presse Med*, 1999; *28*:1567-71.
55. Kano H, Niranjan A, Kondziolka D et al. Stereotactic radiosurgery for pituitary metastases. *Surg Neurol*, 2008 Sep 10. [Epub ahead of print]
56. Rudnik A, Larysz D, Blamek S et al. Primary pituitary lymphoma. *Folia Neuropathol*, 2007; *45*:144-8.
57. Giustina A, Gola M, Doga M, Rosei EA. Clinical review 136: Primary lymphoma of the pituitary: an emerging clinical entity. *J Clin Endocrinol Metab*, 2001; *86*:4567-75.
58. Quintero Wolfe S, Hood B et al. Primary central nervous system lymphoma mimicking pituitary apoplexy: case report. *Pituitary*, 2008 Jan 19. [Epub ahead of print]
59. Chen SM, Chang CN, Wei KC et al. Sellar lymphoma mimicking sphenoid infection presenting with cavernous sinus syndrome. *J Clin Neurosci*, 2008; *15*:1148-51.
60. Wolfe SQ, Bruce J, Morcos JJ. Pituicytoma: case report. *Neurosurgery*, 2008; *63*:E173-4; discussion on E174.
60a. Gibbs WN, Monuki ES, Linskey ME, Hasso AN. Pituicytoma: diagnostic features on selective carotid angiography and imaging. *AJNR Am J Neuroradiol*, 2006; *27*:1639-42.
61. Puchner MJ, Lüdecke DK, Saeger W, et al. Gangliocytomas of the sellar region — a review. *Exp Clin Endocrinol Diabetes*, 1995; *103*:129-49.
62. Mikami S, Kameyama K, Takahashi S, et al. Combined gangliocytoma and prolactinoma of the pituitary gland. *Endocr Pathol*, 2008; *19*:117-21.
63. Albrecht S, Bilbao JM, Kovacs K. Nonpituitary tumors of the sellar region. *In*: Melmed S (ed). *The Pituitary*. 2nd ed. Massachusetts: Blackwell Science Inc, 2002:592-608.
64. Sinnott BP, Hatipoglu B, Sarne DH. Intrasellar plasmacytoma presenting as a non-functional invasive pituitary macro-adenoma: case report & literature review. *Pituitary*, 2006; *9*:65-72.
65. Özüm U, Eğilmez R, Yildirim A. Paraganglioma in pituitary fossa. *Neuropathology*, 2008; *28*:547-50.
66. Juco J, Horvath E, Smyth H, et al. Hemangiopericytoma of the sella mimicking pituitary adenoma: case report and review of the literature. *Clin Neuropathol*, 2007; *26*:288-93.
67. Ma YH, Ye K, Zhan RY, Wang LJ. Primary choroid plexus papilloma of the sellar region. *J Neurooncol*, 2008; *88*:51-5.
68. Jacob S, Pye E, Hbahbih M, et al. Rapidly progressive bilateral ophthalmoplegia and enlarging sellar mass caused by amelanotic melanoma. *J Neuroophthalmol*, 2006; *26*:49-50.
69. Kasperbauer JL, Orvidas LJ, Atkinson JL, Abboud CF. Rathke cleft cyst: diagnostic and therapeutic considerations. *Laryngoscope*, 2002; *112*:1836-9.
70. Iqbal J, Kanaan I, Al Homsi M. Non-neoplastic cystic lesions of the sellar region presentation, diagnosis and management of eight cases and review of the literature. *Acta Neurochir* (Wien), 1999; *141*:389-97.
71. Shin JL, Asa SL, Woodhouse LJ, et al. Cystic lesions of the pituitary: clinicopathological features distinguishing craniopharyngioma, Rathke's cleft cyst, and arachnoid cyst. *J Clin Endocrinol Metab*, 1999; *84*:3972-82.
72. Karavitaki N, Scheithauer BW, Watt J, et al. Collision lesions of the sella: co-existence of craniopharyngioma with gonadotroph adenoma and of Rathke's cleft cyst with corticotroph adenoma. *Pituitary*, 2008; *11*:317-23.
73. Benveniste RJ, King WA, Walsh J, et al. Surgery for Rathke cleft cysts: technical considerations and outcomes. *J Neurosurg*, 2004; *101*:577-84.
74. Santosh IP, Rajshekhar V. Galactorrhea as the sole presenting symptom of a posterior third ventricular epidermoid cyst. *Surg Neurol*, 2001; *55*:46-9; discussion on 49.
75. Kemaloglu S, Ozkan U, Ziyal I. Coexistence of a cerebellopontine epidermoid cyst with a pituitary adenoma. *Clin Neurol Neurosurg*, 2002; *104*:364-6.
76. Adan L, Bussieres L, Dinand V, et al. Growth, puberty and hypothalamic-pituitary function in children with suprasellar arachnoid cyst. *Eur J Pediatr*, 2000; *159*:348-55.
77. Mohn A, Schoof E, Fahlbusch R, et al. The endocrine spectrum of arachnoid cysts in childhood. *Pediatr Neurosurg*, 1999; *31*:316-21.
78. Mohn A, Fahlbusch R, Dorr HG. Panhypopituitarism associated with diabetes insipidus in a girl with a suprasellar arachnoid cyst. *Horm Res*, 1999; *52*:35-8.
79. Rappaport ZH. Suprasellar arachnoid cysts: options in operative management. *Acta Neurochir* (Wien), 1993; *122*:71-5.
80. Bihan H, Krivitzky A, Cohen R. Anterior pituitary insufficiency caused by bilateral carotid artery aneurysms. *Presse Med*, 2002; *31*:211-3.
81. Chanson P, Lepeintre JF, Ducreux D. Management of pituitary apoplexy. *Expert Opin Pharmacother*, 2004; *5*:1287-98.
82. Bills DC, Meyer FB, Laws ER, et al. Retrospective analysis of pituitary apoplexy. *Neurosurgery*, 1993; *33*:602-9.
83. Lury KM, Smith JK, Matheus MG, Castilho M. Neurosarcoidosis - review of imaging findings. *Semin Roentgenol*, 2004; *39*:495-504.
84. Gullapalli D, Phillips Ii LH. Neurosarcoidosis. *Curr Neurol Neurosci Rep*, 2004; *4*:441-7.
85. Hieronimus S, Hadjali Y, Fredenrich A, et al. Hypothalamic-pituitary Langerhans cell histiocytosis: a diagnostic challenge. *Ann Endocrinol* (Paris), 2000; *61*:512-6.
86. De Bellis A, Ruocco G, Battaglia M, Conte M, et al. Immunological and clinical aspects of lymphocytic hypophysitis. *Clin Sci* (Lond), 2008; *114*:413-21.
87. Molitch ME, Gillam MP. Lymphocytic hypophysitis. *Horm Res*, 2007; *68*(suppl 5):145-50.
88. Skandarajah A, Ng WH, Gonzales M, Kaye AH. Lymphocytic hypophysitis mimicking pituitary macroadenoma. *J Clin Neurosci*, 2002; *9*:586-9.
89. Cuthbertson DJ, Ritchie D, Crooks D, et al. Lymphocytic hypophysitis occurring simultaneously with a functioning pituitary adenoma. *Endocr J*, 2008; *55*:729-35.
90. Domingues FS, de Souza JM, Chagas H, et al. Pituitary tuberculoma: an unusual lesion of sellar region. *Pituitary*, 2002; *5*:149-53.
91. Ranjan A, Chandy MJ. Intrasellar tuberculoma. *Br J Neurosurg*, 1994; *8*:179-85.
92. Husain N, Husain M, Rao P. Pituitary tuberculosis mimicking idiopathic granulomatous hypophysitis. *Pituitary*, 2008; *11*:313-5.
93. Dalan R, Leow MK. Pituitary abscess: our experience with a case and a review of the literature. *Pituitary*, 2008; *11*:299-306.
94. Vates GE, Berger MS, Wilson CB. Diagnosis and management of pituitary abscess: a review of twenty-four cases. *J Neurosurg*, 2001; *95*:233-41.
95. Colli MK, Migowski W Jr, Czepielewski MA, et al. Pituitary abscess simulating apoplexy. *Arq Bras Endocrinol Metab*, 2006; *50*:1122-6.
96. Nguyen D, Singh S, Zaatreh M, et al. Hypothalamic hamartomas: seven cases and review of the literature. *Epilepsy Behav*, 2003; *4*:246-58.
97. Warmuth-Metz M, Gnekow AK, Muller H, Solymosi L. Differential diagnosis of suprasellar tumors in children. *Klin Paediatr*, 2004; *216*:323-30.
98. Jung H, Neumaier Probst E, Hauffa BP, et al. Association of morphological characteristics with precocious puberty and/or gelastic

seizures in hypothalamic hamartoma. *J Clin Endocrinol Metab*, 2003; *88*:4590-5.
99. Doga M, Bonadonna S, Burattin A, Giustina A. Ectopic secretion of growth hormone-releasing hormone (GHRH) in neuroendocrine tumors: relevant clinical aspects. *Ann Oncol*, 2001; *12*(suppl 2):S89-94.
100. Voyadzis JM, Guttman-Bauman I, Santi M, Cogen P. Hypothalamic hamartoma secreting corticotropin-releasing hormone. Case report. *J Neurosurg Spine*, 2004; *100*:212-6.
101. Delman BN, Fatterpekar GM, Law M, Naidich TP. Neuroimaging for the pediatric endocrinologist. *Pediatr Endocrinol Rev*, 2008; *5*(suppl 2):708-19.
102. de Brito VN, Latronico AC, Arnhold IJ, et al. Treatment of gonadotropin dependent precocious puberty due to hypothalamic hamartoma with gonadotropin releasing hormone agonist depot. *Arch Dis Child*, 1999; *80*:231-4.
103. Romanelli P, Muacevic A, Striano S. Radiosurgery for hypothalamic hamartomas. *Neurosurg Focus*, 2008; *24*:E9.
104. Al-Gahtany M, Horvath E, Kovacs K. Pituitary hyperplasia. *Hormones* (Athens), 2003; *2*:149-58.
105. Atchison JA, Lee PA, Albright AL. Reversible suprasellar pituitary mass secondary to hypothyroidism. *JAMA*, 1989; *262*:3175-7.
106. Vilar L, Gusmão A, Moura E, et al. Hipotiroidismo primário associado com hiperprolactinemia e imagem pseudotumoral hipofisária à ressonância magnética – Relato de um caso. *Arq Brasil Endocrinol Metab*, 2004; *48*(suppl 2):S470.
107. de Penna GC, Pimenta MP, Drummond JB, et al. Duplication of the hypophysis associated with precocious puberty: presentation of two cases and review of pituitary embryogenesis. *Arq Bras Endocrinol Metabol*, 2005; *49*:323-7.
108. Leite CC, Lacerda MTC, Costa MOR, et al. Duplication of pituitary gland and stalk – case report and review of the literature. *Radiol Bras*, 2001; *34*:171-3.
109. Kandpal H, Seith A, Philip J, et al. Partial duplication of the hypophysis in adult patients: report of 2 cases. *J Comput Assist Tomogr*, 2007; *31*:365-7.
110. Melo ME, Marui S, Carvalho LR, et al. Hormonal, pituitary magnetic resonance, LHX4 and HESX1 evaluation in patients with hypopituitarism and ectopic posterior pituitary lobe. *Clin Endocrinol* (Oxf), 2007; *66*:95-102.
111. Murray PG, Hague C, Fafoula O, et al. Associations with multiple pituitary hormone deficiency in patients with an ectopic posterior pituitary gland. *Clin Endocrinol* (Oxf), 2008; *69*:597-602.
112. Gondim J, Pinheiro I, Tella OI Jr. Neurosurgical treatment of sphenoidal mucocele by endonasal transseptal endoscopic approach: report of two cases. *Arq Neuropsiquiatr*, 2002; *60*:299-302.
113. Righini CA, Darouassi Y, Boubagra K, et al. Sphenoid sinus mucocele of unusual aetiology and location. *Rev Laryngol Otol Rhinol* (Bord), 2006; *127*:165-70.
114. Giovannetti F, Filiaci F, Ramieri V, Ungari C. Isolated sphenoid sinus mucocele: etiology and management. *J Craniofac Surg*, 2008; *19*:1381-4.

Hipopituitarismo – Diagnóstico e Tratamento

Luciana Ansaneli Naves, Antônio Ribeiro de Oliveira Junior, Lucio Vilar

INTRODUÇÃO

Hipopituitarismo consiste na redução ou ausência na secreção de um ou mais hormônios hipofisários. Pode resultar de uma alteração primária da hipófise ou secundária à deficiência dos fatores hipotalâmicos estimuladores ou inibidores, em função de causas adquiridas ou, menos comumente, geneticamente herdadas. Um estudo espanhol recente estimou a sua prevalência de 45,5 por 100.000 e sua incidência em 4,2 novos casos anuais por 100.000 habitantes.[1]

O quadro clínico e as complicações do hipopituitarismo dependem da etiologia, do tipo e da gravidade da insuficiência hormonal. A reserva funcional da hipófise é grande, e as manifestações clínicas do hipopituitarismo são evidentes apenas quando ocorre o comprometimento de, pelo menos, 75% de seu parênquima. As deficiências na secreção dos hormônios hipofisários manifestam-se geralmente na seguinte ordem: gonadotrofinas (LH, FSH), hormônio de crescimento (GH) ou somatotrofina, tirotrofina (TSH) e, mais tardiamente, corticotrofina (ACTH).[1,2]

ETIOLOGIA DO HIPOPITUITARISMO
1. HIPOPITUITARISMO CONGÊNITO

Hipopituitarismo congênito pode resultar de anomalias estruturais da hipófise ou de distúrbios hereditários, que levem ao prejuízo na citodiferenciação e secreção hormonal de uma ou mais linhagens celulares.

Anomalias Estruturais

As anomalias estruturais congênitas da hipófise são raras e podem manifestar-se como ausência (aplasia), hipoplasia parcial ou presença de tecidos hipofisários rudimentares ectópicos. Tais alterações podem vir acompanhadas de outras anormalidades, como anencefalia, encefalocele basal e hipoplasia do nervo óptico, além de lábio leporino e palato em ogiva. Se essas crianças sobrevivem, reposição dos hormônios hipofisários se faz necessária por toda a vida. Crianças com formas mais brandas de defeitos da linha média são mais susceptíveis a apresentar deficiência de GH.[2,3]

Diversos autores descrevem associação entre hipopituitarismo e sofrimento perinatal, sugerindo uma causa traumática ou isquêmica para anormalidades morfológicas e hipopituitarismo.[4,5] Com o surgimento de técnicas sensíveis de ressonância magnética (RM) para a visualização da hipófise, vários aspectos anatômicos característicos do hipopituitarismo congênito ou adquirido não-tumoral passaram a ser mais bem conhecidos. Tais aspectos incluem uma glândula de volume diminuído, sela parcial ou completamente vazia, sela túrcica com arquitetura alterada, haste hipofisária ausente ou transeccionada e sinal brilhante da hipófise posterior ausente ou ectópico.[6]

Distúrbios Hereditários

Mutações nos fatores de transcrição, cuja expressão é necessária para a diferenciação e proliferação das células da adeno-hipófise, podem levar à síndrome de deficiência isolada ou múltipla de hormônios hipofisários (Quadro 2.1). Alguns pacientes com diagnóstico prévio de hipopituitarismo idiopático podem, na verdade, ser portadores de uma dessas mutações.

Deficiências congênitas de um ou mais hormônios hipofisários foram identificadas, mas apenas recentemente os defeitos genéticos implicados têm sido descritos. Esses defeitos parecem relacionar-se aos genes que codificam os fatores de transcrição cuja expressão é necessária para a diferenciação e proliferação das células da adeno-hipófise (Fig. 2.1).

MUTAÇÕES NO POU1F1 OU PIT-1

O gene *POU1F1* (*Pit-1* – *Pituitary Transcription Factor Type 1*) está localizado no cromossomo 3p11 e codifica uma proteína com 290 aminoácidos. A proteína nuclear do *Pit-1* ativa a transcrição dos genes do GH, PRL e TSH e do gene do receptor do GHRH. Também interage com coativadores, incluindo os receptores dos hormônios tiroidianos, estrogênio e ácido retinóico, assim como outros fatores de transcrição (CREB, P-Lim, Ptx-1, *HESX1* e Zn-15). *Pit-1* autoregula sua própria expressão e, portanto, é de fundamental importância para manter a expressão apropriada do *Pit-1*.[2,3]

Em função da necessidade absoluta do *Pit-1* para o desenvolvimento das células produtoras de GH, PRL e TSH, bem como da expressão de seus genes específicos, mutações inativadoras do gene resultam em um amplo espectro de deficiências de hormônios hipofisários. Até o momento, 21 diferentes mutações (5 dominantes e 16 recessivas) foram descritas, sendo a mutação dominante R271W a mais comum. As deficiências de GH e prolactina (PRL) geralmente são completas, mas a de TSH é mais variável. Na maioria dos casos, o hipotiroidismo

QUADRO 2.1
Etiologia do Hipopituitarismo Hereditário

Fator de Desenvolvimento	Deficiência Hormonal
Genético	
Mutação *KAL* (síndrome de Kallmann)	FSH, LH
Síndrome de Prader-Willi	FSH, LH
Síndrome de Lawrence-Moon-Biedl	FSH, LH
Receptor	
Receptor da melanocortina	
Receptor do GHRH	GH
Receptor do CRH	ACTH
Receptor do GnRH	FSH, LH
Defeito no receptor da leptina	LH, FSH
Estrutural	
Aplasia hipofisária	Qualquer uma
Hipoplasia hipofisária	Qualquer uma
Massas no SNC; encefalocele	Qualquer uma
Defeitos em fatores de transcrição	
PITX2	
PROP1	GH, PRL, TSH, LH, FSH, ACTH
Pit-1 (POU1F1)	PRL, GH, TSH
HESX1	GH, PRL, TSH, LH, FSH, ACTH
LHX3	GH, PRL, TSH, LH, FSH
DAX1	Adrenal, LH, FSH
Mutação hormonal	
GH-1	GH
GH bioinativo	GH
FSHβ	FSH
LHβ	LH
POMC	ACTH
Defeito no processamento do POMC	ACTH
TSHβ	TSH

Adaptado da Ref. 2.

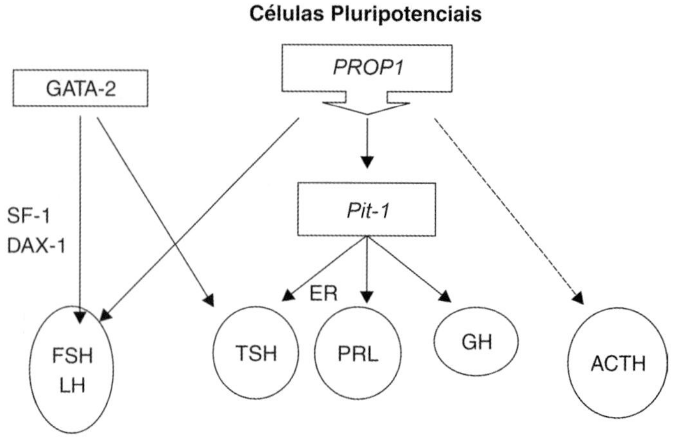

Fig. 2.1 Diferenciação das linhagens celulares hipofisárias e os fatores de transcrição envolvidos. (Adaptado da Ref. 4.)

é precoce e grave, mas ocasionalmente pode surgir entre as idades de 9 e 20 anos. Mutações do *POU1F1* são raras (cerca de 4%) nos casos esporádicos de deficiência múltipla de hormônios hipofisários, mas são encontradas em até 25% dos casos familiares.[2,3,7]

MUTAÇÕES NO PROP1 – PROFETA DO PIT-1

O gene *PROP1* está localizado no cromossomo 5 (5q35) em humanos e codifica uma proteína de 223 aminoácidos. É necessário para a ativação do *Pit-1* e tem papel bem definido na diferenciação dos somatotrofos, lactotrofos, tirotrofos e também dos gonadotrofos. Expressão tardia ou inadequada desse fator de transcrição pode levar a alterações no desenvolvimento hipofisário.[3,4,8]

Mutação no *PROP1* é a causa genética mais freqüente de hipopituitarismo esporádico ou familiar. Até o momento, 12 diferentes mutações, todas localizadas dentro do homeodomínio no *PROP1*, foram identificadas em pacientes com hipopituitarismo. A mutação mais freqüentemente encontrada é a deleção AG 301,302. A doença tem sempre herança autossômica recessiva. Todos os pacientes com mutações no *PROP1* apresentam deficiências de GH, PRL, TSH e hipogonadismo hipogonadotrófico. Deficiência de cortisol ocorre em alguns desses pacientes. Cerca de 50 pacientes com hipopituitarismo resultante de mutações do *PROP1* foram descritos desde o relato inicial em 1996.[8-10]

A freqüência de mutações do gene do *PROP1* em pacientes com deficiência combinada de hormônios hipofisários é elevada (presentes em cerca de 50% dos casos). Entretanto, em famílias com múltiplos casos de deficiência combinada de hormônios hipofisários, esse percentual é de quase 100%.[1]

MANIFESTAÇÕES CLÍNICO-LABORATORIAIS

O espectro clínico da deficiência combinada de hormônios hipofisários decorrente de mutações do *PROP1* varia tanto com o tipo de mutação como com a idade do paciente. Além disso, são bastante variáveis a época de início e o grau de perda de função hipofisária. Entretanto, os pacientes exibem um fenótipo predominantemente de hipogonadismo. A puberdade freqüentemente é retardada ou ausente, com resposta bastante atenuada do LH e FSH ao estímulo com GnRH. Alguns pacientes entram espontaneamente na puberdade e, posteriormente (entre 15 e 20 anos), desenvolvem manifestações de hipogonadismo central, simulando um distúrbio adquirido.[8-10] Existe ainda a descrição de um paciente com micropênis, indicando deficiência muito precoce das gonadotrofinas.[10]

Outras manifestações clínicas da síndrome decorrente da mutação no gene *PROP1* incluem baixa estatura, extensibilidade limitada do cotovelo e esclerótica azul. A lentificação do crescimento linear costuma tornar-se aparente após os 3 anos de idade.[11] Recentemente, um único paciente com mutação no *PROP1* atingiu altura normal sem tratamento hormonal adequado, indicando uma nova variação no fenótipo. Provavelmente isso ocorreu pelo hipogonadismo mais importante do que a deficiência de GH, o que retardou a fusão epifisária.[12]

O início do hipopituitarismo geralmente é caracterizado por deficiências de GH (em cerca de 80%) e TSH (em torno de 20%), seguidas por hipogonadismo e, mais tardiamente, insuficiência adrenal subclínica ou manifesta. Na avaliação laboratorial, caracteristicamente observam-se respostas mínimas ou ausentes aos estímulos com GnRH, TRH, CRH ou GHRH, bem como à hipoglicemia induzida pela insulina. Os níveis séricos de IGF-I e IGF-BP3 usualmente são baixos, enquanto a concentração sérica dos hormônios tiroidianos está baixa ou no limite inferior da normalidade. A maioria dos pacientes com idade mais avançada também exibe hiporresposta do cortisol à estimulação com CRH, ACTH ou insulina.[1,11]

QUADRO 2.2
Características do Hipopituitarismo Hereditário por Defeitos nos Fatores de Transcrição

Gene	Deficiência Hormonal	Aspecto à Ressonância Magnética	Malformações Associadas	Modo de Herança
POU1F1 Pit-1	GH, PRL, ± TSH	Hipófise anterior normal ou hipoplásica		Recessiva
Pit-1-T	TSH			
	GH, PRL, TSH, LH, FSH, ± ACTH	Hipófise anterior normal, hipoplásica, hiperplásica ou cística	Cistos da bolsa de Rathke	Dominante
HESX1	GH, PRL, TSH, LH, FSH, ACTH	Hipófise anterior hipoplásica ou hiperplásica; hipófise posterior normal ou ectópica	Displasia septo-óptica	Recessiva
LHX3	GH, PRL, TSH, LH, FSH	Hipófise anterior hipoplásica ou hiperplásica	Pescoço curto, com rigidez da coluna cervical	Recessiva

ACTH, hormônio adrenocorticotrófico; FSH, hormônio estimulador do folículo; GH, hormônio do crescimento; LH, hormônio luteinizante; PRL, prolactina; TSH, tirotropina.
Adaptado da Ref. 4.

À ressonância magnética, a hipófise apresenta-se, geralmente, com tamanho normal ou diminuído. Entretanto, em alguns pacientes, ela pode estar grosseiramente hiperplásica, com alterações císticas, simulando craniofaringioma ou cisto da bolsa de Rathke (Quadro 2.2).[5,6,13] Há ainda relatos de alterações na morfologia hipofisária ao longo do tempo, em que a imagem inicial demonstra aumento difuso da glândula na época do diagnóstico de mutação do *PROP1*, evoluindo para hipoplasia hipofisária após 7 anos.[5]

MUTAÇÕES NO HESX1

O *HESX1* pertence à classe *paired-like homeobox* e está localizado no cromossomo 3 (3p21.2) em humanos. Sua expressão é restrita ao diencéfalo ventral e depois desaparece. Mutações na região do homeodomínio do *HESX1* foram identificadas em pacientes portadores da síndrome de displasia septo-óptica (DSO). Entretanto, o achado de mutação no *HESX1* em pacientes com DSO é raro. A DSO é diagnosticada caso o paciente apresente dois dos seguintes critérios: (1) hipoplasia do nervo óptico; (2) alterações radiológicas de linha média (ausência do septo pelúcido, agenesia de corpo caloso etc.); e (3) hipoplasia hipofisária. A endocrinopatia mais comum é a deficiência de GH, que pode ser isolada ou associada a outras deficiências hipofisárias. A maioria dos casos é esporádica e, quando familiar, a doença parece ter uma herança autossômica recessiva. Mutações no *HESX1* também foram identificadas em pacientes sem características de DSO. Esses pacientes apresentam hipopituitarismo geralmente associado à neuroipófise ectópica.[1,8,10,14]

MUTAÇÕES NO LHX3

O *LHX3* pertence à classe LIM dos genes *homeobox* e, em humanos, está localizado no cromossomo 9 (9q34.3). Sua expressão é detectada desde o início da formação da hipófise até na hipófise de adultos.[8,10]

Até o momento, duas mutações em homozigose foram identificadas no *LHX3*. A doença tem herança autossômica recessiva e os pacientes apresentam deficiência de GH, gonadotrofinas, TSH e PRL, preservando apenas a função dos corticotrofos. Os pacientes também apresentam ombros elevados e antevertidos, associados à grande limitação na rotação cervical, devido à coluna cervical rígida, que impede a dissociação dos movimentos da cabeça e tronco. A RM da região hipofisária evidenciou intensa hipoplasia em dois pacientes e um paciente evoluiu de uma hipófise hiperplásica para uma glândula hipoplásica após 10 anos.[8,10,14]

MUTAÇÕES NO FATOR ESTEROIDOGÊNICO-1 (SF-1)

O SF-1 é uma proteína cujo gene está localizado no cromossomo 9p33 e possui função de regulação transcripcional. Participa no desenvolvimento precoce das adrenais, gônadas, hipotálamo e células gonadotróficas. Além disso, regula os genes necessários para a esteroidogênese adrenal e gonadal, além da subunidade β do LH e subunidade β dos hormônios glicoprotéicos.[15]

Em resumo, deficiências hereditárias combinadas de hormônios hipofisários são raras, sobretudo quando se trata de casos não-familiares. Entretanto, dentro dessa coorte de pacientes, as mutações do *PROP1* parecem ser as mais prevalentes, respondendo por cerca de 50% dos relatos retrospectivos e por mais de 90% dos pacientes com mais de um parente afetado. As mutações do *Pit-1* são menos comumente encontradas. Os pacientes com história familiar de disfunção hipofisária e aqueles que exibam respostas hormonais atenuadas ou mínimas ao estímulo com TRH, GHRH ou GnRH devem ser submetidos ao rastreamento molecular para defeitos do *PROP1* ou *Pit-1*. O relevante fenótipo clínico das mutações do *HESX1* determina a necessidade de análises moleculares adicionais.[1,16]

MUTAÇÕES NOS GENES DAS SUBUNIDADES DOS HORMÔNIOS GLICOPROTÉICOS

O hipogonadismo resultante de deficiência seletiva dos hormônios luteinizante, foliculoestimulante ou de uma de suas subunidades tem sido descrito. Recentemente, foi publicada uma mutação em homozigose na subunidade beta do hormônio luteinizante (LH) em uma família brasileira, resultando em deficiência seletiva dessa gonadotrofina, amenorréia e infertilidade.[17]

A deficiência de FSH devido a mutações no gene do FSH beta pode resultar em foliculogênese defeituosa e infertilidade, além de perda da ação estimulatória sobre as células de Leydig através da regulação parácrina nas células de Sertoli. O primeiro estudo do eixo gonadotrófico em paciente portador de mutação Tyr76X no gene FSH beta foi publicado recentemente pelo mesmo grupo brasileiro.[18]

Doenças Congênitas

SÍNDROME DE LAWRENCE-MOON-BIEDL

Esse distúrbio autossômico recessivo caracteriza-se por hipogonadismo hipogonadotrófico, retardo mental, obesidade, retinite pigmentosa, hexadactilia, braquidactilia ou sindactilia. A amaurose normalmente se instala antes dos 30 anos de idade. Embora deficiência de GnRH seja a causa preponderante do hipogonadismo, aproximadamente 25% dos homens com a síndrome podem ter insuficiência testicular primária.[1,19]

SÍNDROME DE PRADER-WILLI (SPW)

A SPW é um distúrbio genético caracterizado por retardo mental discreto, baixa estatura, hipotonia muscular, hiperfagia intensa e obesidade. Essa condição tem sido atribuída à translocação ou deleção do cromossomo 15. Acredita-se que tal alteração genética leve à disfunção de vários centros hipotalâmicos, sendo comuns a deficiência de GH (GHD) e o hipogonadismo (presente em dois terços dos casos em uma série com 19 pacientes). Nos indivíduos hipogonádicos, criptorquidismo bilateral e pregas escrotais ausentes são acompanhados por secreção atenuada do GnRH. Os níveis de LH e FSH em alguns casos podem ser restaurados através do tratamento crônico com GnRH. Síntese defeituosa de oxitocina e vasopressina também tem sido relatada.[20] Além disso, os níveis de ghrelina estão elevados, o que pode contribuir para a obesidade e GHD na SPW.[21]

SÍNDROME DE KALLMANN (SK)

A SK é a forma mais comum de hipogonadismo hipogonadotrófico (HH), com incidência estimada de 1:10.000 homens e 1:50.000 mulheres. Consiste na associação de HH e alterações do olfato (anosmia ou hiposmia). Tal associação é resultado da migração inadequada dos neurônios produtores de GnRH e olfatórios, determinando a agenesia ou hipoplasia dos bulbos e tratos olfatórios.[10,22]

A SK é geneticamente heterogênea. De fato, seu modo de herança pode ser ligado ao cromossomo X (forma mais comum), autossômico dominante ou como um traço autossômico recessivo. Já foram identificadas em pacientes com SK mutações em cinco genes: *KAL1, FGFR1, FGF8, PROKR2* e *PROK2*. No entanto, elas respondem apenas por 30% de todos os casos de SK. Mutações no *FGFR1*, que codifica o receptor do fator de crescimento 1 dos fibroblastos (FGF), responde pela forma autossômica dominante da doença. Estima-se que mutações do gene *FGF1R* ou *KAL 2* seriam responsáveis por cerca de 10% dos casos de SK. Mutações nos genes *PROKR2* e *PROK2* são provavelmente responsáveis por casos de SK com modos de transmissão recessiva monogênica e digênica ou oligogênica. Finalmente, mutações ou deleções no *KAL1*, codificador da anosmina-1, causam a SK ligada ao X. Elas seriam encontradas em 14% dos casos familiares e 11% dos casos esporádicos de SK. A anosmina-1 está intimamente relacionada à migração dos neurônios olfatórios e produtores de GnRH até o hipotálamo. A anosmina também é expressa no desenvolvimento das células de Purkinje, localizadas no cerebelo, meso- e metanéfrons, núcleo oculomotor e mesênquima facial; isso explica a associação da SK ligada ao X com sincinesia, agenesia renal, anormalidades visuais e defeitos faciais de linha média.[10,22,23]

HIPOGONADISMO HIPOGONADOTRÓFICO (HH) IDIOPÁTICO

Caracteriza-se por deficiência isolada de gonadotrofinas, sem distúrbios do olfato e decorrente de secreção deficiente de GnRH.[10,24] Clinicamente, diferencia-se da SK por ausência de distúrbios do olfato.[22] Mutações no gene do GnRH foram identificadas apenas no camundongo. Em seres humanos, mutações do gene do receptor do GnRH (GnRH-R) são a primeira causa genética identificada do HH isolado, com herança autossômica recessiva. Apesar de várias dessas mutações terem sido descritas, elas esclareceram a etiologia do HH idiopático (HHI) apenas em 20% dos pacientes estudados até o momento (até 50% dos casos familiares).[10,22,24]

Raramente, HHI resulta de mutações no gene *DAX-1*, localizado no cromossomo Xp-21, que causam também hipoplasia adrenal congênita e insuficiência adrenal primária. Esta última surge nas primeiras semanas de vida ou somente mais tardiamente (na faixa dos 2 a 9 anos).[10,22] Mais raro ainda é o HHI resultante de mutações no gene *Kiss-1* que codifica a proteína G kisspeptina e seu receptor, GPR54.[10,25]

MISCELÂNEA

Raras causas de hipopituitarismo congênito são doenças infecciosas (p.ex., sífilis congênita),[26] agenesia da artéria carótida interna,[27] ausência de haste hipofisária[28] etc. Hipopituitarismo congênito com ectopia da hipófise posterior pode também vir associado a aplasia ou hipoplasia do nervo óptico[29] e, mais raramente, à síndrome da glória matinal (baixa estatura, nistagmo, desvio do olhar para dentro e baixa visão).[30]

2. HIPOPITUITARISMO ADQUIRIDO

Diversas condições que comprometem a hipófise e/ou o hipotálamo têm sido implicadas na patogênese do hipopituitarismo adquirido (Quadro 2.3). Em um estudo com 172 pacientes,[31] as causas do hipopituitarismo foram as seguintes: (1) tumor hipofisário ou conseqüência do seu tratamento (cirurgia e/ou radioterapia) — 76%; (2) tumor extrapituitário (craniofaringiomas, cordomas, gliomas, meningiomas) — 13%; (3) idiopático — 8%; (4) doenças inflamatórias e infiltrativas — 1%; e (5) síndrome de Sheehan — 0,5%. Entre 1.034 pacientes com deficiência de GH adquirida, cerca de dois terços dos casos originaram-se de tumores da região selar (Quadro 2.4).[32] As principais etiologias de hipopituitarismo adquirido serão discutidas a seguir.

Doenças Invasivas e seu Tratamento

TUMORES HIPOFISÁRIOS

Representam as neoplasias intracranianas mais comuns, respondendo por 10,7% dos tumores primários do sistema nervoso central.[1] Estudos de prevalência demonstraram a presença dessa condição em até 35% das séries de autópsia e, nas grandes séries, em aproximadamente 10% da população adulta submetida a avaliações por ressonância magnética.[1,38,39] A deficiência na produção hormonal pode resultar de compressão ou destruição do parênquima hipofisário ou compressão da haste hipofisária pelo tumor. Pode também ser conseqüência do tratamento ablativo do tumor através de cirurgia ou radioterapia.[1,33] Hipogonadismo hipogonadotrófico (por inibição da pulsatilidade do GnRH) ocorre em homens e mulheres com hiperprolactinemia, seja

QUADRO 2.3
Etiologia do Hipopituitarismo Adquirido

Traumática
Cirurgia, radioterapia, traumatismo crânio-encefálico

Infiltrativa ou inflamatória
Sarcoidose, histiocitose X, granulomatose de Wegener, doença de Takayasu, hemocromatose

Tumoral
Adenoma hipofisário
Meningioma
Tumores hipotalâmicos (germinoma, ependimoma, glioma, gangliocitoma, craniofaringioma etc.)
Metástases hipofisárias ou hipotalâmicas
Neoplasias hematológicas (leucemia, linfoma)

Infecciosa
Tuberculose, infecção por *Pneumocystis carinii*, toxoplasmose, infecções virais (p.ex., citomegalovírus) ou fúngicas (p.ex., histoplasmose, aspergilose), abscesso hipofisário, neurocisticercose, sífilis, meningite aguda (viral ou bacteriana) etc.

Vascular
Necrose hipofisária pós-parto (síndrome de Sheehan), apoplexia hipofisária, diabetes, hipotensão, arterite, aneurismas, anemia falciforme, síndrome fosfolipídio etc.

Outras patologias do SNC
Cisto da bolsa de Rathke; cisto dermóide, epidermóide ou aracnóideo; sela vazia; hamartoma hipotalâmico etc.

Funcional
Nutricional (restrição calórica, desnutrição, anorexia nervosa)
Atividade física excessiva
Doenças críticas (doenças agudas, insuficiência crônica renal ou hepática)
Drogas (esteróides anabólicos, excesso de glicocorticóides, agonistas do GnRH, análogos da somatostatina, pegvisomant etc.)

Miscelânea
Picada de serpente; terapia com alfa-interferon; linfomatose intravascular; edema cerebral (cetoacidose diabética); quimioterapia; choque elétrico; uso de cocaína etc.

Hipopituitarismo idiopático

QUADRO 2.4
Causas de Deficiência Adquirida de GH em 1.034 Pacientes Adultos com Hipopituitarismo

Causa	%
Tumor hipofisário	53,9
Craniofaringioma	12,3
Idiopático	10,2
Tumor do sistema central	4,4
Síndrome da sela vazia	4,2
Síndrome de Sheehan	3,1
Traumatismo crânio-encefálico	2,4
Hipofisite	1,6
Outras cirurgias	1,5
Doenças granulomatosas	1,3
Radioterapia para tumores hipofisários	1,1
Malformação do sistema nervoso central	1,0
Infecção ou trauma perinatal	0,5
Outras causas	2,5

Adaptado da Ref. 32.

---

ela decorrente de síntese tumoral excessiva (*prolactinomas*) ou compressão da haste (*pseudoprolactinomas*).[1,34] Adenomas hipofisários muito raramente cursam com diabetes insípido (DI), mesmo os mais volumosos.[1,38] Em contraste, o achado de hipopituitarismo e DI é comum em casos de metástases hipofisárias.[35] Excepcionalmente, comprometimento da hipófise anterior ou do hipotálamo por distúrbios linfoproliferativos é a causa do hipopituitarismo.[36,37]

A extensão do procedimento cirúrgico interfere com o surgimento do hipopituitarismo (88% com hipofisectomia, 33% com hemipofisectomia e 14% com adenomectomia seletiva).[2]

TUMORES SUPRA-SELARES

Os craniofaringiomas correspondem às lesões supra-selares mais comumente associadas a hipopituitarismo.[1] Outras patologias que ocorrem na região supra-selar e que podem ser difíceis de distinguir dos craniofaringiomas incluem lesões císticas (p.ex., cisto da bolsa de Rathke e cistos dermóide, epidermóide e aracnóide), germinoma, hamartoma, meningioma e aneurisma. Adicionalmente, cordomas, gliomas ópticos, tumores epidermóides e, mais raramente, as lesões metastáticas (sobretudo de carcinoma de mama e pulmão) podem apresentar-se como massas supra-selares.[37-39] Excepcionalmente, granulomas de colesterol da região selar são a causa do hipopituitarismo.[40]

Radioterapia (RxT)

Risco aumentado para hipopituitarismo ocorre em pacientes tratados com radioterapia por causa de adenomas hipofisários, lesões supra-selares, tumores cerebrais primários, tumores nasofaringianos, tumores de cabeça e pescoço, tumores ósseos afetando o crânio ou leucemia linfoblástica aguda (LLA).[1,2,41]

O impacto da RxT sobre a função hipofisária é determinado pela dose biológica efetiva à qual é submetido o eixo hipotalâmico-hipofisário, bem como pela presença de doença hipofisária primária prévia. O eixo do GH é o mais vulnerável aos efeitos da RxT. Doses tão baixas quanto 18 Gy usadas no manuseio da LLA em crianças têm causado deficiência de GH, a qual pode não se manifestar até vários anos após o tratamento. À medida que a dose da RxT aumenta, o risco para o desenvolvimento de outras deficiências hipofisárias também aumenta. A deficiência de gonadotrofinas geralmente surge após a de GH, sendo seguida pelas deficiências de ACTH e TSH.[1,41]

A presença de uma patologia hipofisária primária antes da RxT aumenta o risco de hipopituitarismo subseqüente. Littley *et al.*[42] avaliaram adultos submetidos à RxT para adenoma hipofisário. Naqueles com função hipofisária normal antes do tratamento, 100% tinham deficiência de GH dentro de 5 anos de tratamento, enquanto deficiência de gonadotrofinas, ACTH e TSH desenvolveu-se em 57, 61 e 27,5%, respectivamente. Em contraste, em pacientes com carcinoma nasofaringiano (que receberam uma dose maior de irradiação), após 5 anos, os percentuais correspondentes foram 63, 31, 27 e 15%, respectivamente.[43]

De um modo geral, estima-se que graus variados de hipopituitarismo surjam em cerca de 50% dos pacientes, dentro de 5 a 10 anos após a RxT.[41] A ocorrência de hipopituitarismo parece ser similar com a RxT convencional e a RxT estereotáxica.[2,41]

Em crianças pré-puberais, a irradiação craniana pode resultar em deficiência de gonadotrofinas ou, paradoxalmente, em puberdade precoce.[1]

MALFORMAÇÕES CONGÊNITAS

Aneurismas parasselares e encefalocele podem afetar a anatomia da sela túrcica ou do sistema porta-hipofisário, comprometendo a passagem dos hormônios hipotalâmicos hipofiseotróficos.[37,38,44] Geralmente levam ao alargamento da sela túrcica e podem causar efeito de massa semelhante a um macroadenoma hipofisário.[38]

SÍNDROME DA SELA VAZIA

Sela vazia é um achado de imagem caracterizado pela presença de herniação aracnóidea para dentro do espaço selar, resultando em compressão da hipófise contra o assoalho da sela. Pode resultar de uma incompetência congênita do diafragma selar (*sela vazia primária*).[1,2] Nessa situação, até 50% dos pacientes têm também hipertensão intracraniana benigna. O termo s*ela vazia secundária* é utilizado para os casos que surgem após infarto de um adenoma hipofisário ou como conseqüência de um dano no assoalho selar, induzido por cirurgia ou radioterapia. Embora a sela vazia seja geralmente um achado incidental, se mais de 90% do tecido hipofisário estiverem comprimidos ou atrofiados, hipopituitarismo acontece.[38] Um estudo recente mostrou que a sela vazia primária pode acompanhar-se desde pan-hipopituitarismo a graus variados de deficiência isolada de GH.[45] Hiperprolactinemia é uma outra potencial complicação da sela vazia (ver Fig. 1.19).[34]

Doenças Vasculares

APOPLEXIA HIPOFISÁRIA

Trata-se de um distúrbio grave e potencialmente fatal. Resulta de destruição abrupta do tecido hipofisário, devido a infarto hemorrágico da glândula. Seus principais aspectos clínicos incluem cefaléia intensa, rigidez de nuca, febre, distúrbios visuais, oftalmoplegia, diplopia, alteração no nível de consciência e sintomas de hipoadrenalismo (inclusive crise addisoniana).[46,47]

Está geralmente associada à presença de tumores hipofisários (dos quais pode ser a manifestação inicial) ou decorre de seu tratamento (p. ex., pós-radioterapia, após uso de medicamentos, tais como agonistas dopaminérgicos ou análogos da somatostatina). Contudo, pode acontecer espontaneamente em uma glândula normal, após hemorragia obstétrica (*síndrome de Sheehan*), em síndromes de hipertensão intracraniana ou como complicação de anticoagulação sistêmica. Outras situações predisponentes foram descritas, tais como *diabetes mellitus*, angiografia das carótidas, cirurgia de *bypass* das coronárias, testes de estímulo com CRH ou TRH, ventilação mecânica, trauma e uso de cocaína.[46-50] Apoplexia também já foi descrita em pacientes com hipofisite linfocítica.[51]

Estudos de autópsia demonstraram pequenos infartos hipofisários assintomáticos em 1 a 3% da população geral. Entretanto, essa prevalência eleva-se para 17% em pacientes com diagnóstico prévio de tumor hipofisário (Fig. 2.2).[38]

NECROSE HIPOFISÁRIA PÓS-PARTO

Infarto hipofisário decorrente de grande perda sangüínea durante o parto é denominado *síndrome de Sheehan*. Acredita-se que haja redução na perfusão por vasoespasmo das arteríolas hipofisárias decorrente da hipotensão. Na gestação, a hipófise apresenta maiores necessidades metabólicas, tornando-se mais sensível à hipoxemia e mais susceptível à vasoconstrição, devido ao estado hiperestrogênico. Pode levar a pan-hipopituitarismo, agalactia e hipoplasia hipofisária ou síndrome de sela vazia secundária.[52]

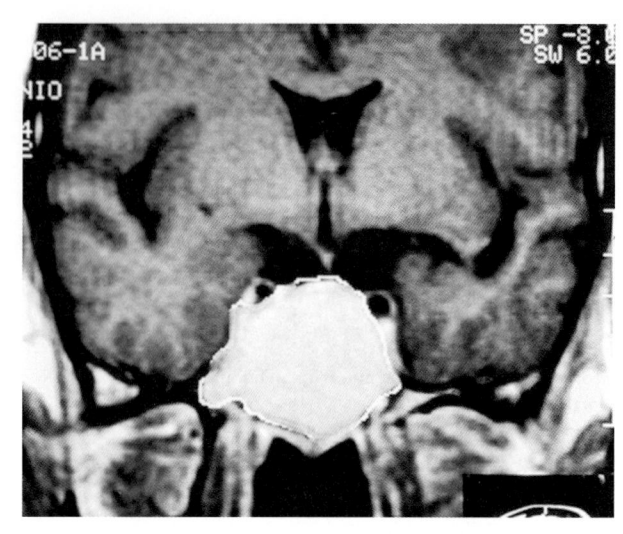

Fig. 2.2 Volumosa lesão expansiva hipofisária, com hipersinal em T$_2$, resultante de hemorragia intratumoral.

Alguns autores defendem que a lenta progressão clínica sugira o envolvimento da auto-imunidade na patogênese da necrose hipofisária pós-parto. A lesão tissular liberaria antígenos, desencadeando a formação de anticorpos anti-hipofisários, que podem estar presentes em cerca de dois terços das pacientes com a síndrome.[51] Hipopituitarismo pode também ser conseqüência de outras condições que causem dano vascular hipofisário (p.ex., hemorragia subaracnóidea, arterite, trombose do seio cavernoso, aneurismas de carótidas internas, síndrome do anticorpo antifosfolipídio, eclâmpsia etc.).[1,2,54-56]

ANEMIA FALCIFORME

A anemia falciforme relaciona-se com baixa estatura e retardo puberal por diversos mecanismos, como hipoxemia, aumento da demanda cardiovascular e desnutrição. Todavia, em pacientes com crises falcêmicas freqüentes, têm sido demonstrados atrofia cerebral e, em raros casos, infartos hipofisários, levando ao hipopituitarismo (Fig. 2.3).[57] Outros tipos de anemia hemolítica (p.ex., talassemia) podem também se acompanhar de hipopituitarismo.[58]

SARCOIDOSE

Trata-se de uma doença granulomatosa multissistêmica de causa desconhecida, com manifestações pulmonares, gastrointestinais, oculares e linfáticas. O envolvimento do sistema nervoso central pode ocorrer em 3 a 5% dos casos, manifestando-se por paralisia de pares cranianos, hidrocefalia, distúrbios cerebelares e massa selar, entre outros. A complicação endócrina mais comum é o diabetes insípido (DI), o qual ocorre em até 8% dos casos. Deficiência da hipófise anterior é rara, normalmente combinada, e decorre de processo infiltrativo hipotalâmico, levando à redução da secreção dos fatores reguladores da adeno-hipófise. A lesão infiltrativa da sarcoidose pode regredir com a corticoterapia (Fig. 2.4A, B e C) e, em alguns casos, recuperação da função é observada. No entanto, o DI, geralmente, não é reversível.[38,59,60]

TRAUMA CRANIANO

O traumatismo crânio-encefálico (TCE) é a causa mais comum de morte e incapacidade em jovens adultos que vivem em países industrializados. Ao longo dos últimos anos, tem havido uma crescente

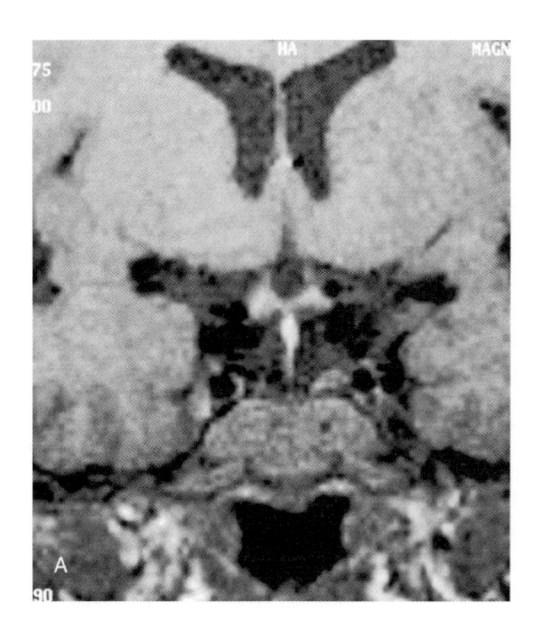

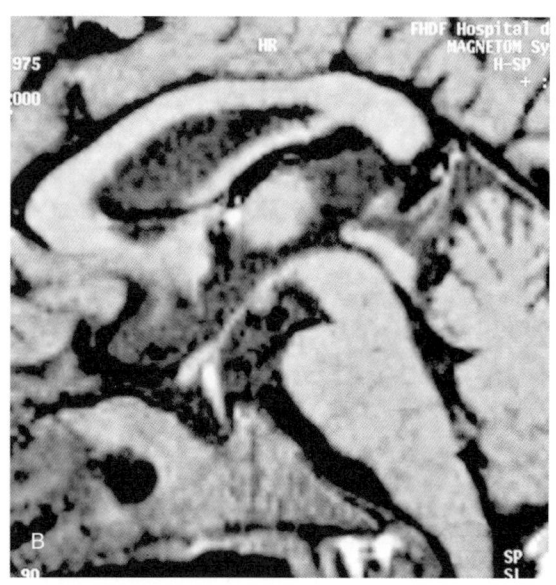

Fig. 2.3 A e **B**. Infarto hipofisário em paciente portador de anemia falciforme, resultando em sela vazia (cortes sagital e coronal da ressonância magnética) e em hipopituitarismo.

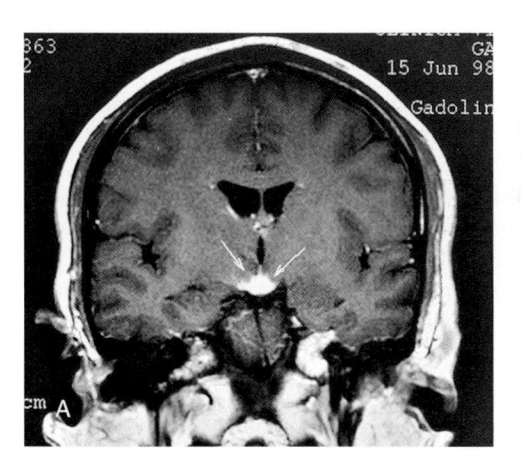

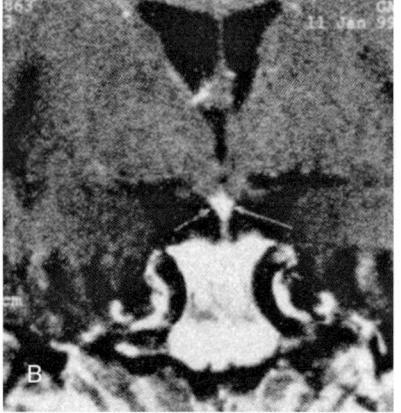

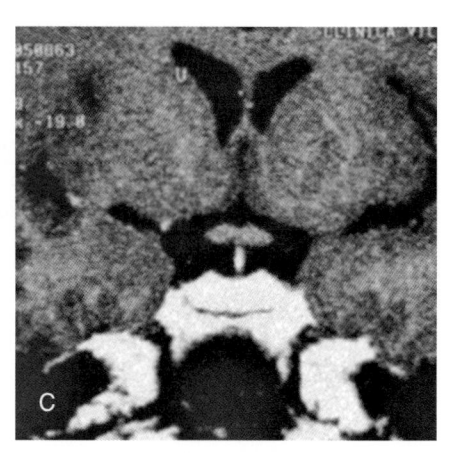

Fig. 2.4 Sarcoidose hipotalâmica, tendo como manifestação exclusiva da doença o hipopituitarismo. Observa-se em (**A**) a localização na região pré-óptica. A extensão da lesão regrediu em 60% após 6 meses de corticoterapia (**B**) e em 90% após 12 meses de tratamento (**C**), com recuperação funcional dos eixos gonadotrófico e tirotrófico.

consciência de que o hipopituitarismo pode ser uma complicação do TCE em uma proporção significativa dos sobreviventes. Estudos têm evidenciado que, pelo menos, 25% desses indivíduos desenvolvem uma ou mais deficiências de hormônios hipofisários; todavia, a maior parte dos casos não são diagnosticados nem tratados na prática clínica.[61,62]

Na literatura existem cerca de 400 casos relatados de hipopituitarismo pós-TCE, com predomínio no sexo masculino. O déficit das trofinas hipofisárias pode ser isolado ou múltiplo. As células gonadotróficas parecem ser as mais frágeis, já que deficiência de LH e/ou FSH foi relatada em quase 100% dos casos (Quadro 2.5).[61-63] O hipopituitarismo pode tornar-se evidente logo depois do acidente, mas, em 15% dos casos, só foi diagnosticado pelo menos 5 anos depois.[63] A história natural do hipopituitarismo pós-trauma é desconhecida, sendo relatados casos de recuperação funcional espontânea.[63]

Acredita-se que a causa do hipopituitarismo pós-traumático seja o infarto, encontrado em 26 a 86% dos pacientes que morrem após um TCE.[63] Possíveis mecanismos incluem compressão hipofisária causada por modificações na pressão intracraniana (resultantes de edema cerebral, fratura ou hemorragia craniana) ou dano direto sobre a glândula.[1] Um estudo recente de 102 pacientes tratados para TCE significativo avaliou a função da hipófise anterior por pelo menos 6 meses após o TCE. O estudo demonstrou que 28,4% dos pacientes tinham pelo menos uma ou mais deficiências de hormônios hipofisários; 22,5% tinham déficits isolados e 5,9%, déficits hormonais múltiplos. Deficiências graves de GH, gonadotrofinas, ACTH e TSH estavam presentes em 7,8, 11,8, 12,8 e 1% dos casos, respectivamente (Fig. 2.5). Pan-hipopituitarismo foi encontrado apenas em um paciente. Finalmente, hiperprolactinemia foi detectada em 11,8% dos casos.[64]

O padrão de déficit hormonal pode modificar-se com o tempo após o TCE. De fato, anormalidades durante a fase aguda podem reverter, enquanto novos distúrbios hormonais podem surgir até 6 meses após o TCE. De particular importância é o fato de 10% dos pacientes desenvolveram insuficiência adrenal nesse período.[62-64] Tem sido sugerido que pacientes que tenham sofrido um TCE gra-

QUADRO 2.5
Resumo dos Dados Relevantes da Literatura sobre Hipopituitarismo Pós-traumatismo Crânio-encefálico (TCE)

Relação F:M	±5:1
Idade ao TCE (década mais afetada)	20–29 anos (35% dos casos)
Tempo entre o TCE e o diagnóstico	Poucos dias a mais de 40 anos
	(71% logo antes de 1 ano; 20% com uma taxa média de ±3% ao ano)
Tipo mais freqüente de TCE	Acidentes em estradas (74%)
Ocorrência de fratura de crânio	55%
Ocorrência de coma ou perda de consciência	93%
Ocorrência de diabetes insípido	30%
Freqüência relativa dos déficits hormonais da hipófise anterior	FSH e/ou LH = quase 100%
	ACTH = 53%
	TSH = 44%
Lesões anatômicas mais freqüentes (TC/RM)	
Hemorragia do hipotálamo	29%
Hemorragia do lobo posterior da hipófise	26%

Adaptado da Ref. 54.

ve sejam submetidos à avaliação da função hipofisária na fase aguda e após 6 meses.[1] Se essa avaliação for normal, nenhuma investigação posterior se faz necessária. Caso contrário, terapia de reposição apropriada deve ser iniciada e os pacientes retestados apenas se uma recuperação tardia for suspeitada.[1,63]

Vale a pena também comentar que a hipófise pode ser parcial ou totalmente danificada por trauma de parto, asfixia fetal ou parto por fórceps, resultando em deficiência de GH isolada ou em associação com a de outros hormônios hipofisários.[2]

HEMOCROMATOSE

É uma doença decorrente do depósito tissular de ferro, seja de causa pós-transfusional ou idiopática. O hipogonadismo costuma ser a manifestação mais precoce e pode ser reversível após a depleção de ferro. O comprometimento na secreção de TSH, GH e ACTH pode ocorrer em fases mais avançadas da doença. A investigação de hemocromatose deve ser realizada em todo paciente com aparente hipopituitarismo idiopático.[1,65]

HISTIOCITOSE X

Constitui-se em doença fibrótica associada a intensa infiltração de mononucleares. Em adultos, o principal comprometimento é pulmonar, mas alterações ósseas, cutâneas e do sistema nervoso central podem ocorrer. A deficiência hormonal é combinada, geralmente, por dano hipotalâmico.[66]

DOENÇAS INFECCIOSAS

Várias doenças infecciosas podem acometer a região hipotálamo-hipofisária, levando a inflamação, seguida de necrose, hemorragia e fibrose. Foram descritos casos de hipopituitarismo em pacientes portadores de neurocisticercose, tuberculoma intra-selar, sífilis e infecções fúngicas. Tais causas são raras, e as lesões geralmente regridem após a instituição da terapêutica específica.[38,67] Abscesso hipofisário pode também levar a hipopituitarismo e DI; em alguns casos, pode clinicamente simular uma apoplexia hipofisária.[68]

Um estudo piloto recente avaliou a função hipofisária, 6 a 48 meses após episódio de meningite aguda viral ou bacteriana, em 14 pacientes.[69] Deficiência isolada de GH foi detectada em 4 (28,6%) pacientes.[69] Esse achado sugere que hipopituitarismo seria uma seqüela de meningite aguda mais freqüente do que previamente reportado.

DOENÇAS AUTO-IMUNES

A hipofisite linfocítica (HL) é uma doença rara, caracterizada por infiltração difusa de linfócitos e plasmócitos. HL ocorre sobretudo em mulheres e associada à gestação. De fato, 60 a 70% dos casos surgem no final da gravidez ou no período pós-parto.[1,70] Existem poucos casos descritos em homens,[71] na população pediátrica[72] e em mulheres pós-menopausadas.[70]

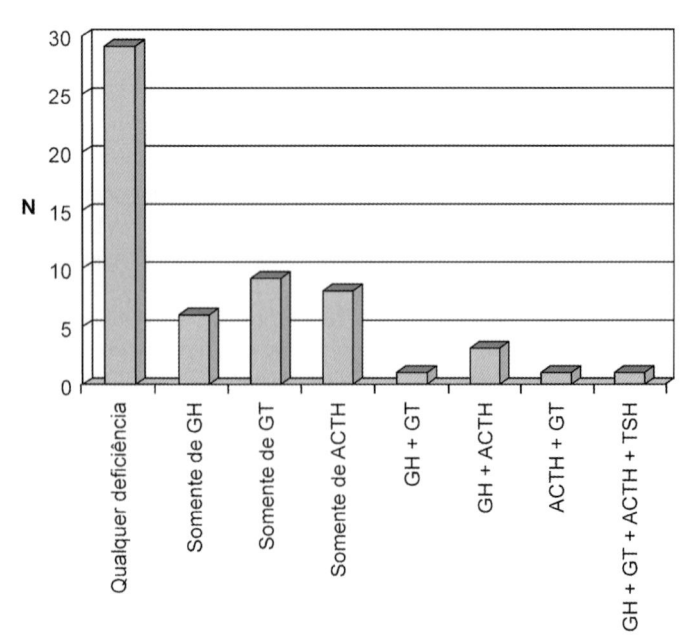

Fig. 2.5 Padrão de deficiências hormonais presente em 102 pacientes que sofreram TCE. (Adaptado da Ref. 63.)

HL pode manifestar-se com sintomas relacionados ao efeito de massa (p.ex., cefaléia e distúrbio visual), comprometimento total ou parcial da função adeno-hipofisária (60 a 70% das pacientes), hiperprolactinemia, diabetes insípido e/ou neuropatia craniana. É particularmente comum a deficiência de ACTH, que, eventualmente, pode vir isolada. Em pelo menos 20% dos casos, HL cursa com acometimento auto-imune de outra glândula endócrina.[1,38,70]

Na HL, os achados típicos à RM incluem aumento simétrico da hipófise e espessamento da haste.[38,70] Ocasionalmente, seu aspecto pode simular um macroadenoma hipofisário (MH).[73] A concomitância de HL e MH já foi relatada.[74]

HIPOPITUITARISMO FUNCIONAL

Importante restrição calórica, anorexia nervosa, perda de peso por outras etiologias e atividade física extenuante prolongada (p.ex., ginastas e bailarinas) podem atenuar a secreção e/ou ação do GnRH, causando hipogonadismo hipogonadotrófico em ambos os sexos. Doenças agudas graves ou cronicamente debilitantes (p.ex., cirrose, AIDS/SIDA, insuficiência renal) podem comprometer o eixo GH-IGF-I, bem como a função adrenal e gonadal.[1,2]

MISCELÂNEA

Não raramente, não se consegue identificar a etiologia do hipopituitarismo, sendo esses casos rotulados como idiopáticos. Causas raras de hipopituitarismo adquirido incluem picada de serpente, terapia com alfa-interferon, linfomatose intravascular, uso de cocaína e edema cerebral resultante de cetoacidose diabética.[1,2,75-78] Hipotiroidismo hipotalâmico e DI neurogênico transitórios foram relatados após choque elétrico.[79]

Disfunção hipotalâmico-hipofisária pode também acontecer após quimioterapia de tumores não localizados no SNC. Entre 31 pacientes, 81% tinham GHD, deficiência de TSH (TSH-D), puberdade precoce e/ou deficiência de gonadotrofinas. GHD e/ou TSH-D estavam presentes em cerca de metade dos casos.[80]

MANIFESTAÇÕES CLÍNICAS

Pacientes com lesões hipotálamo-hipofisárias podem apresentar sintomas compressivos, caracterizados por cefaléia (compressão da dura-máter ou hipertensão intracraniana), alterações de campo visual (compressão do nervo óptico), paralisias de nervos periféricos (extensão lateral da lesão) ou relativos à deficiência hormonal.

As deficiências de hormônios adeno-hipofisários podem ser isoladas ou combinadas, com quadro clínico variável de acordo com o grau de comprometimento da glândula e a época que a doença surgiu (Quadro 2.6).

Deficiência de GH

As principais causas de deficiência de GH (GHD) estão listadas no Quadro 2.7. Defeitos nos genes do GHRH e do GH podem resultar em deficiência isolada de GH. GHD está invariavelmente presente quando há deficiência de duas ou mais trofinas hipofisárias.[1,8]

Na criança, GHD manifesta-se por diminuição na velocidade de crescimento, baixa estatura, implantação anômala dos dentes, micropênis, hipoglicemia, lipodistrofia abdominal, hipotrofia muscular.[81] No adulto, caracteriza-se por fraqueza, depressão, osteoporose, la-

QUADRO 2.6
Manifestações Clínicas do Hipopituitarismo

Deficiência Hormonal	Sinais e Sintomas
GH (crianças)	– atraso na velocidade de crescimento – baixa estatura – micropênis – implantação anômala de dentes – hipoglicemia – lipodistrofia abdominal – hipotrofia muscular – depressão
ACTH	– fraqueza – astenia – perda ponderal – hipotensão postural – náuseas e vômitos – diarréia – mialgias
TSH	– fraqueza – astenia – constipação intestinal – depressão
Gonadotrofinas – LH e FSH	– atraso puberal – amenorréia – diminuição da libido – hipotrofia testicular – infertilidade

bilidade emocional, redução na massa magra e na capacidade para o exercício, aumento da massa gorda (com distribuição predominante no tronco), aumento do colesterol LDL e aumento do risco de doença cardiovascular. Tem sido descrita maior taxa de mortalidade em pacientes adultos deficientes de GH, o que reforça a indicação de reposição hormonal nesses pacientes.[82,83] Foi demonstrado que, quanto mais grave a GHD, mais intensa é a disfunção cardíaca.[84]

Deficiência de Gonadotrofinas

A deficiência de gonadotrofinas pode resultar de doenças hipotalâmicas, da haste hipofisária ou da hipófise. Ocorre precocemente

QUADRO 2.7
Causas de Deficiência de GH

Idiopática
    Esporádica
    Familiar
    Associada ao diabetes insípido
Iatrogênica
    Pós-cirurgia
    Pós-radioterapia
Tumores selares ou supra-selares
Doenças crônicas
    Diabetes mellitus tipo 1
    Talassemia
    Disgenesia gonadal
    Displasias ósseas
Mutações no gene do GHRH e no gene do receptor do GH

no curso do hipopituitarismo. A PRL exerce ação parácrina inibitória sobre as gonadotrofinas; portanto, situações que levem à hiperprolactinemia, tais como hipotiroidismo primário, anorexia nervosa, uso de medicações e insuficiência adrenal, devem ser descartadas na avaliação do hipogonadismo secundário.[1,2]

As principais manifestações clínicas na mulher são amenorréia primária ou secundária, perda da libido, atrofia mamária, dispareunia, osteoporose e infertilidade. No homem, o quadro clínico caracteriza-se por redução na massa muscular, astenia, atrofia testicular, ginecomastia, redução do líquido ejaculado e azoospermia.[85]

Deficiência de Tirotrofina

Ocorre tardiamente no curso do hipopituitarismo e tem como manifestações mais marcantes: astenia, sonolência, intolerância ao frio, pele seca e descamativa, voz arrastada, hiporreflexia profunda, edema facial, anemia e bradicardia. Entretanto, muitos pacientes são assintomáticos ou oligossintomáticos. Pacientes com deficiência de TSH tendem a ter menor riqueza de sintomas do que aqueles com hipotiroidismo primário. Isso porque 10 a 15% da função tiroidiana não dependem do TSH.[86]

Deficiência de Corticotrofina

A deficiência de ACTH leva à perda da estimulação das camadas fasciculada e reticular da adrenal, prejudicando a secreção de glicocorticóides (sobretudo o cortisol) e androgênios. A secreção de mineralocorticóides permanece íntegra, pois é regulada principalmente pelo sistema renina–angiotensina–aldosterona; portanto, são incomuns os sintomas referentes a distúrbios hidroeletrolíticos graves. As principais manifestações clínicas são fraqueza, astenia, anorexia, perda de peso, hipotensão postural leve, hipoglicemia e, somente em casos mais graves, hiponatremia.[1,2,87]

Deficiência de Prolactina (PRL)

É extremamente rara porque somente ocorre quando a hipófise anterior é completamente destruída (p.ex., após apoplexia) ou em pacientes com deficiência congênita de PRL. Também raramente surge após cirurgia e radioterapia da região hipotálamo-hipofisária, sempre associada à deficiência grave de outros hormônios.[88] Quando presente, a deficiência de PRL impede a lactação.

Na realidade, PRL está freqüentemente elevada na maioria das formas de deficiência de insuficiência hipofisária. Por exemplo, hiperprolactinemia é observada em 50% dos pacientes submetidos a radioterapia cerebral. Além disso, vários pacientes com hiperprolactinemia pré-operatória relacionada à compressão da haste hipofisária pelo tumor continuam hiperprolactinêmicos mesmo após a retirada tumoral.[2,89]

DIAGNÓSTICO

A avaliação diagnóstica do paciente com suspeita de hipopituitarismo deve determinar: (1) a presença, o tipo e o grau de deficiência hormonal; (2) a etiologia; e (3) a presença de alterações visuais.

Um rastreamento inicial da função hipofisária pode ser realizado a partir das dosagens basais dos hormônios hipofisários e das glândulas-alvo (Fig. 2.5). Caso tais resultados sejam inconclusivos ou subnormais, deve-se realizar a avaliação dinâmica da adeno-hipófise em pacientes com alta suspeição de doença hipotálamo-hipofisária ou pacientes submetidos a radioterapia craniana.[1]

Teste Combinado da Hipófise Anterior ou Megateste

Consiste na aplicação endovenosa seqüencial dos hormônios hipotalâmicos liberadores dos hormônios hipofisários, GnRH (Relisorm®, Parlib® – frasco-amp. de 100 e 500 μg) e TRH (TRH®, amp. 200 μg), seguida da dosagem dos respectivos hormônios hipofisários nos tempos 0', 30', 60', 90', 120'. A avaliação dos eixos corticotrófico e somatotrófico é feita de forma indireta, através do teste de tolerância à insulina (ITT), que consiste na injeção endovenosa de insulina regular humana (0,05 a 0,1 U/kg), devendo a glicose ser determinada simultaneamente ao GH e ao cortisol.

O *megateste* permite a avaliação global da reserva funcional hipofisária. Todavia, ele é caro e está sujeito a complicações, requerendo supervisão médica. Atualmente, não faz parte da rotina de avaliação. Tem-se dado preferência aos testes dinâmicos isolados (p.ex., o ITT, na investigação da deficiência de GH e ACTH).

A interpretação dos testes dinâmicos deve ser feita comparando-se o valor basal do hormônio aos resultados obtidos após o estímulo específico (Quadro 2.8). Os valores de referência variam de acordo com o método utilizado na dosagem, devendo ser fornecidos pelo laboratório. Durante o ITT, picos de cortisol > 18–20 μg/dL e GH > 7 μg/L em crianças (ou > 3 μg/L em adultos) excluem, respectivamente, deficiência de ACTH e deficiência grave de GH (Quadro 2.9).[1,81,87] Se o ITT for contra-indicado ou inconclusivo, para o diagnóstico de deficiência de GH em adultos pode-se lançar mão dos testes de estímulo com glucagon ou hormônio liberador do GH (GHRH) + arginina.[87] Com este último teste, o ponto de corte para diagnóstico de GHD é 9 μg/L.[1]

TRATAMENTO (QUADRO 2.10)

Deficiência Corticotrófica

Pacientes portadores de insuficiência adrenocortical secundária necessitam de reposição de glicocorticóides, na maioria das vezes por toda a vida. Preferencialmente, utiliza-se acetato de hidrocortisona (15 a 25 mg/dia em adultos ou 15 a 20 mg/m^2 de superfície corporal em crianças) ou prednisona (5 a 7,5 mg/dia). A dose deve ser dividida em dois terços pela manhã e um terço à tarde, visando mimetizar a variação circadiana do cortisol. O paciente deve ser alertado da necessidade de portar, junto aos seus documentos, uma carta de alerta ou um bracelete informando da necessidade de aumento da dose do corticóide em situações de estresse físico ou metabólico. Raramente é necessária a reposição de mineralocorticóides, uma vez que o sistema renina–angiotensina–aldosterona geralmente se mantém íntegro na deficiência de ACTH.[1,2,87]

Na deficiência de GH há redução do *clearance* do cortisol, por aumento da conversão de cortisona em cortisol. Assim, quando se inicia a reposição de GH, pode ser necessário um pequeno incremento da dose da hidrocortisona (média de 5 mg/dia).[1]

Deficiência Tirotrófica

O tratamento consiste na reposição da levotiroxina (L-T$_4$) sódica (1,0 a 1,5 μg/kg/dia ou 100 μg/m^2 de superfície corporal) em uma

QUADRO 2.8
Testes Dinâmicos para a Determinação da Função Hipofisária

Teste	Procedimento	Interpretação
TRH	Infundir 200 μg de TRH® EV e dosar TSH e prolactina nos tempos 0', 30', 60', 90', 120'	O TSH deve sofrer um incremento de pelo menos 10 μU/mL em relação ao valor basal. A prolactina deve aumentar cerca de 3 vezes em relação ao basal.
GnRH	Infundir 100 μg de GnRH (Relisorm® ou Parlib®) EV e dosar LH e FSH nos tempos 0', 30', 60', 90', 120'	A resposta do LH pode preceder a do FSH, sendo considerado normal o incremento de 3 vezes o valor basal ou elevação de 15 UI/L (RIE).
ITT – teste de tolerância à insulina	Infundir 0,10 U/kg de peso de insulina regular humana EV e dosar glicose, GH e cortisol nos tempos 0', 15', 30', 45', 60', 90', 120'	A glicemia deve ser < 40 mg/dL para induzir resposta adequada do GH (> 5 ng/mL em adultos e > 10 ng/mL em crianças) e do cortisol (> 18–20 μg/dL).
Combinado ou megateste	Proceder simultaneamente ao que foi descrito para os testes do TRH, GnRH, ITT	A mesma dos testes TRH, GnRH, ITT, descrita anteriormente.

QUADRO 2.9
Principais Características Laboratoriais do Hipopituitarismo

1. Deficiência de GH
GH basal, IGF-I e IGFBP3 baixos ou normais
Durante ITT, pico de GH < 7 ng/mL em crianças e < 3 ng/mL em adultos

2. Deficiência de ACTH
ACTH basal: baixo ou normal
Cortisol basal: baixo ou normal
Durante ITT, pico de cortisol < 18–20 μg/dL

3. Deficiência de TSH
TSH basal: baixo ou normal; às vezes, algo elevado (em geral, < 10 mUI/mL)*
T_4 livre baixo, T_3 normal ou baixo
Resposta do TSH ao TRH: mínima ou ausente no hipotiroidismo secundário; resposta mínima ou retardada no hipotiroidismo terciário (hipotalâmico)

4. Deficiência de gonadotrofinas
LH e FSH basais: baixos ou normais
Resposta do LH e FSH ao GnRH: mínima ou ausente
Testosterona baixa (em homens) e estradiol baixo (em mulheres)

*TSH biologicamente inativo.

única tomada em jejum. A monitorização da dose deve ser feita através da dosagem da tiroxina livre (FT_4), uma vez que os níveis de TSH serão de pouca ajuda no hipotiroidismo central (podem estar baixos, normais ou, mesmo, um pouco elevados). O FT_4 pode ser mantido na metade superior do método. Em adultos jovens, pode-se iniciar a $L-T_4$ na dose de 100 μg/dia. Nos idosos ou cardiopatas, a dose inicial deve ser de 25 μg/dia, com resjustes de 12,5–25 μg/dia a cada 15 dias, até a obtenção da dose ideal.[1,2]

Deficiência Gonadotrófica

A reposição dos esteróides gonadais tem vários objetivos: (1) induzir a menarca e a puberdade; (2) restaurar os ciclos menstruais e a fertilidade; e (3) prevenir a perda óssea. A reposição androgênica no homem pode ser feita através da aplicação intramuscular (IM) de ésteres de testosterona (p. ex., Durateston®, Deposteron® etc.) a cada 2 a 4 semanas, ou undecanoato de testosterona (Nebido®), na dose de 1.000 mg a cada 10 a 14 semanas IM. Como alternativas, existe a testosterona na forma de gel (Testim®) ou adesivos (Androderm®).[90] A reposição hormonal na mulher hipogonádica deve ser feita através do uso combinado de um estrogênio e um progestágeno – por exemplo, estradiol (1–2 mg/dia) e, nos últimos 10 dias do ciclo menstrual, noretindrona ou progesterona natural micronizada – ou apenas estrogênio, nas pacientes histerectomizadas.[9]

Deficiência Somatotrófica

Deve ser utilizado o GH recombinante humano (rhGH) em injeções subcutâneas. A dose inicial habitualmente preconizada para crianças é 0,2 a 0,4 mg/kg/semana, que deve ser individualizada para gênero e idade e administrada em dose única diária, de preferência à noite, por 6 a 7 dias. Esse esquema normalmente garante uma velocidade de crescimento de 10 a 12 cm no primeiro ano de tratamento.[92]

Quadro 2.10

Tratamento do Hipopituitarismo

Deficiência Hormonal	Tratamento	Nomes Comerciais
ACTH ↓ Cortisol	Hidrocortisona – 15 a 25 mg/dia Prednisona – 5 a 7,5 mg/dia (2/3 da dose pela manhã e 1/3 à tarde)	Medicação manipulada Meticorten®, Prednisona®
TSH ↓ T_3 e T_4	Levotiroxina sódica – 1,0 a 1,5 µg/kg/dia ou 100 µg/m² de superfície corporal (Tomar em dose única em jejum)	Euthyrox® Levoid® Puran T4® Synthroid®
GH	GH recombinante humano – 0,1 UI/kg/dia em injeções subcutâneas diárias à noite	Genotropin® Humatrope® Norditropin® Saizen® Somatrop®
FSH e/ou LH ↓ Estradiol	Estradiol – 1 a 2 mg/dia VO Estrogênios conjugados – 0,3–1,25 mg/dia VO Estrogênios transdérmicos – 0,05–0,1 mg/dia Estrogênios em gel	Primogyna®, Estrofem® Premarim® Estraderm®, Estradot®, Estracomb® Estraderm®Matrix, Ginedisc® etc. Estreva® gel
Progesterona	Medroxiprogesterona – 5 a 10 mg/dia VO Noretisterona – 0,7 a 1 mg/dia VO Progesterona natural – 100 a 200 mg/dia VO	Provera®, Farlutal® Merigest®, Suprema® etc. Medicação manipulada
Testosterona	Ésteres de testosterona – 250 mg IM (a cada 2 a 4 semanas) Cipionato de testosterona – 200 mg IM (a cada 2 a 4 semanas) Undecanoato de testosterona – 1.000 mg IM (a cada 10 a 14 semanas) Testosterona em gel Testosterona bucal (30 mg, 2 × dia) Adesivos de testosterona (5–10 mg, 1 × dia)	Durateston® Deposteron® Nebido® Testim®, Androgel® Medicação manipulada Striant® Androderm®

Em adultos com deficiência de GH, a recomendação atual é iniciar o tratamento de reposição com GH na dose de 0,15–0,30 mg/dia (0,45–0,90 UI/dia). A dose deve ser aumentada gradualmente com base na resposta clínica (composição corporal e qualidade de vida, avaliada por questionário validado) e bioquímica (nível de IGF-I), a intervalos mensais ou trimestrais. Não deve exceder 1 mg/dia (3 UI/dia).[1,93]

BIBLIOGRAFIA

1. Toogood AA, Stewart PM. Hypopituitarism: clinical features, diagnosis, and management. *Endocrinol Metab Clin North Am*, 2008; 37:235-61.
2. Melmed S, Kleinberg D. Anterior Pituitary. *In*: Larsen PR, Kronenberg HM, Melmed S, Polonsky KS (eds). *Williams Textbook of Endocrinology*. 11th ed. Philadelphia: WB Saunders Co, 2008:155-262.
3. Kelberman D, Dattani MT. Hypopituitarism oddities: congenital causes. *Horm Res*, 2007; 68 (suppl 5):138-44.
4. Melmed S. Mechanisms for pituitary tumorigenesis: the plastic pituitary. *J Clin Invest*, 2003; 112:1603-18.
5. Osório MGF, Marui S, Latronico AC, et al. Pituitary magnetic resonance imaging and function in patients with Growth Hormone deficiency with or without mutations in GHRH-R, GH-1, Prop1 gene. *J Clin Endocrinol Metab*, 2002; 87:5076-84.
6. Netchine I. Magnetic resonance imaging of the hypothalamic-pituitary region in nontumoral hypopituitarism. *In*: Rappaport R, Amselem S (eds). *Hypothalamic Pituitary Development*. Basel: Karger, 2001:94-108.
7. Turton JPG, Reynaud R, Mehta A, et al. Novel mutations within the POU1F1 gene associated with variable combined pituitary hormone deficiency. *J Clin Endocrinol Metab*, 2005; 90:4762-70.
8. Dattani MT. Novel insights into the aetiology and pathogenesis of hypopituitarism. *Horm Res*, 2004; 62(suppl 3):1-13.
9. Vieira TC, Dias da Silva MR, Cerutti JM, et al. Familial combined pituitary hormone deficiency due to a novel mutation R99Q in the hot spot region of Prophet of Pit-1 presenting as constitutional growth delay. *J Clin Endocrinol Metab*, 2003; 88:38-44.
10. Costa EMF, Domenice S, Correa RV, et al. Genética molecular do eixo hipotálamo-hipófise-gonadal. *Arq Bras Endocrinol Metab*, 2003; 47:440-52.
11. Rosenbloom AL, Almonte AS, Brown MR, et al. Clinical and biochemical phenotype of familial anterior hypopituitarism from mutation of the PROP1 gene. *J Clin Endocrinol Metab*, 1999; 84:50-7.
12. Arroyo A, Pernasetti F, Vasilyev VV, et al. A unique case of combined pituitary hormone deficiency caused by a PROP1 gene mutation (R120C) associated with normal height and absent puberty. *Clin Endocrinol* (Oxf), 2002; 57:283-91.
13. Teinturier C, Vallette S, Adamsbaum C, et al. Pseudotumor of the pituitary due to PROP1 deletion. *J Pediatr Endocrinol Metab*, 2002; 15:95-101.
14. Grumbach MM, Hughes IA, Conte FA. Disorders of Sexual Differentiation. *In*: Larsen PR, et al (eds). *Williams Textbook of Endocrinology*. 10th ed. Philadelphia: WB Saunders Co, 2003:860-2.
15. Hasegawa T, Fukami M, Sato N, et al. Testicular dysgenesis without adrenal insufficiency in a 46,XY patient with a heterozygous inactive mutation of steroidogenic factor-1. *J Clin Endocrinol Metab*, 2004; 89:1595-601.

16. Kim SS, Kim Y, Shin YL, et al. Clinical characteristics and molecular analysis of PIT-1, PROP1, LHX3, and HESX1 in combined pituitary hormone deficiency patients with abnormal pituitary MR imaging. *Horm Res*, 2003; *60*:277-83.
17. Lofrano-Porto A, Barra GB, Giacomini LA, et al. Luteinizing hormone beta mutation and hypogonadism in men and women. *N Engl J Med*, 2007; *357*:897-904.
18. Lofrano-Porto A, Casulari LA, Giacomini LA, et al. Effects of follicle-stimulating hormone and human chorionic gonadotropin on gonadal steroidogenesis in two siblings with a follicle-stimulating hormone beta subunit mutation. *Fertil Steril*, 2007 Oct 23. [Epub ahead print]
19. Green JS, Parfrey PS, Harnett JD, et al. The cardinal manifestations of Bardet-Biedl syndrome, a form of Laurence-Moon-Biedl syndrome. *N Engl J Med*, 1989; *321*:1002-9.
20. Hoybye C. Endocrine and metabolic aspects of adult Prader-Willi syndrome with special emphasis on the effect of growth hormone treatment. *Growth Horm IGF Res*, 2004; *14*:1-15.
21. Goldstone AP, Thomas EL, Brynes AE, et al. Elevated fasting plasma ghrelin in Prader-Willi syndrome adults is not solely explained by their reduced visceral adiposity and insulin resistance. *J Clin Endocrinol Metab*, 2004; *89*:1718-26.
22. Layman LC. Hypogonadotropic hypogonadism. *Endocrinol Metab Clin North Am*, 2007; *36*:283-96.
23. Hardelin JP, Dodé C. The complex genetics of Kallmann syndrome: KAL1, FGFR1, FGF8, PROKR2, PROK2, et al. *Sex Dev*, 2008; *2*:181-93.
24. Beranova M, Oliveira LM, Bedecarrats GY, et al. Prevalence, phenotypic spectrum, and modes of inheritance of gonadotropin-releasing hormone receptor mutations in idiopathic hypogonadotropic hypogonadism. *J Clin Endocrinol Metab*, 2001; *86*:1580-8.
25. Roseweir AK, Millar RP. The role of kisspeptin in the control of gonadotrophin secretion. *Hum Reprod Update*, 2008 Dec 24. [Epub ahead of print]
26. Nolt D, Saad R, Kouatli A, et al. Survival with hypopituitarism from congenital syphilis. *Pediatrics*, 2002;*109*:e63.
27. Moon WJ, Porto L, Lanfermann H, et al. Agenesis of internal carotid artery associated with congenital anterior hypopituitarism. *Neuroradiology*, 2002; *44*:138-42.
28. Den Ouden DT, Kroon M, Hoogland PH, et al. A 43-year-old male with untreated panhypopituitarism due to absence of the pituitary stalk: from dwarf to giant. *J Clin Endocrinol Metab*, 2002; *87*:5430-4.
29. Brodsky MC, Atreides SP, Fowlkes JL, Sundin OH. Optic nerve aplasia in an infant with congenital hypopituitarism and posterior pituitary ectopia. *Arch Ophthalmol*, 2004; *122*:125-6.
30. Pierre-Filho PT, Limeira-Soares PH, Marcondes AM. Morning glory syndrome associated with posterior pituitary ectopia and hypopituitarism. *Acta Ophthalmol Scand*, 2004; *82*:89-92.
31. Bates AS, van't Hoff W, Jones PJ. The effect of hypopituitarism on life expectancy. *J Clin Endocrinol Metab*, 1996; *81*:1169-72.
32. Abs R, Bengtsson BA, Hernberg-Stahl E, et al. GH replacement in 1034 growth hormone deficient adults: demographic and clinical characteristics, dosing and safety. *Clin Endocrinol* (Oxf), 1999; *50*:703-13.
33. Darzy KH, Shalet SM. Hypopituitarism following radiotherapy. *Pituitary*, 2008 Feb 13. [Epub ahead of print]
34. Vilar L, Naves LA, Gadelha M. Armadilhas no diagnóstico da hiperprolactinemia. *Arq Brasil Endocrinol Metab*, 2003; *47*:347-57.
35. Komninos J, Vlassopoulou V, Protopapa D, et al. Tumors metastatic to the pituitary gland: case report and literature review. *J Clin Endocrinol Metab*, 2004; *89*:574-80.
36. Layden BT, Dubner S, Toft DJ, et al. Primary CNS lymphoma with bilateral symmetric hypothalamic lesions presenting with panhypopituitarism and diabetes insipidus. *Pituitary*, 2009 Jan 3. [Epub ahead of print]
37. Glezer A, Paraiba DB, Bronstein MD. Rare sellar lesions. *Endocrinol Metab Clin North Am*, 2008; *37*:195-211.
38. Freda PU, Post KD. Differential diagnosis of sellar masses. *Endocrinol Metab Clin North Am*, 1999; *28*:81-117.
39. Rennert J, Doerfler A. Imaging of sellar and parasellar lesions. *Clin Neurol Neurosurg*, 2007; *109*:111-24.
40. Yonezawa K, Shirataki K, Sakagami Y, Kohmura E. Panhypopituitarism induced by cholesterol granuloma in the sellar region: case report. *Neurol Med Chir* (Tokyo), 2003; *43*:259-62.
41. Toogood AA. Endocrine consequences of brain irradiation. *Growth Horm IGF Res*, 2004; *14* (suppl A):S118-24.
42. Littley MD, Shalet SM, Beardwell CG, et al. Hypopituitarism following external radiotherapy for pituitary tumours in adults. *Q J Med*, 1989; *70*:145-60.
43. Lam KS, Wang C, Yeung RTT, et al. Hypothalamic hypopituitarism following cranial irradiation for nasopharyngeal carcinoma. *Clin Endocrinol* (Oxf), 1986: *24*(6):643-51.
44. Gondim J, Schops M, Ferreira E. Hypopituitarism and amenorrhea-galactorrhea syndrome caused by thrombosis of both internal carotid artery and giant intrasellar aneurysm: case report. *Arq Neuropsiquiatr*, 2004; *62*:158-61.
45. Del Monte P, Foppiani L, Cafferata C, et al. Primary "empty sella" in adults: endocrine findings. *Endocr J*, 2006; *53*:803-9.
46. Nawar RN, AbdelMannan D, Selman WR, Arafah BM. Pituitary tumor apoplexy: a review. *J Intensive Care Med*, 2008; *23*:75-90.
47. Semple PL, Jane JA, Lopes MB, Laws ER. Pituitary apoplexy: correlation between magnetic resonance imaging and histopathological results. *J Neurosurg*, 2008; *108*:909-15.
48. Chen Z, Murray AW, Quinlan JJ. Pituitary apoplexy presenting as unilateral third cranial nerve palsy after coronary artery bypass surgery. *Anesth Analg*, 2004; *98*:46-8.
49. Rotman-Pikielny P, Patronas N, Papanicolau DA. Pituitary apoplexy induced by corticotrophin-releasing hormone in a patient with Cushing's disease. *Clin Endocrinol* (Oxf), 2003; *58*:545-9.
50. Levy A. Hazards of dynamic testing of pituitary function. *Clin Endocrinol* (Oxf), 2003; *58*:543-4.
51. Dan NG, Feiner RI, Houang MT, Turner JJ. Pituitary apoplexy in association with lymphocytic hypophysitis. *J Clin Neurosci*, 2002; *9*:577-80.
52. Soares DV, Conceição FL, Vaisman M. Clinical, laboratory and therapeutics aspects of Sheehan's syndrome. *Arq Bras Endocrinol Metabol*, 2008; *52*:872-8.
53. Goswami R, Kochupillai N, Crock P, et al. Pituitary autoimmunity in patients with Sheehan syndrome. *J Clin Endocrinol Metab*, 2002; *87*:4137-41.
54. Kreitschmann-Andermahr I, Hoff C, Niggemeier S, et al. Pituitary deficiency following aneurysmal subarachnoid haemorrhage. *J Neurol Neurosurg Psychiatry*, 2003; *74*:1133-5.
55. Miljic D, Damjanovic S, Petakov M, et al. Case report of hypopituitarism with suspected syndrome of inappropriate VP secretion (SIADH) due to a large aneurysm of the internal carotid in the sellar region. *J Endocrinol Invest*, 2003; *26*:450-2.
56. Pandolfi C, Gianini A, Fregoni V, et al. Hypopituitarism and antiphospholipid syndrome. *Minerva Endocrinol*, 1997; *22*:103-5.
57. Robertson JC. A case of hypopituitarism associated with sickle cell trait. *Guys Hosp Rep*, 1972; *121*:223-6.
58. Hauschild M, Theintz G. Severe chronic anemia and endocrine disorders in children. *Rev Med Suisse*, 2007; *3*:988-91.
59. Lower EE, Weiss KL. Neurosarcoidosis. *Clin Chest Med*, 2008; *29*:475-92.
60. Patel AV, Stickler DE, Tyor WR. Neurosarcoidosis. *Curr Treat Options Neurol*, 2007; *9*:161-8.
61. Wachter D, Gündling K, Oertel MF, Stracke H, Böker DK. Pituitary insufficiency after traumatic brain injury. *J Clin Neurosci*, 2009; *16*:202-8.
62. Behan LA, Phillips J, Thompson CJ, Agha A. Neuroendocrine disorders after traumatic brain injury. *J Neurol Neurosurg Psychiatry*, 2008; *79*:753-9.

63. Benvenga S, Campenni AA, Ruggeri RM, Trimarchi F. Clinical Review 113: Hypopituitarism secondary to head trauma. *J Clin Endocrinol Metab*, 2000; *85*:1353-61.
64. Agha A, Rogers B, Sherlock M, O'Keilly P, et al. Anterior pituitary dysfunction in survivors of traumatic brain injury. *J Clin Endocrinol Metab*, 2004; *89*:4929-36.
65. Lewis AS, Courtney CH, Atkinson AB. All patients with 'idiopathic' hypopituitarism should be screened for hemochromatosis. *Pituitary*, 2008 Feb 13. [Epub ahead of print]
66. Modan-Moses D, Weintraub M, Meyerovitch J, et al. Hypopituitarism in Langerhans cell histiocytosis: seven cases and literature review. *J Endocrinol Invest*, 2001; *24*:612-7.
67. Sharma MC, Arora R, Mahapatra AK, et al. Intrasellar tuberculoma – an enigmatic pituitary infection: a series of 18 cases. *Clin Neurol Neurosurg*, 2000; *102*:72-7.
68. Colli ML, Migowski W Jr, Czepielewski MA, et al. Pituitary abscess simulating apoplexy. *Arq Bras Endocrinol Metabol*, 2006; *50*:1122-6.
69. Tanriverdi F, Alp E, Demiraslan H, et al. Investigation of pituitary functions in patients with acute meningitis: a pilot study. *J Endocrinol Invest*, 2008; *31*:489-91.
70. De Bellis A, Ruocco G, Battaglia M, et al. Immunological and clinical aspects of lymphocytic hypophysitis. *Clin Sci* (Lond), 2008; *114*:413-21.
71. Kartal I, Yarman S, Tanakol R, Bilgic B. Lymphocytic panhypophysitis in a young man with involvement of the cavernous sinus and clivus. *Pituitary*, 2007; *10*:75-80.
72. Gellner V, Kurschel S, Scarpatetti M, Mokry M. Lymphocytic hypophysitis in the pediatric population. *Childs Nerv Syst*, 2008; *24*:785-92.
73. Kannappan D, Sudagani J, Dewan S, et al. A case of lymphocytic hypophysitis presenting as a pituitary macroadenoma. *Horm Res*, 2007; *68* (suppl 5):202-3.
74. Cuthbertson DJ, Ritchie D, Crooks D, et al. Lymphocytic hypophysitis occurring simultaneously with a functioning pituitary adenoma. *Endocr J*, 2008; *55*:729-35.
75. Concha LB, Carlson HE, Heimann A, et al. Interferon-induced hypopituitarism. *Am J Med*, 2003; *114*:161-3.
76. James E, Kelkar PN. Hypopituitarism after viperine bite. *J Assoc Physicians India*, 2001; *49*:937-8.
77. Price DA, Thaker H, James A, Snow MH. Hypopituitarism in a patient with intravascular lymphomatosis. *Haematologica*, 2002; *87*:ECR36.
78. Dunlop KA, Woodman D, Carson DJ. Hypopituitarism following cerebral oedema with diabetic ketoacidosis. *Arch Dis Child*, 2002; *87*:337-8.
79. Ozdemir A, Seymen P, Yurekli OA, et al. Transient hypothalamic hypothyroidism and diabetes insipidus after electrical injury. *South Med J*, 2002; *95*:467-8.
80. Rose SR, Schreiber RE, Kearney NS, et al. Hypothalamic dysfunction after chemotherapy. *J Pediatr Endocrinol Metab*, 2004; *17*:55-66.
81. Rosenfeld RG, Albertsson WK, Cassorla F, et al. Diagnostic controversy: the diagnosis of childhood growth hormone deficiency revisited. *J Clin Endocrinol Metab*, 1995; *80*:1532-40.
82. Ghigo E, Aimaretti G, Corneli G. Diagnosis of adult GH deficiency. *Growth Horm IGF Res*, 2008; *18*:1-16.
83. Stochholm K, Laursen T, Green A, et al. Morbidity and GH deficiency: a nationwide study. *Eur J Endocrinol*, 2008; *158*:447-57.
84. Colao A, Di Somma C, Cuocolo A, et al. The severity of growth hormone deficiency correlates with the severity of cardiac impairment in 100 adult patients with hypopituitarism: an observational, case-control study. *J Clin Endocrinol Metab*, 2004; *89*:5998-6004.
85. Hayes FJ, Seminara SB, Crowley WF Jr. Hypogonadotropic hypogonadism. *Endocrinol Metab Clin*, 1998; *27*:739-63.
86. Larsen PR, Davies TF. Hypothyroidism and thyroiditis. *In*: Larsen PR, Kronenberg HM, Melmed S, Polonsky KS (eds). *Williams Textbook of Endocrinology*. 10th ed. Philadelphia: WB Saunders Co, 2003:423-56.
87. Burke CW. Adrenocortical insufficiency. *Baillières Clin Endocrinol Metab*, 1985; *14*:947-76.
88. Mukherjee A, Murray RD, Columb B, et al. Acquired prolactin deficiency indicates severe hypopituitarism in patients with disease of the hypothalamic-pituitary axis. *Clin Endocrinol* (Oxf), 2003; *59*:743-8.
89. Constine LS, Woolf PD, Cann D, et al. Hypothalamic-pituitary dysfunction after radiation for brain tumors. *N Engl J Med*, 1993; *328*:87-94.
90. Howles CM, Tanaka T, Matsuda T. Management of male hypogonadotrophic hypogonadism. *Endocr J*, 2007; *54*:177-90.
91. Mitchell JL, Walsh J, Wang-Cheng R, Hardman JL. Postmenopausal hormone therapy: a concise guide to therapeutic uses, formulations, risks, and alternatives. *Prim Care*, 2003; *30*:671-96.
92. Growth Hormone Research Society. Consensus guidelines for the diagnosis and treatment of growth hormone (GH) deficiency in childhood and adolescence: summary statement of the GH Research Society. *J Clin Endocrinol Metab*, 2000; *85*:3990-3.
93. Jallad RS, Bronstein MD. Growth hormone deficiency in adulthood: how to diagnose and when to treat? *Arq Bras Endocrinol Metabol*, 2008; *52*:861-71.

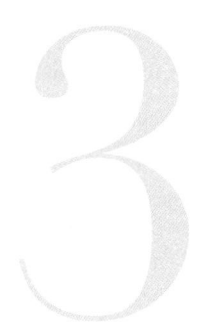

Avaliação Diagnóstica da Hiperprolactinemia

Lucio Vilar, Luciana Ansaneli Naves, Mônica R. Gadelha

INTRODUÇÃO

A hiperprolactinemia é a alteração endócrina mais comum do eixo hipotalâmico-hipofisário, predominando em mulheres. Sua prevalência varia de 0,4% em uma população não selecionada de adultos normais a valores tão altos quanto 70% em mulheres com amenorréia e galactorréia.[1,2]

Pode resultar de diversas causas fisiológicas, patológicas e farmacológicas. Contudo, a maioria dos casos resulta do uso de fármacos que reduzem a inibição tônica do hipotálamo sobre as células lactotróficas ou de adenomas hipofisários produtores de prolactina (PRL).[3]

REGULAÇÃO DA SECREÇÃO DA PROLACTINA

A PRL é produzida e secretada sobretudo pelas células lactotróficas da hipófise anterior, mas também nos linfócitos, na decídua placentária e nas células endometriais. O hipotálamo exerce influência predominantemente inibitória sobre a secreção da PRL através de fatores inibitórios da PRL (PIF), que alcançam a hipófise via sistema porta hipotalâmico-hipofisário (Fig. 3.1A). Dentre os PIF, o principal representante é a dopamina, que é largamente produzida pelas células tuberoinfundibulares (TIDA) e pelo sistema dopaminérgico túbero-hipofisário-hipotalâmico. A dopamina atua nos receptores dopaminérgicos tipo 2 (D2), presentes na membrana dos lactotrofos, inibindo a adenilatociclase, com conseqüente redução da síntese e da secreção de PRL. Esta última, por sua vez, participa de um *feedback* negativo para o controle de sua liberação, aumentando a atividade da tirosina hidroxilase nos neurônios TIDA. Supostamente, fatores hipotalâmicos adicionais poderiam atuar como PIF. O candidato mais forte é o GABA (ácido gama-aminobutírico). Outros possíveis PIF seriam somatostatina e calcitonina. Além disso, endotelina-1 e o fator de crescimento transformante beta-1 (TGF-β1) atuam como fatores inibitórios parácrinos.[3–5]

Há, também, fatores hipotalâmicos estimulatórios da PRL (PRF), que desempenham um papel secundário no controle da sua secreção. Entre eles se destacam TRH (hormônio liberador da tirotropina), VIP (peptídeo intestinal vasoativo), peptídeo hipotalâmico liberador de PRL (PrRP), galanina, oxitocina, serotonina, GnRH (hormônio liberador das gonadotrofinas), opióides endógenos etc. O estrogênio estimula a transcrição do gene da PRL (localizado no cromossomo 6) e a secreção de PRL. Isso explica por que os níveis de PRL são mais altos nas mulheres, bem como nas que ciclam em comparação àquelas que estão na menopausa.[3–5]

O gene do receptor da PRL é um membro da superfamília dos receptores das citocinas. Ele se localiza no cromossomo 5p13 e contém 10 éxons. O receptor da PRL induz fosforilação da tirosina protéica, bem como ativação da quinase JAK2 e da STATS.[1–5]

CARACTERÍSTICAS DA PROLACTINA

A PRL humana é um hormônio heterogêneo, e as principais formas circulantes são um monômero com 199 aminoácidos e peso molecular em torno de 23 kDa, um dímero com peso molecular em torno de 45 kDa (*big prolactin*) e a forma de alto peso molecular, com 150–170 kDa (*big big prolactin*), usualmente conhecida como macroprolactina.[6–8] A forma monomérica representa cerca de 80 a 90% da PRL total no soro de indivíduos normais e de pacientes com diagnóstico de prolactinoma. Em contraste, a PRL dimérica e a macroprolactina, ainda que encontradas em praticamente todos os indivíduos, estão presentes em concentrações pouco expressivas, geralmente inferiores a 10% da PRL total circulante. Na maioria dos casos, a macroprolactina consiste em um complexo antígeno-anticorpo de PRL monomérica e IgG.[6–8]

A caracterização das três formas de PRL é preferencialmente realizada através de estudos de cromatografia em colunas de gel filtração, em que a eluição se dá em função do peso molecular (Fig. 3.1B).[8]

A PRL é secretada episodicamente durante o dia, com os níveis mais altos ocorrendo durante o sono, e os mais baixos entre 10 h da manhã e o meio-dia. Os níveis de PRL caem com a idade, em ambos os sexos.[4]

ETIOLOGIA DA HIPERPROLACTINEMIA

Existem várias possíveis causas de hiperprolactinemia que se enquadram em três principais categorias: fisiológicas, farmacológicas e patológicas. Além disso, a hiperprolactinemia pode surgir quando há predomínio, no soro, de macroprolactina, caracterizando a macroprolactinemia (Quadro 3.1).[1–3,9,10]

Causas Fisiológicas

As mais importantes causas fisiológicas de hiperprolactinemia são a gravidez (na qual a PRL se eleva em cerca de 10 vezes) e a amamen-

QUADRO 3.1
Etiologia da Hiperprolactinemia Não-fisiológica

Patologias hipotalâmicas
Tumores: craniofaringioma, meningioma, germinoma, glioma, metástases etc.
Doenças infiltrativas: sarcoidose, tuberculose, granulomatose de células de Langerhans etc.
Granuloma eosinofílico
Radioterapia craniana

Patologias hipofisárias
Prolactinomas
Pseudoprolactinomas (adenomas clinicamente não-funcionantes; somatotropinomas, TSHomas etc.)
Adenomas mistos secretores de GH/PRL e TSH/PRL
Doença de Cushing, síndrome de Nelson
Metástases
Síndrome da sela vazia
Hipofisite

Desordens da haste
Hastite, secção cirúrgica, traumatismo craniano

Outras patologias da região selar
Cisto da bolsa de Rathke, paraganglioma secretor de PRL, aneurisma de carótida etc.

Doenças sistêmicas
Endócrinas: hipotiroidismo primário, doença de Addison, síndrome dos ovários policísticos (?)
Não-endócrinas: cirrose, insuficiência renal crônica, lúpus eritematoso sistêmico, pseudociese, anorexia nervosa

Neurogênicas
Lesões irritativas da parede torácica: herpes zoster, toracotomia, mastectomia, queimadura, *piercing* de mamilo, prótese mamária etc.
Lesões do cordão medular: ependimoma cervical, siringomielia, tumores extrínsecos, *tabes dorsalis*

Crise convulsiva

Produção ectópica de PRL
Gonadoblastoma, teratoma ovariano, carcinoma broncogênico, hipernefroma etc.

Drogas (Quadro 3.2)

Macroprolactinemia

Hiperprolactinemia idiopática

QUADRO 3.2
Etiologia da Hiperprolactinemia Farmacológica

Antidepressivos e ansiolíticos – Alprazolam, buspirona, inibidores da MAO (pargilina, clorgilina), inibidores da recaptação de serotonina (fluoxetina, paroxetina, fenfluramina etc.)
Neurolépticos – Fenotiazinas (clorpromazina, flufenazina, butaperazina, tietilperazina, prometazina, promazina, trifluoperazina), butirofenonas (haloperidol), risperidona, tiotixeno
Anticonvulsivantes – Fenitoína
Antagonista do receptor H2 – Cimetidina e ranitidina
Procinéticos – Metoclopramida, domperidona, cisaprida
Anti-hipertensivos – Reserpina, verapamil, metildopa, atenolol, labetolol
Narcóticos – Heroína, apomorfina, morfina, cocaína, análogos de encefalina
Estrogenioterapia
Outras drogas – Isoniazida, anfetamina, ácido valpróico, anestésicos, arginina, tioxantenos, metadona, fisostigmina, maconha etc.

tação. Além disso, durante estresse, exercício, coito, manipulação da mama e sono, ocorre liberação de um ou mais fatores liberadores da PRL, com conseqüente elevação dos níveis séricos do hormônio.[1,3,4]

Causas Farmacológicas

O uso de drogas que elevam a PRL sérica representa a causa mais freqüente de hiperprolactinemia não-fisiológica.[2] Inúmeras drogas podem estar envolvidas, atuando através de mecanismos diversos (Quadro 3.2).[1–3,9–12] Recentemente, foi relatado que os inibidores de protease[12] e a azatioprina[13] podem, por um mecanismo ainda desconhecido, também levar à hiperprolactinemia. Os antipsicóticos convencionais (haloperidol, clorpromazina etc.) e os antidepressivos são as drogas que mais freqüentemente levam à hiperprolactinemia.[11] Com exceção da risperidona e da paliperidona, os antipsicóticos atípicos (p.ex., quetiapina, olanzapina, ziprasidone e aripiprazole) habitualmente não resultam em hiperprolactinemia.[14] Seu uso, em substituição aos antipsicóticos convencionais, tende a propiciar normalização dos níveis de PRL.[15]

Causas Patológicas

TUMORES E OUTROS DISTÚRBIOS HIPOFISÁRIOS E HIPOTALÂMICOS

A principal causa de hiperprolactinemia patológica são os prolactinomas, que representam o adenoma hipofisário funcionante mais comum (40 a 60% dos casos).[1,3] Outros tumores da região hipotalâmico-hipofisária podem também cursar com hiperprolactinemia, seja por produção aumentada da PRL (adenomas hipofisários mistos produtores de GH, TSH ou ACTH e PRL), seja por comprometimento da haste hipotálamo-hipofisária (p.ex., adenomas hipofisários clinicamente não-funcionantes e craniofaringiomas).[1–3,9] Nessa última situação, tais tumores são chamados de pseudoprolactinomas, já que não são secretores de PRL, mas interferem com o aporte de dopamina do hipotálamo para a hipófise.[2,16] Lesões infiltrativas, vasculares ou pós-radioterapia, bem como a sela vazia, também podem causar hiperprolactinemia por produção hipotalâmica inadequada de dopamina e/ou por comprometimento da haste hipotálamo-hipofisária.[2,5]

Metástases hipofisárias (oriundas da mama, pulmões, rins etc.) são raras causas adicionais de hiperprolactinemia.[2,5] Esta última pode também surgir como parte da rara síndrome de McCune-Albright, cuja tríade clássica é puberdade precoce, displasia fibrosa poliostótica e manchas café-com-leite irregulares.[17]

No Estudo Multicêntrico Brasileiro sobre Hiperprolactinemia (EMBH), no qual foram avaliados 1.234 pacientes, prolactinomas constituíram a etiologia mais prevalente, respondendo por 56,2% dos casos (Fig. 3.1C).[18]

DOENÇAS SISTÊMICAS

Hiperprolactinemia é encontrada em cerca de 40% dos pacientes com hipotiroidismo primário.[2,5] Pode também ser uma manifestação

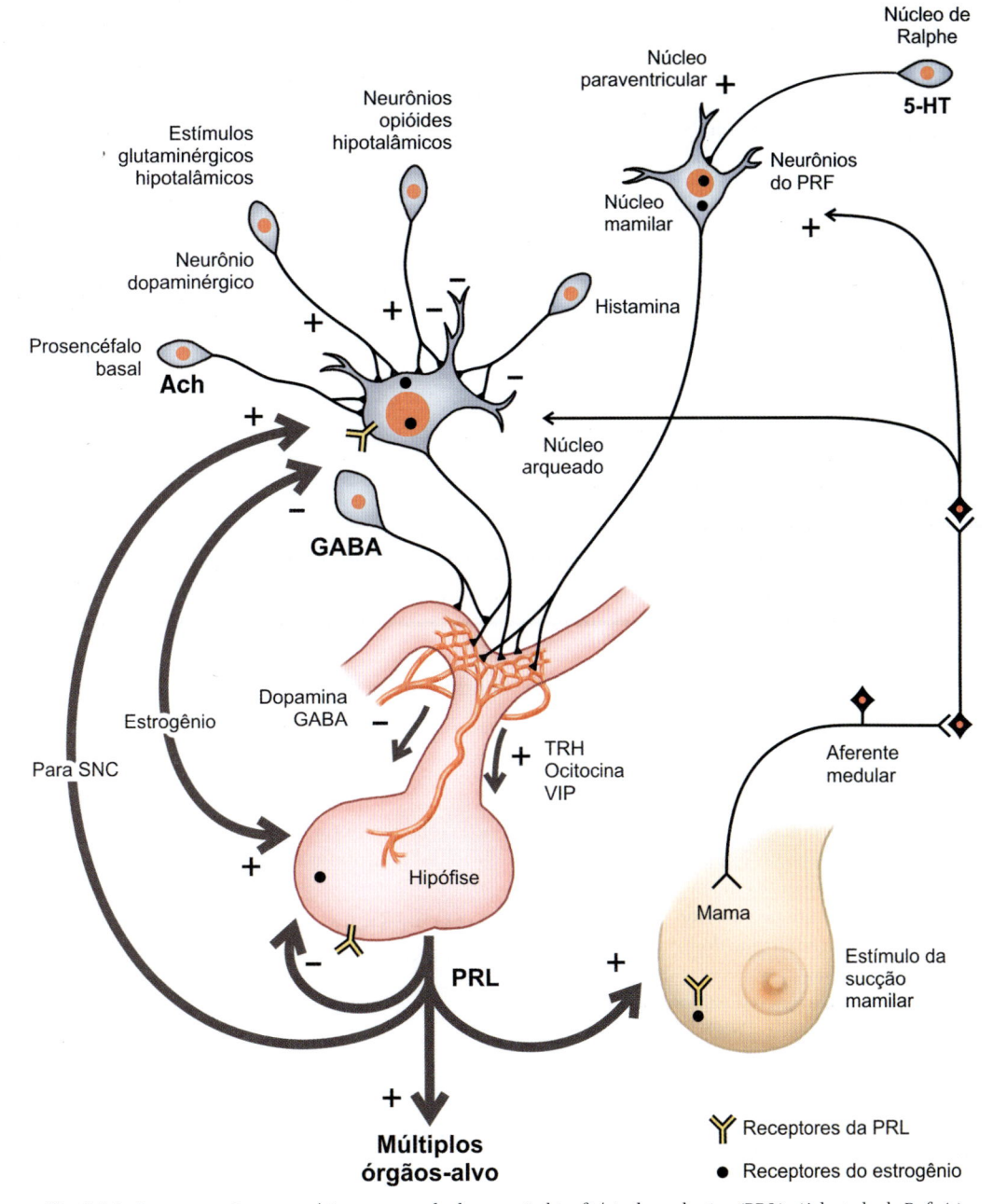

Fig. 3.1 A. Representação esquemática no controle da secreção hipofisária de prolactina (PRL). (Adaptado da Ref. 4.)

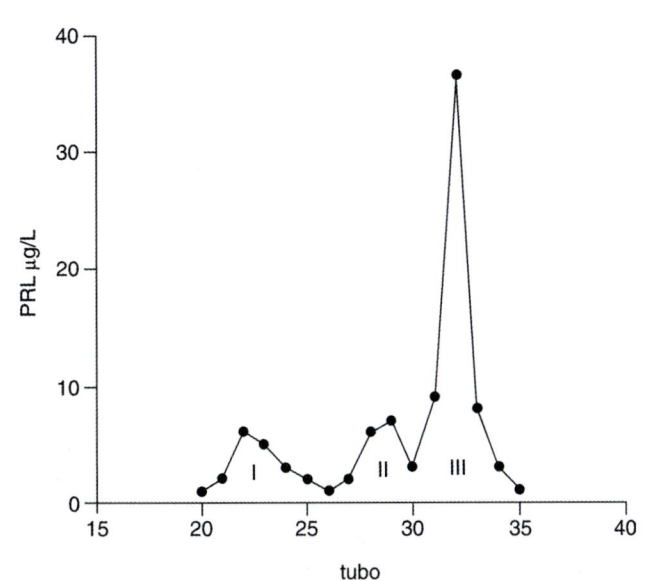

Fig. 3.1 B. Perfil de eluição da prolactina (PRL), obtido por cromatografia de gel filtração de soro em pacientes com prolactinomas. Os picos I, II e III representam, respectivamente, a macroprolactina, os dímeros de PRL e as formas monoméricas. (Modificado da Ref. 8.)

Fig. 3.1 C

Etiologia	Freqüência
Acromegalia	3,2% (n = 40)
Hiperprolactinemia idiopática	3,6% (n = 45)
Hipotiroidismo	6,3% (n = 78)
Adenomas não-funcionantes	6,6% (n = 82)
Macroprolactinemia	9,3% (n = 115)
Hiperprolactinemia farmacológica	14,6% (n = 180)
Prolactinoma	56,2% (n = 694)

1.234 Pacientes

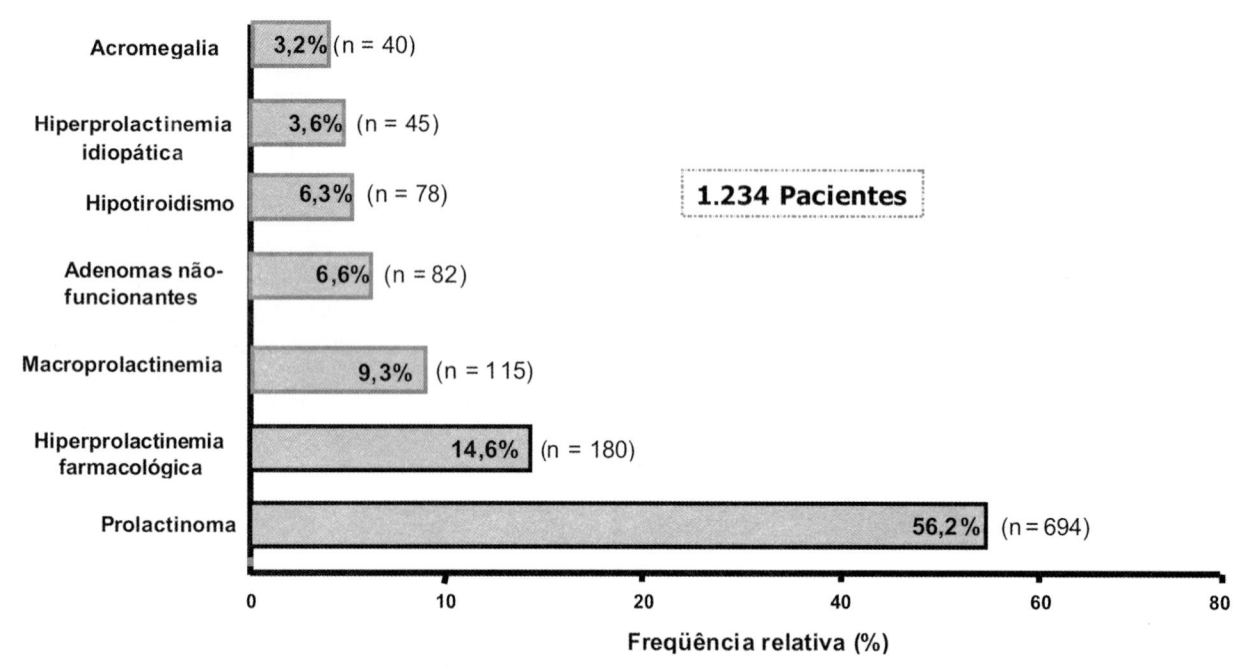

Fig. 3.1 C. Distribuição dos pacientes, de acordo com a etiologia da hiperprolactinemia, no Estudo Multicêntrico Brasileiro sobre Hiperprolactinemia. (Adaptado da Ref. 18.)

ocasional da doença de Addison, reversível após a introdução da reposição de glicocorticóides.[5,19] Também é um achado comum em pacientes com cirrose hepática (presente em até 20% dos casos) ou insuficiência renal.[2,5] Diferentemente do sugerido previamente, estudos mais atuais não ratificaram a síndrome dos ovários policísticos como causa de hiperprolactinemia.[20]

Recentemente foi relatada a ocorrência de hiperprolactinemia em um paciente com doença de Paget óssea (DPO) e acometimento do crânio.[21] Os níveis de PRL normalizaram-se durante o tratamento da DPO com um bisfosfonato.[21]

HIPERPROLACTINEMIA NEUROGÊNICA

Elevação reflexa da PRL mediada pela ativação das vias aferentes que seguem através do cordão medular pode ocorrer devido a lesões irritativas da parede torácica (herpes zoster, toracotomia, queimaduras, mastectomia, colocação de prótese mamária de silicone) e por patologias do cordão medular (ependimoma cervical, seringomielia, *tabes dorsalis*, tumores extrínsecos).[2,5,11] Hiperprolactinemia foi também atribuída à aplicação de *piercing* no mamilo.[22] Elevação transitória da PRL pode ocorrer após colocação de prótese de silicone para aumento da mama.[23]

TUMORES EXTRA-HIPOFISÁRIOS SECRETORES DE PRL

Muito excepcionalmente, hiperprolactinemia resulta da produção ectópica de PRL.[5] Tal situação foi relatada apenas em associação com gonadoblastoma, teratoma ovariano, carcinoma broncogênico e hipernefroma.[2,5] Devido à sua raridade, não deve ser pesquisada de rotina, a menos que haja um tumor extra-hipofisário clinicamente diagnosticado.[5]

CRISE CONVULSIVA

Hiperprolactinemia foi observada em cerca de 12 e 75% dos pacientes que apresentavam, respectivamente, convulsão do lobo frontal e do lobo temporal. A elevação da PRL é conseqüência de desequilíbrio dos neurotransmissores da região hipotalâmico-hipofisária.[3,5]

MISCELÂNEA

A PRL parece também estar envolvida nos mecanismos patogênicos das malignidades e doenças auto-imunes. Hiperprolactinemia já foi relatada em pacientes com linfoma, carcinomas de mama e cólon, lúpus eritematoso sistêmico, artrite reumatóide e mieloma múltiplo avançado.[23a]

MACROPROLACTINEMIA

Nos últimos anos, tem havido um número crescente de estudos sobre macroprolactinemia (MP). Esta predomina em mulheres – 89% dos casos publicados – e ocorre em qualquer faixa etária.[2,8,24,25]

A exata incidência da MP é desconhecida, porém sem dúvida é mais freqüente do que anteriormente se supunha. Foi detectada em 15 a 46% das amostras de soro de indivíduos hiperprolactinêmicos testadas em laboratórios de referência para o estudo desse fenômeno.[2,8,25] Em estudos clínicos, a prevalência da MP variou de 10 a 22%.[1,8,24–26] Em um estudo mais recente, realizado em Recife, no Nordeste do Brasil, 19 (16,5%) de 115 pacientes consecutivos com hiperprolactinemia foram confirmados como portadores de MP.[27]

MP é geralmente suspeitada quando o paciente com hiperprolactinemia se apresenta sem os sintomas típicos e/ou evidência de um tumor hipofisário à ressonância magnética. Uma diminuída biodisponibilidade da PRL parece ser a explicação mais provável para a ausência de sintomas em pacientes com MP. A ligação da PRL à imunoglobulina altera suas propriedades funcionais, tornando-a menos disponível para a ligação com os receptores específicos, devido a uma capacidade limitada em atravessar o endotélio vascular. Existem dados contraditórios se a bioatividade da MP seria baixa ou normal.[3,8,24–27]

QUADRO 3.3
Manifestações Clínicas da Hiperprolactinemia

Mulheres	Homens
Galactorréia	Galactorréia
Amenorréia	Ginecomastia
Oligomenorréia	Disfunção erétil
Infertilidade	Infertilidade
Diminuição da libido	Diminuição da libido
Dispareunia	Osteoporose
Osteoporose	Ganho de peso
Acne/hirsutismo	
Ganho de peso	

HIPERPROLACTINEMIA IDIOPÁTICA

A denominação hiperprolactinemia idiopática (HI) tem sido reservada para os pacientes sem uma causa óbvia para o distúrbio hormonal.[2,3,5] Um prolactinoma pode estar presente, mas é muito pequeno para ser detectado pelos exames de imagem.[9] O seguimento de pacientes com HI não tratados mostrou que o nível de PRL retornou ao valor normal em um terço deles e permaneceu inalterado em quase 50% do restante.[28] Em um outro estudo, somente 10% dos pacientes com HI desenvolveram evidência radiológica de um tumor hipofisário durante o seguimento de 6 anos.[2,5] Muitos pacientes com HI podem, na verdade, ser portadores de macroprolactinemia não diagnosticada.[1]

QUADRO CLÍNICO

As manifestações clínicas da hiperprolactinemia crônica, comentadas a seguir, estão listadas no Quadro 3.3. Amenorréia e galactorréia são os sintomas mais comuns em mulheres antes da menopausa. No homem, predominam as queixas de hipogonadismo.[4,9]

Galactorréia

Galactorréia representa a manifestação mais característica da hiperprolactinemia. Está presente em 30 a até 80% das mulheres com hiperprolactinemia. Pode ser espontânea, intermitente ou apenas detectável à expressão mamilar (Fig. 3.2). Quanto mais grave o hipogonadismo (níveis de estrogênio mais baixos e de longa evolução), menor a incidência de galactorréia (o estrogênio é necessário para a produção do leite). Por essa razão, galactorréia é incomum na pós-menopausa. Em homens, o achado de galactorréia é quase patognomônico dos prolactinomas (presentes em até um terço dos casos).[2,5,29] Em contrapartida, aproximadamente 33% das mulheres com galactorréia têm níveis normais de PRL, caracterizando a galactorréia idiopática.[30] No entanto, a associação de galactorréia e amenorréia é um forte indício da presença de hiperprolactinemia.[29]

Hipogonadismo

A hiperprolactinemia causa hipogonadismo hipogonadotrófico principalmente por inibir a secreção pulsátil do hormônio liberador das gonadotrofinas (GnRH) pelo hipotálamo. Como conseqüência, ocorre redução da pulsatilidade do LH e FSH, o que leva à menor produção de esteróides sexuais (estrogênio nas mulheres e testosterona nos homens) (Fig. 3.3).[4,5] Níveis altos de PRL também inibem diretamente as funções ovariana e testicular.[4] Pacientes mulheres podem apresentar fase lútea curta, anovulação, infertilidade, oligomenorréia ou amenorréia e diminuição da lubrificação vaginal, com dispareunia. Ocasionalmente existe infertilidade associada a ciclos menstruais regulares. A hiperprolactinemia é responsável por até 30% das amenorréias secundárias e por 10% das primárias, bem como por uma importante proporção de casos de infertilidade em mulheres. Em homens, podem ocorrer diminuição da libido, disfunção erétil, oligospermia, infertilidade, ejaculação precoce e, menos freqüentemente, ginecomastia.[4] Entre os homens, 16% dos portadores de disfunção erétil e cerca de 11% daqueles com oligospermia têm hiperprolactinemia.[31] Uma outra manifestação da hiperprolactinemia crônica é a diminuição da densidade mineral óssea na coluna lombar em ambos os sexos.[9] PRL elevada pode também inibir a 5β-redutase (enzima que converte a testosterona em diidrotestosterona). Por essa razão, homens com hipogonadismo secundário a hiperprolactinemia nem sempre apresentam recuperação da potência sexual se tratados apenas com testosterona, ou seja, é necessária a correção da hiperprolactinemia.[3,5]

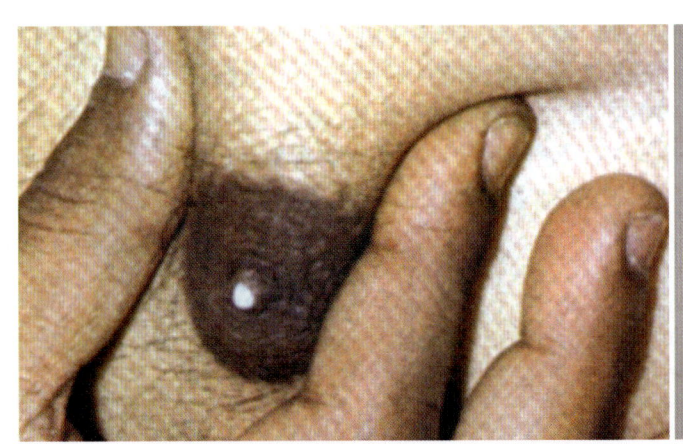

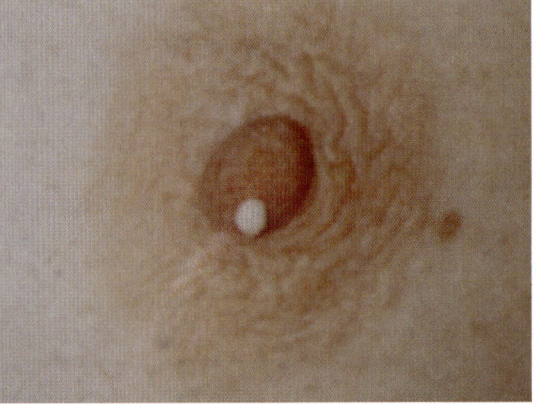

Fig. 3.2 Galactorréia representa a manifestação mais característica da hiperprolactinemia. Pode ser intermitente ou constante, espontânea ou apenas evidenciável à expressão mamilar. Seu achado em homens é quase patognomônico dos prolactinomas. Em contraste, muitas mulheres com galactorréia têm normoprolactinemia (galactorréia idiopática).

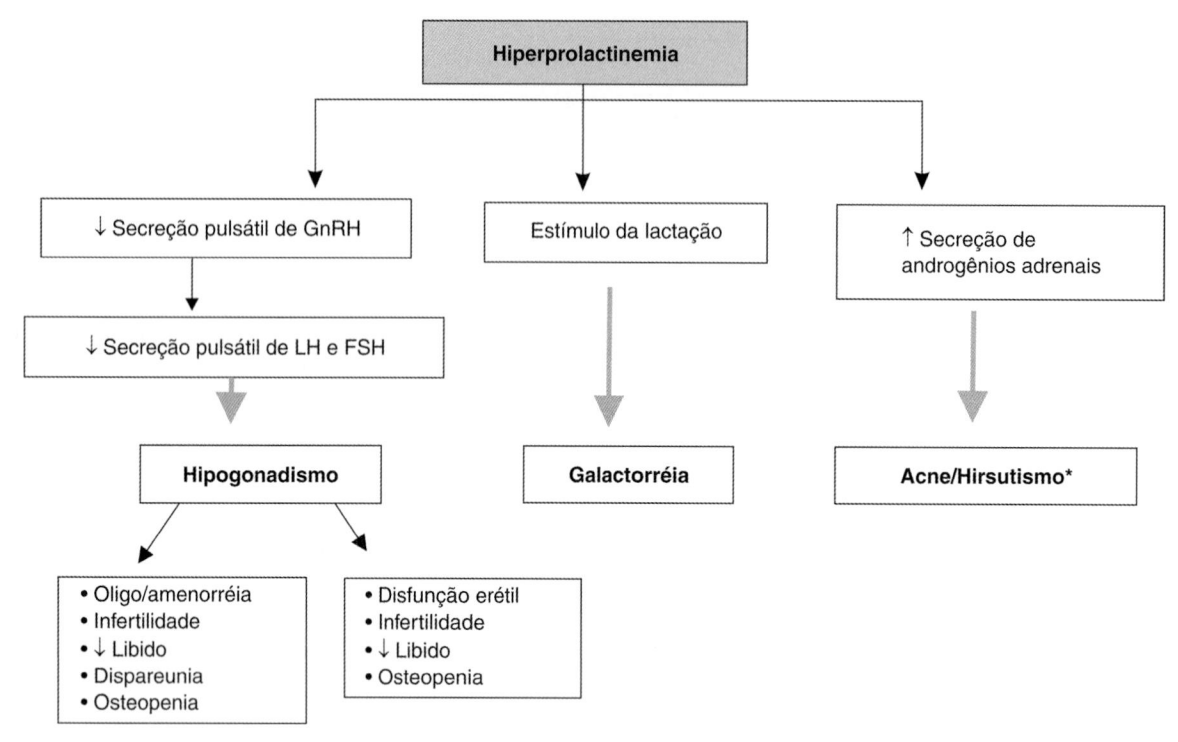

Fig. 3.3 Esquematização da patogênese da hiperprolactinemia (↓ = diminuição; ↑ = aumento; * = raramente).

Hirsutismo/Acne

Mulheres com hiperprolactinemia podem raramente exibir hirsutismo e/ou acne devido a: (1) elevação da testosterona livre, por diminuição da globulina ligadora de hormônios sexuais (SHBG), resultante da deficiência estrogênica; (2) aumento da produção adrenal de sulfato de deidroepiandrosterona (DHEAS) (Fig. 3.3).[32]

Obesidade

Há evidências da associação de hiperprolactinemia com obesidade, mas os mecanismos envolvidos ainda não foram definidos. Com a normalização da PRL, o peso tende a diminuir.[33]

Outras Manifestações

Pacientes com macroprolactinomas ou pseudoprolactinomas, em função da expansão tumoral, também podem apresentar as condições listadas a seguir.

ALTERAÇÕES NEUROFTALMOLÓGICAS

Expansão tumoral infra-selar pode causar rinorréia liquórica, com conseqüente risco de meningite. Expansão supra-selar resulta em cefaléia (tração dos vasos da dura-máter), diminuição ou perda da visão e hemianopsia bitemporal (por compressão do quiasma óptico), além de hipertensão intracraniana ou hidrocefalia (por compressão do III ventrículo). Expansão parasselar leva à oftalmoplegia e/ou dor facial (por comprometimento dos pares cranianos que passam pelo seio cavernoso: III, IV, V1, V2 e VI).[4,5,29]

Manifestações raras incluem convulsões (se houver invasão do lobo temporal pelo tumor), exoftalmia (por invasão da órbita) e hidrocefalia (por compressão do III ventrículo). Apoplexia é uma outra complicação grave dos macroadenomas hipofisários, dos quais pode ser a primeira manifestação.[4,5]

PAN-HIPOPITUITARISMO

Deficiência das trofinas hipofisárias pode surgir por compressão da haste ou como resultado da apoplexia. Hipogonadismo hipogonadotrófico, como mencionado, resulta também da hiperprolactinemia.[4,5]

AVALIAÇÃO DIAGNÓSTICA

Diante da suspeita clínica de hiperprolactinemia, deve-se solicitar a dosagem sérica da PRL. Convém mencionar que o estresse da punção venosa e/ou a falta de repouso antes da coleta podem gerar discretas elevações da prolactinemia (em geral, abaixo de 40 ng/mL). Além disso, deve-se orientar as pacientes a evitarem manipulação ou estimulação mamária nas horas que precedem a dosagem da PRL. Na maioria dos ensaios, os limites superiores dos valores normais são 25 e 20 ng/mL em mulheres e homens, respectivamente. Um outro aspecto muito importante a ser considerado é que a PRL é secretada episodicamente e seus níveis medidos durante o dia podem, eventualmente, estar além do limite superior da normalidade para determinado laboratório em indivíduos normais. Assim, não se pode basear em um único exame para estabelecer o diagnóstico de hiperprolactinemia.[1-3]

Uma vez confirmada a hiperprolactinemia, sua etiologia deve ser investigada. Com esse intuito, vários fatores devem ser considerados: história clínica, exame físico, achados laboratoriais (sobretudo os níveis da PRL sérica) e exames de imagem para estudo da sela túrcica.[34]

HISTÓRIA CLÍNICA E DADOS DO EXAME FÍSICO

Diante do achado de hiperprolactinemia, deve-se inicialmente investigar o uso de substâncias que possam elevar a PRL.[34] É importante lembrar, contudo, que o uso crônico de algumas drogas ilícitas, como maconha ou cocaína,[35] é uma das possíveis causas de hiperprolactinemia, e que essa informação pode ser omitida pelo paciente. É mandatório também que sempre se descarte gravidez (pela dosagem da β-hCG), mesmo que a paciente categoricamente negue tal possibilidade. Hipotiroidismo primário (HTP) deve também ser sempre considerado, haja ou não sintomas sugestivos dessa endocrinopatia.[36] É preciso, contudo, estar atento à rara possibilidade da concomitância de HTP e prolactinoma.[37] Outras doenças sistêmicas, como insuficiência renal e cirrose, devem também ser investigadas.[2]

Ao exame físico, deve-se pesquisar a existência de lesões irritativas ou traumáticas da parede torácica (p.ex., queimaduras, herpes zoster, cicatrizes cirúrgicas recentes), já que podem determinar elevação reflexa da PRL.[34] O mesmo se aplica à presença de *piercing* mamário.[2]

Exames de Imagem

A tomografia computadorizada (TC) e, principalmente, a ressonância magnética (RM) permitem a visualização de praticamente todos os macroprolactinomas (diâmetro > 10 mm) e pseudoprolactinomas, bem como da maioria dos microprolactinomas (diâmetro < 10 mm). Contudo, é preciso atentar para a possibilidade de a lesão evidenciada tratar-se de um incidentaloma hipofisário. Foi demonstrado que aproximadamente 10% da população adulta normal submetida a RM apresentavam uma imagem compatível com um microadenoma hipofisário.[38,39] Dessa forma, a lesão vista à RM pode ser um achado casual em pacientes cuja hiperprolactinemia resulte do uso de drogas ou de doenças sistêmicas,[3] bem como naqueles com macroprolactinemia.[40] Além disso, no hipotiroidismo primário, devido à hiperplasia hipofisária, pode ser evidenciada uma imagem pseudotumoral, inclusive com extensão supra-selar (Fig. 3.4A e B).[41,42] Tal achado pode levar ao diagnóstico errôneo de um prolactinoma ou pseudoprolactinoma.

Para evitar que impliquem a definição equivocada da etiologia da hiperprolactinemia, os exames de imagem geralmente devem ser realizados somente após a exclusão de hiperprolactinemia de causa fisiológica, farmacológica ou decorrente de doenças sistêmicas, como hipotiroidismo primário, cirrose ou insuficiência renal.[2,3,34]

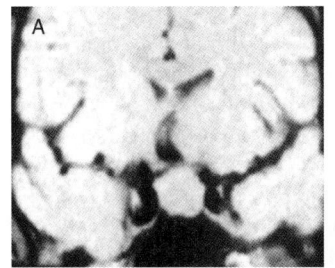

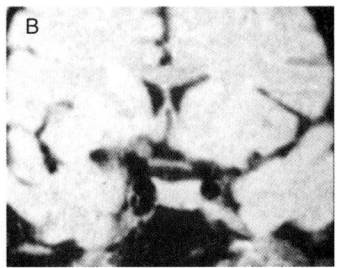

Fig. 3.4 Hiperplasia hipofisária intensa (imagem pseudotumoral) devido a hipotiroidismo primário grave e de longa duração, antes (**A**) e após (**B**) a reposição de L-tiroxina.

Pesquisa de Macroprolactinemia

Diante do achado de hiperprolactinemia em indivíduos assintomáticos, a possibilidade de macroprolactinemia (MP) deve sempre ser considerada.[8,25] Entretanto, a presença de galactorréia, distúrbios menstruais e/ou infertilidade não exclui esse diagnóstico. Em um estudo francês,[26] galactorréia foi encontrada em 46% dos casos, distúrbios menstruais em 39%, infertilidade em 28% e a associação de galactorréia e distúrbios menstruais em 12%. Hauache et al.[43] observaram que sintomas de hiperprolactinemia estavam presentes em 90% dos pacientes com predominância de prolactina monomérica (negativos na pesquisa para macroprolactina) e em 54% daqueles com MP. Na nossa casuística, não houve diferença significativa na freqüência de distúrbios menstruais ou galactorréia quando comparadas mulheres com MP ou hiperproplactinemia monomérica.[40] No entanto, a combinação dos dois sintomas mostrou-se altamente sugestiva da presença de hiperproplactinemia monomérica.[40] A presença de sintomas de hiperprolactinemia em pacientes com MP mais possivelmente resultaria da concomitância com outras doenças, tais como galactorréia idiopática, disfunção erétil psicogênica, síndrome dos ovários policísticos, anovulação crônica, prolactinomas e adenomas hipofisários clinicamente não-funcionantes.[3,40] Portanto, a detecção da MP não exclui a necessidade de fazer uma avaliação por imagem da região selar (indicada se houver manifestações clínicas de hiperprolactinemia).[43]

O método de referência para a quantificação da macroprolactina é a cromatografia líquida em coluna de gel filtração. Esta última, apesar de teoricamente simples, é trabalhosa, demorada e de alto custo, devendo ser restrita a laboratórios de referência e casos selecionados. O método de triagem mais empregado, por sua simplicidade, boa reprodutibilidade e correlação com o método de referência, é a precipitação com polietilenoglicol (PEG). Ele permite a definição da condição em 85% dos casos. O teste tem como base a observação de que a exposição de imunoglobulinas a concentrações definidas de PEG leva à sua insolubilização. O PEG precipita a macroprolactina, cujos níveis no sobrenadante, portanto, se reduzem. A quantidade de PRL existente no sobrenadante é medida no mesmo ensaio empregado na rotina, e a recuperação, calculada com base no valor inicial da amostra. Recuperações > 65% classificam a amostra como tendo predomínio de formas monoméricas, e recuperações < 30%, como predomínio de formas de alto peso molecular (macroprolactinemia). Os valores entre 30 e 65% de recuperação são classificados como indeterminados e devem ser submetidos a cromatografia numa coluna de gel filtração para melhor definição.[8]

Recentemente foi relatado que excesso de globulinas séricas pode ser uma causa de resultados falso-positivos quando macroprolactinemia é pesquisada pela precipitação com PEG.[44]

Níveis de Prolactina

A magnitude da elevação nos níveis séricos da PRL pode ser de grande utilidade na determinação da possível etiologia da hiperprolactinemia, uma vez que os maiores valores são encontrados em pacientes com prolactinomas (geralmente > 100 ng/mL).[34] Nas demais situações, os valores de PRL tendem a ser inferiores a 100 ng/mL. Níveis > 250 ng/mL são muito sugestivos da presença de um macroprolactinoma.[2,3,9] No entanto, podem também ser observados em outras condições, conforme demonstrado no Estudo Multicêntrico Brasileiro sobre Hiperprolactinemia (EMBH) (Fig. 3.5).[18]

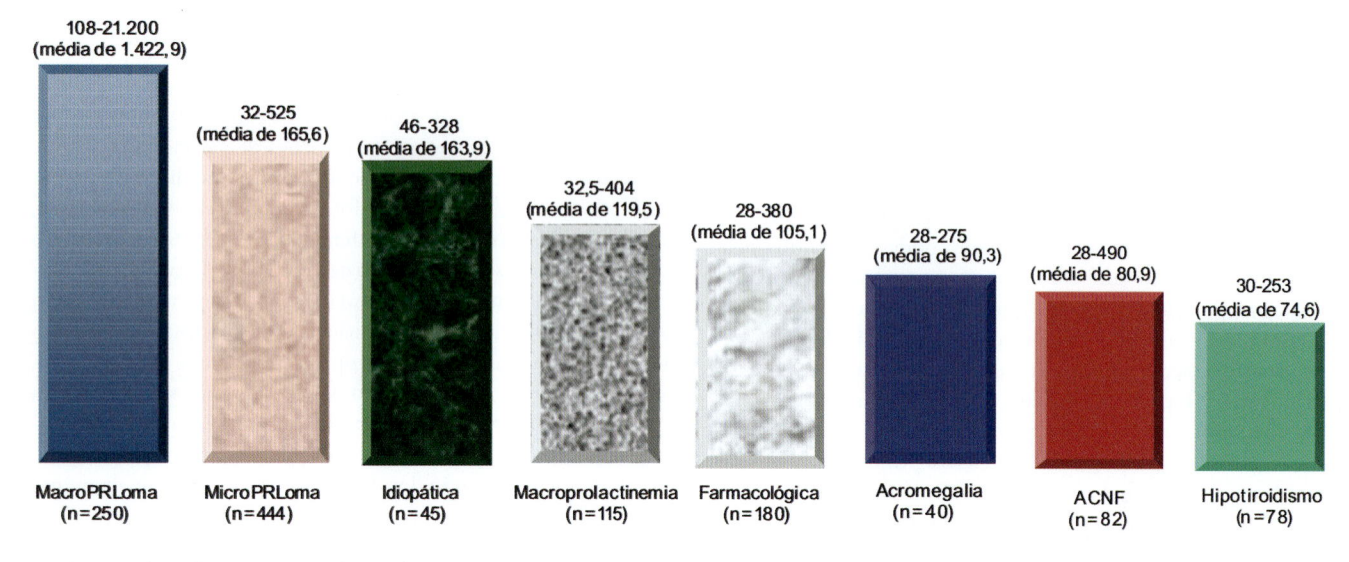

Fig. 3.5 Níveis de PRL (ng/mL) de acordo com a etiologia da hiperprolactinemia em 1.234 pacientes (PRLoma = prolactinoma). (Adaptado da Ref. 18.)

PSEUDOPROLACTINOMAS

Nos pacientes com pseudoprolactinomas (PP), a hiperprolactinemia resulta de compressão da haste hipofisária, e os níveis de PRL geralmente são < 150 ng/mL.[34] Na série de Bevan et al.,[16] o valor máximo encontrado foi 250 ng/mL. No EMBH, entre 82 pacientes com adenomas clinicamente não-funcionantes (ACNF), os níveis de PRL variaram de 28 a 490 ng/mL (média de 80,9), mas em 70% encontravam-se abaixo de 100 ng/mL.[18] Anteriormente, já havia sido relatado o caso de um paciente com um ACNF e níveis de PRL de 662 ng/mL.[45] A terapia com agonistas dopaminérgicos resultou em normalização da PRL, mas o tumor aumentou de volume.[45] Da mesma forma, foi relatado o caso de um plasmacitoma selar com expansão extra-selar e níveis de PRL de 504 ng/mL.[46] Recentemente foi reportado que os níveis de PRL atingiram 1.403 μg/L em uma paciente com aneurisma da artéria carótida interna.[47]

PROLACTINOMAS

Em geral, os níveis de PRL estão intimamente relacionados ao tamanho do prolactinoma. Nos pacientes com macroprolactinomas, usualmente são > 200–250 ng/mL e, às vezes, excedem 1.000 ng/mL. Naqueles com microprolactinomas, geralmente situam-se entre 100 e 200 ng/mL, mas, não raramente, podem ser < 100 ng/mL.[2,3,9] No EMBH, os valores de PRL em micro- e macroprolactinomas variaram, respectivamente, de 32–525 ng/mL (média de 165,6) e 108–21.200 (média de 1.422,9).[18] No que se refere aos microprolactinomas, níveis de PRL < 100 ng/mL e > 250 ng/mL ocorreram, respectivamente, em 21 e 8% dos casos, enquanto, em 46%, estavam entre 100 e 199 ng/mL.[18] Em contraste, entre os pacientes com macroprolactinomas, os valores de PRL distribuíram-se da seguinte forma: entre 100 e 199 ng/mL em 14%, entre 200 e 249 ng/mL em 21%, entre 250 e 499 ng/mL em 30% e ≥ 500 ng/mL em 35%.[18]

É também importante salientar que macroprolactinomas volumosos podem cursar com níveis de PRL < 200 ng/mL ou até mesmo < 100 ng/mL, devido à ocorrência do chamado efeito gancho (*hook effect*). Este último se caracteriza pela presença de níveis falsamente baixos de PRL quando se empregam imunoensaios contendo dois sítios, sejam eles imunorradiométricos (IRMA), por quimioluminescência ou enzima-imunoensaios.[2,48] Nesses ensaios são utilizados dois anticorpos que formam "complexos sanduíches" com o antígeno (no caso, a PRL), o anticorpo de fase sólida (captura) e o de fase líquida (sinalizador) (Fig. 3.6A). Na presença de níveis muito elevados de PRL, após a ligação da PRL ao anticorpo de captura, o excesso de PRL impede a ligação do segundo anticorpo, o sinalizador, não havendo a formação dos referidos "complexos sanduíches" (Fig. 3.6B).[49]

O efeito gancho ocorre mais comumente quando se usa o IRMA. Ele pode ser "desmascarado" através de uma nova dosagem da PRL após diluição do soro a 1:100, quando se observará um aumento dramático do valor do hormônio.[2,49] Em um de nossos pacientes, a PRL inicial foi de 155 ng/mL (valor de referência de 2,3–18 ng/mL) e elevou-se para 6.600 ng/mL após a diluição do soro.[18] Em um caso notável, a prolactinemia, após a diluição do soro, subiu de 164,5 ng/mL para 26.000 ng/mL![49]

Hiperprolactinemia leve a moderada pode também ser encontrada em pacientes com tumores que tenham grandes áreas císticas. Nessa situação, apesar do grande volume do adenoma, há menor número de células lactotróficas produtoras de PRL. Uma vez excluídas essas duas situações, a detecção de níveis de PRL < 100 ng/mL, em um paciente com um macroadenoma hipofisário, é altamente indicativa de um pseudoprolactinoma.[2,3,9]

DOENÇAS SISTÊMICAS/HIPERPROLACTINEMIA FARMACOLÓGICA

Nos pacientes com doenças sistêmicas (endócrinas ou não) ou em uso de drogas que impliquem elevação da prolactinemia, os níveis de PRL geralmente são < 100 ng/mL.[2,5] Contudo, em pacientes com insuficiência renal medicados com α-metildopa ou metoclopramida, os níveis de PRL podem alcançar valores em torno de 2.000 ng/mL.[50] Além disso, valores > 250 ng/mL já foram relatados em pacientes em uso de certos fármacos (p.ex., risperidona etc.).[4] No EMBH, os valores de PRL em casos de hiperprolactinemia farmacológica variaram de 28 a 380 ng/mL (média de 105,1), revelando-se < 100 ng/mL em 64%.[18]

No que se refere ao hipotiroidismo primário (HP), Honbo et al.[51] observaram modesta elevação da prolactinemia em 40% dos pa-

Fig. 3.6 A. Representação esquemática de um imunoensaio de dois sítios. À esquerda: ambos os anticorpos de captura e sinalizadores se ligam a locais específicos do antígeno, formando um "sanduíche" e deixando um excesso não ligado de anticorpos de sinalizadores. À direita: a fase líquida é liberada, deixando apenas "complexos sanduíches". A quantidade de anticorpo sinalizador é proporcional à concentração do antígeno. (Modificado da Ref. 47.) **B.** Representação esquemática do "efeito gancho". À esquerda: a concentração extremamente alta de antígeno satura ambos os anticorpos de captura e sinalizadores, impedindo a formação do "sanduíche". À direita: quando a fase líquida é liberada, a maior parte do antígeno é perdida com o anticorpo sinalizador; por isso, a concentração do antígeno (no caso, a prolactina) é medida como baixa. (Modificado da Ref. 47.)

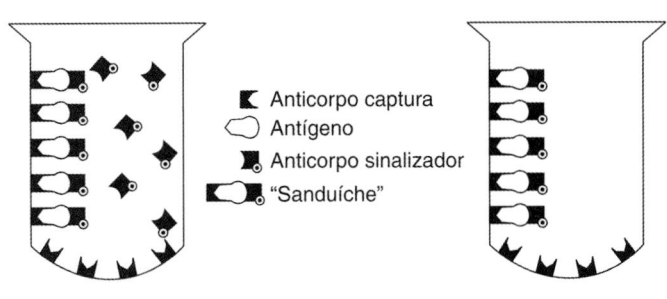

cientes, porém níveis > 25 ng/mL apenas ocorreram em 10% dos casos. Um outro estudo detectou hiperprolactinemia em 42% dos indivíduos hipotiróideos, mas somente em um terço deles a prolactinemia excedeu 60 ng/mL.[52] No EMBH, os valores de PRL em pacientes com HP oscilaram entre 30 e 253 ng/mL (média de 74,6), revelando-se < 100 ng/mL em 87%.[18]

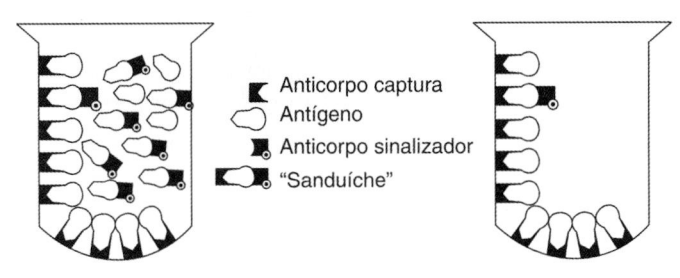

MACROPROLACTINEMIA

Na grande maioria dos pacientes com macroprolactinemia, os níveis de PRL são < 100 ng/mL, mas exceções a essa regra não são raras. Em uma série com 106 pacientes,[26] os valores médios da PRL foram 61 ± 66 ng/mL (variação de 20–663) e excederam 100 ng/mL em 8,5% dos casos.

Na experiência dos autores, entre 64 indivíduos com MP, os níveis de PRL situaram-se entre 45 e 404 ng/dL (média de 113,1), com 88% dos casos < 100 ng/dL e 4% ≥ 250 ng/mL.[40]

Fideleff et al.[53] detectaram macroprolactinemia em 5 pacientes com idades entre 11,6 e 19 anos. Os pacientes se submeteram a repetidas avaliações por um período de 3 meses a 8 anos, e seus níveis de PRL mantiveram-se elevados (34,4–516 ng/mL).[53]

OUTRAS CONDIÇÕES

Valores tão altos quanto 2.000 ng/mL podem ser evidenciados em pacientes com os raríssimos paragangliomas secretores de PRL localizados na região selar.[54] Na acromegalia, os níveis de PRL habitualmente encontram-se < 100 ng/mL (70% dos casos do EMBH).[18] No entanto, níveis tão elevados quanto 6.400 ng/mL[55] e 5.245 ng/mL[56] já foram reportados em casos de adenomas cossecretores de GH e PRL.

Exames Adicionais

Acromegalia deve ser investigada em todo paciente com um aparente macroprolactinoma, através da dosagem do IGF-I basal e GH (basal e após sobrecarga de glicose). Essa conduta é justificada pelo fato de que 30 a 40% dos somatotropinomas também secretam PRL.[2,4]

CONSIDERAÇÕES FINAIS

A definição da etiologia da hiperprolactinemia é, mais do que nunca, um desafio. Sua importância maior está na escolha terapêutica correta, uma vez que agonistas dopaminérgicos e cirurgia representam, respectivamente, a terapia de escolha para prolactinomas e pseudoprolactinomas. Além disso, a correção do hipotiroidismo e a retirada da droga causadora da hiperprolactinemia possibilitarão a reversão do distúrbio hormonal, enquanto a macroprolactinemia habitualmente não requer tratamento.[1–3,5,8,9]

Na investigação da hiperprolactinemia é preciso estar atento a algumas armadilhas. As principais incluem os incidentalomas hipofisários, presentes em 10% da população adulta, e o aspecto pseudotumoral hipofisário eventualmente encontrado no hipotiroidismo primário. Além disso, elevação moderada da PRL, em pacientes com macroprolactinomas, pode resultar do efeito gancho ou da existência de tumores predominantemente císticos. Finalmente, a presença de macroprolactinemia deve sempre ser considerada em pacientes sem uma causa óbvia para a hiperprolactinemia, sobretudo se forem assintomáticos.

BIBLIOGRAFIA

1. Mancini T, Casanueva FF, Giustina A. Hyperprolactinemia and prolactinomas. *Endocrinol Metab Clin North Am*, 2008; 37:67-99.
2. Vilar L, Naves L, Gadelha M. Armadilhas no diagnóstico da hiperprolactinemia. *Arq Bras Endocrinol Metab*, 2003; 47:347-57.
3. Molitch ME. Disorders of prolactin secretion. *Endocrinol Metab Clin*, 2001; 30:585-610.
4. Melmed S, Kleinberg D. Anterior Pituitary. *In:*. Kronenberg HM, Melmed S, Polonsky KS, Larsen PR (eds). *Williams Textbook of Endocrinology*. 11th ed. Philadelphia: WB Saunders Co, 2008:155-262.
5. Molitch ME. Prolactin. *In*: Melmed S (ed). *The pituitary*. Cambridge: Blackwell Science, 1995:136-87.
6. Fraser IS, Lun ZG. Polymers of prolactin and their clinical significance. *Obstet Gynecol Surv*, 1990; 45:515-20.
7. Jackson RD, Wortsman J, Malarkey WB. Characterization of a large molecular weight prolactin in women with idiopathic hyperprolactinemia and normal menses. *J Clin Endocrinol Metab*, 1985; 61:258-64.
8. Vieira JGH. Macroprolactinemia. *Arq Bras Endocrinol Metab*, 2002; 46:45-50.
9. Serri O, Chik CL, Ur E, Ezzat S. Diagnosis and management of hyperprolactinemia. *CMAJ*, 2003; 169:575-81.
10. Demssie YN, Davis JR. Hyperprolactinaemia. *Clin Med*, 2008; 8:216-9.
11. Torre DL, Falorni A. Pharmacological causes of hyperprolactinemia. *Ther Clin Risk Manag*, 2007; 3:929-51.

12. Molitch ME. Drugs and prolactin. *Pituitary*, 2008; *11*:209-18.
13. Uygur-Bayramicli O, Aydin D, Ak O, Karadayi N. Hyperprolactinemia caused by azathioprine. *J Clin Gastroenterol*, 2003; *36*:79-80.
14. Bostwick JR, Guthrie SK, Ellingrod VL. Antipsychotic-induced hyperprolactinemia. *Pharmacotherapy*, 2009; *29*:64-73.
15. Kunwar AR, Megna JL. Resolution of risperidone-induced hyperprolactinemia with substitution of quetiapine. *Ann Pharmacother*, 2003; *37*:206-8.
16. Bevan JS, Burke CW, Esiri MM, Adams CBT. Misinterpretation of prolactin levels leading to management errors in patients with sellar enlargement. *Am J Med*, 1987; *82*:29-32.
17. Chen CJ, Liu JY, Cheng SN, et al. McCune-Albright syndrome associated with pituitary microadenoma: patient report. *J Pediatr Endocrinol Metab*, 2004; *17*:365-9.
18. Vilar L, Freitas MC, Naves LA, et al. Diagnosis and management of hyperprolactinemia: results of a Brazilian multicenter study with 1234 patients. *J Endocrinol Invest*, 2008; *31*:436-44.
19. Stryker TD, Molitch ME. Reversible hyperthyrotropinemia, hyperthyroxinemia and hyperprolactinemia due to adrenal insufficiency. *Am J Med*, 1985; *79*:271-6.
20. Filho RB, Domingues L, Naves L, et al. Polycystic ovary syndrome and hyperprolactinemia are distinct entities. *Gynecol Endocrinol*, 2007; *23*:267-72.
21. Hepherd R, Jennings PE. Paget's disease of the skull causing hyperprolactinemia and erectile dysfunction: a case report. *J Med Case Reports*, 2008; *2*:234.
22. Modest GA, Fangman JJ. Nipple piercing and hyperprolactinemia. *N Engl J Med*, 2002; *347*:1626-7.
23. Chun YS, Taghinia A. Hyperprolactinemia and galactocele formation after augmentation mammoplasty. *Ann Plast Surg*, 2009; *62*:122-3.
23a. Gado K, Rimanoczi E, Hasitz A, et al. Elevated levels of serum prolactin in patients with advanced multiple myeloma. *Neuroimmunomodulation*, 2001; *9*:231-6.
24. Gibney J, Smith TP, McKenna TJ. The impact on clinical practice of routine screening for macroprolactin. *J Clin Endocrin Metab*, 2005; *90*:3927-32.
25. Schlechte JA. The macroprolactin problem [Editorial]. *J Clin Endocrinol Metab*, 2002; *87*:5408-9.
26. Vallette-Kasic S, Morange-Ramos I, Selim A, et al. Macroprolactinemia revisited: a study on 106 patients. *J Clin Endocrinol Metab*, 2002; *87*:581-8.
27. Vilar L, Moura E, Canadas V, et al. Prevalence of macroprolactinemia among 115 patients with hyperprolactinemia. *Arq Bras Endocrinol Metabol*, 2007; *51*:86-91.
28. Schlechte J, Dolan K, Sherman B, et al. The natural history of untreated hyperprolactinemia: a prospective analysis. *J Clin Endocrinol Metab*, 1989; *68*:412-8.
29. Vance ML, Thorner M. Prolactinoma. *Endocrinol Metab Clin North Am*, 1987; *16*:731-54.
30. Kleinberg DL, Noel GL, Frantz AG. Galactorrhea: a study of 235 cases, including 48 with pituitary tumors. *N Engl J Med*, 1977; *296*:589-600.
31. De Rosa M, Zarrilli S, Di Sarno A, et al. Hyperprolactinemia in men: clinical and biochemical features and response to treatment. *Endocrine*, 2003; *20*:75-82.
32. Barnes RB. Diagnosis and therapy of hyperandrogenism. *Baillières Clin Obstet Gynaecol*, 1997; *11*:369-96.
33. Greenman Y, Tordjman K, Stern N. Increased body weight associated with prolactin secreting pituitary adenomas: weight loss with normalization of prolactin levels. *Clin Endocrinol* (Oxf), 1998; *48*:547-53.
34. Prabhakar VK, Davis JR. Hyperprolactinaemia. *Best Pract Res Clin Obstet Gynaecol*, 2008; *22*:341-53.
35. Mendelson JH, Mello NK, Teoh SK. Cocaine effects on pulsatile secretion of anterior pituitary, gonadal, and adrenal hormones. *J Clin Endocrinol Metab*, 1989; *69*:1256-60.
36. Tolino A, Nicotra M, Romano L, et al. Subclinical hypothyroidism and hyperprolactinemia. *Acta Eur Fertil*, 1991; *22*:275-7.
37. Vilar L, Gusmão A, Moura E, et al. Associação de prolactinoma e hipotiroidismo primário. Relato de um caso. *Arq Brasil Endocrinol Metab*, 2004; *48*(suppl 2):S469.
38. Molitch ME. Nonfunctioning pituitary tumors and pituitary incidentalomas. *Endocrinol Metab Clin North Am*, 2008; *37*:151-71.
39. Vilar L, Azevedo MF, Barisic G, Naves LA. Pituitary incidentalomas. *Arq Bras Endocrinol Metabol*, 2005; *49*:651-6.
40. Vilar L, Naves LA, Freitas MC, et al. Clinical and laboratory features greatly overlap in patients with macroprolactinemia or monomeric hyperprolactinemia. *Minerva Endocrinol*, 2007; *32*:79-86.
41. Vilar L, Gusmão A, Moura E, et al. Hipotiroidismo primário associado com hiperprolactinemia e imagem pseudotumoral hipofisária à ressonância magnética – Relato de um caso. *Arq Brasil Endocrinol Metab*, 2004; *48*(suppl 2):S470.
42. Atchison JA, Lee PA, Albright AL. Reversible suprasellar pituitary mass secondary to hypothyroidism. *JAMA*, 1989; *262*:3175-7.
43. Hauache OMG, Rocha AJ, Maia Jr ACM, et al. Screening for macroprolactinaemia may prevent unnecessary pituitary imaging studies. *Clin Endocrinol* (Oxf), 2002; *57*:327-31.
44. Ram S, Harris B, Fernando JJ, et al. False-positive polyethylene glycol precipitation tests for macroprolactin due to increased serum globulins. *Ann Clin Biochem*, 2008; *45*:256-9.
45. Albuquerque FC, Hinton DR, Weiss MH. Excessively high prolactin level in a patient with a nonprolactin-secreting adenoma. *J Neurosurg*, 1998; *89*:1043-6.
46. Smith MV, Laws Jr ER. Magnetic resonance imaging measurements of pituitary stalk compression and deviation in patients with nonprolactin-secreting intrasellar and parasellar tumors: lack of correlation with serum prolactin levels. *Neurosurgery*, 1994; *34*:834-9.
47. Duarte FH, Machado MC, Lima JR, Salgado LR. Severe hyperprolactinemia associated with internal carotid artery aneurysm: differential diagnosis between prolactinoma and hypothalamic-pituitary disconnection. *Arq Bras Endocrinol Metabol*, 2008; *52*:1189-93.
48. Vilar L, Naves L, Freitas MC, et al. Tratamento medicamentoso dos tumores hipofisários. Parte I: Prolactinomas e adenomas secretores de GH. *Arq Bras Endocrinol Metab*, 2000; *44*:367-81.
49. Frieze TW, Mong DP, Koops MK. "Hook effect" in prolactinomas: case report and review of literature. *Endocr Practice*, 2002; *8*:296-303.
50. Hou SH, Grossman S, Molitch ME. Hyperprolactinemia in patients with renal insufficiency and chronic renal failure requiring hemodialysis or chronic ambulatory peritoneal dialysis. *Am J Kidney Dis*, 1985; *6*:245-9.
51. Honbo KS, Herle AJV, Kellett KA. Serum prolactin levels in untreated primary hypothyroidism. *Am J Med*, 1978; *64*:782-7.
52. Notsu K, Ito Y, Furuya H, et al. Incidence of hyperprolactinemia in patients with Hashimoto's thyroiditis. *Endocr J*, 1997; *44*:89-94.
53. Fideleff H, Ruibal G, Boquete H, et al. Macroprolactinemia in childhood and adolescence: a cause of asymptomatic hyperprolactinemia. *Horm Res*, 2000; *53*:16-9.
54. Mandel M, Saad F, Andrade FG, et al. Paraganglioma produtor de prolactina: Relato de dois casos. *Arq Bras Endocrinol Metab*, 2003; *47*(suppl 1):S322.
55. Freda PU, Reyes CM, Nuruzzaman AT, et al. Cabergoline therapy of growth hormone & growth hormone/prolactin secreting pituitary tumors. *Pituitary*, 2004; *7*:21-30.
56. Vilar L, Czepielewski MA, Naves LA, et al. Substantial shrinkage of adenomas cosecreting growth hormone and prolactin with use of cabergoline therapy. *Endocr Pract*, 2007; *13*:396-402.

Tratamento dos Prolactinomas

Annamaria Colao, Antonio Ciccarelli

INTRODUÇÃO

Prolactinomas respondem por menos de 2% das neoplasias intracranianas, mas são os tumores hipofisários mais comuns (representam até 60% dos casos).[1,2] Ocorrem principalmente em mulheres com 20 a 50 anos de idade, e a proporção estimada entre os sexos feminino e masculino é de 10:1.[3] No entanto, após a quinta década de vida, a prevalência de prolactinomas é similar em ambos os sexos.[4] Entre crianças e adolescentes, prolactinomas são raros, correspondendo a aproximadamente metade dos adenomas hipofisários.[5]

A exata prevalência dos prolactinomas é desconhecida. De acordo com alguns autores, seria de 100 por 1 milhão de pessoas.[5,6] Contudo, dados mais recentes indicam ser esses tumores bem mais freqüentes (prevalência de 55/71.000 habitantes).[5] Em séries de autópsias, a freqüência dos prolactinomas variou de 23% a 27%.[7,8] Além disso, adenomas secretores de prolactina (PRL) são encontrados em cerca de 20% dos pacientes com a neoplasia endócrina múltipla tipo 1 (MEN-1).[9,10] Nesses casos, eles podem ser mais agressivos do que as formas esporádicas.[9] Prolactinomas também ocorrem na síndrome do complexo de Carney e na síndrome de McCune-Albright.[6,11] Poucos casos de prolactinomas familiares não relacionados às síndromes mencionadas foram relatados na literatura.[12]

O correto diagnóstico dos prolactinomas tem importância fundamental para um tratamento adequado. O principal diagnóstico diferencial é com os chamados *pseudoprolactinomas*, que determinam elevação dos níveis de PRL por compressão da haste hipofisária e usualmente requerem a cirurgia como terapia. Em contraste, os prolactinomas são prioritariamente tratados com os agonistas dopaminérgicos, conforme será detalhado mais adiante.[2,3]

SÍNDROMES HIPERPROLACTINÊMICAS

Hiperprolactinemia é um dos distúrbios clínicos mais freqüentes no dia-a-dia do endocrinologista. Seus principais sintomas são hipogonadismo e/ou galactorréia, tanto em homens como em mulheres. Excetuando-se o uso de drogas que elevam os níveis séricos da PRL, prolactinomas são a causa mais comum de hiperprolactinemia não-fisiológica (Quadro 4.1). Hiperprolactinemia é encontrada em 15% a 20% das mulheres com amenorréia secundária ou oligomenorréia, em aproximadamente 30% daquelas com galactorréia ou infertilidade e em 75% daquelas com ambas, amenorréia e galactorréia.[3,4] Em homens, hiperprolactinemia freqüentemente está presente por

QUADRO 4.1
Causas de Hiperprolactinemia

a. **Distúrbios hipotalâmicos**
   Tumores: craniofaringioma, germinoma, tumor do terceiro ventrículo, cisto, glioma, hamartoma, metástase
   Doenças infiltrativas: sarcoidose, tuberculose, histiocitose das células de Langerhans
   Pseudotumor cerebral
   Irradiação craniana
b. **Distúrbios hipofisários**
   Micro- ou macroprolactinoma
   Acromegalia
   Doença de Cushing
   Secção da haste hipofisária
   Síndrome da sela vazia
   Pseudoprolactinomas: adenoma não-funcionante, meningioma, germinoma intra-selar, metástases que causem secção funcional da haste hipofisária
   Doenças infiltrativas: granuloma de células gigantes, sarcoidose
c. **Drogas**
   Neurolépticos: perfenazina, flufenazina, torazina, promazina, trifluoperazina, haloperidol, clorpromazina, dopamina
   Procinéticos: metoclopramida, sulpirida, domperidona, cimetidina
   Antidepressivos: amoxapina, imipramina, amitriptilina
   Anti-hipertensivos: α-metildopa, reserpina, verapamil
   Estrogênios
   Opiáceos
d. **Hipotiroidismo primário**
e. **Insuficiência renal crônica**
f. **Cirrose**
g. **Neurogênica**
   Lesões da parede torácica ou do cordão medular; estimulação da mama
h. **Estresse físico ou psicológico**
i. **Idiopática**
j. **Macroprolactinemia**

vários anos de forma assintomática. Geralmente, a manifestação mais importante é a diminuição da libido e/ou da capacidade erétil, ambas subestimadas pela maioria dos pacientes. Conseqüentemente, a idade média ao diagnóstico é 10 anos maior em homens do que em mulheres.[2,13] Esse retardo no diagnóstico em homens provavelmente responde pela maior incidência de macroadenomas, com defeitos nos campos visuais e hipopituitarismo como apresentação inicial, em comparação às mulheres.[2] Não está definido se esse achado está correlacionado a um atraso no diagnóstico ou a diferenças específicas de gênero na patogênese do tumor. Além disso, há evidências de que um subgrupo de homens pode ter prolactinomas de rápido crescimento, com marcadores de proliferação celular elevados.[13,14] Assim, é necessário também considerar diferenças no comportamento biológico dos tumores em homens, em comparação às mulheres. Adicionalmente, em indivíduos idosos, prolactinomas podem se manifestar de maneira mais heterogênea e enganosa: à ocasião do diagnóstico, hipopituitarismo foi mais freqüente nesse grupo etário do que nos mais jovens, a despeito de um tamanho tumoral similar.[14]

DIAGNÓSTICO

A PRL é secretada de uma maneira pulsátil, e pelo menos duas dosagens devem ser obtidas para se estabelecer corretamente o diagnóstico. Em alguns casos, há uma quantidade aumentada de prolactina com alto peso molecular (150-170 kD) e atividade biológica reduzida, caracterizando a macroprolactinemia.[15,16] Geralmente, existe uma boa correlação entre os níveis de PRL e o tamanho tumoral, com exceção dos tumores císticos. Estudos neurorradiológicos com tomografia computadorizada (TC) ou, de preferência, ressonância magnética (RM) são obrigatórios para se completar o protocolo diagnóstico.[3]

Aproximadamente 90% dos prolactinomas são microadenomas (até 1 cm), mas entre homens predominam os macroadenomas (80% dos casos, contra 20% nas mulheres) (Fig. 4.1). Raramente, esses tumores atingem grandes proporções, caracterizando os chamados *prolactinomas gigantes* (Fig. 4.2). Níveis de PRL acima de 250 ng/mL são quase patognomônicos dos prolactinomas e muito excepcionalmente são vistos em pacientes com pseudoprolactinomas. Nessa última situação, os valores de PRL geralmente são < 100 ng/mL. Níveis de PRL falsamente baixos podem ocasionalmente ser vistos em casos de macroprolactinomas, com obtenção da concentração real do hormônio quando ele é dosado após a diluição do soro (*efeito gancho*).[1,2] Em um caso de prolactinoma gigante, a PRL inicial e a PRL após diluições do soro foram, respectivamente, de 31 ng/mL e de 280.000 ng/mL![17] Macroprolactinomas císticos tendem a se apresentar com valores de PRL não muito elevados e a responder pior aos agonistas dopaminérgicos (Fig. 4.3). Nos pacientes com microprolactinomas, os níveis de PRL usualmente situam-se entre 100 e 250 ng/mL, mas em cerca de 20% dos casos são < 100 ng/mL e, eventualmente, podem exceder 250 ng/mL (Fig. 4.4).[18,19]

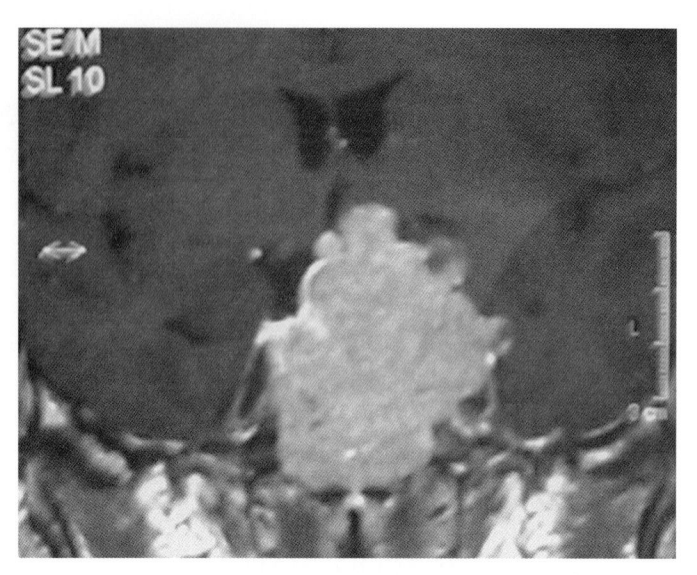

Fig. 4.2 Prolactinoma gigante, com grande extensão, infra-, para- e supra-selar (corte coronal, em T1). A PRL inicial foi de 166 ng/mL, elevando-se para 22.600 ng/mL após diluição do soro, caracterizando o *efeito gancho*.

OBJETIVOS DO TRATAMENTO

Os objetivos do tratamento dos prolactinomas incluem:
- Suprimir a secreção hormonal excessiva e suas conseqüências clínicas: infertilidade, disfunção sexual e osteoporose.
- Remover a massa tumoral, aliviando, assim, os defeitos nos campos visuais e a função dos nervos cranianos.
- Preservar a função hipofisária residual.
- Prevenir a recidiva ou progressão da doença.
- Restaurar os déficits sistêmicos específicos.
- Reverter o aumento da mortalidade (observado a longo prazo).

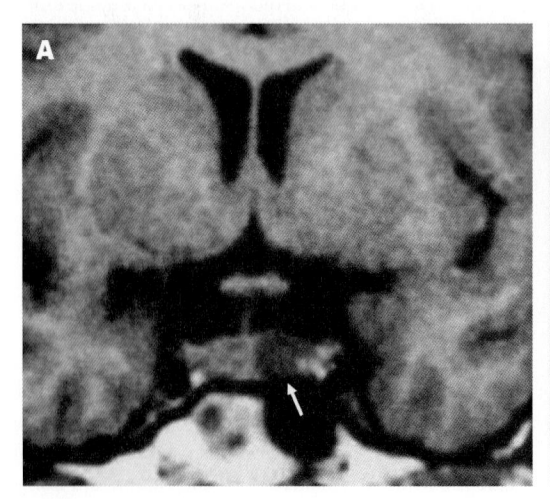

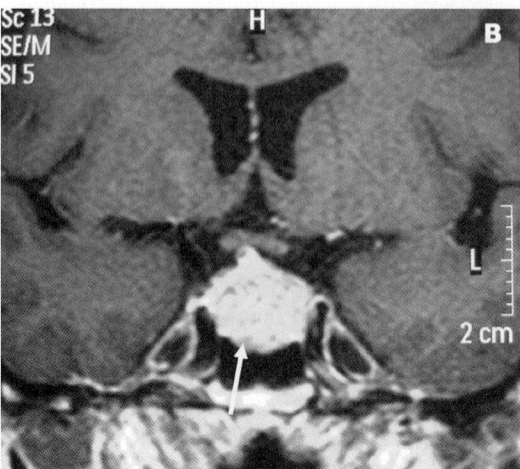

Fig. 4.1 Microprolactinomas (**A**) e macroprolactinomas (**B**) (*setas*) predominam nos sexos feminino e masculino, respectivamente. Apenas excepcionalmente microprolactinomas progridem para macroprolactinomas.

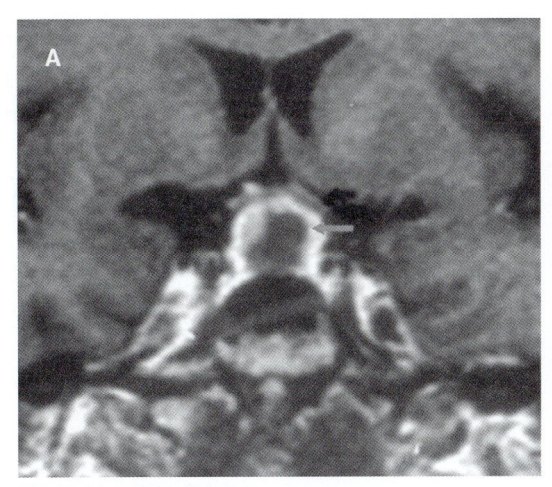

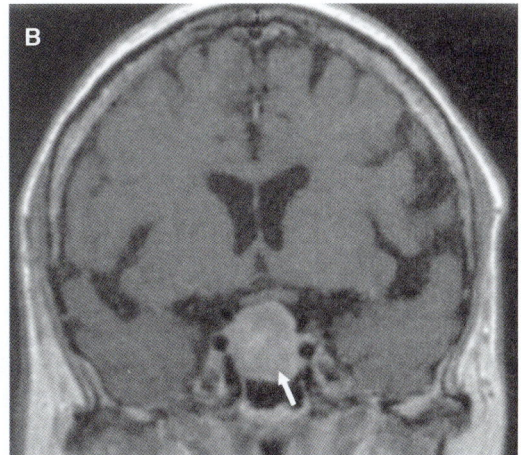

Fig. 4.3 Macroprolactinomas com componente cístico importante (**A**) cursam com níveis mais baixos de PRL e respondem pior aos agonistas dopaminérgicos, em comparação aos tumores sólidos (**B**).

OPÇÕES DE TRATAMENTO

A farmacoterapia com agonistas dopaminérgicos (DA) representa a terapia de escolha para os micro- e macroprolactinomas, bem como para a hiperprolactinemia idiopática. A cirurgia transesfenoidal (TSS) e a radioterapia usualmente são reservadas para os pacientes com prolactinomas cujo tratamento com DA não atingiu o sucesso almejado. A cirurgia pode, eventualmente, ser sugerida como abordagem terapêutica inicial em casos de microprolactinomas, devido à sua alta taxa de cura nas mãos de um neurocirurgião experiente com a TSS (ver adiante).[18–21]

Agonistas Dopaminérgicos

MECANISMO DE AÇÃO

Atuam diretamente sobre os receptores D2 da dopamina nas células lactotróficas normais e adenomatosas, inibindo a síntese e a secreção da prolactina (PRL) e diminuindo a síntese do DNA celular e o crescimento do tumor. Isso permite que a função gonadal normal seja recuperada, com restauração da fertilidade.[1–3,20,21]

DROGAS

O primeiro composto a surgir foi a bromocriptina, no início dos anos 1970. Posteriormente foram desenvolvidas *lisurida, pergolida, quinagolida* e, mais recentemente, *cabergolina* (Quadro 4.2). Quinagolida e cabergolina diferem dos demais DA por terem maior afinidade pelos receptores dopaminérgicos D2.[1–3]

Bromocriptina (BRC)

Está disponível na forma de comprimidos (Parlodel® comp. 2,5 mg) e cápsulas de liberação lenta (Parlodel SRO® — *slow release oral* — cáps. 2,5 e 5 mg). Essas últimas apresentam a vantagem de poderem ser administradas em dose única diária, enquanto os comprimidos

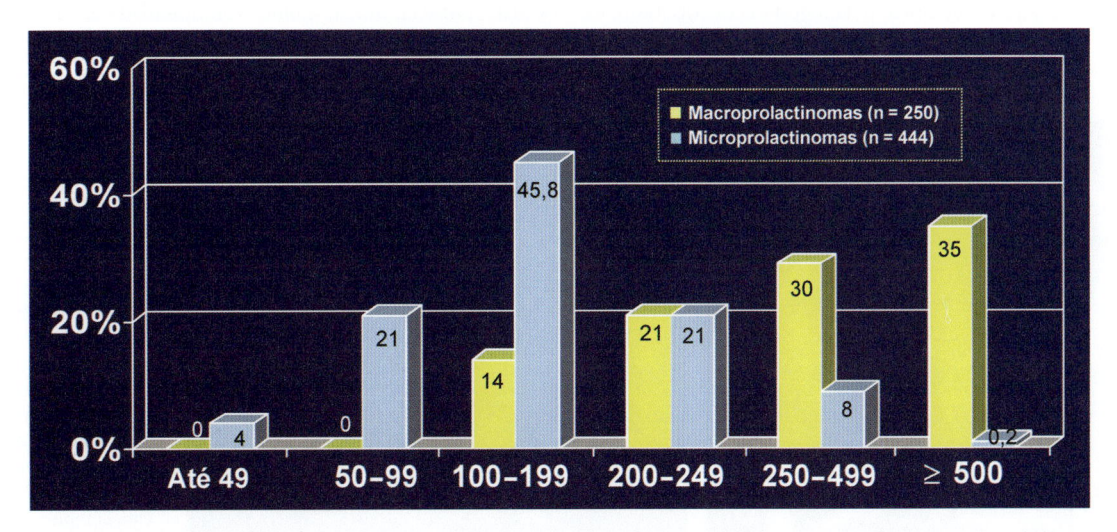

Fig. 4.4 Comparação entre os níveis de PRL (ng/mL) em pacientes com microprolactinomas (n = 444) ou macroprolactinomas (n = 250) em um estudo multicêntrico brasileiro. (Adaptado da Ref. 46.)

QUADRO 4.2
Agonistas Dopaminérgicos

Droga	Nome Comercial	Dose Usual
Cabergolina	*Dostinex®*	0,5–1 mg, 1–2 vezes/semana
Bromocriptina	*Parlodel®*	2,5 mg, 2–3 vezes ao dia
	Parlodel SRO®	5–7,5 mg, 1 vez ao dia
Quinagolida	*Norprolac®*	75–225 μg, 1 vez ao dia

QUADRO 4.3
Eficácia e Tolerabilidade da Bromocriptina em Pacientes com Prolactinomas

Efeito	Freqüência (%)
Normalização da prolactina	70–80
Retorno de menstruações ovulatórias	80–90
Redução tumoral	75
Efeitos colaterais	até 80
Intolerância	5–10
Resistência tumoral	5–18

Adaptado das Refs. 3, 13 e 26.

requerem habitualmente duas a três tomadas/dia; usualmente são, também, mais bem toleradas.

POSOLOGIA. Recomenda-se iniciar com 1,25 mg à hora de deitar, juntamente com uma pequena refeição (para retardar a absorção) e aumentar a dose gradativamente, de acordo com a tolerância individual, até ser atingida a resposta terapêutica. A dose usual da BRC é de 5-7,5 mg/dia; doses > 7,5 mg/dia geralmente não são necessárias, exceto na presença de grandes tumores.[18,20,23]

EFICÁCIA CLÍNICA. Em uma revisão de vários grandes estudos, totalizando mais de 400 pacientes tratados com BRC, observaram-se normalização da PRL em 70% a 80% das pacientes e retorno de menstruações ovulatórias em 80% a 90% (Quadro 4.3).[24] Percebam que, em algumas pacientes, a simples redução dos níveis da PRL (mesmo sem a normalização dos mesmos) é suficiente para restaurar menstruações ovulatórias. No caso de macroprolactinomas, a BRC proporciona significativa redução tumoral em aproximadamente 80% dos casos. Na maioria dos pacientes, essa redução ocorre dentro de 2 meses do início do tratamento, mas pode acontecer somente após 3 anos ou mais. Pode ser observada mesmo em tumores com grande extensão supra-selar e compressão quiasmática (Fig. 4.5). A maioria dos pacientes que responde à BRC o fará dentro de 1 a 2 meses. Convém também salientar que a galactorréia pode persistir apesar da normalização da PRL.[2,3,22–25]

EFEITOS COLATERAIS. As reações adversas da BRC são comuns aos demais agonistas dopaminérgicos e acometem até 80% dos pacientes. Tendem a ser mais acentuadas com doses diárias > 7,5 mg/dia, administração da medicação sem aumentos graduais da dose ou com o paciente em jejum ou, ainda, pela ingestão concomitante de bebidas alcoólicas. Entre as manifestações mais comuns temos náuseas (50%), cefaléia (29%), tonturas (26%) e fadiga (18%) (Quadro 4.4).[23–25] Raramente podem acontecer reações psicóticas (observadas em 1,3% de 600 pacientes tratados com BRC ou lisurida).[26,27] Também raro é o surgimento de rinoliquorréia, resultante de uma rápida redução tumoral induzida pela BRC.[28] As reações adversas à BRC são geralmente leves e transitórias. No entanto, 5% a 15% dos pacientes são forçados a interromper o tratamento, em decorrência, sobretudo, de náuseas, vômitos, tonturas e/ou hipotensão postural intensos ou persistentes. Congestão nasal persistente pode, raramente, ser a causa da suspensão do tratamento.[23,25]

A maioria dos pacientes intolerantes à BRC responde favoravelmente quando medicados com quinagolida[29] ou cabergolina.[2,3] Ocasionalmente, a troca pela administração intravaginal da BRC pode também ser bem-sucedida.[30]

Apoplexia hipofisária já foi relatada durante o uso da BRC.[31] Herniação do quiasma óptico para dentro da fossa hipofisária, com agravamento dos sintomas visuais, é uma outra complicação infreqüente da terapia dos macroprolactinomas com DA.[32] Redução da dose da droga, com conseqüente reexpansão tumoral, pode melhorar o quadro.[2]

Quinagolida (CV)

Único agonista não derivado do *ergot*, apresenta, em comparação à BRC, eficácia similar, melhor tolerabilidade e, como mencionado,

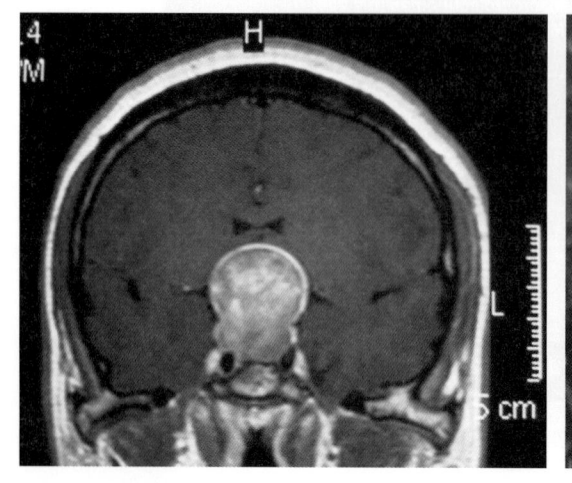

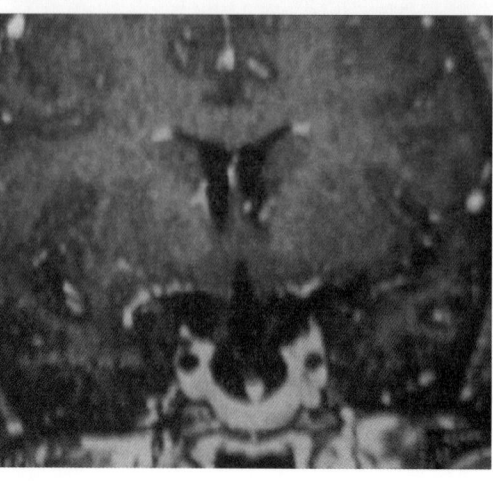

Fig. 4.5 Agonistas dopaminérgicos são o tratamento dos prolactinomas, mesmo quando há compressão quiasmática. Neste caso, a imagem de um volumoso macroprolactinoma antes (**A**) e após 6 meses de uso de cabergolina (2 mg/semana), com completo desaparecimento do tumor e imagem de sela vazia (**B**).

QUADRO 4.4
Efeitos Colaterais dos Agonistas Dopaminérgicos

Comuns	Raros
Náuseas, vômitos	Depressão
Tonturas	Psicose
Cefaléia	Rinoliquorréia
Fadiga	Herniação do quiasma óptico
Congestão nasal	
Hipotensão postural	
Constipação, dor abdominal	
Espasmo digital induzido pelo frio	

Adaptado das Refs. 24, 25 e 26.

maior seletividade pelos receptores D2. Por isso, mostra-se útil em pacientes intolerantes e resistentes à BRC.[29,34,35] É comercializado na Europa sob o nome de Norprolac®.

POSOLOGIA E EFICÁCIA CLÍNICA. O tratamento com CV deve ser iniciado com 75 μg/dia, e a maioria dos pacientes tem resposta satisfatória com uma dose única diária de até 225 μg. No caso de resistência à BRC, doses de até 750 μg/dia podem ser necessárias.[18,35]

Entre 40 pacientes com hiperprolactinemia, o uso de CV por até 6 anos resultou em normalização da PRL em 82% dos pacientes sem tumor, em 73% daqueles com microadenoma e 67% com macroadenoma.[33] A dose variou de 75 a 400 μg/dia (média de 100 μg/dia). Entre os pacientes previamente tratados com BRC, o uso de CV propiciou redução de 75% na freqüência de efeitos colaterais como náuseas, vômitos, tonturas e sonolência.[33]

Em uma revisão da literatura, Vilar e Burke[34] observaram que o uso da CV propiciou normalização da PRL em 67% e 35% dos casos de intolerância e resistência à BRC, respectivamente. Em uma outra série,[35] normalização da PRL aconteceu em 44% dos 107 pacientes resistentes à BRC, na dose de 75 a 750 μg/dia. Em um estudo randomizado,[36] normalização da PRL foi observada em 90% dos pacientes tratados com cabergolina (1 mg/semana) e em 75% daqueles que usaram CV (75 μg/dia).

Cabergolina (CAB)

CAB (Dostinex®) está disponível em comprimidos de 0,5 mg. Apresenta uma duração de ação de até 21 dias após uma dose única oral de 0,3 a 1 mg.[37,38] Assim, tem a grande vantagem de poder ser administrada apenas 1 a 2 vezes por semana (ou, ocasionalmente, a cada 15 dias), enquanto os demais agonistas requerem 1 a 3 tomadas diárias.[1-3,18]

POSOLOGIA. Recomenda-se iniciar o tratamento com 0,25 a 0,5 mg, uma vez por semana, com reajustes semanais da dose, até atingir-se 1 mg semanal (em 2 tomadas). Esse esquema é suficiente para normalizar os níveis de PRL na maioria dos pacientes. Não raramente, a dose pode ser reduzida para 0,25–0,5 mg/semana, uma vez que o controle da hiperprolactinemia tenha sido alcançado.[2,3,18,39] Para alguns pacientes, a administração quinzenal da CAB pode ser satisfatória, sobretudo em casos de microprolactinomas. Entre 455 pacientes, a dose média eficaz foi de 1 mg/semana (variação de 0,5–3 mg/semana) para macroprolactinomas e 0,5 mg/semana (variação de 0,25–1 mg/semana) para microprolactinomas e hiperprolactinemia idiopática.[39] Na nossa experiência, pacientes com resistência à BRC e à quinagolida podem requerer doses tão altas quanto 0,5 mg/dia para normalizarem a PRL, mas a maioria responde à posologia de até 3 mg/semana.[18,40]

Entre 60 pacientes sem tratamento prévio, 11 (18,3%) necessitaram de doses > 2 mg/semana (sem) para normalizarem a PRL. Desses, 4 requereram 3 mg/sem, 2, 6 mg/sem, 4, 9 mg/sem e 1, 11 mg/sem.[3] A preocupação maior com o uso de doses elevadas de CAB é a possibilidade de ocorrência de anormalidades valvulares cardíacas (ver adiante).

EFICÁCIA CLÍNICA. Entre 455 pacientes com hiperprolactinemia patológica tratados com CAB, normalização dos níveis da PRL aconteceu em 86% (Quadro 4.5).[39] Dados de várias séries mostram que o uso da CAB possibilitou a normalização da PRL em 83% a 96% dos pacientes com microprolactinomas e em 73% a 100% daqueles com macroadenomas.[2,3] Resultou, também, em redução significativa do tamanho, de 38% a 92%, dos macroprolactinomas, com desaparecimento da imagem tumoral à ressonância magnética em 26% a 57%.[3,40-43] Foi também observado que a redução tumoral foi maior nos pacientes sem tratamento prévio com outros DA.[43]

Quando comparada à BRC, a CAB apresenta melhor tolerabilidade e maior eficácia em normalizar a PRL. Em estudo duplo-cego, randomizado, envolvendo 459 mulheres com amenorréia hiperprolactinêmica, normalização da PRL, ciclos ovulatórios ou gravidezes e taxa de abandono da terapia foram, respectivamente, de 59%, 72% e 3% com a CAB e de 33%, 52% e 12% com a BRC.[44] CAB mostrou-se também eficaz na redução do tamanho das metástases dos prolactinomas.[45]

CAB tem-se mostrado de grande utilidade nos casos de *resistência* aos agonistas dopaminérgicos (ver adiante).[3,39,43] Além disso, nos casos de *intolerância* à BRC, a terapia com CAB levou à normalização da prolactinemia em 84% a 100% dos pacientes, com redução tumoral significativa em até dois terços dos casos, em diferentes séries.[2,3,43] No Quadro 4.6 estão listados dados sobre eficácia e tolerabilidade da CAB em várias séries.

Em um estudo multicêntrico brasileiro,[46] normalização da PRL ocorreu em 87% dos pacientes sem tratamento prévio, em 84% dos intolerantes à BRC e em 55% daqueles com tumores resistentes à BRC (Fig. 4.6). Nesse mesmo estudo, somente 67% dos pacientes tratados com BRC lograram normalização da PRL (p < 0,001). Além disso, as freqüências de redução tumoral > 50% ou completo de-

QUADRO 4.5
Eficácia e Tolerabilidade da Cabergolina em 455 Casos de Hiperprolactinemia Patológica*

Efeito	Freqüência (%)
Normalização da Prolactina*	
Microprolactinomas	92%
Macroprolactinomas	77%
Resistentes à bromocriptina	70%
Intolerantes à bromocriptina	84%
Redução tumoral significativa	67%
Efeitos colaterais	13%
Intolerância	4%

*Macroprolactinomas (42%), microprolactinomas (41%), hiperprolactinemia idiopática (16%) e sela vazia (1%).
Adaptado da Ref. 39.

QUADRO 4.6
Visão Geral da Eficácia da Cabergolina no Tratamento dos Prolactinomas

Autores (ano)	N.º de Pacientes	Microadenomas	Macroadenomas	% Normalização da PRL	% Redução Tumoral	% Efeitos Colaterais
Ciccarelli et al. (1989)	30	27	3	81	71	48
Ferrari et al. (1989)	46	38	8	85	83	15
Ferrari et al. (1992)	127	108	19	90	79	23
Webster et al. (1993)	162	161	1	92		40
Webster et al. (1994)	223	223	0	83		68
Biller et al. (1996)	15	0	15	73	73	~0
Ciccarelli et al. (1997)	48	26	9	91	70	4
Colao et al. (1997)	27	8	19	85	48	22
Colao et al. (1997)	23	0	23	83	61	4
Ferrari et al. (1997)	65	0	65	61	66	25
Muratori et al. (1997)	26	26	0	96	68	24
Cannavò et al. (1999)	37	26	11	92	100	8
Verhelst et al. (1999)	455	249	181	86	67	13
Colao et al. (2000)	110	0	110	89	55	4,6
Di Sarno et al. (2001)	116	60	56	86	79	3,3
Colao et al. (2003)	272	155	117	92	74*	
Vilar et al. (2008)	238	121	117	83	80*	8

*Redução > 50%.

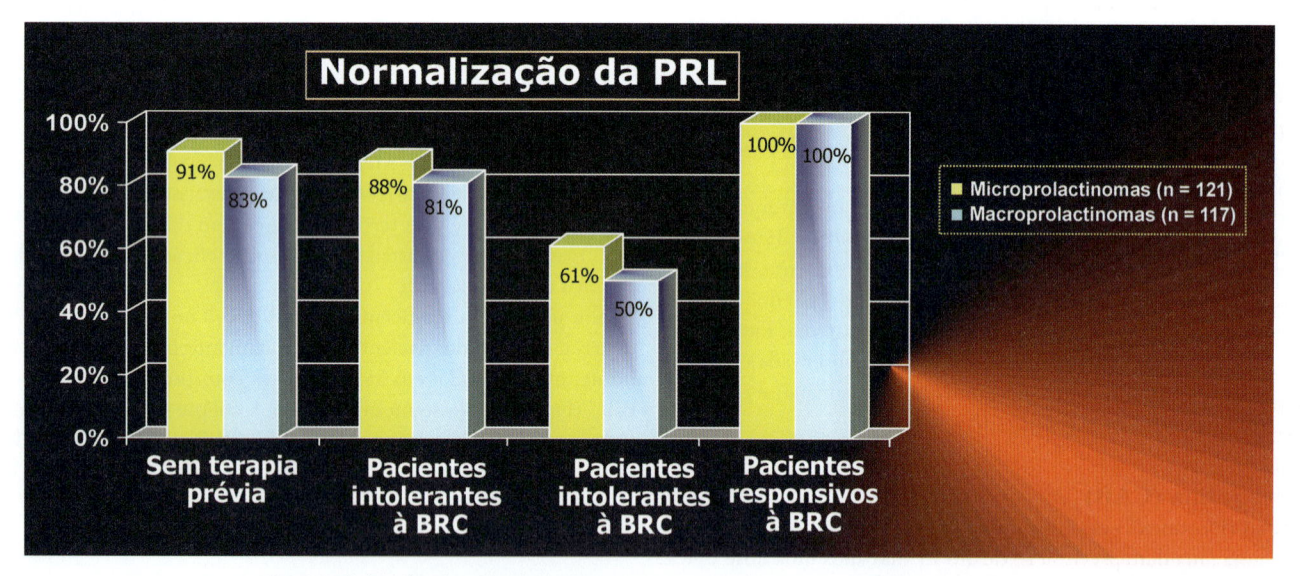

Fig. 4.6 Eficácia da cabergolina em 238 pacientes com prolactinomas. (Adaptado da Ref. 46.)

saparecimento tumoral foram significativamente maiores com CAB de que com BRC (Fig. 4.7).[46]

Infertilidade e osteoporose são as duas principais conseqüências clínicas da hiperprolactinemia, em ambos os sexos.[3,18] Enquanto os efeitos benéficos do tratamento com CAB na recuperação da fertilidade feminina têm sido amplamente relatados (ver adiante), dados sobre a recuperação da fertilidade em homens são extremamente limitados. Em um estudo preliminar,[47] relatamos que, em homens com prolactinomas, CAB rapidamente induziu normalização da qualidade do esperma, aumentando significativamente o número de espermatozóides já após o primeiro mês de tratamento com doses-padrão e mais precocemente do que com a BRC. Tal achado aparentemente se deveu a uma normalização mais prematura da PRL com a CAB. Esses resultados foram confirmados em outro estudo nosso mais recente, em que a terapia com CAB por 24 meses induziu normalização da PRL na maioria dos homens, restaurando secreção de GH, testosterona e ACTH em aproximadamente 60% dos casos, normalizando o volume e a contagem do esperma, além de melhorar a motilidade dos espermatozóides.[48] Além disso, em um outro estudo,[49] demonstramos que 97% dos homens hiperprolactinêmicos tinham prejuízo das ereções noturnas, em comparação a 13,7% do grupo controle. Também foi demonstrado que, somente após 6 meses de tratamento com CAB, ocorria, na maioria dos casos, normalização da pulsatilidade da secreção de gonadotrofinas e, conseqüentemente, dos níveis de testosterona, restaurando assim a

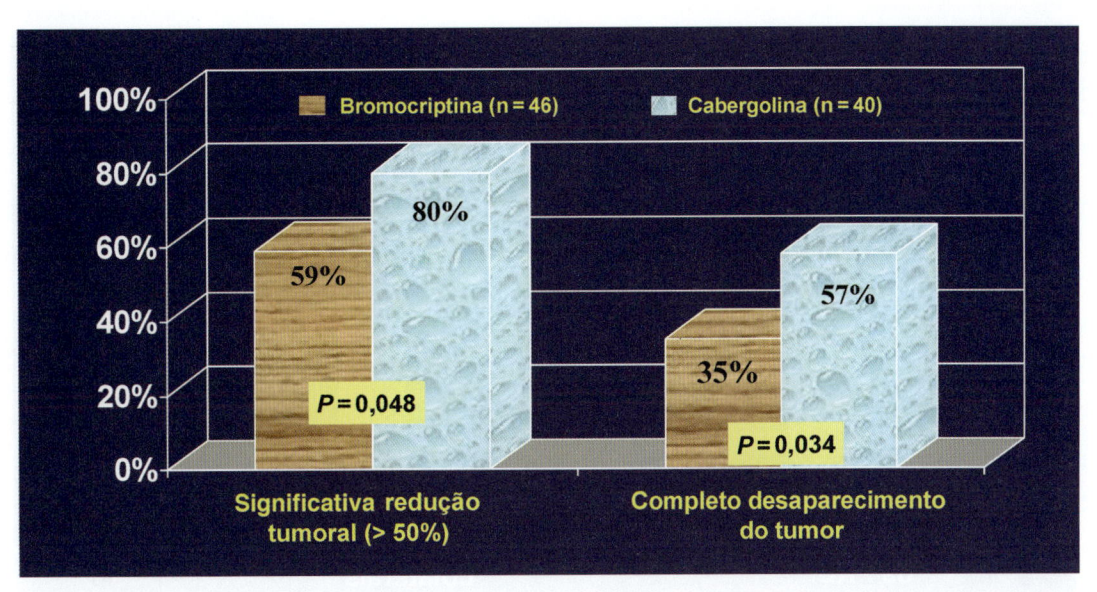

Fig. 4.7 Comparação da eficácia da CAB e BRC sobre o tamanho dos macroprolactinomas em pacientes sem tratamento prévio. (Adaptado da Ref. 46.)

capacidade de uma atividade sexual normal.[49] CAB propiciou recuperação dos ciclos ovulatórios e obtenção de gravidez na maioria dos estudos que incluíram mulheres em idade fértil.[2,3,49,50]

No que se refere à osteoporose, foi bem demonstrado que, em mulheres, a recuperação do hipogonadismo, mais do que a supressão dos níveis de PRL, está associada a melhora da densidade mineral óssea (DMO).[18,51] Entretanto, essa resposta é bem menos favorável em pacientes jovens e adolescentes.[52] Além disso, os dados em homens são ainda escassos. O tratamento com BRC, CV ou CAB por 18 meses induziu um significativo aumento na DMO em homens com hiperprolactinemia, mas não modificou significativamente o escore T, indicando que períodos mais longos de tratamento podem ser necessários para esse fim.[53]

EFEITOS COLATERAIS. As reações adversas à CAB são idênticas às observadas com a BRC, mas com uma freqüência significativamente menor. Intolerância à CAB tem sido relatada em apenas 3% a 8% dos pacientes nas grandes séries em que essa droga foi testada.[1,2,38,43,46] Herniação quiasmática, resultante da redução tumoral, é uma rara complicação da terapia com CAB.[54] Existem raros relatos de apoplexia hipofisária durante o tratamento de macroprolactinomas com CAB.[55,56] Entre os nossos pacientes, o percentual de reações adversas foi de apenas 4,5%, e nenhum precisou interromper o tratamento.

Dois estudos[57,58] mostraram que pacientes com doença de Parkinson tratados com pergolide e cabergolina apresentavam risco aumentado para regurgitação de valvas mitral e tricúspide, mas não com outros agonistas dopaminérgicos. No caso de CAB, a dose empregada era muito superior à utilizada no tratamento dos prolactinomas (média de 3 mg/dia vs. 1 a 3 mg/semana). Devido a esses achados, realizamos um estudo em que avaliamos por ecocardiografia 54 pacientes com prolactinomas tratados com CAB, 20 pacientes recentemente diagnosticados e um grupo controle, composto por 50 indivíduos pareados por sexo e idade.[59] A dose cumulativa (mg × meses de tratamento) variou de 32 a 1938 mg (média de 280), enquanto a duração do tratamento foi de 12–60 meses em 32% e > 60 meses em 68%. A única diferença encontrada nos três grupos foi uma maior prevalência de regurgitação tricúspide moderada, sem repercussão hemodinâmica no grupo da CAB. Essa alteração foi mais freqüente nos pacientes que receberam uma dose cumulativa acima da média (72%) do que naqueles que usaram doses menores (32%; p = 0,023).[59] Em outros três estudos recentes, não se encontrou risco aumentado para distúrbios valvares cardíacos nos pacientes com prolactinomas tratados com CAB nas doses usuais.[60,61,62] Embora a significância de nossos achados ainda não esteja definida, sugerimos que se realize uma avaliação ecocardiográfica completa nos pacientes tratados a longo prazo com CAB, sobretudo naqueles que requerem doses elevadas (p.ex., > 3 mg/semana).

RESISTÊNCIA AOS AGONISTAS DOPAMINÉRGICOS (DA)

Conceitos distintos têm sido propostos para definir a *resistência* dos prolactinomas aos DA. Entre os mais empregados se incluem: (1) falta de normalização dos níveis de PRL e/ou redução tumoral após 3 meses de tratamento com 15 mg/dia de BRC ou 0,6 mg de quinagolida,[63,64] (2) não-normalização da PRL com a dose máxima tolerada dos DA,[34] (3) inabilidade dos DA em induzir normalização da PRL e redução tumoral de pelo menos 50%[65] etc. Utilizando-se o último critério, falta de normalização da PRL foi observada em 24% dos pacientes tratados com BRC, 13% com pergolida e 11% com CAB.[65]

Resistência aos DA não implica comprometimento da absorção da droga ou de sua afinidade pelos receptores dopaminérgicos D2.[66] Pelo contrário, essa resistência está associada a uma diminuição na transcrição no gene do receptor D2, resultando em redução de quatro vezes no número de receptores D2 sobre a membrana celular.[66] Além disso, há uma diminuição da proteína G, que acopla os receptores D2 à adenililciclase, diminuindo ainda mais a capacidade de dopamina em inibir a secreção de PRL.[67] Finalmente, poderia haver um defeito em nível de pós-receptor.[65]

No mencionado estudo multicêntrico brasileiro,[46] foi constatado que resistência tumoral e intolerância ao agonista dopaminérgico foram significativamente mais freqüentes com BRC de que com CAB (Fig. 4.8).

Em uma série cirúrgica,[66] foi observado que: (1) tumores resistentes à BRC eram mais invasivos que os responsivos à droga; (2) 50% deles continham aspectos histológicos de agressividade, tais

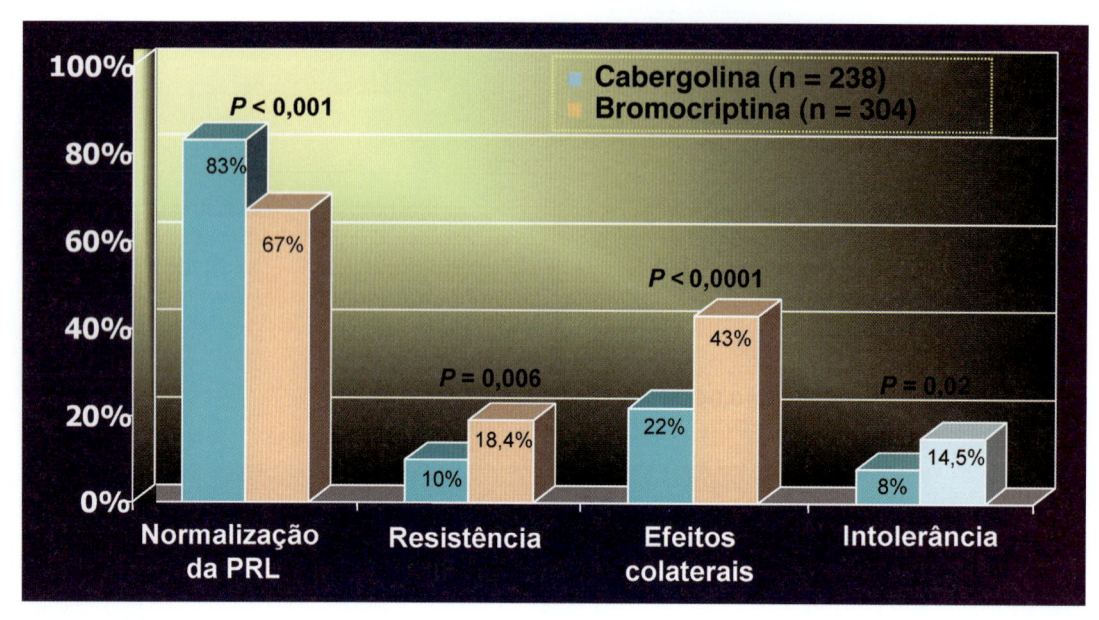

Fig. 4.8 Comparação da eficácia e tolerabilidade da CAB e BRC sobre o tamanho dos macroprolactinomas em pacientes sem tratamento prévio. (Adaptado da Ref. 46.)

como uma contagem mitótica maior ou igual a 3 e/ou um alto Ki-67 LI e atipia celular.

Entre 410 prolactinomas tratados com DA em nosso serviço, de 1990 a 2000, o percentual de resistentes foi de 13,7%.[64] De acordo com a literatura, a utilização da CAB em pacientes resistentes à BRC e/ou quinagolida possibilitou normalização da PRL em 51% a 85% dos casos e resultou em redução tumoral significativa em 30% a 66% dos macroprolactinomas.[3,22,43] Em uma reavaliação de nossos casos de resistência à BRC e ao CV, constatamos normalização dos níveis de PRL em 19 de 37 pacientes (51,3%) após 6–12 meses de tratamento com CAB, na dose de 1–2 mg/semana.[43] Nos 18 casos restantes, normoprolactinemia foi obtida após 18–24 meses, com 3–3,5 mg/semana.[43] Contudo, normoprolactinemia estável foi conseguida somente em 26 dos 37 pacientes (70,3%). Ao final do tratamento, a redução tumoral média foi de 58,4 ± 4,9%, e diminuição significativa foi observada em 10 pacientes (29,4%); em nenhum caso houve desaparecimento completo do tumor.[43]

Algumas vezes, os efeitos dos DA sobre a massa tumoral podem estar parcialmente dissociados daqueles sobre os níveis de PRL.[22] Convém também ressaltar que a resistência à BRC pode ser um fenômeno tardio, manifestando-se após 5 anos ou mais de tratamento.[67] Da mesma forma, em um paciente resistente à BRC, observou-se aumento do tamanho do tumor após 54 meses de tratamento com CAB (7 mg/semana).[43]

Entre as possíveis razões para o desenvolvimento de resistência tumoral tardia aos DA estão: (1) não-aderência ao tratamento, (2) instituição de reposição de esteróides gonadais, que causa resistência dos lactotrofos à dopamina, e (3) desenvolvimento de carcinoma (muito raro).[65] Em outros casos, a causa da resistência secundária permanece obscura.[64,65]

A *abordagem terapêutica* para pacientes resistentes aos DA inclui a troca por uma outra droga, cuja dose deve ser elevada até que se obtenha o efeito terapêutico desejado, na ausência de reações adversas intoleráveis para os pacientes. A cirurgia transesfenoidal pode também ser feita. Se fertilidade é desejada, clomifeno, gonadotrofinas e GnRH são também opções. Se fertilidade não é desejada, reposição de estrogênio pode ser usada para minimizar os sintomas de deficiência estrogênica e a perda de massa óssea. Entretanto, em casos de macroadenomas, há o risco de crescimento tumoral, que pode ser diminuído ou evitado pelo uso concomitante de um agonista dopaminérgico. Convém também salientar que a reposição hormonal (testosterona ou estrogênio) pode diminuir a eficácia dos DA; portanto, deve ser realizada com cautela. Nesses casos, o uso de SERMs ou inibidores de aromatase podem ser úteis.[2,3,22,65]

Foi relatado que a adição de octreotide LAR pode ocasionalmente resultar em normalização da PRL e estabilização do tamanho tumoral em casos de prolactinomas parcialmente resistentes à CAB.[65] Uma outra opção para os prolactinomas resistentes aos agonistas dopaminérgicos é a *temozolomida*, um agente alquilante que tem se mostrado efetivo em alguns tumores hipofisários agressivos.[68]

QUAL O AGONISTA DOPAMINÉRGICO DE ESCOLHA?

Por sua maior eficácia, melhor tolerabilidade e maior comodidade posológica, em comparação aos demais agonistas dopaminérgicos, a cabergolina representa a opção de escolha no manuseio dos prolactinomas.[1-3] No entanto, como ainda existe maior experiência com o uso da BRC em gestantes (ver Prolactinomas e Gravidez, adiante), a maioria dos centros recomenda essa droga para pacientes cuja meta principal do tratamento seja a gravidez.[2,3] Em nosso serviço, CAB tem sido usada rotineiramente em qualquer paciente com prolactinomas. CAB constitui, também, a opção mais eficaz para os casos de resistência ou intolerância à BRC e a outros agonistas dopaminérgicos.[3,19,20]

QUAL DEVE SER A DURAÇÃO DO TRATAMENTO COM OS AGONISTAS DOPAMINÉRGICOS (DA)?

Uma vez suspensa a administração dos DA, tende a ocorrer recidiva da hiperprolactinemia, que geralmente não se acompanha de reexpansão tumoral. No entanto, após a retirada da BRC, persistência de níveis normais de PRL, com períodos de seguimento variando de 8-240 meses (média de 24), foi relatada em 7% a 38% dos pacientes (sobretudo naqueles com microprolactinomas).[69–73] Um aumento no tamanho do tumor com evidente reexpansão foi observado em aproximadamente 10% dos casos.[70,72] A possibilidade de recrescimento tumoral parece ser maior se a duração do tratamento antes da retirada da droga for inferior a 12 meses. Em um estudo brasileiro[73] com 131 pacientes, 20,6% (25,8% com microprolactinomas e 15,9% com macroprolactinomas) persistiam com normoprolactinemia após um tempo médio de 44 meses após a retirada da BRC.

Dados sobre a retirada da CAB são ainda escassos. Cannavò e cols.[74] reportaram normoprolactinemia persistente em 1/9 (11%) dos pacientes com macroprolactinomas e em 4/18 (22%) com microprolactinomas, 12 meses após a interrupção do fármaco. Nós avaliamos o efeito da retirada da CAB em 200 pacientes — 25 com hiperprolactinemia não-tumoral (HNT), 105 com microprolactinomas (MIC) e 70 com macroprolactinomas (MAC) — cujos níveis de PRL haviam normalizado e se apresentavam sem tumor ou com redução tumoral de pelo menos 50%. A recidiva da hiperprolactinemia, 2 a 5 anos após a retirada da CAB, foi de 24% em pacientes com HNT, 31% em casos de MIC e 36% nos indivíduos com MAC.[75] Posteriormente, nossos pacientes foram reavaliados 24-96 meses após a retirada da CAB. Recidiva da hiperprolactinemia foi observada em 25,9%, 33,9% e 53,1% dos casos de HNT, MIC ou MAC, respectivamente.[76]

Nossos dados apóiam o conceito de retirada periódica da CAB, especialmente nos pacientes em que a RM for normal. Portanto, nessa situação, deve-se considerar a suspensão periódica do tratamento com os DA (p.ex., a cada 24 meses), para avaliar se a hiperprolactinemia recidivará ou não. No caso de grandes adenomas, essa suspensão deve ser gradual, devendo-se interrompê-la caso ocorra aumento nos níveis da PRL ou nas dimensões tumorais.[3,18]

TRATAMENTO DOS MICROPROLACTINOMAS

Indicações

Microprolactinomas (MIC) não tendem a crescer com o tempo, e sua progressão para macroprolactinomas é excepcional (risco inferior a 7%).[6] Além disso, estudos sobre a história natural dos MIC mostraram que em aproximadamente um terço dos casos sem tratamento pode haver melhora dos sintomas, desaparecimento da galactorréia e/ou normalização da PRL.[77] Desse modo, recomenda-se que pacientes portadores de MIC sejam tratados apenas nas seguintes situações: (1) distúrbios gonadais (amenorréia, infertilidade); (2) disfunção sexual (diminuição da libido, disfunção erétil); (3) osteoporose prematura; (4) galactorréia muito incômoda; ou (5) crescimento tumoral durante o seguimento.[2,3,78]

Opções de Tratamento

FARMACOTERAPIA

Os DA têm sido considerados a abordagem terapêutica inicial para a maioria dos pacientes com microprolactinomas. Essa postura deriva de uma experiência acumulada por mais de 20 anos com a BRC, que permite, como mencionado, restauração dos níveis normais da prolactina (PRL) sérica e redução tumoral em cerca de 80% dos pacientes.[2,18] Em um estudo belga multicêntrico retrospectivo incluindo 455 pacientes, foi constatado que o uso da CAB resultou em normalização dos níveis séricos da PRL em 92% de 244 pacientes com hiperprolactinemia idiopática ou microprolactinomas.[38]

CIRURGIA

Em pacientes com MIC, a taxa de normalização dos níveis séricos de PRL com a cirurgia transesfenoidal (TSS) varia grandemente, situando-se entre 35% e 90% em diferentes séries. Um resumo dos resultados de 31 séries mostra que 872 de 1.224 (71,2%) pacientes com MIC tiveram seus níveis de PRL normalizados após a cirurgia, com posterior recidiva da hiperprolactinemia em 17,4% e uma taxa de cura a longo prazo de 59% (Quadro 4.7).[6] Estudos mais recentes têm mostrado que a ressecção de MIC feita por neurocirurgiões com grande experiência em TSS normaliza os níveis de PRL, restaura os ciclos menstruais normais e produz o desaparecimento da galactorréia em 85% a 90% dos pacientes, com baixo risco de complicações e hipopituitarismo.[3,20,42] As taxas de sucesso são maiores quando os níveis de PRL são < 200 ng/mL e a amenorréia tem duração inferior a 5 anos.[18] Além disso, a TSS pode ser empregada em casos de resistência e/ou intolerância à farmacoterapia.[17–19]

Nos pacientes em que a cirurgia é bem-sucedida, ocorre imediata queda da PRL para valores muito baixos, normalizando-se dentro de algumas semanas. Recidivas são muito improváveis em pacientes com níveis de PRL muito baixos após a cirurgia.[2,3]

TRATAMENTO DOS MACROPROLACTINOMAS

Indicações

Além dos efeitos negativos da hiperprolactinemia sobre a função gonadal, pacientes com macroprolactinomas (MAC) devem sempre ser tratados devido aos riscos de posterior expansão tumoral, hipopituitarismo e defeitos dos campos visuais.[17–24]

Farmacoterapia

O uso dos DA é amplamente considerado a opção inicial de tratamento, mesmo no caso de tumores gigantes ou que comprimam o quiasma óptico. Uma redução tumoral importante (> 80% do tamanho pré-tratamento) é conseguida, na maioria dos casos, após um tratamento de curta duração com os DA, particularmente com a CAB e a quinagolida (Fig. 4.9).[17–20,23]

Em estudo multicêntrico prospectivo, a normalização da PRL aconteceu em 18/27 casos (67%) de MAC tratados com BRC e seguidos por pelo menos 12 meses.[25] Em 8 séries, totalizando 106 casos de MAC, o uso da BRC resultou em redução tumoral em 82% dos pacientes: > 50% em 42,5%, entre 20% e 50% em 28,3%, e < 25% em 11%.[20]

No que se refere à CAB, Verhelst e cols.[38] constataram que sua administração a 181 pacientes com MAC induziu a redução tumoral em 67% dos casos e melhora dos defeitos visuais em 70%, com normalização da prolactinemia em 77% dos pacientes. Entre 110 casos de MAC, observamos que a CAB se mostrou bastante eficaz na normalização da prolactinemia e induziu importante redução tumoral, tanto em pacientes responsivos e não-responsivos a outros DA quanto naqueles não previamente tratados (Figs. 4.10 e 4.11).[43] A redução das dimensões do tumor e o completo desaparecimento da imagem tumoral foram mais evidentes em pacientes sem tratamento anterior. Além disso, quanto

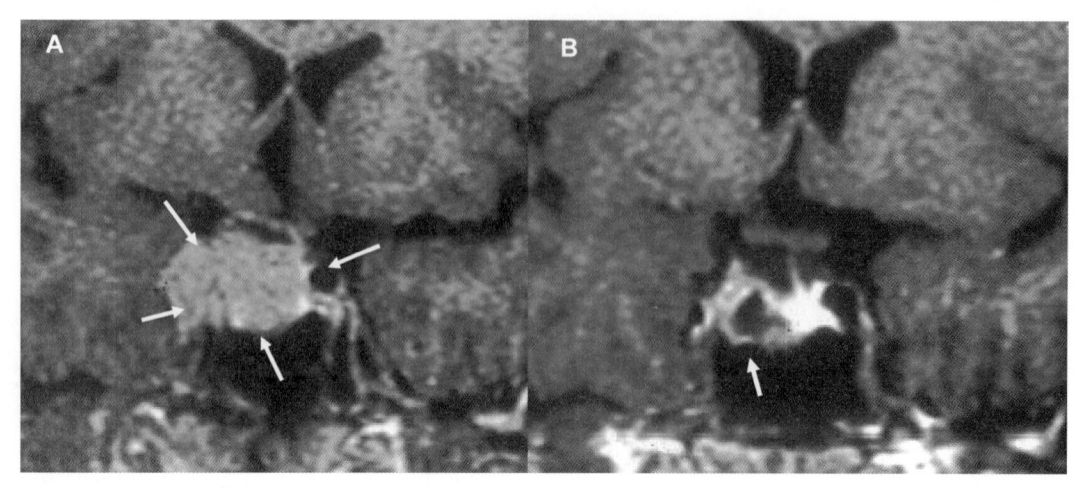

Fig. 4.9 Efeito da cabergolina sobre as dimensões de um macroprolactinoma, antes (**A**) e após 4 meses de tratamento (**B**).

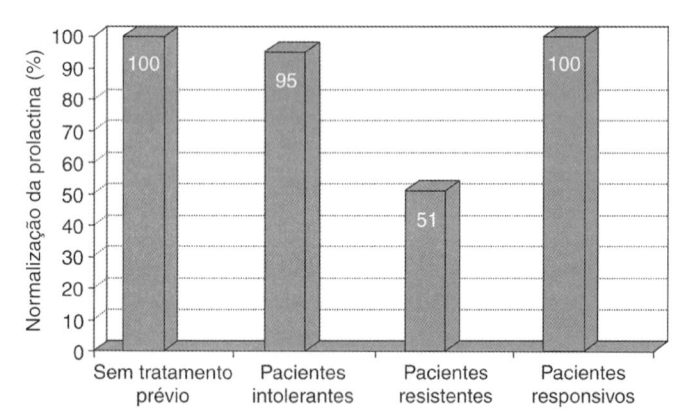

Fig. 4.10 Eficácia da cabergolina na normalização da prolactinemia em 110 macroprolactinomas, de acordo com as características dos pacientes: sem tratamento prévio e resistentes, intolerantes ou responsivos a outros agonistas dopaminérgicos. (Adaptado da Ref. 43.)

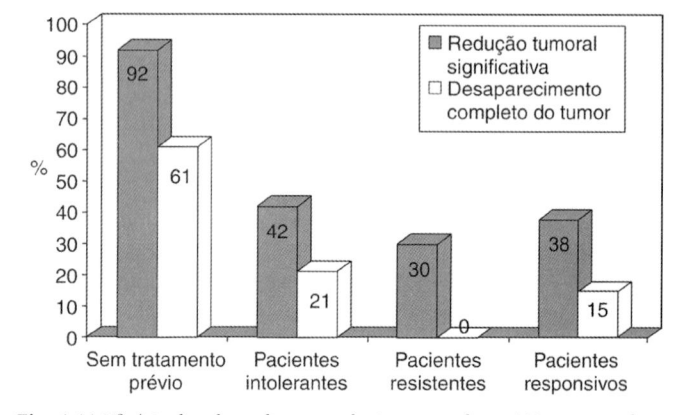

Fig. 4.11 Eficácia da cabergolina na redução tumoral em 110 macroprolactinomas, de acordo com as características dos pacientes: sem tratamento prévio e resistentes, intolerantes ou responsivos a outros agonistas dopaminérgicos. (Adaptado da Ref. 43.)

mais acentuada mostrou-se a supressão dos níveis de PRL, maior foi a redução tumoral.[43] Entre 41 homens com MAC, CAB propiciou normalização da PRL e de testosterona em 75,6% e 61%, respectivamente, além de desaparecimento tumoral em 30%.[48]

Cirurgia

A cirurgia transesfenoidal é a técnica de escolha para a maioria dos MAC. Craniotomia raramente se faz necessária. Em 1.256 pacientes com MAC submetidos a adenomectomia transesfenoidal, a taxa inicial média de cura cirúrgica (definida como normalização dos níveis de PRL) foi de 32%, com recidiva de aproximadamente 19% e um percentual de cura a longo prazo de apenas 26% (Quadro 4.7).[6]

Devido à sua baixa eficácia para MAC, a cirurgia deve apenas ser considerada em situações especiais, como: (a) intolerância ou resistência às drogas; (b) complicações do tumor — hemorragia ou fístula liquórica, com rinoliquorréia; (c) ausência de resposta imediata à terapia medicamentosa em pacientes com tumores invasivos que comprometam a visão; (d) crescimento tumoral em pacientes que responderam inicialmente aos agonistas dopaminérgicos, com ou sem aumento concomitante dos níveis de PRL.[3,17-20,78]

Radioterapia

A resposta à radioterapia hipofisária externa convencional é freqüentemente lenta ou incompleta. Como terapia primária, em quatro séries na dose total de 4.500 rads, observou-se normalização da PRL

QUADRO 4.7
Resultados da Cirurgia Transesfenoidal em Prolactinomas

	Cura (%)	Recidiva (%)
Microprolactinomas (n = 1.224)	50–100 (média, 71)	2,5–50 (média, 17,4)
Macroprolactinomas (n = 1.256)	0–80 (média, 32)	0–80 (média, 18,6)

Adaptado das Refs. 6 e 78.
Obs.: A ressecção de microprolactinomas feita por neurocirurgiões com grande experiência em TSS normaliza os níveis de PRL, restaura os ciclos menstruais normais e produz o desaparecimento da galactorréia em 85% a 90% dos pacientes (taxas de sucesso maiores com níveis de PRL < 200 ng/mL e amenorréia com duração < 5 anos).

em 0% a 38% (média de 20%) dos pacientes.[26] Em um estudo posterior, a prolactinemia normalizou-se em cerca de 30% de 63 pacientes não-curados pela cirurgia, após 10 anos.[20] Em geral, 2 a 15 anos (média de 10 anos) são necessários para a obtenção de uma eficácia máxima da radioterapia convencional em prolactinomas.[6,79] Outro importante inconveniente é o surgimento de hipopituitarismo em pelo menos 30% a 50% dos pacientes.[80] Adicionalmente, há o risco relativo do desenvolvimento de carcinogênese cerebral secundária, estimado em 10 vezes aquele da população geral.[2,80] Contudo, o dano radiobiológico raramente ocorre se for usado um acelerador linear e a terapia for liberada através de três campos em uma dose fracionada de menos de 200 rads/dia, totalizando 4.500 rads.[2,20] Recidiva de um prolactinoma aconteceu 27 anos após a radioterapia convencional.[81]

Os dados com a radiocirurgia *gamma-knife* (RCGK) para prolactinomas são ainda limitados.[3,82-86] Uma revisão de 16 estudos,[82] totalizando 330 pacientes, mostrou que, após um seguimento médio de 6–45 meses, os níveis de PRL se normalizaram em 26% dos casos, diminuíram em 62%, permaneceram inalterados em 1,2% e se elevaram em 2,8%. O tempo médio estimado para normalização da PRL foi de 29 meses.[82] Entre 33 pacientes com MAC refratários ao tratamento medicamentoso e cirúrgico, a RCGK propiciou normalização da PRL em 26% após um tempo médio de 24,5 meses.[3] A remissão foi significativamente maior nos pacientes que não estavam usando DA na época da RCGK e que tinham volume tumoral < 3 cm. Estabilização do volume do tumor ocorreu em 89% dos casos.[3] Um estudo recente mostrou que, após 4 anos da RCGK, as freqüências de normalização hormonal foram de 87% em pacientes com doença de Cushing, 67% com acromegalia e 18% com prolactinomas.[85]

Em função de sua baixa eficácia e seus potenciais riscos, a radioterapia habitualmente fica reservada para os casos de resistência ou intolerância aos DA quando a cirurgia não foi bem-sucedida (p.ex., massa residual tumoral significativa ou que venha a crescer durante o seguimento).[2,3,20]

PROLACTINOMAS E GRAVIDEZ

Um dos maiores benefícios da correção da hiperprolactinemia em mulheres com prolactinomas é a restauração da fertilidade e a possibilidade de engravidar, o que ocorre em cerca de 80% dos casos. A exemplo da hipófise normal, cujo volume aumenta significativamente (70% a 130%) durante a gravidez, por hiperplasia das células lactotróficas, prolactinomas podem também crescer nas gestantes. Esse risco é significativamente maior para os macroadenomas (15,5% a 35,7%) do que para os microadenomas (1,6% a 5,5%) (Quadro 4.8). Em pacientes com macroadenomas previamente submetidos a cirurgia, com ou sem radioterapia, esse risco cai para 7%. Entre os macroprolactinomas, as chances de crescimento são maiores para os tumores grandes com extensão supra-selar.[3,6,87,88]

Até bem pouco tempo havia na literatura o relato de 6.239 gravidezes que ocorreram em pacientes fazendo uso de BRC e de cerca de 300 com a CAB. Nas duas situações, a droga foi geralmente interrompida uma vez confirmada a gravidez, e não se observou aumento na ocorrência de abortos espontâneos, gravidezes ectópicas ou múltiplas, doença trofoblástica ou malformações congênitas. Dados sobre a segurança do uso da BRC por toda a gestação são ainda escassos, mas sugerem que essa droga provavelmente seria também segura para uso contínuo durante a gravidez. Em cerca de 100 mulheres tratadas, nenhuma anormalidade fetal foi notada, exceto um caso de criptorquidia e um outro com um pé torto.[3,71,87,88]

Recentemente publicamos estudo observacional de 12 anos, envolvendo 329 gravidezes em mulheres que engravidaram em uso de cabergolina, não tendo sido observado risco aumentado para abortamento ou malformações fetais.[89]

Atualmente não há uma resposta clara nem diretrizes estabelecidas sobre a melhor maneira de se acompanhar uma paciente com um prolactinoma durante a gravidez:

- *Microprolactinoma* – Existe uma concordância geral de que os DA devam ser suspensos quando acontecer gravidez em pacientes com microprolactinomas, devido ao baixo risco de expansão tumoral clinicamente significativa. O exame dos campos visuais e a ressonância magnética (RM) estão indicados apenas em pacientes que se tornem sintomáticas.[3,20,71,87,88]
- *Macroprolactinoma* – Alguns colegas advogam continuar o tratamento medicamentoso no caso de tumores com maior chance de crescimento. Uma outra abordagem mais freqüentemente adotada é interromper o tratamento e submeter as pacientes a um seguimento clínico cuidadoso. As pacientes devem ser avaliadas a cada 2 meses durante a gravidez, no que concerne a sintomas e sinais de expansão tumoral, tais como cefaléia ou defeitos dos campos visuais. Se eles ocorrerem, uma ressonância magnética (de preferência sem contraste) pode ser realizada, e está recomendada a reinstituição do tratamento com agonistas dopaminérgicos. Nesses casos, a maioria dos dados disponíveis foi obtida com a BRC; entretanto, para mulheres com intolerância ou resistência à BRC, CAB e quinagolida são consideradas drogas aceitáveis de segunda linha. A cirurgia transesfenoidal pode ser considerada para os casos de intolerância ou resposta inadequada aos DA (de preferência no segundo trimestre). Os níveis de PRL não representam um bom indicador do crescimento do adenoma.[2,20,71,87,88]

Após o parto, uma RM deve ser realizada rotineiramente em todas as pacientes, para detectar eventual crescimento tumoral assintomático.[88] Se a paciente atravessou a gestação com todo o seu

QUADRO 4.8
Efeitos da Gravidez sobre Prolactinomas

Tipo de Tumor	Terapia Prévia	N.º de Pacientes	Crescimento Sintomático	Crescimento Assintomático
Microadenomas	Não	246	4 (1,6%)	11 (4,5%)
Macroadenomas	Não	45	7 (15,5%)	4 (9,0%)
Macroadenomas	Sim	46	2 (4,3%)	0

Adaptado das Refs. 6 e 87.

impacto estrogênico sem complicações, a *amamentação* poderá ser permitida, sem implicar risco significativo de aumento das dimensões do prolactinoma.[87]

NOVAS PERSPECTIVAS TERAPÊUTICAS

Nos prolactinomas são também encontrados receptores somatostatinérgicos dos subtipos SSR1, SSR2 e SSR5. Recentemente foi demonstrado que novos análogos somatostatínicos com maior especificidade para o receptor somatostatínico subtipo 5 (p.ex., SOM230 ou pasireotide) suprimiram a secreção de PRL em culturas de lactotrofos humanos.[90,91] Assim, tais drogas poderão ser úteis para tumores não-responsivos aos agonistas dopaminérgicos (DA). Vários antagonistas do receptor da PRL humana foram desenvolvidos recentemente, mas o único que é totalmente desprovido de atividade agonista residual é o *Delta1-9-G129R-Hprl*.[92] Esses compostos poderiam ser úteis, por exemplo, para se contrapor aos efeitos indesejados da PRL em casos de prolactinomas resistentes aos DA. Além disso, existem evidências limitadas sugerindo que a PRL poderia estimular o crescimento de cânceres de mama e de próstata. Finalmente, a terapia gênica vem sendo estudada no manuseio dos prolactinomas e de outros adenomas hipofisários.[93,94]

CONCLUSÕES

1. Uma vez o diagnóstico de prolactinoma seja suspeitado, os pacientes devem ser encaminhados a um centro especializado, para avaliação e tratamento posteriores.
2. Em um centro especializado, visando-se coordenar o tratamento e o seguimento a longo prazo, o tratamento desses pacientes deve ser feito em acordo por um endocrinologista experiente em doenças hipofisárias, neurorradiologista, neurocirurgião, oftalmologista e, em alguns casos, um radioterapeuta.
3. Ressonância nuclear magnética é preferível à tomografia computadorizada, devido à sua maior sensibilidade em detectar lesões muito pequenas na sela túrcica e por permitir melhor definição anatômica antes da cirurgia.
4. *Macroprolactinomas*: Nesses pacientes, a farmacoterapia com agonistas dopaminérgicos (DA) é, sem sombra de dúvida, a opção inicial de tratamento, exceto nos casos pobremente responsivos ou resistentes aos DA, diante de intolerância grave e em pacientes com complicações como hemorragia intratumoral ou fístula de líquido cefalorraquidiano. Os DA, sobretudo a cabergolina, induzem uma redução tumoral notável (> 80% do tamanho pré-tratamento) e freqüentemente causam desaparecimento da massa tumoral. Consequentemente, os defeitos dos campos visuais melhoram rapidamente na maioria dos pacientes sem que se faça necessária a descompressão tumoral cirúrgica.
5. *Microprolactinoma*: O tratamento de primeira linha são os DA, que, contudo, não estão indicados para todos os casos (p.ex., mulheres sem amenorréia nem queixas significativas na esfera sexual e que não pretendam engravidar). A opção da cirurgia pode eventualmente ser oferecida ao paciente, devido à sua elevada taxa de cura, caso se disponha de um neurocirurgião com grande experiência em cirurgia transesfenoidal. Cirurgia está também indicada em pacientes intensamente intolerantes ou com resistência aos DA.

Em pacientes com micro- ou macroadenomas, a dose dos DA pode ser reduzida com o passar dos anos; em muitos deles, é possível descontinuar a medicação após 2 anos de tratamento sem que haja recidiva da hiperprolactinemia (particularmente se tiver havido desaparecimento da imagem tumoral à ressonância magnética).

BIBLIOGRAFIA

1. Delemer B. Prolactinomas: diagnosis and treatment. *Presse Med*, 2009; 38:117-24.
2. Mancini T, Casanueva FF, Giustina A. Hyperprolactinemia and prolactinomas. *Endocrinol Metab Clin North Am*, 2008; 37:67-99.
3. Gillam MP, Molitch ME, Lombardi G, Colao A. Advances in the treatment of prolactinomas. *Endocr Rev*, 2006; 27:485-534.
4. Mindermann T, Wilson CB. Age-related and gender-related occurrence of pituitary tumors. *Clin Endocrinol* (Oxf), 1994; 41:359-64.
5. Ciccarelli A, Daly AF, Beckers A. The epidemiology of prolactinomas. *Pituitary*, 2005; 8:3-6.
6. Molitch ME. Prolactinoma. *In*: Melmed S (ed.). *The Pituitary*. Boston: Blackwell, 1995:443-77.
7. Burrow GN, Wortzman G, Rewcastle NB, et al. Microadenomas of the pituitary gland and abnormal sellar tomograms in an unselected autopsy series. *N Engl J Med*, 1980; 304:156-8.
8. Verges B, Boureille F, Goudet P, et al. Pituitary disease in MEN Type 1 (MEN1). Data from the France-Belgium MEN1 multicenter study. *J Clin Endocrinol Metab*, 2002; 87:457-65.
9. Hao W, Skarulis MC, Simonds WF, et al. Multiple endocrine neoplasia type 1 variant with frequent prolactinoma and rare gastrinoma. *J Clin Endocrinol Metab*, 2004; 89:3776-84.
10. Berezin M, Karasik A. Familial prolactinoma. *Clin Endocrinol* (Oxf), 1995; 42:483-6.
11. Ciccarelli A, Valdes-Socin H, Jaffrain-Rea ML, et al. Familial isolated pituitary adenomas: epidemiological, clinical and genetic studies. 12th International Congress of Endocrinology, Lisbon, 31 August – 4 September 2004. Abstract Book, p. 344.
12. Ho KY, Thorner MO. Therapeutic applications of bromocriptine in endocrine and neurological diseases. *Drugs*, 1988; 36:67-82.
13. Calle-Rodrigue RD, Giannini C, Scheithauer BW, et al. Prolactinomas in male and female patients: a comparative clinicopathologic study. *Mayo Clin Proc*, 1998; 73:1046-52.
14. Delgrange E, Trouillas J, Maiter D, et al. Sex-related difference in the growth of prolactinomas: a clinical and proliferation marker study. *J Clin Endocrinol Metab*, 1997; 82:2102-7.
15. Gezer A, Atasu T, Hekim C, et al. Hyperprolactinaemia does not always mean 'hyperprolactinaemia'! *Eur J Obstet Gynecol Reprod Biol*, 2005; 118:206-8.
16. Barkan AL, Chandler WF. Giant pituitary prolactinoma with falsely low serum prolactin: the pitfall of the "high-dose hook effect": case report. *Neurosurgery*, 1998; 42:913-5; discussion on 915-6.
17. Colao A, Annunziato L, Lombardi G. Treatment of prolactinomas. *Ann Intern Med*, 1998; 30:452-9.
18. Colao A, Lombardi G. Growth-hormone and prolactin excess. *Lancet*, 1998; 352:1455-61.
19. Schlechte JA. Long-term management of prolactinomas. *J Clin Endocrinol Metab*, 2007; 92:2861-5.
20. Molitch ME. Management of prolactinomas. *Endocrinol Metab Clin North Am*, 1999; 28:143-69.
21. Chanson P, Borson-Chazot F, Chabre O, Estour B. Drug treatment of hyperprolactinemia. *Ann Endocrinol* (Paris), 2007; 68:113-7.
22. Turner HE, Adams CB, Wass J. Transsphenoidal surgery for microprolactinoma: an acceptable alternative to dopamine agonists? *Eur J Endocrinol*, 1999; 140:43-7.
23. Colao A, di Sarno A, Pivonello R, et al. Dopamine receptor agonists for treating prolactinomas. *Expert Opin Investig Drugs*, 2002; 11:787-800.
24. Cunnah D, Besser GM. Management of prolactinomas. *Clin Endocrinol* (Oxf), 1991; 34:231-5.

25. Molitch ME, Elton RL, Blackwell RE, et al. Bromocriptine as a primary therapy for prolactin-secretin pituitary macroadenomas: results of a prospective multicenter study. *J Clin Endocrinol Metab*, 1985; *60*:698-705.
26. Vance ML, Thorner MO. Prolactinomas. *Endocrinol Metab Clin North Am*, 1987; *16*:731-54.
27. Turner TH, Cookson JC, Wass JAH, et al. Psychotic reactions during treatment of pituitary tumors with dopamine agonist. *BMJ*, 1984; *289*:1101-3.
28. Kok JG, Bartelink AKM, Schulte BPM, et al. Cerebrospinal fluid rhinorrhea during treatment with bromocriptine for prolactinoma. *Neurology*, 1985; *35*:1193-5.
29. Webster J. A comparative review of the tolerability profiles of DA agonists in the treatment of hyperprolactinemia and inhibition of lactation. *Drug Saf*, 1996; *14*:228-38.
30. Kletzky OA, Vermesh M. Effectiveness of vaginal bromocriptine in treating women with hyperprolactinemia. *Fertil Steril*, 1989; *51*:269-72.
31. Alhajje A, Lambert M, Crabbe J. Pituitary apoplexy in an acromegalic patient during bromocriptine therapy. Case report. *J Neurosurg*, 1985; *63*:288-92.
32. Jones SE, James RA, Hall K, Kendall-Taylor P. Optic chiasmal herniation – an underrecognized complication of dopamine agonist therapy for macroprolactinoma. *Clin Endocrinol* (Oxf), 2000; *53*:529-34.
33. Schultz PN, Ginsberg L, McCutcheon IE, et al. Quinagolide in the management of prolactinoma. *Pituitary*, 2000; *3*:239-49.
34. Vilar L, Burke CW. Quinagolide efficacy and tolerability in hyperprolactinaemic patients who are resistant to or intolerant of bromocriptine. *Clin Endocrinol* (Oxf), 1994; *41*:821-6.
35. Rohmer V, Freneau E, Morange I, Simonetta C. Efficacy of quinagolide in resistance to dopamine agonists: results of a multicenter study. Club de l'Hypophyse. *Ann Endocrinol* (Paris), 2000; *61*:411-7.
36. De Luis DA, Becerra A, Lahera M, et al. A randomized cross-over study comparing cabergoline and quinagolide in the treatment of hyperprolactinemic patients. *J Endocrinol Invest*, 2000; *23*:428-34.
37. Colao A, Lombardi G, Annunziato L. Cabergoline. *Expert Opin Pharmacother*, 2000; *1*:555-74.
38. Rains CP, Bryson HM, Fitton A. Cabergoline. A review of its pharmacological properties and therapeutic potential in the treatment of hyperprolactinaemia and inhibition of lactation. *Drugs*, 1995; *49*:255-79.
39. Verhelst J, Abs R, Maiter D, et al. Cabergoline in the treatment of hyperprolactinemia: a study in 455 patients. *J Clin Endocrinol Metab*, 1999; *84*:2518-22.
40. Colao A, Di Sarno A, Sarnacchiaro F, et al. Prolactinomas resistant to standard dopamine agonists respond to chronic cabergoline treatment. *J Clin Endocrinol Metab*, 1997; *82*:876-83.
41. Colao A, Di Sarno A, Landi ML, et al. Long-term and low-dose treatment with cabergoline induces macroprolactinoma shrinkage. *J Clin Endocrinol Metab*, 1997; *22*:3574-79.
42. Molitch ME, Thorner MO, Wilson C. Therapeutic controversy: management of prolactinomas. *J Clin Endocrinol Metab*, 1997; *82*:996-1000.
43. Colao A, Di Sarno A, Landi ML, et al. Macroprolactinoma shrinkage during cabergoline treatment is greater in naive than in patients pretreated with other dopamine agonists: a prospective study in 110 patients. *J Clin Endocrinol Metab*, 2000; *85*:2247-52.
44. Webster J, Piscitelli G, Polli A, et al. A comparison of cabergoline and bromocriptine in the treatment of hyperprolactinemic amenorrhea. *N Engl J Med*, 1994; *331*:904-9.
45. van Uum SH, van Alfen N, Wesseling P, et al. Massive reduction of tumour load and normalisation of hyperprolactinaemia after high dose cabergoline in metastasised prolactinoma causing thoracic syringomyelia. *J Neurol Neurosurg Psychiatry*, 2004; *75*:1489-91.
46. Vilar L, Freitas MC, Naves LA, et al. Diagnosis and management of hyperprolactinemia: results of a Brazilian multicenter study with 1234 patients. *J Endocrinol Invest*, 2008; *31*:436-44.
47. De Rosa M, Colao A, Di Sarno A, et al. Cabergoline treatment rapidly improves gonadal function in hyperprolactinemic males: a comparison with bromocriptine. *Eur J Endocrinol*, 1998; *138*:286-93.
48. Colao A, Vitale G, Cappabianca P, et al. Outcome of cabergoline treatment in men with prolactinoma: effects of a 24-month treatment on prolactin levels, tumor mass, recovery of pituitary function, and semen analysis. *J Clin Endocrinol Metab*, 2004; *89*:1704-11.
49. De Rosa M, Zarrilli S, Vitale G, et al. Six months of treatments with cabergoline restores sexual potency in hyperprolactinemic males: an open longitudinal study monitoring nocturnal penile tumescence. *J Clin Endocrinol Metab*, 2004; *89*:621-5.
50. Molitch ME. Medical management of prolactin-secreting pituitary adenomas. *Pituitary*, 2002; *5*:55-65.
51. Klibanski A, Greenspan SL. Increase in bone mass after treatment of hyperprolactinemic amenorrhea. *N Engl J Med*, 1986; *315*:542-6.
52. Colao A, Di Somma C, Loche S, et al. Prolactinomas in children and adolescents: persistent bone loss after 2 years of prolactin normalization. *Clin Endocrinol* (Oxf), 2000; *52*:319-27.
53. Di Somma C, Colao A, Di Sarno A, et al. Bone markers and bone density responses to dopamine agonist therapy in hyperprolactinemic males. *J Clin Endocrinol Metab*, 1998; *83*:807-13.
54. Marcos L, De Luis DA, Botella I, Hurtado A. Tumour shrinkage and chiasmal herniation after successful cabergoline treatment for a macroprolactinoma. *Clin Endocrinol* (Oxf), 2001; *54*:126-7.
55. Knoepfelmacher M, Gomes MC, Melo ME, Mendonça BB. Pituitary apoplexy during therapy with cabergoline in an adolescent male with prolactin-secreting macroadenoma. *Pituitary*, 2004; *7*:83-7.
56. Balarini Lima GA, Machado Ede O, Dos Santos Silva CM, et al. Pituitary apoplexy during treatment of cystic macroprolactinomas with cabergoline. *Pituitary*, 2008; *11*:287-92.
57. Schade R Andersohn F, Suissa S, et al. Dopamine agonists and the risk of cardiac-valve regurgitation. *N Engl J Med*, 2007; *356*:29-38.
58. Zanettini R, Antonini A, Gatto G, et al. Valve heart disease and the use of dopamine agonists for Parkinson's disease. *N Engl J Med*, 2007; *356*:39-46.
59. Colao A, Galderisi M, Di Sarno A, et al. Increased prevalence of tricuspid regurgitation in patients with prolactinomas chronically treated with cabergoline. *J Clin Endocrinol Metab*, 2008; *93*:3777-84.
60. Devin JK, Lakhani VT, Byrd BF 3rd, Blevins LS Jr. Prevalence of valvular heart disease in a cohort of patients taking cabergoline for management of hyperprolactinemia. *Endocr Pract*, 2008; *14*:672-7.
61. Lancellotti. P, Livadariu E, Markov M, et al. Cabergoline and the risk of valvular lesions in endocrine disease. *Eur J Endocrinol*, 2008 Jul; *159*(1):1-5.
62. Herring N, Szmigielski C, Becher H, et al. Valvular heart disease and the use of cabergoline for the treatment of prolactinoma. *Clin Endocrinol* (Oxf), 2009; *70*:104-8.
63. Di Sarno A, Landi ML, Cappabianca P, et al. Resistance to cabergoline as compared with bromocriptine in hyperprolactinemia: prevalence, clinical definition, and therapeutic strategy. *J Clin Endocrinol Metab*, 2001; *86*:5256-61.
64. Di Sarno A, Landi ML, Rossi F, et al. Resistance to dopamine-agonists in prolactinomas: clinical definition and management. *Pituitary*, 2000; *3*:38.
65. Molitch ME. Dopamine resistance of prolactinomas. *Pituitary*, 2003; *6*:19-27.
66. Delgrange E, Sassolas G, Perrin G, et al. Clinical and histological correlations in prolactinomas, with special reference to bromocriptine resistance. *Acta Neurochir* (Wien), 2005 (in press).
67. Delgrange E, Crabbe J, Donckier J. Late development of resistance to bromocriptine in a patient with macroprolactinoma. *Horm Res*, 1998; *49*:250-3.
68. Neff LM, Weil M, Cole A, et al. Temozolomide in the treatment of an invasive prolactinoma resistant to dopamine agonists. *Pituitary*, 2007; *10*:81-6.
69. Johnston DG, Hall K, Kendall-Taylor P, et al. Effects of dopamine ago-

nists withdrawal after long-term therapy in prolactinomas: studies with high-definition computerised tomography. *Lancet*, 1984; *2*:187-92.
70. Wang C, Lam KSL, Ma JT, *et al*. Long-term treatment of hyperprolactinemia with bromocriptine: effect of drug withdrawal. *Clin Endocrinol* (Oxf), 1987; *27*:363-71.
71. van't Verlaat JW, Croughs RJ. Withdrawal of bromocriptine after long-term therapy for prolactinomas: effect on plasma prolactin and tumor size. *Clin Endocrinol* (Oxf), 1991; *34*:175-8.
72. Moriondo P, Travaglini P, Nissim M, *et al*. Bromocriptine treatments of microprolactinomas: evidence of stable prolactin decrease after drug withdrawal. *J Clin Endocrinol Metab*, 1985; *60*:764-72.
73. Passos VQ, Souza JJS, Musolino NRC, Bronstein MD. Long-term follow-up of prolactinomas: normoprolactinemia after bromocriptine withdrawal. *J Clin Endocrinol Metab*, 2002; *87*:3578-82.
74. Cannavò S, Curto L, Squadrito S, *et al*. A first choice treatment in patients with previously untreated prolactin-secreting pituitary adenoma. *J Endocrinol Invest*, 1999; *22*:354-9.
75. Colao A, Di Sarno A, Cappabianca P, *et al*. Withdrawal of long-term cabergoline therapy for tumoral and nontumoral hyperprolactinemia. *N Engl J Med*, 2003; *349*:2023-33.
76. Colao A, Di Sarno A, Guerra E, *et al*. Predictors of remission of hyperprolactinaemia after long-term withdrawal of cabergoline therapy. *Clin Endocrinol* (Oxf), 2007; *67*:426-33.
77. Schlechte J, Dolan K, Sherman B, *et al*. The natural history of untreated hyperprolactinemia: a prospective analysis. *J Clin Endocrinol Metab*, 1989; *68*:412-8.
78. Casanueva FF, Molitch ME, Schlechte JA, *et al*. Guidelines of the Pituitary Society for the diagnosis and management of prolactinomas. *Clin Endocrinol* (Oxf), 2006; *65*:265-73.
79. Grossman A, Cohen BC, Charlesworth M, *et al*. Treatment of prolactinomas with megavoltage radiotherapy. *Br Med J*, 1984; *228*:1105-9.
80. Plowman PN. Radiotherapy for pituitary tumours. *Bailliere's Clin Endocrinol Metab*, 1995; *9*:407-20.
81. Koklu S, Onat AM, Erol K, *et al*. Relapsed prolactinoma 27 years after conventional radiotherapy. *Am J Clin Oncol*, 2002; *25*:429-30.
82. Brada M, Ajithkumar TV, Minniti G. Radiosurgery for pituitary adenomas. *Clin Endocrinol* (Oxf), 2004; *61*:531-43.
83. Castinetti F, Brue T. Radiotherapy and radiosurgery of pituitary adenomas. *Presse Med*, 2009; *38*:133-9.
84. Kobayashi T. Long-term results of stereotactic gamma knife radiosurgery for pituitary adenomas. Specific strategies for different types of adenoma. *Prog Neurol Surg*, 2009; *22*:77-95.
85. Pollock BE, Brown PD, Nippoldt TB, Young WF Jr. Pituitary tumor type affects the chance of biochemical remission after radiosurgery of hormone-secreting pituitary adenomas. *Neurosurgery*, 2008; *62*:1271-6; discussion 1276-8.
86. Pouratian N, Sheehan J, Jagannathan J, *et al*. Gamma knife radiosurgery for medically and surgically refractory prolactinomas. *Neurosurgery*, 2006; *59*:255-66; discussion 255-66.
87. Molitch M. Pituitary tumors and pregnancy. *Growth Horm IGF Res*, 2003; *13*:s38-s44.
88. Molitch ME. Management of prolactinomas during pregnancy. *J Reprod Med*, 1999; *44*(12 Suppl.):1121-6.
89. Colao A, Abs R, Bárcena DG, *et al*. Pregnancy outcomes following cabergoline treatment: extended results from a 12-year observational study. *Clin Endocrinol* (Oxf), 2008; *68*:66-71.
90. Hofland LJ, van der Hoek J, Feelders R, *et al*. Pre-clinical and clinical experiences with novel somatostatin ligands: advantages, disadvantages and new prospects. *J Endocrinol Invest*, 2005; *28*:36-42.
91. Fedele M, De Martino I, Pivonello R, *et al*. SOM230, a new somatostatin analogue, is highly effective in the therapy of growth hormone/prolactin-secreting pituitary adenomas. *Clin Cancer Res*, 2007; *13*:2738-44.
92. Goffin V, Bernichtein S, Touraine P, Kelly PA. Development and potential clinical uses of human prolactin receptor antagonists. *Endocr Rev*, 2005; *26*:400-22.
93. Goya RG, Sarkar DK, Brown OA, Herenu CB. Potential of gene therapy for the treatment of pituitary tumors. *Curr Gene Ther*, 2004;*4*:79-87.
94. Carri NG, Sosa YE, Brown OA, *et al*. Studies on in vivo gene transfer in pituitary tumors using herpes-derived and adenoviral vectors. *Brain Res Bull*, 2005; *65*:17-22.

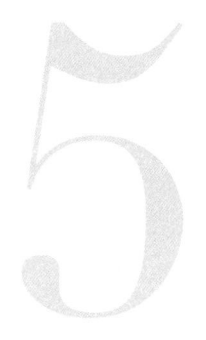

Diagnóstico e Tratamento da Acromegalia

Shlomo Melmed, Vivien S. Bonert, Lucio Vilar, Moises Mercado

INTRODUÇÃO

Acromegalia é uma desordem debilitante crônica causada por excesso circulante do hormônio de crescimento (GH), resultando em deformidades, incapacidade e redução da expectativa de vida devido à doença multissistêmica. Mais de 95% dos casos de acromegalia decorrem de um adenoma hipofisário secretor de GH, também denominado somatotropinoma.[1,2]

Quando a secreção excessiva de GH se inicia antes do fechamento das cartilagens de crescimento, acontecem crescimento linear excessivo e gigantismo, enquanto excesso de GH após a fusão epifisária causa apenas acromegalia.[1,2]

A acromegalia ocorre com igual freqüência em homens e mulheres, podendo acontecer em qualquer idade, porém é mais comum na quarta e quinta décadas. Estudos epidemiológicos na Europa revelaram prevalência de 38–69 casos/milhão e incidência anual de 3–4 casos/milhão.[3,4] Baseando-se nessas análises, é possível que 1.000 e 650 novos casos de acromegalia sejam diagnosticados anualmente nos EUA e no Brasil, respectivamente. Também foi demonstrado que a acromegalia ativa está associada a taxa de mortalidade excessiva (cerca de duas vezes superior à da população geral), a qual pode ser revertida a cifras normais pela obtenção de níveis seguros de GH (isto é, < 2,5 ng/mL)[5,6] ou normalização do IGF-I,[7,8] a despeito da abordagem terapêutica utilizada.

Em uma recente metanálise,[9] a média da taxa de mortalidade padronizada (SMR) em 16 estudos de pacientes com acromegalia foi de 1,72 (intervalo de confiança 95%: 1,62–1,83). Uma análise de metarregressão demonstrou melhora na sobrevida nos estudos mais recentes, presumivelmente devido a modalidades terapêuticas modernas (incluindo cirurgia transesfenoidal) e critérios de cura mais rígidos. Mesmo assim, nos estudos recentes evidenciou-se um aumento de 32% no risco de mortalidade por todas as causas em indivíduos com acromegalia.

Devido à evolução insidiosa da acromegalia, seu diagnóstico é freqüentemente feito em torno de 8 a 10 anos após o aparecimento dos primeiros sinais e sintomas.[10] Tal fato é extremamente relevante, uma vez que o diagnóstico e o tratamento mais precoces poderiam evitar ou minimizar o surgimento das complicações cardiovasculares, respiratórias e neoplásicas, principais responsáveis pelo aumento de mortalidade na acromegalia.[11,12]

ASPECTOS FISIOLÓGICOS DOS SOMATOTROFOS E CONTROLE DA SECREÇÃO DO GH

O desenvolvimento e proliferação dos somatotrofos são largamente determinados por um gene denominado Profeta do PIT-1 (*PROP1*), que controla o desenvolvimento embrionário das células do fator de transcrição do PIT-1 (*POU1F1*), bem como das células secretoras de gonadotrofinas. PIT-1 se liga ao promotor do GH dentro dos núcleos celulares, um passo que leva ao desenvolvimento e proliferação dos somatotrofos e à transcrição do GH.[1]

O GH é secretado pelas células somatotróficas, sob o controle principal de dois peptídeos hipotalâmicos: o hormônio liberador do hormônio do crescimento (GHRH), que estimula a secreção do hormônio pela hipófise anterior, e a somatostatina (SRIF), que inibe tal secreção. O GH, por sua vez, estimula a geração hepática de IGF-I (*insulin-like growth factor-I*, fator de crescimento insulina-símile). Tanto o GH como o IGF-I exercem retroalimentação (*feedback*) negativa sobre o hipotálamo e a hipófise (Fig. 5.1). O IGF-I inibe a secreção do GH, através da supressão da síntese do RNA mensageiro e do estímulo para a secreção da somatostatina.[1,12,13] IGF-I inibe a proliferação celular e induz apoptose. As proteínas de ligação do IGF-I e suas proteases regulam o acesso dos ligantes ao receptor do IGF-I, aumentando ou atenuando a ação do IGF-I. Os níveis de IGF-I são mais elevados durante a adolescência tardia e declinam ao longo da vida adulta. Esses níveis são determinados pelo sexo e fatores genéticos e são elevados durante a gravidez. A produção de IGF-I é suprimida em pacientes desnutridos, assim como em doentes com doença hepática, hipotiroidismo ou diabetes mal controlado.[12–15]

A secreção do GH é também regulada pela ghrelina, secretada principalmente pelas células gastrointestinais, em resposta à disponibilidade de nutrientes. Os estudos atuais sugerem que a ghrelina atua como um hormônio liberador do GH, predominantemente através de mecanismos hipotalâmicos.[12,16]

Quando o GH é medido em indivíduos saudáveis por ensaios-padrão, seus níveis são usualmente indetectáveis (< 0,2 µg/L durante a maior parte do dia). No entanto, existem aproximadamente 10 pulsos intermitentes de GH a cada 24 h, mais freqüentemente à

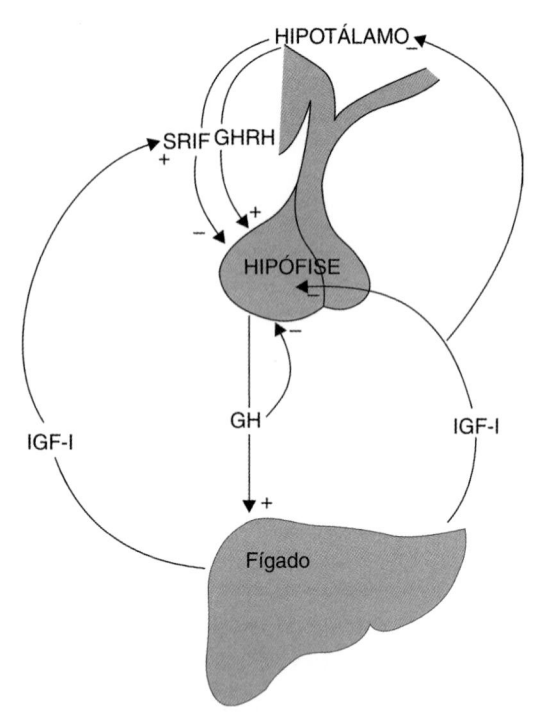

Fig. 5.1 Representação do controle do eixo GH–IGF-I.

noite, quando valores do GH podem ser tão altos quanto 30 μg/L, picos esses que são superponíveis aos níveis de GH encontrados em casos de acromegalia. O jejum aumenta a secreção de GH, enquanto envelhecimento e obesidade estão associados com supressão dos picos secretórios do GH.[12]

A ação do GH é mediada por um receptor do hormônio, expresso principalmente no fígado e cartilagens, e composto de dímeros pré-formados que sofrem modificação conformacional quando ocupados por um ligante do GH, promovendo a sinalização.[17] Clivagem do receptor do GH também propicia uma proteína de ligação do GH sérico, a qual prolonga a meia-vida e medeia o transporte celular do hormônio. O GH ativa o crescimento do receptor do GH, ao qual se liga uma tirosina quinase intracelular denominada quinase Janus 2 (JAK2). Tanto o receptor como a JAK2 são fosforilados, permitindo a ligação a esse complexo das proteínas transdutoras de sinal e ativadoras de transcrição (STAT). As proteínas STAT são então fosforiladas e translocadas para o núcleo, o que inicia a transcrição das proteínas-alvo do GH.[18] A sinalização intracelular do GH é suprimida por diversas proteínas, especialmente as supressoras da sinalização das citocinas (SOCS).[19]

O GH tem como função primordial promover o crescimento linear, sendo a maior parte de seus efeitos promotores do crescimento mediada pelo IGF-I. Este último circula no plasma ligado a proteínas carreadoras, cuja representante principal é a IGFBP-3 (*insulin-like growth factor binding protein-3*, proteína de ligação-3 do fator de crescimento insulina-símile), também GH-dependente. O GH também estimula a produção tissular local de IGF-I, que, por sua vez, agiria de forma parácrina. O GH afeta igualmente o metabolismo dos carboidratos. Em excesso, provoca resistência insulínica (efeito pós-receptor), levando a aumento da produção hepática de glicose e menor oxidação e captação da glicose pelos tecidos periféricos. Como conseqüência, ocorrem hiperinsulinismo secundário, intolerância à glicose e diabetes.[1,2,12,13]

ETIOLOGIA

Mais de 95% dos pacientes com acromegalia albergam um adenoma hipofisário secretor de GH (somatotropinoma), que pode ser um adenoma de células puras de GH ou um adenoma misto com células de GH e prolactina (PRL). Setenta a 80% desses adenomas são macroadenomas (> 10 mm) por ocasião do diagnóstico. Muito raramente, a acromegalia resulta de hipersecreção de GHRH, hipotalâmica ou ectópica. Também rara é a acromegalia familiar (Quadro 5.1).[1,2,12]

Excesso de GH

CAUSAS HIPOFISÁRIAS

Somatotropinomas

Somatotropinomas são originalmente monoclonais, e a alteração genética mais comum na sua patogênese é a mutação ativadora da subunidade alfa da proteína estimulatória G (*gsp*).[20,21] Essa mutação somática, que confere ativação constitutiva do AMP cíclico (AMPc), é encontrada em aproximadamente 40% dos pacientes acromegálicos.[21] Outros genes que podem estar envolvidos são *pRb*, *p27/KIP1*, *PTTG* e um gene supressor tumoral localizado em um cromossomo da região 11q13, distinto do gene da neoplasia endócrina múltipla tipo 1 (MEN 1).[12,20–22]

Diferentes tipos de adenomas hipofisários secretores de GH, caracterizados de acordo com sua expressão hormonal e aspectos

---

QUADRO 5.1
Etiologia da Acromegalia

EXCESSO PRIMÁRIO DE GH (> 95%)
- **HIPOFISÁRIO (Ocorrência esporádica)**
  - Somatotropinomas puros (densa ou esparsamente granulados)
  - Adenomas mistos de células de GH e prolactina
  - Adenomas de células mamossomatotróficas
  - Adenomas acidófilos da célula-tronco
  - Somatotropinomas pluriormonais
  - Somatotropinomas silenciosos
  - Adenomas hipofisários ectópicos secretores de GH (seio esfenoidal, nasofaringe, osso temporal e região supra-selar)
  - Carcinoma de células somatotróficas
  - Síndrome de McCune-Albright
- **HIPOFISÁRIO (Ocorrência familiar)**
  - Somatotropinoma isolado familiar (IFS)
  - Neoplasia endócrina múltipla tipo 1 (MEN 1)
  - Complexo de Carney
- **EXTRA-HIPOFISÁRIO**
  - Tumor de ilhotas pancreáticas
  - Linfoma não-Hodgkin

EXCESSO DE GHRH (< 5%)
- **HIPOTALÂMICO**
  - Hamartoma, coristoma, glioma e gangliocitoma
- **ECTÓPICO**
  - Tumores carcinóides (brônquios, trato gastrointestinal, pâncreas)
  - Tumor das ilhotas pancreáticas
  - Carcinoma pulmonar de células pequenas
  - Adenoma adrenal
  - Feocromocitoma
  - Carcinoma medular de tiróide
  - Carcinomas (mama e endométrio)

ultra-estruturais, podem ser responsáveis por distintas apresentações clínicas da acromegalia.[20] Sessenta por cento desses tumores são somatotropinomas puros, que contêm grânulos citoplasmáticos positivos para GH, densa ou esparsamente distribuídos. Somatotropinomas densamente granulados são acidófilos, ocorrem geralmente em indivíduos com mais de 50 anos de idade e crescem lentamente. Os somatotropinomas esparsamente granulados são cromófobos, acontecem em pessoas mais jovens e crescem mais rapidamente. Adenomas mistos de células de GH e PRL são compostos por dois diferentes tipos celulares e podem ser acidófilos, parcialmente acidófilos ou cromófobos, dependendo da granularidade dos dois componentes. Eles correspondem a 25% dos adenomas hipofisários secretores de GH e causam acromegalia associada a níveis de PRL moderadamente elevados. Adenomas mamossomatotróficos são o tipo mais comum em crianças e adolescentes com gigantismo, constituindo 10% de todos os adenomas hipofisários secretores de GH. Eles são acidófilos e suas células contêm grânulos de GH e PRL. Cursam com níveis de PRL normais ou moderadamente aumentados. Adenomas acidófilos de células-tronco, ainda que infrequentes (< 5%), são tumores invasivos de crescimento muito rápido. Eles se originam das células-tronco acidofílicas, precursoras em comum dos somatotrofos e lactotrofos, e expressam ambos, GH e PRL. Esses tumores têm baixa atividade hormonal e sua apresentação clínica pode ser similar à dos adenomas hipofisários clinicamente não-funcionantes ou com marcante hiperprolactinemia, uma vez que a PRL é o principal produto de secreção tumoral.[2,12,20,23]

Somatotropinomas pluriormonais, que são monomorfos ou plurimorfos, são também raros (< 5%) e podem expressar GH com qualquer combinação de ACTH, hormônios glicoprotéicos e/ou subunidade alfa. Esses pacientes se apresentam com aspectos clínicos de acromegalia, bem como hiperprolactinemia, doença de Cushing ou, raramente, hipertiroidismo. Hipersecreção pluriormonal em geral não é clinicamente aparente.[1,12]

Carcinomas somatotróficos são extremamente raros e seu diagnóstico é baseado na detecção de metástases a distância.[12,24] Tumores exibindo atividade mitótica, hipercelularidade e pleomorfismo nuclear sem metástase não devem ser erroneamente classificados como malignos, mesmo que se mostrem com crescimento muito rápido e invasivos.[23,24]

Existem, ainda, os *somatotropinomas silenciosos*, que não se fazem acompanhar de manifestações da acromegalia, a despeito de suas células se mostrarem positivas para o GH à imuno-histoquímica e da presença de níveis séricos modestamente elevados de GH e/ou PRL em cerca de metade dos casos. A ausência de sintomas e sinais da acromegalia possivelmente se deve a um defeito nos receptores periféricos do GH.[1,2,12]

Recentemente foi mostrado que a ausência do éxon 3 do receptor do GH pode estar associada a acromegalia com um perfil clínico e bioquímico mais mórbido, bem como a uma menor chance de obter normalização do IGF-I após o tratamento.[25]

Acromegalia Familiar

Em um pequeno número de casos, a acromegalia acontece com agregação familiar, seja como uma doença familiar isolada (*somatotropinoma isolado familiar* – IFS) ou como um dos componentes de *neoplasia endócrina múltipla tipo 1* (MEN 1) ou do *complexo de Carney*.[21,26–28]

MEN 1 inclui adenomas de paratiróide, tumores de ilhotas pancreáticas e adenomas hipofisários (presentes em 45% dos casos, com somatotropinomas respondendo por cerca de 10% desses adenomas). O diagnóstico da MEN 1 requer a presença de, ao menos, dois dos três componentes principais da síndrome.[25,26] Acromegalia em pacientes com MEN 1 raramente decorre da produção de GHRH por um tumor de ilhotas pancreáticas, em vez da presença de um somatotropinoma.[28]

O complexo de Carney, de herança autossômica dominante, caracteriza-se pela presença de mixomas, manchas cutâneas pigmentadas e tumores supra-renais, testiculares e hipofisários (dos quais até 21% são somatotropinomas).[28] Essa condição está relacionada, em mais de 50% dos casos, a uma mutação inativadora do gene que codifica a subunidade regulatória da proteína quinase A 1 (*PRKAR1A*) nos *locus* 17q24 e 2p16, levando a uma hiperplasia focal das células somatotróficas.[21,26,28]

IFS é definido pela presença de, pelo menos, dois casos de acromegalia ou gigantismo em uma família em que não existam outras síndromes de acromegalia familiar. A maioria dos casos de IFS está associada com perda de heterozigosidade (LOH) nos cromossomos 11q13 (distinta da observada na MEN 1).[26,30] Além disso, um estudo recente, avaliando 73 famílias portadoras de adenomas hipofisários familiares isolados, identificou 156 pacientes e descreveu a presença de 10 diferentes mutações no gene da *aryl hydrocarbon receptor interacting protein* (AIP) em cerca de 15% das famílias analisadas.[31] Ao diagnóstico, os portadores dessas mutações eram mais jovens e apresentavam um maior diâmetro tumoral e níveis mais elevados de GH, em comparação aos pacientes sem as referidas mutações.[31]

Síndrome de McCune-Albright

Acromegalia e gigantismo podem também acontecer em pacientes com a rara *síndrome de McCune-Albright* (SMA), caracterizada pela tríade de displasia fibrosa poliostótica, manchas café-com-leite e endocrinopatias hiperfuncionantes (principalmente, puberdade precoce). A acromegalia nesses casos pode resultar de um adenoma secretor de GH ou de hiperplasia mamossomatotrófica. A SMA é causada por uma mutação somática ativadora no gene *GNAS1* que codifica a subunidade alfa da proteína de ligação da GTP (Gsα). Outras manifestações endócrinas incluem hipertiroidismo, hipercortisolismo, hiperprolactinemia, hiperparatiroidismo e raquitismo hipofosfatêmico/osteomalacia.[32,33]

Em uma série de 10 pacientes com SMA, todos tinham displasia fibrosa poliostótica, enquanto 50% apresentavam puberdade precoce, 20%, acromegalia e 20%, hipertiroidismo.[34]

CAUSAS EXTRA-HIPOFISÁRIAS

Adenomas Hipofisários Ectópicos

Adenomas ectópicos secretores de GH podem excepcionalmente surgir de remanescentes hipofisários no seio esfenoidal, osso temporal petroso, na cavidade nasofaringiana ou na região supra-selar.[2,35,36]

Tumores Periféricos Secretores de GH

GH imunorreativo foi identificado em tecidos normais do fígado, pulmão, cólon, estômago e cérebro, bem como em extratos de adenocarcinoma de pulmão, câncer de mama e tecidos ovarianos, sem evidência clínica de acromegalia.[1,2] Na literatura existem apenas dois casos de acromegalia por secreção ectópica de GH: um tumor de ilhotas pancreáticas intramesentérico[37] e um linfoma não-Hodgkin.[38]

Iatrogenia

Características acromegálicas (p.ex., aumento do tamanho dos pés, nariz e mandíbula) podem aparecer durante a terapia de reposição com GH recombinante humano ou IGF-I em doses excessivas.[39,40]

Excesso de GHRH

CAUSAS HIPOTALÂMICAS

Produção excessiva de GHRH por patologias hipotalâmicas (p.ex., hamartomas, coristomas, gliomas e, sobretudo, gangliocitomas) pode resultar em acromegalia por induzir hiperplasia somatotrófica ou, muito raramente, a formação de um adenoma secretor de GH.[12,41]

CAUSAS EXTRA-HIPOTALÂMICAS

Acromegalia pode muito raramente resultar da secreção de GHRH por tumores ectópicos, sobretudo os carcinóides brônquicos (cerca de 50 casos desde 1959). Outras neoplasias envolvidas foram tumores de células pancreáticas, carcinóides pancreáticos e do trato gastrointestinal, carcinomas pulmonares de pequenas células, adenoma adrenal, feocromocitoma, carcinoma medular de tiróide, câncer de endométrio ou de mama etc.[41-43]

Acromegalia por secreção hipotalâmica ou extra-hipotalâmica de GHRH representa menos de 5% dos casos de acromegalia.[2,41]

MANIFESTAÇÕES CLÍNICAS

Acromegalia é um distúrbio insidioso, com progressão gradual dos sinais e sintomas, os quais podem resultar da compressão do tumor sobre as estruturas vizinhas (cefaléia, distúrbios visuais ou hipopituitarismo), da secreção excessiva de GH (aumento das mãos e dos pés, alterações cutâneas, modificações fisionômicas e manifestações musculoesqueléticas) ou das complicações (cardiovasculares, respiratórias, endócrinas, metabólicas, esqueléticas e neoplásicas) resultantes do excesso de GH (Quadro 5.2).[1,2] Em uma análise de 310 pacientes, observou-se que 40% tiveram seu diagnóstico estabelecido ao acaso, através de exame físico, odontológico ou radiológico (Quadro 5.3).[44]

As modificações fisionômicas na acromegalia se caracterizam por alargamento do nariz, aumento dos lábios, crescimento exagerado da mandíbula com prognatismo, proeminência frontal, separação dos dentes, má-oclusão dentária, macroglossia e aumento dos arcos zigomáticos (Fig. 5.2). Apesar de serem bastante características, devido ao caráter insidioso de seu surgimento, elas são o motivo da consulta inicial apenas em cerca de 10% dos pacientes (Quadro 5.3).[44] Uma análise de fotografias antigas pode revelar que estavam presentes 10 a 15 anos antes do diagnóstico. Ainda como resultado da hipersecreção do GH, podem surgir visceromegalias (língua, tiróide, coração, glândulas salivares, fígado, baço e rins).[1,2] Hepatoesplenomegalia clinicamente aparente é, contudo, rara. Hipertrofia prostática pode também acontecer.[45]

Aumento das extremidades (Fig. 5.3A e B) está presente em praticamente 100% dos casos, mas é motivo da consulta inicial apenas em cerca de 10% deles. O crescimento das mãos e dos pés faz com que anéis, luvas e sapatos fiquem apertados, obrigando o paciente a usar tamanhos maiores. Alguns pacientes atribuem tal fato ao ganho de peso. Artralgia ocorre em 70% dos casos, enquanto artropatia (20 a 60% de prevalência) pode resultar em doença articular degenerativa

QUADRO 5.2
Manifestações da Acromegalia em 100 Pacientes

Manifestação	Freqüência (%)
Manifestações do excesso de GH	
Crescimento das extremidades	100
Crescimento excessivo de partes moles	100
Hiperidrose	88
Letargia ou fraqueza	87
Ganho de peso	73
Parestesias	70
Artralgias	60
Papilomas	45
Hipertricose	35
Bócio	32
Acanthosis nigricans	29
Hipertensão	24
Cardiomegalia	16
Nefrolitíase	11
Distúrbios de outras funções endócrinas	
Hiperinsulinemia	70
Intolerância à glicose	50
Diabetes mellitus	20
Hiperprolactinemia	30
Menstruações irregulares ou ausentes	60
Diminuição da libido ou impotência	46
Galactorréia	13
Hipotiroidismo	13
Ginecomastia	8
Insuficiência adrenal	4
Manifestações locais	
Aumento da sela túrcica	90
Cefaléia	65
Déficit visual	20

QUADRO 5.3
Motivo da Consulta Inicial em 310 Pacientes com Acromegalia

Queixa Principal	Freqüência (%)
Alterações menstruais	13
Mudanças fisionômicas/crescimento de extremidades	11
Cefaléia	8
Parestesias/síndrome do túnel do carpo	6
Diabetes mellitus/tolerância alterada à glicose	5
Doença cardíaca	3
Alteração visual	3
Diminuição da libido/disfunção erétil	3
Artropatia	3
Distúrbio tiroidiano	2
Hipertensão	1
Gigantismo	1
Fadiga	0,3
Hiperidrose	0,3
Sonolência	0,3
Outras	5
Ao acaso (detectada por exame físico, avaliação odontológica ou radiológica)	40

Adaptado das Refs. 12 e 35.

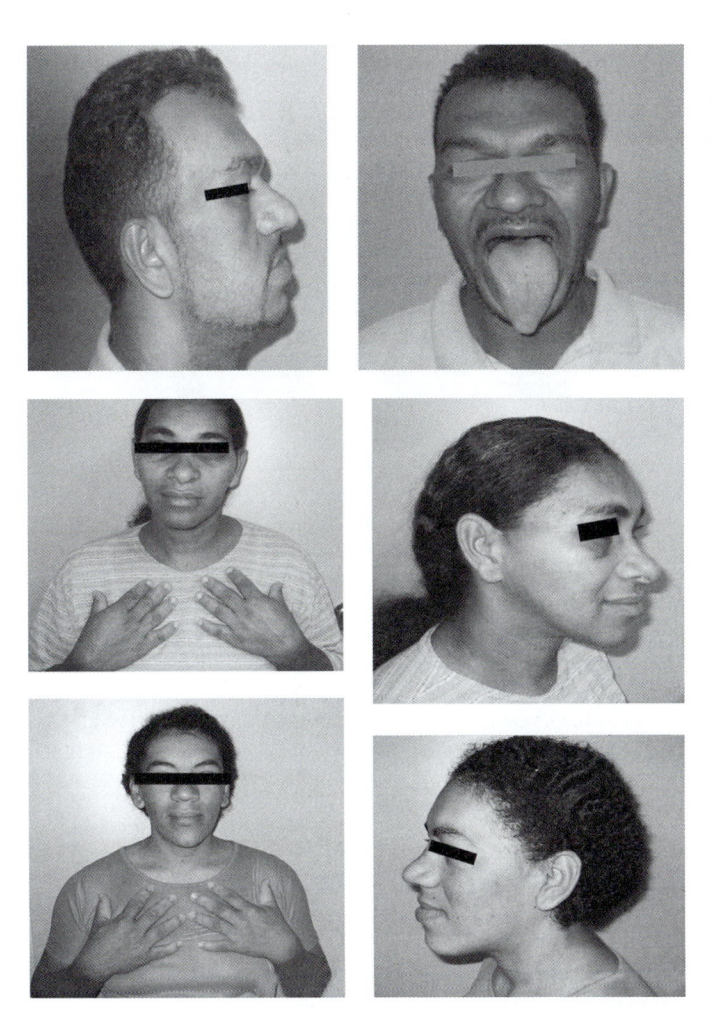

Fig. 5.2 Modificações fisionômicas clássicas da acromegalia, caracterizadas por proeminência frontal, alargamento do nariz, aumento dos arcos zigomáticos e crescimento exagerado da mandíbula com prognatismo. Notar a macroglossia, outro achado comum na acromegalia.

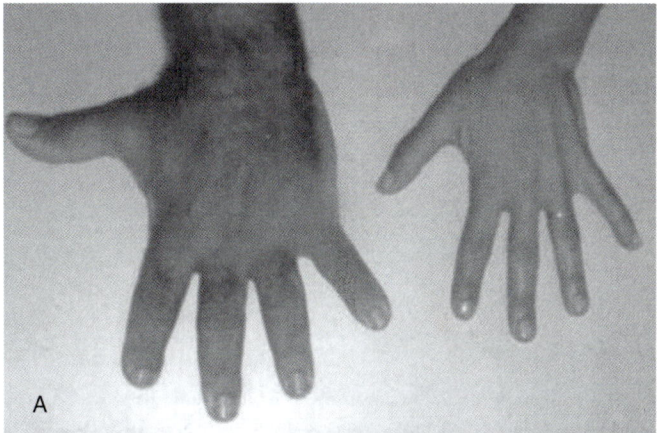

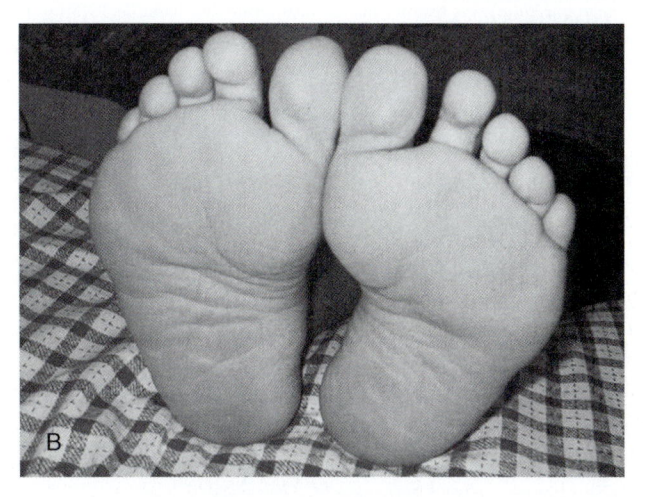

Fig. 5.3 A. Mão de um paciente com acromegalia (larga e com dedos grossos e curtos), comparada à da examinadora. **B.** O crescimento de mãos e pés na acromegalia se deve ao aumento de partes moles. O crescimento dos pés leva à necessidade de calçados com um número maior do que o habitual.

em juntas sujeitas a sobrecarga de peso (joelhos, quadril e coluna). Hiperidrose e pele oleosa com odor desagradável são sinais precoces e comuns, ocorrendo em até 70% dos pacientes. Também comum é o espessamento da pele. Acrocórdons (*skin tags*) são vistos em até 45% dos casos e podem ser importantes marcadores para a presença concomitante de pólipos colônicos adenomatosos (Fig. 5.4). O fenômeno de Raynaud pode ser observado em até um terço dos acromegálicos.[2,44]

Não raro, o diagnóstico da acromegalia é estabelecido casualmente (Fig. 5.5) ou a partir das complicações da doença, tais como irregularidades menstruais, *diabetes mellitus* (Fig. 5.6), insuficiência cardíaca, apnéia do sono ou síndrome do túnel do carpo. Esta última, presente em 20 a 64% dos pacientes ao diagnóstico, resulta de compressão do nervo mediano, por aumento de partes moles.[46]

Apoplexia hipofisária pode também, eventualmente, ser a manifestação inicial dos somatotropinomas e outros adenomas hipofisários. Pode ocorrer espontaneamente ou estar relacionada com várias condições, tais como testes diagnósticos (p.ex., administração de TRH, CRH ou GnRH, ou, menos comumente, teste oral de tolerância à glicose), procedimentos invasivos (p.ex., angiografias), traumatismo craniano, uso de agonistas dopaminérgicos ou clomifeno, gravidez etc. Cefaléia intensa e súbita, acompanhada ou não de perda de consciência, paralisia de pares cranianos ou perda da visão são as manifestações mais usuais da apoplexia, a qual pode ser, contudo, oligossintomática. Trata-se de uma condição que requer avaliação imediata e, às vezes, cirurgia de emergência, para descompressão

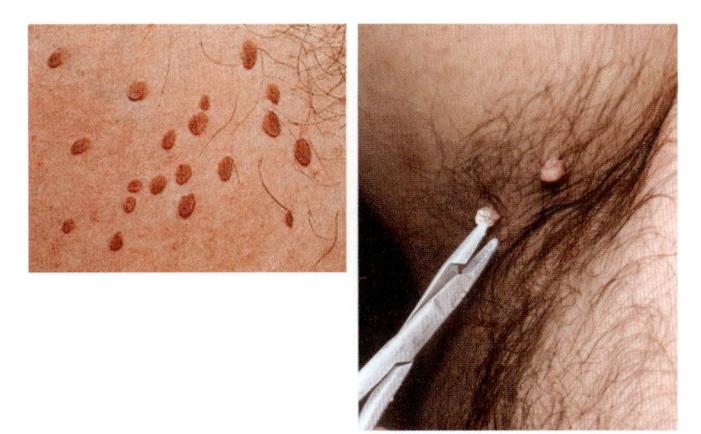

Fig. 5.4 Acrocórdons (*skin tags*) podem ser marcadores da presença de pólipos e neoplasias do cólon em acromegálicos.

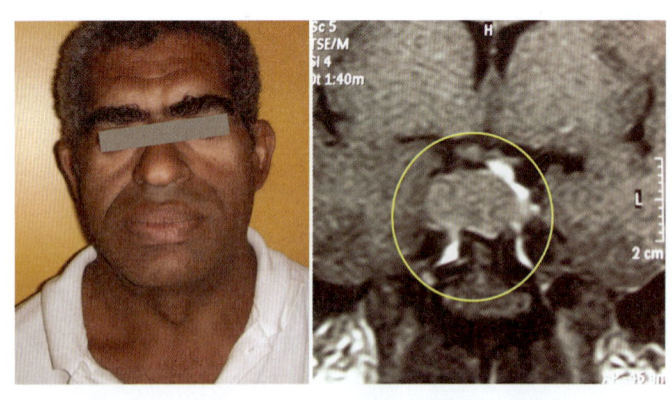

Fig. 5.5 Paciente com acromegalia teve a doença diagnosticada ao acaso (foi ao consultório do endocrinologista como acompanhante de sua esposa, portadora de *diabetes mellitus*). Os exames iniciais mostraram GH basal de 15,8 ng/mL, nadir do GH durante TOTG de 5,9 ng/mL, IGF-I elevado e macroadenoma hipofisário.

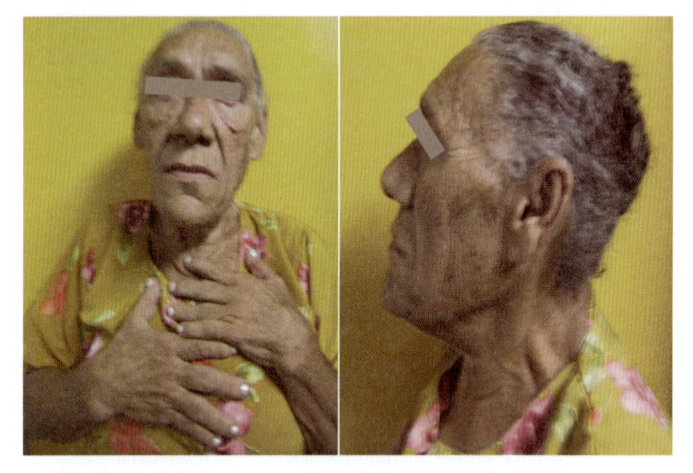

Fig. 5.6 Paciente acromegálica de 72 anos, cujo motivo da consulta inicial com o endocrinologista foi o *diabetes mellitus*, surgido 10 anos antes. Até então, a paciente vinha sendo acompanhada por clínicos gerais. Notar a fácies bem característica e as mãos volumosas.

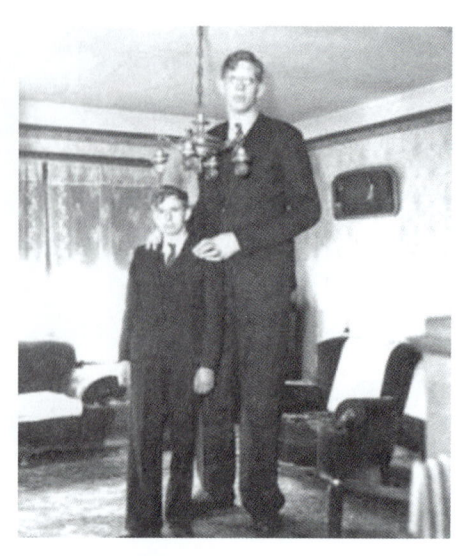

Fig. 5.7 Robert Wadlow, conhecido como o "gigante de Alton". Ao morrer, aos 22 anos, media 2,72 m.

das vias ópticas. "Cura" da acromegalia, com normalização do GH e do IGF-I, pode acontecer devido à completa destruição do tumor pela apoplexia.[47-49]

Gigantismo

Crescimento linear exagerado e gigantismo acontecem quando a secreção excessiva de GH ocorre antes do fechamento das cartilagens de crescimento. Tal situação é vista em menos de 5% dos pacientes com somatotropinomas. O diagnóstico de gigantismo deve ser considerado em crianças que estejam mais de 3 desvios-padrão acima da altura média para a idade ou mais de 2 desvios-padrão além da altura ajustada para a altura dos pais. O diagnóstico bioquímico é similar ao da acromegalia. Cerca de 20% dos casos estão associados à síndrome de McCune-Albright, com hiperplasia somatotrófica, ou a verdadeiros adenomas hipofisários. Gigantismo surgindo na infância por hiperplasia somatotrófica tem sido relatado, sugerindo que, nesses casos, a hipersecreção precoce de GHRH seria responsável pelo hipersomatotropismo.[12,50]

Na história recente, o caso mais notável de gigantismo hipofisário foi o de Robert Wadlow, conhecido como o "gigante de Alton". Ao morrer, aos 22 anos, em 1940, media 2,72 m e pesava cerca de 240 kg (Fig. 5.7).

COMPLICAÇÕES SISTÊMICAS DA ACROMEGALIA

Hipersecreção prolongada de GH causa várias complicações, como doenças vasculares (cardiovascular e cerebrovascular), respiratórias e neoplásicas que respondem, respectivamente, por 60, 25 e 15% das mortes nos acromegálicos. Também são comuns alterações endócrinas e metabólicas (Quadro 5.4).[46]

Complicações Cardiovasculares

A acromegalia pode se acompanhar de uma miocardiopatia específica, caracterizada principalmente por hipertrofia do ventrículo esquerdo (HVE), além de outros distúrbios, como arritmias e diminuição do enchimento diastólico e fração de ejeção do ventrículo esquerdo, podendo resultar em cardiomegalia e insuficiência cardíaca grave. Sua presença à ocasião do diagnóstico implica alta taxa de mortalidade, a despeito da melhora da função cardíaca através do controle efetivo dos níveis de GH e IGF-I. HVE é a anormalidade mais freqüentemente descrita na cardiomiopatia acromegálica (presente em 25 a 100% dos casos, em diferentes séries). Nenhum achado patológico específico é demonstrado à autópsia para definir a cardiomiopatia da acromegalia. Anormalidades eletrocardiográficas, caracterizadas por arritmias, defeitos de condução e alterações da onda T e dos segmentos S-T, são encontradas em 50% dos acromegálicos. Arritmias ventriculares podem ser causa de morte súbita.[46,51-53]

Hipertensão (HAS) também é freqüente. Em 18 séries, sua prevalência variou de 18 a 60% (média de 33%).[46] Na gênese da HAS podem contribuir retenção de sódio, expansão do volume extracelular, resistência insulínica e hiperatividade do sistema nervoso simpático.[46]

> **QUADRO 5.4**
>
> **Complicações Sistêmicas da Acromegalia**
>
> **Cardiovasculares**
> Hipertensão
> Cardiomegalia
> Hipertrofia ventricular
> Arritmias
> AVC
>
> **Respiratórias**
> Obstrução das vias respiratórias superiores (apnéia do sono)
> Depressão dos centros respiratórios centrais (narcolepsia, apnéia do sono)
> Defeitos de ventilação–perfusão (hipoxemia)
> Calcificação traqueal
> Artropatia da junta cricoaritenóide
>
> **Endócrinas**
> Hiperprolactinemia
> Hipopituitarismo
> Anormalidades menstruais
> Disfunção erétil
>
> **Metabólicas**
> Tolerância alterada à glicose/ *diabetes mellitus*
> Hipertrigliceridemia
> Hipercalcemia
> Hipercalciúria
>
> **Neoplásicas**
> Tumores benignos: tiróide, pólipos (cólon, estômago)
> Tumores malignos: cólon, esôfago, estômago, mama, tiróide

Pacientes com acromegalia estão também propensos a desenvolver evidências de aterosclerose (p.ex., disfunção endotelial e espessamento da íntima média das carótidas), mesmo quando a doença tem duração inferior a 5 anos. Entre os fatores que podem contribuir para esse achado, incluem-se resistência insulínica, *diabetes mellitus*, dislipidemia e hipertensão.[1,46]

Complicações Respiratórias

Complicações respiratórias respondem por 25% das mortes registradas na acromegalia (segunda causa mais comum). Prognatismo, lábios grossos, macroglossia e hipertrofia das estruturas nasais podem obstruir as vias respiratórias. Hipertrofia da mucosa e da cartilagem laringianas, calcificação traqueal e artropatia da junta cricoaritenóide contribuem para a fixação uni- ou bilateral das cordas vocais ou estenose laríngea, o que pode levar a mudanças no timbre da voz, obstrução de vias respiratórias superiores e, até mesmo, à necessidade de uma traqueostomia. Dificuldade na intubação traqueal pode ocorrer durante a indução anestésica. Pneumomegalia, por aumento do número de alvéolos, pode também acontecer.[46]

Apnéia do sono afeta até 80% dos pacientes acromegálicos (mais comum no sexo masculino). Ela é definida como a presença de 5–10 episódios de apnéia ou hipopnéia com duração de, no mínimo, 10 s durante cada hora de sono noturno. O paciente tipicamente apresenta sono interrompido, roncos excessivos e sonolência diurna. Além disso, a apnéia do sono parece favorecer o aparecimento de hipertensão arterial, arritmias cardíacas (desde bradicardia sinusal até taquicardia ventricular e assistolia), doença coronariana e acidente vascular cerebral (AVC). Ela é predominantemente obstrutiva, mas, em cerca de um terço dos casos, existe também um componente central. Tais pacientes têm níveis mais elevados de GH e IGF-I. Um defeito ventilação–perfusão com hipoxemia pode também estar presente em acromegálicos.[46,54]

Complicações Endócrinas

Hiperprolactinemia, com ou sem galactorréia, é encontrada em cerca de um terço dos pacientes com acromegalia. Ela resulta de cossecreção de prolactina pelo tumor ou por compressão da haste hipofisária. Geralmente, os níveis de prolactina situam-se abaixo de 100 ng/mL;[55,56] contudo, valores tão altos quanto 5.250 ng/mL[57] ou 6.000 ng/mL[58] já foram relatados em casos de cossecreção de GH e prolactina. Galactorréia ocasionalmente é encontrada na ausência de hiperprolactinemia, resultante de um estímulo direto do GH sobre os sítios de ligação da prolactina na mama. Hipopituitarismo pode surgir por compressão do tumor sobre o tecido hipofisário normal adjacente ou sobre a haste. Amenorréia ou disfunção erétil são encontradas em cerca da metade dos casos de acromegalia, enquanto até 20% podem desenvolver insuficiência adrenal ou tiroidiana secundárias. Disfunção gonadal pode resultar em osteopenia.[2,46,59]

Enquanto bócio é um fenômeno comum na acromegalia (presente em 25 a 92% dos casos), a ocorrência de tumores tiroidianos é relativamente rara. Bócio multinodular é detectado em 65% dos casos. O bócio nodular é tóxico em 14% dos pacientes, mas a prevalência de hipertiroidismo em pacientes não selecionados variou de 3,5 a 26% em diferentes estudos.[46]

Complicações Metabólicas

Devido aos efeitos diretos antiinsulínicos do GH, podem surgir intolerância aos carboidratos e *diabetes mellitus* (DM). Foram relatados, respectivamente, em 16 a 46% e 19 a 56% dos pacientes, de acordo com diferentes séries.[46,60] Entre 200 pacientes, ao diagnóstico, 13% tinham glicemia de jejum alterada (IFG), 25,5%, tolerância alterada à glicose e 15,5%, DM.[46]

Dislipidemia com padrão altamente aterogênico pode também surgir na acromegalia e contribuir para aumento no risco cardiovascular dessa doença. Caracteriza-se por redução do colesterol HDL, hipertrigliceridemia, elevação da Lp(a) e presença de partículas de LDL pequenas e densas.[61-63] Hipercalcemia e hipercalciúria são, também, achados comuns.[46]

Em um estudo recente, que avaliou 62 indivíduos com acromegalia, 14,5% tinham DM, 26%, IFG e 32%, resistência insulínica (avaliada pelo HOMA-IR).[61] Também foi verificado que tanto as alterações na sensibilidade insulínica e tolerância à glicose como os distúrbios no perfil lipídico foram significativamente mais freqüentes nos pacientes com acromegalia ativa do que naqueles com acromegalia controlada e no grupo placebo.[61]

Complicações Neoplásicas

A associação entre acromegalia e câncer tem sido extensivamente investigada, mas é ainda motivo de debates. Alguns estudos retrospectivos sugeriram ocorrência elevada de certas neoplasias benignas e malignas em acromegálicos, envolvendo mama, estômago, pulmão, tiróide, pele e, sobretudo, cólon. Entretanto, em uma grande série em que foram analisadas 21.470 pessoas-ano de risco, a incidência de câncer (CA) foi mais baixa do que na população geral.[64] A única exceção foi o CA de cólon, cuja incidência excedeu o esperado, sem contudo atingir significância estatística ($P < 0,06$). Além disso, constatou-se um aumento na mortalidade por CA de cólon ($P < 0,03$).[64] Por outro lado, pólipos colônicos benignos foram relatados em 45% de 678 pacientes em 12 estudos prospectivos. Observou-se, nessa população, que os pólipos eram maiores, em maior número e mais displásicos.[65] Contudo, um estudo controlado de 161 pacientes não revelou aumento da incidência de pólipos na acromegalia.[66] A presença de mais de três acrocórdons em pacientes acromegálicos com mais de 50 anos pode ser um marcador periférico da existência de pólipos colônicos adenomatosos, não relacionada aos níveis de GH de IGF-I.[2] Uma metanálise de estudos populacionais estimou em duas a três vezes o aumento no risco para CA colorretal em acromegálicos.[67]

Em função da possível maior propensão para transformação maligna dos pólipos em acromegálicos, tem sido sugerido que todos os pacientes sejam submetidos a uma pancolonoscopia ao diagnóstico, com repetição periódica desse procedimento, de acordo com os fatores de risco individuais (pólipos, história familiar, acrocórdons etc.).[59]

Um recente estudo mostrou, pela primeira vez, a utilidade da TC-colonografia na pesquisa de neoplasias colônicas em acromegálicos e sugere que ela possa ser utilizada como exame de rastreamento em substituição à colonoscopia.[68]

PROGNÓSTICO

As complicações da hipersecreção do GH não controlada de longa duração resultam em uma excessiva taxa de mortalidade (Fig. 5.8), com redução de 5–10 anos na expectativa de vida (Fig. 5.9).[5,6] Como comentado, há evidências de que essa excessiva mortalidade, conseqüente sobretudo às complicações cardiovasculares e respiratórias da acromegalia, possa ser revertida pela obtenção de níveis séricos de GH pós-tratamento $< 2,5$ ng/mL (com radioimunoensaio policlonal)[5,64] ou < 1 ng/mL, com imunoensaios mais sensíveis.[69]

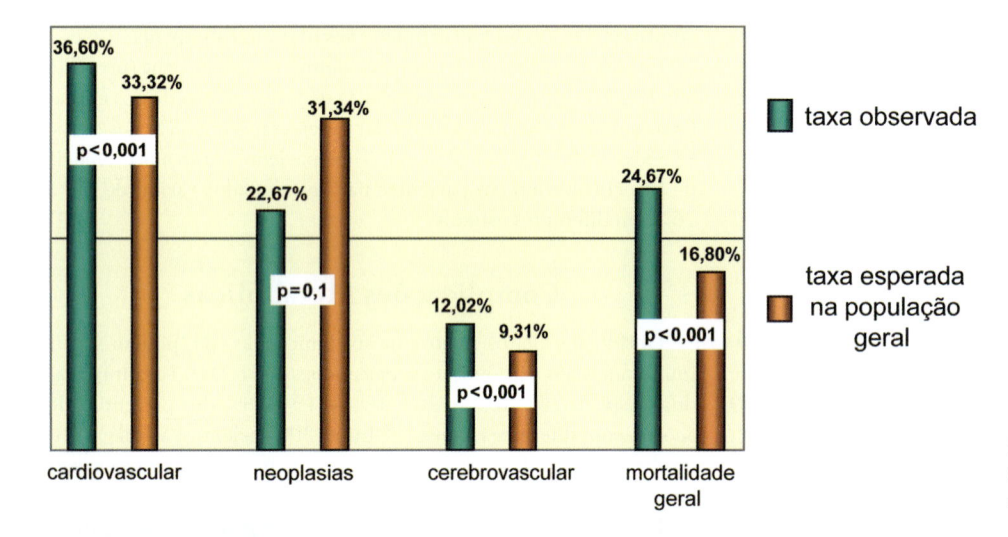

Fig. 5.8 Mortalidade geral e por causas específicas em uma série de 366 óbitos de pacientes acromegálicos. (Adaptado da Ref. 64.)

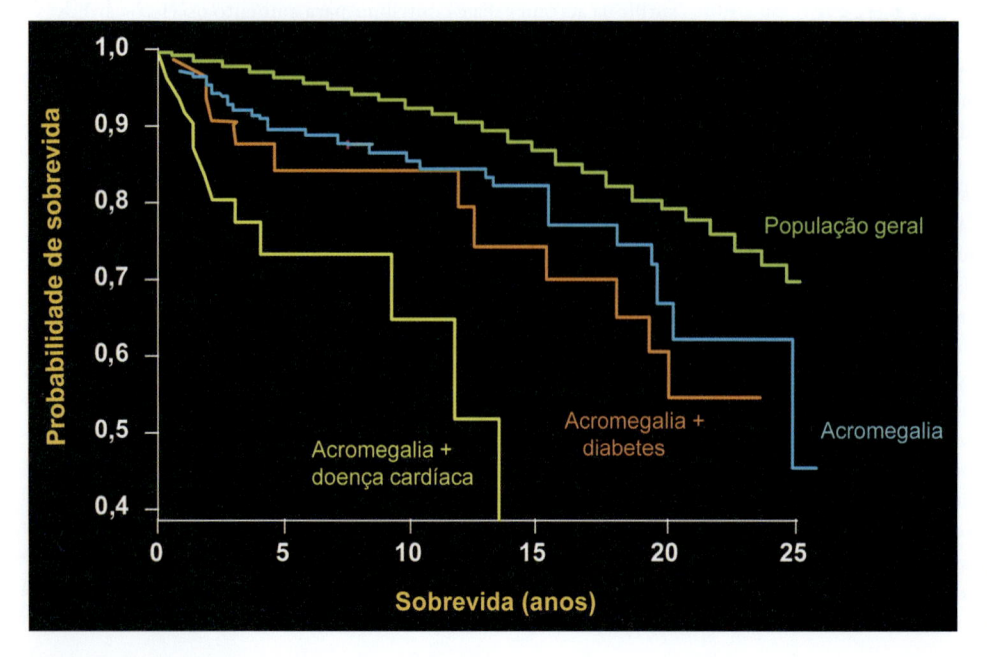

Fig. 5.9 O impacto da acromegalia na sobrevida é ainda maior se existe a cardiomiopatia. (Adaptado da Ref. 6.)

A presença de diabetes ou doença cardíaca está associada a um prognóstico significativamente menos favorável. Embora a duração dos sintomas antes do diagnóstico, a doença cardíaca e a hipertensão influenciem o prognóstico, o último valor conhecido do nível do GH é o principal fator preditivo da mortalidade. Assim, o diagnóstico precoce e o controle efetivo da acromegalia são essenciais para reduzir a morbidade e a mortalidade em longo prazo.[46,59]

DIAGNÓSTICO

A suspeita clínica da acromegalia é confirmada pela demonstração de níveis circulantes excessivos de GH. Exames adicionais incluem dosagem do IGF-I, tomografia computadorizada (TC) e ressonância magnética (RM) da hipófise (Quadro 5.5). Nos casos de suspeita de acromegalia extra-hipofisária, são úteis a dosagem do GHRH e a TC ou RM do abdome e do tórax.

Dosagem do GH Basal

Os níveis basais do GH são > 10 ng/mL em cerca de 90% dos pacientes e podem variar de 5 a 500 ng/mL, com uma média de aproximadamente 50 ng/mL. Entretanto, como a secreção de GH é pulsátil, amostras ao acaso de GH têm pouco valor no diagnóstico da acromegalia. Além disso, amostras seriadas em indivíduos normais revelam que 50 a 75% dos valores são indetectáveis, enquanto os níveis séricos circulantes podem espontaneamente atingir picos com valores que excedem várias vezes o "normal" (até 30 ng/mL). Pacientes com acromegalia ativa podem, por sua vez, ter níveis séricos de GH ao acaso dentro da variação normal.[12,12,70] Em contrapartida, níveis séricos elevados de GH podem ser encontrados em patologias outras além da acromegalia (ver Diagnóstico Diferencial, adiante).

Devido às limitações do GH basal no diagnóstico da acromegalia, deve-se dar preferência à dosagem do GH durante o teste oral de tolerância à glicose (TOTG), comentado a seguir. Por outro lado, no consenso de Cortina ficou estabelecido que um GH ao acaso menor do que 0,4 µg/L, associado a IGF-I normal para idade e gênero, exclui o diagnóstico de acromegalia em um paciente que não tenha outras doenças intercorrentes (Quadro 5.6). Da mesma forma, um GH integrado médio das 24 h (baseado em dosagens feitas a cada 20 min) menor que 2,5 µg/L também excluiria o diagnóstico de acromegalia.[71]

QUADRO 5.5
Exames Utilizados no Diagnóstico da Acromegalia

Dosagem do GH basal
Dosagem do GH durante o TOTG
Dosagem do IGF-I
Dosagem do GHRH*
Exames de imagem
Ressonância magnética/TC hipofisária
Raios X simples do crânio, mãos e pés
TC/ressonância magnética do tórax e abdome*
Cintilografia com In-Pentetreotida (OctreoScan®)*

*Em casos de suspeita de acromegalia extra-hipofisária.
TC = tomografia computadorizada.
TOTG = teste oral de tolerância à glicose.

QUADRO 5.6
Diagnóstico Bioquímico da Acromegalia

Critérios de exclusão
GH ao acaso < 0,4 µg/L + IGF-I normal
Nadir do GH durante TOTG < 1 µg/L + IGF-I normal

Critérios de confirmação
Nadir do GH durante TOTG > 1 µg/L + IGF-I aumentado

TOTG = teste oral de tolerância à glicose.
Adaptado da Ref. 71.
Obs.: ng/mL = µg/L.

Dosagem do GH Durante o Teste Oral de Tolerância à Glicose (TOTG)

Esse teste é considerado como o *padrão-ouro* para a confirmação do diagnóstico da acromegalia. Consiste na dosagem do GH durante 2 h, a intervalos de 30 min, após a administração de 75 g de glicose anidra. Nos indivíduos normais, observa-se uma queda do GH para menos de 1 ng/mL.[71-73] Na acromegalia, o TOTG não consegue suprimir o GH, cujos níveis podem paradoxalmente aumentar, permanecer inalterados ou, em cerca de um terço dos casos, diminuir discretamente.[2]

Respostas falso-positivas (isto é, falta de supressão normal) podem ocorrer na adolescência e em pacientes com *diabetes mellitus*, insuficiência hepática ou renal, anorexia nervosa e em uso de opióides. Respostas falso-negativas (supressão normal) podem ocorrer, excepcionalmente, na acromegalia. Por isso, a interpretação do teste deve ser feita levando-se em consideração os níveis do IGF-I e os dados clínicos dos pacientes.[71-73]

Dimaraki et al.,[74] utilizando um ensaio quimioluminométrico com sensibilidade de 0,01 µg/L, observaram que 50% dos pacientes tiveram um nadir (valor mais baixo) do GH durante o TOTG < 1 µg/L. Entretanto, os pacientes avaliados não eram típicos, já que a maioria (10/16) tinha um microadenoma e doença bioquimicamente leve. Também usando um ensaio imunorradiométrico altamente sensível (sensibilidade de 0,01 µg/L), Freda et al.[75] constataram que, após uma cirurgia malsucedida, 50% dos pacientes com níveis elevados de IGF-I tiveram um nadir do GH < 1 µg/L durante o TOTG com 100 g de glicose anidra (em um deles, o GH foi tão baixo quanto 0,33 µg/L). Baseando-se nesses achados, foi sugerida modificação nos critérios diagnósticos propostos pelo consenso de Cortina, com adoção de um nadir de GH após sobrecarga de glicose < 0,3 µg/L para excluir acromegalia e confirmar a "cura" da doença.[76]

Dosagem do IGF-I

O IGF-I é produzido na maioria dos tecidos, onde age localmente, de modo parácrino, para regular o crescimento e a diferenciação celular. Entretanto, o IGF-I circulante se origina principalmente no fígado e media, como mencionado, a maioria dos efeitos promotores do crescimento do GH.[2,14]

Os níveis séricos do IGF-I são GH-dependentes e, dessa forma, quase sempre se encontram elevados em pacientes com acromegalia ativa. Como eles não flutuam tanto quanto os do GH, a dosagem ao acaso do IGF-I pode ser usada como teste de rastreamento para a acromegalia. Além disso, em cerca de 5% dos casos de acromegalia,

QUADRO 5.7
Condições Outras Além da Acromegalia que Podem Resultar em Não-supressão do GH ao TOTG

Diabetes mellitus
Hipertiroidismo
Uremia
Desnutrição
Doenças hepáticas
Anorexia nervosa
Adolescência
Uso de opióides

observamos níveis de GH ao acaso normais e elevação do IGF-I.[77] Entretanto, é preciso estar atento ao fato de que os valores de IGF-I declinam com o envelhecimento normal e precisam ser comparados com controles normais de mesma idade e sexo. Da mesma forma, podem estar diminuídos em pacientes com desnutrição, hipotiroidismo, insuficiência hepática ou renal, ou sob estrogenioterapia. Em contraste, os níveis de IGF-I elevam-se na gravidez (duas a três vezes maiores) e na puberdade. Assim, fora da gravidez, níveis altos de IGF-I são altamente específicos para a acromegalia em adultos.[2,72,73,78]

Níveis elevados de IGF-I associados a um nadir do GH ao TOTG > 1 ng/mL são achados típicos da acromegalia.[71] A dosagem do IGF-I mostra-se particularmente útil em indivíduos com condições outras que possam resultar em resposta paradoxal (não-supressão) do GH ao TOTG (Quadro 5.7), sobretudo o *diabetes mellitus*. Níveis seriados de IGF-I são úteis para monitorizar a atividade da doença.

Dosagem de IGFBP-3

Os níveis de IGF-BP3, cuja síntese é estimulada pelo GH, estão usualmente elevados na acromegalia. Entretanto, a dosagem da IGF-BP3 fornece pouca informação diagnóstica adicional.[12,73]

Dosagem do GHRH

Está indicada nos casos de acromegalia com GH e/ou IGF-I elevados, em que a RM não mostre nenhum tumor da região hipotálamo-hipofisária ou sugira hiperplasia hipofisária. Níveis elevados de GHRH indicam secreção desse hormônio por tumor ectópico, localizado no abdome ou, mais comumente, no tórax. No caso de tumores hipotalâmicos, os níveis periféricos de GHRH não se encontram elevados, uma vez que o GHRH hipotalâmico não entra na circulação sistêmica.[2,41,42]

Testes Estimulatórios

Embora a resposta paradoxal (ou seja, elevação) do GH à administração do TRH e GnRH tenha sido descrita em até 50% dos acromegálicos, esses testes adjuntos não oferecem vantagem sobre o TOTG. Adicionalmente, efeitos colaterais sérios (p.ex., apoplexia) podem ocasionalmente acontecer após a administração do TRH. Quase todos os pacientes com acromegalia respondem a secretagogos de GH, e todos apresentam respostas inibitórias paradoxais à galanina. Todavia, nenhum desses agentes, até o momento, tem valor comprovado na avaliação de pacientes com acromegalia.[2,12,73]

Diante de aspectos clínicos sugestivos de um tumor ectópico, como rubor facial e broncoespasmo (tumor carcinóide), úlcera péptica ou cálculos renais (gastrinoma/hiperparatiroidismo na síndrome MEN 1), deve-se fazer uma avaliação para marcadores neuroendócrinos específicos, como níveis elevados do ácido 5-hidroxiindolacético, da gastrina e do cálcio, além de hipoglicemia.

Exames de Imagem

Como mais de 95% dos acromegálicos têm um adenoma hipofisário secretor de GH, uma RM com contraste da hipófise deve ser realizada depois que o diagnóstico bioquímico tiver sido estabelecido, para avaliar o tamanho do tumor, a magnitude da eventual extensão extra-selar e a relação do tumor com o quiasma óptico (Fig. 5.10). No caso de macroadenomas, um exame dos campos visuais se faz necessário, para avaliar compressão do nervo óptico.[2,12]

A imagem de sela vazia em acromegálicos é mais comumente vista após apoplexia hipofisária. Entretanto, a associação de sela vazia primária com acromegalia hipofisária[79] ou produção ectópica de GHRH[43] já foi descrita.

A localização anatômica de tumores extra-hipofisários é conseguida por RM e TC do tórax e abdome. Pequenos tumores ectópicos podem, entretanto, não ser visualizados por esses procedimentos. Nessa situação, a cintilografia com ^{111}In-pentetreotida (*OctreoScan®*) pode ser útil para a localização.[2]

Na radiografia simples do crânio de pacientes acromegálicos podem ser observados alterações da sela túrcica (aumento do volume, imagem de duplo assoalho selar, erosão das clinóides etc.), alargamento dos seios da face e protrusão da mandíbula (Fig. 5.11).

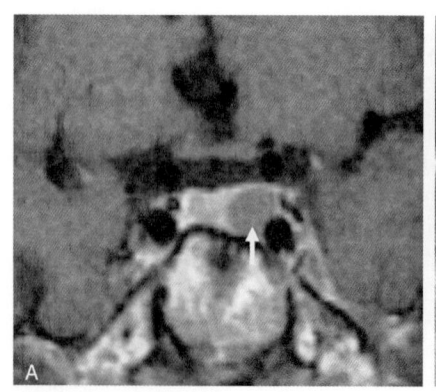

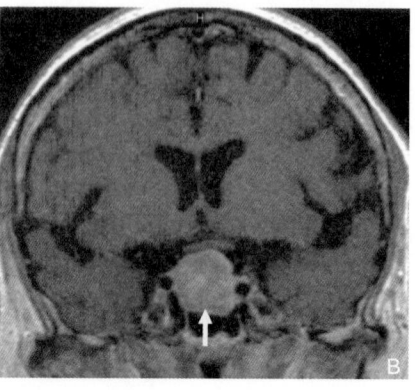

Fig. 5.10 Microadenomas (**A**) e macroadenomas (**B**) (*setas*) representam aproximadamente 10 e 90% dos casos de somatotropinomas.

Radiografias das mãos mostram caracteristicamente aumento de partes moles, tofos em forma de cabeça de setas nas falanges distais, cartilagens intra-articulares com largura aumentada e alterações císticas nos ossos do carpo (Fig. 5.12). Nas radiografias dos pés, observam-se mudanças similares, com aumento do índice calcâneo (valor normal < 22 mm) (Fig. 5.13).

DIAGNÓSTICO DIFERENCIAL

Diferentes Causas de Acromegalia

Clinicamente pode ser impossível diferenciar a acromegalia hipofisária dos raros casos de origem extra-hipofisária. No Quadro 5.8 estão especificadas as principais diferenças bioquímicas e radiológicas entre essas condições.

Outras Causas de Hipersecreção do GH

Níveis elevados do GH sérico podem, também, ser observados em indivíduos com produção ou ação deficiente do IGF-I ou de suas proteínas carreadoras: *diabetes mellitus* descompensado, cirrose, anorexia nervosa, uremia, doenças agudas, AIDS/SIDA, desnutrição etc.[2,72]

PATOLOGIAS QUE CURSAM COM MANIFESTAÇÕES CLÍNICAS SIMILARES

As modificações fisionômicas observadas no hipotiroidismo grave podem lembrar as da acromegalia. No entanto, o principal diagnóstico diferencial, nesse aspecto, é com o *acromegaloidismo* e a *paquidermoperiostose,* que clinicamente se assemelham à acromegalia, mas cursam com níveis de GH e IGF-I normais e sem evidência de tumor hipofisário ou extra-hipofisário.[2,12] Entretanto, em alguns dos pacientes com acromegaloidismo, podem estar presentes defeitos no receptor do IGF-I ou em nível de pós-receptor.[80] A associação de acromegaloidismo e deficiência de GH já foi descrita em uma criança com crescimento excessivo.[81] A paquidermoperiostose (osteoartropatia hipertrófica primária ou síndrome de Touraine-Solente-Golé) constitui-se na patologia que mais erroneamente é diagnosticada como sendo acromegalia. Isso se deve ao fato de os pacientes afetados

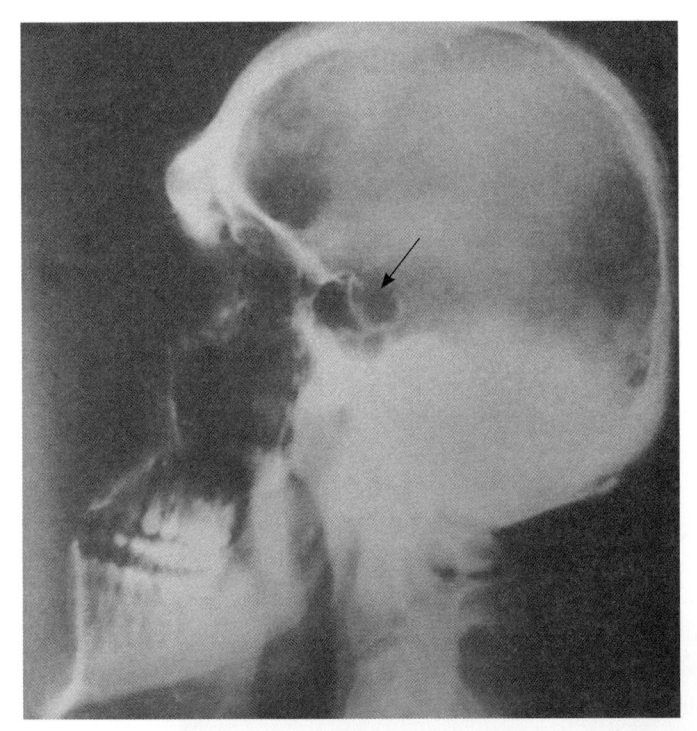

Fig. 5.11 As alterações radiológicas características do crânio incluem aumento de volume da sela túrcica (*seta*), erosão das clinóides, aumento dos seios da face e protrusão da mandíbula.

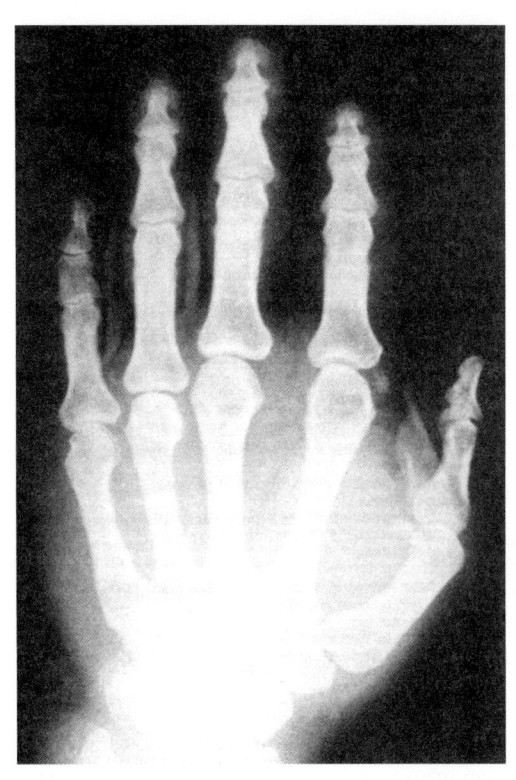

Fig. 5.12 Alterações radiológicas características das mãos na acromegalia. Notar o acentuado aumento das partes moles, "tofos" na extremidade superior das falanges distais e a aparência espessada dos outros ossos.

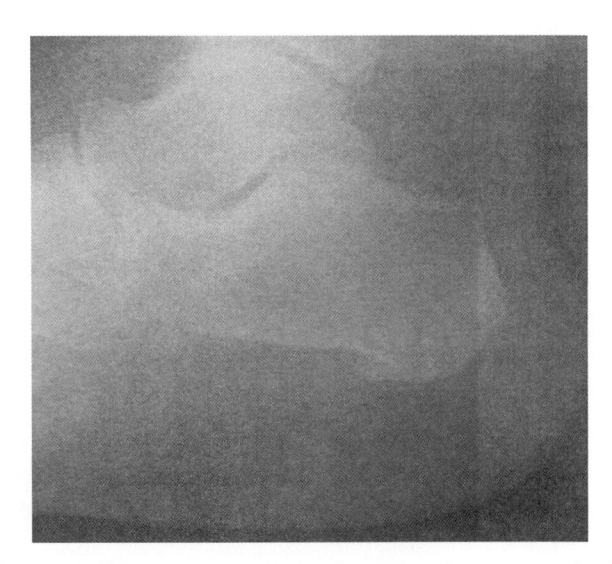

Fig. 5.13 Devido ao crescimento excessivo das partes moles, na acromegalia o índice calcâneo (distância entre o calcâneo e a pele) tipicamente excede 22 mm.

Quadro 5.8
Diagnóstico Diferencial da Acromegalia

	Tumor Secretor de GH		Tumor Secretor de GHRH	
	Hipofisário	Periférico	Hipotalâmico	Periférico
Níveis basais dos hormônios				
GH	Elevado (95%)	Elevado	Elevado	Elevado
IGF-I	Elevado (95%)	Elevado	Elevado	Elevado
GHRH	Normal	Normal	Normal	Elevado
Testes dinâmicos do GH*				
Resposta do GH ao TRH	Aumentada (75%)	Inalterada	?	Aumentada (90%)
Resposta do GH à glicose	Não-supressão (90%) Aumento (10%)	Não-supressão	Não-supressão	Não-supressão
Exames de imagem				
Hipófise	Adenoma (95%) Sela vazia (5%)	Normal	Aumentada	Aumentada
Abdome/tórax	Normal	Massa	Normal	Massa
Freqüência relativa	> 95%	< 1%	< 1%	< 5%

*As respostas normais dos níveis de GH são não modificação após TRH e supressão para < 1 ng/mL durante o TOTG.
Adaptado da Ref. 41.

terem fácies leonina, aumento de extremidades com baqueteamento de dedos em mãos e pés e sudorese excessiva (Fig. 5.14).[82] Trata-se de uma condição rara, geralmente familiar, que costuma iniciar-se na puberdade. A rara concomitância de paquidermoperiostose e acromegalia já foi demonstrada.[82a] Foi também relatado o surgimento de alterações fisionômicas similares às observadas na acromegalia devido ao uso crônico de minoxidil em doses excessivas.[83] Finalmente, pseudo-acromegalia foi descrita em um subgrupo de pacientes com intensa resistência insulínica. Nesses pacientes são encontrados feições grosseiras, pés e mãos grandes, prognatismo, sudorese excessiva, acantose nígrica e acrocórdons.[84]

PATOLOGIAS QUE CURSAM COM ESTATURA ELEVADA

Gigantismo pode ser causado por uma variedade de condições (Quadro 5.9). Alta estatura familiar, redundância do cromossomo Y, síndrome de Marfan e homocistinúria devem ser excluídas antes de se considerarem as causas endócrinas para a alta estatura.[2]

Tratamento

O manejo efetivo da acromegalia visa não somente controlar os efeitos de massa locais, mas também reverter a desregulação do crescimento e a metabólica, causadas pela secreção em excesso de GH (Quadro 5.10). Além disso, o funcionamento normal da hipófise deve ser restaurado ou preservado.[1,85]

De acordo com o consenso de Cortina,[71] os critérios de "cura" para acromegalia incluem níveis normais de IGF-I para idade e sexo, além de um nadir de GH < 1 ng/mL durante o TOTG.

As opções terapêuticas para o manejo da acromegalia e gigantismo incluem cirurgia, radioterapia e farmacoterapia (Quadro 5.11). Todas têm vantagens e desvantagens específicas que serão comentadas a seguir.

Cirurgia

A cirurgia representa o tratamento de escolha para a acromegalia, já que possibilita a remoção completa do tumor e, conseqüentemente, a cura definitiva da doença. No entanto, mesmo em mãos

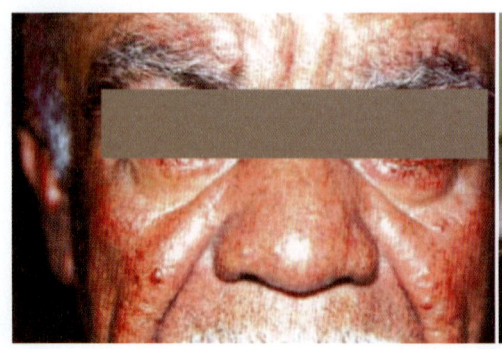

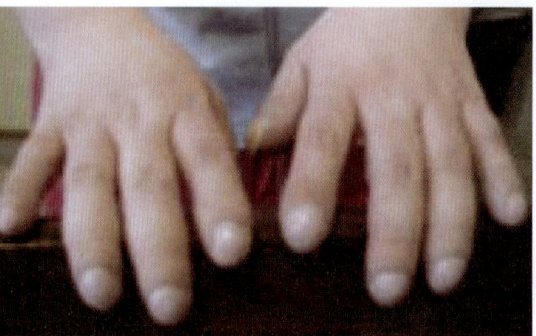

Fig. 5.14 Paquidermoperiostose (*doença de Touraine-Solente-Golé*) é uma condição caracterizada clinicamente por espessamento cutâneo (face, couro cabeludo, mãos e pés), seborréia, hiperidrose, periostose dos ossos longos, baqueteamento digital e aumento tipo pá das mãos e pés.

QUADRO 5.9
Causas de Estatura Elevada

Genéticas
Familiar
Redundância do cromossomo sexual
Síndrome de Marfan
Homocistinúria

Endocrinometabólicas
Hiperplasia ou adenomas de células somatotróficas
Hiperinsulinismo
Diabetes lipoatrófico
Hipertiroidismo
Excesso pré-puberal de esteróides sexuais

Não-classificadas
Gigantismo cerebral

QUADRO 5.11
Opções de Tratamento para a Acromegalia

Cirurgia
Radioterapia (convencional/estereotáxica)
Drogas
    Agonistas dopaminérgicos
        Cabergolina
        Quinagolida
        Bromocriptina
    Análogos somatostatínicos
        Octreotide
        Octreotide LAR
        Lanreotide SR
        Lanreotide Autogel
        Pasireotide
    Antagonistas do receptor do GH
        Pegvisomant

QUADRO 5.10
Metas do Tratamento da Acromegalia

Manter controle anatômico dos efeitos da massa tumoral
Manter ou reduzir a massa tumoral
Reverter as anormalidades dos campos visuais
Corrigir os defeitos neurológicos
Prevenir recidivas
Normalizar a disfunção hormonal
Normalizar a secreção autônoma de GH/IGF-I
Reverter as complicações acrais, vasculares e metabólicas
Preservar a função normal dos hormônios hipofisários
Normalizar a mortalidade

experientes, os resultados cirúrgicos estão longe de ser plenamente satisfatórios.[1,73] A adenomectomia transesfenoidal (TSA) é a forma primária tradicional para o tratamento dos adenomas secretores de GH. A abordagem transfrontal faz-se necessária para menos de 5% dos casos.[86]

EFICÁCIA

O sucesso da TSA depende da experiência e habilidade do neurocirurgião, do tamanho e extensão tumorais e do nível pré-operatório do GH (Fig. 5.15). Até 91% dos pacientes albergando um microadenoma (< 10 mm) intra-selar serão curados pela TSA realizada por um cirurgião experiente. Entretanto, como 60 a 70% dos pacientes têm macroadenomas com extensão para o seio cavernoso e espaço supra-selar, por ocasião do diagnóstico, a maioria dos pacientes está propensa a não ser curada pela cirurgia.[73,86]

Uma análise de séries cirúrgicas em diferentes serviços mostra que níveis basais de GH < 2,5 µg/L e/ou < 2 µg/L durante o TOTG foram conseguidos em 40 a 91% dos microadenomas e 23 a 53% dos macroadenomas (Quadro 5.12).[87-94] Os piores resultados são observados em casos de macroadenomas invasivos.[94] Sheaves et al.,[93] avaliando 100 acromegálicos submetidos à TSA, mostraram que GH médio < 2,5 ng/mL ocorreu em 65, 43 e 18% dos pacientes com GH pré-operatório < 10 ng/mL, entre 10–50 ng/mL e > 50 ng/mL, respectivamente. Recidiva da elevação dos níveis de GH, após um seguimento de 8 a 10 anos, varia de 8 a 10%, sendo também mais comum com tumores invasivos.[87,94] Dados do Reino Unido, relativos ao período de 1970 a 2004, mostram uma ampla variação nos desfechos cirúrgicos, mas com uma melhora substancial a partir do ano 2000.[95] Nesse estudo, níveis "seguros" de GH (< 2,5 µg/L), normalização do IGF-I ou ambos os achados foram, respectivamente, observados em 26, 29 e 20% dos macroadenomas (> 1 cm) extra-selares, 39, 39 e

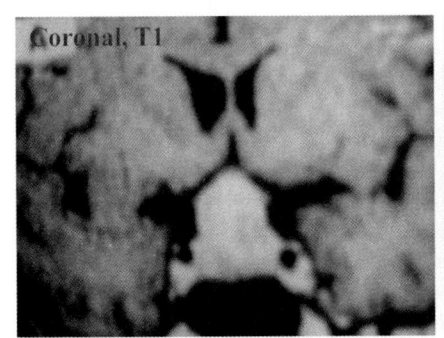

Coronal, T1
GH = 18,2 ng/mL
GH nadir = 5,6 ng/mL
IGF-I = 652 (VR: 106-277)

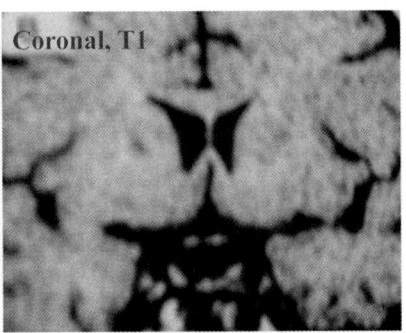

Coronal, T1
GH = 2,4 ng/mL
GH nadir = 0,9 ng/mL
IGF-I = 275 (VR: 106-277)

Fig. 5.15 Cura da acromegalia após a cirurgia transesfenoidal, com retirada completa do macroadenoma. Resultados brilhantes como o desse caso são infrequentes e o percentual médio de cura esperado é < 50%.

QUADRO 5.12

Resultados da Cirurgia Transesfenoidal para a Acromegalia no que se Refere à Normalização* do GH

Autor (Ref.)	Nº de Pacientes	Tumor	Remissão (%)
Ahmed et al.[88]	139	Micro	91
Davis et al.[89]	175	Micro + macro	52
		Macro	46
Jenkins et al.[90]	78	Micro	40
		Macro	35
		Macro com extensão supra-selar	25
Laws et al.[91]		Micro + macro	52
Post et al.[92]	115	Micro + macro	61
		Micro	88
		Macro	53
		Macroinvasivo	42
Sheaves et al.[93]	100	Micro + macro	42
		Macro	23
		Micro	61

*GH basal médio < 2,5 ng/mL e/ou GH < 2 ng/mL após 75 g de glicose anidra.

29% dos macroadenomas intra-selares, 56, 51 e 37% dos microadenomas (< 1 cm); e 39, 39 e 28% dos casos em geral.[95]

Visando à obtenção de desfechos cirúrgicos ótimos, é fundamental encaminhar os pacientes para centros especializados, com neurocirurgiões experientes em TSA. Na Inglaterra, por exemplo, os resultados de um serviço em que um único neurocirurgião operava foram pelo menos duas vezes superiores aos observados em um centro em que havia oito neurocirurgiões.[88]

Como a maioria dos pacientes não atinge cura bioquímica, mesmo nas mãos de neurocirurgiões experientes, a terapia primária medicamentosa tem emergido como uma válida alternativa terapêutica para os tumores com baixa probabilidade de ressecção cirúrgica completa (p.ex., aqueles que invadem o seio cavernoso).[1,71,73] Uma indicação *absoluta* para a cirurgia transesfenoidal é a presença de compressão do nervo óptico, com defeitos dos campos visuais.[1,71,94]

COMPLICAÇÕES

As complicações da TSA incluem rinorréia por LCR (< 5%), meningite, sinusite, hematoma e paralisia dos nervos cranianos (relatadas em menos de 1%), diabetes insípido (DI) transitório (em até 30% dos pacientes) ou permanente (bem menos comum), hipopituitarismo e recidiva tumoral. O hipopituitarismo e o DI são dependentes da quantidade de tecido hipofisário removido. Todas essas complicações são significativamente maiores com neurocirurgiões menos experientes, bem como em caso de terapia prévia (cirurgia e/ou radioterapia).[73,87,91,94]

Radioterapia

Dispomos da radioterapia (RxT) convencional e da radioterapia estereotáxica (RxTE). Habitualmente, a RxT tem sido empregada como terapia de terceira linha, quando a cirurgia e o tratamento medicamentoso não conseguem trazer os níveis de GH e IGF-I para os valores desejados.[1,73,96]

EFICÁCIA CLÍNICA

A RxT convencional externa (45 Gy, divididos em 25 frações diárias de 1,8 Gy) tem como importante limitação o fato de poder requerer vários anos para a obtenção dos resultados terapêuticos desejados. Na maioria dos estudos, foram necessários mais de 10 anos para a normalização dos níveis de GH em mais de 60% dos pacientes (Quadro 5.13). Uma normalização mais significativa e mais precoce pode, contudo, acontecer em pacientes que permaneçam com níveis de GH pouco elevados após a cirurgia, conforme mostrado por Biermasz et al.[96] Em um estudo recente do Reino Unido,[97] envolvendo 338 pacientes (em 144 como terapia única e em 194, subseqüente à cirurgia), níveis médios de GH < 2,5 ng/mL foram observados em 36% dos pacientes após 2 anos, 44% após 5 anos, 59% com 10 anos e 100% após 20 anos. Nesse estudo, a eficácia da radioterapia foi significativamente maior nos pacientes com valores < 10 ng/mL e menor naqueles com GH > 60 ng/mL. A eficácia da radioterapia em normalizar os níveis circulantes de IGF-I tem-se mostrado também bastante variável (Quadro 5.13).[98-100] Em uma revisão de 13 estudos envolvendo 560 acromegálicos, observou-se que, em média, 36% dos pacientes normalizaram o IGF-I sérico após a RxT convencional.[99] Em estudo mais recente, 54% dos pacientes atingiram um GH < 2,5 ng/m, 42%, normalização do IGF-I e 38%, ambos os parâmetros após 3,8 ± 2,4 anos.[100] Por outro lado, em mais de 90% dos pacientes, a RxT permite o controle do crescimento dos somatotropinomas e, em alguns casos, ocorre redução do volume tumoral.[97,100]

As limitações da RxT convencional estimularam o desenvolvimento da RxTE que permite a administração de uma dose elevada de radiação ionizante, em uma única sessão e com alta precisão, com mínimo efeito nocivo sobre o tecido circunvizinho. A RxTE pode ser empregada através de *gamma knife* (radiocirurgia) ou com o uso de acelerador linear. As doses mínimas na radiocirurgia são de 20 a 30 Gy para tumores secretores e de 20 Gy para tumores não-funcionantes. Uma única dose de 20 Gy administrada por radiocirurgia é biologicamente equivalente a 50 a 110 Gy de RxT convencional fracionada a 2 Gy por sessão. Para evitar dano visual, a distância entre a margem do tumor e as vias ópticas deve ser, no mínimo, de 0,5 a 1 cm.[101-103]

A eficácia da radiocirurgia *gama-knife* (RCGK) tem se mostrado semelhante ou, em alguns estudos, aparentemente superior à da RxT convencional.[102] Também parece propiciar os resultados terapêuticos desejados com maior rapidez. Em uma série,[104] 70% dos pacientes tiveram seu GH normalizado após 16 meses da radiocirurgia, enquanto, com a RxT convencional, o mesmo percentual somente foi alcançado após 7 anos. Uma revisão de 12 estudos evidenciou que apenas 33% dos pacientes apresentavam níveis de IGF-I normais após RCGK.[99] Em um estudo com seguimento médio de 4 anos,[105] RCGK propiciou normalização do IGF-I e obtenção de níveis de GH < 2,5 ng/mL em, respectivamente, 23 e 37% dos pacientes. Redução tumoral (de pelo menos 25%) ocorreu em 58% dos pacientes após 24 meses e em 79% após 4 anos. Entre 53 pacientes submetidos à RCGK, normalização do IGF-I foi observada em 45, 58 e 86% dos pacientes após 3, 5 e 10 anos, respectivamente.[102] Finalmente, um estudo mais recente avaliou 95 pacientes previamente submetidos à cirurgia que foram seguidos por 18 a 160 meses (média de 57) após a RCGK.[106] Foram

QUADRO 5.13
Eficácia da Radioterapia Convencional na Normalização do GH e do IGF-I

Autor (Ref.)	2 Anos	5 Anos	≥ 6 Anos	10 Anos	15 Anos	20 Anos	Seguimento Médio de 7 Anos
Jenkins et al.[97]							
GH < 2,5 ng/mL	36%	44%	—	59%	—	100%	
IGF-I normal				56%			
Barrande et al.[97a]							
GH < 2,5 ng/mL	7%	35%		53%	66%		
IGF-I normal					79%		
Powell et al.[98]							
GH < 2,5 ng/mL			44%				
IGF-I normal			69%				
Barkan et al.[99]							
IGF-I normal							5,2%
Biermasz et al.[96]							
GH < 2,5 ng/mL		75%	—	76%	87%		
IGF-I normal					73%		

observadas normalização do IGF-1 em 53% dos casos e redução do volume tumoral em 92%.[106]

Na *radioterapia estereotáxica conformacional*, a administração da radiação é feita fracionadamente em até 30 frações ou sessões, utilizando-se um acelerador linear. Está principalmente indicada quando estruturas radiossensíveis, como as vias ópticas, estiverem muito próximas do tumor.[106a]

EFEITOS ADVERSOS

O principal inconveniente da RxT convencional é um alto risco para o aparecimento de hipopituitarismo. De fato, deficiência de pelo menos um hormônio hipofisário é observada em cerca de 50% dos pacientes após 5 anos.[1] No mencionado estudo britânico,[97] observou-se deficiência do ACTH em 70%, do TSH em 48% e de gonadotrofinas em 78% após 10 anos. Deficiência de GH pode também acontecer. Outras raras complicações são distúrbios visuais (inclusive cegueira) por lesão do nervo óptico, isquemia ou necrose cerebral, disfunção neurocognitiva e carcinogênese cerebral secundária.[2,73] Existem também evidências de que a radioterapia seria um fator de risco independente para mortalidade, sobretudo devido à doença cerebrovascular.[107]

Na série de Jagannathan et al.,[106] novas deficiências hormonais surgiram em 34% dos pacientes submetidos à radiocirurgia.

Ainda não está claro se as complicações tardias da radiocirurgia seriam menos comuns do que com a RxT convencional. Entretanto, se a técnica for corretamente empregada, o risco de dano ao nervo óptico é pequeno. Além disso, os riscos de neoplasias secundárias, disfunção neurocognitiva e radionecrose são teoricamente minimizados pela menor exposição do tecido cerebral adjacente à radiação.[1,102,103]

No passado, a RxT era rotineiramente recomendada para pacientes não curados pela cirurgia. Entretanto, devido aos seus potenciais riscos e complicações, na maioria dos muitos centros a RxT está sendo destinada prioritariamente para pacientes com doença persistente ou recidivante após a cirurgia, quando a terapia medicamentosa se mostrar ineficaz ou não estiver disponível.[108]

Tratamento Medicamentoso

Como opções principais, dispomos dos agonistas dopaminérgicos, análogos da somatostatina (SSTa) e, mais recentemente, do pegvisomant, antagonista do receptor do GH. Os SSTa têm sido considerados a opção de escolha por sua maior eficácia global, no que se refere ao efeito sobre GH e IGF-I, bem como redução tumoral. A farmacoterapia está prioritariamente indicada para pacientes não curados pela cirurgia. Contudo, pode ser usada como tratamento inicial nas seguintes condições: (1) adenomas invasivos com pequena chance de cura cirúrgica (Fig. 15.6), que não causam comprometimento neurológico ou visual; (2) pacientes com risco cirúrgico elevado devido a co-morbidades clínicas; e (3) pacientes que recusem a cirurgia.[73,85,108]

ANÁLOGOS DA SOMATOSTATINA (SSTa)

A primeira droga a ser testada foi o *octreotide*, aplicada em 3 doses diárias, por via subcutânea (SC).[110] Posteriormente, foram desenvolvidos os SSTa de ação prolongada (*octreotide LAR, lanreotide SR* e *lanreotide autogel*), que possibilitam maior comodidade posológica para os pacientes.[1,73,85,109]

Os SSTa atuam através dos receptores da somatostatina (SSTR) presentes na hipófise e outros tecidos. Até o momento, foram isolados, clonados e seqüenciados cinco subtipos de SSTR. Os subtipos 1, 2, 3 e 5 estão presentes nos tecidos hipofisários normal e tumoral, enquanto os SSTR2 e SSTR5 são os mais prevalentes nos adenomas secretores de GH. O octreotide se liga a esses dois receptores, mas com uma afinidade 10 vezes maior pelo SSTR2. O lanreotide, por sua vez, tem afinidade um pouco maior pelo SSTR5. A afinidade de ligação ao SSTR2 se correlaciona com a habilidade de inibição da secreção do GH. Os somatotropinomas podem expressar receptores de somatostatina em uma concentração maior que a hipófise normal adjacente. Entretanto, alguns tumores podem não expressar nenhum subtipo de SSTR ou expressar receptores mutantes, levando à resistência à terapia com os SSTa.[1,111,112] Novos SSTa com maior afinidade pelos SSTR2 e SSTR5 estão sendo testados (ver adiante).

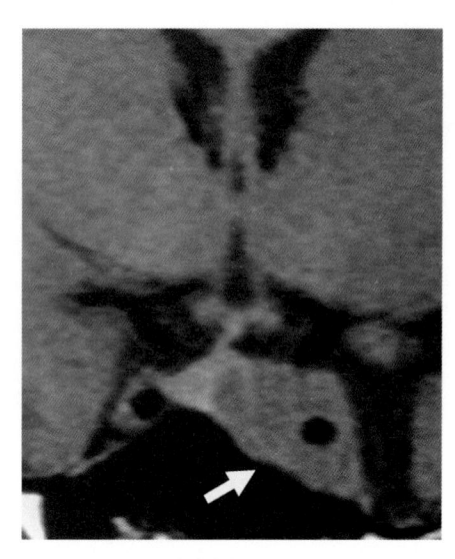

Fig. 5.16 Tumor com baixa probabilidade de cura cirúrgica devido à invasão do seio cavernoso à esquerda (*seta*).

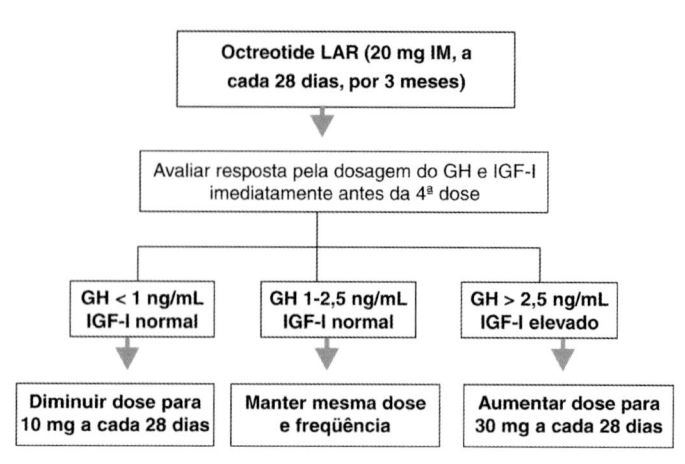

Fig. 5.17 Esquema para ajustes da dose do Octreotide LAR®. (Adaptado das Refs. 112 e 114.)

A estimulação dos receptores somatostatínicos pelos SSTa leva à supressão da secreção hipofisária de GH e da proliferação dos somatotrofos.[112] Os SSTa podem também agir no fígado, bloqueando diretamente a síntese de IGF-1.[113]

Análogos Somatostatínicos de Ação Prolongada

TIPOS E DOSES. Os primeiros a serem comercializados foram o *lanreotide SR* (Somatuline L.P.®) e o *octreotide LAR* (Sandostatin LAR®, frasco-ampola de 10, 20 e 30 mg).[1,73,114] O Lanreotide SR foi desenvolvido para ser aplicado na dose de 30 mg a cada 7 a 14 dias, por via intramuscular (IM).[73,114] Posteriormente, surgiu uma formulação em gel aquoso do lanreotide, o *lanreotide autogel* (LAN-Autogel®), que é administrado por via subcutânea profunda, nas doses de 60, 90 ou 120 mg mensalmente.[115,116] No entanto, em alguns pacientes o controle dos níveis de GH e IGF-I pode ser obtido com injeções de 120 mg a cada 6 ou 8 semanas.[116]

O octreotide LAR (Sandostatin LAR®) tem duração de ação de 28 a 42 dias, e geralmente é administrado a cada 28 dias, IM.[114,117] Entretanto, pode-se conseguir manter os níveis de GH e IGF-I controlados administrando-se a medicação a intervalos maiores, sobretudo quando o GH basal é < 5 ng/mL.[118-120] Em estudo recente,[119] com 22 pacientes, esse intervalo foi maior que 4 semanas em 90% dos casos, 6 pacientes (27,3%) foram controlados com uma injeção a cada 6 semanas e 3 (13,2%), a cada 12 semanas. A dose inicial é de 20 mg, que pode ser ajustada para 30 ou 10 mg, de acordo com a resposta terapêutica, após 3 meses (Fig. 5.17).[121,122] Alguns pacientes podem beneficiar-se do aumento da dose para 40 mg a cada 28 dias, sobretudo aqueles com níveis de IGF-I não muito elevados.[123]

EFICÁCIA CLÍNICA. Sobre as Manifestações Clinicolaboratoriais. Aproximadamente 70% dos pacientes tratados com STTa melhoram o bem-estar geral, enquanto o edema de partes moles se dissipa dentro de vários dias de tratamento. Cefaléia, um sintoma comum da acromegalia, usualmente resolve dentro de minutos após a injeção SC de octreotide, refletindo um efeito analgésico específico central. Os efeitos benéficos sobre o sistema cardiovascular incluem redução dignificativa da pressão arterial, dos batimentos cardíacos, da freqüência de arritmias e espessura da parede do ventrículo esquerdo (VE), além de melhora das alterações metabólicas, da disfunção diastólica e fração de ejeção do VE. Os melhores resultados são vistos nos casos em que os níveis do GH são suprimidos para menos de 2,5 ng/mL e os do IGF-I, normalizados. Melhora da função articular e da apnéia do sono também pode acontecer.[1,46,59,116,124]

Sobre os Níveis Séricos de GH e IGF-I. Uma compilação dos dados da literatura mostrou que níveis seguros de GH (< 2,5 μg/L) foram obtidos em 56% dos pacientes tratados com octreotide LAR (OCT-LAR) e em 49% daqueles que usaram lanreotide SR (LAN-SR).[114] Os percentuais de normalização do IGF-I foram de 66 e 48%, respectivamente.[114] Convém comentar que a maioria dos pacientes que usaram o OCT-LAR foi pré-selecionada pela resposta ao OCT-SC.

Em uma série com 110 pacientes, normalização do IGF-I ocorreu em 60% deles após 12 meses e em 79% após 36 meses de uso do OCT-LAR.[120] Os pacientes que atingiram GH seguro e IGF-I normal tinham níveis de GH < 5 μg/L após 3 meses e IGF-I < 550 μg/L após 6 meses. A dose final de OCT-LAR foi de 10 mg em 25,4% dos pacientes, 20 mg em 32,7%, 30 mg em 38,2% e 40 mg em 3,6%.[120] Em um estudo brasileiro, com 80 pacientes avaliados prospectivamente, foram constatados, após 24 semanas de tratamento, normalização do IGF-I e valores médios de GH < 2,5 ng/mL em 41 e 74% dos casos, respectivamente.[121]

Foi também demonstrado que o OCT-LAR tem eficácia similar sobre GH e IGF-I quando empregado como terapia primária ou em pacientes previamente submetidos à cirurgia e/ou à radioterapia.[125] Um estudo mais recente confirmou a utilidade do OCT-LAR como terapia primária da acromegalia.[122] Nesse estudo, o uso da medicação por 48 semanas em 68 pacientes não selecionados e sem tratamento prévio resultou em adequado alívio dos sintomas, bem como em níveis "seguros" de GH (≤ 2,5 μg/L) em 44% dos casos e normalização do IGF-I em 34%.[122]

Em estudo recente, foi evidenciado que OCT-LAR e LAN-Autogel tiveram eficácia e tolerabilidade comparáveis.[126] Além disso, alguns pacientes não-responsivos ou intolerantes ao LAN-Autogel beneficiaram-se com a troca pelo OCT-LAR, e vice-versa.[126] Outros quatro pequenos estudos também sugerem ser OCT-LAR e LAN-Autogel igualmente eficazes no controle dos sintomas e dos marcadores bioquímicos.[127]

Ainda não está definido se a retirada parcial do tumor pode melhorar a resposta terapêutica em pacientes previamente resistentes

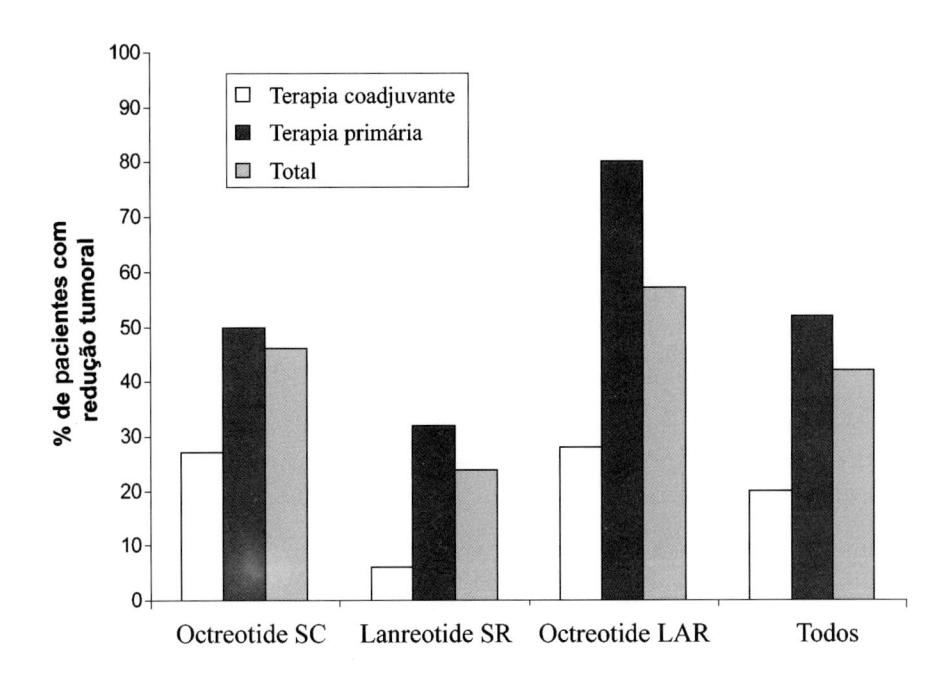

Fig. 5.18 Redução tumoral durante a terapia com SSTa. Entre 921 pacientes, 42% apresentaram redução do volume do tumor (mais freqüente com a terapia primária). A redução média foi de 50%. (Adaptado da Ref. 131.)

aos análogos da somatostatina. No entanto, três estudos recentes fortemente sugerem que sim.[128–130]

Sobre o Tamanho do Tumor. A terapia com SSTa possibilita redução tumoral em uma significativa proporção de pacientes com acromegalia, porém esse efeito é menos freqüente e menos intenso do que o observado com agonistas dopaminérgicos no manuseio de prolactinomas.[1] Entre 921 pacientes oriundos de 36 publicações, 42% apresentaram redução do volume do tumor. Essa proporção foi maior com a terapia primária do que com a terapia coadjuvante (52% vs. 21%). A redução tumoral média foi de 50% (Fig. 5.18). Menos de 3% dos pacientes tiveram crescimento tumoral durante o uso dos SSTa.[131] A regressão das dimensões tumorais geralmente reverte após a descontinuação do tratamento.[1]

Uma metanálise mostrou que redução tumoral de até 50% ocorreu em 29,5 e 15% dos pacientes tratados com OCT-LAR e LAN-SR, respectivamente.[132] Na maioria dos casos, o grau da redução foi < 25% e apenas em 17,3% (com OCT-LAR) excedeu 50%.[132] Redução tumoral > 75% foi reportada acontecer em até 20% dos pacientes medicados com OCT-LAR (Fig. 5.19).[120,121] Na série de Mercado et al.[122] evidenciou-se uma progressiva redução tumoral induzida pela terapia primária com OCT-LAR. De fato, uma significante diminuição (> 20%) do volume do tumor foi observada em 63 e 75% dos pacientes nas semanas 24 e 48 do estudo, respectivamente.[122]

Dados sobre redução tumoral (RT) com LAN-Autogel são ainda limitados. Na série de Attanasio et al.,[133] ocorreu em 16 dos 22 pacientes (73%) nos quais diminuição do tumor pôde ser avaliada. A RT média foi de 44%, variando de 0 a 76%.[133] Resultados similares foram relatados no estudo de Colao et al.,[134] no qual o uso de LAN-Autogel (120 mg a cada 4 semanas) por 12 semanas resultou em redução tumoral ≥ 25% em 77% dos pacientes.

DURAÇÃO DO TRATAMENTO. Um importante inconveniente para o uso dos análogos somatostatínicos (SSTa) é seu elevado custo, sobretudo porque a recomendação clássica é que o tratamento seja mantido indefinidamente ou até que os efeitos terapêuticos plenos da radioterapia sejam conseguidos.[1,85,114] No entanto, um estudo recente mostrou que, entre 27 pacientes tratados por um período médio de 48 meses e que obtiveram um controle hormonal e neurorradiológico ótimo, recidiva da doença, 12-16 semanas após a descontinuação do SSTa, apenas ocorreu em 15 pacientes (56%).[135] Além disso, recidiva bioquímica da acromegalia somente aconteceu

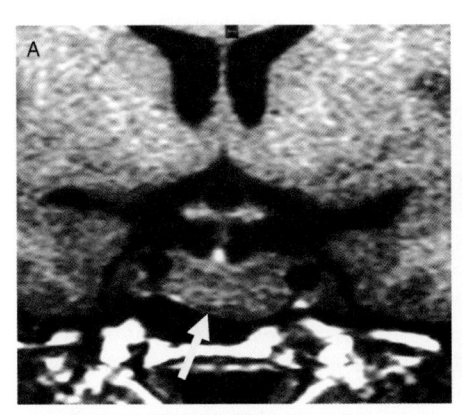

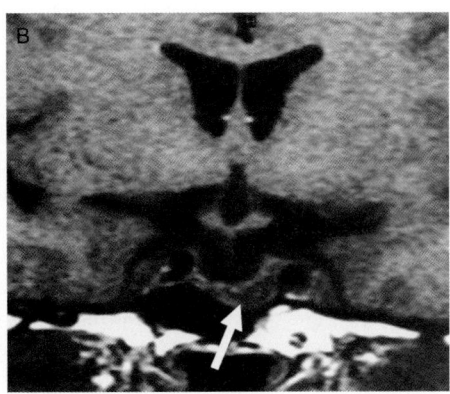

Fig. 5.19 Redução de 75% no volume tumoral após 6 meses de tratamento com Octreotide LAR, na dose de 30 mg IM de 28/28 dias [(**A**) Basal.; (**B**) após 7 meses].

em 1 de 10 pacientes que alcançaram 24 semanas de seguimento após a retirada da droga.[135] Esses dados preliminares indicam a possibilidade da interrupção bem-sucedida do SSTa, pelo menos em um subgrupo de pacientes bem responsivos ao tratamento, e desafiam o conceito clássico da necessidade de manter esse tratamento por um tempo indeterminado, na ausência de radioterapia prévia. A possibilidade de apoplexia tumoral suclínica, ao menos em alguns casos, não pode, contudo, ser descartada.

USO PRÉ-OPERATÓRIO. Os STTa podem ser usados no período pré-operatório para reduzir a morbidade dos pacientes com acromegalia. O uso desses fármacos leva à melhora na função cardíaca, diminui a chance de arritmias ventriculares e pode melhorar o controle da hipertensão arterial e das glicemias em diabéticos, bem como facilitar a intubação orotraqueal pela redução do edema e espessamento das vias respiratórias superiores.[1,73,108,136] Uma compilação de 14 estudos, envolvendo principalmente macroadenomas, mostrou que o uso pré-operatório do octreotide possibilitou redução tumoral maior que 20% em 23 a 100% dos casos.[136] Além disso, a taxa de controle da doença foi um pouco melhor do que no grupo não tratado (55 a 89% vs. 50%)[136] e, em alguns estudos,[114] houve diminuição da permanência hospitalar. Em um recente estudo prospectivo,[137] 30 pacientes com acromegalia foram encaminhados diretamente à cirurgia, enquanto 32 receberam octreotide LAR (20 mg a cada 28 dias IM) por 6 meses. Uma avaliação realizada 3 meses após a cirurgia mostrou que o percentual de pacientes com macroadenomas que obtiveram normalização do IGF-I foi significativamente maior no grupo pré-tratado (50% vs. 16%; p = 0,017). Em contraste, não houve diferença significativa no grupo de pacientes com microadenomas.[137] Faz-se necessário, contudo, saber se o benefício em longo prazo (p.ex., 1 ano após a cirurgia) do tratamento pré-operatório com octreotide LAR se manteria.

Na nossa visão, o emprego pré-operatório dos SSTa deve ser considerado em pacientes com macroadenomas e naqueles com risco cirúrgico elevado devido a complicações cardiovasculares, respiratórias e metabólicas da acromegalia, independentemente do tamanho tumoral. Pacientes com macroglossia importante que dificulte a intubação são também candidatos ao tratamento pré-operatório.

EFEITOS COLATERAIS. As principais reações adversas aos SSTa de depósito estão listadas no Quadro 5.14. As mais comuns são gastrointestinais, e até 50% dos pacientes apresentam diarréia, náuseas e/ou desconforto abdominal que tipicamente regridem dentro de 8 a 10 semanas. Cálculos biliares surgem em até 20% dos pacientes, usualmente dentro dos primeiros 18 meses de tratamento. Na maioria das vezes são assintomáticos e apenas raramente requerem tratamento definitivo. Além disso, podem acontecer dor e desconforto (leves a moderados) no local da injeção.[1,112,114,115] Deterioração do controle glicêmico, por inibição da secreção insulínica, ocorre ocasionalmente.[115,132]

AGONISTAS DOPAMINÉRGICOS

Os agonistas dopaminérgicos (DA) foram as primeiras drogas utilizadas no tratamento da acromegalia. Eles estimulam a secreção de GH em indivíduos normais, mas, em alguns acromegálicos, por um mecanismo ainda não esclarecido, paradoxalmente suprimem a liberação do GH. Têm maior eficácia no caso de tumores cossecretores de GH e PRL.[71,73,138]

Bromocriptina (BCR)

EFICÁCIA CLÍNICA. BCR foi a primeira droga usada no tratamento da acromegalia, mas com resultados geralmente insatisfatórios,

QUADRO 5.14
Efeitos Colaterais dos Análogos Somatostatínicos de Ação Prolongada

- Gastrointestinais (diarréia, náuseas, desconforto abdominal)
  - Precoces, até 49%
  - Persistentes, < 10%
- Anormalidades do trato biliar
  - Todos os tipos, 50%
  - Novos cálculos biliares, 15% (4 a 22%)
- Anormalidades do metabolismo da glicose
  - Hipoglicemia, 2%
  - Hiperglicemia, 7 a 15%
- Dor no local da injeção, 24% (4 a 31%)
- Queda de cabelo transitória, 3 a 6%
- Hipotiroidismo, 2%

Adaptado da Ref. 114.

a despeito do uso de doses de até 60 mg/dia. Ainda que melhora clínica (melhora do bem-estar e redução de partes moles, cefaléia, sudorese e artralgia) tenha sido relatada em 14 a 94% dos pacientes, níveis de GH < 5 ng/mL foram observados apenas em cerca de 20%, enquanto normalização do IGF-I ocorreu somente em 10%. Além disso, o efeito sobre a redução tumoral mostrou-se bastante modesto e limitou-se a 30% dos pacientes.[138]

Quinagolida (CV)

EFICÁCIA CLÍNICA. Existem poucos dados sobre CV na acromegalia. Os melhores resultados foram relatados por Colao et al.,[139] com normalização do GH e IGF-I ocorrendo em 7 dos 16 (43,8%) pacientes tratados.

Cabergolina (CAB)

EFICÁCIA CLÍNICA. Em comparação à BCR e à CV, a CAB (Dostinex®, comprimido de 0,5 mg) tem ação mais prolongada, maior afinidade pelos receptores D2, melhor perfil de tolerabilidade e maior eficácia.[140] Em seis estudos,[139,141–146] a terapia com CAB resultou em normalização do GH e do IGF-I em, respectivamente, 37 e 34% dos 112 pacientes (Quadro 5.15). No maior desses estudos (com 64 pacientes tratados por até 40 meses),[142] observaram-se níveis de GH < 2 ng/mL em 46% dos pacientes e normalização do IGF-I (definida como IGF-I < 300 ng/mL) em 39%. Os melhores resultados aconteceram em indivíduos com adenomas cossecretores de GH e PRL, bem como com níveis basais de IGF-I < 750 ng/mL (GH < 2 ng/mL em 56% e IGF-I normal em 50%).

Em um recente estudo prospectivo,[147] CAB foi administrada, durante 2 a 52 meses, a 15 pacientes consecutivos com acromegalia, dos quais apenas 2 tinham hiperprolactinemia, 11 tinham sido submetidos à cirurgia transesfenoidal e 1 à radioterapia hipofisária. Na dose semanal de 0,5 a 7 mg de CAB (média de 1,75 mg), normalização do IGF-I e níveis de GH < 2,5 μg/L ocorreram, respectivamente, em 33 e 60% dos pacientes, enquanto ambos os achados foram observados em 27%.[147]

Uma outra indicação para o emprego da CAB são acromegálicos pouco responsivos aos análogos da somatostatina (STTa). Em um estudo,[148] a combinação CAB + lanreotide permitiu normalização dos níveis de GH e IGF-I em, respectivamente, 40 e 50% de 10

QUADRO 5.15
Eficácia da Cabergolina em Pacientes Acromegálicos

Autor (Ref.)	N	Dose	Normalização do GH (%)	Normalização do IGF-I (%)
Abs et al.[142]	64	1–7,5 mg/semana	46	39
Cozzi et al.[143]	18	0,5 mg 2 vezes por semana a 0,5 mg/dia	28	28
Colao et al.[139]	11	1 mg 2 vezes por semana	0	0
Ferrari et al.[144]	6	0,3–1,2 mg/semana	50	50
Jackson et al.[145]	10	0,5 mg/dia	20	20
Muratori et al.[146]	3	1–3 mg/semana	100	100
Total	**112**		**37**	**34**

pacientes sem resposta terapêutica satisfatória ao uso de octreotide, octreotide e quinagolida e lanreotide. Da mesma forma, a terapia combinada octreotide LAR + CAB mostrou-se eficaz em normalizar os níveis de GH e IGF-I e interromper o crescimento excessivo em uma adolescente com gigantismo, não curada pela cirurgia.[149] Mais recentemente, foi relatada a normalização de IGF-I em 42% de 18 pacientes resistentes aos STTa, após a adição de CAB (1–3,5 mg/semana).[150] Os resultados obtidos não dependeram dos níveis de PRL, os quais eram normais ou apenas discretamente elevados (máximo de 60 ng/mL).

A redução tumoral conseguida com a CAB geralmente é modesta, mas, ocasionalmente, respostas brilhantes podem acontecer em casos de tumores cossecretores de GH e PRL (Fig. 5.20).[57,58]

Recentemente foi relatada a persistência de níveis normais de GH e IGF-I, 2,5 a 5,5 anos após a suspensão da CAB, em dois pacientes acromegálicos com microadenomas que haviam sido tratados com esse fármaco por 42–76 meses.[151]

Em resumo, o uso da cabergolina pode ser considerado como alternativa aos STTa em pacientes com tumores cossecretores de GH e PRL. Nessa situação, ambas as opções podem ter eficácia comparável na normalização do GH e IGF-I, sendo a CAB bem mais barata. Também deve-se considerar a adição de CAB a pacientes parcialmente resistentes aos STTa.

Efeitos Colaterais

As principais reações adversas dos DA são tonturas, náuseas, cefaléia, constipação, congestão nasal e distúrbios do humor.[138] Mostram-se bem menos comuns com a CAB do que com a CV e, sobretudo, a BCR.[138–140]

ANTAGONISTAS DO RECEPTOR DO GH

Pegvisomant (Somavert®, Pfizer, ampolas de 10, 15 e 20 mg) é um antagonista seletivo do receptor do GH (GH-R). Trata-se de um análogo mutado da molécula de GH que difere do GH 22 kDa por alterações em dois sítios de ligação. A modificação de oito aminoácidos no primeiro sítio de ligação confere uma afinidade pelo receptor de GH 30 vezes maior que a do GH endógeno. A modificação de um aminoácido no segundo sítio de ligação impede a dimerização do receptor de GH, bloqueando a ação pós-receptor do GH e, dessa forma, a produção hepática de IGF-I.[1,152,153]

Eficácia Clínica

Pegvisomant (PEG) é o fármaco mais eficiente em normalizar os níveis de IGF-I, enquanto os do GH tendem a se elevar, provavelmente pela perda do *feedback* negativo devido à diminuição do IGF-I.[1,152] Em um estudo duplo-cego,[153] com 12 semanas de duração, PEG (20 mg/dia SC) levou à normalização do IGF-I em 89% de 112 acromegálicos tratados. Em um segundo estudo,[154] o aumento da dose para 40 mg/dia SC propiciou normalização do IGF-I em 97% dos casos tratados por até 18 meses. Mais recentemente foi demonstrado que o uso de PEG (10–40 mg/dia) em 16 pacientes previamente resistentes aos SSTa possibilitou normalização do IGF-I em 57 e 75% dos pacientes após 6 e 12 meses, respectivamente. Também propiciou melhora do perfil lipídico e da sensibilidade insulínica.[155]

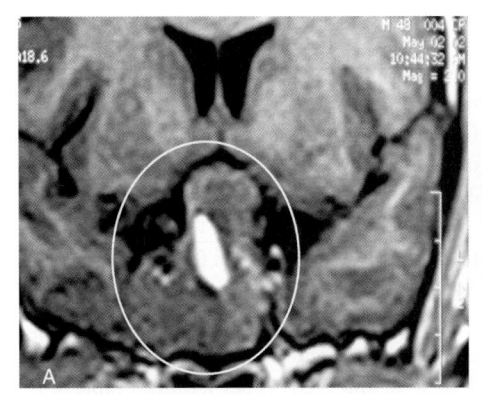

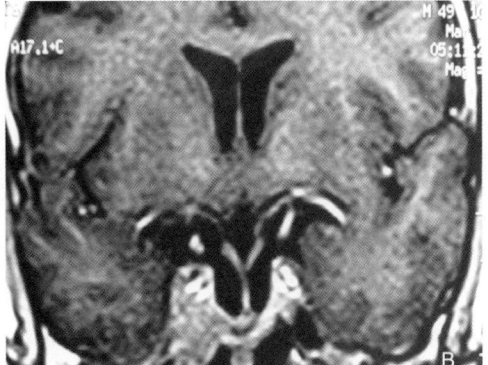

Fig. 5.20 Volumoso macroadenoma secretor de GH e prolactina (PRL = 2.400 ng/mL), antes (**A**) e 3 meses após (**B**) tratamento com cabergolina, na dose de 1,5 mg, 2 vezes por semana. (Cortesia do Dr. Mauro Czepielewski, Porto Alegre, RS.)

Em um outro estudo,[156] com 229 pacientes, a taxa de normalização do IGF-I foi de 64, 71 e 76% após 6, 12 e 24 meses, na dose média de 15 mg/dia. Na série de Higham et al.,[157] normalização do IGF-I ocorreu em 95% de 57 pacientes tratados por até 91 meses (média de 18 meses) em doses variando de 10 mg em dias alternados até 60 mg/dia (média de 15 mg/dia).

Recentemente, foram divulgados os primeiros resultados do ACROSTUDY,[158] estudo multicêntrico que envolve 469 acromegálicos. As avaliações anuais, realizadas desde que o estudo foi lançado em 2004, encontraram normalização do IGF-I em 62 a 78% dos pacientes após 1 a 4 anos de tratamento com PEG, nas doses médias de 18,7 a 22 mg/dia.[158]

Em contrapartida, a elevação do GH induzida pelo PEG pode ser tão alta quanto 76% em relação aos valores pré-tratamento.[152]

Um importante inconveniente do PEG é que ele não reduz o tamanho do adenoma. Na realidade, existe o temor de que o uso do PEG possa ocasionar aumento tumoral e isso já foi relatado em aproximadamente 30 casos.[158–161] Por isso, recomenda-se a realização de uma RM a cada 6 meses para uma eventual detecção de crescimento tumoral.[1] No ACROSTUDY,[158] aumento do tamanho tumoral foi observado em 24 dos 469 pacientes (5,1%). Contudo, as evidências disponíveis sugerem que o crescimento tumoral não é induzido pelo PEG; ao contrário, seria resultante da história natural dos somatotropinomas agressivos ou de um efeito rebote após a descontinuação da terapia com análogos da somatostatina (STTa).[160,161]

Efeitos Colaterais

PEG é geralmente bem tolerado. Entre 229 pacientes, efeitos adversos com freqüência > 1% incluíram reações no local das injeções em 7,4%, elevação de enzimas hepáticas (> 3 vezes o limite superior da normalidade) em 5,2% (em 3,2% normalizaram-se espontaneamente, sem descontinuação do tratamento), aumento do volume tumoral em 3,1% e cefaléia em 1,7%.[156] Realização de testes da função hepática é recomendada mensalmente nos primeiros 6 meses e, depois, a cada 6 meses.[162]

Outros importantes inconvenientes para o PEG são a necessidade de injeções diárias subcutâneas e o custo excessivo do tratamento. Tais inconvenientes podem ser minimizados pela aplicação da medicação a intervalos maiores (p.ex., 1 a 3 vezes por semana) e pelo uso concomitante de SSTa (ver adiante).[152] Finalmente, lipodistrofia pode raramente ocorrer no local das injeções, sendo geralmente reversível com a descontinuação do tratamento.[163]

Quando usar o Pegvisomant?

Devido ao seu custo excessivo e efeito habitualmente neutro sobre o volume do somatotropinoma, tem-se recomendado reservar o uso do PEG sobretudo para pacientes com resistência ou intolerância aos análogos da somatostatina.[1,108]

Na série de Feenstra et al.,[164] 26 pacientes com acromegalia ativa foram tratados com a combinação de PEG (até 80 mg 1 vez por semana; dose média de 60 mg) e um dos SSTa administrado mensalmente. Entre os 19 pacientes que completaram 42 semanas de tratamento, 18 (95%) obtiveram normalização do IGF-I. Em um outro estudo,[165] a adição de PEG (40–160 mg, em 1 a 2 injeções semanais) a 32 pacientes resistentes aos SSTa resultou em normalização do IGF-I em todos os casos. Também foi descrito que alguns pacientes podem beneficiar-se da terapia isolada com PEG administrada em dias alternados.[166]

Além disso, PEG pode ser particularmente benéfico para os pacientes com intolerância à glicose ou *diabetes mellitus*, uma vez que ele reduz a resistência insulínica e a glicemia, de maneira independente ao peso corporal e ao grau de atividade física.[152] Recentemente, foi relatado o uso do PEG durante a gravidez, sem repercussões materno-fetais.[167] Finalmente, PEG mostrou-se eficaz no tratamento de gigantismo em pacientes não curados pela cirurgia e sem resposta terapêutica favorável aos SSTa.[168,169]

AVALIAÇÃO DA RESPOSTA AO TRATAMENTO MEDICAMENTOSO

Normalização dos níveis de IGF-I é o parâmetro mais confiável na avaliação da resposta à terapia com análogos da somatostatina, agonistas dopaminérgicos e pegvisomant.[1] Em um estudo recente,[170] foi observado, entre os pacientes tratados com SSTa, um alto grau de discordância entre os valores do GH (basal e pós-TOTG) e os do IGF-I. De fato, 42% dos exames foram discordantes, com IGF-I normal e GH não suprimido no TOTG. No grupo de pacientes tratados com DA, esse percentual foi apenas de 4%.[170]

OUTRAS OPÇÕES TERAPÊUTICAS

Normalização do IGF-I, sem modificação significativa dos níveis de GH, pode ocasionalmente ser obtida pelo uso oral de pílulas estroprogestogênicas[171] ou dos SERM tamoxifeno (20–40 mg/dia)[172] e raloxifeno (120 mg/dia),[173,174] conforme demonstrado em um limitado número de pacientes. Em dois estudos,[173,174] o uso do raloxifeno permitiu normalização do IGF-I em 54% (7/13) das mulheres e 25% (2/8) dos homens com acromegalia, particularmente naqueles com níveis de IGF < 600 µg/L.

NOVAS PERSPECTIVAS

Estudos vêm sendo desenvolvidos para a obtenção de análogos de somatostatina (SSTa) com maior afinidade pelos receptores somatostatínicos (SSTR) subtipos SSTR2 e SSTR5 do que octreotide (OCT) e lanreotide.[108,109] O composto mais promissor parece ser o SOM230 (pasireotide), um "ligante universal" dos receptores somatostatínicos, com alta afinidade pelos subtipos SSR1, SSTR2, SSTR3 e SSTR5.[175,176] Em 8 de 12 pacientes, a administração SC de SOM230 (250 µg) e OCT (100 µg) causou diminuição similar nos níveis séricos de GH, mas, em outros três, SOM230 foi mais eficaz.[177] Um estudo *in vitro* mostrou ser SOM230 mais potente que OCT na supressão da secreção de GH e PRL pelas células tumorais.[178] Doença de Cushing e tumores neuroendócrinos são outras potenciais indicações para o uso do pasireotide.[175,176]

Outros fármacos em investigação incluem uma molécula quimérica que se liga tanto ao SSTR2 quanto ao receptor dopaminérgico D2 (altamente eficaz *in vitro* na redução da secreção de GH), e análogos somatostatínicos com especificidade seletiva para o SSTR1 (BIM-23296 e CH 275) e o SSTR5 (BIM-23206 e BIM-23268).[179,180]

CONCLUSÃO SOBRE O TRATAMENTO MEDICAMENTOSO

A farmacoterapia está assumindo um papel com importância crescente no manuseio da acromegalia, sobretudo diante das evidências de que a cirurgia e a radioterapia têm limitações para proporcionarem um rígido controle dos níveis de GH e IGF-I. Ela se mostra particularmente atraente para pacientes com tumores com poucas chances de cura cirúrgica, sobretudo aqueles em que a preservação da função hipofisária residual é altamente desejável para uma futura fertilidade ou naqueles em que a cirurgia esteja contra-indicada ou seja recusada (Fig. 5.21).

Entre as drogas atualmente disponíveis, os análogos somatostatínicos (SSTa) são a opção de escolha. A maior experiência mundial ainda é com o octreotide LAR (OCT-LAR), porém o lanreotide autogel, recentemente desenvolvido, parece ser igualmente eficaz. Os SSTa têm eficácia similar se usados como terapia primária ou em pacientes previamente submetidos à cirurgia. Entretanto, a cabergolina (CAB) pode também ser bastante útil, seja como terapia inicial nos casos em que há marcante hiperprolactinemia, seja em associação com os SSTa quando eles forem ineficazes em monoterapia. Aproximadamente 35 a 40% dos acromegálicos são resistentes ao OCT-LAR. Novos e mais potentes SSTa (p.ex., pasireotide) poderão ser úteis nesses casos. O pegvisomant (PEG), apesar de sua grande eficiência em normalizar o IGF-I, tem o grande inconveniente de não causar redução tumoral e ser muito caro. Portanto, à luz dos conhecimentos atuais, a principal indicação do PEG seria na forma de terapia adicional (como alternativa à CAB) para pacientes não-responsivos aos SSTa.

No Quadro 5.16 está resumida a eficácia média do tratamento medicamentoso e da cirurgia no que se refere à normalização dos níveis de GH e IGF-I.

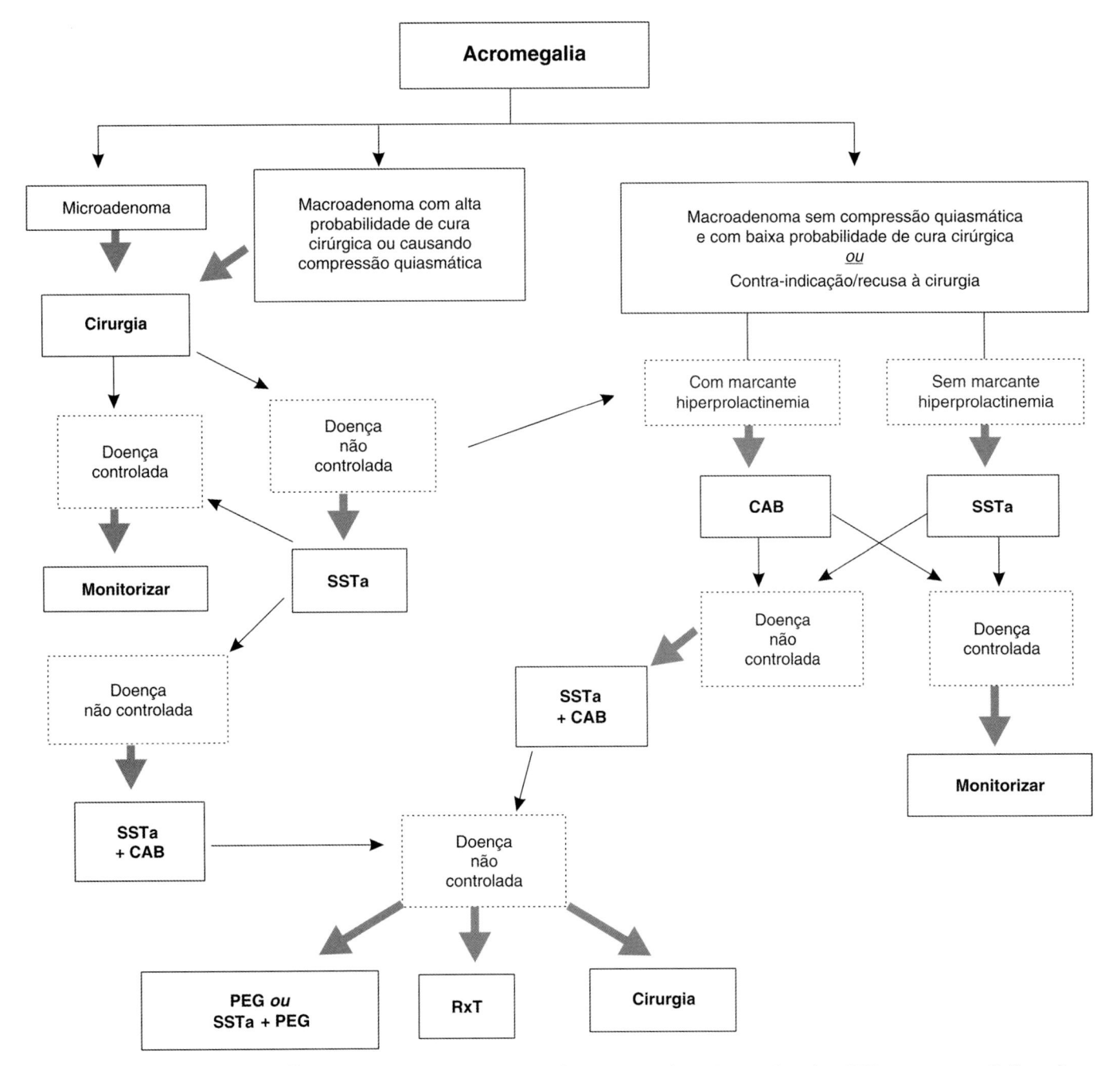

Fig. 5.21 Algoritmo (fluxograma) para tratamento da acromegalia. (SSTa = análogo somatostatínico; CAB = cabergolina; PEG = pegvisomant; RxT = radioterapia; PRL = prolactina; doença controlada = GH < 2,5 ng/mL e IGF-I normal para idade e sexo.)

QUADRO 5.16
Resumo da Eficácia do Tratamento da Acromegalia na Normalização do GH e do IGF-I

	% Médio de Pacientes com GH < 5 ng/mL	% Médio de Pacientes com GH < 2,5 ng/mL	% Médio de Pacientes com IGF-I Normal
Bromocriptina	20	—	10
Cabergolina	—	38	34
Octreotide	47	34	46
Lanreotide	82	50	50
Octreotide LAR	93	56	66
Pegvisomant	—	—	76–97
Cirurgia (microadenomas)	—	40–91	—
Cirurgia (macroadenomas)	—	23–53	—
Cirurgia (micros + macros)			50–75
Radioterapia		35–75 (5 anos) 53–76 (10 anos) 66–100 (15–20 anos)	5,2–79
Radiocirurgia	—	21–23	37–86

BIBLIOGRAFIA

1. Ben-Shlomo A, Melmed S. Acromegaly. *Endocrinol Metab Clin North Am*, 2008; 37:101-22.
2. Melmed S. Acromegaly. *In*: Melmed S (ed). *The Pituitary*. Cambridge (MA): Blackwell, 1995:413-42.
3. Alexander L, Appleton D, Hall R, Ross WM, Wilkinson R. Epidemiology of acromegaly in Newcastle region. *Clin Endocrinol* (Oxf), 1980; 12:71-9.
4. Etxabe J, Gaztambide P, Latorre P, Vasquez JA. Acromegaly: an epidemiological study. *J Endocrinol Invest*, 1993; 16:181-7.
5. Bates AS, vant'Hoff W, Jones JM, Clayton R. An audit of outcome of treatment in acromegaly. *Quarter J Med*, 1993; 86:293-9.
6. Rajasoorya C, Holdaway IM, Wrightson P, et al. Determinants of clinical outcome and survival in acromegaly. *Clin Endocrinol* (Oxf), 1994; 41:95-102.
7. Swearing B, Barker FG, Katznelson L, Biller BM, et al. Long-term mortality after transsphenoidal surgery and adjunctive therapy for acromegaly. *J Clin Endocrinol Metab*, 1998; 83:3419-26.
8. Biermasz NR, Dekker FW, Pereira AM, et al. Determinants of survival in treated acromegaly in a single center: predictive value of serial insulin-like growth factor I measurements. *J Clin Endocrinol Metab*, 2004; 89:2789-96.
9. Dekkers OM, Biermasz NR, Pereira AM, et al. Mortality in acromegaly: a metaanalysis. *J Clin Endocrinol Metab*, 2008; 93:61-7.
10. Bengtsson B-A, Edén S, Ernest I, et al. Epidemiology and long-term survival in acromegaly. A study of 166 cases diagnosed between 1955 and 1984. *Acta Med Scand*, 1988; 223:327-35.
11. Wright AD, Hill DM, Lowy C, Fraser Tr. Mortality in acromegaly. *Q J Med*, 1970; 39:1-16.
12. Melmed S, Kleinberg D. Anterior Pituitary. *In*: Larsen PR, Kronenberg HM, Melmed S, Polonsky KS (eds). *Williams Textbook of Endocrinology*. 11th ed. Philadelphia: WB Saunders Co, 2008:155-262.
13. Veldhuis JD, Bowers CY. Sex-steroid modulation of growth hormone (GH) secretory control: three-peptide ensemble regulation under dual feedback restraint by GH and IGF-I. *Endocrine*, 2003; 22:25-40.
14. Clemmons DR. Quantitative measurement of IGF-I and its use in diagnosing and monitoring treatment of disorders of growth hormone secretion. *Endocr Dev*, 2005; 9:55-65.
15. Brabant G, von zur Muhlen A, Wuster C, et al. Serum insulin-like growth factor I reference values for an automated chemiluminescence immunoassay system: results from a multicenter study. *Horm Res*, 2003; 60:53-60.
16. Tannenbaum GS, Epelbaum J, Bowers CY. Interrelationship between the novel peptide ghrelin and somatostatin/growth hormone-releasing hormone in regulation of pulsatile growth hormone secretion. *Endocrinology*, 2003; 144:967-974.
17. Brown RJ, Adams JJ, Pelekanos RA, et al. Model for growth hormone receptor activation based on subunit rotation within a receptor dimer. *Nat Struct Mol Biol*, 2005; 12:814-821.
18. Argetsinger LS, Campbell GS, Yang X, et al. Identification of JAK2 as a growth hormone receptor-associated tyrosine kinase. *Cell*, 1993; 74:237-244.
19. Greenhalgh CJ, Rico-Bautista E, Lorentzon M, et al. SOCS2 negatively regulates growth hormone action in vitro and in vivo. *J Clin Invest*, 2005; 115:397-406.
20. Levy A. Molecular and trophic mechanisms of tumorigenesis. *Endocrinol Metab Clin North Am*, 2008; 37:23-50.
21. Horvath A, Stratakis CA. Clinical and molecular genetics of acromegaly: MEN1, Carney complex, McCune-Albright syndrome, familial acromegaly and genetic defects in sporadic tumors. *Rev Endocr Metab Disord*, 2008; 9:1-11.
22. Melmed S. Mechanisms for pituitary tumorigenesis: the plastic pituitary. *J Clin Invest*, 2003; 112:1603-18.
23. Horvath E, Kovacs K. Pathology of acromegaly. *Neuroendocrinology*, 2006; 83:161-5.
24. Scheithauer BW, Kurtkaya-Yapicier O, Kovacs KT, et al. Pituitary carcinoma: a clinicopathological review. *Neurosurgery*, 2005; 56:1066-74.
25. Mercado M, González B, Sandoval C, et al. Clinical and biochemical impact of the d3 growth hormone receptor genotype in acromegaly. *J Clin Endocrinol Metab*, 2008; 93:3411-5.
26. Daly AF, Tichomirow MA, Beckers A. Update on familial pituitary tumors: from multiple endocrine neoplasia type 1 to familial isolated pituitary adenoma. *Horm Res*, 2009; 71 (suppl 1):105-11.
27. Daly AF, Jaffrain-Rea ML, Ciccarelli A, et al. Clinical characterization of familial isolated pituitary adenomas. *J Clin Endocrinol Metab*, 2006; 91:3316-23.
28. Sugihara H, Shibasaki T, Tatsuguchi A, et al. A non-acromegalic case of multiple endocrine neoplasia type 1 accompanied by a growth hormone-releasing hormone-producing pancreatic tumor. *J Endocrinol Invest*, 2007; 30:421-7.
29. Boikos SA, Stratakis CA. Carney complex: pathology and molecular genetics. *Neuroendocrinology*, 2006; 83:189-99.
30. Gadelha MR, Une KN, Rohde K, et al. Isolated familial somatotropinomas: establishment of linkage to chromosome 11q13.1-11q13.3

and evidence for a potential second locus at chromosome 2p16-12. *J Clin Endocrinol Metab*, 2000; *85*:707-14.
31. Daly AF, Vanbellinghen J-F, Khoo SK, *et al*. Aryl hydrocarbon receptor-interacting protein gene mutations in familial isolated pituitary adenomas: analysis in 73 families. *J Clin Endocrinol Metab*, 2007; *92*:1891-6.
32. Dou W, Lin N, Ma W, *et al*. Transsphenoidal surgery in a patient with acromegaly and McCune-Albright syndrome: application of neuronavigation. *J Neurosurg*, 2008; *108*:164-9.
33. Chanson P, Salenave S, Orcel P. McCune-Albright syndrome in adulthood. *Pediatr Endocrinol Rev*, 2007; *4* (suppl 4):453-62.
34. Mantovani G, Bondioni S, Lania AG, *et al*. Parental origin of Gsalpha mutations in the McCune-Albright syndrome and in isolated endocrine tumors. *J Clin Endocrinol Metab*, 2004; *89*:3007-9.
35. Gondim JA, Schops M, Ferreira E, *et al*. Acromegaly due to an ectopic pituitary adenoma in the sphenoid sinus. *Acta Radiol*, 2004; *45*:689-91.
36. Guerrero CA, Krayenbühl N, Husain M, Krisht AF. Ectopic suprasellar growth hormone-secreting pituitary adenoma: case report. *Neurosurgery*, 2007; *61*:E879; discussion on E879.
37. Melmed S, Ezrin K, Kovacs K, *et al*. Acromegaly due to secretion of growth hormone by an ectopic pancreatic islet-cell tumor. *N Engl J Med*, 1985; *312*:9-17.
38. Beuschlein F, Strasburger CJ, Siegerstetter V, *et al*. Acromegaly caused by secretion of growth hormone by a non-Hodgkin's lymphoma. *N Engl J Med*, 2000; *342*:1871-6.
39. Carvalho LR, de Faria ME, Osorio MG, *et al*. Acromegalic features in growth hormone (GH)-deficient patients after long-term GH therapy. *Clin Endocrinol* (Oxf), 2003; *59*:788-92.
40. Karges B, Pfaffle R, Boehm BO, Karges W. Acromegaly induced by growth hormone replacement therapy. *Horm Res*, 2004; *61*:165-69.
41. Melmed S. Extrapituitary acromegaly. *Endocrinol Metab Clin North Am*, 1991; *20*:507-18.
42. Sano T, Asa SL, Kovacs. Growth hormone-releasing hormone-producing tumors: clinical, biochemical and morphological manifestations. *Endocr Rev*, 1988; *9*:357-73.
43. Osella G, Orlandi F, Caraci P, *et al*. Acromegaly due to ectopic secretion of GHRH by bronchial carcinoid in a patient with empty sella. *J Endocrinol Invest*, 2003; *26*:163-9.
44. Molitch ME. Clinical manifestations of acromegaly. *Clin Endocrinol Metab*, 1992; *21*:597-614.
45. Colao A, Marzullo P, Ferone D, *et al*. Prostatic hyperplasia: an unknown feature of acromegaly. *J Clin Endocrinol Metab*, 1998; *83*:775-9.
46. Colao A, Ferone D, Marzullo P, Lombardi G. Systemic complications of Acromegaly: epidemiology, pathogenesis, and management. *Endocr Rev*, 2004; *25*:102-52.
47. Lee DH, Chung MY, Chung DJ, *et al*. Apoplexy of pituitary macroadenoma after combined test of anterior pituitary function. *Endocr J*, 2000; *47*:329-33.
48. Tamasawa N, Kurahashi K, Baba T, *et al*. Spontaneous remission of acromegaly after pituitary apoplexy following head trauma. *J Endocrinol Invest*, 1988; *11*:429-32.
49. Biousse V, Newman NJ, Oyesiku NM. Precipitating factors in pituitary apoplexy. *Neurol Neurosurg Psychiatry*, 2001; *71*:542-5.
50. Daughaday WH. Pituitary gigantism. *Endocrinol Metab Clin North Am*, 1992; *3*:633-47.
51. Colao A, Marzullo P, Di Somma C, Lombardi G. Growth hormone and the heart. *Clin Endocrinol* (Oxf), 2001; *54*:137-54.
52. Clayton RN. Cardiovascular function in acromegaly. *Endocr Rev*, 2003; *24*:272-7.
53. Saccà L, Cittadini A, Fazio S. Growth hormone and the heart. *Endocr Rev*, 1994; *15*:555-573.
54. Fatti LM, Scacchi M, Pincelli AI, *et al*. Prevalence and pathogenesis of sleep apnea and lung disease in acromegaly. *Pituitary*, 2001; *4*:259-62.
55. Vilar L, Naves L, Gadelha M. Pitfalls in the diagnosis of hyperprolactinemia. *Arq Bras Endocrinol Metab*, 2003; *47*:347-57.
56. Vilar L, Moura E, Canadas V, *et al*. Prevalence of macroprolactinemia among 115 patients with hyperprolactinemia. *Arq Bras Endocrinol Metabol*, 2007; *51*:86-91.
57. Vilar L, Czepielewski MA, Naves LA, *et al*. Substantial shrinkage of adenomas cosecreting growth hormone and prolactin with use of cabergoline therapy. *Endocr Pract*, 2007; *13*:396-402.
58. Freda PU, Reyes CM, Nuruzzaman AT, *et al*. Cabergoline therapy of growth hormone & growth hormone/prolactin secreting pituitary tumors. *Pituitary*, 2004; 7:21-30.
59. Giustina A, Casanueva, FF, Cavagnini F, *et al*.; The Pituitary Society and the European Neuroendocrine Association. Diagnosis and treatment of acromegaly complications. *J Endocrinol Invest*, 2003; *26*:1242-7.
60. Kreze A, Kreze-Spirova E, Mikulecky M. Risk factors for glucose intolerance in active acromegaly. *Braz J Med Biol Res*, 2001; *34*:1429-33.
61. Vilar L, Naves LA, Costa SS, *et al*. Increase of classic and nonclassic cardiovascular risk factors in patients with acromegaly. *Endocr Pract*, 2007; *13*:363-72.
62. Maldonado Castro GF, Escobar-Morreale HF, Ortega H, *et al*. Effects of normalization of GH hypersecretion on lipoprotein(a) and other lipoprotein serum levels in acromegaly. *Clin Endocrinol* (Oxf), 2000; *53*:313-9.
63. Tamburrano G, Durante C, Baldelli R. Therapy of diabetes and dyslipidemia in Acromegaly. *Pituitary*, 2002; *5*:27-31.
64. Orme SM, Mnally RJ, Cartwright RA, Belchetz PE. Morality and cancer incidence in acromegaly: a retrospective cohort study. United Kingdom Acromegaly Study Group. *J Clin Endocrinol Metab*, 1998; *83*:2730-4.
65. Jenkins PJ, Besser M. Acromegaly and cancer: a problem. *J Clin Endocrinol Metab*, 2001; *86*:2935-41.
66. Melmed S. Acromegaly and cancer: not a problem? *J Clin Endocrinol Metab*, 2001; *86*:2929-34.
67. Renehan AG, O'Connell J, O'Halloran D, *et al*. Acromegaly and colorectal cancer: a comprehensive review of epidemiology, biological mechanisms, and clinical implications. *Horm Metab Res*, 2004; *36*:70-1.
68. Resmini E, Tagliafico A, Bacigalupo L, *et al*. Computed tomography colonography in acromegaly. *J Clin Endocrinol Metab*, 2009; *94*:218-22.
69. Holdaway IM, Rajasoorya RC, Gamble GD. Factors influencing mortality in Acromegaly. *J Clin Endocrinol Metab*, 2004; *89*:667-74.
70. Aron DC, Findling JW, Tyrell JB. Hypothalamus and pituitary gland. *In*: Greenspan FS, Gardner DG (eds). *Basic and Clinical Endocrinology*. 7th ed. McGraw-Hill Companies: New York, 2004:106-75.
71. Giustina A, Barkan A, Casanueva FF, *et al*. Criteria for cure of acromegaly: a consensus statement. *J Clin Endocrinol Metab*, 2000; *85*:526-9.
72. Melmed S, Ho K, Klibansky A, *et al*. Clinical review 75: recent advances in pathogenesis, diagnosis and management of acromegaly. *J Clin Endocrinol Metab*, 1995; *80*:3395-402.
73. Melmed S, Casanueva FF, Cavagnini F, *et al*. Consensus: guidelines for acromegaly management. *J Clin Endocrinol Metab*, 2002; *87*:4954-8.
74. Dimaraki EV, Jaffe CA, DeMott-Friberg R, *et al*. Acromegaly with apparently normal GH secretion: implications for diagnosis and follow-up. *J Clin Endocrinol Metab*, 2002; *87*:3537-42.
75. Freda PU, Post KD, Powell JS, Wardlaw SL. Evaluation of disease status with sensitive measures of growth hormone secretion in 60 postoperative patients with acromegaly. *J Clin Endocrinol Metab*, 1998; *83*:3808-16.
76. Trainer PS. Acromegaly consensus, what consensus? *J Clin Endocrinol Metab*, 2002; *87*:3534-6.
77. Brockmeier SJ, Buchfelder M, Adams EF, *et al*. Acromegaly with "normal" serum growth hormone levels: clinical features, diagnosis

and results of transsphenoidal microsurgery. *Horm Metab Res*, 1992; *24*:392-6.
78. Freda PU. Pitfalls in the biochemical assessment of acromegaly. *Pituitary*, 2003; *6*:135-40.
79. Hekimsoy Z, Yunten N, Sivrioglu S. Coexisting acromegaly and primary empty sella syndrome. *Neuro Endocrinol Lett*, 2004; *25*:307-9.
80. Ashcraft MW, Hartzband PI, Van Herle AJ, et al. A unique growth factor in patients with acromegaloidism. *J Clin Endocrinol Metab*, 1983; *57*:272-6.
81. Iwatani N, Kodama M, Miike T. Endocrinological evaluation of GH deficient patient with acromegaloidism showing excessive growth. *Endocrinol Jpn*, 1992; *39*:59-64.
82. Karkucak M, Erturk E, Capkin E, et al. Primary hypertrophic osteoarthropathy (pachydermoperiostosis): a case report. *Rheumatol Int*, 2007; *27*:403-5.
82a. Shimizu C, Kubo M, Kijima H, et al. A rare case of acromegaly associated with pachydermoperiostosis. *J Endocrinol Invest*, 1999; *22*:386-9.
83. Nguyen KH, Marks JG Jr. Pseudoacromegaly induced by the long-term use of minoxidil. *J Am Acad Dermatol*, 2003; *48*:962-5.
84. Yaqub A, Yaqub N. Insulin-mediated pseudoacromegaly: a case report and review of the literature. *W V Med J*, 2008; *104*:12-5.
85. Giustina A, Barkan A, Chanson P, et al.; Pituitary Society; European Neuroendocrine Association. Guidelines for the treatment of growth hormone excess and growth hormone deficiency in adults. *J Endocrinol Invest*, 2008; *31*:820-38.
86. Laws ER, Vance ML, Thapar K. Pituitary surgery for the management of acromegaly. *Horm Res*, 2000; *53* (suppl 3):71-5.
87. Ross DA, Wilson CB. Results of transsphenoidal surgery for growth hormone-secreting pituitary adenoma in a series of 214 patients. *J Neurosurg*, 1988; *68*:854-67.
88. Ahmed S, Elsheikh M, Stratton IM, et al. Outcome of transphenoidal surgery for acromegaly and its relationship to surgical experience. *Clin Endocrinol* (Oxf), 1999; *50*:561-7.
89. Davis DH, Laws ER Jr, Ilstrup DM, et al. Results of surgical treatment of growth hormone secreting pituitary adenoma. *J Neurosurg*, 1993; *79*:70-5.
90. Jenkins D, O'Brien I, Johnson A, et al. The Birmingham pituitary database: auditing the outcome of the treatment of acromegaly. *Clin Endocrinol* (Oxf), 1995; *43*:517-22.
91. Laws ER Jr, Thapar K. Pituitary surgery. *Endocrinol Metab Clin North Am*, 1999; *28*:119-31.
92. Post KD, Biller BJ, Adelman LS, et al. Selective transphenoidal adenomectomy in women with galactorrhea-amenorrhea. *JAMA*, 1979; *242*:158-62.
93. Sheaves R, Jenkins D, Blackburn P, et al. Outcome of transphenoidal surgery for acromegaly using strict criteria for surgical cures. *Clin Endocrinol* (Oxf), 1996; 407-14.
94. Fahlbusch R, Honegger J, Buchfelder R. Surgical management of acromegaly. *Endocrinol Metab Clin North Am*, 1992; *21*:669-92.
95. Bates PR, Carson MN, Trainer PJ, Wass JA; UK National Acromegaly Register Study Group (UKAR-2). Wide variation in surgical outcomes for acromegaly in the UK. *Clin Endocrinol* (Oxf), 2008; *68*:136-42.
96. Biermasz NR, Dulken HV, Roelfsema F. Postoperative radiotherapy in acromegaly is effective in reducing GH concentration to safe levels. *Clin Endocrinol* (Oxf), 2000; *53*:321-7.
97. Jenkins PJ, Elliot EL, Carson MN, Bates PR, on behalf of The UK National Acromegaly Register Study Group. *Proc 82nd Annual Meeting of the Endocrine Society*, Toronto, Canada, 2000 (Abstract P1-2163).
97a. Barrande G, Pittino-Lungo M, Coste J, et al. Hormonal and metabolic effects of radiotherapy in acromegaly: long-term results in 128 patients followed in a single center. *J Clin Endocrinol Metab*, 2000; *85*:3779-85.
98. Powell JS, Wardlaw SL, Post KD, Freda PU. Outcome of radiotherapy for acromegaly using normalization of insulin-like growth factor I to define cure. *J Clin Endocrinol Metab*, 2000; *85*:2068-71.
99. Barkan AL. Radiotherapy in acromegaly: The argument against. *Clin Endocrinol* (Oxf), 2003; *58*:132-5.
100. Jallad RS, Musolino NR, Salgado LR, Bronstein MD. Treatment of acromegaly: is there still a place for radiotherapy? *Pituitary*, 2007; *10*:53-9.
101. Jaffe CA. Reevaluation of conventional pituitary irradiation in the therapy of acromegaly. *Pituitary*, 1999; *2*:55-62.
102. Vik-Mo EO, Oksnes M, Pedersen PH, et al. Gamma knife stereotactic radiosurgery for acromegaly. *Eur J Endocrinol*, 2007; *157*:255-63.
103. Pollock BE. Radiosurgery for pituitary adenomas. *Prog Neurol Surg*, 2007; *20*:164-71.
104. Landolt AM, Haller D, Lomax N, et al. Stereotactic radiosurgery for recurrent surgically treated acromegaly: a comparison with fractionated radiotherapy. *J Neurosurg*, 1998; *88*:1002-8.
105. Attanasio R, Epaminonda P, Motti E, et al. Gamma-knife radiosurgery in acromegaly: a 4-year follow-up study. *J Clin Endocrinol Metab*, 2003; *88*:3105-12.
106. Jagannathan J, Sheehan JP, Pouratian N, et al. Gamma knife radiosurgery for acromegaly: outcomes after failed transsphenoidal surgery. *Neurosurgery*, 2008; *62*:1262-9; discussion on 1269-70.
106a. Jalali R, Brada M, Perks JR, et al. Stereotactic conformational radiotherapy for pituitary adenomas: Technique and preliminary experience. *Clin Endocrinol* (Oxf), 2000; *52*:695-702.
107. Ayuk J, Clayton RN, Holder G, et al. Growth hormone and pituitary radiotherapy, but not serum insulin-like growth factor-I concentrations, predict excess mortality in patients with acromegaly. *J Clin Endocrinol Metab*, 2004; *89*:1613-7.
108. Melmed S, Colao A, Barkan A, et al. Guidelines for acromegaly management: an update. *J Clin Endocrinol Metab*, 2009 Feb 10. [Epub ahead of print]
109. Katznelson L. An update on treatment strategies for acromegaly. *Expert Opin Pharmacother*, 2008; *9*:2273-80.
110. Lamberts SW, van der Lely AJ, de Herder WW, Hofland LJ. Octreotide. *N Engl J Med*, 1996; *334*:246-54.
111. Lahlou H, Guillermet J, Hortala M, et al. Molecular signaling of somatostatin receptors. *Ann N Y Acad Sci*, 2004; *1014*:121-31.
112. Ben-Shlomo A, Melmed S. Somatostatin agonists for treatment of acromegaly. *Mol Cell Endocrinol*, 2008; *286*:192-8.
113. Murray RD, Kim K, Ren SG, et al. Central and peripheral actions of somatostatin on the growth hormone–IGF-I axis. *J Clin Invest*, 2004; *114*:349-56.
114. Freda PU. Somatostatin analogs in acromegaly. *J Clin Endocrinol Metab*, 2002; *87*:3013-8.
115. Croxtall JD, Scott LJ. Lanreotide autogel((r)): a review of its use in the management of acromegaly. *Drugs*, 2008; *68*:711-23.
116. Ronchi CL, Boschetti M, Degli Uberti EC, et al. Efficacy of a slow-release formulation of lanreotide (Autogel) 120 mg) in patients with acromegaly previously treated with octreotide long acting release (LAR): an open, multicentre longitudinal study. *Clin Endocrinol* (Oxf), 2007; *67*:512-9.
117. Gillis JC, Noble S, Goa KL. Octreotide long-acting release (LAR). A review of its pharmacologic properties and therapeutic use in the management of acromegaly. *Drugs*, 1997; *53*:681-99.
118. Biermasz NR, Van den Oever NC, Frölich M, et al. Sandostatin LAR in acromegaly: a 6-week injection interval suppresses GH secretion as effectively as a 4-week interval. *Clin Endocrinol* (Oxf), 2003; *58*:288-95.
119. Turner HE, Thornton-Jones VA, Wass JA. Systematic dose-extension of octreotide LAR: the importance of individual tailoring of treatment in patients with acromegaly. *Clin Endocrinol* (Oxf), 2004; *61*:224-31.
120. Cozzi R, Attanasio R, Montini M, et al. Four-year treatment with octreotide-long-acting repeatable in 110 acromegalic patients: pre-

dictive value of short-term results? *J Clin Endocrinol Metab*, 2003; 88:3090-8.
121. Jallad RS, Musolino NRC, Salgado L, Bronstein MD. Treatment of acromegaly with octreotide-LAR: extensive experience in a Brazilian institution. *Clin Endocrinol* (Oxf), 2005; 63:168-75.
122. Mercado M, Borges F, Bouterfa H, et al.; SMS995B2401 Study Group. A prospective, multicentre study to investigate the efficacy, safety and tolerability of octreotide LAR (long-acting repeatable octreotide) in the primary therapy of patients with acromegaly. *Clin Endocrinol* (Oxf), 2007; 66:859-68.
123. Colao A, Pivonello R, Auriemma RS, et al. Beneficial effect of dose escalation of octreotide-LAR as first-line therapy in patients with acromegaly. *Eur J Endocrinol*, 2007; 157:579-87.
124. Bush ZM, Vance ML. Management of acromegaly: is there a role for primary medical therapy? *Rev Endocr Metab Disord*, 2008; 9:83-94.
125. Ayuk J, Stewart SE, Stewart PM, et al. Efficacy of Sandostatin LAR (long-acting somatostatin analogue) is similar in patients with untreated acromegaly and in those previously treated with surgery and/or radiotherapy. *Clin Endocrinol* (Oxf), 2004; 60:375-81.
126. Andries M, Glintborg D, Kvistborg A, et al. A 12-month randomized crossover study on the effects of Lanreotide Autogel and Octreotide long-acting repeatable on GH and IGF-l in patients with acromegaly. *Clin Endocrinol* (Oxf), 2007 Oct 17. [Epub ahead of print]
127. Murray RD, Melmed S. A critical analysis of clinically available somatostatin analog formulations for therapy of acromegaly. *J Clin Endocrinol Metab*, 2008; 93:2957-68.
128. Colao A, Attanasio R, Pivonello R, et al. Partial surgical removal of growth hormone-secreting pituitary tumors enhances the response to somatostatin analogs in acromegaly. *J Clin Endocrinol Metab*, 2006; 91:85-92.
129. Jallad RS, Musolino NR, Kodaira S, et al. Does partial surgical tumour removal influence the response to octreotide-LAR in acromegalic patients previously resistant to the somatostatin analogue? *Clin Endocrinol* (Oxf), 2007; 67:310-5.
130. Karavitaki N, Turner HE, Adams CB, et al. Surgical debulking of pituitary macroadenomas causing acromegaly improves control by lanreotide. *Clin Endocrinol* (Oxf), 2008; 68:970-5.
131. Bevan JS. The antitumoral effects of somatostatin analog therapy in acromegaly. *J Clin Endocrinol Metab*, 2005; 90:1856-63.
132. Freda PU, Katznelson L, van der Lely AJ, et al. Long-acting somatostatin analog therapy of acromegaly: A meta-analysis. *J Clin Endocrinol Metab*, 2005; 90:4465-73.
133. Attanasio R, Lanzi R, Losa M, et al. Effects of lanreotide Autogel on growth hormone, insulinlike growth factor 1, and tumor size in acromegaly: a 1-year prospective multicenter study. *Endocr Pract*, 2008; 14:846-55.
134. Colao A, Auriemma RS, Rebora A, et al. Significant tumour shrinkage after 12 months of Lanreotide Autogel-120 mg treatment given first-line in acromegaly. *Clin Endocrinol* (Oxf), 2008 Dec 15. [Epub ahead of print]
135. Ronchi CL, Rizzo E, Lania AG, et al. Preliminary data on biochemical remission of acromegaly after somatostatin analogs withdrawal. *Eur J Endocrinol*, 2008; 158:19-25.
136. Ben-Shlomo A, Melmed S. The role of pharmacotherapy in perioperative management of patients with acromegaly. *J Clin Endocrinol Metab*, 2003; 88:963-8.
137. Carlsen SM, Lund-Johansen M, Schreiner T, et al.; Preoperative Octreotide Treatment of Acromegaly study group. Preoperative octreotide treatment in newly diagnosed acromegalic patients with macroadenomas increases cure short-term postoperative rates: a prospective randomized trial. *J Clin Endocrinol Metab*, 2008; 93:2984-90.
138. Jaffe CA, Barkan AL. Treatment of acromegaly with dopamine agonists. *Endocrinol Metab Clin North Am*, 1992; 21:713-25.
139. Colao A, Ferone D, Marzullo P, et al. Effect of different dopaminergic agents in the treatment of acromegaly. *J Clin Endocrinol Metab*, 1997; 82:518-23.
140. Colao A, Lombardi G, Annunziato L. Cabergoline. *Expert Opin Pharmacother*, 2000; 1:555-74.
141. Vilar L, Naves L, Oliveira S, Lyra R. Efficacy of cabergoline in the treatment of acromegaly. *Arq Brasil Endocrinol Metab*, 2002; 46:269-74.
142. Abs R, Verhelst J, Maiter AD, et al. Cabergoline in the treatment of acromegaly: a study of 64 patients. *J Clin Endocrinol Metab*, 1998; 83:374-8.
143. Cozzi R, Attanasio R, Barausse M, et al. Cabergoline in acromegaly: a renewed role for dopamine agonist treatment? *Eur J Endocrinol*, 1998; 139:516-21.
144. Ferrari C, Paracchi A, Romano C, et al. Long-lasting lowering of serum growth hormone and prolactin by single and repetitive cabergoline administration in dopamine responsive acromegalic patients. *Clin Endocrinol* (Oxf), 1988; 29:467-76.
145. Jackson SNJ, Fowler J, Howlett TA. Cabergoline treatment of acromegaly: a preliminary dose finding study. *Clin Endocrinol* (Oxf), 1997; 46:745-9.
146. Muratori M, Arosio M, Gambino GG, et al. Use of cabergoline in the long-term treatment of hyperprolactinemic and acromegalic patients. *J Endocrinol Invest*, 1997; 20:537-46.
147. Moyes VJ, Metcalfe KA, Drake WM. Clinical use of cabergoline as primary and adjunctive treatment for acromegaly. *Eur J Endocrinol*, 2008; 159:541-5.
148. Marzullo P, Ferone D, Di Somma C, et al. Efficacy of combined treatment with lanreotide and cabergoline in selected therapy-resistant acromegalic patients. *Pituitary*, 1999; 1:115-20.
149. Maheshwari HG, Prezant TR, Herman-Bonert VS, et al. Long-acting peptidomimergic control of gigantism caused by pituitary acidophilic stem cell adenoma. *J Clin Endocrinol Metab*, 2000; 85:3409-16.
150. Cozzi R, Attanasio R, Lodrini S, Lasio G. Cabergoline addition to depot somatostatin analogues in resistant acromegalic patients: efficacy and lack of predictive value of prolactin status. *Clin Endocrinol* (Oxf), 2004; 61:209-15.
151. Verhelst JA, Abrams PJ, Abs R. Remission of acromegaly following long-term therapy with cabergoline: report of two cases. *Pituitary*, 2008; 11:103-7.
152. Colao A, Arnaldi G, Beck-Peccoz P, et al. Pegvisomant in acromegaly: why, when, how. *J Endocrinol Invest*, 2007; 30:693-9.
153. Trainer PJ, Drake WM, Katznelson L, et al. Treatment of acromegaly with the growth hormone-receptor antagonist pegvisomant. *N Engl J Med*, 2000; 342:1171-7.
154. Van Der Lely AJ, Hutson KR, Trainer PJ, et al. Long-term treatment of acromegaly with pegvisomant, a growth hormone receptor antagonist. *Lancet*, 2001; 358:1754-9.
155. Colao A, Pivonello R, Auriemma RS, et al. Efficacy of 12-month treatment with the GH receptor antagonist pegvisomant in patients with acromegaly resistant to long-term, high-dose somatostatin analog treatment: effect on IGF-I levels, tumor mass, hypertension and glucose tolerance. *Eur J Endocrinol*, 2006; 154:467-77.
156. Schreiber I, Buchfelder M, Droste M, et al. Treatment of acromegaly with the GH receptor antagonist pegvisomant in clinical practice: safety and efficacy evaluation from the German Pegvisomant Observational Study. *Eur J Endocrinol*, 2007; 156:75-82.
157. Higham C, Chung T, Lawrance J, et al. Long term experience of pegvisomant therapy as a treatment for acromegaly. *Clin Endocrinol* (Oxf), 2008 Nov 5. [Epub ahead of print]
158. Brue T. ACROSTUDY: Status update on 469 patients. *Horm Res*, 2009; 71 (suppl 1):34-8.
159. Frohman LA, Bonert V. Pituitary tumor enlargement in two patients with acromegaly during pegvisomant therapy. *Pituitary*, 2007; 10:283-9.
160. Jimenez C, Burman P, Abs R, et al. Follow-up of pituitary tumor

volume in patients with acromegaly treated with pegvisomant in clinical trials. *Eur J Endocrinol*, 2008; *159*:517-23.
161. Higham CE, Trainer PJ. Growth hormone excess and the development of growth hormone receptor antagonists. *Exp Physiol*, 2008; *93*:1157-69.
162. Biering H, Saller B, Bauditz J, *et al*. Elevated transaminases during medical treatment of acromegaly: a review of the German pegvisomant surveillance experience and a report of a patient with histologically proven chronic mild active hepatitis. *Eur J Endocrinol*, 2006; *154*:213-20.
163. Bonert VS, Kennedy L, Petersenn S, *et al*. Lipodystrophy in patients with acromegaly receiving pegvisomant. *J Clin Endocrinol Metab*, 2008; *93*:3515-8.
164. Feenstra J, de Herder WW, ten Have SM, *et al*. Combined therapy with somatostatin analogues and weekly pegvisomant in active acromegaly. *Lancet*, 2005; *365*:1644-6.
165. Neggers SJ, van Aken MO, Janssen JA, *et al*. Long-term efficacy and safety of combined treatment of somatostatin analogs and pegvisomant in acromegaly. *J Clin Endocrinol Metab*, 2007; *92*:4598-601.
166. Jehle S, Reyes CM, Sundeen RE, Freda PU. Alternate day administration of pegvisomant maintains normal serum insulin like growth factor-I (IGF-I) levels in patients with acromegaly. *J Clin Endocrinol Metab*, 2005; *90*:1588-93
167. Brian SR, Bidlingmaier M, Wajnrajch MP, *et al*. Treatment of acromegaly with pegvisomant during pregnancy: maternal and fetal effects. *J Clin Endocrinol Metab*, 2007; *92*:3374-7.
168. Müssig K, Gallwitz B, Honegger J, *et al*. Pegvisomant treatment in gigantism caused by a growth hormone-secreting giant pituitary adenoma. *Exp Clin Endocrinol Diabetes*, 2007; *115*:198-202.
169. Goldenberg N, Racine MS, Thomas P, *et al*. Treatment of pituitary gigantism with the growth hormone receptor antagonist pegvisomant. *J Clin Endocrinol Metab*, 2008; *93*:2953-6.
170. Carmichael JD, Bonert VS, Mirocha JM, Melmed S. The utility of oral glucose tolerance testing for diagnosis and assessment of treatment outcomes in 166 patients with acromegaly. *J Clin Endocrinol Metab*, 2008 Nov 25. [Epub ahead of print]
171. Cozzi R, Barausse M, Lodrini S, *et al*. Estroprogestinic pill normalizes IGF-I levels in acromegalic women. *J Endocrinol Invest*, 2003; *26*:347-52.
172. Cozzi R, Attanasio R, Oppizzi G, *et al*. Effects of tamoxifen on GH and IGF-I levels in acromegaly. *J Endocrinol Invest*, 1997; *20*:445-51.
173. Attanasio R, Barausse M, Cozzi R. Raloxifene lowers IGF-I levels in acromegalic women. *Eur J Endocrinol*, 2003; *148*:443-8.
174. Dimaraki EV, Symons KV, Barkan AL. Raloxifene decreases serum IGF-I in male patients with active acromegaly. *Eur J Endocrinol*, 2004; *150*:481-7.
175. Ben-Shlomo A, Melmed S. Pasireotide — a somatostatin analog for the potential treatment of acromegaly, neuroendocrine tumors and Cushing's disease. *IDrugs*, 2007; *10*:885-95.
176. Schmid HA. Pasireotide (SOM230): Development, mechanism of action and potential applications. *Mol Cell Endocrinol*, 2008; *286*:69-74.
177. van der Hoek J, de Herder WW, *et al*. A single-dose comparison of the acute effects between the new somatostatin analog SOM230 and octreotide in acromegalic patients. *J Clin Endocrinol Metab*, 2004; *89*:638-45.
178. Hofland LJ, van der Hoek J, van Koetsveld PM, *et al*. The novel somatostatin analog SOM230 is a potent inhibitor of hormone release by growth hormone- and prolactin-secreting pituitary adenomas in vitro. *J Clin Endocrinol Metab*, 2004; *89*:1577-85.
179. Chanson P. Emerging drugs for acromegaly. *Expert Opin Emerg Drugs*, 2008; *13*:273-93.
180. Bollerslev J, Fougner SL, Berg JP. New directions in pharmacological treatment of acromegaly. *Expert Opin Investig Drugs*, 2009; *18*:13-22.

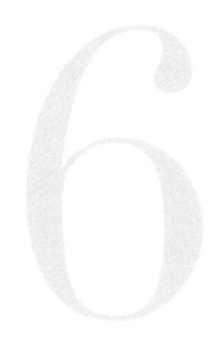

Papel do Pegvisomant no Manuseio da Acromegalia

Angela N. Paisley, Peter J. Trainer

INTRODUÇÃO

Acromegalia é uma doença rara desfigurante que, quase usualmente, resulta da secreção excessiva de hormônio de crescimento (GH) a partir de um adenoma hipofisário. O GH estimula a geração do IGF-I (fator de crescimento insulina-símile-I) nos tecidos periféricos, o qual, através de suas ações endócrinas, autócrinas e parácrinas, é responsável por várias "ações" do GH. A expectativa de vida em pacientes com acromegalia é reduzida a uma média de 10 anos, predominantemente devido à doença cardiovascular.[1-3] Existem, contudo, recentes evidências mostrando que o tratamento vigoroso prolonga a vida nesses pacientes e, mais especificamente, que a redução do IGF-I para valores de referência, de acordo com a idade, restaura a normalidade na expectativa de vida.[4,5]

As metas no tratamento da acromegalia são normalizar os níveis de GH e IGF-I, melhorar os sintomas, reverter o edema de partes moles e controlar os efeitos de massa do tumor sem comprometer a função hipofisária. A cirurgia é o tratamento de escolha para a maioria dos pacientes, visto que é custo-efetiva, controla os efeitos de massa e propicia a possibilidade de cura ou rápido declínio nos níveis de GH. A possibilidade de cura bioquímica depende do tamanho e da acessibilidade do tumor, bem como da experiência e habilidade do cirurgião. Com cirurgiões especialistas em hipófise, as taxas de curas para microadenomas têm sido de 61 a 91%, mas somente de 23 a 53% no caso dos macroadenomas, os quais estão presentes em, pelo menos, 80% dos casos.[5-7] Radioterapia tem a virtude de controlar o tamanho do tumor e reduzir a secreção do GH. Entretanto, seu efeito é lento e podem ser necessários vários anos para a normalização do GH e IGF-I; além disso, hipopituitarismo surge na maioria dos pacientes tratados.[8]

A maioria dos pacientes com acromegalia recebe tratamento medicamentoso em algum estágio do manuseio de sua doença, seja no pré-operatório, seja como terapia primária, após uma cirurgia mal-sucedida ou enquanto se aguardam os efeitos plenos da radioterapia. Os análogos somatostatínicos (SSTA), particularmente o octreotide LAR (OCT-LAR), têm sido considerados as drogas de escolha.[1,2] Com o OCT-LAR, consegue-se normalização do IGF-I e GH em cerca de dois terços dos casos e redução tumoral de 20 a 70% em 45% dos pacientes.[9] Redução tumoral é observada em até 61 e 100% dos pacientes submetidos à terapia secundária ou primária com OCT-LAR, respectivamente.[2,9,10] O agonista dopaminérgico cabergolina propicia normalização hormonal apenas em um terço dos casos, mas tem a vantagem de ser mais barato e administrado por via oral.[9,11] Sua eficácia é significativamente maior quando há hiperprolactinemia associada. Pode também ser de valor em combinação com os SSTA quando a monoterapia com essas drogas for mal-sucedida.[12] Mais recentemente, foi desenvolvido o pegvisomant (Somavert®, Pfizer),[13-15] antagonista do receptor do GH, cujo papel no manuseio da acromegalia será comentado neste capítulo.

CARACTERÍSTICAS GERAIS DO PEGVISOMANT

Pegvisomant (PEG) é o primeiro de uma nova classe de drogas, os antagonistas do receptor do GH. Trata-se de uma proteína recombinante com 191 aminoácidos que é idêntica ao GH humano nativo. A diferença básica são nove mutações que alteram as características de ligação do antagonista ao receptor do GH humano (GHR), fazendo com que ele se ligue intensamente a esses receptores, bloqueie a dimerização funcional do GHR e, assim, previna sua dimerização e a síntese de IGF-I.[13,16] PEG também contém várias moléculas de polietilenoglicol covalentemente ligadas para aumentar sua meia-vida biológica (de menos de 15 min para mais de 70 h) e para reduzir sua antigenicidade.[13,14]

Eficácia

A eficácia de todos os modos convencionais de terapia para a acromegalia é dependente das características do tumor, acessibilidade ao neurocirurgião, radiossensibilidade e expressão de receptores para dopamina e somatostatina. Pegvisomant não atua na hipófise e, assim, não inibe a secreção de GH. A principal meta da terapia com PEG é normalizar os níveis de IGF-I.[14,16,17]

Os estudos clínicos com PEG começaram em 1997, com um estudo multicêntrico, randomizado e controlado por placebo, no qual os pacientes foram medicados, semanalmente, com placebo ou PEG (30 mg ou 80 mg), por via SC.[18] Uma queda no IGF-I dose-dependente foi vista, mas foi decepcionante o fato de que apenas 20% dos pacientes que receberam PEG tiveram seu IGF-I normalizado. Foi concluído que concentrações plasmáticas adequadas da droga PEG não podiam ser mantidas com doses semanais. Assim, doses diárias SC de PEG foram usadas em todos os estudos subseqüentes.

O primeiro estudo com PEG randomizado e controlado por placebo teve duração de 12 semanas e envolveu 112 pacientes.[19] Os níveis basais de IGF-I tinham que estar pelo menos 30% acima do valor de referência baseado na idade. Os pacientes foram randomizados para receber diariamente placebo ou PEG (10, 15 ou 20 mg). Ao final, foi

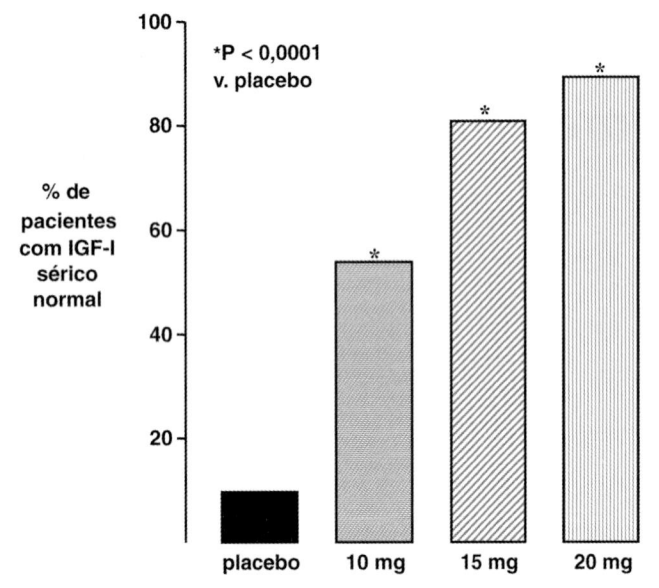

Fig. 6.1 Eficácia do pegvisomant na normalização do IGF-I.

observado que a medicação induziu uma redução dose-dependente do IGF-I, cujos níveis se normalizaram em 89% dos pacientes medicados com 20 mg/dia de PEG (Fig. 6.1). O controle bioquímico foi acompanhado de melhora nos escores de sinais e sintomas específicos da doença, bem como diminuição do tamanho dos anéis.[19]

Pacientes dos estudos iniciais tiveram a oportunidade de continuar a ser medicados com PEG em um estudo aberto, prolongado, com escalonamento da dose, para avaliar a segurança e a eficácia da droga.[20] Cento e sessenta pacientes foram tratados por até 18 meses, com doses de até 40 mg/dia, e, entre aqueles que completaram 12 meses de tratamento, 97% atingiram concentrações normais de IGF-I (Fig. 6.2).[20]

Posteriormente, foi demonstrado que o uso de PEG (10–40 mg/dia) em 16 pacientes previamente resistentes aos SSTA possibilitou normalização do IGF-I em 57 e 75% dos pacientes após 6 e 12 meses, respectivamente. Também propiciou melhora do perfil lipídico e da sensibilidade insulínica.[21] No estudo multicêntrico alemão,[22] com 229 pacientes, a taxa de normalização do IGF-I foi 64, 71 e 76% após 6, 12 e 24 meses, na dose média de 15 mg/dia. Em uma outra série,[23] foram avaliados 44 pacientes, previamente tratados com cirurgia ou cirurgia e radioterapia, que se mostraram resistentes aos STTA. Após um seguimento médio de cerca de 23 meses, constatou-se normalização em 85% dos casos tratados com PEG.[23]

Recentemente, reavaliamos 57 pacientes tratados com PEG desde 1997 por até 91 meses (mediana de 18 meses).[24] Normalização do IGF-I foi obtida em 95% dos pacientes que usaram PEG, na dose variável de 10 mg, em dias alternados, a 60 mg/dia (mediana de 15 mg/dia). Cinco pacientes receberam terapia combinada com um análogo da somatostatina ou cabergolina.[24]

Também recentemente, foram divulgados os primeiros resultados do ACROSTUDY,[25] estudo multicêntrico (300 centros de 10 países) que envolve 469 acromegálicos. As avaliações anuais, realizadas desde que o estudo foi lançado em 2004, encontraram normalização do IGF-I em 62 a 78% dos pacientes após 1 a 4 anos de tratamento com PEG, nas doses médias de 18,7 a 22 mg/dia.[25]

Um importante inconveniente do PEG é que ele não tem efeito sobre as dimensões tumorais. Daí o interesse crescente por sua combinação com os SSTA. Na série de Feenstra *et al.*,[26] 26 pacientes com acromegalia ativa usaram a combinação de PEG (até 80 mg 1 vez por semana; dose média de 60 mg) e um SSTA administrado

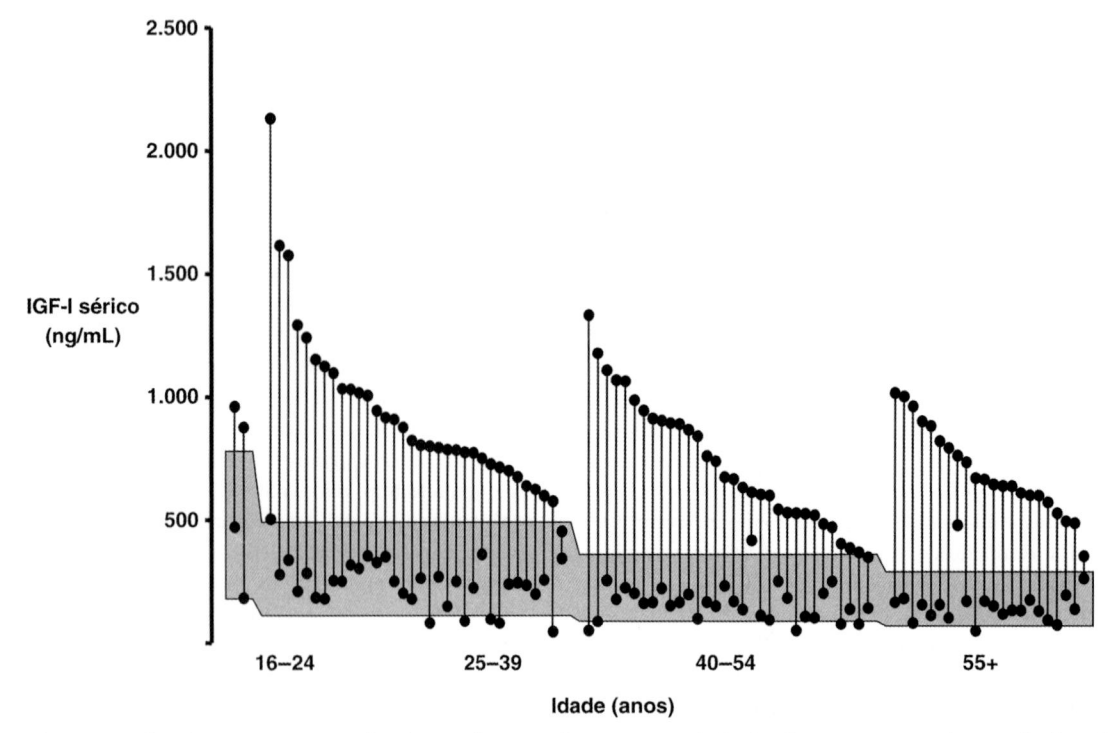

Fig. 6.2 A figura demonstra valores basais (pontos mais elevados) e valores mais baixos (pontos do fundo) das concentrações séricas individuais de IGF-I em 90 pacientes tratados diariamente por mais de 12 meses. A área sombreada representa o valor normal de IGF-I, ajustado para a idade; 97% dos pacientes atingiram concentrações normais de IGF-I.

mensalmente. Entre os 19 pacientes que completaram 42 semanas de tratamento, 18 (95%) obtiveram normalização do IGF-I. Em um outro estudo,[27] PEG foi adicionado (na dose de 40–160 mg, em 1 a 2 injeções semanais) a 32 pacientes resistentes aos SSTA. A dose do PEG foi aumentada até se obter normalização do IGF-I, o que ocorreu em todos os pacientes, na dose máxima de 80 mg 2 vezes por semana.[27] Apesar desses resultados positivos, estudos em longo prazo, envolvendo um maior número de pacientes, fazem-se necessários para confirmação da eficácia e segurança do esquema combinado.

Adicionalmente, PEG pode ser particularmente benéfico para os pacientes com intolerância à glicose ou *diabetes mellitus*, já que ele diminui a resistência insulínica e a glicemia, de maneira independente do peso corporal e do grau de atividade física.[16,17,28] Recentemente, foi relatado o uso do PEG durante a gravidez, sem repercussões materno-fetais.[29] Finalmente, PEG mostrou-se eficaz no tratamento de gigantismo em pacientes não curados pela cirurgia e sem resposta terapêutica favorável aos SSTA.[30,31]

Em contrapartida, a elevação do GH induzida pelo PEG pode ser tão alta quanto 76% em relação aos valores pré-tratamento.[14,15]

Efeitos Colaterais

PEG é bem tolerado, e efeitos colaterais não têm sido um problema significativo. Nos estudos clínicos, os mais comuns têm sido reações no local das injeções (eritema, edema, lipo-hipertrofia), com freqüência de até 11%. São geralmente discretas, eritematosas e autolimitadas, não requerendo tratamento.[15,17] Lipo-hipertrofia subcutânea tem sido observada em alguns pacientes (em até 4%) e provavelmente resulta da inibição do efeito lipolítico local do GH.[32] Habitualmente é reversível com a descontinuação do tratamento.[33] Alguns pacientes (2–26%) se queixam de surgimento ou piora de cefaléia relacionada com crescimento tumoral.[17] Finalmente, elevação de transaminases, em diferentes estudos, foi relatada em 1,2 a 1,3% dos pacientes.[17]

Entre os 229 pacientes do estudo multicêntrico alemão,[22] efeitos adversos com freqüência > 1% incluíram reações no local das injeções em 7,4%, elevação de enzimas hepáticas (> 3 vezes o limite superior da normalidade) em 5,2% (em 3,2% normalizaram-se espontaneamente, sem descontinuação do tratamento), aumento do volume tumoral em 3,1% e cefaléia em 1,7%.[22]

No ACROSTUDY,[25] eles ocorreram em 13% dos pacientes, incluindo 6 eventos sérios considerados possivelmente relacionados ao PEG. Um aumento do tamanho tumoral foi observado em 24 dos 469 pacientes (5,1%). Aumento de transaminases além de duas vezes o limite superior da normalidade foi detectado em 7,7% dos casos.[25] A etiologia desse problema (reversível com a descontinuação do tratamento) é desconhecida, e aconselha-se que todos os pacientes sejam submetidos à dosagem mensal das enzimas hepáticas nos primeiros 6 meses de tratamento e, depois, semestralmente.[13–16] Entre 57 pacientes seguidos por até 91 meses, elevação de transaminases ocorreu em 2 pacientes (3,5%), enquanto crescimento tumoral foi verificado em 1 paciente (1,7%).[24]

Elevação de transaminases parece ser mais freqüente quando se utiliza a combinação de PEG com SSTA. Na série de Neggers et al.,[34] esse percentual foi de 26,7%.

Um importante inconveniente para o PEG é o custo excessivo do tratamento, o qual pode ser miminizado pelo uso concomitante de um SSTA ou cabergolina.[17]

Formação de anticorpo contra o PEG não tem sido observada, e tampouco há evidências de taquifilaxia.[14,17]

Crescimento Tumoral

Desde o surgimento do PEG, a maior preocupação tem sido sobre crescimento tumoral, e todos os pacientes participantes dos estudos clínicos são submetidos, a cada 6 meses, a uma ressonância magnética que é avaliada por um único radiologista. O temores iniciais de que PEG pudesse induzir uma síndrome de Nelson-símile mostraram-se infundados. Crescimento tumoral foi relatado em alguns pacientes durante esses estudos, mas as evidências disponíveis sugerem que ele não foi induzido pelo PEG; ao contrário, seria resultante da história natural dos somatotropinomas agressivos ou de efeito rebote após a descontinuação da terapia com STTA.[16,17,35] Crescimento do tumor não tem sido visto em pacientes previamente tratados com radioterapia e, em dois pacientes, o crescimento foi interrompido pela radioterapia e/ou terapia concomitante com octreotide.[36] No entanto, deve-se ter um cuidado especial em pacientes com grandes tumores nas proximidades do quiasma óptico e uma RM da hipófise deve ser realizada em qualquer paciente antes do início do PEG. No contexto de uma doença crônica como a acromegalia, a duração da experiência com PEG é ainda modesta, e é necessário que sejam obtidos dados prospectivos de RM para fornecer uma resposta definitiva. Contudo, os dados ora disponíveis sugerem que PEG não induz crescimento tumoral.[15–17]

Benefícios Metabólicos

O estudos têm mostrado que PEG é capaz de melhorar várias anormalidades metabólicas associadas com a acromegalia. O GH induz resistência insulínica, evidenciada por ineficaz supressão da produção hepática de glicose, bem como diminuída captação e oxidação da glicose nos tecidos periféricos. Isso explica por que tolerância alterada à glicose (IGT) ou diabetes são comuns ao diagnóstico da acromegalia.[37] A terapia prolongada com PEG diminui tanto a insulinemia como a glicemia de jejum, além de melhorar a sensibilidade à insulina, medida pelo índice HOMA (Fig. 6.3).[38] Rose et al.[39] trataram 5 pacientes com acromegalia – 3 dos quais tinham diabetes – com PEG por até 23 meses. A melhora na sensibilidade à insulina foi tão evidente que, em um paciente, foi possível trocar a insulina por um hipoglicemiante oral, enquanto um outro passou a ser controlado apenas com dieta. Em um estudo adicional, 7 pacientes não bem-controlados com OCT-LAR foram tratados com PEG, o que resultou em significativa melhora da sensibilidade à insulina e da tolerância à glicose, indicativa dos diferentes modos de ação dessas drogas.[40] Como é sabido, o octreotide inibe tanto a secreção de GH quanto a de insulina, enquanto o PEG bloqueia a síntese de IGF-I.[2,9]

As conseqüências metabólicas da terapia com antagonistas do receptor do GH têm sido extensivamente estudadas e, comprovadamente, os efeitos do PEG no manuseio da acromegalia são consistentemente o oposto da terapia com GH recombinante para adultos com deficiência de GH (GHD). Entre as observações interessantes está o efeito do PEG sobre o metabolismo dos lípides. Na acromegalia ativa, os níveis do colesterol total e colesterol LDL são baixos e aumentam com PEG, atingindo a faixa de normalidade.[16,41] Os valores da proteína C reativa (PCR), sabidamente um fator de risco cardiovascular, estão elevados na GHD e caem com o uso do GH;

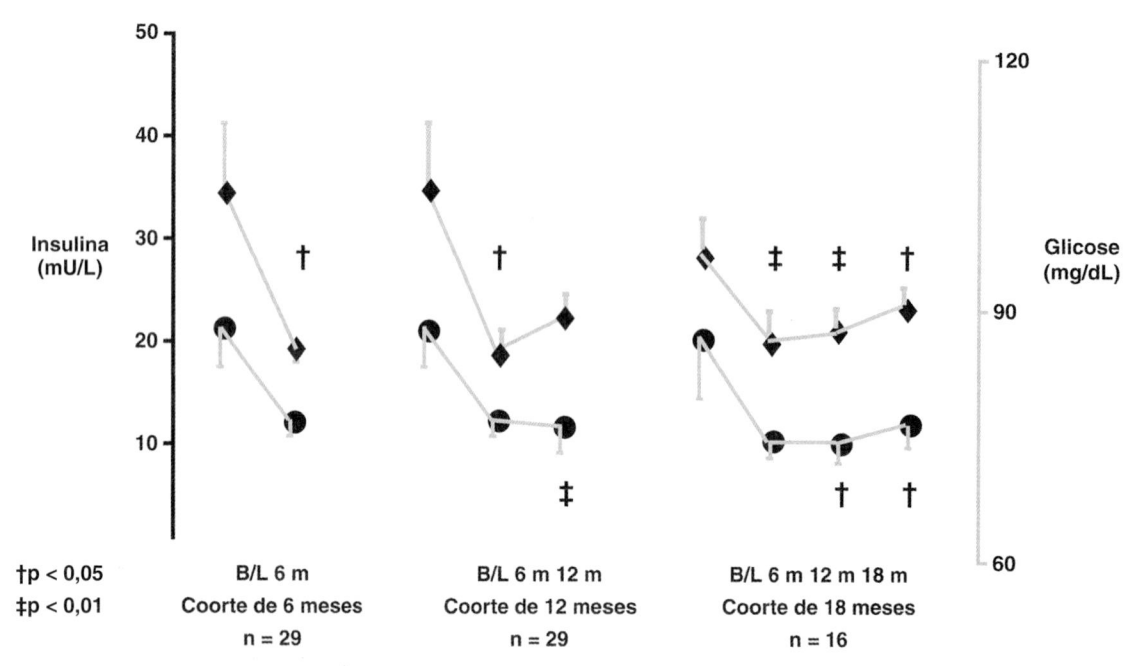

Fig. 6.3 Concentrações de insulina e glicose, basais e após 6, 12 e 18 meses de pegvisomant.

em contrapartida, na acromegalia, a PCR está baixa e se eleva para valores normais durante a terapia com PEG.[16,42]

Na acromegalia ativa, o metabolismo do cortisol está alterado, em função de aumento na depuração desse hormônio, resultante do estímulo do GH sobre a enzima 11β-hidroxiesteróide desidrogenase tipo 1 (11β-HSD1), que converte cortisol em seu metabólito inativo, a cortisona.[43] Pegvisomant reverte esse efeito e lentifica a taxa de secreção do cortisol.[44]

A taxa de formação e reabsorção ósseas estão igualmente aumentadas na acromegalia ativa, e isso pode ser revertido com o PEG.[45]

Benefícios Cardiovasculares

Está bem estabelecido que a acromegalia cursa com morbimortalidade aumentada devido a problemas cardiovasculares.[1,2] As complicações cardiovasculares da acromegalia são resultantes principalmente de uma cardiomiopatia específica, caracterizada sobretudo por hipertrofia biventricular e subseqüente prejuízo da função sistólica e diastólica.[46] Hipertensão arterial e dislipidemia são também comuns nos acromegálicos.[47] Em pacientes resistentes aos SSTA, a terapia com PEG mostrou-se capaz de melhorar os níveis tensionais e o perfil lipídico, bem como de reduzir a massa do ventrículo esquerdo (VE) e melhorar o desempenho sistólico e diastólico do VE. Os benefícios cardíacos correlacionaram-se positivamente com a queda nos níveis do IGF-I.[17,48]

Posologia e Seguimento

Pegvisomant (Somavert®) está disponível em frascos-ampolas contendo 10 mg da droga, na forma de um pó liofilizado que precisa ser diluído em 1 mL de água antes da aplicação. Costuma-se iniciar com 10 mg/dia, por via subcutânea.[16,17] Em alguns estudos, uma dose de ataque de 80 mg de PEG foi utilizada. A eficácia do PEG deve ser avaliada a cada 4 a 6 semanas pela dosagem do IGF-I. Enquanto o IGI-I estiver acima do normal para idade e sexo, a dose do PEG deve ser aumentada em incrementos de 5 mg, até que ocorra normalização do IGF-I.[16,17] A dose máxima recomendada é de 30 mg/dia,[17] porém um subgrupo de pacientes pode requerer doses de até 50 mg/dia para a obtenção de níveis normais do IGF-I.[22] Essa dose é maior em mulheres do que em homens e menor nos pacientes previamente irradiados. Existe também uma correlação inversa com o peso corporal e os níveis basais de IGF-I.[49] Devido à meia-vida biológica prolongada do PEG, alguns pacientes podem atingir o objetivo terapêutico com aplicações da droga em dias alternados[28,49] ou, quando combinado com STTA, em 1 ou 2 injeções semanais.[26,27]

A meta deve ser manter os níveis de IGF-I tão próximos quanto possível do terceiro quartil (entre o 50.º e o 75.º percentil). Nos pacientes em que o IGF-I cair abaixo de limite inferior, a dose do PEG deve ser reduzida em 5 mg/dia ou 10 mg a cada 2 dias.[16,17]

O PAPEL DO PEGVISOMANT NO ALGORITMO DO TRATAMENTO

A disponibilidade do PEG não tem um impacto sobre o papel da cirurgia no tratamento da acromegalia, nem sobre o debate dos méritos da terapia primária da acromegalia com SRIFA. A principal conseqüência do PEG é que os níveis IGF-I podem ser controlados em praticamente qualquer paciente com acromegalia, na dependência da dose utilizada. Resultados preliminares de estudos clínicos de terapia primária para a acromegalia sugerem que PEG é, pelo menos, tão efetivo quando os SSTA.[17] O principal motivo de debate é se PEG deve ser um tratamento de primeira linha em pacientes não curados pela cirurgia ou em pacientes não adequadamente controlados com SSTA, seja em combinação ou em substituição aos SSTA.[14,16,17]

Na Europa, PEG foi licenciado para pacientes não controlados, a despeito da terapia convencional máxima, ou para aqueles intolerantes a outros agentes. PEG propiciará alívio para os pacientes que sofrem os efeitos incapacitantes da acromegalia. Sua administração na forma de injeções subcutâneas diárias é fácil e com poucas reações adversas, embora monitorização da função hepática seja necessária. É recomendado que as enzimas hepáticas sejam dosadas a cada 4–6 semanas nos primeiros 6 meses de tratamento. Pacientes com grandes tumores, especialmente aqueles não submetidos à radioterapia, vão requerer uma monitorização mais de perto. Essa recomendação não se deve ao fato de que PEG induzirá crescimento tumoral, mas sim à história natural de tais tumores, que podem continuar a crescer. Intolerância à glicose e *diabetes mellitus* são comuns na acromegalia, e os SSTA, por inibição da secreção de insulina, podem deteriorar a tolerância à glicose. Nesses pacientes, PEG tem uma nítida vantagem sobre os SSTA.[15–17]

Nos Estados Unidos (EUA), pegvisomant está autorizado para ser usado como droga de primeira linha após a cirurgia. Nesse contexto, vários fatores influenciarão a opção de usar um análogo da somatostatina ou PEG, tais como efeitos colaterais, custo, via e freqüência de administração. A preferência do paciente por injeções subcutâneas diárias ou injeções mensais intramusculares (administradas por uma enfermeira) pode também influenciar a escolha do tratamento.

Pacientes com acromegalia associada à síndrome de McCune-Albright podem representar uma indicação potencial para terapia primária com PEG.[50] De fato, esses pacientes quase nunca são operados devido ao dismorfismo craniofacial e muito raramente são submetidos à radioterapia hipofisária devido ao risco de carcinogênese secundária. Além disso, esses pacientes não respondem bem aos SSTA.[17]

CONCLUSÃO

Considerando a substancial morbidade e mortalidade associadas com a acromegalia, é imperativo que todos os pacientes sejam tratados vigorosamente para se atingir a remissão bioquímica. Nesse contexto, pegvisomant é a droga mais eficiente na normalização do IGF-I, a qual pode ocorrer em quase todos os indivíduos tratados. Pegvisomant é bem tolerado, e a única reação adversa significativa é uma alteração nos testes de função hepática no início do tratamento. Tem como indicação maior os acromegálicos resistentes ou intolerantes aos análogos da somatostatina (SSTA). Sua principal limitação é não reduzir o volume do adenoma secretor de GH. A combinação de pegvisomant com SSTA tem se mostrado bastante favorável nos estudos iniciais, porém avaliações em longo prazo, incluindo uma quantidade maior de pacientes, fazem-se necessárias para uma melhor definição sobre a eficácia e segurança desse esquema.

BIBLIOGRAFIA

1. Chanson P. Acromegaly. *Presse Med*, 2009; *38*:92-102.
2. Ben-Shlomo A, Melmed S. Acromegaly. *Endocrinol Metab Clin North Am*, 2008; *37*:101-22.
3. Rajasoorya C, Holdaway IM, Wrightson P, Scott DJ, Ibbertson HK. Determinants of clinical outcome and survival in acromegaly. *Clin Endocrinol* (Oxf), 1994; *41*:95-102.
4. Holdaway IM, Rajasoorya CR, Gamble GD, Stewart AW. Long-term treatment outcome in acromegaly. *Growth Horm IGF Res*, 2003; *13*:185-92.
5. Swearingen B, Barker II FG, Katznelson L, et al. Long-term mortality after transsphenoidal surgery and adjunctive therapy for acromegaly. *J Clin Endocrinol Metab*, 1998; *83*:3419-26.
6. Gittoes NJL, Sheppard MC, Johnson AP, Stewart PM. Outcome of surgery for acromegaly – the experience of a dedicated pituitary surgeon. *Q J Med*, 1999; *92*:741-5.
7. Freda PU, Wardlaw SL, Post KD. Long-term endocrinological follow-up evaluation in 115 patients who underwent transsphenoidal surgery for acromegaly. *J Neurosurg*, 1988; *89*:353-8.
8. Biermasz NR, Van Dulken H, Roelfsema F. Long-term follow-up results of postoperative radiotherapy in 36 patients with acromegaly. *J Clin Endocrinol Metab*, 2000; *85*:2476-82.
9. Muller AF, Van Der Lely AJ. Pharmacological therapy for acromegaly: a critical review. *Drugs*, 2004; *64*:1817-38.
10. Colao A, Pivonello R, Di Somma C, et al. Medical therapy of pituitary adenomas: Effects on tumor shrinkage. *Rev Endocr Metab Disord*, 2008 Sep 13. [Epub ahead of print]
11. Abs R, Verhelst J, Maiter D, et al. Cabergoline in the treatment of acromegaly: a study in 64 patients. *JCEM*, 1998; *83*:374-8.
12. Cozzi R, Attanasio R, Lodrini S, Lasio G. Cabergoline addition to depot somatostatin analogues in resistant acromegalic patients: efficacy and lack of predictive value of prolactin status. *Clin Endocrinol* (Oxf), 2004; *61*:209-15.
13. Kopchick JJ, Parkinson C, Stevens EC, Trainer PJ. Growth hormone receptor antagonists: discovery, development, and use in patients with acromegaly. *Endocr Rev*, 2002; *23*:623-6.
14. Paisley AN, Trainer P, Drake W. Pegvisomant: a novel pharmacotherapy for the treatment of acromegaly. *Expert Opin Biol Ther*, 2004; *4*:421-5.
15. Muller AF, Kopchick JJ, Flyvbjerg A, et al. Clinical review 166: Growth hormone receptor antagonists. *J Clin Endocrinol Metab*, 2004; 1503-11.
16. Higham CE, Trainer PJ. Growth hormone excess and the development of growth hormone receptor antagonists. *Exp Physiol*, 2008; *93*:1157-69.
17. Colao A, Arnaldi G, Beck-Peccoz P, et al. Pegvisomant in acromegaly: why, when, how. *J Endocrinol Invest*, 2007; *30*:693-9.
18. van der Lely AJ, Lamberts SWJ, Barker A, et al. A six week, double blind, placebo controlled study of a growth hormone antagonist, B2036-PEG (Trovert), in acromegalic patients. *80th Annual Meeting of the Endocrine Society*, New Orleans, LA. 1998; Abstract OR4-1.
19. Trainer PJ, Drake WM, Katznelson L, et al. Treatment of acromegaly with the growth hormone-receptor antagonist pegvisomant. *N Engl J Med*, 2000; *342*:1171-7.
20. van der Lely AJ, Hutson RK, Trainer PJ, et al. Long-term treatment of acromegaly with pegvisomant, a growth hormone receptor antagonist. *Lancet*, 2001; *358*:1754-9.
21. Colao A, Pivonello R, Auriemma RS, et al. Efficacy of 12-month treatment with the GH receptor antagonist pegvisomant in patients with acromegaly resistant to long-term, high-dose somatostatin analog treatment: effect on IGF-I levels, tumor mass, hypertension and glucose tolerance. *Eur J Endocrinol*, 2006; *154*:467-77.
22. Schreiber I, Buchfelder M, Droste M, et al. Treatment of acromegaly with the GH receptor antagonist pegvisomant in clinical practice: safety and efficacy evaluation from the German Pegvisomant Observational Study. *Eur J Endocrinol*, 2007; *156*:75-82.
23. Marazuela M, Lucas T, Alvarez-Escola C, et al. Long-term treatment of acromegalic patients resistant to somatostatin analogs with the GH receptor antagonist pegvisomant: its efficacy in relation to gender and previous radiotherapy. *Eur J Endocrinol*, 2009 Jan 15. [Epub ahead of print]
24. Higham C, Chung T, Lawrance J, et al. Long term experience of pegvisomant therapy as a treatment for acromegaly. *Clin Endocrinol* (Oxf), 2008 Nov 5. [Epub ahead of print]
25. Brue T. ACROSTUDY: Status update on 469 patients. *Horm Res*, 2009; *71* (suppl 1):34-8.
26. Feenstra J, de Herder WW, ten Have SM, et al. Combined therapy with somatostatin analogues and weekly pegvisomant in active acromegaly. *Lancet*, 2005; *365*:1644-6.
27. Neggers SJ, van Aken MO, Janssen JA, et al. Long-term efficacy and safety of combined treatment of somatostatin analogs and pegvisomant in acromegaly. *J Clin Endocrinol Metab*, 2007; *92*:4598-601.
28. Jehle S, Reyes CM, Sundeen RE, Freda PU. Alternate day adminis-

tration of pegvisomant maintains normal serum insulin like growth factor-I (IGF-I) levels in patients with acromegaly. *J Clin Endocrinol Metab*, 2005; *90*:1588-93

29. Brian SR, Bidlingmaier M, Wajnrajch MP, et al. Treatment of acromegaly with pegvisomant during pregnancy: maternal and fetal effects. *J Clin Endocrinol Metab*, 2007; *92*:3374-7.
30. Rix M, Laurberg P, Hoejberg AS, et al. Pegvisomant therapy in pituitary gigantism: successful treatment in a 12-year-old girl. *J Endocrinol*, 2005; *153*:195-201.
31. Müssig K, Gallwitz B, Honegger J, et al. Pegvisomant treatment in gigantism caused by a growth hormone-secreting giant pituitary adenoma. *Exp Clin Endocrinol Diabetes*, 2007; *115*:198-202.
32. Maffei P, Martini C, Pagano C, et al. Lipohypertrophy in acromegaly induced by the new growth hormone receptor antagonist pegvisomant. *Ann Intern Med*, 2006; *145*:310-2.
33. Bonert VS, Kennedy L, Petersenn S, et al. Lipodystrophy in patients with acromegaly receiving pegvisomant. *J Clin Endocrinol Metab*, 2008; *93*:3515-8.
34. Neggers S, de Herder W, Janssen J, et al. Combined treatment for acromegaly with long-acting somatostatin analogues and pegvisomant: Long-term safety up to 4.5 years (median 2.2 yrs) of follow-up in 86 patients. *Eur J Endocrinol*, 2009 Jan 13. [Epub ahead of print]
35. Jimenez C, Burman P, Abs R, et al. Follow-up of pituitary tumor volume in patients with acromegaly treated with pegvisomant in clinical trials. *Eur J Endocrinol*, 2008; *159*:517-23.
36. van der Lely AJ, Muller A, Janssen JA, et al. Control of tumour size and disease activity during cotreatment with octreotide and the growth hormone receptor antagonist pegvisomant in an acromegalic patient. *J Clin Endocrinol Metab*, 2001; *86*:478-81.
37. Hansen I, Tsalikian E, Beaufrere B, et al. Insulin resistance in acromegaly: defects in both hepatic and extrahepatic insulin action. *Am J Phys*, 1986; *250*:E269-73.
38. Pereira AM, Biermasz NR, Roelfsema F, Romijn JA. Pharmacologic therapies for acromegaly: a review of their effects on glucose metabolism and insulin resistance. *Treat Endocrinol*, 2005; *4*:43-53.
39. Rose DR, Clemmons DR. Growth hormone receptor antagonist improves insulin resistance in acromegaly. *Growth Horm IGF-I Res*, 2002; *12*:418-24.
40. Drake WM, Rowles SV, Roberts ME, et al. Insulin sensitivity and glucose tolerance improve in patients with acromegaly converted from depot octreotide (Sandostatin LAR) to pegvisomant. *Eur J Endocrinol*, 2003; *149*:521-7.
41. Parkinson C, Drake WM, Wieringa G, et al. Serum lipoprotein changes following IGF-I normalization using a growth hormone receptor antagonist in acromegaly. *Clin Endocrinol* (Oxf), 2002; *56*:303-11.
42. Sesmilo G, Fairfield WP, Katznelson L, et al. Cardiovascular risk factors in acromegaly before and after normalization of serum IGF-I levels with the GH antagonist pegvisomant. *J Clin Endocrinol Metab*, 2002; *87*:1692-9.
43. Weaver JU, Thaventhiran L, Noonan K. The effect of growth hormone replacement on cortisol metabolism and glucocorticoid sensitivity in hypopituitary adults. *Clin Endocrinol* (Oxf), 1994; *41*:639-48.
44. Trainer PJ, Drake WM, Perry L, et al. Modulation of cortisol metabolism by the growth hormone receptor antagonist pegvisomant in patients with acromegaly. *J Clin Endocrinol Metab*, 2001; *86*:2989-92.
45. Fairfield WP, Sesmilo G, Katznelson L, et al. Effects of a growth hormone receptor antagonist on bone markers in acromegaly. *Clin Endocrinol* (Oxf), 2002; *57*:385-90.
46. Lombardi G, Galdiero M, Auriemma RS, et al. Acromegaly and the cardiovascular system. *Neuroendocrinology*, 2006; *83*:211-7.
47. Colao A, Auriemma RS, Pivonello R, et al. Medical consequences of acromegaly: what are the effects of biochemical control? *Rev Endocr Metab Disord*, 2008; *9*:21-31.
48. Pivonello R, Galderisi M, Auriemma RS, et al. Treatment with growth hormone receptor antagonist in acromegaly: effect on cardiac structure and performance. *J Clin Endocrinol Metab*, 2007; *92*:476-82.
49. Parkinson C, Burman P, Messig M, Trainer PJ. Gender, body weight, disease activity, and previous radiotherapy influence the response to pegvisomant. *J Clin Endocrinol Metab*, 2007; *92*:190-5.
50. Akintoye SO, Kelly MH, Brillante B, et al. Pegvisomant for the treatment of gsp-mediated growth hormone excess in patients with McCune-Albright syndrome. *J Clin Endocrinol Metab*, 2006; *91*:2960-6.

Armadilhas nas Dosagens do GH e IGF-I para o Diagnóstico da Acromegalia e da Deficiência de GH

Jenny Manolopoulou, Christian J. Strasburger, Martin Bidlingmaier

INTRODUÇÃO

O diagnóstico da secreção de quantidades anormais do hormônio do crescimento (GH) e do fator de crescimento insulino-símile I (*insulin-like growth factor I* [IGF-I]), como ocorrem na acromegalia ou na deficiência de GH (GHD), exige uma determinação exata dos níveis desses hormônios encontrados no sangue. Além da dosagem das concentrações basais de GH, o potencial para secretar GH após estímulo ou suprimir GH em resposta à sobrecarga de glicose é importante para estabelecer o correto diagnóstico e a terapêutica em um determinado indivíduo. Métodos altamente sensíveis têm sido desenvolvidos para a dosagem do GH e IGF-I. Contudo, alguns passos para o desenvolvimento de ensaios, infelizmente, muitas vezes têm prejudicado ao invés de facilitado a dosagem mais precisa de amostras ou a interpretação dos resultados.[1-3] Este capítulo vislumbrará sobretudo as limitações e os enganos comumente observados na determinação do GH e do IGF-I e a interpretação dos resultados laboratoriais a partir de medições com os atuais imunoensaios. No entanto, como as propriedades fisiológicas específicas do sistema GH/IGF são importantes para se compreender as dificuldades analíticas, far-se-á também uma breve introdução sobre a fisiologia do GH e IGF-I.

HORMÔNIO DO CRESCIMENTO (GH)

GH – Fisiologia

Também conhecido como somatotrofina, o GH é secretado pelas células somatotróficas da hipófise anterior. O GH é uma proteína de cadeia única contendo 191 aminoácidos que circula, principalmente, na forma de 22 kD, após a conversão do precursor pró-somatotropina com 27 kD em somatotrofina. O GH possui um amplo espectro de efeitos fisiológicos, e o estímulo do crescimento linear e a manutenção das partes moles e do tecido ósseo são os mais bem conhecidos. No entanto, ele também tem impactos na função imunológica, no sistema cardiovascular e no metabolismo da gordura. Existem efeitos diretos do GH, mas muitos efeitos são mediados por substâncias sintetizadas em outros tecidos, principalmente no fígado, chamadas somatomedinas ou fatores de crescimento insulina-símiles (IGF-I e IGF-II). IGFs estimulam a proliferação e/ou a diferenciação celular.[1,3]

O GH tem variação diurna e é secretado em pulsos, sob a influência de dois hormônios hipotalâmicos, o hormônio liberador da somatotrofina (GHRH) e a somatostatina (SST). Quando as concentrações basais de GH são muito elevadas, um alça curta de *feedback* irá influenciar a liberação de neurossecreções hipotalâmicas, de modo que a SST antagoniza a liberação adicional de GH. A SST suprime a freqüência e a amplitude dos pulsos de GH (basais e estimulados pelo GHRH), porém ela não afeta a biossíntese do GH.[3,4]

Os IGFs também atuam em uma alça de *feedback* negativo sobre o hipotálamo ou a hipófise anterior para se opor à liberação de GH. Os estrogênios estimulam a produção de GH, aumentando o número de sítios receptores para hormônios hipotalâmicos nos somatotrofos. Os estrogênios podem ser uma explicação de por que as mulheres em idade fértil têm níveis séricos mais elevados de GH, embora ainda não tenha sido demonstrado que a menopausa e a reposição hormonal afetam o nadir da concentração do GH.[3,5]

Os pulsos secretórios de GH podem ocorrer a cada 2–3 horas, com picos entre 50 e 100 μg/L e nadires interpulsos tão baixos quanto 0,03 μg/L ou menos. As maiores amplitudes dos pulsos ocorrem durante a noite, e há um acentuado aumento na puberdade. No entanto, a reprodutibilidade dos pulsos é pobre de um dia para o outro; assim, o diagnóstico de transtornos usando apenas perfis da secreção de GH não é considerado confiável. Vale a pena também comentar que as mulheres em idade reprodutiva apresentam maiores níveis interpulsos do que os homens. Quando o GH atinge a circulação, uma grande proporção rapidamente se liga às proteínas ligadoras do GH (*GH binding proteins* [GHBPs]) que lhe permitem uma maior meia-vida.[1,2] A quantidade de GH no sangue varia de acordo com a idade, a composição corporal, o estado nutricional, os níveis de estresse e o sono.[6] O nível do GH presente na circulação depende da quantidade secretada pela hipófise, de alterações que ocorrem na circulação, bem como da taxa de depuração metabólica, que é também grandemente afetada pela presença de GHBPs.[1,2]

ISOFORMAS DO GH

O GH humano é o resultado de um agrupamento de cinco genes semelhantes no cromossomo 17q, dos quais apenas dois têm importância clínica, o HGH-1 (ou HGH-N) e HGH-2 (ou HGH-V), ambos anabolizantes e promotores do crescimento.[5] Normalmente, somatotrofos liberam a maioria do GH circulante (GH-N). A única exceção ocorre durante a gravidez, quando os sinciciotrofoblastos da placenta secretam GH-V em concentrações crescentes, enquanto a secreção hipofisária de GH-N é bastante reduzida. Tanto GH-V como GH-N são produzidos como uma única cadeia de 191 aminoácidos com um peso molecular de 22 kD, mas com uma diferença de 13 resíduos. Em condições normais, a principal isoforma é a 22 kD GH-N, que também é a isoforma utilizada terapeuticamente em preparações de GH recombinante. No entanto, o que é liberado a partir da hipófise também contém diferentes isoformas e fragmentos de GH. Enlaçamento alternativo do GH-N é uma razão para a existência de diferentes isoformas, como um GH de 20 kD. Esse último perfaz cerca de 5–10% do hormônio hipofisário e tem atividade biológica semelhante à isoforma 22 kD, porém carece de uma seqüência interna de 15 aminoácidos.[5] Nenhum estímulo para a secreção de uma isoforma de GH em particular foi identificado, e os GH com 20 kD e 22 kD são co-secretados em uma proporção fixa.[2] Diferentes deleções foram observadas no gene do GH, produzindo várias moléculas de GH. Em contraste com o GHRH e ACTH, cujas moléculas encurtadas são biologicamente ativas, com relação ao GH isso parece ser verdadeiro apenas para as variantes 20 kD e 22 kD. Extratos de GH hipofisários de GH também vão conter GH 22 kD modificado pós-translacionalmente, tais como duas formas desaminadas e uma forma N-acetilada, bem como fragmentos de GH (p.ex., GH_{1-43} e GH_{44-191}).[1] Além disso, heterodímeros, homodímeros e multímeros do GH podem também ser encontrados. Todas essas moléculas vão ocorrer em quantidades variáveis em um único indivíduo e, mais ainda, entre indivíduos diferentes.[6]

O RECEPTOR DO GHR E A PROTEÍNA LIGADORA DO GH (GHBP)

O GHR é uma proteína de 620 aminoácidos cujo gene está localizado no braço curto do cromossomo 5p13.1.[4] A ligação do GH a seu receptor – que existe sob a forma de um GHR pré-dimerizado – induz uma mudança conformacional, que possibilitará a transdução de sinal e mudanças intracelulares. O GH possui dois sítios não-superponíveis para ligação ao receptor, e é esse complexo ternário que vai dar início a uma resposta intracelular. Um ensaio imunofuncional desenvolvido em meados dos anos 90 incorporou essas características de interação GH/GHR, de modo que ele reconhecia apenas formas que eram capazes de interagir com o GHR através do sítio de ligação 1, deixando o sítio de ligação 2 para interação com GHBP, refletindo, assim, a atividade biológica.[7] Em humanos, o domínio extracelular solúvel do receptor do GH circula no sangue e serve como proteína de ligação de alta afinidade para o GH (*GH binding protein*, GHBP). Teoricamente, um "complexo ternário" com duas GHBPs e uma molécula de GH (como sobre a membrana celular) também poderia ocorrer na circulação. Contudo, a relativa escassez de GHBP significa que ocorre um complexo 1:1 entre GHBP e GH.[2] A concentração de GHBP varia de acordo com o estado nutricional e as condições metabólicas. Cerca de 50% do GH está presente na circulação na forma de complexo com GHBPs.[6] As concentrações séricas de GHBPs mudam com a idade; de fato, seus níveis são baixos em recém-nascidos e atingem um pico em adultos jovens.

QUESTÕES SOBRE A DISCREPÂNCIA ENTRE MÉTODOS NA DOSAGEM DO GH

Todos os métodos de rotina para medir o GH são imunoensaios. Isso significa que anti-soro ou anticorpos monoclonais dirigidos contra GH são utilizados para traduzir a concentração do analito na amostra em um sinal, o qual depois pode ser dosado. A quantificação é feita através da comparação do sinal obtido a partir de uma amostra desconhecida para o sinal conseguido de uma série de amostras com concentração conhecida (curva padrão). Vários fatores podem potencialmente influenciar a confiabilidade na determinação do GH por imunoensaios: (1) a concepção do ensaio e a especificidade dos anticorpos utilizados nos ensaios; (2) a heterogeneidade do antígeno/analito (grande espectro de isoformas); (3) as preparações-padrão utilizadas para calibrar o ensaio e (4) a interferência das proteínas de ligação.[1,6]

DIFERENTES DESENHOS DE ENSAIOS E DISCREPÂNCIAS ENTRE OS RESULTADOS DO ENSAIO PARA GH

Ao compararmos diferentes métodos em medicina de laboratório, é importante ter em mente que uma boa correlação entre dois métodos não necessariamente significa uma boa concordância. Embora a correlação global entre ensaios de GH seja boa, diferenças superiores a um fator de 2 foram observadas.[5,8,9] Como as concentrações basais de GH têm valor limitado devido à natureza pulsátil de sua secreção, testes de estímulo ou supressão são comumente utilizados para avaliar o *status* secretório. No entanto, não somente muitas vezes existe uma falta de dados normativos para interpretar corretamente esses testes como também há uma falta de acordo sobre o ponto de corte para valores entre os diferentes métodos em função das diferenças fundamentais na configuração do ensaio.[1,2] A maioria dos pontos de corte para esses testes freqüentemente citados na literatura refere-se a valores obtidos por ensaios que foram desenvolvidos e utilizados muito antes dos métodos atualmente em uso. Portanto, as discrepâncias entre os diferentes ensaios GH também têm um impacto sobre as respectivas definições de grupos específicos de pacientes. Em 2000 (*GRS Consensus Meeting*), as definições de deficiência de GH (GHD) "grave" (pico estimulado de GH < 5 ng/mL) e GHD "incompleta ou parcial" (pico < 10 ng/mL) foram aceitas, dando origem a uma grande categoria de crianças com GHD. Contudo, as grandes discrepâncias existentes entre os ensaios de GH tornam os pontos de corte para distinção entre GHD moderada e grave não-práticos e bastante arbitrários.[5] De fato, a categorização do paciente vai depender, em grande parte, do ensaio escolhido pelo laboratório em que o exame for realizado.

Anticorpos policlonais costumam produzir resultados mais elevados em comparação com os anticorpos monoclonais, que vão reconhecer um tipo muito específico de molécula de GH, e, portanto, a composição da isoforma de uma amostra desempenhará um papel mais importante na variabilidade do ensaio.[1,2] Essa é uma das razões pelas quais a comparabilidade dos resultados de imunoensaios tornou-se pior desde a utilização de anticorpos monoclonais em ensaios comercialmente disponíveis.[6] Dados do *UK National External Quality Assessment Scheme* (NEQAS) mostram que os métodos específicos para a isoforma com 22 kD tendem a expressar níveis inferiores do que aqueles que detectam ambas as isoformas com 22 kD e 20 kD, não necessariamente significando que as diferenças de medição são apenas devido à presença da forma 20 kD.[10] Também já existentes, mas não amplamente aceitos, são ensaios para isoformas particulares de GH. Um ensaio para isoformas diferentes da 22 kD foi aplicado a estados mórbidos como acromegalia, baixa estatura idiopática e síndrome de

Turner, por exemplo. Um ensaio para 20 kD confirmou os achados de que a 20 kD é, de fato, co-secretada com a 22 kD, mas representa apenas 5–15% do GH total no soro.[1,6] No entanto, não há razão para apoiar a sua dosagem no soro, por oposição a outras isoformas, de modo que ela desempenha um papel somente em determinados estudos de pesquisa. Bioensaios – embora desejáveis, porque refletem a atividade biológica do GH – são em geral muito insensíveis e imprecisos e não adequados para o uso rotineiro. Alguns bioensaios (p.ex., ESTA) e alguns ensaios com radiorreceptor se tornaram disponíveis, porém foram mais utilizados em condições de pesquisa, não estando claro se eles fornecem qualquer informação mais útil, em comparação com os imunoensaios clássicos.[1,2]

Além da natureza heterogênea do GH, um outro fator contribui para a variabilidade do ensaio. Trata-se da presença de GHBPs, já que a ligação da GHBP ao GH pode "cobrir" epítopos necessários para a interação GH/anticorpo em ensaios específicos. Com ensaios mais antigos que utilizavam anticorpos policlonais contra GH (incluindo vários epítopos) e longo tempo de incubação, GHBPs não eram um problema comum, mas com os ensaios atuais, que usam anticorpos monoclonais (visando um epítopo muito específico, potencialmente dentro do sítio de interação entre o GH e a GHBP), e têm, comparativamente, um menor tempo de incubação, isso representa um problema de interferência.[1,2] Foi demonstrado que GHBPs podem constituir um viés negativo de até 50%.[6]

Os ensaios mais comumente utilizados nas determinações dos níveis de GH são baseados em imunoensaios radioativos, colorimétricos, fluorescentes ou quimioluminescentes. No início da década de 1990 havia o clássico radioimunoensaio (RIA), que geralmente usava anticorpos policlonais em uma configuração competitiva com uma molécula de GH radiomarcada como traçador. Esses ensaios eram relativamente insensíveis em comparação aos atuais, com limites de detecção de 1,0 a 2,5 μg/L, muitos não mensurando confiavelmente valores < 1 μg/L. Isso claramente é uma desvantagem quando se trata de avaliar o valor do nadir GH durante o teste oral de tolerância à glicose (TOTG). Os dois primeiros imunoensaios com dois sítios introduzidos no mercado eram ensaios imunorradiométricos (IRMAs) mais sensíveis. Eles empregavam uma fase sólida com anticorpos de captura não-marcados, juntamente com anticorpo de detecção radiomarcado. Esses ensaios com anticorpos duplos, denominados "tipo sanduíche", ainda são os mais utilizados mundialmente. Contudo, na maioria dos laboratórios tem-se usado a quimioluminescência em vez da radioatividade.[1]

A utilização de anticorpos monoclonais com maior afinidade, juntamente com avanços, tais como a ligação entre o segundo anticorpo de detecção a enzimas ou a outros *end-points* fluorescentes ou quimioluminescentes, atingiu um limite de detecção de 0,1 e 0,2 μg/L, com aplicações específicas, permitindo medições confiáveis em valores tão baixos quanto 0,001–0,002 μg/L.[2,4] Curiosamente, os menores limites de detecção conduziram a adaptações dos limites da decisão clínica em muitos centros, e foram também refletidos em diretrizes. Por exemplo, em testes de acromegalia (ou seja, nadir durante o TOTG), os critérios utilizados para definir a "cura" ou "controle" da acromegalia costumavam ser de 2,5 μg/L, mas agora são de 1,0 μg/L ou menos, em vários estudos.[3] Entrementes, sugeriu-se que esses pontos de corte devam ser modificados ainda mais com o aumento da sensibilidade dos imunoensaios mais recentes, com os quais se demonstrou um nadir do GH de 0,14–0,30 μg/L em indivíduos saudáveis.[4,10,11] Um recente estudo, comparando 3 imunoensaios (1 competitivo [Orion Diagnostica Spectra, RIA] e 2 imunométricos [Auto DELFIA e Immulite 2000]) mostrou que, embora os resultados dos 3 ensaios se correlacionassem bem, houve grandes diferenças entre as concentrações reais relatadas. Um dos ensaios não reconheceu a isoforma 20 kD, enquanto o ensaio competitivo não foi realmente capaz de medir valores de GH < 1 ou 2 μg/L, não sendo, portanto, útil durante o TOTG para avaliar o nadir do GH. Por essas razões, os autores sugerem que "... é necessário estabelecer limites de pontos de corte ensaio-específicos, baseados em valores reais medidos por cada método". Os autores mostraram que uma simples aplicação dos pontos de corte recomendados em algumas "diretrizes de consenso" incorretamente definem cerca de 30% dos pacientes acromegálicos como estando em remissão, em comparação com a utilização de pontos de corte ensaio-específicos. Além disso, o problema foi mais relevante em pacientes do sexo masculino que tinham valores mais baixos de GH do que as mulheres investigadas. Os autores concluíram que, além de pontos de corte ensaio-específicos, diferenças de gênero devem também ser levadas em conta, como deve o fato de o GH declinar com o aumento da idade. Assim, talvez os pontos de corte devam ser mais baixos em idosos de que nos pacientes mais jovens.[5]

A situação não é melhor com as dosagens do GH para diagnosticar a deficiência de GH (GHD). Um estudo publicado em 1990[11] demonstrou uma grande variação entre as medições do GH em crianças que foram encaminhadas para avaliação de baixa estatura. As amostras foram avaliadas, utilizando-se 11 testes comercialmente disponíveis para as amostras de 48 crianças. O estudo mostrou que os resultados mais altos de um ensaio propiciaram resultados que foram o triplo daqueles de outra empresa, com valores médios de 5,9 ± 2,3 ng/mL e 1,8 ± 0,8 ng/mL, respectivamente, ainda que ambos os ensaios fossem imunorradiométricos (IRMAs) e empregassem anticorpos monoclonais. Os resultados dos outros ensaios investigados estiveram em posição intermediária. A aplicação de pontos de corte da literatura para os testes de estímulo para identificar pacientes deficientes de GH teria conduzido a um diagnóstico correto em apenas 2 pacientes com DGH quando o ensaio com níveis mais altos foi usado. Em contrapartida, todos os pacientes, com exceção de um, teriam sido classificados como portadores de GHD com o ensaio que mediu os valores mais baixos. Isso torna claro que pontos de corte ensaio-específicos são igualmente necessários quando o diagnóstico da DGH é baseado em dosagens do GH.

Uma auditoria feita no Reino Unido em 1999[10] mostrou que a concordância entre os laboratórios foi pobre, com variação média de até 30%. Isso significa que uma amostra com concentração média de GH de 18 mU/L será relatada por diferentes laboratórios, em concentrações entre 13 e 27 mU/L, uma diferença, portanto, de quase 2 vezes nos resultados. Variabilidade de resultados dentro do próprio método em vários laboratórios mostrou que, geralmente, nenhum método é mais preciso do que os outros, embora, em concentrações mais baixas, métodos não-isotópicos mantenham coeficientes de variação menores. Estudos anteriores dos testes provocativos[12] mostraram uma boa concordância na interpretação dos picos de GH, usando 6 ensaios e 4 laboratórios, dado que os pontos de corte método-específicos foram empregados e há uma clara necessidade de que estudos interpretativos como esse sejam realizados.

Devido aos fatos de o GH ser um analito tão heterogêneo e de ser muito difícil quantificar corretamente o montante real de qualquer amostra, clínicos e cientistas continuam a trabalhar com o intuito de reduzir a variabilidade de medição entre os centros. Uma área em que o progresso tem sido feito, pelo menos em alguns países, é a harmonização da utilização de preparações-padrão, eliminando assim uma das principais fontes de variabilidade entre os resultados dos ensaios.

PREPARAÇÕES-PADRÃO E UNIDADES DO GH

Uma sucessão de padrões e preparações de GH está disponível para os analistas desde os anos 1960 para a calibração de bio- ou imunoensaios para o GH.[13] É lógico que um extrato de uma forma de GH de ocorrência natural na hipófise é a melhor escolha, considerando a natureza tão heterogênea desse hormônio. No entanto, um extrato hipofisário não necessariamente reflete as proporções das isoformas presentes no sangue e também é passível de conter impurezas e artefatos, tornando impossível definir claramente o seu conteúdo. A primeira *International Reference Preparation* (IRP) foi usada em 1969 a partir de um extrato de origem hipofisária, ao qual atribuíram o número 66/217 e 2,0 unidades por mg. Em 1982, houve a introdução da segunda IRP, também de origem hipofisária (80/505), que tinha qualidade mais pura, e lhe foram atribuídos 2,5 UI/mg. A transição do uso do 66/217 para o 80/505 foi acompanhada de um aumento de 15% nos níveis de GH relatados, e, surpreendentemente, não houve um esforço maior para ajustar os critérios de decisão nos testes diagnósticos.[10] Essas preparações continham intrinsecamente uma ampla variedade de isoformas de GH, em oposição à primeira IRP para GH recombinante (Somatotropin 86/224) PIA para Somatropin 88/624, que consistia meramente em 22 kD GH. A essa preparação recombinante foi atribuída um biopotência de 3,0 U/mg. A segunda IS 98/574 agora substitui a 88/624.

A utilização de diferentes fatores de conversão entre unidades internacionais (mU/L) e as unidades de massa (μg/L) conduziram a uma confusão adicional. Atualmente, cada um desses padrões pode ainda estar em uso, com valores reportados de GH derivados de uma variedade de maneiras incorretas, tais como UI contra qualquer dos padrões e em miligramas, novamente usando qualquer um dos padrões e qualquer um dos fatores de conversão. Para os primeiros dois padrões de extratos de hipófise, aos quais foram atribuídas unidades internacionais, os valores em miligramas eram mais nominais e não estavam destinados a ser utilizados para se obter fatores de conversão, de modo que os resultados pudessem ser dados em miligramas. Os fatores de conversão nunca realmente existiram, e seu uso foi completamente equivocado. Assim, sugere-se que a unidade internacional (mU/L) seja abandonada.

As preparações recombinantes, que são de um padrão puro e quimicamente definido, têm qualidades mais atraentes, embora não reflitam totalmente a biologia e possam ser potencialmente enganadoras. Todavia, elas têm grandes vantagens no fato de que há um fornecimento ilimitado, pureza, controle da qualidade e definição, que é em unidades de massa. Uma vez que a 22 kD monomérica é a isoforma mais abundante no soro e a única forma de GH disponível com pureza e quantidade suficientes, ela é a melhor solução para resolver, pelo menos, uma das questões na medição do GH.[14] Foi demonstrado que a utilização de uma única preparação recombinante reduz significativamente a variabilidade interensaios, e, portanto, as mais recentes preparações devem ser usadas, para que aos ensaios de GH possa ser atribuído um padrão uniforme (evitando assim novas discrepâncias devidas a esses fatores). O alvo sugerido a utilizar são as unidades de massa da mais recente GH International Reference Standard Preparation (IRP) 98/574.

FATOR DE CRESCIMENTO INSULINA-SÍMILE (IGF-I)

IGF-I – Fisiologia

Vários efeitos do GH, como aqueles sobre o crescimento, a cartilagem e o metabolismo protéico, dependem de sua capacidade para induzir a produção e secreção de IGFs, fatores de crescimento polipeptídicos secretados pelo fígado e outros tecidos. Uma exceção são as ações do GH lipolíticas e antagônicas à insulina, que são efeitos diretos, não-mediados pelos IGFs. O IGF mais importante é o IGF-I (somatomedina C). O IGF-II também está presente na circulação, mas sua função em seres humanos ainda não foi elucidada. Ambos os fatores são parte de uma grande família de peptídeos relacionados à insulina, e suas propriedades estão intimamente relacionadas às da própria insulina. Insulina, IGF-I e IGF-II compartilham similaridade na seqüência de peptídeos, de modo que cerca de 50% de seus aminoácidos são idênticos. Enquanto a insulina tem apenas ações metabólicas, IGFs têm também efeitos mitogênicos que regulam a proliferação celular.[15]

IGF-I é uma pequena proteína composta por 70 aminoácidos e tem um peso molecular de 7,5 kD.[5] Como a insulina, IGFs estão estreitamente ligados a proteínas no plasma. Seis proteínas ligadoras de IGF (IGFBPs) estão presentes no plasma. Enquanto todas as outras IGFBPs formam complexos binários de 40–50 kD com as IGFs, apenas IGFBP-3 e, em menor proporção, IGFBP-5 formam um complexo ternário de alto peso molecular (150 kD) em associação com a subunidade ácido-lábil (ALS). Ressalte-se também que 95% do IGF-I é encontrado nesses complexos ternários, enquanto todos os 3 membros do complexo são afetados pelo GH e pelas doenças a ele associadas.[15] Tal fato é especialmente importante para o IGF-I, que é uma proteína relativamente pequena, uma vez que isso prolonga sua meia-vida e faz com que IGF-I seja menos afetado por fatores que comprometem o GH, tais como variações circadianas, liberação hipofisária pulsátil, exercício, estado nutricional, e flutuações na glicemia. IGF-I tem a maior meia-vida, em comparação com os outros hormônios do eixo GH-IGF-I (8–16 horas no complexo ternário com IGFBP-3 e a ALS). Na deficiência de GH, os níveis de IGF-I tendem a estar baixos, mas podem estar normais. Muito raros são os casos de deficiência primária de IGF-I, resultantes de mutações ou deleções nos genes do IGF-I ou de seu receptor. Elevação do IGF-I, em contraste, está quase sempre presente em casos de acromegalia.[3,15] No entanto, IGF-I não é apenas dependente do GH, sendo também influenciado cronicamente pela ingestão de nutrientes, bem como pelos níveis de tiroxina e cortisol. Várias condições médicas influenciam as concentrações de IGF-I, e tal fato também deve ser levado em conta. Por exemplo, redução dos níveis do IGF-I ocorre na insuficiência hepática, na congestão hepática (secundária a insuficiência cardíaca congestiva), na desnutrição, no hipotiroidismo e na estrogenioterapia (Quadro 7.1). Em contraste, andrógenios aumentam o IGF-I, enquanto insuficiência renal gera aumento dos complexos ternários de IGF-I.[16] IGF-I é também influenciado por doenças concomitantes que afetam os níveis de IGFBPs. Elevação do IGF-I também é observada na adolescência e na gravidez.[3,15] Contudo, muitas propriedades do IGF-I o tornam um parâmetro interessante a ser avaliado no diagnóstico ou na monitorização da deficiência ou excesso de GH.[20,21] Durante a terapia de reposição de GH em adultos, a dose administrada é titulada de acordo com níveis correspondentes de IGF-I, ao passo que, no tratamento da acromegalia, os níveis de IGF-I indicam se o tratamento foi bem sucedido ou não.[3]

QUADRO 7.1
Condições que Interferem com os Níveis Plasmáticos do IGF-I

Aumento
- Acromegalia
- Adolescência
- Gravidez
- Androgenioterapia

Diminuição
- Deficiência de GH
- Insensibilidade ou resistência ao GH (síndrome de Laron)
- Deficiência primária de IGF-I (mutações ou deleções nos genes do IGF-I ou receptor do IGF-I)
- Hipotiroidismo
- Desnutrição
- Diabetes tipo 1 descompensado
- AIDS
- Insuficiência hepática
- Insuficiência cardíaca
- Drogas: estrogenioterapia oral, uso de SERMs (raloxifexo, tamoxifeno)

Adaptado das Refs. 3, 4 e 15.

FATORES QUE INFLUENCIAM OS NÍVEIS CIRCULANTES DE IGF-I

As concentrações de IGF-I variam significativamente ao longo de toda a vida; por isso, é importante interpretá-las em relação à idade. Os níveis de IGF-I no soro são baixos na infância, aumentam 5 vezes até a puberdade e diminuem gradualmente durante a vida adulta, com um declínio médio de cerca de 15% por década.[3,5,22] Níveis máximos são encontrados em meninos e meninas com idades médias de 14,5 e 15,5 anos, respectivamente. Assim, os valores de referência em crianças variam substancialmente entre meninos e meninas. Mais tarde na vida, além da puberdade, o sexo tem menor importância, embora a diferença nos níveis de IGF-I entre os sexos masculino e feminino permaneça estatisticamente significante, com valores ligeiramente superiores no sexo masculino.[15] Dizer que o IGF-I diminui linearmente com a idade é alguma supersimplificação. Existe um forte declínio após a adolescência, enquanto o decréscimo posterior é mais lento.[16] Composição corporal, atividade física, estilo de vida, sexo e alterações nos níveis de esteróides afetam IGF-I em diferentes graus.[15] Há também uma considerável heterogeneidade nos valores de referência relacionados com a idade para os diferentes ensaios. Nesse contexto, o número de indivíduos incluídos para se estabelecer os intervalos de referência é um determinante importante, com muitos autores sugerindo que 100 indivíduos por década, com um número suficiente de pessoas masculinas e femininas, devam ser incluídos nos estudos.[4]

Existe atualmente um vasto leque de imunoensaios comercialmente disponíveis, específicos e simplificados, para a dosagem dos níveis de IGF-I. Procedimentos para a determinação direta de IGF-I em complexos ternários também têm sido descritos. No passado, o IGF-I foi primariamente avaliado no interesse dos transtornos relacionados ao GH, em que os níveis aumentam ou diminuem significativamente. No entanto, ele foi recentemente associado a uma série de doenças crônicas em que as alterações nos níveis são mais sutis, de modo que o interesse na sua medição tem se ampliado.[4,24]

DIFERENTES CONCEPÇÕES DE ENSAIOS E DISCREPÂNCIAS ENTRE RESULTADOS DE ENSAIOS PARA GH

A exemplo da dosagem do GH, há várias questões metodológicas que devem ser levadas em conta quando se considera a avaliação do IGF-I. Entre essas questões incluem-se o método de remoção da interferência da BP, o tipo de padrão de IGF-I que é utilizado para a calibração de um ensaio, a afinidade e especificidade dos anticorpos que são utilizados e, evidentemente, o número de indivíduos que foram incorporados, de forma a se obterem valores normais ajustados para a idade.[17] Como mencionado anteriormente, sabe-se que diferentes ensaios de IGF-I que usam diferentes métodos produzirão resultados incoerentes para seus valores de referência, sendo impossível utilizar os dados normativos gerados por um ensaio para a interpretação dos valores de IGF-I medidos por um outro ensaio. Os dois problemas distintos que determinam a acurácia diagnóstica do IGF-I são a metodologia do ensaio e os valores de referência. Para tornar a situação ainda mais complexa, tem sido descrito que, para certos ensaios, resultados em indivíduos saudáveis correlacionam-se bem, enquanto existe uma discrepância significativa entre os métodos em casos patológicos, mais provavelmente devido a diferenças nas BPs ou a aumento da atividade proteolítica. Um aspecto é mais fácil com o IGF-I do que com o GH: os resultados são uniformemente relatados em unidades de massa (μg/L ou ng/mL) e unidades molares (nmol/L). Assim, não há confusão com os fatores de conversão para a arbitrária Unidade Internacional, pelo menos nessa área.[18]

Proteínas Ligadoras dos IGFs (IGFBPs)

Em determinadas condições, tais como diabetes e insuficiência renal, há aumento dos níveis de IGFBPs. Nesses casos, se o ensaio utilizado for suscetível à interferência da proteína ligadora, os resultados também serão artificialmente alterados. Além disso, em algumas condições em que há diminuição de IGF-I, esse problema é ainda mais significativo, uma vez que baixo IGF-I e elevadas IGFBPs resultam em quantidades maiores de proteínas ligadoras livres e interferência ainda maior. Tal é o caso da GHD, em que há aumento dos níveis de IGFBP-2.[19] Na seção a seguir discutiremos os diferentes métodos utilizados por vários ensaios, a fim de lidar com o obstáculo apresentado pelas proteínas ligadoras quando se tenta dosar o IGF-I. Felizmente, a estabilidade pré-analítica do IGF-I é geralmente muita elevada. No entanto, em certos ensaios em que é dosado o IGF-I livre em vez do IGF-I total, o armazenamento é uma questão muito importante, uma vez que as concentrações do IGF-I livre podem se elevar dentro de 24 horas, devido a alterações como proteólise das próprias IGFBPs. Isso, por sua vez, pode levar a níveis falsamente elevados de IGF-I "livre". Em contraste, os níveis do IGF-I total não parecem ser afetados por várias condições de armazenamento, e a adição de inibidores da protease não é necessária se o sangue for centrifugado após a coleta.[15]

QUESTÕES E CONCEPÇÃO SOBRE OS ENSAIOS DO IGF-I

Os primeiros ensaios desenvolvidos para o IGF-I eram radioimunoensaios (RIAs) que incorporavam a competição entre IGF-I marcado e não-marcado para ligação a um anticorpo. Nesses ensaios, a interferência de proteínas ligadoras (BPs) poderia ocorrer, tanto através da inibição da ligação ao anticorpo (quando as BPs cobrem o epítopo reconhecido pelos anticorpos), ou através do "seqüestro" do IGF-I marcado, o qual, após se ligar às BPs, seria eliminado pela lavagem. O diagnóstico da GHD com baixas concentrações de IGF-I era difícil com esses ensaios, principalmente devido à interferência das BPs, ao passo que o da acromegalia era relativamente fácil e mais preciso. Por esse motivo, técnicas para abolir a variabilidade devida à presença de BPs e para medir o IGF-I total começaram a ser desenvolvidas. Atualmente, todos os ensaios para IGF-I utilizam algum tipo de procedimento de extração antes da adição de anticorpos para reduzir a interferência das BPs.

Uma dessas técnicas era a cromatografia ácida de filtração em gel. Esse método quantifica a quantidade endógena de IGF-I em frações de BPs livres, eluídas da coluna cromatográfica. Esse método utiliza colunas descartáveis com uma matriz semelhante à cromatografia líquida de alta eficiência (HPLC) e erradica quase 100% das BPs. Apesar de ser muito confiável e ter se tornado o padrão-ouro para mostrar que BPs não estavam presentes na amostra, a reprodutibilidade era um grande problema, e a amostra tinha de ser reconcentrada de muitas frações que eram agrupadas. Além disso, algum IGF-I era inadvertidamente removido durante o processo, e, portanto, um fator de correção era geralmente adicionado para compensar isso. Uma outra questão era o fato de o método ser muito moroso e laborioso, tornando-o pouco atraente como método comercial.

Um outro método que está ainda em uso é a precipitação em ácido-etanol (AEP). Esse método foi introduzido em 1987[20] e é baseado no fato de que proteínas com grande peso molecular serão precipitadas em etanol. Com AEP, BPs que estão ligadas a ALS, BP-3 e BP-5 são removidas em grande parte durante a fase de precipitação, enquanto BPs menores, não-ligadas a ALS (p.ex., BP-1 e BP-4), possivelmente permanecem na amostra. Um outro problema desse método é que o IGF-I também pode ser precipitado juntamente com as BPs e levar a valores falsamente baixos. Em teoria, durante a extração ácida a um pH de cerca de 3, o IGF-I está dissociado das BPs, e, posteriormente, o etanol precipita proteínas de alto peso molecular. Apesar do fato de que nem todas as BPs são eliminadas, uma recuperação aceitável tem sido relatada com essa técnica, tornando-a amplamente aceita, principalmente devido à sua facilidade e reprodutibilidade.

Em 1994, Blum e Breier[21] apresentaram um outro método inovador que foi aplicado a técnicas de extração e não-extração, consistindo na incorporação de quantidades em excesso de IGF-II, a fim de saturar as BPs que estavam na amostra após o pré-tratamento. Obviamente, esse método depende muito da existência de anticorpos com nenhuma afinidade ou afinidade muito baixa para IGF-II. Essa técnica foi amplamente aceita, e continua a ser utilizada em ensaios atuais com grande sucesso. O único obstáculo importante diz respeito aos anticorpos em uso, que devem ser extensamente validados para provar que a reatividade cruzada não é um problema.

Com os imunoensaios mais contemporâneos, 2 anticorpos, monoclonais ou policlonais, são utilizados em vez de 1, substituindo o estilo competitivo dos RIA pelos chamados ensaios tipo sanduíche. Um anticorpo é ligado a um suporte sólido, tais como micropartículas, esferas ou tubos revestido com polistireno, enquanto um segundo anticorpo, dirigido contra um diferente sítio no IGF-I, é marcado e quantificado. O rótulo pode ser um agrupamento radioativo, como iodo, uma enzima como a fosfatase alcalina, como no caso de um ELISA, ou um rótulo que é detectado quando soluções de gatilho são adicionadas para a detecção de sinal através de quimioluminescência (ensaio imunoquimioluminométrico [ICMA]). Em todos os casos, a quantidade do analito presente no sistema será diretamente proporcional às relativas unidades de luz detectadas por um contador gama, fotômetro ou luminômetro. Como para GH, o uso de dois anticorpos significa uma maior especificidade. No entanto, o problema da potencial superposição entre epítopos para ligação do anticorpo específico e na área abrangida pela BPs ainda existe. Portanto, algum tipo de extração ou acidificação precisa ser levada a cabo, em conjunto com a adição do excesso de IGF-II. Esse método revelou-se com configuração altamente reprodutível e ideal para plataformas automatizadas e rápidas. No entanto, esses testes de IGF-I ainda enfrentavam problemas quando havia uma falha na saturação de todas as BPs.

Alguns dos ensaios para IGF-I livre também estão comercialmente disponíveis, mas é improvável que venham a substituir os métodos existentes para a dosagem do IGF-I total, uma vez que são suscetíveis e tecnicamente difíceis. Ademais, não há provas para apoiar a sua superioridade no diagnóstico da GHD ou da acromegalia. Do mesmo modo, têm sido descritos métodos que dosam a IGFBP-3 funcional intacta (usados para demonstrar que no diabetes o IGFBP-3 é proteolisado, a fim de manter uma elevada fração biologicamente ativa do IGF-I), métodos utilizados para medir complexos de BPs de alto peso molecular e ALS, e outros ainda para quantificar a quantidade de IGFBP-1 ligada ao IGF-I (útil na obesidade, no diabetes e na gravidez). Todos esses métodos têm lugar em estudos de pesquisas, mas não são utilizados rotineiramente no manejo de pacientes com transtornos relacionados ao GH.

A IMPORTÂNCIA DE NÍVEIS DE REFERÊNCIA MÉTODO-ESPECÍFICOS E AJUSTADOS PARA A IDADE

Como mencionado anteriormente, mostrou-se que o número de indivíduos incluídos em um conjunto de dados normativos para criar valores de referência tem um papel significativo na decisão clínica. Em auxílio a isso, Massart e Poirier, em um estudo publicado em 2006, ilustraram esse ponto mostrando como 4 diferentes ensaios avaliaram a condição de 40 acromegálicos após o tratamento, na dependência de quais dados normativos foram utilizados. Nesse estudo, o laboratório inicialmente comparou os resultados obtidos por um ensaio para normatizar dados obtidos de 1.902 indivíduos saudáveis com o mesmo ensaio e evidenciou normalização hormonal em 60% dos acromegálicos. Para os outros 3 ensaios, os dados normativos fornecidos pelos respectivos fabricantes foram baseados em um número muito menor — populações de 125, 258 e 233 indivíduos foram utilizadas para a construção desses "dados de referência". Surpreendentemente, com os 3 ensaios, apenas 37%, 38% e 29% dos pacientes teriam sido considerados normalizados. Em seguida, os autores utilizaram uma coorte de 728 indivíduos saudáveis para estabelecer valores de referência em método específico para cada um dos 3 ensaios. A aplicação dos dados normativos melhorados na interpretação dos valores dos pacientes revelou que agora cerca de 60% dos acromegálicos estavam "controlados", independentemente do ensaio utilizado. Esse estudo demonstrou claramente a necessidade de números adequados de indivíduos saudáveis quando se estabelecem valores normais para comparação.

Estudos semelhantes,[23] utilizando grandes números de indivíduos saudáveis para comparações, tornaram evidente que os diferentes ensaios que incorporam configurações distintas podem ter valores altamente correlacionados, mas necessitam de dados normativos de métodos específicos. Nesse estudo em particular, os ensaios utilizados variaram muito nos seus tempos de incubação, de 35 minutos a 48 horas. No entanto, todos os 4 integraram a adição de um excesso de IGF-II e todos foram calibrados contra o mesmo OMS IRP 87/518. Os 4 ensaios mostraram uma boa correlação linear. Contudo, o estudo comparando esses ensaios também mostrou que houve diferenças significativas nas concentrações absolutas relatadas, o que era esperado, dada a diferença de concepção do ensaio e dos anticorpos utilizados. Assim, valores de referência específicos para cada ensaio são mais desejáveis quando se utiliza IGF-I para fins diagnósticos.

A necessidade de intervalos de referência que possam ser amplamente aplicados, independentemente do método do ensaio, é enfatizada mais do que nunca desde a retirada de um líder do mercado, o ensaio do Nichols Institute Advantage, robustamente validado em vários estudos e considerado padrão-ouro. A comparação do ensaio do Nichols com 5 outros ensaios revelou que a maioria dos ensaios difere sistematicamente, com uma significativa dispersão da linha de regressão. Portanto, não há a opção de usar algum tipo de "transformação" matemática dos dados normativos do ensaio do Nichols para outros usando análise de regressão.

PREPARAÇÕES-PADRÃO DE IGF-I

Apesar de não enfrentarmos o mesmo tipo de problemas com as preparações-padrão para o IGF-I, como ocorre com os ensaios para o GH, deve-se sempre considerar calibrar o ensaio de IGF-I que esteja sendo utilizado. Isso se deve principalmente ao fato de que a preparação fornecida pela Organização Mundial de Saúde (OMS) contém aproximadamente 50% de impurezas e um teor protéico mais elevado do que o obtido pela análise quantitativa de aminoácidos. O conteúdo protéico foi atribuído, em vez disso, a um valor médio a partir de um estudo internacional multicêntrico usando vários ensaios padronizados individualmente no mercado. Portanto, valores baseados na calibração contra o padrão da OMS serão diferentes de valores obtidos com o IGF-I recombinante humano padrão. Além disso, o mesmo padrão de referência não está sendo utilizado por laboratórios de referência, de modo que comparações diretas de dados normativos são um problema. Ensaios que não tenham sido calibrados contra o padrão da OMS, tais como o RIA, da Genentech, relatarão concentrações significativamente menores de que as reportadas por outros imunoensaios para IGF-I. Isso ocorre porque às preparações-padrão que tenham sido calibradas contra a preparação da OMS terão sido atribuídas incorretamente concentrações aproximadamente 2 vezes maior. Autores avaliando diversas preparações-padrão a partir de ensaios comercialmente disponíveis também relataram que, às vezes, a massa é igualmente não-condizente com as pretensões do rótulo.[24] Por essas razões, muitas vezes é impossível comparar ou agrupar valores de IGF-I a partir de valores de diferentes ensaios em um único conjunto, embora individualmente ensaios possam ser utilizados para analisar valores individuais e mudanças nas concentrações de IGF-I, em referência ao ensaio específico de valores normais. Melhores acordos de ensaios são esperados a partir de uma preparação internacional de referência (IRP), a qual se espera aconteça em 2009.

CONCLUSÃO

O diagnóstico e o tratamento das doenças relacionadas com o GH estão constantemente sendo conduzidos a melhorias por declarações de consensos internacionais, de modo que médicos e laboratórios possam adotar a chamada "melhor prática". Modernos métodos analíticos para a medição das concentrações circulantes de GH e IGF-I são geralmente muito sensíveis e reprodutíveis. No entanto, a aplicação dos critérios de consenso à situação local com laboratórios usando diferentes ensaios deve ser feita muito cautelosamente. Enquanto um método definitivo para harmonizar os resultados de imunoensaios não estiver disponível, os clínicos devem ter cuidado na interpretação dos exames para dosagem do GH e IGF-I.

BIBLIOGRAFIA

1. Bidlingmaier M, Strasburger CJ. What endocrinologists should know about growth hormone measurements. *Endocrinol Metab Clin North Am*, 2007; *36*:101-8.
2. Popii V, Baumann G. Laboratory measurement of growth hormone. *Clin Chim Acta*, 2004; *350*:1-16.
3. Melmed S, Kleinberg D. Anterior Pituitary. *In*: Kronenberg HM, Melmed S, Polonsky KS, Larsen PR (eds.). *Williams Textbook of Endocrinology* 11th ed. Philadelphia: W.B. Saunders Co., 2008:155-262.
4. Laron Z, Bidlingmaier M, Strasburger CJ. Indications, limitations and pitfalls in the determination of human growth hormone, IGF-I and their binding proteins. *Pediatr Endocrinol Rev*, 2007; *5* (suppl 1):555-69.
5. Markkanen H, Pekkarinen T, Valimaki MJ, *et al*. Effect of sex and assay method on serum concentrations of growth hormone in patients with acromegaly and in healthy controls. *Clin Chem*, 2006; *52*:468-73.
6. Bidlingmaier M, Strasburger CJ. Growth hormone assays: current methodologies and their limitations. *Pituitary*, 2007; *10*:115-9.
7. Strasburger CJ, Wu Z, Pflaum CD, Dressendorfer RA. Immunofunctional assay of human growth hormone (hGH) in serum: a possible consensus for quantitative hGH measurement. *J Clin Endocrinol Metab*, 1996; *81*:2613-20.
8. Reiter EO, Morris AH, MacGillivray MH, Weber D. Variable estimates of serum growth hormone concentrations by different radioassay systems. *J Clin Endocrinol Metab*, 1998; *66*:68-71.
9. Celniker AC, Chen AB, Wert RM, Jr., Sherman BM. Variability in the quantitation of circulating growth hormone using commercial immunoassays. *J Clin Endocrinol Metab*, 1989; *68*:469-76.
10. Seth J, Ellis A, Al-Sadie R. Serum growth hormone measurements in clinical practice: An audit of performance from the UK National External Quality Assessment scheme. *Horm Res*, 1999; *51* (suppl 1):13-9.
11. Granada ML, Sanmarti A, Lucas A, *et al*. Assay-dependent results of immunoassayable spontaneous 24-hour growth hormone secretion in short children. *Acta Paediatr Scand*, Suppl, 1990; *370*:63-70; discussion 71.
12. Andersson AM, Orskov H, Ranke MB, *et al*. Interpretation of growth hormone provocative tests: comparison of cut-off values in four European laboratories. *Eur J Endocrinol*, 1995; *132*:340-3.
13. Bristow AF. International standards for growth hormone. *Horm Res*, 1999; *51*(Suppl. 1):7-12.
14. Baumann G. Growth hormone heterogeneity in human pituitary and plasma. *Horm Res*, 1995; *51*(Suppl. 1):2-6.
15. Juul A. Serum levels of insulin-like growth factor I and its binding proteins in health and disease. *Growth Horm IGF Res*, 2003; *13*:113-70.
16. Strasburger CJ, Bidlingmaier M, Wu Z, Morrison KM. Normal values of insulin-like growth factor I and their clinical utility in adults. *Horm Res*, 2001; *55*(Suppl. 2):100-5.
17. Clemmons DR. Commercial assays available for insulin-like growth factor I and their use in diagnosing growth hormone deficiency. *Horm Res*, 2001; *55*(Suppl. 2):73-9.

18. Pokrajac A, Wark G, Ellis AR, *et al*. Variation in GH and IGF-I assays limits the applicability of international consensus criteria to local practice. *Clin Endocrinol (Oxf)*, 2007; *67*:65-70.
19. Clemmons DR. IGF-I assays: current assay methodologies and their limitations. *Pituitary*, 2007; *10*:121-8.
20. Daughaday WH. Radioligand assays for insulin-like growth factor II. *Methods Enzymol*, 1987; *146*:248-59.
21. Blum WF, Breier BH. Radioimmunoassays for IGFs and IGFBPs. *Growth Regul*, 1994; *4*(Suppl. 1):11-9.
22. Chestnut RE, Quarmby V. Evaluation of total IGF-I assay methods using samples from Type I and Type II diabetic patients. *J Immunol Methods*, 2002; *259*:11-24.
23. Ranke MB, Osterziel KJ, Schweizer R, *et al*. Reference levels of insulin-like growth factor I in the serum of healthy adults: comparison of four immunoassays. *Clin Chem Lab Med*, 2003; *41*:1329-34.
24. Quarmby V, Quan C, Ling V, *et al*. How much insulin-like growth factor I (IGF-I) circulates? Impact of standardization on IGF-I assay accuracy. *J Clin Endocrinol Metab*, 1998; *83*:1211-6.

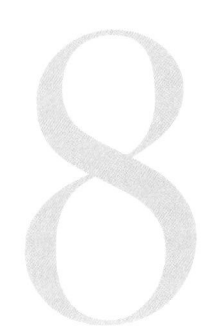

Adenomas Hipofisários Clinicamente Não-funcionantes

Luciana Ansaneli Naves, Lucio Vilar, Monalisa Azevedo, Luiz Augusto Casulari, Paulo Andrade de Mello

INTRODUÇÃO

Os adenomas hipofisários correspondem a 10 a 15% dos tumores intracranianos e têm prevalência estimada em 200 casos/milhão de habitantes e incidência de 15 casos novos por milhão/ano.[1-3] Estudos de autópsia revelaram a presença de microadenomas em até 27% das hipófises avaliadas,[4,5] enquanto estudos com tomografia computadorizada[6] e ressonância magnética[7] evidenciaram lesões incidentais em 3,7 a 20% e 10% de pessoas consideradas normais, respectivamente.

Diante da complexidade evolutiva dos adenomas hipofisários e das eventuais discrepâncias observadas entre seus achados clínicos, sua capacidade secretória e seu potencial proliferativo, a Organização Mundial da Saúde (OMS) propôs uma classificação para os tumores adeno-hipofisários,[8] mostrada no Quadro 8.1.

Os adenomas hipofisários clinicamente não-funcionantes (ACNF) compreendem um grupo heterogêneo de tumores que envolve os adenomas clinicamente silenciosos, tais como os secretores de glicoproteínas (FSH, LH, subunidade-α, TSH) ou outros hormônios peptídicos, além dos *null cells* e dos oncocitomas (Quadro 8.2).[9,10] Cerca de 80 a 86% dos ACNF produzem gonadotrofinas intactas ou as subunidades-α ou β, 8,1% secretam ACTH, 2,4% secretam GH, os quais são detectados por técnicas histomorfológicas e de biologia molecular.[1,2] Os ACNF incidem principalmente entre a quarta e a sexta década da vida, são raros na infância e não têm predomínio de sexo.[11]

ACNF constituem a causa mais freqüente de macroadenomas hipofisários. Como não cursam com síndromes de hipersecreção hormonal, quando diagnosticados muitas vezes se apresentam com importante extensão supra-selar, sintomas compressivos e hipopituitarismo. Entretanto, até 15% desses tumores são diagnosticados acidentalmente.[1,2]

FISIOPATOLOGIA

Durante a diferenciação da hipófise anterior, a célula pluripotencial origina diferentes fenótipos, na presença de genes específicos, regulados por fatores de transcrição e hormônios hipotalâmicos.[13-19]

As teorias fisiopatológicas atuais envolvem a transformação de células progenitoras e a proliferação monoclonal, resultantes do desequilíbrio entre fatores que regulam o ciclo celular, tais como ativação de oncogenes, inativação de genes supressores tumorais e estimulação de fatores de transcrição (Quadro 8.3).[8,13]

QUADRO 8.1
Proposta de Classificação de Adenomas Hipofisários

Apresentação clínica (síndromes hormonais, sintomas compressivos)
Tamanho (micro- ou macroadenomas)
Características histológicas
Perfil imuno-histoquímico (secretores ou não-secretores)
Padrão ultra-estrutural (microscopia eletrônica)

Adaptado da Ref. 8.

QUADRO 8.2
Características Histológicas e Secretórias Detectadas por Imuno-histoquímica dos Adenomas Clinicamente Não-funcionantes

1. *Null cells*
2. Oncocitomas
3. Clinicamente silenciosos
   – Secretores de glicoproteínas
     • LH, FSH, subunidade-α
     • TSH
   – Secretores de ACTH
   – Secretores de GH

QUADRO 8.3
Fatores Potencialmente Envolvidos na Patogênese dos Adenomas Hipofisários

1. Ativação de oncogenes
2. Inativação de genes de supressão tumoral
3. Alteração em fatores de transcrição e citocinas
4. Fatores extrínsecos
5. Retrocontrole hormonal inadequado

Ativação de Oncogenes

A ativação dos oncogenes acarreta efeito positivo sobre a regulação do ciclo celular, estimulando a proliferação tumoral. Dentre os principais oncogenes envolvidos com a tumorigênese hipofisária estão Gsp, CREB, Ras, c-myc, PTTG.[8,18-22]

1. *Gsp* (*stimulatory guanine nucleotide-binding protein*). As mutações pontuais nas proteínas G ativam a adenilato ciclase e levam ao estímulo na produção de AMP cíclico de forma constitutiva, independente do ligante. Foram identificadas mutações no gene da Gsp nos resíduos 201 (Arg-Cys ou His) ou 227 (Gln-Arg ou Leu) em 40% dos adenomas somatotróficos e em 10% dos ACNF.[6,11]
2. CREB (*activated cAMP-response element binding proteins*). O fator de transcrição nuclear responsivo ao AMPc (CREB) parece estar envolvido com a diferenciação e estimulação somatotrófica. A hiperexpressão do CREB foi observada em somatotropinomas e também em ACNF invasivos.[8]
3. *Ras*. A família dos *ras* proto-oncogenes codifica proteínas de 21 KDa que são estruturalmente semelhantes às proteínas G. A ativação de proteínas *ras* parece ser um evento tardio na tumorigênese hipofisária, pois foi identificada em metástases dos carcinomas hipofisários e em adenomas invasivos.[13,15]
4. *C-myc*. O oncogene *c-myc*, localizado no cromossomo 8q24, foi identificado em 30% de adenomas hipofisários, incluindo os ACNF, prolactinomas, somatotrofinomas e corticotropinomas.[13,19,20]
5. PTTG. O PTTG (*pituitary tumor transforming gene*) parece induzir a expressão e secreção do fator de crescimento dos fibroblastos (FGF) e levar à alteração na separação de cromátides, causando instabilidade genética, que pode resultar em ativação de proto-oncogenes e perda de supressores tumorais. A hiperexpressão de PTTG foi bem descrita em somatotropinomas, assim como em 23 de 30 ACNF observados em uma série, sendo mais prevalente em tumores com invasão para seio esfenoidal.[13,18,21]

Genes Supressores Tumorais

A inativação de genes supressores tumorais pode estar implicada no desenvolvimento de adenomas hipofisários. Foram descritas mutações nos genes da neoplasia endócrina múltipla do tipo 1 (MEN-1), localizado no cromossomo 11q13, no gene p53, localizado no cromossomo 17q13, além de deleções no braço longo do cromossomo 13, próximo ao *locus* do gene do retinoblastoma (Rb), além da perda da heterozigosidade (LOH) nos cromossomos 11q13, 13q12-14 e 10q6.[13,22-25]

Fatores de Transcrição e Citocinas

Diversos estudos foram realizados para a determinação de um papel permissivo ou causal envolvendo fatores de crescimento, citocinas e receptores hormonais na tumorigênese hipofisária. Acredita-se que esses fatores tenham ação no suporte e expansão de um crescimento monoclonal estabelecido, mas não na transformação inicial do pituicito normal. Alguns fatores de crescimento e de transcrição têm sido evidenciados em alguns tumores, tais como FGF-4, interleucinas, receptores estrogênicos, Ptx-1, Pit-1 e PROP.[13,26]

Na Fig. 8.1 está esquematizado o papel dos oncogenes, genes supressores tumorais e ciclinas na tumorigênese hipofisária.

Outros Fatores

A existência de um retrocontrole inadequado entre a glândula-alvo e a hipófise pode estar envolvida com o desenvolvimento de hiperplasia, que deve ser considerada no diagnóstico diferencial de adenomas hipofisários clinicamente silenciosos. Exemplos podem ser observados na insuficiência primária ou após a ressecção cirúrgica de glândulas como a tiróide, adrenais (síndrome de Nelson) ou gônadas, em pacientes em que a reposição hormonal foi inadequada.

DIAGNÓSTICO CLÍNICO

Por não cursarem com síndromes de hipersecreção hormonal, até 15% dos ACNF podem ser diagnosticados ao acaso, durante a realização de avaliações radiológicas do sistema nervoso central, caracterizando os chamados *incidentalomas hipofisários*. Estudos sugerem que cerca de 5% desses pacientes já apresentam alterações campimétricas e 15% cursam com algum grau de disfunção hipofisária por ocasião do diagnóstico.[2,27]

Quando sintomáticos, os pacientes geralmente apresentam queixas relacionadas a efeitos compressivos selares ou extra-selares, predominando as alterações campimétricas, a cefaléia e manifestações do hipopituitarismo (Quadro 8.4).[29-37] Um estudo brasileiro[10] demonstrou a presença de cefaléia em 35% e alteração visual em 69% de 120

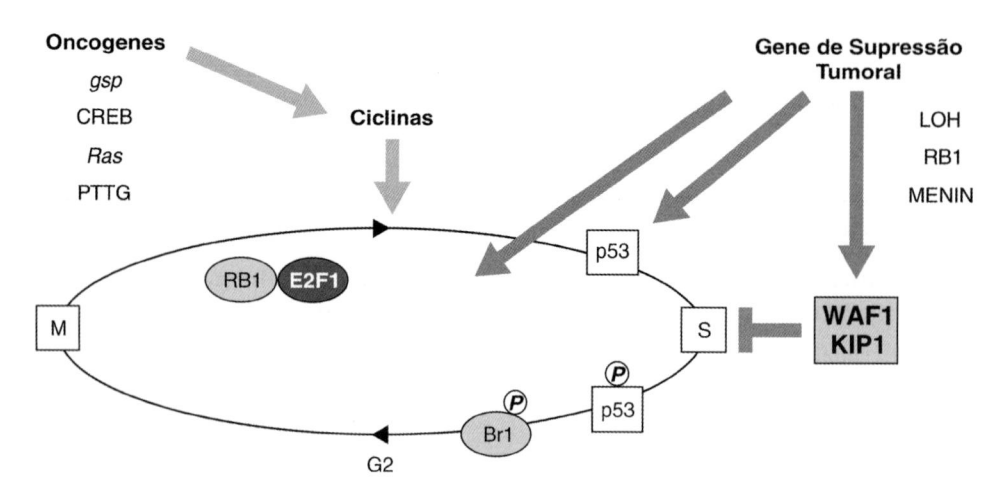

Fig. 8.1 Papel dos oncogenes, genes supressores tumorais e ciclinas envolvidos na tumorigênese hipofisária.

QUADRO 8.4

Sinais e Sintomas em Pacientes com ACNF

Séries	Toronto	Rochester	Montreal	Cardiff	Nápoles	Telaviv	Erlangen	Milão
Referência	31	30	29	32	34	35	36	37
N.º de pacientes	153	100	126	35	84	122	721	378
Sintomas/sinais (%)								
• Defeitos nos campos visuais	66	68	78	71	39	18	31	60
• Hipopituitarismo	58	61	75	89	74	34	48	71
• Cefaléia	44	36	56	17	75	29	19	–
• Redução da acuidade visual	–	–	–	54	26	32	–	–
• Oftalmoplegia	–	5	12	11	16	14	–	4
• Apoplexia	–	5	8	–	–	4	10	–

Adaptado da Ref. 3.

pacientes com diagnóstico recente de ACNF. Torna-se, portanto, fundamental a avaliação do campo visual na investigação diagnóstica. Hiperprolactinemia está presente em até cerca de dois terços dos casos e pode causar galactorréia e hipogonadismo. Ela decorre de compressão da haste hipofisária pelo tumor e prejuízo da inibição dopaminérgica da secreção de prolactina (PRL). Manifestações mais raras incluem apoplexia hipofisária, hipertensão intracraniana, diabetes insípido, síndrome do seio cavernoso e síndrome convulsiva.[2,31,32]

A compressão tumoral sobre a hipófise e a haste freqüentemente leva a graus variáveis de disfunção hipofisária. Em 9 séries, totalizando cerca de 1.700 pacientes, à ocasião do diagnóstico, as seguintes alterações hormonais estavam presentes: hiperprolactinemia, em 28 a 65% dos casos; deficiência de GH, em 0 a 100%; deficiência de LH/FSH, em 36 a 96%; deficiência de TSH, em 8 a 81%; e deficiência de ACTH, em 17 a 62% (Quadro 8.5).[12,29,30,34–39]

O hipogonadismo resulta em diminuição da libido, amenorréia ou disfunção erétil. O hipotiroidismo cursa com astenia, ganho de peso, constipação intestinal, intolerância ao frio, depressão e redução da capacidade cognitiva. A redução na capacidade ao exercício físico, adiposidade e alterações de humor podem sugerir a deficiência de GH. A insuficiência adrenal secundária manifesta-se com fraqueza proximal, fadiga, anorexia, mialgias, artralgias e alterações gastrointestinais.[10,40]

Entre 129 pacientes com diagnóstico de ACNF, seguidos regularmente no Ambulatório de Neuroendocrinologia da Universidade de Brasília, foi observado, na fase pré-operatória, o predomínio da deficiência somatotrófica, seguida daquela dos outros eixos, conforme mostrado no Quadro 8.6.

AVALIAÇÃO LABORATORIAL

O diagnóstico bioquímico deve ser realizado, inicialmente, através de um rastreamento com dosagens basais, visando detectar hipersecreção hormonal, importante no diagnóstico diferencial com tumores funcionantes, ou evidenciar possíveis insuficiências adeno-hipofisárias. Dessa avaliação devem constar as dosagens de PRL, hormônio de crescimento (GH), *insulin-like growth factor type I* (IGF-I), ACTH, cortisol, LH, FSH, TSH, tiroxina livre, testosterona e estradiol.

QUADRO 8.6

Prevalência de Hipopituitarismo Pré-operatório entre 129 Pacientes com ACNF Acompanhados no Ambulatório de Endocrinologia da Universidade de Brasília

Deficiências Hormonais	Mulheres %	Homens %
GH	69	58
Gonadotrofinas	29	34
ACTH	19	44
TSH	18	19

QUADRO 8.5

Freqüência (%) de Deficiências Hormonais e Hiperprolactinemia (↑ PRL) em Pacientes com ACNF

Séries	Rochester	Cleveland	Montreal	Hiroshima	Nápoles	Telaviv	Erlangen	Milão	Leiden
Referência	30	12	29	38	34	35	36	37	39
N.º de pacientes	100	26	126	33	84	122	721	378	109
• Def. LH/FSH	36	96	75	52	56	69	78	71	75
• Def. ACTH	17	62	36	48	23	27	32	21	53
• Def. TSH	32	81	18	19	8	29	20	23	43
• Def. GH	NT	100	NT	97	93	NT	0	NT	77
• ↑ PRL	NT	46	65	42	42	43	28	43	NT

NT = não testado; Def. = deficiência.
Adaptado da Ref. 3.

Em relação às insuficiências hormonais hipofisárias, a dosagem basal de GH isolada não permite a caracterização de deficiência somatotrófica, sendo necessário proceder à medida do IGF-I e à realização de testes funcionais estimulatórios. A dosagem do cortisol basal colhido às 8 h pode ser útil, pois, se os valores se encontrarem acima de 16 μg/dL, raramente o paciente se encontra em insuficiência adrenal. Todavia, níveis entre 6 e 16 μg/dL são inconclusivos e devem ser complementados com testes estimulatórios.

A dosagem de TSH pode não afirmar injúria no eixo tirotrófico, pois seu valor pode estar inapropriadamente elevado, baixo ou normal em casos de hipotiroidismo central. Dessa forma, a dosagem do T_4 livre (FT_4) torna-se um importante recurso na avaliação e monitoramento dessa patologia.[41,42]

O principal diagnóstico diferencial dos ACNF é com os macroprolactinomas. Nessa distinção, os níveis de PRL são úteis. Enquanto macroprolactinomas quase sempre cursam com valores de PRL > 200 ng/mL, esses níveis, em casos de ACNF, geralmente são < 150 ng/mL.[43,44] Na literatura, existe o relato de dois casos de pseudoprolactinomas (um ACNF e um plasmacitoma) em que a PRL excedeu 250 ng/mL.[45,46] Da mesma forma, no estudo multicêntrico brasileiro sobre hiperprolactinemia, nos pseudoprolactinomas os valores de PRL situaram-se entre 29 e 490 ng/mL (média de 80,9), com 82% dos casos < 100 ng/mL e apenas 2% > 250 ng/mL.[47] Na experiência dos autores, os níveis de PRL, em casos de ACNF e macroprolactinomas, foram de ordem de 55–240 ng/mL (média de 95,5) e 167–21.200 ng/mL (média de 4.093,1), respectivamente.[48] No entanto, é importante atentar à possibilidade do *efeito gancho*, que se caracteriza pela presença de níveis falsamente baixos de PRL, quando se empregam imunoensaios de dois sítios, em pacientes com macroprolactinomas e hiperprolactinemia muito acentuada. Esse artefato pode ser corrigido através de uma nova dosagem da PRL após diluição do soro a 1:100, quando se observará um aumento dramático do valor da PRL. O efeito gancho deve, portanto, ser excluído em qualquer paciente com um macroadenoma, quadro clínico de hiperprolactinemia e níveis séricos de PRL inapropriadamente baixos (p.ex., < 200 ng/mL).[44,49]

Também deve ser considerada uma eventual concomitância de ACNF com a macroprolactinemia (MP), sobretudo nos pacientes com valores elevados de PRL, porém sem sintomas relacionados à hiperprolactinemia.[50] MP responde por cerca de 10–22% dos casos de hiperprolactinemia, e usualmente consiste em um complexo molecular de PRL e IgG que apresenta biodisponibilidade e bioatividade reduzidas em comparação com a prolactina monomérica.[53] Por isso, os pacientes, na maioria dos casos, são assintomáticos.[44,48] O método de triagem mais empregado para macroprolactinemia é a precipitação com polietilenoglicol (PEG), que permite uma definição diagnóstica em 85% dos casos (para maiores detalhes, ver Cap. 3, *Avaliação Diagnóstica da Hiperprolactinemia*).[44]

Os testes funcionais estimulatórios podem ser realizados em pacientes selecionados, quando as dosagens basais não permitiram a conclusão diagnóstica do hipopituitarismo.[2] Os estímulos para a liberação dos hormônios adeno-hipofisários são específicos para cada eixo hipotalâmico-hipofisário, e a padronização e os critérios para interpretação são descritos no Quadro 8.7.

Avaliação por Imagem

A ressonância magnética (RM) da sela túrcica é o exame de imagem de escolha para a avaliação dos tumores hipofisários. Deve ser realizada sem e com contraste, e com imagens em T1 e T2. Esses resultados serão de grande utilidade para mostrar o tamanho e a localização do tumor e suas relações com estruturas adjacentes, como o quiasma óptico, os seios cavernosos e o seio esfenoidal. Poderá mostrar, ainda, intensidades diferentes de sinal nas lesões císticas, ajudando no diagnóstico diferencial com outros tumores da região, como craniofaringioma, cisto da bolsa de Rathke, abscesso, cisto de aracnóide, sinais sugestivos de sangramento prévio, ou, ainda, levar à suspeita de lesão vascular como aneurisma, que poderia ser confundido com um adenoma. Embora com menor poder de resolução, a tomografia computadorizada (TC) poderá revelar com maior clareza a presença de calcificações, presença ou não de lesões císticas e integridade das estruturas ósseas.[40,52]

O diagnóstico diferencial dos ACNF deve ser feito com outros adenomas hipofisários, craniofaringiomas, doenças inflamatórias ou infiltrativas da região selar, além dos gliomas, meningiomas e cordomas. A grande maioria dos ACNF são macroadenomas, ou seja, medem mais de 10 mm (Fig. 8.2).[53,54]

Avaliação Imuno-histoquímica

O estudo imuno-histoquímico pós-operatório permite a confirmação da capacidade secretória do tumor e a pesquisa de eventuais marcadores de proliferação tumoral. Recentes estudos têm buscado tais marcadores com o objetivo de indicar a terapia mais agressiva para os tumores mais invasivos, ou seja, reoperação ou radioterapia mais precoces. Aqueles cujo estudo imunocitoquímico não apresente

QUADRO 8.7
Testes de Estímulo no Diagnóstico do Hipopituitarismo

Hormônio	Estímulo	Resposta Normal	Resposta na Disfunção Hipofisária
GH	Hipoglicemia insulínica (0,05 a 0,1 U/kg peso) GHRH (1 μg/kg peso)	Aumento	Inalterado na deficiência de GH
LH, FSH, subunidade-α	LHRH (100 μg EV)	Aumento	Inalterado na deficiência de LH e FSH
	TRH (200 μg EV)	Inalterado	Elevação paradoxal de 30 a 65% nos adenomas gonadotróficos
TSH	TRH (200 μg EV)	Aumento	Inalterado na deficiência de TSH
PRL	TRH (200 μg EV)	Aumento	Inalterado na deficiência de PRL
ACTH	Hipoglicemia insulínica (0,05 a 0,1 U/kg peso) CRH (1 μg/kg peso)	Aumento	Inalterado na deficiência de ACTH

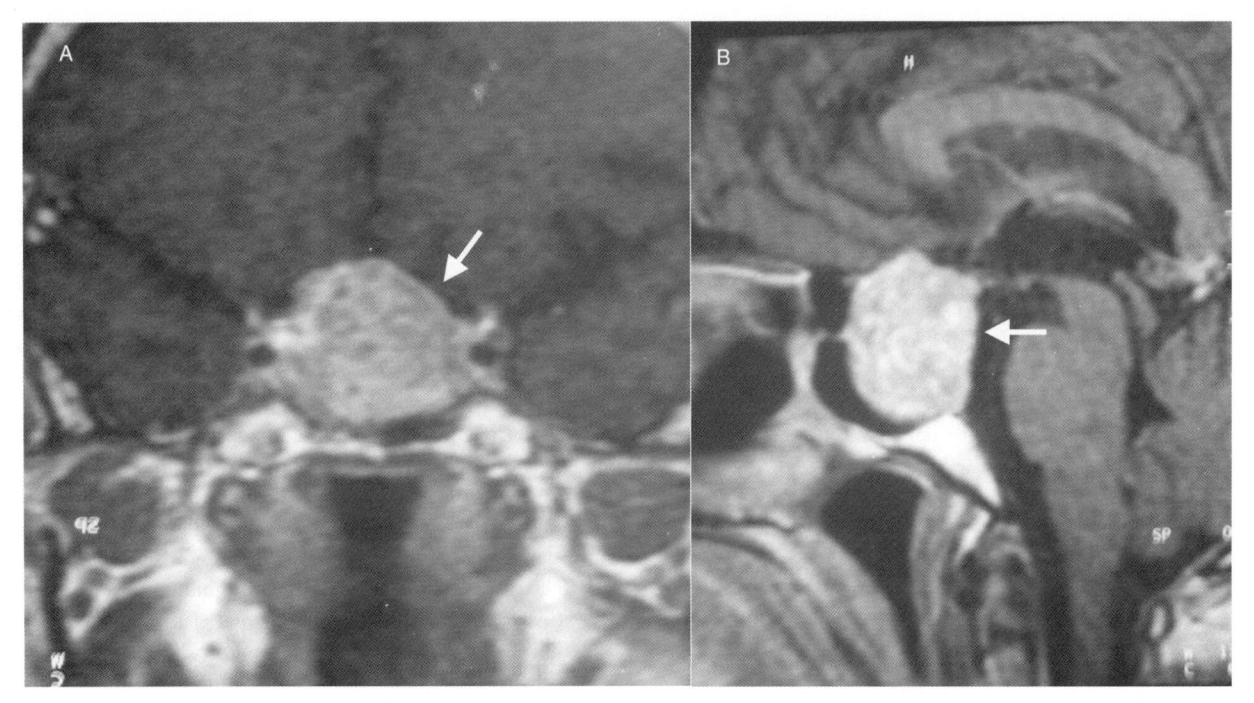

Fig. 8.2 Volumoso macroadenoma clinicamente não-funcionante (*setas*) com compressão quiasmática: cortes coronal (**A**) e sagital (**B**).

reação positiva para nenhum dos hormônios ou subunidades destes são denominados adenomas *null cell*.[8,40,55]

Estudos com antígenos marcadores de agressividade tumoral, como Ki-67 e MIB-1, e com os genes p53 e do retinoblastoma não têm demonstrado correlação nos tumores hipofisários. Um estudo realizado em nosso serviço evidenciou forte correlação negativa entre a presença de Ki-67 e o volume tumoral (p = 0,003). Por outro lado, a expressão do PCNA (*proliferation cell nuclear antigen*) tem sido correlacionada com tumores mais invasivos. Estudos de biologia molecular têm encontrado mutação de proteína Gs em cerca de 10% dos ACNF, sem correlação com a agressividade. A expressão do RNAm do *epidermal growth factor* (EGF) demonstrou ser mais intensa nos casos de tumores hipofisários mais agressivos. Recentemente, o *polysialylated neural cell adhesion molecule* (NCAM) foi descrito como marcador de invasão tumoral e confirma a agressividade do tumor, estando hiperexpresso em 85% dos tumores mais invasivos.[16] Dessa forma, embora ainda não existam marcadores ideais, esforços têm sido feitos no sentido da melhor compreensão da tumorigênese e do encontro de um marcador de prognóstico.

TRATAMENTO

As opções terapêuticas para os ACNF incluem apenas tratamento expectante com observação cuidadosa, cirurgia com ou sem radioterapia pós-operatória, somente radioterapia ou terapia medicamentosa (Quadro 8.8).[1,2] Os principais objetivos do tratamento são melhorar a sobrevida e a qualidade de vida, aliviar os efeitos compressivos, preservar ou recuperar a função hipofisária e prevenir a recorrência tumoral.[2,3]

Cirurgia

Consiste no tratamento de escolha para os ACNF, permitindo o alívio do efeito de massa e a confirmação diagnóstica com o estudo histológico

---

QUADRO 8.8

Opções Terapêuticas para os Adenomas Hipofisários Clinicamente Não-funcionantes

Cirurgia
Radioterapia
Drogas
    Agonistas dopaminérgicos
    Análogos somatostatínicos
Seguimento com RM periódicas*

*Nos casos de microadenomas ou pequenos macroadenomas.
RM = ressonância magnética.

---

e imuno-histoquímico. Pode também reverter a hiperprolactinemia e o hipopituitarismo (ver adiante). Por isso, caso se disponha de um cirurgião bastante experiente, pode-se considerar também a cirurgia para os casos de hipopituitarismo não associado a sintomas visuais compressivos. Em outros serviços,[53] essa abordagem não é utilizada devido ao risco de agravamento da hipofunção hipofisária pela cirurgia.

A principal via de acesso para cirurgia é a transesfenoidal, envolvendo a abordagem sublabial ou endonasal, que apresenta baixa morbidade e mortalidade. O uso de endoscópio permite melhora na visualização do tumor e estruturas adjacentes. Com menor freqüência, será indicada a via transcraniana, reservada para os casos com grande expansão supra-selar, envolvendo o quiasma óptico ou estruturas vasculares adjacentes, ou para pacientes já submetidos à cirurgia por via transesfenoidal, por um neurocirurgião qualificado, sem bom resultado.[56]

Para avaliar se a ressecção tumoral foi completa, deve-se repetir a RM 3 a 4 meses após a cirurgia. Posteriormente, a RM deve ser repetida anualmente por 3 a 5 anos e, depois, menos freqüentemente (ver adiante).

Para pacientes assintomáticos com microadenomas ou pequenos macroadenomas, ou em pacientes idosos ou portadores de condições clínicas desfavoráveis para a cirurgia (p.ex., insuficiência respiratória, renal ou cardíaca), a intervenção cirúrgica não está necessariamente indicada. Nesses casos, a melhor opção pode ser o acompanhamento clínico através da realização periódica de ressonâncias magnéticas.[2,5] No entanto, em um estudo recente, durante um seguimento de 18 a 89 meses (média de 48 meses), constatou-se que 12,5% dos microadenomas e 50% dos macroadenomas aumentaram de tamanho.[57] A probabilidade de crescimento após 48 meses foi estimada em 19% para microadenomas e 44% para macroadenomas. Novos defeitos visuais ou piora destes foram detectados em 67% dos macroadenomas que cresceram; deterioração visual não ocorreu em nenhum dos microadenomas que aumentaram de tamanho.[57]

EFICÁCIA

De acordo com a literatura, a cirurgia transesfenoidal (CTE) resulta em melhora da visão em 44 a 95% dos pacientes com alterações nos campos visuais, porém eventualmente pode agravá-la. A análise de 6 séries da literatura revela que resolução de um ou mais déficits hormonais pela cirurgia pode ser esperado em 15 a 50% dos pacientes, com correção da hiperprolactinemia em mais de dois terços dos casos (Quadro 7.9).[12,29,33,35,38,60] Em um outro estudo,[12] a freqüência média dessa recuperação foi de 15% para o eixo somatotrófico, 32% para o gonadotrófico, 57% para o tirotrófico e 38% para o adrenocorticotrófico. Por outro lado, surgimento ou agravamento do hipopituitarismo e da hiperprolactinemia (p.ex, devido à lesão ou secção da haste) podem também acontecer.[2,12]

Quando os pacientes são submetidos a uma única cirurgia, estima-se que a taxa média de recorrência se situe entre 10 e 69% (média de 30%), variando de acordo com a experiência do cirurgião e com o volume ressecado.[2,5,59]

COMPLICAÇÕES

A freqüência das complicações da CTE é inversamente proporcional à experiência do neurocirurgião. As mais freqüentes são diabetes insípido (DI) transitório (em cerca de um terço dos casos), DI permanente (em 0,5 a 10%) e hipopituitarismo, com deficiência adicional de um ou mais hormônios hipofisários podendo surgir em 2 a 15% dos pacientes.[2] Complicações locais geralmente ocorrem em menos de 1% dos casos. Entre elas se incluem fístula liquórica, hemorragia, meningite, abscesso, lesão de nervos cranianos e deterioração da visão.[2,29,30]

A mortalidade relacionada à cirurgia hipofisária situa-se em torno de 0,3 a 0,6%, sendo maior nos pacientes que têm tumores muito grandes e requererem craniotomia.[2,29]

Radioterapia

A radioterapia (RxT) convencional permite melhorar ou estabilizar as alterações visuais, bem como reduzir o tamanho dos remanescentes tumorais, em uma significativa proporção de pacientes. Possibilita, também, uma menor ocorrência de recidiva/recrescimento tumoral após a cirurgia. A dose de radiação mais largamente utilizada varia de 4.500 a 5.000 cGy, dividida em doses diárias de 180 a 200 cGy.[3,59]

Não existe consenso quanto à indicação de RxT. Em alguns serviços, ela é feita rotineiramente após a cirurgia, enquanto em outros ela é reservada para pacientes com significantes remanescentes tumorais pós-cirúrgicos. Há também quem indique RxT apenas em casos de recidiva tumoral.[3,5,60] Adicionalmente, a RxT deve ser considerada para os tumores com imunocitoquímica positiva para ACTH ("corticotropinomas silenciosos"), já que eles sabidamente são mais agressivos.[61] Em pacientes jovens com função hipofisária preservada após a cirurgia, costumamos fazer o seguimento sem RxT para evitar o surgimento de pan-hipopituitarismo.[60] Muito raramemte, a RxT é usada como terapia primária dos ACNF (p.ex., contra-indicação ou recusa à cirurgia).[2,3]

A taxa de recidiva tumoral após a cirurgia pode ser reduzida pela RxT.[2,49] Relatos de 9 estudos mostraram que essa taxa foi de 10,3% entre 224 pacientes que receberam radioterapia de rotina e 25,5% entre os 428 que não foram submetidos à RxT.[12,29,32,62–67] Séries mais recentes reportaram dados similares, estratificados pela presença ou ausência de remanescente tumoral na RM inicial após a cirurgia.[35,37,40,70–74] Nos pacientes sem tumor visível, nenhum dos 11 pacientes que receberam RxT teve recorrência, a qual ocorreu em 13,1% dos 359 casos não submetidos à RxT. Nos indivíduos com remanescente tumoral, os percentuais de crescimento da lesão foram, respectivamente, de 23 e 41% nos pacientes tratados ou não com RxT. Assim, o risco para recidiva/crescimento do tumor é baixo quando a RM não visualizar tumor após a cirurgia; no entanto, esse risco é consideravelmente maior quando um remanescente tumoral estiver presente, podendo, contudo, ser reduzido em aproximadamente 50% pela RxT pós-operatória.[2]

Radiocirurgia estereotáxica (RCE) é o termo aplicado para uma irradiação localizada de alta precisão, administrada em uma única sessão. *Gamma-knife* é uma dessas técnicas, usando fontes de cobalto

QUADRO 8.9
Resultados da Cirurgia Transesfenoidal em Casos de ACNF sobre a Função Hipofisária

Séries	Cleveland	Montreal	Madri	Hiroshima	Nápoles	Erlangen
Referência	30	29	58	38	34	36
Eixo hormonal normalizado						
LH/FSH	32	11	29	13	34	15
ACTH	38	41	59	73	10	35
TSH	57	14	13	67	57	33
Hiperprolactinemia	58	NT	NT	85	68	95

Adaptado da Ref. 1.

acomodadas em um hemisfério e focadas em um alvo central. A finalidade da RCE é prover uma alta dose de radiação mais localizada do que a obtida com radioterapia convencional. No entanto, isso só é possível com adenomas com menos de 3–4 cm de diâmetro e cujas margens distem mais de 5 mm do quiasma óptico. Caso contrário, pode haver dano visual por neuropatia óptica.[5,59,73]

Os resultados da RCE foram recentemente revisados em 452 pacientes com ACNF, oriundos de 17 estudos, observando-se crescimento tumoral apenas em 1% dos pacientes, em um período de 2 a 4 anos.[74] Devido ao curto tempo de seguimento, o real controle em longo prazo da RCE sobre a taxa de controle hormonal ainda é desconhecido.[2]

Na *radioterapia estereotáxica conformacional*, a administração da radiação é feita fracionadamente em até 30 frações ou sessões, utilizando-se um acelerador linear. Está principalmente indicada quando estruturas radiossensíveis, como as vias ópticas, estiverem muito próximas do tumor.[73]

COMPLICAÇÕES

O hipopituitarismo é bastante freqüente após a radioterapia convencional (presente em pelo menos 50% dos pacientes após 10 anos). Existem também riscos de lesão actínica, principalmente sobre o quiasma óptico, e de indução de outros tumores que, apesar de raros, deverão ser lembrados na análise individual do risco e benefício do tratamento pela radiação.[3,10] Além disso, estudos epidemiológicos têm sugerido que a radioterapia implica uma redução na expectativa de vida (sobretudo devido a um risco aumentado para doença cerebrovascular), mesmo quando o paciente recebe reposição hormonal adequada para a correção do hipopituitarismo.[2,3,59]

No que se refere à RCE, após um seguimento médio de 4–6 anos após o tratamento, as freqüências de novas deficiências hormonais requerendo reposição hormonal foram de 22% para FSH/LH, 24% para TSH, 9% para ACTH e 13% para GH.[74] Assim, o surgimento de hipopituitarismo parece não diferir muito quando se empregam RxT convencional ou RCE.[1,2]

Tratamento Farmacológico

Classicamente, os agonistas dopaminérgicos e os análogos de somatostatina têm sido considerados drogas de limitada eficácia na redução do volume dos ACNF. No entanto, estudos mais recentes têm demonstrado um potencial papel dessas drogas em casos selecionados de ACNF.[2] Novas medicações também têm sido estudadas para o mesmo fim. Adicionalmente, a reposição hormonal está indicada em casos de hipopituitarismo persistente.[75]

AGONISTAS DOPAMINÉRGICOS

Ainda que em menor intensidade de que nos prolactinomas, os ACNF e o tecido hipofisário também expressam receptores dopaminérgicos.[75] Pivonello et al.[76] mostraram que o receptor dopaminérgico D2 estava expresso em 67% de 18 casos de ACNF. Clinicamente, no entanto, dados mostram redução do volume do ACNF em menos de 20% dos casos, com o uso da bromocriptina (BCR).[2,75,77] Uma revisão de 84 casos, oriundos de sete séries, mostrou que a BCR propiciou redução tumoral em 8% dos pacientes e em 15% daqueles tratados por mais de 1 ano, sugerindo um maior benefício da terapia mais prolongada.[75] Em estudo mais recente,[78] em que BCR foi administrada a pacientes com resíduo tumoral à RM após a cirurgia, a massa tumoral permaneceu estável ou diminuiu em 18 (90%) de 20 pacientes. No mesmo estudo, BCR foi iniciada em 13 indivíduos em que crescimento do remanescente tumoral foi constatado durante o seguimento de rotina, o que propiciou estabilização ou diminuição da lesão em 8 casos (62%). Em contraste, o tamanho do tumor aumentou em 29 (62%) de 47 pacientes que não receberam nem radioterapia, nem BCR.[78]

Cabergolina (CAB), um agonista dopaminérgico de longa ação mais potente e mais bem tolerado do que a BCR no tratamento de prolactinomas e acromegalia, também parece ser efetiva no manuseio dos ACNF.[2] Por exemplo, entre 13 pacientes tratados com CAB (na dose de 1 mg/semana por 1 ano), 7 (53,8%) apresentaram redução tumoral modesta (10 a 18%).[79] Da mesma forma, Pivonello et al.[76] relataram diminuição tumoral de 29 a 62% em 5 (55,5%) de 9 pacientes que usaram CAB (3 mg/semana) durante 1 ano. Contudo, é necessário cautela quando se usam doses altas de CAB, uma vez que risco aumentado para lesões fibróticas em valvas cardíacas foi descrito em pacientes com doença de Parkinson que tomaram doses de CAB extremamente elevadas (> 3 mg/dia).[80]

Sendo assim, os agonistas dopaminérgicos (AD), particularmente CAB, podem ser considerados drogas de potencial benefício no tratamento complementar pós-operatório dos ACNF, bem como nas circunstâncias de contra-indicação ou recusa pelo paciente à realização da cirurgia.[2]

Adicionalmente, os DA podem ser úteis no tratamento dos ACNF, para reverter a hiperprolactinemia induzida por compressão da haste hipofisária, além de poderem melhorar os distúrbios visuais, mesmo que não causem redução tumoral.[60,81]

ANÁLOGOS DA SOMATOSTATINA

A detecção de receptores somatostatínicos (SSTR) através do OctreoScan® em 25 a 75% dos ACNF fez pensar que análogos da somatostatina (SSTa) com ação prolongada pudessem ser drogas promissoras no tratamento dos ACNF.[3,59,60] No entanto, os efeitos benéficos da terapia com octreotida têm-se mostrado variáveis e infreqüentes, correlacionando-se pobremente com a presença dos SSTR.[3,59] Em 13 estudos, envolvendo 58 pacientes com ACNF, a freqüência média de redução tumoral (geralmente de magnitude limitada) e a melhora dos distúrbios visuais foram, respectivamente, de 24 e 35%.[3,81] Muito raramente, os SSTa podem induzir uma diminuição acentuada das dimensões tumorais.[3,5]

A melhora da visão, que pode acontecer dentro de poucas horas do início da terapia com a octreotida, nem sempre se acompanha de redução tumoral. Isso sugere que a octreotida poderia exercer efeitos diretos sobre a retina ou o nervo óptico. Em apoio a essas hipóteses, melhora dos defeitos visuais foi relatada em um paciente com um ACNF desprovido de SSTR. Supressão parcial da secreção de gonadotrofinas e subunidade-α pelo uso da octreotida foi também relatada em alguns pacientes, sendo esse efeito muitas vezes independente da redução tumoral.[3,59,60]

Em um estudo dinamarquês,[82] o uso combinado de octreotida (200 μg, 3 vezes ao dia, por via subcutânea) e cabergolina (0,5 mg/dia) em pacientes com ACNF mostrou-se benéfico, com resposta favorável em 6 (60%) de 10 dos casos. Essa resposta, contudo, restringiu-se aos pacientes com níveis elevados de subunidades das gonadotrofinas.[82]

NOVAS DROGAS

Estudos *in vitro* mostram um potencial benefício da pasireotida (análogo da somatostatina com ação sobre os SSTR 1, 2, 3 e 5) no tratamento dos ACNF.[83] Drogas quiméricas que agem sobre o receptor dopaminérgico e sobre o receptor da somatostatina estão sendo desenvolvidas, porém seu papel no tratamento dos ACNF ainda não foi determinado.[1,2] Inibidores da mTOR também têm sido aventados como fármacos potencialmente úteis no tratamento clínico dos tumores hipofisários.[2]

CORREÇÃO DAS HIPOFUNÇÕES HIPOFISÁRIAS

O tratamento dos pacientes com ACNF deverá levar em conta, também, as hipofunções hipofisárias existentes já no diagnóstico ou que tenham se manifestado como complicação do tratamento cirúrgico ou por irradiação. Não existe dúvida quanto à indicação de reposição de hormônios tiroidianos e glicocorticóides, quando insuficientes, e de esteróides gonadais, em adultos jovens. Do mesmo modo, está indicado o tratamento para o diabetes insípido, sempre que diagnosticado. A reposição estrogênica nas menopausadas deve ser reservada principalmente para os casos com sintomas vasomotores (fogachos etc.).

Não existe ainda consenso sobre quando tratar a deficiência do hormônio de crescimento (GH) em adultos. É sabido que a administração do GH recombinante humano (GHrh) traz vários benefícios, como aumento da massa muscular, diminuição da massa gordurosa, aumento da massa óssea, aumento da força de contração cardíaca e de exercícios musculares, melhora nas funções cognitivas, melhora do humor etc. No entanto, o custo muito elevado do GHrh tem restringido sua utilização. Além disso, ainda não está definido se a reposição de GH melhora ou não o prognóstico dos pacientes adultos com hipopituitarismo.[3,5,59]

História Natural

Alguns desses tumores (cerca de 10%) evoluirão com regressão espontânea, enquanto, em aproximadamente 50%, haverá progressão dentro de 5 anos de observação. As taxas relatadas de recorrência variam de 6–46% após cirurgia transesfenoidal, enquanto esse percentual é de 0–36% seguindo-se à radioterapia pós-operatória. Tumores com expressão de Ki-67 e p53 são mais agressivos e mais propensos à progressão. As seqüelas dos macroadenomas não-funcionantes são hipopituitarismo, defeitos persistentes nos campos visuais e diminuição da qualidade de vida. Ainda é motivo de debate se ACNF estão associados com um aumento da mortalidade.[84]

Seguimento dos Pacientes

Todo paciente com ACNF, mesmo se tratado com sucesso por cirurgia, deverá ser reavaliado anualmente com exames de neuroimagem e avaliação hormonal por 3 a 5 anos e, depois, a intervalos maiores, se o tumor estiver estável. Essa recomendação também se aplica aos pacientes submetidos à radioterapia e/ou tratamento medicamentoso.[2] Devido à falta quase absoluta de marcadores tumorais, esse acompanhamento é de vital importância para surpreendermos qualquer crescimento ou recidiva de tumor que mereça tratamento, e sobretudo para diagnosticar deficiências hipofisárias que possam aparecer como complicação evolutiva dos tratamentos realizados. Esse acompanhamento poderá, ainda, diagnosticar uma situação não-freqüente mas que, devido à sua gravidade, deve ser tratada precocemente. Trata-se da perda visual devido à herniação do quiasma óptico para dentro da sela túrcica. Isso pode ocorrer após cirurgia, com ou sem radioterapia, nos casos que apresentam sela vazia secundária à retirada ou regressão do tumor. O tratamento cirúrgico com elevação e fixação do quiasma deverá ser realizado rapidamente, para aumentar as chances de recuperação visual.[10]

Em caso de recidiva ou crescimento tumoral, existem as opções de uma nova intervenção cirúrgica e/ou radioterapia. O sucesso da cirurgia nessas situações tem sido bastante variável. Em um estudo recente,[85] a perda visual melhorou apenas em 57% dos casos, resíduo tumoral permaneceu em 75% e recidiva tardia após a segunda cirurgia ocorreu em 15%.

Resumo do Manuseio dos ACNF Sintomáticos

A ressecção transesfenoidal usualmente está recomendada para tumores que estejam próximos do quiasma óptico ou que o comprimam, tumores que cresçam durante o seguimento ou aqueles que causem hipopituitarismo. Devido à sua limitada taxa de sucesso, a farmacoterapia seria uma opção apenas para os pacientes com co-morbidades que contra-indiquem a cirurgia. Se a retirada do tumor for completa, a radioterapia (RxT) não está necessariamente indicada já que a freqüência de recorrência nesses casos é apenas de 10–15%. Assim, nessa situação, RM periódicas seriam a conduta mais indicada. RxT, nova cirurgia ou, mesmo, farmacoterapia podem ser utilizadas se crescimento tumoral for documentado. Se a ressecção tumoral não for completa após a primeira cirurgia, a RxT deve ser considerada, considerando que pode reduzir a taxa de crescimento do resíduo tumoral de 26 a 50% para aproximadamente 20%. Como alternativa, pode-se tentar o uso de agonistas dopaminérgicos, reservando-se a RxT para os casos em que o tratamento medicamentoso não seja bem-sucedido. Sempre que possível, deve-se dar preferência à RxT estereotáxica em vez da RxT convencional.

Na Fig. 8.3 consta o algoritmo sugerido pelos autores no manuseio dos ACNF.

INCIDENTALOMAS HIPOFISÁRIOS (IH)

São massas descobertas casualmente quando da realização de tomografia computadorizada ou ressonância magnética de crânio em pacientes desprovidos de sintomas ou sinais que apontem para uma patologia hipofisária.[2,4,86] Estima-se que, em 10% da população adulta submetida à RM ou TC, encontre-se uma imagem compatível com um microadenoma hipofisário.[6,7] Os ACNF são a causa mais comum de IH.[4]

A história natural dos IH ainda não está plenamente estabelecida. No entanto, os dados das oito séries da literatura mostram que crescimento tumoral aconteceu em 10% de 144 microincidentalomas (MIC) [< 1 cm] e em 20% de 301 macroincidentalomas (MAC) [> 1 cm], durante seguimento de até 8 anos (Quadro 8.10).[87-94] Redução das dimensões dos tumores ocorreu em 6% dos MIC e em 11% dos MAC. Convém mencionar que o aumento dos MAC foi atribuído à apoplexia em 12% dos casos. Ademais, nenhum dos MIC cresceu além de 1 cm. Portanto, esses tumores habitualmente não requerem excisão cirúrgica. Esta última deve, contudo, ser sempre considerada para MAC que estejam próximos do quiasma óptico ou que o comprimam (Fig. 8.4).[4,86] Em alguns serviços, mas não em todos,[45] a presença de hipopituitarismo é também considerada como indicação para cirurgia.[4,86]

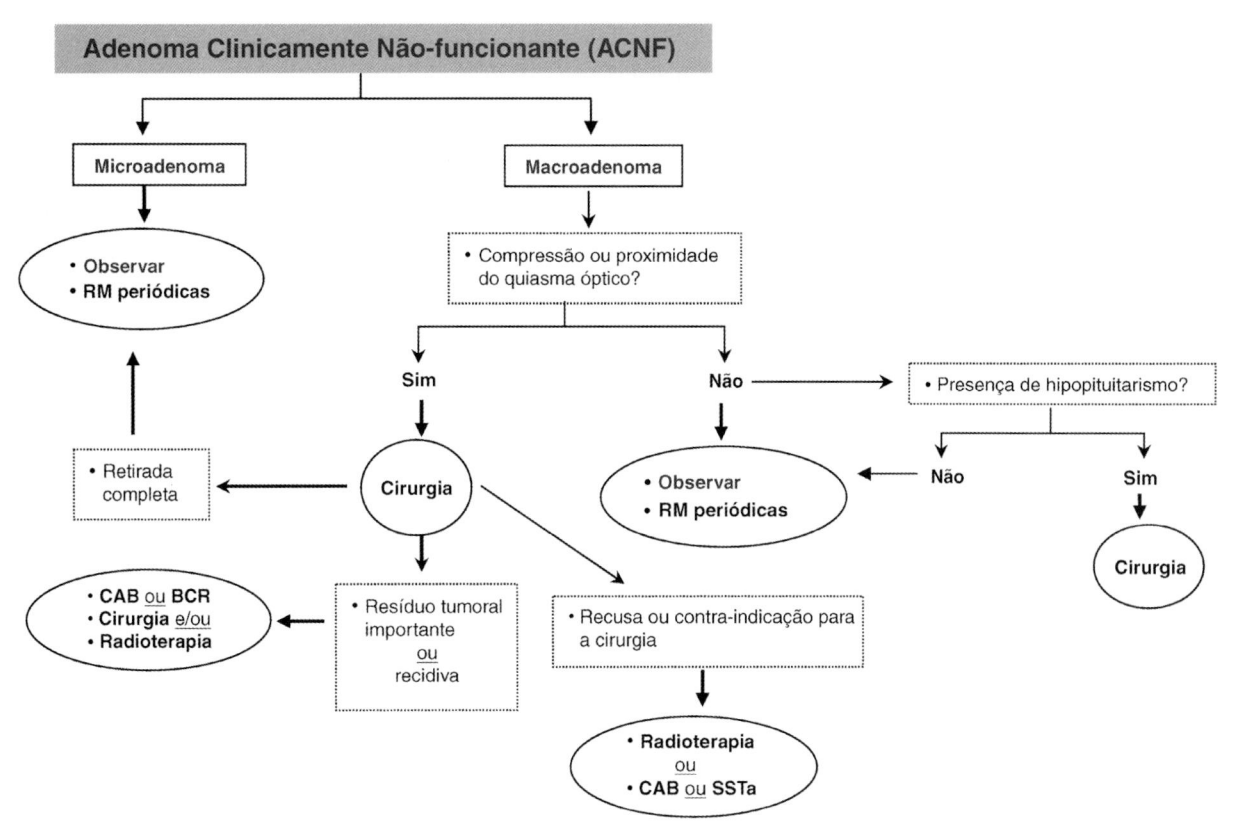

Fig. 8.3 Algoritmo para o manuseio dos ACNF [RM = ressonâncias magnéticas; CAB = cabergolina; SSTa = análogo da somatostatina (p.ex., octreotida LAR, lanreotida autogel ou pasireotida)].

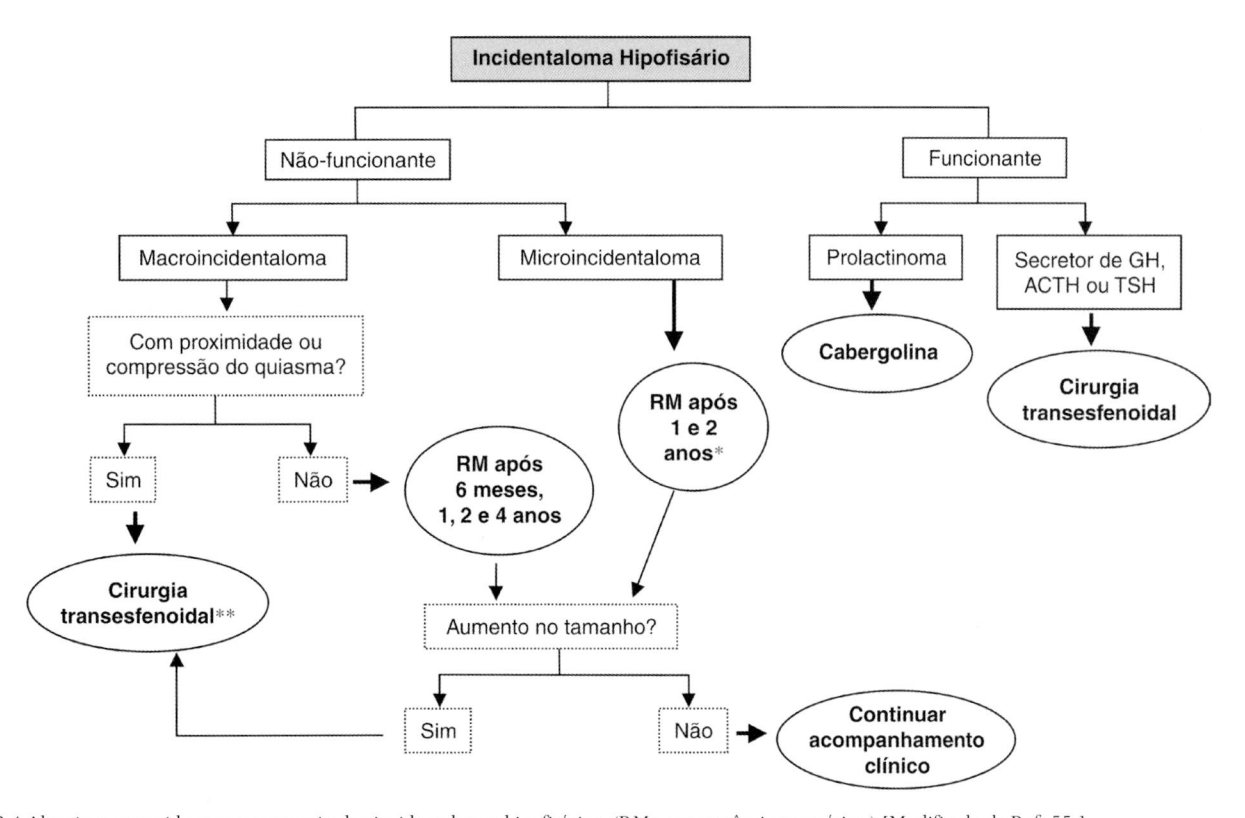

Fig. 8.4 Algoritmo sugerido para o manuseio dos incidentalomas hipofisários. (RM = ressonância magnética.) [Modificado da Ref. 55.]
*Em casos de microincidentalomas não-funcionantes, tem também sido proposto que apenas se opte por acompanhamento clínico, não sendo necessários exames periódicos de imagem durante o seguimento. Essa conduta baseia-se no baixo risco de essas lesões crescerem.
**Em alguns serviços, hipopituitarismo é considerado também como indicação para cirurgia.

QUADRO 8.10
Comportamento do Tamanho dos Incidentalomas Hipofisários Não-operados Durante o Seguimento

Série	Microadenomas				Macroadenomas				Seguimento (anos)
	N.º	Aumento	Diminuição	Inalterado	N.º	Aumento	Diminuição	Inalterado	
Donovan e Corenblum[87]	15	0	0	15	16	4[a]	0	12	6–7
Reincke et al.[88]	7	1	1	5	7	2	0	5	8
Nishizawa et al.[89]					28	2[a]	0	26	5,6
Feldkamp et al.[90]	31	1	1	29	18	5	1	13	2,7
Igarashi et al.[91]	1	0	0	1	22	6	10	6	5,1
Sanno et al.[92]	74	10	7	57	165	20[a]	22	123	2,3
Fainstein Day et al.[93]	11	1	0	10	7	1	0	6	3,2
Arita et al.[94]	5	2	0	3	37	19[a]	0	18	5,2
TOTAL	144	15 (10%)	9 (6%)	120 (84%)	301	59 (20%)	33 (11%)	209 (69%)	

[a]Em um total de 7 casos, o crescimento tumoral foi atribuído à apoplexia.
Adaptado da Ref. 2.

APOPLEXIA HIPOFISÁRIA

A apoplexia hipofisária, seja isquêmica ou hemorrágica, leva a uma expansão aguda do volume hipofisário. Sua prevalência em pacientes com um tumor hipofisário situa-se entre 0,6 e 12,3%.[95-98] Essa grande variação deve-se, provavelmente, à maior ou menor inclusão de casos subclínicos, os quais são muito freqüentes e pouco diagnosticados.

O tratamento da apoplexia pode ser cirúrgico ou através da administração de 4–16 mg/dia de dexametasona (DMS). Em geral, a cirurgia está indicada nos casos que têm alteração do nível de consciência e naqueles que apresentam perda visual e nos procuram antes de 1 semana de apoplexia. A exceção são os casos em que a terapia com DMS produz uma normalização subjetiva da visão.[10] Bills et al.[96] estudaram 37 pacientes com apoplexia hipofisária, avaliando, antes e depois de 7 dias, a acuidade visual, a campimetria e a motilidade ocular. Quanto à acuidade visual, no grupo operado antes de 7 dias, houve normalização visual em todos, enquanto nos operados após esse período, apenas cerca de 45% se normalizaram, 35% melhoraram parcialmente, 15% permaneceram inalterados e outros 15% pioraram. A campimetria normalizou em 50% do grupo operado na primeira semana, e houve melhora parcial também em 50% dos casos; já dentre aqueles operados após 7 dias, apenas cerca de 25% se normalizaram, 70% melhoraram e 5% ficaram inalterados. Apesar desses números, a análise estatística mostrou significância apenas no que se refere às implicações da cirurgia precoce na acuidade visual. Quanto à motilidade ocular, não houve nenhuma diferença, com normalização em 70% e somente melhora em 30% em ambos os grupos. Nos pacientes que chegam a 7 dias, um curso curto de até poucos dias de DMS tem sido tentado, às vezes com essa droga associada à cabergolina ou bromocriptina (nos casos de forte suspeita de prolactinoma). Caso não haja sucesso, está indicada a cirurgia.[10]

A via transesfenoidal tem sido a preferida por ser menos agressiva para o doente, o qual muitas vezes está em condições clínicas que mereceram ajustes recentes, e também porque o tumor apoplético é de mais fácil ressecção, tendo em vista que o tecido necrótico ou coleções hemáticas saem facilmente por essa via.[10]

BIBLIOGRAFIA

1. Caron P. Clinically non functioning pituitary adenomas and gonadotroph-cell adenomas. *Presse Med*, 2009; *38*:103-6.
2. Molitch ME. Nonfunctioning pituitary tumors and pituitary incidentalomas. *Endocrinol Metab Clin North Am*, 2008; *37*:151-71.
3. Vilar L, Naves LA, Freitas MC, et al. Tratamento medicamentoso dos tumores hipofisários, Parte II: Adenomas secretores de ACTH, TSH, clinicamente não funcionantes. *Arq Brasil Endocrinol Metabol*, 2000; *44*:455-70.
4. Vilar L, Naves LA, Barisic G, Azevedo M. Incidentalomas hipofisários. *Arq Bras Endocrinol Metab*, 2005; *49*:651-6.
5. Chanson P, Salenave S. Diagnosis and treatment of pituitary adenomas. *Minerva Endocrinol*, 2004; *29*:239-73.
6. Molich ME, Russel EJ. The pituitary 'incidentaloma'. *Ann Intern Med*, 1990; *112*:925-31.
7. Hall WA, Luciano MG, Doppman JL, et al. Pituitary magnetic resonance imaging in normal human volunteers: occult adenomas in the general population. *Ann Intern Med*, 1994; *120*:817-20.
8. Kovacs K, Scheithauer BW, Horvath E, Lloyd RV. The World Health Organization classification of adenohypophysial neoplasms. A proposed five-tier scheme. *Cancer*, 1996; *78*:502-10.
9. Colao A, Di Somma C, Pivonello R, et al. Medical therapy for clinically non-functioning pituitary adenomas. *Endocr Relat Cancer*, 2008; *15*:905-15.
10. Cunha Neto M, Musolino N, Bronstein MD. Manuseio dos adenomas hipofisários clinicamente não-funcionantes. *In*: Vilar L, et al (eds). *Endocrinologia Clínica*. 2ª. ed. Rio de Janeiro: MEDSI, 2000:68-79.
11. Pandey P, Ojha BK, Mahapatra AK. Pediatric pituitary adenoma: a series of 42 patients. *J Clin Neurosci*, 2005; *12*:124-7.
12. Arafah BM. Reversible hipopituitarism in patients with large nonfunctioning pituitary adenomas. *J Clin Endocrinol Metab*, 1986; *62*:1173-9.
13. Heaney AP, Melmed S. New pituitary oncogenes. *Endocr Relat Cancer*, 2000; *7*:3-15.
14. Williamson EA, Daniels M, Foster S, et al. Gs alpha and Gi2 alpha mutations in clinically non-functioning pituitary tumours. *Clin Endocrinol* (Oxf),1994; *41*:815-20.
15. Cai WY, Alexander JM, Hedley-Whyte ET, et al. Ras mutations in human prolactinomas and carcinomas. *J Clin Endocrinol Metab* 1994; *78*:89-93.
16. Trouillas J, Daniel L, Guigard MP, et al. Polysialylated neural cell adhesion molecules expressed in human pituitary tumors and related to extrasellar invasion. *J Neurosurg*, 2003; *98*:1084-93.

17. Pei L, Melmed S, Schaiteheuer BW, et al. H-ras mutations in pituitary carcinomas. *J Clin Endocrinol Metab*, 1994; 77:842-6.
18. Pei L, Melmed S. Isolation and characterization of pituitary tumour transforming gene (PTTG). *Mol Endocrinol*, 1997; 11:433-41.
19. Wang DG, Johnston CF, Atkinson AB, et al. Expression of bcl-2 oncoprotein in pituitary tumours: comparison with c-myc. *J Clin Pathol*, 1996; 49:795-7.
20. Woloschak M, Roberts JL, Post K. C-myc, c-fos, and c-myb gene expression in human pituitary adenomas. *J Clin Endocrinol Metab*, 1994; 79:253-7.
21. Zhang X, Horwitz GA, Heaney AP, et al. Pituitary tumor transforming gene (PTTG) expression in pituitary adenomas. *J Clin Endocrinol Metab*, 1999; 84:761-7.
22. Hibberts NA, Simpson DJ, Bicknell JE, et al. Analysis of cyclin D1 (CCND1) allelic imbalance and overexpression in sporadic human pituitary tumors. *Clin Cancer Res*, 1999; 5:2133-9.
23. Weil RJ, Vortmeyer AO, Huang S, et al. 11q13 allelic loss in pituitary tumors in patients with multiple endocrine neoplasia syndrome type 1. *Clin Cancer Res*, 1998; 4:1673-8.
24. Bystrom C, Larsson C, Blomberg C, et al. Localization of the MEN1 gene to a small region within chromosome 11q13 by deletion mapping in tumors. *Proceed Nat Acad Scienc United States Am*, 1990; 87:1968-72.
25. Clayton RN, Boggild M, Bates AS, et al. Tumour suppressor genes in the pathogenesis of human pituitary tumours. *Horm Res*, 1997; 47:185-93.
26. Suhardja AS, Kovacs KT, Rutka JT. Molecular pathogenesis of pituitary adenomas: a review. *Acta Neurochirurgica*, 1999; 141:729-36.
27. Laws ER, Jane Jr JA. Pituitary tumors long-term outcomes and expectations. *Clin Neurosurg*, 2001; 48:306-19.
28. Molitch ME. Clinically nonfunctioning adenomas. In: Bronstein MD (ed). *Pituitary Tumors in Pregnancy*. Boston: Kluwer Academic Publishers, 2001:123-30.
29. Comtois R, Beauregard H, Somma M, et al. The clinical and endocrine outcome to transsphenoidal microsurgery of nonsecreting pituitary adenomas. *Cancer*, 1991; 68:860-8.
30. Ebersold M, Quast LM, Laws Jr ER, et al. Long-term results in transsphenoidal removal of nonfunctioning pituitary adenomas. *J Neurosurg*, 1986; 64:713-9.
31. Erlichman C, Meakin JW, Simpson WJ. Review of 154 patients with nonfunctioning tumors. *Int J Radiat Onc Biol Phys*, 1979; 5:1981-6.
32. Nielsen EH, Lindholm J, Laurberg P, et al. Nonfunctioning pituitary adenoma: incidence, causes of death and quality of life in relation to pituitary function. *Pituitary*, 2007; 10:67-73.
33. Shone GR, Richards SH, Somma M, et al. Non-secretory adenomas of the pituitary treated by trans-ethmoidal selotomy. *J R Soc Med*, 1991; 84:140-3.
34. Colao A, Cerbone G, Cappabianca P, et al. Effect of surgery and radiotherapy on visual and endocrine function in nonfunctioning pituitary adenoma. *J Endocrinol Invest*, 1998; 11:284-90.
35. Greenman Y, Ouaknine G, Veshclev I, et al. Postoperative surveillance of clinically non-functioning pituitary macroadenomas: markers of tumor quiescence and regrowth. *Clin Endocrinol* (Oxf), 2003; 58:763-9.
36. Nomikos P, Ladar C, Fahlbusch R, et al. Impact of primary surgery on pituitary function in patients with non-functioning pituitary adenomas – a study on 721 patients. *Acta Neurochi* (Wien), 2004; 146:27-35.
37. Mortini P, Losa M, Barzaghi R, et al. Results of transsphenoidal surgery in a large series of patients pituitary adenoma. *Neurosurgery* 2005;56:1222-33.
38. Tominaga A, Uozumi T, Arita K, et al. Anterior pituitary function in patients with non-functioning pituitary adenoma: results of longitudinal follow-up. *Endocr J*, 1995; 42:421-7.
39. Dekkers OM, Pereira AM, Roelfsema F, et al. Observation alone after transsphenoidal surgery for nonfunctioning pituitary macroadenoma. *J Clin Endocrinol Metab*, 2006; 91:1796-801.
40. Melmed S, Kleinberg D. Anterior Pituitary. In: Larsen PR, Kronenberg HM, Melmed S, Polonsky KS (eds). *Williams Textbook of Endocrinology*. 11th ed. Philadelphia: WB Saunders Co, 2008:155-262.
41. Abucham J, Vieira TCA, Barbosa EB, et al. Terapia de reposição hormonal no hipopituitarismo. *Arq Bras Endocrinol Metab*, 2003; 47:492-508.
42. Motta LACR, Martins JWG, Motta LDC. Aumento sérico do TSH em portadores de tumores selares e paraselares, antes, ou após o tratamento com cirurgia e/ou radioterapia. *Ars Cvrandi*, 1997; 30:12-22.
43. Molitch ME. Disorders of prolactin secretion. *Endocrinol Metab Clin*, 2001; 30:585-610.
44. Vilar L, Naves LA, Gadelha M. Armadilhas no diagnóstico da hiperprolactinemia. *Arq Bras Endocrinol Metab*, 2003; 47:347-57.
45. Albuquerque FC, Hinton DR, Weiss MH. Excessively high prolactin level in a patient with a nonprolactin-secreting adenoma. *J Neurosurg*, 1998; 89:1043-6.
46. Smith MV, Laws Jr ER. Magnetic resonance imaging measurements of pituitary stalk compression and deviation in patients with nonprolactin-secreting intrasellar and parasellar tumors: lack of correlation with serum prolactin levels. *Neurosurgery*, 1994; 34:834-9.
47. Vilar L, Freitas MC, Naves LA, et al. Diagnosis and management of hyperprolactinemia: Results of a Brazilian multicenter study with 1234 patients. *J Endocrinol Invest*, 2008 (in press).
48. Vilar L, Naves LA, Freitas MC, et al. Clinical and laboratory features greatly overlap in patients with macroprolactinemia or monomeric hyperprolactinemia. *Minerva Endocrinol*, 2007; 32:79-86.
49. Frieze TW, Mong DP, Koops MK. "Hook effect" in prolactinomas: case report and review of literature. *Endocr Practice*, 2002; 8:296-303.
50. Vilar L, Albuquerque, JL, Botelho CA, et al. Presença de macroprolactinemia em pacientes com adenomas hipofisários – Relato de 2 casos. *Arq Brasil Endocrinol Metab*, 2007; 51(suppl 2):S255.
51. Vilar L, Moura E, Canadas V, et al. Prevalência de macroprolactinemia entre 115 pacientes com hiperprolactinemia. *Arq Bras Endocrinol Metab*, 2007; 51:86-91.
52. Naidich MJ, Russell EJ. Current approaches to imaging of the sellar region and pituitary. *Endocrinol Metab Clin North Am*, 1999; 28:5-79.
53. Greenman Y, Melmed S. Diagnosis and management of nonfunctioning pituitary tumors. *Annu Rev Med*, 1996; 47:95-106.
54. Freda PU, Post KD. Differential diagnosis of sellar masses. *Endocrinol Metab Clin North Am*, 1999; 28:81-117.
55. Melmed S. Pituitary tumor pathogenesis. *Endocrinol Metab Clin North Am*, 1999; 28:13-44.
56. Laws ER Jr, Thapar K. Pituitary surgery. *Endocrinol Metab Clin North Am*, 1999; 28:119-31.
57. Karavitaki N, Collison K, Halliday J, et al. What is the natural history of nonoperated nonfunctioning pituitary adenomas? *Clin Endocrinol* (Oxf), 2007; 67:938-43.
58. Marzueka M, Astigarra B, Vicente A, et al. Recovery of visual and endocrine function following transsphenoidal of large nonfunctioning pituitary adenomas. *J Endocrinol Invest*, 1994; 17:703-7.
59. Chanson P. Traitement des adénomes hypophysaires. *Presse Med*, 1998; 27:2077-97.
60. Vilar L, Naves LA, Casulari LA. Adenomas hipofisários clinicamente não-funcionantes: quando e como tratar? *Arq Bras Endocrinol Metab*, 2005; 49 (supl 1):S178-9.
61. Lopez JA, Kleinschmidt-Demasters Bk B, Sze CI, et al. Silent corticotroph adenomas: further clinical and pathological observations. *Hum Pathol*, 2004; 35:1137-47.
62. Alleyne CH Jr, Barrow DL, Oyesiku NM. Combined transsphenoidal and pterional craniotomy approach to giant pituitary tumors. *Surg Neurol*, 2002; 57:380-90; discussion 390.
63. Bradley KM, Adams CB, Potter CP, et al. An audit of selected patients with non-functioning pituitary adenoma treated by transsphenoidal surgery without irradiation. *Clin Endocrinol* (Oxf), 1994;41:655-9.
64. Gittoes NJL, Bates AS, Tse W, et al. Radiotherapy for non-functioning pituitary tumors. *Clin Endocrinol* (Oxf), 1994; 48:331-7.

65. Park P, Chandler WF, Barkan AL, et al. The role of radiation therapy after surgical resection of nonfunctional pituitary macroadenomas. *Neurosurgery*, 2004; 55:100-6; discussion 106-7.
66. Brada M, Rajan B, Traish D, et al. The long-term efficacy of conservative surgery and radiotherapy in the control of pituitary adenomas. *Clin Endocrinol* (Oxf), 1993; 38:571-8.
67. Breen P, Flickinger JC, Kondziolka D, et al. Radiotherapy for nonfunctional pituitary adenoma: analysis of long-term tumor control. *J Neurosurg*, 1998; 89:933-8.
68. Lillehei KO, Kirschman DL, Kleinschmidt-DeMasters BK, Ridgway EC. Reassessment of the role of radiation therapy in the treatment of endocrine-inactive pituitary macroadenomas. *Neurosurgery*, 1998; 43:432-8; discussion 438-9.
69. Turner HE, Stratton IM, Byrne JV, et al. Audit of selected patients with nonfunctioning pituitary adenomas treated without irradiation - a follow-up study. *Clin Endocrinol* (Oxf), 1999; 51:281-4.
70. Woollons AC, Hunn MK, Rajapakse YR, et al. Non-functioning pituitary adenomas: indications for postoperative radiotherapy. *Clin Endocrinol* (Oxf), 2000; 53:713-7.
71. Soto-Ares G, Cortet-Rudelli C, Assaker R, et al. MRI protocol technique in the optimal therapeutic strategy of non-functioning pituitary adenomas. *Eur J Endocrinol*, 2002; 146:179-86.
72. Alameda C, Lucas T, Pineda E, et al. Experience in management of 51 non-functioning pituitary adenomas: indications for post-operative radiotherapy. *J Endocrinol Invest*, 2005; 28:18-22.
73. Brada M, Jankowska P. Radiotherapy for pituitary adenomas. *Endocrinol Metab Clin North Am*, 2008; 37:263-75.
74. Sheehan JP, Niranjan A, Sheehan JM, et al. Stereotactic radiosurgery for pituitary adenomas: an intermediate review of its safety, efficacy, and role in the neurosurgical treatment armamentarium. *J Neurosurg*, 2005; 102:678-91.
75. Bevan JS, Webster J, Burke CW, Scanlon MF. Dopamine agonists and pituitary tumour shinkrage. *Endocrine Rev*, 1992; 13:220-40.
76. Pivonello R, Matrone C, Filippella M, et al. Dopamine receptor expression and function inclinically nonfunctioning pituitary tumors: comparison with the effectiveness of cabergoline treatment. *J Clin Endocrinol Metab*, 2004; 89:1674-83.
77. Grossman A, Ross R, Charlesworth M, et al. The effect of dopamine agonist therapy on large functionless pituitary tumours. *Clin Endocrinol* (Oxf), 1985; 22:679-86.
78. Greenman Y, Tordjman K, Osker E, et al. Postoperative treatment of clinically nonfunctioning pituitary adenomas with dopamine agonists decreases tumour remnant growth. *Clin Endocrinol* (Oxf), 2005; 63;39-44.
79. Lohmann T, Trantakis C, Biesold M, et al. Minor tumour shrinkage in nonfunctioning pituitary adenomas by long-term treatment with the dopamine agonist cabergoline. *Pituitary*, 2001; 4:173-8.
80. Zanettini R, Antonini A, Gatto G, et al. Valvular heart disease and the use of dopamine agonists for Parkinson's disease. *N Engl J Med*, 2007; 356:39-46.
81. Shomali ME, Katznelson L. Medical therapy for gonadotroph and thyrotroph tumors. *Endocrinol Metab Clin North Am*, 1999; 28:223-40.
82. Andersen M, Bjerre P, Schrøder HD, et al. In vivo secretory potential and the effect of combination therapy with octreotide and cabergoline in patients with clinically non-functioning pituitary adenomas. *Clin Endocrinol* (Oxf), 2001; 56:23-30.
83. Zatelli MC, Piccin D, Vignali C, et al. Pasireotide, a multiple somatostatin receptor subtypes ligand, reduces cell viability in non-functioning pituitary adenomas by inhibiting vascular endothelial growth factor secretion. *Endocr Rel Cancer*, 2007; 14:91-102.
84. Benveniste RJ, King WA, Walsh J, et al. Repeated transsphenoidal surgery to treat recurrent or residual pituitary adenoma. *J Neurosurg*, 2005; 102:1004-12.
85. Mavrakis AN, Tritos NA. Diagnostic and therapeutic approach to pituitary incidentalomas. *Endocr Pract*, 2004; 10:438-44.
86. Dekkers OM, Pereira AM, Romijn JA. Treatment and follow-up of clinically nonfunctioning pituitary macroadenomas. *J Clin Endocrinol Metab*, 2008; 93:3717-26.
87. Donovan LE, Corenblum B. The natural history of the pituitary incidentaloma. *Arch Intern Med*, 1995; 155:181-3.
88. Reincke M, Allolio B, Saeger W, et al. The 'incidentaloma' of the pituitary gland. Is neurosurgery required? *JAMA*, 1990; 263:2772-6.
89. Nishizawa S, Ohta S, Yokoyama T, Uemura K. Therapeutic strategy for incidentally found pituitary tumors ("pituitary incidentalomas"). *Neurosurgery*, 1998; 43:1344-8; discussion 1348-50.
90. Feldkamp J, Santen R, Harms E, et al. Incidentally discovered pituitary lesions: high frequency of macroadenomas and hormone-secreting adenomas - results of a prospective study. *Clin Endocrinol* (Oxf), 1999; 51:109-13.
91. Igarashi T, Saeki N, Yamaura A. Long-term magnetic resonance imaging follow-up of asymptomatic sellar tumors – their natural history and surgical indications. *Neurol Med Chir* (Tokyo), 1999; 39:592-8; discussion 598-9.
92. Sanno N, Oyama K, Tahara S, et al. A survey of pituitary incidentaloma in Japan. *Eur J Endocrinol*, 2003; 149:123-7.
93. Fainstein Day P, Guitelman M, Artese R, et al. Retrospective multicentric study of pituitary incidentalomas. *Pituitary*, 2004; 7:145-8.
94. Arita K, Tominaga A, Sugiyama K, et al. Natural course of incidentally found nonfunctioning pituitary adenoma, with special reference to pituitary apoplexy during follow-up examination. *J Neurosurg*, 2006; 104:884-91.
95. Chanson P, Lepeintre JF, Ducreux D. Management of pituitary apoplexy. *Expert Opin Pharmacother*, 2004; 5:1287-98.
96. Bills DC, Meyer FB, Laws ER, et al. Retrospective analysis of pituitary apoplexy. *Neurosurgery*, 1993; 33:602-9.
97. Nawar RN, AbdelMannan D, Selman WR, Arafah BM. Pituitary tumor apoplexy: a review. *Intensive Care Med*, 2008; 23:75-90.
98. Elsasser Imboden PN, De Tribolet N, Lobrinus A, et al. Apoplexy in pituitary macroadenoma: eight patients presenting in 12 months. *Medicine* (Baltimore), 2005; 84:188-96.

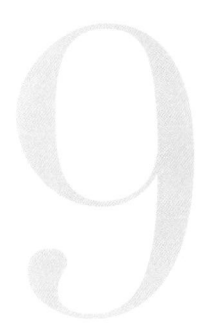

Adenomas Secretores de TSH – Diagnóstico e Tratamento

Oscar Domingo Bruno, Marcos Manavela, Karina Danilowicz

INTRODUÇÃO

Os adenomas secretores de TSH, também chamados de tirotropinomas (TSH-omas), são neoplasias raras, representando menos de 1% de todos os tumores hipofisários.[1] Têm prevalência estimada de 1 por milhão de pessoas na população geral. Até o momento, foram relatados na literatura cerca de 300 casos, a maioria diagnosticada após o surgimento dos ensaios ultra-sensíveis para o TSH.[2,3] Entre 213 pacientes com hipertiroidismo e idade acima de 55 anos, 0,6% tiveram um TSH-oma como fator etiológico.[4]

Os TSH-omas afetam ambos os sexos de forma similar (55% são mulheres), e a idade média ao diagnóstico é em torno dos 41 anos (variação de 11 a 84 anos).[3] Geralmente são esporádicos, mas têm sido descritos em casos de neoplasia endócrina múltipla tipo I, no contexto de tumores hipofisários familiares, na síndrome de McCune-Albright e durante a gravidez.[2,5,6]

DIAGNÓSTICO CLÍNICO

Graus variados de hipertiroidismo, associados a sintomas de efeito de massa (p.ex., cefaléia, distúrbios visuais etc.) são as manifestações mais habituais dos TSH-omas por ocasião do diagnóstico.[2,3,5] Eventualmente, hipogonadismo pode ser a queixa que leva os pacientes a procurarem a assistência médica. Casos de TSH-omas assintomáticos já foram descritos.[7] Muito raramente, os pacientes podem apresentar-se com paralisia periódica hipocalêmica.[8]

A apresentação clínica do hipertiroidismo nos TSH-omas é similar à da doença de Graves (DG), mas existem algumas diferenças. O bócio, presente em cerca de 95% dos casos, geralmente é difuso, mas pode ser multinodular.[2,9] Exoftalmia é rara e, quando ocorre, é unilateral, por invasão da órbita pelo tumor (Fig. 9.1).[9] Foram descritos cinco casos com exoftalmia bilateral, mas os pacientes tinham DG associada.[2,3] No Quadro 9.1 estão listadas as características clínicas de 280 pacientes com TSH-omas. Nos casos de tumores cossecretores de GH, uma das formas mistas mais freqüentes, os aspectos típicos da acromegalia estarão presentes.

DIAGNÓSTICO LABORATORIAL

Laboratorialmente, os TSH-omas caracterizam-se pela presença de níveis séricos aumentados de T_3 e/ou T_4 (em 95% dos pacientes),

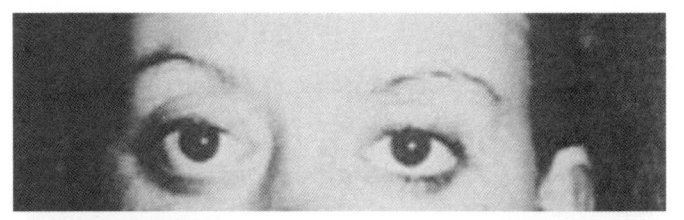

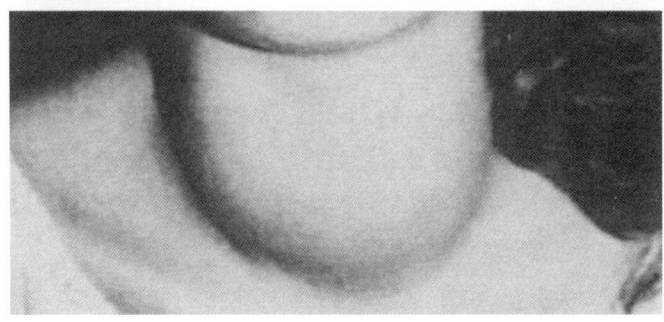

Fig. 9.1 Bócio difuso e exoftalmia unilateral em paciente com tirotropinoma. A proptose resultou da invasão da órbita direita pelo tumor.

QUADRO 9.1
Características Clínicas de 280 Casos de Tirotropinomas

Característica	
Idade (anos)	41 ± 14
Mulheres	55%
Bócio	94%
Exoftalmia	6%
Alterações menstruais	30%
Galactorréia	30%
Defeitos nos campos visuais	42%
Cefaléia	17%
Tamanho do tumor	
Microadenomas ou macroadenomas intra-selares	29%
Macroadenomas com extensão supra-selar	36%
Macroadenomas invasivos	36%

Adaptado da Ref. 11.

associados a valores de TSH elevados (em 77%) ou dentro do limite da normalidade (em 23%), porém inadequados para os níveis dos hormônios periféricos. O hipertiroidismo, na presença de concentração normal de TSH, pode resultar da liberação de uma molécula de TSH biologicamente mais ativa. Outros achados laboratoriais são ausência de resposta do TSH à administração de TRH (em 75 a 80% dos casos), falta de supressão do TSH pelo T$_3$ (em 80%), níveis séricos elevados da subunidade-α (em 64%) e uma relação molar subunidade-α/TSH maior que 1 (em 81%).[1-3,9,10]

A hipersecreção do TSH pode vir isolada (72%) ou associada à de outros hormônios hipofisários em 28% dos casos: GH em 16%, prolactina em 11% e gonadotrofinas em 1%.[2] Em uma outra série,[11] 16 dos 20 adenomas eram positivos à imuno-histoquímica para GH e/ou PRL (GH-positivo, n = 13; PRL-positivo, n = 9). Elevação dos níveis séricos de GH e/ou IGF-I foi constatada em seis pacientes e hiperprolactinemia, em oito. Um adenoma cossecretor de ACTH e TSH foi diagnosticado em uma menina de 7 meses de idade.[10] Mais raramente, TSH pode raramente ser detectado, à imuno-histoquímica, em pacientes com adenomas clinicamente não-funcionantes, sem hipertiroidismo.[2,3]

A concomitância de hipotiroidismo primário e TSH-oma foi relatada em um homem com níveis de TSH extremamente elevados (3.474 mU/L).[12] Da mesma forma, foi também descrito um caso de hipertiroidismo por TSH-oma em um portador de tiroidite de Hashimoto.[13]

DIAGNÓSTICO POR IMAGEM

A grande maioria dos TSH-omas são macroadenomas (> 1 cm) (Fig. 8.2).[2] Entre 21 casos de TSH-omas, 20 (95%) eram macroadenomas ao diagnóstico, a maioria deles invasivos.[14] Em uma outra série,[5] a proporção de microadenomas/macroadenomas foi 1/11 (90%), no período 1974–86, e 8/32 (75%), no período 1987–2001. A cintilografia com ^{111}In-pentetreotida (OctreoScan®) e o PET scan confirmaram o diagnóstico em quatro microadenomas questionáveis à ressonância magnética. No entanto, o OctreoScan® é um exame com baixa especificidade, já que outras massas hipofisárias podem ser hipercaptantes. Extensão supra-selar tem sido observada em cerca de 70% dos casos de macroadenomas.[5] Os TSH-omas ectópicos são excepcionais (dois casos publicados).[15]

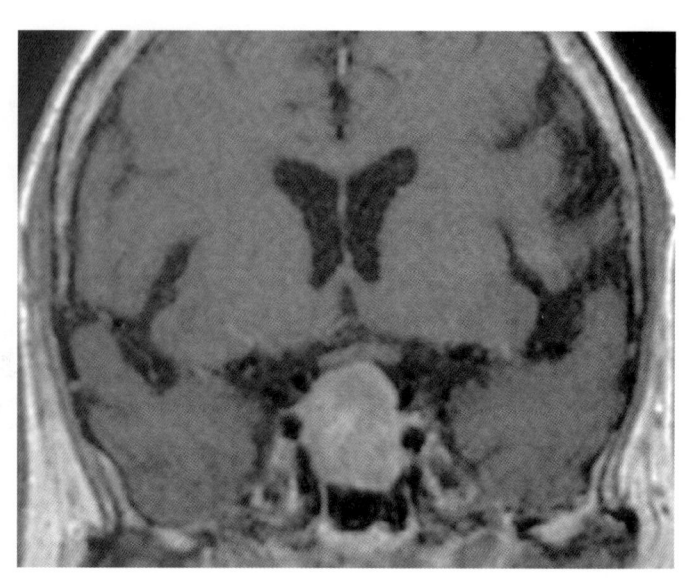

Fig. 9.2 Macroadenoma secretor de TSH em homem de 54 anos, com queixas de cefaléia e disfunção erétil (TSH = 15 mcUI/mL; T$_4$ livre e T$_3$ elevados).

DIAGNÓSTICO DIFERENCIAL

O principal diagnóstico diferencial dos TSH-omas é com a resistência hipofisária aos hormônios tiroidianos (RHHT), uma vez que ambas as patologias cursam com hipertiroidismo central, porém requerem tratamentos distintos.[2,3] A diferenciação entre as duas condições pode ser difícil, especialmente se a imagem hipofisária for duvidosa. A ausência de casos familiares e, laboratorialmente, a presença de uma relação molar subunidade-α/TSH > 1, bem como a ausência de resposta ao TRH e à supressão com T$_3$, são os achados mais sugestivos do diagnóstico de TSH-omas (Quadro 9.2).[3,9]

A concentração da globulina ligadora dos esteróides sexuais (SHBG) encontra-se significativamente mais alta nos indivíduos com TSH-omas, devido ao estímulo que os hormônios tiroidianos exercem na síntese hepática dessa globulina. Esse efeito se perde na resistência aos hormônios tiroidianos.[1,2]

Os níveis suprimidos de TSH, tipicamente encontrados na DG e em outras formas de hipertiroidismo primário, são o achado mais útil na diferenciação entre essas condições e os TSH-omas, os quais

QUADRO 9.2

Diagnóstico Diferencial entre TSH-omas e Resistência Hipofisária aos Hormônios Tiroidianos (RHHT)

Aspectos	TSH-omas	RHHT	p
Idade (anos)	11–84	0,1–80	NS
Sexo (F/M)	1,3	1,17	NS
Casos familiares	Raros	82%	< 0,001
Lesões à TC ou RM	98%	2%	< 0,001
Níveis normais do TSH	23%	64%	< 0,001
Níveis elevados da subunidade-α (SU-α)	64%	2%	< 0,001
Relação molar SU-α/TSH > 1	81%	2%	< 0,001
Resposta do TSH ao TRH	8%	96%	< 0,001
Supressão do TSH pelo T$_3$	12%	100%	< 0,001
Resposta à terapia crônica com STTA	Sim	Não	—

NS = não-significativo; STTA = análogos somatostatínicos.
Adaptado das Refs. 3 e 29.

se manifestam com valores de TSH elevados ou normais.[2,9] A associação hipertiroxinemia com níveis normais de TSH pode também ser encontrada em outras situações: (1) aumento da globulina de ligação à tiroxina (TBG), visto, por exemplo, na gravidez e pelo uso de contraceptivos orais (2) disalbuminemia familiar, (3) síndrome do eutiróideo doente, (4) auto-anticorpos circulantes anti-T_4, (5) doenças psiquiátricas agudas, (6) drogas (amiodarona, ácido iopanóico, terapia de reposição com L-tiroxina etc.).[16]

TRATAMENTO

As opções terapêuticas para os TSH-omas são a cirurgia transesfenoidal, a radioterapia e/ou o uso de fármacos. As metas do tratamento são prevenir ou aliviar os efeitos tumorais compressivos e restaurar o eutiroidismo.[17,18]

Cirurgia

A cirurgia transesfenoidal é considerada a terapêutica inicial de escolha para os TSH-omas.[3,19] Entretanto, como eles geralmente são grandes (72% são macroadenomas com extensão supra-selar ou invasivos e fibrosos, devido à alta expressão do fator de crescimento fibroblástico básico [bFGF]),[1,2] o percentual de cura (definida como normalização hormonal e retirada completa do adenoma) tem-se revelado bastante insatisfatório, variando de 35 a 58% em cinco séries publicadas.[2,5,9,20,21] Em uma dessas séries, que incluía 120 pacientes, normalização da função tiroidiana foi obtida em 66% dos casos, mas a retirada completa do tumor só foi possível em 33%.[3] Entre os 16 pacientes acompanhados por Sanno et al.,[22] o controle do hipertiroidismo aconteceu em 62,5% dos submetidos à cirurgia e em 87,5% daqueles que receberam terapia adicional com radioterapia ou fármacos. A cura pela cirurgia é mais provável em pacientes albergando micro- ou macroadenomas com mínima extensão supra-selar.[2,18]

O controle pré-operatório do hipertiroidismo deve ser feito com metimazol ou propiltiouracil e betabloqueadores, nas doses habituais. Se necessário, utiliza-se o octreotide.[17,18,22] Um bom indicador da cura é o nível de TSH indetectável, 1 semana após a cirurgia.[23] Esse critério não se aplica a pacientes previamente tiroidectomizados ou com níveis normais de TSH. O teste mais sensível e específico para documentar a retirada total do adenoma é a completa supressão do TSH após a administração de T_3.[2,18]

Recentemente foi descrito o caso de um paciente que persistiu com níveis elevados de T_4 e T_3 após a cirurgia, devido a um excesso concomitante de TBG.[24]

Radioterapia

A radioterapia hipofisária tem sido utilizada sobretudo em casos de fracasso cirúrgico, permitindo normalização dos hormônios tiroidianos em aproximadamente dois terços dos pacientes.[17,18] Entre 14 pacientes tratados exclusivamente com irradiação hipofisária, 43% obtiveram controle do hipertiroidismo.[2,9]

Tratamento Medicamentoso

AGONISTAS DOPAMINÉRGICOS (DA)

Existem escassos dados sobre a eficácia dos DA em casos de TSH-omas, com resultados quase sempre insatisfatórios.[17] Tal fato parece resultar da limitada presença de receptores dopaminérgicos nesses tumores.[18] O uso da bromocriptina em 24 pacientes, na dose de 20–60 mg/dia, normalizou T_3 e T_4 apenas em 2 (8,3%), sem modificação nos níveis de TSH.[25,26] Em um outro paciente tratado, observaram-se modesta diminuição do TSH e redução de 28% no tamanho do adenoma.[17] Mais recentemente, normalização da função tiroidiana e importante redução tumoral foram relatadas em um paciente tomando 30 mg/dia de BRC.[27] Em um paciente com um adenoma cossecretor de prolactina, o uso da cabergolina (0,25 mg, 2 vezes por semana) permitiu reversão do hipertiroidismo, sem alteração nas dimensões tumorais.[28]

ANÁLOGOS DA SOMATOSTATINA (STTA)

O uso dessas drogas em pacientes com TSH-omas baseia-se no fato de que vários desses tumores contêm receptores para somatostatina e que a administração aguda de somatostatina e seus análogos levou a um rápido decréscimo nos níveis séricos de TSH (em média, 60%), na maioria dos casos.[18,19] Os análogos da somatostatina têm sido utilizados sobretudo em pacientes não curados pela cirurgia. No entanto, sua eficácia como terapia única dos TSH-omas já foi demonstrada.[18]

Uma análise de 73 pacientes mostrou que o uso do octreotide por via subcutânea possibilitou redução e normalização do TSH em, respectivamente, 92 e 79% dos pacientes, enquanto níveis normais dos hormônios tiroidianos foram encontrados em 95% dos casos (Quadro 9.3).[3] Melhora da visão e redução tumoral (variando de mínima a 70%) foram observadas em 75 e 52%, respectivamente.[3] Taquifilaxia e escape ocorreram, respectivamente, em 22 e 10% dos casos.[3] Em outro estudo, escape aconteceu após 5 meses de resposta favorável.[18] Uma verdadeira resistência ao octreotide foi documentada apenas em 4% dos TSH-omas.[18] A terapia crônica com STTA pode também ser útil na distinção entre TSH-omas e RHHT, já que melhora clínica-laboratorial apenas ocorre nos TSH-omas.[29]

Na série de Teramoto et al.,[11] o uso do octreotide reduziu efetivamente os níveis do TSH e o tamanho tumoral em dois pacientes. O uso de análogos da somatostatina em 10 pacientes com TSH-omas (em 9 após a cirurga e em 1 como terapia primária) resultou em controle do hipertiroidismo em 100%, bem como em redução tu-

QUADRO 9.3

Eficácia da Terapia com Octreotide (50–750 µg 2–3 vezes/dia, SC) em 73 Pacientes com Tirotropinomas

Parâmetro	Freqüência
Redução do TSH	92%
Normalização do TSH	79%
Redução da subunidade-α	93%
Normalização dos hormônios tiroidianos	
Estudos em curto prazo	72%
Estudos em longo prazo	95%
Redução do tamanho do bócio	18%
Melhora da visão	75%
Redução da massa tumoral	52%
Taquifilaxia	22%
Escape	10%
Resistência	4%
Intolerância	7%

moral em 7 casos e estabilização do crescimento do adenoma em 3.[30] Octreotide foi também usado com sucesso durante uma gestação gemelar, propiciando reversão do hipertiroidismo e dramática redução do tumor.[31]

Resultados altamente favoráveis foram também relatados com os STTA de ação prolongada.[1,2,32] Em estudo envolvendo 30 TSH-omas tratados com *lanreotide SR* (30 mg a cada 10–15 dias), evidenciou-se diminuição dos níveis de TSH e subunidade-α em 75% dos pacientes, com restauração do eutiroidismo na maioria dos casos.[33] Redução do tumor ocorreu em 50% dos pacientes, e melhora da visão, em 65%. Em um outro estudo,[34] normalização da função tiroidiana aconteceu em 13/16 (81%) pacientes; contudo, não houve redução significativa nas dimensões tumorais. Os principais *efeitos colaterais* foram dor no local da injeção, cólica abdominal e diarréia, todos transitórios.

Na série de Caron et al.,[35] restauração do eutiroidismo ocorreu em 10 de 11 (90%) pacientes tratados com *Octreotide LAR* na dose de 20 a 30 mg a cada 30 dias. Foram também relatados casos em que houve uma redução dramática do volume tumoral durante a terapia com Octreotide LAR.[36,37]

QUADRO 9.4

Resultados das Diversas Formas de Terapia para os TSH-omas

Tipo de Tratamento	Normalização dos Hormônios Tiroidianos (%)
Cirurgia	66
Radioterapia	43
Cirurgia + radioterapia	62
Octreotide	95
Lanreotide SR	75–81
Octreotide LAR	90
Bromocriptina	8
Cabergolina	(?)*

*Alguns poucos casos foram relatados com normalização dos hormônios tiroidianos durante a terapia com cabergolina.
Adaptado das Refs. 3, 5, 19, 33, 34 e 35.

OUTROS FÁRMACOS

As *tionamidas* (*metimazol* e *propiltiouracil*) mostram-se úteis para restaurar o eutiroidismo no pré-operatório, mas não devem ser empregadas no manuseio em longo prazo dos TSH-omas, devido ao risco de acelerarem a agressividade e o crescimento tumoral por aumento secundário da secreção do TSH.[18] Macroadenomas invasivos foram detectados em 49% dos pacientes que usaram tionamidas (por causa de diagnóstico incorreto de doença de Graves) e em 27% dos que não tomaram esses fármacos.[18] *Betabloqueadores*, tais como o propranolol, permitem um alívio sintomático temporário e podem ser úteis como terapia adjunta para controle do hipertiroidismo. *Triiodotironina* e *L-tiroxina* usualmente não são eficazes na supressão dos níveis de TSH; quando o fazem, freqüentemente não são toleradas por exacerbarem o hipertiroidismo.[17] A terapia com *dexametasona*, a despeito de sua supressão aguda sobre a secreção do TSH, não está recomendada em função de seus sabidos efeitos colaterais indesejáveis. Foi também relatada a eficácia do ácido iopanóico (usado por 3 a 7 dias) no controle rápido do hipertiroidismo antes da cirurgia.[38]

No Quadro 9.4 está comparada a eficácia das diversas formas de tratamento em normalizar a função tiroidiana em pacientes com tirotropinomas. Na Fig. 9.3 encontra-se o algoritmo sugerido pelos autores para o manuseio desses tumores.

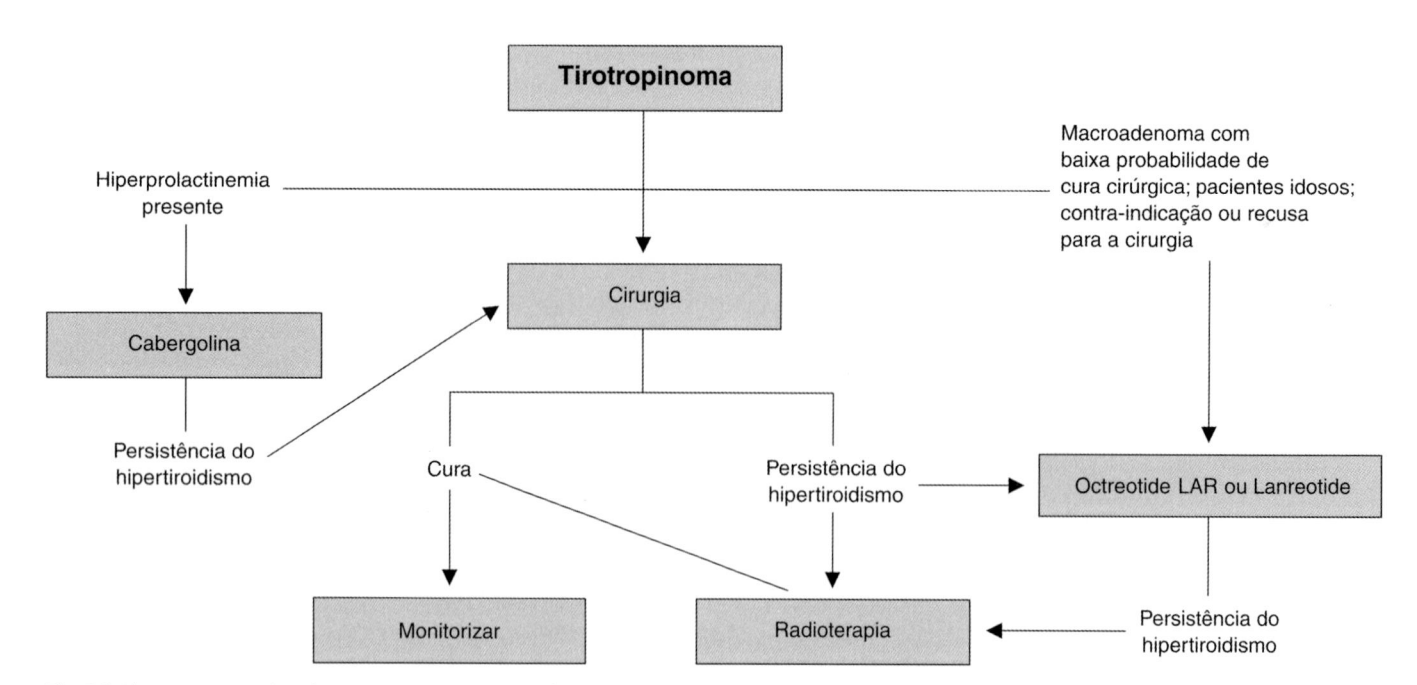

Fig. 9.3 Algoritmo sugerido pelos autores para o manuseio dos tirotropinomas. A cirurgia, a princípio, é o tratamento de escolha; o emprego de octreotide ou lanreotide fica reservado para casos selecionados, como tumores com baixa probabilidade de cura cirúrgica, idosos, contra-indicação ou recusa para a cirurgia, e hipertiroidismo persistente após a cirurgia (como alternativa à radioterapia) ou cirurgia + radioterapia. Cabergolina pode ser a terapia inicial em pacientes com hiperprolactinemia associada.

BIBLIOGRAFIA

1. Caron P. Thyrotropin-secreting pituitary adenomas. *Presse Med*, 2009; *38*:107-11.
2. Beck-Peccoz P, Persani L. Thyrotropinomas. *Endocrinol Metab Clin North Am*, 2008; *37*:123-34.
3. Beck-Peccoz P, Brucker-Davis F, Persani L, et al. Thyrotropin secreting pituitary tumors. *Endocr Rev*, 1996; *17*:610-38.
4. Diez JJ. Hyperthyroidism in patients older than 55 years: an analysis of the etiology and management. *Gerontology*, 2003; *49*:316-23.
5. Socin HV, Chanson P, Delemer B, et al. The changing spectrum of TSH-secreting pituitary adenomas: diagnosis and management in 43 patients. *Eur J Endocrinol*, 2003; *148*:433-42.
6. Taylor TJ, Donlon SS, Bale AE, et al. Treatment of a thyrotropinoma with octreotide-LAR in a patient with multiple endocrine neoplasia-1. *Thyroid*, 2000; *10*:1001-7.
7. Lim EM, Bhagat CI, Walsh J. Asymptomatic thyrotropin-secreting pituitary microadenoma. *Intern Med J*, 2001; *31*:428-9.
8. Hsu FS, Tsai WS, Chau T, et al. Thyrotropin-secreting pituitary adenoma presenting as hypokalemic periodic paralysis. *Am J Med Sci*, 2003; *325*:48-50.
9. Smallridge RC. Thyrotropin-secreting pituitary tumours. *Endocrinol Metab Clin North Am*, 1987; *16*:765-92.
10. List JV, Sobottka S, Huebner A, et al. Cushing's disease in a 7-month-old girl due to a tumor producing adrenocorticotropic hormone and thyreotropin-secreting hormone. *Pediatr Neurosurg*, 1999; *31*:7-11.
11. Teramoto A, Sanno N, Tahara S, Osamura YR. Pathological study of thyrotropin-secreting pituitary adenoma: plurihormonality and medical treatment. *Acta Neuropathol* (Berl), 2004; *108*:147-53.
12. Ghannam NN, Hammami MM, Muttair Z, Bakheet SM. Primary hypothyroidism-associated TSH-secreting pituitary adenoma/hyperplasia presenting as a bleeding nasal mass and extremely elevated TSH level. *J Endocrinol Invest*, 1999; *22*:419-23.
13. Iskandar SB, Supit E, Jordan RM, Peiris AN. Thyrotropin-secreting pituitary tumor and Hashimoto's disease: a novel association. *South Med J*, 2003; 96:933-6.
14. Sarlis NJ, Gourgiotis L, Koch CA, et al. MR imaging features of thyrotropin-secreting pituitary adenomas at initial presentation. *AJR Am J Roentgenol*, 2003; *181*:577-82.
15. Pasquini E, Faustini-Fustini M, Sciarretta V, et al. Ectopic TSH-secreting pituitary adenoma of the vomerosphenoidal junction. *Eur J Endocrinol*, 2003; *148*:253-7.
16. Larsen PR, Davies TF, Schlumberger MJ, Hay ID. Thyroid physiology and diagnostic evaluation of patients with thyroid disorders. In: Larsen PR, Kronenberg HM, Melmed S, Polonsky KS (eds). *Williams Textbook of Endocrinology*, 11th ed. Philadelphia: WB Saunders Co, 2008:299-332.
17. Greenman Y, Melmed S. Thyrotropin-secreting pituitary tumours. In: Melmed S (ed). *The Pituitary*. Boston: Blackwell Scientific, 1995:546-58.
18. Vilar L, Naves L, Freitas MC, et al. Tratamento medicamentoso dos tumores hipofisários – Parte II: adenomas secretores de ACTH, TSH e adenomas clinicamente não-funcionantes. *Arq Brasil Endocrinol Metab*, 2000; *44*:455-70.
19. Kovacs K, Horvath E. Effects of medical therapy on pituitary tumors. *Ultrastruct Pathol*, 2005; *29*:163-7.
20. Brucker-Davis F, Oldfield EH, Skarulis MC, et al. Thyrotropin-secreting pituitary tumors: diagnostic criteria, thyroid hormone sensitivity, and treatement outcome in 25 patients followed at the National Institutes of Health. *J Clin Endocrinol Metab*, 1999; *84*:476-86.
21. Clarke MJ, Erickson D, Castro MR, Atkinson JL. Thyroid-stimulating hormone pituitary adenomas. *J Neurosurg*, 2008; *109*:17-22.
22. Sanno N, Terramoto A, Osamura Ry. Long-term surgical, outcome in 16 patients with thyrotropin pituitary adenoma. *J Neurosurg*, 2000; *93*:194-200.
23. Losa M, Giovanelli M, Persani L, et al. Criteria of cure and follow-up of central hyperthyroidism due to thyrotropin-secreting pituitary adenomas. *J Clin Endocrinol Metab*, 1996; *81*:3.084-90.
24. Soubhi Nizam M, Kennedy L. Co-occurrence of thyroid binding globulin excess and a pituitary macroadenoma containing thyroid stimulating hormone-producing cells. *Postgrad Med J*, 2004; *80*:114-5.
25. Macmellan AR, Connell JMC, Alexander WD, Davies LD. Clinical response of thyrotropin-secreting macroadenomas to bromocriptine and radiotherapy. *Acta Endocrinol* (Copenh) 1988; *119*:189-94.
26. Jap TS, Kwok CE, Ho LT. Thyrotropin and prolactin-secreting pituitary tumour – dissociated hormonal response to bromocriptine. *Clin Med J Pract*, 1990; *45*:191-5.
27. Camacho P, Mazzone T. Thyrotropin-secreting pituitary adenoma responsive to bromocriptine therapy. *Endocr Pract*, 1999; *5*:257-60.
28. Mulinda JR, Hasinsk S, Rose LI. Successful therapy for a mixed thyrotropin- and prolactin-secreting pituitary macroadenoma with cabergoline. *Endocr Pract*, 1999; *5*:76-9.
29. Mannavola D, Persani L, Vannucchi G, et al. Differents responses to chronic somatostatin analogues in patients with central hyperthyroidism. *Clin Endocrinol* (Oxf), 2005; *62*:176-81.
30. Ness-Abramof R, Ishay A, Harel G, et al. TSH-secreting pituitary adenomas: follow-up of 11 cases and review of the literature. *Pituitary*, 2007; *10*:307-10.
31. Blackhurst G, Strachan MW, Collie D, et al. The treatment of a thyrotropin-secreting pituitary macroadenoma with octreotide in twin pregnancy. *Clin Endocrinol* (Oxf), 2002; *57*:401-4.
32. Losa M, Fortunato M, Molteni L, et al. Thyrotropin-secreting pituitary adenomas: biological and molecular features, diagnosis and therapy. *Minerva Endocrinol*, 2008; *33*:329-40.
33. Beck-Peccoz P, Persani L, Fugazzola L, et al. Thyrotropic adenomas treated with lanreotide. *J Endocrinol Invest*, 1997; *20*(Suppl 7):48-9.
34. Kuhn JM, Arlot S, Lefebvre H, et al. Evaluation of the treatment of thyrotropin-secreting pituitary adenomas with a slow release formulation of the somatostatin analog lanreotide. *J Clin Endocrinol Metab*, 2000; *85*:1.487-91.
35. Caron P, Arlot S, Bauters C, et al. Efficacy of the long-acting octreotide formulation (octreotide-LAR) in patients with thyrotropin-secreting pituitary adenomas. *J Clin Endocrinol Metab*, 2001; *86*:2849-53.
36. Del Monte P, Bernasconi D, Ruelle A, et al. Effect of long-term treatment with octreotide-lar in a TSH-secreting pituitary macroadenoma and secondary hyperthyroidism. *Minerva Endocrinol*, 2005; *30*:95-9.
37. Erem C, Hacihasanoglu A, Sari A, et al. A rare case and a rapid tumor response to therapy: dramatic reduction in tumor size during octreotide treatment in a patient with TSH-secreting pituitary macroadenoma. *Endocrine*, 2004; *25*:141-5.
38. Dhillon KS, Cohan P, Kelly DF, et al. Treatment of hyperthyroidism associated with thyrotropin-secreting pituitary adenomas with iopanoic acid. *J Clin Endocrinol Metab*, 2004; *89*:2708-11.

10 Tratamento Cirúrgico dos Tumores Hipofisários

Pedro Paulo Mariani, Paulo Mendonça, Rodio Brandão, Bernardo Liberman, Arthur Cukiert

INTRODUÇÃO

As manifestações clínicas dos tumores hipofisários são decorrentes da secreção hormonal excessiva e/ou do efeito expansivo do tumor hipofisário, que pode levar a manifestações neuroftalmológicas e hipopituitarismo.

Os objetivos do tratamento são reduzir a morbidade e a mortalidade pela normalização dos níveis hormonais e remover o tumor ou controlar seu crescimento, sem causar deficiência de outros hormônios. Desde que não haja graves fatores de risco, especialmente em idosos, a cirurgia está prioritariamente indicada para todos os pacientes com evidências clínicas e endocrinológicas de tumores hipofisários.[1,2] A exceção clássica são os prolactinomas, cujo tratamento de escolha são os agonistas dopaminérgicos.[3]

A cirurgia de urgência deve ser realizada quando o déficit visual é grave ou está em progressão. Deve-se suspeitar de apoplexia hipofisária em caso de perda visual súbita, geralmente associada a uma cefaléia intensa, ou de paralisia aguda do nervo oculomotor, quando o diagnóstico é confirmado por RM e a cirurgia de urgência por via transesfenoidal está indicada.[4] Aproximadamente 20% dos pacientes desenvolvem uma síndrome de compressão quiasmática. A obstrução do forame de Monro por um adenoma com grande expansão supra-selar pode causar hidrocefalia aguda, e uma cirurgia de urgência para derivação liquórica pode ser vital para o paciente.[4]

As vias de acesso para a abordagem da região selar são a transesfenoidal e a transcraniana. A primeira representa o acesso cirúrgico de escolha para quase todos os casos de tumores hipofisários.[1,2]

AVALIAÇÃO RADIOLÓGICA

Independentemente da via de acesso escolhida para a abordagem da região selar, o conhecimento detalhado de sua anatomia é fundamental para o neurocirurgião. O sucesso do procedimento cirúrgico vai depender de um planejamento adequado, com base no conhecimento das relações anatômicas e de suas variações individuais para cada paciente, que são investigadas nos exames de imagem pré-operatórios.

Ainda hoje a radiografia simples (RX) de crânio pode ser útil para mostrar o alargamento da sela túrcica, que é delimitada, anteriormente, pelo tubérculo selar e, posteriormente, pelo dorso da sela, a partir do qual segue a porção superior do clivo, e o grau de destruição óssea ou até mesmo o espessamento do assoalho da sela que pode ocorrer na acromegalia. Pode demonstrar, ainda, o espessamento do osso esfenoidal e o grau de pneumatização do seio esfenoidal. De acordo com o grau de pneumatização, o seio esfenoidal é classificado em três tipos: (1) conchal (1% da população), em que a área abaixo da sela é um bloco ósseo sólido; (2) pré-selar (24%), em que a cavidade aérea não ultrapassa um plano vertical perpendicular ao tubérculo selar; e (3) selar (75%), que é o tipo mais comum, cuja cavidade aérea estende-se pelo corpo além da sela até o clivo (Fig. 10.1). A tomografia computadorizada (TC) de crânio pode substituir a RX na avaliação da estrutura óssea da região e permite a verificação da presença de septos no seio esfenoidal, que apresentam grande variedade anatômica de tamanho, espessura e localização em relação à linha mediana, importante marco de orientação cirúrgica.[5,6]

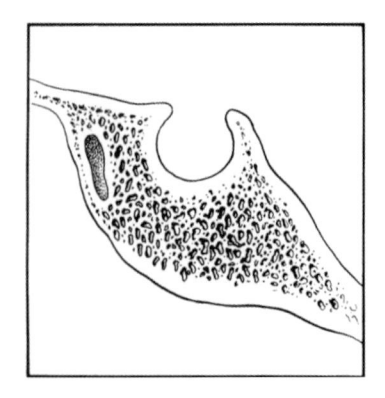

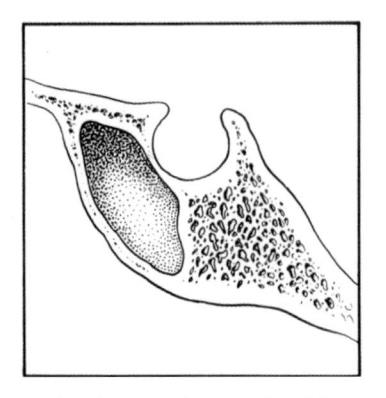

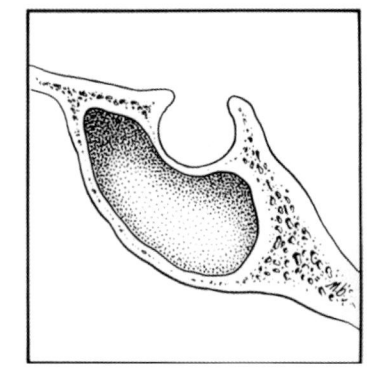

Fig. 10.1 Tipos de seio esfenoidal.

A ressonância magnética (RM), além de ser o método mais sensível, fornece informações precisas sobre o tamanho, a extensão para- e supra-selar e a invasividade do adenoma hipofisário em relação ao seio esfenoidal e aos seios cavernosos. Permite, ainda, a identificação das estruturas anatômicas adjacentes da região selar, como a própria glândula hipofisária, diferenciando-a do tumor; a haste hipofisária, os seios cavernosos, o quiasma óptico, as artérias carótidas e a distância entre elas.[7,8]

Aproximadamente 70 a 80% dos pacientes acromegálicos apresentam macroadenomas (> 10 mm de diâmetro) à RM no momento do diagnóstico, muitos dos quais já têm extensão supra- ou parasselar (Fig. 10.2). Também são macroadenomas quase todos os adenomas secretores de TSH. Em contraste, entre os adenomas secretores de ACTH (corticotropinomas) e prolactinomas, há grande predomínio dos microadenomas (< 10 mm) (Fig. 10.3).[9,10] Não há relação direta entre o tamanho do tumor ou invasão com os níveis de GH, em contraste com a significativa correlação entre o tamanho do tumor e os níveis de prolactina nos prolactinomas.[9,10]

AVALIAÇÃO OFTALMOLÓGICA

Todos os pacientes com tumores hipofisários devem ser submetidos a uma avaliação oftalmológica completa, incluindo acuidade visual, campo visual e fundoscopia.

O padrão de comprometimento do campo visual característico dos adenomas hipofisários é o defeito de campo bitemporal (hemianopsia bitemporal). Defeitos de campo visual atípicos sugerem um tumor supra-selar invasivo com perfuração do diafragma. Entretanto, em tumores que não apresentam contato direto com o quiasma óptico, o comprometimento visual deve ser secundário às lesões provocadas por doenças associadas, como retinopatia diabética ou hipertensiva. Uma eventual queixa de diplopia aguda pode ser decorrente de paresia do nervo oculomotor; nesses casos, deve-se realizar investigação complementar com RM de urgência, suspeitando-se de apoplexia hipofisária.[10]

TRATAMENTO CIRÚRGICO

O objetivo do tratamento cirúrgico é a ressecção total do tumor para controle de seu efeito local e secretor, sem causar hipopituitarismo.

Acesso Transesfenoidal

Atualmente, a via transesfenoidal é a abordagem mais utilizada para o tratamento dos adenomas hipofisários, sendo, em aproximadamente 96% dos casos, o acesso cirúrgico de escolha (Fig. 10.4).[2,9] Em uma série de 225 pacientes acromegálicos operados entre 1982 e 1991, apenas em um deles o acesso transesfenoidal não foi utilizado como primeira escolha por apresentar um adenoma de crescimento supra-selar invasivo.[11] Todavia, oito desses pacientes foram submetidos posteriormente à abordagem transcraniana.[11]

Indicações absolutas para o acesso transesfenoidal incluem adenomas intra-selares (Fig. 10.5), tumores com extensão para o seio esfenoidal e tumores associados à fístula liquórica. No entanto, o acesso também permite a ressecção de tumores com extensões parasselares e supra-selares (Fig. 10.6). Quando há uma extensão supra-selar simétrica ou regular, sugerindo um diafragma selar íntegro, a via transesfenoidal deve ser utilizada, a não ser que haja uma grande discrepância entre uma sela pequena e uma grande extensão supra-selar do adenoma. Já os adenomas em formato de halteres ou com extensão supra-selar irregular comumente necessitarão de uma abordagem transcraniana para a ressecção completa do tumor. Em razão de sua origem, os adenomas hipofisários geralmente se deslocam lateralmente ou invadem a parede medial do seio cavernoso. Quando ocorre um amplo deslocamento lateral, durante a cirurgia é possível curetar 2 a 3 cm lateralmente à linha mediana e percebe-se uma parede lisa do seio cavernoso, sugerindo não haver invasão.[9,11] Os tumores invasivos podem ser removidos de dentro do sistema trabecular do seio cavernoso também com o uso de curetas, sendo o sangramento controlado por compressão e hemostáticos. Em contraste, nos tumores que se estendem através do seio cavernoso para a fossa média, a ressecção deverá ser realizada por meio de um acesso transcraniano

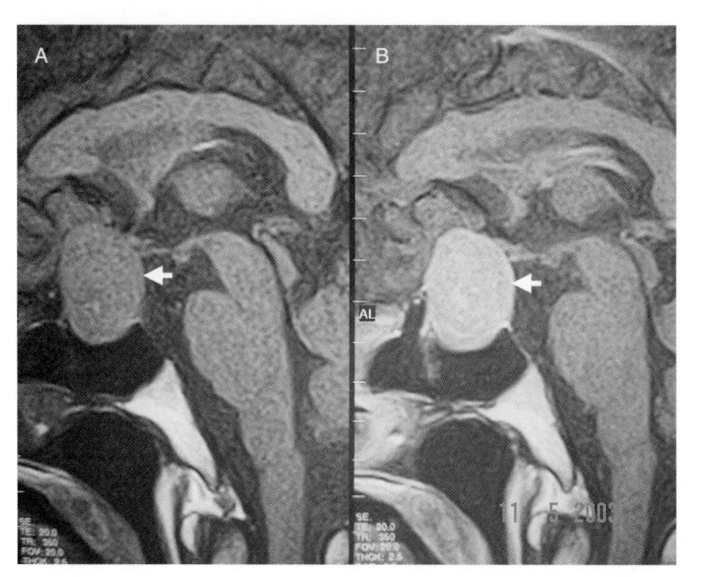

Fig. 10.2 Macroadenoma hipofisário (setas). Imagem sagital em T1, pré- (**A**) e pós-contraste (**B**).

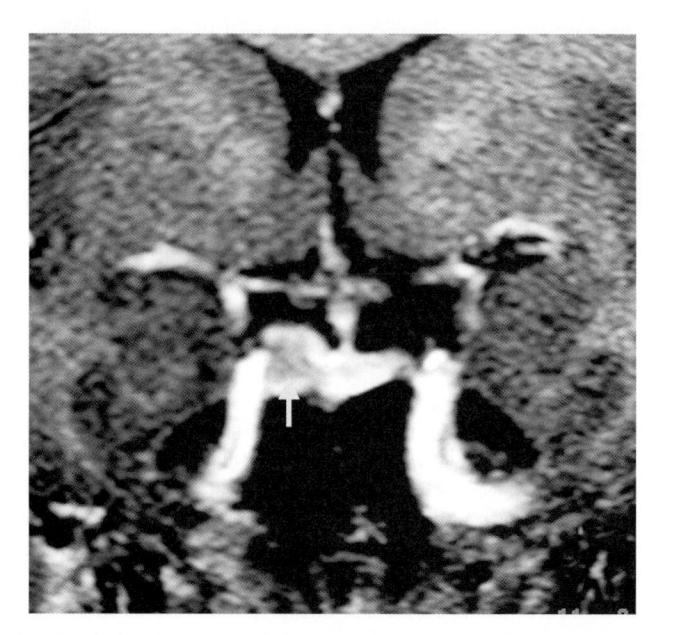

Fig. 10.3 Microadenoma hipofisário (seta). Imagem coronal em T1, pré-contraste.

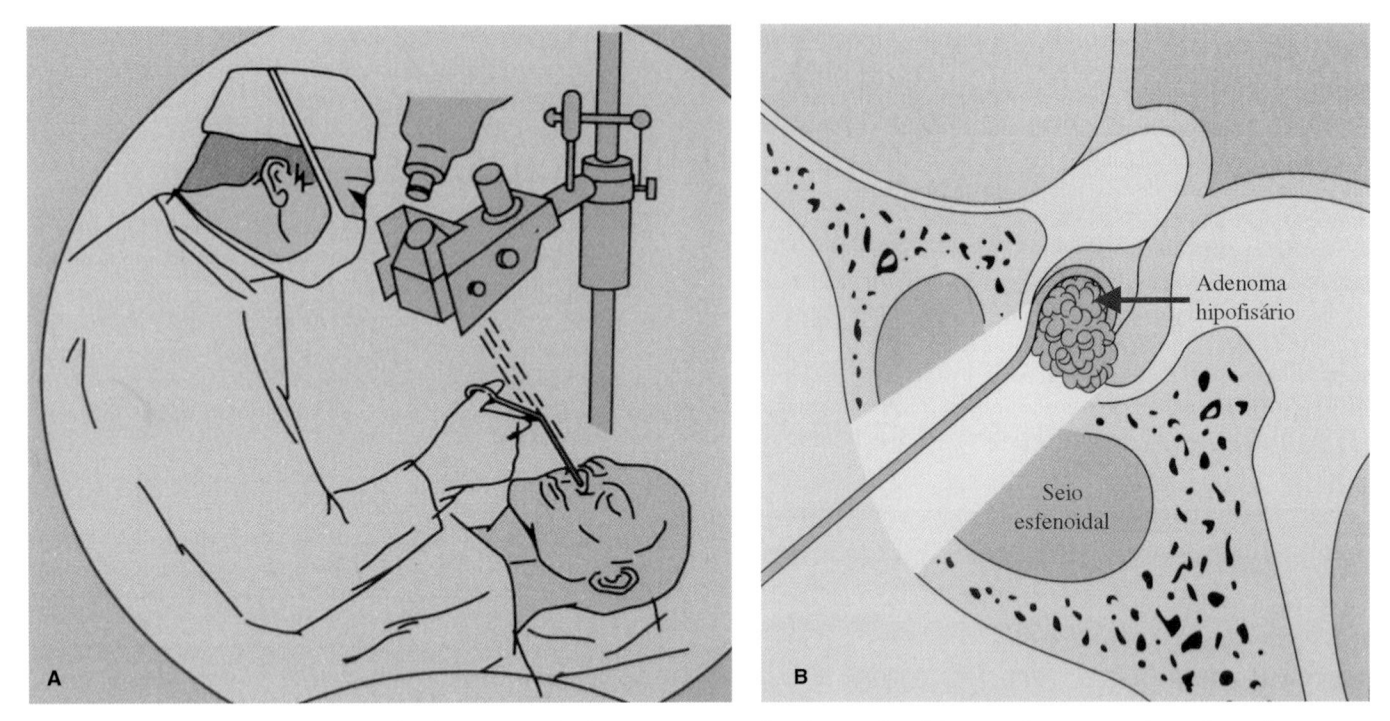

Fig. 10.4 A via transesfenoidal (**A** e **B**) é a abordagem mais utilizada para o tratamento dos adenomas hipofisários, sendo o acesso cirúrgico de escolha em aproximadamente 96% dos casos.

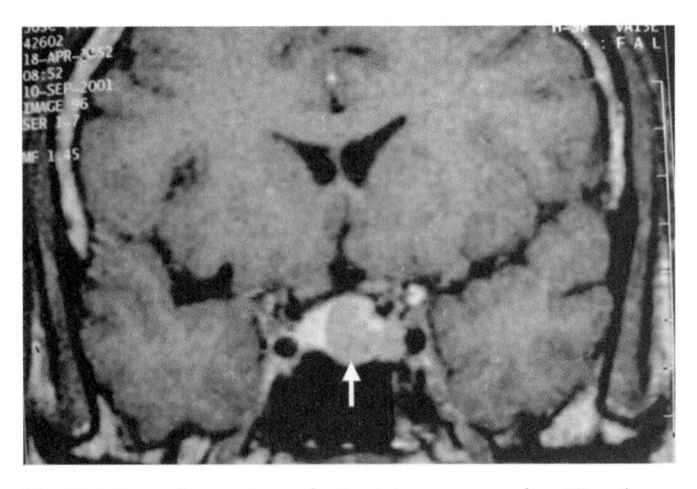

Fig. 10.5 Macroadenoma intra-selar (*seta*). Imagem coronal em T1, pré-contraste.

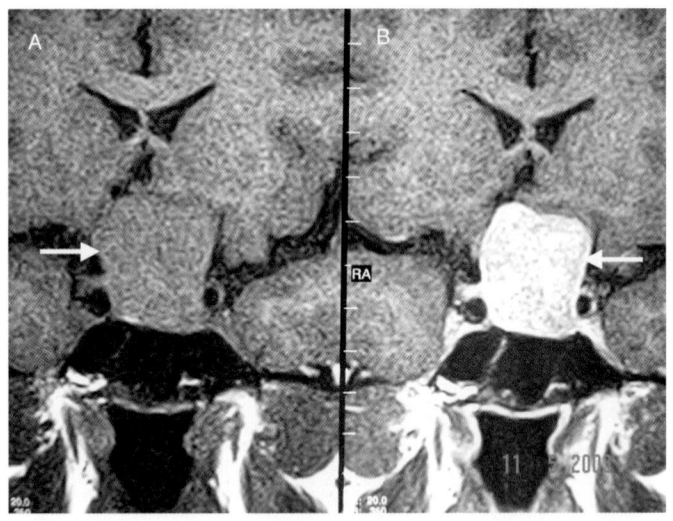

Fig. 10.6 Macroadenoma com extensão supra-selar e compressão quiasmática (*setas*). Imagem coronal em T1, pré- (**A**) e pós-contraste (**B**).

(Fig. 10.7). Outra contra-indicação para o acesso transesfenoidal é a presença de sinusite do seio esfenoidal em fase aguda.[9]

Na execução do acesso transesfenoidal, o conhecimento de algumas variantes anatômicas encontradas é fundamental para o sucesso do procedimento. Em relação ao osso esfenóide, o tipo de seio é a variável mais importante. O tipo selar, que felizmente é o mais freqüente, por ser mais aerado, é o que propicia melhor acesso, seguido pelo tipo pré-selar e pelo conchal, respectivamente. Neste último, o acesso até a sela é realizado utilizando-se um *drill* com caneta longa e brocas de diamante para criar um túnel através do osso compacto.[10]

A presença de um seio intercavernoso amplo que ocupe todo o assoalho anterior da sela pode causar um sangramento venoso importante durante a abertura da dura-máter. No entanto, esse tipo de sangramento pode ser controlado por compressão e hemostáticos. Outra variável vascular importante é a projeção das artérias carótidas internas para o interior do seio esfenoidal, ou mesmo para o interior da sela túrcica, podendo ser lesadas durante o acesso, causando hemorragias graves e até fatais. Os nervos ópticos igualmente podem estar projetados para o interior do seio esfenoidal, e também podem ser lesados no acesso. Por último, o diâmetro da abertura do diafragma selar, quando amplo, favorece a ocorrência de fístulas liquóricas pós-operatórias.[10]

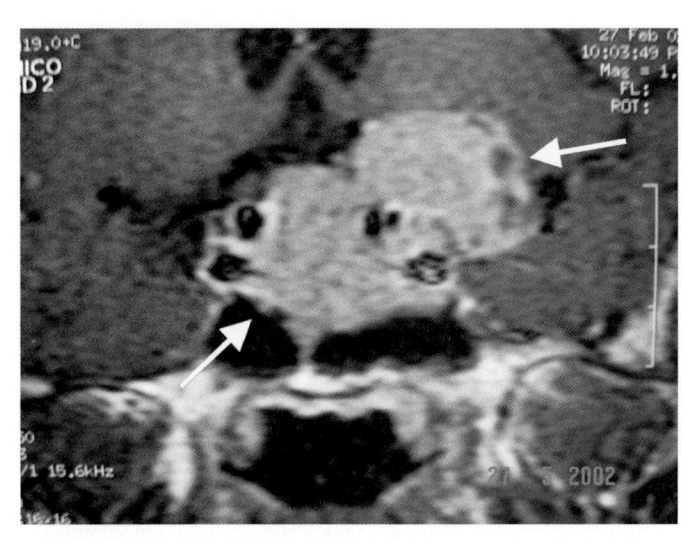

Fig. 10.7 Macroadenoma com importante extensão parasselar (*setas*) (nesse caso, a ressecção deve ser realizada por meio de um acesso transcraniano).

TÉCNICA CIRÚRGICA

Na via transesfenoidal, o cirurgião posiciona-se à direita do paciente, o equipamento de anestesia e o microscópio cirúrgico posicionam-se à esquerda e o aparelho de radioscopia, com seu monitor, situa-se logo atrás do paciente, permitindo ao cirurgião fácil visualização das imagens logo à frente, sempre que necessário. O paciente é posicionado em decúbito dorsal horizontal (Fig. 10.8). A cabeça do paciente é fixada em posição elevada, acima do nível do coração, com flexão ventral e lateral esquerda. Após a intubação orotraqueal, a orofaringe deve ser tamponada com compressas para evitar a entrada de sangue para o estômago. A anti-sepsia é realizada e, a seguir, procede-se à infiltração da mucosa nasal com solução de lidocaína a 0,5% e adrenalina a 1/100.000 para reduzir o sangramento e facilitar a dissecção da mucosa e do septo nasal.

A via transesfenoidal apresenta basicamente duas variantes técnicas que diferem quanto ao local de incisão e à entrada para a colocação do espéculo (Fig. 10.9). A *entrada sublabial* é a técnica clássica, e a incisão inicial é realizada pouco acima do sulco gengivolabial superior. A *incisão sublabial* apresenta como vantagens maior exposição do campo cirúrgico, pois permite maior abertura do espéculo e facilita o posicionamento do espéculo na linha mediana, diminuindo o risco de lesões vasculares e de ocorrer uma abertura incompleta do assoalho selar, dificultando a retirada das lesões selares. As desvantagens da incisão sublabial são a recuperação pós-operatória mais traumática, dificuldade de alimentação no pós-operatório imediato, pior resultado estético (eventual deformidade do nariz pela retirada da espinha nasal), alteração de sensibilidade da arcada dentária su-

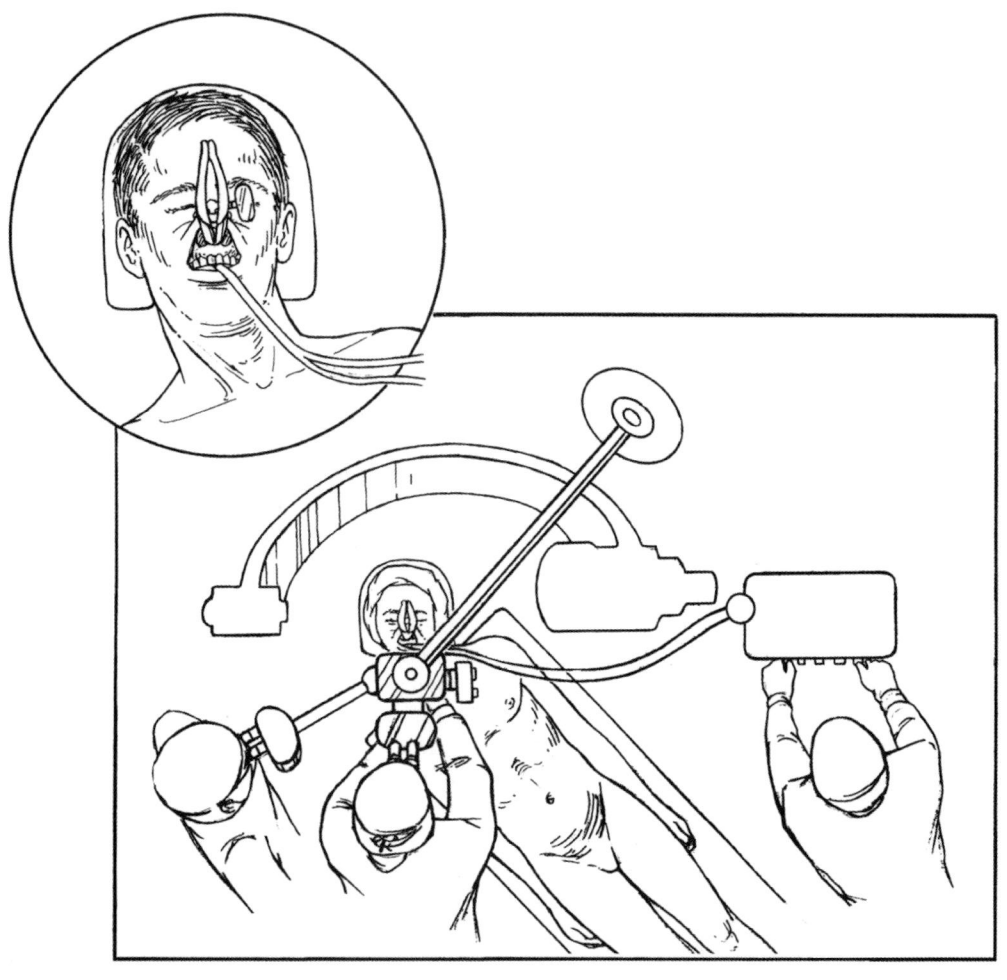

Fig. 10.8 Disposição da sala operatória para cirurgia transesfenoidal.

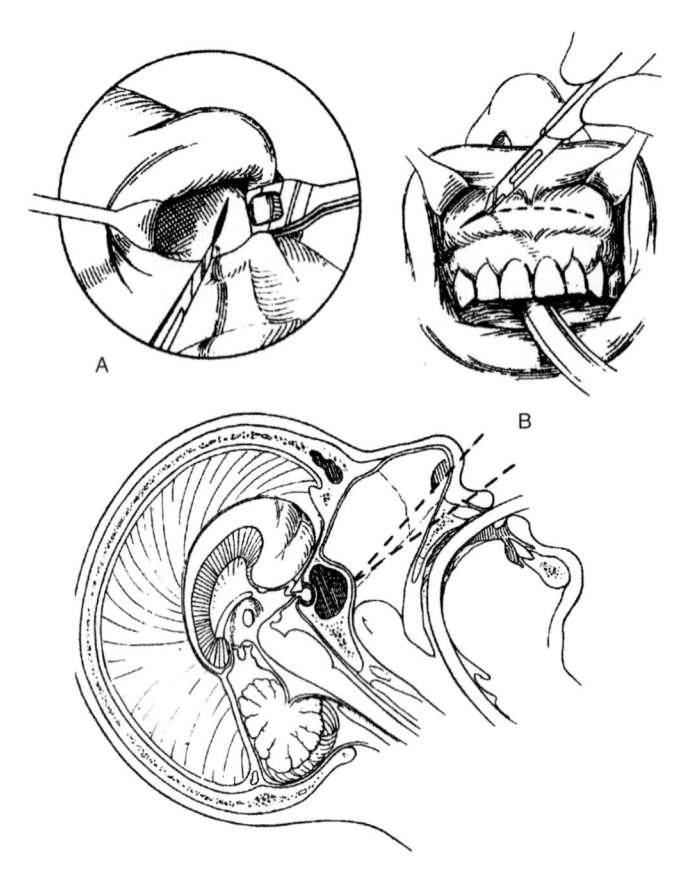

Fig. 10.9 Incisões endonasal (**A**) e sublabial (**B**).

perior por lesão da aferência sensitiva (nervo alveolar superior) e maior risco de perfuração do septo nasal, o que provoca alterações respiratórias funcionais. A *incisão endonasal* é realizada geralmente nos pacientes com narinas amplas, como, por exemplo, nos portadores de acromegalia, e, como padrão, é realizada à direita. A incisão é feita na mucosa nasal medial junto ao septo nasal. As vantagens dessa técnica são a melhor e mais rápida recuperação pós-operatória, o bom resultado estético, a redução do tempo cirúrgico e a menor incidência de complicações nasais.[12] Na incisão endonasal, o espéculo utilizado é mais longo e estreito, daí seu campo de exposição ser menor; além disso, a colocação oblíqua do espéculo pode induzir a erros na abertura do assoalho selar por desvio da linha mediana. Os resultados cirúrgicos do acesso endonasal são um pouco piores do que os resultados do acesso sublabial; por isso, no Serviço de Cirurgia Neuroendócrina do Hospital Brigadeiro – São Paulo, utilizamos rotineiramente a incisão sublabial, reservando a incisão endonasal apenas para os pacientes com narinas amplas que apresentem lesões pequenas e exclusivamente intra-selares.

O procedimento transesfenoidal apresenta várias etapas, que serão descritas a seguir, conforme a técnica adotada no Serviço de Cirurgia Neuroendócrina do Hospital Brigadeiro – São Paulo (Figs. 10.10 a 10.12):

- **Tempo sublabial:** nesse tempo, o assistente retrai o lábio superior com afastadores de Farabeuf, expondo o sulco gengivolabial superior. A incisão é feita acima do sulco, tendo como limites laterais os caninos superiores. A seguir, a mucosa é dissecada, expondo os pilares ascendentes da maxila e a abertura piriforme. Parte das apófises ascendentes da maxila é retirada, ampliando lateralmente a abertura piriforme para facilitar a colocação e a abertura do espéculo nasal.
- **Tempo endosseptal:** nesse tempo, a cartilagem do septo é exposta ao nível da columela e, a partir daí, a mucosa nasal com o pericôndrio é cuidadosamente descolada bilateralmente do septo nasal para evitar lacerações na mucosa. Em seguida, com um pequeno formão e sob controle radioscópico, o septo nasal é separado completamente do palato duro a partir da espinha nasal. Com um descolador, fratura-se o septo ósseo na sua base, no vômer, e então efetua-se a colocação do espéculo à direita do septo. O espéculo nasal é posicionado sob controle radioscópico, ficando centrado na espinha do osso vômer, que é o parâmetro mais fidedigno da linha mediana e representa o assoalho do seio esfenoidal (Fig. 10.13). Muito cuidado deve ser tomado para que o espéculo não fique posicionado dentro do seio esfenoidal, podendo, na sua abertura, provocar a lesão de estruturas importantes na órbita e no seio cavernoso. Nos pacientes acromegálicos, em virtude do grande tamanho do nariz e das estruturas ósseas faciais, o espéculo muitas vezes precisa ser maior e mais largo do que os habitualmente usados. A partir da colocação do espéculo, a dissecção segue com a utilização do microscópio cirúrgico. Ocasionalmente, um sangramento mais intenso pode ocorrer, durante a realização do acesso, por causa do aumento do calibre dos vasos da mucosa na acromegalia,[13] os quais devem ser coagulados com o bipolar junto ao osso esfenóide.
- **Tempo esfenoidal:** o assoalho do seio esfenoidal é aberto através dos orifícios esfenoidais que comunicam o seio esfenoidal com a cavidade nasofaríngea e que constituem um importante marco cirúrgico da via transesfenoidal. A mucosa é retirada, especialmente nos acromegálicos, em que é espessada e hipersecretora, para evitar a formação de mucoceles.[11] No seio esfenoidal, os septos, por sua grande variedade anatômica, não servem para localização direta da linha mediana, porém servem como pontos de referência para a determinação indireta da linha mediana e da posição do tumor, principalmente os microadenomas, por meio de uma análise cuidadosa da posição entre estes na RM. Após a retirada dos septos, estará exposto, assim, o teto do seio esfenoidal, que, em parte, corresponde ao assoalho da sela túrcica.
- **Tempo selar:** inicia-se a abertura do assoalho selar o mais amplamente possível, de acordo com o tamanho da sela, respeitando-se os limites laterais, para não adentrar o seio cavernoso, e os limites anteriores da reflexão frontal, para evitar que ocorra uma fístula liquórica de alto débito pela abertura do espaço subaracnóideo subfrontal. A abertura do assoalho é realizada com um pequeno escopo em baioneta e ampliada com pequenos saca-bocados do tipo *Kerrison*. A dura-máter selar exposta é então coagulada com bipolar e aberta com bisturi lâmina n.º 11, em cruz, sendo suas bordas novamente coaguladas. Nesse momento pode ocorrer um sangramento venoso intenso pela abertura de um seio intercavernoso amplo,[14] que deve ser controlado por compressão e hemostáticos, como descrito anteriormente.
- **Tempo tumoral:** com a abertura da dura-máter, muitas vezes o tumor, que é amolecido, sai espontaneamente. Com auxílio de curetas em anel de diversos tamanhos e uma pinça do tipo *Love*, pequenos fragmentos do tumor são retirados e parte dele pode ser aspirada. A exploração com curetas para a ressecção do tumor deve ser realizada inicialmente nos quadrantes inferiores do campo cirúrgico, para, posteriormente, se proceder à exploração dos quadrantes superiores, evitando-se, dessa forma, que ocorra a

queda precoce do diafragma selar, o que dificulta muito a retirada do resto do tumor. Se houver abertura do seio cavernoso durante a ressecção tumoral, o sangramento venoso resultante poderá ser intenso e deverá ser controlado com o uso de um hemostático absorvível de celulose oxidada (Surgicel®). Em tumores com extensão supra-selar importante, muitas vezes ocorre a queda espontânea da massa tumoral à medida que o tumor é retirado.

- **Fechamento**: após a ressecção do tumor, a hemostasia local é realizada com Surgicel®, sem nenhum tipo de enxertia autóloga. A seguir, o espéculo é retirado, o septo nasal é reposicionado e a mucosa gengival é suturada com fio absorvível. Por último, é realizado o tamponamento nasal com Merocel®, tampão feito com esponja absorvente que se expande na cavidade nasal e contribui para hemostasia e adesão da mucosa. Em tumores selares muito grandes, alguns autores preenchem a cavidade tumoral com tecido adiposo, equivalente a cerca de um terço do volume tumoral, para evitar a queda do quiasma óptico e, com isso, déficit visual por invaginação quiasmática.[15] A preferência por tecido adiposo deve-se ao fato de ocorrer atrofia importante de fragmentos de músculo quando estes são utilizados como enxerto.[16] Para manter os enxertos no interior da sela, às vezes é necessário o reparo do assoalho selar, pois a dura-máter aberta dificilmente pode ser reconstruída. Nesses casos, o reparo do assoalho selar pode ser realizado com pequenos fragmentos ósseos ou de cartilagem do septo nasal, juntamente com cola biológica para fixação.[17]

No pós-operatório, o paciente deve ser mantido em decúbito elevado para diminuir o edema e evitar o desconforto respiratório. O controle do balanço hídrico e da diurese deve ser rigoroso pelo risco de diabetes insípido (DI). A antibioticoprofilaxia é realizada por 24 h, a não ser nos casos de fístula liquórica, em que o antibiótico é mantido até a retirada do cateter de derivação lombar externa. Os tampões nasais são retirados no dia seguinte à cirurgia.

COMPLICAÇÕES CIRÚRGICAS

Em uma revisão de 30 séries publicadas de acesso microcirúrgico transesfenoidal para adenomas secretores de GH, com um total de 1.360 pacientes acromegálicos, a mortalidade foi de 1,04% e complicações ocorreram em 6,7%.[18] Laws et al.[19] revisaram a experiência da Mayo Clinic entre 1972 e 1984 e descreveram complicações em 20 (8,9%) dos 223 pacientes acromegálicos submetidos à cirurgia transesfenoidal. Alguns fatores estão associados à maior freqüência de complicações na realização dessa via. Entre eles, incluem-se tumores grandes com extensão supra- e parasselar, lesões de consistência endurecida, tumores com infiltração óssea importante, tumores previamente irradiados e reoperações.[2,11]

A *fístula liquórica* (FL) é a complicação pós-operatória mais freqüente, ocorrendo em cerca de 1 a 3% dos casos. Pode ocorrer durante o ato cirúrgico ou no pós-operatório precoce ou tardio. Os pacientes com FL podem apresentar complicações secundárias potencialmente graves, tais como meningite ou pneumoencéfalo hipertensivo.[20] Nos casos de FL, o reparo intra-operatório no Serviço de Cirurgia Neuroendócrina do Hospital Brigadeiro – São Paulo é feito apenas com Surgicel® e cola de fibrina. Além do tamponamento local, um cateter de drenagem lombar externa é instalado ainda na sala cirúrgica e mantido em drenagem contínua por 3 a 5 dias, para diminuir a pressão liquórica e facilitar a cicatrização. Em raros casos de FL de alto débito, pode ser necessário reabordagem cirúrgica para o fechamento da fístula.

Durante uma adenomectomia seletiva, a função hipofisária geralmente é preservada. Contudo, pode acontecer hipopituitarismo, transitório ou permanente, parcial ou completo, dependendo dos eixos hormonais afetados. Hardy e Somma[21] relataram que 76% dos pacientes submetidos à cirurgia transesfenoidal para acromegalia não apresentaram alteração da função hipofisária, e 13% recuperaram-se de um hipopituitarismo parcial pré-operatório, 5% desenvolveram hipopituitarismo parcial e 6% desenvolveram pan-hipopituitarismo

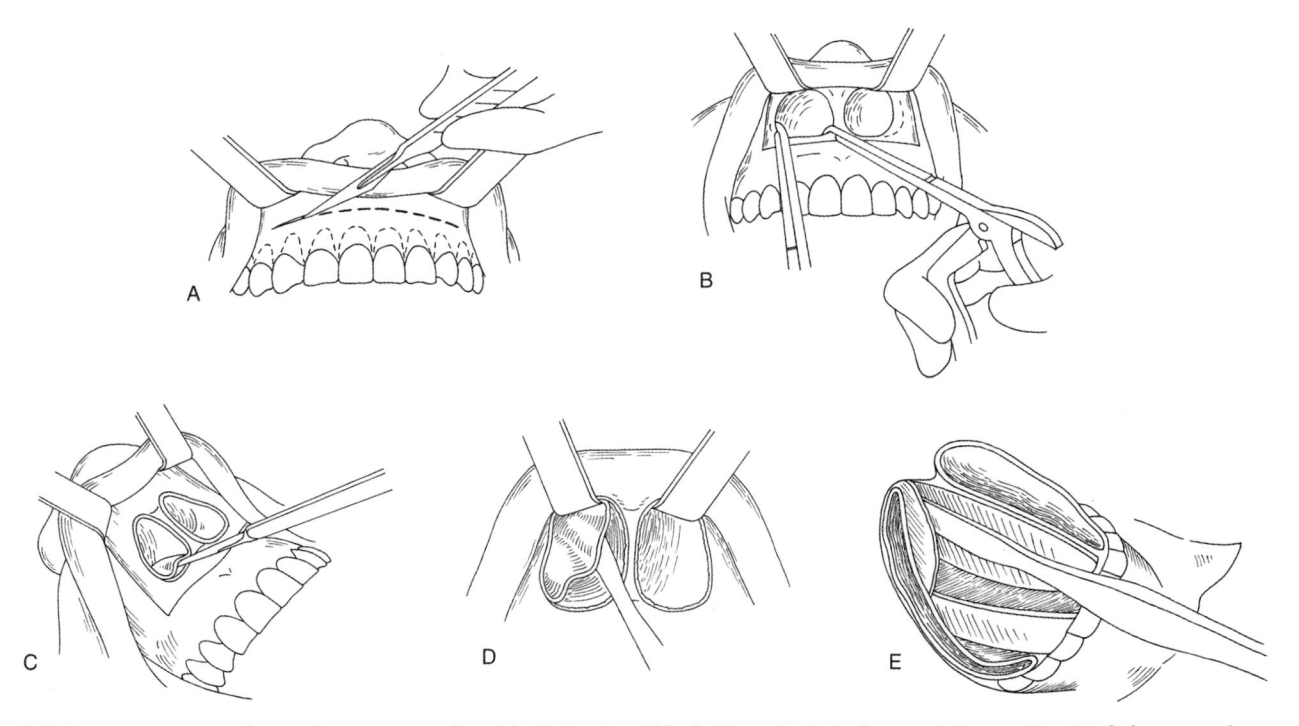

Fig. 10.10 Principais tempos cirúrgicos do acesso transesfenoidal. (**A**) Incisão sublabial; (**B**) ampliação da abertura piriforme; (**C**) e (**D**) deslocamento da mucosa nasal e septo; e (**E**) deslocamento lateral do septo nasal.

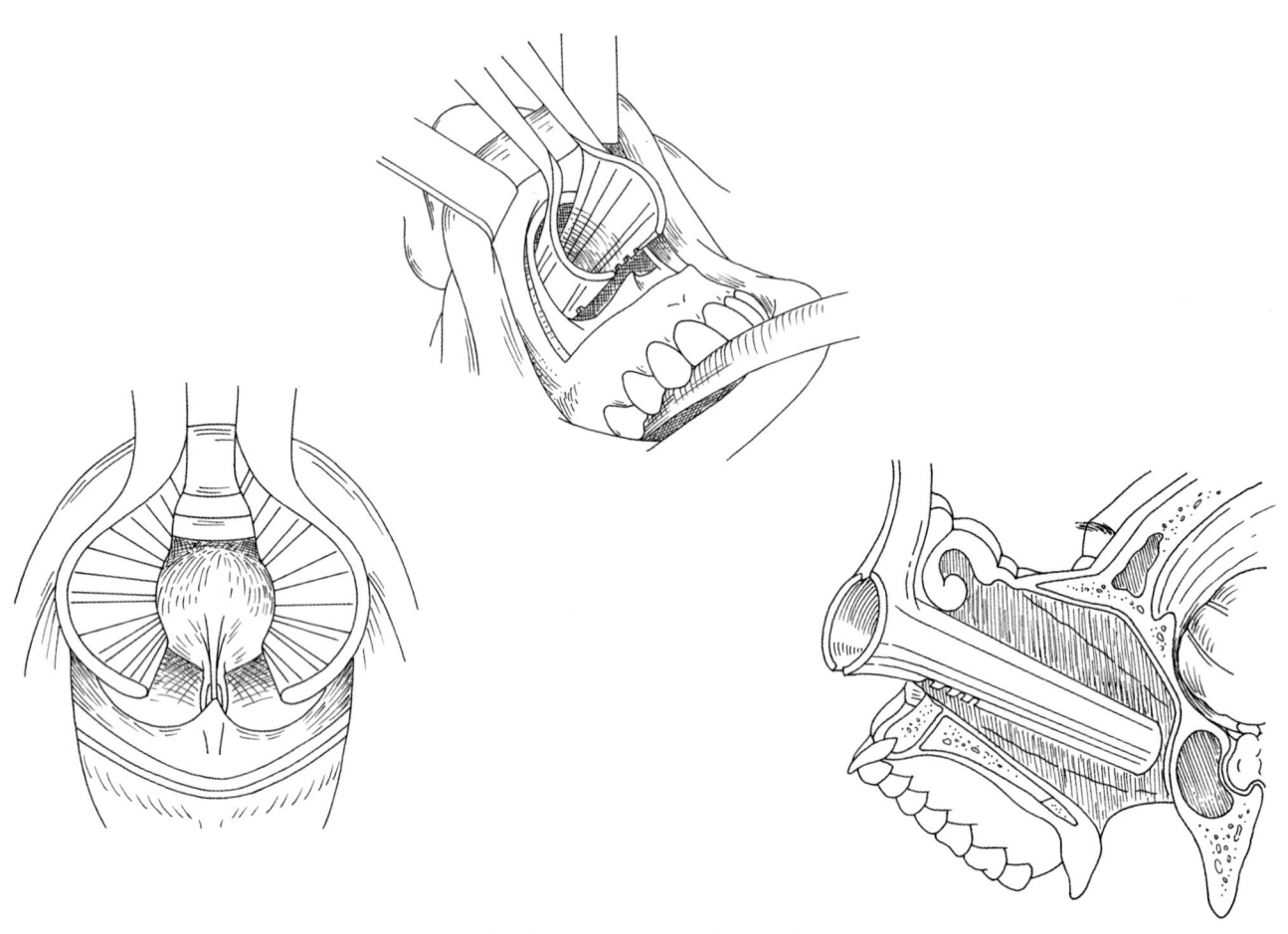

Fig. 10.11 Posicionamento do espéculo.

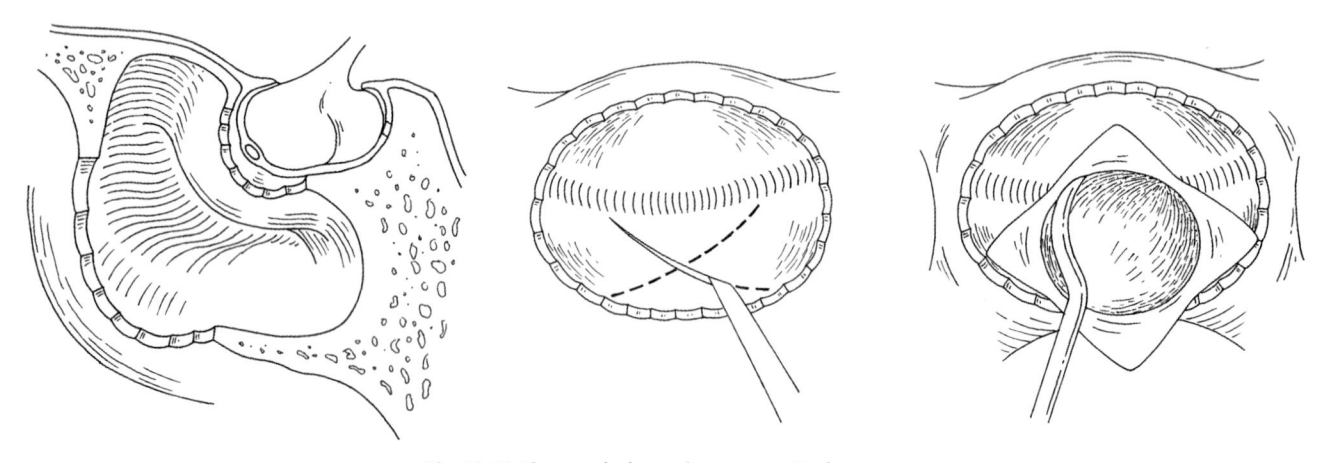

Fig. 10.12 Abertura da dura-máter e ressecção do tumor.

como resultado de um esvaziamento total da sela em uma tentativa extrema de cura da acromegalia. Nas séries mais recentes de pós-operatório de adenomas secretores de GH, a ocorrência de hipopituitarismo tem se mostrado bastante variável: 2,9%,[22] 5% a 17%[18] e 21%.[23] Outra complicação endócrina é o DI, que resulta geralmente de comprometimento da haste hipofisária, podendo ser definitivo ou, bem mais comumente, transitório. A secreção inapropriada de ADH é uma complicação endócrina menos freqüente.[24]

Em lesões com extensão parasselar pode ocorrer a abertura da parede medial do seio cavernoso, resultando em hemorragias venosas que necessitam de tamponamento para serem controladas, ou então pode ocorrer embolia aérea, pela posição da cabeça acima do nível do tórax. A manipulação do seio cavernoso durante a ressecção de adenomas invasivos pode provocar, ainda, lesão de nervos cranianos (sendo os mais acometidos o III e o VI nervos) e trombose venosa, com conseqüente quadro de congestão vascular orbitária.

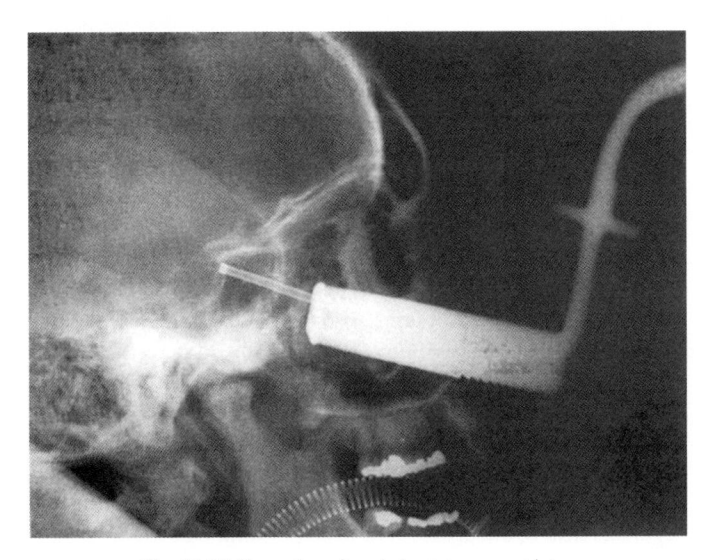

Fig. 10.13 Controle radioscópico intra-operatório.

A disfunção desses nervos é geralmente transitória e a melhora, espontânea.[11,21]

Outro nervo craniano que pode ter uma piora funcional é o nervo óptico. Essa complicação ocorre em cerca de 2% dos macroadenomas e é decorrente de hemorragias pós-operatórias, lesão direta, isquemia ou prolapso do quiasma para o interior da sela. Os fatores de risco para piora visual, além do tamanho tumoral, são a presença de déficit prévio, tumores com extensão supra-selar importante e reoperações de recidivas. Em alguns casos, a piora visual pode ser revertida, como nos hematomas de leito cirúrgico, por meio da drenagem, e no prolapso de quiasma, por meio da quiasmopexia.

Uma complicação neurológica rara, mas freqüentemente fatal, é a lesão hipotalâmica, que pode surgir em decorrência de trauma cirúrgico direto, isquemia ou secundariamente a hematomas de leito cirúrgico. Clinicamente, caracteriza-se por febre e rebaixamento do nível de consciência.[11,21]

A complicação infecciosa mais freqüente é a *meningite*, que ocorre por inoculação direta do agente infeccioso no espaço subaracnóideo ou, secundariamente, em pacientes com fístula liquórica. A meningite é uma das causas mais freqüentes de óbito no pós-operatório, e sua incidência varia de 0,3 a 2%.[18,24,25] Clinicamente, os pacientes apresentam febre, cefaléia, meningismo e alterações de consciência. A formação de abscessos intra-selares é uma complicação extremamente rara nesse acesso.[26]

Os hematomas intracranianos são complicações raras, mas, quando presentes, podem trazer graves conseqüências. Podem ocorrer por hemostasia inadequada do leito cirúrgico, por lesões vasculares ou em pacientes com distúrbios de coagulação, e podem ser, dependendo da localização, intraparenquimatosos, subaracnóideos ou intra-selares.[27]

A lesão da artéria carótida interna ou de algum ramo intracavernoso felizmente é uma complicação pouco freqüente, porém muitas vezes fatal. Pode ocorrer mesmo com cirurgiões experientes, por manipulação agressiva intracavernosa, ou em pacientes com variação anatômica da artéria que se projeta para o interior da sela. A hemorragia é de difícil controle, sendo necessário induzir hipotensão arterial leve para auxiliar na hemostasia. As complicações secundárias relacionadas a lesões da artéria carótida intracavernosa são a forma-

ção de fístulas carotidocavernosas, pseudo-aneurismas, aneurismas micóticos, oclusão arterial e vasoespasmo.[27,28]

Por fim, as complicações relacionadas ao seio esfenoidal e às cavidades nasais compreendem a sinusite paranasal por obstrução da drenagem dos seios, a formação de mucoceles, as fraturas de palato duro, lâmina crivosa do etmóide e parede medial de órbita, deformidades nasais por remoção da espinha nasal e cartilagem do septo, epistaxe, perfuração do septo nasal e desvitalização dos dentes incisivos superiores por lesão dos nervos alveolares.[29,30]

Acessos Transcranianos

Atualmente, apenas 4% dos adenomas hipofisários são operados pela chamada "via alta".[30] Entre as indicações para a abordagem transcraniana, destacam-se: (1) a presença de uma sela pequena associada a tumores com grande extensão supra-selar; (2) tumores com extensão supra-selar irregular ou em halteres; e (3) tumores com extensão subfrontal, retroquiasmática, para a fossa média ou posterior. A maior vantagem do acesso transcraniano é que ele permite ao cirurgião uma visão direta das estruturas intracranianas relacionadas com o tumor, principalmente os nervos e o quiasma óptico e as artérias carótidas internas. Atualmente, a mortalidade e a morbidade nos acessos transcranianos são baixas (< 3%). A seguir, analisaremos individualmente os principais acessos transcranianos utilizados atualmente para a ressecção de adenomas hipofisários.[2,30]

VIA FRONTOTEMPOROESFENOIDAL (PTERIONAL)

O acesso pterional desenvolvido por Yasargil é a craniotomia mais utilizada para patologias da região selar, principalmente os tumores com extensão parasselar.[31]

Os acessos transcranianos para os tumores hipofisários em geral são realizados pelo lado direito, exceto nos pacientes com déficit visual pior à esquerda ou extensão tumoral maior para esse lado. Nessa abordagem, o paciente é colocado em posição supina com a cabeça rodada para o lado contralateral à craniotomia. Realiza-se uma incisão arqueada na pele, que se inicia no arco zigomático, cerca de 1 cm à frente do *tragus* e acompanha a linha capilar até a linha mediana. O retalho cutâneo é rodado anteriormente junto com o músculo temporal, expondo o osso temporal e a região do *pterion*. Em seguida, uma craniotomia frontotemporal, com base na asa do esfenóide, é efetuada e, após a retirada do retalho ósseo, a asa menor do esfenóide é retirada utilizando-se um *drill*. Após abertura da dura-máter, inicia-se a dissecção da fissura silviana com o microscópio cirúrgico em direção às cisternas basais, até a exposição da artéria carótida interna e do nervo óptico. A ressecção da lesão é realizada pelo espaço entre os nervos ópticos e entre o nervo óptico medialmente e a artéria carótida lateralmente (Fig. 10.14). O acesso pterional muitas vezes é combinado com o acesso subfrontal, sem ou com a retirada do rebordo orbitário, para ampliar o campo cirúrgico e facilitar a retirada tumoral.

Nos casos em que o tumor se estende até o terceiro ventrículo, ao nível do forame de Monro, deve-se utilizar a via pterional combinada com um acesso inter-hemisférico anterior transcaloso.

VIA SUBFRONTAL

O acesso subfrontal é uma importante via de abordagem à região selar, tendo como indicações relativas a presença de grande compressão dos nervos ou quiasma óptico em tumores volumosos

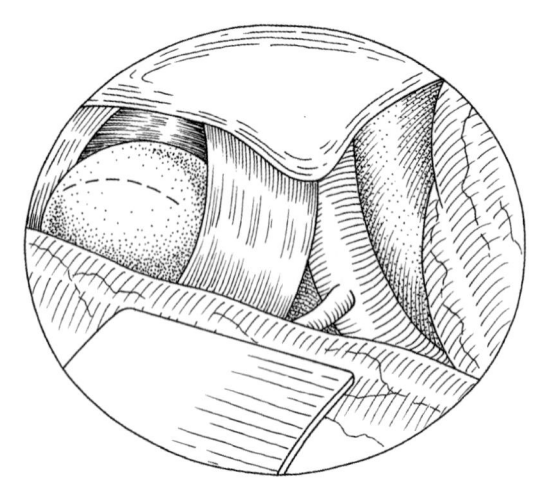

Fig. 10.14 Acesso frontotemporal. Visão microcirúrgica com exposição do tumor entre os nervos ópticos.

com extensão lateral ou subfrontal, nos tumores com compressão hipotalâmica e nos tumores intra-selares com extensão supra-selar do tipo halteres.

Uma importante variação anatômica, que deve ser avaliada no pré-operatório por meio da RM, é a posição do quiasma óptico. Em relação à hipófise e ao tubérculo selar, o quiasma óptico pode assumir três posições: (1) normal (75%), quando se localiza sobre o diafragma selar, cerca de 4 mm posterior ao tubérculo; (2) pré-fixado (10%), quando se encontra acima do tubérculo selar; e (3) pós-fixado (15%), quando se localiza sobre o dorso da sela. A presença de um quiasma óptico pré-fixado é uma contra-indicação relativa à abordagem subfrontal, em razão do espaço exíguo para o acesso ao tumor entre os nervos ópticos, sendo nesses casos mais indicada a abordagem pelo acesso frontotemporal.

O procedimento cirúrgico é realizado com o paciente em posição supina e com a cabeça levemente defletida e rodada para o lado contralateral à craniotomia. Uma incisão transcoronal é realizada atrás da linha capilar. Em seguida, uma craniotomia frontal até o rebordo orbitário é realizada. Após a abertura da dura-máter, o lobo frontal é afastado com a ajuda de retratores do tipo *Leyla*. A partir dessa fase já é utilizado o microscópio cirúrgico, e a retirada tumoral é iniciada utilizando-se o espaço entre os nervos ópticos.

Pode-se realizar uma craniotomia ampliada para o temporal, associada à retirada do rebordo orbitário uni- ou bilateral, dependendo da extensão tumoral, para diminuir a retração do lobo frontal durante a retirada do tumor. Outra variante possível é o acesso bifrontal, com ou sem a retirada do rebordo orbitário, que permite uma visão bilateral anterior. Uma complicação comum dessa via é a lesão do nervo olfatório, causando anosmia, que pode ser evitada pela dissecção com microscopia do trato olfatório, separando-o do lobo frontal, sem prejuízo para o campo cirúrgico.[32]

Acesso Pré-temporal

O acesso pré-temporal é semelhante ao pterional e tem como indicação principal os tumores com extensão retrosselar, pois permite um ângulo de visão pelo microscópio maior e mais inclinado. A incisão cutânea segue um pouco mais posterior que a pterional, cranial ao pavilhão auricular. O retalho cutâneo é rodado separado do músculo temporal, o que permite a secção do arco zigomático, facilitando a rotação do músculo temporal e melhor exposição do osso temporal. A craniotomia frontotemporal é ampla, retirando-se a asa do esfenóide e o osso temporal até a base da fossa média, e a dura-máter é aberta em forma de "S". Após a abertura da fissura silviana, a ponta do lobo temporal pode ser retraída, expondo as cisternas basais, a região medial da fossa média e a parede do seio cavernoso.[33]

Uma variante dessa via é o acesso subtemporal. Realiza-se uma craniotomia temporal, e a abordagem da lesão é feita pela base do lobo temporal; por isso, é um acesso útil apenas em lesões da fossa média ou do seio cavernoso.

Por meio de ampliações do acesso pré-temporal, realiza-se a abordagem transcavernosa para adenomas com extensão parasselar e invasão do seio cavernoso. Após a craniotomia habitual do acesso pré-temporal, realiza-se a retirada do rebordo orbitário superior, do teto da órbita e da asa do esfenóide até a clinóide anterior. Em seguida, inicia-se a abordagem da lesão por uma via extradural, descolando-se o folheto de dura-máter da fossa média da parede lateral do seio cavernoso, expondo as suas estruturas neurais e vasculares, bem como o tumor. Esse acesso transcavernoso, desenvolvido por Dolenc,[34] tem indicação restrita por causa da dificuldade técnica e do maior risco de complicações do procedimento.[35]

AVANÇOS TECNOLÓGICOS

Apesar dos bons resultados da microcirurgia transesfenoidal, principalmente para os tumores não-invasivos, esse método tem suas limitações. Com o intuito de desenvolver novas estratégias para diminuir o índice de complicações e melhorar os resultados cirúrgicos, várias inovações importantes têm sido introduzidas nos últimos anos. Avanços tecnológicos nas áreas de microcirurgia endoscópica,[36] neuronavegação tridimensional[37] e RM intra-operatória[38] têm sido aplicados à cirurgia transesfenoidal clássica para reduzir ainda mais a morbidade e a mortalidade. Todavia, mesmo com esse importante desenvolvimento, o tratamento interdisciplinar com avaliação endocrinológica pré-operatória adequada e a experiência do neurocirurgião constituem as bases fundamentais para a obtenção de bons resultados.

Acesso Transesfenoidal Endoscópico

A cirurgia transesfenoidal clássica sempre foi considerada um procedimento minimamente invasivo, mas a utilização do endoscópio surgiu como um recurso para torná-la ainda menos traumática, sendo cada vez mais utilizada no tratamento de patologias da região selar.[7,36,39,40]

O tipo de endoscópio utilizado no acesso transesfenoidal é o rígido, habitualmente com lente 0 grau, que pode ser substituída por lentes anguladas no decorrer do procedimento para visões laterais ou superiores. O endoscópio é acoplado a uma câmera digital, e esta transmite as imagens a um monitor de alta definição. Além da câmera digital, é necessária uma fonte de luz com grande capacidade luminosa, que é transmitida ao campo por um cabo de fibra óptica.

O endoscópio pode ser utilizado de várias maneiras no auxílio à cirurgia pituitária. Primeiramente, pode ser usado no auxílio à microcirurgia habitual por qualquer uma das vias, sendo chamada microcirurgia assistida por endoscópio,[40] permitindo alguns ângulos de visão que estão fora do campo do microscópio cirúrgico. Endoscópios com angulação de 30° podem ser utilizados para uma inspeção final em busca de tumor residual, sendo úteis para visibilizar os limites laterais da sela no seio cavernoso e o compartimento supra-selar, facilitando a ressecção de tumores com extensão parasselar e supra-selar. Uma segunda possibilidade de utilização seria a partir da colocação habitual do espéculo por via sublabial ou endonasal, o prosseguimento da abertura do esfenóide e da sela túrcica, bem como a ressecção tumoral com o endoscópio. O conceito de minimamente invasivo poderá ser redefinido com o uso do endoscópio introduzido diretamente na cavidade nasal como único instrumento de visualização, sem a utilização do espéculo.[40] A via endoscópica direta pode ser realizada por uma ou ambas as narinas, e o acesso pode ser a partir do septo (transeptal), como no acesso endonasal habitual, ou iniciar-se a partir da mucosa nasal, no assoalho do seio esfenoidal (endonasal transmucoso).[41,42]

As principais vantagens da endoscopia na abordagem por via transesfenoidal consistem na boa visibilização em um campo cirúrgico longo e estreito, permitindo ampla visão panorâmica das regiões selar e supra-selar e das porções laterais com intensa iluminação,[39,40] possibilitando, ocasionalmente, visibilizar o envolvimento do seio cavernoso e a presença de tumor residual lateral.

Outras vantagens citadas pelos defensores da cirurgia endoscópica são o menor sangramento; a menor incidência de complicações decorrentes do acesso às cavidades nasais, como perfuração septal; diminuição do tempo cirúrgico e do período de internação, não havendo necessidade de tamponamento nasal, com conseqüente redução nos custos hospitalares; facilidade de reabordagem em caso de recidivas;[41] e a possibilidade de poder ser feita com anestesia local em idosos, por ser um procedimento pouco traumático.[42]

As principais críticas à cirurgia endoscópica transesfenoidal incluem a perda da visão estereoscópica, a falta de instrumental cirúrgico adequado para um campo de trabalho estreito[43] e o fato de o cirurgião ter apenas uma mão livre, o que dificulta a aspiração e a visibilização do campo quando ocorre um sangramento. Em muitos casos de envolvimento do seio cavernoso, o sangramento intenso impede o uso do endoscópio e o procedimento tem que ser convertido para a microcirurgia.

A afirmação de que a utilização do endoscópio proporciona uma recuperação pós-operatória mais rápida e reduz o tempo de internação hospitalar é contestada por cirurgiões pituitários experientes.[43] A cirurgia transesfenoidal clássica é muito bem tolerada pelos pacientes. É questionável se um tamponamento nasal por 24 h representa um desconforto significativo para o paciente e se o período de internação pode ser realmente diminuído, visto que a principal finalidade da vigilância pós-operatória intra-hospitalar é o controle de um potencial desequilíbrio hormonal ou hidroeletrolítico.

O procedimento endoscópico oferece muitas vantagens de um método minimamente invasivo, com resultados preliminares satisfatórios; entretanto, para sabermos se esse método resultará em maior eficácia no tratamento das lesões selares, são necessários estudos de seguimento em longo prazo e experiência adicional.

Cirurgia Hipofisária Guiada por Imagem (Neuronavegação)

A *neuronavegação* é a mais nova tecnologia desenvolvida para facilitar os procedimentos e melhorar os resultados cirúrgicos, permitindo que o cirurgião navegue a qualquer ponto de referência anatômico ou patológico, radiologicamente evidente, com precisão e segurança. No acesso à região selar, a técnica pode ser utilizada tanto nos procedimentos transcranianos como nos transesfenoidais e endoscópicos.[37,38,44]

Esse sistema certamente não é indispensável para as cirurgias hipofisárias de rotina. Contudo, pode ser extremamente útil em casos selecionados, como de tumores grandes com extensão supra-selar incomum, em reoperações, em pacientes com seio esfenoidal pouco pneumatizado ou conchal e em microadenomas. Pode servir, ainda, no planejamento e na execução de acessos minimamente invasivos à região selar, acrescentando localização precisa à endoscopia e para localização das artérias carótidas, principalmente útil em casos de anomalias vasculares.

Na realização do procedimento são definidos pontos aleatórios no crânio, onde são fixados marcadores que servirão de parâmetro tridimensional para a localização das estruturas. Após a fixação dos marcadores, são realizados os exames de imagem, que são repassados à *workstation*, onde são identificados. Durante o ato cirúrgico, o instrumental específico é acoplado ao guia com as esferas referenciais tridimensionais. Os sensores de leitura posicionados como focos de luz localizam o instrumental com os referenciais e mostram a ponta do instrumento nos exames de imagem na tela do computador, no ponto correspondente à estrutura anatômica que está em seu contato no campo cirúrgico. O método apresenta como problema maior a mudança de posição das estruturas no decorrer do procedimento pela retirada tumoral e pela drenagem liquórica.

Ressonância Magnética Intra-operatória

O controle por imagem durante a cirurgia transesfenoidal vem sendo utilizado desde a introdução da fluoroscopia intra-operatória. Todavia, somente as estruturas ósseas são visíveis com o uso do intensificador de imagem. O desenvolvimento da RM de configuração aberta permite a realização de imagens no intra-operatório,[37,38] possibilitando a avaliação da ressecção tumoral, que ainda hoje é baseada em dados indiretos, como a queda e o contorno do diafragma selar. Dessa forma será possível avaliar a quantidade de tumor ressecado e localizar restos tumorais, realizando uma revisão do campo cirúrgico no mesmo ato operatório, diminuindo a necessidade de reoperações. Além disso, nos casos de remoção incompleta do tumor, o planejamento do tratamento complementar poderá ser feito logo após a cirurgia, não sendo mais necessário aguardar 3 meses para realizar uma RM de controle, quando não se observa mais a presença de artefatos na imagem, que dificultam a sua análise.

A realização do exame aumenta o tempo cirúrgico em cerca de 20 min, e o material cirúrgico utilizado deve ser de titânio. Essa tecnologia está disponível em poucos serviços nos EUA e na Europa, ainda em caráter experimental, por causa do alto custo.[45]

RESULTADOS CIRÚRGICOS NA ACROMEGALIA

Nos pacientes com controle adequado da doença ou decréscimo significativo dos níveis de GH, a redução dos tecidos moles, da hiperidrose e dos sintomas articulares ocorre rapidamente, podendo ser observada no dia seguinte à cirurgia. A regressão total da hiperidrose é um indicador clínico sensível de sucesso da cirurgia. A monitorização rigorosa da pressão arterial e da glicemia é essencial no pós-operatório.

Critérios de Avaliação do Resultado Cirúrgico

A avaliação precisa dos resultados cirúrgicos para o tratamento da acromegalia é de difícil interpretação. O resultado cirúrgico depende do critério de definição de cura utilizado, o que dificulta a análise comparativa dos resultados entre as diversas séries, pois muitos critérios diferentes já foram estabelecidos (p.ex., níveis de GH < 10 ng/mL, < 5 ng/mL e, mais recentemente, < 2,5 ng/mL). Outro fator crítico para a avaliação dos índices de cura ou remissão da doença são os períodos de seguimento pós-operatório relativamente curtos.[43,45]

Um consenso publicado em 2000 para critérios de cura da acromegalia definiu como objetivos bioquímicos normalizar os níveis de IGF-I para o sexo e a idade e reduzir a concentração de GH para menos de 1 ng/mL no TOTG.[46] Com a introdução de novos ensaios mais sensíveis, alguns autores têm sugerido redução do *cut-off* para 0,3 ng/mL.[47] No Serviço de Neuroendocrinologia Clínica e Cirúrgica do Hospital Brigadeiro – São Paulo, utilizam-se, atualmente, como critério de controle adequado da doença: GH basal < 2,5 ng/mL e IGF-I normal para sexo e idade, além do GH < 1 ng/mL no TOTG.

Na acromegalia, o índice de cura cirúrgica varia de acordo com o nível pré-operatório de GH, tamanho, extensão e invasividade do tumor, além da experiência do neurocirurgião.[9,18,30,48,49] Até 91% dos pacientes albergando um microadenoma (< 10 mm) intra-selar serão curados pela TSA realizada por um cirurgião experiente.[50] No entanto, como 60 a 70% dos pacientes têm macroadenomas com invasão do seio cavernoso e/ou extensão supra-selar à ocasião do diagnóstico, a maioria dos pacientes está propensa a não ser curada pela cirurgia. Uma análise de séries cirúrgicas em diferentes serviços mostra que níveis basais de GH < 2,5 μg/L e/ou < 2 μg/L durante o TOTG foram conseguidos em 40 a 91% dos microadenomas e 23 a 53% dos macrodenomas (Quadro 10.1).[30,50-54]

Na presença de tumores invasivos e com altos níveis de GH pré-operatório, a cura cirúrgica cai drasticamente.[21,30] A invasão tumoral é o mais importante fator prognóstico de resultado cirúrgico. O resultado cirúrgico depende, também, do local de invasão. Nos casos de invasão exclusiva do seio esfenoidal foi verificado maior índice de cura em comparação àqueles que apresentavam invasão do seio

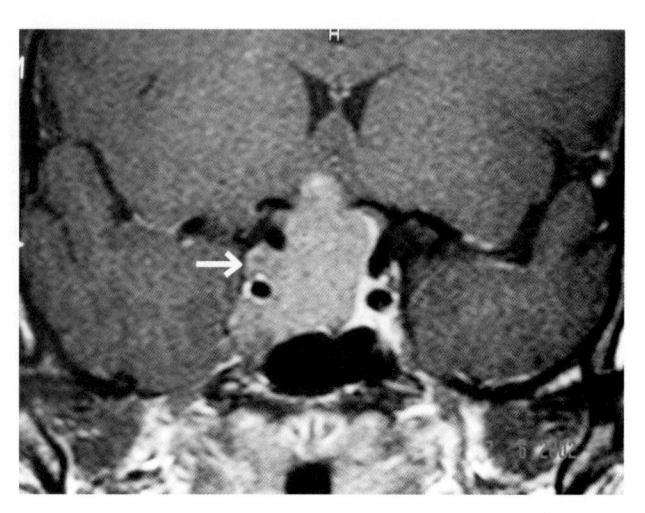

Fig. 10.15 Macroadenoma secretor de GH com invasão de seio cavernoso direito e extensão supra-selar (*seta*) (nesses casos, a probabilidade de cura cirúrgica é muito baixa).

cavernoso (Fig. 10.15). Contudo, nos casos em que havia somente invasão do seio esfenoidal, a cura alcançou apenas 40%.[55]

A ressecção tumoral resulta em significativa e rápida redução dos níveis de GH sérico imediatamente após a cirurgia. No entanto, a redução dos níveis de IGF-I é mais lenta e podem ser necessárias algumas semanas ou, mesmo, alguns meses para se alcançar a normalização desse hormônio.[43,45]

Se critérios rigorosos (nadir do GH < 1 ng/mL no TOTG) forem utilizados para interpretação dos resultados cirúrgicos, o controle adequado da doença é obtido em aproximadamente 80% dos pacientes com microadenomas e em menos de 50% dos pacientes com macroadenomas.[43,56]

TRATAMENTO DOS PACIENTES ACROMEGÁLICOS NÃO CURADOS

Em pacientes em que os níveis de GH não são normalizados pela cirurgia, devemos considerar as seguintes opções terapêuticas:

QUADRO 10.1

Resultados da Cirurgia Transesfenoidal para a Acromegalia (Normalização* do GH)

Autor (Ref.)	N.º de Pacientes	Tumor	Remissão (%)
Ahmed et al.[50]	139	Micro	91
Davis et al.[51]	175	Micro + macro	52
		Macro	46
Jenkins et al.[52]	78	Micro	40
		Macro	35
		Macro com extensão supra-selar	25
Laws et al.[30]		Micro + macro	52
Post et al.[53]	115	Micro + macro	61
		Micro	88
		Macro	53
		Macro invasivo	42
Sheaves et al.[54]	100	Micro + macro	42
		Macro	23
		Micro	61

*GH basal médio < 2,5 ng/mL e/ou GH < 2 ng/mL após 75 g de glicose.

Reoperação

Se os sintomas persistem e os níveis de GH continuam elevados após a cirurgia, a indicação de reabordagem cirúrgica deve ser considerada, porém guiada pela imagem de RM demonstrando a presença de tumor residual.[43] Os resultados são mais promissores em microadenomas e adenomas bem-delimitados do que em tumores residuais dentro do seio cavernoso. Alguns autores são mais resistentes em indicar a reabordagem cirúrgica por causa dos resultados desfavoráveis, com baixa probabilidade de cura (12 a 18%).[9,13,41,45] Em uma série de 90 pacientes, GH basal < 5 ng/mL e adequada supressão do GH durante o TOTG, foram observados em 28 e 18%, respectivamente.[9] A cura é significativamente menor do que após a primeira cirurgia. Entretanto, a maioria dos pacientes beneficia-se com a retirada do tumor residual, e os níveis de GH caem, tornando as terapêuticas adicionais mais eficazes, com níveis iniciais de GH mais baixos. As complicações das reabordagens transesfenoidais são mais freqüentes em relação à primeira cirurgia, como já foi ressaltado anteriormente e relatado por diversos autores.[28,49,54]

Radioterapia

A radioterapia (RxT) como primeiro tratamento para a acromegalia é indicada somente em pacientes com graves fatores de risco que contra-indiquem o tratamento cirúrgico. Em geral, a radioterapia é preconizada após a reoperação de um tumor residual ou recorrente.[11] O crescimento adicional do tumor é evitado em mais de 90% dos casos.[57] Outros autores só recomendam o uso da RxT após falha no tratamento medicamentoso, em virtude de suas desvantagens.[45]

A principal desvantagem da RxT convencional é o tempo prolongado para atingir a normalização dos níveis de GH.[45,56] Além disso, tem um efeito limitado na normalização do IGF-I (em média, 36%, de acordo com uma revisão de 13 estudos). A radiocirurgia aparentemente normaliza o GH mais rapidamente, mas o percentual médio de normalização do IGF-I foi apenas de 33% em 12 estudos.[57] Um outro grande inconveniente da RxT convencional e radiocirurgia é a alta incidência de hipopituitarismo (ver Cap. 5, *Diagnóstico e Tratamento da Acromegalia*).[45,49]

Tratamento Medicamentoso

O tratamento medicamentoso está prioritariamente indicado como alternativa terapêutica para pacientes com contra-indicação para o tratamento cirúrgico, como tratamento secundário nos casos em que não se consegue o controle adequado da doença com a cirurgia e após a radioterapia, durante seu período de latência.[45,49,58]

Os análogos de somatostatina são considerados a opção de escolha, já que propiciam melhora dos sintomas na maioria dos pacientes e normalizam os níveis de IGF-I em 60 a 65% dos casos. No entanto, a redução tumoral limita-se a 40 a 50% dos pacientes e raramente resulta em redução de mais de 50% do tumor. Cabergolina pode ser útil em cerca de um terço dos casos, e sua maior eficácia ocorre quando há hiperprolactinemia associada. Pegvisomant, antagonista do receptor do GH, tem como principal indicação os casos não-responsivos às outras medicações. Trata-se da droga mais potente em reduzir o IGF-I (freqüência de 76 a 97%). Seus principais inconvenientes são o alto custo e a ausência de efeito sobre a massa tumoral.[45,49,58,59]

Existe uma corrente crescente que defende o uso de medicamentos como terapia inicial para os casos com baixa probabilidade de cura cirúrgica.[58,59] No entanto, a maioria dos autores ainda dá preferência à cirurgia.[49] Mesmo nos pacientes com macroadenomas invasivos, em que os resultados cirúrgicos são piores, a cura bioquímica com o tratamento medicamentoso após o esvaziamento cirúrgico pode eventualmente ser alcançada com doses menores.

Entre 51 pacientes com acromegalia acompanhados no Hospital Brigadeiro – SP, 30 (59%) eram mulheres, e a idade média ao diagnóstico variou de 15 a 66 anos (média de quase 41 anos). Em relação ao quadro clínico, o edema de partes moles foi o achado mais freqüente: 96,07% do total (49 pacientes), ocorrendo melhora no pós-operatório em pelo menos 65,3% dos pacientes com esse sinal. Em ordem decrescente de freqüência, encontraram-se: cefaléia (62,74% – 32 pacientes, com melhora em 59,37% desse grupo no pós-operatório), perspiração excessiva (41,17% – 21 pacientes, melhora em 61,90%), hipertensão (39,21% – 20 pacientes, melhora em 35%), artropatia (35,29% – 18 pacientes, melhora em 61,1%), intolerância à glicose/diabetes (31,37% – 16 pacientes, melhora em 50%), neuropatia periférica compressiva (31,37% – 16 pacientes, melhora em 43,75%), fadiga (21,56% – 11 pacientes, melhora em 72,72%), apnéia do sono (11,76% – 6 pacientes, melhora em 50%), cardiomiopatia (7,84% – 4 pacientes, melhora em 25%), hipogonadismo (39,21% – 20 pacientes), hiperprolactinemia (15,68% – 8 pacientes, melhora em 50%), hipotiroidismo (9,80% – 5 pacientes), hipoadrenalismo (7,84% – 4 pacientes), gigantismo (3,92% – 2 pacientes), hemianopsia bitemporal ou outra (5,88% – 3 pacientes), quadrantonopsia superior externa/escotoma juncional (5,88% – 3 pacientes), diminuição da acuidade visual/retinopatia diabética (3,92% – 2 pacientes), diabetes insípido [DI] (1,96% – 1 paciente).

Os achados laboratoriais pré-operatórios (GH basal, GH após teste de supressão oral com glicose [TOTG] e IGF-I) mostraram-se alterados e compatíveis com adenomas hipofisários produtores de GH em 100% dos casos.

Os achados radiológicos revelaram um nítido predomínio de macroadenomas (92,15% – 47 pacientes). Adenomas invasivos corresponderam a mais da metade das lesões encontradas (52,94% – 27 pacientes), e os locais de comprometimento, em ordem decrescente de freqüência, foram: dura-máter (40,74% – 11 pacientes), seio cavernoso direito (29,62% – 8 pacientes), seio cavernoso esquerdo (22,22% – 6 pacientes), diafragma selar (14,81% – 4 pacientes), seio esfenoidal (11,1% – 3 pacientes) e artéria carótida interna (3,70% – 1 paciente).

A cirurgia transesfenoidal (CTE) foi utilizada em 49 pacientes (96,07%), e a abordagem transcraniana, em 3 (5,88%). A ressecção total da lesão foi possível em 23 pacientes (45,09%). DI transitório ocorreu em 19,6%, e a fístula liquórica (FL) intra-operatória, em 13,7%. Não houve FL pós-operatória. Após a cirurgia, os achados laboratoriais compatíveis com cura bioquímica (GH < 2,5 ng/mL, < 1,0 ng/mL no TOTG e IGF-I normal para idade) ocorreram em 29 casos (56,86%), em 90% dos micro- e em 53,19% dos macroadenomas.

O tratamento radioterápico pela radioterapia convencional foi empregado em 25,49% dos pacientes (13 pacientes), sendo a dose total de 5.040 cGy a mais usada. A radiocirurgia foi realizada em 13,72% dos pacientes (7 pacientes).

TRATAMENTO CIRÚRGICO DA DOENÇA DE CUSHING

Ao longo das últimas décadas, os avanços da técnica microcirúrgica e a experiência acumulada por cirurgiões hipofisários têm geralmente propiciado resultados cada vez melhores, particularmente em pacientes com microadenomas. Em diversos estudos, os percentuais médios de remissão foram de 91% para microadenomas, 75% para macroadenomas e 50% para os casos sem tumor visível à RM.[60] As taxas de recidiva variaram entre 0 e 26%, com a maioria dos estudos grandes relatando recidivas de 5 a 15%, bem como um tempo médio de recorrência de 33 a 59 meses.[60] Em uma série recente,[61] 167 pacientes com um microadenoma visualizado à RM foram submetidos à CTE. A taxa de remissão do hipercortisolismo foi de 88,6%, mas recidiva ocorreu em 13% dos pacientes após um seguimento médio de 50 meses.

Entre 108 pacientes com DC acompanhados no Hospital Brigadeiro – SP, 88% eram mulheres, com idade ao diagnóstico de 8 a 70 anos (média de 31 anos). Em ordem decrescente de freqüência, as principais manifestações foram: obesidade (89,8%), hipertensão (79,6%), hirsutismo (70,4%), distúrbio menstrual (63,9%), estrias (51,8%), gibosidade (46,3%) e acne (42,6%). O cortisol livre urinário (UFC) estava sempre elevado (média de 465,89 μg/24 h). Houve predomínio dos micro- sobre os macroadenomas (73% vs. 27%). A RM foi normal em 9,1%, mas, em dois desses pacientes (33,3%), foi encontrado um tumor à cirurgia. Invasão do seio cavernoso foi visibilizada em 11,6% dos pacientes à RM, sendo confirmada em todos os pacientes à cirurgia. A localização pela RM foi compatível com o achado cirúrgico em 96% dos pacientes. Invasão do seio cavernoso esquerdo ocorreu em 81,8% dos pacientes. A infiltração dural foi visibilizada em 6 pacientes (6,45%) e FL ocorreu em 1,6% das cirurgias.

O índice médio de remissão obtido com a CTE foi de 62,4% (92% para os microadenomas não-invasivos). A recidiva ocorreu em 25,9% dos pacientes, após 1 a 14 anos (média de 6 anos). Dos 15 pacientes com recidiva, 10 foram submetidos a uma segunda cirurgia, bem-sucedida em 50,2% dos casos. Os critérios para remissão foram o cortisol plasmático < 1,8 μg/dL após supressão noturna com 1 mg de dexametasona, ACTH basal < 5 pg/mL e UFC < 90 μg/24 h.

Em resumo, a CTE permanece como o tratamento de primeira escolha para a doença de Cushing. Os pacientes não curados pela CTE podem ser submetidos à radioterapia e, enquanto se aguarda seu efeito terapêutico pleno (que pode levar até 2 anos ou mais), ao bloqueio adrenal com cetoconazol.

BIBLIOGRAFIA

1. Fatemi N, Dusick JR, de Paiva Neto MA, Kelly DF. The endonasal microscopic approach for pituitary adenomas and other parasellar tumors: a 10-year experience. *Neurosurgery*, 2008; *63*:244-56.
2. Couldwell WT. Transsphenoidal and transcranial surgery for pituitary adenomas. *J Neurooncol*, 2004; *69*:237-56.
3. Delemer B. Prolactinomas: diagnosis and treatment. *Presse Med*, 2009; *38*:117-24.
4. Nawar RN, AbdelMannan D, Selman WR, Arafah BM. Pituitary tumor apoplexy: a review. *J Intensive Care Med*, 2008; *23*:75-90.
5. Bonneville JF, Cattin F, Bonneville F. Imaging of pituitary adenomas. *Presse Med*, 2009; *38*:84-91.
6. Delman BN, Fatterpekar GM, Law M, Naidich TP. Neuroimaging for the pediatric endocrinologist. *Pediatr Endocrinol Rev*, 2008; *5* (suppl 2):708-19.
7. Handfas BW, Maia Jr ACM, Tamelini AM. Ressonância magnética em patologias da região selar e parasselar. *In*: Cukiert A, Liberman, B. *Neuroendocrinologia Clínica e Cirúrgica*. São Paulo: Lemos, 2002:395-435.
8. Kumar J, Kumar A, Sharma R, Vashisht S. Magnetic resonance imaging of sellar and suprasellar pathology: a pictorial review. *Curr Probl Diagn Radiol*, 2007; *36*:227-36.
9. Kreutzer J, Fahlbusch R. Diagnosis and treatment of pituitary tumors. *Curr Opin Neurol*, 2004; *17*:693-703.
10. Pereira A, Monteiro MLR. Aspectos neuroftalmológicos dos tumores hipofisários. *In*: Cuckiert A, Liberman B (eds). *Neuroendocrinologia Clínica e Cirúrgica*. São Paulo: Lemos, 2002:227-34.
11. Fahlbusch R, Honegger J, Buchfelder M. Surgical management of acromegaly. *Endocrinol Metab Clin North Am*, 1992; *21*:669-92.
12. Guarnieri J, Moreau S, Cabal P, et al. Abord endonasal unilateral des adénomes hypophysaires. *Neurochirurgie*, 1998; *44*:312-5.
13. Laws Jr ER, Piepgras DG, Randall RV, et al. Neurosurgical management of acromegaly. Results in 82 patients treated between 1972 and 1977. *J Neurosurg*, 1979; *50*:454-61.
14. Renn WH. Microsurgical anatomy of the sellar region. *J Neurosurg*, 1975; *43*:288-98.
15. Wrigth DC. Transsphenoidal approach to sellar and sphenoidal regions. *In*: Sekhar L, Oliveira E (eds). *Cranial Microsurgery – Approaches and Techniques*. New York: Thieme: 1999:246-59.
16. Hudgins WR, Raney LA, Young SW, Sachson RA. Failure of intraselar muscle implants to prevent recurrent downward migration of the optic chiasm. *Neurosurgery*, 1981; *8*:231-2.
17. Spaziante R, Divitiis E, Cappabianca P. Reconstruction of the pituitary fossa in the transsphenoidal surgery: an experience of 140 cases. *Neurosurgery*, 1985; *17*:453-8.
18. Ross DA, Wilson CB. Results of transsphenoidal microsurgery for growth hormone-secreting pituitary adenoma in a series of 214 patients. *J Neurosurg*, 1988; *68*:854-867.
19. Laws Jr ER, Randall RV, Abboud CF. Special problems in the therapeutic management of acromegaly. *In*: Lüdecke DK, Tolis G (eds). *Growth Hormone, Growth Factors and Acromegaly*. New York: Raven Press, 1987:259.
20. Altinors N, Arda N, Kars Z, et al. Tension pneumocephalus after transsphenoidal surgery: case report. *Neurosurgery*, 1988; *23*:516-8.
21. Hardy J, Somma M. Acromegaly: Surgical treatment by transesphenoidal microsurgical removal of the pituitary adenoma. *In*: Tindall GT, Collins WF (eds). *Clinical Management of Pituitary Disorders*. New York: Raven Press, 1979:209-17.
22. Tindall GT, Oyesiku NM, Watts NB, et al. Transsphenoidal adenomectomy for growth hormone-secreting pituitary adenomas in acromegaly: outcome analysis and determinants of failure. *J Neurosurg*, 1993; *78*:205-15.
23. Sheaves R, Jenkins P, Blackburn P, et al. Outcome of transsphenoidal surgery for acromegaly using strict criteria for surgical cure. *Clin Endocrinol* (Oxf), 1996; *45*:407-13.
24. Swearingen B, Barker FG, Katznelson L, et al. Long-term mortality after transsphenoidal surgery, and adjunctive therapy for acromegaly. *J Clin Endocrinol Metab*, 1998; *83*:3419-26.
25. Abosch A, Tyrrell JB, Lamborn KR, et al. Transsphenoidal microsurgery for growth hormone-secreting pituitary adenomas: initial outcome and long-term results. *J Clin Endocrinol Metab*, 1998; *83*:3411-8.
26. Robinson B. Intrasellar abcess after transsphenoidal pituitary adenomectomy. *Neurosurgery*, 1983; *12*:684-6.
27. Black PM, Zervas N, Candia GL. Incidence and management of complications of transsphenoidal operation for pituitary adenomas. *Neurosurgery*, 1987; *20*:920-24.
28. Laws Jr ER. Transsphenoidal approach to pituitary tumors. *In*: Schmidek HH, Sweet WH (eds). *Operative Neurosurgical Techniques: Indications, Methods, and Results*. 3rd ed. Philadelphia: WB Saunders, 1995:305-13.
29. Woollons AC, Balakrishnan V, Hunn MK, Rajapaste YR. Complications of transsphenoidal surgery: The Wellington experience. *Aust NZ Surg*, 2000; *70*:405-8.
30. Laws Jr ER, Thapar K. Pituitary Surgery. *Endocrinol Metab Clin North Am*, 1999; *28*:119-31.
31. Yasargil MG. Interfascial pterional craniotomy. *In*: Yasargil MG. *General Operative Techniques*. Stuttgart: Georg Thieme Verlag, 1984:215-33.

32. Honeybul S, Neil-Dwyer G, Lang DA, et al. The extended transbasal approach: a quantitative anatomical and histological study. *Acta Neurochir* (Wien), 1999; *141*:251-9.
33. Oliveira E. The pretemporal approach to the interpeduncular and petroclival regions. *Acta Neurochir* (Wien), 1995; *136*:204-11.
34. Dolenc VV. Transcranial epidural approach to pituitary tumors extending beyond the sella. *Neurosurgery*, 1997; *41*:542-52.
35. Al-Mefty O, Smith RR. Surgery of tumors invading the cavernous sinus. *Surg Neurol*, 1988; *30*:370-81.
36. Fatemi N, Dusick JR, de Paiva Neto MA, Kelly DF. The endonasal microscopic approach for pituitary adenomas and other parasellar tumors: a 10-year experience. *Neurosurgery*, 2008; *63*(4 suppl 2):244-56; discussion on 256.
37. Nimsky C, Fujita A, Ganslandt O, et al. Frameless stereotactic surgery using intraoperative high-field magnetic resonance imaging. *Neurol Med Chir* (Tokyo), 2004; *44*:522-33; discussion on 534.
38. Nimsky C, Ganslandt O, Von Keller B, et al. Intraoperative high-field-strength MR imaging: implementation and experience in 200 patients. *Radiology*, 2004; *233*:67-78.
39. Nasseri SS, Kasperbauer JL, Strome SE, et al. Endoscopic transnasal pituitary surgery: report on 180 cases. *Am J Rhinol*, 2001; *15*:281-7.
40. Senior BA, Ebert CS, Bednarski KK, et al. Minimally invasive pituitary surgery. *Laryngoscope*, 2008; *118*:1842-55.
41. Jho HD, Alfieri A. Endoscopic transsphenoidal pituitary surgery: various surgical techniques and recommended steps for procedural transition. *Br J Neurosurg*, 2000; *14*:432-40.
42. Badie B, Nguyen P, Preston JK. Endoscopic guided direct endonasal approach for pituitary surgery. *Surg Neurol*, 2000; *53*:168-72.
43. Laws ER. Surgery for acromegaly: evolution of the techniques and outcomes. *Rev Endocr Metab Disord*, 2008; *9*:67-70.
44. Fahlbusch R, Ganslandt O, Buchfelder M, et al. Intraoperative magnetic resonance imaging during transsphenoidal surgery. *J Neurosurg*, 2001; *95*:381-90.
45. Chanson P. Acromegaly. *Presse Med*, 2009; *38*:92-102.
46. Giustina A, Barkan A, Casanueva FF, et al. Criteria for cure of acromegaly: a consensus statement. *J Clin Endocrinol Metab*, 2000; *85*:526-9.
47. Trainer PS. Acromegaly consensus, what consensus? *J Clin Endocrinol Metab*, 2002; *87*:3534-6.
48. Esposito V, Santoro A, Minniti G, et al. Transsphenoidal adenomectomy for GH-, PRL- and ACTH-secreting pituitary tumours: outcome analysis in a series of 125 patients. *Neurol Sci*, 2004; *25*:251-6.
49. Katznelson L. An update on treatment strategies for acromegaly. *Expert Opin Pharmacother*, 2008; *9*:2273-80.
50. Ahmed S, Elsheikh M, Stratton IM, et al. Outcome of transsphenoidal surgery for acromegaly and its relationship to surgical experience. *Clin Endocrinol* (Oxf), 1999; *50*:561-7.
51. Davis DH, Laws Jr ER, Ilstrup DM, et al. Results of surgical treatment of growth hormone secreting pituitary adenoma. *J Neurosurg*, 1993; *79*:70-5.
52. Jenkins D, O'Brien I, Johnson A, et al. The Birmingham pituitary database: auditing the outcome of the treatment of acromegaly. *Clin Endocrinol* (Oxf), 1995; *43*:517-22.
53. Post KD, Biller BJ, Adelman LS, et al. Selective transsphenoidal adenomectomy in women with galactorrhea-amenorrhea. *JAMA*, 1979; *242*:158-62.
54. Sheaves R, Jenkins P, Blackburn P, et al. Outcome of transsphenoidal surgery for acromegaly using strict criteria for surgical cures. *Clin Endocrinol* (Oxf), 1996; *45*:407-13.
55. Balagura S, Derome P, Guiot G. Acromegaly: analysis of 132 cases treated surgically. *Neurosurgery*, 1981; *8*:413.
56. Eastman RC, Gorden P, Glatstein E, Roth J. Radiation therapy of acromegaly. *Endocrinol Metab Clin North Am*, 1992; *21*:693-12.
57. Barkan AL. Radiotherapy in acromegaly: The argument against. *Clin Endocrinol* (Oxf), 2003; *58*:132-5.
58. Chanson P, Salenave S. Acromegaly. *Orphanet J Rare Dis*, 2008; *3*:17.
59. Ben-Shlomo A, Melmed S. Acromegaly. *Endocrinol Metab Clin North Am*, 2008; *37*:101-22.
60. Rollin G, Ferreira NP, Czepielewski MA. Prospective evaluation of transsphenoidal pituitary surgery in 108 patients with Cushing's disease. *Arq Bras Endocrinol Metabol*, 2007; *51*:1355-61.
61. Prevedello DM, Pouratian N, Sherman J, et al. Management of Cushing's disease: outcome in patients with microadenoma detected on pituitary magnetic resonance imaging. *J Neurosurg*, 2008; *109*:751-9.

Alterações da Haste Hipofisária e suas Implicações Clínicas

Juliana Beaudette Drummond, José Carlos Tadeu Martins, Maria Marta Sarquis Soares, Eduardo Pimentel Dias

INTRODUÇÃO

A hipófise, pela sua localização e origem embriológica, é a glândula responsável pela conexão dos dois grandes sistemas homeostáticos do organismo, o sistema nervoso e o sistema endócrino, sendo a haste hipofisária e a eminência média as estruturas anatômicas mais diretamente responsáveis por essa conexão. Por ser a hipófise uma glândula de pequenas dimensões e situada próximo de várias estruturas de características anatômicas e funcionais distintas (artérias carótidas internas, seios cavernosos, seio esfenoidal, quiasma óptico), foi necessária a introdução de métodos sensíveis de imagem, como a tomografia computadorizada (TC) e ressonância magnética (RM), para viabilizar seu estudo.

A RM revolucionou a Neurorradiologia, permitindo achados bem mais detalhados da região hipotálamo-hipofisária, tornando necessário o desenvolvimento de conhecimentos que permitam a correlação desses achados com a evolução clínica dos pacientes. Alterações da haste hipofisária, tais como espessamento, afilamento, interrupção abrupta e agenesia, têm sido cada vez mais descritas na literatura.[1]

EMBRIOLOGIA E ANATOMIA DA GLÂNDULA HIPOFISÁRIA

Estudos embriológicos tradicionais demonstram que a glândula hipofisária origina-se de duas estruturas diferentes: o lobo posterior (neuro-hipófise) tem origem de uma extensão caudal do hipotálamo embrionário, enquanto o lobo anterior (adeno-hipófise) é oriundo da bolsa de Rathke, um divertículo da cavidade bucal primitiva (*stomadeum*).[2,3]

O desenvolvimento da adeno-hipófise está intimamente relacionado a sinais gerados pelo diencéfalo em desenvolvimento (que irá originar o hipotálamo), assim como a uma cascata de fatores de transcrição tecido-específicos que regulam diferenciação e proliferação celulares.[4] A partir de uma única célula, formam-se cinco tipos celulares. Cada tipo celular é caracterizado pela secreção de hormônios com funções específicas, em resposta a sinais hipotalâmicos e periféricos. Os corticotrofos secretam a pró-opiomelanocortina (POMC), que origina o hormônio adrenocorticotrófico (ACTH). Os gonadotrofos secretam o hormônio luteinizante (LH) e o hormônio folículo-estimulante (FSH), enquanto os somatotrofos secretam o hormônio do crescimento (GH). Os lactotrofos secretam a prolactina (PRL), e os tirotrofos, o hormônio estimulador da tiróide (TSH).[5]

A adeno-hipófise (Fig. 11.1) é dividida em três partes: *pars tuberalis*, *pars intermedia* e *pars distalis*. A *pars tuberalis* corresponde a uma delicada faixa de tecido hipofisário em íntima associação com a eminência mediana e o infundíbulo hipofisário anterior, permeada por numerosos capilares do plexo vascular porta-hipofisário. Apesar de aparentemente não ter função endócrina, pode servir como tecido hipofisário funcionante de reserva, em casos de hipofisectomia, ou mesmo ser local de origem de adenomas.[5]

A *pars intermedia* é vestigial em humanos, embora seja proeminente durante a vida fetal e a gestação. Parece não ter importância fisiológica no adulto, apesar de conter células que produzem ACTH, beta-endorfina e o hormônio estimulador de melanócitos (MSH). Ao estudo microscópico, pode conter pequenos cistos delineados por epitélio colunar simples ou cuboidal, de conteúdo líquido proteináceo ou restos celulares. Esses cistos possivelmente representam restos embrionários da bolsa de Rathke e ocasionalmente podem crescer, atingindo dimensões significativas do ponto de vista clínico e radiológico (Fig. 11.2). A *pars distalis* corresponde à maior parte da adeno-hipófise intra-selar, sendo composta de células epiteliais glandulares e vasos sangüíneos. Constitui o principal sítio de localização dos adenomas.[5]

A neuro-hipófise é constituída pelo lobo posterior da hipófise (*pars nervosa*), pela haste infundibular e pela eminência mediana. O lobo posterior da hipófise representa 10 a 20% do volume total da glândula e é formado por axônios do trato hipotálamo-hipofisário, pituícitos (células gliais astrocitárias) e vasos sangüíneos. Os hormônios sintetizados pelo hipotálamo, vasopressina (ou ADH) e oxitocina, são transportados até o lobo posterior acoplados a proteínas transportadoras (neurofisinas) e envoltos por membranas fosfolipídicas, formando pequenas vesículas. Essas vesículas, após estímulos específicos, são liberadas no lobo posterior através de exocitose.[5]

A haste hipofisária é composta de três elementos: porção glandular (*pars tuberalis* da adeno-hipófise), porção neural (haste infundibular da neuro-hipófise) e porção vascular. O componente vascular consiste em artérias nutrientes, sistema venoso porta e capilares. Os vasos portais são formados pela confluência de capilares da eminência mediana com as veias da superfície anterior da haste hipofisária, e podem apresentar anastomose com capilares da neuro-hipófise. A porção neural da haste hipofisária é composta pelos tratos supra-óptico-hipofisário e paraventricular-hipofisário.[5]

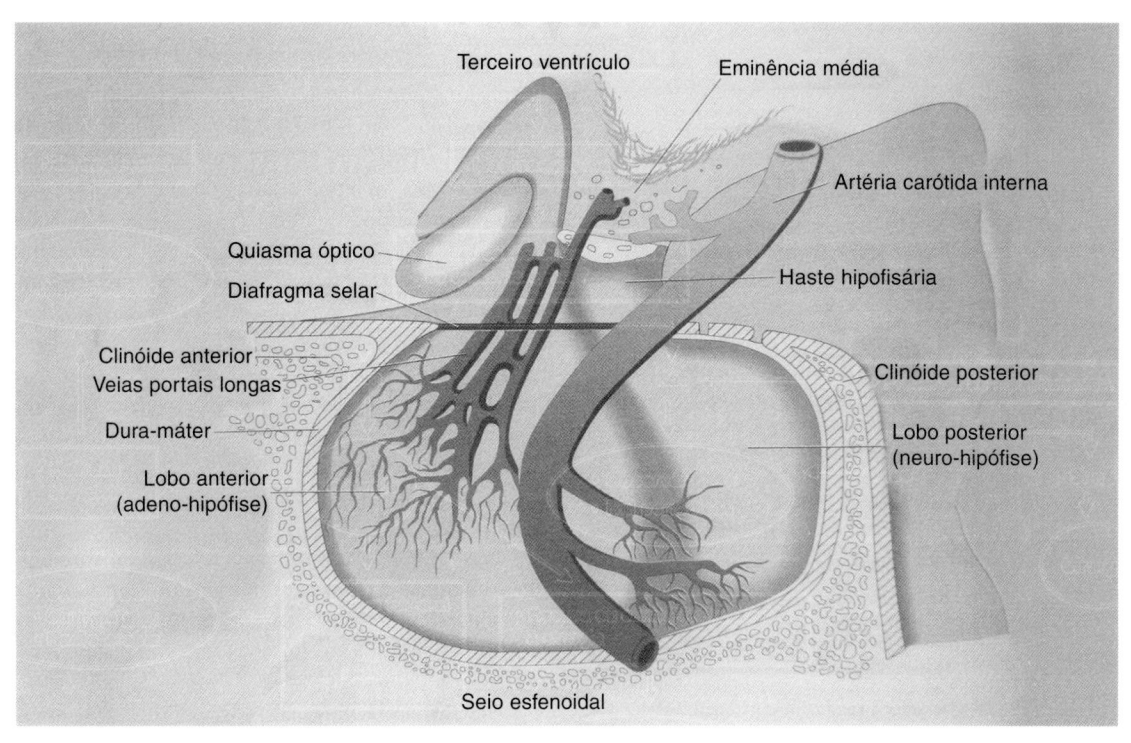

Fig. 11.1 Visão esquemática parassagital da glândula hipofisária demonstrando os seus componentes.

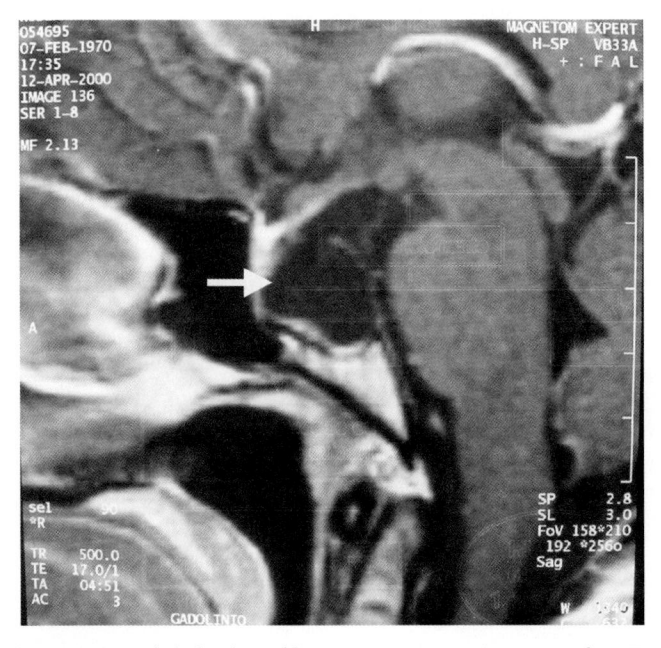

Fig. 11.2 Cisto da bolsa de Rathke (variante serosa). Corte sagital em T1, pós-gadolínio. Alargamento selar com lesão cística isointensa ao liquor, ocupando o terço posterior, com deslocamento anterior do parênquima hipofisário e da haste.

Ressonância Magnética (RM) da Hipófise Normal

A RM é considerada o método de imagem de escolha para o estudo da região hipotálamo-hipofisária, por apresentar características ímpares, como alta sensibilidade para detectar alterações sutis da concentração de água dos tecidos, elevada discriminação entre os mesmos, capacidade multiplanar e ausência de radiação ionizante.[1]

Para obter uma boa avaliação da glândula hipofisária e de suas estruturas adjacentes, são necessárias imagens de alta resolução espacial, com cortes finos de espessura inferior ou igual a 3 mm. Na maior parte das vezes, o exame de hipófise por RM inclui: (1) imagens ponderadas em T1 no plano sagital e coronal; (2) imagens ponderadas em T2 no plano coronal; (3) imagens dinâmicas no plano coronal obtidas imediatamente após a injeção de contraste paramagnético (gadolínio), com aquisições repetidas a cada 10 a 30 s; (4) imagens coronais ponderadas em T1, obtidas mais tardiamente após a injeção endovenosa do meio de contraste (Fig. 11.3).[6,7]

A glândula hipofisária passa por mudanças dramáticas no seu tamanho e forma durante a vida. Essas variações devem ser consideradas sempre que avaliarmos um exame de RM da região hipotálamo-hipofisária. Em neonatos, a glândula é tipicamente convexa e de sinal mais intenso que o tronco cerebral nas imagens ponderadas em T1. Esse sinal é atribuído à significativa atividade endócrina da glândula nessa fase, com hiperplasia das células produtoras de PRL e aumento da síntese protéica. Tal padrão persiste até aproximadamente os 2 meses de idade; a partir daí, a glândula vai assumindo gradualmente o padrão morfológico da criança mais velha, com uma superfície superior plana ou ligeiramente côncava e de intensidade de sinal similar à da ponte. O crescimento hipofisário durante a infância é discreto, com um padrão de crescimento linear e em todas as direções, atingindo uma altura não-superior a 6 mm nas crianças abaixo de 12 anos, sem diferença significativa entre os sexos.[7]

Na puberdade ocorre hipertrofia fisiológica da hipófise, sendo 10 mm o limite máximo da altura para as mulheres (com a convexidade superior da glândula ultrapassando, às vezes, os limites da sela) e 7 a 8 mm para os homens. Hipertrofia "fisiológica" da glândula também pode ser observada em pacientes com puberdade precoce

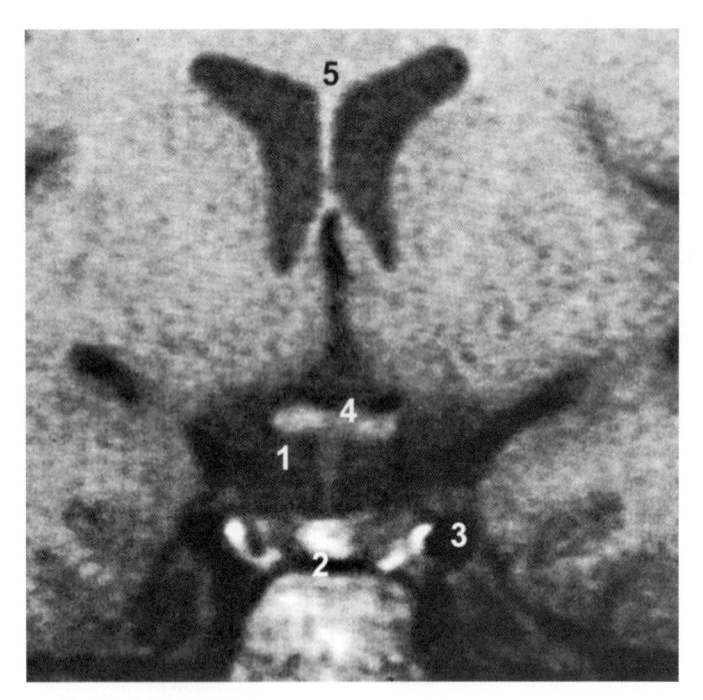

Fig. 11.3 Aspecto normal da região selar à ressonância magnética do crânio (corte coronal). Notar a haste hipofisária bem centrada. (1) Haste, (2) hipófise, (3) seio cavernoso esquerdo, (4) quiasma óptico, (5) ventrículo lateral.

central. Por razões ainda não esclarecidas, apenas um terço desses pacientes apresenta aumento da hipófise.

Na gestação, a hipófise aumenta progressivamente de tamanho. No terceiro trimestre, ela usualmente atinge a altura de 10 mm e apresenta a superfície superior convexa, com relativo aumento de intensidade em T1. A altura máxima é atingida no pós-parto imediato, chegando a medir 12 mm. Após a primeira semana, a glândula rapidamente retorna ao seu tamanho normal, aparentemente independente do aleitamento materno.[1,2] Há um alargamento da haste hipofisária nesse período, nunca ultrapassando, todavia, 4 mm de diâmetro transverso.

Aumento difuso dos diâmetros hipofisários pode ocorrer em situações de falência da glândula-alvo, como, por exemplo, em hipotiroidismo primário, insuficiência ovariana primária e pós-ooforectomia.[1,8] Pequenas oscilações do volume hipofisário também foram relatadas em vários distúrbios psiquiátricos e nutricionais, como anorexia nervosa, bulimia e depressão.[2,9] A partir dos 50 anos de idade, ocorre uma involução gradual das dimensões glandulares em ambos os sexos.

Os lobos anterior e posterior da hipófise são facilmente distinguidos pela RM. Excetuando-se as situações anteriormente referidas (neonatos e gravidez), o lobo anterior apresenta sinal isointenso ao da substância branca nas seqüências T1 e T2, ao passo que o lobo posterior é hiperintenso na seqüência T1 e discretamente hiperintenso em T2. Não se esclareceu ainda, de forma definitiva, qual seria a substância responsável pelo sinal hiperintenso característico do lobo posterior na ponderação T1. Vesículas fosfolipídicas ligadas ao hormônio antidiurético (ADH), o próprio ADH, neurofisinas e combinações desses componentes são algumas das possibilidades já sugeridas.

Independentemente da sua estrutura química, o brilho da hipófise posterior é visualizado em 60 a 90% dos pacientes saudáveis (Fig. 11.4). O seu índice de detecção pode, contudo, chegar a 100% se utilizarmos cortes finos e contíguos em múltiplos planos e orientação ântero-posterior do gradiente de leitura (exame direcionado à região selar), representando um marcador de integridade do eixo hipotálamo-hipofisário. Dessa forma, a ausência da visualização do brilho posterior da hipófise à RM do encéfalo de rotina (cortes espessos e sem contigüidade) não deve ser considerada uma evidência de distúrbio da neuro-hipófise.[1,2] Todavia, sua ausência em exame direcionado (cortes finos, contíguos em aquisições multiplanares) deve ser considerada patológica até que se prove o contrário.

Qualquer processo que prejudique o transporte de hormônio antidiurético do hipotálamo ao lobo posterior pode resultar no acúmulo do material de sinal hiperintenso na eminência mediana ou na haste hipofisária proximal à obstrução. Esse fenômeno já foi descrito em associação com tumores hipofisários, após hipofisectomia, após transecção traumática da haste, na sarcoidose e na deficiência congênita de GH.[10,11]

A haste hipofisária (HH) é caracteristicamente hipointensa em relação à neuro-hipófise nas imagens ponderadas em T1, com ou sem contraste. Em relação ao quiasma óptico, a HH é caracteristicamente hipointensa nas imagens sem contraste e hiperintensa nas contrastadas.

A HH normal não possui barreira hematoencefálica, razão por que a utilização do contraste permite uma melhor visualização da mesma.[12] Essa captação pode ser irregular, sem denotar anormalidade, e varia de acordo com o grau de extensão do recesso infundibular do terceiro ventrículo na HH.

Determinou-se que a espessura da haste é, em adultos, de 3,25 ± 0,56 mm junto à eminência mediana, adelgaçando-se progressivamente, sem alterações abruptas da sua espessura ou contorno, sendo de 1,91 ± 0,4 mm seu diâmetro na inserção hipofisária. Na porção média, a espessura não ultrapassa 2,8 mm. Embora não tenham sido fixados parâmetros estatísticos exatos para a definição da espessura da haste em crianças, considera-se que essa espesssura não deve ultrapassar 2 mm ou ser maior que o diâmetro da artéria basilar. O posicionamento excêntrico da haste, por si só, não deve ser

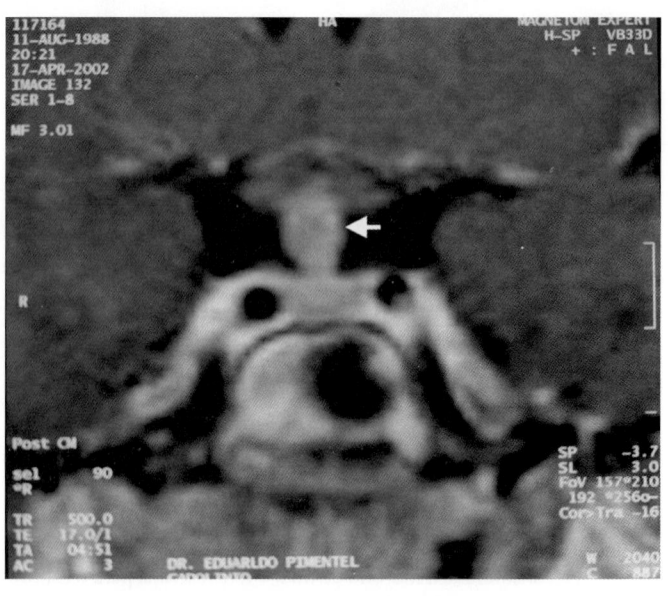

Fig. 11.4 Espessamento da haste hipofisária em adolescente do sexo feminino, com 13 anos (seta). Biópsia transfrontal não-esclarecedora.

interpretado como patológico, podendo ser encontrado em cerca de 34% da população normal, atribuindo-se principalmente à progressão caudal assimétrica do espaço subaracnóideo.[12]

ESPESSAMENTO DA HASTE HIPOFISÁRIA: CORRELAÇÕES CLÍNICAS

O espessamento da HH pode se associar, em todas as faixas etárias, a disfunções neuro- ou adeno-hipofisárias, e o seu achado em exames de imagem exige o aprofundamento da propedêutica.[12,13]

Em crianças, o diagnóstico diferencial do espessamento de haste inclui diabetes insípido (DI) central auto-imune (anticorpos anti-células produtoras de vasopressina), germinoma, histiocitose de Langerhans e infundíbulo-neuro-hipofisite auto-imune.[12–14] Causas mais raras incluem, por exemplo, tuberculose ou metástases.[15] Com relação ao DI, a classificação como idiopático torna-se menos freqüente se houver propedêutica adequada para esclarecimento etiológico. A ausência do brilho da hipófise posterior, mais bem visualizado na RM sem contraste, reforça o diagnóstico clínico de DI. A RM normal ou apenas com o achado de espessamento de haste não descarta a presença de uma lesão hipotalâmica, e o paciente deve ser seguido com exames de RM seriados. A RM sem contraste pode não visualizar pequenas alterações no assoalho do terceiro ventrículo, que são cruciais para estabelecer o diagnóstico precoce. Portanto, as imagens devem sempre ser realizadas com e sem contraste, pois o seu uso facilita a identificação de alterações sutis da região hipotálamo-hipofisária.[13]

Recentemente, foi demonstrada a importância do espessamento de haste como achado isolado em crianças e adolescentes com diagnóstico inicial de DI idiopático.[16] Em todos os 9 pacientes, o espessamento de haste foi a primeira anormalidade detectada à RM. Durante a evolução, o diagnóstico de germinoma foi possível em 6 pacientes em virtude de o seguimento com RM ter sido realizado rotineiramente (a cada 3 a 6 meses) e todas as lesões biopsiadas, quando ocorria progressão das mesmas ou a presença de marcadores (β-hCG e α-fetoproteína) no líquor (LCR) era estabelecida. A dosagem dos marcadores tumorais no soro não se mostrou eficaz (ausentes em todos os pacientes portadores de germinoma). Já a dosagem no LCR apresentou maior sensibilidade (43%), devendo ser utilizada de rotina.

Na avaliação do espessamento de haste em crianças (Fig. 11.5), os autores recomendam avaliação do LCR à apresentação e biópsia quando a lesão se estende além da haste ou se os marcadores tumorais, no LCR ou plasma, estiverem presentes. Adaptamos o algoritmo sugerido pelos autores para utilização em nosso Serviço, na investigação de crianças e adolescentes com DI central sem etiologia definida (Fig. 11.5).

Em adultos, à semelhança do que ocorre em crianças, o aumento na espessura da haste está correlacionado ao quadro de diabetes insípido (DI), ao comprometimento variável na função adeno-hipofisária e à hiperprolactinemia discreta (em até 40% dos pacientes).[17] A etiologia mais provável no adulto é infundíbulo-neuro-hipofisite auto-imune (Fig. 11.6), uma das variantes da hipofisite linfocítica.[18–22]

Na forma clássica, a hipofisite linfocítica (HL) ou hipofisite adenolinfocítica foi descrita como lesão inflamatória limitada à adeno-

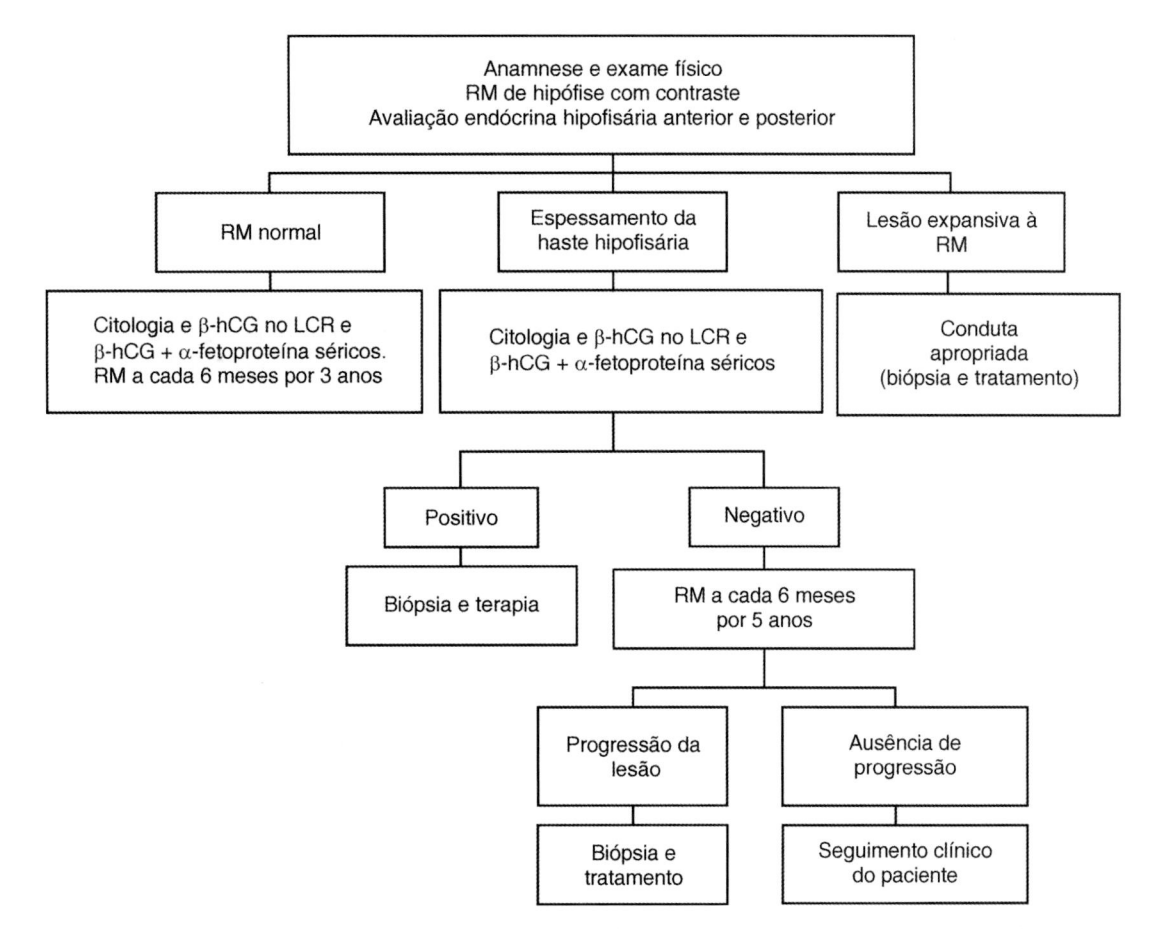

Fig. 11.5 Algoritmo para avaliação do diabetes insípido central de etiologia desconhecida. (RM = ressonância magnética; LCR = líquido cefalorraquidiano.)

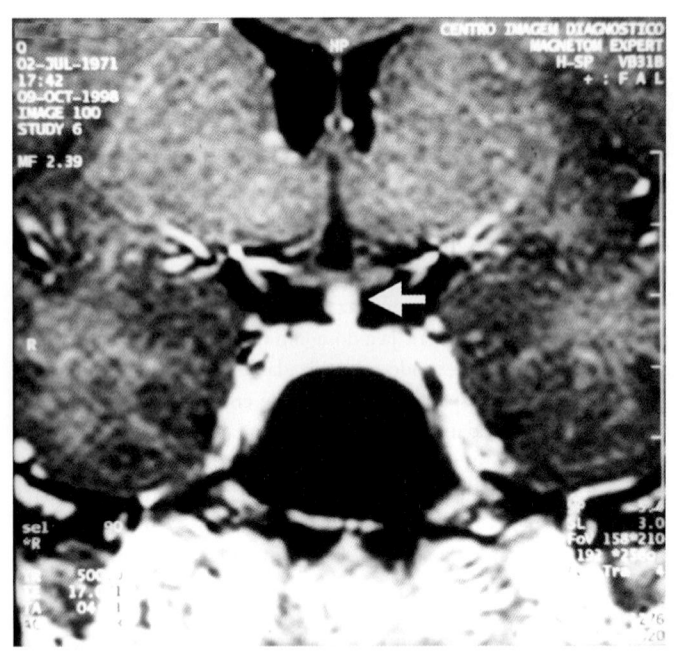

Fig. 11.6 Espessamento da haste hipofisária (*seta*) em paciente do sexo feminino, adulta, que se apresentou à consulta para esclarecimento de diabetes insípido (infundíbulo-neuro-hipofisite).

hipófise. Posteriormente, percebeu-se que, em alguns casos, havia o envolvimento exclusivo do tronco infundibular e do lobo posterior. Para esses casos, foi criada a denominação infundíbulo-neuro-hipofisite linfocítica. Finalmente, criou-se a terminologia infundíbulo-hipofisite linfocítica ou pan-hipofisite linfocítica quando havia acometimento de ambas, adeno-hipófise e infundíbulo-neuro-hipófise. Alguns autores[22] preferem o termo hipofisite auto-imune, seguido da localização anatômica específica (anterior e/ou posterior), quando conhecida. Caracteristicamente, o quadro se manifesta em mulheres e, em cerca de 60% dos casos, surge logo após o parto ou no final da gestação.[18] Contudo, também foi descrito em homens, em adolescentes e em mulheres na pós-menopausa. A HL é seis a oito vezes mais comum no sexo feminino e pode se associar a outras doenças auto-imunes.[18-21] Entre 379 casos, detectou-se em 18% a concomitância de doenças auto-imunes adicionais, com maior prevalência para a tiroidite de Hashimoto (presente em 7,4% dos pacientes).[22]

A HL comumente se manifesta por DI associado ou não ao comprometimento variável da função hipofisária anterior. A apresentação clínica da doença inclui quatro categorias de sintomas,[18-25] comentadas a seguir:

- Sintomas relacionados ao efeito de massa, como cefaléia (em 46% dos casos) e distúrbios visuais (em cerca de um terço dos pacientes), sobretudo diminuição da acuidade visual e defeitos dos campos visuais (Quadro 11.1). Raramente (em cerca de 4% dos casos) surge diplopia, devido à extensão lateral para o seio cavernoso, com compressão do III, IV ou VI nervos cranianos.

Também rara é a ocorrência de apoplexia hipofisária em pacientes com HL.

- Sintomas derivados da deficiência de um ou mais hormônios hipofisários (presentes em até 60 a 70% dos pacientes). As células mais afetadas são os corticotrofos (33%), lactotrofos (31%), gonadotrofos (26%) e tirotrofos (13%). Quase sempre os somatotrofos são poupados. Entre as deficiências isoladas, a mais comum é a de ACTH.
- Sintomas relacionados à hiperprolactinemia (principalmente amenorréia/oligomenorréia e galactorréia), observados em cerca de 20% das pacientes.
- DI ocorre em cerca de 35% dos pacientes com HL e em até 98% daqueles com diagnóstico de infundíbulo-neuro-hipofisite (Quadro 11.1). O DI pode ser mascarado pelo hipocortisolismo e apenas se manifestar quando iniciada a reposição do glicocorticóide.[26]

Na hipofisite linfocítica, os achados típicos à RM incluem aumento simétrico da hipófise, haste espessada mas raramente desviada e assoalho selar usualmente intacto. O sinal hiperintenso da neuro-hipófise está ausente nas pacientes com DI. Em contraste, macroadenomas são assimétricos, desviam ou deslocam a haste, causam depressão ou erosão do assoalho selar e apenas raramente obscurecem o sinal de hiperintensidade da neuro-hipófise. Um outro aspecto mais sugestivo da HL é a homogeneidade pré-contraste da massa hipofisária. Contudo, uma aparência cística foi observada em 5% dos casos de HL.[22] O diagnóstico definitivo da doença somente é possível com a biópsia hipofisária. Entretanto, o quadro clínico anterior, associado aos achados de imagem característicos, e a época de instalação dos sintomas (periparto) são suficientes para o diagnóstico e conduta conservadora.[22] Eventualmente, a HL pode se mostrar como uma massa com extensão supra-selar ou justasselar, com invasão do seio cavernoso.[27]

A *história natural* do acometimento auto-imune da hipófise é variável, havendo relatos de recuperação da função hipofisária sem nenhum tratamento, bem como recidiva do quadro após um perí-

QUADRO 11.1

Manifestações Clínico-laboratoriais em 379 Pacientes com Hipofisite Linfocítica

Sintoma	HAL (n = 245)	INHL (n = 39)	PHL (n = 95)	Todos os Casos (n = 379)
Cefaléia	53%	13%	41%	46%
Distúrbios visuais	43%	3%	18%	32,5%
Hipocortisolismo	42%	8%	19%	33%
Hipotiroidismo	18%	0%	17%	16%
Hipogonadismo	12%	3%	14%	11,5%
Incapacidade para amamentar	11%	0%	5%	8,5%
Poliúria, polidipsia (DI)	1%	98%	83%	37,5%
Hiperprolactinemia	23%	5%	17%	19,5%

HAL = hipofisite adenolinfocítica; PHL = pan-hipofisite linfocítica; INHL = infundíbulo-neuro-hipofisite linfocítica.
Adaptado da Ref. 22.

odo de melhora espontânea ou uma cirurgia transesfenoidal bem-sucedida.[18,22,28]

Como já salientado, a avaliação cuidadosa dos dados clínicos, laboratoriais e de imagem permite a adoção de conduta conservadora nas pacientes em que se suspeita de HL, sendo a biópsia utilizada excepcionalmente. Pacientes sem um comprometimento visual significativo e sem sintoma de efeito de massa podem ser seguidos clínica e radiologicamente. Aqueles com comprometimento visual ou sintomas de massa devem ser encaminhados à cirurgia, com ambas as finalidades: terapêutica e diagnóstica. Ainda que não tenham eficácia comprovada em todos os casos, existem relatos de sucesso terapêutico com os glicocorticóides.[29,30] Também já foram relatados casos em que o uso de azatioprina[31] ou de radioterapia estereotáxica[32] se mostrou bem-sucedido.

No adulto, os diagnósticos diferenciais mais importantes da HL são as doenças granulomatosas, notadamente a tuberculose e a sarcoidose. Quando acompanhadas de acometimento sistêmico, o diagnóstico é mais simples. Caso contrário, o diagnóstico de certeza só será estabelecido após a biópsia.[33] Germinomas, metástases e linfomas são outros possíveis diagnósticos diferenciais.[17,33-35] Na Fig. 11.7 consta o fluxograma adotado no nosso Serviço para o diagnóstico diferencial de espessamento de haste no adulto.

Recentemente, introduziu-se uma classificação, baseada nos achados anatomopatológicos, que distingue a HL de outras formas, respectivamente hipofisite granulomatosa, que é caracterizada por inflamação granulomatosa isolada da glândula pituitária, e hipofisite xantomatosa, definida histologicamente pela presença de numerosos histiócitos com alto conteúdo de lípides. Atualmente não está claro se essas três condições são entidades distintas ou meramente manifestações diferentes de uma mesma doença. Elas partilham características clínicas e radiológicas, não havendo uma maneira confiável de diferenciá-las sem o exame histológico.[17,18]

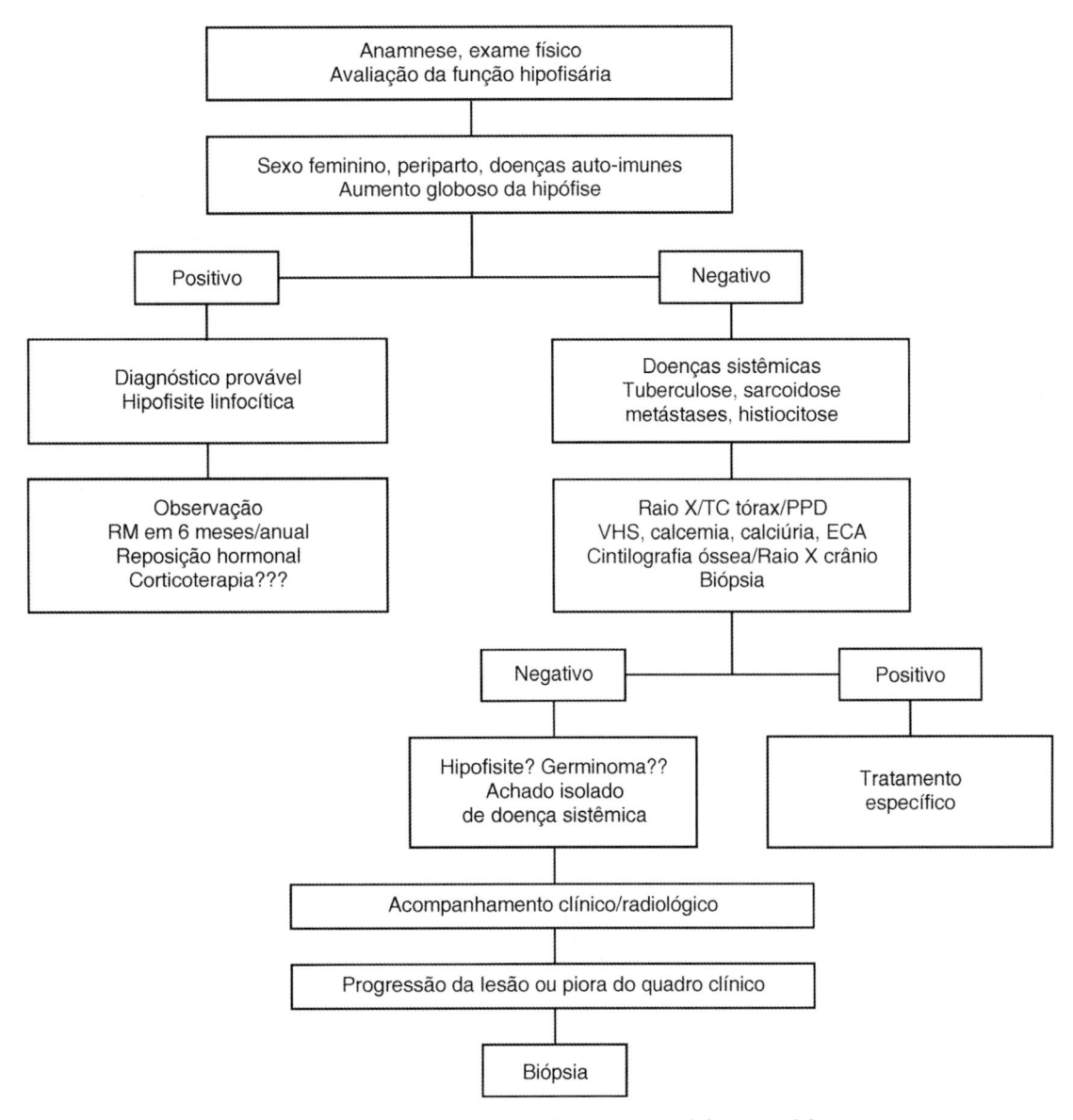

Fig. 11.7 Algoritmo para investigação de espessamento da haste em adultos.

AFILAMENTO E AUSÊNCIA DA HASTE HIPOFISÁRIA: CORRELAÇÕES COM O HIPOPITUITARISMO

Alterações morfológicas da haste hipofisária vêm sendo correlacionadas ao hipopituitarismo, e a sua expressão clínica mais freqüente é o nanismo hipofisário. O termo nanismo hipofisário designa um grupo heterogêneo de doenças secundárias à deficiência de hormônio do crescimento (GH), caracterizado por baixa estatura, baixa velocidade de crescimento e maturação óssea retardada. A deficiência de GH pode vir isolada ou associada à de outros hormônios da adeno-hipófise. Os achados à RM variam desde a anatomia hipotálamo-hipofisária normal até as alterações classicamente descritas: hipoplasia de sela túrcica e hipófise, afilamento, interrupção abrupta ou ausência da haste hipofisária e neuro-hipófise ectópica (Figs. 11.8 e 11.9).[1,2]

A RM de hipófise pode ser muito útil na predição do padrão e da gravidade do hipopituitarismo em pacientes com deficiência de GH. Kornreich et al.[36] compararam os achados à RM de 44 pacientes com deficiência de GH, correlacionando-os à gravidade do hipopituitarismo (Quadro 11.2). A maioria dos pacientes com deficiência isolada de GH (DIGH) apresentou a haste afilada ou abruptamente interrompida e a adeno-hipófise pequena ou normal. A ausência da haste hipofisária e da adeno-hipófise é característica e altamente sugestiva da deficiência múltipla de hormônios hipofisários (DMHH). No entanto, mutações genéticas não foram rastreadas nesses pacientes. O sinal hiperintenso da neuro-hipófise pode se encontrar ectópico, usualmente próximo à eminência média, em um percentual elevado de pacientes (Quadro 11.2). Essas alterações estruturais da região hipotálamo-hipofisária podem ser úteis na propedêutica do nanismo hipofisário.

No Serviço de Endocrinologia do Hospital Felício Rocho, solicitamos RM, com ênfase no estudo da haste hipofisária, para pacientes

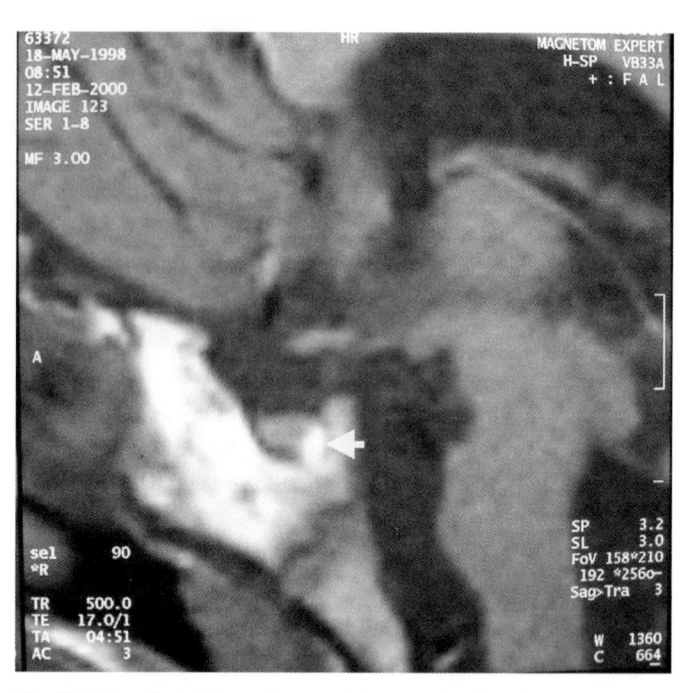

Fig. 11.9 Hipoplasia da haste: hipersinal da neuro-hipófise tópica (seta). Corte sagital em T1.

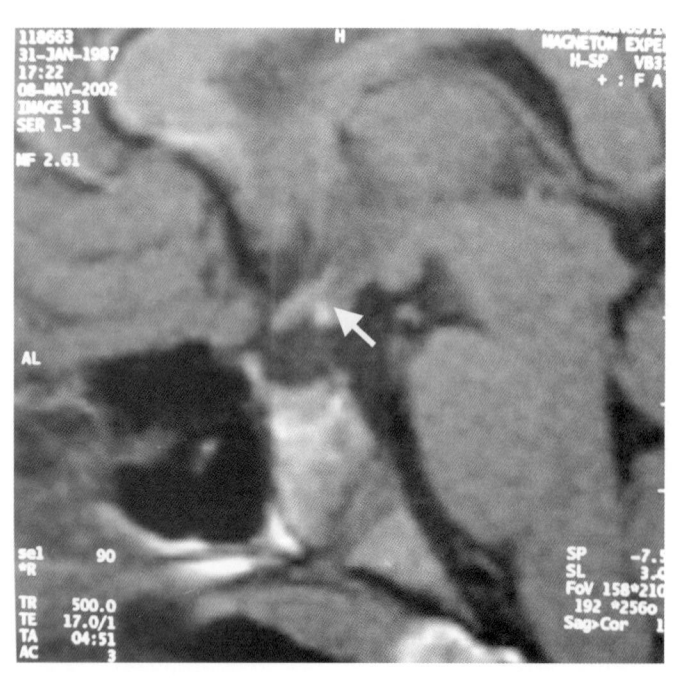

Fig. 11.8 Aplasia da haste com hipersinal da neuro-hipófise ectópica, próximo da eminência mediana, notando-se, ainda, hipoplasia hipofisária (seta). Corte sagital em T1.

que se apresentam com altura inferior ao terceiro percentil para idade cronológica, velocidade de crescimento inferior ao terceiro percentil para sua idade óssea e previsão de estatura final inferior à média dos pais, quando a avaliação laboratorial não identificou nenhum mecanismo etiológico. Caso sejam encontrados sinais radiológicos compatíveis com deficiência de GH, os pacientes são submetidos à terapêutica de prova com o hormônio de crescimento recombinante humano. O diagnóstico de deficiência funcional da secreção de GH é confirmado pelo aumento em 50% da velocidade de crescimento nos primeiros 6 ou 12 meses. Essa abordagem é baseada no protocolo proposto por Moran et al.[37] em 1995.

A patogênese das alterações radiológicas associadas ao nanismo hipofisário ainda é controversa. Originalmente, acreditava-se que seria conseqüente à ruptura traumática da haste hipofisária durante o parto. Uma alta incidência de partos pélvicos já foi observada nesse grupo, porém a hipótese do trauma não explica tais achados em um percentual relativamente alto de pacientes com parto normal, nem explica uma outra característica encontrada em alguns subtipos de nanismos hipofisários, que consiste em hipoplasia hipofisária com neuro-hipófise normal.[17]

Uma segunda hipótese,[10] baseada no desenvolvimento embriológico anormal da adeno-hipófise e da neuro-hipófise, foi proposta e vem sendo respaldada pelas descobertas genômicas na área da organogênese hipofisária.

Como citado anteriormente, novas teorias da embriogênese do encéfalo rostro-medial sugerem que a glândula pituitária seja formada como uma única estrutura a partir do ectoderma neural de uma pequena área da superfície da placa neural. É curioso observar que todas as grandes anormalidades cerebrais da linha média, como a holoprosencefalia, a disgenesia do corpo caloso e a displasia septo-óptica (DSO) ou síndrome de Morsier, podem ser associadas com deficiências hipotálamo-hipofisárias. A análise da associação entre deficiência hipotálamo-hipofisária e anomalias cerebrais congênitas, assim como

QUADRO 11.2
Comparação dos Achados à Ressonância Magnética (RM) entre Pacientes Portadores de Deficiência Isolada de GH (DIGH) e Pacientes Portadores de Deficiência Múltipla de Hormônios Hipofisários (DMHH)

RM	DIGH	DMHH
Haste hipofisária afilada ou interrompida	90%	4%
Haste hipofisária ausente	5%	96%
Haste hipofisária normal	5%	0%
Neuro-hipófise ectópica	81%	91%
Adeno-hipófise normal	62%	30%
Adeno-hipófise hipoplásica	29%	26%
Adeno-hipófise ausente	9%	44%

Adaptado da Ref. 36.

a relação de proximidade topográfica entre adeno-hipófise, hipotálamo e neuro-hipófise, sugere que a falência dos eventos indutores normais da placa neural rostromedial possa explicar as anormalidades à RM encontradas na deficiência congênita de GH.

Osório et al.[38] compararam as alterações à RM de pacientes com deficiência de GH, associada ou não a mutações dos genes do receptor de GHRH (GHRH-R), do hormônio de crescimento (GH-1) e do PROP-1. Nesse estudo foi demonstrada a importância da RM de hipófise e do padrão de resposta hormonal hipofisário a testes de estímulo na seleção de pacientes com provável hipopituitarismo de origem genética. Também foi observado que partos traumáticos se associam à haste hipofisária afilada ou interrompida, à neuro-hipófise ectópica e a deficiências hormonais de origem hipotalâmica. Já o grupo de pacientes com mutações de GH-1, GHRH e PROP-1 tem uma maior incidência de consangüinidade, haste hipofisária intacta, neuro-hipófise tópica e deficiência hormonal de origem hipofisária.[35]

Dessa maneira, a utilização da RM associada aos métodos de investigação molecular do nanismo hipofisário permite o esclarecimento etiopatogênico detalhado da causa da deficiência de GH.

CONCLUSÕES

O maior detalhamento da haste hipofisária obtido com o advento da RM tem permitido a identificação de entidades patológicas específicas, tais como germinomas e histiocitose de Langerhans, em situações clínicas que antes eram tidas como idiopáticas, possibilitando o diagnóstico precoce e o tratamento individualizado dos pacientes. As alterações da haste à RM descritas na deficiência congênita de GH suscitaram as dúvidas quanto à sua patogênese, questionando a clássica teoria de ruptura traumática da haste hipofisária durante o parto e impulsionando as investigações dos genes envolvidos na embriogênese hipofisária, as quais têm gerado grandes contribuições para a compreensão do hipopituitarismo de causa genética.

BIBLIOGRAFIA

1. Bonneville JF, Cattin F, Bonneville F. Imaging of pituitary adenomas. *Presse Med*, 2009; *38*:84-91.
2. Fujisawa I. Magnetic resonance imaging of the hypothalamic-neurohypophyseal system. *J Neuroendocrinol*, 2004; *16*:297-302.
3. Elster AD. Modern imaging of the pituitary. *Radiology*, 1993; *187*:1-14.
4. Gianella MLCC, Giannela Neto D. Deficiência múltipla hipotálamo-hipofisária: defeito no gene "Prophet of Pit-1" (Prop-1). *Arq Bras Endocrinol Metab*, 2000; *44*:162-74.
5. Valença MM, Elias LLK, Elias PCL, et al. Anatomia e fisiologia do hipotálamo e da glândula pituitária. *In*: Cukiert A, Liberman B. *Neuroendocrinologia Clínica e Cirúrgica*. São Paulo: Lemos, 2002:21-79.
6. Melmed S, Kleinberg D, Anterior Pituitary. In Kronenberg HM, Melmed S, Polonsky KS, Larsen PR (eds). *Williams Textbook of Endocrinology*. 11th ed. Philadelphia: WB Saunders, 2008:155-262.
7. Handfas BW, Maia Jr ACM, Tamelini AM. Ressonância magnética em patologias da região selar e parasselar. *In*: Cukiert A, Liberman B. *Neuroendocrinologia Clínica e Cirúrgica*. São Paulo: Lemos, 2002:395-435.
8. Kroese JM, Grootendorst AF, Schelfhout LJ. Postpartum amenorrhoea-galactorrhoea associated with hyperprolactinaemia and pituitary enlargement in primary hypothyroidism. *Neth J Med*, 2004; *62*:28-30.
9. MacMaster FP, Kusumakar V. MRI study of the pituitary gland in adolescent depression. *J Psychiatr Res*, 2004; *38*:231-6.
10. Triuçzi F, Scotti G, di Natale B, et al. Evidence of a congenital midline brain anomaly in pituitary dwarfs: A magnetic ressonance imaging study in 101 patients. *Pediatrics*, 1994; *93*:409-16.
11. Chen S, Léger J, Garel, et al. Growth hormone deficiency with ectopic neurohypophysis: Anatomical variations and relationship between the visibility of the pituitary stalk asserted by magnetic ressonance imaging and anterior pituitary function. *J Clin Endocrinol Metab*, 1999; *84*:2408-13.
12. Simmons GE, Suchnicki JE, Rak K, Damiano TR. MR Imaging of the pituitary stalk: Size, shape, and enhancement pattern. *Am J Rad*, 1992; *159*:375-7.
13. Leger J, Velasquez A, Garel C, et al. Thickened pituitary stalk on magnetic resonance imaging in children with central diabetes insipidus. *J Clin Endocrinol Metab*, 1999; *84*:1954-60.
14. Andronikou S, Furlan G, Fieggen AG, Wilmshurst J. Two unusual causes of pituitary stalk thickening in children without clinical features of diabetes insipidus. *Pediatr Radiol*, 2003; *33*:499-502.
15. Ahmadi H, Larsson EM, Jinkins JR. Normal pituitary gland. Coronal MR imaging of infundibular tilt. *Radiology*, 1990; *177*:389-92.
16. Mootha SL, Barkovich AJ, Grumbach MM, et al. Idiopathic hypothalamic diabetes insipidus, pituitary stalk thickening, and the occult intracranial germinoma in children and adolescents. *J Clin Endocrinol Metab*, 1997; *82*:1362-67.
17. Dias EP, Soares MMS. Hipofisite linfocítica. *In*: Vilar L, et al (eds). *Endocrinologia Clínica*. 2.ª ed. Rio de Janeiro: MEDSI, 2001:87-90.
18. Drummond JB, Martins JCT, Soares MMS, Dias EP. Alterações da haste hipofisária e suas implicações clínicas. *Arq Bras Endocrinol Metab*, 2003; *47*:458-66.

19. Leung GK, Lopes MB, Thorner MO, et al. Primary hypophysitis: a single-center experience in 16 cases. *J Neurosurg*, 2004; *101*:262-71.
20. Ezzat S, Thodou E, et al. Lymphocytic hypophysitis: Clinicopathological findings. *J Clin Endocrinol Metab*, 1995; *8*:2302-11.
21. De Bellis A, Bizzarro A, Bellastella A. Pituitary antibodies and lymphocytic hypophysitis. *Best Pract Res Clin Endocrinol Metab*, 2005; *19*:67-84.
22. Caturegli P, Newschaffer C, Olivi A, et al. Autoimmune hypophysitis. *Endocr Rev*, 2005; *26*:599-614.
23. Imura H, Nakau K, Shimatsu A, et al. Lymphocytic infundibuloneurohypophysitis as a cause of central diabetes insipidus. *N Engl J Med*, 1993; *329*:683-9.
24. Beressi N, Beressi JP, Cohen R, et al. Lymphocytic hypophysitis. A review of 145 cases. *Ann Med Interne* (Paris), 1999; *150*:327-41.
25. Cheung CC, Ezzat S, Smyth HS, Asa SL. The spectrum and significance of primary hypophysitis. *J Clin Endocrinol Metab*, 2001; *86*:1048-53.
26. Huang CH, Chou KJ, Lee PT, et al. A case of lymphocytic hypophysitis with masked diabetes insipidus unveiled by glucocorticoid replacement. *Am J Kidney Dis*, 2005; *45*:197-200.
27. Kanou Y, Arita K, Kurisu K, et al. Infundibuloneurohypophysitis presenting a large sellar-juxtasellar mass: case report. *Surg Neurol*, 2004; *61*:278-81; discussion on 281-2.
28. Tsagarakis S, Vassiliadi D, Malagari K, et al. Lymphocytic hypophysitis: late recurrence following successful transesphenoidal surgery. *Endocrine*, 2004; *25*:85-90.
29. Kristof RA, Van Roost D Klingmuller D, et al. Lymphocytic hypophysitis: non-invasive diagnosis and treatment by high dose methylprednisolone pulse therapy? *J Neurol Neurosurg Psychiatry*, 1999; *67*:398-402.
30. Jo YS, Lee HJ, Rha SY. Lymphocytic hypophysitis with diabetes insipidus: improvement by methylprednisolone pulse therapy. *Korean J Intern Med*, 2004; *19*:189-92.
31. Lecube A, Francisco G, Rodriguez D, et al. Lymphocytic hypophysitis successfully treated with azathioprine: first case report. *Neurol Neurosurg Psychiatry*, 2003; *74*:1581-3.
32. Selch MT, DeSalles AA, Kelly DF, et al. Stereotactic radiotherapy for the treatment of lymphocytic hypophysitis. Report of two cases. *J Neurosurg*, 2003; *99*:591-6.
33. Houdouin L, Polivka M, Henegar C, et al. Pituitary germinoma and lymphocytic hypophysitis: a pitfall. Report of two cases. *Ann Pathol*, 2003; *23*:349-54.
34. Capra M, Wherrett D, Weitzman S, et al. Pituitary stalk thickening and primary central nervous system lymphoma. *J Neurooncol*, 2004; *67*:227-31.
35. Lipscombe L, Asa SL, Ezzat S. Management of lesions of the pituitary stalk and hypothalamus. *Endocrinologist*, 2003; *13*:38-51.
36. Kornreich L, Horev G, Lazar L, et al. MR findings in growth hormone deficiency: Correlation with severity of hypopituitarism. *Am J Neuroradiol*, 1998; *19*:1495-99.
37. Moran A, Brown D, Doherty L, et al. Diagnosis, monitoring and treatment of short stature in children: Twin cities community standards. *Endocrinologist*, 1995; *5*:272-7.
38. Osório MGF, Marui S, Jorge AAL, et al. Pituitary magnetic ressonance imaging and function in patients with growth hormone deficiency with and without mutations in GHRH-R, GH-1, or PROP-1 genes. *J Clin Endocrinol Metab*, 2002; *87*:5076-84.

Manuseio do Diabetes Insípido

Lucio Vilar, Luciana Ansaneli Naves, Edmundo Leal, Luiz Augusto Casulari

INTRODUÇÃO

Diabetes insípido (DI) é uma síndrome clinicamente caracterizada pela excreção de volume excessivo de urina diluída. Em adultos com ingestão irrestrita de líquidos, o volume urinário nas 24 h tipicamente supera 45–50 mL/kg, e a osmolalidade urinária (U_{Osm}) é < 300 mOsm/kg.[1-3]

O DI resulta de dois mecanismos principais: deficiência na síntese da arginina vasopressina (AVP) – também chamada vasopressina ou hormônio antidiurético (ADH) – e diminuição da sensibilidade renal a esse hormônio. No primeiro caso, temos o chamado *DI neurogênico*, também dito *central*, *hipotalâmico*, *neuro-hipofisário*, *craniano* ou *responsivo à vasopressina*. No segundo, temos o *DI nefrogênico* ou *não-responsivo à vasopressina*. Um terceiro e raro tipo de DI tem sido relatado durante a gravidez, e resulta de excessiva degradação da AVP por uma vasopressinase produzida pela placenta. Alguns autores utilizam a denominação *DI gestacional* para essa condição.[3,4]

Uma outra importante causa de poliúria hipotônica é a polidipsia primária (PP), que se caracteriza por ingestão excessiva de líquidos. Tal fato produz leve diminuição na osmolalidade plasmática e, conseqüentemente, inibição da secreção da AVP. Por isso, alguns autores consideram a PP como uma forma adicional de DI.[3-5]

De acordo com a magnitude do distúrbio na produção ou ação da AVP, o DI pode também ser classificado como parcial ou completo. No DI central parcial, a capacidade residual da AVP limita-se a cerca de 10 a 20% do normal.[3,4]

Os principais tipos de DI, com suas respectivas etiologias, estão listados no Quadro 12.1. O DI neurogênico ou central é a forma mais comum, respondendo por 80 a 85% dos casos.[1,3]

CONSIDERAÇÕES GERAIS SOBRE A AVP

Síntese e Estrutura da AVP

A AVP é um nonapeptídeo com peso molecular de 1.228 kDa, sintetizado pelos neurônios magnocelulares dos núcleos supra-ópticos (SON) e dos núcleos paraventriculares (PVN) do hipotálamo. Os SON são formados quase inteiramente por neurônios magnocelulares, cujos axônios compõem o trato supra-óptico-hipofisário, o qual termina na neuro-hipófise ou hipófise posterior. Os PVN contêm neurônios magnocelulares que se projetam para a neuro-hipófise, bem como neurônios parvocelulares que se estendem à eminência média ou a centros autonômicos no tronco cerebral.[3,4]

A AVP e sua proteína carreadora, a neurofisina II (NP-II), são derivados de um precursor comum (*pré-pró-vasopressina*) que contém três regiões peptídicas: um peptídeo sinalizador e a AVP na posição terminal NH_2, uma região NP-II central e uma glicoproteína, denominada copeptina, na posição terminal COOH.[2,3] Cada região da proteína precursora, por sua vez, é codificada por um dos três éxons do gene do precursor da AVP que, em humanos, está localizado no cromossomo 20p13. Na etapa seguinte da síntese da AVP, é gerado o pró-hormônio (*pró-vasopressina*) pela retirada do peptídeo sinalizador da pré-pró-vasopressina, ainda nos ribossomos dos neurônios dos PVN e SON. A pró-vasopressina é então transportada dentro de grânulos neurossecretórios, através do trato supra-óptico-hipofisário, onde sofre a ação sucessiva de endopeptidases (clivagem entre os aminoácidos −1 e 1; 12 e 13; 106 e 107), exopeptidases (remoção dos aminoácidos 11, 12, 106), monooxigenases (hidroxilação da glicina na posição 10) e liases (formação da glicinamida na posição 9), dando origem a três polipeptídeos: a vasopressina (resíduos 1–9), a vasopressina-neurofisina II (VP-NP-II) (resíduos 13–105) e um glicopeptídeo chamado copeptina (resíduos 107–145). Esses polipeptídeos vão ser armazenados na neuro-hipófise, sendo posteriormente liberados na circulação sob um estímulo excitatório (Fig. 12.1).[4,5] O outro hormônio sintetizado nos núcleos paraventriculares e supra-ópticos hipotalâmicos, e também armazenado na hipófise posterior, é a oxitocina, cuja neurofisina é a NP-I.[3]

Controle da Secreção da AVP

A osmolalidade plasmática (P_{Osm}) é normalmente mantida dentro de uma estreita faixa que varia de 285 a 295 mOsm/kg. Essa constância da P_{Osm} depende do equilíbrio entre a entrada de água (controlada pela sensação fisiológica de sede) e a excreção renal de água (regulada pela secreção e ação da AVP). Fisiologicamente, a P_{Osm} é o principal regulador de ambas, sede e secreção da AVP, através de neurônios especializados e osmoticamente sensíveis (*osmorreceptores*), localizados no hipotálamo anterior. Um aumento tão pequeno quanto 1–2% na P_{Osm} já é suficiente para aumentar a secreção da AVP (Fig. 12.2).[1,3,4]

Em caso de aumento da osmolalidade plasmática (p.ex., na desidratação), os osmorreceptores desencadeiam a liberação da AVP,

QUADRO 12.1
Etiologia do Diabetes Insípido (DI)

I. DI Neurogênico ou Central (*Deficiência de AVP*)
  A. Genético
  Autossômico dominante (cromossomo 20, gene da AVP-neurofisina)
  Autossômico recessivo (cromossomo 20, gene da AVP-neurofisina)
  Recessivo, ligado ao X (cromossomo Xq28)
  Autossômico recessivo (síndrome de Wolfram, cromossomo 4p16, gene *WFS1*)
  B. Congênito
  Displasia septo-óptica
  Associado a lábio leporino, palato em ogiva e outros defeitos craniofaciais da linha média
  Microencefalia, porencefalia, síndrome de Laurence-Moon-Biedl etc.
  Agenesia ou hipogenesia da hipófise
  C. Adquirido
  Traumático (neurocirurgias, traumatismo crânio-encefálico)
  Neoplasias
    Primárias (craniofaringioma, disgerminoma, meningioma, adenoma etc.)
    Metastáticas (pulmão, mama etc.)
    Hematológicas (linfoma, leucemia não-linfocítica)
  Granulomas (neurossarcoidose, histiocitose, granulomatose de Wegener, xantoma disseminado)
  Infecções (meningite crônica, encefalite viral, toxoplasmose, abscesso hipofisário etc.)
  Auto-imune (infundíbulo-neuro-hipofisite linfocítica, esclerodermia, esclerose sistêmica, lúpus eritematoso)
  Toxinas (veneno de serpente, tetrodotoxina)
  Vascular (síndrome de Sheehan, aneurisma carotídeo, encefalopatia hipóxica)
  Idiopático

II. DI Nefrogênico (*Resistência à AVP*)
  A. Adquirido
  Drogas (lítio, metoxiflurano, demeclociclina, aminoglicosídeos, cisplatina, rifampicina, colchicina, contrastes radiológicos, lobenzarit, foscarnet, metotrexato, ofloxacina etc.)
  Distúrbios metabólicos (hipocalemia, hipercalcemia, hipercalciúria)
  Doenças renais crônicas (doença policística, doença cística medular, pielonefrite, nefropatia analgésica etc.)
  Uropatia obstrutiva (pós-obstrução ureteral ou uretral)
  Doenças sistêmicas (anemia falciforme, mieloma múltiplo, doença de Sjögren, amiloidose, sarcoidose, hemocromatose)
  Após transplante renal ou necrose tubular aguda
  Neoplasias (sarcoma)
  Gravidez
  Idiopático
  B. Genético
  Recessivo, ligado ao cromossomo X (mutações do gene do receptor V_2)
  Autossômico recessivo (mutações do gene da aquaporina-2)
  Autossômico dominante (mutações do gene da aquaporina-2)

III. DI Associado à Gravidez (*Excessiva Degradação da AVP*)

Modificado das Refs. 3 e 8.

---

o que vai propiciar aumento da reabsorção de água nos túbulos coletores renais, bem como aumento na vontade de tomar água. A ingestão de água diminuirá a P_{Osm} para níveis em que o controle da excreção de água mediado pelo aumento da AVP possa novamente manter a osmolalidade na sua faixa normal. Em indivíduos normais, o nível de osmoconcentração em que a antidiurese máxima ocorre é 295 mOsm/kg. Em contrapartida, sob condições fisiológicas, se a P_{Osm} cair para menos de 280 mOsm/kg, ocorre supressão da secreção da AVP, cujos níveis podem se tornar indetectáveis, propiciando aumento da excreção renal de água livre e surgimento de urina diluída ao máximo (entre 45 e 100 mOsm/kg).[3,4,6,7]

Embora a secreção da AVP seja predominantemente regulada por alterações na P_{Osm}, pode também ser influenciada por outros estímulos não-osmóticos, como a barorregulação, reflexo nasofaríngeo, estímulo nauseoso, mediadores químicos e outros fatores ambientais (Quadro 12.2) (Fig. 12.3).[3,4]

O mecanismo da barorregulação é menos sensível que a osmorregulação, sendo estimulado na presença de uma queda de 8 a 10% no volume sangüíneo ou de reduções agudas superiores a 5 a 10% na pressão arterial. O estímulo sensorial origina-se de barorreceptores localizados no arco aórtico, carótidas, átrios e, provavelmente, grandes veias intratorácicas, terminando no centro vasomotor do tronco cerebral. A informação sensorial é então passada aos núcleos supra-ópticos e paraventriculares, com subseqüente aumento da secreção de AVP.[3,5,7]

O reflexo nasofaríngeo influencia diretamente a secreção da AVP. Quando se ingere água, uma rápida supressão da liberação do hormônio é observada, mesmo antes da absorção da água ou de qualquer queda na P_{Osm}. Náuseas e vômitos podem elevar em 100 a 1.000 vezes a secreção da AVP. A hipoglicemia também pode estimular ligeiramente a liberação da AVP (até 6 pmol/L).[3,5-8]

Neurotransmissores, drogas e outros agentes químicos modulam a secreção da AVP através do sistema nervoso periférico ou

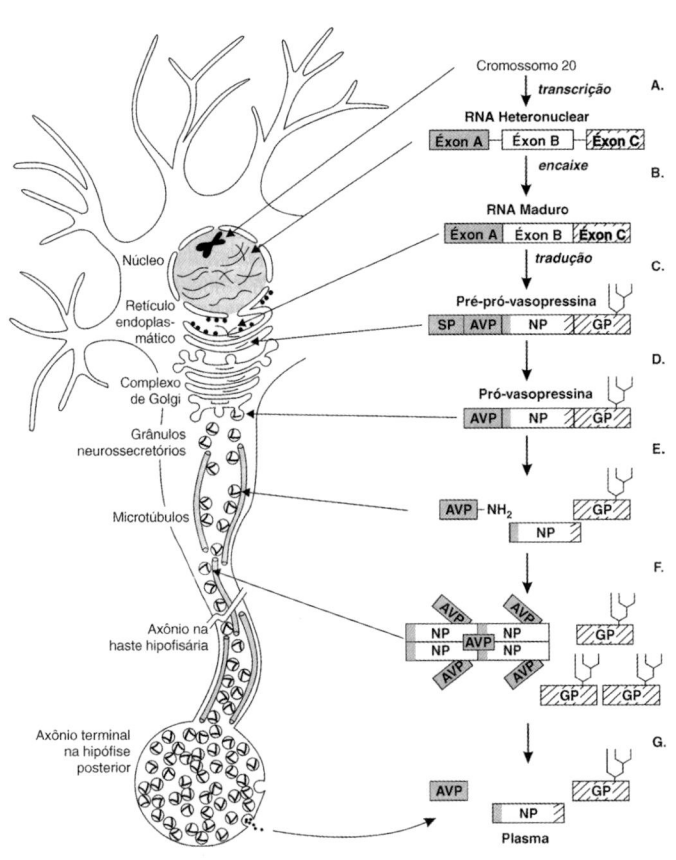

Fig. 12.1 Esquematização das diversas etapas da síntese da vasopressina no neurônio magnocelular. (Adaptado da Ref. 4.)

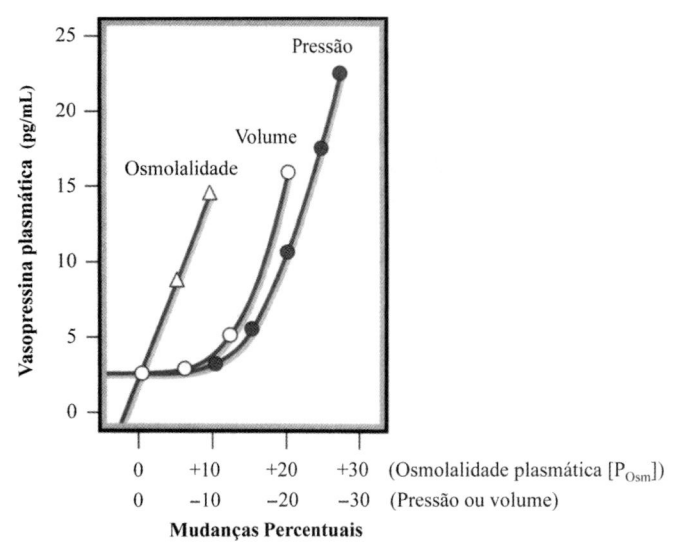

Fig. 12.2 Comparação da liberação da vasopressina em resposta a modificações percentuais na P_{Osm} (*aumento*) e pressão arterial (PA) ou volume sangüíneo (*diminuição*). Notar que a modificação na P_{Osm} é um parâmetro muito mais sensível; de fato, incremento na liberação da AVP já ocorre com 1–2% de aumento na P_{Osm}, enquanto redução > 10–15% no volume ou PA é necessária para estimular a liberação de AVP. (Adaptado das Refs. 3 e 4.)

agindo diretamente no sistema nervoso central. Entre eles estão catecolaminas, opiáceos, prostaglandinas, anestésicos, hipoxemia, hipercapnia, angiotensina II, peptídeo atrial natriurético (PAN) e álcool. O PAN, cuja liberação é estimulada pela AVP, pode inibir tanto a liberação desse hormônio, como sua ação nos túbulos coletores renais.[3,5,7,8]

Mecanismos de Ação da AVP

A AVP atua através de três receptores, denominados V_1, V_2 e V_3, que possuem diferentes especificidades de ligação e mecanismos celulares de ação. Os receptores V_1 medeiam a contração do músculo liso vascular e estimulam tanto a síntese de prostaglandinas como a glicogenólise hepática. Os receptores V_2, que produzem as ações renais da AVP, ativam proteínas G e estimulam a geração de cAMP. Finalmente, os receptores V_3 na hipófise contribuem para a liberação do ACTH, potencializando a ação do CRH.[2-5] O receptor V_1, ao contrário do V_2, mostra-se insensível ao análogo sintético da AVP, a desmopressina ou 1-desamino-8-D-arginina vasopressina (DDAVP).[6]

O principal efeito renal da AVP é aumentar a permeabilidade à água na membrana luminal do epitélio dos ductos coletores. Na ausência de AVP, a permeabilidade do epitélio é muito baixa e a absorção de água diminui, surgindo poliúria. Os efeitos renais da AVP ocorrem através de sua ligação aos receptores V_2, o que causa ativação de proteínas G. Essa ação estimula aumento da atividade da adenilatociclase, propiciando formação do AMP cíclico (cAMP), que ativa uma proteína quinase A. O aumento da concentração intracelular do cAMP induz a expressão na membrana celular de canais protéicos de água, denominados *aquaporinas* (AQP), assim permitindo o transporte transcelular de água.[2-9] Treze tipos de AQP (AQP_0–AQP_{12}) já foram identificados, dos quais pelo menos seis são encontrados nos rins (AQP_2, AQP_3, AQP_4, AQP_6, AQP_7 e AQP_8) (Quadro 12.3).[10-12] O transporte transepitelial de água é assegurado no pólo luminal pela

QUADRO 12.2
Fatores que Interferem na Secreção do ADH

Aumento da Liberação	Diminuição da Liberação
Prostaglandina E_2	Fenitoína
Morfina e análogos narcóticos	Álcool
Nicotina	Agentes alfa-adrenérgicos
Drogas beta-adrenérgicas	Peptídeo atrial natriurético
Angiotensina II	Frio
Agentes anestésicos	
Hipóxia, hipercapnia	
Vincristina, ciclofosfamida	
Clofibrato, carbamazepina	
Barbitúricos, acetilcolina	
Histamina, metoclopramida	
Hipoglicemia	
Amamentação	
Potencialização da Ação	**Diminuição da Ação**
Clorpropamida	Hipercalcemia, hipocalemia
Antiinflamatórios não-esteróides	Proteína C quinase,
Carbamazepina	prostaglandina E_2
Desidratação crônica	Lítio, demeclociclina
	Agentes alfa-adrenérgicos, PAN

Modificado das Refs. 3 e 8.

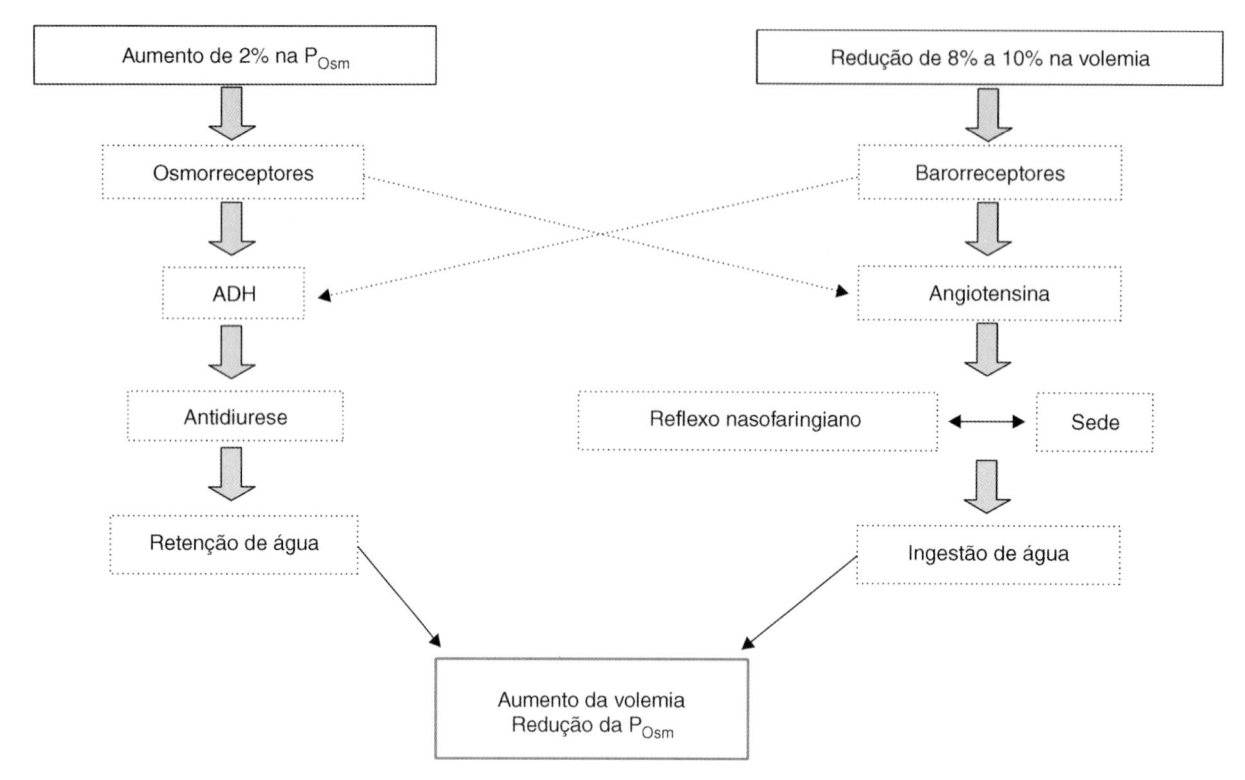

Fig. 12.3 Principais mecanismos envolvidos na síntese e secreção de AVP. A interação entre estímulos de osmorreceptores, barorreceptores, sistema renina–angiotensina–aldosterona, além dos mecanismos da sede e reflexo nasofaringiano propiciam a manutenção do equilíbrio hidroeletrolítico e a normalidade da volemia e osmolalidade plasmática (P_{Osm}). (Adaptado da Ref. 5.)

QUADRO 12.3
Principais Aquaporinas (AQP): Tipos e Locais de Expressão

Tipo	Locais de Expressão
AQP_1	Vasos sangüíneos, túbulos proximais, olho e ouvido
AQP_2	Tubos coletores renais
AQP_3	Tubos coletores renais, epiderme; tratos urinário, respiratório e digestivo
AQP_4	Astrócitos cerebrais, olho, ouvido, músculo esquelético, células parietais do estômago, tubos coletores renais
AQP_5	Glândulas salivares, lacrimais e sudoríparas; olho e ouvido
AQP_6	Tubos coletores renais
AQP_7	Adipócitos, testículos e rins
AQP_9	Fígado e leucócitos
AQP_{10}	Intestino

Obs.: Já foram identificadas também as AQP 10, 11 e 12, cujo papel ainda não está bem esclarecido. (Adaptado das Refs. 10–12.)

AQP_2 e, no pólo basolateral, pela AQP_3 e AQP_4. Diminuição da expressão da AQP_2 provoca poliúria e, em situações de retenção hídrica (p.ex., insuficiência cardíaca e gravidez), os níveis de AQP_2 estão aumentados. Mutações no gene da AQP_2 causam DI nefrogênico.[10,11] O papel da AQP_{10}, AQP_{11} e AQP_{12} ainda não está bem estabelecido.[12]

O efeito da AVP sobre a concentração urinária é inibido pela prostaglandina E_2 (PGE_2) e bradicinina, e potencializado pela indometacina, que bloqueia a síntese de PGE_2 e limita a degradação do cAMP pelas fosfodiesterases.[3–6]

PAPEL DA SEDE SOBRE O CONTROLE DA P_{Osm}

Quando a P_{Osm} excede 295 mOsm/kg, nenhum aumento adicional nos níveis da AVP poderá incrementar a antidiurese, que já é máxima. Nessa situação, a sede representa o mecanismo principal responsável pela ingestão de água e preservação do meio osmótico. A sede é desencadeada de forma gradativa, a partir de osmolalidades próximas às necessárias para liberar a AVP, ou seja, acima de 281 mOsm/kg, alcançando o nível de sede intensa, com valores em torno de 296 mOsm/kg.[3,6,13]

A integridade dos mecanismos da sede é fundamental para manter uma P_{Osm} constante. Com efeito, mesmo na ausência de AVP, a P_{Osm} permanece quase normal, graças ao aumento da ingestão hídrica. Em contrapartida, a alteração dos mecanismos da sede se complicará por desidratação intracelular, a despeito de secreção normal de AVP. Em condições normais, como mencionado, a P_{Osm} representa o principal estímulo para a sede. Ela age por intermédio dos osmorreceptores centrais, localizados no hipotálamo anterior, próximos mas distintos daqueles que mediam a liberação da AVP. O volume circulante eficaz é o segundo estímulo mais importante da sede, mas somente intervém em caso de grandes hipovolemias.[3,6,13]

DIABETES INSÍPIDO CENTRAL
Etiologia

O DI neurogênico pode decorrer de causas genéticas, congênitas e adquiridas. Estas últimas respondem por aproximadamente 95% dos casos.[14–16]

CAUSAS GENÉTICAS

O diabetes insípido familiar central (DIFC) reflete diferentes condições em que os indivíduos afetados geralmente apresentam degeneração específica dos neurônios magnocelulares vasopressinérgicos nos núcleos supra-ópticos e paraventriculares do hipotálamo (Quadro 12.4).[3,4] A condição mais freqüente, caracterizada por transmissão autossômica dominante, acomete igualmente pacientes de ambos os sexos e se caracteriza por deficiência progressiva na secreção de AVP. Está relacionada a mutações heterozigóticas do gene da pré-pró-vasopressina-neurofisina II, envolvendo o peptídeo sinalizador ou dentro da seqüência codificadora para a NP-II, mas não dentro da seqüência codificadora para a AVP.[17,18] Até o momento, pelo menos 50 diferentes mutações do gene AVP-NP-II já foram descritas. Essa forma de DIFC tipicamente se inicia na faixa etária de 1 a 6 anos, mas há casos descritos em que se manifestou aos 28 anos.[4,17,18]

Uma forma bem mais rara de DI neurogênico familiar tem transmissão autossômica recessiva.[19] Resulta de uma mutação homozigótica no gene da AVP-NP-II, que leva à substituição da prolina por leucina na posição 7 da AVP.[4,19] Como resultado, tem-se a produção de uma AVP mutante com atividade antidiurética pequena ou ausente. Nesses casos, DI clinicamente manifesto somente ocorre se ambos os alelos do gene forem afetados de forma similar pela mutação.[4]

Existe também forma recessiva ligada ao X de DI central familiar.[4,20] Em homens com a doença, observa-se progressiva perda da capacidade secretória da AVP. Ainda não é sabido se há degeneração dos neurônios produtores de AVP.[4]

DI central familiar pode também ocorrer na síndrome de Wolfram (SW) ou DIDMOAD, distúrbio autossômico recessivo cuja prevalência no Reino Unido é de 1/770.000.[21] Essa síndrome está relacionada a mutações no gene Wolfram (*WFS-1*), que codifica a proteína wolframina e é mapeado no cromossomo 4p16.1. Os indivíduos afetados apresentam-se com *diabetes mellitus* seguido por atrofia óptica na primeira década, DI neurogênico e surdez neurossensorial na segunda década, dilatação do trato urinário precocemente na terceira década e, na quarta década, múltiplas anormalidades neurológicas (ataxia, hiporreflexia, nistagmo horizontal, apnéia central, perda do paladar e olfato, hemiparesia etc.) e psiquiátricas (depressão, psicose, síndrome cerebral orgânica) (Quadro 12.5).[21,22] Atrofia gonadal primária e redução da fertilidade também ocorrem na maioria dos pacientes. A idade média para a morte é 30 anos (variação de 25 a 49 anos), geralmente por insuficiência respiratória central e insuficiência renal secundária à infecção.[21] Em uma série recente,[23] DI foi observado em 87% dos 31 pacientes. Também foram evidenciadas malformações cardíacas e disfunção da hipófise anterior. Mutações no *WFS-1* foram detectadas em três das 17 famílias estudadas (25,3%).[23] Mais raramente, a SW está associada a mutações no gene *CISD2*, mapeado no cromossomo 4q22-25 (*síndrome de Wolfram 2*).[24]

QUADRO 12.5
Características da Síndrome de Wolfram (DIDMOAD)

Manifestação	Freqüência (%)	Média da Idade de Surgimento (Variação)
Diabetes mellitus tipo 1, não-auto-imune	100	6 anos (3 meses a 16 anos)
Atrofia óptica progressiva	100	11 anos (6 semanas a 19 anos)
Diabetes insípido central	75	14 anos (3 meses a 40 anos)
Surdez neurossensorial	65	16 anos (5 a 39 anos)
Dilatação do trato urinário	65	20 anos (10 a 44 anos)
Alterações neurológicas	–	30 anos (5 a 44 anos)

Modificado da Ref. 25.

CAUSAS CONGÊNITAS

DI pode surgir em pacientes com diversas doenças congênitas: displasia septo-óptica, síndromes holoprosencefálicas, agenesia ou hipogenesia da hipófise, e em associação a lábio leporino, palato em ogiva e outros defeitos craniofaciais da linha média.[3-5] DI foi também relatado em crianças com microgastria, deficiência do hormônio do crescimento e retardo psicomotor, assim como em uma síndrome caracterizada por DI precoce com subseqüente desenvolvimento de ataxia cerebelar espástica progressiva.[25] Toxoplasmose congênita pode resultar em diversas anormalidades neuroendócrinas no recém-nascido, incluindo febre prolongada (por desregulação hipotálamo-hipofisária), pan-hipopituitarismo e DI central.[26]

QUADRO 12.4
Diabetes Insípido Hereditário

	Neurogênico	Neurogênico	Nefrogênico
Herança	Autossômica dominante[1]	Autossômica recessiva[2,3] Ligada ao X[4]	Ligada ao X[5] Não ligada ao X[6]
Início das manifestações	Variável: em geral, entre 1–6 anos	Variável: na infância	Primeira semana de vida
Retardo mental	Ausente	Ausente	Grave, se episódios repetidos de desidratação ocorrerem durante a infância

[1]Mutação no gene da AVP-NP-II (cromossomo 20).
[2]Mutação no gene da AVP-NP-II (cromossomo 20).
[3]Síndrome de Wolfram (cromossomo 4p16, gene *WFS1*).
[4]Cromossomo Xq28.
[5]Mutação no gene do receptor V$_2$ do AVP (cromossomo Xq28).
[6]Mutação no gene da aquaporina-2 (cromossomo 12q13).
Modificado das Refs. 9 e 13.

CAUSAS ADQUIRIDAS

Qualquer lesão (cirúrgica, traumática, isquêmica, infiltrativa, tumoral, infecciosa ou idiopática) na região hipotalâmico-hipofisária que leve à destruição dos neurônios produtores da AVP ou impeça o transporte desse hormônio através da haste hipofisária pode causar DI central.[3,14-16]

É importante salientar que é necessário lesão ou destruição de, no mínimo, 75 a 85% dos citados neurônios para que o DI neurogênico aconteça. Da mesma forma, a simples retirada da hipófise posterior obrigatoriamente não causa DI, sendo necessário que ocorra uma lesão suficientemente alta do trato supra-óptico-hipofisário para causar degeneração neurônica bilateral no SON e no PVN. Além disso, DI pode ser a manifestação clínica inicial das diversas doenças que cursam com esse distúrbio endócrino.[3,4]

Neoplasias

Diversos tumores do sistema nervoso central (SNC) – p.ex., craniofaringioma, germinoma ou pinealoma supra-selar, meningioma, glioma, astrocitoma etc. – podem causar DI; craniofaringioma é a neoplasia mais comumente envolvida.[3,4,16,25,27,28] DI raramente tem como causa adenomas hipofisários, mesmo com tumores volumosos.[3,4,25] Nesses casos, a apoplexia hipofisária (AH) representa um mecanismo adicional para a ocorrência de DI. Numa série recente,[29] DI permanente se fez presente em 8% dos pacientes com AH. Em contraste, DI é comum em pacientes com metástases hipofisárias, surgindo em cerca de 70% dos casos.[30] Entre as lesões metastáticas predominam aquelas originárias da mama (em mulheres) e pulmão (em homens). Entretanto, outros tumores já foram relatados, como adenocarcinoma do estômago, pâncreas, útero, tiróide, rim e bexiga.[4,30-32]

DI tem sido relatado com linfomas na região hipotalâmico-hipofisária. Geralmente eles são detectados em outras áreas, mas raramente podem ser uma lesão primária do SNC.[33] DI também pode ocorrer em pacientes com leucemia, sobretudo a não-linfocítica (75% dos casos).[34] O suposto mecanismo envolve infiltração do hipotálamo, trombose ou infecção.[4]

Traumas

DI, geralmente transitório, é uma das principais complicações da cirurgia transesfenoidal.[35] A ressecção de neoplasias hipofisárias ou hipotalâmicas por craniotomia, em contrapartida, comumente resulta em DI permanente.[3] Traumatismo crânio-encefálico (TCE) é uma outra importante causa de DI central, por contusão ou secção da haste hipofisária.[36]

Doenças Infecciosas

DI é observado em cerca de 50% dos pacientes com abscesso hipofisário.[37] Meningite, encefalite, tuberculoma selar e supra-selar, infecção hipotalâmica por citomegalovírus e neurossífilis podem igualmente resultar em DI.[3,4,16,38,39]

Doenças Granulomatosas

Neste item incluem-se, sobretudo, a histiocitose das células de Langerhans (HCL), a sarcoidose, o xantoma disseminado e a granulomatose de Wegener.[3,4] Nesta última, o envolvimento do SNC acontece em 15 a 30% dos casos e pode se manifestar por DI.[40]

HCL é a doença sistêmica que mais causa DI. Este usualmente ocorre em associação com envolvimentos dos ossos do crânio, mucosa oral e outras áreas do cérebro. DI também é mais comum quando há comprometimento de outros órgãos, sobretudo dos pulmões. Em cerca de 50% dos casos, as lesões extracranianas precedem o DI. Contudo, ocasionalmente, DI pode ser a única manifestação sistêmica da HCL.[4,41]

Envolvimento do SNC ocorre em 5% dos casos de sarcoidose, enquanto DI é observado em até um terço dos pacientes com neurossarcoidose. Sede e poliúria são os sintomas predominantes em 30 a 50% dos casos de sarcoidose hipotalâmico-hipofisária.[7,42]

O xantoma disseminado é uma das diversas variantes de histiociose não-Langerhans, cujos achados clássicos são xantomas mucocutâneos e DI (presente em cerca de 40% dos casos).[43] Envolvimento ocular, hepático, medular, respiratório e esquelético pode também ser encontrado.[43]

OUTRAS CAUSAS

DI está presente em cerca de 20% dos casos de hipofisite linfocítica.[44] Causas menos usuais de DI incluem hemorragia intraventricular, aneurismas ou trombose, síndrome de Sheehan, púrpura trombocitopênica trombótica, doença de Erdheim-Chester, doença de Behçet etc.[3,4,45-46] DI foi também descrito em pacientes com a síndrome poliglandular auto-imune, bem como em associação com outras doenças auto-imunes (p.ex., lúpus eritematoso sistêmico e esclerose sistêmica).[47,48,49]

DI IDIOPÁTICO

Em adultos, até 50% dos casos de DI neurogênico não apresentam uma causa aparente e são rotulados como idiopáticos.[16] Essa forma idiopática atinge mais freqüentemente os homens (60% dos casos), com início, em média, aos 20 anos de idade (variação de 1 a 66 anos).[3] Supõe-se que tenha etiologia auto-imune, uma vez que anticorpos séricos antivasopressina estão presentes em cerca de um terço dos casos. Além disso, existe uma concomitância relativamente alta com outras doenças auto-imunes.[4] Recentemente, foi demonstrado que o DI idiopático está associado com suprimento sangüíneo anormal para a hipófise posterior, causado por alteração do sistema da artéria hipofisária inferior.[50]

O diagnóstico do DI idiopático só pode ser estabelecido após a exclusão de outras causas de DI e depois de um seguimento prolongado dos pacientes. Há casos descritos em que o tumor hipotalâmico causador do DI somente se tornou radiologicamente visível 10 anos após o início do quadro poliúrico.[4] Além disso, alguns casos de DI "idiopático" podem ser uma manifestação isolada da neurossarcoidose ou infundibuloneuro-hipofisite linfocítica, que podem ser vistas à ressonância magnética (RM) apenas transitoriamente antes ou muito tempo depois do surgimento do DI.[4] Em uma paciente de 18 anos, espessamento da haste hipofisária, compatível com o diagnóstico de hipofisite linfocítica, apenas tornou-se detectável à RM após 3 anos.[3]

Em uma série de 135 casos de DI neurogênico,[51] 25% eram idiopáticos, 30% estavam relacionados a tumores primários do cérebro (metade dos casos surgida no pós-operatório) e 18% eram secundários a TCE. Causas menos comuns foram metástases cerebrais (8%), pós-hipofisectomia (9%), histiocitose (4%), encefalomalacia (4%), ruptura de aneurisma cerebral (1%) e sarcoidose (1%).[51] Na nossa casuística, entre 46 casos de DI central, 15 (33%) foram rotulados como idiopáticos e 24 (51%) estavam relacionados a tumores da região hipotálamo-hipofisária (todos permanentes, 9 surgindo antes da cirurgia e 14 após) (Fig. 12.4), enquanto 5 foram causados por hipofisite linfocítica e 2 por neurossarcoidose.[52]

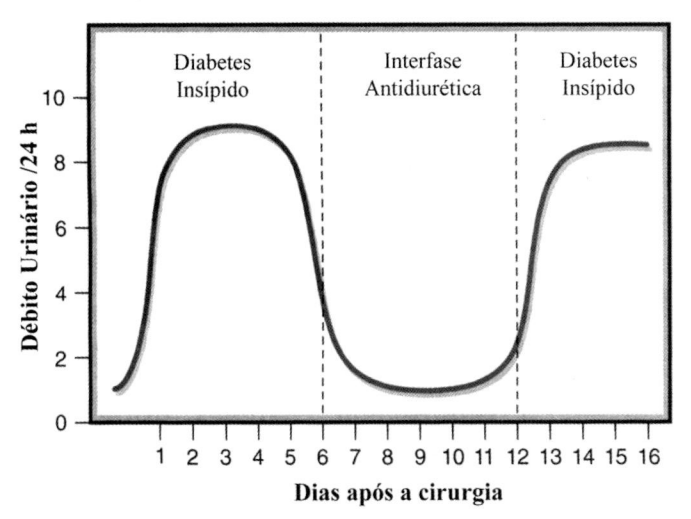

Fig. 12.4 Típica resposta trifásica do volume urinário após trauma ou secção da haste hipofisária induzidos por cirurgia ou traumatismo crânio-encefálico. A 1ª fase ocorre nas primeiras horas e pode continuar até o 6º dia. A 2ª fase (antidiurese) manifesta-se habitualmente entre o 7º e o 12º dia, enquanto o 3º estágio é a recidiva do DI a partir do 13º dia. (Adaptado das Refs. 3 e 4.)

DI NA INFÂNCIA

Em crianças, aproximadamente 50% dos casos de DI central são decorrentes de tumores intracranianos.[4,53] Em uma série,[53] 47% dos 73 casos estavam relacionados a esses tumores (10% antes do ato cirúrgico e 37% após), enquanto 12% foram rotulados como idiopáticos. Outras importantes etiologias foram malformações cerebrais em 11%, infecções do SNC em 8% e histiocitose em 8%.[53]

DIABETES INSÍPIDO NEFROGÊNICO

O diabetes insípido nefrogênico (DIN) resulta da incapacidade dos rins em responder à AVP, podendo ser congênito ou, mais comumente, adquirido.[3-5]

Formas Hereditárias

DIN congênito é um raro distúrbio genético caracterizado por insensibilidade parcial ou completa do túbulo distal dos néfrons ao efeito antidiurético da AVP. Assim, os níveis do hormônio estão normais ou elevados. A grande maioria (> 90%) dos pacientes com DIN congênito carreia uma mutação no gene que codifica o receptor V_2 da AVP, localizado na região Xq27-q28 do braço longo do cromossomo X. O restante dos casos representa formas autossômicas recessivas ou dominantes (mais raras) de DIN, causadas por mutações no gene da aquaporina-2 (AQP_2) ou, mais raramente (< 2%), em outros genes. Mais de 155 mutações no gene do receptor V_2 e 20 no gene AQP_2 já foram relatadas na literatura. O gene AQP_2 está localizado na região cromossômica 12q13.[4,5,12,54-57]

O DIN ligado ao X (por mutação no receptor V_2) acomete principalmente homens, geralmente durante o primeiro ano de vida. Entretanto, recentemente, vários casos têm sido descritos em mulheres.[54-57] Na outra forma de DIN congênito, ambos os sexos são igualmente afetados.[55]

À época de início da doença (logo após o nascimento), os sintomas clínicos são similares nas duas formas de DIN congênito.[55] Elas podem ser diferenciadas através de testes clínicos: as respostas extra-renais ao DDAVP (rubor facial, aumento da freqüência cardíaca e pressão diastólica e elevação do antígeno ativador do plasminogênio tissular) estão presentes apenas em pacientes com mutações no gene da AQP_2. Esses testes são, contudo, difíceis de realizar em crianças de baixa idade e devem ser substituídos pela identificação molecular das mutações.[55]

Recentemente foi descrito DIN perdedor de sal em dois recém-nascidos cujas mães usaram um bloqueador do receptor da angiotensina durante a gestação.[58]

Formas Adquiridas

O DIN adquirido pode surgir de várias causas, tais como drogas, distúrbios metabólicos, nefropatias crônicas, uropatia obstrutiva, doenças sistêmicas (anemia falciforme, mieloma múltiplo, doença de Sjögren, amiloidose, sarcoidose, tuberculose, hemocromatose, gravidez) etc. (Quadro 12.1).[3,4,59] No caso das doenças renais crônicas (pielonefrite, doença policística, doença cística medular etc.), o DIN decorre da perda de massa renal funcionante. Distúrbios metabólicos (hipocalemia e hipercalcemia) e drogas provocam diminuição da ativação da adenilciclase pela AVP e da geração do cAMP, o que implica menor resposta do túbulo coletor à ação da AVP.[14,16] Hipocalemia, obstrução ureteral e terapia com lítio, por um mecanismo ainda não esclarecido, também causam redução da densidade do receptor V_2 e da expressão da AQP_2.[59]

O DIN induzido por drogas ou distúrbios metabólicos geralmente é reversível com a retirada ou correção do fator causal.[3,59] Diversas drogas têm sido incriminadas na gênese do DIN (Quadro 12.1). A principal é o *carbonato de lítio*, que constitui o fator etiológico mais comum para o DIN.[60,61] Em alguns estudos, cerca de 10% dos pacientes tratados cronicamente desenvolveram franco DI.[60] Este último tende a reverter com a retirada do lítio, mas vários meses podem ser necessários para a restauração plena da capacidade de concentração urinária.[3,4] Houve casos em que a poliúria persistia 10 anos após a interrupção da medicação.[62] Da mesma forma, bem mais raramente, o DI pode surgir anos depois da suspensão da terapia com lítio.[63]

DIABETES INSÍPIDO ASSOCIADO À GRAVIDEZ

Um terceiro e raro tipo de DI tem sido relatado durante a gravidez. É conseqüente à rápida e excessiva degradação da AVP pela enzima cisteína aminoptidase (oxitocinase), produzida pela placenta.[4,64,65] Essa enzima, contudo, não degrada a desmopressina. Algumas pacientes (se não todas) que desenvolvem DI gestacional podem ter também deficiência subclínica subjacente na secreção de AVP.[4] A poliúria e a polidipsia usualmente surgem no terceiro trimestre e revertem 3 a 6 semanas após o parto.[64] A concomitância com pré-eclâmpsia, esteatose hepática aguda e coagulopatias foi relatada.[4] DI nefrogênico verdadeiro, de patogênese desconhecida, pode também surgir em grávidas, com reversão espontânea após o parto.[3,4]

HIPERNATREMIA ESSENCIAL

Uma variante do DI central é a síndrome de ausência do *osmostat* com barorreceptores intactos, também conhecida como *hipernatremia adípsica* ou *diabetes insípido adípsico*.[66,67] Devido à disfunção do *osmostat*, os pacientes não sentem sede e não bebem água. Diferentemente do observado em indivíduos normais, à medida que o sódio sérico se eleva, a liberação de AVP não acontece ou o faz de modo acentuadamente subnormal, favorecendo a persistência da poliúria hipotônica. Mesmo quando os pacientes se tornam euvolêmicos durante a infusão de solução fisiológica, não ocorre uma liberação adequada da AVP. A vasopressina é, no entanto, sintetizada e armazenada porque manobras para estimular os barorreceptores provocam sua secreção e a concentração da urina.[66,67] O mecanismo fisiopatológico proposto é que a ingestão inadequada de água e o excesso de excreção hídrica produzem desidratação com hipernatremia. Quando a desidratação é suficiente para estimular os barorreceptores, a vasopressina é liberada, a urina é concentrada e os pacientes permanecem em um estado de hipernatremia constante com discreta desidratação. A concentração aumentada de sódio, por si mesma, provoca a excreção de sódio, ajudando a manter o novo estado constante.[68] O DI adípsico pode estar associado a uma variedade de agressões ao hipotálamo, tais como clampeamento de aneurismas da artéria comunicante anterior e cirurgias de tumores da região selar.[69,70]

POLIDIPSIA PRIMÁRIA

Polidipsia primária (PP) representa o principal diagnóstico diferencial para o DI central e nefrogênico, caracterizando-se por poliúria hipotônica secundária à ingestão excessiva de líquidos. Há dois tipos de PP: psicogênica e dipsogênica.[4,5]

Polidipsia Dipsogênica

Também chamada por alguns autores de "*DI dipsogênico*", resulta de uma diminuição do limiar osmótico para a sede, que passa a se situar abaixo do nível necessário para a secreção do ADH. Freqüentemente é idiopática (cerca de 75% dos casos), mas pode ser secundária a várias drogas ou a patologias que envolvam a base do crânio, conforme especificado no Quadro 12.6. Em cerca de 20% dos pacientes do grupo idiopático, observam-se outras anormalidades hipotalâmico-hipofisárias, tais como febre, hiperprolactinemia, hipotiroidismo terciário ou hipogonadismo. Alguns pacientes com neurossarcoidose ou que sofreram TCE podem desenvolver tanto polidipsia dipsogênica como secreção deficiente de AVP.[3,4,6]

Polidipsia Psicogênica

Mais freqüente que a forma dipsogênica, é observada em 10 a 40% dos esquizofrênicos, na fase de mania dos distúrbios afetivos bipolares (em geral, transitoriamente) e em pacientes com um quadro de neurose denominado "ingestão compulsiva de água". Os pacientes afetados não sentem sede excessiva, mas parecem ter várias crenças irracionais sobre os benefícios para a saúde de uma alta ingestão hídrica.[3,4]

DIAGNÓSTICO DO DIABETES INSÍPIDO

Quadro Clínico

Os principais sintomas do DI são poliúria e polidipsia, que se manifestam durante o dia e à noite. O início da poliúria é habitualmente abrupto apenas no DI central. Nictúria está quase sempre presente nos pacientes com DI central e nefrogênico; muitas vezes, é o motivo que leva os pacientes a procurarem assistência médica.[4,16] Em contraste, nictúria geralmente não é observada nos casos de polidipsia primária.[3,4] Raramente, pacientes com DI podem se apresentar com anidrose.[71]

No DI central, o volume urinário varia de poucos litros, em caso de deficiência parcial de AVP, a um máximo que, em caso de deficiência total do hormônio, não excede 18 L/dia (geralmente, máximo de 12 L/dia).[4] A maioria dos pacientes não se queixa de poliúria até que a diurese exceda 4 L/dia. No caso de DI parcial, a doença pode ser somente diagnosticada quando os pacientes são submetidos à restrição hídrica.[3]

Os pacientes com DI têm uma predileção especial por bebidas geladas. Se o acesso à água for interrompido (p.ex., devido a inconsciência, anestesia ou coma), hiperosmolalidade plasmática se desenvolve rapidamente e podem surgir manifestações neurológicas, tais como irritabilidade, confusão mental, ataxia, hipertermia e coma.[3,4,16]

O DI gestacional pode eventualmente se manifestar como oligodrâmnio, reversível com a terapia com desmopressina.[72] A gravidez pode também desmacarar um DI subclínico ou exacerbar a poliúria em casos previamente diagnosticados.[3,4] Por outro lado, a lactação, por estimular a liberação da AVP, pode reduzir a intensidade dos sintomas em pacientes com DI central leve a moderado.[3]

No DI nefrogênico congênito, as primeiras manifestações podem ser reconhecidas durante a primeira semana de vida. As crianças são irritadas, choram quase constantemente e, embora desejosas de mamar, vomitarão logo após a ingestão do leite, a menos que previamente tomem água. A história contada pelas mães comumente revela constipação persistente, febre inexplicável e irregular, bem como incapacidade para ganhar peso. A menos que a condição seja reconhecida precocemente, as crianças podem apresentar freqüentes episódios de desidratação hipertônica, algumas vezes complicados por convulsões ou morte; retardo mental é uma conseqüência desses episódios. Baixa estatura é uma outra característica dos pacientes, que podem também desenvolver dilatação ou obstrução do trato urinário baixo, provavelmente secundárias ao grande volume de urina produzido. Insuficiência renal crônica pode surgir ao final da primeira década de vida.[4,8,55-57,73]

Os pacientes com DI central congênito retêm alguma limitada capacidade de secretar AVP durante a desidratação grave, e os sintomas de poliúria e polidipsia usualmente aparecem após o primeiro ano de vida, quando a demanda por água da criança é mais facilmente perceptível pelo adulto. Por isso, não apresentam retardo mental. Em crianças maiores, o DI freqüentemente causa enurese noturna. Elas podem também ter problemas na escola porque seus sintomas são muitas vezes interpretados como simulação para fugirem às tarefas escolares ou como um comportamento rebelde. A nictúria, por interferir com o sono, leva a cansaço e sonolência durante o dia,

---

QUADRO 12.6

Causas de Polidipsia Primária

I. Psicogênica
Neuroses, psicose maníaco-depressiva, esquizofrenia

II. Dipsogênica

Idiopática	Traumática (traumatismo crânio-encefálico)
Granulomatosa (neurossarcoidose)	Vascular (vasculite)
Metabólica (hipocalemia)	Drogas (lítio, carbamazepina)
Infecciosa (meningite tuberculosa)	Outras (esclerose múltipla)

Modificado das Refs. 3 e 9.

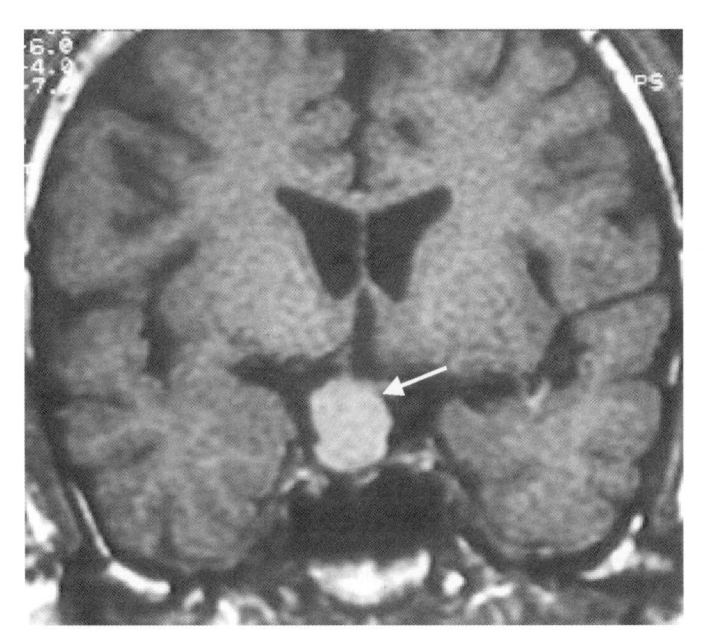

Fig. 12.5 Germinoma (corte coronal em T1) em adolescente de 15 anos, causando cefaléia, pan-hipopituitarismo e diabetes insípido (*seta*).

dificultando o aprendizado. A polidipsia comumente se associa com anorexia e redução no desenvolvimento somatoponderal. A sede intensa também perturba as atividades sociais rotineiras.[4,8,14]

Como mostrado na Fig. 12.5, o DI que surge após neurocirurgia ou TCE freqüentemente evolui com uma resposta trifásica: *1ª fase* – diminuição/parada da produção de AVP, levando a poliúria e polidipsia acentuadas (inicia-se nas primeiras 24 h e tem duração bastante variável, de poucas horas a 5–6 dias); *2ª fase* – redução progressiva do volume urinário (antidiurese), não-responsiva à administração de líquidos, conseqüente à descarga de AVP pelos neurônios lesados (pode durar algumas horas até o 12º dia); *3ª fase* – retorno ao quadro de DI central – geralmente 10 a 14 dias após a cirurgia ou TCE – que pode ser *transitório* ou *permanente, total* ou *parcial*, na dependência da extensão da lesão.[3,4,14]

O DI não relacionado à neurocirurgia ou TCE habitualmente é irreversível, mas há casos em que se observou remissão espontânea 8 anos após o início do quadro.[74] Existem situações em que a remissão ocorre, a despeito da persistência de deficiência grave de AVP, por um mecanismo desconhecido.[3,4]

Na presença de insuficiência adrenal ou hipotiroidismo, há redução da depuração de água livre e pode haver mascaramento do DI, com surgimento da poliúria apenas após o início da corticoterapia ou da reposição com L-tiroxina.[3] É importante levar esse fato em consideração, uma vez que é comum a ocorrência de deficiência de ACTH em pacientes com DI pós-traumático (36% em uma série).[4]

Achados Laboratoriais

Hipostenúria persistente, com densidade específica < 1.010 e osmolalidade urinária (U_{Osm}) < 300 mOsm/kg são a característica principal do DI.[4,16] Na deficiência parcial de AVP, entretanto, a U_{Osm} pode ser maior que a osmolalidade plasmática (P_{Osm}) e atingir valores de até 600 mOsm/kg.[52,5] Além disso, nas formas parciais, o DI pode se manifestar apenas através de urina inadequadamente diluída, na presença de P_{Osm} aumentada.[2,75,76]

No DI, a P_{Osm} encontra-se normal ou levemente elevada, dependendo da sede e da ingestão de água. Em geral, os níveis séricos de Na^+ estão algo elevados (acima de 143 mEq/L), sendo responsáveis pelo incremento da P_{Osm}. Na polidipsia primária (PP), em contraste, o Na^+ sérico e a P_{Osm} tendem a estar levemente diminuídos. Entretanto, pode haver grande superposição nos valores desses parâmetros em indivíduos com DI ou PP.[2-4]

A AVP pode ser dosada no plasma por radioimunoensaio, mas ensaios confiáveis não estão facilmente disponíveis. Os níveis plasmáticos da AVP estão inapropriadamente baixos no DI central – apesar da discreta elevação da P_{Osm} – e normais ou elevados no DI nefrogênico. Em geral, amostras plasmáticas da AVP ao acaso são, contudo, de pouco valor, devendo o hormônio ser dosado preferivelmente durante o teste de privação hídrica ou após a infusão de solução hipertônica de cloreto de sódio.[2-4,47,77]

Avaliação Radiológica

Diante da suspeita de DI central, deve-se fazer uma avaliação com exames de imagem, de preferência com ressonância magnética (RM), na pesquisa de tumores ou outras patologias da região hipotalâmico-hipofisária. Uma característica marcante do DI central, presente em 80% dos casos, é o desaparecimento do ponto brilhante da hipófise posterior, normalmente visualizado à RM em T1 (Fig. 12.6).[4,78] Tal achado, entretanto, também é encontrado em até 15% das pessoas normais, assim como na maioria dos pacientes com DI nefrogênico.[4,5] À RM, pode-se também observar espessamento da haste hipofisária em pacientes com DI idiopático, hipofisite linfocítica (HL), germinoma ou doenças granulomatosas. Na HL pode-se também observar uma imagem similar à de um adenoma hipofisário.[78]

Em casos de poliúria mantida por longos períodos – principalmente se o DI teve início na infância – poderão ser detectados, ao exame radiológico, dilatação e saculação da bexiga, hidroureter e hidronefrose.[4,8]

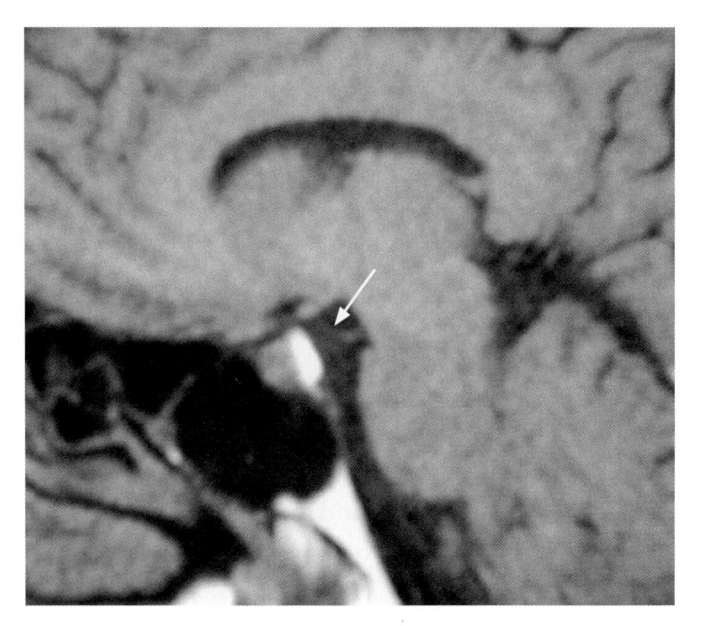

Fig. 12.6 Ressonância magnética (corte sagital em T1) mostrando o "ponto brilhante" da hipófise posterior. Esse sinal está ausente em pelo menos 80% dos pacientes com DI central e na maioria daqueles com DI nefrogênico. Pode também não ser visualizado em até 15% das pessoas normais.

DIAGNÓSTICO DIFERENCIAL

Antes de submeter o paciente a uma investigação laboratorial mais extensa, é preciso certificar-se de que o paciente tem mesmo poliúria, definida como um volume urinário > 45–50 mL/kg/dia.[4] Deve-se também descartar outras causas de poliúria, sobretudo o *diabetes mellitus*, assim como distúrbios metabólicos (hipocalemia e hipercalcemia) e uso de drogas que possam causar DI nefrogênico, cuja correção ou retirada habitualmente faz reverter o quadro poliúrico.[3]

Fazer a diferenciação entre as diversas categorias de DI é tarefa relativamente fácil quando os distúrbios estão presentes na sua forma clássica e completa. Entretanto, habitualmente a situação clínica em que a síndrome ocorre é ambígua. Como motivos de dificuldade, temos muitos casos que apresentam etiologia idiopática ou aparecem em associação a doenças capazes de provocar mais de um tipo de DI. Meningite tuberculosa, por exemplo, pode causar DI neurogênico e polidipsia psicogênica, enquanto sarcoidose pode se associar a DI nefrogênico, DI neurogênico ou polidipsia dipsogênica. Da mesma forma, em um esquizofrênico tomando lítio e que tenha sofrido TCE, poliúria hipotônica pode ser conseqüente a DI nefrogênico, DI neurogênico ou polidipsia primária (psicogênica ou dipsogênica).[1,4,14,16]

Alguns elementos da história clínica e exames laboratoriais sugerem, entretanto, o diagnóstico mais provável.

História Clínica

POLIDIPSIA PRIMÁRIA (PP)

Volume urinário > 18 litros (L)/dia, história de doença psiquiátrica, ausência de nictúria (geralmente a ingestão excessiva de água e a poliúria se manifestam somente durante o dia) ou poliúria episódica.[4,8]

Um volume urinário > 18 L é altamente sugestivo de PP, uma vez que ele excede a quantidade de urina liberada no ducto coletor. A maioria dos pacientes com DI central apresenta uma desidratação moderada, redução da taxa de filtração glomerular e excreção de volumes urinários na faixa de 6 a 12 L/dia.[2-4]

DI CENTRAL

Poliúria após traumatismo craniano ou neurocirurgia, ou em pacientes com evidências clínicas de tumor de linha média (cefaléia, tonturas, hemianopsia ou outras alterações visuais).[4,8]

DI NEFROGÊNICO (DIN)

Poliúria de início precoce em um menino que tenha outros parentes homens igualmente afetados sugere a rara forma familiar de DIN por mutação do $AVPV_2$; poliúria após o uso de drogas indutoras de DI (lítio, demeclociclina, anfotericina B, metoxiflurano etc.) ou em pacientes com hipocalemia, hipercalcemia ou doenças renais crônicas.[4,55,56,73]

Exames de Imagem

A ressonância magnética (RM) do crânio antes e depois da infusão de gadolínio pode ser bastante útil em determinar a etiologia do DI central, uma vez que se trata do exame mais sensível na detecção de tumores e outras patologias da região hipotalâmico-hipofisária. Além disso, a presença do sinal hipertenso ou "ponto brilhante" da neuro-hipófise normal, em casos de poliúria hipotônica, é indicativa de polidipsia primária (presente em 85 a 90% dos pacientes), considerando que, como mencionado, está quase sempre ausente ou bastante diminuído nos indivíduos com DI neurogênico (Fig. 12.4). Esse ponto brilhante está também ausente na maioria dos pacientes (se não em todos) com DI nefrogênico. Desse modo, sua presença é útil para estabelecer o diagnóstico de polidipsia primária, mas sua ausência não exclui esse diagnóstico completamente, nem permite a diferenciação entre DI central e nefrogênico.[2,3,5,78]

Espessamento da haste hipofisária à RM é encontrado em pacientes com hipofisite linfocítica, germinoma, doenças granulomatosas ou, mesmo, no DI central idiopático.[4,78]

Exames Laboratoriais

DOSAGEM DA NATREMIA E P_{Osm} BASAIS

Geralmente, a determinação da P_{Osm} ou do Na^+ sérico basais não é útil no diagnóstico, porque os valores, na maioria dos pacientes com DI central, DI nefrogênico e polidipsia primária (PP), estão dentro da normalidade e se superpõem bastante. Entretanto, se esses valores estiverem claramente acima dos níveis normais (p.ex., P_{Osm} > 295 mOsm/kg e o Na^+ > 143 mEq/L), em condições de ingestão irrestrita de água, o diagnóstico de PP é excluído e a diferenciação passa a ser entre DI central e nefrogênico.[3,4,14,16]

DOSAGEM DA AVP PLASMÁTICA BASAL/AVALIAÇÃO DA RESPOSTA ANTIDIURÉTICA AO DDAVP

Uma vez excluída a PP, o DI central e o nefrogênico grave podem ser diferenciados simplesmente pela dosagem da AVP plasmática basal ou pela resposta antidiurética à administração do análogo da AVP, desmopressina ou DDAVP.[4,75] Se o nível basal da AVP estiver baixo (< 1 pg/mL), ou se a U_{Osm} coletada 1 ou 2 h após a injeção subcutânea de 10 μg de DDAVP for maior que 50% do valor pré-tratamento, o paciente tem DI central. Em contraste, se a AVP estiver elevada ou a administração de DDAVP resultar em pouco ou nenhum aumento na concentração urinária, o paciente tem DI nefrogênico grave.[4,14,79]

TESTE TERAPÊUTICO COM DESMOPRESSINA

Uma outra forma de distinguir o DI central do DI nefrogênico e da polidipsia primária é administrar DDAVP (10–20 μg por via nasal ou 1–2 μg por via subcutânea), por 2 a 3 dias. Se houver um efeito antidiurético significativo, o diagnóstico de DI nefrogênico é excluído. Havendo redução da polidipsia e da poliúria, bem como concentração adicional da urina, não acompanhadas de hiponatremia, o paciente tem aproximadamente 90% de chances de ter DI central.[3-5] Na polidipsia primária, o DDAVP reduz a poliúria, sem diminuir a polidipsia compulsiva, e aparece hiponatremia dilucional. Esse teste deve ser feito com bastante cuidado porque, quase sempre, resulta em intoxicação hídrica nos pacientes com PP.[4,8] Por esse motivo, o Na^+ sérico, o volume urinário e a P_{Osm} devem ser determinados freqüentemente (p.ex., a cada 8 h, durante 48 h), com o paciente hospitalizado. Caso ocorra hiponatremia significativa, o tratamento deve ser interrompido e a restrição de líquidos é mandatória.[4,8]

DOSAGEM DO ÁCIDO ÚRICO SÉRICO

A uricemia está elevada no DI hipotalâmico (DIH) devido à pequena contração volumétrica e à ausência da ação normal da vasopressina sobre os receptores V_1 do rim, necessária para aumentar a depuração de uratos. Foi relatado que um valor > 5 mg/dL distinguiria o DIH da polidipsia primária (PP). Supostamente, em pacientes com PP, existe uma discreta expansão volumétrica e a secreção intermitente de AVP agindo sobre os receptores V_1 para depurar o urato sérico.[2–4,16]

TESTE DA PRIVAÇÃO HÍDRICA OU DA DESIDRATAÇÃO

Está indicado quando os métodos anteriormente mencionados não possibilitarem o diagnóstico etiológico do quadro poliúrico. Existem vários protocolos propostos, e temos dado preferência ao discriminado a seguir.

Procedimento

Pacientes com moderada poliúria permanecem sem ingerir líquidos desde as 20 h do dia anterior, e o teste se inicia às 8 h com coletas de amostras de sangue e urina para determinação, a cada hora, da U_{Osm}, Na^+ sérico e P_{Osm}. O peso é avaliado após a excreção de cada litro de urina. Também se faz avaliação horária da pressão arterial e pulso. Nos casos mais graves, a restrição hídrica é iniciada pela manhã para que o paciente possa ser mais bem observado. O teste deve ser interrompido quando houver perda ponderal > 3%, estabilização da U_{Osm} (variação < 30 mOsm/kg ou ≤ 10%) em duas amostras consecutivas, P_{Osm} > 360 mOsm/kg ou Na^+ sérico ≥ 150 mEq/L. Nessas situações, colhe-se amostra de sangue para dosagem da AVP (se disponível), administra-se DDAVP (40 µg por via intranasal), libera-se a ingestão de líquidos e mede-se a U_{Osm} 1, 2, 3, 4, 5 e 7 h pós-DDAVP.

Caso não se disponha de um osmômetro, pode-se estimar a P_{Osm} pela seguinte fórmula:

$$P_{Osm} = 2 \times [(Na^+ + K^+)] + (glicemia \div 18)$$

Na impossibilidade de dosar a U_{Osm}, a densidade específica urinária (DEU) pode ser utilizada, uma vez que, em termos gerais, para cada 35–40 mOsm/kg há um aumento de 0,001 na DEU. Assim, uma U_{Osm} de 280 mOsm/kg corresponderia a uma DEU de 1.008 a 1.009.[77]

Interpretação do Teste

Uma vez alcançada uma P_{Osm} de 296 a 300 mOsm/kg, o efeito da AVP endógena no rim atinge o máximo. Portanto, a administração exógena de DDAVP ou AVP não propiciará aumento significativo da U_{Osm}, a menos que o paciente tenha DI central. As respostas esperadas à restrição hídrica e à administração de DDAVP, resumidas nos Quadros 12.7 e 12.8, são as seguintes:

- **Indivíduos normais.** Após a restrição hídrica, observa-se elevação da P_{Osm} (que fica abaixo de 295 mOsm/kg), U_{Osm} em torno de 800–1.000 mOsm/kg e duas a quatro vezes maior que a P_{Osm}, além de redução no fluxo urinário para menos de 0,5 mL/min. Após a administração de DDAVP, o incremento da U_{Osm} é desprezível (< 9%).[4,8,75,76]
- **Diabetes insípido central completo.** Após a restrição hídrica, observa-se P_{Osm} aumentada (> 295 mOsm/kg), mas a U_{Osm} permanece diluída (< 300 mOsm/kg) e a relação U_{osm}/P_{osm} fica abaixo de 2. Após DDAVP, a urina concentra-se normalmente, e o incremento é, no mínimo, de 50%, freqüentemente atingindo 200 a 400%.[4,8,75,76]
- **DI nefrogênico completo.** O comportamento da U_{Osm} e P_{Osm} é similar ao do DI central completo à privação de água. Não há, contudo, resposta significativa da U_{Osm} ao DDAVP (incremento < 9%).[4,8,75,76]
- **DI central e nefrogênico parcial e DI nefrogênico parcial.** Após a restrição hídrica, observa-se um aumento moderado da U_{Osm} (em geral, atinge valores entre 300 e 750 mOsm/kg); depois da administração de DDAVP, o incremento adicional na U_{Osm} é > 9 e < 50%.[4,75,76]
- **Polidipsia primária (PP).** Habitualmente, após a restrição hídrica, a U_{Osm} excede 750 mOsm/kg, mas valores entre 300 e 750 mOsm/kg podem ocasionalmente ser observados. Isso se deve ao fato de que pacientes com PP grave de longa duração podem perder a capacidade de concentrar a urina — por redução da tonicidade intersticial da medula renal ("medula lavada") — e comportar-se de modo similar ao DI parcial à restrição hídrica. Após a administração de DDAVP, os pacientes — que, pela privação de água, já obtiveram níveis praticamente máximos de AVP — apresentam um aumento adicional desprezível na U_{Osm} (no máximo 9%).[4,8,75,76] Por outro lado, pacientes com PP podem, eventualmente, responder melhor ao DDAVP do que aqueles com DI parcial.[2–4]

QUADRO 12.7
Incremento da Osmolalidade Urinária (U_{Osm}) Pós-DDAVP em Pacientes Submetidos à Prova de Restrição Hídrica

	Incremento da U_{Osm}
Polidipsia primária	< 9%
DI neurogênico (forma completa)	> 50%
DI neurogênico (forma parcial)	> 9%, < 50%
DI nefrogênico (forma completa)	< 9%
DI nefrogênico (forma parcial)	< 50%

Modificado das Refs. 3 e 9.

QUADRO 12.8
Interpretação dos Testes de Privação Hídrica e Administração de DDAVP em Pacientes Poliúricos

Osmolalidade Urinária (mOsm/kg)

Após Privação Hídrica	Após DDAVP	Diagnóstico
< 300	> 750	DI central completo
< 300	< 300	DI nefrogênico completo
> 750	> 750	Polidipsia primária
300–750	< 750	DI central parcial, DI nefrogênico parcial ou polidipsia primária

Modificado das Refs. 3 e 9.
Obs.: Em vez do teste clássico de privação hídrica, pode-se optar por um teste simplificado. Após 2 h de jejum hídrico, valores de P_{Osm} > 295 e U_{Osm} < 300 mOsm/kg são indicativos de DI. Nessa situação, a resposta ao DDAVP permitirá a distinção entre DI central e nefrogênico.

QUADRO 12.9			
Diferenciação entre as Formas Parciais de DI e Polidipsia Primária			
Diagnóstico	Níveis do ADH	Resposta ao DDAVP (Doses Usuais)	Pico do ADH após Solução Fisiológica a 5%
DI central parcial	Baixos	Presente (sem hiponatremia dilucional)	1,5 a 2,5 pg/mL
DI nefrogênico parcial	Normais ou altos	Ausente	> 2,5 pg/mL (podendo atingir 20 ou 30 pg/mL)
Polidipsia primária	Baixos	Presente (com hiponatremia dilucional)	> 2,5 pg/mL

Modificado das Refs. 3 e 9.

Pelo exposto nos Quadros 12.7 e 12.8, fica bem evidente que o teste de privação hídrica discrimina bem o DI central completo do DI nefrogênico (DIN) completo e da polidipsia primária (PP). Contudo, não consegue diferenciar, com segurança, as formas parciais de DI da PP. Na distinção entre essas condições, uma das seguintes abordagens pode ser útil (Quadro 12.9):

1. *Teste terapêutico com desmopressina* (já comentado anteriormente).
2. *Dosagem concomitante da AVP plasmática, U_{Osm} e P_{Osm} durante o teste de privação hídrica*. Em relação à P_{Osm}, os níveis plasmáticos de AVP encontram-se baixos no DI central parcial, mas elevados no DI nefrogênico parcial. Na polidipsia primária, os níveis de AVP estão geralmente algo reduzidos devido à queda da P_{Osm} secundária à ingestão excessiva de água, mas aumentam normalmente com a restrição hídrica.[3,25] Ao final do teste, os níveis de AVP, diferentemente do que ocorre no DI central, estão inequivocamente elevados no DI nefrogênico, muitas vezes > 5 pg/mL.[4]
3. *Infusão de solução fisiológica (SF) hipertônica, seguida da determinação da AVP e osmolalidade plasmáticas* – SF a 5% é infundida durante 2 h (0,06 mL/kg/min) e coletas para medidas da AVP e P_{Osm} são feitas a 15, 0, 30, 60, 90 e 120 min.

Os indivíduos normais ou com PP apresentam uma elevação progressiva da P_{Osm} e aumento diretamente proporcional da AVP (pico > 2,5 pg/mL). No DI central completo, o incremento da P_{Osm} é bastante acentuado, podendo atingir valores de 330 a 340 mOsm/kg, mas a AVP fica < 1,5 pg/mL. Na forma parcial, a resposta da AVP é intermediária (1,5 a 2,5 pg/mL), apesar da P_{Osm} > 310 mOsm/kg. Em pacientes com DI nefrogênico, o pico da AVP é > 2,5 pg/mL, chegando às vezes a 20 ou até 30 pg/mL.[79] Esse teste tem sido também proposto para pacientes que não tolerarem ou recusarem o teste de privação hídrica. É contra-indicado em crianças (< 8 anos), cardiopatas e hipertensos.

Nas Figs. 12.7 e 12.8 está resumida a investigação para o diagnóstico diferencial do diabetes insípido.

DOSAGEM DA COPEPTINA PLASMÁTICA

Copeptina, um glicopeptídeo com 39 aminoácidos, compreende a parte C-terminal do precursor da AVP. Recentemente foi mostrado que ela seria um marcador estável e sensível para avaliar a liberação da AVP.[80] Em um estudo,[81] pacientes com função intacta da hipófise posterior tinham níveis basais de copeptina de 3,7 ± 1,5 pm, com um aumento máximo para 11,1 ± 4,6 pm, 45 min após a injeção de insulina. Nos pacientes com DI central, os valores basais de copeptina foram 2,4 ± 0,5 pm, com aumento máximo para 11,1 ± 4,6 pm pós-insulina.[81]

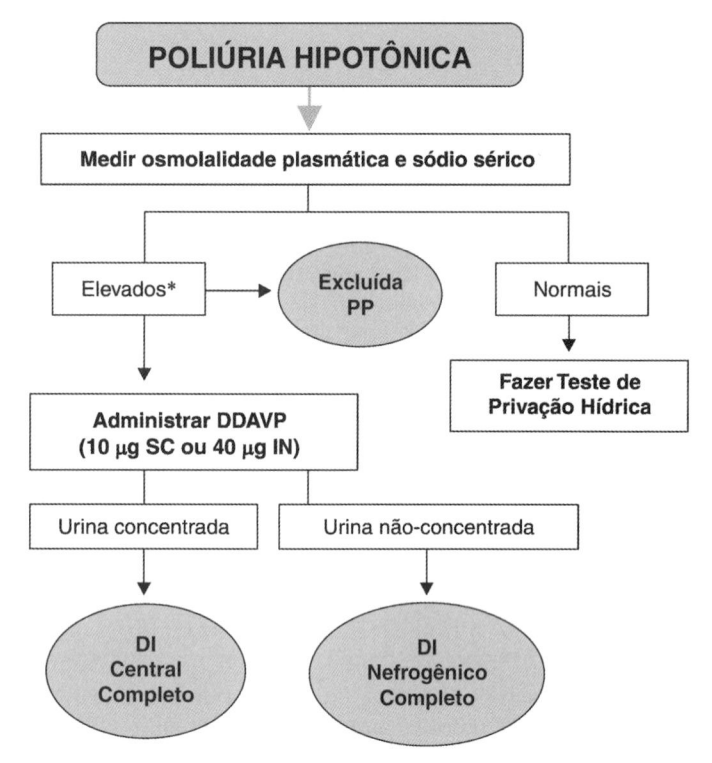

Fig. 12.7 Investigação da poliúria hipotônica. *Osmolalidade > 295 mOsm/kg e Na^+ > 143 mEq/L.

TRATAMENTO

Tratamento Agudo – Estimativa do Déficit de Água Livre

Pacientes com DI central ou nefrogênico podem necessitar de tratamento de urgência caso desenvolvam encefalopatia hipertônica secundária à poliúria e inadequada ingestão de água. No tratamento da encefalopatia hipertônica, visa-se principalmente recompor a água corporal, restaurando, assim, a homeostase osmótica. A escolha do líquido a ser administrado depende de três fatores: intensidade do eventual colapso circulatório, velocidade com que a hipernatremia se desenvolveu e magnitude da hipernatremia. Solução fisiológica (SF) hipotônica (NaCl a 0,9%) ou líquidos orais seriam a melhor opção para pacientes com contração volumétrica modesta e níveis séricos de Na^+ < 160 mEq/L. Para pacientes com hipernatremia mais grave, sobretudo se ela se desenvolveu gradualmente, isto é, em um período

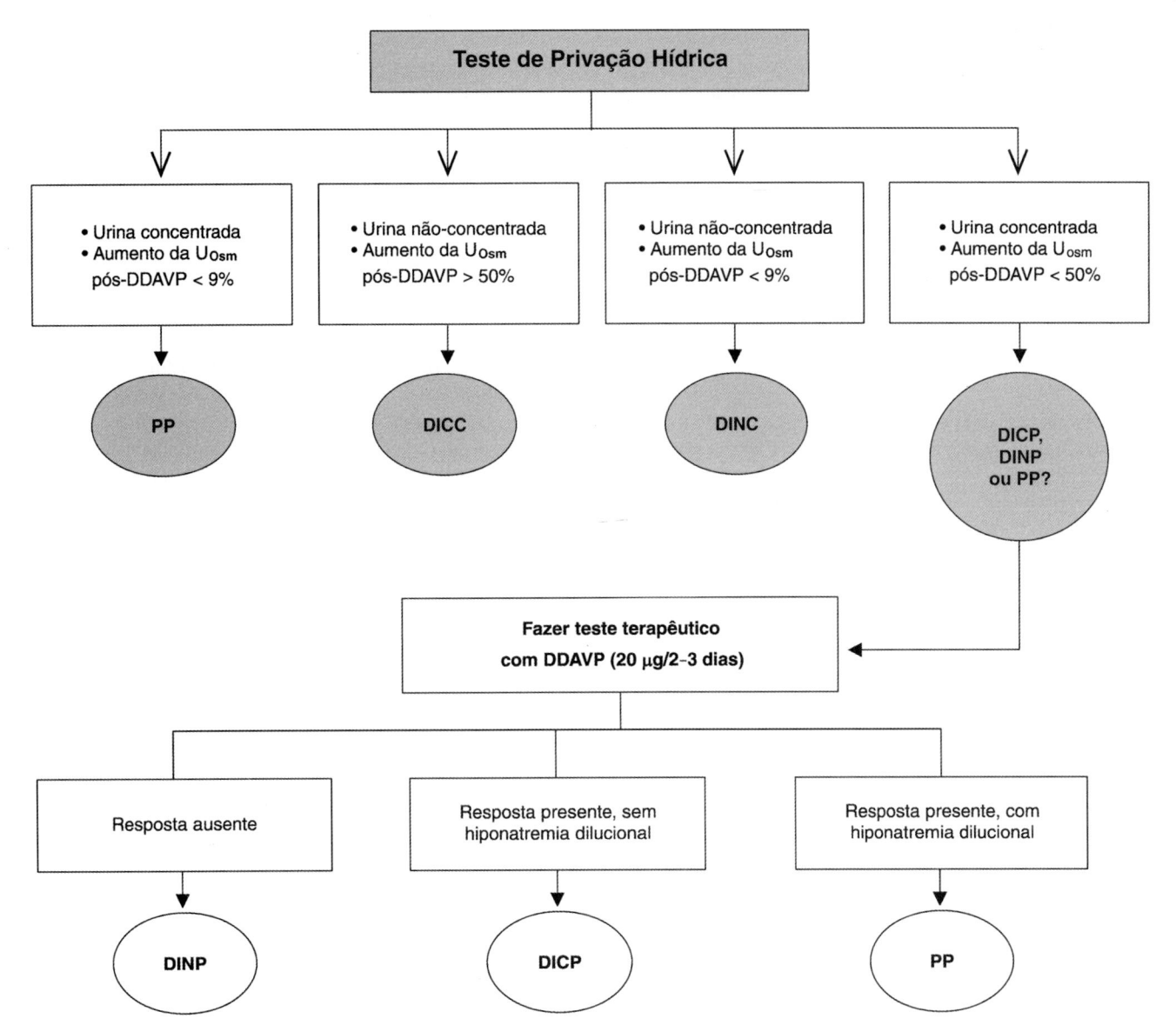

Fig. 12.8 Diagnóstico diferencial da poliúria hipotônica. (PP = polidipsia primária; DI = diabetes insípido; DICC = DI central completo; DINC = DI nefrogênico completo; DICP = DI central parcial; DINP = DI nefrogênico parcial.)

superior a 24 h, é mais prudente administrar SF a 0,9%, para minimizar o risco de edema cerebral iatrogênico. Solução glicosada a 5% pode ser usada para recompor a água corporal em casos de hipernatremia aguda não associada a colapso circulatório.[3,4,16]

O déficit de água pode ser calculado pela seguinte fórmula:

$$\text{Déficit de água} = 0,6 \times \text{peso corporal} \times (1 - 140/\text{sódio})$$

Tratamento Crônico

Pacientes com formas parciais podem não requerer nenhum tipo de medicação, desde que lhes seja assegurada uma adequada ingestão hídrica; entretanto, aqueles com poliúria e polidipsia sintomáticas devem sempre ser tratados.[3,4,16] Quando possível, o tratamento da doença de base responsável pelo DI central (p.ex., corticosteróides na sarcoidose) e pelo DI nefrogênico também ajudará na melhora da poliúria.

DI CENTRAL COMPLETO

O tratamento específico para o DI central é a reposição de vasopressina. O medicamento de escolha é a desmopressina ou DDAVP, que apresenta efeito pressor mínimo e meia-vida prolongada, perdurando sua ação por 6 a 24 h. Está disponível na forma de solução intranasal (10 μg/mL), *spray* nasal (10 μg/*puff*), comprimidos (0,1 e 0,2 mg) e ampolas (4 μg/mL).

DDAVP INTRANASAL (IN)

A formulação ainda mais utilizada em nosso meio é o DDAVP IN. Deve-se iniciar o tratamento à noite, ao deitar, na dose de 5 μg, para que se consiga controlar a nictúria com a menor dose efetiva. A freqüência de administração e a dose final variam de acordo com a resposta clínica do paciente. Pacientes com DI leve a moderado requerem 1 a 2 doses de 10 μg nas 24 h, enquanto 10–20 μg, 2 a 3 vezes ao dia, podem ser necessários nos casos mais graves. A absorção do *spray* nasal de DDAVP pode ser errática, diminuindo na presença de alterações da mucosa nasal, tais como atrofia, fibrose ou congestão e rinite.[4,16,77,78]

Os *efeitos colaterais* do DDAVP IN são pouco freqüentes e, em geral, dose-dependentes. Consistem, em regra, em cefaléia, náuseas, epistaxe, congestão nasal ou rinite, rubor cutâneo e cólicas abdominais. O uso de doses elevadas em pacientes susceptíveis pode causar angina por vasoconstrição coronariana, bem como aumentar os níveis pressóricos. Assim, a droga deve ser usada com cautela em hipertensos e coronariopatas. Para evitar o perigo da superdosagem, com intoxicação hídrica, ao menos uma vez por semana, deve-se suspender o DDAVP, proporcionando, assim, uma diurese franca. A interrupção do tratamento também serve para verificar a permanência ou não do DI.[4,16,82,83]

DDAVP ORAL

DDAVP está também disponível em comprimidos de 0,1 e 0,2 mg; mostra-se tão eficaz quanto o DDAVP IN, tanto em crianças como em adultos. Deve-se iniciar o tratamento com 1 comprimido de 0,1 mg. A dose usual varia de 0,1 mg 2 vezes/dia a 0,2 mg 3 vezes/dia. O DDAVP oral é muito bem tolerado mas pode, ocasionalmente, causar cefaléia, epigastralgia e náuseas. Elevação discreta das transaminases pode também acontecer transitoriamente, o que não requer suspensão do tratamento.[16,82-85]

Em comparação ao DDAVP IN, apresenta uma nítida vantagem para pacientes com dificuldades para terapia inalatória, tais como aqueles nos extremos da idade, com deficiência física ou mental, rinite crônica ou tampão nasal após cirurgia transesfenoidal. Além disso, os comprimidos são estáveis à temperatura ambiente, enquanto o DDAVP IN requer refrigeração. Em alguns estudos, a adesão ao tratamento foi maior com o DDAVP oral do que com a preparação IN.[3,84,85] Uma importante limitação para o uso do DDAVP, em qualquer apresentação, é o seu custo elevado.

DI CENTRAL PARCIAL

Nos casos de DI central com poliúria leve a moderada, existem algumas opções terapêuticas ao DDAVP particularmente úteis para pacientes com baixo poder aquisitivo:

1. *Clorpropamida (CLORP)* – As doses utilizadas são de 125 a 500 mg/dia (doses > 500 mg/dia geralmente não proporcionam efeito antidiurético adicional significativo); 50 a 80% dos pacientes respondem adequadamente, com redução significativa da poliúria. O efeito antidiurético geralmente é rápido (dentro de 24 a 48 h), mas pode levar mais tempo (7–10 dias) em pacientes que recentemente tenham sido medicados com DDAVP ou AVP.[3,16]

   O mecanismo proposto para ação antidiurética da CLORP (Diabinese®) é a potencialização da ação da AVP sobre os túbulos renais, aparentemente por aumentar a sensibilidade da adenilciclase ao hormônio, bem como inibir a fosfodiesterase ou a PGE_2. CLORP está contra-indicada em gestantes e, devido ao maior risco de hipoglicemia, deve ser evitada em crianças.[3-5]

2. *Diuréticos tiazídicos* – Hidroclorotiazida (50–100 mg/dia) pode ser associada à clorpropamida, em caso de resposta insatisfatória à mesma.[2,3] Indapamida (Natrilix SR®) é um diurético com estrutura similar à da hidroclorotiazida e CLORP, podendo também ser útil.[3,4,16]

3. *Carbamazepina (Tegretol®)* – Teria como principal indicação pacientes não-responsivos às opções anteriores. A dose usual é de 200–400 mg/dia. Age estimulando a secreção da AVP pelos neurônios hipotalâmicos, podendo também aumentar a sensibilidade renal ao hormônio.[4,14-16]

O uso da carbamazepina fica limitado pelos efeitos colaterais, representados principalmente por erupção cutânea, diplopia, visão turva, sonolência, tonturas, náuseas, vômitos, erupção cutânea e ataxia.[3,4]

DI NEFROGÊNICO (DIN)

Deve-se inicialmente procurar tratar a doença de base, corrigir os distúrbios eletrolíticos ou suspender drogas potencialmente causadoras de DIN (ver Quadro 12.2). No caso do lítio, alguns pacientes podem responder adequadamente apenas à redução da dosagem da medicação.[4,60,61]

Não existe um tratamento específico para o DIN. Nem a AVP ou seu análogo, o DDAVP, mostram-se habitualmente eficazes. O mesmo se aplica às drogas que estimulam a secreção da vasopressina endógena ou potencializam sua ação nos rins. Alguns pacientes com a forma parcial ou incompleta da síndrome podem, contudo, responder a altas doses de DDAVP (p.ex., até 40 μg de 4/4 h, por via intranasal), mas o elevado custo desse tratamento torna-o pouco viável ou proibitivo.[3,4,47,77] A abordagem mais comumente utilizada visa produzir uma depleção volumétrica leve, reduzindo, assim, o volume urinário e a nictúria, como também a dilatação da bexiga e dos ureteres. Diuréticos (tiazídicos e amilorida) e agentes antiinflamatórios não-esteróides são as principais opções terapêuticas para o tratamento crônico do DIN. Muitas vezes, faz-se necessária a associação de duas medicações. A combinação e as doses ideais devem ser determinadas empiricamente para cada paciente. Na maioria dos casos, o tratamento reduzirá o volume urinário em 40 a 70%.[3,4,16]

Diuréticos Tiazídicos

Representam a terapia de escolha para o DI nefrogênico, sendo a dose a mesma empregada no tratamento da hipertensão (p.ex., 50 a 100 mg/dia de hidroclorotiazida).[3,4,14]

O mecanismo de ação dos diuréticos tiazídicos provavelmente é secundário a uma natriurese primária, com subseqüente contração do volume extracelular, diminuição da filtração glomerular e aumento da reabsorção de água e sódio ao nível do túbulo proximal. Suplementos de potássio ou amilorida devem ser coadministrados, quando necessário, para prevenir hipocalemia, a qual pode agravar o defeito de concentração renal. Para que os tiazídicos possam atuar adequadamente, é fundamental submeter o paciente a uma dieta hipossódica.[3,16,86,87]

Foi sugerido que o efeito antidiurético da hidroclorotiazida (HCT) no DI induzido pelo lítio estaria associado com *up-regulation* da aquaporina-2 e dos transportadores de sódio nos túbulos distais renais.[88]

Amilorida

Na ausência de alteração da função renal, esse diurético poupador de potássio representa a droga de escolha para o tratamento do DIN causado pelo lítio. Ele pode prevenir a captação do lítio nos túbulos distais e ductos coletores e evitar, desse modo, sua ação inibitória sobre a reabsorção de água nesses locais. O efeito benéfico da amilorida pode ocorrer mesmo em pacientes que continuem fazendo uso do lítio. Além disso, ele pode também ser útil em outras formas de DIN, mas é menos eficaz do que os tiazídicos, por induzir menor contração do volume extracelular. A combinação dos dois diuréticos pode, contudo, propiciar um efeito antipoliúrico aditivo, bem como prevenir ou atenuar a hipocalemia induzida pelos tiazídicos. A dose inicial da amilorida é de 10 mg/dia, podendo ser duplicada, se necessário.[3,87,89]

Em um estudo, a combinação HCT + amilorida foi mais eficaz que HCT + triantereno ou HCT + acemetacina na prevenção de hipercalciúria, hipocalemia e alcalose metabólica.[87] A redução no volume urinário foi similar com os três esquemas e superior à obtida com o uso isolado de HCT.[87]

Antiinflamatórios Não-esteróides (NSAID)

A prostaglandina E_2 (PGE_2) pode antagonizar a absorção de sódio estimulada pela vasopressina no ramo ascendente da alça de Henle e nos ductos coletores. Assim, o uso de NSAID pode ter efeito antidiurético por aumentar a concentração urinária, bloqueando a síntese da PGE_2.[3,4,14] Recentemente, foi mostrado que os inibidores seletivos da ciclooxigenase do tipo 2 (COX-2) reduziriam a poliúria através de dois mecanismos: (1) incremento da expressão do cotransportador do tipo 2 de sódio, potássio e cloro (NKCC2) na alça de Henle, e (2) aumento da expressão da AQP-2 nos ductos coletores.[90]

A maior experiência mundial entre os NSAID é com a *indometacina*, na dose de 100–150 mg/dia (1,5–3 mg/kg/dia, em crianças) em 2 a 3 tomadas.[4,82]

A utilidade terapêutica dos NSAID em longo prazo fica limitada por efeitos colaterais, tais como ulceração gastrointestinal, diminuição da taxa de filtração glomerular e hipercalemia. Portanto, eles devem ser reservados para os casos sem resposta satisfatória aos diuréticos (Fig. 12.9).

POLIDIPSIA PRIMÁRIA (PP)

Diuréticos e DDAVP não devem ser utilizados no tratamento da PP. Eles diminuem a excreção de água sem reduzir sua ingestão, podendo, assim, induzir uma séria intoxicação hídrica. O tratamento deve ser dirigido para a correção da doença de base ou alteração de comportamento que sejam a causa da ingestão hídrica excessiva.[3,5,16] Normalmente, os pacientes com PP são refratários às tentativas de restrição hídrica.[3,5] O propranolol tem sido usado com algum sucesso, supostamente devido à sua capacidade de inibir o sistema renina-angiotensina.[91]

DI DA GRAVIDEZ

No caso de DI por excessiva degradação da AVP por vasopressinases, a droga de escolha é o DDAVP, que se mostra seguro tanto para a mãe quanto para o feto.[4,65] As doses necessárias são geralmente maiores do que as requeridas por não-gestantes. A droga deve ser suspensa tão logo cesse o DI, o que geralmente ocorre na primeira ou segunda semana após o parto. O uso do DDAVP não contra-indica a amamentação.[70,92]

DI COM SEDE INADEQUADA

Essa é uma condição de difícil tratamento. Com a ausência da sede, hipernatremia grave pode se desenvolver; então, se um agente antidiurético for administrado e o paciente estimulado a ingerir líquidos, hiponatremia pode acontecer. Portanto, esses pacientes estão sujeitos a amplas oscilações da osmolalidade e, mais caracteristicamente, a uma hipernatremia persistente. A primeira opção terapêutica a ser tentada é a *clorpropamida*, uma vez que ela é útil no tratamento do DI e é capaz de aumentar a resposta à sede.[93] Caso ela não produza um controle adequado, o tratamento apropriado será o uso de uma dose fixa de DDAVP e uma quantidade prescrita de água. O acompanhamento regular com a dosagem do sódio sérico é essencial para assegurar que os pacientes não desenvolvam intoxicação hídrica nem desidratação recorrente com hipernatremia.[3,4,14]

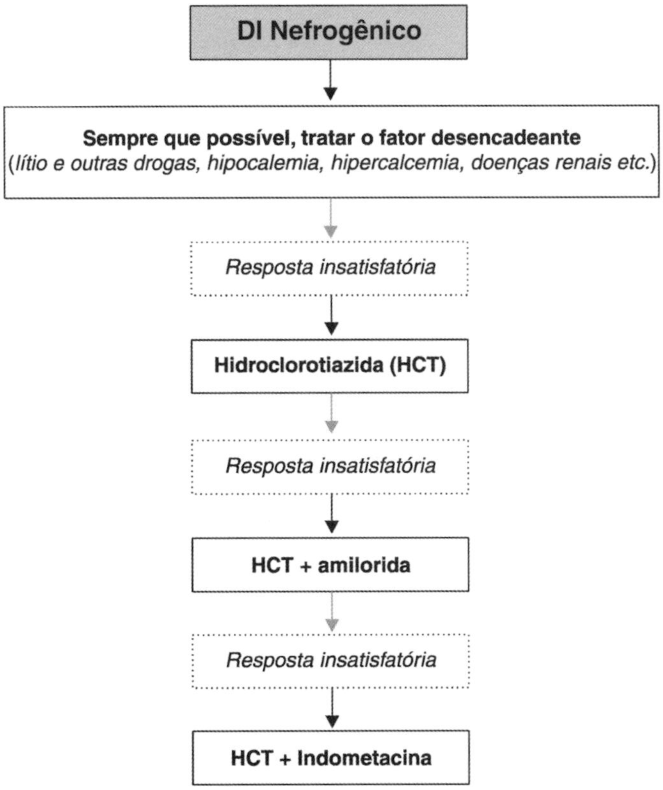

Fig. 12.9 Tratamento do DI nefrogênico.

BIBLIOGRAFIA

1. Loh JA, Verbalis JG. Disorders of water and salt metabolism associated with pituitary disease. *Endocrinol Metab Clin North Am*, 2008; 37:213-34.
2. Matoussi N, Aissa K, Fitouri Z, *et al*. Central diabetes insipidus: diagnostic difficulties. *Ann Endocrinol* (Paris), 2008; 69:231-9.
3. Vilar L, Leal E, Oliveira S, Lyra R. Alterações da vasopressina. *In*: Coronho V, Petroianu A, Santana EM, Pimenta LG (eds). *Tratado de Endocrinologia e Cirurgia Endócrina*. Rio de Janeiro: Guanabara Koogan, 2001:316-33.
4. Reeves WB, Bichet DG, Andreolli TE. The posterior pituitary and water metabolism. *In*: Wilson JD, Fotser DW, Kronemberg HM, Larsen PR (eds). *Williams Textbook of Endocrinology*. 9th ed. Philadelphia: WB Saunders Co, 2003:341-29.
5. Naves LA, Vilar L Costa ACF, *et al*. Distúrbios na secreção e ação do hormônio antidiurético. *Arq Bras Endocrinol Metab*, 2003; 47:347-57.
6. Fouqueray B, Paillard F, Baud L. Syndromes polyuropolydipsiques. *Presse Med*, 1998; 27:1545-53.
7. Wong LL, Verbalis JG. Systemic diseases associated with disorders of water homeostasis. *Endocrinol Metab Clin*, 2002; 31:121-40.
8. Reeves WB, Bichet DG, Andreolli TE. The posterior pituitary and water metabolism. *In*: Wilson JD, Fotser DW, Kronemberg HM, Larsen PR (eds.). *William's Textbook of Endocrinology*. 9th ed. Philadelphia: WB Saunders, 1998:341-87.
9. Kneeper MA, Nielsen S, Shou CL, DiGiovani SR. Mechanism of vasopressin action in the renal collecting duct. *Nephrol Semin*, 1994; 14:341-8.
10. Takata K, Matsuzaki T, Tajika Y. Aquaporins: water channel proteins of the cell membrane. *Prog Histochem Cytochem*, 2004; 39:1-83.

11. Kwon TH, Nielsen J, Møller HB, et al. Aquaporins in the kidney. Handb Exp Pharmacol, 2009; 190:95-132.
12. Ishibashi K. New members of mammalian aquaporins: AQP10-AQP12. Handb Exp Pharmacol, 2009; 190:251-62.
13. Robertson GL. Abnormalities of thirst regulation. Kidney Int, 1985; 25:460-9.
14. Maghnie M. Diabetes insipidus. Horm Res, 2003; 59(suppl 1):42-54.
15. Khiari K, Cherif L, Hadj Ali I, et al. Etiologic and therapeutic aspects of acquired central diabetes insipidus. Ann Endocrinol (Paris), 2004; 65:213-20.
16. Verbalis JG. Diabetes insipidus. Rev Endocr Metab Disord, 2003; 4:177-85.
17. Vantyghem MC, Hober C, Lefèvre J. Congenital diabetes insipidus. Recent advances in molecular genetics. Presse Med, 1996; 25:299-303.
18. Wahlstrom JT, Fowler MJ, Nicholson WE, Kovacs WJ. A novel mutation in the preprovasopressin gene identified in a kindred with autosomal dominant neurohypophyseal diabetes insipidus. J Clin Endocrinol Metab, 2004; 89:1963-8.
19. Willcutts MD, Felner E, White PC. Autosomal recessive familial neurohypophyseal diabetes insipidus with continued secretion of mutant weakly active vasopressin. Hum Mol Genet, 1999; 8:1303-7.
20. Habiby RL, Robertson GL, Kaplowitz PB, et al. A novel X-linked form of familial neurohypophyseal diabetes insipidus. J Invest Med, 1996; 44:341A.
21. Barrett TG, Bundey SE, Macleaod AF. Neurodegeneration and diabetes: UK nationwide study of Wolfram (DDMOAD) syndrome. Lancet, 1995; 346:1458-63.
22. Ribeiro MR, Crispim F, Vendramini MF, Moisés RS. Wolfram syndrome: from definition to molecular bases. Arq Bras Endocrinol Metabol, 2006; 50:839-44.
23. Medlej R, Wasson J, Baz P, et al. Diabetes mellitus and optic atrophy: a study of Wolfram syndrome in the Lebanese population. J Clin Endocrinol Metab, 2004; 89:1656-61.
24. Amr S, Heisey C, Zhang M, et al. A homozygous mutation in a novel zinc-finger protein, ERIS, is responsible for Wolfram syndrome 2. Am J Hum Genet, 2007; 81:673-83.
25. Bichet DG. The posterior pituitary. In: Melmed S. The Pituitary. Cambrigde: Blackwell Science, 1995:277-306.
26. Siahanidou T, Tsoumas D, Kanaka-Gantenbein C, Mandyla H. Neuroendocrine abnormalities in a neonate with congenital toxoplasmosis. J Pediatr Endocrinol Metab, 2006; 19:1363-6.
27. de Vries L, Lazar L, Phillip M. Craniopharyngioma: presentation and endocrine sequelae in 36 children. J Pediatr Endocrinol Metab, 2003; 16:703-10.
28. Vilar L, Campos R, Moura E, et al. Germinoma hipofisário: relato de caso. Arq Brasil Endocrinol Metab, 2005; 49:S221.
29. Semple PL, Webb MK, de Villiers JC, Laws Jr. ER. Pituitary apoplexy. Neurosurgery, 2005; 56:65-72; discussion on 72-3.
30. Komninos J, Vlassopoulou V, Protopapa D, et al. Tumors metastatic to the pituitary gland: case report and literature review. J Clin Endocrinol Metab, 2004; 89:574-80.
31. Kimmel DW, O'Neill BP. Systemic cancer presenting as diabetes insipidus: clinical and radiographic features of 11 patients with a review of metastatic-induced diabetes insipidus. Cancer, 1983; 52:2355-60.
32. Gołkowski F, Trofimiuk M, Czepko R, et al. Two rare cases of pituitary metastases from breast and kidney cancers. Exp Clin Endocrinol Diabetes, 2007; 115:537-40.
33. Liozon E, Soria P, Jaccard A, et al. Diabetes insipidus revealing primary malignant non-Hodgkin's lymphoma of bone. Rev Med Interne, 1998; 19:830-4.
34. Graffin B, Bernard P, Landais C, et al. Diabetes insipidus revealing chronic myelomonocytic leukemia. Rev Med Interne, 2007; 28:698-700.
35. Burke CW, Adams CBA, Esiri MM, et al. Transsphenoidal surgery for Cushing's disease: does what is removed determine the endocrine outcome? Clin Endocrinol (Oxf), 1990; 33:527-37.
36. Boughey JC, Yost MJ, Bynoe RP. Diabetes insipidus in the head-injured patient. Am Surg, 2004; 70:500-3.
37. Hernandes I, Garcia L, Guinto G, Cabrera L, Mercado M. Bacterial pituitary abscess: an usual cause of panhypopituitarism. Endocr Pract, 2002; 8:424-8.
38. Moses AM, Thomas DG, Canfield MC, Collins GH. Central diabetes insipidus due to cytomegalovirus infection of the hypothalamus in a patient with acquired immunodeficiency syndrome: a clinical, pathological, and immunohistochemical case study. J Clin Endocrinol Metab, 2003; 88:51-4.
39. Satyarthee GD, Mahapatra AK. Diabetes insipidus in sellar-suprasellar tuberculoma. J Clin Neurosci, 2003; 10:497-9.
40. Muir BM, Hulett RL, Zorn JG. Wegener's granulomatosis complicated by central diabetes insipidus in a pediatric patient. AJR Am J Roentgenol, 2004; 182:1560-2.
41. Prosch H, Grois N, Prayer D, et al. Central diabetes insipidus as presenting symptom of Langerhans cell histiocytosis. Pediatr Blood Cancer, 2004; 43:594-9.
42. Chapelon-Abric C. Neurosarcoidosis. Rev Neurol (Paris), 2006; 162:1173-88.
43. Miranda PA, Miranda SM, Bittencourt FV, et al. Cutaneous non-Langerhans cells histiocytoses as cause of central diabetes insipidus. Arq Bras Endocrinol Metabol, 2007; 51:1018-22.
44. Cemeroglu AP, Blaivas M, Murasko KM, et al. Lymphocytic hypophysitis presenting with diabetes insipidus in a 14-year-old: case report and review of the literature. Eur J Pediatr, 1997; 156:984-8.
45. Kan AK, Calligerous D. A case report of Sheehan syndrome presenting with diabetes insipidus. Aust N Z Obstet Gynaecol, 1998; 38:224-6.
45a. Kovacs K, Bilbao JM, Fornasier VL, Horvath E. Pituitary pathology in Erdheim-Chester disease. Endocr Pathol, 2004; 15:159-66.
46. Khiari K, Cherif L, Hadj Ali I, et al. Central diabetes insipidus with Behcet disease. A case report. Ann Endocrinol (Paris), 2003; 64:426-7.
47. Aron DC, Findling JW, Tyrrell B. Hypothalamus and pituitary gland. In: Greenspan FS, Gardner DG (eds). Basic and Clinical Endocrinology. 7th ed. New York: McGraw-Hill Companies & Lange, 2004:106-75.
48. Kajiyama H, Terai C, De Bellis A, et al. Vasopressin cell antibodies and central diabetes insipidus in a patient with systemic lupus erythematosus and dermatomyositis. J Rheumatol, 2004; 31:1218-21.
49. Weiler FG, Blumberg K, Liboni CS, et al. Diabetes insipidus in a patient with multiple sclerosis. Arq Brasil Endocrinol Metabol, 2008; 52:134-7.
50. Maghnie M, Altobelli M, Di Iorgi N, et al. Idiopathic central diabetes insipidus is associated with abnormal blood supply to the posterior pituitary gland caused by vascular impairment of the inferior hypophyseal artery system. J Clin Endocrinol Metab, 2004; 89:1891-6.
51. Moses AM, Streeten DH. Disorders of the neurohypophysis. In: Wilson JD, Braunwald E, et al (eds). Harrison's Principles of Internal Medicine. New York: McGraw-Hill, 1991:1682-91.
52. Vilar L, Freitas MC, Arruda MJ, et al. Diabetes insípido neurogênico – Relato de 46 casos. Arq Brasil Endocrinol Metab, 2008; 52 (supl 4):S485.
53. Greger NG, Kirkland RT, Clayton GW, Kirkland JL. Central diabetes insipidus. 22 years' experience. Am J Dis Child, 1986; 140:551-4.
54. Bichet DG. Vasopressin receptor mutations in nephrogenic diabetes insipidus. Semin Nephrol, 2008; 28:245-51.
55. Linshaw MA. Back to basics: congenital nephrogenic diabetes insipidus. Pediatr Rev, 2007; 28:372-80.
56. Faerch M, Christensen JH, Corydon TJ, et al. Partial nephrogenic diabetes insipidus caused by a novel mutation in the AVPR2 gene. Clin Endocrinol (Oxf), 2008; 68:395-403.
57. Loonen AJ, Knoers NV, van Os CH, Deen PM. Aquaporin 2 mutations in nephrogenic diabetes insipidus. Semin Nephrol, 2008; 28:252-65.
58. Miura K, Sekine T, Iida A, et al. Salt-losing nephrogenic diabetes insi-

pidus caused by fetal exposure to angiotensin receptor blocker. *Pediatr Nephrol*, 2009 Jan 20. [Epub ahead of print]
59. Garofeanu CG, Weir M, Rosas-Arellano MP. Causes of reversible nephrogenic diabetes insipidus: a systematic review. *Am J Kidney Dis*, 2005; *45*:626-37.
60. Stone KA. Lithium-induced nephrogenic diabetes insipidus. *J Am Board Fam Pract*, 1999; *12*:43-47.
61. Boton R, Gaviria M, Batlle DC. Prevalence, pathogenesis, and treatment of renal dysfunction associated with chronic lithium therapy. *Am J Kidney Dis*, 1987; *10*:329-45.
62. Thompson CJ, France AJ, Baylis PH. Persistent nephrogenic diabetes insipidus following lithium therapy. *Scott Med, J* 1997; *42*:16-7.
63. Paw H, Slingo ME, Tinker M. Late onset nephrogenic diabetes insipidus following cessation of lithium therapy. *Anaesth Intensive Care*, 2007; *35*:278-80.
64. Gutiérrez Cruz O, Careaga Benítez R. Diabetes insipidus and pregnancy. *Ginecol Obstet Mex*, 2007; *75*:224-9
65. Kalelioglu I, Kubat Uzum A, Yildirim A, *et al*. Transient gestational diabetes insipidus diagnosed in successive pregnancies: review of pathophysiology, diagnosis, treatment, and management of delivery. *Pituitary*, 2007; *10*:87-93.
66. Ball SG, Vaidja B, Baylis PH. Hypothalamic adipsic syndrome: diagnosis and management. *Clin Endocrinol* (Oxf), 1997; *47*:405-9.
67. Crowley RK, Sherlock M, Agha A, *et al*. Clinical insights into adipsic diabetes insipidus: a large case series. *Clin Endocrinol* (Oxf), 2007; *66*:475-82.
68. Oh MS, Carroll HJ. Essential hypernatremia: is there such a thing? *Nephron*, 1994; *67*:144-5.
69. McIver B, Connacher A, Whittle I, *et al*. Adipsic hypothalamic diabetes insipidus after clipping of anterior communicating artery aneurysm. *BMJ*, 1991; *303*:1465-7.
70. Sherlock M, Agha A, Crowley R, *et al*. Adipsic diabetes insipidus following pituitary surgery for a macroprolactinoma. *Pituitary*, 2006; *9*:59-64
71. Shimizu H, Obi T, Miyajima H. Anhidrosis: an unusual presentation of diabetes insipidus. *Neurology*, 1997; *49*:1708-10.
72. Hanson RS, Powrie RO, Larson L. Diabetes insipidus in pregnancy: a treatable cause of oligohydramnios. *Obstet Gynecol*, 1997; *89*:816-7.
73. Mizuno H, Sugiyama Y, Ohro Y, *et al*. Clinical characteristics of eight patients with congenital nephrogenic diabetes insipidus. *Endocrine*, 2004; *24*:55-9.
74. Chiu HK, Kletter GB. Remission of congenital diabetes insipidus after eight years. *J Pediatr Endocrinol Metab*, 2007; *20*:733-7.
75. Miller M, Dalakos T, Moses A, *et al*. Recognition of partial defects in antidiuretic hormone secretion. *Ann Intern Med*, 1970; *73*:721.
76. Moses AM, Notman DD. Diabetes insipidus and syndrome of inappropriate antidiuretic hormone secretion (SIADH). *Adv Intern Med*, 1973; *27*:73-100.
77. De Marco LA, Liberman B. Metabolismo da água e diabetes insípido. *In*: Cukiert A, Liberman B (eds). *Neuroendocrinologia Clínica e Cirúrgica*. 1ª ed. São Paulo: Lemos, 2002:563-76.
78. Fujisawa I. Magnetic resonance imaging of the hypothalamic-neurohypophyseal system. *J Neuroendocrinol*, 2004; *16*:297-302.
79. Elias PCL, Elias LLK, Moreira AC. Padronização do teste de infusão salina hipertônica para o diagnóstico do diabetes insípido com dosagem de vasopressina plasmática. *Arq Brasil Endocrinol Metab*, 1998; *142*:365-72.
80. Morgenthaler NG, Struck J, Jochberger S, Dünser MW. Copeptin: clinical use of a new biomarker. *Trends Endocrinol Metab*, 2008; *19*:43-9.
81. Katan M, Morgenthaler NG, Dixit KC, *et al*. Anterior and posterior pituitary function testing with simultaneous insulin tolerance test and a novel copeptin assay. *J Clin Endocrinol Metab*, 2007; *92*:2640-3.
82. Singer I, Oster JR, Fishman LM. The management of diabetes insipidus in adults. *Arch Intern Med*, 1997; *157*:1293-301.
83. Richardson DW, Robinson AG. Desmopressin. *Ann Intern Med* 1985; *103*:228-39.
84. Lam KS, Wat MS, Choi KL, *et al*. Pharmacokinetics, pharmacodynamics, long-term efficacy and safety of oral 1-deamino-8-D-arginine vasopressin in adults with central diabetes insipidus. *Br J Clin Pharmacol*, 1996; *42*:379-85.
85. Boulgourdjian EM, Martinez AS, Ropelato MG, *et al*. Oral desmopressin treatment of central diabetes insipidus in children. *Acta Paediatr*, 1997; *86*:1261-2.
86. Loffing J. Paradoxical antidiuretic effect of thiazides in diabetes insipidus: another piece in the puzzle. *J Am Soc Nephrol*, 2004; *15*:2948-50.
87. Konoshita T, Kuroda M, Kawane T, *et al*. Treatment of congenital nephrogenic diabetes insipidus with hydrochlorothiazide and amyloride in an adult patient. *Horm Res*, 2004; *61*:63-7.
88. Kim GH, Lee JW, Oh YK, *et al*. Antidiuretic effect of hydrochlorothiazide in lithium-induced nephrogenic diabetes insipidus is associated with upregulation of aquaporin-2, Na-Cl co-transporter, and epithelial sodium channel. *J Am Soc Nephrol*, 2004; *15*:2836-43.
89. Bedford JJ, Leader JP, Jing R, *et al*. Amiloride restores renal medullary osmolytes in lithium-induced nephrogenic diabetes insipidus. *Am J Physiol Renal Physiol*, 2008; *294*:F812-20.
90. Kim GH, Choi NW, Jung JY, *et al*. Treating lithium-induced nephrogenic diabetes insipidus with a COX-2 inhibitor improves polyuria via upregulation of AQP2 and NKCC2. *Am J Physiol Renal Physiol*, 2008; *294*:F702-9.
91. Kishi Y, Kurosawa H, Endo S. Is propranolol effective in primary polydipsia? *Int J Psychiatry Med*, 1998; *28*:315-25.
92. Ray JG. DDAVP use during pregnancy: an analysis of its safety for mother and child. *Obstet Gynecol Surv*, 1998; *53*:450-5.
93. Nandi M, Harrington AR. Successful treatment of hypernatremic thirst deficiency with chlorpropamide. *Clin Nephrol*, 1978; *10*:90-5.

Síndrome da Secreção Inapropriada do Hormônio Antidiurético

Luiz Augusto Casulari, Luciana Ansaneli Naves, Lucio Vilar

INTRODUÇÃO

Hiponatremia, definida como um excesso de água em relação ao sódio no líquido extracelular, é o distúrbio eletrolítico mais comum em pacientes hospitalizados.[1-3] Hiponatremia leve (sódio sérico < 135 mEq/L) ocorre em 15 a 22% desses pacientes e em aproximadamente 7% dos pacientes ambulatoriais.[4] Hiponatremia moderada (sódio sérico < 130 mEq/L) é vista em 1 a 7% dos pacientes hospitalizados.[5] A importância maior no diagnóstico da hiponatremia reside nos fatos de que ela pode determinar uma potencial morbidade, bem como ser um marcador de uma doença subjacente.[3]

A síndrome da secreção inapropriada do hormônio antidiurético (SIADH) responde por até 40% dos casos de hiponatremia (definida como sódio sérico < 135 mEq/L) e representa a causa mais comum de hiponatremia normovolêmica. Também corresponde ao fator etiológico mais usual de baixa concentração do sódio sérico em pacientes hospitalizados, porém seu diagnóstico é de exclusão.[3,6-9]

FISIOPATOLOGIA

SIADH pode resultar da persistente liberação da arginina vasopressina (AVP) – também denominada hormônio antidiurético (ADH) – ou de peptídeos AVP-símile, na ausência de estímulos osmóticos e não-osmóticos. Alteração no limiar osmótico para liberação da AVP, mutações com ganho de função no receptor V_2 da AVP, bloqueio do sistema renina–angiotensina–aldosterona e elevação discreta do peptídeo atrial natriurético podem também estar envolvidos.[2,3,7-9]

Quatro diferentes padrões de secreção da AVP foram relatados em pacientes com SIADH, sendo mais comum aquele em que a liberação do hormônio é completamente independente do controle osmótico (Quadro 13.1). Um terço dos pacientes portadores de SIADH libera a AVP de acordo com a concentração sérica de sódio, porém inicia a secreção com um limiar bem abaixo da osmolalidade plasmática (P_{Osm}), sugerindo uma modificação osmolar para liberação de AVP (limiar mais baixo). Alguma ingestão de água livre, acima do limite, vai levar a aumento da excreção urinária de sódio, sem excreção concomitante do excesso de água.[5,9] Menos comumente, os níveis plasmáticos da AVP estão baixos ou indetectáveis mesmo na presença de hiponatremia. Em alguns pacientes, mutações no receptor V_2 estão presentes, resultando em urina concentrada, na ausência de AVP.[3,10]

Uma vez que nem todos os pacientes com SIADH têm níveis circulantes elevados da AVP, foi proposto como sendo mais acurada a terminologia "síndrome da antidiurese inapropriada" para mais bem defini-la.[10] Embora antidiurese inapropriada seja uma aspecto essencial da SIADH, uma excessiva ingestão de água, desencadeada por um estímulo não-osmótico, é também necessária para que a hiponatremia se desenvolva.[2,3]

A hiponatremia pode desenvolver-se como conseqüência dos dois mecanismos principais: retenção de água e perda de soluto. A contribuição de cada um deles para o desenvolvimento da hiponatremia

QUADRO 13.1

Padrões da Secreção do ADH ou AVP na Síndrome da Secreção Inapropriada do Hormônio Antidiurético (SIADH)

Padrão	Característica	Freqüência
Tipo A	Secreção errática do ADH (a liberação do ADH é completamente independente do controle osmótico).	37%
Tipo B	*Reset osmostat* (há um limiar anormalmente baixo para a secreção de ADH, mas os pacientes, se suficientemente hiponatrêmicos, podem produzir urina diluída ao máximo).	33%
Tipo C	*ADH leak pattern* (há produção mantida de ADH com valores da P_{Osm} < 278 mOsm/kg e liberação normal do ADH em resposta a estímulos osmóticos).	16%
Tipo D	Antidiurese dissociada do ADH (os níveis de ADH são normais, mas, por razões desconhecidas, não conseguem diluir a urina ao máximo).	14%

na SIADH tem sido controversa. A natriurese ocorre em resposta à retenção de água, provavelmente na tentativa de restaurar o volume. Dessa maneira, o que é mais clinicamente significativo nesse estado hiposmolar não é a perda de soluto, mas o aumento do conteúdo corporal total de água.[7–9]

Os pacientes com SIADH têm dificuldade para excreção de água livre pela urina, sendo essa retenção hídrica a responsável pela expansão volumétrica moderada (não-edematosa) e pela hiponatremia dilucional. Na maioria dos casos, a hiponatremia na SIADH não é tão intensa, pois tende a haver compensação do efeito antidiurético da AVP, através da diminuição da expressão do receptor de canais de água (aquaporinas), onde esse hormônio exerce sua função no rim. Esse "escape" da antidiurese é causado por profunda e seletiva baixa expressão da aquaporina-2, sem queda concomitante de expressão de outros receptores dos canais de água.[7–10]

ETIOLOGIA

A SIADH pode acontecer em uma variedade de condições benignas e malignas, que, em geral, se enquadram em quatro categorias: neoplasias, distúrbios do sistema nervoso central (SNC), doenças pulmonares benignas e uso de drogas (Quadro 13.2). Neoplasias representam a causa mais comum de SIADH, principalmente o carcinoma pulmonar de pequenas células (CPPC).[6–9]

Neoplasias

SIADH foi detectada em 11 a 14,5% dos pacientes com CPPC.[6,11] Esse percentual pode chegar a 33% nos casos de doença mais avançada.[6] Outros tumores pulmonares podem, menos freqüentemente, estar envolvidos, tais como adenocarcinomas, carcinomas de células escamosas ou carcinomas de células grandes.[7,8] Hiponatremia assintomática pode eventualmente ser a manifestação inicial do CPPC,[12] que, portanto, deve ser pesquisado em todo paciente com suspeita de SIADH. Muito excepcionalmente, o CPPC pode secretar ambos, AVP e ACTH.[13]

Excluindo-se o CPPC, SIADH mostra-se mais comum com cânceres da cabeça e pescoço,[5] com a síndrome se desenvolvendo em até 3% dos pacientes.[14,15] Diversas outras neoplasias podem, também, acompanhar-se da SIADH, como carcinomas (mama, pâncreas, estômago, ureter, fígado, cavidade oral, próstata, bexiga, nasofaringe e duodeno), linfomas, leucemias, timoma, neuroblastoma tímico, neuroblastoma olfatório, sarcoma de Ewing, mesotelioma, teratoma ovariano imaturo e melanoma.[3,7–9,16–23] Raramente, adenomas da hipófise anterior e tumores da neuro-hipófise podem ser a causa da síndrome.[9,24] SIADH foi também descrita em crianças com craniofaringioma.[25]

Neoplasias podem causar SIADH por sintetizarem e secretarem AVP, seu peptídeo precursor (a pré-pró-vasopressina) ou algum peptídeo AVP-símile.[7,10,15] Entretanto, apenas 50% das neoplasias estudadas apresentavam imunorreatividade para a AVP. Além disso, elevação peptídeo atrial natriurético (ANP) foi demonstrada em pacientes com hiponatremia e CPPC.[7–9]

Distúrbios do SNC

Virtualmente qualquer distúrbio do SNC, seja ele neoplásico (tumores primários ou metastáticos), vascular (hemorragia subaracnóidea, hematoma subdural, aneurismas, acidentes vasculares cerebrais isquêmicos ou hemorrágicos etc.), traumático (traumatismo craniano, secção da haste hipofisária) ou infeccioso (meningite viral, bacteriana, tuberculosa ou fúngica, encefalite viral etc.) pode resultar em SIADH.[2,3,7,26,27] Esta pode também surgir em pacientes com hidrocefalia, atrofia cerebral ou cerebelar, lúpus eritematoso, porfiria intermitente aguda, esclerose múltipla, cisto da bolsa de Rathke, síndrome de Shy-Drager ou síndrome de Guillain-Barré.[7,9,28–31]

Doenças Pulmonares Benignas

Ambas, hipoxemia e hipercapnia, podem elevar os níveis plasmáticos de AVP, presumivelmente por estimularem os quimiorreceptores ou barorreceptores periféricos.[5,6] Diversas patologias pulmonares benignas podem, também, associar-se à SIADH, por um mecanismo não bem-esclarecido. Entre elas se incluem pneumonias virais e bacterianas, asma, bronquiolite, DPOC avançada, pneumotórax, atelectasia, abscesso pulmonar, tuberculose, aspergilose, nocardiose, fibrose cística, síndrome de angústia respiratória do adulto (SARA) etc.[7,32,33] SIADH é comum em pacientes colocados em ventilação mecânica com pressão positiva, supostamente por diminuição do retorno venoso.[6–9] Também já foi descrita em um paciente com insuficiência respiratória secundária à esclerose lateral amiotrófica.[34]

Uso de Drogas

Várias drogas podem causar SIADH por estimularem a secreção da AVP e/ou potencializarem sua ação sobre os túbulos coletores renais. Entre as mais comumente citadas estão clorpropamida, carbamazepina (ambas potencializam a resposta renal à AVP) e ciclofosfamida em altas doses intravenosas.[3,7,8] Podem também estar envolvidos anti-inflamatórios não-hormonais, clofibrato, morfina, nicotina, barbitúricos, antipsicóticos, bromocriptina, lorcainida, tioridazina, tiotixeno, mizoribina e outros quimioterápicos (clorambucil, vincristina, vimblastina, alentuzumabe, vinorelbina, cisplatina, imatinib etc.).[6–9,35–38] Inibidores seletivos da recaptação de serotonina (ISRS) – fluoxetina, paroxetina, citalopram, escitalopram etc. – podem também causar SIADH, quase exclusivamente em idosos.[7,39–42] Nessa população, a freqüência relatada de SIADH induzida por essas drogas varia de 0,5 a 32%.[40] Os fatores de risco para o desenvolvimento da hiponatremia com ISRS incluem idade avançada, sexo feminino, uso concomitante de diuréticos, baixo peso corporal e menor concentração de sódio sérico basal. Em relatórios publicados, hiponatremia surgiu nas primeiras semanas de tratamento e reverteu dentro de 2 semanas após a interrupção do tratamento.[40]

Hiponatremia significativa pode igualmente acontecer com outros antidepressivos (p.ex., venlafaxina, duloxetina, reboxetina, mirtazapina etc.).[42–45] SIADH foi também relacionada à terapia com inibidores da enzima de conversão da angiotensina, amiodarona, inibidores da bomba de prótons, imunoglobulinas, valproato sódico, drogas antiparkinsonianas e rosiglitazona.[7,9,47–49] Hiponatremia grave, potencialmente fatal, pode resultar do consumo de 3-4-metilenodioximetanfetamina (MDMA, também conhecido como *ecstasy*).[50] A administração de vasopressina (para controlar sangramento gastrointestinal), oxitocina (para induzir trabalho de parto) ou DDAVP (usado no tratamento do diabetes insípido) pode resultar em SIADH "exógena".[7–10] O número de novas drogas associadas com SIADH tem aumentado continuamente.[5] Recentemente, foi relatado quadro de hiponatremia grave sintomática durante a terapia com sibutramina.[51]

QUADRO 13.2
Causas da Síndrome da Secreção Inapropriada do Hormônio Antidiurético (SIADH)

1. Neoplasias
- Carcinomas: pulmão (células pequenas), pâncreas, ureter, próstata, bexiga, endométrio, nasofaringe, duodeno, fígado etc.
- Tumores cerebrais primários e metastáticos (carcinoma de mama e estômago, melanoma)
- Outros: linfoma, leucemia, timoma, neuroblastoma tímico, craniofaringioma, sarcoma de Ewing, neuroblastoma olfatório, mesotelioma, adenomas da hipófise anterior, tumores da neuro-hipófise etc.

2. Distúrbios do SNC
- Fratura de crânio
- Trombose cerebral
- Hemorragia subaracnóidea
- Atrofia cerebelar
- Encefalite
- Secção da haste hipofisária
- Síndrome de Guillain-Barré
- Porfiria intermitente aguda
- Aneurisma gigante da carótida interna
- Abscesso cerebral
- Hematoma subdural
- Atrofia cerebral
- Trombose do seio cavernoso
- Meningite
- Hidrocefalia
- Lúpus eritematoso sistêmico
- Esclerose múltipla
- Síndrome de Shy-Drager

3. Uso de drogas
- Clorpropamida
- Amiodarona
- Nicotina
- MDMA (*ecstasy*)
- Narcóticos
- Azatioprina, mizoribina, ciclofosfamida etc.
- Antiparkinsonianos
- Carbamazepina
- Inibidores da enzima conversora da angiotensina (captopril, enalapril etc.)
- Imunoglobulinas
- DDAVP
- Sibutramina
- Antiinflamatórios não-hormonais (indometacina, rolecoxib etc.)
- Inibidores da bomba de prótons (omeprazol, pantoprazol etc.)
- Fenotiazinas (clorpromazina, flufenazina etc.)
- Quimioterápicos (clorambucil, vincristina, vimblastina, alentuzumabe, vinorelbina, cisplatina, ifosfamida, ciclofosfamida etc.)
- Inibidores seletivos da recaptação de serotonina (fluoxetina, paroxetina, citalopram, escitalopram, sertralina etc.)
- Outros antidepressivos (reboxetina, duloxetina, mirtazipina, venlafaxina, amitriptilina, nortriptilina etc.)
- Valproato de sódio
- Oxitocina
- Rosiglitazona

4. Doenças pulmonares benignas
- Pneumonias (virais, bacterianas)
- Tuberculose
- Asma, bronquiolite
- Fibrose cística
- SARA
- Nocardiose
- Abscesso pulmonar
- Aspergilose
- Atelectasia
- DPOC
- Empiema
- Insuficiência respiratória associada a ventilação com pressão positiva

5. Miscelânea
- Psicose aguda
- Hipóxia neonatal
- AIDS/SIDA
- Abscesso hepático amebiano
- Doença de Kawasaki
- Dor, náuseas
- *Delirium tremens*
- Cirurgias, transplante de células-tronco etc.
- Idade avançada
- Estrongiloidíase grave
- Anestesia geral
- Estresse, atividade física excessiva

6. SIADH hereditária
- Mutações com ganho de função nos receptores V_2

7. SIADH idiopática

Adaptado das Refs. 3, 7, 8 e 9.

Miscelânea

Hiponatremia ocorre em 30 a 38% dos pacientes com AIDS; até 68% desses casos parecem preencher os critérios diagnósticos da SIADH.[7,9,52] Pneumonia por *Pneumocystis carinii*, infecções do SNC e malignidades relacionadas à infecção pelo HIV são os principais fatores etiológicos envolvidos nesses casos.[52] SIADH foi também descrita em pacientes com hipertensão renovascular grave, abscesso amebiano ou estrongiloidíase grave.[9,53,54] Recentemente, foi descrita a ocorrência de SIADH em paciente com herpes zoster oftálmico tratado com aciclovir.[5]

Cirurgias abdominais ou torácicas de grande porte comumente se associam à hipersecreção de AVP.[9] Entretanto, SIADH foi igualmente descrita após cirurgias menores, como colecistectomia laparoscópica ou cesariana.[56,57] Hiponatremia é observada em 9 a 35% dos pacientes submetidos à cirurgia hipofisária. Pode resultar de

SIADH ou, mais freqüentemente, da síndrome cerebral perdedora de sal.[8] A distinção entre essas duas entidades é muito importante, uma vez que habitualmente requerem diferentes tratamentos (ver adiante).[58,59] SIADH já foi descrita também em pacientes submetidos a transplante de células-tronco[60] ou à terapia de reposição de nicotina, na forma de adesivos.[61]

Causas transitórias de SIADH incluem dor, náuseas, estresse, atividade física excessiva e anestesia geral.[3,9]

SIADH IDIOPÁTICA

Nesse grupo se incluem pacientes sem causa aparente para SIADH. A etiologia mais provável, nesses casos, é um tumor oculto (sobretudo CPPC ou neuroblastoma olfatório) e, em idosos, arterite de células gigantes (temporal).[9] SIADH idiopática é particularmente comum em idosos. Em 60% de 50 pacientes, a despeito de uma rigorosa avaliação, o fator etiológico não pôde ser determinado.[62]

SIADH HEREDITÁRIA

Mutações com ganho de função nos receptores V_2 representam uma rara causa de SIADH.[4] Podem eventualmente responder por alguns casos rotulados como idiopáticos.

MANIFESTAÇÕES CLÍNICAS

Os sintomas diretamente atribuídos à hiponatremia primariamente ocorrem com reduções agudas ou marcantes na concentração plasmática do sódio e refletem disfunções neurológicas secundárias a edema cerebral. Este último resulta do movimento de água para dentro das células, favorecido pelo gradiente osmótico criado pela queda na osmolalidade plasmática (P_{Osm}).[1,6,7]

Os sinais e sintomas na SIADH dependem do grau da hiponatremia e da velocidade com que se instala. Em geral, a velocidade da redução do sódio sérico (sNa^+) é mais importante no surgimento dos sintomas neurológicos do que a própria magnitude da hiponatremia.[6,7] A sintomatologia e a taxa de mortalidade são maiores na hiponatremia aguda do que na crônica. Com níveis de sNa^+ entre 125 e 135 mEq/L (mmol/L), os pacientes geralmente são assintomáticos ou apresentam sintomas frustros. Quando esses níveis se encontram abaixo de 125 mEq/L, especialmente quando o problema se desenvolve rapidamente (dentro de 48 h), podem surgir seqüelas graves, incluindo confusão mental, alucinações, paralisia pseudobulbar, alterações reflexas, sinal de Babinski e sinais extrapiramidais, convulsões, coma, postura de descerebração e parada respiratória, levando à morte. Sintomas mais moderados da hiponatremia compreendem cefaléia, dificuldade para se concentrar, memória prejudicada, câimbras, fraqueza e disgeusia. Se os valores do sNa^+ situam-se abaixo de 120 mEq/L, aumenta o risco para crises convulsivas, coma e parada respiratória.[3,7,9,63] Quando há lesão cerebral prévia, hipóxia, acidose ou hipercalcemia, pode ocorrer sintomatologia neurológica com níveis mais elevados de sódio.[7,63]

Os pacientes com SIADH crônica, se deixados em ingestão livre de água, tendem a ganhar peso em função da retenção hídrica. Nesse aspecto, diferem daqueles com hiponatremia secundária à depleção de sal, doença de Addison ou terapia diurética, que apresentam contração volumétrica. Entretanto, a despeito da expansão volumétrica, os pacientes com SIADH não desenvolvem edema, servindo esse aspecto para diferenciá-los daqueles com insuficiência cardíaca congestiva ou cirrose.[7,8,64]

DIAGNÓSTICO

Convém salientar que um valor normal ou elevado da P_{Osm} não exclui hiponatremia hipotônica, porque a uréia é um osmol ineficaz. Daí a importância de calcular a osmolalidade efetiva que corresponde ao valor da P_{Osm}, diminuído da uréia sangüínea (expressa em mg/dL) ÷ 2,8. Para o diagnóstico da hiponatremia hipotônica, a osmolalidade efetiva precisa ser < 275 mOsm/kg de água.[1,2]

Os critérios essenciais e suplementares para o diagnóstico da SIADH estão resumidos no Quadro 13.3. Laboratorialmente, a SIADH caracteriza-se por concentrações plasmáticas da AVP excessivamente altas para a P_{Osm}, hiponatremia (sNa^+ < 135 mEq/L) e redução da osmolalidade plasmática efetiva (< 275 mOsm/kg), assim como por aumento da excreção do sódio urinário (U_{Na} > 100 mEq/L).[3,6-8] Os níveis séricos do ácido úrico estão geralmente baixos (< 4 mg/dL), sendo esse achado bem mais prevalente na SIADH do que nos casos de hiponatremia por depleção de sódio (70% vs. 40%).[64] A hipouremia na SIADH se deve a um aumento da depuração de ácido úrico, resultante da expansão volumétrica e da ação da AVP sobre os receptores V_1 no rim. Da mesma forma, baixa concentração sérica de uréia, creatinina e albumina pode estar presente. Apesar de hipouricemia, baixos níveis séricos de uréia e sódio urinário > 40 mEq/L em pacientes com hiponatremia serem sugestivos de SIADH, tais achados não são diagnósticos. Por exemplo, um ácido úrico < 4 mg/dL, na presença de hiponatremia, tem um valor preditivo positivo para SIADH de 73 a 100%. Tipicamente, pacientes com SIADH terão um *anion gap* baixo com CO_2 total e potássio sérico quase normais, a despeito da diluição.[3,7-9,64]

Clinicamente, na SIADH estão ausentes sinais de depleção (hipotensão ortostática, taquicardia ou desidratação) ou excesso (edema, ascite ou anasarca) do volume extracelular. Vale ressaltar que, para o correto diagnóstico de SIADH, é também necessário que as funções tiroidiana, adrenal e renal estejam normais e que o paciente não tenha feito uso recente de diuréticos (Quadro 13.3).[3,6,64]

Em resumo, SIADH deve ser fortemente considerada em qualquer paciente que se apresente com hiponatremia, hiposmolalidade plasmática, osmolalidade urinária acima de > 100 mOsm/kg, sódio urinário > 40 mEq/L e hipouricemia, na ausência de edema, hipotensão ortostática e sinais de desidratação. Deve também ser lembrada em pacientes com queixa de ganho ponderal sem causa aparente.[3,6,7,64]

DIAGNÓSTICO DIFERENCIAL

Diante de um paciente com hiponatremia, deve-se inicialmente determinar a osmolalidade sérica para descartar pseudo-hiponatremia, um artefato laboratorial que ocorre quando os níveis séricos de lipídios ou proteínas estão elevados e os valores do sódio são dosados por meio das técnicas indiretas habituais.[4] Hiponatremia hipertônica (ou translocacional) acontece quando solutos osmoticamente ativos (glicose ou manitol) retiram água das células. Para cada aumento de 100 mg/dL na glicemia, o sódio sérico declina em 1,6 a 2,4 mmol/L. Na realidade, o tradicional fator de correção de 1,6 mmol/L pode subestimar a mudança real.[1,4]

Para o diagnóstico adequado de SIADH, é necessário que sejam excluídas outras patologias ou situações capazes de estimular a liberação da AVP e/ou causar hiponatremia, como *deficiência de glicocorticóides* ou *mineralocorticóides*, *estados edematosos* (cirrose com ascite, insuficiência cardíaca, síndrome nefrótica), *uso de drogas retentoras de sódio* (fludrocortisona, agentes antiinflamatórios não-esteróides etc.), *hipotiroidismo*,

QUADRO 13.3
Critérios Diagnósticos da SIADH

Essenciais
- Osmolalidade plasmática efetiva diminuída (< 275 mOsmol/kg de água)
- Concentração urinária inapropriada (> 100 mOsmol/kg de água), durante hipotonicidade
- Euvolemia clínica
– Sem sinais clínicos de depleção do volume extracelular (hipotensão ortostática, taquicardia ou desidratação)
– Sem sinais de excesso de volume extracelular (edema, ascite ou anasarca)
- Concentração urinária de sódio elevada (> 40 mmol/L), com ingestão normal de sal e água
- Ausência de doenças adrenal, tiroidiana, hipofisária, insuficiência renal ou uso recente de diuréticos

Suplementares
- Ácido úrico plasmático < 4 mg/dL
- Uréia sangüínea < 10 mg/dL
- Excreção fracionada de sódio > 1%; excreção fracionada de uréia > 55%
- Falha em corrigir a hiponatremia após a infusão de SF a 0,9%
- Correção da hiponatremia pela restrição hídrica
- Teste com sobrecarga de água anormal (incapacidade para excretar mais de 80% de 20 mL/kg de água em 4 h e/ou falha em diluir a osmolalidade urinária abaixo de 100 mOsmoL/kg)
- Teste com furosemida: administrar 20 mg EV e medir a natremia antes e depois de 1, 2 e 3 h
- Níveis plasmáticos da AVP inapropriadamente elevados, apesar da presença de hipotonicidade e euvolemia clínica

Adaptado das Refs. 1 e 3.

QUADRO 13.4
Causas de Hiponatremia

Depleção de sal
1. *Perda renal de solutos*
   Uso de diuréticos
   Diurese osmótica (glicose, manitol)
   Deficiência de mineralocorticóide
   Nefropatias perdedoras de sal (rins policísticos, nefrite intersticial)
   Síndrome cerebral perdedora de sal
2. *Perda de sal não-renal*
   Hemorragia
   Perdas cutâneas (suor, queimaduras)
   Perdas gastrointestinais (vômitos, diarréia, pancreatite, obstrução intestinal)

Mecanismo dilucional
1. *Reabsorção aumentada nos túbulos proximais*
   Insuficiência cardíaca congestiva
   Cirrose
   Síndrome nefrótica
   Hipotiroidismo
2. *Diluição diminuída nos túbulos distais*
   SIADH
   Deficiência de glicocorticóides
3. *Ingestão excessiva de água*
   Polidipsia primária

Pseudo-hiponatremias
   Hiperglicemia
   Hipertrigliceridemia
   Hiperproteinemia
   Uso de manitol ou glicerol
   Uso de glicina ou sorbitol durante cirurgia prostática

Adaptado das Refs. 7 e 63.

perda excessiva de líquidos (vômitos, diarréia, uso de diuréticos, sudorese excessiva, queimaduras etc.) e *pseudo-hiponatremias* (hiperglicemia, hipertrigliceridemia, hiperproteinemia etc.) (Quadro 13.4).[6,8,62]

Em geral, o principal diagnóstico diferencial é feito com a insuficiência adrenal secundária, na qual podemos observar um quadro clínico-laboratorial similar ao da SIADH. A diferença está nos níveis séricos do cortisol e na resposta satisfatória aos glicocorticóides, apenas evidenciada na insuficiência adrenal.[7,64]

Em pacientes com hiponatremia após cirurgia hipofisária, TCE, tumores cerebrais, infecções intracranianas ou hemorragia subaracnóidea, faz-se obrigatório distinguir a SIADH da *síndrome cerebral perdedora de sal* (SCPS), cujas apresentações clínicas são similares, mas os tratamentos, diferentes.[58,59,65-68] Nesse sentido, a determinação do *status* volêmico é essencial, uma vez que pacientes com SIADH são euvolêmicos ou hipervolêmicos, e aqueles com SCPS, hipovolêmicos. Assim, enquanto a terapia da SIADH é feita com restrição de líquidos e/ou furosemida para reduzir o volume de líquido extracelular, os pacientes com SCPS requerem reposição com cloreto de sódio ou fludrocortisona.[58,65-68]

A fisiopatologia da SCPS não está clara. No entanto, o peptídeo natriurético cerebral (BNP) pode estar envolvido na gênese da hiponatremia. Secretado principalmente pelos ventrículos cardíacos, o BNP tem também origem hipotalâmica, pode ser liberado após lesão cerebral e tem sido relacionado à hiponatremia seguindo a hemorragia subaracnóidea espontânea. Foi também sugerido que o BNP inibiria a secreção de aldosterona, o que contribuiria para a perda renal de sódio.[58,65]

A distinção entre SCPS e SIADH é difícil.[59] Nesse contexto, o teste da furosemida pode ser útil. Administram-se 20 mg da droga, por via endovenosa, e dosa-se o sNa^+ antes e depois de cada hora, por 3 h. O sNa^+ geralmente apresenta elevação significativa na SIADH, enquanto não se altera nem diminui na SCPS.[8,58]

Quando a incerteza diagnóstica persiste, pode-se infundir 2 L de solução fisiológica a 0,9% (SF a 0,9%) em um período de 24 a 48 h. A correção da hiponatremia pela SF a 0,9% sugere uma subjacente depleção do volume extracelular.[68,69]

A dosagem da AVP sérica tem pouco valor, já que tanto na SCPS como na SIADH ocorre liberação não-osmótica da AVP.[59] No entanto, valores muito elevados de AVP apontam para o diagnóstico de SIADH.[68] Hipouricemia acontece em ambas as situações, por mecanismos distintos: expansão volumétrica, na SIADH, e diminuição da reabsorção de sódio no túbulo proximal, na SCPS.[59]

TRATAMENTO
Considerações Gerais

O único tratamento definitivo da SIADH é a eliminação de sua causa básica. Portanto, seu fator etiológico deve ser identificado e corrigido o mais precocemente possível. Drogas potencialmente causadoras de SIADH devem ser suspensas ou, se não for possível, ter sua dose reduzida ao máximo. Tal conduta habitualmente propicia uma rápida resposta favorável. Quando um tumor maligno for a fonte da produção excessiva de AVP, cirurgia, radioterapia e/ou quimioterapia são benéficas na redução dos sintomas, mesmo que a neoplasia de base não possa ser curada.[4,6-9]

A restrição da ingestão hídrica é o principal elemento no tratamento na SIADH, sendo a quantidade de líquido oferecida ao paciente calculada pelo débito urinário menos 500 mL. Outros autores preconizam uma ingestão inferior a 1.000 mL/dia, já que, nessa situação, o Na$^+$ invariavelmente vai aumentar, seja qual for a causa da hiponatremia. A restrição de fluido tende a aumentar as concentrações de sódio em torno de 2 a 4 mEq/L por dia. Essa taxa é satisfatória para os pacientes muito sintomáticos.[6-9]

Três fatores devem ser considerados na escolha da terapia de um paciente hiposmolar: (1) a gravidade da hiponatremia, (2) a duração da hiponatremia e (3) os sintomas neurológicos do paciente (Fig. 13.1).[2,69,70]

HIPONATREMIA SINTOMÁTICA AGUDA

Pacientes sintomáticos com grave hiponatremia cuja duração seja de até 48 h ou que se acompanhe de sérias complicações neurológicas (p.ex., coma ou convulsões) devem ter um tratamento rapidamente instituído. Nessa situação, está indicada a infusão imediata de solução salina ou fisiológica hipertônica a 3% (SF a 3%), na velocidade de 1–2 mL/kg/h. A meta é a elevação do nível sérico de sódio em 1 a 2 mmol/L por hora, sem contudo ultrapassar 8–12 mmol/L nas primeiras 24 h.[2] O sódio sérico (sNa$^+$) deve ser checado a cada 2 h para ajuste da velocidade da infusão da SF a 3%. Esta última deve ser interrompida quando os sintomas melhorarem ou quando o incremento do sNa$^+$ alcançar 12 mmol/L. Um aumento nos níveis séricos de sódio < 10 mmol/L normalmente é suficiente para reduzir os sintomas e prevenir complicações.[4,7,8,69]

Quando não se dispuser da SF a 3%, pode-se adicionar 15 ampolas de cloreto de sódio a 10% a 350 mL de solução glicosada a 5%, e assim obtém-se uma solução salina hipertônica a 3%.[7,8]

A administração concomitante de furosemida à da SF a 3% ainda é motivo de controvérsia. Muitos *experts* a utilizam rotineiramente, enquanto alguns recomendam evitá-la ou reservá-la para pacientes com expansão do volume extracelular.[4,69] Nós costumamos utilizá-la rotineiramente (Fig. 13.1).

PRESENÇA DE SINTOMAS MODERADOS E/OU HIPONATREMIA DE DURAÇÃO PROLONGADA OU DESCONHECIDA

A maioria das hiponatremias que ocorrem fora do hospital são crônicas e minimamente sintomáticas, exceto nos corredores de

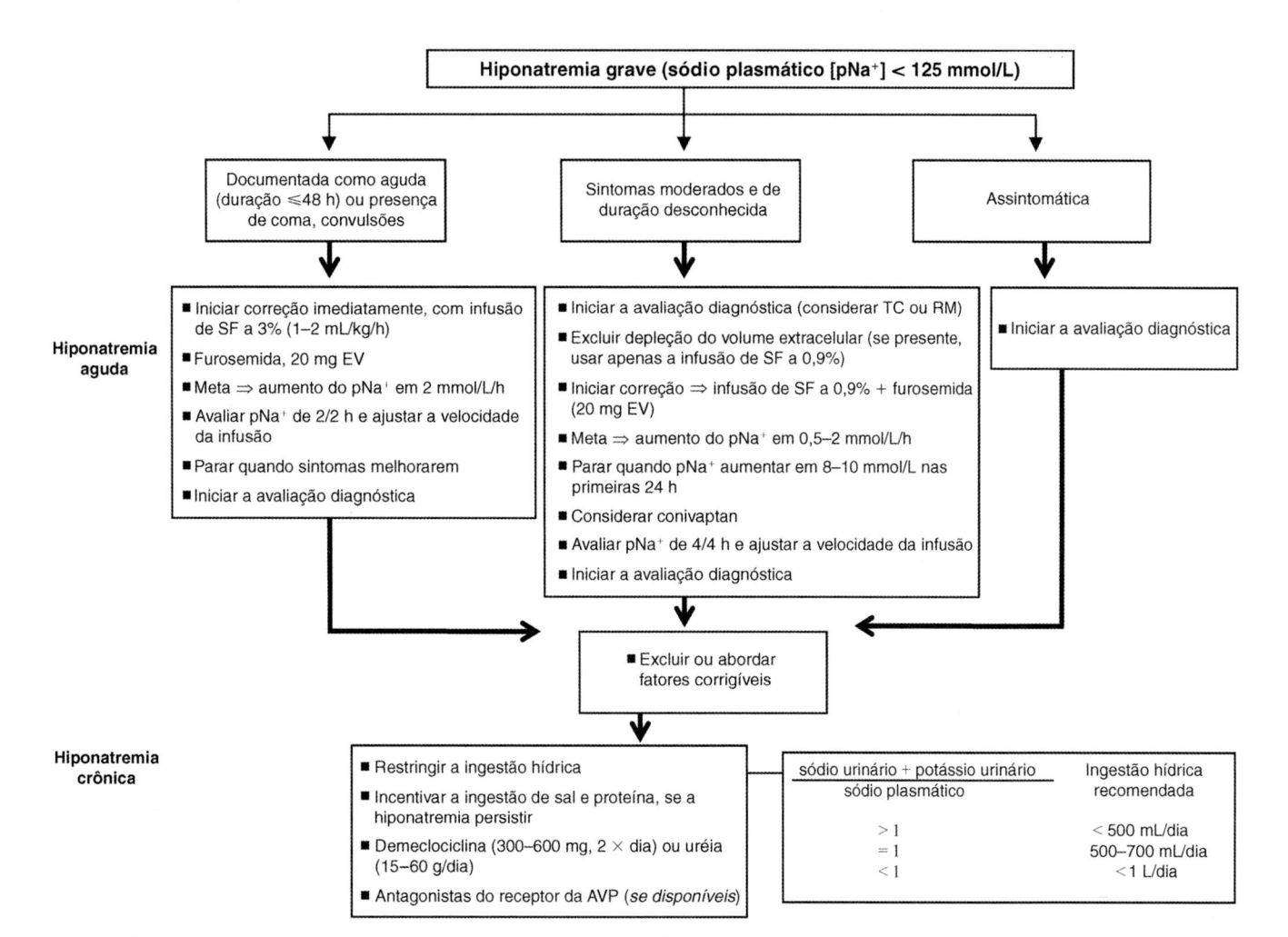

Fig. 13.1 Algoritmo para o Tratamento da Hiponatremia na SIADH. (Adaptado da Ref. 2.)
(SF = solução fisiológica; TC = tomografia computadorizada; RM = ressonância magnética; AVP = arginina vasopressina).

maratona, nos indivíduos que consomem 3,4-metilenodioximetanfetamina (*ecstasy*) e nas pessoas que bebem água em excesso. Nesses grupos, sintomas graves geralmente indicam hiponatremia aguda e exigem uma rápida correção.[4]

O tratamento da hiponatremia com duração desconhecida e sinais ou sintomas inespecíficos (p.ex., dores de cabeça ou letargia) é um desafio particularmente importante.[4,69] Alguns relatos sugerem um elevado risco se os doentes não forem tratados agressivamente,[71] enquanto outros são indicativos de que a rápida correção aumenta a morbidade ou a mortalidade.[72]

Diferentemente dos pacientes com hiponatremia aguda, aqueles com hiponatremia de longa duração têm um documentado risco para a *síndrome da desmielinização osmótica* (SDO) se o nível sérico de sódio for corrigido em mais de 12 mEq/L durante um período de 24 h. Esse distúrbio, que inclui mielinólises pontina e extrapontina centrais, resulta da perda seletiva de mielina (são poupados os neurônios e os cilindros axiais), afeta qualquer parte do cérebro, porém é mais comum nas áreas centrais da ponte. Freqüentemente, surge vários dias após a correção muito rápida da hiponatremia que esteja presente há mais de 48 h. Suas manifestações principais são quadriplegia flácida ou paraplegia, fraqueza facial, disfagia, disartria, ataxia, flutuações no nível de consciência e coma. Nos casos não-fatais, a recuperação é lenta e seqüelas neurológicas residuais podem acontecer.[6,7,73,74]

Para equilibrar os riscos de hiponatremia crônica contra os riscos de uma rápida correção, muitas autoridades recomendam uma modesta taxa de correção (um aumento do sódio sérico de 0,5 a 2,0 mEq/L por hora), usando-se taxas menores de infusão de solução fisiológica (SF) a 0,9% em pacientes com hiponatremia sintomática de duração desconhecida, concomitantemente à administração de furosemida (20 mg EV). Muitos limitam a correção a 8 mEq/L em um período de 24 h e 18 mEq/L em um período de 48 h. Para se evitarem excessos na correção, monitoração de perto da taxa de correção (a cada 2 a 4 h) está recomendada.[4,75] Algumas autoridades recomendam a realização de exame de imagem cerebral (p.ex., tomografia computadorizada ou ressonância magnética) para determinar se edema cerebral está presente e para avaliar a urgência da necessidade de correção. Contudo, não está demonstrado que essa abordagem melhora o desfecho.[4]

Pacientes assintomáticos com hiponatremia crônica têm um baixo risco de graves seqüelas neurológicas, mas um bem-descrito risco de desmielinização osmótica, caso sejam submetidos a uma rápida correção. Assim, o tratamento visa corrigir a hiponatremia muito gradativamente.[4,75]

Tratamento da Síndrome Cerebral Perdedora de Sal (SCPS)

A SCPS, na grande maioria das vezes, não necessita de tratamento específico quando o sNa$^+$ estiver > 130 mEq/L. Na presença de valores entre 125 e 130 mEq/L, pode-se usar SF a 0,9% ou suplementação oral de cloreto de sódio, 1 a 3 g/dia. A solução hipertônica a 3% deve ser empregada com natremia < 120 mEq/L, numa velocidade entre 40 e 125 mL/h, na dependência do quadro clínico do paciente e dos níveis séricos de sódio.[58,59] Muitas especialistas também recomendam o uso da SF a 3% em pacientes com hiponatremia e hemorragia subaracnóidea, por causa dos riscos associados com a depleção volumétrica nesses casos.[4,59] A correção rápida da hiponatremia pode também ocasionar mielinólise pontina central em indivíduos com a SCPS.[6,7]

Tratamento Farmacológico da Hiponatremia Crônica na SIADH

No manuseio da SIADH crônica, o aspecto mais importante é a restrição de líquidos, associada, se necessário, ao aumento na ingestão de sal e à utilização de diuréticos de alça (p.ex., 20 mg de furosemida, 1 a 2 vezes ao dia).[1,2] Se não houver boa resposta terapêutica, está indicado o emprego de medicações que diminuam a resposta dos túbulos coletores à AVP, aumentando a excreção de água livre, tais como a demeclociclina, o carbonato de lítio, a uréia ou a fludrocortisona.[5,6] Mais recentemente, foram desenvolvidos antagonistas seletivos dos receptores da AVP,[1,2,38,69] os quais ainda não estão disponíveis em nosso meio.

DEMECLOCICLINA

Trata-se do inibidor mais potente da ação da AVP nos túbulos renais e pode ser útil para o tratamento crônico de pacientes com SIADH, na dose de 900 a 1.200 mg/dia. Os pacientes devem ser monitorados para o eventual surgimento de fotossensibilidade, nefrotoxicidade (sobretudo em pacientes com doença hepática), superinfecção bacteriana ou perda excessiva de água.[7–9]

CARBONATO DE LÍTIO

Classicamente é reservado para os casos em que a demeclociclina não seja bem-tolerada ou esteja contra-indicada, uma vez que é menos efetivo e se associa a maior gama de efeitos indesejáveis (p.ex., hipotiroidismo, hipercalcemia, diabetes insípido nefrogênico).[7–9] Muitos especialistas têm recomendado que a utilização do carbonato de lítio na SIADH seja abandonada.[1,4]

FLUDROCORTISONA (FCS)

Apesar de não influenciar a secreção e a ação da AVP, FCS pode ser utilizada ocasionalmente no tratamento da hiponatremia. Em doses de 0,1–0,3 mg 2 vezes ao dia, promove retenção de sódio e parece também inibir parcialmente a sede e a ingestão de líquidos. Os principais efeitos colaterais são hipocalemia e hipertensão, que podem requerer suplementação de potássio ou redução da dose.[6,7]

FCS mostrou-se também eficaz em alguns casos de SCPS, controlando a natriurese excessiva e revertendo o desequilíbrio eletrolítico.[76]

URÉIA

Seu uso possibilita o aumento da excreção de água por aumento da excreção de solutos. A dose é de 15–60 g/dia. Esse esquema em geral é bem-tolerado, mas só deve ser considerado para pacientes não-responsivos às outras modalidades de tratamento.[7,77]

ANTAGONISTAS DOS RECEPTORES DA AVP (ARV)

As ações da AVP são mediadas por três subtipos de receptores: V_{1a}, V_2, e V_{1b}. O receptor V_{1a} regula a vasodilatação e a hipertrofia celular, enquanto o receptor V_2 regula a excreção de água livre. O receptor V_{1b} regula a liberação do ACTH pela hipófise.[78,79]

Nos últimos anos, alguns ARV têm sido desenvolvidos para o manuseio de condições associadas à hiponatremia e sobrecarga hídrica. Os principais são conivaptan, tolvaptan, lixivaptan e satavaptan.[78,79] O *conivaptan*, aplicado por via endovenosa, foi aprovado pela FDA para o tratamento da hiponatremia euvolêmica e hipervolêmica em

2005 e 2007, respectivamente.[4] Ele atua como antagonista dos receptores V_1 e V_2 da AVP. Sua maior indicação são pacientes hospitalizados com hiponatremia moderada a grave com sintomas, exceto convulsões, delírio ou coma.[1,4,79] Nessas condições, o uso de SF a 3% se impõe, como já mencionado.[2,4] Reações no local da infusão são comuns, podendo ocorrer em cerca de 30% dos pacientes tratados. Sua metabolização pelo citocromo P450 (CYP3A4) pode resultar em interações medicamentosas.[4]

Para o uso oral, já foram desenvolvidos *tolvaptan*, *lixivaptan* e *satavaptan*, que são antagonistas seletivos para o receptor V_2. Em dois estudos controlados e randomizados envolvendo o uso de tolvaptan, os níveis séricos de sódio se elevaram dentro de 24 h após a primeira dose da droga ativa e permaneceram significativamente maiores (até 4 mmol/L) do que os valores do grupo placebo, 30 dias após o início do tratamento.[78,79] Em um estudo aberto, em pacientes com SIADH, a terapia com um outro antagonista de ação prolongada, o satavaptan, mantinha o sNa$^+$ dentro dos valores da normalidade (135 a 147 mmol/L) após 1 ano, sem efeitos colaterais importantes.[80]

Uma preocupação teórica é que os antagonistas dos receptores da AVP possam aumentar muito rapidamente os níveis do sNa$^+$, expondo os pacientes ao risco de desmielinização osmótica. Até o momento, essa complicação ainda não foi relatada.[4] Por outro lado, boca seca e sede são efeitos colaterais freqüentes, o que estimula a ingestão hídrica, lentificando o incremento no aumento do sNa$^+$. O uso dessas drogas requer, portanto, monitoração cuidadosa da concentração sérica do sódio.[4,78,79]

Outras potenciais indicações para os antagonistas dos receptores da AVP são insuficiência cardíaca congestiva (ICC) e ascite associada a cirrose ou outras hepatopatias crônicas.[81,82] Em casos de ICC, eles podem proporcionar melhora dos sintomas, mas não parecem retardar a progressão do quadro, nem diminuir a mortalidade.[81] Em casos de cirrose, o uso de satavaptan mostrou-se capaz de reduzir o volume da ascite e melhorar a hiponatremia.[82] O papel dos ARV em atenuar a poliúria em casos de diabetes insípido nefrogênico também está sendo avaliado.[79]

Em resumo, a maioria dos pacientes com SIADH não necessita de solução hipertônica de NaCl ou drogas para o seu tratamento, e a restrição hídrica é suficiente. A mera presença de concentração de sódio extremamente baixa não deve justificar uma ação mais agressiva. Sem dúvida, os pacientes com hiponatremia grave encontram-se sob maior risco de apresentar a síndrome de desmielinização osmótica após correção rápida; pode-se esperar uma recuperação sem acidentes quando a correção é realizada a uma velocidade inferior a 12 mEq/L/dia (Quadro 13.5).

BIBLIOGRAFIA

1. Ghali JK. Mechanisms, risks, and new treatment options for hyponatremia. *Cardiology*, 2008; *111*:147-57.
2. Zamboli P, De Nicola L, Minutolo R, et al. Hyponatremia secondary to inappropriate antidiuretic hormone secretion. *G Ital Nefrol*, 2008; *25*:554-61.
3. Decaux G, Musch W. Clinical laboratory evaluation of the syndrome of the syndrome of inappropriate secretion of antidiuretic hormone. *Clin J Am Soc Nephrol*, 2008; *3*:1175-84.
4. Ellison DH, Berl T. Clinical practice. The syndrome of inappropriate antidiuresis. *N Engl J Med*, 2007; *356*:2064-72.
5. Anderson RJ, Chung H-M, Kluge R, Schrier RW. Hyponatremia: a prospective analysis of its epidemiology and the pathogenetic role of vasopressin. *Ann Intern Med*, 1985; *102*:164-8.
6. Robinson AG, Verbalis JG. Posterior pituitary gland. In: Larsen PR, Kronenberg HM, Melmed S, Polonsky KS (eds). *Williams Textbook of Endocrinology*. 10th ed. Philadelphia: WB Saunders Co, 2003:281-329.
7. Vilar L, Leal E, Oliveira S, Lyra R. Alterações da vasopressina. In: Coronho V, Petroianu A, Santana EM, Pimenta LG (eds). *Tratado de Endocrinologia e Cirurgia Endócrina*. Belo Horizonte: Guanabara Koogan, 2001:316-33.
8. Naves LA, Vilar L, Costa ACF, et al. Distúrbios na secreção e ação do hormônio antidiurético. *Arq Bras Endocrinol Metab*, 2003; *47*:467-81.
9. Bichet DG. The posterior pituitary. In: Melmed S. *The Pituitary*. Cambrigde: Blackwell Science, 1995:277-306.
10. Feldman BJ, Rosenthal SM, Vargas GA, et al. Nephrogenic syndrome of inappropriate antidiuresis. *N Engl J Med*, 2005; *352*:1884-90.
11. Raftopoulos H. Diagnosis and management of hyponatremia in cancer patients. *Support Care Cancer*, 2007; *15*:1341-7.
12. Kamoi K, Kurokawa I, Kasai H, et al. Asymptomatic hyponatremia due to inappropriate secretion of antidiuretic hormone as the first sign of a small cell lung cancer in an elderly man. *Intern Med*, 1998; *37*:950-4.
13. Müssig K, Horger M, Häring HU, Wehrmann M. Syndrome of inappropriate antidiuretic hormone secretion and ectopic ACTH production in small cell lung carcinoma. *Lung Cancer*, 2007; *57*:120-2.
14. Talmi YP, Hoffman HT, McCabe BF. Syndrome of inappropriate secretion of arginine vasopressin in patients with cancer of the head and neck. *Ann Otol Rhinol Laryngol*, 1992; *101*:946-9.
15. Berghmans T, Paesman M, Body JJ. A prospective study on hyponatremia in medical cancer patients: epidemiology, aetiology and differential diagnosis. *Support Care Cancer*, 2000; *3*:192-7.
16. Verbalis JG. Tumoral hyponatremia. *Arch Intern Med*, 1986; *146*:1686-7.
17. Alfa-Wali M, Clark GW, Bowrey DJ. A case of gastric carcinoma and the syndrome of inappropriate antidiuretic hormone secretion (SIADH). *Surgeon*, 2007; *5*:58-9
18. Andersen MK, Sorensen JB. Development of syndrome of inappropriate secretion of antidiuretic hormone during progression of metastatic breast cancer. *Acta Oncol*, 1997; *36*:535-7.
19. Molinero AM, del Rio BB, de Paz FN, Plaza FJ. Hepatocellular carcinoma producing syndrome of inappropriate antidiuretic hormone secretion. *Med Clin* (Barc), 2003; *121*:396.
20. Roman H, Verspyck E, Sentilhes L, Barau G. Immature ovarian teratoma with hyponatremia and low antidiuretic hormone level. *Obstet Gynecol*, 2004; *103*:1108-10.

QUADRO 13.5
Orientações para o Uso da Solução Hipertônica de NaCl na SIADH

Infusão rápida (solução cloretada a 3%, à velocidade de 1 a 2 mL/kg/h, em 2 ou 3 h)
   Indicação:
   Convulsões e coma, exceto quando a urina estiver diluída e o débito urinário > 300 mL/h

Infusão lenta (solução cloretada a 3%, à velocidade de 15 mL/h)
   Indicações:
   Resposta lenta à restrição hídrica
   Incapacidade de ingerir sal

Cuidados na infusão da solução hipertônica
   Evitar correção da natremia > 12 mEq/L/dia
   Usar juntamente com furosemida (sobretudo nos pacientes em risco de insuficiência cardíaca)

Adaptado das Refs. 3 e 6.

21. Thompson M, Adlam DM. Syndrome of inappropriate antidiuretic hormone secretion associated with oral squamous cell carcinoma. *Br J Oral Maxillofac Surg*, 2002; *40*:216-9.
22. Kawai S, Hiroshima K, Tsukamoto Y, et al. Small cell carcinoma of the prostate expressing prostate-specific antigen and showing syndrome of inappropriate secretion of antidiuretic hormone: An autopsy case report. *Pathol Int*, 2003; *53*:892-6.
23. Bogdanos J, Karamanolakis D, Milathianakis C, Koutsilieris M. Syndrome of inappropriate antidiuretic hormone secretion in a patient with hormone refractory prostate cancer. *Anticancer Res*, 2003; *23*:1755-6.
24. Kanda M, Omori Y, Shinoda S, et al. SIADH closely associated with non-functioning pituitary adenoma. *Endocr J*, 2004; *51*:435-8.
25. Gonzales-Portillo G, Tomita T. The syndrome of inappropriate secretion of antidiuretic hormone: an unusual presentation for childhood craniopharyngioma: report of three cases. *Neurosurgery*, 1998; *42*:917-21.
26. Miljic D, Damjanovic S, Petakov M, et al. Case report of hypopituitarism with suspected syndrome of inappropriate VP secretion (SIADH) due to a large aneurysm of the internal carotid in the sellar region. *J Endocrinol Invest*, 2003; *26*:450-2.
27. Roca B, Tornador N, Tornador E. Presentation and outcome of tuberculous meningitis in adults in the province of Castellon, Spain: a retrospective study. *Epidemiol Infect*, 2008 Jan 21;1-8.
28. Elisaf MS, Milionis HJ, Drosos AA. Hyponatremia due to inappropriate secretion of antidiuretic hormone in a patient with systemic lupus erithematosus [clinical conference]. *Clin Exp Rheumatol*, 1999; *17*:223-6.
29. Lopez Montes A, Lorenzo I, Perez Martinez J. Porphyria and inappropriate antidiuretic hormone syndrome. *Nefrologia*, 2004; *24*(suppl 3):85-8.
30. Liamis G, Elisaf M. Syndrome of inappropriate antidiuresis associated with multiple sclerosis. *J Neurol Sci*, 2000; *172*:38-40.
31. Hsu YJ, Chau T, Yang SS, et al. Rathke's cleft cyst presenting with hyponatremia and transient central diabetes insipidus. *Acta Neurol Scand*, 2003; *107*:382-5.
32. Usalan C, Nar A, Erdem Y, Yasavul U, et al. Severe hyponatremia probably resulting from inappropriate secretion of antidiuretic hormone. A rare initial presentation of tuberculosis [letter]. *Nephron*, 1998; *80*:237-8.
33. Mencía Sánchez G, Carrión Valero F. Inappropriate antidiuretic hormone secretion in pulmonary nocardiosis. *Arch Bronconeumol*, 2006; *42*:418.
34. Yoshida Y, Kato B, Misushima Y, et al. Syndrome of inappropriate secretion of antidiuretic hormone associated with amyotrophic lateral sclerosis in respiratory failure. *Respiratology*, 1999; *4*:185-7.
35. Fujino Y, Inaba M, Imanishi Y, et al. A case of SIADH induced by mizoribin administration. *Nephron*, 2002; *92*:938-40.
36. Garrett CA, Simpson TA Jr. Syndrome of inappropriate antidiuretic hormone associated with vinorelbine therapy. *Ann Pharmacother*, 1998; *32*:1306-9.
37. Kunz JS, Bannerji R. Alemtuzumab-induced syndrome of inappropriate antidiuretic hormone. *Leuk Lymphoma*, 2005; *46*:635-7.
38. Liapis K, Apostolidis J, Charitaki E, et al. Syndrome of secretion of antidiuretic hormone associated with imatinib. *Ann Pharmacother*, 2008; *42*:1882-6.
39. Siegel AJ. Hyponatremia in psychiatric patients: update on evaluation and management. *Harv Rev Psychiatry*, 2008; *16*:13-24.
40. Jacob S, Spinler SA. Hyponatremia associated with selective serotonin-reuptake inhibitors in older adults. *Ann Pharmacother*, 2006; *40*:1618-22.
41. Covyeou JA, Jackson CW. Hyponatremia associated with escitalopram. *N Engl J Med*, 2007; *356*:94-5.
42. Romero S, Pintor L, Serra M, et al. Syndrome of inappropriate secretion of antidiuretic hormone due to citalopram and venlafaxine. *Gen Hosp Psychiatry*, 2007; *29*:81-4.
43. Safdieh JE, Rudominer R. A case of hyponatremia induced by duloxetine. *J Clin Psychopharmacol*, 2006; *26*:675-6.
44. Abdelrahman N, Kleinman Y, Rund D, Da'as N. Hyponatremia associated with the initiation of reboxetine therapy. *Eur J Clin Pharmacol*, 2003; *59*:177.
45. Bavbek N, Kargili A, Akcay A, Kaya A. Recurrent hyponatremia associated with citalopram and mirtazapine. *Am J Kidney Dis*, 2006; *48*:e61-2.
46. Izzedine H, Fardet L, Launay-Vacher V, et al. Angiotensin-converting enzyme inhibitor-induced syndrome of inappropriate secretion of antidiuretic hormone: case report and review of the literature. *Clin Pharmacol Ther*, 2002; *71*:503-7.
47. Brewster UC, Perazella MA. Proton pump inhibitors and the kidney: critical review. *Clin Nephrol*, 2007; *68*:65-72.
48. Aslam MK, Gnaim C, Kutnick J, et al. Syndrome of inappropriate antidiuretic hormone secretion induced by amiodarone therapy. *Pacing Clin Electrophysiol*, 2004; *27*:831-2.
49. Berker D, Aydin Y, Arduç A, Ustün I, et al. Severe hyponatremia due to rosiglitazone use in an elderly woman with diabetes mellitus: a rare cause of syndrome of inappropriate antidiuretic hormone secretion. *Endocr Pract*, 2008; *14*:1017-9.
50. Farah R, Farah R. Ecstasy (3,4-methylenedioxymethamphetamine)-induced inappropriate antidiuretic hormone secretion. *Pediatr Emerg Care*, 2008; *24*:615-7.
51. Esposito P, Rampino T, Gregorini M, et al. Severe symptomatic hyponatremia during sibutramine therapy: a case report. *Am J Kidney Dis*, 2008; *52*:137-9.
52. Bevilacqua M. Hyponatraemia in AIDS. *Baillieres Clin Endocrinol Metab*, 1994; *8*:837-48.
53. Abbas Z, Ahmad A, Khan AH. Syndrome of inappropriate secretion of antidiuretic hormone in amoebic liver abscess. *J Infect*, 1997; *34*:79-81.
54. Hayashi E, Ohta N, Yamamoto H. Syndrome of inappropriate secretion of antidiuretic hormone associated with strongyloidiasis. *Southeast Asian J Trop Med Public Health*, 2007; *38*:239-46.
55. Kucukardali Y, Solmazgul E, Terekeci H, et al. Herpes zoster ophthalmicus and syndrome of inappropriate antidiuretic hormone secretion. *Intern Med*, 2008; *47*:463-5.
56. Cornforth BM. SIADH following laparoscopic cholecistectomy. *Can J Anaesth*, 1998; *45*:223-5.
57. Lurie S, Feinstein M, Mamet Y. Symptomatic hyponatremia following cesarean section. *J Matern Fetal Neonatal Med*, 2002; *11*:138-9.
58. Casulari LA, Costa KN, Albuquerque RC, et al. Differential diagnosis and treatment of hyponatremia following pituitary surgery. *J Neurosurg Sci*, 2004; *48*:11-8.
59. Sterns RH, Silver SM. Cerebral salt wasting versus SIADH: what difference? *J Am Soc Nephrol*, 2008; *19*:194-6.
60. Kobayashi R, Iguchi A, Nakajima M, et al. Hyponatremia and syndrome of inappropriate antidiuretic hormone secretion complicating stem cell transplantation. *Bone Marrow Transplant*, 2004; *34*:975-9.
61. Finch CK, Andrus MR, Curry WA. Nicotine replacement therapy-associated syndrome of inappropriate antidiuretic hormone. *South Med J*, 2004; *97*:322-4.
62. Hirshberg B, Ben Yehuda A. The syndrome of inappropriate antidiuretic hormone secretion in the elderly. *Am J Med*, 1997; *103*:270-3.
63. Riggs JE. Neurologic manifestation of electrolyte disturbances. *Neurol Clin*, 2002; *20*:227-39.
64. Bouloux PM. Investigation of hypothalamo-pituitary disorders. In: Bouloux PMG, Rees LH (eds). *Diagnostic Tests in Endocrinology and Diabetes*. London: Chapman & Hall Medical, 1994:20-30.
65. Cerdà-Esteve M, Cuadrado-Godia E, Chillaron JJ, et al. Cerebral salt wasting syndrome: review. *Eur J Intern Med*, 2008; *19*:249-54.
66. Atkin SL, Coady AM, White MC, Mathew B. Hyponatraemia secondary to cerebral salt wasting syndrome following routine pituitary surgery. *Eur J Endocrinol*, 1996; *135*:245-7.

67. Rivkees SA. Differentiating appropriate antidiuretic hormone secretion, inappropriate antidiuretic hormone secretion and cerebral salt wasting: the common, uncommon, and misnamed. *Curr Opin Pediatr*, 2008; *20*:448-52.
68. Palmer BF. Hyponatremia in patients with central nervous system disease: SIADH versus CSW. *Trends Endocrinol Metab,* 2003; *14*:182-7.
69. Lien YH, Shapiro JI. Hyponatremia: clinical diagnosis and management. *Am J Med*, 2007; *120*:653-8.
70. Hoorn EJ, Zietse R. Hyponatremia revisited: translating physiology to practice. *Nephron Physiol*, 2008; *108*:46-59.
71. Ayus JC, Arieff AI. Chronic hyponatremic encephalopathy in postmenopausal women: association of therapies with morbidity and mortality. *JAMA*, 1999; *281*:2299-304.
72. Sterns RH. The treatment of hyponatremia: first, do no harm. *Am J Med,* 1990; *88*:557-60.
73. Pearce JM. Central pontine myelinolysis. *Eur Neurol*, 2009; *61*:59-62.
74. Snell DM, Bartley C. Osmotic demyelination syndrome following rapid correction of hyponatraemia. *Anaesthesia*, 2008; *63*:92-5.
75. Decaux G, Soupart A. Treatment of symptomatic hyponatremia. *Am J Med Sci*, 2003; *326*:25-30.
76. Papadimitriou DT, Spiteri A, Pagnier A, *et al*. Mineralocorticoid deficiency in post-operative cerebral salt wasting. *J Pediatr Endocrinol Metab*, 2007; *20*:1145-50.
77. Huang EA, Feldman BJ, Schwartz ID, *et al*. Oral urea for the treatment of chronic syndrome of inappropriate antidiuresis in children. *J Pediatr*, 2006; *148*:128-31.
78. Ali F, Guglin M, Vaitkevicius P, Ghali JK. Therapeutic potential of vasopressin receptor antagonists. *Drugs*, 2007; *67*:847-58.
79. Finley JJ IV, Konstam MA, Udelson JE. Arginine vasopressin antagonists for the treatment of heart failure and hyponatremia. *Circulation*, 2008; *118*:410-21.
80. Soupart A, Gross P, Legros JJ, *et al*. Successful long-term treatment of hyponatremia in syndrome of inappropriate antidiuretic hormone secretion with satavaptan (SR121463B), an orally active nonpeptide vasopressin V2-receptor antagonist. *Clin J Am Soc Nephrol*, 2006; *1*:1154-60.
81. Ginès P, Wong F, Watson H, *et al*. HypoCAT Study Investigators. Effects of satavaptan, a selective vasopressin V(2) receptor antagonist, on ascites and serum sodium in cirrhosis with hyponatremia: a randomized trial. *Hepatology*, 2008; *48*:204-13.
82. Oghlakian G, Klapholz M. Vasopressin and vasopressin receptor antagonists in heart failure. *Cardiol Rev*, 2009; *17*:10-5.

PARTE II
CRESCIMENTO E DESENVOLVIMENTO

14 Investigação Diagnóstica das Desordens da Diferenciação Sexual

Durval Damiani, Daniel Damiani, Jacqueline Araújo

INTRODUÇÃO

Uma das situações clínicas mais desafiadoras para a equipe de saúde é o nascimento de uma criança em quem não temos condições de definir, naquele momento, o sexo de criação. Somente quem já viveu tal situação pode aquilatar a sua gravidade e sua extrema complexidade. A primeira grande responsabilidade é a detecção do problema, o que requer conhecimentos da normalidade anatômica da genitália externa. A seguir, o profissional depara-se com a inevitável pergunta dos pais: "É menino ou menina?". Em certos momentos, é impossível responder a essa pergunta, e os pais devem ser orientados quanto ao significado de uma ambigüidade genital e os passos que tomaremos para sua elucidação.

CONCEITOS BÁSICOS

O caminho a ser percorrido para chegar a um desenvolvimento sexual normal, quer masculino ou feminino, é bastante longo e sujeito a erros em vários momentos. Não é somente necessário que os estímulos ocorram em determinadas estruturas embriológicas, mas também sua cronologia é absolutamente fundamental para que o processo se realize a contento. Podemos dividir didaticamente esse processo de diferenciação em dois momentos distintos: a *determinação gonadal*, que é a transformação da gônada bipotencial, indiferenciada, em testículo ou em ovário, e a *diferenciação sexual*, que ocorre a partir da gônada diferenciada e que vai levar o indivíduo ao seu fenótipo final, incluindo ductos internos e genitália externa.[1] Se, por um lado, a determinação gonadal tem suscitado muitas dúvidas e podemos afirmar que, seguramente, ainda não conhecemos todos os mecanismos envolvidos nesse processo, por outro lado o caminho percorrido a partir da gônada diferenciada tem se tornado mais claro.[2] Esses dois processos serão descritos a seguir, para que se compreenda melhor a variedade de causas que podem levar a uma ambigüidade genital.

Determinação Gonadal

Desde a década de 1950, o papel do cromossomo Y tem sido reconhecido como vital para a determinação testicular, mas logo se reconheceu que não era o cromossomo Y como um todo, mas uma região situada no seu braço curto (região 1 A 1, com 35 Kb) que continha a seqüência sinalizadora para a gônada indiferenciada seguir a testículo. Essa pequena região passou a ser chamada de SRY (*sex-determining region on the Y chromosome*) e se constitui num gene apenas com 1 éxon, que codifica uma proteína com 223 aminoácidos (pertencente à família das proteínas com alta mobilidade ou *High Mobility Group* – HMG), com uma porção altamente conservada de 80 aminoácidos (HMG box).[3,4] Após ligar-se a uma proteína nuclear chamada SIP-1 (*SRY-interacting-protein 1*), o SRY provoca um encurvamento de 82° no DNA, o que media seus efeitos. A identificação do TDF (fator de determinação testicular) foi o auge de uma busca intensiva que se iniciou nos anos de 1950, com a demonstração de que a presença do cromossomo Y era determinante do sexo masculino humano.[5] O SRY dispara a diferenciação das células de Sertoli a partir de células de suporte precursoras que, se não influenciadas pelo SRY, iriam diferenciar-se em células foliculares.

No entanto, a caracterização do SRY não esclareceu totalmente o problema da determinação gonadal, porque logo ficou aparente que outros genes no cromossomo X (p.ex., *DAX-1*) ou em autossomos também deveriam estar implicados nesse processo, que se foi revelando muito mais complexo do que inicialmente imaginado (Fig. 14.1).

A maioria dos distúrbios da determinação gonadal com causas conhecidas podem ser explicados por mutação em um de três fatores de transcrição, localizados no centro da via de determinação sexual: SRY, SOX9 (SRY Box 9) e NR5A1 (receptor nuclear subfamília 5, grupo A, membro 1).[1] Essas mutações ou afetam o nível de proteína disponível no seu sítio de ação (via alteração de seqüências reguladoras, deleções, mutações *nonsense* ou mutações nas seqüências de localização nuclear) ou alteram a estrutura da proteína (via modificações de

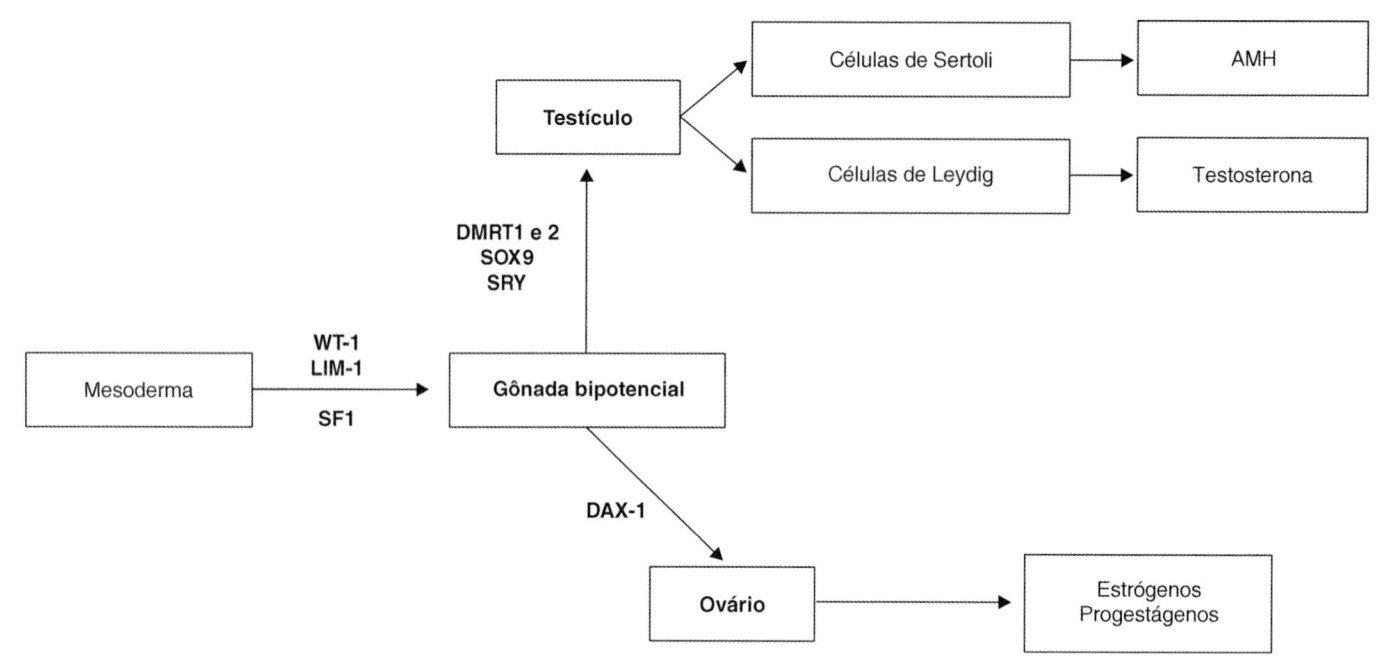

Fig. 14.1 Alguns genes envolvidos na determinação gonadal (Hiort, 2000).

sua ligação ou encurvamento, ou interação com outras proteínas).[6] O SOX9 é transformado em precursores de células de Sertoli, logo após a expressão do SRY, o que levou à proposta de que o SOX9 poderia ser diretamente regulado pelo SRY. O SRY liga-se a múltiplos elementos dentro do amplificador do SOX9 em camundongos, e isso é feito juntamente com o fator esteroidogênico 1 (SF1; codificado pelo gene Nr5a1). SF1 e SRY cooperativamente regulam para mais o SOX9 e, então, juntamente com o SF1, o SOX9 também se liga ao promotor para auxiliar a manter sua própria expressão após a cessação da expressão do SRY.[7] Anormalidades com o gene WT-1 (*Wilms' tumour gene*), no cromossomo 11, estão associadas ao desenvolvimento de tumor de Wilms (síndrome de Denys-Drash) e gonadoblastomas (síndrome de Frasier), bem como à combinação de tumor de Wilms, aniridia, anomalias genitais e retardo mental (*síndrome WAGR*).[1] O gene *WT-1* aparentemente está envolvido na formação da gônada bipotencial, sendo sua atuação anterior ao próprio SRY (*upstream SRY*). GATA4 (membro da família GATA de fatores de transcrição) coopera com WT-1 em região promotora do SRY, em ratos, porcos e em humanos, e requer ambas as regiões, *zinc finger* e carboxi terminais da proteína GATA4. O sinergismo GATA4/WT-1 é mais forte com a isoforma +KTS (lisina, treonina, serina) do que com as formas – KTS. Esse sinergismo WT-1/GATA4 também é observado no promotor do gene do hormônio antimülleriano (AMH).[8]

Também envolvido no desenvolvimento da gônada bipotencial e dos rins está o gene *LIM-1*, recentemente clonado. Mutações do *LIM-1* ainda não foram descritas nos seres humanos.

Recentemente, tem surgido um interesse crescente sobre o fator esteroidogênico 1 (SF1). Trata-se de um receptor nuclear que regula múltiplos genes envolvidos no desenvolvimento das gônadas e glândulas supra-renais, bem como na síntese de esteróides gonadais e adrenais, hormônio antimülleriano (AMH) e gonadotrofinas. Mutações no SF1 podem resultar em hipogonadismo primário, disgenesia testicular, ausência de útero, vagina em fundo cego, clitoromegalia e distúrbios psicossexuais.[9]

A progressão posterior da gônada indiferenciada a testículo passa a ser mediada tanto por SRY como por genes autossômicos. Há evidências de que o SRY se ligue ao promotor do gene do AMH e controle a expressão de enzimas esteroidogênicas (interação WT-1/SF1).[10] A produção de um fator de transcrição testicular (GATA4) ativa também o promotor do AMH e pode estar implicada nesse processo de determinação gonadal.[11] O gene *SOX 9* (*SRY-box related*), localizado no cromossomo 17, está relacionado à condrogênese e à diferenciação gonadal. Esse gene é transcrito nas estruturas gonadais masculinas seguindo a expressão do SRY. Adicionalmente, é um ativador do gene do colágeno tipo II, que, por sua vez, é essencial para a formação da matriz extracelular da cartilagem. Defeitos no SOX 9 levam à reversão sexual em indivíduos 46,XY, bem como a alterações esqueléticas conhecidas como displasia campomélica.[12]

Deleções no braço curto do cromossomo 9 (envolvendo os genes *DMRT1* e *DMRT2*) têm sido associadas à reversão sexual em indivíduos 46,XY, bem como a anomalias faciais (fechamento precoce da sutura frontal), hidronefrose e retardo de desenvolvimento. O DMRT1 é um antigo gene de determinação sexual, encontrado primeiramente em invertebrados, e é um dos vários genes expressos em nível mais elevado no testículo embrionário de vertebrados em comparação à sua expressão em ovários embrionários.[13] Deleções no braço longo do cromossomo 10 (10q) também têm sido envolvidas em reversão sexual e retardo mental.[14]

No braço curto do cromossomo X estão genes cuja "dose" é importante para a determinação testicular (*DSS – dose-sensitive sex reversal*) e, juntamente com genes envolvidos na diferenciação da glândula supra-renal, constituem o DAX-1 (*DSS/Adrenal hypoplasia congenital/* no cromossomo X, região 1). Em situações de duplicação do *DAX-1*, ocorre reversão sexual em indivíduos 46,XY. Em contraste, mutações no *DAX-1*, diminuindo sua atividade, levam à falta de formação da glândula supra-renal e hipogonadismo hipogonadotrófico.[14]

Já a diferenciação ovariana é tida como a "programação de fábrica" da gônada indiferenciada, no sentido de que, na ausência do SRY, a gônada se diferencia para ovário. Recentemente tem sido mostrado que o gene para R-spondina (Rspo), uma nova classe de ativadores solúveis para WNT/beta-catenina, uma vez mutado (duas famílias italianas) leva à reversão sexual feminina para masculina em indivíduos 46,XX. Tem se formulado a hipótese de que a RSPO possa participar na supressão de vias masculinas de diferenciação em ausência de SRY e na manutenção da sobrevida do oócito, regulando positivamente a sinalização de WNT4.[15]

Recentes trabalhos demonstram que o destino da gônada indiferenciada é determinado pela ação de sinais promovendo a formação de testículo e de sinais promovendo a formação de ovários. SOX 9 e FGF9 forçam a gônada a caminhar para testículo, enquanto WNT4 e, possivelmente, RSPO1 forçam a gônada a seguir para ovário.[16]

Dessa forma, vemos que uma verdadeira cascata de determinação gonadal tem sido construída e talvez ainda estejamos longe de ter esse mapa totalmente concluído. No entanto, a partir do momento em que temos uma gônada diferenciada, fica mais fácil entendermos o que ocorre daí em diante para resultar no fenótipo final do indivíduo.

Diferenciação Sexual

Existe uma tendência "intrínseca" das estruturas tanto gonadais quanto dos ductos internos e da genitália externa a seguirem um caminho para o sexo feminino. Assim, a diferenciação para o sexo masculino exige a atuação ativa, em momentos decisivos, de fatores envolvidos no processo de diferenciação sexual. A partir da diferenciação testicular, as células de Sertoli secretam o hormônio antimülleriano (AMH), cujo papel, nesse momento (8 a 12 semanas de vida intra-uterina), é promover apoptose das células dos ductos de Müller e evitar que se diferenciem em fímbrias, trompas de Fallópio, útero e terço proximal de vagina. Já as células de Leydig iniciam a produção de testosterona (T), responsável, através de ação parácrina, pelo desenvolvimento dos ductos de Wolff, que darão origem aos ductos deferentes, epidídimo, vesículas seminais e ductos ejaculatórios. A conversão de T a diidrotestosterona (DHT), que ocorre nas células da genitália externa pela ação da enzima 5α-redutase 2, leva à masculinização da genitália externa.[17]

Quando ocorre o desenvolvimento ovariano, a falta do AMH permite que os ductos de Müller (fímbrias, trompas, útero e terço proximal de vagina) se desenvolvam. Por outro lado, não havendo T, os ductos de Wolff não se desenvolvem e sofrem atrofia. Como não há produção de T, não haverá conversão a DHT, e a genitália externa seguirá seu caminho "natural" para o sexo feminino (Fig. 14.2).[17]

CRITÉRIOS DIAGNÓSTICOS

Dentre as várias situações que podem configurar uma emergência pediátrica no recém-nascido, as ambigüidades genitais surgem com uma importância enorme, tanto do ponto de vista imediato, já que algumas etiologias (hiperplasia adrenal congênita, síndromes malformativas) colocam a vida da criança em risco, como em longo prazo, em que uma situação de definição de sexo mal resolvida acarretará prejuízos irreparáveis ao bem-estar psicossocial do paciente.

A questão se complica com a verificação de que não se dá, em regra, a atenção devida ao exame da genitália por parte do médico que atende a criança recém-nascida, e não é incomum que a "suspeita de que alguma coisa está errada com os genitais da criança" seja levantada por um membro da família.

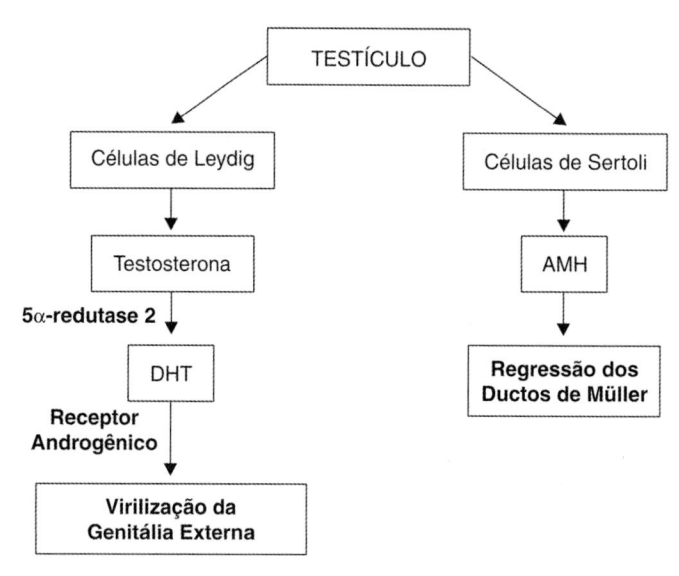

Fig. 14.2 Esquema da diferenciação sexual a partir da formação do testículo.

Em um estudo com 79 pacientes em que coexistiam criptorquidismo e hipospádia, a incidência de intersexualidade chegou a 27%.[18] Se a gônada não era palpável ao exame clínico, o risco de uma condição intersexual era três vezes maior do que quando se palpava a gônada. De forma análoga, quanto mais posteriormente posicionado o meato uretral (portanto, quanto maior o grau de hipospádia), maior era a probabilidade de detectar uma condição intersexual.[18]

Na Unidade de Endocrinologia Pediátrica do Instituto da Criança do Hospital das Clínicas da Faculdade de Medicina da Universidade de São Paulo, temos adotado os critérios propostos por Danish em 1982,[19] que definem uma ambigüidade genital se qualquer das manifestações listadas a seguir estiver presente:

1. **Numa genitália de aspecto masculino:**
   - Gônadas não-palpáveis (Figs. 14.3 e 14.4).
   - Tamanho peniano esticado abaixo de −2,5 desvios-padrão da média de tamanho peniano normal para a idade (Quadro 14.1) (Fig. 13.3).[20]

QUADRO 14.1

Tamanho Peniano (em cm) para Diferentes Idades

Idade	Média ± DP	Média − 2,5 DP
RN − 30 semanas	2,5±0,4	1,5
RN − 34 semanas	3,0±0,4	2,0
RN − Termo	3,5±0,4	2,5
0−5 meses	3,9±0,8	1,9
6−12 meses	4,3±0,8	2,3
1−2 anos	4,7±0,8	2,6
2−3 anos	5,1±0,9	2,9
3−4 anos	5,5±0,9	3,3
4−5 anos	5,7±0,9	3,5
5−6 anos	6,0±0,9	3,8
6−7 anos	6,1±0,9	3,9
7−8 anos	6,2±1,0	3,7
8−9 anos	6,3±1,0	3,8
9−10 anos	6,3±1,0	3,8
10−11 anos	6,4±1,1	3,7
Adulto	13,3±1,6	9,3

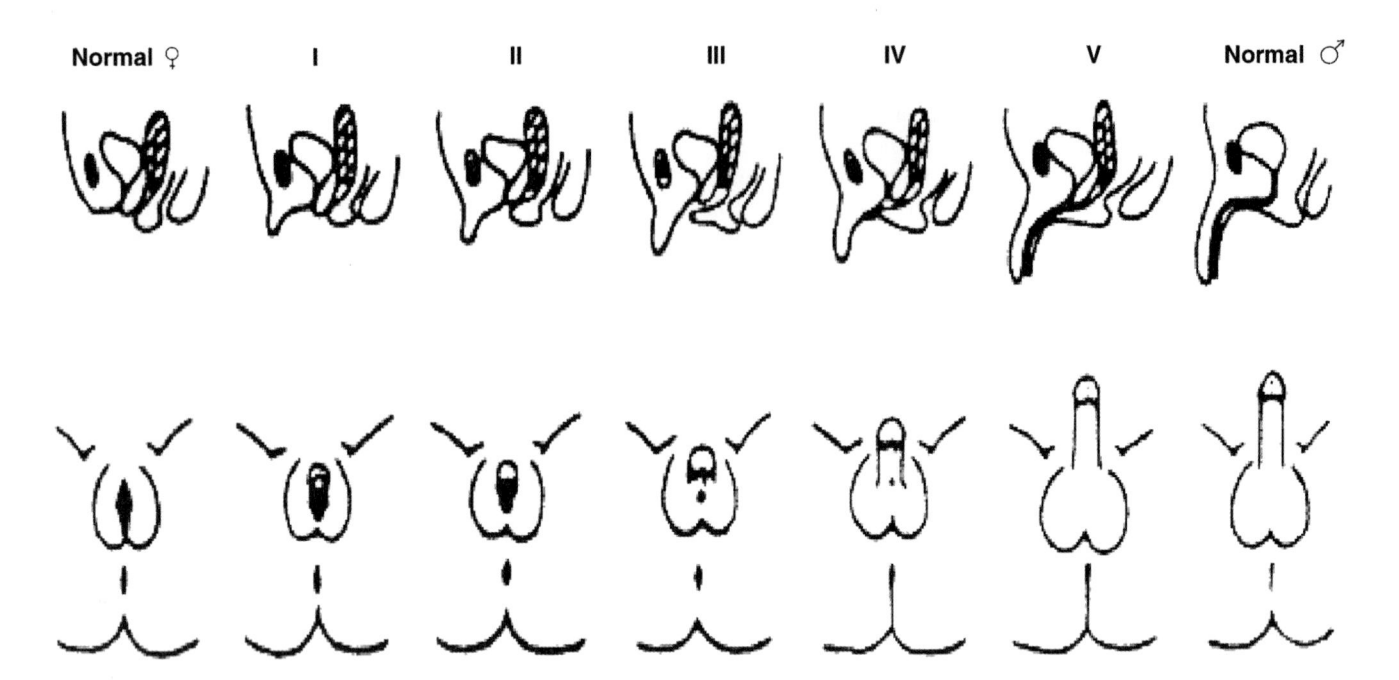

Fig. 14.3 Classificação de Prader para ambigüidades genitais (essa classificação foi originariamente estabelecida para pacientes com hiperplasia congênita de supra-renais, mas tem sido usada para outras etiologias de ambigüidade genital).

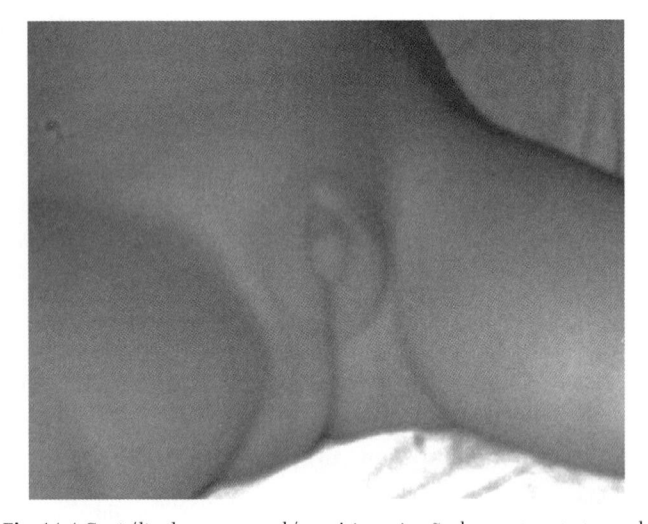

Fig. 14.4 Genitália claramente ambígua. A investigação demonstrou tratar-se de hermafroditismo verdadeiro com cariótipo 46,XX e *ovotestis* bilateral. Definido sexo de criação feminino e feita retirada da porção testicular das gônadas.

- Gônadas pequenas, ou seja, maior diâmetro < 8 mm.
- Presença de massa inguinal que poderá corresponder a útero e trompas rudimentares.
- Hipospádia.

2. **Numa genitália de aspecto feminino:**
   - Diâmetro clitoriano > 6 mm (Figs. 14.5 e 14.6).
   - Gônada palpável em bolsa labioescrotal.
   - Fusão labial posterior (Fig. 14.5).
   - Massa inguinal que possa corresponder a testículos.

UMA NOVA TERMINOLOGIA

Vários e controversos são os problemas que circundam o assunto das anomalias da diferenciação sexual (ADS) ou, como referido na literatura inglesa, intersexo. Anomalia genital ocorre em 1 de cada 4.500 nascimentos,[21] sendo fundamental para sua detecção precoce o cuidadoso exame dos genitais de todo recém-nascido. A investigação etiológica da ambigüidade genital não é simples e implica a atuação conjunta e integradora de vários especialistas, com experiência no tema, para que se possa, chegando ao diagnóstico, propor uma conduta.[22]

A nomenclatura vigente em livros e em artigos científicos sobre o assunto foi desenvolvida por Theodor Albrecht Edwin Klebs, em 1876, no seu *Handbuch der Pathologischen Anatomie*. A classificação baseia-se na natureza da gônada presente, e os três grupos básicos são o pseudo-hermafroditismo masculino (PHM = genitália ambígua com testículos), pseudo-hermafroditismo feminino (PHF = genitália ambígua com ovários) e hermafroditismo verdadeiro (HV = testículo e ovário com ou sem genitália ambígua). Com a descoberta dos cromossomos, alguns autores passaram a definir PHM como ambigüidade genital em presença de um cariótipo 46,XY e PHF como ambigüidade genital com cariótipo 46,XX, mantendo-se a anatomia gonadal como base para o diagnóstico de HV. Revisões recentes sobre o assunto adotam a classificação com base no tipo de gônada e na constituição cromossômica.[23,24]

Já há vários anos, abolimos o termo intersexo dos diagnósticos, preferindo a expressão ADS, já que intersexo denota um sexo intermediário ou um terceiro sexo, o que não é adequado para os pacientes. Definindo de forma bastante global, dizemos que uma ADS é a situação em que não há acordo entre os vários sexos do indivíduo, ou seja, o sexo genético, retratado pela sua constituição cariotípica 46,XX ou 46,XY, o sexo gonadal/hormonal, e o sexo fenotípico.[1]

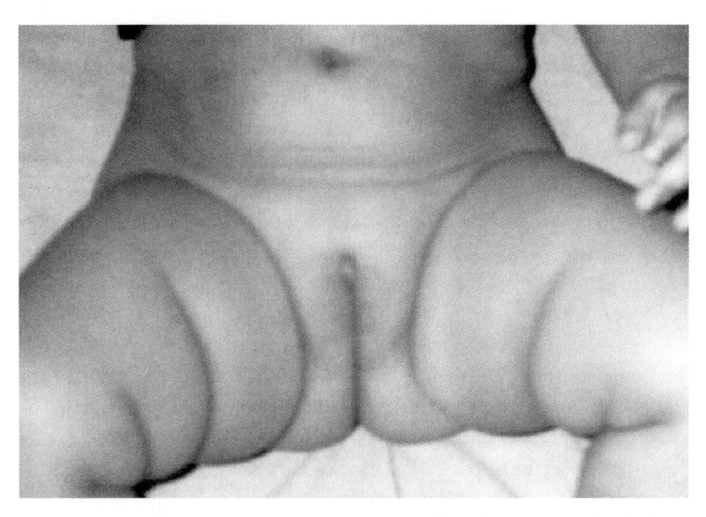

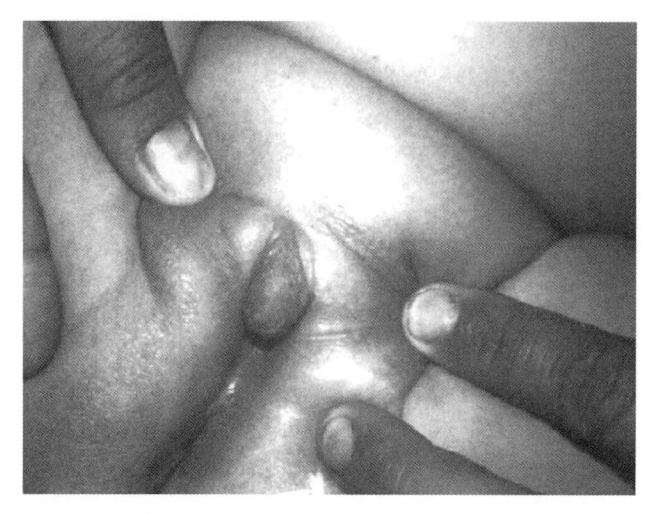

Fig. 14.5 Genitália externa aparentemente normal, porém o exame detalhado mostra clitoromegalia, fusão de pregas uretrais e orifício único. A investigação mostrou: USG pélvica – presença de útero e ovários, cariótipo 46,XX, níveis elevados de 17OHP, sódio baixo e potássio elevado firmando o diagnóstico de HCSR por deficiência da 21OH, forma perdedora de sal.

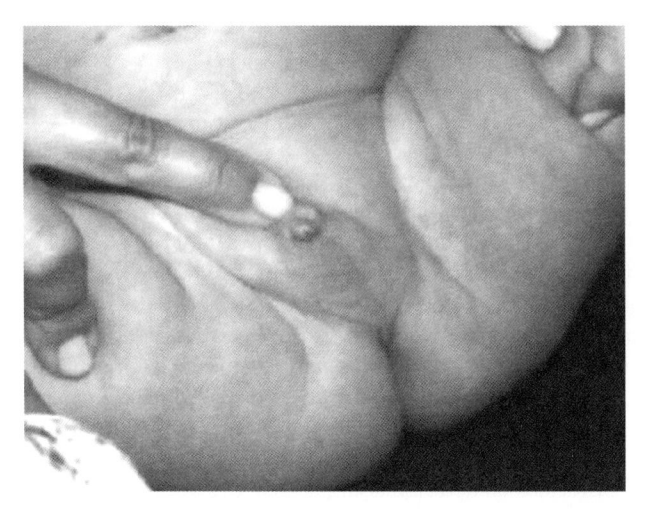

Fig. 14.6 Paciente com 1 mês de vida, internado por diarréia, vômitos, com hiponatremia e hipercalemia. O exame da genitália mostra aspecto masculino com micropênis e ausência de gônadas em bolsa escrotal ou região inguinal. A investigação mostrou: US pélvica – presença de útero e ovários, cariótipo 46,XX, níveis elevados de 17OHP, confirmando o diagnóstico de HCSR por deficiência da 21OH, forma perdedora de sal. Paciente já havia sido registrado no sexo masculino; como o sexo social e psicológico não estava estabelecido, foi feita a redesignação para o sexo feminino, com correção cirúrgica da genitália externa com 1 ano de idade.

Dessa forma, poderemos ter casos com e sem ambigüidade genital.[2] Por exemplo, uma criança com síndrome de Turner apresenta um cariótipo com perda total ou parcial de um dos cromossomos sexuais, em mosaico ou não, com gônadas em fita, e, no entanto, seu sexo fenotípico é feminino, sem ambigüidade. Por outro lado, uma criança com insensibilidade androgênica parcial apresenta cariótipo 46,XY, testículos e seu sexo fenotípico é ambíguo. Ambas as situações configuram uma ADS, porém uma apresenta genitália externa feminina normal, enquanto na outra é ambígua.

A terminologia utilizada para caracterizar os grandes grupos tem levado a certo estigma dos pacientes, já que envolvem o termo hermafroditismo e pseudo-hermafroditismo, que se mostram "estigmatizantes", tanto para os pacientes quando para os familiares. Mais ainda, a complementação do termo pseudo-hermafroditismo traz uma especificação de sexo (masculino ou feminino) que nem sempre está de acordo com o gênero assumido para aquele paciente. Assim, nas formas de insensibilidade completa a andrógenos, uma paciente com fenótipo feminino é definida, sindromicamente, como PHM, o que, convenhamos, cria muita confusão e incerteza na cabeça do próprio paciente e de seus familiares. Para os pacientes, serem definidos como hermafroditas ou pseudo-hermafroditas causa constrangimento e apresenta uma conotação um tanto pejorativa da situação clínica apresentada.

Na tentativa de atenuar esse problema decorrente da nomenclatura, bem como estabelecer normas de conduta diagnóstica e terapêutica, um grupo de especialistas membros da Lawson Wilkins Pediatric Endocrine Society (LWPES) e da European Society for Paediatric Endocrinology (ESPE) reuniu-se em Chicago (EUA), no final de 2005, para elaborar um consenso a respeito do assunto, eliminando os termos que pudessem causar dúvidas e/ou dar a conotação de o indivíduo ser ou estar sendo criado em um sexo incompatível com o seu diagnóstico, enfocando também aspectos relacionados ao manuseio, evolução em longo prazo e propondo estratégias para futuros estudos.[25]

O Quadro 14.2 apresenta a classificação proposta, substituindo termos, tais como pseudo-hermafroditismo e hermafroditismo, por outros que seriam mais bem "aceitos" pelos pacientes e pela sociedade em geral e não seriam tão confusos aos profissionais de saúde. Sempre que se tiver um diagnóstico preciso, este deve ser o preferido, ou seja, em vez de o diagnóstico ser ADS 46,XY para uma insensibilidade androgênica parcial, deve-se preferir o diagnóstico específico "insensibilidade androgênica parcial", que pode ser "refinado" com a explicitação do tipo de defeito do receptor androgênico, tal como: "insensibilidade androgênica parcial por mutação do receptor androgênico".

Observa-se como uma proposta positiva a substituição do termo "intersexo", que, indiscutivelmente, é dúbia. Anomalia da diferenciação sexual (ADS) ou *disorder of sex development (DSD)* fica uma terminologia mais adequada. No entanto, o grupo que estabeleceu a proposta de consenso parte do princípio que os cariótipos 46,XX

QUADRO 14.2
Proposta de Modificação de Nomenclatura em Anomalias da Diferenciação Sexual

Nomenclatura Prévia	Nomenclatura Proposta
Intersexo	Anomalia da Diferenciação Sexual (ADS) ou *Disorders of Sex Development* (DSD)
Pseudo-hermafroditismo masculino	ADS 46,XY ou *46,XY DSD*
Subvirilização num homem XY	
Submasculinização num homem XY	
Pseudo-hermafroditismo feminino	ADS 46,XX ou *46,XX DSD*
Virilização numa mulher XX	
Masculinização numa mulher XX	
Hermafroditismo verdadeiro	ADS ovotesticular ou *Ovotesticular DSD*
Homem XX ou Sexo Reverso XX	ADS 46,XX testicular ou *46,XX testicular DSD*
Sexo Reverso XY	Disgenesia gonadal completa 46,XY

e 46,XY são "códigos secretos" para os pacientes e para seus familiares, o que não é verdade. Com o amplo acesso aos meios de comunicação e de informação, qualquer um passa a relacionar 46,XX como um cariótipo do sexo feminino e 46,XY, do sexo masculino. Muitas das decisões a respeito do gênero de criação não serão condizentes com tal interpretação. Por exemplo, numa insensibilidade completa a andrógenos, o novo diagnóstico fica sendo "ADS 46,XY" e o paciente é criado no sexo feminino. Acrescentar o cariótipo ao nome da disfunção não nos parece adequado, pois cria os mesmos problemas que o consenso tenta resolver.[26,27]

Por outro lado, substituir hermafroditismo verdadeiro por "ADS ovotesticular" acaba sendo a persistência da proposta de Klebs, em que se leva em conta o tipo de gônada para definir-se o diagnóstico. Fica claro que "ovotesticular" tem implicações de ovário e testículo. Um paciente com HV criado no sexo feminino acharia estranho que o nome de sua disfunção traz o termo "ovotesticular". Talvez chamarmos a condição de "ADS verdadeira" poderia resolver o problema e não criar novos estigmas pela nomenclatura.

Quanto aos pacientes "homens XX" ou sexo reverso, a proposta "ADS 46,XX testicular" cria uma automática conotação de gênero de criação (masculino), e devemos lembrar que, enquanto 80% dos casos são homens fenotípicos e serão criados no sexo masculino, 20% apresentam genitália ambígua e podem, eventualmente, ser criados no sexo feminino. Voltamos então à difícil e constrangedora situação de uma menina ter no nome de seu diagnóstico um cariótipo "feminino" ao lado do nome da gônada masculina. Aliás, essa foi a razão por que a terminologia "insensibilidade androgênica" substituiu "testículo feminizante".

Antes do Consenso de Chicago, foi proposta uma nova classificação com o objetivo de utilizar termos menos "pejorativos" tanto para os pacientes quanto para os profissionais de saúde. Fica clara, nessa tentativa de classificação, a mesma ênfase dada pelo consenso aos diagnósticos específicos, sempre que estiverem disponíveis. Assim, em vez de falar ADS 46,XY num caso de insensibilidade androgênica, deve-se utilizar o diagnóstico específico: "insensibilidade androgênica completa" ou "insensibilidade androgênica parcial". Se mais detalhes são conhecidos sobre a mutação do receptor androgênico, essa informação pode ser acrescentada ao diagnóstico. No entanto, essa primeira tentativa de classificação preserva termos como "intersexo", bem como introduz os cariótipos nos diagnósticos sindrômicos.[28]

Portanto, nessa parte de nomenclatura, o consenso não resolveu totalmente os problemas a que se propôs e deveria ser revisado antes de sua pretendida aceitação.

Em conclusão, todo paciente com anomalia da diferenciação sexual constitui uma emergência tanto no sentido de risco de vida (em situações de perda de sal, como, por exemplo, nas hiperplasias adrenais congênitas) quanto no sentido da integridade psicossocial. Tudo que puder ser feito para minimizar o sofrimento tanto do paciente quanto dos familiares é bem-vindo, e este é o mote que norteia todos que trabalham nesse complexo campo da Endocrinologia e foi o objetivo do Consenso de Chicago. No entanto, alguns objetivos não foram cumpridos, persistindo uma terminologia dúbia e estigmatizante, e é isso que pretendemos que seja revisto nas futuras edições desse consenso.

CLASSIFICAÇÃO DAS ANOMALIAS DA DIFERENCIAÇÃO SEXUAL

Há várias formas de classificar as anomalias da diferenciação sexual: partindo de achados clínicos, como presença ou não de gônadas, partindo do cariótipo, partindo do presumido defeito que teria originado o fenótipo em questão. A opção que deve ser feita é de uma classificação que permita chegar a diagnósticos sindrômicos e, a partir deles, tentar esmiuçar a etiologia específica daquele processo. É melhor que cada serviço utilize uma classificação com a qual tenha experiência, e essa será, seguramente, a melhor classificação. Temos utilizado uma classificação que distribui as etiologias de anomalias da diferenciação sexual em quatro grandes grupos (Quadro 14.3): (1) distúrbios da determinação gonadal; (2) distúrbios da função testicular; (3) distúrbios dos tecidos-alvo dependentes de andrógenos; (4) distúrbios da diferenciação do sexo feminino devido à virilização anormal.

O determinismo gonadal implica os mecanismos envolvidos para transformar uma gônada indiferenciada em testículo ou em ovário. Problemas relacionados a essa fase abrangem:

1. **ADS ovotesticular (hermafroditismo verdadeiro – HV)** – Presença, no mesmo indivíduo, de tecido testicular e tecido ovariano em qualquer combinação: ovário + testículo (forma lateral); ovário + *ovotestis* ou testículo + *ovotestis* (forma unilateral); *ovotestis* bilaterais (forma bilateral).[29] A associação mais freqüente é, na casuística revista por Van Niekerk e Retief,[29] ovário de um lado, testículo do outro, enquanto outros autores têm encontrado a forma unilateral com ovário de um lado, *ovotestis* do outro.[31,32] Novamente enfatizamos que muitos hermafroditas verdadeiros podem não apresentar ambigüidade da genitália externa.[32]

Um dado que não pode ser esquecido é que a caracterização de tecido testicular e de tecido ovariano deve ser clara do ponto de vista histológico. Assim, os critérios mínimos para HV são: (1) folículos ovarianos ou presença de *corpora albicantia* para definir estrutura ovariana; (2) túbulos seminíferos ou espermatozóides definem a existência de tecido testicular. Somente a presença de

QUADRO 14.3
Classificação das Anomalias da Diferenciação Sexual

ADS 46,XX (pseudo-hermafroditismo feminino)
Hiperplasia adrenal congênita
– deficiência da 21-hidroxilase (CYP21)
– deficiência da 11-hidroxilase (CYP11B1)
– deficiência da 3β-hidroxiesteróide desidrogenase
– deficiência da 20,22 desmolase (CYP11A)
– deficiência da 17-hidroxilase (CYP17)
Deficiência de aromatase
Andrógenos maternos ingeridos e/ou produzidos
Idiopático

Disgenesia gonadal
Disgenesia gonadal pura 46,XY e 46,XX
Disgenesia gonadal mista
Disgenesia dos túbulos seminíferos (síndrome de Klinefelter)
Disgenesia gonadal e suas variantes (síndrome de Turner)
Pseudo-hermafroditismo disgenético

Defeitos embriogenéticos não-atribuíveis a gônadas, hormônios nem a alterações cariotípicas
Epispádia
Transposição penoescrotal
Pênis bífido associado a extrofia vesical
Agenesia de pênis associada a ânus imperfurado
Ausência congênita de vagina
Tumor de Willms com cariótipo 46,XY (mutação no gene *WT1*)
Agenesia renal com cariótipo 46,XX
Quadros sindrômicos

ADS 46,XY (pseudo-hermafroditismo masculino)
Alterações no desenvolvimento gonadal
– síndrome da regressão testicular
– agonadismo (regressão entre 8.ª e 12.ª semanas)
– testículos rudimentares (regressão entre 14.ª e 20.ª semanas)
– anorquia (regressão após 20.ª semana)
– agenesia ou hipogenesia de células de Leydig
Distúrbios da função testicular
– deficiência ou anormalidade de LH ou de seu receptor
– síndrome da persistência dos ductos de Müller
Defeitos de síntese de testosterona
– deficiência enzimática
  • 20,22 desmolase (CYP11A)
  • 3β-hidroxiesteróide desidrogenase tipo 2 (3BHSD2)
  • 17-hidroxilase (CYP17)
  • 17,20 desmolase (CYP17)
  • 17β-hidroxiesteróide desidrogenase tipo 3
– interferência por ingestão hormonal materna
Distúrbios dos tecidos-alvo dependentes de andrógenos
– deficiência de 5α-redutase tipo 2 (SRD5A2)
– síndrome da insensibilidade androgênica: completa ou parcial
Idiopático

ADS ovotesticular (hermafroditismo verdadeiro)
Ovário + testículo
Ovotestis + ovotestis
Ovotestis + ovário ou testículo

---

células de Leydig ou células hilares não é suficiente para definir tecido testicular, da mesma forma que estroma fibroso não é suficiente para definir estrutura ovariana.[14,32]

2. **ADS cromossômica – disgenesia gonadal mista** —Também chamada *disgenesia gonadal assimétrica*, representa um grupo heterogêneo de pacientes com ambigüidade da genitália externa, os quais apresentam um testículo com graus variáveis de disgenesia de um lado e uma gônada em fita do outro. Derivados müllerianos podem estar presentes em qualquer um dos lados. O cariótipo mais freqüente é o mosaicismo 45,X/46,XY. Dependendo do grau de função das células de Leydig (produtoras de testosterona) e de Sertoli (produtoras de AMH), existem graus maiores ou menores de desenvolvimento dos ductos de Wolff e de Müller.[31-35]

ADS 46,XX Testicular (Homem XX)

Nesse caso, em um indivíduo com sexo genético 46,XX, desenvolvem-se testículos com capacidade de produção de testosterona e de virilização da genitália externa. Na verdade, cerca de 20% desses pacientes apresentam ambigüidade genital, o que permite que o diagnóstico seja feito na faixa etária pediátrica. De outra forma, como todos são inférteis, seus diagnósticos acabam sendo realizados quando da procura de clínicas de infertilidade. Em cerca de 80% dos casos, detecta-se a presença do SRY. Nos casos em que o SRY é negativo, acredita-se que lesões afetando a expressão de SOX9 sejam o fator-chave na determinação sexual desses pacientes e que a reduzida expressão de Ad4BP/SF-1, DAX-1 e AMH contribuam para as suas características clínicas.[36]

Como os genes responsáveis pela espermatogênese estão no braço longo do Y, que esses pacientes não têm, todos são inférteis. Esse detalhe, ou seja, a incapacidade de os testículos produzirem espermatozóides, justifica a colocação desses pacientes no grupo das disgenesias gonadais ou dos "distúrbios de diferenciação gonadal". De outra forma, ao menos nos casos em que a genitália externa é ambígua, poderiam ser classificados como uma forma de pseudo-hermafroditismo masculino.[35-39]

Quando a gônada está definida e a genitália externa é ambígua, temos duas categorias sindrômicas de pacientes:

1. **ADS 46,XY (pseudo-hermafroditismo masculino – PHM)** – No PHM, o cariótipo é 46,XY, desenvolveram-se testículos bilaterais, mas algum ou alguns dos passos necessários para completar a diferenciação da genitália externa não ocorreram de forma adequada, originando a ambigüidade. Alguns autores definem o quadro pela presença de testículos + genitália externa ambígua; outros, presença de cariótipo 46,XY com genitália externa ambígua. Como o homem XX seria a exceção (46,XX + testículos) – já colocado no grupo dos distúrbios da determinação gonadal –, poderemos adotar uma definição eclética, em que PHM é um indivíduo com ambigüidade de sua genitália externa, em presença de testículos e cariótipo 46,XY.

Entre as possíveis causas de PHM, incluem-se casos de hiperplasia adrenal congênita (HAC) com produção deficiente de androgênios pelas gônadas e adrenais (deficiências das enzimas *CYP21*, *CYP17*, *CYP11A1*, *HSD3B2* e *StAR*), defeitos na biossíntese da testosterona, deficiência de 5α-redutase tipo 2, síndrome da insensibilidade androgênica (completa ou parcial) etc. (Quadro 14.3).[17,35,40]

2. **ADS 46,XX (pseudo-hermafroditismo feminino – PHF)** – Nessa situação clínica ocorre virilização de um feto programado para evoluir para o sexo feminino: a genitália externa é ambígua, em presença de ovários e de um cariótipo 46,XX. A grande etiologia nesses casos são as duas formas de HAC que cursam com produção excessiva de androgênios: deficiência da 21-hidroxilase (*CYP21A2*) e, menos comumente, da 11β-hidroxilase (*CYP11B1*).

Deficiência de aromatase placentária, deficiência da P450 oxidor-redutase (POR) e uso pela mãe de andrógenios e progestogênios com atividade androgênica (noretindrona, levonorgestrel, etisterona e, menos comumente, noretinodrel e medroxiprogesterona) são outras causas de ADS 46,XX.[41,43] Causas mais raras incluem exposição fetal a androgênios maternos produzidos por um tumor adrenal[44] ou ovariano.[17]

INVESTIGAÇÃO DIAGNÓSTICA

Dados de anamnese, exame físico, avaliação hormonal, exames de imagens e uma discussão multidisciplinar vão permitir que se tome a melhor conduta com relação ao sexo de criação de uma criança com ambigüidade genital, e torna-se desnecessário enfatizar a urgência de todo esse processo. A seguir serão ressaltados alguns aspectos para que se chegue ao diagnóstico etiológico do processo, permitindo-se uma tomada de conduta mais consistente.

Anamnese

Uma boa anamnese é sempre um bom começo para se chegar à etiologia de uma ambigüidade genital. Os pontos a seguir devem constar obrigatoriamente de toda história de uma criança com genitália ambígua:

- Ingestão materna de drogas potencialmente virilizantes (andrógenos, progesterona) ou feminizantes (ciproterona, progestágenos) em período crítico da embriogênese, ou seja, entre 8 e 12 semanas de gestação.
- Verificar se há casos semelhantes na família ou se houve mortes inexplicadas por desidratação, o que pode sugerir a presença de casos com a forma clássica de HAC, a perdedora de sal. Muitas das etiologias das ambigüidades genitais apresentam transmissão genética autossômica recessiva, ligada ao cromossomo X, autossômica dominante limitada ao sexo masculino, de modo que a presença de familiares afetados pode se constituir em pista diagnóstica útil. Apenas para exemplificar, os defeitos de receptor androgênico são transmitidos por gene recessivo no cromossomo X, de modo que, em caso de suspeita diagnóstica (paciente 46,XY, níveis elevados de testosterona e, eventualmente, LH, boa conversão de testosterona a diidrotestosterona), a presença de caso semelhante que seja compatível com herança ligada ao X (portanto, de ocorrência na família da mãe) permite o diagnóstico, mesmo que não se tenha avaliado a função do receptor ou mesmo seu seqüenciamento, através de técnicas de biologia molecular. Lembrar que pais consangüíneos têm maior probabilidade de gerar um filho com HAC, por exemplo, já que a herança é autossômica recessiva.
- Verificar a presença de doença virilizante materna que teria o mesmo efeito na criança que a ingestão materna de hormônios virilizantes. Há relato de crianças que nasceram totalmente virilizadas devido à produção materna de andrógenos. Também é importante sabermos se houve virilização materna durante a gestação, pois defeitos de aromatase podem se expressar em nível placentário e virilizar a mãe. A criança apresentará uma ADS 46,XX (pseudo-hermafroditismo feminino), já que as meninas serão virilizadas pela dificuldade de transformar testosterona em estradiol (papel da enzima aromatase, que transforma esteróides de 19 carbonos, como androstenediona e testosterona, em esteróides de 18 carbonos, como estrona, estradiol e estriol). Essa entidade foi inicialmente descrita no Japão, em 1991.[17]

Exame Físico

Ao exame clínico, verificar a presença de malformações, particularmente anorretais e de coluna terminal. Nesses casos, a ambigüidade genital pode ser apenas mais uma malformação sem base hormonal. O estado de hidratação, a pilificação corpórea e a pressão arterial são outros elementos auxiliares na caracterização do processo. Um cuidado especial deve ser dado ao exame dos genitais. Apesar de as características clínicas da genitália externa não permitirem um diagnóstico etiológico, são muito úteis para dirigir a priorização de exames e de testes funcionais que deverão ser realizados naquele paciente. Os seguintes elementos deverão ser caracterizados ao exame físico:

- Gônadas: localização, tamanho e consistência. Gônadas palpáveis em bolsa labioescrotal ou são testículos ou *ovotestis*, constituindo-se no elemento mais elucidativo do exame físico. A ausência de gônadas palpáveis deixa PHF ou HV como hipóteses diagnósticas sindrômicas mais prováveis; a presença de gônadas indica ADS 46,XY (PHM) como causa sindrômica mais provável. Quanto à consistência, a palpação de um pólo mais macio e um mais rígido pode levantar a suspeita de tecido ovariano e testicular presentes e, portanto, ADS ovotesticular (HV).
- Falo: caracterização do tamanho em relação às medidas consideradas normais (ver Quadro 13.1).
- Posicionamento do meato uretral: aliado ao tamanho do falo, esse dado é de grande importância na conduta a ser tomada quanto ao

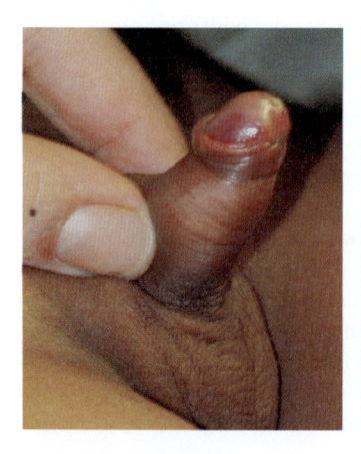

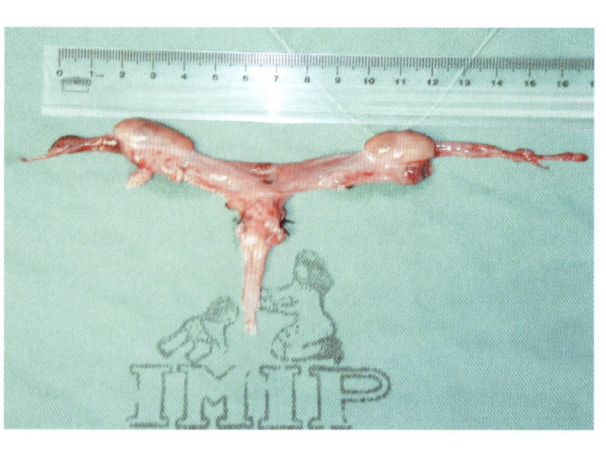

Fig. 14.7 Paciente encaminhado por criptorquidia bilateral aos 3 anos de idade. Genitália externa masculina, uretra fálica, ausência de gônadas em bolsa escrotal ou região inguinal. A US pélvica mostrou presença de útero e ovários; cariótipo 46,XX. Níveis elevados de 17OHP confirmaram o diagnósico de HCSR por deficiência da 21OH não-perdedora de sal. Paciente com sexo social e psicológico definido como masculino. Feita retirada de útero e ovários e manutenção do sexo de criação.

sexo de criação, evidentemente desde que o sexo social não esteja ainda estabelecido, quando, então, assume a maior importância na decisão final quanto à atribuição do sexo.

A caracterização da genitália externa pode seguir os critérios de **Prader** (Fig. 14.7), numa tentativa de comparação entre as diversas casuísticas, em diferentes serviços. Apesar de a classificação de Prader ter sido elaborada em 1954 para hiperplasia congênita de supra-renal (HCSR), ela pode ser utilizada nos dias de hoje e pode ser ampliada para outros casos de ambigüidade genital. Prader classificou as genitálias externas dos pacientes com HCSR de acordo com o grau de virilização que essas meninas sofriam: do mais leve (Prader I) até o mais virilizado (Prader V).[44]

- **Prader I** – aumento isolado do clitóris, indicando que a virilização tenha ocorrido após 20 semanas de vida intra-uterina (VIU);
- **Prader II** – aumento do clitóris associado a um intróito vaginal em forma de funil, podendo-se visualizar aberturas uretral e vaginal distintas, indicando virilização iniciada com 19 semanas de VIU;
- **Prader III** – aumento de clitóris associado a um intróito profundo, em forma de funil, com a uretra esvaziando-se na vagina, como um pseudo-seio urogenital. Há vários graus de fusão labioescrotal, indicando virilização ocorrida com 14–15 semanas de VIU;
- **Prader IV** – clitóris fálico com abertura urogenital em forma de fenda na base do falo, indicando virilização ocorrida com 12–13 semanas de VIU;
- **Prader V** – fusão labioescrotal completa e uretra peniana, indicando virilização ocorrida com 11 semanas de VIU.

Quando avaliamos uma genitália externa, a direção inicial para os exames de laboratório pode ser dada pela presença ou ausência de gônadas palpáveis.[35,40,43] Assim, podemos selecionar três situações:

1. **Ausência de gônadas palpáveis** – O diagnóstico mais provável é de ADS 46,XX (pseudo-hermafroditismo feminino PHF) devido à hiperplasia adrenal congênita. Pode ainda se tratar de uma ADS ovotesticular (hermafroditismo verdadeiro HV) ou ADS 46,XX testicular (homem XX). Nesse caso, a caracterização histológica das gônadas, através de laparoscopia ou mesmo laparotomia exploradora, é essencial ao diagnóstico. A estimulação prévia com gonadotrofina coriônica humana (hCG), com dosagem de testosterona antes e depois do estímulo, pode revelar elevação dos níveis desse hormônio, podendo-se, a partir daí, inferir a presença de tecido testicular, reforçando ainda mais o diagnóstico. Mais específica do que a própria dosagem de testosterona é a dosagem de hormônio antimülleriano. Este último pode demonstrar a presença de células de Sertoli, melhor marcador de tecido testicular do que a presença de células de Leydig. A presença de um cariótipo 46,XX, presente em 60% dos pacientes com ADS ovotesticular (HV), associada a marcadores da presença de tecido testicular (testosterona ou hormônio antimülleriano), praticamente deixa HV e homem XX como as únicas opções diagnósticas.[35,40,43]

   Uma quarta possibilidade diagnóstica é a ADS cromossômica – disgenesia gonadal mista. Nessa situação, a apresentação mais comum é de um testículo de um lado e de um *streak* (gônada fibrosa semelhante à da síndrome de Turner) do outro, sendo o cariótipo mais comum o mosaicismo 46,XY/45,X. Também nesses casos, a laparotomia exploradora se faz necessária para definição diagnóstica.

   Virilização do feto feminino pode resultar também de hormônios ingeridos ou produzidos pela mãe. Nos casos de ingestão, o diagnóstico é sempre de exclusão, nunca sendo possível afirmar que tal medicação ingerida em época crítica da embriogênese foi a real causadora do problema em questão. Lembremos que as formas idiopáticas não podem ser descartadas nesses casos.

   Finalmente, deve-se considerar a *agenesia renal*, situação que responde por algumas ambigüidades genitais, razão por que sempre a urografia excretora ou um exame ultra-sonográfico renal devam fazer parte da exploração desses casos.

2. **Ambas as gônadas são palpáveis** – O diagnóstico mais provável é ADS 46,XY (pseudo-hermafroditismo masculino PHM), não se podendo excluir, no entanto, ADS ovotesticular (hermafroditismo verdadeiro) ou ADS cromossômica – disgenesia gonadal mista.

   – *Cariótipo 46,XY.* A avaliação inicial nesse caso será a da integridade da via sintética de testosterona. Para tal, utiliza-se gonadotrofina coriônica humana na dose de 1.000 U/dia, via intramuscular, por 5 dias, dosando-se os hormônios da via sintética de testosterona tanto antes quanto depois do estímulo. Considera-se uma resposta adequada a elevação de 150 ng/dL de T acima do valor basal ou um nível mínimo de 160 ng/dL após estímulo. Se a resposta for adequada, estarão excluídos todos os defeitos de síntese de T, hipogenesia/agenesia de células de Leydig ou anorquia. Relação T/DHT normal (12 ± 3) exclui defeito de conversão periférica, enquanto uma relação superior a 35–40 firma o diagnóstico de deficiência de 5α-redutase. Caso não ocorra elevação de T após hCG, há duas possibilidades principais:

   - *Defeito de síntese de T* – a elevação do precursor imediato ao bloqueio localiza o defeito enzimático. As relações entre os compostos imediatamente pré- e pós-defeito apresentam um valor ainda maior na caracterização do defeito enzimático. Dentre os defeitos de síntese de T, três enzimas são comuns à via sintética do cortisol (P450scc, 3βHSD e 17-hidroxilase), enquanto duas enzimas são exclusivas da via sintética de T (17,20 desmolase e 17HSD).
   - Falta de produção de T por disgenesia testicular, anorquia ou hipoplasia de células de Leydig. Nessas situações, não ocorre elevação de precursores. Em casos de disgenesia testicular, os níveis de AMH são mais baixos que o normal para a idade do paciente.

   Outra possibilidade diagnóstica são as insensibilidades parciais a andrógenos. Nessas condições, ocorre adequada produção de T, conversão de T a DHT, mas a atuação periférica de DHT está comprometida pela falta ou pela incapacidade funcional dos receptores citossólicos ou intranucleares. Com cultura de fibroblastos de pele genital ou pelo seqüenciamento do gene do receptor androgênico, é possível caracterizar o defeito de receptor androgênico. Nesses casos, o AMH tende a ser positivo.[35,40,43] Como as insensibilidades androgênicas são transmitidas por gene recessivo ligado ao cromossomo X, a presença de parentes da mãe com o mesmo problema é forte evidência diagnóstica, mesmo sem os estudos do receptor androgênico. Finalmente, restarão as formas idiopáticas, que respondem por um número apreciável de casos de ADS 46,XY (PHM).[35,40,43]

   – *Cariótipo 46,XX.* O diagnóstico provável é de ADS ovotesticular (hermafroditismo verdadeiro) ou ADS 46,XX testicular (homem XX), necessitando-se de biópsia gonadal para o diagnóstico de certeza. A estimulação gonadal com gonadotrofina menopáusica humana (hMG) pode dar informação sobre a presença de tecido ovariano, de modo que a combinação de resposta de T ou presença de AMH + resposta de estradiol ao FSH pode indicar o

diagnóstico de ADS ovotesticular (HV), antes mesmo da biópsia gonadal (diagnóstico de certeza).[35,40,44]
– **Mosaicismos.** Nessa situação, sempre necessitaremos de biópsia gonadal para elucidação diagnóstica.
3. **Apenas uma gônada palpável** – Pode tratar-se de ADS cromossômica – disgenesia gonadal mista, ADS ovotesticular (hermafroditismo verdadeiro) ou ADS 46,XY (PHM). Laparoscopia/laparotomia e biópsia gonadal são necessárias para diagnóstico definitivo. O esquema da Fig. 14.8 resume o roteiro diagnóstico baseado na presença ou ausência de gônadas.

CONSIDERAÇÕES FINAIS

Pode parecer desnecessário dizer, mas somente é possível fazer o diagnóstico de alguma anomalia da diferenciação sexual se examinarmos as genitálias externas de nossos pacientes. Curiosamente, com grande freqüência, vemos que nossos colegas não têm o hábito, ou sentem-se desconfortáveis em examinar a genitália externa de seus pacientes. Esse é um grave erro por omissão, que deve ser combatido. Por outro lado, deve-se estar atento à variabilidade da normalidade do aspecto da genitália externa. Muitas vezes, um capuz clitoriano avantajado pode dar a falsa impressão de hipertrofia clitoriana. Lembrar que hipertrofia clitoriana define-se pelo aumento do tecido cavernoso, e não pela pele do capuz clitoriano.

No momento do nascimento de uma criança, o último imprevisto que os familiares esperam é não poder definir o sexo de seu bebê. O médico, muitas vezes, sente-se "pressionado" por tal situação e apressa-se em atribuir um sexo de criação à criança, um outro erro muito grave. O médico que conversa pela primeira vez com os familiares é de extraordinária importância, e tende-se a conotar tudo o que ele diz como uma verdade absoluta, imutável. É muito difícil convencer a família de que o que o primeiro médico falou não é exatamente o que está ocorrendo. É claro que, nesse primeiro momento, não temos o diagnóstico etiológico, porém uma explicação do que está ocorrendo, pedindo aos familiares que não registrem a criança e explicando-lhes que vários exames serão necessários para o diagnóstico, acomoda bem a situação e permite prosseguir na investigação. Lembrem-se de que, na enorme maioria das vezes, quem vai dar essa orientação inicial não será o endocrinologista, mas o pediatra, ou mesmo o obstetra, ou, ainda, a própria parteira, dependendo das condições em que essas crianças nasçam.

Além de conhecimento básico, o bom senso deve nortear a maneira de se conduzir diante de tais casos, e não se esqueçam de que o sofrimento dos familiares não deve nunca ser subestimado. Eles necessitam de todo o apoio e, freqüentemente, de seguimento psicológico para levarem adiante a difícil missão de serem pais de uma criança com anomalia da diferenciação sexual.

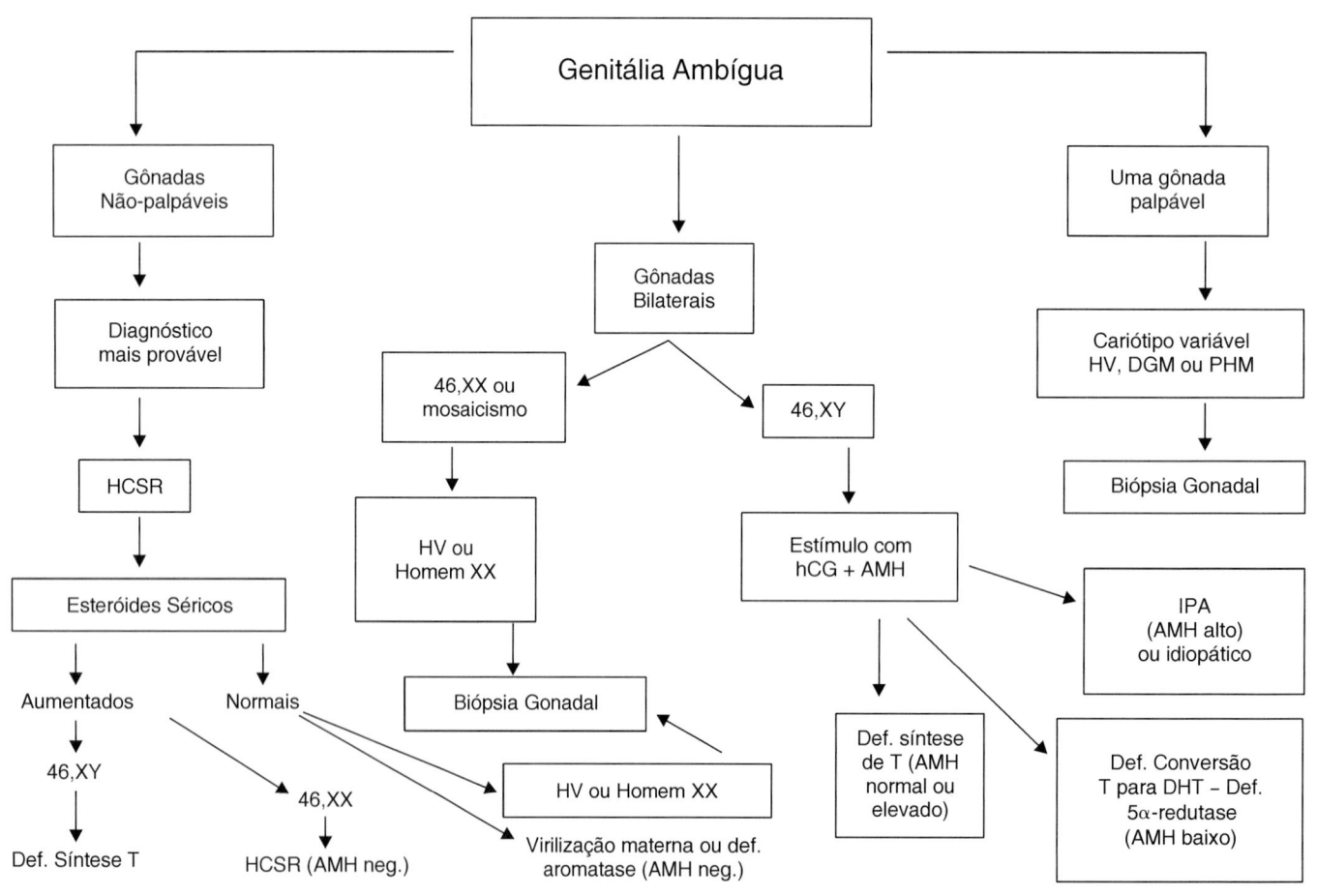

Fig. 14.8 Roteiro diagnóstico nas ambigüidades genitais, partindo-se da presença ou ausência de gônadas palpáveis.
DHT: diidrotestosterona; hCG: gonadotrofina coriônica humana; T: testosterona; IPA: insensibilidade parcial a andrógenos; AMH: hormônio antimülleriano; AMH neg.: ausência de AMH; HCSR: hiperplasia congênita de supra-renal.

BIBLIOGRAFIA

1. Hughes IA. Disorders of sex development: a new definition and classification. *Best Pract Res Clin Endocrinol Metab*, 2008; *22*:119-34.
2. Kolon TF. Disorders of sexual development. *Ann NY Acad Sci*, 2008; *1135*:67-75.
3. Gubbay J, Collignon J, Koopman P, et al. A gene mapping to the sex-determining region of the mouse Y chromosome is a member of a novel family of embryologically expressed genes. *Nature*, 1990; *346*:245-50.
4. Sinclair AH, Berta P, Palmer MS, et al. A gene from the human sex-determining region encodes a protein with homology to a conserved DNA-binding motif. *Nature*, 1990; *346*:240-4.
5. Ford C, Polani P, Briggs J, Bishops P. A presumptive human XXY/XX mosaic. *Nature*, 1959; *183*:1030-1.
6. Nikolova G, Vilain E. Mechanisms of disease: transcription factors in sex determination – relevance to human disorders of sex development. *Nat Clin Pract Endocrinol Metab*, 2006; *2*:231-8.
7. Sekido R, Lovell-Badge R. Sex determination involves synergistic action of SRY and SR1 on a specific Sox9 enhancer. *Nature*, 2008; *453*:930-4.
8. Miyamoto Y, Tanikguchi H, Hamel F, et al. A GATA4/WT1 cooperation regulates transcription of genes required for mammalian sex determination and differentiation. *BMC Mol Biol*, 2008; *9*:44.
9. Hasegawa T, Fukami M, Sato N, et al. Testicular dysgenesis without adrenal insufficiency in a 46,XY patient with a heterozygous inactive mutation of steroidogenic factor-1. *J Clin Endocrinol Metab*, 2004; *89*:1595-101.
10. Nachtigal MW, Hirokawa Y, Enyeart-VanHouten DL, et al. Wilms' tumor 1 and Dax-1 modulate the orphan nuclear receptor SF-1 in sex-specific gene expression. *Cell*, 1998; *93*:445-54.
11. Laitinen MPE, Anttonen M, Ketola I, et al. Transcription factors GATA-4 and GATA-6 and a GATA family cofactor, FOG-2, are expressed in human ovary and sex cord-derived ovarian tumors. *J Clin Endocrinol Metab*, 2000; *86*:3476-83.
12. Michel-Calemard L, Lesca G, Morel Y, et al. Campomelic acampomelic dysplasia presenting with increased nuchal translucency in the first trimester. *Prenat Diagn*, 2004; *24*:519-23.
13. Ferguson-Smith M. The evolution of sex chromosomes and sex determination in vertebrates and the key role of DMRT1. *Sex Dev*, 2007; *1*:2-11.
14. Hiort O, Holterhus PM. The molecular basis of male sexual differentiation. *Eur J Endocrinol*, 2000; *142*:101-10.
15. Tomizuka K, Horikoshi K, KItada R, et al. R-spondin 1 plays an essential role in ovarian development through positively regulating Wnt-4 signaling. *Hum Mol Genet*, 2008; *17*:1278-91.
16. DiNapoli L, Capel B. SRY and the standoff in sex determination. *Mol Endocrinol*, 2008; *22*:1-9.
17. Grumbach MM, Hughes IA, Conte FA. Disorders of sexual differenciation. In: Larsen PR, et al (eds). *Williams Textbook of Endocrinology*. 10th ed. Philadelphia: WB Saunders Co, 2003:860-862.
18. Kaefer M, Diamond D, Hendren WH, et al. The incidence of intersexuality in children with cryptorchidism and hypospadias: stratification based on gonadal palpability and meatal position. *J Urol*, 1999; *162*:1003-6.
19. Danish RK. Intersex problems in the neonate. *Indian J Pediatr*, 1982; *49*:555-75.
20. Lee PA, Mazur T, Danish R, et al. Micropenis. I – Criteria, etiologies, and classification. *Johns Hopk Med J*, 1980; *146*:156-63.
21. Sax L. How common is intersex? A response to Anne Fausto-Sterling. *J Sex Res*, 2002; *39*:174-8.
22. Maciel-Guerra AT, Guerra-Júnior G. *Menino ou menina? Os distúrbios da diferenciação do sexo*. São Paulo: Manole Ltda, 2002.
23. Lee PA. A perspective on the approach to the intersex child born with genital ambiguity. *J Pediatr Endocrinol Metab*, 2004; *17*:133-40.
24. Dreger AD, Chase C, Sousa A, et al. Changing the nomenclature/taxonomy for intersex: a scientific and clinical rationale. *J Pediatr Endocrinol Metab*, 2005; *18*:729-33.
25. Hughes IA, Houk C, Ahmed SF, Lee PA, LWPES1/ESPE2 Consensus Group. Consensus statement on management of intersex disorders. *Arch Dis Child*, 2006; *91*:554-62.
26. Damiani D, Guerra-Jr G. New definitions and classifications of the intersexual states: in which the Chicago Consensus has contributed to the state of the art? *Arq Bras Endocrinol Metabol*, 2007; *51*:1013-7.
27. Damiani D. Disorders of sexual development – Still a big challenge! [Editorial]. *J Pediatr Endocrinol Metab*, 2007; *20*:749-50.
28. Houk CP, Lee PA, Rapaport R. Intersex classification scheme: a response for the call for a change. *J Pediat Endocrinol Metab*, 2005; *18*:735-8.
29. Van Niekerk WA, Retief AE. The gonads of human true hermaphrodites. *Human Genetics*, 1981; *58*:117-22.
30. Krob G, Braun A, Kuhnle U. True hermaphroditism: geographical distribution, clinical findings, chromosomes and gonadal histology. *Eur J Pediat*, 1994; *153*:2-10.
31. Damiani D, Fellous M, McElreavey K, et al. True hermaphroditism: clinical aspects and molecular studies in 16 cases. *Eur J Endocrinol*, 1997; *13*:201-4.
32. Sohval AR. Mixed gonadal dysgenesis: a variety of hermaphroditism. *Am J Hum Genet*, 1963; *15*:155.
33. Lee PA. A perspective on the approach to the intersex child born with genital ambiguity. *J Pediatr Endocrinol Metab*, 2004; *17*:133-40.
34. Canto P, Galicia N, Soderlund D. Screening for mutations in the SRY gene in patients with mixed gonadal dysgenesis or with Turner syndrome and Y mosaicism. *Eur J Obstet Gynecol Reprod Biol*, 2004; *115*:55-8.
35. Damiani D. Estados intersexuais. *Pediatria Moderna*, 1995; *31*:945-80.
36. Kojima Y, Hayashi Y, MIzuno K, et al. Up-regulation of SOX9 in human sex-determining region on the Y chromosome (SRY-negative XX males. *Clin Endocrinol* (Oxf), 2008; *68*:791-9.
37. Li JH, Huang TH, Jiang XW, Xie QD. 46, XX male sex reversal syndrome. *Asian J Androl*, 2004; *6*:165-7.
38. Tomomasa H, Adachi Y, Iwabuchi M, et al. XX-male syndrome bearing the sex-determining region Y. *Arch Androl*, 1999; *42*:89-96.
39. Plochl E, Vlasak I, Rittinger O, et al. Clinical, cytogenetic and molecular analysis of three 46,XX males. *J Pediatr Endocrinol Metab*, 1999; *12*:389-95.
40. Sultan C, Paris F, Jeandel C, et al. Ambiguous genitalia in the newborn. *Semin Reprod Med*, 2002; *20*:181-8.
41. Shozu M, Akasoju K, Harada N, et al. A new cause of female pseudohermaphroditism: placental aromatase deficiency. *J Clin Endocrinol Metab*, 1991; *72*:560-6.
42. Hines M. Psychosexual development in individuals who have female pseudohermaphroditism. *Child Adolesc Psychiatr Clin N Am*, 2004; *13*:641-56.
43. Alvarez-Nava F, Soto M, Temponi A, et al. Female pseudohermaphroditism with phallic urethra in the offspring of a mother with an adrenal tumor. *J Pediatr Endocrinol Metab*, 2004; *17*:1571-4.
44. Prader A. Der genitalbefund beim pseudo-hermaphroditismus femininus des kongenitalen adrenogenitalen syndrome. *Helv Paediat Acta*, 1954; *9*:231.

Investigação da Criança com Baixa Estatura

Jacqueline Araújo, Bárbara Gomes, Juliana Carmélio, Ana Caroline Mendes, Lucio Vilar

INTRODUÇÃO

Avaliação de baixa estatura (BE) é um dos motivos mais freqüentes para encaminhamento de uma criança ao endocrinologista. A este cabe inicialmente determinar se há, de fato, um problema com o crescimento e, em caso afirmativo, se esse problema se deve ou não a um estado de deficiência hormonal específica. Na prática, baixa estatura de causa endócrina é pouco freqüente, e a maioria das crianças avaliadas é, no que se refere ao crescimento e à maturação, variante do normal.[1-3]

FISIOLOGIA DO CRESCIMENTO

O controle hormonal do crescimento é uma valiosa oportunidade de observar não apenas as influências hormonais, mas também outros fatores que afetam o crescimento, como a desnutrição e outras doenças crônicas. Todas essas influências agem sobre uma base potencial genética de crescimento.

O hormônio do crescimento (GH) é produzido pelos somatotrofos hipofisários, sob a influência do hormônio liberador do hormônio do crescimento (GHRH) e da somatostatina, ambos sintetizados no hipotálamo como resultado de influências sistêmicas e corticais. O equilíbrio entre o GHRH estimulador e a SS inibidora é controlado por uma variedade de fatores neurogênicos, metabólicos e hormonais, mais notavelmente os glicocorticóides, os hormônios tiroidianos e o fator de crescimento insulina-símile I (IGF-I). Sob o estímulo do GH, o IGF-I é produzido no fígado, sendo o principal responsável pelo crescimento. IGF-I também interfere negativamente na secreção de GH, estimulando em retroalimentação a somatostatina, como também por efeitos diretos sobre a hipófise (Fig. 15.1). Pacientes com deficiente produção de IGF-I não crescem adequadamente, a despeito dos níveis elevados de GH. A elevação desse hormônio se deve à falta de retroalimentação negativa do IGF-I.[4-6] Mais recentemente, um novo integrante desse complexo sistema foi identificado e denominado *ghrelina*. Este hormônio, produzido predominantemente no estômago, é um potente liberador de GH e age através de receptor específico (GHSR, *growth hormone secretagogue receptor*).[7] Além disso, ele estimula o apetite e a secreção de ACTH e cortisol. Ghrelina é também produzida na hipófise e acredita-se que adicionalmente possa controlar, de forma autócrina e parácrina, a liberação de GH.[8,9]

O GH secretado penetra na circulação, onde existe no estado livre (cerca de 50%) ou ligado, sobretudo à proteína de ligação do GH (GHBP), a qual é o produto proteolítico do domínio extracelular do receptor do GH (GHR). Assim, há um equilíbrio dinâmico entre o GH livre e ligado circulantes e o GH ligado ao receptor em nível celular, principalmente no fígado, tecidos magros (ossos e músculos) e gordura. No tecido adiposo, o GH tem um efeito catabólico direto, que é parte do metabolismo do jejum.[4,5]

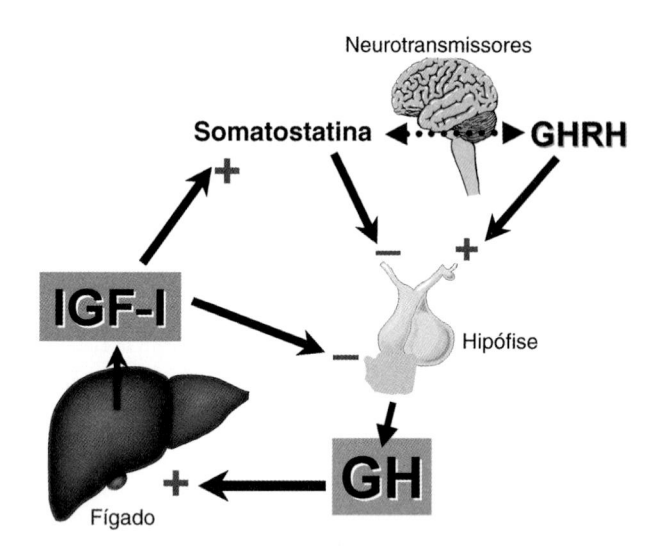

Fig. 15.1 Visão esquemática do controle da secreção do eixo GH–IGF-I. Adicionalmente, a secreção de GH é estimulada pela ghrelina, hormônio produzido na hipófise e, sobretudo, no estômago.

O IGF-I está presente na circulação, principalmente ligado às proteínas de ligação do IGF-I (IGFBP), seis das quais já foram definidas e se relacionam estruturalmente. A principal é a IGFBP-3 (*insulin growth factor binding protein-3*), à qual se ligam 70 a 95% do IGF-I circulante. Ela faz parte de um grande complexo (150–200 kD) que inclui a proteína de ligação, uma subunidade ácido lábil e a molécula do IGF-I. A subunidade ácido lábil e a IGFBP-3 são produzidas no fígado sob efeito direto do GH. O restante da ligação do IGF é um complexo de 50 kD, composto principalmente de IGFBP-1 e IGFBP-2. Supõe-se que essas IGFBP modulem as ações do IGF-I nos tecidos-alvo, controlando sua liberação, a ligação real do complexo IGF-I–IGFBP à superfície da célula-alvo, ou a ligação da IGFBP-3 ao seu próprio receptor na superfície celular. Menos de 1% do IGF-I circulante encontra-se no estado livre.[4-6]

Existe, também, produção autócrina e parácrina de IGF-I em tecidos outros que não o fígado. A hipótese do efetor duplo afirma que, nos ossos, o GH tem um efeito direto na diferenciação dos pré-condrócitos em condrócitos precoces que, então, secretam IGF-I. Este último, por sua vez, estimula a expansão clonal e a maturação dos condrócitos, e também o crescimento. Cerca de 20% do crescimento influenciado pelo GH foram atribuídos a esse IGF-I autócrino-parácrino.[4,6,10]

No Quadro 15.1 estão listados fatores que interferem com a secreção do GH.

CRESCIMENTO NORMAL

O crescimento é um processo dinâmico que pode ser dividido em quatro estágios distintos, com características e velocidades notavelmente diferentes: o intra-uterino, a lactância, a infância e a adolescência.[3]

O crescimento intra-uterino começa na concepção e continua até o nascimento. Há numerosas influências, incluindo nutrição, infecção, drogas e álcool, que podem afetar o crescimento fetal e resultar em um tamanho definitivamente pequeno, bem como em comprometimento do intelecto. As influências que retardam o crescimento fetal na fase precoce da gravidez provavelmente resultarão em comprometimento do crescimento pós-natal, enquanto o retardo do crescimento durante o último trimestre pode resultar em uma criança pequena para a idade gestacional (PIG), mas que é capaz de recuperar-se depois do nascimento e atingir o seu potencial genético. Apesar da importância crítica do sistema endócrino no crescimento pós-natal, o crescimento intra-uterino é amplamente independente dos hormônios hipofisários fetais. Recém-nascidos (RN) com agenesia de tiróide ou gônadas, bem como os anencefálicos, têm tamanho e peso normais ao nascimento. Entretanto, estudos em animais com deficiência congênita de GH e em RN humanos com mutações no gene do GH ou do receptor do GH têm indicado que o GH fetal tem uma contribuição pequena, mas estatisticamente significante, no tamanho ao nascimento.[11–13]

Durante os primeiros 2 anos de vida, o crescimento dos lactentes pode ser extremamente variável, com queda ou ascensão nas linhas dos percentis, pois é nesse período que o indivíduo busca o percentil correspondente ao seu padrão genético de estatura. Crianças PIG, que fazem a recuperação espontânea do crescimento, podem ascender para percentis mais altos, enquanto os grandes para a idade gestacional poderão deslocar-se para baixo. O crescimento normal no primeiro ano é em média 25 cm, no segundo ano 12 cm e no terceiro ano de vida 8 cm. Na infância, entre 3 e 12 anos de idade, ou até o início da puberdade, o crescimento estatural é em média 5 a 6 cm

QUADRO 15.1

Fatores que Interferem com a Secreção de GH

Aumento	Diminuição
Fisiológicos	
Sono	Hiperglicemia pós-prandial
Exercício	Elevação dos ácidos graxos livres
Estresse (físico e psicológico)	
Pós-prandial	
– Hiperaminoacidemia	
– Hipoglicemia (relativa)	
Farmacológicos	
Hipoglicemia	Hormônios
– Absoluta: insulina ou 2-desoxiglicose	Somatostatina
– Relativa: pós-glucagon	Hormônio do crescimento
Hormônios	Progesterona
– GHRH	Glicocorticóides
– Peptídeos (ACTH, α-MSH, vasopressina)	Neurotransmissores
– Estrogênio	Drogas
Drogas	– Antagonistas α-adrenérgicos (fentolamina)
– Agonistas α-adrenérgicos (clonidina)	– Agonistas β-adrenérgicos (isoproterenol)
– β-bloqueadores (propranolol)	– Agonistas serotoninérgicos (metissergida)
– Precursores serotoninérgicos	– Antagonistas dopaminérgicos (fenotiazinas)
– Agonistas dopaminérgicos (levodopa, bromocriptina, apomorfina)	– Agonistas dopaminérgicos (bromocriptina, cabergolina, quinagolida etc.) [*na acromegalia*]
– Agonistas do GABA (muscimol)	
Infusão de potássio	
Neurotransmissores	
Patológicos	
Depleção de proteína e desnutrição	Obesidade
AIDS/SIDA	Hipotiroidismo
Anorexia nervosa	Hipertiroidismo
Produção ectópica de GHRH	
Insuficiência renal crônica	
TRH e GnRH (*na acromegalia*)	
Pirogênios (endotoxina da *Pseudomonas*)	

Adaptado da Ref. 4.

por ano. Há, entretanto, um período de lentificação fisiológica do crescimento no período pré-puberal e na fase inicial da puberdade, fenômeno que é especialmente proeminente em meninos com retardo constitucional do crescimento e da puberdade.[3,4,10,14]

A puberdade é um período de crescimento rápido. Nas meninas, o estirão ocorre logo no início da puberdade, coincidindo com o início da telarca. Nos meninos, o estirão é mais tardio e se inicia nas fases mais avançadas do desenvolvimento puberal, estádios III a IV de Tanner. Embora o início da puberdade ocorra apenas cerca de 6 meses mais cedo nas meninas, o pico na velocidade de crescimento é atingido 2 anos mais cedo nas meninas do que nos meninos. O estirão puberal dura, em média, 2 anos com velocidades de crescimento extremamente variáveis (em média, 8 cm/ano nas meninas e 10 cm/ano nos meninos). Nas mulheres, a menarca marca o final do estirão, o que coincide com idade óssea por volta de 13 anos. Nos homens, não há um marco fisiológico, porém a idade óssea que coincide com o final do estirão é, em média, de 15 anos. Após essa fase de crescimento rápida, há um crescimento residual lento que dura cerca de 2 anos, com declínio progressivo.[4,10,14]

Os lactentes devem ser pesados e medidos a cada visita, ao menos três ou quatro vezes por ano, durante os primeiros 2 anos. A partir de então, a mensuração deve ser feita anualmente ou mais freqüentemente, se houver suspeita de crescimento deficiente.[4,10,14] A avaliação da velocidade de crescimento utilizando-se intervalos muito curtos de mensuração pode induzir ao erro, pois o crescimento não se dá de forma regular ao longo do ano, havendo um variação sazonal da velocidade de crescimento já documentada na literatura.[15]

DESENVOLVIMENTO PUBERAL

Embora exista uma ampla variação para a ocasião em que se dá o início da puberdade e do estirão do crescimento que a acompanha, a seqüência dos eventos puberais é habitualmente a mesma em cada sexo. A composição corporal relativa de meninos e meninas muda durante a puberdade, com meninas ganhando mais gordura e meninos, mais músculos. Assim, embora os meninos e as meninas tenham composição corporal idêntica antes da puberdade, no final desse período os meninos têm, em média, o dobro da massa muscular das meninas.[4,14]

A primeira manifestação do início da puberdade nos meninos é o aumento do volume testicular e a mudança na sua consistência, tornando-se mais amolecidos. O volume dos testículos pré-puberes

QUADRO 15.3
Estádio do Desenvolvimento da Genitália Masculina

Desenvolvimento Genital Masculino	Idade
1. Volume testicular pré-púbere 1 a 2 cm³.	9,5–13,5 anos
2. Volume testicular entre 4–6 cm³, aumento e vermelhidão da pele do escroto. Sem aumento do pênis.	11–15 anos
3. Volume testicular 8–10 cm³, aumento e adelgaçamento do escroto. Aumento do pênis, principalmente em comprimento.	11,5–16 anos
4. Volume testicular médio 12 cm³, aumento e escurecimento do escroto, aumento da largura e do comprimento do pênis e do tamanho da glande.	13–17 anos
5. Genitais adultos em forma e tamanho. Volume testicular > 15 cm³.	> 15 anos

é de 1 a 2 cm³; com o início da puberdade, atingem 4 cm³, evoluindo gradativamente e chegando a 15–20 cm³ no final da puberdade. Os meninos habitualmente não apresentam nenhum outro sinal da puberdade, até que os testículos tenham atingido 8–10 cm³.[3,16] O tamanho do testículo deve ser medido com um orquidômetro. Os estádios do desenvolvimento puberal estão resumidos nos Quadros 15.2 a 15.4.

QUANDO AVALIAR BAIXA ESTATURA?

O termo baixa estatura refere-se geralmente a qualquer criança cuja altura se encontre abaixo do percentil 3 (1,96 desvios-padrão abaixo da média). O fato de uma criança estar, por exemplo, no percentil 25 do gráfico de crescimento não necessariamente indica que esteja normal, uma vez que seu potencial familiar pode corresponder a um percentil maior e sua velocidade de crescimento (VC) pode estar comprometida. Recomenda-se, portanto, a investigação de crianças com estatura abaixo do percentil 3, crianças com estatura abaixo do potencial familiar (1 a 2 desvios-padrão abaixo do percentil da estatura-alvo) ou aquelas com velocidade de crescimento baixa, independente do percentil.[1-3]

QUADRO 15.2
Estádio do Desenvolvimento dos Pêlos Pubianos

Pêlos Pubianos	Meninos	Meninas
1. Pré-púbere (sem pêlos)	até 12 anos	até 14 anos
2. Pêlos longos esparsos na base do falo, sobre os grandes lábios ou sobre o monte pubiano	12–15 anos	10–14,5 anos
3. Pêlos mais escuros, espessos e encaracolados distribuindo-se na região pubiana	12–16,5 anos	11–15 anos
4. Pêlos crespos, grossos em padrão triangular. Não se estende para a superfície interna da coxa	13–16,5 anos	11–15 anos
5. Aspecto e quantidade do adulto, estendendo-se por todo o monte pubiano e pelas faces médias das coxas	13–17 anos	12–16,5 anos

QUADRO 15.4
Estádio do Desenvolvimento das Mamas em Mulheres

Desenvolvimento das Mamas na Mulher	Idade
1. Pré-púbere.	até 13 anos
2. Alargamento da aréola, com pigmentação e tecido mamário subareolar.	8–13 anos
3. Aumento adicional da mama e aréola, sem separação de seus contornos.	10–14 anos
4. Projeção da aréola e da papila, formando uma elevação acima do nível da mama.	11–14 anos
5. Adulto.	12–19 anos

QUADRO 15.5
Velocidade de Crescimento Anual Esperada

Idade	cm/ano
Nascimento até 12 meses	20–28
12 a 24 meses	10–13
24 a 36 meses	7,5–10
3 anos até a puberdade	5–6
Estirão puberal	meninas: 8 cm/ano meninos: 10 cm/ano

A melhor maneira de avaliar o crescimento é através de mensurações seriadas que permitem determinar a VC, ou seja, quanto a criança cresceu no período de 1 ano (Quadro 15.5). A velocidade de crescimento pode ser extrapolada a partir de períodos mais curtos, por exemplo, uma criança que cresceu 2,5 cm em um período de 6 meses tem VC = 5 cm/ano. Não se deve utilizar período inferior a 3 meses, nem superior a 1 ano.[1,17–19]

Crianças que apresentem um ou mais dos critérios a seguir merecem ser investigadas:
- Estatura abaixo do percentil 3.
- Velocidade de crescimento menor do que o percentil 3 por mais de 6 meses ou menor que o percentil 25 por 2 anos.
- Mudanças das linhas de percentis no gráfico de crescimento para um percentil inferior após a idade de 18 a 24 meses.
- Altura abaixo do potencial genético (abaixo de dois desvios-padrão, em relação à média das alturas dos pais).
- Retardo na idade óssea em relação à idade/altura.[17,19]

COMO AVALIAR A CRIANÇA COM BAIXA ESTATURA?

A investigação adequada da baixa estatura inclui história e exame físico cuidadosos, a realização de exames laboratoriais apropriados e o seguimento clínico da criança, para determinar sua velocidade de crescimento.

HISTÓRIA E EXAME FÍSICO

A avaliação deve começar com uma história completa, incluindo:

- Gravidez (doenças, uso de drogas ou álcool, evolução da gestação).
- Eventos perinatais, peso e comprimento ao nascer.
- Sinais de doença crônica ou de anormalidades no *status* psicossocial.
- História do crescimento.

Também é importante a obtenção de dados sobre a história familiar de crescimento e a época da puberdade, medir os pais e correlacionar a altura da criança com a dos pais.

Relação com a Altura Média dos Pais

A estatura final de um indivíduo depende de uma herança poligênica, porém se correlaciona intimamente com a altura dos pais. Por exemplo, pais que se encontrem no percentil 5 tendem a ter filhos que, a partir do segundo ano de vida, estabelecerão um percentil próximo ao percentil 5 como canal de crescimento. Além disso, existe uma correlação positiva entre a média da altura dos pais e a estatura-alvo (TH, do inglês *target height*) da criança.[3,10] A TH possibilita uma base para determinação do potencial de crescimento da criança e pode ser calculada pelas seguintes fórmulas:

ESTATURA-ALVO

$$\text{Meninos} = \frac{(\text{altura da mãe} + 13 \text{ cm}) + (\text{altura do pai})}{2} \pm 1 \text{ desvio-padrão (DP)*}$$

$$\text{Meninas} = \frac{(\text{altura do pai} - 13 \text{ cm}) + (\text{altura da mãe})}{2} \pm 1 \text{ desvio-padrão (DP)*}$$

*1 DP = 5 cm.

Uma altura anormal pode ser definida como mais de 2 DP abaixo da média para a idade cronológica, quando corrigida pela média da altura dos pais. Além de definir se uma criança apresenta baixa estatura, é necessário, como mencionado, saber se ela está crescendo de maneira adequada. Para isso, deve-se calcular a VC em cm/ano (ver Quadro 15.4). Uma criança que apresenta uma VC acima da média durante anos consecutivos provavelmente será um adulto alto, assim como uma criança que cresce no percentil 25 ou abaixo por anos sucessivos será um adulto baixo.[18,19]

Como Aferir a Altura da Criança?

Para avaliação adequada do crescimento, é necessário precisão na mensuração. Até os 2 anos de idade, a criança é medida deitada; a partir de então, deve-se utilizar a posição supina. Para determinação adequada da altura, a criança deve ser colocada contra a parede, usando-se uma escala fixa, com um dispositivo em ângulo reto apoiado na cabeça, e com a parte posterior da cabeça, a coluna vertebral e os calcanhares mantidos encostados à parede ou a um dispositivo vertical, sem flexão das pernas. De forma ideal, deve-se utilizar o estadiômetro de Harpenden, ou outro estadiômetro rígido que permita uma aferição precisa. O intervalo das aferições de altura não deve ser menor do que 3 meses, sendo o ideal a cada 6 meses.[4,18,19]

O perímetro cefálico deve, também, ser medido e comparado às curvas-padrão para idade e tamanho. As proporções corporais podem ser determinadas pela medida da envergadura e dos segmentos inferior (SI) e superior (SS). A envergadura é obtida pela medida da distância entre as pontas dos dedos médios, estando os braços abertos em posição supina. O SI é calculado pela medida da distância que vai do topo da sínfise púbica até o chão, com as pernas levemente afastadas e retas. Essa distância é subtraída da altura total, para obtenção de medida do SS. Os valores de normalidade da relação SS/SI devem ser ajustados para a faixa etária, sendo de 1,7 no RN, de 1,3 aos 3 anos e de 1 entre 8–10 anos. A proporção entre o SS e o SI é um critério clínico útil no diagnóstico das displasias ósseas bem como nas doenças osteometabólicas.[4,18,19]

A projeção da altura no percentil 50 permite determinar a idade/altura, e a projeção do peso no percentil 50 permite determinar a idade/peso do paciente. Esses dados podem nos guiar na investigação diagnóstica da baixa estatura.[4,18] Doenças endócrinas costumam comprometer de forma importante a idade/altura sem comprometimento da idade/peso.[18] Por outro lado, pacientes que apresentam um comprometimento maior da idade/peso em relação à idade/altura podem apresentar doenças sistêmicas crônicas, como doença celíaca, alergias alimentares, fibrose cística, desnutrição, dentre outras.[3,18,19]

Deve-se realizar um exame físico cuidadoso, estando atento a estigmas que possam sugerir o diagnóstico de síndromes genéticas associadas à baixa estatura ou sinais clínicos de doenças sistêmicas crônicas.

Seguimento da Criança com BE

A altura e o peso da criança obtidos em cada consulta devem ser registrados em gráficos de crescimento, o que permite avaliar com mais facilidade seu desenvolvimento pôndero-estatural ao longo do tempo. No Quadro 15.6 estão resumidos os principais critérios para investigação da baixa estatura patológica.

Laboratório

Os exames laboratoriais iniciais podem revelar as causas da falha de crescimento, como doença renal crônica, má-absorção, infecção ou hipotiroidismo. Após avaliação clínica cuidadosa, solicitar os exames iniciais de investigação de acordo com as hipóteses diagnósticas formuladas através da história clínica e exame físico. Esses exames incluem:
- Hemograma completo.
- Velocidade de hemossedimentação.
- Perfil eletrolítico.
- Perfil bioquímico sérico (cálcio, fósforo, fosfatase alcalina, uréia, creatinina).
- TSH e T_4 livre.
- Avaliação radiológica da idade óssea.

Alguns exames especializados podem estar indicados para determinação da causa da baixa estatura, tais como:
- Cariótipo (meninas com baixa estatura, sem causa aparente).
- Anticorpos antiendomísio e antigliadina (*na suspeita de doença celíaca*).
- IGF-I, IGFBP-3 (na suspeita de deficiência de GH).
- Testes de estímulo para o GH (*na suspeita de* deficiência de GH).
- Tomografia computadorizada (TC) ou, de preferência, ressonância magnética (RM) cranioencefálicas.

A RM cranioencefálica, com atenção especial à região hipotálamo-hipofisária, está indicada diante da suspeita de deficiência de GH (DGH). Permite a visualização, na região hipotalâmico-hipofisária, de eventuais defeitos congênitos ou neoplasias. Além disso, localização ectópica da hipófise posterior ou redução do volume hipofisário são achados que apontam o diagnóstico de DGH congênita.[1-4]

CAUSAS DA BAIXA ESTATURA

Baixa estatura pode ser conseqüência de doenças crônicas não-endócrinas (tendo a desnutrição como causa maior), distúrbios congênitos (sendo o principal a síndrome de Turner) ou endocrinopatias (particularmente, deficiência de GH, hipotiroidismo e síndrome de Cushing) (Quadros 15.7 e 15.8). Entretanto, a maioria das crianças com déficit de crescimento se enquadra no que se chama de variantes do crescimento normal: baixa estatura familiar (BEF) e retardo constitucional do crescimento e puberdade (RCCP).[1,10,18,19]

Pesquisadores de Utah, nos EUA, mediram anualmente 80.000 crianças e identificaram que 555 estavam abaixo do terceiro percentil para a altura e tinham uma velocidade de crescimento menor do que a normal (< 5 cm por ano). Observou-se que 88% dos meninos e 83% das meninas variavam em relação ao normal e tinham BE familiar, retardo constitucional do crescimento e puberdade ou BE idiopática (Quadro 15.9). Dez por cento dessas crianças tinham uma condição médica afetando seu crescimento e, das crianças baixas com crescimento lento, apenas 4% dos meninos e 2% das meninas apresentavam um estado de deficiência hormonal. A síndrome de Turner respondeu por 3% das causas de BE nas meninas.[20] Esse estudo confirmou a raridade das causas endócrinas para baixa estatura.

Variantes do Crescimento Normal

BAIXA ESTATURA FAMILIAR (BEF)

Trata-se da causa mais comum de déficit de crescimento no nosso meio. Caracteriza-se por estatura abaixo do terceiro percentil, dentro do alvo familiar, desenvolvimento puberal apropriado para a idade e maturação óssea também compatível com a idade cronológica. A VC é adequada para a idade cronológica, porém está geralmente abaixo do percentil 50. Em algumas situações, os pais não apresentam baixa estatura importante, mas outro parente próximo tem baixa estatura, como, por exemplo, os avós ou tios em primeiro grau. Nessa situação, faz-se necessário o diagnóstico diferencial com as displasias ósseas.[1,18,19]

QUADRO 15.6
Quando Investigar Baixa Estatura?

- Velocidade de crescimento < 5 cm/ano (em crianças de 3 a 12 anos)
- Altura abaixo do percentil 3 (−1,96 DP* abaixo da média para a idade)
- Altura significativamente abaixo do potencial genético (−2 DP abaixo da média da altura dos pais)
- Declínio progressivo da altura para percentis mais baixos (após os 18 meses de idade)

*DP = desvios-padrão.

QUADRO 15.7

Causas Não-endócrinas de Baixa Estatura

Variantes do crescimento normal
- Retardo constitucional do crescimento e puberdade
- Baixa estatura familiar

Doenças crônicas
- Desnutrição
- Doenças renais
  - Rins hipoplásicos
  - Acidose tubular renal
  - Nefrite crônica
- Doenças cardíacas
  - Cardiopatias congênitas
  - Insuficiência cardíaca congestiva
- Doenças hematológicas
  - Talassemia
  - Anemia falciforme
- Doenças gastrointestinais
  - Doença inflamatória intestinal
  - Doenças hepáticas crônicas
  - Doença celíaca
  - Fibrose cística
- Doenças respiratórias
  - Asma
  - Fibrose cística
- Distúrbios imunológicos
  - Doenças do tecido conjuntivo
  - Artrite reumatóide juvenil
  - Infecções crônicas

Doenças congênitas
- Retardo do crescimento intra-uterino
- Síndrome de Down
- Síndrome de Turner
- Displasias esqueléticas
- Síndromes genéticas

Baixa estatura psicossocial
Baixa estatura idiopática

QUADRO 15.8

Causas Endócrinas de Baixa Estatura

- Hipotiroidismo primário (congênito ou adquirido)
- Síndrome de Cushing (endógena ou exógena)
- Deficiência congênita de GH (isolada ou associada a outras deficiências de hormônios hipofisários)
- Deficiência adquirida de GH
- Tumores hipotalâmico-hipofisários
- Histiocitose X
- Infecções do sistema nervoso central
- Traumatismo craniano
- Irradiação craniana
- Acidentes vasculares cerebrais
- Hidrocefalia
- Síndrome da sela vazia
- Distúrbios do metabolismo da vitamina D
- *Diabetes mellitus* tipo 1 (mal controlado)
- Diabetes insípido (não tratado)
- Resistência ao GH
- Deficiência de IGF-I

QUADRO 15.9

Classificação de 555 Crianças Abaixo do Terceiro Percentil dentre 80.000 Crianças em Idade Escolar

	Meninos		Meninas	
	n.º	%	n.º	%
BEF	133	37	74	37
RCCP	102	28	47	24
BEF/RCCP	63	18	31	16
Outras patologias	29	8	24	12
Deficiência de GH	12	3	11	6
Síndrome de Turner	–	–	6	3
Hipotiroidismo	2	< 1	1	< 1

BEF = baixa estatura familiar; RCCP = retardo constitucional do crescimento e puberdade.
Adaptado da Ref. 20.

A baixa estatura dos pais não pode ser um motivo para subestimar a queixa do paciente nem a adequada vigilância ou a eventual necessidade de investigação. Muitas vezes, um dos pais apresenta uma estatura tão reduzida que podemos estar diante de uma doença que não foi devidamente diagnosticada e tratada e que poderá ser transmitida para os filhos.

Na BEF, a avaliação da secreção de GH por meio de testes de estímulo geralmente é normal. Entretanto, a secreção de GH avaliada em 24 h é menor do que a encontrada em crianças sem baixa estatura. Estudos futuros poderão demonstrar se indivíduos com diagnóstico de BEF apresentam alguma alteração do eixo GH/receptor GH/IGF-I, alterações ósseas ou na placa de crescimento.[2,18,19]

Não existe indicação formal para o uso de GH em crianças com BEF. O mesmo se aplica para outras drogas. Entretanto, crianças com familiares baixos, mas com previsão de estatura adulta final abaixo do alvo familiar, e crianças dentro do alvo familiar, porém muito abaixo da média da população, vêm sendo atualmente incluídas no diagnóstico de baixa estatura idiopática e podem, eventualmente, beneficiar-se do tratamento com GH.[4,10]

RETARDO CONSTITUCIONAL DO CRESCIMENTO E PUBERDADE (RCCP)

Também chamado de baixa estatura constitucional, RCCP é mais comum nos homens. Seu diagnóstico deve ser considerado em pacientes com estatura abaixo do alvo familiar, atraso da idade óssea (IO), início tardio da puberdade, história familiar de atraso puberal e sem sintomas ou sinais de outras doenças sistêmicas (Quadro 15.10). As famílias costumam procurar atendimento especializado quando as crianças já estão com 10 a 16 anos de idade, mas a queda na velocidade de crescimento costuma ocorrer entre 4 e 6 anos de idade. A VC pode estar abaixo do 25.º percentil e está inversamente relacionada com a idade do estirão puberal. Diferentemente da BEF, a IO está atrasada 2 anos ou mais, fazendo com que a previsão de estatura final fique adequada para o padrão familiar. Adolescentes com RCCP têm o potencial de crescimento de indivíduos muito mais jovens e continuam a crescer depois que a maioria dos indivíduos da sua faixa etária já parou, atingindo altura adulta normal. Contudo, a estatura final pode ficar 3–5 cm abaixo da estatura prevista no diagnóstico. Poucos pacientes excedem a altura-alvo. Cerca de um terço desses

> **QUADRO 15.10**
>
> **Critérios Presuntivos para o Diagnóstico do Retardo Constitucional do Crescimento e Puberdade**
>
> 1. Ausência de história de doença sistêmica.
> 2. Nutrição normal.
> 3. Exame físico normal, incluindo as proporções corporais.
> 4. Função tiroidiana e níveis de GH normais.
> 5. Sem anormalidade no hemograma, VSH, eletrólitos, glicemia e outros parâmetros bioquímicos.
> 6. Altura ≤ 3.º percentil, mas com taxa de crescimento anual > 5.º percentil para a idade.
> 7. Retardo puberal:
>   *Meninos*: falha em atingir estágio Tanner G2 à idade de 13,8 anos ou P2 com 15,6 anos;
>   *Meninas*: falha em atingir estágio Tanner B2 à idade de 13,3 anos ou menarca aos 15 anos.
> 8. Atraso da idade óssea.
> 9. Previsão normal para idade adulta:
>   *Homens* > 163 cm
>   *Mulheres* > 150 cm
>
> Adaptado da Ref. 10.

pacientes pode ter um comprometimento importante na sua altura final. Em geral, são pacientes que apresentam retardo no crescimento e, apesar do atraso na idade óssea, não apresentam atraso no início da puberdade, o que leva à piora do prognóstico de altura final. Pacientes com RCCP que apresentam prognóstico inadequado da altura final vêm sendo incluídos no diagnóstico de baixa estatura idiopática. Não é incomum a associação de BEF e RCCP.[10,19,21,22]

A secreção hormonal é normal em pacientes com RCCP, mas pode ocorrer deficiência transitória de GH devido à falta de esteróides sexuais. Para diagnóstico diferencial com a deficiência de GH, são necessários testes provocativos após estímulo com esteróides sexuais.[10,19,21]

BAIXA ESTATURA PSICOSSOCIAL

Nesse grupo se enquadram os casos decorrentes de distúrbios emocionais, conseqüentes, em geral, a problemas familiares (p.ex., dificuldade de relacionamento com os pais, sentimento de rejeição, castigos ou punições excessivos, separação dos pais etc.), que habitualmente vêm combinados à nutrição inadequada da criança. BE ou nanismo psicossocial é comum em famílias com grande número de filhos, e, como regra, apenas um desses filhos é afetado. Hábitos bizarros, como pegar alimentos em latas de lixo, implorar por comida na casa de vizinhos ou tomar água do vaso sanitário podem estar presentes. As crianças com BE psicossocial apresentam deficiência transitória de GH (inclusive com baixa resposta do GH aos testes de estímulos) e voltam a crescer normalmente uma vez solucionado(s) o(s) problema(s), ou quando deixam o ambiente que lhes era hostil.[10,23,24]

BAIXA ESTATURA IDIOPÁTICA

Trata-se de uma condição heterogênea em que não se consegue identificar uma causa óbvia para a BE. Segundo o conceito mais clássico na literatura, a BEF e o RCCP não se enquadrariam nesse grupo; entretanto, mais recentemente, pacientes que apresentam essas condições e que têm um prognóstico de altura final muito abaixo da média da população, vêm sendo considerados como BEI. Entre as causas de BEI certamente estão incluídas a deficiência parcial do hormônio de crescimento (GH), formas parciais de insensibilidade ao GH e outras doenças ainda desconhecidas.[25-27] Além disso, muitos estudos indicaram que aproximadamente 25% das crianças com BEI tinham deficiência primária de IGF-I, ou seja, valores de IGF-I anormalmente baixos, na presença de secreção normal de GH. Para esses casos, vários genes mutantes poderiam estar envolvidos: *GH1, GHR, JAK2, STAT5b* e *IGF-I*.[25,28]

O diagnóstico de BEI deve ser aplicado a crianças com estatura abaixo de −2 DP para o sexo e idade, com tamanho normal ao nascimento, proporções corporais normais, sem evidências de doenças orgânicas crônicas, sem alterações psicossociais e com nutrição adequada. A resposta do GH aos testes de estímulo usualmente é normal.[25,26]

Em 2003, o uso de GH recombinante humano, em doses de até 53 µg/kg/dia, foi aprovado nos Estados Unidos e em outros sete países para crianças com BEI e estatura < 2,25 DP.[26] Estudos duplocegos recentes têm ratificado que esse tratamento em crianças pré-puberais com BEI resulta em aumento da estatura adulta.[29,30] A resposta ao tratamento é, contudo, altamente variável. O incremento médio na estatura adulta, após terapia com duração média de 4 a 7 anos, é de 3,5 a 7,5 cm.[26]

RETARDO DO CRESCIMENTO INTRA-UTERINO (RCIU)

Constitui uma importante causa de falha de crescimento na infância, podendo ser idiopático ou resultar de infecção (p.ex., toxoplasmose, rubéola, citomegalovirose, AIDS/SIDA), desnutrição materna, tabagismo, uso de álcool, drogas ilícitas (p.ex., cocaína), fenitoína e distúrbios genéticos).[1,10,17] O RCIU resulta no nascimento de crianças pequenas para a idade gestacional (PIG) e ocorre em 3 a 10% dos recém-nascidos. O PIG é definido como peso e/ou estatura de nascimento abaixo de −2 DP para o sexo e idade gestacional e pode estar relacionado com baixa estatura na vida adulta, maior risco de obesidade, síndrome metabólica, doenças cardiovasculares e síndrome de ovários policísticos.[10,31]

Cerca de 85 a 90% das crianças nascidas PIG apresentam recuperação espontânea do crescimento, o que ocorre até o segundo ou terceiro ano de vida. Cerca de 10 a 15% permanecem com baixa estatura durante toda a infância e atingem altura final abaixo do padrão familiar e da média populacional. Crianças PIG podem ter atraso na idade óssea, porém isso não significa melhor prognóstico de altura final, provavelmente devido a um processo anormal de maturação óssea nesse grupo de pacientes.[31]

Dentre as causas genéticas do PIG, inclui-se a síndrome de Russel-Silver, que se caracteriza por um pequeno tamanho ao nascimento, fácies triangular, assimetria de extremidades e clinodactilia do quinto quirodáctilo.[32] Outras condições genéticas, como a síndrome de Turner e anormalidades ósseas, podem ter início no pré-natal, mas não afetarem o crescimento até que a criança tenha alguns anos de idade.[1,10,17]

A *síndrome IMAGe* caracteriza-se pela associação de RCIU, displasia metaepifisária, hipoplasia adrenal congênita e anomalias genitais (p.ex., criptorquidismo, micropênis etc.). Suas manifestações clínicas iniciais são superponíveis às da deficiência isolada de GH e da síndrome de Russel-Silver.[33]

As crianças PIG que não apresentam recuperação da altura em relação ao seu padrão familiar ou populacional até o segundo ano de vida, e que já tenham estabilizado um percentil de crescimento, podem beneficiar-se com o uso de GH. A FDA aprovou o uso de GH para crianças PIG desde 2001, e o ganho na estatura final pode ser de 10 a 15 cm, dependendo da idade de início da terapia, da dose utilizada e do tempo de tratamento.[31,34]

Doenças Congênitas

SÍNDROME DE DOWN

Acontece em aproximadamente 1 de cada 600 recém-nascidos, sendo a mais comum das anormalidades cromossômicas que afetam o crescimento, seguida da síndrome de Turner. Constitui, também, a causa mais comum de retardo mental de etiologia genética.[10] A grande maioria dos pacientes com síndrome de Down (SD) é portadora de trissomia do cromossomo 21. Em uma série de 208 casos, 197 (94,7%) tinham trissomia, 3 (1,4%) translocação e 8 (3,8%) variantes mosaicos; 55% eram homens.[35]

Outras manifestações da SD incluem braquicefalia, orelhas dismórficas e de implantação baixa, hipertelorismo ocular, fendas palpebrais mongolóides, prega epicântica, ponte nasal rebaixada, nariz pequeno, pescoço curto etc. A causa da baixa estatura é desconhecida. Hipotiroidismo, cardiopatias congênitas, leucemia e infecções pulmonares são mais comuns em portadores da SD do que na população geral.[35,36]

SÍNDROME DE TURNER

Ocorre exclusivamente em mulheres, com incidência estimada de 1:1.200 a 1:5.000 nascimentos. Representa a causa mais comum de baixa estatura feminina associada a distúrbios cromossômicos. Tem como característica principal a disgenesia gonadal 45,X. Estima-se que 99% dos fetos 45,X não sobrevivem além da 28.ª semana de gestação e que 15% de todos os abortos espontâneos do primeiro trimestre tenham um cariótipo 45,X. Formas incompletas podem ser vistas com mosaicismo (X/XX, X/XXX, X/XX/XXX); nesses casos, a paciente pode ter cromatina positiva.[10,37,38]

Baixa estatura é um achado invariável da síndrome de Turner (ST). Pelo menos em parte, é causada por haploinsuficiência do gene baixa estatura homeobox (*SHOX*). A altura média final é de 143 cm, variando de 133 a 153 cm.[37,38] O crescimento deficiente pode ser detectado logo nos primeiros anos de vida. Pacientes com ST respondem à terapia com GH recombinante isolada ou combinada com oxandrolona.[38,40]

Outras características somáticas da ST incluem alterações faciais (caracterizadas por micrognatia, pregas epicânticas e ptose palpebral), orelhas proeminentes, com implantação baixa e discretamente rodadas para trás, implantação baixa de cabelos na nuca, aumento da distância intermamilar, tórax proeminente, cúbito valgo e pescoço curto e alado (em 25 a 40% dos casos) (Fig. 15.2). Também são comuns encurtamento do quarto metacarpiano (em 50%) e o linfedema congênito dos pés e das mãos (em 30%). Este último, quando associado a excesso de dobras de pele na região posterior do pescoço, constitui a *síndrome de Bonnevie-Ullrich*. O QI costuma ser normal na ST, mas problemas psicológicos relacionados ao fenótipo são vistos com freqüência.[10,37-39]

Outra característica da ST é a maior propensão para certas doenças, como tiroidite de Hashimoto, obesidade, *diabetes mellitus*, hi-

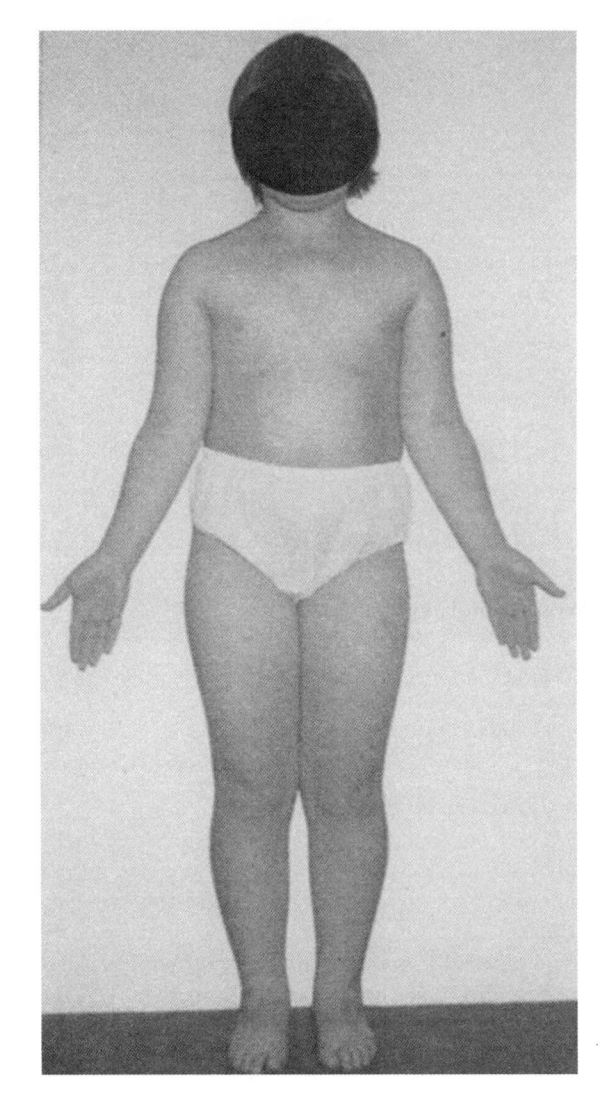

Fig. 15.2 Síndrome de Turner em menina de 12 anos. Além de hipodesenvolvimento somatopuberal, apresentava pescoço curto e alado e cúbito valgo.

pertensão, osteoporose, doença inflamatória intestinal, telangiectasia intestinal com sangramento, artrite reumatóide, otite média recorrente, anorexia nervosa etc.[38,39] A associação com cardiopatias, principalmente a coarctação da aorta, está bem documentada.[39] Ecocardiograma é recomendado em todos os casos, devido à prevalência aumentada de valva aórtica bicúspide e de dilatação da aorta com formação e ruptura de aneurisma. Raramente, pacientes com cariótipo 45,X podem desenvolver maturação puberal espontânea, menarca e gravidez. O achado laboratorial mais característico da ST é a elevação das gonadotrofinas, sobretudo o FSH, detectada no primeiro ano de vida e após os 9–10 anos de idade.[10,39]

ST geralmente é suspeitada pela associação de baixa estatura, atraso puberal e amenorréia primária, associadas às mencionadas características fenotípicas. Entretanto, é *importante* estar atento para o fato de que tais características nem sempre estão presentes. Assim, a ST deve ser considerada em toda menina com baixa estatura, mesmo na ausência dos estigmas característicos da síndrome, sempre que não houver uma óbvia etiologia para o crescimento deficiente. Tal suspeita deve ser maior ainda se existir retardo puberal ou elevação dos níveis séricos do FSH.[10,37-40]

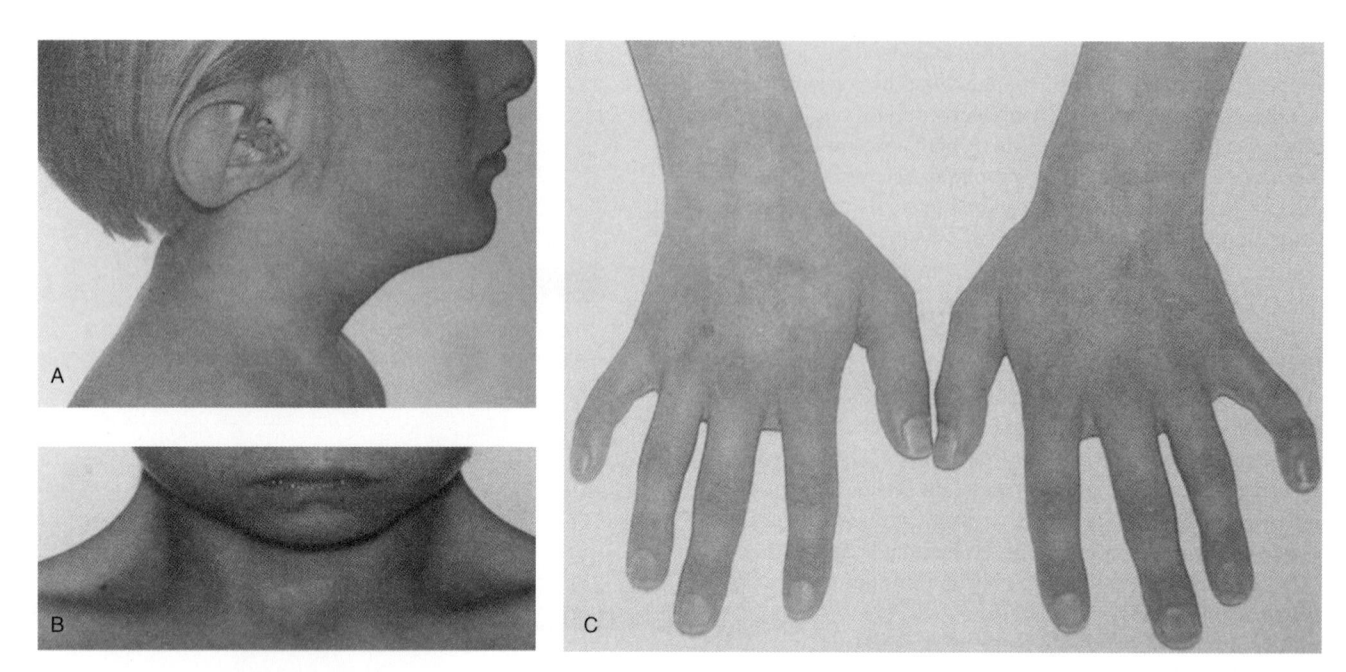

Fig. 15.3 Entre as principais manifestações da síndrome de Noonan estão, além de baixa estatura, implantação baixa e deformidades da orelha (**A**), pescoço alado (**B**) e encurtamento de quirodáctilos (**C**).

SÍNDROME DE NOONAN

Nessa síndrome, cuja incidência estimada é 1:1.000 a 1:5.000, estão presentes a baixa estatura e vários aspectos fenotípicos da síndrome de Turner, como pescoço alado, orelhas anormais e com implantação baixa, cúbito valgo, encurtamento de um ou mais metacarpianos, hipertelorismo, cardiopatia congênita etc. (Fig. 15.3). Entretanto, o cariótipo é normal em ambos os sexos. O desenvolvimento puberal pode ser tardio ou incompleto. Nos homens, a genitália externa usualmente é normal, porém microfalia e criptorquidismo são comuns. Peito escavado pode, também, estar presente, bem como ginecomastia e graus variados de retardo mental (em 25 a 50% dos casos).[10,41]

SN tem herança autossômica dominante e o gene inicialmente envolvido na sua etiologia foi o *PTPN11*, localizado na região 12q24.1.[41] Mutações nesse gene estão presentes em até 60% dos pacientes clinicamente diagnosticados como SN e em até 100% dos casos familiares.[41] Mais recentemente, outros genes que interferem na via de sinalização da RAS-MAPK (*mitogen activated protein kinase*) foram identificados como causadores da SN: *KRAS, SOS1, RAF1* e *MEK1*.[42]

SÍNDROME KGB

Descrita inicialmente em 1975, é uma rara condição autossômica dominante, cuja etiologia permanece desconhecida. Até recentemente, havia menos de 50 casos descritos na literatura. Tem como características fundamentais: leve atraso de desenvolvimento, baixa estatura, dismorfismo craniofacial com braquicefalia, rosto redondo, hipertelorismo, fendas palpebrais na posição mongolóide, macrodontia dos incisivos centrais superiores permanentes, hipodontia, crista alveolar curta e perda auditiva bilateral, devido a otite média recorrente.[43] Anomalias esqueléticas podem incluir: costelas cervicais, displasia coxofemoral, escoliose toracolombar, além de anomalias das mãos, fêmur e vértebras.[43]

SÍNDROME DE LAURENCE-MOON (SLM) E SÍNDROME DE BARDET-BIEDL (SBB)

São distúrbios com herança autossômica recessiva, caracterizados por hipogonadismo, obesidade, baixa estatura, retardo mental, retinite pigmentosa e malformações cardíacas e renais. Atresia vaginal pode estar presente. As duas condições diferem pela ocorrência de polidactilia na SBB e paraplegia espástica na SLM. Resultam de mutação no gene *ARL6*.[44-46]

SÍNDROME DE PRADER-WILLI (SPW)

Trata-se de uma doença rara (freqüência de 1:10.000–25.000 nascimentos vivos), com herança autossômica dominante. Caracteriza-se por retardo mental variável, baixa estatura, hipotonia muscular, hiperfagia intensa e obesidade. SPW geralmente é esporádica e casos familiares são raros. Ela tem sido atribuída a comprometimento de uma região crítica no cromossomo 15, a região 15q11-2q13. Acredita-se que tal alteração genética leve à disfunção de vários centros hipotalâmicos, sendo comuns a deficiência de GH (DGH) e o hipogonadismo.[47] Os níveis de ghrelina estão elevados, o que pode contribuir para a obesidade e DGH.[48]

A terapia com GH recombinante foi aprovada pela FDA para a SPW. Ela possibilita melhora da VC, melhora da altura final potencial, aumento da massa e força musculares e diminuição da massa gorda.[49]

PROGERIA (SÍNDROME DE HUTCHINSON-GILFORD)

Progeria (SHGP) é uma condição uniformemente fatal que afeta 1 de cada 4–8 milhões de crianças. Caracteriza-se por envelhecimento prematuro e acelerado (Fig. 15.4), geralmente notado a partir dos 2 anos de idade. Há uma progressiva perda da gordura subcutânea, acompanhada de alopecia, hipoplasia das unhas, limitação articular e aterosclerose precoce. Esta última é, tipicamente, seguida de angina, infarto do miocárdio, hipertensão e insuficiência cardíaca. A

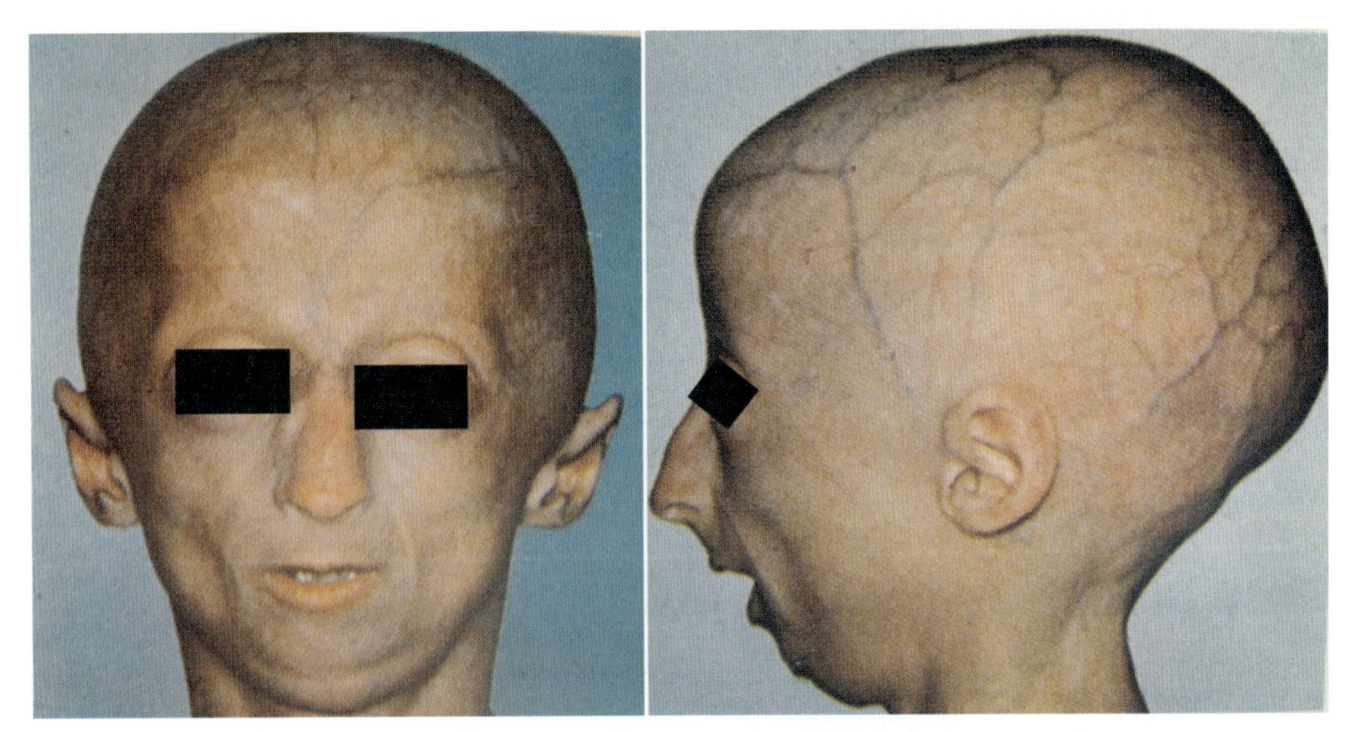

Fig. 15.4 Aspecto fisionômico característico da progeria, doença rara que evolui com envelhecimento e aterosclerose precoces.

hipoplasia do esqueleto leva a um intenso retardo do crescimento, geralmente evidenciável a partir do 6.º ao 18.º mês de vida. Em 2003 foi descoberto que SHGP resulta de mutações em ponto *de novo* no gene *LMNA*. A mais comum dessas mutações está localizada no códon 608 (G608G).[50,51]

SÍNDROME DE COCKAYNE

Da mesma forma que a SHGP, é caracterizada por uma aparência senil precoce. Degeneração retiniana, fotossensibilidade da pele e problemas de audição podem também acontecer. Tipicamente, a falha no crescimento se manifesta entre as idades de 2 e 4 anos. Essa condição tem herança autossômica recessiva.[3,10]

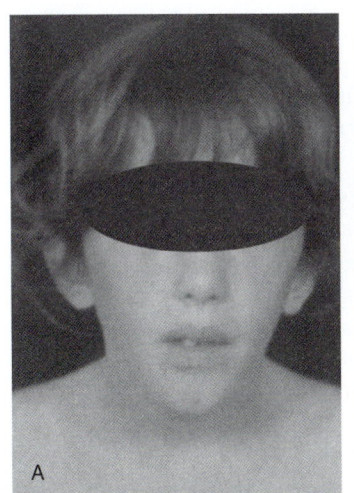

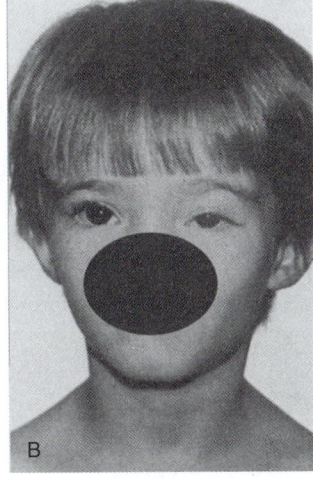

SÍNDROME DE RUSSEL-SILVER

Tem como achados mais comuns RCIU, falha de crescimento pós-natal, hemi-hipertrofia congênita e uma fácies característica (face pequena e triangular, que pode ser assimétrica) (Fig. 15.5). Achados não-específicos incluem clinodactilia, puberdade precoce, fechamento tardio das fontanelas e retardo da idade óssea. A altura adulta final situa-se em cerca de menos 4 DP abaixo da média.[31,32]

Recentemente foi demonstrado que hipermetilação (denominada *epimutação*) do gene do IGF-II leva à diminuição da sua expressão e está associada com a maioria dos casos de síndrome de Russel-Silver.[31]

DISPLASIAS ESQUELÉTICAS (OSTEOCONDRODISPLASIAS)

Englobam um grupo heterogêneo de doenças caracterizadas por anormalidades de cartilagens, ossos ou ambos. Existem mais de 100 tipos conhecidos, sendo mais comum a *acondroplasia* (ACP), seguida da *hipocondroplasia* (HCP). As duas doenças não ocorrem em uma mesma família. ACP tem herança autossômica dominante e incidência estimada de 1:26.000. Resulta de mutação no domínio transmembrana do gene do receptor FGF (*FGF-R3*), localizado no braço curto do cromossomo 4 (4p.16.3). Mais de 95% dos casos carreiam a mesma mutação (G380R).[53,54]

Entre as características principais da ACP, incluem-se extremidades curtas (rizomelia), cabeça relativamente grande, fronte proeminente e ponte nasal achatada, lordose lombar (tardiamente) etc. (Fig. 15.6). Diminuição da velocidade de crescimento está presente desde a infância, embora a baixa estatura possa não ser evidente até os 2 anos de idade. A altura adulta média é de 130 cm para homens e 120 cm para mulheres.[10,53] Em alguns poucos centros, tem-se realizado cirurgia para alongamento dos membros inferiores, visando melhorar a estatura dos pacientes.[55]

Fig. 15.5 Síndrome de Russel-Silver. Notar a fácies pequena e triangular (**A** e **B**), que pode ser assimétrica (**B**).

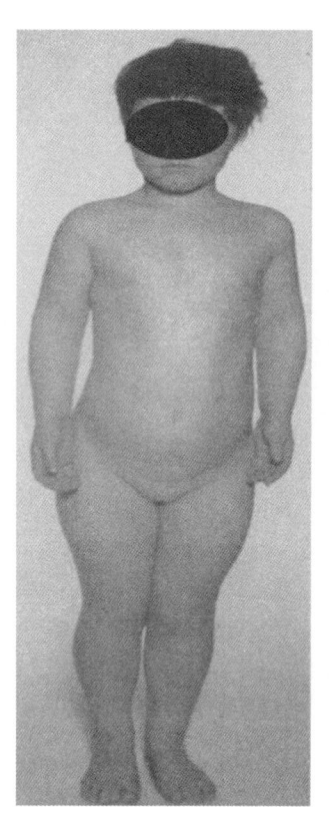

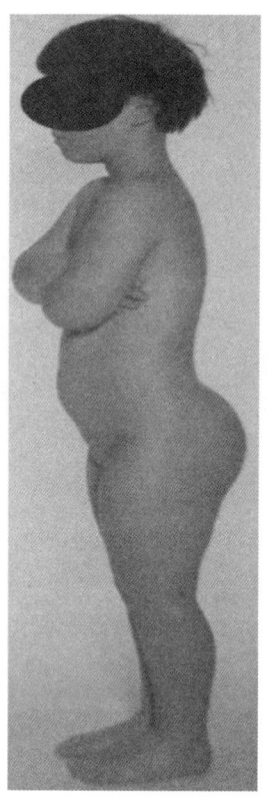

Fig. 15.6 Menina de 7 anos com acondroplasia. Notar os membros curtos e a cabeça relativamente grande.

HCP pode manifestar-se por nanismo com membros curtos ou um desenvolvimento aparentemente normal até a puberdade, com estirão puberal ausente ou limitado, o que vai resultar em baixa estatura na idade adulta. Os aspectos faciais da ACP encontram-se ausentes, e a baixa estatura e a rizomelia são menos pronunciadas. A altura adulta tipicamente situa-se entre 120 e 150 cm. Ocasionalmente, a baixa estatura desproporcional só se torna aparente na idade adulta. Em 50 a 75% dos casos, encontra-se a mutação Asn540Lys no gene *FGF-R3*.[56,57]

SÍNDROME DE SMITH-MAGENIS

É uma síndrome de múltiplas anomalias congênitas e retardo mental, incluindo aspectos físicos e neurocomportamentais. Comumente está associada com uma deleção no cromossomo 17p11.2. A deficiência no crescimento é multifatorial: (1) produção deficiente de GH, (2) reduzida resposta tissular ao GH e/ou (3) atividade alterada de fatores epistáticos.[58]

SÍNDROME DE ELLIS-VAN CREVELD (EVC)

EVC manifesta-se como displasia condral e ectodérmica caracterizada por costelas curtas, polidactilia, retardo do crescimento, além de defeitos ectodérmicos e cardíacos. Estes últimos, sobretudo septação atrial, estão presentes em cerca de 60% dos casos. Trata-se de uma rara condição, com aproximadamente 150 casos relatados na literatura. EVC é herdada como um traço autossômico recessivo, com expressão variável. Mutações nos genes *EVC1* e *EVC2*, localizados na cabeça do cromossomo 4p16, têm sido identificadas como causadoras da síndrome.[59]

Doenças Sistêmicas Crônicas (Não-endócrinas)

Diversas enfermidades sistêmicas, com destaque especial para a desnutrição, podem afetar o desenvolvimento somatopuberal da criança, como será comentado a seguir.

DESNUTRIÇÃO

Representa a causa mais comum de falha no crescimento em todo o mundo. Nem toda desnutrição resulta de falta de alimentos ou de falha na sua distribuição. A despeito da presença de alimentos adequados, a desnutrição pode resultar de dietas restritivas, transtornos alimentares (p.ex., anorexia nervosa), anorexia de doenças crônicas e má-absorção (doença celíaca, parasitoses crônicas, doença inflamatória intestinal, fibrose cística etc.).[17,18,60,61]

Deficiências nutricionais específicas podem ter efeitos particulares sobre o crescimento. Deficiência grave de ferro pode causar magreza e retardo do crescimento; da mesma forma, deficiência de zinco pode resultar em anorexia, diminuição do crescimento e retardo puberal, geralmente na presença de doença sistêmica ou infecção crônica. Além disso, pode atenuar a eficácia do tratamento com GH.[60,61]

DOENÇAS RESPIRATÓRIAS CRÔNICAS

O exemplo clássico é a asma brônquica, mas o retardo de crescimento e puberdade podem também acontecer em outras condições que cursam com hipóxia crônica (p.ex., fibrose cística, bronquiectasia etc.), bem como em pacientes com rinite alérgica.[60,63]

DOENÇAS GASTROINTESTINAIS

Doença celíaca pode ter como apresentação inicial deficiência do crescimento que, em cerca de 20% dos casos, antecede os sintomas gastrointestinais. O diagnóstico precoce pode ser feito pela dosagem dos anticorpos antitransglutaminase e antiendomísio. Com a instituição da dieta sem glúten, os pacientes apresentam recuperação do crescimento, que é maior no primeiro ano de tratamento, mas que ainda continua por vários anos. Pode haver prejuízo da estatura final, dependendo do período de tempo sem tratamento. Outras doenças que cursam com má-absorção intestinal (doença de Crohn, fibrose cística etc.) podem, também, levar a um crescimento deficiente.[63,64]

Doença celíaca (DC) foi identificada pela dosagem do anticorpo antiendomísio em 4,7% de 106 crianças brasileiras com baixa estatura, sem sintomas gastrointestinais. Títulos falsamente baixos do mencionado anticorpo podem acontecer na presença de deficiência de IgA.[63]

NEFROPATIAS CRÔNICAS

Tanto doenças glomerulares como tubulares podem cursar com crescimento deficiente e prejuízo da estatura final. A falha do crescimento na doença renal crônica é multifatorial e pode resultar da necessidade de dietas hipoprotéicas, perda de proteína na urina, desnutrição, acidose, raquitismo e uso de glicocorticóides. Além disso, pode haver resistência ao GH, devido ao excesso de proteína de ligação para o IGF-I.[10,17,60,65]

CARDIOPATIAS

Nessa situação, a redução da VC resulta da hipóxia, acidose e subnutrição. O comprometimento da estatura é maior nas cardiopatias cianóticas e pode ser minimizado ou prevenido pela correção cirúrgica precoce.[10,60]

HEPATOPATIAS CRÔNICAS

Comprometimento estatural é comum em crianças com atresia das vias biliares e obstrução portal. Tal fato resulta de menor aporte hepático de substratos (sobretudo gorduras) e menor geração de IGF-I pelo fígado.[17,60]

DOENÇAS HEMATOLÓGICAS

Retardo do desenvolvimento somatopuberal é comum em distúrbios hematológicos crônicos, como anemia falciforme (AF) e talassemia. Recentes evidências sugerem que anormalidades no eixo GH–IGF-I e na IGFBP-3 podem ter um papel na baixa estatura vista nessas doenças. Algumas das crianças com AF se beneficiam do tratamento com GH recombinante humano.[66,67]

OUTRAS

Crescimento deficiente é um achado comum em crianças com acidemias orgânicas. Eventualmente, deficiência de GH (DGH) é encontrada nesses casos.[68] Outras causas são os erros inatos do metabolismo e infecções crônicas, como parasitoses intestinais ou sistêmicas (por exemplo, esquistossomose mansônica).

Doenças Endócrinas

As causas endócrinas de falha do crescimento estão listadas no Quadro 15.8. As mais importantes são o hipotiroidismo primário (congênito ou adquirido), o excesso de glicocorticóides e a deficiência de GH. A seguir, comentaremos alguns aspectos dos distúrbios endócrinos que se associam com baixa estatura, dando maior ênfase para a deficiência de GH e a síndrome de insensibilidade primária ao GH.

DEFICIÊNCIA DE GH (DGH) E SUAS VARIANTES

Pode ser congênita ou adquirida. De acordo com dados do estudo KIGS (*Kabi International Growth Study*),[69] 22% de 15.500 crianças com DGH tinham uma causa orgânica e 24% desse grupo, um problema congênito.

DGH CONGÊNITA

Etiologia e Incidência

A deficiência do hormônio de crescimento (DGH) congênita é mais comum no sexo masculino (M:F = 2:1). Trata-se de um problema relativamente pouco freqüente, com uma incidência estimada em 1:3.500 a 1:10.000 nascidos vivos. Pode vir isolada ou associada à deficiência de outros hormônios hipofisários. Enquanto a maioria dos casos é esporádica e causada por uma variedade de distúrbios hipotalâmicos ou hipofisários, estima-se que 5 a 30% dos casos de DGH tenham ocorrência familiar. Anormalidades anatômicas são vistas apenas em 12% dos pacientes examinados por ressonância magnética (RM). Isso sugere um predomínio de fatores genéticos sobre defeitos estruturais na gênese da DGH congênita. A deficiência de GHRH provavelmente representa a causa mais comum da DGH idiopática isolada. Mutações no gene do GH são mais raras.[1,4,6,10,70]

Uma nova mutação do receptor do GHRH (GHRH-R), causando nanismo familiar, foi relatada em 1998, no interior de Sergipe (Itabaianinha).[71] Os "anões de Itabaianinha" são homozigóticos para uma mutação tipo *splicing* no início do íntron 1 do gene do GHRH-R, com uma substituição de guanina por adenina.[72] Essa mutação impede a formação do RNA mensageiro do GHRH-R, abolindo completamente sua expressão. Até recentemente, as mutações descritas no gene do GHRH-R incluíam uma na região promotora, duas tipo *splicing*, uma mutação *nonsense*, seis *missense* e duas microdeleções.[73–75]

Existem quatro formas de deficiência isolada de GH (DIGH) que divergem de acordo com a intensidade do déficit hormonal e o modo de herança.[76]

- *Tipo IA* – É a forma mais grave; tem herança autossômica recessiva e se caracteriza por ausência do GH endógeno. Deve-se principalmente a grandes deleções no gene do GH (*GH1*), localizado no cromossomo 17q23. Como o GH nunca foi produzido por esses pacientes, mesmo na vida fetal, eles são imunologicamente intolerantes a esse hormônio e tipicamente desenvolvem anticorpos anti-GH (GHAb) após o início do GH recombinante (rhGH). A parada do crescimento ocorre dentro de poucos meses do tratamento. Com as novas preparações de GH sintético, o desenvolvimento de anticorpos parece ser menos freqüente.[4,6,76] Quando os anticorpos impedem o paciente de responder ao GH, a deficiência de GH tipo IA deve ser vista como uma forma de insensibilidade ao GH e o paciente é candidato à terapia com IGF-I recombinante.

- *Tipo IB* – Forma mais freqüente de DIGH; tem herança autossômica recessiva e cursa com níveis de GH intensamente diminuídos. Resulta de mutações no *GH1* e no gene do GHRH-R, localizado no cromossomo 7p14. Os pacientes não desenvolvem GHAb e respondem bem à terapia com rhGH.[6,76]

- *Tipo II* – Tem herança autossômica dominante e apresenta-se com níveis séricos de GH muito diminuídos. A maioria dos casos resulta de mutações que levam à perda do éxon 3 do *GH1*. Não há desenvolvimento de GHAb e a resposta ao rhGH é satisfatória.[77] Recentemente foi mostrado que alguns pacientes com DIGH tipo II podem posteriormente desenvolver deficiência de outros hormônios hipofisários.[78]

- *Tipo III* – Trata-se da forma mais rara de DIGH, com herança ligada ao X e achados clínicos complexos. Em algumas famílias, está associada à agamaglobulinemia.[4,6]

Um estudo de 151 indivíduos com DGH hereditária (europeus do Norte, mediterrâneos e asiáticos) em 83 famílias mostrou uma prevalência de 66,7% de mutações *GH1* em afetados com DIGH tipo IA, mas apenas de 9,9% nas famílias com outras formas de deficiência de GH.[76] Mutações no GHRH-R são cada vez mais descritas como causas de DIGH, seja em homozigose ou heterozigose composta.[76]

DGH pode também ser secundária a mutações nos genes responsáveis pela síntese dos fatores de transcrição: *Pit-1* (fator de transcrição restrito à hipófise, que, em seres humanos, é denominado *POU1F1*) e *PROP-1* (profeta do Pit-1). Nesses casos, a DGH vem associada à deficiência de outros hormônios hipofisários. Mutações no gene *PROP-1* causam deficiências de GH, prolactina, TSH, gonadotrofinas e, ocasionalmente, ACTH. Deficiente síntese e secreção de GH, TSH e prolactina são a conseqüência de mutações do gene *POU1F1*.[45,79]

A displasia septo-óptica (DSO) é uma condição altamente heterogênea que envolve um fenótipo variável de hipoplasia do nervo óptico, anormalidades da linha média do cérebro e hipoplasia hipofisária, com os conseqüentes déficits endócrinos. A maioria dos casos é esporádica. Na sua forma completa, a DSO combina hipoplasia ou ausência do quiasma óptico e/ou nervo óptico, agenesia ou hipoplasia do septo pelúcido e/ou corpo caloso, além de anormalidades anatômicas e insuficiência hipotálamo-hipofisária de graus variáveis.[80,81] A deficiência de GH pode ocorrer de forma isolada ou em combinação com deficiência de gonadotrofinas, TSH e ACTH. O diagnóstico de DSO deve ser considerado em qualquer criança com crescimento deficiente associado com nistagmo ou comprometimento visual.[80,81] Mutações nos genes *HESX1*, *SOX1* e *SOX2* têm sido descritas nas formas familiares da DSO.[82] Permanece controverso se a deficiência de GH está aumentada em casos simples de fenda palatina e/ou lábio leporino; certamente, crianças que apresentam essas alterações associadas a crescimento deficiente devem ser investigadas.[4,6,45]

Muito raramente, DGH e hipopituitarismo resultam de ausência congênita da hipófise, que ocorre com um padrão autossômico recessivo. A sela túrcica é rasa ou se encontra ausente.[82] Também são raras mutações no gene do GH que determinam a síntese de moléculas anômalas de GH (antagonistas ou bioinativas).[82] Finalmente, em algumas crianças com baixa estatura, existe uma maior concentração de isoformas não-22 kDa do GH na circulação que atuam como agonistas parciais ou antagonistas do receptor do GH, podendo potencialmente ser o mecanismo do déficit de crescimento nessas crianças.[6,10]

No estudo KIGS, as malformações congênitas mais associadas à DGH foram a sela túrcica vazia (37%) e a displasia septo-óptica (24%).[69]

DGH ADQUIRIDA

Deficiência adquirida de GH é comum em crianças com doenças da região hipotalâmico-hipofisária, tais como tumores (sobretudo o craniofaringioma), histiocitose X, sarcoidose, granulomatose de Wegener etc. Pode, também, ser observada após radioterapia (no caso de tumores cerebrais, da face e do pescoço), traumatismo craniano e na síndrome da sela vazia.[10,18]

No estudo KIGS, 76% das crianças com DGH tinham uma causa adquirida. As principais etiologias foram: craniofaringioma (24%), outros tumores do sistema nervoso central [SNC] (30%), leucemia (16%), histiocitose (3,5%), trauma (3%) e infecções do SNC (1%).[69]

Manifestações Clínicas da DGH

O quadro clínico da DGH depende da idade de início, etiologia e gravidade da deficiência hormonal. Nos casos de DGH congênita, o peso e a estatura se apresentam normais ao nascimento. A velocidade de crescimento diminui, geralmente, a partir dos primeiros anos de vida, levando a baixa estatura proporcional, com retardo da idade óssea, que costuma ser equivalente ao atraso da idade estatural. Na deficiência de GH e na deficiência de IGF-I resultante da resistência ao GH, a VC situa-se, em média, na metade da taxa normal.[8,10]

Os achados físicos mais característicos dos casos de DGH congênita grave são: fronte proeminente, base nasal achatada e mandíbula pequena, o que dá uma aparência imatura e arredondada à face (*fácies de anjo querubim* ou *de boneca*) (Fig. 15.7A). Microfalia (pênis com comprimento < 2 cm, ao nascimento) é uma manifestação comum, sobretudo quando a DGH está associada à deficiência de gonadotrofinas. Podem também estar presentes implantação anômala dos dentes permanentes, voz fina e de timbre alto, além de peso excessivo, com aumento da gordura no tronco (Fig. 15.7B). Deficiência congênita de GH deve ser suspeitada em todo recém-nascido ou lactente jovem que se apresente com nistagmo congênito, hipoglicemia e/ou icterícia prolongada por acúmulo de bilirrubina direta. A hipoglicemia tende a ser mais acentuada se houver deficiência de ACTH associada.[10,18,70] Pacientes com mutações no *PROP-1*, além da baixa estatura, podem apresentar atraso puberal, aumento de volume da sela túrcica, esclerótica azul e extensibilidade limitada do cotovelo.[84]

Nas formas adquiridas, habitualmente encontramos déficit de crescimento, associado ou não a aumento da adiposidade central. Convém mencionar que a expressão clínico-laboratorial da deficiência de GH varia desde a forma completa até as formas parciais, as quais podem ser de difícil distinção em relação aos indivíduos normais. Em muitos casos, a baixa estatura é o único sinal clínico.[1,4,18,70] DGH congênita pode acompanhar-se de defeitos anatômicos da linha média. Hipoplasia do nervo óptico com defeitos visuais, variando do nistagmo à cegueira, pode ser encontrada, associada a graus variáveis de insuficiência hipotalâmica, incluindo diabetes insípido.[82] Cerca de metade dos casos de hipoplasia do nervo óptico tem ausência do septo pelúcido à tomografia computadorizada (TC) ou RM, caracterizando a *displasia septo-óptica*.[80,81]

Como Diagnosticar a DGH?

A maneira adequada de diagnosticar a DGH permanece controversa. Com a disponibilidade de ensaios altamente específicos de IGF e IGFBP e com o aumento da compreensão do eixo GH–IGF, a avaliação dos pacientes com crescimento deficiente é baseada em cuidadosa avaliação auxológica e mensuração apropriada do sistema GH–IGF.

Dosagem do GH

Avaliação da produção hipofisária de GH é problemática, devido ao seu padrão pulsátil fisiológico. Amostras de GH obtidas ao acaso

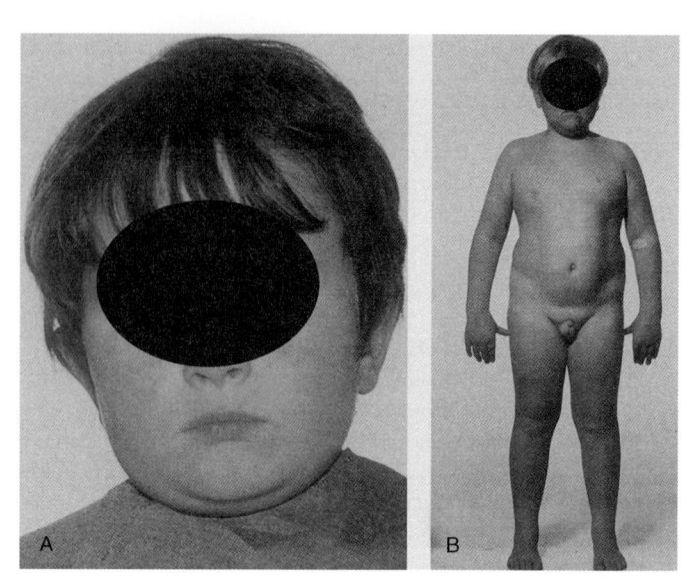

Fig. 15.7 A e **B** Crianças com deficiência congênita de GH têm fácies imatura e baixa estatura e tendem a ser rechonchudas, com aumento da adiposidade central.

Quadro 15.11
Principais Testes de Estímulo de Secreção do GH

Estímulo	Ação	Procedimento	Tempo de Coleta	Comentários
Exercício	Estímulos adrenérgico e colinérgico	Subir escadas, ergometria (10–20 min)	0, 20 e 40 min após início do exercício	Pouco usado atualmente devido à sua baixa sensibilidade e baixo valor preditivo; 1/3 das crianças normais não responde ao teste. Seguro e barato; teste de *screening*.
Arginina	Receptores α-adrenérgicos (liberação de GHRH)	0,5 g/kg (máximo: 30 g) infusão EV de arginina a 10% em solução salina isotônica, durante 30 min	0, 30, 45, 60, 90 e 120 min	Deve ser administrado com cautela em pacientes com doenças renais ou hepáticas graves.
Insulina	Supressão da somatostatina – Receptores α-adrenérgicos	0,05–0,1 unidade/kg de insulina regular, EV (pacientes com suspeita de pan-hipopituitarismo usar 0,05 U/kg)	0, 15, 30, 45, 60 e 90 min	Risco de hipoglicemia grave; inadequado em pacientes com epilepsia, doença cardíaca. Para interpretação do teste é necessário que o paciente tenha glicemia ≤ 40 mg% ou glicemia menor que 50% do valor basal.
Clonidina	Receptores α-adrenérgicos	0,1 a 0,15 mg/m^2 de área corporal, VO	0, 30, 60 e 90 min	Sonolência, astenia e hipotensão postural habitualmente fugaz.
Glucagon	Receptores α-adrenérgicos	0,03 mg/kg, IM (máximo de 1 mg)	0, 30, 60, 90, 120, 150 e 180 min	Podem ocorrer náuseas e, ocasionalmente, vômitos.
L-DOPA	Receptores α-adrenérgicos	10 mg/kg VO (máximo 500 mg)	0, 30, 60, 90 e 120 min	Baixa sensibilidade; melhor em combinação com outros estímulos. Podem ocorrer náuseas, vômitos e cefaléia.
GHRH	Receptores do GHRH	1 μg/kg, EV (máximo 100 mcg)	0, 30, 60, 90 e 120 min	Podem ocorrer rubor facial e gosto metálico.
GHRP-6 (hexarelina)	Receptores específicos na hipófise e hipotálamo	2 μg/kg, EV	0, 15, 30, 45, 60 e 90 e 120 min	Pico de GH geralmente maior do que com outros estímulos.

não são úteis, a menos que os níveis do hormônio estejam elevados, o que pode ocorrer como resultado do estresse decorrente da venopunção. Deve-se, portanto, dar preferência à dosagem do GH após a estimulação provocativa com estímulos fisiológicos (exercício, jejum ou sono) ou agentes farmacológicos (insulina, clonidina, arginina, L-DOPA e glucagon etc.). Esses vários estímulos provocam liberação de GHRH, suprimem a somatostatina ou agem dos dois modos, simultaneamente (Quadro 15.11).[18,70,85,86]

Os testes de estímulo têm sido classicamente divididos em testes de triagem (exercício, jejum, levodopa e clonidina) – caracterizados por fácil administração, baixa toxicidade e baixo risco – e testes definitivos (arginina, insulina e glucagon). A dosagem do GH após atividade física (p.ex., subir escadas, ergometria) tem sido cada vez menos usada devido à sua baixa sensibilidade; em mais de um terço dos indivíduos normais não há resposta adequada.[17–19,86] Para o diagnóstico da DGH, recomenda-se a realização de dois testes, um teste inicial de triagem e um teste definitivo.

No nosso serviço utilizamos o teste da clonidina como triagem inicial e, caso a resposta seja inadequada, fazemos o teste de tolerância à insulina (ITT) como teste definitivo. Tem sido geralmente aceito que os pacientes devem ter resposta inadequada em pelo menos dois testes separados para ser considerada a deficiência de GH. O ITT é considerado o padrão-ouro. Em crianças pré-púberes costuma-se administrar esteróides sexuais (estrógeno ou testosterona) por 3 a 5 dias antes desses testes, com o objetivo de aumentar a sensibilidade hipofisária e, assim, diminuir as falsas respostas subnormais, freqüentes no período peripuberal.[17–19] Os testes de estímulo (particularmente o ITT) devem ser monitorizados cuidadosamente por uma equipe experiente. Convulsão por hipoglicemia é o principal risco do ITT. Hipotensão e sonolência podem surgir após a administração da clonidina.[3,18,85,86]

O emprego da hexarelina e de outros peptídeos liberadores do GH (GHRP) ainda tem se restringido a protocolos de pesquisas. Existem evidências de que o GHRP-2 (*pralmorelina*) poderá ser bastante útil tanto no diagnóstico como na terapia da DGH.[87] O papel da ghrelina na investigação da DGH ainda está por ser definido. Em um estudo, sua capacidade estimulatória mostrou-se superior à do GHRH e da hexarelina.[8]

Os valores de referência para esses testes podem variar de acordo com o ensaio utilizado e com a faixa etária do paciente. Picos de GH menores que 10 ng/mL (radioimunoensaio, RIE), 7 ng/mL (ensaio imunorradiométrico, IRMA) ou 5 ng/mL (quimioluminescência, fluorimétrico, imunoensaio) em crianças com características clínicas de DGH têm sido considerados como resposta subnormal e, portanto, indicativos de DGH.[85,86] Em adultos, picos < 3 ng/mL durante o ITT e após são indicativos de DGH grave.[88]

A concentração de GH deve sempre ser medida na presença de hipoglicemia neonatal persistente, especialmente se associada a icterícia prolongada ou micropênis. Um valor de GH < 20 ng/mL (medido por RIA policlonal) em vigência de hipoglicemia é sugestivo de DGH no recém-nascido. Nenhum teste de estímulo (com exceção do glucagon) deve ser feito nessa população.[10]

Os testes de estímulo para o GH têm inconvenientes e limitações,[69,70,85,86,88,89] entre eles:

- Não são fisiológicos. Nenhum dos testes de estímulo mimetiza de maneira satisfatória a secreção normal do GH.
- A definição de resposta normal é arbitrária. Após os testes de estímulo, a maioria dos autores considera como normal um pico de GH > 10 ng/mL, enquanto outros adotam um ponto de corte menor. Com ensaios mais sensíveis, um pico de GH > 5 ng/mL ou 7 ng/mL tem sido considerado como resposta normal.
- Como 10% ou mais das crianças sadias não têm pico de GH adequado apenas com um teste de estímulo, pelo menos dois testes provocativos, em dias separados, são necessários para confirmação ou exclusão do diagnóstico da DGH. Um único teste pode ser feito se houver dados altamente sugestivos, como uma doença definida do sistema nervoso central, história de radioterapia, deficiência múltipla de hormônios hipofisários, defeito genético ou níveis de IGF-I muito baixos.
- Resposta deficiente do GH ao estímulo pode ocorrer na ausência de doença endócrina, como, por exemplo, durante a fase de crescimento lento da pré-puberdade.
- Existe grande variabilidade interindividual na resposta de um dia a outro.
- A reprodutibilidade dos testes é baixa, mesmo quando a concentração do GH é determinada com o mesmo ensaio.
- Há uma fraca correlação entre as respostas aos testes e o crescimento; ou seja, crianças com dois testes "positivos" de GH podem ter crescimento inadequado durante o seguimento, enquanto aquelas com dois testes "negativos" ocasionalmente podem crescer adequadamente.
- Existe uma grande variabilidade nos ensaios, de laboratório para laboratório. A característica do método (*kit*) laboratorial (calibradores, diluentes, anticorpos monoclonais ou policlonais) e a heterogeneidade molecular do GH no sangue periférico são fatores adicionais que contribuem para que os níveis de GH de uma mesma amostra de sangue mostrem valores bastante diversos quando dosados em diferentes laboratórios.
- São caros, desconfortáveis e com riscos de efeitos colaterais importantes.

Portanto, torna-se evidente que o melhor parâmetro na avaliação de uma criança com déficit de crescimento é a avaliação clínica acurada de sua altura e de sua velocidade de crescimento ao longo do tempo e do seu prognóstico de altura final. Os testes de GH, embora continuem sendo importantes na abordagem laboratorial, não devem ser vistos como o único fator decisório em tratar ou não uma criança com GH recombinante humano.[18,85,86]

Uma alternativa aos testes provocativos seria a dosagem da concentração integrada de GH (CI-GH), que apresenta como desvantagens as múltiplas coletas (a cada 10 a 30 min, durante 24 h), o elevado custo e a baixa reprodutibilidade.[85,86] Considera-se como normal a secreção de GH com níveis acima de 3,3 μg/L. Porém, mesmo crianças com estatura e VC normais podem apresentar valores abaixo desse ponto de corte.[86] No estudo de Zadik *et al.*,[90] 2,5% de 119 crianças normais de 7 a 19 anos apresentaram níveis de CI-GH < 3,2 μg/L. Os pacientes púberes (Tanner II-V) apresentam CI-GH significativamente maior do que os pré-puberais (5,8 × 4,4 mcg/L).[86]

A dosagem urinária de GH requer anticorpos de alta afinidade, pois a concentração de GH na urina é baixa; além disso, a interpretação é difícil, pois ainda não está determinado um padrão de normalidade de acordo com a idade e sexo.[86,91]

Dosagem de IGF-I e IGFBP-3

Tendo em vista as dificuldades na interpretação dos testes de estímulo para o GH, a dosagem sérica do IGF-I e da IGFBP-3, ambos dependentes do GH, foi proposta como um bioensaio funcional para o diagnóstico da DGH. Como essas substâncias têm variação circadiana ausente ou mínima, elas apresentam a vantagem de serem dosadas em uma única amostra sangüínea. Variam, entretanto, com o estado nutricional e presença de doenças crônicas, e existe uma ampla variação com a idade. Uma vez que os níveis de IGF-I são normalmente muito baixos nos primeiros anos da infância, sua análise tem pouco valor nesse período da vida. As concentrações de IGF-I e IGFBP-3 devem sempre ser consideradas em função da idade e do sexo dos pacientes.[3,10,17,86]

Os estudos têm mostrado que, na deficiência de GH, os níveis de IGF-I e IGFBP-3 encontram-se habitualmente baixos, mas podem estar dentro do limite da normalidade. Valores normais de IGF-I e IGFBP-3, portanto, *não* excluem DGH. Esta deve, contudo, ser pesquisada, através de testes de estímulos para o GH, quando a concentração de IGF-I ou IGFBP-3 estiver abaixo de −1 DP do esperado para a idade.[85] Antes, entretanto, devem ser descartadas outras doenças que possam determinar redução dos níveis de IGF-I, como hipotiroidismo, desnutrição, *diabetes mellitus* descompensado e doença hepática crônica.[86] Em contrapartida, se os níveis de IGF-I e IGFBP-3 excederem 1 DP do esperado para a idade e sexo, é pouco provável que a deficiência de GH esteja presente.[85] Juul *et al.*[92] demonstraram que, em crianças menores de 10 anos, os níveis de IGF-I foram abaixo de 2 DP em 8 de 15 pacientes com diagnóstico de DGH baseado em teses de estímulo (53,3% de sensibilidade) e foram normais em 47 de 48 crianças com resposta normal ao GH.

A mensuração de IGFBP-3 oferece algumas vantagens em relação à IGF-I e outros IGFBP: (1) sua concentração sérica sofre menos influência do estado nutricional e é claramente dependente do GH; (2) a técnica de mensuração é simples e os ensaios são sensíveis; (3) a variação com idade e sexo, embora exista, ocorre em menor intensidade em comparação ao IGF-I. Blum *et al.*[93] demonstraram que a concentração de IGFBP-3 estava abaixo do percentil 5 para a idade em 128 de 132 (97%) crianças com DGH; em contraste, 124 de 130 (95%) crianças com baixa estatura, mas não deficientes de GH, tinham IGFBP-3 normal.[93]

Níveis de IGF-I menores que < 35 μg/L ou −2 DP da média para a idade cronológica permitem o diagnóstico de deficiência de IGF-I.[70,85] Nessa situação, a realização apenas de um teste de estímulo farmacológico para avaliar a secreção de GH teria a finalidade de esclarecer se a deficiência de IGF-I seria secundária à DGH ou à resistência ao GH. Se houver suspeita de resistência ao GH, a realização do teste de geração de IGF-I estaria indicada para confirmar o diagnóstico.[3,10] Valores de IGF-I < 70 μg/L em indivíduos pré-púberes ou adultos e < 170 μg/L em indivíduos púberes, ou entre −2 e −1 DP da média para idade cronológica, indicam provável deficiência de IGF-I. Nessas situações, recomenda-se a realização de dois testes de estímulo farmacológico para avaliar a secreção de GH. Concentrações de IGF-I maiores que −1 DP da média, porém menores que a média para idade cronológica, indicam provável ausência de deficiência de IGF-I. Nessa condição, pode-se acompanhar clinicamente o crescimento do paciente e, caso ele mantenha velocidade de crescimento reduzida ou apresente clínica sugestiva de hipopituitarismo, déficit ou resistência ao GH, está indicada a investigação como nos indivíduos com IGF-I baixo. Finalmente, diante do achado do IGF-I normal acima da média ou elevado, a possibilidade de resistência ao IGF-I deve ser considerada.[2,3,10,17–19]

Exames de Imagem

Exames de imagem da região hipotálamo-hipofisária (de preferência, a RM) estão sempre indicados, uma vez confirmada a DGH, seja ela isolada ou associada a outras deficiências hormonais hipofisárias. A RM poderá demonstrar alterações que exijam manejo específico, como lesões tumorais, inflamatórias ou congênitas, entre as quais se destacam o craniofaringioma e a hidrocefalia congênita.[85,86] A tomografia computadorizada de sela túrcica apresenta uma única vantagem em relação à RM: a possibilidade de mais bem avaliar estruturas ósseas e calcificações, o que é particularmente importante no diagnóstico dos craniofaringiomas.[86]

Os pacientes com DGH podem apresentar os seguintes achados na RM: hipófise normal, hipófise hipoplásica ou pequena (< 3 mm de altura), sela vazia, hipoplasia hipofisária associada a neuro-hipófise ectópica e agenesia parcial ou completa da haste hipofisária.[85,86] Em uma revisão de 13 estudos sobre a RM em pacientes com DGH, a prevalência de neuro-hipófise ectópica variou de 50 a 100% nos casos com deficiências múltiplas hipofisárias e de 30 a 40% naqueles com DGH isolada.[94] Em casos de deficiência de PROP1 podem estar presentes hipoplasia da hipófise ou uma imagem pseudotumoral, com aumento do volume hipofisário, seguido de involução.[95]

QUANDO INVESTIGAR A DEFICIÊNCIA DE GH (DGH)?

A avaliação para DGH em uma criança com baixa estatura só deve ser iniciada após a exclusão de outras potenciais causas de crescimento deficiente, tais como hipotiroidismo, desnutrição e outras doenças sistêmicas crônicas, síndrome de Turner, distúrbios esqueléticos etc.[10] Dados na história e exame físico que podem indicar a presença de DGH incluem: (1) no recém-nascido: hipoglicemia, icterícia prolongada, micropênis ou parto traumático; (2) condições predisponentes: irradiação craniana, traumatismo craniano ou infecção do sistema nervoso central; (3) consangüinidade e/ou um membro com DGH na família; (4) anormalidades craniofaciais de linha média, incisivo central único, nistagmo congênito, adiposidade central etc. Outros dados sugestivos são taxa de crescimento subnormal, declínio progressivo no percentil da altura e retardo na idade óssea.[3,10,70,85]

As recomendações do último consenso da Sociedade de Pesquisa para o Hormônio do Crescimento (Growth Hormone Research Society [GRS])[85] para se iniciar investigação imediata para DGH (após exclusão de outras potenciais causas de baixa estatura) estão resumidas no Quadro 15.12.

Em pacientes que tenham sido submetidos à radioterapia craniana ou apresentem malformações da unidade hipotalâmico-hipofisária, a DGH pode evoluir após alguns anos. Nessas situações, o diagnóstico de DGH pode requerer repetidas avaliações do eixo GH-IGF.[10]

Em estudo recente,[96] foi observado que 13 de 53 pacientes (26%) com DGH tiveram sua secreção de GH normalizada após um período variável de tratamento com GH recombinante humano (rhGH). De acordo com o diagnóstico inicial, o percentual de normalização foi de 69% nos pacientes com DGH parcial (pico de GH entre 7 e 10 ng/mL), 43% com DGH isolada, 33% com DGH idiopática e 11% com DGH completa (pico de GH < 7 ng/mL). Todos os pacientes com hipoplasia pituitária à RM ou deficiência hormonal múltipla continuaram com DGH. É recomendada, portanto, a reavaliação do diagnóstico de DGH após o término do crescimento, exceto naqueles pacientes com deficiências múltiplas e defeitos na hipófise.[10,85]

HIPOTIROIDISMO

Nenhuma outra deficiência endócrina tem efeito tão profundo no crescimento quanto o hipotiroidismo. Quando grave, pode causar cessação completa do crescimento pós-natal. O hipotiroidismo adquirido devido à tiroidite auto-imune pode afetar o crescimento por longos períodos, antes que outros sinais e sintomas sejam óbvios. Com freqüência, pode haver também retardo puberal.[19,97] Raramente, puberdade precoce incompleta é observada no hipotiroidismo primário.[98]

Hipotiroidismo representa uma importante causa de baixa resposta do GH aos testes de estímulos. Por isso, deve ser sempre pesquisado e, se presente, tratado antes do teste. Com a reposição adequada de L-tiroxina, a criança volta a crescer normalmente e pode ou não recuperar o seu padrão familiar de altura, dependendo do período entre o início do problema e o início do tratamento, bem como da gravidade da doença.[10,99]

DOENÇAS ADRENAIS

O excesso de cortisol, devido à *síndrome de Cushing* (SC) ou à terapia prolongada com glicocorticóides (GC), pode retardar gravemente o crescimento (Fig. 15.8). Os glicocorticóides têm efeito inibitório sobre o eixo hipotalâmico-hipofisário. Entretanto, o mecanismo principal na redução da SC parece ser um antagonismo sobre a ação do IGF-I na placa de crescimento. Diminuição do crescimento linear é observada em cerca de 80% das crianças com SC que deve, portanto, ser suspeitada em toda criança com ganho de peso excessivo e crescimento deficiente.[100,101]

No caso de crianças que necessitem terapia crônica com GC, algumas medidas podem ser úteis para minimizar seu efeito sobre o crescimento: (1) usar os GC durante o menor tempo possível; (2) usar drogas de ação curta (p.ex., prednisona, em vez de dexametasona), se possível, em dias alternados; (3) de preferência, usar GC por via inalatória (que tem menor efeito sistêmico).[101]

QUADRO 15.12

Critérios para Investigação Imediata de Deficiência de GH

1. Baixa estatura (BE) grave, definida como uma altura > 3 desvios-padrão (DP) abaixo da média.
2. Altura > 2 DP abaixo da média da altura dos pais.
3. Altura > 2 DP abaixo da média e VC > 1 DP abaixo da média para a idade cronológica, durante 1 ano. Decréscimo no DP da altura de mais de 0,5 durante 1 ano, em crianças cuja idade exceda os 2 anos.
4. Na ausência de BE, VC > 2 DP abaixo da média durante 1 ano ou > 1,5 DP por 2 anos.
5. Evidências de lesão intracraniana.
6. Sinais de deficiência múltipla de hormônios hipofisários.
7. Sintomas neonatais de GHD.

Adaptado da Ref. 85.

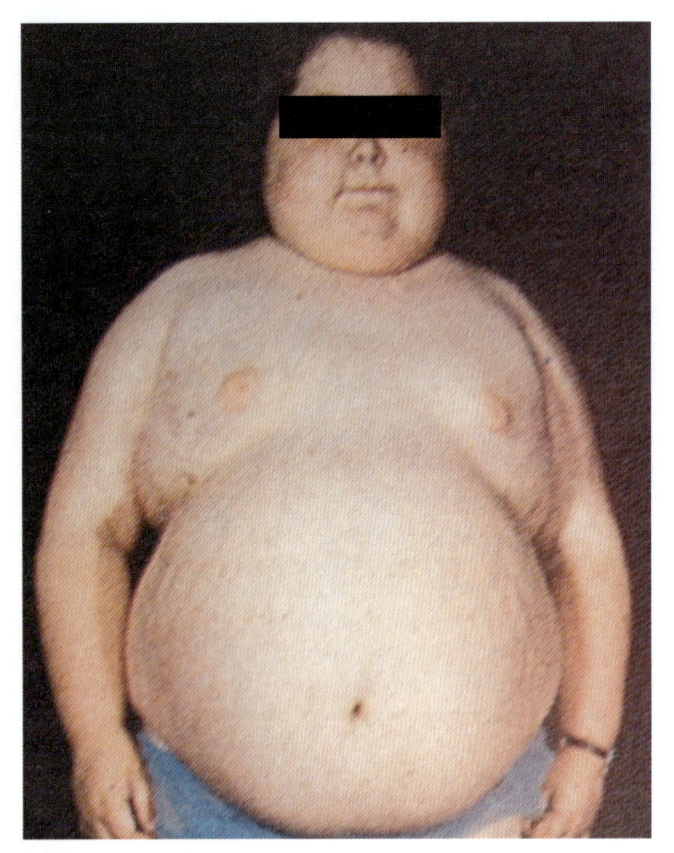

Fig. 15.8 Síndrome de Cushing deve ser suspeitada em toda criança com história de ganho de peso e retardo do crescimento.

Baixa estatura pode estar presente em crianças com *deficiência familiar de glicocorticóide,* um raro distúrbio autossômico recessivo que tipicamente se manifesta através de hipoglicemias recorrentes e hiperpigmentação.[102] Em cerca de 40% dos casos há uma mutação no gene no receptor do ACTH.[102]

DIABETES MELLITUS (DM)

Crescimento deficiente pode ser observado no DM tipo 1 cronicamente mal controlado devido, sobretudo, aos efeitos catabólicos de um controle glicêmico insatisfatório. É importante ter em mente a freqüente associação do DM 1 com a tiroidite auto-imune e doença celíaca, que podem, também, comprometer o crescimento da criança.[10,61] Além disso, pode haver no DM um quadro de resistência hepática ao GH na geração de IGF-I, em que se observam níveis séricos elevados de GH e IGFBP-3 e concentrações reduzidas de IGF-I.[103]

A *síndrome de Mauriac* descreve crianças com DM 1 mal controlado, grave deficiência de crescimento e hepatomegalia, resultante de depósito excessivo de glicogênio no fígado. Atualmente é raramente vista.[3,104]

DIABETES INSÍPIDO (DI)

Tanto o DI central quanto o nefrogênico, se não adequadamente tratados, podem resultar em crescimento deficiente. A poliúria e a polidipsia levam à baixa ingestão calórica, que compromete o desenvolvimento da criança.[3,105]

PSEUDO-HIPOPARATIROIDISMO

Essa rara síndrome resulta de resistência ao paratormônio (PTH). Tem como manifestações mais características uma face arredondada, pescoço curto, baixa estatura e ossos metacarpianos (sobretudo o quarto e o quinto) e metatarsianos curtos, associados à hipocalcemia (ver Fig. 67.1A e B). Esse fenótipo pode ser herdado separadamente, sem resistência ao PTH, nem hipocalcemia (*pseudopseudo-hipoparatiroidismo*).[106,107]

Nas crianças com pseudo-hipoparatiroidismo (PHPT), a correção dos defeitos bioquímicos com calcitriol e o uso de agentes que se ligam ao cálcio e ao fósforo resultam em controle das convulsões hipocalcêmicas, mas não melhoram a estatura nem o retardo mental.[106,107] Deficiência de GH pode estar presente em pacientes com PHPT tipo 1a.[108]

DISTÚRBIOS DO METABOLISMO DA VITAMINA D

Baixa estatura e crescimento deficiente são uma característica marcante do raquitismo. Este pode resultar de deficiência de vitamina D, resistência periférica à vitamina D (devido a mutações no seu receptor), anormalidades no metabolismo da vitamina D (p.ex., deficiência da 25-hidroxivitamina D 1-α-hidroxilase renal), distúrbios genéticos da reabsorção renal de fosfato (raquitismo hipofosfatêmico ligado ao X) e outras doenças que cursam com hipofosfatemia (p.ex., síndrome de Fanconi e acidose tubular renal).[109-111]

O raquitismo por deficiência de vitamina D pode decorrer da ingestão inadequada ou má-absorção de vitamina D, baixa exposição solar, uso de anticonvulsivantes e doenças renais ou hepáticas. Tem como achados clássicos arqueamento das pernas, deformidades torácicas (p.ex., rosário raquítico) e alterações radiológicas características nas extremidades (p.ex., epífises alargadas, metáfises alargadas e "em taça"). Laboratorialmente, caracteriza-se pela diminuição dos níveis séricos de cálcio e fósforo e elevação da fosfatase alcalina.[109]

O *raquitismo hipofosfatêmico ligado ao X* representa atualmente a causa mais comum de raquitismo nos Estados Unidos. Caracteriza-se por baixa estatura, arqueamento acentuado e progressivo das pernas (sem alterações nos punhos e no tórax), cálcio sérico normal ou levemente aumentado e hipofosfatemia com hiperfosfatúria.[110,111]

O tratamento adequado para cada forma de raquitismo (ver Cap. 70, *Raquitismo e Osteomalácia*) resulta em melhora do crescimento.

DEFICIÊNCIA DE IGF-I

O IGF-I é necessário para um adequado desenvolvimento intra-uterino e pós-natal. Deficiência de IGF-I por mutações ou deleções nos genes do IGF-I ou do receptor do IGF-I (localizado no cromossomo 15q26.3) é uma condição bastante rara. Tem como fenótipo característico deficientes crescimentos intra-uterino e pós-natal, baixa estatura, microcefalia, além de graus variados de retardo psicomotor, aspectos dismórficos e surdez.[112-114]

SÍNDROME DE INSENSIBILIDADE AO GH

Definição, Etiologia e Epidemiologia

Insensibilidade ou resistência ao GH (IGH) é, de forma genérica, definida como a incapacidade de resposta ao GH endógeno ou exógeno em concentrações fisiológicas, na promoção do crescimento e efeitos metabólicos apropriados.[103,115] Na sua forma clássica, o fenótipo é idêntico ao da deficiência de GH e foi originalmente descrito em associação com defeitos no receptor do GH (*síndrome de Laron*).[116] Com o aperfeiçoamento nos conhecimentos sobre o eixo GH–IGF-I, tornou-se evidente que resistência ao GH pode resultar de deficiência primária de IGF-I (DIGF) ou resistência ao IGF-I.[117] DIGF primária pode ser proveniente de: (1) defeitos no receptor do GH, (2) defeitos de sinalização pós-receptor do GH ou (3) defeitos primários na síntese de IGF-I. Resistência ao IGF-I, por sua vez, pode advir de: (1) defeitos no receptor do IGF-I, (2) defeitos de sinalização pós-receptor do IGF-I, (3) defeitos nas proteínas de ligação do IGF-I ou (4) defeitos na placa de crescimento ou nas proteínas envolvidas no crescimento epifisário.[3,117]

A IGH pode ser primária ou adquirida. No primeiro grupo estão os casos que resultam de mutações no gene do receptor do GH (síndrome clássica) ou, bem mais raramente, de um defeito pós-receptor (falha da transdução GH-GHR).[117] Até 2004, 51 diferentes mutações no gene do receptor do GH (GHR) haviam sido descritas.[118] Entre 71 pacientes do Equador, apenas um não tinha a mutação E-180 de união. Recentemente foi descrito o primeiro caso de mutação no gene para a STAT5B, uma proteína crítica para a regulação transcripcional do IGF-I.[119] Existe um debate se pacientes com um defeito pós-receptor ou defeitos no gene do IGF-I deveriam ser chamados de portadores da *síndrome de Laron tipo II*.[116]

A antropologia genética da IGH primária é bastante interessante, e sua localização étnica/geográfica ainda permanece inexplicada. Entre cerca de 230 pacientes com origem étnica reportada, 65% são de origem semítica, incluindo árabes, judeus orientais e do Oriente Médio, e *convertidos* (judeus espanhóis que se converteram ao catolicismo durante a inquisição). Noventa por cento dos pacientes são oriundos do Oriente Médio, região mediterrânea ou península índica. A maior coorte de pacientes com IGH causada por deficiência do receptor do GH provém do Equador (71 pacientes, de 52 famílias), todos de origem judaica (judeus orientais ou *convertidos*). No Brasil, há menos de 10 casos relatados.[103,115]

Causas adquiridas de IGH incluem doença renal crônica, diabetes tipo 1 descompensado, desnutrição, AIDS etc.[103]

Diagnóstico

MANIFESTAÇÕES CLÍNICAS. Além da baixa estatura (4–10 DP abaixo da altura média normal), os pacientes com a síndrome de Laron têm anormalidades faciais características (Fig. 15.9A e B), microfalia na infância e retardo puberal, mas a função reprodutiva é normal (Quadro 15.13). Na coorte equatoriana, a estatura adulta foi de 106–141 cm em homens e 95–124 cm em mulheres.[103,115,116]

Recentemente, foi descrito o caso de uma paciente de 19 anos com o fenótipo clássico da SL.[120] A análise molecular mostrou que a paciente era heterozigótica para uma mutação no éxon 4 (R43X) e heterozigótica para um polimorfismo no éxon 6 (Gly168Gly). Até o relato desse caso, acreditava-se que o fenótipo clássico da SL apenas ocorria em indivíduos homozigóticos.[120]

ALTERAÇÕES LABORATORIAIS. A síndrome de Laron caracteriza-se por níveis séricos elevados de GH, cujos pulsos noturnos podem atingir valores de 200–300 ng/mL. Adicionalmente, encontramos importante redução dos níveis de IGF-I que não se elevam após a administração de GH exógeno, confirmando o estado de resistência ao GH. A concentração sérica da IGFBP-3 é baixa, porém a da IGFBP-1 está elevada. Os níveis de IGFBP-2 estão normais ou altos. Na maioria dos casos, a GHBP sérica encontra-se muito baixa ou indetectável. São normais a resposta do GH aos testes de estímulo e as funções tiroidiana e adrenal. A prolactina pode ocasionalmente estar elevada (Quadro 15.14).[3,103]

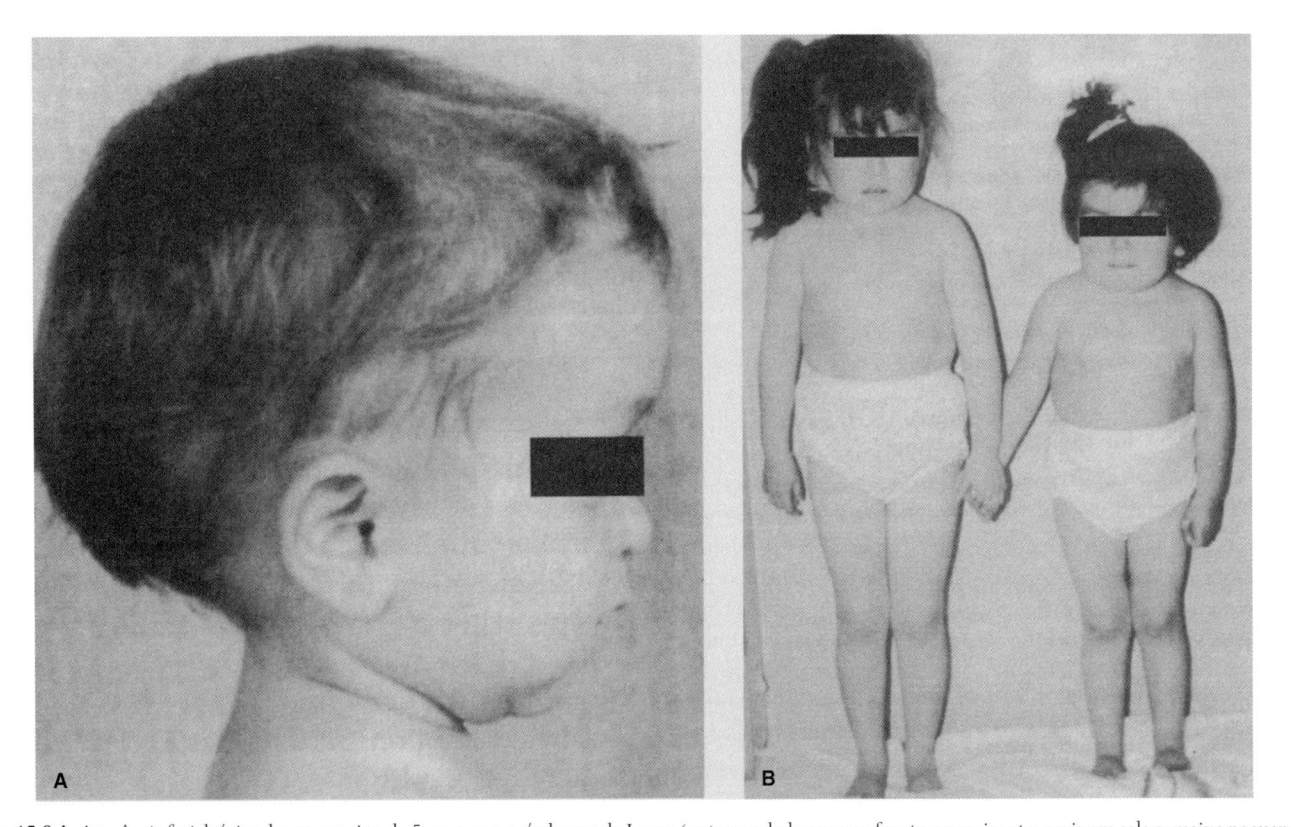

Fig. 15.9 A. Aparência facial típica de um menino de 5 anos com a síndrome de Laron (notar o cabelo escasso, fronte proeminente, nariz em sela e queixo pequeno). **B.** Irmãs com 8 e 6 anos e características fenotípicas de GHD, mas níveis de GH ao acaso bastante elevados (síndrome de Laron).

QUADRO 15.13
Aspectos Clínicos da Insensibilidade ao GH (IGH) Primária

Crescimento:
- Peso ao nascimento – normal; comprimento ao nascimento – geralmente normal.
- Falência de crescimento grave desde o nascimento, com velocidade de crescimento em torno de 50% abaixo do normal.
- Desvio da altura se correlaciona com os baixos níveis de IGF-I e IGFBP-3.
- Idade óssea atrasada, mas avançada para a idade estatural.
- Mãos ou pés pequenos (abaixo do percentil 10 para a altura) (70%).
- Relação dos segmentos corporais normal para a idade óssea em crianças; anormal nos adultos (diminuição da relação do segmento superior/inferior e da envergadura).

Características craniofaciais:
- Cabelos esparsos antes dos 7 anos (70%); recessão frontotemporal da linha de implantação do cabelo, em todas as idades.
- Fronte proeminente.
- Cabeça mais normal do que a estatura, dando a impressão de aumento do perímetro cefálico.
- Ponte nasal hipoplásica; órbitas rasas.
- Diminuição da dimensão vertical da face.
- Sinal do pôr-do-sol em crianças com menos de 10 anos (25%).
- Escleras azuis.
- Prolongada retenção da dentição primária; dentes permanentes comprimidos; ausência dos terceiros molares.
- Queixo esculpido.
- Ptose unilateral; assimetria facial (15%).

Composição corporal e musculoesquelética:
- Displasia de costela; necrose avascular da cabeça do fêmur (25%).
- Voz fina (com alta tonalidade) em todas as crianças e maioria dos adultos.
- Pele fina, prematuramente envelhecida.
- Limitada extensibilidade do cotovelo (adquirida; em 85% após os 5 anos).
- Crianças com baixo peso para a altura; peso excessivo para a altura na maioria dos adultos; diminuição importante da relação massa magra/massa gorda, em todas as idades.
- Osteopenia.

Alterações metabólicas:
- Hipoglicemia (de jejum).
- Aumento do colesterol e redução do colesterol HDL.
- Sudorese diminuída.

Desenvolvimento sexual:
- Pênis pequeno na infância; crescimento genital normal com a puberdade.
- Puberdade retardada (50%).
- Função reprodutiva normal.

Adaptado das Refs. 90 e 99.

As causas adquiridas ou secundárias de IGH nem sempre se acompanham de níveis elevados de GH, redução do IGF-I ou mesmo baixa estatura. A resistência adquirida ao GH na síndrome da deleção do gene do GH é devida ao desenvolvimento de anticorpos inibidores do GH após o tratamento com GH e se caracteriza por níveis séricos de GH muito baixos ou indetectáveis. Doença renal resulta em concentrações aumentadas de IGFBP, níveis normais ou elevados de GH e valores de IGF-I geralmente normais. Desnutrição e outros estados catabólicos (p. ex., *diabetes mellitus*) podem acompanhar-se de IGH, com concentrações elevadas de GH e GHBP, IGFBP-3 normal e IGF-I diminuído (Quadro 15.14). A *síndrome de Alagille* (colestase intra-hepática crônica) cursa com concentrações séricas elevadas de GH e GHBP, IGFBP-3 normal e IGF-I diminuído. Assim, ela parece refletir uma falha específica hepatocelular em sintetizar IGF-I, devendo ser classificada como deficiência primária adquirida de IGF-I, em vez de IGH adquirida.[103,115]

Existe um retardo importante na maturação esquelética que se inicia *in utero*. O fechamento da cartilagem epifisária dos ossos longos ocorre entre 16–18 anos e 20–22 anos em mulheres e homens, respectivamente.[116]

Tratamento

A terapia com IGF-I recombinante humano (80–120 μg/kg), em 2 injeções SC diárias, é eficaz em promover o crescimento estatural na IGH primária. Entretanto, a resposta do crescimento não é tão intensa, nem tão mantida, como a observada com o rhGH na DGH.[103,115,116,121]

Prognóstico

Apesar de os pacientes com síndrome de Laron apresentarem sinais de envelhecimento precoce (pele fina e com rugas, obesidade, resistência insulínica e osteopenia), eles não parecem ter uma longevidade diminuída. Ao contrário, a maioria excede os 70 anos, podendo atingir a idade de 80–90 anos.[122]

Quadro 15.14

Deficiência de IGF-I e Estados de Resistência ou Insensibilidade ao GH (IGH): Aspectos Clínicos e Bioquímicos

	ASPECTOS CLÍNICOS		ASPECTOS BIOQUÍMICOS			
Condição	Falência de Crescimento	Fenótipo de GHD	GH	GHBP	IGF-I	IGFBP-3
Deficiência primária de IGF-I						
Congênita – Deleção do gene do IGF-I	Grave	Não	Elevado	Normal	Ausente	Normal
Adquirida – Síndrome de Alagille	Leve a moderada	Não	Elevado	Elevada	Diminuído	Normal
IGH primária						
– GHRD/Formas autossômicas recessivas	Grave	Sim	Elevado (crianças), normal/elevado (adultos)	Ausente/baixa/normal	Bastante diminuído	Diminuída
– GHRD/Formas dominantes negativas	Moderada	Ausente ou discreto	Elevado	2 × normal	Bastante diminuído	Normal/baixa
– Defeito de transdução do sinal do GH-GHR	Grave (árabes), moderada (paquistaneses)	Sim (árabes), não (paquistaneses)	Elevado	Normal	Bastante	Normal (árabes), baixa (paquistaneses)
IGH adquirida						
– Anticorpos inibitórios do GH	Grave	Sim	Ausente ou muito diminuído	Normal	Bastante diminuído	Diminuída
– Desnutrição	Ausente a leve	Não	Aumentado	Diminuída	Variável	Normal ou diminuída
– *Diabetes mellitus*	Ausente a leve	Não	Aumentado	Diminuída	Diminuído	Aumentada
– Doença renal	Leve a grave	Não	Normal	Diminuída	Diminuído	Aumentada

GH = hormônio do crescimento; GHBP = proteína de ligação do GH; GHD = deficiência de GH; IGH = insensibilidade ao GH; GHRH = hormônio liberador do GH; GHR = receptor do GH; GHRD = deficiência do receptor do GH; IGF-I = fator de crescimento insulina-símile-1; IGFBP = proteína de ligação do IGF-I.
Adaptado da Ref. 99.

BIBLIOGRAFIA

1. Nwosu BU, Lee MM. Evaluation of short and tall stature in children. *Am Fam Physician*, 2008; *78*:597-604.
2. Halac I, Zimmerman D. Evaluating short stature in children. *Pediatr Ann*, 2004; *33*:170-6.
3. Rosenbloom A, Vilar L. Investigação da criança com baixa estatura. In: Vilar L et al. *Endocrinologia Clínica*. 3ª. ed. Rio de Janeiro: Guanabara Koogan, 2006:155-177.
4. Aron DC, Findling JW, Tyrrell B. Hypothalamus and Pituitary Gland. In: Greenspan FS, Gardner DG (eds). *Basic and Clinical Endocrinology*. 7th ed. New York: McGraw-Hill Companies & Lange, 2004:106-175.
5. Strobl JS, Thomas MJ. Human growth hormone. *Pharmacol Rev*, 1994; *46*:1-34.
6. Bona G, Paracchini R, Giordano M, et al. Genetic defects in GH synthesis and secretion. *Eur J Endocrinol*, 2004; *151*(suppl 1):S3-9.
7. Van der Lely AJ, Tschop M, Heiman ML, et al. Biological, physiological, pathophysiological, and pharmacological aspects of ghrelin. *Endocr Rev*, 2004; *25*:426-57.
8. Ghigo E, Broglio F, Arvat E, et al. Ghrelin: more than a natural GH secretagogue and/or an orexigenic factor. *Clin Endocrinol* (Oxf), 2005; *62*:1-17.
9. Schmid DA, Held K, Ising M, et al. Ghrelin stimulates appetite, imagination of food, GH, ACTH, and cortisol, but does not affect leptin in normal controls. *Neuropsychopharmacology*, 2005; *30*:1187-92
10. Reiter EO, Rosenfeld RG. Normal and Aberrant Growth. In: Larsen PR, et al (eds). *Williams Textbook of Endocrinology*. 10th ed. Philadelphia: WB Saunders, 2003:1003-14.
11. Gluckman PD, Harding J. The regulation of fetal growth. In: Hernandez M, Argente J (eds). *Human Growth: Basic and Clinical Aspects*. New York: Elsevier, 1992:253-76.
12. Cooke PS, Nicolli CS. Hormonal control of fetal growth. *Physiologist*, 1983; *26*:317.
13. Kim JD, Näntö-Salonen K, Szczepankiewicz JR, et al. Evidence for pituitary regulation of somatic growth, insulin-like growth factors-I and -II, and their binding proteins in the fetal rat. *Pediatr Res*, 1993; *33*:144-51.
14. Wilson DM. Endocrinology of growth and growth factors. *Connect Tissue Res*, 1995; *31*:S3-7.
15. Marshall WA. Evaluation of growth rate in height over periods of less than one year. *Arch Dis Child*, 1971; *46*:414-20.
16. Lewis K, Lee PA. Endocrinology of male puberty. *Curr Opin Endocrinol Diabetes Obes*, 2009; *16*:5-9.
17. Grumbach MM, Styme D. Puberty: Ontogeny, Neuroendocrinology, Physiology, and Disorders. In: Larsen PR, et al (eds). *Williams Textbook of Endocrinology*. 10th ed. Philadelphia: WB Saunders, 2003:1115-86.
18. Cowell CT. Short stature. In: Brook CGD (ed). *Clinical Paediatric Endocrinology*. 3rd ed. Oxford: Blackwell Science, 1995:136-72.
19. MacGillivray MH. The basics for the diagnosis and management of short stature: a pediatric endocrinologist's approach. *Pediatr Ann*, 2000; *29*:570-5.
20. Lindsay R, Feldkamp M, Harris D, et al. Utah growth study: growth standards and the prevalence of growth hormone deficiency. *J Pediat*, 1994; *125*:29-35.
21. De Luca F, Argente J, Cavallo L, et al. Management of puberty in

constitutional delay of growth and puberty. *J Pediatr Endocrinol Metab*, 2001; *14*(suppl 2):953-7.
22. Nebesio TD, Eugster EA. Current concepts in normal and abnormal puberty. *Curr Probl Pediatr Adolesc Health Care*, 2007; *37*:50-72.
23. Blizzard RM, Bulatovic A. Psychosocial short stature: a syndrome with many variables. *Baillière's Clin Endocrinol Metab*, 1992; *6*:685-712.
24. Saitoh H, Kamoda T, Fukushima T. The status of the GH-IGF-I axis in a child with psychosocial short stature. *J Pediatr Endocrinol Metab*, 2003; *16*:439-41.
25. Wit JM, Clayton PE, Rogol AD, et al. Idiopathic short stature: definition, epidemiology, and diagnostic evaluation. *Growth Horm IGF Res*, 2008; *18*:89-110.
26. Cohen P, Rogol AD, Deal CL, et al. Consensus statement on the diagnosis and treatment of children with idiopathic short stature: a summary of the Growth Hormone Research Society, the Lawson Wilkins Pediatric Endocrine Society, and the European Society for Paediatric Endocrinology Workshop. *J Clin Endocrinol Metab*, 2008; *93*:4210-7.
27. Blair JC, Camacho-Hubner C, Miraki Moud F, et al. Standard and low-dose IGF-I generation tests and spontaneous growth hormone secretion in children with idiopathic short stature. *Clin Endocrinol (Oxf)*, 2004; *60*:163-8; discussion on 161-2.
28. Rosenfeld RG, Hwa V. Toward a molecular basis for idiopathic short stature. *J Clin Endocrinol Metab*, 2004; *89*:1066-7.
29. Wit JM, Rekers-Mombarg LT, Cutler GB, et al. Growth hormone (GH) treatment to final height in children with idiopathic short stature: Evidence for a dose effect. *J Pediatr*, 2005; *146*:45-53.
30. Leschek EW, Rose SR, Yanovski JA, et al. Effect of growth hormone treatment on adult height in peripubertal children with idiopathic short stature: a randomized, double-blind, placebo-controlled trial. *J Clin Endocrinol Metab*, 2004; *89*:3140-8.
31. Saenger P, Czernichow P, Hughes I, Reiter EO. Small for gestational age: short stature and beyond. *Endocr Rev*, 2007; *28*:219-51.
32. Martinez Nogueiras A, Teixeira Costeira M, Saraiva Moreira H, Araujo Antunes H. Russel-Silver syndrome. *An Esp Pediatr*, 2001; *54*:591-4.
33. Pedreira CC, Savarirayan R, Zacharin MR. IMAGe syndrome: a complex disorder affecting growth, adrenal and gonadal function, and skeletal development. *J Pediatr*, 2004; *144*:274-7.
34. Lee PA, Chernausek SD, Hokken-Koelega AC, Czernichow P. International Small for Gestational Age Advisory Board. International Small for Gestational Age Advisory Board consensus development conference statement: management of short children born small for gestational age, April 24-October 1, 2001. *Pediatrics*, 2003; *111*:1253-61.
35. Devlin L, Morrison PJ. Accuracy of the clinical diagnosis of Down syndrome. *Ulster Med J*, 2004; *73*:4-12.
36. Davidson MA. Primary care for children and adolescents with Down syndrome. *Pediatr Clin North Am*, 2008; *55*:1099-111.
37. Gravholt CH. Epidemiological, endocrine and metabolic features in Turner syndrome. *Eur J Endocrinol*, 2004; *151*:657-87.
38. Morgan T. Turner syndrome: diagnosis and management. *Am Fam Physician*, 2007 Aug 1; *76*(3):405-10.
39. Sybert VP, McCauley E. Turner's syndrome. *N Engl J Med*, 2004; *351*:1227-38.
40. Darendeliler F, Ranke MB, Bakker B, et al. Bone age progression during the first year of growth hormone therapy in pre-pubertal children with idiopathic growth hormone deficiency, Turner syndrome or idiopathic short stature, and in short children born small for gestational age: analysis of data from KIGS (Pfizer International Growth Database). *Horm Res*, 2005; *63*:40-7.
41. Mendez HM, Opitz JM. Noonan syndrome: a review. *Am J Med Genet*, 1985; *21*:493-506.
42. Malaquias AC, Ferreira LV, Souza SC, et al. Noonan syndrome: from phenotype to growth hormone therapy. *Arq Bras Endocrinol Metabol*, 2008; *52*:800-8.
43. Brancati F, Sarkozy A, Dallapiccola B. KBG syndrome. *Orphanet J Rare Dis*, 2006; *1*:50.
44. Chiang AP, Nishimura D, Searby C, et al. Comparative genomic analysis identifies an ADP-ribosylation factor-like gene as the cause of Bardet-Biedl syndrome (BBS3). *Am J Hum Genet*, 2004; *75*:475-84.
45. Costa EMF, Domenice S, Correa RV, et al. Genética molecular do eixo hipotálamo-hipófise-gonadal. *Arq Bras Endocrinol Metab*, 2003; *47*:440-52.
46. Fan Y, Esmail MA, Ansley SJ, et al. Mutations in a member of the Ras superfamily of small GTP-binding proteins causes Bardet-Biedl syndrome. *Nat Genet*, 2004; *36*:989-93.
47. Cassidy SB, Driscoll DJ. Prader-Willi syndrome. *Eur J Hum Genet*, 2009; *17*:3-13.
48. Zipf WB. Prader-Willi syndrome: the care and treatment of infants, children, and adults. *Adv Pediatr*, 2004; *51*:409-34.
49. Goldstone AP, Thomas EL, Brynes AE, et al. Elevated fasting plasma ghrelin in Prader-Willi syndrome adults is not solely explained by their reduced visceral adiposity and insulin resistance. *J Clin Endocrinol Metab*, 2004; *89*:1718-26.
50. Fossel M. The progerias. *J Anti Aging Med*, 2003; *6*:123-38.
51. Plasilova M, Chattopadhyay C, Pal P, et al. Homozygous missense mutation in the lamin A/C gene causes autosomal recessive Hutchinson-Gilford progeria syndrome. *J Med Genet*, 2004; *41*:609-14.
52. Gicquel C, Rossignol S, Cabrol S, et al. Epimutation of the telomeric imprinting center region on chromosome 11p15 in Silver-Russell syndrome. *Nat Genet*, 2005; *37*:1003-7.
53. Baujat G, Legeai-Mallet L, Finidori G, et al. Achondroplasia. *Best Pract Res Clin Rheumatol*, 2008; *22*:3-18.
54. Mancilla EE, Poggi H, Repetto G, et al. Mutations in the Fibroblast Growth Factor Receptor 3 gene (FGFR3) in Chilean patients with idiopathic short stature, hypochondroplasia and achondroplasia. *Rev Med Chil*, 2003; *131*:1405-10.
55. Haga N. Management of disabilities associated with achondroplasia. *J Orthop Sci*, 2004; *9*:103-7.
56. Savarirayan R, Rimoin DL. The skeletal dysplasias. *Best Pract Res Clin Endocrinol Metab*, 2002; *16*:547-60.
57. Schrijver I, Lay MJ, Zehnder JL. Rapid combined genotyping assay for four achondroplasia and hypochondroplasia mutations by real-time PCR with multiple detection probes. *Genet Test*, 2004; *8*:185-9.
58. Vlangos CN, Wilson M, Blancato J, et al. Diagnostic FISH probes for del(17)(p11.2p11.2) associated with Smith-Magenis syndrome should contain the RAI1 gene. *Am J Med Genet A*, 2005; *132*:278-82.
59. Baujat G, Le Merrer M. Ellis-van Creveld syndrome. *Orphanet J Rare Dis*, 2007; *2*:27.
60. Queiroz MS, Nery M, Cancado EL, et al. Prevalence of celiac disease in Brazilian children of short stature. *Braz J Med Biol Res*, 2004; *7*:55-60.
61. Rosen DS. Pubertal growth and sexual maturation for adolescents with chronic illness or disability. *Pediatrician*, 1991; *18*:105-20.
62. Siklar Z, Tuna C, Dallar Y, Tanyer G. Zinc deficiency: a contributing factor of short stature in growth hormone deficient children. *J Trop Pediatr*, 2003; *49*:187-8.
63. Baum WF, Schneyer U, Lantzsch AM, Kloditz E. Delay of growth and development in children with bronchial asthma, atopic dermatitis and allergic rhinitis. *Exp Clin Endocrinol Diabetes*, 2002; *110*:53-9.
64. van Rijn JC, Grote FK, Oostdijk W, Wit JM. Short stature and the probability of coeliac disease, in the absence of gastrointestinal symptoms. *Arch Dis Child*, 2004; *89*:882-3.
65. Foster BJ, Leonard MB. Measuring nutritional status in children with chronic kidney disease. *Am J Clin Nutr*, 2004; *80*:801-14.
66. Nunlee-Bland G, Rana SR, Houston-Yu PE, et al. Growth hormone deficiency in patients with sickle cell disease and growth failure. *J Pediatr Endocrinol Metab*, 2004; *17*:601-6.

67. Raiola G, Galati MC, De Sanctis V, et al. Growth and puberty in thalassemia major. *J Pediatr Endocrinol Metab*, 2003; *16*(suppl 2):259-66.
68. Al-Owain M, Freehauf C, Bernstein L, et al. Growth hormone deficiency associated with methylmalonic acidemia. *J Pediatr Endocrinol Metab*, 2004; *17*:239-43.
69. Chatelain P. Trends in diagnosis and treatment of short stature as revealed by KIGS. In: Rasnke MB, Wilson P (eds). *Growth Hormone Therapy in KIGS-10 Years Experience*. Heidelberg: Johan Ambrosisus Barth Verlag, 1999:11-20.
70. Rosenfeld RG, Albertsson WK, Cassorla F, et al. Diagnostic controversy: the diagnosis of childhood growth hormone deficiency revisited. *J Clin Endocrinol Metab*, 1995; *80*:1532-40.
71. Aguiar-Oliveira MH, Gill MS, Barretto EA, et al. Effect of severe growth hormone (GH) deficiency due to a mutation in the GH-releasing hormone receptor on insulin-like growth factors (IGFs), IGF-binding proteins, and ternary complex formation throughout life. *J Clin Endocrinol Metab*, 1999; *84*:4118-26.
72. Salvatori R, Hayshida CY, Aguiar-Oliveira MH, et al. Familial dwarfism due a novel mutation of the growth hormone releasing hormone receptor gene. *J Clin Endocrinol Metab*, 1999; *84*: 917-23.
73. Souza AH, Salvatori R, Martinelli Jr CE, et al. Growth or somatotrophic hormone: new perspectives in isolated GH deficiency after description of the mutation in the GHRH receptor gene in individuals of Itabaianinha County, Brazil. *Arq Bras Endocrinol Metabol*, 2004; *48*:406-13.
74. Alba M, Salvatori R. Familial growth hormone deficiency and mutations in the GHRH receptor gene. *Vitam Horm*, 2004; *69*:209-20.
75. Carakushanski M, Whatmore AJ, Clayton PE, et al. A new missense mutation in the growth hormone releasing hormone receptor gene in familial isolated GH deficiency. *Eur J Endocrinol*, 2003; *148*:25-30.
76. Wagner JK, Eblé A, Hindmarsh PC, Mullis PE. Prevalence of human GH-1 alterations in patients with isolated growth hormone deficiency. *Pediatr Res*, 1998; *43*:105-10.
77. Lee MS, Wajnrajch MP, Kim SS, et al. Autossomal dominant growth hormone (GH) deficiency type II: the Del 32-71-GH deletion mutant suppresses secretion of wild-type GH. *Endocrinology*, 2000; *141*:8838-90.
78. Mullis PE, Robinson IC, Salemi S, et al. Isolated autosomal dominant growth hormone deficiency (IDGH II): An evolving pituitary deficit? A multi-center follow-up study. *J Clin Endocrinol Metab*, 2005 (in press).
79. Hendriks-Stegeman BI, Augustijn KD, Bert Bakker B, et al. Combined pituitary hormone deficiency caused by compound heterozygosity for two novel mutations in the POU domain of the PIT1/POU1F1 gene. *J Clin Endocrinol Metab*, 2001; *86*:1545-50.
80. Ahmad T, Borchert M, Geffner M. Optic nerve hypoplasia and hypopituitarism. *Endocrinol Rev*, 2008; *5*:772-7.
81. Kelberman D, Dattani MT. Septo-optic dysplasia – novel insights into the aetiology. *Horm Res*, 2008; *69*:257-65.
82. Richmond EJ, Rogol AD. Growth hormone deficiency in children. *Pituitary*, 2008; *11*:115-20.
83. Gonc EN, Yordam N, Ozon A, et al. Endocrinological outcome of different treatment options in children with craniopharyngioma: a retrospective analysis of 66 cases. *Pediatr Neurosurg*, 2004; *40*:112-9.
84. Rosenbloom AL, Almonte AS, Brown MR, et al. Clinical and biochemical phenotype of familial anterior hypopituitarism from mutation of the PROP1 gene. *J Clin Endocrinol Metab*, 1999; *84*:50-7.
85. Growth Hormone Research Society. Consensus guidelines for the diagnosis and treatment of growth hormone (GH) deficiency in childhood and adolescence: summary statement of the GH Research Society. *J Clin Endocrinol Metab*, 2000; *85*:3990-3.
86. de Paula LP, Czepielewski MA. Evaluating diagnosis methods on childhood GH (DGH) deficiency: IGFs, IGFBPs, releasing tests, GH rhythm and image exams. *Arq Bras Endocrinol Metabol*, 2008; *52*:734-44.
87. Furuta S, Shimada O, Doi N, et al. General pharmacology of KP-102 (GHRP-2), a potent growth hormone-releasing peptide. *Arzneimittelforschung*, 2004; *54*:868-80.
88. Jallad RS, Bronstein MD. Growth hormone deficiency in adulthood: how to diagnose and when to treat? *Arq Bras Endocrinol Metabol*, 2008; *52*:861-71.
89. Saggese G, Ranke MB, Saenger P, et al. Diagnosis and treatment of growth hormone deficiency in children and adolescents; towards a consensus. *Horm Res*, 1998; *50*:320-40.
90. Zadik Z, Chalew SA, Gilula Z, Kowarski A. Reproducibility of growth hormone testing procedures: A comparison between 24-hour integrated concentration and pharmacological stimulation. *J Clin Endocrinol Metab*, 1990; *71*:1127-30.
91. Hourd P, Edwards R. Current methods for the measurement of growth hormone in urine. *Clin Endocrinol (Oxf)*, 1994; *40*:155-70.
92. Juul A, Kastrup KW, Pedersen SA, Skakkebaek NE. Growth hormone (GH) provocative retesting of 108 young adults with childhood-onset GH deficiency and the diagnostic value of insulin-like growth factor I (IGF-I) and IGF-binding protein-3. *J Clin Endocrinol Metab*, 1997; *82*:1195-201.
93. Blum WF, Ranke MB, Kietzmann K, et al. A specific radioimmunoassay for the growth hormone (GH)-dependent somatomedin-binding protein: its use for diagnosis of GH deficiency. *J Clin Endocrinol Metab*, 1990; *70*:1292-8.
94. Maghnie M, di Lorgi N, Rossi A, et al. Neuroimaging in growth hormone deficiency. In: Ranke MB, Price DA, Reiter EO (eds). *Growth Hormone Therapy in Pediatrics – 20 Years of KIGS*. Basel: Karger, 2007: 93-107.
95. Teinturier C, Vallette S, Adamsbaum C, et al. Pseudotumor of the pituitary due to PROP-1 deletion. *J Pediatr Endocrinol Metab*, 2002; *15*:95-101.
96. Darendeliler F, Spinu I, Bas F, et al. Reevaluation of growth hormone deficiency during and after growth hormone (GH) treatment: diagnostic value of GH tests and IGF-I and IGFBP-3 measurements. *J Pediatr Endocrinol Metab*, 2004; *17*:1007-12.
97. Bettendorf M. Thyroid disorders in children from birth to adolescence. *Eur J Nucl Med Mol Imaging*, 2002; *29*(suppl 2):S439-46.
98. Chattopadhyay A, Kumar V, Marulaiah M. Polycystic ovaries, precocious puberty and acquired hypothyroidism: the Van Wyk and Grumbach syndrome. *J Pediatr Surg*, 2003; *38*:1390-2.
99. Cetinkaya E, Aslan A, Vidinlisan S, Ocal G. Height improvement by L-thyroxine treatment in subclinical hypothyroidism. *Pediatr Int*, 2003; *45*:534-7.
100. Chan LF, Storr HL, Grossman AB, Savage MO. Pediatric Cushing's syndrome: Clinical features, diagnosis, and treatment. *Arq Brasil Endocrinol Metab*, 2007; *51*:1261-71.
101. Savage MO, Scommegna S, Carroll PV. Growth in disorders of adrenal hyperfunction. *Horm Res*, 2002; *58*(suppl 1):39-43.
102. Selva KA, LaFranchi SH, Boston B. A novel presentation of familial glucocorticoid deficiency (FGD) and current literature review. *J Pediatr Endocrinol Metab*, 2004; *17*:85-92.
103. Rosenbloom AL. Growth hormone insensitivity: Physiologic and genetic basis, phenotype, and treatment. *J Pediatr*, 1999; *135*:280-9.
104. Kim MS, Quintos JB. Mauriac syndrome: growth failure and type 1 diabetes mellitus. *Pediatr Endocrinol Rev*, 2008; *5* (suppl 4):989-93.
105. Mizuno H, Sugiyama Y, Ohro Y, et al. Clinical characteristics of eight patients with congenital nephrogenic diabetes insipidus. *Endocrine*, 2004; *24*:55-9.
106. Levine MA, Germain-Lee E, Jan de Beur S. Genetic basis for resistance to parathyroid hormone. *Horm Res*, 2003; *60*(suppl 3):87-95.
107. Liu J, Nealon JG, Weinstein LS. Distinct patterns of abnormal GNAS imprinting in familial and sporadic pseudohypoparathyroidism type IB. *Hum Mol Genet*, 2005; *14*:95-102.
108. Germain-Lee EL, Groman J, Crane JL, et al. Growth hormone deficiency in pseudohypoparathyroidism type 1a: another manifes-

tation of multihormone resistance. *J Clin Endocrinol Metab*, 2003; *88*:4059-69.
109. Weisberg P, Scanlon KS, Li R, Cogswell ME. Nutritional rickets among children in the United States: review of cases reported between 1986 and 2003. *Am J Clin Nutr*, 2004; *80*(6 suppl):1697S-705S.
110. Chou YY, Chao SC, Shiue CN, *et al*. Hypophosphatemic rickets associated with epidermal nevus syndrome and giant hairy nevus. *J Pediatr Endocrinol Metab*, 2005; *18*:93-5.
111. Ritz E, Haxsen V, Zeier M. Disorders of phosphate metabolism—pathomechanisms and management of hypophosphataemic disorders. *Best Pract Res Clin Endocrinol Metab*, 2003; *17*:547-58.
112. Woods KA, Camacho HC, Savage MO, Clark AJ. Intrauterine growth retardation and postnatal growth failure associated with deletion of the insulin-like growth factor I gene. *N Engl J Med*, 1996; *335*:1363-7.
113. Walenkamp MJE, Van der Kamp HJ, Pereira AM, *et al*. A variable degree of intrauterine and postnatal growth retardation in a family with a missense mutation in the insulin-like growth factor I receptor. *J Clin Endocrinol Metab*, 2006; *91*:3062-70.
114. Walenkamp MJ, de Muinck Keizer-Schrama SM, *et al*. Successful long-term growth hormone therapy in a girl with haploinsufficiency of the insulin-like growth factor-I receptor due to a terminal 15q26.2->qter deletion detected by multiplex ligation probe amplification *J Clin Endocrinol Metab*, 2008; *93*:2421-5.
115. Rosenbloom AL, Guevara-Aguirre J, Rosenfeld RG, Pollock BH. Growth in growth hormone insensitivity. *Trends Endocrinol Metab*, 1994; *5*:296-303.
116. Laron Z. Laron syndrome (primary growth hormone resistance or insensitivity): the personal experience 1958-2003. *J Clin Endocrinol Metab*, 2004; *89*:1031-44.
117. Rosenfeld RG, Hwa V. New molecular mechanisms of GH resistance. *Eur J Endocrinol*, 2004; *151*(suppl 1):S11-5.
118. Besson A, Salemi S, Eble A, *et al*. Primary GH insensitivity (Laron syndrome) caused by a novel 4 kb deletion encompassing exon 5 of the GH receptor gene: effect of intermittent long-term treatment with recombinant human IGF-I. *Eur J Endocrinol*, 2004; *150*:635-42.
119. Rosenfeld RG, Kofoed E, Buckway C, *et al*. Identification of the first patient with a confirmed mutation of the JAK-STAT system. *Pediatr Nephrol*, 2005; *20*:303-5.
120. Shevah O, Galli-Tsinopoulou A, Rubinstein M, *et al*. Classical phenotype of Laron syndrome in a girl with a heterozygous mutation and heterozygous polymorphism of the growth hormone receptor gene. *J Pediatr Endocrinol Metab*, 2004; *17*:371-4.
121. Savage MO, Camacho-Hubner C, Dunger DB. Therapeutic applications of the insulin-like growth factors. *Growth Horm IGF Res*, 2004; *14*:301-8.
122. Laron Z. Do deficiencies in growth hormone and insulin-like growth factor-1 (IGF-I) shorten or prolong longevity? *Mech Ageing Dev*, 2005; *126*:305-7.

Usos e Abusos do Hormônio de Crescimento

César Luiz Boguszewski, Margaret Cristina da Silva Boguszewski

INTRODUÇÃO

Desde a década de 1980, quando o hormônio de crescimento (GH, do inglês *growth hormone*) começou a ser produzido em escala industrial através de técnicas de DNA recombinante, os endocrinologistas têm testemunhado um aumento significativo na prescrição de GH em crianças e adultos. Os usos terapêuticos de GH aprovados pelas agências reguladoras variam entre os países, incluindo, na população pediátrica, retardo de crescimento causado por deficiência de GH (nanismo hipofisário), insuficiência renal crônica, síndrome de Turner, crianças nascidas pequenas para a idade gestacional (PIG) e baixa estatura idiopática, e, nos adultos, hipopituitarismo e caquexia associada à síndrome de imunodeficiência adquirida.[1]

Os efeitos do GH sobre o crescimento ósseo longitudinal e, em especial, seus conhecidos efeitos anabólicos e metabólicos têm servido de base para tentativas de uso terapêutico do GH em entidades clínicas tão diversas como osteoporose, síndrome metabólica, insuficiência cardíaca, insuficiência renal crônica, doença pulmonar obstrutiva crônica, fibromialgia, queimaduras, sépsis, síndrome de Prader-Willi e síndrome de Down.[1] Por outro lado, a queda fisiológica na secreção hipofisária de GH com a idade ("somatopausa") tem levado ao questionamento sobre os benefícios da reposição com GH para reverter as alterações físicas e cognitivas no processo de envelhecimento. Entretanto, o aumento na morbimortalidade com o uso terapêutico do GH não pode ser desprezado, principalmente pelo maior risco de intolerância à glicose, diabetes, retenção hídrica e neoplasias.[2,3]

Infelizmente, o desconhecimento sobre os potenciais efeitos deletérios para a saúde, aliado à falsa propaganda do GH como "elixir da juventude", fez surgir, nos últimos anos, um lucrativo comércio de GH e "substâncias estimuladoras de GH", que são vendidos através de jornais, revistas e Internet como "terapia antienvelhecimento" e desprovidos de qualquer base científica.[2,3] Não menos preocupantes são os relatos do uso abusivo e ilícito de GH como *doping* por atletas de diferentes esportes.[4,5] Neste capítulo, revisaremos os principais aspectos da fisiologia do eixo GH–IGF-I, os efeitos biológicos do GH e os principais usos e abusos terapêuticos com GH em crianças e adultos.

O EIXO GH–IGF-I E OS EFEITOS BIOLÓGICOS DO GH

O GH é o peptídeo produzido em maior quantidade pela hipófise anterior. A secreção hipofisária de GH é pulsátil, apresenta um ritmo circadiano e é controlada por um mecanismo hipotalâmico complexo, representado principalmente pelo hormônio liberador do GH (GHRH, do inglês *growth hormone releasing hormone*), que estimula a secreção de GH, e pela somatostatina (SS), que a inibe.[6] Na última década, um novo integrante desse complexo sistema foi identificado e recebeu o nome de ghrelina, um potente liberador de GH produzido especialmente no fundo gástrico e que, por via endócrina, neural e parácrina, exerce seus efeitos através de ligação a receptores hipotalâmicos específicos denominados GHS-R (*growth hormone secretagogue receptor*).[7] Além disso, vários outros estímulos fisiológicos e farmacológicos são capazes de provocar a liberação de GH pela hipófise.

O GH representa uma mistura heterogênea de moléculas, sendo a forma predominante a que contém 191 aminoácidos e peso molecular de 22 kDa. Na gestação, o GH passa a ser sintetizado pela placenta, com interrupção da secreção hipofisária.[8] Cerca de metade do GH circula na corrente sangüínea ligada a uma proteína de alta afinidade, a GHBP (do inglês, *growth hormone binding protein*), que tem estrutura similar ao domínio extracelular do receptor do GH (GHR). A molécula intacta de GH contém dois sítios de ligação que se unem de modo seqüencial a duas moléculas de GHR na membrana celular. Moléculas de GH que possuam os dois sítios de ligação intactos são capazes de sinalizar através do receptor, levando a uma cascata de eventos intracelulares que culminam com os efeitos biológicos do hormônio.[9] O conhecimento dos mecanismos de sinalização do GH foi a base para o desenvolvimento de antagonistas do receptor de GH, entre eles o pegvisomanto, que passou a integrar o arsenal medicamentoso no tratamento da acromegalia.[8,9]

Apesar do seu nome, o GH exerce muitas outras funções no organismo, além de promover o crescimento ósseo longitudinal, destacando-se sua ação lipolítica e influência sobre composição corporal, e seus múltiplos efeitos sobre o metabolismo dos carboidratos.[6,8] Na promoção de crescimento pós-natal, a ação do GH se faz tanto de maneira direta, por ligação aos seus receptores na placa de crescimento, quanto de maneira indireta, por estímulo à produção hepática e tecidual do fator de crescimento insulina símile-I (IGF-I, do inglês *insulin-like growth factor-I*). O IGF-I, por sua vez, circula ligado a várias proteínas transportadoras, as IGFBP (do inglês, *insulin-like growth factor binding proteins*), e produz seus efeitos biológicos através de ligação a receptores teciduais específicos.[10] Esses receptores estão presentes na hipófise, fazendo com que o IGF-I também influencie a secreção de GH através de um mecanismo de retroalimentação.

Por outro lado, as ações metabólicas do GH estão presentes durante toda a vida e geralmente ocorrem por ação direta, independente do IGF-I, através do GHR que pode ser encontrado em virtualmente todos os tecidos do organismo.[8–10]

USO TERAPÊUTICO DO GH EM CRIANÇAS

Primordialmente, o objetivo do uso terapêutico do GH era o retardo de crescimento decorrente da deficiência clássica de GH ("nanismo hipofisário"). Entretanto, com o passar do tempo ele foi sendo gradualmente testado no tratamento da baixa estatura de diferentes etiologias, fato esse estimulado pela disponibilidade cada vez maior do hormônio recombinante. Em algumas situações clínicas, a indicação de tratamento com GH já está bem consolidada. Em outras, seu uso está em fase de investigação. O fundamento para os estudos em crianças baixas não-deficientes é que, na maioria das situações, o uso terapêutico do GH é capaz de promover aumento da velocidade de crescimento. Entretanto, é importante considerar os efeitos de longo prazo sobre o crescimento, o ganho na estatura adulta final e a segurança do tratamento. Na seqüência, serão abordadas as condições em que os benefícios do tratamento com GH já foram amplamente demonstrados, seguindo-se de indicações propostas, mas ainda não totalmente estabelecidas.

Deficiência de GH

A deficiência de GH (DGH) ocorre com uma freqüência que varia de 1:3.000 a 1:4.000 nascidos vivos. Essa incidência estimada provavelmente é um pouco maior do que a real, uma vez que muitos indivíduos considerados deficientes na infância mostram-se normais quando reavaliados na vida adulta.[11–14] Na nossa instituição, 56% de um grupo de 18 pacientes com diagnóstico laboratorial de DGH isolada idiopática na infância mostraram resposta normal do GH ao teste de hipoglicemia insulínica realizado quando adultos.[15] As dificuldades para definir os critérios diagnósticos da DGH e a variabilidade de respostas obtidas nos testes provocativos para análise da secreção de GH também fazem com que a incidência da doença varie de serviço para serviço. Além da DGH idiopática, sem causa aparente, existem os quadros bem caracterizados de origem congênita (alterações genéticas, deficiência associada a defeitos de linha média e a defeitos estruturais do cérebro) ou adquirida (trauma, infecções e tumores do sistema nervoso central, irradiação, entre outras). Independentemente da causa, a maioria dos pacientes se apresenta com baixa estatura e/ou diminuição da velocidade de crescimento, bossa frontal e hipodesenvolvimento dos ossos da face, dentição atrasada e aumento da gordura subcutânea, com diminuição da massa muscular. Quando a DGH está presente desde os primeiros dias de vida, a criança pode apresentar icterícia, hipoglicemia e micropênis. A idade óssea é atrasada. Em muitos pacientes, a clínica pode não ser tão exuberante, ocorrendo apenas baixa estatura ou estatura abaixo do alvo familiar e diminuição da velocidade de crescimento.[11–14] Rotineiramente, dois testes provocativos com picos de GH menores do que 10 ng/mL são utilizados para confirmar o diagnóstico, apesar das conhecidas limitações relacionadas aos testes de GH.[16] A dosagem de IGF-I e os exames de imagem da região hipotálamo-hipofisária contribuem para o diagnóstico.

A eficácia do tratamento com GH em crianças deficientes está bem estabelecida. Injeções subcutâneas diárias de 0,03 mg/kg/dia (0,1 UI/kg/dia), ao deitar, podem normalizar o crescimento e corrigir distúrbios metabólicos causados pela falta do hormônio. Alguns fatores contribuem para uma melhor resposta e para que a altura adulta fique adequada para o alvo familiar, entre eles o início precoce da terapia e o uso regular da medicação, a duração do tratamento e a altura no início do tratamento e no início da puberdade. Entre os fatores que diminuem a eficácia do tratamento está o baixo peso ao nascer, o diagnóstico tardio, doenças malignas e irradiação prévia. Além do efeito sobre o crescimento longitudinal, o uso do hormônio em crianças deficientes deve objetivar a normalização da composição corporal, com diminuição da massa gorda e obtenção de pico de massa óssea adequado. Estudos recentes têm demonstrado que, para normalização da composição corporal e do pico de massa óssea das crianças e adolescentes com DGH, é necessário que o tratamento com GH seja mantido mesmo depois de atingida a altura final.[17,18]

CUIDADOS CLÍNICOS DURANTE O TRATAMENTO EM DEFICIENTES DE GH

Recentemente, Mills et al.[19] reportaram as principais causas de mortalidade em pacientes que receberam GH extraído de hipófises de cadáveres. Os autores demonstraram que problemas como a doença de Creutzfeldt-Jacob ou o aparecimento de tumores não foram as principais causas de óbito, mas sim a ocorrência de morte súbita, provavelmente secundária a hipoglicemia ou insuficiência adrenal. O risco de morte por hipoglicemia foi 9 vezes maior nas crianças menores de 6 anos de idade do que na população geral, e mais da metade dos casos de morte súbita aconteceu por insuficiência adrenal, condições essas tratáveis e passíveis de prevenção. Considerando que esses achados possam ocorrer também em usuários de GH recombinante, é importante que pacientes jovens com DGH, hipopituitarismo de qualquer idade e seus familiares sejam orientados quanto aos riscos dessas complicações.

Síndrome de Turner

A síndrome de Turner (ST) é a alteração cromossômica mais comum em mulheres, afetando aproximadamente 1:1.500 a 1:2.500 meninas nascidas vivas. Podem ocorrer desde alterações estruturais até a ausência total do cromossomo X. A baixa estatura importante e a falência ovariana são as manifestações clínicas mais freqüentes.[20] As mulheres adultas com ST que não receberam tratamento para a baixa estatura ficam, em média, 20–21 cm mais baixas de que a média da população feminina.[21] O tratamento com GH nesse grupo de pacientes é reconhecido e aprovado em muitos países, já havendo estudos disponíveis demonstrando a melhora da altura adulta final. O tratamento deve ser iniciado assim que a velocidade de crescimento diminui e que a altura fica abaixo do 5.º percentil para a população. Quanto mais cedo o tratamento, melhor deverá ser a resposta clínica. A dose de GH recomendada varia de 0,05 a 0,07 mg/kg/dia (aproximadamente 0,15 a 0,2 UI/kg/dia). O tratamento iniciado precocemente e com doses mais altas de GH permitem que a puberdade seja iniciada em idade habitual. van Pareren et al.[22] demonstraram que 83% das meninas holandesas com ST tratadas com GH por um tempo médio de 8,6 ± 1,9 anos ficaram com altura acima de −2 desvios-padrão. A altura final foi atingida aos 15,8 ± 0,9 anos e alturas médias de 157,6 ± 6,5 a 163,6 ± 6,0 cm foram relatadas. Entretanto, em outros estudos os resultados foram piores, com variações desde nenhum ganho na altura até ganhos de 4 ou 5 cm na estatura final.[23] Os principais fatores relacionados com a resposta terapêutica são a dose de GH, altura e idade pré-terapia (quanto mais jovem, melhor a resposta) e a velocidade de crescimento no primeiro ano de tratamento.

Insuficiência Renal Crônica

A baixa estatura é uma complicação freqüente em crianças com insuficiência renal crônica (IRC), independentemente da causa da lesão renal. Cerca da metade dos pacientes em que a IRC teve início antes dos 16 anos de idade apresentam baixa estatura importante na vida adulta. O dano sobre o crescimento geralmente está associado à gravidade da doença: é menor nas crianças com taxa de filtração glomerular acima de 25 mL/min/1,73 m^2 e está mais comprometido naquelas que precisam de diálise. O tratamento dos distúrbios hidroeletrolíticos e da osteodistrofia associada, a melhora da nutrição e os demais procedimentos adotados no tratamento da IRC evitam uma piora do quadro, mas dificilmente levam à recuperação do crescimento normal.[24-26]

Além das várias alterações metabólicas presentes nos pacientes com uremia, as alterações observadas no eixo GH–IGF-I são de grande relevância na fisiopatologia do retardo do crescimento. Está bem estabelecido que a IRC resulta em resistência ao GH e ao IGF-I, com um aumento da ligação do IGF-I às IGFBP e conseqüente diminuição de sua fração livre.[25,26] Por essa razão, o tratamento com GH tem sido indicado nesses pacientes com bons resultados. Vários estudos clínicos sobre os efeitos do tratamento com GH na baixa estatura secundária a IRC, incluindo nossa experiência em 13 crianças tratadas durante 12 meses com GH,[27] têm demonstrado um aumento da velocidade de crescimento nos primeiros anos de tratamento com melhora do escore Z da altura. Alguns estudos já evidenciam uma melhora na altura adulta. O efeito sobre o crescimento é dose-dependente, sendo mais evidente naqueles pacientes que permaneceram mais tempo em tratamento conservador e nos pacientes que iniciaram o tratamento antes da puberdade.[24,28,29] Por essa razão, o tratamento com GH deve ser iniciado precocemente, assim que o paciente estiver metabolicamente estável. O tratamento tem se mostrado seguro, sem acelerar a progressão da doença ou influenciar a rejeição de transplantes.[30]

Uso do GH em Crianças Nascidas Pequenas para a Idade Gestacional

O termo pequeno para idade gestacional (PIG) refere-se a crianças que nasceram com peso e/ou talhe abaixo do esperado para a idade gestacional para determinada população. Diferentes limites de peso e talhe são usados nessa definição, sendo mais recomendado utilizar o peso e/ou o talhe abaixo de −2 desvios-padrão. A grande maioria das crianças nascidas PIG apresenta recuperação do crescimento durante os primeiros 2 anos de vida. Entretanto, aproximadamente 10% das crianças nascidas PIG e mantidas em ótimas condições de nutrição e saúde não recuperam o crescimento, apresentando um risco até 7 vezes maior de baixa estatura na vida adulta do que aquelas que nasceram com tamanho adequado. As razões para a não-recuperação do crescimento não são claras, e tanto a deficiência como a resistência ao GH foram relatadas nessas crianças.[31] O tratamento com GH nas crianças com baixa estatura nascidas PIG foi recentemente aprovado nos Estados Unidos e na Europa. Recomenda-se que o tratamento seja iniciado após os 2 anos de idade, uma vez que uma recuperação espontânea do crescimento ainda pode ocorrer até essa idade, com doses de 0,03 a 0,05 mg/kg/dia.[32] No início do tratamento, observa-se um efeito dose-dependente, e as crianças que recebem doses mais altas apresentam uma recuperação mais rápida do crescimento. Poucos estudos até o momento trazem informações sobre altura final, mas o que se observou é que o efeito dose-dependente diminui durante o tratamento, não permanecendo a diferença na altura adulta entre os grupos que receberam doses diferentes de GH. O tratamento é seguro e não foram observados efeitos colaterais importantes até o momento.[33,34]

Baixa Estatura Idiopática

Baixa estatura idiopática (BEI) é o nome empregado para descrever a condição de baixa estatura em que não é possível estabelecer uma causa específica para a diminuição do crescimento. Causas pediátricas conhecidas de baixa estatura são excluídas – incluindo baixa estatura familiar e retardo de crescimento constitucional –, o eixo GH–IGF-I está aparentemente normal, a resposta de GH nos testes de estímulo é normal e nenhuma anormalidade é detectada com os métodos diagnósticos atualmente disponíveis.[35,36] Certamente, defeitos genéticos são responsáveis por uma proporção dos casos classificados como BEI, mas não são pesquisados rotineiramente em toda criança com esse diagnóstico.[36] As crianças com BEI costumam ter baixa estatura importante, sendo consideradas um dos maiores grupos em potencial para receber tratamento com GH.[37,38]

Em julho de 2003, a *Food and Drug Administration* (FDA) aprovou o uso do GH para o tratamento da BEI nos Estados Unidos. Mais especificamente, a aprovação foi para o uso em crianças com baixa estatura, sem deficiência de GH, com altura abaixo de −2,25 desvios-padrão para idade e sexo, e com velocidade de crescimento que, provavelmente, não permitiria atingir uma altura adulta normal. Além disso, deve haver epífises ósseas abertas e exclusão de outras causas de baixa estatura. A dose máxima recomendada é de 53 μg/kg/dia.[35] A resposta ao tratamento é altamente variável e, após uma duração média de 4 a 7 anos, o aumento médio na idade adulta foi de 3,5 a 7,5 cm.[35]

Apesar da aprovação pela FDA, a indicação do uso do GH na BEI ainda é motivo de discussões. Em uma metanálise, Finkelstein *et al.*[38] analisaram os resultados obtidos em 53 publicações sobre o uso de GH na BEI. As publicações faziam referência a 10 estudos clínicos com grupos-controle e a 28 estudos sem grupo-controle, num total de 1.089 crianças avaliadas. Em geral, observou-se um aumento da velocidade de crescimento durante o primeiro e segundo anos de tratamento, uma melhora no escore Z da estatura durante o período de uso do GH e uma melhora na altura adulta. Nos estudos que reportaram a altura adulta, após um tempo médio de 5,3 anos de tratamento, os adultos que receberam GH na infância ficaram, em média, 5 a 6 cm mais altos do que os que não receberam. A altura média atingida foi de 166,3 cm para os homens e 153,3 cm para as mulheres.

O tratamento com GH na BEI, assim como em várias outras situações, aumenta a velocidade de crescimento e pode resultar em melhora na altura adulta. Entretanto, é fundamental que se tenha em mente a expectativa real de ganho esperado na altura final com o tratamento e reconhecer que os efeitos benéficos e riscos do uso terapêutico prolongado de GH, embora bastante estudados, ainda não estão totalmente estabelecidos.

POTENCIAIS INDICAÇÕES DO GH EM CRIANÇAS

Muitas têm sido as novas indicações propostas para o uso de GH em crianças. Podemos citar a síndrome de Prader-Willi,[39] a síndrome de Down,[40,41] a baixa estatura secundária à hiperplasia adrenal congênita, Doença de Cushing ou uso prolongado de corticóide,[42] puberdade precoce central,[43] displasias ósseas,[44] raquitismo,[45] doenças inflamatórias intestinais,[46] entre outras. Potencialmente, toda criança sem resistência ao GH e com cartilagens de crescimento não calcificadas poderia beneficiar-se do tratamento. Entretanto, nem sempre ocorre um aumento significativo da velocidade de crescimento e o ganho na altura final é pequeno, não justificando os custos de uma terapia prolongada. Além disso, em algumas situações clínicas, os riscos e eventos adversos do GH podem sobrepujar os eventuais benefícios da terapia. Conseqüentemente, nas situações em que os benefícios do uso do GH e a segurança do tratamento ainda não estão totalmente definidos, é recomendável aguardar os resultados dos estudos clínicos em andamento.

USO TERAPÊUTICO DE GH EM ADULTOS

Síndrome da Deficiência de GH em Adultos (DGHA)

Em 1962, Raben foi o primeiro a utilizar GH de origem cadavérica em uma mulher de 35 anos com hipopituitarismo, descrevendo que a paciente obteve melhora no bem-estar psicológico e no vigor físico com o tratamento.[47] Entretanto, essa terapia ficou limitada até meados da década de 1980, quando o GH começou a ser produzido por técnicas de DNA recombinante e tornou-se amplamente disponível para uso clínico. A partir de então, uma nova entidade, denominada "síndrome de deficiência de GH em adultos (DGHA)", passou a ser definida e caracterizada.[48,49] Simultaneamente, vários estudos epidemiológicos consistentemente demonstraram um aumento da mortalidade em pacientes com hipopituitarismo, relacionada principalmente a doenças cardiovasculares, o que fez surgir a hipótese de a DGHA não tratada ser a causa dessa associação.[50-53] Entretanto, mesmo após duas décadas da descrição da DGHA, e com novas reavaliações dos critérios diagnósticos e terapêuticos dessa entidade clínica,[54,55] ainda não se pode afirmar com total segurança se o aumento na mortalidade dos pacientes com hipopituitarismo é provocado pela DGHA per se ou por outros fatores, como exposição prévia à radiação, etiologia da doença ou tratamento inadequado de outras deficiências hormonais associadas (TSH, LH/FSH e ACTH).[54,55]

A DGHA não deve ser confundida com a "somatopausa", situação fisiológica resultante da redução progressiva na produção de GH e IGF-I que ocorre à medida que envelhecemos. Dessa maneira, o diagnóstico de DGHA deve ser considerado apenas em indivíduos com evidência de doença, trauma, cirurgia ou radioterapia na região hipotálamo-hipofisária – particularmente aqueles em tratamento de reposição com hormônio tiroidiano, corticosteróide e esteróides sexuais – nos portadores de distúrbios genéticos que afetam os somatotrofos e naqueles previamente tratados com GH na infância por DGH.[54,55] As causas de DGHA são muito variadas e incluem principalmente doenças neoplásicas (tumores não-funcionantes, prolactinomas, craniofaringiomas, meningiomas), vasculares (síndrome de Sheehan), infiltrativas (sarcoidose, histiocitose), inflamatórias (hipofisite) e genéticas (mutação no Pit-1 e Prop-1). Os achados clínicos da DGHA não são específicos e incluem alterações na composição corporal, anormalidades metabólicas e cardiovasculares, bem como menores escores de qualidade de vida. O quadro clínico é influenciado pelo período de instalação, se na infância (childhood-onset) ou na vida adulta (adulthood-onset), e pela presença ou não de outras deficiências hormonais associadas.

O teste de tolerância à insulina (ITT) é considerado o padrão-ouro para o diagnóstico laboratorial da DGHA, mas não deve ser realizado em pacientes muito idosos, cardiopatas ou com doenças neurológicas graves.[54,55] Atualmente, o diagnóstico de DGHA é feito apenas nas formas mais graves da doença, quando os valores de GH são < 3 μg/L no ITT, embora já se encontrem alterações clínicas em pacientes com DGHA parcial (3–7 μg/L).[54-57] Valores de corte diferentes devem ser considerados quando outros secretagogos são usados.[54,55] Quando o ITT está contra-indicado, a opção recomendada é o teste de GHRH + arginina, porém, na nossa prática clínica, ele não está facilmente disponível. Assim, o teste do glucagon constitui a melhor alternativa no nosso meio e, nesse caso, podemos usar os mesmos valores de corte do ITT.[58] Alguns secretagogos de GH que são habitualmente usados em provas diagnósticas em crianças, como a clonidina, não podem ser empregados em adultos por causa da baixa sensibilidade e especificidade.[16,54,55]

Níveis séricos normais de IGF-I não devem excluir o diagnóstico de DGHA, particularmente em indivíduos com mais de 40 anos, uma vez que, em até 60% dos casos, eles estão dentro da faixa de referência.[54,55] Isso acontece porque os níveis de IGF-I caem dramaticamente com a idade, de modo que um valor de IGF-I de 100 ng/mL corresponde ao 10.º percentil numa pessoa de 20 anos, ao 25.º percentil numa de 60 anos e ao 60.º percentil num indivíduo de 80 anos.[59,60] Apesar dessas limitações, um valor baixo de IGF-I parece ser suficiente para o diagnóstico laboratorial de DGHA, sem a necessidade de testes de secreção de GH em indivíduos com menos de 40 anos que apresentem, ao menos, três outras deficiências hormonais hipofisárias.[54,55,57] Já nos casos de DGH isolada, um novo teste é obrigatório, pois muitas crianças com esse diagnóstico na infância apresentam resposta normal nos testes de GH realizados na vida adulta, sendo esta também nossa experiência, como mencionado anteriormente.[10,15,16,54,55]

As primeiras aprovações por agências regulamentares para tratamento de reposição com GH em pacientes com DGHA ocorreram em meados da década de 1990. É ainda controverso se todos os pacientes com DGHA devem receber terapia de reposição com GH ou apenas um subgrupo deles – aqueles que se apresentam pior do ponto de vista clínico, laboratorial e de qualidade de vida.[54,55,57]

Nos primeiros anos de terapia com GH em adultos, a dose empregada era baseada em peso ou superfície corporal, equivalente ao que era feito em crianças e adolescentes. Isso resultou em doses diárias muito elevadas de GH (∼5 UI) e uma freqüência inaceitavelmente alta de efeitos adversos, principalmente edema, artralgias, mialgias e síndrome do túnel do carpo.[61-65] Posteriormente, as doses foram sendo progressivamente reduzidas e individualizadas de acordo com a susceptibilidade de cada paciente, que é influenciada por fatores como idade, sexo, índice de massa corporal e tipo de reposição estrogênica nas mulheres. Assim, mulheres normalmente requerem doses maiores de GH para atingir um mesmo nível de IGF-I do que homens, enquanto idosos requerem doses mais baixas do que pessoas jovens. A dose também é mais alta em pessoas com maior IMC. A reposição oral com estrogênio em mulheres com hipopituitarismo antagoniza os efeitos teciduais do GH, sendo, portanto, recomendável que mulheres em tratamento com GH recebam estrogênio por via transdérmica.[66] A recomendação atual é que o tratamento seja feito com injeções subcutâneas diárias ao deitar, iniciando-se com doses baixas (~0,45–0,9 UI ou 0,15–0,3 mg/dia) que são aumentadas mensalmente até se obter níveis de IGF-I entre o valor mediano e o superior da faixa de normalidade para idade.[54,55] A dose média de manutenção fica em torno de 0,43 mg/dia para homens e 0,53 mg/dia para mulheres. Esse esquema resulta em menor incidência de efeitos colaterais e melhora gradual das anormalidades associadas com a DGHA.[54,55]

O tratamento prolongado com GH resulta em diminuição da gordura corporal total – inclusive gordura visceral – e aumento da massa corporal magra.[54,55,67] Aumento da massa óssea ocorre mais tardiamente, após pelo menos 12 meses de terapia, sendo mais pronunciado nas vértebras do que no fêmur, nos homens do que nas mulheres e nos sítios ósseos com Z escore menor que −1 desvio-padrão.[54,55,67] Os efeitos sobre o perfil lipídico são mais variáveis, sendo os achados mais consistentes a redução do colesterol total e do colesterol LDL, bem como aumento do colesterol HDL.[54,55,67] Melhora em parâmetros cardiovasculares e escores de qualidade de vida foram observados apenas em alguns estudos. Em geral, os indivíduos com DGHA mais sintomáticos e com maior grau de anormalidades são os que apresentam resposta mais significativa ao GH.[54,55] O tratamento com GH é contra-indicado em pacientes com neoplasias em atividade, em diabéticos mal controlados ou com retinopatia e naqueles com distúrbios de retenção hídrica.[54,55]

No caso de gravidez, a reposição com GH deve ser interrompida, pois a placenta é capaz de substituir a produção hipofisária de GH nesse período. Entretanto, algumas mulheres podem apresentar sintomas incômodos com a suspensão do GH, e, nesses casos, pudemos observar que a substituição hormonal até o final do segundo trimestre de gestação não acarreta maiores problemas para a mãe e o feto.[68] Apesar do risco aparentemente baixo de complicações, é altamente recomendável que, durante tratamento prolongado com GH, os pacientes sejam monitorados quanto ao desenvolvimento de intolerância a glicose ou diabetes, aparecimento de tumores ou crescimento de lesões tumorais preexistentes. Também devem ser monitorados os níveis de T_4 livre e cortisol, pois os efeitos da terapia com GH sobre o eixo tirotrófico e corticotrófico podem provocar hipotiroidismo e insuficiência adrenal.[54,55]

Deficiência de GH na Fase de Transição entre Adolescência e Vida Adulta

A fase de transição da DGH é arbitrariamente definida como o período que se estende do final da puberdade até a maturação adulta completa, compreendendo o período de vida entre o final da segunda década até 6 a 7 anos da obtenção da estatura final.[69] Nos pacientes com hipopituitarismo congênito ou com doença orgânica bem estabelecida que se encontrem nessa fase, o diagnóstico laboratorial de DGH pode ser estabelecido apenas por um valor baixo de IGF-I, dispensando o teste de GH.[54,55,69] Por outro lado, nos pacientes que tiveram diagnóstico de DGH idiopática isolada na infância, é obrigatório o reteste com o ITT, sendo sugerido como valor de corte para o diagnóstico um pico de GH < 5 μg/L[54,69] ou < 6 μg/L,[55] níveis mais altos de que os recomendados em adultos. Na nossa experiência, um valor baixo de IGF-I na fase de transição – incluindo tanto pacientes com hipopituitarismo orgânico bem estabelecido como DGH isolada idiopática na infância – demonstrou uma sensibilidade de 97% e especificidade de 92% no diagnóstico de DGH.[15]

Um dos principais objetivos do tratamento na fase de transição é a obtenção de um adequado pico de massa óssea.[17,18,54,55,69] Na nossa instituição, avaliamos a densidade mineral óssea (DMO) em 49 pacientes na fase de transição e observamos um Z-escore mediano da coluna lombar de −2,55 em pacientes com DGH combinada com outras deficiências hipofisárias e −2,27 nos pacientes com DGH isolada, valores significativamente menores de que os observados nos pacientes-controle (−0,81) e naqueles que tiveram resposta normal no reteste (−1,33). Resultados similares foram vistos no fêmur.[70] O fato de que essas alterações ocorreram mesmo nos pacientes com DGH isolada comprova a importância do GH na obtenção do pico de massa óssea. Até o momento, cinco estudos randomizados e controlados com placebo analisaram a DMO em pacientes tratados com GH após término do tratamento para baixa estatura.[8,71–74] Em 4 deles, evidenciou-se ganho significativo da massa óssea, tanto com doses maiores, usadas na fase pediátrica, como com doses menores, usadas em adultos.[18,71–73] No quinto estudo não se encontrou diferença com o tratamento.[74]

Além das alterações na massa óssea, a interrupção do tratamento com GH na fase de transição, em pacientes que persistem com DGH, resulta nas mesmas anormalidades de composição corporal e fatores de risco cardiovascular descritas na DGHA.[75] Similarmente, a manutenção do tratamento é capaz de reverter essas alterações.[17,18,69]

POTENCIAIS INDICAÇÕES DO GH EM ADULTOS

Somatopausa

O termo somatopausa tem sido empregado para designar a queda na secreção de GH e IGF-I que se inicia ao redor dos 30 anos e evolui gradual e progressivamente com a idade. Esse processo fisiológico é de origem hipotalâmica, uma vez que a secreção de GH pela hipófise e a resposta periférica ao GH estão preservadas nos idosos. Os mecanismos possivelmente responsáveis pela somatopausa são menor secreção de GHRH, aumento do tônus somatostatinérgico e/ou resistência hipofisária ao GHRH.[76]

Alguns defendem que a somatopausa é um fator deletério para a saúde, contribuindo para as mudanças físicas e psíquicas observadas no processo de envelhecimento. Esse conceito se baseia, principalmente, nos efeitos benéficos sobre a composição corporal e bem-estar geral resultantes da terapia com GH em pacientes com DGHA. Em estudos epidemiológicos, níveis "normais baixos" de IGF-I têm sido associados com maior risco de doença cardíaca isquêmica.[77,78] Por outro lado, há evidências de que a somatopausa possa representar um processo adaptativo benéfico ao organismo. Em modelos animais geneticamente deficientes de GH e IGF-I, observa-se um aumento da longevidade e um envelhecimento mais lento do que aquele observado em animais-controle normais.[79] Ratos mutantes com DGH isolada são resistentes ao desenvolvimento de tumores mamários induzido por carcinogênicos, mas passam a apresentá-los quando tratados com GH.[79] Na espécie humana, estudos epidemiológicos têm achado uma associação entre níveis altos de IGF-I e risco aumentado de tumores malignos, especialmente cânceres de mama em mulheres na pré-menopausa, de cólon e próstata.[80] Adicionalmente, casos relatados na literatura, incluindo pacientes com nanismo de Laron e anões da população de Itabaianinha, demonstram que DGH e deficiência de IGF-I podem ser associados com vida longeva e saudável.[81,82]

Obviamente, não existem critérios clínicos ou laboratoriais para diagnosticar somatopausa. Em conseqüência, os estudos realizados para avaliar os efeitos do GH na somatopausa variam em termos de grupos estudados, critérios de inclusão, métodos de avaliação de composição corporal, dose e duração de tratamento. Muitos não foram controlados com placebo e não avaliaram melhora funcional. Rudman et al.[83] estudaram os efeitos de 6 meses de tratamento com 3 injeções semanais de GH num grupo de 21 homens idosos (61–81 anos) que apresentavam níveis de IGF-I no terço inferior da normalidade para idade. Eles observaram um aumento de 9% na massa magra, 7% na espessura cutânea, 1,6% na densidade mineral óssea de coluna lombar e redução de 15% na gordura corporal. Adversamente, houve elevação da pressão sistólica e das glicemias de jejum. Entretanto, os mesmos autores estenderam o estudo por 12 meses e não observaram nenhum efeito benéfico adicional na composição corporal, enquanto os efeitos colaterais tornaram-se mais comuns e suficientemente intensos para fazer com que 9 indivíduos desistissem do tratamento.[84]

Outros estudos se seguiram ao trabalho pioneiro de Rudman et al.,[83] quase todos demonstrando os mesmos efeitos do GH sobre a composição corporal, reduzindo a massa gordurosa e aumentando a massa magra, mas sem haver nenhuma melhora na força muscular, consumo máximo de oxigênio ou capacidade funcional dos indivíduos.[85-87] Em contraste, exercício de resistência é capaz de promover melhora na massa e na força muscular em idosos saudáveis.[88] Outro aspecto importante revelado pelos estudos do GH na somatopausa é que a incidência de efeitos adversos é alta em idosos e resulta numa alta taxa de abandono do tratamento.[85-87] Pelo menos um estudo encontrou uma maior freqüência de intolerância à glicose e diabetes em idosos tratados com GH.[87] Não há relatos que demonstrem algum efeito benéfico da terapia com GH sobre perfil lipídico, massa óssea, funções cognitivas e qualidade de vida em idosos saudáveis.[2,3,76] Igualmente, os dados disponíveis são insuficientes para julgar os aspectos de segurança do uso crônico de GH, como tumorigênese, diabetes, retenção hídrica e "acromegaloidismo".

Nos últimos anos, os secretagogos peptídicos e não-peptídicos do GH surgiram como uma alternativa promissora, mas os dados referentes aos riscos e benefícios desses agentes em idosos saudáveis ainda são bastante preliminares.[89,90] Em conclusão, não há neste momento nenhum respaldo científico que justifique intervenções terapêuticas no eixo GH–IGF-I com objetivo de prevenir ou reverter as alterações físicas e psíquicas do envelhecimento.[2,3] Por outro lado, em dois estudos distintos a terapia com GH resultou em menor tempo de recuperação após fratura de quadril em idosos com mais de 75 anos[91] e melhora nos parâmetros metabólicos e na força muscular de pacientes urêmicos em hemodiálise,[92] sugerindo que as ações anabólicas e metabólicas do GH podem ser úteis em idosos em situações especiais.

Osteoporose

O GH é capaz de estimular tanto a formação como a reabsorção óssea, e o efeito final da terapêutica com GH irá depender do balanço entre essas duas ações.[93] Na DGHA, a terapia com doses baixas de GH resulta em ações anabólicas mais marcantes sobre a massa óssea do que aquela com doses mais altas, possivelmente porque níveis mais baixos de IGF-I estimulam mais a formação de que a reabsorção óssea.[93-95] Na osteoporose idiopática e pós-menopausa, os resultados da terapia com GH têm sido variáveis e controversos, com estudos mostrando melhora da massa óssea após tratamento prolongado[96,97] e outros demonstrando pouca eficácia e valor limitado quando comparado ao uso de estrogênio e bifosfonatos.[1,98]

Estados Catabólicos

Pelas suas ações anabólicas, o GH tem sido testado em diversas situações clínicas associadas com altas taxas de catabolismo, como pós-operatório de grandes cirurgias, traumas, queimaduras, septicemias, caquexia associada a neoplasias e síndrome de imunodeficiência adquirida (AIDS/SIDA), insuficiência cardíaca e falência de múltiplos órgãos.[1] Efeitos benéficos foram demonstrados em estudos com grandes queimados, portadores de doença pulmonar obstrutiva crônica, síndrome de Cushing e usuários crônicos de glicocorticóides.[1,26] A terapia com GH pode ser útil na reversão do balanço energético negativo em pós-operatórios e em pacientes recebendo nutrição endovenosa hipocalórica.[99,100] Nos EUA, o GH é aprovado para o tratamento da caquexia da AIDS,[101] mas não para o tratamento da lipodistrofia causada pelos inibidores de proteases, embora efeitos benéficos do GH tenham sido demonstrado nessa situação.[102]

A fase aguda de enfermidades graves caracteriza-se pela presença de níveis altos de GH e níveis baixos de IGF-I, indicando um estado de resistência ao GH que pode ser devido a menor expressão de GHR ou defeitos pós-receptor. Na fase tardia, que se inicia após 7 dias de internamento na unidade de terapia intensiva, os níveis de IGF-I continuam baixos, mas acompanhados de um padrão secretório de GH caracterizado por alta freqüência de pulsos de baixa amplitude, com valores baixos entre os pulsos, resultando em concentrações normais, baixas ou moderadamente elevadas de GH.[103] Em pacientes criticamente enfermos, a administração de GH está contra-indicada por ter sido demonstrado um significativo aumento da mortalidade. Embora os mecanismos que levaram a mortalidade aumentada não sejam ainda totalmente conhecidos, doses tão elevadas quanto 7 mg/dia de GH foram empregadas nos protocolos, o que pode, ao menos em parte, explicar os resultados desfavoráveis.[104] Em contraste, a terapia intensiva com insulina para manutenção de níveis normais de glicemia tem levado a uma expressiva redução na mortalidade de pacientes criticamente enfermos.[105] Interessante e surpreendente é que a terapia intensiva com insulina induz um estado de resistência ao GH, sugerindo que a resistência hormonal e a supressão do eixo somatotrófico podem representar uma proteção do organismo em resposta às injúrias das enfermidades graves.[105]

Obesidade e Síndrome Metabólica

Existem similaridades entre DGHA e síndrome metabólica: obesidade com aumento de gordura visceral, resistência insulínica e maior risco de complicações cardiovasculares. Em ambas as situações se observam níveis baixos ou indetectáveis de GH e resposta subnormal a testes de estímulo, o que poderia ser um fator na gênese das anormalidades observadas. Entretanto, também é possível que o déficit relativo de GH na síndrome metabólica seja conseqüência, e não causa, do aumento de gordura corporal.[106] Em obesos sem DGH submetidos à dieta hipocalórica, a terapia com GH não acarreta maior perda de peso nem aumenta a perda de gordura, ajudando aparentemente a melhor preservar a massa magra.[107] Em um estudo, GH foi administrado durante 9 meses a um grupo de homens com obesidade visceral, levando à redução da gordura corporal total e visceral, redução dos níveis de colesterol e triglicerídeos, redução da pressão diastólica e melhora da sensibilidade insulínica.[108] Em outra publicação recente, a associação de GH com metformina foi mais efetiva de que metformina isoladamente em reduzir circunferência abdominal de pacientes com síndrome metabólica, sem provocar efeitos negativos sobre glicemia e insulinemia.[109] Embora esses resultados sejam bastante interessantes, há necessidade de estudos adicionais para que o GH possa ser sugerido como um coadjuvante terapêutico na síndrome metabólica.

Insuficiência Cardíaca

Em diferentes modelos experimentais, tanto GH como IGF-I demonstram ações benéficas sobre a contratilidade cardíaca, resistência vascular periférica e sobrevida em animais com insuficiência cardíaca (ICC) pós-isquêmica. Além disso, estudos epidemiológicos sugerem que a DGHA se associa com aumento da mortalidade cardiovascular.[110] Essas evidências levaram à realização de vários estudos clínicos para avaliar os efeitos terapêuticos do GH em pacientes com ICC. Os resultados dos estudos, entretanto, são conflitantes em relação a vários parâmetros estudados, com alguns mostrando benefícios e outros não. Duas recentes metanálises concluíram que o tratamento com GH melhora vários parâmetros cardiovasculares relevantes em pacientes com ICC, mas ambas destacaram a importância de os resultados serem confirmados em estudos controlados de maior duração e com grande número de indivíduos.[111,112]

ABUSOS DO GH

Doping com GH

O abuso de GH por atletas é baseado na crença de que seus potentes efeitos anabólicos melhorariam o desempenho nas competições. Essa suposta eficácia, contudo, não encontra apoio em nenhum dado científico publicado até o momento.[113] O GH recombinante é listado como substância proibida (classe E) pelo Comitê Olímpico Internacional (COI), e seu uso por atletas é considerado doping.[5] Obviamente, não há dados oficiais da freqüência desse abuso, mas os relatos de desaparecimento de frascos na linha de produção, roubos em distribuidoras de medicamentos e a prisão de atletas e treinadores portando ampolas de GH são indícios da dimensão do problema.[5,113] Acrescente-se a isso que a chance de punição é muito pequena, pelo fato de que nenhum teste foi, até o presente momento, aceito pelo COI para detecção de doping com GH.[113–115]

As principais dificuldades para o desenvolvimento de um teste antidoping para GH são a similaridade estrutural do GH endógeno com o GH recombinante, a característica pulsátil da secreção do GH e a sua meia-vida curta, rota e dose da administração do GH, e a influência do exercício, nutrição e estresse na liberação de GH.[4,113–116] Apesar disso, duas estratégias recentemente descritas, que resultam do trabalho colaborativo entre vários centros de pesquisa, parecem poder superar as dificuldades: uma baseia-se em diferentes parâmetros bioquímicos que são influenciados pelo GH, pois em muitos casos as mudanças observadas após injeção de GH recombinante excedem a variabilidade que seria esperada em indivíduos normais.[4,114,115] A outra estratégia está ligada ao uso de novos ensaios de GH específicos para dosagens de isoformas circulantes de GH. A injeção de GH recombinante, que consiste unicamente na isoforma 22 kDa do GH, acarreta inibição da secreção hipofisária de GH, que consiste em várias isoformas, além da 22 kDa. Conseqüentemente, ocorre uma redução significativa na fração de isoformas não-22 kDa do GH após administração de GH recombinante, podendo ser detectada através de ensaios específicos.[4,114]

GH COMO ELIXIR DA JUVENTUDE E MEDICAMENTO ANTIENVELHECIMENTO

No mundo atual, e em particular na cultura ocidental, um grande fator de ansiedade relaciona-se ao medo de envelhecer e às eventuais perdas físicas e psíquicas associadas ao envelhecimento, gerando atitudes negativas e práticas discriminatórias com relação a essa fase da vida.[76,91,118] Com o aumento da longevidade, há forte pressão da sociedade para que a ciência estude melhor as alterações fisiológicas do envelhecimento e sugira meios de viver melhor esses anos a mais que estamos ganhando nas nossas vidas. Por outro lado, existe a expectativa, por parte de algumas pessoas, de que, nesse ínterim, surja uma "fórmula mágica" que evite as mudanças corporais e mentais do envelhecimento, o "elixir da juventude", que, já no século XVI, foi avidamente procurado por Ponce de Leon. É nesse contexto que o GH e uma infinidade de substâncias ditas "estimuladoras naturais da secreção de GH" são anunciados como elixir da juventude por "clínicas especializadas em terapia antienvelhecimento", e vendidos livremente na mídia e na Internet sem necessidade de receita, por uma "pseudo-indústria de medicamentos" que os categoriza como "suplementos para alimentação saudável".[119] No rótulo dessas formulações podemos encontrar a descrição de aminoácidos (principalmente arginina), derivados de soja, ervas e outros "secretagogos" de GH, que são ativos por via oral ou *spray* nasal. Obviamente, não há nenhum respaldo científico ou ético que justifique o uso de GH ou dessas formulações com objetivo de prevenir ou retardar o processo de envelhecimento.[2,3,76,91,118,119]

BIBLIOGRAFIA

1. Denson LA. Growth hormone therapy in children and adolescents: pharmacokinetic/pharmacodynamic considerations and emerging indications. *Expert Opin Drug Metab Toxicol*, 2008; *4*:1569-80.
2. Vance ML. Can growth hormone prevent aging? *N Engl J Med*, 2003; *348*:779-80.
3. Melmed S. Supplemental growth hormone in healthy adults: the endocrinologist's responsibility. *Nat Clin Pract Endocrinol Metab*, 2006; *2*:119.
4. Segura J, Gutiérrez-Gallego R, Ventura R, *et al*. Growth hormone in sport: beyond Beijing 2008. *Ther Drug Monit*, 2009; *31*:3-13.
5. Holt RI, Sönksen PH. Growth hormone, IGF-I and insulin and their abuse in sport. *Br J Pharmacol*, 2008; *154*:542-56.
6. Strobl JS, Thomas MJ. Human growth hormone. *Pharmacol Rev*, 1994; *46*:1-34.
7. van der Lely AJ, Tschop M, Heiman ML, *et al*. Biological, physiological, pathophysiological, and pharmacological aspects of ghrelin. *Endocr Rev*, 2004; *25*:426-57.
8. Boguszewski CL. Molecular heterogeneity of human GH: from basic research to clinical implications. *J Endocrinol Invest*, 2003; *26*:274-88.
9. Lichanska AM, Waters MJ. New insights into growth hormone receptor function and clinical implications. *Horm Res*, 2008; *69*:138-45.
10. Juul A. Serum levels of insulin-like growth factor I and its binding proteins in health and disease. *Growth Horm IGF Res*, 2003; *13*:113-70.

11. Rosenfeld RG, Albertsson-Wikland K, Cassorla F, et al. Diagnostic controversy: the diagnosis of childhood growth hormone deficiency revisited. *J Clin Endocrinol Metab*, 1995; *80*:1532-40.
12. Sizonenko PC, Clayton PE, Cohen P, et al. Diagnosis and management of growth hormone deficiency in childhood and adolescence. Part 1: diagnosis of growth hormone deficiency. *Growth Horm IGF Res*, 2001; *11*:137-65.
13. Dattani M, Preece M. Growth hormone deficiency and related disorders: insights into causation, diagnosis, and treatment. *Lancet*, 2004; *363*:1977-87.
14. Tanaka T, Cohen P, Clayton PR, et al. Diagnosis and management of growth hormone deficiency in childhood and adolescence – Part 2: Growth hormone treatment in growth hormone deficient children. *Growth Horm IGF Res*, 2002; *12*:323-41.
15. Lacerda CS, Carvalho JAR, Lacerda Filho L, Boguszewski MCS, Boguszewski CL. Reavaliação diagnóstica da deficiência de hormônio de crescimento (DGH) na fase de transição entre adolescência e vida adulta. *Arq Bras Endocrinol Metab*, 2008; *52*:S60.
16. Boguszewski CL. Análise crítica dos testes para diagnóstico de deficiência do hormônio de crescimento. *In*: Vilar L, et al (eds). *Endocrinologia Clínica*. 2.ª ed. Rio de Janeiro, Brasil: MEDSI, 2001:137-42.
17. Attanasio AF, Shavrikova E, Blum WF, et al. Continued growth hormone (GH) treatment after final height is necessary to complete somatic development in childhood-onset GH-deficient patients. *J Clin Endocrinol Metab*, 2004; *89*:4857-62.
18. Underwood LE, Attie KM, Baptista J, et al. Growth hormone (GH) dose-response in young adults with childhood-onset GH deficiency: a two-year, multicenter, multiple-dose, placebo-controlled study. *J Clin Endocrinol Metab*, 2003; *88*:5273-80.
19. Mills JL, Schonberger LB, Wysowski DK, et al. Long-term mortality in the United States cohort of pituitary-derived growth hormone recipients. *J Pediatr*, 2004; *144*:430-36.
20. Bertelloni S, Baroncelli GI, Fruzzetti F, et al. Growth and puberty in Turner's syndrome. *J Pediatr Endocrinol Metab*, 2003; *16*(Suppl 2):307-15.
21. Batch J. Turner syndrome in childhood and adolescence. *Best Pract Res Clin Endocrinol Metab*, 2002; *16*:465-82.
22. van Pareren YK, de Muinck Keizer-Schrama SM, Stijnen T, et al. Final height in girls with Turner syndrome after long-term growth hormone treatment in three dosages and low dose estrogens. *J Clin Endocrinol Metab*, 2003; *88*:1119-25.
23. Cave CB, Bryant J, Milne R. Recombinant growth hormone in children and adolescents with Turner syndrome. *Cochrane Database Syst Rev*, 2003; *3*:CD003887.
24. Schaefer F, Haffner D, Wühl E, et al. Growth hormone treatment in children with chronic renal failure. *In*: Saggese G, Stanhope R (ed). *Recent Advances on Growth and Growth Hormone Therapy (vol 2)*. London, England: Freund Publishing House, 1995:127-36.
25. Andre JL, Bourquard R, Guillemin F, et al. Final height in children with chronic renal failure who have not received growth hormone. *Pediatr Nephrol*, 2003; *18*:685-91.
26. Barreto AM, Bigolin MC, Ramos JC, et al. Growth hormone therapy for children with chronic diseases *Arq Bras Endocrinol Metabol*, 2008; *52*:774-82.
27. Boguszewski MCS. Uso do hormônio de crescimento recombinante em crianças com insuficiência renal crônica e baixa estatura. *Dissertação de Mestrado*. Curso de Pós-Graduação em Pediatria. Curitiba, Brasil: Universidade Federal do Paraná, 1993.
28. Vimalachandra D, Craig JC, Cowell C, et al. Growth hormone for children with chronic renal failure. *Cochrane Database Syst Rev*, 2001; *4*:CD003264.
29. Haffner D, Schaefer F. Does recombinant growth hormone improve adult height in children with chronic renal failure? *Semin Nephrol*, 2001; *21*:490-7.
30. Fine RN, Ho M, Tejani A, et al. Adverse events with rhGH treatment of patients with chronic renal insufficiency and end-stage renal disease. *J Pediatr*, 2003; *142*:539-45.
31. Pescador MVB, Streher AAF, Boguszewski MCS, et al. Aspectos endocrinológicos das crianças e adultos nascidos pequenos para a idade gestacional. *Arq Bras Endocrinol Metab*, 2001; *45*:15-23.
32. Lee PA, Chernausek SD, Hokken-Koelega ACS, et al. International small for gestational age advisory board consensus development conference statement: management of short children born small for gestational age. *Pediatrics*, 2003; *111*:1253-61.
33. de Zegher F, Albertsson-Wikland K, Wollmann HA, et al. Growth hormone treatment of short children born small for gestational age: growth response with continuous and discontinuous regimens over 6 years. *J Clin Endocrinol Metab*, 2000; *85*:2816-21.
34. van Pareren Y, Mulder P, Houdijk M, et al. Adult height after long-term, continuous growth hormone (GH) treatment in short children born small for gestational age: results of a randomized, double-blind, dose-response GH trial. *J Clin Endocrinol Metab*, 2003; *88*:3584-90.
35. Cohen P, Rogol AD, Deal CL, et al. 2007 ISS Consensus Workshop participants. Consensus statement on the diagnosis and treatment of children with idiopathic short stature: a summary of the Growth Hormone Research Society, the Lawson Wilkins Pediatric Endocrine Society, and the European Society for Paediatric Endocrinology Workshop. *J Clin Endocrinol Metab*, 2008; *93*:4210-7.
36. Boguszewski MCS. Manuseio da criança com baixa estatura sem deficiência do hormônio de crescimento. *In*: Vilar L, Castelar E, Moura E, Leal E, Machado AC, Teixeira L, Campos R (eds). *Endocrinologia Clínica*. 2.ª ed. Rio de Janeiro, Brasil: MEDSI, 2001:165-73.
37. Miller BS, Zimmerman D. Idiopathic short stature in children. *Pediatr Ann* 2004; *33*:177-81.
38. Finkelstein BS, Imperiale TF, Speroff T, et al. Effect of growth hormone therapy on height in children with idiopathic short stature: a meta-analysis. *Arch Pediatr Adolesc Med*, 2002; *156*:230-40.
39. Allen DB, Carrel AL. Growth hormone therapy for Prader-Willi syndrome: a critical appraisal. *J Pediatr Endocrinol Metab*, 2004; *17*(suppl 4):1297-306.
40. Pallotti S, Giuliano S, Giambi C. Growth disorders in Down's syndrome: growth hormone treatment. *Minerva Endocrinol*, 2002; *27*:59-64.
41. Anneren G, Tuvemo T, Carlsson-Skwirut C, et al. Growth hormone treatment in young children with Down's syndrome: effects on growth and psychomotor development. *Arch Dis Child*, 1999; *80*:334-8.
42. Savage MO, Lebrethon MC, Blair JC, et al. Growth abnormalities associated with adrenal disorders and their management. *Horm Res*, 2001; *56*(suppl 1):19-23.
43. Pucarelli I, Segni M, Ortore M, et al. Effects of combined gonadotropin-releasing hormone agonist and growth hormone therapy on adult height in precocious puberty: a further contribution. *J Pediatr Endocrinol Metab*, 2003; *16*:1005-10.
44. Hagenas L, Hertel T. Skeletal dysplasia, growth hormone treatment and body proportion: comparison with other syndromic and non-syndromic short children. *Horm Res*, 2003; *60*(suppl 3):65-70.
45. Wilson DM. Growth hormone and hypophosphatemic rickets. *J Pediatr Endocrinol Metab*, 2000; *13*(suppl 2):993-8.
46. Henker J. Effect of growth hormone therapy in patients with Crohn disease. *J Pediatr Gastroenterol Nutr*, 2002; *34*:424-5.
47. Raben MS. Clinical use of human growth hormone. *N Engl J Med*, 1962; *266*:82-6.
48. Consensus guidelines for the diagnosis and treatment of adults with growth hormone deficiency: summary statement of the Growth Hormone Research Society Workshop on Adult Growth Hormone Deficiency. *J Clin Endocrinol Metab*, 1998; *83*:379-81.
49. Carroll PV, Christ ER, Bengtsson BA, et al. Growth hormone deficiency in adulthood and the effects of growth hormone replacement: a review. *J Clin Endocrinol Metab*, 1998; *83*:382-95.

50. Rosen T, Bengtsson BA. Premature mortality due to cardiovascular disease in hypopituitarism. *Lancet*, 1990; *336*:285-8.
51. Bates AS, Van't Hoff W, Jones PJ, et al. The effect of hypopituitarism on life expectancy. *J Clin Endocrinol Metab*, 1996; *81*:1169-72.
52. Bulow B, Hagmar L, Mikoczy Z, et al. Increased cerebrovascular mortality in patients with hypopituitarism. *Clin Endocrinol* (Oxf), 1997; *46*:75-81.
53. Tomlinson JW, Holden N, Hills RK, et al. Association between premature mortality and hypopituitarism. West Midlands Prospective Hypopituitary Study Group. *Lancet*, 2001; *357*:425-31.
54. Molitch ME, Clemmons DR, Malozowski S, et al. Endocrine Society's Clinical Guidelines Subcommittee. Evaluation and treatment of adult growth hormone deficiency: an Endocrine Society Clinical Practice Guideline. *J Clin Endocrinol Metab*, 2006; *91*:1621-34.
55. Ho KK. 2007 GH Deficiency Consensus Workshop Participants. Consensus guidelines for the diagnosis and treatment of adults with GH deficiency II: a statement of the GH Research Society in association with the European Society for Pediatric Endocrinology, Lawson Wilkins Society, European Society of Endocrinology, Japan Endocrine Society, and Endocrine Society of Australia. *Eur J Endocrinol*, 2007; *157*:695-700.
56. Mukherjee A, Adams JE, Shalet SM. Adults with partial growth hormone deficiency have an adverse body composition. *J Clin Endocrinol Metab*, 2004; *89*:1586-91.
57. Jallad RS, Bronstein MD. Growth hormone deficiency in adulthood: how to diagnose and when to treat? *Arq Bras Endocrinol Metabol*, 2008; *52*:861-71.
58. Conceição FL, Costa e Silva A, Leal Costa AJ, Vaisman M. Glucagon stimulation test for the diagnosis of GH deficiency in adults. *J Endocrinol Invest*, 2003; *26*:1065-70.
59. Corpas E, Harman SM, Blackman MR. Human growth hormone and human aging. *Endocr Rev*, 1993; *14*:20-39.
60. Mukherjee A, Monson JP, Jonsson PJ, et al. Seeking the optimal target range for insulin-like growth factor I during the treatment of adult growth hormone disorders. *J Clin Endocrinol Metab*, 2003; *88*:5865-70.
61. Bengtsson B-Å, Eden S, Lonn L, et al. Treatment of adults with growth hormone (GH) deficiency with recombinant human GH. *J Clin Endocrinol Metab*, 1993; *76*:309-17.
62. Salomon F, Cuneo RC, Hesp R, et al. The effects of treatment with recombinant human growth hormone on body composition and metabolism in adults with growth hormone deficiency. *N Engl J Med*, 1989; *321*:1797-1803.
63. Jorgensen JO, Pedersen SA, Thuesen L, et al. Beneficial effects of growth hormone treatment in GH deficient adults. *Lancet*, 1989; *1*:1221-5.
64. Binnerts A, Swart GR, Wilson JH, et al. The effect of growth hormone administration in growth hormone deficient adults on bone, protein, carbohydrate and lipid homeostasis, as well as body composition. *Clin Endocrinol* (Oxf), 1992; *37*:79-87.
65. Whitehead HM, Boreham C, McIlrath EM, et al. Growth hormone treatment of adults with growth hormone deficiency: results of a 13-month placebo controlled cross-over study. *Clin Endocrinol* (Oxf), 1992; *36*:45-52.
66. Ho KK, Gibney J, Johannsson G, Wolthers T. Regulating of growth hormone sensitivity by sex steroids: implications for therapy. *Front Horm Res*, 2006; *35*:115-28.
67. Zaninelli DC, Meister LH, Radominski RB, et al. Eficácia, segurança e aderência ao tratamento de longo prazo com hormônio de crescimento (GH) em adultos com deficiência de GH. *Arq Bras Endocrinol Metab*, 2008; *52*:879-88.
68. Wiren L, Boguszewski CL, Johannsson G. Growth hormone (GH) replacement therapy in GH-deficient women during pregnancy. *Clin Endocrinol* (Oxf), 2002; *57*:235-9.
69. Clayton PE, Cuneo RC, Juul A, Monson JP, Shalet SM, Tauber M, European Society of Paediatric Endocrinology. Consensus statement on the management of the GH-treated adolescent in the transition to adult care. *Eur J Endocrinol*, 2005; *152*:165-70.
70. Lacerda CS, Carvalho JAR, Lacerda Filho L, Sandrini Neto R, Boguszewski MCS, Boguszewski CL. Deficiência de hormônio de crescimento (DGH) na fase de transição entre adolescência e vida adulta: reavaliação diagnóstica, composição corporal e fatores de risco cardiovascular. *Arq Bras Endocrinol Metab*, 2007; *51*:S120.
71. Bex M, Abs R, Maiter D, Beckers A, Lamberigts G, Bouillon R. The effects of growth hormone replacement therapy on bone metabolism in adult-onset growth hormone deficiency: a 2-year open randomized controlled multicenter trial. *J Bone Miner Res*, 2002; *17*:1081-94.
72. Shalet SM, Shavrikova E, Cromer M, Child CJ, Keller E, Zapletalová J, Moshang T, Blum WF, Chipman JJ, Quigley CA, Attanasio AF. Effect of growth hormone (GH) treatment on bone in postpubertal GH-deficient patients: a 2-year randomized, controlled, dose-ranging study. *J Clin Endocrinol Metab*, 2003; *88*:4124-9.
73. Baroncelli GI, Saggese G. Effect of GH treatment on bone mass in children with GH deficiency. *J Endocrinol Invest*, 2005; *28*(10 suppl):23-7.
74. Mauras N, Pescovitz OH, Allada V, et al. Transition Study Group. Limited efficacy of growth hormone (GH) during transition of GH-deficient patients from adolescence to adulthood: a phase III multicenter, double-blind, randomized two-year trial. *J Clin Endocrinol Metab*, 2005; *90*:3946-55.
75. Johannsson G, Albertsson-Wikland K, Bengtsson BA. Discontinuation of growth hormone (GH) treatment: metabolic effects in GH-deficient and GH-sufficient adolescent patients compared with control subjects. Swedish Study Group for Growth Hormone Treatment in Children. *J Clin Endocrinol Metab*, 1999; *84*:4516-4524.
76. Bronstein MD. Reposição de GH na "somatopausa": solução ou problema? *Arq Bras Endocrinol Metab*, 2003; *47*:323-30.
77. Laughlin GA, Barrett-Connor E, Criqui MH, et al. The prospective association of serum insulin-like growth factor I (IGF-I) and IGF-binding protein-1 levels with all cause and cardiovascular disease mortality in older adults: the Rancho Bernardo Study. *J Clin Endocrinol Metab*, 2004; *89*:114-20.
78. Vasan RS, Sullivan LM, D'Agostino RB, et al. Serum insulin-like growth factor I and risk for heart failure in elderly individuals without a previous myocardial infarction: the Framingham Heart Study. *Ann Intern Med*, 2003; *139*:642-8.
79. Bartke A. Is growth hormone deficiency a beneficial adaptation to aging? Evidence from experimental animals. *Trends Endocrinol Metab*, 2003; *14*:340-4.
80. Renehan AG, Zwahlen M, Minder C, et al. Insulin-like growth factor (IGF)-I, IGF binding protein-3, and cancer risk: systematic review and meta-regression analysis. *Lancet*, 2004; *363*:1346-53.
81. Souza AHO, Salvatori R, Martinelli Jr CE, et al. Hormônio de crescimento ou somatotrófico: novas perspectivas na deficiência isolada de GH a partir da descrição da mutação no gene do receptor do GHRH nos indivíduos da cidade de Itabaianinha, Brasil. *Arq Bras Endocrinol Metab*, 2004; *48*:406-13.
82. Laron Z. Laron Syndrome (Primary Growth Hormone Resistance or Insensitivity): The Personal Experience 1958–2003. *J Clin Endocrinol Metab*, 2004; *89*:1031-44.
83. Rudman D, Feller AG, Nagraj HS, et al. Effects of human growth hormone in men over 60 years old. *N Engl J Med*, 1990; *323*:1-6.
84. Rudman D, Feller AG, Cohn L, et al. Effects of human growth hormone on body composition in elderly men. *Horm Res*, 1991; *36*(suppl 1):73-81.
85. Papadakis MA, Grady D, Black D, et al. Growth hormone replacement in healthy older men improves body composition but not functional ability. *Ann Intern Med*, 1996; *124*:708-16.
86. Taaffe DR, Jin IH, Vu TH, et al. Lack of effect of recombinant human growth hormone (GH) on muscle morphology and GH-insulin-like

growth factor expression in resistance-trained elderly men. *J Clin Endocrinol Metab*, 1996; *81*:421-5.
87. Blackman MR, Sorkin JD, Munzer T, et al. Growth hormone and sex steroid administration in healthy aged women and men: a randomized controlled trial. *JAMA*, 2002; *288*:2282-92.
88. Fiatarone MA, O'Neill EF, Ryan ND, et al. Exercise training and nutritional supplementation for physical frailty in very elderly people. *N Engl J Med*, 1994; *330*:1769-75.
89. Nass R, Park J, Thorner MO. Growth hormone supplementation in the elderly. *Endocrinol Metab Clin North Am*, 2007; *36*:233-45.
90. Frutos MG, Cacicedo L, Fernández C, et al. Insights into a role of GH secretagogues in reversing the age-related decline in the GH/IGF-I axis. *Am J Physiol Endocrinol Metab*, 2007; *293*:E1140-E1152.
91. Lamberts SW, van den Beld AW, van der Lely AJ. The endocrinology of aging. *Science*, 1997; *17*:278:419-24.
92. Johannsson G, Bengtsson BA, Ahlmen J. Double-blind, placebo-controlled study of growth hormone treatment in elderly patients undergoing chronic hemodialysis: anabolic effect and functional improvement. *Am J Kidney Dis*, 1999; *33*:709-17.
93. Bravenboer N, Holzmann P, de Boer H, et al. The effect of growth hormone (GH) on histomorphometric indices of bone structure and bone turnover in GH-deficient men. *J Clin Endocrinol Metab*, 1997; *82*:1818-22.
94. Amato G, Izzo G, La Montagna G, et al. Low dose recombinant human growth hormone normalizes bone metabolism and cortical bone density and improves trabecular bone density in growth hormone deficient adults without causing adverse effects. *Clin Endocrinol* (Oxf), 1996; *45*:27-32.
95. Boguszewski CL, Meister LH, Zaninelli DC, Radominski RB. One year of GH replacement therapy with a fixed low-dose regimen improves body composition, bone mineral density and lipid profile of GH-deficient adults. *Eur J Endocrinol*, 2005; *152*:67-75.
96. Sugimoto T, Nakaoka D, Nasu M, et al. Effect of recombinant human growth hormone in elderly osteoporotic women. *Clin Endocrinol* (Oxf), 1999; *51*:715-24.
97. Landin-Wilhelmsen K, Nilsson A, Bosaeus I, et al. Growth hormone increases bone mineral content in postmenopausal osteoporosis: a randomized placebo-controlled trial. *J Bone Miner Res*, 2003; *18*:393-405.
98. Holloway L, Kohlmeier L, Kent K, et al. Skeletal effects of cyclic recombinant human growth hormone and salmon calcitonin in osteopenic postmenopausal women. *J Clin Endocrinol Metab*, 1997; *82*:1111-7.
99. Jenkins RC, Ross RJ. Growth hormone therapy for protein catabolism. *QJM*, 1996; *89*:813-819.
100. Weekers F, Van den Berghe G. The catabolic syndrome of prolonged critical illness. *In*: Abs R, Feldt-Rasmussen U (eds). *Growth Hormone Deficiency in Adults: 10 years of KIMS*. Oxford, UK: Oxford Pharma-Genesis, 2004:299-314.
101. Nemechek PM, Polsky B, Gottlieb MS. Treatment guidelines for HIV-associated wasting. *Mayo Clin Proc*, 2000; *75*:386-94.
102. Lo J, You SM, Canavan B, Liebau J, et al. Low-dose physiological growth hormone in patients with HIV and abdominal fat accumulation: a randomized controlled trial. *JAMA*, 2008; *300*:509-19.
103. Mesotten D, Van den Berghe G. Changes within the growth hormone/insulin-like growth factor I/IGF binding protein axis during critical illness. *Endocrinol Metab Clin North Am*, 2006; *35*:793-805.
104. Takala J, Ruokonen E, Webster NR, et al. Increased mortality associated with growth hormone treatment in critically ill adults. *N Engl J Med*, 1999; *341*:785-92.
105. Langouche L, Vanhorebeek I, Van den Berghe G. Therapy insight: the effect of tight glycemic control in acute illness. *Nat Clin Pract Endocrinol Metab*, 2007; *3*:270-8.
106. Franco C, Bengtsson BA, Johannsson G. The GH/IGF-I Axis in Obesity: Physiological and Pathological Aspects. *Metab Syndr Relat Disord*, 2006; *4*:51-6.
107. Clemmons DR, Snyder DK, Williams R, et al. Growth hormone administration conserves lean body mass during dietary restriction in obese subjects. *J Clin Endocrinol Metab*, 1987; *64*:878-83.
108. Johannsson G, Marin P, Lonn L, et al. Growth hormone treatment of abdominally obese men reduces abdominal fat mass, improves glucose and lipoprotein metabolism, and reduces diastolic blood pressure. *J Clin Endocrinol Metab*, 1997; *82*:727-34.
109. Herrmann BL, Berg C, Vogel E, et al. Effects of a combination of recombinant human growth hormone with metformin on glucose metabolism and body composition in patients with metabolic syndrome. *Horm Metab Res*, 2004; *36*:54-61.
110. Colao A, Di Somma C, Vitale G, et al. Influence of growth hormone on cardiovascular health and disease. *Treat Endocrinol*, 2003; *2*:347-356.
111. Le Corvoisier P, Hittinger L, Chanson P, et al. Cardiac effects of growth hormone treatment in chronic heart failure: A meta-analysis. *J Clin Endocrinol Metab*, 2007; *92*:180-5.
112. Tritos NA, Danias PG. Growth hormone therapy in congestive heart failure due to left ventricular systolic dysfunction: a meta-analysis. *Endocr Pract*, 2008; *14*:40-9.
113. Rennie MJ. Claims for the anabolic effects of growth hormone: a case of the emperor's new clothes? *Br J Sports Med*, 2003; *37*:100-5.
114. Nelson AE, Ho KK. A robust test for growth hormone doping – present status and future prospects. *Asian J Androl*, 2008; *10*:416-25.
115. Bidlingmaier M, Wu Z, Strasburger CJ. Problems with GH doping in sports. *J Endocrinol Invest*, 2003; *26*:924-31.
116. Keller A, Wu Z, Kratzsch J, Keller E, Blum WF, Kniess A, Preiss R, Teichert J, Strasburger CJ, Bidlingmaier M. Pharmacokinetics and pharmacodynamics of GH: dependence on route and dosage of administration. *Eur J Endocrinol*, 2007; *156*:647-53.
117. McConatha JT, Schnell F, Volkwein K, et al. Attitudes toward aging: a comparative analysis of young adults from the United States and Germany. *Int J Aging Hum Dev*, 2003; *57*:203-15.
118. Perls TT. Anti-aging quackery: human growth hormone and tricks of the trade – more dangerous than ever. *J Gerontol A Biol Sci Med Sci*, 2004; *59*:682-91.

Retardo Puberal – Avaliação e Manuseio

Elaine Maria Frade Costa, Ana Claudia Latronico, Berenice Brilharinho de Mendonça

INTRODUÇÃO

O desenvolvimento e a maturação do sistema reprodutivo são processos ativos que têm início na vida fetal e se estendem até os primeiros meses de vida após o nascimento. O sistema reprodutivo torna-se então inativo na infância até a sua reativação na adolescência, quando ocorre a maturação sexual e o início da atividade reprodutiva.

O início da puberdade é decorrente do aumento da secreção pulsátil do hormônio liberador das gonadotrofinas (GnRH), por neurônios localizados no hipotálamo médio basal. O GnRH estimula a secreção hipofisária das gonadotrofinas (LH e FSH), essenciais para a maturação gonadal, a qual é evidenciada pela secreção dos esteróides sexuais e produção dos gametas maduros (espermatozóide ou oócito). Concentrações elevadas dos esteróides sexuais induzem o aparecimento dos caracteres sexuais secundários, aceleração do crescimento e, finalmente, fertilidade.[1,2]

A reativação fisiológica do eixo hipotálamo-hipofisário-gonadal no período puberal ocorre normalmente entre os 8 e 13 anos de idade, nas meninas, e entre os 9 e 14 anos, nos meninos. A puberdade é considerada clinicamente atrasada quando os caracteres sexuais secundários estão ausentes em indivíduos com idade cronológica superior a 2,5 desvios-padrão (DP) em relação à idade média de início da puberdade, o que corresponde a 13 anos nas meninas e 14 anos nos meninos. O atraso puberal também deve ser considerado nos pacientes que iniciam a puberdade em idade considerada normal mas não completam o seu desenvolvimento. Um garoto que não completar a maturação sexual secundária dentro de 4,5 anos após o início da puberdade ou uma garota que não menstruar dentro de 5 anos da eclosão puberal pode ter um distúrbio hipotalâmico, hipofisário ou gonadal.[3-7]

O retardo puberal resulta da secreção inadequada dos esteróides gonadais e, freqüentemente, é de origem constitucional. No entanto, pode ser causado por uma variedade de patologias hipotalâmicas, hipofisárias e gonadais, ou, ainda, ser secundário a várias doenças sistêmicas de origem endócrina ou não.[8,9]

ASPECTOS DA PUBERDADE NORMAL

A puberdade normal é decorrente de dois processos distintos: maturidade da função gonadal e aumento da secreção dos androgênios supra-renais (*adrenarca*). Esta última se inicia aproximadamente à idade de 6–7 anos em meninas e 7–8 anos em meninos e se mantém até os 13–15 anos.[2,5,6]

O aparecimento das mamas – *telarca* – é o primeiro sinal da puberdade, em 85% das meninas, e usualmente ocorre entre os 8 e os 13 anos de idade, seguindo-se logo após os pêlos pubianos (*pubarca*). A aceleração do crescimento linear antecede a *menarca* (primeira menstruação), que ocorre cerca de 2 anos após a telarca. Após a menarca, o crescimento adicional na altura das meninas varia de 1 a 7 cm, mas, na maioria, não ultrapassa 2,5 cm. Irregularidade menstrual é comum nos primeiros anos após a menarca. De fato, 90% dos ciclos menstruais são anovulatórios no primeiro ano depois da menarca, e somente após 4–5 anos esse percentual reduz-se para 20%.[2,5,6]

Nos meninos, a primeira manifestação clínica da puberdade é o aumento do volume testicular, que ocorre entre os 9 e 14 anos (média de 11–12 anos). Em geral, um comprimento longitudinal do testículo maior do que 2,5 cm^3 (volume de 4 mL) indica início da puberdade. A pubarca acontece cerca de 18 a 24 meses após, acompanhando-se da aceleração do crescimento linear.[1,2,4]

A puberdade pode ser estadiada levando-se em conta o desenvolvimento das mamas, testículos e pêlos pubianos, como universalmente se adota, através das tabelas de Tanner (Quadros 17.1 e 17.2 e Figs. 17.1 a 17.3). Convém enfatizar que, historicamente, vem-se manifestando a tendência de iniciar mais cedo a puberdade. Daí a freqüente reavaliação das faixas etárias consideradas normais.

AVALIAÇÃO CLÍNICA GERAL DO RETARDO PUBERAL

A determinação da etiologia do retardo puberal requer uma cuidadosa história clínica referente ao crescimento linear, ganho de peso, presença ou não dos caracteres sexuais secundários, alterações olfatórias, sintomas neurológicos, traumas, hábitos alimentares, intensidade e freqüência da atividade física, história familiar de atraso puberal e presença de doenças crônicas e tratamentos anteriores, incluindo radioterapia e quimioterapia. No exame físico deve-se: (1) obter medidas precisas em relação à altura, peso, envergadura e relação púbis–chão/púbis–vértice, importantes na identificação do hábito eunucóide; (2) identificar presença de estigmas físicos que indiquem uma síndrome genética; (3) classificar estádios do desenvolvimento segundo os critérios de Tanner; (4) observar

QUADRO 17.1
Desenvolvimento Puberal em Meninas, Segundo Tanner

	Mamas		Pêlos
Estádio	Achados	Estádio	Achados
I	Mamas pré-púberes; apenas elevação do mamilo.	I	Sem pêlos.
II	Brotos mamários. Elevação da mama e mamilo. Aumento do diâmetro da aréola.	II	Pêlos longos, esparsos, principalmente nos pequenos lábios.
III	Maior aumento da aréola, sem distinção de seus contornos.	III	Pêlos mais grossos e escuros, cobrindo o monte pubiano.
IV	Projeção da aréola e mamilo, formando um segundo monte.	IV	Pêlos adultos que ainda não atingem as coxas.
V	Mamas adultas, apenas com projeção do mamilo.	V	Pêlos adultos, atingindo a face medial das coxas.

QUADRO 17.2
Desenvolvimento Puberal em Meninos, Segundo Tanner

	Mamas		Pêlos
Estádio	Achados	Estádio	Achados
I	Pré-púberes, testículos < 2,5 cm.	I	Sem pêlos.
II	Testículos maiores e saco escrotal mais espesso e algo pigmentado.	II	Pêlos esparsos, pouco curvos, na base do pênis.
III	Pênis maior e mais largos com saco escrotal mais escuro.	III	Pêlos mais espesso e curvos, atingindo o monte pubiano.
IV	Pênis ainda maior, assim como testículos e maior pigmentação.	IV	Pêlos adultos, sem atingir as coxas.
V	Genitália adulta em tamanho e forma.	V	Pêlos adultos, atingindo as coxas.

a presença ou não de ginecomastia e a presença de anormalidades visuais, sinais clínicos importantes no diagnóstico diferencial do retardo puberal.[2,3,5]

AVALIAÇÃO LABORATORIAL GERAL DO RETARDO PUBERAL

Com o objetivo de afastar a presença de patologias associadas ao retardo puberal e determinar o *status* da função hipofisária, a avaliação laboratorial inicial deve consistir em: hemograma completo, exames bioquímicos, T_4 livre, TSH, LH, FSH, testosterona ou estradiol (E2), sulfato de deidroepiandrosterona (DHEAS), cortisol, prolactina (PRL), IGF-I e idade óssea, para determinar o grau de maturação óssea. Imagens do sistema nervoso central (SNC) são úteis nos pacientes com hipogonadismo hipogonadotrófico, principalmente quando associado a outras deficiências hormonais hipofisárias. Também se impõem se houver diabetes insípido ou sinais de aumento da pressão intracraniana (p.ex., cefaléia, papiledema etc.) ou anormalidades visuais resultantes de compressão quiasmática (p.ex., hemianopsia bitemporal etc.). O cariótipo deve ser solicitado para meninas com baixa estatura, bem como meninos com ginecomastia e hipogonadismo hipergonadotrófico.

A seguir descreveremos as características clínicas e hormonais, a avaliação diagnóstica e as recentes estratégias terapêuticas utilizadas nas diferentes formas de atraso puberal.

CLASSIFICAÇÃO DO RETARDO PUBERAL

Conforme especificado no Quadro 17.3, o retardo puberal (RP), de acordo com os níveis de gonadotrofinas, pode ser classificado em:
1. RP com níveis normais ou baixos de gonadotrofinas: atraso constitucional do crescimento e da puberdade (idiopático) e hipogonadismo hipogonadotrófico.
2. RP com níveis elevados de gonadotrofinas: hipogonadismo hipergonadotrófico.

Retardo Puberal com Níveis Normais ou Baixos de Gonadotrofinas

ATRASO CONSTITUCIONAL DE CRESCIMENTO E PUBERDADE (ACCP)

É uma variação da normalidade em que indivíduos saudáveis e com bom padrão nutricional crescem lentamente desde a infância e entram espontaneamente na puberdade após os 13 anos nas meninas e 14 anos nos meninos. O ACCP ocorre mais freqüentemente em homens.[5,8]

Etiopatogenia

O retardo puberal constitucional resulta do atraso na reativação do pulso gerador de GnRH, determinando uma deficiência funcional da secreção desse hormônio e, conseqüentemente, das gonadotrofinas em relação à idade cronológica. No entanto, o atraso puberal

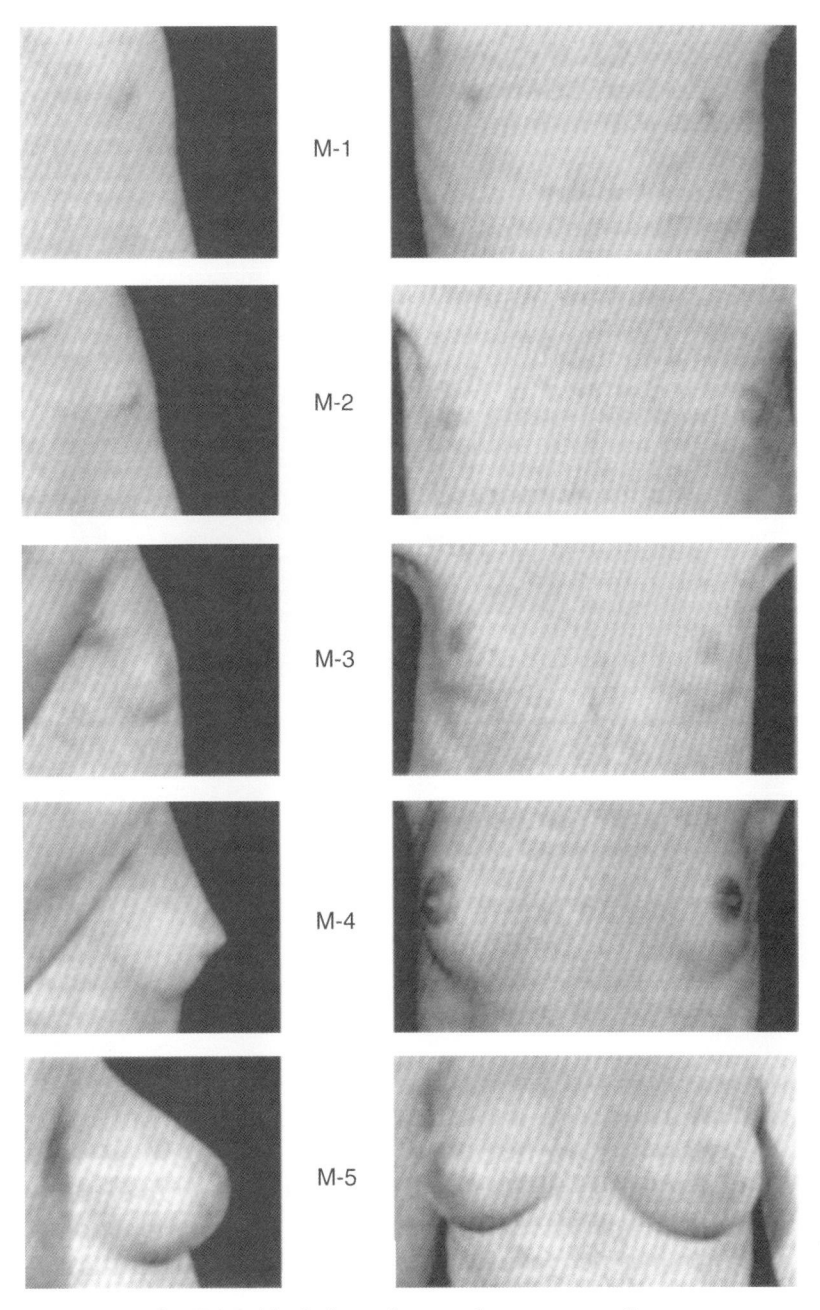

Fig. 17.1 Estádio do desenvolvimento das mamas em mulheres.

está de acordo com o estágio do desenvolvimento fisiológico, mais bem expresso pela idade óssea.[2,3,6]

Diagnóstico Clínico e Laboratorial

O protótipo do paciente que apresenta ACCP é um menino de 14 ou 15 anos com baixa estatura em relação à idade cronológica, associada a uma velocidade de crescimento e idade estatural compatíveis com a idade óssea atrasada.[2,3,6]

A velocidade de crescimento nesses pacientes é baixa para a idade cronológica, sendo causada pela diminuição transitória e funcional da secreção de GH e seus secretagogos, incluindo o GHRH. Sabe-se que a secreção de GH e a sua resposta ao estímulo com GHRH são potencializadas pela administração exógena de estrógenos ou andrógenos. A deficiência dos esteróides sexuais causa uma deficiência transitória de GH e redução na secreção de IGF-I, havendo normalização com a evolução da puberdade. Freqüentemente, esses pacientes, quando adultos, não atingem a sua estatura genética prevista ou permanecem no seu limite inferior, com poucos pacientes excedendo a altura-alvo.[3,6,8]

Nos pacientes com ACCP, a época do início da puberdade apresenta correlação com a idade óssea (IO), e não com a idade cronológica. Em geral, quando a IO é compatível com 12 a 14 anos, nos meninos, e 11 a 13 anos, nas meninas, os primeiros caracteres sexuais secundários tornam-se evidentes. A história de atraso puberal na família sugere o diagnóstico de ACCP.[3,6,8]

A adrenarca também ocorre tardiamente em casos de ACCP. Concentrações baixas de DHEAS para a idade cronológica são compa-

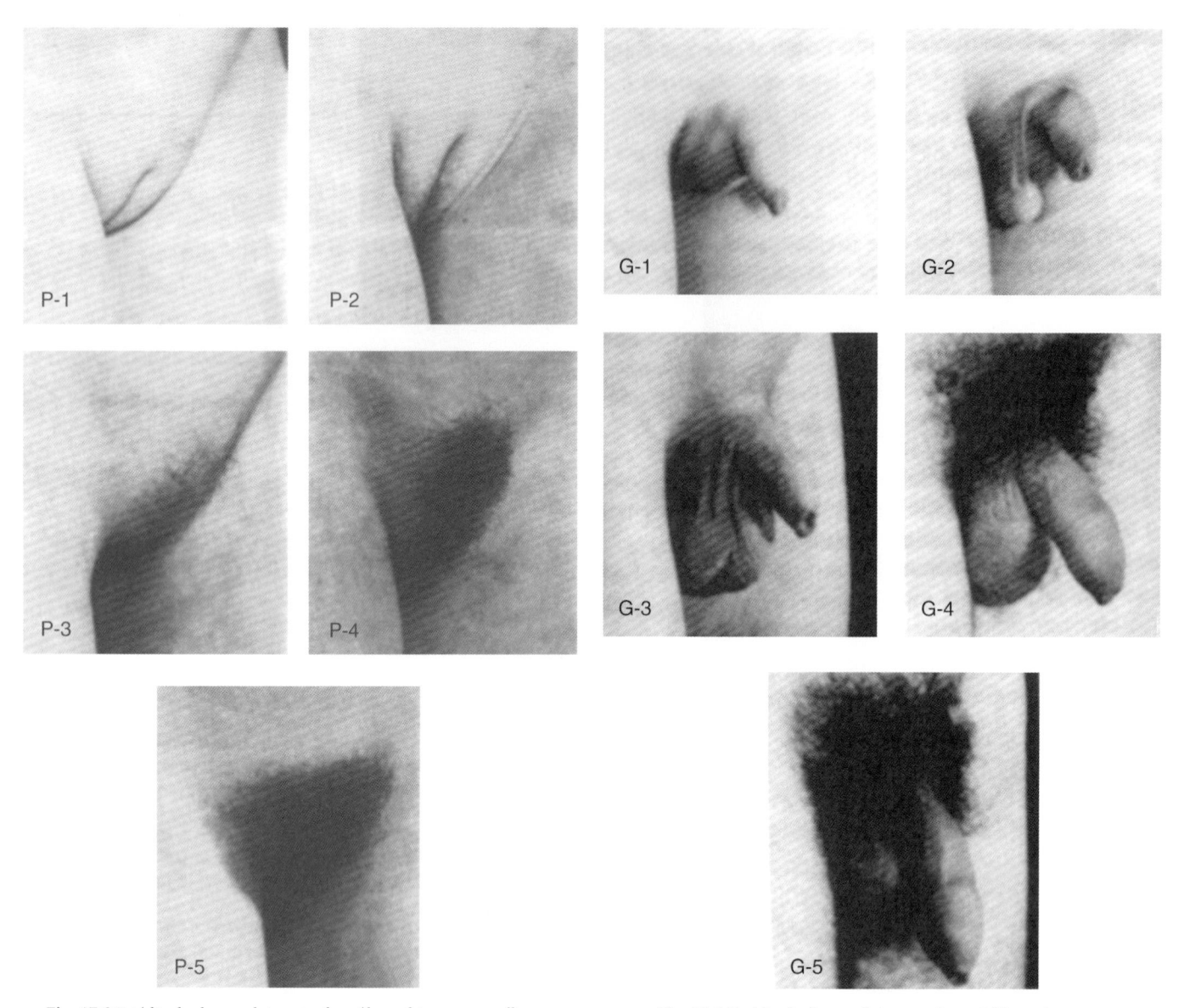

Fig. 17.2 Estádio do desenvolvimento dos pêlos pubianos em mulheres.

Fig. 17.3 Estádio do desenvolvimento da genitália em homens.

tíveis com o atraso da adrenarca. Os níveis circulantes dos esteróides gonadais (E2 e testosterona) e das gonadotrofinas estão igualmente baixos para a idade cronológica. Contudo, com o avançar da maturação óssea, a secreção pulsátil de LH e FSH e os valores de E2 e testosterona se elevam, refletindo a maturação do eixo hipotálamo-hipofisário-gonadal. A resposta do LH ao estímulo com GnRH torna-se púbere aproximadamente 1 ano antes do aparecimento inicial dos caracteres sexuais secundários.[3,6,8]

Em contraste com o que ocorre em indivíduos hipogonádicos, a massa óssea é normal em adultos jovens com história de atraso constitucional.[4,8]

HIPOGONADISMO HIPOGONADOTRÓFICO (HH)

O HH é o infantilismo sexual permanente caracterizado pela deficiência das gonadotrofinas, determinada por alterações na secreção e pulsatilidade do GnRH a partir dos neurônios hipotalâmicos, ou por deficiência na secreção hipofisária de LH e FSH. Como conseqüência, ocorre diminuição na produção dos esteróides sexuais.[7,10]

De uma maneira geral, os pacientes hipogonádicos, ao contrário dos pacientes com ACCP, apresentam estatura normal ou alta, exceto quando a deficiência do GH está associada. Nesses casos, os pacientes apresentam baixa estatura e velocidade de crescimento diminuída, principalmente na época do estirão puberal. Nos casos em que não há deficiência de GH associada, a IO avança normalmente até a idade de início da puberdade e não progride pela falta dos esteróides sexuais, determinando estatura elevada. As proporções corporais estão alteradas, ou seja, a diferença entre as medidas púbis–chão/púbis–vértice e entre a envergadura e a altura é maior que 5 cm (*hábito eunucóide*). Os caracteres sexuais secundários estão ausentes ou hipodesenvolvidos e o estádio puberal é variável, de acordo com a etiologia do hipogonadismo.[2,5,10]

Classificação e Etiologia

O HH pode ser classificado em isolado ou associado a outras deficiências hormonais hipofisárias (*pan-hipopituitarismo*), de origem genética ou adquirida (Quadro 17.3).[7,10] As principais causas de HH serão comentadas a seguir.

QUADRO 17.3
Etiologia do Retardo Puberal

1. **Retardo puberal com níveis baixos de gonadotrofinas**
   1.1 Atraso constitucional do crescimento e da puberdade
   1.2 Hipogonadismo hipogonadotrófico
      1.2.1 *Deficiência isolada de gonadotrofinas*
         - Hipogonadismo hipogonadotrófico idiopático
         - Síndrome de Kallmann
         - Hipogonadismo hipogonadotrófico associado a hipoplasia adrenal congênita
         - Hipogonadismo hipogonadotrófico associado a obesidade
         - Deficiência isolada de LH ou FSH
      1.2.2 *Pan-hipopituitarismo*
         - Lesões do sistena nervoso central (SNC)
            – Tumores do SNC
            – Adenomas hipofisários
            – Doença de Hand-Schüller-Christian ou histiocitose X
            – Malformações congênitas
            – Radioterapia
            – Processos inflamatórios
            – Traumas
            – Lesões vasculares
         - Deficiência dos fatores de transcrição (HESX-1, PROP-1 e LHX3)
      1.2.3 *Miscelânea – hipogonadismo transitório*
         - Doença crônica
         - Desnutrição
         - Anorexia nervosa
         - Exercícios extenuantes
         - Amenorréia psicológica
      1.2.4 *Outras condições*
         - Anormalidades anatômicas
         - Síndrome de Prader-Willi
         - Síndrome de Lawrence-Moon
         - Síndrome de Bardet-Biedl
         - Síndrome de Bloom
         - Síndrome de Leopard
         - Síndrome ataxia–telangiectasia
         - Síndrome cérebro-hepatorrenal
         - Resistência androgênica
         - Defeitos das enzimas esteroidogênicas
2. **Retardo puberal com níveis elevados de gonadotrofinas**
   2.1 Hipogonadismo hipergonadotrófico
      - Síndrome de Turner e suas variantes
      - Síndrome de Noonan
      - Disgenesia gonadal pura 46,XX
      - Disgenesia gonadal pura 46,XY
      - Síndrome de Klinefelter
      - Anorquia ou criptorquidia
      - Radioterapia e quimioterapia
      - Trauma/cirurgia
      - Infecções
      - Castrações
      - Defeitos na biossíntese da testosterona
      - Síndromes de resistência androgênica

Deficiência Isolada das Gonadotrofinas

O HH isolado é caracterizado pela deficiência seletiva das gonadotrofinas, causada por alterações no pulso gerador de GnRH hipotalâmico ou nos gonadotrofos. Pode ser esporádico ou familiar (20 a 30% dos casos). Geralmente tem origem genética e predomina nos homens.[4,7,10]

HIPOGONADISMO HIPOGONADOTRÓFICO IDIOPÁTICO (HHI). É causado pela deficiência na secreção ou ação do GnRH. Até o momento, a única forma de herança descrita é a autossômica recessiva. Resulta de mutações no gene que codifica o receptor do GnRH (*GnRHR*), localizado na região 4q13.2-3, ou, mais raramente, no gene *Kiss*-1 (localizado no cromossomo 19p), que codifica o receptor acoplado à proteína G kisspeptina, denominado GPR54.[7] Conforme recentemente demonstrado, o sistema Kisspeptina/GPR54 tem importante papel na regulação do eixo hipotálamo-hipofisário-gonadal.[11,12] Existem evidências de que a kisspeptina estimularia diretamente os neurônios secretores de GnRH.[11,12] Mutações no *GnRHR* são encontradas em cerca de 14% dos casos de HHI.[13] Na série de de Roux et al.,[14] apenas três famílias com hipogonadismo hipogonadotrófico foram relacionadas com mutações inativadoras do gene do GPR54.

HH ASSOCIADO A ALTERAÇÕES OLFATÓRIAS – SÍNDROME DE KALLMANN (SK). Trata-se da forma mais comum de deficiência isolada das gonadotrofinas, com incidência estimada de 1/10.000 homens e 1/50.000 mulheres. Pode ocorrer sob a forma familiar ou esporádica e é geneticamente heterogênea.[5,7,10] Seu modo de herança pode ser ligado ao cromossomo X (mais comum), autossômico dominante ou como um traço autossômico recessivo. Até 2009, foram identificadas mutações em 5 genes: *KAL1, FGFR1, FGF8, PROKR2* e *PROK2*. No entanto, essas mutações apenas são encontradas em 30% de todos os casos de SK. Mutações no *FGFR1*, que codifica o receptor do fator de crescimento 1 dos fibroblastos, responde pela forma autossômica dominante da doença. Estima-se que mutações do gene *FGF1R*, também chamado *KAL 2*, seriam responsáveis por aproximadamente 10% dos casos de SK. Mutações nos genes *PROKR2* e *PROK2*, codificadores do receptor-2 da procineticina e da procineticina-2, são provavelmente responsáveis pelos casos de SK com modos de transmissão recessiva monogênica e digênica ou oligogênica. Finalmente, mutações ou deleções no *KAL1*, codificador da anosmina-1, causam a SK ligada ao X. Elas seriam encontradas em 14% dos casos familiares e 11% dos casos esporádicos de SK.[7,15-17]

A associação de anosmia ou hiposmia com a deficiência na secreção de GnRH hipotalâmico na SK ocorre devido a uma alteração genética na migração dos neurônios olfatórios e produtores de GnRH da placa olfatória para o hipotálamo, determinando agenesia ou hipoplasia dos bulbos e sulcos olfatórios.[7,10,15]

Diagnóstico Clínico e Laboratorial do HHI e SK. O quadro clínico do hipogonadismo de origem genética também é bastante heterogêneo, variando da ausência completa ou parcial do desenvolvimento puberal a um quadro de atraso puberal, refletindo a variabilidade da secreção de gonadotrofinas nesses pacientes.[6,7,10]

Como já referido anteriormente, em contraste aos pacientes com ACCP, a estatura dos pacientes portadores de hipogonadismo hipogonadotrófico é normal ou elevada, com idade óssea atrasada. As mulheres apresentam amenorréia primária, a telarca pode ser espontânea ou ausente e os volumes uterino e ovariano estão reduzidos para a idade cronológica. Os homens apresentam micropênis (≤ -2 DP), ausência de pêlos faciais e pubarca tardia. Os testículos são reduzidos para a idade adulta, podendo ser compatíveis com o diâmetro pré-puberal ($< 2,5$ cm) ou intrapuberal (2,5 a 3,9 cm), dependendo do grau da deficiência de GnRH. A ginecomastia e a criptorquidia são incomuns.[6,7,10]

Há presença de anosmia ou hiposmia em todos os pacientes com SK, porém nem sempre é referida. Dentre os portadores de SK em acompanhamento na Unidade de Endocrinologia do Desenvolvimento, 25% dos casos não referiram alterações do olfato, que foram identificadas através do teste "*The Smell Identification Test*" (www.smelltest.com). Tal fato demonstra que a avaliação objetiva do olfato através de testes específicos é necessária para caracterizar a presença das alterações olfatórias na SK.[6,7,10,15,18]

Além da anosmia, outros sinais podem estar presentes em pacientes com SK, como: sincinesia bimanual, nistagmo, atresia de coanas, lábio leporino, anomalias renais, *pes cavus* e palato alto.[7,15,18]

Na SK, os valores de LH e FSH basais podem ser indetectáveis ou até mesmo estar dentro dos limites da normalidade. Da mesma forma, sua resposta ao estímulo com GnRH pode ser ausente, do tipo pré-puberal ou puberal, demonstrando a grande heterogeneidade da secreção das gonadotrofinas nessa patologia. Mesmo quando se utilizam métodos de dosagem altamente sensíveis, como o imunofluorométrico, os níveis de gonadotrofinas não distinguem os indivíduos pré-púberes dos hipogonádicos, em ambos os sexos. No entanto, a pulsatilidade do GnRH está alterada em todos os pacientes com hipogonadismo hipogonadotrófico. Na realidade, o GnRH é apulsátil em 73% dos casos e, nos demais, seus pulsos têm baixa amplitude. Os níveis dos outros hormônios hipofisários são normais.[7,10,15,18]

A testosterona e o estradiol (E2) apresentam-se em níveis pré-puberais ou, em alguns casos, intrapuberais, porém estão muito abaixo dos níveis adultos normais em todos os pacientes.[7,10]

Convém comentar que o hipogonadismo, na síndrome de Kallmann, nem sempre é irreversível. De fato, foram descritos[16] cinco casos de uma forma variante dessa síndrome em que se observou recuperação espontânea da secreção de gonadotrofinas, evidenciada por normalização progressiva do volume testicular e da concentração sérica de testosterona, anos após o diagnóstico inicial.[19,20]

A ressonância magnética (RM) é um método importante no diagnóstico diferencial entre SK e HHI, pois permite a identificação de anormalidades nos sulcos e bulbos olfatórios, desde que seja realizada corretamente, com cortes coronais e axiais em T1 sem contraste, desde o centro da órbita até o hipotálamo (Figs. 17.4 e 17.5).[7,18] Em uma revisão dos achados da ressonância magnética de crânio em 64 casos de síndrome de Kallmann, foram observados agenesia bilateral dos bulbos olfatórios em 56% (unilateral em 2%) e sulcos olfatórios anormais ou ausentes bilateralmente em 56% (unilateralmente, em 17%).[21] Ao todo, em menos de 10% dos pacientes a RM foi normal.[21]

HIPOGONADISMO HIPOGONADOTRÓFICO ASSOCIADO A HIPOPLASIA ADRENAL CONGÊNITA. Está relacionado com mutações no gene *DAX1*, localizado no braço curto do cromossomo X. É uma doença rara com herança ligada ao X e caracterizada por alterações na organogênese adrenal e hipofisária.[18,22]

Diagnóstico Clínico e Laboratorial. Tipicamente, os meninos apresentam sinais e sintomas de insuficiência adrenal primária, ou seja, deficiência na secreção de cortisol, DHEAS e aldosterona, que pode manifestar-se logo ao nascimento, associada à ausência de caracteres sexuais secundários na idade esperada para o início da puberdade. De acordo com a natureza da mutação no gene *DAX1*, existem variações de apresentação clínica. Já foram descritos pacientes que apresentaram hipogonadismo hipogonadotrófico e leve falência adrenal de instalação tardia,[23] hipogonadismo hipogonadotrófico com função adrenal normal[24] e puberdade extremamente atrasada, com fertilidade e função adrenal normais.[25] No entanto, é improvável que mutações no gene *DAX1* sejam causas comuns de hipogonadismo hipogonadotrófico ou puberdade atrasada, na ausência de insuficiência adrenal associada.[18]

Os níveis plasmáticos de ACTH e renina estão elevados, enquanto aqueles de cortisol e aldosterona encontram-se baixos. Na época da puberdade, também estão baixos os valores de LH, FSH e testosterona.[18,22]

HIPOGONADISMO HIPOGONADOTRÓFICO ASSOCIADO À OBESIDADE. Pode estar relacionado à deficiência de

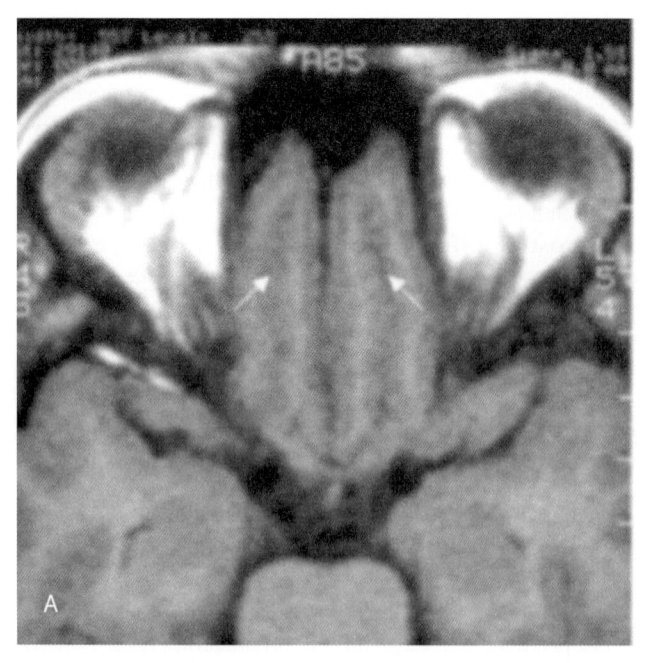

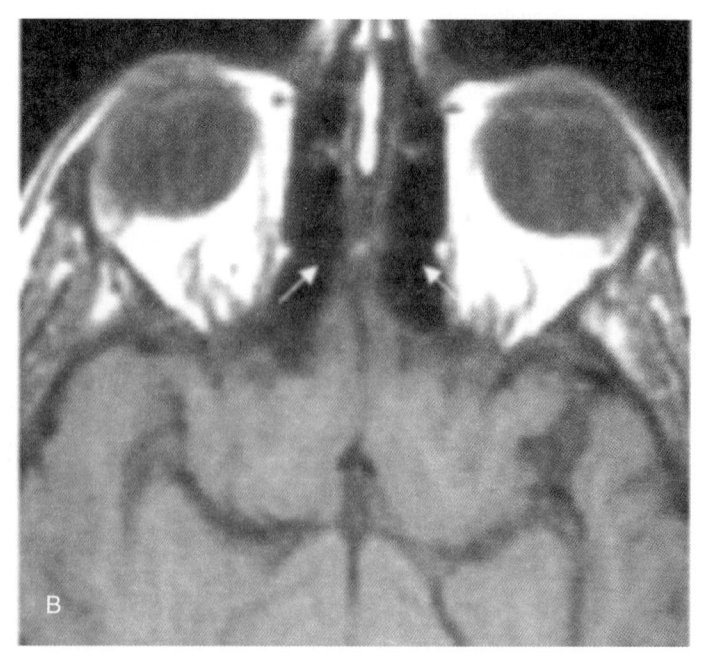

Fig. 17.4 RM do rinencéfalo, cortes sagitais em T1. No painel da esquerda (**A**), as setas indicam sulcos olfatórios normais. No painel da direita (**B**), as setas indicam ausência de sulcos olfatórios em um paciente com *síndrome de Kallmann*.

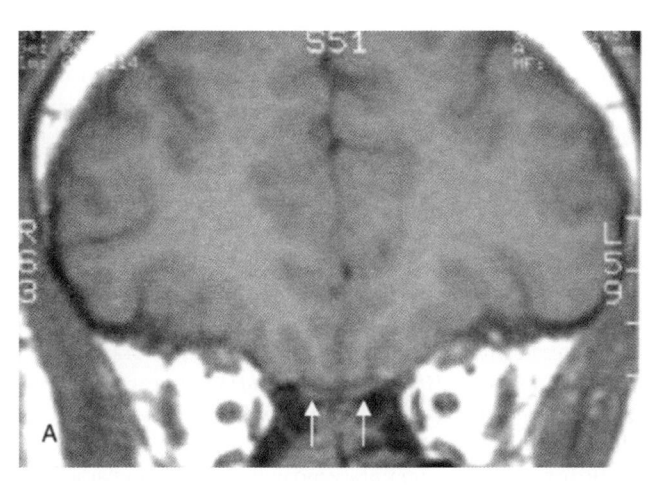

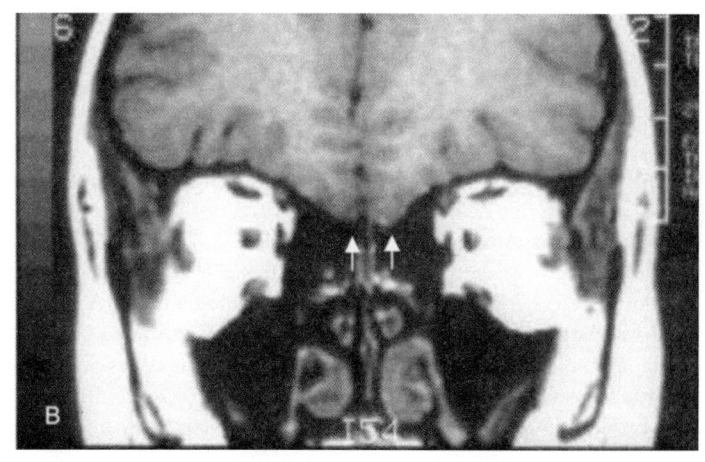

Fig. 17.5 RM do rinencéfalo, cortes coronais em T1. No painel da esquerda (**A**), as setas indicam bulbos olfatórios normais. No painel da direita (**B**), as setas indicam ausência de bulbos olfatórios em um paciente com a *síndrome de Kallmann*.

pró-hormônio convertase 1 (PC-1), que converte pró-insulina em insulina. Um único caso de mutação do gene *PC-1* foi descrito em uma mulher de 43 anos com obesidade grave na infância e amenorréia primária.[26]

Recentemente foram descritas mutações nos genes da leptina e de seu receptor em pacientes com obesidade, hiperinsulinemia, ginecomastia e hipogonadismo hipogonadotrófico.[27] Também foi descrito o HH associado com as síndromes de múltiplas sardas e nevos de células basais.[5]

DEFICIÊNCIA ISOLADA DE LH OU FSH. A deficiência isolada do LH (*síndrome do eunuco fértil*) está associada à deficiência na produção de testosterona e variados graus de alterações na espermatogênese. Pode ser idiopática, secundária a tumores hipotalâmicos ou, raramente, relacionada a mutações e polimorfismos no gene da subunidade β do LH. Tais mutações determinam a síntese de uma molécula de LH bioinativa que pode ser responsável por diferentes fenótipos, como atraso puberal, progressão puberal lenta, infertilidade e distúrbios menstruais. Os níveis de LH geralmente são elevados, demonstrando uma molécula imunorreativa, porém bioinativa; os níveis de FSH são normais, e os de testosterona, caracteristicamente baixos.[28,29]

A *deficiência isolada de FSH* (DIF) é rara e em geral,[28] mas não obrigatoriamente,[30] resulta de mutações no gene da subunidade β do FSH. Em mulheres, manifesta-se por atraso puberal, amenorréia primária e infertilidade, porém com adrenarca normal. Caracteristicamente, as concentrações séricas de FSH, LH e E2 mostram-se indetectáveis, elevadas e baixas, respectivamente. Os homens com DIF apresentam puberdade normal ou atrasada, azoospermia, testículos pequenos, com FSH indetectável; os níveis de LH estão normais ou altos, e os de testosterona, normais ou baixos.[28,30]

Pan-hipopituitarismo

O pan-hipopituitarismo caracteriza-se pela deficiência na síntese e secreção de dois ou mais hormônios hipotalâmicos ou hipofisários. Pode resultar de causas genéticas ou adquiridas (Quadro 17.3), comentadas adiante.

LESÕES DO SISTEMA NERVOSO CENTRAL (SNC)

Tumores. Os tumores do SNC que cursam com atraso puberal localizam-se na região hipotálamo-hipofisária. Praticamente todos os pacientes com tumores nessa região apresentam deficiência de dois ou mais hormônios hipofisários.[31]

CRANIOFARINGIOMA. É o tumor mais freqüente dentre aqueles associados ao pan-hipopituitarismo e infantilismo sexual. Originário de restos epiteliais da bolsa de Rathke, geralmente está localizado na região supra-selar. Mais raramente ocorre na nasofaringe ou terceiro ventrículo. Craniofaringiomas (CFG) têm tamanho variável e, em geral, apresentam-se como lesões císticas da região supra-selar, com ou sem invasão da sela túrcica (Fig. 17.6). São mais freqüentes na adolescência, com pico de incidência entre 6 e 14 anos.[32,33]

As manifestações clínicas estão relacionadas com a localização e expansão do tumor. Constituem o quadro clínico: cefaléia, distúrbios visuais por compressão do nervo óptico (alterações de campo visual, atrofia óptica ou papiledema), baixa estatura, atraso puberal, hipotiroidismo, poliúria e polidipsia (relacionadas ao diabetes insípido).[32,33] Ganho de peso, por envolvimento hipotalâmico, pode também ser observado.[34] Raramente, acontecem puberdade precoce e crescimento acelerado.[35] A avaliação laboratorial dos pacientes

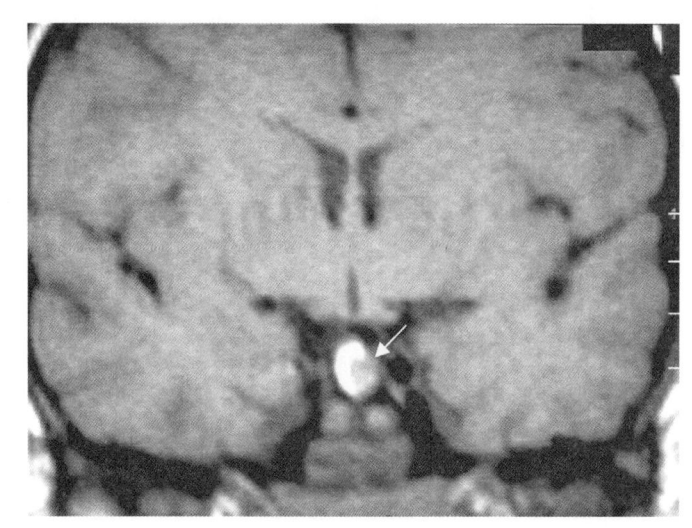

Fig. 17.6 Ressonância magnética de hipófise, corte coronal em T1 – a seta indica uma imagem tumoral supra-hipofisária que corresponde a um craniofaringioma.

com CFG geralmente mostra deficiência de um ou mais hormônios hipofisários. A avaliação hormonal realizada em condições basais e após estímulo (teste combinado – insulina, TRH e GnRH) indica ser mais freqüente a deficiência de GH, seguida das deficiências de LH/FSH, ACTH e TSH.[32,33]

O RX simples de crânio já é capaz de detectar calcificações supra- ou intra-selares, que ocorrem em cerca de 70% dos pacientes com craniofaringioma. A tomografia computadorizada (TC) de crânio é útil na identificação de pequenas calcificações não visualizadas no RX simples e esclarece se o tumor é cístico, sólido ou misto. A RM com contraste não é capaz de detectar calcificações, porém delimita o tumor com precisão, define suas relações anatômicas e suas características, essenciais na programação cirúrgica.[33,36]

GERMINOMAS. São tumores de células germinativas que podem localizar-se posteriormente ao terceiro ventrículo, na região supra-selar ou em ambas. Também denominados pinealomas, pinealomas ectópicos, teratomas atípicos ou disgerminomas, são muito raros e mais freqüentemente diagnosticados na segunda década da vida. Causam alterações endócrinas, cuja freqüência em ordem decrescente é: diabetes insípido (DI), deficiências de GH, gonadotrofinas e TSH, hiperprolactinemia e deficiência de ACTH.[37,38] Além disso, raramente pode ocorrer puberdade precoce em meninos por secreção tumoral de gonadotrofina coriônica humana (hCG).[39] Laboratorialmente, germinomas se caracterizam por níveis elevados de hCG e α-fetoproteína no liquor e, sobretudo, no soro.[38]

À TC, germinomas aparecem como massas hipo-, iso- ou hiperdensas, homogêneas ou não, com aumento da captação do contraste. A RM com contraste é útil na detecção de tumores pequenos e alterações da sela túrcica.[38]

Adenomas Hipofisários. Desenvolvem-se principalmente na idade adulta, sendo raros na infância e adolescência (2 a 6% dos casos). Em uma série de 44 casos,[40] 68% eram secretores de PRL, 7% de GH e 5% de ACTH, enquanto 20% eram não-funcionantes. Retardo puberal foi constatado em 44% dos pacientes com macroadenomas.[40]

O hipogonadismo secundário aos tumores hipofisários, dependendo da idade de instalação do tumor, pode ter apresentação clínica variável, desde ausência completa do desenvolvimento puberal a hipogonadismo parcial. Os prolactinomas geralmente se apresentam clinicamente com amenorréia primária nas meninas e ginecomastia e hipogonadismo nos meninos, associados a níveis elevados de PRL. Distúrbios visuais e cefaléia são comuns na presença de macroadenomas. Estes últimos, em contraste, raramente cursam com DI.[38,41]

Em casos de prolactinomas, o hipogonadismo resulta de inibição de secreção do GnRH pela hiperprolactinemia e, no caso de tumores maiores, de compressão da haste hipofisária.[7]

Doença de Hand-Schüller-Christian ou Histiocitose X. É uma alteração proliferativa dos histiócitos de Langerhans ou seus precursores e caracteriza-se pela infiltração lipídica dos histiócitos da pele, vísceras e ossos. A infiltração do hipotálamo ou da hipófise pode determinar DI, deficiência de GH ou puberdade atrasada. Outras lesões podem aparecer, na dependência do órgão afetado. O tratamento é paliativo e inclui o uso de glicocorticóides e agentes antineoplásicos, além de radioterapia; 50% dos pacientes apresentam progressão do quadro clínico e seqüelas, apesar do tratamento.[42]

Malformações Congênitas. Defeitos cerebrais da linha média (DCLM) podem se acompanhar de hipopituitarismo. Entre os mais comuns está a *displasia septo-óptica* (DSO), a qual é causada por desenvolvimento anormal do prosencéfalo, em que o nervo óptico é afetado, podendo causar nistagmo ou até cegueira.[43] DSO pode também resultar de mutações no gene *HESX-1*.[44] À RM, o septo pelúcido está ausente ou hipoplásico na maioria dos casos, enquanto a hipófise pode ser hipoplásica. Entre 18 pacientes com DCLM, 88% tinham anormalidades endócrinas: deficiência de GH em 72%, hipotiroidismo em 66%, hipogonadismo em 45%, DI em 27%, insuficiência adrenal em 10% e puberdade precoce em 5%.[45]

DEFICIÊNCIA DE FATORES DE TRANSCRIÇÃO. Diversos fatores de transcrição e de sinalização estão envolvidos no mecanismo de formação da hipófise e da diferenciação celular para a secreção dos diferentes hormônios pituitários. Até o momento, foram descritas mutações nos genes *HESX-1*, *PROP-1* e *LHX3* em pacientes com deficiência congênita das gonadotrofinas, associada às deficiências de GH e TSH.[18,31,46]

Radioterapia. O hipopituitarismo induzido por irradiação craniana para tratamento de tumores do SNC é uma complicação comum e de instalação gradual. A deficiência hormonal mais comum é a do GH, seguida pela deficiência das gonadotrofinas. Existe uma relação entre a intensidade do hipopituitarismo e a dose utilizada de radiação. Doses mais baixas, como 18 Gy, resultam em menor incidência de hipogonadismo e morbidade em longo prazo do que doses mais altas (p.ex., 24 Gy).[31,47]

Processos Inflamatórios, Lesões do Sistema Nervoso Central, Lesões Vasculares e Traumas Cranianos. Meningite tuberculosa ou neurossarcoidose podem causar deficiências hormonais hipofisárias, porém raramente estão relacionadas com atraso puberal. DI é a manifestação endócrina mais comum.[31,38,48,49] Hidrocefalia também pode estar relacionada ao hipogonadismo ou atraso puberal, reversíveis após a descompressão.[48]

Miscelânea

Várias patologias sistêmicas e crônicas podem estar associadas com atraso da maturação sexual e diminuição na síntese e secreção de gonadotrofinas, determinando um hipogonadismo temporário. Entre elas se incluem desnutrição, fibrose cística, doença de Crohn, *diabetes mellitus* descompensado, síndrome de Cushing, talassemia, anemia falciforme, esquistossomose hepatoesplênica, doenças inflamatórias, AIDS/SIDA, hipotiroidismo etc.[5,31,48]

A má nutrição de qualquer etiologia que leve a um peso abaixo de 80% do peso ideal para a altura pode levar à deficiência das gonadotrofinas. Os exercícios físicos extenuantes, praticados por atletas, são uma causa conhecida de puberdade atrasada e amenorréia hipotalâmica, devido à inibição do pulso gerador de GnRH, causada pelo baixo peso.[7,48,50] A anorexia nervosa, caracterizada por diminuída relação ingestão calórica/gasto energético, está associada a marcante hipoleptinemia, comprometendo o processo puberal. A restauração do peso restabelece o eixo hipotálamo-hipofisário-gonadal.[51]

Distúrbios psicossociais e situações de estresse social também podem inibir o crescimento e o desenvolvimento puberal na adolescência.[7,48]

Outras Condições

O hipogonadismo pode fazer parte do quadro clínico de várias síndromes genéticas raras, a saber:

SÍNDROME DE PRADER-WILLI (SPW). SPW é uma condição rara (freqüência de 1:20.000), de herança autossômica dominante, causada por alterações no braço curto do cromossomo 15. Cerca de 70% dos pacientes apresentam deleção da região 15q11-

q13 do alelo paterno, e 20 a 25% dos casos têm dissomia uniparental materna (ambos os alelos derivados da mãe).[52,53]

As características clínicas da SPW incluem hipotonia fetal e do lactente, dificuldade de sucção na lactância, hiperfagia com evolução para obesidade patológica na infância, intolerância aos carboidratos, baixa estatura, olhos amendoados, boca triangular, mãos e pés pequenos, retardo mental, instabilidade emocional e hipogonadismo hipogonadotrófico, causado por disfunção hipotalâmica. Nas meninas, a menarca é tardia e os meninos apresentam micropênis e criptorquidia (Fig. 17.7).[52,53]

SÍNDROMES DE LAURENCE-MOON (SLM) E BARDET-BIEDL (SBB). São distúrbios infreqüentes, com herança autossômica recessiva. Caracterizam-se por hipogonadismo de várias etiologias, obesidade, baixa estatura, retardo mental e retinite pigmentosa. Diferenciam-se entre si pelo aparecimento de polidactilia na SBB e paraplegia espástica na SLM.[54,55] Atresia vaginal e distúrbios da marcha e da fala são achados ocasionais em ambas as síndromes.[55,56]

SÍNDROME DE LEOPARD (SL). Trata-se de uma rara condição autossômica dominante, com penetrância completa e expressividade variável. Caracteriza-se por múltiplas anomalias cutâneas, faciais e cardíacas. LEOPARD é um acrônimo em inglês das principais manifestações da SL, incluindo *multiple lentigines* (múltiplas sardas), *ECG conduction abnormalities* (anormalidades de condução no eletrocardiograma), *Ocular hypertelorism* (hipertelorismo ocular), *Pulmonic stenosis* (estenose pulmonar), *Abnormal genitália* (genitália anormal), *Retardation of growth* (retardo do crescimento) e *sensorineural Deafness* (surdez sensorineural). Aproximadamente 200 pacientes já foram relatados na literatura, porém a real incidência da SL ainda é desconhecida. Manifestações adicionais são manchas café-com-leite, criptorquidia (presente em 50% dos casos masculinos), puberdade atrasada, hipotonia e dificuldades para aprendizagem. Em cerca de 85% dos casos, uma mutação *missense* heterozigótica é detectada nos éxons 7, 12 ou 13 do gene *PTPN11*. Recentemente, mutações *missense* no gene *RAF1* foram encontradas em 2 de 6 pacientes com SL PTPN11-negativos. A SL muito se assemelha à síndrome de Noonan e, durante a infância, também à neurofibromatose tipo 1.[57,58]

Retardo Puberal com Níveis Elevados de Gonadotrofinas

HIPOGONADISMO HIPERGONADOTRÓFICO

O hipogonadismo hipergonadotrófico é causado pela falência gonadal primária (FGP) bilateral. Esta última se caracteriza pela deficiência na secreção dos esteróides sexuais gonadais que leva à diminuição da retroalimentação negativa e, conseqüentemente, à elevação das concentrações de gonadotrofinas.[3,6]

ETIOLOGIA. FGP tem como causas mais comuns distúrbios cromossômicos, particularmente as síndromes de Turner e de Klinefelter.

Síndrome de Turner (ST) e suas Variantes

É a causa mais comum de FGP no sexo feminino, com uma incidência de 1:2.500 meninas nascidas vivas. Caracteriza-se pela perda parcial ou completa do segundo cromossomo sexual.[59,60]

DIAGNÓSTICO CLÍNICO E LABORATORIAL. As meninas com ST apresentam baixa estatura, que pode ser observada desde o nascimento (devido ao retardo de crescimento intra-uterino), infantilismo sexual, amenorréia primária e anormalidades somáticas típicas. Aproximadamente 60% das pacientes têm cariótipo 45,X, enquanto as demais apresentam mosaicismos, deleções ou possuem cromossomo X em anel, os quais podem determinar variações fenotípicas. A estatura final pode estar relacionada ao cariótipo.[59,60] No Serviço de Endocrinologia do Desenvolvimento do HCFMUSP, observamos que a média de estatura final das pacientes com cariótipo 45,X e mosaicismos foi, respectivamente, de 137,3 e 144,7 cm.

A baixa estatura, assim como as deformidades de Mandelung do punho, estão relacionadas com haploinsuficiência do gene *SHOX* (*short stature homeobox-containing gene*), localizado na região pseudo-autossômica do braço curto dos cromossomos X (Xp22) e Y (Yp11.3).[61]

Dentre os estigmas somáticos da ST, observamos: micrognatia, boca pequena, palato em ogiva, anormalidades dentárias, epicanto, ptose, orelhas proeminentes, pescoço curto e alado (*pterygium colli*), além de implantação baixa dos cabelos e em forma de tridente. As anormalidades esqueléticas são diversas, tais como tórax em escudo, *cubitus valgum*, encurtamento do quarto metacarpo e metatarso e *genu valgum* (Fig. 17.8). Alteração da drenagem do ouvido médio resulta em otites de repetição e prejuízo da audição. Malformações cardiovasculares (p.ex., coarctação da aorta e válvula aórtica bicúspide) e renais (p.ex., anomalias de rotação, rim em ferradura, duplicação ou hidronefrose) podem estar presentes e devem sempre ser investigadas. Na pele, são observáveis *nevus*, quelóides e linfedema de extremidades, que podem ser observados já nas recém-nascidas. No sistema gastrointestinal podem ocorrer telangiectasias e hemangiomas, que raramente levam a hemorragias importantes. Finalmente, a ST implica risco aumentado para doenças auto-imunes, incluindo tiroidites, artrite reumatóide e *diabetes mellitus*.[59,60]

Níveis elevados de gonadotrofinas são observados desde o nascimento até os 4 anos de vida, sendo os valores de FSH 3 a 10 vezes mais elevados que os níveis de LH. Esses níveis são suprimidos duran-

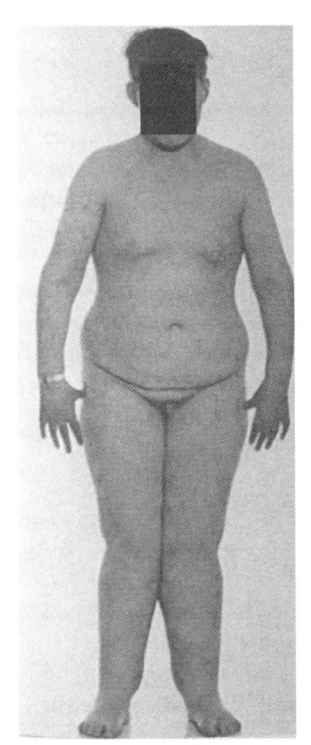

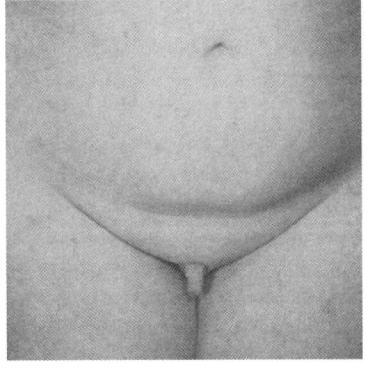

Fig. 17.7 *Síndrome de Prader-Willi* em adolescente de 15 anos, com baixa estatura, hiperfagia e obesidade, retardo puberal, micropênis e retardo mental.

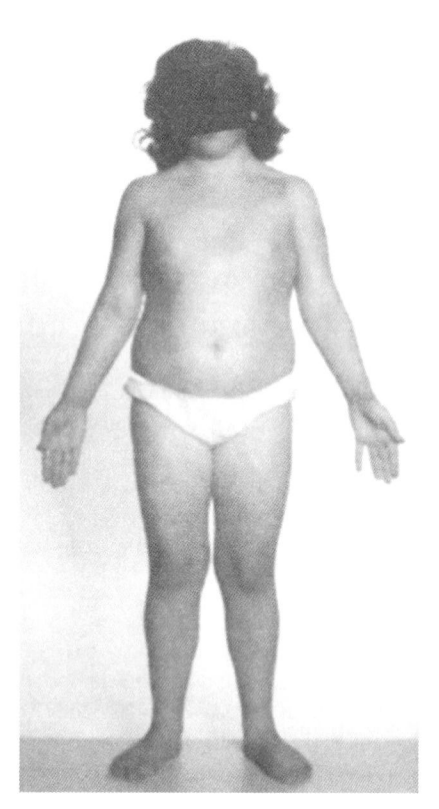

Fig. 17.8 Baixa estatura e retardo puberal em menina de 13,5 anos. Notar o pescoço alado e o cúbito valgo. O cariótipo revelou-se 45,X, confirmando o diagnóstico de *síndrome de Turner*. Esta última deve ser suspeitada em toda menina com retardo estatural e puberal, sem causa aparente.

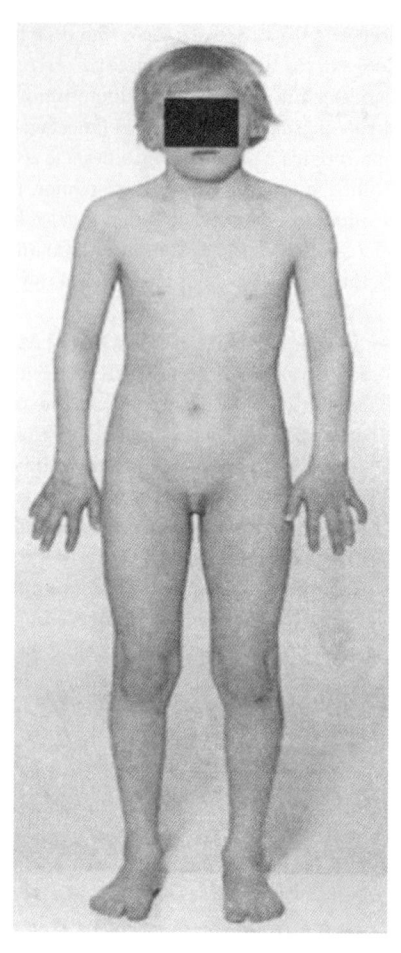

Fig. 17.9 *Síndrome de Noonan* em um paciente de 15 anos, com baixa estatura, retardo puberal, pescoço alado e implantação baixa de orelhas.

te o período de quiescência do eixo hipotálamo-hipofisário-gonadal, entre 4 e 8 anos de idade, e atingem valores bastante elevados em torno de 11–12 anos de idade. Os ovários são disgenéticos, em fita e fibrosos, e o útero, infantil. As características sexuais da puberdade podem aparecer em graus variados em 20 a 30% das meninas com ST, e menarca espontânea pode ocorrer em 15% delas.[59,60]

Síndrome de Noonan (SN)

A SN é uma síndrome genética comum que representa importante diagnóstico diferencial em pacientes com baixa estatura, atraso puberal ou criptorquidia. Apresenta grande variabilidade fenotípica e é caracterizada principalmente por dismorfismo facial, cardiopatia congênita e baixa estatura.[62,63]

Também chamada *síndrome pseudo-Turner* ou *síndrome de Ullrich*, a SN tem incidência estimada de 1:1.000 a 1:5.000. As características clínicas que diferenciam a SN da síndrome de Turner são: fácies triangular, *pectus excavatum*, cardiomiopatia hipertrófica e maior incidência de retardo mental. As meninas com SN apresentam função ovariana normal, e os meninos, criptorquidia com prejuízo da função das células de Leydig. Esses pacientes apresentam invariavelmente puberdade atrasada, enquanto baixa estatura é observada em 70 a 83% dos pacientes (Fig. 17.9).[62,63]

SN tem herança autossômica dominante, e o gene inicialmente envolvido na sua etiologia foi o *PTPN11*, localizado na região 12q24.1.[62] Mais recentemente, outros genes que interferem na via de sinalização da RAS-MAPK (*mitogen activated protein kinase*) foram identificados como causadores da SN: *KRAS, SOS1, RAF1* e *MEK1*.[63]

Disgenesia Gonadal Pura 46,XX

Pode ocorrer de forma esporádica ou com herança autossômica recessiva. O fenótipo das portadoras de disgenesia gonadal pura XX ou resistência ovariana às gonadotrofinas tipicamente inclui estatura normal (ao contrário das pacientes com síndrome de Turner), infantilismo sexual, amenorréia primária e gônadas em fita. Nas formas parciais dessa síndrome, podemos observar ovários hipoplásicos que produzem quantidades suficientes de estrógenos para um desenvolvimento mamário parcial e até menarca, seguida de amenorréia secundária. A transformação maligna dessas gônadas é rara e a gonadectomia não está indicada.[64]

Disgenesia Gonadal Pura 46,XY

Resulta de perda de tecido testicular durante as primeiras 8 semanas da vida fetal. Em 10 a 15% dos casos são observadas mutações do *SRY*. Nos casos restantes, tem sido sugerido que mutações em outros genes (p.ex., o *DHH*) podem estar envolvidas. Pacientes com disgenesia gonadal XY tipicamente apresentam genitália feminina, com ou sem sinais de virilização, infantilismo sexual, estatura normal ou alta, hábito eunucóide, gônadas em fita e desenvolvimento de derivados müllerianos (útero e trompas). A forma incompleta dessa síndrome pode cursar com graus variáveis de ambigüidade genital. O risco de transformação maligna nos testículos disgenéticos é elevado, sendo a gonadectomia indicada nesses casos.[64,65]

Outras Causas de Falência Ovariana Primária

RADIOTERAPIA. Quando os ovários são incluídos no campo de irradiação, ocorre falência ovariana secundária à radioterapia. Doses de 4 Gy causam esterilidade em 30% das mulheres jovens e 100% das mulheres mais velhas. O útero também pode ser afetado pela radiação, tornando-se incapaz de responder ao estímulo estrogênico.[66,67]

QUIMIOTERAPIA. Agentes citotóxicos causam danos nas células germinativas, indicados pelos baixos níveis de inibina B e elevação do FSH em pacientes submetidas à quimioterapia. A lesão ovariana está relacionada com o tipo de quimioterápico utilizado.[67]

OOFORITE AUTO-IMUNE. Trata-se de uma causa rara de falência ovariana primária e geralmente está associada a outras endocrinopatias auto-imunes. Os ovários são císticos macroscopicamente císticos, com um infiltrado linfocitário nas células esteroidogênicas da teca. O infiltrado imune resulta em baixos níveis de estradiol e um aumento compensatório no FSH. As células da granulosa são poupadas, e os níveis das inibinas A e B são normais ou elevados.[68]

CAUSAS GENÉTICAS. Neste item incluem-se: (1) falência ovariana primária (FOP), relacionada a mutações no gene do receptor do FSH (*FSHR*);[28] (2) FOP associada a alterações oculares (p.ex., ptose palpebral, epicanto inverso etc.), relacionada à haploinsuficiência do gene *FOXL2*, expresso nas células foliculares e cujas mutações determinam aumento da atresia folicular;[69] (3) FOP associada a distúrbios da glicosilação de proteínas, enzimas, glicoproteínas e fatores de coagulação;[70] e (4) a *síndrome de Frasier* (disgenesia gonadal associada à insuficiência renal crônica).[71]

Síndrome de Klinefelter (SKF)

É a causa mais comum de insuficiência gonadal primária em homens, com uma freqüência de 1 em 500–1.000 meninos nascidos vivos. O genótipo é tipicamente 47,XXY, mas o mosaicismo genético pode ocorrer. O diagnóstico é geralmente realizado na adolescência ou idade adulta.[72,73]

DIAGNÓSTICO CLÍNICO E LABORATORIAL. Na maioria dos casos, ocorre desenvolvimento puberal parcial em idade adequada para o início da puberdade, porém os testículos são pequenos e fibróticos, a genitália externa não se desenvolve adequadamente e a presença de azoospermia é característica. Ginecomastia está presente em mais de 50% dos casos. Os pacientes são freqüentemente altos e apresentam proporções eunucóides (Fig. 17.10). Podem também apresentar redução do desenvolvimento intelectual, especialmente na linguagem, e alterações de comportamento. Quanto maior o número de cromossomos X, maiores são o grau de retardo mental e as anormalidades do desenvolvimento genital.[72,73]

A SKF pode estar associada a outras anormalidades, como doença valvar aórtica, aneurismas, carcinoma de mamas, leucemia aguda, linfomas, tumores mediastinais etc. Existe também um risco aumentado para *diabetes mellitus* e doenças da tiróide.[5,72]

As gonadotrofinas se elevam no período pós-puberal. Antes dos 12 anos de idade, os níveis de LH e FSH podem estar dentro dos limites encontrados em indivíduos pré-puberais normais.[5,73]

Outras Causas de Falência Testicular Primária

QUIMIOTERAPIA. Os agentes quimioterápicos utilizados para o tratamento de doenças neoplásicas (p.ex., ciclofosfamida) podem causar danos reversíveis ou não às células de Sertoli, de Leydig ou

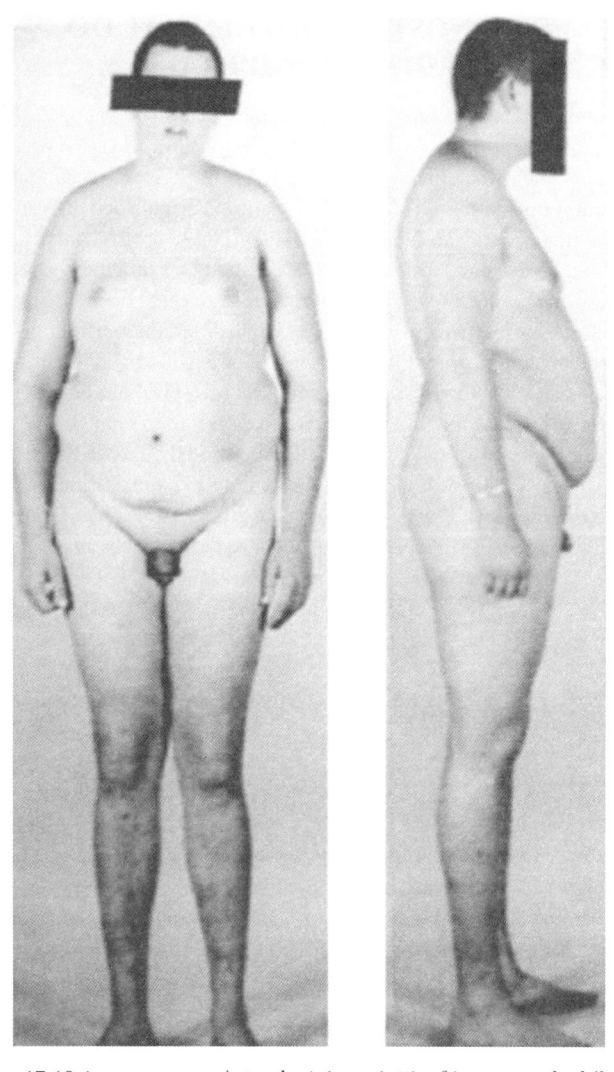

Fig. 17.10 Aspecto característico da *síndrome de Klinefelter*, que inclui hábito eunucóide, alta estatura, braços longos, ginecomastia bilateral e testículos pequenos e firmes.

células germinativas, evidenciados pelos baixos níveis de inibina B e testosterona, além de elevação do FSH e LH.[66,67]

RADIOTERAPIA. Causa falência testicular primária quando os testículos estão no campo de radiação. Doses de 0,35 Gy ou > 2 Gy podem, respectivamente, levar à azoospermia temporária ou permanente. Doses mais elevadas, como 15 Gy, podem causar disfunção definitiva das células de Leydig.[66,67]

CRIPTORQUIDIA. Pode ser outra causa de falência testicular primária e infertilidade se o tratamento não for adequado. A orquipexia é recomendada dos 12 aos 18 meses se não houver descida testicular após tratamento clínico. Quando o paciente apresenta ausência de testículos na bolsa escrotal bilateralmente, faz-se necessário investigar a presença de tecido testicular, pois os testículos podem ser intra-abdominais e, assim, apresentar um risco maior de malignização.[74]

MISCELÂNEA. Os *defeitos da biossíntese da testosterona*, a *síndrome de resistência ao LH* e a *resistência androgênica* determinam um quadro de hipogonadismo hipergonadotrófico, porém associado a pseudo-hermafroditismo masculino, com presença de genitália feminina ou ambígua em indivíduos 46,XY.[5]

DIAGNÓSTICO DIFERENCIAL DO RETARDO PUBERAL

O diagnóstico de hipogonadismo hipergonadotrófico pode ser facilmente realizado através da dosagem das gonadotrofinas em pacientes com idade puberal que apresentam caracteres sexuais secundários ausentes ou hipodesenvolvidos. Entretanto, o diagnóstico diferencial entre hipogonadismo hipogonadotrófico (HH) e atraso constitucional de crescimento e puberdade (ACCP) pode ser difícil e necessitar de um acompanhamento prolongado. De fato, cerca de 40% dos pacientes com HH, acompanhados na Unidade de Endocrinologia do Desenvolvimento do HCFMUSP, apresentaram desenvolvimento puberal parcial sem uso de nenhuma medicação. A presença ou ausência de resposta das gonadotrofinas no teste de estímulo com GnRH não contribui para o diagnóstico diferencial entre HH e ACCP. Em contrapartida, o padrão puberal de resposta do LH após estímulo com GnRH pode ser indicativo de atraso constitucional.[5,8] Recentemente, foi mostrado que a dosagem da subunidade alfa livre (relação pico pós-GnRH/valor basal) pode ser útil na distinção entre ACCP do HH parcial.[75] No entanto, enfatizamos que somente a evolução clínica – mas nenhum teste endocrinológico disponível até o momento – é capaz de definir o diagnóstico diferencial dessas duas entidades.

Nas Figs. 17.11 e 17.12 apresentamos um fluxograma prático para o diagnóstico diferencial do retardo puberal.

TRATAMENTO DO ATRASO PUBERAL

O tratamento do atraso puberal deve ser direcionado à condição etiológica do hipogonadismo. Isso incluiria, por exemplo, reposição tiroidiana no hipotiroidismo, uso de agonistas dopaminérgicos nos portadores de prolactinomas e exérese cirúrgica dos craniofaringiomas. Tais medidas podem resultar em início do desenvolvimento puberal.[3,5,8,9]

A reposição dos esteróides gonadais por curtos períodos (3–4 meses) é uma abordagem terapêutica inicial e valiosa no diagnóstico diferencial do HH permanente em relação ao ACCP temporário. Entre os principais objetivos da terapêutica hormonal transitória nos pacientes com ACCP estão: adaptação social, indução do aparecimento dos caracteres sexuais secundários, aliviando a ansiedade do paciente e familiares, e indução do estirão do crescimento.[5,76]

A terapêutica hormonal nos pacientes homens consiste na administração intramuscular (IM) de 25–50 mg de ésteres de testosterona, a cada 30 dias, por 3–4 meses. A progressão espontânea da puberdade, com aumento testicular e elevação dos níveis plasmáticos da testosterona (T) endógena, deve ser observada durante e após a suspensão do tratamento. Geralmente, esse esquema resulta em adequada virilização, porém, ocasionalmente, precisa ser repetido após 3 a 6 meses. Nas meninas, utilizamos estrógenos conjugados (Premarin®, Repogen®), na dose de 0,07 a 0,15 mg/dia por via oral (VO), durante 3 meses. Esse esquema usualmente é suficiente para o início do desenvolvimento mamário. A falta de progressão espontânea da puberdade após a indução terapêutica descrita anteriormente torna o diagnóstico de ACCP menos provável e reforça a possibilidade diagnóstica de HH. Nesse caso, faz-se necessária a manutenção da terapêutica hormonal.[5,8,76]

A terapia do infantilismo sexual permanente consiste na reposição dos esteróides sexuais e das outras deficiências hormonais, quando associado ao pan-hipopituitarismo. A idade ideal para o início da reposição androgênica nos meninos é em torno de 12 a 13 anos de idade cronológica e antes dos 14 anos de idade óssea (antes do início do período crítico de ganho de massa óssea). Ésteres de testosterona (ET) – p.ex., Duratestron® e Deposteron® – são utilizados na dose inicial de 50 mg IM, a cada 30 dias, durante 6 a 12 meses. Essa dose geralmente é suficiente para o aparecimento inicial dos pêlos faciais e corporais, bem como engrossamento da voz. Posteriormente, a dose

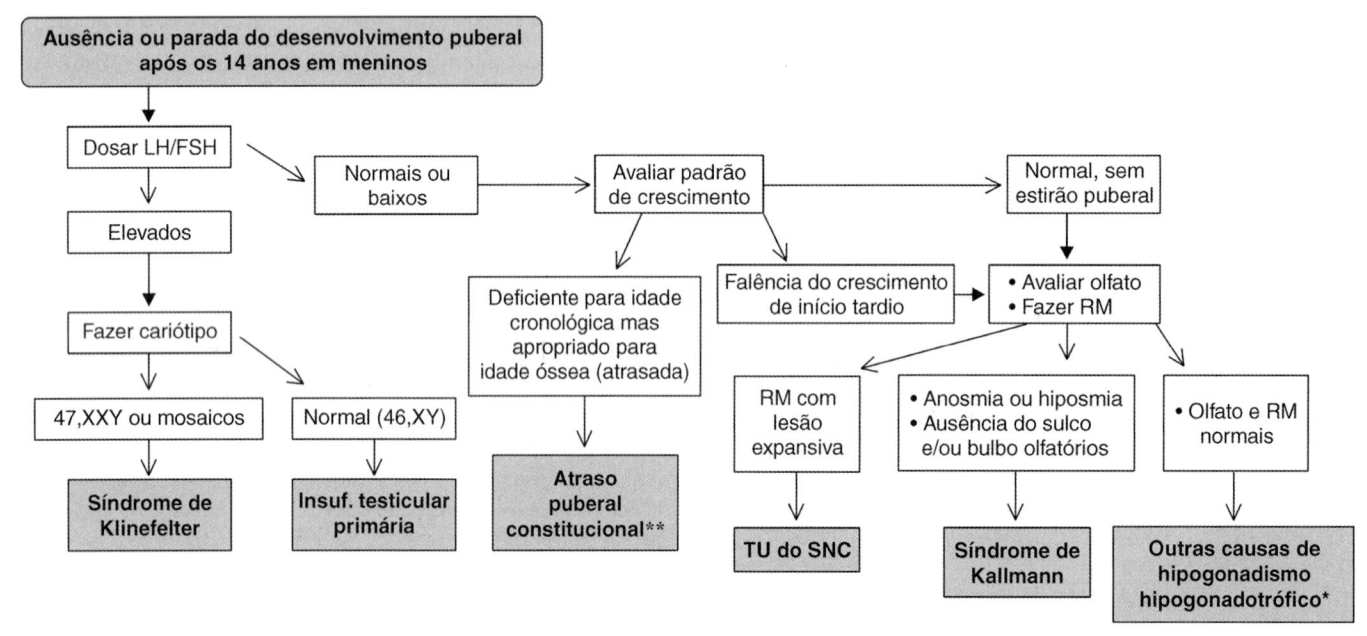

Fig. 17.11 Avaliação do retardo puberal em meninos (TU = tumor; RM = ressonância magnética; Insuf. = insuficiência; SNC = sistema nervoso central).
*Hipogonadismo hipogonadotrófico (HH) isolado; HH associado a obesidade, deficiência isolada de LH ou FSH; HH associado a hipoplasia adrenal congênita; HH associado com as síndromes de múltiplas sardas e nevos de células basais, displasia septo-óptica, deficiência de fatores de transcrição, anorexia nervosa etc.
**Na distinção entre o atraso puberal constitucional (APC) e o HH, o teste do GnRH tem valor limitado. Contudo, uma resposta puberal do LH pode ser indicativa de APC. A indução da puberdade com doses baixas de testosterona (T) por 6 meses é mais útil. O avanço espontâneo da puberdade após a suspensão da T é indicativo de APC. Caso haja parada do desenvolvimento puberal, o diagnóstico mais provável é HH.

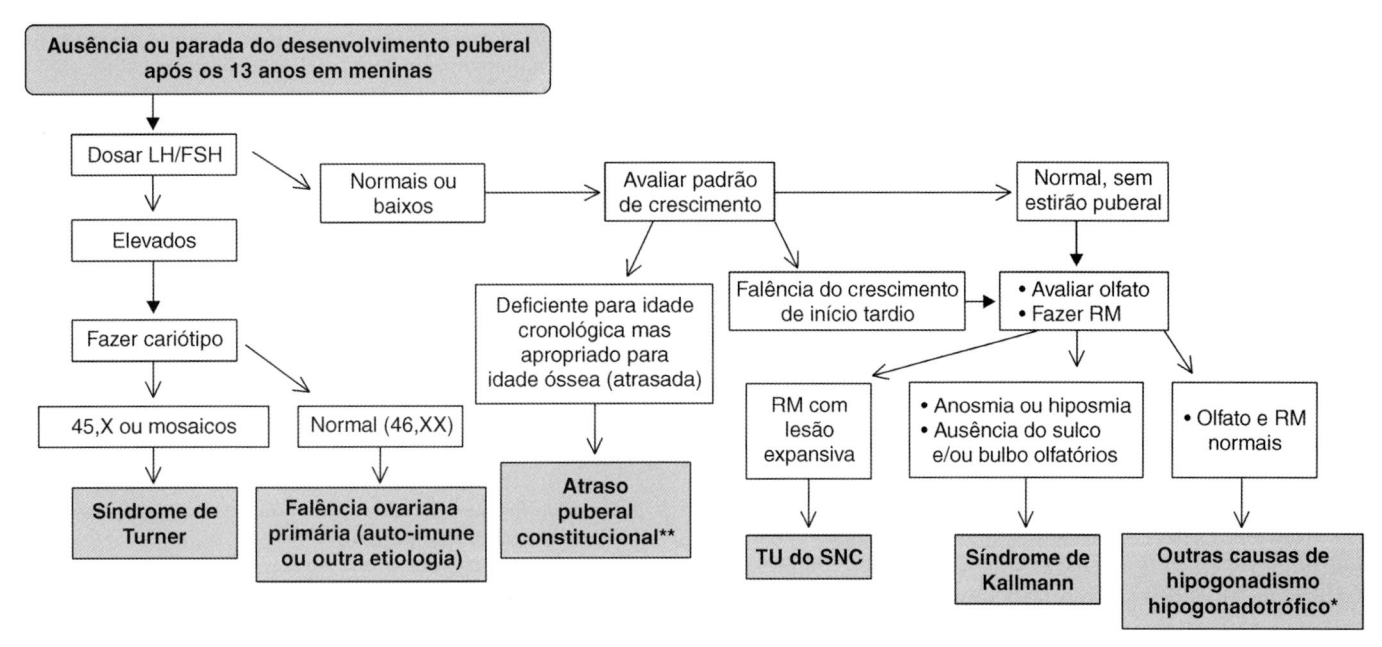

Fig. 17.12 Avaliação do retardo puberal nas meninas (TU = tumor; RM = ressonância magnética; SNC = sistema nervoso central).
*Hipogonadismo hipogonadotrófico (HH) isolado; HH associado a obesidade, deficiência isolada de LH ou FSH; HH associado a hipoplasia adrenal congênita; HH associado com as síndromes de múltiplas sardas e nevos de células basais, displasia septo-óptica, deficiência de fatores de transcrição, anorexia nervosa etc.
**Na distinção entre o atraso puberal constitucional (APC) e o HH, o teste do GnRH tem valor limitado. Contudo, uma resposta puberal do LH pode ser indicativa de APC. A indução da puberdade com doses baixas de estrogênio (E) por 6 meses é mais útil. O avanço espontâneo da puberdade após a suspensão do E é indicativo de APC. Caso haja parada do desenvolvimento puberal, o diagnóstico mais provável é HH.

é aumentada gradativamente até atingir a dose final de 200–250 mg IM, a cada 2–3 semanas. A dose dos ET dependerá dos níveis séricos de T, medidos antes da próxima administração.[5,8,76]

Atualmente novas vias de administração de andrógenos estão disponíveis, tais como a via transdérmica, através de adesivo ou gel, e a bucal (Quadro 17.4). Essas vias de reposição da testosterona têm se mostrado eficientes em pacientes com hipogonadismo, embora não tenham sido testadas nem aprovadas em homens com idade inferior a 18 anos.[7,8,77,78] A ginecomastia é um efeito colateral freqüente, no início do tratamento com testosterona, e geralmente tem regressão espontânea. Porém, quando o desenvolvimento mamário atinge o estágio IV ou V de Tanner, a conduta é invariavelmente cirúrgica (mamoplastia redutora).[79] Para maiores detalhes sobre reposição androgênica, ver Cap. 40, *Hipogonadismo Masculino*.

QUADRO 17.4

Andrógenos Úteis no Manuseio do Hipogonadismo Masculino

Nome Comercial	Formulação	Posologia	Vantagens	Desvantagens
Durateston®	Combinação de 4 ésteres de testosterona	Uso IM, uma ampola de 250 mg a cada 2–3 semanas	Baixo custo	Uso IM Valores flutuantes de testosterona (elevados nos primeiros dias após a aplicação)
Deposteron®	Cipionato de testosterona	Uso IM, 1 ampola de 200 mg a cada 2–3 semanas	Baixo custo	Idem
Nebido®	Undecanoato de testosterona	Uso IM, uma ampola de 1.000 mg a cada 10–14 semanas	Valores de testosterona mais estáveis e mais prolongados, em comparação aos outros ésteres injetáveis	Uso IM Alto custo
Androderm®	Adesivos de testosterona	5 mg/dia	Uso transdérmico Valores mais estáveis de testosterona	Alto custo Irritação cutânea Não-disponível no Brasil
Androgel®, Testim®	Testosterona em gel a 1%	1 × dia	Idem	Idem
Andractin®*	Diidrotestosterona em gel	5–10 mg/dia em abdome ou coxa	Uso transdérmico Não-aromatizável	Custo moderado Não-disponível no Brasil

*Uso temporário com o objetivo de aumentar o comprimento peniano em pacientes com micropênis.
Obs.: Testosterona em gel pode ser obtida em farmácias de manipulação.

Em meninas, a idade ideal para iniciar a reposição estrogênica é em torno de 11 a 12 anos de idade cronológica e antes dos 13 anos de idade óssea. Diversas medicações estão disponíveis: estrógenos eqüinos conjugados, estrógenos naturais (estradiol, 17α-estradiol e 17β-estradiol), estrógenos sintéticos (valerato de estradiol, etinilestradiol) e progestógenos (acetato de medroxiprogesterona, levonorgestrel e desogestrel).[8,9,76] O esquema proposto pela Unidade de Endocrinologia do Desenvolvimento do Hospital das Clínicas da FMUSP consiste no uso contínuo de estrógenos conjugados em baixas doses. A dose inicial é 0,07 a 0,15 mg por 1 a 2 anos, o que geralmente é suficiente para o desenvolvimento mamário até o estágio IV de Tanner. A dose deve ser aumentada para 0,03 mg por 6 meses a 1 ano, sendo a dose final de manutenção de 0,625 mg/dia. A associação com acetato de medroxiprogesterona, na dose de 5–10 mg, do primeiro ao 12.º dia do mês, é indicada nessas pacientes para induzir ciclos menstruais.

Finalmente, o GnRH pulsátil, aplicado através de bombas de infusão, pode ser utilizado para maturação gonadal e indução de fertilidade no hipogonadismo hipogonadotrófico, em ambos os sexos.[8,10]

BIBLIOGRAFIA

1. Lewis K, Lee PA. Endocrinology of male puberty. *Curr Opin Endocrinol Diabetes Obes*, 2009; 16:5-9.
2. Nebesio TD, Eugster EA. Current concepts in normal and abnormal puberty. *Curr Probl Pediatr Adolesc Health Care*, 2007; 37:50-72.
3. Bouvattier C. Pubertal delay. *Rev Prat*, 2008; 58:1326-30.
4. Cartault A, Edouard T, Pienkowski C, Tauber M. Normal puberty. *Rev Prat*, 2008; 58:1311-6.
5. Styme D, Grumbach MM. Puberty: ontogeny, neuroendocrinology, physiology, and disorders. In: Larsen PR, et al (eds). *Williams Textbook of Endocrinology*. 11th ed. Philadelphia: WB Saunders, 2008:969-1166.
6. Styne D. Puberty. In: Greenspan FS, Gardner DG (eds). *Basic and Clinical Endocrinology*. 7th ed. New York: McGraw-Hill Companies, 2004:608-36.
7. Layman LC. Hypogonadotropic hypogonadism. *Endocrinol Metab Clin North Am*, 2007; 36:283-96.
8. Fenichel P. Delayed puberty. *Endocr Dev*, 2004; 7:106-28.
9. Pozo J, Argente J. Ascertainment and treatment of delayed puberty. *Horm Res*, 2003; 60(suppl 3):35-48.
10. Hayes FJ, Seminara SB, Crowley Jr WF. Hypogonadotropic hypogonadism. *Endocrinol Metab Clin*, 1998; 27:739-63.
11. Seminara SB, Crowley WF Jr. Kisspeptin and GPR54: discovery of a novel pathway in reproduction. *J Neuroendocrinol*, 2008; 20:727-31.
12. Navarro VM, Tena-Sempere M. The KiSS-1/GPR54 system: putative target for endocrine disruption of reproduction at hypothalamic-pituitary unit? *Int J Androl*, 2008; 31:224-32.
13. Costa EMF, Bedecarrats GY, Mendonça BB, et al. Two novel mutations in the gonadotropin-releasing hormone receptor gene in brazilian patients with hypogonadotropic hypogonadism and normal olfaction. *J Clin Endocrinol Metab*, 2001; 86:2680-6.
14. de Roux N, Genin E, Carel JC, et al. Hypogonadotropic hypogonadism due to loss of function of the KiSS1-derived peptide receptor GPR54. *Proc Natl Acad Sci USA*, 2003; 100:10972-6.
15. Ribeiro RS, Abucham J. Kallmann syndrome: a hystorical, clinical and molecular review. *Arq Bras Endocrinol Metabol*, 2008; 52:8-17.
16. Hardelin JP, Dodé C. The complex genetics of Kallmann syndrome: KAL1, FGFR1, FGF8, PROKR2, PROK2, et al. *Sex Dev*, 2008; 2:181-93.
17. Bhagavath B, Layman LC. The genetics of hypogonadotropic hypogonadism. *Semin Reprod Med*, 2007; 25:272-86.
18. Costa EMF, Domenice S, Correa RV, et al. Genética molecular do eixo hipotálamo-hipófise-gonadal. *Arq Bras Endocrinol Metab*, 2003; 47:440-52.
19. Sinisi AA, Asci R, Bellastella G, et al. Homozygous mutation in the prokineticin-receptor 2 gene (Val274Asp) presenting as reversible Kallmann syndrome and persistent oligozoospermia: case report. *Hum Reprod*, 2008; 23:2380-4.
20. Ribeiro RS, Vieira TC, Abucham J. Reversible Kallmann syndrome: report of the first case with a KAL1 mutation and literature review. *Eur J Endocrinol*, 2007; 156:285-90. Erratum in: *Eur J Endocrinol*, 2007; 156:703.
21. Quinton R, Duke VM, de Zoysa PA, et al. The neuroradiology of Kallmann's syndrome: a genotypic and phenotypic analysis. *J Clin Endocrinol Metab*, 1996; 81:3010-7.
22. Achermann JC, Meeks JJ, Jameson JL. Phenotypic spectrum of mutations in DAX-1 and SF-1. *Mol Cell Endocrinol*, 2001; 185:17-25.
23. Tabarin A, Achermann J, Recan D. A novel mutation in DAX-1 gene responsible for late onset adrenal insufficiency, incomplete hypogonadism and impaired spermatogenesis. *Proc. 81st meeting of The Endocrine Society*. San Diego, CA (abstract P2-154), 1999.
24. Merke DP, Tajima T, Baron J, et al. Hypogonadotropic hypogonadism in a female caused by an X-linked recessive mutation in the DAX-1 gene. *N Engl J Med*, 1999; 340:1248-52.
25. Seminara S, Achermann JC, Genel M, et al. X-linked adrenal hypoplasia congenita: A mutation in DAX-1 expands the phenotypic spectrum in males and females. *J Clin Endocrinol Metab*, 1999; 84:4501-9.
26. Jackson RS, Creemers JWM, Ohagi S, et al. Obesity and impaired prohormone processing associated with mutations in the human convertase 1 gene. *Nat Genet*, 1997; 16:303-6.
27. Strobel A, Issad T, Camoin L, et al. A leptin missense mutation associated with hipogonadism and morbid obesity. *Nat Genet*, 1998; 18:213-5.
28. Themmen APN, Huhtaniemi IT. Mutations of gonadotropins and gonadotropin receptors: elucidating the physiology and pathophysiology of pituitary-gonadal function. *Endocr Rev*, 2000; 21:551-83.
29. Lofrano-Porto A, Casulari LA, Nascimento PP, et al. Effects of follicle-stimulating hormone and human chorionic gonadotropin on gonadal steroidogenesis in two siblings with a follicle-stimulating hormone beta subunit mutation. *Fertil Steril*, 2008; 90:1169-74.
30. Murao K, Imachi H, Muraoka T, et al. Isolated follicle-stimulating hormone (FSH) deficiency without mutation of the FSHbeta gene and successful treatment with human menopausal gonadotropin. *Fertil Steril*, 2008; 90:2012.
31. Toogood AA, Stewart PM. Hypopituitarism: clinical features, diagnosis, and management. *Endocrinol Metab Clin North Am*, 2008; 37:235-61.
32. Karavitaki N, Brufani C, Warner JT, et al. Craniopharyngiomas in children and adults: systematic analysis of 121 cases with long-term follow-up. *Clin Endocrinol* (Oxf), 2005; 62:397-409.
33. Garnett MR, Puget S, Grill J, Sainte-Rose C. Craniopharyngioma. *Orphanet J Rare Dis*, 2007; 2:18.
34. Muller HL, Emser A, Faldum A, et al. Longitudinal study on growth and body mass index before and after diagnosis of childhood craniopharyngioma. *J Clin Endocrinol Metab*, 2004; 89:3298-305.
35. de Vries L, Weintrob N, Phillip M. Craniopharyngioma presenting as precocious puberty and accelerated growth. *Clin Pediatr* (Phila), 2003; 42:181-4.
36. Rossi A, Cama A, Consales A, et al. Neuroimaging of pediatric craniopharyngiomas: a pictorial essay. *J Pediatr Endocrinol Metab*, 2006; 19 (suppl 1):299-319.
37. Echevarría ME, Fangusaro J, Goldman S. Pediatric central nervous system germ cell tumors: a review. *Oncologist*, 2008; 13:690-9.
38. Glezer A, Paraiba DB, Bronstein MD. Rare sellar lesions. *Endocrinol Metab Clin North Am*, 2008; 37:195-211.
39. Kitanaka C, Matsutani M, Sora S, et al. Precocious puberty in a girl with an hCG-secreting suprasellar immature teratoma: case report. *J Neurosurg*, 1994; 81:601-4.

40. Cannavo S, Venturino M, Curto L, et al. Clinical presentation and outcome of pituitary adenomas in teenagers. *Clin Endocrinol* (Oxf), 2003; *58*:519-27.
41. Duntas LH. Prolactinomas in children and adolescents – consequences in adult life. *J Pediatr Endocrinol Metab*, 2001; *14* (suppl 5):1227-32; discussion on 1261-2.
42. Ober KP, Alexander Jr E, Challa VR, et al. Histiocytosis X of the hypothalamus. *Neurosurgery*, 1989; *24*:93-5.
43. Badawy SZ, Pisarska MD, Wasenko JJ, et al. Congenital hypopituitarism as part of suprasellar dysplasia: a case report. *J Reprod Med*, 1994; *39*:643-8.
44. Thomas PQ, Dattani MT, Brickman JM, et al. Heterozygous HESX1 mutations associated with isolated congenital pituitary hypoplasia and septo-optic dysplasia. *Hum Mol Genet*, 2001; *10*:39-45.
45. Antonini SR, Greco Filho A, Elias LL, et al. Cerebral midline developmental anomalies: endocrine, neuroradiographic and ophthalmological features. *J Pediatr Endocrinol Metab*, 2002; *5*:1525-30.
46. Kim SS, Kim Y, Shin YL, et al. Clinical characteristics and molecular analysis of PIT1, PROP1, LHX3, and HESX1 in combined pituitary hormone deficiency patients with abnormal pituitary MR imaging. *Horm Res*, 2003; *60*:277-83.
47. Darzy KH, Shalet SM. Hypopituitarism after cranial irradiation. *J Endocrinol Invest*, 2005; *28* (5 suppl):78-87.
48. Melmed S, Kleinberg D. Anterior Pituitary. In: Larsen PR, Kronenberg HM, Melmed S, Polonsky KS (eds). *Williams Textbook of Endocrinology*. 10th ed. Philadelphia: WB Saunders Co, 2003:177-279.
49. Gullapalli D, Phillips Ii LH. Neurosarcoidosis. *Curr Neurol Neurosci Rep*, 2004; *4*:441-7.
50. Hopkinson RA, Lock J. Athletics, perfectionism, and disordered eating. *Eat Weight Disord*, 2004; *9*:99-106.
51. Munoz MT, Argente J. New concepts in anorexia nervosa. *J Pediatr Endocrinol Metab*, 2004; *17*(suppl 3):473-80.
52. Hoybye C. Endocrine and metabolic aspects of adult Prader-Willi syndrome with special emphasis on the effect of growth hormone treatment. *Growth Horm IGF Res*, 2004; *14*:1-15.
53. Zipf WB. Prader-Willi syndrome: the care and treatment of infants, children, and adults. *Adv Pediatr*, 2004; *51*:409-34.
54. Hrynchak PK. Bardet-Biedl syndrome. *Optom Vis Sci*, 2000; *77*:236-43.
55. Kara IG, Duzcan F, Aktan E. Laurence-Moon-Biedl syndrome with vaginal atresia. *Scand J Plast Reconstr Surg Hand Surg*, 2002; *36*:309-11.
56. Chen CL, Chung CY, Cheng PT, et al. Linguistic and gait disturbance in a child with Laurence-Moon-Biedl syndrome: left temporal and parietal lobe hypoplasia. *Am J Phys Med Rehabil*, 2004; *83*:69-74.
57. Sarkozy A, Digilio MC, Dallapiccola B. LEOPARD syndrome. *Orphanet J Rare Dis*, 2008; *3*:13.
58. Ogata T, Yoshida R. PTPN11 mutations and genotype-phenotype correlations in Noonan and LEOPARD syndromes. *Pediatr Endocrinol Rev*, 2005; *2*:669-74.
59. Sybert VP, McCauley E. Turner's syndrome. *N Engl J Med*, 2004; *16,351*:1227-38.
60. Rubin KR. Turner syndrome: transition from pediatrics to adulthood. *Endocr Pract*, 2008; *14*:775-81.
61. Belin V, Cusin V, Viot G, et al. SHOX mutations in dyschondrosteosis (Leri-Weill syndrome). *Nat Genet*, 1998; *19*:67-9.
62. Mendez HM, Opitz JM. Noonan syndrome: a review. *Am J Med Genet*, 1985; *21*:493-506.
63. Malaquias AC, Ferreira LV, Souza SC, et al. Noonan syndrome: from phenotype to growth hormone therapy. *Arq Bras Endocrinol Metabol*, 2008; *52*:800-8.
64. Hughes IA. Disorders of sex development: a new definition and classification. *Best Pract Res Clin Endocrinol Metab*, 2008; *22*:119-34.
65. Canto P, Soderlund D, Reyes E, Mendez JP. Mutations in the desert hedgehog (DHH) gene in patients with 46,XY complete pure gonadal dysgenesis. *J Clin Endocrinol Metab*, 2004; *89*:4480-3.
66. Cicognani A, Pasini A, Pession A, et al. Gonadal function and pubertal development after treatment of a childhood malignancy. *J Pediatr Endocrinol Metab*, 2003; *16*(suppl 2):321-6.
67. Alves CH, Kuperman H, Dichtchekenian V, et al. Growth and puberty after treatment for acute lymphoblastic leukemia. *Rev Hosp Clin Fac Med São Paulo*, 2004; *59*:67-70.
68. Welt CK. Autoimmune oophoritis in the adolescent. *Ann NY Acad Sci*, 2008; *1135*:118-22.
69. Nicolino M, Bost M, David M, Chaussain JL. Familial blepharophimosis: an uncommon marker of ovarian dysgenesis. *J Pediatr Endocrinol Metab*, 1995; *8*:127-33.
70. Jaeken J, Matthijs G. Congenital disorders of glycosylation. *Annu Rev Genomics Hum Genet*, 2001; *2*:129-51.
71. Melo KFS, Martin RM, Costa EMF, et al. An unusual phenotype of Frasier syndrome due to IVS9+4>T mutation in WT1 gene: Predominantly male ambiguous genitalia and absence of gonadal dysgenesis. *J Clin Endocrinol Metab*, 2002; *87*:2500-5.
72. Bojesen A, Gravholt CH. Klinefelter syndrome in clinical practice. *Nat Clin Pract Urol*, 2007; *4*:192-204.
73. Bastida MG, Rey RA, Bergadá I, et al. Establishment of testicular endocrine function impairment during childhood and puberty in boys with Klinefelter syndrome. *Clin Endocrinol* (Oxf), 2007; *67*:863-70.
74. Gill B, Kogan S. Cryptorchidism: current concepts. *Pediatr Clin North Am*, 1997; *44*:1211-27.
75. Mainieri AS, Elnecave RH. Usefulness of the free alpha-subunit to diagnose hypogonadotropic hypogonadism. *Clin Endocrinol* (Oxf), 2003; *59*:307-13.
76. Delemarre EM, Felius B, Delemarre-van de Waal HA. Inducing puberty. *Eur J Endocrinol*, 2008; *159* (suppl 1):S9-15.
77. Casey RW, Barkin J. Testosterone replacement therapy for the primary care physician. *Can J Urol*, 2008; *15* (suppl 1):71-7; discussion on 77.
78. Beg S, Al-Khoury L, Cunningham GR. Testosterone replacement in men. *Curr Opin Endocrinol Diabetes Obes*, 2008; *15*:364-70.
79. Lanitis S, Starren E, Read J, et al. Surgical management of Gynaecomastia: outcomes from our experience. *Breast*, 2008; *17*:596-603.

18 Manuseio da Puberdade Precoce

Thereza Selma Soares Lins, Lucio Vilar

INTRODUÇÃO

Puberdade é um processo de desenvolvimento complexo que culmina na maturidade sexual. Esse período de transição começa na infância tardia e é caracterizado pela maturação do eixo hipotálamo-hipofisário-gonadal, surgimento de caracteres sexuais secundários, aceleração do crescimento e, finalmente, capacidade de procriar. Distúrbios do desenvolvimento puberal podem ocorrer em qualquer uma das etapas do processo de maturação, levando à puberdade precoce ou retardada.

Classicamente, puberdade precoce (PP) é definida como o aparecimento de caracteres sexuais secundários antes dos 8 anos, nas meninas, e antes dos 9 anos, nos meninos, baseando-se em estudos longitudinais europeus dos anos de 1960.[1,2] Em 1999, o Comitê da Sociedade de Endocrinologia Pediátrica Lawson Wilkins sugeriu novos limites para definição de PP para meninas, ou seja, idade inferior a 7 anos, em meninas brancas, e menor do que 6 anos, nas afro-americanas. Tais recomendações basearam-se nos achados de um estudo americano que incluiu 17 mil meninas e mostrou que 27,3% das afro-americanas e 6,7% das brancas à idade de 7 anos apresentavam desenvolvimento mamário e/ou de pêlos pubianos.[3] No entanto, renomados especialistas têm desafiado essa proposta, achando ser ainda prematura tal modificação.[4] De fato, uma revisão de 223 pacientes com precocidade sexual ocorrendo entre 7 e 8 anos de idade, em meninas brancas, e entre 6 e 8 anos de idade, em afro-americanas, encontrou uma forma não-idiopática de precocidade sexual em 12% dos casos, indicando que o achado de características sexuais entre 6 e 8 anos não é necessariamente benigno e merece investigação e seguimento.[4]

O eixo hipotálamo-hipofisário-gonadal é um sistema de alta complexidade regulado por fatores estimuladores e inibidores. Fatores nutricionais, genéticos, metabólicos e estresse atuam sobre a liberação do hormônio liberador de gonadotrofinas (GnRH) através de vias ativadoras ou inibidoras. Os mais importantes fatores inibidores de GnRH são o ácido gama-aminobutírico (GABA), prolactina e beta-endorfina. Em contrapartida, entre os mais importantes fatores estimuladores incluem-se o neuropeptídeo Y (NPY), a serotonina, a fração alfa do hormônio melanotrófico (α-MSH) e, mais recentemente descritos, vários fatores de crescimento (sobretudo o TGF-α).[5–7]

O início da puberdade caracteriza-se pela ativação de um "gerador de pulsos", com liberação pulsátil de GnRH que, através do sistema portal hipofisário atinge os gonadotrofos da adeno-hipófise e induz secreção também pulsátil dos hormônios luteinizante (LH) e folículo-estimulante (FSH). Através de alça curta, LH e FSH promovem inibição da secreção de GnRH (*down-regulation*) e são capazes de inibir sua própria secreção através de ação parácrina. Os esteróides sexuais, através de *feedback* de alça longa, regulam a produção gonadotrófica hipofisária, principalmente de LH. O controle da secreção de FSH fica a cargo da inibina.[5–7]

Conforme discriminado no Quadro 18.1, a classificação de PP inclui: (a) variantes normais do desenvolvimento puberal; (b) puberdade precoce central, completa, verdadeira ou gonadotrofinas-dependente; (c) pseudopuberdade precoce ou puberdade precoce periférica, incompleta ou gonadotrofinas-independente.[2,5,10]

Os sinais de precocidade sexual são muito mais freqüentes nas meninas do que nos meninos. Em uma série recente com 104 crianças encaminhadas para avaliação de PP, 87% eram meninas e 78% dos casos apresentavam variantes normais de desenvolvimento pubertário. O diagnóstico mais prevalente foi o de adrenarca precoce, seguido de telarca precoce isolada (18% de todos os casos de precocidade sexual). Apenas 9% das crianças (todas elas meninas) tinham puberdade precoce central.[11] Caracteristicamente, pacientes com puberdade precoce central ou periférica em geral apresentam aumento na velocidade de crescimento e no desenvolvimento somático, bem como aceleração da maturação esquelética, que causam prejuízo estatural.[2,5]

VARIANTES NORMAIS DO DESENVOLVIMENTO PUBERTÁRIO

Nas formas variantes do desenvolvimento puberal, podemos encontrar, isoladamente, telarca, menarca e adrenarca ou pubarca precoce, sem nenhuma outra manifestação puberal.[11,12]

Telarca Precoce

Telarca precoce isolada (TPI) é freqüente e representa o principal diagnóstico diferencial da puberdade precoce central (PPC). Consiste no desenvolvimento mamário uni- ou bilateral em meninas, antes da idade de 8 anos, na ausência de outros sinais clínicos de maturação sexual (Fig. 18.1). É mais prevalente nos primeiros 2 anos de vida, quando o eixo hipotálamo-hipofisário-gonadal (HHG) ainda não foi suprimido. Na TPI, a velocidade de crescimento e a idade óssea são compatíveis com a idade cronológica.[10] No entanto, em alguns casos

QUADRO 18.1
Classificação da Puberdade Precoce

1. **Variantes normais do desenvolvimento puberal**
   Telarca precoce
   Telarca exagerada
   Menarca precoce
   Adrenarca precoce
2. **Puberdade precoce completa, central ou verdadeira**
3. **Puberdade precoce incompleta ou periférica ou pseudopuberdade precoce**

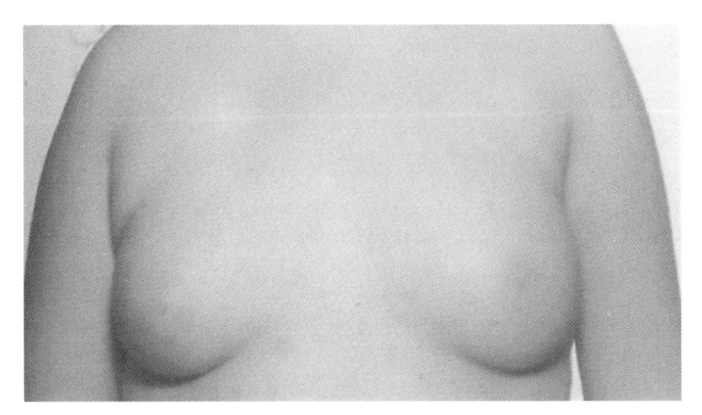

Fig. 18.1 Telarca precoce em menina com 5 anos. Pode ser uni- ou bilateral e precisa ser diferenciada da lipomastia.

pode haver um aumento da velocidade de crescimento e/ou da idade óssea, a despeito da secreção pré-puberal de gonadotrofinas. Esses casos têm sido rotulados como *telarca exagerada* e podem representar um estado intermediário entre TPI e PP.[5,7,12]

A fisiopatologia da TPI não está completamente esclarecida e diversos mecanismos têm sido propostos, como disruptores genéticos ou ambientais, ou episódios de secreção transitória de estrogênio por cistos ovarianos, entre outros (Quadro 18.2).[2,12,13] Foi também recentemente mostrado que algumas meninas com telarca exagerada poderiam ter mutações ativadoras do gene *GNASI*, que codifica a subunidade alfa da proteína estimuladora G (Gsα).[12]

Estudos recentes, utilizando ensaios ultra-sensíveis, têm revelado níveis basais de gonadotrofinas e estrogênio maiores de que os observados no grupo-controle.[12,13] Na série de Borges et al.,[13] os valores basais de gonadotrofinas não diferiram em casos de PPC e TPI. No entanto, um pico de LH > 4,5 UI/L após estímulo com o GnRH permitiu uma clara distinção entre as duas condições, apenas ocorrendo na PPC.[13] A ultra-sonografia (US) pélvica pode ser útil na distinção entre TPI e estágios iniciais da PP.[2]

Classicamente, TPI é autolimitada, sem repercussões na idade de início da futura puberdade. Entretanto, é necessário manter a vigilância periódica dessas crianças, já que 14% podem progredir para PPC.[2,14]

Adrenarca Precoce

É aproximadamente 10 vezes mais comum em mulheres e usualmente surge após os 6 anos de idade. Consiste no aparecimento de pêlos pubianos antes da idade de 8 anos, em meninas, e 9 anos, em meninos, sem outros sinais de virilização ou maturação sexual. Pode, contudo, acompanhar-se do desenvolvimento de pêlos axilares, aumento da velocidade de crescimento e um leve incremento da idade óssea, principalmente nos primeiros 2 anos. No entanto, essa aceleração transitória do crescimento e da maturação óssea não tem efeitos negativos sobre a estatura final. Em metade dos casos, os níveis de andrógenios – androstenediona, deidroepiandrosterona (DHEA) e, sobretudo, o sulfato de DHEA – estão elevados para a idade cronológica, mas compatíveis com os encontrados no estádio Tanner II de desenvolvimento puberal. Odor corporal aumentado e acne são outros possíveis achados. Também podem ser encontradas anormalidades eletroencefalográficas, sem outros sinais de disfunção neurológica.[2,14,15]

A etiologia precisa da adrenarca precoce (AP) não é conhecida. Usualmente, tem sido atribuída à maturação prematura da zona reticular do córtex adrenal, levando ao aumento dos andrógenos adrenais, que, por sua vez, levam ao aparecimento prematuro da pubarca. Crianças com retardo do crescimento intra-uterino ou prematuras são mais propensas a desenvolver tal condição. Além disso, sobrepeso e obesidade na infância têm sido associados à AP. Em contrapartida, meninas com AP podem ser mais susceptíveis a desenvolver a síndrome dos ovários policísticos (SOP). Resistência insulínica pode surgir em pacientes de ambos os sexos. Pubarca precoce pode também ser a manifestação inicial de formas não-clássicas de hiperplasia adrenal congênita em ambos os sexos e de puberdade precoce central em meninas.[2,14,15]

Menarca Precoce Isolada

Raramente, meninas podem começar a menstruar precocemente (idade < 8 anos), sem apresentar outros sinais puberais ou avanço da idade óssea. Tais episódios são mais freqüentes no inverno e não têm uma característica cíclica. Os níveis de gonadotrofinas e estradiol estão dentro do padrão pré-puberal. Uma teoria não comprovada sugere que esse fenômeno se deve a uma sensibilidade uterina aumentada ao estrogênio. Na maioria dos casos, as menstruações param dentro de 1 a 6 anos, e a progressão para a puberdade normal acontece subseqüentemente. Uma história clínica detalhada e o exame da genitália externa são fundamentais para afastar possíveis lesões traumáticas ou manipulações genitais.[2,5,8]

QUADRO 18.2
Possíveis Mecanismos Fisiopatológicos da Telarca Precoce Isolada

- Aumento da sensibilidade da mama ao estrogênio
- Aumento dos níveis de estradiol (E2)
- Secreção transitória de estrogênio por cistos foliculares ovarianos
- Produção aumentada de estrogênio a partir de precursores adrenais
- Aumento da ingestão dietética de estrogênio
- Ativação transitória e parcial do eixo HHG, com secreção predominante de FSH
- Aumento nos níveis séricos da SHBG, levando a um incremento relativo do E2 livre
- Disruptores endócrinos
- Fatores genéticos e nutricionais

PUBERDADE PRECOCE CENTRAL (PPC)

A PPC, também chamada de puberdade gonadotrofinas-dependente, é causada por ativação prematura do eixo HHG. Trata-se de uma desordem rara, com incidência de 1:5.000 a 1:10.000. É mais comum em meninas do que em meninos, em uma proporção de 5–10:1 (Figs. 18.2 e 18.3). Apresenta-se com um quadro clínico-laboratorial idêntico ao da puberdade normal, e muitas dessas crianças tornam-se potencialmente férteis. Em meninos, aumento testicular (volume > 4 mL ou comprimento > 2,5 cm) representa a primeira manifestação clínica de PPC isossexual GDPP. Em meninas, o aumento da velocidade do crescimento e telarca são as primeiras manifestações. O prejuízo mais significativo da PPC, em longo prazo, é a redução da estatura de adulto.[2,6–10]

As principais etiologias da PPC estão especificadas no Quadro 18.3. A forma idiopática representa o fator causal da grande maioria dos casos em meninas, mas menos de 10% em meninos. Várias causas neurológicas, incluindo hamartomas hipotalâmicos, tumores do sistema nervoso central (SNC), defeitos no desenvolvimento cerebral, inflamação e trauma, podem determinar precocidade sexual.

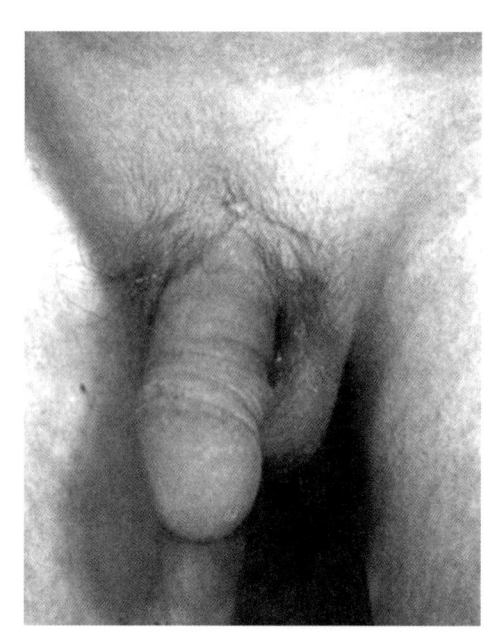

Fig. 18.3 Aspecto da genitália em menino de 8 anos com puberdade precoce central, resultante de um hamartoma hipotalâmico.

Em meninos, anormalidades neurológicas são responsáveis por dois terços dos casos de puberdade precoce, enquanto tumores do SNC representam aproximadamente 50% dos casos. Esses dados indicam a necessidade de uma investigação neurológica eficiente em pacientes com PPC, sobretudo em meninos.[1,8] Raramente deve-se a um traço autossômico dominante ou, nos homens, autossômico dominante ligado ao X.[10] Nos últimos anos, tem sido demonstrado um papel de destaque do sistema kisspeptina-GPR54, durante a puberdade, na estimulação dos neurônios secretores do hormônio liberador das gonadotrofinas (GnRH).[2] Assim, as primeiras causas genéticas de PPC foram recentemente descritas no Brasil, caracterizadas por mutações ativadoras dos genes *GPR54* e *KiSS1*.[17–19]

PPC Idiopática (PPCI)

É cerca de nove vezes mais comum em mulheres.[7] Responde por aproximadamente 70 a 95% dos casos de PPC em meninas. Em contraste, 94% dos meninos apresentam uma causa identificável para sua puberdade precoce.[6] Anormalidades eletroencefalográficas ou outras evidências de disfunção neurológica (p.ex., epilepsia ou retardo do desenvolvimento) podem estar presentes.[10] A PPCI é um diagnóstico de exclusão que apenas pode ser estabelecido após adequada avaliação clínica, laboratorial e por exames de imagem.

Em uma série recente,[20] 27% dos 156 casos eram familiares (com uma aparente herança autossômica dominante) e 73%, esporádicos.

A PPCI pode evoluir de maneiras diferentes. Em 60% dos casos em meninas, a secreção de estradiol é regular e progressiva, resultando, se não tratada, em redução da estatura adulta e menarca antes dos 10 anos. Essa é a forma de PPC que, efetivamente, merece ser tratada. Em 10% dos casos, a secreção de estradiol e os sinais clínicos regridem espontaneamente, o que pode corresponder a uma ativação transitória do eixo. Nos 30% restantes, a estrogenização e a progressão dos caracteres sexuais são lentas, resultando em estatura adulta adequada e menarca em idade normal (*forma pouco evolutiva* ou *lentamente progressiva*).[9,21] Nesses casos, a perda estatural, calculada em função

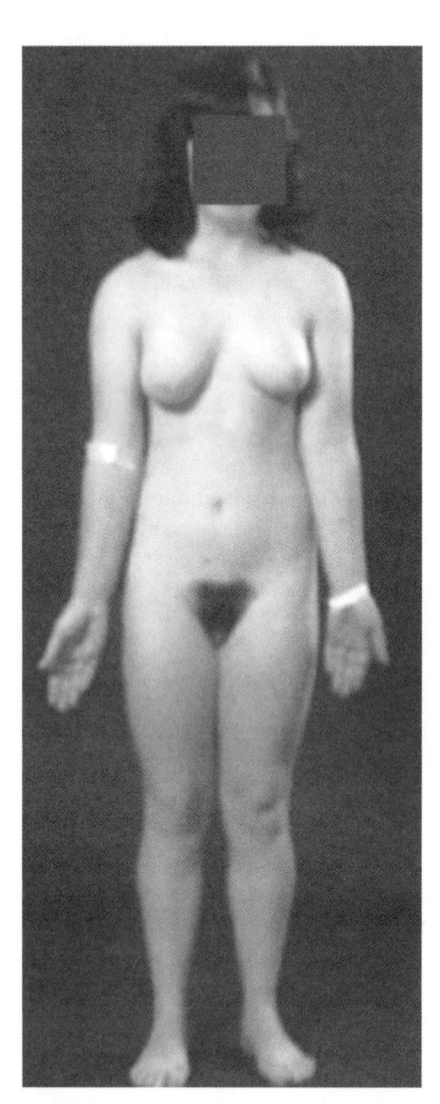

Fig. 18.2 Puberdade precoce central (PPC) idiopática em menina de 9 anos. A forma idiopática responde por cerca de 90% e menos de 10% dos casos de PPC em meninas e meninos, respectivamente.

> **QUADRO 18.3**
>
> **Etiologia da Puberdade Precoce Central, Completa, Verdadeira ou Dependente das Gonadotrofinas**
>
> **Sem anormalidades no SNC**
> - Idiopática
> - Secundária à exposição crônica prévia a esteróides sexuais (tratamento tardio de formas virilizantes de hiperplasia adrenal congênita, testotoxicose ou síndrome de McCune-Albright; ressecção de tumores secretores de esteróides sexuais)
> - Após a exposição a disruptores endócrinos
> - Causas genéticas (mutações nos genes *GPR54* e *KiSS1*)
>
> **Com anormalidades no SNC**
> - Hamartoma hipotalâmico
> - Tumores: astrocitoma, craniofaringioma, ependimoma, glioma hipotalâmico ou óptico, adenoma hipofisário secretor de LH, pinealoma, neurofibroma, disgerminoma
> - Malformações congênitas: cisto aracnóide, cisto supra-selar, hidrocefalia, espinha bífida, displasia septo-óptica, mielomeningocele, malformações vasculares
> - Doenças adquiridas: processos inflamatórios e infecciosos do SNC (encefalite e meningite, tuberculose, sarcoidose, abscessos, asfixia perinatal, trauma craniano, radioterapia e quimioterapia)
>
> SNC = sistema nervoso central.
> Adaptado da Ref. 2.

da estatura-alvo, não é significativa. Em meninos com PPCI, a evolução do processo puberal também se manifesta com graus distintos.[9] A PPCI tende a se manifestar mais tardiamente do que nos casos em que há lesões do SNC, sobretudo os hamartomas. Em 28 casos, a PPCI iniciou-se após os 7 anos em 100% deles.[22] Em meninas, o início se dá entre 6 e 7 anos, em cerca de 50% dos casos, e entre 2 e 6 anos, em 25%; em 18%, o problema surge antes dos 2 anos.[7]

PPC por Distúrbios do SNC

Praticamente qualquer distúrbio intracraniano pode causar PPC, seja ele congênito (p.ex., hidrocefalia, cistos aracnóideos, cistos da bolsa de Rathke, rubéola, toxoplasmose, hamartomas etc.)[23–26] ou adquirido (p.ex., traumatismo craniano, doenças granulomatosas ou infecciosas, processos inflamatórios, síndromes convulsivas, anóxia perinatal, prolactinomas e tumores hipotalâmicos ou da região do terceiro ventrículo etc.) (Quadro 18.3)[5,10,23–29] Um número crescente de casos tem sido descrito após radioterapia para leucemia linfoblástica aguda do SNC ou radioterapia prévia a transplante de medula óssea (sobretudo, doses < 18 Gy).[7] PPC também já foi descrita após radioterapia hipofisária.[30] Gliomas ópticos, neoplasias hipotalâmicas (p.ex., gliomas, astrocitomas, ependimomas, germinomas e, raramente, craniofaringiomas), cisto da pineal ou outros tumores do SNC podem causar PPC por interferirem com as vias nervosas que inibem a secreção de GnRH.[5,7,8,23,31] Em alguns casos, precocidade sexual pode ser a única manifestação de um tumor do SNC.[7]

Hamartomas representam malformações congênitas não-neoplásicas, compostas de uma massa heterotópica de tecido hipotalâmico, localizada na base do crânio, no assoalho do terceiro ventrículo, próximo ao túber cinéreo ou aos corpos mamilares. Eles podem ser assintomáticos; quando sintomáticos, cursam com PPC em cerca de 80% dos casos, a qual geralmente surge antes da idade de 3 anos e resulta da secreção de GnRH pelo hamartoma. Contudo, em alguns casos, o hamartoma secreta o fator de crescimento transformante-α (TGF-α), que, por sua vez, estimula a secreção de GnRH. Outras possíveis manifestações incluem convulsões (tônico-clônicas, generalizadas, tipo pequeno mal ou, mais comumente, gelásticas), cefaléia, sintomas visuais, retardo mental, distúrbios do comportamento e síndromes dismórficas. Convulsões são infreqüentes quando o hamartoma é < 1 cm.[7–9,32–34] Na série de Pescovitz *et al.*,[35] 16% das meninas e 50% dos meninos com PPC tinham um hamartoma hipotalâmico.

PPC pode também acontecer em crianças com hipoplasia do nervo óptico.[36] Raramente é vista na síndrome de Prader-Willi,[37] cujas características principais são obesidade, hipogonadismo e retardo mental. PPC ocorre em 18% das meninas com a síndrome de Williams,[38] bem como na síndrome de Angelman (hipoplasia facial e maxilar, microbraquicefalia, prognatismo, retardo mental etc.).[39] PPC pode também ser vista em crianças com neurofibromatose tipo 1 (doença de von Recklinghausen), sobretudo devido à propensão que tais pacientes têm para desenvolver gliomas ópticos.[40]

PPC Secundária à Prévia Exposição Crônica a Esteróides Sexuais (PPCSES)

É desencadeada pela exposição crônica a esteróides sexuais que resulta em aceleração do crescimento linear, da idade óssea e da maturação hipotalâmica. Ocorre geralmente quando a idade óssea situa-se entre 10 e 13 anos. O principal exemplo dessa condição é a PPC que surge após a supressão dos esteróides sexuais, conseqüente ao tratamento da hiperplasia adrenal congênita.[2,5,8]

Exposição Prévia a Disruptores Endócrinos

Nos últimos anos, a comunidade científica tem estudado, com interesse crescente, os potenciais efeitos perigosos sobre a saúde humana causados por disruptores endócrinos. Estes últimos são produtos químicos que têm a capacidade de modular ou mimetizar a síntese, transporte e metabolismo dos esteróides sexuais e outros hormônios. Por exemplo, tem sido especulado que pesticidas derivados do diclorodifeniltricloroetano (DDT) podem resultar em maturação prematura do hipotálamo. Níveis elevados de DDT foram encontrados em meninas adotadas oriundas de países em desenvolvimento, nos quais ainda é comum o uso desses pesticidas. O mecanismo proposto é que a atividade estrogênica pode suprimir e induzir maturação hipotalâmica. Após a migração para países desenvolvidos, a exposição ao DDT é interrompida, resultando em aumento da liberação de GnRH nessas meninas.[2,41]

PUBERDADE PRECOCE PERIFÉRICA (PPP) OU PSEUDOPUBERDADE PRECOCE

Consiste no desenvolvimento dos caracteres sexuais secundários, na ausência de maturação do eixo HHG. Apesar de haver progressão dos caracteres sexuais, a maturação sexual é incompleta, ou seja, não ocorrerá fertilidade. Além disso, clinicamente os eventos puberais não se apresentam na mesma seqüência da puberdade normal.[23]

As diversas etiologias da PPP estão especificadas no Quadro 18.4. A PPP pode ser isossexual ou heterossexual, se os caracteres sexuais são, respectivamente, idênticos ou opostos ao sexo genético. Laboratorialmente, caracteriza-se por ausência de resposta puberal das gonadotrofinas ao teste de estímulo com o GnRH.[5,6]

QUADRO 18.4
Etiologia da Puberdade Precoce Incompleta ou Periférica ou Pseudopuberdade Precoce

Meninas
Isossexual
  Cistos ovarianos autônomos
  Tumor ovariano ou adrenal feminizante
  Iatrogênica
  Síndrome de McCune-Albright (mutações ativadoras na subunidade-α do gene *GNAS1*)
  Síndrome do excesso de aromatases (mutações ativadoras no gene do receptor da aromatase)
  Hipotiroidismo primário
Heterossexual
  Hiperplasia adrenal congênita (mutações inativadoras nos genes *CYP21A2*, *CYP11* e *HSDB2*)
  Tumor ovariano ou adrenal virilizante
  Síndrome de resistência ao cortisol (mutações inativadoras no gene do receptor do glicocorticóide)
  Iatrogênica

Meninos
Isossexual
  Hiperplasia adrenal congênita (mutações inativadoras nos genes *CYP21A2*, *CYP11* e *HSDB2*)
  Tumores adrenais
  Tumores secretores de hCG (hepatomas, corioepitelioma gonadal, teratomas extragonadais)
  Tumores testiculares
  Testotoxicose (mutações ativadoras no gene do receptor do LH)
  Iatrogênica
  Síndrome de McCune-Albright (mutações ativadoras na subunidade-α do gene *GNAS1*)
  Hipotiroidismo primário
  Hipoplasia adrenal congênita (mutações no gene *DAX-1*)
  Síndrome de resistência ao cortisol (mutações inativadoras no gene do receptor do glicocorticóide)
Heterossexual
  Tumor feminizante adrenal
  Tumor feminizante testicular
  Síndrome do excesso de aromatases (mutações ativadoras no gene do receptor da aromatase)
  Iatrogênica

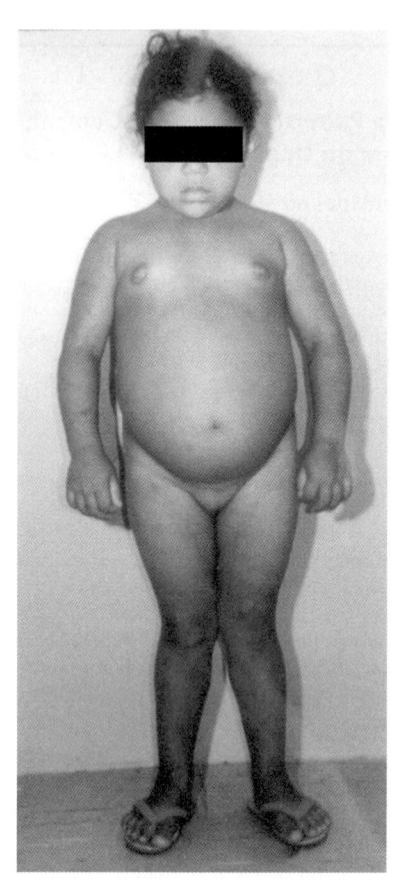

Fig. 18.4 Puberdade precoce periférica em menina de 6 anos com hipotiroidismo primário (telarca, sangramento vaginal e aumento ovariano bilateral e uterino, associados a baixa estatura e importante retardo da idade óssea) (*síndrome de vanWyk-Grumbach*).

Causas de PPP Isossexual na Menina

Cistos ovarianos foliculares são a causa mais comum, devido à secreção autônoma de estrogênio. Outras importantes etiologias são exposição a estrogênios exógenos, hipotiroidismo primário não tratado (grave e de longa duração) e, menos comumente, tumores ovarianos (de células da granulosa e células da teca), neoplasias adrenais produtoras de estrogênios e síndrome de McCune-Albright.[5,7,9,42-46] Recentemente foi relatado o caso de PPP em menina de 6 meses devido a um volumoso edema ovariano.[47] Da mesma forma, muito excepcionalmente, tumores ovarianos podem causar PPP em meninas antes de completado o primeiro ano de vida.[48]

Hipotiroidismo primário de longa duração, grave e não tratado, representa a única forma de PP em que se observam crescimento deficiente e retardo da idade óssea, caracterizando a *síndrome de van Wyk-Grumbach*.[49] O quadro é reversível com a reposição de *L*-tiroxina.

Meninas se apresentam com desenvolvimento mamário, aumento dos pequenos lábios e mudanças estrogênicas no esfregaço vaginal, sem pêlos pubianos (Fig. 18.4); algumas podem ter sangramentos vaginais irregulares e, se há hiperprolactinemia associada, galactorréia. Cistos ovarianos (solitários ou múltiplos) podem ser observados à US. Em meninos, os testículos estão aumentados devido ao incremento do tamanho dos túbulos seminíferos, mas sinais de virilização ou maturação das células de Leydig estão ausentes.[8,44,45,49]

A causa da síndrome de vanWyk-Grumbach foi inicialmente atribuída à secreção aumentada de gonadotrofinas, associada ao intenso incremento na secreção deTSH. Entretanto, oTSH elevado pode atuar sobre os receptores do FSH, causando efeitos gonadotróficos.[2,10]

A *síndrome de McCune-Albright* (SMA) resulta de mutações somáticas ativadoras do gene *GNAS1* (localizado no cromossomo 20) que codifica a subunidade alfa da proteína-G, estimuladora da formação do AMP cíclico intracelular.[50] Essa mutação é quase sempre caracterizada pela substituição de um resíduo de arginina na posição 201 por histidina ou cisteína. A SMA predomina em mulheres e tem como tríade característica manchas café-com-leite com bordas irregulares (em 85%), displasia óssea poliostótica (em 97%) e puberdade precoce (em 52%) (Fig. 18.5). Esta última resulta do desenvolvimento esporádico de cistos ovarianos funcionantes que levam a elevações transitórias do estradiol, independente da secreção de gonadotrofinas. Contudo, PPC secundária pode surgir, sobretudo quando a idade óssea está avançada além de 11 anos. Os níveis estrogênios séricos tendem a flutuar drama-

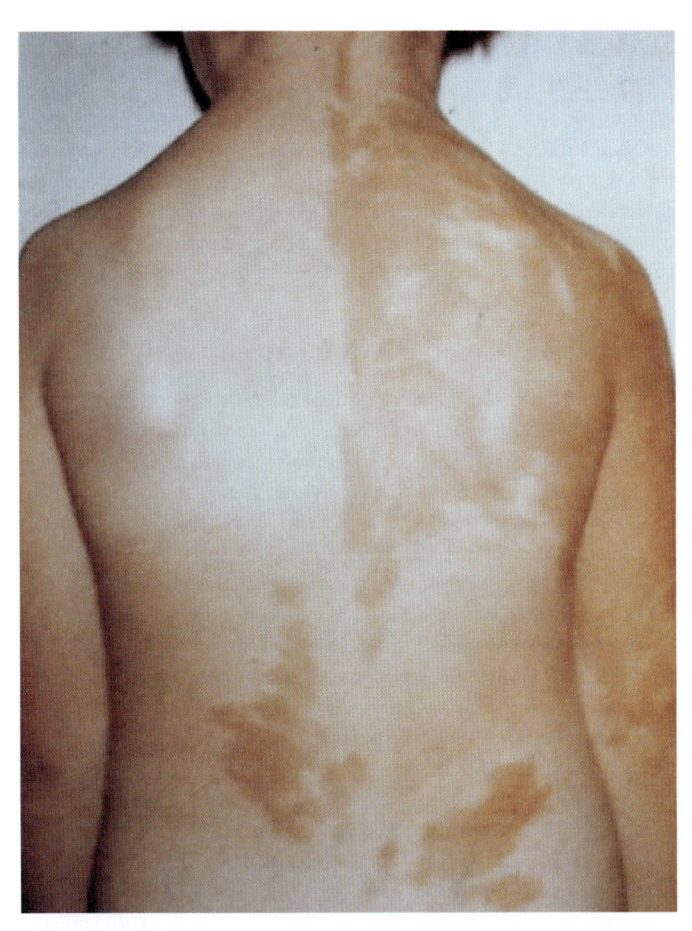

Fig. 18.5 A síndrome de McCune-Albright tem como tríade característica manchas café-com-leite irregulares, displasia óssea poliostótica e puberdade precoce (central ou periférica).

ticamente, levando a manifestações episódicas de puberdade precoce. Esses sinais clínicos de puberdade precoce freqüentemente surgem nos primeiros 2 anos de vida e incluem aumento transitório da mama, estrogenização da mucosa vaginal, crescimento acelerado e aparecimento súbito de um sangramento menstrual que decorre da queda dos níveis estrogênicos, em função da resolução espontânea do cisto ovariano. A seqüência de progressão puberal também é incomum, de modo que menstruação sem significativo desenvolvimento mamário é muitas vezes a manifestação inicial. Outras possíveis manifestações da SMA incluem hipertiroidismo, síndrome de Cushing com nódulos adrenais, acromegalia, hiperprolactinemia, hiperparatiroidismo e raquitismo hipofosfatêmico hiperfosfatúrico.[8,46,50,51]

Causas de PPP Heterossexual na Menina

Neste item incluem-se a hiperplasia adrenal congênita (HAC) por deficiência da 11- ou 21-hidroxilase (causa mais freqüente), tumores adrenais e ovarianos virilizantes (produtores de androgênios), resistência aos glicocorticóides e causas iatrogênicas (exposição a androgênios exógenos).[2,6-8]

A deficiência da 21-hidroxilase resulta de mutações no gene *CYP21A2*, sendo responsável por quase 90% dos casos de HAC. Diferentes mutações desse gene levam a graus variáveis de prejuízo da atividade enzimática, o que explica o largo espectro de manifestações clínicas da doença. Em meninas, a deficiência clássica da 21-hidroxilase determina genitália externa ambígua ao nascimento e, nos casos não tratados, virilização progressiva, caracterizando um quadro de PPP. A forma não-clássica resulta em pubarca precoce, avanço da idade óssea, irregularidade menstrual, ovários policísticos, acne e hirsutismo.[52,53] A virilização induzida por um tumor adrenal tem história curta (evolução rápida) e pode haver, também, sinais de hipersecreção de cortisol.[5,8] Recentemente foi descrito caso de PPP em uma menina com disgenesia gonadal mista e gonadoblastoma secretor de testosterona.[54]

Mutações ativadoras do gene da aromatase (*CYP19*) levam à síndrome do excesso de aromatases, que pode gerar PP isossexual e/ou macromastia no sexo feminino. A fisiopatologia desse distúrbio consiste em exacerbada conversão não-gonadal de androgênios em estrogênios, resultando em hiperestrogenismo.[55,56]

Mutações inativadoras do gene do receptor do glicocorticóide levam à síndrome de resistência ao cortisol, que é uma rara causa de PPP heterossexual em meninas.[2,57]

Causas de PPP Isossexual no Menino

São representadas pela HAC (deficiência da 21-hidroxilase é a causa mais comum), tumores adrenais virilizantes (segunda causa mais freqüente), tumores testiculares, tumores produtores de hCG, síndrome de McCune-Albright, hipotiroidismo primário não tratado (grave e de longa duração), testotoxicose, exposição a androgênios, resistência aos glicocorticóides etc.[2,7,9,23,58]

Um importante achado ao exame físico da PPP isossexual em meninos é a ausência de aumento testicular, o qual sempre ocorre na PPC. As exceções são a testotoxicose familiar, hipotiroidismo, tumores produtores de hCG e HAC associada a restos adrenais intratesticulares. Aumento testicular (unilateral em 90 a 95% dos casos) pode também ser visto em pacientes com tumores das células de Leydig. Estes últimos não costumam gerar PPP.[8,9,59,60]

A testotoxicose, também chamada de *puberdade precoce familiar limitada ao sexo masculino*, é uma rara forma de puberdade precoce em meninos, com herança autossômica dominante. É causada por mutações ativadoras constitutivas do gene do receptor do LH (LHR), localizado no cromossomo 2. Várias dessas mutações já foram identificadas, todas localizadas no éxon 11 do gene do LHR. A testotoxicose geralmente se manifesta entre 2 e 4 anos de idade, com sinais de puberdade, virilização acelerada e velocidade de crescimento excessiva, levando à baixa estatura na idade adulta, devido ao fechamento prematuro das epífises (Fig. 18.6). Os testículos encontram-se aumentados de volume, com testosterona bastante elevada, porém com resposta bloqueada do LH e FSH ao estímulo com GnRH. O aumento do volume testicular é, contudo, habitualmente discreto, já que a mutação no receptor de LH ativa as células de Leydig e não os túbulos seminíferos (maiores responsáveis pelo aumento do volume testicular). Ocasionalmente, os pacientes afetados podem desenvolver ativação secundária do eixo hipotálamo-hipofisário-gonadal após o início da terapia antiandrogênica. Meninas portadoras de mutações ativadoras do gene do receptor do LH não desenvolvem PPP e terão função reprodutiva normal.[6,60-62]

Secreção de hCG pode, ocasionalmente, ser a causa da PPP. Ela pode acontecer em alguns teratomas, corioepiteliomas ou tumores mistos de células germinativas localizados no hipotálamo, mediastino, pulmões, gônadas ou retroperitônio. Neoplasias embrionárias secretoras de hCG, sobretudo as do mediastino, são particularmente comuns em meninos com 47,XXY ou síndrome de Klinefelter mo-

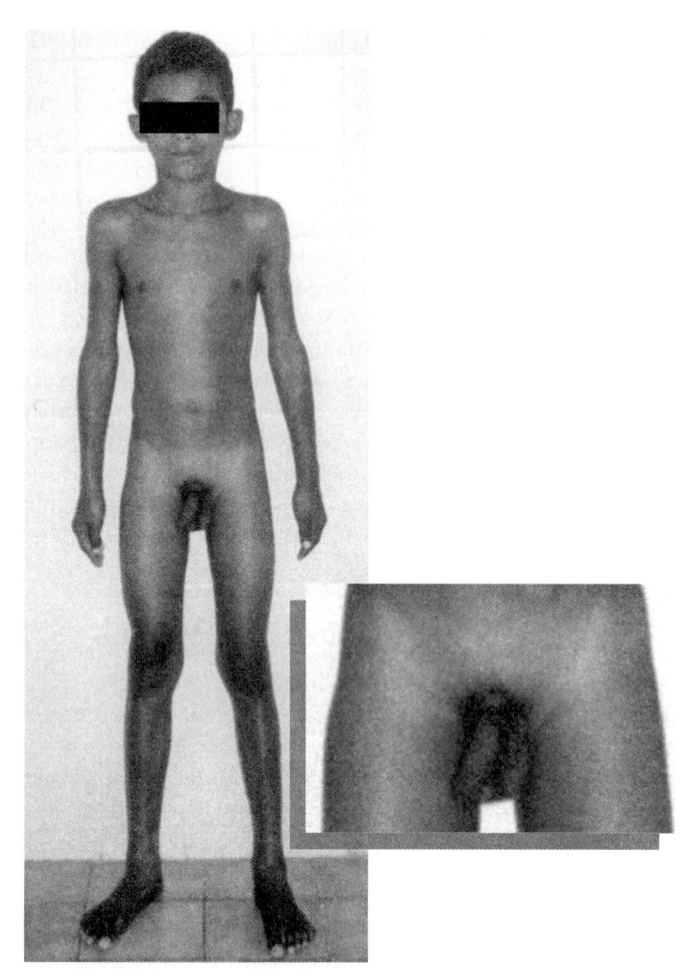

Fig. 18.6 Testotoxicose familiar (TF) em menino de 7 anos. Trata-se de uma rara causa de puberdade precoce periférica (PPP). Notar que tanto o pênis como os testículos estão aumentados, achado apenas encontrado na TF, HAC associada a restos adrenais intratesticulares e nos tumores testiculares, entre as diversas causas de PPP.

saico. Hepatomas e hepatoblastomas também podem secretar hCG. Pacientes com tais tumores têm sobrevida média apenas de 10,7 anos após o diagnóstico.[5-10]

A síndrome de resistência ao cortisol é uma rara causa de PPP isossexual em meninos.[1,57] Também rara é a hipoplasia adrenal congênita ligada ao X (XL-DAC), causada por mutações *frameshift* no gene *DAX-1*, que pode cursar com um efeito duplo sobre o desenvolvimento puberal, caracterizado por PPP isossexual na infância, seguida por hipogonadismo hipogonadotrófico na vida adulta.[63,64] Acredita-se que o estímulo das células de Leydig por níveis de ACTH extremamente elevados seria a causa da PPP na XL-DAC.[2]

Causas de PPP Heterossexual no Menino

A feminização de um menino na idade pré-puberal é bastante incomum, podendo ser causada por: (1) tumores adrenais feminilizantes (produtores de estrogênios), (2) tumores testiculares feminilizantes (produtores de estrogênios ou aromatases), (3) exposição a estrogênios exógenos (iatrogênica) e (4) síndrome do excesso de aromatases (por mutações no gene CYP19) que causa ginecomastia e/ou PPP heterossexual em meninos.[2,5-9,55]

INVESTIGAÇÃO DA PUBERDADE PRECOCE

História Clínica

Na anamnese, é importante determinar a idade do início, a cronologia dos eventos puberais e sua velocidade de progressão, pesquisar antecedentes mórbidos (história de infecções do sistema nervoso central, traumatismo craniano, exposição a esteróides sexuais) e questionar sobre sintomas neurológicos ou sugestivos de hipotiroidismo.

Exame Físico e Avaliação Auxológica

Devem ser verificados altura, peso, relação vértice–pube/pube–solo, envergadura, estadiamento puberal (características dos pêlos pubianos, volume testicular, comprimento peniano e desenvolvimento mamário) e aspecto da mucosa vaginal. Volume ou comprimento testiculares maiores que 4 mL ou 2,5 cm, respectivamente, indicam estimulação testicular. Na PPC, o volume testicular tem dimensões puberais, exceto em crianças com menos de 2 anos de idade, as quais podem ainda se apresentar com tamanho testicular pré-puberal. Em contraste, embora um volume testicular reduzido seja o esperado na PPP, existem algumas situações em que ambos os testículos têm tamanho moderadamente aumentado (p.ex., testotoxicose, tumores produtores de hCG, restos testiculares adrenais testiculares e mutação no *DAX-1*).[2,5,8] Manifestações de excesso de androgênios (acne, hirsutismo e clitoromegalia), bócio e alterações cutâneas (p.ex., manchas café-com-leite e neurofibromas) também devem ser pesquisados. A presença de manchas café-com-leite irregulares e assimetria facial aponta para o diagnóstico da síndrome de McCune-Albright, enquanto a detecção de neurofibromas indica o diagnóstico de neurofibromatose. O exame neurológico, incluindo a fundoscopia, deve ser feito para a investigação de patologias do SNC que possam levar à puberdade precoce. No exame do abdome, devem-se procurar massas palpáveis indicativas de neoplasias ovarianas ou adrenais. Assimetria ou massa testicular palpável apontam para tumor de testículo.[2,5-9]

É de fundamental importância determinar e monitorar a velocidade do crescimento e a progressão puberal. O diagnóstico de telarca, adrenarca e menarca precoces caracteristicamente requer a ausência de progressão puberal.[6,7]

Exames de Imagem

IDADE ÓSSEA

Radiografia do punho e mão não-dominante para avaliação da idade óssea (IO) geralmente é o primeiro exame de imagem a ser solicitado na investigação de PP. Avanço da IO, conseqüente ao excesso de esteróides sexuais circulantes, é uma característica quase invariavelmente presente na puberdade precoce central ou periférica. Também pode ser encontrado em casos de telarca exagerada e, em menor intensidade, adrenarca precoce. Crianças com telarca precoce e a maioria dos casos de adrenarca precoce caracteristicamente se apresentam com IO normal.[2,7-10]

O método escolhido para a determinação da IO é de grande relevância. O método de Greulich-Pyle é simples e rápido, porém limitado por oferecer grande intervalo entre os padrões de idade. Esse fato impossibilita a análise longitudinal comparativa entre a IC e o ritmo de progressão da IO. O método de escolha deve ser o de Tanner-Whitehouse (TW-2), que avalia 20 núcleos da mão e punho. Em condições ideais de avaliação, duas radiografias com intervalo mínimo de 6 meses devem ser examinadas pelo mesmo observador.[23]

Avanço de idade óssea igual ou superior a 2 anos é um dos critérios de maior peso na decisão terapêutica. Sempre que possível, a razão Δ idade óssea/Δ idade cronológica deve ser calculada durante um período de observação. Uma razão maior que 1,2 costuma indicar PP evolutiva.[8,65]

ULTRA-SONOGRAFIA (US)

US pélvica em meninas permite avaliação das proporções e morfologia do útero e ovários, cujo tamanho está aumentado na PPC e normal na telarca precoce (Quadro 18.5). O volume ovariano aumenta de menos de 1 mL a mais de 2,5 mL no final da puberdade, enquanto o aumento do útero é mais acentuado. São sugeridos na literatura comprimento e volume uterinos de 4 cm e 3 cm^3, respectivamente, além de volume ovariano de 1 cm^3, como o ponto de corte para discriminar meninas pré-púberes daquelas com puberdade precoce central (PPC).[67] É preciso, contudo, atentar que pequenos cistos ovarianos são comuns em meninas pré-púberes. No entanto, a presença de 6 ou mais cistos foliculares de até 10 mm pode ser indicativa de PPC em meninas com menos de 8 anos.[67] Macrocistos (> 1 cm) persistentes podem indicar que eles sejam a origem da produção hormonal. Cistos bilaterais são também observados no hipotiroidismo primário e na síndrome de McCune-Albright (SMA). Diante da suspeita de SMA, a radiografia de esqueleto pode revelar displasia fibrosa poliostótica, respaldando o diagnóstico.[7,8]

Um estudo recente[68] observou que o Doppler colorido das artérias uterinas pode ajudar na seleção das meninas a serem tratadas. Resposta púbere ao GnRH está associada com baixo índice de pulsatilidade das artérias uterinas.

US testicular deve ser feita em meninos com aumento testicular unilateral, sugestivo de neoplasia. Avaliação das adrenais por US ou, de preferência, por tomografia computadorizada, está indicada diante da suspeita de um tumor adrenal virilizante ou feminilizante.[5-9]

RESSONÂNCIA MAGNÉTICA (RM) OU TOMOGRAFIA COMPUTADORIZADA (TC) CRANIOENCEFÁLICA

Esses exames são fundamentais para determinar a etiologia da PP central. A RM é preferível por ter maior acurácia diagnóstica. Deve ser solicitada em todo menino e em meninas com menos de 6 anos de idade, em função de haver elevada possibilidade de lesões do SNC (hamartomas, tumores etc.) serem o fator etiológico do processo. Há dúvidas quanto à real indicação de uma RM em meninas entre 6 e 8 anos de idade, devido à alta incidência de formas idiopáticas nessa população.[6,69] A presença de calcificações intracranianas (RX de crânio, TC ou RM) pode sugerir infecção congênita (p.ex., toxoplasmose ou rubéola), sobretudo se associadas à microcefalia e coriorretinite.[6]

RM cranioencefálica também deve ser feita para descartar um germinoma ou teratoma da glândula pineal em meninos com níveis séricos elevados de β-hCG, após a exclusão de neoplasias testiculares ou intra-abdominais produtoras de gonadotrofina coriônica.[5,6,23]

Dosagens Hormonais

Os exames hormonais solicitados devem ser orientados pelos achados clínicos, velocidade de crescimento (VC), progressão puberal, idade óssea e US pélvica.

MENINAS COM TELARCA

Idade Óssea (IO) Compatível com Idade Cronológica (IC), VC Normal, sem Progressão Puberal e US Pélvica Normal

Nesse caso, o diagnóstico mais provável é telarca precoce, e a paciente necessita apenas de acompanhamento clínico. No Quadro 18.6 está resumida a investigação das meninas com telarca precoce.

IO > IC, VC Aumentada, Progressão Puberal Presente e US Pélvica Alterada

Nessa situação, o diagnóstico de PP central ou periférica se impõe. Dosagens hormonais em condição basal e após estímulo com GnRH exógeno são extremamente úteis no diagnóstico diferencial das formas de precocidade sexual. O teste de estímulo de gonadotrofinas com GnRH exógeno é realizado pela administração intravenosa de GnRH (100 μg), com coletas de LH e FSH nos tempos 0, 15, 30, 45 e 60 min. Na avaliação dessas dosagens tem que se levar em conta o método de dosagem empregado. Na PPC, observa-se uma resposta puberal, ou seja, um pico de LH pós-GnRH, pelo ensaio imunofluorométrico (IFMA), maior que 6,9 UI/L em meninas e > 9,6 UI/L em meninos.[70] Um pico de LH > 8 UI/L com ICMA (ensaios imunoquimioluminométricos) permitiria com maior confiabilidade o diagnóstico de PPC.[1] Utilizando-se métodos menos sensíveis, como o radioimunoensaio (RIA) e os ensaios imunorradiométricos (IRMA), o diagnóstico se confirmaria com picos de LH > 25 UI/L e 10 UI/L, respectivamente (Quadro 18.7).[6,23] Como alternativa ao teste clássico de estímulo com GnRH, pode-se dosar o LH, 30 a 120 min após a primeira administração de um análogo do GnRH de ação prolongada, só que a um custo mais elevado. Foi demonstrado que níveis de LH >10 UI/L (por IFMA) 2 h após a primeira injeção de acetato de leuprolida *depot* na dose de 3,75 mg são indicativos de ativação do eixo gonadotrófico.[71]

Com o desenvolvimento de novos imunoensaios mais sensíveis, como IFMA e ICMA, tem sido proposto que as dosagens basais do LH poderiam indicar mais claramente o início da secreção aumentada de gonadotrofinas (distinção entre PPC, outras causas de PP e indivíduos pré-púberes). Níveis basais de LH acima de 0,6 UI/L em indivíduos com puberdade precoce seriam indicativos de PPC em ambos os sexos. Portanto, o teste do GnRH seria necessário apenas nos casos com valores basais de LH iguais ou inferiores a 0,6 UI/L.[2,6,8,23,70]

QUADRO 18.5

Características Ultra-sonográficas do Útero e Ovários

Útero
Pré-púbere: volume uterino até 3,0 cm^3
Púbere: volume uterino > 3,0 cm^3

Ovários
Pré-púbere: volume ovariano até 1,0 cm^3
Morfologia ovariana: estrutura homogênea (sem cistos) ou com até 5 cistos (< 9 mm)
Púbere: volume ovariano > 1,0 cm^3
Morfologia ovariana: aparência ovariana microcística (6 ou mais cistos < 9 mm) precede o desenvolvimento do folículo pré-ovulatório (> 9 mm)

QUADRO 18.6				
Diagnóstico Diferencial da Telarca Precoce				
	IO = IC	IO > IC	IO > IC	IO > IC
Velocidade de crescimento	Normal	Aumentada	Aumentada	Aumentada
Progressão puberal	Ausente	Ausente	Presente	Presente
US pélvica	Ovários e útero pré-púberes	Aumento ovariano	Aumento ovariano	Ovários e útero normais
Teste do GnRH	Desnecessário (resposta pré-puberal)	LH pré-puberal FSH puberal	Resposta puberal	LH e FSH suprimidos
Diagnóstico	Telarca precoce	Telarca exagerada	Puberdade precoce central	Pseudopuberdade precoce

IO = idade óssea.
IC = idade cronológica.

Os níveis de FSH (basais ou pico após estímulo com GnRH) não são úteis para o diagnóstico da PPC, já que os valores encontrados superpõem-se aos de crianças pré-púberes.[6] No entanto, níveis suprimidos de FSH indicam pseudopuberdade precoce.[1] Cuidado especial deve ser tomado na interpretação dos níveis de gonadotrofinas em crianças até os 2 anos. Nessa faixa etária, independentemente de qualquer processo puberal, os valores de LH e FSH tendem a estar mais elevados e podem levar a um falso diagnóstico de PPC.[6]

Quanto aos esteróides sexuais, níveis elevados (> 20 pg/mL) de estradiol (E2) corroboram o diagnóstico de PP em meninas.[6] Contudo, valores pré-puberais são encontrados em 40 a 50% dos casos.[1,8] Já os níveis de testosterona (T) têm maior sensibilidade diagnóstica. Valores de T > 19 ng/mL (IFMA)[6,70] ou > 30 ng/mL (RIE)[23] são indicativos de PP, sem distinguir, contudo, as formas centrais das periféricas. O sulfato de DHEA é um bom marcador do início da atividade adrenal. Sua elevação confirma a adrenarca bioquímica e apresenta boa correlação com o início dos pêlos pubianos. Entretanto, não possui nenhum valor preditivo sobre a maturação gonadal (gonadarca).[23]

Se os exames laboratoriais revelarem o eixo HHG bloqueado, ou seja, ausência de resposta das gonadotrofinas ao GnRH, deve-se seguir a investigação para pseudopuberdade precoce através de: (1) dosagem de 17-OHP, androstenediona, DHEA e cortisol basais e após estímulo com ACTH, na suspeita de hiperplasia adrenal congênita (HAC); (2) testes de supressão com dexametasona, quando necessário, para diferenciação entre um tumor adrenal e HAC; (3) dosagem da β-hCG, na pesquisa de tumores secretores de hCG, gonadais e extragonadais;[5-9] (4) TSH e T_4 livre devem ser solicitados quando há atraso da maturação óssea.[6,7]

MENINOS OU MENINAS COM PUBARCA

IO ≥ IC, Volume Gonadal Pré-púbere, sem Progressão Puberal

O diagnóstico mais provável é adrenarca precoce, sendo desnecessário o teste do GnRH.

IO > IC, Volume Gonadal Pré-puberal ou Puberal, com Progressão Puberal

O diagnóstico mais plausível é a pseudopuberdade precoce, uma vez que apenas 2% dos meninos e 15% das meninas com PPC têm pubarca como apresentação inicial do quadro. Em meninos, dosam-se testosterona, β-hCG (para descartar tumores secretores de gonadotrofina coriônica) e estradiol (se houver feminização). Em meninas, dosam-se E2, prolactina (pode estar elevada na síndrome de McCune-Albright) e testosterona (se houver sinais de virilização). Em ambos os sexos, faz-se o teste do GnRH. Em meninos, gonadotrofinas basais pré-puberais e suprimidas após GnRH, associadas à elevação da testosterona e ao aumento de volume testicular, apontam para testotoxicose, tumor testicular ou tumor extratesticular secretor de hCG. Se o volume testicular for pré-puberal (< 4 mL), faz-se necessário descartar tumor adrenal ou HAC. Em meninas, o achado de níveis elevados de E2 e gonadotrofinas suprimidas indica como principais hipóteses diagnósticas: uso de estrogênios, cistos/neoplasias ovarianas, tumores adrenais e HAC. Se o teste do GnRH mostrar resposta puberal do LH, está confirmado o diagnóstico de puberdade precoce central.[5-10]

No Quadro 18.8 consta o resumo da investigação para pubarca precoce. As principais características das diversas causas de puberdade precoce estão resumidas no Quadro 18.9.

TRATAMENTO DA PUBERDADE PRECOCE CENTRAL (PPC)

Por que Tratar?

Após a determinação da causa da PPC, a instituição do tratamento tem como principais objetivos: bloquear a progressão puberal, desacelerar a maturação óssea e preservar o potencial estatural, além de prevenir problemas emocionais da criança.

A produção excessiva de esteróides sexuais na PPC determina avanço desproporcional da maturação óssea e desaparecimento prematuro da cartilagem de crescimento, reduzindo a estatura final. O

QUADRO 18.7		
Diagnóstico da PPC		
• Pico do LH no teste do GnRH	Meninas:	> 6,9 UI/L (IFMA) > 10 UI/L (IRMA)
	Meninos:	> 9,6 UI/L (IFMA) > 10 UI/L (IRMA)
• Valor basal do LH	Ambos os sexos:	> 0,6 UI/L (IFMA)

Adaptado das Refs. 2 e 63.

QUADRO 18.8
Investigação de Pubarca Precoce

Idade óssea	IO ≥ IC	IO > IC
Velocidade de crescimento	Normal ou aumentada	Aumentada
Progressão puberal	Ausente	Presente
Volume gonadal	Pré-púbere	Pré-púbere ou puberal
Androgênios plasmáticos	Níveis pré-púberes ou compatíveis com estágio Tanner II puberal	Elevados para idade e estágio
Teste do GnRH*	Resposta pré-púbere	Resposta de gonadotrofinas suprimidas
Diagnóstico	Adrenarca precoce	Pseudopuberdade precoce

*Na suspeita de adrenarca precoce (IO ≥ IC, velocidade de crescimento normal ou aumentada e ausência de progressão puberal) não é necessário o teste do GnRH.

QUADRO 18.9
Diagnóstico Diferencial da Puberdade Precoce

	Níveis Séricos de Gonadotrofinas	Teste do GnRH	Níveis de Esteróides Sexuais	Volume Gonadal	Dados Complementares
Puberdade precoce central	Padrão puberal	Resposta puberal	Valores puberais	Volume puberal	RM ou TC de crânio
Pseudopuberdade precoce: meninos					
• Tumor secretor de hCG	Níveis de hCG ou LH elevados	Resposta pré-puberal	Testosterona elevada	Aumento testicular discreto a moderado	US testicular e abdominal; RM ou TC de crânio
• Tumor de células de Leydig	LH e FSH baixos	Resposta pré-puberal	Testosterona extremamente elevada	Aumento irregular e assimétrico do testículo afetado	US testicular
• Testotoxicose	LH e FSH baixos	Resposta pré-puberal	Testosterona elevada	Testículos aumentados de volume	Padrão de herança autossômica dominante
Pseudopuberdade precoce: meninas e meninos					
• Síndrome de McCune-Albright	LH baixo, FSH elevado	Resposta pré-puberal	Valores puberais	Ovários aumentados, com cistos autônomos	Manchas café-com-leite, displasia fibrosa poliostótica; associação com outras doenças endócrinas*
• Hipotiroidismo primário	LH e FSH pré-puberais	Resposta pré-puberal	Elevados	Aumento do volume testicular ou ovariano	PRL elevada, com ou sem galactorréia; atraso da idade óssea
Pseudopuberdade precoce: meninas					
• Cisto folicular	LH e FSH pré-puberais	Níveis pré-puberais de LH; FSH pode se elevar acima do normal	Estradiol baixo, normal ou elevado	Cistos podem ser visualizados à US	Sangramento pode ocorrer com a queda de níveis estrogênicos
• Tumor ovariano	LH e FSH pré-puberais	LH e FSH suprimidos	Estradiol muito elevado	Aumento ovariano, geralmente detectado no exame físico	Tumor de células da granulosa é geralmente palpável ao toque retal

TC = tomografia computadorizada; RM = ressonância magnética; PRL = prolactina; US = ultra-sonografia.
*Hipertiroidismo, síndrome de Cushing, acromegalia, hiperprolactinemia etc.

bloqueio da liberação das gonadotrofinas e a conseqüente supressão da liberação dos esteróides gonadais são capazes de prevenir a perda estatural, bem como de regredir ou estabilizar a progressão das manifestações puberais.[8,23,72]

O controle da progressão puberal propicia também redução do grau de ansiedade dos familiares e do maior risco de abuso sexual a que crianças com PP estão sujeitas. Pode ainda atuar de maneira benéfica na redução do risco de câncer de mama associado à menarca precoce.[23,72]

Quando Tratar?

A indicação de tratamento deve estar vinculada à idade de apresentação dos caracteres puberais, como também à rapidez de sua progressão. Início precoce e evolução rápida dos sinais puberais, associados a indicadores de perda estatural, devem ser prontamente investigados e o tratamento instituído o mais brevemente possível. Vários estudos correlacionam a eficiência terapêutica à menor idade de manifestação e de tratamento da puberdade precoce, em especial antes dos 5 ou 6 anos de idade. O tratamento de meninas com puberdade rapidamente progressiva, porém de início entre 8 e 10 anos, não mostra nenhum benefício sobre a estatura final.[8,23,72]

Como Tratar?

Inicialmente, o tratamento é dirigido para a causa básica: cirurgia ou radioterapia, no caso de tumores. No tratamento medicamentoso da PPC dispomos dos análogos ou agonistas do GnRH (*opção de escolha*), do acetato de medroxiprogesterona (MPA) e do acetato de ciproterona (CA). Atualmente, MPA e CA não têm sido mais utilizados por serem pouco eficazes.[1,2,5,8]

ANÁLOGOS OU AGONISTAS DO GnRH (GnRHa)

Mecanismo de Ação

GnRHa causam estímulo inicial de poucos dias, seguido de supressão mantida da secreção de gonadotrofinas. Isso ocorre inicialmente por redução do número de receptores do GnRH (*down-regulation*) nos gonadotrofos hipofisários, seguida da dessensibilização dos receptores por desacoplamento do sinal de transdução intracelular. A redução da atividade gonadotrófica se deve à menor produção da subunidade β do LH, que ocorre em concomitância com a elevação da subunidade α do LH durante o tratamento com o GnRHa.[1,23,73,74]

Tipos e Posologia

Vários GnRHa estão disponíveis, tais como acetato de leuprolida, goserrelina, triptorrelina e nafarrelina, entre outros. Estão disponíveis em preparações para a administração intranasal (diariamente), subcutânea, intramuscular ou como implantes transdérmicos. As preparações de liberação lenta (*depot*) permitem maior adesão e eficácia do tratamento. São geralmente aplicadas por via intramuscular (IM) ou subcutânea (SC), a cada 4 semanas, na dose inicial de 3,75 mg. Esta também é a dose de manutenção em mais de 90% dos casos.[1] Raramente, para a supressão puberal, faz-se necessário o uso dos GnRHa com intervalo apenas de 3 semanas ou a utilização de doses maiores (7,5 mg/mês).[23,72] Formulações contendo o triplo da dose, para aplicações a cada 3 meses (p.ex., 11,25 mg de leuprolida ou 10,8 mg de goserrelina), têm se revelado seguras e eficazes, representando, assim, uma opção mais confortável para pacientes com PPC.[75,76] Recentemente, foi demonstrado que o implante subdérmico do GnRHa histrelina atinge e mantém uma excelente supressão do pico do LH e dos níveis dos esteróides sexuais por 1 ano em crianças com PPC.[77,78]

No Quadro 18.10 estão resumidas as principais características dos GnRHa *depot*. Análogos de uso intranasal têm menor biodisponibilidade e, por isso, exigem doses maiores e administração a intervalos mais freqüentes.[66]

Indicações

Nem todos os casos de PPC requerem necessariamente tratamento com análogos do GnRH, os quais devem ser reservados para determinadas situações,[5,8,9,23] tais como:

1. Comprometimento do potencial estatural, evidenciado por: (a) avanço significativo da idade óssea com relação à idade estatural; (b) queda importante na previsão da estatura final.
2. Puberdade rapidamente progressiva (crianças com cursos lentos não apresentam comprometimento do potencial estatural).
3. Crianças com graves distúrbios de comportamento ou menstruações em crianças emocionalmente imaturas.

Eficácia

O tratamento com GnRHa é o único que diminui o avanço da idade óssea, melhorando o prognóstico estatural. Os melhores resultados foram obtidos em meninas com IO < 6 anos e que foram tratadas até que tivessem alcançado a IO de aproximadamente 12 anos.[8,23] A estatura final observada usualmente fica 4 a 7 cm maior

---

QUADRO 18.10

Principais Agonistas ou Análogos do GnRH de Liberação Lenta

Acetato de Leuprolida
Lupron *depot*® – Frasco-ampola de 3,75; 5; 11,25 e 22,5 mg
Dose: 300 a 500 μg/kg/mês IM

Goserrelina
Zoladex® – Dose: 3,6 mg IM 1 × por mês SC
Zoladex LA® – Dose: 10,8 mg IM de 3/3 meses SC

Triptorrelina
Neo-Decapeptyl® – Dose: 3,75 mg/mês IM

Acetato de Busserrelina
Suprefact *depot*® – Dose: 6,3 mg de 2/2 meses (implante SC)

do que a estatura prevista no início do tratamento, mas 5 a 7 cm abaixo do padrão familiar e geralmente abaixo da média normal para a população geral.[8,21,72] Quando a puberdade se inicia entre 8 e 10 anos, os estudos não mostraram efeito favorável dos GnRHa sobre a estatura.[79] Com a suspensão do tratamento, a menstruação se inicia rapidamente (em 6–12 meses) em crianças que já haviam tido a menarca antes do tratamento. Nos casos sem menarca prévia, o período para que ocorra a primeira menstruação é muito variável.[23]

Os GnRHa podem também ser úteis no tratamento da PPC resultante de hamartomas hipotalâmicos (HH). Em 7 de 8 pacientes com HH, uma resposta terapêutica favorável foi evidenciada, com regressão dos caracteres sexuais secundários, supressão hormonal e melhora significativa da previsão de estatura final.[32,33] Cirurgia ou radiocirurgia para os HH raramente se fazem necessárias.[80]

Efeitos Colaterais

Reações alérgicas locais podem ser vistas em até 10% dos pacientes, assim como a formação de abscessos estéreis no local da aplicação com conseqüente falha de absorção do medicamento e da supressão gonadal. Pode também haver efeitos sistêmicos transitórios, tais como cefaléia, ondas de calor e depressão, possivelmente relacionados com a redução brusca nos níveis de esteróides sexuais ou com a elevação das gonadotrofinas, a exemplo do que ocorre na menopausa. Náuseas podem também acontecer, bem como sangramento vaginal após as primeiras aplicações.[23,73,74]

Obesidade, definida como um índice de massa corpórea (IMC) > p95 para idade e sexo, foi descrita em 22% das meninas e em 31% dos meninos ao final da terapia com GnRHa. Não houve piora do grau de obesidade durante o uso do fármaco. Da mesma forma, não há evidência de anormalidades evolutivas no eixo hipotálamo-hipofisário-gonadal após a suspensão do tratamento. Tampouco não existem relatos de efeitos negativos dos GnRHa sobre a fertilidade, e a medicação parece ser segura para os filhos das pacientes tratadas, de acordo com os poucos dados disponíveis sobre o assunto.[23,73,74] Durante o tratamento com GnRHa na PPC, tem sido demonstrada uma redução da densidade mineral óssea que não impede o alcance de pico de massa óssea normal à época da estatura final.[82] Aumento do volume ovariano foi observado em algumas pacientes com hamartoma hipotalâmico.[23] Ovários policísticos-símile foram vistos raramente em meninas tratadas com GnRHa.[65]

Seguimento

Os pacientes devem ser seguidos por meio da monitorização cuidadosa do desenvolvimento puberal, velocidade de crescimento, idade óssea, previsão da altura final e ambas, avaliação hormonal e por imagem.[1,3] A avaliação hormonal durante o tratamento da PPC com GNRHa inclui a dosagem dos hormônios no estado basal (a cada 3 meses) e a dosagem do LH após estímulo com GnRH, semestralmente. Níveis basais de LH pré-puberais (< 0,6 UI/L, com IFMA), estradiol (E2) < 10 pg/mL em meninas com E2 previamente elevado e testosterona < 14 ng/dL em meninos indicam adequada supressão da puberdade.[1,2,71] Após o teste de estímulo com GnRH, um valor de LH < 2,3 UI/L sugere um bom critério de controle hormonal, usando-se o método IFMA. Algumas alternativas simplificadas para a monitorização do tratamento têm de ser usadas. Por exemplo, uma única amostra sérica de LH, colhida 30 a 120 min após uma dose terapêutica do acetato de leuprolida *depot*, é uma ferramenta acurada e confiável para avaliar a eficácia do tratamento de um modo diretamente comparável ao obtido com o teste de estímulo com GnRH.[2,71,72] Foi demonstrado, em um grupo de 18 meninas com PPC bem bloqueada, que valores de LH < 6,6 UI/L 2 h após uma injeção de 3,75 mg de acetato de leuprolida *depot* sugerem um bom controle hormonal.[71] Diferentes pontos de corte e protocolos para monitorização do tratamento da PPC têm sido propostos, como especificado no Quadro 18.11.

A idade óssea deve ser avaliada anualmente. A investigação rotineira de US não está indicada durante a terapia com GnRHa, exceto quando se suspeitar de um bloqueio puberal incompleto ou de um processo ovariano concomitante.[1,2]

Duração do Tratamento

Trata-se de um tema ainda controverso. A maior parte dos autores sugere que, em termos de recuperação ou mesmo ganho na estatura final, os melhores resultados são obtidos com a suspensão dos GnRHa entre os 12 e 12,5 anos de IO, na menina, e entre os 13 e 13,5 anos de IO, no menino.[25,64,71] Por outro lado, outros autores consideram que o tratamento não deve ser mantido além da idade cronológica de 11 anos nas meninas.[72]

QUADRO 18.11

Valores de *Cut-off* do LH em Diferentes Ensaios para Monitorizar o Tratamento da PPC com Análogos *Depot* do GnRH

Autores	Protocolo	Tempo do Pico do LH (min)	Ensaio	*Cut-off* (UI/L)
Parker KL, *et al.*	Pico de LH após GnRH (100 μg)	20–40	IRMA	<1,75
Cook KL, *et al.*	Medida do LH noturno ao acaso	ND	RIE	<4,0
Witchel SF, *et al.*	Pico de LH após GnRH (100 μg)	ND	DELFIA	<1,75
Lawson ML, *et al.*	Pico de LH após GnRH (100 μg)	40	ICMA	<2,0
Bathia S, *et al.*	LH após leuprolida *depot* 7,5 mg	40–60	ICMA	<3,0
Brito VN, *et al.*	LH após leuprolida *depot* 3,75 mg	120	IFMA	<6,6
Brito VN, *et al.*	LH após GnRH (100 μg) 3,75 mg	30–45	IFMA	<2,3
Badaru A, *et al.*	LH após leuprolida *depot* 7,5 mg	40	ICMA	<4,5

IRMA = ensaio imunorradiométrico; RIE = radioimunoensaio; ICMA = ensaio imunoquimioluminométrico; IFMA = ensaio imunofluorimétrico; ND = não-disponível. Adaptado da Ref. 2.

ASSOCIAÇÃO DO GnRHa COM GH, OXANDROLONA OU BAIXAS DOSES DE ESTROGÊNIO

Em alguns pacientes com PPC sob tratamento com GnRHa ocorre redução excessiva da velocidade de crescimento (abaixo do 25.º percentil para a idade cronológica), sem melhora da previsão da estatura final. Para tais pacientes, foi demonstrado, em dois estudos, que adição do hormônio de crescimento (GH) recombinante ao tratamento pode resultar em incremento significativo na altura final.[83,84] Estudos adicionais são necessários, contudo, para obter uma melhor definição sobre os reais benefícios dessa terapia combinada.[23]

Como alternativa ao GH recombinante, foi sugerido o uso de estrogênio em doses baixas para meninas. Resultados encorajadores foram encontrados em um projeto piloto,[85] com duração de 24 meses, no qual a associação de GnRHa e estrogênio não se fez acompanhar de avanço de idade óssea, nem progressão puberal.

Mais recentemente, foi relatado em um estudo que a associação do GnRHa com oxandrolona (0,06 mg/kg/dia), um androgênio não-aromatizável, possibilitou um ganho médio adicional de 4,5 cm na altura adulta final em relação ao grupo-controle.[86] Esse excelente resultado precisa ser confirmado por outros estudos.

TRATAMENTO DA PUBERDADE PRECOCE PERIFÉRICA

Tratamento Cirúrgico

É reservado para as neoplasias previamente diagnosticadas, como tumores adrenais, tumores ovarianos ou testiculares, bem como tumores produtores de hCG, podendo resultar em regressão do processo puberal. Radiação e quimioterapia podem ser usadas, dependendo do tipo de tumor e da indicação clínica.[2,87]

Tratamento Medicamentoso

Neste item incluem-se drogas que ajam bloqueando a ação dos esteróides nos seus receptores específicos ou bloqueiem sua síntese. As opções terapêuticas são agentes progestogênicos, antiandrogênicos e antiestrogênicos.[2,88]

AGENTES ANTIANDROGÊNICOS

Atuam através de dois mecanismos principais: bloqueio dos receptores androgênicos periféricos (espironolactona, acetato de ciproterona [CPA], flutamida e bicalutamida) e inibição da síntese de androgênios (espironolactona e CPA). CPA tem uma ação progestogênica adicional sobre a hipófise, suprimindo parcialmente a secreção de gonadotrofinas. As doses diárias usuais são de 50 a 100 mg/m² para a CPA e 100 mg para a espironolactona, por via oral. Os efeitos secundários consistem em sintomas gastrointestinais e ginecomastia. Hipoadrenalismo laboratorial pode ocorrer com a utilização da ciproterona, merecendo atenção especial em situações de estresse.[2,87]

AGENTES PROGESTOGÊNICOS

O acetato de medroxiprogesterona (MPA) mostra-se benéfico na testotoxicose e na síndrome de McCune-Albright, em ambos os sexos. O mecanismo de ação do MPA inclui a supressão de liberação de gonadotrofina e um efeito direto sobre a esteroidogênese gonadal, bloqueando várias etapas enzimáticas. A dose habitualmente utilizada é de 10 a 50 mg/dia VO, 50 a 100 mg IM a cada 2 semanas ou 150 mg IM a cada 4 semanas. Os efeitos colaterais do MPA (p.ex., edema, cefaléia, aumento de peso, estrias purpúricas e insuficiência adrenal) são fatores que limitam sua aplicação clínica.[2,87,88]

CETOCONAZOL

Trata-se de um derivado imidazólico que inibe várias etapas da esteroidogênese adrenal e gonadal, inclusive a enzima P450c17, que converte a 17-hidroxiprogesterona em androstenediona. Seu uso geralmente permite redução significativa dos níveis de testosterona, bem como o término das ereções e do comportamento masturbatório. Contudo, o fenômeno de escape pode acontecer, devido ao surgimento secundário de PP central. A dose média usual é de 200 mg/dia VO. O principal efeito colateral do cetoconazol é a hepatite, que, contudo, é bastante rara. Outros efeitos adversos incluem intolerância gástrica, elevação de transaminases e insuficiência adrenal.[2,87,89]

AGENTES ANTIESTROGÊNICOS

Nesse grupo incluem-se o tamoxifeno e inibidores da aromatase.

Tamoxifeno

É um modulador seletivo do receptor estrogênico e representa uma atraente opção terapêutica para o tratamento de puberdade precoce na síndrome de McCune-Albright.[1,90] Os efeitos secundários incluem hepatotoxicidade e hipertricose. Um cuidadoso acompanhamento dos parâmetros hematológicos, hepáticos, renais e de eletrolíticos deve ser realizado trimestralmente.[2,51]

Inibidores da Aromatase (IA)

IA são inibidores competitivos não-esteróides da enzima aromatase P-450 e, assim, atuam bloqueando a conversão de androgênios (androstenediona e testosterona) em estrogênios (estradiol e estrona). Os IA de terceira geração atualmente disponíveis (anastrozol e letrozol) são mais seletivos pela aromatase P-450, mais potentes e mais bem tolerados do que os compostos de segunda (fadrozol) e primeira (testolactona) gerações. Testolactona tem também o inconveniente de requerer doses mais elevadas (20–40 mg/kg/dia) e 4 tomadas diárias. As doses usuais do anastrozol e letrozol são 1 mg/dia e 1,5–2 mg/m²/dia, respectivamente, em tomada única diária. IA têm sido utilizados no tratamento da PP por testotoxicose e da síndrome de McCune-Albright (SMA), com os melhores resultados sendo observados quando eles são associados a um antiandrogênio (p.ex., bicalutamida + anastrozol e espironolactona + testolactona).[89,91]

GLICOCORTICÓIDES

Estão indicados em casos de PPP resultante de hiperplasia adrenal congênita.

HORMÔNIOS TIROIDIANOS

A reposição com L-tiroxina, em doses adequadas (Quadro 18.12), habitualmente reverte o quadro de puberdade precoce associado ao hipotiroidismo.

Síndrome de McCune-Albright (SMA)

Diferentes estratégias farmacológicas têm sido utilizadas no tratamento de puberdade precoce no SMA. Como a grande maioria dos pa-

QUADRO 18.12
Doses de Reposição da L-Tiroxina em Crianças e Adolescentes

Idade	Dose (µg/dia)
0–6 meses	8–10
7–11 meses	6–8
1–5 anos	5–6
6–10 anos	3–4
11–20 anos	2–3

cientes afetados são mulheres, os relatos de casos e ensaios clínicos têm se concentrado principalmente em meninas. As medicações empregadas no tratamento de puberdade precoce em meninas com SMA serão comentadas a seguir. Elas incluem progestogênios (MPA) e antiandrogênios (CPA), antiestrogênios (IA e tamoxifeno) e cetoconazol.[2,51,89]

MPA, CPA E CETOCONAZOL

Embora bem-sucedidas em interromper a menstruação e induzir regressão dos sinais puberais, as terapias com essas drogas não afetam a maturação esquelética nem a altura final.[2,51,89]

AGENTES ANTIESTROGÊNICOS

Tamoxifeno

Representa uma atraente opção terapêutica para o tratamento de puberdade precoce na SMA, propiciando diminuição da freqüência de episódios de sangramento vaginal, redução do crescimento e desaceleração da maturação esquelética. A dose varia de 10 a 20 mg/dia, administrada por via oral.[2,89,90]

Em um estudo multicêntrico, 25 meninas com MAS e puberdade precoce receberam tamoxifeno para 1 ano.[90] Treze dessas meninas haviam anteriormente se mostrado refratárias ao tratamento com AI ou progestogênios. Quatro meninas receberam tratamento concomitante com um agonista do GnRH devido à PPC secundária. Em comparação ao tratamento inicial, foi observada uma acentuada diminuição na freqüência de menstruação. A velocidade de crescimento e a taxa de maturação esquelética diminuíram, apesar de persistentes elevações nos níveis de estradiol. O tamanho dos ovários e os volumes uterinos aumentaram ao longo do estudo.[90] O significado clínico do crescimento uterino é desconhecido, mas relatos de tumores do estroma em mulheres tratadas com tamoxifeno são mandatórios de um acompanhamento de perto dessas pacientes. Em geral, tamoxifeno mostrou-se seguro e bem tolerado. Contudo, estudos em longo prazo se fazem necessários, especialmente em relação à altura adulta final.[89]

Inibidores da Aromatase

Antes da disponibilidade de IA de gerações mais recentes, os efeitos da terapia em longo prazo com *testolactona* foram estudados em 12 meninas com SMA.[92] Na dose de 40 mg/kg/dia, administrada 4 vezes ao dia, testolactona inicialmente diminuiu os episódios de sangramento menstrual e os níveis séricos de estradiol em sete meninas que receberam essa terapia por 3 anos. No entanto, escape da eficácia aconteceu após 1–3 anos. Adicionalmente, não houve melhora na altura adulta prevista, apesar da melhora nas velocidades de crescimento. O intenso esquema posológico diário levou a dificuldades na aderência e ao abandono do tratamento. Os efeitos adversos incluíram dor abdominal transitória, dores de cabeça, diarréia e elevação das enzimas hepáticas.[92]

Em um estudo de 16 meninas com puberdade precoce devido à SMA, *fadrozol*, um AI da segunda geração, foi iniciado com 1 dose de 240 µg/kg/dia por 12–21 meses, depois aumentada para 480 µg/kg/dia por mais 12 meses nas meninas pouco responsivas. Esse esquema revelou-se ineficaz em diminuir a menstruação e a taxa de avanço da idade óssea.[93] Uma grande limitação para o uso do fadrozol é seu efeito dose-dependente sobre a síntese de cortisol e aldosterona.[89] No estudo em questão, esse efeito foi observado em três meninas, embora nenhuma tenha desenvolvido evidência clínica de insuficiência adrenal.[93]

Os IA de terceira geração parecem mais promissores no tratamento da PP periférica por SMA, porém os dados são ainda limitados e os resultados conflitantes.[2] Em um estudo multicêntrico internacional, 27 meninas com SMA receberam *anastrozol* (Anastrozol®; Arimidex® – comp. 1 mg) durante 1 ano. Embora três meninas tenham apresentado completa cessação da menstruação durante o período de estudo, não houve nenhuma mudança nos episódios de sangramento vaginal no grupo como um todo. Em comparação ao período de observação de 6 meses pré-tratamento, anastrozol (na dose de 1 mg/dia) não teve nenhum impacto sobre a velocidade de crescimento ou avanço da idade óssea. Além disso, nenhum efeito sobre as concentrações circulantes de estrogênio foi observado.[94] De forma similar, um recente estudo mostrou que o uso de anastrozol (1 mg/dia) por 1 ano em 28 meninas com SMA foi ineficaz sobre o sangramento vaginal, maturação esquelética, velocidade de crescimento, bem como sobre os volumes uterino e ovariano.[95]

Com relação ao *letrozol* (Femara® – comp. 2,5 mg), um estudo piloto recente, que incluiu nove meninas, sugeriu ser essa medicação (na dose de 1,5–2 mg/m^2/dia) uma terapia eficaz para a SMA.[96] A média do volume do ovário, os níveis de estradiol e os marcadores de metabolismo ósseo diminuíram significativamente após 6 meses, mas tenderam a aumentar após 24–36 meses. Duas meninas tiveram progressão da sua doença óssea. Efeitos adversos incluíram desconforto em mãos e pés, sintomas gastrointestinais e ligeira elevação da bilirrubina sérica, todos espontaneamente reversíveis.[96] Embora esse estudo tenha revelado alguns sinais positivos do letrozol sobre a taxa de crescimento, o avanço da idade óssea e a freqüência de menstruação, estudos em longo prazo são necessários para estabelecer a eficácia e segurança dessa droga.[96] Motivo adicional de preocupação foi o desenvolvimento de um grande cisto ovariano com torção em uma menina, indicando que o aumento do ovário e a recorrência de formação de um cisto ocorreram durante o tratamento. Além disso, a progressão da doença óssea em duas meninas e a falta de supressão em longo prazo do letrozol sobre os marcadores da remodelação óssea tornam questionáveis seus efeitos sobre a displasia fibrosa óssea. Na experiência de um serviço brasileiro, letrozol não impediu a produção de estradiol em cinco meninas com SMA.[97]

Fulvestrant

Trata-se de um antagonista puro do receptor estrogênio puro que tem se revelado benéfico em mulheres com câncer de mama.[98] Um ensaio clínico prospectivo que está em curso irá fornecer informações valiosas sobre utilidade desse fármaco no tratamento da puberdade precoce em meninas com SMA.[89]

TERAPIA COMBINADA

A utilização de testolactona em combinação com espironolactona ou flutamide parece ser eficaz em controlar sinais de virilização e taxa de crescimento em meninos com SMA e puberdade precoce.[99,100] No entanto, devido à raridade desses casos, estudos de longo prazo sobre a eficácia da terapia combinada ainda não estão disponíveis.

A adição de análogos do GnRH pode ser necessária se houver o desenvolvimento secundário de PPC.[2,89]

Testotoxicose (TT)

Antes da identificação da etiologia molecular da TT, o tratamento com análogos do GnRH análogo foi tentado, sem sucesso.[89] Diferentes esquemas farmacológicos têm sido propostos para tratar a testotoxicose (TT), comentados a seguir.

CETOCONAZOL E CIPROTERONA

Cetoconazol mostrou-se ser eficaz no tratamento da TT, uma vez que ele inibe várias etapas da produção de ambos, esteróides gonadais e adrenais.[87,89] O uso dessa medicação, na dose de 200 mg a cada 8 h em 6 meninos com TT, resultou em significante decréscimo dos níveis séricos de testosterona, acompanhado de interrupção das ereções e comportamento masturbatório.[101,102] No entanto, a terapia foi complicada por um rápido escape, resultante de PPC secundária que necessitou do tratamento adicional com um agonista do GnRH.[101]

Em um estudo recente,[103] a terapia com ciproterona (na dose de 70 mg/m²/dia) ou cetoconazol (10 mg/kg/dia) por um período médio de 5 e 8 anos, respectivamente, mostrou-se igualmente eficaz em casos de TT no que concerne à redução da velocidade de crescimento, da relação idade óssea/idade cronológica e dos níveis de testosterona. No entanto, ambas as drogas tiveram limitada eficácia na indução de uma altura adulta normal.[103]

O relato do surgimento de insuficiência hepática aguda em um menino com TT tratado com doses elevadas (1.200 mg/dia) de cetoconazol representa um motivo de preocupação.[104] Ainda que o quadro tenha revertido após a suspensão da medicação e que a reintrodução da terapia com doses baixas não tenha resultado em novas anormalidades hepáticas,[104] a possibilidade de hepatotoxicidade dose-dependente continua sendo uma limitação para o uso de cetoconazol.[89]

TERAPIA COMBINADA

No tratamento da TT já foi também relatado o sucesso da combinação de um antiandrogênio com um inibidor de aromatase (p.ex., bicalutamida + anastrozol e espironolactona + testolactona).[88,105,106] O racional para essa associação é o fato da demonstração de que os estrogênios têm um importante papel sobre a fusão epifisária em ambos os sexos.[79] Dez meninos com TT foram tratados com testolactona e espironolactona por um mínimo de 6 anos.[105] A taxa de crescimento normalizou-se dentro de 1 ano do início do tratamento e permaneceu normal durante todo o estudo, enquanto a taxa de maturação óssea normalizou-se durante o segundo ano do estudo. Isso resultou em uma melhora significativa na altura adulta esperada após 6 anos de tratamento (160,7 ± 14,7 cm na linha de base para 173,6 ± 10,2 cm, $p < 0,05$).[105] Mais recentemente foi relatado que o uso de bicalutamida + anastrozol em dois meninos por 17 a 44 meses resultou em diminuição da velocidade de crescimento e significante lentificação da maturação esquelética, propiciando melhora da altura adulta prevista.[106] Ademais, houve melhora da acne facial, das ereções e do comportamento masturbatório, além de diminuição da espessura dos pêlos pubianos.[106]

Análogos do GnRH podem fazer-se necessários, adicionados a um dos esquemas anteriores, nos casos em que houver ativação secundária do eixo hipotálamo-hipofisário-gonadal após o tratamento da PP periférica.[2,88]

No Quadro 18.13 estão resumidas as opções de tratamento da PPP, de acordo com sua etiologia.

QUADRO 18.13
Tratamento da Pseudopuberdade Precoce, de acordo com a Etiologia

Etiologia	Tratamento
Tumores testiculares, ovarianos ou adrenais; tumores extragonadais produtores de hCG	• Cirurgia; radioterapia e quimioterapia (se necessário)
Testotoxicose	• Cetoconazol • Antiandrogênios (acetato de ciproterona, espironolactona, bicalutamida) • Antiandrogênio + inibidor da aromatase (espironolactona + testolactona; bicalutamida + letrozol etc.) • Análogos do GnRH*
Síndrome de McCune-Albright	• Tamoxifeno • Cetoconazol • Antiandrogênios (acetato de ciproterona) • Inibidores de aromatase (letrozol, anastrozol, testolactona) • Progestogênios (acetato de medroxiprogesterona) • Antiandrogênio + inibidor da aromatase • Análogos do GnRH*
Hipotiroidismo primário	L-tiroxina
Hiperplasia adrenal congênita	• Glicocorticóide • Glicocorticóide + antiandrogênio + inibidor de aromatase • Análogos do GnRH*

*Podem ser adicionados em casos de desenvolvimento secundário de puberdade precoce central.

BIBLIOGRAFIA

1. Kaplowitz PB. Treatment of central precocious puberty. *Curr Opin Endocrinol Diabetes Obes*, 2009; *16*:31-6.
2. Brito VN, Latronico AC, Arnhold IJ, Mendonça BB. Update on the etiology, diagnosis and therapeutic management of sexual precocity. *Arq Bras Endocrinol Metabol*, 2008; *52*:18-31.
3. Kaplowitz PB, Oberfield SE. Reexamination of the age for defining when puberty is precocious in girls in the United States: Implications for evaluation and treatment. Drug and therapeutics and executive committees of the Lawson Wilkins Pediatric Endocrine Society. *Pediatrics*, 1999; *104*:936-41.
4. Midyett LK, Moore WV, Jacobson JD. Are pubertal changes in girls before age 8 benign? *Pediatrics*, 2003; *111*:47-51.
5. Lee PA. Central precocious puberty: An overview of diagnosis, treatment and outcome. *Endocrinol Metab Clin North Am*, 1999; *28*:901-18.
6. Damiani D. Diagnóstico laboratorial da puberdade precoce. *Arq Brasil Endocrinol Metab*, 2002; *46*:79-84.
7. Styme D, Grumbach MM. Puberty: ontogeny, neuroendocrinology, physiology, and disorders. *In*: Larsen PR *et al* (eds). *Williams Textbook of Endocrinology*. 11th ed. Philadelphia: WB Saunders, 2008:969-1166.
8. Partsch CJ, Heger S, Sippell WG. Management and outcome of central precocious puberty. *Clin Endocrinol* (Oxf), 2002; *56*:129-48.
9. Traggiai C, Stanhope R. Disorders of pubertal development. *Best Pract Res Clin Obstet Gynaecol*, 2003; *17*:41-56.
10. Styne D. Puberty. *In*: Greenspan FS, Gardner DG (eds). *Basic and Clinical Endocrinology*. 7th ed. New York: McGraw-Hill Companies, 2004:608-36.
11. Kaplowitz P. Clinical characteristics of 104 children referred for evaluation of precocious puberty. *J Clin Endocrinol Metab*, 2004; *89*:3644-50.
12. Codner E, Román R. Premature thelarche from phenotype to genotype. *Pediatr Endocrinol Rev*, 2008; *5*:760-5.
13. Borges MF, Pacheco KD, Oliveira AA, *et al*. Premature thelarche: clinical and laboratorial assessment by immunochemiluminescent assay. *Arq Brasil Endocrinol Metabol*, 2008; *52*:93-100.
14. Auchus RJ, Rainey WE. Adrenarche – physiology, biochemistry and human disease. *Clin Endocrinol* (Oxf), 2004; *60*:288-96.
15. Leung AK, Robson WL. Premature adrenarche. *J Pediatr Health Care*, 2008; *22*:230-3.
16. Kanaka-Gantenbein C, Mastorakos G, Chrousos GP. Endocrine-related causes and consequences of intrauterine growth retardation. *Ann NY Acad Sci*, 2003; *997*:150-7.
17. Banerjee I, Clayton P. The genetic basis for the timing of human puberty. *J Neuroendocrinol*, 2007; *19*:831-8.
18. Teles MG, Bianco SD, Brito VN, *et al*. A GPR54-activating mutation in a patient with central precocious puberty. *N Engl J Med*, 2008; *358*:709-15.
19. Silveira LG, Santos MAG, Brito VN, *et al*. In vitro study of a KiSS1 gene missense mutation identified in a boy with idiopathic gonadotropin-dependent precocious puberty. Proceedings of the 89th Annual Meeting of the Endocrine Society. Endocrine Society (Toronto), 2007; P2-459.
20. de Vries L, Kauschansky A, Shohat M, Phillip M. Familial central precocious puberty suggests autosomal dominant inheritance. *J Clin Endocrinol Metab*, 2004; *89*:1794-800.
21. Fontoura M, Brauner R, Prevot C, *et al*. Precocious puberty in girls: early diagnosis of a slowly progressing variant. *Arch Dis Child*, 1989; *64*:1170-6.
22. Pigneur B, Trivin C, Brauner R. Idiopathic central precocious puberty in 28 boys. *Med Sci Monit*, 2008; *14*:CR10-14.
23. Longui CA, Calliari LEP, Monte O. Revisão crítica do diagnóstico e tratamento da puberdade precoce central. *Arq Bras Endocrinol Metab*, 2001; *45*:48-57.
24. Setian N, Andrade RS, Kuperman H, *et al*. Precocious puberty: an endocrine manifestation in congenital toxoplasmosis. *J Pediatr Endocrinol Metab*, 2002; *15*:1487-90.
25. Monzavi R, Kelly DF, Geffner ME. Rathke's cleft cyst in two girls with precocious puberty. *J Pediatr Endocrinol Metab*, 2004; *17*:781-5.
26. Huang HP, Tung YC, Tsai WY, *et al*. Arachnoid cyst with GnRH-dependent sexual precocity and growth hormone deficiency. *Pediatr Neurol*, 2004; *30*:143-5.
27. Nogueira K, Liberman B, Pimentel-Filho FR, *et al*. hCG-secreting pineal teratoma causing precocious puberty: report of two patients. *J Pediatr Endocrinol Metab*, 2002; *15*:1195-201.
28. Hurtado Amador R, Ayala AR, Hernandez Marin I. The impact of prolactinoma in human reproduction. *Ginecol Obstet Mex*, 2004; *72*:3-9.
29. Kashiwagi S, Nishizaki T, Harada K, *et al*. Prolactin-secreting macroadenoma in a prepubertal girl. *Childs Nerv Syst*, 1998; *14*:602-5.
30. Toogood AA. Endocrine consequences of brain irradiation. *Growth Horm IGF Res*, 2004; *14*(suppl A):S118-24.
31. Dickerman RD, Stevens QE, Steide JA, Schneider SJ. Precocious puberty associated with a pineal cyst: Is it disinhibition of the hypothalamic-pituitary axis? *Neuro Endocrinol Lett*, 2004; *25*:173-5.
32. Nguyen D, Singh S, Zaatreh M, *et al*. Hypothalamic hamartomas: seven cases and review of the literature. *Epilepsy Behav*, 2003; *4*:246-58.
33. Rousso IH, Kourti M, Papandreou D, *et al*. Central precocious puberty due to hypothalamic hamartoma in a 7-month-old infant girl. *Eur J Pediatr*, 2008; *167*:583-5.
34. Maixner W. Hypothalamic hamartomas–clinical, neuropathological and surgical aspects. *Childs Nerv Syst*, 2006; *22*:867-73.
35. Pescovitz OH, Comite F, Hench K, *et al*. The NIH experience with precocious puberty: diagnostic subgroups and response to short-term luteinizing hormone releasing hormone analogue therapy. *J Pediatr*, 1986; *108*:47-54.
36. Birkebaek NH, Patel L, Wright NB, *et al*. Endocrine status in patients with optic nerve hypoplasia: relationship to midline central nervous system abnormalities and appearance of the hypothalamic-pituitary axis on magnetic resonance imaging. *J Clin Endocrinol Metab*, 2003; *88*:5281-6.
37. Crino A, Schiaffini R, Ciampalini P, *et al*. Hypogonadism and pubertal development in Prader-Willi syndrome. *Eur J Pediatr*, 2003; *162*:327-33.
38. Partsch CJ, Japing I, Siebert R, *et al*. Central precocious puberty in girls with Williams syndrome. *J Pediatr*, 2002; *141*:441-4.
39. Young C, Wang PJ, Tsai WY, Shen YZ. Precocious puberty in a case with probable Angelman syndrome. *Brain Dev*, 1994; *16*:249-52.
40. Habiby R, Silverman B, Listerenick R, Charrow J. Precocious puberty in children with neurofibromatosis type I. *J Pediatr*, 1995; *126*;364-7.
41. Caserta D, Maranghi L, Mantovani A, *et al*. Impact of endocrine disruptor chemicals in gynaecology. *Hum Reprod Update*, 2008; *14*:59-72.
42. Kdous M, Hachicha R, Gamoudi A. Early isosexual precocious pseudopuberty revealing a juvenile granulosa cell tumor in a six-year-old girl. *Gynecol Obstet Fertil*, 2004; *32*:311-4.
43. Narasimhan KL, Samujh R, Bhansali A, *et al*. Adrenocortical tumors in childhood. *Pediatr Surg Int*, 2003; *19*:432-5.
44. Browne LP, Boswell HB, Crotty EJ, *et al*. Van Wyk and Grumbach syndrome revisited: imaging and clinical findings in pre- and post-pubertal girls. *Pediatr Radiol*, 2008; *38*:538-42.
45. Sanjeevaiah AR, Sanjay S, Deepak T, *et al*. Precocious puberty and large multicystic ovaries in young girls with primary hypothyroidism. *Endocr Pract*, 2007; *13*:652-5.
46. Chanson P, Salenave S, Orcel P. McCune-Albright syndrome in adulthood. *Pediatr Endocrinol Rev*, 2007; *4*(suppl 4):453-62.
47. Natarajan A, Wales JK, Marven SS, Wright NP. Precocious puberty secondary to massive ovarian oedema in a 6-month-old girl. *Eur J Endocrinol*, 2004; *150*:119-23.

48. Duke DS, Yoo EY, Newton C, Schwartz MZ. A rare cause of vaginal bleeding in a 7-month-old female infant. *Pediatr Surg,* 2008; *43*:E1-4.
49. Queiroz JL, Drumond LS, Castro RF. Puberdade precoce secundária a hipotireoidismo primário – Relato de caso. *Arq Bras Endocrinol Metab,* 2002; *46*:203-7.
50. Zacharin M. The spectrum of McCune-Albright syndrome. *Pediatr Endocrinol Rev,* 2007; *4*(suppl 4):412-8.
51. Mieszczak J, Eugster EA. Treatment of precocious puberty in McCune-Albright syndrome. *Pediatr Endocrinol Rev,* 2007; *4*(suppl 4):419-22.
52. Bachelot A, Chakthoura Z, Rouxel A, et al. Classical forms of congenital adrenal hyperplasia due to 21-hydroxylase deficiency in adults. *Horm Res,* 2008; *69*:203-11.
53. Torresani T, Biason-Lauber A. Congenital adrenal hyperplasia: diagnostic advances. *J Inherit Metab Dis,* 2007; *30*:563-75.
54. Iliev DI, Ranke MB, Wollmann HA. Mixed gonadal dysgenesis and precocious puberty. *Horm Res,* 2002; *58*:30-3.
55. Martin RM, Lin CJ, Nishi MY, et al. Familial hyperestrogenism in both sexes: clinical, hormonal, and molecular studies of two siblings. *J Clin Endocrinol Metab,* 2003; *88*:3027-34.
56. Morishima A, Grumbach MM, Simpson ER, et al. Aromatase deficiency in male and female siblings caused by a novel mutation and the physiological role of estrogens. *J Clin Endocrinol Metab,* 1995; *80*:3689-98.
57. Mendonça BB, Leite MV, de Castro M, et al. Female pseudohermaphroditism caused by a novel homozygous missense mutation of the GR gene. *J Clin Endocrinol Metab,* 2002; *87*:1805-9.
58. Franklin SL, Geffner ME. Precocious puberty secondary to topical testosterone exposure. *J Pediatr Endocrinol Metab,* 2003; *16*:107-10.
59. Ghazi AA, Hadayegh F, Khakpour G, et al. Bilateral testicular enlargement due to adrenal remnant in a patient with C11 hydroxylase deficiency congenital adrenal hyperplasia. *J Endocrinol Invest,* 2003; *26*:84-7.
60. Latronico AC, Costa EM, Domenice S, et al. Clinical and molecular analysis of human reproductive disorders in Brazilian patients. *Braz J Med Biol Res,* 2004; *37*:137-44.
61. Costa EMF, Domenice S, Correa RV, et al. Genética molecular do eixo hipotálamo-hipófise-gonadal. *Arq Brasil Endocrinol Metab,* 2003; *47*:440-54.
62. Latronico AC, Shinozaki H, Guerra G Jr, et al. Gonadotropin-independent precocious puberty due to luteinizing hormone receptor mutations in Brazilian boys: a novel constitutively activating mutation in the first transmembrane helix. *J Clin Endocrinol Metab,* 2000; *85*:4799-805.
63. Domenice S, Latronico AC, Brito VN, et al. Adrenocorticotropin-dependent precocious puberty of testicular origin in a boy with X-linked adrenal hypoplasia congenita due to a novel mutation in the DAX1 gene. *J Clin Endocrinol Metab,* 2001; *86*:4068-71.
64. Yeste D, González-Niño C, Pérez de Nanclares G, et al. ACTH-dependent precocious pseudopuberty in an infant with DAX1 gene mutation. *Eur J Pediatr,* 2000; *168*:65-9.
65. Silva ACCS, Adan LFF. Crescimento em meninos e meninas com puberdade precoce. *Arq Brasil Endocrinol Metab,* 2003; *47*:422-31.
66. Kaplowitz PB, Slora EJ, Wasserman RC, et al. Earlier onset of puberty in girls relation to increased body mass index and race. *Pediatrics,* 2001; *108*:347-53.
67. Herter LD, Golendziner E, Flores JA, et al. Ovarian and uterine findings in pelvic sonography: comparison between prepubertal girls, girls with isolated thelarche, and girls with central precocious puberty. *J Ultrasound Med,* 2002; *21*:1237-46;quiz 1247-8.
68. Battaglia C, Mancini F, Regnani G, et al. Pelvic ultrasound and color Doppler findings in different isosexual precocities. *Ultrasound Obstet Gynecol,* 2003; *22*:277-83.
69. Grunt JA, Midyett LK, Simon SD, Lowe L. When should cranial magnetic resonance imaging be used in girls with early sexual development? *J Pediatr Endocrinol Metab,* 2004; *17*:775-80.
70. Brito VN, Batista MC, Borges MF, et al. Diagnostic value of fluorometric assays in the evaluation of precocious puberty. *J Clin Endocrinol Metab,* 1999; *84*:3539-44.
71. Brito VN, Latronico AC, Arnhold IJ, Mendonça BB. A single luteinizing hormone determination 2 hours after depot leuprolide is useful for therapy monitoring of gonadotropin-dependent precocious puberty in girls. *J Clin Endocrinol Metab,* 2004; *89*:4338-42.
72. Antoniazzi F, Zamboni G. Central precocious puberty: current treatment options. *Paediatr Drugs,* 2004; *6*:211-31.
73. Spiliotis BE. Gonadotropin-releasing hormone analogues in the management of precocious puberty. *Ann NY Acad Sci,* 2000; *900*:429-34.
74. Lahlou N, Carel JC, Chaussain JL, Roger M. Pharmacokinetics and pharmacodynamics of GnRH agonists: clinical implications in pediatrics. *J Pediatr Endocrinol Metab,* 2000; *13*:723-37.
75. Carel JC, Lahlou N, Jaramillo O, et al. Treatment of central precocious puberty by subcutaneous injections of leuprorelin 3-month depot (11.25 mg). *J Clin Endocrinol Metab,* 2002; *87*:4111-6.
76. Trueman JA, Tillmann V, Cusick CF, et al. Suppression of puberty with long-acting goserelin (Zoladex-LA): effect on gonadotrophin response to GnRH in the first treatment cycle. *Clin Endocrinol* (Oxf), 2002; *57*:223-30.
77. Hirsch HJ, Gillis D, Strich D, et al. The histrelin implant: a novel treatment for central precocious puberty. *Pediatrics,* 2005; *116*:e798-802.
78. Eugster EA, Clarke W, Kletter GB, et al. Efficacy and safety of histrelin subdermal implant in children with central precocious puberty: a multicenter trial. *J Clin Endocrinol Metab,* 2007; *92*:1697-704.
79. Carel JC, Lahlou N, Roger M, Chaussain JL. Precocious puberty and statural growth. *Hum Reprod Update,* 2004; *10*:135-47.
80. Schulze-Bonhage A, Homberg V, Trippel M, et al. Interstitial radiosurgery in the treatment of gelastic epilepsy due to hypothalamic hamartomas. *Neurology,* 2004; *62*:644-7.
81. Bhatia S, Neely EK, Wilson DM. Serum luteinizing hormone rises within minutes after depot leuprolide injection: implications for monitoring therapy. *Pediatrics,* 2002; *109*:E30.
82. Antoniazzi F, Zamboni G, Bertoldo F, et al. Bone development during GH and GnRH analog treatment. *Eur J Endocrinol,* 2004; *151*(suppl):47-54.
83. Pasquino AM, Municchi G, Pucarelli I, et al. Combined treatment with gonadotropin-releasing hormone analog and growth hormone in central precocious puberty. *J Clin Endocrinol Metab,* 1996; *81*:948-51.
84. Pucarelli I, Segni M, Ortore M, et al. Effects of combined gonadotropin-releasing hormone agonist and growth hormone therapy on adult height in precocious puberty: a further contribution. *J Pediatr Endocrinol Metab,* 2003; *16*:1005-10.
85. Lampit M, Golander A, Guttmann H, Hochberg Z. Estrogen minidose replacement during GnRH agonist therapy in central precocious puberty: a pilot study. *J Clin Endocrinol Metab,* 2002; *87*:687-90.
86. Vottero A, Pedori S, Verna M, et al. Final height in girls with central idiopathic precocious puberty treated with gonadotropin-releasing hormone analog and oxandrolone. *J Clin Endocrinol Metab,* 2006; *91*:1284-7.
87. Low LC, Wang Q. Gonadotropin independent precocious puberty. *J Pediatr Endocrinol Metab,* 1998; *11*:497-507.
88. Rao S, Colaco MP, Desai MP. McCune Albright Syndrome (MCAS): a case series. *Indian Pediatr,* 2003; *40*:29-35.
89. Haddad N, Eugster E. An update on the treatment of precocious puberty in McCune-Albright syndrome and testotoxicosis. *J Pediatr Endocrinol Metab,* 2007; *20*:653-61.
90. Eugster EA, Rubin SD, Reiter EO, et al. McCune-Albright Study Group. Tamoxifen treatment for precocious puberty in McCune-Albright syndrome: a multicenter trial. *J Pediatr,* 2003; *143*:60-6.
91. Shulman DI, Francis GL, Palmert MR, Eugster EA, Lawson Wilkins

Pediatric Endocrine Society Drug and Therapeutics Committee. Use of aromatase inhibitors in children and adolescents with disorders of growth and adolescent development. *Pediatrics*, 2008; *121*:975-83.

92. Feuillan PP, Jones J, Cutler GB Jr. Long-term testolactone therapy for precocious puberty in girls with the McCune-Albright syndrome. *J Clin Endocrinol Metab*, 1993; 77:647-51.

93. Nunez SB, Calis K, Cutler GB Jr, *et al*. Lack of efficacy of fadrozole in treating precocious puberty in girls with the McCune-Albright syndrome. *J Clin Endocrinol Metab*, 2003; *88*:5730-3.

94. Mieszczak J, Lowe E, Plourde P, Eugster E. *Anastrozole treatment of precocious puberty in girls with McCune-Albright syndrome*. Abstract presented at the LWPES Meeting, Toronto, May 2007.

95. Mieszczak J, Lowe ES, Plourde P, Eugster EA. The aromatase inhibitor anastrozole is ineffective in the treatment of precocious puberty in girls with McCune-Albright syndrome. *J Clin Endocrinol Metab*, 2008 Apr 8. [Epub ahead of print]

96. Feuillan P, Calis K, Hill S, *et al*. Letrozole treatment of precocious puberty in girls with the McCune-Albright syndrome: A pilot study. *J Clin Endocrinol Metab*, 2007; *92*:2100-6.

97. Dalva CB, Latronico AC, Brito VN, *et al*. Diagnosis and treatment of girls with gonadotropin-independent precocious puberty due to autonomous ovarian cysts. *In*: XVII Encontro da SLEP – Sociedade Latino-Americana de Endocrinologia Pediátrica. *J Ped Endocrinol Metab*, 2004; *17*:1355.

98. Safra T, Greenberg J, Ron IG, *et al*. Fulvestrant in heavily pretreated metastatic breast cancer: is it still effective as a very advanced line of treatment? *Isr Med Assoc J*, 2008; *10*:339-43.

99. Feuillan PP. McCune-Albright syndrome. *Curr Ther Endocrinol Metab*, 1994; *5*:205-9.

100. Zacharin M. Paediatric management of endocrine complications in McCune-Albright syndrome. *J Pediatr Endocrinol Metab*, 2005; *18*:33-41.

101. Holland FJ, Kirsch SE, Selby R. Gonadotropin-independent precocious puberty ("testotoxicosis"): influence of maturational status on response to ketoconazole. *J Clin Endocrinol Metab*, 1987; *64*:328-33.

102. Holland FJ, Fishman L, Bailey JD, Fazekas AT. Ketoconazole in the management of precocious puberty not responsive to LHRH-analogue therapy. *N Engl J Med*, 1985; *312*:1023-8.

103. Almeida MQ, Brito VN, Lins TS, *et al*. Long-term treatment of familial male-limited precocious puberty (testotoxicosis) with cyproterone acetate or ketoconazole. *Clin Endocrinol* (Oxf), 2008; *69*:93-98.

104. Babovic-Vuksanovic D, Donaldson MD, Gibson NA, Wallace AM. Hazards of ketoconazole therapy in testotoxicosis. *Acta Paediatr*, 1994; *83*:994-97.

105. Leschek EW, Jones J, Barnes KM, *et al*. Six-year results of spironolactone and testolactone treatment of familial male-limited precocious puberty with addition of deslorelin after central puberty onset. *J Clin Endocrinol Metab*, 1999; *84*:175-8.

106. Kreher NC, Pescovitz OH, Delameter P, *et al*. Treatment of familial male-limited precocious puberty with bicalutamide and anastrozole. *J Pediatr*, 2006; *149*:416-20.

PARTE III

DOENÇAS DA TIRÓIDE

19 Interpretação dos Testes de Função Tiroidiana

Monalisa Azevedo, Bárbara Gomes, Rodrigo Agra, José Luciano Albuquerque

INTRODUÇÃO

A avaliação da função tiroidiana a partir da dosagem dos hormônios tiroidianos (HT) parece uma tarefa simples. No entanto, uma série de fatores pode levar a erros na interpretação dos exames, dificultando o diagnóstico e induzindo a tratamentos desnecessários.

Os resultados dos testes de função tiroidiana devem ser interpretados juntamente com o entendimento da fisiologia tiroidiana, bem como da fisiopatologia e da história natural dos distúrbios suspeitados. Muitas condições, como gravidez, medicações e doenças não-tiroidianas, afetam o metabolismo extratiróideo, o transporte, a absorção e/ou a ação dos hormônios tiroidianos (HT), mimetizando uma disfunção tiroidiana.[1-3]

FISIOLOGIA DA TIRÓIDE

Os dois principais HT são a 3,5,3′-triiodo-L-tironina (triiodotironina ou T_3) e a 3,5,3′,5′-tetraiodo-L-tironina (tiroxina ou T_4). A primeira etapa da síntese desses hormônios é a captação do iodeto plasmático pela glândula onde ele é oxidado a iodo antes de se ligar a resíduos tirosil da tiroglobulina, formando a monoiodotirosina (MIT) e a diiodotirosina (DIT). O acoplamento de duas moléculas de DIT origina o T_4, enquanto da junção de MIT + DIT surge o T_3. A oxidação do iodo e a reação de acoplamento são catalisadas pela peroxidase tiroidiana (TPO).[4,5]

Tiroglobulina (Tg) é uma grande molécula glicoprotéica, com 5.496 aminoácidos e peso molecular de cerca de 660.000 kDa, à qual os HT estão acoplados dentro da tiróide. Seu gene está localizado no braço longo do cromossomo 8. Por ser exclusivamente produzida na tiróide, a Tg é usada como marcador de recidiva tumoral ou ocorrência de metástases em indivíduos com carcinoma papilífero ou folicular, após a tiroidectomia.

Em condições normais, todo o T_4 circulante e cerca de 20% do T_3 circulante são produzidos diretamente pela tiróide. Os 80% restantes do T_3 circulante provêm da desiodinação periférica do T_4, através da ação das desiodinases tipo 1 (D1) e tipo 2 (D2). A maior parte da atividade biológica dos hormônios tiroidianos decorre dos efeitos celulares do T_3, que possui maior afinidade pelo receptor do hormônio tiroidiano e é cerca de 4–10 vezes mais potente do que o T_4. Existe ainda a 3,3′,5′-triiodo-L-tironina (T_3 reverso ou rT_3), que é metabolicamente inativa. Ela é secretada em pequena quantidade pela tiróide, mas sua quase totalidade provém da metabolização periférica do T_4 pela ação da desiodinase tipo 3 (D3). Algumas condições podem diminuir a conversão periférica do T_4 em T_3 (Quadro 19.1).[4,5]

T_4 e T_3, por serem pobremente solúveis em água, uma vez liberados na circulação, se ligam, de forma reversível, a três proteínas plasmáticas: globulina ligadora da tiroxina (TBG), transtirretina (TTR) – previamente denominada pré-albumina ligadora da tiroxina (TBPA) – e albumina. A TBG é uma glicoproteína com massa molecular em torno de 54 kDa cujo gene codificador está no cromossomo X. Ela tem a maior afinidade pelo T_4 e T_3 e a menor capacidade de ligação; o inverso acontece com a albumina. Aproximadamente 70% do T_4

QUADRO 19.1

Condições Associadas a Diminuição da Conversão de T_4 em T_3

Vida fetal
Restrição calórica
Doença hepática
Doenças sistêmicas graves
Drogas*
Deficiência de selênio

*Propiltiouracil, propranolol, glicocorticóides, ácido iopanóico, ipodato de sódio, amiodarona.
Adaptado da Ref. 4.

Quadro 19.2
Comparação das Principais Proteínas de Ligação aos Hormônios Tiroidianos

	TBG	Transtirretina	Albumina
Peso molecular da holoproteína (kDa)	54.000	54.000 (4 subunidades)	66.000
Concentração plasmática (µmol/L)	0,27	4,6	640
Capacidade de ligação do T_4, como µg de T_4/dL	21	350	50.000
Fração de sítios ocupados por T_4 no plasma eutiróideo	0,31	0,02	< 0,001
Distribuição das iodotironinas (%/proteínas)			
T_4	68	11	20
T_3	80	9	11

e 80% do T_3 são ligados à TBG, enquanto o restante se liga à TTR e à albumina (Quadro 19.2). TTR tem uma afinidade maior pelo T_4 e carreia cerca de 10% do T_4 circulante. Devido à alta concentração sérica da albumina, ela carreia aproximadamente 15% do T_4 e T_3 circulantes.[4] Entre 3% e 6% do T_4 e do T_3 plasmáticos estão ligados a lipoproteínas.[5]

Acredita-se que o T_4 e o T_3 são inativos quando acoplados às proteínas plasmáticas e que somente suas frações livres são capazes de se ligar aos receptores específicos dos hormônios tiroidianos nos tecidos periféricos e desenvolver atividade biológica. Normalmente, cerca de 0,03% do T_4 e 0,5% do T_3 circulam livres.[4,5]

A glândula tiróide é controlada pela atividade do eixo hipotalâmico-hipofisário-tiroidiano. O TSH, produzido pelas células tirotróficas da hipófise anterior, liga-se a receptores específicos nas células da tiróide e estimula todas as etapas da síntese do T_4 e do T_3, bem como sua liberação pela glândula. A síntese e a secreção do TSH, por sua vez, são inibidas pelos hormônios tiroidianos (*feedback* negativo) e estimuladas pelo hormônio liberador da tirotrofina (TRH), produzido no hipotálamo. T_4 é convertido a T_3 nos tirotrofos hipofisários, sob ação da 5'-desiodase tipo 2, após o que o T_3 se liga a seu receptor nuclear, inibindo a transcrição de TSH. Desse modo, se a função hipotálamo-hipofisária estiver intacta, pequenas alterações nos níveis dos HT livres geram grandes alterações nos valores séricos do TSH. Por isso, o TSH constitui-se no melhor indicador de alterações discretas da produção tiroidiana. Existem também evidências de que os hormônios tiroidianos inibem a responsividade da tiróide ao TSH (Fig. 19.1).[3,5,6]

A secreção do TSH é pulsátil e apresenta um ritmo circadiano, com os pulsos de secreção ocorrendo entre as 22 horas e 4 horas. Os valores médios do TSH ficam em torno de 1,3–1,4 µU/mL (ou mU/L), com limites inferiores entre 0,3–0,5 µU/mL e limites superiores entre 3,9–5,5 µU/mL. Variações nos níveis séricos de TSH podem ser atribuídas a sua secreção pulsátil e liberação noturna.[3]

Bócio significa qualquer aumento do volume tiroidiano, podendo ser difuso ou nodular (Fig. 19.2). Sua presença nem sempre implica disfunção glandular. As terminologias *bócio tóxico* e *bócio atóxico* são utilizadas para denotar a presença ou ausência de hipertiroidismo, respectivamente.

DISTÚRBIOS TIROIDIANOS
Hipotiroidismo

O *hipotiroidismo primário* (HOP) é o estado de baixa produção dos hormônios tiroidianos (HT), resultante de condições que interferem

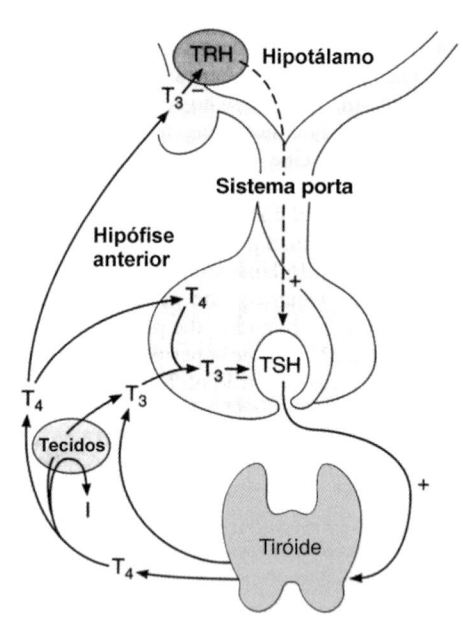

Fig. 19.1 Esquematização do funcionamento do eixo hipotalâmico-hipofisário-tiroidiano. O TRH, produzido no hipotálamo, estimula a secreção hipofisária de TSH. Este, por sua vez, controla todas as etapas da síntese dos hormônios tiroidianos. A secreção de TRH e TSH é primariamente inibida pelo T_3, 80% do qual se originam da conversão periférica do T_4. (Adaptado da Ref. 4.)

diretamente sobre a tiróide. No nosso meio, a primeira e a segunda causas mais comuns são, respectivamente, a tiroidite de Hashimoto (doença auto-imune) e o tratamento do hipertiroidismo com cirurgia ou, sobretudo, radioiodo. No HOP caracteristicamente há falta do *feedback* dos HT sobre os tirotrofos, e, assim, sempre se observa elevação do TSH, associada à redução dos níveis de T_4 livre. O T_3 pode estar baixo ou normal.[7] Níveis altos de TSH, sem alteração dos HT, caracterizam o *hipotiroidismo subclínico* (HOSC). Esses pacientes tendem a evoluir para o HOP franco, sobretudo se o TSH for > 10 µU/mL.[8,9] Outras condições que podem simular o HOSC estão listadas no Quadro 19.3.

O *hipotiroidismo central* (HC) caracteriza-se por produção deficiente de TSH e pode resultar de qualquer patologia da região hipotalâmico-hipofisária, bem como de seu tratamento com cirurgia ou radioterapia. Laboratorialmente, manifesta-se por níveis séricos baixos de T_4 livre (FT_4), enquanto os do TSH usualmente estão baixos ou normais. No entanto, ocasionalmente podem estar discreta-

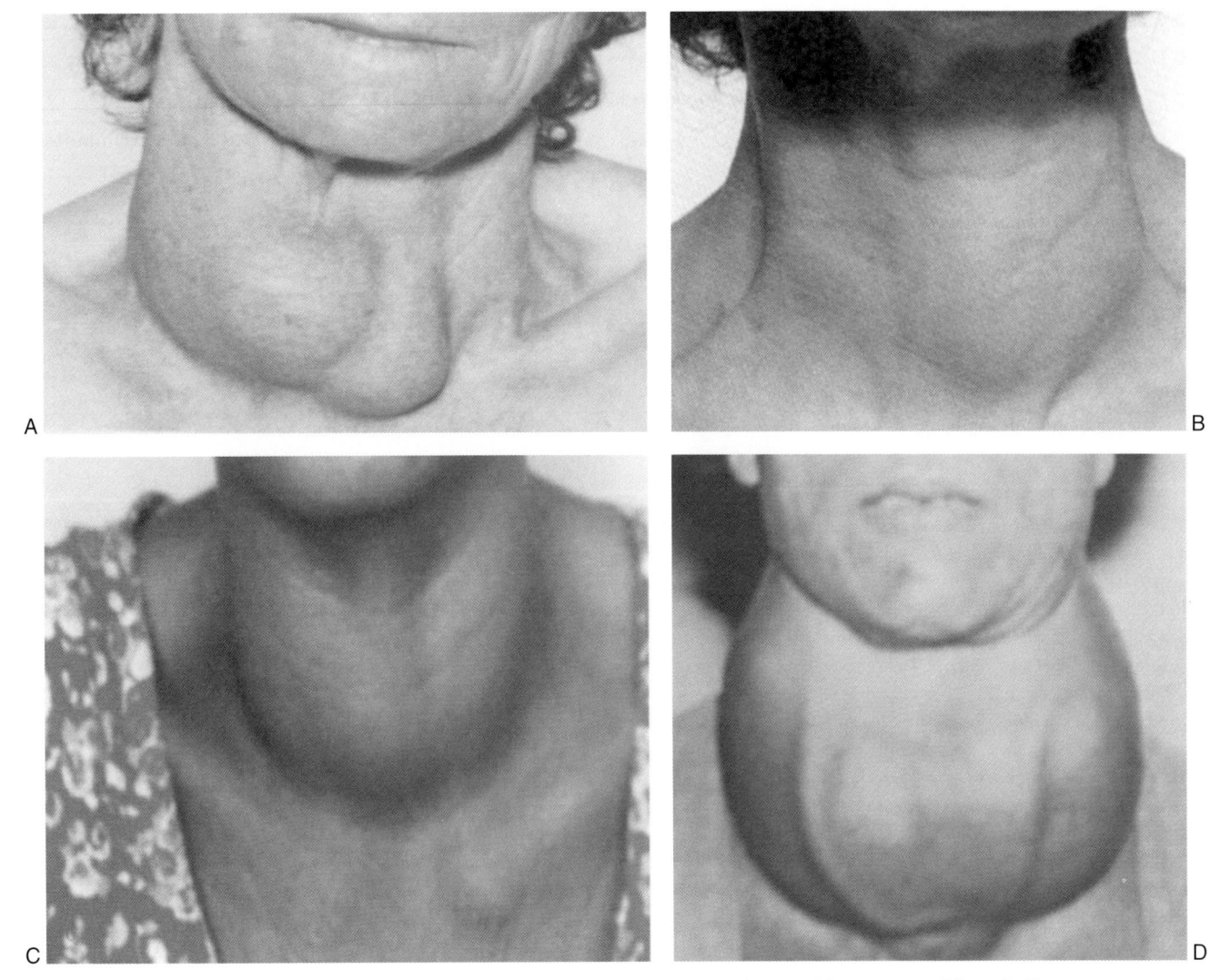

Fig. 19.2 Bócio significa qualquer aumento do volume tiroidiano, podendo ser nodular (**A** e **B**) ou difuso (**C** e **D**).

QUADRO 19.3
Condições que Podem Cursar com TSH Elevado e T₄ Livre Normal

Adquiridas
Hipotiroidismo subclínico (auto-imune ou pós-radioiodo)
Anticorpos heterófilos
Terapia intermitente com L-tiroxina
Drogas (amiodarona, sertralina,* colestiramina,** raloxifeno,** sulfato ferroso**)
Doença do intestino curto*
Fase de recuperação da síndrome do eutiróideo doente

Congênitas
Defeitos no receptor do TSH
Resistência ao TSH
Defeitos na síntese de tiroglobulina
Síndrome de Pendred

*Em pacientes em uso de L-tiroxina (L-T₄), aparentemente por aumento do metabolismo hepático da droga.
**Em pacientes em uso de L-T₄, por diminuição na absorção intestinal da droga.
Adaptado da Ref. 2.

mente elevados (geralmente < 10 μU/mL).[10,11] Nessa situação, o TSH tem atividade biológica diminuída, não tem ritmo circadiano, mas mantém a sua imunoatividade.[3,11] A diminuição da bioatividade é parcialmente explicável por anormalidades na glicosilação do TSH, que se encontra sob o controle do TRH.[11] Em um estudo em pacientes com HC, 35% dos valores de TSH eram subnormais, 41% normais e 25%, elevados.[12] Dessa forma, o TSH tem pouca utilidade no diagnóstico e na monitorização do HC. O melhor parâmetro é o T₄ livre.[11]

Hipertiroidismo

As duas causas mais comuns de hipertiroidismo, em ordem decrescente, são a doença de Graves (DG) e o bócio nodular tóxico (BNT). A primeira é uma doença auto-imune em que a tiróide é estimulada por um auto-anticorpo contra o receptor do TSH (TRAb).[13,14] O BNT resulta, na maioria dos casos, de mutações no receptor do TSH. Nas duas situações, existe produção autônoma de T₃ e T₄, ou seja, independente do estímulo do TSH. Portanto, manifestam-se por níveis suprimidos de TSH e elevação do T₃ e do T₄ (Quadro 19.4). Ocasionalmente, o T₄ pode estar normal, caracteri-

QUADRO 19.4

Diagnóstico Diferencial do Hipertiroidismo

	TSH	T_3	T_4	T_4 Livre	RAIU/24 h	Tiroglobulina
• Doença de Graves; bócio nodular tóxico	Suprimido	Elevado	Elevado	Elevado	Elevada	Normal
• T_3 toxicose	Suprimido	Elevado	Normal	Normal	Elevada	Normal
• Hipertiroidismo subclínico ou normal	Suprimido	Normal	Normal	Normal	Elevada	Normal
• Tirotropinoma	Elevado ou normal	Elevado	Elevado	Elevado	Elevada	Normal
• *Struma ovarii*	Suprimido	Elevado	Elevado	Elevado	Baixa	Baixa
• Tiroidites subagudas	Suprimido	Elevado	Elevado	Elevado	Muito baixa	Elevada
• Tirotoxicose factícia (uso de T_3)	Suprimido	Elevado	Baixo	Baixo	Baixa	Baixa
• Tirotoxicose factícia (uso de T_4)	Suprimido	Elevado	Elevado	Elevado	Baixa	Baixa
• Anticorpo anti-T_3	Normal	Elevado	Normal	Normal	Normal	Normal
• Excesso de TBG	Normal	Elevado	Elevado	Normal	Normal	Normal

RAIU/24 h = captação do I^{131} nas 24 horas.

zando a T_3-toxicose.[13,14] Supressão do TSH, sem modificação dos HT, caracteriza o *hipertiroidismo subclínico* (HSC), situação encontrada em 0,3% a 1% da população e em 2% dos idosos.[9] Entre os pacientes em uso de L-tiroxina, até 20% têm supressão do TSH, por uso de doses excessivas.[9] Excepcionalmente, o hipertiroidismo pode resultar de tumor hipofisário secretor de TSH. Nesses casos, o TSH encontra-se elevado (em 77% dos pacientes) ou normal (Quadro 19.4).[15]

A destruição da tiróide, observada nas tiroidites subagudas (TSA), libera os hormônios estocados na glândula, podendo levar a supressão do TSH e elevação das concentrações de T_3 e T_4. Nesses casos, consegue-se a distinção com estados de hiperfunção tiroidiana (p.ex., DG e BNT), através da determinação da captação tiroidiana do ^{131}I (RAIU) nas 24 horas. Essa última se encontra muito baixa ou indetectável nas TSA e praticamente sempre elevada nas outras condições.[16] Um quadro laboratorial similar é observado em pacientes que tomam doses excessivas de L-tiroxina (L-T_4) ou que ingeriram carne bovina contaminada com tiróide bovina (*tirotoxicose por hambúrguer*).[17] Nesses casos, a diferenciação pode ser feita pela dosagem da tiroglobulina (Tg), que se mostrará suprimida pela ingestão da L-T_4 e caracteristicamente elevada nas TSA. Tal elevação se deve à liberação da Tg na corrente sangüínea pela destruição dos folículos tiroidianos.[18] Em contrapartida, a ingestão de T_3 (ainda muito utilizada por pacientes obesos que querem perder peso) pode resultar em supressão do TSH e T_4, mas o T_3 estará elevado (Fig. 19.3 e Quadro 19.4). *Tirotoxicose factícia* é a terminologia empregada para definir a tirotoxicose decorrente da ingestão de L-T_4 ou T_3 sem o conhecimento do médico assistente.[4,19] Pode ser grave e ocasionalmente manifestar-se por crise tirotóxica.[20]

Doenças Tiroidianas Auto-imunes (DAT)

Os principais representantes das DAT são a tiroidite de Hashimoto e a doença de Graves (DG). Têm em comum a presença de anticorpos antitiroidianos (TAb), em freqüências distintas, mas bem maiores do que a observada na população geral (Quadro 19.5).[21] Os principais TAb são os anticorpos antitiroglobulina (anti-Tg), antitiroperoxidase (anti-TPO) e contra o receptor do TSH (TRAb). São gerados pelo sistema imunológico dos pacientes afetados contra as proteínas específicas da tiróide, que funcionariam como antígenos para esses indivíduos. Na DG, o hipertiroidismo resulta da ligação

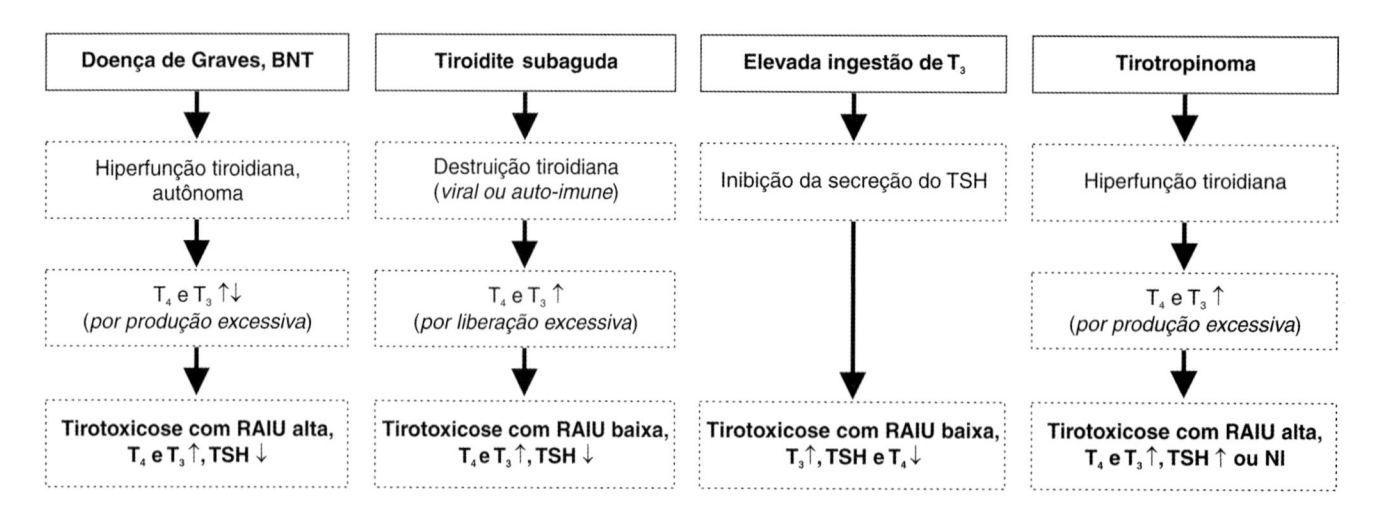

Doença de Graves, BNT	Tiroidite subaguda	Elevada ingestão de T_3	Tirotropinoma
↓	↓	↓	↓
Hiperfunção tiroidiana, autônoma	Destruição tiroidiana (*viral ou auto-imune*)	Inibição da secreção do TSH	Hiperfunção tiroidiana
↓	↓		↓
T_4 e T_3 ↑↓ (*por produção excessiva*)	T_4 e T_3 ↑ (*por liberação excessiva*)		T_4 e T_3 ↑ (*por produção excessiva*)
↓	↓	↓	↓
Tirotoxicose com RAIU alta, T_4 e T_3 ↑, TSH ↓	Tirotoxicose com RAIU baixa, T_4 e T_3 ↑, TSH ↓	Tirotoxicose com RAIU baixa, T_3 ↑, TSH e T_4 ↓	Tirotoxicose com RAIU alta, T_4 e T_3 ↑, TSH ↑ ou NI

RAIU = captação do radioiodo nas 24 h; ↑ = elevado(s); ↓ = diminuído(s); NI = normal; BNT = bócio nodular tóxico

Fig. 19.3 Etiologia e características da tirotoxicose em diversas situações.

QUADRO 19.5
Prevalência dos Anticorpos Antitiroidianos

Anticorpo	População Geral	Tiroidite de Hashimoto	Doença de Graves
Anti-Tg	3%	35% a 60%	12% a 30%
Anti-TPO	10% a 15%	80% a 99%	45% a 80%
TRAb*	1% a 2%	6% a 60%	70% a 100%
Anti-NIS	0%	25%	20%

*Possibilidade de resultados falso-positivos com níveis de TSH > 100 μU/mL. Adaptado da Ref. 21.

de TRAb estimuladores ao receptor do TSH – também chamados TSI (imunoglobulinas estimuladoras da tiróide) –, resultando em produção excessiva dos HT, independentemente do TSH. Elevação dos anti-TPO é a principal característica laboratorial da tiroidite de Hashimoto, mas eles não têm papel na sua etiopatogênese. A tendência atual é abandonar a dosagem do anti-Tg na pesquisa de DAT, pois 95% dos pacientes positivos para esse anticorpo também o são para anti-TPO. A recíproca, contudo, não é verdadeira, e aproximadamente 50% a 60% dos soropositivos para anti-TPO não o são para o anti-Tg. Atualmente, a maior utilização do anti-Tg é para a determinação da tiroglobulina sérica, uma vez que a sua presença pode interferir na dosagem de Tg (ver adiante).[21,22]

Resistência ao Hormônio Tiroidiano

A *síndrome de resistência ao hormônio tiroidiano* (RHT) é uma condição rara (cerca de 1.000 casos descritos na literatura), de herança autossômica dominante, caracterizada por reduzida responsividade dos tecidos-alvo aos HT. Resulta, em 85% dos pacientes, de mutações no gene do receptor do hormônio tiroidiano (TR). No restante, o mecanismo molecular envolvido ainda é incerto. O TR é um receptor nuclear que possui, em sua estrutura, três domínios principais: o aminoterminal, o de ligação ao DNA (DBD) e o de ligação ao ligante (LBD), além de uma pequena região conhecida como dobradiça, que conecta o DBD ao LBD (Fig. 19.4A). Existem dois tipos de TRs: α e β, que são codificados por dois genes distintos, localizados nos cromossomos 17 e 3, respectivamente. As isoformas α1, β1, β2 e β3 são capazes de se ligar aos HT, e elas estão distribuídas de maneira heterogênea nos diversos tecidos-alvo. Todas as mutações descritas associadas à RHT ocorrem no TRβ e afetam o LBD e a região de dobradiça (Fig. 19.4B). Há descrições de substituições, deleções, inserções e duplicações de nucleotídeos, alterando a estrutura do gene.[5,23-25]

Tradicionalmente, a RHT é subdividida em dois tipos principais, generalizada (RGHT) e hipofisária (RHHT). Como a maioria dos pacientes se apresenta eumetabólica, com TSH próximo do normal,

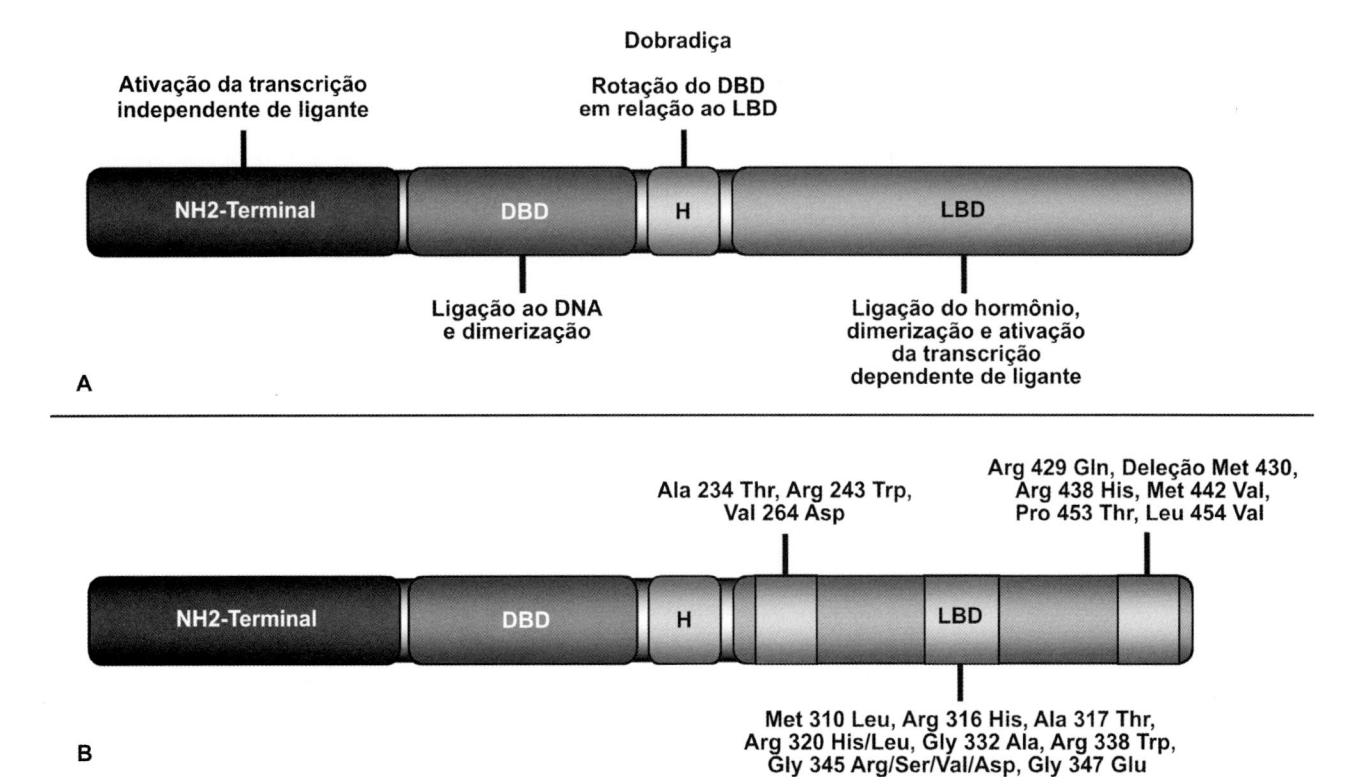

Fig. 19.4 (**A**) Estrutura primária do receptor do hormônio tiroidiano (TR). (**B**) Localização de algumas mutações descritas no TR. P. ex., a alanina da posição 234 foi trocada por uma treonina. (Cortesia: Gustavo Barcelos Barra – Laboratório de Farmacologia Molecular – UnB.)

eles são classificados como portadores de RGHT. Já um pequeno número de indivíduos que apresentam sinais de hipermetabolismo (taquicardia, agitação) é definido como portadores de RHHT. Essa classificação é baseada em critérios clínicos, em geral subjetivos, e nos dias atuais tem-se questionado se realmente existiria um quadro de RHHT isolada. Uma característica da RHT é a ausência de manifestações clínicas específicas. Muitos pacientes são assintomáticos, mas podem ocorrer bócio, comportamento hiperativo ou dificuldade de aprendizado, distúrbios emocionais, atraso no desenvolvimento, taquicardia sinusal etc.[24-27]

Na maioria dos pacientes não-tratados, a resistência aos hormônios tiroidianos (HT) nos tecidos periféricos é compensada pela elevação dos níveis séricos de T_3 e T_4 livres, mantendo-se um estado de eumetabolismo. O grau dessa compensação, entretanto, é variável entre os indivíduos, bem como entre os diferentes tecidos. Assim, evidências clínicas e laboratoriais de deficiência e de excesso de HT podem coexistir. Por exemplo, um paciente com RHT pode apresentar retardo do crescimento, idade óssea atrasada e dificuldade de aprendizado (sugerindo hipotiroidismo), associados a hiperatividade e taquicardia (sugerindo hipertiroidismo). A taquicardia ocorre devido à hiperestimulação do TRα, que predomina no tecido cardíaco.[24-27]

No paciente não-tratado, níveis séricos elevados do T_4 livre são condição *sine qua non* para o diagnóstico de RHT. O T_3 também se eleva, mantendo uma proporção $T_3:T_4$ normal, diferentemente do observado na tirotoxicose auto-imune, na qual ocorre aumento desproporcional do T_3 em relação ao T_4. Os valores de TBG e TTR no sangue estão normais. Os níveis de TSH estão geralmente normais ou levemente aumentados, e a resposta do TSH ao TRH é normal ou exagerada. A subunidade alfa é normal, e os anticorpos estimuladores da tiróide, bem como os anti-TPO e anti-Tg, são negativos, exceto nas raras ocasiões em que coexiste uma tiroidite auto-imune.[5,24,25]

Os diversos testes que avaliam os efeitos dos HT *in vivo* sugerem haver reduzida resposta biológica dos tecidos periféricos. Exames de imagem da hipófise e sela túrcica não revelam alterações anatômicas. O principal diagnóstico diferencial de RHT é o adenoma hipofisário produtor de TSH, e a distinção pode ser feita através da dosagem de subunidade alfa, teste de estímulo com TRH e ressonância magnética da hipófise.[15,25]

A demonstração de mutação no gene do TRβ estabelece o diagnóstico definitivo. Nos casos em que não se evidencia nenhuma mutação, recomendam-se demonstrar a resistência tecidual, tanto central como periférica, através da administração, a cada 3 dias, de doses crescentes de triiodotironina (T_3) (50, 100 e 200 μg) e a avaliação concomitante de parâmetros como T_3 e T_4 livres, TSH, teste do TRH, colesterol, CPK, ferritina, SHBG, peso corporal e freqüência cardíaca. Nos pacientes com RHT, as respostas são caracteristicamente diferentes das observadas em indivíduos normais.[5,24,25,27]

Nos últimos anos, tem-se evidenciado a existência de outros mecanismos genéticos, não ligados a mutações no TR, capazes de interferir com a atividade biológica dos HT. Defeitos no transporte transmembrana ou na metabolização dos HT podem ser responsáveis pelo surgimento de alterações clínicas compatíveis com insensibilidade periférica aos HT.[25] Foram descritas mutações no gene da proteína transmembrana MCT8 em pacientes que apresentavam alterações neurológicas severas, devido a reduzida disponibilidade dos HTs no meio intracelular, no tecido nervoso.[26,27]

Recentemente, foram descritos dois casos não-relacionados de pacientes assintomáticos, com níveis séricos de TSH e T_4 livre discretamente elevados e T_3 livre reduzido, associados a mutações no gene *SECISBP2*.[28] Esse gene codifica uma proteína de função crítica para a atividade biológica não apenas das desiodinases, mas também de todas as outras selenoproteinases do organismo.[25,28] Ainda mais recentemente, em 2008, foi encontrada uma nova mutação em heterozigose composta, afetando o gene *SECISBP2*, em uma paciente com quadro clínico de hipotiroidismo congênito exuberante (dados ainda não-publicados). É possível que mutações nesse gene provoquem outras alterações sistêmicas, além da disfunção sobre o metabolismo dos hormônios tiroidianos.

OUTRAS CONDIÇÕES QUE PODEM ALTERAR OS NÍVEIS DO T_3 E T_4

Fatores Ambientais

O sistema de controle de *feedback*, a auto-regulação da tiróide e a grande capacidade de armazenar hormônio dentro da glândula servem para manter o mais constante possível o aporte de hormônio aos tecidos periféricos, independentemente de alterações internas e externas. Entretanto, algumas dessas alterações podem interferir, de diferentes formas, sobre a função tiroidiana, e devem ser levadas em consideração na análise dos testes.[3]

Jejum prolongado, dietas restritivas, desnutrição e anorexia nervosa diminuem a valores subnormais as concentrações séricas das frações total e livre do T_3. Ambos, T_4 total e livre, permanecem normais ou ocorre leve queda do T_4 total devido à redução da TBG. À medida que o T_3 diminui, há um aumento da concentração de rT_3, pela diminuição de sua depuração. Não há alteração do TSH. Por outro lado, dietas hipercalóricas, principalmente as ricas em carboidratos, elevam os níveis séricos de T_3, com aumento da termogênese basal. A diminuição do T_3 durante um período de jejum é vista por muitos como um mecanismo de economia de energia.[29] Diversos estudos mostraram que os exercícios não causam alteração na função tiroidiana.[30] Em contrapartida, o estresse crônico induz aumento da atividade adrenocortical, suprime os eixos tiroidiano e gonadal e inibe a secreção de GH.[31] A má adesão ao tratamento deve ser considerada nos casos de aumento inapropriado de T_4 e TSH, que ocorre quando o paciente hipotiróideo usa a medicação apenas nos dias que antecedem o exame.[3] Flutuações sazonais e climáticas não causam modificações significativas nos níveis dos HT. Todavia, alguns estudos demonstraram aumento de T_3 e T_4 total nos meses mais frios e diminuição no período do verão. Em altitudes > 5.400 metros, os HT se elevam, mas o TSH permanece normal.[3]

Alterações nas Proteínas Transportadoras de HT

Alterações quantitativas e/ou qualitativas das proteínas carreadoras dos HT resultam em aumento ou diminuição da fração total dos hormônios tiroidianos, sem alterar, contudo, a fração livre (metabolicamente ativa).[32,33]

GLOBULINA LIGADORA DA TIROXINA (TBG)

Várias doenças e fármacos alteram os níveis de TBG e estão listados no Quadro 19.6. Elevação e redução da TBG resultam, respectivamente, em aumento e diminuição do T_3 e T_4 totais, sem modificar a fração livre dos HT, nem o TSH. Os pacientes são clinicamente eutiróideos. Gravidez e terapia estrogênica aumentam a glicosilação

> **QUADRO 19.6**
>
> **Fatores que Influenciam os Níveis Séricos das Proteínas de Ligação dos Hormônios Tiroidianos (HT)**
>
> **A. Aumento da TBG**
>   1. Congênito
>   2. Estados hiperestrogênicos: gravidez, estrogenioterapia
>   3. Doenças: hepatite infecciosa aguda, hipotiroidismo
>
> **B. Redução da TBG**
>   1. Congênito
>   2. Drogas: androgênios, glicocorticóides, L-asparaginase
>   3. Doenças: cirrose, desnutrição protéica, síndrome nefrótica, hipertiroidismo
>
> **C. Aumento da transtirretina**
>   1. Congênito
>   2. Doenças: glucagonoma, carcinoma de ilhotas pancreáticas
>
> **D. Drogas que afetam a ligação dos HT às proteínas de ligação em quantidade normal de TBG**
>   1. Salicilatos, fenilbutazona, fenclofenac
>   2. Fenitoína, diazepam
>   3. Mitotano, furosemida
>   4. Heparina*
>
> *Estimula a lipase lipoprotéica, liberando ácidos graxos livres que deslocam os hormônios tiroidianos das proteínas de ligação.
> Adaptado da Ref. 3.

da molécula de TBG, resultando em diminuição da sua depuração metabólica e aumento dos níveis séricos.[4,34] Outras drogas que podem aumentar a TBG são tamoxifeno, heroína, metadona, clofibrato, 5-fluorouracil. Doenças como porfiria, hepatite e hipotiroidismo também elevam a TBG.[32,33]

Deficiência congênita de TBG é uma alteração ligada ao X com uma freqüência de 1:2.500 nascidos vivos. *Excesso congênito de TBG* é raro (prevalência de 1:15.000). Androgênios, glicocorticóides, hormônios tiroidianos, interleucina-6, L-asparagina e doenças sistêmicas diminuem a concentração de TBG.[4,32–34] A ligação do T_4 à TBG é inibida por várias drogas (p.ex., salicilatos, fenitoína, fenilbutazona, diazepam, furosemida, mitotano etc.), simulando um estado de deficiência de TBG. A heparina estimula a lipase lipoprotéica, liberando ácidos graxos livres, os quais deslocam os HT da TBG.[3,4,33]

TRANSTIRRETINA (TTR)

Níveis aumentados de TTR podem ser conseqüência de um distúrbio familiar ou ocorrer em pacientes com glucagonoma ou carcinoma de células de ilhotas pancreáticas. Caracterizam-se por elevação do T_4 total, com a fração livre normal. Adicionalmente, transtirretina anormal foi descrita na polineuropatia amiloidótica familiar, resultando em T_4 total baixo e T_4 livre normal.[4]

ALBUMINA (ALB)

Alterações na concentração da ALB têm pouca influência sobre os níveis dos HT. Seu papel na fisiologia tiroidiana torna-se importante em pacientes com *hipertiroxinemia disalbuminêmica familiar* (HDF), observada em até 1,8% da população caucasiana. Trata-se de um distúrbio autossômico dominante que decorre de mutações no gene da albumina (até o momento, 2 mutações foram descritas). A HDF caracteriza-se pela presença, no plasma, de uma albumina anormal (25% do total) com elevada afinidade pelo T_4 (mas não pelo T_3). Em conseqüência, ocorre elevação dos níveis do T_4 total, mas TSH, T_3 total e T_3 livre permanecem normais.[36] Em uma família foi detectada uma variante de albumina com afinidade 40 vezes maior pelo T_3, resultando em *hipertriiodotironinemia disalbuminêmica*.[5]

Doenças Não-tiroidianas

Pacientes graves podem apresentar T_3 e T_4 baixos, em associação a diminuição ou supressão do TSH.[37] Há evidências de que em doenças não-tiroidianas graves pode ocorrer hipotiroidismo central transitório,[38] no qual não se observam as elevações noturnas fisiológicas do TSH.[3,39] Observa-se, ainda, alteração na glicosilação do TSH, processo esse regulado pelo TRH.[39]

A síndrome do eutiróideo doente (SED), também conhecida como síndrome do T_3 baixo ou síndrome da doença não-tiroidiana, constitui-se em uma resposta adaptativa do sistema neuroendócrino a uma doença grave ou trauma e é observada em aproximadamente 70% dos pacientes hospitalizados.[37–40] Foi mostrado que a injeção de TRH nesses pacientes provoca elevação de T_3, T_4 e TSH, sugerindo que a diminuição na secreção endógena de TRH pode ser de importância nesse hipotiroidismo central.[38,39]

Podemos observar um estado de T_3 baixo e um outro de T_4 baixo, que fazem parte do mesmo processo adaptativo, mas correspondem a graus diferentes de gravidade da doença não-tiroidiana.[39,40] O estado de T_3 baixo é o tipo mais comum na prática clínica e é acompanhado de altos níveis de T_3 reverso, diminuição de 60% nos níveis de T_3 total, e o T_4 livre pode diminuir em 40%. Acredita-se que essas alterações se devam à inibição da desiodinase tipo 1 que converte T_4 em T_3.[39,40] Existem dados que sugerem que o estado de T_3 baixo pode ser um forte preditor de morte em pacientes cardiopatas.[41] O estado de T_4 baixo, quase sempre associado a níveis baixos de T_3, provavelmente se deve à diminuição na secreção de TSH por *down-regulation* e/ou diminuição da sensibilidade dos tirotrofos ao TRH. Finalmente, na fase de recuperação da doença, o T_4 tende a se normalizar em aproximadamente 4 dias, mas, em alguns pacientes, esse processo é mais demorado.[39] Os níveis de TSH, por sua vez, podem transitoriamente aumentar em 2 a 3 vezes, porém geralmente não excedem 20 μU/mL.[39,40]

Presença de Anticorpos

Dependendo do método utilizado, a presença de auto-anticorpos anti-T_3 ou anti-T_4 pode resultar em resultados falsamente elevados ou diminuídos de T_4 e T_3 livre e/ou total. Tais anticorpos têm prevalência de até 1,8% e 10% na população geral e em indivíduos com doenças tiroidianas auto-imunes, respectivamente.[3,42]

Na nossa experiência, os auto-anticorpos mais comuns são os anti-T_3, que resultaram em valores de T_3 total tão altos quanto 850 ng/mL (VR = 80–220 ng/mL), associados a níveis normais de TSH e T_4 (total e livre).

Pacientes com anticorpos heterofílicos contra imunoglobulinas de camundongo podem apresentar falsas elevações nos níveis séricos do TSH em ensaios imunométricos que utilizam anticorpos de camundongos para medir o TSH, por formar falsas pontes entre a fase sólida e anticorpos sinalizadores. Essa interferência pode ser prevenida pela inclusão nos ensaios de imunoglobulinas inespecíficas de camundongo.[3]

Gestação

Alterações fisiológicas na função tiroidiana ocorrem durante a gravidez. Há aumento da síntese hepática da TBG, induzida pelos altos níveis de estrogênios. A TBG sérica aumenta algumas semanas após a concepção e atinge um platô no meio da gestação. Como conseqüência, elevam-se os níveis dos hormônios tiroidianos totais, sobretudo o T_4, o qual atinge um pico em torno da 20.ª semana e permanece elevado até o final da gestação. Após o parto, T_4 e T_3 voltam a se normalizar. Produção da desiodinase tipo 3 pela placenta também contribui para a elevação do T_4 e T_3 totais. Essa enzima converte T_4 em rT_3 e T_3 em T_2, aumentando a degradação de T_3 e T_4 e sua demanda, o que aumenta a produção desses hormônios e sua concentração sérica.[1,43,44]

A gonadotrofina coriônica humana (hCG), produzida pela placenta, tem estrutura similar à do TSH e pode estimular a tiróide materna quando presente em altas concentrações no soro. Coincidindo com seu pico, no final do primeiro trimestre, pode ocorrer supressão do TSH, cujos níveis podem se tornar indetectáveis em 13% a 15% das gestantes. A partir de então, o TSH sérico retorna aos níveis normais se a ingestão de iodo for adequada, e permanece inalterado. Contudo, pode haver aumento progressivo do TSH durante a segunda metade da gravidez, caso a ingestão de iodo seja deficiente.[1,43,44]

Com relação aos hormônios livres, eles atingem seus níveis mais altos entre a 8.ª e a 12.ª semana, que coincidem com o pico da hCG, porém, geralmente, eles não ultrapassam o limite superior da normalidade. Podem, contudo, estar ligeiramente acima do normal no início da gestação.[1,43,44]

A hiperêmese gravídica (HG) freqüentemente se acompanha de valores do TSH abaixo do limite inferior da normalidade, devido à estimulação da tiróide pela hCG. Elevação da concentração dos hormônios tiroidianos livres também pode ocorrer em 30–60% das pacientes com HG.[45] Essa forma de tirotoxicose é chamada de *hipertiroidismo gestacional transitório* (HGT) e manifesta-se durante o primeiro e parte do segundo trimestres da gestação. O HGT não tem origem auto-imune e usualmente é causado por níveis persistentemente elevados de hCG (> 100.000 UI/L). Mais raramente, os níveis de hCG estão normais, e a tirotoxicose decorre de um aumento da atividade tiroestimuladora desse hormônio. Duas situações podem estar envolvidas: existência de formas moleculares anômalas da hCG ou, excepcionalmente, mutação no receptor do TSH (que lhe confere maior sensibilidade à hCG). O HGT reverte espontaneamente, ao longo de várias semanas, acompanhando o declínio dos valores da hCG e dos vômitos.[1,44-46]

Doenças Psiquiátricas Agudas

Elevação dos HT tem sido relatada em cerca de 16% das admissões psiquiátricas agudas, geralmente com elevação concomitante do TSH. Esse padrão é particularmente comum em indivíduos com esquizofrenia, psicose afetiva e abuso de anfetamina. Raramente persiste por mais de 14–21 dias.[2]

Agentes Químicos

Vários fármacos podem interferir, por mecanismos distintos, com o metabolismo extratiróideo, transporte, absorção e ação dos HT, conforme especificado no Quadro 19.7.

QUADRO 19.7

Fármacos e Drogas que Interferem com o Metabolismo, a Ação e a Secreção dos Hormônios Tiroidianos (HT), bem como com a Secreção do TSH

1. **Efeito dos HT sobre o metabolismo extratiróideo**
   (a) *Inibição da conversão periférica do T_4 em T_3*: glicocorticóides, amiodarona, propranolol, agentes iodados
   (b) *Aumento da depuração do T_4 e T_3*: hidantoína, rifampicina, carbamazepina, fenobarbital, sertralina
   (c) *Diminuição da absorção do T_4 ingerido*: hidróxido de alumínio, sucralfato, sulfato ferroso, colestiramina, raloxifeno

2. **Efeito dos HT sobre as proteínas transportadoras**
   (a) *Competição na ligação dos HT à TBG*: salicilatos, heparina, furosemida, sulfoniluréias, fenilbutazona
   (b) *Aumento da TBG*: estrogênio, heroína, clofibrato, 5-fluorouracil
   (c) *Diminuição da TBG*: androgênios, glicocorticóides, ácido nicotínico, L-asparaginase

3. **Efeito dos HT sobre síntese e secreção**
   (a) *Inibição da secreção*: iodo, lítio, glicocorticóides, heparina, furosemida, sulfoniluréias, fenilbutazona
   (b) *Alteração na síntese*: tionamidas, sulfoniluréias, sulfonamidas, cetoconazol
   (c) *Bloqueio do transporte do iodo*: lítio, minerais, ânions monovalentes, etionamida

4. **Efeito dos HT sobre a ação**
   (a) Amiodarona, fenitoína

5. **Agentes que inibem a secreção de TSH**
   (a) Dopamina, glicocorticóides, dobutamina, L-tiroxina, triiodotironina e ácido triiodotiroacético

6. **Agentes que modificam a função imunológica**
   (a) Terapia com anticorpos monoclonais, interleucina-1 e interferon α e β

Adaptado da Ref. 3.

SALICILATOS

O ácido acetilsalicílico compete com os HT na ligação com TBG e TTR e pode aumentar as frações livres do T_4 e T_3. Efeito similar é observado com outros antiinflamatórios não-hormonais.[3,33]

FUROSEMIDA

Altas doses, por via endovenosa, resultam em aumento transitório de T_4 livre em até 30% e diminuição do T_4 total.[3,33]

HEPARINA

O uso crônico de heparina pode elevar FT_4 e FT_3, com diminuição recíproca de TSH. Acredita-se que esse efeito resulte da ativação da lipase lipoprotéica, aumentando os níveis de ácidos graxos, que podem deslocar os HT de sua ligação protéica.[3,33]

AMIODARONA

Amiodarona tem uma estrutura química semelhante à dos hormônios tiroidianos.[47] Nas doses habituais (200–600 mg/dia), ela libera 6 a 12 mg/dia de iodeto, o que é muito mais elevado do que o nível recomendado pela Organização Mundial de Saúde (0,15

0,3 mg/dia).[48] Além da sobrecarga de iodo, amiodarona pode também causar disfunção tiroidiana por outros mecanismos, tais como inibição da conversão periférica de T_4 em T_3 (por inibição da ação das 5'-deiodinases tipo 1 e 2), reação auto-imune e ação tóxica direta da destilamiodarona, que é o principal metabólito ativo da amiodarona.[49,50] Adicionalmente, ela reduz a entrada dos hormônios tiroidianos nos tecidos, pode reduzir a ligação deles ao seu receptor e antagonizar a ação hormonal em nível celular.[33] As alterações laboratoriais mais comuns são aumento nos níveis do T_4 (total e livre) e T_3 reverso, bem como redução no valores do T_3 (total e livre). Os níveis de TSH podem estar ligeiramente aumentados inicialmente, tendendo à normalidade com o uso crônico (> 3 meses) do medicamento.[51]

A incidência de disfunção tiroidiana varia de 2 a 24% e pode ocorrer desde o início do tratamento até 3 anos após a suspensão da droga. O desenvolvimento de hipotiroidismo é maior nas áreas em que não há ingestão deficiente de iodo, enquanto nas áreas de deficiência de iodo a tireotoxicose predomina. Em estudos com acompanhamento dos pacientes antes e durante o uso de amiodarona relataram uma incidência de hipotiroidismo variando entre 3,6 e 19,2%.[47,52-54]

Em um estudo brasileiro,[55] disfunção tiroidiana foi detectada em 34% de 56 pacientes submetidos à terapia crônica com amiodarona. Nesse estudo, hipotiroidismo subclínico foi diagnosticado em 10 pacientes (17,9%), hipotiroidismo clínico, em 6 (10,7%), hipertiroidismo subclínico, em 3,6%, e hipertiroidismo clínico, em 1,8%.[55]

CONTRASTES IODADOS

Contrastes radiológicos (p.ex., ipodato sódico e ácido iopanóico) são os agentes mais potentes na inibição da conversão periférica de T_4 em T_3, através da inibição das 5'-deiodinases tipo 1 e tipo 2. A diminuição dos níveis séricos de T_3 se acompanha de elevação na secreção de TSH.[56] A exemplo da amiodarona, esses contrastes iodados também diminuem a ligação do T_3 a seu receptor, permitindo o uso dessas medicações em situações clínicas como tirotoxicose por uso exógeno de hormônio tiroidiano.[3,57]

ANTICONVULSIVANTES

Difenilidantoína compete pela ligação dos HT com a TBG e acelera o metabolismo hepático de T_4 e T_3, levando à diminuição dos seus níveis séricos, sem alterar os valores do TSH de forma significativa.[3,58] Fenobarbital aumenta o metabolismo hepático dos HT e a eliminação fecal do T_4. Esses efeitos têm importância clínica quando essa droga é utilizada em associação com fenitoína ou carbamazepina.[3] A terapia com carbamazepina pode raramente levar a hipotiroidismo subclínico ou franco, mas esse risco pode ser maior em pacientes hipotiróideos em uso de L-tiroxina.[59]

ÁCIDO TRIIODOTIROACÉTICO (TRIAC®)

Usado no tratamento da obesidade (embora sem indicação), em doses altas, pode suprimir o tirotrofo, levando a manifestações de hipertiroidismo (p.ex., taquicardia, tremor etc.), na presença de valores baixos do TSH e HT.[60] Supressão do TSH, obviamente, também decorre da ingestão de doses excessivas de T_4 ou T_3.[2]

PROPRANOLOL

Possui efeito discreto no bloqueio da conversão periférica de T_4 para T_3, sem alteração nos níveis séricos de TSH.[3]

GLICOCORTICÓIDES

Em altas doses (p.ex., 4 mg/dia de dexametasona), causam diminuição de 30% nas concentrações de T_3 por inibição da conversão periférica de T_4 em T_3.[3,33] A corticoterapia prolongada inibe a secreção do TSH. Supressão do TSH também ocorre com a *dopamina* e, possivelmente, com a *dobutamina*.[5]

ESTERÓIDES SEXUAIS

Diminuição da TBG e, conseqüentemente, do T_4 total pode resultar da terapia com androgênios, esteróides anabolizantes, L-asparaginase ou ácido nicotínico. Em contraste, medicações contendo estrogênio estimulam a síntese hepática de TBG e elevam o T_4 e T_3 totais.[4,5,33]

INTERFERON-ALFA

Em estudos prospectivos evidenciou-se que até 15% dos pacientes com hepatite C tratados com interferon-alfa desenvolvem hipo- ou hipertiroidismo (subclínico ou franco), enquanto até 40% apresentam anticorpos antitiroidianos.[61-63] A tiroidite induzida por interferon pode ter origem auto-imune ou inflamatória.[3,16]

OUTRAS DROGAS

A terapia com carbonato de lítio pode resultar em hipotiroidismo ou, mais raramente, em hipertiroidismo. Essa disfunção é mais freqüente em pacientes com tiroidite de Hashimoto.[64,65]

Em estudos prospectivos, hipotiroidismo foi relatado em 36% a 46% dos pacientes tratados com *sunitib*, um inibidor da tirosina quinase.[66] Mais recentemente, foi descrito o desenvolvimento de tiroidite granulomatosa durante a terapia com *etanercept* para artrite reumatóide.[67]

No Quadro 19.8 estão resumidos os efeitos de várias condições sobre a função tiroidiana.

MARCADORES DOS CARCINOMAS TIROIDIANOS

Tiroglobulina

A dosagem da Tg tem grande utilidade no seguimento do câncer de tiróide. No entanto, é preciso estar atento a uma série de problemas que podem interferir na determinação dessa proteína: (1) a sensibilidade limitada de muitos ensaios comercialmente disponíveis; (2) a falta de um padrão internacional, o que determina uma grande variabilidade entre os diversos ensaios disponíveis; (3) a presença de anticorpos endógenos anti-Tg no soro do paciente, o que pode determinar resultados falsamente baixos com os ensaios imunométricos e falsamente elevados com os radioimunoensaios; (4) a possibilidade de "efeito gancho", sobretudo com os ensaios imunométricos, o que leva à obtenção de valores falsamente baixos em pacientes com níveis muito elevados de Tg.[18,21,68]

Calcitonina

A calcitonina é produzida pelas células C ou parafoliculares da tiróide. Sua dosagem tem como maior utilidade o diagnóstico e o seguimento do carcinoma medular de tiróide.[69,70] Entretanto, é importante lembrar que produção de calcitonina pode também ocorrer em doenças granulomatosas, doenças hepáticas e outras neoplasias

QUADRO 19.8

Influência de Diversas Condições sobre a Função Tiroidiana

Diagnóstico	TSH	T₄ Total	T₄ Livre	T₃ Total	T₃ Livre	T₃ Reverso	RAIU/24 h
• Deficiência de TBG	N	↓	N	↓	N	N	N
• Excesso de TBG	N	↑	N	↑	N	N	N
• HDF	N	↑	N	N	N	N	N
• Hipot. subclínico	↑	N	N	N	N	N	N
• Hipert. subclínico	↓	N	N	N	N	N	↑ ou N
• Hipot. primário	↑	↓	↓	↓ ou N	↓ ou N	↓ ou N	↓ ou N
• Hipot. central	↓, N ou ↑	↓	↓	↓ ou N	↓ ou N	↓ ou N	↓ ou N
• Tirotoxicose por ingestão de T₃	↓	↓	↓	↑	↑	↓	↓
• T₃-toxicose	↓	N	N	↑	↑	N	↑
• Doença de Graves/BNT	↓	↑	↑	↑	↑	↑	↑
• Tiroidite subaguda (fase inicial)	↓	↑	↑	↑	↑	↑	↓↓
• SED (casos menos graves)	N	↑	↑	↓	↓	↑	N
• SED (casos mais graves)	N ou ↓	↓	↓	↓	↓	↑	N
• SED (fase de recuperação)	↑	N	↓	N	N	N	N
• Anticorpo anti-T₃	N	N	N	↑, N ou ↓	↑, N ou ↓	N	N
• Anticorpo anti-T₄	N	↑, N ou ↓	↑, N ou ↓	↑	↑	N	N
• Doenças psiquiátricas agudas	N ou ↑	N ou ↑	N ou ↑	N ou ↑	N ou ↑	–	N
• Uso de amiodarona	↓, N ou ↑	↑	↑	↓	↓	↑	–
• Tirotropinoma	↑ ou N	↑	↑	↑	↑	↑	↑
• SRHT	↑ ou N	↑	↑	↑	↑	↑	N

SED = síndrome do eutiróideo doente; HDF = hipertiroxinemia disalbuminêmica familiar; ↓ = baixo(a); ↓↓ = muito baixa; ↑ = alto(a); N = normal; hipot. = hipotiroidismo; hipert. = hipertiroidismo; BNT = bócio nodular tóxico; TBG = globulina de ligação da tiroxina; RAIU = captação do iodo radioativo nas 24 h; SRHT = síndrome de resistência aos hormônios tiroidianos.

(p.ex., carcinoma pulmonar, hepatoma, feocromocitoma e tumor de ilhotas pancreáticas).[3,4,21] Além disso, como a calcitonina é muito lábil, após a coleta do sangue, a amostra deve ser imediatamente centrifugada, separada e congelada.[21]

BIBLIOGRAFIA

1. Maciel LM, Magalhães PK. Thyroid and pregnancy. *Arq Bras Endocrinol Metabol*, 2008; 52:1084-95.
2. Dayan CM. Interpretation of thyroid function tests. *Lancet*, 2001; 357:619-24.
3. Graf H, Carvalho GA. Fatores interferentes na interpretação de dosagens laboratoriais no diagnóstico do hiper- e hipotiroidismo. *Arq Bras Endocrinol Metab*, 2002; 46:51-64.
4. Greenspan FS. The thyroid gland. *In* Greenspan FS, Gardner DG (eds.). *Basic & Clinical Endocrinology*. 7th ed. New York: McGraw-Hill, 2004:215-94.
5. Larsen PR, Davies TF, Schlumberger MJ, Hay ID. Thyroid physiology and diagnostic evaluation of patients with thyroid disorders. *In*: Larsen PR et al. (eds.) *Williams Textbook of Endocrinology*. 11th ed. Philadelphia: W.B. Saunders Co., 2008:299-332.
6. Chin WW, Carr FE, Burnside J, Darling DS. Thyroid hormone regulation of thyrotropin gene expression. *Recent Prog Horm Res*, 1993; 48:393.
7. Devdhar M, Ousman YH, Burman KD. Hypothyroidism. *Endocrinol Metab Clin North Am*, 2007; 36:595-615.
8. Surks MI, Ortiz E, Daniels GH, et al. Subclinical thyroid disease: scientific review and guidelines for diagnosis and management. *JAMA*, 2004; 291:228-38.
9. Diez JJ, Iglesias P. Spontaneous subclinical hypothyroidism in patients older than 55 years: an analysis of natural course and risk factors for the development of overt thyroid failure. *J Clin Endocrinol Metab*, 2004; 89:4890-7.
10. Yamada M, Mori M. Mechanisms related to the pathophysiology and management of central hypothyroidism. *Nat Clin Pract Endocrinol Metab*, 2008; 4:683-94.
11. Lania A, Persani L, Beck-Peccoz P. Central hypothyroidism. *Pituitary*, 2008; 11:181-6.
12. Faglia G, Bitensky l, Pinchera A, et al. Thyrotropin secretion in patients with central hypothyroidism: evidence for reduced biologic activity of immunoreactive thyrotropin. *J Clin Endocrinol Metab*, 1979; 48:989-98.
13. Nayak B, Hodak SP. Hyperthyroidism. *Endocrinol Metab Clin North Am*, 2007; 36:617-56.
14. Copper DS. Hyperthyroidism. *Lancet*, 2003; 362:459-68.
15. Beck-Peccoz P, Persani L. Thyrotropinomas. *Endocrinol Metab Clin North Am*, 2008; 37:123-34.
16. Bindra A, Braunstein GD. Thyroiditis. *Am Fam Physician*, 2006; 73;1769-76.
17. Parmar MS, Sturge C. Recurrent hamburger thyrotoxicosis. *CMAJ*, 2003; 169:415-7.
18. Pacini F, Pinchera A. Serum and tissue thyroglobulin measurement: clinical applications in thyroid disease. *Biochimie*, 1999; 8:463-7.
19. Meurisse M, Gollogly L, Degauque C, et al. Iatrogenic thyrotoxicosis: causal circumstances, pathophysiology, and principles of treatment – review of the literature. *World J Surg*, 2000; 24:1377-85.
20. Yoon SJ, Kim DM, Kim JU, et al. A case of thyroid storm due to thyrotoxicosis factitia. *Yonsei Med J*, 2003; 44:351-4.
21. Maciel RMB. O laboratório no diagnóstico e seguimento de doenças auto-imunes e neoplásicas de tiróide. *Arq Bras Endocrinol Metab*, 2002; 46:65-71.
22. Saravanan P, Dayan CM. Thyroid antibodies. *Endocrinol Metab Clin North Am*, 2001; 30:315-37.
23. Refetoff S, Weiss RE, Usala SJ. The syndromes of resistance to thyroid hormone. *Endocr Rev*, 1993; 14:348-400.
24. Agrawal NK, Goyal R, Rastogi A, et al. Thyroid hormone resistance. *Postgrad Med J*, 2008; 84:473-7.

25. Refetoff S, Dumitrescu AM. Syndromes of reduced sensitivity to thyroid hormone: genetic defects in hormone receptors, cell transporters and deiodination. *Best Pract Res Clin Endocrinol Metab*, 2007; 21:277-305.
26. Dumitrescu AM, Liao XH, Best TB, et al. A novel syndrome combining thyroid and neurological abnormalities is associated with mutations in a monocarboxylate transporter gene. *Am J Hum Genet*, 2004; 74:168-75.
27. Friesema EC, Grueters A, Biebermann H, et al. Association between mutations in a thyroid hormone transporter and severe X-linked psychomotor retardation. *Lancet*, 2004; 364:1435-7.
28. Dumitrescu AM, Liao XH, Abdullah MS, et al. Mutations in SECISBP2 result in abnormal thyroid hormone metabolism. *Nat Genet*, 2005; 37:1247-52.
29. Jahreis G, Kauf E, Fröhnert G, Schmidt HE. Influence of intensive exercise on insulin-like growth factor I, thyroid and steroid hormones in females gymnasts. *Growth Regul*, 1991; 1:95-9.
30. Alen M, Pakarinen A, Häkkinen K. Effects of prolonged training on serum thyrotropin and thyroid hormones in elite strength athletes. *J Sports Sci*, 1993; 11:493-7.
31. Tsatsoulis A, Fountoulakis S. The protective role of exercise on stress system dysregulation and comorbidities. *Ann NY Acad Sci*, 2006; 1083:196-213.
32. Fowler MJ, Pannone AF, Blevins LS Jr. Pitfalls to avoid while interpreting thyroid function tests: five illustrative cases. *South Med J*, 2002; 95:486-492.
33. Surks MI, Sievert R. Drugs and thyroid function. *N Engl J Med*, 1995; 333:1688-94.
34. Ain KB, Mori Y, Refetoff S. Reduced clearance rate of thyroxine binding globulin (TBG) with increased sialylation: a mechanism for estrogen-induced elevation of serum TBG concentration. *J Clin Endocrinol Metab*, 1987; 65:689-96.
35. Bhatkar SV, Rajan MG, Velumani A, Samuel AM. Thyroid hormone binding protein abnormalities in patients referred for thyroid disorders. *Indian J Med Res*, 2004; 120:160-5.
36. Petitpas I, Petersen CE, Ha CE, et al. Structural basis of albumin-thyroxine interactions and familial dysalbuminemic hyperthyroxinemia. *Proc Natl Acad Sci USA*, 2003; 100:6440-5.
37. Golombek SG. Nonthyroidal illness syndrome and euthyroid sick syndrome in intensive care patients. *Semin Perinatol*, 2008; 32:413-8.
38. DeGroot LJ. "Non-thyroidal illness syndrome" is functional central hypothyroidism, and if severe, hormone replacement is appropriate in light of present knowledge. *J Endocrinol Invest*, 2003; 26:1163-70.
39. Adler SM, Wartofsky L. The nonthyroidal illness syndrome. *Endocrinol Metab Clin North Am*, 2007; 36:657-72.
40. McIver B, Gorman CA. Euthyroid sick syndrome: an overview. *Thyroid*, 1997; 7:125-32.
41. Iervasi G, Pingitore A, Landi P, et al. Low-T3 syndrome: a strong prognostic predictor of death in patients with heart disease. *Circulation*, 2003; 107:708-13.
42. Sakata S, Matsuda M, Ogawa T, et al. Prevalence of thyroid hormone autoantibodies in healthy subjects. *Clin Endocrinol (Oxf)*, 1994; 41:365-70.
43. Mestman JH, Goodwin M, Montoro M. Thyroid disorders of pregnancy. *Endocrinol Metabol Clin North Am*, 1995; 14:41-71.
44. Abalovich M, Amino N, Barbour LA, et al. Management of thyroid dysfunction during pregnancy and postpartum: an Endocrine Society Clinical Practice Guideline. *J Clin Endocrinol Metab*, 2007; 92:S1-47.
45. Goodwin TM. Hyperemesis gravidarum. *Obstet Gynecol Clin North Am*, 2008; 35:401-17.
46. Marx H, Amin P, Lazarus JH. Hyperthyroidism and pregnancy. *BMJ*, 2008; 336:663-7.
47. Unger J, Lambert M, Jonckheer MH, Denayer P. Amiodarone and the thyroid: pharmacological, toxic and therapeutic effects. *J Intern Med*, 1993; 233:435-43.
48. Loh KC. Amiodarone-induced thyroid disorders: a clinical review. *Postgraduate Med J*, 2000; 76:133-40.
49. Pichler WJ, Schindler L, Stäubli M, et al. Anti-amiodarone antibodies: Detection and relationship to the development of side effects. *Am J Med*, 1988; 85:197-202.
50. Beddows SA, Page SR, Taylor AH, et al. Cytotoxic effects of amiodarone and desthylamiodarone on human thyrocytes. *Biochem Pharmacol*, 1989; 38:4397-403.
51. Surks MI, Sievert R. Drugs and thyroid function. *N Engl J Med*, 1995; 333:1688-94.
52. Figge HL, Figge J. The effects of amiodarone on thyroid hormone function: A review of the physiology and clinical manifestations. *J Clin Pharmacol*, 1990; 30:588-95.
53. Ursella S, Testa A, Mazzone M, et al. Amiodarone-induced thyroid dysfunction in clinical practice. *Eur Rev Med Pharmacol Sci*, 2006; 10:269-78.
54. Piga M, Serra A, Boi F, et al. Amiodarone-induced thyrotoxicosis. A review. *Minerva Endocrinol*, 2008; 33:213-28.
55. Fuks AG, Vaisman M, Buescu A. Thyroid dysfunction and cardiological management in patients receiving amiodarone. *Arq Bras Cardiol*, 2004; 82:523-32.
56. Kleinman RE, Vagenakis AG, Braverman LE. The effect of iopanoic acid on the regulation of thyrotropin secretion in euthyroid subjects. *J Clin Endocrinol Metab*, 1980; 51:399-403.
57. Brown RS, Cohen JH, Braverman LE. Successful treatment of massive acute thyroid hormone poisoning with iopanoic acid. *J Pediatr*, 1998; 132:903-5.
58. Verrotti A, Scardapane A, Manco R, Chiarelli F. Antiepileptic drugs and thyroid function. *Pediatr Endocrinol Metab*, 2008; 21:401-8.
59. Simko J, Horacek J. Carbamazepine and risk of hypothyroidism: a prospective study. *Acta Neurol Scand*, 2007; 116:317-21.
60. Chan WB, Chow CC, Cockram CS. A patient with low free T4 and low thyroid-stimulating hormone without hypopituitarism. *Int J Clin Pract*, 2004; 58:983-4.
61. Mandac JC, Chaudhry S, Sherman KE, Tomer Y. The clinical and physiological spectrum of interferon-alpha induced thyroiditis. *Hepatology*, 2006; 43:661-72.
62. Wong V, Fu AX, George J, Cheung NW. Thyrotoxicosis induced by alpha-interferon therapy in chronic viral hepatitis. *Clin Endocrinol (Oxf)*, 2002; 56:793-8.
63. Jamil KM, Leedman PJ, Kontorinis N, et al. Interferon-induced thyroid dysfunction in chronic hepatitis C. *J Gastroenterol Hepatol*, 2008 Dec. 1 [Epub ahead of print].
64. Dwarakanathan AA. Hyperthyroidism during lithium therapy for depression. *Endocr Pract*, 1998; 4:201-3.
65. Gyulai L, Bauer M, Bauer MS. Thyroid hypofunction in patients with rapid-cycling bipolar disorder after lithium challenge. *Biol Psychiatry*, 2003; 53:899-905.
66. Vetter ML, Kaul S, Iqbal N. Tyrosine kinase inhibitors and the thyroid as both an unintended target. *Endocr Pract*, 2008; 14:618-24.
67. Cañas CA, Tobón GJ, Arango LG, Guarín N. Developing of granulomatous thyroiditis during etanercept therapy. *Clin Rheumatol*, 2008 Nov. 29 [Epub ahead of print].
68. Maciel RMB, Vieira JGH, Fonseca RMG, et al. Desenvolvimento de um método radioimunológico para a dosagem de tiroglobulina sérica. *Arq Bras Endocrinol Metab*, 1986; 30:31-9.
69. Jiménez C, Hu MI, Gagel RF. Management of medullary thyroid carcinoma. *Endocrinol Metab Clin North Am*, 2008; 37:481-96.
70. Schlumberger M, Carlomagno F, Baudin E, et al. New therapeutic approaches to treat medullary thyroid carcinoma. *Nat Clin Pract Endocrinol Metab*, 2008; 4:22-32.

Avaliação e Manuseio dos Nódulos Tiroidianos

Eliane Moura, José Luciano Albuquerque, Daisy Lima, Luiz Galamba

INTRODUÇÃO

Nódulos tiroidianos são um achado bastante comum na prática clínica diária e representam a principal manifestação de várias doenças tiroidianas. Estudos epidemiológicos realizados em áreas ricas em iodo têm demonstrado que 4 a 7% das mulheres e 1% dos homens adultos apresentam nódulo palpável. Essa prevalência é ainda maior em estudos com ultra-sonografia (US), variando de 19 a 67%, com maior incidência em mulheres e idosos. A grande importância no manuseio dos nódulos tiroidianos reside no fato de que, apesar de a grande maioria representar lesões benignas, é necessário excluir o câncer da tiróide, que ocorre em 5 a 10% dos casos em adultos e em até 26% em crianças. Esse percentual não difere significativamente se a glândula apresenta um nódulo único ou múltiplos nódulos.[1–8]

A doença nodular da tiróide, que inclui nódulos solitários e o bócio multinodular, é, portanto, um problema clínico corriqueiro, com etiologias diversas e preponderantemente benignas, mais comum em mulheres, idosos e em regiões com deficiência de iodo (Quadro 20.1). As causas mais comuns de nódulos tiroidianos são cistos colóides e tiroidites (80% dos casos), seguidos das neoplasias foliculares benignas (10–15%) e carcinoma (5%).[1,6,8]

Nas últimas duas décadas, o uso disseminado da US na avaliação de doenças tiroidianas e outras doenças da região do pescoço tem resultado em um dramático aumento na prevalência de nódulos tiroidianos clinicamente inaparentes, atualmente estimada em 19 a 67% na população geral.[1,6,12] Como conseqüência, estamos presenciando uma epidemia de nódulos tiroidianos que trazem para os pacientes angústia e apreensão, muitas vezes desnecessárias, já que esses incidentalomas, na sua maioria, não requerem investigação complementar.

O mecanismo de formação de nódulos tiroidianos é pobremente entendido. Embora o TSH seja o principal estimulador da função celular tiroidiana normal, seu papel como fator de crescimento na doença nodular é controverso. Outros fatores de crescimento atuam diretamente nas células foliculares, porém a relação entre os mesmos e o TSH é complexa e ainda pouco compreendida. Parece que tais fatores estão também envolvidos em mutações que, em muitos casos, determinariam o surgimento da doença nodular tiroidiana.[8,9]

DIAGNÓSTICO

Nódulos tiroidianos mostram-se, em geral, de evolução insidiosa e assintomática, sendo freqüentemente descobertos em exame clínico de rotina, ou acidentalmente, em avaliações por imagens da região cervical anterior, caracterizando os chamados "incidentalomas tiroidianos". Estes últimos são geralmente não-palpáveis e têm diâmetro inferior a 1 cm. Estudos com US mostram nódulos tiroidianos em 13–50% dos pacientes sem anormalidades à palpação cervical.[1,8,10–12]

Quando se detecta um nódulo na tiróide, qualquer que seja a forma de identificação inicial, é fundamental afastar a possibilidade de neoplasia maligna e caracterizar o *status* funcional e anatômico da glândula. Essa investigação inclui uma história clínica completa e um exame clínico cuidadoso, além dos testes de função tiroidiana, exames de imagem e, se necessário, punção aspirativa com agulha fina (PAAF).[4–6]

História Clínica

Apesar de a história clínica, na maioria das vezes, não ser sensível nem específica, existem alguns fatores que interferem no risco para malignidade em nódulos tiroidianos (Quadro 20.2), destacando-se:

1. Sexo – Embora nódulos sejam oito vezes mais comuns em mulheres, o risco de malignidade no sexo masculino é duas a três vezes maior.[6,13]
2. Idade – Câncer (CA) da tiróide é mais comum em crianças (10 a 26% dos nódulos são malignos) e pessoas idosas, mas a maioria das lesões nodulares nessa faixa etária é benigna. Nódulos em indivíduos com menos de 20 anos e mais de 70 anos têm maior risco de ser malignos.[3,8,13]
3. Sintomas locais – Sintomas como rápido crescimento do nódulo, rouquidão persistente ou mudança da voz e, mais raramente,

---

QUADRO 20.1
Causas de Nódulos Tiroidianos

Bócio colóide ou adenomatoso
Cistos simples ou secundários a outras lesões da tiróide
Tiroidites (Hashimoto, linfocítica, granulomatosa, aguda ou de Riedel)
Doenças granulomatosas
Neoplasias: adenomas, carcinomas, linfomas, tumores raros, lesões metastáticas

QUADRO 20.2
Achados Clínicos Sugerindo o Diagnóstico de Carcinoma Tiroidiano em um Paciente com um Nódulo Solitário, de acordo com o Grau de Suspeita

Alta suspeita
- História familiar de carcinoma medular ou neoplasia endócrina múltipla
- Prévia radioterapia de cabeça ou pescoço
- Crescimento rápido, especialmente durante a terapia supressiva com L-tiroxina
- Nódulo muito firme ou endurecido
- Fixação do nódulo às estruturas adjacentes
- Paralisia das cordas vocais
- Lindadenopatia satélite
- Metástase a distância

Moderada suspeita
- Idade < 20 anos ou > 70 anos
- Sexo masculino
- História de radioterapia de cabeça ou pescoço
- Nódulo > 4 cm ou parcialmente cístico
- Presença de sintomas compressivos

disfagia e dor podem indicar invasão tissular local por um tumor. Entretanto, pacientes com CA da tiróide usualmente evoluem sem sintomas. Lesões benignas mais vascularizadas podem apresentar rápido crescimento e dor em decorrência de hemorragia intranodular, achado mais freqüente em neoplasias benignas, como os adenomas. Disfunção do nervo recorrente laríngeo resulta de patologias tiroidianas sem malignidade, em 17 a 50% dos casos.[8,13]

4. Doenças associadas – Existem evidências de que nódulos hipocaptantes em pacientes com a doença de Graves teriam maior risco de ser malignos.[14] Os dados da literatura sobre esse tema são, contudo, controversos.[15] A maioria dos nódulos hipocaptantes em indivíduos com tiroidite de Hashimoto (TH) é benigna. Entretanto, é preciso estar atento à possibilidade da coexistência da TH com carcinomas diferenciados da tiróide (sem relação causal).[16] Além disso, a maioria dos casos do raro linfoma primário da tiróide ocorre em pacientes com TH.[17]

5. Outros fatores – Neste item se incluem história familiar de câncer de tiróide ou neoplasia endócrina múltipla (MEN) tipo 2, bem como radioterapia externa do pescoço durante a infância ou adolescência.[8,13]

Exame Físico

A avaliação de um paciente com um nódulo tiroidiano deve incluir o exame detalhado do pescoço, com especial ênfase para algumas características do nódulo (tamanho, consistência, mobilidade e sensibilidade) e presença de adenopatia cervical. Nódulo solitário, de consistência endurecida, pouco móvel à deglutição e associado à linfoadenomegalia regional representa um achado bastante sugestivo de câncer, embora essas características sejam pouco específicas.[8,13] Na interpretação do exame físico cervical, algumas considerações são importantes:[8]

- A consistência do nódulo pode ser enganosa, uma vez que alguns adenomas hemorrágicos ou calcificados têm aparência suspeita à palpação e que carcinomas papilíferos eventualmente se apresentam com consistência cística. A palpação da tiróide tem baixa sensibilidade para identificar nódulos, assim como determinar o número real de nódulos presentes. De fato, a US detecta nódulos (um terço dos quais com mais de 2 mm) em pacientes com exame cervical normal. Além disso, não raramente, a palpação pode sugerir a existência de nódulos que, posteriormente, não são confirmados pela US, bem como, freqüentemente, subestimar a quantidade de nódulos. De fato, em 20 a 48% dos pacientes com nódulo palpável, detectam-se nódulos adicionais à US.[6,8,13,18]
- A tiroidite de Hashimoto (TH) pode parecer aderente às estruturas locais, e a rara tiroidite de Riedel tem consistência pétrea, além de ser localmente invasiva. Doença benigna da tiróide já foi demonstrada em 30% de nódulos endurecidos ou com aparente fixação às estruturas locais.[8,13]
- Linfonodos cervicais são encontrados em cerca de 25 a 33% dos pacientes com CA papilífero, mas já foram relatados em igual percentual de pacientes com doenças benignas.[4,6,8]

Em estudos prospectivos e retrospectivos, as taxas de sensibilidade e especificidade para diagnosticar uma malignidade tiroidiana através da história e do exame físico situaram-se em torno de 60 e 80%, respectivamente.[9]

Avaliação Laboratorial da Função Tiroidiana

A dosagem de TSH e T_4 livre devem obrigatoriamente fazer parte da avaliação inicial. A grande maioria dos pacientes com CA de tiróide se apresentam eutiróideos. O achado de hipertiroidismo em um paciente com bócio nodular fala fortemente contra o diagnóstico de neoplasia maligna.[2,4] Curiosamente, um estudo recente sugeriu que valores elevados do TSH estão associados a um risco maior de neoplasia maligna.[19] Anticorpos antitiroperoxidase (anti-TPO), em títulos elevados, confirmam o diagnóstico de TH mas não excluem a concomitância de uma neoplasia tiroidiana.[16,17]

A elevação da calcitonina é o achado mais característico do CA medular da tiróide (CMT). Alguns serviços têm preconizado sua dosagem em todo paciente com nódulo tiroidiano, para detecção mais precoce da doença, com maior possibilidade de cura.[20] Entretanto, como o CMT é raro, a grande elevação do custo na investigação não justifica a dosagem de rotina de calcitonina.[2,9] Outros têm sugerido, também, dosar a calcitonina diante do diagnóstico de "neoplasia folicular" à PAAF, pelo relato recente de tumores ditos "mistos", os quais se apresentam com componente folicular e de células C no estudo histológico da tiróide.[10,21] Em relação à tiroglobulina (Tg), é um teste relativamente insensível no diagnóstico de neoplasia maligna da tiróide.[22] O Consenso Brasileiro de manejo do nódulo tiroidiano não recomenda a dosagem de calcitonina e tiroglobulina.[2]

Avaliação por Imagem

CINTILOGRAFIA

Apesar de, durante décadas, ter sido o método por imagem mais empregado na investigação de nódulos tiroidianos, a cintilografia com radioiodo ou tecnécio tem pouco valor para distinguir lesões malignas de benignas. A maior parte dos nódulos mostra-se hipocaptante ("frios") ou normocaptante à cintilografia (> 90%), porém não mais do que 15% dos nódulos "frios" são malignos (Fig. 20.1).[3,7,13] Em contrapartida, é excepcional o achado de malignidade em nódu-

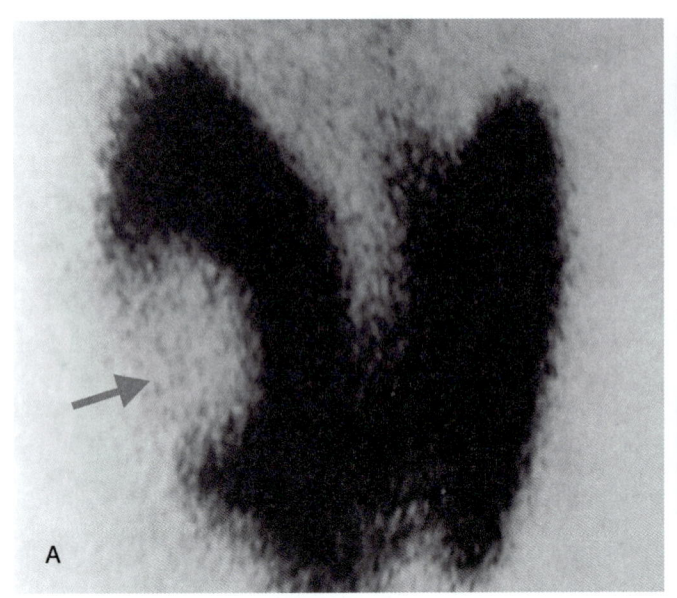

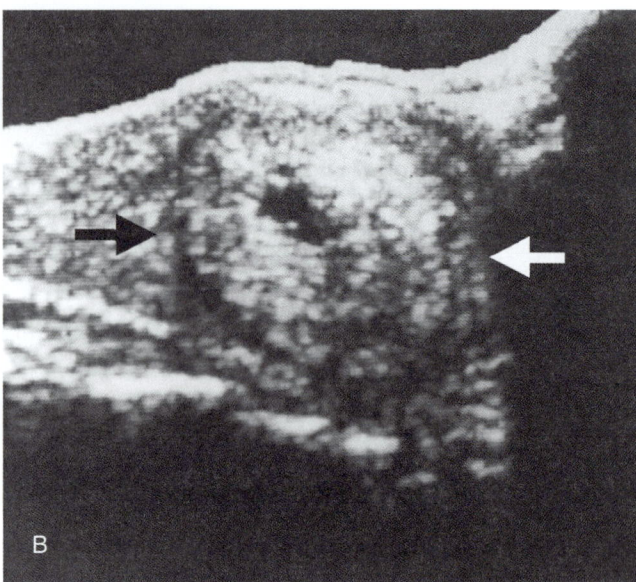

Fig. 20.1 Nódulo no lobo direito (*setas*), hipocaptante à cintilografia (**A**) e sólido à ultra-sonografia (**B**). Não mais que 15% dos nódulos com essas características são malignos.

los "quentes" ou hipercaptantes (1 a 2%).[1,13] Embora quase todos os cânceres de tiróide sejam hipocaptantes, a maioria das lesões benignas também o é. Portanto, pela pouca especificidade da cintilografia tradicional, além de onerar bastante a investigação, o método deve ser reservado a algumas situações específicas.

A principal indicação para a cintilografia seria a presença de patologia nodular associada ao hipertiroidismo, para um preciso diagnóstico do adenoma tóxico ou do bócio multinodular tóxico (Fig. 20.2).[5,7] Em caso de nódulo normo- ou hipocaptante, deverá ser seguido o protocolo de investigação com PAAF, mesmo quando detectado em pacientes com a doença de Graves. Nos casos com diagnóstico citológico de "neoplasia folicular", a cintilografia com radioiodo ou tecnécio poderá ser realizada na tentativa de identificar um adenoma hipercaptante autônomo.[5] Radioisótopos iodados são captados e organificados pela glândula, sendo preferidos para realizar o exame, uma vez que 3 a 8% dos nódulos hipercaptantes ao mapeamento com ^{99m}Tc não o são quando mapeados com iodo radioativo.[23]

ULTRA-SONOGRAFIA (US)

A US da tiróide é o melhor exame de imagem para a detecção de nódulos, com sensibilidade de aproximadamente 95%, superior a outros métodos mais sofisticados, como a tomografia computadorizada (TC) e a ressonância magnética (RM).[2,24] Além disso, não raramente, ela modifica a conduta clínica baseada apenas no exame da palpação da tiróide. A US permite a visualização de nódulos não-palpáveis, avalia com precisão as características dos mesmos (volume, número) e diferencia cistos simples, que têm baixo risco de malignidade, de nódulos sólidos ou mistos. Ela pode também servir como guia para procedimentos diagnósticos (p.ex., PAAF dirigida) e terapêuticos (p.ex., aspiração de cistos, injeção de etanol e terapia com laser), assim como o monitoramento de crescimento do nódulo.[2,24,25]

A US é um exame de custo relativamente baixo, porém muito operador-dependente, devendo ser empregado e interpretado de forma criteriosa. Na TH, a presença de contornos irregulares com padrão ecotextural difusamente grosseiro, noduliforme ("pseudo-nódulos"), é um achado habitual, também podendo ser encontradas formações nodulares verdadeiras, sólidas, hipo- e/ou hiperecóicas.[24] A ocorrência de pseudonódulos, freqüentes na TH, chama atenção para a necessidade da experiência do profissional examinador, visando evitar uma PAAF desnecessária e maior custo na investigação.

De acordo com a ecogenicidade, os nódulos sólidos podem ser classificados como isoecóicos (com amplitude de ecos igual ao do parênquima tiroidiano normal), hipoecóicos (com amplitude de ecos menor do que o parênquima tiroidiano normal) ou hiperecóicos (amplitude de ecos maior que o parênquima tiroidiano normal. A baixa ecogenicidade isolada é uma característica ultra-sonográfica importante, com valor preditivo positivo para malignidade de 50 a 63%. Os nódulos sólidos isoecóicos, que representam 3 a 25% dos nódulos, são malignos em 7 a 25% dos casos. Já os nódulos sólidos hiperecóicos,

Fig. 20.2 Cintilografia com ^{99m}Tc-pertecnetato mostrando bócio nodular tóxico (o lobo contralateral, caracteristicamente, não capta o traçador).

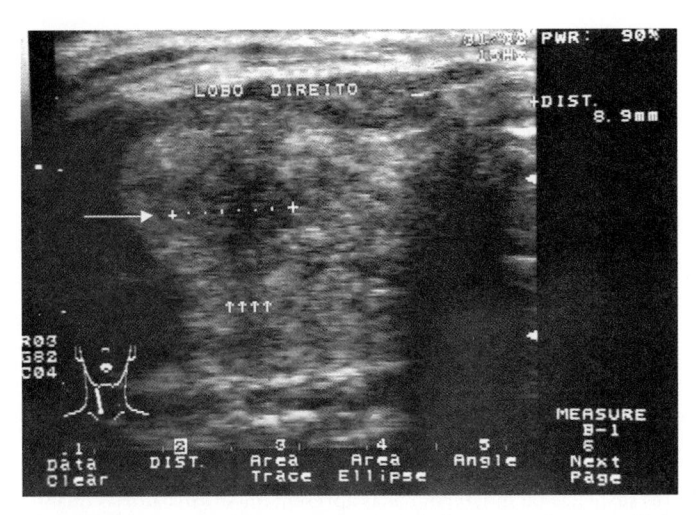

Fig. 20.3 Carcinoma papilífero apresentando-se à ultra-sonografia como nódulo sólido, hipoecóico e com contornos maldefinidos (seta).

de vegetação sólida, vascularizada, de localização intracística, pode indicar malignidade em cerca de 50% dos casos.[25] Além disso, aproximadamente 25% dos carcinomas papilíferos contêm elementos císticos em seu interior.[1,28]

À avaliação pelo Doppler, evidenciou-se que, entre as neoplasias foliculares, os adenomas com maior freqüência mostram um padrão de vascularização periférica, diferindo dos carcinomas, que se apresentam com vascularização central e periférica.[24-26] Em estudo recente,[7] os nódulos malignos apresentavam-se como sólidos e hipoecóicos em 87% dos casos, tinham contornos irregulares em 77%, vascularização central em 74,2% e microcalcificações em 29%. As três últimas características foram consideradas fatores de risco independentes para malignidade. Além disso, nesse estudo foi observado que a prevalência de câncer foi similar em nódulos maiores ou menores que 1 cm.[7]

As calcificações podem estar presentes em lesões benignas (bócio colóide adenomatoso e neoplasias benignas) e malignas da tiróide (carcinomas papilífero, medular e anaplásico). As microcalcificações encontradas no carcinoma papilífero representam os corpos psamomatosos, que são formados pela calcificação de trombos intravasculares intratumorais ou de extremidades infartadas das papilas malignas.[2,24,25]

Na exploração dos linfonodos cervicais, a configuração de sua forma, bem como seu padrão ecotextural, pode auxiliar na identificação de lesões suspeitas de malignidade. Linfonodos com diâmetro > 5 mm que apresentem calcificações finas e/ou degeneração cística em seu interior têm quase sempre uma etiologia maligna. Na ausência dessas características, forma arredondada, com ausência de hilo, e contornos irregulares ou espiculados são também fortemente suspeitos de malignidade. Em contrapartida, a detecção de linfonodos de forma alongada com mediastino ecogênico sugere benignidade. A análise do fluxo sangüíneo pelo Doppler ajuda no diagnóstico diferencial, revelando hipervascularização periférica ou mista nos casos malignos.[24,28]

Na presença de linfonodos "suspeitos" à US, a combinação de citologia por PAAF e dosagem de tiroglobulina no aspirado permite uma definição etiológica com elevada sensibilidade e especificidade de até 100%.[2,6,29]

que representam 20% das lesões nodulares, são malignos em 1,3 a 4% dos casos. Os carcinomas bem diferenciados totalmente sólidos são hipoecóicos em 55 a 95% dos casos.[1,24,25]

Além de hipoecogenicidade, outras características ultra-sonográficas são associadas a um maior risco de malignidade. Entre elas se incluem microcalcificações, contornos maldefinidos (Fig. 20.3), fluxo sangüíneo intranodular aumentado ao Doppler, aumento do diâmetro ântero-posterior em relação ao transverso em nódulos não-palpáveis e, particularmente, a presença de adenomegalia regional.[1,6,24-26]

É importante ressaltar que esses achados ultra-sonográficos não permitem distinguir com certeza lesões benignas das malignas.[25] No entanto, a presença de um nódulo sólido hipoecóico, com contornos irregulares e com microcalcificações em seu interior, é altamente sugestiva de malignidade. Em uma série brasileira,[25] o conjunto desses achados teve sensibilidade de 47,2% e especificidade de 97% (Quadro 20.3). Nódulos muito volumosos (≥ 4 cm) parecem também ser preditores independentes para malignidade.[27] Classicamente, nódulos císticos são considerados benignos. Contudo, a presença

QUADRO 20.3
Probabilidade para Malignidade em Nódulos Tiroidianos, de acordo com suas Características Ultra-sonográficas, em Estudo Envolvendo 275 Pacientes

Grau	Características	Freqüência de Malignidade
Grau I (benigno)	Imagem anecóica arredondada, de paredes lisas e de conteúdo líquido.	0%
Grau II (benigno)	Nódulo misto, predominantemente sólido ou líquido; nódulo sólido isoecóico ou hiperecóico com ou sem calcificações grosseiras (densas), com ou sem componente líquido e com o restante do parênquima de textura heterogênea, podendo se identificar outras imagens nodulares sólidas, mistas ou cistos.	3,6%
Grau III (indeterminado)	Nódulo sólido isoecóico ou hiperecóico, único; nódulo sólido hipoecóico; nódulo sólido com uma área líquida central; cisto com um tumor parietal.	50%
Grau IV (suspeito para malignidade)	Nódulo sólido hipoecóico de contornos irregulares e com microcalcificações em seu interior	94,3%

Adaptado da Ref. 25.

TOMOGRAFIA COMPUTADORIZADA (TC) E RESSONÂNCIA MAGNÉTICA (RM)

Avaliações através da TC ou RM não permitem diferenciar lesões benignas de malignas e são exames raramente indicados na avaliação do nódulo tiroidiano. São úteis na avaliação de bócios mergulhantes e na avaliação de compressão traqueal.[30]

TOMOGRAFIA COM EMISSÃO DE PÓSITRONS (PET)

O valor da PET com 18-fluorodesoxiglicose (18-FDG PET), para a distinção entre lesões nodulares benignas e malignas, ainda não está estabelecido. Em um estudo piloto, envolvendo 15 pacientes com diagnóstico citológico de neoplasia folicular, esse procedimento revelou-se com baixa acurácia diagnóstica: sensibilidade de 57%, especificidade de 50%, valor preditivo (VP) positivo de 50% e VP negativo de 57%.[31] Em um outro estudo,[32] a sensibilidade e especificidade do método para detectar lesões malignas em pacientes com resultados indeterminados à PAAF foram de 100 e 39%, respectivamente. Resultados falso-positivos (captação intensa), sugestivos de lesão maligna, foram relatados em casos de tiroidite de Hashimoto.[33]

Punção Aspirativa com Agulha Fina (PAAF)

Indiscutivelmente, trata-se do melhor método para diferenciação entre lesões benignas e malignas da tiróide, sendo tecnicamente simples e de fácil execução ambulatorial (Fig. 20.4). É o método mais sensível e específico para o diagnóstico etiológico dos nódulos tiroidianos, com sensibilidade de 68 a 98% (média de 83%) e especificidade de 72 a 100% (média de 92%).[34–36] A PAAF deve ser realizada em todos os nódulos > 1 cm ou com características ultra-sonográficas sugestivas de malignidade ou história clínica de risco, exceto quando há suspeita de nódulo funcionante.[2]

Nos centros com larga experiência em PAAF, a freqüência de resultados falso-negativos e falso-positivos não ultrapassa 5 e 2%, respectivamente.[6,8,34] Resultados falso-negativos, ou seja, malignidade presente não detectada, geralmente resultam de erros de amostragem ou de interpretação. A adequação da amostra depende da experiência do profissional que faz a PAAF, do número de aspirações em cada nódulo, tamanho, localização e tipo do nódulo. Os erros mais comuns ocorrem em lesões medindo mais de 4 cm ou menos de 1 cm, assim como nos nódulos císticos. Resultados falso-positivos são mais comuns em pacientes com tiroidite de Hashimoto.[34,35]

Os resultados citológicos são comumente divididos, de acordo com a celularidade que apresentam, em duas categorias: satisfatórios ou insatisfatórios; estes últimos não permitem o diagnóstico. Entre os satisfatórios, temos os benignos (mais comumente, o bócio colóide ou adenomatoso, tiroidite de Hashimoto, tiroidite subaguda e cisto colóide), os suspeitos ou indeterminados e os malignos. As amostras suspeitas ou indeterminadas apresentam-se satisfatórias quanto à celularidade e são representadas pelas neoplasias foliculares e de células de Hürthle, que podem tratar-se de adenomas ou carcinomas, somente diferenciados ao exame histopatológico. Entre as lesões malignas, o carcinoma papilífero é o mais comum e mais facilmente diagnosticado pelo exame citológico.[34,35]

A PAAF tem como principal limitação diagnóstica a distinção das neoplasias foliculares e as de células de Hürthle quanto à sua natureza benigna ou maligna.[6,8,34] Essa limitação também ocorre com freqüência pelo exame de congelação. Amostras compatíveis com tal diagnóstico representam 15 a 30% dos resultados das PAAF. Nesses casos, a cintilografia com iodo radioativo deve ser considerada. Caso não se documente um nódulo quente, a cirurgia deve ser cogitada. A caracterização como carcinomas no exame histopatológico ocorre em 10 a 50% dos casos (em média, 20%).[2,37,38]

Os resultados insatisfatórios são aqueles com pobre celularidade para interpretação ou outras limitações técnicas (esfregaços espessos, dessecados, extremamente hemorrágicos), não permitindo o citodiagnóstico. Amostras insatisfatórias são representadas principalmente por lesões com conteúdo cístico ou muito vascularizadas. A experiência de quem realiza a colheita das amostras e o rigor dos critérios empregados pelo citopatologista na classificação dos espécimes são outros fatores determinantes das taxas variáveis de ocorrência de resultados insatisfatórios entre vários serviços. Com a repetição do exame, usualmente se consegue um diagnóstico em 50% dos casos.[2,38–40]

Para atestar a segurança diagnóstica da PAAF, é fundamental a experiência do citologista em patologias da tiróide, reduzindo os percentuais de falso-positivos e falso-negativos por falhas de interpretação.

Em muitos serviços costuma-se repetir a PAAF após 6 a 12 meses, se o resultado da primeira punção for benigno.[41,42] Outros autores recomendam repetir o procedimento por 3 anos consecutivos.[43] No entanto, diretrizes de associações endocrinológicas européias e americanas,[4,5] bem como um recente consenso brasileiro,[2] advogam o seguimento clínico, com realização de US 12 a 18 meses após a PAAF inicial, repetindo-se o procedimento apenas se o nódulo aumentar em mais de 20% ou se surgirem características ultra-sonográficas indicativas de malignidade. Essa recomendação baseia-se na baixa ocorrência (5%) de resultados falso-negativos (em centros com larga experiência em PAAF), que cai para aproximadamente 0,6% quando a amostra é retirada através de PAAF guiada por US.[44]

Com a PAAF, na maioria dos centros americanos, observou-se uma redução de 35 a 75% no número de pacientes requerendo ci-

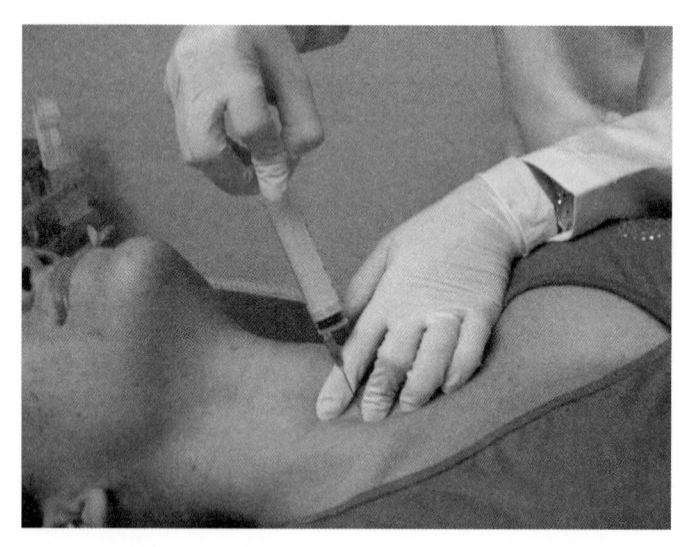

Fig. 20.4 A PAAF é o melhor, mais sensível e específico método para o diagnóstico etiológico dos nódulos tiroidianos. Tem como principal limitação diagnóstica a distinção das neoplasias foliculares e as de células de Hürthle quanto à sua natureza benigna ou maligna.

rurgia, com redução de pelo menos 25% nos custos com o manuseio de nódulos tiroidianos.[11,35] Por outro lado, ocorreu um incremento de duas a três vezes no número de casos malignos ao exame histopatológico, refletindo a detecção pré-operatória com o exame citopatológico das condições malignas e indicação cirúrgica desses casos. Portanto, apesar de algumas limitações, a PAAF apresenta efetividade como método diagnóstico dos processos benignos e malignos da tiróide em 70 a 80% dos casos.[35]

A imuno-histoquímica para a peroxidase tiroidiana com um anticorpo monoclonal (MoAb 47) parece promissora para melhorar a acurácia da PAAF nas lesões foliculares. Na experiência de alguns autores, sensibilidade de 100% e especificidade de quase 70% foram obtidas com essa técnica.[8] Um outro marcador tumoral, menos acurado, na distinção das neoplasias foliculares é a galectina-3 (Gal3). Na série de Kim et al.,[45] teve acurácia diagnóstica de 80%. Em contrapartida, em um outro estudo recente,[46] positividade para Gal3 foi detectada em 80% dos carcinomas papilíferos e em 37% das neoplasias foliculares, mas também em 60% dos nódulos benignos.

EXPERIÊNCIA DO NOSSO SERVIÇO COM PAAF

Com uma experiência acumulada há mais de 10 anos na investigação de nódulos tiroidianos através de PAAF, com mais de 5.000 exames, registramos resultados benignos em 60 a 75% dos casos (média de 66%), suspeitos em 4 a 15% (11%), malignos em 6,5 a 9,0% (7,5%) e insatisfatórios entre 11 e 21% (15,5%).

Nossos dados estão em consonância com os demonstrados em dois grandes estudos americanos, envolvendo mais de 16.500 espécimes: benignos entre 64 e 73% (média de 68,5%), suspeitos de 11 a 17% (13%), malignos entre 3 e 4% (3,5%) e sem diagnóstico ou insatisfatórios, 6 a 21% (média de 15,7%).[6,17]

Na literatura e na nossa experiência, o diagnóstico clínico prévio de doença tiroidiana benigna não exclui a investigação através da PAAF, uma vez que a evolução dos carcinomas diferenciados da tiróide é indolente na maioria dos casos, e a associação de patologias também é freqüentemente observada.[7,15,32] Esse aspecto é classicamente documentado com relação à concomitância do linfoma primário da tiróide e tiroidite de Hashimoto (TH) (dois terços dos linfomas primários da tiróide foram diagnosticados em associação com a TH).[16,17] Há ainda registros recentes da associação de carcinomas diferenciados da tiróide, especialmente o carcinoma papilífero, com TH ou mesmo bócio colóide.[7,16] Em várias ocasiões, atestamos esses dados, evidenciando carcinoma papilífero ao lado de TH (conforme relatamos recentemente em 20 casos, com confirmação histopatológica).[47] Nos três casos de linfoma diagnosticados em nosso serviço, todos apresentavam associação com a tiroidite linfocítica crônica.

Com relação aos diagnósticos citológicos falso-positivos, atenção deve ser dada ao fato de a TH ser a maior responsável por essas falhas diagnósticas. Alterações citológicas reativas de grande significado podem estar presentes, simulando malignidade. Por outro lado, é possível subestimar as alterações como sendo de natureza reativa, mascarando um diagnóstico de neoplasia maligna. Mesmo citopatologistas experientes podem confundir eventualmente TH com neoplasias foliculares ou neoplasias de células de Hürthle. Devido à presença de maior vascularização, essas lesões também são causas freqüentes de resultados insatisfatórios.[35,36] Resultados citológicos benignos em bócios volumosos (p.ex., > 4 cm) devem ser avaliados com cautela, devido ao maior risco de falso-negativos. Decorrem de erros de amostra ou pouca celularidade do material colhido, devido a alterações degenerativas, geralmente representadas por áreas de hemorragia e cistificação (Fig. 20.5). Nessas circunstâncias, não apenas pela questão estética, mas também pelo risco de albergar malignidade, a conduta cirúrgica deve ser considerada. Nos nódulos císticos volumosos, principalmente aqueles recidivantes após aspiração (risco de 10% de malignidade) ou que apresentem vegetação sólida intracística à US, também a cirurgia tem forte indicação. Deve ser lembrado que o diagnóstico de "cisto colóide" pode encobrir um falso-negativo, pois não exclui necessariamente a possibilidade de tratar-se de um nódulo maligno. Por outro lado, um resultado citológico "insatisfatório" de um nódulo cístico, que foi aspirado e até curado pela PAAF, não pode ser assim considerado do ponto de vista clínico.

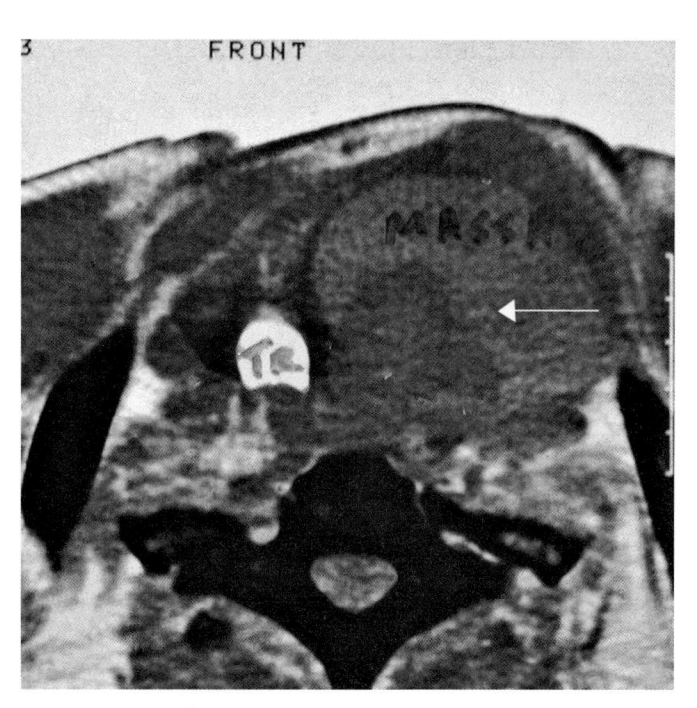

Fig. 20.5 Volumoso nódulo da tiróide com degeneração cística, contendo um carcinoma papilífero (seta), com diagnóstico falso-negativo na PAAF.

No nosso serviço temos empregado a técnica tradicional de PAAF por aspiração ou pelo princípio da capilaridade, utilizando apenas a agulha. Acreditamos que as duas técnicas são valiosas, e a escolha de uma ou outra deve depender da experiência do profissional e, principalmente, das características do nódulo.

Nossa experiência com a PAAF guiada pela ultra-sonografia tem demonstrado aumento da acurácia diagnóstica dos nódulos tiroidianos, com aparente redução dos falso-negativos, conforme relatado na literatura recente.[35] Em aproximadamente 2.000 casos de nódulos tiroidianos, puncionados sob guia ultra-sonográfico por nosso grupo nos últimos 2 anos, verificamos a ocorrência de 101 casos de carcinoma papilífero (6,7%). A idade média dos pacientes era de 43 anos, 36% dos nódulos tinham menos de 1,5 cm, enquanto 64% mediam entre 1,5 e 3,5 cm, com ocorrência semelhante em tiróide uni- ou multinodular à US (47 e 53%).[47]

As características ultra-sonográficas dos casos, sugestivas de malignidade, que serviram como orientação à PAAF, estão especificadas no Quadro 20.4.

QUADRO 20.4
Características Ultra-sonográficas no Carcinoma Papilífero (66 Casos)

Característica	Freqüência (%)
Nódulo sólido e hipoecogênico	87
Contornos irregulares ou anfractuosos	27
Calcificações finas	28
Adenomegalia cervical	14

Adaptado da Ref. 47.

O QUE FAZER NA PRESENÇA DE UM NÓDULO TIROIDIANO?

Condutas na avaliação de um nódulo tiroidiano variam de um serviço a outro. No entanto, hoje é consenso que a PAAF representa o principal exame de investigação, sempre que possível, guiada por US. A conduta por nós adotada está esquematizada na Fig. 20.6. Inicialmente, solicitamos TSH, T_4 livre e US. Na ausência de hipertiroidismo, todo nódulo > 1 cm ou com aparência suspeita à US, mesmo se < 1 cm, é puncionado. Na dependência do resultado da PAAF, o caso será assim conduzido:

- Maligno – Indicamos tiroidectomia quase total (TQT) ou total (TT), seguida de ablação do tecido tiroidiano remanescente com iodo radioativo, 6 a 8 semanas após.
- Benigno – O seguimento clínico do paciente poderá ser feito com US, inicialmente a cada ano e, depois, a intervalos maiores. Costumamos repetir a PAAF após 12 meses. Outros autores repetem esse exame apenas diante da detecção de crescimento nodular > 20% ou do aparecimento de características ultra-sonográficas sugestivas de malignidade.[2,6]
- Neoplasia folicular ou resultado suspeito – Indicamos cirurgia, a menos que a cintilografia mostre um nódulo hipercaptante. Alguns autores advogam a realização de lobectomia em casos de nódulos únicos com menos de 4 cm; entretanto, somos favoráveis a tiroidectomia quase total em todos os casos de citologia suspeita.

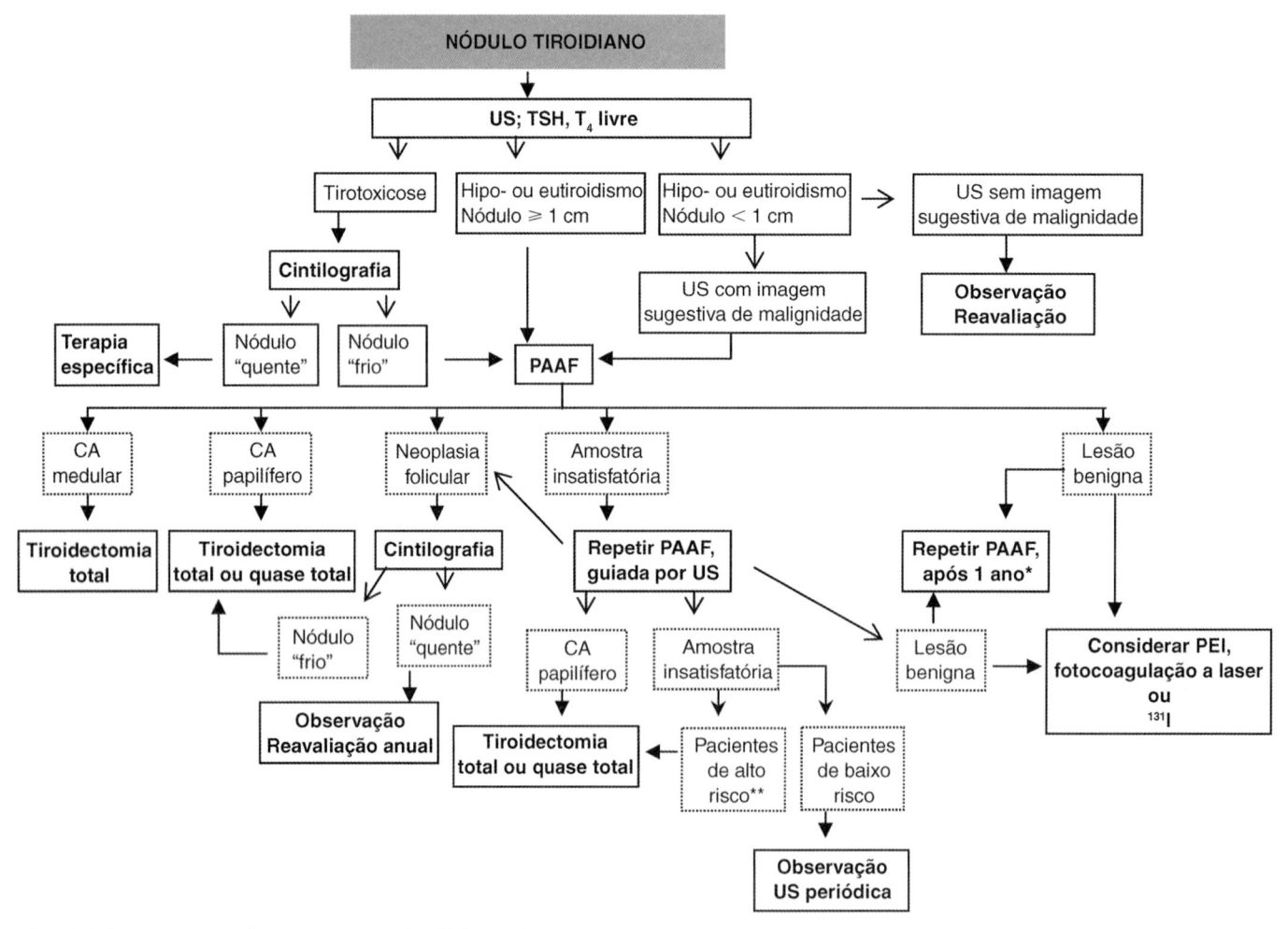

Fig. 20.6 Fluxograma sugerido para o manuseio do nódulo tiroidiano.
*Em muitos serviços costuma-se não repetir a PAAF, se a lesão inicial for benigna, a menos que, durante o seguimento, ocorra crescimento nodular > 20% ou surjam alterações ultra-sonográficas sugestivas de malignidade.
**Pacientes com alto risco para malignidade: sexo masculino, idades extremas (crianças e idosos), exposição à irradiação na infância (cabeça e pescoço), história familiar de carcinoma tiroidiano, sintomas compressivos e certas características dos nódulos (p.ex., crescimento rápido, consistência pétrea, pouca mobilidade à deglutição, diâmetro > 4 cm, aspectos ultra-sonográficos sugestivos de malignidade).
(CA = carcinoma; PEI = injeção percutânea de etanol; US = ultra-sonografia.)

- Resultado insatisfatório.
- Amostra de nódulo sólido – Submetemos o paciente a nova PAAF (sempre guiada por US), que possibilitará a definição diagnóstica em cerca de 50% dos casos. Persistindo a indefinição, indicamos a cirurgia para os pacientes considerados de risco pela avaliação clínica e ultra-sonográfica (p.ex., homens com nódulos > 4 cm ou pacientes com nódulos menores que apresentem aspectos sugestivos de malignidade à US). Os demais pacientes poderão ser acompanhados clinicamente, com seguimento periódico através de US, postergando-se a PAAF para prazos mais longos.
- Amostra de nódulo cístico – Repetimos a PAAF guiada por US. Caso persista a indefinição diagnóstica, indicamos cirurgia para os cistos recidivantes e com maior suspeita de malignidade. Seguem-se clinicamente, através da US, cistos menores, aqueles que permaneceram colabados ou que foram tratados com etanol.

Uma perspectiva aparentemente promissora para amostras insatisfatórias é a análise de mutações do oncogene BRAF, encontradas em 30 a 80% dos carcinomas papilíferos, mas ausentes nas lesões benignas e no carcinoma folicular.[48,49]

Quanto aos incidentalomas, nódulos diagnosticados por acaso através de exames por imagem, recomenda-se a PAAF (de preferência, guiada por US) em lesões > 1 cm e naquelas com dimensões menores, porém com características ultra-sonográficas sugestivas de malignidade.[6,12] Na ausência dessas características, seguimos clinicamente os pacientes e repetimos a US após 12 meses.

Terapia Supressiva com L-tiroxina

Alguns endocrinologistas utilizam a terapia supressiva (TS) com L-tiroxina em pacientes cujos nódulos se mostraram benignos à PAAF, com intuito de inibir o crescimento desses nódulos através da supressão do TSH. Contudo, a grande maioria dos especialistas em tiróide não adota essa conduta. O seguimento clínico prolongado de pacientes portadores de doença nodular benigna da tiróide não tratados tem evidenciado que, ao longo do tempo, 30 a 50% desses nódulos diminuem de volume ou até desaparecem, e que aproximadamente 30% se mantêm estáveis.[6,50] Convém salientar que pacientes com diagnóstico citológico de bócio adenomatoso podem se tornar hipertiróideos. Entretanto, isso se desenvolve insidiosamente, somente após vários anos da existência da doença nodular.[8] Em um cuidadoso estudo com metanálise cumulativa dos principais trabalhos prospectivos controlados da última década, foi demonstrado que a terapia com L-tiroxina está associada a um decréscimo significativo do volume nodular apenas em 17% dos casos e pode inibir o crescimento em somente 10% dos nódulos.[51]

Além de determinar uma resposta medíocre na maioria dos pacientes, a TS não é isenta de riscos, podendo predispor a osteoporose (principalmente em mulheres na pós-menopausa) e distúrbios cardíacos importantes, tais como taquicardia, fibrilação atrial, aumento da massa ventricular esquerda, entre outros.[2,8] Foi demonstrado que pacientes idosos com TSH suprimido tinham um risco três vezes maior de desenvolver fibrilação atrial.[52] As evidências sugerem, portanto, que a terapia com L-tiroxina em pacientes eutiróideos deve ser abandonada.[6,51]

Injeção Percutânea de Etanol (PEI)

Com a introdução da PEI ou "escleroterapia com etanol", no tratamento de nódulos autônomos, mais recentemente, também se passou a utilizar essa forma de terapia em nódulos císticos e sólidos considerados benignos pela PAAF, com indicação terapêutica, quer por queixas compressivas, quer por motivos estéticos. Estudos prospectivos têm evidenciado excelentes resultados em longo prazo no tratamento dos nódulos císticos tiroidianos com o etanol.[9,53] Com relação aos nódulos sólidos benignos, os resultados também são animadores. Um grupo europeu demonstrou, em estudo com seguimento de 1 ano, uma redução de 47% no volume nodular em pacientes que receberam uma única injeção de etanol, enquanto aqueles que usaram dose supressiva no mesmo período tiveram uma redução do nódulo apenas de 9%.[54] Tem-se evidenciado que o aumento do número de sessões da escleroterapia e, portanto, da quantidade de injeções de etanol, não se mostra determinante de melhor resposta terapêutica, nos casos de nódulos sólidos frios, o que torna essa forma de terapia bastante atraente.

Radioiodoterapia

Uma outra possibilidade terapêutica (ainda pouco utilizada) para o bócio nodular atóxico (BNA) é o iodo radioativo (^{131}I). Em um estudo foi observada uma redução significativamente maior do tamanho do bócio com ^{131}I do que com a supressão com L-tiroxina (44% vs. 1%), após 2 anos.[55] O ^{131}I também foi mais bem tolerado, mas 45% dos pacientes tratados desenvolveram hipotiroidismo. Em alguns países europeus, como a Dinamarca, o ^{131}I tem sido usado com freqüência em casos de bócio multinodular atóxico.[8,54] A administração do TSH recombinante humano (Thyrogen®), em dose única (0,45 mg), pode otimizar essa forma de tratamento, já que o TSH pode duplicar a captação e provocar uma distribuição mais homogênea do ^{131}I, aumentando, assim, a efetividade do tratamento.[8,55] Considerando que o BNA é muito freqüente no nosso meio, essa forma de terapia pouco utilizada deve ter prioridade na hierarquia das opções de tratamento.

Fotocoagulação com Laser Guiada por US

Trata-se de modalidade terapêutica recentemente descrita para o bócio nodular tóxico e o BNA. Ela possibilita importante redução do volume nodular e alívio dos sintomas compressivos locais.[56]

BIBLIOGRAFIA

1. Coltrera MD. Evaluation and imaging of a thyroid nodule. *Surg Oncol Clin N Am*, 2008;17: 37-56.
2. Maia AL, Ward LS, Carvalho GA, et al. Thyroid nodules and differentiated thyroid cancer: Brazilian consensus. *Arq Bras Endocrinol Metabol*, 2007; 51:867-93.
3. Wiersinga WM. Management of thyroid nodules in children and adolescents. *Hormones* (Athens), 2007; 6:194-9.
4. AACE/AME Task Force on Thyroid Nodules. American Association of Clinical Endocrinologists and Associazione Medici Endocrinologi medical guidelines for clinical practice for the diagnosis and management of thyroid nodules. *Endocr Pract*, 2006; 12:63-102.
5. Pacini F, Schlumberger M, Dralle H, et al. European consensus for the management of patients with differentiated thyroid carcinoma of the follicular epithelium. *Eur J Endocrinol*, 2006; 154:787-803.
6. Gharib H, Papini E. Thyroid nodules: clinical importance, assessment, and treatment. *Endocrinol Metab Clin North Am*, 2007; 36:707-35.
7. Papini E, Guglielm R, Bianchini A, et al. Risk of malignancy in nonpalpable thyroid nodules: Predictive valor of ultrasound and color-doppler features. *J Clin Endocrinol Metab*, 2002; 87:1941-6.

8. Hegedüs L, St Bonnema SJ, Bennedbaek FN, et al. Management of simple nodular goiter: current status and future perspectives. Endocr Rev, 2003; 24:102-32.
9. Schlumberger MJ, Filetti S, Hay ID. Nontoxic goiter and thyroid neoplasia. In: Larsen PR, et al (eds). Williams Textbook of Endocrinology. 10th ed. Philadelphia: WB Saunders Co, 2003; 457-90.
10. Polyzos SA, Kita M, Avramidis A. Thyroid nodules – stepwise diagnosis and management. Hormones (Athens), 2007; 6:101-19.
11. Silver RJ, Parangi S. Management of thyroid incidentalomas. Surg Clin North Am, 2004; 84:907-19.
12. Pinchera A. Thyroid incidentalomas. Horm Res, 2007; 68 (suppl 5):199-201.
13. Burch HB. Evaluation and management of the solid thyroid nodule. Endocrinol Metab Clin North Am, 1995; 24:663-710.
14. Gerenova J, Buysschaert M, de Burbure CY, Daumerie C. Prevalence of thyroid cancer in Graves' disease: a retrospective study of a cohort of 103 patients treated surgically. Eur J Intern Med, 2003; 14:321-5.
15. Stocker DJ, Burch HB. Thyroid cancer yield in patients with Graves' disease. Minerva Endocrinol, 2003; 28:205-12.
16. Matsubayashi S, Kawai K, Matsumoto Y, et al. The correlation between papillary thyroid carcinoma and lymphocytic infiltration in the thyroid gland. J Clin Endocrinol Metab, 1995; 80:3421-4.
17. Holm L-E, Blomgren H, Löwhagen T. Cancer risks in patients with chronic lymphocytic thyroiditis. N Engl J Med, 1985; 312:601-4.
18. Castro MR, Gharib H. Thyroid nodules and cancer. When to wait and watch, when to refer. Postgrad Med, 2000; 107:113-24.
19. Boelaert K, Horacek J, Holder RL, et al. Serum thyrotropin concentration as a novel predictor of malignancy in thyroid nodules investigated by fine-needle aspiration. J Clin Endocrinol Metab, 2006; 91:4295-301.
20. Vierhapper H, Raber W, Bieglmayer C, et al. Routine measurements of plasma calcitonin in nodular thyroid diseases. J Clin Endocrinol Metab, 1997; 82:1589-93.
21. Elisei R. Routine serum calcitonin measurement in the evaluation of thyroid nodules. Best Pract Res Clin Endocrinol Metab, 2008; 22:941-53.
22. Pacini F, Pinchera A, Giani C, et al. Serum thyroglobulin in thyroid carcinoma and other thyroid disorders. J Endocrinol Invest, 1980; 3:283-92.
23. Shambaugh GE 3rd, Quinn JL, Oyasu R, Freinkel N. Disparate thyroid imaging. Combined studies with sodium pertechnetate 99mTc and radioactive iodine. JAMA, 1974; 228:866-9.
24. Hegedus L. Thyroid ultrasound. Endocrinol Metab Clin North Am, 2001; 30:339-60.
25. de Camargo RY, Tomimori EK. Usefulness of ultrasound in the diagnosis and management of well-differentiated thyroid carcinoma. Arq Bras Endocrinol Metabol, 2007; 51:783-92.
26. Ito Y, Amino N, Yokozawa T, et al. Ultrasonographic evaluation of thyroid nodules in 900 patients: comparison among ultrasonographic, cytological, and histological findings. Thyroid, 2007; 17:1269-76.
27. Stang MT, Carty SE. Recent developments in predicting thyroid malignancy. Curr Opin Oncol, 2009; 21:11-7.
28. Leboulleux S, Girard E, Rose M, et al. Ultrasound criteria of malignancy for cervical lymph nodes in patients followed up for differentiated thyroid cancer. J Clin Endocrinol Metab, 2007; 92:3590-4.
29. Cunha N, Rodrigues F, Curado F, et al. Thyroglobulin detection in fine-needle aspirates of cervical lymph nodes: a technique for the diagnosis of metastatic differentiated thyroid cancer. Eur J Endocrinol. 2007; 157:101-7.
30. Jennings A. Evaluation of substernal goiters using computed tomography and MR imaging. Endocrinol Metab Clin North Am, 2001; 30:401-14.
31. Hales NW, Krempl GA, Medina JE. Is there a role for fluorodeoxyglucose positron emission tomography/computed tomography in cytologically indeterminate thyroid nodules? Am J Otolaryngol, 2008; 29:113-8.
32. Sebastianes FM, Cerci JJ, Zanoni PH, et al. Role of 18F-fluorodeoxyglucose positron emission tomography in preoperative assessment of cytologically indeterminate thyroid nodules. J Clin Endocrinol Metab, 2007; 92:4485-8. Erratum in: J Clin Endocrinol Metab, 2008; 93:81.
33. Yoshihara A, Isozaki O, Okubo Y, et al. Huge thyroid uptake of 18F-FDG in a patient with Hashimoto's thyroiditis referred for a malignant thyroid lesion. Thyroid, 2008; 18:579-80.
34. Oertel IC. Fine needle aspiration and the diagnosis of thyroid cancer. Endocrinol Metab Clin North Am, 1996; 25:69-90.
35. Nam-Goong IS, Kim HY, Gong G, et al. Ultrasonography-guided fine-needle aspiration of thyroid incidentaloma: correlation with pathological findings. Clin Endocrinol (Oxf), 2004; 60:21-8.
36. Baloch ZW, LiVolsi VA. Fine-needle aspiration of the thyroid: today and tomorrow. Best Pract Res Clin Endocrinol Metab, 2008; 22:929-39.
37. Kim ES, Nam-Goong IS, Gong G, et al. Postoperative findings and risk for malignancy in thyroid nodules with cytological diagnosis of the so-called "follicular neoplasm". Korean J Intern Med, 2003; 18:94-7.
38. Miller B, Burkey S, Lindberg G, et al. Prevalence of malignancy within cytologically indeterminate thyroid nodules. Am J Surg, 2004; 188:459-62.
39. Baloch Z, LiVolsi VA, Jain P, et al. Role of repeat fine-needle aspiration biopsy (FNAB) in the management of thyroid nodules. Diagn Cytopathol, 2003; 29:203-6.
40. Graf H. Thyroid nodular disease. Arq Bras Endocrinol Metabol, 2004; 48:93-104.
41. Sidoti M, Marino G, Resmini E, et al. The rational use of fine needle aspiration biopsy (FNAB) in diagnosing thyroid nodules. Minerva Endocrinol, 2006; 31:159-72.
42. Orija IB, Piñeyro M, Biscotti C, et al. Value of repeating a nondiagnostic thyroid fine-needle aspiration biopsy. Endocr Pract, 2007; 13:735-42.
43. Orlandi A, Puscar A, Capriata E, Fideleff H. Repeated fine-needle aspiration of the thyroid in benign nodular thyroid disease: critical evaluation of long-term follow-up. Thyroid, 2005; 15:274-8.
44. Danese D, Sciacchitano S, Farsetti A, et al. Diagnostic accuracy of conventional versus sonography-guided fine-needle aspiration biopsy of thyroid nodules. Thyroid, 1998; 8:15-21.
45. Kim MJ, Kim HJ, Hong SJ, et al. Utility of galectin 3 expression in thyroid aspirates as a diagnostic marker in differentiating benign from malignant thyroid neoplasms. Acta Cytol, 2006; 50:28-34.
46. Aron M, Kapila K, Verma K. Utility of galectin 3 expression in thyroid aspirates as a diagnostic marker in differentiating benign from malignant thyroid neoplasms. Indian J Pathol Microbiol, 2006; 49:376-80.
47. Moura E, Vilar L, Brito AM, Campos R. Carcinoma de tireóide: análise retrospectiva de 200 casos atendidos no Hospital das Clínicas-UFPE, entre 1995 e março de 2005. Arq Brasil Endocrinol Metab, 2005; 49: S222.
48. Kumagai A, Namba H, Akanov Z, et al. Clinical implications of preoperative rapid BRAF analysis for papillary thyroid cancer. Endocr J, 2007; 54:399-405.
49. Jin L, Sebo TJ, Nakamura N, et al. BRAF mutation analysis in fine needle aspiration (FNA) cytology of the thyroid. Diagn Mol Pathol, 2006; 15:136-43.
50. Kuma K, Matsuzuka F, Yokozawa T, et al. Fate of untreated benign thyroid nodules: results of long-time follow-up. World J Surg, 1994; 18:495-8.
51. Zelmanovitz F, Genro S, Gross JL. Supressive therapy with levo-thyroxine for solitary thyroid nodules: a double-blind controlled clinical study and cumulative metaanalyses. J Clin Endocrinol Metab, 1998; 83:3881-5.
52. Surks MI, Ortiz E, Daniels GH, et al. Subclinical thyroid disease: scientific review and guidelines for diagnosis and management. JAMA, 2004; 291:228-38.

53. Bennedbaek FN, Nielsen LK, Hegedus L. Effect of percutaneous ethanol injection therapy versus supressive doses of L-thyroxine on benign solitary solid cold thyroid nodules: a randomized trial. *J Clin Endocrinol Metab*, 1998; *83*:830-5.
54. Wesche MFT, Tiel-v Buul MMC, *et al*. A randomized trial comparing levothyroxine with radioactive iodine in the treatment of sporadic nontoxic goiter. *J Clin Endocrinol Metab*, 2001; *86*:998-1005.
55. Silva MN, Rubio IG, Romao R, *et al*. Administration of a single dose of recombinant human thyrotrophin enhances the efficacy of radioiodine treatment of large compressive multinodular goitres. *Clin Endocrinol (Oxf)*, 2004; *60*:300-8
56. Pacella CM, Bizzarri G, Spiezia S, *et al*. Thyroid tissue: US-guided percutaneous laser thermal ablation. *Radiology*, 2004; *232*:272-80.

21 Diagnóstico e Tratamento do Câncer da Tiróide

Rui M. B. Maciel, Rosa P. M. Biscolla, Lucio Vilar, Pedro W. S. Rosário

INTRODUÇÃO

O câncer da tiróide é raro (cerca de 1% de todos os cânceres), mas trata-se da neoplasia endócrina maligna mais freqüente. O câncer (CA) da tiróide é um dos tumores malignos que apresentam melhor taxa de cura, pois estatísticas de diversos centros indicam que 85 a 93% dos pacientes adultos tratados estão vivos cerca de 10 anos depois do diagnóstico.[1-3] Sua incidência é pequena e estimada, nos Estados Unidos, em cerca de 5 a 9 casos por 100.000 mulheres e 2 a 4 casos por 100.000 homens.[4,5] Por outro lado, a prevalência de carcinomas ocultos é significativamente maior do que a das neoplasias clinicamente aparentes, atingindo 2 a 36% em achados de autópsia, 3 a 7% em pacientes submetidos à tiroidectomia por bócio multinodular e 2,8 a 4,5% em pacientes tratados cirurgicamente por doença de Graves.[6-10] Bisi et al.,[11] em nosso meio, encontraram 1% de carcinomas ocultos em 300 autópsias realizadas em indivíduos sem história clínica de doença tiroidiana.

Além de raro, o CA de tiróide apresenta taxa de mortalidade muito baixa. Entretanto, existem várias razões que justificam a importância clínica dessa neoplasia. Primeiramente, sua apresentação clínica se faz por meio da detecção, pelo paciente ou pelo médico, de um nódulo da tiróide, achado clínico extremamente comum, cuja prevalência na população adulta é de 4 a 7% à palpação e 30 a 50% à ultra-sonografia. Além disso, somente 5 a 10% dos nódulos diagnosticados são malignos.[3,4,12-15] Em segundo lugar, a freqüência do CA de tiróide vem aumentando, ainda que não exclusivamente, pela melhora da capacidade diagnóstica. Finalmente, apesar da publicação de protocolos diagnósticos e terapêuticos por diversas sociedades médicas e da edição recente de livros específicos dedicados ao tema, o diagnóstico e a conduta no CA de tiróide têm sido objeto de ampla controvérsia na literatura. Isso se explica pela diversidade do comportamento biológico dos tumores e falta de estudos prospectivos em virtude do pequeno número de pacientes acometidos pelo tumor.[2,16-20]

Os tumores da tiróide são classificados, de acordo com critérios da Organização Mundial da Saúde, em benignos ou malignos (Quadro 21.1).[21] Entre os tumores benignos são mais comuns o bócio endêmico e o esporádico, lesões consideradas pseudotumorais. A deficiência de iodo na alimentação é a principal causa do bócio endêmico, que ocorre nas áreas iodoprivas. Estima-se que cerca de 200 milhões de pessoas em todo o mundo têm a tiróide aumentada por essa causa.[22,23] Os demais tumores benignos da tiróide, os adenomas, são raros, de origem epitelial, bem-encapsulados, não invadem os tecidos vizinhos e não produzem metástases.[24]

Diante da detecção de um nódulo tiroidiano maligno, são considerados de baixo risco, até o conhecimento dos dados cirúrgicos e histológicos (estadiamento pós-operatório), os indivíduos que se apresentem com os seguintes parâmetros: (1) idade < 45 anos; (2) mulheres; (3) ausência de história familiar de câncer da tiróide ou irradiação cervical; (4) tumores papilíferos < 2 cm de diâmetro, unifocais, longe da cápsula da glândula e sem acometimento linfonodal (Quadro 21.2).[16]

Os tumores malignos da tiróide são raros e apresentam quadro clínico extremamente variável, desde aqueles com crescimento muito

QUADRO 21.1
Classificação Simplificada dos Tumores Tiroidianos

Benignos	Malignos
1. Bócio endêmico	1. Carcinoma folicular
2. Bócio esporádico	2. Carcinoma papilífero
3. Adenoma folicular	3. Carcinoma medular
4. Outros	4. Carcinoma indiferenciado
	5. Outros

QUADRO 21.2
Fatores Pré-operatórios Associados ao Baixo Risco em Pacientes com Carcinoma Diferenciado de Tiróide

Sexo	Feminino
Idade	20 a 45 anos
Tamanho do nódulo	< 2 cm
Multicentricidade do nódulo à US	Ausente
Posição do nódulo à US	Longe da cápsula glandular
Linfonodos à US	Não comprometidos

US = Ultra-sonografia.
Adaptado da Ref. 16.

lento e compatível com expectativa de vida normal até aqueles com péssima evolução e que causam o óbito em semanas ou meses. Têm como origem três tipos diferentes de células: as foliculares, as parafoliculares e as de origem não-tiroidiana. As foliculares, que constituem a quase totalidade dos elementos celulares da tiróide, são responsáveis por cerca de 90% ou mais dos carcinomas tiroidianos. Os tumores desse tipo mostram diferenciação histológica bastante evidente entre os carcinomas bem-diferenciados e os indiferenciados. Os diferenciados, que são a maioria absoluta dos derivados das células foliculares (mais de 90%), são subdivididos em dois grupos: os papilíferos e os foliculares. Os indiferenciados ou anaplásicos constituem apenas 5% dos carcinomas tiroidianos. Por outro lado, os carcinomas medulares são derivados das células parafoliculares, produtoras de calcitonina, representam cerca de 5% dos carcinomas tiroidianos e podem ser esporádicos ou, menos comumente, familiares (isoladamente ou associados à neoplasia endócrina múltipla tipo 2). As células de origem não-tiroidiana causam diversos tumores malignos da tiróide, que não ultrapassam a taxa de 5% do total. Entre eles, destacam-se os linfomas da tiróide, os carcinossarcomas, as lesões metastáticas, os teratomas e os hemangioendoteliomas.[2,16–20,25–32]

DIAGNÓSTICO

Clínico

O câncer da tiróide apresenta-se, geralmente, como um nódulo na região cervical; entretanto, nas grandes séries, apenas 5–10% dos nódulos da tiróide são malignos.[3,4,16–20,25–32]

Uma das maiores dificuldades do médico na prática clínica é afastar a neoplasia em um nódulo da tiróide, pois as lesões benignas são a maioria (90–95%) (Quadro 21.3). Habitualmente, a descoberta do nódulo é acidental, pelo médico, pelo próprio paciente ou por sua família; mais raramente, o doente é visto pela primeira vez devido à presença de metástases no pescoço, pulmão ou ossos. Hoje em dia, entretanto, o especialista recebe os pacientes com suspeita de CA da tiróide com o nódulo tiroidiano já diagnosticado pela ultra-sonografia cervical, requisitada pelo clínico ou ginecologista.

QUADRO 21.3
Lesões Benignas que Podem se Apresentar Como "Nódulo"

Adenoma de paratiróide
Adenoma de tiróide
Tiroidite de Hashimoto
Tiroidite subaguda
Cisto do ducto tiroglosso
Cisto da paratiróide
Cisto da tiróide
Bócio multinodular
Efeito de terapêutica com iodo radioativo
Fibrose local
Hemiagenesia da tiróide
Cirurgia anterior
Higroma cístico
Laringocele
Linfonodos
Aneurismas
Broncocele

Uma série de fatores relativos à história e ao exame físico são importantes no diagnóstico do CA de tiróide. Assim, a história prévia de radioterapia na região anterior da cabeça e pescoço, durante a infância e a adolescência, está associada à ocorrência posterior de carcinoma tiroidiano. Dessa forma, o achado de nódulo palpável em paciente com história de irradiação aumenta muito a probabilidade de câncer. Além disso, a presença de carcinoma papilífero em membros da mesma família pode sugerir carcinoma papilífero familiar, embora este seja raro. A idade do paciente ao diagnóstico é importante, uma vez que a probabilidade de malignidade é maior nos indivíduos jovens (< 20 anos). Especial atenção deve ser tomada em relação à presença de um nódulo em crianças abaixo dos 14 anos, com chances de 50% de malignidade. O aparecimento de nódulo após a idade de 65 anos ou de lesões de crescimento rápido também sugere a presença de CA. Em relação ao sexo, existe um número maior de mulheres do que de homens com CA de tiróide, em virtude da incidência mais elevada de nódulos no sexo feminino. Contudo, homens portadores de nódulos tiroidianos evidenciam percentagem mais elevada de lesões malignas do que as mulheres.[4,16–20,25–32]

Ao exame físico, os sinais semiológicos que sugerem malignidade são: fixação do nódulo às estruturas subjacentes (traquéia e músculos), falta de mobilidade à deglutição e presença de linfonodomegalia (extensão da doença para os linfonodos cervicais). A consistência endurecida ou até pétrea do nódulo pode ser um sinal de malignidade; porém, muitas vezes essa consistência se deve à calcificação de cistos benignos. De acordo com a maioria dos autores, o risco de câncer não difere significativamente se a glândula apresenta um nódulo único ou múltiplos nódulos.

As principais diferenças em relação à apresentação e diagnóstico dos nódulos tiroidianos benignos e malignos são mostradas no Quadro 21.4.

Apesar da semelhança quanto ao sintoma principal, ou seja, a presença do nódulo, existem algumas diferenças entre os quadros clínicos dos diferentes tipos de câncer da tiróide que serão detalhadas no Quadro 21.5.

CARCINOMA PAPILÍFERO

Corresponde, nas diversas séries estudadas, a cerca de 80% de todos os carcinomas tiroidianos. Ocorre em qualquer faixa etária, porém predomina em indivíduos mais jovens (entre a terceira e quinta décadas). Seu crescimento é lento e apresenta baixo grau de progressão, de modo que períodos longos são necessários para o seu aparecimento. De uma maneira geral, o prognóstico é bom, e pelo menos 80% dos pacientes estão vivos cerca de 10 anos após o diagnóstico. As grandes séries da literatura indicam que o carcinoma papilífero é um processo de excelente evolução nos adultos jovens, raramente causando o óbito em pacientes abaixo dos 40 anos. Sua disseminação dá-se por meio dos linfáticos intraglandulares, evoluindo do foco inicial para as outras partes da tiróide e para os linfonodos pericapsulares e cervicais. Dessa forma, lesões multicêntricas na tiróide são comuns e, por ocasião da apresentação, 25% dos pacientes têm metástases cervicais, 20% têm invasão extratiroidiana e 5% apresentam metástases a distância, especialmente para o pulmão. Curiosamente, por motivos não completamente esclarecidos, a presença de metástases em linfonodos cervicais não está relacionada a pior prognóstico nos indivíduos jovens. As metástases pulmonares podem ter distribuição miliar ou apresentar-se na forma de imagens numulares (Fig. 21.1) As lesões papilíferas apresentam comumente áreas de padrão papi-

QUADRO 21.4
Características Sugestivas de Malignidade em Nódulos Tiroidianos

História
  Câncer da tiróide prévio
  História familiar de câncer da tiróide
  Nódulo de aparecimento < 20 anos (principalmente < 14 anos) ou > 70 anos
    Exposição à radioterapia de cabeça e pescoço
    Rouquidão
    Nódulo de crescimento rápido
    Nódulo recente em homens
    Metástases a distância

Exame Físico
  Nódulo de consistência pétrea
  Nódulo fixo às estruturas vizinhas
  Adenopatia cervical
  Paralisia de corda vocal

Achados de Laboratório
  PAAF positiva para câncer (99% de malignidade)
  PAAF suspeita de carcinoma papilífero (50–70% de malignidade)
  PAAF indeterminada em nódulo atóxico (20% de malignidade)
  Nódulo "frio" solitário (10 a 20% de malignidade)
  Nódulo invadindo estruturas extratiroidianas à ultra-sonografia
  Calcitonina e CEA elevados em pacientes em risco de CA medular

CA = carcinoma; PAAF = punção aspirativa com agulha fina.

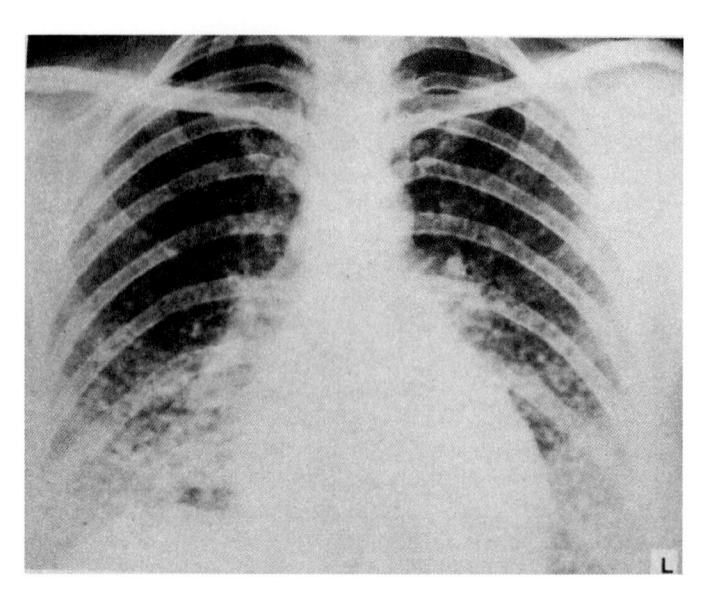

Fig. 21.1 Metástases pulmonares com padrão miliar em homem com carcinoma papilífero.

QUADRO 21.5
Classificação Histológica e Comportamento Biológico dos Cânceres Tiroidianos

Tumor	Idade	Crescimento	Metástases
Papilífero	Todas	Lento	Linfonodos
Folicular	> 40	Lento	Distantes
Medular	Todas	Moderado	Linfonodos + distantes
Indiferenciado	Idosos	Rápido	Local + distantes

lífero misturadas a áreas de padrão folicular, o mesmo ocorrendo com as metástases. Os 5 a 10% dos casos de carcinoma papilífero que evoluem para a morte são constituídos pelo grupo de pacientes acima dos 40 anos que apresentam lesões aderentes às estruturas vizinhas, com metástases invasivas cervicais ou a distância e que apresentam variantes histológicas mais agressivas, como a variante células altas.[1,4,16–20,25–32]

CARCINOMA FOLICULAR

Corresponde a cerca de 10% de todos os carcinomas tiroidianos e apresenta maior prevalência em áreas onde a ingestão de iodo é deficiente. Ocorre em um grupo etário mais avançado do que o CA papilífero, com pico de incidência na quinta década de vida. A exemplo do CA papilífero, o CA folicular geralmente é diagnosticado pela presença de nódulo único na tiróide, descoberto casualmente. Outras vezes, porém, apresenta-se como crescimento recente de um nódulo em bócio de longa duração ou por metástase a distância (15 a 20% dos casos) com fraturas patológicas, envolvimento pulmonar (Fig. 20.2) ou comprometimento ósseo (Figs. 20.3 e 20.4).[3,4,16–20,25–32] Vale ressaltar que metástases a distância podem ser a manifestação inicial do CA folicular, mesmo quando o tumor é < 1 cm (Fig. 21.5).[33] Menos comuns são as metástases cerebrais, que excepcionalmente são tão volumosas como as da paciente da Fig. 21.6. Diferentemente do CA papilífero, o folicular raramente cursa com metástases para linfonodos cervicais.[1,25,32] Além disso, são também raras metástases cutâneas (Fig. 21.7), hepáticas, adrenais, renais, cardíacas ou para a região selar.[34–40] Existem alguns relatos de casos de hipertiroidismo ocasionado por metástases funcionantes localizadas em pulmões, esqueleto e, mais raramente, fígado ou glândulas adrenais.[41–44]

Os carcinomas diferenciados praticamente sempre cursam com eutiroidismo. Excepcionalmente, o CA pode se apresentar como um nódulo tiroidiano autônomo e hipertiroidismo.[45] A presença de um CA folicular[46] ou papilífero[47] dentro de um *struma ovarii* já foi relatada. Apesar de não existirem estudos tão sistemáticos dos fatores prognósticos no CA folicular, a maioria dos autores considera que a idade é o mais importante aspecto. De fato, os pacientes cuja moléstia se iniciou abaixo dos 40 anos apresentam evolução muito melhor. Outro fator importante é a invasividade do tumor, pois aqueles com alto grau de invasão dos vasos e da cápsula têm pior prognóstico. Finalmente, a presença de metástases ao diagnóstico está também associada a uma evolução pior.[16–20,25–32]

CARCINOMA MEDULAR DA TIRÓIDE (CMT)

O CMT pode apresentar-se de duas formas: esporádica ou familiar. Cerca de 80% desses tumores são de origem esporádica, enquanto 20 a 25% fazem parte de doenças familiares transmitidas de modo autossômico dominante (50% dos filhos de um indivíduo afetado têm o risco de apresentar a doença), com alta penetrância e expressão variável. Nessa última situação, o CMT apresenta-se, em 80 a 85% dos pacientes, associado com outras alterações endócrinas, constituindo a neoplasia endócrina múltipla (MEN) dos tipos 2A e 2B, enquanto, em

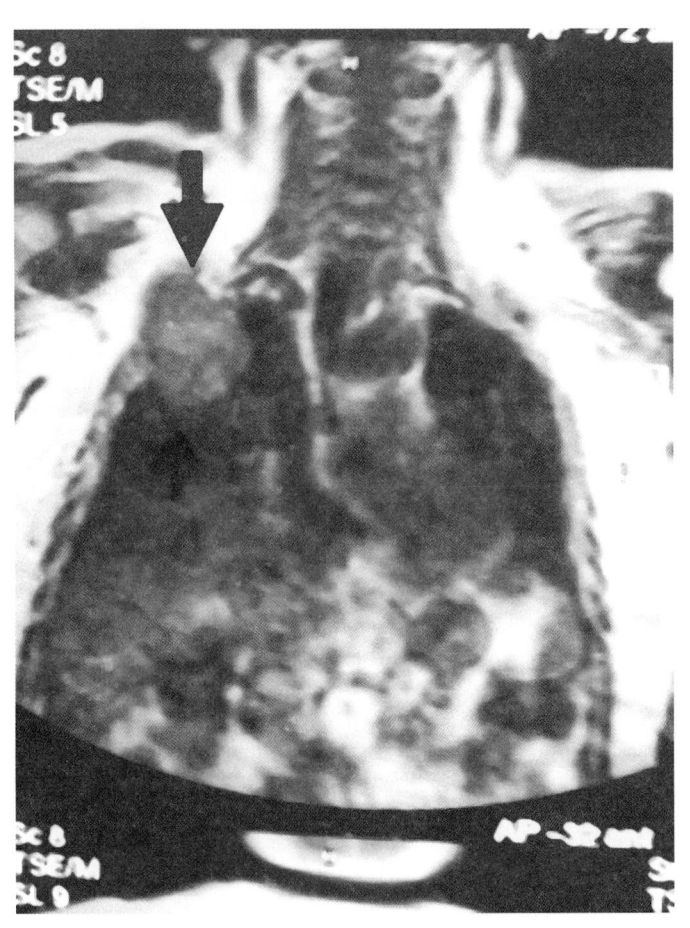

Fig. 21.2 Metástase de carcinoma folicular manifestando-se por volumoso nódulo no ápice do pulmão direito (*seta*). (Cortesia da Dra. Eliane Moura – UFPE.)

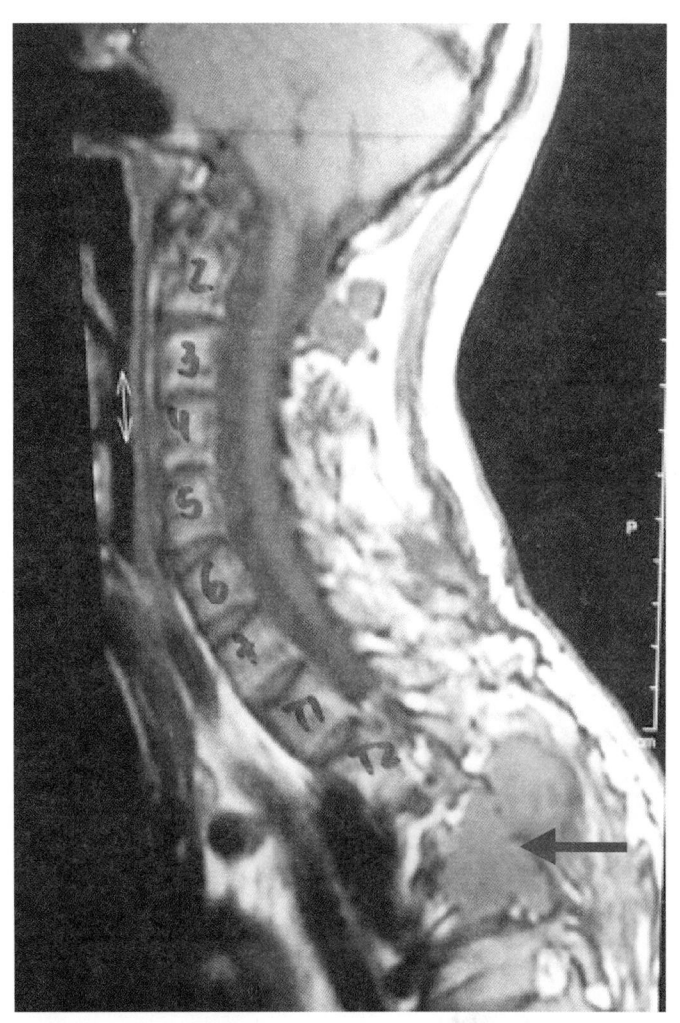

Fig. 21.3 Carcinoma folicular cuja manifestação inicial foi dificuldade progressiva para deambulação, conseqüente à lesão metastática que comprometia os corpos vertebrais T_3 e T_4 e invadia o canal medular (*seta*).

10 a 15%, é transmitido de forma isolada. Entre as formas familiares do CMT, a MEN-2A é a doença mais comum, sendo o resultado de um traço dominante que dá 100% de penetrância de carcinoma medular, 50% de feocromocitoma e 25% de hiperparatiroidismo. A MEN-2B é uma condição menos freqüente, na qual os pacientes têm uma forma mais agressiva e mais precoce de CMT. Outras manifestações da MEN-2B incluem feocromocitomas, *habitus* marfanóide e neuromas múltiplos da língua, pálpebras e mucosa oral, acompanhados de ganglioneuromas espalhados pelo trato digestivo, que provocam quadros clínicos que variam de megacólon a diverticulite.[48–52]

O CMT acomete ambos os sexos e apresenta-se em qualquer faixa etária. A forma esporádica tem pico de incidência durante a quinta e sexta décadas de vida, enquanto as formas familiares manifestam-se mais precocemente. A forma familiar isolada tem idade típica de aparecimento na terceira década, MEN-2A na segunda década e MEN-2B em indivíduos com menos de 10 anos. O CMT que se apresenta na MEN-2B é muito mais agressivo do que aquele observado na MEN-2A e, ao diagnóstico, freqüentemente está associado à extensão extracapsular da glândula e à presença de metástases para linfonodos regionais e a distância. Poucos pacientes com MEN-2B sobrevivem além dos 20 anos de idade quando o CMT é detectado clinicamente, e não por rastreamento genético. É importante salientar que, com o início do rastreamento genético, o diagnóstico e o tratamento do CMT têm sido cada vez mais precoces.[48–52]

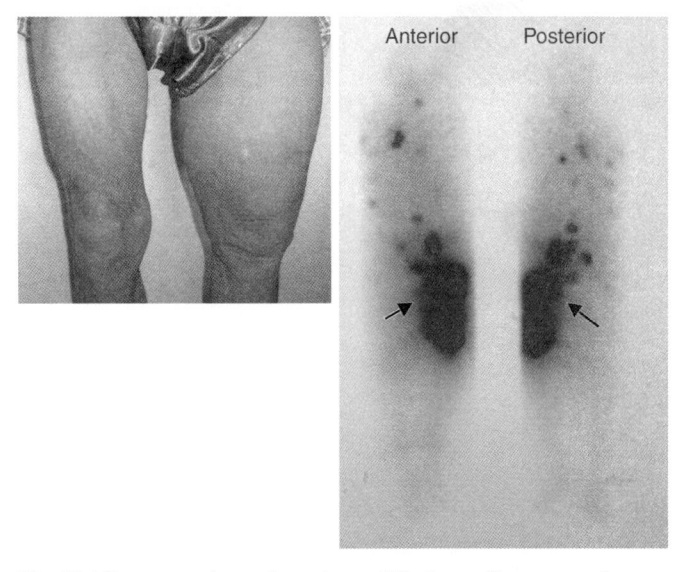

Fig. 21.4 Extensa metástase de carcinoma folicular no fêmur esquerdo, com intensa captação do [131]I à PCI (*setas*). (Cortesia das Dras. Eliane Moura e Renata Campos, HC–UFPE.)

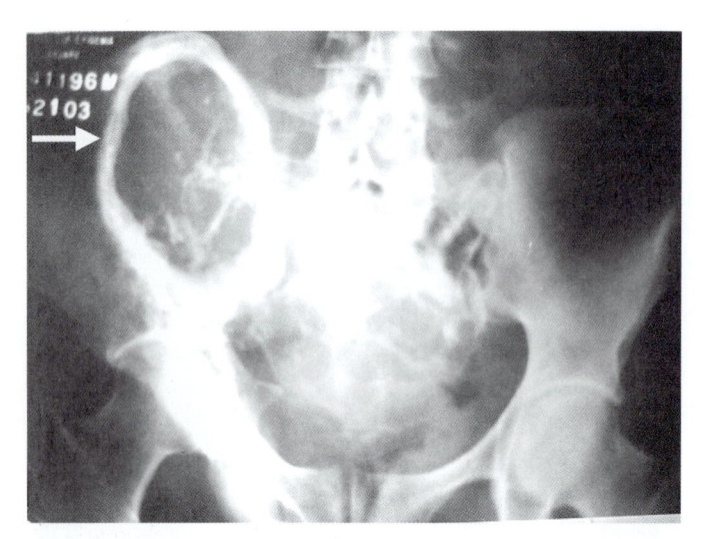

Fig. 21.5 Extensa metástase osteolítica na bacia, como manifestação inicial de um carcinoma folicular oculto (*seta*).

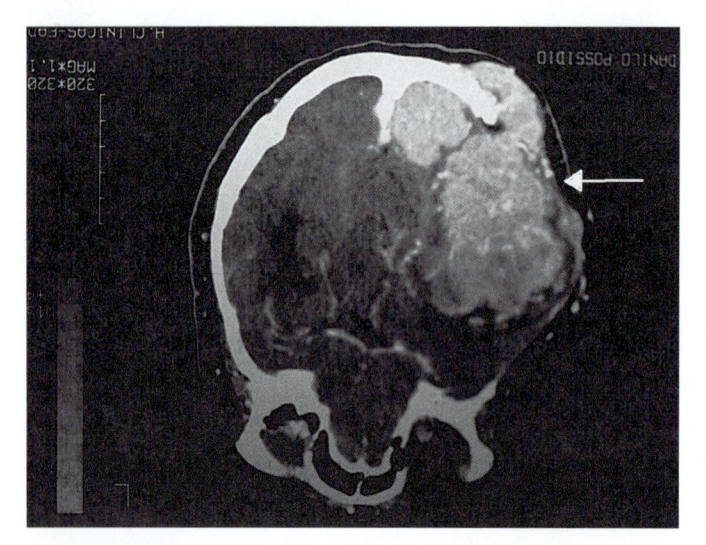

Fig. 21.6 Mulher de 62 anos com CA folicular e metástase cerebral volumosa (*seta*) na região temporoparietal direita. A apresentação inicial do tumor foi uma metástase para a calota craniana, retirada cirurgicamente, 3 anos antes.

Os pacientes com CMT, seja da forma esporádica ou familiar, apresentam-se geralmente com um nódulo palpável, duro, localizado nos dois terços superiores da tiróide, onde estão as células parafoliculares. O CMT, comparativamente aos carcinomas diferenciados, tem pior prognóstico e implica maior mortalidade. Metástases linfonodais estão presentes em 50% dos pacientes ao diagnóstico e podem ser o primeiro achado no exame físico. Metástases para o fígado, pulmão e ossos estão presentes em 20% dos pacientes ao diagnóstico.[48,52-54] Mais raras são metástases para pele, adrenal, cérebro ou mamas.[55-58] Outras manifestações clínicas que podem acompanhar a doença são diarréia aquosa e rubor cutâneo, presentes em um terço dos pacientes e mais freqüentes naqueles com grandes massas tumorais. Sintomas referentes a feocromocitoma, diarréia e história familiar de tumor tiroidiano devem sempre ser interrogados no paciente com nódulo tiroidiano.[49,52]

O carcinoma medular familiar é causado por mutações no proto-oncogene RET que, quando apresenta mutação, adquire a propriedade de oncogene. O gene RET codifica um receptor de membrana da família dos fatores de crescimento com função tirosinoquinase e está localizado no cromossomo 10q11.2. Mutações germinativas, localizadas nos éxons 8, 10, 11, 13 e 14 estão presentes em 95% dos pacientes com MEN-2A e em 85% daqueles com CMT familiar. A mutação característica da MEN-2B ocorre no éxon 16, códon 918 (presente em 95 a 98% dos pacientes).[59-61] Em relação ao carcinoma medular esporádico, não se encontram mutações da linhagem germinativa, mas podem ocorrer mutações somáticas (ou seja, somente no tecido tumoral tiroidiano).[61]

Laboratorialmente, o CMT se caracteriza por níveis séricos elevados de calcitonina, observados em pelo menos 70% dos pacientes. A função tiroidiana é normal.[50]

CARCINOMA INDIFERENCIADO OU ANAPLÁSICO

Responde por até 5% (1 a 3%, na maioria das séries) das neoplasias malignas da tiróide. É mais prevalente em áreas de deficiência de iodo, predominando em mulheres (3:1) e em idosos (pico entre 65 e 70 anos). É muito rara sua ocorrência em pessoas com menos de 50 anos.[62,63] Ocasionalmente, pode surgir da desdiferenciação de um CA papilífero.[64] Trata-se de uma das formas mais agressivas e resistentes de cânceres, com crescimento rápido, invasão local precoce e prognóstico extremamente desfavorável. Praticamente todos os portadores de carcinoma anaplásico morrem da doença. A sobrevida,

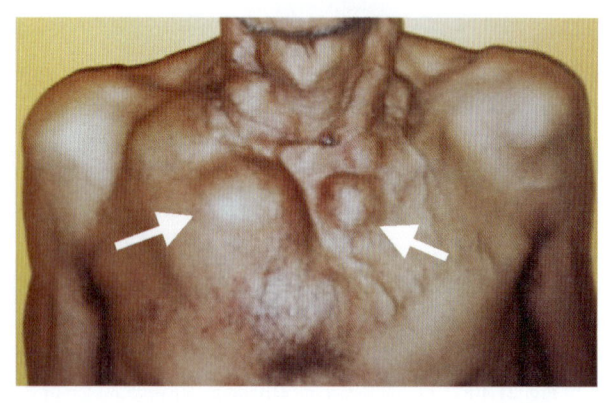

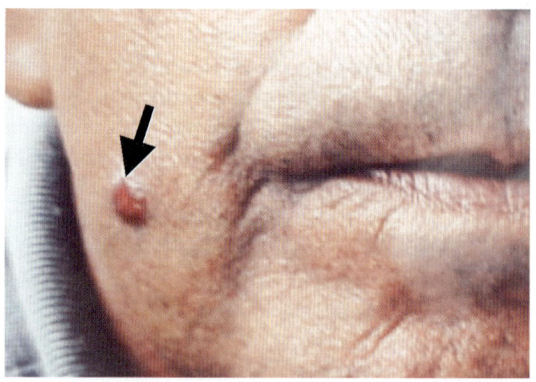

Fig. 21.7 Metástases de carcinoma folicular manifestando-se por nódulos subcutâneos (**A**) e lesão papular eritematosa facial (**B**). (Cortesia da Dra. Eliane Moura – UFPE.)

em geral, situa-se em torno de 2 a 12 meses, com 90% dos pacientes vindo a falecer dentro de 6 meses. A sobrevida pós-operatória em 5 anos é de 3,6%.[62,65] Recentemente, foi relatado o caso de um paciente de 71 anos que permanecia vivo 12 anos após a cirurgia.[66] Raramente, o CA anaplásico pode cursar com hipercalcemia humoral por produção de PTH-rP.[67]

LINFOMA PRIMÁRIO DE TIRÓIDE

Trata-se de um tumor relativamente raro e responde por cerca de 1% de todos os cânceres tiroidianos. Habitualmente ocorre em mulheres idosas com tiroidite de Hashimoto e, na maioria das vezes, é do tipo não-Hodgkin.[68,69]

METÁSTASES

Apesar de a tiróide ter um suprimento sangüíneo muito intenso, metástases para essa glândula são infreqüentes. As neoplasias mais comumente envolvidas são melanoma, câncer de mama, carcinoma renal, hipernefroma, câncer de pulmão e câncer de cabeça e pescoço.[70,71] Em uma série com 15 pacientes,[72] o sítio primário mais envolvido foi o rim (4 casos). Em 5 pacientes, a metástase foi a manifestação inicial da neoplasia. Outros tumores citados na literatura incluem lipossarcoma, adenocarcinomas (esôfago e reto), leiomiossarcoma gástrico, carcinomas (língua, cólon, rim, fígado, parótida etc.), entre outros.[73–78] Ocasionalmente, o aspecto citológico das metástases pode mimetizar o do CA tiroidiano primário,[79] sendo a imuno-histoquímica importante nessa distinção. Por outro lado, metástase de neoplasia colorretal para um CA primário de tiróide foi recentemente relatada.[80]

Exames Laboratoriais

As dosagens dos hormônios TSH e T_4 livre são recomendadas, embora a maioria dos pacientes seja eutireoidiana, pois permitem indentificar eventuais nódulos tóxicos, dispensando-os da punção aspirativa, e diagnosticar uma tirotoxicose associada. A presença de nódulo numa glândula de consistência aumentada em paciente com anticorpos antitiroidianos positivos e quadro clínico de hipotiroidismo indica que a tiroidite de Hashimoto pode ser a etiologia desse nódulo. É importante lembrar que a dosagem de tiroglobulina sérica (sTg) é o teste principal no seguimento dos pacientes tratados, mas não tem indicação no diagnóstico inicial desses tumores, sendo pouco específica, pois outras doenças também ocasionam seu aumento.[16–20,25–28]

O dado mais importante para o diagnóstico do nódulo tiroidiano atóxico é a citologia obtida através de punção aspirativa com agulha fina (PAAF), que é um método seguro, eficiente e relativamente atraumático. A PAAF, além de permitir o diagnóstico de carcinoma papilífero, medular, anaplásico e linfoma, possibilita também o diagnóstico de doenças não-neoplásicas, como tiroidite de Hashimoto e o bócio colóide. As características principais da citologia das doenças da tiróide estão resumidas no Quadro 21.6. Os dados de literatura dos grupos experientes em PAAF demonstram valores de sensibilidade e especificidade diagnósticas > 95%.[81–83]

Os demais exames subsidiários acrescentam pouco ao diagnóstico. A cintilografia com iodo radioativo ou tecnécio, durante muitos anos o principal instrumento para o diagnóstico diferencial dos nódulos, é hoje suplantada pela PAAF e pela ultra-sonografia da tiróide. O aspecto usual do CA de tiróide é o de nódulo "frio", ou seja, que capta o radioisótopo menos que o restante da glândula. Contudo, somente 10 a 20% dos nódulos com essas características são malignos. Na verdade, a maior parte dos nódulos "frios" é causada por lesões benignas (cistos, nódulos colóides, adenomas benignos degenerados, cistos da paratiróide e tiroidite de Hashimoto) (Quadro 21.3). Os nódulos que captam mais iodo do que os tecidos vizinhos, denominados nódulos tóxicos ou "quentes", são habitualmente hiperfuncionantes e causadores de hipertiroidismo (doença de Plummer) e raramente malignos. Aqueles que captam o radioiodo em concentrações semelhantes às do tecido circundante normal ("mornos") também são habitualmente benignos. Dessa maneira, na prática, exceto pelo caso específico do nódulo tóxico, a cintilografia não acrescenta muito ao diagnóstico diferencial dos nódulos, e a tendência atual é omiti-la cada vez mais.[3,16–20]

A ultra-sonografia da tiróide (UST) proporciona imagens de alta resolução e tem ganho um papel cada vez mais importante na avaliação dos nódulos. A princípio, a indicação mais comum da UST era

QUADRO 21.6

Achados Citológicos Mais Importantes à PAAF

Bócio colóide
Colóide abundante; células foliculares pequenas; material de células foliculares grandes; macrófagos

Tiroidite crônica
Células foliculares grandes e oncocíticas; numerosos linfócitos; raras células histiocitárias gigantes

Tiroidite subaguda
Células foliculares pequenas; células histiocitárias gigantes; linfócitos e macrófagos; células epitelióides

Tumor folicular
Grupos de células foliculares de tamanho igual; pouco colóide; sangue abundante

Carcinoma medular
Células parafoliculares em blocos ou isoladas; amilóide; necrose e células inflamatórias; componentes papilares

Bócio tóxico
Pouco colóide; sangue abundante; células foliculares grandes; vacúolos marginais

Tiroidite aguda
Granulócitos; necrose; material protéico

Carcinoma papilífero
Células foliculares em papilas; inclusões intranucleares; colóide viscoso; macrófagos; corpos psamomatosos

Carcinoma anaplásico
Granulócitos; células bizarras sem componente folicular; mitoses freqüentes; fragmentos necróticos

Linfoma
Grande quantidade de células linfóides monomórficas; núcleos redondos e uniformes com inclusão citoplasmática

o estudo dos nódulos "frios" à cintilografia, objetivando diferenciar lesões sólidas de císticas, pois as puramente císticas tinham incidência muito baixa de malignidade (1 a 2%), quando comparadas às sólidas (13 a 32%). A melhoria técnica dos últimos anos, entretanto, com a utilização de transdutores mais sensíveis, tem evidenciado que quase nunca os nódulos são puramente císticos, contendo, no seu interior, material sólido ou sangue antigo acumulado, atributos do adenoma ou carcinoma folicular ou, até mesmo, do carcinoma papilífero. Alguns grupos têm demonstrado prevalência de 12 a 33% de câncer em nódulos císticos com algum conteúdo sólido. Portanto, a simples diferenciação entre sólido e cístico não define o diagnóstico. Características ultra-sonográficas com maior probabilidade de malignidade incluem hipoecogenicidade, ausência de halo, margens irregulares, microcalcificações e fluxo predominantemente central. Essas características, sobretudo isoladamente, são comumente vistas também nos nódulos benignos. Desse modo, o maior inconveniente da UST é a falta de especificidade. Por outro lado, ela é um exame útil para uma série de parâmetros da avaliação semiológica, tais como confirmação de nódulo de palpação duvidosa, determinação acurada do volume da tiróide, detecção precoce de lesões ocultas em pacientes submetidos a irradiação prévia, verificação das características da glândula (doença focal, multifocal ou difusa), do nódulo (sólido, cístico, calcificado) e do contorno dos nódulos. Além disso, a UST é útil para o acompanhamento da evolução do tamanho de um nódulo em tratamento, como guia para PAAF, na observação de linfonodos e do leito tiroidiano pós-tiroidectomia e na avaliação de tecido tiroidiano ectópico.[13-20] Outras técnicas de imagem não mostraram, até o momento, superioridade à UST.[16]

Nos casos de carcinoma medular (CMT), o exame citológico de material obtido por PAAF nem sempre é suficientemente claro para o diagnóstico, podendo ser necessária a confirmação através da imunocitoquímica para calcitonina.[2,49] Em alguns serviços é preconizada a dosagem de rotina da calcitonina basal nos pacientes com nódulos tiroidianos, visando diagnóstico e tratamento precoces do CMT, com maior chance de cura e menor taxa de mortalidade.[84] Contudo, essa conduta não é utilizada de rotina em nosso meio, sobretudo por seu alto custo.[2] Após diagnóstico de CMT aparentemente esporádico, é necessário investigação da forma familiar da doença, examinando-se os parentes em primeiro grau.[84,85]

Nos familiares de pacientes com MEN-2A e MEN-2B, o rastreamento genético deve ser realizado assim que possível, já que a ausência de mutação exclui o risco de o indivíduo apresentar a doença, enquanto a presença da mutação permite diagnóstico e tratamento precoces.[59,60]

TRATAMENTO

O tratamento do câncer diferenciado da tiróide inclui, de um modo geral, cirurgia, seguida da ablação do tecido remanescente ou tratamento das metástases diferenciadas com ^{131}I e terapêutica substitutiva com levotiroxina (L-T$_4$) (Fig. 21.8).[4,86-88,114] A extensão da cirurgia continua sendo um assunto controverso na literatura, em virtude da variedade de comportamento biológico dos diversos tipos de tumores e das complicações dependentes de cirurgias mais radicais.[50-55] A terapêutica com ^{131}I é possível graças à capacidade da célula tiroidiana e de suas metástases diferenciadas de captar iodo. O isótopo pode ser bastante benéfico no tratamento de metástases inacessíveis à cirurgia, sem provocar lesões nas estruturas vizinhas. Todavia, não existe consenso entre os autores sobre o papel do ^{131}I na ablação do tecido remanescente no leito tiroidiano após a tiroidectomia.[56-59] Os tumores diferenciados são dependentes do TSH para o seu crescimento. Dessa maneira, é importante a terapêutica substitutiva com L-T$_4$, não apenas para promover o eutiroidismo, mas também para bloquear o TSH endógeno.[56-59] Apesar de essas normas gerais de tratamento serem as mesmas para todos os tipos de câncer tiroidiano, existem algumas diferenças dependentes do tipo histológico e do estadiamento.

CARCINOMA PAPILÍFERO

A tiroidectomia total (TT) ou quase total (TQT) é o tratamento recomendado para todos os tipos de tumores tiroidianos. Entretanto,

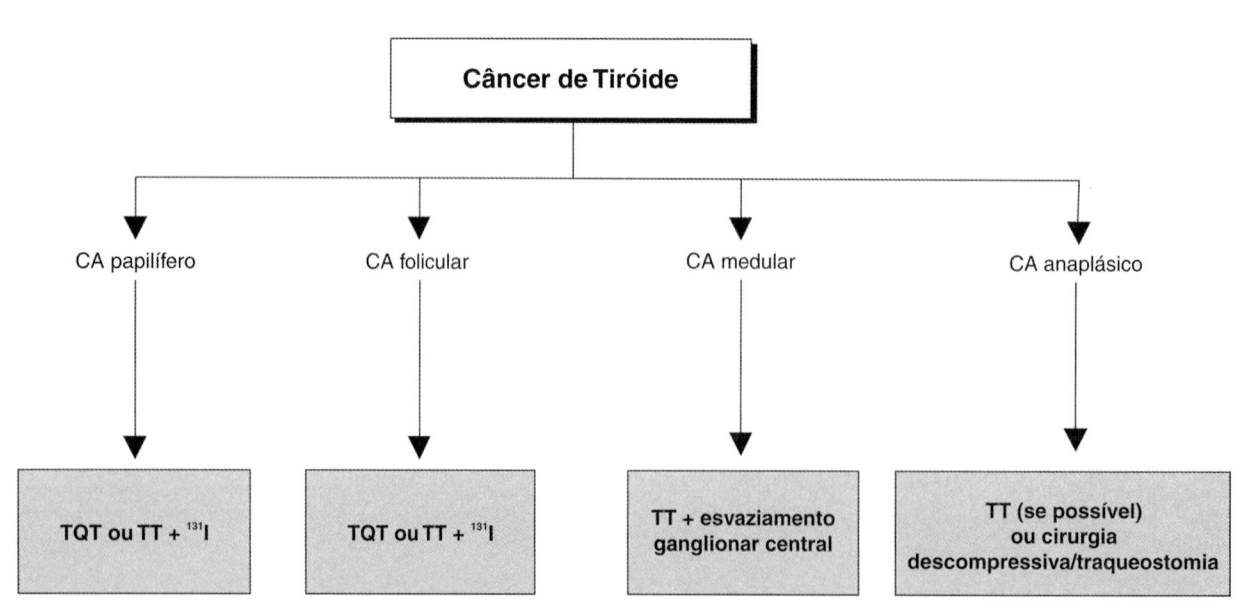

Fig. 21.8 Fluxograma para manuseio do carcinoma (CA) de tiróide (TQT = tiroidectomia quase total; TT = tiroidectomia total; ^{131}I = ablação dos restos tiroidianos com ^{131}I). Em alguns serviços ainda se recomenda apenas lobectomia + istmectomia para casos de CA papilífero unifocal e intralobular, com diâmetro < 1 cm.

tanto a American Thyroid Association assim como a European Thyroid Cancer Task Force admitem apenas lobectomia para pacientes com carcinomas papilíferos < 1 cm, únicos, sem acometimento linfonodal ou invasão extratiroidiana, considerados pacientes de muito baixo risco.[16,88-91] Julgamos que a tiroidectomia total é, nesse momento, a melhor opção para todos os pacientes, independentemente do tamanho inicial do tumor. As principais justificativas para a retirada total da glândula são: (1) 20 a 80% dos tumores papilíferos são multicêntricos (é claro que nem todos esses focos serão de importância clínica); (2) um terço é bilateral; e (3) 10% dos doentes apresentam recorrência do tumor no lobo contralateral. Além disso, atualmente, nenhum fator clínico, cirúrgico, anátomo-patológico, laboratorial ou molecular é capaz de predizer com segurança o comportamento do tumor.[16]

Ainda que o microcarcinoma papilífero tenha um excelente prognóstico (mortalidade de cerca de 1%), as chances de metástases a distância alcançam 2,5%, e as de recorrência linfonodal, 5%.[1,16,61] A tiroidectomia total no momento do diagnóstico elimina a necessidade de eventual reintervenção cirúrgica (para totalização) no caso de identificação de linfonodos comprometidos ou tipo histológico associado a comportamento mais agressivo no exame histológico. Além disso, a tiroidectomia total facilita o seguimento do paciente através da sTg.[16] Muito importante, também, é a terapêutica supressiva com L-T_4, uma vez que o carcinoma papilífero é dependente de TSH. O paciente deve começar com uma dose única diária de 150 µg de L-T_4 e medir o TSH cerca de 4 a 6 semanas depois. Se essa posologia suprimir o TSH, deve ser mantida; caso contrário, recomenda-se elevá-la até 200 µg ao dia. Consideramos a supressão adequada quando obtemos valores de TSH abaixo de 0,1 mU/L em um ensaio sensível. Um bom tempo da consulta deve ser utilizado para convencer o paciente da necessidade de manter a adesão rígida à medicação, tanto para preservar o eutiroidismo quanto para evitar a recorrência da moléstia, que pode ser causada pela manutenção de valores elevados de TSH, capazes de promover o crescimento de tecido tiroidiano metastático.[4,16,25,82]

CARCINOMA FOLICULAR

Como o CA folicular da tiróide é mais agressivo do que o papilífero, deve ser tratado de forma mais agressiva. O procedimento cirúrgico de escolha é a TT. Mesmo nas ocasiões em que o diagnóstico é definido apenas na parafina, alguns dias depois da cirurgia indica-se a complementação da TT, caso esta não tenha sido realizada. No carcinoma folicular, a maioria dos autores recomenda a ablação actínica com ^{131}I para destruição total de massa tiroidiana remanescente no leito cervical. Apesar do prognóstico pior nos doentes com metástases por ocasião do diagnóstico, o tratamento dessas lesões distantes (remoção cirúrgica, quando possível, e posterior tratamento com doses altas de iodo radioativo) tem produzido bons resultados, com os indivíduos tratados tendo sobrevida maior. Da mesma maneira que o câncer papilífero, o tratamento com L-tiroxina nas mesmas bases descritas é essencial.[4,16,25,90]

CARCINOMA INDIFERENCIADO

Na maioria dos pacientes, o carcinoma indiferenciado ou anaplásico já se apresenta incurável por ocasião de seu diagnóstico. Às vezes, pode-se tentar a tiroidectomia total com a retirada do tumor em bloco e dissecção do pescoço para remoção total da massa. Em caso de impossibilidade, a cirurgia fica restrita à traqueostomia, para aliviar a compressão traqueal. Quase sempre os procedimentos cirúrgicos não afetam em nada a evolução da doença em longo prazo. Radioterapia externa também pode ser tentada.[62,63]

CARCINOMA MEDULAR (CMT)

Por ter um comportamento mais agressivo, ser freqüentemente multifocal e bilateral e, sobretudo, não responder ao ^{131}I, o CMT deve ser tratado com tiroidectomia total, seja da forma esporádica ou familiar. A retirada de todo o tecido tiroidiano deve ser meticulosa, sem lesar as paratiróides. Além disso, recomendam-se a dissecção profilática dos linfonodos da região central do pescoço e o seguimento desses pacientes com dosagens de calcitonina após estímulo com cálcio e pentagastrina. No caso de recidiva, além de reoperações com o objetivo de retirada de massa tumoral, pouco se pode fazer, pois terapêuticas rádio- ou quimioterápicas não conseguem deter a progressão da neoplasia.[51,52,91,92]

Para pacientes com doença metastática não-operável, novos agentes quimioterápicos têm se mostrado promissores em estudos de fase II. Entre eles se incluem inibidores da tirosina quinase, inibidores de angionênese e compostos que atuam sobre outros alvos moleculares nas células tumorais, tais como o proto-oncogene RET e seus mutantes.[51]

CARCINOMAS POUCO DIFERENCIADOS

Esses tumores se caracterizam por apresentar baixa captação do ^{131}I. O ácido retinóico (1,5 mg/kg por 5 semanas) tem sido usado nessa situação com a finalidade de rediferenciar o tumor. O número de pacientes avaliados ainda é pequeno, e o efeito benéfico sobre uma ou mais das metas desejadas (aumento da captação do ^{131}I, redução da Tg e diminuição da massa tumoral) tem sido limitado e observado em, no máximo, 40% dos pacientes tratados.[93,95]

Evidências preliminares sugerem que as glitazonas são também capazes de induzir antiproliferação e rediferenciação em linhagens de células de câncer de tiróide, aumentando a captação do ^{131}I por lesões metastáticas.[96,97] Em um estudo envolvendo 10 pacientes com sTg elevada e pesquisa de corpo inteiro com radioiodo (PCI) negativa, o uso de rosiglitazona (4 mg/dia por 1 semana, seguidos de 8 mg/dia por 7 semanas) propiciou positivação da PCI em quatro pacientes.[96] Após o tratamento, os níveis da sTg diminuíram em dois pacientes, aumentaram em cinco e permaneceram estáveis no restante.[96]

ESTADIAMENTO DOS PACIENTES COM CARCINOMAS PAPILÍFERO OU FOLICULAR APÓS A CIRURGIA

O sistema TNM ainda é o mais aceito e usado para a estratificação do risco pós-operatório dos pacientes, baseando-se no exame anátomo-patológico e na descrição cirúrgica (Quadro 21.7).

TRATAMENTO PÓS-CIRÚRGICO DOS CARCINOMAS PAPILÍFERO OU FOLICULAR COM RADIOIODO

O tratamento pós-cirúrgico com radioiodo (^{131}I) permite a ablação dos remanescentes tiroidianos, destrói focos microscópicos de câncer e trata as metástases quando utilizado em altas doses. Esse

QUADRO 21.7

Classificação do Câncer Diferenciado de Tiróide pelo Sistema TNM

T	Tumor Primário
T0	Tumor não encontrado
T1a	Tumor ≤ 1 cm sem invasão extratiroidiana
T1b	Tumor > 1 cm ≤ 2 cm sem invasão extratiroidiana
T2	Tumor > 2 cm ≤ 4 cm sem invasão extratiroidiana
T3	Tumor > 4 cm ou com invasão extratiroidiana mínima
T4	Tumor com invasão extratiroidiana extensa
N	Linfonodos regionais
N0	Ausência de linfonodos metastáticos
N1a	Linfonodos no nível VI
N1b	Linfonodos cervicais laterais ou mediastinais
M	Metástases a distância
M0	Sem evidência de metástases a distância
M1	Presença de metástases a distância

procedimento aumenta a sensibilidade da PCI e eleva a especificidade da sTg na detecção de doença persistente ou recorrente (ferramentas essenciais no seguimento do paciente com carcinoma papilífero e folicular da tiróide).[16,89,90]

Indicações

A radioiodoterapia está sempre indicada em casos com ressecção tumoral incompleta, metástases clinicamente detectáveis, ou com alto risco de recidiva, mesmo que a cirurgia tenha sido aparentemente curativa.[16,88,89] Nos pacientes com tumores intratiroidianos pequenos (< 2 cm), a terapia com ^{131}I aparentemente não modifica o prognóstico, sendo indicada apenas naqueles pacientes que apresentarem sTg elevada na vigência de terapia com L-T$_4$ e/ou US cervical com metástases em linfonodos, 3 a 6 meses após a tiroidectomia.[98-100] Em pacientes de baixo risco, a indicação é controversa, devido aos dados divergentes da literatura, variando de nenhum impacto nas recidivas[101] até redução na mortalidade.[98] Apesar de limitações nos estudos selecionados, uma recente metanálise mostrou benefício do radioiodo na redução de recidivas.[102]

Outro aspecto favorável à ablação tiroidiana com ^{131}I refere-se à melhora da especificidade da Tg sérica e à possibilidade de detecção precoce de metástases através da PCI pós-dose.[103]

Consenso brasileiro[16] recomenda a terapia com ^{131}I para todos os pacientes submetidos à tiroidectomia total, exceto nos casos de muito baixo risco (T1N0M0, único, com ressecção completa).

DOSE

Ainda não existe consenso sobre qual seria a dose de ^{131}I ideal no tratamento do câncer de tiróide. Em pacientes de baixo risco, a dose recomendada é de 100 mCi, mas a dose de 30 mCi pode ser considerada quando os remanescentes tiroidianos forem < 2 g pela UST ou captação < 2% no leito tiroidiano (dose traçadora 100 μCi de ^{131}I). Em pacientes de alto risco, recomenda-se atividades de 100 ou 150 mCi de ^{131}I na ablação/terapia inicial. Nos casos com ressecção tumoral incompleta, uma atividade de 150 mCi é indicada. Doses de 200 mCi ou mais ficariam restritas aos pacientes com metástases a distância.[16,104-106]

Preparo para Radioiodoterapia

Níveis de TSH > 30 mUI/L otimizam a captação do ^{131}I pelas células tiroidianas normais e/ou tumorais diferenciadas, aumentando a chance de sucesso da ablação, e são geralmente obtidos após 3–4 semanas sem levotiroxina (L-T$_4$) em pacientes tiroidectomizados. Em pacientes com baixo risco, ou seja, quando o objetivo é apenas a ablação tiroidiana, existe a opção do uso do TSH recombinante (rhTSH),[107,108] que deve ser administrado seguindo o mesmo protocolo usado para testes diagnósticos (Tg e PCI).[109] A utilização do rhTSH também deve ser considerada em pacientes com co-morbidades nas quais o hipotiroidismo prolongado pode agravar o quadro, como, por exemplo, doença arterial coronariana, insuficiência renal crônica, doenças cerebrais isquêmicas ou depressão grave, ou ainda nos indivíduos com hipopituitarismo e incapacidade de elevação suficiente do TSH endógeno.[16,110]

Nas últimas décadas, uma dieta pobre em iodo (30 a 50 μg/dia durante 7–14 dias) vem sendo utilizada antes da terapia com ^{131}I.[111] Contudo, a eficácia dessa dieta na taxa de ablação de tecido remanescente tiroidiano ou de tecido metastático ainda não foi demonstrada de forma convincente.[16] As principais fontes alimentícias de iodo são o sal de cozinha iodado, peixes marinhos, algas, crustáceos, moluscos do mar, lentilha, laticínios, ovos, pães feito com iodato, aspargos, alho, cogumelos.[16]

Gravidez e amamentação são contra-indicações absolutas à terapia ablativa e devem ser excluídas antes da administração do ^{131}I.[16]

EXAMES PRÉ- E PÓS-RADIOIODOTERAPIA

A Tg dosada após a tiroidectomia total e imediatamente antes da ablação, com o TSH > 30 mUI/L, além de mostrar uma correlação direta com a presença de metástases e o resultado da PCI pós-dose, é considerada um fator prognóstico importante, independentemente de outras variáveis clássicas de risco.[16,112] Em pacientes com Tg elevada após a terapia inicial, a comparação com a Tg dosada no momento da ablação é preditora da evolução em médio prazo.[16,113]

Em muitos serviços, realiza-se uma PCI pré-dose, 4 a 6 semanas depois da cirurgia, com o paciente em hipotiroidismo ou, menos freqüentemente, após o uso do rhTSH, utilizando-se 2 a 5 mCi de ^{131}I como dose traçadora. No entanto, esse procedimento apresenta uma baixa sensibilidade para detecção de metástases, e sua realização pode implicar atordoamento (stunning) tiroidiano (inibição paradoxal da captação da ^{131}I da dose ablativa, induzida pela radiação do iodo usado para a PCI pré-dose), atraso no tratamento ablativo e aumento dos custos.[114,115] Ao contrário, a PCI pós-dose, realizada aproveitando-se a mesma atividade e preparo da terapia, tem maior sensibilidade e é capaz de identificar metástases clínica e radiologicamente inaparentes.[103,116] O consenso brasileiro recomenda que a PCI pós-administração do ^{131}I seja realizada em todos os pacientes submetidos à radioiodoterapia (5 a 7 dias após), reservando-se a PCI pré-dose apenas para pacientes sem dados anátomo-patológicos e cirúrgicos conhecidos.[16]

Complicações

EFEITOS AGUDOS

O ^{131}I captado pela tiróide por ação da proteína co-transportadora NIS (Natrium Iodine Symporter) apresenta um papel importante no tratamento do CDT. Tiroidite actínica com edema e desconforto pode ocorrer na ablação de grandes remanescentes, mas pode ser limitada com o uso de corticosteróides. Entretanto, como a proteína NIS é também expressa em outros tecidos como glândulas salivares, estômago e mama, o ^{131}I também é captado nesses sítios após dose terapêutica, embora não seja organificado.[117] Apesar de o tratamento com ^{131}I ser relativamente seguro, existem riscos precoces e tardios que são dose-dependente. O ^{131}I captado e concentrado pelas glândulas salivares é secretado na saliva e os danos ao parênquima salivar são dependentes da atividade do ^{131}I utilizado.[118] Habitualmente, ocorrem aumento de volume e dor envolvendo a parótida. Os sintomas podem se desenvolver imediatamente após a dose terapêutica de ^{131}I e/ou meses mais tarde, bem como progredir em intensidade com o tempo. Além da sialoadenite, outras complicações incluem xerostomia, alterações do paladar, obstrução dos ductos nasolacrimais, aumento nas cáries, estomatite e candidíase.[16] Recentemente foi sugerido que a amifostina seria uma opção válida para evitar esses efeitos radioativos.[117] Recomenda-se também massagem glandular, agentes sialogogos, boa higiene oral e hidratação adequada.[117] Outro estudo recente sugere que o uso de balas de limão deve ser evitado nas primeiras 24 h após o uso do ^{131}I, mas que elas podem diminuir a incidência de sialoadenite, disfunções do paladar e xerostomia se usadas nos 5 dias consecutivos (excetuando as primeiras 24 h) ao ^{131}I.[119] Agentes colinérgicos podem ser úteis na prevenção ao dano às glândulas salivares e, eventualmente, nas complicações crônicas como xerostomia e cáries dentárias.[16,118]

EFEITOS CRÔNICOS

Os efeitos crônicos relacionados ao uso do ^{131}I no tratamento do CDT são difíceis de avaliar, considerando que o número de pacientes com CDT tratados em cada centro é muito variável.[16] Avaliações em longo prazo demonstram um risco pequeno de malignidades secundárias (osso, partes moles, câncer colorretal, tumores salivares e leucemia), aparentemente dose-relacionadas.[120] Mulheres de raça branca com câncer de tiróide parecem ter risco maior de câncer de mama, principalmente na pré-menopausa.[121] Como o câncer de mama e de tiróide são muito frequentes em mulheres, não se pode excluir a possibilidade de algum viés de triagem ou outros fatores.[16] Doses elevadas de ^{131}I podem levar a alterações, normalmente transitórias, na contagem de hemácias e leucócitos.[121]

Amenorréia transitória ou irregularidades menstruais são frequentes em mulheres após dose terapêutica de ^{131}I.[16] No entanto, o risco de dano permanente aos ovários ou anormalidades congênitas no feto são iguais ao da população geral.[122] Mulheres que receberam dose terapêutica de ^{131}I devem evitar a gravidez nos 6 a 12 meses seguintes.[123] Em adultos jovens com câncer diferenciado de tiróide tratados com ^{131}I, tem-se observado oligospermia transitória,[124] embora usualmente não apresentem alterações permanentes ao epitélio germinativo nem risco de infertilidade.[125] Doses cumulativas de ^{131}I, entre 500 e 800 mCi, podem acompanhar-se de azoospermia.[126] Nesses casos, aconselha-se o armazenamento de esperma em banco apropriado.[16]

SEGUIMENTO DO CDT

Existem vários protocolos para o acompanhamento dos pacientes com CDT submetidos à cirurgia e posterior ablação actínica do tecido tiroidiano remanescente. Esse tópico está detalhado no Cap. 22, *Seguimento do Carcinoma Diferenciado de Tiróide*.

TRATAMENTO DE METÁSTASES

Metástases Locorregionais

Recorrências locais ou regionais são aproximadamente duas vezes mais freqüentes que as metástases a distância, acometendo 5 a 20% dos pacientes com CDT.[3,4,108] A combinação da ultra-sonografia (US) cervical e da Tg sérica tem um papel central na detecção da persistência ou recorrência cervical.[17] Um outro instrumento útil é submeter o linfonodo suspeito à PAAF, com dosagem da Tg no aspirado, além da citologia tradicional. Níveis elevados de Tg no aspirado ou citologia positiva confirmam o diagnóstico de metástase, com sensibilidade de até 100%.[16,127]

O tratamento mais indicado para metástases locorregionais é a excisão cirúrgica, especialmente na ausência de metástases a distância; de fato, cerca de 30–50% dos pacientes ficam curados em curto prazo.[16,108] A maioria dos cirurgiões recomenda a exploração ipsilateral completa do compartimento envolvido com persistência/recorrência do câncer, poupando as estruturas vitais.[3] Essa recomendação baseia-se no fato de que as metástases linfonodais são comumente mais extensas do que o sugerido pelas imagens.[16] No caso de tumores que invadem o trato aéreo e/ou digestivo superior, está indicada uma cirurgia agressiva para retirada mais completa possível da lesão, sendo ocasionalmente necessário realizar ressecção traqueal com anastomose ou esofagofaringectomia.[128] A cirurgia deve ser feita em combinação com radioiodoterapia ou radioterapia externa, se a lesão não captar o ^{131}I.[16]

Metástases Pulmonares

Representam as metástases a distância mais freqüentes em pacientes com CDT. No caso de micrometástases nodulares ^{131}I-captantes, o tratamento consiste em doses empíricas de 100 a 150 mCi de ^{131}I após suspensão do L-T$_4$. A dose terapêutica deve ser repetida a cada 6 a 12 meses durante 2 anos, e depois anualmente, desde que as lesões continuem captando o ^{131}I.[16,129,130] Nessas condições, as remissões costumam ocorrer com doses cumulativas de 600 mCi ou menos. Doses superiores a 600 mCi e evidências de baixa captação de ^{131}I são fatores que devem ser questionados na avaliação dos benefícios da radioiodoterapia.[16,129,130] Foi aventado que o uso do lítio poderia ser útil devido a aumento da retenção do ^{131}I nas lesões metastáticas.[16] No entanto, essa vantagem não foi confirmada em estudo recente.[131] Habitualmente, as metástases pulmonares progridem lentamente e os pacientes podem ser seguidos com dosagem da sTg e tomografias computadorizadas, sendo mantidos sob supressão do TSH.[130] Pneumonite actínica e fibrose são complicações muito raras da radioiodoterapia.[130]

Os pacientes com macrometástases nodulares que sejam iodocaptantes devem ser tratados de forma semelhante (doses empíricas de 100 a 300 mCi de ^{131}I). Entretanto, uma vez que essas lesões freqüentemente não captam o ^{131}I, alternativas terapêuticas adicionais devem ser consideradas, tais como, exérese da(s) metástase(s), radioterapia externa paliativa para lesões intratorácicas sintomáticas e drenagem pleural ou pericárdica em derrames sintomáticos, ou tentativa de rediferenciação do tumor.[16,130]

Em indivíduos com Tg elevada ou com tendência de elevação, nos quais a PCI e outros métodos de imagem falharam em localizar eventuais metástases, o uso empírico de doses de ^{131}I entre 100 e 150 mCi pode identificar e tratar focos metastáticos previamente nãodetectáveis em aproximadamente 50% dos casos.[132,133] Em metástases não-iodo-captantes, mesmo com uso de doses terapêuticas empíricas, a utilização do PET-FDG ou de sestamibi está indicada na tentativa de localização da lesão.[134] O estímulo com TSH endógeno ou rhTSH pode aumentar sensibilidade e especificidade do PET-FDG.[135] Tais pacientes não se beneficiam de radioiodoterapia, e doses adicionais devem ser evitadas.[136] Em uma grande percentagem de pacientes com micrometástases pulmonares, a evolução da doença é muito lenta, em regra sem alterações à TC.[129] Esses pacientes podem ser mantidos sob observação, com TSH suprimido (< 0,1 mU/L). Finalmente, quimioterapia tradicional não tem sido útil no manuseio de lesões não ^{131}I-captantes e não-acessíveis cirurgicamente.[16,137]

Metástases Ósseas

Podem ser a manifestação inicial do CDT e, não raramente, podem resultar em fraturas patológicas que, se localizadas em vértebras, podem levar a quadros neurológicos graves, com dor incapacitante ou paraplegia. Habitualmente respondem mal à radioiodoterapia e devem ser tratadas cirurgicamente, sempre que possível. O tratamento da lesão óssea iodo-captante, ressecável cirurgicamente ou não, deve incluir o emprego de doses empíricas de ^{131}I entre 150 e 300 mCi, que melhoram a qualidade e sobrevida do paciente.[16] Nos casos de lesões localizadas em regiões mais críticas, perto de estruturas nervosas, o edema decorrente da captação do ^{131}I pode produzir compressão nervosa com dor ou incapacidade funcional importante.[88,89] Nesses casos, o uso concomitante de glicocorticóides está recomendado. Radioterapia externa deve ser considerada para lesões não-iodo-captantes que não possam ser ressecadas cirurgicamente e lesões metastáticas dolorosas.[138,139] Outros procedimentos locais, como embolização intra-arterial, infusões periódicas de pamidronato ou zoledronato ou injeções de cimento, podem ser úteis.[16,140,141]

Metástases Cerebrais

Ainda que raras, também podem ser a manifestação inicial do CDT ou sua primeira metástase.[142] Predominam em pacientes idosos com doença avançada. Exames de imagem como TC sem contraste ou, preferencialmente, ressonância magnética de crânio com gadolínio, costumam revelar de forma clara a localização e a extensão da lesão. No entanto, uma biópsia muitas vezes se faz necessária para confirmação do diagnóstico.[143] O tratamento das metástases cerebrais deve ser cirúrgico, visando a ressecção completa da metástase, a qual se acompanha de uma maior sobrevida do paciente. Quando isto não for possível, como as lesões usualmente não captam bem ^{131}I, o tratamento deve incluir a radioterapia externa.[16,142–144]

NOVAS DROGAS PARA O TRATAMENTO DO CA DE TIRÓIDE

Aproximadamente 10 a 15% dos pacientes com CDT apresentam uma doença de caráter mais agressivo, com metástases a distância e sobrevida diminuída.[16] Para esses casos, outros protocolos de tratamento devem ser buscados. O melhor conhecimento da patogênese molecular das neoplasias tiroidianas permitiu o desenvolvimento de drogas com a capacidade de bloquear sítios específicos da sinalização celular.[16] Entre essas novas classes de fármacos estão incluídos: (a) inibidores da tirosinaquinase,[182–184] RAS[148] e BRAF;[149] (b) inibidores da angiogênese, como os inibidores do fator de crescimento vascular endotelial – VEGF;[146] (c) moduladores do crescimento e da apoptose, como ativadores do PPAR, inibidores da ciclooxigenase-2, retinóides[150–152] e moduladores da resposta imunológica e a terapêutica gênica.[153]

QUADRO 21.8

Estratificação do Risco Pós-operatório dos Pacientes com Carcinoma Diferenciado da Tiróide Baseada na Ressecção Tumoral e nas Características do Tumor Definidas pela Classificação do TNM

Risco/Fator Prognóstico	T	N	M	Ressecção tumoral
Muito baixo risco	T1a ou T1b, único	N0	M0	Completa
Baixo risco	T1 multifocal ou T2	N0	M0	Completa
Alto risco	T3 ou T4	N1	M1	Incompleta

Adaptado da Ref. 16.

BIBLIOGRAFIA

1. Grodski S, Delbridge L. An update on papillary microcarcinoma. *Curr Opin Oncol*, 2009; *21*:1-4.
2. Nikiforova MN, Nikiforov YE. Molecular genetics of thyroid cancer: implications for diagnosis, treatment and prognosis. *Expert Rev Mol Diagn*, 2008; *8*:83-95.
3. Witt RL. Initial surgical management of thyroid cancer. *Surg Oncol Clin N Am*, 2008; *17*:71-91.
4. Maciel RMB. Carcinoma diferenciado da tiróide (papilífero e folicular): diagnóstico e conduta. *Arq Brasil Endocrinol Metab*, 1998; *42*:299-305.
5. Hundahl AS, Fleming ID, Fremgen AM, Menck HR. A National Cancer Database report on 53,856 cases of thyroid carcinoma treated in the U.S. 1985-1995. *Cancer*, 1998; *83*:2638-48.
6. Komorowski RA, Hanson GA. Occult thyroid pathology in the young adult: An autopsy study of 138 patients without clinical thyroid disease. *Hum Pathol*, 1988; *19*:689-96.
7. Harach HR, Franssila KO, Wasenius VM. Occult papillary carcinoma of the thyroid. A "normal" finding in Finland. A systematic autopsy study. *Cancer*, 1985; *56*:531-8.
8. Sugino K, Ito K Jr, Ozaki O, et al. Papillary microcarcinoma of the thyroid. *J Endocrinol Invest*, 1998; *21*:445-8.
9. Pelizzo MR, Bernante P, Toniato A, Fascina A. Frequency of thyroid carcinoma in a recent series of 539 consecutive thyroidectomies for multinodular goiter. *Tumori*, 1997; *83*:653-5.
10. Kasuga Y, Sugenoya A, Kobayashi S, et al. The outcome of patients with thyroid carcinoma and Graves' disease. *Surg Today*, 1993; *23*:9-12.
11. Bisi H, Fernandes VS, de Camargo RY, et al. The prevalence of unsuspected thyroid pathology in 300 sequential autopsy with special reference to the incidental carcinoma. *Cancer*, 1989; *64*:1888-93.
12. Tunbridge WMB, Evered DC, Hall R, et al. The spectrum of thyroid disease in a community: the Wihckham study. *Clin Endocrinol* (Oxf), 1977; *7*:481-93.
13. Ross DS. Nonpalpable thyroid nodules – Managing an epidemic. *J Clin Endocrinol Metab*, 2002; *87*:1938-40.
14. Castro MR, Gharib H. Thyroid nodules and cancer. When to wait and watch, when to refer. *Postgrad Med*, 2000; *107*:113-24.

15. Hegedus L. Thyroid ultrasound. *Endocrinol Metab Clin North Am*, 2001; *30*:339-60.
16. Maia AL, Ward LS, Carvalho GA, et al. Thyroid nodules and differentiated thyroid cancer: Brazilian consensus. *Arq Bras Endocrinol Metabol*, 2007; *51*:867-93.
17. Pacini F, Schlumberger M, Dralle H, et al. European consensus for the management of patients with differentiated thyroid carcinoma of the follicular epithelium. *Eur J Endocrinol,* 2006; *154*:787-803.
18. British Thyroid Association. Guidelines for the management of differentiated thyroid cancer in adults. www.british-thyroid-association.org
19. Wartofsky L. *Thyroid cancer: a comprehensive guide to clinical management*. Totowa, NJ, USA: Humana Press, 1999.
20. Pacini F, Pinchera A, Elisei R. *Tumori della Tiroide*. Milano, Italia: Mediserve, 2003.
21. Hedinger C, Williams ED, Sobin LH. The WHO histological classification of thyroid tumors: a commentary on the second edition. *Cancer*, 1989; *63*:908-10.
22. Aghini-Lombardi F, Antonangeli L, Martino E, et al. The spectrum of thyroid disorders in an iodine deficient community: the Pescopagano survey. *J Clin Endocrinol Metabol*, 1999; *84*:561-6.
23. Boyages, SC. Iodine deficiency disorders. *J Clin Endocrinol Metab*, 1993; *77*:587-91.
24. Rogeski MT, Gharib H. Nodular thyroid disease: evaluation and management. *N Engl J Med*, 1985; *313*:428-36.
25. Maciel RMB. Câncer da tiróide. *In*: Wajchenberg BL (ed). *Tratado de Endocrinologia*. São Paulo: Editora Roca, 1992:404-27.
26. Larsen PR, Davis TF, Hay ID. The thyroid gland. *In*: Wilson JD, et al. (eds). *Williams Textbook of Endocrinology*. 9th ed. Philadelphia: WB Saunders, 1998:389-515.
27. Mazzaferri EL. An overview of the management of papillary and follicular thyroid carcinoma. *Thyroid*, 1999; *9*:421-7.
28. De Groot LJ, Kaplan EL, McCormick M, Strauss FH. Natural history, treatment, and course of papillary thyroid carcinoma. *J Clin Endocrinol Metab*, 1990; *71*:414-24.
29. Hay ID, Bergstralh, Goellner JR, et al. Predicting outcome in papillary thyroid carcinoma: development of a reliable prognostic scoring system in a cohort of 1779 patients surgically treated at one institution during 1940 through 1989. *Surgery*, 1993; *114*:1050-8.
30. Mazzaferri EL, Jhiang SM. Long-term impact of initial surgical and medical therapy on papillary and follicular thyroid cancer. *Am J Med*, 1994; *97*:418-28.
31. Maciel RMB. Câncer da tiróide. *In*: Borges DR, Rothschild (eds). Atualização Terapêutica. 20.ª ed. São Paulo: Artes Médicas, 2003:366-7.
32. De Groot LJ, Kaplan EL, Shukla MS, et al. Morbidity and mortality in follicular thyroid cancer. *J Clin Endocrinol Metab*, 1995; *80*:2946-53.
33. Moura E, Campos R, Vilar L, et al. Carcinoma folicular da tiróide com menos de 1 cm – diagnóstico com metástase a distância. *Arq Brasil Endocrinol Metab*, 1996; *40* (supl 2):S143.
34. Alwaheeb S, Ghazarian D, Boerner SL, Asa SL. Cutaneous manifestations of thyroid cancer: a report of four cases and review of the literature. *J Clin Pathol*, 2004; *57*(4):435-8.
35. Vilar L, Moura E, Campos R, et al. Manifestação não-usual de carcinoma folicular de tiróide. *Arq Brasil Endocrinol Metab*, 2003; *47*(supl 1):S351.
36. Shah DH, Samuel AM. Metastasis to the liver in well-differentiated carcinoma of the thyroid. *Thyroid*, 1996; *6*:607-11.
37. Paparel P, Tatou E, Krause D, et al. Adrenal metastasis from follicular thyroid carcinoma with intra-cardiac thrombus. *Prog Urol*, 2004; *14*:203-4.
38. Ruggiero FP, Frauenhoffer EE, Stack BC. Papillary thyroid cancer with an initial presentation of abdominal and flank pain. *Am J Otolaryngol*, 2005; *26*:142-5.
39. Simon N, Quyyumi SA, Rothman JG. Follicular thyroid cancer presenting as a sellar mass: case report and review of the literature. *Endocr Pract*, 2004; *10*:62-6.
40. Gonzalez Valverde FM, Gomez Ramos MJ, et al. Pericardial tamponade as initial presentation of papillary thyroid carcinoma. *Eur J Surg Oncol*, 2005; *31*:205-7.
41. Salvatori M, Saletnich I, Rufini V, et al. Severe thyrotoxicosis due to functioning pulmonary metastases of well-differentiated thyroid cancer. *J Nucl Med*, 1998; *39*:1202-7.
42. Ikejiri K, Furuyama M, Muranaka T, et al. Carcinoma of the thyroid manifested as hyperthyroidism caused by functional bone metastasis. *Clin Nucl Med*, 1997; *22*:227-30.
43. Guglielmi R, Pacella CM, Dottorini ME, et al. Severe thyrotoxicosis due to hyperfunctioning liver metastasis from follicular carcinoma: treatment with (131)I and interstitial laser ablation. *Thyroid*, 1999; *9*:173-7.
44. Yunta PJ, Ponce JL, Prieto M, et al. Solitary adrenal gland metastasis of a follicular thyroid carcinoma presenting with hyperthyroidism. *Ann Endocrinol* (Paris), 2001; *62*:226-9.
45. Schneider PW, Meier DA, Balon H. A clear cell variant of follicular carcinoma presenting as an autonomously functioning thyroid nodule. *Thyroid*, 2000; *10*:269-73.
46. Bhansali A, Jain V, Rajwanshi A, et al. Follicular carcinoma in a functioning struma ovarii. *Postgrad Med J*, 1999; *75*:617-8.
47. Boutross-Tadross O, Saleh R, Asa SL. Follicular variant papillary thyroid carcinoma arising in struma ovarii. *Endocr Pathol*, 2007; *18*:182-6.
48. Roman S, Mehta P, Sosa JA. Medullary thyroid cancer: early detection and novel treatments. *Curr Opin Oncol*, 2009; *21*:5-10.
49. Leboulleux S, Baudin E, Travagli JP, Schlumberger M. Medullary thyroid carcinoma. *Clin Endocrinol* (Oxf), 2004; *61*:299-310.
50. Ball DW. Medullary thyroid cancer: monitoring and therapy. *Endocrinol Metab Clin North Am*, 2007; *36*:823-37.
51. Schlumberger M, Carlomagno F, Baudin E, et al. New therapeutic approaches to treat medullary thyroid carcinoma. *Nat Clin Pract Endocrinol Metab*, 2008; *4*:22-32.
52. Quayle FJ, Moley JF. Medullary thyroid carcinoma: including MEN 2A and MEN 2B syndromes. *Surg Oncol*, 2005; *89*:122-9.
53. Yanardag H, Tetikkurt C, Tetikkurt S. Synchronous lung and liver metastases from medullary thyroid carcinoma. *Can Respir J*, 2003; *10*:39-41.
54. Redleaf MI, Bauman NM, Robinson RA, Gantz BJ. Medullary carcinoma of the thyroid metastatic to the temporal bone. *J Laryngol Otol*, 1995; *109*:1200-3.
55. Pitale SU, Melian E, Thomas C, et al. Brain metastases from medullary thyroid carcinoma in a patient with multiple endocrine neoplasia type 2A. *Thyroid*, 1999; *9*:1123-5.
56. Jee MS, Chung YI, Lee MW, et al. Cutaneous metastasis from medullary carcinoma of thyroid gland. *Clin Exp Dermatol,* 2003; *28*:670-1.
57. Maroto P, Bellet M, Cruz F, et al. A woman with a unilateral adrenal mass. The adrenal metastasis of a medullary carcinoma of the thyroid. *Rev Clin Esp*, 1995; *195*:847-8.
58. Kiely N, Williams N, Wilson G, Williams RJ. Medullary carcinoma of the thyroid metastatic to breast. *Postgrad Med J*, 1995; *71*:744-36.
59. Álvares da Silva AM, Maciel RMB, Dias da Silva MR, et al. A novel germ-line point mutation in RET exon 8 (Gly(533)Cys) in a large kindred with familial medullary thyroid carcinoma. *J Clin Endocrinol Metab*, 2003; *88*:5438-43.
60. Puñales MK, Graf H, Gross JL, Maia AL. RET codon 634 mutations in multiple endocrine neoplasia type 2: variable clinical features and clinical outcome. *J Clin Endocrinol Metab*, 2003; *88*:2644-9.
61. Pacini F, Elisei R, Romei C, Pinchera A. RET proto-oncogene mutations in thyroid carcinomas: Clinical relevance. *J Endocrinol Invest*, 2000; *23*:328-38.
62. Pudney D, Lau H, Ruether JD, Falck V. Clinical experience of the

multimodality management of anaplastic thyroid cancer and literature review. *Thyroid*, 2007; *17*:1243-50.
63. Venkatesh YS, Ordonez, NG, *et al*. Anaplastic carcinoma of the thyroid: a clinicopathological study of 121 cases. *Cancer*, 1990; *66*:321-30.
64. Santos L, Loo C, Chandraratnam E, Gune S. Anaplastic carcinoma dedifferentiation of solid variant of papillary thyroid carcinoma. *Pathology*, 2004; *36*:196-211.
65. Kihara M, Miyauchi A, Yamauchi A, Yokomise H. Prognostic factors of anaplastic thyroid carcinoma. *Surg Today*, 2004; *34*:394-8.
66. Golbert MM, Tombini G, Silva LLM, Barra MB. Alta sobrevida em carcinoma anaplásico de tireóide. *Arq Brasil Endocrinol Metab*, 2004; *48* (suppl 1):S509.
67. Iwai H, Ohno Y, Aoki N. Anaplastic thyroid carcinoma with humoral hypercalcemia of malignancy (HHM): an autopsy case report. *Endocr J*, 2004; *51*:303-10.
68. Widder S, Pasieka JL. Primary thyroid lymphomas. *Curr Treat Options Oncol*, 2004; *5*:307-13.
69. Doris R, Jekel JF, Cooper AL. Thyroid lymphoma. *Cancer*, 1994; *73*:200-6.
70. Mirallie E, Rigaud J, Mathonnet M, *et al*. Management and prognosis of metastases to the thyroid gland. *Am Coll Surg*, 2005; *200*:203-7.
71. Giuffrida D, Ferrau F, Pappalardo A, *et al*. Metastasis to the thyroid gland: a case report and review of the literature. *J Endocrinol Invest*, 2003; *26*:560-3.
72. Wood K, Vini L, Harmer C. Metastases to the thyroid gland: the Royal Marsden experience. *Eur J Surg Oncol*, 2004; *30*:583-8.
73. Azar AR, Weynand B, Daumerie C, Coche E. Metastatic liposarcoma of the thyroid gland. *Br J Radiol*, 2003; *76*:750-2.
74. Poon D, Toh HC, Sim CS. Two case reports of metastases from colon carcinoma to the thyroid. *Ann Acad Med Singapore*, 2004; *33*:100-2.
75. Hacker U, Lenz G, Brehm G, *et al*. Metastasis of a rectal adenocarcinoma to the thyroid gland: diagnostic and therapeutic implications. *Anticancer Res*, 2003; *23*:4973-6.
76. Koo HL, Jang J, Hong SJ, *et al*. Renal cell carcinoma metastatic to follicular adenoma of the thyroid gland. A case report. *Acta Cytol*, 2004; *48*:64-8.
77. Masuda T, Fukuya T, Ono M, *et al*. Thyroid metastasis from hepatocellular carcinoma as an initial presentation: a case report. *Radiat Med*, 2001; *19*:43-6.
78. Chen H, Nicol TL, Udelsman R. Clinically significant, isolated metastatic disease to the thyroid gland. *World J Surg*, 1999; *23*:177-80; discussion on 181.
79. Haraguchi S, Hioki M, Yamashita K, *et al*. Metastasis to the thyroid from lung adenocarcinoma mimicking thyroid carcinoma. *Jpn J Thorac Cardiovasc Surg*, 2004; *52*:353-6.
80. Cherk MH, Moore M, Serpell J, *et al*. Metastatic colorectal cancer to a primary thyroid cancer. *World J Surg Oncol*, 2008; *6*:122.
81. Ward LS, Carneiro MCO, Toledo AJO, Maciel RMB. A citologia do material obtido por punção aspirativa da tiróide como método único indicativo de cirurgia: análise de custo-benefício. *Arq Brasil Endocrinol Metab*, 1993; *37*:18-22.
82. Gharib H. Changing concepts in the diagnosis and management of thyroid nodules. *Endocrinol Metab Clin North Am*, 1997; *26*:777-800.
83. Alves MLD, Maciel RMB, Valeri FV, *et al*. Valor preditivo do exame clínico, cintilografia, ultra-sonogrrafia, citologia aspirativa e tiroglobulina sérica no nódulo tiroidiano único atóxico: estudo prospectivo de 110 pacientes tratados cirurgicamente. *Arq Bras Endocrinol Metab*, 2002; *46*:648-53.
84. Elisei R, Bottici V, Luchetti F, *et al*. Impact of routine measurement of serum calcitonin on the diagnosis and outcome of medullary thyroid cancer: experience in 10,864 patients with nodular thyroid disorders. *J Clin Endocrinol Metab*, 2004; *89*:163-8.
85. Pellegriti G, Leboulleux S, Baudin E, *et al*. Long-term outcome of medullary thyroid carcinoma in patients with normal postoperative medical imaging. *Br J Cancer*, 2003; *88*:1537-42.

86. Samaan NA, Schultz PN, Hickey RC, *et al*. The results of various modalities of treatment of well differentiated thyroid carcinoma: a retrospective review of 1599 patients. *J Clin Endocrinol Metab*, 1992; *75*:714-20.
87. DeGroot LJ. Long-term impact of initial and surgical therapy on papillary and follicular thyroid cancer. *Am J Med*, 1994; *97*:499-500.
88. Cooper DS, Doherty GM, Haugen BR, *et al*.; The American Thyroid Association Guidelines Taskforce. Management guidelines for patients with thyroid nodules and differentiated thyroid cancer. *Thyroid*, 2006; *16*:109-42.
89. Pacini F, Schlumberger M, Dralle H, *et al*. European consensus for the management of patients with differentiated thyroid carcinoma of the follicular epithelium. *Eur J Endocrinol*, 2006; *154*:787-803.
90. Mazzaferri EL. Managing small thyroid cancers. *JAMA*, 2006; *295*:2179-82.
91. Ward LS, Marrone M, Camargo RY, *et al*. Low-risk differentiated thyroid carcinoma — literature review and management guidelines. *Arq Bras Endocrinol Metab*, 2006; *50*:550-7.
92. Cohen MS, Moley JF. Surgical treatment of medullary thyroid carcinoma. *J Intern Med*, 2003; *253*:616-26.
93. Simon D, Korber C, Krausch M, *et al*. Clinical impact of retinoids in redifferentiation therapy of advanced thyroid cancer: final results of a pilot study. *Eur J Nucl Med Mol Imaging*, 2002; *29*:775-82.
94. Gruning T, Tiepolt C, Zophel K, *et al*. Retinoic acid for redifferentiation of thyroid cancer – does it hold its promise? *Eur J Endocrinol*, 2003; *148*:395-402.
95. Park JW, Zarnegar R, Kanauchi H, Wong MG. Troglitazone, the peroxisome proliferator-activated receptor-gamma agonist, induces antiproliferation and redifferentiation in human thyroid cancer cell lines. *Thyroid*, 2005; *15*:222-31.
96. Kebebew E, Peng M, Reiff E, *et al*. A phase II trial of rosiglitazone in patients with thyroglobulin-positive and radioiodine-negative differentiated thyroid cancer. *Surgery*, 2006; *140*:960-6; discussion 966-7.
97. Elias AN, Lizotte P. Enhanced radioiodine uptake in a patient with poorly differentiated papillary thyroid cancer after treatment with rosiglitazone. *Clin Nucl Med*, 2006; *31*:517-9.
98. Mazzaferri EL, Kloos RT. Clinical review 128: Current approaches to primary therapy for papillary and follicular thyroid cancer. *J Clin Endocrinol Metab*, 2001; *86*:1447-63.
99. Schlumberger MJ. Papillary and follicular thyroid carcinoma. *N Engl J Med*, 1998; *338*:297-306.
100. Hay ID, Grant CS, van Heerden JA, *et al*. Papillary thyroid microcarcinoma: a study of 535 cases observed in a 50-year period. *Surgery*, 1992; *112*:1139-46; discussion 46-7.
101. Hay ID, Thompson GB, Grant CS, *et al*. Papillary thyroid carcinoma managed at the Mayo Clinic during six decades (1940–1999): temporal trends in initial therapy and long-term outcome in 2,444 consecutively treated patients. *World J Surg*, 2002; *26*:879-85.
102. Sawka AM, Thephamongkhol K, Brouwers M, *et al*. Clinical review 170: A systematic review and meta-analysis of the effectiveness of radioactive iodine remnant ablation for well-differentiated thyroid cancer. *J Clin Endocrinol Metab*, 2004; *89*:3668-76.
103. Souza Rosário PW, Barroso AL, Rezende LL, *et al*. Post I-131 therapy scanning in patients with thyroid carcinoma metastases: an unnecessary cost or a relevant contribution? *Clin Nucl Med*, 2004; *29*:795-8.
104. Bal CS, Kumar A, Pant GS. Radioiodine dose for remnant ablation in differentiated thyroid carcinoma: a randomized clinical trial in 509 patients. *J Clin Endocrinol Metab*, 2004; *89*:1666-73.
105. Rosário PW, Reis JS, Barroso AL, *et al*. Efficacy of low and high 131I doses for thyroid remnant ablation in patients with differentiated thyroid carcinoma based on post-operative cervical uptake. *Nucl Med Commun*, 2004; *25*:1077-81.
106. Hackshaw A, Harmer C, Mallick U, *et al*. 131I activity for remnant ablation in patients with differentiated thyroid cancer: a systematic review. *J Clin Endocrinol Metab*, 2007; *92*:28-38.

107. Barbaro D, Boni G, Meucci G, et al. Recombinant human thyroid-stimulating hormone is effective for radioiodine ablation of post-surgical thyroid remnants. Nucl Med Commun, 2006; 27:627-32.
108. Pacini F, Ladenson PW, Schlumberger M, et al. Radioiodine ablation of thyroid remnants after preparation with recombinant human thyrotropin in differentiated thyroid carcinoma: results of an international, randomized, controlled study. J Clin Endocrinol Metab, 2006; 91:926-32.
109. Haugen BR, Pacini F, Reiners C, et al. A comparison of recombinant human thyrotropin and thyroid hormone withdrawal for the detection of thyroid remnant or cancer. J Clin Endocrinol Metab, 1999; 84:3877-85.
110. Graf H, Paz-Filho G. Recombinant human TSH use in differentiated thyroid cancer. Arq Bras Endocrinol Metabol, 2007; 51:806-12.
111. Morris LF, Wilder MS, Waxman AD, Braunstein GD. Reevaluation of the impact of a stringent low-iodine diet on ablation rates in radioiodine treatment of thyroid carcinoma. Thyroid, 2001; 11:749-55.
112. de Rosário PW, Guimarães VC, Maia FF, et al. Thyroglobulin before ablation and correlation with posttreatment scanning. Laryngoscope, 2005; 115:264-7.
113. Valadão MM, Rosário PW, Borges MA, et al. Positive predictive value of detectable stimulated Tg during the first year after therapy of thyroid cancer and the value of comparison with Tg-ablation and Tg measured after 24 months. Thyroid, 2006; 16:1145-9.
114. Nordén MM, Larsson F, Tedelind S, et al. Down-regulation of the sodium/iodide symporter explains 131I-induced thyroid stunning. Cancer Res, 2007; 67:7512-7.
115. Sisson JC, Avram AM, Lawson SA, et al. The so-called stunning of thyroid tissue. J Nucl Med, 2006; 47:1406-12.
116. Cailleux AF, Baudin E, Travagli JP, et al. Is diagnostic iodine-131 scanning useful after total thyroid ablation for differentiated thyroid cancer? J Clin Endocrinol Metab, 2000; 85:175-8.
117. Dohan O, De la Vieja A, Paroder V, et al. The sodium/iodide symporter (NIS): characterization, regulation, and medical significance. Endocr Rev, 2003; 24:48-77.
118. Mandel SJ, Mandel L. Radioactive iodine and the salivary glands. Thyroid, 2003; 13:265-71.
119. Nakada K, Ishibashi T, Takei T, et al. Does lemon candy decrease salivary gland damage after radioiodine therapy for thyroid cancer? J Nucl Med, 2005; 46:261-6.
120. Rubino C, de Vathaire F, Dottorini ME, et al. Second primary malignancies in thyroid cancer patients. Br J Cancer, 2003; 89:1638-44.
121. Chen AY, Levy L, Goepfert H, et al. The development of breast carcinoma in women with thyroid carcinoma. Cancer, 2001; 92:225-31.
122. Vini L, Hyer S, Al-Saadi A, et al. Prognosis for fertility and ovarian function after treatment with radioiodine for thyroid cancer. Postgrad Med J, 2002; 78:92-3.
123. Schlumberger M, De Vathaire F, Ceccarelli C, et al. Exposure to radioactive iodine-131 for scintigraphy or therapy does not preclude pregnancy in thyroid cancer patients. J Nucl Med, 1996; 37:606-12.
124. Hyer S, Vini L, O'Connell M, et al. Testicular dose and fertility in men following 131I therapy for thyroid cancer. Clin Endocrinol (Oxf), 2002; 56:755-8.
125. Pacini F, Gasperi M, Fugazzola L, et al. Testicular function in patients with differentiated thyroid carcinoma treated with radioiodine. J Nucl Med, 1994; 35:1418-22.
126. Rosário PW, Barroso AL, Rezende LL, et al. Testicular function after radioiodine therapy in patients with thyroid cancer. Thyroid, 2006; 16:667-70.
127. Sigstad E, Heilo A, Paus E, et al. The usefulness of detecting thyroglobulin in fine-needle aspirates from patients with neck lesions using a sensitive thyroglobulin assay. Diagn Cytopathol, 2007; 35:761-7.
128. McCaffrey JC. Aerodigestive tract invasion by well-differentiated thyroid carcinoma: diagnosis, management, prognosis, and biology. Laryngoscope, 2006; 116:1-11.
129. Schlumberger M, Pacini F. Local and regional recurrences. In: Thyroid Tumors. 2nd ed. 2003.
130. Ronga G, Filesi M, Montesano T, et al. Lung metastases from differentiated thyroid carcinoma. A 40 years experience. Q J Nucl Med Mol Imaging, 2004; 48:12-9.
131. Liu YY, van der Pluijm G, Karperien M, et al. Lithium as adjuvant to radioiodine therapy in differentiated thyroid carcinoma: clinical and in vitro studies. Clin Endocrinol (Oxf), 2006; 64:617-24.
132. Pacini F, Agate L, Elisei R, et al. Outcome of differentiated thyroid cancer with detectable serum Tg and negative diagnostic 131I whole body scan: comparison of patients treated with high 131I activities versus untreated patients. J Clin Endocrinol Metab, 2001; 86:4092-7.
133. Pineda JD, Lee T, Ain K, et al. 131I therapy for thyroid cancer patients with elevated thyroglobulin and negative diagnostic scan. J Clin Endocrinol Metab, 1995; 80:1488-92.
134. Helal BO, Merlet P, Toubert ME, et al. Clinical impact of 18F-FDG PET in thyroid carcinoma patients with elevated thyroglobulin levels and negative 131I scanning results after therapy. J Nucl Med, 2001; 42:1464-9.
135. Chin BB, Patel P, Cohade C, et al. Recombinant human thyrotropin stimulation of fluoro-D-glucose positron emission tomography uptake in well-differentiated thyroid carcinoma. J Clin Endocrinol Metab, 2004; 89:91-5.
136. Wang W, Larson SM, Tuttle RM, et al. Resistance of [18f]-fluorodeoxyglucose-avid metastatic thyroid cancer lesions to treatment with high-dose radioactive iodine. Thyroid, 2001; 11:1169-75.
137. Sarlis NJ. Metastatic thyroid cancer unresponsive to conventional therapies: novel management approaches through translational clinical research. Curr Drug Targets Immune Endocr Metabol Disord, 2001; 1:103-15.
138. Do MY, Rhee Y, Kim DJ, et al. Clinical features of bone metastases resulting from thyroid cancer: a review of 28 patients over a 20-year period. Endocr J, 2005; 52:701-7.
139. Luster M, Lippi F, Jarzab B, et al. rhTSH-aided radioiodine ablation and treatment of differentiated thyroid carcinoma: a comprehensive review. Endocr Relat Cancer, 2005; 12:49-64.
140. Eustatia-Rutten CF, Romijn JA, Guijt MJ, et al. Outcome of palliative embolization of bone metastases in differentiated thyroid carcinoma. J Clin Endocrinol Metab, 2003; 88:3184-9.
141. Vitale G, Fonderico F, Martignetti A, et al. Pamidronate improves the quality of life and induces clinical remission of bone metastases in patients with thyroid cancer. Br J Cancer, 2001; 84:1586-90.
142. Pazaitou-Panayiotou K, Kaprara A, et al. Cerebellar metastasis as first metastasis from papillary thyroid carcinoma. Endocr J, 2005; 52:653-7.
143. McWilliams RR, Giannini C, Hay ID, et al. Management of brain metastases from thyroid carcinoma: a study of 16 pathologically confirmed cases over 25 years. Cancer, 2003; 98:356-62.
144. Chiu AC, Delpassand ES, Sherman SI. Prognosis and treatment of brain metastases in thyroid carcinoma. J Clin Endocrinol Metab, 1997; 82:3637-42.
145. Carlomagno F, Santoro M. Identification of RET kinase inhibitors as potential new treatment for sporadic and inherited thyroid cancer. J Chemother, 2004; 16(suppl 4):49-51.
146. Kim DW, Jo YS, Jung HS, et al. An orally administered multitarget tyrosine kinase inhibitor, SU11248, is a novel potent inhibitor of thyroid oncogenic RET/papillary thyroid cancer kinases. J Clin Endocrinol Metab, 2006; 91:4070-6.
147. Mologni L, Sala E, Cazzaniga S, et al. Inhibition of RET tyrosine kinase by SU5416. J Mol Endocrinol, 2006; 37:199-212.
148. Ouyang B, Knauf JA, Smith EP, et al. Inhibitors of Raf kinase acti-

vity block growth of thyroid cancer cells with RET/PTC or BRAF mutations in vitro and in vivo. *Clin Cancer Res*, 2006; *12*:1785-93.
149. Salvatore G, De Falco V, *et al*. BRAF is a therapeutic target in aggressive thyroid carcinoma. *Clin Cancer Res*, 2006; *12*:1623-9.
150. Elias AN, Lizotte P. Enhanced radioiodine uptake in a patient with poorly differentiated papillary thyroid cancer after treatment with rosiglitazone. *Clin Nucl Med*, 2006; *31*:517-9.
151. Shen WT, Wong TS, Chung WY, *et al*. Valproic acid inhibits growth, induces apoptosis, and modulates apoptosis-regulatory and differentiation gene expression in human thyroid cancer cells. *Surgery*, 2005; *138*:979-84; discussion 84-5.
152. Mrozek E, Kloos RT, Ringel MD, *et al*. Phase II study of celecoxib in metastatic differentiated thyroid carcinoma. *J Clin Endocrinol Metab*, 2006; *91*:2201-4.
153. Barzon L, Zanusso M, Colombo F, Palu G. Clinical trials of gene therapy, virotherapy, and immunotherapy for malignant gliomas. *Cancer Gene Ther*, 2006; *13*:539-54.

22 Seguimento do Carcinoma Diferenciado de Tiróide

Gilberto J. Paz-Filho, Hans Graf

INTRODUÇÃO

O carcinoma diferenciado de tiróide é a neoplasia endócrina mais comum. Dentre os carcinomas de tiróide, o carcinoma papilífero é o mais freqüente, seguido pelo carcinoma folicular. Ambos os subtipos de carcinoma são denominados carcinomas diferenciados de tiróide (CDT). Nas últimas décadas, a incidência de CDT tem aumentado progressivamente. Segundo a Sociedade Americana de Câncer, em 2000, a incidência estimada de novos casos foi de 18.400. Em 2008, dos 39.510 novos casos estimados de câncer endócrino, 37.340 foram atribuídos ao câncer de tiróide. Tal aumento significativo na incidência é atribuído ao diagnóstico cada vez mais precoce, obtido através da ultra-sonografia (US).

O câncer de tiróide também cursa com elevadas taxas de recidiva. Pelo menos 20% dos casos recidivam após o tratamento inicial.[1] Apesar das elevadas taxas de incidência e de recidiva, o câncer de tireóide apresenta baixa taxa de mortalidade. De acordo com a mesma entidade, 1.590 casos resultam em óbito.[2] A taxa de sobrevida em 5 anos tem aumentado progressivamente ao longo dos últimos 30 anos, de 93% em 1975–77, para 97% entre 1996–2003.[3] Portanto, apesar de a incidência ter dobrado nos últimos 8 anos, a mortalidade diminuiu aproximadamente 20%, fato atribuído à adoção de protocolos de seguimento mais sensíveis, baseados na ultra-sonografia de alta resolução e na dosagem de tiroglobulina (Tg).

Logo, haja vista a elevada taxa de recidiva, protocolos de seguimento sensíveis são fundamentais para o diagnóstico precoce, evitando-se assim a elevação das taxas de mortalidade.

O protocolo de seguimento do câncer de tiróide depende do tipo de tratamento realizado. O presente capítulo não tem como objetivo discutir as modalidades de tratamento do CDT, as quais já foram apresentadas em outra seção. Para o paciente com CDT de baixo risco submetido a tiroidectomia total e ablação com radioiodo, e com anticorpos antitiroglobulina (TgAb) negativos, a base do seguimento consiste na: (1) supressão do TSH; (2) realização de exames de imagem (principalmente US); e (3) dosagem da tiroglobulina. Para o paciente submetido a qualquer tipo de tiroidectomia, exceto a total, não submetido a radioablação (ART), ou com TgAb positivos, a dosagem da tiroglobulina não é útil, e o seguimento é baseado nos dados clínicos, na US e nos títulos de TgAb (caso positivos).

SEGUIMENTO DO CDT

Tiroglobulina

A Tg é é uma glicoproteína de 660 kD sintetizada exclusivamente pelas células tiroidianas normais ou neoplásicas, ainda diferenciadas.[4] Na ausência de células tiroidianas, o nível de Tg deve ser, portanto, indetectável.

O pilar do seguimento do CDT é a dosagem da Tg. Ensaios com sensibilidade funcional de 1,0 ng/mL são excelentes marcadores para o seguimento do CDT.[5] Entretanto, antes de discutir os protocolos de seguimento, é fundamental lembrar que o ensaio para dosagem da Tg deve ser padronizado de acordo com a preparação de referência internacional CRM 457, com o objetivo de minimizar a variabilidade interensaio.[6-8] Além disso, é preferível que a dosagem seqüencial da Tg de um mesmo paciente seja feita pelo mesmo laboratório, evitando-se variações clinicamente irrelevantes. O laboratório escolhido deve também ser capaz de estocar amostras de soro por um período não-inferior a 6 meses. Em caso de dúvida, isso facilita a redosagem da amostra atual e a estocada num mesmo ensaio, eliminando erros interensaios e melhorando a sensibilidade clínica do exame.[9]

A dosagem da Tg deve ser sempre acompanhada pela dosagem dos TgAb. Tal necessidade é explicada pelo fato de que os TgAb interferem no ensaio da Tg, determinando resultados falsamente elevados (radioimunoensaios) ou falsamente baixos (ensaios imunométricos). Pacientes com TgAb positivos são acompanhados com exames de imagem (US e cintilografia de corpo inteiro) e com a dosagem dos títulos de TgAb. Em pacientes com TgAb positivos, a dosagem dos títulos antes da ART e 6–12 meses após correlaciona-se com o risco de recorrência.[10] O nível de recuperação, dado freqüentemente fornecido pelos laboratórios, não é útil para o seguimento, sendo preferível a dosagem dos títulos de TgAb.

O TSH é o principal fator de interferência sobre os níveis de Tg. Sob estímulo pelo TSH, as células tiroidianas apresentam síntese e secreção aumentadas de Tg. Como o seguimento do paciente com CDT baseia-se na supressão do TSH, com o objetivo de diminiuir a taxa de recidiva, pacientes com TSH suprimido podem apresentar níveis indetectáveis de Tg, mesmo na presença de metástases.[11] Portanto, a dosagem da tiroglobulina deve levar em consideração não apenas a presença ou ausência de TgAb, mas também o nível do TSH. Baseado no preceito de que o TSH suprimido diminui a sensibilidade da Tg para a detecção de recidiva,[12] a hipótese de que o TSH iatrogenicamente elevado aumenta a sensibilidade da Tg é mais que razoável. De fato, o TSH elevado, através da interrupção do hormônio tiroidiano ou com o uso do TSH recombinante humano (rhTSH), aumenta a sensibilidade para a detecção do CDT metastático ou recidivante,[4,13] e o seguimento do paciente com CDT é baseado em tal preceito nos dias atuais.

TIROGLOBULINA NO PERÍODO PRÉ-OPERATÓRIO

Apesar de a dosagem da Tg antes da tiroidectomia não possuir valor diagnóstico, valores baixos ou indetectáveis sugerem a presença de tumor pouco ou não-diferenciado, não-produtor de Tg. Tais tumores captam pouco ou nenhum radioiodo, e possuem prognóstico menos favorável.[14] Os consensos brasileiro,[15] americano[16] e europeu,[17] que regem o manejo do CDT, não recomendam a dosagem da Tg no período pré-operatório.

TIROGLOBULINA PRÉ-RADIOABLAÇÃO

A dosagem da Tg antes da radioablação pode fornecer informação prognóstica valiosa sobre a presença de metástases.[18-25] Em um estudo recente, a dosagem de Tg em 268 pacientes com CDT de baixo risco mostrou ser complementar à dosagem de Tg estimulada por rhTSH, podendo ser usada como fator prognóstico. Em tal estudo, valores abaixo de 2 ng/mL apresentaram valor preditivo negativo para doença recorrente igual a 98,4%.[20] Em outro estudo prospectivo, o ponto de corte igual a 10 ng/mL correlacionou-se com a inexistência de metástases a distância.[26]

Apesar desses resultados, níveis negativos de Tg e de TgAb antes da radioablação não devem ser usados como únicos preditores para a ausência de recorrência. Um estudo retrospectivo mostrou que, de 94 pacientes com Tg e TgAb negativos antes da radioablação,[8] (8,5%) apresentaram doença persistente ou recorrente no seguimento.[27] Não há um valor de referência na literatura para a distribuição normal da Tg pós-operatória, fato que dificulta o uso de tal exame como fator prognóstico. O Consenso Brasileiro[15] recomenda a dosagem de Tg antes da radioablação (nível B de recomendação).

TIROGLOBULINA PÓS-RADIOABLAÇÃO

A Tg é um marcador valioso no seguimento do CDT. Entretanto, após a radioablação, os pacientes são mantidos com o TSH suprimido através do uso a levotiroxina. Tal conduta acarreta em uma acentuada diminuição da sensibilidade da Tg para a detecção de doença residual ou metastática. Sob supressão do TSH, a sensibilidade da Tg é de aproximadamente 50 a 80%, contra 90 a 100% sob TSH elevado.[1,13,28-31] Nos protocolos de seguimento do CDT, a elevação do TSH pode ser feita através da interrupção do uso da levotiroxina, levando ao hipotiroidismo endógeno, ou através do uso do rhTSH, mais recentemente.

Para o seguimento, devem ser dosados Tg e TgAb 6 meses após a radioablação, sob supressão do TSH. Além disso, US cervical (de alta resolução, preferivelmente) deve ser realizada, com o objetivo de identificar metástases locorregionais. Na primeira avaliação, a maioria dos pacientes apresenta TgAb negativos e Tg inferior ou igual a 1 ng/mL. Valores elevados de Tg sugerem doença persistente ou recidiva, e exigem investigação com imagem para localização do foco de malignidade e tratamento da doença. Pacientes livres de doença após a ART devem preencher os seguintes critérios: (1) ausência de evidência de tumor na cintilografia de corpo inteiro após a ART; (2) US cervical negativa; (3) Tg indetectável na vigência de TSH suprimido; e (4) TgAb negativos.[16,17] Tais pacientes devem ser submetidos a dosagem de Tg estimulada na seqüência.

Caso o valor da Tg pós-radioblação seja < 1 ng/mL, mantém-se a supressão com levotiroxina. Recomendam-se nova US e nova dosagem de Tg, 9 a 12 meses após a radioablação, estando o TSH elevado, seja através da interrupção da levotiroxina, seja após a administração de rhTSH). A dosagem da Tg estimulada pelo rhTSH (rhTSH-Tg) é tão sensível quanto a dosagem de Tg sob hipotiroidismo (hipo-Tg).[11-13] A vantagem maior de dosar a rhTSH-Tg é evitar as co-morbidades causadas pelo hipotiroidismo endógeno.[32,33] No protocolo de uso do rhTSH, 0,9 mg são injetados via intramuscular em 2 dias consecutivos. A Tg e os TgAb são dosados 72 h após a última injeção do rhTSH. A pesquisa de corpo inteiro (PCI) também pode ser obtida nesse momento.[34]

O ponto de corte da Tg estimulada é de 2 ng/mL. Pacientes com Tg estimulada < 2 ng/mL e com US negativa podem ser considerados livres de doença. A terapia supressiva com levotiroxina pode ser mantida, e nova dosagem de Tg estimulada é indicada após 1 ano.[15] Pacientes com Tg estimulada superior ou igual a 2 ng/mL devem ser submetidos a exames de imagem (US, tomografia ou ressonância de tórax), em busca do foco produtor de Tg.[15] Um estudo recente mostrou que, caso a rhTSH-Tg seja < 1 ng/mL (com US negativa), não há necessidade de repetir a dosagem da Tg estimulada.[35] Caso a rhTSH-Tg seja maior que 1 ng/mL, porém < 5 ng/mL (com exames de imagem negativos), tratamento com radioiodo não é necessário, sendo recomendada nova dosagem de rhTSH-Tg após 1 ano.[35] Similarmente, outro estudo também mostrou que uma segunda dosagem de rhTSH-Tg é informativa apenas para pacientes cuja primeira rhTSH-Tg foi detectável, na presença de exame de imagem negativo.[36]

Uma vez localizada a origem da Tg, cirurgia é indicada (se houver tumor ressecável), e nova dose de iodo radioativo deve ser administrada sob hipotiroidismo endógeno.[15,34] Caso os exames de imagem não localizem o tumor, pode ser indicada administração empírica de radioiodo, ou pode ser realizada tomografia com emissão de pósitrons (PET) com 2-[18F] fluoro-2-desoxi-D-glucose (FDG).[15] O PET-FDG é um exame útil para identificar tumores, pouco ou não diferenciados, que não captam radioiodo.[15] O emprego do rhTSH tem a propriedade de aumentar a sensibilidade do PET-FDG, em comparação com o hipotireoidismo endógeno.[37]

Pesquisa de Corpo Inteiro

A pesquisa de corpo inteiro (PCI) é um exame capaz de detectar células tiroidianas diferenciadas captantes de iodo, sejam elas benignas ou malignas. No seguimento, a PCI pode ser realizada antes da radioablação (PCI pré-ART), alguns dias após a administração do radioiodo (PCI pós-ART), ou no seguimento sob estímulo pelo TSH (PCI diagnóstica).[15]

A realização da PCI pré-ART é controversa. Primeiramente, existe o risco de a dose traçadora de radioiodo induzir ao atordoamento das células tiroidianas (efeito *stunning* ou atordoamento),[38] comprometendo o sucesso da radioablação. Tal risco pode ser minimizado com a administração de ^{123}I, ou de doses mais baixas de radioiodo [131]I (1 a 3 mCi). Em segundo lugar, a PCI pré-ART possui baixa sensibilidade, devido ao fato de que doses menores de radioiodo são usadas para o exame, em comparação com a PCI pós-ART.[15] Em estudo recente, foi evidenciado que a PCI pré-ART não muda a conduta do médico frente ao resultado do exame (Tuttle *et al.*, resultados ainda não publicados). Finalmente, a PCI pré-ART reflete em aumento no custo e atraso no tratamento ablativo. Portanto, a realização da

PCI pré-ART atualmente é recomendada por todos os consensos[15-17] apenas em casos específicos: a pacientes de alto risco ou àqueles em que são desconhecidos os dados anátomo-patológicos e a extensão da cirurgia a que foram submetidos.

A PCI pós-ART deve ser obtida em todos os pacientes. Tal exame apresenta boa sensibilidade para a detecção de metástases, graças à administração prévia de elevadas doses de radioiodo. A identificação de remanescentes no leito tiroidiano e de captação fisiológica em fígado, bexiga e trato gastrointestinal é bastante comum, e não deve ser confundida com a presença de metástases. Caso haja identificação de metástases, novo procedimento cirúrgico é indicado se o tumor é ressecável.

Finalmente, a PCI diagnóstica é um exame realizado juntamente com a dosagem da Tg estimulada. A PCI diagnóstica sob supressão do TSH não tem valor devido à sua baixa sensibilidade, e deve ser evitada. Portanto, a PCI diagnóstica habitualmente é realizada 9 a 12 meses após a ART, sob hipotiroidismo endógeno, ou com administração do rhTSH. Apesar de a sensibilidade do exame ser semelhante em ambas as situações, a sua capacidade de evidenciar doença persistente ou metastática ainda é baixa, devido ao emprego de baixas doses traçadora de radioiodo.[12] Portanto, devido à baixa sensibilidade e ao custo, a PCI diagnóstica tem caído em desuso, mais recentemente.[39] O Consenso Brasileiro recomenda a PCI diagnóstica a pacientes de alto risco ou com TgAb positivos,[15] conduta semelhante adotada pelos demais consensos.

Ultra-sonografia (US)

A US faz parte fundamental do seguimento do CDT. Tal exame, além de ter sido responsável pelo aumento nas taxas de incidência de DCT, também proporciona o diagnóstico precoce da recorrência locorregional, diminuindo assim a mortalidade associada ao CDT.[40]

Após o diagnóstico de CDT, é indicada a realização de US cervical no período pré-operatório, com o objetivo de diagnosticar possíveis metástases linfonodais. Tal dado permite uma melhor definição de risco do paciente e também que o cirurgião planeje melhor a necessidade de esvaziamento ganglionar.[15]

Seis meses após a ART, indica-se nova US cervical. Caso negativa, novo exame confirmatório pode ser obtido 9 a 12 meses após a ART, juntamente com a dosagem da Tg estimulada.[15]

Caso haja suspeita de metástases linfonodais, é indicada biópsia dos mesmos. Linfonodos suspeitos para metástases apresentam ecotextura heterogênea, calcificações, áreas císticas, ausência de hilo ecogênico e hipervascularização periférica ou mista. Além disso, linfonodos arredondados ou que apresentam efeito compressivo também são suspeitos.[15,41] O tamanho do linfonodo não é um parâmetro confiável, mas linfonodos com mais de 7 mm no eixo mais curto devem ser considerados suspeitos.[41]

O material biopsiado deve ser enviado para análise citológica. Mais recentemente, tem sido evidenciado o valor da dosagem da tiroglobulina no aspirado obtido através da biópsia.[42] Linfonodos negativos para malignidade apresentam citologia com ausência de células tiroidianas. O nível de Tg no lavado deve ser comparado com o seu nível sérico e com o nível de Tg obtido através da biópsia de um linfonodo não-suspeito. Caso tais valores para referência não estejam disponíveis, sugere-se um ponto de corte de 10 ng/mL para a Tg do lavado.[43]

A associação de US cervical e dosagem de Tg são o alicerce do seguimento do paciente com CDT.[15] Em pacientes de baixo risco, a negatividade de ambos os exames confere risco nulo de recorrência de doença em 5 anos.[44] Além disso, tal combinação apresenta maior sensibilidade diagnóstica (96,3%) e maior valor preditivo negativo (VPN; 99,5%), em comparação com a associação rhTSH-Tg e PCI diagnóstica (92,7 e 99%, respectivamente) (Fig. 22.1).[45]

Tiroglobulina Altamente Sensível

Recentemente, ensaios de Tg altamente sensível têm se tornado disponíveis. Tais ensaios têm sensibilidade funcional de 0,1–0,2 ng/mL, ao passo que, com os ensaios convencionais, esse valor é de 1 ng/mL. Graças à sua elevada sensibilidade, tais ensaios apresentam elevado VPN em pacientes de baixo risco, com US e TgAb negativos, mesmo na vigência de TSH suprimido.[46,47] Mais estudos são necessários para avaliarmos se a dosagem da Tg altamente sensível pode ser usada como alternativa à dosagem da Tg estimulada.[48,49]

RNA Mensageiro (RNAm) da Tiroglobulina

A identificação de RNAm da Tg no sangue teoricamente poderia ser usada como uma alternativa à dosagem da Tg estimulada. Entretanto, devido à transcrição ilegítima de RNAm por células não-tiroidianas e ao *splicing* alternativo do gene da Tg, tal alternativa não se mostrou útil no seguimento do CDT.[15-17]

PROTOCOLO DE SEGUIMENTO DO CARCINOMA DIFERENCIADO DE TIRÓIDE

O protocolo de seguimento do paciente do câncer de tiróide adotado atualmente no Brasil segue as recomendações publicadas pelo Departamento de Tiróide da Sociedade Brasileira de Endocrinologia e Metabologia.[15] A Fig. 22.1 detalha tal protocolo, o qual é baseado, na maioria dos casos, na dosagem da Tg/TgAb (com supressão e com estímulo do TSH), na PCI pós-ART e na US cervical. A esse protocolo, pode ser adicionada a PCI diagnóstica.

Preferencialmente, a elevação dos níveis do TSH deve ser obtida através do uso do rhTSH, evitando-se assim as co-morbidades associadas ao hipotiroidismo. Entretanto, a interrupção da levotiroxina por 3 a 4 semanas pode ser feita como alternativa ao uso do rhSH, caso tal medicação não esteja disponível, caso não haja contra-indicação para a indução do hipotiroidismo e caso o paciente não possua co-morbidades que impeçam o aumento do TSH após a suspensão da levotiroxina.[15]

O Quadro 22.1 ilustra as semelhanças entre os consensos brasileiro, americano e europeu, no que diz respeito aos exames que devem ser solicitados no seguimento do paciente com CDT. Os consensos brasileiro[15] e americano[16] classificam suas recomendações de acordo com o nível de evidência existente na literatura: nível A – fortemente recomendado; nível B – recomendado; nível C – recomendado, baseado em experiência pessoal; nível D – não recomendado, baseado em experiência pessoal; nível E – não recomendado; nível F – fortemente não recomendado.

TRATAMENTO DO CARCINOMA RECORRENTE OU METASTÁTICO

Metástases Locorregionais ou Focais a Distância

Caso o protocolo de seguimento identifique recorrência ou metástases cervicais, o tratamento consiste na cirurgia para retirada dos lin-

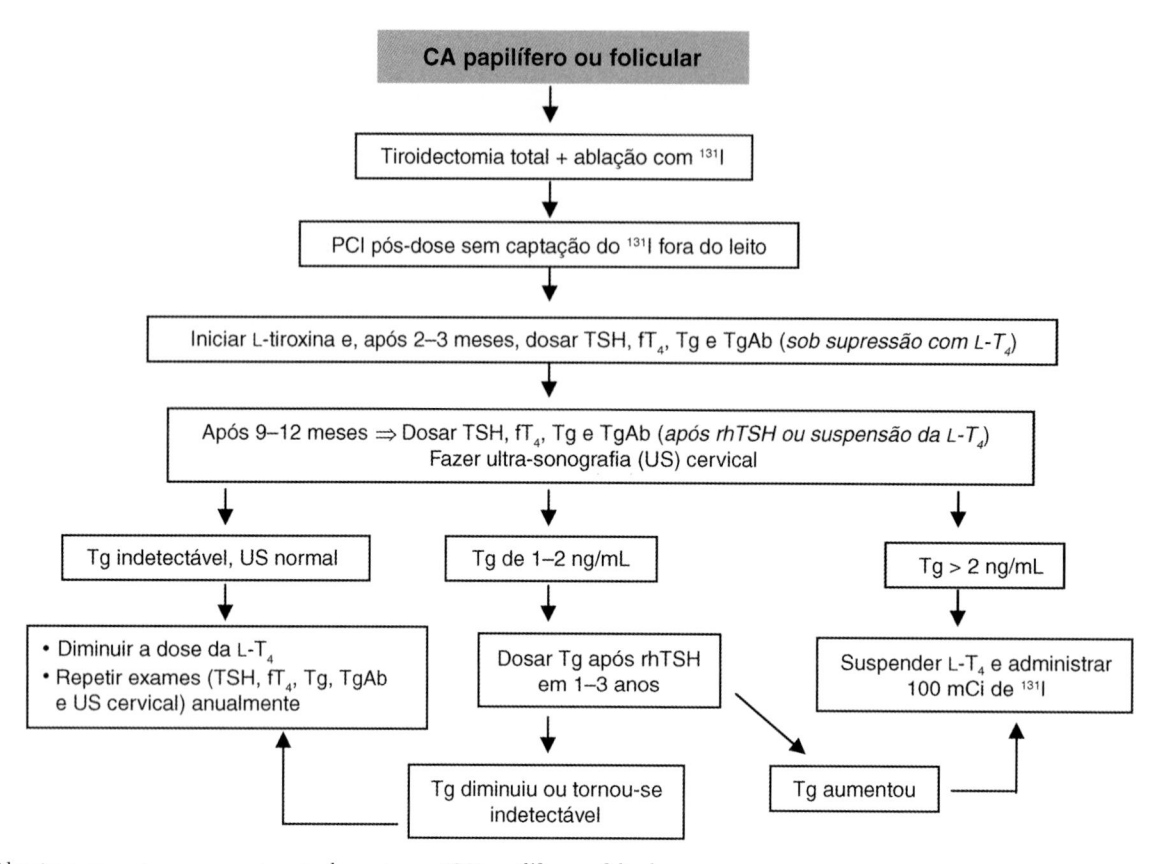

Fig. 22.1 Algoritmo proposto para o seguimento do carcinoma (CA) papilífero ou folicular.
*Se a US cervical sugerir a presença de metástases, o linfonodo deve ser puncionado para citologia e dosagem de tiroglobulina no aspirado. (Tg = tiroglobulina; TgAb = anticorpo antitiroglobulina; fT$_4$ = T$_4$ livre; L-T$_4$ = L-tiroxina; rhTSH = TSH recombinante humano.)

fonodos comprometidos, seguida pela administração de radioiodo.[15–17] Antes da cirurgia, estudos de imagem são importantes para auxiliar o cirurgião na ressecção de linfonodos ou de remanescentes tiroidianos. Durante o procedimento, o cirurgião deve realizar exploração e dissecção cuidadosa dos compartimentos com metástases presentes. Caso as lesões não sejam iodo-captantes, radioterapia externa pode ser usada como alternativa à radioiodoterapia. Tal conduta é aplicável não só para pacientes com recorrência ou metástases cervicais, mas também para aqueles que possuem metástases que invadem o trato aéreo e/ou digestivo superior, ou para pacientes com metástases ósseas.

Uma alternativa terapêutica para a recidiva de linfonodos em pacientes submetidos a diversas cirurgias e doses terapêuticas de radioiodo é a injeção percutânea com etanol dos linfonodos metastáticos.[52] A ablação por radiofreqüência também pode ser útil nesses pacientes com metástases cervicais ou metástases focais a distância,[53] porém estudos futuros precisam comprovar a eficácia de tais alternativas.

Radioterapia e quimioterapia são reservadas para aqueles raros casos em que a cirurgia não foi eficaz e as lesões não são capazes de captar iodo. Também podem ser utilizadas se houver envolvimento de trato digestivo, respiratório ou de partes moles.[15,16]

Metástases Pulmonares

Pacientes com metástases pulmonares micro- ou macronodulares devem ser tratados com dose fixa de radioiodo, na ordem de 100 a 150 mCi (metástases micronodulares), ou 100 a 300 mCi (macronodulares). A radioablação deve ser feita a cada 6 a 12 meses, por um prazo de 2 anos, e depois anualmente, até que a dose acumulada atinja 600 mCi. Acima dessa dose, os possíveis efeitos colaterais podem ultrapassar os benefícios. Pacientes com evolução mais agressiva podem ser tratados com ressecção cirúrgica, radioterapia externa ou ablação endobrônquica com laser.[15]

Vale lembrar que o tratamento de doença recorrente ou metastática com radioiodo deve ser feito sob hipotiroidismo, apesar de vários estudos mostrarem que a radioablação de metástases com rhTSH é tão eficaz quanto a radioablação sob hipotiroidismo.[54]

Metástases Cerebrais

Todos os pacientes com metástases cerebrais devem ser submetidos a ressecção cirúrgica e a radioiodoterapia (se a lesão for captante). Radioterapia externa deve ser indicada caso a lesão seja irressecável e o tumor seja não-captante.[15]

Lesões Pouco Diferenciadas

Os tumores pouco diferenciados não captam iodo, o que torna o tratamento com radioiodo ineficaz. Possíveis alternativas capazes de levar à rediferenciação de tais tumores são: retinóides,[55–57] estatinas,[58,59] ácido valpróico e outros inibidores da histona desacetilase,[60,61] e terapia gênica.[62] Entretanto, ainda não há forte evidências de que tais terapias possam ser úteis no manejo de tumores pouco diferenciados.

QUADRO 22.1
Exames para o Seguimento do CDT, de acordo com os Consensos Brasileiro, Americano e Europeu

	Consenso Brasileiro	Consenso Americano	Consenso Europeu
Tg pré-operatória	Não (F)	Não (E)	NA
US cervical pré-operatória	Sim (B)	Sim (B)	Sim
TC, RM ou PET pré-operatórios	Raramente (E)	Não (E)	Não[12]
Tg e TgAb pré-ART	Sim (B)	NA	Sim
PCI pré-ART	Não[1] (E)	Não[8] (C)	Não[1]
PCI pós-ART	Sim[2] (B)	Sim[2] (B)	Sim
Tg pós-ART	Sim[3] (B)	Sim[9] (A)	Sim[13]
US cervical pós-ART	Sim[3] (B)	Sim[3] (B)	Sim
Tg estimulada	Sim[4] (B)	Sim[10] (A)	Sim[10]
PCI diagnóstica	Não[5] (B)	Não[11] (A)	Não[14]
TC ou RM pós-ART	Sim[6] (C)	NA	NA
PAAF de linfonodos suspeitos	Sim[7] (C)	NA	Sim

[1] Exceto pacientes com dados anátomo-patológicos e cirúrgicos desconhecidos.
[2] Alguns dias após a ART.
[3] Primeira US: 6 meses após a ART.
[4] Nove a 12 meses após a ART, se Tg anterior negativa.
[5] Exceto em pacientes com TgAb positivos ou de alto risco.
[6] Caso Tg positiva e US negativa, pacientes de alto risco ou Tg > 10 ng/mL.
[7] Caso linfonodomegalia suspeita.
[8] Pacientes cuja extensão cirúrgica é desconhecida, ou quando o resultado da PCI altera a conduta terapêutica.
[9] A cada 6–12 meses.
[10] Aproximadamente 12 meses após a ART.
[11] Não, caso paciente seja de baixo risco e tenha Tg estimulada e US cervical negativos. Sim, caso paciente tenha risco intermediário ou alto.
[12] Exceto em pacientes de alto risco com evidência de extensão local ou de metástases a distância, quando a PCI pós-ART foi pouco informativa devida à extensa presença de remanescentes, ou quando captação suspeita.
[13] Pelo menos 3 meses após o tratamento inicial.
[14] Exceto pacientes de alto risco com evidência de extensão local ou de metástases a distância.
Abreviações: ART – ablação com radioiodo; US – ultra-sonografia; Tg – tiroglobulina; TgAb – anticorpo antitiroglobulina; PCI – pesquisa de corpo inteiro; NA – Não abordado.

Quimioterapia

A doxorrubicina é um quimioterápico que tem se mostrado eficaz. O tratamento de pacientes com carcinoma papilífero ou folicular avançado, não-captante, levou à regressão parcial em 5%, à estabilização da doença por 7 meses em 42% e à progressão da doença em 53%.[63] Atualmente, a doxorrubicina é o quimioterápico de escolha para pacientes com carcinoma metastático avançado não-captante.[16] No próximo consenso da Associação Americana de Tiróide, o uso da doxorrubicina será provavelmente substituído pelos inibidores das tirosino-quinases.[64]

Vários ensaios clínicos avaliando o papel de agentes com alvos moleculares específicos têm sido conduzidos. Tais agentes inibem, em graus de especificidade variáveis, as tirosino-quinases dos receptores do VEGF, PDGF, KIT, FLT3, EGF, Raf e RET. São eles: imatinib, sunitinb, sorafenib, gefitinib, vandetanib, axitinib e motesanib.[65] A terapia molecular é promissora, e os resultados dos diversos ensaios clínicos são aguardados com ansiedade. Sorafenib mostrou relevante atividade antitumoral em pacientes com carcinoma metastáticos de tiróide, não-iodo-responsivos, com um benefício clínico (resposta parcial e doença estável) de 77%, com uma sobrevida, livre de progressão, de 79 semanas.[66] Esses resultados representam um avanço significativo sobre a quimioterapia, tanto na resposta como na sobrevida, e apóiam investigações adicionais dessa droga. O difosfato de motesanib é um novo inibidor de receptores VEGF, de receptores PDGF e KIT. Foi demonstrado que ele pode induzir respostas parciais em pacientes com câncer diferenciado de tiróide avançado ou metastático de caráter progressivo.[67]

BIBLIOGRAFIA

1. Robbins RJ, Tuttle RM, Sharaf RN, et al. Preparation by recombinant human thyrotropin or thyroid hormone withdrawal are comparable for the detection of residual differentiated thyroid carcinoma. *J Clin Endocrinol Metab*, 2001; 86:619-25.
2. Cancer Facts & Figures 2008. *In*: Society AC (ed). *American Cancer Society*. Atlanta, 2008.
3. SEER Cancer Statistics Review. 2007. (Accessed at www.seer.cancer.gov/csr/1975_2004.)
4. Spencer CA, Lopresti JS. Measuring thyroglobulin and thyroglobulin autoantibody in patients with differentiated thyroid cancer. *Nat Clin Pract Endocrinol Metab*, 2008; 4:223-33.
5. Schlumberger M, Hitzel A, Toubert ME, et al. Comparison of seven serum thyroglobulin assays in the follow-up of papillary and follicular thyroid cancer patients. *J Clin Endocrinol Metab*, 2007; 92:2487-95.
6. Demers LM, Spencer CA. Laboratory medicine practice guidelines: laboratory support for the diagnosis and monitoring of thyroid disease. *Clin Endocrinol* (Oxf), 2003; 58:138-40.
7. Feldt-Rasmussen U, Profilis C, Colinet E, et al. Human thyroglobulin reference material (CRM 457). 1st Part: Assessment of homogeneity, stability and immunoreactivity. *Ann Biol Clin* (Paris), 1996; 54:337-42.
8. Feldt-Rasmussen U, Profilis C, Colinet E, et al. Human thyroglobulin reference material (CRM 457). 2nd Part: Physicochemical characterization and certification. *Ann Biol Clin* (Paris), 1996; 54:343-8.

9. AACE/AAES medical/surgical guidelines for clinical practice: management of thyroid carcinoma. American Association of Clinical Endocrinologists. American College of Endocrinology. Endocr Pract, 2001; 7:202-20.
10. Kim WG, Yoon JH, Kim WB, et al. Change of serum anti-thyroglobulin antibody levels is useful for prediction of clinical recurrence in thyroglobulin negative patients with differentiated thyroid carcinoma. J Clin Endocrinol Metab, 2008; 93:4683-9.
11. Eustatia-Rutten CF, Smit JW, Romijn JA, et al. Diagnostic value of serum thyroglobulin measurements in the follow-up of differentiated thyroid carcinoma, a structured meta-analysis. Clin Endocrinol (Oxf), 2004; 61:61-74.
12. Haugen BR, Pacini F, Reiners C, et al. A comparison of recombinant human thyrotropin and thyroid hormone withdrawal for the detection of thyroid remnant or cancer. J Clin Endocrinol Metab, 1999; 84:3877-85.
13. Mazzaferri EL, Robbins RJ, Spencer CA, et al. A consensus report of the role of serum thyroglobulin as a monitoring method for low-risk patients with papillary thyroid carcinoma. J Clin Endocrinol Metab, 2003; 88:1433-41.
14. Sherman SI. Thyroid carcinoma. Lancet, 2003; 361:501-11.
15. Maia AL, Ward LS, Carvalho GA, et al. Thyroid nodules and differentiated thyroid cancer: Brazilian consensus. Arq Bras Endocrinol Metabol, 2007; 51:867-93.
16. Cooper DS, Doherty GM, Haugen BR, et al. Management guidelines for patients with thyroid nodules and differentiated thyroid cancer. Thyroid, 2006; 16:109-42.
17. Pacini F, Schlumberger M, Dralle H, et al. European consensus for the management of patients with differentiated thyroid carcinoma of the follicular epithelium. Eur J Endocrinol, 2006; 154:787-803.
18. Bernier MO, Morel O, Rodien P, et al. Prognostic value of an increase in the serum thyroglobulin level at the time of the first ablative radioiodine treatment in patients with differentiated thyroid cancer. Eur J Nucl Med Mol Imaging, 2005; 32:1418-21.
19. Hall FT, Beasley NJ, Eski SJ, et al. Predictive value of serum thyroglobulin after surgery for thyroid carcinoma. Laryngoscope, 2003; 113:77-81.
20. Kim TY, Kim WB, Kim ES, et al. Serum thyroglobulin levels at the time of 131I remnant ablation just after thyroidectomy are useful for early prediction of clinical recurrence in low-risk patients with differentiated thyroid carcinoma. J Clin Endocrinol Metab, 2005; 90:1440-5.
21. Lee HJ, Rha SY, Jo YS, et al. Predictive value of the preablation serum thyroglobulin level after thyroidectomy is combined with postablation 131I whole body scintigraphy for successful ablation in patients with differentiated thyroid carcinoma. Am J Clin Oncol, 2007; 30:63-8.
22. Lin JD, Huang MJ, Hsu BR, et al. Significance of postoperative serum thyroglobulin levels in patients with papillary and follicular thyroid carcinomas. J Surg Oncol, 2002; 80:45-51.
23. Toubeau M, Touzery C, Arveux P, et al. Predictive value for disease progression of serum thyroglobulin levels measured in the postoperative period and after (131)I ablation therapy in patients with differentiated thyroid cancer. J Nucl Med, 2004; 45:988-94.
24. Ronga G, Filesi M, Ventroni G, et al. Value of the first serum thyroglobulin level after total thyroidectomy for the diagnosis of metastases from differentiated thyroid carcinoma. Eur J Nucl Med, 1999; 26:1448-52.
25. Lima N, Cavaliere H, Tomimori E, et al. Prognostic value of serial serum thyroglobulin determinations after total thyroidectomy for differentiated thyroid cancer. J Endocrinol Invest, 2002; 25:110-5.
26. de Rosario PW, Guimaraes VC, Maia FF, et al. Thyroglobulin before ablation and correlation with posttreatment scanning. Laryngoscope, 2005; 115:264-7.
27. Phan HT, Jager PL, van der Wal JE, et al. The follow-up of patients with differentiated thyroid cancer and undetectable thyroglobulin (Tg) and Tg antibodies during ablation. Eur J Endocrinol, 2008; 158:77-83.
28. Duren M, Siperstein AE, Shen W, et al. Value of stimulated serum thyroglobulin levels for detecting persistent or recurrent differentiated thyroid cancer in high- and low-risk patients. Surgery, 1999; 126:13-9.
29. Gallowitsch HJ, Mikosch P, Kresnik E, et al. Thyroglobulin and low-dose iodine-131 and technetium-99m-tetrofosmin whole-body scintigraphy in differentiated thyroid carcinoma. J Nucl Med, 1998; 39:870-5.
30. Girelli ME, Busnardo B, Amerio R, et al. Critical evaluation of serum thyroglobulin (Tg) levels during thyroid hormone suppression therapy versus Tg levels after hormone withdrawal and total body scan: results in 291 patients with thyroid cancer. Eur J Nucl Med, 1986; 11:333-5.
31. Ozata M, Suzuki S, Miyamoto T, et al. Serum thyroglobulin in the follow-up of patients with treated differentiated thyroid cancer. J Clin Endocrinol Metab, 1994; 79:98-105.
32. Paz-Filho GJ, Graf H. Recombinant human thyrotropin in the management of thyroid disorders. Expert Opinion on Biological Therapy, 2008; 8:1721-32.
33. Schlumberger M, Ricard M, De Pouvourville G, Pacini F. How the availability of recombinant human TSH has changed the management of patients who have thyroid cancer. Nat Clin Pract Endocrinol Metab, 2007; 3:641-50.
34. Graf H, Paz-Filho G. Recombinant human TSH use in differentiated thyroid cancer. Arq Bras Endocrinol Metabol, 2007; 51:806-12.
35. Crocetti U, Durante C, Attard M, et al. Predictive value of recombinant human TSH stimulation and neck ultrasonography in differentiated thyroid cancer patients. Thyroid, 2008; 18:1049-53.
36. Castagna MG, Brilli L, Pilli T, et al. Limited value of repeat recombinant human thyrotropin (rhTSH)-stimulated thyroglobulin testing in differentiated thyroid carcinoma patients with previous negative rhTSH-stimulated thyroglobulin and undetectable basal serum thyroglobulin levels. J Clin Endocrinol Metab, 2008; 93:76-81.
37. Chin BB, Patel P, Cohade C, et al. Recombinant human thyrotropin stimulation of fluoro-D-glucose positron emission tomography uptake in well-differentiated thyroid carcinoma. J Clin Endocrinol Metab, 2004; 89:91-5.
38. Morris LF, Waxman AD, Braunstein GD. Thyroid stunning. Thyroid, 2003;13:333-40.
39. Haugen BR, Cooper DS, Emerson CH, et al. Expanding indications for recombinant human TSH in thyroid cancer. Thyroid, 2008; 18:687-94.
40. Camargo RY, Tomimori EK. Usefulness of ultrasound in the diagnosis and management of well-differentiated thyroid carcinoma. Arq Bras Endocrinol Metabol, 2007; 51:783-92.
41. Frates MC, Benson CB, Charboneau JW, et al. Management of thyroid nodules detected at US: Society of Radiologists in Ultrasound consensus conference statement. Radiology, 2005; 237:794-800.
42. Biscolla RP. Cervical lymph nodes metastases in patients with differentiated thyroid cancer. Arq Bras Endocrinol Metabol, 2007; 51:813-7.
43. Kim MJ, Kim EK, Kim BM, et al. Thyroglobulin measurement in fine-needle aspirate washouts: The criteria for neck node dissection for patients with thyroid cancer. Clin Endocrinol (Oxf), 2009; 70:145-51.
44. Torlontano M, Attard M, Crocetti U, et al. Follow-up of low risk patients with papillary thyroid cancer: role of neck ultrasonography in detecting lymph node metastases. J Clin Endocrinol Metab, 2004; 89:3402-7.
45. Pacini F, Molinaro E, Castagna MG, et al. Recombinant human thyrotropin-stimulated serum thyroglobulin combined with neck ultrasonography has the highest sensitivity in monitoring differentiated thyroid carcinoma. J Clin Endocrinol Metab, 2003; 88:3668-73.
46. Iervasi A, Iervasi G, Ferdeghini M, et al. Clinical relevance of highly sensitive Tg assay in monitoring patients treated for differentiated thyroid cancer. Clin Endocrinol (Oxf), 2007; 67:434-41.
47. Rosario PW, Purisch S. Does a highly sensitive thyroglobulin (Tg) assay change the clinical management of low-risk patients with thyroid cancer with Tg on T4 < 1 ng/ml determined by traditional assays? Clin Endocrinol (Oxf), 2008; 68:338-42.
48. Mazzaferri EL. Will highly sensitive thyroglobulin assays change the management of thyroid cancer? Clin Endocrinol (Oxf), 2007; 67:321-3.

49. Maciel RM. Will the thyroglobulin assay with lower functional sensitivity whilst the patients are on L-T4 treatment replace the TSH-stimulated thyroglobulin assay in the follow-up of patients with differentiated thyroid cancer?. *Arq Bras Endocrinol Metabol*, 2007; *51*:862-6.
50. Coelho SM, Vaisman M, de Carvalho DP. Thyroglobulin mRNA amplification in peripheral blood of patients with differentiated thyroid carcinoma: what does it really mean? *Arq Bras Endocrinol Metabol*, 2006; *50*:427-35.
51. Lombardi CP, Bossola M, Princi P, et al. Circulating thyroglobulin mRNA does not predict early and midterm recurrences in patients undergoing thyroidectomy for cancer. *Am J Surg*, 2008; *196*:326-32.
52. Lewis BD, Hay ID, Charboneau JW, et al. Percutaneous ethanol injection for treatment of cervical lymph node metastases in patients with papillary thyroid carcinoma. *AJR Am J Roentgenol*, 2002; *178*:699-704.
53. Monchik JM, Donatini G, Iannuccilli J, Dupuy DE. Radiofrequency ablation and percutaneous ethanol injection treatment for recurrent local and distant well-differentiated thyroid carcinoma. *Ann Surg*, 2006; *244*:296-304.
54. Luster M, Lippi F, Jarzab B, et al. rhTSH-aided radioiodine ablation and treatment of differentiated thyroid carcinoma: a comprehensive review. *Endocr Relat Cancer*, 2005; *12*:49-64.
55. Gruning T, Tiepolt C, Zophel K, et al. Retinoic acid for redifferentiation of thyroid cancer – does it hold its promise? *Eur J Endocrinol*, 2003; *148*:395-402.
56. Haugen BR, Larson LL, Pugazhenthi U, et al. Retinoic acid and retinoid X receptors are differentially expressed in thyroid cancer and thyroid carcinoma cell lines and predict response to treatment with retinoids. *J Clin Endocrinol Metab*, 2004; *89*:272-80.
57. Liu YY, Stokkel MP, Pereira AM, et al. Bexarotene increases uptake of radioiodide in metastases of differentiated thyroid carcinoma. *Eur J Endocrinol*, 2006; *154*:525-31.
58. Wang CY, Zhong WB, Chang TC, et al. Lovastatin, a 3-hydroxy-3-methylglutaryl coenzyme A reductase inhibitor, induces apoptosis and differentiation in human anaplastic thyroid carcinoma cells. *J Clin Endocrinol Metab*, 2003; *88*:3021-6.
59. Bifulco M. Therapeutic potential of statins in thyroid proliferative disease. *Nat Clin Pract Endocrinol Metab*, 2008; *4*:242-3.
60. Catalano MG, Fortunati N, et al. Valproic acid induces apoptosis and cell cycle arrest in poorly differentiated thyroid cancer cells. *J Clin Endocrinol Metab*, 2005; *90*:1383-9.
61. Akagi T, Luong QT, Gui D, et al. Induction of sodium iodide symporter gene and molecular characterisation of HNF3 beta/FoxA2, TTF-1 and C/EBP beta in thyroid carcinoma cells. *Br J Cancer*, 2008; *99*:781-8.
62. Spitzweg C, Morris JC. Gene therapy for thyroid cancer: current status and future prospects. *Thyroid*, 2004; *14*:424-34.
63. Matuszczyk A, Petersenn S, Bockisch A, et al. Chemotherapy with doxorubicin in progressive medullary and thyroid carcinoma of the follicular epithelium. *Horm Metab Res*, 2008; *40*:210-3.
64. Cooper DS. Updated ATA Thyroid Cancer Guidelines. In: *79th Annual Meeting of the American Thyroid Association*, 2008. Chicago, 2008.
65. Rovere RK, Awada A. Treatment of recurrent thyroid cancers–is there a light in the horizon? *Curr Opin Oncol*, 2008; *20*:245-8.
66. Gupta-Abramson V, Troxel AB, Nellore A, et al. Phase II trial of sorafenib in advanced thyroid cancer. *J Clin Oncol*, 2008; *26*:4714-9.
67. Sherman SI, Wirth LJ, Droz JP, et al. Motesanib Thyroid Cancer Study Group. Motesanib diphosphate in progressive differentiated thyroid cancer. *N Engl J Med*, 2008; *359*:2727.

23 Diagnóstico e Tratamento do Hipotiroidismo

Maria da Conceição Freitas, Lucia Helena Corrêa Lima

INTRODUÇÃO

Hipotiroidismo é uma síndrome clínica resultante da produção ou ação deficientes dos hormônios tiroidianos, com conseqüente lentificação generalizada dos processos metabólicos. Pode ser *primário* (falência tiroidiana), *secundário* (causa hipofisária, por deficiência de tirotrofina ou TSH) ou *terciário* (deficiência hipotalâmica do hormônio liberador da tirotrofina ou TRH). A terminologia *hipotiroidismo central* é preferível, porque nem sempre é possível distinguirmos entre causas hipofisárias e hipotalâmicas. Hipotiroidismo pode, ainda, muito raramente, ser decorrente de uma resistência generalizada aos hormônios tiroidianos, causada por mutações nos seus receptores.[1-4]

Hipotiroidismo primário (HTP) é mais comum na raça branca e responde por 95% do total de casos.[5] Em recente levantamento feito no Rio de Janeiro, a prevalência de HTP (clínico e subclínico) variou de 9,4% em mulheres com 35 a 44 anos a 19,1% naquelas com 75 anos ou mais (média de 10,3%).[6] Elevação do TSH foi relatada em 2,8% a 16% dos homens.[2,7] Bem menos comum é o hipotiroidismo central (estima-se que afete 0,005% da população geral).[4] Resistência aos hormônios tiroidianos é ainda mais rara, com cerca de 1.000 casos descritos na literatura.[8] Hipotiroidismo congênito ocorre em 1 de cada 4.000 a 5.000 recém-nascidos.[9]

Diversas condições, listadas no Quadro 23.1, implicam risco aumentado para HTP.

QUADRO 23.1
Fatores Associados ao Risco Aumentado para Hipotiroidismo

Idade acima de 60 anos
Sexo feminino
Bócio
Doença nodular tiroidiana
História familiar de doença tiroidiana
História de radioterapia para cabeça e pescoço (radiação externa e iodo radioativo)
Doença auto-imune tiroidiana e extratiroidiana
Drogas (amiodarona, lítio, tionamidas, α-interferon etc.)
Baixa ingestão de iodo, síndrome de Down
Infecção pelo vírus da hepatite C

ETIOLOGIA DO HIPOTIROIDISMO PRIMÁRIO

A freqüência das diversas causas de hipotiroidismo primário é variável, dependendo de fatores dietéticos e geográficos — tais como quantidade de iodo alimentar, ingestão de bocígenos alimentares, características genéticas da população etc. — e, sobretudo, da faixa etária dos pacientes (se adultos ou crianças).[3,10]

Etiologia em Adultos

PATOLOGIAS TIROIDIANAS

Em nosso meio, a *tiroidite de Hashimoto* (TH) é a causa mais comum de hipotiroidismo.[2,3] A *doença de Graves* pode, também, ter como estágio final o hipotiroidismo, devido à agressão glandular pelo processo auto-imune. Da mesma forma, pacientes com hipertiroidismo auto-imune podem evoluir para hipotiroidismo, e vice-versa, devido a mudanças no tipo predominante de anticorpos contra o receptor do TSH (de estimuladores para bloqueadores).[3,11] As *tiroidites subagudas* (granulomatosa, linfocítica e pós-parto) freqüentemente levam ao hipotiroidismo, mas ele é transitório na grande maioria dos casos.[11] Cerca de 20% a 30% das mulheres com tiroidite pós-parto desenvolverão hipotiroidismo permanente após 5 anos (risco maior naquelas com altos títulos de anticorpos antitiroperoxidase).[12] Hipotiroidismo ocorre também em 30% a 40% dos pacientes com *tiroidite de Riedel*, devido à substituição do tecido tiroidiano por tecido fibroso.[13] Raramente, hipotiroidismo pode resultar de doenças infiltrativas, como hemocromatose, sarcoidose, esclerose sistêmica progressiva, amiloidose ou cistinose. O *câncer* da tiróide habitualmente não causa hipotiroidismo.[2,5,10]

TRATAMENTO DO HIPERTIROIDISMO

A terapia com ^{131}I representa, em nosso meio, a segunda causa mais comum de hipotiroidismo. Esse último freqüentemente surge dentro do primeiro ano após o tratamento (com retorno espontâneo ao eutiroidismo em alguns pacientes), mas pode levar vários anos para se manifestar.[2,3] Em uma série,[14] entre pacientes com a doença de Graves, a incidência cumulativa foi de 24%, 59% e 82% após 1 ano, 10 anos e 25 anos, respectivamente (4%, 15% e 32% em casos de bócio multinodular tóxico). Hipotiroidismo pós-tiroidectomia subtotal tende a ser mais tardio, sendo observado em até 40% dos pacientes seguidos por 10 anos. As tionamidas (metimazol e propiltiouracil), em doses excessivas, podem também causar hipotiroidismo por bloquearem a síntese de T_3 e T_4.[1-3]

DROGAS

A ingestão de *iodo* em quantidade excessiva, de medicamentos ricos em iodo (*amiodarona, contrastes radiológicos*) ou de *carbonato de lítio* pode causar hipotiroidismo. Tal fato ocorre, sobretudo, na presença de tiroidite de Hashimoto, história prévia de tiroidite pós-parto ou tiroidite indolor, bem como em pacientes previamente submetidos a cirurgia tiroidiana ou terapia com ^{131}I. O tratamento a longo prazo com lítio resulta em bócio em cerca de 50% dos pacientes, hipotiroidismo subclínico em 20% e hipotiroidismo patente também em 20%. Hipotiroidismo induzido pela amiodarona é mais freqüente em regiões em que o aporte alimentar de iodo é elevado.[2,3,15,16]

O uso do *alfa-interferon* e da *interleucina-2* para o tratamento de tumores malignos ou da hepatite B ou C pode resultar em tiroidite indolor e hipotiroidismo (em 5% a 20% dos pacientes).[11] Outras drogas que podem causar hipotiroidismo e bócio são o ácido paraminossalicílico, fenilbutazona, aminoglutetimida, talidomida e etionamida.[2,5,17] Um estudo sugeriu que tabagismo aumentava o risco de hipotiroidismo em indivíduos com doença tiroidiana auto-imune.[18] Esses achados não foram ratificados por um estudo mais recente.[19] Pacientes com hepatite C crônica (mesmo os não-tratados com α-interferon) têm risco aumentado para hipotiroidismo primário.[20]

RADIOTERAPIA EXTERNA

Hipotiroidismo primário pode, também, ser decorrente de radioterapia externa da cabeça e do pescoço. É particularmente comum (25% a 50%) após a irradiação de linfomas de Hodgkin e não-Hodgkin, sobretudo quando a tiróide não foi protegida e quando contrastes radiológicos contendo iodo foram usados antes da radioterapia. Irradiação corporal total, com subseqüente transplante de medula (TM) para tratar leucemia aguda ou anemia aplástica, pode causar hipotiroidismo subclínico em cerca de 25% dos pacientes (transitório na metade dos casos), geralmente após 1 ano.[2,3] Em uma série de 147 sobreviventes a longo prazo do TM, 39 (26,5%) desenvolveram hipotiroidismo subclínico e 5 (3,4%), hipotiroidismo franco.[21]

Etiologia em Crianças

A tiroidite de Hashimoto (TH) constitui a etiologia mais comum de hipotiroidismo e bócio atóxico adquiridos em crianças e adolescentes. A doença é rara antes da idade de 4 anos, mas pode manifestar-se bem mais precocemente.[9,22] Por exemplo, TH já foi descrita em uma criança hipotiróidea com 9 meses de idade,[23] bem como em uma criança de 5 meses, portadora da síndrome de Down.[24] Sua incidência é maior em meninas (4 a 8:1). Em regiões endêmicas para baixa ingestão de iodo, esta constitui a causa mais comum de hipotiroidismo em crianças.[9]

Hipotiroidismo detectado no período neonatal pode ser permanente ou transitório. Entre as formas transitórias estão as resultantes da transferência transplacentária de anticorpos bloqueadores do receptor do TSH e da administração durante a gravidez de iodetos, amiodarona ou drogas antitiroidianas.[10,25] Casos de hipotiroidismo congênito permanente *sem bócio* decorrem de defeitos de desenvolvimento da glândula (ectopia, hipoplasia ou aplasia tiroidianas), administração inadvertida de ^{131}I a gestantes hipertiróideas, ou, mais raramente, por hiporresponsividade ao TSH.[10,26] Existem várias famílias em que hipoplasia tiroidiana, elevação dos níveis de TSH e valores normais ou baixos de T_4 livre estão associados a mutações inativadoras no gene do receptor do TSH.[27,28] Um segundo tipo de anormalidade que pode levar à hiporresponsividade ao TSH é visto no pseudo-hipoparatiroidismo tipo 1-A, decorrente de mutação na proteína Gs.[10] Certas proteínas são cruciais para o desenvolvimento tiróideo normal, tais como os fatores de transcrição *PAX8, TTF1* e *TTF2*. Mutações nos genes do *PAX8* e *TTF2* já foram identificadas em crianças com hipotiroidismo congênito causado por disgenesia tiroidiana.[28,29]

Defeitos herdados na biossíntese dos hormônios são a principal causa de hipotiroidismo congênito permanente *com bócio*. Respondem por cerca de 10% a 15% do total de casos de hipotiroidismo congênito. Nesse grupo se incluem a *síndrome de Pendred* (SP), defeitos no transporte do iodeto, na síntese de tiroglobulina e na expressão ou função da peroxidase tiroidiana.[5,10] O defeito no transporte do iodeto resulta de mutações no gene da proteína NIS (*sodium-iodide symporter*).[30] A SP se caracteriza por surdez neurossensorial bilateral e bócio, com ou sem hipotiroidismo. Resulta de mutações no gene *SLC26A4*.[31]

A resistência generalizada aos hormônios tiroidianos (RGHT) quase sempre é conseqüente a mutações em um alelo do gene do receptor tiroidiano-beta (TRβ), o que vai resultar em menor afinidade desse receptor pelo T_3.[3,8,9] Aumento da tiróide está presente em cerca de dois terços dos casos. RGHT já foi descrita em pelo menos 400 famílias, e provavelmente há muito mais casos não-relatados. A freqüência do gene mutante é estimada em aproximadamente 1:50.000.[3]

Produção excessiva de iodotironina deiodinase tipo 3 (D3) por hemangiomas volumosos é uma outra rara causa adquirida de hipotiroidismo em crianças.[32] Ocasionalmente, ocorre regressão espontânea do hipotiroidismo devido à involução dos hemangiomas.[33] D3 é uma selenodeiodinase normalmente presente na placenta e no sistema nervoso central, e atua como um inativador fisiológico de T_3 e T_4.[10]

ETIOLOGIA DO HIPOTIROIDISMO CENTRAL

Adquirido

Hipotiroidismo central (HTC) pode originar-se de qualquer processo neoplásico, inflamatório, infiltrativo, isquêmico ou traumático que comprometa a capacidade secretória da hipófise anterior e/ou do hipotálamo (Quadros 23.2 e 23.3). *Em adultos*, as causas mais comuns são lesões tumorais da região hipotálamo-hipofisária e o tratamento cirúrgico e/ou radioterápico dessas lesões. A deficiência de TSH pode ser isolada, mas usualmente vem associada à de outras trofinas hipofisárias. Nessa situação, geralmente sucede a deficiência de GH e gonadotrofinas. Causas menos comuns de HTC incluem traumatismo craniano, necrose hipofisária pós-parto (*síndrome de Sheehan*), hipofisite linfocítica, apoplexia hipofisária, doenças infiltrativas etc. *Em crianças*, a maioria dos casos é causada por craniofaringiomas ou irradiação craniana para disgerminoma ou neoplasias hematológicas.[2-4,10] Nesse grupo etário, raramente apoplexia hipofisária é causa de HC.[34]

Quantidades suprafisiológicas, endógenas ou exógenas, de glicocorticóides, bem como o tratamento a longo prazo com análogos da somatostatina, podem levar à diminuição na liberação do TSH, mas

QUADRO 23.2
Etiologia do Hipotiroidismo Primário

1. **Diminuição do tecido tiroidiano funcionante**
   a. Tiroidite de Hashimoto
   b. Tiroidites subagudas (granulomatosa e linfocítica)
   c. Tiroidite pós-parto
   d. Tiroidite de Riedel
   e. Doença de Graves e tratamento do hipertiroidismo
   f. Doenças infiltrativas (amiloidose, hemocromatose, cistinose, esclerose sistêmica progressiva, sarcoidose)
   g. Agenesia e ectopia tiroidianas
   h. Radioterapia externa de cabeça e pescoço e de corpo inteiro
2. **Defeitos funcionais na biossíntese e liberação dos hormônios tiroidianos**
   a. Disormonogênese congênita
   b. Grave deficiência de iodo
   c. Drogas (antitiroidianos de síntese, iodo, lítio, amiodarona, contrastes radiológicos, valproato de sódio, sunitinib, drogas bociogênicas sintéticas ou naturais etc.)

QUADRO 23.3
Etiologia do Hipotiroidismo Secundário

1. **Perda de tecido funcionante**
   a. Tumores (adenoma pituitário, craniofaringioma, meningioma, disgerminoma, glioma, metástases)
   b. Trauma (cirurgia, radioterapia, trauma craniano)
   c. Vascular (síndrome de Sheehan, apoplexia pituitária, secção da haste, aneurisma da carótida interna)
   d. Infecções (abscesso, tuberculose, sífilis, toxoplasmose)
   e. Doenças infiltrativas (sarcoidose, histiocitose, hemocromatose)
   f. Hipofisite linfocítica crônica
   g. Lesões congênitas (hipoplasia hipofisária, displasia septo-óptica, encefalocele basal)
2. **Defeitos funcionais na biossíntese e liberação do TSH**
   a. Mutações nos genes do receptor do TSH e TRH, ou genes do TSH-β, *POU1F1*, *PROP1* e *HESX1*
   b. Drogas: dopamina, dobutamina, glicocorticóides, bexaroteno; interrupção da terapia com L-tiroxina

raramente causam queda nos níveis de T_4. Dopamina e dobutamina, a exemplo de doenças graves, podem também suprimir a secreção de TSH.[4,10] Um decréscimo transitório (por até 6 semanas) da secreção do TSH pode ser observado após a interrupção da terapia com L-tiroxina em doses supressivas.[2,3] Uma causa infrequente de hipotiroidismo central é o uso de bexaroteno (agonista do receptor do retinóide X) para tratamento do linfoma.[35]

Congênito

Defeitos congênitos na estimulação ou síntese do TSH, ou na estrutura desse hormônio, representam causas raras de hipotiroidismo central congênito (HCC). São consequentes a defeitos em vários genes *homeobox*, tais como *POU1F1*, *PROP1* e *HESX1*. Mutações dos genes *POU1F1* e *PROP1* causam hipotiroidismo hereditário, geralmente acompanhado de deficiência de GH e prolactina.[2,36] Hipotiroidismo familiar pode também resultar de mutações *nonsense* no gene da subunidade beta do TSH.[37,38] Um paciente foi identificado com HCC resultante de mutação no gene do receptor do TRH.[39] Lesões estruturais (p.ex., hipoplasia hipofisária, defeitos da linha média e cistos da bolsa de Rathke) são outras possíveis causas de HTC.[3] Doença de Graves sem tratamento ou inadequadamente tratada durante a gestação pode ter efeito deletério sobre a hipófise fetal, levando ao HTC.[40]

SINTOMAS E SINAIS

O hipotiroidismo tem como manifestações mais marcantes: astenia, sonolência, intolerância ao frio, pele seca e descamativa, voz arrastada, hiporreflexia profunda, edema facial, anemia e bradicardia. A síndrome compromete o organismo de uma forma global, daí a riqueza da sintomatologia com a qual a síndrome pode expressar-se. Entretanto, muitos pacientes são assintomáticos ou oligossintomáticos, sobretudo aqueles com doença menos intensa ou de duração não-prolongada.[1-4] Eventualmente, os pacientes podem se apresentar apenas com parestesias em braços e pernas.[41] A expressão plena do hipotiroidismo é conhecida como *mixedema*.[1,5] Como 10% a 15% da função tiroidiana não depende do TSH, pacientes com hipotiroidismo central tendem a ter menor riqueza de sintomas.[4] A frequência dos principais sintomas do hipotiroidismo em adultos está especificada no Quadro 23.4.

Uma queixa comum em hipotiróideos é a redução do apetite. Paradoxalmente, cerca de dois terços dos pacientes podem apresentar ganho ponderal. Esse último geralmente é modesto e consequente, sobretudo, à retenção hídrica. Ao contrário do que comumente se acredita, obesidade não faz parte do quadro do hipotiroidismo.[5]

Alterações Metabólicas

A alteração lipídica mais característica do hipotiroidismo é a elevação do colesterol LDL, a qual pode vir isolada ou associada a hipertrigliceridemia (resultante de baixa atividade da lipase lipoprotéica). O colesterol HDL encontra-se inalterado ou um pouco baixo. O aumento do colesterol LDL resulta de diminuição de sua depuração, provavelmente devido à menor expressão do receptor hepático do LDL. As partículas LDL dos hipotiróideos parecem ser mais suscetíveis à oxidação, o que potencialmente as torna mais aterogênicas. Essas alterações lipídicas contribuem para o maior risco de surgimento de doença coronariana observado em hipotiróideos. Outros fatores de risco cardiovascular eventualmente encontrados nessa população incluem elevação da proteína C reativa ultra-sensível, homocisteína e lipoproteína(a). Transaminases, CPK e desidrogenase láctica podem, também, elevar-se. Todas essas anormalidades metabólicas tendem a normalizar-se dentro de algumas semanas do início da reposição de L-tiroxina (Quadro 23.5). Todas essas alterações revertem com o tratamento adequado do hipotiroidismo.[3,5,42,43]

Manifestações Oftalmológicas, Neurológicas e Psiquiátricas

Entre as alterações neurológicas, a mais grave é o coma mixedematoso (ver adiante). As manifestações mais comuns incluem cefaléia, tonturas, zumbido no ouvido, astenia, adinamia, fala lenta ou arrastada, hiporreflexia profunda, alterações vestibulares, déficits cognitivos, distúrbios visuais, deficiência auditiva, parestesias etc.

QUADRO 23.4

Sintomas do Hipotiroidismo em 77 Adultos
(64 Mulheres e 13 Homens)

Sintomas	Freqüência (%)	Sintomas	Freqüência (%)
Pele seca	97	Constipação	61
Pele áspera	97	Ganho de peso	59
Letargia	97	Queda de cabelos	57
Fala lenta	91	Dispnéia	55
Edema palpebral	90	Edema periférico	55
Sensação de frio	90	Rouquidão ou afonia	52
Sudorese diminuída	89	Anorexia	45
Pele fria	83	Nervosismo	35
Língua grossa	82	Menorragia	32
Fraqueza	79	Palpitações	31
Edema facial	79	Surdez	30
Cabelos ásperos	79	Dor precordial	25
Palidez cutânea	67		
Déficit de memória	66		

QUADRO 23.5

Possíveis Alterações Metabólicas e Hormonais no Hipotiroidismo

Alterações metabólicas

Colesterol total	Elevação
Colesterol LDL	Elevação
Colesterol HDL	Redução
Triglicerídeos	Elevação
PCR ultra-sensível	Elevação
Homocisteína	Elevação
Lipoproteína(a)	Elevação
Transaminases, CPK, DHL	Elevação

Alterações hormonais

Resposta do GH aos testes de estímulo	Diminuição
Secreção do ADH	Aumento
Níveis séricos de prolactina	Elevação
Níveis séricos do PTH	Elevação

QUADRO 23.6

Manifestações Neurológicas e Psiquiátricas do Hipotiroidismo

Alterações neurológicas

Cefaléia
Parestesias
Ataxia cerebelar
Surdez (nervosa ou de condução)
Tonturas/zumbidos no ouvido
Cegueira noturna
Hiporreflexia profunda
Déficits cognitivos: cálculo, memória, atenção e concentração
Baixa amplitude de ondas teta e delta ao EEG
Potenciais evocados prolongados
Apnéia do sono
Coma mixedematoso
Elevação de proteínas do LCR

Síndromes psiquiátricas

Depressão (acinética ou agitada)
Psicoses esquizóides ou afetivas
Distúrbios bipolares

(Quadro 23.6). Como sintomas de depressão são comuns em hipotiróideos, tem sido sugerida avaliação da função tiroidiana em pacientes deprimidos, sobretudo nos idosos, antes de ser iniciado qualquer tratamento específico para depressão. Raramente, os pacientes mostram-se com um quadro de agitação intensa (*loucura mixedematosa*). Sintomas psicóticos podem surgir nos casos não-tratados ou, excepcionalmente, quando se inicia o tratamento.[1,3,5]

Recentemente, foi relatado risco aumentado para glaucoma no hipotiroidismo.[44]

Pele e Fâneros

Hipotiróideos crônicos freqüentemente se apresentam com alterações cutâneas caracterizadas por uma pele seca, descamativa e áspera, que pode ficar amarelada devido ao acúmulo de caroteno. Cabelos secos e quebradiços, queda de cabelos, fragilidade ungueal, rarefação do terço distal das sobrancelhas (*madarose*) e edema facial são outros achados comuns (Fig. 23.1). Edema de membros inferiores ou generalizado, bem como lenta cicatrização de feridas e ulcerações, pode, também, ser observado.[2,3,5]

Sistema Cardiovascular

Bradicardia (a despeito da anemia), redução do débito cardíaco, hipofonese das bulhas cardíacas e baixa voltagem do QRS são manifestações mais características do hipotiroidismo de longa duração, não-tratado. Cardiomegalia, sobretudo por derrame pericárdico, pode também estar presente. Essas manifestações geralmente revertem com o tratamento (Fig. 23.2A e B). Hipotiróideos apresentam, também, maior risco para doença arterial coronariana aterosclerótica (Quadro 23.7).[5,42]

Sistema Digestivo

Anorexia, constipação e distensão gasosa são as manifestações mais usuais. As duas últimas resultam de menor ingestão alimentar, retardo no esvaziamento gástrico e lentificação do trânsito intestinal. Ocasionalmente, grave retenção fecal ou íleo paralítico podem acontecer. Megacólon pode ser radiologicamente evidenciável. Completa acloridria ocorre em mais de 50% dos pacientes (Quadro 23.8). Ma-

---

QUADRO 23.7
Manifestações Cardiovasculares do Hipotiroidismo

Fisiopatologia
Contratilidade miocárdica reduzida
Baixo débito cardíaco
Resistência vascular periférica aumentada
Diminuição do volume sangüíneo
Permeabilidade capilar aumentada
Dispnéia

Sintomas
Tolerância diminuída aos exercícios
Angina
Bradicardia
Hipertensão diastólica
Cardiomegalia

Sinais
Derrame pericárdico
Edema de membros inferiores
Baixa voltagem do ECG, com distúrbios de condução e mudanças não-específicas do ST-T

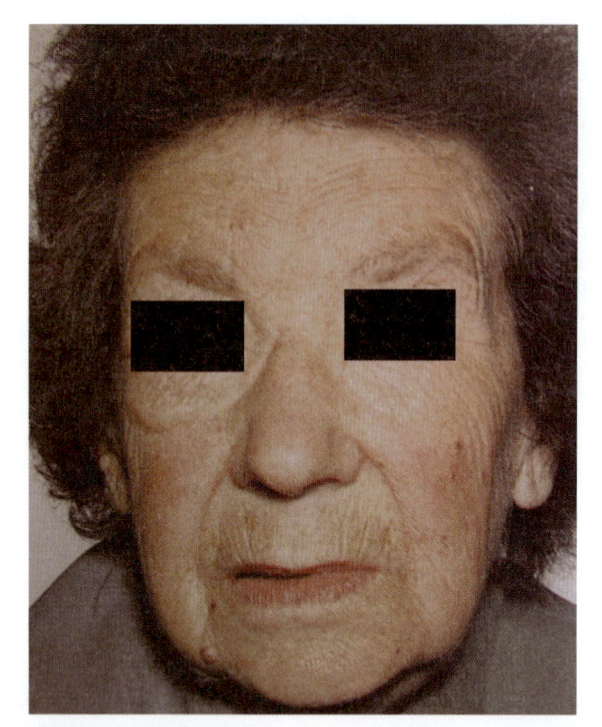

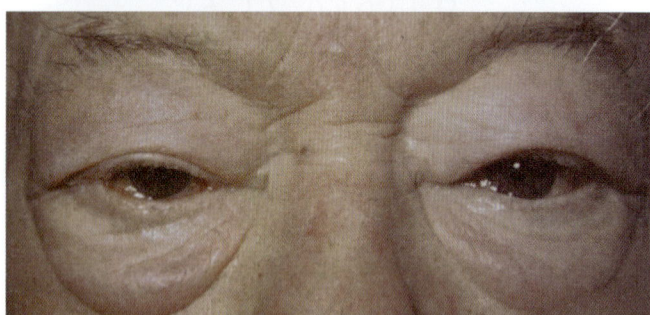

Fig. 23.1 Fácies mixedematosa, em duas pacientes, com inchação, palidez, edema periorbital e rarefação do terço distal das sobrancelhas (madarose).

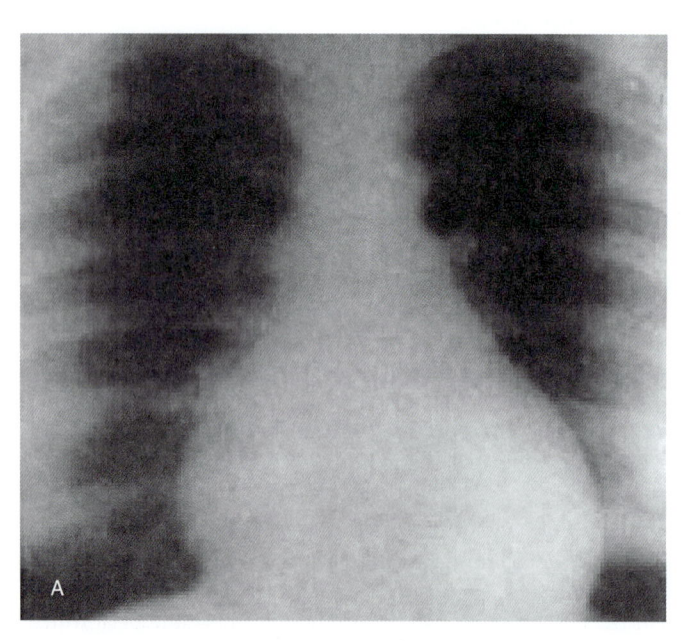

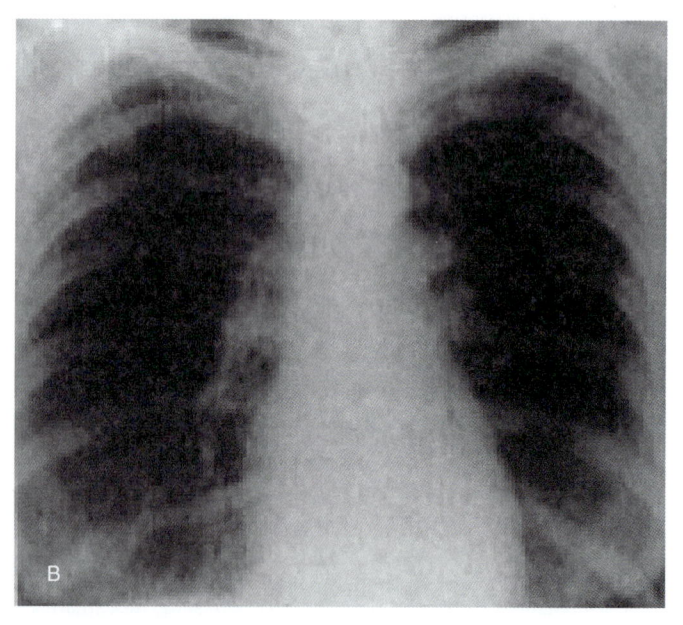

Fig. 23.2 Cardiomegalia por derrame pericárdico, antes (**A**) e após (**B**) a reposição de L-tiroxina.

QUADRO 23.8
Manifestações Gastrintestinais do Hipotiroidismo

Sintomas
Anorexia/distensão gasosa/constipação
Íleo paralítico/ascite (raramente)

Sinais
Esvaziamento gástrico prolongado
Lentificação do trânsito intestinal
Absorção intestinal diminuída
Íleo paralítico ou ascite (raramente)
Elevação de enzimas hepáticas e CEA
Hipotonia da vesícula biliar

QUADRO 23.9
Manifestações Musculoesqueléticas do Hipotiroidismo

Sintomas e sinais
Mialgia, fraqueza muscular, rigidez, cãibras, fadiga
Artralgias, rigidez muscular
Derrames articulares e pseudogota
Síndrome do túnel do carpo
Crescimento linear retardado em crianças

Alterações laboratoriais
Níveis séricos normais de cálcio, fosfato e 25-OH vitamina D_3
PTH e $1,25(OH)_2D_3$ aumentados
Redução da calciúria, hidroxiprolina, fosfatase alcalina, osteocalcina e IGF-1
Disgenesia epifisária ou ossificação atrasada em crianças

croglossia é uma manifestação tardia do hipotiroidismo não-tratado. Ascite mixedematosa é rara (Fig. 23.3).[2,3,5]

Sistema Respiratório

Hipotiroidismo pode cursar com respirações lentas e rasas, bem como com respostas ventilatórias alteradas à hipercapnia ou hipoxia. Dispnéia está presente em cerca de 50% dos pacientes. Derrame pleural também pode estar presente, bem como apnéia obstrutiva do sono. Insuficiência respiratória é comum em pacientes com coma mixedematoso.[3,5]

Sistema Musculoesquelético

Pacientes com hipotiroidismo podem apresentar-se com fadiga muscular generalizada, mialgias e cãibras. Artralgias, derrames articulares, síndrome do túnel do carpo e pseudogota podem também estar presentes. Habitualmente não se observa alteração dos níveis séricos do cálcio e do fosfato, nem da densidade mineral óssea. Entretanto, há evidências de redução do *turnover* ósseo e de resistência à ação do paratormônio (PTH), o que justificaria a elevação dos níveis desse hormônio e da $1,25(OH)_2D_3$ (Quadro 23.9).[3]

Manifestações Renais e Distúrbios Eletrolíticos

No hipotiroidismo pode haver diminuição do fluxo sangüíneo renal e da taxa de filtração glomerular, em função de redução do débito cardíaco e do volume sangüíneo. Como conseqüência, pode ocorrer elevação dos níveis séricos de creatinina, ácido úrico e magnésio. Além disso, proteinúria discreta se faz presente ocasionalmente, secundária a insuficiência cardíaca ou a um aumento da transudação capilar de proteínas. Hipocalcemia leve é encontrada em alguns pacientes.[2,3,5]

Sistema Reprodutivo

Em mulheres, o hipotiroidismo acompanha-se de irregularidades menstruais (oligomenorréia, amenorréia primária ou secundária e, sobretudo, menorragia), anovulação e infertilidade. Em homens, podem ser observadas redução da libido, disfunção erétil e oligospermia.[2,3,5]

Hiperprolactinemia leve a moderada (quase sempre abaixo de 100 ng/mL) está presente em até 40% a 50% dos pacientes com hipotiroidismo primário. Decorre do aumento da produção do TRH, sensibilidade aumentada dos lactotrofos ao TRH e, possivelmente, aumento da geração hipofisária de VIP (peptídeo intestinal vasoativo).[45] Nos casos de hipotiroidismo primário de longa duração, não-tratados, pode-se observar aumento de volume da hipófise anterior à ressonância magnética, inclusive com extensão supra-selar, em função da hiperplasia das células tirotróficas e lactotróficas.[46] Tal achado pode erroneamente sugerir a presença de um adenoma hipofisário como causa da hiperprolactinemia.[45] Por outro lado, a concomitância de microprolactinoma e hipotiroidismo primário por TH já foi descrita em uma mesma paciente.[46]

Sistema Hematopoético

Anemia leve a moderada é um achado comum, com freqüência variável (32% a 84%). A anemia causada pelo hipotiroidismo *per se* pode ser normocítica ou macrocítica e responde à reposição de L-tiroxina.

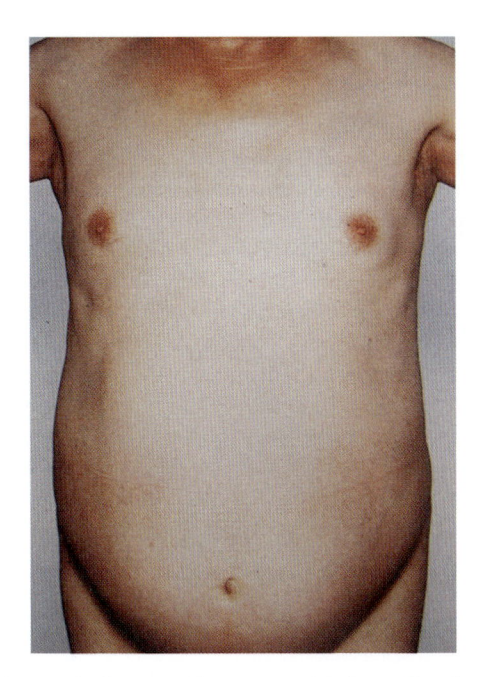

Fig. 23.3 Ascite mixedematosa. Derrames pericárdico e pleural podem também estar presentes.

Anemia hipocrômica e microcítica pode também ocorrer, caso surja deficiência de ferro, secundária à menorragia. Anemia macrocítica pode também resultar de absorção deficiente de vitamina B_{12}, que pode ser multifatorial: diminuição do fator intrínseco, redução da produção renal de eritropoetina ou associação com a anemia perniciosa (vista em até 14% dos pacientes e decorrente da presença de anticorpos contra as células parietais da mucosa gástrica). Nesses casos, a administração parenteral de vitamina B_{12} se faz necessária.[2,3,5]

Exame da Tiróide

Bócio detectado nos primeiros meses ou anos de vida sugere defeito congênito na síntese dos hormônios tiroidianos. Pode ser, também, secundário à tiroidite de Hashimoto (TH) ou a grave deficiência alimentar de iodo. Em adultos, hipotiroidismo com bócio é quase sempre secundário à TH. Hipotiroidismo central cursa *sempre* sem bócio. O mesmo se aplica aos casos de hipotiroidismo primário decorrente de ectopia, hipoplasia ou aplasia tiroidianas.[2,3,5]

HIPOTIROIDISMO NA INFÂNCIA

No recém-nascido, o hipotiroidismo manifesta-se pela persistência da icterícia fisiológica, choro rouco, constipação, sonolência, problemas relacionados com a alimentação, hérnia umbilical, atraso importante da maturação óssea e — se não tratado adequada e precocemente — importante e irreversível retardo mental. Quando o hipotiroidismo se inicia após os 2 anos de idade, não ocorre retardo mental, e a síndrome se manifesta por baixa estatura (associada a retardo da idade óssea e hiporresponsividade do GH aos testes de estímulo), desempenho escolar deficitário, atraso no desenvolvimento puberal e graus variáveis dos sintomas e sinais observáveis nos adultos.[9,10,47] Em contrapartida, raramente, o hipotiroidismo primário grave pode se exteriorizar por um quadro de puberdade precoce incompleta (*síndrome de van Wyk-Grumbach*), reversível com a reposição de L-tiroxina.[48]

Cretinismo é o termo utilizado para casos de hipotiroidismo congênito associado a retardo mental, baixa estatura e uma característica inchação da face e das mãos (Fig. 23.4). Freqüentemente acompanha-se de surdo-mudez e sinais neurológicos de anormalidades dos tratos piramidal e extrapiramidal.[2,48]

DIAGNÓSTICO LABORATORIAL

Hipotiroidismo Primário

As alterações clássicas são: TSH elevado e níveis baixos de T_4 livre (FT_4) e T_3. Inicialmente, observa-se apenas elevação do TSH, caracterizando o *hipotiroidismo subclínico*; a seguir, reduzem-se o T_4 e, em uma fase posterior, o T_3. Pode haver, também, secreção preferencial de T_3, de modo que em pelo menos um terço dos hipotiróideos os níveis de T_3 estão normais. Por essa razão, diante da suspeita de hipotiroidismo, a dosagem de T_3 sérico torna-se desnecessária, já que redução de seus níveis séricos sempre sucede aquela do T_4.[2,3,5,49] Na Fig. 23.5 está especificado um algoritmo para investigação e manuseio do hipotiroidismo.

Hipotiroidismo Central

Caracteriza-se por níveis séricos de FT_4 baixos, enquanto os do TSH podem estar normais, baixos ou, até mesmo, discretamente ele-

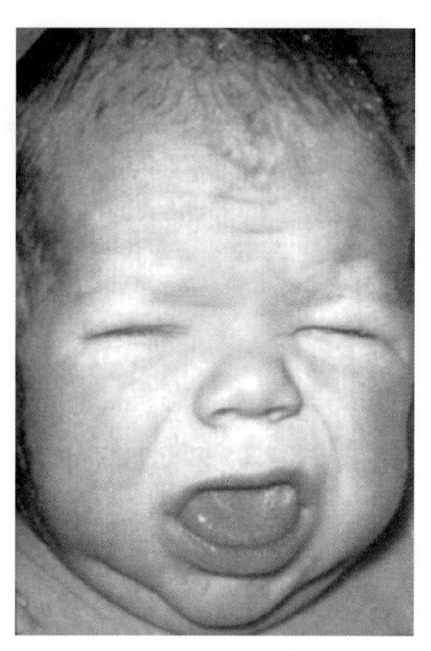

Fig. 23.4 Aspecto facial característico do *cretinismo* em um recém-nascido (RN) com hipoplasia da tiróide. A maioria dos casos de hipotiroidismo congênito (prevalência de 1:5.000) não tem, ao nascimento, sintomas/sinais da doença, a qual deve ser rastreada em todo RN pelo "teste do pezinho".

vados (geralmente, < 10 μU/mL [ou mU/L]).[4,49,50] Trata-se, contudo, de TSH com reduzida bioatividade intrínseca, devido ao aumento do conteúdo de ácido siálico no hormônio.[51] Em uma série,[52] na ocasião do diagnóstico de 108 casos de HC, o TSH encontrava-se baixo em 8%, elevado em 8% e normal no restante. Elevação do TSH pode também ser vista em casos de mutações no gene da subunidade beta do TSH,[53] bem como em casos de resistência a esse hormônio.[8] Os pacientes com hipotiroidismo central apresentam, com freqüência, deficiência de outras trofinas hipofisárias.[4]

TESTE DO TRH

Praticamente deixou de ser utilizado após o surgimento dos ensaios ultra-sensíveis para o TSH. Consiste na dosagem do TSH basal e 30 e 60 minutos após a injeção de TRH. Sua utilidade maior seria na distinção entre hipotiroidismo de origem hipofisária ou hipotalâmica. O hipotiroidismo central (HTC) se caracteriza por ausência de resposta do TSH ao TRH nas patologias hipofisárias e pico tardio — ou seja, após 45 minutos — ou resposta ausente no hipotiroidismo terciário. No hipotiroidismo primário observa-se resposta exagerada do TSH 30 a 45 minutos após a injeção de TRH (pico > 20 μU/mL em homens e > 30 μU/mL em mulheres).[3,5] Entretanto, a resposta do TSH ao TRH exógeno em casos de HTC é, freqüentemente, pouco informativa para o diagnóstico, podendo estar quantitativamente normal, reduzida ou exagerada, ou simplesmente deslocada no tempo (prolongada ou retardada).[50] Resposta anormal pode também ser observada em indivíduos normais (presente em 10% do grupo controle em uma série).[54]

COMA MIXEDEMATOSO

Trata-se da complicação mais grave do hipotiroidismo, com mortalidade muito elevada (pode chegar a 60% ou mais), mes-

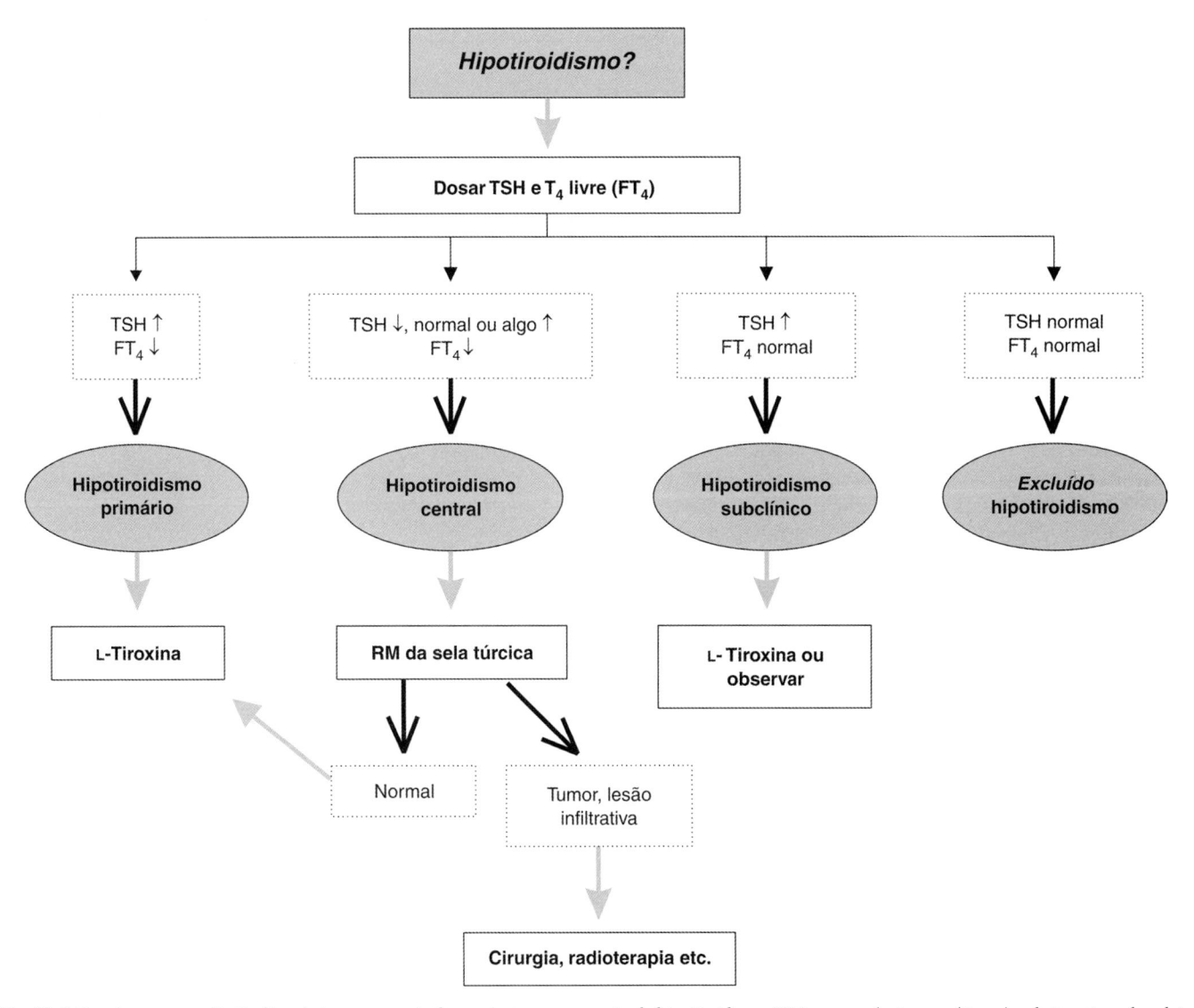

Fig. 23.5 Algoritmo para avaliação diagnóstica e manuseio dos pacientes com suspeita de hipotiroidismo (RM = ressonância magnética; ↓ = baixo; ↑ = elevado).

mo quando as medidas terapêuticas são realizadas em tempo hábil. Surge nos casos de hipotiroidismo grave de longa duração não-diagnosticados ou naqueles inadequadamente tratados.[2,10] O coma mixedematoso será abordado mais detalhadamente no Cap. 30, *Emergências Tiroidianas*.

TRATAMENTO

O tratamento do hipotiroidismo consiste habitualmente na administração de levotiroxina (L-T_4), em uma dose única diária. Em um estudo observou-se que a associação de L-T_4 e T_3 resultou em melhora significativa no humor e nas funções neuropsicológicas, em comparação com uso isolado de L-T_4.[55] Entretanto, esses achados não foram ratificados por estudos mais recentes.[56,57]

Dose da Levotiroxina

L-tiroxina tem meia-vida de cerca de 8 dias e, assim, deve ser administrada em dose única diária, de preferência pela manhã, em jejum. Insônia pode surgir se a droga for tomada à noite. A dose ideal da L-T_4 varia de acordo com a idade e o peso do paciente (Quadro 23.10). Em adultos, a dose diária ideal é de 1,6–1,8 μg/kg de peso ideal; na maioria dos casos, situa-se entre 100–150 μg/dia para mulheres e 125–200 μg/dia para homens. Crianças e adoles-

QUADRO 23.10

Doses de Reposição da Levotiroxina*

Idade	Dose (μg/kg/dia)
0–6 meses	8–10
7–11 meses	6–8
1–5 anos	5–6
6–10 anos	3–4
11–20 anos	2–3
Adultos	1–2

*Euthyrox® – comp. 25, 50, 75, 100, 125, 150, 175 e 200 μg.
Levoid® – comp. 25, 37, 50, 75, 88, 100, 112, 125, 150, 175 e 200 μg.
Puran-T4® – comp. 25, 50, 75, 88, 100, 112, 125, 150, 175 e 200 μg.
Synthroid® – comp. 25, 50, 75, 88, 100, 112, 125, 137, 150, 175 e 200 μg.

centes requerem doses maiores. Nos adultos, inicia-se com 50 μg/dia e aumenta-se para 100 μg/dia após 7–10 dias. Em pacientes com mais de 60 anos, coronariopatas ou com hipotiroidismo grave de longa duração, deve-se iniciar a reposição da L-T$_4$ com 12,5–25 μg/dia, reajustando-se a dose em 12,5–25 μg/dia, a intervalos de 15 a 30 dias. A resposta ao tratamento deve ser avaliada (pela dosagem de TSH e FT$_4$) após 6 semanas (tempo mínimo ideal para que se observe uma resposta plena do TSH ao tratamento). Caso o TSH persista elevado, aumenta-se a dose da L-T$_4$ em 12,5–25 μg/dia até que se consiga a normalização do TSH. Um TSH suprimido indica dose excessiva e necessidade de sua redução. No caso do hipotiroidismo secundário, a dose adequada de L-tiroxina é mais bem refletida pelos níveis do FT$_4$. Uma vez iniciada a L-T$_4$, o TSH diminui ainda mais, pelo menos inicialmente.[1,2,10,58,59]

Uma vez atingida a dose de manutenção, nova avaliação da função tiroidiana deve ser feita a cada 6 ou 12 meses. Devido à longa meia-vida (7 dias) da L-tiroxina, sua omissão por alguns dias não traz maiores malefícios para o paciente.[2,3,58] Têm sido sugeridos como ideais no hipotiroidismo primário níveis de TSH entre 0,5 e 2,5 μU/mL.[2,3]

Em algumas situações, os requerimentos diários de L-tiroxina podem alterar-se para mais ou para menos,[3,5,58-60] conforme especificado no Quadro 23.11.

EFEITOS ADVERSOS

A terapia com L-tiroxina é muito bem tolerada, desde que monitorizada adequadamente. Doses excessivas podem levar a hipertiroidismo, enquanto o emprego a longo prazo de doses que suprimam o TSH para valores inferiores de 0,1 mU/mL é um fator de risco para fibrilação atrial (em idosos), elevação da pressão arterial, hipertrofia ventricular esquerda, doença miocárdica isquêmica (em pacientes com menos de 65 anos).[1,2,58,61,62] O efeito deletério de doses excessivas de L-T$_4$ sobre o osso é ainda algo controverso. De acordo com a maioria dos estudos (mas não todos), elas podem levar à osteoporose, mas somente em mulheres pós-menopausadas.[1,2,62]

RESPOSTA AO TRATAMENTO

Entre as doenças endócrinas, poucas apresentam uma resposta tão favorável ao tratamento quanto o hipotiroidismo: habitualmente observa-se regressão completa ou melhora acentuada das manifestações clínicas da doença (Fig. 23.6A e B).

Falta de resposta adequada à L-tiroxina pode eventualmente acontecer por resistência aos hormônios tiroidianos, mas na grande maioria das vezes deve-se à adesão pobre ao tratamento.[3,58] Nesses casos, pode-se obter um resultado favorável pela administração da L-tiroxina em dose única semanal, em uma quantidade um pouco maior do que a dose usual diária multiplicada por 7. Na experiência de alguns autores, nesses casos, doses de 1.000 μg/semana mostraram-se eficazes e bem toleradas.[5]

DURAÇÃO DO TRATAMENTO

Está na dependência da etiologia do processo. O hipotiroidismo é transitório na grande maioria dos casos de tiroidite granulomatosa (quase 100%) ou tiroidite pós-parto (até 80%), necessitando, assim, de tratamento por tempo limitado.[11] Os quadros secundários à ablação actínica ou cirúrgica muitas vezes são, também, autolimitados, mas, caso persistam por mais de 6 meses, tendem a ser definitivos e a requerer tratamento por toda a vida. No caso da tiroidite de Hashimoto, o comportamento é menos previsível. Por exemplo, até 20% a 25% dos pacientes reassumem a função tiroidiana normal após meses ou anos de tratamento. Outros pacientes raramente podem evoluir para hipertiroidismo.[1,3,5] Na nossa experiência, somente em poucos pacientes com TH foi possível a interrupção do tratamento devido a recuperação da função tiroidiana normal.

HIPOTIROIDISMO DE DIAGNÓSTICO DUVIDOSO

Não raramente nos deparamos com o paciente em uso de L-tiroxina por causa de um suposto diagnóstico de hipotiroidismo. Nessa situação, pode-se reduzir a dose do hormônio pela metade e realizar nova avaliação da função tiroidiana após 6 semanas. Caso não se observe uma alteração significativa nos níveis do TSH, a L-tiroxina deve ser suspensa e o paciente avaliado 8 semanas após.[1-3]

HIPOTIROIDISMO SUBCLÍNICO

Ainda que o hipotiroidismo subclínico seja um problema clínico comum, principalmente em idosos, ainda não existe consenso sobre quando ele deva ser tratado.[1] No entanto, tem sido sugerido o início da reposição de L-tiroxina diante da detecção de níveis de TSH persistentemente acima de 10 μU/mL ou, eventualmente, nos pacientes com níveis de TSH entre 4,5–5,5 e 10 μU/mL, se há positividade para os anticorpos antitiroperoxidase e/ou presença de sintomas de hipotiroidismo.[63] O hipotiroidismo subclínico está abordado mais detalhadamente no Cap. 28, *Manuseio da Disfunção Tiroidiana Subclínica*.

HIPOTIROIDISMO EM CORONARIOPATAS

O uso de L-tiroxina em pacientes hipotiróideos com insuficiência coronariana pode precipitar ou exacerbar angina de peito, infarto

---

QUADRO 23.11

Situações em que as Necessidades de Levotiroxina (L-T$_4$) Podem Estar Alteradas

1. Necessidade aumentada
- → Má-absorção
  - Doenças intestinais inflamatórias (Crohn, retocolite ulcerativa etc.)
  - Após cirurgias de derivação jejunoileal
  - Enteropatia diabética
- → Gravidez
- → Drogas que reduzem a absorção da L-T$_4$
  - Colestiramina, sucralfato, hidróxido de alumínio, sulfato ferroso, carbonato de cálcio, raloxifeno
- → Drogas que aumentam o metabolismo hepático da L-T$_4$ (aumento do CYP3A4)
  - Rifampicina, fenobarbital, estrogênio, carbamazepina, fenitoína, sertralina, estatinas (?)
- → Drogas ou situações que diminuem a conversão de T$_4$ em T$_3$
  - Amiodarona
- → Condições que podem bloquear a síntese de deiodinases
  - Deficiência de selênio, cirrose

2. Necessidade diminuída
- → Envelhecimento (idade > 65 anos)
- → Terapia androgênica em mulheres

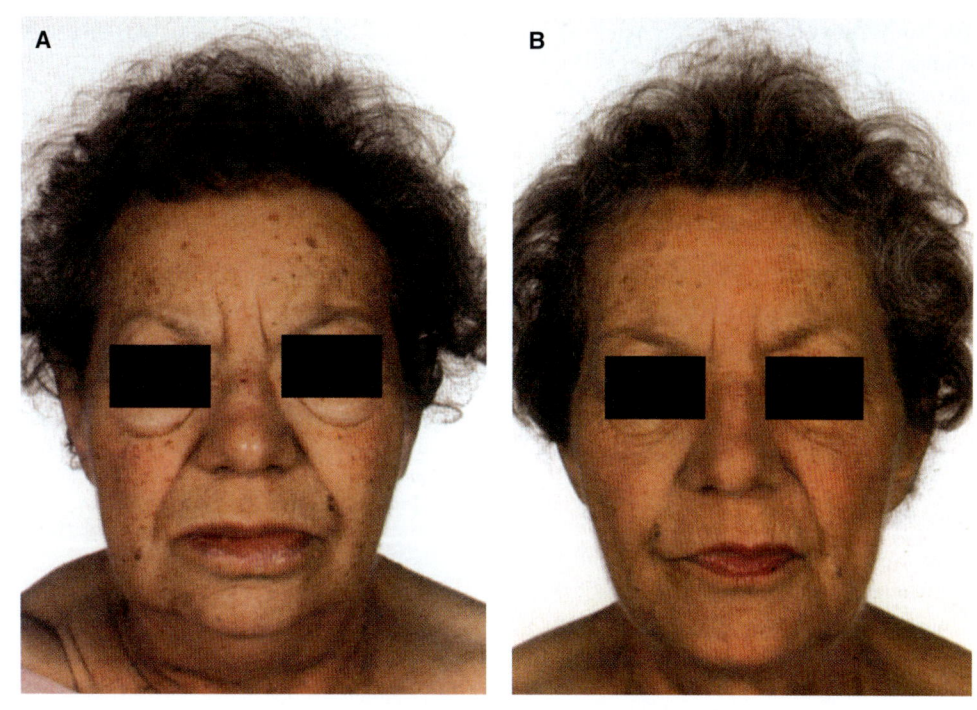

Fig. 23.6 Hipotiroidismo primário antes (**A**) e após 4 meses de terapia com L-tiroxina (**B**). Notar a completa reversão das alterações fisionômicas induzidas pela doença.

agudo do miocárdio, arritmias ventriculares e insuficiência cardíaca. Por isso, deve-se iniciar o tratamento com 12,5 ou 25 μg/dia e aumentar a dose a cada 15 a 30 dias. Caso não seja possível utilizar doses terapêuticas de L-T$_4$, em função do surgimento das complicações mencionadas, submete-se o paciente inicialmente a colocação de *stent*, angioplastia ou cirurgia de revascularização e, depois, trata-se o hipotiroidismo.[1-3,5,58]

O coma mixedematoso será abordado mais detalhadamente no Cap. 30, *Emergências Tiroidianas*.

HIPOTIROIDISMO EM PACIENTES COM INSUFICIÊNCIA ADRENAL

Nessa situação, deve-se inicialmente fazer a reposição do glicocorticóide. Caso contrário, existe o risco do surgimento de uma crise adrenal.[64]

HIPOTIROIDISMO CAUSADO POR AMIODARONA

Caso não seja possível a suspensão da amiodarona, a reposição da L-tiroxina precisa ser feita de forma muito criteriosa e cuidadosa, devido ao perigo de agravamento da doença cardíaca de base. Deve-se procurar atingir o eutiroidismo clínico, com TSH normal e níveis séricos relativamente normais de T$_4$ livre.[2,65]

EM QUEM PESQUISAR HIPOTIROIDISMO?

O hipotiroidismo deve ser pesquisado em pacientes com sintomas sugestivos ou fatores de risco para a doença (p.ex., idade > 60 anos, presença de bócio, doenças auto-imunes, síndromes de Turner e de Down etc.), bem como em gestantes ou indivíduos com hipercolesterolemia (Quadro 23.12).

QUADRO 23.12
Indicações para Rastreamento do Hipotiroidismo

Idade acima de 60 anos (sobretudo em mulheres)
Presença de bócio (difuso ou nodular)
História de radioterapia para cabeça e pescoço
História de tiroidectomia ou terapia com ^{131}I
Doença auto-imune tiroidiana e extratiroidiana
Gestação
Síndrome de Down
Síndrome de Turner
Hipercolesterolemia
Uso de drogas (lítio, amiodarona etc.)

SÍNDROME DO EUTIRÓIDEO DOENTE

Doenças sistêmicas graves (desnutrição importante, sepse, AIDS, cetoacidose diabética, insuficiência cardíaca, uremia, infarto do miocárdio grave, grandes queimados, neoplasias etc.), bem como cirurgias de grande porte, comumente levam a alterações na função tiroidiana, caracterizando a *síndrome do eutiróideo doente (SED)* ou *síndrome da doença não-tiroidiana*. Laboratorialmente, observa-se redução das concentrações de T$_3$ sérico (que pode se tornar indetectável), por redução da conversão periférica de T$_4$ em T$_3$ (por inibição da 5'-monodeiodinação), com aumento concomitante do rT$_3$. Esse fenômeno seria um mecanismo de adaptação para limitar a atividade metabólica durante a doença, uma vez que valores persistentemente normais de T$_3$ são catabólicos e, talvez, deletérios para o paciente.[3,5,66,67]

Os níveis do T$_4$ total variam bastante. Ocasionalmente estão elevados, mas na maioria das vezes estão normais. Entretanto, com o progredir da doença de base ou nos casos mais graves, tendem a cair, e podem mostrar-se muito baixos (< 1 ou 2 μg/dL). O TSH sérico habitualmente encontra-se normal, mas pode estar diminuído nos casos mais graves. Durante a fase de recuperação, os níveis de T_3 e T_4 normalizam-se, e o TSH transitoriamente se eleva, podendo chegar a 20 μU/mL.[3,5,66,67]

Os estudos com a reposição de T_4 ou T_3, na sua maioria, não demonstraram melhora da sobrevida dos pacientes com a SED.[67-69]

RESUMO

O hipotiroidismo é um distúrbio relativamente comum, resultante da incapacidade da tiróide em secretar quantidades adequadas de T_3 e T_4. Essa incapacidade pode decorrer de secreção deficiente de TSH, causada por disfunção hipofisária e/ou hipotalâmica (*hipotiroidismo central*), mas cerca de 95% dos casos são decorrentes de patologia tiroidiana (*hipotiroidismo primário*). Em nosso meio, a tiroidite de Hashimoto representa a causa mais comum de hipotiroidismo. A apresentação clínica depende da idade, do sexo e das condições físicas do paciente, bem como da intensidade do hipotiroidismo. Os sintomas da doença são muitas vezes inespecíficos, e vários pacientes com hipotiroidismo bioquímico podem ser assintomáticos ou oligossintomáticos. Portanto, a avaliação hormonal (TSH e T_4 livre) é imprescindível para a confirmação do diagnóstico. O hipotiroidismo pode implicar efeitos profundamente deletérios para vários sistemas e, se não-tratado, torna-se uma condição potencialmente fatal. O tratamento consiste na reposição de L-tiroxina, que, na grande maioria dos casos, precisa ser mantida indefinidamente.

BIBLIOGRAFIA

1. Danzi S, Klein I. Recent considerations in the treatment of hypothyroidism. *Curr Opin Investig Drugs*, 2008; *9*:357-62.
2. Devdhar M, Ousman YH, Burman KD. Hypothyroidism. *Endocrinol Metab Clin North Am*, 2007; *36*:595-615.
3. Roberts CG, Ladenson PW. Hypothyroidism. *Lancet*, 2004; *363*:793-803.
4. Lania A, Persani L, Beck-Peccoz P. Central hypothyroidism. *Pituitary*, 2008; *11*:181-6.
5. Wiersinga WM. Adult hypothyroidism. *In* DeGroot LJ, *et al*. (eds.). *The Thyroid and Its Diseases*. 6th ed. http://www.thyroidmanager.org/Chapter9/9-frame.htm
6. Vaisman M, Baima J, Marante T, *et al*. Prevalence of hypothyroidism in a probabilistic sample of women over 35 years from the city of Rio de Janeiro, Brazil. *Program of the 87th Annual Meeting of the Endocrine Society*. San Diego, CA, 2005 [Abstract P2-554].
7. Canaris GJ, Manowitz NR, Mayor G, *et al*. The Colorado thyroid disase prevalence study. *Arch Intern Med*, 2000; *160*:526-34.
8. Agrawal NK, Goyal R, Rastogi A, *et al*. Thyroid hormone resistance. *Postgrad Med J*, 2008; *84*:473-7.
9. Setian NS. Hypothyroidism in children: diagnosis and treatment. *J Pediatr (Rio J)*, 2007; *83* (5 suppl):S209-16.
10. Brent GA, Larsen PR, Davies TF. Hypothyroidism and thyroiditis. *In* Larsen PR *et al*. (eds.). *Williams Textbook of Endocrinology*. 11th ed. Philadelphia: W.B. Saunders Co., 2008:377-410.
11. Bindra A, Braunstein GD. Thyroiditis. *Am Fam Physician*, 2006; *73*:1769-76.
12. Stagnaro-Green A. Postpartum thyroiditis. *Best Pract Res Clin Endocrinol Metab*, 2004; *18*:303-168.
13. Papi G, LiVolsi VA. Current concepts on Riedel thyroiditis. *Am J Clin Pathol*, 2004; *121* (suppl.):S50-63.
14. Metso S, Jaatinen P, Huhtala H, *et al*. Long-term follow-up study of radioiodine treatment of hyperthyroidism. *Clin Endocrinol (Oxf)*, 2004; *61*:641-8.
15. Harjai KJ, Licata AA. Effects of amiodarone on thyroid function. *Ann Intern Med*, 1997; *126*:63-73.
16. Lazarus JH. The effects of lithium therapy on thyroid and thyrotropin-releasing hormone. *Thyroid*, 1998; *8*:909-13.
17. de Savary N, Lee R, Vaidya B. Severe hypothyroidism after thalidomide treatment. *J R Soc Med*, 2004; *97*:443.
18. Fukata S, Kuma K, Sugawara M. Relationship between cigarette smoking and hypothyroidism in patients with Hashimoto's thyroiditis. *J Endocrinol Invest*, 1996; *19*:607-12.
19. Belin RM, Astor BC, Powe NR, Ladenson PW. Smoke exposure is associated with a lower prevalence of serum thyroid autoantibodies and thyrotropin concentration elevation and a higher prevalence of mild thyrotropin concentration suppression in the Third National Health and Nutrition Examination Survey (NHANES III). *J Clin Endocrinol Metab*, 2004; *89*:6077-86.
20. Antonelli A, Ferri C, Pampana A, *et al*. Thyroid disorders in chronic hepatitis C. *Am J Med*, 2004; *117*:10-3.
21. Ishiguro H, Yasuda Y, Tomita Y, *et al*. Long-term follow-up of thyroid function in patients who received bone marrow transplantation during childhood and adolescence. *J Clin Endocrinol Metab*, 2004; *89*:5981-6.
22. Demirbilek H, Kandemir N, Gonc EM, *et al*. Hashimoto's thyroiditis in children and adolescents: a retrospective study on clinical, epidemiological and laboratory properties of the disease. *J Pediatr Endocrinol Metab*, 2007; *20*:1199-205.
23. Foley TP, Abbassi V, Copeland KC, Draznin MB. Hypothyroidism caused by chronic autoimmune thyroiditis in very young infants. *N Engl J Med*, 1994; *330*:466-8.
24. Shalitin S, Phillip M. Autoimmune thyroiditis in infants with Down's syndrome. *J Pediatr Endocrinol Metab*, 2002; *15*:649-52.
25. Lomenick JP, Jackson WA, Backeljauw PF. Amiodarone-induced neonatal hypothyroidism: a unique form of transient early-onset hypothyroidism. *J Perinatol*, 2004; *24*:397-9.
26. Grossman A, Olonovski D, Barenboim E. Hypothyroidism caused by a nonvisible lingual thyroid. *Head Neck*, 2004; *26*:995-8.
27. Tonacchera M, Di Cosmo C, De Marco G, *et al*. Identification of TSH receptor mutations in three families with resistance to TSH. *Clin Endocrinol* (Oxf), 2007; *67*:712-8.
28. Park SM, Chatterjee VK. Genetics of congenital hypothyroidism. *J Med Genet*, 2005; *42*:379-89.
29. Polak M, Sura-Trueba S, Chauty A, *et al*. Molecular mechanisms of thyroid dysgenesis. *Horm Res*, 2004; *62* (suppl. 3):14-21.
30. Tonacchera M, Agretti P, de Marco G, *et al*. Congenital hypothyroidism due to a new deletion in the sodium/iodide symporter protein. *Clin Endocrinol (Oxf)*, 2003; *59*:500-6.
31. Napiontek U, Borck G, Muller-Forell W, *et al*. Intrafamilial variability of the deafness and goiter phenotype in Pendred syndrome caused by a T416P mutation in the SLC26A4 gene. *J Clin Endocrinol Metab*, 2004; *89*:5347-51.
32. Huang SA, Tu HN, Harney JW, *et al*. Severe hypothyroidism caused by type 3 iodothyronine deiodinase in infantile hemangiomas. *N Engl J Med*, 2000; *343*:185-9.
33. Konrad D, Ellis G, Perlman K. Spontaneous regression of severe acquired infantile hypothyroidism associated with multiple liver hemangiomas. *Pediatrics*, 2003; *112*:1424-6.
34. Yang MH, Chuang H, Jung SM, *et al*. Pituitary apoplexy due to prolactinoma in a Taiwanese boy: patient report and review of the literature. *J Pediatr Endocrinol Metab*, 2003; *16*:1301-5.
35. Sherman SI, Gopal J, Haugen BR, *et al*. Central hypothyroidism associated with retinoid X receptor-selective ligands. *N Engl J Med*, 1999; 1075-9.
36. Rosenbloom AL, Almonte AS, Brown MR, *et al*. Clinical and bioche-

mical phenotype of familial anterior hypopituitarism from mutation of the PROP1 gene. *J Clin Endocrinol Metab*, 1999; *84*:50-7.
37. Bonomi M, Proverbio MC, Weber G, et al. Hyperplastic pituitary gland, high serum glycoprotein free-alpha-subunit, and variable circulating thyrotropin (TSH) levels as hallmark of central hypothyroidism due to mutations of the TSH gene. *J Clin Endocrinol Metab*, 2001; *86*:1600-4.
38. Borck G, Topaloglu AK, Korsch E, et al. Four new cases of congenital secondary hypothyroidism due to a splice site mutation in the thyrotropin-beta gene: phenotypic variability and founder effect. *J Clin Endocrinol Metab*, 2004; *89*:4136-41.
39. Collu R, Tang J, Castagne J, et al. A novel mechanism for isolated central hypothyroidism: inactivating mutations in the thyrotropin-releasing hormone receptor gene. *J Clin Endocrinol Metab*, 1997; *82*:1561-5.
40. Kempers MJ, van Tijn DA, van Trotsenburg AS, et al. Central congenital hypothyroidism due to gestational hyperthyroidism: detection where prevention failed. *J Clin Endocrinol Metab*, 2003; *88*:5851-7.
41. Marks PW, Zukerberg LR. Case records of the Massachusetts General Hospital. Weekly clinicopathological exercises. Case 30-2004. A 37-year-old woman with paresthesias of the arms and legs. *N Engl J Med*, 2004; *351*:1333-41.
42. Gonzalez Vilchez F, Castillo L, et al. Cardiac manifestations of primary hypothyroidism: Determinant factors and treatment response. *Rev Esp Cardiol*, 1998; *51*:893-900.
43. Vilar L, Freitas MC, Canadas V, et al. Lipid profile and high sensitivity C reactive protein levels in subclinical and overt primary hypothyroidism. *Arq Bras Endocrinol Metab*, 2008; *52*:S482.
44. Girkin CA, McGwin Jr G, McNeal SF, et al. Hypothyroidism and the development of open-angle glaucoma in a male population. *Ophthalmology*, 2004; *111*:1649-52.
45. Vilar L, Naves L, Gadelha M. Armadilhas no diagnóstico da hiperprolactinemia. *Arq Bras Endocrinol Metab*, 2003; *47*:347-57.
46. Vilar L, Gusmão A, Moura E, et al. Hipotiroidismo primário associado com hiperprolactinemia e imagem pseudotumoral hipofisária à ressonância magnética – Relato de um caso. *Arq Brasil Endocrinol Metab*, 2004; *48 (suppl. 2)*:S470.
47. Koch CA, Sarlis NJ. The spectrum of thyroid diseases in childhood and its evolution during transition to adulthood: natural history, diagnosis, differential diagnosis and management. *J Endocrinol Invest*, 2001; *24*:659-75.
48. Browne LP, Boswell HB, Crotty EJ, et al. Van Wyk and Grumbach syndrome revisited: imaging and clinical findings in pre- and postpubertal girls. *Pediatr Radiol*, 2008; *38*:538-42.
49. Topliss DJ, Eastman CJ. Diagnosis and management of hyperthyroidism and hypothyroidism. *Med J Aust*, 2004; *180*:186-93.
50. Abucham J, Vieira TCA, Barbosa EB, et al. Terapia de reposição hormonal no hipopituitarismo. *Arq Bras Endocrinol Metab*, 2003; *47*:492-508.
51. Oliveira JHA, Persani L, Beck-Peccoz P, Abucham J. Investigating the paradox of hypothyroidism and increased serum thyrotropin (TSH) levels in Sheehan's syndrome: Characterization of TSH carbohydrate content and bioactivity. *J Clin Endocrinol Metab*, 2001; *86*:1694-9.
52. Alexopoulou O, Beguin C, De Nayer P, Maiter D. Clinical and hormonal characteristics of central hypothyroidism at diagnosis and during follow-up in adult patients. *Eur J Endocrinol*, 2004; *150*:1-8.
53. Medeiros-Neto G, Herodotou DT, Rajan S, et al. A circulating biologically inactive thyrotropin caused by a mutation in the beta-subunit gene. *J Clin Invest*, 1996; *97*:1250-6.
54. Hartoft-Nielsen ML, Lange M, Rasmussen AK, et al. Thyrotropin-releasing hormone stimulation test in patients with pituitary pathology. *Horm Res*, 2004; *61*:53-7
55. Bunevicius R, Kazanavicius G, Zalinkevicius R, et al. Effects of thyroxine as compared with thyroxine plus triiodothyronine in patients with hypothyroidism. *N Engl J Med*, 1999; *340*:424-9.
56. Siegmund W, Spieker K, Weike AI, et al. Replacement therapy with levothyroxine plus triiodothyronine (bioavailable molar ratio 14:1) is not superior to thyroxine alone to improve well-being and cognitive performance in hypothyroidism. *Clin Endocrinol* (Oxf), 2004; *60*:750-7.
57. Walsh JP, Shiels L, Lim EM, et al. Combined thyroxine/liothyronine treatment does not improve well-being, quality of life, or cognitive function compared to thyroxine alone: a randomized controlled trial in patients with primary hypothyroidism. *J Clin Endocrinol Metab*, 2003; *88*:4543-50.
58. Toft AD. Thyroxine therapy. *N Engl J Med*, 1994; *331*:174-80.
59. American Association of Clinical Endocrinologists. American Association of Clinical Endocrinologists medical guidelines for clinical practice for the evaluation and treatment of hyperthyroidism and hypothyroidism. *Endocr Pract*, 2002; *8*:457-69.
60. Siraj ES, Gupta MK, Reddy SS. Raloxifene causing malabsorption of levothyroxine. *Arch Intern Med*, 2003; *163*:1367-70.
61. Gharib H, Mazzaferri EL. Thyroxine suppressive therapy in patients with nodular thyroid disease. *Ann Intern Med*, 1998; *128*:386-94.
62. Lakatos P. Thyroid hormones: beneficial or deleterious for bone? *Calcif Tissue Int*, 2003; *73*:205-9.
63. Arrigo T, Wasniewska M, Crisafulli G, et al. Subclinical hypothyroidism: the state of the art. *J Endocrinol Invest*, 2008; *31*:79-84.
64. Graves L 3rd, Klein RM, Walling AD. Addisonian crisis precipitated by thyroxine therapy: a complication of type 2 autoimmune polyglandular syndrome. *South Med J*, 2003; *96*:824-7.
65. Gheri RG, Pucci P, Falsetti C, et al. Clinical, biochemical and therapeutical aspects of amiodarone-induced hypothyroidism (AIH) in geriatric patients with cardiac arrhythmias. *Arch Gerontol Geriatr*, 2004; *38*:27-36.
66. Adler SM, Wartofsky L. The nonthyroidal illness syndrome. *Endocrinol Metab Clin North Am*, 2007; *36*:657-72.
67. Dulawa A, Buldak L, Krysiak R, Okopien B. Hormonal supplementation in endocrine dysfunction in critically ill patients. *Pharmacol Rep*, 2007; *59*:139-49.
68. Stathatos N, Wartofsky L. The euthyroid sick syndrome: is there a physiologic rationale for thyroid hormone treatment? *J Endocrinol Invest*, 2003; *26*:1174-9.
69. Peeters RP. Non thyroidal illness: to treat or not to treat? *Ann Endocrinol (Paris)*, 2007; *68*:224-8.

Diagnóstico e Tratamento da Doença de Graves

William Jeffcoate, Rustam Rea, Viviane Canadas, Lucio Vilar

INTRODUÇÃO

A doença de Graves (DG) representa a etiologia mais comum de hipertiroidismo (80% dos casos). Ela tem origem auto-imune e sua prevalência é incerta, mas estima-se que afete 0,4 a 1% da população. Mostra-se 5 a 10 vezes mais comum em mulheres do que em homens. Seu pico de incidência se dá entre a segunda e a quarta década, mas a DG pode manifestar-se em qualquer faixa etária. É menos comum na raça negra, mas igualmente prevalente em brancos e asiáticos.[1,2,3]

A DG pode vir associada a outros distúrbios auto-imunes endócrinos (*diabetes mellitus* tipo 1, doença de Addison, ooforite auto-imune, deficiência isolada de ACTH etc.) e não-endócrinas (*miastenia gravis*, lúpus eritematoso sistêmico, artrite reumatóide, doença de Sjögren, anemia perniciosa, hepatite crônica ativa, vitiligo etc.).[1,2,4]

Dez a 20% dos pacientes com DG apresentam remissão espontânea, e cerca de 50% tornam-se hipotiróideos após 20 a 30 anos, na ausência de qualquer tratamento. Tal fato ocorre, mais provavelmente, devido à contínua destruição da tiróide pelo processo auto-imune. Entretanto, em função das complicações cardiovasculares do hipertiroidismo (taquiarritmias, insuficiência cardíaca e fenômenos tromboembólicos), a DG não tratada mostra-se potencialmente fatal, sendo de suma importância seu diagnóstico e tratamento precoces.[1,2,3]

ETIOPATOGÊNESE

Na doença de Graves (DG), o hipertiroidismo resulta da produção de imunoglobulinas pelos linfócitos B, algumas das quais se ligam ao receptor tiroidiano de TSH e o ativam, e estimulam tanto o crescimento da tiróide como a secreção excessiva de hormônios (Fig. 24.1). Para esses anticorpos, o receptor do TSH parece representar o sítio antigênico e, por agirem como o TSH, são denominados imunoglobulinas estimuladoras da tiróide (TSI). Anticorpos inibitórios contra o receptor do TSH podem também ser encontrados, em menor quantidade, na DG. Esta última, na realidade, faz parte do espectro da chamada doença tiroidiana auto-imune (DTA), que inclui o mixedema idiopático (com predomínio de anticorpos inibidores do receptor do TSH), a tiroidite de Hashimoto, a "doença de Graves eutiróidea" e a doença de Graves (com predomínio das TSI) (Fig. 24.2). Ocasionalmente, pode acontecer modificação (temporária ou permanente) do tipo predominante de anticorpos, fazendo com que pacientes com DTA possam evoluir do hipo- para o hipertiroidismo e vice-versa. Além disso, em alguns pacientes com DG, o hipertiroidismo pode estar ausente (transitoriamente ou não), devido a um equilíbrio entre anticorpos inibitórios e estimuladores.[1,2,3,5]

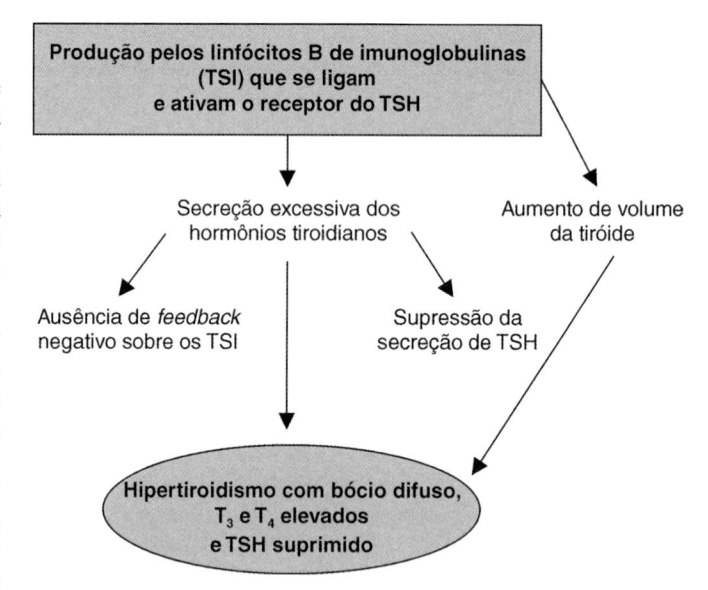

Fig. 24.1 Patogênese do hipertiroidismo na doença de Graves.

A exata seqüência de eventos que leva à produção de anticorpos contra o receptor do TSH ainda não foi plenamente identificada. Um defeito antígeno-específico, mediado geneticamente, na função do linfócito T supressor tem sido proposto. Esse defeito na vigilância imunológica permitiria o surgimento e a persistência de clones de linfócitos T *helper*. Tais clones estimulariam a produção de anticorpos pelos linfócitos B contra o receptor do TSH. Como alternativa, as células tiroidianas, ao serem estimuladas por citocinas específicas, produzidas em resposta a uma infecção viral, poderiam expressar, na sua superfície, moléculas classe II de tipos específicos de HLA-DR que apresentariam fragmentos do receptor do TSH aos linfócitos T. Estes, por sua vez, estimulariam os linfócitos B a produzir os mencionados anticorpos. Os dois mecanismos não são, contudo, mutuamente excludentes, e ambos poderiam contribuir para a patogênese da DG.[1,2,3,5]

Mixedema Idiopático	Tiroidite de Hashimoto	"Doença de Graves eutiróidea"	Doença de Graves
Hipotiroidismo sem bócio	Hipo- ou eutiroidismo com bócio	Eutiroidismo com ou sem bócio	Hipertiroidismo com bócio

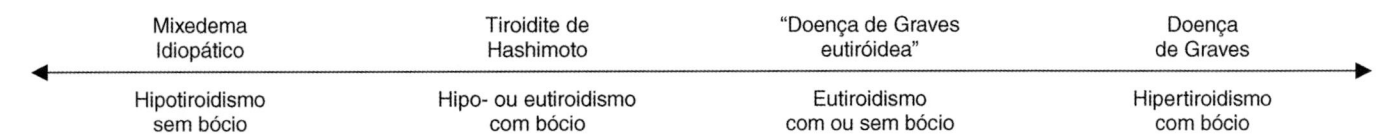

Fig. 24.2 Espectro da doença tiroidiana auto-imune, que inclui em seus extremos a doença de Graves e o mixedema idiopático. Progressão de uma forma de doença auto-imune para uma outra em um mesmo paciente pode ocasionalmente acontecer. (Adaptado de Greenspan, 1997.)

Fatores Predisponentes

A suscetibilidade para a DG é determinada por uma mistura de fatores genéticos, ambientais e endógenos, que são responsáveis pelo surgimento da auto-reatividade das células T e B para o receptor do TSH.

FATORES GENÉTICOS

Na DG há uma nítida predisposição familiar, especialmente materna; 15% dos pacientes têm um parente próximo com DG, e cerca de 50% dos parentes de pacientes com a doença apresentam anticorpos antitiroidianos. No entanto, a contribuição dos fatores genéticos parece ser menos importante do que a dos fatores ambientais. Isso fica bem evidenciado pelas baixas taxas de concordância entre gêmeos monozigóticos (cerca de 20%) e dizigóticos (5%). Até agora não foi identificado nenhum gene que cause a DG ou que seja necessário para seu desenvolvimento. Existe uma associação bem-estabelecida de certos alelos HLA, variável de acordo com a etnia dos pacientes. Por exemplo, em brancos, o HLA-DR3 e o HLA-DQA1*0501 estão positivamente associados à DG, enquanto o HLA-DRB1*0701 tem efeito protetor. O envolvimento de genes não-HLA também é provável.[3,6]

FATORES AMBIENTAIS E ENDÓGENOS

Entre tais fatores podem incluir-se gravidez (sobretudo o período pós-parto), ingestão excessiva de iodo (particularmente em áreas geográficas de deficiência de iodo), infecções virais (induzem a expressão de DR4 nas células foliculares) ou bacterianas (p.ex., epidemias da doença de Graves foram relatadas após infecção por *Yersinia enterocolitica*, a qual apresenta reação cruzada com antígenos tiroidianos) e suspensão da terapia com glicocorticóides. Alguns autores discordam que infecções aumentem a suscetibilidade para a DG ou a induzam diretamente. Em alguns pacientes, situações adversas (como privação, aflição, divórcio, perda do emprego etc.) antecedem a eclosão da DG. Isso sugere a participação do estresse como fator iniciante da doença, através de vias neuroendócrinas. O tabagismo está fracamente associado ao hipertiroidismo de Graves, mas fortemente correlacionado com o desenvolvimento da oftalmopatia. Esta última é mais freqüente e tende a ser mais acentuada em fumantes.[1,2,3]

A doença de Graves tem sido associada à terapia anti-retroviral altamente ativa. Tal fato pode estar relacionado com aumento do número de células T CD4+ ou com alteração em suas funções. Hipertiroidismo de Graves também ocorre em pacientes com esclerose múltipla que são tratados com o anticorpo monoclonal Campath-1H, dirigido contra as células T. Da mesma forma, pode ser induzido pela terapia com lítio (pode modificar as respostas imunes).[3]

DIAGNÓSTICO CLÍNICO

A doença de Graves apresenta-se com três manifestações principais: hipertiroidismo com bócio difuso, oftalmopatia infiltrativa e dermopatia (mixedema pré-tibial). Raramente, os pacientes com doença de Graves podem desenvolver um quadro de hipertiroidismo grave (tempestade tiroidiana ou crise tirotóxica), que está abordado, em maiores detalhes, no Cap. 30, *Emergências Tiroidianas*. Também raro é o achado de inflamação subperióstea em falanges de mãos e pés (osteopatia tiroidiana).[1,2,3] A freqüência dos principais sintomas e dos sinais da DG está especificada nos Quadros 24.1 e 24.2, respectivamente.

Hipertiroidismo

As manifestações clínicas do hipertiroidismo são decorrentes do efeito estimulatório dos hormônios tiroidianos sobre o metabolismo e tecidos. Entre as mais características se incluem nervosismo, insônia, emagrecimento (apesar da polifagia), taquicardia, palpitações, intolerância ao calor, sudorese excessiva com pele quente e úmida, tremores, fraqueza muscular e hiperdefecação.[2]

Há, contudo, um quadro chamado de hipertiroidismo apatético, observado em pacientes idosos, em que não há os sintomas de hiperatividade adrenérgica (agitação, nervosismo etc.), mas astenia intensa, fraqueza muscular e prostração ou depressão grave (Fig. 24.3). Muitas

QUADRO 24.1
Freqüência dos Sintomas da Doença de Graves

Sintomas	%	Sintomas	%
Nervosismo	99	Aumento do apetite	65
Sudorese excessiva	91	Queixas oculares	54
Intolerância ao calor	89	Edema de membros inferiores	35
Palpitação	89	Hiperdefecação (sem diarréia)	33
Fadiga	88	Diarréia	23
Perda de peso	85	Distúrbios menstruais	20
Dispnéia	75	Anorexia	9
Fraqueza	70	Ganho ponderal	2
Constipação	4		

QUADRO 24.2
Freqüência dos Sinais da Doença de Graves

Sinais	%	Sinais	%
Taquicardia	100	Alterações oculares	71
Bócio	97	Esplenomegalia	10
Tremor nas mãos	97	Fibrilação atrial	10
Pele quente e úmida	90	Ginecomastia	10
Sopro sobre a tiróide	77	Eritema palmar	8

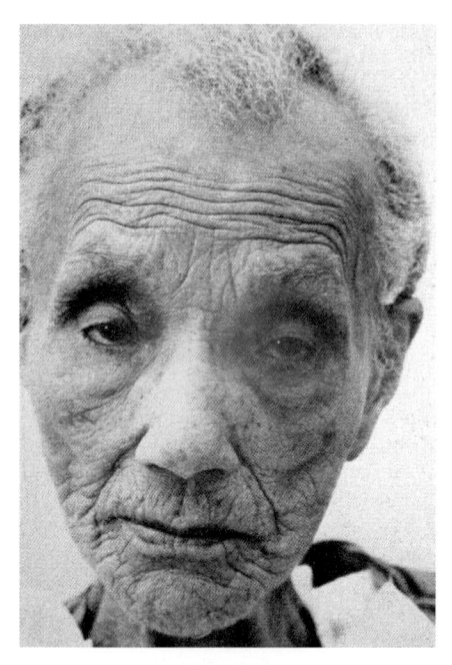

Fig. 24.3 Paciente com hipertiroidismo apatético, em que predominam manifestações cardiovasculares, depressão e prostração.

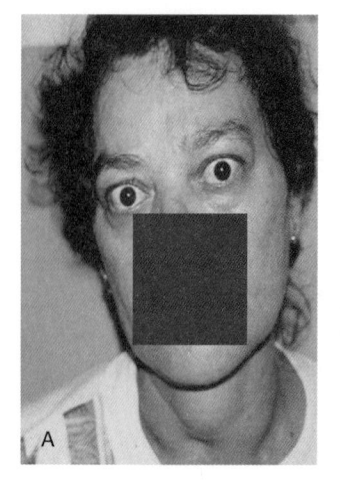

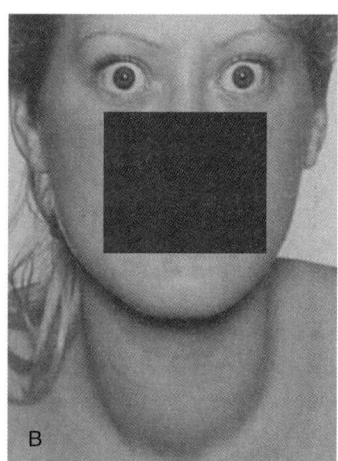

Fig. 24.4 A e B. Típica apresentação da doença de Graves com bócio difuso e proptose e retração palpebral bilaterais.

vezes, predominam manifestações cardiovasculares (p.ex., fibrilação atrial e/ou insuficiência cardíaca refratárias ao tratamento usual). O bócio tende a ser pequeno e pode estar ausente. De um modo geral, quanto mais idoso o paciente, mais atípicas são as manifestações da DG (Quadro 24.3).[3,7]

Uma distinção pode ser feita entre hipertiroidismo e tirotoxicose. O primeiro implica que tanto a formação como a liberação de hormônios tiroidianos estejam aumentadas, enquanto tirotoxicose representa a síndrome clínica resultante do excesso circulante de T_3 e T_4. Entretanto, essas denominações comumente são usadas como sinônimos.

Bócio

Na DG, o bócio é caracteristicamente difuso (Fig. 24.4A e B), estando presente em 97% dos casos. Pode ser assimétrico ou lobular, com volume variável. Em alguns pacientes, há frêmito e sopro sobre a glândula, produzidos por um notável aumento do fluxo sangüíneo, sendo esse achado exclusivo da doença. Qualquer paciente com bócio difuso e hipertiroidismo tem doença de Graves até prova em contrário.[2]

Oftalmopatia Infiltrativa

A oftalmopatia infiltrativa tem a mesma etiopatogênese auto-imune do hipertiroidismo da doença de Graves. Na verdade, os anticorpos reagem provocando auto-agressão intra-orbitária, como no tecido tiroidiano. Pode preceder (20% das vezes), suceder (40%) ou surgir concomitantemente (40%) com o hipertiroidismo. Os casos em que a oftalmopatia, transitória ou permanentemente, não se faz acompanhar de hipertiroidismo são denominados doença de Graves eutiróidea.[8,9]

Oftalmopatia clinicamente evidente ocorre em até 50% dos pacientes com DG. Decorre do aumento de volume dos músculos extra-oculares (Fig. 24.5) – o que é observado na grande maioria dos pacientes em exames de imagem – e da gordura retrobulbar, o que leva a um incremento da pressão intra-orbitária. Como conseqüência, podem ocorrer protrusão do globo ocular (proptose ou exoftalmia)

QUADRO 24.3
Manifestações da Tirotoxicose em Idosos

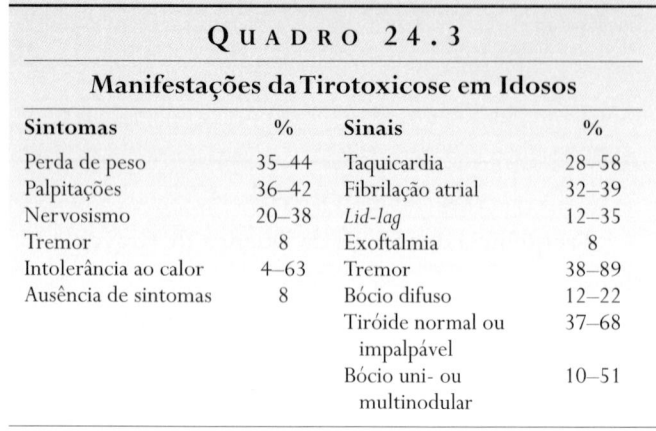

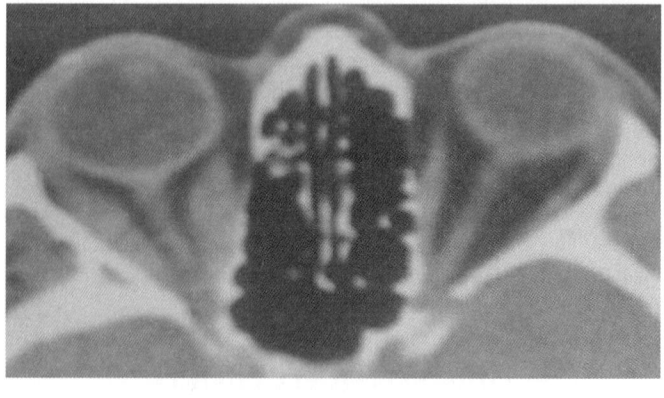

Sintomas	%	Sinais	%
Perda de peso	35–44	Taquicardia	28–58
Palpitações	36–42	Fibrilação atrial	32–39
Nervosismo	20–38	*Lid-lag*	12–35
Tremor	8	Exoftalmia	8
Intolerância ao calor	4–63	Tremor	38–89
Ausência de sintomas	8	Bócio difuso	12–22
		Tiróide normal ou impalpável	37–68
		Bócio uni- ou multinodular	10–51

Adaptado da Ref. 7.

Fig. 24.5 Aspecto característico da oftalmopatia de Graves à tomografia computadorizada, com evidente espessamento da musculatura retrorbital, sobretudo à esquerda.

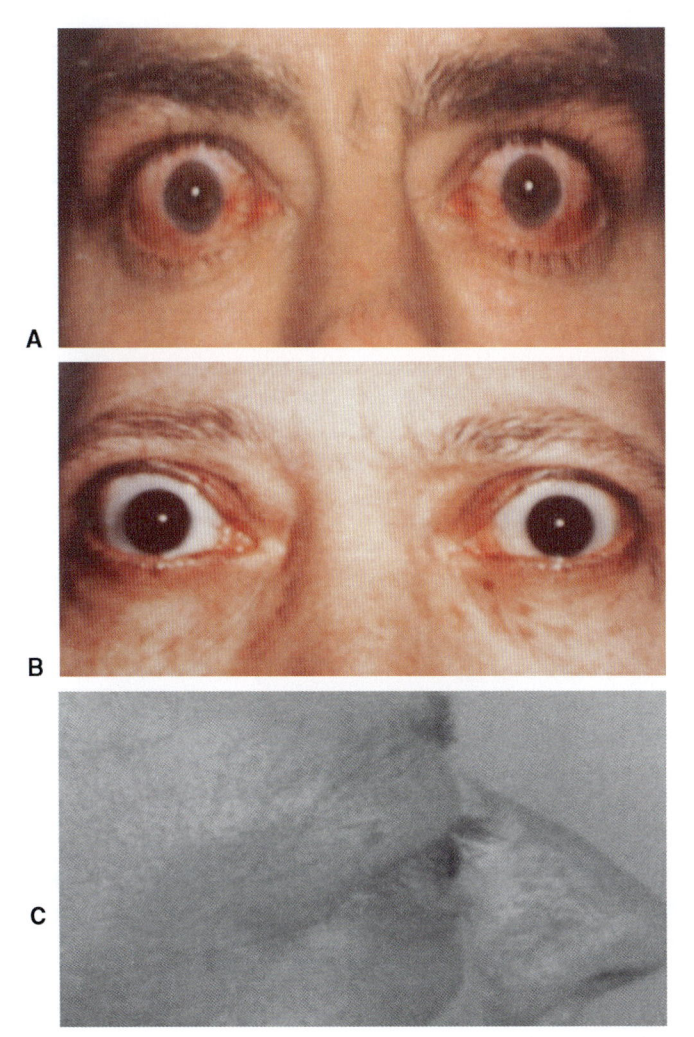

Fig. 24.6 A e **B.** Oftalmoptia de Graves, com graus variados de retração palpebral (RP), proptose e hiperemia conjuntival. Notar o olhar assustado, resultante, juntamente com a RP, de hiperatividade adrenérgica. **C.** Perfil de paciente com oftalmopatia de Graves (notar o edema periorbital e a proptose).

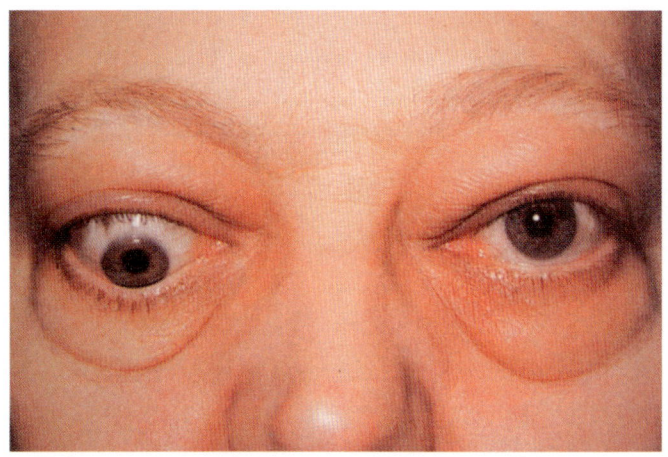

Fig. 24.7 A oftalmoplegia raramente ocorre como um sinal isolado e quase invariavelmente se acompanha de outros sinais oculares da doença de Graves.

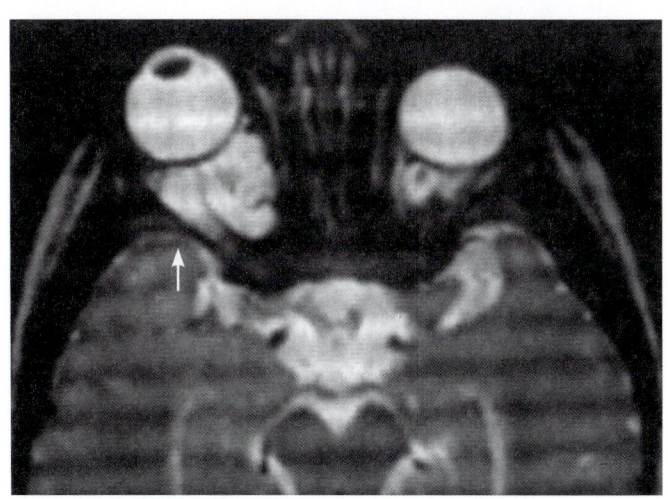

Fig. 24.8 Exoftalmia unilateral resultante de um tumor retrorbital (linfangioma) à direita, evidenciado à ressonância magnética (seta).

e diminuição da drenagem venosa, resultando em edema periorbital, edema da conjuntiva (quemose) e hiperemia conjuntival (Fig. 24.6A, B e C). As manifestações oculares mais comuns na doença de Graves são a retração palpebral, o olhar fixo ou assustado e o sinal de lidlag (retardo na descida da pálpebra superior quando o globo ocular é movido para baixo). Entretanto, elas ocorrem em qualquer forma de tirotoxicose, por serem conseqüentes à hiperatividade adrenérgica. Em contrapartida, o achado de edema periorbital e exoftalmia praticamente confirma o diagnóstico de DG. A disfunção da tiróide, tanto o hiper- quanto o hipotiroidismo, pode exacerbar a sintomatologia ocular. Em três recentes publicações, foi relatada piora da oftalmopatia infiltrativa em pacientes com doença de Graves e *diabetes mellitus* em uso de glitazonas.[10-12] Além disso, diplopia pode acontecer em 5 a 10% dos pacientes, devido ao comprometimento funcional da musculatura extrínseca ocular. Oftalmoplegia (Fig. 24.7) e ptose palpebral (raramente) podem, também, estar presentes. Finalmente, nos casos graves, pode haver disfunção do nervo óptico (por compressão ou isquemia), defeitos nos campos visuais, distúrbios da visão para cores e/ou perda da visão. Homens idosos têm maior risco de desenvolver oftalmopatia grave.[1,2,8,9]

A exoftalmia na DG geralmente é bilateral, mas pode ser unilateral. Nessa situação, precisa ser diferenciada de um tumor retrobulbar ou malformação arteriovenosa através de tomografia computadorizada ou ressonância magnética (Fig. 24.8). Exoftalmia grave impede o fechamento da pálpebra durante o sono, podendo levar à inflamação da córnea (ceratite) por exposição. A quemose pode ser leve, apenas evidenciável por pressão da pálpebra inferior sobre a conjuntiva, ou grave, com prolapso da conjuntiva edemaciada (Fig. 24.9A e B).[1,2,8,9]

A Associação Americana de Tiróide criou uma classificação para as manifestações oculares na doença de Graves, que varia desde a ausência de sinais e sintomas (classe 0) à perda da visão por envolvimento do nervo óptico (classe 6) (Quadro 24.4) grave.[13] Essa classificação é útil para descrever a extensão do comprometimento ocular, mas não tem serventia para acompanhar a evolução da doença, uma vez que uma classe nem sempre progride para a seguinte grave.[2]

A melhor forma de se certificar da presença da proptose e estabelecer sua magnitude é através do exoftalmômetro de Hertel (Fig. 24.10). Considera-se anormal uma medida maior do que 20 mm na raça branca, 18 mm entre os orientais e 22 mm na raça negra. É necessário, contudo, cautela nas interpretações limítrofes em até 2

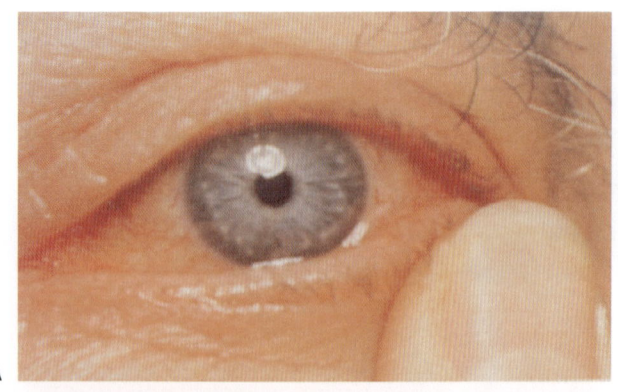

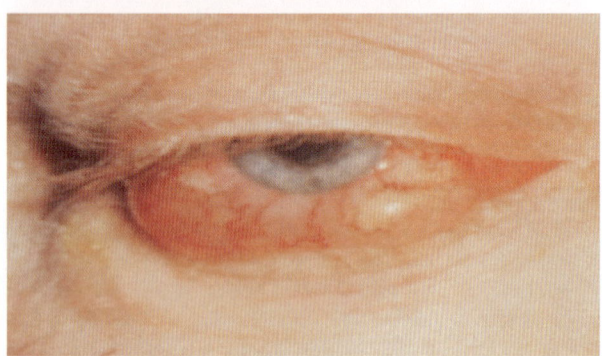

Fig. 24.9 A e B. Quemose leve ou intensa em pacientes com oftalmopatia de Graves.

QUADRO 24.4
Classificação das Alterações Oculares na Doença de Graves

0 Ausência de sintomas e sinais
1 Apenas sinais, sem sintomas (sinais limitados à retração da pálpebra superior, olhar fixo, *lid-lag*)
2 Envolvimento de partes moles (edema de pálpebras, quemose etc.)
3 Proptose (exoftalmia) de 3 mm ou mais além do limite normal superior*
4 Envolvimento da musculatura extra-ocular
5 Envolvimento da córnea
6 Perda da visão (envolvimento do nervo óptico)

*Limites superiores variam de acordo com a raça: orientais = 18 mm; brancos = 20 mm; negros = 22 mm.

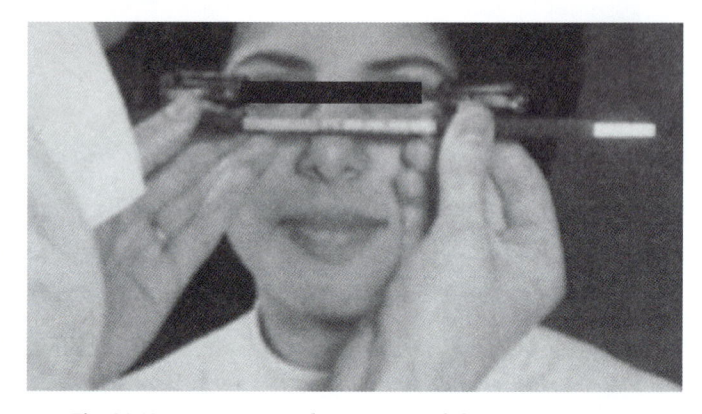

Fig. 24.10 Maneira correta de se usar o exoftalmômetro de Hertel.

mm. A proptose pode ser classificada como leve (aumento de 3–4 mm), moderada (5–7 mm) e grave (> 7 mm).[2]

Dermopatia (Mixedema Pré-tibial)

Exclusivamente encontrada na doença de Graves, acomete apenas 5 a 10% dos pacientes. Quase sempre está associada à oftalmopatia infiltrativa (geralmente grave) e a títulos elevados de TRAb.[14] Excepcionalmente é vista em pacientes eutiróideos com DG[15] ou com tiroidite de Hashimoto.[16] Consiste no espessamento da pele, particularmente na área pré-tibial, devido ao acúmulo de glicosaminoglicanos. As lesões mostram-se em placas e, nelas, a pele está bastante espessada, com aspecto de casca de laranja e coloração violácea (Fig. 24.11). Algumas vezes, a dermopatia envolve toda a parte inferior da perna e pode estender-se até os pés. Raramente (menos de 1% dos casos), pode ser vista em outros locais (p.ex., mãos ou ombros),

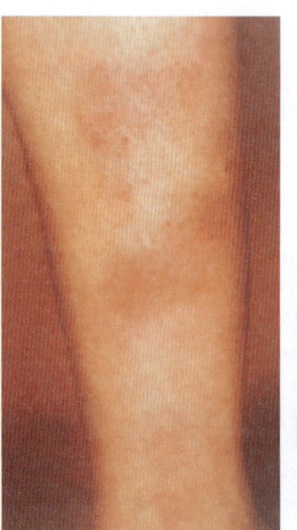

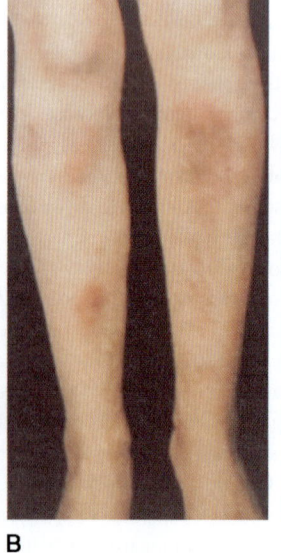

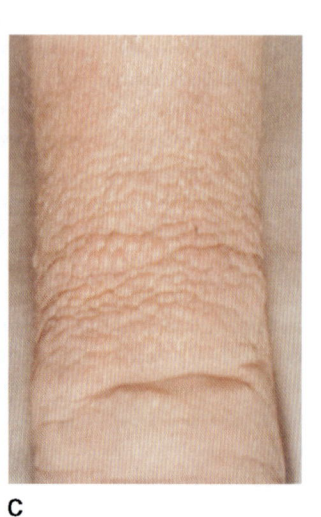

Fig. 24.11 A e B. Mixedema pré-tibial em graus variados de intensidade (notar o aspecto em "casca de laranja" da lesão [C]).

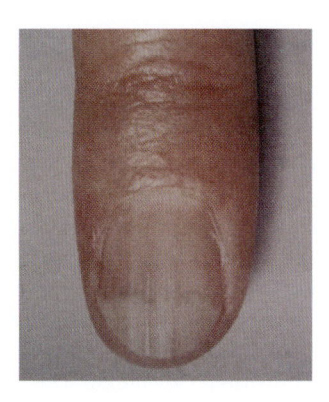

Fig. 24.12 A onicólise (unhas de Plummer) se caracteriza pela separação da unha do leito ungueal.

sobretudo após traumatismo prolongado.[1,14] Muito raramente, mixedema pré-tibial é a manifestação inicial da DG.[17]

Uma manifestação mais comum da doença de Graves, envolvendo pele e fâneros, é a onicólise (unhas de Plummer), que se caracteriza pela separação da unha de seu leito (Fig. 24.12). Geralmente reverte espontaneamente, com a melhora do hipertiroidismo.[2]

DIAGNÓSTICO LABORATORIAL

Função Tiroidiana

Classicamente, encontramos TSH suprimido, associado à elevação do T_4 e T_3. Ocasionalmente, apenas o T_3 está elevado, acompanhando a supressão do TSH (T_3-toxicose). Tal situação é mais comum na fase inicial da doença ou em casos de recidiva. Além disso, inicialmente pode haver apenas supressão do TSH, com T_4 e T_3 normais, caracterizando o hipertiroidismo subclínico.[1,2,5]

Anticorpos Antitiroidianos

Anticorpos antitiroglobulina (anti-Tg) e, sobretudo, os antitiroperoxidase (anti-TPO) estão presentes em muitos pacientes com DG (Quadro 24.5).[5,18] Seus títulos geralmente são mais baixos do que na tiroidite de Hashimoto.

Em pacientes hipertiróideos, a presença dos anticorpos anti-receptor do TSH (TRAb) é específica para a DG, indicando doença ativa (presente em 70 a 100% dos casos).[1,3] A determinação dos TRAb está indicada apenas em algumas situações específicas, tais como:
- No diagnóstico da doença de Graves eutiróidea
- No diagnóstico do hipertiroidismo apatético
- Na distinção entre doença de Graves e tiroidite pós-parto

QUADRO 24.5
Prevalência dos Anticorpos Antitiroidianos

Anticorpo	População Geral	Doença de Graves	Tiroidite de Hashimoto
Anti-Tg	3%	12–30%	35–60%
Anti-TPO	10–15%	45–80%	80–99%
TRAb	1–2%	70–100%	6–60%

Modificado da Ref. 18.

- Na avaliação do risco de recidiva do hipertiroidismo após a suspensão do tratamento com as tionamidas

Captação do Iodo Radioativo (RAIU) nas 24 h

Encontra-se elevada em praticamente 100% dos casos de DG, o que permite facilmente sua diferenciação com os casos de tirotoxicose secundária à tiroidite subaguda linfocítica e tiroidite pós-parto, situações em que a RAIU está caracteristicamente muito baixa ou ausente. RAIU somente deve ser solicitada, portanto, quando houver dúvida diagnóstica entre a doença de Graves e as mencionadas patologias.[1,2,19,20]

Alterações Hematológicas e Bioquímicas

Podemos observar: leucopenia (comum), hipercalciúria e hipercalcemia (ocasionais) e hiperbilirrubinemia (nos casos mais graves). Redução do colesterol total pode, também, ser encontrada.

Cintilografia Tiroidiana

Cintilografia com iodo radioativo (^{123}I ou ^{131}I) ou tecnécio deve ser realizada em pacientes com nódulos identificados à palpação ou à ultra-sonografia, para avaliar se tais nódulos são "quentes" ou "frios".

Biópsia de Aspiração com Agulha Fina

Estará indicada quando forem encontrados nódulos tiroidianos hipocaptantes à cintilografia. Foi sugerido, por alguns estudos, que tais nódulos teriam maior risco para malignidade em pacientes com DG, mas outros autores não confirmaram essa possibilidade. Um recente estudo observou que o carcinoma de tiróide pode ocorrer em pacientes com doença de Graves com ou sem nódulos, ou seja, a ausência de nódulos não reduz o risco de malignidade.[22] Além disso, é preciso estar atento à existência de pseudonódulos que revertem após a correção do hipertiroidismo.[3]

DIAGNÓSTICO DIFERENCIAL

Doença de Graves vs. Outras Causas de Tirotoxicose

Como mostrado no Quando 24.6, o hipertiroidismo pode ter várias etiologias. Na distinção entre essas etiologias, alguns dados clínicos e laboratoriais podem ser úteis. Por exemplo, a existência da oftalmopatia infiltrativa ou mixedema pré-tibial em pacientes com hipertiroidismo é suficiente para confirmar o diagnóstico de doença de Graves. Além disso, qualquer paciente com bócio difuso tóxico, até prova ao contrário, tem doença de Graves. Entretanto, na ausência da oftalmopatia e da dermopatia, pode-se considerar o envolvimento de outras patologias na gênese da tirotoxicose, sobretudo a tiroidite subaguda linfocítica e bócio nodular tóxico. A possibilidade de tiroidite subaguda linfocítica (TSL), ainda que pequena, mostra-se maior em pacientes com bócios pequenos, tirotoxicose pouco intensa e de curta duração (< 3 meses) e relação $T_3/T_4 < 20$.[20] A importância dessa distinção, mais bem evidenciada pela RAIU/24 h (elevada na DG e muito baixa ou ausente na TSL), reside no fato de que o tratamento da tirotoxicose na TSL limita-se ao uso de betabloqueadores, uma vez que não há síntese excessiva de T_3 e T_4, mas liberação exagerada dos mesmos, resultante da destruição dos folículos tiroidianos pelo processo auto-imune.[1,2,20] Raramente pode

QUADRO 24.6
Causas de Hipertiroidismo

Dependentes de produção aumentada de hormônios tiroidianos*
Estimulação anormal da tiróide por imunoglobulinas estimuladoras da tiróide (TSI)
- Doença de Graves
- Tiroidite de Hashimoto

Estimulação anormal da tiróide pela gonadotrofina coriônica humana (hCG)
- Mola hidatiforme
- Coriocarcinoma

Produção excessiva de TSH
- Tumor hipofisário secretor de TSH (tirotropinoma)
- Resistência hipofisária a T_3 e T_4

Produção autônoma excessiva de T_3 e T_4 (independente do TSH)
- Adenoma tóxico (mutação no receptor do TSH)
- Bócio multinodular tóxico
- Carcinoma folicular
- Efeito Jod-Basedow (hipertiroidismo induzido por excesso de iodo ou amiodarona)

Independentes de produção aumentada de hormônios tiroidianos**
Liberação aumentada de T_3 e T_4
- Tiroidite subaguda granulomatosa (dolorosa)
- Tiroidite subaguda linfocítica (indolor)

Fonte extratiroidiana de T_3 e T_4
- Tirotoxicose factícia (ingestão excessiva de T_3 ou T_4)
- Tirotoxicose por hambúrguer

Produção ectópica de T_3 e T_4
- Teratoma ovariano (*struma ovarii*)
- Metástase funcionante de carcinoma folicular

*Associadas à captação elevada do iodo radioativo (RAIU).
**Associadas a baixa RAIU.

ocorrer a coexistência da doença de Graves com o bócio nodular tóxico (síndrome de Marine-Lenhart).[23]

Nas pacientes com tirotoxicose e baixa captação do ^{131}I, além das tiroidites subagudas, outras considerações diagnósticas incluem tirotoxicose factícia (por uso de hormônios tiroidianos), metástases funcionantes de carcinoma folicular e o raro *struma ovarii* (teratoma ovariano com tecido tiroidiano ectópico). Nessa última situação, existe RAIU aumentada na região pélvica.[1,2] Coexistência do *struma ovarii* com a doença de Graves foi recentemente relatada.[23a]

Tirotropinomas (TSH-omas) são bastante raros (cerca de 300 casos descritos na literatura). Laboratorialmente, distinguem-se da DG pelos níveis de TSH, que se encontram normais (em 23% dos casos) ou elevados (em 77%). Na DG não tratada, o TSH está sempre suprimido. Eventualmente, pode haver exoftalmia unilateral por invasão da órbita pelo TSH-oma.[24] Resistência hipofisária aos hormônios tiroidianos é outra causa de hipertiroidismo central.[1]

Tirotoxicose ou hipotiroidismo podem resultar do uso da amiodarona, uma droga com elevado teor de iodo. A tirotoxicose induzida pela amiodarona (AIT) é mais prevalente em áreas deficientes em iodo, afeta cerca de 3% dos indivíduos tratados e pode surgir 4 meses a 3 anos após o início da terapia ou após sua interrupção. Existem duas formas de AIT: AIT tipo I, que inclui o bócio nodular tóxico e o bócio difuso tóxico (doença de Graves), e a AIT tipo 2 (tiroidite "destrutiva"), cujo quadro é similar ao da tiroidite subaguda imune.[25] As principais diferenças entre as formas de AIT estão resumidas no Quadro 24.7.

No diagnóstico diferencial da DG devem-se levar em conta também as diversas condições que determinam supressão do TSH ou elevação do T_4 e/ou T_3, na ausência de hipertiroidismo. Para maiores detalhes, ver Cap. 19, *Interpretação dos Testes de Função Tiroidiana*. Na Fig. 24.13 consta um fluxograma para investigação diagnóstica de pacientes com suspeita clínica de tirotoxicose.

Formas Atípicas de Apresentação da DG

Ocasionalmente, a DG pode apresentar-se de forma bastante atípica, dificultando o diagnóstico. Às vezes, ela cursa com acentuada atrofia muscular e precisa ser diferenciada de um distúrbio neurológico primário. Em idosos, como mencionado, podemos encontrar o hipertiroidismo apatético, em que as manifestações clássicas da DG habitualmente estão ausentes, com predomínio da sintomatologia cardíaca. Assim, DG deve ser considerada em qualquer paciente com fibrilação atrial ou insuficiência cardíaca sem causa aparente e/ou refratárias ao tratamento usual. DG deve, também, ser aventada em casos de amenorréia ou infertilidade, uma vez que algumas mulheres jovens podem apresentar esses problemas como manifestação primária do hipertiroidismo.[1-3] Raramente, a DG pode manifestar-se em

QUADRO 24.7
Diagnóstico Diferencial da Tirotoxicose Induzida pela Amiodarona (AIT)

	AIT Tipo I – Bócio Nodular Tóxico	Doença de Graves	AIT Tipo II – Tiroidite Destrutiva
Condição basal da tiróide	Mais comum na Europa	Mais comum na Europa	Mais comum nos EUA
Exame da tiróide	Tiróide nodular	Doença de Graves "latente"	Tiróide normal
Exame da tiróide	Tiróide nodular	Tamanho normal ou bócio difuso	Tamanho normal ou bócio difuso
Ultra-sonografia	Um ou mais nódulos	Bócio difuso	Padrão heterogêneo
Doppler	Fluxo normal ou aumentado	Fluxo normal ou aumentado	Fluxo diminuído
Auto-anticorpos tiroidianos	Ausentes	Presentes	Em geral, ausentes
Níveis de interleucina-6	Normais ou altos	Normais ou altos	Muito altos
RAIU nas 24 h	Baixa, normal ou alta	Baixa, normal ou alta	Muito baixa
Tratamento	• Metimazol ou propiltiouracil (perclorato pode ser necessário) • [131]I (??) • Cirurgia	• Metimazol ou propiltiouracil (perclorato pode ser necessário) • [131]I (??) • Cirurgia	• Prednisona • Cirurgia (raramente)

Tirotoxicose?

Dosar TSH, FT$_4$ e T$_3$

TSH ↓, FT$_4$ e T$_3$ ↑ *
- Com oftalmopatia com bócio → **Doença de Graves**
- Sem oftalmopatia com bócio → Avaliar captação do iodo radioativo
- Sem oftalmopatia sem bócio → Avaliar captação do iodo radioativo

Captação Alta:
- Doença de Graves ou
- Bócio nodular tóxico

Captação Baixa:
- **Com bócio:**
  - TSA granulomatosa (dolorosa)
  - TSA linfocítica (indolor)
  - Tiroidite pós-parto
  - Fase aguda da tiroidite de Hashimoto
  - Doença de Graves ou BNT em paciente que ingeriu iodo ou medicação rica em iodo
  - AIT
- **Sem bócio:**
  - Tirotoxicose factícia
  - *Struma ovarii*
  - Metástases funcionantes de CA folicular
  - AIT

TSH ↑ ou normal, FT$_4$ e T$_3$ ↑ → **Tirotropinoma ou Resistência hipofisária ao T$_3$ e T$_4$**

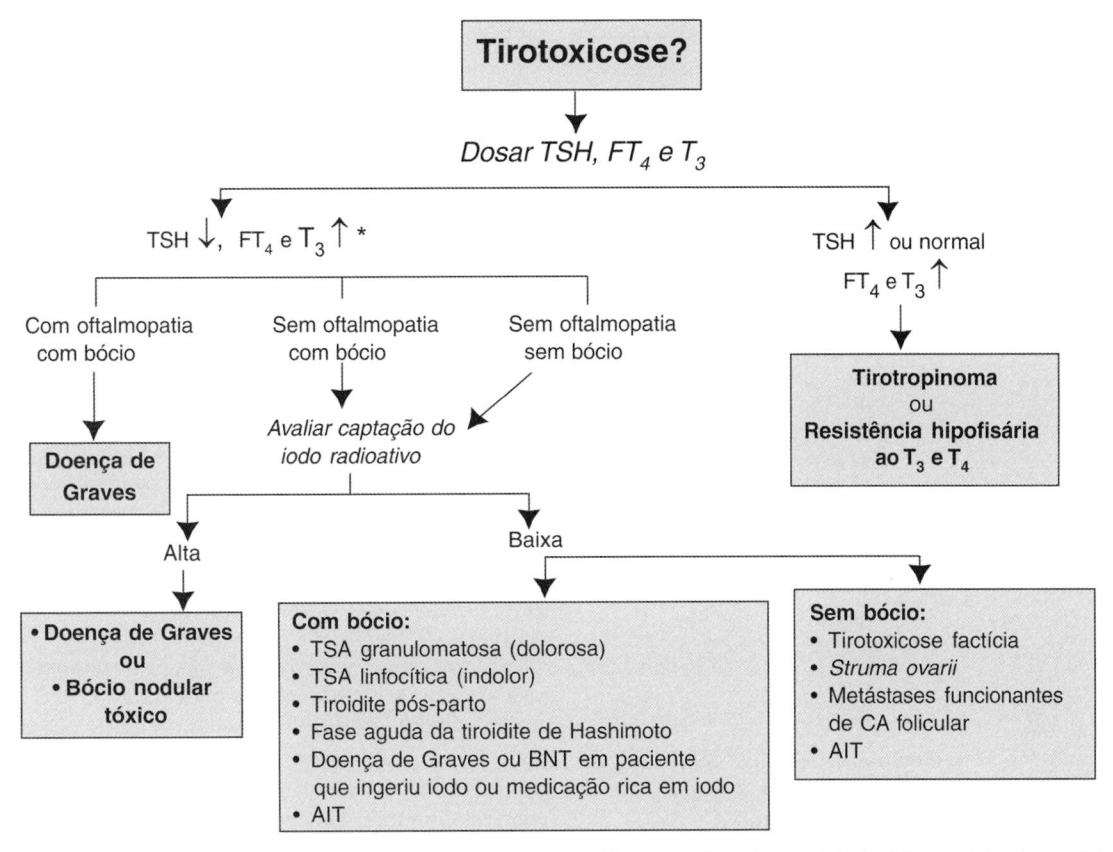

Fig. 24.13 Fluxograma para investigação diagnóstica de pacientes com tirotoxicose (TSA = tiroidite subaguda; BNT = bócio nodular tóxico; FT$_4$ = T$_4$ livre; CA = carcinoma; AIT = tirotoxicose induzida pela amiodarona). Obs.: Na tirotoxicose factícia por uso de triiodotironina, encontramos, no soro, TSH e FT$_4$ baixos e T$_3$ elevado; além disso, ocasionalmente, na doença de Graves e no bócio nodular tóxico, apenas o T$_3$ está elevado (T$_3$-toxicose). Na AIT, o T$_3$ pode estar normal ou baixo por diminuição da conversão periférica do T$_4$ em T$_3$.

homens orientais e latinos, sendo menos comum no sexo feminino, com um quadro súbito de paralisia flácida e hipocalemia (paralisia periódica tirotóxica ou hipocalêmica). Tal paralisia é geralmente de resolução espontânea e pode ser prevenida pela suplementação de potássio e uso de betabloqueadores. Ela é curada pelo tratamento adequado do hipertiroidismo.[2,26]

TRATAMENTO

Como toda doença auto-imune, a DG tem tendência a desenvolver recidivas e remissões. Não há cura, e o manejo consiste em intervenções que reduzam a capacidade da tiróide de responder à estimulação anormal pelos TSI. As três opções básicas de tratamento são, há mais de 50 anos, o uso de drogas antitiroidianas (DAT), o iodo radioativo e a cirurgia. Contudo, a despeito da enorme experiência internacional no manuseio da doença, não há consenso claro sobre o melhor tratamento a ser empregado.[1-3] Em pacientes acima dos 21 anos, cerca de 80% dos especialistas na Europa iniciam o tratamento com DAT, enquanto aproximadamente 70% dos especialistas nos Estados Unidos (EUA) optam inicialmente pelo iodo radioativo (Quadro 24.8).[27] No Brasil, as tionamidas também representam, para a maioria dos endocrinologistas, a opção inicial de tratamento. No entanto, as três opções de tratamento devem sempre ser colocadas para o paciente, caso ele tenha capacidade de discernir.

Uma vantagem considerável em iniciar o tratamento com drogas antitiroidianas é que elas dão tempo ao paciente para se adaptar à sua doença e aprender mais a seu respeito, antes de tomar decisões que possam ter implicações para o resto de sua vida.

Tratamento Medicamentoso

ANTITIROIDIANOS DE SÍNTESE (TIONAMIDAS)

Existem três preparações: carbimazol (CBZ), metimazol (MMI) e o propiltiouracil (PTU). O uso do CBZ praticamente se restringe ao Reino Unido, enquanto o MMI (seu metabólito ativo) é mais amplamente utilizado na Europa continental e Ásia. No Brasil, o MMI tem um custo cerca de 70% menor em comparação ao PTU.

Ambos, MMI e PTU, são rapidamente absorvidos no trato gastrointestinal, atingindo o pico no soro dentro de 1 a 2 h após a ingestão da droga. Os níveis séricos têm, contudo, pouca relação com os efeitos antitiroidianos, que tipicamente duram 12–24 h com o PTU, e possivelmente mais com o MMI. A longa duração do MMI permite sua administração em dose única diária, o que facilita a melhor adesão ao tratamento. Em contrapartida, o PTU deve ser administrado, pelo menos inicialmente, em 2 a 3 tomadas diárias. MMI e PTU diferem em sua ligação às proteínas séricas. O primeiro está praticamente livre no soro, enquanto 80 a 90% do PTU estão ligados à albumina. Não há necessidade de ajustes de doses em crianças, idosos ou indivíduos com insuficiência renal ou hepática.[1-3,28]

Em dois estudos comparativos, usando-se doses equivalentes de MMI e PTU, o eutiroidismo foi obtido mais rapidamente nos pacien-

QUADRO 24.8
Comparação entre o Manuseio da Doença de Graves nos Estados Unidos (EUA) e na Europa

Tratamento	Europa (%)	EUA (%)
Opção inicial (> 21 anos)		
Cirurgia	1	1
Tionamidas	77	30
Radioiodo	22	69
Opção inicial (< 19 anos)		
Cirurgia	3	4
Tionamidas	93	63
Radioiodo	4	33
Grandes bócios		
Cirurgia	51	7
Tionamidas	32	18
Radioiodo	17	75
Duração do tratamento com tionamidas		
< 6 meses	5	0
> 12	90	90

Adaptado da Ref. 30.

QUADRO 24.9
Esquema com Doses Ajustáveis de Tionamidas

	Dose Inicial (mg/dia)	Dose de Manutenção (mg/dia)	N.º de Tomadas/dia
MMI	20–40	5–15	1
CBZ	20–40	5–15	1
PTU	200–400	50–200	2–3

MMI = metimazol; CBZ = carbimazol; PTU = propiltiouracil.

tes tratados com MMI.[28] Em estudo mais recente,[29] MMI (15 mg/dia) foi mais eficaz que o PTU (150 mg/dia) na obtenção do eutiroidismo, ambos administrados em dose única diária.

Mecanismo de Ação

As DAT, também denominadas antitiroidianos de síntese ou tionamidas, não inibem a captação do iodo pela tiróide, nem afetam a liberação dos hormônios já sintetizados e estocados dentro da glândula. Por isso, seu efeito terapêutico pleno é mais bem observado após cerca de 10–15 dias. O mecanismo de ação principal das tionamidas é inibir a síntese de tiroxina (T_4) e triiodotironina (T_3) dentro das células foliculares, por interferirem com a organificação (formação de MIT e DIT) e acoplamento (junção do MIT e DIT para formar T_3 e T_4) das iodotirosinas, através da inibição da peroxidase tiroidiana, enzima responsável pela iodinação dos resíduos tirosínicos na tiroglobulina. Adicionalmente, o PTU, mas não o carbimazol e o metimazol, inibe a conversão periférica de T_4 a T_3 (evidenciado por queda aguda nos níveis séricos de T_3 e aumento do T_3 reverso). Há, contudo, pouca evidência de que esse efeito seja clinicamente relevante, exceto, possivelmente, em pacientes com tirotoxicose muito intensa.[2,28,30,31]

As tionamidas também exercem efeitos imunossupressores que podem resultar de ação direta da droga ou indiretamente, em função da diminuição na secreção hormonal.[1,31] Entre tais efeitos se incluem a redução nos níveis séricos das TSI e de outras moléculas imunologicamente importantes (p.ex., molécula de adesão intracelular, interleucina-2 solúvel e receptores para interleucina-6). Além disso, há evidências de que as tionamidas possam induzir apoptose dos linfócitos intratiroidianos, diminuição da expressão de HLA classe II e aumento da quantidade circulante de células T *helper*, células matadoras naturais e células T intratiroidianas.[28]

Estratégia para o Tratamento com as Tionamidas

Há duas escolhas mais utilizadas: o esquema com doses ajustáveis e o regime de bloqueio e reposição.

ESQUEMA COM DOSES AJUSTÁVEIS. Consiste na administração isolada de tionamidas e envolve exames de sangue e consultas mais freqüentes, mas é a conduta mais largamente utilizada. A dose inicial, de 20–40 mg/dia de carbimazol (20–40 mg/dia de MMI ou 200–400 mg/dia de PTU), é reduzida quando os níveis de T_4 e T_3 livres se normalizam (Quadro 24.9). Doses mais baixas de tionamidas (p.ex., 20 mg/dia de MMI ou 200 mg/dia de PTU) podem ser tão eficazes quanto doses maiores, mas estas últimas são preferíveis para os casos de hipertiroidismo mais grave (p.ex., $T_4 > 20$ μg/dL e/ou $T_3 > 800$ ng/dL).[3,28,30] Além disso, doses maiores induzem o eutiroidismo mais rapidamente. A terapia com doses baixas pode ser mais eficaz em áreas com deficiência relativa de iodo. Um alto conteúdo intratiróideo de iodo parece antagonizar os efeitos das tionamidas.[5,28,30]

Após o início do tratamento, os pacientes devem ser avaliados a cada 4 a 6 semanas. Uma vez atingido o eutiroidismo, a dose da DAT deve ser reduzida gradualmente até que se obtenha a menor dose que mantenha os pacientes eutiróideos. A partir daí, as visitas ao médico passam a ser trimestrais. A dose usual de manutenção é de 5–10 mg/dia, para o carbimazol e MMI, e de 100–200 mg/dia, para o PTU.[2,31]

É importante estar atento ao fato de que os níveis séricos de TSH podem permanecer suprimidos por vários meses após a obtenção do eutiroidismo, e tal situação pode ser verificada mesmo na presença de hipotiroidismo bioquímico (T_4 livre baixo). Assim, a utilidade da dosagem do TSH nos primeiros meses de tratamento com as tionamidas é limitada.

REGIME DE BLOQUEIO E REPOSIÇÃO. Envolve o uso contínuo de altas doses de drogas antitiroidianas (40–60 mg/dia de carbimazol ou MMI), com adição da reposição de L-tiroxina (100 μg/dia, ajustados quando necessário), quando os níveis de T_4 livre caírem abaixo dos valores de referência. Essa terapia pode ser mantida com monitorização mínima por um período predeterminado de 6–24 meses. Essa opção é particularmente favorecida na prática pediátrica.[27] As maiores desvantagens do regime de bloqueio e reposição são seu maior custo e maior risco para efeitos colaterais, sem implicar eficácia superior.[27,28,30]

Eficácia do Tratamento

Quase 100% dos pacientes tratados vão atingir o eutiroidismo, porém, 1 ano após a suspensão do tratamento, somente cerca de 50% (variação de 10 a 98%) permanecerão em remissão.[27,31] Na experiência de alguns autores, cerca de 75% das recidivas acontecem nos primeiros 3 meses após a suspensão da tionamida, e a maioria dos casos restantes, nos 6 meses subseqüentes.[3] Entretanto, em um estudo com seguimento de 15 anos (434 pacientes), foi observado que 40% dos pacientes recidivaram durante o primeiro ano de seguimento, 58% com 5 anos e 61% com 10 anos. Nessa série, 95% das recidivas se manifestaram nos primeiros 5 anos.[32]

Em caso de recidiva, pode-se tentar um segundo curso de tratamento com as DAT, mas habitualmente se opta por uma outra forma de terapia, de preferência o iodo radioativo.

Fatores que Influenciam a Resposta em Longo Prazo às DAT

Vários fatores interferem na resposta às tionamidas, tais como duração do tratamento, tamanho do bócio, níveis basais de T_3, idade e sexo do paciente (Quadro 24.10).[27,31,32]

DURAÇÃO DO TRATAMENTO COM AS TIONAMIDAS. A duração ideal da terapia ainda é motivo de controvérsia, mas, nos EUA e na Europa, 80 a 90% dos endocrinologistas mantêm as tionamidas por 12 a 24 meses.[27] Em uma revisão, o percentual de remissão definitiva foi de cerca de 50% com 2 anos de tratamento, 33% quando inferior a 1 ano, 40% quando de 1 ano, e 46% de 1 a 2 anos.[27] Em outro estudo, as taxas de remissão foram de aproximadamente 30 e 80% nos pacientes tratados por 6 e 24 meses, respectivamente.[27] Em contrapartida, outros autores não encontraram diferença significativa quando o tratamento foi de 12 (46%) ou 24 meses (54%).[27,33] Também foi observado que o tratamento por 18 meses foi superior ao de 6 meses (62% de remissão *vs.* 42%, respectivamente).[31] Portanto, a duração ideal do tratamento parece ser de 12 a 18 meses.[32]

DOSE DA TIONAMIDA. De acordo com a maioria dos estudos, a taxa de remissão definitiva parece ser similar com o uso de doses altas ou baixas de DAT. Por outro lado, conforme já mencionado, as evidências apontam para a obtenção mais rápida do eutiroidismo com o uso de doses mais altas. Estas últimas seriam, também, preferíveis para os casos de hipertiroidismo mais grave.[27,28]

TERAPIA COMBINADA. Entre seis estudos,[27,35–37] somente o de Hashizume *et al.*[35] mostrou superioridade da terapia combinada (tionamida e L-tiroxina) sobre o uso isolado de tionamida, no que se refere à taxa de recidiva.

IDADE/SEXO. Em um estudo com 536 pacientes, a remissão foi menor em homens do que em mulheres (20% *vs.* 40%), bem como nos indivíduos com menos de 40 anos em relação aos mais idosos (33% *vs.* 48%).[38] Outros estudos não observaram, entretanto, diferença de resposta entre homens e mulheres.[24] Classicamente, crianças e adolescentes, em comparação aos adultos, apresentam taxa de remissão significativamente menor.[31,33,37,39,40] Em um estudo,[39] a taxa de recidiva foi de 47% nos pacientes com mais de 40 anos e 76% naqueles com menos de 20.

TAMANHO DO BÓCIO. Quase todos os estudos confirmaram relação inversa entre o tamanho inicial do bócio e a probabilidade de remissão.[27,33]

FUNÇÃO TIROIDIANA. Níveis iniciais de T_3 > 700–800 ng/dL estão associados a maiores chances de recidiva, o mesmo ocorrendo nos casos com TSH persistentemente suprimido ao final do tratamento.[27]

ANTICORPOS ANTI-RECEPTOR DO TSH (TRAB). A presença do TRAb, em títulos elevados, ao final do tratamento, implica maior taxa de recidiva do que títulos baixos desses anticorpos (75 a 92% *vs.* 20 a 50%, respectivamente).[24,33]

MISCELÂNEA. Uma taxa muito alta de recorrência do hipertiroidismo ocorre no período pós-parto em mulheres que se encontravam em remissão durante a gestação. Maior tendência à recidiva foi também associada à presença de oftalmopatia, bem como ao uso de iodo ou drogas contendo iodo. Em alguns estudos, mas não em todos, fumantes representaram um grupo de maior risco para recorrência. Além disso, hipoecogenicidade da tiróide à ultrasonografia, presença de HLA-D3, alelos DQA2U e rinite alérgica foram incriminadas como indicativas de maior tendência à recidiva do hipertiroidismo.[5,27,28,33]

Manuseio em Longo Prazo com as Tionamidas

Alguns pacientes – tanto jovens como idosos – preferem não optar por uma terapia definitiva com cirurgia ou radioiodo, diante da recidiva do hipertiroidismo. Nesses casos, é razoável considerar duas possibilidades: (1) manutenção de terapia de longo prazo com baixas doses de tionamidas (p.ex., 5 mg de MMI ou 50 mg de PTU diariamente ou em dias alternados), ou (2) cursos intermitentes de tionamidas sempre que a condição ressurgir. Não existem evidências de que a incidência de efeitos colaterais seja afetada por essas estratégias.

Efeitos Colaterais das Tionamidas

No Quadro 24.11 estão listados os principais efeitos colaterais das tionamidas, os quais se mostram mais comuns nos primeiros 3 a 6 meses de tratamento. Parecem ser menos freqüentes com doses mais baixas (< 20 mg/dia) de carbimazol e metimazol, porém não há uma relação clara entre a dose e a toxicidade do PTU. As reações mais usuais são de natureza alérgica (p.ex., prurido, erupção cutânea, febre e artralgias) e epigastralgia, observadas em 5 a 10% dos pacientes. Ocasionalmente, também são observadas cãibras, dores musculares, edema, fadiga geral, queda ou pigmentação anormal dos cabelos e alteração do paladar (mais comum com o metimazol). Entre os efeitos colaterais graves das DAT, destacam-se as alterações hematológicas (sobretudo a agranulocitose) e a hepatotoxicidade. Outras raras rea-

---

QUADRO 24.10

Fatores que Interferem com as Chances de Remissão Definitiva após o Tratamento com as Tionamidas

Menores Chances	Maiores Chances
Bócio grande	Bócio pequeno
Doença em crianças e adolescentes	Idade > 40 anos
Doença com elevação predominante de T_3	Níveis iniciais de T_3 pouco elevados
TRAb em títulos elevados (> 30 U/L) final do tratamento	TRAb em títulos baixos (< 30 U/L) ao final do tratamento
Uso de DAT por menos de 1 ano	Uso de DAT por 12–24 meses
Supressão do TSH ao final do tratamento	Supressão normal da tiróide ao T_3
Presença de oftalmopatia	
Rinite alérgica	
Elevada ingestão de iodo	
Tabagismo	
Estresse (?)	
Hipoecogenicidade tiroidiana à US	
Presença de HLA-D3, alelos DQA2U	

Adaptado da Ref. 34.

QUADRO 24.11
Efeitos Colaterais das Drogas Antitiroidianas

	Freqüência (%)
Reações leves	
Anemia	< 1
Artralgia	1,3–5,8
Erupção cutânea	2,5–7
Intolerância gástrica	2–4,5
Prurido	2–7
Neutropenia	1–5
Febre	1–5
Queda de cabelos/alopecia	1–5
Diminuição/perda do paladar	< 1
Reações graves	
Agranulocitose	0,2–0,5
Trombocitopenia	< 0,8
Aplasia medular	< 0,8
Necrose hepatocelular	0,1–1,3
Hepatite colestática	0,2–0,8
Hipoglicemia (por anticorpos antiinsulina)	< 0,1
Síndrome lúpus-símile com vasculite	
Poliartrite	
Glomerulonefrite	

Adaptado das Refs. 34 e 44.

ções adversas graves incluem poliartrite, vasculite, glomerulonefrite e síndrome lúpus-símile, mais comuns com o PTU do que com o MMI ou CBZ.[3,27,33,41,42] Manifestações hematológicas adicionais sérias são trombocitopenia e, mais raramente, aplasia medular.[43] Psicose tóxica raramente ocorre.[1,28]

Em casos de efeitos colaterais leves (p.ex., erupção cutânea, febre, artralgia etc.), pode-se trocar por uma outra DAT, de forma cautelosa. Às vezes, a adição de um anti-histamínico permite a resolução espontânea do *rash* cutâneo dentro de poucos dias, a despeito da manutenção da tionamida. Pacientes que desenvolvam uma reação adversa séria (p.ex., vasculite, hepatite ou agranulocitose) com uma tionamida não devem ser medicados com outro composto do mesmo grupo.[28,41,42]

AGRANULOCITOSE. De suposta etiologia auto-imune, representa a principal e mais temida reação adversa às tionamidas e se caracteriza pelo achado de uma contagem absoluta de granulócitos < 500/mm³.[28] Desenvolve-se em 0,2 a 0,5% dos pacientes e mostra-se potencialmente fatal, caso a droga seja mantida. Os sintomas da agranulocitose geralmente estão relacionados a infecções da orofaringe; entretanto, sepse, infecções de pele e outras infecções sistêmicas são possíveis formas adicionais de apresentação. Monitorização de rotina da contagem leucocitária não é adotada pela maioria dos endocrinologistas, uma vez que a agranulocitose surge de maneira súbita. Além disso, leucopenia é um achado freqüente na DG (12 a 25% dos casos). Daí a importância de fazer um leucograma antes do início da terapia com DAT. Os pacientes em uso de tionamidas devem ser alertados a descontinuar a medicação e a contactar seus médicos, para realização de um leucograma, caso surjam febre, dor de garganta, úlceras de boca ou outros sintomas de infecção. Tem sido recomendada a interrupção do tratamento se a contagem de granulócitos cair para menos de 1.500/mm³.[3,27,28,41,42] Em uma série, *Pseudomonas aeruginosa* foi a bactéria mais comumente isolada no sangue de pacientes com sepse associada à agranulocitose.[28]

Agranulocitose parece ser mais comum em pacientes com mais de 40 anos, após o uso descontínuo do PTU ou com doses de metimazol > 20–30 mg/dia.[27,31] Em um estudo, doses de 120 mg/dia de MMI resultaram em agranulocitose em 8% dos pacientes.[31] Em outro estudo, todos os casos induzidos pelo MMI ocorreram com doses de 20 mg ou mais, 55% dos quais com doses superiores ou iguais a 40 mg/dia.[27] A grande maioria dos episódios surge nos primeiros 3 meses de tratamento. Entretanto, há casos descritos com doses de 10 mg/dia ou que surgiram 12 ou mais meses após o início do tratamento.[27]

O tratamento da agranulocitose consiste na descontinuação da tionamida e hospitalização para monitorização e terapia com antibióticos de amplo espectro. Os glicocorticóides não se mostraram de valor, mas há vários casos em que foram descritos efeitos benéficos do fator estimulador de colônias de granulócitos humanos ou filgrastrima (Granulokine®), propiciando uma recuperação mais rápida.[1,31,44]

HEPATOTOXICIDADE. Pode ser mais comum com doses maiores de tionamidas. Elevação transitória das transaminases ocorre em 15 a 30% dos pacientes medicados com PTU (nos primeiros 2 meses de tratamento). Além disso, pode ocorrer colestase (sobretudo com o MMI) ou hepatite tóxica (sobretudo com o PTU).[41,45] Esta última pode evoluir com insuficiência hepática aguda, potencialmente fatal (Fig. 24.14). Em uma revisão de literatura, envolvendo 30 casos de hepatotoxicidade pelo PTU, houve sete mortes (25%) e três pacientes necessitaram de transplante hepático.[45] Nos casos que evoluíram com hepatite fulminante, a taxa de sobrevida foi de 20 a 30%. Fatores que implicaram pior prognóstico foram: (1) idade do paciente (< 11 e > 40 anos), (2) duração da icterícia (> 7 dias) antes do início da encefalopatia, (3) níveis séricos de bilirrubina (> 18 mg/dL) e (4) tempo de protrombina (> 50 s). Os pacientes tratados com ^{131}I apresentaram evolução mais favorável.[46] Pacientes em uso de tionamidas devem ser orientados a suspender o tratamento em caso de icterícia, mal-estar ou urina escura.

OUTRAS REAÇÕES ADVERSAS. O uso de metimazol durante a gravidez raramente pode resultar no surgimento de *aplasia cutis*. Trata-se de uma anomalia fetal, caracterizada por ausência congênita de pele na região parietal do couro cabeludo. Em geral, cura espontaneamente.[47] Atresias de cóanas e esôfago são outras raras embriopatias

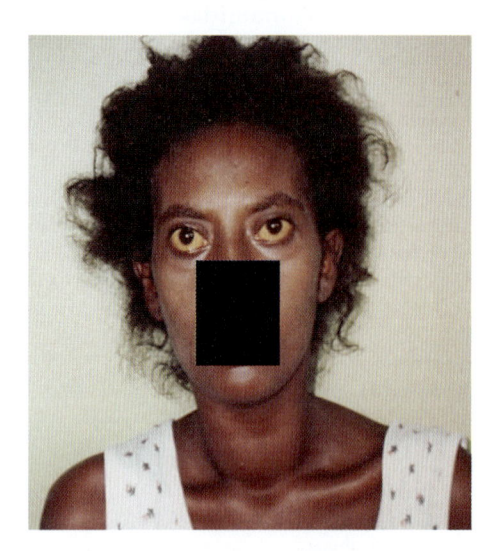

Fig. 24.14 Paciente de 20 anos que desenvolveu hepatite fulminante (transaminases > 1.000 U/L e bilirrubina total > 40 mg/dL) após o uso de propiltiouracil, com evolução fatal.

associadas ao uso de MMI na gestação.[1,48] Tais efeitos adversos não ocorrem com o PTU que, portanto, deve ser a tionamida de escolha na gravidez.[49] Em pacientes em uso concomitante de warfarin e tionamidas, a anticoagulação pode ser ineficaz, havendo necessidade de ajuste de dose do warfarin.[50]

BETABLOQUEADORES

São particularmente úteis na fase inicial do tratamento, quando ainda não se atingiu o eutiroidismo, devido ao seu rápido efeito sobre as manifestações que resultam do sinergismo entre os hormônios tiroidianos e o sistema nervoso simpático (nervosismo, insônia, taquicardia, palpitações, tremor, sudorese etc.).[1,30,31] Também causam modesta redução nos níveis do T_3 sérico, bloqueando a conversão periférica do T_4 em T_3. Propranolol (80–120 mg/dia, em 2 a 3 tomadas) é a opção mais utilizada. Doses menores são usualmente ineficazes porque, no hipertiroidismo, a metabolização hepática do propranolol está aumentada. Como alternativa, podem-se usar drogas β1 seletivas (p.ex., atenolol, 50–100 mg/dia). Os betabloqueadores são geralmente suspensos após as primeiras 3 ou 4 semanas. Caso estejam contra-indicados (p.ex., pacientes com asma, doença pulmonar obstrutiva crônica ou bloqueio cardíaco), a taquicardia pode ser controlada com o antagonista do cálcio diltiazem (240–360 mg/dia).[1,30]

OUTRAS DROGAS ANTITIROIDIANAS

Pacientes com hipertiroidismo devem receber nutrição adequada, incluindo suplementação vitamínica. Outras drogas antitiroidianas podem ser úteis no controle do hipertiroidismo em algumas situações, como: (1) pacientes com resposta insatisfatória às tionamidas e aos betabloqueadores (ou quando estes estiverem contra-indicados), (2) nos casos mais graves e (3) no preparo da cirurgia etc. Entre elas se incluem as relacionadas a seguir.

Ácido Iopanóico ou Ipodato de Sódio

Inibe a síntese e a liberação dos hormônios tiroidianos, bem como a conversão periférica de T_4 em T_3. Na dose de 1 g/dia, permite a restauração rápida do eutiroidismo, mas tem pouco valor no tratamento em longo prazo do hipertiroidismo, já que eventualmente há "escape" dos efeitos da droga. É bastante útil no tratamento da crise tirotóxica e no preparo rápido dos pacientes para cirurgia (ver adiante). As reações adversas do ácido iopanóico podem ser muito graves, incluindo vômitos, diarréia e exacerbação do hipertiroidismo, devido ao efeito Jod-Basedow (hipertiroidismo induzido pela ingestão de iodo). Além disso, o uso dessa substância deixa a tiróide saturada de iodo por longos períodos, tornando mais difícil a terapia subseqüente com tionamidas e, sobretudo, com iodo radioativo.[1,28,51] O ácido iopanóico deixou de ser comercializado no Brasil em 2006.

Glicocorticóides

Inibem a conversão de T_4 em T_3, a captação do iodo e a liberação dos hormônios estocados na glândula. Podem ser usados nas formas graves da doença de Graves, sobretudo na crise tirotóxica. São úteis também no preparo rápido dos pacientes para cirurgia (ver adiante) ou no hipertiroidismo induzido pela amiodarona.[1,2,31]

Iodo Radioativo (Radioiodo ou ^{131}I)

Vem sendo utilizado no tratamento do hipertiroidismo desde 1941. É facilmente administrado por via oral, em solução ou cápsulas, e tem baixo custo. Pode ser empregado como terapia inicial ou como terapia definitiva de segunda linha, nos casos de recidiva após o uso das DAT. O radioiodo é seguro, sendo a terapia de melhor custo-benefício, comparando-se com as outras modalidades terapêuticas existentes, para o tratamento do hipertiroidismo da doença de Graves.[2,3]

DOSE. A dose ideal do ^{131}I ainda é motivo de controvérsia. Alguns autores preferem o uso de doses fixas de 5, 10 ou 15 mCi. Outros preferem escolher a dose em função do volume da glândula: 5 mCi para tiróides pequenas, 10 mCi para as glândulas médias e 15 mCi para as de grande volume. Também muito utilizado é o esquema em que a dose é calculada multiplicando-se o volume da glândula (g) pela dose de radiação efetiva (em geral, 80 a 120 μCi/g de tecido, mas alguns colegas preferem 100–200 μCi/g), dividindo-se o valor obtido pela captação tiroidiana de 24 h.[2,3,5,30]

A intenção é administrar o ^{131}I de modo suficiente para induzir o eutiroidismo, preferencialmente sem fazer com que a glândula funcione com deficiência. Na prática, a conversão posterior para o hipotiroidismo é lugar-comum, independentemente da forma utilizada para o cálculo da dose. Por essa razão, muitos endocrinologistas têm optado por doses fixas e, preferencialmente, maiores (12–15 mCi), com a intenção deliberada de induzir o hipotiroidismo mais precocemente.[27,28] Quanto maior for a dose utilizada, mais rapidamente será alcançado o hipotiroidismo.[3,27] Em longo prazo, tanto as doses maiores quanto as menores promovem efeitos similares na função glandular. Em publicação brasileira,[52] as doses fixas de 10 e 15 mCi mostraram-se igualmente eficazes na reversão do hipertiroidismo, em avaliação realizada 12 meses após a administração do ^{131}I. No entanto, a resposta terapêutica foi mais precoce com a dose de 15 mCi.[52]

EFICÁCIA. Dados de quatro estudos publicados nos anos de 1990 mostraram uma taxa de cura do hipertiroidismo variando de 59 a 100% (Quadro 24.12).[53–56] O percentual de persistência da tirotoxicose ou recidiva da mesma após uma resposta favorável inicial ao radioiodo situou-se entre 0 e 41%, tendo sido inversamente relacionado com a magnitude da dose administrada (Quadro 24.12). Em uma série recente (229 pacientes),[57] reversão do hipertiroidismo após 18 meses aconteceu em 80% dos casos.

Até cerca de 40% dos pacientes podem requerer mais de uma dose do ^{131}I para debelar o hipertiroidismo, mas somente poucos necessitarão de 3 ou mais doses. Tais pacientes têm resistência à radiação por motivos desconhecidos.[58]

Entre os vários fatores que podem interferir na resposta ao ^{131}I, o volume do bócio parece ser o mais importante. Bócios menores são os que melhor respondem e os que evoluem mais freqüentemente para o hipotiroidismo, sobretudo com doses fixas. Também foi demonstrado que pacientes com HLA-DR3 teriam maior resistência à radioiodoterapia.[30,31,59] Níveis elevados de T_3 e presença de oftalmopatia podem predizer uma pior resposta ao ^{131}I, sendo recomendado por alguns autores o emprego de doses maiores.[59]

COMPLICAÇÕES. A principal é o hipotiroidismo, cuja freqüência em curto prazo (p.ex., no primeiro ano pós-tratamento) vai depender da dose utilizada (maior com doses de 12–15 mCi do que 8–10 mCi). Em longo prazo, entretanto, o número de pacientes com hipotiroidismo independerá da dose do ^{131}I: pelo menos 80% daqueles adequadamente tratados.[28,30] Na dose de 12–15 mCi, temos observado uma freqüência de hipotiroidismo de cerca de 50% no primeiro ano e, a seguir, em torno de 5% ao ano. O hipotiroidismo pós-^{131}I

QUADRO 24.12
Eficácia do Iodo Radioativo no Tratamento da Doença de Graves

Autor (Ref.)	N.º de Pacientes	Dose	Seguimento	Hipertiroidismo (%)	Eutiroidismo (%)	Hipotiroidismo (%)	Cura (%)
Hardisty et al.[53]	660	60 mCi/g	120 meses	16	56	28	84
		110 mCi/g	120 meses	12	45	33	78
		220 mCi/g	120 meses	12	49	38	88
	3.920	10–15 mCi	96 meses	0	42	58	100
Jarlov et al.[54]	143	15 mCi	12 meses	38	58	7	65
		90 mCi/g	12 meses	41	50	9	59
Marcocci et al.[55]	274	10 mCi	12 meses	4	42	54	96
Torring et al.[56]	39	6,8 mCi	48 meses	21	0	79	79

pode ser, contudo, transitório. Isso ocorre em cerca de 25% dos pacientes que ficam hipotiróideos nos primeiros 6 meses pós-dose. Se o paciente for muito sintomático, deve-se iniciar L-tiroxina e suspender o tratamento seis meses após, para verificar se houve reversão do quadro. Quando o hipotiroidismo se desenvolve ou persiste após 1 ano, ele é quase sempre permanente. Uma outra complicação do iodo radioativo é a tiroidite actínica ou de radiação, que é transitória e ocorre em até 3% dos pacientes tratados, aproximadamente. Pode causar dor na região cervical anterior (com duração de 3 a 4 semanas) e, às vezes, exacerbação do quadro do hipertiroidismo, devido à liberação do T_3 e T_4 na corrente sangüínea. Tal exacerbação pode ser prevenida ou minimizada pelo uso concomitante de carbonato de lítio. Excepcionalmente, uma crise tirotóxica pode, também, resultar da terapia com radioiodo, especialmente nos pacientes muito descompensados.[3,27,28,30]

Raramente, recidiva do hipertiroidismo acontece em pacientes que se tornaram hipotiróideos após o [131]I. Em um caso notável, essa recidiva manifestou-se após 22 anos de reposição com L-tiroxina.[60]

RADIOIODO E DOENÇA OCULAR TIROIDIANA. Hoje está estabelecido que o tratamento com radioiodo pode precipitar ou exacerbar a doença ocular tiroidiana em um pequeno percentual de pacientes (mais provavelmente nos que fumam), mas isso raramente tem importância clínica. Entre 150 pacientes com oftalmopatia leve ou ausente submetidos ao ^{131}I, a oftalmopatia surgiu ou piorou em 23 pacientes (15%), 2 a 6 meses após o tratamento; contudo, essas mudanças foram transitórias em 65% dos pacientes.[55] Ao todo, somente oito pacientes (5%) necessitaram de tratamento para sua doença ocular. Piora da oftalmopatia ocorreu em 3% dos indivíduos tratados com metimazol e em nenhum daqueles medicados com [131]I e prednisona.[61]

A terapia com glicocorticóides, com o intuito de prevenir ou minimizar o risco de agravamento da oftalmopatia, deve ser considerada para pacientes com oftalmopatia mais pronunciada, especialmente aqueles com doença ocular ativa. Diferentes esquemas de corticoterapia têm sido propostos. Por exemplo, pode-se iniciar prednisona (0,4–0,5 mg/kg/dia), a partir do segundo ou terceiro dia após a terapia com [131]I e mantê-la nessa dose por 30 dias, com posterior redução da dosagem e suspensão da medicação dentro de 2 meses (ver Cap. 25, *Oftalmopatia de Graves*).[61]

Há também evidências de que a doença ocular tiroidiana possa piorar caso o paciente desenvolva hipotiroidismo após o tratamento. Por essa razão, deve-se considerar a introdução mais precoce da L-tiroxina diante de evidências de hipofunção tiroidiana.[1,8,9]

PREPARAÇÃO PARA O IODO RADIOATIVO COM DROGAS ANTITIROIDIANAS. O risco de agravamento do hipertiroidismo ou surgimento de crise tirotóxica induzidos pelo [131]I é < 1%. Nos EUA, é mais comum o uso do radioiodo sem tratamento prévio com tionamidas do que na Europa e no Brasil. Tal abordagem deve, contudo, ser evitada em pacientes idosos e naqueles com cardiopatia, hipertiroidismo grave ou glândulas grandes (> 100 g).[2,27,28]

Existem evidências de que o uso do PTU antes ou depois do radioiodo pode reduzir a efetividade do tratamento, por bloquear a captação tiroidiana de iodo (efeito radioprotetor intratiroidiano).[27,28,62,63] Portanto, nesse contexto, deve-se dar preferência ao carbimazol ou MMI. O PTU pode inibir a captação do iodo por semanas ou meses após sua retirada. Em contraste, o efeito inibitório do CBZ ou MMI pode se dissipar dentro de 24 h.[2] O CBZ ou MMI devem ser administrados até que o eutiroidismo seja alcançado, com suspensão da droga 5 a 7 dias antes da dose do [131]I. Tem-se recomendado um aumento de 25% na dose do radioiodo em pacientes previamente tratados com PTU.[28]

CONTRA-INDICAÇÕES. O iodo radioativo está contra-indicado para pacientes que estejam grávidas ou amamentando. Costuma-se, também, recomendar que ele não seja administrado a homens e mulheres que estejam planejando procriar dentro dos 6 meses seguintes. Entretanto, não foi evidenciado risco de teratogenicidade com o radioiodo. Por razões de saúde pública, não é possível dar radioiodo para pessoas que tenham demência ou estejam impossibilitadas de tomar terapia oral sem cuspi-la. Outras contra-indicações relativas incluem bócios muito volumosos, recusa do paciente e oftalmopatia infiltrativa grave.[25,28]

MONITORIZAÇÃO APÓS O IODO RADIOATIVO. Os pacientes devem ter a função tiroidiana checada após 1 mês e, depois, menos freqüentemente, a intervalos regulares. Tal recomendação visa à detecção precoce do hipotiroidismo ou de uma eventual recidiva do hipertiroidismo. O surgimento de hipotiroidismo logo após o radioiodo pode ser abrupto e devastador, e os pacientes precisam ter acesso a ajuda especializada, caso venham a não se sentir bem.

A evidência bioquímica de um hipotiroidismo menos grave (p.ex., somente elevação do TSH) nas primeiras semanas após o tratamento com radioiodo nem sempre requer tratamento, pois muitas vezes pode ser transitório. Contudo, conforme mencionado, pacientes com oftalmopatia devem ser tratados mais precocemente.

Se o hipertiroidismo persistir ou recidivar, a doença pode ser controlada com tionamidas, antes de uma dose posterior de radioiodo ser considerada. Como, todavia, o benefício dessa primeira dose pode ser demorado, não é comum a administração de uma segunda dose antes de decorridos 6 meses.

Tiroidectomia Parcial

Apenas cerca de 1% dos casos é conduzido cirurgicamente nos EUA, mas esse percentual é consideravelmente maior em vários centros europeus.[27] A cirurgia está indicada, sobretudo, nas seguintes situações: (1) bócios muito volumosos (> 150 g), (2) presença de sintomas compressivos locais ou nódulos com suspeita de malignidade após PAAF e (3) opção do paciente (Quadro 24.13).[1,64]

Os melhores resultados, em termos de eficácia e ocorrência de complicações, são obtidos com cirurgiões experientes em tiróide. Em uma série,[57] entre as três modalidades de tratamento, a cirurgia foi a mais rápida em estabelecer o eutiroidismo. Da mesma forma, a taxa de recidiva do hipertiroidismo após 2 anos foi menor (6% vs. 21% com o [131]I e 37% com as DAT). Em poucos centros tem-se realizado a tiroidectomia por via endoscópica.[65,66]

COMPLICAÇÕES

Hipotiroidismo franco é uma complicação tardia da cirurgia, ocorrendo com uma freqüência variável de 5,8 a 75%.[1] Em um estudo conduzido por internistas, a freqüência média de hipotiroidismo pós-operatório foi, respectivamente, de 28 e 43% nos pacientes seguidos por 1–16 anos e 10 anos.[1] Pacientes com títulos elevados de anticorpos antiperoxidase são mais propensos ao hipotiroidismo após a cirurgia.[64,67] Em estudo recente,[68] após 1 ano da realização da tiroidectomia subtotal, 49,35% dos pacientes estavam eutiróideos, 45,45%, hipotiróideos e 5,2% apresentaram recidiva do hipertiroidismo.

Recidiva tardia do hipertiroidismo após a tiroidectomia parcial é mais rara, tendo sido relatada em 0,6 a 28% dos pacientes (em média, 10%).[64,67] Geralmente se dá dentro dos primeiros anos após a cirurgia, mas 40% dos casos recidivantes manifestam-se após 5 anos. Assim, é importante seguir os pacientes operados por vários anos.[64] Em um estudo mais recente,[69] as taxas cumulativas de hipo- e hipertiroidismo após a cirurgia, respectivamente, foram: 13,8 e 3,5% após 1 ano, 14,5 e 4,8% após 2 anos e 15,6 e 8% após 5 anos. Nas mãos de um cirurgião experiente, a freqüência de complicações da tiroidectomia subtotal, excetuando-se o hipotiroidismo, é muito baixa: hemorragia pós-operatória (0 a 1,3%), paralisia do nervo recorrente laríngeo (0 a 4,5%) e hipoparatiroidismo permanente (0 a 3,5%).[64,67,70]

Crise tirotóxica peri- ou pós-operatória é uma rara complicação da cirurgia.[70,71] Pode ser prevenida pela obtenção do eutiroidismo antes do procedimento.[70]

A quantidade de tecido tiroidiano retirada contribui para o maior ou menor sucesso no controle do hipertiroidismo, bem como para o surgimento de hipotiroidismo ou recidiva do hipertiroidismo. Tiroidectomia total geralmente não se faz necessária, a menos que o paciente tenha oftalmopatia grave e progressiva. A maioria dos cirurgiões deixa 2–3 g de tecido tiroidiano de cada lado do pescoço.[2]

PREPARO PRÉ-OPERATÓRIO

Antes de submetermos o paciente à cirurgia, ele deve ser tratado com uma tionamida (MMI, de preferência, pelo efeito mais rápido) até à obtenção do eutiroidismo (em geral, cerca de 4 a 6 semanas são necessárias). Nos 10 a 14 dias que antecedem a cirurgia, deve-se administrar também uma solução saturada de iodeto de potássio (5 gotas, 2 vezes ao dia), com a finalidade de tornar a glândula tiróide menos vascularizada e friável, facilitando o ato cirúrgico.[2,67,70] O carbonato de lítio pode ser empregado no pré-operatório de pacientes que não podem fazer uso de tionamidas.[72]

Caso se necessite realizar a cirurgia com maior urgência, pode-se recorrer a um esquema alternativo: dexametasona (0,5 mg de 6/6 h) + propranolol (40 mg de 8/8 h) + ácido iopanóico (500 mg de 6/6 h), todos por via oral, durante 5 dias.[73,74] Outros autores advogam a inclusão nesse esquema de uma tionamida, se possível.[75] Recentemente foi relatado o uso da plasmaférese na preparação para cirurgia, em pacientes impossibilitados de usar DAT.[76]

Uma nova modalidade terapêutica vem sendo utilizada no tratamento do hipertiroidismo: a embolização da artéria tiróidea, provocando um processo inflamatório e morte celular. Inicialmente, pode haver aumento do volume tiroidiano e piora das queixas referentes ao hipertiroidismo, pois os hormônios tiroidianos estocados são liberados na corrente sangüínea.[77]

MANEJO EM LONGO PRAZO

Se a tiróide entrar em remissão depois de um curso de drogas antitiroidianas, ou se o eutiroidismo for alcançado com o radioiodo ou cirurgia, passa a existir então um risco tanto de hipertiroidismo recorrente quanto de progressão para o hipotiroidismo. Normalmente, observa-se que o estado do paciente permanece instável por um período de 3 a 6 meses. Depois disso, os pacientes devem ser avaliados a cada 6 a 12 meses.

Nos pacientes tratados com tionamidas por 12 a 24 meses, a recidiva média do hipertiroidismo é da ordem de 40 a 50%, geralmente acontecendo dentro dos primeiros 12 meses; é muito raro que o faça após 5 anos.[27,31] Entretanto, já tivemos casos com recidiva após 10 anos. A taxa de conversão final para o hipotiroidismo após

---

QUADRO 24.13

Principais Indicações para o Tratamento Cirúrgico na Doença de Graves

- Pacientes que não controlaram a doença com tionamidas (DAT) ou que recusem o [131]I
- Doença com bócios volumosos não controlada pelas DAT
- Pacientes com suspeita de terem uma neoplasia tiroidiana associada
- Desejo da paciente em engravidar logo
- Em casos de hiperparatiroidismo primário associado
- Como segunda opção, em crianças e adolescentes não-responsivos às DAT ou que recidivaram após o uso das mesmas

Adaptado da Ref. 71.

Quadro 24.14

Fatores Relevantes na Escolha entre as Tionamidas e o Radioiodo como Terapia Inicial da Doença de Graves

Fator	Tionamidas	Iodo Radioativo
Tempo usual para melhora inicial	2 a 4 semanas, em mais de 90% dos pacientes	4 a 8 semanas, em 70 a 80% dos pacientes
Possibilidade de recidiva após o tratamento	50% (em média)	5 a 20%
Possibilidade de hipotiroidismo	10 a 15%, 15 anos após o tratamento	10 a 30% nos primeiros 2 anos; 5%/ano, a partir de então
Possibilidade de efeitos colaterais graves (agranulocitose, hepatite etc.)	Sim (raramente)	Não
Possibilidade de reações adversas leves	Em 5% dos pacientes	Em até 3% dos pacientes*
Bócio muito grande	Alta possibilidade de recidiva do hipertiroidismo	Doses elevadas são necessárias para evitar a recidiva
Gravidez ou amamentação	Com riscos mínimos para o feto (PTU em doses baixas)	Contra-indicação para o ^{131}I
Mulheres planejando engravidar	PTU (em doses baixas)	Gravidez deve ser evitada por, ao menos, 4 meses após o tratamento
Presença de oftalmopatia grave	Sem efeitos adversos	Pode ser agravada, sobretudo em fumantes; piora pode ser prevenida pelo uso de glicocorticóides
Crianças	Tratamento prolongado freqüentemente é necessário; menor eficácia do que em adultos	Aparentemente seguro; inconveniente de hipotiroidismo precoce
Interferência com as atividades cotidianas	Nenhuma	Contato íntimo com crianças ou gestantes deve ser evitado nos primeiros dias após o tratamento

*Tiroidite actínica.
Adaptado da Ref. 3.

o radioiodo aproxima-se de 80%, podendo essa complicação surgir meses a anos após.[3] Da mesma forma, após uma cirurgia bem-sucedida, recidiva do hipertiroidismo ou surgimento do hipotiroidismo comumente se manifestam tardiamente (após 5 anos).[1,64] Assim, é importante mostrar ao paciente que é necessário, em longo prazo, fazer dosagens hormonais para acompanhar o comportamento de sua função tiroidiana. A vigilância em longo prazo também é necessária para aqueles que se tenham tornado hipotiróideos pelo tratamento e estejam fazendo uso de L-tiroxina. A prática sugere que a incidência da não-adesão à terapia com tiroxina é surpreendentemente alta.

No Quadro 24.14 estão discriminados fatores relevantes a serem considerados na escolha entre as tionamidas e o radioiodo como terapia inicial da DG. O tratamento da doença de Graves em grávidas é comentado no Cap. 27, *Manuseio do Hiper- e Hipotiroidismo Durante a Gravidez*.

DOENÇA DE GRAVES (DG) EM CRIANÇAS

A DG representa a principal etiologia de hipertiroidismo infantil. Causas mais raras incluem bócio uni- ou multinodular tóxico, tiroidites subagudas, tiroidite de Hashimoto e mutações ativadoras do receptor do TSH.[78-80] A DG juvenil primariamente afeta meninas entre 11 e 15 anos, sendo incomum abaixo dos 5 anos de idade (Fig. 24.15). A maioria das crianças se apresenta com labilidade emocional, hiperatividade, nervosismo, dificuldades de aprendizagem e um estirão puberal acelerado.[81]

Tratamento

A maioria dos endocrinologistas inicia o tratamento com tionamidas, porém, em crianças, essas medicações são menos eficazes (taxa de remissão em longo prazo de 20 a 40%) e causam mais reações adversas (20 a 30%).[81-83] O tratamento cirúrgico propicia a cura em 90% dos casos e acompanha-se de incidência de efeitos colaterais de 1 a 5% e taxa de mortalidade de 0,08% (Quadro 24.15).[79]

Mais de 1.000 crianças já foram tratadas com radioiodo, algumas com idade de 1 ano. Contudo, ele está mais bem indicado no grupo etário > 5 anos. Uma única dose de 150–200 μCi/g de tecido tiroidiano é capaz de curar 85 a 90% dos pacientes.[79] Doses menores

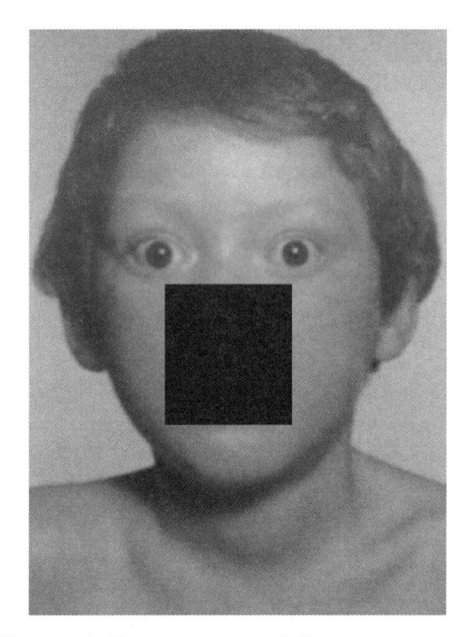

Fig. 24.15 Doença de Graves em menino de 7 anos, que se apresentava com labilidade emocional, hiperatividade, insônia e mau desempenho escolar (notar o olhar assustado e o pequeno bócio).

QUADRO 24.15
Complicações da Tiroidectomia em mais de 2.000 Crianças

Complicação	Incidência (%)
Dor	100
Hopocalcemia transitória (1–7 dias)	10
Quelóide	2,8
Hipoparatiroidismo permanente	2
Paralisia de cordas vocais	2
Rouquidão transitória	1
Traqueostomia temporária	0,7
Hemorragia/hematoma	0,2
Morte	0,08

Adaptado da Ref. 89.

devem ser evitadas porque podem implicar aumento no risco para câncer (CA) de tiróide.[82] Um estudo recente[83] avaliou a eficácia do ^{131}I, após 26–36 anos, em 116 pacientes cuja idade ao tratamento variou de 3,7 a 19,9 anos. Nenhum paciente desenvolveu CA de tiróide nem leucemia, mas 114 (98%) tornaram-se hipotiróideos. Tampouco se observou incremento na freqüência de malformações congênitas nos filhos de indivíduos que tomaram o ^{131}I.

DOENÇA DE GRAVES NEONATAL

Parece haver duas formas de DG neonatal. Ambas ocorrem em recém-nascidos cujas mães tiveram DG durante a gravidez ou algum tempo antes desta (prevalência estimada de 1 a 5%). No primeiro tipo, o bebê nasce pequeno, com tiróide aumentada, taquicardia, fraqueza muscular, febre e, freqüentemente, desconforto respiratório e icterícia. Trata-se de um processo geralmente autolimitado (4 a 12 semanas de duração), que resulta da passagem transplacentária de TRAb estimulatórios da mãe para o feto. Pode ser eficazmente tratada com PTU (5–10 mg/kg/dia, em 3 doses diárias) + solução de Lugol (1 gota de 8/8 h) + propranolol (2 mg/kg/dia). Arritmias, insuficiência cardíaca e morte podem, entretanto, acontecer nos casos mais graves sem tratamento adequado. Prednisona (2 mg/kg/dia) ou ácido iopanóico podem ser necessários, nos casos mais graves, para bloquear a conversão periférica de T_4 em T_3.[78,84-88]

Na segunda forma de DG neonatal, os sintomas manifestam-se mais lentamente e podem não ser notados até os 3 ou 6 meses de vida. Acredita-se que essa síndrome seja a verdadeira herança genética de uma imunorregulação defeituosa dos linfócitos. É muito mais grave, com uma taxa de mortalidade de 20% e evidência de disfunção cerebral permanente, mesmo após tratamento bem-sucedido do hipertiroidismo. Este último pode persistir por meses ou anos e requerer tratamento prolongado.[78,84]

Uma rara causa de hipertiroidismo na infância são mutações ativadoras no gene do receptor do TSH, as quais têm herança autossômica dominante.[88,89]

BIBLIOGRAFIA

1. Brent GA. Clinical practice. Graves' disease. *N Engl J Med*, 2008; *358*:2594-605.
2. Nayak B, Hodak SP. Hyperthyroidism. *Endocrinol Metab Clin North Am*, 2007; *36*:617-56.
3. Weetman AP. Medical progress: Graves' disease. *N Engl J Med*, 2000; *343*:1236-48.
4. Miyauchi S, Yamashita Y, Matsuura B, Onji M. Isolated ACTH deficiency with Graves' disease: a case report. *Endocr J*, 2004; *51*:115-9.
5. Copper DS. Hyperthyroidism. *Lancet*, 2003; *362*:459-68.
6. Gough SCL. The genetics of Graves' disease. *Endocrinol Metab Clin*, 2000; *29*:255-66.
7. Greenspan S, Resnick NM. Geriatric endocrinology. In: Greenspan F, Gardner DG (eds). *Basic & Clinical Endocrinology*. 7th ed. McGraw-Hill Co, 2004:842-66.
8. Bartalena L, Wiersinga WM, Pinchera A. Graves' ophthalmopathy: state of the art and perspectives. *J Endocrinol Invest*, 2004; *27*:295-301.
9. Bartalena L, Pinchera A, Marcocci C. Management of Graves' ophthalmopathy: reality and perspectives. *Endocr Rev*. 2000; *21*:168-99.
10. Lee S, Tsirbas A, Goldberg RA, McCann JD. Thiazolinedione induced thyroid associated orbitopath. *BMC Ophthalmol*, 2007; *7*:8.
11. Starkey K, Heufelder A, Baker G, et al. Peroxisome proliferator-activated receptor-gamma in thyroid eye disease: contraindication for thiazolidinedione use? *J Clin Endocrinol Metab*, 2003; *88*:55-9.
12. Levin F, Kazim M, Smith TJ, Marcovici E. Rosiglitazone-induced proptosis. *Arch Ophthalmol*, 2005; *123*:119–21.
13. Werner SC. Classification of eye changes in Graves' disease. *J Clin Endocrinol Metab*, 1977; *44*:203.
14. Schwartz KM, Fatourechi V, Ahmed DD, Pond GR. Dermopathy of Graves' disease (pretibial myxedema): long-term outcome. *J Clin Endocrinol Metab*, 2002; *87*:438-46.
15. Buljan-Cvijanovic M, Neal JM, Zemtsov A. Euthyroid pretibial myxedema. *Endocr Pract*, 1998; *4*:375-7.
16. Cannavo SP, Borgia F, Vaccaro M, et al. Pretibial myxedema associated with Hashimoto's thyroiditis. *J Eur Acad Dermatol Venereol*, 2002; *16*:625-7.
17. Georgala S, Katoulis AC, Georgala C, et al. Pretibial myxedema as the initial manifestation of Graves' disease. *J Eur Acad Dermatol Venereol*, 2002; *16*:380-3.
18. Maciel RMB. O laboratório no diagnóstico e seguimento de doenças auto-imunes e neoplásicas de tiróide. *Arq Bras Endocrinol Metab*, 2002; *46*:65-71.
19. Hiraiwa T, Ito M, Imagawa A, et al. High diagnostic value of a radioiodine uptake test with and without iodine restriction in Graves' disease and silent thyroiditis. *Thyroid*, 2004; *14*:531-5.
20. Bindra A, Braunstein GD. Thyroiditis. *Am Fam Physician*, 2006; *73*;1769-76.
21. Carnell NE, Valente WA. Thyroid nodules in Graves' disease: classification, characterization, and response to treatment. *Thyroid*, 1998; *8*:571-6.
22. Erbil Y, Barbaros U, Ozbey N, et al. Graves' disease, with and without nodules, and the risk of thyroid carcinoma. *J Laryngol Otol*, 2008; *122*:291-5.
23. Cakir M. Diagnosis of Marine-Lenhart syndrome. *Thyroid*, 2004; *14*:555.
23a. Sussman SK, Kho SA, Cersosimo E, Heimann A. Coexistence of malignant struma ovarii and Graves' disease. *Endocr Pract*, 2002; *8*:378-80.
24. Beck-Peccoz P, Persani L. Thyrotropinomas. *Endocrinol Metab Clin North Am*, 2008; *37*:123-34.
25. Piga M, Serra A, Boi F, et al. Amiodarone-induced thyrotoxicosis. A review. *Minerva Endocrinol*, 2008; *33*:213-28.
26. Ober KP. Thyrotoxic periodic paralysis in the United States: report of seven cases and review of the literature. *Medicine* (Baltimore), 1992; *71*:109-20.
27. Leech NJ, Dayan CM. Controversies in the management of Graves' disease. *Clin Endocrinol* (Oxf), 1998; *49*:273-80.
28. Cooper DS. Antithyroid drugs. *N Engl J Med*, 2005; *352*:905-17.
29. He CT, Hsieh AT, Pei D, et al. Comparison of single daily dose of me-

thimazole and propylthiouracil in the treatment of Graves' hyperthyroidism. *Clin Endocrinol* (Oxf), 2004; *60*:676-81.
30. Streetman DD, Khanderia U. Diagnosis and treatment of Graves disease. *Ann Pharmacother*, 2003; *37*:1100-9.
31. Hegedus L. Treatment of Graves, hyperthyroidism: evidence-based and emerging modalities. *Endocrinol Metab Clin North Am*, 2009; *38*:2325-71.
32. Hedley AJ, Young RE, Jones SJ, et al. Antithyroid drugs in the management of Graves' disease: long-term follow-up of 434 patients. *Clin Endocrinol* (Oxf), 1989; *31*:209-18.
33. Pearce EN, Braverman LE. Hyperthyroidism: advantages and disadvantages of medical therapy. *Surg Clin North Am*, 2004; *84*:833-47.
34. Allannic H, Fauchet R, Orgiazzi J, et al. Antithyroid drugs and Graves' disease: A prospective randomized evaluation of the efficacy of treatment duration. *J Clin Endocrinol Metab*, 1990; *70*:675-9.
35. Hashizume K, Ichikawa I, Sakurai A, et al. Administration of thyroxine in treated Graves's disease. Effects on the levels of antibodies to TSH receptors and on the risk of recurrence of hyperthyroidism. *N Engl J Med*, 1991; *324*:947-53.
36. McIver B, Rae P, Beckett G, et al. Lack of effect of thyroxine in patients with Graves's hyperthyroidism who are treated with an antithyroid drug. *N Engl J Med*, 1996; *334*:220-4.
37. Tamai H, Hayaki I, Kamai K, et al. Lack of effect of thyroxine administration on elevated thyroid stimulating hormone receptor antibody levels in treated Graves' patients. *J Clin Endocrinol Metab*, 1995; *80*:148-51.
38. Allahabadia A, Daykin J, Holder RL, et al. Age and gender predict the outcome of treatment for Graves' hyperthyroidism. *J Clin Endocrinol Metab*, 2000; *85*:1038-42.
39. Vitti P, Rago T, Chiovato L, et al. Clinical features of patients with Graves' disease undergoing remission after antithyroid drug treatment. *Thyroid*, 1997; *7*:369.
40. Gruneiro-Papendieck L, Chiesa A, Finkielstain G, Heinrich JJ. Pediatric Graves' disease: outcome and treatment. *J Pediatr Endocrinol Metab*, 2003; *16*:1249-55.
41. Werner MC, Romaldini JH, Bromberg N, et al. Adverse effects related to thionamide drugs and their dose regimen. *J Med Sci*, 1989; *297*: 216-20.
42. Bartalena L, Bogazzi F, Martino E. Adverse effects of thyroid hormone preparations and antithyroid drugs. *Drug Saf*, 1996; *15*:53-63.
43. Yamamoto A, Katayama Y, Tomiyama K, et al. Methimazole-induced aplastic anemia caused by hypocellular bone marrow with plasmacytosis. *Thyroid*, 2004; *14*:231-5.
44. Westphal MD SA. Recombinant human granulocyte colony-stimulating factor in treatment of methimazole-induced agranulocytosis. *Endocr Pract*, 1997; *3*:240-2.
45. Mikhail NE. Methimazole-induced cholestatic jaundice. *South Med J*, 2004; *97*:178-82.
46. Williams KV, Nayak S, Becker D, et al. Fifty years of experience with propylthiouracil-associated hepatotoxicity: what have we learned? *J Clin Endocrinol Metab*, 1997; *82*:1727-33.
47. Karg E, Bereg E, Gaspar L, et al. Aplasia cutis congenita after methimazole exposure in utero. *Pediatr Dermatol*, 2004; *21*:491-4.
48. Barbero P, Ricagni C, Mercado G, et al. Choanal atresia associated with prenatal methimazole exposure: three new patients. *Am J Med Genet*, 2004; *129A*:83-6.
49. Chattaway JM, Klepser TB. Propylthiouracil versus methimazole in treatment of Graves' disease during pregnancy. *Ann Pharmacother*, 2007; *41*:1018-22.
50. Akin F, Yaylali GF, Bastemir M, Yapar B. Effect of methimazole on warfarin anti-coagulation in a case of Graves' disease. *Blood Coag Fibrinolysis*, 2008; *19*: 89-91.
51. Braga M, Cooper DS. Clinical Review 129. Oral Cholecystographic agents and the thyroid. *J Clin Endocrinol Metab*, 2001; *86*:1853-60.
52. Canadas V, Vilar L, Moura E, et al. Evaluation of radioiodine therapy with fixed doses of 10 and 15 mCi in patients with Graves' disease. *Arq Bras Endocrinol Metabol*, 2007; *51*:1069-76.

53. Hardisty CA, Jones SJ, Hedley AJ, et al. Clinical outcome and costs of care in radioiodine treatment of hyperthyroidism. *J Royal Coll Phys London*, 1990; *24*:36-42.
54. Jarlov AE, Hagedus L, Kristensen LO, et al. Is the calculation of the dose in radioiodine therapy of hyperthyroidism worthwhile? *Clin Endocrinol* (Oxf), 1995; *43*:325-9.
55. Marcocci C, Gianchecchi D, Masini I, et al. A reapraisal of the role of methimazole and other factors on the efficacy and outcome of radioiodine therapy of Graves' hyperthyroidism. *J Clin Invest*, 1990; *13*:513-20.
56. Torring O, Tallstedt L, Wallin G, et al: Graves' hyperthyroidism: Treatment with antithyroid drugs, surgery, or radioiodine – a prospective randomized study. *J Clin Endocrinol Metab*, 1996; *81*:2986-93.
57. Leslie WD, Ward L, Salamon EA, et al. A randomized comparison of radioiodine doses in Graves' hyperthyroidism. *J Clin Endocrinol Metab*, 2003; *88*:978-83.
58. Hershman JM. S, Resnick NM. Hypothyroidism and Hyperthyroidism. In: Lavin N (ed). *Manual of Endocrinology and Metabolism*. 2nd ed. Boston: Little, Brown and Company, 1994:367-80.
59. Alfadda A, Malabu VH, El-Desouki MI, et al. Treatment of Graves' hyperthiroidism-prognostic facrors for outcome. *Saudi Med J*, 2007; *28*:225-30
60. Tan GH, Gharib H. Recurrent hyperthyroidism after radioiodine-induced hypothyroidism: report of two cases and literature review. *Endocr Pract*, 1995; *1*:158-60.
61. Bartalena L, Marcocci C, Bogazzi F, et al. Relation between therapy for hyperthyroidism and the course of Graves' ophthalmopathy. *N Engl J Med*, 1998; *338*:73.
62. Santos RB, Romaldini JH, Ward LS. Propylthiouracil reduces the effectiveness of radioiodine treatment in hyperthyroid patients with Graves' disease. *Thyroid*, 2004; *14*:525-30.
63. Bonnema SJ, Bennedbæk FN, Veje A, et al. Propylthiouracil before ^{131}I therapy of hyperthyroid diseases: effect on cure rate evaluated by a randomized clinical trial. *J Clin Endocrinol Metab*, 2004; *89*:4439-44.
64. Alsanea O, Clark OH. Treatment of Graves' disease: the advantages of surgery. *Endocrinol Metab Clin*, 2000; *29*:321-37.
65. Wang CC, Chen J, Hu YZ, et al. Endoscopic thyroidectomy with 150 cases. *Zhonghua Wai Ke Za Zhi*, 2004; *42*:675-7.
66. Ohshima A, Simizu S, Okido M, et al. Endoscopic neck surgery: current status for thyroid and parathyroid diseases. *Biomed Pharmacother*, 2002; *56*(suppl 1):48s-52s.
67. Weetman AP. The role of surgery in primary hyperthyroidism. *J R Soc Med*, 1998; *91*(suppl 33):7-11.
68. Uchikov A, Nonchev B, Danev V, et al. Results of the surgical treatment of thyrotoxicosis. *Khirurgia* (Sofia), 2006; *3*:9-11.
69. Sivanandan R, Ng LG, Khin LW, et al. Postoperative endocrine function in patients with surgically treated thyrotoxicosis. *Head Neck*, 2004; *26*:331-7.
70. Langley RW, Burch HB. Perioperative management of the thyrotoxic patient. *Endocrinol Metab Clin North Am*, 2003; *32*:519-34.
71. Grimes CM, Muniz H, Montgomery WH, Goh YS. Intraoperative thyroid storm: a case report. *AANA J*, 2004; *72*:53-5.
72. Akin F, Yaylail GF, Bastemir M. The use of lithium carbonate in the preparation for definitive therapy in hyperthyroid patients. *Med Princ Pract*, 2008; *17*:167-70.
73. Baeza A, Aguayo M, Barria M, et al. Rapid preoperative preparation in hyperthyroidism. *Clin Endocrinol* (Oxf), 1991; *35*:439.
74. Pandey CK, Raza M, Dhiraaj S, et al. Rapid preparation of severe uncontrolled thyrotoxicosis due to Graves' disease with Iopanoic acid – a case report. *Can J Anaesth*, 2004; *51*:38-40.
75. Panzer C, Beazley R, Braverman L. Rapid preoperative preparation for severe hyperthyroid Graves' disease. *J Clin Endocrinol Metab*, 2004; *89*:2142-4.
76. Ozbey N, Kalayoglu-Besisik S, Gul N, et al. Therapeutic plasmapheresis in patients with severe hyperthyroidism in whom antithyroid drugs are contraindicated. *Int J Clin Pract*, 2004; *58*:554-8.

77. Zhao W, Gao BL, Yang HY, et al. Thyroid arterial embolization to treat Graves' disease. *Acta Radiol*, 2007; *48*:186-92.
78. LeFranchi S, Mandel SH. Graves' disease in the neonatal period and childhood. *In*: Braverman LE, Utiger RD (eds). *The Thyroid: a Fundamental and Clinical Text*. 6th ed. Philadelphia: Lippincott, 1991:1237-46.
79. Tonacchera M, Agretti P, Rosellini V, et al. Sporadic nonautoimmune congenital hyperthyroidism due to a strong activating mutation of the thyrotropin receptor gene. *Thyroid*, 2000; *10*:859-63.
80. Rivkees SA, Sklar C, Freemark M. Clinical review 99: The management of Graves' disease in children, with special emphasis on radioiodine treatment. *J Clin Endocrinol Metab*, 1998; *83*:3767-76.
81. Segni M, Leonardi E, Mazzoncini B, et al. Special features of Graves' disease in early childhood. *Thyroid*, 1999; *9*:871-7.
82. Rivkees S. Radioactive iodine use in childhood Graves' disease: time to wake up and smell the I-131. *J Clin Endocrinol Metab*, 2004; *89*:4227-8.
83. Read Jr CH, Tansey MJ, Menda Y. A 36-year retrospective analysis of the efficacy and safety of radioactive iodine in treating young Graves' patients. *J Clin Endocrinol Metab*, 2004; *89*:4229-33.
84. Polak M, Le Gac I, Vuillard E, et al. Fetal and neonatal thyroid function in relation to maternal Graves' disease. *Best Pract Res Clin Endocrinol Metab*, 2004; *18*:289-302.
85. Radetti G, Zavallone A, Gentili L, et al. Foetal and neonatal thyroid disorders. *Minerva Pediatr*, 2002; *54*:383-400.
86. Guerin B, Vautier V, Boin-Gay V, et al. Severe neonatal hyperthyroidism which reveals a maternal Graves' disease. *Ann Endocrinol* (Paris), 2004; *65*:125-30.
87. Earles SM, Gerrits PM, Transue DJ. Iopanoic acid in the management of neonatal Graves' disease. *J Perinatol*, 2004; *24*: 105-8.
88. Lee YS, Poh L, Loke KY. An activating mutation of the thyrotropin receptor gene in hereditary non-autoimmune hyperthyroidism. *J Pediatr Endocrinol Metab*, 2002; *15*:211-5.
89. Vaidya B, Campbell V, Tripp JH, et al. Premature birth and low birth weight associated with nonautoimmune hyperthyroidism due to an activating thyrotropin receptor gene mutation. *Clin Endocrinol* (Oxf), 2004; *60*:711-8.

Oftalmopatia de Graves

George J. Kahaly

INTRODUÇÃO

A oftalmopatia de Graves (OG) é uma condição auto-imune da órbita, intimamente associada ao hipertiroidismo da doença de Graves (DG), embora cada uma dessas condições possa existir sem a outra. A oftalmopatia pode anteceder, coincidir com ou suceder o hipertiroidismo. A avaliação da freqüência com que ocorre a associação depende do método usado para detectar o envolvimento ocular. Com métodos sensíveis, a OG subclínica pode ser demonstrada em 60 a 70% dos pacientes com hipertiroidismo, ao passo que a OG é clinicamente aparente em 25 a 50% dos pacientes com a DG. Os aspectos clínicos da OG variam desde moderada sensação de areia nos olhos até grave diplopia, quemose intensa, perda da visão e proptose desfigurante (Fig. 25.1). As formas mais graves, também chamadas de oftalmopatia maligna, representam menos de 5% dos casos.[1-5]

A patogênese da OG é mal compreendida, e os métodos disponíveis para a prevenção e tratamento estão longe do ideal. A importância maior da OG reside não somente nos seus aspectos cosméticos, mas também no fato de que pode ameaçar a visão do paciente. Por outro lado, o tratamento clínico da OG pouco progrediu nos últimos 25 anos e permanece insatisfatório. Contudo, recentes avanços no manuseio de outras doenças auto-imunes indicam que o tratamento seletivo para a OG pode se tornar uma meta realista.[5,6]

FISIOPATOLOGIA

A OG ou oftalmopatia associada à tiróide (TAO) é um distúrbio auto-imune que pode ser dividido em três subtipos clínicos: congestivo, miopático e misto. Provavelmente, é causada por imunorreatividade cruzada entre antígenos orbitais e tiroidianos. Os melhores antígenos candidatos são o receptor do TSH (TSH-R) e uma nova proteína, G2S, agora identificada como um fragmento de um fator de transcrição denominado FOXP1. Enquanto anticorpos contra G2S e TSH-R são vistos em todos os subtipos, aqueles contra a Fp e o colágeno XIII podem, respectivamente, estar associados com os subtipos miopático e congestivo. Fp é a subunidade flavoprotéica da enzima mitocondrial desidrogenase succinato.[7,8]

Na OG, a alteração patológica mais óbvia no interior da órbita é o aumento dos músculos extra-oculares. Na maioria dos casos, a microscopia revela que as fibras musculares estão preservadas e que o aumento da massa muscular reflete alterações do tecido conjuntivo: os fibroblastos são muito numerosos e há infiltrado linfocítico e deposição excessiva de colágeno e de glicosaminoglicanos (GAG), que levam ao edema intersticial. Nesse contexto, as citocinas parecem ter um papel-chave no surgimento da OG. Essas moléculas, produzidas na órbita pelos fibroblastos, músculos e linfócitos, são capazes de estimular a proliferação de fibroblastos e sua produção de glicosaminoglicanos, os quais resultam em acúmulo da matriz extracelular e edema, com conseqüente proptose. Adicionalmente, citocinas podem modular a reação imune na OG por aumentar a expressão orbital dos complexos de histocompatibilidade principais (MHC) classe II, molécula de adesão, CD40, prostaglandinas e proteína de calor de choque, o que favorece a localização e exacerbação da reação inflamatória. Os músculos mais freqüentemente afetados são os retos medial e inferior. Funcionalmente, o efeito é de enrijecimento ou contração dos músculos, e, portanto, o paciente pode ter dificuldade no olhar lateral ou superior. O aumento da massa muscular e do tecido conjuntivo orbitário leva à elevação da pressão no interior da órbita, que resulta, em alguns casos, em proptose e, em outros, onde o tecido do ápice da órbita está envolvido, em neuropatia e edema de papila.[7-12]

Há uma tendência natural para melhora espontânea da OG: o curso espontâneo revela uma fase ativa, que cede lentamente, depois da qual se segue uma fase inativa, que pode ainda estar associa-

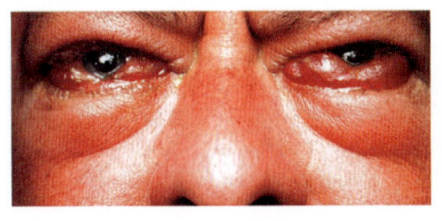

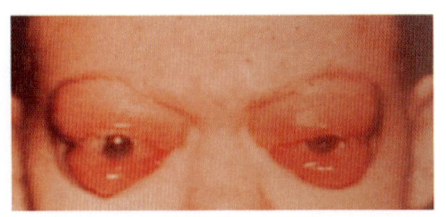

Fig. 25.1 Dois casos de OG grave, com quemose bilateral intensa.

da a anormalidades oftalmológicas. Embora esparsas, há evidências histológicas que apóiam a idéia de fases ativas e inativas da doença. Os tecidos retrobulbares estão edematosos nos pacientes com doença inicial, enquanto os pacientes com OG de longa duração têm tecidos fibrosados. Ao exame histológico, a doença inicial se associa a infiltrados de células mononucleares, enquanto, nos estágios tardios, é encontrado apenas tecido cicatricial ou fibrótico com colágeno denso. Além dos macrófagos e linfócitos T e B, podem estar presentes mastócitos granulares. Assim, parece haver um consenso de que o edema acompanhado de infiltrado linfocitário dos tecidos retrobulbares caracteriza a fase aguda (ativa), enquanto a fibrose pode ser vista durante todos os estágios, sendo porém muito mais abundante na doença ocular inativa.[7-9] Esse curso natural da OG foi a base para a instituição das terapias imunomoduladoras. Estas últimas têm como alvo principal o infiltrado linfocitário edematoso e os fibroblastos ativados.

FATORES DE RISCO

Tabagismo

Representa o principal fator de risco para o desenvolvimento da doença ocular em pacientes com a doença de Graves. De fato, a incidência desse problema é quatro vezes maior em fumantes do que em não-fumantes. O ato de fumar também predispõe ao agravamento da OG após a terapia com radioiodo. Além disso, ele atenua o efeito da radioterapia e da corticoterapia.[2,4,13]

Sexo

O envolvimento ocular na DG é quatro vezes mais provável na mulher do que no homem. Contudo, esse achado grandemente reflete a maior incidência dessa tiropatia em mulheres. Em contraste, doença ocular de maior gravidade é mais comum em homens com idade > 60 anos.[2,4]

Iodo Radioativo

A terapia com radioiodo pode causar progressão da OG em 15% dos pacientes. Tal fato é mais provável de acontecer em indivíduos que fumem, tenham OG em atividade e hipertiroidismo mais grave, ou desenvolvam hipotiroidismo pós-^{131}I que não seja prontamente tratado. A progressão da OG pós-radioiodo pode ser prevenida pelo tratamento concomitante com glicocorticóides (ver adiante).[14,15]

Genes

Acredita-se que múltiplos genes estejam envolvidos no desenvolvimento da OG e que eles interajam com vários fatores ambientais.[2,4,16]

O Fumo e a OG

O hábito de fumar cigarros pode influenciar profundamente a ocorrência e o curso da doença ocular, e também prejudicar sua resposta à radioterapia orbitária e aos glicocorticóides. O fumo agiria pela ação irritativa direta dos olhos; no entanto, tal fato poderia responder pelas alterações inflamatórias, mas não pelo aumento do volume dos músculos extra-oculares e do tecido fibroadiposo orbitário. O fumo poderia, também, afetar as reações imunológicas possivelmente envolvidas na patogênese da doença ocular, através de três mecanismos: (1) alterando a estrutura dos receptores de TSH, tornando-os mais imunogênicos; (2) comprometendo a restauração da tolerância aos auto-antígenos comuns à tiróide e à órbita; ou (3) sensibilizando o tecido orbitário a qualquer que seja a substância ou anticorpo que possa desencadear a OG. Entretanto, até agora não há nenhuma evidência definitiva de que qualquer desses mecanismos esteja efetivamente envolvido. Como o fumo está associado a níveis elevados de tiroglobulina, isso poderia causar uma elevação nos anticorpos séricos antitiroglobulina, os quais poderiam ter um papel na patogênese da doença ocular, devido à reconhecida homologia entre a tiroglobulina e a acetilcolinesterase, particularmente abundante nas junções neuronervosas e neuromusculares dos músculos extra-oculares. O fumo pode, também, influenciar as ações parácrinas e autócrinas mediadas por citocinas, porque já se demonstrou que a hipóxia dos tecidos orbitários induzida pelo fumo induz a liberação de citocinas. A hipóxia pode, também, aumentar a liberação de citocinas pelas células endoteliais e, assim, incrementar a expressão de moléculas de adesão. Os níveis séricos do antagonista solúvel do receptor da interleucina-1 (IL-1) — uma anticitocina antagônica aos efeitos da IL-1 — foram descritos como sendo mais baixos em pacientes com OG que fumavam do que naqueles que não fumavam, e como tendo uma elevação menor depois da radioterapia orbitária; isso estava associado à falta de resposta à irradiação.[13]

Em conclusão, os mecanismos pelos quais o fumo do cigarro afeta a OG continuam sendo motivo de controvérsia, mas a relação entre o fumo e a doença ocular parece bem estabelecida. Desse modo, os pacientes com OG devem ser firmemente instados a deixar de fumar. Embora alguns dados sugiram que a abstenção do fumo possa influenciar favoravelmente o curso da OG, isso ainda está para ser estabelecido por estudos prospectivos apropriados.

HISTÓRIA NATURAL

A história natural da OG caracteriza-se por uma apresentação bifásica, com fase inicial inflamatória ativa bastante variável — geralmente, entre 6 e 24 meses —, seguindo-se a progressão da doença, para uma fase de fibrose, quando a proptose e o comprometimento ocular permanecem estáveis. A identificação do estágio fisiopatológico da doença, seja por critérios clínicos, laboratoriais ou por imagens, torna-se importante para avaliar a resposta ao tratamento clínico (drogas ou radioterapia), a qual apenas ocorre na fase de atividade inflamatória.[2,5,9]

Em pacientes com doença de Graves, a oftalmopatia antecede o hipertiroidismo em cerca de 20% dos casos, surgindo à mesma época do hipertiroidismo em aproximadamente 40% e após o hipertiroidismo nos demais. Além disso, a doença ocular com freqüência melhora espontaneamente. Em um recente estudo de 59 pacientes seguidos por um ano, a condição melhorou substancialmente em 22% e levemente em 42%; permaneceu estável em 22% e agravou-se em 14%.

Um outro estudo,[19] que avaliou 1.020 casos de doença ocular tiroidiana, mostrou que, quando ensaios sensíveis (de terceira geração) para o TSH são usados, a prevalência de OG sem elevação concomitante dos hormônios tiroidianos é extremamente baixa. Entre os pacientes analisados, somente 9 (1,9%) não estavam hipertiróideos: 10 (1%) tinham tirotoxicose subclínica, 7 (0,7%) eram eutiróideos e 2 (0,2%), hipotiróideos. No seguimento dos pacientes por 14 a 45 meses, hipertiroidismo surgiu em 25% dos pacientes eutiróideos. Níveis suprimidos de TSH e concentrações elevadas do TRAb representaram fatores preditivos para progressão para o hipertiroidismo patente.[19]

DIAGNÓSTICO

Determinação do Grau de Proptose

A melhor forma de certificar-se da presença da proptose e estabelecer sua magnitude é através do exoftalmômetro de Hertel. É considerada anormal uma medida > 20 mm na raça branca, > 18 mm entre os orientais e > 22 mm na raça negra. É necessário, contudo, cautela nas interpretações limítrofes em até 2 mm. A proptose pode ser classificada em leve (aumento de 3–4 mm), moderada (5–7 mm) e grave (> 7 mm).

Avaliação da Atividade da Doença Ocular

Vários grupos tentaram desenvolver métodos para avaliar a atividade da OG. Esses métodos incluem avaliações puramente clínicas (escores da atividade clínica, duração da OG), medidas de laboratório (citocinas, excreção de GAG) e técnicas de obtenção de imagem. É óbvio que alguns têm um valor preditivo positivo bastante bom, enquanto outros podem prever que a imunossupressão será ineficaz. Infelizmente, não há parâmetros capazes de prever ambas as ocorrências, e, assim, parece que necessitaremos, para fazê-lo, de uma combinação de testes de atividade. Até o momento, não se conhece ainda a combinação ótima. Entretanto, o uso clínico de alguns desses testes de atividade pode ser útil. Antes da aplicação de um teste de atividade, é importante saber o que se quer predizer. Se estamos considerando o uso de um tratamento agressivo, como prednisona, poderemos querer restringi-lo aos pacientes com alta probabilidade de resposta. Em tais casos, necessitaremos de testes com alto valor preditivo positivo (escore de atividade, OctreoScan®). Se julgarmos que um paciente irá beneficiar-se mais com uma cirurgia de reabilitação mas estivermos receosos de que a doença ainda possa estar em atividade, necessitaremos de um teste com alto valor preditivo negativo (ressonância nuclear magnética, GAG). Assim, usando com cautela esses testes de atividade, poderemos pelo menos selecionar alguns pacientes com doença ativa e alguns pacientes inativos que não necessitarão de um curso de imunossupressão. Nos restantes, nenhuma medicina baseada em evidências pode ser ainda aplicada. Em tais casos, parece prudente empregar uma terapêutica clínica que seja pelo menos bem tolerada, como a radioterapia.

Mourits et al.[20] preconizaram o uso de um índice clínico com 10 itens – Escores de Atividade Clínica (CAS) – baseado em quatro sinais clássicos de inflamação (dor, edema, hiperemia e disfunção ocular), tentando predizer a fase de atividade inflamatória da OG, assim como a maior ou menor probabilidade de resposta ao tratamento clínico (Quadro 25.1). Tal índice deve ser aplicado em duas visitas, com intervalo de pelo menos 1 mês. Para cada item é dado um ponto, e a soma dos pontos é considerada o escore de atividade. Acredita-se que esse índice mais simplificado teria aplicabilidade prática quando combinado com outros parâmetros de atividade da doença, estando os pacientes com CAS ≥ 4 mais propensos para responder ao tratamento com imunossupressores ou radioterapia (80% de chances); pacientes com escores < 4 tendem a ser não-responsivos.

QUADRO 25.1
Escores de Atividade Clínica (CAS) da Oftalmopatia de Graves*

Dor	1. Dor ou pressão retrobulbar nas últimas 4 semanas
	2. Dor à movimentação dos olhos (para cima, para baixo ou para os lados) nas últimas 4 semanas
Hiperemia	3. Hiperemia palpebral
	4. Hiperemia difusa das conjuntivas, cobrindo pelo menos um quadrante
Edema	5. Edema palpebral
	6. Quemose
	7. Aumento das carúnculas
	8. Aumento da proptose > 2 mm em um período de 3 meses
Disfunção ocular	9. Diminuição dos movimentos dos olhos em qualquer direção ≥ 5° durante 3 meses
	10. Diminuição da acuidade visual ≥ 1 linha no gráfico de Snellen, em um período de 3 meses

*A cada item presente é dado um ponto; pacientes com CAS ≥ 4 têm 80% de chances de responder favoravelmente ao tratamento da fase inflamatória.

Avaliação da Órbita por Exames de Imagem

A ultra-sonografia orbitária (USO), a tomografia computadorizada (TC) e a ressonância magnética (RM) são técnicas de imagem comumente usadas nos pacientes com OG para demonstrar as alterações patológicas dos anexos oculares. A USO pode ser útil no diagnóstico e também na avaliação da gravidade do envolvimento dos músculos oculares. A TC e a RM são particularmente úteis para fins diagnósticos, caso possa ser necessária a exclusão de outra patologia orbitária, como, por exemplo, um tumor ou malformação arteriovenosa, sobretudo na presença de proptose unilateral (ver Fig. 24.7). São também úteis na demonstração das alterações clássicas da OG – espessamento dos músculos extra-oculares posteriormente (ver Fig. 24.4) – e da compressão do nervo óptico no cone posterior da órbita. A TC libera, sobre o cristalino, uma significativa dose de radiação e, se repetida, constitui-se em risco para o desenvolvimento de catarata. Por essa razão, a RM é preferível, particularmente se são necessários exames repetidos para avaliar a resposta ao tratamento.

A RM quantitativa com mensuração dos tempos de relaxação T1/T2 é sensível na demonstração de edema intersticial no interior dos músculos retos, em pacientes com doença ativa, e pode ter um bom valor preditivo no que diz respeito à terapia imunossupressora. Tem como inconveniente maior o fato de ser um método não-específico para detectar as alterações retrobulbares na OG. Além disso, o tempo do exame, de 45 min, é longo.[21] Em um estudo prospectivo com 64 pacientes,[21] foi observado que a RM quantitativa foi menos acurada do que o esperado em predizer o sucesso da radioterapia (valor preditivo positivo de 64% e valor preditivo negativo de 92%). A RM mostrou-se, portanto, mais eficaz em detectar o estágio inativo ou fibrótico da OG do que em indicar a fase ativa da doença.

QUADRO 25.2
Exames de Imagem para a Oftalmopatia de Graves

	Avalia Atividade	Radiação	Custo da OG
US	Sim (+)	Não	Baixo
TC	Não	Sim	Elevado (+)
RM	Sim (++)	Não	Elevado (++)
OctreoScan®	Sim (++)	Sim	Elevado (+++)

US = ultra-sonografia; TC = tomografia computadorizada; RM = ressonância magnética.

Quanto à TC, a exposição à radiação é relativamente alta e a diferenciação entre OG ativa e inativa não é possível. Por outro lado, o tempo curto do exame, a imagem precisa do ápice da órbita e os custos moderados são algumas das vantagens desse procedimento. Ademais, com a ajuda de um programa de computador, o volume adiposo/conjuntivo orbitário pode ser determinado acuradamente.

Anda que mais barata, a USO não possibilita uma clara diferenciação no que diz respeito à atividade da doença, nem uma avaliação suficientemente precisa do tecido retrobulbar (Quadro 25.2).[21]

A cintilografia com pentetreotida marcada com índio-111 (OctreoScan®) tem sido amplamente utilizada em diferentes doenças endócrinas. Embora a positividade do OctreoScan® na região orbitária seja considerada um método sensível, no que diz respeito à diferenciação clínica entre OG ativa e inativa (predizendo, assim, a maior ou menor chance de resposta terapêutica), estudos adicionais com um grande número de pacientes com OG, bem como com pacientes com miosite, tumores e pseudotumores orbitários, são necessários para definir o papel e a especificidade desse tipo de exame.[23-25]

DIAGNÓSTICO DIFERENCIAL

Oftalmopatia infiltrativa pode raramente estar presente em outras doenças tiroidianas. Em um estudo americano,[26] 90% dos pacientes apresentavam hipertiroidismo por doença de Graves, 3% tinham tiroidite de Hashimoto, 6% eram eutiróideos e 1% tinha hipotiroidismo primário. Por outro lado, diversas condições podem ser confundidas com a oftalmopatia de Graves (Quadro 25.3).

TRATAMENTO

Nos Quadros 25.4 e 25.5 estão resumidas as medidas terapêuticas para a OG, de acordo com sua gravidade. É fundamental que o eutiroidismo seja restaurado com a maior brevidade possível. Tanto o hipertiroidismo como o hipotiroidismo (resultante do uso das tionamidas ou da terapia ablativa) têm efeito deletério sobre a OG.[4,5]

Metas do Tratamento

A terapia da OG visa aliviar os sintomas, suprimir o processo mórbido, diminuir a massa dos músculos oculares, restaurar a contratilidade da musculatura ocular e, em último lugar – mas não menos importante –, melhorar a aparência cosmética, bem como a qualidade de vida. Não há, até agora, nenhum tratamento disponível que conduza seguramente a todos esses objetivos. Felizmente, na maior parte dos casos a OG é moderada e remite espontaneamente ou durante o curso do tratamento antitiroidiano, sem necessidade de nenhuma terapêutica específica para a OG em si.

Eliminação dos Fatores de Risco

Pacientes com OG devem ser orientados a deixar de fumar, devido aos reconhecidos efeitos deletérios do tabagismo na evolução da doença, previamente comentados.

QUADRO 25.3
Condições que Podem Cursar com Exoftalmia

Oftalmopatia de Graves
Tumores primários orbitais (p.ex., glioma)
Linfomas
Displasia fibrosa dos ossos
Tumores lacrimais
Hematomas (secundários a traumas)
Hematoma subdural
Trombose da veia oftálmica
Enfisema do seio nasal
Celulite
Adenomas hipofisários
Doença de Cushing
Triquinose
Pseudotumor ou cisto da órbita
Tumores metastáticos
Doença de Paget
Meningioma
Carcinoma nasofaringiano
Hemorragia subaracnóidea
Trombose do seio cavernoso
Aneurisma carotídeo
Doenças granulomatosas
Histiocitose
Acromegalia
Arterite

QUADRO 25.4
Conduta na Oftalmopatia de Graves (OG) Leve a Moderada

a. Correção da disfunção tiroidiana
b. Eliminação dos fatores de risco (p.ex., tabagismo)
c. Terapêutica local de apoio

Sinal/Sintoma	Medida Terapêutica
Fotofobia	Óculos escuros
Dor, sensação de areia nos olhos	Colírio de metilcelulose
Sensação de corpo estranho	Lágrimas artificiais, ungüentos
Pressão ocular elevada	Colírios betabloqueadores
Lagoftalmo	Oclusão noturna dos olhos
Diplopia leve	Lentes prismáticas
Edema periorbital e conjuntival	Levantar cabeceira do leito durante o sono
	Diuréticos, dieta hipossódica (se necessário)

QUADRO 25.5

Conduta na Oftalmopatia de Graves (OG) Grave

a. Correção da disfunção tiroidiana
b. Eliminação dos fatores de risco (p.ex., tabagismo)
c. Terapêutica local de apoio
d. Medidas terapêuticas específicas

I. Tratamento estabelecido

OG ativa	Glicocorticóides (orais, endovenosos, locais)
	Radioterapia orbitária
	Esteróides + ciclosporina
OG inativa	Cirurgia de reabilitação, descompressão orbitária, cirurgia dos músculos e das pálpebras

II. Tratamento não estabelecido

OG ativa	Análogos da somatostatina
	Imunoglobulinas endovenosas
	Plasmaférese
	Azatioprina, ciclofosfamida, metotrexate
	Colchicina, selênio
	Terapêutica anticitocina (IL-1 RA, TNF-α)
	Antioxidantes
OG inativa	Pentoxifilina

Tratamento Clínico

TRATAMENTO DO HIPERTIROIDISMO

O paciente deve ser reconduzido ao estado eutiróideo tão rapidamente quanto possível, e as flutuações do *status* tiroidiano devem ser evitadas. A correção do hipertiroidismo tem um efeito benéfico na OG. Em pacientes com OG moderada, o tratamento com drogas antitiroidianas habitualmente se associa com alguma melhora dos sinais oculares. O lugar da tiroidectomia no tratamento da OG é controverso, mas esta deve provavelmente ser considerada em pacientes com doença grave e grandes bócios, e nos quais os outros métodos de tratamento não se mostraram benéficos. O iodo radioativo (^{131}I) pode ter um efeito adverso na OG, aumentando a freqüência com que a OG se desenvolve ou agravando a OG preexistente.[4,5]

Um estudo sueco distribuiu aleatoriamente pacientes com doença de Graves em grupos para o tratamento com drogas antitiroidianas, tiroidectomia subtotal, ou terapêutica com ^{131}I.[27] A OG desenvolveu-se ou piorou em 33% dos pacientes tratados com ^{131}I, comparados com 10% daqueles tratados clinicamente e com 16% daqueles submetidos à cirurgia. Uma possível explicação a ser adiantada para esse achado é que o extravasamento antigênico da tiróide lesada pelo ^{131}I pode levar ao aumento subseqüente da produção de auto-anticorpos, que reagem de forma cruzada com antígenos comuns à tiróide e à órbita.

Bartalena et al.[38] administraram ^{131}I a 150 pacientes com oftalmopatia leve ou ausente. Eles observaram que a oftalmopatia surgiu ou piorou em 23 pacientes (15%), 2 a 6 meses após o tratamento, mas as mudanças foram transitórias em 15 desses pacientes (65%); ao todo, somente oito pacientes (5%) necessitaram de tratamento para sua doença ocular. Piora da oftalmopatia ocorreu em 3% dos pacientes tratados com metimazol e em nenhum daqueles medicados com ^{131}I e prednisona. Portanto, para pacientes com oftalmopatia mais pronunciada, especialmente aqueles com doença ocular ativa, o ^{131}I não deve ser considerado a opção inicial de tratamento. Entretanto, se necessário, pode ser usado, juntamente com glicocorticóides. Além disso, se possível, deve-se antes tentar obter o eutiroidismo com as tionamidas, de preferência com o metimazol, uma vez que o efeito radioprotetor do propiltiouracil é bem mais prolongado. Diferentes esquemas de corticoterapia têm sido propostos. Na série de Bartalena et al.,[38] prednisona (0,4–0,5 mg/kg/dia) foi administrada a partir do segundo ou terceiro dia após a terapia com ^{131}I e mantida por 30 dias, com posterior redução da dosagem e suspensão da medicação dentro de 2 meses. Um outro esquema preconiza o início da prednisona 2 semanas antes da administração do ^{131}I, enquanto alguns autores utilizam 40 mg/dia como a dose inicial da prednisona. O uso precoce de L-tiroxina (começando 2 semanas depois da terapia com ^{131}I) também é benéfico para minimizar exacerbação da OG.[4,5,7]

TERAPIA LOCAL OU MEDIDAS DE APOIO

Para evitar o agravamento do edema periorbitário durante o sono, é útil orientar os pacientes a elevarem a cabeceira do leito. Pacientes com proptose mais grave, que prejudique o fechamento das pálpebras (lagoftalmo), devem usar curativos oclusivos com pomada oftálmica (p.ex., Epitesan®) enquanto dormem, para prevenir ceratite. Durante o dia, é importante o uso de óculos escuros e colírios lubrificantes (Lacril®, Lacrima® etc.), que permitem a melhora da fotofobia e minimizam a agressão da córnea, a qual fica mais exposta devido à retração palpebral. Colírios de metilcelulose podem ser usados para aliviar a sensação de secura e de areia nos olhos. Esteróides locais, aplicados por via subconjuntival ou retrobulbar, são empregados ocasionalmente, mas não há evidência de sua eficácia. Lentes prismáticas são úteis para o controle da diplopia, embora, uma vez estabilizada a condição, a correção cirúrgica seja habitualmente realizada. Finalmente, diuréticos tiazídicos, em baixas doses (p.ex., 25 mg/dia de hidroclorotiazida), e dieta hipossódica podem eventualmente ser de utilidade para alguns pacientes, caso os edemas periorbital e conjuntival não regridam com as medidas já mencionadas.[28–30]

TERAPIA IMUNOSSUPRESSORA

Glicocorticóides (GC)

São as drogas mais amplamente usadas e os agentes mais eficazes para a imunossupressão na OG. Eles têm rápido efeito antiinflamatório e efeito imunomodulador direto sobre o processo auto-imune envolvendo os fibroblastos orbitais. Também inibem a síntese de GAG por essas células. GC são o tratamento de primeira linha para os pacientes com OG grave, particularmente quando há ameaça à visão. São mais eficazes quando administrados precocemente no curso da doença.[28-30]

Corticoterapia Oral

POSOLOGIA. Vários esquemas têm sido propostos. Costumamos iniciar com 1 mg/kg de peso corporal de prednisolona oral (VO), com posterior redução gradativa da dose nas poucas semanas seguintes, dependendo da resposta, que deve ser monitorizada freqüentemente por meio de avaliação oftalmológica. Suplementos profiláticos de potássio e ranitidina podem ser dados, e feita a monitorização adicional da pressão arterial, glicemia e peso corporal. Uma dose de manutenção de 10 a 15 mg/dia pode ser necessária por várias semanas. Um dos esquemas propostos consiste na administração de 60 a 80 mg/dia de prednisona ou prednisolona VO por 2 semanas, depois 40 mg por 2 semanas, 30 mg por 4 semanas e 20 mg por 4 semanas. Posteriormente, a droga é descontinuada, reduzindo-se 2,5–10 mg/semana, de acordo com a tolerância do paciente.[4,5,28-30]

RESPOSTA AO TRATAMENTO. Os benefícios ocorrem principalmente sobre a acuidade visual (nos casos de neuropatia óptica) e sobre os sintomas congestivos. De um modo geral, os GC somente se mostram eficazes em cerca de dois terços dos pacientes na reversão dos fenômenos inflamatórios, com recidivas freqüentes após a suspensão do tratamento. Já seu efeito sobre a proptose é apenas modesto e clinicamente insignificante, com um decréscimo médio de aproximadamente 1 mm nos valores de Hertel.[4,5,28-30]

No Quadro 25.6 estão resumidas as principais indicações e contra-indicações para a terapia imunossupressora na OG.

Pulsos Endovenosos de Metilprednisolona (MPS)

Trata-se de uma abordagem alternativa aos GC orais. Pode ser particularmente útil em pacientes com OG congestiva e, sobretudo, naqueles com perda visual decorrente do envolvimento do nervo óptico. Mostra-se, também, bastante eficaz na chamada "oftalmopatia maligna", que representa as formas mais graves de OG. Nesses pacientes, a imunossupressão pode ser eficaz na redução dos sinais e sintomas relativos aos tecidos moles, dos distúrbios da motilidade do globo ocular e da diplopia. A taxa de resposta global é de 70 a 80%. Uma vantagem da pulsoterapia é seu rápido efeito. Assim, se nenhuma resposta acontecer dentro dos primeiros 3 a 4 dias de tratamento, a indicação de descompressão orbitária deve ser considerada caso a acuidade visual estiver reduzida.

Diversos esquemas são propostos, incluindo ou não a administração de prednisona ou prednisolona (50–10 mg VO) entre os pulsos ou após o término da pulsoterapia com MPS. A dose cumulativa não deve, contudo, exceder 6 g, a fim de evitar hepatotoxicidade.[31,32] Costumamos iniciar com 0,5 g e repetir a MPS, na dose de 0,25 g, por mais 5 semanas.

Na maioria dos estudos, a pulsoterapia mostrou-se superior e mais bem tolerada que a terapia oral. Em um estudo recente, observamos uma resposta favorável em 77% dos pacientes que apenas receberam MPS endovenosa e em 51% daqueles medicados com prednisona VO.[33]

GC em altas doses, orais ou EV, devem provavelmente ser iniciados no hospital, onde o paciente pode ser observado mais atentamente. Pacientes com doença cardiovascular são excluídos da pulsoterapia com MPS.[4,5]

RADIOTERAPIA

Eficácia

Vários estudos[34-38] indicaram a eficácia da radioterapia (RxT), que, presumivelmente, repousa na radiossensibilidade dos linfócitos que infiltram a órbita, bem como na redução da proliferação e produção de GAG pelos fibroblastos orbitários. As melhoras mais notáveis ocorreram dentro do primeiro ano após o início ou a piora da OG, e manifestaram-se primariamente sobre as alterações dos tecidos moles, com redução mínima da proptose e com pouco efeito benéfico na função dos músculos extra-oculares. Entretanto, pelo menos um terço dos pacientes irradiados ainda necessitará de cirurgia corretiva ocular após o tratamento.

As indicações para a RxT retrobulbar (OG clinicamente ativa, sinais inflamatórios proeminentes dos tecidos moles, início recente de proptose progressiva e oftalmoplegia aguda ou subaguda) permanecem aceitáveis até que a disponibilidade de estudos mais definitivos revelem o contrário.[4,5] Uma compilação dos resultados de 11 estudos, envolvendo 351 pacientes com OG de leve a moderada, mostrou uma taxa de resposta favorável de 65% para a radioterapia.[4,5] Um estudo recente,[39] randomizado e duplo-cego (RxT vs. simulação de RxT), confirmou a eficácia da RxT em casos de OG moderada, melhorando a motilidade da musculatura ocular e reduzindo a gravidade da diplopia. No entanto, a melhora na qualidade de vida e o percentual de agravamento da OG foram similares nos dois grupos.[39]

Efeitos Colaterais

Entre as principais reações adversas, incluem-se o surgimento de catarata, retinopatia e carcinogênese secundária. Quando a RxT é bem colimada, o risco de oncogênese e desenvolvimento de catarata parece ser baixo. A retinopatia se manifesta tipicamente entre 6 meses e 3 anos depois da RxT. É caracterizada por focos algodonosos, hemorragias intra-retinianas e exsudatos. O risco para retinopatia induzida pela RxT é significativamente maior com doses que excedam 20 Gy. Doença microvascular sistêmica causada por *diabetes mellitus* (DM) ou hipertensão e quimioterapia prévia, também aumentam o risco de retinopatia por RxT. Por isso, DM tem sido considerado como contra-indicação para a RxT orbitária.[35,36]

GLICOCORTICÓIDES *VS.* RADIOTERAPIA

Em um estudo clínico, duplo-cego e randomizado, prednisona oral e RxT mostraram eficácia similar (50% *vs.* 46%).[40] A melhora foi mais rápida no grupo da prednisona, mas não houve mudança na proptose em ambos os grupos. A prednisona pareceu ser melhor para os sinais inflamatórios, enquanto a radioterapia foi melhor para a motilidade ocular. A necessidade de cirurgia de reabilitação foi, também, similar. Esse estudo indica que, em pacientes com OG leve e moderadamente grave, o efeito da radiação retrobulbar foi similar ao da prednisona, mas é mais bem tolerado.

TERAPIA COMBINADA

A combinação de corticoterapia e RxT é mais eficaz do que qualquer uma administrada isoladamente. Respostas boas a excelentes

---

QUADRO 25.6

Terapia Imunossupressora da Oftalmopatia de Graves – Indicações e Contra-indicações

Indicações
- Proptose progressiva com sinais inflamatórios
- Inflamação ocular com quemose, ingurgitamento venoso e retração palpebral
- Oftalmopatia recente
- Compressão do nervo óptico de mínima a moderada

Contra-indicações
- Oftalmopatia crônica, estável e fibrótica
- Retração palpebral e diplopia crônicas e estáveis
- Neuropatia óptica compressiva rápida e intensa

foram observadas em 72% dos pacientes tratados com a combinação, contra 33% daqueles tratados com prednisona oral apenas. Em outro estudo randomizado, a RxT isolada propiciou resposta favorável em 38%, contra 69% dos indivíduos tratados com a combinação. Em estudo mais recente,[41] a resposta à combinação da RxT com glicocorticóides em altas doses ou em pulsoterapia foi considerada excelente em 14% dos 86 pacientes, boa em 54% e razoável em 25%. Piora da oftalmopatia aconteceu em 1% e falta de resposta em 6%. As melhores respostas foram notadas nas partes moles, envolvimento da musculatura extra-ocular e perda da visão, com efeito mínimo sobre a proptose.[41]

TRATAMENTOS NÃO-ESTABELECIDOS

Ciclosporina

Afeta tanto as reações imunes mediadas por células quanto as humorais, já que inibe a ativação de células T citotóxicas e a apresentação de antígenos por monócitos e macrófagos. Também induz a ativação de células T supressoras e inibe a produção de citocinas. Pode ser útil como droga imunossupressora em pacientes com doença grave com resposta pobre aos glicocorticóides. Não deve ser vista como um tratamento de primeira linha, pois tem um amplo espectro de efeitos adversos, é cara e, provavelmente, menos eficaz de que a prednisolona. Entretanto, a terapêutica combinada de ciclosporina com prednisona tem-se mostrado significativamente mais eficaz do que qualquer monoterapia. Assim, o tratamento combinado pode ser visto como um método alternativo ou de segunda linha, especialmente em pacientes com *diabetes mellitus*, nos quais tanto as altas doses de glicocorticóides quanto a RxT orbitária devem ser usadas com bastante cautela, devido aos seus potenciais efeitos colaterais e complicações. Outras drogas que têm sido contrapostas à resposta imune são ciclofosfamida, azatioprina e ciamexone; não são geralmente recomendadas.[42,43]

Análogos da Somatostatina (STTa)

Os principais representantes desse grupo são o octreotide (Sandostatin LAR®) e o lanreotide (Somatuline Autogel®). Eles interagem com os receptores da somatostatina localizados na superfície de diferentes tipos celulares na órbita e podem inibir várias funções importantes, como a liberação local de IGF-1 ou citocinas, que parecem ser relevantes em desencadear e/ou mesmo manter as reações em curso no tecido orbitário de pacientes com OG. Houve alguns relatos de casos ou estudos não controlados com pequeno número de pacientes em que os STTa mostraram-se úteis.[44] No entanto, em um estudo duplo-cego e randomizado, não houve diferença na melhora clínica do grupo que recebeu placebo daquele tratado com octreotide LAR (30 mg/mês).[45]

Imunoglobulinas Endovenosas (IGEV)

IGEV foram comparadas com a terapia com glicocorticóide em um estudo não-randomizado, em pacientes com OG moderadamente grave. Um grupo recebeu 80 mg/dia de prednisolona, a qual foi descontinuada gradativamente durante 5 meses. Três ciclos de IGEV foram administrados na dose de 400 mg/kg/dia, por 5 dias, e depois a mesma dose foi repetida, a cada 21 dias, por nove ciclos. No grupo IGEV, a proptose melhorou em 65% dos casos, o edema de partes moles em 90% e a diplopia em 75%. No grupo da prednisolona, esses percentuais foram de 62, 92 e 80%, respectivamente. Os autores concluíram que ambas as drogas foram igualmente eficazes. Em outro estudo, randomizado, a melhora clínica foi de 62% com a prednisolona e de 63% com IGEV. A despeito de sua eficácia na OG moderadamente grave, as IGEV não podem substituir os tratamentos padronizados por causa de seu alto custo, pela necessidade de administração endovenosa e pelo risco potencial de transmissão de agentes infecciosos.[4,46,47]

Plasmaférese

Plasmaférese já foi tentada, mas, em geral, os resultados são desapontadores e não-isentos de riscos. Parece que seus benefícios apenas acontecem quando ela é seguida de terapia com corticosteróides ou outros imunossupressores (p.ex., azatioprina).[29]

Colchicina

Colchicina é um antiinflamatório que diminui a expressão de receptores IL-2 e a formação de leucotrienos, além de inibir a secreção de imunoglobulinas. Um estudo brasileiro,[48] envolvendo 22 pacientes, mostrou resultados similares com prednisona (0,75 mg/kg/dia) e colchicina (1,5 mg/dia) na melhora da sintomatologia da fase inflamatória da OG. Colchicina foi, contudo, mais bem tolerada.[48]

Pentoxifilina

Pentoxifilina tem efeito inibitório *in vitro* na expressão de HLA-DR e na secreção de GAG. Quando administrada a 18 pacientes com OG inativa durante 6 meses, na dose de 1.200 mg/dia, mostrou-se superior ao placebo na redução da proptose e na melhora da qualidade de vida.[49]

Antagonistas das Citocinas

A demonstração da eficácia e a aprovação pela FDA da terapia com antagonistas das citocinas na artrite reumatóide levantaram a possibilidade da aplicação de métodos mais novos de imunomodulação para tratar a OG. Existem algumas evidências positivas *in vitro* para tais terapias. Por exemplo, antagonistas do receptor da interleucina-1 (IL-1) e o receptor solúvel da IL-1 inibem a produção de GAG em culturas de fibroblastos orbitais humanos.[50] Recentemente foi relatado um caso em que metotrexate mostrou-se eficaz no tratamento de OG não-responsiva aos glicocorticóides.[51]

Antioxidantes

Em um estudo envolvendo apenas 11 pacientes com OG ativa, de intensidade leve a moderadamente grave, alopurinol (300 mg/dia) e nicotinamida (300 mg/dia) foram administrados por via oral, durante 3 meses. Melhora da oftalmopatia foi observada em nove pacientes (82%).[52]

Cada um dos tratamentos citados será provavelmente mais eficaz se usado precocemente no curso da doença.

Tratamento Cirúrgico

Na OG congestiva e clinicamente ativa, a terapêutica esteróide e/ou a irradiação retrobulbar estão indicadas, enquanto nos pacientes com OG inativa grave e/ou com neuropatia óptica é necessária a descompressão orbitária. Com a maior experiência e o melhor entendimento das técnicas cirúrgicas, as indicações para a cirurgia de descompressão foram ampliadas. Além disso, a descompressão

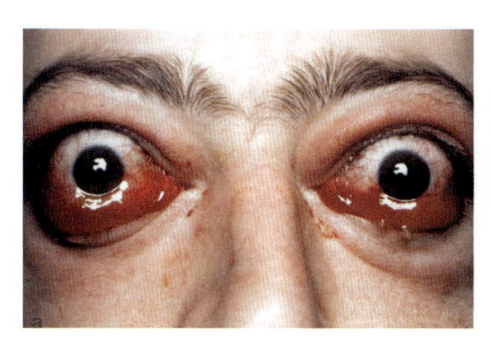

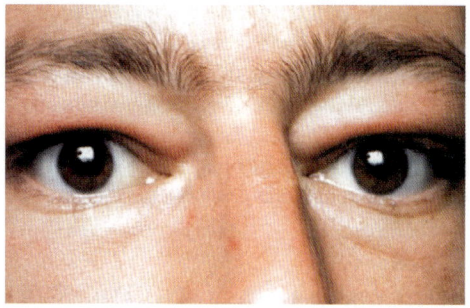

Fig. 25.2 Eficácia da cirurgia de descompressão transpalpebral/endonasal combinada em um paciente com OG grave.

também pode ser realizada para congestão orbitária prolongada, dor, problemas relacionados (ou resistência) ao tratamento esteróide, ou para casos com grave exposição da córnea. Muitos cirurgiões acrescentariam a essa lista de indicações a proptose grave com desfiguração cosmética importante, resultando em trauma psicológico.[4,53]

As abordagens cirúrgicas disponíveis para descompressão orbitária ainda estão evoluindo. Os últimos desenvolvimentos incluem a abordagem microscópica endonasal ou telescópica cirúrgica. A abordagem cirúrgica escolhida deve adaptar-se à indicação particular para o procedimento, e a redução máxima da proptose nem sempre corresponde à máxima correção da acuidade visual.[1,53]

A descompressão orbitária é um procedimento terapêutico muito eficaz na OG. Proporciona efeitos benéficos em muitas expressões da doença, particularmente sobre a proptose e a neuropatia óptica, mas também sobre as manifestações congestivas da doença. A escolha entre o tratamento clínico ou cirúrgico repousa, entre outros fatores, na disponibilidade de um hábil cirurgião orbitário. O aumento da destreza e da perícia nesse campo expandiu as indicações para a descompressão orbitária, que atualmente é levada a cabo não apenas para as condições que ameaçam a visão, mas também com finalidades de reabilitação.[1,2]

A seleção de diferentes técnicas cirúrgicas depende não apenas da experiência do cirurgião orbitário, mas também da condição clínica do paciente. Se a compressão do nervo óptico é grave, a abordagem endonasal ou transantral é provavelmente melhor, porque permite uma descompressão mais notável do nervo no ápice da órbita. Qualquer que seja a técnica cirúrgica, a descompressão orbitária raramente resolve o problema da diplopia pré-operatória, e uma proporção relevante dos pacientes necessitará de cirurgia corretiva dos músculos extra-oculares. Na maioria dos pacientes, esse procedimento é eficaz em restaurar a visão única binocular em posições funcionais da mirada, sendo necessário em 20 a 70% dos pacientes após o tratamento da OG. Deve ser feito quando a doença já estiver inativa por vários meses, e pode requerer descompressão prévia. O paciente deve ser informado de que mais de uma intervenção cirúrgica é freqüentemente necessária.[53-56]

Desde 1989, a cirurgia de descompressão é realizada rotineiramente em nossa instituição. A abordagem endonasal foi realizada em 23% dos casos, a endonasal transmaxilar em 13% e a endonasal-coronal em 8%. Desde janeiro de 1997, uma nova técnica (a descompressão combinada transpalpebral/endonasal), feita inicialmente em nossa instituição, foi realizada exclusivamente em 55% dos casos.[56] O tecido adiposo palpebral (pálpebras superiores e inferiores) e a parede orbitária medial são removidos. A abordagem endonasal microscópica utiliza um sistema de espéculo nasal auto-retentivo fixado à mesa operatória, que permite ao cirurgião trabalhar com as duas mãos com visão estereoscópica binocular. Uma lente objetiva de 300 mm é colocada sobre o microscópio cirúrgico, o que aumenta grandemente a precisão e o controle durante a remoção da lâmina papirácea, feita em sentido póstero-anterior. As pálpebras são deixadas a descoberto e sempre permanecem na periferia do campo de visão do cirurgião. A gordura ressecada é estimada em base individual e deve ser interpretada de acordo. Toma-se cuidado para equilibrar a quantidade de conteúdo orbitário descomprimido para o interior do seio etmoidal. Os músculos extra-oculares e os nervos no interior da órbita são facilmente identificados durante o uso do microscópio. As principais vantagens da abordagem microscópica endonasal são a ausência de incisões faciais e a ausência de interferência com a drenagem do ducto nasofrontal. Essa abordagem evita potencialmente a hipoestesia na área de distribuição do nervo supra-orbitário. O risco para as estruturas orbitárias (ou para o nervo óptico) não é maior do que quando se usa um procedimento externo. O risco de estrabismo pós-operatório pode ser reduzido quando são respeitadas as indicações pré-operatórias e as metas exeqüíveis com essa técnica.

Em conclusão, a descompressão orbitária e a subseqüente cirurgia da pálpebra/músculos oculares são procedimentos eficazes e úteis para pacientes com OG grave e inativa e/ou tratamento conservador fracassado. A descompressão transpalpebral/endonasal combinada, feita inicialmente em nossa instituição, é uma técnica nova, segura e eficaz para a OG grave (Fig. 25.2). Comparada a métodos padronizados de descompressão orbitária, verifica-se que são encontrados efeitos colaterais notavelmente menores (nova diplopia, sinusite).[52-55] Decisões relativas à terapêutica cirúrgica e ao acompanhamento devem ser tomadas por uma equipe interdisciplinar experiente.

RESUMO

Recomendam-se a correção de qualquer disfunção tiroidiana presente e a eliminação dos fatores de risco (tabagismo) antes de iniciar um tratamento específico para a OG. O primeiro passo é determinar se a OG é grave e ativa. Na OG não-grave, medidas de apoio são habitualmente suficientes (em até 80% dos casos), mesmo se a doença ocular apresentar algum grau de atividade. Se a OG é grave, o grau de atividade da doença ocular deve ser avaliado. OG ativa e grave deve ser tratada clínica (glicocorticóides em altas doses e/ou radioterapia orbitária) ou cirurgicamente (descompressão orbitária). Deve-se ter em mente que o tratamento clínico não afasta a possibilidade nem a necessidade de uma descompressão cirúrgica subseqüente, e vice-versa, se a OG permanece ativa a despeito de qualquer tratamento. Se a OG é grave mas tem um grau limitado de atividade, a descompressão orbitária é preferida, porque o tratamento clínico é pouco eficaz. A cirurgia de reabilitação para corrigir as manifestações residuais da doença é realizada posteriormente, depois da descompressão clínica ou cirúrgica, e apenas quando há firme evidência de que a OG permaneceu inativa por vários meses. A cirurgia dos músculos oculares deve preceder a cirurgia das pálpebras. A descompressão orbitária pode ser considerada em casos de proptose inaceitável em termos cosméticos.

BIBLIOGRAFIA

1. Bartalena L, Baldeschi L, Dickinson AJ, et al. Consensus statement of the European group on Graves' orbitopathy (EUGOGO) on management of Graves' orbitopathy. *Thyroid*, 2008; *18*:333-46.
2. Kuriyan AE, Phipps RP, Feldon SE. The eye and thyroid disease *Curr Opin Ophthalmol*, 2008; *19*:499-506.
3. Kahaly GJ, Hansen C, Felke B, Dienes HP. Immunohistochemical staining of retrobulbar adipose tissue in Graves' ophthalmopathy. *Clin Immunol Immunopathol*, 1994; *73*:53-62.
4. Bartalena L, Pinchera A, Marcocci C. Management of Graves' ophthalmopathy: reality and perspectives. *Endocr Rev*, 2000; *21*:168-99.
5. Bartalena L, Wiersinga WM, Pinchera A. Graves' ophthalmopathy: state of the art and perspectives. *J Endocrinol Invest*, 2004; *27*:295-301.
6. Wiersinga WM, Prummel MF, Terwee CB. Effects of Graves' ophthalmopathy on quality of life. *J Endocrinol Invest*, 2004; *27*:259-64.
7. El-Kaissi S, Frauman AG, Wall JR. Thyroid-associated ophthalmopathy: a practical guide to classification, natural history and management. *Intern Med J*, 2004; *34*:482-91.
8. Wiersinga WM, Prummel MF. Pathogenesis of Graves' ophthalmopathy – Current understanding. *J Clin Endocrinol Metab*, 2001; *86*:501-3.
9. Bahn RS. Pathophysiology of Graves' ophthalmopathy: the cycle of disease. *J Clin Endocrinol Metab*, 2003; *88*:1939-46.
10. Hansen C, Rouhi R, Förster G, Kahaly GJ. Increased sulfatation of orbital glycosaminoglycans in Graves' ophthalmopathy. *J Clin Endocrinol Metab*, 1999; *84*:1409-13.
11. Smith TJ. Novel aspects of orbital fibroblast pathology. *J Endocrinol Invest*, 2004; *27*:246-53.
12. Ajjan RA, Weetman AP. New understanding of the role of cytokines in the pathogenesis of Graves' ophthalmopathy. *J Endocrinol Invest*, 2004; *27*:237-45.
13. Hegedius L, Brix TH, Vestergaard P. Relationship between cigarette smoking and Graves' ophthalmopathy. *Endocrinol Invest*, 2004; *27*:265-71.
14. Bonnema SJ, Bartalena L, Toft AD, Hegedus L. Controversies in radioiodine therapy: relation to ophthalmopathy, the possible radioprotective effect of antithyroid drugs, and use in large goitres. *Eur J Endocrinol*, 2002; *147*:1-11.
15. Bartalena L, Tanda ML, Piantanida E, et al. Relationship between management of hyperthyroidism and course of the ophthalmopathy. *J Endocrinol Invest*, 2004; *27*:288-94.
16. Farid NR, Marga M. Genetics of thyroid-associated ophthalmopathy: a play in search of a cast of characters. *J Endocrinol Invest*, 2003; *26*:570-4.
17. Wiersinga WM, Bartalena L. Epidemiology and prevention of Graves' ophthalmopathy. *Thyroid*, 2002; *12*:855-60.
18. Selva D, Chen C, King G. Late reactivation of thyroid orbitopathy. *Clin Experiment Ophthalmol*, 2004; *32*:46-50.
19. Khoo DH, Eng PH, Ho SC, et al. Graves' ophthalmopathy in the absence of elevated free thyroxine and triiodothyronine levels: prevalence, natural history, and thyrotropin receptor antibody levels. *Thyroid*, 2000; *10*:1093-100.
20. Mourits MP, Prummel MF, Wiersinga WM, Koorneef L. Clinical acitivity score as a guide in the management of patients with Graves' ophthalmopathy. *Clin Endocrinol* (Oxf), 1997; *47*:9-14.
21. Kahaly GJ. Recent developments in Graves' ophthalmopathy imaging. *J Endocrinol Invest*, 2004; *27*:254-8.
22. Prummel MF, Gerding MN, Zonneveld FW, Wiersinga WM. The usefulness of quantitative orbital magnetic resonance imaging in Graves' ophthalmopathy. *Clin Endocrinol* (Oxf), 2001; *54*:205-9.
23. Kahaly GJ, Diaz M, Just M, et al. Role of octreoscan and correlation with MR imaging in Graves' ophthalmopathy. *Thyroid*, 1995; *5*:107-11.
24. Kahaly GJ, Görges R, Diaz M, et al. Indium-111-pentetreotide in Graves' disease. *J Nucl Med*, 1998; *39*:533-6.
25. Krassas GE, Kahaly GJ. The role of octreoscan in thyroid eye disease. *Eur J Endocrinol*, 1999; *140*:373-5.
26. Bartley GB. The epidemiologic characteristics and clinical course of ophthalmopathy associated with autoimmune thyroid disease in Olmsted County, Minnesota. *Trans Am Ophthalmol Soc*, 1994; *92*:477-588.
27. Tallstedt L, Lundell G, Torring O, et al. Occurence of ophthalmopathy after treatment for Graves' hyperthyroidism. *N Engl J Med*, 1992; *326*:1733-8.
28. Fatourechi V. Medical treatment of Graves' ophthalmopathy. *Ophthalmol Clin N Am*, 2000; *13*:683-691.
29. Kahaly GJ, Böckmann, Beyer J, Bischoff S. Longterm observation of endocrine ophthalmopathy and retrospective appraisal of therapeutic measures. *J Endocrinol Invest*, 1990; *13*:287.
30. Badelon I, Morax S. Medical treatment of dysthyroid orbitopathy. *J Fr Ophtalmol* 2004; *27*:822-4.
31. Bartalena L, Marcocci C, Pinchera A. Orbital radiotherapy for Graves' ophthalmopathy. *J Clin Endocrinol Metab*, 2004; *89*:13-4.
32. Bartalena L. Glucocorticoids for Graves' ophthalmopathy: how and when. *J Clin Endocrinol Metab*, 2005; *90*:5497-9.
33. Kahaly GJ, Pitz S, Hommel G, Dittmar M. Randomized, single blind trial of intravenous versus oral steroid monotherapy in Graves' orbitopathy. *J Clin Endocrinol Metab*, 2005; *90*:5234-40.
34. Wakelkamp IM, Tan H, Saeed P, et al. Orbital irradiation for Graves' ophthalmopathy: Is it safe? A long-term follow-up study. *Ophthalmology*, 2004; *111*:1557-62.
35. Marcocci C, Bartalena L, Rocchi R, et al. Long-term safety of orbital radiotherapy for Graves' ophthalmopathy. *J Clin Endocrinol Metab*, 2003; *88*:1939-46.
36. Kahaly GJ, Roesler HP, Kutzner J, et al. Radiotherapy for thyroid-associated orbitopathy. *Exp Clin Endocrinol Diabetes*, 1999; *107* (suppl 5):S201-7.
37. Kahaly GJ, Roesler HP, Pitz S, Hommel G. Low-versus high-dose radiotherapy for Graves' ophthalmopathy: a randomized, single blind trial. *J Clin Endocrinol Metab*, 2000; *85*:102-8.
38. Bartalena L, Marcocci C, Pinchera A. Orbital radiotherapy for Graves' ophthalmopathy. *J Clin Endocrinol Metab*, 2004; *89*:13-4.
39. Prummel MF, Terwee CB, Gerding MN, et al. A randomized controlled trial of orbital radiotherapy versus sham irradiation in patients with mild Graves' ophthalmopathy. *J Clin Endocrinol Metab*, 2004; *89*:15-20.
40. Prummel MF, Mourits MP, Blank L, et al. Randomized double-blind trial of prednisone versus radiotherapy in Graves' ophthalmopathy. *Lancet*, 1993; *342*:949-54.
41. Tsujino K, Hirota S, Hagiwara M. Clinical outcomes of orbital irradiation combined with or without systemic high-dose or pulsed corticosteroids for Graves' ophthalmopathy. *Int J Radiat Oncol Biol Phys*, 2000; *48*:857-64.
42. Kahaly GJ, Schrezenmeir J, Krause U, et al. Ciclosporin and prednisone vs prednisone in treatment of Graves' ophthalmopathy: a controlled, randomized and prospective study. *Eur J Clin Invest*, 1986; *16*:415-22.
43. Kahaly GJ, Yuan JP, Krause U, et al. Ciclosporin and thyroid-stimulating immunoglobulins in endocrine orbitopathy. *Res Exp Med* (Berl), 1989; *189*:355-62.
44. Krassas GE. Somatostatin analogs: a new tool for the management of Graves' ophthalmopathy. *J Endocrinol Invest*, 2004; *27*:281-7.

45. Dickinson JA, Vaidya B, Miller M, *et al.* Double-blind, placebo-controlled trial of octreotide long-acting repeatable (LAR) in thyroid-associated ophthalmopathy. *J Clin Endocrinol Metab*, 2004; *89*:5910-5.
46. Kahaly GJ, Pitz S, Müller-Forell W, Hommel G. Randomized trial of intravenous immunoglobulins vs prednisolone Graves' ophthalmopathy. *Clin Exp Immunol*, 1996; *106*:197-202.
47. Bartalena L, Marcocci C, Tanda L, Pinchera A. Management of thyroid eye disease. *Eur J Nucl Med Mol Imaging*, 2002; *29* (suppl 2):S458-65.
48. Stamato FJ, Maciel RM, Manso PG, *et al.* Colchicine in the treatment of the inflammatory phase of Graves' ophthalmopathy: a prospective and randomized trial with prednisone. *Arq Brasil Oftalmol*, 2006; *69*:811-6.
49. Finamor FE, Martins JR, Nakanami D, *et al.* Pentoxifylline (PTX)–an alternative treatment in Graves' ophthalmopathy (inactive phase): assessment by a disease specific quality of life questionnaire and by exophthalmometry in a prospective randomized trial. *Eur J Ophthalmol*, 2004; *14*:277-83.
50. Marcocci C, Marino M, Rocchi R. Novel aspects of immunosuppressive and radiotherapy management of Graves' ophthalmopathy. *J Endocrinol Invest*, 2004; *27*:272-80.
51. Sanyal P, Bing-You RG, Braverman LE. Use of methotrexate to treat isolated Graves ophthalmopathy developing years after thyroidectomy and iodine 131 treatment of papillary thyroid cancer. *Endocr Pract*, 2008; *14*:422-5.
52. Bouzas EA, Karadimas P, Mastorakos G, Koutras DA. Antioxidant agents in the treatment of Graves' ophthalmopathy. *Am J Ophthalmol*, 2000; *12*:618-22.
53. Goldberg RA. Advances in surgical rehabilitation in thyroid eye disease. *Thyroid*, 2008; *18*:989-95.
54. Mann WJ, Kahaly GJ, Pitz S, *et al.* Decompression surgery for thyroid-associated orbitopathy – A ten year experience. *Exp Clin Endocrinol Diabetes*, 1999; *107*:212-3.
55. Mann WJ, Kahaly GJ, Lieb W, Amedee RG. Orbital decompression for endocrine ophthalmopathy: the endonasal approach. *Am J Rhinol*, 1994; *8*:123-7.
56. Larsen DA, Ehlers N, Bek T. Thyroid-associated orbitopathy (TAO) treated by lateral orbital decompression. *Acta Ophthalmol Scand*, 2004; *82*:108-9.

Manuseio do Bócio Uni- e Multinodular Tóxico

Mário Vaisman, Fabíola Alves Aarão Reis

INTRODUÇÃO

O nódulo autônomo pode ser definido como aquele cuja produção hormonal independe do estímulo do TSH e do mecanismo de controle de *feedback* negativo tiróide–hipófise. No início da evolução da doença, a secreção de TSH está normal, mas vai diminuindo gradualmente à medida que o nódulo cresce e aumenta a síntese de T_3 e T_4. Enquanto a produção dos hormônios se mantém em níveis normais, o estado dos pacientes pode ser considerado como de "hipertiroidismo subclínico". Quando a produção hormonal fica excessiva e causa a tirotoxicose, o bócio nodular, único ou múltiplo, passa a ser denominado bócio nodular tóxico. Outra denominação comumente utilizada é doença de Plummer, em homenagem ao pesquisador que primeiro a diferenciou da doença de Graves como causa de hipertiroidismo.[1-3]

Existem diversos mecanismos de desenvolvimento dos nódulos autônomos, mas, em alguns casos, ainda não há confirmação de sua etiologia. O nódulo único autônomo pode representar um adenoma verdadeiro, encapsulado, cujas células têm origem monoclonal, ou apenas hiperplasia não-neoplásica. O bócio multinodular tóxico pode ser constituído apenas por áreas de hiperplasia não-neoplásica ou por nódulos não-neoplásicos, juntamente com adenomas, eventualmente em associação com uma tiroidite auto-imune.[4,5] Raramente um nódulo hiperfuncionante é constituído por neoplasia maligna.[6]

EPIDEMIOLOGIA

A prevalência do bócio nodular tóxico (BNT) é, em geral, maior em áreas onde há carência de iodo na alimentação, onde pode corresponder a mais de 30% dos casos de hipertiroidismo, ao contrário de regiões suficientes em iodo, nas quais a doença de Graves é bem mais prevalente.[7-11]

Os nódulos autônomos solitários podem ocorrer em qualquer faixa etária, mas, geralmente, não são tóxicos antes dos 60 anos.[11-13] As mulheres apresentam nódulos solitários autônomos mais freqüentemente do que os homens, em uma proporção de até 15:1, mas a proporção do nódulo solitário tóxico é menor, de cerca de 4 a 6:1.[3,5] Hamburger[3] encontrou autonomia em 5% dos nódulos solitários da tiróide por ele estudados. A exposição ao excesso de iodo, como na administração de contraste iodado ou uso de amiodarona, pode desencadear o hipertiroidismo nesses pacientes.[11-13]

O bócio multinodular torna-se tóxico quando conglomerados de células foliculares adquirem autonomia e começam a produzir hormônios tiroidianos em proporção maior do que o restante do parênquima. Assim como para o bócio uninodular, a tirotoxicose é uma complicação freqüente quando os nódulos têm diâmetro > 2,5 ou 3 cm, principalmente em pessoas mais idosas. Nesse grupo, a sobrecarga de iodo exógeno também pode ser um fator desencadeante do hipertiroidismo.[11,14,15]

Quase todos os nódulos autônomos são benignos, sendo relatados raros casos de malignidade,[6] geralmente encontrados no parênquima extranodular.[5]

PATOGÊNESE

Os nódulos autônomos podem ter diferentes origens, que ainda não são totalmente conhecidas. Os adenomas foliculares parecem originar-se, ao menos em parte, na presença de mutações com ganho de função, ou seja, mutações somáticas no receptor do TSH (TSH-R) que causam sua estimulação constitutiva. Existem controvérsias sobre a freqüência de tais mutações nos BNT, a qual variou de 3 a 80% em diferentes relatos. Mais raras (até 20% das mutações encontradas nos BNT) são mutações relacionadas à alteração estrutural da fração alfa das proteínas G (Gs-α) de membrana, codificadas pelo gene GNAS.[16-19]

Em um estudo recente[1] foram avaliadas amostras de 77 pacientes com BNT submetidos a cirurgia. Mutações no gene do TSH-R e no gene GNAS foram encontradas em, respectivamente, 61,2 e 4,7% dos casos. Nenhuma mutação foi detectada nos genes PRKAR1A e RAS. Portanto, em 34% dos adenomas tóxicos, a causa genética permaneceu indeterminada.[1]

Os receptores do TSH estão presentes na porção basolateral da membrana das células foliculares e são constituídos por: um domínio aminoterminal extracelular longo; sete segmentos transmembrana conectados por três alças extracelulares e três alças intracelulares; e uma cauda carboxiterminal intracelular. É no domínio extracelular que ocorre o reconhecimento e a ligação do TSH. Uma proteína G de membrana, geralmente Gs, constituída por um heterodímero de três subunidades (α, β e γ), fica ligada ao domínio transmembrana e intracelular. Ao ser ativada pela ligação do TSH com seu receptor, a proteína Gs-α sofre dissociação, com troca de GDP por GTP. Dessa forma, o complexo β/γ é liberado da subunidade α. A partir daí começa uma série de reações, incluindo a ativação da adenilciclase pela fração α, com produção de AMP cíclico a partir de ATP, que é o principal segundo mensageiro dos efeitos do TSH nas células foliculares tiroidianas humanas. Sua ação culmina com a expressão de genes tiroidianos específicos, incluindo o da tiroglobulina, da tiroperoxidase e do receptor de TSH. Assim, as funções do TSH podem ser genericamente consideradas como o estímulo ao transporte celular de iodo, secreção hormonal, crescimento e divisão celulares. Em condições normais, após o estímulo do receptor do TSH, ocorre posterior reassociação do complexo Gαβγ estável, através da atividade GTPase intrínseca dessa proteína.[4,17–19]

As mutações somáticas do TSH-R que levam à estimulação constitutiva da Gs-α geram a expansão clonal das células foliculares acometidas e sua hiperfunção, com desenvolvimento do adenoma hiperfuncionante. As mutações do GNAS que inibem sua atividade GTPase intrínseca provocam também estímulo crônico da adenilciclase, independentemente da estimulação do receptor de TSH, mas, como comentado, são mais raras no adenoma tóxico. Se houvesse mutação germinativa, ou seja, que afetasse todas as células foliculares, o quadro clínico seria de hiperplasia tiroidiana difusa tóxica não-auto-imune, uma condição clínica muito rara.[4,17–19]

Hugo Studer propôs um conceito de hiperplasia endócrina não-neoplásica para tentar explicar o desenvolvimento da "displasia nodular da tiróide". A exposição crônica do tecido tiroidiano a um agente sistêmico como o TSH, associada ou não a outros fatores bociogênicos, como a carência de iodo e os cianatos, levaria ao crescimento, proliferação e aumento da função das células foliculares. Nessa fase inicial, todas as células responderiam ao estímulo trófico com hiperplasia difusa da tiróide. Essa resposta coordenada e homogênea posteriormente se desintegraria, em conseqüência da heterogeneidade morfológica e funcional das células foliculares. Dessa forma, seriam formadas áreas que manteriam o crescimento exagerado e, por vezes, a hiperfunção de maneira autônoma, enquanto outras perderiam esse potencial e terminariam por atrofiar ou permanecer com função e crescimento normais.[20]

Alguns estudos demonstram que o bócio endêmico pode ser constituído por pequenas áreas autônomas que podem ou não possuir mutações de receptor de TSH (ou, possivelmente, de proteína G) que seriam responsáveis pelo aumento da captação de iodo. Como, durante a carência de iodo, há um estímulo à proliferação de clones de células foliculares, aquelas com mutações poderiam então se proliferar mais rapidamente até atingir um volume tal em que seria perdido o controle sobre sua expansão.[17–20]

É sabido, atualmente, que o bócio multinodular pode ser constituído apenas por áreas de hiperplasia não-neoplásica ou pela presença desta em associação com um ou mais adenomas. Raramente um dos nódulos do bócio multinodular, especialmente quando hiperfuncionante, representa um carcinoma diferenciado.[5,11]

PATOLOGIA

Os nódulos autônomos da tiróide, como já mencionado, raramente constituem uma neoplasia maligna. Por isso, considera-se que geralmente são formados por tumores verdadeiros benignos, que são os adenomas foliculares, ou por agrupamentos não-neoplásicos de células foliculares, que, nesses casos, recebem denominações diversas, como displasia nodular ou nódulo adenomatoso. A principal diferença entre ambos, no estudo histológico, é a presença de uma cápsula fibrosa verdadeira que envolve o adenoma, provavelmente constituída por células de origem monoclonal. Os nódulos hiperplásicos são circundados por traves fibrosas e têm origem policlonal. Podem ser constituídos por estruturas ricas em células foliculares com pouco colóide no interior dos folículos, ou por folículos grandes com células achatadas e colóide abundante no seu interior. A degeneração cística no interior desses nódulos, bem como hemorragia, necrose e calcificações, pode ocorrer em ambos.[5,10,21,22]

QUADRO CLÍNICO

Os nódulos autônomos podem ser percebidos pelo paciente ou seus familiares como aumento do volume da região cervical anterior ou ser palpados durante o exame clínico de rotina. Seu diagnóstico, seja clínico ou ultra-sonográfico, geralmente ocorre ainda na fase pré-tóxica, pois o desenvolvimento do hipertiroidismo geralmente só aparecerá após décadas de evolução da doença. Há tendência ao aumento progressivo de seu tamanho, sendo raro seu desaparecimento espontâneo em conseqüência de necrose.

À palpação, existe um ou mais nódulos de consistência firme, mas com mobilidade preservada. Eventualmente, principalmente em idosos, o bócio torna-se mergulhante e a glândula fica de difícil palpação, apenas com os limites superiores bem definidos. Mais raramente, a glândula não é palpável e o paciente com hipertiroidismo tem o bócio localizado no mediastino. Dependendo de sua localização e volume, o nódulo (ou nódulos) pode(m) causar disfagia, disfonia e, eventualmente, dispnéia, em virtude da compressão de esôfago, laringe e traquéia.[10,14,15,23]

A freqüência de complicações cardíacas, como insuficiência cardíaca e arritmias (principalmente fibrilação atrial), é maior em casos de BNT do que na doença de Graves. Tais complicações podem prevalecer sobre os sintomas de origem adrenérgica, pois o bócio multinodular tóxico geralmente se desenvolve em pacientes mais idosos.

DIAGNÓSTICO LABORATORIAL

As alterações clássicas da função tiroidiana no BNT incluem supressão do TSH, com elevação do T_4 livre e T_3. Em alguns casos, o nódulo secreta primariamente mais T_3 do que T_4, o qual pode estar normal (T_3-toxicose). Além disso, inicialmente, a única anormalidade pode ser níveis baixos do TSH, com T_3 e T_4 ainda normais, caracterizando o hipertiroidismo subclínico.[2,4,5]

A confirmação diagnóstica de adenoma autônomo ou tóxico se dá pela comprovação de nódulo hipercaptante (quente) à cintilografia com ^{131}I, com supressão total ou parcial da atividade do restante da glândula (Fig. 26.1). Os termos pré-Plummer e adenoma pré-tóxico são empregados para os casos apenas com alterações cintilográficas e supressão do TSH, estando normais os níveis de T livre (FT_4) e T_3. A avaliação da atividade funcional do nódulo através da cintilografia com pertecnetato de tecnécio (Tc) pode, eventualmente, sugerir um falso nódulo quente (que se mostrará frio com o ^{131}I), por ser o Tc captado, mas não organificado, pelas células foliculares.[2–5]

No bócio multinodular tóxico, a cintilografia mostra-se heterogênea, com hipercaptação confinada a um ou a poucos nódulos e hipocaptação no restante da glândula.

Com a segurança e a sensibilidade dos ensaios mais recentes para TSH, T_3 e T_4 livre, os clássicos testes de supressão com T_3 e de estímulo praticamente não são mais empregados. Em um estudo relativamente recente,[25] realizou-se o teste de supressão com L-tiroxina (2 μg/kg por 10 dias), o qual se mostrou eficaz e seguro na confirmação do diagnóstico de nódulos hiperfuncionantes autônomos.

A punção aspirativa com agulha fina (PAAF) de nódulos autônomos é freqüentemente duvidosa, quando não insatisfatória, apresen-

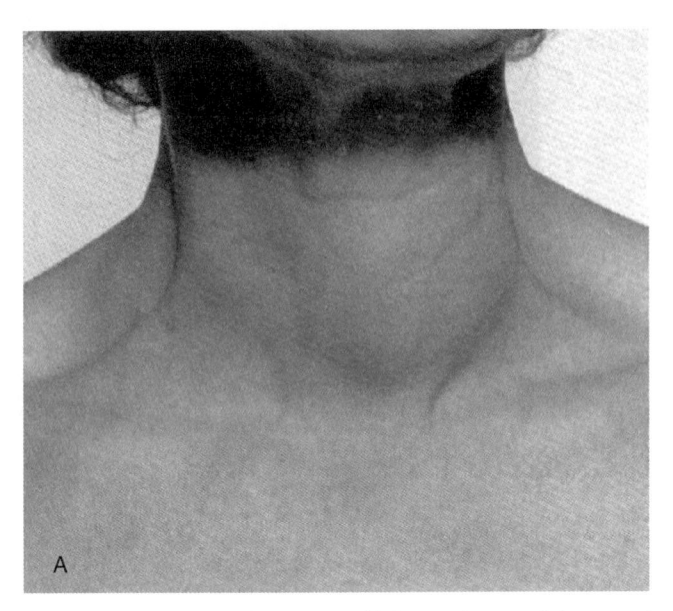

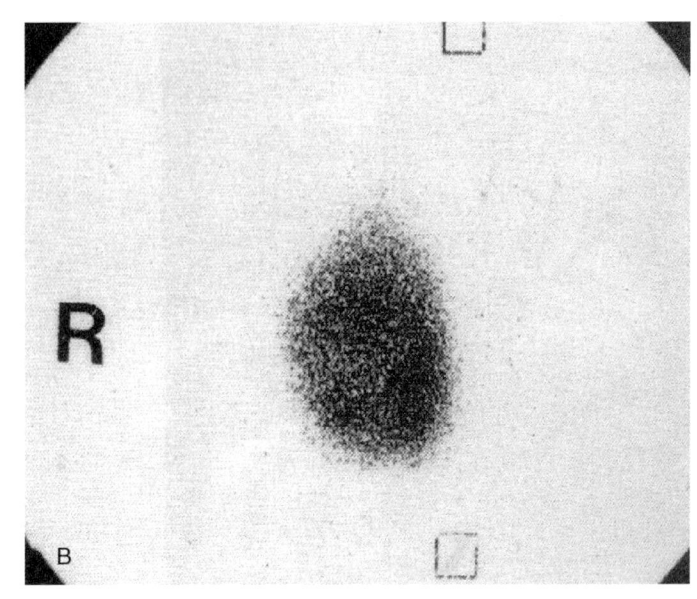

Fig. 26.1 **A**. Nódulo autonômico no lobo esquerdo, sem visualização do lobo contralateral à cintilografia (**B**).

tando usualmente padrão de neoplasia folicular, com atipia nuclear e hipercelularidade, o que pode confundir o diagnóstico. A PAAF deve, assim, ser reservada para os casos em que haja nódulos hipofuncionantes associados, principalmente com suspeita de malignidade pela ultra-sonografia. Nessa situação, a PAAF é muito útil para tomarmos a melhor decisão terapêutica, seja a cirurgia ou, como opção menos invasiva, a administração do iodo radioativo ou a injeção percutânea de etanol.

HISTÓRIA NATURAL DO BNT

Nódulos autônomos podem permanecer do mesmo tamanho, crescer, sofrer degeneração ou tornar-se gradualmente tóxicos. A maioria tende a permanecer sem alterações durante muito tempo, mas, esporadicamente, acontece crescimento rápido, por hemorragia espontânea e necrose. A freqüência de progressão para hipertiroidismo nos casos não tratados é relatada entre 1 e 5,7% ao ano. Maior probabilidade de um nódulo quente tornar-se tóxico é observada em indivíduos com lesões > 3 cm e nos mais idosos (idade > 60 anos). Estudos mostram que 20% dos nódulos quentes eutiróideos > 3 cm evoluirão com hipertiroidismo. Em contraste, tal evolução é rara em casos de nódulos < 2,5 cm.[11,24]

Alguns trabalhos sugerem que, no início do quadro de hipertiroidismo, pode ocorrer apenas T_3-toxicose, que evolui para toxicidade clássica, com elevação do nível sérico de T_4 livre, à medida que o nódulo cresce.[11,14]

DIAGNÓSTICO DIFERENCIAL

O principal diagnóstico diferencial do BNT é com a doença de Graves (DG), cuja etiologia é auto-imune. Entre as principais diferenças incluem-se: (1) oftalmopatia e mixedema pré-tibial apenas presentes na DG; (2) bócio difuso na DG e nodular na doença de Plummer (Fig. 26.2); e (3) positividade para anticorpos antitiroperoxidase, antitiroglobulina e anti-receptor do TSH (TRAb) apenas na DG.[2,4]

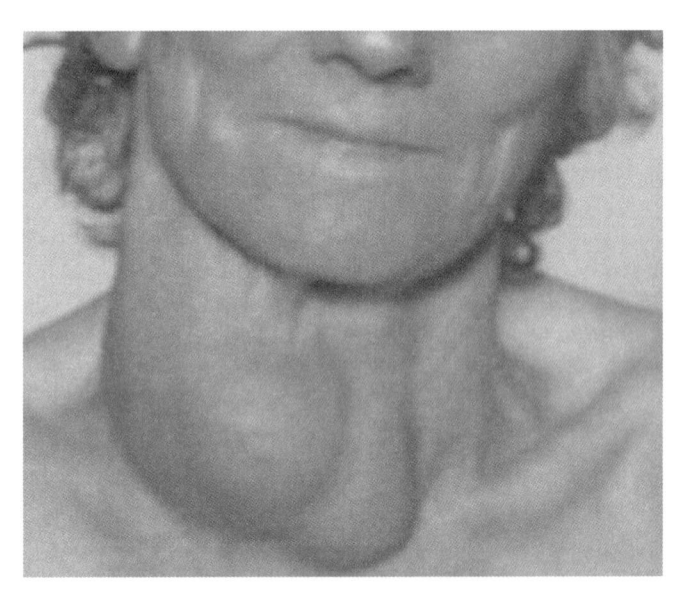

Fig. 26.2 Bócio multinodular tóxico.

Poucos casos de coexistência da doença de Graves com o BNT já foram descritos, caracterizando a rara síndrome de Marine-Lenhart.[26] Recentemente foi relatado o desenvolvimento de oftalmopatia de Graves após o tratamento de um BNT com ^{131}I.[27]

TRATAMENTO

Os pacientes que apresentam nódulo solitário autônomo sem hipertiroidismo podem ser apenas observados clinicamente, pois nem todos irão evoluir para tirotoxicose.[11,24,28] O tratamento definitivo deve ser pensado para pacientes com hipertiroidismo subclínico e para aqueles cujo nódulo tem diâmetro > 3 cm, a fim de se evitarem complicações cardíacas, especialmente em idosos.[7,28] Para os pacientes que se sentem esteticamente incomodados, mesmo sem hipertiroidismo, poderá também ser realizado o tratamento definitivo. A cada 4 a 6 meses pode ser feita a observação clínica, bem como as dosagens de TSH e T_4 livre, enquanto a ultra-sonografia pode ser realizada anualmente para avaliação de alterações no volume e/ou aspecto do nódulo (degeneração cística etc.).[6,7,28]

No caso do nódulo solitário tóxico, há poucas chances (< 2%) de cura clínica por necrose do mesmo, e o tratamento definitivo deve ser instituído, seja cirúrgico, com dose ablativa de iodo radioativo, ou com injeção percutânea de etanol (PEI).[29,30] As drogas antitiroidianas (DAT) – propiltiouracil (PTU) e metimazol (MMI) – e os betabloqueadores (p.ex., propranolol) podem ser utilizados apenas para melhorar o quadro clínico antes do tratamento definitivo. As indicações para o uso das DAT são a maior rapidez em alcançar o eutiroidismo, a prevenção da exacerbação da tirotoxicose antes do tratamento com ^{131}I ou da PEI e a diminuição das complicações perioperatórias. Os betabloqueadores também podem ser utilizados para controlar as manifestações de hiperatividade adrenérgica, como taquicardia e tremores de extremidades.[2–4]

Cirurgia

A técnica cirúrgica para o nódulo único geralmente se limita à lobectomia. Tiroidectomia subtotal bilateral, com retirada de todos os nódulos visíveis, é a opção de escolha para o bócio multinodular tóxico. Se esses não forem retirados, podem evoluir com aumento de volume e tirotoxicose posterior, aumentando o risco cirúrgico e as chances de complicações cardiovasculares, que poderão não ser reversíveis (p.ex., fibrilação atrial).[4,29,31,32]

As vantagens da cirurgia são a eliminação completa do(s) nódulo(s), obtenção mais rápida do eutiroidismo com maior rapidez e retirada de áreas com malignidade associada (excepcionalmente vistas). Ela está particularmente indicada para pacientes com bócios tóxicos volumosos, quando há compressão de traquéia ou esôfago, principalmente nos mais jovens.[4,28,29,31,32] As principais desvantagens são o risco anestésico e o alto custo. Quando retirados todos os nódulos, as chances de recidiva do hipertiroidismo são mínimas, embora haja grandes chances de desenvolvimento do hipotiroidismo em longo prazo. A recorrência da doença nos casos de nódulo único é pequena, e o hipotiroidismo definitivo se desenvolve em cerca de 10 a 20% dos pacientes.[4,33]

Em uma série com 362 casos de BNT,[32] 53% foram tratados com cirurgia, 45% com ^{131}I (dose média de 28 mCi) e 2%, com ambos. Um mês após o tratamento, o hipertiroidismo (HT) tinha regredido em 96% dos pacientes operados e apenas em 6% do grupo do ^{131}I. Neste último, o tempo médio para resolução do HT foi de 5,4 meses. Redução no tamanho do bócio somente ocorreu em 38% dos pacientes que tomaram o ^{131}I.[32]

Ablação com Iodo Radioativo (^{131}I)

Nos bócios nodulares autônomos, teoricamente todas as células hiperfuncionantes captarão o iodo radioativo e serão destruídas em longo prazo, enquanto as células perinodulares com captação diminuída serão poupadas ou sofrerão apenas pequenos danos. Dessa forma, o risco para hipotiroidismo é bem menor do que o observado na doença de Graves (DG).

Para o tratamento do BNT, a dose de ^{131}I é usualmente mais elevada do que a utilizada para a DG (25–30 mCi vs. 10–15 mCi).[4] Entretanto, essa dose vem diminuindo no decorrer do tempo, pois estudos têm demonstrado que doses mais baixas podem ter igual eficácia na cura da doença e diminuem as chances de hipotiroidismo em longo prazo.[4,5,34–36] Seu cálculo depende do tamanho do nódulo e da captação de radioiodo no exame cintilográfico prévio. Quando o paciente está utilizando drogas antitiroidianas, estas devem ser suspensas alguns dias antes e reiniciadas alguns dias após a dose. Deve-se dar preferência ao metimazol (Tapazol®), uma vez que o efeito radioprotetor do PTU parece ser bem mais prolongado.[37] Para pacientes que não estão tóxicos e apresentam ainda captação extranodular pela cintilografia, deve ser utilizado o hormônio tiroidiano, na forma de T_3, alguns dias antes da dose terapêutica, com o objetivo de suprimir o TSH e evitar a captação do radioiodo pelo parênquima normal.

As principais vantagens do ^{131}I são o fato de não ser um procedimento invasivo, ter baixo custo e boa resposta terapêutica (Fig. 26.3).[4,34,38] Até mesmo bócios volumosos que causam disfagia, disfonia ou dispnéia podem ter seu tamanho suficientemente reduzido após a dose, aliviando os sintomas.[7,39,40]

As principais desvantagens são a demora em obter o eutiroidismo e a alta incidência de hipotiroidismo (até 72%, com 26 anos de seguimento) quando há auto-imunidade associada ou quando, eventu-

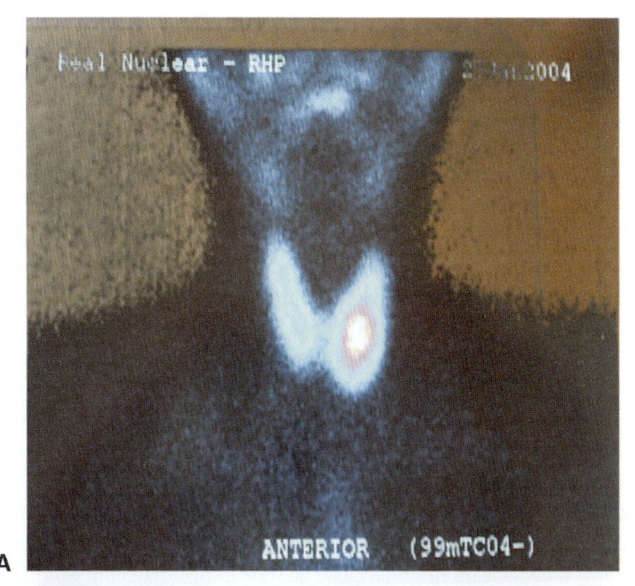

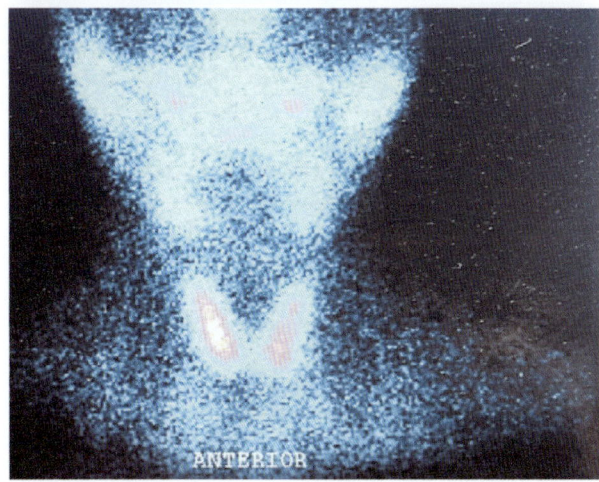

Fig. 26.3 Bócio nodular tóxico em mulher de 24 anos, antes (**A**) e 6 meses após (**B**) a terapia com 30 mCi de ^{131}I. Notar a recuperação funcional da glândula, com captação bilateral e homogênea do ^{99m}Tc-pertecnetato.

almente, doses múltiplas ou elevadas são necessárias para conseguir a cura da doença.[40] Em um estudo recente,[41] a incidência cumulativa de hipotiroidismo pós-^{131}I, em casos de bócio multinodular tóxico, foi de 4, 15 e 32%, após 1, 10 e 25 anos, respectivamente (24, 59 e 82% em pacientes com DG).

Injeção Percutânea de Etanol (PEI)

O uso dessa técnica está sendo ampliado no Brasil, mas ela já é largamente empregada em países como a Itália, onde inicialmente era aplicada para o tratamento de tumores hepáticos e de paratiróide.

A técnica consiste em injeção percutânea de etanol estéril após assepsia adequada, guiada por ultra-sonografia com Doppler em tempo real. Não são necessárias anestesia nem sedação e, por isso, o paciente pode referir dor que se irradia para o pavilhão auricular e/ou mandíbula durante o procedimento, principalmente quando há extravasamento de álcool para fora do nódulo. Em raros casos ocorre lesão do nervo laríngeo recorrente, com paralisia transitória de corda vocal, mas que geralmente dura menos do que 3 meses. São realizadas cerca de 4 a 8 sessões, com intervalo de dias a semanas. A cura parcial ou completa deve ocorrer dentro de, no máximo, 3 meses. Caso contrário, o ciclo de injeções pode ser repetido. Considera-se cura completa quando há normalização dos níveis séricos dos hormônios (TSH e frações livres de T_4 e T_3), associada à cintilografia normal e ausência de captação pela área antes ocupada pelo nódulo (Fig. 26.4). Na cura parcial, ainda se observa captação na região anteriormente ocupada pelo nódulo.

Estudos publicados dos anos de 1990 confirmaram a eficácia da PEI, com cura completa em 68 a 100% dos nódulos solitários quentes.[42–44] O maior desses estudos envolveu 429 pacientes, 242 com adenoma tóxico (AT) – TSH suprimido, FT_3 e FT_4 elevados – e 187 com adenoma pré-tóxico (APT), caracterizado TSH suprimido, mas FT_3 e FT_4 normais.[42] Nos pacientes com APT, normalização da função tiroidiana ocorreu em 49,7, 77,5 e 83,4% após 3, 6 e 12 meses, respectivamente. Nos casos de AT, esses percentuais foram 42,9, 61,1 e 66,5%.[42] Após 12 meses, um padrão cintilográfico normal estava presente em 56,3% dos casos de AT e 65,8% naqueles com APT.[42] Mais recentemente, foi demonstrada a eficácia da PEI em casos de BNT que recidivaram após a cirurgia.[45] Da mesma forma, Guglielmi et al.[46] constataram normalização da função tiroidiana em 60 e 35% dos casos de APT e AT, respectivamente. Na maioria dos estudos, redução significativa dos nódulos apenas aconteceu naqueles cujo volume inicial era < 30 mL.

As maiores vantagens da PEI são o baixo custo, a possibilidade de ser realizada em mulheres grávidas, sem necessidade de anestesia, e em pacientes que se recusam a usar iodo radioativo ou submeter-se à cirurgia. A principal desvantagem é a necessidade de múltiplas injeções, que podem representar dor e tempo gasto excessivos para alguns pacientes. Na série de Lipi et al.,[42] o número de sessões variou de 2 a 12 (mediana de 4).

Os efeitos colaterais, com exceção de dor, são relatados como infreqüentes. Na série de Lippi et al.,[42] dor (com ou sem irradiação retroauricular) foi observada em 90% dos pacientes. Em 4,6% dos pacientes, essa dor não foi tolerada e requereu interrupção do tratamento. Reações adicionais menos freqüentes incluíram febre transitória de até 38°C (8%), disfonia transitória (3,9%) e hematoma cervical (3,9%). Trombose da veia jugular, que foi resolvida sem dano permanente, aconteceu em um paciente (0,23%). Tirotoxicose, autolimitada, por lesão folicular, pode eventualmente surgir. Em contraste, hipotiroidismo após PEI é bastante raro (0–3%), e provavelmente decorre de fenômenos auto-imunes desencadeados.[42–46] Foi também relatado o surgimento de doença de Graves em dois pacientes com BNT submetidos à PEI.[47,48]

Uma nova modalidade que vem sendo testada no manuseio do BNT é a ablação térmica percutânea com laser ou ablação percutânea com laser (PLA) guiada por ultra-sonografia. Entre 7 pacientes submetidos à PLA, observou-se normalização da função tiroidiana e da cintilografia em todos os casos, além de redução tumoral significativa.[49] Na série de Pacella et al.,[50] normalização hormonal ocorreu em 5 dos 16 (31%) indivíduos com BNT. Em estudo mais recente,[51] PLA resultou, dentro de 3 meses, em normalização do TSH nos 8 pacientes com nódulo solitário e em 4 dos 8 (50%) com bócio multinodular tóxico. Elevação transitória dos hormônios tiroidianos e da tiroglobulina pode acontecer após a PLA (menos freqüentes nos pacientes em uso de metimazol). PLA tem sido também empregada no manuseio de nódulos não-funcionantes, permitindo melhora dos sintomas compressivos locais na grande maioria dos pacientes.[50]

DEFINIÇÃO DA CONDUTA

Adenoma Pré-tóxico (APT)

Nessa situação se enquadram os pacientes com nódulo autônomo, associado à supressão do TSH e níveis normais dos hormônios tiroidianos. Como a maioria dos pacientes com APT não evoluem para

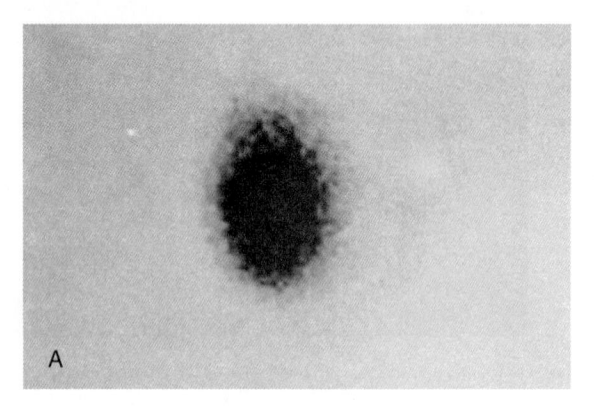

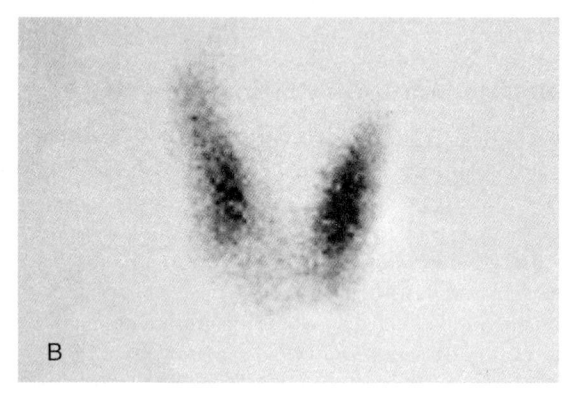

Fig. 26.4 Aspecto cintilográfico do bócio nodular tóxico antes (**A**) e após PEI (**B**), com recuperação funcional.

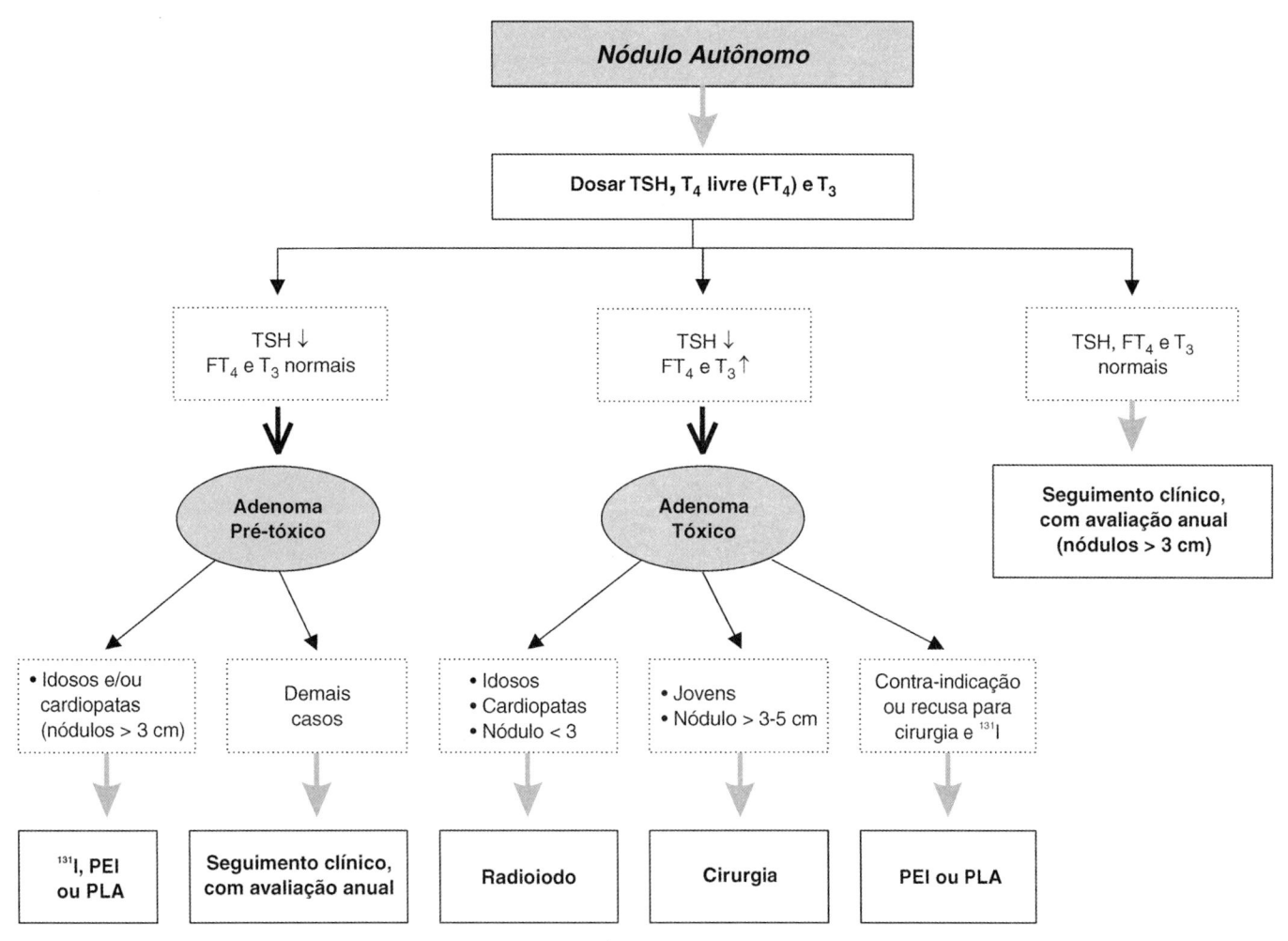

Fig. 26.5 Fluxograma para manuseio do bócio nodular tóxico (↑ = alto; ↓ = baixo; PEI = injeção percutânea de etanol; ^{131}I = radioiodo; PLA = ablação percutânea com a laser [ainda não-disponível em nosso meio]).

hipertiroidismo, o seguimento clínico prolongado, sem tratamento, é a melhor opção. Revisão anual, com dosagens hormonais e ultra-sonografia, deverá ser realizada nesses casos. A conduta deve ser individualizada, porém, de um modo geral, pacientes jovens e com nódulos < 3 cm constituem o grupo de mais baixo risco. Ao contrário, pacientes idosos (> 60 anos) e/ou cardiopatas com nódulos > 3 cm são candidatos a um tratamento com radioiodo ou escleroterapia com etanol (PEI) (Fig. 26.4). Uma vez que a PEI praticamente não induz hipotiroidismo, ela parece ser a melhor alternativa quando o volume nodular não for muito grande. Pode ser substituída pela *ablação percutânea com laser* (PLA), quando estiver disponível, já que ela parece ser mais bem tolerada.

Adenoma Tóxico (AT)

Pacientes com AT laboratorialmente se caracterizam por supressão do TSH e elevação do FT$_4$ e FT$_3$. Nessa situação, a cirurgia, a menos que contra-indicada, geralmente é a primeira escolha em pacientes mais jovens, em função dos possíveis efeitos nocivos da radiação, em longo prazo, sobre o parênquima tiroidiano normal adjacente ao nódulo. Também representa a opção de escolha para os bócios mais volumosos (> 3 cm). Para os demais casos, costumamos optar pelo radioiodo (Fig. 26.5). Em casos de bócios multinodulares tóxicos, existem evidências de que o uso prévio do TSH recombinante humano (Thyrogen®) pode melhorar a eficácia do radioiodo.[52]

A PEI ou a PLA deve ficar reservada para os casos de contra-indicação ou recusa para cirurgia ou radioiodoterapia.

BIBLIOGRAFIA

1. Palos-Paz F, Perez-Guerra O, Cameselle-Teijeiro J, et al. Prevalence of mutations in TSHR, GNAS, PRKAR1A and RAS genes in a large series of toxic thyroid adenomas from Galicia, an iodine-deficient area in NW Spain. *Eur J Endocrinol*, 2008; *159*:623-31.
2. Cooper DS. Hyperthyroidism. *Lancet*, 2003; 362:459-68.
3. Hamburger JI. Solitary autonomously functioning thyroid lesions. *Am J Med*, 1975; *58*:740-8.
4. Siegel RD, Lee SL. Toxic nodular goiter: toxic adenoma and toxic multinodular goiter. *Endocrinol Metab Clin N Am*, 1998; 27:151-68.
5. Degroot LJ. Multinodular goiter. *In*: DeGroot LJ (ed). *The Thyroid and It's Diseases*. 3rd ed. Philadelphia: WB Saunders Company, 1995:611-33.
6. Giuffrida D, Gharib H. Controversies in the management of cold, hot and occult thyroid nodules. *Am J Med*, 1995; *99*:642-50.
7. Hermus AR, Huysmans DA. Treatment of benign nodular thyroid disease. *N Engl J Med*, 1998; *338*:1438-47.

8. Mazzaferri EL. Management of a solitary thyroid nodule. *N Engl J Med*, 1993; *328*:553-9.
9. Ridgway EC. Clinician's evaluation of a solitary thyroid nodule. *J Clin Endocrinol Metab*, 1992; *74*:231-5.
10. Studer H, Gerber H, Peter HJ. Multinodular goiter. In: DeGroot LJ (ed). *Endocrinology*. 3rd ed. Philadelphia, WB Saunders Company, 1995:769-82.
11. Corvilain B. The natural history of thyroid autonomy and hot nodules. *Endocrinol (Paris)*, 2003; *64*:17-22.
12. Denham MJ, Wills EJ. A clinico-pathological survey of the thyroid glands in old age. *Gerontology*, 1980; *26*:160-6.
13. Miller JM, Horn RC, Block MA. The autonomous functioning thyroid nodule in the evolution of nodular goiter. *J Clin Endocr*, 1967; *27*:1264-74.
14. DeGroot LJ. Thyrotoxicosis of other etiologies. In: DeGroot LJ (ed). *The Thyroid and It's Diseases*. 3rd ed. Philadelphia: WB Saunders Company, 1995:491-515.
15. Hamburger JI. Evolution of toxicity in solitary nontoxic autonomously functioning thyroid nodules. *J Clin Endocrinol Metab*, 1980; *50*:1089-93.
16. Tonacchera M, Pinchera A. Editorial: Thyrotropin receptor polymorphisms and thyroid diseases. *J Clin Endocrinol Metab*, 2000; *85*:2637-9.
17. Russo D, Arturi F, Suare GH, et al. Thyrotropin receptor gene alterations in thyroid hyperfunctioning adenomas. *J Clin Endocrinol Metab*, 1996; *81*:1548-51.
18. van Sande J, Parma J, Tonacchera M, et al. Somatic and germline mutations of the TSH receptor gene in thyroid diseases. *J Clin Endocrinol Metab*, 1995; *80*:2577-85.
19. Arturi F, Scarpelli D, Coco A, et al. Thyrotropin receptor mutations and thyroid hyperfunctioning adenomas ten years after their first discovery: unresolved questions. *Thyroid*, 2003; *13*:341-3.
20. Studer H, Derwahl M. Mechanisms of nonneoplastic endocrine hyperplasia – a changing concept: a review focused on the thyroid gland. *Endocr Rev*, 1995; *16*:411-26.
21. Miller JM, Block MA. The autonomous functioning thyroid nodule. *Arch Surg*, 1968; *96*:386-92.
22. Robbins SL, Cotran RS, Kumar V. Sistema endócrino. In: Robbins SL, et al. (eds). *Patologia Estrutural e Funcional*. 3a ed. Rio de Janeiro: Guanabara Koogan, 1986:1145-206.
23. Blum M, Shenkman L, Hollander CS. The autonomous nodule of the thyroid: correlation of patient age, nodule size and functional status. *Am J Med Sci*, 1975; *269*:43-50.
24. Wiener JD, Vries AAA. On the natural history of Plummer's disease. *Clin Nuc Med*, 1979; *4*:181-90.
25. Ramos CD, Zantut-Wittmann DE, Tambascia MA, et al. Thyroid suppression test with L-thyroxine and [99mTc] pertechnetate. *Clin Endocrinol (Oxf)*, 2000; *52*:471-7.
26. Nishikawa M, Yoshimura M, Yoshikawa N, et al. Coexistence of an autonomously functioning thyroid nodule in a patient with Graves' disease: an unusual presentation of Marine-Lenhart syndrome. *Endocr J*, 1997; *44*:571-4.
27. Thrani AA, Rangan S, Moulik P. Grave's Eye disease developing following radioiodine treatment for toxic nodular goiter. *Exp Clin Endocrinol Diabetes*, 2007; *115*:471-3
28. Ferrari C, Reschini E, Paracchi A. Treatment of the autonomous thyroid nodule: a review. *Eur J Endocrinol*, 1996; *135*:383-90.
29. Shindo M. Surgery for hyperthyroidism. *ORL J Otorhinolaryngol Relat Spec*, 2008; *70*:298-304
30. Sandrock D, Olbricht T, Emrich D, et al. Long-term follow-up in patients with autonomous thyroid adenoma. *Acta Endocrinol*, 1993; *128*:51-5.
31. Day TA, Chu A, Hoang KG. Multinodular goiter. *Otolaryngol Clin North Am*, 2003; *36*:35-54.
32. Kang AS, Grant CS, Thompson GB, van Heerden JA. Current treatment of nodular goiter with hyperthyroidism (Plummer's disease): surgery versus radioiodine. *Surgery*, 2002; *132*:916-23; discussion on 923.
33. O'Brien T, Gharib H, Suman VJ, van Heerden JA. Treatment of toxic solitary thyroid nodules: surgery versus radioactive iodine. *Surgery*, 1992; *112*:1166-70.
34. Eller M, Silver S, Yohalem SB, Segal RL. The treatment of toxic nodular goiter with radioactive iodine: 10 years' experience with 436 cases. *Ann Intern Med*, 1960; *52*:976-1013.
35. Ratcliffe GE, Cooke S, Fogelman I, Maisey MN. Radioidodine treatment of solitary functioning thyroid nodules. *Br J Radiol*, 1986; *59*:385-7.
36. Erem C, Kandemir N, Hacihasanoglu A, et al. Radioiodine treatment of hyperthyroidism: prognostic factors affecting outcome. *Endocrine*, 2004; *25*:55-60.
37. Bonnema SJ, Bennedbaek FN, Veje A, et al. Propylthiouracil before 131I therapy of hyperthyroid diseases: effect on cure rate evaluated by a randomized clinical trial. *J Clin Endocrinol Metab*, 2004; *89*:4439-44.
38. Gorman CA, Robertson JS. Radiation dose in the selection of 131I or surgical treatment for toxic thyroid adenoma. *Ann Intern Med*, 1978; *89*:85-90.
39. Nygaard B, Hegedüs L, Ulriksen P, et al. Radioiodine therapy for multinodular toxic goiter. *Arch Intern Med*, 1999; *159*:1364-8.
40. Mariotti S, Martino E, Francescon IM et al. Serum thyroid autoantibodies as a risk factor for development of hypothyroidism after radioactive iodine therapy for single thyroid "hot" nodule. *Acta Endocrinol*, 1986; *113*:500-7.
41. Metso S, Jaatinen P, Huhtala H, et al. Long-term follow-up study of radioiodine treatment of hyperthyroidism. *Clin Endocrinol (Oxf)*, 2004; *61*:641-8.
42. Lippi F, Ferrari C, Manetti L, et al. Treatment of solitary autonomous thyroid nodules by percutaneous ethanol injection: results of an italian multicenter study. The Multicenter Study Group. *J Clin Endocrinol Metab*, 1996; *81*:3.261-4.
43. Monzani F, Caraccio N, Goletti O, et al. Five-year follow-up of percutaneous ethanol injection for the treatment of hyperfunctioning thyroid nodules: a study of 117 patients. *Clin Endocrinol (Oxf)*, 1997; *46*:9-15.
44. Livraghi T, Paracchi A, Ferrari C, et al. Treatment of autonomous thyroid nodules with percutaneous ethanol injection: 4-year experience. *Radiology*, 1994; *190*:529-33.
45. Solymosi T, Gal I. Treatment of recurrent nodular goiters with percutaneous ethanol injection: a clinical study of twelve patients. *Thyroid*, 2003; *13*:273-7.
46. Guglielmi R, Pacella CM, Bianchini A, et al. Percutaneous ethanol injection treatment in benign thyroid lesions: role and efficacy. *Thyroid*, 2004; *14*:125-31.
47. Verde G. Graves' disease after percutaneous ethanol injection for the treatment of autonomous thyroid adenoma. *J Endocrinol Invest*, 1998; *21*:334-5.
48. Monzani F, Del Guerra P, Caraccio N, et al. Appearance of Graves' disease after percutaneous ethanol injection for the treatment of hyperfunctioning thyroid adenoma. *J Endocrinol Invest*, 1997; *20*:294-8.
49. Spiezia S, Vitale G, Di Somma C, et al. Ultrasound-guided laser thermal ablation in the treatment of autonomous hyperfunctioning thyroid nodules and compressive nontoxic nodular goiter. *Thyroid*, 2003; *13*:941-7.
50. Pacella CM, Bizzarri G, Spiezia S, et al. Thyroid tissue: US-guided percutaneous laser thermal ablation. *Radiology*, 2004; *232*:272-80.
51. Barbaro D, Orsini P, Lapi P, et al. Percutaneous laser ablation in the treatment of toxic and pretoxic nodular goiter. *Endocr Pract*, 2007; *13*:30-6.
52. Duick DS, Baskin HJ. Significance of radioiodine uptake at 72 hours versus 24 hours after pretreatment with recombinant human thyrotropin for enhancement of radioiodine therapy in patients with symptomatic nontoxic or toxic multinodular goiter. *Endocr Pract*, 2004; *10*:253-60.

Manuseio do Hiper- e do Hipotiroidismo durante a Gravidez

Marcos Abalovich, Silvia Gutiérrez, Graciela Alcaraz, Oscar Domingo Bruno, Daniel Glinoer

INTRODUÇÃO

O surgimento de hiper- ou hipotiroidismo durante a gestação pode implicar graves complicações materno-fetais, caso eles não sejam precocemente diagnosticados e adequadamente tratados.[1-3] Para o correto diagnóstico dessas doenças, é fundamental que o endocrinologista e o obstetra tenham conhecimento das profundas modificações hormonais que ocorrem durante a gravidez normal e que representam uma resposta adaptativa às exigências metabólicas gestacionais.

Recentemente, uma força-tarefa internacional foi criada, sob os auspícios da Endocrine Society, para elaborar diretrizes de consenso sobre o manuseio dos distúrbios tiroidianos na gravidez e no período pós-parto.[4]

MUDANÇAS NA FISIOLOGIA TIROIDIANA RELACIONADAS À GESTAÇÃO

Aspectos Maternos

Durante a gravidez, a tiróide materna necessita aumentar sua produção de tiroxina (T_4) devido à transitória redução nos níveis de tiroxina livre (fT_4), conseqüente ao progresivo aumento na concentração da globulina ligadora de tiroxina (TBG), degradação placentária de T_4, bem como à menor disponibilidade de iodo, por causa do aumento na sua taxa de filtração glomerular. Por outro lado, a ação tiroestimuladora da gonadotrofina coriônica humana (hCG), produzida pela placenta, também "força" a tiróide a aumentar a produção de T_4, próximo ao término do primeiro trimestre da gestação. Portanto, é necessário que a glândula se adapte a um novo equilíbrio durante a gravidez, o que geralmente acontece, sem dificuldades, em áreas geográficas com aporte dietético adequado de iodo. Entretanto, tal equilíbrio pode não ser obtido em função de uma produção hormonal limitada, como observado em áreas com deficiência moderada ou grave de iodo, ou, ainda, quando existe uma doença tiroidiana subjacente (p.ex., tiroidite de Hashimoto).[2,5]

Como a gravidez é um período em que há demanda aumentada de iodo, pode ocorrer aumento do volume tiroidiano materno em 10% a 30% das gestantes. Entretanto, esse achado predomina em áreas de deficiência leve a moderada de iodo. Os mecanismos sugeridos para o aumento tiroidiano incluem: (1) necessidade fetal de iodo, (2) maior depuração renal de iodeto e (3) estímulo da glândula pela hCG.[5,6]

As recomendações atuais preconizam a ingestão diária de 150 μg/dia de iodo para mulheres em idade fértil, a qual deve ser incrementada para 200 μg/dia durante a gestação e o aleitamento.[6]

HORMÔNIOS TIROIDIANOS E TBG

Devido à alta concentração de estrogênios, observa-se um aumento nos níveis da TBG, que atingem valores 2 a 3 vezes superiores aos usuais, com um pico entre a 16.ª e 20.ª semana de gestação. Esse aumento decorre de incremento da produção e redução na depuração da TBG pelo fígado. Tal fato gera um subseqüente aumento nos níveis dos hormônios tiroidianos totais, sobretudo o T_4, o qual atinge um pico em torno da 20.ª semana e permanece elevado até o final da gestação.[2] Após o parto, tanto T_4 quanto T_3, voltam a normalizar. Em algumas regiões, mais de 90% das mulheres têm valores de T_4 elevados no terceiro trimestre da gestação.[5,6] Uma situação diferente pode ser observada em áreas com deficiência de iodo. Glinoer e cols.[7] estudaram uma grande coorte de mulheres grávidas na Bélgica – país com moderada deficiência de iodo (excreção urinária média de iodo de 50–75 μg/dia) – e observaram que um terço das pacientes tinha hipotiroxinemia relativa e uma relação T_3/T_4 aumentada, presumivelmente devido à secreção preferencial de T_3.

Com relação aos hormônios livres, fT_4 e T_3 livre (fT_3) atingem seus níveis mais altos entre a 8.ª e a 12.ª semana, que coincidem com o pico da hCG, mas, em geral, não ultrapassam o limite superior da normalidade. Podem, contudo, estar ligeiramente acima do normal no início da gestação.[2,5-7]

ESTIMULADORES TIROIDIANOS MATERNOS

Tirotropina (TSH)

Após um pequeno aumento inicial, resultante do decréscimo temporário no fT_4, o TSH apresenta um nadir (valor mais baixo) até o final do primeiro trimestre, atingindo níveis indetectáveis em 13% a 15% das gestantes.[6] A partir de então, o TSH sérico retorna aos níveis normais, caso a ingestão de iodo seja adequada, e permanece inalterado. Contudo, poderá haver um aumento progressivo do TSH durante a segunda metade da gravidez, se a ingestão de iodo estiver deficiente. Tais alterações no TSH sérico são extremamente sensíveis e, assim, fornecem uma ferramenta útil na avaliação da função tiroidiana materna.[6,7]

Gonadotrofina Coriônica Humana (hCG)

A ação tiroestimuladora da hCG é bem menos potente que a do TSH (1 μU/mL (ou mU/L) de TSH = 40.000 mU/L de hCG). Ela resulta de semelhanças estruturais entre as subunidades beta da hCG e do TSH, bem como de uma considerável homologia entre os receptores dos dois hormônios. Uma correlação positiva foi observada entre o pico dos valores de hCG (da 8.ª à 12.ª semana) e os níveis de fT_4 e fT_3, enquanto tal correlação foi negativa com o TSH.[2,8]

TIROGLOBULINA (TG)

Os níveis de Tg aumentam durante a gravidez,[9] especialmente durante o último trimestre, em associação com um aumento no volume tiroidiano. Tg é considerada um marcador bioquímico sensível para monitorizar a formação de bócio associado à deficiência de iodo durante a gravidez.[2,10]

Aspectos Placentários

Iodo e TRH, além do anticorpo antitiroperoxidase (anti-TPO) e dos anticorpos contra o receptor do TSH (TRAb), atravessam a placenta, a qual é impermeável ao TSH. Na placenta, a desiodinase do tipo II (DII) rapidamente converte T_4 em T_3, enquanto a desiodinase do tipo III converte T_4 em T_3 reverso (rT_3), bem como T_3 em T_2. A atividade da DII representa um mecanismo homeostático para produção local de T_3 e manutenção de uma oferta adequada de T_3 para o feto, especialmente quando os níveis maternos de T_4 estão reduzidos. Assim, a principal função placentária da DIII é desativar os hormônios ativos (T_4 e T_3), mantendo baixos os níveis de T_3 e evitando excesso hormonal para o feto.[10–12]

Estudos clínicos e experimentais têm demonstrado que os hormônios maternos são transferidos para o feto já no final do primeiro trimestre da gestação, e essa transferência se mantém até o parto. Atualmente acredita-se que essa transferência seja altamente importante para o adequado desenvolvimento do cérebro do feto, antes que a tiróide fetal se torne produtiva.[10–13]

Função Tiroidiana Fetal

A tiróide fetal começa a acumular iodo a partir da 10.ª semana de gestação, mas a produção hormonal efetiva apenas se inicia na metade da gravidez. Na realidade, a secreção de T_4 começa na 12.ª semana, e os níveis séricos de T_4 e fT_4 se elevam progressivamente durante a gestação. Isso se deve ao contínuo aumento do TSH (de 4 para 8 μU/mL, entre a 12.ª semana e o término da gravidez), causado, por sua vez, pela secreção hipotalâmica de TRH. Em contraste, os níveis de T_3 permanecem muito baixos (< 15 ng/dL) antes da 30.ª semana, mas depois, próximo ao nascimento, aumentam para quase 50 ng/dL.[7] Os mecanismos de retroalimentação negativa do T_4 sobre o TSH se desenvolvem a partir da segunda metade da gravidez e atingem a maturação durante os 2 primeiros meses da vida pós-natal.[9,10]

O iodo cruza a placenta livremente, de forma que pode induzir hipotiroidismo e bócio fetais, caso seja administrado à mãe em grandes quantidades ou por um tempo prolongado.[12,13]

HIPERTIROIDISMO E GRAVIDEZ

Etiologia e Epidemiologia

Embora qualquer uma das condições que originam hipertiroidismo possa estar presente durante a gravidez (Quadro 27.1), a doença de Graves (DG) constitui a etiologia mais freqüente de hipertiroidismo em grávidas (cerca de 85% dos casos).[1,14–16]

DG tem incidência estimada em 1 a 2 casos por 1.000 gravidezes. Apresenta etiologia auto-imune e resulta da ação estimuladora do TRAb em indivíduos imunogeneticamente predispostos.

Vômitos ocorrem na gravidez normal durante o primeiro trimestre e, geralmente, cessam até a 15.ª semana. No entanto, a *hiperêmese gravídica* (HG) complica 0,3% a 2% das gravidezes, manifestando-se por um quadro grave de náuseas e vômitos que resulta em perda de peso > 5%, desidratação, alterações hidroeletrolíticas importantes (hiponatremia, hipocalemia e alcalose metabólica) e cetose. HG está associada a níveis mais elevados de hCG do que o habitual, porém sua causa exata permanece incerta. Contudo, em outras situações que também se acompanham de níveis mais elevados de hCG, como gravidez gemelar e gravidez molar, os vômitos e o hipertiroidismo são igualmente mais freqüentes. Esses aspectos sugerem um papel central da hCG na etiopatogênese dos vômitos e do hipertiroidismo. Por definição, mulheres com HG não têm gravidez molar ou coriocarcinoma.[16]

HG comumente se acompanha de níveis de TSH abaixo do limite inferior da normalidade, devido à estimulação da tiróide pela hCG. Elevação da concentração dos hormônios tiroidianos livres é também vista em 30-60% das pacientes com HG. Essa forma de tirotoxicose também é chamada de *hipertiroidismo gestacional transitório* (HGT). Representa a segunda causa mais comum de hipertiroidismo na gravidez.

O HGT não tem, portanto, origem auto-imune. Ele é usualmente causado por níveis persistentemente elevados de hCG e ocorre durante o primeiro trimestre e parte do segundo. O HGT reverte espontaneamente, ao longo de várias semanas, acompanhando o declínio dos valores da hCG e dos vômitos. Mais raramente, os níveis de hCG estão normais e a tirotoxicose decorre de um aumento da atividade tiroestimuladora desse hormônio. Duas situações podem estar envolvidas: existência de formas moleculares anômalas da hCG ou, excepcionalmente, mutação no receptor do TSH (que lhe confere maior sensibilidade à hCG).[6,14,15]

Manifestações Clínicas

O diagnóstico clínico do HR na gravidez pode ser difícil, pelo fato de vários sintomas e sinais dessa doença serem também comuns na gravidez normal. Entre eles se incluem intolerância ao calor, labilidade emocional, leve taquicardia etc. Além disso, bócio difuso pode estar presente nas duas condições. Entretanto, a presença de perda

---

QUADRO 27.1

Etiologia do Hipertiroidismo na Gravidez

Doença de Graves
Hipertiroidismo gestacional transitório
Bócio uni-/multinodular tóxico
Tiroidite subaguda
Tumor trofoblástico
Hipertiroidismo induzido por drogas (p.ex., iodo, amiodarona, hormônios tiroidianos etc.)
Struma ovarii
Ativação do receptor do TSH
Adenoma hipofisário secretor de TSH

de peso, diarréia ou freqüência cardíaca > 110 bpm apontam para o diagnóstico de DG. O mesmo se aplica à existência de bócio volumoso e sinais de auto-imunidade (mixedema pré-tibial, oftalmopatia infiltrativa etc.).[1,2,6]

O diagnóstico de HGT é sugerido pela presença de hipertiroidismo (geralmente, clinicamente pouco evidente) em gestantes com quadro sugestivo de hiperêmese gravídica (HG), na ausência de sinais de auto-imunidade ou bócio (Quadro 27.2).[4,6] Convém, contudo, salientar que concomitância de HG e doença de Graves já foi descrita.[14,15]

É importante salientar que, durante a gestação, o hipertiroidismo secundário à DG tende a se amenizar progressivamente a partir do segundo trimestre, após a exacerbação que ocorre no primeiro trimestre, resultante da elevação dos níveis de hCG. No período pós-parto, há nova tendência de exacerbação do hipertiroidismo.[14,15]

Entre os mecanismos sugeridos para explicar a melhora do hipertiroidismo na DG durante a gestação incluem-se: (1) ocorrência de imunossupressão parcial durante a gravidez, com redução dos títulos de anticorpos antitiroidianos maternos; (2) aumento dos níveis da TBG e conseqüente redução da fração livre dos hormônios tiroidianos; (3) perda de iodo específica da gestação por aumento da depuração renal e (4) equilíbrio entre os anticorpos estimuladores e bloqueadores do receptor do TSH, que favorece os últimos.[14,15]

Diagnóstico

Diante da suspeita de hipertiroidismo na gestação, deve-se solicitar a dosagem de TSH, T_4, T_3 e TRAb. Todavia, na interpretação dos testes da função tiróidea, deverão ser consideradas a diminuição do TSH mediada pela hCG e a elevação dos hormônios tiroidianos secundária ao aumento dos níveis de TBG que caracteristicamente ocorrem durante a gravidez. Na gestação normal, os níveis da TSH tipicamente caem na metade do primeiro trimestre, coincidindo com os crescentes níveis de hCG. A mediana dos valores de TSH na primeira metade da gestação é de aproximadamente 0,8 μU/mL, com limite inferior de 0,03 μU/mL.[17] Portanto, níveis séricos subnormais de TSH, na primeira metade da gravidez, não devem ser interpretados como diagnósticos de hipertiroidismo.[4]

A dosagem dos hormônios livres por métodos análogos com uma ou duas fases pode se comportar diferentemente durante a gravidez, devido às sabidas alterações nas proteínas de ligação dos hormônios tiroidianos (aumento da TBG e diminuição da albumina). A medida do T_4 livre por diálise de equilíbrio é onerosa e não amplamente disponível. No entanto, parece que os níveis séricos do T_4 livre, medidos tanto pelos métodos automatizados como pela diálise de equilíbrio, se elevam acima do valor de referência para mulheres não-grávidas (VRMNG) no primeiro trimestre, com subseqüente diminuição até o final da gestação. De fato, no terceiro trimestre, os valores do T_4 livre podem estar até 30% mais baixos em comparação aos vistos fora da gravidez. Para efeitos práticos, é apropriado manter o T_4 livre no limite superior do VRMNG.[4-6]

Na prática geral, a medição do T_4 ou T_3 livres é mais útil do que a do T_4 ou T_3 totais no diagnóstico do hipertiroidismo durante a gravidez. No entanto, as mudanças da TBG podem tornar menos confiáveis ou mais difíceis de interpretar os valores do T_4 e T_3 livres. Como a elevação da TBG tem efeitos conhecidos e previsíveis sobre os ensaios de T_3 e T_4 totais, pode eventualmente ser preferível dosar o T_4 total, com a interpretação dos resultados ajustados para a faixa encontrada na gestação normal (1,5 vez o VRMNG).[4]

A maioria dos pacientes com DG terá anticorpos detectáveis para o receptor do TSH (TRAb). A medida do TRAb também ajuda a distinguir a DG do hipertiroidismo gestacional, em que TRAb são negativos.[4-6] A positividade para o TRAb, que cruza a placenta a partir da 20.ª semana, implica também maior risco de tirotoxicose fetal, mesmo se a mãe tiver se tornado eutiróidea antes da gravidez, após tratamento com tionamidas, cirurgia ou ^{131}I.[13-15]

Em resumo, o diagnóstico do hipertiroidismo na gravidez requer a detecção de um valor de TSH < 0,01 μU/mL e um dos seguintes achados: T_4 livre acima do valor de referência ou elevação do T_4 total > 1,5 vez o limite superior da normalidade.[1-4]

ASPECTOS MATERNOS

Tem sido descrito que o hipertiroidismo pode afetar a concepção quando causa irregularidades menstruais e anovulação. No entanto, em nossa experiência, entre 104 gestantes com DG, 65% engravidaram mesmo com hipertiroidismo grave, demonstrando que a tirotoxicose não impede a capacidade de conceber.[18] Por outro lado, uma vez que a gravidez está em andamento, existem riscos materno-fetais se o hipertiroidismo não for tratado. Entre tais riscos, os principais são hipertensão arterial, eclâmpsia, insuficiência cardíaca, crise tirotóxica, abortamento, prematuridade e descolamento placentário.[14,15] Nesse contexto, em 37 pacientes que cursaram a gestação com hipertiroidismo e procuraram assistência médica tardiamente ou não obedeceram às indicações terapêuticas, houve 46% de abortamento e 30% de prematuridade. Portanto, somente em 24% dos casos a gravidez chegou ao termo. Em contrapartida, entre 67 pacientes adequadamente tratadas e controladas, somente 4% tiveram abortamentos e 12%, partos prematuros; ou seja, em 84% das pacientes, a gravidez evoluiu bem, sem complicações.[18] Por outro lado, não existem evidências de melhora do desfecho da gravidez pelo tratamento do hipertiroidismo subclínico com tionamidas (PTU e MMI), o qual, portanto, não está recomendado devido ao risco de hipotiroidismo fetal.[4,19]

A crise tirotóxica constitui uma emergência médica, e seu surgimento durante a gravidez implica mortalidade de até 20% a 30% para a mãe e/ou o feto.[20]

ASPECTOS FETAIS

O hipertiroidismo materno pode causar baixo peso para a idade gestacional, retardo de crescimento intra-uterino (RCIU), maiores morbidade e mortalidade perinatais, assim como risco aumentado

---

QUADRO 27.2

Diagnóstico Diferencial entre Doença de Graves e Hipertiroidismo Gestacional Transitório (HGT)

	Doença de Graves	HGT
Clínica de hipertiroidismo	Moderada a intensa	Leve
Bócio difuso	Presente	Geralmente ausente
Sinais de auto-imunidade	Presentes	Ausentes
Sintomas sugestivos de hiperêmese gravídica	Ausentes	Presentes
TSH suprimido	Sim	Sim
Elevação de T_3 e T_4	Sim	Sim
Títulos elevados de TRAb	Presentes	Ausentes

para malformações congênitas.[13,21] Além disso, pode ocorrer hipertiroidismo neonatal pela passagem transplacentária do TRAb, sobretudo quando esses anticorpos estão presentes em títulos altos.[14]

Em mulheres com TRAb elevados ou naquelas tratadas com uma PTU ou MMI, ultra-sonografia (US) fetal deve ser realizada à procura de evidências de disfunção tiroidiana fetal que pode incluir RCIU, hidropisia, presença de bócio ou insuficiência cardíaca.[4]

TRATAMENTO DA DOENÇA DE GRAVES (DG)

Tratamento Usual

DROGAS ANTITIROIDIANAS (DAT) OU ANTITIROIDIANOS DE SÍNTESE (ATD)

Constituem o tratamento de escolha da DG na gravidez. Os principais representantes das DAT são propiltiouracil (PTU) e metimazol (MMI) que têm sido usados com resultados similares (Quadro 27.3). Contudo, PTU é preferível devido às evidências da rara associação do MMI com anomalias congênitas. MMI deve, pois, ser reservado para os casos de intolerância ou resposta inadequada ao PTU. A dose inicial das DAT é variável, entre 200 e 400 mg/dia de PTU (distribuídos em 3 doses) ou 20–40 mg/dia de MMI (em dose única), dependendo da gravidade do hipertiroidismo. Em geral, o estado de imunodepressão e o metabolismo placentário dos hormônios tiroidianos permitem que se utilizem doses menores do que aquelas empregadas em mulheres não-grávidas. Adicionalmente, o eutiroidismo é obtido mais rapidamente. Os controles da função tiroidiana devem ser freqüentes, inicialmente a cada 2 semanas ou, às vezes, até semanalmente. Uma vez que ocorra melhora clínica e queda no T_4 livre (fT_4), a dose da DAT deve ser reduzida à metade e depois progressivamente ao longo da gestação. Não é necessária a adição de L-tiroxina (L-T_4) e o fT_4 deve ser mantido no nível superior da normalidade. Quando o eutiroidismo for alcançado, é possível descontinuar a administração da DAT no último trimestre da gestação, exceto nas mulheres com altos títulos de TRAb (ver adiante).[1,6,14,15]

Efeitos Colaterais

PTU e MMI atravessam a barreira placentária de forma similar e, assim, podem determinar atividade deficiente da tiróide do bebê, levando ao surgimento de bócio, hipotiroidismo ou hipertirotropinemia transitória, sobretudo com o uso de doses maiores.[22,23]

Na nossa experiência, entre 84 recém-nascidos de mães com DG, 4 tiveram hipotiroidismo transitório (suas mães tinham recebido doses altas de MMI no último trimestre devido a consulta médica tardia e tinham hipertiroidismo grave) e 6, apenas hipertirotropinemias. Essas últimas resultaram da administração de baixas doses de DAT (2,5 mg/dia de MMI e 150 mg/dia de PTU). Em todos os casos, o TSH sérico foi normalizado entre o terceiro e o 14.º dia de vida pós-natal.[18]

Três anomalias congênitas raras foram descritas em filhos de mães que usaram MMI durante a gravidez: aplasia congênita da cútis, atresia de cóanas e atresia esofágica.[23-26] A primeira se caracteriza pela ausência congênita de pele na região parietal do couro cabeludo e, usualmente, se cura espontaneamente.[25] Por outro lado, alguns autores questionam se essas malformações estariam relacionadas ao MMI ou decorreriam do controle inadequado do hipertiroidismo durante parte do primeiro trimestre gestacional.[14,15]

Na nossa experiência, 7 de 84 neonatos (8,3%) tiveram malformações, algumas graves, como anencefalia, meningocele ou cardiopatias. Em 57% dos casos, houve a coincidência de ambos os fatores (hipertiroidismo e DAT), tornando difícil discernir qual deles foi responsável pela teratogênese.[18]

Vários estudos mostraram que a exposição in utero aos ATD não resulta em efeitos adversos a longo prazo sobre os escores do coeficiente de inteligência (QI) e o desenvolvimento psicomotor em indivíduos avaliados até a idade de 23 anos.[1]

Um aspecto benéfico das DAT para o feto é a prevenção e o tratamento do hipertiroidismo fetal. Esse último tem sido descrito em 0,6% a 17% dos filhos de mulheres que tinham DG, seja ela ativa ou previamente tratada.[27,28] Resulta, como comentado, da passagem transplacentária de altos títulos de TRAb. Hipertiroidismo fetal deve ser suspeitado diante do achado de taquicardia fetal (> 160 bpm) e pelos achados ultra-sonográficos de bócio, RCIU e aceleração da maturação óssea. Em alguns casos, cordocentese pode ser necessária para confirmar o diagnóstico.[27]

Excepcionalmente, a gestantes eutiróideas com diagnóstico prévio de DG deve ser prescrita uma DAT (cerca de 200 mg/dia de PTU ou 20 mg de MMI), caso haja forte suspeita de hipertiroidismo fetal. Nesses casos, deve-se adicionar a L-T_4 para evitarmos o hipotiroidismo materno.[14,15]

QUADRO 27.3

Drogas Usadas no Tratamento da Doença de Graves

Droga	Modo de Ação	Dose Inicial	Dose de Manutenção	Efeitos Adversos
Propiltiouracil	Inibe a síntese de T_4; inibe a conversão periférica de T_4 em T_3 (em doses elevadas)	200–400 mg/dia	50–100 mg/dia	Erupção cutânea; febre; artralgia; queda de cabelo; hepatite; agranulocitose etc.
Metimazol	Inibe a síntese de T_4; inibe a conversão periférica de T_4 em T_3 (em doses elevadas)	15–45 mg/dia	5–15 mg/dia	Erupção cutânea; febre; artralgia; queda de cabelo; colestase; agranulocitose; aplasia congênita da cútis; atresia de cóanas; atresia de esôfago etc.
Propranolol	Reduz os sintomas adrenérgicos	10–40 mg/dia, 3–4 × dia (usar apenas por um breve período de tempo)	—	Broncoespasmo; restrição do crescimento intra-uterino; bradicardia fetal; bradicardia, hipoglicemia e hiperbilirrubinemia neonatais etc.

Ainda que PTU e MMI sejam excretadas em pequena quantidade no leite materno, seu uso *não contra-indica* a amamentação.[4,24] No entanto, é recomendado o emprego de doses menores (< 300 mg/dia de PTU e < 20 mg/dia de MMI), bem como monitorização da função tiroidiana do bebê.[4]

Duração do Tratamento

Como existe tendência para amenização do hipertiroidismo no segundo trimestre, a redução da dose do antitiroidiano no decorrer da gestação acontece em até 70% das pacientes, e em até um terço delas é possível a suspensão do tratamento nas últimas semanas de gestação.[23] Entretanto, não há consenso sobre esse tópico. Algumas autoridades sugerem interromper o uso do ATD no terceiro trimestre ou após 4–12 semanas de tratamento, com subseqüente monitorização cuidadosa. Contudo, pode acontecer recidiva da doença, o que é bastante indesejável durante o trabalho de parto. Outros autores preconizam manter o ATD na menor dose possível até o parto.[1,14,15] Ambas as condutas são aceitáveis e corretas. Costumamos suspender o tratamento após a 32.ª semana apenas se os títulos de TRAb não forem elevados.

Todavia, piora da tirotoxicose pode ocorrer de 2 a 12 meses após o parto, o que obriga ao uso de novo aumento na dose do antitiroidiano.[14,15]

β-BLOQUEADORES (BB)

Podem ser úteis para o rápido controle dos sintomas hiperdinâmicos (p.ex., taquicardia ou taquiarritmia marcante) ou como preparação para cirurgia. As drogas mais empregadas são propranolol (40–80 mg/dia) e atenolol (25–50 mg/dia). Devem ser usados apenas por um breve período de tempo. Caso contrário, podem causar complicações neonatais, como bradicardia, hipoglicemia e hiperbilirrubinemia. Existem também evidências de que BB podem predispor ao surgimento de fetos com baixo peso ao nascer e placentas pequenas.[24,29,30]

Labetalol pode ser uma alternativa aos BB mencionados, já que ele não tem efeito sobre a contratilidade uterina ou o fluxo sangüíneo uteroplacentário.[30]

Tratamento Alternativo

CIRURGIA

Somente está indicada quando não se conseguir um adequado controle do hipertiroidismo com as DAT (geralmente, por baixa adesão ao tratamento) ou nos casos em que aconteçam efeitos colaterais graves (p.ex., agranulocitose). Nessas situações, tiroidectomia subtotal está indicada, preferivelmente no segundo semestre da gestação (para minimizarmos os riscos para o feto). BB e iodo devem ser administrados nos dias que antecedem a cirurgia para se evitarem complicações como a crise tirotóxica. Pode ser necessário administrar L-T_4 após a cirurgia, no intuito de se evitar um possível hipotiroidismo que potencialmente afetaria a evolução da gestação.[4,14,15]

Tratamento Excepcional

IODO

A administração crônica de iodo, mesmo em doses baixas, pode induzir hipotiroidismo fetal e bócio. Portanto, o uso do iodo deve se restringir a não mais que 7 a 10 dias. Suas principais indicações são casos de crise tirotóxica (em associação com o PTU) ou no preparo para cirurgia tiroidiana. Excepcionalmente, o uso prolongado de iodo pode ser considerado quando outras medidas terapêuticas não puderem ser usadas.[15]

Tratamento Acidental

IODO RADIOATIVO

O uso do ^{131}I está absolutamente contra-indicado durante a gravidez. Além dos seus potenciais efeitos teratogênicos, ele pode causar hipotiroidismo fetal se administrado após o primeiro trimestre, quando a tiróide fetal já é capaz de captar e organificar o iodo.[15] Exposição fetal ao ^{131}I antes da 12.ª semana não resulta em disfunção tiroidiana. Ademais, a administração de até 555 MBq de ^{131}I antes da 12.ª semana resulta em baixa irradiação fetal, não sendo suficiente para se considerar interrupção da gravidez.[1]

Casos de administração inadvertida do ^{131}I a gestantes já foram relatados.[31] Uma mulher que recebeu 7 mCi de ^{131}I durante a 21.ª semana de gestação nos foi encaminhada. Tão logo o hipotiroidismo fetal foi confirmado, iniciamos o tratamento intra-amniótico com 200–300 µg/semana de L-T_4 entre a 30.ª e a 38.ª semana. O bebê nasceu a termo, com idade óssea normal. Após o nascimento, o diagnóstico de hipotiroidismo foi ratificado, e o uso da L-T_4, reiniciado.[31]

Seguimento Materno e Neonatal

Como existe um risco significativo de exacerbação do hipertiroidismo materno após o parto, a função tiroidiana deve ser avaliada depois de 6 semanas e 3 meses.[1]

Se uma elevada concentração de TRAb tiver sido detectada na 30.ª semana de gestação, a função tiroidiana deve ser estudada 6 horas após o nascimento. Se hipertiroidismo for encontrado, deve-se iniciar o tratamento com um ATD. Se o teste for negativo, e a mãe foi mantida usando um ATD até o parto, o bebê deve reavaliado alguns dias mais tarde. Nessa situação, o hipertiroidismo neonatal pode ser mascarado inicialmente e apenas se manifestar quando o ATD for metabolizado completamente.[1]

É importante assegurar à mãe que a doença de seu filho será autolimitada, com duração de aproximadamente 3 meses, devido ao desaparecimento, nesse período, dos anticorpos circulantes para o receptor do TSH.[1,15]

TRATAMENTO DO HIPERTIROIDISMO (OU TIROTOXICOSE) GESTACIONAL TRANSITÓRIO (HGT)

Na maioria dos casos de HGT, nenhum tratamento específico é necessário. O controle dos sintomas pode ser obtido através de β-bloqueadores, que devem ser usados por menos de 2 meses.[14,15] O uso das DAT (de preferência o PTU) pode ser considerado nos casos mais graves, ou seja, aqueles com níveis dos hormônios tiroidianos claramente elevados (fT_4 acima do limite superior da normalidade ou T_4 total aumentado em mais de 150%) e TSH < 0,1 µU/mL, além de evidência clínica de hipertiroidismo.[4] O controle da hiperêmese pode eventualmente requerer hospitalização para reposição hidroeletrolítica e compensação do *status* ácido-básico.[14,15]

HIPOTIROIDISMO E GRAVIDEZ
Etiologia e Epidemiologia

A principal causa de hipotiroidismo na gravidez é a tiroidite de Hashimoto, seguida pelo tratamento prévio do hipertiroidismo com cirurgia ou, principalmente, [131]I e um aporte alimentar deficiente de iodo. Bem menos comumente, o hipotiroidismo resulta de distúrbios hipotalâmico-hipofisários.[32,33]

A prevalência de hipotiroidismo na gravidez é variável. Estima-se que 0,3% a 0,5% das gestantes tenham hipotiroidismo franco (HOF) e 2% a 3%, hipotiroidismo subclínico (HOSC).[32,33] Anticorpos antitiroidianos (TAb) são encontrados em 5–15% das mulheres em idade fértil e em cerca de 50% das grávidas com elevação do TSH. Gestantes eutiróideas com TAb apresentam um aumento significativo no risco para abortamento espontâneo, sugerindo que tais anticorpos possam atuar como um marcador independente para gestação alterada.[34,35]

Aspectos Clínicos e Diagnósticos

A suspeita de hipotiroidismo durante a gravidez pode advir da presença de alguns sintomas e sinais, como ganho de peso marcante, intolerância ao frio ou pele seca. No entanto, muitas pacientes podem ser assintomáticas ou ter sintomas inespecíficos (p.ex., astenia, sonolência, constipação etc.).[36] Nesse contexto, podemos afirmar que as dosagens hormonais são imprescindíveis para a confirmação diagnóstica. Níveis de TSH > 4 μU/mL durante a gestação indicam hipotiroidismo primário. Hipotiroidismo subclínico é definido como aumento dos níveis séricos do TSH (geralmente > 4 μU/mL), associado a concentrações séricas normais de T_4 e T_3. Hipotiroidismo franco caracteriza-se pelo achado de elevação de TSH (usualmente > 10 μU/mL), associada a diminuição dos valores de T_4 e T_3.[32,33] A presença de anticorpos antitiroperoxidase (anti-TPO) ou antitiroglobulina (anti-Tg) confirma a etiologia auto-imune do hipotiroidismo.[36]

Repercussão do Hipotiroidismo sobre a Gravidez

ASPECTOS MATERNOS

Anovulação é um dos distúrbios ginecoendócrinos mais comuns em mulheres com hipotiroidismo. Portanto, concepção pode ser difícil nessa população. Na nossa experiência, 34% de 150 mulheres com hipotiroidismo engravidaram, e 11% delas tinham HOF, confirmando que hipotiroidismo não impede a possibilidade de concepção.[33] Por outro lado, uma vez iniciada a gravidez, é preciso atentar ao fato de que o hipotiroidismo não-tratado implica risco aumentado para várias condições, tais como abortamento, anemia, pré-eclâmpsia, *abruptio placentae* e hemorragia pós-parto.[33,37] A maioria dessas complicações é bem mais comum no HOF do que no HOSC.[33,38] Entretanto, a incidência de abortamentos independe da gravidade do hipotiroidismo e está condicionada aos ajustes da terapia com L-T_4. Quando eles foram inadequados, 60% das gestantes com HOF e 71,4% daquelas com HOSC abortaram, e somente 20% e 21,4%, respectivamente, alcançaram o parto a termo. Em contrapartida, quando o tratamento foi apropriado, 100% das pacientes com HOF e 90,5% daquelas com HOSC tiveram parto a termo, sem abortamentos em nenhum dos grupos (Fig. 27.1).[33]

HOF materno pode gerar efeitos adversos para o feto, tais como prematuridade, malformações, morte perinatal etc.[2,3,33,38] Na nossa experiência, entre 124 neonatos avaliados, houve 4 (3%) natimortos, e 9 (6%) apresentaram malformações, entre elas fissura anal, canal arterial e comunicação intra-atrial, palato pequeno, polidactilia e atresia biliar.[33]

A mãe é fonte exclusiva e predominante de T_4 para o feto no primeiro e segundo trimestres, respectivamente. Assim, hipotiroidismo ou hipotiroxinemia maternos nesses estágios podem afetar seriamente o desenvolvimento psiconeurointelectual do feto, diferentemente do último trimestre, quando o concepto provê a maior parte de seu *status* tiroidiano (Fig. 27.2).[38] De fato, tem sido relatado serem mais comuns déficit intelectual e retardo no desenvolvimento neuropsicológico em crianças cujas mães se apresentaram com hipotiroidismo ou hipotiroxinemia durante o primeiro trimestre da gravidez do que em filhos de mães eutiróideas no mesmo estágio da gestação.[39,40]

Na nossa visão, durante o primeiro trimestre da gestação, uma sistemática pesquisa de hipotiroidismo e alteração do *status* nutricional de iodo – com eventual correção desses problemas, se necessário – é benéfica para o potencial psiconeurointelectual da criança e a saúde da mãe.

Foi também reportado que baixos níveis maternos de tiroxina no início da gestação aumentariam o risco para fetos em apresentação de nádegas no momento do parto.[41] Além disso, em estudo mais recente, hipotiroxinemia no primeiro e segundo trimestres implicou risco aumentado para parto prematuro/macrossomia fetal e diabetes gestacional, respectivamente.[42]

Hipotiroidismo subclínico também pode estar associado a um desfecho adverso, tanto para a mãe como o feto. O tratamento com L-tiroxina mostrou-se capaz de melhorar os resultados obstétricos, mas não ficou provado que ele modifica a longo prazo o desenvolvimento neurológico do feto.[3,4] No entanto, visto que os potenciais benefícios superam os riscos potenciais, as diretrizes da força tarefa internacional recomendam a reposição de L-T_4 nesses casos.[4]

Tratamento

Tanto o hipotiroidismo materno como o fetal sabidamente implicam sérios efeitos adversos sobre o feto. Portanto, hipotiroidismo materno deve ser evitado.

Se o hipotiroidismo tiver sido diagnosticado antes da gravidez, recomenda-se o ajuste da dose pré-concepção de L-T_4 para manter os níveis de TSH em até 2,5 μU/mL antes da gravidez.[3,4] Caso o hipotiroidismo seja diagnosticado durante a gestação, os testes de função tiróidea deverão ser normalizados o mais rapidamente possível. A dose de L-T_4 deve ser titulada para manter as concentrações de TSH < 2,5 μU/mL no primeiro trimestre (ou < 3 μU/mL no segundo e terceiro trimestres). Alternativamente, o TSH pode ser mantido nos valores normais específicos para cada trimestre gestacional.[3,4]

Quando o hipotiroidismo é diagnosticado durante a gravidez, deve-se iniciar de imediato a reposição de L-tiroxina (L-T_4). Na maioria das mulheres com diagnóstico prévio de hipotiroidismo, a dose da L-T_4 precisa ser aumentada ao longo da gravidez (usualmente em 30-50%), geralmente a partir de quarta à sexta semana de gestação.[3,42] Na série de Alexander e cols.,[43] elevação da dose da L-T_4 foi necessária em 17 de 20 gestações (85%). O aumento médio foi de 46%, e se fez necessário já na quinta semana de gestação. Em média, ocorreu a partir da oitava semana, e o incremento da dose atingiu um platô na 16.ª semana. Entre 16 pacientes com hipotiroidismo primário,

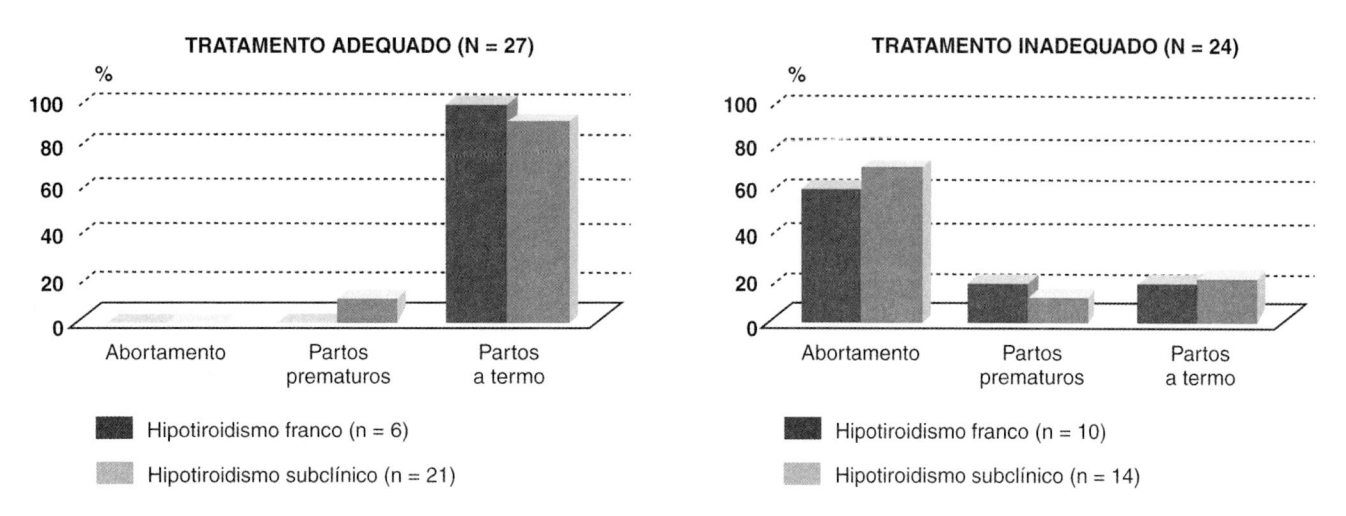

Fig. 27.1 Os gráficos comparam o desfecho da gravidez em 27 mulheres com hipotiroidismo pré-gestacional que receberam doses adequadas de L-tiroxina durante a gravidez a 24 mulheres em que a reposição de L-T_4 não foi apropriada, permanecendo hipotiróideas. Um número significativamente maior de abortamentos e partos prematuros foi observado nas gestantes que permaneceram em hipotiroidismo franco ou subclínico. (Adaptado da Ref. 33.)

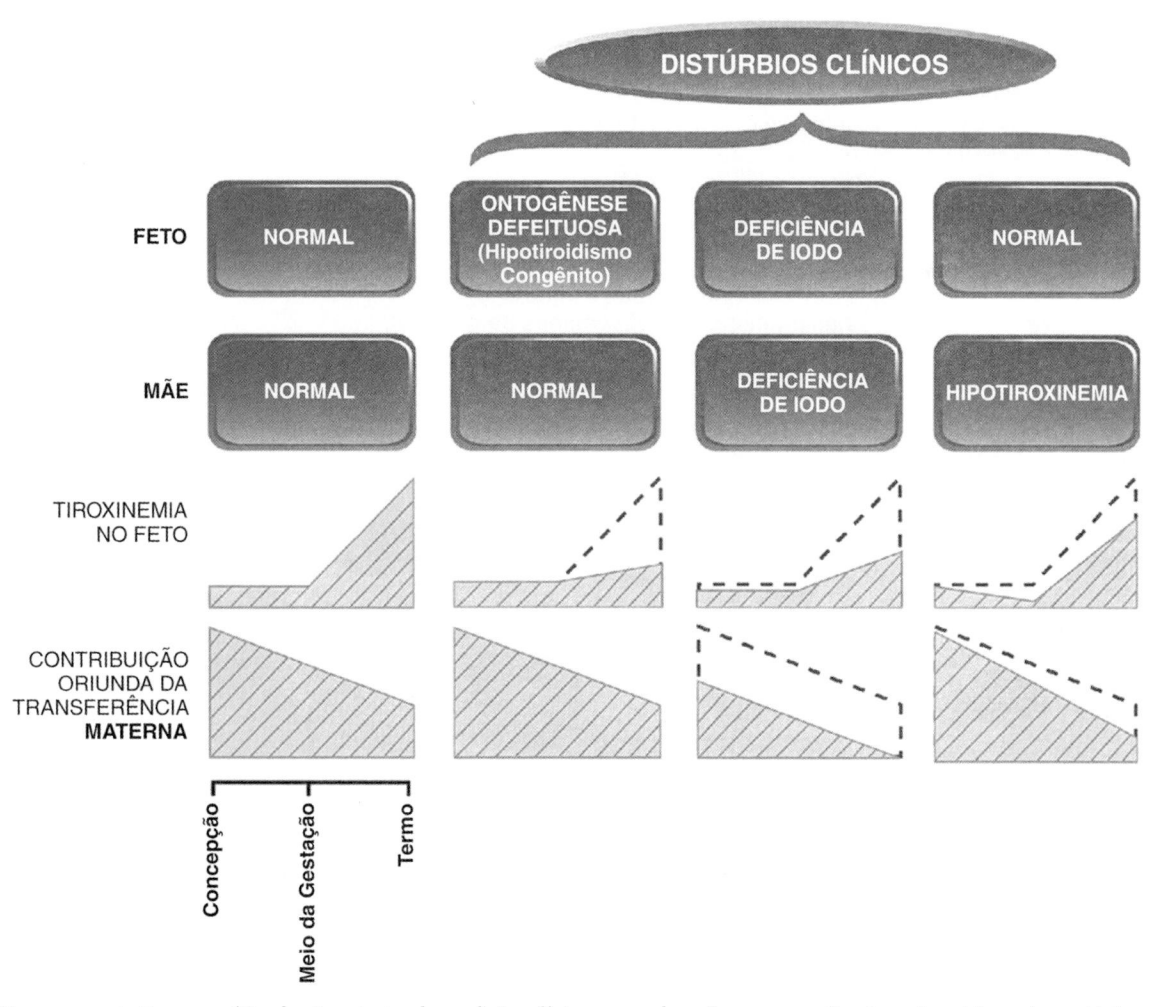

Fig. 27.2 Uma representação esquemática dos 3 conjuntos de condições clínicas que podem afetar apenas o feto (*ontogênese defeituosa*), a unidade materno-fetal (*deficiência de iodo*) ou somente a mãe (*doença tiroidiana auto-imune*), mostrando as contribuições relativas da alteração da função tiroidiana materna e/ou fetal que podem levar a anormalidades na tiroxinemia fetal. (Adaptado da Ref. 38.)

QUADRO 27.4
Regra para Ajuste da Dose da L-Tiroxina (L-T_4), uma vez Diagnosticada a Gravidez, de acordo com os Níveis de TSH

TSH Sérico (μU/mL)	Aumento na Dose de L-T_4 (μg/dia)
5–10	25–50
10–20	50–75
>20	~100

Adaptado da Ref. 3.

10 (62,5%) necessitaram de aumento da dose da L-T_4 (incremento médio de aproximadamente 21%).[44] Em estudo mais recente,[45] 86,5% das gestantes hipotiróideas necessitaram aumentar a dose da L-T_4 em 1 a mais vezes.

Em nossa experiência, 70% das pacientes requerem incremento da dose, com um aumento médio de 46 μg/dia. Após o parto, retorno à dose pré-gravídica foi possível em 69% dos casos.[33]

Alguns autores têm sugerido um aumento de 25 a 50 μg na dose diária da L-T_4, tão logo seja confirmada a gravidez.[42] Outros propõem que esse incremento seja em torno de 30%.[43] Após 4 a 8 semanas, faz-se um novo ajuste da dose, de acordo com os níveis de TSH. Esses últimos devem ser mantidos entre 0,4 e 2,5 μU/mL.[33] Uma regra prática para ajuste da dose da L-T_4 de acordo com os níveis de TSH está especificada no Quadro 27.4.[3]

A necessidade para aumento da dose da L-T_4 é geralmente maior em pacientes submetidas a ablação da tiróide (sobretudo cirúrgica) ou com atireose do que naquelas com tiroidite de Hashimoto.[3,46]

Elevação nos níveis de TBG, desiodinação placentária da L-T_4 e resposta deficiente de uma tiróide patológica ao estímulo com hCG são os principais motivos que determinam aumento dos requerimentos diários de L-T_4.[41]

Em pacientes positivas para o anti-TPO sem diagnóstico prévio de hipotiroidismo, recomendamos a reposição de L-T_4 no início da gestação se TSH > 4 μU/mL ou TSH entre 2–4 μU/mL, mas com níveis de fT_4 baixos ou normais-baixos (Fig. 27.3).

CONCLUSÕES GERAIS

1. Nem hipertiroidismo (HR) nem hipotiroidismo (HO) inviabilizam a possibilidade de conceber.
2. Níveis elevados de TRAb na mãe, independentemente do *status* funcional tiroidiano, implicam valor prognóstico alto para HR fetal.
3. Elevada freqüência de malformações congênitas pode ser observada tanto no HR quanto no HO.
4. Tratamento rápido e apropriado da disfunção tiroidiana, seja ela clínica ou subclínica, bem como controle estrito e freqüente, permite minimizar os riscos e, de um modo geral, leva as gravidezes a termo, sem complicações para a mãe ou para o desenvolvimento psiconeurointelectual do recém-nascido.
5. Nós propomos uma estratégia sistemática de detecção de disfunção e auto-imunidade tiroidianas durante a gravidez, conforme ilustrado nas Figs. 27.3 e 27.4.

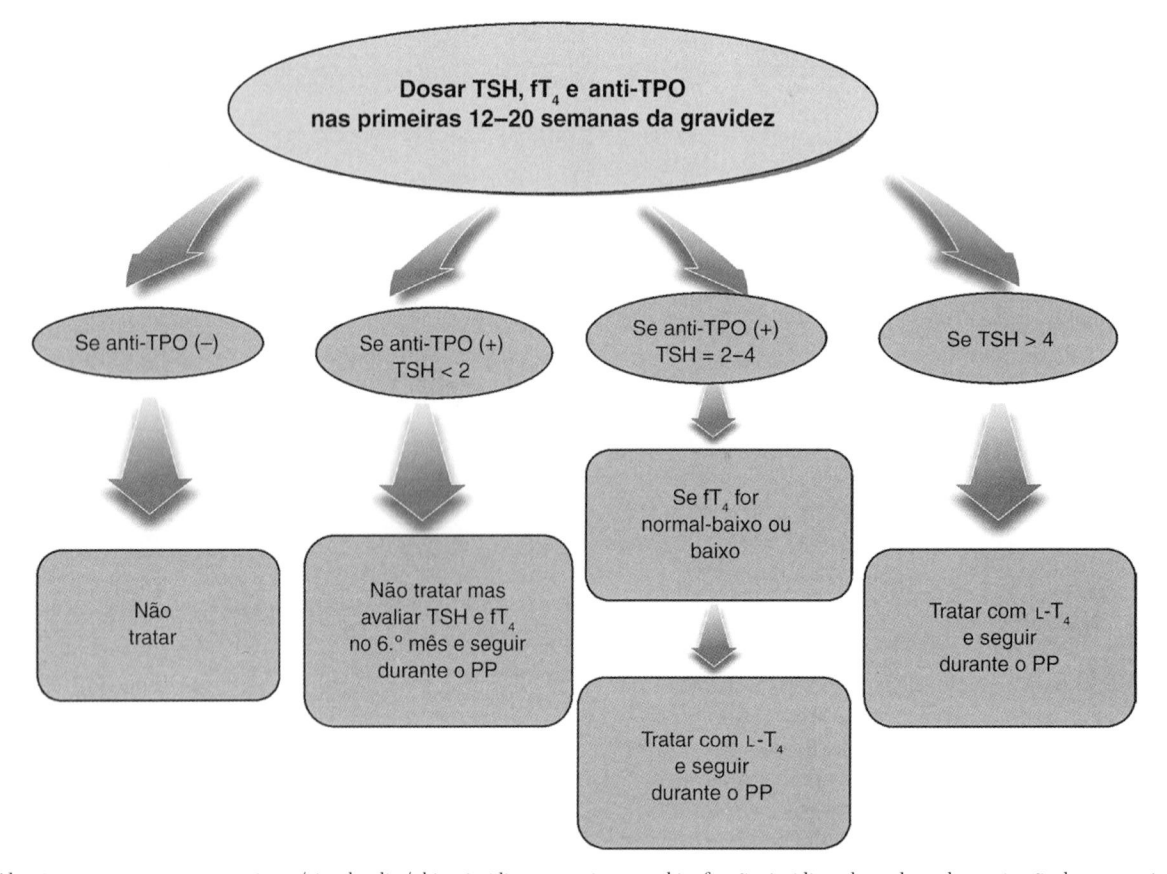

Fig. 27.3 Algoritmo para o rastreamento sistemático dos distúrbios tiroidianos auto-imunes e hipofunção tiroidiana, baseado na determinação de auto-anticorpos para a tiroperoxidase (anti-TPO), TSH sérico e níveis de T_4 livre (fT_4) durante a fase inicial da gestação. (PP = pós-parto; L-T_4 = L-tiroxina.) (Adaptado da Ref. 46.)

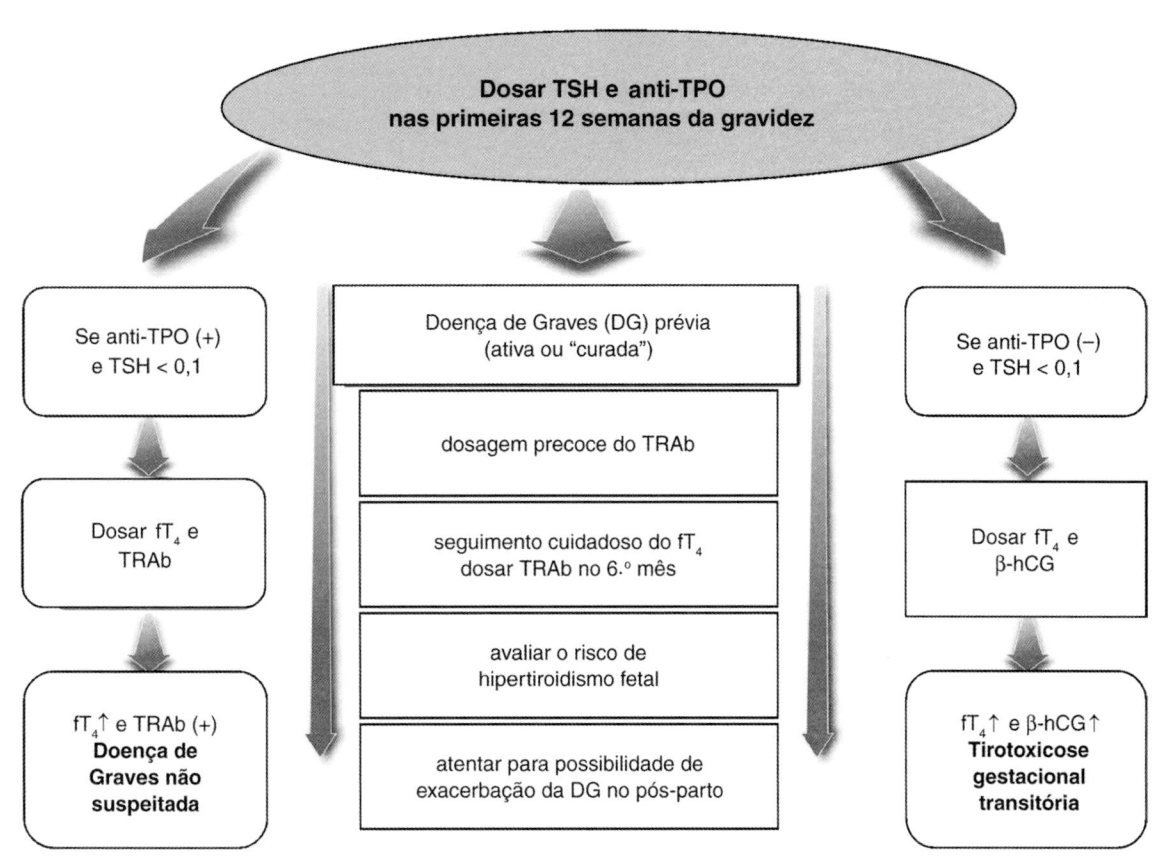

```
                    ┌─────────────────────────────────┐
                    │      Dosar TSH e anti-TPO       │
                    │  nas primeiras 12 semanas da    │
                    │            gravidez             │
                    └─────────────────────────────────┘
```

- Se anti-TPO (+) e TSH < 0,1 → Dosar fT$_4$ e TRAb → fT$_4$↑ e TRAb (+) **Doença de Graves não suspeitada**
- Doença de Graves (DG) prévia (ativa ou "curada"):
  - dosagem precoce do TRAb
  - seguimento cuidadoso do fT$_4$ dosar TRAb no 6.º mês
  - avaliar o risco de hipertiroidismo fetal
  - atentar para possibilidade de exacerbação da DG no pós-parto
- Se anti-TPO (–) e TSH < 0,1 → Dosar fT$_4$ e β-hCG → fT$_4$↑ e β-hCG↑ **Tirotoxicose gestacional transitória**

Fig. 27.4 Algoritmo com 3 etapas para o rastreamento sistemático da hiperfunção tiroidiana durante a gravidez. A 1.ª etapa permite o diagnóstico do hipertiroidismo não-suspeitado de origem auto-imune (doença de Graves – DG); a 2.ª etapa é direcionada para o diagnóstico da tirotoxicose gestacional transitória; a 3.ª etapa diz respeito às pacientes com DG prévia (ativa ou considerada curada). (fT$_4$ = T$_4$ livre.) (Adaptado da Ref. 46.)

BIBLIOGRAFIA

1. Marx H, Amin P, Lazarus JH. Hyperthyroidism and pregnancy. *BMJ*, 2008; *336*:663-7.
2. Okosieme OE, Marx H, Lazarus JH. Medical management of thyroid dysfunction in pregnancy and the postpartum. *Expert Opin Pharmacother*, 2008; *9*:2281-93.
3. Glinoer D, Abalovich M. Unresolved questions in managing hypothyroidism during pregnancy. *BMJ*, 2007; *335*:300-2.
4. Abalovich M, Amino N, Barbour LA, et al. Management of thyroid dysfunction during pregnancy and postpartum: an Endocrine Society Clinical Practice Guideline. *J Clin Endocrinol Metab*, 2007; *92*(8 suppl):S1-47.
5. Glinoer D, Nayer P, Bordoux P, et al. Regulation of maternal thyroid during pregnancy. *J Clin Endocrinol Metab*, 1990; *71*:276-87.
6. Mestman JH, Goodwin M, Montoro M. Thyroid disorders of pregnancy. *Endocrinol Metabol Clin North Am*, 1995; *14*:41-71.
7. Glinoer D. The regulation of thyroid function in pregnancy: pathways of endocrine adaptation from physiology to pathology. *Endocr Rev*, 1997; *18*:404-33.
8. Pekonen F, Alfthan H, Stenman UH, Ylikorkala O. Human chorionic gonadotropin (HCG) and thyroid function in early human pregnancy: circadian variation and evidence for intrinsic thyrotropic activity of HCG. *J Clin Endocrinol Metab*, 1988; *63*:853-6.
9. Glinoer D. Maternal thyroid function in pregnancy. *J Endocrinol Invest*, 1993; *16*:374-8.
10. Glinoer D. What happens to the normal thyroid during pregnancy? *Thyroid*, 1999; *9*:631-5.
11. Vulsma T, Gons MH, De Vijlder JJM. Maternal fetal transfer of thyroxine in congenital hypothyroidism due to a total organification defect or thyroid agenesis. *N Engl J Med*, 1989; *321*:13-6.
12. Contempré B, Jauniaux E, Calvo R, et al. Detection of thyroid hormones in human embryonic cavities during the first trimester of pregnancy. *J Clin Endocrinol Metab*, 1993; *77*:1719-22.
13. Smyth PPA. Variation in iodine handling during normal pregnancy. *Thyroid*, 1999; *9*:637-42.
14. Mestman JH. Hyperthyroidism in pregnancy. *Best Pract Res Clin Endocrinol Metab*, 2004; *18*:267-88.
15. Glinoer D. Management of hypo- and hyperthyroidism during pregnancy. *Growth Horm IGF Res*, 2003; *13*(suppl. A):S45-54.
16. Goodwin TM. Hyperemesis gravidarum. *Obstet Gynecol Clin North Am*, 2008; *35*:401-17.
17. Panesar NS, Li CY, Rogers MS. Reference intervals for thyroid hormones in pregnant Chinese women. *Ann Clin Biochem*, 2001; *38*:329-32.
18. Gutierrez S, Abalovich M, Alcaraz G, et al. Thyrotoxicosis complicating pregnancy: evolution in 104 cases. Mayo Clinic Course: "Thyroid disease in pregnancy and the post partum period". Amelia Island, Florida, USA, Nov 6-8, 1998, p. 61.
19. Casey BM, Dashe JS, Wells CE, et al. Subclinical hyperthyroidism and pregnancy outcomes. *Obstet Gynecol*, 2006; *107*:337-41.
20. Waltman PA, Brewer JM, Lobert S. Thyroid storm during pregnancy. A medical emergency. *Crit Care Nurse*, 2004; *24*:74-9.
21. Anselmo J, Cao D, Karrison T, et al. Fetal loss associated with excess thyroid hormone exposure. *JAMA*, 2004; *292*:691-5.
22. Mortimer RH, Cannell GR, Addison RS, et al. Methimazole and propylthiouracil equally cross the perfused human term placental lobule. *J Clin Endocrinol Metab*, 1997; *82*:3099-102.
23. Brent GA. Clinical practice. Graves' disease. *N Engl J Med*, 2008; *358*:2594-605.
24. Azizi F. The safety and efficacy of antithyroid drugs. *Expert Opin Drug Saf*, 2006; *5*:107-16.

25. Karg E, Bereg E, Gaspar L, et al. Aplasia cutis congenita after methimazole exposure in utero. *Pediatr Dermatol*, 2004; *21*:491-4.
26. Barbero P, Ricagni C, Mercado G, et al. Choanal atresia associated with prenatal methimazole exposure: three new patients. *Am J Med Genet*, 2004; *129A*:83-6.
27. Millar LK, Wing DA, Leung AS, et al. Low birth weight and preeclampsia in pregnancies complicated by hyperthyroidism. *Am J Obstet Gynecol*, 1994; *84*:946-9.
28. Peleg D, Cada S, Peleg A, Ben-Ami M. The relationship between maternal serum stimulating immunoglobulin and fetal and neonatal thyrotoxicosis. *Obstet Gynecol*, 2002; 99:1040-3.
29. Pruyn SC, Phelan JP, Buchanan GC. Long-term propranolol therapy in pregnancy: maternal and fetal outcome. *Am J Obstet Gynecol*, 1979; *135*:485-9.
30. Ghanem FA, Movahed A. Use of antihypertensive drugs during pregnancy and lactation. *Cardiovasc Ther*, 2008; *26*:38-49.
31. Vazquez A, Alcaraz G, Abalovich M, et al. Fetal hyper and hypothyroidism in two patients accidentally receiving 131 iodine therapy during pregnancy. Mayo Clinic Course: "Thyroid disease in pregnancy and the post partum period"; Amelia Island, Florida, USA, Nov 6-8, 1998, p. 61.
32. Nava-Ocampo AA, Soldin OP, Koren G. Hypothyroidism during pregnancy. *Can Fam Physician*, 2004; *50*:549-51.
33. Abalovich M, Gutierrez S, Alcaraz G, et al. Overt and subclinical hypothyroidism complicating pregnancy. *Thyroid*, 2002; *12*:63-8.
34. Poppe K, Glinoer D. Thyroid autoimmunity and hypothyroidism before and during pregnancy. *Human Reprod*, 2003; 9:1-13.
35. Poppe K, Velkeniers B, Glinoer D. The role of thyroid autoimmunity in fertility and pregnancy. *Nat Clin Pract Endocrinol Metab*, 2008; *4*:394-405.
36. Devdhar M, Ousman YH, Burman KD. Hypothyroidism. *Endocrinol Metab Clin North Am*, 2007; *36*:595-615.
37. Alfadda A, Tamilia M. Preeclampsia-like syndrome that is associated with severe hypothyroidism in a 20-week pregnant woman. *Am J Obstet Gynecol*, 2004; *191*:1723-4.
38. Glinoer D, Delange F. The potential repercussions of maternal, fetal and neonatal hypothyroxinemia on the progeny. *Thyroid*, 2000; *10*:871-87.
39. Haddow JE, Palomaki GE, Allan WC, et al. Maternal thyroid deficiency during pregnancy and subsequent neuropsychological development of the child. *N Engl J Med*, 1999; *341*:549-55.
40. Pop VJ, Brouwers EP, Vader HL, et al. Maternal hypothyroxinaemia during early pregnancy and subsequent child development: a 3-year follow up study. *Clin Endocrinol* (Oxf), 2003; *59*:282-8.
41. Pop VJ, Brouwers EP, Wijnen H, et al. Low concentrations of maternal thyroxin during early gestation: a risk factor of breech presentation? *BJOG*, 2004; *111*:925-30.
42. Toft A. Increased levothyroxine requirements in pregnancy – why, when, and how much? *N Engl J Med* 2004; *351*:292-4.
43. Alexander EK, Marqusee E, Lawrence J, et al. Timing and magnitude of increases in levothyroxine requirements during pregnancy in women with hypothyroidism. *N Engl J Med*, 2004; *351*:241-9.
44. Neto LV, de Almeida CA, da Costa SM, Vaisman M. Prospective evaluation of pregnant women with hypothyroidism: implications for treatment. *Gynecol Endocrinol*, 2007; *23*:138-41.
45. Verga U, Bergamaschi S, Cortelazzi D, et al. Adjustment of levothyroxine substitutive therapy in pregnant women with subclinical, overt or postablative hypothyroidism. *Clin Endocrinol* (Oxf), 2008 Sep 2 [Epub ahead of print].
46. Glinoer D. The systematic screening and management of hypothyroidism and hyperthyroidism during pregnancy. *Trends Endocrinol Metab*, 1998; 9:403-11.

28 Manuseio da Disfunção Tiroidiana Subclínica

Carlos E. Coelho, José Luciano Albuquerque, Eliane Moura

INTRODUÇÃO

A disfunção tiroidiana subclínica é, por sua natureza, um diagnóstico laboratorial. Engloba duas condições: o hipotiroidismo subclínico e o hipertiroidismo subclínico. O primeiro pode ser definido como uma condição em que os níveis séricos de TSH estão elevados, enquanto os do T_4, T_3, T_4 livre (FT_4) e T_3 livres estão normais. O inverso ocorre no hipertiroidismo subclínico, ou seja, supressão do TSH, com níveis normais dos hormônios tiroidianos.[1-3]

Existem outras situações clínicas a considerar, nas quais alterações laboratoriais similares são encontradas, mas não refletem hipo- nem hipertiroidismo. Por exemplo, após doenças graves alguns pacientes desenvolvem elevação transitória do TSH, o qual retorna ao normal com o tempo.[4-5] Elevação temporária do TSH é também comum na fase de recuperação das tiroidites subagudas e tiroidite pós-parto.[6] Por outro lado, supressão do TSH pode resultar da "síndrome do eutiróideo doente",[7,8] da administração de medicações como glicocorticóides e dopamina[9-10] e após a terapia do hipertiroidismo, quando pode haver um retardo na recuperação dos tirotrofos hipofisários.[11]

HIPOTIROIDISMO SUBCLÍNICO (HSC)

Epidemiologia

A prevalência de HSC não é uniforme em determinada população. Nos Estados Unidos (EUA), situa-se entre 4 e 9%.[12,13] Entretanto, se considerarmos mulheres com idades acima de 60 anos, essa prevalência pode ser tão alta quanto 20%.[13-15] Em homens, ela também aumenta com a idade, mas provavelmente nunca é tão alta.[12] Com relação à raça, HSC é três vezes mais comum em brancos do que em negros.[12] A ocorrência do problema é também maior em pacientes com história familiar de doença tiroidiana, pacientes com distúrbios auto-imunes como *diabetes mellitus* tipo 1 ou com história prévia de irradiação externa em pescoço e face.

Nos estudos de Framingham,[16,17] entre 2.139 indivíduos acima de 60 anos, 10,3% tinham níveis de TSH elevados (> 5 mUI/L). Destes, 2,5% tinham hipotiroidismo clínico ou franco (ou seja, elevação do TSH associada a valores baixos de T_4) e o restante (7,9%), HSC. Em mulheres, a prevalência foi maior (5,9%) do que em homens (2,3%).

O estudo NHANES III, publicado em 2003, contou com uma amostra de 17.353 indivíduos, com idade igual ou superior a 12 anos, constituindo uma amostra representativa da população dos EUA, do ponto de vista geográfico e étnico. Foi encontrado 4,6% de hipotiroidismo (4,3% subclínico e 0,3% franco). Cerca de 18% desses indivíduos, que desconheciam ter disfunção tiroidiana, apresentavam anticorpos antitiroidianos circulantes. Mais recentemente, em estudo realizado entre 25.862 indivíduos do Colorado (EUA),[13] 9,5% do total e 20% da população idosa tinham elevação do TSH sérico.

A progressão do HSC para hipotiroidismo franco (HOF) depende da causa e do grau de dano da função tiroidiana. Essa progressão é mais rápida quando a etiologia do HSC for a tiroidite de Hashimoto. Nessa condição, o dano auto-imune para a glândula tiróide parece ser um processo contínuo. Anticorpo antitiroglobulina (anti-Tg) e, principalmente, o anticorpo antitiroperoxidase (anti-TPO) são marcadores úteis de progressão para o HOF.[1-3] Com valores de TSH > 8 mUI/L, na presença de anti-Tg e/ou anti-TPO, a insuficiência tiroidiana clinicamente detectável tenderá a ocorrer na proporção de 7% ao ano. Quando os níveis de TSH forem > 14 mUI/L, a progressão será de 20% ao ano, e de 80% ao ano quando analisados indivíduos com mais de 65 anos de idade e TSH > 20 mUI/L.[19]

Em um estudo recente,[20] 107 pacientes (93 mulheres e 14 homens) com HSC e idade > 55 anos foram acompanhados por 6–72 meses (média de 31,7 meses), através de dosagens periódicas de TSH e T_4 livre. Vinte e oito pacientes (26,8%) desenvolveram HOF, enquanto normalização do TSH aconteceu em 40 (37,4%). A incidência de HOF foi de 9,91 casos por 100 pacientes-ano, mas variou de acordo com o nível do TSH inicial: 1,76, 19,67 e 73,47 casos por 100 pacientes-ano, com valores de TSH entre 5–9,9, 10–14,9 e 15–19,9 mUI/L, respectivamente.[20]

Etiologia

As condições que levam ao HSC são as mesmas que causam o hipotiroidismo clínico, sobretudo a tiroidite de Hashimoto (Quadro 28.1). A reposição inadequada para o tratamento do hipotiroidismo clínico é outra causa de elevação do TSH sérico, bem como o tratamento do hipertiroidismo com cirurgia ou, sobretudo, o radioiodo.[1,2] Ademais, certas drogas, como amiodarona, carbonato de lítio ou interferon-alfa, podem, por mecanismos distintos, levar ao surgimento de hipotiroidismo franco ou subclínico. Elevação do TSH é também vista durante a recuperação de tiroidites destrutivas (virais ou auto-imunes), bem como em pacientes cuja dose da L-tiroxina

QUADRO 28.1
Causas Comuns de Elevação do TSH Sérico, sem Modificação do T_4 ou T_3 Livres

1. Hipotiroidismo subclínico
   a. Tiroidite de Hashimoto
   b. Pós-tratamento da doença de Graves (cirurgia ou radioiodo)
   c. Tratamento inadequado do hipotiroidismo
   d. Terapia com amiodarona ou lítio
   e. Radioterapia da região cervical
2. Não associada ao hipotiroidismo subclínico
   a. Síndrome do eutiróideo doente
   b. Doença de Addison não tratada
   c. Tratamento inadequado do hipotiroidismo
   d. Anticorpos anti-TSH
   e. Tratamento com metoclopramida ou domperidona
   f. Síndromes de resistência ao hormônio tiroidiano

foi recentemente ajustada (são necessárias até 8 semanas para a normalização do TSH).[1,6]

Por outro lado, em algumas situações, podemos encontrar elevação do TSH na ausência de hipotiroidismo (Quadro 28.1). Entre elas se incluem pacientes hospitalizados, durante a fase de recuperação de doenças graves (síndrome do eutiróideo doente), quando o TSH geralmente não excede 20 mUI/L, uso de medicações que reduzem a atividade da via dopaminérgica (p.ex., antieméticos e antipsicóticos), presença de anticorpos heterófilos contra proteínas do camundongo (podem falsamente elevar o TSH, com alguns ensaios), mutações no gene da subunidade β do TSH, doença de Addison não tratada etc.[1–5]

Quadro Clínico

Hipotiroidismo subclínico (HSC), por definição, implica ausência de sintomas. No entanto, dados significantes têm surgido, demonstrando que a disfunção tiroidiana subclínica tem consequências clínicas.

Os hormônios tiroidianos têm efeitos relevantes sobre o sistema cardiovascular. Disfunção diastólica do ventrículo esquerdo é a anormalidade cardíaca mais usual em casos de HSC.[21,22] Caracteriza-se por um relaxamento lentificado do miocárdio e prejuízo do enchimento ventricular precoce, tanto em repouso como após o exercício. A deficiência do hormônio tiroidiano leva à redução na internalização de cálcio no miócito e maior transcrissão de α-miosina em relação a β, com consequente redução na capacidade contrátil do miócito. Estudos recentes empregando ressonância magnética e ecodopplercardiografia também evidenciaram deficiência sistólica do ventrículo esquerdo em pacientes com HSC. Além disso, tem sido relatado que o HSC está associado com alteração de várias respostas cardiopulmonares ao exercício.[23]

Risco aumentado de hipertensão é outra alteração observada. Tal achado deve-se a três fatores principais: aumento na resistência vascular periférica, disfunção endotelial e aumento de rigidez da parede arterial.[27,32]

Com relação aos desfechos cardiovasculares, tais como doença cardiovascular aterosclerótica, os dados são ainda incompletos. Um grande estudo epidemiológico (estudo de Rotterdam)[24] mostrou associação entre HSC e infarto agudo do miocárdio (IAM). Os mecanismos dessa associação precisam ser mais bem esclarecidos. Algumas evidências apontam para um perfil lipídico aterogênico, caracterizado por níveis elevados de lipoproteínas de baixa densidade (LDL) oxidadas.[25,26] Foi também relatada elevação de homocisteína,[27] triglicerídeos[28] e proteína C reativa,[28] bem como alteração do perfil hemostático, o que levaria a um estado de hipercoagulabilidade.[29] Essas alterações seriam mais evidentes com níveis de TSH > 10 mUI/L.[23] Um estudo recente[30] apenas detectou elevação do LDL-c, mas a relação entre esse achado e HSC não se manteve quando ajustada para outras variáveis (idade, sexo, raça e uso de drogas hipolipemiantes).

Não existem claras evidências nem estudos publicados que apóiem o tratamento precoce do HSC para prevenir os eventos cardiovasculares ou a progressão de uma doença cardiovascular já existente. Contudo, a maioria das evidências aponta para anormalidades múltiplas dos mecanismos básicos, reversíveis, na sua maioria, pelo uso da L-T_4.[33]

Com relação aos sintomas sistêmicos, os estudos não têm demonstrado nítida correlação entre HSC e prevalência aumentada de sintomas. Cooper et al.[34] demonstraram presença significativa dos sintomas clínicos de hipotiroidismo nos pacientes com HSC comparados com os controles eutiroidianos. Além disso, 50% dos pacientes tratados e 12% dos que receberam placebo relataram melhora clínica após correção da elevação do TSH com levotiroxina, sugerindo que essa freqüência aumentada de sintomas estava relacionada com uma deficiência mínima nos hormônios tiroidianos. Nos estudos de Nyström et al,[35] a diminuição em 50% no índice de sintomas durante o período de tratamento sugere que essa sintomatologia independe dos valores séricos de T_4. Esse conceito, sustentado por Staub et al.,[36] mostrou aumento linear estatisticamente significativo do índice de sintomas com valores de TSH sérico. Outros estudos falharam em obter resultados similares.[37–39] Podemos concluir que, em uma área de pesquisa que vem se modificando rapidamente, vários estudos demonstraram alterações clínicas e bioquímicas, reversíveis na sua maioria pela reposição de L-T_4. No entanto, não há ainda evidências conclusivas de que essas alterações sejam clinicamente relevantes e que venham implicar melhora do prognóstico se o paciente for tratado.

Existem também evidências de que certas doenças psiquiátricas, como síndrome do pânico e depressão, sejam mais comuns no HSC do que em indivíduos eutiróideos. Além disso, pacientes com HSC e depressão podem apresentar resposta insatisfatória às drogas antidepressivas, caso não estejam recebendo L-tiroxina.[40]

Tratamento

Sem dados nítidos para indicar quem deve ser tratado e a que nível de TSH o tratamento deve ser iniciado, um painel de consenso foi formado por especialistas em doenças tiroidianas. As recomendações desse consenso, resultantes de uma revisão de virtualmente toda a literatura disponível, foram publicadas em janeiro de 2004.[41] Em casos de HSC, a reposição de L-T_4 estaria indicada para TSH >10 mUI/L. Tais pacientes progridem para hipotiroidismo franco na taxa de até 5% ao ano.[41]

Outros grupos com maior risco para progressão para hipotiroidismo franco são pacientes com anticorpos anti-TPO, prévio tratamento para hipertiroidismo, história familiar de doença tiroidiana, bócio e

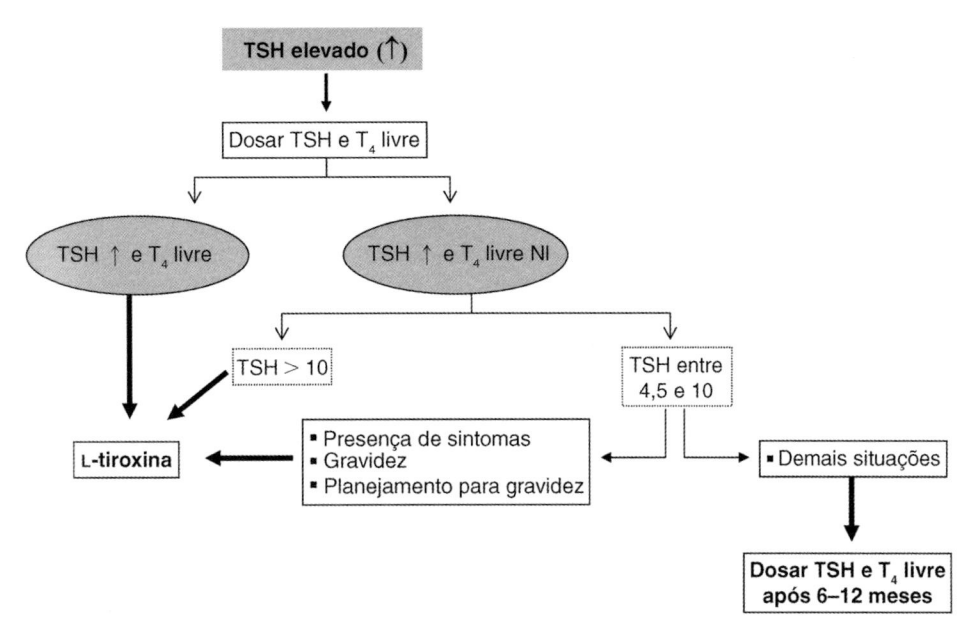

Fig. 28.1 Manuseio do hipotiroidismo subclínico (↓ = baixo; Nl = normal; FT$_4$ = T$_4$ livre).

idade > 60 anos.[33,41] Contudo, o painel ainda recomenda usar os níveis de TSH para iniciar a terapia na maioria desses pacientes. Finalmente, para valores de TSH entre 4,5 e 10 mUI/L, o tratamento não está rotineiramente recomendado, e o TSH deve ser checado a cada 6 a 12 meses. A exceção seriam gestantes e mulheres que pretendam engravidar em breve. Isso se deve ao fato de que a literatura apóia uma associação entre níveis elevados de TSH e complicações materno-fetais durante a gestação (p.ex., risco aumentado para abortamento espontâneo),[42,43] bem como conseqüências neuropsicológicas subseqüentes para o feto.[44,45] Também poderiam ser tratados pacientes com sintomas de hipotiroidismo. Nesse caso, seria feito um teste terapêutico de alguns meses com L-T$_4$, que seria mantida ou não, na dependência da resposta clínica (Fig. 28.1).

HIPERTIROIDISMO SUBCLÍNICO (SCH)

Epidemiologia

SCH é mais comum em mulheres, em idosos, na raça negra e em indivíduos com ingestão deficiente de iodo. Outras situações que implicam maior freqüência de SCH são presença de bócio, história familiar de tiropatia, uso de amiodarona ou L-tiroxina (L-T$_4$), além de existência de fibrilação atrial.[41]

Em um clássico estudo inglês,[18] realizado entre 1972 e 1974, 10% das mulheres e 0% dos homens tinham níveis de TSH < 0,5 mUI/L, dosado por ensaios não-sensíveis. Na fase de seguimento de 20 anos,[46] 73 de 1.704 sobreviventes (4,3%) tinham valores séricos do TSH < 0,5 mUI/L (limite de detecção de 0,05 mUI/L). Empregando-se um ensaio de terceira geração (limite de detecção de 0,01 mUI/L), a freqüência de SCH nos pacientes não medicados com L-T$_4$ foi de 0,6%. No estudo de Colorado,[13] 2,1% de 25.862 participantes apresentaram valores baixos do TSH, caindo esse percentual para 0,9% após exclusão de pacientes sob uso de L-T$_4$. Vários outros estudos demonstraram prevalências comparáveis para o SCH espontâneo (0,3 a 1,0%).[47] Na população idosa, a prevalência do SCH aumenta um pouco, mas não excede 2%. No estudo de Framingham,[48] entre 2.575 indivíduos com mais de 60 anos, 4% tinham valores baixos de TSH (< 0,1 mUI/L), metade dos quais era tratada com L-T$_4$. No Brasil, dados de um estudo realizado em cerca de 1.300 indivíduos de Bauru (SP) indicam uma prevalência de 1,14% (0,81% em homens e 1,4% em mulheres).[49]

Etiologia

As condições que geram SCH são as mesmas que levam ao hipertiroidismo franco (HF), ou seja, doença de Graves, bócio nodular tóxico, tiroidites subagudas, drogas etc. (Quadro 28.2).[50,51] Entre os pacientes hipotiróideos em uso de L-T$_4$, 14 a 21% têm supressão do TSH, o que indica que estão em uso de dose excessiva da medicação.[41,47] Em um estudo brasileiro recente,[52] a prevalência de hipo- e hipertiroidismo subclínico em pacientes em uso de amiodarona foi de 18 e 3,6%, respectivamente.

Pacientes com TSH suprimido mas detectável (> 0,1 mas < 0,45) raramente progridem para HF, enquanto aqueles com TSH

QUADRO 28.2

Etiologia do Hipertiroidismo Subclínico (SCH)

SCH Endógeno
Doença de Graves
Bócio nodular tóxico
Tiroidites subagudas
Tirotoxicose gestacional transitória

SCH Exógeno
L-tiroxina em doses excessivas (tratamento do hipotiroidismo)
L-tiroxina em doses supressivas (tratamento do câncer de tiróide)
Uso de amiodarona
Induzido por iodo
Tirotoxicose factícia etc.

< 0,1 mUI/L têm uma taxa de progressão de 1 a 2% ao ano.[18,53,54] Em muitos casos, o TSH normaliza com o tempo.[41] Pacientes com bócios nodulares volumosos e TSH baixo têm alto risco de progressão para HF se expostos a dieta ou fármacos ricos em iodo (p.ex., amiodarona).[55]

Diagnóstico

O SCH se caracteriza por supressão do TSH com níveis normais dos hormônios tiroidianos. Outras condições podem causar alterações laboratoriais similares e devem ser descartadas. Entre elas se incluem doenças psiquiátricas agudas e uso de certas drogas (p.ex., glicocorticóides, dopamina e, possivelmente, dobutamina). No hipotiroidismo central, o TSH pode estar suprimido, mas, usualmente, o FT_4 estará baixo também. Pacientes mais graves com a síndrome do eutiróideo podem também se apresentar com supressão do TSH, porém os valores do FT_4 e T_3 estarão igualmente baixos. Em casos de maior dificuldade no diagnóstico diferencial, pode-se excepcionalmente recorrer ao teste de estímulo do TSH com o TRH.[41,48,51,56]

SCH exógeno e formas transitórias do hipertiroidismo endógeno – tais como tiroidites subagudas (virais ou auto-imunes), tiroidite pós-parto, hipertiroidismo gestacional, tratamento do hipertiroidismo com ^{131}I etc. – são facilmente reconhecidos, em função da história clínica e do exame físico cuidadoso. Após a radioiodoterapia, alguns pacientes hipertiróideos podem permanecer por alguns meses (ou mesmo até 1 ano ou mais) com supressão do TSH, a despeito da normalização do FT_4 e T_3. As formas persistentes (doença de Graves, adenoma tóxico e bócio multinodular tóxico) podem oferecer maior grau de dificuldade na diferenciação diagnóstica, principalmente em pacientes idosos com bócios não-palpáveis. A captação do radiotraçador é usualmente normal, mas a sua distribuição pelo parênquima tiroidiano pode auxiliar no diagnóstico etiológico, assim como a ultra-sonografia da tiróide. A presença de sinais inflamatórios oculares, exoftalmia e/ou do anticorpo anti-receptor do TSH (TRAb) confirmam o diagnóstico da doença de Graves.[41,49,51,56]

Repercussões Clínicas

Tem havido inúmeras publicações sobre as implicações clínicas do SCH, particularmente no tocante ao sistema cardiovascular, esqueleto e sintomas (sistêmicos e neuropsiquiátricos).

SISTEMA CARDIOVASCULAR

O principal risco cardiovascular do SCH é a fibrilação atrial (FA), sobretudo em idosos. Um estudo relatou um risco três vezes maior em homens e mulheres com pelo menos 60 anos de idade e TSH ≤ 0,1 mUI/L.[57] Em um estudo mais recente, envolvendo 23.638 pessoas,[59] a prevalência de FA em pacientes com valores de TSH normais e baixos (< 0,4 mUI/L) foi de 2,3 e 13,3%, respectivamente (p < 0,01). Esses dados são de particular importância, uma vez que a FA está associada a risco aumentado para acidente vascular cerebral (AVC)[60] e morte.[61] A eventual identificação do hipertiroidismo e seu tratamento poderiam reverter a FA e significar a cura definitiva de um paciente.[49]

Em alguns estudos, mas não em todos, foram relatados outros efeitos adversos no coração, tais como aumento da freqüência cardíaca de repouso, do índice de massa do ventrículo esquerdo e da contratilidade cardíaca, além de disfunção diastólica e ocorrência de batimentos atriais ectópicos.[22,27,49,56,57] Ainda não está definido o impacto do tratamento do SCH sobre essas alterações.[41]

SAÚDE DO ESQUELETO

Vários estudos têm associado SCH com redução da densidade mineral óssea, sobretudo em mulheres pós-menopausadas, com perda mais importante de osso cortical. Também foi relatado que a perda da massa óssea é menor nas pacientes tratadas para o SCH. Existem evidências de que o SCH implicaria risco aumentado de fraturas osteoporóticas. Entretanto, isso ainda não foi demonstrado de forma convincente.[41,49,51,56]

SINTOMAS SISTÊMICOS E NEUROPSIQUIÁTRICOS

Os pacientes com SCH são geralmente assintomáticos. No entanto, em alguns estudos, a freqüência de sintomas de hipertiroidismo foi maior em casos de SCH do que em indivíduos com TSH normal.[41] Houve também alguns relatos sobre efeitos adversos do SCH na qualidade de vida.[62] No entanto, o único grande estudo que comparou os sintomas físicos e psicológicos de pacientes com SCH com os do grupo-controle falhou em mostrar qualquer diferença.[63]

OUTRAS IMPLICAÇÕES

No estudo de Rotterdam,[64] observou-se que pessoas com valores séricos reduzidos do TSH (< 0,4 mUI/L) tiveram maior risco de demência e doença de Alzheimer (RR = 3,5 para cada uma) após ajuste para idade e sexo. Adicionalmente, um grande estudo demonstrou aumento na mortalidade por todas as causas e, particularmente, por mortes cardiovasculares, em pacientes com mais de 60 anos que tinham TSH suprimido e não estavam em uso de $L-T_4$.[65]

Dessa forma, muito embora os estudos sejam escassos, existem agora evidências claras de que o hipertiroidismo subclínico não é somente uma condição bioquímica e sem relevância clínica, mas uma condição clínica sintomática que pode afetar a qualidade de vida, produzir efeitos orgânicos prejudiciais e causar a morte.

Avaliação e Tratamento

Diante do achado de TSH suprimido, deve-se sempre fazer uma nova dosagem do hormônio e investigar o uso de medicações como L-tiroxina ($L-T_4$), triiodotironina, amiodarona e ácido triiodotiroacético (Triac®). Uma vez confirmado o SCH endógeno, a investigação adicional inclui ultra-sonografia e cintilografia tiroidiana com captação do ^{131}I, que permitirão a distinção entre tiroidite destrutiva (captação do radioiodo nas 24 h [RAIU/24 h] muito baixa ou ausente) e hipertiroidismo por doença de Graves ou bócio nodular tóxico (RAIU/24 h elevada).

Nos pacientes hipotiróideos em uso de $L-T_4$, deve-se reduzir a dose da medicação e manter os níveis de TSH entre 0,5 e 2 mUI/L. Nos pacientes que foram tiroidectomizados por causa de carcinoma papilífero ou folicular e mantêm-se em terapia supressiva com $L-T_4$, a meta inicial são valores de TSH < 0,1 mUI/L. Nos casos de baixo risco para metástases, com tiroglobulina sérica < 0,1 ng/dL dosada sob estímulo de TSH, pode-se manter o TSH entre 0,1 e 0,3 mUI/L. Nos pacientes de alto risco, o recomendável é um TSH < 0,1 mUI/L. Nesses casos, deve-se considerar uso de propranolol em pacientes com taquicardia (sobretudo em idosos) e alendronato (se houver osteopenia ou osteoporose).

Diante de SCH endógeno, com TSH entre 0,1 e 0,45 mUI/L, o painel recomenda repetir o exame dentro de 3 meses ou, se houver fibrilação atrial (FA), doença cardíaca ou outro distúrbio grave, dentro de 2 semanas. Se o TSH se mantiver suprimido, devem ser tratados

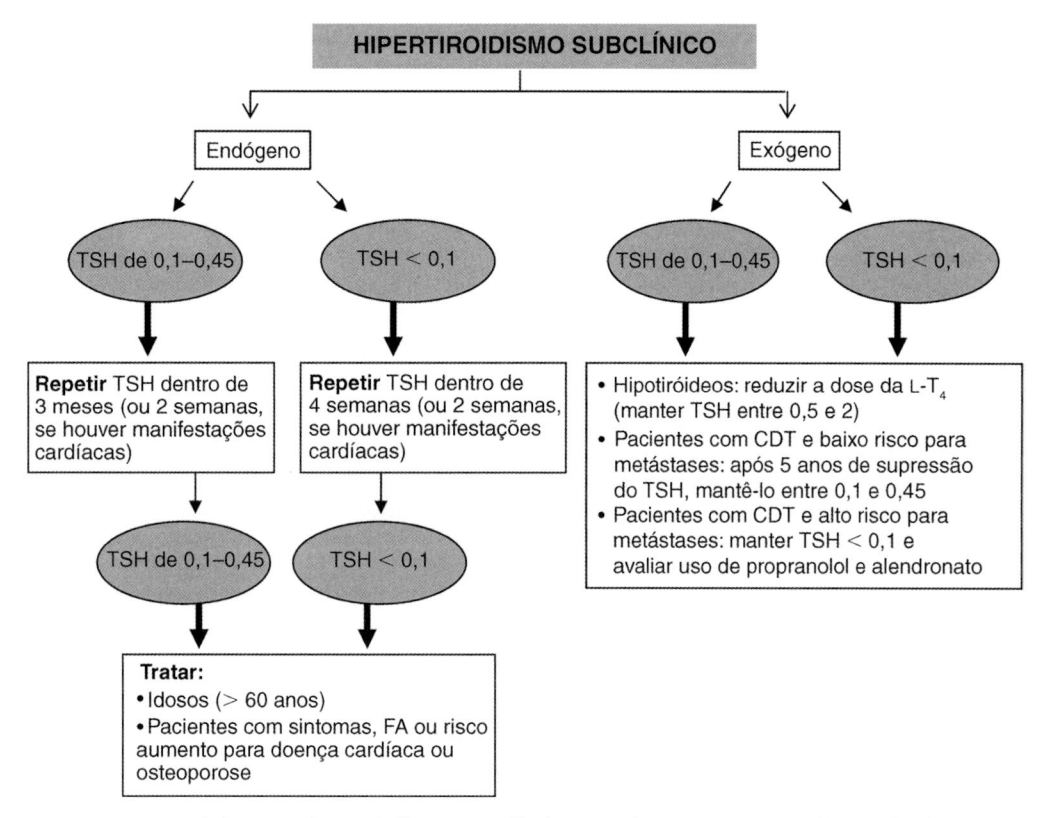

```
                    ┌─────────────────────────────┐
                    │ HIPERTIROIDISMO SUBCLÍNICO  │
                    └─────────────────────────────┘
                         ↓                    ↓
                    ┌─────────┐         ┌─────────┐
                    │ Endógeno│         │ Exógeno │
                    └─────────┘         └─────────┘
                    ↓         ↓          ↓         ↓
              (TSH 0,1-0,45)(TSH<0,1) (TSH 0,1-0,45)(TSH<0,1)
```

Fig. 28.2 Fluxograma para manuseio do hipertiroidismo subclínico (FA = fibrilação atrial; CDT = carcinoma diferenciado de tiróide; L-T$_4$ = L-tiroxina).

Ramo Endógeno:
- **Repetir** TSH dentro de 3 meses (ou 2 semanas, se houver manifestações cardíacas) → TSH de 0,1-0,45
- **Repetir** TSH dentro de 4 semanas (ou 2 semanas, se houver manifestações cardíacas) → TSH < 0,1

Tratar:
- Idosos (> 60 anos)
- Pacientes com sintomas, FA ou risco aumento para doença cardíaca ou osteoporose

Ramo Exógeno:
- Hipotiróideos: reduzir a dose da L-T$_4$ (manter TSH entre 0,5 e 2)
- Pacientes com CDT e baixo risco para metástases: após 5 anos de supressão do TSH, mantê-lo entre 0,1 e 0,45
- Pacientes com CDT e alto risco para metástases: manter TSH < 0,1 e avaliar uso de propranolol e alendronato

---

apenas os pacientes idosos (> 60 anos) e aqueles com sintomas de hipertiroidismo ou manifestações cardíacas. Os demais casos devem ser reavaliados a intervalos de 3 a 12 meses. Se o TSH for < 0,1 mUI/L, repete-se o exame dentro de 2 a 4 semanas, e, persistindo o SCH, são candidatos a tratamento os indivíduos idosos e os que tiverem sintomas, FA ou risco aumentado para doença cardíaca ou osteoporose (Fig. 28.2).[41]

RASTREAMENTO DA DISFUNÇÃO TIROIDIANA SUBCLÍNICA

A pesquisa de hipo- e hipertiroidismo subclínicos deve ser considerada para certos grupos populacionais em que são mais prevalentes, listados no Quadro 28.3.

QUADRO 28.3

Condições que Implicam Risco Aumentado para Hipo- e Hipertiroidismo Subclínicos

Mulheres > 60 anos[1,2]
História prévia de cirurgia tiroidiana, radioiodoterapia ou radioterapia externa (pescoço e face)[1]
Bócio difuso ou multinodular[1,2]
Diabetes tipo 1 ou outras doenças auto-imunes[1,2]
Fibrilação atrial[2]

[1]Hipotiroidismo subclínico.
[2]Hipertiroidismo subclínico.

BIBLIOGRAFIA

1. Biondi B, Cooper DS. The clinical significance of subclinical thyroid dysfunction. *Endocr Rev*, 2008; *29*:76-131.
2. Arrigo T, Wasniewska M, Crisafulli G, et al. Subclinical hypothyroidism: the state of the art. *J Endocrinol Invest*, 2008; *31*:79-84.
3. Devdhar M, Ousman YH, Burman KD. Hypothyroidism. *Endocrinol Metab Clin North Am*, 2007; *36*:595-615.
4. Wong ET, Bradley SG, Schultz AL. Elevations of thyroid-stimulating hormone during acute nonthyroidal illness. *Arch Intern Med*, 1981; *141*:973-5.
5. Bhakri HL, Fisher R, Khadri A et al. Longitudinal study of thyroid function in acutely ill elderly patients using a sensitive TSH assay. *Gerontology*, 1990; *36*:140-4.
6. Pearce EN, Farwell AP, Braverman LE. Thyroiditis. *N Engl J Med*, 2003; *348*:2646-55.
7. Wehman RE, Gregerman RI, Burns WH, et al. Suppression of thyrotropin in the low thyroxine state of severe nonthyroidal illness. *N Engl J Med*, 1985; *312*:546-52.
8. Van Der Berghe G, de Zegher F, Lauwers P. Dopamine and the sick euthyroid syndrome in critical illness. *Clin Endocrinol*, (Oxf), 1994; *41*:731-7.
9. Banker G, Raida M, Olbricht T, et al. TSH secretion in Cushing's syndrome: relation to glucocorticoid excess, diabetes, goiter and the sick euthyroid syndrome. *Clin Endocrinol* (Oxf), 1990; *33*:777-86.
10. Lee E, Chen P, Rao H, et al. Effect of acute high dose dobutamine administration on serum thyrotropin (TSH). *Clin Endocrinol* (Oxf), 1999; *50*:487-92.
11. Uy HL, Reasner CA, Samuels, MH. Pattern of recovery of the hypothalamic-pituitary-thyroid axis following radioidine therapy in patients with Graves' disease. *Am J Med*, 1995; *99*:173-9.
12. Hallowell JG, Staehling NW, Flanders WD, et al. Serum TSH, T4, Thyroid antibodies in the United States population (1988 to 1994):

National Health and Nutrition Examination Survey (NHANES III) Prevalence Study. *Arch Intern Med*, 2000; *160*:526-34.
13. Canaris GJ, Manowitz NR, Mayor G, et al. The Colorado Thyroid Disease Prevalence Study. *Arch Int Med*, 2000; *160*:526-34.
14. Parle JV, Franklyn JA, Cross KW, et al. Prevalence and follow up of abnormal thyrotrophin (TSH) concentrations in the elderly in the United Kingdom. *Clin Endocrinol* (Oxf), 1991; *34*:77-83.
15. Robuschi G, Safran M, Braverman LE, et al. Hypothyroidism in the elderly. *Endocr Rev*, 1987; *8*:142-53.
16. Sawin CT, Castelli WP, Hershman JM, et al. The aging thyroid. Thyroid deficiency in the Framingham Study. *Arch Intern Med*, 1985; *145*:1368-80.
17. Rosenthal MJ, Hunt WC, Garry PJ, Goodwin JS. Thyroid failure in the elderly. Microsomal antibodies as discriminant for therapy. *JAMA*, 1987; *258*:209-13.
18. Vanderpump MP, Tunbridge WM, French JM, et al. The incidence of thyroid disorders in the community: a twenty-year follow-up of the Whickman Survey. *Clin Endocrinol* (Oxf), 1995; *43*:55-68.
19. Tunbridge WM, Brewis M, French JM, et al. Natural history of autoimmune thyroiditis. *Br Med J*, 1981; *282*:258-62.
20. Diez JJ, Iglesias P. Spontaneous subclinical hypothyroidism in patients older than 55 years: an analysis of natural course and risk factors for the development of overt thyroid failure. *J Clin Endocrinol Metab*, 2004; *89*:4890-7.
21. Biondi B, Palmieri EA, Lombardi G, et al. Effects of subclinical thyroid dysfunction on the heart. *Ann Intern Med*, 2002; *137*:904-14.
22. Biondi B, Palmieri EA, Lombardi G, et al. Subclinical hypothyroidism and cardiac function. *Thyroid*, 2002; *12*:505-10.
23. Brenta G, Mutti LA, Schnitman M. Assessment of the left ventricular diastolic function by radionuclide ventriculography at rest and exercise in subclinical hypothyroidism and the response to L-thyroxine therapy. *Am J Cardiol*, 2003; *91*:1327-30.
24. Hak AE, Pols HA, Visser TJ, et al. Subclinical hypothyroidism is an independent risk factor for atherosclerosis and myocardial infarction in elderly women: the Rotterdam Study. *Ann Inter Med*, 2000; *132*:270-8.
25. Danese MD. Landerson PW, Meinert CL, et al. Effect of thyroxine therapy on the serum lipoproteins in the patients with thyroid failure: a quantitative review of the literature. *J Clin Endocrinol Metab*, 2000; *85*:2993-3001.
26. Duntas LH, Mantzou E, Koutras DA. Circulating levels of oxidized low-density lipoprotein in overt and mild hypothyroidism. *Thyroid*, 2000; *12*:1003-7.
27. Biondi B, Klein I. Hypothyroidism as a risk factor for cardiovascular disease. *Endocrine*, 2004; *24*:1-13.
28. Kvetny J, Heldgaard PE, Bladbjerg EM, Gram J. Subclinical hypothyroidism is associated with a low-grade inflammation, increased triglyceride levels and predicts cardiovascular disease in males below 50 years. *Clin Endocrinol* (Oxf), 2004; *61*:232-8.
29. Muller B, Tsakiris DA, Roth CB, et al. Haemostatic profile in hypothyroidism as a potential risk factor for vascular or thrombotic disease. *Eur J Clin Invest*, 2001; *31*:131-7.
30. Hueston WJ, Pearson WS. Subclinical hypothyroidism and the risk of hypercholesterolemia. *Ann Fam Med*, 2004; *2*:351-5.
31. Taddei S, Caraccio N, Verdis A, et al. Impaired endothelium-dependent vasodilatation in subclinical hypothyroidism: beneficial effect of levothyroxine therapy. *J Clin Endocrinol Metab*, 2003; *88*:3731-7.
32. Faber J, Peterson LL, Winberg N, et al. Hemodynamic changes after levothyroxine treatment in subclinical hypothyroidism. *Thyroid*, 2002; *12*:1003-7.
33. Cooper DS. Subclinical thyroid disease: consensus or conundrum? *Clin Endocrinol* (Oxf), 2004; *60*:410-2.
34. Cooper DS, Halpern R, Wood LC, et al. L-thyroxine therapy in subclinical hypothyroidism: a double-blind, placebo-controlled trial. *Ann Intern Med*, 1984; *101*:18-24.
35. Nyström E, Caidahl K, Fager G, et al. A double-blind cross-over 12 months study of l-thyroxine treatment of women with subclinical hypothyroidism. *Clin Endocrinol* (Oxf), 1988; *29*:63-75.
36. Staub JJ, Althaus BU, Engler H, et al. Spectrum of subclinical and overt hypothyroidism: effect on thyrotropin, prolactin, and thyroid reserve, and metabolic impact on peripheral target tissue. *Am J Med*, 1992; *92*:631-42.
37. Zulewski H, Muller B, Exer P, et al. Estimation of tissue hypothyroidism by a new clinical score: evaluation of patients with various grades of hypothyroidism and controls. *J Clin Endocrinol Metab*, 1997; *82*:771-6.
38. Bemben DA, Hamm RM, Morgan L, et al. Thyroid disease in the elderly. Part 2. Predictability of subclinical hypothyroidism. *J Fam Pract*, 1994; *38*:583-8.
39. Linderman RD, Schade DS, La Rue A, et al. Subclinical hypothyroidism in a biethnic urban community. *J Am Geriatr Soc*, 1999; *47*:703-9.
40. Sintzel F, Mallaret M, Bougerol T. Potentializing of tricyclics and serotoninergics by thyroid hormones in resistant depressive disorders. *Encephale*, 2004; *30*:267-75.
41. Surks MI, Ortiz E, Daniels GH, et al. Evidence-based consensus guidelines for the diagnosis and management of subclinical thyroid disease. *JAMA*, 2004; *291*:228-38.
42. Abalovich M, Gutierrez S, Alcaraz G, et al. Overt and subclinical hypothyroidism complicating pregnancy. *Thyroid*, 2002; *12*:63-8.
43. Prummel MF, Wiersinga WM. Thyroid autoimmunity and miscarriage. *Eur J Endocrinol*, 2004; *150*:751-5.
44. Mitchell ML, Klein RZ. The sequelae of untreated maternal hypothyroidism. *Eur J Endocrinol*, 2004; *151*(suppl 3):U45-8.
45. Dallas JS. Autoimmune thyroid disease and pregnancy: relevance for the child. *Autoimmunity*. 2003; *36*:339-50.
46. Tunbridge WM, Evered DC, Hall R, et al. The spectrum of thyroid disease in a community: the Whickham survey. *Clin Endocrinol* (Oxf), 1997; *7*:481-93.
47. Marquee E, Haden ST, Utiger RD. Subclinical thyrotoxicosis. *Endocrinol Metab Clin North Am*, 1988; *27*:37-49.
48. Sawin CT, Geller A, Kaplan M, et al. Low serum thyrotropin (thyroid stimulating hormone) in older persons without hyperthyroidism. *Arch Intern Med*, 1991; *151*:165-8.
49. Romaldini JH, Sgarbi JA, Farah CS. Subclinical thyroid disease: subclinical hypothyroidism and hyperthyroidism. *Arq Bras Endocrinol Metab*, 2004; *48*:147-58.
50. Charkes ND. The many causes of subclinical hyperthyroidism. *Thyroid*, 1996; *6*:391-6.
51. Hoogendoorn EH, den Heijer M, van Dijk AP, Hermus AR. Subclinical hyperthyroidism: to treat or not to treat? *Postgrad Med J*, 2004; *80*:394-8.
52. Fuks AG, Vaisman M, Buescu A. Thyroid dysfunction and cardiological management in patients receiving amiodarone. *Arq Bras Cardiol*, 2004; *82*:523-32.
53. Parle JV, Franklyn JA, Cross KW, et al. Prevalence and follow up of abnormal thyrotrophin (TSH) concentrations in the elderly in the United Kingdom. *Clin Endocrinol* (Oxf), 1991; *34*:77-83.
54. Stott DJ, McLellan AR, Finlayson J, et al. Elderly patients with suppressed serum TSH but normal free thyroid hormone levels usually have mild thyroid overactivity and are at risk of developing overt hyperthyroidism. *Q J Med*, 1991; *78*:77-84.
55. Stanbury JB, Ermans AE, Bourdoux P, et al. Iodine-induced hyperthyroidism: occurrence and epidemiology. *Thyroid*, 1988; *8*:83-100.
56. Helfand M, U.S. Preventive Services Task Force. Screening for subclinical thyroid dysfunction in nonpregnant adults: a summary of the evidence for the U.S. Preventive Services Task Force. *Ann Intern Med*, 2004; *140*:128-41.
57. Sawin CT. Subclinical hyperthyroidism and atrial fibrillation. *Thyroid*, 2002; *6*:501-3.

58. Sawin CT, Geller A, Wolf PA, *et al*. Low serum thyrotropin concentrations as a risk factor for atrial fibrillation in older persons. *N Engl J Med*, 1994; *331*:1249-52.
59. Auer J, Scheibner P, Mische T, *et al*. Subclinical hyperthyroidism as a risk factor for atrial fibrilation. *Am Heart J*, 2001; *142*:838-42.
60. Petersen P, Hansen JM. Stroke in thyrotoxicosis with atrial fibrillation. *Stroke*, 1988; *19*:15-8.
61. Benjamin EJ, Wolf PA, D'Agostinho RB, *et al*. Impact of atrial fibrillation on the risk of death. *Circulation*, 1988; *98*:395-400.
62. Biondi B, Palmieri EA, Fazio S, *et al*. Endogenous subclinical hyperthyroidism affects quality of life and cardiac morphology and function in young and middle-aged patients. *J Clin Endocrinol Metab*, 2000; *85*:4701-5.
63. Schlote B, Schaaf L, Schmidt R, *et al*. Mental and physical state in subclinical hyperthyroidism: investigations in a normal working population. *Biol Psychiatry*, 1992; *32*:48-56.
64. Kalmijn S, Mehta KM, Pols HA, *et al*. Subclinical hyperthyroidism and the risk of dementia. The Rotterdam study. *Clin Endocrinol* (Oxf), 2000; *53*:733-7.
65. Perle JV, Maisonneuve P, Sheppard MC, *et al*. Prediction of all-cause and cardiovascular mortality in elderly people from one low serum thyrotropin result: a 10-year cohort study. *Lancet*, 2002; *358*:861-5.

29 Tiroidites: Abordagem – Diagnóstico – Terapêutica

Renan Magalhães Montenegro, Renan Magalhães Montenegro Jr., Lucio Vilar

INTRODUÇÃO

As tiroidites consistem em uma variedade de patologias correlatas, caracterizadas por um processo inflamatório ou infeccioso da tiróide, e algumas delas estão entre as doenças tiroidianas mais comuns na prática clínica. Geralmente são classificadas, de acordo com sua evolução clínica, em tiroidites agudas, subagudas e crônicas (Quadro 29.1).[1-3]

TIROIDITE AGUDA

A tiroidite aguda (TA), também chamada de tiroidite supurativa aguda, tiroidite piogênica ou tiroidite bacteriana, é uma patologia rara, mas sua prevalência tem aumentado devido à elevação no número de pacientes imunodeprimidos. Em geral, tem origem bacteriana, e virtualmente qualquer bactéria pode infectar a tiróide. Os agentes etiológicos mais comuns são o *Staphylococcus aureus*, *Streptococcus pyogenes* e *Streptococcus pneumoniae*. Outros menos freqüentemente implicados incluem os anaeróbios, bacilos Gram-negativos (*Escherichia coli*, *Salmonella*, *Haemophilus influenzae*) e meningococos. Tiroidites agudas por fungos (*Aspergillus*, *Coccidioides immitis*, *Candida albicans*, *Allescheria boydii*, *Acinetobacter baumanii* etc.) e *Pneumocystis carinii* têm sido descritas, sobretudo em imunodeprimidos. Na literatura também há relatos raros de TA secundária a sífilis, tuberculose e parasitoses.[2-6]

A baixa freqüência da TA resulta da resistência da tiróide a infecções, em função de sua encapsulação, alto teor de iodo, rico suprimento sangüíneo e extensa drenagem linfática. TA é mais freqüente em indivíduos com doença tiroidiana prévia (câncer, tiroidite de Hashimoto e bócio multinodular) ou naqueles com anomalia congênita, tais como a persistência do cisto tiroglosso ou a presença de fístula do seio piriforme. Esta última é a fonte mais comum de infecção em crianças. TA também é mais observada em imunodeprimidos, debilitados ou idosos. É particularmente comum em pacientes com AIDS/SIDA, nos quais infecções por *Pneumocystis carinii* e outros germes oportunistas têm sido relatadas.[3,4] É mais prevalente em crianças do que em adultos.[3,5]

Diagnóstico

MANIFESTAÇÕES CLÍNICAS

O quadro tem geralmente início súbito, mas pode desenvolver-se gradualmente, a depender do microrganismo envolvido. O acometimento é geralmente assimétrico. Os sintomas mais usuais são dor cervical anterior unilateral (podendo irradiar-se para a mandíbula ou ouvido homolateral), febre, sudorese e astenia. Calafrios podem estar presentes, se houver bacteremia. Também podem ser observadas disfonia e disfagia. O quadro pode ocasionalmente se agravar, com desenvolvimento de septicemia. Os sintomas, geralmente mais óbvios em crianças do que em adultos, podem ser precedidos por uma infecção aguda do trato respiratório superior.[2,3,7] Em adultos, a TA pode eventualmente apresentar-se com uma massa levemente dolorosa ou indolor na face anterior do pescoço, simulando uma neoplasia tiroidiana.[8]

Sintomas de hipertiroidismo estão habitualmente ausentes, mas podem ser detectados excepcionalmente, sobretudo quando a tiroidite é difusa (mais comum em infecções fúngicas ou por micobactérias). Resultam da liberação de uma grande quantidade de hormônios tiroidianos na circulação.[3-7]

Ao exame físico, notam-se sinais flogísticos no lado acometido da tiróide, com a pele eritematosa, intensa dor à palpação e, às vezes, flutuação. O lobo esquerdo tiroidiano é mais acometido, sobretudo quando existe uma fístula piriforme. Linfadenomegalia cervical é comum. Raramente sinais de hipertiroidismo (p.ex., taquicardia, pele quente, tremor nas mãos etc.) estão presentes.[2-4,7]

QUADRO 29.1
Tiroidites – Classificação e Etiologia

Tipo	Etiologia
1. Aguda ou supurativa*	Bacteriana
2. Subaguda	
• Granulomatosa ou de De Quervain	Viral
• Linfocítica ou indolor	Auto-imune
• Pós-parto	Auto-imune
3. Crônica	
• Tiroidite de Hashimoto	Auto-imune
• Tiroidite de Riedel	Idiopática

*Eventualmente pode ser causada por fungos ou *Pneumocystis carinii*, sobretudo em imunodeprimidos.

ALTERAÇÕES LABORATORIAIS

O hemograma revela leucocitose com desvio para a esquerda, na maioria dos casos; sua ausência pode indicar infecção anaeróbica. A função tiroidiana mostra-se em geral normal, mas, como mencionado, tanto tirotoxicose como hipotiroidismo podem ocorrer. A captação do iodo radioativo nas 24 h (RAIU/24 h) pela tiróide habitualmente é normal. Contudo, pode estar reduzida se a inflamação da glândula for difusa. À cintilografia, a região envolvida pode mostrar-se "fria".[2,4–7]

A ultra-sonografia (US) da tiróide geralmente permite a localização do abscesso ou do processo supurativo. O diagnóstico da TA é confirmado por punção aspirativa com agulha fina (PAAF). O material retirado é submetido a bacterioscopia e cultura.[4] Histologicamente, encontramos na TA um infiltrado de leucócitos polimorfonucleares e linfócitos, o qual pode vir associado a franca necrose tiroidiana e formação de abscesso.[4,7]

Diagnóstico Diferencial

A principal distinção a ser feita é com a tiroidite granulomatosa subaguda (TGSA) (Quadro 29.2), uma vez que ambas são clinicamente similares e requerem tratamentos distintos. Na TA, em geral, a dor é de maior intensidade, e também é mais comum a linfadenomegalia cervical. Da mesma forma, a presença de eritema ou formação de abscesso aponta para o diagnóstico de TA. Leucocitose com desvio à esquerda e elevação da velocidade de sedimentação das hemácias (VSH) são comuns em ambas as situações, enquanto sinais de hipertiroidismo são bem mais freqüentes na TGSA.[3,7,9]

Dependendo da idade do paciente e das circunstâncias clínicas, pode-se lançar mão de procedimentos invasivos e não-invasivos. O teste não-invasivo que permite a melhor diferenciação entre a TA e a TGSA é a cintilografia com ^{131}I ou ^{123}I, que classicamente mostra captação ausente ou muito baixa (em geral, < 2%) na TGSA e normal na TA. Em caso de persistente indefinição diagnóstica, está indicada uma US da tiróide. Se ela mostrar um processo localizado, uma punção aspirativa com agulha fina (PAAF) pode ser realizada, permitindo o diagnóstico definitivo. Entretanto, raramente a PAAF faz-se necessária para diferenciação entre os dois processos patológicos. Da mesma forma, raramente é necessário recorrer a uma tomografia computadorizada (TC) para localizar o abscesso. Se um processo infeccioso for identificado, sobretudo se envolver o lobo esquerdo em um indivíduo jovem, um exame com bário deve ser realizado, para detecção de uma possível fístula entre o seio piriforme e a tiróide.[2,4,7,9]

É preciso estar atento ao fato de que processos infecciosos fora do pescoço podem apresentar-se como dor na região cervical anterior. Por exemplo, um abscesso retrofaríngeo pode ser clinicamente similar à TA. Entretanto, a tiróide terá uma captação normal, a cintilografia será igualmente normal e somente a TC identificará o abscesso retrofaríngeo.[4,7]

Tratamento

A terapêutica consiste em antibioticoterapia apropriada, orientada pela bacterioscopia e cultura do material obtido pela PAAF. Nos casos mais graves, o paciente deve ser internado para receber antibioticoterapia ou terapia antifúngica parenteral. Qualquer abscesso deve ser drenado, seja por PAAF ou cirurgicamente. Fístulas do seio piriforme devem ser removidas para prevenir recorrências da TA.[4,6]

QUADRO 29.2

Achados Úteis na Diferenciação entre Tiroidite Aguda (TA) e Tiroidite Granulomatosa Subaguda (TGSA)

	Características	TA	TGSA
História	Infecção prévia do trato respiratório	88%	17%
	Febre	100%	54%
	Sintomas de tirotoxicose	Raros	47%
	Dor de garganta	90%	36%
Exame físico da tiróide	Dor tiroidiana à deglutição	100%	77%
	Envolvimento do lobo esquerdo	85%	Não especificado
	Dor tiroidiana com irradiação	Possível	27%
	Presença de eritema	83%	Não-usual
Exames laboratoriais	Leucocitose	57%	25% a 50%
	VSH aumentada (> 30 mm/h)	100%	85%
	Diminuição ou aumento dos hormônios tiroidianos	5% a 10%	60%
	Elevação da fosfatase alcalina e transaminases	Rara	Comum
Citologia por PAAF	Purulenta, com bactérias ou fungos presentes	~100%	0
	Linfócitos, macrófagos, algumas células gigantes	0	~100%
Alterações radiológicas ou cintilográficas	Baixa captação do ^{131}I	Infreqüente	~100%
	Cintilografia com gálio positiva	~100%	~100%
	Exame com bário mostrando fístula	Comum	0
Curso clínico	Resposta clínica aos glicocorticóides	Transitória	100%
	Necessidade de incisão e drenagem	85%	Não
	Recidiva após drenagem cirúrgica	16%	Não
	Detecção de fístula do seio piriforme	96%	Não

Adaptado da Ref. 9.

Prognóstico

A resposta ao tratamento clínico é geralmente satisfatória. Em alguns pacientes, entretanto, a destruição da tiróide pode ser suficientemente intensa para resultar em hipotiroidismo. Assim, pacientes com tiroidite difusa devem ser avaliados periodicamente, para que se determine o *status* funcional tiroidiano.[2,5] Além disso, casos de evolução fatal podem acontecer se houver atraso no diagnóstico e tratamento.[6]

TIROIDITES SUBAGUDAS

Neste item se incluem a tiroidite granulomatosa subaguda (que, caracteristicamente, é dolorosa), a tiroidite linfocítica subaguda (que é indolor) e a tiroidite pós-parto. Esta última é clínica e patogenicamente similar à tiroidite linfocítica subaguda.

Tiroidite Granulomatosa Subaguda

Apresenta uma multiplicidade de sinônimos, sendo os seguintes os mais usados: tiroidite de De Quervain, tiroidite subaguda dolorosa e tiroidite granulomatosa.[2,6,7]

A tiroidite granulomatosa subaguda (TGSA) é um processo inflamatório autolimitado que constitui a causa mais comum de dor na tiróide. É diagnosticada em até 5% dos pacientes com doença tiroidiana clínica.[6] Pode ocorrer em qualquer idade (casos descritos entre 3 e 76 anos), mas acomete principalmente indivíduos entre a terceira e a quinta décadas de vida. Apenas 9% dos casos surgem antes dos 30 anos, e crianças raramente são atingidas. A incidência é cinco vezes maior em mulheres, parecendo haver uma ocorrência sazonal.[2,7]

Há evidências fortes, embora indiretas, de que a TGSA tenha etiologia viral. Freqüentemente ela surge após infecção aguda do trato respiratório superior, e sua incidência é maior no verão, correlacionando-se com o pico de incidência do enterovírus.[6] Outros estudos relacionam a TGSA com caxumba, sarampo, doença da arranhadura do gato, encefalite de Saint Louis e outros vírus (influenza, adenovírus, ecovírus, coxsackie, Epstein-Barr etc.). Uma predisposição genética é provável devido à associação freqüente com antígenos de histocompatibilidade HLA-Bw35.[2,7]

Histologicamente, a TGSA é caracterizada por infiltração de polimorfonucleares, mononucleares e células gigantes, com formação de microabscessos e fibrose. Isso resulta em destruição dos folículos e proteólise da tiroglobulina.[2,7]

DIAGNÓSTICO
Manifestações Clínicas

O quadro da TGSA tende a começar com uma fase prodrômica, caracterizada por astenia, mal-estar, mialgia generalizada, faringite e febre baixa. Posteriormente, intensifica-se a febre e surge dor na região da glândula tiróide, moderada ou intensa, que pode inicialmente comprometer apenas um dos lobos, ou já de início envolver toda a glândula. Ela se agrava com a tosse, deglutição e movimentação do pescoço. Além disso, pode irradiar-se para a região occipital, parte superior do pescoço, mandíbula, garganta ou ouvidos, o que leva alguns pacientes a procurarem inicialmente um otorrinolaringologista. Pode, também, irradiar-se para a parte superior do tórax. Aproximadamente 50% dos pacientes apresentam sintomas e sinais de hipertiroidismo, mas a dor e a hipersensibilidade local são os aspectos dominantes da doença.[2,6,7,10,11] A ausência de dor não exclui, contudo, o diagnóstico, havendo na literatura o relato de casos de TGSA indolor, confirmados por biópsia.[12]

Caracteristicamente, a evolução da TGSA consiste em quatro fases: (1) fase dolorosa aguda inicial com hipertiroidismo, (2) eutiroidismo, (3) hipotiroidismo e (4) eutiroidismo. Entretanto, nem todos os pacientes seguem essa evolução, e alguns deles podem cursar apenas com um leve hipertiroidismo, seguido de recuperação funcional da glândula. Além disso, as fases de hiper- ou hipotiroidismo podem passar despercebidas ou ter uma duração menor nos casos menos graves.[2,7,10]

A fase dolorosa aguda inicial e o hipertiroidismo são transitórios, geralmente regredindo dentro de 2 a 6 semanas, mesmo no paciente não tratado. Em alguns pacientes, uma tiroidite sintomática – mas não o hipertiroidismo – pode persistir por vários meses. O hipertiroidismo resulta do processo de destruição dos folículos, com conseqüente liberação de tiroglobulina, hormônios tiroidianos e outras aminas iodadas na circulação. Em função da destruição do parênquima tiroidiano, até 70% dos pacientes podem vir a apresentar hipotiroidismo. Este último geralmente é transitório (duração variável, de algumas semanas a meses) e pode ser subclínico ou manifesto. É precedido pela fase de eutiroidismo, que pode prolongar-se por várias semanas. A maioria dos pacientes com hipotiroidismo é assintomática. Em regra, a glândula é totalmente reconstituída e a função tiroidiana normaliza-se. Entretanto, hipotiroidismo permanente pode acontecer.[2,6,7]

Em certas ocasiões, o paciente, quando visto inicialmente, tem sintomas de hipertiroidismo, mas, por algum retardo na ida ao laboratório, pode já estar hipotiróideo no momento da coleta dos exames. Tal situação pode gerar alguma confusão diagnóstica ou desconfiança no resultado dos exames por parte do médico não acostumado à evolução natural da TGSA.

Ao exame da tiróide, encontra-se um bócio nodular, de consistência firme, bastante doloroso e, na maioria das vezes, unilateral. A dor e a hipersensibilidade local muitas vezes não permitem ao médico delimitar a lesão. Pode haver eritema e calor na pele sobrejacente, nos casos em que o processo inflamatório é mais intenso. Adenopatia cervical é rara.[2,3,7,10,13]

Alterações Laboratoriais

A alteração mais marcante da TGSA é a intensa elevação da VSH, a qual geralmente excede 50 mm/h. Os níveis séricos da proteína C reativa estão igualmente elevados. Há uma leve anemia normocítica, normocrômica e a contagem leucocitária é normal ou discretamente elevada. Alteração da função hepática pode ocorrer na fase inicial da doença.[2,6,7]

Na fase de hipertiroidismo, observa-se elevação (geralmente moderada) dos níveis séricos de tiroglobulina, T_3 e T_4, refletindo o extravasamento dessas substâncias para a circulação, devido à ruptura dos folículos. Os níveis séricos de T_4 são desproporcionalmente elevados em relação aos de T_3 (relação $T_3/T_4 < 20$), devido às maiores concentrações intratiroidianas de T_4. O TSH caracteristicamente está suprimido. Na fase de hipotiroidismo, observamos valores baixos de T_4 livre e elevação do TSH.[2,6,7]

Caracteristicamente, a RAIU/24 h é muito baixa (geralmente < 1% e sempre < 5%) durante o processo inflamatório agudo, conforme já mencionado. Nessa fase, a cintilografia com iodo radioativo mostra um padrão irregular de distribuição do radioisótopo ou mesmo a glândula totalmente "apagada". A captação de tecnécio pela tiróide pode, entretanto, estar normal, observando-se, à cintilografia, área de hipocaptação no local afetado. À US, observa-se uma tiróide aumentada de volume e focal ou difusamente hipoecogênica.[2,3,6,7]

A concentração sérica dos anticorpos antitiroidianos está geralmente normal, mas pode se elevar transitoriamente em alguns pacientes. Isso se deve a uma resposta imunológica secundária a antígenos liberados pela tiróide.[2,7]

Em resumo, a fase aguda da TGSA caracteriza-se por dor na região cervical anterior e evidências clinicolaboratoriais de hipertiroidismo, associadas a uma RAIU/24 h muito baixa ou ausente.

DIAGNÓSTICO DIFERENCIAL

TGSA e hemorragia em um cisto ou adenoma tiroidianos representam mais de 90% dos casos de tumoração cervical anterior dolorosa. Outras condições são: tiroidite aguda, celulite, infecção em cisto do ducto tiroglosso ou cisto branquial, hemorragia em carcinoma tiroidiano e tiroidite de Hashimoto dolorosa.[2,7,13] TGSA deve também ser diferenciada de condições que cursam com tirotoxicose e baixa RAIU (p.ex., tirotoxicose factícia, tirotoxicose por hambúrguer etc.).[2,14,15] Nos casos de TGSA indolor, deve ser feita a distinção com a doença de Graves.[6]

Um quadro similar à TSGA foi descrito na tiroidite por *Pneumocystis carinii*. Essa possibilidade diagnóstica deve ser considerada em indivíduos com AIDS/SIDA, especialmente naqueles submetidos à terapia profilática com pentamidina em aerossol, a qual protege contra pneumonia por *P. carinii*, mas permite que esse organismo infecte outros tecidos.[2,7]

TRATAMENTO

O tratamento da TGSA visa, sobretudo, ao alívio do quadro doloroso. Quando necessário, devem-se controlar os sintomas de tirotoxicose e tratar o hipotiroidismo.

Controle da Dor

ANTIINFLAMATÓRIOS NÃO-HORMONAIS. Devem ser tentados inicialmente, mas só se mostram eficazes nos casos mais brandos. Pode-se usar aspirina (500 mg a cada 4–6 h) ou outros antiinflamatórios mais potentes (nimesulida, naproxeno, piroxicam etc.), nas doses usuais. Se não houver melhora em 2 ou 3 dias, inicia-se o uso de um glicocorticóide.[2,6]

GLICOCORTICÓIDES. Estão indicados nos casos com dor refratária aos antiinflamatórios não-hormonais. O alívio dos sintomas ocorre dentro das primeiras 24–48 h. Caso contrário, o diagnóstico deve ser questionado. Em geral, emprega-se a prednisona, na dose inicial de 30 a 40 mg/dia, ou um outro glicocorticóide, em dose equivalente, com diminuição gradual durante 4 a 6 semanas (iniciar 1 semana após o desaparecimento da dor e da hipersensibilidade local). Em caso de recidiva ou agravamento da dor, a dose da prednisona deve ser aumentada, e, posteriormente, tenta-se uma nova redução gradual. Se houver repetidas recidivas, o uso de hormônio tiroidiano tem se mostrado benéfico.[2,7]

Controle dos Sintomas de Hipertiroidismo

BETABLOQUEADORES. Representam a opção de escolha. Mais comumente, usa-se o propranolol, cuja dose habitual é de 40 mg, 2 a 4 vezes ao dia.

ANTITIROIDIANOS DE SÍNTESE (METIMAZOL, PROPILTIOURACIL). Não estão indicados porque não há síntese hormonal excessiva, mas sim liberação demasiada dos hormônios estocados dentro da glândula, devido à destruição dos folículos tiroidianos.[2,6]

Controle do Hipotiroidismo

L-TIROXINA (L-T$_4$). A maioria dos pacientes com hipotiroidismo tem sintomas leves, não requerendo tratamento. Nos casos mais intensos ou mais sintomáticos, administram-se 50 ou 100 μg/dia de L-T$_4$ por 6 a 8 semanas. A medicação deve então ser descontinuada, com nova avaliação da função tiroidiana após 4 a 6 semanas, para certificar-se de que o hipotiroidismo é permanente ou não.

PROGNÓSTICO

Em uma série,[8] recidiva da TGSA ocorreu em 4% dos pacientes até 21 anos após o episódio inicial. Hipotiroidismo permanente foi observado em 15% dos casos e mostrou-se mais comum nos pacientes que fizeram uso de glicocorticóides.[10] Na experiência de outros autores, recidiva e hipotiroidismo residual ocorrem em, respectivamente, 2 e 5% dos pacientes.[6]

Tiroidite Linfocítica Subaguda

Tem sido também denominada tiroidite indolor, tiroidite silenciosa, tiroidite linfocítica com tirotoxicose de resolução espontânea, tiroidite indolor transitória, tiroidite indolor com hipertiroidismo transitório, tirotoxicose com tiroidite indolor, hipertiroidite, tirotoxicose transitória com tiroidite linfocítica, tiroidite subaguda oculta e tiroidite atípica.[2,3,6,7]

A tiroidite linfocítica subaguda (TLSA) apresenta-se com freqüência maior em mulheres (na proporção de 1,5 a 2:1) e pode ocorrer em qualquer faixa etária (mais comum entre os 30 e os 60 anos de idade), mas já foram descritos casos em indivíduos de 5 a 93 anos de idade.[2,7] Pode responder por cerca de 1% de todos os casos de tirotoxicose.[6]

Estudos imunológicos e histopatológicos têm sugerido que a TLSA seria uma doença auto-imune. Alguns autores acreditam que ela poderia ser uma forma subaguda da tiroidite de Hashimoto (TH). Os achados histológicos de infiltrado linfocítico são semelhantes aos encontrados na TH, porém bem menos intensos. A TLSA tem sido descrita, também, em associação com várias doenças auto-imunes, como lúpus eritematoso sistêmico, síndrome de Sjögren, esclerose sistêmica, artrite reumatóide e doença de Addison. Há, também, uma freqüência elevada de pacientes com história familiar de doença auto-imune.[7,13] Foi detectada uma freqüência aumentada de HLA-DRw3 e HLA-DRw5 na TLSA, o que torna provável a predisposição genética para essa forma de tiroidite.[2,6,7,13]

Os achados histológicos da tiroidite silenciosa são semelhantes aos da TH, embora muitas vezes menos intensos. Durante a fase tirotóxica, há infiltração linfocítica acentuada, que pode ser difusa ou focal. No período de recuperação ou de hipotiroidismo, encontra-se infiltração linfocítica discreta, com folículos em regeneração contendo pouco colóide. Meses ou anos depois, ainda se pode encontrar uma tiroidite linfocítica leve.

DIAGNÓSTICO

Manifestações Clínicas

O quadro clínico é extremamente variável. A exemplo da TGSA, a tiroidite linfocítica subaguda também pode cursar com quatro fases: hipertiroidismo inicial, seguido de eutiroidismo, hipotiroidismo e, finalmente, recuperação funcional da glândula. A doença é, geralmente, diagnosticada na fase de hipertiroidismo, com duração de aproximadamente 6 semanas a 3–4 meses (raramente mais). O paciente queixa-se de intolerância ao calor, nervosismo, palpitações, emagrecimento etc. Algumas vezes, essa fase inicial pode passar despercebida, sendo a doença detectada já por sintomas de hipotiroidismo ou apenas pela presença de bócio. Este último ocorre em cerca de metade dos casos e é indolor, difuso, com consistência firme e dimensão pequena (duas a três vezes o normal). O hipotiroidismo ocorre em 25 a 40% dos casos, pode ser assintomático e geralmente tem um curso de 8 a 12 semanas. Pode, no entanto, ser definitivo.[2,7,16]

Alterações Laboratoriais

O comportamento da função tiroidiana e os achados cintilográficos são similares aos da TGSA e vão depender da fase em que a doença for detectada. Na fase inicial de hipertiroidismo, há elevação dos níveis séricos de T_3 e T_4 livre e da tiroglobulina (pela destruição tecidual), com supressão do TSH. Além disso, a RAIU/24 h está sempre baixa. A fase hipotiróidea pode durar vários meses, mas o TSH sérico muitas vezes começa a se elevar apenas no final dessa fase. Restauração da função tiroidiana ocorre na maioria dos casos (ver Prognóstico, mais adiante). Elevação dos anticorpos antitiroidianos é bem mais freqüente do que na TGSA: anticorpos antitiroglobulina (anti-Tg) em 24% a 100% (dependendo do ensaio utilizado) e antitiroperoxidase (anti-TPO) em 60%. A VSH encontra-se normal (em cerca de 40% dos casos) ou apenas discretamente elevada. O hemograma pode revelar leucocitose, mas geralmente é normal.[2,6,7,13]

DIAGNÓSTICO DIFERENCIAL

O principal diagnóstico diferencial da tiroidite indolor é com a doença de Graves (DG), da qual se distingue principalmente pela ausência de exoftalmopatia e pela baixa RAIU (Quadro 29.3). Por outro lado, a destruição da tiróide pela TLSA pode estimular a produção de anticorpos contra o receptor do TSH e desencadear recidiva da DG em pacientes que já tiveram essa patologia.[17]

Conforme já mencionado, a TGSA pode ser raramente indolor.[12] As principais diferenças entre a TGSA e a tiroidite linfocítica estão resumidas no Quadro 29.4.

TRATAMENTO

Devido ao caráter transitório da doença e à ausência de dor, a terapêutica da tiroidite subaguda linfocítica é voltada para o controle dos sintomas de hiper- ou hipotiroidismo, se necessário.[2,6]

Controle dos Sintomas de Hipertiroidismo

Como a tirotoxicose na tiroidite silenciosa é geralmente leve, muitas vezes não requer ser tratada. Quando necessário, utiliza-se um betabloqueador (p.ex., propranolol, 40 mg a cada 6 ou 8 h) para alívio das manifestações hipertiróideas (tremor, palpitações, insônia, nervosismo etc.). A adição do ácido iopanóico, que diminui a conversão periférica do T_4 em T_3, pode eventualmente trazer algum benefício clínico. Raramente são necessárias outras medidas,

QUADRO 29.3
Diferenciação entre a Tiroidite Indolor e a Doença de Graves

Aspecto Clínico	Tiroidite Indolor	Doença de Graves
Início	Súbito	Gradativo
Gravidade habitual dos sintomas	Leve a moderada	Moderada a intensa
Duração dos sintomas	< 3 meses	> 3 meses
Bócio	Pequeno, difuso	Volumoso, difuso
Sopro tiroidiano	Ausente	Geralmente presente
Exoftalmia, dermopatia	Ausentes	Podem estar presentes
Relação T_3/T_4	< 20:1	> 20:1

Adaptado da Ref. 3.

QUADRO 29.4
Diferenciação entre Tiroidite Indolor e Tiroidite Granulomatosa Subaguda (TGSA)

Característica	Tiroidite Indolor	TGSA
Etiologia	Auto-imune	Viral
Dor cervical anterior	Ausente	Presente (excepcionalmente ausente)
Evolução com 4 fases	Presente	Presente
Disfunção tiroidiana permanente	Comum	Rara
VSH > 50 mm/h	Raro	Freqüente
Anticorpos antitiroidianos	Freqüentes	Pouco comuns
Relação T_3/T_4	< 20:1	< 20:1
RAIU/24 h	Suprimida	Suprimida

RAIU = captação do iodo radioativo.
Adaptado da Ref. 3.

como os glicocorticóides, que devem ser reservados para os casos sem resposta adequada às drogas anteriormente mencionadas. Inicia-se com 40 a 60 mg/dia de prednisona e reduz-se a dose, após 1 a 2 semanas, em 7,5 a 10 mg/semana. A resposta aos glicocorticóides é habitualmente satisfatória. Nos casos de tiroidite recidivante, excepcionalmente radioiodo-18 ou tiroidectomia subtotal podem ser necessários.[2,6,13]

Tratamento do Hipotiroidismo

Após a fase tirotóxica, vários pacientes tornam-se temporariamente hipotiróideos. Entretanto, a reposição de L-T_4, em geral não se faz necessária nesse período. Somente uma pequena proporção de pacientes permanece com hipotiroidismo definitivo, requerendo doses terapêuticas plenas de L-T_4.[2,6,13]

PROGNÓSTICO

O risco do desenvolvimento de disfunção tiroidiana e bócio permanentes é significativamente maior na tiroidite linfocítica subaguda (TLSA) do que na tiroidite granulomatosa. Hipotiroidismo crônico residual ocorre em 20% dos casos de TLSA. Também são bem mais freqüentes as recidivas.[6] Assim, pacientes plenamente recuperados da TLSA necessitam de avaliações periódicas da função tiroidiana.[13]

Tiroidite Pós-parto

A tiroidite pós-parto (TPP) é similar, clínica e patogenicamente, à tiroidite linfocítica subaguda. A diferença é que, por definição, ocorre em mulheres dentro de 1 ano após o parto (ou após aborto espontâneo ou provocado).[19,21] Acomete 5 a 9% das mulheres e é mais comum naquelas que tenham (1) títulos elevados de anti-TPO durante o primeiro trimestre da gestação ou imediatamente após o parto, (2) doenças autoimunes (p.ex., diabetes tipo 1) ou (3) história familiar de tiropatia auto-imune.[6,19-22]

Uma freqüência aumentada de HLA-DR3 e HLA-DR5 tem sido detectada em pacientes com TPP.[20] Recentemente foi também mostrado que mulheres com essa doença tinham, em relação ao grupo-controle, níveis séricos mais elevados de leptina, sugerindo alguma participação desse hormônio na patogênese da TPP.[23]

A exemplo da tiroidite linfocítica subaguda, é considerada uma variante da tiroidite de Hashimoto. A maioria das mulheres acometidas tem níveis séricos elevados de anticorpos antiperoxidase e várias delas, eventualmente, tornar-se-ão hipotiróideas e/ou desenvolverão bócio.[20,24]

Os achados histopatológicos da TPP são similares aos da tiroidite linfocítica subaguda.[6,20]

DIAGNÓSTICO

Manifestações Clínicas

A TPP pode apresentar-se através de uma das três seguintes maneiras: (1) apenas hipertiroidismo transitório; (2) apenas hipotiroidismo transitório; (3) hipertiroidismo transitório seguido de hipotiroidismo transitório e, depois, recuperação com eutiroidismo.[20,24]

Em aproximadamente 20 a 30% dos casos de TPP, observa-se a seqüência característica de hipertiroidismo (geralmente começa 1 a 4 meses após o parto e dura de 4 a 8 semanas), seguido de hipotiroidismo (com duração de 2 a 8 semanas) e, depois, recuperação. Em contrapartida, 20 a 40% apresentam apenas hipertiroidismo, e as 40 a 50% restantes cursam apenas com hipotiroidismo, que se inicia 2 a 6 meses após o parto.[20,22,24]

Os sintomas de hipertiroidismo, quando presentes, geralmente são leves e consistem, sobretudo, em ansiedade, fraqueza, irritabilidade, palpitações, taquicardia e tremor. As manifestações do hipotiroidismo também costumam ser discretas, tais como astenia, falta de energia e pele seca. Além disso, o hipotiroidismo pode associar-se à depressão pós-parto. Talvez possa, também, agravá-la. A maioria das mulheres com TPP tem bócio difuso, pequeno e indolor que desaparece após o retorno ao eutiroidismo. Eventualmente, bócio pode ser a queixa que leva as pacientes ao médico.[20,24]

Alterações Laboratoriais

Os achados bioquímicos da TPP são muito similares aos da tiroidite silenciosa. Na fase hipertiróidea, observam-se níveis altos ou no limite superior da normalidade de T_3 e T_4, com supressão do TSH e baixa RAIU. Na fase de hipotiroidismo, encontramos TSH elevado com T_4 baixo ou normal. Nas mulheres com hipertiroidismo seguido de hipotiroidismo, os níveis séricos de T_4 podem permanecer baixos por vários dias ou semanas antes que a concentração do TSH exceda os valores normais, devido à supressão do TSH durante a fase de hipertiroidismo.[6,21,22,24]

Títulos elevados de anti-TPO são detectados em até 85% das pacientes, sendo mais altos durante a fase hipotiróidea ou logo após. Anti-Tg são também encontrados em concentrações elevadas. Além disso, anticorpos anti-receptores do TSH (TRAb) podem ser demonstrados durante as fases de hipotiroidismo ou recuperação. Resultariam de auto-imunização durante a fase de agressão tiroidiana ativa. A VSH pode mostrar-se levemente aumentada em algumas pacientes.[22,24]

A US mostra aumento da glândula tiróide (o volume médio estava aumentado em 35% em um estudo), com hipoecogenicidade multifocal ou difusa.[25]

DIAGNÓSTICO DIFERENCIAL

O principal diagnóstico diferencial da fase de hipertiroidismo da TPP é feito com a doença de Graves (DG). O hipertiroidismo na TPP é geralmente leve (clínica e laboratorialmente), o aumento tiroidiano é mínimo, e não há exoftalmia. Entretanto, a distinção entre TPP e DG pode ser difícil, a menos que a paciente tenha oftalmopatia. As duas doenças podem, com freqüência, ser diferenciadas através de reavaliação após 3 a 4 semanas. Nessa época, a maioria das mulheres com TPP terá melhorado, enquanto o estado daquelas com DG permanecerá inalterado. A melhor maneira de distinguir os dois distúrbios tiroidianos é pela determinação da captação do iodo radioativo (baixa na TPP e alta na DG), mas tal exame não pode ser feito em mulheres amamentando.[20,22,24] Recentemente foi descrito o caso de uma paciente com TPP que se apresentou com um nódulo tiroidiano frio e, posteriormente, evoluiu para a DG.[26]

TRATAMENTO

A maior parte das mulheres com TPP não vai necessitar de tratamento durante a fase de hiper- ou hipotiroidismo. Na presença de sintomas incômodos de hipertiroidismo, deve-se administrar um beta-bloqueador (40–120 mg de propranolol ou 25–50 mg de atenolol, diariamente) até que as concentrações do T_4 sérico se normalizem. As pacientes com hipotiroidismo sintomático devem ser tratadas com 50–100 μg/dia de L-tiroxina (L-T_4), durante 8 a 12 semanas.

Depois desse período, a medicação deve ser descontinuada e a paciente reavaliada 4 a 6 semanas após.[20,22] Alguns autores recomendam iniciar L-T_4 se o TSH for > 10 mUI/mL, mesmo em pacientes assintomáticas.[24]

RASTREAMENTO

Recentemente tem sido sugerida a utilização de programas para rastreamento de disfunção tiroidiana em gestantes, objetivando a detecção de casos de tiroidite pós-parto. Isso tem sido justificado pela elevada prevalência da patologia em questão e pela melhora da qualidade de vida com o tratamento, principalmente nos casos em que as manifestações clínicas são menos evidentes. Apesar de ainda não haver consenso quanto à forma de avaliação, alguns autores têm preconizado, como medida inicial, a determinação de anticorpos antiperoxidase (anti-TPO) no início do pré-natal, seguida de avaliações periódicas do *status* tiroidiano, nos casos positivos, durante 6 a 12 meses após o parto.[19] Como mencionado, pacientes anti-TPO-positivas no início da gravidez apresentam risco elevado (50%) para desenvolverem TPP.[21] Entretanto, até 30% das mulheres anti-TPO-negativas também o fazem.[19] A determinação dos anti-TPO cedo na gravidez serviria, também, para identificar mulheres com alto risco para aborto espontâneo. Foi observado que, em pacientes anti-TPO-positivas, a freqüência dessa complicação obstétrica foi duas a três vezes maior, em comparação às anti-TPO-negativas.[19,21,27] Outros autores não encontraram, contudo, tal associação.[26]

Alguns autores recomendam rastreamento para TPP apenas em mulheres com alto risco (diabéticas tipo 1, história prévia de TPP e, possivelmente, aquelas com doenças auto-imunes), que seriam avaliadas somente depois do parto (por 6 a 12 meses). Finalmente, há aqueles que defendem a pesquisa de TPP exclusivamente em mulheres sintomáticas, já que a maioria dos casos de TPP não requer tratamento.[17]

PROGNÓSTICO

De um modo geral, 80% das mulheres com TPP recuperam a função tiroidiana normal dentro de 1 ano.[6] Entretanto, em um estudo de *follow-up*, hipotiroidismo surgiu, em 50% das mulheres estudadas, dentro de 5 anos.[25] Outros estudos mostraram hipotiroidismo permanente em 10 e 25% das pacientes quando reavaliadas após 3 e 5 anos, respectivamente.[20,24] Hipotiroidismo crônico é mais provável em mulheres multíparas ou naquelas com história de abortamento espontâneo.[6,29] Recidiva da TPP em uma gravidez subseqüente é bastante comum. Em alguns estudos, a taxa de recorrência chegou a 75%.[22]

TIROIDITES CRÔNICAS

A forma mais comum é a tiroidite linfocítica crônica (tiroidite de Hashimoto), de origem auto-imune. A tiroidite de Riedel é muito rara, sem etiologia definida.[6]

Tiroidite de Hashimoto (TH)

Inicialmente descrita por Hakaru Hashimoto, em 1912, a TH tem etiologia auto-imune e é a forma mais comum de tiroidite. Também representa a causa mais comum de hipotiroidismo em nosso meio. Apresenta como sinonímias: tiroidite auto-imune, tiroidite crônica, tiroidite auto-imune crônica e tiroidite linfocítica crônica.[6,30,31]

A TH acomete em torno de 5% da população adulta e tem uma prevalência aumentada com o passar dos anos. É três vezes mais freqüente em mulheres, e o diagnóstico ocorre geralmente entre a terceira e a quinta décadas de vida.[6,30,31]

A patogênese da TH ainda não está totalmente esclarecida. Parece haver um defeito na tolerância aos antígenos tiroidianos, que resultaria em dano à tiróide, supostamente desencadeado por fatores genéticos e ambientais. A ocorrência familiar da TH sugere a existência de uma predisposição genética para essa doença. Tem sido encontrada a associação com genes HLA da classe II. Em caucasóides, a TH bocigênica tem sido relacionada com HLA-DR3 e HLA-DR5, e a forma atrófica, com HLA-DR3 e B8. Genes reguladores das citocinas também têm sido implicados. Muitas das etapas do desencadeamento do processo auto-imune na tiróide são mediadas ou moduladas por citocinas. Os fatores ambientais mais freqüentemente implicados são as infecções (a exposição a antígenos virais, que mimetizam auto-antígenos, poderia desencadear o processo imunológico) e o consumo de iodo. Estudos epidemiológicos têm demonstrado maior freqüência de indivíduos com anticorpos antitiroidianos positivos em áreas com ingestão adequada de iodo, quando comparadas com áreas deficientes. Tem sido relacionada, também, com fatores hormonais, principalmente o estrogênio. Primeiro, há uma nítida prevalência de doenças tiroidianas auto-imunes em mulheres. Além disso, os estrogênios parecem aumentar a resposta imune.[6,31,32]

A infecção pelo vírus da hepatite C (HCV) sabidamente está associada com tiroidite auto-imune. Recentemente, foi mostrado que isso poderia estar relacionado à ligação direta da glicoproteína E2 às células tiroidianas, induzindo produção de interleucina.[8-32]

O exame histopatológico na TH mostra que o tecido folicular normal é substituído por um acentuado infiltrado linfocitário, com formação de centros germinativos linfóides. Ocorrem fibrose e infiltração linfocitária também no interstício. Os folículos tiroidianos são pequenos ou atróficos e com pouco colóide. As células de Askanazy estão presentes e representam, provavelmente, um estágio de lesão das células epiteliais.[6,7,31]

DIAGNÓSTICO

Manifestações Clínicas

A maioria dos pacientes com TH é assintomática. Geralmente o diagnóstico é feito por investigação a partir de anormalidades em exames de rotina ou pela presença de um bócio discreto, detectado ao exame físico. Sintomas de hipotiroidismo são a queixa inicial do paciente com TH em 10 a 20% dos casos. O hipertiroidismo é bem menos freqüente, ocorrendo em torno de 5% dos casos. Alguns pacientes cursam com alternância de hipo- e hipertiroidismo.[16,31,33]

O bócio está presente na grande maioria dos casos. Geralmente é difuso, mas, em até um terço dos casos, pode ser uni- ou multinodular. Usualmente é indolor, de consistência firme, superfície irregular ou lobulado e tamanho variável. Mais comumente, o volume da tiróide corresponde a duas a quatro vezes o normal. Ocasionalmente pode haver queixa de dor, em geral de intensidade leve, ou apenas desconforto local. Nos casos de crescimento rápido do bócio pode haver sintomas de disfagia, dispnéia e rouquidão por pressão sobre estruturas cervicais. Existe ainda a tiroidite atrófica, que seria a evolução tardia da TH, com anticorpos também positivos, porém sem bócio e geralmente cursando com hipotiroidismo. Na TH há uma relação temporal quanto às suas manifestações clínicas. O hipotiroidismo incide progressivamente com o avançar da idade. Já a ocorrência de bócio é inversamente proporcional.[2,6,30,31]

Laboratório

A principal característica laboratorial da TH são os anticorpos anti-TPO, presentes em títulos elevados em cerca de 80 a 99% dos pacientes. Anticorpos anti-Tg são detectados em até 60% dos casos (Quadro 29.5). Enquanto 95% dos pacientes positivos para anti-Tg também o são para anti-TPO, cerca de 50 a 60% dos soropositivos para anti-TPO são negativos para anti-Tg.[32] Em pacientes jovens com TH, os anti-TPO se apresentam com níveis séricos mais baixos e podem ser negativos.[31]

Pendrina é uma proteína apical das células foliculares da tiróide, responsáveis pelo efluxo de iodeto para dentro do lúmen folicular através de um mecanismo de transporte iodeto–cloreto. Um estudo recente mostrou que o anticorpo antipendrina (anti-PEND) estava presente em 81% dos casos de doença tiroidiana auto-imune e apenas em 9% do grupo-controle.[33] A positividade e os títulos desse anticorpo foram maiores na TH do que na doença de Graves. Nesse estudo ficou também demonstrado que a acurácia diagnóstica do anti-PEND foi similar à do anti-TPO.[33]

Na TH, os níveis de T_4 livre e TSH podem estar compatíveis com hipotiroidismo, eutiroidismo ou, mais raramente, hipertiroidismo. É comum o achado de hipotiroidismo subclínico (TSH elevado com T_4 livre normal). Esses pacientes tendem a progredir para o hipotiroidismo manifesto. Em alguns estudos, a taxa de progresssão foi de 3 a 5% ao ano, mostrando-se maior em mulheres com mais de 60 anos.[30,31]

A captação de iodo radioativo pode estar normal, baixa ou elevada, sendo de pouca utilidade para o diagnóstico, assim como a cintilografia da tiróide. A US pode mostrar uma glândula aumentada de textura normal, com aspecto característico de hipoecogenicidade muito baixa, ou a presença de múltiplos nódulos maldefinidos. Tais características ultra-sonográficas podem anteceder as alterações bioquímicas.[6,30,31]

A avaliação citológica pela PAAF confirma o diagnóstico, porém não é fundamental. Torna-se mandatória no caso de dor local, crescimento rápido ou palpação de nódulos, para investigar a possibilidade de neoplasias associadas.

DIAGNÓSTICO DIFERENCIAL

A TH deve sempre ser a primeira hipótese diagnóstica em pacientes com hipotiroidismo primário ou bócio difuso atóxico. Nessas situações, a presença de anticorpos antitiroidianos (TAb) em títulos elevados confirma o diagnóstico. Deve, também, ser considerada em qualquer paciente com bócio nodular atóxico, mas nesses casos a PAAF torna-se obrigatória para pesquisa de uma eventual neoplasia tiroidiana. Outra importante diferenciação diagnóstica é com a doença de Graves – em pacientes com hipertiroidismo e bócio difuso –, uma vez que pode haver superposição nos aspectos patogenéticos, histológicos e clínicos. A presença de oftalmopatia infiltrativa e/ou TAb em títulos não muito elevados é mais indicativa da doença de Graves. Raramente, oftalmopatia infiltrativa pode ser observada em pacientes com TH, na ausência de hipertiroidismo. Na realidade, TH, doença de Graves e mixedema primário são síndromes muito intimamente relacionadas e fazem parte do espectro das chamadas doenças tiroidianas auto-imunes.[13,15,30,31]

Eventualmente, alguns pacientes têm clinicamente TH, mas à PAAF observam-se células gigantes, sugerindo tiroidite granulomatosa subaguda. Além disso, uma forma de tiroidite crônica dolorosa com infiltração amilóide tem sido descrita. Provavelmente, é etiologicamente distinta da TH.[31] Recentemente foi descrito o desenvolvimento de TH após uma tiroidite subaguda.[36]

Patologias Associadas

DOENÇAS AUTO-IMUNES. A TH pode vir associada a outras doenças auto-imunes, endócrinas ou não, caracterizando a síndrome poliglandular auto-imune. A associação mais comum é com a doença de Addison (ver Cap. 32, *Insuficiência Adrenal – Diagnóstico e Tratamento*).[28]

NEOPLASIAS TIROIDIANAS. A concomitância de TH com adenomas ou carcinomas tiroidianos (papilíferos ou foliculares) não é rara, mas não tem relação causal.[37] Nessa situação, tais carcinomas parecem ser menos agressivos e ter melhor prognóstico.[6,38] Em contraste, a maioria dos casos de linfoma primário da tiróide são vistos em pacientes com TH (risco 67 vezes maior).[6,39] À PAAF, na TH, podemos encontrar células de Hürthle normalmente. Entretanto, caso sejam abundantes na amostra, com poucos ou nenhum macrófago ou linfócito, a hipótese de um tumor de células de Hürthle deve sempre ser considerada. Lembrar que a TH representa a principal causa de resultados falso-positivos para neoplasias à PAAF.[38] Além disso, a imagem da TH ao PET/CT *scan* pode ocasionalmente mimetizar aquela dos carcinomas.[41]

MISCELÂNEA. Recentemente, TH foi descrita em associação com várias outras doenças, tais como miocardite linfocítica,[42] tirotropinoma,[43] urticária crônica,[44] acidose tubular renal,[45] síndrome de Sweet[46] etc. Pacientes com síndrome de Down[47] ou síndrome de Turner[31] têm risco aumentado para TH. O mesmo acontece com a síndrome dos ovários policísticos,[48] conforme recentemente demonstrado.

ENCEFALOPATIA DE HASHIMOTO (EH). Trata-se de uma condição recentemente descrita que tem prevalência estimada de 2,1:100.000 e se caracteriza por encefalopatia e altos títulos de an-

QUADRO 29.5

Prevalência dos Anticorpos Antitiroidianos

Anticorpo	População Geral	Tiroidite de Hashimoto	Doença de Graves
Anti-Tg	3%	35 a 60%	12 a 30%
Anti-TPO	10 a 15%	80 a 99%	45 a 80%
TRAb	1 a 2%	6 a 60%	70 a 100%
Anti-NIS	0%	25%	20%

Adaptado da Ref. 34.

ticorpos anti-TPO no soro, com boa resposta à terapia com glicocorticóides (GC).[49] Até o momento, não está definido se a presença desses anticorpos representa um epifenômeno imune em um subgrupo de pacientes com processos encefalopáticos ou se ela realmente está envolvida nos mecanismos patogênicos da EH.[49]

Entre 83 pacientes (14 homens e 69 mulheres), com idade média de 44 anos, 27% tinham sinais similares aos do AVC, 66% convulsões, 38% psicoses, 78% aumento de proteínas do liquor e 98% alterações eletroencefalográficas. A função tiroidiana variou de hipo- a hipertiroidismo francos, mas a anormalidade mais comum foi hipotiroidismo subclínico (35%). Entre os pacientes tratados com GC, 96% melhoraram.[50] Os achados da ressonância magnética variam de isquemia subcortical transitória a alterações multifocais na intensidade do sinal, gradualmente progressivas, com atrofia cerebelar.[51]

TRATAMENTO

Vários pacientes com TH não requerem tratamento, uma vez que freqüentemente são assintomáticos e têm um pequeno bócio. Reposição com L-tiroxina (L-T$_4$) está prioritariamente indicada para pacientes hipotiróideos. A dose deve ser suficiente para reduzir o TSH para níveis entre 0,5 e 2 µU/mL (em geral, 75–125 µg/dia em mulheres e 125–200 µg/dia em homens).[31,52,53] Também tem se recomendado o uso de L-T$_4$ em pacientes com hipotiroidismo subclínico (TSH elevado, com T$_3$ e T$_4$ normais), por ser elevada a progressão para o hipotiroidismo manifesto nesses casos.[52,53]

Uma vez iniciada, a reposição de L-T$_4$ em geral se faz necessária indefinidamente. Entretanto, até 20 a 30% dos pacientes inicialmente hipotiróideos futuramente poderão recuperar a função tiroidiana normal. Isso poderia resultar da redução de anticorpos citotóxicos, modulação de anticorpos bloqueadores para o receptor do TSH ou algum outro mecanismo. Esses indivíduos podem ser reconhecidos pela administração de TRH, que induzirá aumento em T$_4$ e T$_3$ séricos, se a função tiroidiana tiver sido recuperada. Alguns pacientes podem alternar hipo- e hipertiroidismo e são de difícil manuseio.[31,52,53]

O *status* tiroidiano em 129 crianças e adolescentes com TH foi reavaliado após seguimento médio de 50 meses.[54] Entre os pacientes inicialmente eutiróideos, 77% continuavam inalterados, enquanto 21% haviam se tornado hipotiróideos. Entre os hipotiróideos, 70% permaneciam com o mesmo *status* funcional, ao passo que 30% se tornaram eutiróideos.[54]

Alguns autores têm preconizado o uso de L-T$_4$ em doses que suprimam o TSH, por um curto período de tempo (p.ex., 6 meses), em pacientes eutiróideos com bócios grandes, com o intuito de reduzir o tamanho do bócio. Resultados satisfatórios são observados em cerca de 30% dos pacientes tratados, sobretudo nos mais jovens.[52,53]

Glicocorticóides (GC) podem ser úteis nos raros casos acompanhados de dor tiroidiana importante, ou nos casos com bócio de crescimento rápido que leve a sintomas compressivos, mas tal apresentação é, também, bastante infreqüente.[6,31]

Cirurgia geralmente está indicada diante de sintomas compressivos ou dor refratária ao tratamento medicamentoso.[30,31] Motivações cosméticas (bócios muito volumosos) ou malignidade (confirmada ou suspeitada) em nódulo tiroidiano são outras indicações cirúrgicas.[6,31]

Tiroidite de Riedel

A tiroidite de Riedel (TR) é a tiroidite mais rara. Sua prevalência é apenas de 0,05% entre pacientes submetidos à tiroidectomia. Na Mayo Clinic foram confirmados histologicamente 20 casos entre 42.000 tiroidectomias realizadas entre 1920 e 1955. TR acomete usualmente indivíduos entre a quarta e a sexta décadas de vida, embora existam casos descritos em indivíduos de 23 a 78 anos de idade. É duas a quatro vezes mais comum no sexo feminino.[2,6,55,56]

A TR é também denominada tiroidite esclerosante, tiroidite fibrótica, tiroidite fibrótica invasiva, tiroidite crônica produtiva e estroma de Riedel. Sua causa é ainda desconhecida. Até o presente momento não há explicação para a proliferação fibroblástica encontrada nessa patologia.

Apesar da descrição de dois irmãos, filhos de pais consangüíneos, com fibroesclerose em vários órgãos, inclusive TR em um deles, não parece haver predisposição genética para essa patologia.[6]

MANIFESTAÇÕES CLÍNICAS

A TR é caracterizada por fibrose extensa da glândula tiróide que também afeta os tecidos adjacentes. Clinicamente, ela se assemelha ao linfoma ou carcinoma anaplásico tiroidianos, apresentando-se como um bócio de consistência endurecida. Geralmente, existe história de crescimento cervical indolor, com progressão e evolução variáveis, de poucas semanas a vários anos. Os sintomas são freqüentemente de compressão esofágica ou traqueal: disfagia, sensação de peso ou pressão em região cervical, rouquidão e estridor (por lesão do nervo laríngeo recorrente) e sintomas respiratórios (dispnéia, tosse, sensação de sufocação e até asfixia). A queixa de dor é incomum. Pode ocorrer hipotiroidismo, se o comprometimento da glândula for extenso. A maioria dos pacientes apresenta astenia e adinamia, mesmo sendo eutiróideos.[2,3,6,55,56] Raramente pode haver hipoparatiroidismo associado, o qual pode, ocasionalmente, preceder a TR.[57]

O exame físico revela uma massa cervical de consistência endurecida, descrita como lenhosa, em geral indolor, de dimensões que podem variar de pequenas a muito grandes, usualmente de comprometimento difuso, podendo ser unilateral. É aderente e invade estruturas circunjacentes, como músculos, vasos e nervos. A sua consistência tende a ser mais endurecida do que a dos carcinomas. Raramente há linfadenomegalia e, quando presente, está associada a grandes lesões. Uma vez diagnosticado o comprometimento tiroidiano, deve-se ficar atento a possíveis alterações em outros locais, principalmente à fibrose retroperitoneal.[2,6,13,50]

DOENÇAS ASSOCIADAS

Foram descritas associações da TR com fibrose de glândulas salivares, de glândulas lacrimais, fibrose mediastinal, retroperitoneal, colangite esclerosante e pseudotumor de órbita. Sugere tratar-se de uma mesma patologia com amplo espectro de manifestações. É raro ocorrer fibrose extracervical em mais de uma localização. Cerca de 33% dos pacientes com TR seguidos em longo prazo desenvolvem alguma forma de fibrose extracervical. No entanto, menos de 1% dos pacientes com fibrose peritoneal apresenta TR associada.[3,6,55,56]

DIAGNÓSTICO LABORATORIAL

A PAAF, na maioria dos casos, não é elucidativa. Esse procedimento é de difícil execução, dada a rigidez do tecido. O diagnóstico deve ser feito por biópsia a céu aberto. O exame histológico é essencial, já que clinicamente pode ser confundida com carcinoma.[2,6,50]

Os testes de função tiroidiana em geral encontram-se normais, exceto nos casos de comprometimento extenso da glândula, quando hipotiroidismo pode acontecer. Títulos elevados de anticorpos antitiroidianos são encontrados em até 67% dos pacientes.[6] Entretanto, não está definido se esses anticorpos são uma causa ou a conseqüência da destruição fibrótica da tiróide. O hemograma geralmente está normal ou revela leucocitose. A VSH mostra-se um pouco elevada.[3,55,56]

A captação de iodo radioativo em regra está normal e, à cintilografia, podem-se evidenciar áreas frias, que correspondem à extensão da lesão. Tanto a ultra-sonografia quanto a TC são úteis para delimitar o envolvimento tiroidiano.[3,31]

O exame histopatológico tem como característica uma fibrose intensa, comprometendo a glândula total ou parcialmente e que se estende além da cápsula, podendo envolver nervos, vasos, tecido muscular, adiposo e até as paratiróides.[3,31,56]

TRATAMENTO

Nos casos em que há sintomas compressivos ou suspeita de malignidade, está indicado o tratamento cirúrgico.[3,56] Alívio dos sintomas compressivos nos estágios iniciais da doença já foi relatado com os glicocorticóides,[58,59] tamoxifeno[60,61] e metotrexato.[6,31] Os hormônios tiroidianos também têm sido utilizados, porém essa indicação não está bem clara nos casos em que não há hipotiroidismo.[6,31]

PROGNÓSTICO

O curso da TR é benigno, com progressão geralmente lenta, podendo estacionar ou mesmo involuir sem nenhuma terapêutica. Melhora dos sintomas compressivos não-responsivos ao tratamento medicamentoso é obtida com a cirurgia.[55,56]

TIROIDITE INDUZIDA POR DROGAS

Poucos medicamentos são sabidamente capazes de provocar tiroidite auto-imune ou inflamatória destrutiva. Entre eles, os três principais são amiodarona, lítio e interferon-alfa.[6]

Amiodarona

Amiodarona (AMD) é um antiarrítmico rico em iodo com semelhança estrutural ao T_4 e T_3. Nas doses habituais, seu uso causa uma sobrecarga de iodo de até 50–100 vezes a ingestão diária ideal, o que explica os efeitos adversos da medicação sobre a função tiroidiana.[62] A terapia com AMD pode causar hipo- ou hipertiroidismo, que surgem em 14–18% dos pacientes.[63] Tirotoxicose é bem mais comum em regiões em que o aporte alimentar de iodo é deficiente e é subdividida em duas formas clínico-patológicas (Quadro 29.6).[63] Na tirotoxicose induzida pela amiodarona tipo I (TIA-I) existem excessiva síntese e liberação de hormônios tiroidianos e, portanto, seu tratamento de escolha são as tionamidas (metimazol ou propiltiouracil).[62,63] Na TIA-II, a tirotoxicose resulta de uma tiroidite destrutiva, similar à tiroidite linfocítica subaguda.[62,63] Pode ser tratada com glicocorticóides ou, de forma menos eficaz, com o ácido iopanóico.[64] Alguns pacientes com taquiarritmias que necessitem da reintrodução da AMD podem ser tratados com radioiodo para prevenção de recidiva da tirotoxicose.[65] Nos casos com cardiopatia grave, tiroidectomia total (se possível, realizada por técnica videoassistida minimamente invasiva) pode ser proposta após uma rápida correção da tirotoxicose com uma combinação de tionamida, glicocorticóide e ácido iopanóico.[62]

Lítio

Em pacientes com doença tiroidiana auto-imune, a terapia crônica com lítio pode resultar em hipotiroidismo manifesto ou subclínico, bem como, em até 33% dos pacientes, em elevação dos títulos de anticorpos antitiroidianos.[6] Além disso, pode ocorrer tirotoxicose, possivelmente por efeito direto da droga sobre as células tiroidianas ou por tiroidite indolor esporádica induzida pelo lítio.[66]

Interferon-alfa

Estudos prospectivos têm mostrado que até 15% dos pacientes com hepatite C tratados com interferon-alfa desenvolvem hipo- ou hipertiroidismo (subclínico ou franco), enquanto até 40% apresentam anticorpos antitiroidianos.[67] A tiroidite induzida por interferon (TII) pode ter origem auto-imune ou inflamatória. A tirotoxicose pode ser conseqüente à doença de Graves ou a uma tiroidite inflamatória destrutiva. Hipotiroidismo resulta de tiroidite de Hashimoto.[67–69]

Inibidores da Tirosina Quinase

Em estudos prospectivos, hipotiroidismo foi relatado em 36 a 46% dos pacientes tratados com sunitib. Uma maior freqüência (53 a

QUADRO 29.6

Classificação da Tirotoxicose Induzida por Amiodarona

	Tipo I	Tipo II
Bócio/auto-anticorpos antitiroidianos	Freqüentemente presentes	Usualmente ausentes
Captação tiroidiana do iodo nas 24 h	Baixa/normal/aumentada[1]	Baixa/suprimida
Níveis de IL-6[2]	Levemente aumentados	Intensamente aumentados
Resposta terapêutica às tionamidas	Sim	Não
Resposta terapêutica ao perclorato	Sim	Não
Resposta terapêutica aos glicocorticóides	Provavelmente não	Sim
Hipotiroidismo subseqüente	Não	Possível

[1]Quase sempre baixa nos Estados Unidos e em áreas com ingestão suficiente de iodo.
[2]Formas mistas com anormalidades tiroidianas subjacentes e um concomitante fenômeno destrutivo tiroidiano (com níveis séricos de IL-6 intensamente elevados) também existem.
Adaptado das Refs. 62 e 64.

85%) foi encontrada em estudos que continham dados retrospectivos e prospectivos. O tempo médio para o surgimento do hipotiroidismo variou de 12 a 50 semanas após o início do tratamento.[70]

Outros Fármacos

Foi também relatado o surgimento da doença de Graves e da tiroidite silenciosa em pacientes medicados com análogos do GnRH.[71] O uso desses fármacos pode resultar também em hipo- e hipertiroidismo (subclínico ou manifesto). A tirotoxicose pode ser conseqüente à doença de Graves ou a uma tiroidite inflamatória destrutiva.[71]

Mais recentemente foi descrito o desenvolvimento de tiroidite granulomatosa durante a terapia com etanercept para artrite reumatóide.[72]

OUTRAS CAUSAS DE TIROIDITE

Tiroidite pode também resultar de radioterapia externa (linfomas, câncer de mama etc.), terapia com ^{131}I ou doenças granulomatosas (p.ex., sarcoidose).[6,30,31]

BIBLIOGRAFIA

1. Desailloud R, Hober D. Viruses and thyroiditis: an update. *Virol J*. 2009 Jan; *12*:6:5. [Epub ahead of print]
2. Bindra A, Braunstein GD. Thyroiditis. *Am Fam Physician*, 2006; 73:1769-76.
3. Singer PA. Thyroiditis. Acute, subacute, and chronic. *Med Clin North Am*, 1991; 75:61-77.
4. Smith SL, Pereira KD. Suppurative thyroiditis in children: a management algorithm. *Pediatr Emerg Care*, 2008; 24:764-7.
5. Berger SA, Zonszein J, Villamena P, Mittman N. Infectious diseases of the thyroid gland. *Rev Inf Dis*, 1983; 5:108-22.
6. Pearce EN, Farwell AP, Braverman LE. Thyroiditis. *N Engl J Med*, 2003; 348:2646-55.
7. DeGroot LJ. Acute and subacute thyroiditis. *In*: DeGroot LJ, Larsen PR, Henneman G (eds). *The Thyroid and Its Diseases*. 6th ed. New York: Churchill Livingstone, 1996:697-710.
8. Ogawa M, Yamashita SI, Saishoji T, et al. Acute suppurative thyroiditis in an asymptomatic woman: an atypical presentation simulating carcinoma. *Clin Endocrinol* (Oxf), 1994; 40:137-44.
9. Szabo SM, Allen DB. Thyroiditis. Differentiation of acute suppurative and subacute. Case report and review of the literature. *Clin Pediatr*, 1989; 28:171-4.
10. Fatourechi V, Aniszewski JP, Fatourechi GZ, et al. Clinical features and outcome of subacute thyroiditis in an incidence cohort: Olmsted County, Minnesota, study. *J Clin Endocrinol Metab*, 2003; 88:2.100-5.
11. Ogawa E, Katsushima Y, Fujiwara I, Iinuma K. Subacute thyroiditis in children: patient report and review of the literature. *J Pediatr Endocrinol Metab*, 2003; 16:897-900.
12. Bianda T, Schmid C. DeQuervain's subacute thyroiditis presenting as a painless solitary thyroid nodule. *Postgrad Med J*, 1998; 74:602-3.
13. Slatosky J, Shipton B, Wahba H. Thyroiditis: differential diagnosis and management. *Am Fam Physician*, 2000; 61:1047-52.
14. Ross DS. Syndromes of thyrotoxicosis with low radioactive iodine uptake. *Endocrinol Metab Clin North Am*, 1998; 27:169-85.
15. Parmar MS, Sturge C. Recurrent hamburger thyrotoxicosis. *CMAJ*, 2003; 169:415-7.
16. Singer PA. Thyroiditis. *In*: Norman L (ed). *Manual of Endocrinology and Metabolism* 2nd ed. Boston: Little, Brown & Co, 1994:357-66.
17. Iitaka M, Morgenthaler NG, Momotani N, et al. Stimulation of thyroid-stimulating hormone (TSH) receptor antibody production following painless thyroiditis. *Clin Endocrinol* (Oxf), 2004; 60:49-53.
18. Ohye H. Recurrent severe painless thyroiditis requiring multiple treatments with radioactive iodine. *Thyroid*, 2008; *18*:1231-2.
19. Amino N, Tada H, Hidaka Y, et al. Therapeutic controversy: screening for postpartum thyroiditis. *J Clin Endocrinol Metab*, 1999; 84:1.813-21.
20. Stagnaro-Green A. Clinical review 152: Postpartum thyroiditis. *J Clin Endocrinol Metab*, 2002; 87:4042-7.
21. Lazarus JH. Thyroid dysfunction: reproduction and postpartum thyroiditis. *Semin Reprod Med*, 2002; 20:381-8.
22. Lazarus JH, Parkes AB, Premawardhana LD. Postpartum thyroiditis. *Autoimmunity*, 2002; 35:169-73.
23. Mazziotti G, Parkes AB, Lage M, et al. High leptin levels in women developing postpartum thyroiditis. *Clin Endocrinol* (Oxf), 2004; 60:208-13.
24. Stagnaro-Green A. Postpartum thyroiditis. *Best Pract Res Clin Endocrinol Metab*, 2004; *18*:303-16.
25. Premawardhana LD, Parkes AB, Ammari F, et al. Postpartum thyroiditis and long-term thyroid status: prognostic influence of thyroid peroxidase antibodies and ultrasound echogenicity. *J Clin Endocrinol Metab*, 2000; 85:71-5.
26. Papi G, Corrado S, Carapezzi C, Corsello SM. Postpartum thyroiditis presenting as a cold nodule and evolving to Graves' disease. *Int J Clin Pract*, 2003; 57:556-8.
27. Poppe K, Glinoer D. Thyroid autoimmunity and hypothyroidism before and during pregnancy. *Hum Reprod Update*, 2003; 9:149-61.
28. Esplin MS, Branch DW, Silver R, Stagnaro-Green A. Thyroid autoantibodies are not associated with recurrent pregnancy loss. *Am J Obstet Gynecol*, 1998; 179:1583-6.
29. Browne-Martin K, Emerson CH. Postpartum thyroid dysfunction. *Clin Obstet Gynecol*, 1997; 40:90-101.
30. Larsen PR, Davies TF. Hypothyroidism and thyroiditis. *In*: Larsen PR, Kronenberg HM, Melmed S, Polonsky KS (eds). *Williams Textbook of Endocrinology*. 10th ed. Philadelphia: WB Saunders Co, 2003:423-56.
31. DeGroot LJ. Hashimoto's thyroiditis. *In*: DeGroot LJ, Larsen PR, Henneman G (eds). *The Thyroid and Its Diseases*. 6th ed. New York: Churchill Livingstone, 1996:307-22.
32. Akeno N, Blackard JT, Tomer Y. HCV E2 protein binds directly to thyroid cells and induces IL-8 production: A new mechanism for HCV induced thyroid autoimmunity. *J Autoimmun*, 2008; 31:339-44.
33. de Vries L, Bulvik S, Phillip M. Chronic autoimmune thyroiditis in children and Adolescents: Presentation and long-term follow-up. *Arch Dis Child*, 2008 Aug 14. [Epub ahead of print]
34. Maciel RMB. O Laboratório no diagnóstico e seguimento de doenças auto-imunes e neoplásicas de tiróide. *Arq Bras Endocrinol Metab*, 2002; 46:65-71.
35. Yoshida A, Hisatome I, Taniguchi S, et al. Pendrin is a novel autoantigen recognized by patients with autoimmune thyroid diseases. *J Clin Endocrinol Metab*, 2008 Dec 2. [Epub ahead of print]
36. Minciullo PL, Ruggeri RM, Vita G, et al. Development of Hashimoto's thyroiditis after subacute thyroiditis: An unusual patient. *Thyroid*, 2009; *19*:73-4.
37. Pisanu A, Piu S, Cois A, Uccheddu A. Coexisting Hashimoto's thyroiditis with differentiated thyroid cancer and benign thyroid diseases: indications for thyroidectomy. *Chir Ital*, 2003; 55:365-72.
38. Matsubayashi S, Kawai K, Matsumoto Y, et al. The correlation between papillary thyroid carcinoma and lymphocytic infiltration in the thyroid gland. *J Clin Endocrinol Metab*, 1995; 80:3.421-4.
39. Nasiri S, Mahmoodzadeh H, Sharifi M. Thyroid lymphoma arising from Hashimoto's thyroiditis. *ANZ J Surg*, 2008; 78:1134.
40. Dayan CM, Daniels GH. Chronic autoimmune thyroiditis. *N Engl J Med*, 1996; 335:99-107.
41. Schmid DT, Kneifel S, Stoeckli SJ, et al. Increased 18F-FDG uptake mimicking thyroid cancer in a patient with Hashimoto's thyroiditis. *Eur Radiol*, 2003; *13*:2.119-21.

42. Lorin De La Grandmaison G, Izembart M, et al. Myocarditis associated with Hashimoto's disease: a case report. *Int J Legal Med*, 2003; *117*:361-4.
43. Iskandar SB, Supit E, Jordan RM, Peiris AN. Thyrotropin-secreting pituitary tumor and Hashimoto's disease: a novel association. *South Med J*, 2003; 96:933-6.
44. Levy Y, Segal N, Weintrob N, Danon YL. Chronic urticaria: association with thyroid autoimmunity. *Arch Dis Child*, 2003; *88*:517-9.
45. Bouchhima C, Mnif M, Jarraya F, et al. Association of distal tubular acidosis, Hashimoto's thyroiditis and Gougerot-Sjogren's syndrome. *Presse Med*, 2003; *32*:1.410-2.
46. Medeiros S, Santos R, Carneiro V, Estrela F. Sweet syndrome associated with Hashimoto thyroiditis. *Dermatol Online J*, 2008; *14*:10.
47. Popova G, Paterson WF, Brown A, Donaldson MD. Hashimoto's thyroiditis in Down's syndrome: clinical presentation and evolution. *Horm Res*, 2008; *70*:278-84.
48. Janssen OE, Mehlmauer N, Hahn S, et al. High prevalence of autoimmune thyroiditis in patients with polycystic ovary syndrome. *Eur J Endocrinol*, 2004; *150*:363-9.
49. Schiess N, Pardo CA. Hashimoto's encephalopathy. *Ann NY Acad Sci*, 2008; *1.142*:254-65.
50. Chong JY, Rowland LP, Utiger RD. Hashimoto encephalopathy: syndrome or myth? *Arch Neurol*, 2003; *60*:164-71.
51. Song YM, Seo DW, Chang GY. MR findings in Hashimoto encephalopathy. *AJNR Am J Neuroradiol*, 2004; *25*:807-8.
52. Dayan CM, Daniels GH. Chronic autoimmune thyroiditis. *N Engl J Med*, 1996; *335*:99-107.
53. Arbelle JA, Porath A. Practice guidelines for the detection and management of thyroid dysfunction. A comparative review of the recommendations. *Clin Endocrinol* (Oxf), 1999; *51*:11-8.
54. Demirbilek H, Kandemir N, Gonc EN, et al. Assessment of thyroid function during the long course of Hashimoto's thyroiditis in children and adolescents. *Clin Endocrinol* (Oxf), 2008 Dec 15. [Epub ahead of print]
55. Papi G, LiVolsi VA. Current concepts on Riedel thyroiditis. *Am J Clin Pathol*, 2004; *121*(suppl):S50-63.
56. Perimenis P, Marcelli S, Leteurtre E, et al. Riedel's thyroiditis: current aspects. *Presse Med*, 2008; *37*:1015-21.
57. Nazal EM, Belmatoug N, de Roquancourt A, et al. Hypoparathyroidism preceeding Riedel's thyroiditis. *Eur J Intern Med*, 2003; *14*:202-4.
58. Vaidya B, Harris PE, Barrett P, Kendall-Taylor P. Corticosteroid therapy in Riedel's thyroiditis. *Postgrad Med J*, 1997; *73*:817-9.
59. Lo JC, Loh K-C, Rubin AL, et al. Riedel's thyroiditis presenting with hypothyroidism and hypoparathyroidism: dramatic response to glucocorticoid and thyroxine therapy. *Clin Endocrinol* (Oxf), 1998; *48*:815-8.
60. Few J, Thompson NW, Angelos P, et al. Riedel's thyroiditis: treatment with tamoxifen. *Surgery* 1996; *120*:993-8.
61. De M, Jaap A, Dempster J. Tamoxifen therapy in steroid-resistant Riedel's disease. *Scott Med J*, 2002; *47*:12-3.
62. Piga M, Serra A, Boi F, et al. Amiodarone-induced thyrotoxicosis. A review. *Minerva Endocrinol*, 2008; *33*:213-28.
63. Martino E, Bartalena L, Bogazzi F, Braverman LE. The effects of amiodarone on the thyroid. *Endocr Rev*, 2001; *22*:240-54.
64. Bogazzi F, Bartalena L, Cosci C, et al. Treatment of type II amiodarone-induced thyrotoxicosis by either iopanoic acid or glucocorticoids: a prospective, randomized study. *J Clin Endocrinol Metab*, 2003; *88*:1999-2002.
65. Hermida JS, Tcheng E, Jarry G, et al. Radioiodine ablation of the thyroid to prevent recurrence of amiodarone-induced thyrotoxicosis in patients with resistant tachyarrhythmias. *Europace*, 2004; *6*:169-74.
66. Miller KK, Daniels GH. Association between lithium use and thyrotoxicosis caused by silent thyroiditis. *Clin Endocrinol* (Oxf), 2001; *55*:501-8.
67. Mandac JC, Chaudhry S, Sherman KE, Tomer Y. The clinical and physiological spectrum of interferon-alpha induced thyroiditis. *Hepatology*, 2006; *43*:661-72.
68. Wong V, Fu AX, George J, Cheung NW. Thyrotoxicosis induced by alpha-interferon therapy in chronic viral hepatitis. *Clin Endocrinol* (Oxf), 2002; *56*:793-8.
69. Jamil KM, Leedman PJ, Kontorinis N, et al. Interferon-induced thyroid dysfunction in chronic hepatitis C. *J Gastroenterol Hepatol*, 2008 Dec 1. [Epub ahead of print]
70. Vetter ML, Kaul S, Iqbal N. Endocr Pract. Tyrosine kinase inhibitors and the thyroid as both an unintended target. *Endocr Pract*, 2008; *14*:618-24.
71. Amino N, Hidaka Y, Takano T, et al. Possible induction of Graves' disease and painless thyroiditis by gonadotropin-releasing hormone analogues. *Thyroid*, 2003; *13*:815-8.
72. Cañas CA, Tobón GJ, Arango LG, Guarín N. Developing of granulomatous thyroiditis during etanercept therapy. *Clin Rheumatol*, 2008 Nov 29. [Epub ahead of print]

30 Emergências Tiroidianas

Hans Graf, Carla Arahata, Maria da Conceição Freitas

CRISE TIROTÓXICA

Introdução

A crise tirotóxica (CT) ou tempestade tiroidiana é uma condição rara que, geralmente, resulta de exacerbação intensa de um hipertiroidismo prévio. Responde por 1 a 2% das admissões hospitalares por tirotoxicose e, se não adequadamente tratada, pode ser fatal. Diversas situações clínicas, cirúrgicas e traumáticas já foram descritas como precipitantes. Atualmente, a maioria dos casos é decorrente de fatores clínicos, principalmente infecções.[1-5]

Etiopatogenia

Entre os principais fatores precipitantes da CT incluem-se infecções (hoje em dia a causa mais comum), cirurgias (no passado, as cirurgias de tiróide constituíam a causa mais comum), indução anestésica, extrações dentárias, hipoglicemia, retirada da medicação antitiroidiana, terapia com radioiodo, uso de contrastes iodados, cetoacidose diabética, quimioterapia, parto, palpação vigorosa da tiróide, traumatismo na região cervical, estresse emocional, tromboembolismo pulmonar, acidente vascular cerebral e insuficiência cardíaca congestiva (Quadro 30.1).[4-11] Devido à melhor compensação dos pacientes com hipertiroidismo no período pré-operatório, CT desencadeada por procedimentos cirúrgicos e anestésicos, tem-se tornado menos freqüente. O mesmo se aplica aos casos induzidos pelo iodo radioativo.[2,4]

CT foi também descrita em uma paciente que, visando perder peso, tomou 50 comprimidos contendo 100 μg de L-tiroxina.[12] Uma outra publicação recente relatou a ocorrência de CT secundária à intoxicação pelo ácido acetilsalicílico.[13] Este último tem a capacidade de competir com os hormônios tiroidianos pelos sítios na TBG, aumentando, assim, a quantidade circulante de T_4 e T_3 livres.[14] Existem também relatos de CT desencadeada por tiroidite subaguda[15] ou mola hidatiforme,[16] mas essas situações são muito raras. Recentemente foi descrito caso de CT após a ressecção cirúrgica de um tirotropinoma.[17]

Os mecanismos pelos quais esses fatores levam à descompensação do estado prévio de hipertiroidismo até a situação clínica grave de tempestade tiroidiana ainda não são bem conhecidos. Sabe-se que os valores de T_3 e T_4 totais não diferem daqueles encontrados nos pacientes com hipertiroidismo não-grave, porém as frações livres desses hormônios são geralmente mais elevadas na CT.[4,18] Não existe um

---

QUADRO 30.1

Crise Tirotóxica – Fatores Precipitantes

Condições associadas com rápido aumento nos níveis dos hormônios tiroidianos
- Cirurgia de tiróide
- Suspensão do tratamento com drogas antitiroidianas
- Terapia com radioiodo
- Palpação vigorosa da tiróide
- Traumatismo na região cervical
- Uso de contrastes iodados
- Uso de doses excessivas de L-tiroxina

Condições associadas com doença não-tiroidiana aguda ou subaguda
- Infecção
- Procedimentos cirúrgicos diversos
- Acidente vascular cerebral
- Tromboembolismo pulmonar
- Parto
- Cetoacidose diabética
- Estresse emocional
- Hipoglicemia
- Trauma
- Insuficiência cardíaca congestiva
- Intoxicação por salicilatos

---

valor dos hormônios tiroidianos acima do qual a CT invariavelmente ocorra.[18] Um aumento súbito dos níveis de hormônios livres circulantes poderia ser responsável pelo desencadeamento da CT. Muitos dos sinais e sintomas podem ser devidos às catecolaminas ou à interação do sistema adrenérgico com o excesso de hormônios tiroidianos circulantes. Outras alterações descritas, secundárias a doenças sistêmicas, incluem: (a) redução da depuração hepática e renal dos hormônios tiroidianos; (b) aumento da geração de ácido triiodotiracético; (c) aumento da resposta tissular ao hormônio tiroidiano; (d) perda parcial da fosforilação oxidativa (aumento da lipólise e oxidação dos ácidos graxos, o que poderia contribuir com aumento do consumo de oxigênio, calorigênese e hipertermia); (e) liberação de citocinas e distúrbio imunológico agudo. É o efeito somatório de todos esses fatores, associado à susceptibilidade do paciente, que irá resultar na crise metabólica catastrófica da tempestade tiroidiana.[4,5,19-21]

Quadro Clínico

Na CT, a história de hipertiroidismo prévio geralmente está presente, sendo a etiologia mais comum a doença de Graves.[5] Pode ocorrer, também, em pacientes com bócio nodular tóxico ou outras causas mais raras de tirotoxicose.[4,15-17] Além disso, pode acontecer em indivíduos cujo hipertiroidismo não fora ainda diagnosticado.[4]

O diagnóstico de CT é basicamente clínico. Ainda que não substitua a avaliação clínica, o índice de Burch e Wartofsky (Quadro 30.2) pode se constituir em um guia útil, facilitando o pronto reconhecimento de um quadro grave de tirotoxicose.[5] Na CT, geralmente os sinais clássicos de tirotoxicose estão presentes, mas de uma maneira bem mais acentuada. Dentre as manifestações clínicas da CT, destacam-se: hipertermia (a temperatura pode chegar a 40°C ou mais), sudorese, taquicardia intensa (freqüentemente associada à fibrilação atrial), graus variáveis de insuficiência cardíaca, náuseas, vômitos, diarréia, agitação, tremor e delírio.[4,5,20,21] Formas clínicas atípicas podem incluir ausência de febre, coma, estado epiléptico, infarto cerebral não-embólico, confusão mental, insuficiência adrenal ou hepática aguda, ou abdome agudo.[1,5,22-24] CT já foi também relatada em concomitância com cetoacidose diabética, o que pode dificultar seu diagnóstico e agravar o prognóstico.[25,26]

Achados Laboratoriais

Os valores de T_4 total, T_3 total e captação de ^{131}I encontram-se elevados, porém são similares aos encontrados na tirotoxicose não complicada.[27] As frações livres de T_4 e T_3 encontram-se mais elevadas, sem haver, porém, um valor diagnóstico específico.[13,20] A captação de ^{131}I em 2 h pode ser utilizada para a confirmação de hiperfunção tiroidiana e é um exame que pode ser feito rapidamente. Os níveis de TSH estão suprimidos, exceto nos raros casos de CT por secreção inapropriada de TSH. A hiperglicemia pode ocorrer pelo aumento da glicogenólise hepática e pela ação inibitória das catecolaminas sobre a liberação de insulina. O hemograma pode mostrar discreta leucocitose com pequeno desvio à esquerda, porém, quando essas alterações são mais pronunciadas, podem ser indicativas de quadro infeccioso associado. Os eletrólitos (sódio, potássio, cálcio, fósforo) apresentam-se, em geral, dentro dos valores normais. Pode ocorrer discreta hipercalcemia. As provas de função hepática estão geralmente alteradas e a icterícia parece estar relacionada a um prognóstico desfavorável.[4,5,20,21]

Tratamento

O tratamento da crise tirotóxica (CT) deve ser instituído imediatamente após a suspeita clínica ter sido levantada, independentemente dos resultados laboratoriais, pois a demora no início do tratamento pode ser fatal. A necessidade de tratamento agressivo e de monitorização contínua do paciente muitas vezes exige internamento em uma unidade de terapia intensiva (UTI).

Deve-se tentar identificar o fator que precipitou a CT, já que a evolução do paciente vai depender do tratamento efetivo dessa condição.[5] Entretanto, 25 a 43% dos casos podem se apresentar sem uma doença intercorrente ou fator desencadeante reconhecíveis.[5,20] Um possível foco infeccioso deve ser pesquisado com culturas de sangue, urina e escarro. Radiografia de tórax deve ser realizada em todos os casos.[20] Se necessário, realizar ecocardiograma para melhor definição terapêutica.

A eficácia e os potenciais efeitos colaterais dos antitiroidianos e de outras drogas diferem largamente entre os pacientes. Tratamento de suporte é extremamente importante, assim como a detecção e tratamento das condições associadas. Os quatro principais objetivos do tratamento da CT são: (a) bloquear a síntese e secreção hormonal; (b) inibir a ação periférica dos hormônios tiroidianos; (c) manter os mecanismos homeostáticos; (d) tratar os fatores precipitantes ou patologias coexistentes (Quadro 30.3).[4,5]

BLOQUEIO DA SÍNTESE E SECREÇÃO HORMONAL

As tionamidas são as drogas indicadas. São capazes de bloquear a organificação do iodo dentro de 1 h de sua administração. O *propiltiouracil* (PTU), quando em altas doses, inibe a conversão periférica de T_4 para T_3, o que não ocorre com o uso do *metimazol* (MMI). Sendo assim, o PTU é o fármaco de escolha, levando a uma redução mais rápida dos níveis hormonais.[4,5,21,28] A dose habitualmente recomendada de PTU oscila entre 150 e 250 mg, a cada 6 h. O MMI pode ser utilizado na dose de 15–25 mg a cada 6 h, fracionados em 4 tomadas. PTU e MMI são geralmente administrados por via oral (VO) ou por sonda nasogástrica (SNG). A administração por via retal de metimazol já foi descrita com sucesso.[4,5,21]

Embora história de agranulocitose ou disfunção hepatocelular moderada relacionadas ao uso das drogas antitiroidianas contra-indiquem seu uso, reações menos importantes a esses agentes, como urticária ou erupção cutânea, não devem levar ao abandono desse regime terapêutico na CT.[20]

A inibição da proteólise do colóide e a conseqüente não-liberação de T_4 e T_3 para a corrente sangüínea podem ser obtidas com o uso do iodo inorgânico (*efeito Wolff-Chaikoff*). Esse efeito paradoxal da sobrecarga de iodetos é transitório, sendo seu uso restrito à fase aguda grave. É essencial que o tratamento com iodo não seja iniciado até que um bloqueio efetivo da síntese hormonal tenha sido estabelecido com o uso dos antitiroidianos (o que ocorre cerca de 1 h após a sua administração), pois o iodo isolado funciona como substrato adicional para a síntese hormonal, podendo aumentar o risco de exacerbação do estado tireotóxico.[4,20,21] O iodo pode ser administrado VO como solução de lugol ou iodeto de potássio concentrado (10 gotas a cada 6 h), iopodato ou iopanoato (0,5 a 1,0 g a cada 8 h VO). Na forma parenteral, o iodeto de sódio (0,5 a 1,0 g a cada 12 h, por via endovenosa) deve ser administrado lentamente.[4,5,20,21]

O *iopodato* ou *ácido iopanóico* também impede a liberação hormonal. Além disso, ele é um potente inibidor da conversão periférica do T_4 em T_3 e pode inibir a fixação dos hormônios tiroidianos aos receptores nucleares. A dose diária é de 1 a 3 g e, assim como o iodo, só deve ser administrado após bloqueio da síntese hormonal ter sido obtido com as drogas antitiroidianas.[5,29]

Pacientes com história de alergia ao iodo podem ser tratados de forma alternativa com *carbonato de lítio* (CL), que também atua reduzindo a liberação hormonal. Ao contrário do iodo, o CL não é sujeito aos fenômenos de escape. A dose recomendada é de 300 mg a cada 6 h VO (manter a litemia em 0,1 mEq/L). Seu uso clínico é limitado pela importante toxicidade neurológica e renal. Piora clínica ou laboratorial pode levar à necessidade de suspensão do iodo ou do lítio.[4,5,20]

INIBIÇÃO DA AÇÃO PERIFÉRICA DOS HORMÔNIOS TIROIDIANOS

Os *betabloqueadores* inibem a ação periférica das catecolaminas e também podem bloquear a conversão periférica do T_4 em T_3. Essas drogas diminuem a freqüência, a sobrecarga e o débito cardíacos.

QUADRO 30.2
Critérios Diagnósticos da Tempestade Tiroidiana

Disfunção Termorreguladora		Disfunção Cardiovascular	
Temperatura		Taquicardia	
37,2–37,7	5	99–109	5
37,8–38,3	10	110–119	10
38,4–38,8	15	120–129	15
38,9–39,4	20	130–139	20
39,5–39,9	25	> 140	25
> 40	30		
Efeitos sobre o Sistema Nervoso Central		**Insuficiência Cardíaca Congestiva**	
Ausentes	0	Ausente	0
Ligeiros	10	Ligeira	5
Agitação		Edema pedioso	
Moderados	20	Moderada	10
Delírios		Estertores nas bases pulmonares	
Psicose		Intensa	15
Severos	30	Edema pulmonar	
Crise convulsiva			
Coma			
Disfunção Gastrointestinal–Hepática		**Fibrilação Atrial**	
Ausente	0	Ausente	0
Moderada	10	Presente	10
Diarréia			
Náuseas e vômitos		**História Desencadeante**	
Dor abdominal		Negativa	0
Grave	20	Positiva	10
Icterícia inexplicável			

Escores — > 44: altamente sugestivo de tempestade tiroidiana; 25–44: sugestivo de tempestade iminente; < 25: dificilmente será tempestade tiroidiana.
Adaptado da Ref. 5.

QUADRO 30.3
Tratamento da Crise Tirotóxica

Intervenção Médica	Agente/Procedimento
A. Medidas gerais de suporte	Redução da febre*
	Correção dos distúrbios hidroeletrolíticos
	Tratamento do fator desencadeante
B. Controle do hipertiroidismo	
1. Bloquear a síntese hormonal intratiroidiana	PTU (*de escolha*): 200 mg 4/4 h VO ou metimazol: 30 mg 6/6 h
2. Lentificar liberação de T_4 e T_3	Iodeto: solução de lugol, 10 gotas 8/8 h; SSKI, 5 gotas 8/8 h; ácido iopanóico, 0,5 g 12/12 h; ou NaI, 0,5 g EV 12/12 h
3. Bloquear os efeitos adrenérgicos	Propranolol: VO: 40–80 mg de 4/4 ou 6/6 h EV: inicial 0,5 a 1 mg – repetir a cada 10 a 15 min, sob monitorização contínua
4. Inibir conversão periférica de T_4 em T_3	Glicocorticóides: dexametasona, 2 mg IV 6/6 h ou hidrocortisona 100 mg EV 6/6 h
5. Reduzir a quantidade de hormônios circulantes	Ácido iopanóico (Telepaque®)
	Propranolol
	Plasmaférese; exsangüineotransfusão

NaI = iodeto de sódio; PTU = propiltiouracil; SSKI = solução saturada de iodeto de potássio.
*Obs.: Para redução da febre (manter temperatura < 39°C), usar compressas e toalhas úmidas, bolsas de gelo, dipirona sódica, paracetamol e, se necessário, clorpromazina e meperidina. NÃO USAR ASPIRINA.

Podem ser úteis nos casos de insuficiência cardíaca de alto débito refratária a digitálicos e diuréticos. Outros benefícios incluem a melhora da agitação, do comportamento psicótico e dos tremores.[30] O hipertiroidismo causa redução das concentrações plasmáticas do propranolol, o que explica a necessidade de doses maiores que as habituais nesses pacientes; porém, a dose deve ser individualizada, dada a grande variabilidade quanto à resposta terapêutica.[31] Nos casos graves de insuficiência cardíaca, os betabloqueadores devem ser evitados.[5]

TERAPIA DIRIGIDA CONTRA A DESCOMPENSAÇÃO SISTÊMICA

A hipertermia deve ser tratada de forma imediata, mas gradual. O ácido acetilsalicílico (Aspirina®, AAS® etc.) não é recomendado por promover a liberação do T_4 da sua proteína carreadora no plasma (TBG). Assim sendo, o uso de paracetamol, bolsas de gelo e outras medidas físicas para o resfriamento corporal (evitando-se os calafrios) está indicado. No caso do aparecimento de calafrios, pode-se usar meperidina, barbitúricos ou clorpromazina, em pequenas doses.[4,5,20,21]

A reposição cuidadosa de líquidos (colóides ou cristalóides) deve ser feita nos casos de hipotensão. A monitorização hemodinâmica pode ser necessária. A solução glicosada pode ser utilizada com os seguintes objetivos: (1) suporte nutricional, (2) redução do catabolismo protéico (neoglicogênese) e (3) para a reposição dos estoques de glicogênio hepático, depletados nessa situação. Recomenda-se a reposição de vitaminas do complexo B para prevenir a encefalopatia de Wernicke, que pode resultar da administração de glicose na ausência de tiamina.[5,20]

Descompensação cardíaca ocorre freqüentemente na CT, mesmo na ausência de cardiopatia de base. Pode se manifestar com insuficiência cardíaca ou arritmias, sendo a fibrilação atrial a arritmia mais comum. Na presença dessas complicações, está indicada a terapêutica convencional, incluindo digitálicos, diuréticos e antiarrítmicos.[20] A necessidade de anticoagulação deve ser avaliada. Digitálicos podem ser usados em pacientes com fibrilação atrial com rápida resposta ventricular, ou na insuficiência cardíaca, e as doses necessárias podem ser maiores que as habituais.[20,21,32]

Pacientes com insuficiência cardíaca moderada a grave em geral não devem ser tratados com betabloqueadores, a não ser que monitorização hemodinâmica invasiva seja empregada, com o objetivo de tratar o componente hiperadrenérgico da disfunção cardíaca. Um paciente que desenvolve bradicardia intensa com propranolol pode ser tratado com atropina.[4,5]

Uma deficiência relativa de glicocorticóides (GC) ou a possível associação entre doenças auto-imunes (doença de Addison e doença de Graves) podem estar presentes. Dessa forma, recomenda-se como rotina o uso parenteral de GC, que, em doses altas, rapidamente inibem a conversão periférica de T_4 para T_3. Pode-se usar *dexametasona* (2 mg a cada 6 h EV) ou *hidrocortisona* (300 mg, como dose de ataque, e 100 mg a cada 8 h para manutenção, EV).[5,20,21]

TRATAMENTO DOS FATORES PRECIPITANTES OU PATOLOGIAS COEXISTENTES

O fator desencadeante deve ser identificado e tratado. Deve-se rastrear focos infecciosos, através de culturas de sangue, urina, escarro e RX de tórax. O uso de antibioticoterapia empírica é controverso.

Nos casos não-responsivos às medidas mencionadas, alguns serviços têm usado *diálise*, *plasmaférese* ou *exsangüineotransfusão*, como forma de reduzir os níveis séricos de T_3 e T_4.[5,20,33,34]

Prevenção

A CT pode ser prevenida em algumas situações, como, por exemplo, evitando-se submeter o paciente a procedimentos cirúrgicos ou anestésicos, bem como à terapia com ^{131}I, sem um controle adequado do hipertiroidismo.[3,4,35,36]

Prognóstico

A mortalidade da CT foi bastante reduzida em função do diagnóstico precoce, da melhoria da abordagem terapêutica do hipertiroidismo e do aperfeiçoamento das técnicas de cuidados intensivos. Quando o tratamento tem sucesso, melhora costuma ocorrer em 1 a 2 dias, e recuperação ocorre em 1 semana. Nesse momento, iodo e dexametasona devem ser retirados gradualmente, e o tratamento definitivo deve ser planejado.[4,21,32] As taxas atuais de mortalidade oscilam entre 7 e 28%.[36]

COMA MIXEDEMATOSO

Introdução

O coma mixedematoso (CM) representa a manifestação mais grave e mais temida do hipotiroidismo não tratado ou sem tratamento adequado.[36-38] Mesmo com diagnóstico razoavelmente precoce e tratamento intensivo, sua taxa de mortalidade pode atingir 50 a 60%.[39]

CM é mais comum em mulheres idosas com hipotiroidismo primário (HTP) ou, mais raramente, hipotiroidismo central (5–25% dos casos). Entre seus fatores precipitantes, incluem-se exposição ao frio, infecções, acidente vascular cerebral (AVC), uso de sedativos ou tranqüilizantes, dose elevadas de lítio, uso excessivo de diuréticos etc. (Quadro 30.4).[39-42]

Em uma série recente de 23 pacientes com CM, 20 (87%) eram mulheres, com idade entre 30 e 89 anos (média de 59,5 ± 14,4

QUADRO 30.4

Coma Mixedematoso – Fatores Precipitantes ou Agravantes

Fatores Precipitantes	Fatores Agravantes
Infecções	Hipoglicemia
AVC	Hiponatremia
Insuficiência cardíaca	Hipoxemia
Insuficiência respiratória	Hipercapnia
Hipotermia	
Infarto do miocárdio	
Exposição ao frio	
Drogas (sedativos, tranqüilizantes, analgésicos, anestésicos, amiodarona, carbonato de lítio etc.)	
Sangramento gastrointestinal	

Adaptado da Ref. 39.

anos).[42] Nove (39%) pacientes não tinham o diagnóstico prévio de hipotiroidismo. Houve predomínio de hipotiroidismo primário (82% dos casos). Em 15 (65%), o CM desenvolveu-se no inverno e a co-morbidade mais freqüentemente associada foi sepse (presente em 74% dos casos).[42]

Patogenia

O coma originado do hipotiroidismo parece ser de etiologia multifatorial. Distúrbios hidroeletrolíticos, alterações da função respiratória, ações diretas do hipotiroidismo sobre o sistema nervoso central (SNC) e ações dos próprios fatores precipitantes (sepse, drogas analgésicas e sedativas, entre outros) parecem estar implicados. Hiponatremia é o principal distúrbio hidroeletrolítico. Em relação aos distúrbios ventilatórios, a alteração principal é a diminuição da resposta respiratória frente ao estímulo hipóxico. Outros fatores contribuintes para a depressão respiratória incluem derrames intracavitários (pleurais e ascíticos), medicações sedativas que deprimam o centro respiratório, pneumonia, edema de língua e de vias respiratórias superiores, fraqueza da musculatura respiratória, síndrome da apnéia do sono e obesidade. Todos esses fatores, somados, contribuem para hipoventilação alveolar e retenção de CO_2.[38,39,43-46]

No hipotiroidismo grave, as alterações neurológicas mais comuns são depressão, perda de memória, lentidão de raciocínio e psicose franca. Além disso, sinais de alterações cerebelares, como disdiadococinesia e ataxia e movimentos estereotipados de mãos e pés, já foram relatados. A diminuição do sensório até o estado comatoso ocorre de forma gradativa. Em relação ao sistema cardiovascular, encontramos menor volume de ejeção, bradicardia e menor débito cardíaco. Um derrame pericárdico volumoso pode ocorrer, porém o tamponamento cardíaco é raríssimo. Em função da vasoconstrição periférica, eventualmente hipertensão diastólica pode ser encontrada.[38,43-46]

Diagnóstico

O CM ocorre, em geral, em mulheres idosas, nos meses de inverno, com história prévia de hipotiroidismo de longa duração, de qualquer etiologia. A tríade clássica consiste em: (a) alteração do estado mental, não necessariamente coma; (b) termorregulação deficiente, gerando hipotermia ou ausência de hipertermia em paciente com evidência de infecção; (c) presença de um fator precipitante (ver Quadro 30.4).[38-41] Convém salientar que muitos pacientes que desenvolvem CM desconhecem ter hipotiroidismo.[42]

Manifestações Clínicas

Muitos pacientes com hipotiroidismo são assintomáticos ou oligossintomáticos. Entretanto, o quadro clínico do hipotiroidismo de longa duração, não tratado, é, em geral, facilmente reconhecível. Ao exame físico pode-se encontrar pele infiltrada, carotenêmica e fria, macroglossia, fácies edemaciada, pseudomadarose, ausência de pêlos axilares, voz rouca, retardamento ou ausência de reflexos tendinosos profundos e edema não-depressível de membros inferiores. A hipotermia absoluta (em torno de 35°C) ou relativa (ausência de febre na presença de infecção) está presente em quase todos os pacientes. Pode ser bastante intensa (< 27°C).[38-41] A ausência de hipotermia pode ser um indicativo de infecção subjacente.[39]

MANIFESTAÇÕES NEUROPSIQUIÁTRICAS

Nos pacientes com CM, pode haver uma história de degradação progressiva do estado mental, apatia, negligência, confusão, labilidade emocional, arritmia ou depressão, dificuldades de memória, simulando um quadro de depressão senil. Convulsões focais ou generalizadas estão presentes em até 25% dos casos, possivelmente relacionadas com hiponatremia, hipoglicemia ou hipoxemia (secundária à diminuição do fluxo sangüíneo cerebral).[39]

MANIFESTAÇÕES CARDIOVASCULARES

Entre as manifestações típicas do CM ou hipotiroidismo grave estão anormalidades eletrocardiográficas inespecíficas, cardiomegalia, bradicardia e redução da contratilidade miocárdica.[38-40] Excepcionalmente são vistos prolongamento do QT e taquicardia ventricular polimórfica (torsade de pointes).[39] A cardiomegalia pode resultar de derrame pericárdico ou, menos comumente, de dilatação ventricular. Hipotensão pode decorrer de um volume intravascular diminuído ou colapso vascular. Também pode ocorrer choque com hipotensão refratária aos agentes vasopressores, a menos que os hormônios tiroidianos sejam também administrados.[39] Podem ocorrer ainda hipoventilação, bradicardia, hiponatremia, infecções associadas (mais comumente do trato geniturinário ou respiratório), derrames intracavitários, íleo paralítico, bexiga atônica etc.[39,43-45] A presença de hipotensão pode sugerir a presença de insuficiência adrenal associada.[39]

SISTEMA RESPIRATÓRIO

Depressão respiratória é freqüentemente vista no CM, sendo multifatorial. Ela leva a hipoventilação alveolar e hipoxemia progressiva que, em última análise, vão propiciar narcose por dióxido de carbono e coma. Ventilação mecânica assistida é requerida pela maioria dos pacientes com CM.[39,43,44]

MANIFESTAÇÕES GASTROINTESTINAIS

Neste item convém atentar ao surgimento de distensão abdominal, redução da motilidade intestinal e íleo paralítico. Atonia gástrica, se presente, pode reduzir a absorção de medicamentos orais e aumentar o risco de pneumonia por aspiração.[39] Ascite pode estar presente em hipotiroidismo de longa duração sem tratamento adequado.[43-45]

INFECÇÕES

Infecções (mais comumente do trato geniturinário ou respiratório) são o principal fator precipitante do coma mixedematoso. A presença de uma infecção subjacente deve, portanto, ser sempre considerada, particularmente se não houver hipotermia.[39] A presença de pneumonia agrava ou causa hipoventilação. Existe um risco aumentado de pneumonite aspirativa devido à disfagia neurogênica, semicoma ou convulsões.[39-41]

Achados Laboratoriais

No hipotiroidismo franco, o T_4 (total e livre) encontra-se diminuído, enquanto o T_3 (total e livre) pode estar normal ou baixo. O TSH está elevado em casos de hipotiroidismo primário (HTP) e baixo, normal ou discretamente elevado (TSH bioinativo) nos pacientes com hipotiroidismo central.[44,45] Deve-se realizar o diagnóstico diferencial com a síndrome do doente eutiróideo, observada em pacientes com doenças sistêmicas graves (sepse, neoplasias malignas, insuficiência cardíaca etc.).[47] Nessa situação peculiar, ambos, T_3 e T_4 (totais e livres), poderão estar diminuídos, enquanto o TSH mantém-se normal ou, nos casos mais graves, baixo.[47] No entanto, na fase de recuperação, o TSH se eleva, porém, habitualmente, não excede 20 μU/mL.[47] Em contraste, no CM por HTP, os níveis de TSH geralmente excedem 60 μU/mL.[44]

O ECG pode mostrar bradicardia, baixa voltagem e intervalo QT prolongado. O RX de tórax pode evidenciar cardiomegalia (por derrame pericárdico), derrame pleural ou pneumonia. Hipóxia, hipercapnia e acidose respiratória podem estar presentes. Sinais de sofrimento da função respiratória indicam a necessidade de ventilação mecânica. Podem ocorrer hipertrigliceridemia, hipercolesterolemia, anemia e leucocitose. Hiponatremia é o distúrbio hidroeletrolítico mais comum. As enzimas transaminases, creatinoquinase e desidrogenase láctica podem estar elevadas.[44,45]

Pistas laboratoriais para uma possível concomitante insuficiência adrenal incluem hipoglicemia, hipercalemia, hipercalcemia, linfocitose e azotemia.[39]

Tratamento

Uma abordagem terapêutica imediata é crucial para o prognóstico do CM. A confirmação laboratorial não deve retardar o início do tratamento. Devido à melhoria das condições terapêuticas de um paciente grave em UTI, conseguiu-se uma redução nas taxas de mortalidade desses casos, embora elas ainda sejam elevadas (15 a 60%). Três pontos básicos devem ser abordados: (a) reposição hormonal; (b) manejo dos fatores precipitantes; (c) tratamento das complicações metabólicas (Quadro 30.5).[38-42]

REPOSIÇÃO HORMONAL

Administração de Hormônios Tiroidianos

No manejo do CM, o hormônio tiroidiano a ser prescrito, sua posologia e forma de administração são temas bastante controversos na literatura. Três abordagens foram descritas: (a) uso isolado de T_4 em altas doses; (b) uso concomitante de T_4 e T_3; (c) uso isolado de T_3.[38,39,42]

A via preferencial para administração inicial da L-tiroxina (L-T_4) é a endovenosa, em virtude de possível edema de mucosa gastrointestinal e de atonia gástrica, que tornam imprecisa a absorção por via oral. São sugeridas doses de ataque entre 200 e 500 μg/dia, seguidas de doses de manutenção entre 50 e 100 μg/dia, com instituição da reposição por via oral assim que o paciente apresentar condições clínicas para tal.[38,39,42] No entanto, alguns estudos mostraram que a administração oral de L-T_4 está associada com uma variável mas rápida resposta clínica, mesmo nos pacientes com íleo mixedematoso.[48,49] As propostas doses de ataque orais de L-T_4 situam-se entre 300 e 600 μg/dia.[38,39] Todavia, em um estudo,[50] doses > 500 μg/dia se associaram com um maior risco de desfecho fatal.

Os principais argumentos dos proponentes da terapia com T_3 são: (1) a conversão periférica de T_4 para T_3, que é o metabólito ativo principal, está prejudicada no paciente enfermo grave; (2) o T_3 tem um efeito benéfico mais rápido sobre os sintomas neuropsiquiátricos e atravessa a barreira hematoencefálica mais rapidamente de que o T_4.[38,39] A reposição de T_3 preferencialmente deve ser feita na dose de 25 μg EV a cada 12 h, com instituição da terapia oral quando houver estabilização do sistema circulatório e o paciente estiver recebendo outras medicações por via oral.[40,41]

Algumas autoridades recomendam a combinação dos dois hormônios, com doses iniciais de 200 a 300 μg de L-T_4 e 25 μg de T_3, por via EV. A administração de T_3 (25 μg) e L-T_4 (100 μg) é repetida depois de 12 e 24 h, respectivamente. Isso é seguido por 50 μg/dia de L-T_4, a partir do terceiro dia, até que o paciente recupere a consciência.[38,40]

No esquema proposto por Wartofsky,[39] 200 a 250 μg de L-T_4 são administrados EV inicialmente, seguidos de 100 μg EV 24 h após e, depois, 50 μg diariamente, EV ou VO. O ajuste posterior da dose é feito de acordo com subseqüentes avaliações clínico-laboratoriais. Com respeito ao T_3, ele é utilizado na dose inicial de 10 μg EV, e essa mesma dose é repetida a cada 8 a 12 h até que o paciente possa tomar as doses de manutenção da L-T_4.[39]

QUADRO 30.5
Tratamento do Coma Mixedematoso

Intervenção Médica	Procedimento
A. Reposição hormonal	
Hormônios tiroidianos	(1) L-tiroxina (L-T_4):
	Dose de ataque: 300–500 μg EV
	Manutenção: 50–100 μg/dia EV, passando à administração oral, quando possível
	(2) L-T_4 + T_3
	Dose de ataque: 200–300 μg EV de L-T_4 + 10–25 μg EV de T_3
	Manutenção: 100 μg/dia EV + 10–25 μg EV de T_3, passando à administração oral de L-T_4, quando possível (*ou* se L-T_4 injetável não estiver disponível)
	(3) L-T_4 (300–500 μg/dia VO ou SNG) + T_3 (25 μg 8/8 h VO ou SNG)
Glicocorticóides	Hidrocortisona, 50–100 mg 6/6 h ou 8/8 h EV (± 7 dias); depois, retirada gradual
B. Tratamento dos fatores precipitantes	Na suspeita de infecção, antibioticoterapia empírica (após coleta de urocultura e hemocultura)
C. Tratamento das complicações	Aquecimento do paciente (uso de cobertores e aumento da temperatura ambiente)
	Correção da hiponatremia, da hipoglicemia e da hipotensão
	Monitorização dos gases sangüíneos arteriais
	Manter adequada assistência ventilatória (se necessário, utilizar ventilação mecânica)

Adaptado das Refs. 38 e 39.

Em virtude das limitações existentes em nosso meio, com pouca disponibilidade de L-T$_4$ e T$_3$ injetáveis, recomendamos, como a melhor forma de abordagem inicial, a reposição associada de L-T$_4$ (300 a 500 μg/dia) e triiodotironina (25 μg a cada 8 h), por via oral (VO) ou através de SNG, sempre acompanhadas de monitorização cardíaca. Após a fase crítica (entre 4 e 7 dias), a manutenção deve ser feita somente com L-T$_4$ VO, nas doses classicamente preconizadas no manejo do hipotiroidismo (ver Cap. 23, *Diagnóstico e Tratamento do Hipotiroidismo*).

Administração de Glicocorticóides

No hipotiroidismo grave, a função pituitária/adrenal está prejudicada, e a taxa de produção do cortisol é menor. Ainda que essa baixa produção seja adequada devido à redução no metabolismo do cortisol (conseqüente ao hipotiroidismo), o rápido restabelecimento do eutireoidismo pela reposição de L-tiroxina pode precipitar uma insuficiência adrenal aguda.[44,45] Dessa forma, recomenda-se a administração por via endovenosa (EV) de glicocorticóides durante os primeiros dias da terapia do CM.[38,39] Costuma-se utilizar hidrocortisona, na dose de 50–100 mg a cada 6 a 8 h, por um período aproximado de 7 dias, devendo-se planejar a retirada gradativa, conforme a evolução clínica. Como alternativa, utiliza-se dexametasona (2 mg EV a cada 6 h).[38-42]

MANEJO DOS FATORES PRECIPITANTES

As causas infecciosas são as mais freqüentes, devendo-se ter especial atenção em relação aos tratos geniturinário e respiratório. Deve ser lembrado que, muitas vezes, o quadro infeccioso pode estar mascarado pelo estado hipotiróideo. Urocultura e RX de tórax devem sempre ser solicitados. Antes de se instituir uma antibioticoterapia empírica, recomenda-se a coleta de amostras para hemocultura. Antibioticoterapia profilática pode estar indicada até que uma infecção seja excluída.[39-41]

TRATAMENTO DAS COMPLICAÇÕES

A hiponatremia deve ser inicialmente manejada com restrição hídrica (< 1.000 mL/dia). Em casos de hiponatremia grave (Na$^+$ < 120 mEq/L), pode ser adequado administrar uma pequena quantidade (50–100 mL) de solução salina hipertônica a 3%, seguida de um *bolus* EV de furosemida (40–120 mg) para promover diurese aquosa.[39] O reaquecimento corporal deve ser passivo e gradual, por meio de cobertores ou aumento da temperatura ambiente, para evitar um colapso circulatório. Nos casos de insuficiência respiratória grave, a ventilação mecânica está indicada. A hipotensão deve ser tratada com a administração de soluções cristalóides ou colóides. As drogas vasoativas podem ser usadas nos casos refratários. A dopamina é a droga preferida. O uso de adrenalina ou norepinefrina associadas aos hormônios tiroidianos aumenta o risco de arritmias cardíacas. Assim, o manejo em UTI e monitorização eletrocardiográfica são essenciais.[38-41]

Prognóstico

A despeito da melhoria nas condições para manejo dos pacientes com coma mixedematoso, a taxa de mortalidade permanece ainda bastante elevada (15–60%).[38,39,42] Em uma série recente,[42] em que apenas 11 (48%) de 23 pacientes sobreviveram, os fatores preditores de mortalidade foram: hipotensão e bradicardia ao diagnóstico, necessidade para ventilação mecânica, hipotermia refratária ao tratamento, sepse, uso de sedativos e menor valor na escala de coma de Glasgow.

BIBLIOGRAFIA

1. Stanzani Maserati M, Faustini Fustini M. Thyroid storm with atypical neurological signs: an unusual clinical emergence of a life-threatening event. *Intern Emerg Med*, 2008 Dec 17. [Epub ahead of print]
2. Mistovich JJ, Krost WS, Limmer DD. Beyond the basics: endocrine emergencies. Part 1: Hyperthyroidism and thyroid storm. *EMS Mag*, 2007; 36:123-7; quiz 128-9.
3. Kearney T, Dang C. Diabetic and endocrine emergencies. *Postgard Med J*, 2007; 83:79-86.
4. Nayak B, Burman K. Thyrotoxicosis and thyroid storm. *Endocrinol Metab Clin North Am*, 2006; 35:663-86.
5. Burch HBB, Wartofsky L. Life-threatening thyrotoxicosis. Thyroid storm. *Endocrinol Metabol Clin North Am*, 1993; 22:263-77.
6. Hirvonen EA, Niskanen LK, Niskanen MM. Thyroid storm prior to induction of anaesthesia. *Anaesthesia* 2004;59:1020-2.
7. Grimes CM, Muniz H, Montgomery WH, Goh YS. Intraoperative thyroid storm: a case report. *AANA J*, 2004; 72:53-5.
8. Kadmon PM, Noto RB, Boney CM. Thyroid storm in a child following radioactive iodine (RAI) therapy: a consequence of RAI versus withdrawal of antithyroid medication. *J Clin Endocrinol Metab*, 2001; 86:1865-7.
9. Ramirez JI, Petrone P, Kuncir EJ, Asensio JA. Thyroid storm induced by strangulation. *South Med J*, 2004; 97:608-10.
10. Delikoukos S, Mantzos F. Thyroid storm induced by blunt thyroid gland trauma. *Am Surg*, 2007; 73:1247-9.
11. Al-Anazi KA, Inam S, Jeha MT, Judzewitch R. Thyrotoxic crisis induced by cytotoxic chemotherapy. *Support Care Cancer*, 2005; 13:196-8.
12. Yoon SJ, Kim DM, Kim JU, et al. A case of thyroid storm due to thyrotoxicosis factitia. *Yonsei Med J*, 2003; 44:351-4.
13. Sebe A, Satar S, Sari A. Thyroid storm induced by aspirin intoxication and the effect of hemodialysis: a case report. *Am J Med Sci*, 2004; 328:348-350.
14. Graf H, Carvalho GA. Fatores interferentes na interpretação de dosagens laboratoriais no diagnóstico do hiper e hipotiroidismo. *Arq Bras Endocrinol Metab*, 2002; 46:51-64.
15. Swinburne JL, Kreisman SH. A rare case of subacute thyroiditis causing thyroid storm. *Thyroid*, 2007; 17:73-6.
16. Chiniwala NU, Woolf PD, Bruno CP, et al. Thyroid storm caused by a partial hydatidiform mole. *Thyroid*, 2008; 18:479-81.
17. Page KA, Roehmholdt BF, Jablonski M, Mayerson AB. Development of thyroid storm after surgical resection of a thyrotropin-secreting pituitary adenoma. *Endocr Pract*, 2008; 14:732-7.
18. Brooks MH, Waldstein SS. Free thyroxine concentrations in thyroid storm. *Ann Int Med*, 1980; 93:694-7.
19. Thomazelli FCS, Hauck PR, Graf H. Crise tireotóxica. Relato de três casos. *Arch Bras Endocrinol Metab*, 1998; 42:155-61.
20. Tietgens ST, Leinung MC. Thyroid Storm. *Med Clin North Am*, 1995; 79:169-84.
21. Wartofsky L. Thyrotoxic storm. *In*: Braverman LE, Utiger RD (eds). *Werner and Ingbar's The Thyroid – A Fundamental and Clinical Text*. Philadelphia: JB Lippincott-Raven 1996:701-7.
22. De Keulenaer BL, Lahaye FJ, Schepens DR, et al. Thyroid storm presenting with no fever and an absolute adrenal insufficiency. *Intensive Care Med*, 2002; 28:1192.
23. Bhattacharyya A, Wiles PG. Thyrotoxic crisis presenting as acute abdomen. *JR Soc Med*, 1997; 90:681-2.
24. Choudhary AM, Roberts I. Thyroid storm presenting with liver failure. *Clin Gastroenterol*, 1999; 29:318-21.

25. Lin CH, Chen SC, Lee CC. Thyroid storm concealing diabetic ketoacidosis leading to cardiac arrest. *Resuscitation*, 2004; *63*:345-7.
26. Lee HL, Yu E, Guo HR. Simultaneous presentation of thyroid storm and diabetic ketoacidosis. *Am J Emerg Med*, 2001; *19*:603-4.
27. Brooks MH, Waldstein SS, Bronky D, Sterling K. Serum triiodothyronine concentrations in thyroid storm. *J Clin Endocrinol Metab*, 1975; *40*:339-43.
28. Oppenheimer JH, Schartz HL, Serks ML. Propylthiouracil inhibits the conversion on L-thyroxine to L-triiodothyronine: an explication of the anti-thyroxine effects of propylthiouracil and evidence supporting the concept that triiodothyronine is the active thyroid hormone. *J Clin Invest*, 1973; *51*:2.493-7.
29. Bagadade JD. Endocrine emergencies. *Med Clin North Am*, 1986; *70*:111-28.
30. Nicoloff JT. Thyroid storm and myxedema coma. *Med Clin North Am*, 1986; *69*:1005-17.
31. Feely J, Forrest A, Gunn A, et al. Propranolol dosage in thyrotoxicosis. *J Clin Endocrinol Metab*, 1980; *51*:658-61.
32. Ringel MD. Management of hypothyroidism and hyperthyroidism in the intensive care unit. *Critical Care Clinics*, 2001; *17*:59-74.
33. Petry J, Van Schil PE, Abrams P, Jorens PG. Plasmapheresis as effective treatment for thyrotoxic storm after sleeve pneumonectomy. *Ann Thorac Surg*, 2004; *77*:1839-41.
34. Ashkar FS, Gilson AJ. Thyroid storm treatment with blood exchange and plasmapheresis. *JAMA*, 1970; *214*:275-9.
35. Boger MS, Perrier ND. Advantages and disadvantages of surgical therapy and optimal extent of thyroidectomy for the treatment of hyperthyroidism. *Surg Clin North Am*, 2004; *84*:849-74.
36. Gardner DG, Greenspan FS. Endocrine emergencies. *In*: Greenspan FS, Gardner DG (eds). *Basic and Clinical Endocrinology*. 7th ed. New York: McGraw-Hill Companies & Lange, 2004:867-92.
37. Mistovich JJ, Krost WS, Limmer DD. Beyond the basics: endocrine emergencies. Part 2: hypothyroidism and myxedema coma. *EMS Mag*, 2007; *36*:66-9; quiz 70-1.
38. Kwaku MP, Burman KD. Myxedema coma. *J Intensive Care Med*, 2007; *22*:224-31.
39. Wartofsky L. Myxedema coma. *Endocrinol Metab Clin North Am*, 2006; *35*:687-98.
40. Fliers E, Wiersinga WM. Myxedema coma. *Rev Endocr Metab Disord*, 2003; *4*:137-41.
41. Wall CR. Myxedema coma: diagnosis and treatment. *Am Fam Physician*, 2000; *62*:2485-90.
42. Dutta P, Bhansali A, Masoodi SR, et al. Predictors of outcome in myxoedema coma: a study from a tertiary care centre. *Crit Care*, 2008; *12*:R1.
43. Danzi S, Klein I. Recent considerations in the treatment of hypothyroidism. *Curr Opin Investig Drugs*, 2008; *9*:357-62.
44. Devdhar M, Ousman YH, Burman KD. Hypothyroidism. *Endocrinol Metab Clin North Am*, 2007; *36*:595-615.
45. Lania A, Persani L, Beck-Peccoz P. Central hypothyroidism. *Pituitary*, 2008; *11*:181-6.
46. LeGrys VA, Hartmann K, Walsh JF. The clinical consequences and diagnosis of hypothyroidism. *Clin Lab Sci*, 2004; *17*:203-8.
47. Adler SM, Wartofsky L. The nonthyroidal illness syndrome. *Endocrinol Metab Clin North Am*, 2007; *36*:657-72.
48. Jordan RM. Myxoedema coma: pathophysiology, therapy and factors affecting prognosis. *Med Clin North Am*, 1995; *79*:185–94.
49. Arlot S, Debussche X, Lalau JD, et al. Myxoedema coma: response of thyroid hormones with oral and intravenous high-dose L-thyroxine treatment. *Intensive Care Med*, 1991; *17*:16–8.
50. Yammamoto T, Fukuyama J, Fujoysh A. Factors associated with mortality of myxoedema coma. *Thyroid*, 1999; *9*:1167–74.

Manuseio dos Incidentalomas Adrenais

Lucio Vilar

INTRODUÇÃO

Incidentalomas adrenais (IA) constituem massas adrenais, geralmente com 1 cm ou mais de diâmetro, que são descobertas ao acaso através de exames de imagem, na investigação de distúrbios não relacionados a patologias adrenais.[1-3]

Inicialmente descritos há mais de duas décadas, IA estão se tornando um problema clínico comum devido à utilização mais freqüente de diferentes exames de imagem. De fato, em grandes séries, eles têm sido detectados em até 4,4% das tomografias computadorizadas (TC) abdominais.[2,4] Além disso, eles impõem um difícil e desafiante dilema em termos de manuseio, uma vez que podem ser um achado clínico benigno ou implicar elevada morbidade e mortalidade em função de sua atividade hormonal ou histologia maligna.[4-6] Entretanto, na maioria das vezes, os IA são lesões benignas e não-funcionantes.[7] Embora várias abordagens tenham sido recomendadas para investigar os IA, incluindo estratégias para investigação hormonal, exames radiológicos e avaliação histológica, elas são ainda controversas.[2,8]

A prevalência de massas adrenais identificadas em autópsias aumenta de menos de 1% entre os indivíduos abaixo de 30 anos de idade para cerca de 7% naqueles com 70 anos ou mais idade.[4,8] A prevalência de IA também se eleva com a idade: cerca de 3% na meia-idade e até 10% nos idosos.[4] Outros estudos têm mostrado que 60% dos IA ocorrem entre a sexta e a oitava década, a uma idade média de 56 ± 12,9 anos.[7]

ETIOLOGIA

Os IA podem ser unilaterais ou, menos comumente, bilaterais (11 a 16% dos casos).[4] Entre as massas unilaterais, a principal etiologia são os adenomas adrenais.[3] Metástases, na maioria das séries, aparecem como a segunda causa mais freqüente (Quadro 31.1).[4,8] Em uma revisão de nove estudos, os principais diagnósticos etiológicos foram: adenomas em 41%, metástases em 19%, carcinomas em 10%, mielolipomas em 9% e feocromocitomas em 8%. A grande maioria dos casos restantes foram lesões benignas, tais como cistos adrenais.[4]

Entre 52 casos de IA constatamos que os adenomas não-funcionantes constituíram a etiologia mais freqüente (43,2%), seguidos dos adenomas secretores de cortisol (15,4%), lesões metastáticas (9,6%) (Fig. 31.1), feocromocitomas (7,7%), mielolipomas (5,7%), cistos (5,7%), carcinomas (3,8%), tuberculose (3,8%), linfomas (3,8%) e aldosteronoma (1,9%). Somente 13 lesões (25%) eram funcionantes (8 adenomas secretores de cortisol, 4 feocromocitomas e um aldosteronoma).[1]

QUADRO 31.1
Causas de Incidentalomas Adrenais Unilaterais entre 208 Pacientes

Massa Adrenal	Número de Casos	%
Adenoma adrenal	107	41,0
Lesões metastáticas	64	19,0
Carcinoma adrenal	9	10,0
Mielolipoma	9	8,0
Feocromocitoma	9	4,5
Cisto	4	2,0
Hiperplasia	3	9,0
Lipoma	3	1,5

Adaptado da Ref. 4.

Adenomas

Adenomas adrenais são bem mais freqüentes do que carcinomas, tendo sido observados em 1,4 a 8,7% de estudos de autópsias.[4,8] Esse percentual caiu para 1,5 a 5,7% quando consideradas apenas lesões > 2–5 mm.[4] Geralmente os adenomas são pequenos, com diâmetro médio de 2–3 cm. Embora a maioria seja não-funcionante, 5 a 47% secretam cortisol e 1,6 a 3,3%, mineralocorticóides. Adenomas secretores de andrógenos ou estrogênios são extremamente raros.[4,8]

Carcinomas

O carcinoma (CA) primário de adrenal é raro e responde apenas por 0,05 a 0,2% de todos os cânceres. Sua incidência é estimada em 0,6 a 2 casos/milhão/ano. É mais freqüente em mulheres (65 a 90% dos casos). Ocorre com uma distribuição bimodal – em crianças menores de 5 anos e adultos na quarta e quinta décadas. Até 94% dos carcinomas adrenais são funcionantes; destes, 45% secretam glicocorticóides, 45% glicocorticóides e andrógenos, enquanto 10% apenas produzem andrógenos. Lesões secretoras de estrogênio (levando à feminização) ou mineralocorticóides (causando hiperaldosteronismo

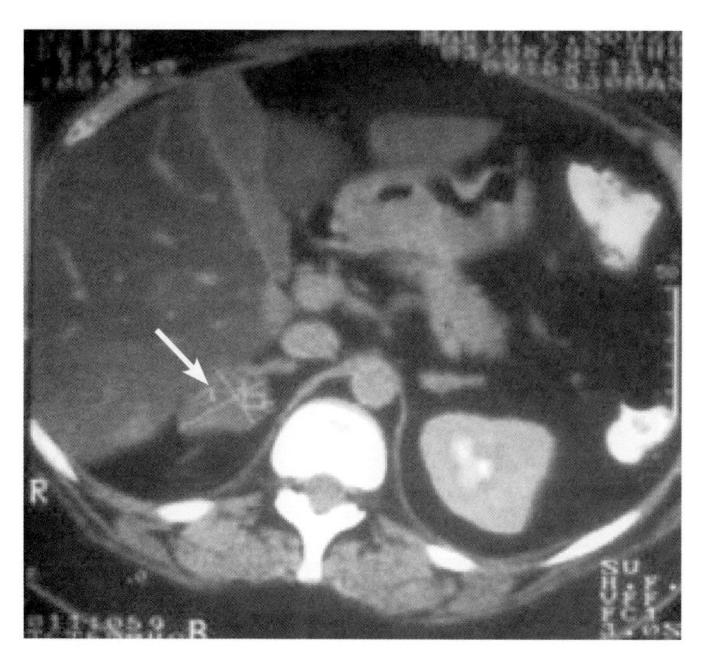

Fig. 31.1 Massa adrenal direita secundária à metástase de carcinoma pulmonar (*seta*).

primário) são mais raras.[4,8–11] Cerca de 90% dos carcinomas descobertos ao acaso são não-funcionantes.[4,8]

O prognóstico do CA adrenal é geralmente bastante desfavorável, com uma sobrevida média de 18 meses; até 75% dos pacientes já apresentam metástases ao diagnóstico. Em crianças, o prognóstico tende a ser melhor.[8,10,12]

A freqüência relativa do carcinoma em pacientes com IA varia consideravelmente entre diferentes estudos. Uma metanálise relatou 26 casos entre 630 incidentalomas (média de 4%, com uma variação de 0 a 25%).[4] Na casuística de Mantero *et al.*,[7] a prevalência foi de 4% em relação aos 1.004 casos analisados e de 12% entre os tumores submetidos a cirurgia.

Metástases

Metástases são a causa do IA em cerca de metade dos pacientes com história de doença maligna. As glândulas adrenais são sítios freqüentes de metástases por várias neoplasias. Linfomas e carcinomas de pulmão, rim, cólon, mama, pâncreas, fígado e estômago respondem por uma grande proporção das metástases adrenais. Outras neoplasias envolvidas incluem melanoma, leucemia e carcinoma ovariano. Em uma revisão de 1.000 autópsias consecutivas de pacientes com CA, as adrenais estavam comprometidas em 27% dos casos. Também foram constatadas metástases adrenais em aproximadamente 39 e 35% dos pacientes com CA de mama e pulmão, respectivamente. Embora a maior parte dos casos ocorra em pacientes com múltiplas metástases, a adrenal pode, eventualmente, ser o único local afetado. Muito raramente, a metástase adrenal pode ser a manifestação inicial do tumor primário.[4,8,13,14]

Feocromocitoma

Feocromocitomas (FEO) são tumores secretores de catecolaminas que, apesar de raros, implicam elevada morbidade e mortalidade. Estima-se que estejam presentes em 1 de cada 500 a 1.000 hipertensos.

Entretanto, até 75% dos casos não são diagnosticados em vida (prevalência de 250–1.300 casos por milhão em estudos de autópsias).[15,16] Cerca de 10% dos FEO são diagnosticados como massas adrenais clinicamente inaparentes.[16,17] Em 19 estudos (com 3.100 incidentalomas), FEO representaram 1,5 a 23% dos casos (média de 8%).[4] Cerca de 10% dos FEO são bilaterais e 10 a 13%, malignos.[16–18]

Os sintomas mais característicos dos FEO estão relacionados à secreção excessiva de catecolaminas (p.ex., cefaléia, diaforese, palpitações e nervosismo), mas, não raramente, podem estar ausentes. Hipertensão ocorre em cerca de 90% dos pacientes e pode ser mantida ou intermitente.[4,16] No estudo multicêntrico italiano,[7] curiosamente, nenhum dos 42 pacientes com feocromocitoma e incidentaloma adrenal tinha sintomas paroxísticos, enquanto quase 50% eram normotensos. Foi também observado que os tumores apresentavam um diâmetro médio de 5 cm (variação de 2,1 a 10 cm), com 73% medindo mais de 4 cm. Na nossa casuística, o tamanho dos FEO variou de 2,5 a 6 cm; dois pacientes eram hipertensos e, quando questionados, referiram sintomas paroxísticos. Os outros dois eram assintomáticos, mas tinham hipertensão. Portanto, o feocromocitoma deve ser pesquisado em *qualquer* paciente com incidentaloma adrenal.

Mielolipoma

Trata-se de um tumor benigno composto de gordura e tecido hematopoiético, em proporções variadas. A maioria é não-funcionante e detectada casualmente. Os pacientes geralmente são assintomáticos; contudo, lesões maiores podem causar dor ou manifestar-se por hemorragia retroperitoneal.[4,19,20] Mielolipomas (ML) têm crescimento lento e usualmente não excedem 5 cm. Entretanto, representam cerca de 13% das massas adrenais > 6 cm.[2] Na série de Mantero *et al.*,[7] o diâmetro dos ML variou de 2,5–12 cm (média de 5 cm). Formas gigantes, pesando 6 kg, já foram relatadas.[21] Um de nossos 3 casos de ML media 12,5 cm, enquanto os demais tinham menos de 4 cm.[1] ML adrenais podem vir associados, na mesma glândula, a adenomas não-funcionantes ou secretores de glicocorticóides ou aldosterona.[19,22]

Outras Patologias

Outras possíveis causas de incidentalomas incluem ganglioneuromas, infecções (sobretudo tuberculose e histoplasmose), hiperplasia adrenal, hematomas e doenças raras, tais como angiomielolipoma, carcinoma epitelial maligno, angiossarcoma epitelióide e neurinoma.[4,8,23,24] O linfoma adrenal primário é raro (menos de 80 casos relatados na literatura), mas seu reconhecimento é importante por se tratar de uma doença potencialmente curável. Em 60% dos casos há envolvimento adrenal bilateral; insuficiência renal está presente à ocasião do diagnóstico em dois terços dos pacientes.[25] Hematopoiese extramedular constitui uma causa extremamente rara de massa adrenal.[26]

O envolvimento adrenal pela tuberculose (TB) habitualmente é bilateral (Fig. 31.2A e B).[27,28] Entretanto, eventualmente, TB pode manifestar-se como uma massa adrenal unilateral assintomática ou associada a sintomas de hipocortisolismo.[29,30]

Pseudo-incidentalomas Adrenais

Raramente, alguns achados de imagem podem simular a presença de uma massa adrenal, tais como nódulo hepático regenerativo, angiomiolipoma do rim, linfoma periadrenal, cisto broncogênico

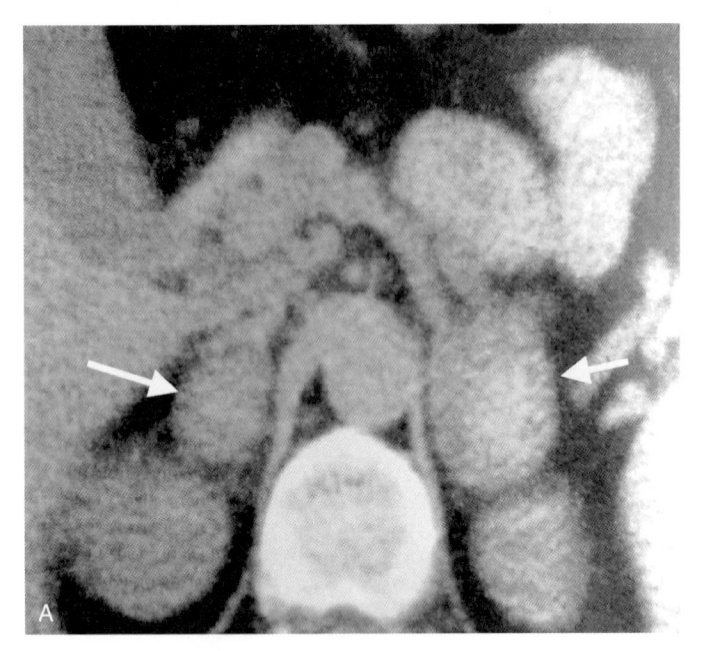

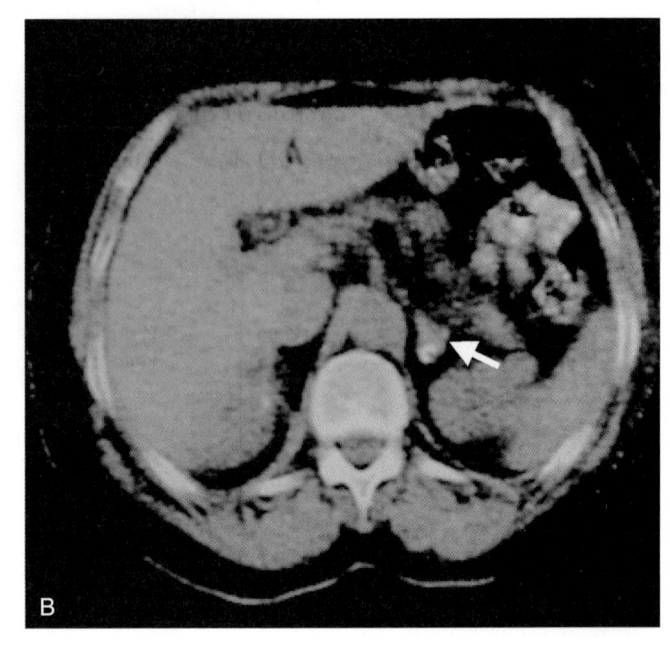

Fig. 31.2 O envolvimento adrenal pela tuberculose pode ser bilateral (**A**) ou, menos comumente, unilateral (**B**) (*setas*).

subdiafragmático, nódulos devido à esplenose após esplenectomia, o fundo gástrico etc.[4,8,31,32]

Massas Adrenais Bilaterais

As causas mais comuns de massas adrenais bilaterais estão discriminadas no Quadro 31.2. A hipótese de lesões metastáticas deve ser a primeira a ser considerada, já que estão presentes em 53 a 67% dos incidentalomas adrenais (IA) bilaterais, se houver uma neoplasia primária extra-adrenal comprovada. Em um estudo com 208 casos de IA, 19 eram lesões metastáticas (10 bilaterais). Em outros dois grandes estudos, com 887 e 202 pacientes, massas adrenais bilaterais foram encontradas em 10 e 15%, respectivamente.[4] Infecções fúngicas ou TB são prováveis diante da presença de outros focos dessas infecções, geralmente nos pulmões. Raramente, pode haver envolvimento isolado das adrenais. Tais infecções podem levar à insuficiência adrenal e precisam ser diagnosticadas o mais precocemente possível. Outra causa freqüente de massa adrenal bilateral é a hemorragia adrenal bilateral, que deve ser sempre lembrada em pacientes com coagulopatias ou terapia anticoagulante, especialmente durante períodos de estresse, como no infarto agudo do miocárdio. Clinicamente, os pacientes apresentam-se com dor no flanco, náuseas, vômitos, febre e hipotensão.[4,8,14] O raro linfoma adrenal primário, como mencionado, é bilateral na maioria das vezes.[25] Doenças infiltrativas são uma outra possível causa de IA bilaterais.[8]

Entre as massas bilaterais funcionantes, as principais a serem lembradas são hiperplasia adrenal congênita por deficiência da 21-hidroxilase, hiperplasia adrenal macronodular (síndrome de Cushing ACTH-dependente), hiperaldosteronismo primário (forma hiperplásica) e feocromocitomas (10% são bilaterais).[4,8]

Carcinomas adrenais raramente são bilaterais (em torno de 2 a 10% dos casos).[7,11] Adenomas podem também ser bilaterais. Ocasionalmente, uma das massas bilaterais é um adenoma não-funcionante e a outra, um tumor secretor de hormônios.[13] Cerca de 10% dos mielolipomas são bilaterais.[20] Todos os pacientes com massas adrenais não-secretoras bilaterais devem ser avaliados para hipofunção adrenocortical.[4,5]

INVESTIGAÇÃO DOS INCIDENTALOMAS ADRENAIS

Diante de um paciente com um incidentaloma adrenal, a principal preocupação diagnóstica é se a lesão representa um tumor maligno ou uma neoplasia adrenal funcionante, duas situações em que a intervenção cirúrgica usualmente se faz necessária. Na distinção entre lesões benignas e malignas, dois aspectos devem ser particularmente considerados: o tamanho da lesão e os achados dos exames de imagem, particularmente tomografia computadorizada (TC) e ressonância magnética (RM).[3,4]

É muito importante, também, definirmos se o tumor adrenal é primário ou metastático. Incidentalomas por metástases são mais comuns em pacientes com uma neoplasia confirmada (prevalência de

---

QUADRO 31.2

Causas mais Comuns de Massas Adrenais Bilaterais

Lesões funcionantes
1. Síndrome de Cushing ACTH-dependente
2. Hiperplasia adrenal congênita
3. Feocromocitoma
4. Síndrome de Conn (forma hiperplásica)
5. Doença adrenal micronodular
6. Hipertrofia adrenal bilateral idiopática

Lesões não-funcionantes
1. Infecções (micoses, tuberculose)
2. Linfomas
3. Amiloidose
4. Hemorragia
5. Metástases bilaterais

QUADRO 31.3

Poder Diagnóstico de Diferentes Pontos de Corte para o Tamanho da Massa Adrenal (Medida por TC) na Diferenciação entre Carcinoma Adrenal e Lesões Benignas

Tamanho da Massa (cm)	Sensibilidade (%)	Especificidade (%)	VP Positivo (%)	VP Negativo (%)
4	93	42	16	96
5	81	63	21	96
6	74	73	25	96

Adaptado da Ref. 7.

32 a 73%) do que naqueles sem diagnóstico prévio de malignidade (até 21%). No rastreamento de neoplasias extra-adrenais, devem ser feitos exame cuidadoso das mamas (em mulheres), radiografia do tórax, toque retal e pesquisa de sangue oculto nas fezes. A biópsia adrenal percutânea pode ser útil na distinção entre lesões malignas primárias ou secundárias.[4,33,34]

Para determinarmos se uma lesão é funcionante ou não, faz-se necessária uma avaliação endócrina dos pacientes – detalhada mais adiante em *Avaliação Endócrina* –, cuja extensão ainda é motivo de controvérsia, variando de serviço para serviço.

Distinção entre Lesões Benignas e Malignas

TAMANHO DOS INCIDENTALOMAS

O tamanho representa o fator mais importante na distinção entre lesões benignas e malignas. As massas adrenais benignas raramente excedem 6 cm, a menos que sejam cistos ou mielolipomas (estas duas últimas possibilidades têm aspectos característicos à TC ou RM). Em um estudo, entre 12.000 autópsias, foram detectados apenas três adenomas com mais de 6 cm (tamanho máximo de 10,5 cm). Em contrapartida, o carcinoma adrenal primário (CAP) é raro em lesões adrenais com menos de 5–6 cm.[5,8] De acordo com relatos de séries cirúrgicas, ele representa 2% de todos os tumores com diâmetro inferior ou igual a 4 cm, 6% daqueles com 4,1–6 cm e 25% das lesões > 6 cm (causa mais comum).[1] Entretanto, casos de CAP com diâmetro de 1,2 a 3,5 cm já foram relatados na literatura.[9] Adenomas compreendem 65% das massas adrenais ≤ 4 cm e 18% daquelas > 6 cm.[4] CAP < 5 cm pode ser mais freqüente em crianças.[35,36]

Em um estudo italiano multicêntrico,[7] o ponto de corte de 4 cm apresentou a maior sensibilidade (93%) na distinção entre CAP e lesões benignas (Quadro 31.3). Nesse estudo, houve alguma superposição entre o tamanho das diferentes patologias, mas os carcinomas foram as lesões maiores (até 25 cm, com média de 7,5 cm). O diâmetro médio dos adenomas foi de 3,5 cm (variação de 1 a 15 cm) (Quadro 31.4).[7] Metástases adrenais, em geral, têm tamanho intermediário entre adenomas e carcinomas.[3,4] No estudo italiano, mediram entre 3,5 e 12 cm (média de 6,4 cm).[7]

A relação entre o tamanho da massa adrenal e o risco de malignidade está resumida no Quadro 31.5.

Avaliação por Imagem

TOMOGRAFIA COMPUTADORIZADA (TC)

A TC permite a visualização de ambas as glândulas adrenais em 97 a 99% dos pacientes.[2,37] Continua sendo o método de imagem de escolha para o estudo das adrenais, no que se refere à sua localização, tamanho e forma. A TC fornece, entretanto, pouca informação sobre a natureza da massa. Mielolipoma é a única lesão considerada como tendo uma imagem patognomônica (presença de gordura em seu interior) (Fig. 31.3). No entanto, imagens muito similares podem ser igualmente vistas em feocromocitomas e tumores metastáticos para as adrenais.[4,38]

QUADRO 31.4

Relação entre o Aspecto Histológico e o Tamanho da Lesão em 380 Casos de Incidentalomas Adrenais Submetidos a Cirurgia

Histologia	Número de Casos (%)	Diâmetro Médio (Variação)
Adenoma	198 (52,0)	3,5 (1,0–15,0)
Carcinoma	47 (12,3)	7,5 (2,6–25,0)
Feocromocitoma	42 (11,0)	5,0 (2,1–10)
Mielolipoma	30 (7,90)	5,0 (2,5–12)
Cisto	20 (5,26)	4,5 (2,8–18)
Ganglioneuroma	15 (3,94)	5,0 (2,6–11,5)
Lesões metastáticas	7 (1,84)	6,4 (3,5–12)
Outros	21 (5,52)	4,2 (1,7–11)

Adaptado da Ref. 7.

QUADRO 31.5

Relação do Tamanho da Massa Adrenal e o Risco de Malignidade

- Em estudos de autópsias, apenas 1 em cada 4.000 adenomas é > 6 cm.
- Carcinoma adrenal representa 2% de todos os tumores ≤ 4 cm, 6% daqueles com 4,1–6 cm e 25% das lesões > 6 cm (causa mais comum).
- Adenomas respondem por 65% das massas adrenais ≤ 4 cm e 18% daquelas > 6 cm.
- Entre 1.004 casos de incidentalomas adrenais, o diâmetro médio dos carcinomas foi de 7,5 cm (variação de 2,6–25 cm) e 3,5 cm para adenomas (variação de 1–15 cm); 90% dos carcinomas tinham > 4 cm.

Adaptado das Refs. 4, 5, 7 e 8.

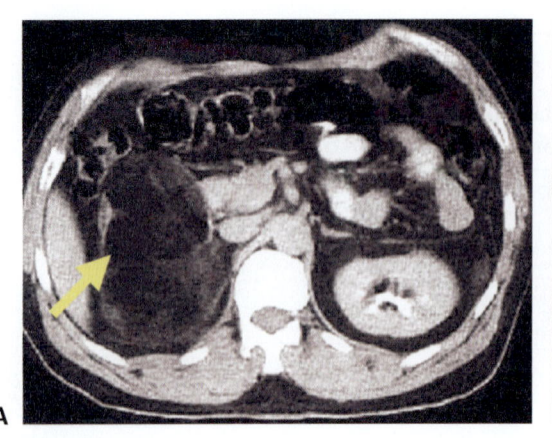

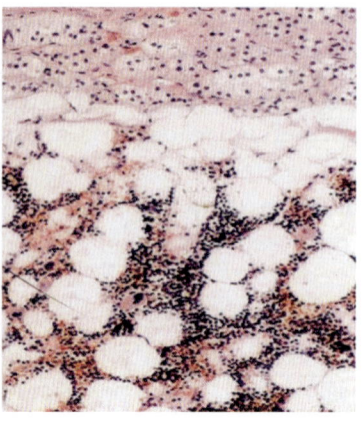

Fig. 31.3 Volumoso mielolipoma na adrenal direita (**A**), com 11 × 5 cm (*seta*). Trata-se de um tumor benigno composto de gordura e tecido hematopoiético, em proporções variadas (**B**).

Os adenomas habitualmente se mostram como lesões pequenas (geralmente < 3 cm), ovais ou arredondadas, com contornos bem delimitados e densidade homogênea que não se altera – ou o faz minimamente – após a injeção do contraste radiológico (Fig. 31.4). Os carcinomas, em contraste, têm como aparência mais característica uma lesão maior do que 6 cm, com contornos irregulares e densidade não-homogênea, que tende a se intensificar na imagem pós-contraste (Fig. 31.5). Entretanto, carcinomas < 6 cm são muitas vezes homogêneos e podem assemelhar-se aos adenomas. Calcificações e necrose são comuns.[3,4] Na Fig. 31.6 pode-se observar o aspecto normal das adrenais à TC, com a forma de um Y invertido.

Em geral, adenomas adrenais contêm grande quantidade intracelular de lipídios, o que permite a avaliação quantitativa do valor de atenuação das lesões, convencionalmente expresso pelas unidades de Hounsfield (HU).[4,39,40] Adenomas geralmente têm valores de atenuação < 10 HU na TC sem contraste. Utilizando-se esse ponto de corte, obtém-se uma sensibilidade de 75%, com especificidade próxima de 100% para o diagnóstico de adenomas *versus* não-adenomas.[41,42] No entanto, até 30% dos adenomas têm baixo teor de lipídios e podem ser indistinguíveis de outras lesões não-adenomatosas tanto na TC sem contraste quanto na RM *chemical-shift* (ver adiante).[3,39] Por outro lado, na fase tardia pós-contraste da TC, adenomas tipicamente exibem um rápido clareamento do contraste endovenoso, enquanto retardo nesse clareamento é observado em outras lesões adrenais (Quadro 31.6).[41] Em alguns estudos, clareamento absoluto do contraste > 50% dentro de 10 min após sua administração foi relatado como tendo 100% de sensibilidade e especificidade para adenoma em uma comparação entre pacientes com adenomas e aqueles portadores de carcinomas, feocromocitomas ou metástases.[3] Assim, tal característica pode também ser muito útil na diferenciação entre adenomas e massas adrenais de outras etiologias.[4,41,42] Na experiência de outros autores, a combinação da densidade da lesão na TC sem contraste com os valores de clareamento permite a distinção entre adenomas e outros tumores adrenais com sensibilidade de 98% e especificidade de 92%.[39]

Metástases adrenais à TC mostram-se com um aspecto inespecífico e tamanho bastante variável. Pequenas lesões tendem a ser homogêneas, porém menos definidas que os adenomas. Lesões maiores podem ter áreas císticas irregulares, resultantes de hemorragia ou necrose. Calcificação é rara. Habitualmente, os valores de atenuação são geralmente mais altos do que aqueles dos adenomas (ainda que possa haver alguma superposição) e exibem um rápido clareamento do contraste.[4,42]

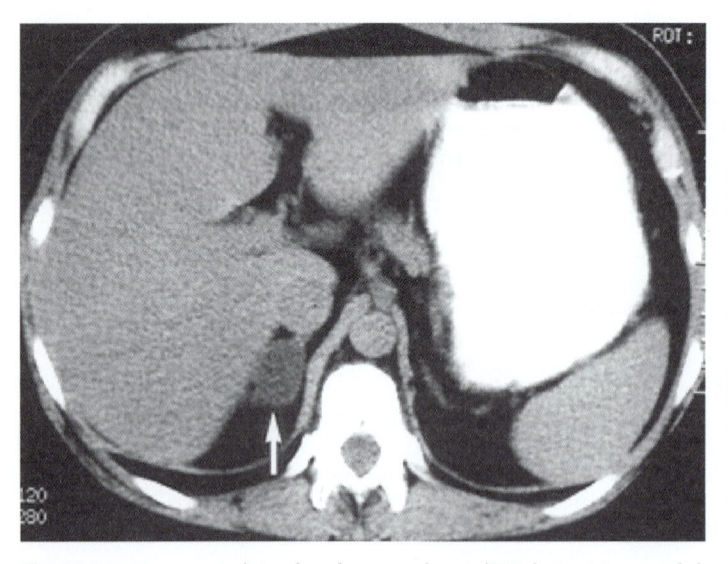

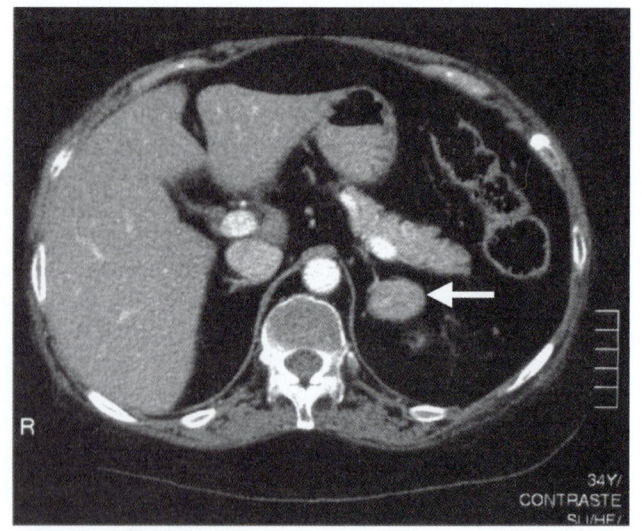

Fig. 31.4 Aspecto característico dos adenomas adrenais à TC: lesão < 3 cm, ovalada ou arredondada, com contornos bem delimitados e baixo valor de atenuação (geralmente até 10 HU) (*setas*). Ambos os adenomas eram secretores de cortisol.

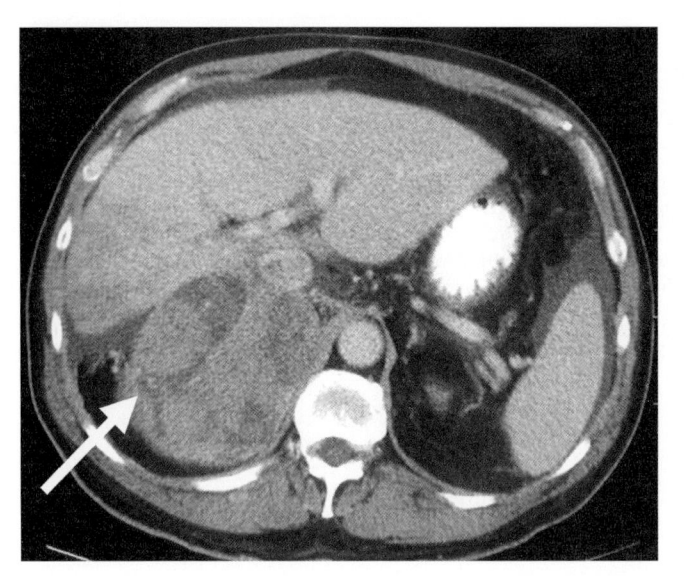

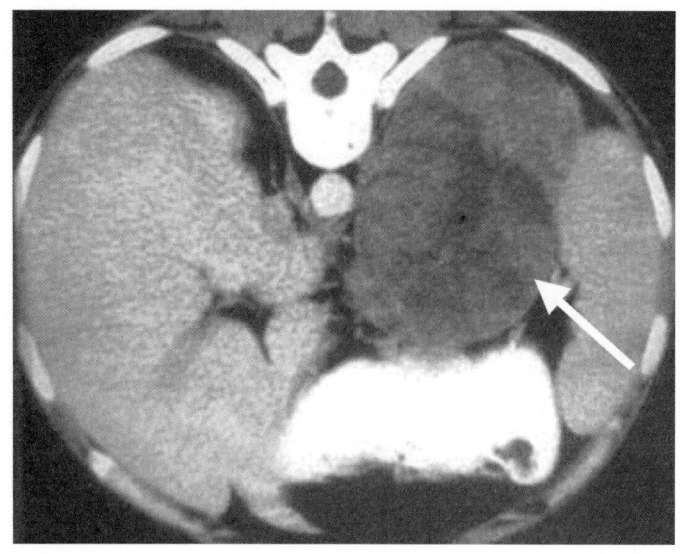

Fig. 31.5 Aspecto característico do carcinoma adrenal à TC (lesão > 6 cm, heterogênea, com áreas de necrose) (*setas*).

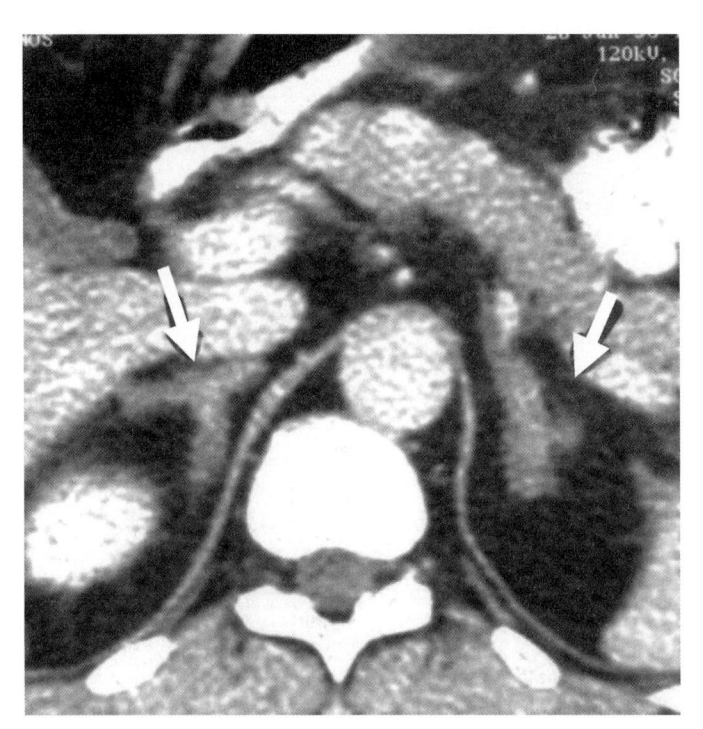

Fig. 31.6 Aspecto característico das adrenais normais à TC, com a forma de um Y invertido (*setas*).

A TC tem sensibilidade de 93 a 100% na detecção dos feocromocitomas (FEO). Geralmente eles aparecem como uma massa arredondada ou oval, com densidade similar à do fígado na imagem sem contraste. Lesões maiores podem ter um componente cístico devido à necrose central ou hemorragia. Calcificações estão presentes em cerca de 10% dos casos. Aproximadamente 33% dos FEO têm um aspecto inespecífico que se superpõe ao do carcinoma.[4,41]

O diagnóstico do mielolipoma é obtido pela demonstração de gordura dentro de uma massa adrenal e pode ser facilmente exeqüível com TC ou ressonância magnética (RM).[43,44] A massa tipicamente tem uma atenuação variável de –30 a –120 HU. A presença de hemorragia pode, contudo, dificultar o diagnóstico.[4]

Na nossa série, observamos que os valores de atenuação na TC sem contraste em carcinomas e metástases foram invariavelmente > 20 HU. Em contrapartida, nos casos de adenomas, esses valores foram < 10 HU em 71%, entre 10 e 20 HU em 16,1% e > 20% apenas em 12,9%. No entanto, um rápido clareamento do contraste (> 60% após 10 min) foi observado em todos os 5 adenomas com densidade > 10 HU; esse clareamento foi < 50% nos pacientes com carcinomas ou metástases adrenais.[1]

RESSONÂNCIA MAGNÉTICA (RM)

A RM fornece menos resolução espacial do que a TC e é mais cara. Sua principal vantagem estaria no fato de diversas patologias comportarem-se de maneira diversa, quando se comparam as imagens em T1 e T2 (Quadro 31.7). O tecido adrenal normal visualizado em T1 é de baixa intensidade ou "escuro", em relação ao fígado. Em T2, o tecido adrenal normal, o tecido adrenal hiperplásico e os tumores benignos permanecem "escuros". Já os carcinomas adrenais, tumores metastáticos e feocromocitomas geralmente mostram um sinal com intensidade aumentada, ou seja, eles são "brilhantes" em relação ao fígado. Os feocromocitomas habitualmente são as lesões mais "brilhantes" (Fig. 31.7). Exceções a essas regras práticas são, entretanto, comuns. Por exemplo, em 20 a 30% dos casos, adenomas e carcinomas apresentam-se de maneira idêntica na imagem em T2.[4,37,38,45]

A técnica *chemical-shift*, baseada no princípio das diferentes taxas de freqüência de ressonância dos prótons na gordura e na água, tem sido proposta para diferenciar lesões benignas das malignas, com sensibilidade e especificidade de 84 a 100% e 78 a 94%, respectivamente.[4,42]

ULTRA-SONOGRAFIA (US)

A acurácia diagnóstica da US é inferior à da TC e RM. Em uma série de 61 pacientes com massas adrenais, a US corretamente identificou todas as lesões > 3 cm, mas apenas 65% daquelas < 3 cm.[46] US endoscópica das adrenais é uma nova técnica realizada em poucos centros,

QUADRO 31.6
Características de Imagem dos Incidentalomas Adrenais

Variável	Adenoma	Carcinoma	Feocromocitoma	Metástase
Tamanho	Pequeno (em geral, diâmetro ≤ 3 cm)	Grande (em geral, diâmetro > 4 cm)	Grande (em geral, diâmetro > 3 cm)	Variável (freqüentemente < 3 cm)
Forma	Tumor redondo ou oval, com margens bem definidas	Irregular, com margens mal definidas	Tumor redondo ou oval, com margens bem definidas	Oval ou irregular, com margens mal definidas
Textura	Homogênea	Heterogênea, com densidades mistas	Heterogênea, com áreas císticas	Heterogênea, com densidades mistas
Lateralidade	Usualmente, solitário, unilateral	Usualmente solitário, unilateral	Usualmente solitário, unilateral	Freqüentemente bilateral
Atenuação (densidade) na TC sem contraste	≤ 10 HU	> 10 HU (em geral, > 25 HU)	> 10 HU (em geral, > 25 HU)	> 10 HU (em geral, > 25 HU)
Vascularidade na TC com contraste	Não altamente vascularizado	Usualmente vascularizado	Usualmente vascularizado	Usualmente vascularizada
Rapidez do clareamento do contraste	≤ 50% após 10 min	> 50% após 10 min	> 50% após 10 min	> 50% após 10 min
Aspecto à RM	Isointenso em relação ao fígado na imagem em T2	Hiperintenso em relação ao fígado na imagem em T2	Intensamente hiperintenso em relação ao fígado na imagem em T2	Hiperintenso em relação ao fígado na imagem em T2
Necrose, hemorragia ou calcificações	Raras	Comuns	Hemorragia e áreas císticas são comuns	Ocasional hemorragia e áreas císticas
Taxa de crescimento	Crescimento usualmente estável com o tempo ou muito lento (< 1 cm/ano)	Crescimento usualmente rápido (> 2 cm/ano)	Crescimento usualmente lento (0,5–1 cm/ano)	Crescimento variável (lento a rápido)

TC = tomografia computadorizada; RM = ressonância magnética; HU = unidades de Hounsfield.
Adaptado da Ref. 3.

QUADRO 31.7
Sinais Característicos das Massas Adrenais à Ressonância Magnética, em Comparação ao Fígado

	T1	T2
Adenoma	Isointenso	Isointenso
Carcinoma	Isointenso	Brilhante (2+)
Metástases	Isointenso	Brilhante (2+)
Feocromocitoma	Isointenso	Brilhante (4+)
Hemorragia	Brilhante	Brilhante
Mielolipoma	Brilhante	Escuro

com resultados promissores. Mesmo pequenas lesões, com 1–2 cm, puderam ser detectadas de modo confiável por essa técnica.[47]

CINTILOGRAFIA

A cintilografia com NP-59 ou ^{75}Se-selenometil-19-norcolesterol é utilizada em alguns centros, sobretudo na Europa, na investigação de tumores do córtex adrenal.[48]

Captação aumentada do traçador no lado em que a massa foi visualizada pela TC é o padrão típico de um adenoma ou hiperplasia nodular. Em contraste, um padrão discordante, com captação ausente, diminuída ou distorcida, seria indicativo de carcinoma, metástase ou outras lesões não-funcionantes. Entretanto, exceções a essa regra não são raras.[48,49]

Na diferenciação entre lesões benignas e malignas, em diferentes estudos, a cintilografia com NP-59 mostrou-se com sensibilidade de 71 a 100% e especificidade de 50 a 100%.[4,48] Alguns pesquisadores observaram que ela pode também ser útil na distinção entre adenomas funcionantes e não-funcionantes. Em contraste, na experiência de outros autores, esse exame não permite a caracterização funcional das massas adrenais, e a captação do NP-59 simplesmente reflete a presença de uma glândula adrenal aumentada.[4,49]

A cintilografia com os radiofármacos ^{131}I-MIBG e ^{123}I-MIBG, utilizada na investigação do feocromocitoma, tem sensibilidade de 77–90% e 83–100%, respectivamente, com especificidade de 95–100%.[39] Resultados falso-positivos foram relatados com adenomas e carcinomas adrenais,[39] bem como com angiomiolipomas,[50] recentemente. Exames falso-negativos podem ser causados por não-aderência às instruções para interromper medicações que interferem com a captação do MIBG (p.ex., antidepressivos tricíclicos, simpaticomiméticos, labetolol etc.), bem como devido à necrose ou desdiferenciação tumoral.[39] O exame com ^{111}In-pentetreotide (OctreoScan®) é menos sensível, mas é capaz de visualizar tumores eventualmente não detectados pelo ^{123}I-MIBG.[2] Resultados preliminares com [^{18}F]-FDG PET mostraram ter esse exame acurácia > 95% na distinção entre lesões adrenais benignas e malignas, bem como na diferenciação entre massas adrenais primárias e metastáticas. Ademais, esse exame pode detectar FEO que escapem à cintilografia com MIBG.[39]

Achados da Biópsia Percutânea

A biópsia de aspiração percutânea com agulha fina (BAAF), guiada através de US ou TC, tem como indicação maior os casos

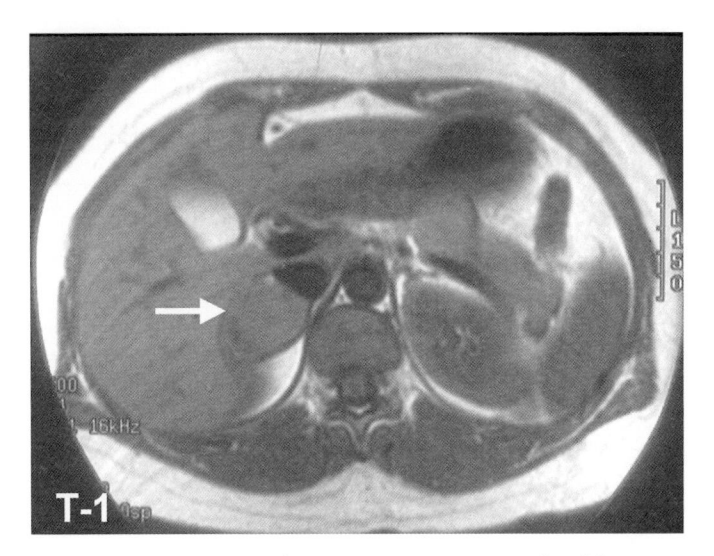

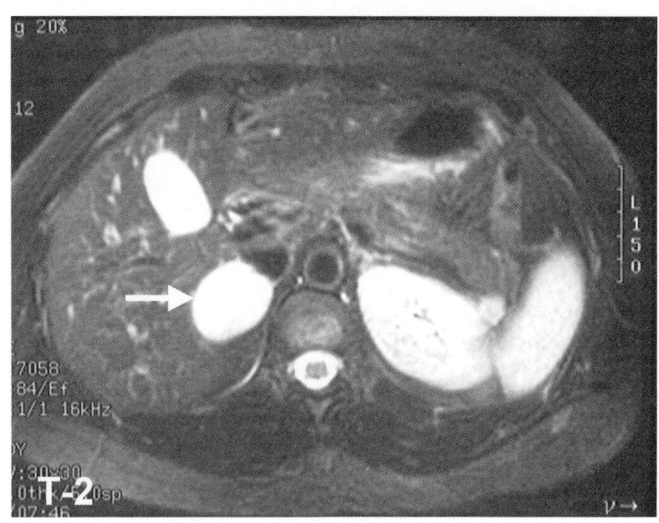

Fig. 31.7 Feocromocitoma na adrenal direita, com o hipersinal característico na imagem em T2 (*setas*).

cujos aspectos fenotípicos de imagem sugerem a presença de infecção ou metástase.[3,51–53] Sua principal limitação é não conseguir diferenciar um adenoma de um carcinoma adrenal primário. De acordo com dados de oito estudos, na diferenciação entre uma neoplasia primária adrenal e uma lesão metastática, a BAAF teve sensibilidade de 81 a 100% e especificidade de 83 a 100%. Entre 6 e 50% das biópsias foram relatadas como inconclusivas.[4,33,34,51,52] BAAF pode também evidenciar o acometimento das adrenais por linfomas.[54]

BAAF guiada por imagem pode também ser benéfica para pacientes com cistos adrenais, possibilitando a eventual descompressão de estruturas vizinhas, bem como a obtenção de material para avaliação citopatológica. O achado de um líquido aspirado claro é indicativo de lesão benigna, enquanto um líquido hemorrágico pode representar tanto lesão benigna quanto maligna.[51,52]

BAAF guiada por imagem é um procedimento relativamente seguro, com uma taxa de complicação de 2,8% em uma série de 277 biópsias.[51] As *complicações* da BAAF incluem hematoma adrenal, dor abdominal, hematúria, pneumotórax (a mais comum), hematoma hepático ou renal, formação de abscesso adrenal, peritonite, pancreatite e recorrência tumoral ao longo do percurso da agulha.[3,51] *Importante*: antes da realização da BAAF, deve-se excluir a presença de um feocromocitoma; caso contrário, pode-se induzir uma crise hipertensiva potencialmente letal, em função da liberação de catecolaminas pelo tumor.[2,33,34,51]

Outras Considerações

Um outro exame que pode ser útil na distinção entre lesões adrenais benignas e malignas é a dosagem do sulfato de deidroepiandrosterona (SDHEA). Diminuição da concentração sérica desse hormônio é vista em até 65% dos pacientes com adenomas adrenais, mas o mesmo pode acontecer em até 50% daqueles com carcinomas. Em contrapartida, aumento do SDHEA é sugestivo de carcinoma adrenal, sendo excepcional esse achado em pacientes com adenomas.[4,5] Na série de Mantero et al.,[7] a sensibilidade e a especificidade da elevação do SDHEA como marcador do carcinoma adrenocortical foram de 17 e 93%, respectivamente (Quadro 31.8).

QUADRO 31.8
Comportamento do SDHEA em Pacientes com Incidentalomas Adrenais

	Normal (%)	Diminuído (%)	Aumentado (%)
Adenoma	59	38	3
Carcinoma	62	21	17 (28*)

*Pacientes com idade < 50 anos.
Adaptado da Ref. 7.

Avaliação Endócrina

Há basicamente quatro tipos de massas adrenais secretórias ou funcionantes: adenomas ou carcinomas adrenais secretores de cortisol, feocromocitomas, aldosteronomas e lesões secretoras de andrógenos.[3,4]

Entre 1.004 casos de incidentalomas adrenais (IA) analisados por Mantero et al.,[7] 150 (15%) eram funcionantes, com predomínio dos adenomas secretores de cortisol (61,3%) (Quadro 31.9). Da mesma forma, secreção autônoma de cortisol foi evidenciada em 5,3% de 2.005 pacientes com IA, oriundos de 13 estudos.[3]

TUMORES SECRETORES DE CORTISOL

Em 15 estudos envolvendo 1.520 casos de IA, a freqüência de tumores secretores de cortisol variou de 5 a 24% (em média 8,3%).[4] No estudo multicêntrico italiano,[7] eles representaram 61,3% das lesões funcionantes e 9,2% do total de casos. Esses tumores secretam pequenas quantidades de cortisol, as quais muitas vezes não são suficientes para elevar a excreção do cortisol urinário, mas são capazes de causar alguma supressão do eixo hipotálamo-hipofisário. Essa condição tem sido denominada *síndrome de Cushing subclínica (SCSC)* ou, mais recentemente, *hipersecreção autônoma subclínica de glicocorticóide (HASG)*.[4,55,56] O percentual de pacientes que evoluem para a síndrome de Cushing clássica é incerto, mas, muito provavelmente, a maioria não o fará. Isso fica bem sugerido pela prevalência signifi-

QUADRO 31.9
Freqüência Relativa de Lesões Funcionantes entre 1.004 Casos de Incidentalomas Adrenais

Tipo	N.º de Casos/N.º de Incidentalomas Funcionantes (IF) (%)	N.º de Casos de IF/Total de Casos (%)
Adenoma secretor de cortisol	92/150 (61,3)	92/1.004 (9,2)
Feocromocitoma	42/150 (28,0)	42/1.004 (4,2)
Aldosteronoma	16/150 (10,7)	16/1.004 (1,6)

Adaptado da Ref. 7.

QUADRO 31.10
Alterações Laboratoriais na Síndrome de Cushing Subclínica

- Ausência da variação diurna na secreção do cortisol (43%)
- ACTH plasmático baixo ou suprimido (73%)
- Resposta bloqueada do ACTH ao estímulo com CRH (43%)
- Supressão anormal do cortisol após teste de supressão com doses baixas de dexametasona (DMS) (76%)
- Ausência de supressão do cortisol após teste de supressão com doses altas de DMS
- Aumento do cortisol livre urinário (59%)
- Redução do SDHEA
- Captação adrenal unilateral na cintilografia (76%)

Adaptado da Ref. 60.

cativamente maior da HASG (0,028%) em comparação à da síndrome de Cushing por tumor adrenal (1,4 por milhão).[4,55] HASG pode raramente ser vista em pacientes com carcinoma adrenal.[2]

Dependendo da quantidade de glicocorticóides secretados pelo tumor, o espectro clínico da SCSC varia de um ritmo diurno de cortisol discretamente diminuído à completa atrofia da glândula contralateral.[4,55] Os pacientes com a SCSC não apresentam os estigmas clássicos do hipercortisolismo, porém, em comparação à população geral, apresentam uma maior prevalência de obesidade (35–50%), hipertensão (40–90%), hiperlipidemia (50%), diabetes tipo 2 ou intolerância à glicose (20–75%) e osteopenia (40–50%).[55-58] Aumento da espessura da íntima média das carótidas foi também relatado em um estudo.[58] Entre nossos pacientes com HASG, nenhum exibia características cushingóides, mas 50% tinham obesidade, 37,5% hipertensão, 25% glicemia de jejum alterada e 25% diabetes tipo 2.[1] É importante também atentar ao fato de que até três quartos dos pacientes podem desenvolver insuficiência adrenal aguda (algumas vezes fatal) no pós-operatório da adrenalectomia, caso não recebam glicocorticóides.[56,57]

No Quadro 31.10 está discriminado o espectro dos possíveis achados bioquímicos na SCSC. Entre os mais freqüentes incluem-se supressão anormal do cortisol sérico no teste com doses baixas de dexametasona e detecção de níveis baixos do ACTH plasmático e sulfato de deidroepiandrosterona (SDHEA). A redução do SDHEA resultaria da supressão da secreção de ACTH pela produção autônoma de cortisol.[58,59]

Não existe ainda consenso sobre a melhor forma de investigar o SCSC. O teste de rastreamento mais recomendado é a dosagem do cortisol sérico (CS) às 8 h após supressão noturna com 1 mg de dexametasona (DMS), administrada às 23 h.[3,4,59] Classicamente, um CS < 5 μg/dL, colhido na manhã seguinte, às 8 h, é considerado normal. Nós utilizamos o ponto de corte de 1,8 μg/dL, que tem especificidade de 98 a 100% no diagnóstico do hipercortisolismo.[60] Outros testes de rastreamento são as dosagens do cortisol livre urinário e do cortisol salivar à meia-noite (CSaMN). Convém mencionar que a elevação do UFC costuma ser um achado mais tardio, quando é maior a secreção tumoral de cortisol.[4,56] O mesmo parece acontecer com o CSaMN, que se mostrou com baixa acurácia diagnósica em recente estudo.[61] Se algum desses testes for anormal, deve-se prosseguir a investigação com outros exames, tais como o teste de supressão com 2 mg de DMS por 48 h e a mensuração do ACTH plasmático.[58]

O diagnóstico de SCSC requer o achado de, pelo menos, duas alterações no eixo hipotálamo-hipofisário-adrenal, na ausência de sinais clássicos da síndrome de Cushing.[59] O critério que temos adotado inclui um teste de rastreamento anormal, associado com níveis baixos de ACTH e/ou níveis do cortisol sérico > 1,8 μg/dL após o teste de supressão com 2 mg de DMS por 48 h.[1]

FEOCROMOCITOMA

Deve ser investigado em todo paciente com incidentaloma adrenal, uma vez que crise hipertensiva potencialmente letal pode ser desencadeada pela indução anestésica e/ou manipulação tumoral durante a cirurgia.[1-3]

O teste inicial de rastreamento para feocromocitomas (FEO) deve ser a dosagem das metanefrinas e/ou catecolaminas livres, em uma amostra urinária de 24 h. Em alguns estudos, isoladamente elas estão elevadas em 93% dos pacientes, e a dosagem combinada permite uma sensibilidade diagnóstica de até 98%.[16,18] Quando disponível, a dosagem das metanefrinas livres plasmáticas pode substituir os testes urinários por ser mais simples e ter elevada sensibilidade (95–100%).[62] Resultados normais nesses testes, em pacientes assintomáticos, geralmente tornam desnecessária uma investigação adicional. Entretanto, é preciso estar atento ao fato de que FEO podem ser, às vezes, bioquimicamente silenciosos, o que não elimina seu potencial de letalidade. Diante de resultados equívocos ou não-conclusivos, pode-se solicitar cintilografia com ^{131}I-MIBG e dosar as catecolaminas plasmáticas basais (valores acima de 2.000 pg/mL são *quase* patognomônicos dos FEO), ou após o teste de supressão com clonidina (ver Cap. 33, *Feocromocitoma — Diagnóstico e Tratamento*).[16,18]

ADENOMAS PRODUTORES DE ALDOSTERONA (APA)

APA ou aldosteronomas têm como manifestação mais característica hipertensão (HA) associada a hipocalemia. Entretanto, o hiperaldosteronismo primário (HAP) normocalêmico é comum (20 a 50% dos casos).[63] Entre 1.004 IA, foram detectados apenas 16 APA (1,6% dos casos).[7] Todos os pacientes tinham hipertensão (HA) e 60%, hipocalemia. Em outras séries, com menos pacientes, a prevalência de APA em IA foi de até 3,8%.[2,5] Em 90 pacientes com IA e HA, pelo menos 5,5% tinham HAP.[64]

Diante de uma massa adrenal, APA devem ser pesquisados apenas se houver HA. A investigação inicial consiste em dosar a aldosterona plasmática (AP) e a atividade plasmática de renina (APR).

Caso a relação AP (em ng/dL)/APR (em ng/mL/h) [*RAR*] seja < 20, a presença de um aldosteronoma praticamente fica excluída. Se a AP for > 12 ng/dL e a *RAR* > 27, deve-se dosar a aldosterona urinária (AU) após 3 dias de dieta sem restrição de sódio. Uma AU > 14 μg/24 h é consistente com o diagnóstico de HAP. Alguns autores utilizam o ponto de corte de 25 ou 30 para valorizar a *RAR* como anormal. Um valor > 40–50 é *quase* patognomônico do HAP.[63,64,66] Na nossa experiência, os menores valores da *RAR* vistos em casos de APA foram próximos, mas sempre acima de 40, e os mais elevados, > 1.000.

LESÕES SECRETORAS DE ANDROGÊNIOS E HIPERPLASIA ADRENAL CONGÊNITA (HAC)

Na HAC por deficiência da 21-hidroxilase é bastante comum o achado de massas adrenais, uni- ou bilaterais, presumivelmente por excessiva estimulação crônica das adrenais pelo ACTH.[4,8,66] Em um estudo, essas massas foram observadas em 82% dos homozigotos e em 45% dos heterozigotos.[68] O tamanho dos nódulos na HAC geralmente é < 1 cm, mas pode exceder 5 cm.[67,68]

A forma não-clássica da deficiência da 21-hidroxilase pode ser diagnosticada pela detecção de valores plasmáticos da 17-hidroxiprogesterona (17-OHP) exageradamente elevados (p.ex., > 10 ng/dL ou 1.000 ng/mL), 45 min após a administração endovenosa de 0,25 mg de ACTH sintético.[67]

Uma resposta exagerada da 17-OHP ao teste do ACTH foi observada em 17 a 71% dos pacientes com incidentalomas adrenais, em diferentes séries. Entretanto, a maioria desses casos, na realidade, representava tumores não-funcionantes e síndrome de Cushing subclínica. Tal fato ficou evidenciado pela normalização do teste após a adrenalectomia. Um distúrbio da esteroidogênese intratumoral justificaria a anormalidade bioquímica.[38,67,68]

Em contraste com a HAC, adenomas adrenais secretores de hormônios sexuais são bastante raros. Também infrequentes são carcinomas secretores de cortisol e/ou androgênios. Entretanto, os pacientes geralmente têm manifestações de hipercortisolismo e/ou virilização, o que torna improvável que esses tumores se apresentem como incidentalomas adrenais. Assim, a dosagem de rotina de testosterona e estradiol não está recomendada nesses casos.[4,8]

QUANDO INDICAR A CIRURGIA?

Cirurgia está sempre indicada em pacientes com feocromocitomas e aldosteronomas. No que se refere à SCSC, há ainda alguma controvérsia. Existem aqueles que advogam a cirurgia para todos os casos.[69,70] A maioria, contudo, indica a cirurgia para os indivíduos mais jovens (< 40 anos) ou aqueles com história recente de ganho de peso, obesidade importante, hipertensão, *diabetes mellitus* ou osteopenia.[59,69,70] Resultados preliminares[55,58,71,72] sugerem que essas co-morbidades podem melhorar após a cirurgia (Quadro 31.11), porém os dados são ainda inconsistentes.[4,59] É importante ter em mente que, como mencionado, uma crise addisoniana pode ocorrer após a cirurgia, em pacientes com hipercortisolismo subclínico, devido à supressão da glândula contralateral. Por isso, tem sido recomendada a administração de glicocorticóides no pós-operatório desses pacientes.[4,55,58]

Diante de um *incidentaloma adrenal não-funcionante*, a maioria dos autores baseia-se no tamanho da massa para indicar sua retirada cirúrgica. Entretanto, valores diferentes têm sido propostos: > 3 cm, > 4 cm, > 5 cm ou > 6 cm.[4] O NIH (National Institutes of Health) propôs que lesões > 6 cm deveriam ser ressecadas, enquanto aquelas < 4 cm (sem aspectos sugestivos de malignidade na TC ou RM), não.[5] Pacientes com IA de 4–6 cm poderiam ser operados ou seguidos de perto.[5] Atualmente, temos adotado um tamanho ≥ 4 cm como ponto de corte para a indicação cirúrgica. Esse valor, conforme demonstrado por Mantero et al.,[7] corresponde ao de maior sensibilidade na distinção entre adenomas e carcinomas adrenais (ver Quadro 31.4). Nesse estudo, cerca de 90% dos carcinomas mediam, pelo menos, 4 cm.[7] A cirurgia deve também ser considerada no caso de lesões menores que cresçam durante o seguimento clínico ou que tenham sinais de malignidade à TC

QUADRO 31.12
Critérios para Indicação Cirúrgica em Incidentalomas Adrenais

- Tamanho ≥ 4 cm ou crescimento de lesões menores durante o seguimento
- Sinais de malignidade à TC (necrose e hemorragia intratumorais; margens irregulares ou com infiltração), independentemente do tamanho da massa
- Níveis elevados de SDHEA
- Lesões císticas com aspirado hemorrágico à BAAF
- Incidentalomas funcionantes: feocromocitomas, aldosteronomas e adenomas secretores de cortisol

QUADRO 31.11
Efeitos da Adrenalectomia sobre as Alterações Clínicas e Laboratoriais em Pacientes com Síndrome de Cushing Subclínica

Estudo	N.º	Perda de Peso	Melhora da HAS	Melhora da Glicemia	Insuficiência Adrenal Pós-operatória
Reincke et al.[55]	7	4/4 (100%)	4/7 (57%)	2/2 (100%)	4/7 (57%)
Rossi et al.[58]	5	NR	5/5 (100%)	3/3 (100%)	2/5 (40%)
Morioka et al.[71]	7	2/3 (67%)	1/2 (50%)	1/1 (100%)	6/7 (86%)
Bernini et al.[72]	6	0/4	4/5 (66%)	1/2 (100%)	6/6 (100%)
TOTAL	25	6/11 (55%)	14/19 (57%)	7/8 (88%)	18/25 (72%)

NR = não relatado.

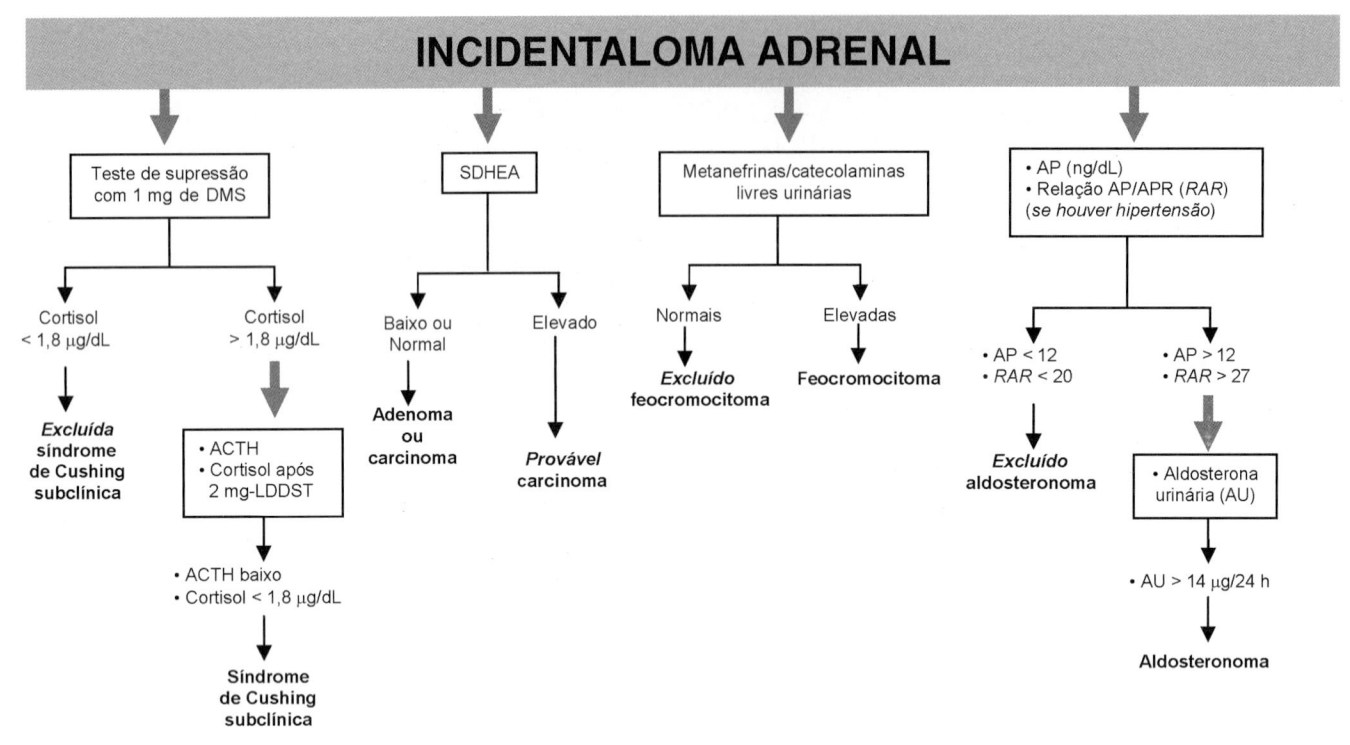

Fig. 31.8 Fluxograma para avaliação hormonal de pacientes com um incidentaloma adrenal (DMS = dexametasona; AP = aldosterona plasmática; 2 mg-LDDST = teste de supressão com 2 mg de DMS por 48 h; APR = atividade plasmática de renina; SDHEA = sulfato de deidroepiandrosterona).

(Quadro 31.12). Pacientes com níveis séricos elevados de SDHEA são também candidatos à cirurgia.[4,8]

Finalmente, não há um benefício clínico estabelecido para a adrenalectomia em pacientes cuja etiologia do incidentaloma seja uma metástase. Entretanto, essa cirurgia pode propiciar incremento da sobrevida, se realizada precocemente, em alguns pacientes com carcinoma pulmonar de células pequenas.[4]

Nas Figs. 31.8 e 31.9 está resumida a conduta adotada em nosso serviço para os incidentalomas adrenais, no que se refere à investigação diagnóstica e à abordagem terapêutica.

HISTÓRIA NATURAL E SEGUIMENTO DOS PACIENTES NÃO-OPERADOS

A história natural dos IA ainda não está plenamente estabelecida. Estudos com seguimento em longo prazo sugerem que a grande maioria das massas adrenais permanece com tamanho estável, enquanto 3 a 20% crescem e 3 a 4% podem diminuir.[58,72-74] A típica taxa de crescimento do feocromocitoma benigno é aproximadamente 0,5 a 1 cm por ano, enquanto carcinomas adrenocorticais tipicamente crescem além de 2 cm por ano. No entanto, a maioria as massas adrenais que crescem não são malignas.[3]

Em uma revisão de 18 estudos, envolvendo um total de 873 pacientes seguidos por um período médio de 3 anos, verificou-se aumento > 1 cm da massa adrenal e/ou aparecimento de uma lesão na glândula contralateral em 9% dos casos.[74] Hiperatividade endócrina (sobretudo hipersecreção de cortisol) pode surgir em até 20% dos pacientes durante o seguimento, mas é improvável que isso ocorra em lesões < 3 cm.[75] Em um estudo[74] foi visto que a SCSC carreia um risco cumulativo de 12,5% para desenvolvimento de síndrome de Cushing (SC) após 1 ano. Entretanto, dados de prevalência demonstraram que a grande maioria (99,7%) dos pacientes com HASG não progride para a SC clássica.[59] Surgimento de hipersecreção de catecolaminas ou do hiperaldosteronismo durante o seguimento em longo prazo é muito raro.[73,76]

Não existe consenso sobre o seguimento dos IA não submetidos à cirurgia. Foi sugerido que esses pacientes sejam submetidos à TC após 6 e 12 meses. Se não tiver havido crescimento tumoral após 12 meses, não se faria necessário continuar repetindo o exame de imagem.[3] Essa recomendação é baseada em estudos longitudinais de até 10 anos, que mostraram que o risco para desenvolvimento de um carcinoma adrenocortical permanece extremamente baixo.[4,73,74] Entretanto, outros autores recomendam repetir a TC após 6, 12 e 24 meses.[3] Essa tem sido a conduta por nós adotada. Também foi recomendado que, na pesquisa de hiperatividade endócrina, seja realizada avaliação hormonal anualmente durante 3 a 4 anos. Essa avaliação deve constar do teste de supressão noturna com 1 mg de dexametasona e da dosagem de catecolaminas/metanefrinas urinárias.[1-3]

Na nossa série, durante o seguimento por 6-36 meses (média de 24,8 ± 8,9) de 21 pacientes não operados, não observamos desaparecimento nem redução da lesão adrenal.[1] No entanto, em uma mulher de 30 anos foi evidenciado crescimento de 1,2 cm no IA (de 3,1 para 4,4 cm) após 12 meses de seguimento. Essa lesão foi extirpada e revelou-se ser um adenoma. Além disso, evidência de hipersecreção de cortisol surgiu após 24 meses de acompanhamento em uma paciente com um adenoma de 3,5 cm na adrenal esquerda.[1]

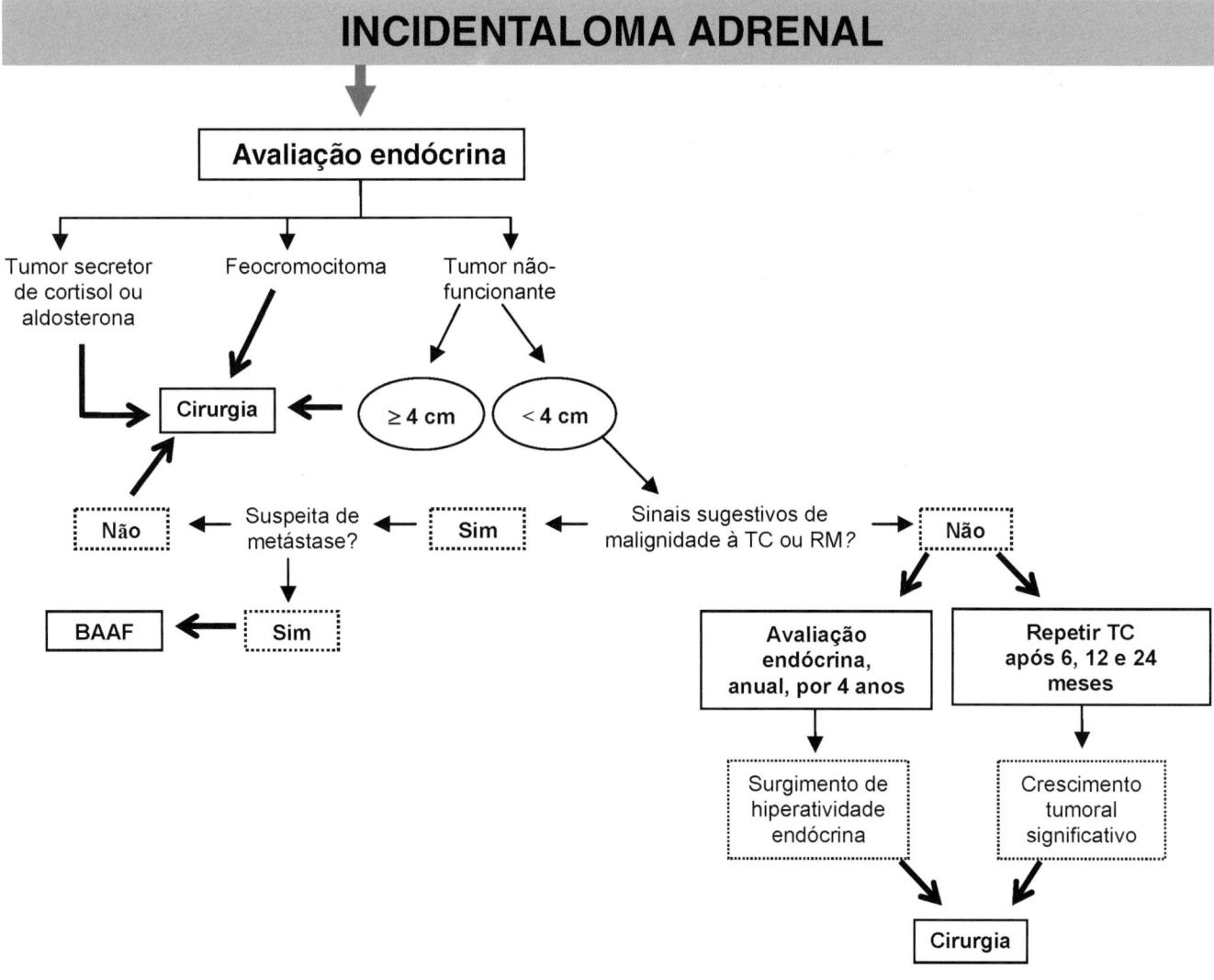

Fig. 31.9 Fluxograma para o manuseio do incidentaloma adrenal (TC = tomografia computadorizada; RM = ressonância magnética; BAAF = biópsia de aspiração percutânea com agulha fina).

BIBLIOGRAFIA

1. Vilar L, Freitas MC, Canadas V, et al. Adrenal incidentalomas: Diagnostic evaluation and long-term follow-up. *Endocr Pract*, 2008; *14*:269-78.
2. Turner DJ, Miskulin J. Management of adrenal lesions. *Curr Opin Oncol*, 2009; *21*:34-40.
3. Young WF Jr. Clinical practice. The incidentally discovered adrenal mass. *N Engl J Med*, 2007; *356*:601-10.
4. Mansmann G, Lau J, Balk E, et al. The clinically inapparent adrenal mass: update in diagnosis and management. *Endocr Rev*, 2004; *25*:309-40.
5. Grumbach MM, Biller BMK, Braunstein GD, et al. Management of clinically inapparent adrenal mass ("incidentaloma"). *Ann Intern Med*, 2003; *138*:424-9.
6. Vilar L, Freitas MC. Adrenal incidentalomas: a difficult challenge to endocrinologists, radiologists and surgeons. *Brasilia Med*, 2007; *44*:163-66.
7. Mantero F, Terzolo M, Arnaldi G, et al., on behalf of The Study Group on Adrenal Tumors of the Italian Society of Endocrinology. A survey on adrenal incidentaloma in Italy. *J Clin Endocrinol Metab*, 2000; *85*:637-44.
8. Kloos RT, Gross MD, Francis IR, et al. Incidentally discovered adrenal masses. *Endocr Rev*, 1995; *16*:460-84.
9. Stratakis CA, Chrousos GP. Adrenal cancer. *Endocrinol Metab Clin*. 2000; *29*:15-25.
10. Vilar L, Machado R, Gusmão A, et al. Carcinoma adrenal: relato de 8 casos. *Arq Brasil Endocrinol Metab*, 2004; *48*(supl 2):S470.
11. Barzon L, Fallo F, Sonino N, et al. Adrenocortical carcinoma: experience in 45 patients. *Oncology*, 1997; *54*:490-6.
12. Michalkiewicz E, Sandrini R, Figueiredo B, et al. Clinical and outcome characteristics of children with adrenocortical tumors: a report from the International Pediatric Adrenocortical Tumor Registry. *J Clin Oncol*, 2004; *22*:838-45.
13. Lenert JT, Barnett Jr CC, Kudelka AP, et al. Evaluation and surgical resection of adrenal masses in patients with a history of extra-adrenal malignancy. *Surgery* 2001;*130*:1060-7.
14. Herrera MF. Incidentally discovered mass: an institutional perspective. *Surgery*, 1990; *110*:1014-21.
15. Sutton S. Prevalence of clinically unsuspected pheochromocytoma: review of a 50-year authopsy series. *Mayo Clin Proc*, 1981; *56*:54-60.
16. Bravo EL, Tagle R. Pheochromocytoma: state-of-the-art and future prospects. *Endocr Rev*, 2003; *24*:539-53.
17. Cherifi-Gatta B, Gaye D, Laurent F, Tabarin A. Adrenal incidentalomas. *Rev Prat*, 2008; *58*:979-89.

18. Yeo H, Roman S. Pheochromocytoma and functional paraganglioma. *Curr Opin Oncol*, 2005; *17*:13-8.
19. Wagnerova H, Lazurova I, Bober J, et al. Adrenal myelolipoma. 6 cases and a review of the literature. *Neoplasma*, 2004; *51*:300-5.
20. Kenney PJ, Wagner BJ, Rao P, Heffess CS. Myelolipoma: CT and pathologic features. *Radiology*, 1998; *208*:87-95.
21. Akamatsu H, Koseki M, Nakaba H, et al. Giant adrenal myelolipoma: report of a case. *Surg Today*, 2004; *34*:283-5.
22. Hisamatsu H, Sakai H, Tsuda S, et al. Combined adrenal adenoma and myelolipoma in a patient with Cushing's syndrome: case report and review of the literature. *Int J Urol*, 2004; *11*:416-8.
23. Bellantone R, Ferrante A, Raffaelli M, et al. Adrenal cystic lesions: report of 12 surgically treated cases and review of the literature. *J Endocrinol Invest*, 1998; *21*:109-14.
24. Wenig BM, Abbondanzo SL, Heffess CS. Epithelioid angiosarcoma of the adrenal glands. A clinicopathologic study of nine cases with a discussion of the implications of finding "epithelial-specific" markers. *Am J Surg Pathol*, 1994; *18*:62-73.
25. Singh D, Kumar L, Sharma A, et al. Adrenal involvement in non-Hodgkin's lymphoma: four cases and review of literature. *Leuk Lymphoma*, 2004; *45*:789-94.
26. Calhoun SK, Murphy RC, Shariati N, et al. Extramedullary hematopoiesis in a child with hereditary spherocytosis: an uncommon cause of an adrenal mass. *Pediatr Radiol*, 2001; *31*:879-81.
27. Wang YX, Chen CR, He GX, Tang AR. CT findings of adrenal glands in patients with tuberculous Addison's disease. *J Belge Radiol*, 1998; *81*:226-8.
28. Yilmaz T, Sever A, Gur S, et al. CT findings of abdominal tuberculosis in 12 patients. *Comput Med Imaging Graph*, 2002; *26*:321-5.
29. Sarf I, el Mejjad A, Badre L, et al. A rare form of adrenal tuberculosis presenting as an asymptomatic adrenal mass. *Prog Urol*, 2003; *13*:128-30.
30. Serter R, Koc G, Demirbas B, et al. Acute adrenal crisis together with unilateral adrenal mass caused by isolated tuberculosis of adrenal gland. *Endocr Pract*, 2003; *9*:157-61.
31. Hedayati N, Cai DX, McHenry CR. Subdiaphragmatic bronchogenic cyst masquerading as an "adrenal incidentaloma". *J Gastrointest Surg*, 2003; *7*:802-4.
32. Carnat T, Mai KT, Burns BF. Peri-adrenal malignant lymphoma masquerading as adrenal cortical neoplasm. *Pathology*, 2004; *36*:278-9.
33. Dewitt JM. Endoscopic ultrasound-guided fine-needle aspiration of right adrenal masses: report of 2 cases. *J Ultrasound Med*, 2008; *27*:261-7.
34. Paulsen SD, Nghiem HV, Korobkin M, et al. Changing role of imaging-guided percutaneous biopsy of adrenal masses: evaluation of 50 adrenal biopsies. *AJR Am J Roentgenol*, 2004; *182*:1033-7.
35. Kasperlik-Zaluska AA, Migdalska BM, Makowska AM. Incidentally found adrenocortical carcinoma: A study of 21 patients. *Eur J Cancer*, 1998; *34*:1721.
36. Narasimhan KL, Samujh R, Bhansali A, et al. Adrenocortical tumors in childhood. *Pediatr Surg Int*, 2003; *19*:432-5.
37. Udelsman R, Fishman EK. Radiology of the adrenal. *Endocrinol Metab Clin*, 2000; *29*:27-42.
38. Peppercorn PD, Grossman AB, Reznec RH. Imaging of incidentally discovered adrenal masses. *Clin Endocrinol* (Oxf), 1998; *48*:379-88.
39. Ilias I, Sahdev A, Reznek RH, et al. The optimal imaging of adrenal tumours: a comparison of different methods. *Endocr Relat Cancer*, 2007; *14*:587-99.
40. Cirillo Jr RL, Bennett WF, Vitellas KM, et al. Pathology of the adrenal gland: imaging features. *AJR Am J Roentgenol*, 1998; *170*:429-35.
41. Korobkin M, Brodeur FJ, Yutzy GG, et al. Differentiation of adrenal adenomas from nonadenomas using CT attenuation values. *AJR Am J Roentgenol*, 1996; *166*:531-6.
42. Heinz-Peer G, Memarsadeghi M, Niederle B. Imaging of adrenal masses. *Curr Opin Urol*, 2007; *17*:32-8.
43. Kenney PJ, Wagner BJ, Rao P, Heffess CS. Myelolipoma: CT and pathologic features. *Radiology*, 1998; *208*:87-95.
44. Cyran KM, Kenney PJ, Memel DS, Yacoub I. Adrenal myelolipoma. *AJR Am J Roentgenol*, 1996; *166*:395-400.
45. Francis IR, Korobkin M. Incidentally discovered adrenal masses. *Magn Res Imaging Clin N Am*, 1997; *5*:147-64.
46. Suzuki K, Fujita K, Ushiyama T, et al. Efficacy of an ultrasonic surgical system for laparoscopic adrenalectomy. *J Urol*, 1995; *154*:484-6.
47. Kann PH. Endoscopic ultrasound imaging of the adrenals. *Endoscopy*, 2005; *37*:244-53.
48. Rubello D, Bui C, Casara D, et al. Functional scintigraphy of the adrenal gland. *Eur J Endocrinol*, 2002; *147*:13-28.
49. Gross MD, Rubello D, Shapiro B. Is there a future for adrenal scintigraphy? *Nucl Med Commun*, 2002; *23*:197-202.
50. Takasu N, Hayashi M, Takara M, et al. False-positive 123I-metaiodobenzylguanidine (MIBG) scan in a patient with angiomyolipoma; positive MIBG scan does not necessarily indicate the presence of pheochromocytoma. *Intern Med*, 2007; *46*:1717-21.
51. Welch TJ, Sheedy PF II, Stephens DH, Johnson CM, Swensen SJ. Percutaneous adrenal biopsy: review of a 10-year experience. *Radiology*, 1994; *193*:341-4.
52. Saeger W, Fassnacht M, Chita R, et al. High diagnostic accuracy of adrenal core biopsy: results of the German and Austrian adrenal network multicenter trial in 220 consecutive patients. *Hum Pathol*, 2003; *34*:180-6.
53. Faiçal S, Hauache OM, Silva RC, et al. Demonstration of paracoccidiodomycosis by needle aspiration biopsy of the adrenal gland in a case of Addison's disease. *Am J Roentgenol*, 1996; *34*:40-41.
54. Fernandes FS, Albuquerque JC, Bueno SSS, et al. Relato de caso de linfoma adrenal primário. *Arq Brasil Endocrinol Metab*, 2004; *48*(supl 1):S582.
55. Reincke M. Subclinical Cushing's syndrome. *Endocrinol Metab Clin North Am* 2000;*29*:43-56.
56. Sippel RS, Chen H. Subclinical Cushing's syndrome in adrenal incidentalomas. *Surg Clin North Am*, 2004; *84*:875-85.
57. Tauchmanova L, Rossi R, Biondi B, et al. Patients with subclinical Cushing's syndrome due to adrenal adenoma have increased cardiovascular risk. *J Clin Endocrinol Metab*, 2002; *87*: 4872-8.
58. Rossi R, Tauchmanova L, Luciano A, et al. Subclinical Cushing's syndrome in patients with adrenal incidentalomas: clinical and biochemical features. *J Clin Endocrinol Metab*, 2000; *85*:1440-8.
59. Terzolo M, Bovio S, Pia A, et al. Subclinical Cushing's syndrome. *Arq Brasil Endocrinol Metab*, 2007; *51*:1272-9.
60. Wood PJ, Barth JH, Freedman DB, et al. Evidence for the low dose dexamethasone suppression test to screen for Cushing's syndrome — recommendations for a protocol for biochemistry laboratories. *Ann Clin Biochem*, 1997; *34*:222-9.
61. Masserini B, Morelli V, Bergamaschi S, et al. The limited role of midnight salivary cortisol levels in the diagnosis of subclinical hypercortisolism in patients with adrenal incidentaloma. *Eur J Endocrinol*, 2008 Oct 3. [Epub ahead of print]
62. Hickman PE, Leong M, Chang J, et al. Plasma free metanephrines are superior to urine and plasma catecholamines and urine catecholamine metabolites for the investigation of phaeochromocytoma. *Pathology*, 2009; *41*:173-7.
63. Kater CE. Rastreamento, comprovação e diferenciação laboratorial do hiperaldosteronismo primário. *Arq Bras Endocrinol Metab*, 2002; *46*:106-15.
64. Bernini G, Moretti A, Argenio G, Salvetti A. Primary aldosteronism in normokalemic patients with adrenal incidentalomas. *Eur J Endocrinol*, 2002; *146*:523-9.
65. Kater CE, Biglieri EG. The syndromes of low-renin hypertension: "Separating the wheat from the chaff". *Arq Bras Endocrinol Metab*, 2004; *48*:674-81.
66. Heinz-Peer G, Memarsadeghi M, Niederle B. Primary aldosteronism. *Curr Cardiol Rep*, 2007; *9*:447-52.

67. White PC, Speiser PW. Congenital adrenal hyperplasia due to 21-hydroxylase deficiency. *Endocr Rev*, 2000; *21*:245-91.
68. Jaresh S, Kornely E, Kley H, et al. Adrenal incidentaloma in patients with homozygous or heterozygous congenital adrenal hyperplasia. *J Clin Endocrinol Metab*, 1992; *74*:685-9.
69. Guerrieri M, De Sanctis A, Crosta F, et al. Adrenal incidentaloma: surgical update. *J Endocrinol Invest*, 2007; *30*:200-4.
70. Kuruba R, Gallagher SF. Current management of adrenal tumors. *Curr Opin Oncol*, 2008; *20*:34-46.
71. Morioka M, Fujii T, Matsuki T, et al. Pre-clinical Cushing's syndrome: report of seven cases and a review of literature. *Int J Urol*, 2000; *7*:126-32.
72. Bernini G, Moretti A, Iacconi P, et al. Anthropometric, haemodynamic, humoral and hormonal evaluation in patients with incidental adrenocortical adenomas before and after surgery. *Eur J Endocrinol*, 2003; *48*:213-9.
73. Barzon L, Sonino N, Fallo F, et al. Prevalence and natural history of adrenal incidentalomas. *Eur J Endocrinol*, 2003; *149*:273-85.
74. Barzon L, Scaroni C, Sonino N, et al. Risk factors and long-term follow-up of adrenal incidentalomas. *J Clin Endocrinol Metab*, 1999; *84*:520–6.
75. Bulow B, Jansson S, Juhlin C, et al. Adrenal incidentaloma – follow-up results from a Swedish prospective study. *Eur J Endocrinol*, 2006; *154*:419-23.
76. Libe R, Dall'Asta C, Barbetta L, et al. Long-term follow-up study of patients with adrenal incidentalomas. *Eur J Endocrinol*, 2002; *147*:489-94.

PARTE IV
DOENÇAS DAS ADRENAIS

32

Insuficiência Adrenal – Diagnóstico e Tratamento

Lucio Vilar, Maria da Conceição Freitas, Regina do Carmo Silva, Claudio Elias Kater

INTRODUÇÃO

A insuficiência adrenal (IA) ou adrenocortical pode ser primária ou secundária (Quadro 32.1) e manifestar-se, clinicamente, de forma aguda ou crônica. A *IA primária*, também denominada *doença de Addison*, geralmente resulta de patologias que determinem destruição de 90% ou mais do córtex adrenal, mas pode advir de condições que reduzam a síntese dos esteróides adrenais, proporcionando produção subnormal de cortisol, aldosterona e andrógenios. A *IA secundária* decorre de uma deficiência da corticotrofina ou hormônio adrenocorticotrófico (ACTH). Ela pode resultar do comprometimento hipofisário ou da deficiente secreção do hormônio liberador da corticotrofina (CRH) pelo hipotálamo. A deficiência crônica de ACTH causa atrofia do córtex adrenal, sobretudo das camadas fasciculada e reticulada. A camada glomerulosa, produtora de aldosterona, encontra-se preservada, uma vez que é controlada principalmente pelo sistema renina–angiotensina.[1-5]

Diferentemente da IA secundária, a doença de Addison (DA) é rara, com prevalência classicamente estimada em 39 a 111 casos por milhão de habitantes.[5] Entretanto, um recente estudo detectou incremento na prevalência da doença na Noruega (de 62 para 140 por milhão), na última década.[6] Dessa forma, a prevalência da DA, atualmente, é cerca de três vezes maior que a observada na década de 1970.[7] A DA predomina em mulheres, na proporção de 2,6:1, sendo habitualmente diagnosticada entre a terceira e a quinta década. Apesar de sua raridade, os médicos devem estar atentos ao seu diagnóstico, já que se trata de uma patologia potencialmente fatal, cujos sintomas são geralmente inespecíficos e freqüentemente encontrados em muitas outras condições comuns, como infecções virais, fadiga crônica ou depressão.[3,8-10]

ETIOLOGIA

Insuficiência Adrenal (IA) Primária

Entre os possíveis fatores etiológicos da DA, incluem-se mecanismos auto-imunes, patologias infecciosas, granulomatosas ou infiltrativas, hemorragia ou trombose, drogas, adrenalectomia bilateral e algumas raras doenças genéticas (Quadro 32.2).[3,11,12]

A etiologia da doença de Addison tem se modificado com o tempo. Antes da introdução da quimioterapia eficaz para tuberculose (TB), essa doença constituía a causa mais comum de DA (cerca de 70% dos casos nos Estados Unidos). Uma análise recente de 1.240 pacientes oriundos de diferentes países europeus demonstrou que a forma auto-imune de DA era a mais comum, respondendo por 44,5 a 94% de todos os casos. TB e outras causas estavam presentes em 0 a 33% e 1 a 22,2% dos pacientes, respectivamente.[13] No nosso meio, a adrenalite auto-imune também representa o principal fator etiológico da DA, ao passo que 17 a 20% dos casos são secundários à TB.[10,14,15] Na África e na Índia, adrenalite por TB ou outras doenças infiltrativas ainda representam a etiologia mais prevalente de DA.[16,17]

Doença de Addison Auto-imune

A DA auto-imune pode ocorrer como uma entidade isolada, mas cerca de 50 a 60% dos pacientes têm associados um ou mais distúr-

---

QUADRO 32.1
Patogênese da Insuficiência Adrenocortical

1. **Insuficiência adrenal primária (doença de Addison)**
   Destruição do córtex adrenal (*causa principal*)
   Defeito ou inibição da esteroidogênese adrenal
   Ausência de resposta do córtex adrenal ao ACTH
2. **Insuficiência adrenal secundária**
   Produção deficiente de ACTH
   Produção deficiente de CRH*

*Denominada por alguns autores *insuficiência adrenal terciária*.

QUADRO 32.2
Etiologia da Insuficiência Adrenal Primária

Causas genéticas
Hiperplasia adrenal congênita
Adrenoleucodistrofias
Hipoplasia adrenal congênita (mutações no *DAX-1*; mutações no *SF-1*)
Deficiência familiar de glicocorticóide
Síndrome de Kearns-Sayre
Síndrome de Smith-Lemli-Opitz

Causas adquiridas
Atrofia adrenal idiopática (*adrenalite auto-imune*)
Doenças granulomatosas: tuberculose, hanseníase, sarcoidose
Micoses: paracoccidioidomicose, histoplasmose, criptococose, coccidioidomicose, blastomicose norte-americana etc.
Doenças virais: AIDS/SIDA, citomegalovirose
Drogas: mitotano, cetoconazol, etomidato, aminoglutetimida, trilostane, rifampicina, fenobarbital, suramina, acetato de ciproterona etc.
Doenças infiltrativo-neoplásicas: metástases (pulmão, mama, rim, melanoma), linfomas
Doenças infiltrativo-metabólicas: hemocromatose, amiloidose
Hemorragia adrenal: trauma, cirurgia, uso de anticoagulantes, síndrome antifosfolipídio primária, septicemia, metástases, trauma ao nascimento etc.
Adrenalectomia bilateral

Adaptado da Ref. 13.

bios auto-imunes, endócrinos e não-endócrinos, caracterizando as *síndromes poliglandulares auto-imunes* (SPA).[10,13,18] De acordo com a classificação de Neufeld e Blizzard[19] existem quatro tipos de SPA, três dos quais podem estar relacionados à doença de Addison (Quadro 32.3). Entre 337 casos de DA, 83% tinham etiologia auto-imune, assim distribuídos: DA isolada em 41%, SPA do tipo 1 em 13%, SPA do tipo 2 em 41% e SPA do tipo 4 em 5%.[13]

A *SPA do tipo 1* é herdada com padrão autossômico recessivo e resulta de mutações no gene AIRE (*autoimmune regulator*), localizado no braço longo do cromossomo 21q22.3, o qual está envolvido na seleção negativa ou indução de anergia dos timócitos auto-reativos.[18,20] Mostra-se extremamente rara, exceto na Finlândia, na Sardenha e em judeus iranianos.[18,20] Habitualmente, manifesta-se na infância (90% com idade média de 7,4 anos) e apenas 10% dos casos têm ocorrência na vida adulta. A proporção mulheres/homens varia, em diferentes publicações, de 0,8 a 2,4.[21] A síndrome pode ocorrer esporadicamente ou em famílias. Também é denominada poliendocrinopatia auto-imune–candidíase–distrofia ectodérmica (APECED), uma vez que se caracteriza pela tríade de hipoparatiroidismo (HPT), doença de Addison (DA) e candidíase mucocutânea crônica (CMC), além de ceratoconjuntivite, distrofia ungueal e formação defeituosa do esmalte dentário.[13] CMC geralmente é a manifestação inicial e envolve a mucosa oral, unhas e, menos comumente, a pele e o esôfago.[13,18,22] Entre 68 pacientes finlandeses, todos apresentavam CMC, 79% HPT e 72%, DA, enquanto 57% tinham os três componentes.[23] Outras condições auto-imunes encontradas na SPA-1 são hipogonadismo primário, doenças tiroidianas, *diabetes mellitus* tipo 1 (DM1), anemia perniciosa, hepatite crônica ativa, síndrome de má-absorção, ceratite etc.[13,20,22] (Quadro 32.4).

Na SPA do tipo 1, a doença de Addison é vista em 60 a 100% dos casos. Geralmente ocorre após a candidíase crônica e o hipoparatiroidismo. A idade do surgimento é, contudo, bastante variável (entre 6 meses e 41 anos), com um pico em torno dos 13 anos.[21,22] Anticorpos anticórtex adrenal (ACA), contra a 21-hidroxilase, a 17α-hidroxilase e a enzima da clivagem da cadeia lateral (P450scc) estão presentes em, respectivamente, 86, 78–92, 55 e 45% dos casos.[13,22,24]

A *SPA do tipo 2*, também conhecida como *síndrome de Schmidt*, é herdada de forma autossômica dominante, com penetrância incompleta. Tem prevalência de 1,4–2,0 por 100.000 habitantes e predomina no sexo feminino, na proporção 2–3,7:1. Acontece sobretudo em adultos (a maioria dos casos entre 20 e 40 anos), sendo muito rara na infância. Os três principais componentes da SPA do tipo 2 são DA (presente em 100% dos casos), doença auto-imune tiroidiana [DAT] (em 75 a 83%) e DM1 (em 28 a 50%) (Quadro 32.5). Tais componentes tendem a se manifestar em uma seqüência específica: o DM1 geralmente aparece antes da DA, enquanto a DAT – tiroidite de Hashimoto (TH) ou, menos comumente, doença de Graves (DG) – se desenvolve antes, no de-

QUADRO 32.3
Classificação das Síndromes Poliglandulares Auto-imunes (SPA), de acordo com Neufeld e Blizzard

SPA do tipo 1	Candidíase crônica, hipoparatiroidismo, doença de Addison (DA) (*pelo menos dois estão presentes*)
SPA do tipo 2	DA auto-imune + doença tiroidiana auto-imune (DAT) e/ou *diabetes mellitus* (DM) tipo 1 (*DA precisa sempre estar presente*)
SPA do tipo 3	DAT + outras doenças auto-imunes (*exceto DA, hipoparatiroidismo e candidíase crônica*)
SPA do tipo 4	Duas ou mais doenças auto-imunes órgão-específicas (*exceto hipoparatiroidismo, candidíase mucocutânea crônica, DTA ou DM tipo 1*)

Adaptado da Ref. 13.

QUADRO 32.4
Manifestações Clínicas da SPA do Tipo 1

Doença	Prevalência (%)
Componentes principais	
Candidíase mucocutânea crônica	75–100
Hipoparatiroidismo	79–89
Insuficiência adrenal	60–100
Componentes secundários	
Endócrinos	
Hipogonadismo hipergonadotrófico	45–61
Hipotiroidismo	4–12
Diabetes mellitus tipo 1	1–18
Hipopituitarismo, diabetes insípido	< 1
Não-endócrinos	
Síndrome de má-absorção intestinal	18–25
Alopecia (total ou areata)	20–38
Anemia perniciosa	13–19
Hepatite crônica ativa	9–19
Vitiligo	4–22
Síndrome de Sjögren	16
Ceratoconjuntivite	12

Adaptado das Refs. 13, 22 e 23.

QUADRO 32.5
Manifestações Clínicas da SPA do Tipo 2

Doença	Prevalência (%)
Componentes principais	
Insuficiência adrenal	100
Doença auto-imune tiroidiana	75–83
Diabetes mellitus tipo 1	28–50
Componentes secundários	
Endócrinos	
Hipogonadismo hipergonadotrófico	4–50
Diabetes insípido, hipofisite, hipoparatiroidismo	< 1
Não-endócrinos	
Síndrome de má-absorção intestinal	18–25
Alopecia	1–4
Hepatite crônica ativa	4
Vitiligo	4–11
Gastrite atrófica (com ou sem anemia perniciosa)	4–11
Anemia perniciosa, *miastenia gravis*, púrpura trombocitopênica, síndrome de Sjögren	< 1

Adaptado das Refs. 13, 22 e 23.

correr ou depois da DA.[13,21,25] Entre 107 pacientes com SPA do tipo 2, 50% tinham DA + TH, 21% DA + DG e 18%, DA + DM1; somente 11% dos pacientes tinham a tríade completa.[13] Entre os 224 pacientes com DA e SPA do tipo 2, 69% tinham DAT e 52%, DM1.[19]

Outras manifestações menos comuns da SPA do tipo 2 incluem hipogonadismo hipergonadotrófico (4 a 9% dos pacientes), vitiligo (4,5 a 11%), alopecia (1 a 4%), hepatite crônica (4%), gastrite atrófica com ou sem anemia perniciosa (4,5 a 11%) e hipofisite.[13,19] Hipoparatiroidismo é muito raro; geralmente ocorre tardiamente e pode ser transitório.[22]

A *SPA do tipo 2* pode ser incompleta e potencial (quando o paciente apresentar uma doença auto-imune clínica característica da síndrome, com um ou mais marcadores imunológicos de outra doença fundamental, mas com função normal dos órgãos-alvo) ou incompleta e subclínica (na presença de alterações subclínicas da função dos órgãos-alvo).[13]

Na SPA do tipo 2, auto-anticorpos anti-21-hidroxilase estão presentes em até 100% dos pacientes e são preditivos do desenvolvimento de destruição adrenal. Os genes responsáveis pela SPA do tipo 2 estão intimamente ligados a certos alelos de risco nas classes I e II do sistema HLA, particularmente DR3/DQ2 e DR4/DQ8.[13,22] Polimorfismos do gene CTLA-4 também conferem risco aumentado para o desenvolvimento dessa síndrome, de forma independente do genótipo HLA.[26] Além disso, fatores ambientais (infecções, drogas, alimentos e estresse) podem agir como co-fatores.

A *SPA do tipo 3* inclui a associação de DAT (tiroidite de Hashimoto, mixedema idiopático, tiroidite silenciosa e doença de Graves) com uma ou mais doenças auto-imunes, excluindo-se a DA e o hipoparatiroidismo.[13]

A *SPA do tipo 4* é também rara e se caracteriza pela combinação de patologias auto-imunes que não se enquadre nas condições mencionadas anteriormente. Por exemplo, DA associado a hipogonadismo, gastrite atrófica, anemia perniciosa, doença celíaca, *miastenia gravis*, vitiligo, alopecia, hipofisite etc., mas não às manifestações principais das outras SPA (hipoparatiroidismo, candidíase mucocutânea crônica, DAT ou DM tipo 1).[13]

Alguns autores consideram as SPA dos tipos 3 e 4 como parte da SPA do tipo 2.[20]

Doença de Addison Infecciosa

A tuberculose (TB) representa, de um modo geral, a segunda causa mais comum de DA. Entretanto, em muitos países em desenvolvimento, continua sendo o fator etiológico principal.[11,16,17] Em estudo relativamente recente, realizado pela Universidade Federal de São Paulo e pela Faculdade de Medicina de Ribeirão Preto da USP, em que foram analisados 82 pacientes com DA, a tuberculose foi a terceira causa mais comum (após a auto-imunidade e a paracoccidioidomicose), responsável por 11% dos casos.[10] O acometimento da glândula ocorre por disseminação hematogênica da infecção, e uma doença extra-adrenal geralmente é evidente. O trofismo pela adrenal é decorrente da supressão da imunidade celular intra-adrenal, determinada pela elevada concentração intraglandular de glicocorticóides (20–40 vezes maior que na circulação periférica).[27] O hipocortisolismo resulta de destruição do córtex adrenal e sua substituição por extensos granulomas epitelióides e caseificação, o que ocasiona aumento do volume glandular. Posteriormente, surge fibrose e as adrenais se mostram com tamanho normal ou reduzido, com calcificação evidente em 50% dos casos. Há também comprometimento da medula adrenal.[28]

Infecções micóticas sistêmicas também podem causar IA. Em regiões brasileiras onde a paracoccidioidomicose (PCM) é endêmica (Sul, Sudeste e Centro-Oeste), vem crescendo, de forma significativa, o número de casos relatados sobre o envolvimento das adrenais pelo *Paracoccidioides brasiliensis*.[10] PCM ocorre predominantemente em homens com mais de 30 anos, habitantes de áreas rurais. O acometimento supra-renal, em estudos de autópsia, é visto em 50 a 80% dos casos. Hipofunção do córtex adrenal é comum na PCM disseminada (14 a 44% dos casos), enquanto DA sintomática está presente em 5 a 14% dos pacientes.[15,29,30] Nos Estados Unidos, a infecção micótica mais comumente associada à DA é a histoplasmose, seguida da blastomicose sul-americana; causas menos usuais incluem blastomicose norte-americana, coccidioidomicose e criptococose.[31,32]

Na síndrome da imunodeficiência adquirida (AIDS/SIDA), as adrenais são as glândulas endócrinas mais afetadas. Tal envolvimento pode ser secundário a infecções oportunistas (tuberculose, citomegalovírus, micobactérias atípicas, micoses etc.), drogas (rifampicina, cetoconazol etc.) e lesões metastáticas (sarcoma de Kaposi, linfomas). Franca insuficiência adrenal é infreqüente, mas uma resposta diminuída do cortisol ao teste de estimulação rápida com ACTH é vista em 10 a 15% dos pacientes. Habitualmente, a falência adrenal ocorre como uma manifestação tardia em pacientes com contagens muito baixas do CD4. Por outro lado, os níveis de cortisol basal algumas vezes mostram-se elevados, devido à resistência dos receptores ao cortisol.[33-36]

Drogas

Medicações que inibam a esteroidogênese adrenal (p.ex., cetoconazol, etomidato, mitotano, metirapona, aminoglutetimida etc.) ou aumentem a depuração metabólica dos esteróides adrenais (p.ex., rifampicina, fenitoína, fenobarbital etc.) podem ser causa de IA primária. Entretanto, apenas o fazem se administradas em altas doses ou na presença de uma patologia adrenal de base que limite a reserva secretória da glândula.[3,5,37,68]

Hemorragia Adrenal

IA aguda por hemorragia adrenal pode ocorrer durante a terapia anticoagulante (com dicumarol ou heparina) ou no curso da *síndrome de Waterhouse-Friderichsen*. Esta última resulta de choque séptico causado por infecção por meningococo. Sepse por outros microrganismos (p.ex., *Haemophilus influenzae*, *Pseudomonas aeruginosa*, *Escherichia coli*, pneumococo etc.) pode também levar à hemorragia adrenal.[13] Adicionalmente, a síndrome antifosfolípido, a qual é caracterizada por múltiplas tromboses arteriais e venosas, tem emergido como uma das causas mais comuns de hemorragia adrenal. A DA pode, eventualmente, ser a manifestação inicial dessa síndrome.[38,39] Trauma ao nascimento é uma outra causa de hemorragia adrenal.[3,11]

Doença Adrenal Metastática

Metástases para as glândulas adrenais são comuns, ocorrendo em até 70% dos pacientes com cânceres de pulmão ou mama disseminados. Envolvimento adrenal pode também acontecer em casos de linfomas, melanomas e metástases de carcinoma de rim, estômago e cólon. Estudos prospectivos mostram que até 20% dos pacientes com metástases adrenais têm resposta subnormal do cortisol ao ACTH. Entretanto, IA clinicamente reconhecida é pouco freqüente, a menos que haja lesões bilaterais.[37,40,41]

Doenças Genéticas

ADRENOLEUCODISTROFIA (ALD)

Trata-se de doença recessiva ligada ao X, causada por mutação no gene ABCD1 (cromossomo Xq28). Com incidência de 1 para 17.000–25.000 habitantes, constitui a terceira causa mais comum de insuficiência adrenal em homens, após a adrenalite auto-imune e a tuberculose. Resulta da produção de uma proteína transportadora anormal dentro dos peroxissomos que impede a oxidação dos ácidos graxos de cadeia muito longa, provocando seu acúmulo no cérebro, córtex adrenal, testículos, fígado e plasma. Como conseqüência, surgem desmielinização do sistema nervoso central e IA primária. Dois fenótipos clínicos principais foram descritos: *ALD cerebral* e *adrenomieloneuropatia*. A primeira usualmente surge na infância (entre 5 e 12 anos) e, em 30% dos casos, a insuficiência adrenal precede os sintomas neurológicos. Estes se caracterizam por disfunção cognitiva, problemas de comportamento, labilidade emocional, distúrbios visuais e da marcha, com progressão para cegueira e tetraplegia espástica. A adrenomieloneuropatia representa um fenótipo clinicamente mais moderado. Habitualmente começa entre a segunda e a quarta décadas de vida. Desmielinização do cordão medular e nervos periféricos ocorre ao longo de anos e pode resultar em perda da capacidade de deambulação, disfunção cognitiva, retenção urinária e disfunção erétil.[13,28,37,42-44] IA pode ser a única manifestação da ALD em até 15% dos pacientes.[44]

HIPERPLASIA ADRENAL CONGÊNITA (HAC)

Na HAC, a hipofunção do córtex adrenal decorre da deficiência de enzimas envolvidas na biossíntese do cortisol. Trata-se da causa mais usual de IA no período neonatal. A forma mais comum é a deficiência da 21-hidroxilase ou P-450c21, que responde por mais de 90% dos casos de HAC.[45,46] A *HAC lipóide* é a forma mais grave de HAC, envolvendo deficiências de glicocorticóide, mineralocorticóide e esteróides sexuais. É causada por mutação no gene *StAR* (cromossomo 8p11) e resulta em fenótipo feminino, seja qual for o cariótipo.[11]

HIPOPLASIA ADRENAL CONGÊNITA (CAH)

CAH é um distúrbio familiar raro (incidência de cerca de 1:12.500 nascimentos) em que há hipodesenvolvimento do córtex adrenal. Pode ser esporádica, autossômica recessiva ou ligada ao cromossomo X. Esta última forma pode decorrer de mutações no gene *DAX-1* (*NROB1*) e, nesse caso, manifesta-se por insuficiência adrenal nos primeiros anos de vida e hipogonadismo hipogonadotrófico, detectado na época esperada para a puberdade.[47] Alternativamente, a CAH ligada ao X associa-se à deficiência de glicerol-quinase, perda auditiva para alta freqüência e distrofia muscular de Duchenne, constituindo a síndrome de deleção dos genes contíguos.[12] Além disso, CAH pode ser acompanhada de hipoplasia hipofisária ou fazer parte da síndrome IMAGe, que também inclui retardo do crescimento intra-uterino, displasia metafisária e anormalidades genitais.[11,48]

SÍNDROME DE KEARNS-SAYRE

Essa rara condição resulta de deleções no DNA mitocondrial. Além de miopatia e surdez, são comuns disfunções endócrinas, sobretudo baixa estatura, hipogonadismo, diabetes, hipoparatiroidismo, hipotiroidismo e insuficiência adrenal. Podem também ocorrer arritmias cardíacas e bloqueio atrioventricular completo.[11,49]

SÍNDROME DE SMITH-LEMLI-OPITZ (SLOS)

IA pode também ser um dos componentes da SLOS que resulta de mutação no gene da Δ-7-redutase (cromossomo 11q12-q13.), a qual catalisa a etapa final na biossíntese do colesterol. Outras manifestações incluem retardo mental, microcefalia, anormalidades cardíacas congênitas, sindactilia do segundo e terceiro dedos dos pés, desenvolvimento incompleto da genitália em garotos e fotossensibilidade. Estudos preliminares sugerem que a suplementação de colesterol pode ser benéfica para pacientes com SLOS.[11,50]

SÍNDROMES DE RESISTÊNCA AO ACTH

Nesse grupo de distúrbios raros, incluem-se a *deficiência familiar de glicocorticóides* (DFG) e a *síndrome de Allgrove*.[51] O ACTH regula a biossíntese de esteróides no córtex adrenal, exercendo seus efeitos via seu receptor específico (receptor melanocortina-2, MC2R).[51]

DFG, de herança autossômica recessiva, manifesta-se como deficiência isolada de glicocorticóides, com função mineralocorticóide normal. Resulta da falta de resposta do córtex adrenal ao ACTH e caracteriza-se por níveis muito baixos de cortisol e marcante elevação do ACTH. Mutações no gene do MC2R, localizado no cromossomo 18p11.2, respondem por aproximadamente 25% dos casos (DFG tipo 1), enquanto mutações no gene da proteína acessória do MC2R (MRAP) são encontradas em outros 20% (DFG tipo 2). Portanto, em aproximadamente 55% dos pacientes com DFG não existe um defeito genético identificável, sugerindo o envolvimento de genes adicionais. A apresentação da DFG inclui hipoglicemia recorrente, desenvolvimento deficiente, hiperpigmentação antes da idade de 5 anos e ausência de adrenarca. Alta estatura pode também estar presente.[11,12,51,52] Por outro lado, casos com baixa estatura já foram também relatados.[52]

A *síndrome de Allgrove* ou *síndrome do triplo A* caracteriza-se pela tríade de resistência ao ACTH, acalásia e alacrimia. Manifesta-se usualmente na primeira década de vida, porém existem casos apenas diagnosticados na vida adulta. Freqüentemente se associa com disfunção neurológica progressiva, polineuropatia, surdez, retardo mental e hiperceratose das palmas das mãos e sola dos pés. Deficiência de mineralocorticóide surge em cerca de 15% dos casos. Trata-se de uma doença autossômica recessiva, decorrente de mutação no gene denominado *AAAS* ou *ALADIN* (*alacrima – achalasia-adrenal insufficiency – neurological disorder*), mapeado no cromossomo 12q13. Esse gene codifica uma proteína expressa em tecidos neuroendócrinos, estruturas cerebrais e gastrointestinais. Nenhuma mutação no *MCR2* foi encontrada em casos da síndrome do triplo A.[11,12,51]

Outras Causas

IA secundária à trombose adrenal pode ainda ser observada após traumas externos, durante procedimentos invasivos (p.ex., venografia bilateral) ou em doenças como lúpus eritematoso sistêmico e panarterite nodosa. Outras possíveis causas de IA são amiloidose, hemocromatose, sarcoidose e síndrome de Cushing materna.[3,8]

Pacientes com baixa reserva adrenal podem, também, ter os sintomas da insuficiência adrenal manifestados quando fazem uso de hormônios tiroidianos (ver *Crise Adrenal*, mais adiante), bem como após infecções graves (p.ex., apendicite aguda) e cirurgias.[3,53] Além disso, pacientes com síndrome de Cushing (patente ou sublínica) podem desenvolver uma crise adrenal após adrenalectomia ou cirurgia hipofisária, caso não façam reposição de glicocorticóides até a recuperação funcional do eixo hipotálamo-hipofisário-adrenal.[3,8,28] Finalmente, existe a doença de Addison idiopática. Ela foi detectada em menos de 3% dos 222 pacientes em um estudo multicêntrico italiano.[7]

IA Secundária

CAUSAS ADQUIRIDAS

Tem como causa mais comum a glicocorticoidoterapia crônica, que inibe diretamente tanto a secreção de ACTH como a de CRH. Os sintomas surgem após uma indevida ou brusca suspensão dos glicocorticóides, bem como por falta de um ajuste adequado da dose do medicamento em situações de estresse.[3] Pode, também, ser conseqüente a traumatismo craniano, necrose hipofisária pós-parto (*síndrome de Sheehan*), apoplexia hipofisária, cirurgia, radioterapia, anorexia nervosa, tumores do terceiro ventrículo, bem como qualquer patologia tumoral, infecciosa ou infiltrativa que envolva a hipófise ou o hipotálamo (Quadro 32.6). Nesses casos, a deficiência de ACTH vem geralmente associada à de outros hormônios hipofisários.[5,54-56] Deficiência isolada de ACTH pode, também, acontecer. Trata-se de uma entidade rara, de múltiplas causas, mas na maioria das vezes resultaria de um processo auto-imune. Muitos dos pacientes afetados têm hipofisite linfocítica.[57] Foi também descrita em associação com doenças tiroidianas auto-imunes.[58]

Na deficiência de GH ocorre uma maior conversão da inativa cortisona em cortisol, por inibição da enzima 11-beta hidroxiesteróide desidrogenase tipo 1. Assim, a terapia com GH recombinante pode desmascarar IA secundária previamente não diagnosticada.[59]

CAUSAS CONGÊNITAS

Deficiência congênita de ACTH e outros hormônios hipofisários pode resultar de mutações dos fatores de transcrição envolvidos nos estágios iniciais do desenvolvimento hipofisário (RIEG,

---

QUADRO 32.6
Causas de Insuficiência Adrenocortical Secundária

Causas genéticas
Deficiência congênita de ACTH isolada (mutações no gene do TPIT)
Pan-hipopituitarismo congênito (mutações nos fatores de transcrição RIEG, HesX1, LHX4, LHX3, Prop1 ou POU1F1/Pit-1)

Causas adquiridas
Iatrogênica: glicocorticoidoterapia crônica (*causa mais comum*)
Neoplasias: adenomas hipofisários, metástases para hipófise ou hipotálamo, craniofaringioma, tumores do terceiro ventrículo etc.
Traumatismo craniano
Síndrome da sela vazia
Vascular/isquêmica: trombose vascular, síndrome de Sheehan (necrose pós-parto), apoplexia hipofisária, anticoagulação
Pós-cirúrgica: hipofisectomia, correção de aneurisma, lesão da haste hipofisária
Radioterapia para tumores selares e parasselares
Doenças infiltrativas: sarcoidose, hemocromatose, histiocitose X
Doenças infecciosas: meningite, encefalite, tuberculose
Doenças auto-imunes: hipofisite linfocítica
Deficiência isolada de ACTH
Anorexia nervosa
Porfiria intermitente aguda
Idiopática

HesX1, LHX4, LHX3, Prop1, POU1F1/Pit-1).[60] Deficiência isolada congênita de ACTH pode ser secundária a mutações do gene do TPIT, fator de transcrição necessário para a expressão do gene da pró-opiomelanocortina (POMC) e para a diferenciação terminal da linhagem corticotrófica.[61]

Foi também descrita uma síndrome em que deficiência de ACTH se associava com retardo mental, microcefalia, alterações faciais, hipospádia e perda da audição.[62]

QUADRO CLÍNICO

As manifestações clínicas da insuficiência adrenal crônica são decorrentes da deficiência dos glicocorticóides (astenia, mal-estar, anorexia, perda de peso, náuseas, vômitos, hipotensão etc.), mineralocorticóides (avidez por sal, hipovolemia, hipotensão e hipotensão ortostática) e androgênios adrenais (redução da pilificação axilar e pubiana, em mulheres) (Quadro 32.7). Na IA secundária, habitualmente não há deficiência de mineralocorticóides porque o sistema renina-angiotensina está intacto, mas pode haver hiponatremia por redução do *clearance* de água livre, devido ao hipocortisolismo.[3,5]

IA Crônica Primária

Para que a doença de Addison se torne clinicamente manifesta, é preciso que pelo menos 90% do tecido adrenocortical sejam destruídos. Nas formas auto-imunes e infiltrativas, essa destruição habitualmente é gradual e progressiva. Na adrenalite auto-imune, a zona glomerulosa é inicialmente afetada, levando ao aumento das concentrações de renina.[13] Posteriormente, tanto nas formas auto-imunes como nas infiltrativas há um estágio de deficiência parcial de glicocorticóides que se expressa por aumento inadequado do cortisol em resposta ao estresse e, raramente, por hipoglicemia pós-prandial.

QUADRO 32.7
Principais Sintomas e Sinais da Insuficiência Adrenal Crônica

Deficiência de glicocorticóides
Astenia
Mal-estar
Anorexia
Perda de peso
Distúrbios gastrointestinais
Hipotensão
Hipoglicemia

Deficiência de mineralocorticóides
Avidez por sal
Hipovolemia
Hipotensão
Hiponatremia
Hiperpotassemia
Acidose metabólica leve

Deficiência de androgênios adrenais
Redução da libido e da pilificação axilar e pubiana (só em mulheres)

QUADRO 32.8
Principais Sintomas e Sinais da Doença de Addison

Sintomas/Sinais	Freqüência (%)
Sintomas	
Fraqueza, astenia e anorexia	100
Sintomas gastrointestinais	92
Náuseas	86
Vômitos	75
Constipação	33
Dor abdominal	31
Diarréia	16
Amenorréia	20–25
Avidez por sal	16–20
Sintomas posturais	12
Mialgias ou artralgias	6–13
Sintomas psiquiátricos	Comuns
Sinais	
Perda de peso	100
Hiperpigmentação	92–94
Hipotensão (PA sistólica < 110 mmHg)	88–94
Vitiligo	10–20
Calcificação auricular	5
Redução da libido e da pilificação axilar e pubiana (em mulheres)	Comum

Modificado da Ref. 28.

Nos processos hemorrágicos e septicêmicos, a destruição do córtex adrenal geralmente é mais rápida e a sintomatologia se apresenta de modo agudo, caracterizando a crise adrenal.[3,8,37]

As principais manifestações clínicas da doença de Addison são: hiperpigmentação, astenia, fraqueza, anorexia, perda de peso (podendo chegar a 15 kg), distúrbios gastrointestinais e hipotensão (Quadro 32.8).[3] A anorexia e a perda de peso podem, às vezes, simular o quadro da anorexia nervosa.[63] Outros achados relativamente comuns são avidez por sal e amenorréia. Esta última pode resultar da perda de peso e doença crônica, bem como de uma falência ovariana primária (ooforite auto-imune) associada. Sintomas psiquiátricos (síndrome cerebral orgânica, depressão ou psicose) ocorrem na maioria dos pacientes com IA primária grave ou de longa duração. Eventualmente, podem ser a manifestação inicial da doença. Redução da libido e pilificação axilar e pubiana ocorrem apenas em mulheres, nas quais a principal fonte de androgênios são as adrenais. Vitiligo é observado em 10 a 20% dos pacientes com doença de Addison auto-imune e raramente em outras formas de IA primária (Fig. 32.1).[3–5,9,40]

Hipoglicemia grave é mais comum em crianças e está relacionada à disfunção da medula adrenal (menor síntese de adrenalina secundária ao hipocortisolismo), a qual leva à diminuição da gliconeogênese hepática.[64,65] Em adultos, pode ser provocada por jejum prolongado, febre, infecção ou náuseas e vômitos.[40] Na série de Kater et al.,[4] 20% dos pacientes tinham hipoglicemia de jejum. Hipoglicemias recorrentes ou protraídas em diabéticos tipo 1 podem ser a manifestação inicial da doença de Addison.[66,67]

Miocardiopatia, reversível com a administração de glicocorticóides, foi recentemente descrita em pacientes com doença de Addi-

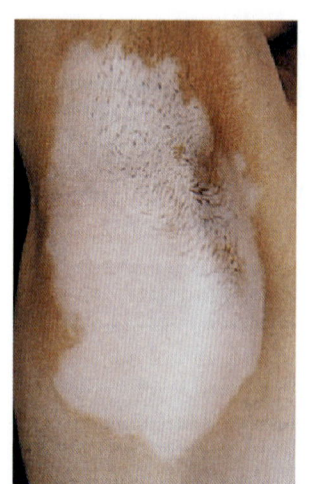

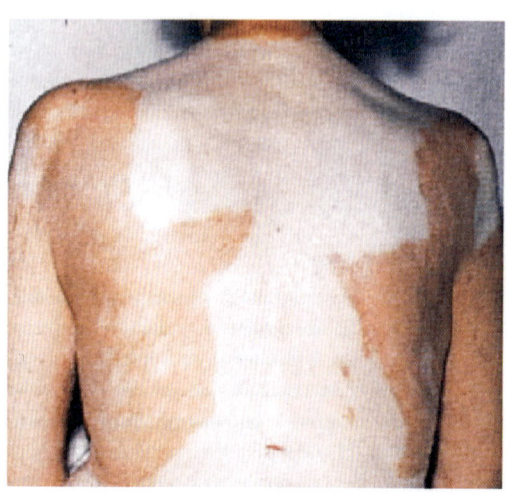

Fig. 32.1 Vitiligo é observado em 10 a 20% dos casos de doença de Addison auto-imune.

son.⁶⁸ Tamponamento cardíaco, precedendo a insuficiência adrenal, também foi relatado.⁶⁹

Hiperpigmentação, conseqüente a um conteúdo aumentado de melanina na pele, é o achado mais característico da doença de Addison, estando presente em 92 a 94% dos pacientes. Decorre do excesso de ACTH, β-lipotrofina e, possivelmente, β-MSH, todos componentes da macromolécula pró-opiomelanocortina (POMC). Ela tende a ser generalizada (Fig. 32.2), porém é mais facilmente percebida em áreas expostas ao sol, como face, pescoço e dorso das mãos, bem como em locais mais propensos a traumatismo, fricção ou pressão leve e crônica (dedos dos pés, cotovelos, joelhos, cintura, ombros etc.). Pigmentação também é proeminente nas linhas ou dobras das palmas da mão (Fig. 32.3), aréola e mamilo, axila, períneo e cicatriz umbilical. Na cavidade oral pode ser encontrada, de modo não-uniforme, na superfície interna dos lábios (Fig. 32.4), mucosa bucal (ao longo da linha de oclusão dentária), língua, bordo gengival e palato. Podemos também observar hiperpigmentação generalizada da muco-

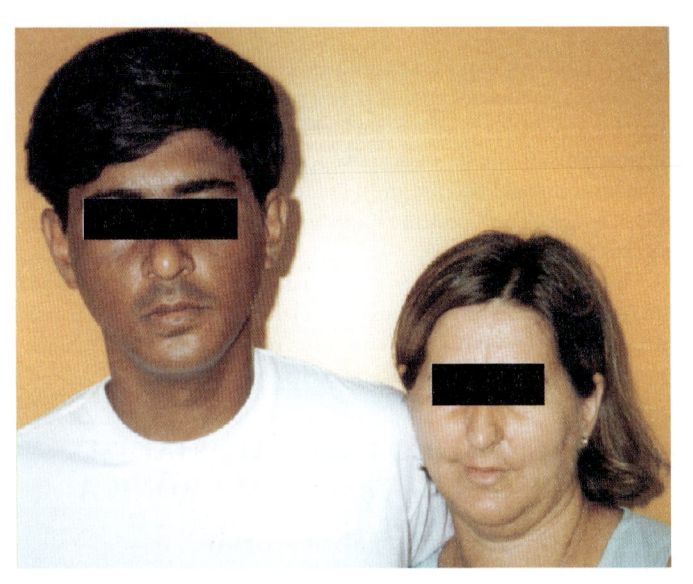

Fig. 32.2 Paciente de 22 anos que desenvolveu intensa hiperpigmentação generalizada (na foto, ao lado da mãe). O diagnóstico de doença de Addison apenas foi realizado cerca de 5 anos após o início do quadro. A despeito de níveis basais de cortisol persistentemente < 5 µg/dL, o paciente era praticamente assintomático.

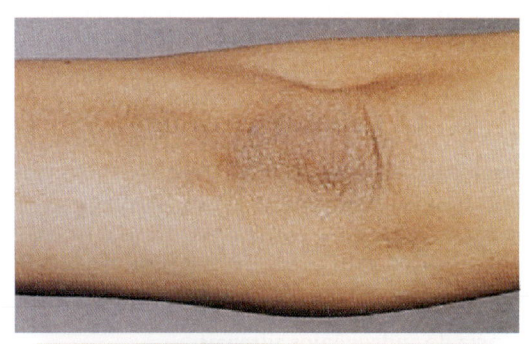

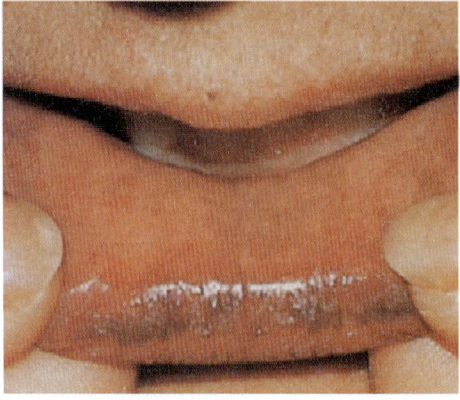

Fig. 32.4 Pigmentação na superfície interna do lábio inferior e dobra do cotovelo em paciente com adrenalite auto-imune.

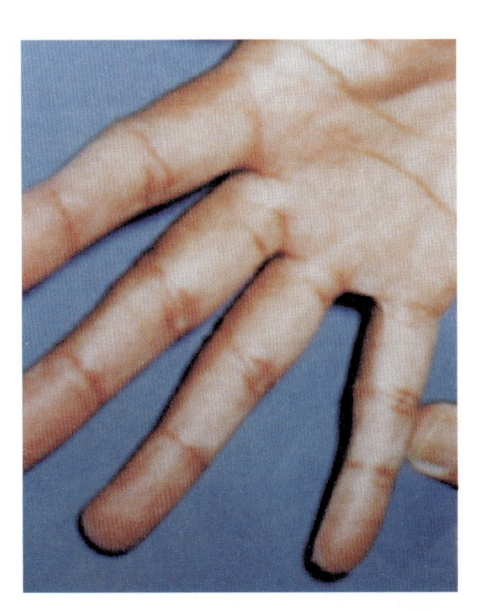

Fig. 32.3 Pigmentação das linhas da palma da mão é um achado freqüente na doença de Addison (mais bem evidenciável na raça branca).

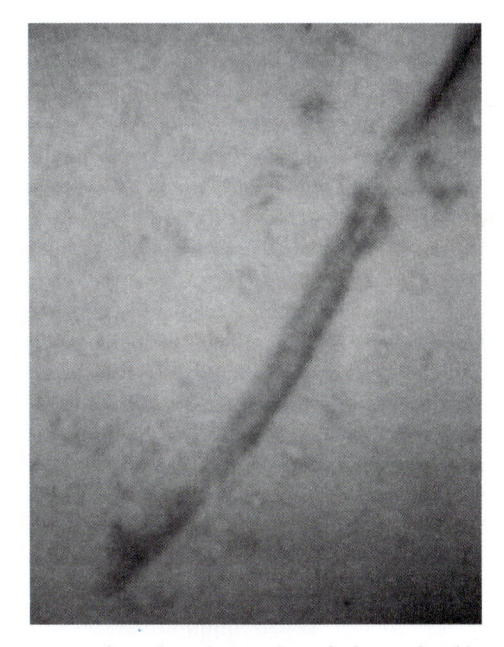

Fig. 32.5 Cicatrizes formadas após a instalação da doença de Addison tornam-se hiperpigmentadas.

sa bucal, perivaginal e perianal, bem como escurecimento de unhas e cabelos, e surgimento de sardas (as previamente presentes podem ficar mais escuras). Cicatrizes formadas após a instalação da doença tornam-se igualmente hiperpigmentadas (Fig. 32.5).[8,11,28,37,40] *Doença de Addison branca* tem sido a terminologia utilizada por alguns autores para identificar os casos em que não há hiperpigmentação.[60]

Doença celíaca deve sempre ser investigada nos pacientes com DA e sintomas gastrointestinais, uma vez que a concomitância das duas doenças parece ser relativamente comum, tendo atingido, em um estudo recente, 12% dos pacientes avaliados.[71]

IA Crônica Secundária

As manifestações clínicas da IA secundária diferem em dois aspectos principais das observadas na doença de Addison: não há hiperpigmentação cutaneomucosa (uma vez que os níveis de ACTH e outros peptídeos da POMC encontram-se normais ou baixos) e estão geralmente ausentes a depleção de volume e a desidratação, assim como a hipercalemia (devido à habitual preservação da secreção de mineralocorticóides). O mesmo se aplica à hipotensão, exceto em apresentações agudas. Sintomas gastrointestinais e crise adrenal são menos comuns. Pode-se observar, também, sintomatologia relacionada à deficiência de outros hormônios hipofisários e, nos casos secundários a neoplasias selares e supra-selares, sintomas compressivos (cefaléia, distúrbios visuais etc.).[3,8,40]

IA Aguda (Crise Adrenal ou Crise Addisoniana)

Aproximadamente 25% dos pacientes com doença de Addison apresentam-se, na ocasião do diagnóstico, com uma crise adrenal estabelecida ou iminente. Essa apresentação é bem menos comum na IA secundária. Crise addisoniana pode ser observada em portadores de insuficiência adrenal crônica expostos ao estresse de infecções, cirurgia ou desidratação (por privação de sal, diarréia ou vômitos), seja por falta do diagnóstico prévio da doença, seja porque não se fez o ajuste adequado da dose do glicocorticóide, necessário para essas situações. Pode, também, ser precipitada pela reposição isolada de hormônios tiroidianos em indivíduos com hipotiroidismo e hipocortisolismo, bem como pelo uso de inibidores da esteroidogênese adrenal (cetoconazol, mitotano, metirapona, aminoglutetimida etc.), quando usados em doses elevadas ou administrados a pacientes com capacidade funcional das adrenais reduzida.[5,10,30,74–76]

A crise adrenal de pior prognóstico é aquela resultante de hemorragia adrenal bilateral, sendo muitas vezes fatal. Hemorragia adrenal, como já mencionado, pode resultar de meningococcemia (*síndrome de Waterhouse-Friderichsen*), septicemia por outras bactérias (sobretudo a *Pseudomonas aeruginosa*), uso de anticoagulantes, trauma ou cirurgia abdominal ou, ainda, como complicação ou seqüela de coagulopatias, leucemia, metástase, venografia bilateral, síndrome antifosfolípido primária etc.[3,13,40]

As manifestações mais habituais da crise adrenal estão listadas no Quadro 32.9. Freqüentemente, os pacientes se apresentam com choque ou hipotensão, associados a outros sintomas inespecíficos, tais como anorexia, náuseas, vômitos, dor abdominal (pode simular um abdome agudo), distensão abdominal, fraqueza, apatia, confusão mental (pode progredir para coma), febre (secundária à infecção ou ao hipocortisolismo *per se*), cianose ou palidez. Se presente,

QUADRO 32.9
Quadro Clínico da Crise Adrenal Aguda

Sinais	Sintomas	Alterações Laboratoriais
Hipotensão e choque	Febre	Hiponatremia
Desidratação	Náuseas, vômitos, anorexia	Hipercalemia
		Hipoglicemia
Cianose ou palidez	Dor abdominal	Uremia
Confusão mental, torpor	Fraqueza	Linfocitose
Coma	Apatia	Eosinofilia

a hiperpigmentação pode ser útil para o diagnóstico. A detecção de petéquias e equimoses aponta para a síndrome de Waterhouse-Friderichsen. Achados adicionais incluem uremia, hipercalcemia (rara), hiponatremia (pode ser mascarada pela desidratação), hipercalemia (se houver hipoaldosteronismo), linfocitose, eosinofilia e hipoglicemia. Choque e coma podem rapidamente levar à morte os pacientes não tratados.[3,37,40,75]

Um *lembrete importante*: crise adrenal deve ser sempre suspeitada em qualquer paciente com inexplicável dor abdominal ou de flanco, instabilidade hemodinâmica refratária à reposição de fluidos, hiperpirexia, vômitos, hipoglicemia ou coma.[76]

DIAGNÓSTICO LABORATORIAL DA INSUFICIÊNCIA ADRENAL CRÔNICA

Exames Laboratoriais

O diagnóstico da IA crônica pode ser estabelecido pela dosagem do cortisol e ACTH plasmáticos basais, bem como através de testes de estímulo (Quadro 32.10).

DOSAGEM DO CORTISOL SÉRICO (CS) ENTRE 8 E 9 H

Deve ser o primeiro exame a ser solicitado. O valor normal (VN), pela maioria dos ensaios, é de 5–25 µg/dL. Nos indivíduos normais, geralmente situa-se entre 10 e 15 µg/dL. Níveis ≤ 3 µg/dL são indicativos de insuficiência adrenal, enquanto valores ≥ 19 µg/dL praticamente excluem esse diagnóstico. O CS colhido às 16 h corresponde aproximadamente à metade do valor do cortisol sérico matinal (CSM) e tem pouco valor no diagnóstico da insuficiência adrenal.[8,77]

QUADRO 32.10
Diagnóstico Laboratorial da Insuficiência Adrenal

Dosagem do cortisol sérico
Dosagem do ACTH plasmático
Teste da estimulação rápida com ACTH
Teste de tolerância à insulina (ITT)
Teste da metirapona
Teste do glucagon
Teste do CRH

Comentários

1. Os níveis basais do CSM podem muitas vezes encontrar-se dentro dos valores da normalidade, particularmente em indivíduos com deficiência parcial de ACTH ou naqueles que tenham ainda alguma atividade residual do córtex adrenal. Por isso, a confirmação diagnóstica dos casos suspeitos com CSM > 3 e < 19 μg/dL vai requerer a dosagem desse hormônio durante o teste de estimulação rápida com o ACTH sintético ou outros testes dinâmicos.[8,78]

2. Em pacientes com doença aguda grave (p.ex., sepse), valores ao acaso de cortisol sérico (CS) < 15 μg/dL e > 34 μg/dL, respectivamente, indicam e excluem o diagnóstico de hipocortisolismo.[76] Ainda, como 40% desses pacientes criticamente doentes apresentam hipoproteinemia e CS abaixo do normal, o ideal seria dosar o cortisol livre no soro, através de diálise de equilíbrio de amostras não diluídas, seguidas pelo radioimunoensaio.[79]

DOSAGEM DO ACTH PLASMÁTICO

Na doença de Addison, os níveis do ACTH plasmático invariavelmente excedem 100 pg/mL (VN = 10–60 pg/mL) e podem chegar a 4.000 pg/mL ou mais. Na insuficiência adrenal secundária, eles se encontram baixos ou nos limites inferiores da normalidade.[37,80]

TESTE DE ESTIMULAÇÃO RÁPIDA COM ACTH

Procedimento

Colhe-se amostra para o cortisol sérico (CS), administram-se, por via IM ou EV, 250 μg (0,25 mg) de um ACTH humano sintético, chamado tetracosactida ou cosintropina (Cortrosina®, Synachten® etc.), e dosa-se novamente o CS após 30 e 60 min. O jejum não é necessário e o teste pode ser realizado a qualquer hora do dia. Essa dose de ACTH é suprafisiológica e permite avaliar a integridade funcional das adrenais, fornecendo uma noção indireta da função hipotálamo-hipofisária.

Interpretação

Uma resposta normal à Cortrosina® (pico de cortisol > 20 μg/dL) exclui insuficiência adrenal primária e franca insuficiência adrenal secundária com atrofia adrenal. Não descarta, contudo, a possibilidade de uma deficiência leve ou recente de ACTH. Um pico de cortisol < 20 μg/dL confirma o diagnóstico de insuficiência adrenal, mas não discrimina se o problema é adrenal ou hipotalâmico-hipofisário, dilema esse facilmente resolvido através da dosagem do ACTH plasmático. Para confirmação de insuficiência adrenal secundária, faz-se necessário dosar o cortisol durante o teste da hipoglicemia induzida pela insulina ou teste de tolerância à insulina (ITT). Se o ITT estiver contra-indicado, pode-se administrar metirapona (não comercializada em nosso meio), glucagon ou CRH.[8,37,78,80]

Comentários

1. Alguns autores utilizam 18 μg/dL, em vez de 20 μg/dL, como valor para caracterizar um pico normal de resposta à Cortrosina®.[28,78]
2. Pode-se, também, dosar a aldosterona após a Cortrosina®, sendo normal um pico ≥ 16 ng/dL.
3. Se a gravidade dos sintomas impuser o início imediato do tratamento, pode-se manter o paciente fazendo uso de dexametasona – 0,5 mg, por via oral (VO), 1 a 2 vezes ao dia –, já que não interfere com as dosagens laboratoriais, e depois faz-se o teste com Cortrosina® ou o ITT (ver adiante).
4. Pacientes com IA secundária leve ou de início recente podem ter uma resposta normal ao teste devido à alta dose administrada de Cortrosina® (250 μg). Nos indivíduos normais, tão pouco quanto 5 ou 10 μg estimulam o córtex adrenal quase ao máximo. Por essa razão, nos últimos anos, alguns autores têm proposto substituir o teste clássico pelo estímulo com 1 μg de ACTH, na investigação da IA. Foi observado que a administração de 1 μg fornece uma indicação sensível da função adrenocortical e também parece permitir a melhor diferenciação de um subgrupo de pacientes em terapia crônica com glicocorticóides que respondem normalmente ao teste clássico com 250 μg, mas têm resposta diminuída ao teste com baixa dose. Além disso, o grau de concordância entre o ITT e o teste com 1 μg de ACTH mostrou-se maior do que o observado com o teste clássico, em alguns estudos.[81] Entretanto, tal superioridade não foi demonstrada em todos os estudos, e resultados falso-negativos têm sido relatados.[82] O teste com 1 μg de ACTH também pode ser útil para o diagnóstico da fase pré-clínica da DA auto-imune, uma vez que 45% dos pacientes positivos para auto-anticorpos anti-21-hidroxilase apresentam resposta subnormal após estímulo.[83,84] Um importante *inconveniente* é a dificuldade no processo da diluição para se obter 1 μg de Cortrosina® (disponível em ampolas de 250 μg).[78]

TESTE DA HIPOGLICEMIA INDUZIDA PELA INSULINA OU TESTE DA TOLERÂNCIA À INSULINA (ITT)

Indicação

Pacientes com suspeita de insuficiência adrenal secundária franca ou parcial (baixa reserva hipofisária).

Procedimento

Consiste na dosagem do cortisol basal, 30 e 60 min após a administração da insulina Regular (0,05 unidade/kg EV). Esse teste baseia-se na capacidade de a hipoglicemia induzir uma resposta de estresse do sistema nervoso central e aumentar a liberação do CRH e, conseqüentemente, a secreção de ACTH e cortisol.[8,78,80]

Interpretação

A resposta normal do cortisol plasmático é um incremento > 8 μg/dL e um pico > 18–20 μg/dL. Sua presença exclui insuficiência adrenal e baixa reserva hipofisária. É necessário que a glicemia caia para menos de 40 mg/dL para que haja uma interpretação adequada do teste.[3,78]

Complicações

O principal temor é o surgimento de hipoglicemia grave. Caso surjam sintomas ou sinais neurológicos graves, particularmente convulsões, 2 a 3 ampolas de glicose a 50% devem ser administradas EV de imediato.

Contra-indicações

Pacientes idosos, doença cardiovascular ou cerebrovascular ou patologias que cursem com convulsões são contra-indicações ao procedimento. Para esses pacientes, deve-se optar pelo teste de estímulo com metirapona, glucagon ou CRH.[37,78]

TESTE DO GLUCAGON

Indicação
Trata-se de um teste seguro, caso o ITT esteja contra-indicado. Infelizmente, náuseas é um efeito colateral comum do glucagon.[37,78]

Procedimento
Administra-se 1 mg de glucagon (1,5 mg no obeso) por via SC, e o cortisol é dosado com 0, 90, 120, 150, 180 e 240 min.

Interpretação
Os critérios para a resposta do cortisol são os mesmos esperados com o ITT. Entretanto, trata-se de um estímulo menos potente e mais sujeito a produzir resultados equívocos.[78,80]

TESTE DA METIRAPONA

Indicação
É útil para pacientes com suspeita de insuficiência adrenal secundária, mas é pouco empregado atualmente. A metirapona bloqueia a síntese do cortisol, inibindo a enzima 11β-hidroxilase, que converte o 11-desoxicortisol em cortisol. Isso estimula a secreção do ACTH que, por sua vez, estimula a secreção do 11-desoxicortisol, assim como a concentração urinária dos 17-hidroxicorticosteróides.[3,78,80]

Procedimento
O teste noturno é preferível, devido à sua simplicidade. Administram-se 30 mg/kg à meia-noite e dosam-se o 11-desoxicortisol e o ACTH na manhã seguinte.

Interpretação
Uma resposta normal consiste em nível de 11-desoxicortisol > 7 μg/dL e ACTH > 100 pg/mL. Valores menores confirmam a insuficiência adrenocortical.[3,78]

TESTE DO CRH

Indicação e Interpretação
Diferentemente do teste da metirapona, permite a distinção entre causas primárias e secundárias. Pacientes com IA primária têm níveis elevados de ACTH que aumentam ainda mais após o CRH. Em contraste, o ACTH não responde ao estímulo com CRH na IA secundária.[28,78]

Comentário
1. Em uma série,[85] um pico do cortisol pós-CRH ≤ 14 μg/dL teve alta especificidade (96%) mas baixa sensibilidade (76%) no diagnóstico de IA.

DOSAGEM DOS ANTICORPOS ANTIADRENAIS

Anticorpos anticórtex adrenal (ACA) são observados em 60 a 80% dos casos de doença de Addison auto-imune, estando geralmente ausentes em outras formas de IA primária. Auto-anticorpos anti-P450c21 (21OHAb) são os mais específicos e sensíveis para o diagnóstico da adrenalite auto-imune (presentes em 64 a 89% dos pacientes).[13] Apesar de se ligarem a epítopos importantes para a atividade enzimática, esses auto-anticorpos correspondem a um marcador sorológico do processo auto-imune (epifenômeno) e não são os responsáveis pela destruição do córtex adrenal, a qual é secundária à ação dos linfócitos T citotóxicos.[86] Raramente são encontrados na população geral (1,4 a 2,5%). Estão ausentes nos pacientes com IA secundária.[5,15,87]

Na casuística de Falorni et al.,[7] ACA ou 21OHAb foram encontrados em títulos baixos em pacientes com história clínica de tuberculose. Entretanto, positividade para ambos os auto-anticorpos apenas ocorreu em casos de doença de Addison auto-imune. Infelizmente, atualmente são raros os laboratórios que fazem a dosagem rotineira dos anticorpos antiadrenais em nosso meio.

Auto-anticorpos reativos contra a P450scc e a 17α-hidroxilase são menos prevalentes, exceto em pacientes com SPA do tipo 1 e na DA associada à falência ovariana precoce.[24]

DOSAGEM DOS ÁCIDOS GRAXOS DE CADEIA MUITO LONGA (AGCML)

O diagnóstico de adrenoleucodistrofia (ALD) se baseia na detecção de níveis elevados de AGCML, encontrados em 100% dos pacientes do sexo masculino afetados e em 80 a 95% das mulheres heterozigóticas.[7] Devido a esses resultados falso-negativos, é mandatória a pesquisa de uma mutação no gene *ABCD1* em todas as mulheres em risco de serem heterozigóticas para ADL.[42,43]

RESUMO

O achado laboratorial mais característico da IA é de um cortisol plasmático baixo, associado a níveis plasmáticos do ACTH elevados na doença de Addison e normais ou baixos na IA secundária. Em muitos casos, todavia, observa-se um cortisol plasmático basal dentro da normalidade, o qual se eleva inadequadamente após a estimulação com Cortrosina® ou insulina. Anticorpos anticórtex adrenal apenas são encontrados na IA primária, *quase* que exclusivamente na forma auto-imune. Níveis elevados dos AGCML são diagnósticos da adrenoleucodistrofia. Na Fig. 32.6 está resumida a investigação diagnóstica dos pacientes com suspeita de insuficiência adrenal crônica.

Outras Alterações Bioquímicas

Na doença de Addison (DA), as alterações bioquímicas mais comuns são hiponatremia e hipercalemia (por deficiência mineralocorticóide), além de azotemia (secundária à depleção volumétrica e à desidratação). Além disso, podemos encontrar hipoglicemia de jejum, hipoglicemia pós-prandial (raramente), hipercalcemia leve a moderada (em cerca de 6%), elevação de transaminases e, raramente, hipomagnesemia (Quadro 32.11). IA deve sempre ser considerada diante da presença de qualquer das alterações mencionadas, sem uma causa óbvia. Na IA secundária, não ocorre hipercalemia devido à manutenção da integridade do sistema renina–angiotensina–aldosterona, mas, como mencionado, pode haver hiponatremia.[3,5,28,87]

Dentre as anormalidades *hematológicas* observadas na IA, anemia (normocítica e normocrômica) e eosinofilia são as mais usuais. Também podem estar presentes neutropenia e linfocitose relativa. Macrocitose ocorre nos casos de DA associada à anemia perniciosa.[3,8,28] Elevação do TSH sérico e moderada hiperprolactinemia também podem ser vistas em pacientes com DA, sendo ambas reversíveis com a introdução da corticoterapia.[37,88] No Quadro 32.12 estão especificadas as principais diferenças clínico-laboratoriais entre a IA primária e a secundária.

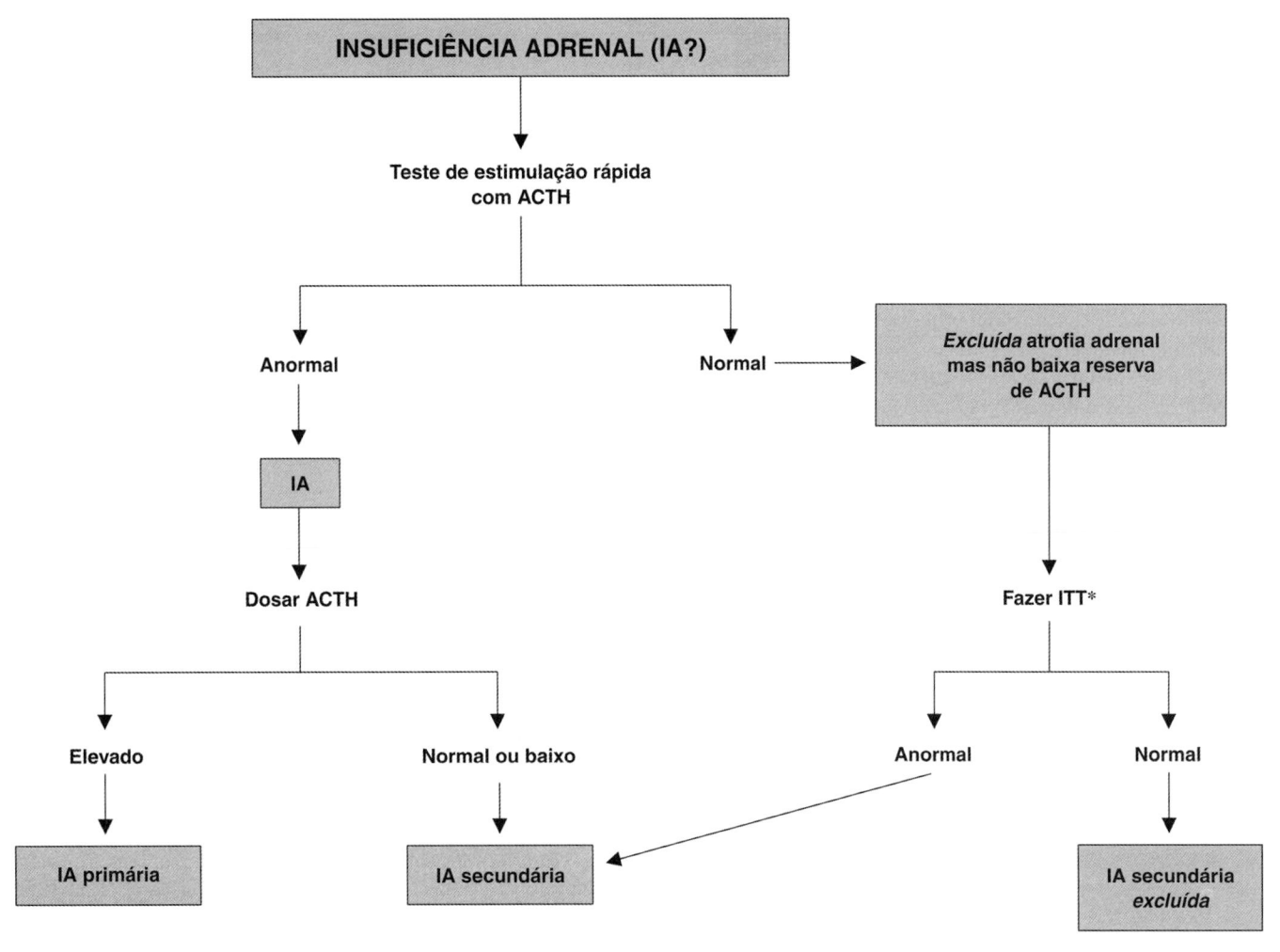

Fig. 32.6 Investigação diagnóstica para a insuficiência adrenal (IA).
*Diante de contra-indicação ao ITT (teste de tolerância à insulina), as opções são os testes com metirapona, glucagon ou CRH.

QUADRO 32.11

Principais Achados Laboratoriais na Doença de Addison

Achado Laboratorial	Freqüência (%)
ACTH elevado	100
Cortisol após cortrosina < 20 μg/dL	100
Distúrbios eletrolíticos	92
Hiponatremia	88
Hiperpotassemia	64
Hipercalcemia	6
Hipomagnesemia	Rara
Azotemia	55
Anemia	40
Eosinofilia	17
Anticorpos anticórtex adrenal*	60–80
Elevação do TSH**	Ocasional
Hiperprolactinemia**	Ocasional

*Sobretudo nos casos de adrenalite auto-imune.
**Reversível com a introdução da glicocorticoidoterapia.
Modificado da Ref. 28.

Achados Radiológicos

DOENÇA DE ADDISON

Tomografia computadorizada (TC) e ressonância magnética (RM) podem ser úteis no diagnóstico diferencial da IA primária. Na doença auto-imune, as glândulas adrenais têm tamanho normal ou diminuído, enquanto estão quase sempre aumentadas nos outros casos (Quadro 32.13). Calcificação das adrenais pode, também, ser um achado na tuberculose (50% dos casos), bem como na presença de outras doenças granulomatosas crônicas, metástases e hemorragia antiga.[28,89] Tuberculose adrenal pode também se manifestar por uma massa adrenal unilateral, associada ou não a sintomas de insuficiência adrenal.[90,91]

À radiografia simples do tórax, é comum o achado de redução da área cardíaca (microcardia). Além disso, nos casos crônicos não tratados ou inadequadamente tratados, pode-se também encontrar um aumento de volume da sela túrcica à radiografia do crânio, bem como da hipófise à TC ou RM. Esse fato usualmente se deve à hiperplasia dos corticotrofos, reversível com a reposição do glicocorticóide. Raramente um adenoma secretor de ACTH pode surgir.[28,40]

QUADRO 32.12 Distinção Clínico-laboratorial entre Insuficiência Adrenal (IA) Primária e Secundária		
	IA Primária	IA Secundária
Astenia e perda de peso	Sim (100%)	Sim (100%)
Fadiga e fraqueza	Sim (100%)	Sim (100%)
Sintomas gastrointestinais	Sim (50%)	Sim (50%)
Dor articular, muscular, abdominal	Sim (10%)	Sim (10%)
Hiperpigmentação	Sim	Não
Hipotensão ortostática	Sim	Sim
Associação com doenças auto-imunes	Sim	Não
Cortisol	Baixo ou normal	Baixo ou normal
ACTH	Elevado	Baixo ou normal-baixo
Aldosterona		
– basal	Baixa	Normal ou baixa
– pós-ACTH	Sem modificação	Aumento > 16 ng/dL
Anticorpos antiadrenais	Sim*	Não
Hiponatremia	Sim (80%)	Sim (60%)
Hipercalemia	Sim (60%)	Não
Deficiência associada de gonadotrofinas, TSH e/ou GH	Não	Sim (*quase sempre*)
Elevação de TSH e/ou PRL**	Sim (*ocasionalmente*)	Não

*Sobretudo em casos de doença de Addison auto-imune.
**Reversível após introdução do glicocorticóide.
Adaptado das Refs. 3, 81 e 88.

QUADRO 32.13
Achados Radiológicos Encontráveis na Insuficiência Adrenal

Doença de Addison
Adrenais pequenas e atrofiadas (*adrenalite auto-imune*)
Aumento de volume das adrenais (*tuberculose ou outras doenças granulomatosas, micoses, infiltração neoplásica ou hemorragia*)
Calcificações adrenais (*tuberculose, outras doenças invasivas, hemorragia*)
Microcardia
Aumento de volume da sela túrcica e da hipófise

Insuficiência adrenal secundária
Lesões primárias ou metastáticas na hipófise, hipotálamo ou eminência média

INSUFICIÊNCIA ADRENAL SECUNDÁRIA

Lesões primárias ou metastáticas no hipotálamo, eminência média ou hipófise causadoras da IA secundária podem ser visualizadas através da TC e, sobretudo, da RM.

Alterações Eletrocardiográficas

São comuns na insuficiência adrenal. A hiperpotassemia é responsável pelo surgimento de ondas T em tenda, baixas ondas P, complexos QRS largos e, em casos extremos, assistolia atrial, bloqueio intraventricular e, por fim, assistolia ventricular. Outras anormalidades, como ondas T achatadas ou invertidas, baixa voltagem do QRS e intervalo Q-Tc prolongado, devem-se ao hipocortisolismo *per se*. São reversíveis com a reposição de glicocorticóides.[3,28,40]

Diagnóstico de IA em Pacientes Criticamente Enfermos

Ainda não existe consenso sobre esse tópico. Recentemente, uma força-tarefa multidisciplinar internacional recomendou que, em casos de sepse ou outras doenças agudas graves, IA é mais bem identificada pela detecção de um CS ao acaso < 10 μg/dL ou pela demonstração de um incremento do CS < 9 μg/dL após a administração de ACTH (250 μg).[92]

TRATAMENTO

Os tratamentos da crise adrenal e da IA crônica estão, respectivamente, resumidos nos Quadros 32.14 e 32.15.

QUADRO 32.14
Tratamento da Crise Adrenal

Medidas gerais
(1) Colher amostra de sangue para hemograma, dosagens bioquímicas e hormonais (cortisol e ACTH)
(2) Corrigir depleção de volume (com solução glicofisiológica), desidratação, distúrbios eletrolíticos e hipoglicemia
(3) Tratar a infecção ou outros fatores precipitantes

Reposição de glicocorticóides
(1) Administrar hidrocortisona, 100 mg EV inicialmente, seguidos de 50 mg EV de 4/4 h, durante 24 h. Depois, reduzir a dose lentamente nas próximas 72 h, administrando a droga a cada 4 ou 6 h EV
(2) Quando o paciente estiver tolerando alimentos por via oral, passar a administrar o glicocorticóide VO e, se necessário, adicionar fludrocortisona (0,1 mg VO)

VO = via oral; EV = via endovenosa.
Adaptado da Ref. 93.

QUADRO 32.15

Tratamento de Manutenção da Insuficiência Adrenal (IA) Crônica

(1) Prednisona 5 mg às 8 h e 2,5 mg às 16 h VO ou hidrocortisona 10–20 mg às 8 h e 5–10 mg às 16 h VO
(2) Fludrocortisona* 0,05–0,2 mg às 8 h VO
(3) Deidroepiandrosterona (DHEA) 25–50 mg/dia VO
(4) Seguimento clínico: manter o paciente assintomático, com peso, pressão arterial e eletrólitos normais
(5) Uso pelo paciente de cartão ou bracelete de identificação
(6) Duplicação da dose do glicocorticóide durante períodos de estresse (p.ex., infecções virais ou bacterianas, cirurgias etc.)
(7) Resposta clínica – melhor parâmetro para avaliação da eficácia do tratamento

*Raramente necessária na IA secundária.

Crise Adrenal

A crise adrenal é uma condição potencialmente fatal que requer tratamento imediato e adequado. Diante de uma forte suspeita clínica não se deve, portanto, protelar o tratamento para a realização de testes diagnósticos. O objetivo inicial da terapia é reverter a hipotensão e corrigir a desidratação, a hipoglicemia e os distúrbios eletrolíticos. Grandes volumes de solução fisiológica a 0,9% e solução glicosada a 10% devem ser infundidos tão rápido quanto possível. Solução fisiológica hipotônica deve ser evitada, pois pode agravar a hiponatremia. A reposição de glicocorticóides deve ser feita conforme especificado no Quadro 32.14. Os mineralocorticóides não são úteis, uma vez que seu efeito retentor de sódio leva vários dias para se manifestar. Além disso, a hidrocortisona possui um efeito mineralocorticóide significativo. O fator desencadeante da crise adrenal deve ser pesquisado e tratado.[3,28,40,74,93,94]

IA Crônica

O tratamentro da IA crônica consiste na reposição de glicocorticóides, mineralocorticóides e desidroepiandrosterona (DHEA).

REPOSIÇÃO DE GLICOCORTICÓIDES

No nosso meio, a prednisona (Meticorten® etc.) é o composto mais utilizado, na dose usual de 5 mg pela manhã e 2,5 mg à tarde (alguns pacientes requerem apenas a dose matinal) (Quadro 32.15). Em muitos países, prefere-se a hidrocortisona, por ser natural e possuir maior atividade mineralocorticóide. No Brasil, ela está disponível apenas em farmácias de manipulação. A dose classicamente recomendada é de 25–30 mg/dia, em 2 tomadas diárias (alguns pacientes podem requerer apenas 1 tomada e outros, 3).[3,28] Entretanto, estudos mais recentes mostraram que doses menores (15–25 mg/dia) são adequadas para a maioria dos pacientes. Caso se opte por um outro glicocorticóide, o mesmo deve ser usado em doses equivalentes às citadas (Quadro 32.16). Glicocorticóides de longa ação, como a dexametasona, devem ser evitados porque implicam risco maior para o desenvolvimento da síndrome de Cushing exógena. Além disso, a duração de ação da dexametasona é altamente variável de paciente para paciente, tornando difícil selecionar a dose correta.[28,40]

Doses maiores do que as habituais podem ser necessárias para indivíduos muito pesados ou para aqueles que estejam usando drogas que acelerem a metabolização hepática dos glicocorticóides (fenitoína, barbitúricos, rifampicina, aminoglutetimida ou mitotano).[28,37,40]

Ultimamente vem sendo testada uma hidrocortisona de liberação modificada. Sua administração às 23 h (15–20 mg) e às 7 h (10 mg) parece propiciar uma melhor reprodução do ritmo circadiano fisiológico do cortisol.[94]

Monitorização e Seguimento dos Pacientes

A resposta clínica é o melhor parâmetro para avaliação da eficácia da glicocorticoidoterapia. Alguns autores preconizam um nível de ACTH ideal abaixo de 80 pg/mL. No entanto, pode haver excesso intermitente dos níveis de ACTH plasmático, principalmente quando se utiliza glicocorticóide de ação rápida na terapêutica substitutiva ou até mesmo quando a reposição de mineralocorticóides for insuficiente.[28,37,40,94]

Independentemente do composto utilizado, sua dose deve ser duplicada na vigência de infecções do trato respiratório, amigdalites etc., ou em caso de extração dentária. Se houver diarréia e vômitos persistentes, hospitalização está indicada para que a corticoterapia seja feita por via endovenosa (EV). O mesmo se aplica aos casos de cirurgias de porte maior, quando o paciente deverá receber 100 mg

QUADRO 32.16

Características Biológicas e Farmacológicas dos Diferentes Glicocorticóides

Fármaco	Dose Equivalente (mg)	Meia-vida Biológica (horas)	Duração da Ação	Atividade Glicocorticóide	Atividade Mineralocorticóide
Hidrocortisona	20	8–12	Curta	1	1
Cortisona	25	8–12	Curta	0,8	0,8
Prednisona	5	12–36	Intermediária	4	0,2
Prednisolona	4	12–36	Intermediária	5	0,2
Metilprednisolona	4	12–36	Intermediária	6,2	0,2–0,5
Triancinolona	4	12–36	Intermediária	5	0
Deflazacort	6	24–36	Intermediária	3,5	0,25
Betametasona	0,60	36–72	Prolongada	25–30	0
Dexametasona	0,75	36–72	Prolongada	25–30	0

Obs.: Fludrocortisona tem atividade mineralocorticóide de 400 e glicocorticóide de 10.

EV de hidrocortisona na noite anterior à cirurgia e, no dia seguinte, 50–100 mg EV a cada 8 h, até a estabilização do quadro. Reduz-se então rapidamente a dose (3 a 5 dias) para a dose anterior. Em caso de cirurgias de emergência, sepse, infarto agudo do miocárdio etc., o paciente é tratado como na crise adrenal.[3,8,28,37,76]

REPOSIÇÃO DE MINERALOCORTICÓIDE

Fludrocortisona (Florinefe®) está primariamente indicada para pacientes com doença de Addison (raramente é necessária na IA secundária), mas cerca de 10 a 20% deles podem ser manuseados somente com o glicocorticóide e ingestão adequada de sódio na alimentação. A dose requerida varia de paciente para paciente – em geral, 0,05 a 0,2 mg pela manhã (inicia-se com 0,1 mg/dia e a reajusta-se em 0,05 mg/dia).[3,8,28,37]

Monitorização

Hipotensão, hipotensão ortostática e/ou hiperpotassemia persistentes indicam necessidade de aumento da dose, enquanto hipertensão, hipopotassemia e edema implicam a redução da mesma. Alguns endocrinologistas recomendam que a dose da fludrocortisona seja ajustada para manter a atividade plasmática da renina < 5 ng/mL/h (paciente de pé).[8,28,37]

REPOSIÇÃO DE DEIDROEPIANDROSTERONA (DHEA)

Tem sido sugerido que, em casos de IA, a reposição de DHEA (25–50 mg/dia) permite melhora da sensação de bem-estar e, em mulheres, da sexualidade (p.ex., aumento da libido). Além disso, em mulheres, possibilita a normalização dos níveis circulantes de androstenediona, sulfato de DHEA, testosterona e da relação testosterona/SHBG.[96] Melhora da sensibilidade insulínica e do perfil lipídico foi também relatada.[97] No entanto, os citados efeitos benéficos clínico-laboratoriais não foram confirmados em todos os estudos.[2,5] Recentemente, um estudo duplo-cego, envolvendo 112 pacientes com doença de Addison, comparou DHEA (50 mg/dia) e placebo.[98] Após 12 meses de tratamento, evidenciou-se, no grupo que usou DHEA, reversão da perda óssea no colo do fêmur (mas não em outros sítios), aumento da massa magra (sem modificação da massa gordurosa) e melhora do bem-estar psicológico. Não houve, contudo, benefício significativo quanto às funções cognitiva e sexual.[98]

A DHEA é geralmente bem tolerada, mas podem surgir efeitos colaterais, como sudorese aumentada, acne e prurido no couro cabeludo, todos reversíveis com a suspensão do tratamento.[96]

NOVAS PERSPECTIVAS TERAPÊUTICAS

Um estudo recente relatou a eficácia da administração intranasal de ACTH[1-24] em uma paciente com deficiência isolada de ACTH.[99]

Candidatos futuros para o tratamento da ALD incluem terapia gênica com células-tronco hematopoiéticas endógenas, *up-regulation* farmacológica de outros genes que codificam proteínas envolvidas na beta-oxidação dos peroxissomos, redução do estresse oxidativo e, possivelmente, lovastatina.[42,43]

Educação do Paciente

Na prevenção de uma crise adrenal, os pacientes devem ser orientados no que se refere à necessidade de tomar a(s) droga(s) prescrita(s) constantemente e, sobretudo, ao ajuste da dose do glicocorticóide em situações de estresse. É fundamental, também, que levem sempre consigo um bracelete ou cartão de identificação – com nome, telefone de contato, nome e telefone do médico, diagnóstico e medicamento(s) utilizado(s) –, a fim de agilizar seu tratamento, caso sejam atendidos em serviços de urgência.

BIBLIOGRAFIA

1. Arlt W. Adrenal insufficiency. *Clin Med*, 2008; *8*:211-5.
2. Kuhn JM, Goudouet-Getti B. Primary and secondary adrenal insufficiency in adults. *Rev Prat*, 2008; *58*:949-56.
3. Burke CW. Adrenocortical insufficiency. *Baillières Clin Endocrinol Metab*, 1985; *14*:947-76.
4. Kater CE, Faiçal S, Zanella MT. Como reconhecer e tratar a insuficiência adrenocortical. *J Bras Med*, 1993; *64*:168-70.
5. Arlt W, Allolio B. Adrenal insufficiency. *Lancet*, 2003; *361*:1881-93.
6. Lovas K, Husebye ES. High prevalence and increasing incidence of Addison's disease in western Norway. *Clin Endocrinol* (Oxf), 2002; *56*:787-91.
7. Falorni A, Laureti S, De Bellis A, et al. Italian Addison network study: update of diagnostic criteria for the etiological classification of primary adrenal insufficiency. *J Clin Endocrinol Metab*, 2004; *89*:1598-604.
8. Oki K, Yamane K. Therapies for adrenal insufficiency. *Expert Opin Pharmacother*, 2007; *8*:1283-91.
9. Kong MF, Jeffcoate W. Eighty-six cases of Addison's disease. *Clin Endocrinol* (Oxf), 1994; *41*:757-61.
10. Silva RC, Castro M, Kater CE, et al. Insuficiência adrenal primária no adulto: 150 anos depois de Addison. *Arq Brasil Endocrinol Metab*, 2004; *48*:724-38.
11. Ten S, New M, MacLaren N. Clinical review 130. Addison's Disease. *J Clin Endocrinol Metab*, 2001; *86*:2909-22.
12. Elias LLK, Castro M. Insuficiência adrenal primária de causa genética. *Arq Brasil Endocrinol Metab*, 2002; *46*:478-89.
13. Betterle C, Dal Pra C, Mantero F, Zanchetta R. Autoimmune adrenal insufficiency and autoimmune polyendocrine syndromes: autoantibodies, autoantigens, and their applicability in diagnosis and disease prediction. *Endocr Rev*, 2002; *23*:327-64.
14. Silva RC, Kater CE, Dib SA, et al. Autoantibodies against recombinant human steroidogenic enzymes 21-hydroxylase, side-chain cleavage and 17alpha-hydroxylase in Addison's disease and autoimmune polyendocrine syndrome type III. *Eur J Endocrinol*, 2000; *142*:187-94.
15. Silva RC, Kater CE. Doença de Addison de etiologia auto-imune. *Arq Brasil Endocrinol Metab*, 1998; *42*:431-43.
16. Soule S. Addison's disease in Africa – a teaching hospital experience. *Clin Endocrinol* (Oxf), 1999; *50*:115-20.
17. Agarwal G, Bhatia E. Pandey R, Jain SK. Clinical profile and prognosis of Addison's disease in India. *Natl Med J India*, 2001; *14*:23-5.
18. Dittmar M, Kahaly GJ. Polyglandular autoimmune syndromes: immunogenetics and long-term follow-up. *J Clin Endocrinol Metab*, 2003; *88*:2983-92.
19. Neufeld M, Blizzard RM. Polyglandular autoimmune diseases. *In*: Pinchera A, et al. (eds). *Symposium on Autoimmune Aspects of Endocrine Disorders*. New York: Academic Press, 1980:357-65.
20. Eisenbarth GS, Gottlieb PA. Autoimmune polyendocrine syndromes. *N Engl J Med*, 2004; *350*:2068-79.
21. Chen QY, Kukreja A, Maclaren NK. The autoimmune polyglandular syndromes. *In*: De Groot LJ, Jameson JL (eds). *Endocrinology*. 4th ed. Philadelphia: WB Saunders Co, 2001:587-99.
22. Eisenbarth GS, Gottlieb PA. The immunoendocrinopathy syndromes. *In*: Larsen PR, et al (eds). *Williams Textbook of Endocrinology*. 10th ed. Philadelphia: WB Saunders Co, 2003:1763-76.
23. Ahonen P, Myllarniemi S, Sipila I, Perheentupa J. Clinical variation of autoimmune polyendocrinopathy-candidiasis-ectodermal-dystrophy. (APECED) in a series of 68 patients. *N Engl J Med*, 1990; *322*:1829-36.

24. Chen S, Sawicka J, Betterle C, et al. Autoantibodies to steroidogenic enzymes in autoimmune polyglandular syndrome, Addison's disease and premature ovarian failure. *J Clin Endocrinol Metab*, 1996; *81*;1871-6.
25. Betterle C, Volpato M, Greggio AN, Presotto F. Type 2 polyglandular autoimmune disease. *J Pediatr Endocrinol Metab*, 1996; *9*:113-23.
26. Blomhoff A, Lie BA, Myhre AG, et al. Polymorphisms in the cytotoxic T lymphocyte antigen-4 gene region confer susceptibility to Addison's disease. *J Clin Endocrinol Metab*, 2004; *89*:3474-6.
27. Frenkerl JK. Pathogenesis of infection of the adrenal glands leading to Addison's disease in man: the role of corticoids in adrenal and infection. *Ann NY Acad Sci*, 1990; *84*:3491-440.
28. Stewart PM. The adrenal cortex. *In*: Larsen PR, Kronenberg HM, Melmed S, Polonsky KS (eds). *Williams Textbook of Endocrinology*. 10th ed. Philadelphia: WB Saunders Co, 2003:491-551.
29. Colombo AL, Faiçal S, Kater CE. Systematic evaluation of the adrenocortical function in patients with paracoccidiodomycosis. *Mycopathologia*, 1994; *127*:189-93.
30. Oliveira MC, Hoffman KS, Gonzales PH, et al. Presença de hipocortisolismo clínico-laboratorial em pacientes com paracoccidiodomicose. *Arq Brasil Endocrinol Metab*, 1995; *39*:102-6.
31. Alevritis EM, Sarubbi FA, Jordan RM, Peiris AN. Infectious causes of adrenal insufficiency. *South Med J*, 2003; *96*:888-90.
32. Washburn RG, Bennett JE. Reversal of adrenal glucocorticoid dysfunction in a patient with disseminated histoplasmosis. *Ann Intern Med*, 1989; *110*:86-7.
33. Eledrisi MS, Verghese AC. Adrenal insufficiency in HIV infection: a review and recommendations. *Am J Med Sci*, 2001; *321*:137-44.
34. Freda PU, Bilezikian JP. The hypothalamus-pituitary-adrenal axis in HIV disease. *AIDS Read*, 1999; *9*:43-50.
35. Hoshino Y, Yamashita N, Nakamura T, Iwamoto A. Prospective examination of adrenocortical function in advanced AIDS patients. *Endocr J*, 2002; *49*:641-7.
36. Lewi DS, Kater CE. Insuficiência adrenocortical em pacientes com síndrome de imunodeficiência adquirida (AIDS). *Rev Ass Med Brasil*, 1988; *34*:213-8.
37. Aron DC, Findling JW, Tyrrell B. Glucocorticoids and adrenal androgens. *In*: Greenspan FS, Gardner DG (eds). *Basic and Clinical Endocrinology*. 7th ed. New York: McGraw-Hill Companies & Lange, 2004:362-413.
38. Espinosa G, Cervera R, Font J, Asherson RA Adrenal involvement in the antiphospholipid syndrome. *Lupus*, 2003; *12*:569-72.
39. Satta MA, Corsello SM, Della Casa S, et al. Adrenal insufficiency as the first clinical manifestation of the primary antiphospholipid antibody syndrome. *Clin Endocrinol* (Oxf), 2000; *52*:123-6.
40. Loriaux DL, MacDonald WJ. Adrenal insufficiency. *In*: DeGroot LJ (ed). *Endocrinology*. 3rd ed. Philadelphia: WB Saunders Co, 1995:1731-40.
41. Zar T, Khan F, Petit Jr W, Bernene JR. Primary adrenal lymphoma presenting as adrenal insufficiency. A case report and review of literature. *Conn Med*, 2004; *68*:7-10.
42. Semmler A, Köhler W, Jung HH, et al. Therapy of X-linked adrenoleukodystrophy. *Expert Rev Neurother*, 2008; *8*:1367-79.
43. Aubourg P. X-linked adrenoleukodystrophy. *Ann Endocrinol* (Paris), 2007; *68*:403-11.
44. Ronghe MD, Barton J, Jardine PE, et al. The importance of testing for adrenoleucodystrophy in males with idiopathic Addison's disease. *Arch Dis Child*, 2002; *86*:185-9.
45. Lin-Su K, Nimkarn S, New MI. Congenital adrenal hyperplasia in adolescents: diagnosis and management. *Ann NY Acad Sci*, 2008; *1135*:95-8.
46. White PC, Speiser PW. Congenital adrenal hyperplasia due to 21-hydroxylase deficiency. *Endocr Rev*, 2000; *21*:245-291.
47. Brown P, Scobie GA, Townsend J, et al. Identification of a novel missense mutation that is as damaging to DAX-1 repressor function as a nonsense mutation. *J Clin Endocrinol Metab*, 2003; *88*:1341-9.
48. Pedreira CC, Zacharin MR. Allgrove syndrome: when a recognisable paediatric disorder occurs in adulthood. *Med J Aust*, 2004; *180*:74-5.
49. Artuch R, Pavía C, Playán A, et al. Multiple endocrine involvement in two pediatric patients with Kearns-Sayre syndrome. *Horm Res*, 1998; *50*:99-104.
50. Porter FD. Smith-Lemli-Opitz syndrome: pathogenesis, diagnosis and management. *Eur J Hum Genet*, 2008; *16*:535-41.
51. Cooray SN, Chan L, Metherell L, et al. Adrenocorticotropin resistance syndromes. *Endocr Dev*, 2008; *13*:99-116.
52. Selva KA, LaFranchi SH, Boston B. A novel presentation of familial glucocorticoid deficiency (FGD) and current literature review. *J Pediatr Endocrinol Metab*, 2004; *17*:85-92.
53. Graves L 3rd, Klein RM, Walling AD. Addisonian crisis precipitated by thyroxine therapy: a complication of type 2 autoimmune polyglandular syndrome. *South Med J*, 2003; *96*:824-7.
54. Aron DC, Findling JW, Tyrrell B. Hypothalamus and pituitary gland. *In*: Greenspan FS, Gardner DG (eds). *Basic and Clinical Endocrinology*. 7th ed. New York: McGraw-Hill Companies & Lange, 2004:106-75.
55. Melmed S, Kleinberg D. Anterior pituitary. *In*: Larsen PR et al (eds). *Williams Textbook of Endocrinology*. 10th ed. Philadelphia: WB Saunders Co, 2003:177-279.
56. Toogood AA. Endocrine consequences of brain irradiation. *Growth Horm IGF Res*, 2004; *14*(suppl A):S118-24.
57. Molitch ME, Gillam MP. Lymphocytic hypophysitis. *Horm Res*, 2007; *68* (suppl 5):145-50.
58. Miyauchi S, Yamashita Y, Matsuura B, Onji M. Isolated ACTH deficiency with Graves' disease: a case report. *Endocr J*, 2004; *51*:115-9.
59. Gasco V, Corneli G, Rovere S, et al. Diagnosis of adult GH deficiency. *Pituitary*, 2008; *11*:121-8.
60. Lange M, Feldt-Rasmussen U, Svendsen OL, et al. High risk of adrenal insufficiency in adults previously treated for idiopathic childhood onset growth hormone deficiency. *J Clin Endocrinol Metab*, 2003; *88*:5784-9.
61. Reynaud R, Barlier A, Chadli-Chaieb M, et al. Congenital hypopituitarism: when should transcription factor gene screenings be performed? *Presse Med*, 2004; *33*:400-5.
62. Atasay B, Aycan Z, Evliyaoglu O, et al. Congenital early onset isolated adrenocorticotropin deficiency associated with a TPIT gene mutation. *J Pediatr Endocrinol Metab*, 2004; *17*:1017-20.
63. Kajantie E, Otonkoski T, Kivirikko S, Somer M. A syndrome with multiple malformations, mental retardation, and ACTH deficiency. *Am J Med Genet*, 2004; *126A*:313-8.
64. Hozyasz KK. Addison's disease mimicking anorexia nervosa [letter]. *Clin Pediatr* (Phila), 1999; *38*:561-2.
65. Weise M, Drinkard B, Mehlinger SL, et al. Stress dose of hydrocortisone is not beneficial in patients with classic congenital adrenal hyperplasia undergoing short-term, high-intensity exercise. *J Clin Endocrinol Metab*, 2004; *89*:3679-84.
66. Stewart PM. Adrenal replacement therapy: time for an inward look to the medulla? *J Clin Endocrinol Metab*, 2004; *89*:3677-8.
67. McAulay V, Frier BM. Addison's disease in type 1 diabetes presenting with recurrent hypoglycaemia. *Postgrad Med J*, 2000; *76*:230-2.
68. Phornphutkul C, Boney CM, Gruppuso PA. A novel presentation of Addison disease: hypoglycemia unawareness in an adolescent with insulin-dependent diabetes mellitus. *J Pediatr*, 1998; *132*:882-4.
69. Afzal A, Khaja F. Reversible cardiomyopathy associated with Addison's disease. *Can J Cardiol*, 2000; *16*:377-9.
70. Torfoss D, von de Lippe E, Jacobsen D. Cardiac tamponade preceding adrenal insufficiency–an unusual presentation of Addison's disease: a report of two cases. *J Intern Med*, 1997; *241*:525-8.
71. Kendereski A, Micic D, Sumarac M, et al. White Addison's disease: what is the possible cause? *J Endocrinol Invest*, 1999; *22*:395-400.
72. O'Leary C, Walsh CH, Wieneke P, et al. Coeliac disease and autoimmune Addison's disease: a clinical pitfall. *QJM*, 2002; *95*:79-82.
73. Akcay MN, Tekin SB, Akcay G. Addisonian crisis due to adrenal gland metastasis in Hodgkin's disease. *Int J Clin Pract*, 2003; *57*:840-1.
74. Serrano N, Jimenez JJ, Brouard MT et al. Acute adrenal insufficiency after cardiac surgery. *Crit Care Med*, 2000; *28*:569-70.

75. Faiçal S, Silva RC, Morimitsu LK. Insuficiência adrenocortical aguda. In: Frisoli Jr A, et al (eds). Emergências – Manual de Diagnóstico e Tratamento. 2.ª ed. São Paulo: Sarvier Editora de Livros Médicos Ltda, 2004:164-5.
76. Vita JA, Silverberg SJ, Goland RS, Austin JH, Knowlton AI. Clinical clues to the cause of Addison's disease. Am J Med, 1985; 78:461-6.
77. Cooper MS, Stewart PM. Corticosteroid insufficiency in acutely ill patients. N Engl J Med, 2003; 348:727-34.
78. Grinspoon SK, Biller BM. Laboratory assessment of adrenal insufficiency. J Clin Endocrinol Metab, 1994; 79:923-31.
79. Nieman LK. Dynamic evaluation of adrenal hypofunction. J Endocrinol Invest, 2003; 26(7 suppl):74-82.
80. Hamrahian AH, Oseni TS, Arafah BM. Measurements of serum free cortisol in critically ill patients. N Engl J Med, 2004; 350:1629-38.
81. Trainer PJ, Rees LH. The diagnosis of adrenal failure. In: Bouloux, PMG, Rees LH. Diagnostic Tests in Endocrinology and Diabetes. London: Chapman & Hall Medical, 1994:252-60.
82. Abdu TAM, Elhadd TA, Neary R, Clayton RN. Comparison of the low-dose short synacthen test (1 mg), the conventional dose short synacthen test (250 mg), and the insulin tolerance test for assessment of the hypothalamo-pituitary-adrenal axis in patients with pituitary disease. J Clin Endocrinol Metab, 1999; 84:838-43.
83. Courtney CH, McAllister AS, Bell PM, et al. Low- and standard-dose corticotropin and insulin hypoglycemia testing in the assessment of hypothalamic-pituitary-adrenal function after pituitary surgery. J Clin Endocrinol Metab, 2004; 89:1712-7.
84. Laureti S, Arvat E, Canderolo P, et al. Low dose (1 μg) ACTH test in the evaluation of adrenal dysfunction in pre-clinical Addison's disease. Clin Endocrinol, 2000; 53:107-15.
85. Giordano R, Pellegrino M, Oleandri S, et al. Adrenal sensitivity to adrenocorticotropin 1-24 is reduced in patients with autoimmune polyglandular syndrome. J Clin Endocrinol Metab, 2004; 89:675-80.
86. Schmidt IL, Lahner H, Mann K, Petersenn S. Diagnosis of adrenal insufficiency: evaluation of the corticotropin-releasing hormone test and basal serum cortisol in comparison to the insulin tolerance test in patients with hypothalamic-pituitary-adrenal disease. J Clin Endocrinol Metab, 2003; 88:4193-8.
87. Volpato M, Prentice L, Chen S, et al. A study of the epitopes on steroid 21-hydroxylase recognized by autoantibodies in patients with or without Addison's disease. Clin Exp Immunol, 1998; 111:422-8.
88. Malchoff CD. Adrenal insufficiency. In: O'Connel SM (ed). Syllabus Clinical Endocrinology Update. Bethesda: The Endocrine Society Press, 1999:171-9.
89. Vilar L, Naves L, Gadelha M. Armadilhas no diagnóstico da hiperprolactinemia. Arq Bras Endocrinol Metab, 2003; 47:347-57.
90. Szolar DH, Schmidt-Kloiber C, Preidler KW. Computed tomography evaluation of adrenal masses. Curr Opin Urol, 1999; 9:143-51.
91. Wang YX, Chen CR, He GX, Tang AR. CT findings of adrenal glands in patients with tuberculous Addison's disease. J Belge Radiol, 1998; 81:226-8.
92. Marik PE, Pastores SM, Annane D, et al. Recommendations for the diagnosis and management of corticosteroid insufficiency in critically ill adult patients: consensus statements from an international task force by the American College of Critical Care Medicine. Crit Care Med, 2008; 36:1937-49.
93. Gardner DG, Greenspan FS. Endocrine emergencies. In: Greenspan FS, Gardner DG (eds). Basic and Clinical Endocrinology. 7th ed. New York: McGraw-Hill Companies & Lange, 2004:867-92.
94. Debono M, Ghobadi C, Rostami-Hodjegan A, et al. Modified-release hydrocortisone to provide circadian cortisol profiles. J Clin Endocrinol Metab, 2009 17 [Epub ahead of print].
95. Silva RC. Insuficiência do córtex supra-renal. In: Coronho V, et al. (eds). Tratado de Endocrinologia e Cirurgia Endócrina. 1.ª ed. Rio de Janeiro: Guanabara Koogan, 2001:819-30.
96. Allolio B, Arlt W, Hahner S. DHEA: why, when, and how much– DHEA replacement in adrenal insufficiency. Ann Endocrinol (Paris), 2007; 68:268-73
97. Gurnell EM, Hunt PJ, Curran SE, Long-term DHEA replacement in primary adrenal insufficiency: a randomized, controlled trial. J Clin Endocrinol Metab, 2008; 93:400-9.
98. Dhatariya K, Bigelow ML, Nair KS. Effect of dehydroepiandrosterone replacement on insulin sensitivity and lipids in hypoadrenal women. Diabetes, 2005; 54:765-9.
99. Hiroi N, Ichijo T, Tsuchida Y, Miyachi Y. A trial of intranasal ACTH(1-24) administration to a patient with isolated ACTH deficiency. Med Sci Monit, 2004; 10:CS9-13.

33 Feocromocitoma – Diagnóstico e Tratamento

Lucio Vilar, Ricardo José Caldas Machado

INTRODUÇÃO

Feocromocitomas (FEO) são tumores de células cromafins que produzem, armazenam, metabolizam e secretam catecolaminas. Trata-se de uma doença rara, cuja real prevalência é desconhecida. Estima-se que esteja presente em 1 de cada 500 a 1.000 indivíduos hipertensos. Entretanto, até 75% dos casos não são diagnosticados em vida (prevalência de 250–1.300 casos por milhão em estudos de autópsias).[1-6]

FEO podem ser familiares ou, mais comumente, esporádicos (cerca de 90% dos casos). Nestes últimos, a causa do processo neoplásico permanece obscura. Entretanto, perda da heterozigosidade nos cromossomos 1p, 3p, 17p e 22q sugere mutação por deleção em células somáticas de um alelo autossômico em *loci* supressores de tumor ainda não caracterizados. Além disso, mutações genômicas dos genes *VHL*, *RET*, *SDHD* e *SDHB* têm sido identificadas nos FEO esporádicos. Feocromocitomas familiares ocorrem isoladamente ou como parte de distúrbios genéticos, como as síndromes de neoplasias endócrinas múltiplas tipo 2 (MEN 2), a doença de von Hippel-Lindau (VHL), a neurofibromatose tipo 1 e os paragangliomas hereditários do pescoço. Recentemente, foi mostrado que 4 a 12% dos FEO aparentemente esporádicos e até 50% dos FEO familiares têm mutações nos genes *VHL*, *RET*, *SDHD* e *SDHB*. FEO malignos e/ou extra-adrenais estão fortemente associados com mutações do *SHDB*; em contraste, tumores malignos são raros em pacientes com a doença de VHL ou MEN 2.[1,2,7]

Apesar de sua raridade, o diagnóstico de feocromocitoma deve sempre ser cogitado na investigação de um paciente hipertenso, considerando-se os seguintes fatos: (1) trata-se de uma causa curável de hipertensão; (2) é potencialmente letal, e os pacientes não diagnosticados tendem a morrer prematuramente; (3) pode ser maligno; (4) pode vir associado a outros tumores.[8]

CARACTERÍSTICAS GERAIS DOS FEOCROMOCITOMAS

Epidemiologia

Os FEO ocorrem em qualquer idade, com um pico de incidência entre a quarta e a quinta década, sendo raros após os 60 anos. Somente 10% dos casos surgem na infância. Apresentam-se com igual freqüência em ambos os sexos.[5,8,9]

Localização

Em adultos, cerca de 90% dos tumores localizam-se nas adrenais (70% em crianças), enquanto aproximadamente 10% são extra-adrenais, sendo, nessa condição, classificados como *paragangliomas* (Quadro 33.1).[5,10] Estes últimos respondem pela grande maioria das lesões no grupo etário abaixo dos 20 anos e são raros após os 60 anos (Fig. 33.1).[5] Noventa por cento dos tumores adrenais são unilaterais (mais comuns na adrenal direita). Tumores múltiplos adrenais e extra-adrenais são mais comuns em crianças (25 a 39%) do que em adultos (8 a 10%). Lesões bilaterais são também mais freqüentes nos feocromocitomas familiares (50 a 75% dos casos).[8,11] Em pacientes com síndromes familiares é raro haver concomitância de lesões adrenais e extra-adrenais e presença de PG. Foi também relatado que quanto mais jovem o paciente, maior a probabilidade de haver uma síndrome familiar, tumores múltiplos e extra-adrenais, bem como hipertensão persistente.[5]

Paragangliomas ocorrem mais comumente no abdome (cerca de 85% dos casos), mas também têm sido descritos ao longo de toda a cadeia paraganglionar simpática. Os locais mais comuns são as áreas paraaórticas superior e inferior (75% dos casos), bexiga (10%) e tórax (10%), seguidos da cabeça, pescoço e pelve (5%). Outros sítios abdominais incluem gânglios simpáticos paravertebrais, celíacos e mesentéricos. Um raro paraganglioma parauterino pode ser confundido com um tumor ovariano. No tórax, paragangliomas podem ser encontrados no mediastino anterior ou posterior e no coração. No pescoço, localizam-se nos gânglios simpáticos, corpo carotídeo, nervos cranianos, tiróide e glômus jugular. Paragangliomas retroperitoneais tendem a ser malignos (30 a 50%) e a desenvolver metástases para pulmões, linfonodos e ossos. Paragangliomas podem também ser localmente invasivos e destruir vértebras adjacentes, além de causar compressão medular.[2,5,12,13]

QUADRO 33.1
Localização dos Feocromocitomas

Localização	Total	Familiar	Crianças
Adrenal (solitário)	80%	< 50%	50%
Extra-adrenal	10%	< 10%	25%
Adrenal bilateral	10%	> 50%	24%

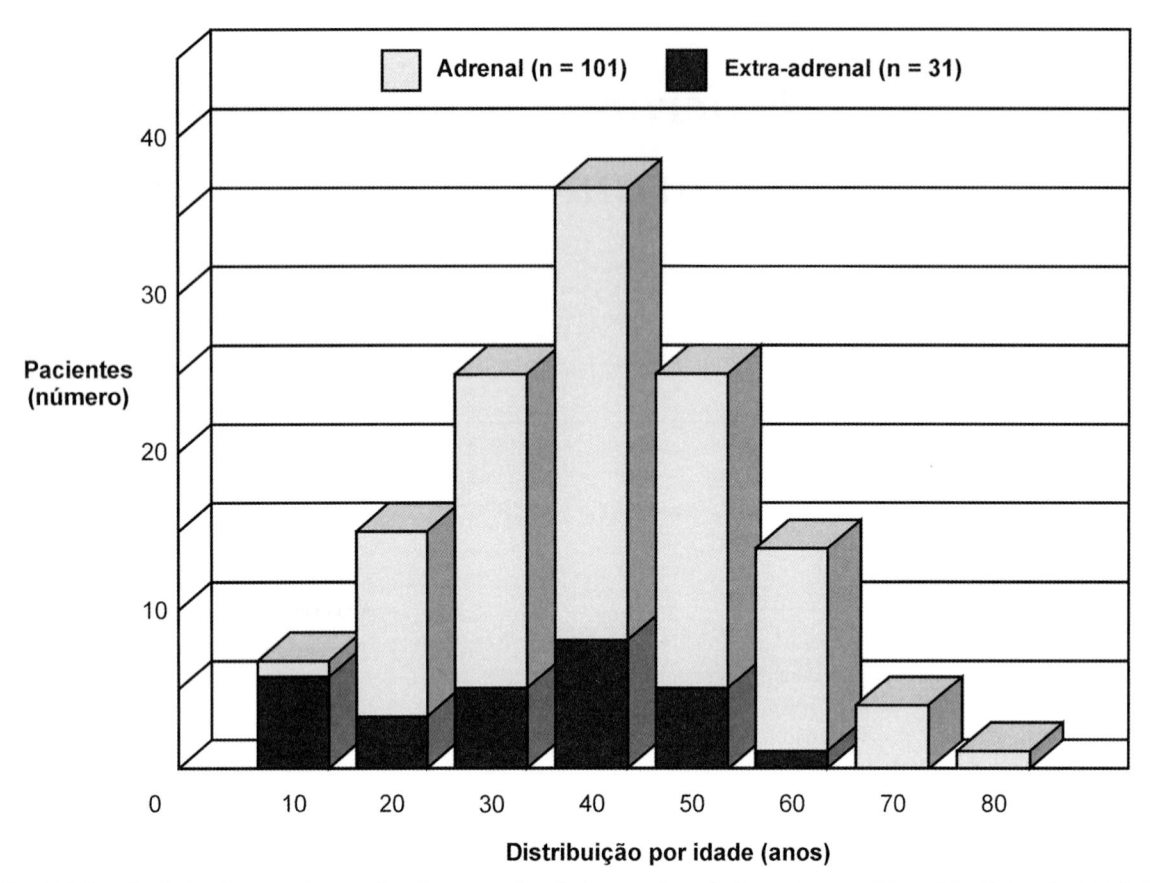

Fig. 33.1 Prevalência dos feocromocitomas adrenais e extra-adrenais (paragangliomas), de acordo com a faixa etária. (Adaptado da Ref. 5.)

Raramente, podem surgir dentro da sela túrcica, mimetizando os aspectos radiológicos e neurológicos dos adenomas hipofisários.[14] Outros locais no sistema nervoso central são o cume petroso, a região pineal e a cauda eqüina.[11,12]

Tamanho dos Tumores

O tamanho dos tumores varia bastante, podendo ser eles microscópicos ou tão pesados quanto 3.600 g. Em média, feocromocitomas (FEO) têm cerca de 100 g e 4,5 cm de diâmetro.[12] Paragangliomas usualmente são < 5 cm.[11] Tumores > 5 cm têm maior probablidade de serem malignos.[4,5]

Potencial de Malignidade

A maioria dos FEO e paragangliomas abdominais são benignos. Tumores malignos representam aproximadamente 10% de todos os FEO e 15–35% dos PG. Esse percentual pode ser ainda maior se houver mutações no gene da succinato desidrogenase B (*SDHB*).[2-4] Em uma série de 132 pacientes, a prevalência de malignidade foi de 19%, sendo maior nos tumores > 5 cm do que naqueles com 5 cm ou menos (76% vs. 24%). Também foi maior entre tumores adrenais extra-adrenais (52%) do que nos adrenais (9%).[5]

Histologicamente, não se podem diferenciar FEO benignos e malignos. Assim, a presença de um foco metastático em tecido normalmente desprovido de células cromafins continua sendo a única prova irrefutável de malignidade.[4,5,16] Existem, contudo, alguns marcadores histológicos, imuno-histoquímicos e moleculares que, eventualmente, podem ser úteis para predição de malignidade (Quadro 33.2). Os sítios mais comuns de metástases são linfonodos regionais, esqueleto, fígado e pulmão.[4] Entre 41 casos de FEO malignos, foram observadas metástases para o esqueleto (44%), linfonodos regionais (37%), fígado (37%), pulmões (27%), sistema nervoso central (10%), pleura (10%), rins (5%), pâncreas (2%) e omento (2%).[12,16]

Regra dos 10

A *regra dos 10* é útil para lembrar as freqüências aproximadas (em torno de 10%) de algumas características clínico-epidemiológicas dos FEO (Quadro 33.3).

Substâncias Produzidas pelos Feocromocitomas

Os pequenos tumores intra-adrenais secretam predominantemente adrenalina (ADR), provocando sintomas de hipermetabolismo e intolerância à glicose. Os tumores maiores, ao contrário, produzem sobretudo noradrenalina (NA).[5] Tumores apenas produtores de dopamina são muito raros, podendo cursar com manifestações atípicas, como hipotensão, taquicardia e poliúria. Ocasionalmente, tumores malignos podem secretar preferencialmente dopamina, devido a alterações na síntese de catecolaminas em células malignas de FEO. A maioria dos paragangliomas (PG) secreta apenas NA.[5,11] Isso ocorre

QUADRO 33.2
Marcadores Histológicos, Imuno-histoquímicos e Moleculares Usados para Predição de Malignidade em Tumores de Células Cromafins

Marcador	Tumores Cromafins Benignos	Tumores Cromafins Malignos
Tamanho do tumor	Geralmente < 5 cm	> 5 cm
Peso do tumor	Geralmente pequeno	Geralmente > 80 g
Atividade mitótica	Baixa	Geralmente alta
Invasão vascular/capsular	Geralmente ausente	Geralmente presente
Ploidia do DNA	DNA diplóide	DNA aneuplóide, tetraplóide
Ki-67	< 6%	> 6%
Positividade para P53		Alta ou baixa
Subunidade β da inibina		Muito baixa expressão
RNAm da hTERT	Baixa expressão	Alta expressão
HSP90		Alto
mRNAm do NPY		Muito baixa expressão
Cicloxigenase		Alta expressão
N-caderina		Alta expressão
VEGF		Alta expressão
Receptor tipo A + B da endotelina		Alta expressão
EM66		Alta expressão

Ki-67, índice proliferativo; P53, proteína 53; RNAm= RNA mensageiro; hTERT, subunidade protéica da transcriptase reversa da tolomerase humana; HSP90, proteína 90 de choque de calor; NPY, neuropeptídeo Y; VEGF, fator de crescimento do endotélio vascular; EM66, peptídeo derivado da secretogranina II.
Adaptado da Ref. 4.

QUADRO 33.3
Regra dos 10% para os Feocromocitomas

10% são malignos*
10% são bilaterais
10% são extra-adrenais
10% são extra-abdominais
10% ocorrem em crianças
10% cursam sem hipertensão
10% recidivam após a retirada cirúrgica
10% se apresentam como incidentalomas adrenais

*Esse percentual é significativamente maior (até 36%) se incluirmos os paragangliomas.

porque os gânglios simpáticos não contêm feniletanolamina-N-metiltransferase (PNMT), enzima que converte NA em ADR.[8] O mesmo padrão secretório é observado em casos de FEO associados à doença de VHL.[2] Convém também lembrar que muitos dos PG são não-funcionantes. Nesse caso, eles freqüentemente podem captar o MIBG ou secretar cromogranina A (CgA).[12]

Além das catecolaminas, uma grande variedade de peptídeos ativos pode ser secretada pelos FEO, levando a manifestações atípicas, como síndrome de Cushing (por secreção de ACTH ou, mais raramente, CRH), diarréia aquosa, hipertermia, hipercalcemia, hipoglicemia etc. (Quadro 33.4).[5,8,11,17] Cerca de 60% dos FEO secretam quantidades significantes de neuropeptídeo (NPY), que é um vasoconstritor não-adrenérgico muito potente e um fator de crescimento vascular. Assim, o NPY parece contribuir para a hipertensão na maioria dos casos de FEO. Em contraste, poucos PG secretam NPY.[5] Enolase neurônio-específica (NSE) é uma enzima glicolítica neuroendócrina cujos níveis encontram-se elevados em cerca de 50% dos casos de FEO malignos, porém normais nos pacientes com tumores benignos. Cromograninas são glicoproteínas acídicas encontradas nos gânglios neurossecretórios. Os níveis de CgA estão elevados na maioria dos casos de FEO, com intensidade maior quando os tumores são malignos.[2,5,12]

Um paraganglioma mesentérico secretor de gonadotrofina coriônica já foi descrito.[18] Da mesma forma, recentemente foram relatados os dois primeiros casos de paragangliomas da região selar secretores de prolactina; os níveis desse hormônio eram > 2.000 ng/mL.[19]

DIAGNÓSTICO

Diagnóstico Clínico

A sintomatologia dos pacientes com feocromocitomas é muito variável (Quadro 33.5).[8,20] Hipertensão arterial (HAS) é a manifestação clínica mais freqüente da doença, estando presente em cerca de 90% dos casos. No entanto, são os paroxismos ("crises" ou "ataques") o achado mais característico, conseqüentes à liberação de catecolaminas pelo tumor e subseqüente estimulação dos receptores adrenérgicos. Por outro lado, é importante lembrar que cerca de 8% dos pacientes com FEO podem ser completamente assintomáticos, sobretudo aqueles com doença familiar ou tumores císticos grandes (> 50 g).[5,11] Nesta última situação, as catecolaminas secretadas são metabolizadas dentro do tumor e pouca (ou nenhuma) catecolamina livre é liberada para a circulação.[5]

Estudos de autópsias indicam que 40 a 75% dos FEO podem não ser diagnosticados em vida, sugerindo assim que muitos desses tumores não se acompanham das manifestações clássicas. De fato, na série da Mayo Clinic, apenas 54% dos casos diagnosticados *post-mortem* tinham HAS e menos de 50%, paroxismos. A maioria dos

QUADRO 33.4
Substâncias Não-catecolamínicas Secretadas pelos Feocromocitomas

Substância	Ação Biológica
Cromogranina A	
Peptídeo intestinal vasoativo (VIP)	Rubor facial, diarréia aquosa
Substância P e taquicininas	Sudorese
Opióides	Hipotensão
Somatostatina	Constipação
Encefalinas	
Neuropeptídeo Y	Palidez, vasoconstrição, hipertensão
Eritropoietina	
Endotelina	Vasoconstrição
Citocinas	
Peptídeo relacionado ao gene da calcitonina (CGRP)	Rubor facial, hipotensão
Calcitonina	
Fator atrial natriurético	Hiponatremia
Interleucina-6	Febre, trombocitopenia
Galanina	
Gastrina	
Calbindina	
Renina	Hipertensão
Serotonina	
Neurotensina	
Motilina	
Beta-endorfina	
Melatonina	
Histamina	Hipotensão
ACTH, CRH	Síndrome de Cushing, hipertensão
Enolase neurônio-específica	
Renina	Hipertensão
Insulina	Hipoglicemia
Enzima conversora da angiotensina	Hipertensão
Vasopressina	Hipertensão
GHRH, GH	Acromegalia
PTH-rp	Hipercalcemia
Leucotrienos	Febre
TRH	Hipertensão
VIP	Diarréia aquosa

QUADRO 33.5
Freqüência dos Sintomas em 100 Pacientes com Feocromocitoma

Sintoma (%)	Sintoma (%)
Cefaléia (80)	Dormência ou parestesia (11)
Perspiração excessiva (71)	Visão turva (11)
Palpitações (64)	Peso na garganta (8)
Palidez (42)	Tonturas ou desmaios (8)
Náuseas (com ou sem vômitos) (42)	Convulsões (5)
Tremor (31)	Dor no pescoço e no ombro (5)
Fraqueza ou fadiga intensa (28)	Dor nas extremidades (4)
Nervosismo ou ansiedade (22)	Dor no flanco (4)
Dor epigástrica (22)	Zumbido, disartria (3)
Dor torácica (19)	Bradicardia, dor lombar (3)
Dispnéia (19)	Tosse, síncope, fome (1)

Adaptado da Ref. 20.

QUADRO 33.6
Freqüência de Hipertensão e Paroxismos em 507 Casos de Feocromocitomas

Manifestação	Freqüência (%)
Hipertensão constante	60,5
Com crises	27,0
Sem crises	33,5
Hipertensão paroxística	26,4
Hipertensão da gravidez	3,5
Sem hipertensão	9,5
Sintomas persistentes	1,2
Sintomas paroxísticos	2,8
Sem sintomas (descoberto por acaso)	4,3
Sinais locais	1,2
Sintomas paroxísticos ou crises de qualquer tipo	56,2

Adaptado da Ref. 11.

FEO descobertos em autópsias foi encontrada em indivíduos com 60 anos ou mais.[5,21]

PAROXISMOS

Os paroxismos têm como *tríade clássica* cefaléia intensa (em 80%), palpitações (em 64%) e sudorese (em 57%), de aparecimento súbito. Freqüentemente, eles se acompanham de elevação da pressão arterial (PA), tremor, palidez, dor torácica ou abdominal e, menos comumente, de rubor facial.[5,8,9,20]

Os paroxismos não ocorrem em todos os pacientes. Em algumas séries, um ou mais dos componentes da tríade clássica estavam presentes em mais de 90% dos pacientes. Entretanto, em um levantamento incluindo 507 casos de feocromocitoma, estiveram presentes apenas em 284 (56%) (Quadro 33.6).[11] Um estudo constatou que a tríade de cefaléia, ataques de sudorese e taquicardia em indivíduos hipertensos teve sensibilidade de 91% e especificidade de 94% para o diagnóstico de FEO.[5]

A *freqüência* dos paroxismos é bastante variável, podendo chegar a 30 vezes por dia, ou pode haver apenas um único episódio a cada 2 a 3 meses. Cerca de 75% dos pacientes apresentam um ou mais ataques semanais. A *duração* dos paroxismos varia de poucos minutos a dias (em geral, 15 a 60 min).[21]

Os paroxismos podem surgir espontaneamente ou ser precipitados por atividades que comprimam o tumor ou determinem aumento da secreção de catecolaminas pelo mesmo (Quadro 33.7).[8,9,21] Várias drogas podem também determinar liberação de catecolaminas pelo FEO,[5,8] inclusive, segundo alguns relatos,[22] os glicocorticóides.

HIPERTENSÃO ARTERIAL (HAS)

Pode ser paroxística ou, mais comumente, persistente (cerca de 60% dos casos). Tende a ser grave e/ou refratária às drogas anti-hipertensivas e a apresentar-se com grandes oscilações. De fato, pelo menos 50% daqueles com HAS mantida têm picos hipertensivos intermitentes. Súbita elevação da pressão arterial (associada ou não a outros

QUADRO 33.7
Fatores que Podem Precipitar a Liberação de Catecolaminas e o Surgimento dos Paroxismos

Secreção espontânea
Exercícios
O ato de curvar-se para a frente
Pressão sobre o abdome
Palpação do tumor
Micção,* defecação
Esforço físico
O ato de fumar
Drogas
    Betabloqueadores
    Agentes anestésicos
    Contrastes radiológicos
    Metoclopramida
    Glucagon
    Antidepressivos tricíclicos
    Fenotiazinas
    Histamina
    Tiramina
    Guanetidina
    Naloxona
    Droperidol
    ACTH
    Drogas citotóxicas
    Saralasina
    Glicocorticóides

*No caso de tumores localizados na bexiga.

sintomas) pode ocorrer durante manipulação abdominal, trabalho de parto, intubação, indução anestésica, cirurgias ou outros procedimentos invasivos. Tal achado obriga-nos sempre a investigar a presença de um feocromocitoma. Tumores secretores de noradrenalina (NA) são geralmente associados a HAS constante. Aqueles que secretam quantidades relativamente grandes de NA e adrenalina (ADR) se acompanham de HAS episódica. Em contrapartida, FEO produtores apenas de ADR podem cursar com hipotensão, em vez de HAS.[5,12] Nesses casos, o quadro clínico do paciente pode eventualmente ser um choque cardiogênico.[23] Convém lembrar que 10 a 13% dos pacientes com FEO são normotensos.[5,9] Além disso, FEO podem se manifestar como episódios cíclicos de hipertensão, alternando com hipotensão.[24]

ALTERAÇÕES CARDÍACAS

Paragangliomas localizados no coração são muito raros.[5] Entretanto, hipertrofia ventricular esquerda surge comumente nos pacientes com HAS.[12] Palpitações e arritmias são achados comuns; tais arritmias podem ser graves e, eventualmente, fatais, bem como a manifestação inicial da doença.[12,25] Miocardite aguda ou miocardiopatia dilatada podem resultar do excesso circulante de catecolaminas. Tais alterações são potencialmente curadas pela retirada do tumor. Em alguns pacientes, contudo, a fibrose miocárdica leva a miocardiopatia e insuficiência cardíaca irreversíveis.[4,5,12]

MANIFESTAÇÕES EM CRIANÇAS

Crianças com FEO ou paragangliomas tendem a se apresentar com sintomatologia diferente da dos adultos e, muitas vezes, estão ausentes os paroxismos ou as "crises". Elas são mais propensas a ter sudorese, alterações visuais, perda de peso, polidipsia, poliúria e convulsões, além de paroxismos de náuseas, vômitos e cefaléia. A HAS geralmente é mantida, com poucas oscilações. Mosqueamento da pele é visto ocasionalmente.[12,26,27] Recentemente, foram descritas duas irmãs com feocromocitoma e quadro de virilização.[28]

Em crianças, alguns achados são mais comuns do que em adultos, tais como FEO bilaterais (até 39% dos casos), paragangliomas múltiplos ou a associação de feocromocitoma com paraganglioma. Edema e eritema das mãos são igualmente freqüentes e praticamente apenas ocorrem nesse grupo etário.[26,27]

ALTERAÇÕES METABÓLICAS

Intolerância aos carboidratos é observada em cerca de 50% dos casos, com *diabetes mellitus* ocorrendo em 10 a 20%. São secundários à supressão da secreção de insulina e ao aumento do débito hepático de glicose, induzidos pelo excesso de catecolaminas. Hipercalcemia pode também ocorrer, por concomitante hiperparatiroidismo ou produção tumoral da proteína relacionada ao paratormônio (PTH-rp).[5,11] Hipocalcemia já foi também descrita.[23]

MANIFESTAÇÕES ATÍPICAS

Freqüentemente, o quadro clínico dos FEO pode se exteriorizar de forma atípica. Nesses casos, podem preponderar distúrbios endócrinos (síndrome de Cushing), metabólicos (*diabetes mellitus*, hipercalcemia, acidose láctica), cirúrgicos (abdome agudo), cardiovasculares (choque, miocardite, arritmias cardíacas, miocardiopatia dilatada, edema agudo de pulmão, insuficiência cardíaca) ou neurológicos (cefaléia, alteração do *status* mental, convulsões, acidente vascular cerebral e manifestações neurológicas focais).[5,8,9]

Perda de peso, febre de origem indeterminada, diarréia aquosa ou constipação simulando pseudo-obstrução ou íleo paralítico podem também acontecer.[5,8,9] Febre é bastante comum e pode ser leve ou intensa, atingindo até 41°C. Tem sido atribuída à secreção de interleucina-6.[12] A maioria dos pacientes perde algum peso, mas perda > 10% do peso basal acontece em cerca de 15% dos casos e em 41% daqueles com HAS prolongada e mantida.[12] Paragangliomas localizados na bexiga podem cursar com hematúria (cerca de 50%) e paroxismos desencadeados pela micção.[29] Além disso, pode ocorrer sangramento vaginal disfuncional quando os tumores se localizam na vagina.[12,13] Pigmentação generalizada é uma rara forma de apresentação dos FEO.[30]

Síndrome de Cushing pode surgir pela secreção tumoral de ACTH[17] ou CRH,[31] enquanto a produção do peptídeo intestinal vasoativo (VIP) leva à síndrome WHDA ou de Verner-Morrinson (diarréia aquosa, acloridria e hipocalemia).[8,9] Um paraganglioma de cauda eqüina pode se manifestar por hipertensão intracraniana.[32]

DOENÇAS ASSOCIADAS

Até 24% dos FEO podem vir associados a síndromes familiares, como a *neoplasia endócrina múltipla* (MEN) *tipos 2A* (MEN 2A) e *2B* (MEN 2B), *doença de von Hippel-Lindau* (DVHL) e *neurofibromatose tipo 1 (NF1)* ou *doença de von Recklinghausen* (DVR) (Quadro 33.8).[2-5] Em uma grande série, 14% dos FEO estavam associados a essas síndromes e a outras endocrinopatias (p.ex., síndrome de excesso de ACTH e hiperparatiroidismo).[5]

Feocromocitoma é observado em aproximadamente 50% dos casos de MEN 2A (feocromocitoma, carcinoma medular da tiróide

QUADRO 33.8
Mutações Genéticas Associadas com Feocromocitoma (FEO) Familiar

Gene	Síndrome	Outras Manifestações	Risco para Surgimento de FEO ao Longo da Vida (%)
RET	Neoplasia endócrina múltipla tipo 2A	Carcinoma medular de tiróide, hiperparatiroidismo	40%
RET	Neoplasia endócrina múltipla tipo 2B	Carcinoma medular de tiróide, neuromas mucosos, ganglioneuromas intestinais, *habitus* marfanóide	40%
VHL	Doença de von Hippel-Lindau	Hemangioblastomas infratentoriais múltiplos e angiomas retinianos, carcinoma de células renais, cistos pancreáticos, cistadenomas papilíferos do trato reprodutivo e ouvido	10–20%
NF1	Neurofibromatose tipo 1	Neurofibromas periféricos, manchas café-com-leite, sardas intertriginosas, nódulos de Lisch, gliomas ópticos, anormalidades ósseas, outros tumores do SNC	< 5%
SDHD	Feocromocitoma/paraganglioma familiar	Nenhuma identificada	Desconhecido
SDHB	Feocromocitoma/paraganglioma familiar	Possivelmente, carcinoma de células renais	Desconhecido

SDHB = desidrogenase succinato subunidade B; SDHD = desidrogenase succinato subunidade D; SNC = sistema nervoso central.

e hiperparatiroidismo) e MEN 2B (feocromocitoma, carcinoma medular, neuromas mucosos e características marfanóides) (Fig. 33.2). O tumor tende a surgir na meia-idade, quase sempre é intra-adrenal, freqüentemente é bilateral e raramente é maligno (< 5%). A hipótese diagnóstica de MEN deve sempre ser considerada em pacientes com FEO bilaterais. Hipertensão ou paroxismos ocorrem apenas em cerca de 50% dos casos.[5,8,11]

Feocromocitomas (FEO) podem estar presentes em cerca de 10 a 25% dos pacientes com a DVHL, geralmente surgindo a partir da segunda década de vida. A DVHL é um distúrbio autossômico dominante, com incidência de 1 em cada 3.600 nascimentos. Resulta de mutações no gene *VHL*, localizado no cromossomo 3p25-p26. Suas manifestações principais incluem hemangioblastomas (retina, cerebelo e cordão medular), cistos e carcinomas renais, cistos pancreáticos e cistoadenoma no epidídimo. Em uma série, o feocromocitoma foi o tumor inicial em 53% dos 36 pacientes com DVHL. Todo paciente com FEO deve, portanto, ser submetido a uma cuidadosa avaliação fundoscópica na pesquisa de um hemangioblastoma retiniano. Eventualmente, FEO podem ser a única manifestação da DVHL.[33,34]

Em casos de NF1, FEO têm uma freqüência estimada de 0,1–5,7%, secretando predominantemente noradrenalina. Entretanto, esse percentual se eleva para 20 a 50% nos casos com hipertensão. NF1 tem como manifestações mais características manchas café-com-leite e neurofibromas. Trata-se de um distúrbio autossômico dominante, resultante de mutações inativadoras do *NF1*, um gene supressor tumoral que foi mapeado no cromossomo 17q11.2. O diagnóstico clínico da neurofibromatose requer a presença de pelo menos dois dos seguintes sete critérios: (1) seis ou mais manchas café-com-leite; (2) dois ou mais neurofibromas cutâneos ou um neurofibroma plexiforme inguinal, ou sardas axilares; (3) dois ou mais hamartomas benignos na íris (nódulos de Lish); (4) pelo menos, um glioma do nervo óptico; (5) displasia do osso esfenóide ou pseudoartrose; e (6) um parente de primeiro grau com NF1, de acordo com os critérios precedentes. Causas adicionais de hipertensão em pacientes com NF1 são anomalias vasculares (coarctação da aorta e estenose ou aneurisma da artéria renal) e secreção de NA pelos fibromas neurais.[35,36] Entre 148 pacientes com NF1 e feocromocitoma, 84% tinham um tumor adrenal solitário, 9,6% doença adrenal bilateral e 6,1%, paragangliomas.[36]

Colelitíase, por motivos obscuros, acontece em 15 a 20% dos pacientes com feocromocitomas.[11] Uma rara associação do feocromocitoma é com os *adenomas hipofisários* (sobretudo os secretores de GH).[37,38] Também muito raros são os casos de acromegalia decorrente de secreção de GHRH por um feocromocitoma.[39] Recentemente foi relatado o caso de um paciente com HAS grave (200/100 mmHg) que tinha a concomitância de um feocromocitoma (tumor na adrenal esquerda) e hiperaldosteronismo primário (hiperplasia na adrenal direita).[40]

Um recente estudo sueco constatou que pacientes com FEO têm mortalidade quatro vezes maior que a dos controles. Evidenciou-se também que existe um risco aumentado para o surgimento de outros tumores: no fígado/vias biliares e sistema nervoso central, em homens, e carcinoma de colo uterino e melanoma, em mulheres.[41]

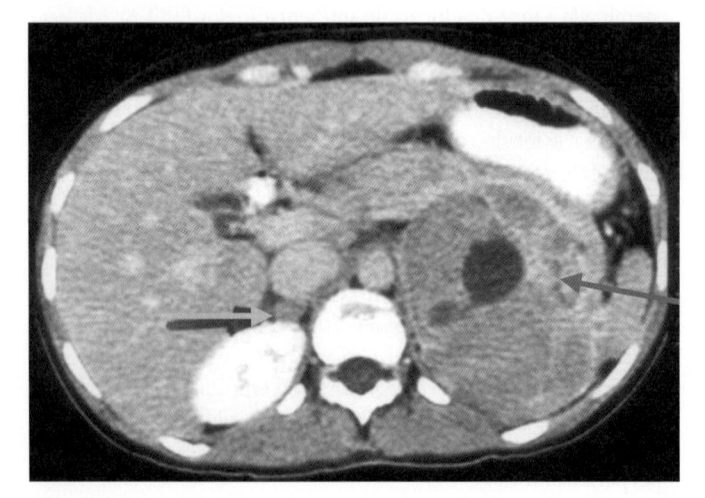

Fig. 33.2 Feocromocitoma bilateral (*setas*) em mulher jovem com MEN 2A, oligossintomática.

QUEM DEVE SER RASTREADO PARA FEOCROMOCITOMA?

Além dos pacientes com as manifestações clínicas típicas da doença, a investigação deve também ser feita em indivíduos com história familiar de feocromocitoma ou carcinoma medular da tiróide, e na presença de HAS em jovens, de difícil controle ou desencadeada por trabalho de parto, indução anestésica etc. (Quadro 33.9).[5,9] Deve, também, ser considerado em todo paciente com um incidentaloma adrenal, uma vez que aproximadamente 10% dos FEO são diagnosticados como massas adrenais clinicamente inaparentes (Fig. 33.3). Em 19 estudos (com 3.100 incidentalomas), FEO representaram 1,5 a 23% dos casos (média de 8%).[42]

QUADRO 33.9
Pacientes a Serem Rastreados para Feocromocitoma

Hipertensos jovens
Hipertensos refratários ao tratamento
Hipertensos com
    Paroxismos
    Convulsões
    Choque inexplicável
    Neuromas mucosos
    História familiar de feocromocitoma ou CA medular de tiróide
    História familiar de doença de von Hippel-Lindau
    Perda de peso
    Hipotensão ortostática
    Neurofibromatose
    Hiperglicemia
Marcante labilidade da pressão arterial
História familiar de feocromocitoma
Choque ou graves respostas pressóricas com
    Indução anestésica
    Cirurgia
    Procedimentos invasivos
    Trabalho de parto
    Drogas anti-hipertensivas
Evidência radiológica de massa adrenal

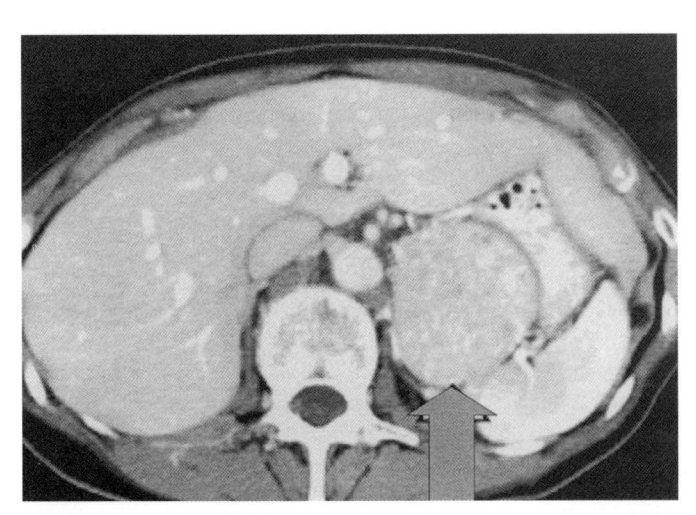

Fig. 33.3 Feocromocitoma de 7 cm (*seta*), diagnosticado casualmente na investigação de uma dor abdominal.

Também tem sido recomendada a pesquisa de feocromocitoma em todos os parentes em primeiro grau de indivíduos com a doença.[5]

DIAGNÓSTICO LABORATORIAL

O diagnóstico do feocromocitoma depende da demonstração de uma excessiva quantidade de catecolaminas (no plasma ou na urina) ou de seus produtos de degradação (na urina). Os testes plasmáticos incluem as medidas das catecolaminas e metanefrinas livres, enquanto na urina pode-se dosar as catecolaminas livres e seus dois principais metabólitos, as metanefrinas (metanefrina e normetanefrina) e o ácido vanilmandélico (VMA).[5,8,10]

A acurácia dos exames laboratoriais para diagnosticar a doença varia de acordo com os ensaios e os pontos de corte utilizados (Quadros 33.10, 33.11 e 33.12).[5,8,43-45] Depende, também, do padrão secretor dos tumores, que tende a ser bastante variável e heterogêneo. Tumores com menos de 50 g têm uma taxa de *turnover* rápida e liberam, principalmente, catecolaminas não metabolizadas na circulação, resultando em baixa concentração de seus metabólitos na urina. Tumores com peso > 50 g possuem uma lenta taxa de *turnover* e liberam, principalmente, catecolaminas metabolizadas.[5-8] Tais observações podem ter importantes implicações diagnósticas. Pequenos tumores tendem a produzir mais sintomas e são mais bem diagnosticados pela medida das catecolaminas plasmáticas. Por outro lado, pacientes com tumores grandes tendem a ter menos sintomas e relativamente menor concentração de catecolaminas circulantes livres, mas metabólitos urinários elevados (às vezes, minimamente alterados) (Fig. 33.4).[5,9] Em função da heterogeneidade do padrão secretório dos FEO, consideramos ser mandatória a combinação de, no mínimo, dois testes para obter uma maior acurácia diagnóstica. Além disso, devido à possibilidade de secreção episódica de catecolaminas pelos tumores,[5] as dosagens devem ser feitas em, pelo menos, duas ocasiões.

Metanefrinas Urinárias

As metanefrinas urinárias totais incluem a metanefrina e a normetanefrina, que são metabólitos da adrenalina e da noradrenalina, respectivamente. Sua dosagem em uma amostra de urina de 24 h representa um teste de rastreamento bastante confiável, com sensibilidade e especificidade diagnósticas de 77–100% e 69–98%, respectivamente (Quadros 33.10 a 33.13).[8,43-45] As metanefrinas podem também ser dosadas em uma amostra isolada de urina, colhida logo após um paroxismo.[8] Valores de metanefrinas totais > 1.300 µg/24 h (VR: 90–690 µg/24 h em homens e 95–475 µg/24 h em mulheres) são indicativos de feocromocitoma, e níveis > 1.800 µg/24 h, altamente sugestivos.[5] Em estudo recente,[43] entre 159 pacientes investigados para feocromocitoma (25 com diagnóstico confirmado), a sensibilidade das metanefrinas livres urinárias foi de 100%, superando a do VMA (72%), catecolaminas urinárias (84%) e catecolaminas plasmáticas (76%). As especificidades desses testes foram de 94, 96, 99 e 88%, respectivamente (Quadro 33.13).[43]

Resultados falso-positivos, ou seja, falsamente elevados, são pouco comuns, mas podem ser vistos em pacientes tomando clorpromazina, inibidores da monoaminoxidase, buspirona, simpaticomiméticos, antidepressivos tricíclicos, levodopa ou betabloqueadores. Esses fármacos devem, se possível, ser descontinuados 7 dias antes da coleta do exame. Interrupção abrupta de drogas como álcool, benzodiazepínicos e clonidina pode também resultar em aumento das metanefrinas.[2,5,8,12]

Quadro 33.10

Sensibilidade, Especificidade e Valores Preditivos para os Testes Bioquímicos Usados para Detectar Feocromocitomas

Teste Urinário	Sensibilidade (%)	Especificidade (%)	Valor Preditivo Positivo (%)	Valor Preditivo Negativo (%)
Noradrenalina (NA)	90	74	68	93
Adrenalina (ADR)	58	84	69	76
Dopamina	26	72	36	71
NA + ADR	95–100	95	68	97
Metanefrinas	80–97	86	81	98
VMA	65–81	88	81	88

Adaptado da Ref. 8.

Quadro 33.11

Sensibilidade e Especificidade da Dosagem das Catecolaminas e Metabólitos na Urina de 24 h para o Diagnóstico do Feocromocitoma (Experiência da Mayo Clinic: 1978–1996)

Exame	Sensibilidade (%)	Especificidade (%)
Metanefrinas totais	94	98
Noradrenalina	61	99,5
Adrenalina	72	99,9
Dopamina	7	99
Catecolaminas	93	99,5
Metanefrinas + catecolaminas	98	98
VMA	77*	86*

*Feocromocitoma esporádico.
Adaptado da Ref. 44.

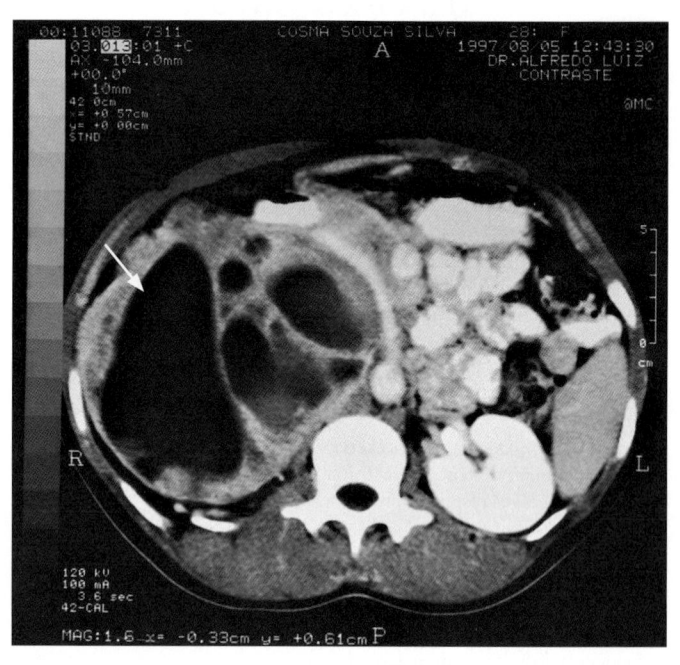

Fig. 33.4 Volumoso feocromocitoma, com áreas císticas (*seta*); na investigação laboratorial, apenas foi detectada uma discreta elevação da noradrenalina urinária.

Quadro 33.12

Sensibilidade e Especificidade dos Exames Plasmáticos e Urinários para o Diagnóstico do Feocromocitoma*

Exame	Sensibilidade	Especificidade
Metanefrinas livres plasmáticas	99%	89%
Metanefrinas fracionadas urinárias	97%	69%
Catecolaminas urinárias	86%	88%
Catecolaminas plasmáticas	84%	81%
Metanefrinas totais urinárias	77%	93%
VMA	64%	95%

*A análise incluiu 214 pacientes com o diagnóstico confirmado de feocromocitoma e 644 sem o tumor.
VMA = ácido vanilmandélico.
Adaptado da Ref. 45.

Quadro 33.13

Sensibilidade e Especificidade dos Exames Plasmáticos e Urinários para o Diagnóstico do Feocromocitoma*

Exame	Sensibilidade	Especificidade
Metanefrinas livres urinárias	100%	94%
Catecolaminas urinárias	84%	99%
Catecolaminas plasmáticas	76%	88%
VMA	72%	96%

*A análise incluiu 159 pacientes, dos quais 25 tiveram o diagnóstico confirmado de feocromocitoma.
Adaptado da Ref. 43.

Ácido Vanilmandélico (VMA)

Apesar de ser simples e barata, a dosagem do VMA é pouco confiável devido à alta freqüência de resultados falso-negativos (sensibilidade de 64 a 81%).[8,43] Assim, mesmo tendo uma especificidade relativamente boa (88–96%),[8,43,45] sua utilização não deve ser mais recomendada.[46] *Resultados falso-positivos* podem decorrer da ingestão de catecolaminas, clorpromazina, levodopa, broncodilatadores, ácido nalidíxico ou alimentos, como café (mesmo o descafeinado), chá, chocolate, baunilha, abacaxi e banana. *Resultados falso-negativos* podem ser provocados por clofibrato, metildopa, dissulfiram e inibidores da MAO.[8,43–46]

Catecolaminas Livres Urinárias (Noradrenalina, Adrenalina e Dopamina)

A exemplo das metanefrinas e catecolaminas plasmáticas, devem ser dosadas, de preferência, pela cromatografia líquida de alta eficiência (HPLC) com detecção eletroquímica. Elevação da NA e/ou adrenalina urinária está freqüentemente presente.[5,47] Em contraste, a determinação da dopamina é um exame pouco sensível (até 93% de resultados falso-negativos), mas tem especificidade de até 99–100%.[43] Níveis normais de dopamina e/ou de seu metabólito, o ácido homovanílico, em pacientes com FEO são indicativos de benignidade tumoral, enquanto valores elevados são vistos em FEO benignos e malignos.[12] Em 3 estudos recentes,[43–45] a dosagem das catecolaminas livres urinárias (CLU) teve sensibilidade de 84–93% e especificidade de 88–99,5%. A determinação de ambas, CLU e metanefrinas urinárias totais, alcançou sensibilidade de 90% e especificidade de 98% na série da Mayo Clinic.[48]

Resultados falso-positivos podem ser provocados por compostos altamente fluorescentes (tetraciclinas, quinidina), levodopa, metildopa, etanol e alimentos ou drogas contendo catecolaminas.[5,8]

Catecolaminas Plasmáticas (CP)

Valores normais virtualmente excluem o diagnóstico de feocromocitoma em um paciente hipertenso ou quando o sangue é coletado durante a "crise". No entanto, as CP podem estar normais em FEO com hipertensão esporádica ou secreção hormonal episódica. Por outro lado, *resultados falso-positivos* são comuns, podendo surgir na presença de várias condições e drogas que estimulam a elevação das CP (Quadro 33.14). Fatores que diminuem as catecolaminas plasmáticas incluem drogas (clonidina, reserpina e alfametilparatirosina), neuropatia autonômica e deficiência congênita da atividade da dopamina-β-hidroxilase.[5,8,11,12]

Costumamos reservar a dosagem das CP para pacientes com forte suspeita clínica e exames urinários normais ou minimamente alterados. É fundamental que o paciente esteja em jejum antes da coleta e que permaneça, durante pelo menos 15–30 min, confortavelmente em repouso, deitado e com uma veia puncionada. Nessas condições, níveis de CP > 2.000 pg/mL (soma da NA e ADR) confirmam o diagnóstico de feocromocitoma, enquanto níveis < 500 pg/mL excluem tal possibilidade.[5,8]

Metanefrinas Livres Plasmáticas (MLP)

A dosagem das MLP tem sido ultimamente recomendada como o método de rastreamento ideal para o diagnóstico bioquímico do

QUADRO 33.14
Drogas e Condições que Elevam os Níveis Plasmáticos das Catecolaminas

Drogas
Anfetamina	Cafeína
Hidralazina	Minoxidil
Maconha	Nifedipina
Oxprenolol	Propranolol
Nicotina	Cocaína
Retirada abrupta da clonidina	*Crack*
Fenoxibenzamina	Prazosina
Diuréticos	Abstinência alcoólica

Condições
Insuficiência cardíaca grave	Obesidade
Hipoglicemia aguda	Ansiedade
AVC	Exercícios
Insuficiência renal	Anemia
Hipotensão arterial	Hipotiroidismo
Infarto agudo do miocárdio	Cetoacidose diabética
Septicemia	Anóxia, dor e frio
Insuficiência respiratória	Punção venosa
Apnéia do sono obstrutiva	

feocromocitoma, devido à sua maior sensibilidade em comparação aos outros exames (Quadro 33.12).[2,6,45] Devido ao elevado valor preditivo negativo das MLP (até 100%), vários autores advogam que um resultado normal seria suficiente para excluir feocromocitoma.[2,45] Contudo, esse exame, em nosso meio, ainda está disponível somente em um número limitado de centros. Nas avaliações iniciais, a determinação das MLP atingiu sensibilidade de 96–99% e especificidade de 82–97%.[45,48] Em estudo mais recente,[49] entre 1.260 indivíduos hipertensos, teve sensibilidade de 100% e especificidade de 96,7% para o diagnóstico de feocromocitoma. Em um outro estudo,[50] entre 44 pacientes com FEO histologicamente comprovados, a dosagem da MLP revelou-se com elevada sensibilidade, especificidade e acurácia (95, 94 e 95%, respectivamente). Entre 354 casos de FEO e 1.343 indivíduos sem FEO, MLP tiveram sensibilidade de 98% e especificidade de 87%.[10] Na série da Mayo Clinic, a especificidade das MLP foi maior nos casos de FEO hereditários do que nos esporádicos (96% *vs.* 82%).[44] Finalmente, dados mais recentes da Mayo Clinic indicam que, a menos que haja elevação das MLP acima de quatro vezes o limite superior da normalidade, devem-se realizar testes adicionais (p.ex., metanefrinas urinárias e dosagem da cromogranina A) antes de submeter os pacientes a exames de imagem ou exames invasivos, devido à possibilidade de resultados falso-positivos (cerca de 15% nesse estudo).[51]

As potenciais vantagens das MLP resultam dos seguintes fatos: (1) níveis elevados de MLP são produzidos independentemente da liberação de catecolaminas pelos tumores e (2) alguns FEO não secretam catecolaminas, mas as metabolizam em metanefrinas livres.[6,52] Entretanto, a especificidade das MLP está longe de ser ideal.[52] *Resultados falso-positivos* são mais comuns em idosos.[51] Podem ocorrer, principalmente, pelo uso de acetaminofeno, antidepressivos tricíclicos e fenoxibenzamina, cuja ingestão deve ser suspensa, pelo menos, 5 dias antes da realização do exame.[2,48,53]

A exemplo das catecolaminas plasmáticas, a dosagem das MLP deve ser feita após uma noite de jejum e após repouso, de, pelo menos, 15 min na posição supina.[54] De fato, existem evidências de que a coleta de sangue na posição sentada resulta em aumento de 25–30% dos níveis de MLP, em comparação aos obtidos após 20 min de repouso na posição supina.[10]

Mesmo quando se utilizam os ensaios mais modernos, como a cromatografia líquida de alta eficiência com detecção eletroquímica (HPLC-ECD), certos alimentos e drogas podem interferir com os resultados dos exames para catecolaminas e metabólitos (Quadro 33.15).

Cromogranina A (CgA) Sérica

CgA é uma proteína presente na matriz solúvel dos grânulos cromafins das células e tumores neuroendócrinos. Ela é estocada e liberada juntamente com as catecolaminas pela medula adrenal e vesículas neuronais simpáticas durante a exocitose.[55] No diagnóstico do feocromocitoma, tem sensibilidade relativamente alta, mas baixa especificidade.[5] Isto se deve, sobretudo, ao fato de que mesmo discreta disfunção renal pode determinar aumento significativo nos níveis da CgA.[2] Na série de Canale e Bravo,[56] o teste teve sensibilidade de 86% mas sua especificidade foi apenas de 50 e 74% nos pacientes com *clearance* de creatinina (CrCl) inferior ou superior a 80 mL/min, respectivamente. No entanto, na presença de elevação das catecolaminas plasmáticas em pacientes com CrCl de, pelo menos, 80 mL/min, a especificidade diagnóstica e o valor preditivo positivo da CgA foram de 98 e 97%, respectivamente.[56]

Em estudo mais recente,[51] ambas, MLP e CgA, tiveram sensibilidade de 95%, com especificidade comparável (95 e 96%, respectivamente). Considerando a positividade da CgA ou das MLP, obteve-se sensibilidade de 100% e acurácia de 95%. Os níveis séricos de CgA podem também estar elevados na presença de outros tumores neuroendócrinos.[57]

Testes Farmacológicos

A realização de testes farmacológicos pode-se fazer necessária nos casos suspeitos de feocromocitoma, quando os exames bioquímicos previamente comentados não permitirem uma definição diagnóstica.[5]

TESTES PROVOCATIVOS

Entre as opções disponíveis, o *teste com glucagon* (1–2 mg EV, seguidos da coleta de sangue para dosagem das CP a cada 2 min, por 10 min) é o que possui maior sensibilidade e especificidade. Está indicado quando os achados clínicos são altamente sugestivos de feocromocitoma mas a PA é normal ou levemente aumentada e os níveis de CP estão entre 500 e 1.000 pg/mL. Se existir preocupação sobre uma súbita elevação da PA, pode-se usar um antagonista dos canais de cálcio que bloqueie a resposta hipertensiva, sem interferir com a dosagem das CP.[5]

O teste do glucagon é considerado positivo quando ocorre aumento significativo nos níveis das CP (pelo menos três vezes o basal, ou um valor > 2.000 pg/mL). Tem alta especificidade (100%), mas baixa sensibilidade (81%).[5] Não está indicado para pacientes que tenham angina, distúrbios visuais ou outros sintomas graves durante os ataques espontâneos, bem como naqueles com níveis de CP > 1.000 pg/mL e PA > 160/100 mmHg.[8]

TESTES DE SUPRESSÃO

O teste mais utilizado é o da *clonidina*. Está sobretudo indicado em pacientes com CP entre 1.000 e 2.000 pg/mL. Nos indivíduos normais, os níveis desses hormônios caem para menos de 500 pg/mL, 2 a 3 h após a ingestão de 0,3 mg da droga. As taxas de *resultados falso-negativos* e *falso-positivos* são de 2%, se as CP forem de, no mínimo, 1.000 pg/mL.[5,11]

Um risco potencial do teste é o surgimento de hipotensão. Beta-bloqueadores podem prevenir a redução das catecolaminas e potencializar a hipotensão induzida pela clonidina, devendo ser suspensos 48 h antes do teste.[8]

Feocromocitomas com Exames Laboratoriais Normais

Pacientes com secreção episódica de catecolaminas pelos tumores podem ter valores normais de VMA, metanefrinas e catecolaminas livres urinárias. Nesses casos, uma dosagem de metanefrinas urinárias ou catecolaminas plasmáticas logo após um paroxismo pode ser diagnóstica. Além disso, conforme já mencionado, alguns tumores, sobretudo os císticos de grande tamanho (> 50 g), podem cursar

QUADRO 33.15
Fatores que Podem Interferir com a Dosagem das Catecolaminas e seus Metabólitos Quando se Utiliza a HPLC-ECD

Drogas	Alimentos	Condições
Anfetaminas[1]	Banana[1]	Dor intensa[1]
Broncodilatadores[1]	Cafeína[1]	Eclâmpsia[1]
Cocaína[1]	Café[3]	Emoção intensa[1]
Descongestionantes[1]	Pimenta[3]	Envenenamento por chumbo[1]
Efedrina[1]		
Isoproterenol[1]		Esclerose lateral amiotrófica[1]
Labetalol[1,3]		Exercício vigoroso[1]
Nitroglicerina[1]		Hipoglicemia[1]
Fenfluramina[2]		Infarto agudo do miocárdio[1]
Acetaminofeno[3,4]		Lesões cerebrais[1]
Buspirona[3]		Porfiria aguda[1]
Captopril[3]		Psicose aguda[1]
Cimetidina[3]		Tetraplegia[1]
Codeína[3]		Síndrome de Guillain-Barré[1]
Metildopa[3]		Tumores carcinóides[1]
Levodopa[3]		Insuficiência renal[2]
Mandelamina[3]		
Metoclopramida[3]		
Viloxazina[3]		
Meios de contraste (acetrizoato de meglumina, diatrizoato de meglumina)[5]		

HPLC-ECD = cromatografia líquida de alta eficiência com detecção eletroquímica.
[1]Aumento da excreção de catecolaminas.
[2]Diminuição da excreção de catecolaminas.
[3]Pode causar pseudo-elevação das catecolaminas e metabólitos.
[4]Pode causar pseudo-elevação das metanefrinas plasmáticas.
[5]Pode diminuir excreção urinária de metanefrinas.
Adaptado da Ref. 12.

com valores de catecolaminas plasmáticas quase normais e apenas elevação dos metabólitos urinários (eventualmente, apenas minimamente alterados).[5,8]

Localização do Tumor

Uma vez confirmado bioquimicamente o feocromocitoma, deve-se proceder à avaliação por imagem para localizar o tumor. Nunca se deve fazer o caminho inverso, para evitar que incidentalomas adrenais – presentes em até 4,4% das tomografias computadorizadas abdominais (TC) – sejam confundidos com um feocromocitoma. Os principais exames são TC, ressonância magnética e a cintilografia com meta-iodobenzilguanidina (MIBG).[5,42]

TOMOGRAFIA COMPUTADORIZADA (TC)

A TC tem sensibilidade de 93 a 100% na detecção dos feocromocitomas (FEO), mas baixa especificidade (70%). Geralmente, FEO aparecem como uma massa arredondada ou oval > 3 cm, com textura heterogênea e áreas císticas, bem como margens bem definidas. Calcificações estão presentes em 10–15% dos casos. O valor de atenuação (densidade) na TC sem contraste excede 10 HU (em geral, > 25 HU). Aproximadamente um terço dos FEO tem um aspecto inespecífico que se superpõe ao do carcinoma. O diagnóstico de feocromocitoma deve sempre ser cogitado diante do achado de uma massa adrenal com componente cístico (Fig. 33.5), o qual resulta de necrose central ou hemorragia.[5,10,58-60]

Se nenhuma massa abdominal for visualizada, a TC pode ser estendida para tórax e pescoço, de preferência, juntamente com a cintilografia com ^{123}I-MIBG ou ^{131}I-MIBG. A sensibilidade da TC é menor para detecção de pequenos FEO adrenais ou hiperplasia da medula adrenal. Tal fato tem relevância maior em pacientes com MEN 2 ou doença de Hippel-Lindau. A TC é também menos sensível para detectar paragangliomas (PG), pequenas metástases e recorrência precoce de tumores no leito cirúrgico adrenal.[5,12,60]

Antes da realização do TC, deve-se controlar bem a hipertensão, uma vez que a injeção endovenosa (EV) do contraste pode precipitar uma crise hipertensiva. No entanto, existem evidências de que, com a utilização dos novos meios de contrastes não-iônicos, o risco dessa complicação seria mínimo.[10]

RESSONÂNCIA MAGNÉTICA (RM)

Entre as vantagens da RM para diagnóstico dos FEO, incluem-se: (1) tem alta sensibilidade (93 a 100%) em detectar doença adrenal; (2) não requer a injeção EV do contraste iodado, minimizando, assim, o risco de uma crise hipertensiva; e (3) pelo menos, 75% dos FEO aparecem hiperintensos em T2, em comparação ao fígado (Fig. 33.6). Lesões brilhantes podem também ser observadas em casos de hemorragias ou hematomas, adenomas, carcinomas e lesões metastáticas, mas geralmente com menor intensidade. Uma RM de corpo inteiro tem sido considerada por muitos autores como a melhor forma de visualizar paragangliomas (PG), sendo particularmente útil em demonstrar lesões intracardíacas. Pode também visualizar e confirmar metástases ósseas, sugeridas pela cintilografia com MIBG. A RM é, portanto, superior à TC na detecção de PG. Também é o procedimento de escolha em crianças, gestantes e indivíduos com alergia aos contrastes iodados.[5,10,58-60]

CINTILOGRAFIA COM MIBG

MIBG é uma aralcilguanidina que se assemelha com a noradrenalina e se acumula nas células cromafins. A cintilografia com MIBG marcado com ^{131}I ou [131]I é um procedimento seguro que apresenta a grande vantagem de permitir uma imagem de corpo inteiro. Mostra-se, assim, de grande utilidade na detecção de tumores extra-adrenais ou recorrentes, bem como de metástases. Pode, também, localizar tumores muito pequenos (< 0,5–1 cm) que podem facilmente escapar à TC ou à RM.[5,42,58,59] Curiosamente, FEO aparentemente não-funcionantes captam o MIBG.[12] A cintilografia com MIBG deve, portanto, ser sempre solicitada nos casos com diagnóstico laboratorial de feocromocitoma, mas sem lesões detectadas pelos outros métodos de imagem, ou nos pacientes com incidentalomas adrenais e testes bioquímicos normais ou minimamente alterados. Há, contudo, quem recomende a realização desse exame em todos os casos suspeitos de FEO, para detecção de eventuais metástases. Essa tem sido a conduta por nós adotada (Fig. 33.7).

De acordo com diferentes estudos, a cintilografia com ^{131}I-MIBG tem sensibilidade e especificidade diagnósticas de 77 a 90% e 95 a 100%, respectivamente. A sensibilidade e a especificidade da cintilografia com ^{123}I-MIBG são algo superiores (83 a 100%), com a mesma especificidade.[5,58] A qualidade da imagem com ^{123}I-MIBG é também superior; contudo, o ^{123}I-MIBG atualmente só está disponível em poucos centros.[42]

A sensibilidade do ^{123}I-MIBG/^{131}I-MIBG é maior para tumores adrenais benignos, unilaterais e esporádicos. O inverso é verdadeiro para lesões bilaterais, malignas, extra-adrenais ou associadas à MEN 2 ou doença de von Hippel-Lindau.[13] O exame consegue detectar 70 a 80% das lesões metastáticas.[5,10]

Em estudo recente,[60] a sensibilidade do ^{123}I-MIBG mostrou-se superior na detecção de tumores adrenais do que os extra-adrenais (85 vs. 58%), o mesmo ocorrendo quando comparados FEO adrenais ≥ 5 cm ou < 5 cm (92 vs. 79%).

Para bloquear a captação tiroidiana do iodo radioativo, o paciente deve tomar uma solução saturada de iodeto de potássio (5 gotas, via oral, 3 vezes ao dia), antes da injeção do MIBG e por vários dias após. O ^{123}I-MIBG/^{131}I-MIBG é administrado EV, com realização da

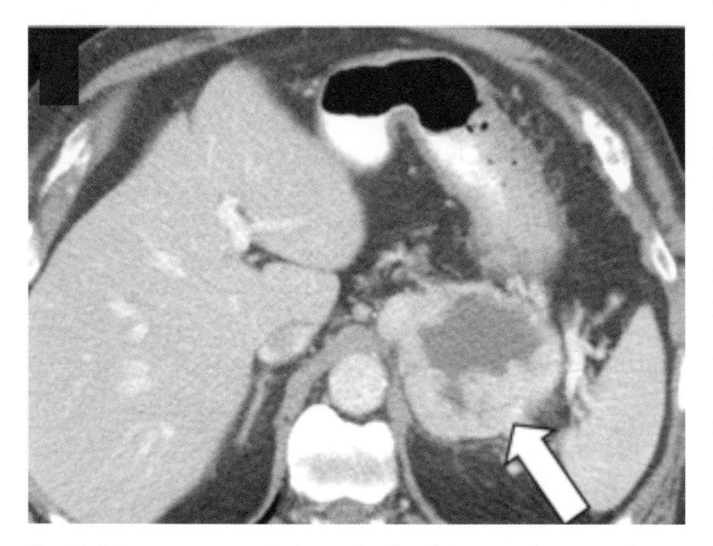

Fig. 33.5 Feocromocitoma (FEO) visualizado pela tomografia computadorizada na adrenal esquerda (seta). O diagnóstico de FEO deve sempre ser cogitado diante do achado de uma massa adrenal com componente cístico.

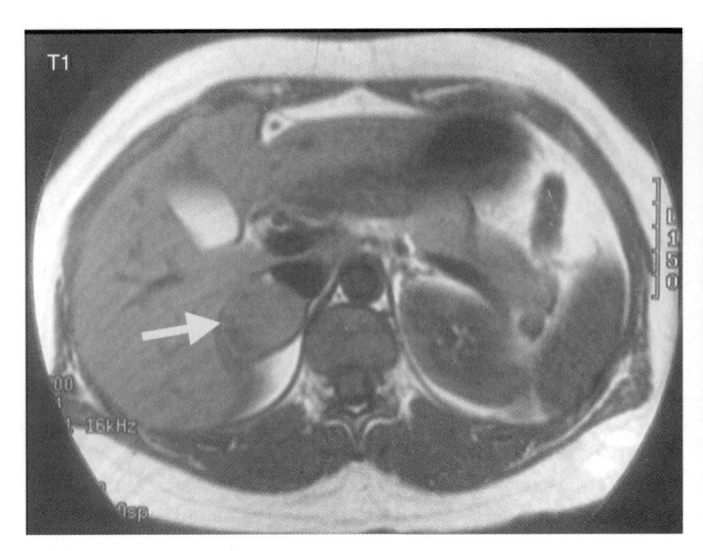

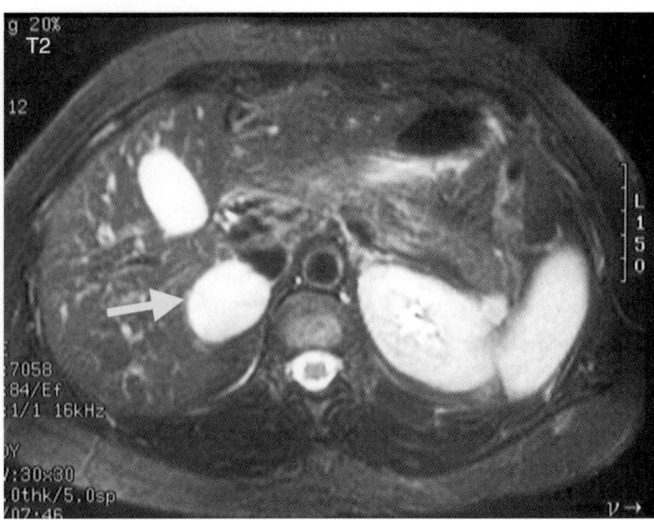

Fig. 33.6 Feocromocitoma na adrenal direita, visualizado pela ressonância magnética. Notar o característico hipersinal em T2, presente em, pelo menos, 75% dos casos.

QUADRO 33.16

Acurácia Diagnóstica da TC, RM e Cintilografia com ^{131}I-MIBG na Localização e Diagnóstico do Feocromocitoma

Parâmetro (%)	TC	RM	MIBG
Sensibilidade	98	100	78
Especificidade	70	67	100
Valor preditivo (+)	69	83	100
Valor preditivo (−)	98	100	87

Adaptado das Refs. 5 e 8.

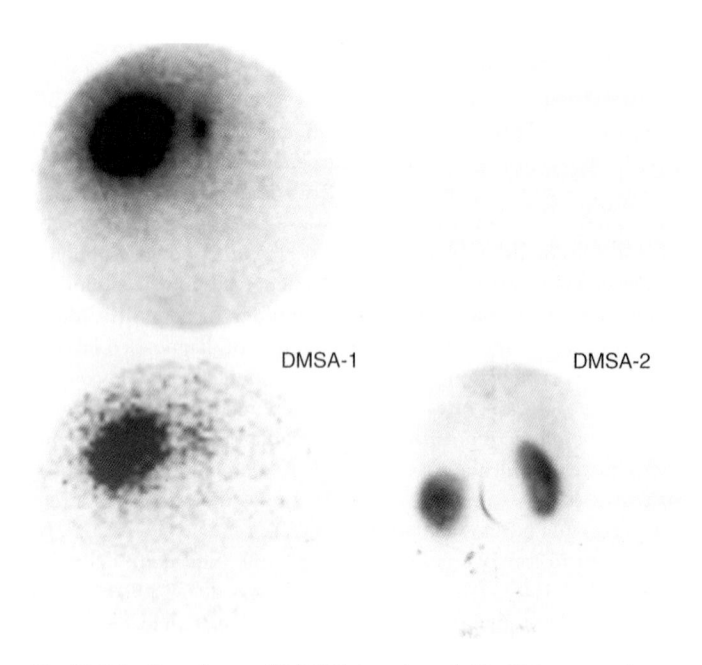

Fig. 33.7 Cintilografia com ^{131}I-MIBG da paciente da Fig. 33.3, mostrando captação adrenal bilateral.

cintilografia 1 a 3 dias depois.[12] *Resultados falso-negativos* têm freqüência em torno de 15%.[12] Podem ocorrer pelo uso de algumas drogas que interferem com a captação tissular do MIBG (antidepressivos tricíclicos, antipsicóticos, alguns descongestionantes nasais, simpaticomiméticos, cocaína, labetalol, reserpina e guanetidina), além de tumores com necrose ou desdiferenciados.[5,58] *Resultados falso-positivos* são raros, mas foram relatados com adenomas e carcinomas, bem como na presença de variações anatômicas da pelve renal e angiomiolipomas.[58,61] A acurácia diagnóstica da cintilografia com MIBG, TC e RM pode ser comparada a partir do Quadro 33.16. TC e RM têm sensibilidade elevada e especificidade baixa, o inverso ocorrendo com a cintilografia com MIBG.[42,58,59]

CINTILOGRAFIA COM ^{111}IN-PENTETREOTIDA (OCTREOSCAN®)

Poucos estudos compararam o OctreoScan® e o ^{123}I-MIBG/^{131}I-MIBG nos mesmos pacientes com feocromocitoma. Os dados disponíveis mostraram que o OctreoScan® foi negativo na maioria (66 a 75%) dos tumores benignos visualizados pelo MIBG. Entretanto, FEO malignos e suas metástases foram mais bem detectados pelo OctreoScan® do que pelo ^{123}I-MIBG (87 vs. 57%).[5,10,42]

OUTROS EXAMES DE IMAGEM

Estudos preliminares sugerem que a tomografia com emissão de pósitrons (PET), utilizando a 6-[^{18}F]fluorodopamina, visualiza feocromocitomas quase imediatamente, com um alto grau de sensibilidade e especificidade.[5] Também foi relatado que a imagem com [^{18}F]-FDG PET pode detectar FEO que escapem à cintilografia com ^{131}I-MIBG.[62] Mais recentemente, tem sido enfatizada a importância da MIBG SPECT/TC nos casos que se apresentam com achados discordantes entre a TC e a cintilografia com MIBG. Nessa situação, em estudo recente, o MIBG SPECT/TC aumentou a certeza diagnóstica em 89% dos casos.[63]

QUADRO 33.17
Diagnóstico Diferencial do Feocromocitoma

Hipertensão essencial hiperadrenérgica
Hiperventilação
Suspensão brusca da clonidina
Síndrome de abstinência alcoólica
Ingestão excessiva de cafeína
Crise tabética
Envenenamento por mercúrio e chumbo
Síndrome de Guillain-Barré
Ataques de pânico
Tirotoxicose
Porfiria intermitente aguda
Menopausa
Hemorragia subaracnóidea
Hipoglicemia
Síndrome carcinóide
Pseudofeocromocitoma da gravidez
Síndrome da insuficiência do barorreceptor
Uso de drogas
- Inibidores da MAO, cocaína, *crack*, catecolaminas e substâncias catecolamina-símiles (anfetaminas, efedrina, pseudo-efedrina, fenilefrina, isoproterenol, fenilpropanolamina, metaraminol)

Adaptado da Ref. 8.

CATETERISMO VENOSO

Por meio do cateterismo venoso (CV) podem-se coletar amostras seletivas de sangue para dosagem das catecolaminas nas veias adrenais e em vários locais ao longo da veia cava inferior e superior, permitindo a confirmação absoluta de que uma massa suspeita é realmente a fonte de secreção de catecolaminas. Atualmente, o CV é utilizado excepcionalmente. Existem apenas duas situações nas quais esse exame invasivo teria maior aplicabilidade: (1) pacientes cujas alterações clínicas e laboratoriais são altamente sugestivas de feocromocitoma ou paragangliomas, mas sem detecção do tumor pelos métodos de imagem; (2) para confirmar ou descartar a possibilidade de um feocromocitoma bilateral em pacientes com imagens bilaterais à TC ou RM, com *status* secretório incerto e a cintilografia com MIBG negativa ou inconclusiva.[5,8,10]

Sendo um procedimento invasivo, o cateterismo venoso nunca deverá ser realizado sem um bloqueio alfa- e beta-adrenérgico prévio, já que pode determinar uma grande descarga adrenérgica pelo tumor.[5,8]

Embora não haja um valor normal absoluto para as concentrações de catecolaminas nas veias adrenais, uma relação efluente adrenalina:noradrenalina é normalmente entre 4–10:1 sob condições "basais". A inversão dessa proporção é fortemente sugestiva de feocromocitoma.[8]

DIAGNÓSTICO DIFERENCIAL

Várias condições, listadas no Quadro 33.17, podem mimetizar os sintomas característicos dos feocromocitomas, de modo que cerca de 90% dos pacientes com suspeita clínica desses tumores não têm o diagnóstico confirmado.

Uma das condições que podem gerar grande dificuldade no diagnóstico diferencial é a *síndrome da insuficiência do barorreceptor*.[64] Decorre da desnervação dos barorreceptores carotídeos causada por cirurgia para ressecção de tumor no corpo carotídeo, cirurgia das carótidas, radioterapia ou trauma do pescoço. Caracteriza-se por hipertensão maligna aguda e taquicardia, seguidas de hipertensão lábil e hipotensão.[64]

RESUMO DA INVESTIGAÇÃO PARA O FEOCROMOCITOMA (FEO)

Diversos protocolos têm sido propostos na investigação diagnóstica do FEO.[5,8,44] Nas Figs. 33.8 e 33.9 estão especificados, respectivamente, fluxogramas que atualmente sugerimos para investigação laboratorial do FEO, considerando a disponibilidade ou não da dosagem das metanefrinas livres plasmáticas [MLP]). Na Fig. 33.10 consta o fluxograma para avaliação por imagem dos casos bioquimicamente confirmados.

Na indisponibilidade das MLP, inicialmente são dosadas as metanefrinas urinárias (MU) e as catecolaminas livres urinárias (CLU), em amostra de 24 h. Se estiverem elevadas, deve-se partir para os exames de imagem, dando preferência à RM e à cintilografia com ^{131}I-MIBG. Caso os testes urinários se mostrem normais, devem ser repetidos pelo menos uma vez. Persistindo a normalidade, dosam-se as catecolaminas plasmáticas (CP). Valores > 2.000 pg/mL praticamente são diagnósticos de FEO. Na presença de valores entre 1.000 e 2.000 pg/mL, faz-se o teste da clonidina e, entre 500 e 1.000 pg/mL, o teste do glucagon (na ausência de contra-indicações para o mesmo). Se os testes forem positivos, estão indicados os exames de imagem. Se forem negativos, o paciente deverá ser acompanhado e, posteriormente, reavaliado. Deve-se, também, procurar dosar as CP durante um paroxismo: um resultado normal, nessa situação, virtualmente exclui o diagnóstico de FEO. A dosagem do VMA como rastreamento não está recomendada devido à elevada taxa de resultados falso-negativos (até 40%).

Se as MLP foram dosadas, um valor normal praticamente exclui o diagnóstico de FEO (sensibilidade de 95–100%). Elevação de quatro vezes ou mais nos níveis das MLP praticamente confirma o diagnóstico (especificidade de 100%). Diante de aumentos menos pronunciados, devem-se dosar CLU e MMU e, se necessário, as CP (Fig. 33.8).

O cateterismo das veias adrenais para dosagem das catecolaminas está excepcionalmente indicado. Pode ser considerado em duas situações: (1) pacientes cujas alterações clínicas e laboratoriais são altamente sugestivas de FEO, mas sem detecção do tumor pelos métodos de imagem; (2) pacientes com lesões adrenais bilaterais e cintilografia com MIBG negativa ou com captação unilateral.

TRATAMENTO

O tratamento do feocromocitoma consiste na retirada cirúrgica do tumor após a estabilização pré-operatória do paciente, através de um adequado controle da pressão arterial e dos sintomas cardiovasculares. O preparo pré-operatório por mais de 7 dias não é mais efetivo que aquele de 4–7 dias na prevenção da hipertensão perioperatória, ao contrário do que se acreditava no passado.[5] De fato, alguns pacientes têm sido admitidos em caráter emergencial e operados com sucesso, após controle da hipertensão e hidratação, sob infusão endovenosa de uma droga vasodilatadora (p.ex., nicardipina, nitroprussiato ou nitroglicerina).[12]

Alfabloqueadores Adrenérgicos

Historicamente, *fenoxibenzamina* (FBA), alfabloqueador não-específico de ação prolongada, tem sido considerada a opção de escolha

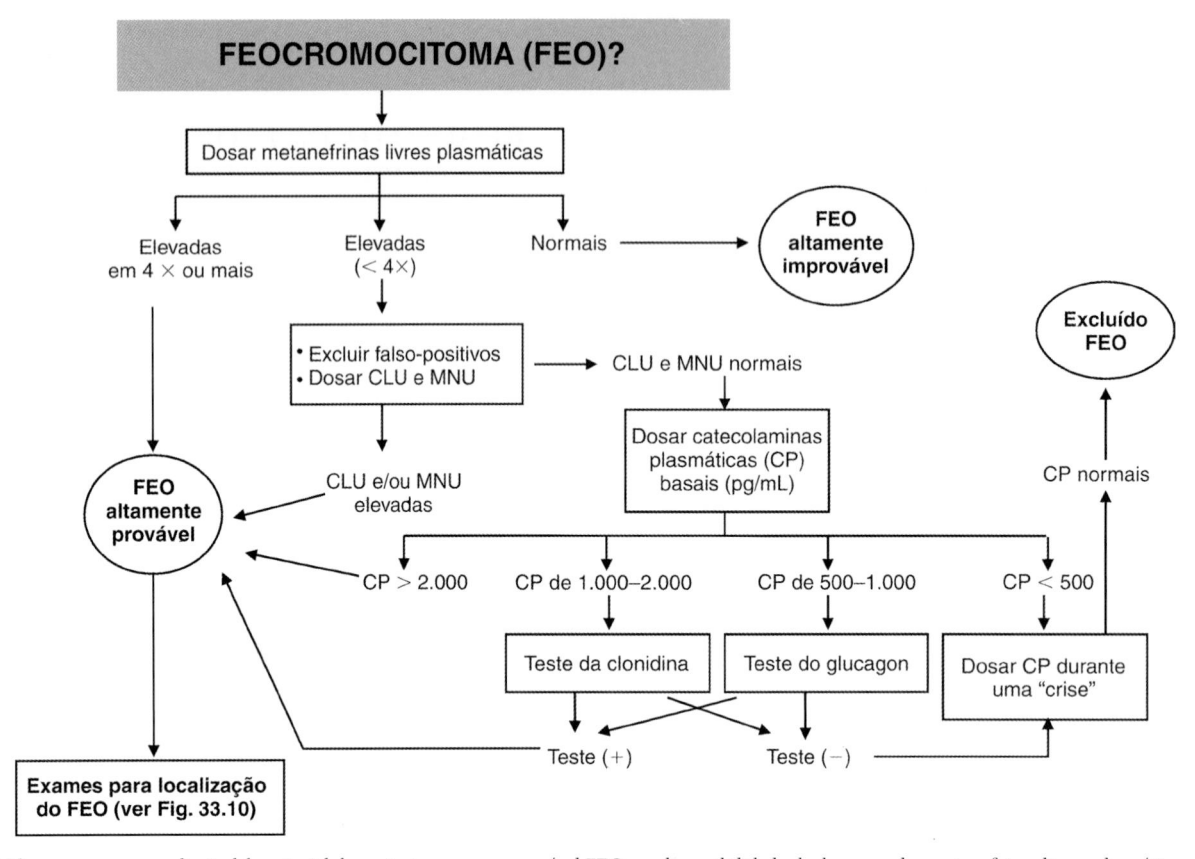

Fig. 33.8 Fluxograma para avaliação laboratorial de pacientes com um possível FEO, na disponibilidade da dosagem das metanefrinas livres plasmáticas (CLU = catecolaminas livres urinárias; MNU = metanefrinas urinárias). (Adaptado da Ref. 53.)

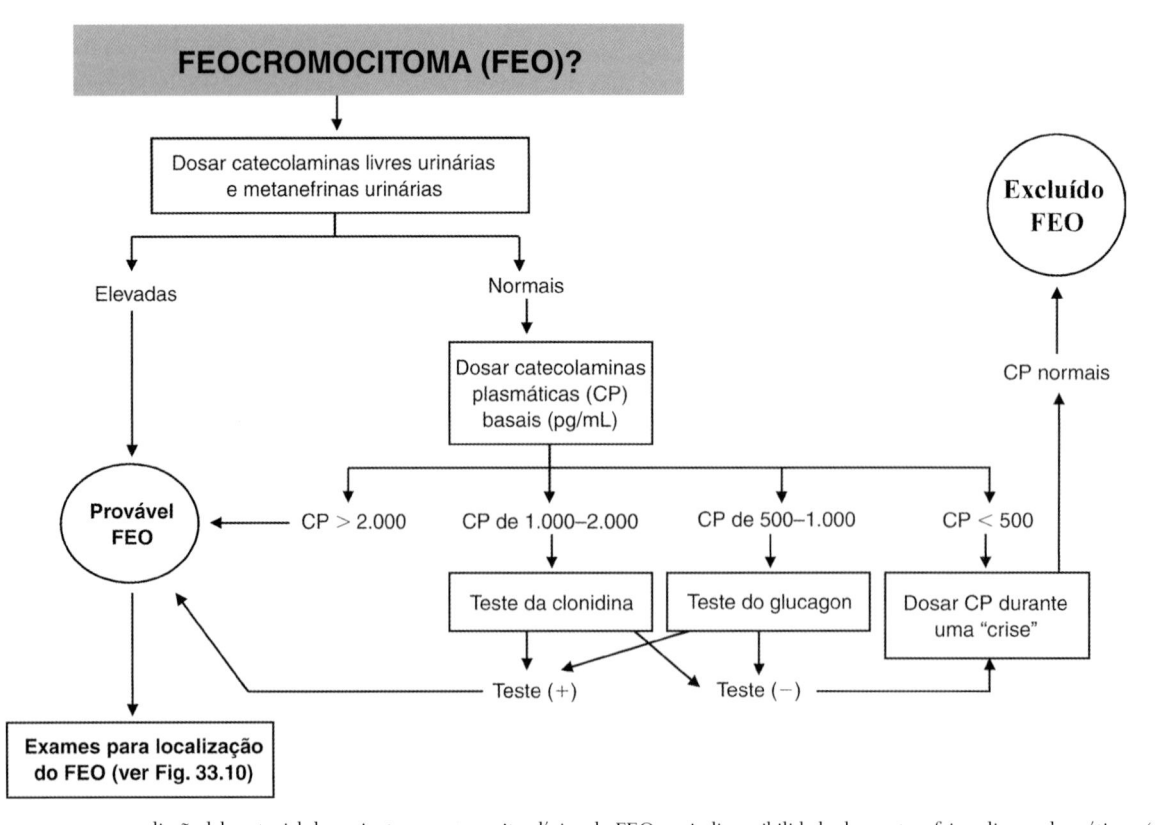

Fig. 33.9 Fluxograma para avaliação laboratorial de pacientes com suspeita clínica de FEO, na indisponibilidade das metanefrinas livres plasmáticas. (Adaptado da Ref. 5.)

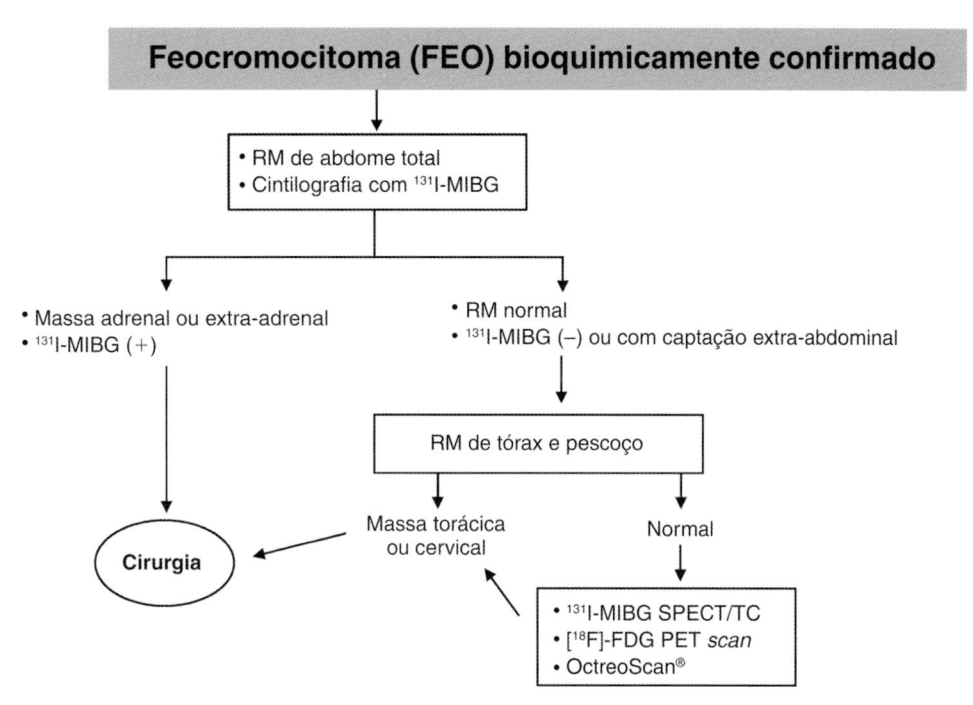

Fig. 33.10 Fluxograma para avaliação por imagem de pacientes com FEO bioquimicamente confirmado (RM = ressonância magnética; (+) = positivo; (−) = negativo; TC = tomografia computadorizada).

para o controle da PA e para fazer face à súbita liberação de quantidades excessivas de catecolaminas durante a intervenção cirúrgica.[11] No entanto, crises hipertensivas podem ocorrer, esteja o paciente em uso ou não de FBA.[5] Da mesma forma, foi relatado, em alguns estudos, que as complicações perioperatórias foram igualmente freqüentes[65] ou até mesmo menos comuns[66] nos pacientes que não receberam FBA antes da cirurgia. Esses achados sugerem que o uso de FBA ou outras drogas que causem um bloqueio alfa não-profundo e duradouro não seria mais necessário no preparo cirúrgico dos FEO. Isto, em parte, pode ser atribuído aos avanços nas técnicas de anestesia e de monitorização, bem como à disponibilidade de fármacos de longa ação, capazes de corrigir alterações súbitas na hemodinâmica cardiovascular.[5]

Quando um bloqueio alfa é requerido para controle dos sintomas, podemos utilizar antagonistas seletivos do receptor-α_1 (p.ex., prazosina, terazosina e doxazosina). Esses fármacos, além de serem mais facilmente disponíveis em nosso meio, apresentam três vantagens principais sobre a FBA: (1) não causam taquicardia reflexa, (2) têm ação mais curta, permitindo um ajuste mais rápido da dosagem, e (3) provocam menos hipotensão no pós-operatório imediato.[5,67] A dose da prazosina é de 0,5 mg/dia inicialmente e pode ser aumentada até 10 mg 2 vezes ao dia, se necessário. Outros bloqueadores α_1 mais novos – *terazosina* (1–20 mg/dia) e *doxazosina* (1–16 mg/dia) – podem ser tão eficazes quanto a prazosina.

Para minimizar o problema de hipotensão postural pós-retirada do tumor, deve-se suspender a FBA e a prazosina 48 e 8 h antes do ato cirúrgico, respectivamente.[5]

Betabloqueadores Adrenérgicos

Os *betabloqueadores* geralmente não são prescritos até que tenha sido iniciado o tratamento com outras medicações anti-hipertensivas, tais como um alfabloqueador ou bloqueador dos canais de cálcio. A maior indicação dos BB são casos de persistência ou surgimento de taquicardia ou arritmias na vigência de um bloqueio beta-adrenérgico apropriado. A importância do uso prévio de um betabloqueador reside no fato de que o bloqueio dos receptores vasodilatadores β_2 sem o bloqueio dos receptores vasoconstrictores α_1 pode levar a uma crise hipertensiva, se os níveis de noradrenalina forem muito altos. Doses baixas de *propranolol* usualmente são suficientes. Inicia-se com 10 mg, 3 a 4 vezes ao dia, e aumenta-se a dose até o controle da freqüência cardíaca. *Metoprolol* e *labetalol* são alternativas ao propranolol. Nos indivíduos com contra-indicações para o bloqueio beta-adrenérgico, *lidocaína* ou *amiodarona* podem ser úteis para as taquiarritmias.[12,67,68]

Bloqueadores dos Canais de Cálcio (BCC)

BCC têm se revelado como excelentes agentes anti-hipertensivos para pacientes com FEO, no manuseio do pré- e perioperatórios.[67-69] Tendem a ser mais bem tolerados do que os betabloqueadores. Por isso, em alguns centros, são considerados a opção de escolha.[5,12] Nos casos mais resistentes, pode-se associar um dos BCC com prazosina ou similar. BCC têm a vantagem de não provocar hipotensão excessiva ou hipotensão ortostática, podendo, assim, ser usados com bastante segurança em pacientes normotensos com episódios de hipertensão ocasionais.[67]

A droga mais utilizada tem sido a *nicardipina*, na dose de 20–40 mg, VO, a cada 8 h. Pode-se também usar a preparação de liberação prolongada, em doses de 30–60 mg, a cada 12 h. Uma alternativa é a *nifedipina* (Adalat Oros®), 30–60 mg/dia, em dose única. Para os paroxismos hipertensivos, as cápsulas mastigáveis de nifedipina (Adalat®, cáps. 10 mg) são um tratamento usualmente rápido e eficaz.[5,12,67-69]

Outras Drogas

Para um controle adequado da hipertensão, alguns pacientes necessitam da adição, ao esquema anti-hipertensivo, de *inibidores da ECA* (p.ex., lisinopril, trandolapril etc.) ou *bloqueadores do receptor da angiotensina* (p.ex., telmisartan, candersartan etc.).[13,67] Um outro fármaco potencialmente útil é o *alisquireno*, um inibidor direto da renina.[70]

ALFAMETILMETATIROSINA

Bloqueia a síntese de catecolaminas através da inibição da tirosina hidroxilase, enzima-chave no processo de síntese das catecolaminas. Dessa forma, pode reduzir a excreção de catecolaminas em 35 a 80%. Em função dos seus potenciais efeitos colaterais (p.ex., sedação, distúrbios psiquiátricos, sintomas extrapiramidais, urolitíase etc.), geralmente é reservada para o tratamento da hipertensão em pacientes com tumores inoperáveis ou aqueles com metástases (ver adiante). No entanto, pode também ser utilizada no pré-operatório quando as drogas mencionadas anteriormente não tenham permitido um adequado controle da PA.[5,12,67]

A dose inicial é de 250 mg 4 vezes ao dia, podendo ser ajustada a cada 3–4 dias, de acordo com a resposta da PA e os efeitos colaterais. A dose máxima recomendada é de 4 g/dia.[12]

Tratamento da Crise Hipertensiva

Nitroprussiato de sódio (0,5–1 g/kg/min, em infusão contínua EV) deve ser usado para obtenção de uma redução gradual e controlada da PA. Como alternativas, temos a *nifedipina* (10 mg, sublingual) ou o bloqueio não-seletivo alfa$_1$/alfa$_2$ com a *fentolamina* (1 mg em *bolus*, depois por infusão contínua).[67,71]

Manuseio Operatório

Devido à vasoconstrição mantida, os portadores de feocromocitoma podem desenvolver contração do volume intravascular, que se manifesta por hipotensão postural ou elevação do hematócrito. Desse modo, os pacientes correm o risco de apresentar, após a retirada do tumor e conseqüente desaparecimento da vasoconstrição, hipotensão importante e, mesmo, choque hipovolêmico. Para evitar tais complicações, pode-se administrar 1 a 2 L de sangue total no pré-operatório, mas, devido ao risco de infecção pelo vírus HIV, outros expansores plasmáticos são preferíveis.[67,71]

ABORDAGEM CIRÚRGICA

Em um número crescente de centros, tem se realizado a retirada dos FEO por via laparoscópica. Essa técnica, em comparação à cirurgia convencional, possibilita um menor número de complicações pós-operatórias, reduz a permanência hospitalar e permite um retorno mais rápido às atividades físicas habituais.[72–74]

No caso de FEO bilaterais pequenos, para evitar a necessidade de reposição permanente de glicocorticóides e mineralocorticóides imposta pela adrenalectomia bilateral total, pode-se realizar a ressecção laparoscópica seletiva do tumor, poupando-se o córtex adrenal. Tal procedimento tem se revelado bem-sucedido em vários pacientes, com 65–100% deles prescindindo da reposição de glicocorticóides. No entanto, a taxa de recidiva tumoral varia de 10 a 25%.[12,75,76]

CUIDADOS PÓS-OPERATÓRIOS

Quando o tumor é removido, as cifras tensionais habitualmente caem para cerca de 90/60 mmHg. Persistência de hipotensão ou má perfusão periférica pode ser determinada por hemorragia, aumento súbito na capacitância venosa, reposição volumétrica inadequada ou efeitos residuais dos efeitos do bloqueio alfa-adrenérgico pré-operatório. Nesses casos, deve-se fazer expansão volumétrica (solução fisiológica, plasma ou sangue total). Terapia com agentes pressores normalmente não é necessária.[67,71]

Persistência da hipertensão por mais de 2 semanas deve levantar a suspeita da existência de tecido tumoral residual ou metástases. Após a queda inicial da PA pode ocorrer nova elevação da mesma (que se normaliza dentro de poucas semanas), sem se fazer acompanhar de sintomas de estimulação adrenérgica. Se a PA permanecer elevada e o paciente assintomático, deve-se considerar uma outra causa para a hipertensão (p.ex., hipertensão essencial ou renovascular).[12,71]

Hipoglicemia pode ocorrer dentro de várias horas após a cirurgia. Ela é secundária à hiperinsulinemia de rebote, que ocorre quando o efeito inibitório das catecolaminas sobre a secreção da insulina é subitamente interrompido. Mostra-se transitória e pode ser minimizada ou prevenida pela infusão de solução glicosada a 5% nas primeiras 24–48 h do pós-operatório. Deve ser suspeitada nos pacientes com persistente hipotensão resistente aos agentes pressóricos e à reposição de volume, assim como naqueles com recuperação anestésica lenta e/ou letargia ou sonolência persistente após a extubação.[5,77]

Tratamento dos Tumores Malignos

O curso clínico da doença em pacientes com FEO ou paragangliomas (PG) malignos é bastante variável. Embora alguns pacientes morram precocemente por causa de uma doença disseminada, há pacientes que sobrevivem por 20 anos ou mais. Existem relatos em que a metástase foi diagnosticada 20 anos após a retirada da lesão adrenal primária. A taxa de sobrevida em 5 anos, em casos de FEO ou paragangliomas malignos, situa-se entre 40 e 74% (usualmente, < 50%). Os locais mais comuns de metástases são o esqueleto, pulmões, fígado e linfonodos. No momento, não existe uma terapia universalmente efetiva para os tumores malignos de células cromafins. A maioria dos tratamentos são paliativos, mas há uma grande variação na resposta dos pacientes.[4,16]

TRATAMENTO INTERVENCIONISTA

Para os pacientes com metástases de FEO ou paragangliomas, a meta principal do tratamento é conseguir redução tumoral e controlar a hipertensão. Grandes feocromocitomas malignos podem ser descomprimidos cirurgicamente para alívio dos sintomas e controle dos níves pressóricos. Contudo, a cirurgia raramente é curativa. Isso decorre da presença freqüente de metástases a distância, sobretudo no esqueleto (70%). Em casos excepcionais, quando as metástases se restringem ao fígado e não são cirurgicamente ressecáveis, transplante tem sido tentado.[2,4,10,16]

Redução tumoral também pode ser alcançada através de outras técnicas intervencionistas. *Embolização seletiva transcateter* causa uma completa, mas temporária, isquemia distal ao ponto de injeção do material de embolização e priva as metástases neuroendócrinas do seu principal fornecimento de sangue e de oxigênio. Esse procedimento deve ser realizado após rígido bloqueio farmacológico, para evitar riscos decorrentes da liberação de catecolaminas pelos tumores. A estratégia isquêmica pode também ser empreendida pelo uso de *quimioembolização*, isto é, a combinação de administração intra-arterial de quimioterapia utilizando óleo iodado, doxorrubicina e partículas de Gelfoam. *Perfusão hipertérmica* do fígado com drogas citotóxicas tem sido usada em alguns centros, em casos de metástases hepáticas. Dentre as alternativas para a ressecção cirúrgica, incluem-se *radioterapia* (eficaz para dores ósseas), *crioablação* e *ablação com radiofreqüência*.[4,16,77-79]

TRATAMENTO MEDICAMENTOSO

Pacientes com tumores malignos não-ressecáveis ou com metástases podem ser manuseados clinicamente por períodos prolongados, sob tratamento com fenoxibenzamina ou prazosina e propranolol. Se os efeitos catecolaminérgicos não forem controlados, o inibidor da tirosina hidroxilase *alfametilmetatirosina* pode ser eficaz (250–1.000 mg, 4 vezes ao dia).[2,4,16]

TRATAMENTO COM ^{131}I-MIBG

O racional para o uso do MIBG radiomarcado na terapia dos FEO e paragangliomas reside na sua habilidade em entrar na membrana celular e ser estocado nos grânulos citoplasmáticos, via transportadores VMA (VMAT 1 e 2).[80] Desde 1984, vários pacientes com FEO e paragangliomas malignos já foram tratados, usando-se diferentes protocolos terapêuticos, que incluem doses únicas ou cumulativas de ^{131}I-MIBG, com uma variável dose total. Os pacientes são selecionados pela demonstração de captação significante do radioisótopo nas cintilografias diagnósticas com ^{131}I-MIBG ou ^{123}I-MIBG. A única limitação desse tratamento é a dose total de radiação a órgãos críticos, como a medula óssea. Aproximadamente, 60% das metástases são ávidas por ^{131}I-MIBG.[4,81] Mais recentemente, uma determinação quantitativa da expressão VMAT 1,2 nas peças cirúrgicas tem sido útil na seleção de pacientes apropriados para o tratamento com ^{131}I-MIBG.[81]

Uma elegante revisão de 116 pacientes tratados com 100–300 mCi de ^{131}I-MIBG por curso (dose média de 3,3 doses, a intervalos de 3–14 meses) evidenciou resposta tumoral em 30% dos pacientes, estabilização da doença em 57% e progressão em 13%.[82] A resposta hormonal variou entre 15 e 45%.[82]

Em geral, pacientes com doença limitada têm uma chance aumentada de resposta tumoral. Da mesma forma, metástases de partes moles respondem melhor do que metástases ósseas.[6] As respostas hormonal e sintomática ao ^{131}I-MIBG independem da resposta tumoral.[4,82]

Apesar da alta dose cumulativa, a terapia com ^{131}I-MIBG geralmente é bem tolerada. Os principais *efeitos colaterais* incluem leucopenia e trombocitopenia transitórias. Mielossupressão, infecções e insuficiência hepática (nos pacientes com metástases hepáticas disseminadas) são raramente vistas.[4,82]

TRATAMENTO COM ANÁLOGOS SOMATOSTATÍNICOS RADIOATIVOS

Devido à expressão de receptores da somatostatina em tumores de células cromafins, o uso de radiofármacos baseados nos análogos da somatostatina (p.ex., octreotide e lanreotide) tem sido testado. Vários radiofármacos com diferentes propriedades físicas têm sido aplicados, incluindo ^{111}In-pentetreotide/^{111}In-DOTA-octreotide, ^{90}Y-DOTA-octreotide, ^{177}Lu-DOTA-octreotate, além de ^{111}In e ^{90}Y-DOTA-lanreotide.[83,84] Como no tratamento com ^{131}I-MIBG, apenas os pacientes que apresentem uma elevada captação tumoral à cintilografia (normalmente avaliada com ^{111}In-pentetreotide) vão se beneficiar com essa forma de tratamento. Estabilização ou diminuição da secreção hormonal e do crescimento tumoral têm sido relatadas em 20–25% dos casos.[4,16]

Os efeitos secundários incluem principalmente leucopenia e trombocitopenia. O tratamento com octreotide não marcado geralmente não tem sido muito bem-sucedido, e apenas em alguns pacientes evidenciou-se resposta transitória. Tal fato ocorre porque esses tumores expressam uma baixa quantidade do receptor somatostatínico subtipo 2 (SST2), o tipo de receptor da somatostatina com maior afinidade para os análogos somatostatínicos atualmente disponíveis.[4,84]

TRATAMENTO COM COMBINAÇÕES DE RADIOFÁRMACOS

Uma vez que alguns pacientes têm lesões MIBG-positivas e MIBG-negativas, enquanto algumas lesões negativas podem demonstrar captação na cintilografia com ^{111}In-pentetreotide, é possível que o tratamento combinado usando MIBG radiomarcado e um análogo somatostatínico radiomarcado tenha um efeito sinérgico.[4,6] Embora a combinação de ^{90}Y e ^{177}Lu tenha se revelado mais eficaz do que qualquer radionuclídeo isoladamente, a expressão relativamente baixa do SST2 limita sua potencial aplicação.[84] A combinação de ^{131}I-MIBG e ^{177}Lu-octreotate poderia ser mais favorável e com menos efeitos secundários do que uma única dose elevada de ^{131}I-MIBG, que pode levar a uma mielotoxicidade potencialmente grave.[4] Também é possível que a introdução de análogos somatostatínicos com um mais vasto leque de afinidade pelos receptores da somatostatina, tais como pasireotide, venha a aumentar a aplicabilidade desse tipo de terapia.[4]

QUIMIOTERAPIA

Pode ser considerada quando o tumor for inoperável e/ou na presença de doença residual extensa.[4] A combinação de ciclofosfamida, vincristina e dacarbazina (CVD) pode propiciar remissão parcial e melhora sintomática transitória em até 50% dos pacientes com FEO/PG malignos, embora de curta duração.[85] Como CVD pode induzir crise hipertensiva, o tratamento combinado com α-metitirosina para inibir a síntese de catecolaminas tem sido proposto.[6] Outras opções de quimioterapia, como etoposida e cisplatina, antraciclina mais CVD e citocina arabinosídeo, têm sido empregadas com algum sucesso.[4,16] Finalmente, outros grupos têm sugerido a combinação de lomustina e 5-fluorouracil ou capecitabina para tumores lentamente progressivos; no caso dos tumores rapidamente progressivos, a melhor opção seria a associação de etoposide com uma droga baseada em platinum.[4]

TERAPIAS NOVAS E EMERGENTES

Recentemente, novas terapias antineoplásicas têm sido testadas em pacientes com feocromocitomas malignos. Uma combinação de temozolomida e talidomida propiciou respostas bioquímica e radiológica em 40 e 33% dos casos, respectivamente. No entanto, linfopenia, acompanhada de infecções oportunistas, ocorreu na maioria dos pacientes. Outras possíves opções terapêuticas incluem inibidores da proteína 17-alilamino, (17-demetox—geldanamicina), inibidores da mTOR (p.ex., everolimus), inibidores da tirosina quinase com atividade anti-VEGF, fatores antiangiogênicos, terapia gênica etc.[177]Lu-octreotate tem relativamente poucos efeitos colaterais e pode complementar o efeito do ^{131}I-MIBG para pequenas lesões ou micrometástases.[2,4,10,16]

FEOCROMOCITOMA NA GRAVIDEZ

Feocromocitoma é raro na gravidez, com uma estimada incidência de 0,007%. O diagnóstico é difícil devido à variedade de apresentação e aos sintomas inespecíficos. No entanto, a doença não diagnosticada implica elevada morbidade e mortalidade materno-fetais. O diagnóstico é tipicamente estabelecido pela dosagem urinária de catecolaminas e metanefrinas. A metildopa deve ser descontinuada devido à sua interferência na dosagem das catecolaminas. A RM é o exame de imagem de escolha, já que não implica uso de radiação ionizante. A cintilografia com ^{131}I-MIBG e a TC estão contra-indicadas.[88,89]

Produção de tirosina hidroxilase pela placenta pode resultar em um quadro clínico-laboratorial semelhante ao do feocromocitoma, reversível após o parto.[90]

Feocromocitoma implica elevada mortalidade para gestantes, 58 e 18% nos casos sem e com diagnóstico pré-parto, respectivamente. A cirurgia tipicamente é realizada antes da 20.ª ou da 24.ª semana de gestação. Após esse período, deve-se tentar o tratamento medicamentoso, dependendo do *status* materno, e a cesariana é planejada, seguida da ressecção tumoral. Fenoxibenzamina tem sido usada durante a gravidez, mas ela cruza a barreira placentária e pode resultar em depressão e hipotensão no recém-nascido. Prazosina é uma alternativa mais atraente; no entanto, seu uso prolongado aumenta o risco de morte fetal. Portanto, os bloqueadores dos canais de cálcio (p.ex., nifedipina) podem ser preferíveis para o controle da pressão arterial. Se possível, betabloqueadores devem ser evitados. Propranolol pode causar restrição do crescimento fetal intra-uterino, além de bradicardia, depressão respiratória e hipoglicemia neonatais. Esmolol, um betabloqueador de meia-vida muita curta, é útil durante o parto cesariano para o controle de taquiarritmias atriais graves.[12,68,88,89,91]

PROGNÓSTICO

- Cerca de 75% dos pacientes tornam-se normotensos após a retirada do tumor.[5,68]
- Nos pacientes com feocromocitoma associado a MEN 2A e MEN 2B, o envolvimento da outra adrenal ocorre em 50% dos casos dentro de 10 anos após a adrenalectomia inicial.[12,33]
- Recidiva do feocromocitoma ocorre em 5 a 10% dos pacientes considerados curados pela cirurgia (dosar catecolaminas e/ou metabólitos urinários, anualmente, durante pelo menos 5 anos após a cirurgia).
- A taxa de sobrevida em 5 anos é de 97% para os tumores benignos e 23 a 44% para os malignos.[6,12,33]

CASUÍSTICA DOS AUTORES

Entre 34 pacientes, 24 (70,5%) eram do sexo feminino, e a idade variou de 17 a 50 anos (média de 35,7 anos). Houve um predomínio de acometimento da adrenal esquerda (57% dos casos) e 6 tumores (17,6%) eram bilaterais. Quatro casos (11,7%) foram descobertos ao acaso (incidentalomas adrenais). As principais manifestações clínicas foram cefaléia (100%), hipertensão (91,1%), sudorese (58,8%), palidez (50%), fadiga (50%), tremores (35,2%) e dor abdominal (26,4%). Na detecção dos tumores, a sensibilidade da TC, cintilografia com ^{131}I-MIBG e RM foi de 94, 97 e 100%, respectivamente. Após a cirurgia, 66,6% dos pacientes com hipertensão tornaram-se normotensos.

BIBLIOGRAFIA

1. Tischler AS. Pheochromocytoma and extra-adrenal paraganglioma: updates. *Arch Pathol Lab Med*, 2008; *132*:1272-84.
2. Adler JT, Meyer-Rochow GY, Chen H, *et al*. Pheochromocytoma: current approaches and future directions. *Oncologist*, 2008; *13*:779-93.
3. Pacak K, Eisenhofer G, Ahlman H, *et al*. International Symposium on Pheochromocytoma. Pheochromocytoma: recommendations for clinical practice from the First International Symposium. October 2005. *Nat Clin Pract Endocrinol Metab*, 2007; *3*:92-102.
4. Chrisoulidou A, Kaltsas G, Ilias I, Grossman AB. The diagnosis and management of malignant phaeochromocytoma and paraganglioma. *Endocr Relat Cancer*, 2007; *14*:569-85.
5. Bravo EL, Tagle R. Pheochromocytoma: state-of-the-art and future prospects. *Endocr Rev*, 2003; *24*:539-53.
6. Young WF Jr. Adrenal causes of hypertension: pheochromocytoma and primary aldosteronism. *Rev Endocr Metab Disord*, 2007; *8*:309-20.
7. Gimenez-Roqueplo AP, Lehnert H, Manelli M, *et al.*, on behalf of the European Network for the Study of Adrenal Tumours (ENS@T) Pheochromocytoma Working Group. Phaeochromocytoma, new genes and screening strategies. *Clin Endocrinol*, 2006; *65*:699-705.
8. Bouloux PMG, Fakeeh M. Investigation of pheocromocytoma. *Clin Endocrinol* (Oxf), 1995; *43*:657-64.
9. Zapanti E, Ilias I. Pheochromocytoma: physiopathologic implications and diagnostic evaluation. *Ann NY Acad Sci*, 2006; *1088*:346-60.
10. Grossman A, Pacak K, Sawka A, *et al*. Biochemical diagnosis and localization of pheochromocytoma: Can we reach a consensus? *Ann NY Acad Sci*, 2006; *1073*:332-47.
11. Landsberg L, Young JB. Pheocromocytoma. *In*: Wilson JD, Foster DW (eds). *Williams Textbook of Endocrinology*. 8th ed. Philadelphia: WB Saunders Company, 1992: 668-80.
12. Fitzgerald PA, Goldfien A. Adrenal medulla. *In*: Greenspan F, Gardner DG (eds). *Basic & Clinical Endocrinology*. 57th ed. McGraw-Hill Co, 2004:439-77.
13. O'Riordain DS, Young Jr WF, Grant CS, *et al*. Clinical spectrum and outcome of functional extraadrenal paraganglioma. *World J Surg*, 1996; *20*:916-21.
14. Sambaziotis D, Kontogeorgos G, Kovacs K, *et al*. Intrasellar paraganglioma presenting as nonfunctioning pituitary adenoma. *Arch Pathol Lab Med*, 1999; *123*:429-32.
15. Birrenbach T, Stanga Z, Cottagnoud P, Stucki A. Unexpected metastatic pheochromocytoma — An unusual presentation. *Eur J Intern Med*, 2008; *19*:60-2.
16. Ahlman H. Malignant phaeochromocytoma. State of the field with future projections. *Ann New York Acad Sci*, 2006; *1073*:449-64.
17. Brenner N, Kopetschke R, Ventz M, *et al*. Cushing's syndrome due to ACTH-secreting pheochromocytoma. *Can J Urol*, 2008; *15*:3924-7.
18. Canda AE, Sis B, Sokmen S, *et al*. An unusual mesenteric paraganglioma producing human chorionic gonadotropin. *Tumori*, 2004; *90*:249-52.
19. Mandel M, Saad F, Andrade FG, *et al*. Paraganglioma produtor de prolactina: Relato de dois casos. *Arq Bras Endocrinol Metab*, 2003; *47*(suppl 1):S322.
20. Thomas JE, Rook ED, Kvale WF. The neurologist's experience with pheochromocytoma: a review of 46 cases. *J Urol*, 1974; *111*:715-21.

21. Goldfien A. Adrenal medulla. In: Greenspan F, Strewler G (eds). Basic & clinical endocrinology. 5th ed. Stanford: Prentice-Hall International Inc, 1997:359-402.
22. Rosas AL, Kasperlik-Zaluska AA, Papierska L, et al. Pheochromocytoma crisis induced by glucocorticoids: a report of four cases and review of the literature. Eur J Endocrinol, 2008; 158:423-9.
23. Olson SW, Deal LE, Piesman M. Epinephrine-secreting pheochromocytoma presenting with cardiogenic shock and profound hypocalcemia. Ann Intern Med, 2004; 140:849-51.
24. Kobal SL, Paran E, Jamali A, et al. Pheochromocytoma: cyclic attacks of hypertension alternating with hypotension. Nat Clin Pract Cardiovasc, Med, 2008; 5:53-7.
25. Magalhaes AP, Pastor A, Núñez A, Cosío FG. Ventricular tachycardia as initial presentation of pheochromocytoma. Rev Esp Cardiol, 2007; 60:450-1.
26. Bissada NK, Safwat AS, Seyam RM, et al. Pheochromocytoma in children and adolescents: a clinical spectrum. J Pediatr Surg, 2008; 43:540-3.
27. Ludwig AD, Feig DI, Brandt ML, et al. Recent advances in the diagnosis and treatment of pheochromocytoma in children. Am J Surg, 2007; 194:792-6; discussion on 796-7.
28. Batista RL, Bersh GP, De Napoli G, Breda DJ. Feocromocitoma manifesto por virilização em duas irmãs. Arq Brasil Endocrinol Metab, 2004; 48(suppl 1):S578.
29. Siatelis A, Konstantinidis C, Volanis D, et al. Pheochromocytoma of the urinary bladder: report of 2 cases and review of literature. Minerva Urol Nefrol, 2008; 60:137-40.
30. Zawar VP, Walvekar R. A pheochromocytoma presenting as generalized pigmentation. Int J Dermatol, 2004; 43:140-2.
31. Eng PH, Tan LH, Wong KS, et al. Cushing's syndrome in a patient with a corticotropin-releasing hormone-producing pheochromocytoma. Endocr Pract, 1999; 5:84-7.
32. Sankhla S, Khan GM. Cauda equina paraganglioma presenting with intracranial hypertension: case report and review of the literature. Neurol India, 2004; 52:243-4.
33. Young Jr WF. Endocrine Hypertension. In: Larsen PR, Kronenberg HM, Melmed S, Polonsky KS (eds.). Williams Textbook of Endocrinology. 11th ed. Philadelphia: WB Saunders Co, 2008:505-38.
34. Richard S, Graff J, Lindau J, Resche F. von Hippel-Lindau disease. Lancet, 2004; 363:1231-4.
35. Erem C, Onder Ersöz H, Ukinç K, et al. Neurofibromatosis type 1 associated with pheochromocytoma: a case report and a review of the literature. J Endocrinol Invest, 2007; 30:59-64.
36. Herrera RN, Miotti JA, Fuentes CM, et al. Pheochromocytoma associated with von Recklinghausen neurofibromatosis. Medicina (B Aires), 2007; 67:475-7.
37. Breckenridge SM, Hamrahian AH, Faiman C, et al. Coexistence of a pituitary macroadenoma and pheochromocytoma – a case report and review of the literature. Pituitary, 2003; 6:221-5.
38. Sleilati GG, Kovacs KT, Honasoge M. Acromegaly and pheochromocytoma: report of a rare coexistence. Endocr Pract, 2002; 8:54-60.
39. Roth KA, Wilson DM, Eberwine J, et al. Acromegaly and pheochromocytoma: a multiple endocrine syndrome caused by a plurihormonal adrenal medullary tumor. J Clin Endocrinol Metab, 1986; 63:1421-6.
40. Mallamaci F, Tripepi G, Caridi G. Hyperaldosteronism and simultaneous pheocromocytoma: a puzzle case. G Ital Nefrol, 2002; 19:184-98.
41. Khorram-Manesh A, Ahlman H, Nilsson O, et al. Mortality associated with pheochromocytoma in a large Swedish cohort. Eur J Surg Oncol, 2004; 30:556-9.
42. Mansmann G, Lau J, Balk E, et al. The clinically inapparent adrenal mass: update in diagnosis and management. Endocr Rev, 2004; 25:309-40.
43. Boyle JG, Davidson DF, Perry CG, Connell JM. Comparison of diagnostic accuracy of urinary free metanephrines, vanillyl mandelic acid, and catecholamines and plasma catecholamines for diagnosis of pheochromocytoma. J Clin Endocrinol Metab, 2007; 92:4602-8.
44. Kudva YC, Sawka AM, Young WF Jr. Clinical review 164: The laboratory diagnosis of adrenal pheochromocytoma: the Mayo Clinic experience. J Clin Endocrinol Metab, 2003; 88:4533-9.
45. Lenders JW, Pacak K, Walther MM, et al. Biochemical diagnosis of pheochromocytoma: which test is best? JAMA, 2002; 287:1427-34.
46. Eisenhofer G, Lenders JW, Pacak K. Biochemical diagnosis of pheochromocytoma. Front Horm Res, 2004; 31:76-106.
47. Eisenhofer G, Kopin IJ, Goldstein DS. Catecholamine metabolism: a contemporary view with implications for physiology and medicine. Pharmacol Rev, 2004; 56:331-49.
48. Sawka AM, Jaeschke R, Singh RJ, Young Jr WF. A comparison of biochemical tests for pheochromocytoma: measurement of fractionated plasma metanephrines compared with the combination of 24-hour urinary metanephrines and catecholamines. J Clin Endocrinol Metab, 2003; 88:553-8.
49. Václavík J, Stejskal D, Lacnák B, et al. Free plasma metanephrines as a screening test for pheochromocytoma in low-risk patients. J Hypertens, 2007; 25:1427-31.
50. Giovanella L, Squin N, Ghelfo A, Ceriani L. Chromogranin A immunoradiometric assay in diagnosis of pheochromocytoma: comparison with plasma metanephrines and 123I-MIBG scan. Q J Nucl Med Mol Imaging, 2006; 50:344-7.
51. Algeciras-Schimnich A, Preissner CM, Young WF Jr, et al. Plasma chromogranin A or urine fractionated metanephrines follow-up testing improves the diagnostic accuracy of plasma fractionated metanephrines for pheochromocytoma. J Clin Endocrinol Metab, 2008; 93:91-5.
52. Eisenhofer G. Editorial: biochemical diagnosis of pheochromocytoma— is it time to switch to plasma-free metanephrines? J Clin Endocrinol Metab, 2003; 88:550-2.
53. Eisenhofer G, Goldstein DS, Walther MM, et al. Biochemical diagnosis of pheochromocytoma: how to distinguish true- from false-positive test results. J Clin Endocrinol Metab, 2003; 88:2656-66.
54. Singh RJ. Advances in metanephrine testing for the diagnosis of pheochromocytoma. Clin Lab Med, 2004; 24:85-103.
55. Bílek R, Safarík L, Ciprová V, et al. Chromogranin A, a member of neuroendocrine secretory proteins as a selective marker for laboratory diagnosis of pheochromocytoma. Physiol Res, 2008; 57 (suppl 1): S171-9.
56. Canale MP, Bravo EL. Diagnostic specificity of serum chromogranin-A for pheochromocytoma in patients with renal dysfunction. J Clin Endocrinol Metab, 1994; 78:1139-44.
57. Zatelli MC, Torta M, Leon A, et al. Chromogranin A as a marker of neuroendocrine neoplasia: an Italian Multicenter Study. Endocr Relat Cancer, 2007; 14:473-82.
58. Ilias I, Sahdev A, Reznek RH, Grossman AB, Pacak K. The optimal imaging of adrenal tumours: a comparison of different methods. Endocr Relat Cancer, 2007; 14:587-99.
59. Udelsman R, Fishman EK. Radiology of the adrenal. Endocrinol Metab Clin, 2000; 29:27-42.
60. Koch CA. Should (123)I-MIBG scintigraphy be part of the workup for pheochromocytomas? Nat Clin Pract Endocrinol Metab, 2009; 5:76-77.
61. Takasu N, Hayashi M, Takara M, et al. False-positive 123I-metaiodobenzylguanidine (MIBG) scan in a patient with angiomyolipoma; positive MIBG scan does not necessarily indicate the presence of pheochromocytoma. Intern Med, 2007; 46:1717-21.
62. Khan S, Lloyd C, Szyszko T, et al. PET imaging in endocrine tumours. Minerva Endocrinol, 2008; 33:41-52.
63. Rozovsky K, Koplewitz BZ, Krausz Y, et al. Added value of SPECT/CT for correlation of MIBG scintigraphy and diagnostic CT in neuroblastoma and pheochromocytoma. AJR Am J Roentgenol, 2008; 190:1085-90.
64. Timmers HJ, Wieling W, Karemaker JM, Lenders JW. Baroreflex failure: a neglected type of secondary hypertension. Neth J Med, 2004; 62:151-5.

65. Boutros AR, Bravo EL, Zanettin G, Straffon RA. Perioperative management of 63 patients with pheochromocytoma. *Cleve Clin J Med*, 1990; 57:613-17.
66. Ulchaker JC, Goldfarb DA, Bravo EL, Novick AC. Successful outcomes in pheochromocytoma surgery in the modern era. *J Urol*, 1990; 161:764-7.
67. Lenders JW, Eisenhofer G, Mannelli M, Pacak K. Phaeochromocytoma. *Lancet*, 2005; 366:665-75.
68. Mannelli M. Management and treatment of pheochromocytomas and paragangliomas. *Ann NY Acad Sci*, 2006; 1073:405-16.
69. Tokioka H, Takahashi T, Kosogabe Y, et al. Use of nicardipine hydrochloride to control circulatory fluctuations during resection of a phaeochromocytoma. *Br J Anaesth*, 1988; 60:582-7.
70. Siragy H, Huang J, Lieb DC. The development of the direct renin inhibitor aliskiren: treating hypertension and beyond. *Expert Opin Emerg Drugs*, 2008; 13:417-30.
71. Kinney MA, Narr BJ, Warner MA. Perioperative management of pheochromocytoma. *J Cardiothorac Vasc Anesth*, 2002; 16:359-69.
72. Toniato A, Boschin IM, Opocher G, et al. Is the laparoscopic adrenalectomy for pheochromocytoma the best treatment? *Surgery*, 2007; 141:723-7.
73. Lezoche E, Guerrieri M, Crosta F, et al. Perioperative results of 214 laparoscopic adrenalectomies by anterior transperitoneal approach. *Surg Endosc*, 2008; 22:522-6.
74. Faria EF, Andreoni C, Krebs RK, et al. Advances in pheochromocytoma management in the era of laparoscopy. *J Endourol*, 2007; 21:1303-7.
75. Cheng SP, Saunders BD, Gauger PG, Doherty GM. Laparoscopic partial adrenalectomy for bilateral pheochromocytomas. *Ann Surg Oncol*, 2008; 15:2506-8.
76. Lezoche E, Guerrieri M, Crosta F, et al. Perioperative results of 214 laparoscopic adrenalectomies by anterior transperitoneal approach. *Surg Endosc*, 2008; 22:522-6.
77. Jude EB, Sridhar CB. Prolonged hypoglycaemia following surgical removal of pheochromocytoma. *Postgrad Med J*, 2000; 76:39-40.
78. Ahlman H, Nilsson O, Olausson M. Interventional treatment of the carcinoid syndrome. *Neuroendocrinology*, 2004; 80 (suppl 1):67-73.
79. Takahashi K, Ashizawa N, Minami T, et al. Malignant pheochromocytoma with multiple hepatic metastases treated by chemotherapy and transcatheter arterial embolization. *J Int Med*, 1999; 38:349-54.
80. Fitzgerald PA, Goldsby RE, Huberty JP, et al. Malignant phaeochromocytomas and paragangliomas: a phase II study of therapy with high-dose ^{131}I-metaiodobenzylguanidine (^{131}I-MIBG). *Ann NY Acad Sci*, 2006; 1073:465-90.
81. Kolby L, Bernhardt P, Johanson V, et al. Can quantification of VMAT and SSTR expression be helpful for planning radionuclide therapy of malignant phaeochromocytomas? *Ann N Y Acad Sci*, 2006; 1073:491-7.
82. Loh KC, Fitzgerald PA, Matthay KK, et al. The treatment of malignant phaeochromocytoma with iodine-131 metaiodobenzylguanidine (^{131}I-MIBG): A comprehensive review of 116 reported patients. *J Endocrinol Invest*, 1997; 20:648-58.
83. Kaltsas GA, Papadogias D, Makras P, Grossman AB. Treatment of advanced neuroendocrine tumours with radiolabelled somatostatin analogues. *Endocr Relat Cancer*, 2005; 12:683-99.
84. de Jong M, Valkema R, Jamar F, et al. Somatostatin receptor-targeted radionuclide therapy of tumors: preclinical and clinical findings. *Semin Nucl Med*, 2002; 32:133-40.
85. Averbuch SD, Steakley CS, Young RC, et al. Malignant phaeochromocytoma: effective treatment with a combination of cyclophosphamide, vincristine and dacarbazine. *Ann Intern Med*, 1998; 109:267-73.
86. Kaltsas GA, Besser GM, Grossman A. The diagnosis and management of advanced neuroendocrine tumors. *Endocr Rev*, 2004; 25:458-511.
87. Park JW, Yeh MW, Wong MG, et al. The heat shock protein 90-binding geldanamycin inhibits cancer cell proliferation, down-regulates oncoproteins, and inhibits epidermal growth factor-induced invasion in thyroid cancer cell lines. *J Clin Endocrinol Metab*, 2003; 88:3346-53.
88. Dugas G, Fuller J, Singh S, Watson J. Pheochromocytoma and pregnancy: a case report and review of anesthetic management. *Can J Anaesth*, 2004; 51:134-8.
89. Grodski S, Jung C, Kertes P, et al. Phaeochromocytoma in pregnancy. *Intern Med J*, 2006; 36:604-6.
90. Shah BR, Gandhi S, Asa SL, Ezzat S. Pseudopheochromocytoma of pregnancy. *Endocr Pract*, 2003; 9:376-9.
91. Junglee N, Harries SE, Davies N, et al. Pheochromocytoma in pregnancy: when is operative intervention indicated? *J Womens Health* (Larchmt), 2007; 16:1362-5.

34 Diagnóstico e Diagnóstico Diferencial da Síndrome de Cushing

Lucio Vilar, Manuel Faria, Carlos E. Coelho

INTRODUÇÃO

Síndrome de Cushing (SC) é um termo aplicado ao estado clínico que resulta de exposição prolongada e inapropriada a quantidades excessivas de glicocorticóides livres circulantes. Pode resultar da administração terapêutica prolongada de glicocorticóides (*SC exógena*) ou, bem menos freqüentemente, da hiperprodução crônica de cortisol (*SC endógena*).[1,2] Essa última, cuja avaliação diagnóstica será analisada neste capítulo, apresenta uma incidência anual estimada em 2 a 3 casos novos por milhão de habitantes e tem como causa mais comum um adenoma hipofisário secretor do hormônio adrenocorticotrófico (ACTH).[3]

Desde sua descrição original, feita por Harvey Cushing em 1912, a síndrome de Cushing continua a fascinar os endocrinologistas, permanecendo seu diagnóstico e diagnóstico diferencial como um dos maiores desafios para o endocrinologista. Síndrome de Cushing não-suspeitada ocorre em 2-3% dos pacientes com diabetes mal controlado, 0,5-1% dos hipertensos, 6-9% dos indivíduos com incidentalomas adrenais e 11% daqueles com osteoporose inexplicada e fraturas vertebrais.[3,4]

Contribui para dificultar o diagnóstico da síndrome de Cushing o fato de muitas das suas manifestações clínico-laboratoriais serem observadas em doenças bem mais freqüentes, como obesidade, síndrome dos ovários policísticos e depressão. Em contrapartida, a SC eventualmente se apresenta com alterações clínico-laboratoriais muito sutis que podem facilmente passar despercebidas. Além do mais, o diagnóstico diferencial da síndrome de Cushing dependente do ACTH é freqüentemente complexo, requerendo muita habilidade dos endocrinologistas, patologistas clínicos e radiologistas.[4,5]

ETIOLOGIA

As causas da SC podem ser divididas em duas categorias, de acordo com os níveis do ACTH circulante: ACTH-dependente e ACTH-independente (Quadro 34.1). A maior dificuldade consiste na distinção entre as causas ACTH-dependentes (*doença de Cushing* e *síndrome do ACTH ectópico*), e mesmo em centros com os métodos diagnósticos mais acurados pode-se não chegar a uma definição sobre a fonte produtora de ACTH. Tal fato, por exemplo, aconteceu em 6,3% dos 269 casos de SC ACTH-dependente atendidos em um renomado serviço inglês (Quadro 34.1).[5,6]

Síndrome de Cushing ACTH-dependente

São assim chamados os casos em que o hipercortisolismo se origina da secreção excessiva de ACTH, hipofisária ou ectópica. Em cerca de 80% a 90% das vezes, o fator etiológico é um adenoma de hipófise (doença de Cushing), devendo-se o restante à secreção ectópica de ACTH (Quadro 34.1) ou, bem mais raramente, do hor-

QUADRO 34.1

Etiologia da Síndrome de Cushing em 320 Pacientes Vistos no Hospital de São Bartolomeu, em Londres (1969-1999)

Etiologia	Homens	Mulheres	Total (%)
ACTH-dependentes (84%)			
Doença de Cushing	170	50	220 (83)
Síndrome de ACTH ectópico	16	16	32 (12)
ACTH de origem desconhecida	14	3	17 (6)
ACTH-independentes (16%)			
Adenoma adrenal	20	6	26 (51)
Carcinoma adrenal	12	8	20 (39)
Hiperplasia nodular adrenal	1	4	5 (10)
Total	233	87	320 (100)

Adaptado das Refs. 3 e 4.

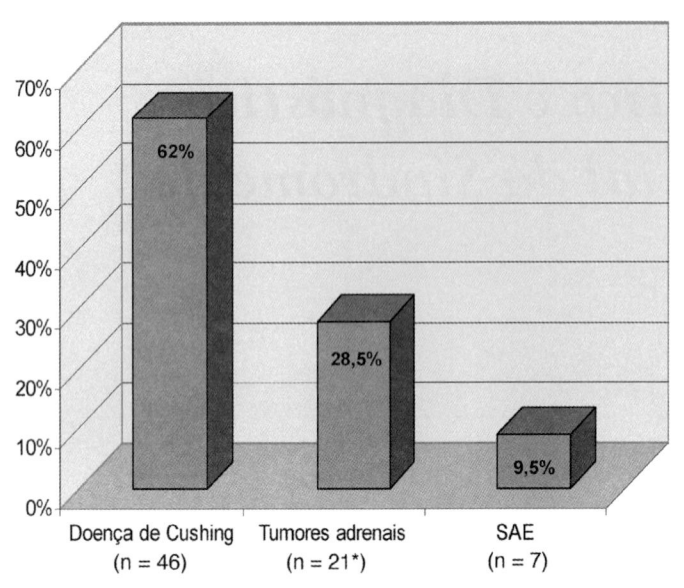

Fig. 34.1 Etiologia da síndrome de Cushing endógena entre 74 pacientes. (SAE = síndrome do ACTH ectópico; *15 adenomas e 6 carcinomas.) (Adaptado da Ref. 7.)

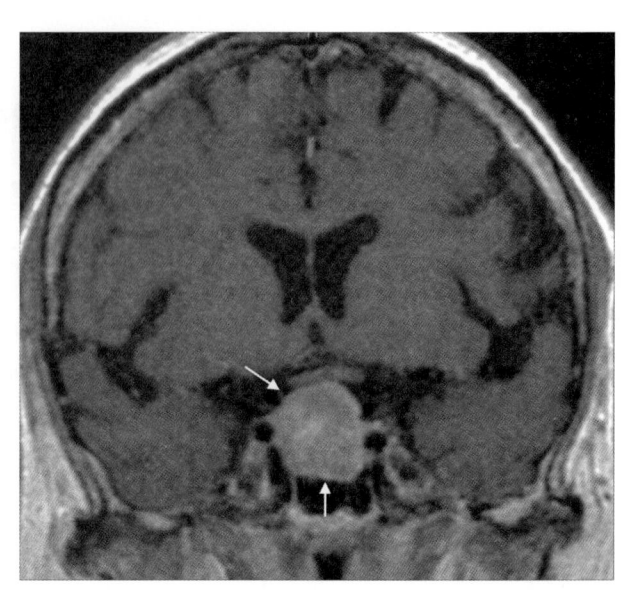

Fig. 34.2 Macroadenomas secretores de ACTH (*setas*) são a causa de apenas 10% a 25% dos casos de doença de Cushing. Na nossa série, entre 46 pacientes com DC, 9 (19,5%) tinham um macroadenoma. (Adaptado das Refs. 7 e 38.)

mônio liberador da corticotrofina (CRH).[2,4] Conforme mencionado, em cerca de 6% dos casos a fonte de secreção de ACTH pode permanecer incerta.[5]

Em todas as séries, a doença de Cushing representa a etiologia mais comum da síndrome de Cushing endógena, seguida das patologias adrenais e da síndrome do ACTH ectópico (SAE).[4-6] Entre 74 pacientes constatamos que a doença de Cushing, os tumores adrenais e a SAE responderam, respectivamente, por 62%, 28,5% e 9,5% dos casos (Fig. 34.1).[7]

DOENÇA DE CUSHING (DC)

Na grande maioria dos casos, a DC resulta de um microadenoma hipofisário secretor de ACTH (diâmetro < 10 mm). Apenas 10% a 25% dos casos são associados a um macroadenoma (Fig. 34.2), enquanto carcinomas são extremamente raros.[2,4,6] A DC geralmente resulta em hiperplasia adrenal bilateral, mas também pode causar hiperplasia macronodular, que, por sua vez, pode ser uni- ou bilateral, e assim ser confundida com tumores adrenais.[5] A DC tem predomínio no sexo feminino (M:H = 8:1), início geralmente entre 20 e 40 anos e uma progressão lenta (vários anos de sintomas). Nos casos pré-puberais há, contudo, maior ocorrência no sexo masculino.[8] Recentemente foi descrito o caso de DC em uma criança de 11 meses com um macroadenoma secretor de ACTH.[9]

Raramente, a DC surge como parte da neoplasia endócrina múltipla tipo 1 (MEN-1), da qual pode ser a manifestação inicial.[10]

SÍNDROME DO ACTH ECTÓPICO (SAE)

SAE responde por 10% a 15% dos casos de síndrome de Cushing. Entre 32 casos, as causas mais comuns em homens e mulheres foram, respectivamente, tumores carcinóides brônquicos e câncer pulmonar de pequenas células ou de células alveolares (Quadro 34.2).[5] Devido ao advento do diagnóstico rápido e da intervenção quimioterápica, a síndrome franca de ACTH ectópico associada ao câncer pulmonar de pequenas células é hoje vista menos comumente pelos endocrinologistas. É provável, entretanto, que esses pacientes representam uma grande coorte que não é encaminhada para avaliação do diagnóstico de SC. Assim, nos dias atuais, carcinóides brônquicos representam a causa mais freqüente de SAE. Outras causas bem documentadas são carcinóides tímicos e, menos comumente, de outros órgãos (vesícula, fígado, intestino delgado, cólon etc.), feocromocitomas e carcinoma medular da tiróide.[5,11] Causas adicionais, bem mais raras, incluem alguns tipos de carcinomas: ilhotas pancreáticas, ovário, próstata, pequenas células da vagina etc.[5,11,12]

SAE causada por carcinoma pulmonar ocorre predominantemente em homens, com maior incidência entre 40 e 60 anos.[4,5,11] Em mulheres com SC ACTH-dependente, a doença de Cushing é cerca de 9 vezes mais comum de que a SAE.[5]

SÍNDROME DO CRH ECTÓPICO

É bastante rara (menos de 1% dos casos de síndrome de Cushing ACTH-dependente), e a maioria dos casos é secundária a carcinói-

QUADRO 34.2

Etiologia da Síndrome de Cushing em 32 Casos de Secreção Ectópica de ACTH

Tumor	N.º de Casos
Tumor carcinóide brônquico	13
Câncer de pulmão de pequenas células	6
Carcinoma medular da tiróide	3
Tumor carcinóide pancreático	3
Tumor carcinóide tímico	1
Tumor carcinóide disseminado	1
Mesotelioma	1
Carcinoma pancreático	1
Carcinoma do cólon	1
Feocromocitoma	1
Carcinoma da vesícula biliar	1

Adaptado da Ref. 3.

des brônquicos, carcinoma medular de tiróide (CMT) e carcinoma prostático.[14,15] A secreção combinada pelo tumor de ACTH e CRH é muito mais comum do que a secreção isolada de CRH.[2] Recentemente foram relatados casos de SC resultante da produção de CRH por um hamartoma hipotalâmico[16] e metástases hepáticas de CMT.[17]

Síndrome de Cushing Não-ACTH-dependente

DISTÚRBIOS ADRENAIS

Distúrbios adrenais primários representam 20% a 30% dos casos da síndrome de Cushing.[4] Geralmente são causados por um adenoma ou carcinoma produtor de cortisol. Essas lesões habitualmente são unilaterais e são facilmente visualizadas através da tomografia computadorizada (TC). A ressonância magnética (RM), nesses casos, não oferece nenhuma vantagem adicional. Causas muito raras de SC de origem adrenal são a hiperplasia nodular pigmentada primária bilateral, a hiperplasia adrenal macronodular, a expressão aberrante de receptores hormonais no córtex adrenal (p.ex., os respectivos receptores do peptídeo inibitório gástrico [GIP], LH/hCG, vasopressina, serotonina etc.), a síndrome de McCune-Albright (SMA) e o complexo de Carney.[18,19] Na SMA, uma mutação na subunidade α da proteína G estimulatória mimetiza uma estimulação constante do córtex adrenal pelo ACTH, resultando em hipercortisolismo e supressão dos níveis do ACTH.[20] Em crianças com síndrome de Cushing, tumores adrenais representam a etiologia mais comum no grupo etário abaixo de 5 anos, com predomínio de carcinomas.[4]

1. *Carcinomas* – Representam 40% do total de casos não-ACTH-dependentes. Geralmente são grandes (> 6 cm) quando diagnosticados, e até 10% são bilaterais. Sua distinção histológica com o adenoma pode ser difícil. Devem ser sempre suspeitados quando o tumor adrenal tiver mais de 6 cm e/ou cursar com hipercortisolismo associado a uma marcante elevação de andrógenos.[5,21]
2. *Adenomas* – Em geral, são lesões pequenas (a maioria é < 3 cm) e constituem cerca de 60% dos tumores adrenais secretores de cortisol. Diferentemente dos carcinomas, tendem a cursar com hipercortisolismo de início mais gradual e menor intensidade e a produzir somente uma classe de esteróides.[5,21]
3. *Hiperplasia adrenal macronodular ACTH-independente (AIMAH)* – Trata-se de uma rara condição, de fisiopatologia heterogênea e também denominada doença adrenocortical macronodular maciça (MMAD), hiperplasia adrenal macronodular autônoma (AMAH), doença adrenal maciça bilateral ACTH-independente (AIMBAD) e doença macronodular gigante.[22]

A maioria dos casos de AIMAH se torna clinicamente manifesta durante a quinta e sexta décadas de vida, uma idade de início mais tardio em comparação com outras causas de síndrome de Cushing. A igualdade de gênero também contrasta com a predominância do sexo feminino na maior parte das causas endógenas CS. AIMAH foi mais freqüentemente relatada como casos esporádicos, porém, ultimamente, tem havido relatos de formas familiares com aparente modo de transmissão autossômica dominante.[22]

A apresentação mais freqüente de AIMAH é síndrome de Cushing clínica ou subclínica. Alguns casos com secreção de cortisol e de mineralocorticóides, cortisol e estrona e apenas andrógenos também foram relatados. Em alguns pacientes, as lesões adrenais são encontradas incidentalmente no processo de investigação radiológica de outra doença. Nesses pacientes, o cortisol e outros hormônios tipicamente não suprimem normalmente após os testes de supressão com dexametasona. Dependendo da extensão de hipersecreção de cortisol, o ACTH plasmático e sua resposta ao CRH tornar-se-ão progressivamente suprimidos na AIMAH.[18,22]

Na AIMAH, as glândulas adrenais podem estar maciçamente aumentadas bilateralmente, com a presença de numerosos nódulos de até 5 cm de diâmetro. No entanto, aumento adrenal difuso sem nódulos também foi descrito.[21,22]

No passado, acreditava-se que a hipersecreção de cortisol na AIMAH era autônoma. Estudos publicados nos últimos anos têm mostrado que a esteroidogênese adrenal na AIMAH e em alguns casos de adenomas unilaterais é regulada por outros hormônios que não o ACTH, como conseqüência da expressão aberrante de seus respectivos receptores no córtex adrenal (ver adiante).[18,22]

4. *Doença adrenal nodular pigmentada primária (PPNAD)* – Trata-se de uma forma muito rara de SC, com um pouco mais de 100 casos descritos na literatura. Tem herança autossômica dominante e se apresenta com uma distribuição bimodal na idade. De fato, embora a maioria dos casos seja diagnosticada na segunda e terceira décadas da vida, em uma substancial proporção de pacientes a doença é detectada na infância precoce (entre 2 e 3 anos). Mutações no gene *PRKAR1A* estão presentes em mais de 60% dos pacientes com PPNAD. Mutações nos genes *PDE11A* e *GNAS1* foram também identificadas em alguns casos.[18,19]

PPNAD caracteriza-se pela presença de pequenas glândulas adrenais com múltiplos e pequenos (< 6 mm) nódulos pigmentados, bilaterais, que, contudo, podem atingir 1–2 cm nos pacientes mais velhos. A forma familiar pode raramente vir isolada, porém mais de 90% dos casos relatados estavam associados ao complexo de Carney.[18,19] Esse último inclui: mixomas cardíacos (72%), mixomas cutâneos (45%), mixomas mamários (42%), tumores testiculares (56%), schwannomas (5%), tumores hipofisários secretores de GH (10%), lesões cutâneas pigmentadas tipo sardas (65%) e PPNAD (45%).[23]

DISTÚRBIOS EXTRA-ADRENAIS

Muito excepcionalmente, transformação adenomatosa de tecido adrenal ectópico é a etiologia do hipercortisolismo.[4] Em caso notável, a lesão se apresentava como um nódulo para-renal esquerdo.[24] Também muito raramente, tumores ovarianos secretores de cortisol podem ser a causa de SC não-ACTH-dependente.[25] Recentemente, foi relatado o caso de síndrome de Cushing devido à produção de cortisol por restos de células adrenais localizados nos testículos.[26]

Outras Considerações Clínicas

ESTADOS DE PSEUDO-CUSHING

Referem-se a certas condições que se manifestam com um fenótipo clínico similar ao da síndrome de Cushing, associado a hipercortisolismo leve ou moderado (ou seja, valor do cortisol livre urinário, no máximo, 3 a 4 vezes o limite superior da normalidade), decorrente da hipersecreção de CRH. As causas mais freqüentes são certas doenças psiquiátricas (síndrome do pânico, ansiedade crônica, psicoses e, principalmente, depressão) e o alcoolismo.[4,27] Para uma adequada distinção diagnóstica, geralmente faz-se necessário tratar ou eliminar o fator indutor do hipercortisolismo. Muitas vezes, pode ser impossível diferenciar, por exemplo, um portador de SC com sintomas depressivos de um indivíduo gordo com depressão endógena. Nesses casos, a resposta à terapia com antidepressivos é de grande utilidade na diferenciação entre as duas condições.[4,5]

SÍNDROME DE CUSHING EXÓGENA (SCE) OU IATROGÊNICA

O uso crônico de glicocorticóides representa a causa mais comum de síndrome de Cushing, devendo ser descartado em qualquer paciente com manifestações cushingóides. Essas últimas tipicamente surgem com doses diárias que excedem 7,5 mg de prednisona, 0,75 mg de dexametasona ou 30 mg de hidrocortisona.[5] Ocasionalmente, o quadro pode surgir devido ao uso prolongado de preparações nasais de glicocorticóides (para o tratamento de rinite alérgica), o que muitas vezes não é referido pelo paciente, por julgar que não se trata de "remédios" (Fig. 34.3).[4] O uso prolongado de colírios com glicocorticóides pode também resultar em SCE.[28] O emprego concomitante de drogas que inibam o citocromo P450 (p.ex., itraconazol) aumenta o risco de SCE durante o uso de glicocorticóides por via oral ou inalatória.[28] SCE foi também descrita em pacientes medicados com acetato de megestrol.[30]

Atenção: Na SCE, devido à supressão do eixo hipotálamo-hipófise-adrenal, encontram-se baixos os níveis séricos de ACTH e cortisol (exceto nos casos decorrentes do uso de hidrocortisona, que interfere com o ensaio do cortisol).[4]

SÍNDROME DE CUSHING CÍCLICA

Por motivos desconhecidos, certos pacientes com síndrome de Cushing ACTH-dependente exibem secreção cíclica de cortisol, que pode flutuar e remitir espontaneamente, por muitos meses e, até mesmo, anos. Os sinais e sintomas da síndrome de Cushing, como miopatia, hipertensão e diabetes, podem oscilar com o nível de cortisol circulante. Essa dinâmica pode causar considerável dificuldade diagnóstica, e, não raramente, são necessárias reinvestigações em várias ocasiões. É crucial que qualquer avaliação diagnóstica apenas seja feita quando a hipercortisolemia estiver presente, de modo que repetidas admissões no serviço de endocrinologia podem ser necessárias.[4,31,32]

SÍNDROME DE CUSHING POR EXPRESSÃO ECTÓPICA DE RECEPTORES HORMONAIS NO CÓRTEX ADRENAL

Trata-se de uma forma de síndrome de Cushing ACTH-independente bastante rara. Geralmente, manifesta-se radiologicamente por hiperplasia macronodular bilateral, mas, eventualmente, um adenoma unilateral pode ser encontrado.[18,22] Na *síndrome de Cushing dependente da alimentação*, as adrenais expressam, de modo aberrante, receptores para o polipeptídeo inibitório gástrico (GIP).[33] Até recentemente, havia aproximadamente 30 casos relatados na literatura.[22] Caracteristicamente, observam-se nessa condição proeminentes picos do cortisol relacionados com as refeições, enquanto os valores pela manhã em jejum tendem a ser normais.[23] Síndrome de Cushing foi também relacionada à expressão ectópica de receptores para catecolaminas, LH/gonadotrofina coriônica humana (hCG), serotonina, leptina, além de receptores beta-adrenérgicos para catecolaminas e, provavelmente, receptores para a angiotensina II.[22,34]

SÍNDROME DE CUSHING SUBCLÍNICA (SCS)

SCS representa uma situação de hipercortisolismo resultante de um adenoma adrenal "silencioso", diagnosticado ao acaso.[4] Em 15 estudos envolvendo 1.520 casos de incidentalomas adrenais, a freqüência de tumores secretores de cortisol variou de 5% a 24% (em média, 8,3%).[35] Dependendo da quantidade de glicocorticóides secretada pelo tumor, o espectro clínico da SCS varia de um ritmo diurno de cortisol discretamente diminuído a completa atrofia da glândula contralateral, com o surgimento de insuficiência adrenal após a retirada cirúrgica da lesão. Os pacientes com a SCS não apresentam os estigmas clássicos do hipercortisolismo, mas têm alta prevalência de obesidade, hipertensão e diabetes tipo 2. Também são comuns aumento do *turnover* ósseo e redução da densidade mineral óssea. Essas alterações freqüentemente melhoram ou revertem após a adrenalectomia. A maior preocupação com esses tumores, entretanto, é o risco do desenvolvimento de insuficiência adrenal aguda no pós-operatório (algumas vezes fatal), caso os pacientes não recebam glicocorticóides.[35–37]

O percentual de pacientes que evoluem para a síndrome de Cushing clássica é incerto, mas muito provavelmente a maioria não o fará. Isso fica bem sugerido pela prevalência significativamente maior da SCS (0,028%) do que da síndrome de Cushing causada por um adenoma adrenal (1,4 por milhão, com uma fase pré-clínica média de 5 anos).[4–6]

ASPECTOS CLÍNICOS

Os sintomas associados à hipercortisolemia incluem ganho de peso, letargia, fraqueza, irregularidades menstruais, perda da libido, hirsutismo, acne, estrias cutâneas purpúricas, hiperpigmentação, depressão e psicose. Problemas associados, como hipertensão e *diabetes mellitus*, são comuns e podem ser o motivo que leva os pacientes a

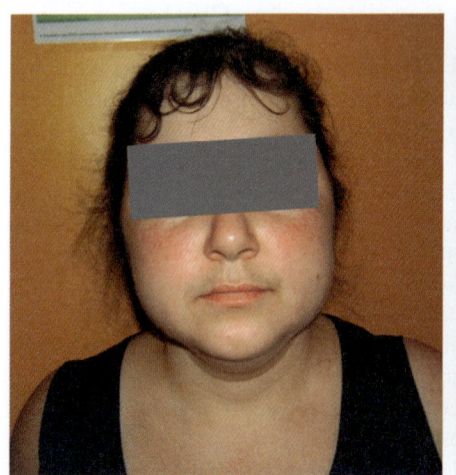

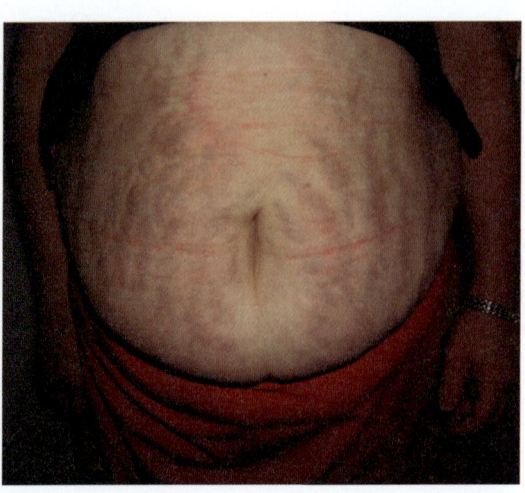

Fig. 34.3 Paciente de 25 anos com queixas de ganho de peso, aumento do volume abdominal e amenorréia há 5 meses; negava o uso de qualquer medicação. Diagnóstico final: síndrome de Cushing secundária ao uso crônico de automedicação para rinite alérgica. Notar a pletora facial e as estrias violáceas largas.

QUADRO 34.3
Freqüência dos Sinais e Sintomas Clínicos da Síndrome de Cushing em 5 Séries de Adultos (1952-1982), Totalizando 284 Pacientes

Sintomas/Sinais	Freqüência (%)	Sintomas/Sinais	Freqüência (%)
Gerais		**Musculoesqueléticos**	
Ganho de peso/obesidade	79–97	Osteopenia ou fratura	48–83
Fraqueza	56–90	**Neuropsiquiátricos**	
Hipertensão	74–90	Depressão ou labilidade emocional	40–67
Fácies arredondada ("de lua cheia")	88–92	Cefaléia	47–58
Edema	48–66	**Disfunção gonadal (%)**	
Giba de búfalo	34–67	Alterações menstruais	69–86
Calvície feminina	13–51	Diminuição da libido (homens/mulheres)	33–100
Anormalidades eletrocardiográficas ou aterosclerose	34–89	Impotência	85
Cutâneos		**Metabólicos (%)**	
Adelgaçamento da pele	84	Tolerância anormal à glicose	35–94
Hirsutismo	64–84	Anormalidades lipídicas	39
Pletora	78–89	Poliúria	30
Estrias	50–64	Nefrolitíase	15
Contusões fáceis	60–77	Alcalose hipocalêmica	17
Acne	21–82		
Cicatrização diminuída das feridas	42		

Adaptado da Ref. 3.

procurar assistência médica.[3,5,38] Necrose asséptica da cabeça do fêmur raramente é vista, mas já foi relatada como manifestação inicial da síndrome.[39] Os sinais associados à síndrome de Cushing são extremamente variados e diferem em sua gravidade, mas muitas vezes são inespecíficos (Quadro 34.3). Sinais como giba de búfalo, obesidade e hirsutismo são discriminadores pobres entre a síndrome de Cushing e os estados de pseudo-Cushing (Fig. 34.4). Entretanto, a presença de equimoses que surjam espontaneamente ou aos mínimos traumatismos (conseqüentes ao adelgaçamento da pele e ao aumento da fragilidade capilar), miopatia proximal (afetando sobretudo os membros inferiores) ou estrias violáceas ou purpúricas mais largas do que 1 cm tornam a possibilidade diagnóstica de síndrome de Cushing bastante provável em paciente com obesidade central (Figs. 34.5 e 34.6).[3,5,38] Osteopenia e osteoporose, especialmente na ausência de outra causa predisponente, podem fornecer uma evidência corroborativa útil do excesso de glicocorticóide (Fig. 34.7).[38] Mais de 70%

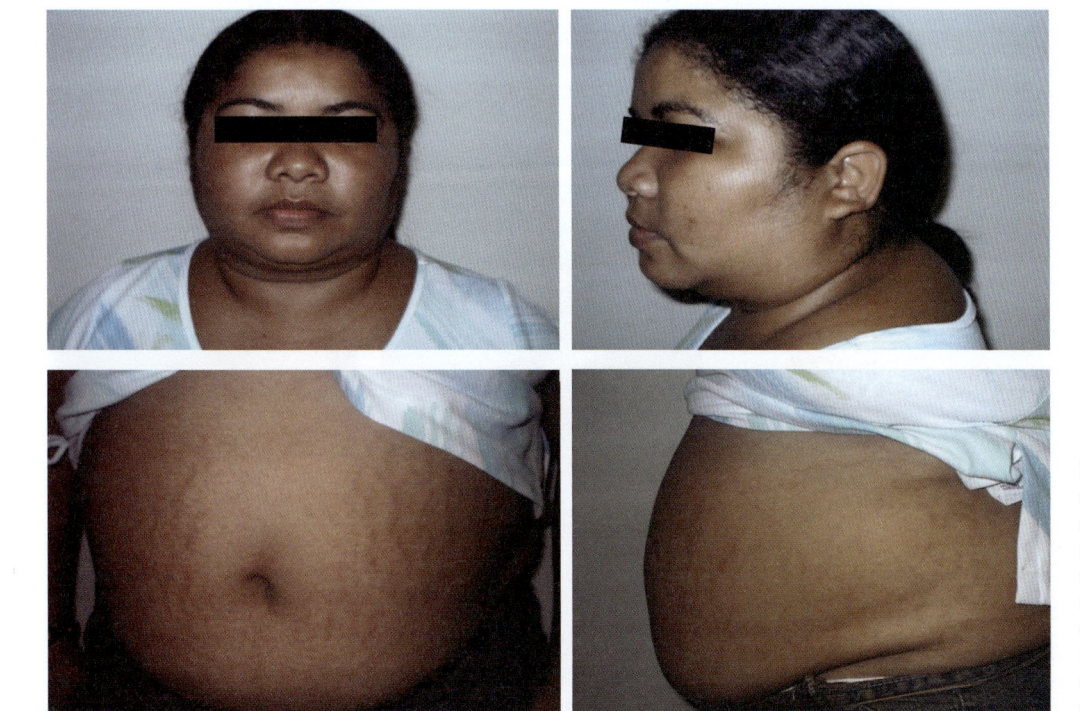

Fig. 34.4 Mulher de 20 anos, com adenoma adrenal secretor de cortisol e queixas de amenorréia e ganho de 15 kg. Notar a "face de lua cheia", o aumento da gordura retrocervical ("giba de búfalo") e a obesidade abdominal. Apesar de freqüentes, esses achados do exame físico são pouco específicos. Notar também a presença de estrias violáceas finas.

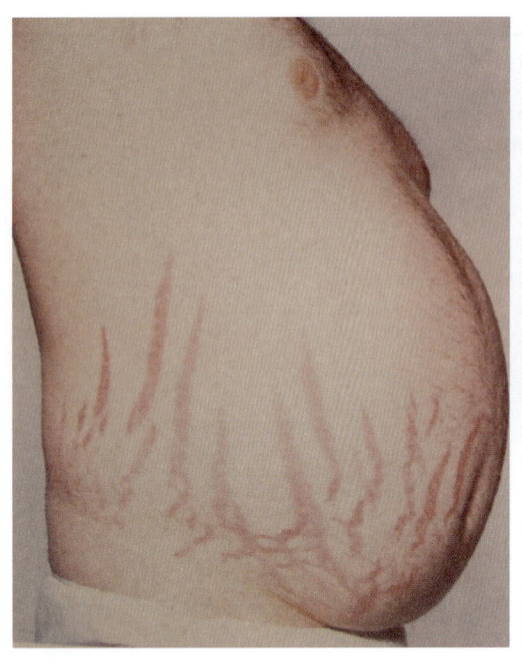

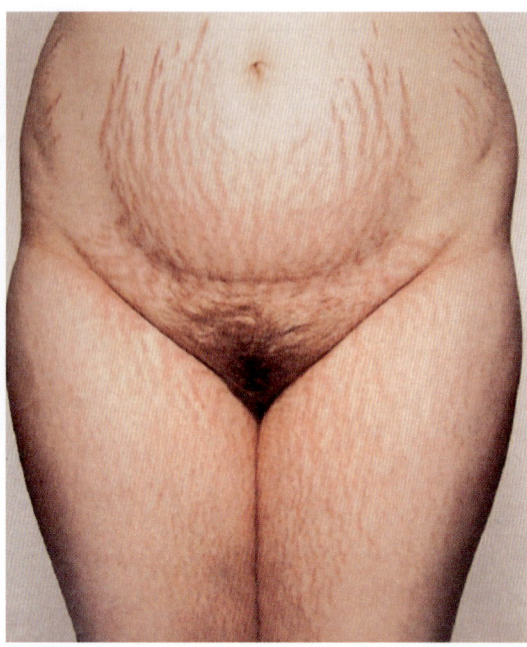

Fig. 34.5 Estrias purpúricas estão presentes em até dois terços dos casos da síndrome de Cushing. Têm maior poder diagnóstico quando são mais largas que 1 cm.

dos pacientes com síndrome de Cushing podem manifestar sintomas psiquiátricos, que variam de ansiedade ou labilidade emocional a depressão ou franca psicose. Tais manifestações psiquiátricas podem ocasionalmente ser a manifestação inicial da síndrome, a exemplo de hiperglicemia, hipertensão, fraturas osteoporóticas ou distúrbios menstruais. Alguns graus de depressão freqüentemente persistem após a cura do hipercortisolismo.[5,13,38]

A miopatia proximal, mais bem demonstrada pedindo-se ao paciente que se levante com os braços cruzados desde uma posição agachada, pode ocasionalmente ser a queixa dominante na doença de Cushing, na ausência de suas alterações fenotípicas clássicas (Fig. 34.8).

Em crianças, as manifestações são, em geral, similares às dos adultos, mas uma característica marcante nesse grupo etário é a importante diminuição da velocidade do crescimento (Quadro 34.4). O hipercortisolismo antagoniza a ação do IGF-I na placa de crescimento, e, assim, síndrome de Cushing deve ser suspeitada em toda criança com história de ganho de peso e retardo do crescimento (Fig. 34.9). Em cerca de 40% dos casos observa-se um quadro de virilização (clitoromegalia, aumento peniano e incremento da pilificação corporal) – resultante da produção excessiva de andrógenos adrenais –, que pode ser a manifestação dominante.[40,41]

Clinicamente, é impossível distinguir a síndrome de Cushing decorrente de um tumor adrenal daquela secundária à doença de

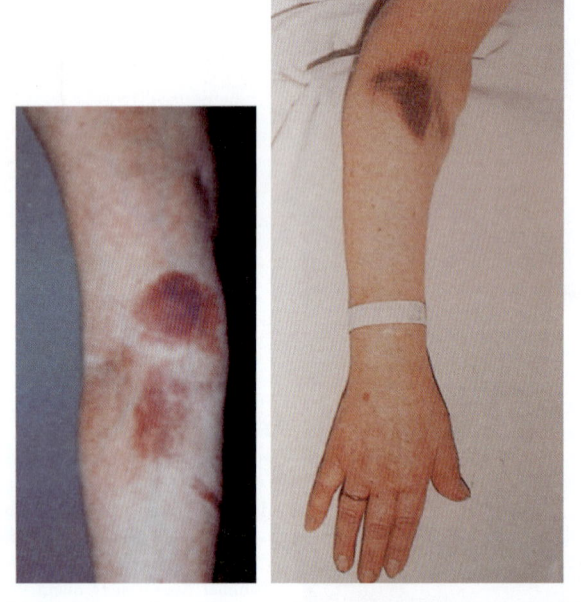

Fig. 34.6 Equimoses de aparecimento fácil (espontaneamente ou aos mínimos traumatismos), a exemplo da miopatia proximal e da osteoporose, são bastante sugestivas da síndrome de Cushing em indivíduos com obesidade central.

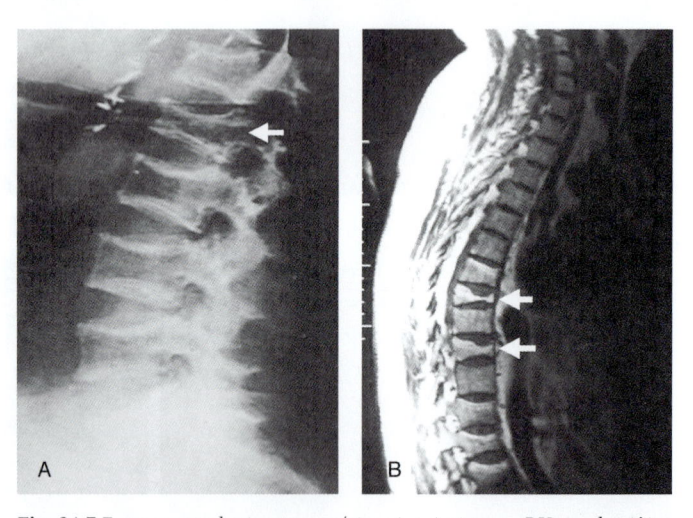

Fig. 34.7 Fraturas vertebrais osteoporóticas (*setas*) vistas ao RX simples (**A**) e à ressonância magnética (**B**).

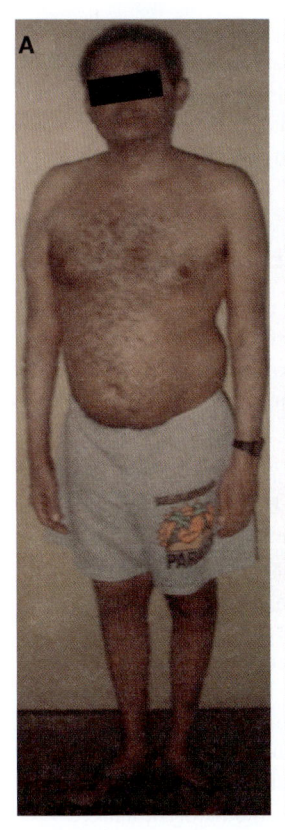

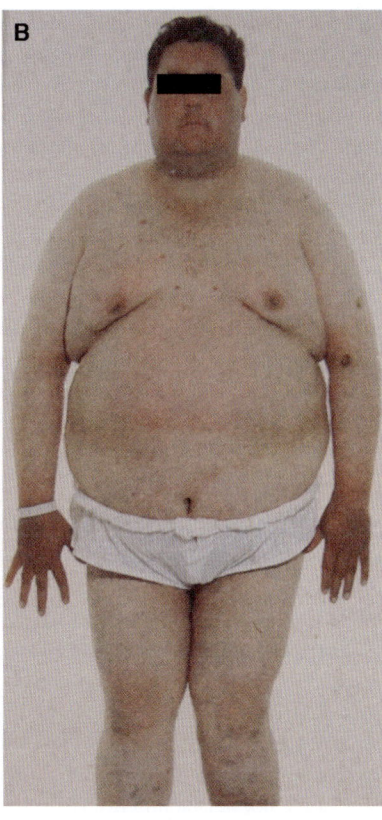

Fig. 34.8 Dois casos da doença de Cushing com manifestações clínicas distintas. Em (**A**) o paciente teve o diagnóstico inicial de *diabetes mellitus* descompensado, com hiperglicemia e perda de 15 kg. Uma intensa miopatia proximal é que levou à suspeita de síndrome de Cushing. Em (**B**), nota-se o fenótipo clássico (*mas não patognomônico*) da síndrome de Cushing, com "face de lua cheia", pletora facial e obesidade em tronco.

QUADRO 34.4
Freqüência dos Sinais e Sintomas Clínicos da Síndrome de Cushing em 2 Séries de Crianças e Adolescentes, Totalizando 71 Pacientes

Sintomas/Sinais	Freqüência (%)
Gerais	
Ganho de peso/obesidade	90–93
Crescimento linear diminuído	80–83
Fraqueza	45–50
Hipertensão	61
Fácies arredondada ("de lua cheia")	58–78
Edema	47–58
Giba de búfalo	20
Idade óssea aumentada	8
Calvície feminina	20
Cutâneos	
Hirsutismo	58–78
Equimose de aparecimento fácil	45–50
Acne	47–58
Cicatrização diminuída das feridas	11
Hiperpigmentação	8–14
Musculoesqueléticos	
Osteopenia ou fratura	48–83
Neuropsiquiátricos	
Labilidade emocional ou depressão	25
Cefaléia	50
Disfunção gonadal	
Alterações menstruais	20–78

Adaptado das Refs. 40 e 41.

Cushing. Da mesma forma, como mencionado, os aspectos cushingóides estão freqüentemente presentes na síndrome do ACTH ectópico (SAE) produzida por tumores de curso mais benigno e lento, como, por exemplo, os carcinóides (Fig. 34.10). No caso da SAE resultante de carcinomas pulmonares de pequenas células, os aspectos cushingóides estão habitualmente ausentes, e tendem a predominar os sintomas e sinais de malignidade (anemia, perda ponderal, anorexia etc.) associados a hipertensão, hipocalemia (presente em 70% a 100% dos casos), fraqueza muscular intensa e hiperpigmentação (conseqüente aos altos níveis circulantes do ACTH). As três últimas manifestações são mais comuns na SAE do que na doença de Cushing. O mesmo se aplica à maior intensidade do hipercortisolismo e dos níveis de ACTH, andrógenos e desoxicorticosterona (DOC). *Em resumo*, os achados sugestivos da SAE incluem sexo masculino, evolução rápida do hipercortisolismo, hipocalemia, hiperpigmentação e níveis de ACTH > 300 pg/mL. Predominância de manifestações de malignidade pode, também, ser vista em pacientes com carcinomas adrenais.[4,5,38]

Nos pacientes com hipercortisolismo leve, as manifestações clínicas podem ser mínimas ou ausentes.[4,5,38] Além disso, recentemente foi relatado o caso de uma paciente com doença de Cushing sem o fenótipo cushingóide, devido a uma conversão defeituosa da cortisona em cortisol e aumento da depuração do cortisol, aparentemente por um defeito parcial na atividade da enzima 11-beta-hidroxiesteróide desidrogenase tipo 1 (11-beta-HSD1).[42]

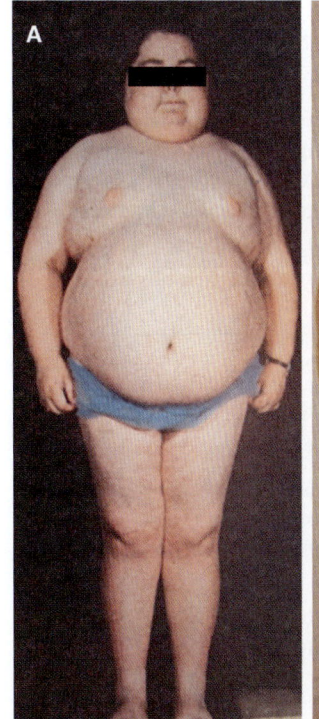

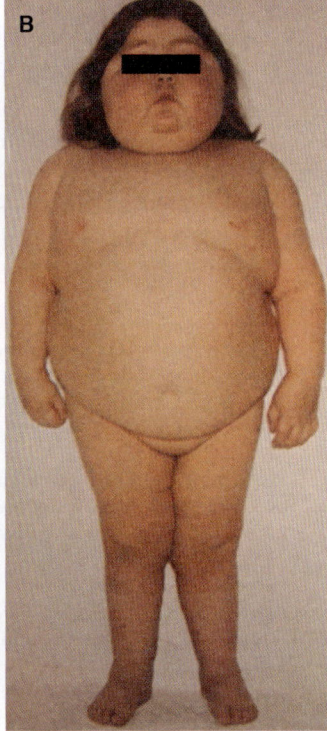

Fig. 34.9 Síndrome de Cushing em crianças causada pelo uso crônico de dexametasona (**A**) e por um carcinoma adrenal (**B**). Ambas apresentavam crescimento deficiente e hipertensão, além da obesidade.

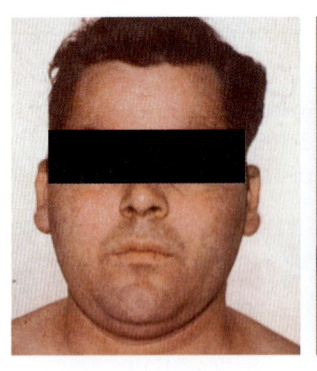

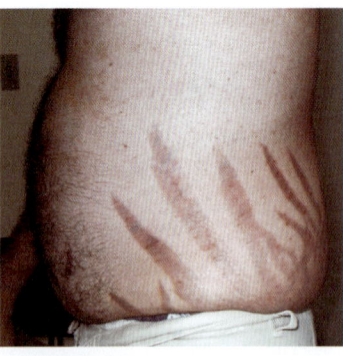

Fig. 34.10 Síndrome de Cushing por tumor carcinóide brônquico secretor de ACTH, clinicamente indistinguível da doença de Cushing (ganho de peso, estrias purpúricas, hipertensão, hipocalemia e fraqueza muscular).

Alterações Bioquímicas

Entre os pacientes com síndrome de Cushing, 20% a 50% têm *diabetes mellitus*, enquanto tolerância alterada à glicose ocorre em 30% a 60%.[5,38,43] Por outro lado, em dois estudos, foi demonstrada a presença de síndrome de Cushing oculta em até 3,5% dos diabéticos gordos com controle glicêmico insatisfatório.[44,45] Dislipidemia – caracterizada por elevação dos triglicerídeos e colesterol LDL, além de redução do colesterol HDL – também é comum na síndrome de Cushing.[31] Recentemente, foi relatado que os níveis de homocisteína são significativamente maiores nos pacientes com síndrome de Cushing ativa do que naqueles em remissão e no grupo controle.[46] Assim, hiper-homocisteinemia certamente deve contribuir para o estado protrombótico e a mortalidade cardiovascular aumentada, característicos da síndrome de Cushing.

DIAGNÓSTICO

Diante da suspeita clínica de síndrome de Cushing, deve-se inicialmente descartar o uso de glicocorticóides. A investigação da síndrome de Cushing endógena inclui duas etapas: confirmação do hipercortisolismo e definição de sua etiologia. Convém salientar que não existe consenso sobre a melhor forma de se conseguirem tais objetivos. No entanto, a maioria dos protocolos de investigação utiliza, no mínimo, dois testes funcionais que enfocam diferentes aspectos da fisiopatologia do eixo hipotálamo-hipófise-adrenal (HHA) (Quadro 34.5). A confirmação do estado de hipercortisolismo precisa ser estabelecida antes de qualquer tentativa para o diagnóstico diferencial. Caso contrário, essa abordagem resultará em diagnóstico equivocado e tratamento inadequado.[4-6]

Confirmação do Hipercortisolismo

Três instrumentos diagnósticos são comumente empregados para estabelecer o diagnóstico de SC: o teste de supressão com doses baixas de dexametasona, dosagem do cortisol à meia-noite (sérico ou salivar) e medida do cortisol livre urinário (em amostra de 24 horas) (Quadro 34.5).

TESTES DE SUPRESSÃO COM DOSES BAIXAS DE DEXAMETASONA (LDDST)

Na síndrome de Cushing há uma perda do *feedback* normal do eixo hipotálamo-hipófise-adrenal. Os testes com dexametasona (DMS) são concebidos para demonstrá-lo, e, nos indivíduos normais, DMS, em quem não é detectada nos ensaios para o cortisol, causa supressão do ACTH e, portanto, do cortisol. Dois tipos de LDDST são mais empregados: 1 mg *overnight* e 2 mg (0,5 mg a cada 6 horas) durante 48 horas (teste de Liddle 1). O teste de 1 mg *overnight* é freqüentemente usado como rastreamento, devido a sua maior simplicidade e por ser facilmente realizado ambulatorialmente.[47-49] O teste de Liddle 1 é geralmente utilizado apenas quando o teste de 1 mg *overnight* mostra-se anormal. Contudo, em alguns serviços, ele é empregado como rastreamento inicial em todos os pacientes.[3-5]

TESTE DA SUPRESSÃO NOTURNA (*OVERNIGHT*) PELA DEXAMETASONA (DMS)

Procedimento

Administra-se 1 mg de DMS às 23 horas por via oral (VO), com dosagem do cortisol sérico (CS) na manhã seguinte, às 8 horas. Em *crianças*, a dose é de 10 µg/kg de peso.

Interpretação

O critério original para a supressão normal era um CS < 5 µg/dL (138 nmol/L).[47] Mais recentemente, esse valor de ponto de corte foi reduzido para 1,8 µg/dL (50 nmol/L), elevando a sensibilidade do teste para 98% a 100%, em alguns estudos.[50] Um CS < 1,8 µg/dL *praticamente* exclui a síndrome de Cushing ativa, mas pode ser visto nos pacientes com hipercortisolismo intermitente.[4]

Comentários

(1) A especificidade do ponto de corte de 1,8 µg/dL é de aproximadamente 80%. Ela se eleva para mais de 95% se o limiar diagnóstico for elevado para 5 µg/dL porém a sensibilidade cai.[3]

(2) Resultados falso-positivos podem ser observados em condições associadas a hipercortisolemia não resultante da síndrome de Cushing (p.ex., obesidade, doenças psiquiátricas, alcoolismo, drogas que elevem a globulina de ligação do cortisol [CBG], liberação insuficiente da DMS na circulação (p.ex., não-ingestão ou uso incorreto da DMS, absorção reduzida da DMS ou aumento de sua depuração hepática), diminuição da depuração renal da DMS (p.ex., insuficiência renal) etc. (Quadro 34.6).[3-5] Diversas drogas diminuem

---

QUADRO 34.5
Exames para o Diagnóstico da Síndrome de Cushing

1. **Confirmação do hipercortisolismo**
   Teste de supressão com doses baixas de dexametasona
   • 2 mg de 6/6 horas, por 48 horas
   • 1 mg *overnight*
   Dosagem do cortisol à meia-noite (sérico ou salivar)
   Dosagem do cortisol urinário livre
2. **Determinação da causa do hipercortisolismo**
   Dosagem do ACTH basal
   Teste do CRH (ou da desmopressina)
   Cateterismo do seio petroso inferior
   Teste de supressão com altas doses de dexametasona
   Exames de imagem (TC, RM, Octreoscan®, cintilografia adrenal, raios-X de tórax etc.)

QUADRO 34.6
Armadilhas na Interpretação dos Testes de Supressão Noturna com Doses Baixas de Dexametasona (DMS)

Resultados falso-positivos (*falta de supressão*)
Hipercortisolemia não-resultante da síndrome de Cushing
    Obesidade*
    Estresse
    Alcoolismo
    Doenças psiquiátricas (anorexia nervosa, depressão, mania)
    Níveis elevados da CBG (estrógenos, gravidez, hipertiroidismo)
    Resistência aos glicocorticóides
Artefatos relacionados com o teste
    Erros de laboratório
    Interferência com o ensaio
Liberação insuficiente de DMS na circulação
    Não-ingestão ou uso incorreto da DMS
    Absorção diminuída (insuficiência renal)
    Aumento da depuração hepática da DMS (rifampicina, fenitoína, fenobarbital, carbamazepina, troglitazona)
Diminuição da depuração renal da DMS
    Insuficiência renal crônica

Resultados falso-negativos
Hipometabolismo da DMS
    Hepatopatias crônicas
Hipercortisolismo cíclico

*Sobretudo com o teste de supressão noturna com 1 mg.
CBG = globulina ligadora do cortisol.
Adaptado das Refs. 4 e 73.

---

as concentrações plasmáticas da DMS por induzirem aumento da depuração enzimática hepática da DMS, mediada pelo CYP 3A4 (p.ex., carbamazepina, fenitoína, fenobarbital, rifampicina, álcool, troglitazona etc.). O ideal é que tais fármacos sejam interrompidos antes da investigação. Resultados falso-positivos são vistos em 50% das mulheres que fazem uso de anticoncepcionais orais.[3-5] Os estrogênios orais aumentam a CBG e, portanto, resultam em níveis falsamente elevados de cortisol na maior parte dos ensaios de rotina (que medem o cortisol total, em vez da fração livre).[4,6] Portanto, se for possível, os estrogênios devem ser interrompidos por um período de 6 semanas antes da investigação, com a finalidade de que a CBG possa retornar aos valores basais.[5]

(3) A depuração do cortisol está diminuída na insuficiência renal crônica.[47] O metabolismo e a absorção da DMS, bem como a resposta do cortisol à DMS, foram relatados como normais ou diminuídos em pacientes com IRC.[3] Nessa condição, uma resposta normal do cortisol à supressão com DMS exclui a síndrome de Cushing, porém uma resposta anormal não é diagnóstica.[3] Diminuição da depuração da DMS também ocorre nas hepatopatias crônicas.[3,47]

(5) Na avaliação de respostas falso-positivas e falso-negativas, alguns especialistas advogam a dosagem simultânea do cortisol e DMS para se certificar de níveis plasmáticos adequados de DMS (0,22 μg/dL).[3,5,48] Entretanto, essa abordagem, ainda que desejável, é cara e nem sempre disponível.

(6) Entre 140 obesos (IMC > 30 kg/m^2) submetidos ao teste com 1 mg *overnight*, observamos os seguintes resultados: cortisol < 1,8 μg/dL em 80% dos casos e < 10 μg/dL em 100%.[51] Nos 30 pacientes com síndrome de Cushing, o cortisol pós-supressão revelou-se > 10 μg/dL em 87% e entre 3 e 10 μg/dL em 13% (Fig. 34.11).[51]

TESTE DE SUPRESSÃO COM 2 MG DE DMS (2 MG-LDDST)
Procedimento

Administra-se 0,5 mg de DMS a cada 6 horas, por 2 dias consecutivos, dosando-se o cortisol sérico 6 horas após a última dose. Com instruções por escrito adequadas, esse teste é realizado com segurança, mesmo por pacientes ambulatoriais. Em *crianças*, a dose é de 20 μg/kg/dia.[5,47]

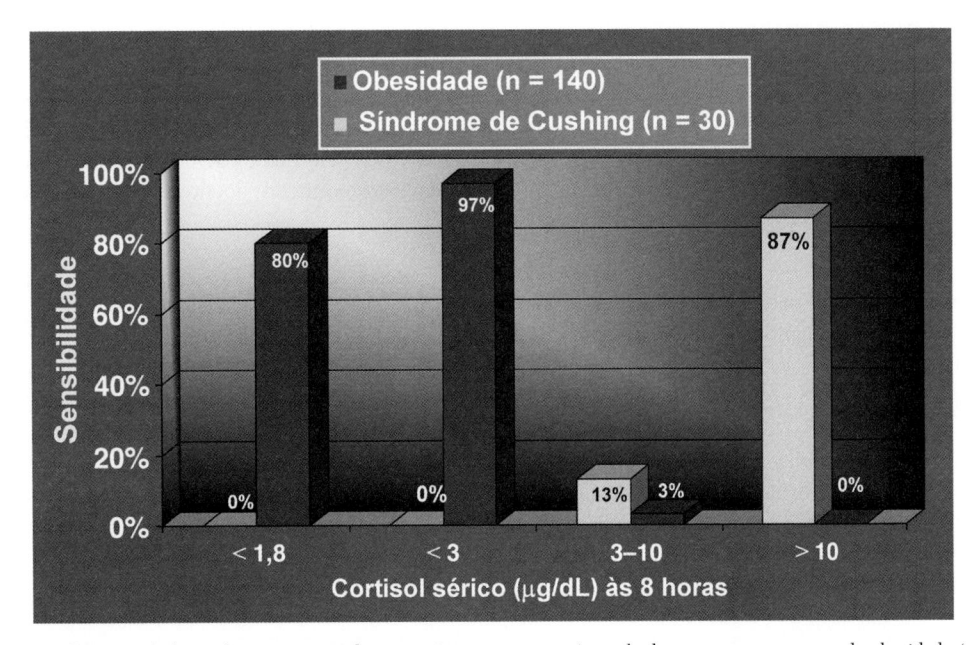

Fig. 34.11 Comportamento do cortisol sérico durante o teste de supressão noturna com 1 mg de dexametasona em casos de obesidade (n = 140) e síndrome de Cushing (n = 30). (Adaptado das Refs. 4 e 51.)

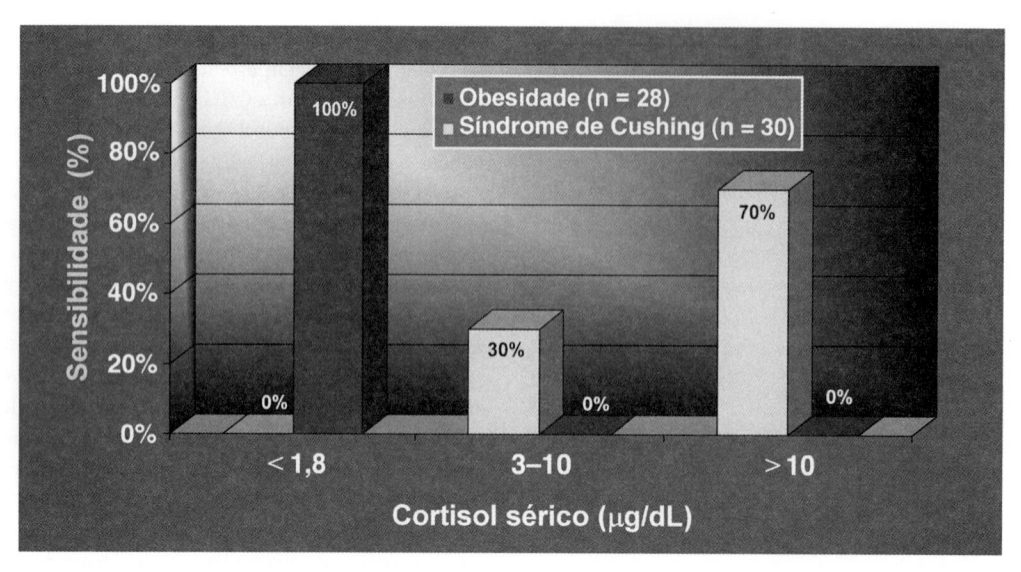

Fig. 34.12 Comportamento do cortisol sérico durante o 2 mg-LDDST/28 h em casos de obesidade (n = 28) e síndrome de Cushing (n = 30) que não suprimiram com teste noturno com 1 mg de DMS. (Adaptado das Refs. 4 e 51.)

Interpretação

Em indivíduos normais, o valor do cortisol sérico cai para menos de 1,8 μg/dL (50 nmol/L).[5,50] Valores maiores são bastante indicativos de síndrome de Cushing; podem, contudo, também ocorrer nos estados de pseudo-Cushing, mas na obesidade, habitualmente não.[4]

Comentários

(1) O 2 mg-LDDST é o melhor teste para a distinção entre obesidade e síndrome de Cushing (100% de especificidade, em nossa experiência) (Fig. 34.12).[30,43] Entre 150 casos de síndrome de Cushing, somente 3 (2%) não tiveram seu cortisol suprimido para menos de 1,8 μg/dL com esse teste.[52] Na revisão de Wood e cols.,[50] supressão do CS para menos de 1,8 μg/dL teve sensibilidade e especificidade de 97% a 100% no diagnóstico da SC. Em algumas séries, resultados falso-positivos (supressão do CS para menos de 1,8 μg/dL) com ambos os LDDST foram observados em 3–8% dos casos de SC.[48]

(2) O 2 mg-LDDST geralmente é reservado para pacientes em que o teste com 1 mg se revele anormal. Entretanto, em poucos centros, ele é realizado como avaliação inicial de todo paciente com suspeita de síndrome de Cushing.[5]

DOSAGEM DO CORTISOL LIVRE URINÁRIO (UFC)

Procedimento

A dosagem do UFC é obtida analisando-se uma amostra urinária de 24 horas, em que é incluída a segunda micção do dia em que a coleta é iniciada até a primeira do dia seguinte.

Interpretação

O UFC de 24 horas fornece um índice integrado do cortisol livre (não-ligado) que circulou no sangue durante esse período. Diferentemente dos níveis do cortisol sérico, que refletem o cortisol total, ligado e não ligado à CBG, o UFC não é afetado por fatores que influenciam a concentração dessa proteína.[5,47]

O UFC encontra-se elevado em 90% a 100% dos casos de síndrome de Cushing, de acordo com vários estudos.[5,38,48] Entretanto, em uma série,[43] 7 de 29 pacientes (24%) com a síndrome comprovada tinham UFC normal, medido por radioimunoensaio (RIA) e cromatografia líquida de alta pressão (HPLC).

Pelo menos 10% a 15% dos pacientes com síndrome de Cushing têm uma de quatro determinações do UFC dentro da variação normal.[54,55] Por isso, se o primeiro exame for normal, diante de um grau de suspeita clínica alto, deve-se realizar a análise de até 2 amostras urinárias adicionais para se evitarem resultados falso-negativos, resultantes de uma doença branda, hipercortisolismo intermitente ou eventuais erros de coleta. Por outro lado, se 3 coletas do UFC de 24 horas forem normais, o diagnóstico de síndrome de Cushing torna-se altamente improvável na ausência de insuficiência renal.[1,54] A creatinina urinária pode também ser dosada para avaliar a adequação da amostra de urina coletada.[55]

Comentários

(1) Níveis leve a moderadamente elevados do UFC podem ser observados em outras condições (Quadro 34.7), como na depressão (em até cerca de 40% dos casos), ansiedade crônica, síndrome dos ovários policísticos (em até aproximadamente 50%), em alcoólatras, na obesidade (em menos de 5% dos casos), em gestantes e em indivíduos cronicamente doentes.[4,5,54] Ingestão excessiva de líquidos

---

QUADRO 34.7

Situações que se Podem Associar a Níveis Elevados do Cortisol Livre Urinário (UFC)

Síndrome de Cushing
Depressão
Síndrome dos ovários policísticos
Alcoolismo
Obesidade
Indivíduos cronicamente doentes
Terapia com carbamazepina e fenofibrato*
Reação cruzada com glicocorticóides exógenos

*Pseudo-elevação (quando UFC é dosado por HPLC).

(≥ 5 L/dia) também aumenta significativamente o UFC.[3,48] Entretanto, valores que excedem 4 vezes o limite superior da normalidade praticamente apenas ocorrem na síndrome de Cushing.[3,31]

(2) Outras *armadilhas* na análise do UFC incluem pseudo-elevação em pacientes em uso de carbamazepina,[55] digoxina[31] ou fenofibrato,[56] quando o UFC é dosado por HPLC, bem como valores falsamente baixos se há insuficiência renal crônica (taxa de filtração glomerular < 60 mL/min), a despeito da existência de hipercortisolismo.[3,4]

(3) Com o radioimunoensaio e ensaios imunométricos, pode haver reação cruzada com glicocorticóides exógenos na dosagem do UFC. Assim, diante da suspeita de uma síndrome de Cushing factícia, a utilização da HPLC pode detectar o glicocorticóide sintético.[55]

(4) Entre 73 pacientes com hipercortisolismo endógeno confirmado, constatamos que 11,5% tinham valores normais do UFC. Os demais testes utilizados, LDDST (1 e 2 mg) e dosagem do cortisol à meia-noite (sérico ou salivar), tiveram sensibilidade diagnóstica de 100%.[38]

DOSAGEM DO CORTISOL SÉRICO À MEIA-NOITE (CSMN)

Interpretação

A secreção do cortisol é caracterizada por uma ritmicidade circadiana. Os níveis plasmáticos de ACTH começam a subir entre 3 e 4 horas da manhã, atingindo o pico entre 7 e 9 horas, quando caem ao longo do resto do dia. Os valores do cortisol sérico espelham tal fato, e os níveis mais altos são às 8–9 horas da manhã, e seu nadir em torno da meia-noite, quando o indivíduo está dormindo, na ausência de estresse. Esse ritmo circadiano está alterado em pacientes com síndrome de Cushing, e a elevação do cortisol sérico no final da noite foi relatada como o mais precoce e mais sensível marcador da enfermidade.[2,46,47]

Newell-Price e cols.[52] foram os primeiros autores a propor esse teste de rastreamento. Eles coletaram amostras de sangue de 150 pacientes com SC e em 20 indivíduos saudáveis, dentro de 5 minutos após serem acordados. O teste atingiu 100% de sensibilidade, usando-se um ponto de corte de 1,8 µg/dL (50 nmol/L), mas a especificidade não foi testada. Mais recentemente, foi demonstrado em estudos maiores que, em pacientes dormindo, valores do CSMN de 1,8 µg/dL e 7,5 µg/dL tiveram especificidade de 20% e 87%, respectivamente.[57]

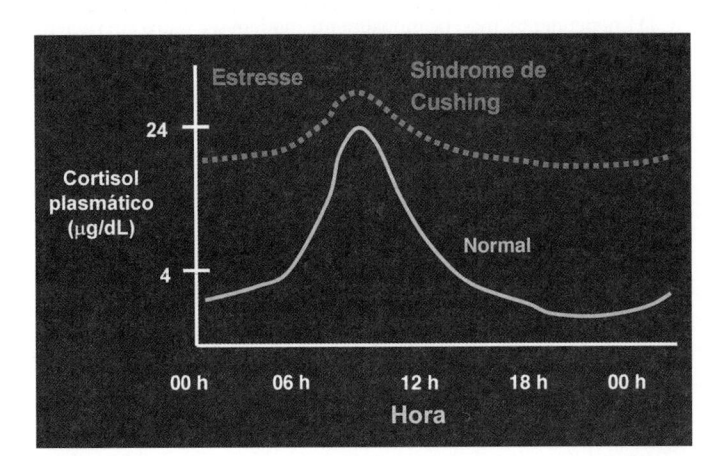

Fig. 34.13 Ritmo circadiano do cortisol. Nos indivíduos normais, o pico do cortisol ocorre em torno das 8 horas da manhã, e seu nadir, próximo à meia-noite. Níveis elevados do cortisol (sérico ou salivar) à meia-noite são encontrados em praticamente 100% dos pacientes com síndrome de Cushing endógena. Contudo, também é visto em situações de estresse e em casos de pseudo-Cushing.

Obter amostras do CSMN quando o paciente está acordado é muito mais fácil. Estudos iniciais sugeriram que, nessa situação, um valor do CSMN > 7,5 mg/dL (> 207 nmol/L) tinha sensibilidade e especificidade > 96%.[58,59] No entanto, quando aplicado a uma coorte de obesos, a especificidade foi de apenas 83%.[60] Em um esforço para melhorar a especificidade, pontos de corte maiores têm sido preconizados, inevitavelmente à custa de uma queda na sensibilidade: valores do CSMN > 8,3–12 µg/dL apresentaram 90–92% de sensibilidade de 90–92%, com especificidade de 96%.[3,61]

Em resumo, a maior utilidade da mensuração de cortisol sérico à meia-noite é excluir a síndrome de Cushing, já que um cortisol não-detectável à meia-noite é uma forte evidência contra a presença da síndrome. Em contrapartida, estando o paciente dormindo, níveis > 7,5 µg/dL são muitos sugestivos da enfermidade (especificidade de 87–100%) e têm sensibilidade de 96–100%.[4,49,51]

Comentários

(1) Para que a dosagem do CSMN seja feita adequadamente, é necessário admissão hospitalar por um período de 48 horas. Com isso, visa-se à restauração do ritmo circadiano normal em indivíduos sem hipercortisolismo e, assim, que se evitem os falso-positivos. Esse é um dos testes mais difíceis de realizar corretamente, e requer que os pacientes sejam instruídos a irem dormir no máximo às 22h30. Para evitar que o CSMN se eleve em decorrência da ansiedade com o teste, recomenda-se que os pacientes sob investigação não sejam avisados de que uma amostra de sangue será retirada. A amostra deve ser colhida, no máximo, 5 minutos após o paciente ter sido acordado (a elevação do cortisol, geralmente, se inicia cerca de 5 minutos após o paciente acordar).[5]

(2) O principal inconveniente da dosagem do CSMN é que ela requer internação por, no mínimo, 48 horas para se evitar o estresse induzido pela internação. Além disso, *resultados falso-positivos* podem ser causados pelo estresse, infecções graves, estados pseudo-Cushing e insuficiência cardíaca.[4,5]

DOSAGEM DO CORTISOL SALIVAR NO FINAL DA NOITE

Interpretação

O cortisol salivar (CSa) está altamente correlacionado com o cortisol livre (biologicamente ativo) plasmático e é independente do fluxo de saliva.[49,62]

A medida do CSa apresenta a vantagem de poder ser realizada ambulatorialmente, evitando-se, assim, o potencial "estresse" da coleta de sangue, o qual ocasionalmente pode determinar pequena elevação do cortisol sérico. Como desvantagens, necessita da implementação de metodologia específica e não permite que se mantenham as amostras estocadas em laboratório para eventuais repetições do exame. Além disso, os valores normais de referências para o CSa variam com o ensaio e devem ser validados para cada laboratório.[4,49,62]

Uma análise crítica de vários estudos, em que o cortisol salivar do final da noite (CSaFN) foi dosado por RIA, indica que níveis confiáveis para segregar estados de pseudo-Cushing da SC variaram 130 a 415 ng/dL (média de 250 ± 104).[49] Portanto, na presença de níveis de CSaFN > 350 ng/dL (> 9,8 nmol/L), o diagnóstico de síndrome de Cushing parece ser bastante provável. Por outro lado, valores < 150 ng/dL (< 4,2 nmol/L) tornariam improvável esse diagnóstico. Entretanto, diante de valores na chamada zona cinzenta (> 150 e < 350 ng/dL), devem-se repetir a dosagem do CSaFN e outros testes de rastreamento.[49]

Acurácia

A dosagem do CSa às 23 horas ou à meia-noite tem se revelado bastante útil como rastreamento da síndrome de Cushing, tanto em crianças como em adultos (sensibilidade de 92–100% e especificidade de 93–100%).[63] Em estudo de 63 pacientes com síndrome de Cushing de etiologias diversas, o ponto de corte de 200 ng/dL (5,52 nmol/L) para o CSa à meia-noite (CSaMN) propiciou sensibilidade e especificidade de 100% e 96%, respectivamente.[64] Níveis > 3,8 ng/mL (10,5 nmol/L) permitiram a completa distinção entre síndrome de Cushing e obesidade (especificidade de 100% e sensibilidade de 93%). Em uma outra série,[65] um CSaMN > 3,5 ng/mL (9,66 nmol/L) foi observado em 97% dos pacientes com síndrome de Cushing, com especificidade de 93%. Em ambos os estudos, o CSaMN e o UFC mostraram-se com acurácia diagnóstica similar. Na nossa experiência, um valor do CSaMN > 8,5 nmol/L teve 100% de especificidade na distinção entre síndrome de Cushing e obesidade.[66] Nesse estudo, os níveis do CSaMN variaram de 13,8–101 nmol/L (média de 27,7) na SC e 0,9–8,5 nmol/L (média de 4,8) entre os obesos.[66] Mais recentemente, evidenciamos que, entre 26 casos de síndrome de Cushing, todos tinham os valores do CSaMN elevados, entre 12,6 e 26,7 nmol/L (média de 18,2 ± 6,1).[38]

A mensuração do CSa pode também ser útil na detecção do hipercortisolismo cíclico ou intermitente, através de sua realização periódica, sobretudo quando o paciente perceber sintomas da doença.[6]

Comentários

(1) Níveis falsamente elevados do CSa podem resultar de estresse antes da coleta e, supostamente, de sangramento gengival (gengivite).[64] As glândulas salivares expressam a 11β-hidroxiesteróide desidrogenase tipo 2 (11β-HSD2), que converte o cortisol biologicamente ativo na inativa cortisona.[67] É teoricamente possível que indivíduos que utilizam alcaçuz ou goma de mascar de tabaco (ambos contêm o ácido glicirrízico, inibidor da 11β-HSD2) possam ter valores falsamente elevados do CSaFN.[3] Foi também mostrado que pacientes que fumam cigarros têm níveis mais elevados do CSaMN de que os não-fumantes.[68] Embora a duração desse efeito não seja conhecida, parece prudente evitar o tabagismo no dia da coleta.[3]

(2) O CSaMN tende a se elevar no final da gravidez.[64] Discreta elevação foi relatada recentemente com a carbamazepina.[69]

(3) Ainda que o CSaFN normal seja útil para excluir a SC, um valor anormal não deve ser considerado isoladamente para estabelecer o diagnóstico da enfermidade. De fato, é importante notar que o ritmo circadiano está embotado em muitos pacientes com doença depressiva e trabalhadores em turnos e pode estar ausente nos pacientes criticamente enfermos.[6,70] Outras populações podem ter uma alta porcentagem de resultados falso-positivos. Por exemplo, em um estudo de homens com idades entre 60 anos ou mais, foi observado que 20% de todos os participantes e 40% dos indivíduos diabéticos hipertensos tinham pelo menos um valor elevado do CSaFN.[71] Usando a parte superior do intervalo de referência de cada ensaio como ponto de corte, Baid e cols.[72] mediram os níveis de cortisol salivar ao deitar em um grande número de indivíduos obesos e encontraram uma especificidade de apenas 85% quando se utilizou RIA, porém uma melhor especificidade (92%) quando espectrometria de massa *tandem* foi empregada.

DEFINIÇÃO DA ETIOLOGIA DO HIPERCORTISOLISMO

Uma vez confirmada a síndrome de Cushing, deve-se partir para a identificação de sua etiologia. Para isso, dispomos de testes basais e testes dinâmicos, além dos exames de imagem (Quadro 34.5). Conforme mencionado, a maior dificuldade diagnóstica consiste na distinção entre a doença de Cushing e a SAE. Entretanto, é preciso atentar para o fato de que aproximadamente 9 entre cada 10 casos de síndrome de Cushing ACTH-dependente dever-se-ão à doença de Cushing. É contra essa probabilidade pré-teste que o desempenho diagnóstico dos testes deve ser julgado. Nenhum exame tem 100% de acurácia diagnóstica, e, assim, vários testes necessitam ser usados para que se chegue à definição sobre a localização da secreção de ACTH.[5,48,73]

Testes Basais

ACTH PLASMÁTICO

Após a confirmação da síndrome de Cushing, o próximo passo é, na vigência de hipercortisolemia, medir o ACTH plasmático. O bom manuseio das amostras é crucial. O ACTH é rapidamente degradado por proteases plasmáticas, à temperatura ambiente, o que pode resultar em valores falsamente baixos. Esses inconvenientes podem ser contornados utilizando-se seringas e tubos plásticos com EDTA, manutenção dos tubos em gelo, com imediata centrifugação em centrífugas refrigeradas, além da necessidade da adição de inibidores de enzimas proteolíticas.[49] Somente devem ser usados ensaios que, de forma confiável, detectem níveis de ACTH < 10 pg/mL. Além disso, devem ser feitas pelo menos duas dosagens do ACTH plasmático para se evitar interpretação equivocada.[31]

Interpretação

O valor normal do ACTH plasmático é de até 46 pg/mL, com o ensaio imunométrico quimioluminescente. Tipicamente, às 8–9 horas da manhã, o ACTH se encontra suprimido (< 10 pg/mL) nos tumores adrenais, elevado na SAE e normal (em até 60% dos casos) ou elevado na doença de Cushing. Níveis de ACTH > 20 pg/mL (4 pmol/L) confiavelmente indicam uma causa ACTH-dependente. Valores entre 10 e 20 pg/mL geralmente resultam também de uma causa ACTH-dependente, mas, ocasionalmente, podem ser vistos em pacientes com tumores adrenais. Nessa situação, costuma-se recomendar uma nova dosagem do ACTH após estímulo com CRH ou desmopressina. Hipercortisolismo intermitente ou leve são os motivos principais do achado de tumores adrenais sem supressão plena do ACTH. Os níveis do hormônio tendem a ser maiores na SAE, e valores > 300 pg/mL são muito sugestivos dessa condição. Contudo, freqüentemente há uma grande superposição nos valores do ACTH em pacientes com DC ou SAE.[4,5,31,38] Além disso, em duas séries recentes, 25/79 (32%)[74] e 0/40 (0%)[75] pacientes com SAE tinham níveis normais de ACTH.

Comentários

(1) Na nossa casuística, os valores encontrados para o ACTH foram os seguintes: 1,5–15 pg/mL (média: 7,4) nos tumores adrenais, 18–260 pg/mL (média: 61,2) na doença de Cushing e 70–1.820 pg/mL (média: 416,5) na SAE. Entre 20 casos de tumores adrenais, ACTH persistentemente > 10 pg/mL apenas ocorreu em 1 paciente (5%).[38]

(2) Diante da detecção de um ACTH < 10 pg/mL (em pelo menos 2 ocasiões), indicativo de hipercortisolismo de origem adrenal,

deve-se fazer avaliação por imagem das adrenais, através de tomografia computadorizada (TC).

POTÁSSIO PLASMÁTICO

Hipocalemia é bem mais freqüente na SAE (presente em, pelo menos, 70% dos casos) do que na doença de Cushing (encontrada em cerca de 10%). Essa diferença deve-se ao fato de que na SAE, habitualmente, os níveis de cortisol circulante são mais altos do que na doença de Cushing. Esses níveis altos saturam a enzima 11β-HSD2, permitindo que o cortisol aja como um mineralocorticóide no rim.[4,5,75] Na nossa série, todos os 7 casos de SAE tinham níveis de potássio baixo (entre 2,3 e 3,3 mq/L).[7,38]

DOSAGEM DE OUTROS PEPTÍDEOS

Em até 70% dos casos, tumores ectópicos ocultos podem expressar e co-secretar um ou mais peptídeos adicionais, como calcitonina, somatostatina, gastrina, peptídeo intestinal vasoativo, polipeptídeo pancreático, glucagon, β-hCG, α-fetoproteína, subunidade-α, enolase neurônio-específica, GHRH, CRH e antígeno carcinoembriogênico. Assim, a dosagem desses peptídeos específicos pode, às vezes, ser útil. A presença de um peptídeo adicional, além do ACTH, não somente aponta para o diagnóstico de SAE, mas também pode ser utilizada como marcador tumoral durante o seguimento.[5,6]

Testes Dinâmicos Não-invasivos

TESTE DE SUPRESSÃO COM DOSE ALTA DE DEXAMETASONA (HDDST)

Os adenomas corticotróficos retêm tipicamente alguma resposta aos efeitos supressivos dos glicocorticóides, enquanto os tumores que causam a síndrome do ACTH ectópico e os tumores adrenais, habitualmente não. Isso forma o racional para o HDDST, também conhecido como *teste de Liddle 2*.[5,47]

Procedimento

No *teste clássico*, administram-se 2 mg VO de DMS, rigorosamente a cada 6 horas, por 48 horas, com uma dosagem do cortisol sérico (CS) basal e outra 48 horas após o início do teste. Como alternativa, existe o teste noturno, em que 8 mg são administrados às 23 horas, em dose única, com dosagem do CS às 8 ou 9 horas da manhã seguinte.[76,77]

Comentário

(1) O HDDST deve ser conduzido com o paciente internado, sob observação cuidadosa, uma vez que uma proporção de pacientes com síndrome de Cushing ativa experimenta, ao receber doses tão grandes de dexametasona, uma deterioração de seu estado psicológico e, em algumas circunstâncias, franca psicose.[5]

Interpretação

Supressão do CS > 50% com relação ao valor basal é indicativa de doença de Cushing, enquanto supressão < 50% é sugestiva de SAE ou tumor adrenal.[4,5,76]

Acurácia

Aproximadamente 80% dos pacientes com DC têm uma queda > 50% nos níveis do CS.[4,5] Macroadenomas secretores de ACTH são menos responsivos. Entre 7 casos, supressão > 50% ocorreu em apenas 3 (43%).[78] Supressão > 50% pode também ser vista muito raramente em pacientes com tumores adrenais, assim como em 10% a 20% dos casos de SAE.[4,47] Se considerarmos apenas os carcinóides brônquicos, esse percentual pode chegar a 33%.[79] De um modo geral, a *sensibilidade* e a *especificidade* do HDDST para o diagnóstico da doença de Cushing situam-se, respectivamente, em 65% a 100% e 60% a 100%.[75,76]

Comentários

(1) Alguns autores têm proposto que o HDDST deixe de ser realizado, já que sua acurácia diagnóstica seria inferior, por exemplo, à probabilidade pré-teste de uma mulher com hipercortisolismo ter doença de Cushing (em torno de 90%).[48,80]

(2) Entretanto, acreditamos que o HDDST ainda pode ser bastante útil na investigação da síndrome de Cushing ACTH-dependente, sobretudo quando analisado juntamente com o teste do CRH ou da desmopressina (ver adiante). Além disso, na nossa experiência, supressão do cortisol sérico > 80% apenas é vista na doença de Cushing (presente em 54% dos casos) (Fig. 34.14).[7,38]

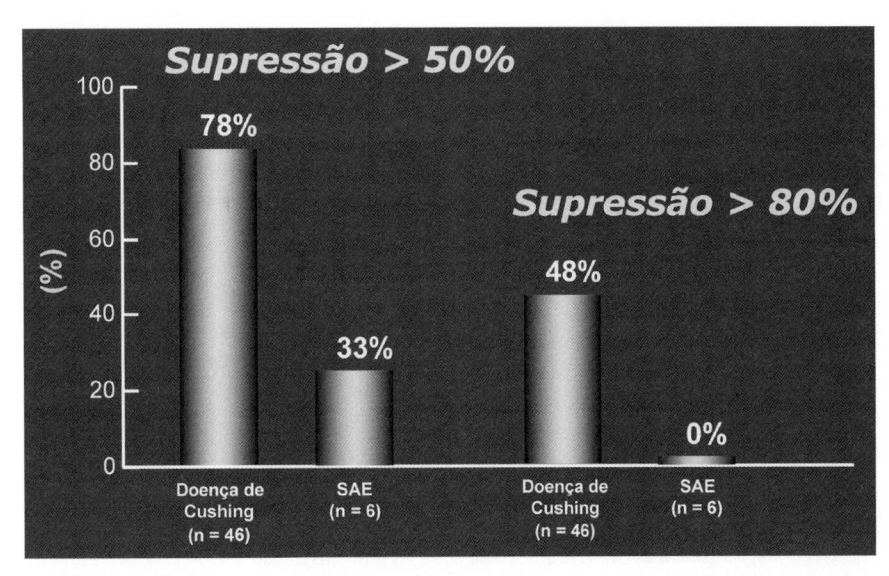

Fig. 34.14 Comportamento do HDDST-8 mg *overnight* em 52 pacientes com síndrome de Cushing ACTH-dependente. (Adaptado da Ref. 7.)

Resultados similares foram observados em um estudo multicêntrico italiano.[81]

TESTE DO HORMÔNIO LIBERADOR DA CORTICOTROFINA (CRH)

Esse teste é baseado no fato de que a grande maioria dos corticotropinomas responde à administração do CRH com uma elevação significativa do ACTH e do cortisol plasmático.[54] Tal resposta é infreqüente com os tumores ectópicos produtores de ACTH. O teste não permite, contudo, distinguir a doença de Cushing dos indivíduos normais.[4,5] Pode ser realizado com CRH ovino (oCRH) ou humano (hCRH); o primeiro apresenta uma resposta mais intensa e persistente, e, portanto, é de maior utilidade no diagnóstico diferencial da síndrome de Cushing.[31,82]

Procedimento

Com o paciente na posição recumbente, e após 2 colheitas de amostras basais para o cortisol e ACTH plasmáticos, por meio de um cateter venoso de demora no antebraço, feitas 15 minutos antes e imediatamente antes do início do teste, administram-se 100 μg (ou 1 μg/kg) de CRH em dose única endovenosa, em bolo. O cortisol sérico e o ACTH plasmático são então medidos após 15, 30, 45, 60, 90 e 120 minutos.[83]

Interpretação

Diferentemente da SAE, na doença de Cushing tipicamente observa-se uma excessiva elevação do CS e ACTH após o CRH. Após a administração de CRH ovino, são indicativos de doença de Cushing uma elevação de 20% ou mais no CS (sensibilidade de 79% a 91%) e pico de 35% ou mais no ACTH (presente em 85% a 93% dos casos) (Fig. 34.15).[4,5,83] Contudo, tal resposta também ocorre em até 15% dos pacientes com SAE.[4,74,75]

Comentários

(1) Na nossa série,[7,38] pico de ACTH > 50% pós-CRH apenas ocorreu na doença de Cushing (sensibilidade de 76%). Comportamento similar foi encontrado em estudo multicêntrico italiano.[81] Contudo, em 2 outros estudos, a especificidade desse achado foi de 90–95%.[73,84]

(2) Utilizando-se hCRH, observou-se que a resposta do cortisol foi mais acurada que a do ACTH (sensibilidade e especificidade de 85% e 100% vs. 70% e 100%, respectivamente).[82] Essa especificidade de 100% foi obtida com critérios de aumento do cortisol de 14% (considerando-se a média nos tempos 15 e 30 minutos) e aumento máximo do ACTH de 105% em relação ao basal.[82]

(3) A combinação do teste do CRH e do HDDST permite maior acurácia diagnóstica. Na nossa experiência, a detecção de ambas, supressão do CS > 50% com o HDDST e resposta excessiva do ACTH ao CRH ou ao DDAVP, apenas ocorreu na doença de Cushing (presente em 63% dos casos) (Fig. 34.16).[7,38] Excepcionalmente, uma resposta similar é vista em pacientes com SAE (presente em 1,2% dos casos de uma série americana).[74]

Tolerabilidade

A administração do CRH é bem tolerada, mas pode causar rubor facial discreto, gosto metálico na boca, náusea ocasional, taquicardia sinusal transitória e, raramente, sensação de dispnéia.[5,54] Pode também resultar em diminuição temporária dos níveis tensionais. Uma rara complicação do teste é a apoplexia hipofisária.[85]

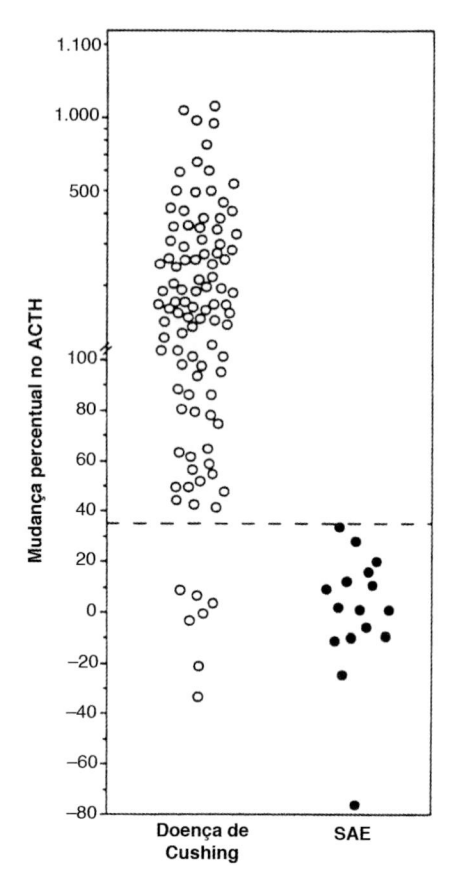

Fig. 34.15 Resposta do ACTH ao teste do CRH (um aumento ≥ 35% a partir da linha de base é indicativo da doença de Cushing, com especificidade de 85% a 100% (SAE = síndrome do ACTH ectópico). (Adaptado da Ref. 83.)

TESTE DA DESMOPRESSINA (DDAVP)

Desmopressina ou DDAVP é um análogo da arginina-vasopressina (AVP) – um outro importante regulador da secreção do ACTH – que tem sido empregado em alguns centros em substituição ao CRH, sobretudo por ser mais barato e mais facilmente disponível.

Procedimento

É similar ao do teste do CRH. O cortisol sérico e o ACTH plasmático são dosados imediatamente antes e 15, 30, 45, 60, 90 e 120 minutos após a administração EV de 10 μg de DDAVP.[86]

Interpretação

Diferentemente da SAE, na doença de Cushing tipicamente observa-se uma excessiva elevação do CS e ACTH após o CRH. Em seguida à administração do DDAVP, são indicativos de DC uma elevação de 20% ou mais no CS (sensibilidade de 79% a 91%) e pico de 35% ou mais no ACTH (presente em 85% a 93% dos casos).[4,5,83] Respostas menores são indicativas de SAE.[4,5]

Acurácia

A administração EV de DDAVP aumenta a secreção de ACTH em 75% a 90% dos pacientes com doença de Cushing e apenas raramen-

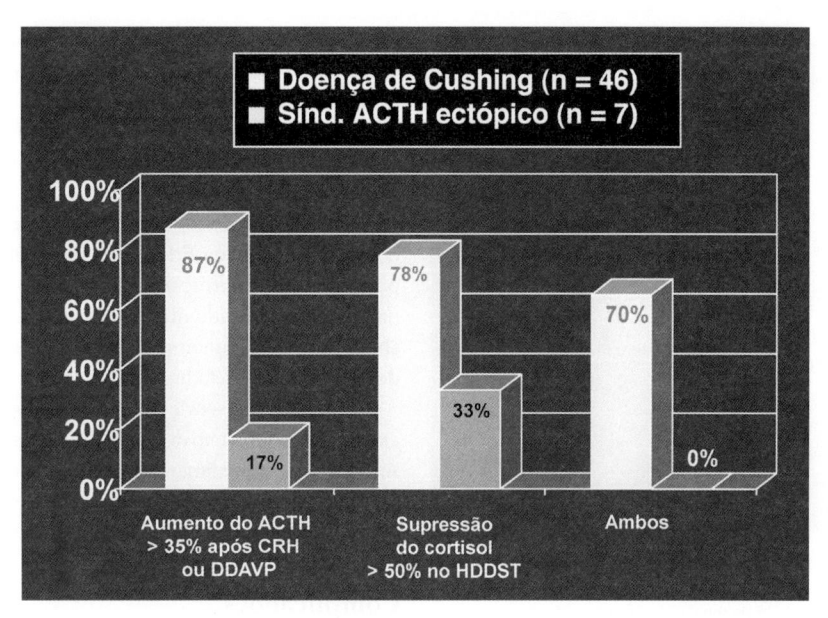

Fig. 34.16 Comportamento do HDDST e do teste do CRH (ou DDAVP) em 53 pacientes com síndrome de Cushing ACTH-dependente. (Adaptado da Ref. 7.)

te em indivíduos normais e naqueles com estados pseudo-Cushing.[4] Entretanto, 20% a 50% dos tumores ectópicos secretores de ACTH respondem ao DDAVP, limitando, assim, sua utilidade na distinção entre doença de Cushing e SAE.[31] O teste do DDAVP pode ser útil na distinção entre doença de Cushing e EPS (ver adiante) e na avaliação pós-operatória da doença de Cushing.[86,87]

Comentários

(1) Na maioria dos estudos, a sensibilidade e especificidade da desmopressina mostraram-se inferiores às do CRH.[5,6,88,89] No entanto, em nossa série, a acurácia dos dois testes foi similar.[7] Além disso, elevação do ACTH > 50% após CRH ou DDAVP apenas ocorreu na DC.[7] Finalmente, a combinação de supressão do cortisol > 50% após o HDDST e incremento ≥ 35% no ACTH após estímulo com CRH ou DDAVP também atingiu especificidade de 100% para doença de Cushing.[7]

(2) Um estudo sugeriu que a combinação do CRH e DDAVP propiciaria maior acurácia diagnóstica do que qualquer um dos testes isoladamente, na distinção entre doença de Cushing e SAE.[5] Contudo, dados mais recentes não ratificaram essa observação.[6,89,90]

(3) Um recente estudo[91] mostrou que, em um número de pacientes com hipercortisolismo, o córtex adrenal responde à estimulação com DDAVP aumentando a síntese de cortisol, mineralocorticóides e androgênios adrenais, sem aumento concomitante do ACTH plasmático. Esse achado sugere a presença de receptores "ectópicos" para DDAVP no córtex adrenal.[91]

OUTROS TESTES

Na doença de Cushing, secretagogos de GH, como a hexarrelina (GHRP-6), são mais potentes que o CRH e a AVP em estimular a liberação do ACTH, sobretudo em pacientes com microadenomas hipofisários.[31] Entretanto, os secretagogos de GH podem também estimular a secreção de ACTH em casos de SAE.[31] Em uma série de 10 pacientes com doença de Cushing, as respostas do ACTH e do cortisol obtidas com GHRP-6 (2 μg/kg EV) e DDAVP foram similares.[92]

Testes Dinâmicos Invasivos

CATETERISMO BILATERAL DOS SEIOS PETROSOS INFERIORES (BIPSS)

O BIPSS é o teste mais confiável na diferenciação entre fontes hipofisárias e não-hipofisárias de ACTH. O efluente hipofisário drena para o interior dos seios petrosos via seios cavernosos, e, portanto, um gradiente entre o valor do ACTH plasmático obtido nesse local e o de uma amostra plasmática periférica simultânea indica uma fonte central de ACTH. Esse seria claramente o caso em indivíduos normais, enquanto naqueles com doença ectópica os corticotrofos hipofisários normais deveriam estar adequadamente suprimidos pelo cortisol sérico circulante, e, portanto, não deveria haver nenhum gradiente. Por esse motivo, é *essencial* que o paciente esteja no ciclo ativo da doença, e em estado de hipercortisolemia, para que o teste seja apropriadamente interpretado. Se há evidências de que o paciente está no "ciclo desligado", o teste deve ser adiado e realizado em uma próxima ocasião.[4-6,89]

Procedimento

O BIPSS é uma técnica altamente invasiva e especializada que envolve a colocação de finos cateteres em ambos os seios petrosos, por via femoral, por um radiologista experiente (Fig. 34.17). A confirmação das posições dos cateteres por fluorografia em duas dimensões é obrigatória para assegurar o sucesso do cateterismo. Colhem-se as amostras basais, administra-se CRH (1 μg/kg EV) e obtém-se amostras adicionais na periférica e no seio petroso após 1, 3, 5, 10 e 20 minutos.[5,89,93] Se o CRH não estiver disponível, pode-se usar o DDAVP (10 μg EV).[94]

Interpretação

Um gradiente entre o ACTH basal central e o ACTH basal periférico > 2:1 ou um gradiente estimulado > 3:1 é indicativo de doença de Cushing (DC). Gradientes menores são indicativos de SAE e raramente vistos na DC.[4,89,93] Como o BIPSS não diferencia, de modo confiável, indivíduos normais ou aqueles com estados de pseudo-

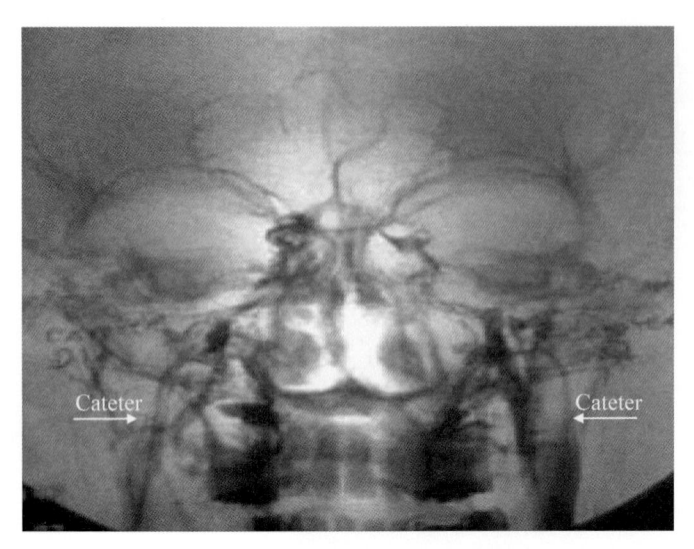

Fig. 34.17 O cateterismo bilateral do seio petroso inferior é o exame mais acurado na diferenciação entre a doença de Cushing e a síndrome do ACTH ectópico (sensibilidade e especificidade de 94%).

cushingóides de pacientes com doença de Cushing, é *essencial* confirmar a presença de hipercortisolismo antes da realização do exame.[4-6]

Acurácia

Nos estudos iniciais, acurácia diagnóstica do BIPSS foi de 100%.[5,89] À medida que o teste se tornou mais difundido mundialmente, casos de resultados falso-positivos e falso-negativos passaram a ser relatados.[95-97] Em estudo multicêntrico italiano,[81] 15% dos pacientes com doença de Cushing tiveram um gradiente pós-CRH < 3:1. Em um renomado centro americano, os resultados de 185 BIPSS foram avaliados retrospectivamente, evidenciando-se que a sensibilidade e a especificidade do teste após CRH foram de apenas 90% e 67%, respectivamente.[85] Mais recentemente, a análise de 14 séries publicadas, totalizando 726 pacientes com doença de Cushing e 112 com SAE submetidos ao BIPSS, detectou 41 resultados falso-negativos e 7 falso-positivos (sensibilidade e especificidade de 94%).[89]

Comentários

(1) *Resultados falso-positivos*, ou seja, gradiente > 3:1 após CRH na ausência de patologia hipofisária, podem ocorrer em pacientes com SAE e secreção cíclica de ACTH, doença de Cushing em fase de normocortisolemia (nessa situação, o teste deve ser adiado e realizado mais tarde) ou naqueles em uso de fármacos que reduzam a cortisolemia (p.ex., cetoconazol). Secreção ectópica de CRH é uma outra possível causa de falso-positivo. Por outro lado, adenomas hipofisários ectópicos, cuja localização mais comum é o seio esfenoidal, respondem de forma similar àqueles situados na sela túrcica.[4,5,31,95-97]

(2) Causas de *resultados falso-negativos* incluem drenagem venosa anômala da hipófise e hipoplasia do seio petroso.[4,5,89]

(3) O BIPSS pode também ser utilizado para definir de que lado da hipófise está o corticotropinoma. Entretanto, nesse contexto, sua eficácia é bem menor. Em 19 séries, a localização correta ocorreu em 50% a 100% dos casos (em média, 78%). Deve-se, portanto, ter cautela se a imagem da ressonância magnética (RM) não for confirmatória.[4,5,89]

(4) Mesmo com profissionais experientes, o cateterismo bilateral do seio petroso inferior, por dificuldades técnicas ou drenagem venosa anômala, não é conseguido em até 12% dos pacientes.[98]

(5) O BIPSS deve apenas ser realizado em centros especializados, uma vez que sua acurácia diagnóstica e suas complicações dependem da experiência do radiologista.[31]

(6) Recentemente, foi sugerido que o uso da prolactina (PRL) como um índice da fidelidade do cateterismo venoso da hipófise pode ajudar a identificar pacientes com doença de Cushing, mesmo na ausência de gradiente central do ACTH durante o BIPSS.[99] Essa abordagem pode funcionar, uma vez que a PRL é produzida em grandes quantidades pela hipófise.[6]

(7) Em alguns serviços, tem-se proposto o *cateterismo das veias jugulares* como alternativa ao BIPSS.[5] Apesar de ser tecnicamente mais simples, esse procedimento tem acurácia diagnóstica um pouco inferior à do BIPSS.[5] O *cateterismo do seio cavernoso*, que dispensa a necessidade de estímulo com CRH, é também menos acurado que o BIPSS.[41]

Complicações

Complicações neurológicas sérias, como acidentes vasculares cerebrais, ocorreram em 1 dentre 508 pacientes (0,2%) da série inicial do NIH.[100] Outros problemas neurológicos já reportados foram sintomas transitórios do tronco cerebral, hemorragia pontina, infarto do tronco cerebral e hemorragia subaracnóidea venosa.[101] Também foi descrito um caso de síndrome de Raymond, caracterizada por isquemia do tronco cerebral com paralisia do nervo abducente e hemiparesia.[102] Complicações neurológicas podem ser evitadas pela interrupção imediata do procedimento e retirada do cateter tão logo surja qualquer sintoma neurológico ou elevação da pressão arterial.[5,101] Outras complicações do BIPSS incluem hematomas na virilha e, menos comumente, arritmias transitórias, tromboembolismo venoso e perfuração da parede do átrio direito. Podem ocorrer em até 20% dos casos.[4,5,97]

Exames de Imagem

HIPÓFISE

A RM é superior à tomografia computadorizada (TC) para imagens da hipófise. Deve ser realizada em todo paciente com SC ACTH-dependente. De acordo com uma revisão de 9 estudos, incluindo 278 pacientes com doença de Cushing, a TC tem sensibilidade e especificidade de, respectivamente, 47% e 74% na identificação de microadenomas hipofisários.[4,5,22] A RM padrão apresenta uma sensibilidade um tanto superior, situando-se entre 50% e 60% (Fig. 34.18).[4,22,31] A RM dinâmica, de uso mais recente, na qual uma aquisição de sinal muito rápida é obtida após a administração de gadolínio, pode revelar um número maior de adenomas corticotrofos. A maioria dos adenomas corticotrofos tem um sinal hipointenso à RM, que não se intensifica com gadolínio. Entretanto, como aproximadamente 5% dos microadenomas hipofisários se intensificam após o gadolínio, imagens pré e pós-contraste são essenciais.[5,22]

Comentários

(1) A baixa sensibilidade diagnóstica da RM e da TC ocorre porque aproximadamente 50% dos adenomas secretores de ACTH têm diâmetro médio de 5,6 mm; alguns são tão pequenos quanto 1–2 mm.[56]

(2) Em um paciente com a apresentação clínica clássica e estudos dinâmicos compatíveis com a doença de Cushing, a presença de uma lesão hipofisária focal (> 6 mm) à RM pode indicar um diagnóstico

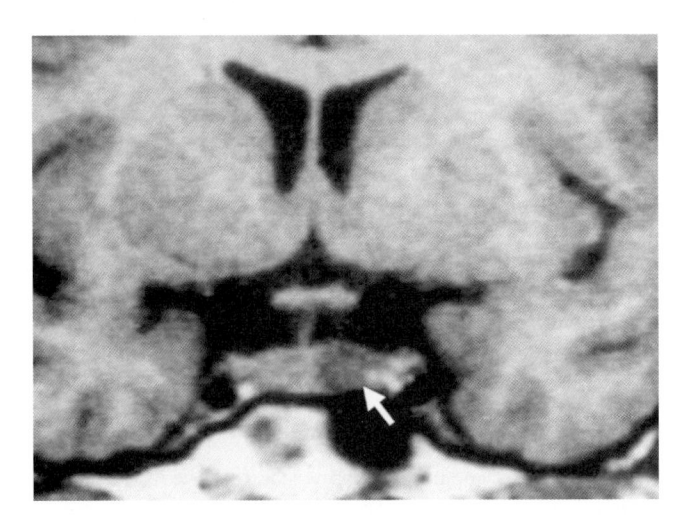

Fig. 34.18 Microadenomas (*seta*) respondem por até 90% dos corticotropinomas, cujo diâmetro médio é de 5 mm. Alguns medem 2–3 mm; por isso, a sensibilidade da ressonância magnética na detecção desses tumores não excede 60%.

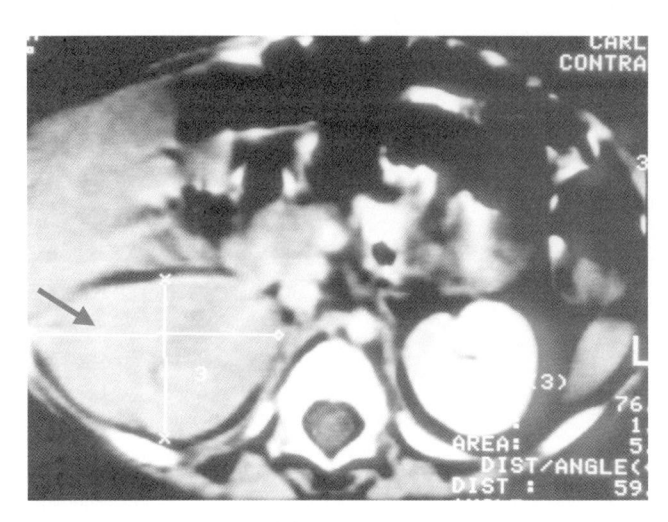

Fig. 34.20 Carcinoma na adrenal direita com 8,2 cm (*seta*) em menina de 3 anos com síndrome de Cushing.

definitivo, tornando desnecessários exames adicionais.[31] Entretanto, é *muito importante* atentar ao fato de que em 10% da população adulta submetida a RM de crânio observa-se um microadenoma (*incidentaloma hipofisário*),[103,104] embora a maioria dessas lesões seja < 5 mm.[31] Da mesma forma, em até 4,4% das TC abdominais detecta-se uma massa adrenal.[35] Por isso, os exames de imagem devem sempre ser interpretados no contexto da avaliação bioquímica previamente realizada. Por outro lado, o achado de um macroadenoma hipofisário (diâmetro > 10 mm) praticamente confirma o diagnóstico de doença de Cushing em um paciente com SC ACTH-dependente, já que, nessa situação, macroincidentalomas são excepcionais.[103]

ADRENAL

A TC permanece como a modalidade de imagem que dá maior resolução espacial para a anatomia adrenal, permitindo a visualização de quase 100% dos tumores produtores de cortisol. Os adenomas geralmente medem < 3 cm, enquanto a grande maioria dos carcinomas mede mais de 6 cm por ocasião do diagnóstico (Figs. 34.19 e 34.20). Nem a TC nem a RM permitem com 100% de certeza a distinção entre adenomas e carcinomas, embora lesões de mais de 6 cm em diâmetro devam ser certamente consideradas malignas.[4,5,22]

Um tumor funcionante secretor de cortisol causará supressão do ACTH plasmático, o que resultará em atrofia tanto do restante da glândula ipsolateral como da adrenal contralateral. Na síndrome de Cushing dependente de ACTH, as glândulas adrenais sofrerão hiperplasia bilateral, com o tamanho refletindo o nível vigente da cortisolemia estimulada pelo ACTH. Contudo, algum grau de nodularidade pode estar presente, gerando, às vezes, uma certa dificuldade na interpretação do exame de imagem. A diferenciação entre hiperplasia macronodular ACTH-dependente e tumores adrenais é facilitada pelo achado, na primeira condição, de qualquer grau de hipertrofia, e não de atrofia, da glândula adrenal contralateral (Fig. 34.21).[4,5,22] Esse é um importante

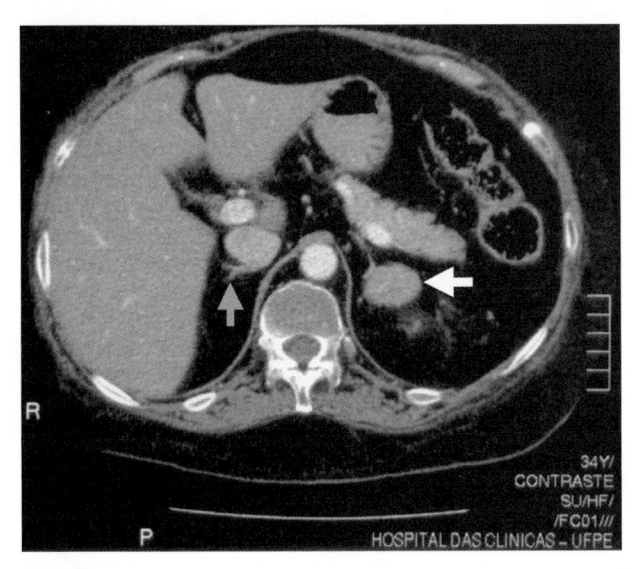

Fig. 34.19 Adenoma na adrenal esquerda (*seta branca*) com 2,3 cm, em mulher que há 3 anos vinha em acompanhamento psiquiátrico devido a grave depressão. Notar a adrenal direita na sua forma habitual, em Y invertido (*seta cinza*).

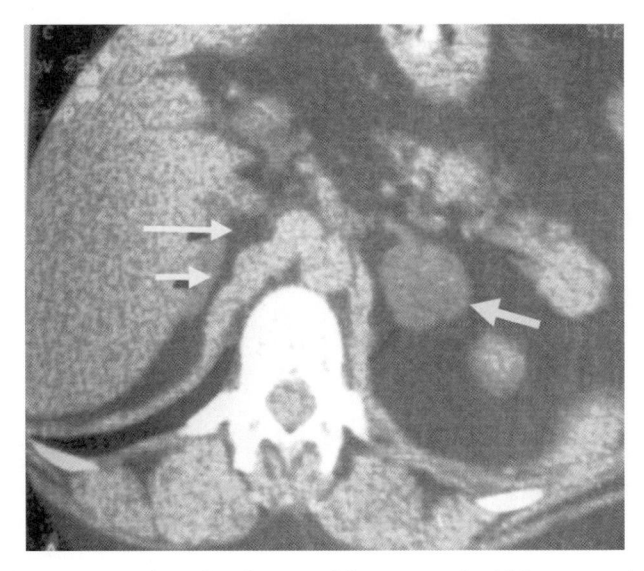

Fig. 34.21 Hiperplasia adrenal macronodular, com grande nódulo na esquerda, simulando um adenoma supra-renal (*setas*). Notar que a glândula contralateral não está atrofiada e que também contém nódulos.

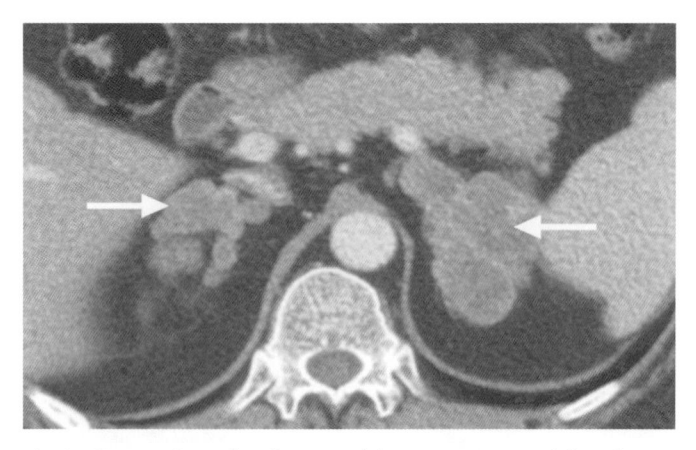

Fig. 34.22 Hiperplasia adrenal macronodular maciça (AIMAH) bilateral (*setas*) em um homem de 50 anos com síndrome de Cushing ACTH-independente.

ponto na decisão da conduta, já que uma terapia direcionada para a hipófise pode ser mais apropriada nessas circunstâncias.

Raramente, hiperplasia adrenal macronodular ACTH-independente maciça (com peso de 69–149 g) pode estar presente, com substituição completa de ambas as glândulas adrenais à TC (Fig. 34.22). Nesses casos, a adrenalectomia bilateral está indicada.[4,22,48]

Recentemente foi descrito o caso de uma paciente com síndrome de Cushing não-ACTH dependente, resultante de adenoma adrenal ectópico, evidenciado à TC como um nódulo para-renal esquerdo, com 3,5 cm.[24] Tal situação é bastante rara.

IMAGEM NA SECREÇÃO ECTÓPICA DE ACTH

Diante da suspeita da SAE, uma TC e/ou RM do pescoço, tórax e abdome devem ser realizadas. O câncer de pulmão de pequenas células ou de células alveolares e os tumores carcinóides brônquicos são as fontes mais comuns de secreção ectópica de ACTH. Embora o primeiro seja usualmente óbvio (visível em cerca de 80% dos casos à radiografia do tórax), os últimos podem mostrar-se extremamente difíceis de serem localizados. Os tumores carcinóides brônquicos são habitualmente muito pequenos na sua origem (< 1 cm), e até 80% deles podem não ser visualizados aos raios-X do tórax. São mais bem detectados através de uma TC helicoidal de alta definição (cuja sensibilidade é de 81% a 89%, nesses casos) e tipicamente se intensificam após a injeção endovenosa de meio de contraste radiográfico (Fig. 34.23). A diferenciação com marcas vasculares no interior do pulmão normal pode, contudo, ser problemática. Uma forma de diferenciá-las dos tumores é examinar o paciente em decúbito dorsal e em posição inclinada. Nessa última, as marcas vasculares tenderão a desaparecer. A RM pode ser melhor do que a TC na detecção de lesões de localização mais central.[4,5,11]

Outros tumores neuroendócrinos secretores de ACTH incluem carcinóides tímicos (Fig. 34.24) ou pancreáticos, neoplasias das ilhotas pancreáticas, carcinoma medular de tiróide, feocromocitomas etc. Tumores carcinóides tímicos associados à SAE são maiores do que 2 cm em diâmetro na apresentação, e são habitualmente revelados facilmente na imagem por TC. Em contraste, somente em torno de 40% são detectados pela radiografia do tórax. Neoplasias de ilhotas pancreáticas causando síndrome de Cushing são freqüentemente grandes na ocasião do diagnóstico, usualmente com metástases (80% visualizados através da TC). Quase todos os feocromocitomas são visualizados pela TC ou RM.[4,5,11] Dosagens de ACTH plasmático obtidas por cateterismo corporal seletivo não se revelaram uma técnica útil na identificação de tumores ectópicos secretores de ACTH.[5]

É importante salientar que uma lesão evidenciada em imagens torácicas ou abdominais na pesquisa da fonte de ACTH ou CRH pode ser não-funcionante. Além disso, a despeito de uma extensa avaliação, vários tumores permanecem ocultos. Alguns carcinóides brônquicos podem levar 5 anos ou mais para se tornarem visualizados pela TC ou RM.[5,22,89]

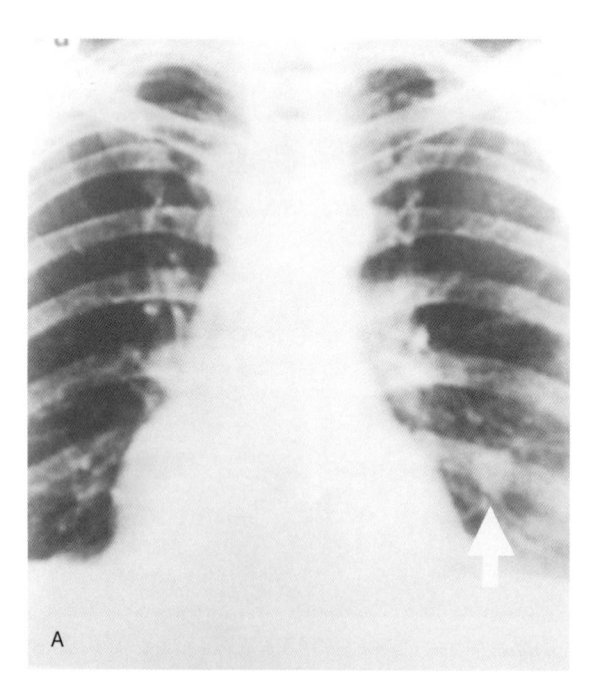

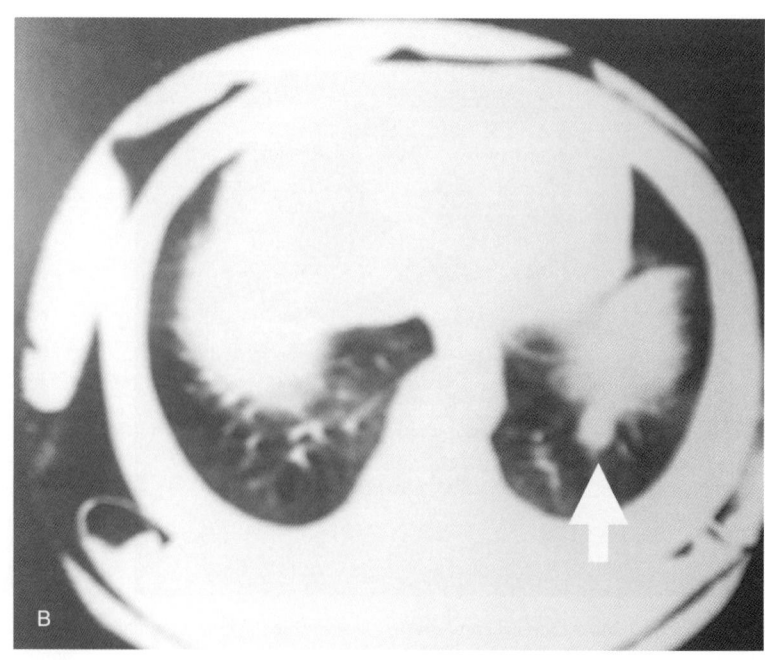

Fig. 34.23 Carcinóide brônquico secretor de ACTH (*setas*) na radiografia simples (**A**) e tomografia computadorizada (**B**).

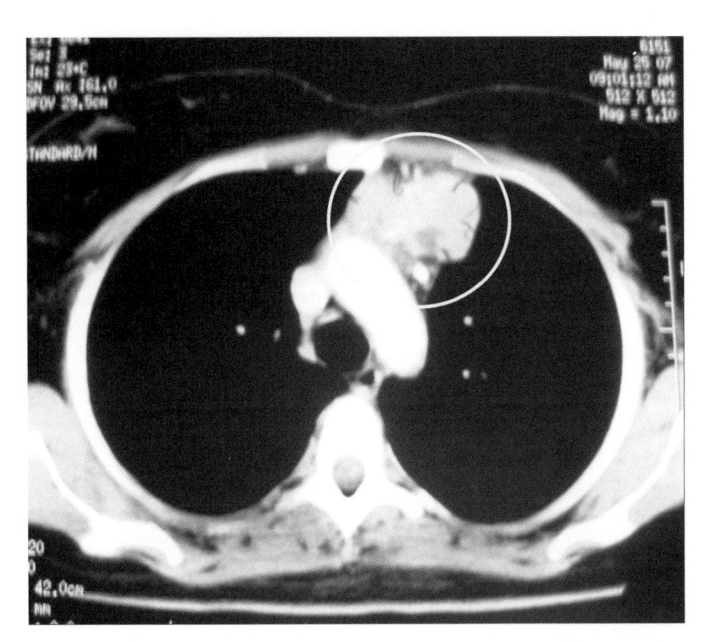

Fig. 34.24 Carcinóide tímico secretor de ACTH com 5,6 cm (*círculo*) à tomografia, em uma paciente que também apresentava incidentaloma hipofisário com 0,3 cm.

Muitos tumores carcinóides, cânceres pulmonares de pequenas células e carcinomas medulares da tiróide expressam receptores para somatostatina e podem ser visualizados em uma cintilografia com ^{111}In-pentetreotida (OctreoScan®).[5,22,89] Esse exame pode ser particularmente útil na detecção de tumores não claramente identificados pela TC ou RM, sobretudo os carcinóides brônquicos ocultos.[31]

Comentários

(1) A sensibilidade diagnóstica média do OctreoScan® na detecção dos carcinóides brônquicos ocultos (CBO) situa-se em torno de 40%, na maioria dos estudos.[4,105–107] Em um estudo recente, o OctreoScan® localizou corretamente a lesão em 3 de 6 CBO; nos casos restantes, a positivação aconteceu após 8, 22 e 27 meses de seguimento.[107] Devido ao custo elevado desse exame e a sua limitada acurácia, ele costuma ser reservado para os casos não definidos pela TC ou RM.

(2) Uma potencial vantagem do OctreoScan® sobre a radiologia convencional é que ele dá informação sobre o corpo inteiro, permitindo a visualização de lesões primárias ou metastáticas no abdome, tórax, pescoço ou crânio. Também fornece informação sobre o *status* funcional do tumor; ou seja, uma cintilografia positiva aponta para a presença de receptores somatostatínicos no tumor, o qual poderá, eventualmente, ser tratado com análogos da somatostatina (p.ex., nos casos não-operáveis).[89,107]

(3) Resultados falso-positivos com o OctreoScan® foram relatados em pacientes com lesões granulomatosas, lesões em doenças sistêmicas auto-imunes, linfomas, fibrose pulmonar e em 1 caso de adenoma folicular de tiróide.[4,89,105–107]

DIAGNÓSTICO DA SÍNDROME DE CUSHING SUBCLÍNICA (SCS)

A quantidade produzida de cortisol na SCS muitas vezes não é suficiente para elevar a excreção do cortisol urinário, mas é capaz de causar alguma supressão do eixo HHA. No Quadro 34.8 está discriminado o espectro dos possíveis achados bioquímicos na SCS. O teste de rastreamento mais utilizado é a dosagem do cortisol sérico (CS) após supressão noturna com 1 mg de dexametasona (DMS). Se o valor do CP exceder 1,8 μg/dL, deve-se prosseguir a investigação com outros exames, como o teste de supressão com 2 mg de DMS/48 horas e a dosagem do ACTH plasmático. A maioria dos autores utiliza como critério diagnóstico para a SCS a presença de, pelo menos, 2 anormalidades do eixo hipotálamo-hipófise-adrenal.[28,95] Testes alternativos de rastreamento são as medições do UFC ou do cortisol salivar à meia-noite, mas eles costumam elevar-se mais tardiamente, quando é maior a secreção tumoral de cortisol.[35,108] Contudo, hipercortisolúria pode eventualmente ser a única anormalidade laboratorial detectável.[109]

QUADRO 34.8

Alterações Bioquímicas Encontráveis na Síndrome de Cushing Subclínica

- Ausência da variação diurna na secreção do cortisol (43%)
- ACTH plasmático baixo ou suprimido (73%)
- Resposta bloqueada do ACTH ao estímulo com CRH (43%)
- Supressão anormal do cortisol após teste de supressão com doses baixas de dexametasona (DMS) (76%)
- Ausência de supressão do cortisol após teste de supressão com doses altas de DMS
- Aumento do cortisol livre urinário (59%)
- Redução do DHEA-S
- Captação adrenal unilateral na cintilografia (76%)

Adaptado da Ref. 36.

DIFERENCIAÇÃO ENTRE A SÍNDROME DE CUSHING (SC) E ESTADOS DE PSEUDO-CUSHING (EPC)

Alguns testes laboratoriais têm sido propostos para ajudar na diferenciação entre EPC e SC (Quadro 34.9). Foi demonstrado que a combinação do teste de supressão com doses baixas de dexametasona por 48 horas (48 h-LDDST) (0,5 mg, a cada 6 horas por 48 horas), seguido pela administração de CRH ovino (1 μg/kg EV) 2 horas após a última dose da DMS, seria muito acurada na distinção entre SC e EPC. Nesse estudo, um cortisol sérico (CS) > 1,4 μg/dL (38 nmol/L), 15 minutos após o CRH, apenas foi observado na SC (sensibilidade e especificidade de até 100%).[110] Entretanto, em um estudo mais recente,[111] a especificidade do teste combinado foi de apenas 67%, enquanto a do 48 h-LDDST foi de 88%. O teste combinado foi também sugerido na distinção entre indivíduos normais e aqueles com síndrome de Cushing quando os testes clássicos de rastreamento forem inconclusivos.[110]

Como já mencionado, níveis do UFC acima de 4 vezes o limite superior da normalidade,[4,31] bem como valores do cortisol salivar no final da noite > 350 ng/dL,[49] são altamente indicativos do diagnóstico de SC em indivíduos com hipercortisolismo. A dosagem do CS à meia-noite (CSMN) pode também ser útil. Em um estudo, observou-se que níveis do CSMN ≥ 7,5 μg/dL apresentaram elevadas sensibilidade (94%) e especificidade (100%) na distinção entre SC e pseudo-Cushing (depressão e alcoolismo).[58] Mais recentemente, foi demonstrado que o teste da desmopressina pode ajudar na diferenciação entre doença de Cushing com hipercortisolismo leve e EPC. Em uma série,[86] um incremento de 30 pg/mL no ACTH após o DDAVP

Quadro 34.9
Principais Parâmetros na Diferenciação entre Doença de Cushing e Estados de Pseudo-Cushing (EPC)

Parâmetro	Doença de Cushing	EPC
Cortisol sérico 8 h ≤ 1,8 µg/dL após 1 mg de dexametasona (DMS)	Excepcionalmente	Ocasionalmente
Supressão do cortisol sérico no 48 h-LDDST*	Ausente (em 98%)	Muitas vezes presente
Resposta do ACTH e cortisol após CRH	Exagerada (em 90%)	Ausente (em 80%)
Cortisol sérico após 48 h-LDDST + CRH	> 1,4 µg/dL	< 1,4 µg/dL
Cortisol sérico à meia-noite	≥ 7,5 µg/dL	< 7,5 µg/dL
Elevação do cortisol livre urinário (UFC) e do cortisol salivar à meia-noite (CSaMN)	Sim	Sim
UFC > 4 vezes o limite superior da normalidade	Sim	Não
CSaMn > 350 ng/dL	Sim	Não
Aumento do ACTH > 30 pg/mL após DDAVP	Presente (em 90%)	Ausente (em 96%)

*48 h-LDDST = teste de supressão com doses baixas de dexametasona em que se administra 0,5 mg de 6/6 h VO, durante 48 h. Adaptado das Refs. 2 e 3.

foi altamente indicativo de DC (sensibilidade de 90%, especificidade de 96% e acurácia de 94%). Da mesma forma, elevação significativa do ACTH após DDAVP e hexarrelina foi observada nos pacientes com doença de Cushing, mas em nenhum daqueles com alcoolismo.[112] Finalmente, aumento do cortisol sérico após hipoglicemia induzida pela insulina ocorreria em 100% dos casos de depressão, mas em apenas 15% dos indivíduos com doença de Cushing.[2,3]

O uso do agonista opiáceo *loperamida* (Imosec®) foi também sugerido na distinção entre SC e EPC.[113] Supressão do CS para menos de 5 µg/dL, 3,5 horas após 16 mg de loperamida, não foi observada em nenhum dos 49 casos de síndrome de Cushing (42 com doença de Cushing), porém aconteceu em 128 de 138 (93%) indivíduos normais, com obesidade ou EPC (incluindo depressão), atingindo uma sensibilidade de 100% e uma especificidade de 93% na diferenciação entre síndrome de Cushing e EPC.[113] Esse papel da loperamida não foi testado em outros estudos.

Na suspeita de EPC induzida pelo álcool, a determinação do nível sangüíneo de etanol pode ser de valor. Além disso, pode-se hospitalizar os pacientes e dosar o cortisol sérico da meia-noite após 5 dias. Caso ele seja indetectável, a síndrome de Cushing fica efetivamente excluída. Conforme mencionado anteriormente, muitas vezes é necessário afastar ou tratar o suposto fator indutor do EPC (p.ex., abstinência alcoólica ou uso de antidepressivos) para que se chegue a um diagnóstico de certeza.[4,5,57]

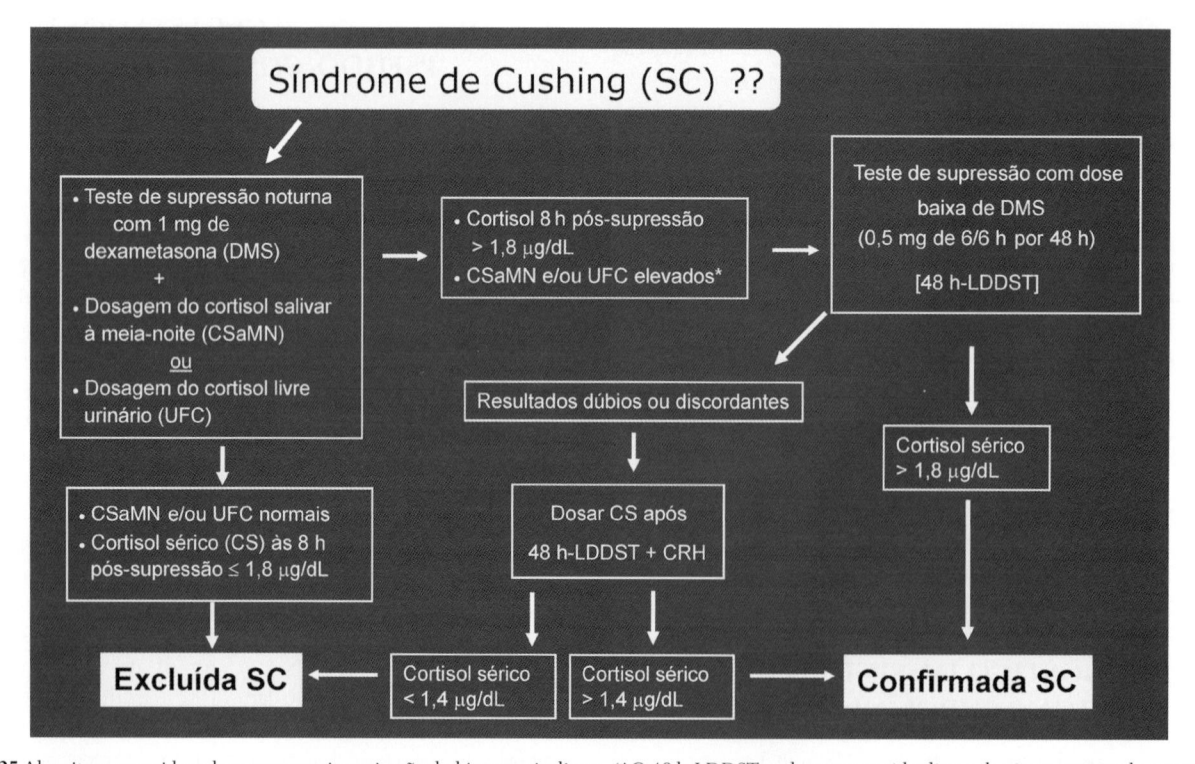

Fig. 34.25 Algoritmo sugerido pelos autores na investigação do hipercortisolismo. (*O 48 h-LDDST pode ser preterido diante da não-supressão do cortisol sérico após 1 mg de DMS associada a valores inquestionavelmente anormais do CSaMN [p.ex., > 350 ng/dL] ou do UFC [p.ex., além de quatro vezes o limite superior da normalidade].) (UFC = cortisol livre urinário; CS = cortisol sérico; 48 h-LDDST = teste de supressão com 2 mg de dexametasona/48 h.)

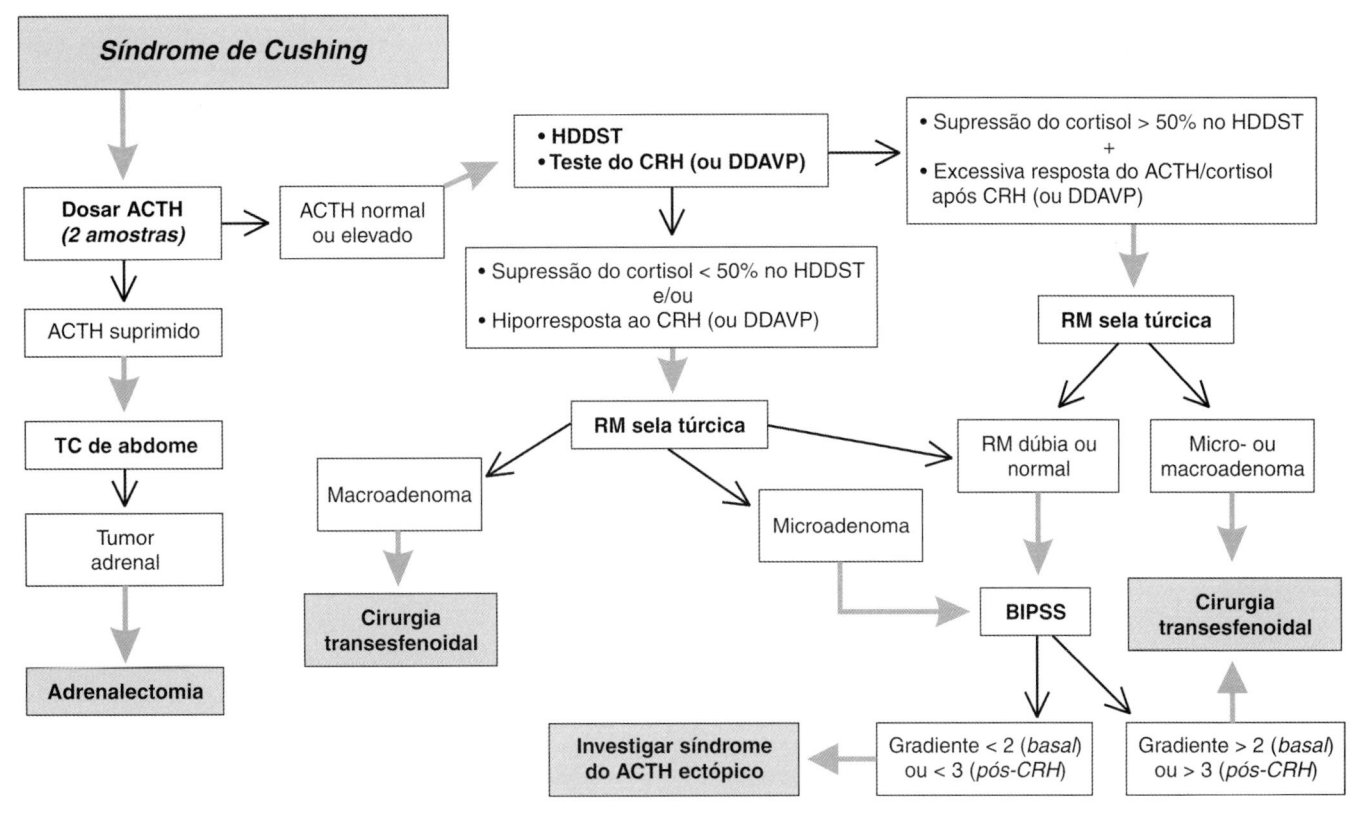

Fig. 34.26 Algoritmo sugerido pelos autores no manuseio da síndrome de Cushing endógena (HDDST = teste de supressão com doses altas de dexametasona; BIPSS = cateterismo bilateral e simultâneo do seio petroso inferior; RM = ressonância magnética; TC = tomografia computadorizada).

RESUMO DA INVESTIGAÇÃO PARA O DIAGNÓSTICO E O DIAGNÓSTICO DIFERENCIAL DA SÍNDROME DE CUSHING

Na investigação da síndrome de Cushing (SC) endógena, temos dado preferência ao teste de supressão noturna com 1 mg de dexametasona [DMS] (1 mg-LDDST) e ao cortisol salivar da meia-noite (CSaMN) como rastreamento inicial. Se o valor do cortisol sérico (CS) for < 1,8 μg/dL, na manhã seguinte às 8 horas e o CSaMN normal, praticamente fica excluído o diagnóstico (exceto nos casos de hipercortisolismo cíclico). Se o CS for > 1,8 μg/dL e/ou houver elevação do CSaMN, a investigação prossegue, com a realização do teste de supressão com 0,5 mg de DMS a cada 6 horas, por 48 horas (48 h-LDDST). Como alternativa ao CSaMn, utilizamos a dosagem do cortisol livre urinário (UFC). A detecção de CS > 1,8 μg/dL após 1 mg-LDDST associada a valores inquestionavelmente anormais do CSaMN (p.ex., > 350 ng/dL) ou do UFC (p.ex., além de 4 vezes o limite superior da normalidade) torna desnecessária a realização do 48 h-LDDST. Diante de resultados dúbios ou discordantes, dosa-se o CS após combinação do 48 h-LDDST e a administração do CRH. Um valor do CS > 1,4 μg/dL é indicativo do diagnóstico de síndrome de Cushing (Fig. 34.25). Uma vez confirmada a SC endógena, mede-se o ACTH em 2 ocasiões, e, estando ele suprimido, parte-se para a investigação de doença adrenal através de TC de abdome. Evidenciando-se o tumor, está indicada a adrenalectomia. Nos casos de síndrome de Cushing ACTH-dependente, lançamos mão da associação de teste de supressão noturna com 8 mg de DMS e do teste do CRH (ou DDAVP, quando o CRH não estiver disponível), complementados pela ressonância magnética da hipófise e, se necessário, por tomografia computadorizada ou ressonância magnética toracoabdominal e pelo cateterismo bilateral do seio petroso inferior (Fig. 34.26).

BIBLIOGRAFIA

1. Pecori Giraldi F. Recent challenges in the diagnosis of Cushing's syndrome. *Horm Res*, 2009; *71 (Suppl 1)*:123-7.
2. Pivonello R, De Martino MC, De Leo M, et al. Cushing's syndrome. *Endocrinol Metab Clin North Am*, 2008; *37*:135-49.
3. Nieman LK, Biller BM, Findling JW, et al. The diagnosis of Cushing's syndrome: an Endocrine Society Clinical Practice Guideline. *J Clin Endocrinol Metab*, 2008; *93*:1526-40.
4. Vilar L, Freitas MC, Faria M, et al. Pitfalls in the diagnosis of Cushing's syndrome. *Arq Brasil Endocrinol Metab*, 2007; *51*:1207-16.
5. Newell-Price J, Trainer P, Besser GM, Grossman A. The diagnosis and differential diagnosis of Cushing's syndrome and pseudo-Cushing's states. *Endocrine Rev*, 1998; *19*:647-72.
6. Newell-Price J, Bertagna X, Grossman AB, Nieman LK. Cushing's syndrome. *Lancet*, 2006; *367*:1605-17.
7. Vilar L, Freitas MC, Naves LA, et al. The role of non-invasive dynamic tests in the diagnosis of Cushing's syndrome. *J Endocrinol Invest*, 2008; *31*:1008-13.
8. Storr HL, Isidori AM, Monson JP, et al. Prepubertal Cushing's disease is more common in males, but there is no increase in severity at diagnosis. *J Clin Endocrinol Metab*, 2004; *89*:3345-51.
9. Khadilkar VV, Khadilkar AV, Navrange JR. Cushing's disease in an 11-month-old child. *Indian Pediatr*, 2004; *41*:274-6.
10. Rix M, Hertel NT, Nielsen FC, et al. Cushing's disease in childhood as the first manifestation of multiple endocrine neoplasia syndrome type 1. *Eur J Endocrinol*, 2004; *151*:709-15.

11. Wajchenberg BL, Mendonça BB, Liberman B, et al. Ectopic adrenocorticotropic hormone syndrome. Endocr Rev, 1994; 15:752-87.
12. Weberpals J, Djordjevic B, Khalifa M, Oza A. A rare case of ectopic adrenocorticotropic hormone syndrome in small cell carcinoma of the vagina: a case report. J Low Genit Tract Dis, 2008; 12:140-5.
13. Brenner N, Kopetschke R, Ventz M, et al. Cushing's syndrome due to ACTH-secreting pheochromocytoma. Can J Urol, 2008; 15:3924-7.
14. Stewart PM. The adrenal cortex. In: Kronenberg HM, et al. (eds.) Williams Textbook of Endocrinology. 11th ed. Philadelphia: W.B. Saunders, 2008:445-504.
15. Becker M, Aron CD. Ectopic ACTH syndrome and CRH-mediated Cushing's syndrome. Endocrinol Metab Clin North Am, 1994; 23:585-606.
16. Voyadzis JM, Guttman-Bauman I, Santi M, Cogen P. Hypothalamic hamartoma secreting corticotropin-releasing hormone. Case report. J Neurosurg, 2004; 100 (Suppl. 2):212-6.
17. Chrisoulidou A, Pazaitou-Panayiotou K, Georgiou E, et al. Ectopic Cushing's syndrome due to CRH secreting liver metastasis in a patient with medullary thyroid carcinoma. Hormones (Athens), 2008; 7:259-62.
18. Bourdeau I, Lampron A, Costa MH, et al. Adrenocorticotropic hormone-independent Cushing's syndrome. Curr Opin Endocrinol Diabetes Obes, 2007; 14:219-25.
19. Horvath A, Stratakis C. Primary pigmented nodular adrenocortical disease and Cushing's syndrome. Arq Brasil Endocrinol Metab, 2007; 51:1238-44.
20. Dumitrescu CE, Collins MT. McCune-Albright syndrome. Orphanet J Rare Dis, 2008; 19:3-12.
21. Sahdev A, Reznek RH, Evanson J, Grossman AB. Imaging in Cushing's syndrome. Arq Bras Endocrinol Metabol, 2007; 51:1319-28.
22. Costa MHS, Lacroix A. Cushing's syndrome secondary to ACTH-independent macronodular adrenal hyperplasia. Arq Brasil Endocrinol Metab, 2007; 51:1226-37.
23. Samuels MH, Loriaux DL. Cushing's syndrome and the nodular adrenal gland. Endocrinol Metab Clin North Am, 1994; 23:555-69.
24. Ayala AR, Basaria S, Udelsman R, et al. Corticotropin-independent Cushing's syndrome caused by an ectopic adrenal adenoma. J Clin Endocrinol Metab, 2000; 85:2903-6.
25. Gupta P, Goyal S, Gonzalez-Mendoza LE, et al. Corticotropin-independent Cushing's syndrome in a child with an ovarian tumor misdiagnosed as nonclassic congenital adrenal hyperplasia. Endocr Pract, 2008; 14:875-9.
26. Jain SH, Sadow PM, Nosé V, Dluhy RG; Medscape. A patient with ectopic cortisol production derived from malignant testicular masses. Nat Clin Pract Endocrinol Metab, 2008; 4:695-700.
27. Romanholi DJPC, Salgado LR. Estados de pseudo-Cushing. Arq Brasil Endocrinol Metab, 2007; 51:1303-13.
28. Afandi B, Toumeh MS, Saadi HF. Cushing's syndrome caused by unsupervised use of ocular glucocorticoids. Endocr Pract, 2003; 9:526-9.
29. Bolland MJ, Bagg W, Thomas MG. Cushing's syndrome due to interaction between inhaled corticosteroids and itraconazole. Ann Pharmacother, 2004; 38:46-9.
30. Hervas R, Cepeda C, Pulido F. Cushing's syndrome secondary to megestrol acetate in a patient with AIDS. Med Clin (Barc), 2004; 122:638-9.
31. Arnaldi G, Angeli A, Atkinson AB, et al. Diagnosis and complications of Cushing's syndrome: a consensus statement. J Clin Endocrinol Metab, 2003; 88:5593-602.
32. Albiger NME, Scaroni CM, Mantero F. Cyclic Cushing's syndrome: An overview. Arq Brasil Endocrinol Metab, 2007; 51:1253-60.
33. Albiger NM, Occhi G, Mariniello B, et al. Food-dependent Cushing's syndrome: from molecular characterization to therapeutical results. Eur J Endocrinol, 2007; 157:771-8.
34. Lacroix A, Baldacchino V, Bourdeau I, et al. Cushing's syndrome variants secondary to aberrant hormone receptors. Trends Endocrinol Metab, 2004; 15:375-82.
35. Mansmann G, Lau J, Balk E, et al. The clinically inapparent adrenal mass: Update in diagnosis and management. Endocr Rev, 2004; 25:309-40.
36. Sippel RS, Chen H. Subclinical Cushing's syndrome in adrenal incidentalomas. Surg Clin North Am, 2004; 84:875-85.
37. Vilar L, Freitas Mda C, Canadas V, et al. Adrenal incidentalomas: diagnostic evaluation and long-term follow-up. Endocr Pract, 2008; 14:269-78.
38. Vilar L, Naves LA, Freitas MC, et al. Endogenous Cushing's syndrome: clinical and laboratorial features in 73 cases. Arq Bras Endocrinol Metabol, 2007; 51:566-74.
39. Koch CA, Tsigos C, Patronas NJ, Papanicolaou DA. Cushing's disease presenting with avascular necrosis of the hip: an orthopedic emergency. J Clin Endocrinol Metab, 1999; 84:3010-2.
40. Magiakou MA, Mastorakos G, Oldfield EH, et al. Cushing's syndrome in children and adolescents. Presentation, diagnosis and therapy. N Engl J Med, 1994; 31:629-37.
41. Chan LF, Storr HL, Grossman AB, Savage MO. Pediatric Cushing's syndrome: Clinical features, diagnosis, and treatment. Arq Brasil Endocrinol Metab, 2007; 51:1261-71.
42. Tomlinson JW, Draper N, Mackie J, et al. Absence of cushingoid phenotype in a patient with Cushing's disease due to defective cortisone to cortisol conversion. J Clin Endocrinol Metab, 2002; 87:57-62.
43. Biering H, Knappe G, Gerl H, Lochs H. Prevalence of diabetes in acromegaly and Cushing's syndrome. Acta Med Austriaca, 2000; 27:27-31.
44. Leibowitz G, Tsur A, Chayen SD, et al. Pre-clinical Cushing's syndrome. An unexpected frequent cause of poor glycaemic control in obese diabetic patients. Clin Endocrinol (Oxf), 1996; 44:717-22.
45. Catargi B, Rigalleau V, Poussin A, et al. Occult Cushing's syndrome in type-2 diabetes. J Clin Endocrinol Metab, 2003; 88:5808-13.
46. Terzolo M, Allasino B, Bosio S, et al. Hyperhomocysteinemia in patients with Cushing's syndrome. J Clin Endocrinol Metab, 2004; 89:3743-51.
47. Miller J, Crapo L. The biochemical diagnosis of hypercortisolism. Endocrinologist, 1994; 4:7-16.
48. Findling JW, Raff H. Screening and diagnosis of Cushing's syndrome. Endocrinol Metab Clin North Am, 2005; 34:385-402.
49. Castro M, Moreira AC. Screening and diagnosis of Cushing's syndrome. Arq Bras Endocrinol Metab, 2007; 51:1191-8.
50. Wood PJ, Barth JH, Freedman DB, et al. Evidence for the low dose dexamethasone suppression test to screen for Cushing's syndrome — recommendations for a protocol for biochemistry laboratories. Ann Clin Biochem, 1997; 34:222-9.
51. Vilar L, Freitas MC, Canadas V, et al. Comportamento dos testes de supressão com doses baixas de dexametasona (LDDST) na obesidade e na síndrome de Cushing. Arq Bras Endocrinol Metab, 2002; 46 (Suppl. 1):S493.
52. Newell-Price J, Trainer P, Perry L, et al. A single sleeping midnight cortisol has 100% sensitivity for the diagnosis of Cushing's syndrome. Clin Endocrinol (Oxf), 1995; 43:545-50.
53. Lin CL, Wu TJ, Machacek DA, et al. Urinary free cortisol and cortisone determined by high performance liquid chromatography in the diagnosis of Cushing's syndrome. J Clin Endocrinol Metab, 1997; 82:151-5.
54. Nieman LK. Diagnostic tests for Cushing's syndrome. Ann NY Acad Sci, 2002; 970:112-8.
55. Findling JW, Raff H. Diagnosis and differential diagnosis of Cushing's syndrome. Endocrinol Metab Clin, 2001; 30:729-47.
56. Meikle AW, Findling J, Kushnir MM, et al. Pseudo-Cushing's syndrome caused by fenofibrate interference with urinary cortisol assayed by high-performance liquid chromatography. J Clin Endocrinol Metab, 2003; 88:3521-4.

57. Giraldi FP, Ambrogio AG, de Martin M, *et al*. Specificity of first-line tests for the diagnosis of Cushing's syndrome: Assessment in a large series. *J Clin Endocrinol Metab*, 2007; *92*:4123-9.
58. Papanicolaou DA, Yanovski JA, Cutler Jr GB, *et al*. A single midnight serum cortisol measurement distinguishes Cushing's syndrome from pseudo-Cushing states. *J Clin Endocrinol Metab*, 1998; *83*:1163-7.
59. Pikkarainen L, Alfthan H, Markkanen H, Sane T. Midnight serum cortisol: comparison of healthy volunteers and hospitalized patients with Cushing's syndrome. *Scand J Clin Lab Invest*, 2000; *62*:357-60.
60. Putignano P, Bertolini M, Losa M, Cavagnini F. Screening for Cushing's syndrome in obese women with and without polycystic ovary syndrome. *J Endocrinol Invest*, 2003; *26*:539-44.
61. Reimondo G, Allasino B, Bovio S, *et al*. Evaluation of the effectiveness of midnight serum cortisol in the diagnostic procedures for Cushing's syndrome. *Eur J Endocrinol*, 2005; *153*:803-9.
62. Raff H. Salivary cortisol: an useful measurement in the diagnosis of Cushing's syndrome and the evaluation of hypothalamic-pituitary-adrenal axis. *Endocrinologist*, 2000; *10*:9-17.
63. Carroll T, Raff H, Findling JW. Late-night salivary cortisol measurement in the diagnosis of Cushing's syndrome. *Nat Clin Pract Endocrinol Metab*, 2008; *4*:344-50.
64. Yaneva M, Mosnier-Pudar H, Dugué MA, *et al*. Midnight salivary cortisol for the initial diagnosis of Cushing's syndrome of various causes. *J Clin Endocrinol Metab*, 2004; *89*:3345-51.
65. Putignano P, Toja P, Dubini A, *et al*. Midnight salivary cortisol versus urinary free and midnight serum cortisol as screening tests for Cushing's syndrome. *J Clin Endocrinol Metab*, 2003; *88*:4153-7.
66. Vilar L, Naves L, Moura E, *et al*. Comparação do cortisol salivar à meia-noite e cortisol livre no diagnóstico da síndrome de Cushing. *Arq Brasil Endocrinol Metab*, 2005; *49 (Suppl. 1)*:S248.
67. Smith RE, Maguire JA, Stein-Oakley AN, *et al*. Localization of 11β-hydroxysteroid dehydrogenase type II in human epithelial tissues. *J Clin Endocrinol Metab*, 1996; *81*:3244-8.
68. Badrick E, Kirschbaum C, Kumari M. The relationship between smoking status and cortisol secretion. *J Clin Endocrinol Metab*, 2007; *92*:819-24.
69. Tiong K, Falhammar H. Carbamazepine and falsely positive screening tests for Cushing's syndrome. *N Z Med J*, 2009; *122*:100-2.
70. Ross RJ, Miell JP, Holly JM, *et al.* Levels of GH binding activity, IGFBP-1, insulin, blood glucose and cortisol in intensive care patients. *Clin Endocrinol* (Oxf), 1991; *35*:361-7.
71. Liu H, Bravata DM, Cabaccan J, *et al*. Elevated late-night salivary cortisol levels in elderly male type 2 diabetic veterans. *Clin Endocrinol* (Oxf), 2005; *63*:642-49.
72. Baid SK, Sinaii N, Wade M, *et al*. Radioimmunoassay and tandem mass spectrometry measurement of bedtime salivary cortisol levels: a comparison of assays to establish hypercortisolism. *J Clin Endocrinol Metab*, 2007; *92*:3102-7.
73. Kaye TB, Crapo L. The Cushing's syndrome: an update on diagnostic tests. *Ann Intern Med* 1990; *112*:434-44.
74. Ilias I, Torpy DJ, Pacak K, *et al*. Cushing's syndrome due to ectopic corticotropin secretion: twenty years' experience at the National Institutes of Health. *J Clin Endocrinol Metab*, 2005; *90*:4955-62.
75. Isidori AM, Kaltsas GA, Pozza C, *et al*. The ectopic adrenocorticotropin syndrome: clinical features, diagnosis, managment and long-term follow-up. *J Clin Endocrinol Metab*, 2006; *91*:371-7.
76. Bruno OD, Rossi MA, Contreras LN, *et al*. Nocturnal high-dose dexamethasone suppression test in the aetiological diagnosis of Cushing's syndrome. *Acta Endocrinol* (Copenh), 1985; *109*:158-62.
77. Tyrrell JB, Findling JW, Aron DC, *et al*. An overnight high-dose dexamethasone suppression test for rapid differential diagnosis of Cushing's syndrome. *Ann Intern Med*, 1986; *104*:180-6.
78. Vilar L, Freitas MC, Moura E, *et al*. Doença de Cushing causada por macroadenomas – Relato de 7 casos. *Arq Brasil Endocrinol Metab*, 1996; *40 (Suppl. 2)*:S221.
79. Loli P, Vignati F, Grossrubatscher E, *et al*. Management of occult adrenocorticotropin-secreting bronchial carcinoids: limits of endocrine testing and imaging techniques. *J Clin Endocrinol Metab*, 2003; *88*:1029-35.
80. Aron DC, Raff H, Findling JW. Effectiveness versus efficacy: The limited value in clinical practice of high dose dexamethasone suppression testing in the differential diagnosis of ACTH-dependent Cushing's syndrome. *J Clin Endocrinol Metab*, 1997; *82*:1780-5.
81. Invitti C, Giraldi FP, de Martin M, Cavagnini F. Diagnosis and management of Cushing's syndrome: results of an Italian multicentre study. Study group of the Italian Society of Endocrinology on the pathophysiology of the hypothalamic-pituitary-adrenal axis. *J Clin Endocrinol Metab*, 1999; *84*:440-8.
82. Newell-Price J, Morris DG, Drake WM, *et al*. Optimal response criteria for the human CRH test in the differential diagnosis of ACTH-dependent Cushing's syndrome. *J Clin Endocrinol Metab*, 2002; *87*:1640-5.
83. Nieman LK, Oldfield EH, Wesley R, *et al*. A simplified morning ovine corticotropin-releasing hormone stimulation test for the differential diagnosis of adrenocorticotropin-dependent Cushing's syndrome. *J Clin Endocrinol Metab*, 1993; *77*:1308-12.
84. Reimondo G, Paccotti P, Minetto M, *et al*. The corticotrophin-releasing hormone test is the most reliable noninvasive method to differentiate pituitary from ectopic ACTH secretion in Cushing's syndrome. *Clin Endocrinol* (Oxf), 2003; *58*:718-24.
85. Rotman-Pikielny P, Patronas N, Papanicolaou DA. Pituitary apoplexy induced by corticotrophin-releasing hormone in a patient with Cushing's disease. *Clin Endocrinol* (Oxf), 2003; *58*:545-9.
86. Moro M, Putignano P, Losa M, *et al*. The desmopressin test in the differential diagnosis between Cushing's disease and pseudo-Cushing states. *J Clin Endocrinol Metab*, 2000; *85*:3569-74.
87. Colombo P, Dall'Asta C, Barbetta L, *et al*. Usefulness of the desmopressin test in the postoperative evaluation of patients with Cushing's disease. *Eur J Endocrinol*, 2000; *143*:227-34.
88. Terzolo M, Reimondo G, Ali A, *et al*. The limited value of the desmopressin test in the diagnostic approach to Cushing's syndrome. *Clin Endocrinol* (Oxf), 2001; *54*:609-16.
89. Lindsay JR, Nieman LK. Differential diagnosis and imaging in Cushing's syndrome. *Endocrinol Metab Clin North Am*, 2005; *34*:403-22.
90. Tsagarakis S, Tsigos C, Vasiliou V, *et al*. The desmopressin and combined CRH-desmopressin tests in the differential diagnosis of ACTH-dependent Cushing's syndrome: constraints imposed by the expression of V2 vasopressin receptors in tumors with ectopic ACTH secretion. *J Clin Endocrinol Metab*, 2002; *87*:1646-53.
91. Marova EI, Goncharov NP, Kolesnikova GS, *et al*. The response of corticotropin and adrenal steroids to desmopressin stimulation in patients with various forms of hypercortisolism. *Hormones* (Athens), 2008; *7*:243-50.
92. Oliveira JH, Vieira JG, Abucham J, Lengyel AM. GHRP-6 is able to stimulate cortisol and ACTH release in patients with Cushing's disease: comparison with DDAVP. *J Endocrinol Invest*, 2003; *26*:230-5.
93. Findling JW, Kehoe ME, Shaker JL, Raff H. Routine inferior petrosal sinus sampling in the differential diagnosis of adrenocorticotropin (ACTH)-dependent Cushing's syndrome: early recognition of the occult ectopic ACTH syndrome. *J Clin Endocrinol Metab*, 1991; *73*:408-13.
94. Castinetti F, Morange I, Dufour H, *et al*. Desmopressin test during petrosal sinus sampling: a valuable tool to discriminate pituitary or ectopic ACTH-dependent Cushing's syndrome. *Eur J Endocrinol*, 2007; *157*:271-7.
95. Swearingen B, Katznelson L, Miller K, *et al*. Diagnostic errors after inferior petrosal sinus sampling. *J Clin Endocrinol Metab*, 2004; *89*:3752-63.
96. Yamamoto Y, Davis DH, Nippoldt TB, *et al*. False-positive inferior petrosal sinus sampling in the diagnosis of Cushing's disease. *J Neurosurg*, 1995; *83*:1087-91.

97. Utz A, Biller BMK. The role of bilateral inferior petrosal sinus sampling in the diagnosis of Cushing's syndrome. *Arq Brasil Endocrinol Metab*, 2007; *51*:1329-38.
98. Kaltsas GA, Giannulis MG, Newell-Price JDC, *et al*. A critical analysis of the value of simultaneous inferior petrosal sinus sampling in Cushing's disease and the occult ectopic adrenocorticotropin syndrome. *J Clin Endocrinol Metab*, 1999; *84*:487-92.
99. Findling JW, Kehoe ME, Raff H. Identification of patients with Cushing's disease with negative pituitary adrenocorticotropin gradients during inferior petrosal sinus sampling: prolactin as an index of pituitary venous effluent. *J Clin Endocrinol Metab*, 2004; *89*:6005-9.
100. Miller DL, Doppman JL, Peterman SL, *et al*. Neurologic complications of petrosal sinus sampling. *Radiology*, 1992; *185*:143-74.
101. Gandhi CD, Meyer SA, Patel AB, *et al*. Neurologic complications of inferior petrosal sinus sampling. *AJNR Am J Neuroradiol*, 2008; *29*:760-5.
102. Seyer H, Honegger J, Schott W, *et al*. Raymond's syndrome following petrosal sinus sampling. *Acta Neurochir* (Wien), 1994; *131*:157-9.
103. Vilar L, Azevedo MF, Barisic G, Naves LA. Pituitary incidentalomas. *Arq Bras Endocrinol Metabol*, 2005; *49*:651-6.
104. Molitch ME. Nonfunctioning pituitary tumors and pituitary incidentalomas. *Endocrinol Metab Clin North Am*, 2008; *37*:151-71.
105. Tabarin A, Valli N, Chanson P, *et al*. Usefulness of somatostatin receptor scintigraphy in patients with occult ectopic adrenocorticotropin syndrome. *J Clin Endocrinol Metab*, 1999; *84*:1193-202.
106. Torpy DJ, Chen CC, Mullen N, *et al*. Lack of utility of ^{111}In-pentetreotide scintigraphy in localizing ectopic ACTH producing tumors: follow-up of 18 patients. *J Clin Endocrinol Metab*, 1999; *84*:1186-92.
107. Tsagarakis S, Christoforaki M, Giannopoulou H, *et al*. A reappraisal of the utility of somatostatin receptor scintigraphy in patients with ectopic adrenocorticotropin Cushing's syndrome. *J Clin Endocrinol Metab*, 2003; *88*:4754-8.
108. Reincke M. Subclinical Cushing's syndrome. *Endocrinol Metab Clin North Am*, 2000; *29*:43-56.
109. Dluhy RG, Maher MM, Wu CL. Case 7-2005 – A 59-year-old woman with an incidentally discovered adrenal nodule. *N Engl J Med*, 2005; *352*:1025-32.
110. Yanovski JA, Cutler GB Jr., Chrousos GP, Nieman LK. Corticotropin-releasing hormone stimulation following low-dose dexamethasone administration. *JAMA*, 1993; *269*:2232-8.
111. Martin NM, Dhillo WS, Banerjee A, *et al*. Comparison of the dexamethasone-suppressed corticotropin-releasing hormone test and low-dose dexamethasone suppression test in the diagnosis of Cushing's syndrome. *J Clin Endocrinol Metab*, 2006; *91*:2582-6.
112. Coiro V, Volpi R, Capretti L, *et al*. Desmopressin and hexarelin tests in alcohol-induced pseudo-Cushing's syndrome. *J Intern Med*, 2000; *247*:667-73.
113. Ambrosi B, Bochicchio D, Colombo P, *et al*. Loperamide to diagnose Cushing's syndrome. *JAMA*, 1993; *270*:2301-2.

Síndrome de Cushing Pediátrica

Helen L. Storr, Li F. Stan, Martin O. Savage, Ashley B. Grossman

INTRODUÇÃO

A síndrome de Cushing (SC) é rara na infância e na adolescência. A condição é causada por uma exposição prolongada a níveis suprafisiológicos de glicocorticóides, que origem endógena ou endógena. Tal como acontece com a SC em adultos, a causa mais comum é a iatrogênica, devido à administração de glicocorticóides exógenos, sob a forma de preparações tópicas, inaláveis ou orais. Eczema e asma são condições comuns na infância que muitas vezes requerem tratamento com corticosteróides. Uma história cuidadosa sobre medicamentos, incluindo atípicos tratamentos tópicos e suplementos alimentares, é, portanto, vital para a avaliação da SC. Além disso, foi mostrado, no contexto de interações medicamentosas, que mesmo doses relativamente modestas de corticóides inalatórios podem causar SC em crianças usando drogas anti-retrovirais.[1] Nesses pacientes, a retirada ou a redução da corticoterapia resultarão na resolução dos sintomas. Crianças com SC iatrogênica são freqüentemente manuseadas por pediatras responsáveis por sua condição de base, porém uma cooperação estreita entre pediatras e endocrinologistas é essencial.

As causas da SC endógena pediátrica não são fundamentalmente diferentes daquelas dos adultos (Fig. 35.1). No entanto, algumas características são distintas. Exemplos incluem: (1) a apresentação da síndrome de McCune-Albright com SC na infância, (2) a predominância na infância de tumores adrenocorticais mistos secretores de cortisol e andrógenios, (3) a freqüência aumentada de doença de Cushing pré-puberal no sexo masculino, comparado ao feminino,[2-4] e (4) a raridade da síndrome do ACTH ectópico. Outras diferenças em comparação com a prática em adultos em crianças com doença de Cushing incluem a freqüente ausência de um adenoma corticotrófico hipofisário aos exames de imagem, a baixa freqüência de macroadenomas hipofisários, a resposta particularmente exuberante do cortisol sérico durante o teste do CRH e uma resposta mais rápida do adenoma corticotrófico à radioterapia externa.[5-8]

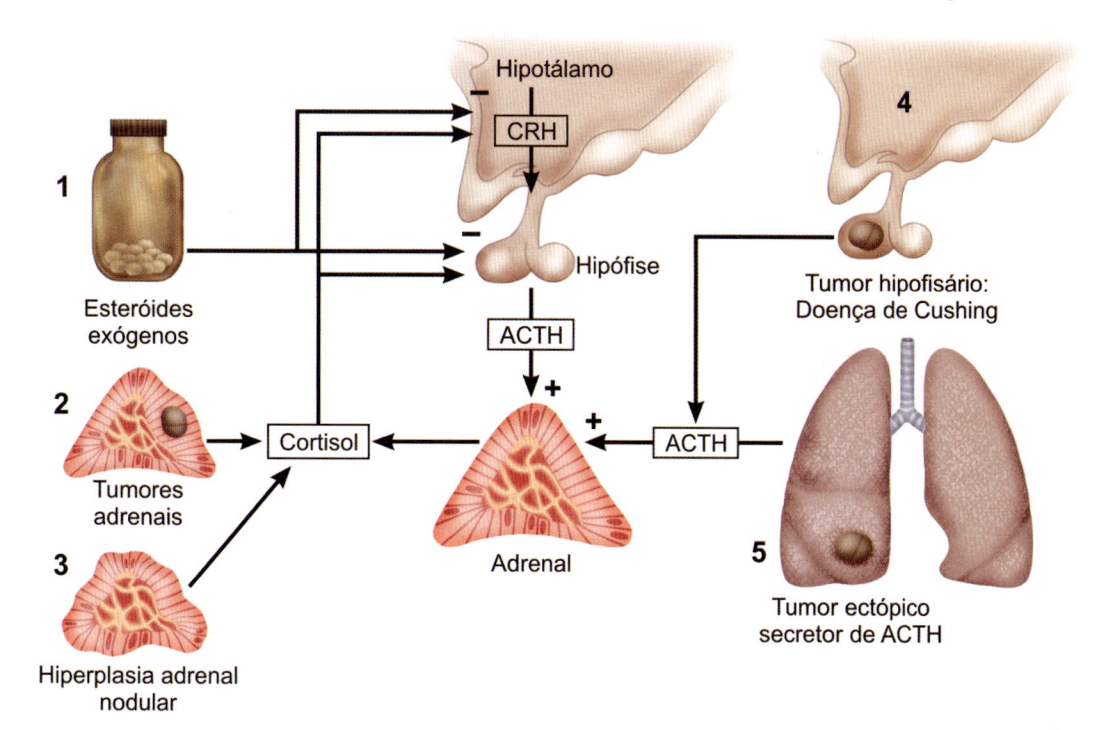

Fig. 35.1 Diagnóstico diferencial da síndrome de Cushing pediátrica.

Os protocolos de investigação utilizados para SC pediátrica são derivados daqueles estabelecidos no manuseio de adultos, e temos examinado cuidadosamente cada um deles para avaliar a sua contribuição para a prática pediátrica. Quando um paciente se apresenta com os sintomas clássicos da SC, o diagnóstico é relativamente fácil: o desafio é, então, identificar a causa. No entanto, a apresentação variável, com sinais e sintomas sutis, pode tornar difícil o diagnóstico, especialmente em crianças muito jovens.[9] A crescente incidência de obesidade infantil tem aumentado o número de encaminhamentos para se excluir a SC. Avaliação auxológica cuidadosa é a chave para diferenciar a SC da obesidade simples.[10] Uma estreita colaboração com endocrinologistas de adultos é reconhecida como uma parte essencial da investigação e do manuseio da SC pediátrica, e adotada por muitos grandes centros de referência.[11,12]

Este capítulo tem como objetivo proporcionar uma visão geral da SC pediátrica, destacando algumas das semelhanças e diferenças entre crianças e adultos com hipercortisolismo. A seguir, será feita uma discussão sobre a apresentação clínica, a classificação, a investigação e o tratamento da SC pediátrica.

APRESENTAÇÃO CLÍNICA DA SC

Crianças com SC podem se apresentar com uma série de sintomas e sinais. Esses podem variar, dependendo da idade da criança e da causa da SC. Os principais sintomas e achados clínicos estão resumidos no Quadro 35.1. Em comparação aos adultos com SC, crescimento deficiente associado a ganho de peso é um dos indicadores mais confiáveis da hipercortisolismo na infância (Fig. 35.2). Os aspectos clínicos podem ocorrer gradualmente, ao longo de um período de tempo, e, como tal, podem passar despercebidos aos pais e cuidadores. Por exemplo, a mudança na aparência facial, que quase sempre está presente, muitas vezes pode não ser reconhecida. Uma avaliação auxológica acurada é vital, e fotografias seriadas podem ser extremamente úteis para documentar as mudanças físicas (Fig. 35.3).

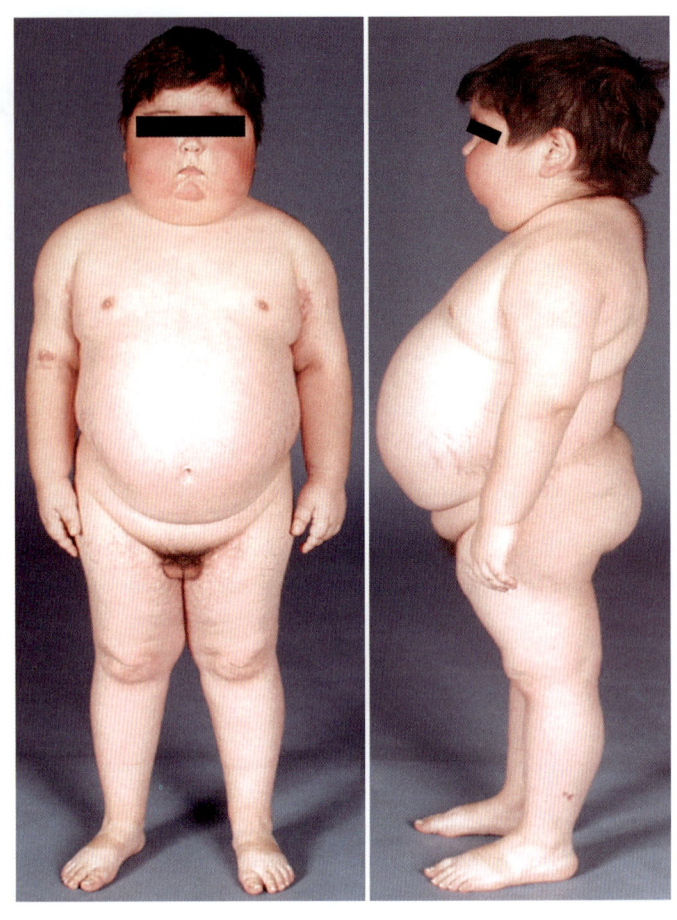

Fig. 35.2 Menino de 7 anos com doença de Cushing e os achados típicos de pletora, ganho de peso, crescimento deficiente, estrias e virilização.

Na nossa série de 35 pacientes com doença de Cushing (DC), o tempo médio entre o aparecimento dos sintomas e o diagnóstico foi de 2,5 anos (intervalo de 0,3–6,6 anos). Mais recentemente, a comparação do escore do desvio-padrão (SDS) da altura e do índice de massa corpórea (IMC) em 29 pacientes pediátricos com DC e 44 com obesidade simples (OS) mostrou que o SDS da altura estava aumentado na OS e diminuído na DC. Esse achado ratificou o conceito de que dados auxológicos são parâmetros sensíveis na discriminação entre essas duas condições.[10]

CLASSIFICAÇÃO DA SC PEDIÁTRICA

A SC pediátrica pode ser dividida em formas, ACTH-dependente e ACTH-independente, listadas no Quadro 35.2. As causas podem ser classificadas de acordo com a idade de início (Fig. 35.4). Por exemplo, SC na infância precoce está geralmente associada a hiperplasia adrenal secundária à síndrome de McCune-Albright, tumores adrenocorticais mais comumente ocorrem em crianças menores de 4 anos de idade, enquanto doença de Cushing é a causa mais comum de SC após 5 anos de idade. Essas condições serão discutidas adiante.

Síndrome de Cushing ACTH-dependente

Nesta seção incluem-se a doença de Cushing e a síndrome do ACTH ectópico.

QUADRO 35.1
Sintomas e Sinais Chaves da Síndrome de Cushing Pediátrica

Sintomas	Sinais
Ganho de peso	Auxologia – redução no SDS da altura, associada a aumento do SDS do IMC
Falha do crescimento	
Acne	Aparência facial
Estrias	Hipertensão
Hirsutismo	Estrias purpúricas
Virilização	Hirsutismo
Letargia/depressão	Desenvolvimento puberal anormal, hirsutismo
Labilidade emocional	
Cefaléia	Miopatia
Equimoses fáceis	Osteoporose
História familiar	Aumento da gordura dorsocervical ("giba de búfalo")
Sardas	Equimoses
	Sardas (complexo de Carney)

4 anos   **5 anos**   **6 anos**

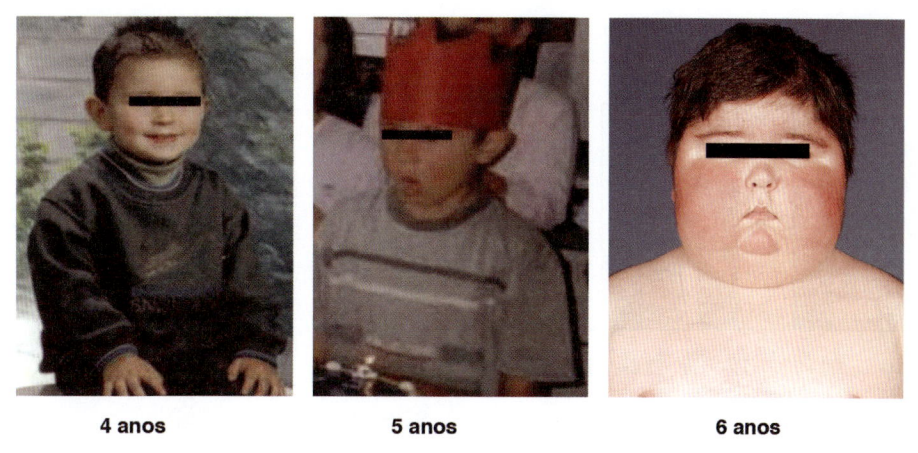

Fig. 35.3 Um caso excepcional de rápida progressão da doença de Cushing, confirmado pela análise de fotografias recentes.

QUADRO 35.2

Etiologia da Síndrome de Cushing (SC) Pediátrica

SC ACTH-dependente
1. Doença de Cushing (adenoma hipofisário secretor de ACTH)
2. Síndrome do ACTH ectópico

SC ACTH-independente
1. Administração exógena de glicocorticóides
2. Tumor adrenocortical (adenoma ou carcinoma)
3. Hiperplasia adrenocortical primária
   - PPNAD, complexo de Carney/MEN
   - Hiperplasia adrenal macronodular
   - Síndrome de McCune-Albright

DOENÇA DE CUSHING

A doença de Cushing (DC) é a causa mais comum de SC endógena em crianças com idade > 5 anos e na adolescência (Fig. 35.4).[7,13] Definida como hipercortisolemia causada por um adenoma corticotrófico secretor de ACTH, a DC responde por aproximadamente 75–80% de todos os casos de SC pediátrica.[7,11,12] Em adultos, essa proporção é de 49–71%.[11,12] Entre 141 casos extraídos da literatura, a mediana de idade de apresentação foi de 14,1 anos. Apesar dos avanços no diagnóstico e no manuseio da DC, o distúrbio ainda causa morbidade e mortalidade significativas.[9,14,15] Diferentemente da DC em adultos, em que há predomínio do sexo feminino, a DC pediátrica é caracterizada por uma significativa preponderância do sexo masculino nos anos pré-puberais.[4] Essa aparente falta de pacientes pré-puberais do sexo feminino com DC é apresentada na Fig. 35.5. Esse fenômeno foi também observado em uma grande série do National Institutes of Health (NIH).[12] Na puberdade, a distribuição sexual na DC se equaliza, e essa tendência é revertida com preponderância do sexo feminino na idade adulta.

Doença de Cushing (n = 182) — 14,1 a

Hiperplasia adrenal nodular (n = 25) — 13 a

Síndrome do ACTH ectópico (n = 11) — 10,1 a

Tumores adrenocorticais (n = 164) — 4,5 a

Hiperplasia adrenal secundária à síndrome de McCune-Albright (n = 16) — 1,2 a

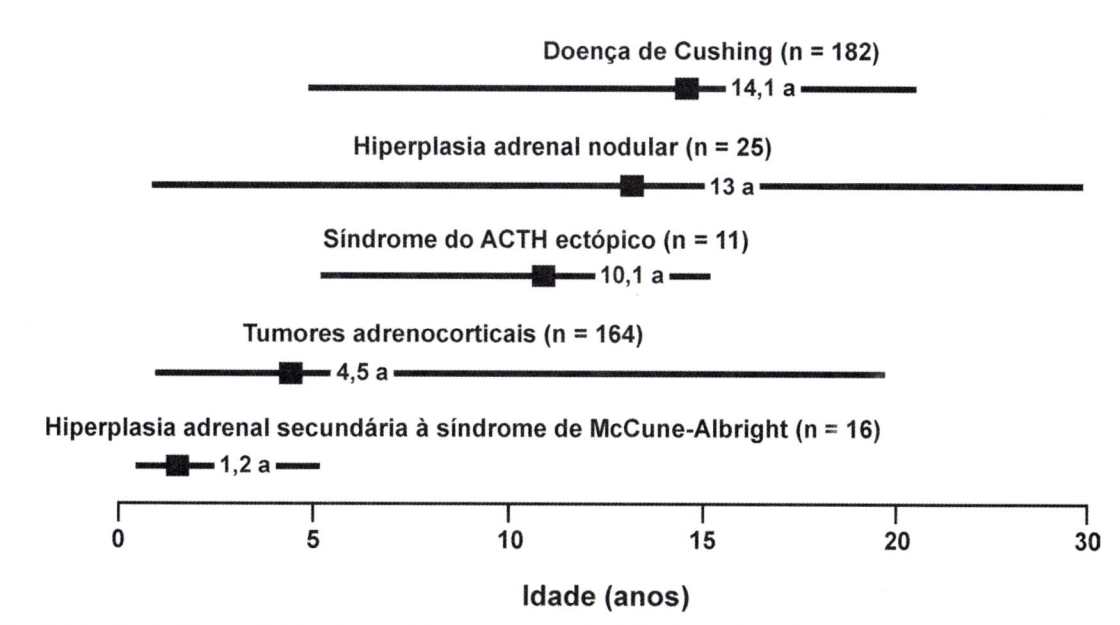

Idade (anos)

Fig. 35.4 Revisão de 398 casos de SC pediátrica da literatura, mostrando idades de pico de incidência, representada pelas caixas (a = anos).

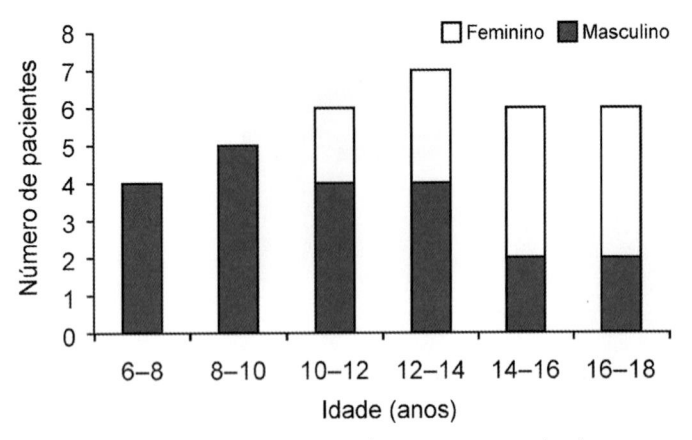

Fig. 35.5 Preponderância do sexo masculino em pacientes pré-puberais com doença de Cushing, como ilustrado na nossa própria série (n = 35).

Na nossa própria série de DC pediátrica, 69% dos pacientes eram do sexo masculino (n = 35), em contraste com apenas 25% dos nossos pacientes adultos com DC (n = 126). O predomínio de mulheres em idade reprodutiva com DC poderia sugerir um papel do estrogênio na patogênese, mas a explicação para a predominância do sexo masculino, em pacientes pré-puberais, permanece obscura.[4,9]

A vasta maioria dos casos de DC pediátrica é causada por microadenomas hipofisários produtores de ACTH. Macroadenomas na faixa etária pediátrica são extremamente raros, embora tenham sido relatados na literatura.[16,17] Na nossa própria série, apenas 1 de 35 casos (2%) tinha um macroadenoma corticotrófico.[6] A maioria das crianças e adolescentes com DC tem uma aparência cushingóide típica. Manifestações sutis, subclínicas ou cíclicas são pouco freqüentes (temos um único paciente com aparente DC cíclica). Em nossa série de pacientes pediátricos, todos os 35 pacientes com DC tinham falha de crescimento, alterações faciais e ganho de peso, enquanto outros sintomas e sinais foram menos confiáveis. Fraqueza muscular e equimoses fáceis foram muito raras. As crianças jovens, em particular, são mais suscetíveis de apresentar-se com crescimento reduzido e obesidade, sem os aspectos clássicos de hirsutismo, pletora, acne e estrias (Quadro 35.3).

Crescimento e Puberdade na Doença de Cushing

O escore de desvio-padrão (SDS) da altura está quase sempre reduzido, em associação a aumento do SDS do IMC (Fig. 35.6). Além

QUADRO 35.3

Características Clínicas Presentes no Momento do Diagnóstico na Nossa Série de 35 Pacientes com Doença de Cushing Pediátrica

Sintomas Principais	Pacientes (n)	% do Total
Ganho de peso	35	100
Retardo do crescimento	35	100
Mudanças faciais	35	100
Fadiga	22	63
Hirsutismo	20	57
Estrias	18	51
Hipertensão	17	48
Acne	15	43

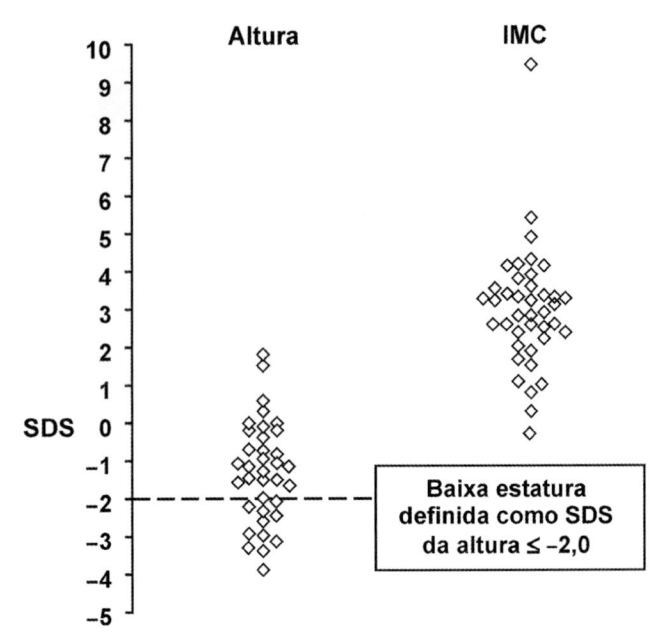

Fig. 35.6 Escore de desvio-padrão (SDS) da altura e do índice de massa corpórea (IMC) em 35 pacientes pediátricos com doença de Cushing. Baixa estatura, definida como SDS da altura ≤ −2, é mostrada como uma linha pontilhada.

disso, a idade óssea está tipicamente atrasada em 0,5 a 4,1 anos, com média de 2 anos.[18] O desenvolvimento puberal foi recentemente analisado em 27 pacientes com DC pediátrica.[19] Treze pacientes tinham excessiva virilização, definida como desenvolvimento inapropriado de pêlos pubianos para o estágio de desenvolvimento mamário ou do tamanho testicular. Pacientes virilizados apresentavam níveis séricos significativamente mais elevados de androstenediona, sulfato de DHEA e testosterona, acompanhados de valores mais baixos da globulina ligadora dos hormônios sexuais (SHBG). Os pacientes puberais com DC também tinham níveis baixos de FSH e LH, sugerindo prejuízo da função do eixo hipotálamo-hipófise-gonadal, secundário à hipercortisolemia de longa duração.

SÍNDROME DO ACTH ECTÓPICO (SAE)

SAE é extremamente rara no grupo etário pediátrico. Isso contrasta com o observado em adultos, nos quais SAE representa cerca de 15% dos casos de SC ACTH-dependente.[20] A maioria dos casos pediátricos de SAE resulta de tumores carcinóides brônquicos ou tímicos.[21] No entanto, tumores carcinóides do duodeno ou rins também foram relatados.[22,23] Adicionalmente, SAE foi descrita em casos pediátricos de sarcoma de células claras, tumores neuroendócrinos malignos do pâncreas, tumor de Wilms e neuroblastoma adrenal.[24–27] A mediana da idade de apresentação é 9,5 anos, com predominância do sexo feminino.

Síndrome de Cushing ACTH-independente

TUMORES ADRENOCORTICAIS (ADENOMA OU CARCINOMA)

Tumores do córtex adrenal (TCAs) respondem por apenas 0,3–0,4% de todas as neoplasias na infância. No entanto, há uma variação geográfica, com a maior ocorrência vista no sul do Brasil, onde a incidência relatada é de 3,4–4,2 por milhão de crianças.[28,29] Muito do que é conhecido sobre TCAs na infância veio a partir de grandes coortes pediátricas brasileiras, fornecendo a base de várias revisões sobre esse tópico.[3,39] TCAs surgem mais comumente em crianças menores de 4 anos de idade. No Sul do Brasil, existe uma associação com a *síndrome de Li-Fraumeni* e uma mutação germinativa pontual do gene supressor tumoral p53 (*TP53*). Essa mutação resulta em uma única alteração de aminoácidos, com substituição de arginina por histidina na posição 337.[28] Em contraste, crianças mais velhas e adultos jovens com TCAs não parecem carrear mutações germinativas no TP53. A presença dessas mutações não tem nenhuma influência sobre o prognóstico.[29]

Na *hemi-hipertrofia isolada*, cerca de 20% dos tumores são TCAs.[3] Uma revisão de 254 crianças do Registro Internacional de Tumores Adrenocorticais Pediátricos identificou virilização como a manifestação mais comum.[29] Ao diagnóstico, apenas 10% dos pacientes pediátricos com TCAs não tinham evidência clínica de uma síndrome endócrina (tumores não-funcionantes), enquanto hiperprodução isolada de glicocorticóides foi somente evidenciada em 5,5%. Isso contrasta com a população adulta, em que a maioria dos tumores adrenocorticais é secretora de cortisol ou não-funcionante ao diagnóstico.[29] Aproximadamente um terço dos pacientes pediátricos tem hipertensão arterial. Na apresentação inicial, a maioria dos pacientes (192/254) tinha doença localizada, ao passo que doença metastática foi encontrada em menos de 5% dos casos. As crianças mais velhas com SC ou tumores mistos secretores de andrógenos e cortisol tiveram um prognóstico pior em comparação a crianças mais jovens.[29]

DOENÇA ADRENOCORTICAL PRIMÁRIA PIGMENTADA (PPNAD)

PPNAD, também conhecida como "doença adrenal micronodular", é um diagnóstico histológico caracterizado pela presença de múltiplos pequenos nódulos adrenocorticais, associada a atrofia cortical internodular (Fig. 35.7).[30,31] Os nódulos são geralmente pigmentados, daí o termo PPNAD. No entanto, a atrofia cortical internodular, resultante da supressão do ACTH, é a característica que define a PPNAD.[32,33] A maioria dos casos (95%) está associada com o complexo de Carney, uma neoplasia endócrina múltipla de herança autossômica dominante cujas características incluem sardas, mixomas cardíacos, além de tumores endócrinos e não-endócrinos.[31] SC secundária à PPNAD é a apresentação inicial mais freqüente do complexo de Carney (CNC) em crianças e adultos jovens.[33] Hipertensão e virilização são achados comuns.[32] SC pediátrica cíclica ou periódica e a ausência de sintomas clássicos, como crescimento deficiente, têm sido descritas em alguns pacientes.[33] O fenótipo "atípico" da síndrome de Cushing, em que os pacientes têm constituição corporal magra, osteoporose, desgaste muscular e cutâneo, é quase exclusivamente associado a PPNAD, mas muito raro em crianças.[34,35]

Mutações germinativas inativadoras do gene da proteína quinase A reguladora da subunidade alfa-1 (*PRKAR1A*) foram identificadas em 40–50% das famílias com CNC.[36] Mutações somáticas e germinativas no *PRKAR1A* também têm sido descritas na PPNAD isolada, não associada ao CNC.[37,38]

HIPERPLASIA ADRENAL MACRONODULAR ACTH-INDEPENDENTE (AIMAH)

AIMAH é uma condição muito rara, especialmente na faixa etária pediátrica. A etiologia é desconhecida.[39] Diferentemente da PPNAD, AIMAH geralmente leva à SC franca.[34] Hipogonadismo e ginecomastia em homens e hirsutismo em mulheres são aspectos adicionais que foram relatados.[39,40] Há um enorme crescimento das glândulas adrenais (10 a 100 vezes o seu peso normal). Histologicamente, os nódulos adrenocorticais não são pigmentados, mas são compostos por dois diferentes tipos de células: ricas em lipídios (com citoplasma claro) e pobres em lipídios (com citoplasma compacto).[39,40]

SÍNDROME DE McCUNE-ALBRIGHT (SMA) CAUSANDO HIPERPLASIA ADRENOCORTICAL NODULAR

SMA é uma condição esporádica, mais comum no sexo feminino. É causada por mutações somáticas ativadoras do gene *GNAS1* que codifica a proteína Gs alfa.[41] Mosaicismo celular responde pela heterogeneidade fenotípica vista nessa desordem. A SMA é classicamente caracterizada por displasia fibrosa poliostótica, pigmentação da pele café-com-leite e puberdade precoce. No entanto, um amplo espectro de achados associados endócrinos e não-endócrinos é descrito. Isso inclui SC secundária a hiperplasia adrenal nodular.[42,43] CS na infância precoce, quase sempre associada a SMA, é muitas vezes agressiva em seu curso e exige adrenalectomia bilateral. No entanto, resolução espontânea pode eventualmente acontecer.[42]

Investigação da SC Pediátrica

O esquema de investigação de pacientes pediátricos é baseado em protocolos estabelecidos oriundos de unidades endócrinas para adultos.[5,15] Diretrizes para a investigação da SC pediátrica CS foram previamente publicadas.[7] O objetivo é inicialmente confirmar ou excluir o diagnóstico de SC e, posteriormente, determinar sua etiologia. O protocolo geral utilizado em nosso centro está resumido na Fig. 35.8.

DEMONSTRAÇÃO DA SÍNDROME DE CUSHING

A síndrome de Cushing é caracterizada bioquimicamente pela perda da supressão normal do eixo hipotálamo-hipófise-adrenal e pela perda do ritmo circadiano da secreção de cortisol. Assim, as investigações avaliam a ruptura do mecanismo de *feedback* e a perda do ritmo circadiano. Os seguintes testes, especialmente quando combinados, têm altas sensibilidade e especificidade.

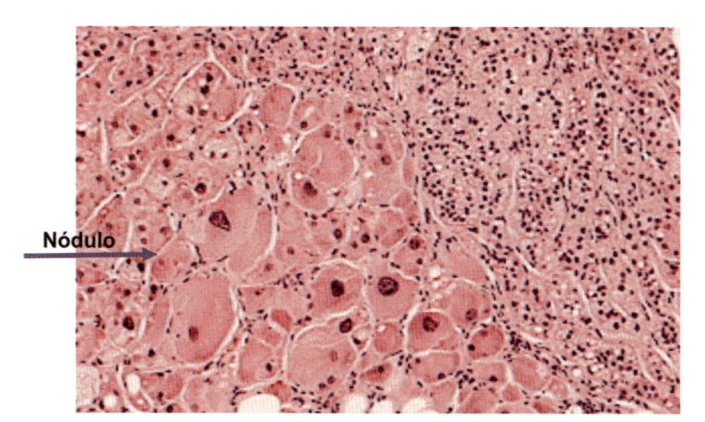

Fig. 35.7 Aspecto histológico da PPNAD, caracterizado pela presença de múltiplos pequenos nódulos adrenocorticais, associada a atrofia cortical internodular.

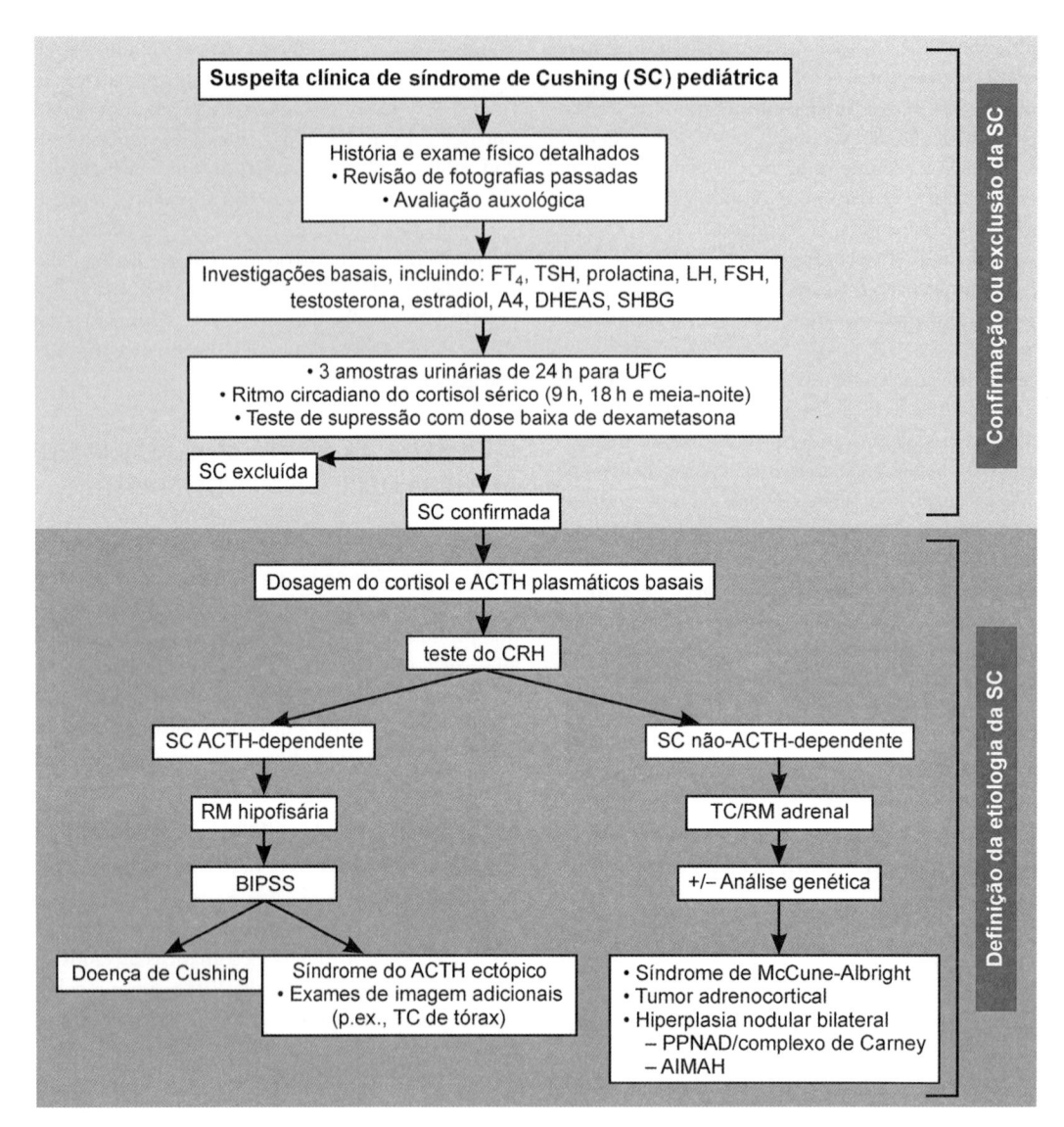

Fig. 35.8 Protocolo usado na investigação da síndrome de Cushing (SC) pediátrica. A4 = androstenediona; SHBG = globulina ligadora dos hormônios sexuais; DHEAS = sulfato de deidroepiandrosterona; RM = ressonância magnética; TC = tomografia computadorizada; BIPSS = cateterismo bilateral do seio petroso inferior.

Dosagem do Cortisol Livre Urinário (UFC)

Três amostras consecutivas de urina de 24 horas para dosagem do UFC são geralmente a investigação de primeira linha diante da suspeita de SC pediátrica. Esse exame tem alta sensibilidade, mas especificidade relativamente baixa. Após exames repetidos, se o UFC for normal, então SC é improvável. Alguns pacientes com SC atípica podem ter UFC normal ou apenas minimamente elevado, na ausência de um ritmo circadiano normal.[15]

Ritmo Circadiano do Cortisol Sérico (9 h, 18 h, meia-noite)

O ritmo circadiano do cortisol sérico (CS) é avaliado em 3 momentos: 9 h, 18 h e meia-noite (estando o paciente dormindo). Na criança normal dormindo, o valor do CS à meia-noite deve ser < 50 nmol/L (1,8 μg/dL). Na nossa experiência, um valor elevado do CS nessas condições é o melhor discriminador entre SC e a obesidade simples. No entanto, vale a pena salientar que algumas crianças podem atingir um nadir do cortisol um pouco antes da meia-noite. Além disso, esse teste requer hospitalização por pelo menos 2 dias.

Finalmente, situações de estresse, estados de pseudo-Cushing ou infecções graves podem também elevar o cortisol da meia-noite.[5]

Teste de Supressão com Dose Baixa de Dexametasona (LDDST)

Nesse teste, dexametasona (DMS), em crianças com 40 kg ou mais, é administrada na dose de 0,5 mg a cada 6 horas às 9 h, 15 h, 21 h e 3 h. Em crianças com peso < 40 kg, a dose da DMS é de 30 mg/kg/dia, conforme recomendado pelo NIH.[7] O sangue é colhido para dosagem do cortisol sérico antes e após 24 e 48 horas. Indivíduos normais suprimirão seus níveis de cortisol sérico para menos de 50 nmol/L (1,8 μg/dL) após 24 e/ou 48 horas. Uma pequena proporção (3–8%) de pacientes com doença de Cushing suprime normalmente durante LDDST, mas pacientes com SC resultante de outras etiologias habitualmente não o fazem.[9,45]

Outros Testes de Rastreamento

Dosagens do cortisol salivar à meia-noite têm sido sugeridas como testes alternativos não-invasivos para o diagnóstico da SC.[44]

Não é nossa prática a utilização desse método na triagem ou rastreamento de crianças, devido à falta de dados normativos pediátricos.

Definindo a Causa da SC

Após confirmação da CS, a prioridade é fazer a distinção entre as formas ACTH-dependente e ACTH-independente. Isso é conseguido através da dosagem adequada do ACTH plasmático às 9 h. Somente após estabelecida a ACTH-dependência ou independência é que investigações adicionais apropriadas devem ser instituídas. Por exemplo, no nosso centro, todas as crianças com SC ACTH-independente comprovada são submetidas ao teste do hormônio liberador da corticotrofina (CRH), que pode diferenciar a DC da SAE.

NÍVEIS DO ACTH PLASMÁTICO

Em nossos pacientes com tumores adrenocorticais ou hiperplasia adrenal nodular (n = 8), o ACTH às 9 h revelou-se invariavelmente indetectável (< 10 ng/L).[32] Em contraste, todos os pacientes com DC (n = 35) apresentaram níveis detectáveis ACTH, situando-se entre 13 e 125 ng/L (VR: 10–50 ng/L). No entanto, valores entre 10 e 20 ng/L representam a chamada "zona cinzenta".

TESTE DO CRH

Na doença de Cushing (DC), a administração de CRH (1 μg/kg ou 100 μg EV) vai induzir uma resposta exagerada do cortisol em comparação com indivíduos normais. Na realidade, um aumento do cortisol sérico > 20% é útil para diferenciar a DC da SAE, estando essa resposta presente em 81% dos adultos com DC.[45] Em todos os 27 pacientes com DC pediátrica estudados em nossa unidade, o cortisol sérico aumentou > 100% acima da linha de base (variação de 106–554%).[45]

TESTE DE SUPRESSÃO COM ALTA DOSE DE DEXAMETASONA (HDDST)

O HDDST consiste na administração de 2 mg de dexametasona (DMS) a cada 6 horas durante 48 horas. Contudo, ele já não é mais rotineiramente realizado em nosso centro. Isso decorre da análise de 24 pacientes com DC em que a redução do cortisol durante o LDDST previu a resposta observada durante um HDDST (p < 0,05). Dois terços dos pacientes com DC suprimiram seus níveis de cortisol > 30% durante o LDDST. Portanto, o LDDST pode, isoladamente, em grande parte dos casos, discriminar a DC de outras etiologias de SC.[46] No entanto, em pacientes com PPNAD, foi mostrado que HDDSTs podem resultar em aumento paradoxal do UFC durante a segunda fase do teste. Essa resposta parece ser uma característica específica da PPNAD.[34]

Análise Genética em Pacientes com SC

Análise genética pode ser útil em determinadas situações. Por exemplo, a análise do gene *PRKAR1A* pode ajudar no diagnóstico da PPNAD como parte do complexo de Carney (CNC). No entanto, mutações genéticas apenas representam uma pequena proporção de casos, e um teste negativo não exclui a condição ou a necessidade de rastreamento futuro para outras manifestações clínicas do CNC.

Investigação Radiológica

IMAGEM ADRENAL

Uma vez estabelecida a SC ACTH-independente, imagem adrenal sob a forma de tomografia computadorizada (TC) ou ressonância magnética (RM) adrenal é essencial para a diferenciação entre tumor adrenocortical e hiperplasia adrenal nodular. A maioria dos tumores adrenais é visível pela TC/RM, em contraste com a PPNAD, em que as adrenais são geralmente de tamanho normal, embora ocasionalmente nódulos adrenocorticais maiores (tamanho > 6 mm) sejam visíveis na imagem.[47]

IMAGEM HIPOFISÁRIA

Imagens de RM da hipófise devem ser realizadas na SC ACTH-dependente. A maioria da DC pediátrica é causada por um microadenoma < 5 mm de tamanho. Essas lesões são hipodensas à RM e não têm realce após a administração do gadolínio.[5] Microadenomas foram visualizados em apenas 56% dos pacientes pediátricos com DC, em comparação a 60–70% dos adultos.[9,13] Na DC pediátrica, a concordância entre os achados da RM e da cirurgia transesfenoidal é pobre (52%).[13] Isso é semelhante à experiência do NIH, em que apenas 50% dos microadenomas hipofisários foram visíveis na RM.[12] Portanto, a imagem hipofisária é um preditor fraco do local do microadenoma corticotrófico em crianças com DC.

EXAMES DE IMAGEM ADICIONAIS

Podem ser necessários para os raros casos de SAE. Por exemplo, uma tomografia computadorizada de tórax usando cortes de 0,5 centímetro ou menos ajudaria a excluir um tumor carcinóide de origem brônquica.

CATETERISMO BILATERAL E SIMULTÂNEO DO SEIO PETROSO INFERIOR (BIPSS)

Devido à raridade da SAE na prática pediátrica, o objetivo primário do BIPSS é tentar demonstrar lateralização da secreção de ACTH. Em mãos experientes, BIPSS tem um valor preditivo de lateralização de 75–80% em pacientes pediátricos.[12,13] BIPSS pode ser tecnicamente difícil e requer um radiologista altamente especializado, que regularmente efetue esse procedimento em pacientes adultos. Anestesia geral pode ser necessária em crianças muito jovens, o que pode alterar a secreção de ACTH. BIPSS tem sido utilizado em nosso centro desde 1987, e, até o momento, 28 pacientes pediátricos foram submetidos a esse procedimento, sem complicações. Lateralização, definida como uma razão de ACTH entre os seios petrosos > 1,4 após CRH, foi observada em 79% dos nossos pacientes (Fig. 35.9). Em contraste, uma recente revisão de 94 pacientes encontrou concordância entre lateralização do BIPSS e o achado cirúrgico em apenas 58% dos pacientes, sugerindo, portanto, que a técnica foi não-essencial.[48] No entanto, a percentagem de correlação aumentou para 70% após exclusão de 18 adenomas centralmente localizados e 4 lesões bilaterais.

Tratamento

LESÕES ADRENAIS PRIMÁRIAS

A excisão cirúrgica é a terapia de primeira linha para um tumor adrenal secretor de cortisol. O manuseio ótimo dos carcinomas adre-

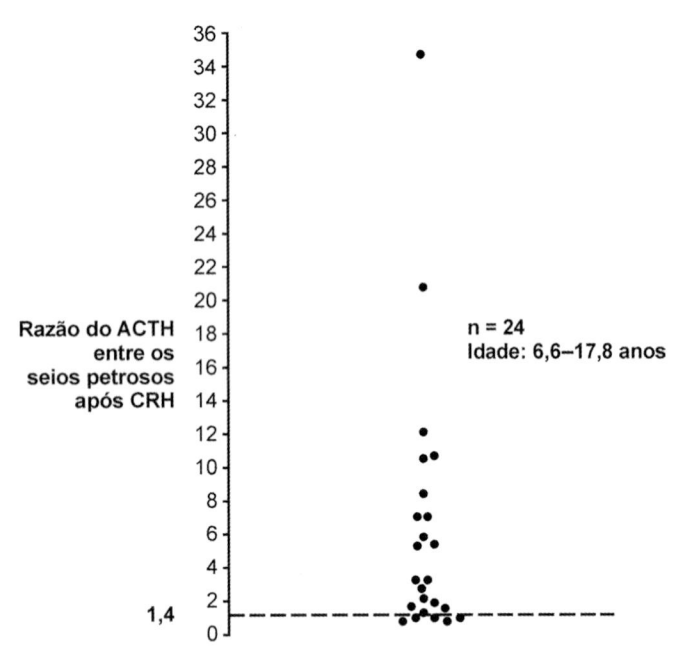

Fig. 35.9 Razão do ACTH entre os seios petrosos durante o BIPSS em 24 crianças com doença de Cushing. Uma razão ≥ 1,4 após CRH, indicativa de lateralização, foi vista em 79% dos casos.

nocorticais com metástase é menos claro. A terapia com mitotano parece ser o tratamento de escolha. Os benefícios adicionais de agentes citotóxicos não foram comprovados. A reposição de glicocorticóide no pré- e no pós-operatório é necessária em virtude da inevitável supressão adrenocortical contralateral. O tratamento definitivo da PPNAD ou AIMAH é a adrenalectomia bilateral, aberta ou laparoscópica. O objetivo do tratamento é evitar os efeitos nocivos da exposição prolongada à hipercortisolemia. Metirapona pode ser usada como uma medida temporária para normalizar o cortisol sérico antes da cirurgia. Os pacientes necessitarão de reposição a longo prazo de glicocorticóide e mineralocorticóide, juntamente com um acompanhamento endócrino prolongado.

DOENÇA DE CUSHING

Terapias medicamentosas, tais como cetoconazol e metirapona, para reduzir os níveis séricos de cortisol, podem ser usadas como uma medida de curto prazo, mas não podem ser recomendadas como terapia a longo prazo.

CIRURGIA TRANSESFENOIDAL (CTE) COM MICROADENOMECTOMIA SELETIVA

A CTE constitui o tratamento de escolha da DC, não apenas em adultos, mas também no grupo pediátrico.[49] O objetivo do procedimento é a retirada seletiva do microadenoma, com preservação do tecido hipofisário normal. Isso é essencial para o futuro desenvolvimento do paciente pediátrico. Embora a CTE seja segura e eficaz na DC pediátrica, hipopituitarismo é uma complicação bem conhecida.[50] No nosso centro, cura na DC em adultos é definida como um cortisol sérico no pós-operatório < 50 nmol/L (1,8 μg/dL). Usando esse critério, a recidiva da DC após a CTE é extremamente incomum.[51] Empregamos a mesma definição de cura para os nossos pacientes pediátricos. A CTE pode ser tecnicamente difícil em crianças, e, até mesmo em mãos mais experientes, um certo número de pacientes vai deixar de ser curado e requerer tratamento de segunda linha. BIPSS realizado no pré-operatório pode ser benéfico. Desde sua introdução no nosso centro, em 1987, a taxa de cura melhorou para um nível atual de 72%.[6,13]

RADIOTERAPIA (RxT) HIPOFISÁRIA

RxT hipofisária é um eficaz tratamento de segunda linha para a DC pediátrica após uma TSS malsucedida (opção preferida em nosso centro).[52] Em comparação aos adultos, as crianças respondem mais rapidamente, com um tempo médio de 0,8–1,0 anos, *versus* 1,5–4 anos (ou mais) em adultos.[52] A decisão é geralmente feita dentro de 2–4 semanas após a CTE. No nosso centro, a RxT é administrada em 25 frações durante 35 dias, totalizando 45 Gy. Tratamos 12 pacientes nos últimos 25 anos, com uma taxa de cura de 92%, observada em um intervalo médio de 0,83 ano (variação de 0,13–2,86 anos) após a conclusão da RxT. A função da hipófise anterior é freqüentemente preservada a longo prazo em crianças tratadas com RxT.[53]

ADRENALECTOMIA BILATERAL E REPETIÇÃO DA CTE

Adrenalectomia bilateral ou repetição da CTE podem ser utilizadas como opções secundárias de tratamento, mas exercem significativos riscos de síndrome de Nelson e permanentes deficiências hipofisárias, respectivamente.[54,55] Pode-se usar também a adrenalectomia bilateral como um último recurso em crianças muito graves para serem submetidas à CTE.[14] Um de nossos pacientes necessitou de etomidato parenteral, 2 semanas antes da cirurgia, com o intuito de se obter normalização do cortisol sérico.

Crescimento na DC Pediátrica após Cura por CTE ou Radioterapia Hipofisária

DC pediátrica está associada a uma taxa de crescimento subnormal e baixa estatura. Estudos anteriores demonstraram recuperação deficiente do crescimento e comprometimento da altura final, apesar de cura.[56] Isso poderia ser explicado pela deficiência de GH (DGH), ou pelos efeitos crônicos hipercortisolemia na placa de crescimento.[57] Nossa abordagem atual é pesquisar DGH 3 meses após a CTE ou a conclusão da radioterapia. Se DGH for demonstrada (definida como um pico do nível de GH < 20 mU/L ou 10 ng/mL), a terapia com GH recombinante é iniciada, na dose de 0,025 mg/kg/dia. Análogos de GnRH podem ser usados em conjunto para atrasar a fusão epifisária em pacientes puberais. Dessa forma, uma altura final aceitável perto ou dentro da variação-alvo pode ser atingida.[58] DGH pode persistir durante anos após ser atingida a estatura adulta, mas raramente é suficientemente grave para exigir tratamento na idade adulta.[59]

Composição Corporal e Saúde Óssea na DC Pediátrica

A composição corporal é mais difícil de normalizar após a cura. Muitos pacientes permanecem obesos com SDS do IMC elevado 3,9 anos após a cura.[58] Um estudo de seguimento a longo prazo de crianças e adolescentes com DC mostrou que a gordura corporal total estava anormalmente elevada 7 anos após a cura, com uma elevada proporção de gordura visceral em relação à gordura subcutânea.[60] A densidade mineral óssea (DMO) está freqüente mas não universalmente reduzida em crianças e adolescentes com DC.[61] Nós relatamos que, normalizando-se a função hipofisária, uma DMO quase-normal é atingida após a cura.

Seguimento Cognitivo e Psicológico na DC Pediátrica

Em adultos com DC existe um consenso de que, apesar da cura bioquímica, a "qualidade de vida" pode ficar prejudicada.[15,62-64] Além disso, demonstrou-se que a exposição glicocorticóide crônica resulta na perda de volume cerebral em imagens radiológicas. Isso parece normalizar-se com a cura.[64,65] Dados recentes sugerem também a persistência de déficits cognitivos e emocionais após a "cura" da SC pediátrica.

RESUMO

Síndrome de Cushing (SC) pediátrica é uma condição desafiadora para ser diagnosticada e tratada, exigindo uma equipe multidisciplinar de cirurgiões, endocrinologistas, bioquímicos, radiologistas, oncologistas e radioterapeutas. Uma estreita colaboração com endocrinologistas de adultos é vital. Ganho de peso associado a falha do crescimento é sempre anormal na infância e requer investigação. Muito embora procedimentos como BIPSS e a cirurgia transesfenoidal possam ser tecnicamente mais difíceis em crianças, o prognóstico global da doença de Cushing é bom. Otimização do crescimento, da puberdade e da composição corporal após cura da SC são aspectos importantes dos cuidados pediátricos. Possíveis complicações a longo prazo na função reprodutiva e neuropsiquiátrica justificam uma investigação mais aprofundada.

BIBLIOGRAFIA

1. Pessanha TM, Campos JM, Barros AC, et al. Iatrogenic Cushing's syndrome in a adolescent with AIDSs on Ritonavir and inhaled Fluticasone. Case report and literature review. *AIDS*, 2007; *21*:529-32.
2. Volkl TM, Dorr HG. McCune-Albright syndrome: Clinical picture and natural history in children and adolescents. *J Pediatr Endocrinol Metab*, 2006; *199*(suppl 2):551-9.
3. Ribeiro RC, Figueiredo B. Childhood adrenocortical tumours. *Eur J Cancer*, 2004; *40*:1117-26.
4. Storr HL, Isidori AM, Monson JP, et al. Prepubertal Cushing's disease is more common in males, but there is no increase in severity at diagnosis. *J Clin Endocrinol Metab*, 2004; *89*:3818-20.
5. Newell-Price J, Trainer P, Besser M, Grossman A. The diagnosis and differential diagnosis of Cushing's syndrome and pseudo-Cushing's states. *Endocr Rev*, 1998; *19*:647-72.
6. Storr HL, Afshar F, Matson M, et al. Factors influencing cure by transsphenoidal selective adenomectomy in paediatric Cushing's disease. *Eur J Endocrinol*, 2005; *152*:825-33.
7. Magiakou MA, Chrousos GP. Cushing's syndrome in children and adolescents: Current diagnostic and therapeutic strategies. *J Endocrinol Invest*, 2002; *25*:181-94.
8. Storr HL, Plowman PN, Carroll PV, et al. Clinical and endocrine responses to pituitary radiotherapy in paediatric Cushing's disease: an effective second-line treatment. *J Clin Endocrinol Metab*, 2003; *88*:34-7.
9. Newell-Price J, Bertagna X, Grossman AB, Nieman LK. Cushing's syndrome. *Lancet*, 2006; *367*:1605-17.
10. Greening JE, Storr HL, McKenzie SA, et al. Linear growth and body mass index in paediatric patients with Cushing's disease or simple obesity. *J Endocrinol Invest*, 2006; *29*:885-7.
11. Weber A, Trainer PJ, Grossman AB, et al. Investigation, management and therapeutic outcome in 12 cases of childhood and adolescent Cushing's syndrome. *Clin Endocrinol* (Oxf), 1995; *43*:19-28.
12. Magiakou MA, Mastorakos G, Oldfield EH, et al. Cushing's syndrome in children and adolescents. Presentation, diagnosis, and therapy. *N Engl J Med*, 1994; *331*:629-36.
13. Storr HL, Chan LF, Grossman AB, Savage MO. Paediatric Cushing's syndrome: Epidemiology, investigation and therapeutic advances. *Trends Endocrinol Metab*, 2007; *18*:167-74.
14. Greening JE, Brain CE, Perry LA, et al. Efficient short-term control of hypercortisolaemia by low-dose etomidate in severe paediatric Cushing's disease. *Horm Res*, 2005; *64*:140-3.
15. Arnaldi G, Angeli A, Atkinson AB, et al. Diagnosis and complications of Cushing's syndrome: a consensus statement. *J Clin Endocrinol Metab*, 2003; *88*:5593-602.
16. Damiani D, Aguiar CH, Crivellaro CE, et al. Pituitary macroadenoma and Cushing's disease in paediatric patients: Patient report and review of the literature. *J Pediatr Endocrinol Metab*, 1998; *11*:665-9.
17. Stratakis CA, Schussheim DH, Freedman SM, et al. Pituitary macroadenoma in a 5-year-old: an early expression of multiple endocrine neoplasia type 1. *J Clin Endocrinol Metab*, 2000; *85*:4776-80.
18. Peters CJ, Ahmed ML, Storr HL, et al. Factors influencing skeletal maturation at diagnosis of paediatric Cushing's disease. *Horm Res*, 2007; *68*:231-5.
19. Dupuis CC, Storr HL, Perry LA, et al. Abnormal puberty in paediatric Cushing's disease: Relationship with adrenal androgen, sex hormone binding globulin and gonadotrophin concentrations. *Clin Endocrinol* (Oxf), 2007; *66*:838-43.
20. Isidori AM, Kaltsas GA, Pozza C, Frajese V, et al. The ectopic adrenocorticotropin syndrome: Clinical features, diagnosis, management, and long-term follow-up. *J Clin Endocrinol Metab*, 2006; *91*:371-7.
21. Ilias I, Torpy DJ, Pacak K, et al. Cushing's syndrome due to ectopic corticotropin secretion: Twenty years' experience at the National Institutes of Health. *J Clin Endocrinol Metab*, 2005; *90*:4955-62.
22. Hannah J, Lippe B, Lai-Goldman M, Bhuta S. Oncocytic carcinoid of the kidney associated with periodic Cushing's syndrome. *Cancer*, 1988; *61*:2136-40.
23. Amano S, Hazama F, Haebara H, et al. Ectopic ACTH-MSH producing carcinoid tumor with multiple endocrine hyperplasia in a child. *Acta Pathol Jpn*, 1978; *28*:721-30.
24. Espinasse-Holder M, Defachelles AS, Weill J, et al. Paraneoplastic Cushing syndrome due to adrenal neuroblastoma. *Med Pediatr Oncol*, 2000; *34*:231-3.
25. Hsiao JC, Yang CP, Lin CJ, Chuen H. Ectopic ACTH syndrome due to clear cell sarcoma of the kidney. *Child Nephrol Urol*, 1991; *11*:103-6.
26. Hinnie J, Gray CE, McNicol AM, et al. Cushing's syndrome in a 16 year old girl due to ectopic ACTH precursor production from a pancreatic tumour. *Clin Endocrinol* (Oxf), 2000; *53*:539-40.
27. Thomas RJ, Sen S, Zachariah N, Mammen KE, et al. Wilms' tumor presenting as Cushing's syndrome. *Pediatr Surg Int*, 1998; *13*:293-4.
28. Ribeiro RC, Sandrini F, Figueiredo B, et al. An inherited P53 mutation that contributes in a tissue-specific manner to paediatric adrenal cortical carcinoma. *Proc Natl Acad Sci USA*, 2001; *98*:9330-5.
29. Michalkiewicz E, Sandrini R, Figueiredo B, et al. Clinical and outcome characteristics of children with adrenocortical tumors: a report from the International Paediatric Adrenocortical Tumor Registry. *J Clin Oncol*, 2004; *22*:838-45.
30. Shenoy BV, Carpenter PC, Carney JA. Bilateral primary pigmented nodular adrenocortical disease. Rare cause of the Cushing syndrome. *Am J Surg Pathol*, 1984; *8*:335-44.
31. Carney JA, Gordon H, Carpenter PC, et al. The complex of myxomas, spotty pigmentation, and endocrine overactivity. *Medicine (Baltimore)*, 1985; *64*:270-83.
32. Storr HL, Mitchell H, Swords FM, et al. Clinical features, diagnosis, treatment and molecular studies in paediatric Cushing's syndrome due

32. to primary nodular adrenocortical hyperplasia. *Clin Endocrinol* (Oxf), 2004; *61*:553-9.
33. Gunther DF, Bourdeau I, Matyakhina L, *et al*. Cyclical Cushing syndrome presenting in infancy: An early form of primary pigmented nodular adrenocortical disease, or a new entity? *J Clin Endocrinol Metab*, 2004; *89*:3173-82.
34. Stratakis CA, Kirschner LS. Clinical and genetic analysis of primary bilateral adrenal diseases (micro- and macronodular disease) leading to Cushing syndrome. *Horm Metab Res*, 1998; *30*:456-63.
35. Sarlis NJ, Chrousos GP, Doppman JL, *et al*. Primary pigmented nodular adrenocortical disease: Reevaluation of a patient with Carney complex 27 years after unilateral adrenalectomy. *J Clin Endocrinol Metab*, 1997; *82*:1274-8.
36. Kirschner LS, Sandrini F, Monbo J, *et al*. Genetic heterogeneity and spectrum of mutations of the PRKAR1A gene in patients with the Carney complex. *Hum Mol Genet*, 2000; *9*:3037-46.
37. Groussin L, Jullian E, Perlemoine K, *et al*. Mutations of the PRKAR1A gene in Cushing's syndrome due to sporadic primary pigmented nodular adrenocortical disease. *J Clin Endocrinol Metab*, 2002; *87*:4324-9.
38. Groussin L, Horvath A, Jullian E, *et al*. A PRKAR1A mutation associated with primary pigmented nodular adrenocortical disease in 12 kindreds. *J Clin Endocrinol Metab*, 2006; *91*:1943-9.
39. Bourdeau I. Clinical and molecular genetic studies of bilateral adrenal hyperplasias. *Endocr Res*, 2004; *30*:575-83.
40. Lieberman SA, Eccleshall TR, Feldman D. ACTH-independent massive bilateral adrenal disease (AIMBAD): a subtype of Cushing's syndrome with major diagnostic and therapeutic implications. *Eur J Endocrinol*, 1994; *131*:67-73.
41. Lumbroso S, Paris F, Sultan C. McCune-Albright syndrome: Molecular genetics. *J Pediatr Endocrinol Metab*, 2002; *15*(suppl 3):875-82.
42. Kirk JM, Brain CE, Carson DJ, *et al*. Cushing's syndrome caused by nodular adrenal hyperplasia in children with McCune-Albright syndrome. *J Pediatr*, 1999; *134*:789-92.
43. Boston BA, Mandel S, LaFranchi S, Bliziotes M. Activating mutation in the stimulatory guanine nucleotide-binding protein in an infant with Cushing's syndrome and nodular adrenal hyperplasia. *J Clin Endocrinol Metab*, 1994; *79*:890-3.
44. Yaneva M, Mosnier-Pudar H, Dugue M, *et al*. Midnight salivary cortisol for the initial diagnosis of Cushing's syndrome of various causes. *J Clin Endocrinol Metab*, 2004; *89*:3345-51.
45. Peters CJ, Storr HL, Grossman AB, Savage MO. The role of corticotrophin-releasing hormone in the diagnosis of Cushing's syndrome. *Eur J Endocrinol*, 2006; *155*(suppl 1):S93-8.
46. Dias R, Storr HL, Perry LA, *et al*. The discriminatory value of the low-dose dexamethasone suppression test in the investigation of paediatric Cushing's syndrome. *Horm Res*, 2006; *65*:159-62.
47. Doppman JL. Problems in endocrinologic imaging. *Endocrinol Metab Clin North Am*, 1997; *26*:973-91.
48. Batista D, Gennari M, Riar J, *et al*. An assessment of petrosal sinus sampling for localization of pituitary microadenomas in children with Cushing disease. *J Clin Endocrinol Metab*, 2006; *91*:221-4.
49. Joshi SM, Hewitt RJ, Storr HL, *et al*. Cushing's disease in children and adolescents: 20 years of experience in a single neurosurgical center. *Neurosurgery*, 2005; *57*:281-5.
50. Massoud AF, Powell M, Williams RA, *et al*. Transsphenoidal surgery for pituitary tumours. *Arch Dis Child*, 1997; *76*:398-404.
51. Trainer PJ, Lawrie HS, Verhelst J, *et al*. Transsphenoidal resection in Cushing's disease: Undetectable serum cortisol as the definition of successful treatment. *Clin Endocrinol* (Oxf), 1993; *38*:73-8.
52. Storr HL, Plowman PN, Carroll PV, *et al*. Clinical and endocrine responses to pituitary radiotherapy in paediatric Cushing's disease: an effective second-line treatment. *J Clin Endocrinol Metab*, 2003; *88*:34-7.
53. Chan LF, Storr HL, Plowman PN, *et al*. Long-term anterior pituitary function in patients with paediatric Cushing's disease treated with pituitary radiotherapy. *Eur J Endocrinol*, 2007; *156*:477-82.
54. Leinung MC, Kane LA, Scheithauer BW, *et al*. Long term follow-up of transsphenoidal surgery for the treatment of Cushing's disease in childhood. *J Clin Endocrinol Metab*, 1995; *80*:2475-9.
55. McArthur RG, Hayles AB, Salassa RM. Childhood Cushing disease: Results of bilateral adrenalectomy. *J Pediatr*, 1979; *95*:214-9.
56. Magiakou MA, Mastorakos G, Chrousos GP. Final stature in patients with endogenous Cushing's syndrome. *J Clin Endocrinol Metab*, 1994; *79*:1082-5.
57. Lebrethon MC, Grossman AB, Afshar F, *et al*. Linear growth and final height after treatment for Cushing's disease in childhood. *J Clin Endocrinol Metab*, 2000; *85*:3262-5.
58. Davies JH, Storr HL, Davies K, Monson JP, Besser GM, Afshar F, *et al*. Final adult height and body mass index after cure of paediatric Cushing's disease. *Clin Endocrinol* (Oxf), 2005; *62*:466-72.
59. Carroll PV, Monson JP, Grossman AB, *et al*. Successful treatment of childhood-onset Cushing's disease is associated with persistent reduction in growth hormone secretion. *Clin Endocrinol* (Oxf), 2004; *60*:169-74.
60. Leong GM, Abad V, Charmandari E, *et al*. Effects of child- and adolescent-onset endogenous Cushing syndrome on bone mass, body composition, and growth: a 7-year prospective study into young adulthood. *J Bone Miner Res*, 2007; *22*:110-8.
61. Scommegna S, Greening JP, Storr HL, *et al*. Bone mineral density at diagnosis and following successful treatment of paediatric Cushing's disease. *J Endocrinol Invest*, 2005; *28*:231-5.
62. Dorn LD, Burgess ES, Friedman TC, *et al*. The longitudinal course of psychopathology in Cushing's syndrome after correction of hypercortisolism. *J Clin Endocrinol Metab*, 1997; *82*:912-9.
63. Sonino N, Fava GA. Psychiatric disorders associated with Cushing's syndrome. Epidemiology, pathophysiology and treatment. *CNS Drugs*, 2001; *15*:361-73.
64. Forget H, Lacroix A, Cohen H. Persistent cognitive impairment following surgical treatment of Cushing's syndrome. *Psychoneuroendocrinology*, 2002; *27*:367-83.
65. Bourdeau I, Bard C, Noel B, *et al*. Loss of brain volume in endogenous Cushing's syndrome and its reversibility after correction of hypercortisolism. *J Clin Endocrinol Metab*, 2002; *87*:1949-54.

Tratamento da Síndrome de Cushing

Mauro A. Czepielewski, Guilherme A. F. S. Rollin, Oscar Domingo Bruno, Lucio Vilar

INTRODUÇÃO

A síndrome de Cushing (SC) é uma condição potencialmente fatal que, se não tratada adequadamente, implica mortalidade de cerca de 50% em 5 anos.[1] Essa mortalidade excessiva é conseqüente às complicações do hipercortisolismo, tais como *diabetes mellitus*, hipertensão, doenças cardiovasculares, fenômenos tromboembólicos e maior susceptibilidade a infecções graves.[2] Em contrapartida, a taxa de mortalidade parece tornar-se comparável à da população geral, se normalização do cortisol for obtida,[3] ainda que algumas das alterações clínico-metabólicas da SC possam não reverter completamente.[4] Nos pacientes que têm persistente hipercortisolismo moderado, a taxa de mortalidade está aumentada em 3,8 a 5 vezes, comparada à da população geral.[5,6]

Neste capítulo será abordado o tratamento para as principais causas da SC (Quadro 36.1), com ênfase maior sobre sua eficácia e segurança. O passo mais importante para o sucesso desse tratamento é, indubitavelmente, o diagnóstico etiológico correto, uma vez que a abordagem terapêutica varia de acordo com a causa da síndrome.

SÍNDROME DE CUSHING EXÓGENA

Síndrome de Cushing exógena ou iatrogênica pode ocorrer por exposição prolongada aos glicocorticóides (GC), independentemente de sua via de administração. Pode ocorrer, por exemplo, após o uso crônico de gotas nasais de dexametasona que muitos pacientes sequer consideram como medicamento. O uso de alguns compostos na forma de aerossol (como a beclometasona) pode ser menos danoso do que a terapia oral ou injetável, devido à menor absorção e, conseqüentemente, ao menor efeito sistêmico.[2,7]

Algumas medidas preventivas podem ser tomadas para minimizar a supressão do eixo hipotálamo-hipofisário-adrenal e vários dos efeitos colaterais dos GC:

1. Usar a medicação pelo menor tempo possível.
2. Tratamento em dias alternados (não previne a osteopenia).
3. Nos casos que requerem tratamento diário, dar preferência a compostos de ação mais curta (p.ex., hidrocortisona ou prednisona), em vez daqueles de efeito prolongado (p.ex., dexametasona), e administrá-los em dose única diária.
4. No caso de doenças respiratórias, sempre que possível utilizar GC na forma de aerossol.

O tratamento ideal da síndrome de Cushing exógena consiste na suspensão do glicocorticóide. Essa suspensão deve ser sempre gradual (ver Cap. 74, *Aspectos Práticos da Terapia com Glicocorticóides*).

DOENÇA DE CUSHING

A doença de Cushing (DC), causa mais freqüente de SC endógena (70 a 80% dos casos), resulta de um adenoma hipofisário secretor de ACTH. Tem incidência de 0,7 a 2,4 casos por milhão de habitantes por ano e predomina em mulheres.[5,6]

A investigação diagnóstica da DC inclui a demonstração do excesso de produção do ACTH e do cortisol e a presença de adenoma hipofisário, evidenciado quer por métodos de imagem, quer por dosagens hormonais. Na maioria dos casos, a doença está associada à presença de um microadenoma hipofisário de pequenas dimensões, que muitas vezes não é detectado mesmo com a ressonância magnética. Para o diagnóstico adequado são muito importantes os testes funcionais com dosagens de cortisol e ACTH, bem como o cateterismo de seios petrosos inferiores, com coleta seletiva de ACTH sob estímulo com CRH ou despromessina. Assim, uma vez identificado anatômica e hormonalmente o adenoma, o tratamento recomendado é a cirurgia transesfenoidal (CTE) para sua ressecção seletiva.[7–11] Esse procedimento é o único que pode levar à cura rápida da doença sem outras alterações hormonais significativas e sem necessidade de reposição hormonal em longo prazo, mantendo intacta a função hipofisária, especialmente o eixo hipotálamo-hipofisário-adrenal

---

QUADRO 36.1

Principais Causas da Síndrome de Cushing

Uso de glicocorticóides (*síndrome de Cushing exógena*)

ACTH-dependente
   Tumor pituitário secretor de ACTH (*doença de Cushing*)
   Tumor ectópico secretor de ACTH
   Tumor ectópico secretor de CRH

ACTH-independente
   Adenoma adrenal
   Carcinoma adrenal
   Hiperplasia micronodular pigmentada das adrenais
   Hiperplasia macronodular das adrenais

(HHA). As outras opções terapêuticas para a DC são a radioterapia e as medicações que reduzem a síntese do cortisol ou antagonizem seus efeitos periféricos.[2,7,10]

CIRURGIA HIPOFISÁRIA

A CTE de hipófise (Fig. 36.1) é o tratamento inicial de escolha para a DC, permitindo reversão clínica (Fig. 36.2A e B) e laboratorial do hipercortisolismo na maioria dos casos. A maior parte dos corticotropinomas é pequena, com diâmetro médio de 4–5 mm, e, na maioria das séries, apenas 10% são macroadenomas (> 10 cm).[7,8] Sua localização muitas vezes é difícil, sendo os resultados cirúrgicos bastante heterogêneos nos diferentes centros. Por esse motivo, recomenda-se que o paciente com DC seja preferencialmente operado por um cirurgião com experiência nessa técnica.[7]

A abordagem cirúrgica dos macroadenomas também deve ser realizada por via transesfenoidal, reservando-se a abordagem transcraniana para os raríssimos casos de tumores com significativa extensão supra-selar ou paraselar.[12]

Em pacientes com imagem negativa, o cateterismo do seio petroso inferior pode ser útil na localização do lado em que está presente o adenoma. Pode ocorrer, porém, uma falsa lateralização, e o cirurgião deve estar atento para os raros casos de adenoma intracavernoso, realizando sempre a exploração meticulosa da sela túrcica antes de remover qualquer tecido hipofisário.[7,12,13] Mais recentemente, o uso da ressonância magnética no transoperatório tem facilitado a localização do adenoma em alguns centros mais avançados.[14]

Ao contrário do relativo consenso acerca da indicação da CTE, permanecem controversos vários aspectos relacionados ao manejo perioperatório da DC. Entre essas controvérsias, incluem-se: (1) recomendação do uso de glicocorticóides nos períodos pré-, intra- e pós-operatório; (2) momento em que deve ser avaliada a possibilidade de cura; (3) métodos a serem utilizados para o estabelecimento da cura; (4) determinação de quais pacientes devem ser considerados como portadores de recidivas verdadeiras; e (5) métodos de seguimento mais adequados para esses casos.

Qual a Eficácia da Cirurgia?

Embora sem critérios definidos, sem nenhuma homogeneidade entre as diversas casuísticas, nem a definição de quais parâmetros

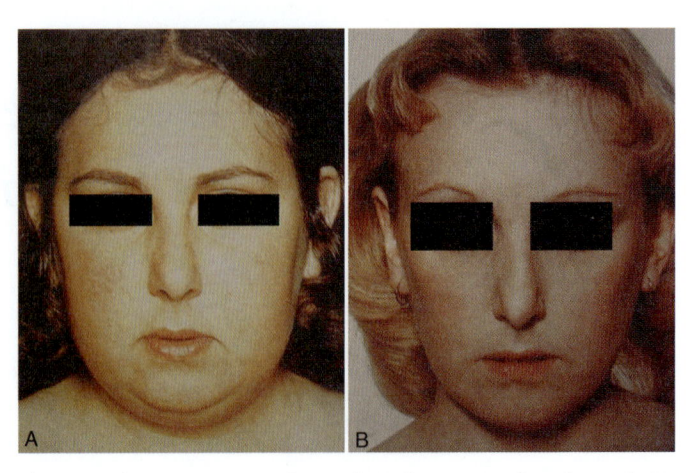

Fig. 36.2 A e **B** Paciente com doença de Cushing, antes (**A**) e depois da (**B**) cirurgia.

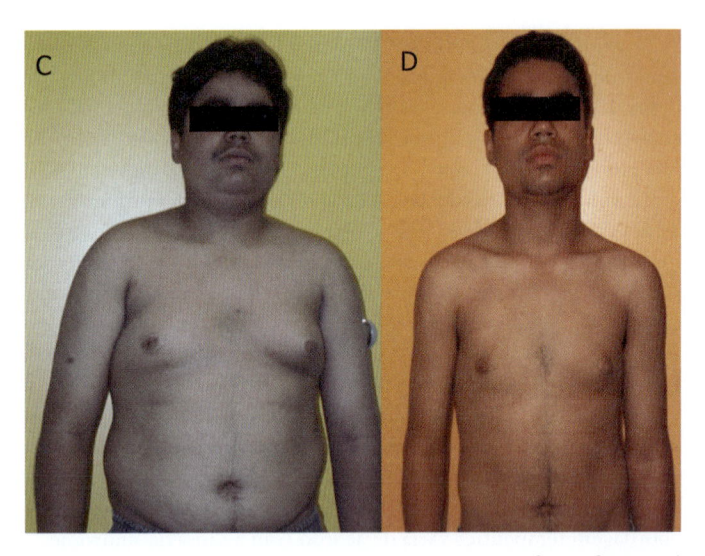

Fig. 36.2 C e **D** Paciente de 14 anos, antes (**C**) e 10 meses depois da cirurgia transesfenoidal (**D**).

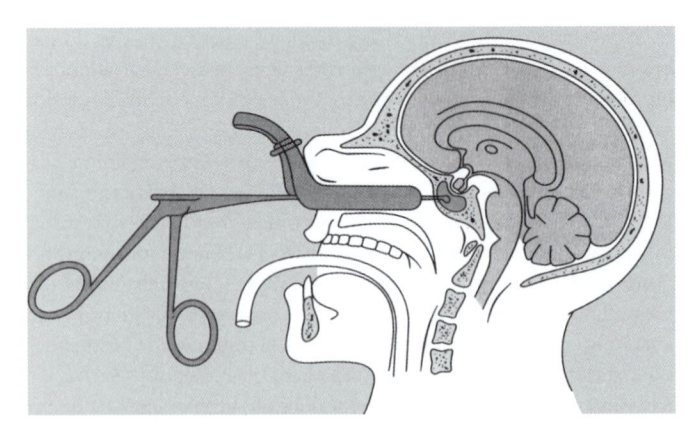

Fig. 36.1 Em casos de doença de Cushing, a cirurgia transesfenoidal permite remissão do hipercortisolismo em 83 a 91% dos pacientes com microadenomas e em 25 a 73% daqueles com macroadenomas.

hormonais e em que momento devem ser avaliados, os índices de cura em diferentes séries situam-se entre 50 e 90%, com recidiva de até 27% e melhores resultados em casos de microadenomas (Quadro 36.2).[15-53]

As taxas de remissão em pacientes com microadenomas submetidos à CTE por um cirurgião experiente variam, em diversas casuísticas, entre 65 e 90%.[3,10,12,25] A taxa de recorrência nesses pacientes é de 5–10% em 5 anos e 10–20% em 10 anos.[10,54-56] O risco de recidiva é maior nos pacientes mais jovens (< 25 anos).[44] Em pacientes com macroadenomas, as taxas de sucesso cirúrgico são significativamente menores (< 65%, na maioria das séries).[3,10,29,44,46] Em casos de tumores invasivos, esse percentual pode ser tão baixo quanto 25%.[54] Em comparação aos microadenomas, macroadenomas implicam recidivas mais freqüentes (12–45%) e mais precoces (média de 16 vs. 49 meses).[3,10,44,46]

Os resultados também dependem de vários aspectos da experiência do neurocirurgião. Entre 289 pacientes operados por um único cirurgião com larga experiência em CTE, a remissão média do hipercortisolismo no pós-operatório (definida como CS < 5 µg/

QUADRO 36.2
Compilação de Resultados da Cirurgia Transesfenoidal para Doença de Cushing (1978–2004)

Referência	N.º	Critério de Cura	Remissão (%)	Recorrência (%)	Seguimento Médio (meses)
Salassa et al., 1978[19a]	18	LDDT, teste metirapona	89	0	18
Kuwayama et al., 1981[20]	25	Ins Adr	88	5	25
Hardy, 1982[21]	75	N CS, UFC, 17OHCS	84	3	21
Boggan et al., 1983[22]	100	N CS, ACTH, UFC	78	5	—
Thomas e Richards, 1983[23]	16	UFC < 78 mol/L/24 h	81	0	96
Semple et al., 1984[24]	19	CS < 15	89	6	40
Burch, 1985[25]	13	CS < 5,0	64	11	NR
Fahlbusch et al., 1986[53]	101	CS, ACTH subnormais	74	7	38
Tagliaferri et al., 1986[26]	23	N CS, ACTH, UFC	83	11	39
Chandler et al., 1987[27]	34	N CS	74	NR	NR
Nakane et al., 1987[28]	100	NR	86	9	38
Guilhaume et al., 1988[29]	60	UFC < 90, 24 h CS < 10	70	14	24
Mampalam et al., 1988[30]	216	N CS, ACTH, LDDT	76	5	46
Pieters et al., 1989[31]	27	CS < 7,25	59	25	48
Arnott et al., 1990[32]	28	UFC < 170	86	13	22
Burke et al., 1990[33]	65	UFC < 100 e/ou 24 h CS < 10	83	4	56
Post e Habas, 1990[34]	40	NR	78	3	NR
Tindall et al., 1990[35]	56	N CS ou UFC	85	2	57
Ludecke, 1991[36]	103	CS, ACTH subnormais	90	NR	—
Robert e Hardy, 1991[37]	78	NR	77	8	77
Tahir e Sheeler, 1992[38]	45	NR	76	21	69
Lindholm, 1992[39]	45	N UFC ou ACTH	76	3	34
Trainer et al., 1993[79]	48	CS < 1,8	42	0	40
McCance et al., 1993[40]	41	CS < 1,8	49	0	60
Ram et al., 1994[41]	222	CS < 5,0	87	NR	34
Bochicchio et al., 1995[42]	668	≅	76	13	46
Knappe e Ludecke, 1996[43]	310	NR	85	11	—
Sonino, 1996[44]	115	UFC < 90, N LDDT	77	26	72
Devoe et al., 1997[45]	42	UFC < 20 µg/m²/24 h, CS < 8,0	83	27	84
Blevins et al., 1998[46]	96	CS < 5,0, UFC < 15	85	16	56
Invitti et al., 1999[47]	236	N CS, ACTH, UFC e Ins Adr	69	17	(6–120)
Swearingen et al., 1999[3]	161	CS < 5,0, UFC < 20	85	7	103
Semple e Laws, 2000[48]	105	CS subnormal	75	NR	NR
Imaki et al., 2001[49]	49	N CS, ACTH, UFC, 1 mg dexa	61	13	88
Chee et al., 2001[16]	61	N CS, LDDT < 3,6	79	15	88
Rees et al., 2002[52]	54	CS < 1,8	77	5	24
Yap et al., 2002[17]	97	CS < 1,8	68	11	92
Shimon et al., 2002[18]	82	N UFC e 1 mg dexa	78	5	50
Pereira et al., 2003[50]	78	N UFC e 1 mg dexa	72	9	84
Hammer et al., 2004[51]	289	CS < 5 (basal ou após 1 mg dexa)	82	9	262
Atkinson et al., 2005[61]	63	N UFC e 1 mg dexa	71	22	115
Rollin et al., 2007[11]	103	24 h CS < 7,5; Ins Adr e 1 mg dexa	85	4,5	72

N: normalização; CS: cortisol sérico (µg/dL); UFC: cortisol livre urinário (µg/24 h); 1 mg dexa: teste de supressão noturna com 1 mg de dexametasona; LDDT: teste de supressão com baixas doses de dexametasona (2 mg/48 h); 24 h CS: cortisol sérico à meia-noite; ≅: remissão dos sinais e sintomas do hipercortisolismo e não necessitar de nenhum tratamento para controlar o hipercortisolismo nos primeiros 6 meses após a cirurgia; NR: não relatado; Ins Adr: insuficiência adrenal.

dL) foi de 82%, observando-se os melhores resultados em casos de microadenomas e macroadenomas intra-selares.[51]

Entre 117 pacientes atendidos no Serviço de Endocrinologia do Hospital das Clínicas da Universidade de Buenos Aires, a taxa de remissão imediata após a CTE foi de 75%. O critério utilizado para remissão foi a obtenção de valores subnormais do cortisol sérico ou urinário dentro do primeiro mês após a CTE.

Entre 289 pacientes operados por um único cirurgião com larga experiência em CTE, a remissão média do hipercortisolismo no pós-operatório (definida como CS < 5 µg/dL) foi de 82%, observando-se os melhores resultados em casos de microadenomas e macroadenomas intra-selares.[51]

Manuseio Transoperatório e Pós-operatório Imediato

A experiência dos diversos centros é bastante heterogênea no que se refere ao manejo no trans- e pós-operatório, não havendo consenso quanto ao uso de glicocorticóides (GC) no transoperatório e nas primeiras horas após a cirurgia. A maioria dos autores preconiza o uso rotineiro de GC (geralmente hidrocortisona), com posterior retirada (após 3–5 dias) para avaliação endócrina.[52,53,55] Outros recomendam administrar GC apenas quando for documentada insuficiência adrenal clínica ou laboratorial.[19,56,57] Nesse caso, poder-se-ia determinar mais precocemente a cura e os pacientes não curados não receberiam GC desnecessariamente. Recentemente tem se demonstrado que, nas primeiras horas após a CTE, há uma tendência de elevação dos níveis de cortisol sérico (CS), com posterior queda nos pacientes que ficam curados da DC. Isso ocorreria em decorrência de o estresse cirúrgico ser suficiente para causar liberação aguda de ACTH da hipófise normal, com conseqüente aumento do CS. Passado esse momento de intenso estresse, a hipófise normal, que está suprimida pela secreção excessiva de ACTH pelo adenoma, voltaria a ficar suprimida e ambos, ACTH e CS, tenderiam a cair para níveis muito baixos nos pacientes curados. Com base em alguns resultados recentes,[56,57] a tendência atual, corroborada pela nossa experiência,[19] é da não-administração de GC no trans- e pós-operatório imediato da DC.

Critérios de Cura

Os parâmetros empregados na avaliação dos resultados cirúrgicos variam conforme a experiência de cada centro e a metodologia de dosagem hormonal utilizada. Devido à raridade da DC e das poucas casuísticas que avaliam o seguimento desses pacientes em longo prazo, ainda é difícil estabelecer um ou mais critérios de consenso. Dentre os parâmetros utilizados, encontram-se a medida do cortisol (sérico ou urinário) e do ACTH, o teste de supressão noturna com 1 mg de dexametasona, os testes do CRH e do DDAVP, além da dependência de glicocorticóide no pós-operatório.[15,58,59] O momento em que ocorre a avaliação pós-operatória também varia entre as diferentes casuísticas: pós-operatório imediato (primeiras 48 h), primeira semana, primeiro mês ou terceiro mês. Essas diferenças dificultam também estabelecer o verdadeiro índice de cura da CTE na DC, podendo contribuir para algumas discrepâncias detectadas entre os estudos.[58]

De todos os critérios utilizados para definir a cura da DC, sem dúvida o CS é o principal parâmetro e o mais estudado. Porém, o momento em que ele deve ser coletado, a metodologia de dosagem empregada, os pontos de corte utilizados e o uso de GC (hidrocortisona) no pós-operatório são variáveis que justificam a heterogeneidade dos resultados e dificultam a comparação entre as várias séries da literatura. Teoricamente, a ressecção completa do tumor produtor de ACTH causaria a redução dos níveis do CS para valores indetectáveis, pois os corticotrofos normais estariam suprimidos pelo hipercortisolismo crônico e não produziriam ACTH para estimular a secreção adrenal de cortisol.[60] Baseados nesses princípios, vários autores consideram como critério de cura a ocorrência de níveis indetectáveis do CS no pós-operatório.[12,13,15,18] Outros consideraram como curados pacientes com níveis subnormais, mas não necessariamente indetectáveis: < 6 μg/dL,[51] $< 7,25$ μg/dL[31] e cortisol à meia-noite < 10 μg/dL.[33] Outros exemplos que fortalecem a heterogeneidade do critério de cura em relação ao CS podem ser observados no Quadro 35.2.

A literatura sugere que a persistência de níveis pós-operatórios de CS < 2 μg/dL (50 nmol/L) estão associados com remissão e uma baixa taxa de recorrência de aproximadamente 10% em 10 anos.[10,15–17,61]

Um CS persistentemente > 5 μg/dL (140 nmol/L) por até 6 semanas exige uma avaliação mais aprofundada. Se hipercortisolismo persistente for excluído, a taxa de recidiva é maior nesses pacientes do que naqueles com valores mais baixos. Quando os níveis do CS permanecem entre 2 e 5 μg/dL, o paciente pode ser considerado em remissão e pode ser observado, sem tratamento adicional para a doença de Cushing, uma vez que a taxa de recorrência parece não exceder a verificada nos casos com CS < 2 μg/dL.[10,16,17,61] É importante comentar que, ocasionalmente, o nível do CS cai mais gradualmente, possivelmente refletindo autonomia adrenal transitória após a CTE.[10] Na série de Pereira et al.,[50] foi concluído que o melhor momento de definir a cura seria 3 meses após a CTE, pois alguns pacientes apresentaram queda mais tardia do cortisol.

A medição de cortisol livre urinário (UFC) pode fornecer outras informações úteis quando o valor do CS for inconclusivo. Níveis de UFC 20 μg/24 h (55 nmol/24 h) sugerem remissão, enquanto níveis na faixa normal (20–100 μg/24 h; 55–276 nmol/24 h) são duvidosos. Valores acima do normal indicam a presença de tumor residual.[10]

Recentemente, publicamos nossos resultados da avaliação do cortisol sérico (CS) no pós-operatório imediato da cirurgia transesfenoidal em pacientes com DC não medicados com glicocorticóide (GC).[19] Observamos que a resposta do CS à cirurgia transesfenoidal é bastante heterogênea, ocorrendo diferentes padrões de queda do hormônio no grupo dos pacientes curados (Fig. 36.3). Contudo, a partir da 12.ª h de pós-operatório já havia diferença entre o grupo

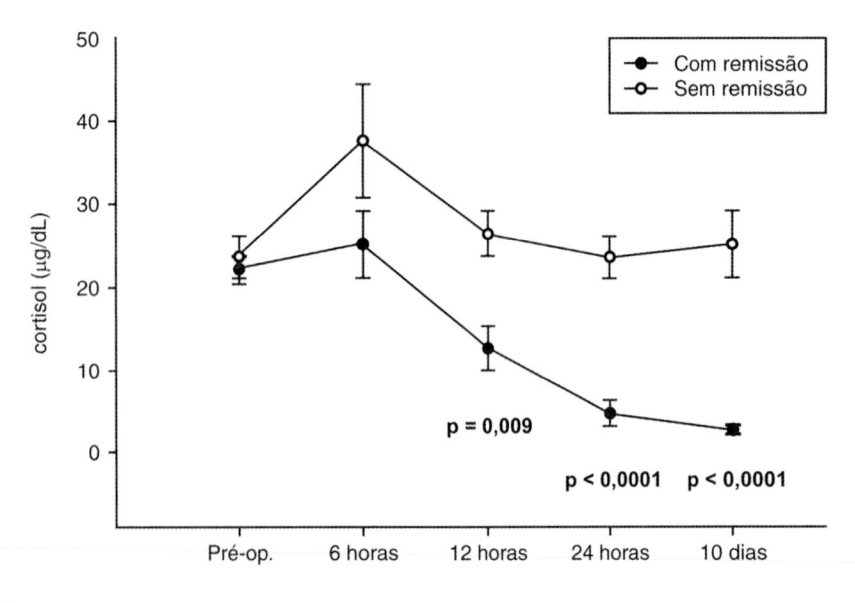

Fig. 36.3 Cortisol sérico após cirurgia transesfenoidal: pacientes curados e não curados. (Adaptado da Ref. 19.)

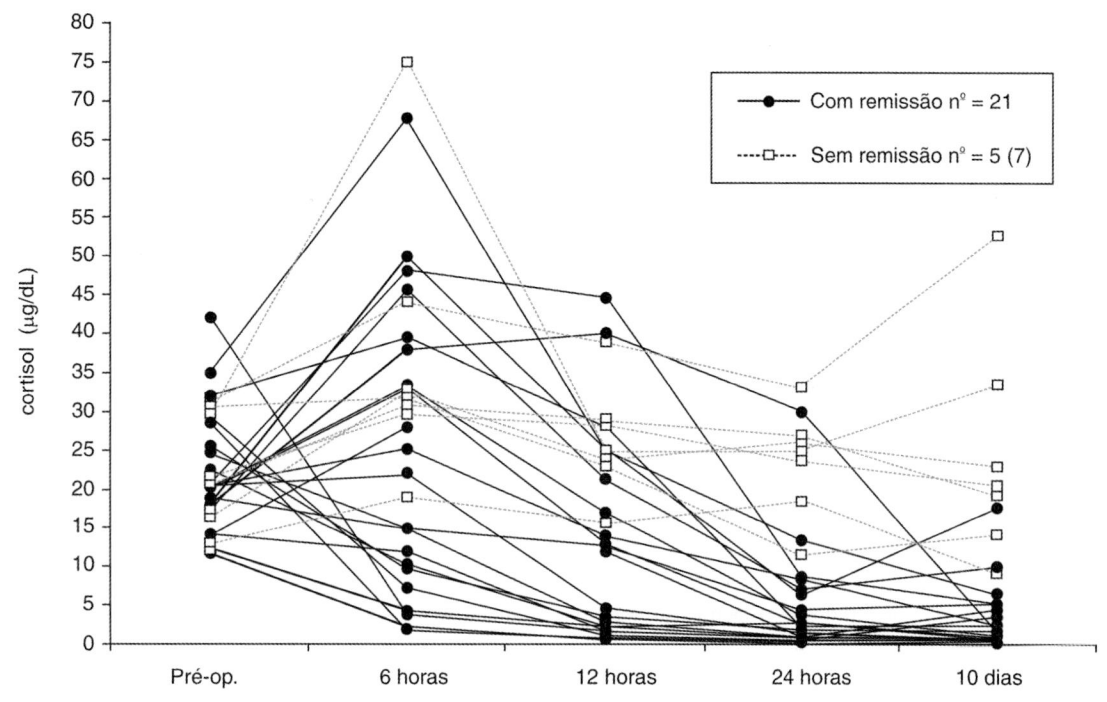

Fig. 36.4 Cortisol sérico após cirurgia transesfenoidal: análise individual.

dos pacientes curados e não curados (Fig. 36.4). Considerando-se o nadir do CS nos primeiros 10 dias, pôde-se separar completamente os curados dos não curados: todos os curados apresentaram nadir < 7,5 μg/dL, e os não curados, > 7,5 μg/dL. Em nosso trabalho, pode-se constatar a segurança de não administrar glicocorticóide até que seja documentada insuficiência adrenal clínica ou laboratorial. Assim, permite-se detectar precocemente um grupo de pacientes com queda rápida do cortisol, estabelecendo-se a cura, e evita-se a administração desnecessária de GC nos não curados. Além disso, demonstramos que, embora níveis indetectáveis de CS no pós-operatório da cirurgia transesfenoidal sejam uma forte evidência de cura, alguns pacientes curados não apresentaram esses níveis ou a queda do cortisol foi mais tardia. Por outro lado, ocorreu recorrência da DC mesmo em pacientes com cortisol indetectável. Por isso, esses pacientes necessitam de acompanhamento em longo prazo para se estabelecer a cura definitiva da DC.

Critérios de Recidiva

São também controversos os conceitos de recorrência ou recidiva. À medida que em alguns casos ocorre resolução do hipercortisolismo com retorno, em curto e/ou médio prazo, da síndrome de Cushing, muitas vezes o paciente é considerado curado de maneira precoce e equivocada. Para tentar minimizar essas situações, mais recentemente têm-se considerado como cura verdadeira da DC, com remissão definitiva do hipercortisolismo, somente os pacientes em que se observa insuficiência adrenal no pós-operatório, seguida de retomada do ritmo circadiano, secreção do cortisol, resposta à hipoglicemia insulínica e supressão noturna com 1 mg de dexametasona (DMS). Por outro lado, se ocorrer recorrência do hipercortisolismo nos primeiros 6 meses após a CTE, o paciente efetivamente não ficou curado, mas apenas apresentou um período de remissão do hipercortisolismo, com melhora clínica transitória.[30,42,62] Nesses casos, provavelmente a ressecção do adenoma não foi completa, mas suficiente para resolver transitoriamente o hipercortisolismo. As poucas células tumorais remanescentes seriam responsáveis pelo reaparecimento do adenoma e do hipercortisolismo. Assim, a verdadeira cura está associada à ressecção completa do adenoma, não podendo ocorrer recidiva do hipercortisolismo nos próximos 6–12 meses após a CTE. A verdadeira recidiva, então, só ocorreria após 1 ano da cirurgia, no paciente que apresentou um período de insuficiência adrenal e dependência ao glicocorticóide, seguido por recuperação do ritmo circadiano da secreção do cortisol e supressão normal ao teste com 1 mg de DMS.

Fatores Preditivos de Cura

Um outro aspecto discutido na literatura são os *fatores preditivos de cura* em longo prazo. Na série de Chee et al.,[16] os pacientes com tumor identificado à cirurgia apresentaram maior índice de cura quando comparados àqueles cujo tumor não foi visualizado. Outros estudos constataram que a confirmação histopatológica do adenoma representou um fator preditivo importante de bom resultado da CTE.[29,32,34,42,44] Em pacientes operados sem documentação histopatológica do adenoma, o índice de cura foi significativamente menor em algumas séries.[29,63,64] No entanto, Sheehan et al.[65] não encontraram diferença significativa no índice de cura (66%) de seus pacientes sem confirmação histológica de tumor após a CTE. Outro fator que parece influenciar a chance de cura é o tamanho do tumor. Tumores maiores, especialmente se têm extensão extra-selar, estão associados a menores índices de cura com a CTE.[29] Entre os nossos pacientes, as taxas de remissão foram significativamente mais elevadas quando comparados micro- e macroadenomas (p = 0,006), bem como em pacientes com microadenomas do que naqueles com imagem negativa à RM (p = 0,003).[11]

As *taxas de recidiva* variam de 0 a 27%, situando-se, na maioria dos grandes estudos, entre 5 e 15%, após um tempo médio de 33–59 meses.[8,11,24,44,51,52] Na nossa casuística, esse percentual foi de 4,5% após um seguimento médio de 6 anos, com as recidivas ocorrendo entre 2 e 5,5 anos após a CTE.[11] É preciso ressaltar que o risco de recidiva da DC persiste por, pelo menos, 10 anos ou até mesmo mais. Em um estudo britânico,[61] aparente remissão após a cirurgia ocorreu em 45 de 63 (71,4%), dos quais 10 (22%) tiveram recidiva do hipercortisolismo após um seguimento médio de 9,6 anos. O tempo médio para recidiva após CTE foi de 5,3 anos. Ao final, a taxa global de remissão foi apenas de 56%. Portanto, pacientes com DC precisam ser acompanhados por um longo período de tempo após a CTE.[11,52,61]

Até o momento, ainda não foram definidos os parâmetros que predizem a recidiva ou a remissão da DC. Há evidências de que pacientes com níveis mais altos de cortisol, maior resposta do ACTH ao CRH ou período menor de insuficiência adrenal no pós-operatório apresentam um número bem maior de recidiva. Entretanto, há uma superposição significativa entre os valores observados nos pacientes com e sem recidiva da DC.[31,42,47,56,58] Como já comentado, há casos de recorrência da DC mesmo em pacientes com níveis indetectáveis de cortisol no pós-operatório.[11,13,42] Em uma série de 27 pacientes com DC submetidos à CTE,[31] foi observado que a resposta paradoxal do cortisol ao TRH e/ou LHRH estaria associada a menores chances de cura, e que os pacientes inicialmente curados apresentariam maiores chances de recidiva se o cortisol sérico fosse > 3,6 μg/dL. Adicionalmente, foi visto que o teste do DDAVP pode ser útil na avaliação precoce do risco de recidiva da DC, sendo um marcador do resíduo tumoral, mesmo na ausência do hipercortisolismo.[66] A recidiva da DC foi mais freqüente no grupo de pacientes com resposta positiva ao DDAVP.[66]

Complicações da Cirurgia Transesfenoidal (CTE)

A CTE é um método cirúrgico relativamente seguro, com mortalidade perioperatória em torno de 1 a 2%. As principais causas de óbito são infarto agudo do miocárdio, tromboembolismo pulmonar, meningite e sangramento intracerebral.[7,25,42,53-55] Em mãos experientes, as taxas de morbidade e mortalidade são ainda mais baixas: mortalidade menor que 0,5% e complicações sérias em menos de 1,5% dos casos (Quadro 36.3). As complicações mais freqüentes são hiponatremia transitória (5 a 20%),[53] diabetes insípido (DI) transitório (10 a 30%, mas esse percentual pode ser tão alto quanto 80%) e rinorréia com perda liquórica (2 a 5%). Podem ocorrer também complicações infecciosas, como meningite e sinusite esfenoidal. DI permanente ocorre em menos de 3% dos casos. Hipopituitarismo e hemorragia intensa também não são comuns (em torno de 2%).[7,15] Hipopituitarismo é mais comum após uma segunda CTE.[11] Uma complicação, muitas vezes despercebida, é a ocorrência de hiponatremia em torno de 2 semanas após a cirurgia transesfenoidal, que é mais prevalente em pacientes com DC quando comparados àqueles com um outro tipo de tumor hipofisário. Nessa situação, ocorre hipersecreção do hormônio antidiurético (ADH) durante uma fase de recuperação pós-DI transitório.[67]

Quando Reintervir?

Apesar de não haver consenso sobre esse tópico, todos concordam que os pacientes cujos níveis de cortisol sérico (8–9 h da manhã) e/ou urinário permaneçam elevados após a cirurgia devem ser considerados como insucesso terapêutico. Reintervenção está obviamente também indicada nos casos de hipercortisolismo recidivante. A reintervenção precoce (nova CTE nos primeiros 15 dias de pós-operatório) pode resultar em cura de 50% dos pacientes não curados na primeira cirurgia. Porém, esse resultado pode ser muito variável e dependente de cada centro. Na nossa casuística, por exemplo, nenhum dos 4 pacientes reoperados foi curado com a reintervenção precoce (primeiros 15 dias). Pereira et al.,[50] por sua vez, demonstraram queda do cortisol tardia em 27% dos pacientes inicialmente considerados não curados (cortisol sérico > 5,0 μg/dL 2 semanas após a CTE). A cura tardia da DC após CTE já tinha sido demonstrada anteriormente.[60] Assim, não recomendamos a reintervenção precoce.

Como Reintervir?

As opções terapêuticas para os casos de hipercortisolismo persistente ou recidivante variam de serviço para serviço, mas as mais adotadas são uma nova cirurgia (seguida de radioterapia, em caso de insucesso) ou, menos comumente, apenas radioterapia. Reintervenção cirúrgica nos casos de hipercortisolismo persistente possibilita uma chance de cura inferior à da primeira intervenção. Na série de dois dos autores,[11] as taxas de remissão foram de 85,4 e 28,6% após a primeira e segunda CTE, respectivamente. Em estudo recente, esses percentuais foram de 80 e 55%, respectivamente.[68] Remissão do hipercortisolismo com radioterapia ocorre com freqüência similar, mas é mais demorada (55 a 70% após 1 a 3 anos). Adrenalectomia bilateral ficaria reservada para os casos refratários à cirurgia e/ou radioterapia. A terapia medicamentosa pode também ser considerada em casos de insucesso cirúrgico (ver adiante).[35-43,54]

QUADRO 36.3
Incidência de Complicações da Cirurgia Transesfenoidal para Adenomas Pituitários (%)

	Macroadenomas	Microadenomas	Terapia Prévia*
Morte	0,86	0,27	2,5
Perda da visão	1,5	0,1	2,5
Rinorréia por LCR	3,3	1,3	5,7
AVC/lesão vascular	0,6	0,2	1,3
Meningite/abscesso	0,5	0,1	1,3

*Cirurgia ou cirurgia + radioterapia.
Adaptado das Refs. 12 e 54.

No caso de hipercortisolismo persistente após a cirurgia, existe a possibilidade de erro diagnóstico, ou seja, de o paciente, na realidade, apresentar um tumor ectópico produtor de ACTH, oculto ou não identificado. Isso é particularmente possível nos pacientes que não se submeteram a um cateterismo do seio petroso inferior antes da cirurgia. Tais pacientes devem ser reavaliados cuidadosamente antes de serem submetidos a uma nova cirurgia ou à radioterapia hipofisária.

Resposta Clínica à CTE em Longo Prazo

Após a cura ou remissão, a normalização da secreção de cortisol não é constantemente seguida pela recuperação das complicações clínicas desenvolvidas durante a doença ativa. Além disso, apesar de uma melhora da taxa de mortalidade, a síndrome metabólica e o conseqüente risco cardiovascular podem persistir após a remissão, sendo isso estritamente correlacionado com a persistência de resistência insulínica. Doenças esqueléticas, principalmente osteoporose, melhoram após a normalização dos níveis de cortisol, porém faz-se necessário um longo período de tempo ou o uso de tratamento específico, sobretudo bisfosfonatos, para se alcançar normalização da massa óssea. Uma relevante melhora ou resolução de distúrbios mentais têm sido descritas em pacientes curados da DC. No entanto, em vários casos, persiste o declínio cognitivo, enquanto a melhora psicológica ou psiquiátrica pode ser errática, lenta ou incompleta. Por outro lado, o desenvolvimento ou a exacerbação de doenças auto-imunes, principalmente da tiróide, foi documentado em pacientes predispostos após a remissão da DC. A totalidade dessas complicações persistentes ou ocorrendo após o tratamento bem-sucedido contribuem para o comprometimento da qualidade de vida registrado em pacientes com DC após a cura da doença.[4,10]

Considerações Finais sobre a Cirurgia

A avaliação dos resultados da CTE nas séries listadas no Quadro 36.2, bem como a análise da discussão sobre os critérios de cura, remissão e recidiva/recorrência do hipercortisolismo, permite concluir que:
1. A heterogeneidade dos resultados e dos critérios de cura adotados na literatura ainda não permite um consenso.
2. Embora haja uma tendência em considerar como critério de cura níveis indetectáveis de cortisol, as séries mais recentes mostram recidivas em longo prazo mesmo nos pacientes que preencheram esse critério. Da mesma forma, também já está bastante documentada a cura em longo prazo em pacientes com níveis detectáveis de cortisol no pós-operatório.
3. O uso de glicocorticóides (GC) no transoperatório e no pós-operatório imediato pode ser um fator de confusão na análise dos níveis de cortisol sérico (CS) no pós-operatório da DC. Pouco se sabe sobre a dinâmica da secreção do cortisol no pós-operatório imediato. Entretanto, parece seguro não administrar GC nesse período, uma vez que evitaríamos seu uso desnecessário nos pacientes não curados, além de podermos monitorizar mais adequadamente os níveis do CS nesses pacientes.

No Serviço de Endocrinologia do Hospital de Clínicas de Porto Alegre, os pacientes com DC submetidos à CTE não recebem GC no pré-, no trans- e no pós-operatório, até que seja documentada insuficiência adrenal clínica e/ou laboratorial. O CS é dosado após 6, 12 e 24 h no pós-operatório imediato. Depois do primeiro dia, dosa-se diariamente esse hormônio até a ocorrência de insuficiência adrenal. Posteriormente, entre o 10.º e o 12.º dia, o paciente é reavaliado com dosagens do CS, ACTH plasmático e cortisol livre urinário. São considerados curados os pacientes com nadir do CS < 5 μg/dL e não curados aqueles cujo nadir do CS exceder 10 μg/dL. Nível do CS entre 5 e 10 μg/dL é considerado duvidoso, devendo ser utilizados outros parâmetros (p.ex., cortisolúria de 24 h e ACTH plasmático) para definir a cura. Mesmo assim, alguns casos ainda podem ficar indefinidos, e esses pacientes necessitam de acompanhamento mais em longo prazo, pois uma queda mais tardia do cortisol pode acontecer.

RADIOTERAPIA

A radioterapia (RxT) usualmente é reservada para os casos de insucesso cirúrgico. A *RxT convencional* é administrada fracionadamente (em 25 a 30 dias), usualmente numa dose total de 45 a 50 Gy, em doses diárias de até 1,8 Gy.[69,70] Em seis estudos,[71-77] totalizando 104 pacientes, em que doses totais de 20 a 50 Gy foram empregadas, as taxas médias de controle tumoral e hormonal, após um seguimento médio de 8 anos, foram de 97 e 74%, respectivamente. Remissão bioquímica com normalização da secreção hormonal foi observada em 73, 78 e 84% dos pacientes após 3, 5 e 10 anos, respectivamente. A resposta à RxT convencional é lenta, e o prazo médio para a obtenção de níveis normais do cortisol é de aproximadamente 2 anos.[69,70] Devido a essa característica, geralmente recomenda-se o uso concomitante de um agente farmacológico adrenalítico, sendo o cetoconazol o mais utilizado.[7] A RxT convencional parece ser menos efetiva quando usada como terapia primária e quando administrada em doses < 40 Gy.[69,70] Em contrapartida, a eficácia parece ser maior em crianças e adolescentes. Storr et al.[73] publicaram seus resultados da radioterapia em crianças e adolescentes (< 18 anos) nos casos de DC não curada com CTE. Foram avaliados 7 pacientes submetidos à radioterapia convencional com acelerador linear na dose de 45 Gy, fracionada em 25 sessões. O período médio de seguimento foi de 6,9 anos e todos os pacientes ficaram curados. Em média, a cura foi obtida em 11 meses após a radioterapia, variando de 3 meses a 2 anos e 10 meses. Assim, a radioterapia pode ser considerada segura e efetiva no tratamento da DC após o insucesso da CTE em crianças e adolescentes, com resultados superiores aos obtidos em adultos. Como tratamento primário da doença de Cushing, a RxT convencional permite a normalização da secreção diária do cortisol em, no máximo, 50 a 60% dos casos.[7,75]

As *complicações* mais comuns da RxT convencional são deficiências hormonais (hipopituitarismo) que surgem em 35 a 50% dos pacientes após 10 anos (Quadro 36.4). Efeitos colaterais bastante raros são lesão do nervo óptico (0–4%) e necrose cerebral (0–2%). A reação adversa mais temida da RxT é a carcinogênese secundária, havendo poucos relatos do surgimento de osteossarcoma, fibrossarcoma ou meningioma da região selar (freqüência em torno de 2% após 20 anos).[10,54,69,70] Embora haja uma incidência aumentada de acidente vascular cerebral (AVC) em pacientes com adenomas pituitários submetidos à RxT (risco relativo de 4), a contribuição da RxT para o risco de AVC ainda não está definida.[69,70]

Nos últimos anos, passou-se a dispor da *radioterapia estereotáxica*, uma técnica de tratamento pela qual uma grande quantidade de radiação ionizante de alta energia é administrada seja em uma única aplicação (*radiocirurgia estereotáxica – RCE*), utilizando-se uma uni-

QUADRO 36.4
Deficiências Hormonais Atribuídas à Radioterapia (139 Pacientes com Doença de Cushing)

	Freqüência Média	Variação (%)
Deficiência de TSH	6	0–25
Deficiência de LH/FSH	18	0–75
Deficiência de GH	84	66–100
Deficiência de cortisol	20	0–83

Adaptado das Refs. 3, 15 e 54.

dade de cobalto com múltiplas cabeças (*Gamma-knife*), seja como *radioterapia estereotáxica conformacional*. Esta última é liberada através de um acelerador linear, na forma de tratamento fracionado (25–30 frações, em doses diárias de até 1,8 Gy por fração), totalizando 45–50 Gy.[69,70]

A experiência mundial com a RCE ainda é relativamente limitada. Uma compilação de 12 estudos da literatura, envolvendo 280 pacientes com DC acompanhados por 6 meses a 17 anos (média de 45 meses), revelou uma taxa de controle tumoral de 94%, enquanto a freqüência média de normalização da concentração do UFC ou do cortisol sérico foi de 48% (variação de 10 a 100%).[69] O tempo para a resposta hormonal variou de 6 meses a 3 anos.[69] Em dois estudos, houve recidiva do hipercortisolismo em 20% dos pacientes após remissão inicial.[69] Após seguimento médio corrigido de 45 meses, a prevalência de hipopituitarismo variou de 0 a 66% (média de 24%); distúrbios visuais surgiram em 2% dos pacientes.[69] No maior dos estudos,[78] com 90 pacientes seguidos por 45 meses, reversão do hipercortisolismo aconteceu em 54% dos casos após 2 a 67 meses (média de 13), enquanto hipopituitarismo surgiu em 22%.

ADRENALECTOMIA BILATERAL

No passado, adrenalectomia bilateral era considerada o tratamento de escolha para a doença de Cushing. Nas mãos de um experiente cirurgião, ela potencialmente cura 100% dos casos.[7] Contudo, quando nove estudos, envolvendo 349 pacientes, foram analisados, observou-se remissão média do hipercortisolismo apenas de 89% (variação de 81 a 95%).[79] Isso geralmente se deve à falha na retirada de tecido adrenal hiperplásico estendendo-se em torno da veia adrenal direita.[79]

Os principais *inconvenientes* da adrenalectomia bilateral decorrem da necessidade contínua de reposição de glicocorticóide e mineralocorticóide, risco de crise addisoniana e surgimento da síndrome de Nelson em alguns casos (ver Cap. 37, *Síndrome de Nelson*).[7,79]

Adrenalectomia bilateral deve ser considerada para os casos de doença de Cushing persistente ou recidivante após cirurgia transesfenoidal e radioterapia, ou em pacientes com síndrome de Cushing ACTH-dependente, sem etiologia definida, que se apresentem com uma evolução muito agressiva (p.ex., hipertensão ou *diabetes mellitus* incontroláveis, osteoporose grave com múltiplas fraturas vertebrais, infecções graves, sepse etc.). A cirurgia por via laparoscópica possibilita um percentual de complicações cirúrgicas significativamente menor.[7,80]

TRATAMENTO MEDICAMENTOSO

Mesmo existindo vários medicamentos para o controle do hipercortisolismo, até o momento nenhum deles isoladamente atingiu o impacto e a eficácia obtidos com a cirurgia transesfenoidal para a ressecção do adenoma produtor de ACTH.

O uso de medicações que reduzem a cortisolemia em casos de doença de Cushing pode estar indicado nas seguintes situações:

1. No pré-operatório da CTE e da adrenalectomia bilateral, para diminuir a morbimortalidade decorrente das complicações da síndrome de Cushing (*diabetes mellitus,* hipertensão, hipocalemia, maior susceptibilidade a infecções etc.), nos casos de hipercortisolismo muito intenso. Não costumamos utilizar rotineiramente medicamentos no pré-operatório para não atrapalhar a avaliação da cura no pós-operatório imediato, à exceção dos casos de hipercortisolismo extremamente grave, com risco cirúrgico muito aumentado.
2. Em pacientes submetidos à radioterapia hipofisária, enquanto se aguarda seu efeito terapêutico pleno.
3. Casos de síndrome de Cushing ACTH-dependente, de leve ou moderada intensidade, em que a avaliação laboratorial e por imagem não permitiu uma definição etiológica. Esses pacientes podem ser mantidos com a medicação redutora da cortisolemia e reavaliados periodicamente.

Opções

As principais drogas disponíveis para o tratamento da doença de Cushing podem ser classificadas de acordo com seu local de ação: (a) nas adrenais, inibindo a síntese do cortisol; (b) sobre o hipotálamo e a hipófise, diminuindo a secreção do ACTH; (c) perifericamente, competindo com os receptores do cortisol (Quadro 36.5). Atual-

QUADRO 36.5
Tratamento Medicamentoso da Síndrome de Cushing

Drogas adrenolíticas
  Mitotano (*Lisodren*®)

Drogas inibidoras da esteroidogênese adrenal
  Cetoconazol (*Nizoral*®, *Candoral*® etc.)
  Metirapona*
  Aminoglutetimida (*Orimeten*®)
  Trilostano*
  Etomidato (*Hypnomidate*®)

Drogas neuromoduladoras da secreção do ACTH
  Bromocriptina (*Parlodel*®)
  Cabergolina (*Dostinex*®)
  Ciproeptadina (*Periatin*®)
  Ácido valpróico (*Depakene*®)
  Ritanserina*
  Octreotide** (*Sandostatin LAR*®)
  Pasireotide***

Drogas antagonistas dos receptores dos glicocorticóides
  Mifepristone*

*Não comercializados no Brasil.
**Em casos de síndrome do ACTH ectópico ou síndrome de Nelson.
***Droga em estudos de fase 2.

mente, a medicação mais utilizada em nosso meio é o *cetoconazol* (Nizoral®, Cetonax® – comp. 200 mg).[54]

DROGAS INIBIDORAS DA ESTEROIDOGÊNESE ADRENAL

Atuam em várias etapas da esteroidogênese, bloqueando as reações catalisadas pela citocromo P_{450} (Fig. 36.5). Conseqüentemente, ocorre uma redução direta na produção do cortisol.

Cetoconazol

Esse derivado imidazólico é um potente inibidor da esteroidogênese adrenal e gonadal. O principal efeito é sobre a enzima 17,20-liase, havendo também ação inibitória na 11β-hidroxilase, 17α-hidroxilase, 18-hidroxilase e na clivagem da cadeia colateral do colesterol (22,22-desmolase). Existem algumas evidências de que também diminui a liberação do ACTH (basal e estimulada pelo CRH), através de um efeito direto sobre a subunidade catalítica da adenilciclase dos corticotrofos. Pode ainda competir com o cortisol nos receptores para os glicocorticóides.[54,79,81]

Posologia. As doses utilizadas para controle do hipercortisolismo variam de 200 a 1.200 mg/dia. Entretanto, na maioria dos pacientes, a resposta terapêutica foi observada com doses de 600–800 mg/dia, administradas em 2 a 3 tomadas. O insucesso no controle do hipercortisolismo geralmente está associado à dificuldade em utilizarem doses mais altas (superiores a 800 mg/dia). Recomenda-se iniciar o tratamento com 200 mg 2 vezes ao dia para testar a tolerabilidade do paciente. A dose deve ser reajustada semanalmente até que o cortisol livre urinário (UFC) atinja os níveis superiores da normalidade. Manter o UFC nesse patamar deve ser a meta do tratamento, com a finalidade de minimizar o risco de insuficiência adrenal.[54,79,81]

Eficácia. O uso do cetoconazol permite uma resposta clínica relativamente rápida sobre as alterações cushingóides clássicas, bem como reversão ou melhora importante da hiperglicemia, hipocalemia e/ou hipertensão. Em 12 séries, totalizando 85 pacientes com doença de Cushing (DC), a terapia com cetoconazol por até 7,5 meses, na dosagem de 400–1.200 mg/dia, permitiu um percentual médio de 81% no controle do hipercortisolismo, com melhora do mesmo em outros 11%.[54,79] Foi também relatado que o cetoconazol mostrou-se eficaz como terapia única em idosos com doença de Cushing e em pacientes com imagem de sela vazia à RM.[54,82] Há relatos de pacientes tratados por 5 anos ou mais com o cetoconazol.[54] Finalmente, esse fármaco já foi usado em algumas gestantes com DC, mostrando-se seguro e eficaz.[54]

Em um estudo argentino,[82] cetoconazol foi administrado na dose de 600 mg/dia a 54 pacientes com síndrome de Cushing (no pré-operatório em 27, como tratamento complementar da cirurgia e/ou radioterapia em 16 ou como terapia primária em 11), por um período de 15 dias a 13 anos. UFC normalizou-se ou diminuiu para valores subnormais em 85% dos pacientes, 5 a 150 dias após o início do tratamento. Nos demais pacientes, ocorreu diminuição de 12–48% nos níveis do UFC. Em 11% dos pacientes, ocorreu o "fenômeno de escape". Foi também relatada uma melhora significativa das manifestações clínicas da doença ao longo do tratamento (Fig. 36.6).

Na presença de níveis muito elevados do UFC, pode-se fazer necessária a adição da metirapona ou aminoglutetimida. Em pacientes com quadro de hipercortisolismo intenso, a droga parece ser menos eficiente, necessitando de doses elevadas (> 1.200 mg/dia), com o conseqüente surgimento de efeitos colaterais.[54,79,84]

Efeitos Colaterais. Cetoconazol geralmente é bem tolerado. Em quatro estudos, envolvendo 52 pacientes, observou-se elevação das transaminases em 15%, ginecomastia em 13%, distúrbios gastrointestinais em 8%, edema em 6% e erupção cutânea em 2%.[79] Essas reações adversas não são dose-dependentes. Hepatotoxicidade é o efeito colateral mais temido da terapia com cetoconazol, porém, geralmente é leve e transitória. Toxicidade hepática sintomática é vista apenas em 1 em cada 15.000 indivíduos tratados. Excepcionalmente, insuficiência hepática fatal pode acontecer, mas a maioria dos óbitos ocorreu em situações em que o tratamento não foi interrompido, a despeito de disfunção hepática clinicamente evidente. A hepatite induzida pelo cetoconazol tipicamente se manifesta dentro de 60

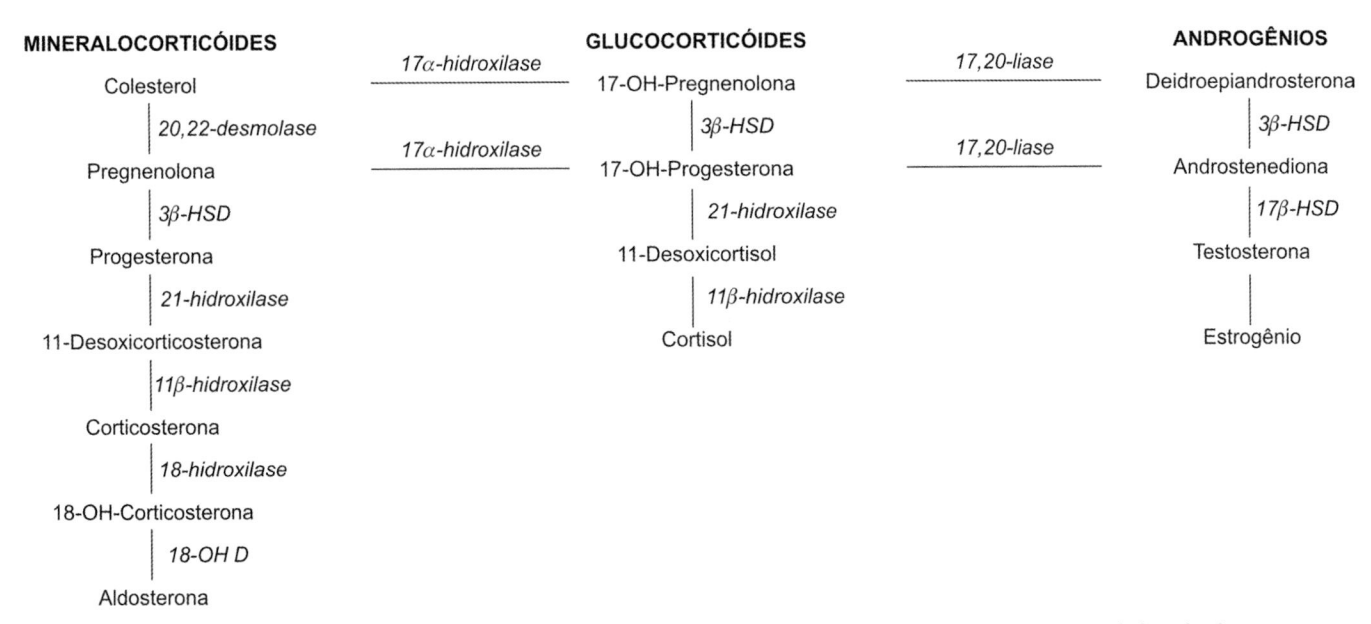

MINERALOCORTICÓIDES		GLUCOCORTICÓIDES		ANDROGÊNIOS
Colesterol	—— 17α-hidroxilase ——	17-OH-Pregnenolona	—— 17,20-liase ——	Deidroepiandrosterona
| 20,22-desmolase		| 3β-HSD		| 3β-HSD
Pregnenolona	—— 17α-hidroxilase ——	17-OH-Progesterona	—— 17,20-liase ——	Androstenediona
| 3β-HSD		| 21-hidroxilase		| 17β-HSD
Progesterona		11-Desoxicortisol		Testosterona
| 21-hidroxilase		| 11β-hidroxilase		
11-Desoxicorticosterona		Cortisol		Estrogênio
| 11β-hidroxilase				
Corticosterona				
| 18-hidroxilase				
18-OH-Corticosterona				
| 18-OH D				
Aldosterona				

Fig. 36.5 Principais etapas da esteroidogênese adrenal. (3β-HSD = 3-beta-hidroxiesteróide desidrogenase; 18-OH D = 18-hidroxidesidrogenase.)

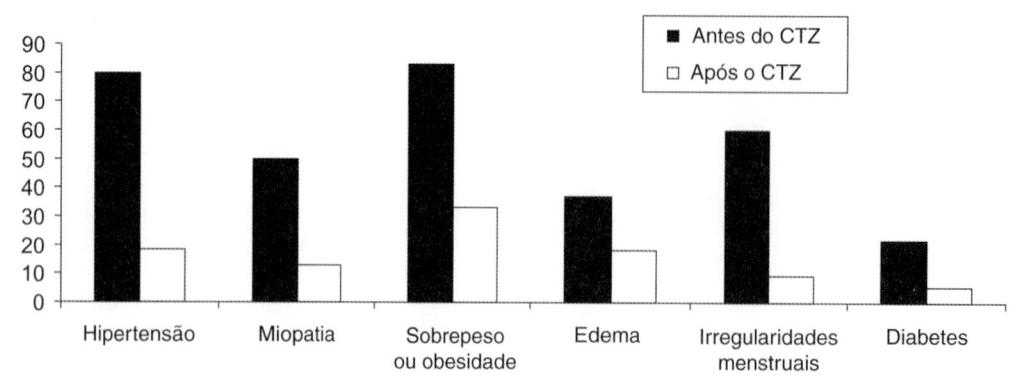

Fig. 36.6 Freqüência de manifestações clínicas de hipercortisolismo e resposta ao tratamento com cetoconazol (CTZ) em 54 pacientes com síndrome de Cushing. (Adaptado da Ref. 82.)

dias após o início do tratamento (em um caso manifestou-se após 5 meses) e regride dentro de 3 meses da suspensão da medicação.[54,79,85] Está recomendado, portanto, monitorizar a função hepática no início do tratamento e depois ocasionalmente. Hipoadrenalismo, habitualmente reversível pela redução da dose, pode raramente acontecer. Foi observado em 19% de um grupo de 68 pacientes com síndrome de Cushing,[54] mas em nenhum dos 34 casos tratados por Sonino et al.[86]

No mencionado estudo argentino,[82] os efeitos colaterais foram insuficiência adrenal em 18,5%, hepatotoxicidade reversível em 11%, erupção cutânea em 5,5% e intolerância gástrica em 3,7%.

Metirapona

Tem início de ação mais rápido que o cetoconazol. Atua primariamente na etapa final da síntese do cortisol, ou seja, a conversão de 11-desoxicortisol em cortisol. Resulta, portanto, em aumento dramático dos níveis circulantes do 11-desoxicortisol, que pode reagir cruzadamente em ensaios para o cortisol sérico ou urinário. Essa reatividade cruzada gera valores de cortisol falsamente elevados, bem como a incapacidade de avaliar se o paciente está recebendo doses excessivas da medicação ou está em hipoadrenalismo.[54,87]

Posologia. As doses necessárias para o controle do hipercortisolismo variam de 750 a 8.000 mg/dia (média de 2.250 mg/dia). Deve-se iniciar com 250 mg, 2 a 3 vezes ao dia, e dosar o cortisol sérico 72 h após. A dose deve ser ajustada até que se obtenha um cortisol médio entre 6 e 12 µg/dL (150–300 nmol/L). Nos casos de hipercortisolemia intensa, doses de até 8 g/dia, em 3 a 4 tomadas, podem ser necessárias.[79,81,87]

Eficácia. Remissão do hipercortisolismo foi demonstrada em 50 a 75% dos pacientes apenas tratados com metirapona e em aproximadamente 85% daqueles também submetidos à radioterapia. Escape durante o tratamento isolado em longo prazo foi observado em um estudo, mas não em outros dois. Na literatura, há relato de casos mantidos por 6 anos em uso de metirapona, sem efeitos colaterais importantes. O uso em longo prazo da metirapona isoladamente é pouco documentado.[54,87,88]

Efeitos Colaterais. São dose-dependentes e significativamente mais comuns com doses maiores que 2 g/dia. Entre as reações mais usuais temos: erupção cutânea (que pode ser transitória) em 4%, manifestações neurológicas (letargia, tonturas e ataxia) em 15%, náuseas em 5% e edema em 8%.[88] Insuficiência adrenocortical, devido à dose excessiva, é o principal risco da terapia com a metirapona, mas representa um problema raro se o paciente for adequadamente monitorizado. Agravamento da acne e do hirsutismo em mulheres é um outro importante inconveniente, tendo sido observado, em uma série,[87] em 70% das pacientes tratadas durante 6 ou mais meses. Esse efeito indesejável pode ser minimizado pela associação da droga com o cetoconazol, que tem ação antiandrogênica. Essa associação, contudo, pode resultar em elevação dos níveis pressóricos, por acúmulo de precursores da 11β/18-hidroxilase.[54,79]

Mitotano

Também conhecido como o,p'DDD, suprime a síntese do cortisol por inibição da 11β-hidroxilação e da clivagem da cadeia lateral do colesterol, bem como por destruição de células do córtex adrenal. Em função de sua baixa tolerabilidade, atualmente mitotano tem sido empregado quase que exclusivamente como tratamento coadjuvante do carcinoma adrenocortical.[54,81]

Posologia. Quando usado para controle do cortisol sérico em doenças benignas, mitotano é iniciado na dose de 0,5–1 g/dia, a qual é aumentada gradualmente em 0,5–1 g/dia a cada poucas semanas, para minimizar os efeitos colaterais.[81] Doses de até 4 g/dia são preferíveis por terem igual eficácia e melhor tolerabilidade do que doses maiores.[54,79]

Eficácia. Em pacientes com adenomas secretores de ACTH, o uso isolado do mitotano permitiu remissão do hipercortisolismo em torno de 80% dos casos, mas em 70% houve recorrência do distúrbio 2 a 69 meses após a suspensão da droga.[79] O tratamento combinado do mitotano com a irradiação hipofisária resultou em remissão bioquímica em aproximadamente 80% dos casos após 8 a 16 meses. Com a suspensão da droga, esse índice caiu para cerca de 50 a 60%.[54,79]

Efeitos Colaterais. O uso clínico do mitotano fica limitado por seus freqüentes efeitos colaterais, sendo mais comuns as manifestações gastrointestinais (até 72% dos pacientes) e neurológicas, como tonturas, alteração de memória e ataxia em até 45% dos casos. Outros efeitos adversos incluem hiperlipidemia (especialmente elevação do colesterol LDL), ginecomastia, leucopenia, erupção cutânea, aumento da fosfatase alcalina e das transaminases e hipouricemia. O hipocortisolismo é uma outra complicação freqüente do uso do mitotano, o que torna obrigatória a monitorização cuidadosa e periódica da função adrenal. A insuficiência adrenal pode ocorrer mesmo com a reposição habitual de glicocorticóide, devido ao metabolismo mais rápido dos esteróides exógenos. O hipoaldosteronismo pode também surgir.[7,54,79,81] Assim, durante seu uso os pacientes devem ser monitorizados com hemograma, colesterol, triglicerídeos, provas de função hepática, eletrólitos, cortisol e renina.[79]

A fim de minimizar os efeitos secundários do mitotano, sua dose deve ser gradualmente titulada para cima, enquanto a medicação deve ser tomada às refeições ou na hora de dormir com alimentos. Mudar o esquema terapêutico para 1 vez ao dia ou em dias alternados pode ser útil para o controle das reações gastrointestinais. Se os efeitos colaterais forem muito intensos, deve-se parar a medicação e reiniciá-la posteriormente, com uma dose menor.[79,81] Mitotano pode induzir aborto espontâneo e é teratogênico. Como seu efeito pode persistir por vários meses, as pacientes devem evitar a gravidez por até 5 anos após a interrupção da droga.[89]

Mitotano eleva os níveis das globulinas de ligação do cortisol (CBG), dificultando a avaliação do cortisol sérico. Ele também aumenta a depuração metabólica dos esteróides exógenos administrados, cuja dose, portanto, precisa ser incrementada em aproximadamente 30%.[81]

Etomidato

Trata-se de um anestésico, derivado imidazólico, que inibe as enzimas, bloqueia a 11β-hidroxilase, 17-hidroxilase, c17-20 liase, além da clivagem da cadeia lateral do colesterol, permitindo redução dos níveis séricos do cortisol para os valores médios normais (10 μg/dL) dentro de 10 h. Pode ser útil em situações de emergência nos casos de hipercortisolismo grave, que ameacem a vida do paciente, quando a terapia por via oral não puder ser empregada.[81,90,91]

Posologia. Etomidato tem sido empregado em doses de 0,3 mg/kg/h ou 2,5 mg/h por via endovenosa.[81,90,91]

Aminoglutetimida

Essa droga anticonvulsivante é um outro potente inibidor da esteroidogênese adrenal; bloqueia a conversão do colesterol à pregnenolona e a 11β/18-hidroxilação. Em uma revisão, controle do hipercortisolismo somente foi observado em 46% dos pacientes. Outro fator limitante para o uso da aminoglutetimida são seus freqüentes *efeitos colaterais*: sonolência (30%), náuseas e anorexia (12%) e erupção cutânea transitória (18%). Podem também acontecer febre, hipotiroidismo e bócio. Estes dois últimos se devem à inibição da secreção de T_4 pela tiróide.[54,79]

Trilostano

Inibe a conversão da pregnenolona em progesterona. Em um estudo, redução do UFC não aconteceu em nenhum dos dois pacientes com doença de Cushing. Na prática clínica é pouco utilizado e menos efetivo que as outras drogas.[54,81]

AGENTES NEUROMODULADORES DA SECREÇÃO HIPOFISÁRIA DE ACTH

Diversas medicações foram utilizadas com a finalidade de reduzir a secreção de ACTH, com resultados geralmente modestos e inconsistentes.

Agonistas Dopaminérgicos (DA)

O papel dos DA no manuseio da doença de Cushing ainda permanece indefinido. Não se sabe se eles reduziriam o ACTH via CRH ou atuando diretamente sobre a hipófise.

Bromocriptina, no passado, permitiu a remissão do hipercortisolismo em alguns casos de doença de Cushing. Essa droga parece, no entanto, beneficiar apenas um limitado número de pacientes (4 a 23%). Na maioria das séries, a dose variou de 2,5 a 30 mg/dia. Todavia, já foram utilizadas doses tão altas quanto 35 mg/dia ou mais para o tratamento da DC.[54,81,84]

Cabergolina mostrou-se eficaz no controle clínico e bioquímico da doença de Cushing, bem como da hiperprolactinemia, em um caso de adenoma co-secretor de prolactina e ACTH.[92] Cabergolina foi também usada em casos de refratariedade ao tratamento cirúrgico, com resultados variáveis.[81] Houve, contudo, um interesse renovado sobre a cabergolina após o relato de caso de síndrome de Cushing por tumor carcinóide secretor de ACTH que respondeu à associação de cabergolina e lanreotide, com normalização do ACTH plasmático e do UFC.[93] Da mesma forma, em um estudo de 6 pacientes com tumores neroendócrinos secretores de ACTH, 5 dos quais com expressão de receptores dopaminérgicos D2 à imuno-histoquímica, o tratamento com cabergolina (3,5 mg/semana) por 6 meses normalizou UFC em 2 pacientes, embora escape ao tratamento tenha ocorrido posteriormente.[94]

Em estudo que envolveu pacientes de Buenos Aires e Montreal com doença de Cushing,[95] cabergolina foi capaz de induzir uma resposta inicial completa ou parcial do UFC em 51% dos pacientes, dentro 3–6 meses de terapia. Contudo, o seguimento em longo prazo demonstrou uma perda de eficiência da droga, com diminuição da taxa de resposta completa para 27% após uma média de 22,2 meses de tratamento. Em uma paciente com um macroadenoma, observou-se uma dramática redução das dimensões tumorais após 6 meses de tratamento com cabergolina, na dose de 4 mg/semana (Fig. 36.7).

Finalmente, em estudo mais recentemente publicado,[96] a terapia com cabergolina em pacientes com doença de Cushing não curados pela CTE resultou em normalização do UFC em 15 (75%) nos primeiros 3 meses. Escape, com elevação do UFC, posteriormente ocorreu em 5 pacientes inicialmente responsivos. Dos restantes 10 pacientes responsivos, 2 tiveram que interromper o tratamento devido à intolerância, enquanto 8 (40% do total) permaneceram com UFC normal após 24 meses de seguimento. A dose da cabergolina variou de 1 a 7 mg/semana (média de 3,5 mg).[96]

Agonistas do Receptor PPAR-γ

A partir da identificação da ação das glitazonas (amplamente usadas no tratamento do diabetes tipo 2) sobre a expressão de PPAR-γ em células de adenomas hipofisários *in vitro*, sua utilização passou a ser proposta para tratar a doença de Cushing. No entanto, estudos clínicos recentes não confirmaram o potencial terapêutico esperado para *rosiglitazona* (ROS) ou *pioglitazona* (PIO) no manuseio dessa enfermidade, mesmo quando doses elevadas foram empregadas (8 mg/dia de ROS e 45 mg/dia de PIO).[81,97-99]

Análogos da Somatostatina (SSTA)

Os relatos iniciais mostraram que a infusão de somatostatina diminuía em 40 a 70% o ACTH plasmático em pacientes com síndrome de Nelson (SN).[100] Entretanto, os estudos subseqüentes na SN foram menos impressionantes e a maioria dos pacientes com doença de Cushing falharam em responder à terapia com octreotide.[81,101,102] A falta de eficácia dessa droga na DC parece resultar do fato de que octreotide tem baixa afinidade pelo subtipo 5 de receptores somatostatinérgicos (sst5) que predominam nos corticotropinomas (presentes em menos de 40% dos casos).[81,103]

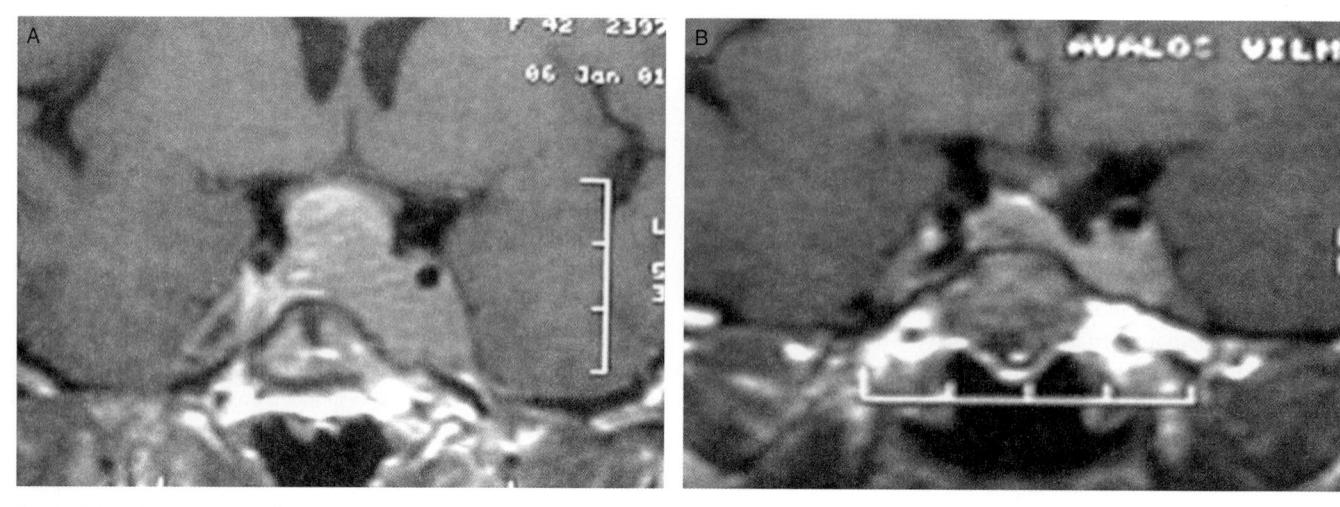

Fig. 36.7 Significativa redução do volume de um corticotropinoma antes (**A**) e após 6 meses de tratamento com cabergolina (4 mg/semana) (**B**). (Cortesia do Dr. Oscar D. Bruno.)

Existe um interesse renovado pelos SSTA na DC devido aos resultados encorajadores dos estudos iniciais com *Pasireotide* (SOM-230).[99] Trata-se de um novo SSTA com afinidade para todos os tipos de receptores somatostatínicos, mas com uma afinidade 40 vezes maior pelo sst5 do que o octreotide. Em comparação ao octreotide, SOM-230 é mais potente para a supressão da liberação do ACTH e para a inibição da secreção de ACTH induzida pelo CRH nas células corticotróficas tumorais.[104,105]

Recentemente foram relatados os resultados de um estudo aberto de fase 2 envolvendo 29 pacientes com DC não tratada, persistente ou recidivante, tratados com 600 mg de *pasireotide*, por via subcutânea, 2 vezes ao dia durante 15 dias.[106] A droga normalizou o UFC em 5 pacientes (17%) e em 12 outros pacientes houve redução de pelo menos 40% no UFC, em relação aos valores basais. Houve uma melhora significativa nos sintomas, incluindo perda de peso, rubor facial, obesidade abdominal, fadiga e miopatia proximal em aproximadamente 40% dos pacientes. SOM-230 foi bem tolerado e teve como efeitos colaterais mais comuns alterações gastrointestinais (leves a moderadas) e reação no local da injeção. Em um paciente com *diabetes mellitus* prévio, o tratamento foi precocemente suspenso devido à elevação da glicemia de jejum.[106]

Embora os resultados desse estudo preliminar sejam encorajadores, estudos adicionais com maior número de pacientes e maior duração se fazem necessários para que se possa definir o real papel do pasireotide em casos de DC.

Ciproeptadina

Ciproeptadina é um antagonista histamínico e serotoninérgico não-seletivo. Em uma pequena série, na dose de 24 mg/dia, ela mostrou-se efetiva em reduzir os níveis de ACTH em três pacientes com DC.[107] Existe discordância se ela atuaria diretamente sobre a hipófise ou através da inibição do CRH.[81] Além de ser pouco eficaz, ciproeptadina tem como principal efeito colateral a sedação.[54,84]

Ritanserina

Trata-se de um antagonista específico 5-HT$_2$ que foi usado em poucos pacientes com DC. No entanto, seus efeitos não parecem ser duradouros na maioria dos pacientes.[84,108]

Valproato de Sódio

Esse agente anticonvulsivante é um agonista gabaérgico. Seu uso em pacientes com DC resultou em resultados conflitantes, seja como terapia primária, seja após a cirurgia hipofisária.[81,84,109] No entanto, ele pode ter algum papel em associação com a metirapona, na dose de 1–2 g/dia.[81,110]

Ácido Retinóico (AR)

Essa droga representa um ligante para o receptor Nur77/Nurr1, o qual está envolvido no estímulo fisiológico do ACTH pelo CRH.[111] Ela inibe a proliferação celular e induz morte celular em tumores secretores de ACTH, mas não nos corticotrofos normais. No córtex adrenal, o AR inibe a secreção de corticosterona e a proliferação celular, enquanto, em um modelo de camundongo, bloqueou o crescimento tumoral e reduziu os níveis circulantes de cortisol e ACTH, na dose de 10 mg/kg.[112] Estudos em roedores e cães com doença de Cushing têm sido bem-sucedidos, necessitando-se agora de estudos em humanos.[81,99]

Conclusão

Atualmente, não se justifica o uso de medicamentos como ciproeptadina, ritanserina, bromocriptina e valproato de sódio no manuseio da doença de Cushing. Cabergolina parece ser útil para um subgrupo de pacientes não curados pela cirurgia. Pasireotide desponta como a droga mais promissora, porém sua eficácia precisa ser confirmada por estudos em longo prazo.

BLOQUEADORES DA AÇÃO PERIFÉRICA DOS GLICOCORTICÓIDES

O *mifepristone* (RU 486) é um potente antagonista do receptor dos glicocorticóides (GC) e mostrou-se eficaz em alguns pacientes com a síndrome de Cushing. Uma importante limitação para o uso do mifepristone é o fato de ele não reduzir os níveis circulantes de cortisol (que podem aumentar), tornando difícil a monitorização da eficácia do tratamento, assim como a identificação de um eventual hipoadrenalismo. Sua principal indicação seriam situações de urgência, quando se pretender rapidamente bloquear a ação dos GC sobre seus receptores. Por exemplo, rápida reversão das manifestações neuropsiquiátricas foi relatada em dois casos de psicose hipercortisolê-

Quadro 36.6

Eficácia Comparativa das Diversas Formas de Tratamento para os Adenomas Secretores de ACTH (Doença de Cushing)

	Normalização da Cortisolemia (%)
Cirurgia transesfenoidal	
Microadenomas	83–91
Macroadenomas	25–73
Radioterapia convencional	50–60*
	46–100 (média de 68)**
Radiocirurgia *gamma-knife*	10–100 (média de 48)
Drogas	
Cetoconazol	81
Mitotano	80
Metirapona	50–75
Aminoglutetimida	46
Ciproeptadina	30–50
Bromocriptina	4–23
Cabergolina	27–40
Pasireotide	17

*Terapia primária.
**Terapia secundária (após cirurgia malsucedida).
Adaptado das Refs. 3, 15, 54, 69, 70, 79, 81, 83, 96 e 106.

mica. Náuseas, vômitos, sinais de hipoadrenalismo e ginecomastia, após o uso prolongado, representam os principais efeitos colaterais dessa droga.[54,81,113]

No Quadro 36.6 está resumida a eficácia comparativa das diversas formas de tratamento para a doença de Cushing. Na Fig. 36.8 está proposto algoritmo para o tratamento dessa enfermidade.

SÍNDROME DO ACTH ECTÓPICO (SAE)

A SC por secreção ectópica do ACTH pode ser decorrente de neoplasias malignas graves, com alta mortalidade associada à própria neoplasia, bem como de tumores carcinóides que, muitas vezes, apresentam elevada morbidade associada ao hipercortisolismo, e não à neoplasia propriamente dita. Na prática clínica, pacientes com tumores carcinóides, muitas vezes ocultos, representam um desafio diagnóstico e terapêutico para o endocrinologista que se depara com uma SC ACTH-dependente de origem inaparente. Assim, o tratamento deve abranger o controle da neoplasia de base e do hipercortisolismo.

Tratamento da Neoplasia

A ressecção cirúrgica dos tumores malignos responsáveis pela SAE muitas vezes não é possível, e 70 a 90% dos carcinomas pulmonares de pequenas células têm metástases à ocasião do diagnóstico. Quimioterapia nesses casos tem sido utilizada com limitado sucesso, além de freqüentemente se fazer acompanhar de infecções. Estas últimas seriam decorrentes da imunossupressão induzida pelo hipercortisolismo, o qual deve, portanto, ser controlado com drogas antes de se iniciar a quimioterapia.[7,114]

Os tumores carcinóides representam a principal causa da SAE. Os carcinóides brônquicos merecem um destaque, pois muitas vezes são ocultos e acabam sendo diagnosticados anos após a SC. Assim, sempre que for possível, o tratamento deve ser direcionado à causa básica, visando a ressecção do tumor produtor de ACTH. Esse procedimento leva à cura da neoplasia e do hipercortisolismo quando o tumor ainda está localizado. Tratamento quimioterápico adjuvante depende da neoplasia em questão. Mais recentemente, tem sido relatado o emprego de outros procedimentos no tratamento de tumores carcinóides metastáticos, como embolização hepática, ressecção cirúrgica de metástases hepáticas, transplante hepático, quimioterapia, imunoterapia e terapia com ^{131}I-MIBG.[114-121]

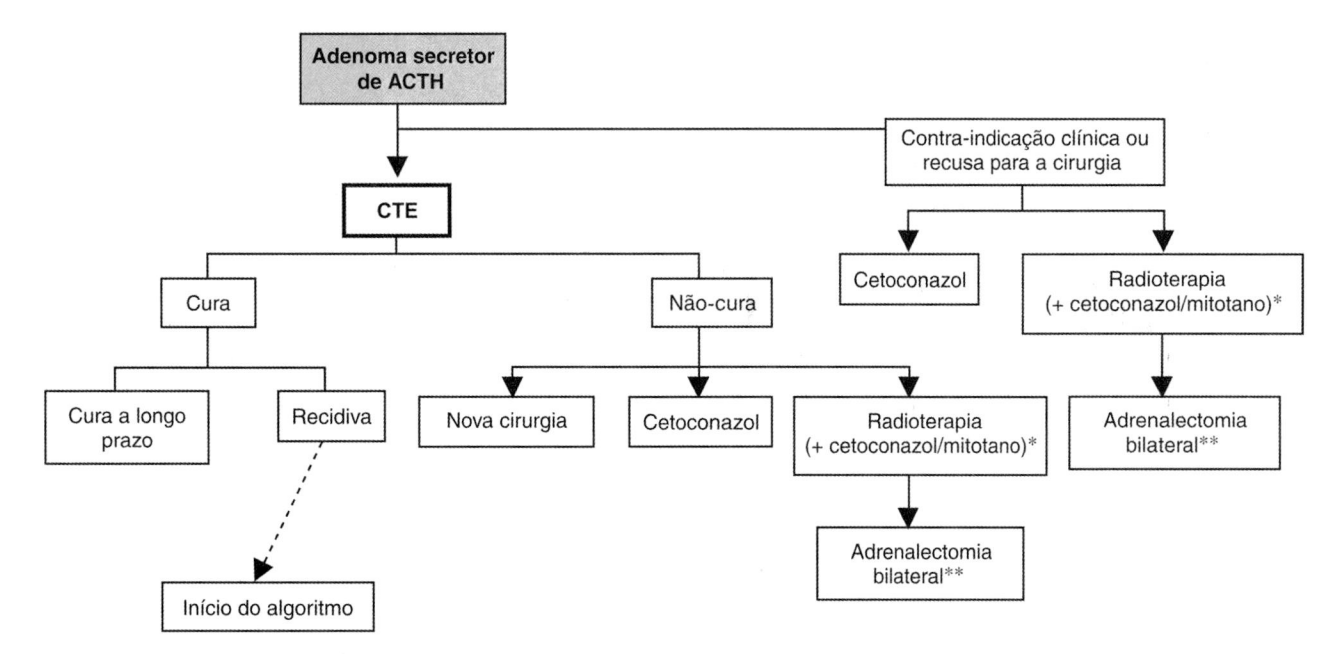

Fig. 36.8 Algoritmo proposto para conduta na doença de Cushing.
*O cetoconazol/mitotano deve ser mantido enquanto se aguarda o efeito pleno da radioterapia. A radiocirurgia é preferível em relação à radioterapia convencional, devido à sua maior eficácia.
**Em casos de hipercortisolismo muito intenso. (CTE: cirurgia transesfenoidal.)

Tratamento do Hipercortisolismo

Para o tratamento do hipercortisolismo na SAE, podemos utilizar drogas hipocortisolêmicas ou mesmo a adrenalectomia bilateral. Esta última representa uma eficaz medida paliativa em pacientes com tumores inoperáveis ou ocultos e hipercortisolismo grave, não controlado por medicamentos. Somente está indicada, entretanto, em pacientes cuja expectativa de vida justifique um procedimento de tal porte, devido à sua morbidade e mortalidade relativamente elevadas. Carcinoma pulmonar de pequenas células acompanhado de SAE parece ter um prognóstico pior, com menor tempo de sobrevida dos pacientes, em comparação aos casos sem hipercortisolismo concomitante. Deve-se também considerar a qualidade de vida do paciente e pesar os riscos da cirurgia contra uma eventual melhora de sintomas muito limitantes para o paciente (p.ex., fraqueza intensa secundária a miopatia e hipocalemia).[54,114]

O uso de drogas hipocortisolêmicas está indicado no caso dos tumores inoperáveis ou que forem apenas parcialmente removidos. A experiência aqui é bem mais limitada do que na doença de Cushing, e resultados conflitantes, em termos de eficácia, foram relatados com cetoconazol, etomidato, metirapona, aminoglutetimida, metirapona + aminoglutetimida e mitotano.[54,84,114,122,123] Mais recentemente, foi demonstrado que octreotide e lanreotide, análogos da somatostatina, podem ser úteis em alguns casos de SAE, particularmente na presença de tumores carcinóides, diminuindo a produção de ACTH pelo tumor.[84,99,120,124]

SÍNDROME DE CUSHING POR TUMORES ADRENAIS

Adenomas

Adenomas constituem a causa de síndrome de Cushing cujo tratamento é o mais simples e de melhores resultados. Cura em 100% dos casos após adrenalectomia unilateral é a regra.[79] Na maioria dos casos, a via laparoscópica é a opção de escolha.[125] Devido à supressão do eixo hipotálamo-hipofisário e da adrenal contralateral, reposição de glicocorticóides (GC) se faz necessária após a cirurgia, até que haja recuperação funcional da outra adrenal, o que pode requerer vários meses. Um recente estudo[126] mostrou que, entre 14 pacientes com adenomas adrenais, essa recuperação aconteceu em 11 (79%) após 10 meses a 4 anos (média de 24 meses). Nos demais, a reposição de GC ainda se fazia necessária após 4–10 meses. Comportamento similar foi observado entre 32 pacientes com doença de Cushing após a cirurgia transesfenoidal.[126]

Carcinomas

O tratamento dos carcinomas é bem menos satisfatório, uma vez que freqüentemente já há metástases (usualmente para retroperitônio, fígado e pulmões) na ocasião do diagnóstico. Sobrevida de 5 anos é observada apenas em 30% dos casos. Em crianças, o prognóstico tende a ser melhor. As opções de tratamento são cirurgia, radioterapia e medicamentos.[54,127]

CIRURGIA

Cura através da adrenalectomia raramente é observada, mas deve-se extirpar a maior quantidade possível de tecido tumoral para reduzir o hipercortisolismo. Retirada de todo o tumor somente é possível em 25% dos casos, devido à invasão dos tecidos adjacentes, incluindo a veia cava inferior. A sobrevida do paciente depende do estadiamento do tumor e da eficácia da ressecção cirúrgica. Em pacientes com tumores menores que 30 g, sem metástases e com ressecção cirúrgica completa, a sobrevida pode ser superior a 80% em 5 anos. Nesse sentido, é muito importante o diagnóstico precoce da doença, permitindo a ressecção cirúrgica completa.[79,127]

RADIOTERAPIA

Está indicada quando o tumor não pode ser totalmente extirpado ou quando, ao exame histológico, encontra-se tecido tumoral na margem de ressecção ou, ainda, se houver linfonodos envolvidos. A dose recomendada é 40 Gy, em 20 sessões, direcionada para o leito tumoral.[79,127]

TRATAMENTO MEDICAMENTOSO

Mitotano

Trata-se da droga de escolha e, por sua ação adrenolítica, destrói tanto o tecido tumoral quanto as células normais do córtex adrenal. Controla a secreção de cortisol em cerca de 75% dos pacientes, mas induz redução tumoral apenas em 35%. Efeitos gastrointestinais (náuseas, vômitos e diarréia) e neurológicos (letargia, fraqueza, ataxia, neuropatia etc.) ocorrem, respectivamente, em 80 e 50% dos pacientes tratados, constituindo-se em uma importante limitação para o uso da medicação. Como o efeito sobre o crescimento tumoral parece ser dose-dependente, tem-se sugerido que o mitotano seja administrado na dose máxima tolerada pelo paciente (geralmente 6 a 12 g/dia). Iniciar com 500 mg, 2 a 4 vezes ao dia, e aumentar gradualmente.[79,127]

Cetoconazol, Metirapona e Aminoglutetimida (Sozinhos ou em Combinação)

Podem ser úteis no controle da hipersecreção de cortisol em pacientes que não respondam adequadamente ao mitotano. *Suramin* e *carboplatinum* são outras alternativas.[54,114,127]

OUTRAS FORMAS DE SÍNDROME DE CUSHING NÃO-ACTH-DEPENDENTE

Raramente, a SC pode resultar da expressão aberrante no córtex adrenal de receptores para diversas substâncias. Octreotida, propranolol e leuprolida (agonista do GnRH) foram utilizados, com graus variados de sucesso, em casos isolados de SC dependente do GIP (peptídeo inibitório gástrico), de catecolaminas e do LH, respectivamente. Da mesma forma, OPC-21268 (antagonista oral do receptor do receptor V1 da vasopressina) e candersartan (antagonista do receptor AT1 da angiotensina II) mostraram-se eficazes em reduzir a cortisolemia em alguns pacientes com SC.[99,128]

BIBLIOGRAFIA

1. Nieman LK, Biller BM, Findling JW, et al. The diagnosis of Cushing's syndrome: an Endocrine Society Clinical Practice Guideline. *J Clin Endocrinol Metab*, 2008; *93*:1526-40.
2. Pivonello R, De Martino MC, De Leo M, et al. Cushing's syndrome. *Endocrinol Metab Clin North Am*, 2008; *37*:135-49.
3. Swearingen B, Biller BM, Barker 2nd FG, et al. Long-term mortality after transsphenoidal surgery for Cushing disease. *Ann Intern Med*, 1999; *130*:821-4.

4. Pivonello R, De Martino MC, De Leo M, et al. Cushing's syndrome: aftermath of the cure. *Arq Bras Endocrinol Metabol*, 2007; *51*:1381-91.
5. Etxabe J, Vazquez JA. Morbidity and mortality in Cushing's disease: an epidemiological approach. *Clin Endocrinol* (Oxf), 1994; *40*:479–84.
6. Lindholm J, Juul S, Jorgensen JO, et al. Incidence and late prognosis of Cushing's syndrome: a population-based study. *J Clin Endocrinol Metab*, 2001; *86*:117–23.
7. Bertagna X, Raux-Demay MC, Guilhaume B, et al. Cushing's disease. In: Melmed S (ed). *The Pituitary*. 2nd ed. Massachusetts: Blackwell Science, 2002:496-560.
8. Atkinson AB. The treatment of Cushing's syndrome. *Clin Endocrinol*, (Oxf), 1991; *34*:507-13.
9. Rollin GAFS, Ferreira NP, Junges M, et al. Dynamics of serum cortisol levels after transsphenoidal surgery in a cohort of patients with Cushing's disease. *J Clin Endocrinol Metab*, 2004; *89*:1131-39.
10. Biller BM, Grossman AB, Stewart PM, et al. Treatment of adrenocorticotropin-dependent Cushing's syndrome: a consensus statement. *J Clin Endocrinol Metab*, 2008; *93*:2454-62.
11. Rollin G, Ferreira NP, Czepielewski MA. Prospective evaluation of transsphenoidal pituitary surgery in 108 patients with Cushing's disease. *Arq Bras Endocrinol Metabol*, 2007; *51*:1355-61.
12. Laws Jr ER, Thapar K. Pituitary surgery. *Endocrinol Metab Clin North, Am* 1999; *28*:119-31.
13. Mamelak AN, Dowd CF, Tyrrel JB, et al. Venous angiography is needed to interpret inferior petrosal sinus and cavernous sinus sampling data for lateralizing adrenocorticotropin secreting adenomas. *J Clin Endocrinol Metab*, 1996; *81*:475-81.
14. Buchfelder M, Nomikos Para, Nimsky C. Avanços técnicos em cirurgia da hipófise. In: Cukiert A, Liberman B (eds). *Neuroendocrinologia Clínica e Cirúrgica*. São Paulo: Lemos Editorial, 2002:533-40.
15. Trainer PJ, Lawrie HS, Verhelst J, et al. Transsphenoidal resection in Cushing's disease: undetectable serum cortisol as the definition of successful treatment. *Clin Endocrinol* (Oxf), 1993; *38*:73-8.
16. Chee GH, Mathias DB, James RA, Kendall-Taylor P. Transphenoidal pituitary surgery in Cushing's disease: can we predict outcome? *Clin Endocrinol* (Oxf), 2001; *54*:617-26.
17. Yap LB, Turner HE, Adams CBT, Wass JAH. Undetectable postoperative cortisol does not always predict long-term remission in Cushing's disease: a single centre audit. *Clin Endocrinol* (Oxf), 2002; *56*:25-31.
18. Shimon I, Ram Z, Cohen ZR, Hadani M. Transsphenoidal surgery for Cushing's disease: endocrinological follow-up monitoring of 82 patients. *Neurosurgery*, 2002; *51*:57-61.
19. Rollin GAFS, Ferreira NP, Junges M, et al. Dynamics of serum cortisol levels after transsphenoidal surgery in a cohort of patients with Cushing's disease. *J Clin Endocrinol Metab*, 2004; *89*:1131-39.
19a. Salassa RM, Laws Jr ER, Carpenter PC, Northcutt RC. Transsphenoidal removal of pituitary microadenoma in Cushing's disease. *Mayo Clin Proc*, 1978; *53*:24-8.
20. Kuwayama A, Kageyama N, Nakane T, et al. Anterior pituitary function after transsphenoidal selective adenomectomy in patients with Cushing's disease. *J Clin Endocrinol Metab*, 1981; *53*:165-73.
21. Hardy J. Cushing's disease: 50 years later. *Can J Neurol Sci*, 1982; *9*:375-80.
22. Boggan JE, Tyrrel JB, Wilson CB. Transphenoidal microsurgical management of Cushing's disease. *J Neurosurg*, 1983; *59*:195-200.
23. Thomas JP, Richards SH. Long-term results of radical hypophysectomy for Cushing's disease. *Clin Endocrinol* (Oxf), 1983; *19*:629-36.
24. Semple CG, Thomson JA, Teasdale GM. Transsphenoidal microsurgery for Cushing's disease. *Clin Endocrinol* (Oxf), 1984; *21*:621-9.
25. Burch WM. Cushing's disease: a review. *Arch Intern Med*, 1985; *145*:1106-11.
26. Tagliaferri A, Berselli M, Loli P. Transsphenoidal microsurgery for Cushing's disease. *Acta Endocrinolol*, 1986; *113*:5-11.
27. Chandler WF, Schteingart DE, Lloyd RV, et al. Surgical treatment of Cushing's disease. *J Neurosurgery*, 1987; *66*:204-12.
28. Nakane T, Kuwayama A, Watanabe M, et al. Long-term results of transsphenoidal adenomectomy in patients with Cushing's disease. *Neurosurgery*, 1987; *21*:218-22.
29. Guilhaume B, Bertagna X, Thomsen M, et al. Transsphenoidal pituitary surgery for the treatment of Cushing's disease: results in 64 patients and long-term follow-up studies. *J Clin Endocrinol Metab*, 1988; *66*:1056-64.
30. Mampalam TJ, Tyrrell JB, Wilson CB. Transsphenoidal microsurgery in Cushing's disease. *Ann Intern Med*, 1988; *109*:487-93.
31. Pieters FFF, M Hermus ARMM, Meijer E, et al. Predictive factors for initial cure and relapse rate after pituitary surgery for Cushing's disease. *J Clin Endocrinol Metab*, 1989; *69*:1122-6.
32. Arnott RD, Pestell RG, McKelvie PA, et al. A critical evaluation of transsphenoidal surgery in the treatment of Cushing's disease: prediction of outcome. *Acta Endocrinol*, 1990; *123*:423-30.
33. Burke CW, Adams CBT, Estri MM, et al. Transsphenoidal surgery for Cushing's disease: does what is removed determine the endocrine outcome? *Clin Endocrinol* (Oxf), 1990; *33*:527-37.
34. Post KD, Habas JE. Comparison of long-term results between prolactin-secreting adenomas and ACTH-secreting adenomas. *Can J Neurol Sci*, 1990; *17*:74-7.
35. Tindall GT, Herring CJ, Clark R, et al. Cushing's disease: results of transsphenoidal microsurgery with emphasis on surgical failures. *J Neurosurg*, 1990; *72*:363-9.
36. Ludecke DK. Transnasal microsurgery of Cushing's disease. Overview including personal experiences with 256 patients. *Pathol Res Pract*, 1991; *187*:608-12.
37. Robert F, Hardy J. Cushing's disease: a correlation of radiological, surgical and pathological findings with therapeutic results. *Pathol Res Pract*, 1991; *187*:617-21.
38. Tahir AH, Sheeler LR. Recurrent Cushing's disease after transsphenoidal surgery. *Arch Intern Med*, 1992; *152*:977-81.
39. Lindholm J. Endocrine function in patients with Cushing's disease before and after treatment. *Clin Endocrinol* (Oxf), 1992; *36*:151-9.
40. McCance DR, Gordon DS, Fanin TT, et al. Assessment of endocrine function after transsphenoidal surgery for Cushing's disease. *Clin Endocrinol* (Oxf), 1993; *38*:79-86.
41. Ram Z, Nieman LK, Cutler GB, Chrousos GP, et al. Early repeat surgery for persistent Cushing's disease. *J Neurosurg*, 1994; *80*:37-45.
42. Bochicchio D, Losa M, Buchfelder M. Factors influencing the immediate and late outcome of Cushing's disease treated by transsphenoidal surgery: A retrospective study by the European Cushing's Disease Survey Group. *J Clin Endocrinol Metab*, 1995; *80*:3114-20.
43. Knappe UJ, Ludecke DK. Persistent and recurrent hypercortisolism after transsphenoidal surgery for Cushing's disease. *Acta Neurochirurgica*, 1996; *65*(suppl):31-4.
44. Sonino N, Zielezny M, Fava GA, et al. Risk factors and long-term outcome in pituitary dependent Cushing's disease. *J Clin Endocrinol Metab*, 1996; *81*:2647-52.
45. Devoe KJ, Miller WL, Conte FA, et al. Long-term outcome in children and adolescents after transsphenoidal surgery for Cushing's disease. *J Clin Endocrinol Metab*, 1997; *82*:3196-202.
46. Blevins Jr, LS Christy JH, Khajavi M, Tindall GT. Outcomes of therapy for Cushing's disease due to adrenocorticotropin-secreting pituitary macroadenomas. *J Clin Endocrinol Metab*, 1998; *83*:63-7.
47. Invitti C, Giraldi FP, de Martin M, et al. Diagnosis and management of Cushing's syndrome: results of an Italian multicentre study. Study Group of the Italian Society of Endocrinology on the pathophysiology of the hypothalamic-pituitary-adrenal axis. *J Clin Endocrinol Metab*, 1999; *84*:440-8.
48. Semple PL, Vance ML, Findling J, Laws Jr. ER. Transsphenoidal surgery for Cushing's disease: Outcome in patients with a normal magnetic ressonance imaging scan. *Neurosurgery*, 2000; *46*:553-9.

49. Imaki T, Tsushima T, Hizuka N, et al. Postoperative plasma cortisol levels predict long-term outcome in patients with Cushing's disease and determine which patients should be treated with pituitary irradiation after surgery. Endocr J, 2001; 48:53-62.
50. Pereira AM, Van Aken MO, Van Dulken H, et al. Long-term predictive value of postsurgical cortisol concentrations for cure and risk of recurrence in Cushing's disease. J Clin Endocrinol Metab, 2003; 88:5858-64.
51. Hammer GD, Tyrrell JB, Lamborn KR, et al. Transsphenoidal microsurgery for Cushing's disease: initial outcome and long-term results. J Clin Endocrinol Metab, 2004; 89:6348-57.
52. Rees DA, Hanna FWF, Davies JS, et al. Long-term follow-up results of transsphenoidal surgery for Cushing's disease in a single centre using strict criteria for remission. Clin Endocrinol (Oxf), 2002; 56:541-51.
53. Fahlbusch R, Buchfelder M, Muller OA. Transsphenoidal surgery for Cushing's disease. J Royal Soc Med, 1986; 79:262-9.
54. Vilar L, Naves L, Freitas MC, et al. Tratamento medicamentoso dos tumores hipofisários. Parte II: Adenomas secretores de ACTH, TSH e clinicamente não-funcionantes. Arq Brasil Endocrinol Metab, 2000; 44:455-70.
55. Inder WJ, Hunt PJ. Glucocorticoid replacement in pituitary surgery: guidelines for perioperative assessment and management. J Clin Endocrinol Metab, 2002; 87:2745-50.
56. Simmons NE, Alden TD, Thorner MO, Laws Jr. ER. Serum cortisol response to transsphenoidal surgery for Cushing disease. J Neurosurg, 2001; 95:1-8.
57. Nasrallah MP, Serhal KI, Selman WR, et al. Discordance in the perioperative levels of plasma ACTH and serum cortisol in patients with ACTH-secreting pituitary adenomas or Cushing's disease: prediction of long-term benefit. The Endocrine Society's 84th Annual Meeting (Abstract), 2002.
58. Czepielewski MA, Rollin GA, Casagrande A, Ferreira NP. Criteria of cure and remission in Cushing's disease: an update. Arq Bras Endocrinol Metabol, 2007; 51:1362-72.
59. Vignati F, Berselli ME, Loli P. Early postoperative evaluation in patients with Cushing's disease usefulness of ovine corticotropin-releasing hormone test in the prediction of recurrence of disease. Eur J Endocrinol, 1994; 13:235-41.
60. McCance DR, Besser M, Atkinson AB. Assessment of cure after transphenoidal surgery for Cushing's disease. Clin Endocrinol (Oxf), 1996; 44:1-6.
61. Atkinson AB, Kennedy A, Wiggam MI, et al. Long-term remission rates after pituitary surgery for Cushing's disease: the need for long-term surveillance. Clin Endocrinol (Oxf), 2005; 63:549-59.
62. Martinez Ruiz M, Gomez Bueno O, Molina Rodriguez MA, et al. Diagnosis, treatment and long-term outcome in Cushing's disease. An Pediatr (Barc), 2003; 59:183-6.
63. Hoybye C, Grenback E, Thoren M, et al. Transsphenoidal surgery in Cushing disease: 10 years of experience in 34 consecutive cases. J Neurosurg, 2004; 100:634-8.
64. Comtois R, Beauregard H, Hardy J, et al. High prolactin levels in patientes with Cushing's disease without pathological evidence of pituitary tumor. Clin Endocrinol (Oxf), 1993; 38:601-7.
65. Sheehan JM, Lopes B, Sheehan JP, et al. Results of transsphenoidal surgery for Cushing's disease in patients with no histologically confirmed tumor. Neurosurgery, 2000; 47:33-9.
66. Colombo P, Dall'Asta CH, Barbetta L, et al. Usefulness of the desmopressin test in the postoperative evaluation of patients with Cushing's disease. Eur J Endocrinol, 2000; 143:227-34.
67. Hensen J, Henig A, Falbusch R, et al. Prevalence, predictors and patterns of postoperative polyuria and hyponatraemia in the immediate course after transsphenoidal surgery for pituitary adenomas. Clin Endocrinol (Oxf), 1999; 50:431-9.
68. Porterfield JR, Thompson GB, Young WF Jr, et al. Surgery for Cushing's syndrome: An historical review and recent ten-year experience. World J Surg, 2008; 32:659-77.
69. Minniti G, Brada M. Radiotherapy and radiosurgery for Cushing's disease. Arq Brasil Endocrinol Metab, 2007; 51:1373-80.
70. Brada M, Jankowska P. Radiotherapy for pituitary adenomas. Endocrinol Metab Clin North Am, 2008; 37:263-75.
71. Howlett TA, Plowman PN, Wass JAH, et al. Megavoltage pituitary irradiation in the management of Cushing's disease and Nelson's syndrome: long-term follow-up. Clin Endocrinol (Oxf), 1989; 31:309-23.
72. Littley MD, Shalet SM, Beardwell CG, et al. Long-term follow-up of low-dose external pituitary irradiation for Cushing's disease. Clin Endocrinol (Oxf), 1990; 33:445-55.
73. Storr HL, Plowman N, Carroll PV, et al. Clinical and endocrine responses to pituitary radiotherapy in pediatric Cushing's disease: an effective second-line treatment. J Clin Endocrinol Metab, 2003; 88:34-7.
74. Murayama M, Yasuda K, Minamori Y, et al. Long-term follow-up of Cushing's disease treated with reserpine and pituitary irradiation. J Clin Endocrinol Metab, 1992; 75:935-42.
75. Estrada J, Boronat M, Mielgo M, et al. The long-term outcome of pituitary irradiation after unsuccessful transsphenoidal surgery in Cushing's disease. N Engl J Med, 1997; 336:172-7.
76. Minniti G, Osti M, Jaffrain-Rea ML, Esposito V, et al. Long-term follow-up results of postoperative radiation therapy for Cushing's disease. J Neurooncol, 2007; 84:79-84.
77. Tsang RW, Brierly JD, Panzarella T, et al. Radiation therapy for pituitary adenoma: treatment outcome and prognostic factors. Int J Radiat Oncol Biol Phys, 1994; 30:557-65.
78. Jagannathan J, Sheehan JP, Pouratian N, et al. Gamma Knife surgery for Cushing's disease. J Neurosurg, 2007; 106:980-7.
79. Trainer PJ, Besser M. Cushing's syndrome: therapy directed at the adrenal glands. Endocrinol Metab Clin North Am, 1994; 23:571-84.
80. Young WF Jr., Thompson GB. Role for laparoscopic adrenalectomy in patients with Cushing's syndrome. Arq Brasil Endocrinol Metab, 2007; 51:1349-54.
81. Dang CN, Trainer P. Pharmacologic management of Cushing's syndrome: An uptate. Arq Brasil Endocrinol Metab, 2007; 51:1339-48.
82. Moncet D, Morando DJ, Pitoia F, et al. Ketoconazole therapy: an efficacious alternative to achieve eucortisolism in patients with Cushing's syndrome. Medicina (B Aires), 2007; 67:26-31.
83. Berwaerts J, Verhelst J, Mahler C, Abs R. Cushing's syndrome in pregnancy treated by ketoconazole: case report and review of the literature. Gynecol Endocrinol, 1999; 13:175-82.
84. Sonino N, Boscaro M. Medical therapy for Cushing's disease. Endocrinol Metab Clin North Am, 1999; 28:211-22.
85. Lake-Bakaar G, Scheuer PJ, Sherlock S. Hepatic reactions associated with ketoconazole in the United Kingdom. Br J Med, 1987; 294:419-22.
86. Sonino N, Boscaro M, Paoletta A, et al. Ketoconazole treatment in Cushing's syndrome – Experience in 34 patients. Clin Endocrinol (Oxf), 1991; 35:347-52.
87. Jeffcoate WJ, Rees LH, Tomlin S, et al. Metyrapone in long-term management of Cushing's disease. Br Med J, 1977; 2:215-7.
88. Verhelst JA, Trainer PJ, Howlett TA, et al. Short and long-term responses to metyrapone in the medical management of 91 patients with Cushing's syndrome. Clin Endocrinol (Oxf), 1991; 35:169-78.
89. Leiba S, Weinstein R, Shindel B, et al. The protracted effect of o,p'-DDD in Cushing's disease and its impact on adrenal morphogenesis of young human embryo. Ann Endocrinol (Paris), 1989; 50:49-53.
90. Dabbagh A, Sa'adat N, Heidari Z. Etomidate infusion in the critical care setting for suppressing the acute phase of Cushing's syndrome. Anesth Analg, 2009; 108:238-9.
91. Drake WM, Perry LA, Hinds CJ, et al. Emergency and prolonged use of intravenous etomidate to control hypercortisolemia in a patient

91. with Cushing's syndrome and peritonitis. *J Clin Endocrinol Metab*, 1998; *83*:3542-4.
92. T'Sjoen G, Defeyter I, Van De Saffele J, *et al.* Macroprolactinoma associated with Cushing's disease, successfully treated with cabergoline. *J Endocrinol Invest*, 2002; *25*:172-5.
93. Pivonello R, Ferone D, Lamberts SW, Colao A. Cabergoline plus lanreotide for ectopic Cushing's syndrome. *N Engl J Med*, 2005; *352*:2457-8.
94. Pivonello R, Ferone D, de Herder WW, *et al*. Dopamine receptor expression and function in corticotroph ectopic tumors. *J Clin Endocrinol Metab*, 2007; *92*:65-9.
95. Godbout A, Manavela M, Danilowicz K, *et al*. Long-term therapy with cabergoline in Cushing s disease. P2-130. ENDO, 2008.
96. Pivonello R, De Martino MC, Cappabianca P, *et al*. The medical treatment of Cushing's disease: effectiveness of chronic treatment with the dopamine agonist cabergoline in patients unsuccessfully treated by surgery. *J Clin Endocrinol Metab*, 2009; *94*:223-30.
97. Ambrosi B, Dall'Asta C, Cannavo S, *et al*. Effects of chronic administration of PPAR-gamma ligand rosiglitazone in Cushing's disease. *Eur J Endocrinol*, 2004; *151*:173-8.
98. Suri D, Weiss RE. Effect of pioglitazone on adrenocorticotropic hormone and cortisol secretion in Cushing's disease. *J Clin Endocrinol Metab*, 2005; *90*:1340-6.
99. Pecori Giraldi F, Cavagnini F. Advances in the medical management of Cushing's syndrome. *Exp Opin Pharmacother*, 2008; *9*:2423-33.
100. Tyrrell JB, Lorenzi M, Gerich JE, Forsham PH. Inhibition by somatostatin of ACTH secretion in Nelson's syndrome. *J Clin Endocrinol Metab*, 1975; *40*:1125-7.
101. Lamberts SW, Uitterlinden P, Klijn JM. The effect of the long-acting somatostatin analogue SMS 201-995 on ACTH secretion in Nelson's syndrome and Cushing's disease. *Acta Endocrinol* (Copenh), 1989; *120*:760-6.
102. Stalla GK, Brockmeier SJ, Renner U, *et al*. Octreotide exerts different effects in vivo and in vitro in Cushing's disease. *Eur J Endocrinol*, 1994; *130*:125-31.
103. Day R, Dong W, Panetta R, Kraicer J, *et al*. Expression of mRNA for somatostatin receptor (sstr) types 2 and 5 in individual rat pituitary cells. A double labeling in situ hybridization analysis. *Endocrinology*, 1995; *136*:5232-5.
104. Ben-Shlomo A, Melmed S. Pasireotide – a somatostatin analog for the potential treatment of acromegaly, neuroendocrine tumors and Cushing's disease. *Idrugs*, 2007; *10*:885-95.
105. Batista DL, Zhang X, Gejman R, *et al*. The effects of SOM230 on cell proliferation and adrenocorticotropin secretion in human corticotroph pituitary adenomas. *J Clin Endocrinol Metab*, 2006; *91*:4482-8.
106. Boscaro M, Ludlam WH, Atkinson B, *et al*. Treatment of pituitary-dependent Cushing's disease with the multireceptor ligand somatostatin analog pasireotide (SOM230): A multicenter, phase II trial. *J Clin Endocrinol Metab*, 2009; *94*:115-22.
107. Krieger DT, Amorosa L, Linick F. Cyproheptadine-induced remission of Cushing's disease. *N Engl J Med*, 1975; *293*:893-6.
108. Sonino N, Fava GA, Fallo F, *et al*. Effect of the serotonin antagonists ritanserin and ketanserin in Cushing's disease. *Pituitary*, 2000; *3*:55-9.
109. Colao A, Pivonello R, Tripodi FS, *et al*. Failure of long-term therapy with sodium valproate in Cushing's disease. *J Endocrinol Invest*, 1997; *20*:387-92.
110. Nussey SS, Price P, Jenkins JS, *et al*. The combined use of sodium valproate and metyrapone in the treatment of Cushing's syndrome. *Clin Endocrinol* (Oxf), 1988; *28*:373-80.
111. Paez-Pereda M, Kovalovsky D, Hopfner U, *et al*. Retinoic acid prevents experimental Cushing syndrome. *J Clin Invest*, 2001; *108*:1123-31.
112. Castillo V, Giacomini D, Paez-Pereda M, *et al*. Retinoic acid as a novel medical therapy for Cushing's disease in dogs. *Endocrinology*, 2006; *147*:4438-44.
113. Sartor O, Cutler Jr GB. Mifepristone: treatment of Cushing's syndrome. *Clin Obstet Gynecol*, 1996; *39*:506-10.
114. Wajchenberg BL, Mendonça BB, Liberman B, *et al*. Ectopic adrenocorticotropic hormone syndrome. *Endocr Rev*, 1994; *15*:752-87.
115. Schell SR, Camp ER, Caridi JG, Hawkins Jr IF. Hepatic artery embolization for control of symptoms, octreotide requirements, and tumor progression in metastatic carcinoid tumors. *J Gastrointest Surg*, 2002; *6*:664-70.
116. Sarmiento JM, Heywood G, Rubin J, *et al*. Surgical treatment of neuroendocrine metastases to the liver: a plea for resection to increase survival. *J Am Coll Surg*, 2003; *197*:29-37.
117. Lehnert T. Liver transplantation for metastatic neuroendocrine carcinoma: an analysis of 103 patients. *Transplantation*, 1998; *66*:1307-12.
118. Oberg K. Carcinoid tumors: molecular genetics, tumor biology, and update of diagnosis and treatment. *Curr Opin Oncol*, 2002; *14*:38-45.
119. Della Torre S, Procopio G, Fusi A, *et al*. Current treatments of neuroendocrine tumors role of biotherapy and chemotherapy. *Tumori*, 2003; *89*:111-6.
120. Faiss S, Pape UF, Bohmig M, *et al*. The International Lanreotide and Interferon Alfa Study Group. Prospective, randomized, multicenter trial on the antiproliferative effect of lanreotide, interferon alfa, and their combination for therapy of metastatic neuroendocrine gastroenteropancreatic tumors. *J Clin Oncol*, 2003; *21*:2689-96.
121. Bomanji JB, Wong W, Gaze MN, *et al*. Treatment of neuroendocrine tumours in adults with 131I-MIBG therapy. *Clin Oncol* (R Coll Radiol), 2003; *15*:193-8.
122. Krakoff J, Koch CA, Calis KA, *et al*. Use of a parenteral propylene glycol-containing etomidate preparation for the long-term management of ectopic Cushing's syndrome. *J Clin Endocrinol Metab*, 2001; *86*:4104-8.
123. Kawashima T, Oda M, Kuno T, *et al*. Metyrapone for delirium due to Cushing's syndrome induced by occult ectopic adrenocorticotropic hormone secretion. *Clin Psychiatry*, 2004; *65*:1019-20.
124. Uwaifo GI, Koch CA, Hishberg B, *et al*. Is there a therapeutic role for octreotide in patients with ectopic Cushing's syndrome? *J Endocrinol Invest*, 2003; *26*:710-7.
125. Pisanu A, Cois A, Montisci A, Uccheddu A. Current indications for laparoscopic adrenalectomy in the era of minimally invasive surgery. *Chir Ital*, 2004; *56*:313-20.
126. Klose M, Jorgensen K, Kristensen LO. Characteristics of recovery of adrenocortical function after treatment for Cushing's syndrome due to pituitary or adrenal adenomas. *Clin Endocrinol* (Oxf), 2004; *61*:394-9.
127. Czepielewski MA, Rollin GAFS. Carcinoma de Córtex Supra-renal. In: Coronho V, *et al* (eds). *Tratado de endocrinologia e cirurgia endócrina*. Rio de Janeiro: Guanabara Koogan, 2001:783-88.
128. Sonino N, Boscaro M, Fallo F. Pharmacologic management of Cushing syndrome: new targets for therapy. *Treat Endocrinol*, 2005; *4*:87-94.

Síndrome de Nelson

Alia Munir, John Newell-Price

INTRODUÇÃO

A síndrome de Nelson (SN) é uma complicação potencialmente grave da adrenalectomia bilateral realizada para o tratamento da doença de Cushing e seu manejo permanece difícil.[1-3] Nelson et al.[4] fizeram a descrição original em 1958 de um macroadenoma hipofisário e ACTH plasmático elevado em um paciente com doença de Cushing que fora submetido à adrenalectomia bilateral. Desde essa época, tem havido numerosos relatos de casos similares.[5-11] SN continua sendo uma das preocupações importantes que enfrentam os clínicos quando consideram tratar pacientes com doença de Cushing por meio de adrenalectomia bilateral. De todas as manifestações da SN, aquela que causa maior preocupação é o desenvolvimento de um tumor hipofisário localmente agressivo que pode resultar na morte do paciente.[3] Esse aspecto é especialmente pertinente, uma vez que adrenalectomia bilateral por via laparoscópica tem sido usada com freqüência crescente nos casos de doença de Cushing não curados pela cirurgia transesfenoidal.[12-14]

Apesar de numerosos estudos e relatos de casos, não existe um consenso formal sobre o que define a SN. Isso é especialmente verdadeiro nos últimos anos, uma vez que imagens com ressonância magnética (RM) permitem documentação precisa de qualquer progressão do tumor. Em contraste, historicamente os pacientes com SN se apresentavam com massas suficientemente grandes para serem detectadas pela tomografia computadorizada (TC) ou tomografia simples selar, ou já com complicações neuroftalmológicas.[14] Além disso, um acesso generalizado a ensaios confiáveis para medir o ACTH plasmático têm facilitado grandemente o monitoramento dos pacientes. Assim, alguns definirão a SN de acordo com a descrição clássica, enquanto outros se basearão nos níveis elevados de ACTH, mesmo na ausência de uma evidente massa selar à RM.[15] É preciso, portanto, ter em mente esses fatores quando se analisar os relatos sobre SN, uma vez que existe uma grande heterogeneidade e é provável que a moderna SN represente uma entidade mórbida diferente daquela do século passado.

INCIDÊNCIA E HISTÓRIA NATURAL

A história natural da SN não é bem conhecida, porém os tumores hipofisários nesses pacientes são diferentes daqueles presentes na DC, apresentando maior agressividade e maior potencial de crescimento.[16] De fato, crescimento descontrolado com efeitos de massa significativos pode ser observado em até 20% dos casos.[16] A incidência relatada de SN após adrenalectomia bilateral para doença de Cushing varia de 8 a 38% nas grandes séries.[3,14] Esta ampla variação na incidência provavelmente está relacionada a diferenças na definição da SN. Existe também uma grande variação na latência entre a adrenalectomia e o diagnóstico da SN, variando de poucos meses a 24 anos ou mais.[13,14,16,17] Esse fato enfatiza a necessidade de acompanhamento cuidadoso ao longo da vida.[3] Em geral, a SN surge dentro de 3 a 8 anos após a adrenalectomia bilateral.[16]

FISIOPATOLOGIA

Apesar de maior conhecimento da fisiopatologia dos tumores corticotróficos, pouco se sabe sobre a patologia desses tumores que progridem para SN.[18] Não está claro se a redução *per se* do *feedback* do cortisol sobre hipófise, resultante da retirada das adrenais, estimularia o crescimento do tumor, ou se a SN se desenvolve em tumores que foram programados para se comportarem de forma agressiva desde o início. Visto que nem todos os pacientes com doença de Cushing desenvolvem SN após adrenalectomia bilateral, o *feedback* reduzido da secreção de cortisol não pode ser o único fator. Assim, é provável que os tumores que mostrem progressão com conseqüência clínica sejam um subgrupo com fenótipo agressivo.[3]

CARACTERÍSTICAS CLÍNICAS

Classicamente, a SN se caracteriza por um quadro de hiperpigmentação cutânea (Fig. 37.1) e níveis bastante elevados de ACTH (a despeito da terapia com glicocorticóides), associados a rápida e progressiva expansão do adenoma hipofisário preexistente.[122,123] Este último pode comprimir o quiasma óptico, invadir o seio cavernoso ou, até mesmo, ocasionalmente, produzir metástases. Ocasionalmente, um quadro de apoplexia hipofisária pode ser a apresentação inicial da SN.[3,10,15,16]

A pigmentação cutânea profunda está freqüentemente presente. Ela decorre da estimulação pelo ACTH dos receptores da melanocortina 1 sobre os melanócitos na pele. É generalizada, mas pode também ocorrer em cicatrizes cutâneas e em áreas de abrasão, bem como na mucosa bucal e na língua.[3]

ASPECTOS PREDITIVOS

Os fatores que predispõem ao aparecimento da SN não estão ainda bem definidos. No entanto, a presença de adenoma hipofisá-

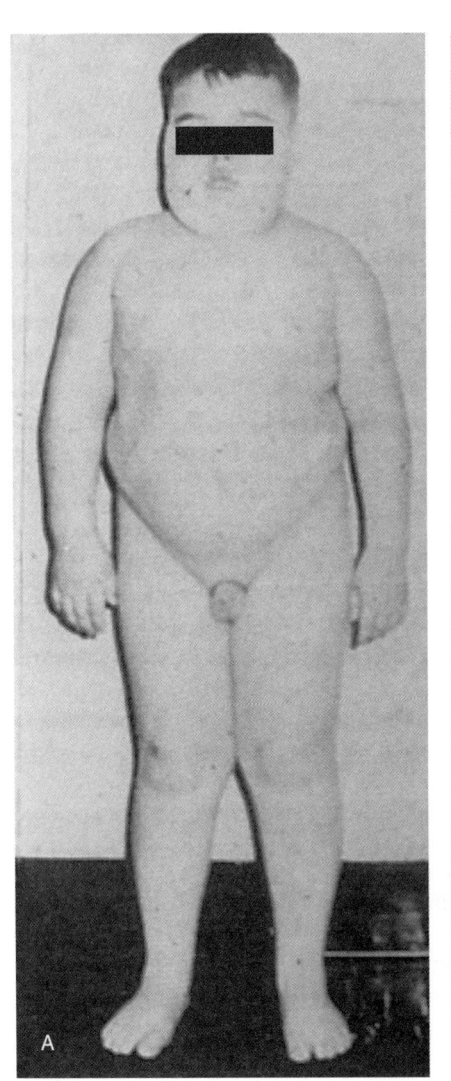

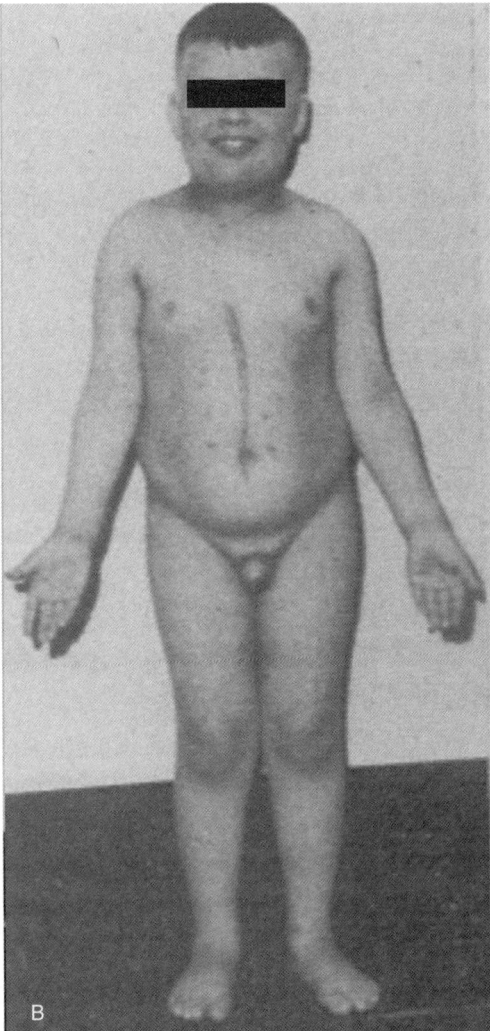

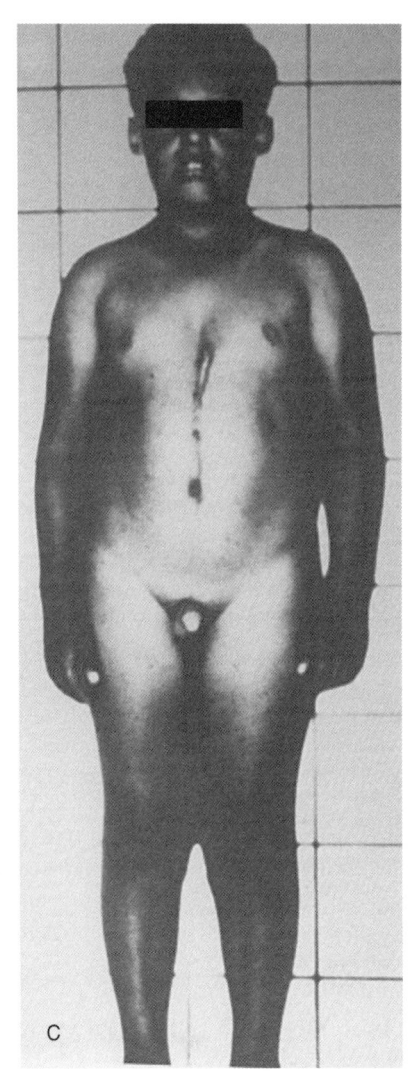

Fig. 37.1 Menino de 7 anos com doença de Cushing antes (**A**) e após (**B**) adrenalectomia bilateral. Três anos após a cirurgia, ele desenvolveu síndrome de Nelson, com intensa hiperpigmentação cutânea generalizada.

rio à época da adrenalectomia, sobretudo se for um macroadenoma ou tiver características agressivas, parece ser um fator preditivo importante.[3,10,15] Além disso, evidências sugerem que o aumento do ACTH após a adrenalectomia bilateral pode ser um indicador da ocorrência futura da SN, especialmente durante o primeiro ano de pós-operatório. Na casuística de Pereira et al.,[10] a presença de hiperpigmentação e níveis de ACTH > 700 pg/mL após adrenalectomia bilateral foram preditivos para o desenvolvimento da SN. Outro fator importante é a idade, sendo a incidência da SN aparentemente maior em crianças.[19] No entanto, esse achado não se mostrou uniforme em todos os estudos.[20] Em uma série de 66 casos de DC submetidos à adrenalectomia bilateral, SN ocorreu em 100% dos pacientes menores de 20 anos, em 35% daqueles entre 20 e 39 anos e em nenhum com idade acima de 40 anos.[16] Em um outro estudo com 35 pacientes, SN desenvolveu-se em 14 (28%), todos com menos de 30 anos à época da cirurgia.[20]

Um outro aspecto bastante controverso é se a radioterapia (RxT) hipofisária diminui as chances do surgimento da SN. De acordo com alguns estudos,[15,16] a RxT hipofisária profilática após a adrenalectomia mostrou-se benéfica. Outros autores, por sua vez, não demonstraram essa vantagem.[9,10,20] Em uma casuística de 120 pacientes submetidos à adrenalectomia bilateral por hiperplasia adrenal bilateral, 20 foram submetidos à RxT hipofisária, sendo a ocorrência de SN semelhante nos grupos irradiado (10%) e não irradiado (8%).[20] Em contraste, em uma série de 43 casos,[15] SN foi observada em 50% dos pacientes não irradiados e em 25% dos submetidos à radioterapia.

Recentemente, algumas dessas áreas de controvérsia foram avaliadas pelo grupo de Dr. Bertagna, no Hospital Cochin em Paris, em uma análise de 53 pacientes com doença de Cushing submetidos à adrenalectomia bilateral, sem prévia RxT hipofisária.[21] Os pacientes foram seguidos com realizações periódicas de dosagem do ACTH e RM. Três anos após a adrenalectomia, a proporção de pacientes que se apresentaram com progressão do tumor corticotrófico alcançou 39%; essa proporção tendeu a se estabilizar em 47% após 7 anos. Os fatores independentes que predisseram a progressão tumoral incluíram curta duração da doença de Cushing e níveis elevados de ACTH, dosados às 8 h da manhã, 20 h após a última dose do glicocorticóide. No ano seguinte à adrenalectomia, um aumento absoluto de 100 pg/mL no valor do ACTH foi preditivo de progressão tumoral. Tumor hipofisário à RM no momento da adrenalectomia foi também um fator preditivo de progressão, mas isso não foi uma variável independente, quando outras duas variáveis foram levadas em consideração. Curiosamente, com um acompanhamento mediano de 4,6 anos (máximo seguimento de até 13,5 anos), houve evidência de progressão tumoral à RM em 50% dos pacientes seguidos, mas apenas em um paciente evidenciou-se uma complicação relacionada com o tumor em si: uma paralisia efêmera do nervo oculomotor.[21] Esses são dados importantes, uma vez que eles indicam que, embora progressão do tumor corticotrófico à RM seja comum, sua conseqüência clínica parece ser menos preocupante de que em algumas séries mais antigas, pelo menos com essa duração de acompanhamento. Um acompanhamento em mais longo prazo desses dados é necessário para dar mais segurança.

MONITORAMENTO

Embora a latência entre a adrenalectomia bilateral e a progressão do tumor hipofisário seja geralmente de 3 anos,[16,21] essa progressão pode ocorrer muito mais tarde.[17] Portanto, é crucial que os pacientes sejam seguidos cuidadosamente ao longo de suas vidas.

Ainda que não existam diretrizes formais para o seguimento, parece razoável realizar RM hipofisária antes e 6 a 12 meses após a adrenalectomia, e, depois, anualmente. A dosagem do ACTH, como já comentado, é igualmente essencial no monitoramento. Deve ser feita pela manhã, às 8 h, 20 h após a última dose do glicocorticóide (GC). Um aumento de 100 pg/mL deve ser considerado significativo.[21] Da mesma forma, níveis de ACTH superiores ou iguais a 200 pg/mL 2 h após a dose matinal do GC são indicativos da presença de SN e também obrigam a avaliação por imagem da região selar.[3,15]

TRATAMENTO

Observação

Se houver evidências à RM de progressão tumoral limitada mas com nenhum comprometimento anatômico, observação e repetição de imagem (após 3 a 6 meses) é uma estratégia aceitável.[3,16]

Cirurgia

Havendo progressão tumoral, cirurgia hipofisária pode ser realizada se a anatomia for favorável para essa abordagem.[22,23] Devido ao risco de expansão tumoral adicional, hipofisectomia total tem sido advogada por alguns autores, uma vez que ela está associada a um bom controle em longo prazo do crescimento local do tumor e à redução dos níveis de ACTH.[16] No entanto, essa abordagem implica surgimento ou agravamento do hipopituitarismo e, ocasionalmente, diabetes insípido.[22] Apesar da cirurgia, alguns pacientes desenvolvem nova progressão tumoral e requerem tratamento coadjuvante, medicamentoso ou radioterápico.[3,22,23]

Radioterapia (RxT)

A utilização de RxT externa fracionada está bem documentada no tratamento da SN estabelecida.[24] Com o tempo, a RxT reduz o ACTH plasmático, mas está associada com aumento no hipopituitarismo em longo prazo. Embora radioterapia possa controlar o crescimento do tumor em muitos casos, alguns tumores podem continuar a se expandir. Mais recentemente, têm sido relatadas grandes séries em que se utilizou a RxT estereotáxica (RxT-E).[25–27] A RxT-E modalidade terapêutica tem se mostrado bastante eficaz e parece ser mais segura que a RxT convencional no que tange ao surgimento de raras complicações, como necrose cerebral ou carcinogênese secundária, já que é mais bem direcionada sobre o tumor. Pode ser usada em dose única (*radiocirurgia gamma-knife*) ou fracionadamente (*RxT-E conformacional*). Esta última está indicada prioritariamente quando a distância entre o tumor e o quiasma óptico for < 5 mm.[27]

Terapia Medicamentosa

Tem havido um grande interesse na farmacoterapia para SN, visando controlar o ACTH plasmático e o crescimento do tumor. Infelizmente, além de relatos de casos isolados, não existe, até o momento, nenhum medicamento que, de forma consistente, tenha possibilitado alcançar esses objetivos. Resultados decepcionantes ou variáveis têm sido vistos com valproato de sódio[28–33] e com os análogos somatostatínicos atualmente licenciados (octreotide e lanreotide).[34–37] O análogo multiligante SOM230 (pasireotide) tem se mostrado benéfico em alguns casos de doença de Cushing e espera-se que também venha a ser útil na SN.[38] Há apenas ocasionais respostas encontradas com o agonista dopaminérgico *cabergolina*, possibilitando normalização do ACTH e/ou redução tumoral.[39–41] Pivonello et al.[40] relataram um caso de completa remissão da SN (normalização do ACTH e desaparecimento do microadenoma hipofisário) após 1 ano de uso da CAB (2 mg/semana). Resultado similar foi posteriormente reportado por Casulari et al.[41]

Foram relatados também dois ou três casos em que o uso de *rosiglitazona* (ROS), agonista do PPAR-gama, resultou em redução dos valores do ACTH.[42,43] Entretanto, na nossa experiência, mesmo doses muito elevadas de ROS (12 mg/dia) não foram capazes de modificar significativamente os níveis de ACTH em pacientes com SN, a despeito de imunorreatividade positiva para o receptor PPAR-gama em três dos tumores secretores de ACTH.[44]

Finalmente, a *temozolomida* poderia ser considerada em casos de SN não-responsivos a outras modalidades de tratamento. Trata-se de um agente alquilante que se mostrou efetivo em alguns poucos tumores hipofisários agressivos.[45,46] Foi recentemente relatado que o uso dessa medicação em um homem de 64 anos com SN resultou em significante redução tumoral e diminuição do ACTH de 2.472 pg/mL para 389 pg/mL.[46]

CONCLUSÕES

Progressão de tumores corticotróficos, detectável pela RM, pode ser esperada em até a metade dos pacientes com doença de Cushing (DC) submetidos à adrenalectomia bilateral. Embora essa seja uma estatística preocupante, com o moderno acompanhamento incluindo realização periódica de RM hipofisária e dosagem do ACTH plasmático, os números reais dos pacientes que venham a ter conseqüências clínicas maiores parece ser baixo. Assim, os riscos associados com a SN precisam ser balanceados contra o risco de uma DC descontrolada e, em muitos casos, podem ser aceitáveis. Isso pode ser verdadeiro sobretudo se a duração da síndrome de Cushing for relativamente longa e não houver tumor hipofisário visível à RM antes da adrenalectomia.

Não há consenso quanto ao melhor momento de indicar a intervenção nos pacientes com SN. Em alguns pacientes, o tumor aumenta consideravelmente em um curto período de tempo, com expansão supra- e parasselar e sintomas oftalmológicos e neurológicos associados, o que justificaria a intervenção precoce. Assim, sugere-se que os pacientes submetidos à adrenalectomia para DC devem ser avaliados clínica e laboratorialmente, a cada 6 a 12 meses. Nos casos de elevação significativa do ACTH, deve-se realizar a RM da hipófise em busca do adenoma. Sua detecção precoce permitirá o tratamento cirúrgico em uma fase menos invasiva e com maiores chances de cura. Posteriormente, a radioterapia estaria indicada em pacientes com tumor residual ou extensão supra-selar após a cirurgia hipofisária. Cabergolina e os análogos somatostatínicos podem ser úteis em alguns casos.

BIBLIOGRAFIA

1. Biller BM, Grossman AB, Stewart PM, et al. Treatment of adrenocorticotropin-dependent Cushing's syndrome: a consensus statement. *J Clin Endocrinol Metab*, 2008; *93*:2454-62.
2. Pivonello R, De Martino MC, De Leo M, et al. Cushing's Syndrome. *Endocrinol Metab Clin North Am*, 2008; *37*:135-49.
3. Munir A, Newell-Price J. Nelson's Syndrome. *Arq Bras Endocrinol Metabol*, 2007; *51*:1392-63.
4. Nelson DH, Meakin JW, Dealy JB Jr, et al. ACTH-producing tumor of the pituitary gland. *N Engl J Med*, 1958; *259*:161-4.
5. Nelson DH, Meakin JW, Thorn GW. ACTH-producing pituitary tumors following adrenalectomy for Cushing's syndrome. *Ann Intern Med*, 1960; *52*:560-9.
6. Kasperlik-Zaluska A, Hartwig W, Wislawski J, Guiot G. Nelson's syndrome following bilateral total adrenalectomy. *Endokrynol Pol*, 1976; *27*:401-8.
7. Hopwood NJ, Kenny FM. Incidence of Nelson's syndrome after adrenalectomy for Cushing's disease in children: results of a nationwide survey. *Am J Dis Child*, 1977; *131*:1353-6.
8. Barnett AH, Livesey JH, Friday K, et al. Comparison of preoperative and postoperative ACTH concentrations after bilateral adrenalectomy in Cushing's disease. *Clin Endocrinol* (Oxf), 1983; *18*:301-5.
9. McCance DR, Russell CF, Kennedy TL, et al. Bilateral adrenalectomy: low mortality and morbidity in Cushing's disease. *Clin Endocrinol* (Oxf), 1993; *39*:315-21.
10. Pereira MA, Halpern A, Salgado LR, et al. A study of patients with Nelson's syndrome. *Clin Endocrinol* (Oxf), 1998; *49*:533-9.
11. Kemink SA, Grotenhuis JA, DeVries J, et al. Management of Nelson's syndrome: observations in fifteen patients. *Clin Endocrinol* (Oxf), 2001; *54*:45-52.
12. Thompson SK, Hayman AV, Ludlam WH, et al. Improved quality of life after bilateral laparoscopic adrenalectomy for Cushing's disease: a 10-year experience. *Ann Surg*, 2007; *245*:790-4.
13. Newell-Price J, Bertagna X, Grossman AB, Nieman LK. Cushing's syndrome. *Lancet*, 2006; *367*:1605-17.
14. Assie G, Bahurel H, Bertherat, J, et al. The Nelson syndrome. revisited. *Pituitary*, 2004; *7*:209-15.
15. Jenkins PJ, Trainer PJ, Plowman PN, et al. The long-term outcome after adrenalectomy and prophylactic pituitary radiotherapy in adrenocorticotropin-dependent Cushing's syndrome. *J Clin Endocrinol Metab*, 1995; *80*:165-71.
16. Kemink SAG, Smals AGH, Hermus ARMM, et al. Nelson's syndrome: a review. *Endocrinologist*, 1997; *7*:5-9.
17. Ashwell SG, James RA. Nelson's syndrome with an interval of 33 years. *Pituitary*, 2000; *3*:36.
18. Dahia PL, Grossman AB. The molecular pathogenesis of corticotroph tumors. *Endocr Rev*, 1999; *20*:136-55.
19. Hopwood NJ, Kenny FM. Incidence of Nelson's syndrome after adrenalectomy for Cushing's disease in children. *Am J Dis Child*, 1977; *131*:1353-6.
20. Moore TJ, Dluhy RG, Williams GH, Caine JP. Nelson's syndrome: frequency, prognosis, and effect of prior pituitary irradiation. *Ann Intern Med*, 1976; *85*:731-4.
21. Assié G, Bahurel H, Coste J, et al. Corticotroph tumor progression after adrenalectomy in Cushing's Disease: A reappraisal of Nelson's Syndrome. *J Clin Endocrinol Metab*, 2007; *92*:172-9.
22. Kelly PA, Samandouras G, Grossman AB, et al. Neurosurgical treatment of Nelson's syndrome. *J Clin Endocrinol Metab*, 2002; *87*:5465-9.
23. Ludecke DK, Breustedt HJ, Bramswig J, et al. Evaluation of surgically treated Nelson's syndrome. *Acta Neurochir* (Wien), 1982; *65*:3-13.
24. Howlett TA, Plowman PN, Wass JA, et al. Megavoltage pituitary irradiation in the management of Cushing's disease and Nelson's syndrome: long-term follow-up. *Clin Endocrinol* (Oxf), 1989; *31*:309-23.
25. Mauermann WJ, Sheehan JP, Chernavvsky DR, et al. Gamma Knife surgery for adrenocorticotropic hormone-producing pituitary adenomas after bilateral adrenalectomy. *J Neurosurg*, 2007; *106*:988-93.
26. Wolffenbuttel BH, Kitz K, Beuls EM. Beneficial gamma-knife radiosurgery in a patient with Nelson's syndrome. *Clin Neurol Neurosurg*, 1998; *100*:60-3.
27. Castinetti F, Brue T. Radiotherapy and radiosurgery of pituitary adenomas. *Presse Med*, 2009; *38*:133-9.
28. Reincke M, Allolio B, Kaulen D, et al. The effect of sodium valproate in Cushing's disease, Nelson's syndrome and Addison's disease. *Klin Wochenschr*, 1988; *66*:686-9.
29. Loli P, Berselli ME, Frascatani F, et al. Lack of ACTH lowering effect of sodium valproate in patients with ACTH hypersecretion. *J Endocrinol Invest*, 1984; *7*:93-6.
30. Gwinup G, Elias AN, Choi B. Failure of valproic acid to inhibit the growth of an ACTH-secreting pituitary adenoma. *Acta Endocrinol* (Copenh), 1984; *105*:449-54.
31. Dornhorst A, Jenkins JS, Lamberts SW, et al. The evaluation of sodium valproate in the treatment of Nelson's syndrome. *J Clin Endocrinol Metab*, 1983; *56*:985-91.
32. Ambrosi B, Bochicchio D, Riva E, Faglia G. Effects of sodium-valproate administration on plasma ACTH levels in patients with ACTH hypersecretion. *J Endocrinol Invest*, 1983; *6*:305-6.
33. Elias AN, Gwinup G. Sodium valproate and Nelson's syndrome. *Lancet*, 1981; *2*:252-3.
34. Kelestimur F, Utas C, Ozbakir O, et al. The effects of octreotide in a patient with Nelson's syndrome. *Postgrad Med J*, 1996; *72*:53-4.
35. Petrini L, Gasperi M, Pilosu R, et al. Long-term treatment of Nelson's syndrome by octreotide: a case report. *J Endocrinol Invest*, 1994; *17*:135-9.
36. Lamberts SW, Uitterlinden P, Klijn JM. The effect of the long-acting somatostatin analogue SMS 201-995 on ACTH secretion in Nelson's syndrome and Cushing's disease. *Acta Endocrinol* (Copenh), 1989; *120*:760-6.
37. Tyrrell JB, Lorenzi M, Gerich JE, Forsham PH. Inhibition by somatostatin of ACTH secretion in Nelson's syndrome. *J Clin Endocrinol Metab*, 1975; *40*:1125-7.
38. Boscaro M, Ludlam WH, Atkinson B, et al. Treatment of Pituitary-Dependent Cushing's Disease with the Multireceptor Ligand Somatostatin Analog Pasireotide (SOM230): A Multicenter, Phase II Trial. *J Clin Endocrinol Metab*, 2009; *94*:115-122.
39. Shraga-Slutzky I, Shimon I, Weinshtein R. Clinical and biochemical stabilization of Nelson's syndrome with long-term low-dose cabergoline treatment. *Pituitary*, 2006; *9*:151-4.
40. Pivonello R, Faggiano A, Di Salle F, et al. Complete remission of Nelson's syndrome after 1-year treatment with cabergoline. *J Endocrinol Invest*, 1999; *22*:860-5.
41. Casulari LA, Naves LA, Mello PA, et al. Nelson's syndrome: complete

remission with cabergoline but not with bromocriptine or cyproheptadine treatment. *Horm Res*, 2004; *62*:300-5.
42. Andreassen M, Kristensen LO. Rosiglitazone for prevention or adjuvant treatment of Nelson's syndrome after bilateral adrenalectomy. *Eur J Endocrinol*, 2005; *153*:503-5.
43. Mullan KR, Leslie H, McCance DR, *et al*. The PPAR-gamma activator rosiglitazone fails to lower plasma ACTH levels in patients with Nelson's syndrome. *Clin Endocrinol* (Oxf), 2006; *64*:519-22.
44. Munir A, Song F, Ince P, *et al*. Ineffectiveness of rosiglitazone therapy in Nelson's syndrome. *J Clin Endocrinol Metab*, 2007; *92*:1758-63.
45. Neff LM, Weil M, Cole A, *et al*. Temozolomide in the treatment of an invasive prolactinoma resistant to dopamine agonists. *Pituitary*, 2007; *10*:81-6.
46. Moyes VJ, Alusi G, Sabin HI, *et al*. Treatment of Nelson's syndrome with temozolomide. *Eur J Endocrinol*, 2009; *160*:115-9.

Manuseio do Hiperaldosteronismo Primário

Lucio Vilar, Milena Caldato, Claudio Elias Kater

INTRODUÇÃO

Hiperaldosteronismo primário (HAP) é uma síndrome que engloba um grupo de desordens caracterizadas pela produção excessiva e autônoma (independente do sistema renina–angiotensina) de aldosterona, com supressão da atividade plasmática de renina, presença de hipertensão arterial e, em cerca de 50% dos casos, hipocalemia e alcalose.[1-3]

Classicamente, a prevalência do HAP entre a população de hipertensos era estimada entre 0,05 e 2%.[4] Entretanto, com o emprego de uma nova abordagem para rastreamento – a utilização da relação aldosterona plasmática/atividade plasmática de renina (*RAR*), tem-se diagnosticado o HAP com uma freqüência crescente. Dados de centros de cinco continentes mostraram um aumento de 1,3–6,3 vezes no número de casos de HAP detectados anualmente após o uso rotineiro da *RAR*.[5] Além disso, a prevalência de HAP entre os indivíduos hipertensos tem sido estimada em 5–15%.[6-10] O HAP seria, portanto, a causa mais comum de hipertensão secundária.[11,12]

ETIOLOGIA

Pelo menos seis subtipos de HAP são conhecidos (Quadro 38.1), e a distinção entre eles é fundamental para um tratamento adequado. As duas principais etiologias do HAP são o adenoma produtor de aldosterona (APA ou aldosteronoma; também denominado *síndrome de Conn*[6]) e a hiperplasia adrenal bilateral ou hiperaldosteronismo idiopático (HAI). Historicamente, o APA sempre foi mais prevalente.[13] Contudo, em séries mais recentes o HAI tem se revelado com freqüência superior à do APA.[5-7,14] Excepcionalmente, carcinomas adrenais e tumores ovarianos com produção ectópica de aldosterona são a causa do HAP.[4,13]

Adenoma Produtor de Aldosterona (APA)

O APA quase sempre é unilateral (98%) e geralmente tem menos de 3 cm (Fig. 38.1).[13] De acordo com estatísticas recentes, corresponde apenas a 9 a 50% dos casos de HAP.[5] A maioria não responde a manobras que intervêm no sistema renina–angiotensina (SRA). Entretanto, alguns adenomas são apenas parcialmente autônomos e exibem uma resposta evidente aos estímulos pelo SRA, já que preservam, em número e afinidade, receptores para a angiotensina nas células tumorais. Esse subgrupo, denominado "APA responsivo à angiotensina (APA-RA)", corresponde a cerca de 10–15% dos casos de aldosteronomas.[10,12,13]

Hiperaldosteronismo Idiopático (HAI)

O HAI é associado à hiperplasia bilateral da zona glomerulosa, correspondendo, nas séries mais antigas, a 30 a 40% dos casos.[10,13] Contudo, em séries recentes representou 50 a 89% dos casos de HAP.[5] Caracteriza-se pela resposta aumentada da aldosterona à estimulação pela angiotensina II e por apresentar menor supressão da atividade plasmática da renina, assim como menor produção de aldosterona, em comparação ao APA. Embora as adrenais possam ter, muitas vezes, aparência normal nos exames de imagem, microscopicamente as glândulas mostram hiperplasia da zona glomerulosa, acompanhada de nódulos adrenocorticais.[12]

Hiperplasia Adrenal Primária (HAPr)

A HAPr é considerada, juntamente com o APA-RA, como uma variante não-clássica do HAP.[4] Caracteriza-se por uma adrenal hiperplásica que, morfologicamente, é semelhante à encontrada no HAI, mas exibe comportamento bioquímico autônomo, independente de angiotensina. Conseqüentemente, as respostas hormonais às manobras diagnósticas (teste da postura e infusão de solução salina) e ao teste terapêutico com a espironolactona são similares às do APA e diametralmente opostas às do HAI clássico.[7,10,12] A HAPr responde por cerca de 6% dos casos de HAP.[10]

Carcinomas Adrenais Produtores de Aldosterona (CAPA)

CAPA são raros, respondendo por até 3% dos casos de HAP. Diferentemente dos APA, geralmente são tumores muito grandes (> 6 cm) à época do diagnóstico. Freqüentemente secretam, também, outros esteróides adrenais, resultando em quadros clínicos mistos, e podem se acompanhar de invasão local ou metástases a distância.[7,13,14]

Produção Ectópica de Aldosterona

Excepcionalmente, HAP pode originar-se da secreção de aldosterona por tumores do ovário, sobretudo o arrenoblastoma.[13]

QUADRO 38.1
Principais Subtipos de Hiperaldosteronismo Primário (HAP)

Subtipos	Freqüência Relativa (%)	Tratamento de Escolha
Tumores Adrenocorticais Produtores de Aldosterona	60	
1. Adenoma (APA)	49	Cirurgia
2. Adenoma responsivo à angiotensina (APA-RA)	8	Cirurgia
3. Carcinoma	3	Cirurgia
Hiperplasia Adrenocortical Bilateral	40	
1. Hiperaldosteronismo idiopático (HAI)	32	Espironolactona
2. Hiperplasia adrenal primária (HAPr)	6	Cirurgia
3. Hiperaldosteronismo supressível por dexametasona (HASD)	2	Dexametasona

Adaptado das Refs. 14 e 52.
Obs. 1: Em séries recentes, o HAI tem representado 50 a 89% dos casos de HAP.[15]
Obs. 2: Muito raramente, HAP pode resultar da produção ectópica de aldosterona por neoplasias ovarianas, sobretudo o arrenoblastoma.

Hiperaldosteronismo Supressível por Dexametasona (HASD)

Também conhecido como hiperaldosteronismo remediável por glicocorticóides (HARG) ou hiperaldosteronismo familiar (HF) tipo I, o HASD é uma forma incomum de aldosteronismo congênito, transmitida como um traço autossômico dominante.[15,16] Responde, provavelmente, por menos de 3% dos casos de HAP e se caracteriza por hipertensão de início precoce que é grave e refratária à terapia anti-hipertensiva convencional.[12] Resulta da expressão de um gene quimérico que possui elementos genéticos codificadores de duas enzimas esteroidogênicas intimamente relacionadas: a 11-beta-hidroxilase (*CYP11B1*) e a aldosterona sintetase (*CYP11B2*). Essa mutação propicia a expressão ectópica da atividade da aldosterona sintetase na zona fasciculata produtora de cortisol, com as seguintes conseqüências: (1) a produção de mineralocorticóide passa a ser regulada pelo ACTH, em vez de pelo secretagogo normal, a angiotensina II, e (2) a secreção normal de ACTH leva à produção excessiva de aldosterona e dos esteróides híbridos 18-hidroxicortisol e 18-oxocortisol. Tipicamente, a secreção excessiva de aldosterona pode ser inibida pela administração de glicocorticóides que suprimem a secreção de ACTH pela hipófise.[7,12,15-17]

Outras Formas Mais Raras de Hiperaldosteronismo Familiar

O HF tipo II (HF-II) refere-se ao tipo de HF não-remediável com glicocorticóide, causado por adenoma ou hiperplasia adrenal.

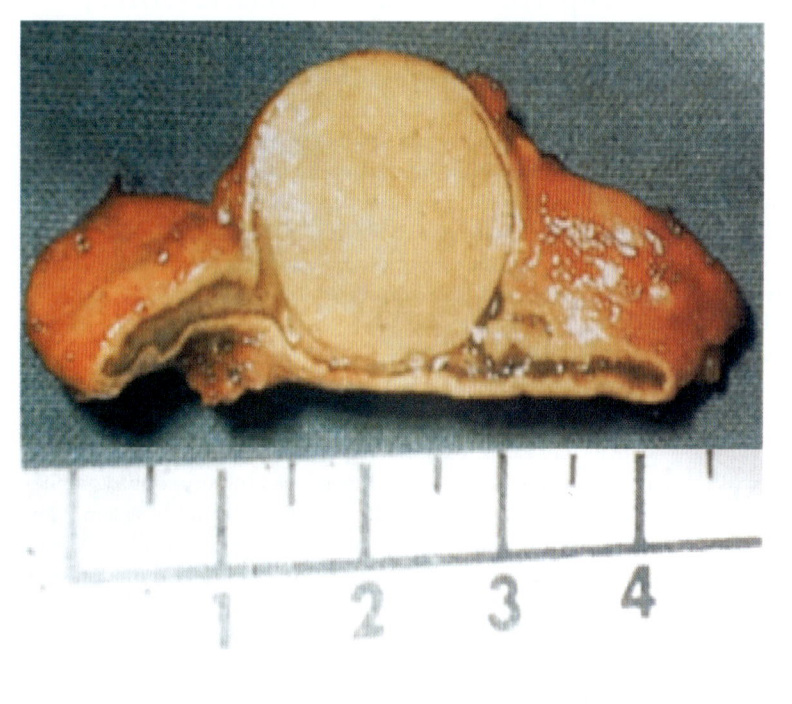

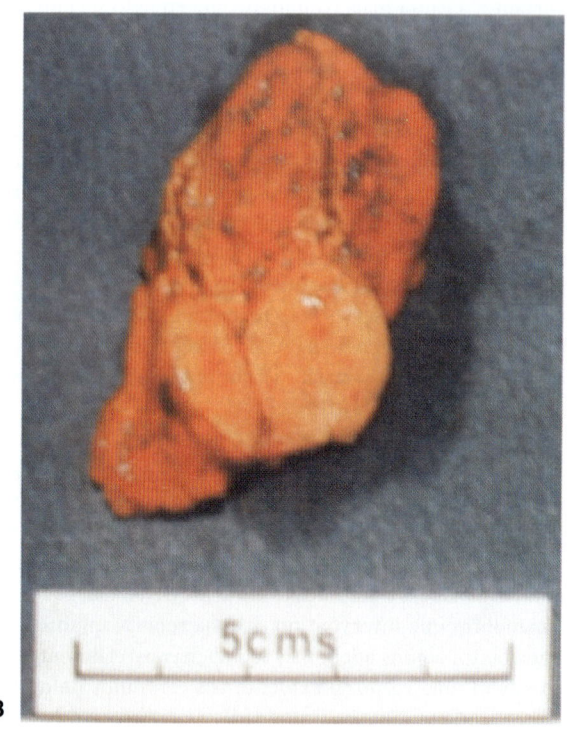

Fig. 38.1 Aspecto macroscópico característico do aldosteronoma, com coloração amarelada. Usualmente, ele mede < 3 cm e 98% dos casos são unilaterais.

Clínica e laboratorialmente, o HF-II é indistinguível das formas esporádicas de APA ou HAI.[17] Na maioria das famílias, uma transmissão vertical sugere uma herança autossômica dominante. O diagnóstico é baseado na demonstração de aldosteronismo primário em, pelo menos, dois membros de uma mesma família.[17] O defeito genético subjacente do HF-II ainda não foi identificado. Existem, contudo, evidências associando-o a um *locus* no cromossomo 7p22.[18]

Recentemente foi descrito por Geller *et al.*,[19] um outro tipo de HF não-remediável com glicocorticóide, cuja denominação de HF tipo III (HF-III) foi sugerida por Mulatero.[20] O HF-III se caracteriza por hipertensão grave que se inicia na infância e se acompanha de hiperaldosterismo intenso, hipocalemia e significante dano aos órgãos-alvo. Além disso, mostra-se resistente à terapia agressiva com anti-hipertensivos, incluindo espironolactona e amilorida, requerendo, portanto, ser tratado com adrenalectomia bilateral.[19] Em contraste, nas outras formas de HF, a terapia com espironolactona geralmente é bem-sucedida no controle pressórico.[20]

Em pacientes com HF-III, as glândulas adrenais estão bastante aumentadas (3 a 6 vezes o peso normal), com hiperplasia difusa da zona fasciculata e atrofia da zona glomerulosa, mas sem evidência de nodularidade. A produção de cortisol é normal, mas autônoma, sem supressão pela dexametasona.[19,20] Um outro aspecto distinto do HF-III é a enorme produção de 18-OHF e 18-OXOF, cujos níveis são 10 a 1.000 vezes maiores de que os observados no HF tipo I.[19,20] Neste último, os valores desses metabólitos são cerca de 10 vezes superiores aos encontrados nos indivíduos normais. Discreta elevação (3–4 vezes do normal) ocorre no HF-II e em casos esporádicos de APA.[16,20]

ASPECTOS CLÍNICOS

Aldosteronomas ocorrem mais em mulheres (M:H = 3:1) e na faixa etária de 30 a 50 anos. O HAI, em contraste, acomete indistintamente ambos os sexos, geralmente em uma idade mais avançada. A maioria dos pacientes com HAP é assintomática, enquanto outros podem apresentar sintomas relacionados a hipertensão (p.ex., cefaléia, palpitações), a hipocalemia (poliúria, nictúria, cãibras, tetania, parestesias, fraqueza muscular etc.), ou a ambas.[10,13,21] Nos casos de hipocalemia grave, fibrilação ventricular ou quadriparesia e rabdomiólise podem surgir, inclusive como manifestação inicial do HAP.[1,10,22,23] Sinais de Trousseau e/ou Chvostek podem também estar presentes, devido à alcalose metabólica gerada pela grave depleção de potássio.[13,21]

A despeito da produção elevada e contínua de aldosterona, caracteristicamente os pacientes com HAP *não têm edema,* exceto se houver nefropatia ou insuficiência renal associadas. Isso provavelmente se deve a um "escape" em que os efeitos retentores de sódio do excesso crônico de mineralocorticóides são contrabalançados pelo aumento da produção do hormônio atrial natriurético.[12] A hipertensão arterial (HA) no HAP geralmente é moderada a grave, com níveis médios de pressão arterial (PA) de 184 ± 8/112 ± 16 mmHg.[10,21] Os níveis pressóricos tendem a ser mais elevados em indivíduos com APA do que em casos de HAI.[1,12] Pacientes com HAP podem ser refratários ao tratamento com drogas hipotensoras, bem como apresentar hipocalemia acentuada após a ingestão de diuréticos tiazídicos.[7,12] Hipertensão acelerada ou maligna é extremamente rara. Também raro é o HAP sem HA. Em um estudo chileno, HAP foi encontrado em 1,5% de 205 indivíduos normotensos.[24] Retinopatia hipertensiva pode estar presente no HAP, na dependência da duração e intensidade da hipertensão. Intolerância à glicose ou *diabetes mellitus* são encontrados em até 25% dos casos, conseqüentes à redução da secreção e ação da insulina induzida pela depleção intracelular de potássio.[1,12]

Mais recentemente, foi verificado, tanto em animais de experimentação como em humanos, que a ativação continuada do receptor mineralocorticóide em tecidos não-epiteliais está associada a intenso dano renal, cerebral e cardiovascular.[1,7] Esses efeitos são passíveis de reversão pelo uso de antagonistas do receptor mineralocorticóide, como espironolactona e eplerenona.[6,7]

ALTERAÇÕES BIOQUÍMICAS

As alterações bioquímicas clássicas do HAP são níveis séricos de potássio baixos (freqüentemente, entre 2,0 e 3,2 mEq/L) e de sódio na faixa normal alta, entre 142 e 145 mEq/L.[10] Entretanto, em estudos recentes, HAP hipocalêmico tem sido diagnosticado em uma minoria (9–37%) dos casos.[5] Também foi observado que metade dos pacientes com APA e 17% daqueles com HAI tinham valores de potássio <3 mEq/L.[5,7] Normocalemia também é vista em muitos pacientes com HASD.[12,13] Para que hipocalemia clínica e manifesta possa efetivamente ser notada, decorre um tempo mais longo – geralmente meses ou anos – do que o necessário para ocorrer expansão de volume e supressão da renina (dias a meses), após o início do hiperaldosteronismo. Isso se deve ao fato de que o potássio, por ser um íon predominantemente intracelular, tem uma reserva corporal substancial, capaz de manter seus níveis sangüíneos normais por um tempo relativamente prolongado.[10] Hipocalemia é menos comum no HAI do que no APA porque, neste último, os níveis de aldosterona são geralmente mais elevados.[3,12]

Pacientes com HAP podem ter uma alteração na liberação da secreção de insulina e redução na sensibilidade insulínica. Esses efeitos podem resultar da hipocalemia, porém as evidências sugerem que outros fatores, tais como um impacto direto do excesso de aldosterona sobre a secreção de insulina, contribuiriam também para a disfunção metabólica.[25] Em estudo recente,[26] resistência insulínica mostrou-se mais prevalente no HAP do que em indivíduos normotensos, mas menos freqüente do que naqueles com hipertensão essencial. A prevalência de diabetes no HAP varia de 7 a 59% e hiperglicemia pode potencializar os efeitos celulares da aldosterona.[27]

Foi também demonstrado que manifestações da síndrome metabólica são significativamente mais freqüentes no HAP do que nos indivíduos com hipertensão essencial (41,1% *vs.* 29,6%; P < 0,05). Tal fato se deveu, sobretudo, à maior ocorrência de hiperglicemia nos pacientes com HAP (27,0% *vs.* 15,2%; P < 0,05).[28]

CONDIÇÕES ASSOCIADAS

É preciso estar atento à possibilidade de o APA vir acompanhado, na glândula contralateral, de outros tumores adrenais, como adenoma não-funcionante ou secretor de cortisol, mielolipoma ou feocromocitoma.[30–32] Tal associação pode gerar confusão diagnóstica já que os APA excepcionalmente são bilaterais. Pacientes com polipose adenomatosa familiar cursam com maior prevalência de tumores adrenais, inclusive aldosteronoma.[33] Foi também observada, em alguns estudos, maior ocorrência de doenças tiroidianas, benignas e malignas, em pacientes com HAP.[34] Além disso, ocasionalmente, tumores adrenais (funcionantes ou não) podem ser

QUADRO 38.2
Hiperaldosteronismo Primário – Seqüência da Avaliação Diagnóstica

1. **Rastreamento ou *screening***
   - K^+ plasmático (1954 a ~1965)
   - K^+ plasmático + APR (1965 a 1990)
   - Relação aldosterona/APR (após 1990)
2. **Comprovação (caracterização da autonomia)**
   Testes de supressão
   - Sobrecarga oral de sódio (6–10 g de NaCl/dia, por 3 dias)
   - Fludrocortisona (0,4 mg VO/dia, por 3 dias)
   - Infusão de sol. fisiológica 0,9% (2,5 L IV em 2 h)
   - Captopril (25 ou 50 mg VO)
3. **Diferenciação (tumor *vs.* hiperplasia)**
   - Características clínico-laboratoriais
   - Teste da postura ereta
   - Dosagem de precursores da aldosterona (DOC, 18-OHB)
   - Dosagem do 18-OHF e 18-OXOF
   - Teste terapêutico com espironolactona (100–200 mg/dia, por 30–60 dias)
4. **Confirmação da etiologia**
   - Exames de imagem: TC, RM e cintilografia adrenal
   - Cateterismo das veias adrenais

APR = atividade plasmática de renina; RM = ressonância magnética; TC = tomografia computadorizada.
Modificado da Ref. 4.

detectados em pacientes com neoplasia endócrina múltipla tipo 1 (MEN-1), justificando, assim, por exemplo, a concomitância de doenças hipofisárias (acromegalia ou prolactinoma) e/ou hiperparatiroidismo com HAP.[35-37] Também já foram relatados adenomas cossecretores de cortisol e aldosterona.[38]

DIAGNÓSTICO

A abordagem diagnóstica do HAP pode ser considerada em três etapas: rastreamento, confirmação e diferenciação entre os subtipos (Quadro 38.2). Na realidade, confirmar o diagnóstico é tarefa relativamente simples; a maior dificuldade consiste na distinção entre os diversos subtipos da doença.[1,4,7]

Rastreamento

Rastreamento para HAP deve ser considerado em indivíduos com prevalência relativamente alta para a doença: (1) pacientes com estágios 2 (PA > 160–179/100–109 mmHg) ou 3 (PA > 180/100 mmHg) do Joint National Commission; (2) hipertensão associada à hipocalemia, espontânea ou induzida por diuréticos; (3) hipertensão resistente ao tratamento habitual; (4) pacientes hipertensos com história familiar de hipertensão de início precoce ou acidente vascular cerebral (AVC) em idade jovem (< 40 anos); e (5) pacientes hipertensos com incidentalomas adrenais (Quadro 38.3).[2] Nesse último grupo, 1,1–10% (média de 2%) dos pacientes albergam um aldosteronoma.[2,39-41]

Diversos parâmetros podem ser utilizados no rastreamento do HAP, estando sujeitos a resultados falso-positivos e falso-negativos (Quadro 38.4).

DOSAGEM DO POTÁSSIO SÉRICO

No passado, HAP era apenas pesquisado em pacientes com hipertensão e hipocalemia, o que resultava em subdiagnóstico da doença. De fato, como mencionado, os estudos mais recentes têm mostrado que hipertensão normocalêmica representa a apresentação mais comum do HAP, com hipocalemia provavelmente se restringindo aos casos mais graves. Somente metade dos casos de APA e 17% daqueles com HAI cursam com níveis séricos de potássio < 3,5 mEq/L.[2,12]

Interpretação

A dosagem do potássio sérico tem baixa sensibilidade; contudo, ainda que normocalemia não exclua o HAP, valores > 4,5 mEq/L tornam improvável esse diagnóstico (Quadro 38.5). Por outro lado, o achado de hipocalemia espontânea e sem causa aparente em um paciente hipertenso tem especificidade elevada.[4,10]

Cuidados Especiais

Para a dosagem do potássio sérico, recomenda-se o uso liberal de sal de cozinha (NaCl), já que sua restrição dietética (recomendada para hipertensos) pode retardar a secreção de potássio pela redução da oferta de sódio aos túbulos renais, mascarando concentrações limítrofes de potássio. O mesmo ocorre quando o paciente faz uso continuado de suplemento oral de cloreto de potássio (KCl). Ao contrário, hipocalemia pode se manifestar mais

QUADRO 38.3
Grupos com Alta Prevalência de Hiperaldosteronismo Primário (HAP)

Grupo de Paciente	Prevalência
Hipertensão (HA) leve (PAS 140–159; PAD 90–99), moderada (PAS 160–179; PAD 100–109) ou grave (PAS > 180; PAD > 110)	Em geral: 6,1% HA leve: 2% HA moderada: 8% HA grave: 13%
Hipertensão resistente (definida como PAS > 140 e PAD > 90, a despeito do tratamento com 3 drogas anti-hipertensivas)	17–23%
Hipertensos com hipocalemia espontânea ou induzida por diuréticos	Dados específicos de prevalência não estão disponíveis, porém HAP é mais freqüentemente encontrado nesse grupo
Hipertensos com incidentaloma adrenal	Média, 2% (variação, 1,1–10%)

PAS = pressão arterial sistólica (em mmHg); PAD = pressão arterial diastólica (em mmHg).
Adaptado da Ref. 2.

QUADRO 38.4

Causas de Erro Pré-analíticas (Técnicas e por Uso de Medicações) nos Resultados dos Parâmetros Usados como Rastreamento do Hiperaldosteronismo Primário (HAP)

Parâmetro	Valores Aumentados	Valores Diminuídos
K+ sérico	Dieta assódica, suplemento de KCl, garroteamento, hemólise, taponagem venosa (*falso-negativos para HAP*)	Diuréticos tiazídicos, laxativos Dieta rica em sódio e/ou pobre em potássio (*falso-positivos para HAP*)
APR	Diuréticos tiazídicos, hemorragia, desidratação, glicocorticóides, estrogênios, gravidez (*falso-negativos para HAP*)	Temperatura ambiente, demora para separação, β-bloqueadores, idade avançada, insuficiência renal (*falso-positivos para HAP*)
RAR	β-bloqueadores, idade avançada, insuficiência renal (*falso-positivos para HAP*)	Diuréticos, estrogênios, antagonistas dos canais de cálcio diidropiridínicos (*falso-negativos para HAP*)

APR = atividade plasmática de renina.
RAR = relação aldosterona plasmática/atividade plasmática da renina.
Modificado da Ref. 4.

QUADRO 38.5

Probabilidade do Diagnóstico de Hiperaldosteronismo Primário (HAP), de acordo com o Parâmetro Utilizado em seu Rastreamento

Probabilidade	(%)	K+ sérico* (mEq/L)	APR (ng/mL/h)	RAR (ng/dL:ng/mL/h)
Improvável	< 5	> 4,5	> 2,5	< 20
Duvidoso	25–50	3,5–4,0	1,0–2,0	20–25
Suspeito	50–75	3,0–3,5	0,5–1,0	25–30
Provável	75–90	2,5–3,0	0,1–0,5	30–40
Quase certo	> 95	< 2,5	< 0,1	> 40

*Dados menos confiáveis do que os demais parâmetros, devido à elevada ocorrência de HAP normocalêmico.
APR = atividade plasmática de renina.
RAR = relação aldosterona plasmática/atividade plasmática da renina.
Modificado da Ref. 4.

precocemente em pacientes que rotineiramente abusam da ingestão de sal na dieta.[4,10,12]

Procedimentos inadequados de colheita de sangue podem propiciar resultados falso-negativos, ou seja, níveis de potássio "normais" ou mesmo elevados em casos comprovados de HAP. O emprego de torniquete ou garrote durante a venopunção, o retorno venoso forçado (abrir e fechar a mão seguidamente), a taponagem desnecessária da face anterior do antebraço e a aspiração forçada da seringa (pela dificuldade no livre fluxo sangüíneo) provocam graus variados de acidose, hemólise e hipercalemia factícia (Quadro 38.4).[4,29]

RELAÇÃO DA CONCENTRAÇÃO DA ALDOSTERONA PLASMÁTICA (CAP)/ATIVIDADE PLASMÁTICA DE RENINA (APR)

Considerações Gerais

A medida da relação da CAP sobre APR (*RAR*) é considerada o melhor parâmetro para rastreamento do HAP.[1,4] Caracteristicamente, mas não obrigatoriamente, encontramos no HAP níveis reduzidos de APR (< 1 ng/mL/h), associados a CAP com valores elevados (ou mesmo normais altos, entre 12 e 20 ng/dL) (Fig. 38.2).[4] Supressão da APR também é observada em 20 a 25% dos casos de hipertensão essencial.[7] Com relação à CAP, há também alguma superposição nos seus valores em pacientes com APA, HAI ou hipertensão essencial com renina baixa (HERB) (Fig. 37.3). Além disso, baixos níveis de ambas, APR e CAP, ocorrem em casos de pseudo-aldosteronismo primário (excesso de outro mineralocorticóide), insuficiência renal com hipoaldosteronismo hiporreninêmico (acidose tubular renal tipo IV) e em outras entidades menos comuns. Por outro lado, CAP e APR estão elevadas na hipertensão renovascular, tumores secretores de renina, malignização de hipertensão, uso de diuréticos etc. Nessas situações, a relação CAP/APR (*RAR*) encontra-se na faixa normal, em torno de 10.[10,14] No HAP, a *RAR* caracteristicamente é > 20 (Quadro 38.5), mas valores menores podem raramente ser vistos no HAI.[4,38]

Procedimento

As dosagens para determinar a *RAR* são feitas numa amostra matinal de sangue colhida com o indivíduo em pé, em atividade normal, 2 a 4 h após ter-se levantado e durante uma visita ambulatorial de rotina. Não há necessidade de nenhum preparo prévio, jejum, nem mesmo interrupção de medicamentos, exceto aqueles que intensamente afetem a *RAR* (p.ex., espironolactona, eplerenona, diuréticos espoliadores de potássio etc.) (Quadro 38.6). Tais

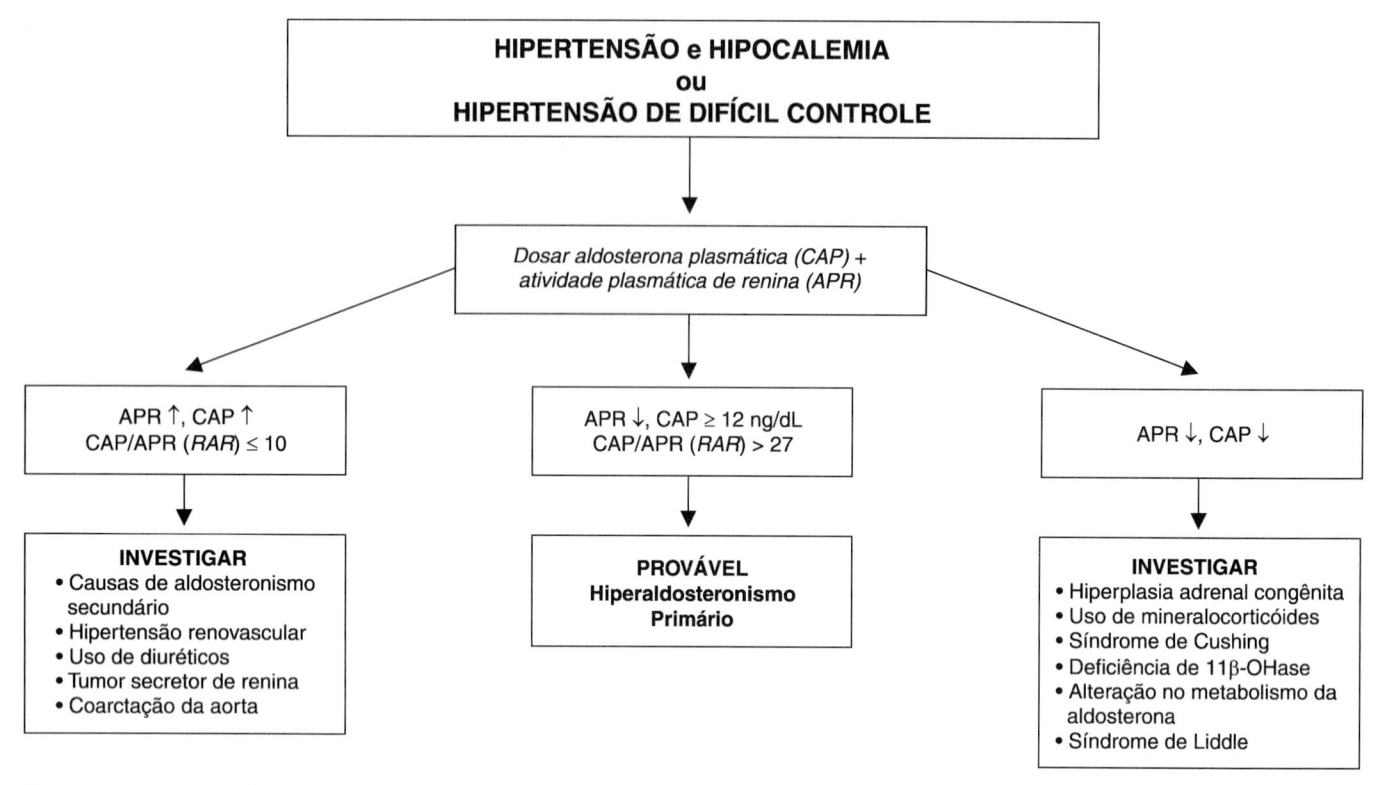

Fig. 38.2 Rastreamento do HAP no paciente com hipertensão (HA) e hipocalemia ou HA de difícil controle (*RAR* = relação CAP/APR). (Modificado das Refs. 13 e 42.)

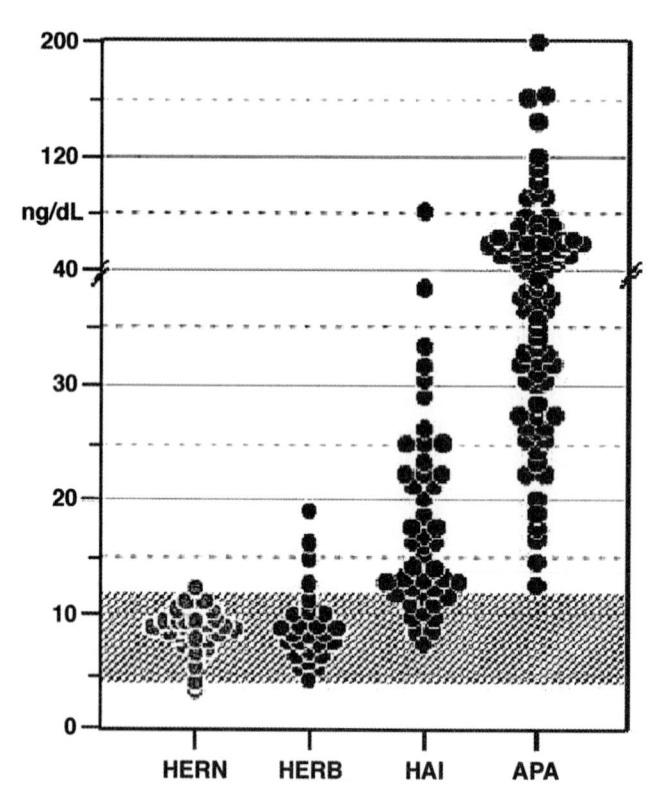

Fig. 38.3 Concentração da aldosterona plasmática (CAP) basal em casos de adenoma produtor de aldosterona (APA), hiperaldosteronismo idiopático (HAI), hipertensão essencial com renina baixa (HERB) e hipertensão essencial com renina normal (HERN). (Adaptado da Ref. 42.)

QUADRO 38.6

Substâncias com Grande Interferência na Determinação da Razão Aldosterona/Atividade Plasmática da Renina (*RAR*)

a. Espironolactona, eplerenona, amilorida e triantereno
b. Diuréticos espoliadores de potássio
c. Produtos derivados da raiz do alcaçuz

Adaptado da Ref. 2.

medicações devem ser suspensas pelo menos 4 semanas antes do exame. Além disso, os pacientes preferivelmente devem estar com dieta sem restrição de sódio antes do teste. Finalmente, deve-se tentar corrigir a hipocalemia.[2,4,10,42]

Se, com os cuidados supracitados, os valores da *RAR* forem inconclusivos e a hipertensão puder ser controlada com medicações que minimamente interfiram com o cálculo da *RAR* (Quadro 38.7), devem-se suspender, por pelo menos 2 semanas, outras drogas com maior interferência: betabloqueadores, agonistas α-2 centrais (p.ex., clonidina e α-metildopa), antiinflamatórios não-esteróides, inibidores da ECA, inibidores da renina, bloqueadores dos receptores da angiotensina, antagonistas do cálcio diidropiridínicos.[2]

Interpretação

Diante de uma *RAR* menor do que 20, o diagnóstico de HAP é improvável e, entre 25 e 30, suspeito. Valores de 30–40 tornam o

QUADRO 38.7
Medicações com Efeitos Mínimos sobre os Níveis da Aldosterona Plasmática e que Podem Ser Utilizadas para Controle da Pressão Arterial durante a Investigação do HAP

Droga	Classe	Dose Usual	Comentários
Verapamil de liberação lenta	Antagonista não-diidropiridínico dos canais de cálcio	90–120 mg 2 ×/dia	Usar isoladamente ou em combinação com outras drogas listadas neste quadro.
Hidralazina	Vasodilatador	10–12,5 mg 2 ×/dia (aumentar a dose quando necessário)	Iniciar antes verapamil de liberação lenta para prevenção de taquicardia reflexa. O uso inicial de doses baixas reduz o risco de efeitos colaterais (p.ex., cefaléia, rubor e palpitações).
Prazosina	Bloqueador α-adrenérgico	0,5–1 mg 2 a 3 ×/dia (aumentar a dose quando necessário)	Monitorizar a ocorrência de hipotensão postural
Doxazosina	Bloqueador α-adrenérgico	1–2 mg 1 ×/dia (aumentar a dose quando necessário)	Monitorizar a ocorrência de hipotensão postural
Terazosina	Bloqueador α-adrenérgico	1–2 mg 1 ×/dia (aumentar a dose quando necessário)	Monitorizar a ocorrência de hipotensão postural

diagnóstico provável e, acima de 40, quase certo (Quadro 38.4).[4,10] Outros autores consideram como de quase certeza diagnóstica uma RAR > 50.[8,12] Em um estudo recente, o *cut-off* de 66,9 teve especificidade de 100% mas sensibilidade de 64,5%.[43]

Nós recomendamos utilizar o valor > 27 para dar continuidade na investigação diagnóstica para o HAP. Na nossa experiência, os valores da RAR em casos de APA variaram de 43 a 3.380 (média de 373 ± 459); no HAI, os níveis foram bem mais baixos, variando de 14,8 a 445 (média de 82,5 ± 81,5). Nos pacientes com HERB, a RAR situou-se entre 5,1 e 47 (média de 18,1 ± 9,5) (Fig. 38.4).[41]

A acurácia da RAR é maior em pacientes sem restrição dietética de sódio e naqueles cuja CAP seja > 12 ng/dL.[12] A RAR deve ser interpretada com cautela quando os valores basais da CAP estiverem abaixo desse valor. Adicionalmente, quando os valores de APR estiverem muito baixos ou suprimidos (< 0,1 ng/mL/h, na maioria dos ensaios), recomenda-se que sejam corrigidos para 0,2 ng/mL/h (alguns preferem 0,4), permitindo maior confiança na interpretação da RAR. Habitualmente, níveis suprimidos de APR têm, isoladamente, maior poder diagnóstico (valor preditivo positivo) do que aldosterona elevada.[4,10]

Acurácia

Dados obtidos retrospectivamente de 127 pacientes com HAP (81 APA e 46 HAI) e 55 hipertensos essenciais (30 com renina baixa e 25 com renina normal), e analisados por curvas ROC, mostram que, quando se utilizam os limites de corte (*cut-offs*) de 27 para RAR e de 12 ng/dL para CAP, obtém-se sensibilidade de 89,8% e especificidade de 98,2% na diferenciação entre HAP e hipertensão essencial (Fig. 38.4).[42] Todos os APA e 72% dos HAI (mas apenas um caso [3%] de HERB) tinham valores acima desses limites. Dentre os 46 pacientes com HAI, 10 (21,7%) apresentavam RAR < 27 e, destes, 4 tinham CAP < 12 ng/dL, virtualmente indistinguíveis dos indivíduos com HERB. Valores mais elevados de *cut-off* (RAR > 100 e CAP > 20 ng/dL) permitem, inclusive, a discriminação entre APA e HAI com sensibilidade de 84% e especificidade de 82,6%.[42] Como HAI e HERB ("o joio") devem ser estágios do espectro de uma mesma doença, parece irrelevante a separação dessas entidades. Entretanto, a identificação precisa do APA ("o trigo") é fundamental, por ser a única forma de HAP curável cirurgicamente.[42]

Resultados Falso-positivos e Falso-negativos

Poucos fatores podem interferir na interpretação da RAR, propiciando resultados falso-positivos (p.ex., idade avançada, insuficiência renal, uso de betabloqueadores etc.) ou falso-negativos (p.ex., pacientes com HAP em uso crônico de diuréticos, antagonistas de canal de cálcio diidropiridínicos, inibidores da ECA, bloqueadores do receptor da angiotensina etc.) (Quadro 38.8).[2-4,42] Em contraste, na presença de HAP, valores da RAR mostram-se bastante confiáveis com o uso de verapamil de liberação lenta, prazosina, doxazosina, terazosina e hidralazina (Quadro 38.8).[4] Antes de medirmos a RAR, a hipocalemia deve ser corrigida, já que ela reduz a biossíntese da aldosterona.[4,7] Por outro lado, devido à grande variabilidade da CAP, APR ou RAR em um mesmo paciente, um único valor normal desses parâmetros não permite excluir o diagnóstico de HAP.[2-4]

DOSAGEM DA RENINA DIRETA

Ensaios mais recentes (imunorradiométricos) permitem fazer a dosagem da renina direta (RD), reduzindo a relativa complexidade da determinação da APR, em especial as possíveis variações da concentração de angiotensinogênio. Os intervalos de referência para a renina direta são de 5 a 50 μU/mL e de 8 a 80 μU/mL, respectivamente em posição supina e ereta. No HAP, os níveis devem estar abaixo de 2–3 μU/mL. A correlação entre os valores obtidos com a APR e a RD está presente em faixas da concentração de APR normais ou elevadas, mas se perde quando a APR tende a valores baixos ou suprimidos. Portanto, maior experiência ainda é necessária para avaliar a utilidade da renina direta (e, por conseguinte, da relação aldosterona:renina direta) no diagnóstico do HAP.[2-4]

Um valor de APR de 1 ng/mL/h correspondeu a aproximadamente 8,2–12 mU/L (5,2–7,6 ng/L) de RD quando a mesma foi dosada por três diferentes ensaios imunométricos.[2]

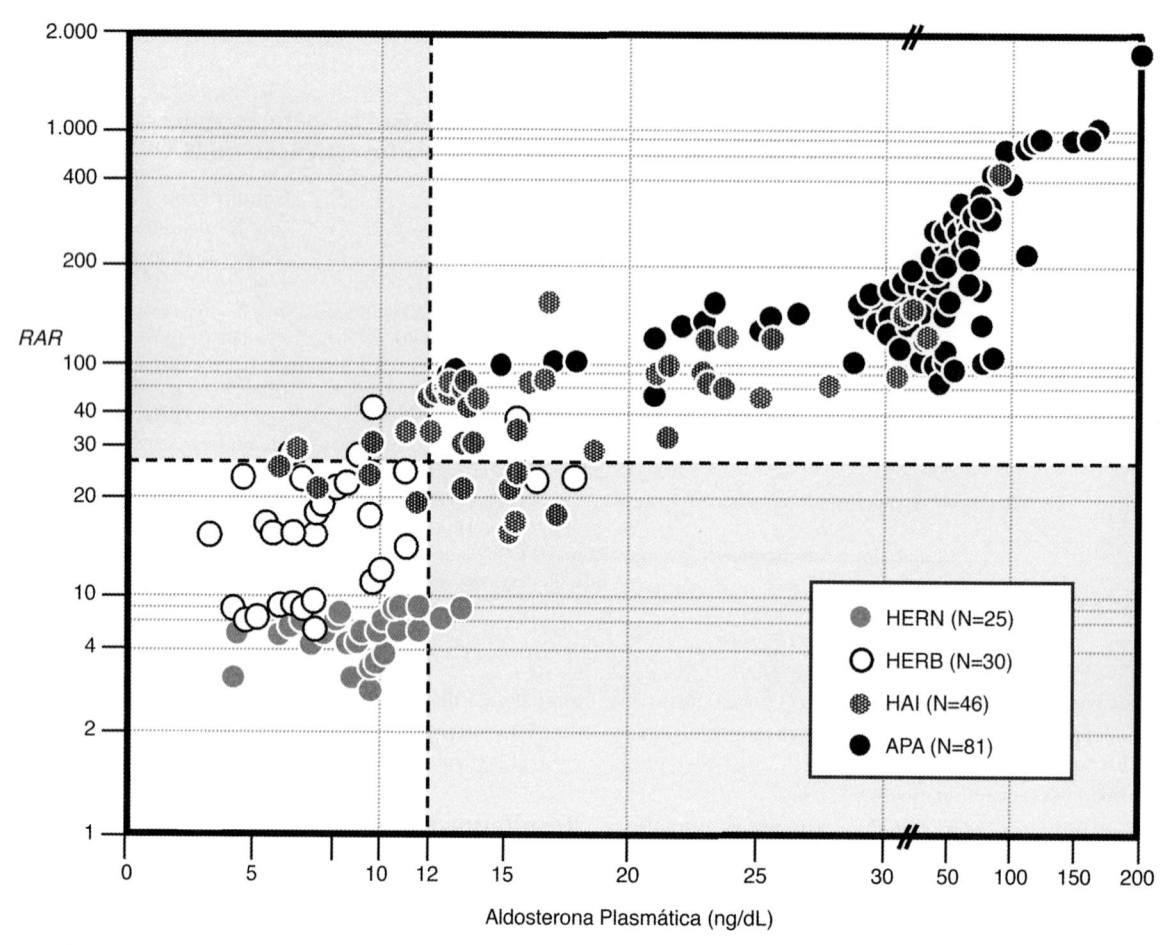

Fig. 38.4 Correlação, em escala semilogarítmica, entre a RAR (relação aldosterona:renina) e a correspondente concentração plasmática de aldosterona em pacientes com hiperaldosteronismo primário (APA e HAI) e com hipertensão essencial (com renina baixa – HERB ou normal – HERN). (Adaptado da Ref. 42.)

TETRAIDROALDOSTERONA (THA)

THA é o principal metabólito da aldosterona e reflete até 45% de sua excreção. Foi relatado que sua dosagem em amostra urinária de 24 h seria de grande utilidade na distinção entre HAP e hipertensão essencial (sensibilidade e especificidade de 96 e 95%, respectivamente).[43] No entanto, esses achados não foram ratificados por estudo mais recente (sensibilidade de 64 e 36%, com e sem hipocalemia, respectivamente), apesar da especificidade de 100%.[44]

Confirmação do Hiperaldosteronismo Primário: Testes de Supressão para a Aldosterona

A autonomia da secreção de aldosterona nos casos suspeitos de HAP, especialmente nos casos subclínicos (normocalêmicos e, mesmo, normotensos), deve necessariamente ser comprovada pela ausência de resposta aos testes de supressão. Nos casos típicos (RAR > 40, hipocalemia etc.), o emprego desses testes pode ser dispensado, passando-se diretamente para a avaliação por imagem.[4,10]

Vários procedimentos podem ser utilizados com resultados semelhantes, dependendo apenas da familiaridade do investigador com cada um deles. Entre os mais utilizados, incluem-se a sobrecarga oral de sódio, a infusão de solução salina e a administração oral de fludrocortisona ou captopril (Quadro 38.2).[4,14,45]

TESTE DA SOBRECARGA ORAL DE SÓDIO (TSOS)
Procedimento

Após o controle da hipertensão e da hipocalemia, o paciente é submetido a uma sobrecarga oral de sódio, que consiste na adição de NaCl (sal de cozinha) aos alimentos normalmente preparados (2–3 g por refeição), durante 3 dias. No terceiro dia, colhe-se a urina das 24 h para medir aldosterona, sódio e potássio.

Interpretação

Excreção de aldosterona < 10 μg/24 h (27,7 nmol/dia), na ausência de insuficiência renal, tornam HAP improvável, ao passo que valores > 12–14 μg/24 h (33,3–38,8 nmol/dia), na presença de excreção urinária de Na$^+$ > 250 mEq, são altamente consistentes com o diagnóstico de HAP.

Acurácia

Esse teste permite diferenciar o HAP da hipertensão essencial com elevada sensibilidade e especificidade (96 e 93%, respectivamente). Durante o TSOS, os pacientes precisam ser monitorizados quanto ao desenvolvimento de hipocalemia e hipertensão.[4,13,45]

QUADRO 38.8

Fatores que Podem Afetar a RAR, Levando a Resultados Falso-positivos (FP) ou Falso-negativos (FN)

Fator	Efeito sobre os Níveis de Aldosterona	Efeito sobre os Níveis de Renina	Efeito sobre RAR
Medicações			
β-bloqueadores	↓	↓↓	↑ (FP)
Agonistas α-2 centrais (p.ex., clonidina e α-metildopa)	↓	↓↓	↑ (FP)
NSAID	↓	↓↓	↑ (FP)
Diuréticos espoliadores de K^+	→↑	↑↑	↓ (FN)
Diuréticos poupadores de K^+	↑	↑↑	↓ (FN)
Inibidores da ECA	↓	↑↑	↓ (FN)
BRA	↓	↑↑	↓ (FN)
Antagonistas do Ca^{2+} (DHP)	→↑	↑	↓ (FN)
Inibidores da renina	↓	↓↑[1]	↑ (FP)
			↓ (FN)[1]
***Status* do potássio**			
Hipocalemia	↓	→↑	↓ (FN)
Excesso de potássio	↑	→↑	↑ (FP)
Sódio dietético			
Restrição de sódio	↑	↑↑	↓ (FN)
Excesso de sódio	↓	↓↓	↑ (FP)
Idade avançada	↓	↓↓	↑ (FP)
Outras condições			
Insuficiência renal	→	↓	↑ (FP)
PHA-2	→	↓	↑ (FP)
Gravidez	↑	↑↑	↓ (FN)
HT renovascular	↑	↑↑	↓ (FN)
HT maligna	↑	↑↑	↓ (FN)

ECA, enzima de conversão da angiotensina; BRA, bloqueador do receptor tipo 1 da angiotensina II; DHP, diidropiridínicos; FP, falso-positivo; HT, hipertensão; NSAID, antiinflamatório não-esteróide; PHA-2, pseudo-hipoaldosteronismo tipo 2 (hipertensão familiar e hipercalemia com taxa de filtração glomerular normal); ↑, aumento; ↓ diminuição; →, efeito neutro.
[1] Os inibidores de renina reduzem a atividade plasmática de renina (APR), mas elevam a dosagem direta da renina (RD). Tais efeitos resultariam em resultados falso-positivos para RAR se a renina fosse calculada pela APR, e falso-negativos, se a renina fosse medida como RD.

Contra-indicações

Hipertensão grave sem controle, insuficiência cardíaca congestiva (ICC), arritmias cardíacas, insuficiência renal, hipocalemia grave, além de prévio AVC ou infarto do miocárdio.[2,10,13]

TESTE DA INFUSÃO DE SOLUÇÃO SALINA (TISS)

Procedimento

Consiste na infusão endovenosa (EV) de 2,5 L de solução fisiológica (NaCl a 0,9%), durante 2 h (4–6 h em pacientes com risco de descompensação cardíaca), com determinação da concentração de aldosterona plasmática (CAP) antes e ao final da infusão.[1,3,10]

Interpretação

CAP pós-infusão salina < 5 ng/dL torna improvável o HAP, enquanto valores > 10 ng/dL são muito sugestivos desse diagnóstico. Valores entre 5 e 10 ng/dL são indeterminados.[2,46]

Acurácia

Na série de Mulatero et al.,[47] utilizando-se o ponto de corte de 5 ng/dL (140 pmol/L), observou-se que o TISS resultou em sensibilidade de 90%, especificidade de 84%, valor preditivo (VP) positivo de 92% e VP negativo de 79%. Todos os casos com diagnóstico final de APA tiveram uma CAP pós-TISS > 6 ng/dL.[47]

As *contra-indicações* para o TISS são as mesmas citadas para o TSOS.[10,13]

TESTE DE SUPRESSÃO COM FLUDROCORTISONA

Procedimento

Administra-se 0,1 mg de fludrocortisona (Florinef®), a cada 6 h, por 4 dias, juntamente com suplementos de cloreto de potássio de liberação lenta, em quantidade suficiente para manter os níveis de K^+ (medidos 4 vezes ao dia) próximos a 4 mEq/L, bem como suplementos de sódio de liberação lenta (30 nmol 3 vezes ao dia às refeições) e suficiente ingestão dietética de sódio, com o intuito de manter excreção urinária de sódio de, pelo menos, 3 mmol/kg. No quarto dia, são dosados a CAP e a APR às 10 h, com o paciente sentado, e o cortisol plasmático às 7 e às 10 h.

Interpretação
No quarto dia, às 10 h da manhã, CAP > 6 ng/dL confirma o diagnóstico de HAP, desde que a APR seja < 1 ng/mL/h e o valor do cortisol sérico às 10 h seja inferior ao dosado às 7 h.[2]

Acurácia
Esse teste é considerado por alguns autores como o mais confiável para a confirmação do HAP.[47] Tem como *inconvenientes* maiores a necessidade de hospitalização e o custo elevado da fludrocortisona.

TESTE DO CAPTOPRIL (TCTP)
Esse teste baseia-se no fato de que a administração oral de captopril, diferentemente do que se observa no HAP, leva à supressão da produção de aldosterona mediada pela angiotensina, em indivíduos normais ou com hipertensão essencial.

Procedimento
Após o paciente permanecer sentado ou de pé por pelo menos 1 h, ele toma 25 a 50 mg de captopril, em dose única. Amostras de sangue são colhidas para dosagem de CAP, APR e cortisol, antes e 1 ou 2 h após a administração da droga. Durante esse período, o paciente permanece sentado.[2]

Interpretação
Nos indivíduos com hipertensão essencial, a CAP habitualmente se reduz em mais de 30% após o captopril. Nos casos de HAP, a CAP permanece elevada e a APR, suprimida. Diferenças podem ser vistas entre pacientes com APA ou HAI, uma vez que algum decréscimo da CAP pode ocasionalmente ocorrer no HAI.[2]

Acurácia
Existem relatos de um número substancial de resultados falso-positivos e falso-negativos com o TCTP.[1,2,48] Contudo, em dois estudos recentes, o TCTP teve acurácia comparável ao teste da sobrecarga oral de sódio[49] e o TISS[50] na confirmação do HAP.

Diferenciação entre os Subtipos de HAP

CARACTERÍSTICAS CLÍNICO-LABORATORIAIS
Pacientes com APA, em comparação àqueles com HAI, geralmente são mais jovens (idade < 50 anos), têm hipertensão mais grave, hipocalemia mais intensa (< 3,0 mEq/L) e níveis mais altos de aldosterona plasmática (> 25 ng/dL) e urinária (> 30 μg/24 h). Considera-se que os pacientes com essa descrição têm alta probabilidade de albergarem um APA.[4,13] Na nossa casuística, RAR > 100 e CAP > 20 ng/dL propiciam a discriminação entre APA e HAI com sensibilidade e especificidade de 84 e 82,6%, respectivamente. Constatamos também que 21,7% dos pacientes com HAI tinham uma RAR < 20. Em contrapartida, a RAR foi > 40 em todos os casos de APA.[42]

TESTE DA POSTURA ERETA
Isoladamente, o teste postural é considerado como o procedimento não-invasivo mais sensível e específico na diferenciação entre APA e HAI. As diferentes respostas observadas nesses distúrbios devem-se ao fato de que apenas no HAI existe uma sensibilidade exagerada às oscilações dos níveis circulantes de angiotensina II. O APA, cujas células não têm receptores para angiotensina, perde a capacidade de responder ao estímulo.[10,51,52]

Procedimento
Uma amostra basal de sangue é colhida após uma noite deitado (ou, se for realizado no laboratório, após 40 min deitado) e outra – estimulada –, após 2 h na posição ereta, com ou sem deambulação; solicita-se apenas que o paciente não se deite nem recoste e que não afaste os pés do chão durante esse período.[4]

Interpretação
A CAP se eleva significativamente (incrementos de 3 a 4 vezes) em casos de HAI e permanece inalterada ou sofre uma franca queda nos pacientes com APA. Entretanto, em até 15 a 20% dos casos encontramos respostas anômalas, caracterizando a HAPr ou hiperplasia adrenal primária (com ausência de elevação da CAP ao estímulo postural) ou o APA-RA ou aldosteronoma responsivo à angiotensina (com elevação da CAP > 30%). Ausência de resposta

QUADRO 38.9
Características Bioquímicas Diferenciais dos Vários Subtipos de Hiperaldosteronismo Primário

	APA	HAPr	HAI	APA-RA	HASD	HERB
• Aldosterona						
Produção basal	↑↑↑	↑↑↑	↑	↑↑	↑↑	N
Resposta à postura	↓ ou →	↓ ou →	↑	↑	↓	↑
Resposta à supressão	→	→	→	→	→	↓
Resposta à espironolactona	→	→	↑	↑	→	↑
Resposta à dexametasona	→	→	→	→	↓	→
• Nível dos precursores	↑↑	↑	N	N	N	N
• 18-OHF/18-OXOF	↑↑	↑	N	N	↑↑	N

APA = adenoma produtor de aldosterona; HAPr = hiperplasia adrenal primária; HAI = hiperaldosteronismo idiopático; APA-RA = APA responsivo à angiotensina; HASD = hiperaldosteronismo supressível por dexametasona; HERB = hipertensão essencial com renina baixa; ↑ = aumento; ↓ = diminuição; → = sem alteração.
Adaptado da Ref. 54.

QUADRO 38.10
Testes Diagnósticos para a Diferenciação entre Hiperaldosteronismo Tumoral e Não-tumoral

	Etiologia			
	Adenoma		*Hiperplasia*	
Testes Diagnósticos	APA	APA-RA	HAI	HAPr
• Teste da postura (CAP após 2 h de pé)	Diminuída ou inalterada	Aumentada	Aumentada	Diminuída ou inalterada
• 18-OH-corticosterona sérica	> 100 ng/dL	> 100 ng/dL	< 50 ng/dL	> 100 ng/dL
• 18-OH-cortisol na urina de 24 h	> 60 µg/dia	> 60 µg/dia	< 60 µg/dia	> 60 µg/dia
• 18-OXO-cortisol na urina de 24 h	> 15 µg/dia	> 15 µg/dia	< 15 µg/dia	> 15 µg/dia
• Cintilografia	Captação unilateral do traçador	Captação unilateral	Captação bilateral	Captação unilateral ou bilateral
• Imagem adrenal na TC	Massa unilateral	Massa unilateral	Normal ou hiperplasia bilateral (com ou sem nodularidade)	Hiperplasia unilateral ou bilateral (com ou sem nodularidade)
• Cateterização da veia adrenal	Lateralização	Lateralização	Sem lateralização	Com ou sem lateralização

CAP = concentração da aldosterona plasmática; APA = adenoma produtor de aldosterona; APA-RA = adenoma produtor de aldosterona responsivo à angiotensina; HAI = hiperaldosteronismo idiopático; HAPr = hiperplasia adrenal primária; TC = tomografia computadorizada.
Adaptado da Ref. 22.

da CAP ao teste da postura é também uma característica do HASD (Quadros 38.9 e 38.10).[7,21,51,52]

Uma vez que tanto APA como HAI são responsivos às variações do ACTH, recomenda-se que, durante o teste de estímulo postural, o cortisol seja dosado simultaneamente à aldosterona, para monitorizar flutuações do ACTH endógeno e ampliar a acurácia do teste.[51] Se o cortisol eventualmente se elevar, subtrai-se seu incremento percentual daquele da aldosterona; se, ainda assim, houver elevação da aldosterona maior do que 30%, considera-se o teste negativo para APA. Os menores incrementos de aldosterona encontrados no HAI habitualmente excedem 35%.[10,21,51]

Acurácia

Em uma revisão de 16 artigos, a acurácia do teste de estimulação postural foi de 85% entre 246 pacientes com HAP confirmado cirurgicamente.[53] Tal achado se deve ao fato de que alguns APA são sensíveis à angiotensina II enquanto casos de HAI apresentam variação diurna na secreção de aldosterona.[2,4]

Nós temos empregado esse teste sistematicamente. Entretanto, em muitos centros, ele é reservado para os casos em que a combinação de tomografia computadorizada e cateterismo de veia adrenal não permitam uma definição etiológica para o HAP.[2,7]

DOSAGEM DOS PRECURSORES DA ALDOSTERONA

Níveis significativamente elevados de desoxicorticosterona (DOC) e corticosterona (B), em adição àqueles de aldosterona, corroboram o diagnóstico de APA. Mais característica ainda é a elevação da 18-hidroxicorticosterona (18-OHB), que tem sido utilizada como um "marcador" do excesso mineralocorticóide no HAP, em lugar da própria aldosterona. No HAI, esses parâmetros geralmente estão normais (Quadros 38.9 e 38.10). Embora a dosagem da 18-OHB não esteja amplamente disponível, valores maiores do que 100 ng/dL são característicos de APA e valores < 50 ng/dL, de HAI.[4,54]

DOSAGEM DO 18-HIDROXICORTISOL E 18-OXOCORTISOL

Esses esteróides híbridos, com atividade mineralocorticóide, resultam da ação da aldosterona sintetase sobre o cortisol. Encontram-se elevados no HASD e, em menor intensidade, no APA e na HAPr, estando normais no HAI. No HASD, os níveis urinários de 18-hidroxicortisol e 18-oxocortisol geralmente estão 10 vezes acima do valor normal.[4,53,54] A dosagem desses esteróides também não está facilmente disponível.

DOSAGEM DA 18-HIDROXICORTICOSTERONA

A 18-hidroxicorticosterona é formada pela 18-hidroxilação da corticosterona. Seus níveis plasmáticos, colhidos às 8 h com o paciente deitado, geralmente são > 100 ng/dL em casos de APA e < 100 ng/dL em casos de HAI.[53] Entretanto, esse teste tem baixa acurácia na distinção entre os dois subtipos de aldosteronismo.[2]

TESTE TERAPÊUTICO COM A ESPIRONOLACTONA

A administração de espironolactona, 100–300 mg/dia, durante 4 a 8 semanas, resulta em normalização da pressão arterial, da APR e do potássio sérico em pacientes com APA ou HAI. Os níveis de aldosterona aumentam no HAI e no APA-RA e praticamente não se modificam em casos de APA ou HAPr. Esse teste pode ser particularmente útil nos casos em que a distinção entre APA e HAI não for possível através dos testes diagnósticos disponíveis.[21,55]

LOCALIZAÇÃO DO ADENOMA OU FONTE PRODUTORA DE ALDOSTERONA

Exames de Imagem

TOMOGRAFIA COMPUTADORIZADA (TC)

A TC representa o exame de imagem de escolha na investigação do HAP.[2] Com seu aprimoramento técnico, tornou-se possível detectar adenomas com 1 cm e, até mesmo, 0,5 cm. No entanto, tumores < 0,5 cm facilmente escapam à TC.[56] Esse procedimento só deve ser feito, contudo, após o diagnóstico bioquímico de HAP, para evitar que um incidentaloma adrenal seja confundido com um aldosteronoma.[7,14]

Aldosteronomas (APA) podem ser visualizados à TC como pequenos nódulos hipodensos (geralmente com diâmetro < 2 cm). Na experiência da Mayo Clinic, o diâmetro médio dos APA foi de 1,8 cm, com 19% dos casos < 1 cm.[13] Em duas outras séries,[57,58] 20–50% dos adenomas mediam menos de 1 cm. Aldosteronomas com mais de 3 cm são raramente vistos, sendo esse tamanho mais sugestivo de carcinomas.[13] Carcinomas secretores de aldosterona são quase sempre > 4 cm, mas ocasionalmente podem ser menores.[2] Como a maioria dos carcinomas adrenocorticais, expressam imagens fenotípicas suspeitas à TC (margens irregulares, áreas de necrose ou hemorragia e densidade > 10 HU, clareamento lento do contraste endovenoso etc.).[39,56] No HAI, classicamente, observam-se adrenais aumentadas bilateralmente ou de tamanho normal. Entretanto, em alguns poucos pacientes, uma das adrenais pode ter um nódulo, o que pode sugerir o diagnóstico de APA.[13,56]

Em casos de HAP, o desempenho diagnóstico da TC em diferentes estudos mostrou-se amplamente variável (sensibilidade de 40 a 100%).[56-64] Algumas limitações contribuem para isso: (1) pequenos APA podem ser interpretados incorretamente como HAI pelo radiologista, com base em achados de nodularidade bilateral ou adrenais aparentemente normais; (2) aparentes microadenomas adrenais podem, na realidade, representar áreas de hiperplasia, para as quais a adrenalectomia unilateral seria inapropriada; (3) macroadenomas adrenais não-funcionantes unilaterais não são incomuns, sobretudo em pacientes mais idosos (> 40 anos) e são indistinguíveis dos APA à TC; (4) hiperplasia adrenal unilateral poderá ser visível ou manifestar-se com aparência normal.[2,39,40,56]

Quando um adenoma unilateral > 2 cm e uma adrenal contralateral com morfologia normal são encontrados à TC, em pacientes com HAP confirmado bioquimicamente, o diagnóstico provável é o de aldosteronoma (Fig. 38.5). Nessa situação, a adrenalectomia unilateral está geralmente indicada, sobretudo se o teste da postura for positivo. Entretanto, em muitos casos, a imagem na TC revela adrenais normais, espessamento mínimo unilateral da borda adrenal, pequenos adenomas (até 1 cm) ou adenomas bilaterais. Nesses casos, é necessário um teste diagnóstico adicional, para determinar a causa da secreção excessiva de aldosterona, sendo o cateterismo das veias adrenais o exame mais acurado.[2,10,13,21]

RESSONÂNCIA MAGNÉTICA (RM)

É um procedimento mais caro e com menor resolução espacial do que a TC.[1] Em diversos estudos, sua sensibilidade variou de 60 a 100%.[56,57,61,64] Entre 10 casos de APA, revelou sensibilidade de 70%, especificidade de 100% e acurácia de 85%.[63] Em dois estudos mais recentes,[57,64] a sensibilidade da RM situou-se entre 57–74%, não diferindo significativamente daquela da TC. Lingam et al.[61] também evidenciaram sensibilidade e especificidade similares para TC (86 e 87,5%, respectivamente) e RM (87,5 e 87,5%, respectivamente) na detecção de APA.

CINTILOGRAFIA ADRENAL

Inicialmente, utilizou-se a cintilografia com [^{131}I] 19-iodocolesterol cuja acurácia diagnóstica foi de 72% entre 302 pacientes com HAP.[13,53] Desde o final da década de 1970, tem-se dado preferência ao emprego do [6β-^{131}I] iodometil-19-norcolesterol (NP-59) como traçador, já que possibilita reduzir para 3 a 7 dias o tempo entre a injeção do traçador e a adequada obtenção das imagens cintilográficas.[47,56]

A cintilografia com o NP-59 pode diferenciar o APA do HAI, já que lateralização da captação do traçador apenas ocorre no APA (Quadro 38.11). Entretanto, esse achado é pouco específico e pode ser visto em adenomas adrenais que não produzem aldosterona.[12,18] A relatada sensibilidade da cintilografia adrenal na detecção dos APA varia amplamente situando-se entre 50 e 100%.[64-68] Como a captação do traçador é pobre em adenomas menores de 1,5 cm, esse método freqüentemente não é útil em interpretar os achados micronodulares obtidos com a TC de alta resolução, raramente desempenhando um papel importante na identificação dos subtipos de HAP.[2,67] Atualmente, ele não é mais utilizado na maioria dos centros.

Cateterismo das Veias Adrenais (CVA)

Esse método diagnóstico, no qual aldosterona e cortisol são colhidos em ambos os efluentes adrenais, permite estabelecer em definitivo se a fonte de produção excessiva da aldosterona é uni- ou bilateral. Representa, portanto, o meio mais específico de diferenciação entre APA e HAI.[1-3] Em estudos comparativos, mostrou-se superior à TC e RM na lateralização da lesão produtora

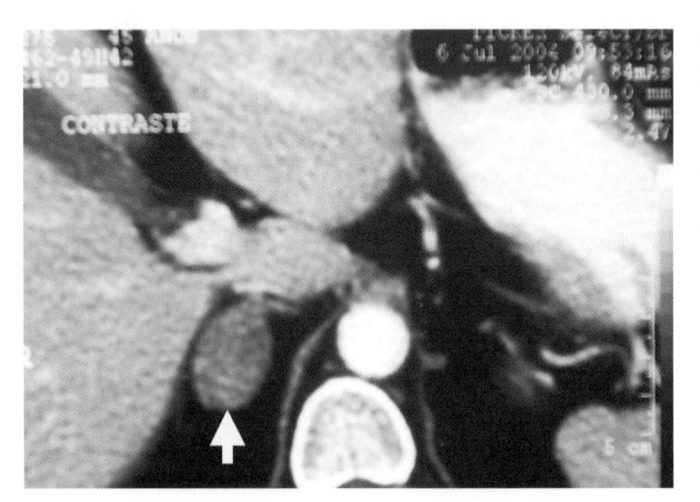

Fig. 38.5 Aldosteronoma de 2,3 cm na adrenal direita (*seta*) em mulher de 44 anos com hipertensão e hipocalemia.

QUADRO 38.11

Padrões de Captação do Traçador na Cintilografia Adrenal em Pacientes com Hiperaldosteronismo Primário

Padrão	Provável Diagnóstico
Captação precoce (< 5 dias) unilateral	Adenoma produtor de aldosterona
Captação precoce (< 5 dias) simétrica ou bilateral	Hiperplasia adrenal bilateral
Captação tardia (> 5 dias) simétrica ou bilateral	Glândulas adrenais normais

de aldosterona.[14,69-72] No entanto, ele pode ser tecnicamente difícil e, assim, requer um radiologista experiente e habilidoso, além de poder resultar em complicações potencialmente graves (ver adiante). Um diagnóstico correto é obtido em mais de 95% dos casos quando se consegue cateterizar a veia adrenal direita (VAD).[2,10,53] Em uma metanálise de 47 relatos, envolvendo 384 pacientes, foi relatada uma taxa de sucesso de 74% para cateterização da VAD.[14] Entretanto, em instituições com vasta experiência com o procedimento, esse percentual aumentou para 90–96%.[58,71,72]

Indicação

O CVA está particularmente indicado nas seguintes situações: (1) casos em que os testes bioquímicos sugerem o diagnóstico de um APA, cuja presença não pôde ser definida através da TC ou outros exames de imagem; (2) HAP associado a massas adrenais bilaterais na TC ou RM.[3,4,6] Alguns centros submetem todos os pacientes com diagnóstico de HAP ao CVA,[69] enquanto outros advogam seu uso seletivo (p.ex., CVA pode não ser necessário em pacientes com idade < 40 anos e um aparente nódulo adrenal solitário unilateral à TC).[71,73] A recente diretriz da Endocrine Society recomenda que, quando a cirurgia for exeqüível e desejada pelo paciente, a distinção entre doença adrenal unilateral e bilateral deve ser feita pelo CVA, desde que se disponha de um radiologista com larga experiência nesse procedimento.[1]

Procedimento

Sangue para dosagem dos níveis de aldosterona e cortisol é obtido em ambas as veias adrenais e em uma veia periférica (p.ex., veia da fossa cubital ou veia ilíaca). As veias adrenais são cateterizadas através de abordagem percutânea da veia femoral, e a posição da ponta do cateter é verificada através de ligeira injeção de uma pequena quantidade de meio de contraste não-iônico.[58] A cateterização da veia adrenal direita pode ser especialmente difícil, pois ela é curta e entra na veia cava inferior em ângulo agudo.[74] As concentrações de cortisol nas veias adrenais e veia periférica são utilizadas para confirmar êxito do cateterismo. A razão cortisol na veia adrenal/cortisol na veia periférica é tipicamente superior a 10:1, sob a infusão contínua de Cosyntropin®, e maior de 30:1 sem o uso do Cosyntropin®.[71,74,75]

Existem três protocolos para o CVA: (1) CVA bilateral, seqüencial ou simultâneo, sem estímulo com ACTH sintético (Cosyntropin®); (2) CVA bilateral, seqüencial ou simultâneo bilateral não estimulado, seguido por CAV bilateral seqüencial ou simultâneo após a administração endovenosa (EV) em *bolus* de Cosyntropin®; e (3) CVA bilateral seqüencial durante a infusão contínua EV de Cosyntropin®. Este último é preferido por vários grupos, por possibilitar: (1) minimização das flutuações de secreção de aldosterona durante o CVA não-simultâneo (não-seqüencial); (2) maximização da secreção de aldosterona pelo APA, evitando-se, assim, o risco de a amostra ser colhida durante uma fase relativamente quiescente da secreção de aldosterona.[2,71,74]

Se o Cosyntropin® não for utilizado, o CVA deve ser realizado pela manhã após uma noite de repouso no leito, com o intuito de evitar os efeitos da mudança postural sobre os níveis de aldosterona. A administração do Cosyntropin® pode ser feita em *bolus* EV (250 μg) ou em infusão contínua (50 μg/h), iniciada 30 min antes do cateterismo da veia adrenal e mantida durante todo o procedimento.[2,71,74]

Interpretação

Os critérios utilizados para determinar a lateralização da hipersecreção de aldosterona dependem de a amostra sangüínea ser colhida ou não sob a administração de Cosyntropin®. Para uma melhor interpretação dos resultados, a concentração de aldosterona deve ser sempre relacionada com a do cortisol, obtida nas veias adrenais direita e esquerda. Além disso, é indispensável que o paciente não esteja fazendo uso de espironolactona, a qual pode alterar a resposta da adrenal normal. Com a administração contínua de Cosyntropin®, uma razão aldosterona/cortisol > 4:1, entre o lado mais alto e o mais baixo, é utilizada para indicar excesso unilateral de aldosterona (Quadro 38.12). Uma relação < 3:1 é sugestiva de hipersecreção bilateral de aldosterona. Com esses *cut-offs*, o CVA tem sensibilidade e especificidade de 95 e 100%, respectivamente, na detecção de hipersecreção unilateral de aldosterona (APA ou HAPr). Pacientes com razões de lateralização entre 3:1 e 4:1 podem ter doença uni- ou bilateral. Nessa situação, os resultados do CVA precisam ser interpretados em conjunto com o cenário clínico, tomografia computadorizada e outros exames complementares.[2,14,71,74]

CVA *versus* TC

Em comparação à TC, o CVA tem se mostrado superior em termos de sensibilidade e especificidade diagnósticas.[2,12] Em um estudo, TC contribuiu para lateralização apenas em 50 de 111 pacientes (45%) com APA comprovado cirurgicamente; a CT detectou menos de 25% dos tumores < 1 cm.[69] Em outra série de 203 pacentes com HAP em que os pacientes foram submetidos a TC e CVA, a CT foi acurada somente em 53% dos casos.[71] Com base nos achados da TC, 42 pacientes (22%) teriam sido incorretamente excluídos como candidatos à adrenalectomia, ao passo que 48 (22%) poderiam ter sido submetidos a uma cirurgia desnecessária ou inadequada.[71] Em estudo recente, envolvendo 41 casos de HAP, o percentual de concordância entre TC e CVA foi apenas de 54%.[76]

Complicações

Potenciais complicações graves do CVA incluem hemorragia adrenal (sugerida pelo surgimento de dor lombar requerendo analgésicos potentes e febre), infarto adrenal, perfuração ou trombose da veia adrenal e insuficiência adrenal. Elas são, contudo, raras (< 3%) quando o CVA é realizado por um profissional experiente.[12,58,69-72]

QUADRO 38.12

Interpretação dos Resultados da Dosagem da Aldosterona e Cortisol através da Cateterização Bilateral das Veias Adrenais

- Relação aldosterona/cortisol > 4 indica APA ou HAPr
- Relação aldosterona/cortisol ≤ 3 é consistente com produção bilateral de aldosterona (HAI, HASD)
- Relação aldosterona/cortisol > 3 e < 4 representa uma zona de superposição (produção uni- ou bilateral de aldosterona)

APA = adenoma produtor de aldosterona; HAPr = hiperplasia adrenal primária; HAI = hiperaldosteronismo idiopático; HASD = hiperaldosteronismo supressível por dexametasona.

DIAGNÓSTICO DO HIPERALDOSTERONISMO SUPRESSÍVEL POR DEXAMETASONA (HASD)

Laboratorialmente, HASD ou HARG caracteriza-se por níveis plasmáticos elevados de aldosterona, 18-oxocortisol e 18-hidroxicortisol, que normalizam após a administração de dexametasona (0,5 mg a cada 6 h, por 7–10 dias). HASD deve ser pesquisado nas seguintes condições: (1) pacientes com HAP com imagem normal das adrenais à TC e nenhuma lateralização da secreção de aldosterona do cateterismo das veias adrenais; (2) hipertensos jovens (tipicamente, o diagnóstico nesses pacientes é feito entre a primeira e a terceira décadas de vida), com história familiar positiva para hipertensão precoce; (3) em qualquer família com mais de um indivíduo portador de HAP.[13,15,16]

O diagnóstico do HASD inicialmente era baseado na história familiar e na resposta clínica à supressão com dexametasona. Posteriormente, passou-se a diagnosticá-lo pela demonstração de níveis marcadamente aumentados de 18-oxocortisol e 18-OH-cortisol em amostra urinária de 24 h. Mais recentemente, com a descoberta das bases genéticas do HASD, o diagnóstico genético da doença tornou-se possível (rastreamento direto para a duplicação do gene quimérico por técnicas de *Southern blotting* usando sangue periférico), tornando desnecessária a realização dos referidos testes bioquímicos.[6,12,16] Esse procedimento está disponível através de um consórcio internacional (International Registry for Glucocorticoid-Remediable Aldosteronism no *site* http://www.brighamandwomens.org/gra).

O comportamento dos testes diagnósticos para a diferenciação entre hiperaldosteronismo tumoral e não-tumoral está resumido no Quadro 38.10.

ALGORITMO PARA INVESTIGAÇÃO E MANUSEIO DO HAP

Na Fig. 38.6 está resumido o algoritmo utilizado pelos autores diante da suspeita do hiperaldosteronismo primário.

TRATAMENTO

A finalidade do tratamento é prevenir a morbidade e a mortalidade associadas à hipertensão, ao próprio excesso de aldosterona e à hipocalemia. A causa do HAP determina o tratamento adequado. Cirurgia (adrenalectomia unilateral) é a opção de escolha para os adenomas produtores de aldosterona (APA e APA-RA) e para a hiperplasia adrenal primária (HAPr). O hiperaldosteronismo idiopático (HAI) e o hiperaldosteronismo remediável por glicocorticóides (HARG) devem ser tratados clinicamente (Quadro 37.1).[2,14,77,78]

Tratamento Cirúrgico do Aldosteronoma

O tratamento de escolha é a adrenalectomia unilateral, realizada atualmente por via videolaparoscópica. Nas mãos de cirurgiões experientes, esta apresenta mínima morbimortalidade perioperatória e alta hospitalar mais precoce, em comparação à cirurgia convencional. É realizada por abordagem retroperitoneal ou, mais comumente, transperitoneal.[3,77–80]

CUIDADOS PRÉ-OPERATÓRIOS

Para diminuir o risco cirúrgico, a hipocalemia deve ser corrigida com a espironolactona (Aldactone®), antagonista competitivo específico do receptor da aldosterona. A dose inicial é de 100–200 mg/dia até a normalização da calemia e dos níveis tensionais, com posterior redução para 50–100 mg/dia até a época da cirurgia. Se a espironolactona (SPL) não for bem tolerada, graças aos seus efeitos antiandrogênicos e gastrointestinais, pode ser substituída por outros diuréticos poupadores de potássio: amilorida (20–40 mg/dia) ou trianterene (50–200 mg/dia). Em alguns países, já está também comercializada a eplerenona (Inspra®, 50–200 mg/dia), um novo antagonista do receptor mineralocorticóide com menor efeito antiandrogênico. Outros agentes anti-hipertensivos (p.ex., bloqueadores dos canais de cálcio, inibidores da ECA ou antagonistas do receptor da angiotensina II) podem ser necessários para um controle adequado dos níveis tensionais, em especial no HAI.[14,77,82,83]

EFICÁCIA

Embora aproximadamente 100% dos pacientes com APA apresentem melhora da pressão arterial no pós-operatório, a taxa de reversão da hipertensão em longo prazo tende a ser menor, variando de 41 a 88% em seis estudos.[5] Em um estudo recente,[81] cura ou melhora da hipertensão foram observadas, repectivamente, em 77 ou 68% dos 168 pacientes. Outros autores relataram resultados ainda menos favoráveis (33 a 50%).[84,85] Alguns achados pré-operatórios que implicam menor probabilidade de resolução da hipertensão são: (1) idade mais avançada, (2) hipertensão mais acentuada (controle dos níveis pressóricos com mais de dois fármacos), (3) duração prolongada da hipertensão, (4) grande elevação da *RAR*, (5) forte história familiar de HA, (6) não-redução da pressão arterial (PA) com o uso de espironolactona etc.[14,84] Reversão da hipocalemia ocorre em 100% dos casos.[84] Em contraste, apenas 20% dos pacientes com HAI têm a PA normalizada após adrenalectomia uni- ou bilateral.[5,14]

COMPLICAÇÕES

Devido à supressão crônica do eixo renina–aldosterona, casos de APA não previamente tratados com espironolactona após a retirada do aldosteronoma eventualmente podem resultar em quadros de hipoaldosteronismo, às vezes grave, que necessitará de tratamento de reposição com fludrocortisona (FC) por períodos variáveis.[10] Manifesta-se através de hipotensão e/ou hipercalemia prolongadas (até vários meses) e resulta da atrofia da zona glomerulosa da adrenal contralateral.[10,12] Em 1% dos pacientes, a reposição de FC precisa ser mantida indefinidamente.[46] Assim, na prevenção do hipoaldosteronismo pós-operatório, deve-se instituir a terapia prévia com espironolactona (SPL) até a recuperação funcional da zona glomerulosa contralateral, refletida pela normalização dos níveis tensionais, da calemia e da APR.[12] Essa recuperação geralmente leva 2 a 4 meses, mas pode ser mais demorada.[45] Habitualmente, a medicação é interrompida no dia da cirurgia, sem necessidade de reinstituição no pós-operatório.

Tratamento Farmacológico do Aldosteronoma e da Hiperplasia Adrenal Primária

Se a cirurgia estiver contra-indicada ou for recusada pelo paciente, o tratamento em longo prazo com SPL pode ser eficaz. Uma dose de 100–300 mg/dia precisa ser administrada por 4 a 6 semanas, até que ocorra efeito pleno sobre a hipertensão. Uma dose de

```
                    ┌──────────────────────────────────────┐
                    │   HIPERALDOSTERONISMO PRIMÁRIO (HAP)? │
                    └──────────────────────────────────────┘
                                      │
                                      ▼
           Aldosterona urinária (após sobrecarga oral de sódio ou fludrocortisona)
```

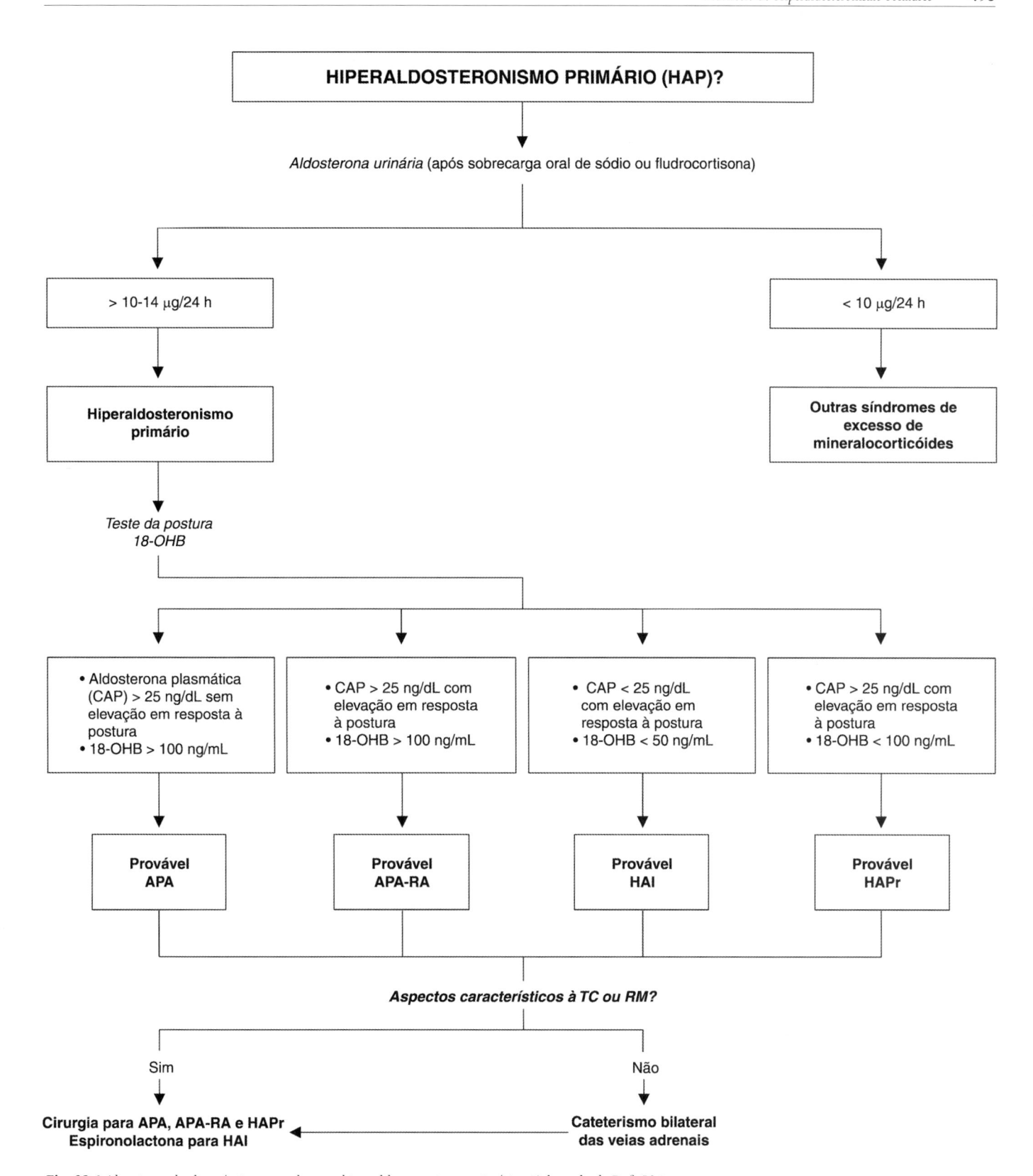

Fig. 38.6 Algoritmo do diagnóstico e conduta no hiperaldosteronismo primário. (Adaptado da Ref. 52.)
CAP = Concentração da aldosterona plasmática; APA = adenoma produtor de aldosterona; APA-RA = adenoma produtor de aldosterona responsivo à angiotensina; HAI = hiperaldosteronismo idiopático; HAPr = hiperplasia adrenal primária; TC = tomografia computadorizada; RM = ressonância magnética.

Fluxograma:

- Aldosterona urinária:
  - **> 10-14 μg/24 h** → Hiperaldosteronismo primário
  - **< 10 μg/24 h** → Outras síndromes de excesso de mineralocorticóides

Hiperaldosteronismo primário → *Teste da postura / 18-OHB*

Quatro ramos:

1. - Aldosterona plasmática (CAP) > 25 ng/dL sem elevação em resposta à postura
   - 18-OHB > 100 ng/mL
   → **Provável APA**

2. - CAP > 25 ng/dL com elevação em resposta à postura
   - 18-OHB > 100 ng/mL
   → **Provável APA-RA**

3. - CAP < 25 ng/dL com elevação em resposta à postura
   - 18-OHB < 50 ng/mL
   → **Provável HAI**

4. - CAP > 25 ng/dL com elevação em resposta à postura
   - 18-OHB < 100 ng/mL
   → **Provável HAPr**

Aspectos característicos à TC ou RM?

- **Sim** → Cirurgia para APA, APA-RA e HAPr / Espironolactona para HAI
- **Não** → Cateterismo bilateral das veias adrenais

manutenção de 50–100 mg/dia é usualmente suficiente para manter a PA normal. Se necessário, podem-se adicionar outros fármacos, como bloqueadores dos canais de cálcio, inibidores da ECA ou antagonistas do receptor da angiotensina II.[12-14,45,77,78]

Outras Opções Terapêuticas do APA

Para pacientes em que a cirurgia seja recusada ou esteja contra-indicada, em poucos centros são utilizados procedimentos alternativos, como ablação do APA através da administração de etanol absoluto nas artérias que alimentam o tumor,[86] injeção percutânea de ácido acético guiada por TC[87] e ablação por radiofreqüência guiada por TC. Diante de contra-indicação ou recusa cirúrgica, nossa conduta tem sido o tratamento clínico contínuo.

Tratamento Farmacológico do HAI

A droga de escolha é a *espironolactona* (SPL), que controla tanto a hipertensão como a hipocalemia. A dose habitualmente varia de 100 a 400 mg/dia, em 1 a 2 tomadas. Devido à sua ação antiandrogênica, SPL pode causar disfunção erétil, diminuição da libido, ginecomastia e irregularidades menstruais. Nesses casos, a eplerenona (100–200 mg/dia) é uma alternativa viável (ver adiante). Em caso de intolerância, uma outra alternativa é a *amilorida* (20–40 mg/dia). Se não houver controle adequado dos níveis tensionais, deve-se lançar mão de outros fármacos (p.ex., bloqueadores dos canais de cálcio, inibidores da ECA ou antagonistas do receptor da angiotensina II).[12,77,78,83]

Recentemente foi desenvolvida a *eplerenona*, um novo antagonista específico do receptor da aldosterona. Em comparação à espironolactona, apresenta 0,1% da afinidade pelos receptores androgênicos, não causando, assim, os citados efeitos colaterais da SPL.[82] Em estudo recente, foram comparadas espironolactona e a eplerenona em casos de HAP. O controle da pressão arterial e a ocorrência de hipercalemia foram similares nos dois grupos. Reversão da ginecomastia induzida pela espironolactona foi possível após a substituição dessa droga pela eplerenona.[83]

Concomitantemente, outras medidas devem ser tomadas: (a) restrição de sódio; (b) manutenção do peso ideal; (c) evitar bebidas alcoólicas; (d) prática regular de exercício aeróbico etc.[5]

Tratamento Farmacológico do HARG

O tratamento do HARG é feito com *dexametasona* (em geral, 1–1,5 mg/dia), que habitualmente propicia normalização da PA, da calemia e da APR. No entanto, a espironolactona é igualmente eficaz, podendo ser mais prática e mais segura para terapia em longo prazo. Outros autores preferem a amilorida, que não tem efeitos antiandrogênicos (sobretudo ginecomastia) no homem, nem causa distúrbios menstruais nas mulheres.[75,78,82]

Tratamento do Carcinoma Adrenal Produtor de Aldosterona

Carcinoma deve ser suspeitado sempre que o quadro clínico apresentar manifestações mistas de secreção hormonal e quando o tumor adrenal for > 3 cm. O diagnóstico histológico muitas vezes é difícil. O único critério absoluto é a presença de invasão local ou lesões metastáticas. A cirurgia é o tratamento de escolha. Mitotano ou cisplatina são usados em pacientes com persistência do tumor. Espironolactona mostra-se eficaz no bloqueio dos efeitos da secreção excessiva de aldosterona. Se o tumor secretar também glicocorticóides em excesso, pode ser controlado com cetoconazol.[6,7,13,78]

BIBLIOGRAFIA

1. Gaddam KK, Pimenta E, Husain S, Calhoun DA. Aldosterone and cardiovascular disease. *Curr Probl Cardiol*, 2009; *34*:51-84.
2. Funder JW, Carey RM, Fardella C, et al. Case detection, diagnosis, and treatment of patients with primary aldosteronism: an endocrine society clinical practice guideline. *J Clin Endocrinol Metab*, 2008; *93*:3266-81.
3. Carey RM. Primary aldosteronism. *Horm Res*, 2009; *71* (suppl 1):8-12.
4. Kater CE. Rastreamento, comprovação e diferenciação laboratorial do hiperaldosteronismo primário. *Arq Bras Endocrinol Metab*, 2002; *46*:106-15.
5. Mulatero P, Stowasser M, Loh KC, et al. Extensive personal experience. Increased diagnosis of primary aldosteronism, including surgically correctable forms, in centers from five continents. *J Clin Endocrinol Metab*, 2004; *89*:1045-50.
6. Schirpenbach C, Reincke M. Primary aldosteronism: current knowledge and controversies in Conn's syndrome. *Pract Endocrinol Metab*, 2007; *3*:220-7.
7. Young Jr WF. Primary aldosteronism: renaissance of a syndrome. *Clin Endocrinol* (Oxf), 2007; *66*:607-18.
8. Fogari R, Preti P, Zoppi A, et al. Prevalence of primary aldosteronism among unselected hypertensive patients: a prospective study based on the use of an aldosterone/renin ratio above 25 as a screening test. *Hypertens Res*, 2007; *30*:103-4.
9. Douma S, Petidis K, Doumas M, et al. Prevalence of primary hyperaldosteronism in resistant hypertension: a retrospective observational study. *Lancet*, 2008; *371*:1921-6.
10. Passos VQ, Martins LAL, Pereira MAA, Kater CE. Hiperaldosteronismo primário revisitado. *Arq Bras Endocrinol Metab*, 2001; *45*:285-301.
11. Rossi GP, Bernini G, Caliumi C, et al. A prospective study of the prevalence of primary aldosteronism in 1,125 hypertensive patients. *J Am Coll Cardiol*, 2006; *48*:2293-300.
12. Young Jr WF. Endocrine Hypertension. In: Larsen PR, Kronenberg HM, Melmed S, Polonsky KS (eds). *Williams Textbook of Endocrinology*. 11th ed. Philadelphia: WB Saunders Co, 2008:505-38.
13. Young Jr WF. Primary aldosteronism: update on diagnosis and treatment. *Endocrinologist*, 1997; *7*:213-21.
14. Rossi GP, Pessina AC, Heagerty AM. Primary aldosteronism: an update on screening, diagnosis and treatment. *J Hypertens*, 2008; *26*:613-21.
15. Mulatero P, Veglio F, Pilon C, et al. Diagnosis of glucocorticoid-remediable aldosteronism in primary aldosteronism: Aldosterone response to dexamethasone and long polymerase chain reaction for chimeric gene. *J Clin Endocrinol Metab*, 2008; *83*:2573-5.
16. Dluhy RG, Lifton RP. Glucocorticoid-remediable aldosteronism. *Endocrinol Clin North Am*, 1994; *23*:285-97.
17. Mulatero P, Morello F, Veglio F. Genetics of primary aldosteronism. *J Hypertens*, 2004; *22*:663-70.
18. Sukor N, Mulatero P, Gordon RD, et al. Further evidence for linkage of familial hyperaldosteronism type II at chromosome 7p22 in Italian as well as Australian and South American families. *J Hypertens*, 2008; *26*:1577-82.
19. Geller DS, Zhang JJ, Wisgerhof MV, et al. A novel form of human Mendelian hypertension featuring non-glucocorticoid remediable aldosteronism. *J Clin Endocrinol Metab*, 2008; *93*:3117-23.

20. Mulatero P. A new form of hereditary primary aldosteronism: familial hyperaldosteronism type III. *J Clin Endocrinol Metab*, 2008; 93:2972-4
21. Kater CE, Santos MC. Síndromes por excesso de mineralocorticóides. In: Coronho V, et al (ed). *Tratado de Endocrinologia e Cirurgia Endócrina*. Rio de Janeiro: Guanabara Koogan, 2001:761-72.
22. Abdo A, Bebb RA, Wilkins GE. Ventricular fibrillation: an extreme presentation of primary hyperaldosteronism. *Can J Cardiol*, 1999; 15:347-8.
23. Mourad JJ, Milliez P, Blacher J, et al. Conn adenoma manifesting as reversible tetraparesis and rhabdomyolysis. *Rev Med Interne* 1998; 19:203.
24. Fardella CE, Mosso L, Gomez-Sanchez C, et al. Primary hyperaldosteronism in essential hypertensives: prevalence, biochemical profile, and molecular biology. *J Clin Endocrinol Metab*, 2000; 85:1863-7.
25. Corry DB, Tuck ML. The effect of aldosterone on glucose metabolism. *Curr Hypertens Rep*, 2003; 5:106-9.
26. Catena C, Lapenna R, Baroselli S, et al. Insulin sensitivity in patients with primary aldosteronism: a follow-up study. *J Clin Endocrinol Metab*, 2006; 91:3457-63
27. Jefic D, Mohiuddin N, Alsabbagh R, et al. The prevalence of primary aldosteronism in diabetic patients. *J Clin Hypertens* (Greenwich), 2006; 8:253-6.
28. Fallo F, Veglio F, Bertello C, et al. Prevalence and characteristics of the metabolic syndrome in primary aldosteronism. *J Clin Endocrinol Metab*, 2006; 91:454-9.
29. Don BR, Sebastian A, Cheitlin M, Schambelan M. Pseudohyperkalemia caused by fist clenching during phlebotomy. *N Engl J Med*, 1990; 322:1290.
30. Pasimeni G, Rossi F, Ragazzo M, et al. Adrenal adenoma and myelolipoma in an elderly patient with Conn's syndrome. *Recenti Prog Med*, 2000; 91:116-8.
31. Wilson RJ, Graig GM, Mills IH. Metabolic studies in a patient with a phaechromocytoma associated with hypokalaemia and hyperaldosteronism. *J Endocrinol*, 1973; 56:69-78.
32. Fallo F, Barzon L, Boscaro M, Sonino N. Coexistence of aldosteronoma and contralateral nonfunctioning adrenal adenoma in primary aldosteronism. *Am J Hypertens*, 1997; 10:476-8.
33. Alexander GL, Thompson GB, Schwartz DA. Primary aldosteronism in a patient with familial adenomatous polyposis. *Mayo Clin Proc*, 2000; 75:636-7.
34. Armanini D, Nacamulli D, Scaroni C, et al. High prevalence of thyroid ultrasonographic abnormalities in primary aldosteronism. *Endocrine*, 2003; 22:155-60.
35. Beckers A, Abs R, Willems PJ, et al. Aldosterone-secreting adrenal adenoma as a part of multiple endocrine neoplasia type 1 (MENI): loss of heterozygosity for polymorphic chromosome 11 deoxyribonucleotide acid markers, including the MENI locus. *J Clin Endocrinol Metab*, 1992; 75:564-70.
36. Corriere MD, Ameri M, Drake III AJ, et al. Primary aldosteronism occurring in association with pituitary tumors – a variant of Multiple Endocrine Neoplasia Type 1. Endocrine Society Meeting, 2003 (P2-619).
37. Ferriss JB, Brown JJ, Cumming AM, et al. Primary hyperparathyroidism associated with primary hyperaldosteronism. *Acta Endocrinol* (Copenh), 1983; 103:365-70.
38. Sasaki N, Iwase M, Arima H, et al. Overt diabetes mellitus in a patient with combined primary aldosteronism and Cushing's syndrome. *Intern Med*, 2006; 45:1237-42.
39. Mantero F, Terzolo M, Arnaldi G, et al. A survey on adrenal incidentaloma in Italy. Study Group on Adrenal Tumors of the Italian Society of Endocrinology. *J Clin Endocrinol Metab*, 2000; 85:637-44.
40. Vilar L, Freitas MC, Canadas V, et al. Adrenal incidentalomas: Diagnostic evaluation and long-term follow-up. *Endocr Pract*, 2008; 14:269-78.
41. Young WF Jr. Clinical practice. The incidentally discovered adrenal mass. *N Engl J Med*, 2007; 356:601-10.
42. Kater CE, Biglieri EG. The syndromes of low-renin hypertension: "Separating the wheat from the chaff". *Arq Bras Endocrinol Metab*, 2004; 48:674-81.
43. Abdelhamid S, Blomer R, Hommel G, et al. Urinary tetrahydroaldosterone as a screening method for primary aldosteronism: a comparative study. *Am J Hypertens*, 2003; 16:522-30.
44. Schirpenbach C, Seiler L, Maser-Gluth C, et al. Confirmatory testing in normokalaemic primary aldosteronism: the value of the saline infusion test and urinary aldosterone metabolites. *Eur J Endocrinol*, 2006; 154:865-73.
45. Don BR, Biglieri EG, Schambelan M. Endocrine hypertension. In: Greenspan FS, Strewler GJ (eds). *Basic and Clinical Endocrinology*. 5th ed. Stamford: Appleton & Lange, 1997:359-80.
46. Rossi GP, Belfiore A, Bernini G, et al. Prospective evaluation of the saline infusion test for excluding primary aldosteronism due to aldosterone-producing adenoma. *J Hypertens*, 2007; 25:1433-42.
47. Mulatero P, Milan A, Fallo F, et al. Comparison of confirmatory tests for the diagnosis of primary aldosteronism. *J Clin Endocrinol Metab*, 2006; 91:2618-23.
48. Mulatero P, Bertello C, Garrone C, et al. Captopril test can give misleading results in patients with suspect primary aldosteronism. *Hypertension*, 2007; 50:e26-e27.
49. Agharazii M, Douville P, Grose JH, Lebel M. Captopril suppression versus salt loading in confirming primary aldosteronism. *Hypertension*, 2001; 37:1440-3.
50. Rossi GP, Belfiore A, Bernini G, et al.; Primary Aldosteronism Prevalence in Italy Study Investigators. Comparison of the captopril and the saline infusion test for excluding aldosterone-producing adenoma. *Hypertension*, 2007; 50:424-31.
51. Fontes RG, Kater CE, Biglieri EG, Irony I. Reassessment of the predictive value of the postural stimulation test in primary aldosteronism. *Am J Hypertens*, 1991; 4:786-91.
52. Kater CE, Biligeri EG. Síndromes de excesso de mineralocorticóides. In: Wajchenberg BL (ed). *Tratado de Endocrinologia Clínica*. São Paulo: Roca, 1992:556-9.
53. Young Jr WF, Klee GG. Primary aldosteronism. Diagnostic evaluation. *Endocrinol Metab Clin North Am*, 1988; 17:367-95.
54. Valloton MB. Primary aldosteronism. Part I. Diagnosis of primary hiperaldosteronism. *Clin Endocrinol* (Oxf), 1997; 45:47-52.
55. Kater CE, Biglieri EG, Schambelan M, Arteaga E. Studies of impaired aldosterone response to spironolactone-induced renin and potassium elevations in adenomatous but not hyperplastic primary aldosteronism. *Hypertension* 1983; 5(suppl V):V115-V21.
56. Patel SM, Lingam RK, Beaconsfield TI, et al. Role of radiology in the management of primary aldosteronism. *Radiographics*, 2007; 27:1145-57.
57. Rossi GP, Sacchetto A, Chiesura-Corona M, et al. Identification of the etiology of primary aldosteronism with adrenal vein sampling in patients with equivocal computed tomography and magnetic resonance findings: results in 104 consecutive cases. *J Clin Endocrinol Metab*, 2001; 86:1083-90.
58. Daunt N. Adrenal vein sampling: how to make it quick, easy, and successful. *RadioGraphics*, 2005; 25(suppl 1):S143-S158.
59. Doppman JL, Gill JR Jr, Miller DL, et al. Distinction between hyperaldosteronism due to bilateral hyperplasia and unilateral aldosteronoma: reliability of CT. *Radiology*, 1992; 184:677-82.
60. Magill SB, Raff H, Shaker JL, et al. Comparison of adrenal vein sampling and computed tomography in the differentiation of primary aldosteronism. *J Clin Endocrinol Metab*, 2001; 86:1066-71.
61. Lingam RK, Sohaib SA, Rockall AG, et al. Diagnostic performance of CT versus MR in detecting aldosterone-producing adenoma in primary hyperaldosteronism (Conn's syndrome). *Eur Radiol*, 2004; 14: 1787-1792.

62. Harris DA, Au-Yong I, Basnyat PS, *et al*. Review of surgical management of aldosterone secreting tumours of the adrenal cortex. *Eur J Surg Oncol*, 2003; *29*:467-74.
63. Sohaib AS, Peppercorn PD, Allan C, *et al*. Primary hyperaldosteronism (Conn syndrome): MR imaging findings. *Radiology* 2000; *214*:527-31.
64. Lumachi F, Marzola MC, Zucchetta P, *et al*. Non-invasive adrenal imaging in primary aldosteronism. Sensitivity and positive predictive value of radiocholesterol scintigraphy, CT scan and MRI. *Nucl Med Commun*, 2003; *24*:683-8.
65. Kazerooni EA, Sisson JC, Shapiro B, *et al*. Diagnostic accuracy and pitfalls of [iodine-131]6-beta-iodomethyl-19-norcholesterol (NP-59) imaging. *J Nucl Med*, 1990; *31*:526-34.
66. Nakahama H, Fukuchi K, Yoshihara F, *et al*. Efficacy of screening for primary aldosteronism by adrenocortical scintigraphy without discontinuing antihypertensive medication. *Am J Hypertens*, 2003; *16*:725-8.
67. Mansoor GA, Malchoff CD, Arici MH, *et al*. Unilateral adrenal hyperplasia causing primary aldosteronism: limitations of I-131 norcholesterol scanning. *Am J Hypertens*, 2002; *15*:459-64.
68. Gross MD, Shapiro B, Shreve P. Radionuclide imaging of the adrenal cortex. *Q J Nucl Med*, 1999; *43*:224-32.
69. Gordon RD. Diagnostic investigations in primary aldosteronism. In: Zanchetti A (ed). *Clinical Medicine Series on Hypertension*. Maidenhead, UK: McGraw-Hill International, 101-111:2001.
70. Rossi GP. New concepts in adrenal vein sampling for aldosterone in the diagnosis of primary aldosteronism. *Curr Hypertens Rep*, 2007; *9*:90-7.
71. Young WF, Stanson AW, Thompson GB, *et al*. Role for adrenal venous sampling in primary aldosteronism. *Surgery*, 2004; *136*:1227-35.
72. Schwab CW 2nd, Vingan H, Fabrizio MD. Usefulness of adrenal vein sampling in the evaluation of aldosteronism. *J Endourol*, 2008; *22*:1247-50.
73. Tan YY, Ogilvie JB, Triponez F, *et al*. Selective use of adrenal venous sampling in the lateralization of aldosterone-producing adenomas. *World J Surg*, 2006; *30*:879-85.
74. Doppman JL, Gill Jr JR. Hyperaldosteronism: sampling the adrenal veins. *Radiology* 1996;*198*:309-12.
75. Gordon RD. Primary aldosteronism. *J Endocrinol Invest*, 1995; *18*:495-511.
76. Nwariaku FE, Miller BS, Auchus R, *et al*. Primary hyperaldosteronism: effect of adrenal vein sampling on surgical outcome. *Arch Surg* 2006;*141*:497-502.
77. Young Jr WF. Primary aldosteronism – treatment options. *Growth Horm IGF Res*, 2003; *13*(suppl. A):S102-8.
78. Mattsson C, Young Jr WF. Primary aldosteronism: diagnostic and treatment strategies. *Nat Clin Pract Nephrol*, 2006; *2*:198-208.
79. Meria P, Kempf BF, Hermieu JF, *et al*. Laparoscopic management of primary hyperaldosteronism: clinical experience with 212 cases. *J Urol*, 2003; *169*:32-5.
80. Gockel I, Heintz A, Polta M, Junginger T. Long-term results of endoscopic adrenalectomy for Conn's syndrome. *Am Surg*, 2007; *73*:174-80.
81. Letavernier E, Peyrard S, Amar L, *et al*. Blood pressure outcome of adrenalectomy in patients with primary hyperaldosteronism with or without unilateral adenoma. *J Hypertens*, 2008; *26*:1816-23
82. Janmohamed S, Bouloux PM. The pharmacological treatment of primary aldosteronism. *Expert Opin Pharmacother*, 2006; *7*:563-73.
83. Karagiannis A, Tziomalos K, Papageorgiou A, *et al*. Spironolactone versus eplerenone for the treatment of idiopathic hyperaldosteronism. *Expert Opin Pharmacother*, 2008; *9*:509-15.
84. Sawka AM, Young WF, Thompson GB, *et al*. Primary aldosteronism: factors associated with normalization of blood pressure after surgery. *Ann Intern Med*, 2001; *135*:258-61.
85. Meyer A, Brabant G, Behrend M. Long-term follow-up after adrenalectomy for primary aldosteronism. *World J Surg*, 2005; *29*:155-9.
86. Hokotate H, Inoue H, Baba Y, *et al*. Aldosteronomas: experience with superselective adrenal arterial embolization in 33 cases. *Radiology*, 2003; *227*:401-6.
87. Mayo-Smith WW, Dupuy DE. Adrenal neoplasms: CT-guided radiofrequency ablation – preliminary results. *Radiology*, 2004; *231*:225-30.

Hiperplasia Adrenal Congênita – Como Diagnosticar e Tratar

Claudio Elias Kater

INTRODUÇÃO

Hiperplasia adrenal congênita (HAC) é a síndrome que compreende o conjunto dos erros inatos do metabolismo esteróide, caracterizada por anomalias geneticamente determinadas da síntese hormonal adrenocortical, resultantes de deficiências enzimáticas específicas.[1-5] Cada um dos complexos enzimáticos envolvidos na biossíntese do cortisol pode estar comprometido (Fig. 39.1). No Quadro 39.1 estão representadas as diversas enzimas esteroidogênicas, com seus nomes triviais, as denominações atuais e anteriores e os respectivos genes codificadores. A aldosterona sintetase (CYP11B2) é o único complexo enzimático que não participa da síntese do cortisol.

As várias formas de apresentação da síndrome diferem clínica e bioquimicamente na dependência do complexo enzimático envolvido, do grau de intensidade da deficiência (resultado do tipo de mutação que acomete o respectivo gene) e da eventual concomitância de comprometimento gonadal. Embora a maioria dos casos se manifestem já na vida intra-uterina, tornando-se evidentes no período neonatal, quando são chamados de "formas clássicas", aparecimento tardio da sintomatologia, geralmente mais discreto, ocorre nas formas chamadas de tardias, leves, atenuadas ou "não-clássicas".[1,6] Estas geralmente se manifestam em mulheres no período peripuberal.

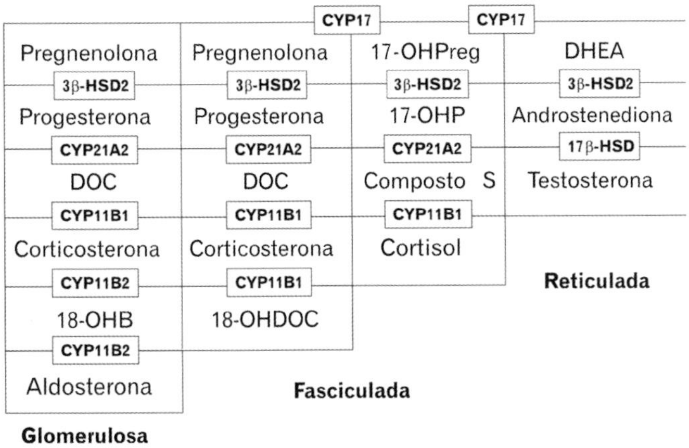

Com exceção das deficiências enzimáticas envolvendo unicamente a síntese de aldosterona (aldosterona sintetase, CYP11B2) e de testosterona (17β-hidroxiesteróide desidrogenase, 17β-HSD3), todas as demais comprometem a produção do cortisol, podendo envolver ainda, direta ou indiretamente, a secreção de mineralocorticóides e/ou androgênios. Dessa maneira, a hipersecreção de adrenocorticotrofina (ACTH), resultante da produção limitada de cortisol e da ativação do *feedback* negativo, estimula continuamente o córtex adrenal, promovendo tanto sua hiperplasia como a hiperfunção das vias de síntese não comprometidas pela deficiência enzimática.[5,7]

Como precursores e outros produtos são secretados em excesso, o perfil esteróide final resulta em quadros clínicos variáveis e combinados de deficiência de glicocorticóides, deficiência ou excesso de mineralocorticóides e deficiência ou excesso de androgênios.

FORMAS DE HIPERPLASIA ADRENAL CONGÊNITA

As principais deficiências enzimáticas envolvendo a síntese do cortisol são as seguintes, por ordem de freqüência (Quadro 39.2):
1. Deficiência de 21-hidroxilase (21-OH, CYP21A2)
   - forma "clássica" virilizante simples
   - forma "clássica" com perda de sal
   - forma "não-clássica"
2. Deficiência de 17α-hidroxilase (17α-OH, CYP17)
3. Deficiência de 11β-hidroxilase (11β-OH, CYP11B1)
4. Deficiência de 3β-hidroxiesteróide desidrogenase (3β-ol DH, 3β-HSD1,2)
5. Deficiência de "StAR" (proteína de regulação aguda da esteroidogênese) (*antes imputada à deficiência de colesterol desmolase*)
6. Deficiência de óxido-redutase (POR, CYP$_{OR}$) – não se trata propriamente de uma deficiência enzimática, mas sim de um cofator para várias enzimas (ver adiante)

DEFICIÊNCIA DE 21-HIDROXILASE (21-OH), FORMAS CLÁSSICAS

Forma Virilizante Simples

A deficiência de 21-hidroxilase (CYP21A2) é responsável, isoladamente, por cerca de 90% dos casos de HAC (Quadro 36.2).[7,8] Sua incidência, na forma clássica, é de cerca de 1:10.000 nascimentos

Fig. 39.1 Vias de síntese dos esteróides adrenocorticais nas 3 camadas do córtex: glomerulosa (mineralocorticóides), fasciculada (glicocorticóides) e reticulada (androgênios) e respectivas enzimas esteroidogênicas.

QUADRO 39.1
Enzimas Envolvidas na Esteroidogênese Adrenocortical (em Ordem de Seqüência de Ação): Nomes Comuns, Denominações Anteriores e Atuais e Genes Responsáveis pelas Respectivas Codificações

Nome Comum	Anterior	Atual	Gene
Colesterol desmolase	P450scc	CYP11A1	*CYP11A1*
3β-Hidroxiesteróide desidrogenase	3β-HSD	3β-HSD2	*HSD3β2*
17α-Hidroxilase/17,20-Liase	P450c17	CYP17	*CYP17*
21-Hidroxilase	P450c21	CYP21A2	*CYP21A2*
11β-Hidroxilase	P450c11	CYP11B1	*CYP11B1*
Aldosterona sintetase (CMO I e II)	P450AS	CYP11B2	*CYP11B2*

QUADRO 39.2
Deficiências Enzimáticas da Esteroidogênese Adrenocortical: Enzimas com Respectivos Genes Codificadores e sua Localização Cromossômica; Prevalência Populacional de Cada uma das Deficiências e sua Respectiva Freqüência Relativa

Enzima	Gene	*Loci*	Prevalência	%
21-Hidroxilase	CYP21A2	6q21.3	1:10.000	87
			1:500 esquimós	
17α-Hidroxilase	CYP17	10q24-25	1:50.000	7
11β-Hidroxilase	CYP11B1	8q21-22	1:100.000	5
			1:30.000 judeus	
3β-OH desidrogenase	HSD3B2	1p13.1	1:300.000	1
Aldosterona sintetase	CYP11B2	8q21-22	rara	0,1
Proteína de regulação aguda da esteroidogênese	StAR	8p11.2	rara	0,1

vivos,[9] com heterozigose estimada em 1:50 indivíduos da população geral. A transmissão familiar se dá por herança autossômica recessiva.[7-11]

A fisiopatologia dessa afecção caracteriza-se pela seguinte seqüência de eventos: alterações (deleções, mutações etc.) no gene *CYP21A2* → deficiência de 21-hidroxilação → redução da síntese do cortisol → elevação do ACTH → hiperplasia adrenal bilateral + elevação dos precursores do cortisol (progesterona e 17α-OH progesterona – 17α-OHP) + estímulo da via de produção dos androgênios (DHEA, androstenediona e testosterona) (Fig. 39.2).[1,3,5]

Como resultado da exposição intra-uterina ao hiperandrogenismo, pacientes afetados do sexo feminino (46,XX) apresentam genitália externa ambígua ao nascimento (caracterizando um quadro de pseudo-hermafroditismo feminino), virilização progressiva (caracterizando quadro de pseudopuberdade precoce heterossexual), avanço na idade óssea e crescimento linear acentuado.[1,6-8] Hirsutismo, alterações menstruais e/ou infertilidade podem manifestar-se mais tarde, na paciente não tratada ou tratada de maneira inadequada. No sexo masculino (46,XY), a virilização precoce resulta em quadro de macrogenitossomia com pseudopuberdade precoce isossexual. Na idade adulta, a eventual ausência de estímulo gonadal (por supressão da secreção de gonadotrofinas resultante do hiperandrogenismo adrenal) pode estar associada à infertilidade masculina.[5]

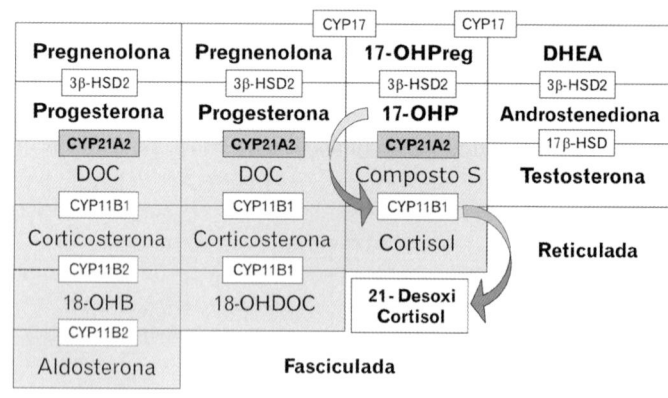

Fig. 39.2 Biossíntese esteróide na deficiência da 21-hidroxilase (CYP21A2): os nomes em negrito representam os esteróides secretados em excesso; as zonas hachuradas representam as porções comprometidas das vias de síntese; as setas mostram hidroxilação alternativa da 17-OHP na posição 11β-, para formar 21-deoxicortisol, também elevado na deficiência de 21-hidroxilase.

Forma com Perda de Sal

Algumas deficiências enzimáticas comprometem, além da síntese do cortisol, a produção de aldosterona.[3,4] A inabilidade para sintetizar aldosterona ou outro mineralocorticóide resulta em inadequada conservação renal de sódio, que se acompanha de hipovolemia, episódios de hipotensão arterial e até choque. Freqüentemente, esses indivíduos são hiperpotassêmicos e acidóticos. A mais comum dessas formas é a da deficiência de 21-OH na sua forma perdedora de sal; as demais envolvem sistemas enzimáticos iniciais na síntese esteróide, de ocorrência muito rara. Também aqui existe variabilidade de comprometimento da via androgênica, com repercussões clínicas distintas.

Cerca de 75% dos casos de deficiência de 21-hidroxilase acompanham-se de síndrome da perda de sal associada ao quadro de virilização anteriormente exposto.[35] A incapacidade para sintetizar aldosterona e desoxicorticosterona (DOC) decorre do comprometimento da biossíntese de mineralocorticóides da zona glomerulosa devido à predominância da deficiência enzimática nessa camada.[3,4] Assim, a atividade plasmática de renina (APR) encontra-se elevada, refletindo a contração crônica do volume do líquido extracelular e a redução do sódio total corporal. Hiperpotassemia é freqüente.

Os episódios de desidratação e hipovolemia ocorrem habitualmente entre a primeira e a terceira semanas de vida; portanto, o diagnóstico precoce e a rápida instituição do tratamento são vitais para permitir uma sobrevida normal a esses pacientes.

DIAGNÓSTICO LABORATORIAL

O diagnóstico bioquímico da deficiência de 21-OH fundamenta-se no encontro de níveis séricos elevados de 17α-OHP ("marcador" da doença), além dos de androstenediona, testosterona e DHEA. Embora menos utilizados atualmente, a excreção urinária dos metabólitos dos androgênios (17-cetoesteróides ou 17-KS) e da 17α-OHP (pregnanetriol) encontra-se elevada.[3,7]

Na forma "clássica", os níveis séricos basais de 17α-OHP encontram-se extremamente elevados, da ordem de 100 a 500 vezes o limite máximo normal (que é de até 200 ng/dL, conforme a faixa etária, o método e o laboratório), atingindo valores de 15.000 a 60.000 ng/dL. Esses valores, em conjunto com os níveis freqüentemente elevados de androstenediona e testosterona (muitas vezes atingindo a faixa de homens adultos normais: 300 a 900 ng/dL), são praticamente patognomônicos da deficiência de 21-OH.[7-10]

Nas formas "não-clássicas" (ver adiante), os valores basais de 17α-OHP não atingem níveis tão elevados, mas são freqüentemente alterados, situando-se na faixa de 1.500 a 5.000 ng/dL.[10-12]

Quando os níveis basais de 17α-OHP não se mostram muito elevados, especialmente na forma "não-clássica", torna-se necessário um teste de estímulo agudo do córtex adrenal com ACTH exógeno para amplificar o padrão hormonal e evidenciar as anomalias típicas. O procedimento mais utilizado consiste na administração endovenosa em *bolus* de 250 μg de ACTH sintético ou cosintropina (Cortrosina®; Synacthen®), com coleta de sangue antes e 60 min depois da injeção, para dosagem de 17α-OHP. Em indivíduos normais, a resposta não ultrapassa níveis de 300 ng/dL, enquanto, na deficiência de 21-OH, atinge valores de 5.000 a 10.000 ng/dL.[11,13] Heterozigotos ou carreadores obrigatórios para a deficiência de 21-OH (pais de crianças afetadas) atingem, habitualmente, valores na faixa de 300 a 1.200 ng/dL.[3,13]

Embora na forma "não-clássica" os níveis de cortisol sérico possam mostrar-se normais (e, ocasionalmente, subnormais), eles freqüentemente não respondem de forma adequada ao estímulo com ACTH, diferente da forma clássica, na qual o cortisol é sistematicamente reduzido ou indetectável. Não há, entretanto, interesse prático na sua determinação para o diagnóstico da deficiência de 21-OH. Ao contrário, algumas vezes são encontrados valores paradoxalmente elevados, fazendo com que o diagnóstico possa ser questionado, ou dirigido para a suspeita de um carcinoma adrenocortical. Isso ocorre quando o método utilizado para a dosagem do cortisol não é muito específico e o anticorpo empregado "cruza" com alguns outros produtos anormalmente elevados na deficiência de 21-OH, como, por exemplo, o 21-deoxicortisol (que é um derivado 11β-hidroxilado da 17α-OHP).[15,16]

Além disso, a determinação do 21-deoxicortisol pode também ser utilizada na identificação da deficiência da 21-OH, já que seus níveis também estão bastante elevados, atingindo valores pouco mais baixos que os da 17α-OHP.[15-17] A dosagem do 21-deoxicortisol é particularmente importante no seguimento de pacientes em tratamento e, em especial, nos meninos que entraram na puberdade, uma vez que sua fonte é exclusivamente no córtex adrenal, diferente da 17α-OHP, que pode ser produzida também nas gônadas).[19]

Outro fato relevante é a eventual dissociação entre a gravidade do quadro clínico e os níveis basais de 17α-OHP. Quando as manifestações clínicas de hiperandrogenismo são bastante acentuadas e os níveis de 17α-OHP não se mostram tão elevados, deve-se considerar a possibilidade de um diagnóstico alternativo: a deficiência de 11β-hidroxilase. Nesses casos, o quadro clínico é similar ao da deficiência de 21-OH, com a possibilidade de encontrar adicionalmente hipertensão arterial e hipopotassemia. Como esses dados ou sinais não são habitualmente pesquisados ou podem estar ausentes em mais de 20% dos pacientes, o diagnóstico somente pode ser comprovado pela determinação complementar do 11-deoxicortisol (ou composto S), que se encontra bastante elevado, em associação com elevações mais modestas da 17α-OHP.[18,19]

Esporadicamente têm sido também relatados casos de deficiência de 21-OH que cursam com elevação transitória do composto S, sugerindo deficiência combinada dessa enzima e da 11β-hidroxilase.[20] E explicações para esse achado seriam imaturidade ou discrepância funcional enzimática, bem como inibição seletiva da 11β-hidroxilase pelo excesso intra-adrenal de androgênios que atuariam como pseudo-substrato para essa enzima.[20]

Na forma clássica "com perda de sal", os níveis de aldosterona encontram-se substancialmente reduzidos, resultando tanto na perda de sal como em hiperpotassemia; como conseqüência, a APR mostra-se bastante elevada. Mesmo na forma "virilizante simples", em que a perda de sal não é clinicamente evidente, a APR também pode estar moderadamente elevada, servindo de base para a reposição de mineralocorticóides.[3,5]

Contrariamente à produção autônoma dos tumores adrenais, cujo diagnóstico diferencial muitas vezes se impõe, a normalização ou mesmo supressão dos níveis elevados dos esteróides mencionados pode ser facilmente obtida pela administração de doses baixas de dexametasona (1 ou 2 mg/dia, por 2 ou 3 dias). Na verdade, esse é o princípio básico do tratamento: doses de reposição de glicocorticóides (naturais ou sintéticos), promovendo a remissão de todo o quadro.[8,21]

DIAGNÓSTICO MOLECULAR

A enzima 21-hidroxilase é codificada por um gene localizado no braço curto do cromossomo 6 (6p21.3), dentro do complexo de histocompatibilidade HLA. Existem dois genes altamente homólogos da 21-OH resultantes da duplicação ancestral: um gene ativo *CYP21A2* (*CYP21B*) e um pseudogene inativo *CYP21A1P* (*CYP21A, CYP21P*), o qual não codifica uma proteína em razão da presença de várias mutações. Ambos contêm 10 éxons com 98% de identidade em suas seqüências. As mutações mais freqüentes da deficiência de 21-OH no Brasil são: I2 splice, Q318X e R356W, todas associadas com a forma perdedora de sal, e a I172N, associada à forma virilizante simples, como ocorre com a minoria das R356W.[22,23] Entre as formas "não-clássicas" (ver adiante) a mutação mais freqüente é a V281L.

TRATAMENTO

O tratamento, conforme mencionado, fundamenta-se na própria fisiopatologia da doença: administração continuada de glicocorticóides em doses adequadas para suprir as necessidades fisiológicas do paciente e normalizar a hipersecreção do ACTH hipofisário, reduzindo o estímulo sobre o córtex adrenal e promovendo involução da hiperplasia.[4-6,18,24] A conseqüente redução da síntese adrenocortical normaliza a produção anômala de andrógenios e impede a progressão da virilização, permitindo, com o tempo, a remissão do quadro. Reposição mineralocorticóide é obrigatória quando ocorre perda de sal.[1,22]

A dose recomendada deve equivaler à taxa de produção diária de cortisol, que é de aproximadamente 10 mg/m^2 de superfície corporal (SC).[24,25] Cortisol (ou hidrocortisona) – produto fisiológico e de uso preferencial – deve, portanto, ser administrado ao recém-nascido na dose de 10–12 mg/m^2 de SC, por via intramuscular (IM), diariamente, ou mesmo em dias alternados, na dose de 20–25 mg/m^2 de SC. Alternativamente, podem ser usadas preparações de hidrocortisona para uso oral, em uma faixa de dosagem de 10 a 15 mg/m^2 de SC, para compensar o menor grau de absorção e a possível inativação gastrointestinal.[25]

Doses equivalentes de glicocorticóides sintéticos, especialmente prednisona ou prednisolona, podem também ser usadas,[26,27] observando-se a taxa de equivalência desses esteróides (Quadro 39.3). Preparações sob a forma de elixir ou suspensão devem ser preferidas para crianças menores (até cerca de 2 anos), pela facilidade de administração. Comprimidos esmagados e dissolvidos em um pouco de água ou leite, embora reduzam a precisão da dosagem, são uma alternativa razoável. Vômitos, regurgitação ou não-aceitação da medicação oral impõem, obrigatoriamente, a administração IM, conforme recomendado. Embora de manuseio mais prático, a administração periódica de preparações glicocorticóides de depósito por via IM, muito usada no passado, não é recomendada, pois não apresenta absorção uniforme (e, portanto, níveis plasmáticos imprevisíveis) além de, muito freqüentemente, produzir efeitos colaterais indesejáveis.

A reposição glicocorticóide por meio da hidrocortisona por via oral deve ser feita de maneira fracionada, em 2 ou, preferencialmente, 3 tomadas diárias. Os resultados aparentemente são semelhantes quando a dose é dividida simétrica (1/2 + 1/2 ou 1/3 + 1/3 + 1/3) ou assimetricamente (2/3 + 1/3 ou 1/2 + 1/4 + 1/4),[8] sendo a dose maior administrada pela manhã, obedecendo à ritmicidade fisiológica do cortisol.[28,29] Alguns, entretanto, preconizam a dose maior à noite, evitando, assim, o estímulo adrenal pelo ACTH, cuja elevação nictemeral se dá durante o período de sono. Nossa preferência, quando optamos pelo uso de hidrocortisona oral (geralmente em recém-nascidos e crianças até 2–3 anos de idade), é pelo fracionamento assimétrico da dose em 3 tomadas, a maior delas pela manhã (2/3 ou 65%, entre 6 e 7 h; 25%, entre 11 e 12 h; e 10%, entre 15 e 16 h).

Alguns problemas devem, entretanto, ser considerados quando do emprego da hidrocortisona na nossa população de pacientes afetados, especialmente naqueles de classes socioeconômicas menos favorecidas. Primeiramente, o cortisol ou hidrocortisona oral (em comprimidos ou líquido) não se encontra disponível comercialmente no mercado brasileiro, necessitando ser manipulado, com todos os inconvenientes que essa prática pode trazer, incluindo preço mais elevado, inconsistência nas formulações etc. Em seguida, e até mais importante, grande parte das mães ou responsáveis pelas crianças afetadas trabalha fora boa parte do dia e não está disponível para administrar pessoalmente a medicação, a não ser logo cedo, pela manhã, ou à noite. Assim, torna-se algumas vezes inviável

QUADRO 39.3

Potência Relativa de Vários Glicocorticóides e Mineralocorticóides Usualmente Empregados na Prática Clínica (com Base no Cortisol e Aldosterona, Respectivamente, Considerados como Potência 100%) e Respectivas Doses Diárias de Reposição

Esteróide	Atividade Glicocorticóide*	Atividade Mineralocorticóide**	Dose Média Diária de Reposição§
Cortisol/hidrocortisona	100	0,25	VO – 10–15 mg/m^2
Cortisona	80	0,2	IM – 10 mg/m^2 VO – 12–20 mg/m^2
Deflazacort	550	0,1	VO – 3–4 mg/m^2
Prednisona	600	0,1	VO – 2,5–4 mg/m^2
Prednisolona	700	< 0,1	VO – 2–3 mg/m^2
Metilprednisolona	900	< 0,1	VO – 1,5–2 mg/m^2 IM – 2 mg/m^2
Dexametasona	6.000	0	VO – 0,2 mg/m^2
Betametasona	5.000	0	VO – 0,2 mg/m^2
Aldosterona	15	100	IM – 1–2 mg
Fludrocortisona	1.000	80	VO – 0,05–0,2 mg

*Avaliada pela deposição de glicogênio hepático ou pela supressão de ACTH (em relação ao cortisol).
**Avaliada pela retenção de sódio (em relação à aldosterona).
§VO, IM: vias oral e intramuscular, respectivamente.

confiar na administração do medicamento da forma preconizada, em 3 tomadas e nos horários mais apropriados. Por esse motivo, temos recomendado o uso de outros produtos que permitam posologia e administração mais convenientes, sem maiores riscos. Por ter meia-vida biológica mais prolongada do que a da hidrocortisona, a prednisolona (um derivado sintético cuja única diferença em relação ao produto natural é a presença de uma dupla ligação entre os carbonos 1 e 2, no anel A, elevando a potência glicocorticóide em cerca de 6–7 vezes)[30] pode ser empregada em 1 (eventualmente 2) tomada diária em crianças maiores.[21,31] Assim, a conveniência da administração da prednisolona oral (Prelone®) em 1 única dose diária de 2,0 a 3 mg, pela manhã, ou em 2 doses (1,5 ou 2 mg pela manhã e 0,5 a 1 mg à tarde) deve ser ponderada em certos casos. Da mesma forma, respeitando-se sua potência relativa em termos de supressão do eixo hipotálamo-hipofisário (que é da ordem de 70:1, em vez da clássica relação 25:1), dexametasona pode também ser empregada com sucesso em dose única matinal no tratamento da HAC.[21,32]

À semelhança da resposta habitual do cortisol, cujos níveis se elevam significativamente em situações de estresse, a dose terapêutica do glicocorticóide deverá ser, nessas condições, temporariamente aumentada para 2 ou 3 vezes, sendo normalizada logo que a situação permitir. Nessas situações, alterações na dosagem do mineralocorticóide não são habitualmente necessárias. Deve-se ressaltar, para os pais ou responsáveis, que essa medida se impõe apenas em situações consideradas mais sérias, como infecções graves com febre elevada, cirurgias, traumatismos etc. Quando não são informados adequadamente, os pais se alarmam desnecessariamente e acabam elevando a dose da medicação com muito mais freqüência do que o desejável, incorrendo em um risco maior de produzir efeitos indesejáveis.

Nos casos mais graves, nos quais a insuficiência de aldosterona resulta em perda salina, hipovolemia e risco de morte para os pacientes, a reposição de mineralocorticóides é obrigatória. Doses de 0,1 a 0,2 mg dia VO de 9α-flúor-hidrocortisona (fludrocortisona, Florinefe®) são suficientes para promover a conservação salina e normalizar os níveis elevados de potássio e da atividade plasmática de renina (APR). Mesmo quando a perda salina não é evidente clinicamente, mas os níveis discreta ou moderadamente elevados de APR sugerem conservação renal inadequada de sódio, a associação de doses pequenas desse produto (0,05 a 0,1 mg), mesmo que em dias alternados, mostra-se importante para o desenvolvimento dessas crianças, permitindo, inclusive, redução substancial na dosagem de glicocorticóide.

O tratamento da "crise adrenal" — insuficiência adrenal aguda que pode ocorrer na evolução da deficiência de 21-OH não tratada, inadequadamente tratada ou na vigência de processos infecciosos graves com desidratação — está delineado mais adiante.

MONITORIZAÇÃO DO TRATAMENTO

Os seguintes parâmetros clínicos para controle da adequação do tratamento devem ser observados: ausência de progressão e remissão dos sinais de virilização, normalização do ritmo de crescimento linear e da idade óssea e ausência de sinais de hipercortisolismo.[8,33]

Bioquimicamente, é desejável que seja mantida a normalização dos níveis plasmáticos de androstenediona e testosterona e, se dosados, da excreção urinária de 17-KS. Os níveis plasmáticos de 17α-OHP dificilmente normalizam durante o tratamento com doses adequadas de glicocorticóide; nossa experiência mostra que sua supressão, ou mesmo normalização, só é conseguida à custa de doses mais elevadas da medicação, freqüentemente associadas a efeitos indesejáveis.[34] Assim, recomendamos que os níveis de 17α-OHP não sejam utilizados como parâmetro de bom controle no seguimento dessa afecção. A posologia ótima de glicocorticóides, que mantém o crescimento linear apropriado (escore Z igual ou próximo a zero), costuma estar associada a níveis plasmáticos de 17α-OHP na faixa de 600 a 800 ng/dL,[35] permitindo-se até mesmo valores mais elevados. Da mesma forma, os níveis de aldosterona e de APR são reduzidos, mas não normalizados, na vigência de tratamento exclusivo com glicocorticóides; entretanto, a associação de mineralocorticóides ao regime terapêutico produz esse efeito na maioria dos casos, proporcionando, ainda, uma apreciável redução na posologia do glicocorticóide e promovendo ritmo de crescimento mais adequado. Assim, a associação de pequenas doses de fludrocortisona à reposição de glicocorticóides nos parece o esquema terapêutico mais apropriado para esses pacientes, mesmo na ausência de quadro clínico evidente de perda renal de sódio.

TRATAMENTO DA CRISE ADRENAL

A crise adrenal na criança deve ser tratada intensivamente pela reposição endovenosa de líquidos: solução de NaCl a 0,9%, 20 mL/kg de peso nas primeiras 2 h, ou em associação com lactato de sódio (0,17 M) para correção da acidose. Ao fim da primeira hora, 10 mL/kg de peso de plasma podem ser usados, se não houver resposta adequada dos níveis pressóricos. Após as primeiras 2 h, hidratação endovenosa com solução salina mais glicose a 5% deve ser mantida por, pelo menos, mais 24 h, em uma dose total de 50 a 60 mL/kg de peso.

Hidrocortisona solúvel (Flebocortid®; Solu-Cortef®), na dose de 100 mg, deve ser administrada EV em *bolus,* enquanto outros 50 a 100 mg são adicionados à solução infundida. Concomitantemente, deve-se administrar hidrocortisona (cerca de 50 mg) e, se disponível, acetato de deoxicorticosterona (DOCA, 1 mg) por via intramuscular, nas primeiras 24 h. Raras vezes, doses farmacológicas de glicocorticóides ou, alternativamente, drogas vasopressoras (fenilefrina, noradrenalina, isoproterenol ou metaraminol) podem ser necessárias para o tratamento do choque persistente, não-responsível à terapia inicial. Essa proposição é baseada em observações recentes,[36,37] que demonstram disfunção adrenomedular com produção insuficiente de catecolaminas na deficiência de 21-hidroxilase.

O uso de resinas de troca catiônica (poliestireno sulfonato de cálcio – Sorcal®, ou de sódio – Kayexalate®) por via oral ou enema de retenção pode ser necessário em presença de níveis plasmáticos críticos de potássio, com possibilidade de repercussões cardíacas graves.

O tratamento de manutenção nesses pacientes deverá incluir, obrigatoriamente, além de glicocorticóides (à semelhança das formas anteriores), mineralocorticóides de forma contínua. Como aldosterona não é disponível comercialmente, pacientes com perda renal de sódio devem receber reposição oral de fludrocortisona, na dose 0,05 a 0,2 mg/dia; esse esquema mostra-se extremamente eficiente na manutenção do equilíbrio hidroeletrolítico desses indivíduos. A potência mineralocorticóide desse produto sintético fluorado é semelhante à da aldosterona, e sua potência glicocorticóide é 10–15 vezes maior do que a do cortisol. Entretanto, como a dose empregada com finalidade retentora de sódio é muito baixa, sua atividade glicocorticóide é proporcionalmente reduzida, devendo, obrigatoriamente, ser complementada com outro produto glicocorticóide. A monitorização desse tratamento inclui parâmetros de controle clínico (níveis pressóricos, hidratação) e bioquímico (potássio plasmático e APR).

INTERCORRÊNCIAS

Crianças com deficiência de 21-OH, mesmo quando precoce e adequadamente tratadas, podem vir a apresentar um quadro de puberdade precoce verdadeira, com LH e FSH presentes e estímulo gonadal algumas vezes superposto ao da pseudopuberdade precoce. Nessa situação, impõe-se o uso de acetato de ciproterona (Androcur®), ou, de preferência, análogos do GnRH (Lupron depot®, Neo-Decapeptyl® etc.) em doses adequadas para supressão do eixo hipotálamo-hipofisário-gonadal.[1-6]

CIRURGIA E ACONSELHAMENTO PSICOSSEXUAL

Na dependência do grau de virilização da genitália externa feminina, pode-se indicar correção cirúrgica precoce (de preferência até os 18 meses de idade), possibilitando melhor identificação e adequação psicossexual e, na época da puberdade, se necessário, correção definitiva (vaginoplastia/neovagina) que permita atividade sexual normal. É discutível, mas possivelmente benéfico, o emprego de moldes e velas dilatadoras do canal vaginal durante boa parte do crescimento e desenvolvimento dessas meninas, possibilitando melhor adequação sexual futura.

Orientação e tratamento psicoterápicos devem ser sempre considerados, principalmente quando for observado desvio mais evidente da sexualidade e da conduta psicossexual. A educação do paciente e de seus responsáveis frente à doença deve ser o mais completa possível, propiciando, assim, maior independência com o médico e assegurando um prognóstico sem intercorrências.

ADRENALECTOMIA PARA TRATAMENTO DA DEFICIÊNCIA DE 21-HIDROXILASE

Revivendo um período no qual era prática corrente a indicação de adrenalectomia total bilateral para controle dos casos mais graves e refratários ao tratamento clínico habitual, alguns autores têm proposto, mais recentemente, um retorno a essa indicação, especialmente nos casos que tenham genótipo característico das formas mais graves.[4,5,38,39]

DIAGNÓSTICO E TRATAMENTO PRÉ-NATAL DA DEFICIÊNCIA DE 21-HIDROXILASE

O diagnóstico pré-natal e tratamento da hiperplasia adrenal congênita tem sido aplicado há mais de 20 anos em alguns centros. O diagnóstico intra-útero de mutações em genes específicos pode ser feito pela obtenção de amostras de células fetais derivadas de vilosidades coriônicas ou do líquido amniótico. Esse diagnóstico orienta o tratamento de fetos femininos acometidos, visando reduzir sua virilização e evitar a necessidade de uma genitoplastia. Tal tratamento consiste na administração de dexametasona (20 μg/kg de peso) para a mãe.[5,40,41]

Os dados disponíveis de estudos em humanos sugerem que o tratamento pré-natal da deficiência de 21-OH é benéfico e seguro.[40] No entanto, existem preocupações no que diz respeito a um possível impacto sobre o futuro desenvolvimento de síndrome metabólica com resistência à insulina, diabetes tipo 2 e hipertensão.[41] Foram relatados efeitos negativos sobre a cognição, sobretudo a memória, sem comprometimento do QI. Efeitos contraditórios sobre o comportamento social no que diz respeito à timidez e inibição têm sido discutidos.[41] Estudos sobre o desfecho em longo prazo do tratamento pré-natal estão em andamento.

DEFICIÊNCIA DE 21-HIDROXILASE (21-OH), FORMAS NÃO-CLÁSSICAS

Determinadas mutações do gene *CYP21A2* permitem uma atividade enzimática residual de 30 a 40% que, mesmo assim, pode resultar em aumento da secreção de andrógenos adrenais. As formas não-clássicas (FNC) são mais comuns que as clássicas, atingindo 0,1% da população geral, com incidência maior (1:27 indivíduos) em judeus do Leste da Europa.[1,5] Na população de NovaYork, a freqüência de FNC é de 1:100 habitantes.[7,24] Acredita-se que a FNC da deficiência de 21-OH seja a doença de padrão autossômico recessivo mais comum no homem.

QUADRO CLÍNICO

Habitualmente, os pacientes afetados não apresentam virilização no período perinatal, apresentando manifestações clínicas mais tardiamente, na infância, com pubarca precoce, avanço de idade óssea e puberdade precoce, e durante a adolescência, com acne, hirsutismo, irregularidade menstrual. Podem apresentar alopecia androgênica e amenorréia, à semelhança da síndrome dos ovários policísticos. Nos adultos, pode ser uma causa de infertilidade.

QUADRO LABORATORIAL

Nas FNC, os valores basais de 17-OHP encontram-se normais ou discretamente elevados, embora ocasionalmente possam estar significativamente alterados para permitir o diagnóstico. O emprego do teste de estímulo agudo com ACTH permite amplificar o padrão hormonal e evidenciar a anormalidade: níveis séricos após estímulo encontram-se entre 1.000–1.500 ng/dL, podendo elevar-se ainda mais, em contraste com indivíduos normais nos quais a 17-OHP nunca ultrapassa 400 ng/dL após estímulo.

TRATAMENTO

Em adultos, a dexametasona (em geral, na dose de 0,25 a 0,375 mg) é a droga de escolha para o controle da FNC da deficiência de 21-OH. Apesar disso, os resultados da terapia glicocorticóide nas diversas manifestações clínicas resultantes do hiperandrogenismo adrenal são pouco animadores. Em crianças, os benefícios do tratamento da FNC são ainda mais controversos, uma vez que a experiência é incipiente. Entretanto, é provável que, com o diagnóstico e o tratamento precoces (com o uso de hidrocortisona ou prednisolona em doses semelhantes àquelas da forma clássica), pode-se retardar o avanço da idade óssea e evitar o surgimento de adrenarca/pubarca precoces, melhorando a perspectiva de ganho na estatura final.

FORMAS HIPERTENSIVAS DA HIPERPLASIA ADRENAL CONGÊNITA

Apenas duas das deficiências enzimáticas na síntese do cortisol podem acompanhar-se de hipertensão arterial: as deficiências de 11β-OH (CYP11B1)[16,40] e 17α-OH (CYP17),[42,43] ambas de ocorrência relativamente rara. Nessas formas, a hipertensão arterial resulta da retenção renal inapropriada de sódio e fluidos, acompanhando-se freqüentemente de hipocalemia, caracterizando hiperatividade mineralocorticóide, devida, em ambas as formas, à excessiva produção de deoxicorticosterona (DOC). Os quadros clínico e bioquímico são, entretanto, distintos com relação à presença de hiperandrogenismo.

DEFICIÊNCIA DE 11β-HIDROXILASE (11β-OH) (FORMA VIRILIZANTE COM HIPERTENSÃO)

A deficiência de 11β-OH, à semelhança da forma virilizante simples da 21-OH, compromete a síntese do cortisol, e o excesso de ACTH resultante produz estímulo crônico das vias de síntese androgênica, resultando na produção excessiva de androstenediona, testosterona e DHEA (e elevação dos 17-KS urinários). Os precursores imediatos da 11β-OH, 11-deoxicortisol (composto "S") e DOC, respectivamente nas vias de síntese glico- e mineralocorticóide da zona fasciculada (Fig. 36.1), encontram-se caracteristicamente elevados.[18,42]

O tratamento de reposição com glicocorticóides em pacientes com formas graves da deficiência (e que sejam incapazes de produzir aldosterona adequadamente) faz reverter esse quadro hipertensivo em uma síndrome com perda de sal, porquanto a redução dos níveis elevados de DOC não se faz acompanhar de imediato da produção apropriada de aldosterona. Nessa situação, verificada esporadicamente, à terapia glicocorticóide se faz necessário associar, pelo menos temporariamente, medicação mineralocorticóide.

Habitualmente, os níveis pressóricos e de potássio plasmático normalizam-se logo após o início do tratamento glicocorticóide, não sendo necessária terapia adicional com agentes hipotensores, diuréticos ou mesmo suplementação dietética com potássio.

DEFICIÊNCIA DE 17α-HIDROXILASE (17α-OH) (FORMA HIPERTENSIVA SEM VIRILIZAÇÃO)

A posição da enzima 17α-OH nas vias de síntese esteróide é tal que sua deficiência impede a formação de toda a linhagem de andrógenos e, conseqüentemente, também de estrógenos. Além disso, a deficiência enzimática manifesta-se tanto em nível adrenocortical como gonadal, sendo, portanto, codificada por um único *locus* gênico (*CYP17*). A incapacidade para hidroxilar a pregnenolona e a progesterona na posição C-17α impossibilita a formação de toda a linhagem glicocorticóide e de hormônios sexuais, resultando em ausência de virilização em pacientes de ambos os sexos.[42-44]

A maioria dos pacientes descritos com essa síndrome, sejam geneticamente femininos ou masculinos, é fenotipicamente feminina, e o diagnóstico quase sempre é estabelecido apenas no período pós-puberal, pela presença de amenorréia primária, ausência de desenvolvimento de características sexuais secundárias e proporções eunucóides (hipogonadismo hipergonadotrófico), associadas à hipertensão arterial e alcalose hipocalêmica. Indivíduos afetados do sexo masculino (46,XY), por apresentarem fenótipo feminino, são caracterizados como pseudo-hermafroditas masculinos.[42-44]

O perfil bioquímico caracteriza-se pela ausência de compostos 17-hidroxilados na urina (17-OH e 17-KS) e níveis virtualmente ausentes de cortisol e hormônios sexuais no plasma. Corticosterona e DOC encontram-se extremamente elevados, sendo responsáveis pelo efeito mineralocorticóide e supressão da atividade plasmática da renina. A ausência de sintomatologia devida ao hipocortisolismo é explicada pela produção abundante de corticosterona (elevação de cerca de 100 vezes), proporcionando atividade glicocorticóide adequada.[42-44]

O tratamento substitutivo com glicocorticóides resulta em normalização dos níveis de ACTH e da produção de DOC, B e seus derivados, reduzindo os níveis pressóricos e normalizando a concentração plasmática de potássio. A ativação gradual do sistema renina–angiotensina, concomitante à normalização dos níveis de potássio, resulta em normalização da produção de aldosterona.

Pacientes de ambos os sexos são criados como mulheres, devendo receber, a partir da puberdade, medicação substitutiva à base de estrógenos (e, ocasionalmente, esteróides anabolizantes), objetivando complementar a feminização e proporcionar adequada massa mineral óssea.

DEFICIÊNCIAS DE 3β-HIDROXIESTERÓIDE DESIDROGENASE (3β-HSD) E DA PROTEÍNA DE REGULAÇÃO AGUDA DA ESTEROIDOGÊNESE ("StAR")

Essas formas de hiperplasia adrenal congênita são de ocorrência extremamente rara (< 1% das HAC). As deficiências enzimáticas comprometem, respectivamente, a formação de progesterona a partir da pregnenolona e desta a partir do colesterol, tanto no córtex adrenal como nas gônadas. Na deficiência de StAR (antes considerada uma deficiência de colesterol desmolase), o acúmulo exclusivo de colesterol na glândula, graças à inabilidade em ser transportado para a mitocôndria, que resulta em ausência de produção de qualquer outro esteróide, confere-lhe a sinonímia de hiperplasia lipoídica. Manifestações precoces de insuficiência adrenal global são de difícil suspeição e tratamento, tendo esses pacientes uma sobrevida extremamente limitada (a maioria morre no período neonatal ou na infância). A deficiência de 3β-HSD impede a formação de progesterona e, portanto, de toda a linhagem mineralocorticóide e glicocorticóide (Fig. 39.1). O acúmulo de pregnenolona permite a produção excessiva de DHEA e androstenediol que, por serem androgênios de atividade biológica limitada, são incapazes de virilizar completamente a genitália externa masculina, produzindo apenas discreta diferenciação, enquanto virilização moderada e ambigüidade sexual são encontradas no sexo feminino. Manifestações mais discretas (deficiências enzimáticas parciais), geralmente de aparecimento mais tardio, têm sido descritas com grande freqüência.[4,5]

O tratamento dessas formas de HAC deve incluir, além da reposição com glicocorticóide e mineralocorticóide, substituição com hormônios sexuais apropriados no período pubertário.

DEFICIÊNCIA DA P450 ÓXIDO-REDUTASE (POR)

Trata-se de uma forma aparentemente rara de HAC, inicialmente descrita em 2004.[45] Desde então, cerca de 26 mutações recessivas na POR foram identificadas em 50 pacientes.[46] A POR é o doador obrigatório de elétrons para todas as enzimas microsomais P450, incluindo as enzimas esteroidogênicas CYP17A1, CYP21A2 e CYP19A1. Deficiência de POR pode provocar um desordenado desenvolvimento sexual, manifestado como virilização deficiente em recém-nascidos 46,XY, bem como virilização excessiva naqueles 46,XX. Seu perfil esteróide aparenta uma deficiência combinada parcial da 21-hidroxilase e da 17-hidroxilase/17,20-liase. As manifestações clínicas são resultado da aromatização deficiente dos androgênios fetais, o que também pode levar à virilização materna e a baixos níveis de estriol urinário durante a gravidez.[45,46] Pacientes com insuficiência supra-renal, anomalias genitais e malformações ósseas semelhantes às da síndrome de Antley-Bixler (síndrome de craniossinostose, causada por mutações no receptor 2 do fator de crescimento de fibroblastos) são susceptíveis de ter deficiência de POR.[46]

BIBLIOGRAFIA

1. Lin-Su K, Nimkarn S, New MI. Congenital adrenal hyperplasia in adolescents: diagnosis and management. *Ann N Y Acad Sci*, 2008; *1135*:95-8.
2. Merke DP. Approach to the adult with congenital adrenal hyperplasia due to 21-hydroxylase deficiency. *J Clin Endocrinol Metab*, 2008; *93*:653-60.
3. Forest MG. Recent advances in the diagnosis and management of congenital adrenal hyperplasia due to 21-hydroxylase deficiency. *Hum Reprod Update*, 2004; *10*:469-85.
4. Merke DP, Stefan R, Bornstein MD, et al. Future directions in the study and management of congenital adrenal hyperplasia due to 21-hydroxylase deficiency. NIH Conference. *Ann Intern Med*, 2002; *136*:320-34.
5. Speiser PW, White PC. Medical progress: Congenital adrenal hyperplasia. *N Engl J Med*, 2003; *349*:776-88.
6. New MI. Extensive clinical experience: nonclassical 21-hydroxylase deficiency. *J Clin Endocrinol Metab*, 2006; *91*:4205-14.
7. New MI. 21-Hydroxylase deficiency congenital adrenal hyperplasia. *J Steroid Biochem Molec Biol*, 1994; *48*:15-22.
8. Joint LWPES/ESPE CAH Working group. Consensus statement on 21-hydroxylase deficiency from the Lawson Wilkins Pediatric Endocrine Society and the European Society for Paediatric Endocrinology. *J Clin Endocrinol Metab*, 2002; *87*:4048-53.
9. Silveira EL, dos Santos EP, Bachega TA, et al. The actual incidence of congenital adrenal hyperplasia in Brazil may not be as high as inferred — an estimate based on a public neonatal screening program in the State of Goias. *J Pediatr Endocrinol Metab*, 2008; *21*:455-60.
10. White PC, Speiser PW. Congenital adrenal hyperplasia due to 21-hydroxylase deficiency. *Endocr Rev*, 2000; *21*:245-91.
11. Bachega TASS, Billerbeck AEC, Marcondes JAM, et al. Influence of different genotypes on 17-hydroxyprogesterone levels in patients with nonclassical congenital adrenal hyperplasia due to 21-hydroxylase deficiency. *Clin Endocrinol*, 2000; *52*:601-7.
12. Deneux C, Tardy V, Dib A, et al. Phenotype-genotype correlation in 56 women with nonclassical congenital adrenal hyperplasia due to 21-hydroxylase deficiency. *J Clin Endocrinol Metab*, 2001; *86*:207-13.
13. Fernandes VT, Ribeiro-Neto LM, Lima SB, et al. Reversed-phase high-performance liquid chromatography separation of adrenal steroids prior to radioimmunoassay: Application in congenital adrenal hyperplasia. *J Chromatog Sci*, 2003; *41*:251-4.
14. Bachega TASS, Brenlha EML, Billerbeck AEC, et al. Variable ACTH-stimulated 17-hydroxyprogesterone values in 21-hydroxylase deficiency carriers are not related to the different CYP21 gene mutations. *J Clin Endocrinol Metab*, 2002; *87*:786-90.
15. Fernandes VT, Ribeiro-Neto LM, Vieira JGH, et al. Radioimunoensaio para 21-deoxicortisol sérico e sua aplicação clínica na hiperplasia adrenal congênita. *Arq Bras Endocrinol Metab*, 2003; *47*:171-6.
16. Gueux B, Fiet J, Pham-Huu-Trung M-T, et al. Radioimmunoassay for 21-deoxycortisol: clinical applications. *Acta Endocrinol*, 1985; *108*:537-44.
17. Fiet J, Gueux B, Gourmelen M, et al. Comparison of basal and adrenocorticotropin-stimulated plasma 21-deoxycortisol and 17-hydroxyprogesterone values as biological markers of late-onset adrenal hyperplasia. *J Clin Endocrinol Metab*, 1988; *66*:659-67.
18. Mello MP, Penachioni JY, Amaral FC, et al. Deficiência da 11β-hidroxilase. *Arq Bras Endocrinol Metab*, 2004; *48*:713-26.
19. Tonetto-Fernandes V, Lemos-Marini SH, Kuperman H, Ribeiro-Neto LM, Verreschi IT, Kater CE. Serum 21-deoxycortisol, 17-hydroxyprogesterone, and 11-deoxycortisol in classic congenital adrenal hyperplasia: clinical and hormonal correlations and identification of patients with 11beta-hydroxylase deficiency among a large group with alleged 21-hydroxylase deficiency. *J Clin Endocrinol Metab*, 2006; *91*:2179-84.
20. Tonetto-Fernandes V, Lemos-Marini SH, De Mello MP, Ribeiro-Neto LM, Kater CE. 21-hydroxylase deficiency transiently mimicking combined 21- and 11beta-hydroxylase deficiency. *J Pediatr Endocrinol Metab*, 2008; *21*:487-94.
21. Hayek A, Crawford JD, Bode HH. Single dose of dexametasone in treatment of congenital adrenal hyperplasia. *Metabolism*, 1971; *20*:897-90.
22. Levine LS, Zachmann M, Mew MI, et al. Genetic mapping of the 21-hydroxylase-deficiency gene within the HLA linkage group. *N Engl J Med*, 1978; *299*:911-5.
23. Bachega TASS, Billerbeck AEC, Parente EB, et al. Estudo multicêntrico de pacientes brasileiros com deficiência de 21-hidroxilase: Correlação do genótipo com o fenótipo. *Arq Bras Endocrinol Metab*, 2004; *48*:697-704.
24. Brook CGD. The management of classical congenital adrenal hyperplasia due to 21-hydroxylase deficiency. *Clin Endocrinol* (Oxf), 1990; *33*:559-64.
25. Speiser PW, Agdere L, Ueshiba H, et al. Aldosterone synthesis in salt wasting congenital adrenal hyperplasia with complete absence of adrenal 21-hydroxylase. *N Engl J Med*, 1991; *324*:145-9.
26. Richards GE, Grumbach MM, Kaplan SL, et al. The effect of long acting glucocorticoids on menstrual abnormalities in patients with virilizing congenital adrenal hyperplasia. *J Clin Endocrinol Metab*, 1978; *47*:1208-15.
27. Zipf WB, Bacon GE, Kelch RP. Hormonal and clinical responses to prednisone treatment in adolescents with congenital adrenal hyperplasia. *Horm Res*, 1980; *12*:206-17.
28. Fernandes-Caldato MC, Fernandes VT, Kater CE. A chronobiological evaluation of adrenal androgens in response to prednisolone or hydrocortisone in morning and evening schemes for treatment of classic 21-hydroxylase deficiency. *J Clin Endocrinol Metab*, 2004 (submetido).
29. Fernandes-Caldato M, Fernandes VT, Kater CE. One-year clinical evaluation of single morning dose prednisolone therapy for 21-hydroxylase deficiency. *Arq Bras Endocrinol Metab*, 2004; *48*:705-12.
30. Punthakee Z, Laurent L, Polychronakos C. Prednisolone in the treatment of adrenal insufficiency: a re-evaluation of relative potency. *J Pediatr*, 2003; *143*:402-5.
31. Leite FM, Longui CA, Kochi C, et al. Comparative study of prednisolone versus hydrocortisone acetate for treatment of patients with the classic congenital adrenal hyperplasia due to 21-hydroxylase deficiency. *Arq Bras Endocrinol Metabol*, 2008; *52*:101-8.
32. Rivkees SA, Crawford JD. Dexamethasone treatment of virilizing congenital adrenal hyperplasia: the ability to achieve normal growth. *Pediatrics*, 2000; *106*:767-73.
33. Charmandari E, Matthews DR, Johnston A, et al. Serum cortisol and 17-hydroxyprogesterone interrelation in classic 21-hydroxilase deficiency: is a current replacement therapy satisfactory? *J Clin Endocrinol Metab*, 2001; *86*:4679-85.
34. Silva IN, Kater CE, Cunha CF, et al. Randomised controlled trial of growth effect of hydrocortisone in congenital adrenal hyperplasia. *Arch Dis Child*, 1997; *77*:214-220.

35. Biglieri EG, Kater CE. Mineralocorticoids in congenital adrenal hyperplasia. *J Steroid Biochem Molec Biol*, 1991; *40*:493-8.
36. Pang S. Congenital adrenal hyperplasia. *Endocrinol Metab Clin North Am*, 1997; *26*:853-91.
37. Merke DP, Chrousos GP, Eisenhofer G, *et al*. Adrenomedullary dysplasia and hypofunction in patients with classic 21-hydroxylase deficiency. *N Engl J Med*, 2000; *343*:1362-8.
38. Van Wyk JJ, Ritzen EM. The role of bilateral adrenalectomy in the treatment of congenital adrenal hyperplasia. *J Clin Endocrinol Metab*, 2003; *88*:2993-8.
39. Gmyrek G, New MI, Sosa RE, Poppas D. Bilateral laparoscopic adrenalectomy as a treatment for classic congenital adrenal hyperplasia attributable to 21-hydroxylase deficiency. *Pediatrics*, 2002; *109*:E28.
40. Mello MP, Bachega TASS, Costa-Santos M, Mermejo LM, de Castro M. Bases moleculares da hiperplasia adrenal congênita. *Arq Bras Endocrinol Metab*, 2002; *46*:457-77.
41. Kater CE, Biglieri EG. Disorders of steroid 17-hydroxylase deficiency. *Endocrinol Metab Clin North Am*, 1994; *23*:341-57.
42. Costa-Santos M, Kater CE, Auchus RJ. Brazilian Congenital Adrenal Hyperplasia Multicenter Study Group. Two prevalent CYP17 mutations and genotype-phenotype correlations in 24 Brazilian patients with 17-hydroxylase deficiency. *J Clin Endocrinol Metab*, 2004; *89*:49-60.
43. Pandey AV, Flück CE, Huang N, *et al*. P450 oxidoreductase deficiency: a new disorder of steroidogenesis affecting all microsomal P450 enzymes. *Endocr Res*, 2004; *30*:881-8.
44. Flück CE, Pandey AV, Huang N, *et al*. P450 oxidoreductase deficiency – a new form of congenital adrenal hyperplasia. *Endocr Dev*, 2008; *13*:67-81.
45. Nimkarn S, New MI. Prenatal diagnosis and treatment of congenital adrenal hyperplasia owing to 21-hydroxylase deficiency. *Nat Clin Pract Endocrinol Metab*, 2007; *3*:405-13.
46. Lajic S, Nordenström A, Hirvikoski T. Long-term outcome of prenatal treatment of congenital adrenal hyperplasia. *Endocr Dev*, 2008; *13*:82-98.

PARTE V
DISTÚRBIOS DO SISTEMA REPRODUTIVO

40 Hipogonadismo Masculino

Thomaz Rodrigues P. Cruz, Lisete Pontes, Lucio Vilar

INTRODUÇÃO

O hipogonadismo masculino é uma enfermidade caracterizada por baixos níveis séricos de testosterona, associados a sintomas ou sinais específicos, tais como diminuição da libido e da sensação de vitalidade, disfunção erétil, redução da massa muscular e da densidade mineral óssea, depressão e anemia.[1-3]

O hipogonadismo pode ser primário (ou hipergonadotrófico) ou secundário (ou hipogonadotrófico). No primeiro caso, a anormalidade localiza-se nos testículos, enquanto no hipogonadismo secundário a produção deficiente de testosterona resulta de secreção insuficiente de gonadotrofinas, devido a um distúrbio hipotalâmico ou hipofisário.[4,5] Em algumas situações pode haver uma associação de hipogonadismo primário e secundário, como no envelhecimento e em várias doenças sistêmicas (alcoolismo, hepatopatias, anemia falciforme etc.).[6] Diminuição da ação androgênica, mimetizando deficiência androgênica, pode ocorrer em pacientes com defeitos no receptor androgênico (resistência androgênica) e naqueles com anormalidades pós-receptor ou incapacidade de converter a testosterona em seu metabólito ativo, a diidrotestosterona (DHT), devido à deficiência da 5α-redutase.[7] As principais causas do hipogonadismo primário e secundário estão listadas nos Quadros 40.1 e 40.2, respectivamente.

A prevalência do hipogonadismo masculino aumenta com a idade. Nos Estados Unidos, estima-se que a doença afete 2 a 4 milhões de homens, dos quais somente 5% estariam sendo tratados.[8,9]

FISIOLOGIA REPRODUTIVA MASCULINA

Para que o homem tenha funções sexual e gonadal normais, são necessários o funcionamento e a integração adequados dos 6 principais componentes do eixo reprodutivo masculino: (1) sistema nervoso extra-hipotalâmico, (2) hipotálamo, (3) hipófise, (4) testículos, (5) tecidos-alvo sensíveis aos esteróides sexuais e (6) sítios do metabolismo e transporte dos androgênios.[4,6,7]

Função Testicular

O testículo é um órgão que tem a dupla função de produção de esteróides sexuais (p.ex., síntese de testosterona) e de espermatozóides. Assim, ele tanto controla a sexualidade como a perpetuação da espécie (fertilidade). Existem, no testículo, dois componentes que são estrutural e funcionalmente distintos, mas intimamente relacionados: as células de Leydig e os túbulos seminíferos.[4,7]

As *células de Leydig*, ou *células intersticiais*, têm como função principal a secreção de testosterona. A síntese dos hormônios esteróides pelas células de Leydig é regulada pelo hormônio luteinizante (LH). Por sua vez, a elevação dos androgênios inibe a secreção do LH, através de um mecanismo de retroalimentação negativa sobre a hipófise e o hipotálamo. As células de Leydig também secretam pequenas quantidades de ocitocina, renina, fator de crescimento insulina-símile I (IGF-I), fatores de crescimento transformantes α e β, interleucina-1, lipotropina, β-endorfina, dinorfina, angiotensina e prostaglandinas, que podem ser importantes para a regulação parácrina da função testicular.[4,6-8]

Os *túbulos seminíferos* representam 80 a 90% da massa testicular e são responsáveis pela produção diária de aproximadamente 30 milhões de espermatozóides, durante a vida reprodutiva masculina (da puberdade à morte). São compostos pelas células de Sertoli e células germinativas, cuja função é regulada pelo hormônio folículo-estimulante (FSH) e pela testosterona. O FSH liga-se a receptores específicos nas células de Sertoli e estimula a produção da proteína ligadora dos androgênios, uma molécula com alta afinidade por esses hormônios. Essa proteína permite uma elevada concentração de testosterona, indispensável para o desenvolvimento das células germinativas durante a espermatogênese. O FSH é necessário para o início da espermatogênese, mas a ação da testosterona parece ser indispensável para a plena maturação dos espermatozóides. As células de Sertoli secretam várias outras substâncias, tais como peptídeo GnRH-símile, transferrina, ativador

QUADRO 40.1
Causas de Insuficiência Testicular Primária e Resistência Androgênica

Doenças congênitas
- Distúrbios cromossômicos
  Síndrome de Klinefelter e síndromes correlatas (p.ex., XXY, XXY/XY, XYY, homens XX)
  Defeitos enzimáticos na biossíntese de testosterona
  Distrofia miotônica
- Distúrbios do desenvolvimento
  Síndrome resultante do uso de dietilestilbestrol pré-natal
  Criptorquidismo

Defeitos adquiridos
- Orquite
- Parotidite e outras viroses
- Doenças granulomatosas (p.ex., tuberculose, hanseníase)
- Síndrome da imunodeficiência adquirida (AIDS/SIDA)
- Doenças infiltrativas (p.ex., hemocromatose, amiloidose)
- Lesões cirúrgicas ou traumáticas e torção de testículo
- Irradiação
- Toxinas (p.ex., álcool, fungicidas, inseticidas, metais pesados, óleo de semente de algodão, DDT e outros estrogênios ambientais)
- Drogas
  Agentes citotóxicos
  Antiandrogênicos (p.ex., cetoconazol, cimetidina, flutamida, ciproterona, espironolactona)
  Etanol, heroína etc.
- Falência testicular auto-imune
  Isolada
  Associada a outros distúrbios órgão-específicos (p.ex., doença de Addison, tiroidite de Hashimoto, *diabetes mellitus* tipo 1)

Síndromes de resistência androgênica
- Síndrome da feminização testicular ou síndrome de Morris
- Síndrome de Reifenstein

QUADRO 40.2
Causas de Hipogonadismo Secundário Masculino

Congênitas
- Deficiência de GnRH
  Isolada (hipogonadismo hipogonadotrófico idiopático)
  Com anosmia (síndrome de Kallmann)
  Com outras anormalidades (síndrome de Prader-Willi, síndrome de Laurence-Moon-Biedl, encefalocele basal, síndrome de múltiplas lentigenes, síndrome de Rud, síndrome CHARGE, ataxia cerebelar e hipogonadismo hipogonadotrófico)
  Deficiência parcial de GnRH (síndrome do eunuco fértil)
- Deficiência múltipla de hormônios hipotalâmicos/hipofisários
- Aplasia ou hipoplasia hipofisária
- Defeitos na ação ou secreção do GnRH
  Mutações Kalig-1
  Mutações no receptor do GnRH
- Defeitos na ação ou secreção das gonadotrofinas
  Mutações inativadoras do gene do LH-beta
  Mutações inativadoras do gene do FSH-beta
  Mutações inativadoras do gene do receptor do LH
  Mutações DAX e SF-1

Adquiridas
- Traumatismo craniano, pós-cirurgia, pós-irradiação
- Neoplasias
  Adenomas hipofisários: prolactinomas, outros tumores funcionantes e não-funcionantes
  Craniofaringioma, germinomas, gliomas, leucemia, linfomas
- Infarto hipofisário, aneurisma carotídeo
- Doenças infiltrativas e infecciosas do hipotálamo e hipófise
  Sarcoidose
  Tuberculose
  Coccidioidomicose
  Histoplasmose
  Sífilis
  Abscesso
  Histiocitose X
  Hemocromatose
- Hipofisite auto-imune
- Distúrbios funcionais
  Anorexia nervosa
  Disfunção hipotalâmica relacionada com o estresse ou doenças sistêmicas (insuficiência renal, insuficiência hepática, hiperprolactinemia etc.)
- Drogas (antiandrogênicas, estrogênios e antiestrogênicas, progestágenos, glicocorticóides, cimetidina, espironolactona, digoxina, fármacos indutores de hiperprolactinemia)

---

do plasminogênio, ceruloplasmina, fator inibidor dos ductos müllerianos, antígeno H-Y e inibina. Esta última tem sua secreção diretamente estimulada pelo FSH. Existem duas formas de inibina (A e B), e ambas fisiologicamente inibem a secreção do FSH, mas não a do LH. Uma proteína composta por dímeros da subunidade β da inibina, denominada ativina, estimula a secreção de FSH. Inibina e ativina funcionam, também, como reguladores parácrinos da espermatogênese.[4,6-8]

Para a função reprodutiva no homem, os três principais hormônios esteróides são a testosterona, a diidrotestosterona e o estradiol. Testosterona, o principal hormônio masculino secretado pelos testículos, é produzida em quantidade próxima a 7 mg/dia. Em torno de 95% da testosterona provêm do testículo, enquanto o restante é originário das supra-renais. As células de Leydig também secretam pequenas quantidades do potente androgênio diidrotestosterona e dos fracos androgênios deidroepiandrosterona e androstenediona. Também produzem pequenas quantidades de estradiol, estrona, pregnenolona, progesterona, 17α-hidroxiprogesterona e 17α-hidroxipregnenolona. Oitenta por cento da DHT e do estradiol circulantes provêm da conversão nos tecidos periféricos, a partir de precursores androgênicos secretados pelos testículos e adrenais (Quadro 40.3).[4,6-8]

TRANSPORTE DA TESTOSTERONA NO PLASMA

A testosterona circula ligada principalmente a duas proteínas plasmáticas: a globulina ligadora dos hormônios sexuais (SHBG) – produzida no fígado – e a albumina. Em homens adultos jovens, cerca de 54% da testosterona estão ligados à albumina, 44% à SHBG e 2 a 3% correspondem à fração livre do hormônio. Os níveis séricos da SHBG estão aumentados em estados de hiperestrogenismo endógeno e exógeno, deficiência androgênica, hipertiroidismo, envelhecimento, uso de fenitoína, anorexia nervosa e estresse prolongado, deficiência de GH, hepatite e porfiria. Estão diminuídos durante a terapia androgênica, obesidade, acromegalia e hipotiroidismo, durante o uso de glicocorticóides e progestágenos, em situações de hiperinsulinemia. Em situações que alteram os níveis da SHBG, deve-se medir a

QUADRO 40.3
Contribuições Relativas (Percentuais Aproximados) dos Testículos, Supra-renais e Tecidos Periféricos para os Níveis Circulantes de Esteróides no Homem

	Secreção Testicular	Conversão Periférica de Secreção Supra-renal	Precursores
Testosterona	95	< 1	< 5
Diidrotestosterona	20	< 1	80
Sulfato de DHEA	< 10	90	—
Estradiol	20	< 1	80
Estrona	2	< 1	98

fração livre da testosterona, em vez da testosterona total.[5-8] À soma da testosterona livre e da fração ligada à albumina denomina-se testosterona biodisponível, cuja determinação ofereceria uma noção mais completa do hormônio prontamente utilizado.[1] Recentemente foi proposto o cálculo do índice de testosterona livre (FTI) como indicação da quantidade de testosterona biodisponível. Ele é obtido pela divisão da testosterona total pela SHBG.[1]

AÇÃO DA TESTOSTERONA

A testosterona exerce seus efeitos nos diferentes órgãos agindo diretamente ou após conversão a um metabólito ativo, diidrotestosterona (pela 5α-redutase), ou a estradiol (através de aromatases). Assim, ela pode atuar como um hormônio androgênico ou como um precursor da DHT, cujos efeitos são mediados pelo receptor androgênico intracelular. Pode, também, servir de precursor para o estradiol em alguns tecidos, onde se liga a receptores estrogênicos (alfa e beta) para induzir efeitos estrogênio-símiles.[4,6]

A testosterona é direta ou indiretamente responsável pela diferenciação embriônica da genitália externa e interna masculina, caracteres sexuais secundários na puberdade, bem como pela manutenção da libido e pela função erétil na vida adulta. Para que haja uma função sexual adequada no homem, é necessário que a libido e as capacidades erétil, ejaculatória e orgástica estejam normais. Esse processo é complexo e envolve uma integração entre as atividades cognitiva, sensorial, hormonal, neuronal autonômica e a vasculatura peniana.[4,6-8]

Função Hipotalâmico-hipofisária

LH e FSH são glicopeptídeos compostos de duas subunidades (alfa e beta) e são secretados pelas células gonadotróficas. Eles compartilham a mesma subunidade alfa e diferem na beta. Como mencionado, para um funcionamento adequado dos testículos é necessário secreção normal de gonadotrofinas pela hipófise anterior, a qual é controlada pelo hormônio liberador de gonadotrofina (GnRH), produzido no hipotálamo. Um segundo nível de retroalimentação ocorre na hipófise, onde a testosterona, a diidrotestosterona (DHT) e os estrogênios inibem a síntese e/ou a liberação das gonadotrofinas (Fig. 40.1). Inibina e ativina, peptídeos produzidos pelas células de Sertoli, também produzem, respectivamente, seletiva inibição e estímulo do FSH. LH e FSH circulam não ligados a proteínas carreadoras e exercem seus efeitos através de receptores específicos presentes nas células de Leydig e Sertoli, respectivamente, conforme anteriormente mencionado.[4,6-8]

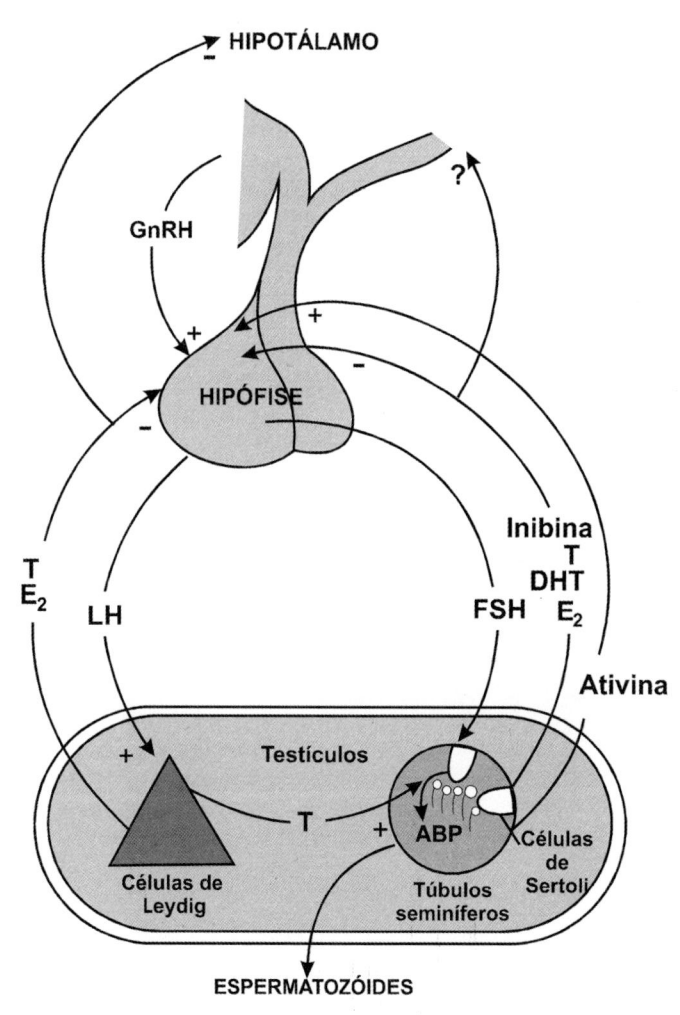

Fig. 40.1 Eixo hipotalâmico-hipofisário-testicular. (GnRH = hormônio liberador de gonadotrofina; FSH = hormônio folículo-estimulante; T = testosterona; DHT = diidrotestosterona; ABP = proteína de ligação aos androgênios; E_2 = estradiol; [+] = influência positiva; [−] = influência negativa.)

A secreção pulsátil do GnRH é regulada de uma maneira complexa, que inclui neurônios originários dos centros cognitivos e sensitivos mais altos, bem como níveis circulantes de esteróides sexuais e hormônios peptídeos (prolactina, activina, inibina, leptina etc.). Várias substâncias funcionam como efetores locais da síntese e liberação do GnRH, como neuropeptídeos, catecolaminas, indolaminas, óxido nítrico e aminoácidos excitatórios, ácido gama-aminobutírico, dopamina, neuropeptídeo Y, peptídeo intestinal vasoativo (VIP) e hormônio liberador da corticotrofina (CRH). Testosterona, direta ou indiretamente (através de seus metabólitos, estradiol e diidrotestosterona), tem efeitos predominantemente inibitórios sobre a liberação de GnRH, LH e FSH. Prolactina é um potente inibidor da secreção de GnRH, sendo por isso comum hipogonadismo na presença de hiperprolactinemia.[4,6–8]

Kisspeptina, produto do gene *Kiss-1*, é uma proteína-G acoplada a um receptor, denominado GPR54. Recentemente foi demonstrado que a sinalização do complexo kisspeptina-GPR54 tem um importante papel no início da secreção do GnRH na puberdade e na regulação da reprodução.[10]

ETIOLOGIA DO HIPOGONADISMO PRIMÁRIO (HIPERGONADOTRÓFICO)

O hipogonadismo primário pode resultar de distúrbios congênitos ou adquiridos (Quadro 40.1). Entre as causas congênitas, destacam-se distúrbios cromossômicos (dos quais o mais comum é a síndrome de Klinefelter) e o criptorquidismo. Entre os defeitos adquiridos, os mais importantes são as doenças infecciosas (orquite viral, AIDS/SIDA etc.), doenças granulomatosas (tuberculose, hanseníase), drogas e lesões cirúrgicas ou traumáticas.[2,6,7]

Laboratorialmente, o hipogonadismo primário se caracteriza por níveis baixos de testosterona e elevação do LH e FSH.[1–3]

Doenças Congênitas

SÍNDROME DE KLINEFELTER (SK)

Trata-se da causa genética mais comum de hipogonadismo masculino, com incidência de 1:500 a 1:1.000 meninos nascidos vivos, 1:169 homens em instituições psiquiátricas, 1:100 homens com déficit intelectual, 1:77 a 1:24 homens estéreis e 1:10 homens com azoospermia. O defeito genético básico é a presença de um cromossomo X extra que resulta de uma não-disjunção meiótica dos cromossomos durante a gametogênese. O cariótipo mais usual é o 47,XXY (forma clássica), presente em dois terços dos casos, seguido do 46,XY/47,XXY (forma mosaico). Outros possíveis cariótipos são 48,XXXY, 48,XXYY e 49,XXXXY. A SK se caracteriza pela presença de testículos pequenos e endurecidos (por fibrose e hialinização dos túbulos seminíferos), azoospermia (por obliteração dos túbulos seminíferos), pilosidade facial reduzida (em 60 a 80%), pilosidade pubiana diminuída (em 30 a 60%) e de disposição triangular, pênis de tamanho reduzido (em 10 a 25%) (mas micropênis é raro), criptorquidia uni- ou bilateral (em 7%), alta estatura com proporções eunucóides, ginecomastia (em 50 a 85%) e hipogonadismo hipergonadotrófico (Fig. 40.2). Esse fenótipo apenas se evidencia a partir da puberdade. Antes da idade de 12 anos, os níveis de gonadotrofinas estão nos valores pré-puberais. Da mesma forma, a concentração sérica da testosterona tende a estar normal até por volta dos 14 anos. Pacientes com mosaicismo 46,XY/47,XXY podem ter um fenótipo mais variável e cursar com testosterona sérica normal ou no limite inferior da normalidade. Alguns, excepcionalmente, são férteis.[11–13]

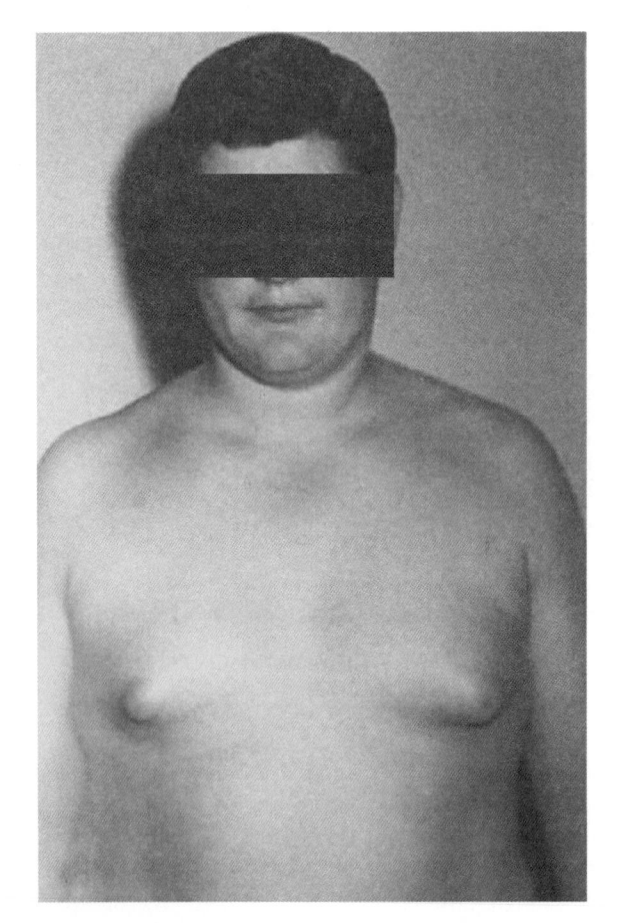

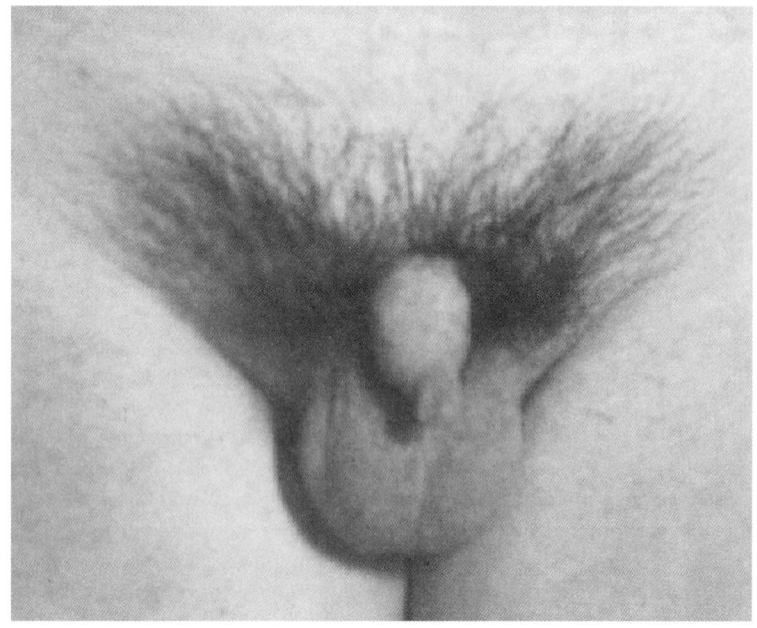

Fig. 40.2 Síndrome de Klinefelter clássica (cariótipo 47,XXY), com ginecomastia bilateral, ausência de pêlos faciais e testículos pequenos e firmes.

Pacientes com SK apresentam maior incidência de intolerância à glicose e diabetes, patologias tiroidianas, doença pulmonar obstrutiva crônica (DPOC), lúpus eritematoso sistêmico, tremor essencial, osteoporose (em 25%), veias varicosas, tromboembolismo, doença cerebrovascular, doença valvular aórtica, ruptura de aneurisma e taurodontismo. Este último, presente em 40% dos pacientes, é um distúrbio pulpar que predispõe à queda precoce de dentes. Além disso, existe risco aumentado para diversas neoplasias, tais como tumores testiculares, neoplasias de células germinativas (mediastino e cérebro), carcinoma broncogênico, leucemia linfocítica aguda e, sobretudo, câncer de mama.[6,11]

A SK pode causar dificuldade de aprendizado e controle inadequado dos impulsos. Essas tendências podem explicar a freqüência aumentada dessa moléstia em instituições penais e naquelas para deficientes mentais.[6] Retardo mental e anomalias somáticas são mais freqüentes com os raros cariótipos 48,XXYY e 48,XXXY.[6,13]

SÍNDROME DO HOMEM XX

Observada em cerca de 1 em cada 20.000 meninos, representa uma variante da síndrome de Klinefelter. Os testículos são firmes e pequenos (em geral < 2 cm). O pênis é pequeno ou de tamanho normal. Azoospermia e hialinização dos túbulos seminíferos estão presentes. Hipospádia ou genitália ambígua ocasionalmente são encontradas, diferentemente do que ocorre na SK. Ginecomastia é comum. Laboratorialmente, caracteriza-se por valores baixos de testosterona e elevação do estradiol e gonadotrofinas.[6,14]

CRIPTORQUIDISMO

Criptorquidismo ou criptorquismo, definido como a presença do testículo fora da bolsa escrotal, representa a principal anomalia gonadal masculina. É observado em cerca de 3% nos meninos nascidos a termo e em 30% dos prematuros com idade gestacional de 30 semanas ou menos. Após 6 a 9 meses de vida, a freqüência do distúrbio é similar à encontrada em adultos (0,7 a 0,8%). Pode ser unilateral ou, mais raramente, bilateral. Cerca de 50% dos testículos criptorquídicos estão localizados no anel inguinal externo ou no topo da bolsa escrotal; 19% estão dentro do canal inguinal, enquanto 9% são intra-abdominais e 23%, ectópicos. Os cinco sítios mais freqüentes para ectopia são períneo, canal femoral, superfície da bolsa inguinal, região suprapúbica e bolsa escrotal contralateral.[6,15,16]

As principais complicações do testículo criptorquídico são oligo- ou azoospermia, infertilidade e risco de malignização.[16] Infertilidade tem sido reportada em até 50% dos pacientes com criptorquidismo unilateral e em até 75 a 90% daqueles com criptorquidismo bilateral, mas os dados da literatura variam de acordo com a idade do início do tratamento e a localização inicial do testículo. Até 60% dos pacientes com criptorquidismo bilateral submetidos à orquiopexia na infância mostram-se capazes de procriar. Esse percentual é de cerca de 75% nos pacientes com criptorquidismo unilateral corrigido antes da puberdade. Entretanto, espermatogênese defeituosa é comum após a cirurgia e pode ser detectada mesmo no testículo normal em casos de criptorquidismo unilateral.[17] Orquidopexia pós-puberal está associada com uma taxa bastante elevada (> 85%) de azoospermia ou oligospermia.[18]

O risco de degeneração maligna testicular é 20 a 30 vezes maior em pacientes com criptorquidismo do que na população geral. A incidência é 6 vezes maior nos testículos intra-abdominais do que nos intracanaliculares. Seminoma é o tipo mais comum, seguido do carcinoma de células embrionárias. É importante salientar que a correção do criptorquidismo pode reduzir o risco, mas não o remove, uma vez que a neoplasia pode surgir vários anos após a orquiopexia. Além disso, 20% dos tumores surgem no testículo contralateral.[7,18]

Como o descenso testicular espontâneo geralmente ocorre até o final do primeiro ano de vida, a orquidopexia está recomendada após a idade de 12 a 18 meses para o(s) testículo(s) que permaneça(m) criptorquídico(s).[7] A cirurgia deve ser reservada para os casos não-responsivos ao tratamento hormonal. A droga mais utilizada com essa finalidade é a *gonadotrofina coriônica humana (hCG)*, cuja eficácia é de 70 a 80% nos pacientes com testículos retráteis, e de 10 a 25% para os retidos. As doses atualmente recomendadas variam de 50 a 100 UI/kg, 1 vez por semana, ao longo de 6 semanas. Como alternativa, dispomos dos *agonistas do GnRH*, por exemplo, *buserelina* (Suprefact E®), na dose de 10 μg em dias alternados, durante 6 a 8 semanas, por via intranasal. Como opção, podem ser utilizados 20 μg/dia, por 4 semanas.[6,19]

Em casos de testículos não-palpáveis bilateralmente, está indicado o teste agudo com a gonadotrofina coriônica humana (hCG), com o objetivo de descartar ou confirmar a anorquia bilateral. Usa-se a dose de 100 UI/kg/dia IM por 5 dias consecutivos. Mede-se a testosterona basal 24 h após a última aplicação. A falta de elevação da testosterona sugere anorquismo bilateral, enquanto um incremento maior do que 30 ng/dL nos níveis desse hormônio indica a presença de tecido testicular intra-abdominal em pelo menos um dos lados. Nessa situação, está indicada exploração cirúrgica bilateral.[7,18,19]

SÍNDROME DA REGRESSÃO TESTICULAR (ANORQUIA BILATERAL)

É observada em aproximadamente 1 de cada 20.000 homens e em 1 a 5% daqueles com criptorquidismo. Resultaria de agressão testicular pré-natal (trauma, infecção, insuficiência vascular ou outros mecanismos) após a 16.ª semana de gestação. Caracteriza-se pela presença de genitália externa masculina, crescimento e desenvolvimento normais, mas falha no surgimento dos caractcrcs sexuais secundários à época da puberdade. O pênis permanece pequeno e a bolsa escrotal, vazia; os pêlos axilares e pubianos são escassos. Se o paciente não receber androgênios, surgem proporções eunucóides. Ginecomastia não ocorre. Os níveis de testosterona são geralmente muito baixos e não aumentam após o teste de estímulo com gonadotrofina coriônica. Por outro lado, virilização parcial espontânea à puberdade pode ocasionalmente ser vista. Tais pacientes teriam células de Leydig funcionantes, uma vez que os níveis de testosterona se mostram maiores nas veias espermáticas do que na circulação periférica.[6,7,20]

Pacientes com criptorquidismo bilateral se diferenciam daqueles com anorquia bilateral pelo achado de níveis normais de testosterona que se elevam após estímulo com hCG ou valores de inibina B > 15 pg/mL.[6,7]

DISTROFIA MIOTÔNICA (DM)

DM é um distúrbio com transmissão autossômica dominante cujos defeitos podem se localizar no cromossomo 19 ou no 3. Insuficiência testicular primária, em graus variados, ocorre em 80% dos homens afetados. Ela geralmente só se torna evidente na idade adulta, quando é comum achado de atrofia testicular. Em caso de hialinização e fibrose testiculares extensas, a função das células de Leydig também pode estar prejudicada. Entretanto, a maioria dos pacientes desenvolve e mantém um crescimento normal dos pêlos faciais e corporais, bem como a libido. Outras manifestações da doença incluem fraqueza e atrofia progressivas dos músculos da face, pescoço, mão e extremidades inferiores. Atrofia marcante dos músculos temporais, ptose palpebral e calvície frontal representam a fácies miodistrófica característica. Retardo mental, *diabetes mellitus*, hiperostose craniana e hipotiroidismo primário podem, também, estar presentes.[6,21,22]

RESISTÊNCIA AO HORMÔNIO LUTEINIZANTE (LH)

Mutações inativadoras do gene do receptor do LH foram inicialmente descritas em pacientes com pseudo-hermafroditismo masculino causado por hipoplasia das células de Leydig.[23] Esse raro distúrbio autossômico recessivo se caracteriza pelo achado de genitália externa feminina, gônadas masculinas em região inguinal, além de níveis de testosterona baixos e não-responsivos à hCG.[24] Posteriormente, as referidas mutações foram identificadas em pacientes com micropênis, associado ou não a hipospádia e criptorquidismo.[25]

DEFEITOS DA BIOSSÍNTESE TESTICULAR

Mutações nos genes que codificam enzimas envolvidas na biossíntese testicular de testosterona podem resultar em condições que cursam com baixa produção desse hormônio e pseudo-hermafroditismo masculino (PHM). Entre tais condições se incluem as deficiências de 17,20-liase (CYP17) isolada[27] e de 17β-hidroxiesteróide desidrogenase 3 (17β-HSD 3).[27] Existem ainda doenças em que há também comprometimento da produção adrenal de testosterona, tais como as deficiências de StAR (hiperplasia adrenal lipoídica congênita),[28] 17α-hidroxilase/17,20-liase,[29] 17β-hidroxiesteróide desidrogenase 2[28] e de 7-diidrocolesterol redutase (*síndrome Smith-Lemli-Opitz*).[30] Esta última tem um amplo espectro fenotípico: retardo mental, micrognatia, polidactilia, hipospádia grave, micropênis, crescimento deficiente etc.[30] Na deficiência de StAR, observa-se um quadro de grave insuficiência adrenal e PHM.[28] Deficiência de ambas, 17α-hidroxilase e 17,20-liase, resulta em PHM, ausente ou limitada virilização à puberdade, testosterona baixa, LH/FSH elevados e, caracteristicamente, hipertensão com renina baixa e alcalose hipocalêmica.[29]

SÍNDROME DE NOONAN (SN)

Também chamada *síndrome pseudo-Turner* ou *síndrome de Ullrich*, a SN tem incidência estimada de 1:1.000 a 1:5.000. Apresenta-se com baixa estatura e vários aspectos fenotípicos da síndrome de Turner, como pescoço alado, orelhas anormais e com implantação baixa, encurtamento de um ou mais metacarpianos, hipertelorismo, cardiopatia congênita etc. (Fig. 40.3). Entretanto, o cariótipo é 46,XX em meninas e 45,XY em meninos. Características clínicas que diferenciam a SN da síndrome de Turner são: fácies triangular, peito escavado, cardiomiopatia hipertrófica e maior incidência de retardo mental. As meninas com SN apresentam função ovariana normal e os meninos, criptorquidia (presente em mais de 50% dos casos) com prejuízo da função das células de Leydig. Retardo puberal está invariavelmente presente, enquanto baixa estatura é observada em 70 a 83% dos casos de SN. Estudos na população holandesa ou alemã verificaram que a estatura média de indivíduos adultos com SN não tratados com hormônio do crescimento é de, respectivamente, 161–162,5 cm em homens e de 150,5–152,7 cm em mulheres, correspondendo ao

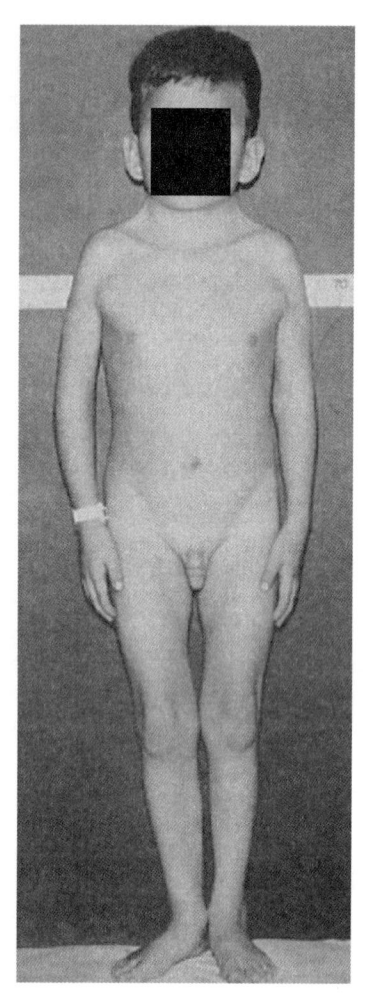

Fig. 40.3 Aspecto típico da *síndrome de Noonan*, com baixa estatura, infantilismo, pescoço alado e orelhas com implantação baixa e anormais.

escore de desvio-padrão da altura final (Z da altura final) de −2,5 a −2,1. Ginecomastia pode também ser encontrada.[6,31,32]

Em mais de 55% dos pacientes, observa-se história de equimoses espontâneas ou tendência a sangramento prolongado. Alterações hematológicas, como deficiência de fatores VIII, XI e XII, e trombocitopenia e defeitos na função plaquetária são encontrados em 20% dos casos, porém eventos hemorrágicos graves são raros (3%).[31,32]

SN tem herança autossômica dominante, e o gene inicialmente envolvido na sua etiologia foi o *PTPN11*, localizado na região 12q24.1.[31,32] Mais recentemente, mutações em outros genes que interferem na via de sinalização da RAS-MAPK (*mitogen activated protein kinase*) foram identificadas em pacientes da SN: *KRAS, SOS1, RAF1* e *MEK1*.[32]

Defeitos Adquiridos

ORQUITE VIRAL

Orquite viral é a causa mais comum de insuficiência testicular póspuberal. O vírus da *parotidite* é o fator etiológico principal. Ecovírus, arbovírus do grupo B e o vírus da coriomeningite linfocítica podem, também, estar envolvidos. A orquite resulta de um efeito direto desses vírus sobre o testículo. Após a puberdade, 25% dos pacientes com parotidite desenvolvem orquite clínica (unilateral em dois terços dos casos). Ela surge, em geral, 4 a 8 dias após o início da parotidite, mas, ocasionalmente, pode precedê-la. As alterações espermatogênicas são mais freqüentes e mais precoces do que a disfunção das células de Leydig. Por isso, pacientes com infertilidade pós-orquítica podem ter níveis normais de testosterona e LH, e apenas elevação do FSH. Em uma fase posterior, aumento do LH e diminuição da testosterona podem surgir. A freqüência de infertilidade pós-parotidite não está definida, mas é sabido que oligospermia ocorre em quase 50% dos casos de orquite unilateral e que a contagem de espermatozóides normaliza-se, após 1 a 2 anos, em cerca de 75%. Em contraste, as alterações do sêmen retornam ao normal em menos de um terço dos pacientes com orquite bilateral.[6,33]

TRAUMA

Representa a segunda causa mais comum de atrofia testicular em adultos. Cirurgias para hérnias, varicocele e vasectomia podem resultar em dano testicular permanente. Em um estudo prospectivo, atrofia testicular aconteceu em metade dos homens após trauma fechado da bolsa escrotal.[6]

IRRADIAÇÃO

Tanto a espermatogênese quanto a produção de testosterona são sensíveis à radiação. O dano às células de Leydig induzido por radiação é diretamente relacionado à dose e inversamente relacionado à idade (maior em crianças do que em adolescentes e adultos).[4,6,7]

DROGAS E TOXINAS

Quimioterapia, sobretudo agentes alquilantes, como o bussulfan, freqüentemente leva a um dano testicular irreversível. Ciclofosfamida freqüentemente induz infertilidade. Toxinas podem, também, danificar diretamente os testículos. Vários compostos, como fungicidas e inseticidas (p.ex., DBCP), metais pesados (chumbo, cádmio) e óleo de caroço de algodão danificam as células germinativas.[4,6,7]

Inibição da biossíntese da testosterona ocorre com várias substâncias, incluindo cetoconazol, espironolactona, ciproterona e etanol. Este último pode, também, causar doença hepática. Medroxiprogesterona e estrogênios reduzem os níveis de testosterona por inibirem a secreção hipofisária de LH. Um efeito similar pode acontecer pelo uso de grandes quantidades de maconha, heroína, metadona. Nesses casos, os níveis de LH geralmente são normais, sugerindo a combinação de defeitos testiculares e hipotalâmico-hipofisários. Hiperprolactinemia pode ser outro fator contribuinte. Disfunção erétil tem sido atribuída à maioria dos agentes hipotensores, sem alteração da testosterona ou gonadotrofinas.[4-6] Alergia à clorexidina (Merthiolate®) foi relatada como possível causa de azoospermia e conseqüente infertilidade.[4]

INSUFICIÊNCIA TESTICULAR AUTO-IMUNE

Pode ocorrer isoladamente ou como parte da síndrome poliglandular auto-imune em que há, em graus variados, envolvimento da tiróide, supra-renais, hipófise, pâncreas e outros órgãos.[6,34]

DEFEITOS TESTICULARES ASSOCIADOS A DOENÇAS SISTÊMICAS

Anormalidades no eixo hipotalâmico-hipofisário-testicular ocorrem em várias doenças sistêmicas. Entre elas se incluem insuficiência renal, desnutrição grave, insuficiência hepática, anemia falciforme, AIDS, DPOC, doenças infiltrativas e granulomatosas, neoplasias malignas avançadas, fibrose cística etc. Vários mecanismos patogenéticos podem estar envolvidos. Por exemplo, as citocinas inflamatórias (IL-1β, TNF-α e IL-6) reduzem os níveis de testosterona e têm efeitos variados sobre o LH.[6,35]

Redução da libido, infertilidade e disfunção erétil acontecem em aproximadamente metade dos pacientes submetidos à hemodiálise crônica. Nesses casos, observam-se redução da testosterona e elevação de gonadotrofinas. Também freqüente é a hiperprolactinemia. Essas alterações hormonais são potencialmente reversíveis com o transplante renal.[4,6]

Diminuição da espermatogênese, atrofia testicular e ginecomastia são encontradas em cerca da metade dos pacientes com cirrose hepática, enquanto 75% têm disfunção erétil. Os níveis da SHBG e a produção de estradiol geralmente estão elevados. Em contraste, encontram-se diminuídas a depuração e a produção de testosterona. Pacientes com cirrose alcoólica podem apresentar recuperação da função sexual com a abstinência de álcool. As anormalidades hormonais mencionadas podem ser revertidas com o transplante hepático.[6,35]

Doenças infiltrativas (p.ex., *hemocromatose* e *amiloidose*) e granulomatosas (sobretudo a *hanseníase*) podem resultar em hipogonadismo primário.[2,6] Atrofia testicular ocorre em 10 a 20% dos homens com a hanseníase lepromatosa, sendo conseqüente à invasão dos testículos e, ocasionalmente, de estruturas paratesticulares pelos bacilos. Tal fato resulta em redução de testosterona e elevação do LH e FSH.[6,36]

Anemia falciforme freqüentemente cursa com alteração da função testicular. Dessa forma, prejuízo da maturação sexual pode ocorrer em adolescentes e atrofia testicular é vista em um terço dos adultos.[37] Em alguns estudos houve predomínio do hipogonadismo primário[38] e em outros, do secundário.[38]

A *infecção pelo HIV* tem emergido como uma das causas mais freqüentes de disfunção testicular, resultante de hipogonadismo primário ou secundário. É mais comum nos estágios avançados da doença e em pacientes com perda de peso importante. Em alguns estudos, cerca de metade dos pacientes com AIDS tinha níveis baixos de testosterona, com valores de LH normais ou elevados.[39] Contudo, a ocorrência de hipogonadismo mostrou-se menor (cerca de 20%) nos pacientes recebendo terapia anti-retroviral altamente atuante (HAART).[40] A etiologia do hipogonadismo na AIDS é complexa e multifatorial. Falência testicular primária pode resultar de envolvimento glandular direto (p.ex., sarcoma de Kaposi, linfoma, infecções oportunistas, inibição das células de Leydig por citocinas etc.), drogas que inibem a síntese de testosterona (quimioterápicos, cetoconazol, ganciclovir etc.), entre outros. Inibição da secreção de gonadotrofinas pode decorrer de perda de peso, resposta não-específica à doença sistêmica, efeitos tóxicos de imunocitocinas, hiperprolactinemia, infecções oportunistas etc. Além disso, os níveis de testosterona biodisponível diminuem progressivamente à medida que cai a contagem CD4.[35,41]

ETIOLOGIA DA INSUFICIÊNCIA GONADAL SECUNDÁRIA (HIPOGONADISMO HIPOGONADOTRÓFICO)

O hipogonadismo hipogonadotrófico decorre de anormalidades orgânicas (congênitas ou adquiridas) ou funcionais que vão resultar em uma secreção deficiente de gonadotrofinas (LH e FSH), com conseqüente disfunção das células de Leydig (Quadro 40.2).[5,42]

Doenças Congênitas

SÍNDROME DE KALLMANN

A síndrome de Kallmann (SK) é a causa mais comum de hipogonadismo hipogonadotrófico (HH), com incidência estimada de 1:10.000 homens e 1:50.000 mulheres. Ocorre na forma esporádica (um terço dos casos) ou familiar. Caracteriza-se por HH (secundário à deficiência de GnRH), associado a anosmia ou hiposmia. Tal associação é decorrente da migração inadequada dos neurônios produtores de GnRH e olfatórios, determinando a agenesia ou hipoplasia dos bulbos e tratos olfatórios. Os indivíduos afetados muitas vezes não percebem seu distúrbio do olfato. Além de ginecomastia, hábito eunucóide (Fig. 40.4) e hipospádia, podem estar presentes várias outras anormalidades, como problemas renais (rins em ferradura e agenesia renal unilateral), surdez, metacarpos curtos, defeitos faciais de linha média (lábio leporino, palato fendido, fusão facial imperfeita etc.), distúrbio da visão em cores, nistagmo, retardo mental, movimentos de espelho nos membros superiores (sincinesia), epilepsia e ataxia cerebelar.[6,43,44]

A síndrome de Kallmann (SK) é geneticamente heterogênea. Seu modo de herança pode ser ligado ao cromossomo X (mais comum), autossômico dominante ou como um traço autossômico recessivo. Até o momento, cinco genes foram identificados em pacientes com SK: *KAL1*, *FGFR1*, *FGF8*, *PROKR2* e *PROK2*. As mutações nesses genes, no entanto, representam apenas 30% de todos os casos de SK.

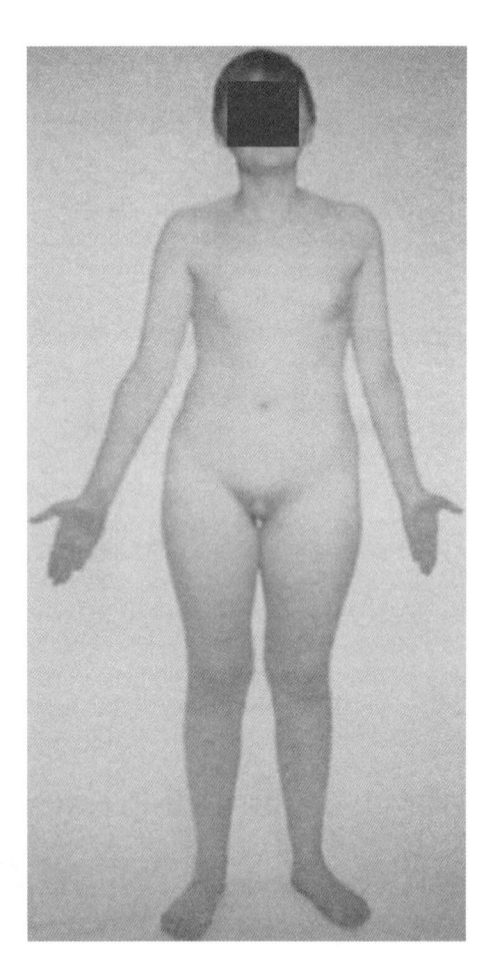

Fig. 40.4 *Síndrome de Kallmann* em homem de 22 anos, com proporções eunucóides, ginecomastia bilateral, ausência de pêlos corporais, genitália infantil e anosmia.

Mutações no *FGFR1*, que codifica o receptor do fator de crescimento 1 dos fibroblastos (FGF), respondem pela forma autossômica dominante da doença. Estima-se que mutações do gene *FGF1R*, também chamado *KAL 2*, seriam responsáveis por cerca de 10% dos casos de SK. Mutações nos genes *PROKR2* e *PROK2*, codificadores do receptor-2 da procineticina e da procineticina-2, são provavelmente responsáveis por casos de SK com modos de transmissão recessiva monogênica e digênica ou oligogênica. Finalmente, mutações ou deleções no *KAL1*, codificador da anosmina-1, causam a SK ligada ao X. Elas seriam encontradas em 14% dos casos familiares e em 11% dos casos esporádicos de SK. Acredita-se que a anosmina-1 atua como um potencializador da sinalização do FGF e, talvez, da procineticina.[6,43,45]

Em uma revisão dos achados da ressonância magnética de crânio em 64 casos de síndrome de Kallmann, foram observados agenesia bilateral dos bulbos olfatórios em 56% (unilateral em 2%) e sulcos olfatórios anormais ou ausentes bilateralmente em 56% (unilateralmente, em 17%). Ao todo, em menos de 10% dos pacientes a RM foi normal.[46]

O hipogonadismo na síndrome de Kallmann nem sempre é irreversível. Foram descritos 16 casos de uma forma variante dessa síndrome em que se observou recuperação espontânea da secreção de gonadotrofinas, evidenciada por normalização progressiva do volume testicular e da concentração sérica de testosterona, anos após o diagnóstico inicial.[47-49] Assim, uma vez que a virilização plena tenha sido induzida, os pacientes devem ser reavaliados, sem reposição androgênica, para verificar se a mesma será necessária indefinidamente.

HIPOGONADISMO HIPOGONADOTRÓFICO (HH) IDIOPÁTICO

Caracteriza-se por deficiência isolada de gonadotrofinas, sem distúrbios do olfato e resultante de secreção deficiente de GnRH.[42] Mutações no gene do GnRH foram identificadas apenas no camundongo. Em seres humanos, mutações do gene do receptor do GnRH (GnRH-R) são a primeira causa genética identificada do HH isolado, com herança autossômica recessiva. Várias dessas mutações foram descritas; contudo, elas esclareceram a etiologia do HH idiopático (HHI) apenas em 20% dos pacientes estudados até o momento (até 50% dos casos familiares).[50-52]

Uma rara condição que pode levar ao HH são mutações no gene *DAX-1* (ver adiante).[42,43] Mais raramente, HHI decorre de mutações no gene *Kiss-1* que codifica a proteína G kisspeptina e seu receptor cognato, GPR54.[10,53]

No HHI, a apresentação clínica é bastante heterogênea, podendo variar de hipogonadismo completo (p.ex., ausência de puberdade e criptorquidismo) ao desenvolvimento parcial dos caracteres sexuais secundários.[5,6,42]

DEFICIÊNCIA ISOLADA DE LH

Pode se manifestar através da síndrome do eunuco fértil, caracterizada por produção deficiente de testosterona (a qual responde à administração de hCG), associada a graus variados de espermatogênese. Na maioria dos casos, representa uma forma parcial de HH idiopático.[54] Pode ser secundária a um tumor da região selar,[6] mutação no receptor do GnRH[55] ou, mais raramente, mutação no gene da subunidade β do LH (LH-β).[56,57] Recentemente, foi descrito um caso com mutação do GnRH-R em que houve reversão espontânea do hipogonadismo após 4 meses de terapia com hCG.[55]

As raras mutações do LH-β podem também se exteriorizar por retardo puberal, testosterona baixa e oligospermia, associados a um LH sérico elevado (sem ação biológica mas imunorreativo).[2,42,58]

DEFICIÊNCIA ISOLADA DE FSH

Essa rara condição resulta de mutações no gene da subunidade beta do FSH (FSH-β) e foi descrita em 4 mulheres e dois homens.[43] Nas mulheres, resultou em atraso puberal, caracterizado por ausência ou pequeno desenvolvimento mamário, amenorréia primária e infertilidade. Os níveis do FSH eram indetectáveis e os do LH, elevados.[43,59] Nos homens, as mutações do FSH-β causaram azoospermia, testículos pequenos e macios e ausência do FSH sérico.[59]

Recentemente foi descrito caso de deficiência isolada de FSH na ausência de mutação da FSH-β.[60]

MUTAÇÕES DO GENE DA LEPTINA

Pacientes portadores de deficiência de leptina, por mutação em homozigose, apresentam obesidade mórbida e hipogonadismo; este último, aparentemente, tem origem hipotalâmica.[2,43,61]

HIPOPLASIA ADRENAL CONGÊNITA LIGADA AO X

Trata-se de uma rara condição resultante de mutação no gene *DAX-1*, localizado no cromossomo Xp-21. Manifesta-se por insuficiência adrenal primária, que surge nas primeiras semanas de vida ou somente mais tardiamente (na faixa dos 2 a 9 anos). Hipogonadismo hipogonadotrófico é uma outra característica da doença.[43,62]

DEFICIÊNCIA DE FATORES DE TRANSCRIÇÃO

Mutação no *PROP-1* é a causa genética mais freqüente de hipopituitarismo esporádico ou familiar. Todos os pacientes com mutações no *PROP-1* apresentam deficiências de GH, prolactina e TSH, além de hipogonadismo hipogonadotrófico.[6,42,43]

SÍNDROMES DE LAURENCE-MOON (LMS) E BARDET-BIEDL (BBS)

Em ambas as síndromes, encontramos retinite pigmentosa, hipogonadismo de etiologia variada e retardo do desenvolvimento. Entretanto, a LMS associa-se a paraplegia espástica, enquanto BBS envolve polidactilia pós-axial, início da obesidade geralmente na infância e displasia renal. Outras manifestações da BBS incluem diabetes, hipertensão e defeitos cardíacos congênitos. BBS pode resultar de mutações em seis genes (o *BBS1* é o mais comum).[42,63]

SÍNDROME CHARGE

Trata-se de um complexo de malformações congênitas que incluem hipogonadismo hipogonadotrófico (com micropênis e/ou criptorquidismo), deficiência de GH, hipotiroidismo, hipoplasia do bulbo olfatório e aplasia do canal semicircular. Resulta de mutações no gene *CHD7*.[64]

Distúrbios Adquiridos Funcionais

Distúrbios hipotalâmicos funcionais, como acontece na anorexia nervosa ou após perda de peso excessiva, também podem causar hipogonadismo secundário em homens, mas o fazem em uma freqüência muito menor do que a observada em mulheres. Da mesma forma, atividade física intensa (p.ex., corredores de longa distância e bailarinos) que comumente leva à disfunção reprodutiva em mulheres (muitas vezes com amenorréia), tem efeito mínimo na função testicular. Drogas que inibam direta ou indiretamente a secreção de gonadotrofinas ou GnRH podem, também, causar hipogonadismo secundário.[2,4,5,42]

Distúrbios Adquiridos Orgânicos

Virtualmente qualquer lesão da região selar (inflamatória, infiltrativa, neoplásica, pós-traumática ou isquêmica) pode causar deficiência de gonadotrofinas, na forma isolada ou, bem mais comumente, associada a outros déficits hormonais (Quadro 40.2).[42,65] Adenomas de hipófise podem resultar em deficiência de gonadotrofinas por compressão da haste hipofisária ou hiperprolactinemia.[65,66] Esta última pode resultar de produção de prolactina pelo tumor (prolactinomas ou adenomas mistos que produzem GH e PRL) ou compressão da haste hipofisária (pseudoprolactinomas).[67] A hiperprolactinemia *per se* leva ao hipogonadismo, principalmente por inibição da secreção do GnRH.[66,67] Em homens, a maioria dos prolactinomas são macroadenomas. Esses tumores freqüentemente se apresentam com hipogonadismo, disfunção erétil e distúrbios visuais.[68,69] A presença de alterações nos campos visuais aponta, portanto, para tumorações da região selar como a causa mais provável do hipogonadismo. Hipopituitarismo pode também surgir após o tratamento cirúrgico e, sobretudo, radioterápico dos tumores hipofisários.[65]

Em estudo recente, hipogonadismo hipogonadotrófico (HH) foi detectado em um terço dos pacientes com diabetes tipo 2.[70] HH também é comum em casos de esclerose múltipla.[71]

MANIFESTAÇÕES CLÍNICAS

As manifestações da produção deficiente de testosterona dependem da época do início do hipogonadismo. Caso ele ocorra entre o segundo e o terceiro mês do desenvolvimento fetal, teremos graus variados de ambigüidade de genitália e pseudo-hermafroditismo masculino. Se surgir durante o terceiro trimestre, podem acontecer criptorquidismo e micropênis. No período pré-puberal, deficiência androgênica leva ao desenvolvimento inadequado dos caracteres sexuais (pênis e testículos pequenos, sem o desenvolvimento da característica rugosidade escrotal puberal) e *habitus* eunucóide. A voz permanece fina e a massa muscular não se desenvolve plenamente. Observam-se, também, escassos pêlos pubianos e axilares (que recebem algum estímulo dos androgênios supra-renais), enquanto os pêlos da face, tórax, abdome superior e dorso estão ausentes ou são bastante escassos. O estirão puberal não acontece, mas, por influência do IGF-I e outros fatores de crescimento, as placas epifisárias dos ossos longos continuam a crescer. Isso vai resultar em um crescimento desproporcional dos ossos longos dos membros inferiores e superiores com relação ao esqueleto axial, com o surgimento de envergadura maior do que a altura (até 5 cm são normais), bem como uma relação vértice–púbis/púbis–chão maior do que 1 (o normal é < 1), caracterizando o *habitus* eunucóide.[4-7]

Deficiência de testosterona que aconteça após a puberdade vai gerar diminuição da libido. Disfunção erétil e baixa energia também podem ocorrer. No caso de deficiência androgênica leve ou de início recente, os pacientes podem não notar a diminuição no crescimento da pilificação facial ou corporal. Parece que níveis relativamente baixos de androgênios seriam suficientes para manter o crescimento dos pêlos sexuais. Em casos de hipogonadismo de longa duração, acontece

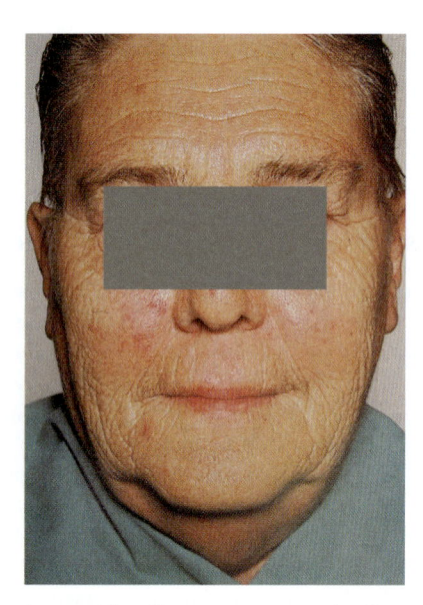

Fig. 40.5 Fácies hipogonádica clássica, com escassez de pêlos e rugas finas nos cantos da boca e dos olhos.

diminuição do crescimento dos pêlos faciais e da necessidade de se barbear; atrofia de testículos e da próstata costuma ser observada. Além disso, rugas finas podem surgir nos cantos da boca e dos olhos e, juntamente com a escassez do crescimento dos pêlos faciais, resultam na clássica fácies hipogonádica (Fig. 40.5).[4-7]

AVALIAÇÃO DIAGNÓSTICA

Anamnese

Deve-se questionar a época da descida testicular, desenvolvimento puberal, freqüência do ato de se barbear, modificações na pilificação corporal, doenças sistêmicas presentes ou prévias e alterações do olfato (anosmia ou hiposmia) e da visão lateral. Uma história sexual completa incluirá informações sobre mudanças na libido, funções erétil e ejaculatória, freqüência de masturbação ou atividade sexual e fertilidade. Além da diminuição de libido (62%), a falta de energia (88%) e a carência de motivação (56%) têm chamado a atenção como queixas de deficiências androgênicas.[4-6]

Entre as doenças a serem questionadas, incluem-se todas as mencionadas nos Quadros 40.1 e 40.2, com destaque para orquite, trauma testicular, doenças sexualmente transmissíveis, *status* para o vírus HIV, infecções geniturinárias e tumores da região selar. Também devem ser avaliadas cirurgias prévias que possam afetar o trato geniturinário (vasectomia, reparo de hérnia, prostatectomia, ligação de varicocele), assim como cirurgia e/ou radioterapia hipofisárias. Devem igualmente ser pesquisados alcoolismo, uso de medicações que possam induzir hipogonadismo (quimioterápicos, antiandrogênios, estrogênios, glicocorticóides, anti-hipertensivos, drogas hiperprolactinemiantes etc.), exposição ao calor (incluindo saunas e banheiras de hidromassagem) e à radiação.[3,7]

Exame Físico

Ao exame físico, o achado de uma envergadura excedendo a altura em mais de 5 cm é compatível com hábito eunucóide, muitas vezes encontrado no hipogonadismo. Deve-se avaliar a distribuição dos pêlos faciais, pubianos e corporais, presença de rugas faciais, ginecomastia e galactorréia, anatomia da genitália externa, integridade uretral, características prostáticas pelo toque retal e campos visuais. Galactorréia em homens é um dado quase patognomônico do diagnóstico de um prolactinoma. O exame completo da genitália inclui determinação do tamanho do pênis tracionado, avaliação da fusão da linha média (p.ex., escroto bífido, hipospádia), consistência e medida do tamanho testicular (de preferência com o orquidômetro de Prader ou Takihara), presença de massas intratesticulares, anormalidades do epidídimo, presença bilateral de um *vas deferens* e presença de varicoceles, hidrocele ou hérnias. Em adultos, o testículo normal tem de 3,6 a 5,5 cm em comprimento, de 2,1 a 3,2 cm em largura e de 15 a 35 mL de volume (4 mL ou mais indicam início da puberdade). Asiáticos têm um volume testicular médio levemente menor. Uma redução no volume testicular indica diminuição da massa de células espermatogênicas, uma vez que o tecido tubular responde por mais de 80% do volume testicular. Este último pode estar aumentado em pacientes com adenomas hipofisários secretores de FSH.[4,6]

Como mencionado, a presença de alterações nos campos visuais aponta para tumorações da região selar como a causa mais provável do hipogonadismo.

Avaliação Laboratorial

Embora a deficiência de testosterona possa se manifestar via um quadro clínico óbvio, há pacientes nos quais o diagnóstico não é tão evidente. Nem sempre é fácil confirmar a impressão clínica com determinações únicas e isoladas de testosterona. Quando há suspeita de hipogonadismo, deve-se solicitar a dosagem de testosterona, LH e FSH. A coleta deve sempre ser feita pela manhã, porque é nesse período do dia que a secreção testicular de testosterona é significativamente maior. A medida da testosterona apresenta dificuldades técnicas, resultantes do pequeno tamanho da sua molécula, da dificuldade de originar anticorpos específicos e da presença de proteínas transportadoras, o que requer repetidas determinações do hormônio para interpretação adequada dos valores encontrados.[1,72] Níveis baixos de testosterona (total ou livre) e elevação do LH e FSH estabelecem o diagnóstico de hipogonadismo primário.[73,74] Valores de testosterona biodisponível abaixo da variação normal para adultos jovens ou um índice de testosterona livre (FTI) < 0,153 nmol/nmol também indicam deficiência androgênica. Se houver patologias hipofisárias ou hipotalâmicas, os níveis de LH e FSH encontrar-se-ão baixos ou normais. Nesses casos, deve-se dosar também a prolactina (PRL) sérica e fazer um exame de imagem, de preferência a ressonância magnética, para o estudo da região selar.[73,74]

Níveis séricos de estradiol devem ser medidos em todo paciente adulto com ginecomastia. DHT é dosada em casos de diferenciação anormal da genitália e quando se suspeita da administração desse hormônio. Dosagem de precursores e produtos da testosterona pode ser necessária em situações especiais, incluindo a suspeita de defeitos enzimáticos congênitos. Em situações em que se suspeite da presença de um déficit enzimático, um teste de estímulo com hCG (gonadotrofina coriônica humana) ajuda a definir o diagnóstico etiológico (elevação do precursor imediato). O espermograma é a pedra fundamental do exame laboratorial na investigação de infertilidade.[4-7]

SÍNDROMES DE INSENSIBILIDADE OU RESISTÊNCIA ANDROGÊNICA (SIA)

SIA representam a causa mais comum de pseudo-hermafroditismo masculino.[75] São causadas por mutações no gene do receptor androgênico (*AR*) em indivíduos 46,XY. Em 70% dos casos, essas mutações são transmitidas de forma recessiva ligada ao X, mas, nos 30% restantes, eles surgem *de novo*.[76] Clinicamente, as SIA podem manifestar-se por um fenótipo feminino (forma completa) ou fenótipo masculino associado a virilização deficiente ou infertilidade (forma parcial).[77] Laboratorialmente, caracterizam-se por níveis elevados de testosterona e LH; o FSH é normal ou levemente aumentado, enquanto o estradiol excede os valores normais para homens.[75-77] Entre 32 casos avaliados em São Paulo, oriundos de 20 famílias, foram identificadas 15 diferentes mutações do gene do *AR*.[77]

Pacientes com SIA, especialmente aqueles com a forma incompleta, apresentam predisposição aumentada para transformação maligna dos testículos. Tumores das células de Sertoli e seminoma são os mais comuns; raramente ocorrem tumores de células de Leydig. O risco global de malignização nos adultos afetados tem sido estimado em 4 a 9%; entretanto, esse risco parece ser significativamente menor nos pacientes com idade < 20 anos.[6,76,78]

Recentemente foi descrito um caso de SIA completa resultante de inversão do cromossomo X.[79]

Síndrome da Insensibilidade Androgênica (SIA) Completa

A resistência androgênica completa (*síndrome de Morris* ou da *feminização testicular*) tem prevalência estimada entre 1 em 20.000 e 1 em 60.000 meninos nascidos vivos. Fenotipicamente, apresentam-se com genitália externa feminina, grandes lábios hipoplásicos, vagina em fundo cego e estruturas müllerianas (útero e trompas) geralmente ausentes (raramente, há vestígios delas). Testículos estão presentes, podendo estar localizados nos grandes lábios, canal inguinal ou abdome. Caracteristicamente, as mamas são bem desenvolvidas, enquanto os pêlos pubianos e axilares são escassos ou ausentes (em um terço dos casos) (Fig. 40.6). A falta de menstruação é, na maioria das vezes, o motivo da consulta médica inicial. SIA completa deve ser suspeitada em todo paciente com fenótipo feminino que se apresente com hérnia inguinal (sobretudo se bilateral), massa testículo-símile na região inguinal ou grandes lábios, ou amenorréia primária.[7,76,80]

A partir da adolescência, o excesso de LH decorrente da falta de receptor de andrógenos no eixo hipotálamo-hipofisário (e, conseqüentemente, da falta do *feedback* negativo pelos altos níveis de testosterona) faz com que os testículos secretem grande quantidade de estradiol, levando ao desenvolvimento de caracteres sexuais secundários femininos.[7,76]

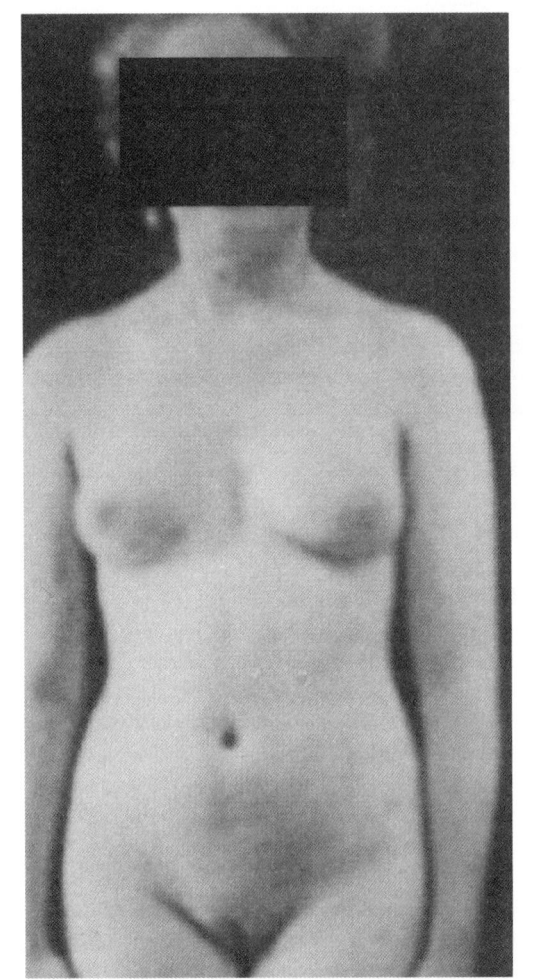

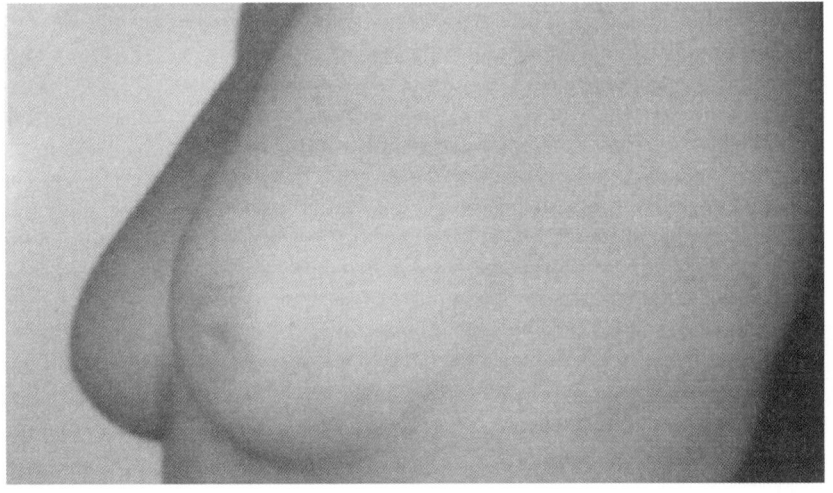

Fig. 40.6 Síndrome da insensibilidade androgênica completa (*síndrome da feminização testicular*). Notar as mamas bem desenvolvidas e a ausência de pêlos pubianos e axilares.

A opção sexual é indubitavelmente feminina, porém existem controvérsias quanto à época ideal para orquiectomia, se precoce, pelo risco de malignização, ou se após a puberdade, pela possibilidade de desenvolvimento espontâneo de caracteres sexuais secundários. Após a gonadectomia, faz-se a reposição de hormônios femininos. Cirurgia para aumento da profundidade da vagina (neovagina) pode ser necessária.[7,76,80]

Síndrome da Insensibilidade Androgênica Parcial ou Incompleta

Também é conhecida como *síndrome de Reifenstein* (SR). O aspecto da genitália externa usualmente varia de hipospádia perineoescrotal com criptorquidismo e micropênis a cliteromegalia com fusão labial parcial (Fig. 40.7). As estruturas müllerianas estão ausentes. Os pêlos corporais são diminuídos ou normais. Ginecomastia é comum à puberdade. Raramente, a SR pode se manifestar através de infertilidade (por oligo- ou azoospermia) em indivíduos com fenótipo masculino normal. Em outros pacientes, pode haver genitália masculina normal, ginecomastia pós-puberal e virilização inadequada, a despeito de níveis elevados de testosterona.[73,80]

Deficiência da 5α-redutase Tipo 2

Trata-se de uma condição rara, autossômica recessiva e decorrente de mutações no gene *SRD5A2* (cromossomo 2p23), o qual codifica a enzima 5α-redutase tipo 2. Como resultado, tem-se uma conversão defeituosa da testosterona (T) em diidrotestosterona (DHT), o que vai gerar um fenótipo que varia de micropênis a hipospádia perineoescrotal pseudovaginal. A maioria dos pacientes tem genitália externa ambígua e é erroneamente criada como sendo do sexo feminino. Não há, contudo, ginecomastia. A principal característica dessa doença é a ocorrência de virilização, em graus variados, na época da puberdade, conseqüente à maior produção puberal de testosterona. Consangüinidade está presente em cerca de 40% dos casos.[7,81]

Após o início da puberdade, pacientes com deficiência da 5α-redutase tipo 2 mostram-se com níveis normais ou elevados de testosterona, DHT baixa e LH discretamente aumentado. O diagnóstico pode ser confirmado pela demonstração de uma relação plasmática T/DHT excessivamente alta (35 a 84, enquanto a média normal é 12 ± 3,1). No período pré-puberal, deve-se calcular essa relação após a administração de hCG. Outro aspecto confirmatório, sobretudo no recém-nascido, é um aumento da relação 5α:5β dos metabólitos urinários dos esteróides C_{19} e C_{21}. Pode-se também examinar o nível da atividade da 5α-redutase em culturas de pele genital e o grau de conversão *in vivo* da testosterona marcada infundida em DHT.[6,7,81]

A atividade da 5α-redutase tipo 2 pode estar diminuída em alguns distúrbios sistêmicos adquiridos, tais como porfiria, hipotiroidismo, síndrome do T_3 baixo (p.ex., anorexia nervosa, doenças crônicas) e síndrome de Cushing. Análises do DNA do gene SRD5A2 permitem a confirmação diagnóstica.[7,81]

TRATAMENTO DO HIPOGONADISMO

No manuseio de hipogonádicos é fundamental considerar a restauração e a manutenção da função sexual e dos caracteres sexuais secundários. Isso é possível a partir da administração de testosterona. Em pacientes com hipogonadismo hipogonadotrófico idiopático, também pode ser tentada a indução da espermatogênese, caso haja o desejo de fertilidade, por meio do uso de gonadotrofinas exógenas ou GnRH administrado de maneira pulsátil.[73,74,82]

Terapia de Reposição com Testosterona

PREPARAÇÕES ANDROGÊNICAS

A testosterona pode ser administrada por via oral (VO), bucal, sublingual, intramuscular (IM), transdérmica ou subcutânea (na forma de implantes) (Quadro 40.4).[82–85]

Drogas Orais

A testosterona é bem absorvida quando administrada por via oral, mas é rapidamente degradada durante sua passagem pelo fígado. O *undecanoato de testosterona* (administrado em ácido oléico) é absorvido preferencialmente através dos vasos linfáticos para a corrente sangüínea, escapando, assim, da degradação da primeira passagem hepática. Necessita ser ingerido em 2 a 3 tomadas diárias, e os níveis séricos de testosterona variam entre indivíduos que usam a mesma dose. Sua utilização foi liberada na Ásia, Europa, Canadá e México, mas não no Brasil, nem nos Estados Unidos (EUA).[86,87]

Outros androgênios orais, como compostos esteróides 17α-alquilados (*metiltestosterona, fluoximesterona, oximetalona, estanozolol* e *oxandrolona*), não são recomendados para o tratamento da deficiência androgênica, uma vez que podem levar a sérios problemas hepáticos, tais como *peliosis hepatis*, neoplasias benignas e malignas, hepatite colestática e icterícia.[86,87]

Preparações Intramusculares

No nosso meio, dispomos de duas medicações, Durateston® (mistura de 4 ésteres de testosterona, *propionato, fenilpropionato, isocaproato* e *decanoato* – ampola de 250 mg) e Deposteron® (*cipionato* de testosterona – ampola de 200 mg). A dose recomendada é de 150–250 mg de Durateston® (100–200 mg de Deposteron®) a cada 2 a 3 semanas, mas é necessário individualizá-la. De fato, alguns pacientes podem requerer 300 mg de Deposteron® a cada 20 dias, 200 mg a cada 10 dias ou, até, 100 mg semanais.[74,83]

Após a aplicação de 200 mg de enantato ou cipionato de testosterona, os níveis séricos de testosterona aumentam rapidamente, dentro de 24 h, para o limite superior da normalidade, ou mesmo para valores suprafisiológicos, atingindo um pico após 4 a 5 dias. Depois,

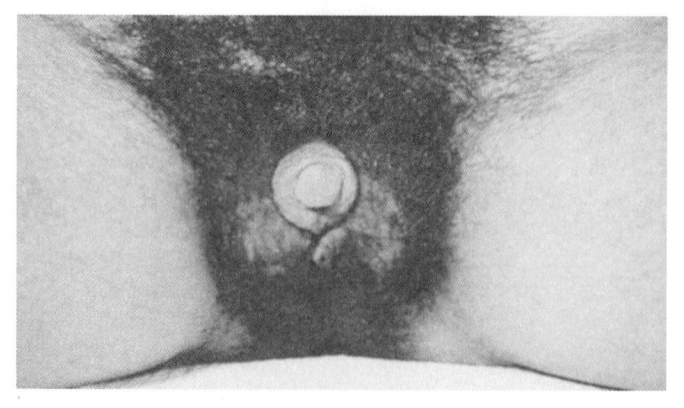

Fig. 40.7 Síndrome da insensibilidade androgênica parcial (*síndrome de Reifenstein*). O aspecto da genitália externa varia de hipospádia perineoescrotal com criptorquidismo e micropênis a clitoromegalia com fusão labial parcial.

QUADRO 40.4
Preparações Androgênicas

Via de Administração	Preparação	Posologia
Oral*	Undecanoato de testosterona	40 a 80 mg VO, 2 a 3 vezes/dia
Subcutânea	Implantes de testosterona	3 *pellets* de 200 mg, inseridos a cada 4–6 meses
Transdérmica	Adesivo escrotal (Testoderm®)	Um adesivo a cada manhã (*libera 4–6 mg/dia de testosterona*)
Transdérmica	Adesivo não-escrotal (Testoderm TTS®, Androderm®)	Um adesivo de 5 mg à noite, diariamente
Transdérmica	Testosterona em gel a 1% (Androgel®, Testim®)	Aplicar 1 vez ao dia
Intramuscular	• Enantato de testosterona	200 mg IM, a cada 2–4 semanas
	• Cipionato de testosterona (Deposteron®)	200 mg IM, a cada 2–4 semanas
	• Fenilpropionato + isocaproato + propionato + decanoato de testosterona (Durateston®)	250 mg IM, a cada 2–4 semanas
	• Undecanoato de testosterona (Nebido®)	1.000 mg IM, a cada 10–14 semanas
Bucal	Testosterona (Striant®)	30 mg, 2 vezes ao dia
Sublingual	Testosterona ciclodextrina	5 mg, 3 vezes ao dia

*Androgênios 17α-alquilados modificados orais, tais como metiltestosterona, fluoximesterona, oximetalona, estanozolol e oxandrolona não são recomendados para uso na deficiência androgênica devido à sua potencial hepatotoxicidade e seus efeitos adversos sobre o perfil lipídico.

declinam gradualmente para valores basais, geralmente dentro de 10 a 14 dias. Essa oscilação em altos e baixos na concentração sérica da testosterona se reflete proporcionalmente nos pacientes no que se refere a libido, atividade sexual, humor e nível de energia (efeito "montanha russa").[82,86,87]

Mais recentemente, passamos a dispor do undecanoato de testosterona (Nebido®), em preparação de longa duração que pode ser administrada, na dose de 1.000 mg, a cada 10 a 14 semanas. Tem como vantagens maiores níveis mais estáveis de testosterona, sem grandes oscilações, e maior comodidade para os pacientes.[84,88]

Preparações Transdérmicas

Testosterona transdérmica está disponível na forma de adesivos para aplicação na bolsa escrotal (Testoderm®) ou em área não-genital (Testoderm TTS® e Androderm®) e, mais recentemente, como uma preparação em gel (Androgel®, Testim®). Tais medicações permitem a liberação diária de 5 a 10 mg de testosterona, o que corresponde à taxa de produção fisiológica. Absorção inadequada através da pele pode limitar o valor das preparações transdérmicas em alguns pacientes.[8,89,90]

Testosterona Bucal

Recentemente, passou-se a dispor nos EUA e Europa de um sistema mucoadesivo bucal, similar a um comprimido, que contém 30 mg de testosterona (Striant®). Ele foi elaborado para aderir à bochecha e propiciar a liberação sistêmica contínua de testosterona. Deve ser colocado em uma posição confortável logo acima do dente incisivo, 2 vezes ao dia (pela manhã e à noite).[84,91]

Em estudos de curta duração, mostrou-se equivalente à testosterona em gel[92] e superior aos adesivos na obtenção de níveis normais de testosterona.[93]

Implantes

Têm sido utilizados há mais de 4 décadas. Quando aplicados sob a pele através de uma incisão, 3 *pellets* de 200 mg ou 6 *pellets* de 100 mg propiciam níveis normais de testosterona, assim como concentrações fisiológicas de estradiol e DHT, por 4 a 6 meses.[94] Devido à necessidade de uma incisão na pele e ao risco de ocasional extrusão espontânea dos *pellets*, essa formulação é raramente utilizada nos EUA. Entretanto, é amplamente empregada na Europa e na Austrália.[83,86] Embora os implantes sejam utilizados em alguns centros brasileiros, como o CEPARH (Centro de Pesquisas e Assistência em Reprodução Humana), na Bahia, ainda não foram comercializados em nosso meio.

EFICÁCIA

Entre os efeitos benéficos da reposição de testosterona em hipogonádicos, incluem-se o desenvolvimento ou manutenção dos caracteres sexuais secundários, melhora da libido e da função sexual, aumento da massa e força musculares, diminuição da gordura corporal e visceral, além de melhora do humor, da sensação de bem-estar e dos níveis de energia. Alguns hipogonádicos continuam a se queixar de disfunção sexual mesmo após passarem a fazer uso de testosterona. Esses pacientes podem beneficiar-se de apoio psicológico. Outras vezes, a resposta plena só acontece após a correção da hiperprolactinemia. Para alguns autores, a hiperprolactinemia poderia induzir uma menor conversão da testosterona em DHT. O crescimento de pêlos faciais em resposta ao tratamento é variável e depende das características étnicas. Após o surgimento do hipogonadismo, observa-se aceleração da perda óssea. A reposição de testosterona pode prevenir a perda óssea adicional e, em alguns pacientes, aumenta a densidade mineral óssea que, entretanto, nem sempre é restaurada ao normal.[74,86,87]

RISCOS E EFEITOS COLATERAIS

Os androgênios, por intermédio da DHT, sabidamente têm o papel de facilitar o desenvolvimento de hiperplasia prostática benigna (HPB) e de estimular o crescimento de câncer de próstata preexistente, doenças comuns em homens de meia-idade ou naqueles mais velhos. Terapia antiandrogênica tem sido usada para tratar tais condições, mas o papel da reposição androgênica como potencial indutor de doença prostática em homens adultos ainda não está estabelecido. A grande maioria dos estudos não mostrou nenhuma alteração significativa nos níveis do antígeno específico prostático (PSA) nem no tamanho da próstata. Entretanto, os efeitos em longo prazo da suplementação de testosterona sobre a próstata não estão atualmente estabelecidos. Uma questão ainda sem resposta definitiva é se a administração crônica de testosterona a homens idosos poderia desmascarar focos microscópicos de câncer de próstata.[74,83,86,87]

Reações cutâneas no local de aplicação dos adesivos não-escrotais ocorrem, em geral, em 5 a 10% dos pacientes, mas, em alguns estudos, essa freqüência chegou a 66%.[74,85] Entre elas se incluem eritema, prurido, endurecimento e, mais raramente, formação de bolhas. Reações cutâneas são menos usuais com os adesivos escrotais, mas para a melhor aderência dos mesmos é necessária a raspagem dos pêlos da bolsa escrotal. A formulação de testosterona em gel causa menos reações cutâneas do que os adesivos (5%). Reações (dor, equimose, edema, furunculose etc.) no local das injeções são ocasionalmente referidas pelos pacientes em uso das preparações intramusculares.[85,86] O uso do Striant® pode favorecer o surgimento de efeitos irritativos da mucosa bucal, estomatite, dor de dente, alteração do paladar etc.[84,91] Entretanto, a taxa de interrupção do tratamento em estudos de fase III foi < 4%.[91,92]

Os efeitos sistêmicos, como anormalidades da função hepática, tumores hepáticos e *peliosis hepatis* (observados raramente durante o uso de preparações orais) ocorrem excepcionalmente com os ésteres injetáveis, adesivos transdérmicos ou os implantes. As reações mais comuns incluem acne, oleosidade da pele, ginecomastia, dor mamária e edema de membros inferiores. O peso corporal, os níveis de hemoglobina (Hb) e o hematócrito podem aumentar discretamente. Policitemia clinicamente significativa é incomum, mas pode ocorrer em indivíduos idosos (em até 60%) com apnéia do sono, tabagismo intenso ou doença pulmonar obstrutiva crônica. Nesses casos, os níveis de Hb devem ser monitorizados de perto. Em um estudo, 24% dos pacientes idosos tiveram de suspender o tratamento ou reduzir a dose do hormônio. O uso de testosterona pode exacerbar a apnéia do sono em alguns pacientes.[8,74,85,86]

Antes de se iniciar a terapia de reposição androgênica (TRA), deve-se, portanto, investigar apnéia do sono, história pessoal ou familiar de câncer de próstata e sintomas de HPB. Uma avaliação laboratorial mínima inclui determinações de hemoglobina, hematócrito e do PSA (a partir dos 45 anos). Exame prostático digital deve também ser feito a partir dessa idade. Se a próstata, ao toque retal, ou o PSA mostrarem-se anormais, encaminha-se o paciente para ser submetido a ultra-sonografia prostática e biópsia, antes da introdução da TRA. Biópsia está também indicada, durante o tratamento, se: PSA estiver > 4 ng/mL, se elevar em 1,5 ng/mL durante 2 anos ou ocorrer um aumento de 2 ng/mL em qualquer período.[74,82,86] Outros autores recomendam biópsia se houver elevação de 1 ng/mL ou mais no período de 1 ano.[87,95]

No Quadro 40.5 estão resumidos os principais riscos e benefícios da TRA.

CONTRA-INDICAÇÕES

Entre as contra-indicações *absolutas* para TRA em homens, incluem-se: (1) cânceres com crescimento e proliferação androgênio-dependentes (próstata e mama); (2) hematócrito > 55%; e (4) sensibilidade a qualquer dos ingredientes das formulações androgênicas.[83,85,95]

São consideradas como contra-indicações *relativas*: (1) apnéia de sono obstrutiva grave; (2) hematócrito entre 52 e 55%; (3) sintomas graves do trato urinário baixo relacionados à hiperplasia prostática benigna; e (4) condições médicas em que retenção moderada de líquidos possa ser danosa (p.ex., insuficiência cardíaca congestiva).[83,94]

QUADRO 40.5
Riscos e Benefícios da Terapia Androgênica

Benefícios
Desenvolvimento ou manutenção dos caracteres sexuais secundários
Melhora da libido e da função sexual
Aumento da massa e da força musculares
Aumento da densidade mineral óssea
Diminuição da gordura corporal e visceral
Melhora do humor
Efeito sobre as funções cognitivas (?)
Efeito sobre a qualidade de vida (?)

Riscos
Retenção de líquidos
Ginecomastia
Acne/pele oleosa
Aumento da hemoglobina e hematócrito/policitemia
Diminuição do colesterol HDL (aumento do risco cardiovascular?)
Apnéia do sono (agravamento ou precipitação)
Doenças prostáticas
1. Hiperplasia prostática benigna
2. Carcinoma de próstata
3. Comportamento agressivo (?)

Adaptado da Ref. 103.

INDICAÇÃO PARA O TRATAMENTO

As diretrizes de consenso publicadas pela Endocrine Society propõem que níveis de testosterona total (TT) < 200 ng/dL (< 6,9 nmol/L) identificam hipogonadismo que merece ser tratado, a menos que haja contra-indicações para TRA.[74,83,94] Também foi sugerido que homens com TT entre 200 e 400 ng/dL (6,9–13,9 nmol/L) podem se beneficiar do tratamento, enquanto deficiência androgênica é improvável se TT exceder 400 ng/dL.[74,83,95]

MONITORIZAÇÃO DO TRATAMENTO

A medida da testosterona sérica é a melhor maneira para monitorizar a reposição androgênica. Nos pacientes tratados com enantato ou cipionato de testosterona, os níveis séricos de testosterona devem estar no valor médio dos limites normais, 1 semana após a aplicação. Se estiverem abaixo do normal após 14 dias, o intervalo entre as injeções deve ser encurtado. Muitas vezes, a própria resposta clínica do paciente pode servir de indício da necessidade de modificação da freqüência das injeções. Em pacientes usando a terapia transdérmica escrotal, os níveis séricos de testosterona devem estar, pelo menos, no valor médio do limite normal, 4 h após a aplicação do adesivo. Quando se usam adesivos não-escrotais, deve-se avaliar a resposta 8 a 12 h após a aplicação da medicação.[83,87,95]

Os níveis de LH e FSH geralmente não se normalizam com a reposição androgênica, não sendo úteis como índices de resposta ao tratamento. Esse fato é ainda mais evidente em pacientes com a síndrome de Klinefelter, cujos gonadotrofos parecem ter resistência parcial à testosterona.[73,74]

A monitorização da resposta terapêutica inclui: (1) toque retal semestral no primeiro ano do tratamento, até 60 anos de idade (após 60 anos, esse exame deve ser feito a cada 3 meses, no primeiro ano de TRA, e a cada 6 meses, depois); (2) determinações do PSA, antes de cada toque retal; (3) ultra-sonografia da próstata por via transretal deve ser realizada se houver suspeita de patologia; hematócrito, colesterol e frações devem ser medidos 3 meses depois do início da TRA.[73,74,87]

QUE PREPARAÇÃO ESCOLHER?

Até 2009, as preparações mais utilizadas têm sido as de uso intramuscular (IM) ou transdérmico (adesivos e gel). Entre as primeiras, o undecanoato de testosterona (Nebido®) tem a vantagem de possibilitar uma maior comodidade posológica (administração a cada 10–14 semanas), menor oscilação nos níveis séricos de testosterona e, portanto, resposta terapêutica mais estável e mais satisfatória. No entanto, ele é bem mais caro que Durateston® e Deposteron®.

As preparações transdérmicas apresentam como maior atrativo o fato de possibilitarem níveis séricos de testosterona mais estáveis, evitando-se, assim, as flutuações no humor, libido e função sexual, comuns com Durateston® e Deposteron®. Entre os inconvenientes maiores, além do preço elevado, incluem-se eventuais reações alérgicas cutâneas (bem mais comuns com os adesivos do que com o gel) e a necessidade da aplicação diária. Os adesivos não-escrotais são preferíveis. A possibilidade de transferência de testosterona para a parceira sexual é um outro inconveniente da formulação em gel.

De acordo com os dados preliminares, a testosterona bucal (Striant®) parece atraente por sua eficácia e tolerabilidade satisfatórias. No entanto, a necessidade de duas aplicações diárias é um fator limitante para seu uso.

OUTRAS INDICAÇÕES PARA TRA

A reposição androgênica também pode ser útil em indivíduos sem hipogonadismo, por exemplo, na presença de microfalia, retardo puberal em meninos, níveis baixos de testosterona em homens idosos ou edema angioneurótico hereditário. Existem outras situações em que a eficácia desse tratamento necessita mais estudos ou ainda requer confirmação por estudos controlados, por exemplo, como método anticoncepcional masculino (Quadro 40.6).[86,96]

O uso de testosterona ou outros androgênios por atletas ou fisiculturistas, visando aumentar a massa e a força musculares, não está recomendado devido às potenciais complicações desse tratamento (p.ex., hepatotoxicidade, atrofia testicular, ginecomastia etc.).[97] Outra potencial utilidade dos androgênios seria a indução de aumento na massa muscular de pacientes com doenças consuntivas (p.ex., AIDS ou câncer). Entretanto, o real valor dessa terapia ainda está para ser estabelecido.[8,86]

PERSPECTIVAS FUTURAS

Recentemente, foi identificada uma nova família de moléculas não-esteróides com seletividade e especificidade para os receptores androgênicos, denominadas *moduladores seletivos do receptor androgênico* (SARM). Diversos compostos têm sido estudados (p.ex., LGD-3303, LGD-2226, AC-262536, GRIP1, ARA 54, 55 e 70, Tip60 etc.). Essa nova classe de drogas desponta como sendo bastante promissora, uma vez que será possível dispor, por exemplo, de um composto com ação androgênica que não exerça efeitos deletérios sobre a próstata, fígado ou perfil lipídico.[98–101]

Mulheres pós-menopausadas ou após ooforectomia com problemas de libido, a despeito da reposição com estrogênio e progesterona, podem beneficiar-se da terapia androgênica. O estabelecimento de doses e esquemas terapêuticos não-virilizantes está sendo desenvolvido. Sabe-se que o uso de adesivos transdérmicos contendo 150 a 300 μg de testosterona, associado à reposição estrogênica, melhora a função sexual e bem-estar psicológico.[102] O eventual desenvolvimento de um SARM que tenha efeito seletivo sobre o osso e a libido, sem induzir virilização, poderia ser de grande valor para algumas dessas mulheres.[98]

INDUÇÃO DA ESPERMATOGÊNESE

Tratamento com Gonadotrofinas

Geralmente é iniciado pela administração de gonadotrofina coriônica humana (hCG), que detém atividade LH-símile. A dose é ajustada para manter os níveis de testosterona na média dos valores normais. Isso geralmente é conseguido com 750–1.000 unidades de hCG, 3 vezes por semana. Não há vantagens no uso de doses maiores. Em vários homens que desenvolveram deficiência de gonadotrofinas após a puberdade e que apresentam volume testicular acima de 8 mL, a espermatogênese habitualmente pode ser reiniciada e mantida apenas com hCG. Entretanto, se o problema surgir antes da puberdade, especialmente se o volume testicular superar 8 mL, a adição de FSH freqüentemente é requerida para iniciar e manter a espermatogênese. As preparações que contêm FSH são a gonadotrofina menopáusica humana (hMG) e o FSH purificado. O FSH recombinante está sendo investigado em estudos clínicos.[6,7,103]

Alguns pacientes com deficiência pré-puberal de gonadotrofina também se apresentam com criptorquidismo; na maioria desses pacientes, a contagem de espermatozóides não responde à hCG sozinha ou à terapia combinada com hCG e hMG. Isso se deve à lesão definitiva resultante da ectopia testicular prolongada ou à lesão preexistente em testículos disgenéticos.[7,102]

QUADRO 40.6

Indicações e Contra-indicações para Terapia Androgênica

Indicações
- Deficiência androgênica (hipogonadismo)
- Microfalia
- Retardo puberal em meninos
- Homens idosos com baixos níveis de testosterona
- Edema angioneurótico
- Outros usos potenciais ou sob investigação:
  Contracepção hormonal masculina
  Doença consuntiva associada a cânceres/HIV/infecção crônica
  Mulheres na pós-menopausa
  Homens idosos com níveis de testosterona no limite inferior da normalidade

Contra-indicações absolutas
- Carcinomas de próstata e mama
- Hematócrito > 55%
- Alergia a ingredientes das formulações androgênicas > 55%

Contra-indicações relativas
- Apnéia do sono obstrutiva grave
- Hematócrito entre 52 e 55%
- Hiperplasia prostática benigna sintomática
- Insuficiência cardíaca congestiva

ADMINISTRAÇÃO PULSÁTIL DE GnRH

Pode restaurar a secreção de LH e FSH e a função gonadal em homens com hipogonadismo hipogonadotrófico idiopático. A dose preconizada varia de 25 a 300 ng por pulso, administrados a cada 2 h, por via subcutânea ou endovenosa. O desenvolvimento de anticorpos anti-GnRH é uma rara complicação da terapia pulsátil com GnRH. Não se sabe ainda se o aparecimento desses anticorpos limitará a eficácia do tratamento.[103,104]

ANDROPAUSA

Homens idosos apresentam níveis sangüíneos mais baixos de testosterona e outros hormônios anabolizantes ou não (p.ex., hormônio de crescimento e melatonina), ou pré-hormônios (p.ex., DHEA e DHEA-S). No sexo masculino, a concentração de testosterona começa a declinar após os 50 anos. Contudo, diferentemente das mulheres, não existe no homem uma interrupção abrupta na secreção de hormônios gonadais, mas um decréscimo gradual que se inicia no adulto jovem e progride através dos anos. Diversos estudos têm mostrado uma redução progressiva tanto nos níveis séricos da testosterona total como da livre com a idade. A essa situação tem-se convencionado denominar de *declínio androgênico no homem senescente* (ADAM, de *androgen decline in the aging male*). O início desse declínio costuma ser imprevisível e suas manifestações, sutis e variáveis, o que tem justificado o pouco interesse no seu diagnóstico e tratamento.[105,106]

Os efeitos dos baixos níveis séricos de testosterona em homens idosos são similares àqueles observados em hipogonádicos jovens. Entre eles se incluem diminuição da massa e da força musculares, da massa óssea, da libido e da função erétil, bem como alteração do humor e da sensação de bem-estar. Além disso, homens idosos têm aumento da gordura corporal, sobretudo a visceral. Os efeitos sobre as funções cognitivas e a memória são ainda desconhecidos, mas supõe-se que sejam similares aos que ocorrem na deficiência estrogênica. Alguns autores têm utilizado a terminologia *andropausa* para caracterizar esse conjunto de sintomas e sinais observados na senescência masculina.[86,106,107]

Nos últimos anos, em estudos de curta duração, demonstrou-se que a reposição de testosterona em idosos com níveis séricos de testosterona relativamente baixos diminui a massa gorda, aumenta a massa magra e melhora a força e a sensação de bem-estar. Além disso, a libido tende a aumentar, mas a disfunção erétil freqüentemente não se beneficia, já que, na maioria das vezes, resulta mais de uma capacidade vasodilatadora inadequada das artérias penianas.[3,90,107]

Os *riscos potenciais* da TRA em homens idosos incluem: (1) retenção de líquidos; (2) ginecomastia; (3) elevação excessiva da massa de células vermelhas; (4) exacerbação da apnéia do sono, doença prostática benigna ou câncer de próstata incipiente; e (5) aumento no risco para doença cardiovascular.[95,106]

Recentemente, foi sugerido que a reposição de testosterona deveria ser indicada apenas para idosos com sintomas de deficiência androgênica e níveis séricos de testosterona inequivocamente baixos (p.ex., < 200 ng/dL) em, pelo menos, duas ocasiões.[95,106]

INFERTILIDADE MASCULINA

Infertilidade é definida como falha de um casal em conseguir engravidar após 1 ano de relações sexuais freqüentes sem o uso de métodos anticoncepcionais. Caso a gravidez não ocorra dentro de 3 anos, a infertilidade tenderá a ser permanente, se não for tratada.[4,5,103]

Epidemiologia

Nos Estados Unidos e Europa, estima-se que a prevalência de infertilidade entre casais seja de 15%. Nos países em desenvolvimento, esse percentual tenderia a ser mais alto devido à maior ocorrência de infecções genitais. Em estudos multicêntricos, foi demonstrado que 30 a 35% da subfertilidade podem ser atribuídos a fatores predominantemente femininos, 25 a 30% a fatores masculinos, 25 a 30% a problemas em ambos os parceiros, e nenhuma causa conseguiu ser identificada no restante dos casos.[103,108,109]

Etiologia

No Quadro 40.7 estão listadas as principais causas de infertilidade masculina. Cerca de 35% dos casos não conseguem ter sua etiologia confirmada, sendo rotulados como *infertilidade idiopática*. Anormalidades dos cromossomos sexuais, criptorquidismo, insuficiência adulta dos túbulos seminíferos e outras formas de insuficiência testicular são observados em 15% dos homens inférteis. Problemas ductais (congênitos ou adquiridos) respondem por 6% dos casos, enquanto 4 a 5% resultam de técnicas de coito inadequadas, distúrbios ejaculatórios e anormalidades anatômicas (p.ex., hipospádia). Uma causa pouco freqüente são alterações da função hipotalâmico-hipofisária, tiroidiana ou supra-renal (4 a 5% dos casos). Raramente, infertilidade resulta da produção de anticorpos contra os espermatozóides, o que leva à imobilização e à aglutinação dos mesmos.[103,108–110]

QUADRO 40.7
Etiologia da Infertilidade Masculina

Endócrina
Distúrbios hipotalâmico-hipofisários
Distúrbios testiculares
Defeitos da ação androgênica
Hipo- e hipertiroidismo
Insuficiência adrenocortical
Hiperplasia adrenal congênita

Doenças sistêmicas

Defeitos na espermatogênese
Síndrome dos cílios imóveis
Induzidos por drogas
Insuficiência adulta dos túbulos seminíferos

Obstrução ductal

Doenças prostáticas

Varicocele

Ejaculação retrógrada

Defeitos anatômicos do pênis

Técnicas de coito inadequadas

Disfunção sexual

Anticorpos contra espermatozóides

Idiopática

Abordagem Diagnóstica na Infertilidade Masculina

O exame do sêmen constitui o aspecto mais importante da investigação de um homem infértil. A coleta, quando possível, deve ser realizada no consultório ou na casa do paciente, de preferência, após 3 a 7 dias de abstinência de relações sexuais.

Os valores de referência geralmente aceitos estão especificados no Quadro 40.8. Uma concentração normal de espermatozóides excede 20 milhões/mL; entretanto, homens com uma contagem menor podem ser férteis. Aproximadamente 50% dos espermatozóides devem ser móveis, e 25% devem demonstrar padrão de motilidade rapidamente progressivo.[103]

Caso o espermatograma seja anormal, deve-se repeti-lo pelo menos duas vezes, a intervalos mensais. Diante de anormalidades persistentes, dosam-se LH, FSH e testosterona. Níveis séricos elevados de FSH geralmente indicam dano epitelial intenso que pode estar associado a prognóstico reservado em termos de fertilidade. Uma concentração diminuída da inibina B também reflete importante disfunção das células de Sertoli e pode ser um marcador de disfunção espermatogênica. É importante salientar que até 25% dos pacientes com o diagnóstico de infertilidade idiopática podem, eventualmente, tornar-se capazes de procriar. Portanto, nesses casos, não se deve afirmar ao paciente que ele jamais poderá ter filhos.[103,108–110]

Recentemente foi relatada, em um indivíduo com obesidade mórbida, hipogonadismo hipogonadotrófico e infertilidade, a normalização da testosterona e do LH durante o tratamento com anastrozol, um inibidor de aromatase.[111]

Nas Figs. 40.8 e 40.9, encontram-se fluxogramas para abordagem terapêutica do paciente com infertilidade ou evidências clíni-

QUADRO 40.8

Comprimento do Pênis Normal Tracionado, de acordo com a Faixa Etária

Idade	Média (cm)	Média – 2,5 DP (cm)*
Recém-nascido a 30 semanas	2,5 ± 0,4	1,5
Recém-nascido a 34 semanas	3,0 ± 0,4	2,0
0 a 5 meses	3,9 ± 0,8	1,9
6 a 12 meses	4,3 ± 0,8	2,3
1 a 2 anos	4,7 ± 0,8	2,6
2 a 3 anos	5,1 ± 0,9	2,9
3 a 4 anos	5,5 ± 0,9	3,3
4 a 5 anos	5,7 ± 0,9	3,5
5 a 6 anos	6,0 ± 0,9	3,8
6 a 7 anos	6,1 ± 0,9	3,9
7 a 8 anos	6,2 ± 1,0	3,7
8 a 9 anos	6,3 ± 1,0	3,8
9 a 10 anos	6,3 ± 1,0	3,8
10 a 11 anos	6,4 ± 1,1	3,7
Adulto	13,3 ± 1,6	9,5

*Corresponde ao comprimento normal mínimo. DP = desvios-padrão.

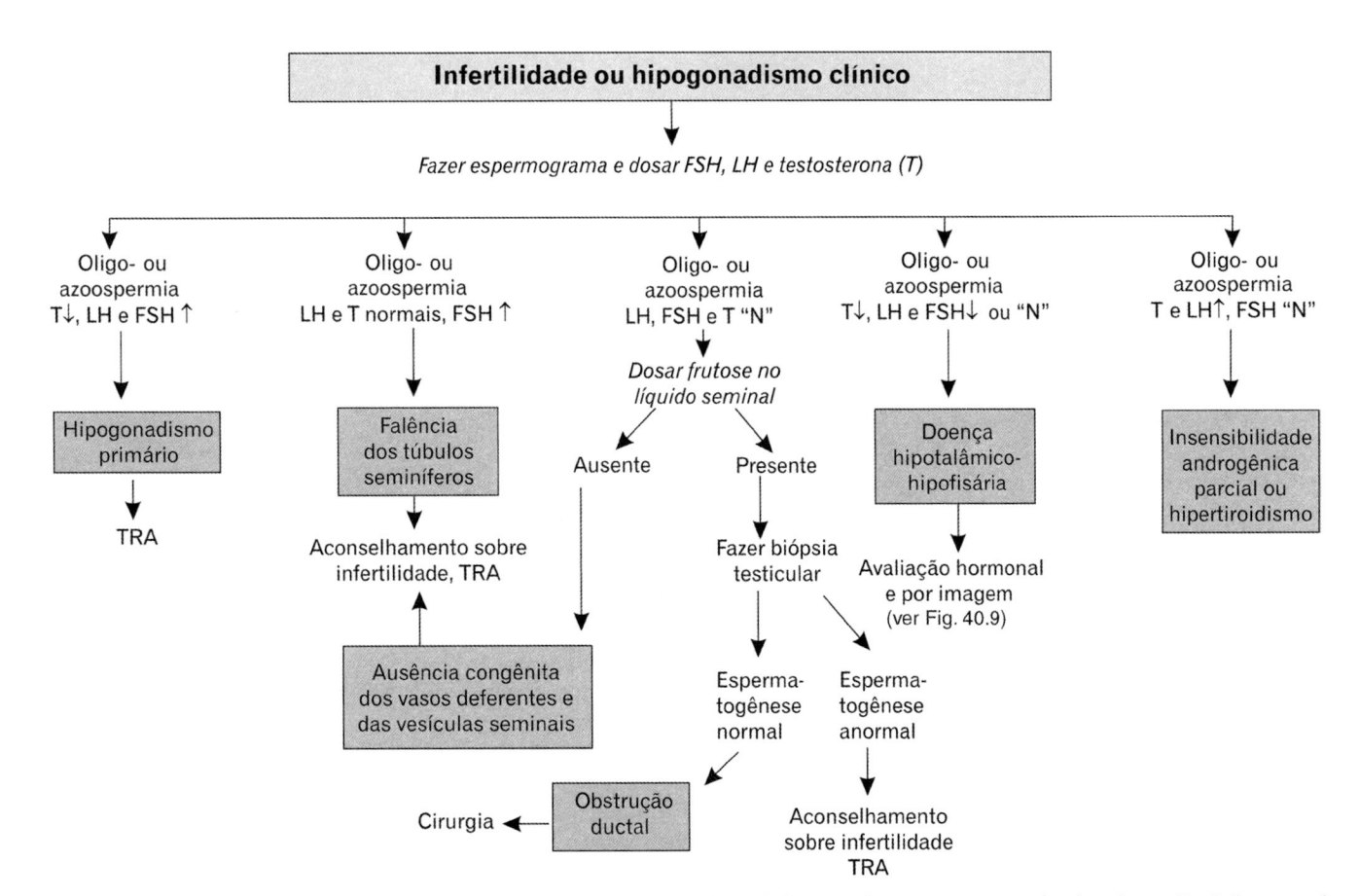

Fig. 40.8 Fluxograma para manuseio do paciente com infertilidade ou sintomatologia de hipogonadismo (↑ = aumentado; ↓ = diminuído; "N" = normal; TRA = terapia de reposição androgênica). (Adaptado da Ref. 102.)

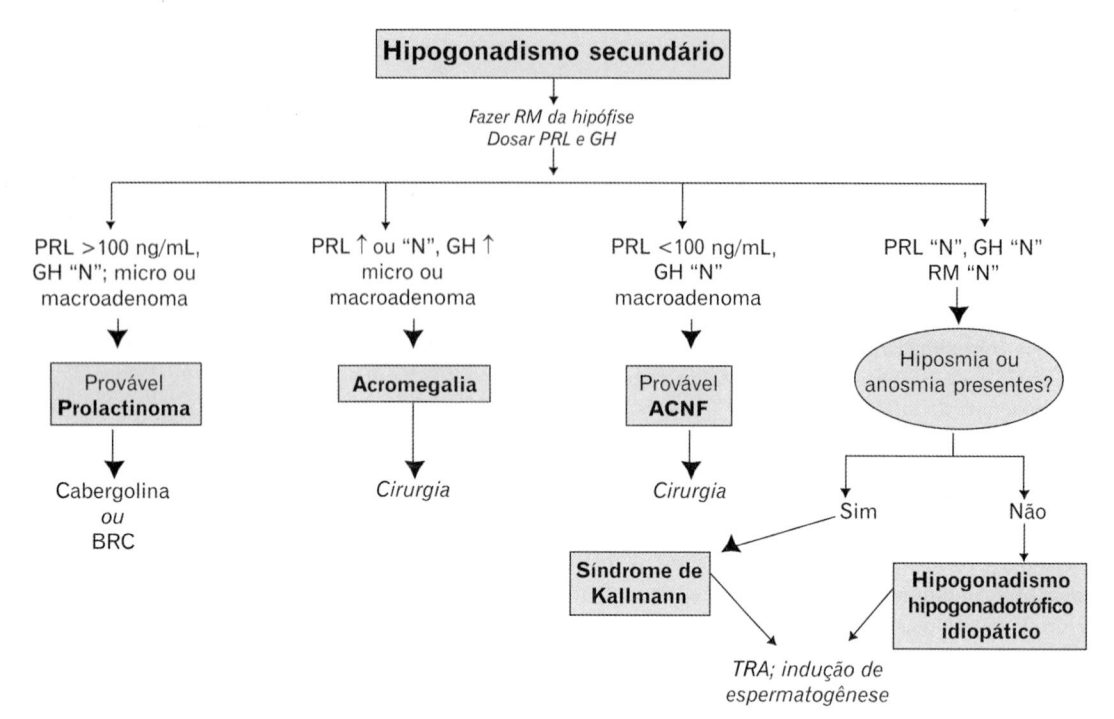

Fig. 40.9 Fluxograma para manuseio do hipogonadismo secundário. Devem-se fazer as dosagens hormonais apenas após obter-se o exame de imagem da hipófise. Se ele for normal, dosar apenas a PRL (PRL = prolactina; ACNF = adenoma clinicamente não-funcionante; GH = hormônio do crescimento; RM = ressonância magnética; BCR = bromocriptina; ↑ = aumentado(a); "N" = normal; TRA = terapia de reposição androgênica).

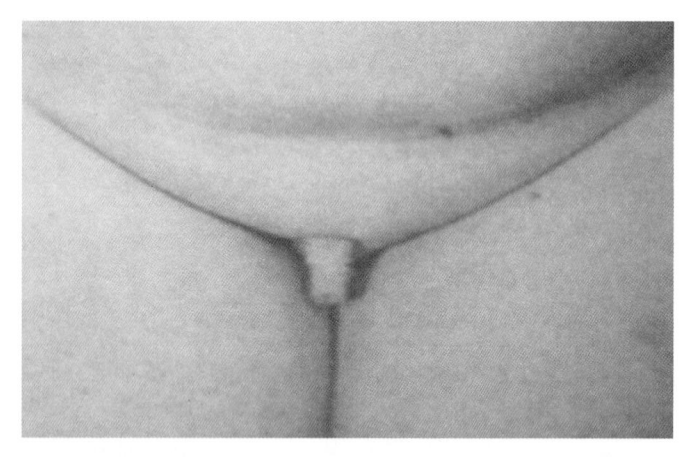

Fig. 40.10 Micropênis em um indivíduo de 14 anos, com a síndrome de Prader-Willi.

cas de hipogonadismo e manuseio do hipogonadismo secundário, respectivamente.

MICROPÊNIS

Introdução

Micropênis é definido como um pênis de formação anatômica normal cujo tamanho tracionado está situado abaixo de 2,5 desvios-padrão da média (Fig. 40.10 e Quadro 40.8).[112,113]

Durante a vida fetal, a diferenciação da genitália masculina acontece antes da 12.ª semana de gestação. Nos humanos, esse processo ocorre sob estímulo da hCG placentária. Inicialmente ocorre aumento da distância anogenital, seguido pela fusão das pregas labioescrotais e aproximação das pregas uretrais, formando a uretra perineal e peniana. A organogênese peniana se completa por volta da 14.ª semana de gestação. Nessa época, há uma queda da produção de hCG e inicia-se a secreção hipofisária de gonadotrofinas. Estas últimas irão promover o crescimento da genitália externa, mas não sua diferenciação. Também serão, em parte, responsáveis pela descida completa dos testículos à bolsa escrotal.[103,112,113]

Assim, micropênis decorre de um defeito hormonal que surge após a 14.ª semana de gestação. Antes desse período, ocorrerá genitália ambígua. Deficiência de testosterona que surja após o sexto mês de gestação não resulta em micropênis.[103,112]

Etiologia

Micropênis pode resultar de vários distúrbios congênitos que levem a hipogonadismo (ver Quadros 40.1 e 40.2). A causa mais freqüente é o hipogonadismo hipogonadotrófico decorrente de uma secreção pulsátil inadequada de GnRH. Essa deficiência pode ocorrer isoladamente (*hipogonadismo hipogonadotrófico idiopático*) ou em associação com anosmia ou hiposmia (*síndrome de Kallmann*). Também é observado na deficiência congênita de GH. Além disso, pode estar presente em pacientes com defeitos estruturais do sistema nervoso central, tais como anencefalia, agenesia do corpo caloso, aplasia hipofisária congênita e displasia septo-óptica. Finalmente, a etiologia do problema pode ser obscura, caracterizando o *micropênis idiopático*. Em alguns desses casos pode ter havido uma diminuição transitória na produção de testosterona durante a última metade da gestação. Em outros, poderíamos ter crianças normais cujo tamanho do pênis fique fora do padrão normal. Os pacientes virilizam normalmente na adolescência.[103,112–114]

Avaliação Diagnóstica

Inicialmente deve ser feita uma cuidadosa anamnese sobre condições de gestação, ocorrência de hipospádias na família, criptorquidismo, infertilidade, anosmia ou anomalias congênitas maiores. Procuram-se, no exame físico, elementos sugestivos de defeitos cromossômicos e defeitos de linha média. Avaliam-se peso, altura e estádio puberal.

No recém-nascido com micropênis, avaliam-se os níveis plasmáticos de cortisol, sódio, potássio e glicose. Estudam-se, também, a atividade do GH (pela medição do IGF-I ou do IGFBP-3) e a função tiroidiana.

A análise do cariótipo deve ser realizada para a pesquisa de distúrbios genéticos, como a síndrome de Klinefelter, síndrome de Prader-Willi ou outro defeito cromossômico maior.

Nos casos de hipogonadismo hipogonadotrófico (testosterona baixa, com LH e FSH normais ou baixos), deve ser feito estudo de imagem da região hipotalâmico-hipofisária através de tomografia computadorizada ou, preferivelmente, ressonância magnética.

Nos pacientes com suspeita de hipogonadismo hipergonadotrófico (testosterona baixa, com LH e FSH elevados), pode ser feito teste agudo com hCG, para verificar se há produção adequada de testosterona pelos testículos.

Tratamento

A droga utilizada para estimular o crescimento peniano é a testosterona de depósito, por via intramuscular. Em recém-nascidos e lactentes, recomenda-se administrar 25 mg a cada 4 semanas, por 3 a 4 meses. Para crianças e adolescentes, preconizam-se 100 mg/m^2 de superfície corporal, a cada semana, durante 4 meses. A resposta a esse esquema geralmente é satisfatória (melhor em lactentes e crianças menores), sem riscos de efeitos deletérios permanentes sobre a maturação óssea.[112–114]

BIBLIOGRAFIA

1. Diver MJ. Laboratory measurement of testosterone. *Front Horm Res*, 2009; *37*:21-31.
2. Isidori AM, Giannetta E, Lenzi A. Male hypogonadism. *Pituitary*, 2008; *11*:171-80.
3. Tostain JL, Blanc F. Testosterone deficiency: a common, unrecognized syndrome. *Nat Clin Pract Urol*, 2008; *5*:388-96.
4. Aron DC, Findling JW, Tyrrell B. Hypothalamus and pituitary gland. In: Greenspan FS, Gardner DG (eds). *Basic and Clinical Endocrinology*. 7th ed. New York: McGraw-Hill Companies & Lange, 2004:478-510.
5. Layman LC. Hypogonadotropic hypogonadism. *Endocrinol Metab Clin North Am*, 2007; *36*:283-96.
6. Griffin JE, Wilson JD. Disorders of the testes and the male reproductive tract. In: Larsen PR, Kronenberg HM, Melmed S, Polonsky KS (eds). *Williams Textbook of Endocrinology*. 10th ed. Philadelphia: WB Saunders, 2003:709-69.
7. Grumbach MM, Styme D. Puberty: ontogeny, neuroendocrinology, physiology, and disorders. In: Larsen PR, Kronenberg HM, Melmed S, Polonsky KS (eds). *Williams Textbook of Endocrinology*. 10th ed. Philadelphia: WB Saunders, 2003:1115-286.
8. Lewis K, Lee PA. Endocrinology of male puberty. *Curr Opin Endocrinol Diabetes Obes*, 2009; *16*:5-9.
9. Harman SM, Metter EJ, Tobin JD, et al. Longitudinal effects of aging on serum total and free testosterone levels in healthy men: Baltimore Longitudinal Study of Aging. *J Clin Endocrinol Metab*, 2001; *86*:724-31.
10. Seminara SB, Crowley WF Jr. Kisspeptin and GPR54: discovery of a novel pathway in reproduction. *J Neuroendocrinol*, 2008; *20*:727-31.
11. Bojesen A, Gravholt CH. Klinefelter syndrome in clinical practice. *Nat Clin Pract Urol*, 2007; *4*:192-204.
12. Bastida MG, Rey RA, Bergadá I, et al. Establishment of testicular endocrine function impairment during childhood and puberty in boys with Klinefelter syndrome. *Clin Endocrinol (Oxf)*, 2007; *67*:863-70.
13. Gordon DL, Krmpotic E, Thomas E, et al. Pathological testicular findings in Klinefelter's syndrome. 47,XXY vs. 46,XY-47,XXY. *Arch Intern Med*, 1972; *130*:720-9.
14. Vasconcelos A, Lyra R, Vilar L, Cavalcanti N. Síndrome do homem XX – Relato de um caso. *Arq Brasil Endocrinol Metab*, 1992; *36*(supl 1): S102.
15. Longui CA, Calliari LEP, Monte O. Criptorquismo: conceitos básicos e tratamento hormonal. *J Pediatr* (Rio de Janeiro), 1994; *70*:331-7.
16. Gill B, Kogan S. Cryptorchidism: current concepts. *Pediatr Clin North Am*, 1997; *44*:1211-27.
17. Lee PA, O'Leary LA, Songer NJ, et al. Paternity after bilateral cryptorchidism: a controlled study. *Arch Pediatr Adolesc Med*, 1997; *151*:260-3.
18. Grasso M, Buonaguidi A, Lania C, et al. Postpuberal cryptorchidism: a literature review and analysis. *J Urol*, 1991; *20*:126-8.
19. Pyorala S, Huttunen N-P, Uhari M. A review and meta-analysis of hormonal treatment of cryptorchidism. *J Clin Endocrinol Metab*, 1995; *80*:2795-9.
20. Spires SE, Woolums CS, Pulito AR, Spires SM. Testicular regression syndrome: a clinical and pathologic study of 11 cases. *Arch Pathol Lab Med*, 2000; *124*:694-8.
21. Savkur RS, Philips AV, Cooper TA, et al. Insulin receptor splicing alteration in myotonic dystrophy type 2. *Am J Hum Genet*, 2004; *74*:1309-13.
22. Mastrogiacomo I, Bonanni G, Menegazzo E, et al. Clinical and hormonal aspects of male hypogonadism in myotonic dystrophy. *Ital J Neurol Sci*, 1996; *17*:59-65.
23. Gromoll J, Eiholzer U, Nieschlag E, Simoni M. Male hypogonadism caused by homozygous deletion of exon 10 of the luteinizing hormone (LH) receptor: Differential action of human chorionic gonadotropin and LH. *J Clin Endocrinol Metab*, 2000; *85*:2281-6.
24. Themmen APN, Huhtaniemi IT. Mutations of gonadotropins and gonadotropin receptors: elucidating the physiology and pathophysiology of pituitary-gonadal function. *Endocr Rev*, 2000; *21*:551-83.
25. Martens JW, Verhoef-Post M, Abelin N, et al. A homozygous mutation in the luteinizing hormone receptor causes partial Leydig cell hypoplasia: correlation between receptor activity and phenotype. *Mol Endocrinol*, 1998; *12*:775-84.
26. Sherbet DP, Tiosano D, Kwist KM, et al. CYP17 mutation E305G causes isolated 17,20-lyase deficiency by selectively altering substrate binding. *J Biol Chem*, 2003; *278*:48563-9.
27. Mendonca BB, Inacio M, Arnhold IJ, et al. Male pseudohermaphroditism due to 17 beta-hydroxysteroid dehydrogenase 3 deficiency. Diagnosis, psychological evaluation, and management. *Medicine* (Baltimore), 2000; *79*:299-309.
28. Dacou-Voutetakis C, Maniati-Christidi M, Dracopoulou-Vabouli M. Genetic aspects of congenital adrenal hyperplasia. *J Pediatr Endocrinol Metab*, 2001; *14*(suppl 5):1303-8; discussion on 1317.
29. Costa-Santos M, Kater CE, Auchus RJ; Brazilian Congenital Adrenal Hyperplasia Multicenter Study Group. Two prevalent CYP17 mutations and genotype-phenotype correlations in 24 Brazilian patients with 17-hydroxylase deficiency. *J Clin Endocrinol Metab*, 2004; *89*:49-60.

30. Marcos J, Guo LW, Wilson WK, et al. The implications of 7-dehydrosterol-7-reductase deficiency (Smith-Lemli-Opitz syndrome) to neurosteroid production. Steroids, 2004; 69:51-60.
31. Mendez HM, Opitz JM. Noonan syndrome: a review. Am J Med Genet, 1985; 21:493-506.
32. Malaquias AC, Ferreira LV, Souza SC, et al. Noonan syndrome: from phenotype to growth hormone therapy. Arq Bras Endocrinol Metabol, 2008; 52:800-8.
33. Manson AL. Mumps orchitis. J Urol, 1990; 36:355-8.
34. Dittmar M, Kahaly GJ. Polyglandular autoimmune syndromes: immunogenetics and long-term follow-up. J Clin Endocrinol Metab, 2003; 88:2983-92.
35. Baker HWG. Reproductive effects of nontesticular illness. Endocrinol Metab Clin North Am, 1998; 27:831-50.
36. Saporta L, Yuksel A. Andogenic status in patients with lepromatous leprosy. Br J Urol, 1994; 74:221-4.
37. Abbasi AA, Prasad AS, Ortega J, et al. Gonadal function abnormalities in sicke cell anemia: studies in male patients. Ann Intern Med, 1976; 85:601-5.
38. Modebe O, Ezeh UO. Effect of age on testicular function in adult males with sickle cell anemia. Fertil Steril, 1995; 63:907-12.
39. Hengge UR. Testosterone replacement for hypogonadism: clinical findings and best practices. AIDS Read, 2003; 13(12 suppl):S15-21.
40. Rietschel P, Corcoran C, Stanley T, et al. Prevalence of hypogonadism among men with weight loss related to human immunodeficiency virus infection who were receiving highly active antiretroviral therapy. Clin Infect Dis, 2000; 31:1240-4.
41. Grinspoon S K, Donovan D, Bilezekian J. Aetiology and pathogenesis of hormonal and metabolic disorders in HIV infection. Baillière's Clin Endocrinol Metab, 1994; 8:735-55.
42. Silveira LF, MacColl GS, Bouloux PM. Hypogonadotropic hypogonadism. Semin Reprod Med, 2002; 20:327-38.
43. Costa EMF, Domenice S, Correa RV, et al. Genética molecular do eixo hipotálamo-hipófise-gonadal. Arq Bras Endocrinol Metab, 2003; 47:440-52.
44. Ribeiro RS, Abucham J. Kallmann syndrome: a hystorical, clinical and molecular review. Arq Bras Endocrinol Metabol, 2008; 52:8-17.
45. Hardelin JP, Dodé C. The complex genetics of Kallmann syndrome: KAL1, FGFR1, FGF8, PROKR2, PROK2, et al. Sex Dev, 2008; 2:181-93.
46. Quinton R, Duke VM, de Zoysa PA, et al. The neuroradiology of Kallmann's syndrome: a genotypic and phenotypic analysis. J Clin Endocrinol Metab, 1996; 81:3010-7.
47. Sinisi AA, Asci R, Bellastella G, et al. Homozygous mutation in the prokineticin-receptor2 gene (Val274Asp) presenting as reversible Kallmann syndrome and persistent oligozoospermia: case report. Hum Reprod, 2008; 23:2380-4.
48. Ribeiro RS, Vieira TC, Abucham J. Reversible Kallmann syndrome: report of the first case with a KAL1 mutation and literature review. Eur J Endocrinol, 2007; 156:285-90. Erratum in: Eur J Endocrinol, 2007; 156:703.
49. Pitteloud N, Acierno JS Jr, Meysing AU, et al. Reversible Kallmann syndrome, delayed puberty, and isolated anosmia occurring in a single family with a mutation in the fibroblast growth factor receptor 1 gene. J Clin Endocrinol Metab, 2005; 90:1317-22.
50. de Roux N, Young J, Misrahi M, et al. A family with hypogonadotropic hypogonadism and mutations in the gonadotropin-releasing hormone receptor. N Engl J Med, 1997; 337:1597-602.
51. Beranova M, Oliveira LM, Bedecarrats GY, et al. Prevalence, phenotypic spectrum, and modes of inheritance of gonadotropin-releasing hormone receptor mutations in idiopathic hypogonadotropic hypogonadism. J Clin Endocrinol Metab, 2001; 86:1580-8.
52. Kottler ML, Hamel A, Malville E, Richard N. GnRH deficiency: new insights from genetics. J Soc Biol, 2004; 198:80-7.
53. Roseweir AK, Millar RP. The role of kisspeptin in the control of gonadotrophin secretion. Hum Reprod Update, 2008 Dec 24. [Epub ahead of print]
54. Karges B, de Roux N. Molecular genetics of isolated hypogonadotropic hypogonadism and Kallmann syndrome. Endocr Dev, 2005; 8:67-80.
55. Pitteloud N, Boepple PA, DeCruz S, et al. The fertile eunuch variant of idiopathic hypogonadotropic hypogonadism: spontaneous reversal associated with a homozygous mutation in the gonadotropin-releasing hormone receptor. J Clin Endocrinol Metab, 2001; 86:2470-5.
56. Shiraishi K, Naito K. Fertile eunuch syndrome with the mutations (Trp8Arg and Ile15Thr) in the beta subunit of luteinizing hormone. Endocr J, 2003; 50:733-7.
57. Lofrano-Porto A, Barra GB, Giacomini LA, et al. Luteinizing hormone beta mutation and hypogonadism in men and women. N Engl J Med, 2007; 30;357:897-904.
58. Beckers A. Hypogonadism due to LH deficiency. Bull Mem Acad R Med Belg, 2007; 162:291-7; discussion on 298.
59. Berger K, Souza H, Brito VN, et al. Clinical and hormonal features of selective follicle-stimulating hormone (FSH) deficiency due to FSH beta-subunit gene mutations in both sexes. Fertil Steril, 2005; 83:466-70.
60. Murao K, Imachi H, Muraoka T, et al. Isolated follicle-stimulating hormone (FSH) deficiency without mutation of the FSHbeta gene and successful treatment with human menopausal gonadotropin. Fertil Steril, 2008; 90:2012.
61. Strobel A, Issad T, Camoin L, et al. A leptin missense mutation associated with hypogonadism and morbid obesity. Nat Genet, 1998; 18:213-5.
62. Lehmann SG, Wurtz JM, Renaud JP, et al. Structure-function analysis reveals the molecular determinants of the impaired biological function of DAX-1 mutants in AHC patients. Hum Mol Genet, 2003; 12:1063-72.
63. Dollfus H, Verloes A, Bonneau D, et al. Update on Bardet-Biedl syndrome. J Fr Ophtalmol, 2005; 28:106-12.
64. Asakura Y, Toyota Y, Muroya K, et al. Endocrine and radiological studies in patients with molecularly confirmed CHARGE syndrome. J Clin Endocrinol Metab, 2008; 93:920-4.
65. Toogood AA, Stewart PM. Hypopituitarism: clinical features, diagnosis, and management. Endocrinol Metab Clin North Am, 2008; 37:235-61.
66. Mancini T, Casanueva FF, Giustina A. Hyperprolactinemia and prolactinomas. Endocrinol Metab Clin North Am, 2008; 37:67-99.
67. Vilar L, Naves L, Freitas MC, et al. Tratamento medicamentoso dos tumores hipofisários – Parte I: Prolactinoma e adenomas secretores de GH. Arq Brasil Endocrinol Metab, 2000; 44:367-81.
68. Colao A, Vitale G, Cappabianca P, et al. Outcome of cabergoline treatment in men with prolactinoma: effects of a 24-month treatment on prolactin levels, tumor mass, recovery of pituitary function, and semen analysis. J Clin Endocrinol Metab, 2004; 89:1704-11.
69. Vilar L, Freitas MC, Naves LA, et al. Diagnosis and management of hyperprolactinemia: results of a Brazilian multicenter study with 1234 patients. J Endocrinol Invest, 2008; 31:436-44.
70. Dhindsa S, Prabhakar S, Sethi M, et al. Frequent occurrence of hypogonadotropic hypogonadism in type 2 diabetes. J Clin Endocrinol Metab, 2004; 89:5462-8.
71. Safarinejad MR. Evaluation of endocrine profile, hypothalamic-pituitary-testis axis and semen quality in multiple sclerosis. J Neuroendocrinol, 2008; 20:1368-75.
72. Koller EA, Baker DL, Salsgivr TS, et al. Testosterone assays: absence of a true standard. Endocr Pract, 2004; 10:452-3.
73. American Association of Clinical Endocrinologists. Medical guidelines for clinical practice for the evaluation and treatment of hypogonadism in adult males. Endocr Pract, 2002; 8:439-65.

74. Cruz T. Androgen replacement in men and women. *Arq Bras Endocrinol Metab*, 2003; *47*(suppl 1):S296-300.
75. Sultan C, Lumbroso S, Paris F, et al. Disorders of androgen action. *Semin Reprod Med*, 2002; *20*:217-28.
76. Galani A, Kitsiou-Tzeli S, Sofokleous C, et al. Androgen insensitivity syndrome: clinical features and molecular defects. *Hormones* (Athens), 2008; *7*:217-29.
77. Melo KF, Mendonca BB, Billerbeck AE, et al. Clinical, hormonal, behavioral, and genetic characteristics of androgen insensitivity syndrome in a Brazilian cohort: five novel mutations in the androgen receptor gene. *J Clin Endocrinol Metab*, 2003; *88*:3241-50.
78. Bangrsbrll S, Qvist I, Lebech PE, Lewinsky M. Testicular feminization syndrome and associated gonadal tumors in Denmark. *Acta Obstet Gynecol Scand*, 1992; *71*:63-6.
79. Xu W, Robert C, Thornton PS, Spinner NB. Complete androgen insensitivity syndrome due to X chromosome inversion: a clinical report. *Am J Med Genet*, 2003; *120A*:434-6.
80. Ahmed SF, Cheng A, Dovey L, Phenotypic features, androgen receptor binding, and mutational analysis in 278 clinical cases reported as androgen insensitivity syndrome. *J Clin Endocrinol Metab*, 2000; *85*:658-65.
81. Imperato-McGinley J. 5alpha-reductase-2 deficiency and complete androgen insensitivity: lessons from nature. *Adv Exp Med Biol*, 2002; *511*:121-31; discussion on 131-4.
82. Casey RW, Barkin J. Testosterone replacement therapy for the primary care physician. *Can J Urol*, 2008; *15* (suppl 1):71-7; discussion on 77.
83. Beg S, Al-Khoury L, Cunningham GR. Testosterone replacement in men. *Curr Opin Endocrinol Diabetes Obes*, 2008; *15*:364-70.
84. Edelstein D, Sivanandy M, Shahani S, Basaria S. The latest options and future agents for treating male hypogonadism. *Expert Opin Pharmacother*, 2007; *8*:2991-3008.
85. Seftel A. Testosterone replacement therapy for male hypogonadism: part III. Pharmacologic and clinical profiles, monitoring, safety issues, and potential future agents. *Int J Impot Res*, 2007; *19*:2-24.
86. Tenover JL. Male hormone replacement therapy including "andropause". *Endocrinol Metab Clin North Am*, 1998; *27*:969-87.
87. Rhoden EL, Morgentaler A. Risks of testosterone-replacement therapy and recommendations for monitoring. *N Engl J Med*, 2004; *350*:482-92.
88. Morales A, Nieschlag E, Schubert M, et al. Clinical experience with the new long-acting injectable testosterone undecanoate. Report on the educational symposium on the occasion of the 5th World Congress on the Aging Male, 9-12 February 2006, Salzburg, Austria. *Aging Male*, 2006; *9*:221-7.
89. Wang C, Swerdloff RS, Iranmanesh A, et al. Transdermal testosterone gel improves sexual function, mood, muscle strength, and body composition parameters in hypogonadal men. *J Clin Endocrinol Metab*, 2000; *85*:2839-53.
90. Ebert T, Jockenhovel F, Morales A, Shabsigh R. The current status of therapy for symptomatic late-onset hypogonadism with transdermal testosterone gel. *Eur Urol*, 2005; *47*:137-46.
91. Ross RJ, Jabbar A, Jones TH, et al. Pharmacokinetics and tolerability of a bioadhesive buccal testosterone tablet in hypogonadal men. *Eur J Endocrinol*, 2004; *150*:57-63.
92. Dobs AS, Matsumoto AM, Wang C, Kipnes MS. Short-term pharmacokinetic comparison of a novel testosterone buccal system and a testosterone gel in testosterone deficient men. *Curr Med Res Opin*, 2004; *20*:729-38.
93. Korbonits M, Slawik M, Cullen D, et al. A comparison of a novel testosterone bioadhesive buccal system, striant, with a testosterone adhesive patch in hypogonadal males. *J Clin Endocrinol Metab*, 2004; *89*:2039-43.
94. Kelleher S, Howe C, Conway AJ, Handelsman DJ. Testosterone release rate and duration of action of testosterone pellet implants. *Clin Endocrinol* (Oxf), 2004; *60*:420-8.
95. Practice Committee of American Society for Reproductive Medicine in collaboration with Society for Male Reproduction and Urology. Androgen deficiency in the aging male. *Fertil Steril*, 2008; *90*(5 suppl):S83-7.
96. von Eckardstein S, Noe G, Brache V, et al. A clinical trial of 7 alpha-methyl-19-nortestosterone implants for possible use as a long-acting contraceptive for men. *J Clin Endocrinol Metab*, 2003; *88*:5232-9.
97. Handelsman DJ, Heather A. Androgen abuse in sports. *Asian J Andrology*, 2008; *10*:403-15.
98. Narayanan R, Mohler ML, Bohl CE, et al. Selective androgen receptor modulators in preclinical and clinical development. *Nucl Recept Signal*, 2008; *6*:e010.
99. Vajda EG, Lopez FJ, Rix P, Hill R, et al. Pharmacokinetics and pharmacodynamics of LGD-3303, an orally available non-steroidal selective androgen receptor modulator (SARM). *J Pharmacol Exp Ther*, 2008 Nov 18. [Epub ahead of print]
100. Piu F, Gardell LR, Son T, Schlienger N, et al. Pharmacological characterization of AC-262536, a novel selective androgen receptor modulator. *J Steroid Biochem Mol Biol*, 2008; *109*:129-37.
101. Miner JN, Chang W, Chapman MS, et al. An orally active selective androgen receptor modulator is efficacious on bone, muscle, and sex function with reduced impact on prostate. *Endocrinology*, 2007; *148*:363-73.
102. Chu MC, Lobo RA. Formulations and use of androgens in women. *Mayo Clin Proc*, 2004; *79*(4 suppl):S3-7.
103. Swerdloff RS, Wang C. The testis and male sexual function. *In: Cecil Textbook of Medicine*. 21st ed. Philadelphia: WB Saunders, 2000:1307-17.
104. Delemarre-van de Waal HA. Application of gonadotropin releasing hormone in hypogonadotropic hypogonadism – diagnostic and therapeutic aspects. *Eur J Endocrinol*, 2004; *151*(suppl 3):U89-94.
105. Tan RS, Pu SJ. Is it andropause? Recognizing androgen deficiency in aging men. *Postgrad Med*, 2004; *115*:62-6.
106. Wang C, Nieschlag E, Swerdloff R, et al. Investigation, treatment, and monitoring of late-onset hypogonadism in males: ISA, ISSAM, EAU, EAA, and ASA Recommendations. *J Androl*, 2009; *30*:1-9.
107. Snyder PJ. Hypogonadism in elderly men – What to do until the evidence comes. *N Engl J Med*, 2004; *350*:440-2.
108. Makar RS, Toth TL. The evaluation of infertility. *Am J Clin Pathol*, 2002; *117*(suppl):S95-103.
109. Balen AH, Rutherford AJ. Management of infertility. *BMJ*, 2007; *335*:608-11.
110. Brugh VM 3rd, Lipshultz LI. Male factor infertility: evaluation and management. *Med Clin North Am*, 2004; *88*:367-85.
111. Roth MY, Amory JK, Page ST. Treatment of male infertility secondary to morbid obesity. *Nat Clin Pract Endocrinol Metab*, 2008; *4*:415-9.
112. Aaronson IA. Micropenis: medical and surgical implications. *J Urol*, 1994; *152*:4-14.
113. Bittar MP. Micropênis. *In*: Monte O, Longi CA, Calliari LEP (eds). *Endocrinologia para o Pediatra*. São Paulo: Atheneu, 1998:213-16.
114. Lee PA, Houk CP. Outcome studies among men with micropenis. *J Pediatr Endocrinol Metab*, 2004; *17*:1043-53.

Disfunção Erétil – Investigação Diagnóstica e Tratamento

Carlos Alberto Botelho, Rodrigo Agra, Lucio Vilar

INTRODUÇÃO

Disfunção erétil (DE) pode ser definida como a incapacidade persistente de se obter ou manter uma ereção adequada para a atividade sexual satisfatória (50% a 75% das tentativas). Não deve ser confundida com a falta ou diminuição na libido, nem com a dificuldade em ejacular ou em atingir o orgasmo.[1-3]

Os melhores dados sobre a prevalência da DE em homens são oriundos de dois estudos americanos transeccionais, o *Massachusetts Male Aging Study* (MMAS)[4] e o *National Health and Social Life Survey* (NHSLS).[5] No MMAS, 52% dos homens com 40 a 70 anos tinham algum grau de DE: 17,2% com DE mínima, 25,2% com DE moderada e 9,6% com DE completa.[4] O MMAS também mostrou que a prevalência de DE se eleva com a idade: menos de 10% em homens com idade < 45 anos, mas 75% naqueles com mais de 80 anos.[4] Além disso, a incidência de DE aumentou de 12,4 casos por 1.000 homens/ano no grupo etário de 40–49 anos para 29,8 casos/1.000 homens/ano entre 50 e 59 anos e 46,4 casos/1.000 homens/ano nos indivíduos com 60–69 anos.[4,6] No NHSLS, em que foram avaliados indivíduos de 18 a 59 anos, DE foi relatada por 7% do grupo entre 18–29 anos, 9% entre 30–39 anos, 11% entre 40–45 anos e 18% entre 50–59 anos.[5]

Em âmbito mundial, estima-se que, atualmente, cerca de 150 milhões de homens têm DE (dos quais 20–30 milhões nos Estados Unidos e 20 milhões na Europa) e que esse número vá dobrar nos próximos 25 anos.[6,9] No Brasil, calcula-se que o problema acomete 10 milhões de indivíduos. Em um estudo brasileiro, foram entrevistados 1.286 homens de 40 a 70 anos: 49% tinham algum grau de DE, a qual se mostrou mínima em 26,6%, moderada em 18,6% e completa em apenas 3,9%.[10] Vale a pena comentar que apenas 30% dos pacientes com DE procuram assistência médica.[6,9]

Alguns urologistas acreditam que, de um modo geral, 70% dos casos de DE são ocasionados por problemas psicológicos, assim distribuídos: 95% dos casos em pessoas com 20 anos, 70% aos 48 anos e 30% entre os 60 e 70 anos. Os restantes 30% dos casos são decorrentes de problemas orgânicos.[9,11,12]

Seja qual for sua natureza, orgânica ou psicológica, a DE potencialmente pode ser curada. Para isso, obviamente, o primeiro passo será um diagnóstico correto.

FISIOLOGIA DA EREÇÃO PENIANA

O entendimento atual dos mecanismos básicos que envolvem a fisiologia da ereção tem ajudado sobremaneira na compreensão da fisiopatologia e fornecido subsídios marcantes no manejo de pacientes com disfunção erétil. Uma ereção normal exige:

- Estímulos sexuais (cognitivos, fantasias etc.) presentes.
- Um sistema nervoso central adequado.
- Um eixo hipotálamo-hipófise-gonadal íntegro.
- Um influxo arterial adequado.
- Um mecanismo venooclusivo competente.
- Anatomia peniana funcional.

Ereção peniana é um complexo fenômeno neurovascular que envolve não apenas a coordenação de 3 eventos hemodinâmicos (fluxo arterial aumentado, relaxamento da musculatura lisa sinusoidal e drenagem venosa diminuída), mas também a interação de fatores psicológicos, hormonais, neurológicos e cavernosos. Em sua forma mais comum, a ereção é iniciada por um evento do sistema nervoso central (SNC) que integra estímulos psicogênicos (desejo, percepção, olfato etc.) e controla a inervação simpática e parassimpática do pênis (*ereção psicogênica*). Os estímulos sensoriais que partem do pênis são importantes para a continuidade desse processo e para o início do arco reflexo que pode causar a ereção em determinada circunstância e pode ajudar a manter a ereção durante a atividade sexual (*ereção reflexogênica*). No estado de flacidez, a musculatura lisa dos corpos cavernosos está tonicamente contraída (tônus simpático), permitindo apenas que pequena quantidade de sangue chegue ao pênis para fins nutritivos. Estímulos psíquicos ou físicos da genitália ativam as vias autonômicas da medula espinhal, que transmitem impulsos nervosos aos nervos cavernosos, os quais, por sua vez, liberam uma variedade de neurotransmissores que promovem vasodilatação de artérias helicinais e relaxamento da musculatura lisa dos corpos cavernosos, produzindo um imenso fluxo sanguíneo peniano. À medida que se ingurgitam de sangue, os sinusóides comprimem as veias abaixo da túnica albugínea. Como conseqüência, o efluxo venoso diminui nesse mecanismo de venooclusão e o sangue é aprisionado dentro dos corpos cavernosos, resultando em rigidez. A contração adicional dos músculos pélvicos (isquiocavernoso e bulbocavernoso) finalmente confere a rigidez final do pênis (Fig. 41.1).[1,3,8,12]

Em nível molecular, acredita-se que a acetilcolina, liberada pelas terminações parassimpáticas, seja o neuromodulador da ereção peniana, atuando através de vários mecanismos: (1) inibição da liberação de noradrenalina pelas terminações nervosas adrenérgicas, (2) estímulo da liberação de óxido nítrico (NO) a partir de fibras nervosas (não-adrenérgicas e não-colinérgicas) e das células endoteliais e (3) estímulo da liberação de outros peptídeos vasodilatadores

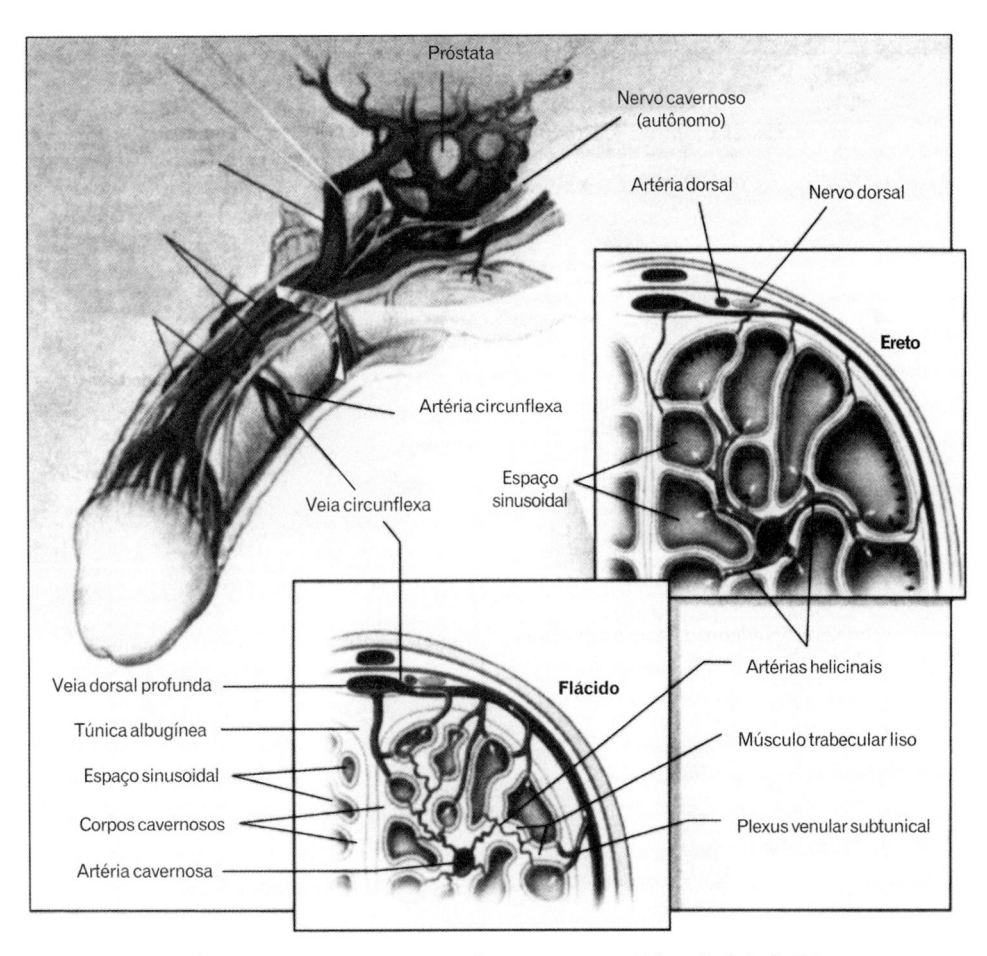

Fig. 41.1 Anatomia e mecanismo da ereção peniana. (Adaptado da Ref. 12.)

(VIP, prostaglandina E1). O NO dentro do músculo ativa a guanilatociclase, que aumenta a concentração de guanosina monofosfato cíclico (GMPc). O GMPc, por sua vez, ativa uma proteína quinase específica, que fosforila certas proteínas e canais iônicos, resultando na abertura de canais de potássio e seqüestro do cálcio citosólico, com subseqüente relaxamento da célula muscular lisa das trabéculas do corpo cavernoso. Na detumescência (estado de flacidez), o GMPc cíclico é hidrolisado a GMP pela fosfodiesterase tipo 5 (PDE5). Medicamentos que aumentem as concentrações de NO e nucleotídeos cíclicos (AMPc e GMPc) constituem um arsenal terapêutico promissor no tratamento da disfunção erétil. Doenças vasculares e neurológicas podem comprometer essa parceria entre o sistema nervoso simpático e parassimpático, o endotélio vascular e o músculo liso dos corpos cavernosos. Em pacientes com *diabetes mellitus* (DM), existem evidências de diminuição intracavernosa dos níveis de NO, prostaglandina E1 e VIP, bem como aumento de endotelina, um potente vasoconstritor.[1,3,12] Estudos recentes têm enfatizado o papel da disfunção endotelial na patogênese da DE.[13]

ETIOLOGIA DA DISFUNÇÃO ERÉTIL

A ereção peniana é um fenômeno multifatorial, que envolve os sistemas nervoso, endócrino, vascular e tecidual dos corpos cavernosos, podendo quaisquer alterações desses fatores desencadear um processo de inadequação sexual. A disfunção erétil (DE) pode ser classificada como psicogênica, orgânica (neurogênica, hormonal, vascular, cavernosa e induzida por drogas) ou no seu tipo mais comum, a chamada disfunção sexual mista (psicogênica e orgânica) (Quadro 41.1).[1-3,12]

- *Disfunção erétil psicogênica* — Temor de desempenho por ansiedade, problemas de relacionamento interpessoal, estresse e doenças psiquiátricas, como depressão e esquizofrenia, comprovadamente estão relacionados com a DE.
- *Disfunção erétil neurogênica* — Enfermidades ou condições que afetam o sistema nervoso, como alcoolismo, doença de Parkinson, doença de Alzheimer, esclerose múltipla, acidente vascular cerebral (AVC) e trauma cerebral freqüentemente causam DE por diminuição da libido ou dificuldade em iniciar a ereção. Além disso, lesões medulares, cirurgias radicais (envolvendo a bexiga, a próstata ou o reto) e radioterapia pélvica destroem fibras nervosas envolvidas no processo eretivo.
- *Disfunção erétil por drogas* — O Quadro 41.2 relaciona as várias substâncias implicadas na disfunção erétil (anti-hipertensivos, antidepressivos, ansiolíticos, antipsicóticos, antiandrogênicos etc.).
- *Disfunção erétil hormonal* — Embora o papel dos androgênios na função erétil seja controverso, sua deficiência diminui as ereções noturnas e a libido nos indivíduos hipogonádicos de qualquer etiologia. A hiperprolactinemia também pode causar disfunção erétil por inibir a secreção pulsátil do GnRH, resultando em um hipogonadismo hipogonadotrófico. Hipo- e hipertiroidismo po-

QUADRO 41.1
Classificação e Causas Comuns de Disfunção Erétil

Categoria de Disfunção Erétil	Distúrbios Comuns	Fisiopatologia
Psicogênica	Ansiedade do desempenho	Perda da libido, inibição excessiva ou liberação alterada de óxido nítrico
Neurogênica	AVC ou doença de Alzheimer Lesão medular Cirurgia pélvica radical Neuropatia pélvica Lesão pélvica	Incapacidade para iniciar impulso nervoso ou interrupção da transmissão neural
Hormonal	Hipogonadismo Hiperprolactinemia Hipo/Hipertiroidismo Hipercortisolismo	Diminuição da secreção de testosterona; perda da libido e liberação inadequada de óxido nítrico
Vasculogênica arterial ou cavernosa	Aterosclerose Hipertensão *Diabetes mellitus* Trauma Doença de Peyronie	Fluxo arterial inadequado ou venooclusão prejudicada
Induzida por drogas	Drogas anti-hipertensivas ou antidepressivas Antiandrogênios Álcool em excesso α-Interferon Tabagismo	Supressão central Diminuição da libido Neuropatia alcoólica Redução da secreção androgênica Insuficiência vascular
Causada por outras doenças sistêmicas ou envelhecimento	Idade avançada *Diabetes mellitus* Insuficiência renal crônica Doença coronariana Hepatopatia crônica AIDS etc.	Em geral, multifatorial, resultando em disfunção nervosa endócrina e/ou vascular

Adaptado da Ref. 12.

dem também cursar com DE. Os distúrbios endócrinos (excetuando-se o DM) são provavelmente responsáveis por apenas 3% a 6% de todas as disfunções eréteis orgânicas.[1-3,12]

- *Disfunção erétil vascular* — A doença arterial oclusiva de causa aterosclerótica ou traumática diminui o leito vascular peniano e, assim, prejudica a ereção. A falha no mecanismo de fechamento das veias durante a ereção (disfunção venooclusiva), causada por drenagem venosa excessiva, degeneração da túnica albugínea (devido a doença de Peyronie, envelhecimento, *diabetes mellitus*) e lesão traumática (fratura de pênis) também podem levar à disfunção erétil.[1-3,12]

QUADRO 41.2
Medicamentos e Drogas Associados à Disfunção Erétil

Anti-hipertensivos	Diuréticos Beta-bloqueadores α-Metildopa, clonidina etc.
Cardíacos	Digoxina Antilipêmicos
Psicotrópicos	Antidepressivos tricíclicos, lítio Fenotiazinas, butirofenonas Inibidores da monoaminoxidase Inibidores seletivos da recaptação de serotonina
Hormônios	Estrogênios, progestogênios
Anticonvulsivantes	Fenobarbital, hidantal, topiramato etc.
Antagonistas H$_2$	Cimetidina, ranitidina
Antiandrogênios	Espironolactona, finasterida, flutamida etc.
Antagonistas do GnRH	
Miscelânea	Metoclopramida, baclofen Álcool, maconha, cocaína Opiáceos, anfetaminas

QUADRO 41.3
Parâmetros Úteis na Distinção entre Disfunção Erétil (DE) Orgânica e Psicogênica

Parâmetro	DE Orgânica	DE Psicogênica
Início	Gradual	Súbito
Libido	Em geral, preservada	Geralmente, ausente
Ereções noturnas	Ausentes	Presentes
Ereções matutinas	Ausentes	Presentes
Ocorrência da DE	Com todas as parceiras	Com parceiras específicas
Relação com estresse	Não	Sim

QUADRO 41.4
Fatores de Risco para Disfunção Erétil

Diabetes mellitus	Hipertensão
Obesidade	Dislipidemia
Síndrome metabólica	Tabagismo
Cirurgia ou radioterapia pélvica	Insuficiência renal crônica
Consumo excessivo de álcool, cocaína ou maconha	Uso de ansiolíticos, hipotensores, antidepressivos, antipsicóticos, antiandrogênicos etc.
Doença cardiovascular	
DPOC	

- *Disfunção erétil por diabetes mellitus (DM)* – A DE no DM resulta de vários fatores: (1) comprometimento dos pequenos vasos, terminações nervosas e células endoteliais, resultando em produção deficiente de neurotransmissores; (2) disfunção endotelial; (3) aterosclerose; (4) neuropatia autonômica; (5) fatores emocionais e (6) uso de medicações anti-hipertensivas.[14]
- *Disfunção erétil por outras doenças sistêmicas* – Na insuficiência renal crônica, a etiologia da DE é também multifatorial. Infarto do miocárdio e angina comprometem a ereção por repercussões emocionais (depressão e ansiedade), além da insuficiência arterial peniana.[2,11,12]

Conforme mostrado no Quadro 41.3, alguns parâmetros podem ser úteis na distinção entre disfunção erétil orgânica e psicogênica.

FATORES DE RISCO

Estudos epidemiológicos indicam que os melhores preditores do risco de DE são idade, história de diabetes, uso de medicações ou drogas e doença cardiovascular.[8,9] Idade avançada é um importante fator de risco para DE; de fato, ela afeta < 10% dos homens com menos de 40 anos e > 75% daqueles com mais de 80 anos.[4] A prevalência de DE em diabéticos oscila entre 35% e 75%. Nesses indivíduos, o risco é aproximadamente três vezes maior do que na população geral. Entre os diabéticos que desenvolverão distúrbios eréteis, cerca de 50% serão acometidos dentro dos primeiros 5 a 10 anos após o diagnóstico da doença.[14] Muitos pacientes com DM tipo 2 têm sua enfermidade diagnosticada após procurarem o médico com queixas de DE.[7,14] Um estudo recente mostrou que, após pelo menos 10 anos de doença, 25% dos diabéticos tipo 1 tinham DE, cuja incidência aumentou com a idade (10,2% nos pacientes com 21–29 anos e 48,6% naqueles com 40 anos ou mais).[15] Existem também evidências de que pacientes com a síndrome metabólica têm risco aumentado para DE.[16]

Tabagismo é comprovadamente um fator de risco para DE.[17] O mesmo se aplica ao uso dos fármacos listados no Quadro 41.2, bem como ao consumo excessivo de álcool, maconha ou cocaína.[2,3,18] A ingestão crônica de álcool potencialmente causa hipogonadismo e neuropatia autonômica.[18] Outros fatores de risco (FR) são hipertrofia prostática benigna, sintomas do trato urinário baixo, elevação do índice de massa corpórea (IMC), hipertensão arterial (HA), dislipidemia, doença cardiovascular, DPOC etc. (Quadro 41.4).[8,19] Além disso, com exceção dos antagonistas dos canais de cálcio, inibidores da ECA e antagonistas dos receptores AT1 da angiotensina II, os demais anti-hipertensivos são sabidamente causadores de DE.[20]

INVESTIGAÇÃO DIAGNÓSTICA

Nos últimos anos, um grande arsenal de meios diagnósticos tornou-se disponível ao clínico para avaliação e definição da causa da disfunção erétil. Sua origem multifatorial, no entanto, torna o diagnóstico por vezes complexo, associado ao fato de que os métodos semiotécnicos possuem acurácia e reprodutibilidade controversas, não havendo, pois, um padrão-ouro entre as ferramentas diagnósticas. Portanto, o mais recomendável é se realizar uma abordagem simples, eficiente e econômica que conduza o caso para uma conduta terapêutica que possa ser iniciada o mais precocemente possível.

Anamnese

Com uma linguagem de fácil entendimento e, sempre que possível, com a presença da parceira, procede-se a uma entrevista sobre a *história sexual*, para definirmos acuradamente a queixa do paciente e para distinguirmos o problema erétil de outros problemas, como distúrbios do orgasmo e da ejaculação, além de diminuição do desejo sexual, que pode indicar um estado hipogonádico ou depressão. Problemas de saúde física e psicológica da parceira são fatores que podem deteriorar a relação do casal. A *história médica* pode identificar fatores de risco responsáveis ou que contribuem para uma disfunção erétil, além de exaustivo inquérito sobre uso de medicamentos (ver Quadro 41.2). Fatores de risco vascular incluem hipertensão, diabetes, tabagismo, coronariopatia, vasculopatia periférica e dislipidemias. Fatores de risco neurológico incluem *diabetes mellitus* ou alcoolismo, associados a neuropatia periférica, e certas doenças neurológicas (p.ex., esclerose múltipla, lesão medular e AVC). Antecedentes de trauma pélvico ou perineal e cirurgias abdominopélvicas podem indicar risco vascular ou neurológico; questões específicas, como dor e deformidade penianas, sugeririam fibromatose peniana (*doença de Peyronie*). A história do desenvolvimento sexual, os estágios de androgenização (modificação da voz, crescimento de pêlos sexuais) e alterações do desenvolvimento genital precisam ser pesquisados no jovem, além de sinais e sintomas de outras endocrinopatias, como o hiper- e o hipotiroidismo. A *história psicológica* se impõe quando a disfunção erétil é súbita, ocasional, temporária, que ocorre com determinada parceira e está associada a preservações das ereções matinais e das reflexas devido à distensão vesical; aqui, problemas intrapessoais (ansiedade, temor de desempenho) e interpessoais (maritais), doença psiquiátrica coexistente e história de vício e abuso devem ser analisados.[1–3,11,19]

Exame Físico

O exame físico deve buscar qualquer sinal de anormalidade endócrina, vascular, neurológica ou genital. Deve-se avaliar o estado geral do paciente e as características sexuais secundárias. A árvore vascular, especialmente dos membros inferiores, é checada pela palpação dos pulsos arteriais e do índice pênis/braço (IPB < 7,0 significa insuficiência arterial). A integridade do sistema neurológico pode ser avaliada pela pesquisa dos reflexos, sensibilidade peniana e perianal (dor, temperatura), combinada a teste de sensibilidade para limiar vibratório (biotensiometria) ou tátil (monofilamentos) e reflexos genitais (anal e reflexo bulbocavernoso). A avaliação genital inclui palpação para determinação de consistência, tamanho, deformidades e presença de placas de fibrose.[10,11,19]

Avaliação Laboratorial

Exames laboratoriais básicos para afastar diabetes ou outras doenças sistêmicas incluem: glicemia de jejum, hemoglobina glicosilada, creatinina, hemograma, perfil lipídico e sumário de urina. A avaliação endócrina necessita de dosagem de testosterona e prolactina, às 8 horas. Outros exames podem ser requisitados, quando indicados, e incluem função tiroidiana, gonadotrofinas e cariótipo. Ademais, hipercortisolismo deve ser investigado diante da suspeita clínica de síndrome de Cushing.[3,12,19]

Testes Complementares

Não havendo uma causa óbvia para a DE (p.ex., distúrbios hormonais, *diabetes mellitus* de longa duração, uso de fármacos indutores de DE etc.), pode-se lançar mão de testes diagnósticos complementares, comentados a seguir.

Teste de Ereção por Via Oral (TEVO). Consiste na administração de um inibidor da fosfodiesterase tipo 5 (PDE5), por exemplo, *sildenafil*, na dose de 50 mg. Após 45 minutos, o paciente é colocado diante da estimulação visual sexual (vídeo erótico) durante 1 hora. Se a resposta for positiva, continua-se com o uso de medicações por via oral. Se a resposta for negativa, o indivíduo recebe a medicação para uso em casa (100 mg). Uma resposta positiva ao TEVO indica que a integridade vascular e cavernosa está presente, possibilitando o uso de inibidores da PDE5 no tratamento da DE. Uma resposta negativa (ausência de ereção) pode resultar de descarga simpática aumentada (p.ex., por ansiedade) ou alguma alteração vascular.

Teste de Ereção Fármaco-induzida (TEFI). Nos últimos anos, o TEFI vem sendo substituído pelo TEVO como teste inicial. Consiste na aplicação intracavernosa de agentes vasoativos, seguida de estímulo erótico visual ou manual. Dentre os 3 agentes mais utilizados (papaverina, papaverina/fentolamina e prostaglandina), a prostaglandina E1 (PGE1) é o de melhor desempenho, com uma taxa de ereção de 74% e de ereção prolongada de 0,1%. Injetam-se 10 μg de PGE1 por via intracavernosa e avalia-se a tumescência após 10 a 15 minutos. Ereção espontânea, imediata, rígida e mantida significa corpo cavernoso competente e improvável insuficiência venooclusiva ou arterial, desaconselhando investigação vascular posterior. Tais pacientes podem ser psicogênicos ou ter insuficiência arterial mínima. Se a ereção sobrevém apenas com a estimulação manual (masturbação), pode-se deduzir que: (a) o sistema venoso é adequado; (b) o paciente pode ter superado a inibição central (adrenérgica) do ambiente do consultório; e (c) a via reflexogênica da ereção está intacta. No caso de resposta negativa, pode-se refazer o teste com uma dose maior de PGE1 (20 μg).[8,10,19]

Avaliação da Tumescência Peniana Noturna (TPN). Atualmente é menos utilizada de que no passado. Tem como objetivo distinguir a disfunção psicogênica da orgânica e pode ser medida no laboratório do sono ou com aparelhos portáteis (Rigiscan®). Indivíduos normais de todas as idades têm de 5 a 9 episódios de ereções noturnas que ocorrem durante a fase REM do sono. Homens com disfunção erétil e TPN normal teriam uma etiologia psicogênica, enquanto naqueles com TPN comprometida ou ausente a DE seria de natureza orgânica. As exceções dessa regra geral seriam os homens com doenças do sono, depressão ou doenças neurológicas.[3,12,19]

Ultra-sonografia Doppler (USD) das Artérias Cavernosas. Realizada antes e após vasodilatador, está indicada nos casos de pacientes que precisam de uma investigação mais detalhada da árvore arterial peniana ou quando pensamos em cirurgia de reconstrução vascular como alternativa de tratamento. São normais os pacientes que têm diâmetro da artéria cavernosa maior do que 0,08 cm e pico de velocidade de fluxo acima de 30 cm/s. Um resultado anormal é indicativo de DE vasogênica. O alto custo do aparelho e a dependência de um operador são suas desvantagens.[12,21,22]

Estudo Eletroneurológico dos Nervos Genitais. Pode ser realizado se a USD for normal. Um resultado anormal aponta para o diagnóstico de DE neurogênica.[10,19]

Arteriografia Seletiva das Pudendas. É realizada apenas em pacientes com evidência de doença sistêmica arterial, nos quais a USD demonstra impedimento do fluxo arterial peniano e que seriam bons candidatos à cirurgia reconstrutiva arterial.[10,11,19]

TRATAMENTO DA DISFUNÇÃO ERÉTIL

O impacto da disfunção erétil sobre o psiquismo e sobre a vida conjugal dos pacientes tem motivado a utilização de um grande arsenal terapêutico, sempre levando-se em conta que o sucesso depende do apoio vital da parceira, da motivação e da expectativa realista das possíveis soluções. Atualmente dispomos de três opções: (a) aconselhamento ou terapia psicossexual; (b) tratamento clínico; e (c) tratamento cirúrgico (Quadro 41.5).[10-12] Adicionalmente, deve-se

---

QUADRO 41.5
Opções de Tratamento para a Disfunção Erétil

Aconselhamento psicossexual
Pode beneficiar todos os pacientes com DE e suas parceiras sexuais. No entanto, está prioritariamente indicado nos casos com DE psicogênica ou mista, com predomínio do componente psicogênico.

Terapia de primeira linha
Inibidores seletivos da fosfodiesterase tipo 5 (sildenafil, vardenafil, tadalafil)

Terapias de segunda linha
Alprostadil intra-uretral
Injeção intracavernosa de alprostadil
Aparelhos de tumescência a vácuo

Terapias de terceira linha
Próteses penianas
Cirurgia vascular

Adaptado das Refs. 3 e 8.

procurar combater os possíveis fatores que possam estar gerando ou agravando a DE: drogas, distúrbios hormonais (hipogonadismo, hiperprolactinemia, hipo- ou hipertiroidismo, hipercortisolismo), diabetes descompensado, obesidade etc.[1]

Terapia Psicossexual

Pode beneficiar todos os pacientes com DE e suas parceiras sexuais. No entanto, está prioritariamente indicada nos casos com DE psicogênica ou mista, com predomínio do componente psicogênico. Também pode ser empregada em pacientes com DE orgânica irreversível, com o intuito de enfatizar técnicas que possibilitem a obtenção do prazer sem o coito.[3,11,12]

Tratamento Farmacológico

COMBATE AOS DISTÚRBIOS PSIQUIÁTRICOS

Ansiolíticos, drogas antipânico e algumas recentes substâncias ditas estimulantes sexuais podem ser úteis em alguns casos. Embora essas substâncias não restaurem a potência sexual, sua capacidade de bloquear o pânico sexual torna esses pacientes ansiosos mais aderentes à terapia sexual. *Trazodona* (Donaren®), um antidepressivo derivado das triazolopiridinas, e o *alprazolam* (Frontal®, Apraz® etc.) são úteis para bloquear o pânico sexual durante o curso da terapia sexual. A *bupropiona* (Wellbutrin SR®, Bup®) é um dos mais novos adjuvantes por sua aparente ação nos centros sexuais localizados no cérebro, com efeitos favoráveis na ereção e na libido.[10–12,19]

TERAPIA DE REPOSIÇÃO ANDROGÊNICA

A reposição androgênica está indicada apenas para os pacientes que comprovadamente tenham hipogonadismo. A testosterona (TT) pode ser administrada na forma de ésteres de testosterona, na dose de 200 mg (Deposteron®) ou 250 mg (Durateston®), por via intramuscular (IM), a cada 2 ou 4 semanas, ou como undecanoato de testosterona (Nebido®), aplicado IM a cada 10 a 14 semanas. Dispõe-se também de adesivos de TT para aplicação na bolsa escrotal (Testoderm®) e em área não-genital (Testoderm TTS® e Androderm®), além da testosterona em gel (ver Cap. 40, *Hipogonadismo Masculino*).[2,10,23]

USO DE AGONISTAS DOPAMINÉRGICOS

Diante de hipogonadismo secundário a hiperprolactinemia em casos de prolactinomas, impõe-se o uso de agonistas dopaminérgicos: *bromocriptina* (Parlodel® – na dose de 2,5–10 mg/dia) ou, de preferência, *cabergolina* (Dostinex® – na dose média de 0,5–1,5 mg 2 vezes por semana). Portanto, a reposição de TT apenas está indicada se o hipogonadismo persistir a despeito da correção da hiperprolactinemia.[24,25]

INIBIDORES DA FOSFODIESTERASE TIPO 5 (PDE5)

Mecanismo de Ação

Atuam inibindo a PDE5 que inativa o GMP cíclico (GMPc), mensageiro que media a ação do óxido nítrico (NO) na musculatura lisa das trabéculas dos corpos cavernosos. Em conseqüência, diminuem os valores de cálcio intracelular, levando ao relaxamento da musculatura lisa (arterial e trabecular) dos corpos cavernosos e à ereção. Para agirem, os inibidores da PDE5 necessitam de uma resposta intacta do NO, bem como da síntese de GMPc pelas células da musculatura lisa do corpo cavernoso. Ao bloquearem a hidrólise do GMPc induzida pelo NO, essas drogas restauram a resposta erétil natural ao estímulo sexual. Contudo, não produzem ereção na ausência desse estímulo (Fig. 41.2).[2,26–28]

Drogas

Sildenafil (Viagra®) foi comercializado em 1998. Em 2003, foram lançados, em nosso meio, dois novos inibidores da PDE5, vardenafil (Levitra®) e tadalafil (Cialis®), que apresentam maior espe-

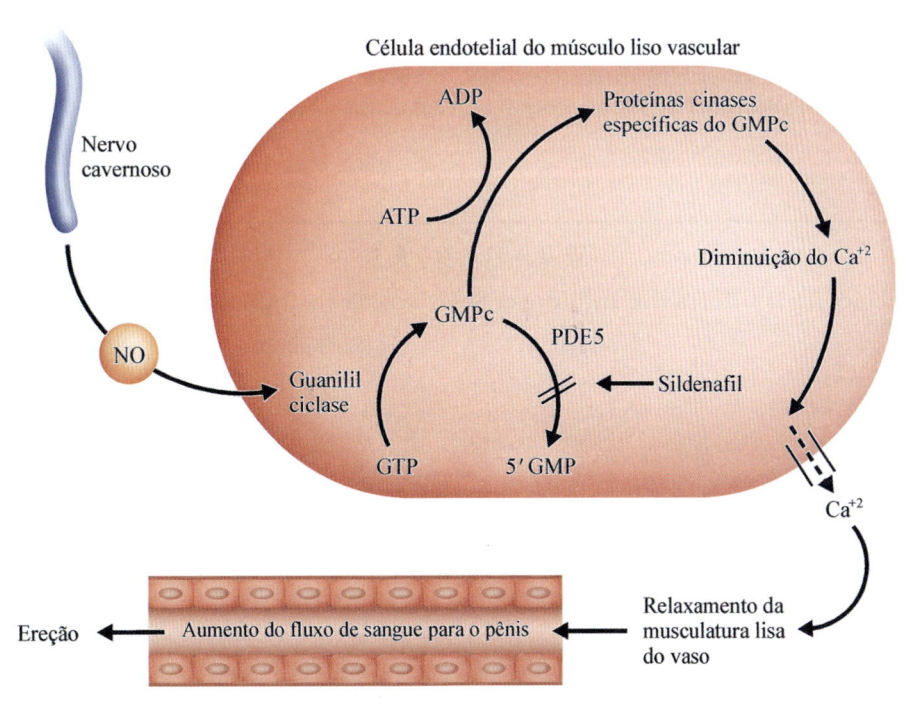

Fig. 41.2 Mecanismo de ação do sildenafil e dos outros inibidores da fosfodiesterase tipo 5 (PDE5).

cificidade pela PDE5, o que lhes permite eficácia terapêutica com doses menores.

Embora os inibidores da PDE5 (PDE5-In) tenham algumas similaridades estruturais, eles diferem na seletividade e na farmacocinética. Após a administração oral, os picos plasmáticos do sildenafil, vardenafil e tadalafil são obtidos dentro de 0,5–2 h, 0,7–0,9 h e 2 h, respectivamente. No que diz respeito ao início da ação, a obtenção de uma ereção que leva a um intercurso bem-sucedido foi relatada por 35% dos pacientes tratados com sildenafil dentro de 14 minutos, 21% daqueles tratados com vardenafil dentro de 10 minutos e 16% dos indivíduos tratados com tadalafil dentro de 16 minutos. Sildenafil e vardenafil têm meia-vida de aproximadamente 4 horas, enquanto a do tadalafil é de 17 horas. Essa meia-vida mais longa permite uma janela terapêutica de 36 horas para o tadalafil, enquanto a dos outros dois compostos é de 8 horas. Outra diferença entre os PDE5-In é que os alimentos, especialmente os gordurosos, e o álcool podem retardar e diminuir a absorção do sildenafil, com mínima interferência sobre vardenafil e nenhuma sobre tadalafil (Quadro 41.6).[8,29,30]

A seletividade do inibidor da PDE5 é a razão de sua potência inibitória de outras isoformas de fosfodiesterase por sua potência inibitória da PDE5. Para PDE tipo 6 (PDE6), tadalafil é o mais seletivo, e sildenafil, o menos seletivo; para tipo 11 (PDE11), vardenafil é o mais seletivo, e tadalafil, o menos.[8,29]

Os efeitos colaterais que afetam igualmente os inibidores da PDE5 (p.ex., cefaléia, rinite, dispepsia, *flushing* etc.) resultam da inibição dessa isoforma em outros órgãos. Em contrapartida, as queixas visuais dos pacientes em uso de sildenafil estão relacionadas à inibição da PDE6 na retina, ao passo que as dores musculares apresentadas por alguns pacientes tratados com tadalafil podem decorrer da inibição da PDE11 no músculo esquelético (Quadro 41.7).[8,29,30]

Foram relatados raros casos de "neuropatia óptica isquêmica anterior não-arterítica (NAION)" após o uso de PDE5-In. Essa condição é caracterizada por perda de visão monocular de início súbito e decorre de isquemia aguda da porção anterior do nervo óptico, na ausência de arterite demonstrável. A isquemia pode evoluir para infarto parcial ou completo da cabeça do nervo óptico, resultando em perda visual ou corte permanente dos campos da visão. Uma relação causa-efeito do uso de PDE5-In com NAION não pode ser estabelecida, considerando o pequeno número de pacientes tratados com PDE5-In que desenvolvem esse quadro ocular. No entanto, pacientes com história de perda súbita da visão não devem ser tratados com PDE5-In sem uma avaliação oftalmológica prévia.[8,31] NAION também ocorre em pacientes que não fazem uso de PDE5-In. Grupos de risco incluem pacientes com diabetes, hipertensão, dislipidemia, doença cardíaca e fumantes.[31]

Interações Medicamentosas

Sildenafil é metabolizado principalmente pelos citocromos P450 2C9 e P450 3A4. Suas concentrações plasmáticas são aumentadas por inibidores do P450 3A4, como cimetidina e eritromicina. Inibidores de protease podem também afetar o *clearance* de sildenafil por alterar a atividade do P450 3A4. Em contrapartida, sildenafil é um inibidor da via metabólica P450 2C9, e sua administração pode potencialmente comprometer o metabolismo de substâncias metabolizadas por esse sistema, como tolbutamida e varfarina. Vários pacientes terão preferência por um ou mais desses agentes. Existe uma grande variação individual no tocante ao início e à eficácia, bem como à duração do efeito erogênico. Os efeitos colaterais podem também influenciar a escolha do paciente.[1]

QUADRO 41.7

Efeitos Colaterais Comuns dos Inibidores Seletivos da Fosfodiesterase Tipo 5 (PDE5)

Efeito Colateral	Freqüência (%)		
	Sildenafil	Vardenafil	Tadalafil
Cefaléia	13	16	15
Flushing	10	12	4
Dispepsia	5	4	12
Congestão nasal	1	10	4
Tonturas	1	2	2
Visão anormal*	2	< 2	–
Lombalgia**	–	–	7
Mialgia**	–	–	6

*Secundária à inibição não-seletiva de isoforma PDE6 na retina.
**Secundárias à inibição não-seletiva de isoforma PDE11 no músculo esquelético.
Adaptado da Ref. 8.

QUADRO 41.6

Farmacologia Clínica dos Inibidores Seletivos da Fosfodiesterase Tipo 5 (PDE5)

Características	Sildenafil	Vardenafil	Tadalafil
• Nome comercial	Viagra®	Levitra®	Cialis®
• $T_{máx}$ (h)	0,5–2	0,7–0,9	2
• Meia-vida (h)	3–4	4–5	16,9 (jovem)
			21,6 (idoso)
• Duração da ação (h)	8	8	36
• Seletividade pela PDE6	11	25	187
• Seletividade pela PDE11	780	1.160	5
• Início de ação (min)	30–60	15–45	20–30
• Efeito da alimentação e do álcool	Diminuição da $C_{máx}$	Alteração mínima	Nenhuma alteração
• Ligação protéica	96%	94%	94%
• Biodisponibilidade	41%	ND	15%

$C_{máx}$: concentração plasmática máxima; ND: não disponível.
Adaptado da Ref. 8.

Suco de toranja, mesmo quando administrado em quantidades normais (200 a 300 mL), pode irreversivelmente inativar o P450 3AA4 intestinal, levando à redução no metabolismo pré-sistêmico e ao aumento da biodisponibilidade dos inibidores da PDE5.[32] Embora a magnitude desse problema na prática clínica seja ainda desconhecida, é prudente que usuários de inibidores da PDE5 restrinjam ao máximo a ingestão de suco de toranja.[8]

As interações mais sérias são com o nitratos, cujos efeitos vasodilatadores são potencializados pelos inibidores da PDE5, podendo resultar em hipotensão potencialmente fatal. Tadalafil e vardenafil estão contra-indicados em homens em uso de α-bloqueadores; a bula do sildenafil também traz uma advertência para o uso concomitante das duas drogas. Em indivíduos com insuficiência cardíaca congestiva tratados com vasodilatadores ou esquemas anti-hipertensivos complexos, é obrigatória a monitorização da pressão arterial após a administração inicial de inibidores da PDE5 (Quadro 41.8).[8,12,29,30]

SILDENAFIL (VIAGRA® – COMP. 25 E 50 MG)

Dose. A *dose* inicial é de 50 mg 1 hora antes do coito, podendo ser aumentada para 100 mg ou diminuída para 25 mg 1 vez ao dia.[26–28]

Eficácia. Entre mais de 3.000 homens com várias etiologias para disfunção erétil, propiciou melhora da ereção em 84% dos casos de DE psicogênica, 57% dos diabéticos, 66% dos hipertensos, 83% dos pacientes com lesões medulares, 43% dos submetidos a prostatectomia radical e 76% dos indivíduos com depressão.[26–28]

Efeitos Colaterais. Os mais comuns são cefaléia (16%), rubor facial (10%), dispepsia (7%), congestão nasal (4%) e distúrbios visuais (3%). Dentre esses últimos destacam-se fotossensibilidade, visão borrada e dificuldade na distinção de cores entre o azul e o verde.[26]

Contra-indicações e Precauções. Como já mencionado, sildenafil e os demais inibidores da PDE5 estão formalmente contra-indicados em pacientes que fazem uso de nitratos. O somatório dos efeitos hipotensores dessas drogas pode precipitar um infarto agudo do miocárdio (IAM) ou acidente vascular cerebral (AVC). Contra-indicações relativas são: IAM recente (nos últimos 6 meses), AVC e insuficiência cardíaca (grau III a IV) (ver Quadro 41.8).[26–28]

Além disso, tem sido sugerido o uso de doses menores do sildenafil (25 mg) nos pacientes em uso concomitante de medicações que interferem com o complexo enzimático CYP3A4 (p.ex., cimetidina, eritromicina, cetoconazol, itraconazol e inibidores da protease). A eritromicina e a cimetidina elevam os níveis séricos do sildenafil em, respectivamente, 182% e 56%.[3,33]

TADALAFIL (CIALIS® – COMP. 20 MG)

Dose. A dose recomendada é de 20 mg, que, devido à sua duração de ação prolongada, não precisa ser tomada nas primeiras horas que antecedem a relação sexual. Da mesma forma, tadalafil só deve ser repetido após 48 horas.[30]

Eficácia. Em 32% dos casos, ereção para penetração vaginal foi obtida 16 minutos após a tomada de 20 mg da droga. Esse percentual excedeu 50% aos 30 minutos. Ainda após 24 horas, o efeito erogênico persistia em 53% dos pacientes do grupo tadalafil 20 mg, 38% do grupo tadalafil 10 mg e 12% do grupo placebo.[25,26,28]

Em um estudo europeu, tadalafil foi significativamente superior ao placebo ($P < 0,001$) na melhora dos escores dos Índices Internacionais de Função Erétil [IIEF] (11,1 *vs.* 0,4), na obtenção de relações sexuais bem-sucedidas (73% *vs.* 29%) e na melhora das ereções (82,1% *vs.* 23,1%) e da atividade sexual (78,6% *vs.* 17,3%).[30] Entre 637 pacientes diabéticos, o uso do tadalafil (20 mg/dia) foi significativamente superior ao placebo (7,4 *vs.* 0,9) na melhora média do escore de domínio da função erétil dos IIEF, bem como na freqüência de relações sexuais bem-sucedidas (53% *vs.* 22%, $P < 0,001$).[31] Um estudo recente evidenciou que o uso diário de tadalafil em diabéticos com DE, na dose de 2,5–5 mg/dia, mostrou-se seguro e eficaz.[32] Outros estudos mostraram que o uso diário trouxe mais satisfação aos pacientes e às suas parceiras do que o esquema convencional.[30]

Efeitos Colaterais e Precauções. Estudos *in vivo* e *in vitro* mostram que tadalafil não produz alterações clinicamente significativas na depuração de drogas metabolizadas pelo CYP3A. O tadalafil é 800 vezes mais seletivo pela PDE5, em relação à PDE tipo 6, que influencia a visão. Isso explica a quase-ausência (< 0,3%) de alterações na percepção das cores referidas pelos pacientes. Em contrapartida, causa mais dores musculares que o sildenafil. Os principais efeitos colaterais são: cefaléia (5%–15%), dispepsia (1%–8%), mialgias (1%–5%), lombalgia (2%–6%), nasofaringite (2%–4%), tonturas (4,6%–6,2%) e *flushing* (1%–3%). Epistaxe pode ocorrer raramente.[26,30,34–36]

Cada comprimido de Cialis® contém 245,195 mg de lactose; portanto, tadalafil deve ser usado com um pouco de cautela em portadores de diabetes. Ele está contra-indicado em usuários de nitratos e α-bloqueadores.[8,30]

VARDENAFIL (LEVITRA® – COMP. 5, 10 E 20 MG)

Dose. A dose inicial recomendada é 10 mg, administrada 25–60 minutos antes de cada atividade sexual. A dose pode ser aumentada para 20 mg, de acordo com a eficácia e a tolerabilidade. Em pacientes em uso concomitante de drogas que inibam CYP3A4, essa dose não deve exceder 5 mg/dia.[26–28,37,38]

Eficácia. Em recente estudo, vardenafil (VDF), na dose de 5–20 mg/dia, mostrou-se significativamente mais eficaz que o placebo entre cerca de 1.400 homens com DE, independentemente da idade do paciente.[37] Resultados similares foram obtidos em um estudo multicêntrico europeu e norte-americano, com 1.650 pacientes.[38]

QUADRO 41.8

Recomendações para o Uso de Inibidores Seletivos de PDE5 (PDE5-In)

1. Não administrar PDE5-In em homens que fazem uso regular de nitratos de ação curta ou longa.
2. Se o homem tem doença coronariana estável e não necessita de nitratos regularmente, os riscos dos PDE5-In devem ser cuidadosamente discutidos com ele. Se nitratos são requeridos por causa de leve a moderada limitação para exercícios resultante de insuficiência coronariana, PDE5-In não devem ser prescritos.
3. Orientar os pacientes sobre a interação entre os PDE5-In e nitratos, doadores de nitratos e α-bloqueadores, a qual pode resultar em hipotensão potencialmente fatal.
4. Não administrar PDE5-In dentro de 24 horas da ingestão de qualquer forma de nitrato.
5. Em homens com doença coronariana prévia, deve-se avaliar o risco de isquemia cardíaca durante a atividade sexual antes de prescrever PDE5-In. Essa avaliação pode incluir um teste ergométrico.
6. Monitorização inicial da pressão arterial após a administração de PDE5-In pode estar indicada em homens com insuficiência cardíaca congestiva que tenham baixa pressão e *status* volumétrico limítrofe, bem como homens tratados com esquemas anti-hipertensivos complicados, com múltiplas drogas. Nesses casos, o temor maior é hipotensão por interação dos PDE5-In com vasodilatadores.
7. Em homens infectados pelo HIV, considerar potenciais interações entre PDE5-In e drogas anti-retrovirais ou antimicrobianas.

Adaptado das Refs. 8 e 12.

Em estudo duplo-cego envolvendo 463 pacientes não-responsivos ao sildenafil, a melhora nas ereções foi significativamente maior com VDF do que com placebo (61,8% vs. 14,7%).[39]

Efeitos Colaterais e Precauções. Em comparação ao placebo, os principais efeitos colaterais do VDF foram: cefaléia (10,5% vs. 2,1%), rubor (11,6% vs. 0,2%), dispepsia (2,7% vs. < 0,1%), náuseas (1,2% vs. 0,2%), tonturas (1,8% vs. 0,4%) e rinite (4,4% vs. 0,3%). Mialgias e priapismo (incluindo ereções dolorosas ou prolongadas) tiveram freqüências variando entre 0,1% e < 1%.[27,37-40]

Vardenafil está contra-indicado em usuários de nitratos e α-bloqueadores.[8,29]

Vardenafil e sildenafil só devem ser usados uma vez ao dia.[3]

Qual Inibidor da PDE5 Escolher?

Vários pacientes terão preferência por um ou mais desses agentes. Existe uma grande variação individual no tocante ao início e à eficácia, bem como à duração do efeito erogênico. Os efeitos colaterais podem também influenciar a escolha do paciente.[1]

Eardley e cols.[41] mostraram, em um estudo transversal aberto, que, entre pacientes virgens de tratamento, 71% preferiram tadalafil e 29%, sildenafil. A principal razão para a preferência foi a capacidade do tadalafil em propiciar ereção em um tempo mais prolongado após tomada a medicação, apesar da eficácia erogênica similar entre os dois fármacos. Rubio-Aurioles e cols.[42] compararam vardenafil (20 mg) e sildenafil (100 mg) em estudo duplo-cego: 39% preferiram vardenafil, 35%, sildenafil, e 26% não tiveram preferência. Em um terceiro estudo,[43] aberto, taladafil foi preferido por 52% dos pacientes, sildenafil, por 28%, e vardenafil, por 20%. Uma vez mais, a possibilidade de ereção após um tempo maior da tomada da medicação foi o motivo principal que levou o tadalafil a ser escolhido pela maioria. Convém comentar que estudos que mostram preferências específicas dos inibidores da PDE5 têm sido alvo de questionamentos devido a seus desenhos ou a viés de seleção.[1]

Outras Indicações

Além da DE, condições potencialmente beneficiáveis pelo uso dos inibidores da PDE5 incluem hipertensão arterial pulmonar,[44,45] ejaculação precoce,[46] hipertrofia prostática benigna[47] e hipertensão essencial.[47] Foi também relatado que tadalafil melhora a função endotelial em pacientes com risco cardiovascular aumentado,[48] enquanto o sildenafil aumentou a capacidade de exercício durante hipoxia em altitudes baixas ou extremamente altas.[49] Sildenafil mostrou-se também eficaz e superior ao placebo no manuseio de mulheres na menopausa com o *distúrbio feminino da excitação sexual*.[50]

CLORIDRATO DE IOIMBINA (YOMAX® – COMP. 5,4 MG). A *ioimbina*, bloqueador alfa-adrenérgico com ação central e periférica, tem sucesso em 14% a 30% dos casos de disfunção erétil psicogênica ou arteriogênica leve. Produz vasodilatação do corpo cavernoso pelo efeito alfa-antagonista. É geralmente utilizada na dose de 1 a 2 comprimidos 3 vezes ao dia e pode estar associada a tremores, insônia, cefaléia, palpitações, mínimas alterações tensionais e intolerância gástrica. Estudos de metanálise revelaram que o efeito da ioimbina é notado nos casos psicogênicos, sendo pouco expressivo ou irrelevante nos casos de etiologia orgânica.[51,52]

MESILATO DE FENTOLAMINA ORAL (VIGAMED®, HERIVYL® – COMP. 40 MG). É um outro antagonista alfa$_2$-adrenérgico, disponível em alguns países. Seus *efeitos colaterais* incluem cefaléia, taquicardia, náuseas, rubor facial e congestão nasal.[53,54]

Eficácia. Na dose de 40 a 80 mg, fentolamina propicia resposta erétil em 30% a 40% dos casos de disfunção leve a moderada. No entanto, sua eficácia é nitidamente inferior à dos PDE5-In. Em um estudo aberto,[55] fentolamina (40 mg; n = 119) foi comparada a sildenafil (25–100 mg; n = 123). Após 8 semanas, a eficácia do sildenafil foi nitidamente superior em termos de tentativas bem-sucedidas de relação sexual (88% vs. 42%), melhora das ereções (95% vs. 51,1%) e melhora na capacidade de realizar a relação sexual (94,4% vs. 46,4%).[55]

Efeitos Colaterais. Os principais são cefaléia, taquicardia, náuseas, rubor facial e congestão nasal.

CLORIDRATO DE APOMORFINA (UPRIMA®). Agonista dopaminérgico, representa o primeiro fármaco com ação exclusivamente central para o manuseio da DE. Atuando sobre os receptores D1 e D2, a apomorfina (AMF) amplifica o efeito da estimulação sexual no sistema nervoso central. A dose recomendada é de 2–3 mg, a intervalos mínimos de 8 horas, por via sublingual (SL).[3,56]

Eficácia. Em um estudo duplo-cego, AMF (3 mg SL) foi significativamente mais eficaz que o placebo na indução de ereção suficientemente firme para penetração vaginal ($P < 0,001$). Não houve diferença na eficácia clínica com a dose de 4 mg, mas os efeitos colaterais, sobretudo náuseas (3% vs. 14%), foram mais comuns. O tempo médio para ereção foi de 18,8 minutos.[57] Quando comparada ao sildenafil (50 mg), AMF (3 mg) mostrou-se significativamente menos eficaz na indução de ereção suficientemente firme para atividade sexual (44% vs. 85%, $P < 0,0001$) e na melhora da função erétil.[58] Entre 130 diabéticos com DE, a taxa de resposta erétil foi de 22% com AMF e 17% com o placebo, $P = NS$).[59]

Recentemente, a apomorfina deixou de ser comercializada em nosso meio, aparentemente devido a sua baixa eficácia.

Efeitos Colaterais. Cefaléia, náuseas (até 7%) e tonturas são as reações adversas mais usuais. Síncope ocorre raramente (em menos de 0,2% dos pacientes).[56]

Contra-indicações. As principais são angina instável grave, IAM recente, insuficiência cardíaca grave e hipertensão.

TERAPIA TRANSURETRAL (SISTEMA MUSE®). Trata-se do uso de prostaglandina E1 sintética (alprostadil) na forma de supositório por via uretral, em doses de 125, 250, 500 e 1.000 μg. A substância é rapidamente absorvida pelo epitélio colunar da mucosa uretral e é transferida, através de comunicações venosas diretas do corpo esponjoso, para o corpo cavernoso, onde produz alterações hemodinâmicas semelhantes às da injeção intracavernosa de prostaglandina E1. A indução da ereção independe do desejo sexual. O paciente deve colocar o aplicador na uretra peniana e massagear o pênis por cerca de 10 minutos, sentado ou em pé. A ereção se inicia em aproximadamente 15 minutos. A primeira dose (usualmente, em torno de 500 μg) deve ser aplicada no consultório, uma vez que certas complicações podem acontecer (p.ex., sangramento uretral, priapismo, hipotensão e reflexo vasovagal).[3,10,11,60]

Eficácia. O alprostadil transuretral ou intra-uretral tem como atrativo maior o fato de atuar localmente, com efeitos sistêmicos mínimos e ausência de interferência com outras medicações. Sua eficácia é, contudo, inferior à dos inibidores da PDE5, variando de 38% a 65%.[60] No entanto, entre 44 pacientes não-responsivos ao sildenafil, 13 (29,5%) responderam favoravelmente ao alprostadil transuretral.[61] Na série de Raina e cols.,[62] 55% dos homens com DE pós-prostatectomia radical conseguiram e mantiveram ereções suficientes para a atividade sexual ao usarem MUSE®, e 48% continuaram o tratamento a longo prazo (média de 2,3 ± 1,2 anos). Esses achados foram ratificados por estudo posterior que sugere que o uso precoce do MUSE medicação logo após uma prostatectomia radical facilita um retorno mais precoce da função erétil e da atividade sexual bem-sucedida.[63]

A inconsistência quanto à eficácia da terapia transuretral e seu alto custo são responsáveis pela pouca aceitação no nosso meio.

Efeitos Colaterais. Entre seus principais se incluem dor peniana (32%) e queimação ou dor uretral (12%). Ereções prolongadas são muito raras.[60]

FARMACOTERAPIA INTRACAVERNOSA (FTIC)

A auto-injeção com drogas vasoativas representa a alternativa de escolha aos tratamentos cirúrgicos (p.ex., revascularização peniana, ligadura venosa ou implante de prótese peniana) nos casos não-responsivos às drogas orais. Essas substâncias estimulam o processo natural da ereção através da inibição do tônus simpático e relaxamento da musculatura lisa dos corpos cavernosos. Uma grande variedade de drogas foi utilizada, isoladamente ou em combinação (p.ex., papaverina, fentolamina, alprostadil etc.), porém atualmente em nosso meio tem-se dado preferência ao *alprostadil* (Caverject®, Aplicav® etc.), devido à sua maior eficácia e segurança.

O *alprostadil* é um prostanóide com ação alfa$_2$-antiadrenérgica, com um potente efeito relaxante da musculatura lisa. Na prática clínica, provou ser a droga intracavernosa disponível mais eficiente, com um sucesso geral > 70%. Além disso, o risco para a ocorrência de fibrose, ereção prolongada e priapismo é baixo. O efeito colateral mais comum é a ereção dolorosa (17% a 34% dos casos). A freqüência das aplicações não deve exceder 3 vezes por semana. A FTIC está contra-indicada nos pacientes em uso de inibidores da MAO ou com condições que favoreçam o priapismo (p.ex., anemia falciforme, leucemia ou em uso de anticoagulantes).[2,12,52,64]

A auto-injeção intracavernosa de alprostadil oferece os melhores resultados nos seguintes casos de DE: diabéticos, doenças neurológicas, pessoas que foram submetidas a cirurgias radicais de bexiga, de próstata ou de cólon, e DE de origem vascular leve ou moderada, sobretudo quando existe insuficiência arterial.[12,64] Em estudo recente,[65] sildenafil e alprostadil intracavernoso se mostraram com eficácia comparável em 55 pacientes com DE causada por aterosclerose.

O *polipeptídeo intestinal vasoativo* (VIP) é um potente relaxante da musculatura lisa e causa ereção somente quando associado à fentolamina.[66] Na Europa, a associação das duas drogas está disponível para FTIC (Aviptadil®, Invicorp®), com eficácia de 67% a 70%. Provoca alguns efeitos colaterais, como rubor facial (53%), queimação (20%) e dor no local da injeção (11%).[67]

Os pacientes tratados com FTIC devem ser orientados a contatar seu médico quando as ereções ultrapassarem 3 a 4 horas de duração. Nessa situação, a ereção pode ser desfeita drenando-se, através de um escalpo n.º 19, 50–80 mL de sangue e/ou injetando-se fenilefrina (Fenilefrin®) ou etilefrina (Efortil®), diluídas em soro fisiológico.[68] Terbutalina oral (Bricanyl®) é uma terapia menos empregada, mas, em um estudo,[69] teve eficácia de 42%. Alguns autores relataram o sucesso da injeção intracavernosa de azul de metileno.[70]

TERAPIA COMBINADA

Para os pacientes não-responsivos à monoterapia, pode ser considerada a associação de duas medicações com mecanismos de ação distintos. Resultados satisfatórios foram relatados com a combinação de inibidores da PDE5 e apomorfina ou alprostadil (transuretral ou intracavernoso).[71] Convém comentar que priapismo foi reportado em pacientes fazendo uso de sildenafil e FTIC. Também foi demonstrado que o uso de PDE5-In pode ser útil quando a DE persiste a despeito da correção do hipogonadismo com testosterona.[72] Nos diversos estudos, a taxa de sucesso relatada com a terapia combinada, em casos de falência com a monoterapia, tem variado de 47% a 100%.[71] Foi também relatado que a associação sildenafil e pentoxifilina, na dose de 400 mg 3 vezes ao dia, foi mais eficaz que a monoterapia com sildenafil no manuseio da DE vasculogênica.[73]

TERAPIA TRANSDÉRMICA

Existem vários estudos mostrando a superioridade do alprostadil gel (Topiglan®) sobre o placebo em casos de DE. A medicação é aplicada diretamente sobre a glande e pode causar eritema, queimação e dor.[74] Ainda não foi aprovada pelo FDA, nem está comercialmente disponível em nosso meio. Em um estudo duplo-cego, ereção considerada suficiente para penetração vaginal ocorreu em 39% dos pacientes que usaram Topiglan® e em 7% daqueles do grupo placebo.[75]

OUTRAS MEDICAÇÕES POTENCIALMENTE ÚTEIS

Melhora do desempenho sexual foi relatada por pacientes com DE e hipertrofia prostática benigna durante o tratamento com doxazosina.[76]

DROGAS EM PERSPECTIVA

Vários novos inibidores da PDE5 (p.ex., avanafil, udenafil, SLx-2101, mirodenafil) são candidatos a entrar no mercado nos próximos anos.[77] Também vem sendo testado o PT-141 *(melanotan II)*, agonista da melanocortina para aplicação intranasal.[77,78] Em um estudo duplo-cego, controlado por placebo, ereção ocorreu em 17/20 pacientes (85%) com DE psicogênica ou orgânica. Além disso, aumento do desejo sexual foi relatado por 68% dos pacientes do grupo que tomou a medicação e 19% do grupo placebo. Náusea foi referida por cerca de 12% dos pacientes.[78] Recentemente, foi relatado o sucesso da co-administração em baixas doses de PT-141 intranasal e sildenafil (7,5 mg e 25 mg, respectivamente).[79]

Outras moléculas em desenvolvimento incluem ativadores da guanilato ciclase, inibidores da Rho-quinase, o peptídeo relacionado à calcitonina, agonistas serotoninérgicos, agonistas seletivos da dopamina, antagonistas seletivos do receptor alfa$_1$, doadores de óxido nítrico e análogos da hexarelina. Finalmente, a terapia gênica vem também sendo avaliada.[1–3,77]

APARELHOS A VÁCUO

Quando falha o tratamento médico, os aparelhos de tumescência a vácuo (ATV) funcionam, seja qual for a causa da disfunção erétil. A ereção é induzida pela pressão negativa, que leva o sangue para os corpos cavernosos. É mantida à custa de um anel elástico colocado na base do pênis, que retém o sangue por obstruir a drenagem venosa. Essa constrição não pode durar mais do que 30 minutos, pois a pressão negativa excessiva pode acarretar a formação de equimose e hematoma. Frieza e dormência penianas são queixas comuns e que, às vezes, desagradam as parceiras. ATV podem também interferir com a ejaculação por compressão uretral pelo anel. Esse método é bastante aceito nos EUA e na Europa, com taxas de sucesso acima

```
                        ┌─────────────────┐
                        │ Disfunção erétil│
                        └────────┬────────┘
                    ┌────────────┴────────────┐
                    ▼                         ▼
    ┌──────────────────────────┐   ┌──────────────────────────┐
    │ Aconselhamento psicossexual│  │ Otimizar o manejo de    │
    │ do paciente ou do casal   │   │ condições co-mórbidas   │
    └──────────────────────────┘   └──────────────────────────┘
```

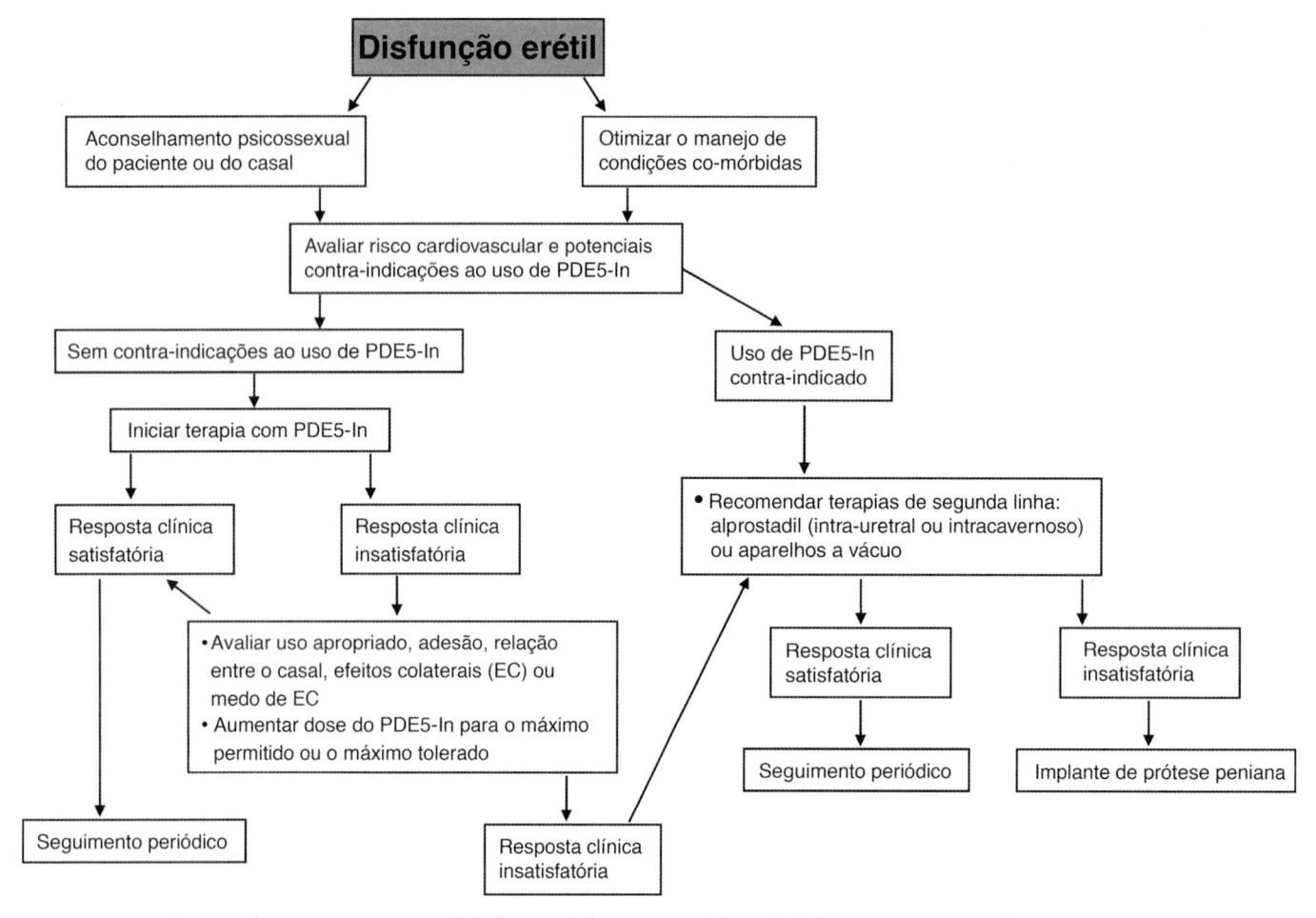

Fig. 41.3 Algoritmo para o manejo da disfunção erétil (PDE5-In, inibidores da fosfodiesterase tipo 5). (Adaptado da Ref. 8.)

de 60%. O percentual de desistência é de 20% (60% com a farmacoterapia intracavernosa).[2,3,11,12]

Recentemente, foi relatado o sucesso do uso concomitante do ATV e sildenafil em homens submetidos a prostatectomia radical (superior ao obtido apenas com o ATV).[80]

Tratamento Cirúrgico

Pacientes que apresentam falhas aos tratamentos menos invasivos podem, em casos selecionados, ser contemplados com a cirurgia arteriovenosa ou com o implante de próteses penianas.[3,11,12]

Considerações Finais sobre Tratamento

Diante de um paciente com disfunção erétil, deve-se inicialmente procurar identificar e corrigir o(s) fator(es) desencadeante(s). Por exemplo, em pacientes diabéticos, deve-se tentar melhorar ao máximo o controle glicêmico; da mesma forma, deve-se tratar o hipogonadismo, a hiperprolactinemia ou a disfunção tiroidiana, se presentes. O aconselhamento psicossexual pode beneficiar todos os pacientes, mas está indicado prioritariamente nos casos com DE psicogênica ou mista, com predomínio do componente psicogênico. Caso a DE persista, deve-se prescrever um inibidor da PDE5 (PDE5-In), cuja dose poderá ser aumentada, se necessário, até o máximo tolerado ou permitido. Se não houver resposta satisfatória, pode-se lançar mão de um outro inibidor da PDE5; diante de um insucesso terapêutico, terapias de segunda e terceira linhas devem ser consideradas (Fig. 41.3).

BIBLIOGRAFIA

1. Wylie K. Erectile dysfunction. *Adv Psychosom Med*, 2008; *29*:33-49.
2. Feifer A, Carrier S. Pharmacotherapy for erectile dysfunction. *Expert Opin Investig Drugs*, 2008; *17*:679-90.
3. Sivalingam S, Hashim H, Schwaibold H. An overview of the diagnosis and treatment of erectile dysfunction. *Drugs*, 2006; *66*:2339-55.
4. Johannes CB, Araujo AB Feldman HA, et al. Incidence of erectile dysfunction in men 40 to 69 years old: longitudinal results from the Massachusetts male aging study. *J Urol*, 2000; *163*:460-3.
5. Laumann EO, Paik A, Rosen RC. The epidemioloy of erectile dysfunction: results from the National Health and Social Life Survey. *J Impot Res Urol*, 1999; *11*(suppl. 1):S60-S64.
6. Lewis RW. The epidemiology of erectile dysfunction. *Urol Clin North Am*, 2001; *29*:209-26.
7. Laumann EO, Paik A, Rosen RC. Sexual dysfunction in the United States: prevalence and predictors. *JAMA*, 1999; *281*:537-44.
8. Bhasin S, Basson R. Sexual dysfunction in men and women. *In* Kronemberg KM PR, et al. (eds.). *Williams Textbook of Endocrinology*. 11th ed. Philadelphia: W.B. Saunders, 2008:701-37.
9. Benet AE, Melman A. The epidemiology of erectile dysfunction. *Urol Clin North Am*, 1995; *22*:699-79.
10. Moreira JR ED, Abdo CH, Torres EB, et al. Prevalence and correlates

of erectile dysfunction: results of the Brazilian Study of Sexual Behaviour. *Urology*, 2001; 58:583-8.
11. Wierman ME. Advances in the diagnosis and management of impotence. *Adv Intern Med*, 1999; 44:1-17.
12. Lue T. Drug therapy: Erectile dysfunction. *N Engl J Med*, 2000; 15:1802-13.
13. Behr-Roussel D. Cardiovascular risk factors, erection disorders and endothelium dysfunction. *J Soc Biol*, 2004; 198:237-41.
14. Koppiker N, Boolell M, Price D. Recent advances in the treatment of erectile dysfunction in patients with diabetes mellitus. *Endocr Pract*, 2003; 9:52-63.
15. Klein R, Klein BE, Moss SE. Ten-year incidence of self-reported erectile dysfunction in people with long-term type 1 diabetes. *J Diabetes Complications*, 2005; 19:35-41.
16. Matfin G, Jawa A, Fonseca VA. Erectile dysfunction: interrelationship with the metabolic syndrome. *Curr Diab Rep*, 2005; 5:64-9.
17. Gades NM, Nehra A, Jacobson DJ, et al. Association between smoking and erectile dysfunction: a population-based study. *Am J Epidemiol*, 2005; 161:346-51.
18. Ravaglia S, Marchioni E, Costa A, et al. Erectile dysfunction as a sentinel symptom of cardiovascular autonomic neuropathy in heavy drinkers. *J Peripher Nerv Syst*, 2004; 9:209-14.
19. Freire FR. Disfunção erétil. *In* Lima JG, et al. *Aulas em Endocrinologia*. São Paulo: Atheneu; 2002:255-62.
20. Dusing R. Sexual dysfunction in male patients with hypertension: influence of antihypertensive drugs. *Drugs*, 2005; 65:773-86.
21. El-Sakka AI, Morsy AM. Screening for ischemic heart disease in patients with erectile dysfunction: role of penile Doppler ultrasonography. *Urology*, 2004; 64:346-50.
22. Mizuno I, Fuse H, Fujiuchi Y, et al. Relationship between penile hemodynamic parameters assessed by color Doppler ultrasonography and penile rigidity recorded by the RigiScan Plus. *Urol Int*, 2004; 73:310-2.
23. Jain P, Rademaker AW, McVary KT. Testosterone supplementation for erectile dysfunction: results of a meta-analysis. *J Urol*, 2000; 164:371-5.
24. De Rosa M, Zarrilli S, Di Sarno A, et al. Hyperprolactinemia in men: clinical and biochemical features and response to treatment. *Endocrine*, 2003; 20:75-82.
25. Vilar L, Naves L, Freitas MC, et al. Tratamento medicamentoso dos tumores hipofisários – Parte I: Prolactinoma e adenomas secretores de GH. *Arq Brasil Endocrinol Metab*, 2000; 44:367-81.
26. Campbell HE. Clinical monograph for drug formulary review: erectile dysfunction agents. *J Manag Care Pharm*, 2005; 11:151-71.
27. Axilrod AC. Phosphodiesterase type 5 inhibitor therapy: identifying and exploring what attributes matter more to clinicians and patients in the management of erectile dysfunction. *Curr Med Res Opin*, 2007; 23:3189-98.
28. Doggrell SA. Comparison of clinical trials with sildenafil, vardenafil and tadalafil in erectile dysfunction. *Expert Opin Pharmacother*, 2005; 6:75-84.
29. Wright PJ. Comparison of phosphodiesterase type 5 (PDE5) inhibitors. *Int J Clin Pract*, 2006; 60:967-75. Erratum in: *Int J Clin Pract*, 2006; 60:1517.
30. Coward RM, Carson CC. Tadalafil in the treatment of erectile dysfunction. *Ther Clin Risk Manag*, 2008; 4:1315-30.
31. Laties AM. Vision disorders and phosphodiesterase type 5 inhibitors: a review of the evidence to date. *Drug Saf*, 2009; 32:1-18.
32. Bailey DG, Dresser GK. Interactions between grapefruit juice and cardiovascular drugs. *Am J Cardiovasc Drugs*, 2004; 4:281-97.
33. Levy A, Crowley T, Gingell C. Non-surgical management of erectile dysfunction. *Clin Endocrinol (Oxf)*, 2000; 52:253-60.
34. Eardley I, Gentile V, Austoni E, et al. Efficacy and safety of tadalafil in a Western European population of men with erectile dysfunction. *BJU Int*, 2004; 94:871-7.
35. Fonseca V, Seftel A, Denne J, Fredlund P. Impact of diabetes mellitus on the severity of erectile dysfunction and response to treatment: analysis of data from tadalafil clinical trials. *Diabetologia*, 2004; 47:1914-23.
36. Hatzichristou D, Gambla M, Rubio-Auriolles E, et al. Efficacy of tadalafil once daily in men with diabetes mellitus and erectile dysfunction. *Diab Med*, 2008; 25:138-46.
37. Giuliano F, Donatucci C, Montorsi F, et al.; Vardenafil Study Group. Vardenafil is effective and well-tolerated for treating erectile dysfunction in a broad population of men, irrespective of age. *BJU Int*, 2005; 95:110-6.
38. Montorsi F, Hellstrom WJ, Valiquette L, et al.; North American and European Vardenafil Groups. Vardenafil provides reliable efficacy over time in men with erectile dysfunction. *Urology*, 2004; 64:1187-95.
39. Carson CC, Hatzichristou DG, Carrier S, et al.; Patient Response with Vardenafil in Sildenafil Nonresponders (PROVEN) Study Group. Erectile response with vardenafil in sildenafil nonresponders: a multicentre, double-blind, 12-week, flexible-dose, placebo-controlled erectile dysfunction clinical trial. *BJU Int*, 2004; 94:1301-9.
40. Padma-Nathan H, Montorsi F, Giuliano F, et al.; North American and European Vardenafil Study Group. Vardenafil restores erectile function to normal range in men with erectile dysfunction. *J Sex Med*, 2007; 4:152-61.
41. Eardley I, Mirone V, Montorsi F, et al. An open-label, multicentre, randomized, crossover study comparing sildenafil citrate and tadalafil for treating erectile dysfunction in men naïve to phosphodiesterase 5 inhibitor therapy. *BJU Int*, 2005; 96:1323-32.
42. Rubio-Aurioles E, Porst H, Eardley I, Goldstein I; Vardenafil-Sildenafil Comparator Study Group. Comparing vardenafil and sildenafil in the treatment of men with erectile dysfunction and risk factors for cardiovascular disease: a randomized, double-blind, pooled crossover study. *J Sex Med*, 2006; 3:1037-49.
43. Tolrà JR, Campaña JM, Ciutat LF, Miranda EF. Prospective, randomized, open-label, fixed-dose, crossover study to establish preference of patients with erectile dysfunction after taking the three PDE-5 inhibitors. *J Sex Med*, 2006; 3:901-9.
44. Palmieri EA, Affuso F, Fazio S, Lembo D. Tadalafil in primary pulmonary arterial hypertension. *Ann Intern Med*, 2004; 141:743-4.
45. Trachte AL, Lobato EB, Urdaneta F, et al. Oral sildenafil reduces pulmonary hypertension after cardiac surgery. *Ann Thorac Surg*, 2005; 79:194-7; discussion on 194-7.
46. Bettocchi C, Verze P, Palumbo F, et al. Ejaculatory disorders: pathophysiology and management. *Nat Clin Pract Urol*, 2008; 5:93-103.
47. Mostafa T. Oral phosphodiesterase type 5 inhibitors: nonerectogenic beneficial uses. *J Sex Med*, 2008; 5:2502-18.
48. Rosano GM, Aversa A, Vitale C, et al. Chronic treatment with tadalafil improves endothelial function in men with increased cardiovascular risk. *Eur Urol*, 2005; 47:214-22.
49. Ghofrani HA, Reichenberger F, Kohstall MG, et al. Sildenafil increased exercise capacity during hypoxia at low altitudes and at Mount Everest base camp: a randomized, double-blind, placebo-controlled crossover trial. *Ann Intern Med*, 2004; 141:169-77.
50. Berman JR, Berman LA, Toler SM, et al. Safety and efficacy of sildenafil citrate for the treatment of female sexual arousal disorder: a double-blind, placebo controlled study. *J Urol*, 2003; 170:2333-8.
51. Guay AT, Spark RF, Jacobson J, et al. Yohimbine treatment of organic erectile dysfunction in a dose-escalation trial. *Int J Impot Res*, 2002; 14:25-31.
52. Webber R. Erectile dysfunction. *Clin Evid*, 2003; 10:1003-11.
53. Brock G. Oral phentolamine (Vasomax). *Drugs Today (Barc)*, 2000; 36:121-4.
54. Wierman ME. Advances in the diagnosis and management of impotence. *Dis Mon*, 1999; 45:1-20.
55. Ugarte F, Hurtado-Coll A. Comparison of the efficacy and safety of sildenafil citrate (Viagra) and oral phentolamine for the treatment of erectile dysfunction. *Int J Impot Res*, 2002; 14(suppl. 2):S48-53.

56. Mulhall JP. Sublingual apomorphine for the treatment of erectile dysfunction. *Expert Opin Investig Drugs*, 2002; *11*:295-302.
57. Dula E, Bukofzer S, Perdok R, George M; Apomorphine SL Study Group. Double-blind, crossover comparison of 3 mg apomorphine SL with placebo and with 4 mg apomorphine SL in male erectile dysfunction. *Eur Urol*, 2001; *39*:558-3; discussion on 564.
58. Pavone C, Curto F, Anello G, et al. Prospective, randomized, crossover comparison of sublingual apomorphine (3 mg) with oral sildenafil (50 mg) for male erectile dysfunction. *J Urol*, 2004; *172*:2347-9.
59. Gontero P, D'Antonio R, Pretti G. Clinical efficacy of Apomorphine SL in erectile dysfunction of diabetic men. *Int J Impot Res*, 2005; *17*:80-5.
60. Lewis RW. Intraurethral and topical agents. *Drugs Today (Barc)*, 2000; *36*:113-9.
61. Jaffe JS, Antell MR, Greenstein M, et al. Use of intraurethral alprostadil in patients not responding to sildenafil citrate. *Urology*, 2004; *63*:951-4.
62. Raina R, Agarwal A, Ausmundson S, et al. Long-term efficacy and compliance of MUSE for erectile dysfunction following radical prostatectomy: SHIM (IIEF-5) analysis. *Int J Impot Res*, 2005; *17*:86-90.
63. Raina R, Pahlajani G, Agarwal A, Zippe CD. The early use of transurethral alprostadil after radical prostatectomy potentially facilitates an earlier return of erectile function and successful sexual activity. *BJU Int*, 2007; *100*:1317-21.
64. Bella AJ, Brock GB. Intracavernous pharmacotherapy for erectile dysfunction. *Endocrine*, 2004; *23*:149-55.
65. Mancini M, Raina R, Agarwal A. Sildenafil citrate *vs.* intracavernous alprostadil for patients with arteriogenic erectile dysfunction: a randomised placebo controlled study. *Int J Impot Res*, 2004; *16*:8-12.
66. Cormio L, Gesualdo L, Maiorano E, et al. Vasoactive intestinal polypeptide (VIP) is not an androgen-dependent neuromediator of penile erection. *Int J Impot Res*, 2005; *17*:23-6.
67. Keijzers GB. Aviptadil (Senatek). *Curr Opin Investig Drugs*, 2001; *2*:545-9.
68. Cherian J, Rao AR, Thwaini A, et al. Medical and surgical management of priapism. *Postgrad Med J*, 2006; *82*:89-94.
69. Priyadarshi S. Oral terbutaline in the management of pharmacologically induced prolonged erection. *Int J Impot Res*, 2004; *16*:424-6.
70. Hubler J, Szanto A, Konyves K. Methylene blue as a means of treatment for priapism caused by intracavernous injection to combat erectile dysfunction. *Int Urol Nephrol*, 2003; *35*:519-21.
71. Sommer F, Engelmann U. Future options for combination therapy in the management of erectile dysfunction in older men. *Drugs Aging*, 2004; *21*:555-64.
72. Greenstein A, Mabjeesh NJ, Sofer M, et al. Does sildenafil combined with testosterone gel improve erectile dysfunction in hypogonadal men in whom testosterone supplement therapy alone failed? *J Urol*, 2005; *173*:530-2.
73. Ozdal OL, Ozden C, Gokkaya S, et al. The effect of sildenafil citrate and pentoxifylline combined treatment in the management of erectile dysfunction. *Int Urol Nephrol*, 2008; *40*:133-6.
74. Becher E. Topical alprostadil cream for the treatment of erectile dysfunction. *Expert Opin Pharmacother*, 2004; *5*:623-32.
75. Goldstein I, Payton TR, Schechter PJ. A double-blind, placebo-controlled, efficacy and safety study of topical gel formulation of 1% alprostadil (Topiglan) for the in-office treatment of erectile dysfunction. *Urology*, 2001; *57*:301-5.
76. Kirby RS, O'Leary MP, Carson C. Efficacy of extended-release doxazosin and doxazosin standard in patients with concomitant benign prostatic hyperplasia and sexual dysfunction. *BJU Int*, 2005; *95*:103-9; discussion on 109.
77. Hatzimouratidis K, Hatzichristou DG. Looking to the future for erectile dysfunction therapies. *Drugs* 2008; *68*:231-50.
78. Diamond LE, Earle DC, Rosen RC, et al. Double-blind, placebo-controlled evaluation of the safety, pharmacokinetic properties and pharmacodynamic effects of intranasal PT-141, a melanocortin receptor agonist, in healthy males and patients with mild-to-moderate erectile dysfunction. *Int J Impot Res*, 2004; *16*:51-9.
79. Diamond LE, Earle DC, Garcia WD, Spana C. Co-administration of low doses of intranasal PT-141, a melanocortin receptor agonist, and sildenafil to men with erectile dysfunction results in an enhanced erectile response. *Urology*, 2005; *65*:755-9.
80. Porst H. Therapy of erectile dysfunction in 2005. *Urologe A*, 2003; *42*:1330-6.
81. Raina R, Agarwal A, Allamaneni SS, et al. Sildenafil citrate and vacuum constriction device combination enhances sexual satisfaction in erectile dysfunction after radical prostatectomy. *Urology*, 2005; *65*:360-4.

Ginecomastia

Lidiane Moura e Silva, Maria Juliana Arruda, Lucio Vilar

INTRODUÇÃO

Ginecomastia é definida como um aumento da mama em homens, devido à proliferação do componente glandular (Fig. 42.1). Representa uma condição clínica bastante freqüente que pode ser detectada apenas acidentalmente ao exame físico rotineiro. É mais comum apresentar-se como uma massa dolorosa aguda, uni- ou bilateral, sob a região areolar, ou como um aumento indolor da mama, que pode ser progressivo, chegando às vezes a atingir as proporções de uma mama feminina completamente desenvolvida.[1-3]

ETIOLOGIA

As causas de ginecomastia são classicamente divididas em fisiológicas e patológicas (Quadro 42.1). Diversos mecanismos fisiopatológicos têm sido propostos na gênese da ginecomastia, mas o mecanismo básico seria um desequilíbrio entre a ação inibitória da testosterona e a ação estimuladora dos estrogênios sobre a mama, seja por aumento nos níveis séricos dos estrogênios, seja por redução na secreção ou ação dos androgênios, ou, ainda, por hipersensibilidade do tecido mamário a níveis circulantes normais de estrogênios.[3-6]

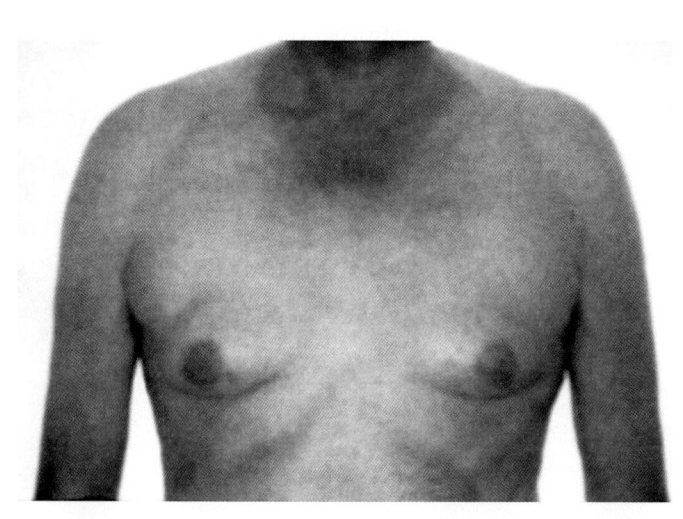

Fig. 42.1 Ginecomastia bilateral importante em paciente de 50 anos com carcinoma adrenocortical secretor de estrogênios.

QUADRO 42.1
Causas de Ginecomastia

Fisiológicas
- Ginecomastia neonatal
- Ginecomastia puberal
- Ginecomastia senil

Patológicas
- Deficiência de testosterona
  Defeitos congênitos
    a. Anorquia congênita
    b. Síndrome de Klinefelter
    c. Síndromes de resistência androgênica* (feminização testicular e síndrome de Reifenstein)
    d. Defeitos na síntese de testosterona
  Doenças/situações causadoras de falência testicular
    a. Orquite viral
    b. Trauma
    c. Castração
    d. Doenças granulomatosas e neurológicas
    e. Insuficiência renal
  Doenças/situações causadoras de deficiência de gonadotrofinas (ver Quadro 43.2)
- Produção aumentada de estrogênio
  Secreção testicular excessiva
    a. Tumores testiculares
    b. Tumores não-trofoblásticos secretores de hCG** (pulmão, rim, fígado, trato gastrointestinal)
    c. Hermafroditismo verdadeiro
    d. Síndrome de Peutz-Jeghers
  Aumento do substrato para aromatização extraglandular
    a. Doenças adrenais (tumores e hiperplasia adrenal congênita)
    b. Cirrose hepática
    c. Tirotoxicose
    d. Realimentação após intensa inanição ou perda de peso
  Atividade testicular ou extraglandular excessiva das aromatases
- Drogas (ver Quadro 42.3)

Ginecomastia idiopática

Macromastia persistente puberal

*Presença de ambigüidade da genitália ou virilização deficiente.
**Gonadotrofina coriônica humana.

Formas Fisiológicas de Ginecomastia

Ginecomastia pode ocorrer como um processo fisiológico normal em, pelo menos, três estágios da vida, conseqüente a mudanças hormonais. O primeiro acontece no período neonatal, quando tecido mamário palpável é observado, transitoriamente, em 60 a 90% dos recém-nascidos, devido à passagem transplacentária de estrogênios maternos (pode inclusive haver secreção mamilar, conhecida como "leite de bruxa").[6,7] É também bastante comum a ocorrência na puberdade, afetando até dois terços dos adolescentes (*ginecomastia puberal*, causa mais comum de ginecomastia).[1,7] Pode ser uni- ou bilateral, com dimensões variáveis (Figs. 42.2 e 42.3). Mesmo quando não-volumosa, psicologicamente pode ser muito incômoda para o adolescente.[7]

A causa da ginecomastia puberal (GP) é incerta. Os níveis séricos de estradiol (E_2) em garotos normalmente atingem o valor de adultos antes daqueles da testosterona; além disso, os valores médios do E_2 são maiores em adolescentes com GP. Dessa forma, as relações E_2/T e estrona/androgênios adrenais tendem a ser maiores nos casos de GP. Formação local de estrogênio dentro da mama pode também ter um papel na GP.[1,6-8]

Ginecomastia fisiológica pode também ser encontrada em idosos (*ginecomastia senil*). Cerca de 40% dos homens idosos têm ginecomastia verdadeira em estudos de autópsia,[8] enquanto Niewoehner e Nuttall[9] encontraram ginecomastia em 72% dos pacientes hospitalizados, com idades entre 50 e 69 anos. Diversos fatores contribuem para o surgimento de ginecomastia senil: diminuição nos níveis médios de testosterona plasmática, diminuição nos níveis médios de testosterona biodisponível, elevação da globulina ligadora da testosterona, incremento na taxa de aromatização periférica, diminuição da relação androgênio/estrogênio, aumento nos níveis de LH/FSH e diminuição ou perda da ritmicidade circadiana da testosterona plasmática. Tais alterações, mais bem evidenciadas após 70 anos, contribuem para um desequilíbrio da relação androgênio/estrogênio no tecido mamário, favorecendo o surgimento de ginecomastia. Além disso, vários idosos podem fazer uso de medicações múltiplas ou ter doença cardíaca ou hepática que contribuem para a ocorrência de ginecomastia.[6,8]

Formas Patológicas de Ginecomastia

Qualquer condição que implique redução da produção dos androgênios ou de sua ação ao nível da mama, ou aumento dos níveis circulantes de estrogênios, pode levar à ginecomastia (Quadro 42.1).[4-6]

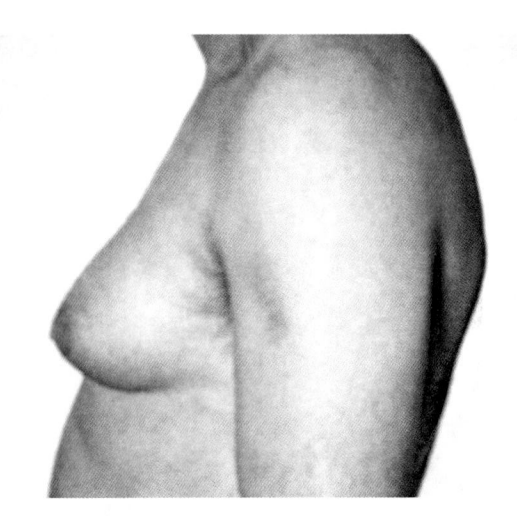

Fig. 42.3 Ginecomastia puberal volumosa.

Deficiência na secreção de testosterona pode resultar de defeitos congênitos, doenças adquiridas, drogas ou procedimentos que afetem diretamente os testículos (hipogonadismo primário) ou por secreção deficiente de gonadotrofinas (hipogonadismo secundário).[2,10] Na falência testicular primária, ginecomastia é mais comum do que no hipogonadismo secundário, provavelmente devido à produção aumentada de estradiol pelo testículo, secundária à elevação de LH e FSH.[2,6] Diminuição na ação da testosterona pode resultar de defeitos no receptor androgênico ou de anormalidades pós-receptor (síndromes de insensibilidade ou resistência androgênica), drogas antiandrogênicas (ver adiante) e, talvez, hiperprolactinemia.[6,10]

Aumento nos níveis circulantes estrogênicos pode resultar do uso de estrogênio ou drogas estrogênio-símiles, hermafroditismo verdadeiro, tumores adrenais e testiculares produtores de estrogênio, tumores produtores de gonadotrofina coriônica e aumento da atividade das aromatases.[4,7,10-15] Estas últimas são enzimas que convertem androgênios em estrogênios, estando presentes, sobretudo, nos testículos e adipócitos. Atividade excessiva das aromatases é uma rara causa de ginecomastia pré-puberal, podendo ser idiopática ou resultar de mutações no gene da aromatase. Outras causas mais comuns de ginecomastia incluem síndrome de Klinefelter, tumores testiculares, síndrome da feminização testicular, indivíduos em uso de espironolactona ou em situações em que haja aumento dos ní-

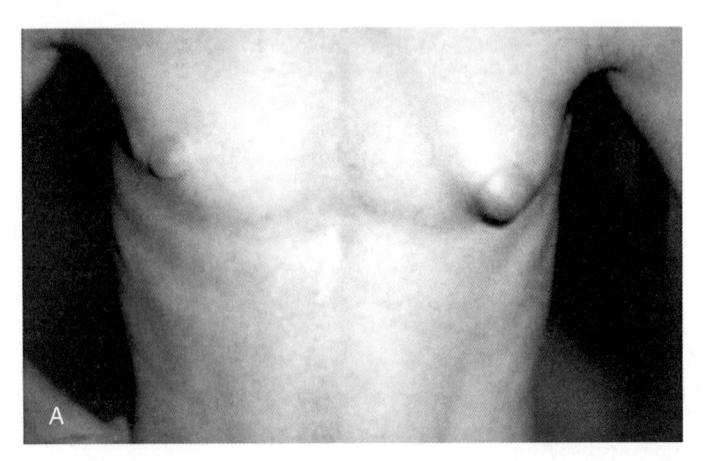

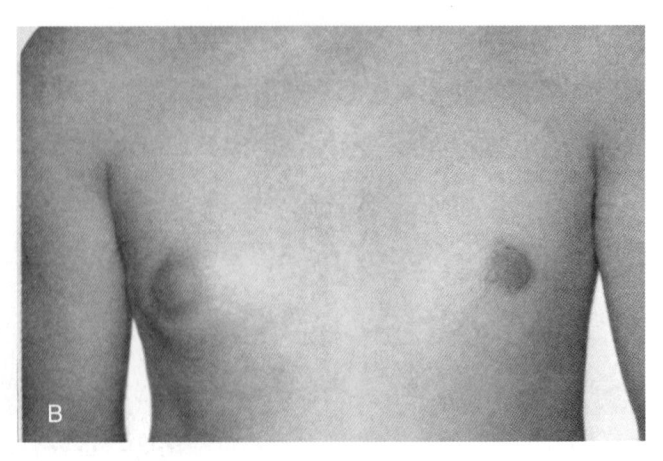

Fig. 42.2 Ginecomastia puberal bilateral assimétrica (**A**) e unilateral (**B**).

veis circulantes de androgênios que vão servir de substratos para as aromatases nos tecidos periféricos (cirrose hepática, hipertiroidismo, tumores adrenais, hiperplasia adrenal congênita etc.).[5,16] Existe, também, um grande número de pacientes com ginecomastia sem causa definida (*ginecomastia idiopática*).[17] A seguir, serão feitos alguns comentários sobre as principais situações patológicas que podem cursar com ginecomastia.

INSUFICIÊNCIA TESTICULAR ADQUIRIDA

Neste item se incluem orquite viral (*causa mais comum após a puberdade*), AIDS/SIDA, trauma, irradiação, distúrbio auto-imune, castração, hanseníase, doenças infiltrativas (hemocromatose, amiloidose), doenças neurológicas (distrofia miotônica e lesão do cordão medular), insuficiência renal, cirrose hepática, drogas etc.[4,6,10] Para maiores detalhes, ver Cap. 40, *Hipogonadismo Masculino*.

INSUFICIÊNCIA TESTICULAR POR DOENÇAS CONGÊNITAS

Síndrome de Klinefelter

Caracteriza-se pela presença de testículos pequenos e endurecidos, azoospermia, proporções eunucóides, ginecomastia e hipogonadismo hipergonadotrófico. O cariótipo habitual é 47, XXY, mas mosaicismo ou variantes podem, também, estar presentes com um fenótipo similar. O defeito genético resulta de não-disjunção cromossômica durante a meiose. A ginecomastia surge, após a época esperada da puberdade, em 50 a 80% dos indivíduos não-mosaicos e em um terço daqueles com mosaicismo. Do ponto de vista hormonal, observa-se elevação do LH e do FSH, com testosterona baixa ou eventualmente normal.[4,18,19]

Defeitos na Síntese de Testosterona

São conhecidos cinco defeitos enzimáticos específicos que resultam em síntese de testosterona deficiente e, geralmente, virilização incompleta do feto masculino durante a embriogênese. Ginecomastia é comum em dois desses defeitos enzimáticos, as deficiências da desidrogenase e da 17β-hidroxiesteróide desidrogenase do tipo III e 3β-hidroxiesteróide do tipo II (3β-HSDII). Déficit parcial da primeira e deficiência da 3β-HSDII de início tardio são uma rara causa de ginecomastia em indivíduos fenotipicamente normais.[4,8]

Anorquia Congênita

Trata-se de um distúrbio raro, freqüentemente familiar, em que homens 46,XY e fenotipicamente normais têm testículos ausentes. Ginecomastia surge em cerca de 50% dos pacientes.[8]

SÍNDROMES DE INSENSIBILIDADE OU RESISTÊNCIA ANDROGÊNICA

Defeitos hereditários no gene ligado ao X que codifica o receptor androgênico causam um espectro de síndromes de virilização incompleta em homens 46,XY que têm testículos e níveis normais de testosterona mas são resistentes aos androgênios endógenos e exógenos. Na forma mais grave, os indivíduos afetados fenotipicamente são femininos, com mamas bem desenvolvidas e vagina em fundo cego (*síndrome da feminização testicular*). Quando a alteração da função do receptor é menos completa, o fenótipo é o de homens com a *síndrome de Reifenstein* (hipospádia e ginecomastia), menores graus de subvirilização ou infertilidade.[8,20,21]

HERMAFRODITISMO VERDADEIRO

No hermafroditismo verdadeiro, ambos os componentes, testiculares e ovarianos, das gônadas são endocrinologicamente ativos. A ginecomastia resulta da secreção gonadal de estrogênio, presumivelmente pelos elementos ovarianos do *ovotestis*.[8,22]

HIPOGONADISMO SECUNDÁRIO

Qualquer patologia (tumoral, auto-imune, infiltrativa ou isquêmica) da região hipotalâmico-hipofisária, assim como seu tratamento cirúrgico ou radioterápico, pode resultar em deficiência de gonadotrofinas, através de destruição dos gonadotrofos, secção da haste hipofisária e/ou hiperprolactinemia (Quadro 42.2).[10]

HIPERPROLACTINEMIA

Pode resultar em redução da produção de testosterona, agindo nos níveis central (inibe a secreção pulsátil do hormônio liberador de gonadotrofinas – GnRH) e testicular. Existem evidências de que poderia, também, diminuir a conversão periférica de testosterona

---

QUADRO 42.2

Causas de Hipogonadismo Secundário

Congênitas
- Deficiência de GnRH
  Isolada (hipogonadismo hipogonadotrófico idiopático)
  Com anosmia (síndrome de Kallmann)
  Com outras anormalidades (síndrome de Prader-Willi, síndrome de Laurence-Moon-Biedl, encefalocele basal, síndrome de múltiplas sardas, de Rud, ataxia cerebelar e hipogonadismo hipogonadotrófico)
  Deficiência parcial de GnRH (síndrome do eunuco fértil)
- Deficiência múltipla de hormônios hipotalâmicos/hipofisários
- Aplasia ou hipoplasia hipofisária
- Defeitos na ação ou secreção do GnRH
  Mutações Kalig-1
  Mutações no receptor do GnRH
- Defeitos na ação ou secreção de gonadotrofinas
  Mutações inativadoras do gene do LH-beta
  Mutações inativadoras do gene do FSH-beta
  Mutações inativadoras do gene do receptor do LH
  Mutações DAX e SF-1

Adquiridas
- Traumatismo craniano, pós-cirurgia, pós-irradiação
- Neoplasias
  Adenomas hipofisários: prolactinomas, outros tumores funcionantes e não-funcionantes
  Craniofaringioma, germinomas, gliomas, leucemia, linfomas
- Infarto hipofisário, aneurisma carotídeo
- Doenças infiltrativas e infecciosas do hipotálamo e hipófise
  Sarcoidose
  Tuberculose
  Coccidioidomicose
  Histoplasmose
  Sífilis
  Abscesso
  Histiocitose X
  Hemocromatose
- Hipofisite auto-imune
- Distúrbios funcionais
  Anorexia nervosa

em diidrotestosterona. Entretanto, ginecomastia ocorre apenas em 10 a 23% dos casos de prolactinomas e também é pouco freqüente em pacientes em uso de fármacos que causam hiperprolactinemia. Ao que parece, ginecomastia tenderia mais a ocorrer quando a hiperprolactinemia se acompanha de hipogonadismo.[4,6,23]

HIPERTIROIDISMO

Ginecomastia está presente em cerca de um terço dos homens com hipertiroidismo, mas até 80% deles podem apresentar evidência histológica de ginecomastia.[4,6] Eventualmente, pode ser a manifestação inicial do hipertiroidismo.[24] Decorre da redução da testosterona livre (por aumento da globulina transportadora dos hormônios sexuais – SHBG) e elevação dos níveis plasmáticos de estradiol. Essa elevação provavelmente resulta tanto do incremento da produção de androstenediona como da aromatização periférica de androgênios em estrogênios.[4,6,24]

DOENÇAS HEPÁTICAS CRÔNICAS

A ginecomastia é comum, sobretudo, na *cirrose alcoólica*, por diversos mecanismos: (1) redução da testosterona livre (por aumento da SHBG); (2) produção excessiva de estrogênios a partir de seus precursores circulantes (por diminuição do metabolismo hepático de androstenediona); (3) redução da testosterona por efeito direto do álcool sobre o eixo hipotálamo-hipofisário-testicular.[4–6] Com o *hepatocarcinoma*, feminização pode resultar de aumentada atividade de aromatases no próprio tumor.[6]

GINECOMASTIA DE REALIMENTAÇÃO

Inicialmente descrita em ex-prisioneiros de campos de concentração após a Segunda Guerra Mundial, pode ser observada em qualquer indivíduo desnutrido, ou com doença sistêmica que resulte em perda ponderal importante, durante a realimentação ou o tratamento da doença de base (p.ex., *diabetes mellitus*, tuberculose ou após início de tratamento dialítico). Desnutrição e doenças crônicas são acompanhadas de redução na secreção de gonadotrofinas; durante a recuperação, LH e FSH aumentam e podem levar à produção excessiva de estrogênios pelas células de Leydig, com relação à de testosterona, funcionando como uma "segunda puberdade".[4–6]

DOENÇAS ADRENAIS BENIGNAS

Feminização em meninos com *hiperplasia adrenal congênita* (p.ex., deficiência de CYP21 ou CYP11A2) geralmente é conseqüência de produção aumentada de androstenediona pelas glândulas supra-renais e, dessa forma, de maior aromatização periférica em estrogênio. Em alguns casos, níveis diminuídos de testosterona podem também contribuir.[4–6] Aumento de androstenediona, da mesma forma, é a causa habitual da feminização em indivíduos com deficiência de 17β-HSDIII.[25]

FÁRMACOS

Diversos fármacos podem levar à ginecomastia (Quadro 42.3), através de dois mecanismos principais: (1) inibição da síntese ou ação periférica dos androgênios (*mais comum*); (2) atuação direta como estrogênio ou através do estímulo da secreção testicular de estradiol. Além disso, várias drogas causam ginecomastia através de mecanismo desconhecido.[3–6,26] Na prática diária, drogas com ação antiandrogênica (espironolactona, cetoconazol, flutamida, finasterida, cimetidina etc.) são aquelas que mais causam ginecomastia.[4,26] Aproximadamente metade dos homens que fazem uso de 150 mg/dia de espironolactona desenvolve ginecomastia.[4,26] Essa droga inibe a síntese de testosterona (por inibição da 17-20-desmolase) e previne sua ligação ao receptor androgênico. Mesmo doses baixas de finasterida (1 mg/dia) pode predispor à ginecomastia.[27] Em contrapartida, o uso de testosterona[28] e outros androgênios aromatizáveis (p.ex., os esteróides anabolizantes)[29,30] podem também levar à ginecomastia por sua conversão a estrogênios nos tecidos periféricos. Esteróides anabolizantes podem também favorecer a ocorrência de hipogonadismo, atrofia testicular e diminuição da espermatogênese.[29,30]

O uso prolongado de estrogênios por homens sempre resulta em ginecomastia, muitas vezes volumosa.[16] É importante ter em mente que a exposição aos estrogênios pode ser involuntária: relações sexuais com mulheres usando cremes vaginais à base de estrogênios, consumo de carne ou produtos lácteos de vacas tratadas com estrogênios, ingestão de alimentos contendo fitoestrógenos, uso ou contato com cosméticos à base de estrogênios etc.[4,6,31] Em 1999 foi reportado o caso de um indivíduo com ginecomastia bilateral volumosa e níveis séricos elevados de estradiol que tinha o estranho hábito de beber a urina de suas parceiras sexuais, algumas das quais utilizavam medicação contendo estrogênio.[32]

A administração de hCG a meninos e homens pode resultar em ginecomastia, em função de aumento da secreção testicular de estradiol.[4] O citrato de clomifeno – que tem ação antiestrogênica e estrogênica fraca – pode ser útil no tratamento da ginecomastia, mas essa pode, paradoxalmente, surgir após a interrupção da droga. Provavelmente isso ocorre por um aumento "rebote" na secreção de LH e, conseqüentemente, na produção testicular de estradiol.[8,33]

Um grande número de drogas pode, por mecanismo desconhecido, associar-se à ginecomastia,[4,26] conforme especificado no Quadro 42.3. Muitas dessas drogas podem causar hiperprolactinemia, mas, como mencionado, a grande maioria dos pacientes hiperprolactinêmicos não desenvolve ginecomastia. Ultimamente, tem sido descrito, com freqüência crescente, ginecomastia secundária à terapia anti-retroviral (indinavir, saquinavir, estavudina etc.) em pacientes HIV-positivos.[34–36] Ginecomastia também foi relatada durante a terapia com hormônio do crescimento,[37] gabapentina,[38] pregabalina,[39] antagonistas dos canais de cálcio,[40] inibidores da enzima conversora da angiotensina,[26] β-bloqueadores,[26] estatinas,[41] fibratos,[42] diazepam,[43] mirtazapina,[44] metotrexato,[45] talidomida,[46] paroxetina,[47] benserazida,[48] cetirizina,[49] olanzapina,[50] inibidores da bomba de prótons[51] etc. Na nossa experiência, a medicação que mais freqüentemente causa ginecomastia é a *espironolactona* (SPL), mesmo com doses tão baixas quanto 50 mg/dia. A *eplerenona*, um outro antagonista seletivo do receptor da aldosterona, não causa ginecomastia e pode ser usada em substituição à SPL, com potencial reversão do quadro.[52]

Agentes antineoplásicos podem determinar prejuízo da síntese de testosterona, possivelmente por efeitos tóxicos sobre as células de Leydig. Nessa situação, a causa da ginecomastia não foi elucidada, mas pode dever-se à elevação das gonadotrofinas (secundária ao dano testicular) e aumento da síntese testicular de estrogênio.[4,26,53]

TUMORES

Neoplasias dos testículos, tumores feminizantes adrenais e tumores não-trofoblásticos produtores de gonadotrofina coriônica podem levar à ginecomastia por mecanismos diversos, cujo resultado final é

QUADRO 42.3
Drogas Causadoras de Ginecomastia

Drogas inibidoras da síntese ou ação dos androgênios	Espironolactona, flutamida, zanoterona, ciproterona, bicalutamida, etomidato, cetoconazol, cimetidina, ranitidina, álcool, metronidazol, agentes alquilantes, cisplatina, análogos do GnRH, metadona etc.
Estrogênios ou drogas que atuam como estrogênio	Dietilestilbestrol, estrogênios conjugados, estradiol, pílulas anticoncepcionais, fitoestrogênios, cosméticos contendo estrogênios, digitálicos, alimentos contaminados com estrogênio etc.
Drogas aromatizáveis em estrogênio	Testosterona, esteróides anabolizantes
Drogas estimuladoras da produção endógena de estrogênio	Gonadotrofina coriônica humana, clomifeno (após a interrupção da droga)
Outras drogas (mecanismo desconhecido)	Sulpirida, antidepressivos tricíclicos, fenotiazinas, haloperidol, anfetaminas, domperidona, risperidona, analgésicos narcóticos, gabapentina, fibratos, estatinas, nifedipina, amlodipina, β-bloqueadores, captopril, enalapril, verapamil, amiodarona, metildopa, reserpina, indinavir, saquinavir e outros inibidores de protease, estavudina, diazepam, omeprazol, lanzoprazol, metoclopramida, isoniazida, etionamida, griseofulvina, penicilamina, bussulfan, maconha, heroína, hormônio do crescimento etc.

Adaptado das Refs. 3, 5, 6, 8 e 26.

um aumento na produção de estrogênios (Quadro 39.4).[4,6] Ginecomastia já foi descrita em casos de leucemia mielóide aguda e sarcoma granulocítico,[54] e também como manifestação paraneoplásica de um hemangiopericitoma retroperitoneal gigante.[55]

Em casos de carcinoma adrenal feminizante, a produção de estrogênio geralmente origina-se de um grande aumento nos níveis circulantes dos androgênios adrenais (androstenediona e deidroepiandrosterona), os quais servem de substrato para a aromatização extraglandular).[56] Raramente, tumores adrenais secretam estrogênio.[57]

Ginecomastia Idiopática

Em todas as séries publicadas, 50% ou mais dos pacientes adultos com ginecomastia não têm uma causa óbvia para o problema.[8,16] Caso também se considerem as situações em que a suposta causa é tênue, a categoria idiopática pode responder por 75% dos casos.[7] Não se sabe se homens com ginecomastia idiopática são de fato normais (como proposto por Nuttall[58]), se um fator feminizante esteve transitoriamente presente, se a ginecomastia se deve à exposição prolongada a pequenas quantidades de estrogênios ou antiandrogênios ambientais ou se é resultante de doença endócrina sutil, não identificada.[4,8,17]

Macromastia Persistente Puberal

Assim se denomina a condição na qual adolescentes desenvolvem ginecomastia volumosa (estágios III a V de Tanner) sem que se detectem alterações endócrinas específicas ou em nível do receptor androgênico.[59]

Outras Causas

Ginecomastia pode também ser encontrada em pacientes com a *doença de Kennedy*, cujas manifestações incluem fraqueza lentamente progressiva nos membros, fraqueza bulbar envolvendo primariamente os músculos faciais e da língua, fasciculações periorais, acometimento do sensório, elevação da creatina quinase e sinais de insensibilidade androgênica (ginecomastia e atrofia testicular).[60] Uma avaliação endócrina de 22 pacientes mostrou que sinais clínicos de resistência androgênica parcial estavam presentes em mais de 80% dos pacientes, sendo ginecomastia pós-puberal o mais proeminente. Elevação da testosterona sérica foi encontrada em 68% dos casos.[61] Adicionalmente, ginecomastia pode ser observada em casos da *síndrome POEMS* (polineuropatia, organomegalia, endocrinopatia, proteína M e alterações cutâneas).[62] Entre 64 pacientes, 79% tinham hipogonadismo e 15%, ginecomastia.[62]

QUADRO 42.4
Ginecomastia Causada por Tumores

Tumores das células germinativas testiculares	Produção de hCG, estimulando as células de Leydig a secretarem estradiol
Tumores das células de Leydig	Produção de estradiol
Drogas aromatizáveis em estrogênio	Testosterona, esteróides anabolizantes
Tumores das células de Sertoli	Aromatização de precursores estrogênicos em estrogênios
Tumores feminizantes adrenais	Produção de estrogênios Produção de androstenediona, DHEA e SDHEA, convertidos perifericamente em estrogênios
Tumores do pulmão, rim, fígado e trato gastrointestinal; tumores de células transicionais do trato urinário	Produção de hCG, com produção secundária de estradiol pelas células de Leydig
Hepatocarcinoma/ coriocarcinoma	Atividade aumentada de aromatose intratumoral, com conversão de androgênios adrenais e testiculares em estrogênios

hCG: gonadotrofina coriônica humana; DHEA: deidroepiandrosterona; SDHEA: sulfato de DHEA.
Adaptado da Ref. 8.

GINECOMASTIA PRÉ-PUBERAL (GPP)

Entre 581 pacientes com ginecomastia, 39 (5%) eram pré-puberais ao diagnóstico (idade média de 9 anos). Em 27 meninos (93,2%), nenhuma causa básica foi identificada. Os dois pacientes restantes tinham a síndrome do excesso de aromatase.[63]

Uma importante causa de GPP é a *síndrome de Peutz-Jeghers* com tumor testicular.[7,64] GPP já foi também relatada em crianças tratadas com metoclopramida por causa de refluxo gastroesofágico,[65] durante o uso do hormônio de crescimento[66] ou de análogos do GnRH.[5,27] Exposição acidental a estrogênio é uma outra possível causa.[7,67] Raramente, GPP resulta de mutações no gene da aromatase, localizado no cromossomo 15q21.2.[14] Neurofibromatose é uma outra causa rara de GPP.[68]

DIAGNÓSTICO DIFERENCIAL

A ginecomastia, que em cerca de 50% dos casos é bilateral, deve ser diferenciada de lipomastia, lipomas, neurofibromas e câncer (CA) de mama. A distinção entre essas condições pode ser obtida pelo exame físico. Lipomas e neurofibromas e CA da mama são usualmente unilaterais, indolores e excêntricos. Em casos duvidosos, realiza-se uma ultra-sonografia mamária. Na diferenciação com CA de mama, convém mencionar que o tecido na ginecomastia é macio, elástico ou firme, mas geralmente não é endurecido, estando a área afetada concêntrica ao complexo mamilo–aréola. Em contraste, o CA de mama geralmente é unilateral, endurecido ou firme e está localizado fora do complexo mamilo–aréola. Além disso, ondulação da pele e retração do mamilo podem ser evidenciadas. Dor pode estar presente na ginecomastia com menos de 6 meses de duração, mas é incomum em casos de CA de mama. Finalmente, sangramento mamilar não ocorre na ginecomastia, mas é encontrado em cerca de 10% dos casos de CA de mama.[3,4,69] Se a distinção entre essas duas condições não for exeqüível com base apenas nos dados clínicos, o paciente deve ser submetido a uma mamografia,[3,4] cuja sensibilidade e especificidade atingem 90%.[70]

Ginecomastia não parece ser um fator de risco para CA de mama, exceto nos portadores da síndrome de Klinefelter (risco 18 vezes maior), possivelmente devido ao cromossomo X adicional.[8,18] Ultimamente têm sido descritos casos de pseudoginecomastia ocupacional, resultante, por exemplo, de fibrose reativa pós-traumática conseqüente à irritação traumática prolongada do tecido subcutâneo.[71]

INVESTIGAÇÃO DA GINECOMASTIA

Anamnese e Exame Físico

Deve-se cuidadosamente pesquisar o uso ou exposição a drogas que possam levar à ginecomastia, como também questionar sobre disfunção erétil ou redução da libido, indicadoras de hipogonadismo. É também muito importante caracterizar a evolução da ginecomastia. Um crescimento rápido e progressivo sugere etiologia neoplásica, enquanto a ginecomastia estável é mais compatível com um processo benigno.[1–6]

Ao exame físico, deve-se inicialmente caracterizar a ginecomastia como sendo uni- ou bilateral, seu diâmetro e localização (se está ou não sob o mamilo). Massas unilaterais, endurecidas, com ou sem descarga sanguinolenta, são indicativas de câncer da mama, enquanto o achado de galactorréia é quase patognomônico dos prolactinomas. Hábito eunucóide e sinais de doença hepática crônica ou de tireotoxicose devem ser também pesquisados. Igualmente importante e mandatório é o exame dos testículos, mesmo em crianças e adolescentes. Cinqüenta por cento dos tumores testiculares são palpáveis; testículos pequenos e de consistência firme, por sua vez, são característicos da síndrome de Klinefelter (50 a 80% dos indivíduos afetados têm ginecomastia). Genitália ambígua é indicativa das síndromes de resistência androgênica, defeitos na biossíntese de testosterona ou hermafroditismo verdadeiro. Tumoração em abdome superior abdominal obriga-nos a descartar um tumor adrenal feminizante (50% deles são palpáveis à ocasião do diagnóstico).[1–6,16]

Avaliação Laboratorial

Considerando ser a ginecomastia puberal muito prevalente e, sobretudo, ter um caráter benigno e transitório na grande maioria dos casos, normalmente só fazemos investigação laboratorial em adolescentes com ginecomastia se apresentarem galactorréia, hábito eunucóide, sintomas de hipogonadismo ou hipertiroidismo, ou tumoração testicular. Também costumamos investigar os adolescentes com ginecomastias volumosas. Em contrapartida, uma vez excluída a cirrose hepática, costumamos fazer uma avaliação hormonal em todo adulto com ginecomastia. Outros colegas, entretanto, avaliam rotineiramente apenas os indivíduos com ginecomastia maior do que 5 cm ou aquelas com menos de 5 cm que sejam dolorosas, progressivas ou de início recente.[6] Dosamos inicialmente testosterona, LH, estradiol e β-hCG. Na suspeita de hipertiroidismo, os exames a serem inicialmente solicitados são TSH e T_4 livre. A interpretação dos resultados está especificada na Fig. 42.5. Ultra-sonografia (US) testicular está sempre indicada nos pacientes com aumento unilateral ou tumoração palpável – independentemente do grupo etário –, bem como naqueles positivos para β-hCG. Para estes últimos, caso a US tenha sido normal, deve-se solicitar uma radiografia do tórax e TC abdominal, à procura de uma neoplasia extragonadal secretora de hCG. O cariótipo *obrigatoriamente* deve ser realizado em todo caso de hipogonadismo primário, na investigação da síndrome de Klinefelter (uma das causas mais comuns de ginecomastia puberal persistente).[4–6]

Elevação do estradiol pode resultar de exposição estrogênica, atividade excessiva das aromatases ou, mais raramente, tumores secretores de estrogênio. Convém salientar que excesso de aromatização periférica dos androgênios em estrogênios pode eventualmente se manifestar laboratorialmente apenas por hiperestronemia, conforme recentemente relatado.[72]

TRATAMENTO

O tratamento da ginecomastia vai depender de sua etiologia. Enquanto a ginecomastia puberal, na maioria das vezes, não requer tratamento devido ao seu caráter transitório, os pacientes com hipogonadismo ou hipertiroidismo devem receber o tratamento específico. Suspensão da suposta droga causadora representa a opção de escolha nos casos de ginecomastia farmacológica.[4–6]

Ginecomastias Puberal e Idiopática

A grande maioria dos pacientes afetados não requer nenhum tratamento. Os pacientes com ginecomastia puberal devem ser assegurados de que essa condição habitualmente é reversível, persistindo por 2 anos apenas em 27% dos casos e por 3 anos, em 8%.[3–6] Raramente ela é irreversível. Isso, entretanto, nem sempre é confortável para o adolescente que, não raramente, envergonhado com seu problema, passa a evitar muitas de suas atividades sociais rotineiras (praia, piscina, futebol etc.). A ginecomastia idiopática pode, também, regredir espontaneamente.[17,73]

Terapia específica, medicamentosa ou cirúrgica, pode ser indicada nos casos de ginecomastia puberal ou idiopática que interfiram na vida do paciente por causa de dor importante, constrangimento ou desconforto emocional. Deve-se tentar inicialmente o tratamento medicamentoso, reservando-se a cirurgia para os casos em que a resposta terapêutica não seja satisfatória para o paciente. De um modo geral, a farmacoterapia mostra-se mais eficaz dentro dos primeiros 6 meses do surgimento da ginecomastia. Após 12 meses, há preponderância de um tecido fibrótico que dificilmente responde adequadamente.[1,3,4,73]

As técnicas cirúrgicas mais empregadas para ginecomastia incluem lipoaspiração guiada por ultra-sonografia, excisão cirúrgica do tecido glandular através de pequena incisão periareolar ou a combinação dos dois procedimentos. A técnica a ser escolhida deve ser individualizada para cada caso.[1,74–76] Em uma série,[77] 88% dos 39 pacientes se mostraram satisfeitos com o aspecto cosmético propiciado pela mastectomia subcutânea. Resultados similares foram observados em um estudo em que foram combinadas a mastectomia subcutânea e a lipoaspiração.[78]

As drogas mais utilizadas no tratamento das ginecomastias puberal e idiopática estão especificadas no Quadro 42.5. Tamoxifeno,[79] clomifeno[80] ou raloxifeno[81] podem ser úteis devido às suas propriedades antiestrogênicas, enquanto o danazol é um androgênio fraco que suprime a secreção das gonadotrofinas, reduzindo, assim, a produção testicular de estradiol androgênico.[82] Efeitos colaterais do danazol, como ganho de peso, edema, acne, cãibras e náuseas, limitam seu uso. Tamoxifeno e clomifeno são mais bem tolerados. A *testolactona*[83] – um inibidor das aromatases – e o androgênio não-aromatizável *diidrotestosterona* (percutâneo ou intramuscular)[84] também se mostraram eficazes e bem tolerados em estudos envolvendo um número limitado de pacientes. Nenhuma das duas está disponível no Brasil.

Tamoxifeno (TMF), um modulador específico do receptor estrogênico, tem sido considerado como a droga mais eficaz.[4,79] Sua administração oral na dose de 20 mg/dia por até 3 meses, em estudos randomizados e não-randomizados, resultou em regressão parcial ou completa da ginecomastia em aproximadamente 80 e 60% dos casos, respectivamente (Fig. 42.4).[5,79,82,87,88] Geralmente, há diminuição da dor e da sensibilidade mamárias dentro de 1 mês após o início do TMF.[3–5] Em uma análise retrospectiva de estudos envolvendo pacientes com ginecomastia idiopática, 78% daqueles tratados com TMF tiveram resolução completa da ginecomastia, enquanto esse percentual no grupo que usou danazol foi apenas de 40%.[87] Em um estudo mais recente,[89] a terapia por 6 meses em 43 pacien-

QUADRO 42.5

Drogas Potencialmente Úteis no Tratamento da Ginecomastia

Droga	Apresentação Comercial	Dose Diária
Tamoxifeno	Tamoxifeno®, Nolvadex® (comp. 10 e 20 mg)	10–30 mg VO
Clomifeno	Clomid®, Serofene® (comp. 50 mg)	50–100 mg VO
Raloxifeno	Evista® (comp. 60 mg)	60 mg VO
Danazol	Ladogal® (cáps. 100 e 200 mg)	200–600 mg VO
Testolactona*	Teslac® (comp. 50 mg)	450 mg VO
Anastrozol	Arimidex®, Anastrozol® (cáps. 1 mg)	1 mg VO

*Não comercializado no Brasil.

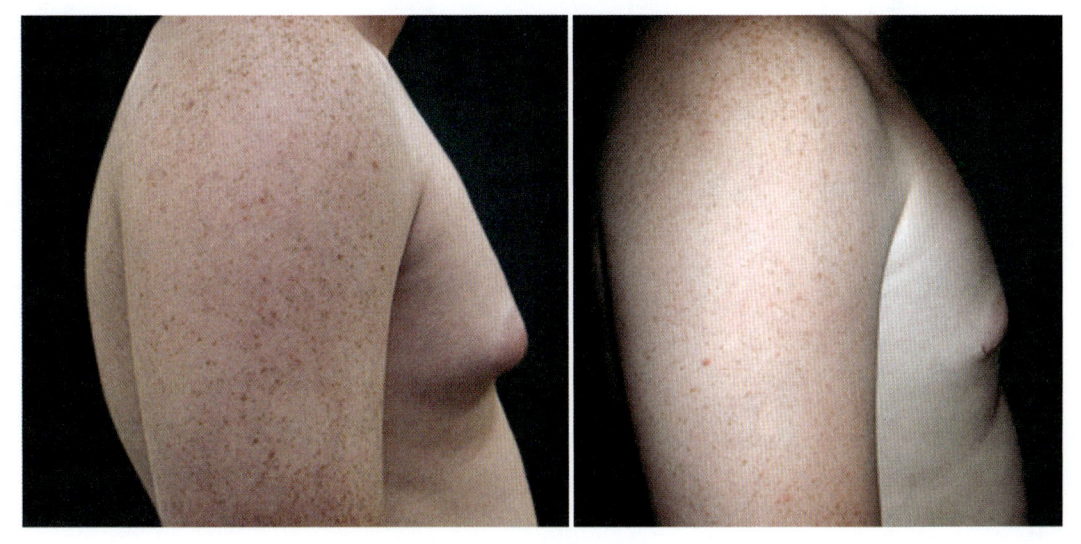

Fig. 42.4 Regressão de ginecomastia puberal após 3 meses de tratamento com tamoxifeno (20 mg/dia).

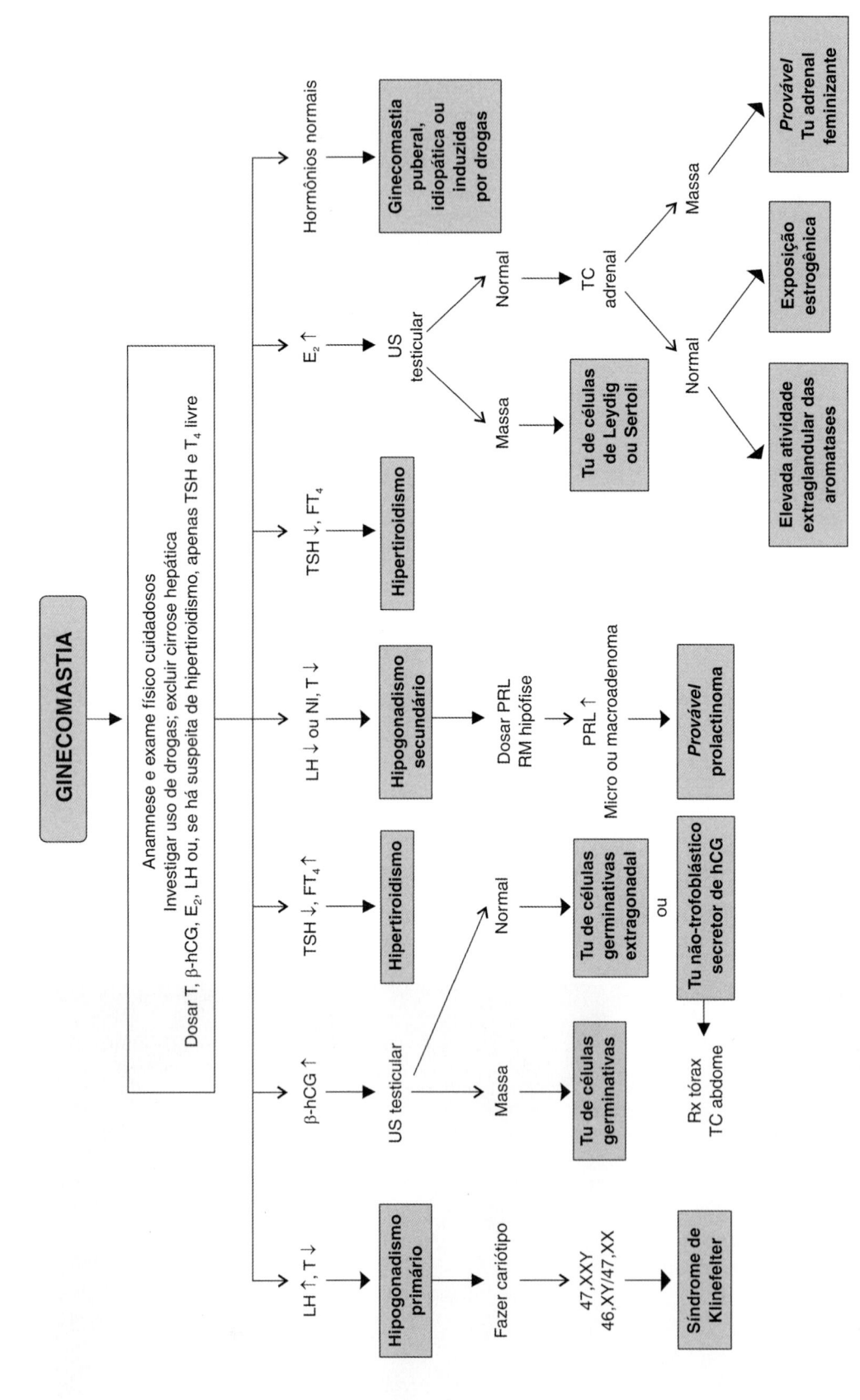

Fig. 42.5 Avaliação diagnóstica para causas endócrinas da ginecomastia, após se descartar uso de drogas e doenças sistêmicas não-endócrinas. Indicada para todos os adultos, bem como adolescentes com ginecomastias volumosas, massas testiculares, evidências de hipogonadismo e/ou hábito eunucóide. (hCG = gonadotrofina coriônica humana; T = testosterona; E_2 = estradiol; FT_4 = tiroxina livre; TC = tomografia computadorizada; RM = ressonância magnética; US = ultra-sonografia; Tu = tumor; PRL = prolactina; Nl = normal.)

tes propiciou desaparecimento da ginecomastia em 52% dos casos com ginecomastia > 4 cm e em 90% quando a ginecomastia era < 4 cm (p < 0,05). Não houve, contudo, diferença significativa no percentual de desaparecimento quando a duração da ginecomastia era maior ou menor do que 2 anos (56% *vs*. 70%).[89]

Nossa maior experiência é com o tamoxifeno. Em um grupo de 52 pacientes com ginecomastia puberal ou idiopática, na dose de 20 mg/dia, observamos redução da dor em todos os casos, redução do tamanho do volume glandular em 70% e regressão completa em 50%.[90] Não podemos esquecer, entretanto, a freqüente transitoriedade dessas formas de ginecomastia, o que pode dificultar a análise da eficácia do tratamento empregado.

O *anastrozol*, inibidor potente e seletivo das aromatases, foi utilizado, em estudo randomizado e duplo-cego, em 80 casos de ginecomastia puberal, porém sua eficácia não se revelou superior à do placebo.[91] De fato, após 6 meses, redução da ginecomastia superior ou igual a 50% foi vista em 38,5% do grupo anastrozol e 31,4% do grupo placebo ($P = 0,47$).[91]

Em um estudo não controlado de 10 pacientes com ginecomastia puberal, o SERM *raloxifeno* mostrou-se capaz de reduzir em mais de 50% o tamanho da ginecomastia na maioria dos garotos.[81] No entanto, os dados sobre a eficácia dessa droga são ainda insuficientes para que se recomende seu uso no manuseio da ginecomastia.[3]

Ginecomastia por Hipogonadismo

Tende a regredir com a reposição de testosterona, mas a resposta é variável, dependendo da etiologia e da duração da ginecomastia. O efeito da testosterona na regressão da ginecomastia nem sempre é satisfatório na síndrome de Klinefelter, mas pode causar uma melhora dramática em outras formas de insuficiência testicular (p.ex., anorquia ou orquite viral).[6,8]

A *testosterona* é um androgênio aromatizável e pode induzir surgimento ou agravamento da ginecomastia. Seu uso para tratar a ginecomastia somente está indicado, portanto, em pacientes com hipogonadismo comprovado.[3,5]

Em um estudo,[92] o tratamento de hipogonádicos com o adesivo transdérmico de testosterona não-escrotal permitiu uma maior resolução da ginecomastia (40%) do que com o enantato de testosterona (11%).

Ginecomastia Medicamentosa

Se a ginecomastia for induzida por drogas, diminuição da sensibilidade e amolecimento do tecido mamário serão observadas geralmente dentro de 1 mês após a descontinuação da droga. No entanto, se a ginecomastia estiver presente há mais de 1 ano, é improvável que ela regrida substancialmente, seja espontaneamente, seja com a terapêutica medicamentosa, devido à presença de fibrose. Em tais circunstâncias, o tratamento cirúrgico é a melhor opção para possibilitar uma melhora cosmética.[4-6,73]

Outras Formas de Ginecomastia

Ginecomastia tumoral geralmente regride com o tratamento adequado da neoplasia. O mesmo se aplica aos casos secundários a hipertiroidismo. A ginecomastia após realimentação e a associada com a hemodiálise são usualmente transitórias, regredindo espontaneamente.[3-5] Também potencialmente reversível é a ginecomastia medicamentosa, após a suspensão do fator causal.

Tem sido sugerido que o tamoxifeno pode prevenir o desenvolvimento de ginecomastia em homens com câncer de próstata submetidos à terapia antiandrogênica.[3-5,93-95] Em um estudo randomizado e duplo-cego, envolvendo homens tratados com altas doses de bicalutamida (150 mg/dia), ginecomastia surgiu em 10% dos pacientes que usaram tamoxifeno (20 mg/dia), em 51% dos que receberam anastrozole (1 mg/dia) e em 73% do grupo placebo.[95]

Radioterapia mamária pode ser útil na prevenção da ginecomastia em pacientes com câncer da próstata que vão submeter-se a terapia estrogênica (até 90% de eficácia),[73,96] bem como no alívio da dor da ginecomastia já instalada.[96] Cirurgia e/ou lipoaspiração, além de antiestrogênicos e inibidores de aromatases, são outras opções terapêuticas para esses casos.[97]

RESUMO

Ginecomastia representa uma condição clínica bastante freqüente no dia-a-dia do clínico geral e do endocrinologista. Pode ser fisiológica ou patológica. Ginecomastia puberal é a forma mais comum, sendo observada em 50 a 70% dos adolescentes; mostra-se reversível em quase todos os casos, espontaneamente. Diversas drogas, tumores, doenças sistêmicas e endocrinopatias que resultem em desequilíbrio da relação testosterona/estrogênios no tecido mamário podem ser causa de ginecomastia patológica, a qual é habitualmente revertida com a correção do fator causal. Adolescentes com ginecomastia geralmente não requerem nenhuma avaliação laboratorial, exceto aqueles com anormalidades ao exame físico, mamas muito volumosas ou sintomas de hipogonadismo. Uma avaliação hormonal mínima (testosterona, estradiol, β-hCG e prolactina) se faz necessária para adultos. No tratamento da ginecomastia, algumas drogas (tamoxifeno, clomifeno, danazol, testolactona, diidrotestosterona etc.) podem ser úteis para reduzir a dor ou, menos comumente, o volume mamário. Entre as disponíveis em nosso meio, o tamoxifeno desponta como a opção de escolha. Testosterona está indicada apenas nos casos de hipogonadismo comprovado. Cirurgia deve ser reservada, sobretudo, para a ginecomastia persistente, refratária ao tratamento medicamentoso e que seja muito incômoda para o paciente, por razões cosméticas ou psicológicas.

BIBLIOGRAFIA

1. Nordt CA, DiVasta AD. Gynecomastia in adolescents. *Curr Opin Pediatr*, 2008; *20*:375-82.
2. Pawlowski EJ, Nield LS. Gynecomastia and hypogonadism. *Clin Pediatr (Phila)*, 2008; *47*:313-5; comment on 314-5.
3. Braustein GD. Clinical practice. Gynecomastia. *N Engl J Med*, 2007; *357*:1229-37.
4. Narula HS, Carlson HE. Gynecomastia. *Endocrinol Metab Clin North Am*, 2007; *36*:497-519.
5. Braunstein GD. Gynecomastia. *N Engl J Med*, 1993; *328*:490-5.
6. Santen RJ. Gynecomastia. *In*: DeGroot LJ (ed). *Endocrinology*. 3rd ed. Philadelphia: WB Saunders, 1995:2474-84.
7. Ma NS, Geffner ME. Curr Opin Pediatr. Gynecomastia in prepubertal and pubertal men. *Curr Opin Pediatr*, 2008; *20*:465-70.
8. Griffin JE, Wilson JD. Disorders of the testes and the male reproductive tract. *In*: Larsen PR, *et al* (eds). *Williams Textbook of Endocrinology*. 10th ed. Philadelphia: WB Saunders, 2003:709-69.
9. Niewoehner C, Nuttall FQ. Gynecomastia in a hospitalized male population. *Am J Med*, 1984; *77*:633-8.
10. Isidori AM, Giannetta E, Lenzi A. Male hypogonadism. *Pituitary*, 2008; *11*:171-80.

11. Daniels IR, Layer GT. Testicular tumours presenting as gynaecomastia. *Eur J Surg Oncol*, 2003; *29*:437-9.
12. Duparc C, Boissiere-Veverka G, Lefebvre H, et al. An oestrogen-producing seminoma responsible for gynaecomastia. *Horm Metab Res*, 2003; *35*:324-9.
13. Yaturu S, Harrara E, Nopajaroonsri C, et al. Gynecomastia attributable to human chorionic gonadotropin-secreting giant cell carcinoma of lung. *Endocr Pract*, 2003; *9*:233-5.
14. Shozu M, Sebastian S, Takayama K, et al. Estrogen excess associated with novel gain-of-function mutations affecting the aromatase gene. *N Engl J Med*, 2003; *348*:1855-65.
15. Stratakis CA, Batista D, Sabnis G, Brodie A. Prepubertal gynaecomastia caused by medication or the aromatase excess syndrome. *Clin Endocrinol* (Oxf), 2004; *61*:779-80.
16. Abaci A, Buyukgebiz A. Gynecomastia: review. *Pediatr Endocrinol Rev*, 2007; *5*:489-99.
17. Ersoz H, Onde ME, Terekeci H, et al. Causes of gynecomastia in young adult males and factors associated with idiopathic gynaecomastia. *Int J Androl*, 2002; *25*:312-6.
18. Bojesen A, Gravholt CH. Klinefelter syndrome in clinical practice. *Nat Clin Pract Urol*, 2007; *4*:192-204.
19. Bastida MG, Rey RA, Bergadá I, et al. Establishment of testicular endocrine function impairment during childhood and puberty in boys with Klinefelter syndrome. *Clin Endocrinol* (Oxf), 2007; *67*:863-70.
20. Mazen I, Lumbroso S, Abdel Ghaffar S, et al. Mutation of the androgen receptor (R840S) in an Egyptian patient with partial androgen insensitivity syndrome: review of the literature on the clinical expression of different R840 substitutions. *J Endocrinol Invest*, 2004; *27*:57-60.
21. Melo KF, Mendonca BB, Billerbeck AE, et al. Clinical, hormonal, behavioral, and genetic characteristics of androgen insensitivity syndrome in a Brazilian cohort: five novel mutations in the androgen receptor gene. *J Clin Endocrinol Metab*, 2003; *88*:3241-50.
22. Wright NP, Wales JK. An unusal case of hermaphroditism – a 46,XX/69,XXY chimera. *J Pediatr Endocrinol Metab*, 2004; *17*:905-8.
23. Vilar L, Naves LA, Freitas MC, et al. Clinical and laboratory features greatly overlap in patients with macroprolactinemia or monomeric hyperprolactinemia. *Minerva Endocrinol*, 2007; *32*:79-86.
24. Peñalver Talavera D, Peralta Watt M. Gynecomastia as first manifestation of hyperthyroidism. *Rev Clin Esp*, 2007; *207*:423-4.
25. Mendonca BB, Inacio M, Arnhold IJ, et al. Male pseudohermaphroditism due to 17 beta-hydroxysteroid dehydrogenase 3 deficiency. Diagnosis, psychological evaluation, and management. *Medicine* (Baltimore), 2000; *79*:299-309.
26. Eckman A, Dobs A. Drug-induced gynecomastia. *Expert Opin Drug Saf*, 2008; *7*:691-702.
27. Ferrando J, Grimalt R, Alsina M, et al. Unilateral gynecomastia induced by treatment with 1 mg of oral finasteride. *Arch Dermatol*, 2002; *138*:543-4.
28. Wu FC, Farley TM, Peregoudov A, Waites GM. Effects of testosterone enanthate in normal men: experience from a multicenter contraceptive efficacy study. World Health Organization Task Force on Methods for the Regulation of Male Fertility. *Fertil Steril*, 1996; *65*:626-36.
29. de Luis DA, Aller R, Cuellar LA, et al. Anabolic steroids and gynecomastia. Review of the literature. *An Med Interna*, 2001; *18*:489-91.
30. Maravelias C, Dona A, Stefanidou M, Spiliopoulou C. Adverse effects of anabolic steroids in athletes. A constant threat. *Toxicol Lett*, 2005; *158*:167-75.
31. DeRaimondo CV, Roach AC, Meador CK. Gynecomastia from exposure to vaginal estrogen cream. *N Engl J Med*, 1980; *302*:1089-90.
32. Vierhapper H, Nowotny P. Gynecomastia and raised oestradiol concentrations. *Lancet*, 1999; *353*:640.
33. Lee PA. The occurrence of gynecomastia upon withdrawal of clomiphene citrate treatment for idiopathic oligospermia. *Fertil Steril*, 1980; *34*:285-6.
34. Mira JA, Lozano F, Santos J, et al. Gynaecomastia in HIV-infected men on highly active antiretroviral therapy: association with efavirenz and didanosine treatment. *Antivir Ther*, 2004; *9*:511-7.
35. Ward HA, Russo GG, Shrum J. Cutaneous manifestations of antiretroviral therapy. *J Am Acad Dermatol*, 2002; *46*:284-93.
36. Jover F, Cuadrado JM, Roig P, et al. Efavirenz-associated gynecomastia: report of five cases and review of the literature. *Breast J*, 2004; *10*:244-6.
37. Liu H, Bravata DM, Olkin I, et al. Systematic review: the safety and efficacy of growth hormone in the healthy elderly. *Ann Intern Med*, 2007; *146*:104-15.
38. Zylicz Z. Painful gynecomastia: an unusual toxicity of gabapentin? *J Pain Symptom Manage*, 2000; *20*:2-3.
39. Málaga I, Sanmarti FX. Two cases of painful gynecomastia and lower extremity pain in association with pregabalin therapy. *Epilepsia*, 2006; *47*:1576-9.
40. Cornes PG, Hole AC. Amlodipine gynaecomastia. *Breast*, 2001; *10*:544-5.
41. Oteri A, Catania MA, Travaglini R, et al. Gynecomastia possibly induced by rosuvastatin. *Pharmacotherapy*, 2008; *28*:549-51.
42. Gardette V, Vezzosi D, Maiza JC, et al. Gynecomastia associated with fenofibrate. *Ann Pharmacother*, 2007; *41*:508-10.
43. Jelenkovic AV, Macukanovic-Golubovic LDJ. Diazepam-associated gynecomastia. *Ann Pharmacother*, 2005; *39*:201.
44. Lynch A, Madjlessi A. Gynecomastia-galactorrhea during treatment with mirtazapine. *Presse Med*, 2004; *33*:458.
45. Abe K, Mitsuka T, Kanamori S, et al. Gynecomastia associated with low-dose methotrexate therapy for rheumatoid arthritis. *Mod Rheumatol*, 2007; *17*:511-3.
46. Mourad YA, Shamseddine A, Taher A. Thalidomide-associated gynecomasty in a patient with multiple myeloma. *Hematol J*, 2003; *4*:372.
47. Damsa C, Sterck R, Schulz P. Case of gynecomastia during paroxetine therapy. *J Clin Psychiatry*, 2003; *64*:971.
48. Fredericks BD, Lepre F. Benserazide-induced gynaecomastia. *Intern Med J*, 2003; *33*:54-5.
49. Louis MP, Héran I, Peyrière H, et al. Two cases of gynecomastia with cetirizine, a second-generation antihistamine. *Therapie*, 2004; *59*:163-4.
50. Mendhekar DN, Srilakshmi P. Olanzapine-induced gynecomastia. *Aust N Z J Psychiatry*, 2005; *39*:736.
51. Carvajal A, Macias D, Gutiérrez A, et al. Gynaecomastia associated with proton pump inhibitors: a case series from the Spanish Pharmacovigilance System. *Drug Saf*, 2007; *30*:527-31.
52. Karagiannis A, Tziomalos K, Papageorgiou A, et al. Spironolactone versus eplerenone for the treatment of idiopathic hyperaldosteronism. *Expert Opin Pharmacother*, 2008; *9*:509-15.
53. Saeter G, Fossa DK, Norman N. Gynaecomastia following cytotoxic therapy for testicular cancer. *Br J Urol*, 1987; *59*:348-52.
54. Au WY, Ma SK, Kwong YL, et al. Acute myeloid leukemia relapsing as gynecomastia. *Leuk Lymphoma*, 1999; *36*:191-4.
55. Derakhshani P. Giant retroperitoneal hemangiopericytoma with paraneoplastic gynecomastia. Case report and literature review. *Urol Int*, 1999; *62*:223-5.
56. Desai MB, Kapadia SN. Feminizing adrenocortical tumors in male patients: adenoma versus carcinoma. *J Urol*, 1988; *139*:101-3.
57. Sayed A, Stock JL, Liepman MK, et al. Feminization as a result of both peripheral conversion of androgens and direct estrogen production from an adrenocortical carcinoma. *J Endocrinol Invest*, 1994; *17*:275-8.
58. Nuttall FQ. Gynecomastia as a physical finding in normal men. *J Clin Endocrinol Metab*, 1979; *48*:338-40.
59. Braunstein GD. Testes. In: Greenspan F, Gardner DG (eds). *Basic & Clinical Endocrinology*. 7th ed. McGraw-Hill, 2004:478-510.
60. Gallo JM, Leigh PN. Chapter 8 Spinobulbar muscular atrophy (Kennedy's disease). *Handb Clin Neurol*, 2007; *82*:155-69.
61. Dejager S, Bry-Gauillard H, Bruckert E, et al. A comprehensive endocrine description of Kennedy's disease revealing androgen insen-

61. sitivity linked to CAG repeat length. *J Clin Endocrinol Metab*, 2002; *87*:3893-901.
62. Gandhi GY, Basu R, Dispenzieri A, et al. Endocrinopathy in POEMS syndrome: the Mayo Clinic experience. *Mayo Clin Proc*, 2007; *82*:836-42.
63. Einav-Bachar R, Phillip M, Aurbach-Klipper Y, Lazar L. Prepubertal gynaecomastia: aetiology, course and outcome. *Clin Endocrinol* (Oxf), 2004; *61*:55-60.
64. Kara C, Kutlu AO, Tosun MS, et al. Sertoli cell tumor causing prepubertal gynecomastia in a boy with Peutz-Jeghers syndrome: the outcome of 1-year treatment with the aromatase inhibitor testolactone. *Horm Res*, 2005; *63*:252-6.
65. Madani S, Tolia V. Gynecomastia with metoclopramide use in pediatric patients. *J Clin Gastroenterol*, 1997; *24*:79-81.
66. Malozowski S, Stadel BV. Prepubertal gynecomastia during growth hormone therapy. *Pediatr*, 1995; *126*:659-61.
67. Felner EI, White PC. Prepubertal gynecomastia: indirect exposure to estrogen cream. *Pediatrics*, 2000; *105*:E55.
68. Cho YR, Jones S, Gosain AK. Neurofibromatosis: a cause of prepubertal gynecomastia. *Plast Reconstr Surg*, 2008; *121*:34e-40e.
69. Giordano SH, Buzdar AU, Hortobagyi GN. Breast cancer in men. *Ann Intern Med*, 2002; *137*:678-687.
70. Evans GF, Anthony T, Turnage RH, et al. The diagnostic accuracy of mammography in the evaluation of male breast disease. *Am J Surg*, 2001; *181*:96-100. [Erratum, *Am J Surg*, 2001; *181*:579.]
71. Arnon O, Barnea Y, Zaretski A, et al. Occupational pseudogynecomastia: a new etiology for unilateral gynecomastia. *Plast Reconstr Surg*, 2005; *115*:1e-4e.
72. Binder G, Iliev D, Dufke A, et al. Dominant transmission of prepubertal gynecomastia due to serum estrone excess: Hormonal, biochemical and genetic analysis in a large kindred. *J Clin Endocrinol Metab*, 2005; *90*:484-92.
73. Gikas P, Mokbel K. Management of gynaecomastia: an update. *Int J Clin Pract*, 2007; *61*:1209-15.
74. Handschin AE, Bietry D, Hüsler R, et al. Surgical management of gynecomastia–a 10-year analysis. *World J Surg*, 2008; *32*:38-44.
75. Rohrich RJ, Ha RY, Kenkel JM, Adams WP Jr. Classification and management of gynecomastia: defining the role of ultrasound-assisted liposuction. *Plast Reconstr Surg*, 2003; *111*:909-23.
76. Esme DL, Beekman WH, Hage JJ, Nipshagen MD. Combined use of ultrasonic-assisted liposuction and semicircular periareolar incision for the treatment of gynecomastia. *Ann Plast Surg*, 2007; *59*:629-34.
77. Gabra HO, Morabito A, Bianchi A, Bowen J. Gynaecomastia in the adolescent: a surgically relevant condition. *Eur J Pediatr Surg*, 2004; *14*:3-6.
78. Boljanovic S, Axelsson CK, Elberg JJ. Surgical treatment of gynecomastia: liposuction combined with subcutaneous mastectomy. *Scand J Surg*, 2003; *92*:160-2.
79. Parker LN, Gray DR, Lai MK, Levin ER. Treatment of gynecomastia with tamoxifen: a double-blind crossover study. *Metabolism*, 1986; *35*:705-8.
80. Plourde PV, Kulin HE, Santner SJ. Clomiphene in the treatment of adolescent gynecomastia. *Am J Dis Child*, 1983; *137*:1080-2.
81. Lawrence SE, Faught KA, Vethamuthu J, Lawson ML. Beneficial effects of raloxifene and tamoxifen in the treatment of pubertal gynecomastia. *J Pediatr*, 2004; *145*:71-6.
82. Ting AC. Comparison of tamoxifen with danazol in the management of idiopathic gynecomastia. *Am Surg*, 2000; *66*:38-40.
83. Zachmann M, Eiholzer U, Mritano M, et al. Treatment of pubertal gynaecomastia with testolactone. *Acta Endocrinol* (Copenh), 1980; *95*:77-80.
84. Kuhn JM, Roca R, Laudat MH, et al. Studies on the treatment of idiopathic gynecomastia with percutaneous dihydrotestosterone. *Clin Endocrinol* (Oxf), 1983; *19*:513-20.
85. McDermott MT, Hofeldt FD, Kidd GS. Tamoxifen therapy for painful idiopathic gynecomastia. *South Med J*, 1990; *83*:1283-5.
86. Staiman VR, Lowe FC. Tamoxifen for flutamide/finasteride-induced gynecomastia. *Urology*, 1997; *50*:929-33.
87. Khan HN, Rampaul R, Blamey RW. Management of physiological gynaecomastia with tamoxifen. *Breast*, 2004; *13*:61-5.
88. Hanavadi S, Banerjee D, Monypenny IJ, Mansel RE. The role of tamoxifen in the management of gynaecomastia. *Breast*, 2006; *15*:276-80.
89. Devoto CE, Madariaga AM, Lioi CX, Mardones N. Influence of size and duration of gynecomastia on its response to treatment with tamoxifen. *Rev Med Chil*, 2007; *135*:1558-65.
90. Vilar L, Freitas MC, Canadas V, et al. Treatment of pubertal and idiopathic gynecomastia with tamoxifen. *Arq Brasil Endocrinol Metab*, 2008; *52*(suppl 4):S496.
91. Plourde PV, Reiter EO, Jou HC, et al. Safety and efficacy of anastrozole for the treatment of pubertal gynecomastia: A randomized, double-blind, placebo-controlled trial. *J Clin Endocrinol Metab*, 2004; *89*:4428-33.
92. Dobs AS, Meikle WA, Arver S, et al. Pharmacokinetics, efficacy, and safety of a permeation-enhanced testosterone transdermal system in comparison with bi-weekly injections of testosterone enanthate for the treatment of hypogonadal men. *J Clin Endocrinol Metab*, 1999; *84*:3469-78.
93. Haddad E. Management of gynecomastia induced by bicalutamide. *Ann Urol* (Paris), 2006; *40* (suppl 2):S49-52.
94. Saltzstein D, Sieber P, Morris T, Gallo J. Prevention and management of bicalutamide-induced gynecomastia and breast pain: randomized endocrinologic and clinical studies with tamoxifen and anastrozole. *Prostate Cancer Prostatic Dis*, 2005; *8*:75-83.
95. Boccardo F, Rubagotti A, Battaglia M, et al. Evaluation of tamoxifen and anastrozole in the prevention of gynecomastia and breast pain induced by bicalutamide monotherapy of prostate cancer. *J Clin Oncol*, 2005; *23*:808-15.
96. Fass D, Steinfeld A, Brown J, et al. Radiotherapeutic prophylaxis of estrogen-induced gynecomastia: a study of late sequelae. *Int J Radiat Oncol Biol Phys*, 1986; *12*:407-8.
97. Prezioso D, Piccirillo G, Galasso R, et al. Gynecomastia due to hormone therapy for advanced prostate cancer: a report of ten surgically treated cases and a review of treatment options. *Tumori*, 2004; *90*:410-5.

Síndrome dos Ovários Policísticos

Alberto Ramos

INTRODUÇÃO

A síndrome dos ovários policísticos (SOP) é a endocrinopatia mais comum que acomete as mulheres na menacma, com prevalência estimada entre 5 e 10%.[1] Caracteriza-se por anovulação crônica, não-contínua, e excesso de andrógenos, os quais clinicamente se manifestam por oligomenorréia ou amenorréia, hirsutismo, acne e alopecia androgênica.[2] Nos últimos anos tem sido destacada a associação da SOP com a resistência insulínica e a síndrome metabólica, o que modificou a visão antiga, na qual apenas os problemas ligados à estética e à reprodução eram valorizados.[3-5] Atualmente, SOP é vista como uma entidade mórbida mais complexa e um marcador importante de manifestações metabólicas e vasculares. De fato, distúrbios do metabolismo dos carboidratos estão presentes em até 45% dos casos.[6] Além disso, são freqüentes abortamentos espontâneos, diabetes gestacional, dislipidemia e hipertensão (Quadro 43.1), o que qualifica a SOP como um problema maior de saúde pública.[7-10] Um estudo recente[11] evidenciou também uma alta prevalência de tiroidite de Hashimoto em pacientes com SOP.

FISIOPATOLOGIA

Influências Genéticas

A tendência familiar para o aparecimento da SOP e a multiplicidade de suas manifestações clínicas sugerem um padrão poligênico de herança. São encontrados parentes mulheres com quadro semelhante e parentes homens com história de calvície precoce. Foi também observado que irmãos de mulheres com SOP exibem resistência insulínica e seus defeitos metabólicos relacionados.[1,2] Mais recentemente, evidenciou-se que os filhos homens de mulheres com SOP têm maior peso corporal na infância precoce e desenvolvem resistência insulínica com a progressão da idade, o que os torna com risco aumentado para o futuro surgimento de diabetes tipo 2 e doença cardiovascular.[12]

O papel da genética no desenvolvimento da SOP está longe de estar esclarecido. Embora vários resultados positivos tenham sido relatados, nenhum gene ou grupo de genes é universalmente aceito como importante na patogênese da SOP.[13-15] Os genes inicialmente candidatos, incluindo *CYP17* e *CYP19* (codificadores das enzimas P450c17a e P450c19), falharam, na maioria dos estudos, em mostrar associação com o fenótipo SOP.[13,15] No entanto, em estudo mais recente, polimorfismo do gene *CYP17 promotor* em pacientes com SOP se acompanhou de maior índice de massa corpórea (IMC) e resistência insulínica, ainda que a freqüência desse polimorfismo tenha sido similar em mulheres saudáveis e aquelas com SOP.[16] Foi também encontrado associação com o gene *CAG* que modula a sensibilidade dos receptores de andrógenos (RA) das células da teca.[17] Foi demonstrado que a sensibilidade aumentada dos RA está relacionada à repetição dos alelos RA (CAG), tornando-se um risco para o desenvolvimento de hiperandrogenismo.[17] Além disso, tem sido demonstrado que o polimorfismo (TAAAA)n do gene que regula a produção da globulina ligadora dos hormônios sexuais (SHBG) pode ter influência na sua produção. Cadeias mais longas correspondem a menor produção de SHBG, com conseqüente aumento da fração livre dos andrógenos.[18] Em mulheres com SOP têm sido encontradas cadeias de alelos (TAAAA)n mais longas do que em controles.[19] Finalmente, em estudos preliminares, verificou-se uma maior prevalência do genótipo homozigótico C/C para o gene *FTO* (*fat mass and obesity-associated*) em portadoras de SOP com obesidade ou síndrome metabólica, em comparação às magras e ao grupo-controle.[20] Variantes do gene *FTO* têm sido implicadas em risco aumentado para obesidade e diabetes tipo 2.[21,22]

Alterações Hormonais

As alterações hormonais encontradas nas pacientes com SOP são múltiplas e apresentam um tamanho grau de interação e interdependência que, eventualmente, fica difícil determinar o que é causa e o que é conseqüência.[1,2]

QUADRO 43.1

Conseqüências Precoces e Tardias da Síndrome dos Ovários Policísticos (SOP)

Infertilidade
Abortamento recorrente espontâneo
Dislipidemia (↑ col. total e LDL; ↓ col. HDL; ↑ TG)
Hipertensão
Diabetes tipo 2
Aterosclerose coronariana, AVC
Carcinoma endometrial e câncer de mama

↑ = aumento; ↓ = diminuição; col. = colesterol; TG = triglicerídeos.

O hormônio luteinizante (LH) regula a síntese de androgênio pelas células tecais, enquanto o hormônio folículo-estimulante (FSH) é responsável pela atividade da aromatase nas células da granulosa, determinando assim quanto estrogênio é sintetizado a partir dos precursores androgênicos. Quando os níveis de LH aumentam relativamente aos de FSH, os ovários passam a sintetizar preferencialmente androgênios. A insulina exerce um papel direto e indireto na patogênese da hiperandrogenemia na SOP.[1-3]

Mulheres com SOP apresentam níveis mais altos de LH devido ao aumento da sensibilidade hipofisária ao GnRH, ocasionando aumento da freqüência e da amplitude dos pulsos de LH. Essa alteração é menos evidente em obesas. Os níveis de FSH são relativamente baixos, porém constantes. Ademais, existe uma diminuição da sensibilidade ovariana ao FSH, provavelmente relacionada com a falta de interação entre o FSH e a via de sinalização associada com os fatores de crescimento insulina-símiles (*insulin-like growth factors* [IGF]) ou a insulina nos receptores ovarianos (Fig. 43.1). Tais alterações ocasionam aumento dos folículos, mas não a sua completa maturação, provocando a formação de cistos. Estes últimos geralmente medem entre 2 e 10 mm e levam meses para desaparecer, sendo substituídos por outros, se não houver resolução do quadro. Ocorre também aumento de andrógenos ovarianos, notadamente a androstenediona (A). Por ação da aromatase da pele e tecido adiposo, androstenediona se transforma em estrona (E1), que, por sua vez, através da enzima 17β-hidroxiesteróide desidrogenase (17βHD), dá origem ao estradiol (E2). A androstenediona também pode se transformar em testosterona (T), por ação da 17βHD, enquanto T origina a diidrotestosterona (DHT), reação essa mediada pela 5α-redutase (5α-R). Outra fonte de androstenediona é o sulfato de desidroepiandrostenediona (SDHEA), de origem adrenal, que freqüentemente se encontra aumentado na SOP. De fato, estudos mostram que mulheres com SOP também apresentam hiperandrogenismo adrenal mediado pelo ACTH.[1-3,23,24]

Por outro lado, a resistência à insulina leva à hiperinsulinemia, que determina diminuição da produção hepática da SHBG e da proteína ligadora do IGF-I (IGFBP-I). Em decorrência disso, aumenta a biodisponibilidade da insulina, do IGF-I, da T e do E2, que, por sua vez, vão interferir com a secreção de GnRH, com a ação do FSH no ovário e nas enzimas codificadas pelo CYP-17. A insulina também atua sinergicamente com o LH, aumentando a produção ovariana de androgênios. Fecha-se, assim, o círculo vicioso que tende a perpetuar a doença (Fig. 43.1).[1-3,10,23,24]

As alterações metabólicas da SOP tendem a progredir, evoluindo com dislipidemia, intolerância aos carboidratos, *diabetes mellitus*, ele-

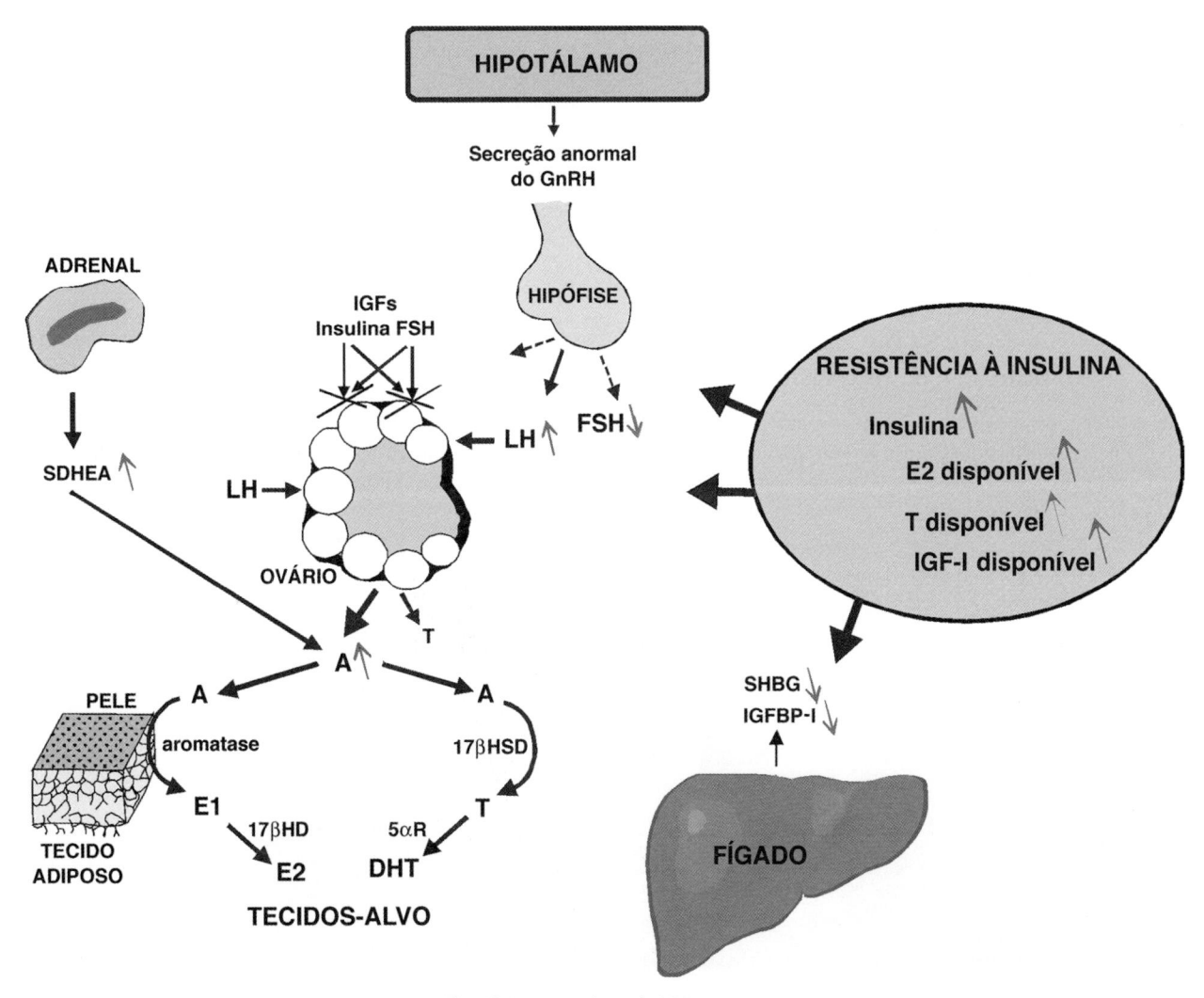

Fig. 43.1 Fisiopatologia da SOP (*ver texto*).

vação da proteína C reativa, diminuição da adiponectina, hipertensão arterial, disfunção endotelial e aterosclerose prematura.[1-3,25-27] Além disso, os níveis anormalmente altos do E2 podem, teoricamente, aumentar o risco de câncer de mama e de endométrio.[8]

DIAGNÓSTICO

Desde 1935, quando Stein e Leventhal descreveram a associação de obesidade, hirsutismo e amenorréia com ovários policísticos, a comunidade científica vem tentando uniformizar a definição da síndrome, sem sucesso, principalmente por conta da sua diversidade e de sua natureza heterogênea. Na década de 1990, o Instituto Nacional de Saúde (NIH), nos Estados Unidos, promoveu um encontro para tentar um consenso sobre o assunto. Houve concordância de que hiperandrogenismo (hirsutismo, acne, seborréia ou alopecia androgênica) e distúrbios ovulatórios (amenorréia, oligomenorréia ou outras formas de sangramento uterino irregular) são condições essenciais para o diagnóstico, desde que sejam excluídas outras doenças, como hiperplasia adrenal congênita forma não-clássica, hipotiroidismo, hiperprolactinemia, síndrome de Cushing e tumores ovarianos ou adrenais. No entanto, não se chegou a um consenso, embora esse encontro seja erroneamente citado como *NIH Consensus Statement*.[28] Em 2003, a partir dos estudos publicados na última década, foi delineado um consenso em Rotterdam sobre os critérios para o diagnóstico da SOP (Quadro 43.2).[29] De acordo com esse consenso, a presença de pelo menos dois dos seguintes parâmetros (anovulação, hiperandrogenismo clínico e/ou laboratorial e ovários policísticos à ultra-sonografia) confirma o diagnóstico de SOP (Fig. 43.2). No Quadro 43.3 estão listadas as principais manifestações clínico-laboratoriais da SOP.

Em uma amostra não selecionada de 400 mulheres em idade reprodutiva, o diagnóstico de SOP foi confirmado em 6,6% do total de casos, em 8% das mulheres com disfunção menstrual, em 67% daquelas com hirsutismo e em 86% das que apresentavam hirsutismo e distúrbios menstruais.[30]

Anamnese e Exame Físico

Deve-se fazer a anamnese completa, interrogando, inclusive, sobre parentes mulheres com quadro de SOP e parentes homens com calvície precoce. Geralmente as irregularidades menstruais se iniciam logo após a menarca e tendem a ficar cada vez mais acentuadas, culminando com períodos de amenorréia que podem durar anos. Pubarca precoce é relativamente comum.[2,19] O exame físico deve ser completo, mas alguns dados, como presença de acantose nígrica, hipertensão arterial, índice de massa corpórea (IMC) e relação cintura–quadril (RCQ), devem ser cuidadosamente registrados. O grau de hirsutismo pode ser quantificado pelo índice de Ferriman-Gallwey (Fig. 43.3).[31] Valores até 8 são considerados normais. Além de quantificar o hirsutismo, o cuidadoso

---

QUADRO 43.2
Critérios Diagnósticos para a SOP

(a) Presença de, pelo menos, 2 dos seguintes itens:
1. Oligo- e/ou anovulação
2. Hiperandrogenismo clínico e/ou laboratorial
3. Ovários policísticos à ultra-sonografia

(b) Exclusão de outras etiologias (hiperplasia adrenal congênita, tumores secretores de andrógenos, síndrome de Cushing)

Adaptado da Ref. 29.

QUADRO 43.3
Principais Manifestações da SOP

Manifestação	Freqüência
Obesidade	30 a 75%
Hirsutismo	34 a 69%
Acne	9 a 25%
Amenorréia	23 a 51%
Oligomenorréia	29 a 45%
Infertilidade	29 a 74%
Sangramento disfuncional	25%
Ciclo menstrual regular	15 a 25%
Apnéia do sono	17%
Relação LH/FSH > 3	50 a 88%
Tolerância alterada à glicose	30 a 40%
Diabetes	7,5 a 10%
Dislipidemia	50%
Resistência insulínica	64%

Adaptado das Refs. 1, 2, 23 e 30.

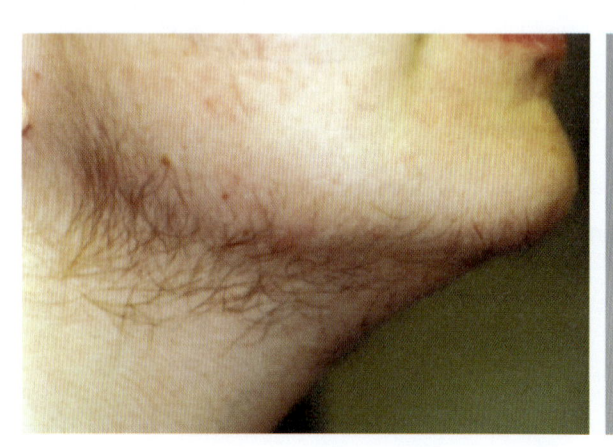

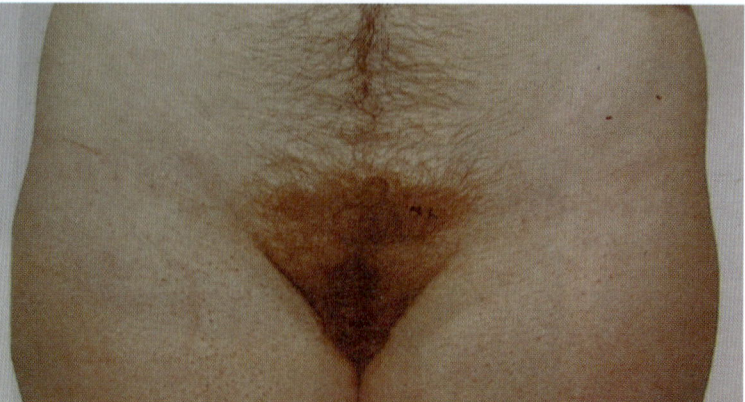

Fig. 43.2 A síndrome dos ovários policísticos (SOP) é a causa mais comum de hirsutismo.

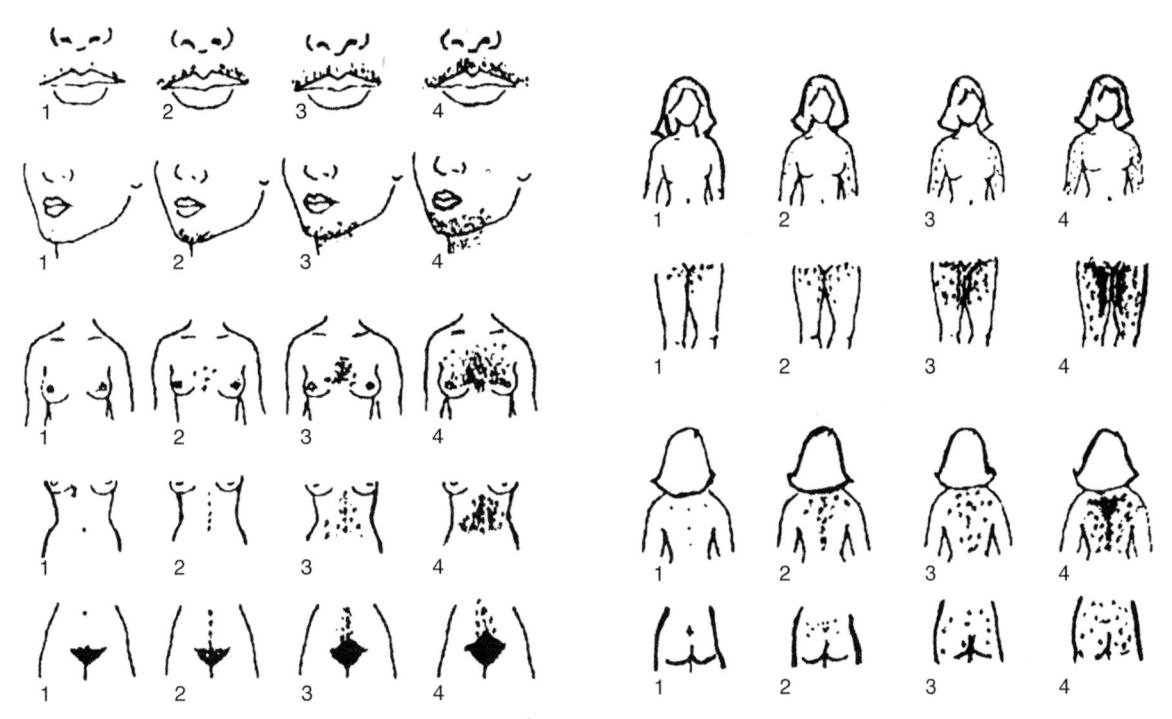

Fig. 43.3 Índice de Ferriman-Gallwey.

registro desse índice é importante para a avaliação da resposta ao tratamento. O exame ginecológico se faz necessário para afastar outras causas de sangramento irregular e abortamento. Discreto aumento do clitóris não é raro. Quando acentuado, sugere tumor ovariano ou hipertecose (variante grave da SOP).[19,32]

Exames Laboratoriais

A rotina laboratorial para o diagnóstico e o acompanhamento da SOP é um dos aspectos mais controversos do diagnóstico. Varia de uma investigação completa e custosa ao tratamento baseado apenas nos dados da anamnese e exame físico. No Quadro 43.4 explicitamos os exames que devem ser solicitados rotineiramente e os que só devem ser pedidos em situações especiais.

À ultra-sonografia (US), a SOP caracteriza-se por aumento ovariano bilateral (> 9 mL no maior diâmetro), presença de 10 ou mais folículos com 2–10 mm de diâmetro em cada ovário e estroma com densidade e área aumentadas (Fig. 43.4).[23] O exame deve ser feito entre o terceiro e o quinto dia do ciclo menstrual. Caso a paciente não seja virgem, deve-se dar preferência para a técnica de US transvaginal. É importante definir que esses resultados não se aplicam a mulheres que estejam tomando anticoncepcionais orais. Se houver um folículo dominante ou um corpo lúteo, é importante repetir o exame em outro ciclo menstrual para realizar o diagnóstico. Além disso, mulheres que apresentam apenas sinais de ovários policísticos à US sem desordens de ovulação ou hiperandrogenismo não devem ser consideradas como portadoras da SOP.[2,29] De fato, 16 a 25% das mulheres normais, um percentual similar de pacientes com amenorréia de outras etiologias e até 87% dos casos de hirsutismo idiopático têm achados ultra-sonográficos similares aos da SOP.[23,24]

Os níveis de testosterona e testosterona livre são úteis para avaliar o grau de hiperandrogenismo. Nos casos em que os níveis de testosterona total estão acima de 200 ng/dL, deve-se, obrigatoriamente, afastar a presença de um tumor ovariano ou adrenal.[32,33] As dosagens de SHBG e testosterona livre ainda carecem de um padrão de qualidade mais generalizado.

Apesar de ser um exame de baixa sensibilidade para diagnosticar a hiperplasia adrenal congênita forma não-clássica, a dosagem basal de 17αOH-progesterona (17OHP) é o mais utilizado, devido ao alto custo do teste pós-estímulo com cortrosina. Contudo, convém lembrar que elevação da 17OHP (geralmente com níveis < 800 ng/mL) é comum na SOP.[32,33] Esse exame deve ser solicitado quando a história familiar for positiva ou quando a resposta terapêutica for inadequada.

Classicamente, SOP era colocada como uma das possíveis causas de hiperprolactinemia, em que a elevação da prolactina era discreta (usualmente < 40–60 ng/mL) e vista em até 30% dos casos.[34] No entanto, esse achado não tem sido ratificado por recentes estudos que mostraram ser a hiperprolactinemia, em casos de SOP, resultante de outras etiologias (drogas, macroprolactinemia, prolactinomas etc.).[35]

A possível associação da SOP com diabetes tipo 2 ou intolerância à glicose torna mandatória a investigação desses distúrbios metabólicos. Pacientes com glicemia de jejum alterada (entre 100 e 125 mg/dL) devem ser submetidos à dosagem da glicemia 2 h após a ingestão de 75 g de glicose anidra. Valores entre 140 e 199 mg/dL ou superiores ou iguais a 200 mg/dL confirmam o diagnóstico de tolerância alterada à glicose e *diabetes mellitus* (DM), respectivamente.[36]

Os procedimentos de excelência para determinar sensibilidade periférica à insulina e a capacidade secretária da célula β são, respectivamente, o *clamp* euglicêmico hiperinsulinêmico e *clamp* hiperglicêmico.[37] São métodos sofisticados e não-disponíveis para a maioria dos investigadores. Na prática, eles têm sido substituídos pelo cálculo dos índices HOMA (*Homeostasis Model Assessment*): HOMA-IR

Quadro 43.4
Investigação Laboratorial na SOP

Exame	Justificativa
Testosterona total* e livre	Permite avaliar o grau de hiperandrogenismo laboratorial
17αOH-progesterona	Afastar forma não-clássica de deficiência de 21-hidroxilase (Obs.: elevação, leve a moderada, também vista na SOP)
Prolactina*	Hiperprolactinemia pode contribuir para a ocorrência de alterações menstruais e, bem mais raramente, hirsustismo. No entanto, ela não é conseqüência da SOP
Glicemia basal*	Diagnosticar diabetes ou glicemia de jejum alterada (GJA)
Glicemia 2 h pós-75 g de glicose anidra	Diagnosticar diabetes ou tolerância alterada à glicose em pacientes com GJA
Insulinemia basal*	A relação insulina/glicemia calculada pelo HOMA-IR permite avaliar a presença de resistência à insulina
SHBG	Marcador da produção de andrógenos e de hiperinsulinemia
Relação LH/FSH	Quando aumentada, sugere fortemente SOP. Baixa sensibilidade, principalmente em obesas
TSH	Diante da suspeita de hipotiroidismo primário
SDHEA	Excluir tumores adrenais virilizantes; de valor apenas se muito elevado (p.ex., > 700 ng/mL)
Cortisol sérico (CS)	A dosagem do CS após supressão noturna com 1 mg de dexametasona é útil na investigação da síndrome de Cushing. Alternativamente, pode ser dosado o cortisol salivar, entre 23 h e meia-noite
β-hCG	Na suspeita de gravidez
Perfil lipídico*	Importante devido à alta freqüência de dislipidemia na SOP
Ultra-sonografia*	A presença de ovários policísticos à US é um dos critérios para confirmar SOP, mas seu achado isolado não tem valor diagnóstico (sempre que possível, optar pela técnica transvaginal)

*Exames obrigatórios (ver justificativa no texto).

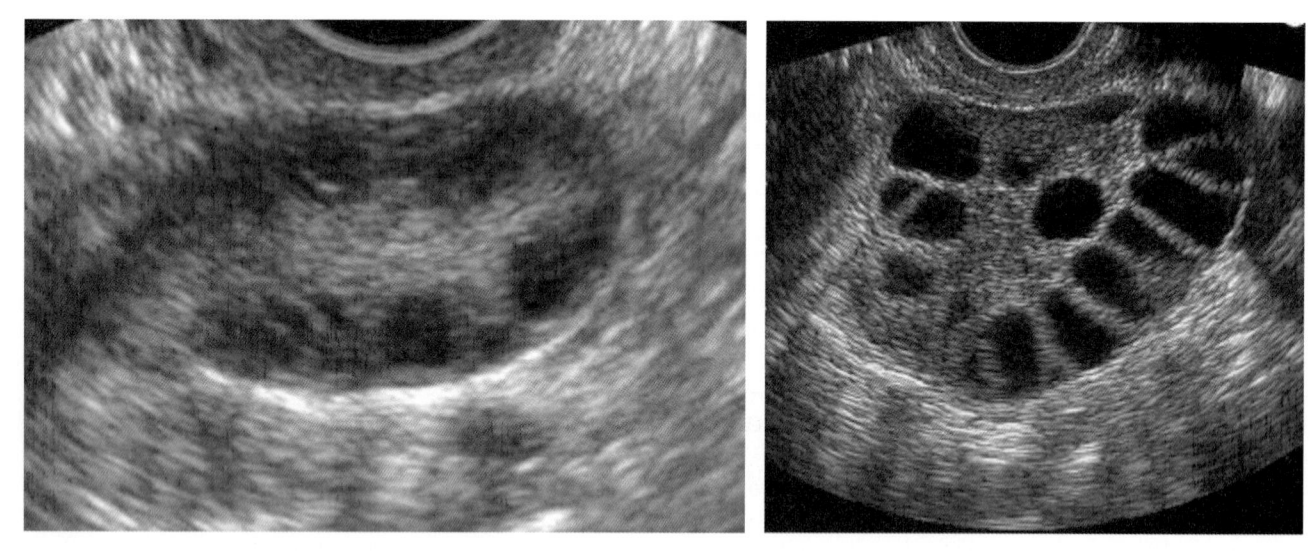

Fig. 43.4 Ovários policísticos à ultra-sonografia são um dos critérios para se confirmar a SOP. No entanto, esse achado, na ausência de anovulação ou hiperandrogenismo, não tem valor diagnóstico.

(avalia a resistência insulínica) e HOMA-beta (avalia a secreção de insulina pela célula β).[37]

O HOMA-IR e o HOMA-beta são calculados pelas seguintes fórmulas:

$$\text{HOMA-IR} = \frac{[\text{Glicemia (em mg/dL)}/18] \times \text{Insulina (em }\mu UI/mL)}{22,5}$$

$$\text{HOMA-beta} = \frac{\text{Insulina (em }\mu UI/mL) \times 20}{[\text{Glicemia (em mg/dL)}/18] - 3,5}$$

De acordo com o estudo epidemiológico pioneiro que contribuiu para a validação dessas fórmulas, são considerados normais um HOMA-IR < 2,7 e um HOMA-beta entre 150 e 380.[38]

Em um estudo brasileiro com 27 casos de SOP, a prevalência de alterações na tolerância à glicose foi de 27%.[39] Entre 85 mulheres com quadro de hiperandrogenismo e alterações menstruais por nós avaliadas, 37,6% apresentaram glicemia de jejum alterada, intolerância aos carboidratos, DM ou resistência à insulina medida pelo HOMA-IR.[40] Também constatamos dislipidemia (principalmente baixos níveis de colesterol HDL e hipertrigliceridemia) em 50,6% das pacientes, o que mostra a importância da avaliação lipídica na SOP.[40]

Outros autores relataram prevalências de 30 a 40% e 7,5 a 13,4%, para tolerância anormal à glicose e DM, respectivamente.[2,41,42] Na série de Boudreaux et al.,[42] o risco de desenvolvimento de DM tipo 2 foi 5 vezes maior nas pacientes obesas com SOP, em comparação ao grupo-controle. Em dois estudos recentes,[5,43] resistência insulínica (avaliada pelo HOMA-IR) e síndrome metabólica (estudada pelos critérios da Federação Internacional de Diabetes [IDF]), estavam presentes em 64 e 35% das pacientes com SOP, respectivamente.

Na série de Tian et al.,[9] resistência insulínica revelou-se como fator de risco independente para abortamentos espontâneos em mulheres com SOP submetidas a tratamento para infertilidade.

A dosagem do cortisol sérico (CS) após 1 mg de dexametasona (DMS) deve ser solicitada quando houver suspeita de síndrome de Cushing. Valores < 1,8 μg/dL praticamente excluem esse diagnóstico.[44,45] Alternativamente, pode-se medir o cortisol livre urinário (UFC) e o cortisol salivar (entre 23 h e meia-noite). Lembrar que não-supressão do CS pós-1 mg DMS e elevação discreta do UFC podem, eventualmente, ocorrer na obesidade e na SOP, respectivamente.[44,45] Também é importante ter em mente que o uso crônico de glicocorticóides, seja qual for a via de administração, pode levar à SC exógena. Nesses casos, habitualmente são observados níveis baixos do cortisol sérico e ACTH.[44]

A avaliação tiroidiana deve sempre ser individualizada. Apesar de o hipotiroidismo primário ser relativamente raro em pessoas com menos de 40 anos, o rastreamento das desordens tiroidianas deve ser aconselhado em pacientes em idade fértil com desejo de engravidar. Em pacientes com mais de 40 anos, esse rastreamento torna-se obrigatório devido à maior prevalência do hipotiroidismo. Ademais, como já comentado, um recente estudo mostrou alta prevalência de tiroidite de Hashimoto em casos de SOP.[11] Em pacientes mais jovens sem desejo de engravidar, dosa-se o TSH apenas se houver suspeita clínica de hipotiroidismo.

Tomografia computadorizada, ressonância magnética e laparoscopia *nunca* devem ser solicitadas quando a suspeita é apenas de SOP. Histeroscopia e biópsia de endométrio podem ser necessárias para a investigação de sangramentos vaginais inexplicáveis.

TRATAMENTO

O tratamento da SOP depende dos sintomas que a mulher apresenta e do que a mesma pretende prioritariamente (p.ex., tratar o hirsutismo, normalizar a menstruação ou engravidar). Ganha cada vez mais importância o combate à obesidade, bem como a prevenção ou tratamento dos distúrbios metabólicos (resistência insulínica, intolerância à glicose ou diabetes e dislipidemia), que, em última análise, podem implicar risco aumentado para doenças cardiovasculares.[2,23,46] No Quadro 43.5 encontram-se as opções terapêuticas existentes na atualidade.

Felizmente, a maioria das opções listadas no Quadro 43.5 não são necessárias em grande parte dos casos, uma vez que têm alto custo ou efeitos colaterais importantes. Cada paciente deve ser individualizada para que possamos construir o tratamento que melhor possa suprir as suas necessidades. No entanto, é possível distinguir dois grupos de pacientes em relação ao desejo de ovular e engravidar. Caso seja esse o intento, as medidas cosméticas devem ser apenas locais e os esforços serão direcionados para a indução da ovulação. Nesse caso, os antiandrogênicos sistêmicos nunca devem ser utilizados. Quando a gestação não é desejada, a contracepção dará ao médico a possibilidade de usar todas as opções terapêuticas que se fizerem necessárias.

Mudanças do Estilo de Vida (MEV)

As pacientes com sobrepeso ou obesidade devem ser submetidas a uma dieta hipocalórica e pobre em gorduras saturadas, sobretudo no caso de dislipidemias associadas. Devido à prevalência relativamente alta de hipertensão, a dieta hipossódica deve ser estimulada. A atividade física deve ser fortemente encorajada, uma vez que o exercício físico aumenta a captação de glicose pelo músculo mediada pela insulina, além de aumentar o número e a função do GLUT-4.[47] MEV que resultem em perda de peso significativa podem permitir a gestação em cerca de 60% dos casos, sem necessidade de associar nenhuma medicação.[46,47] Dieta hipocalórica com restrição protéica

QUADRO 43.5

Opções Terapêuticas para o Tratamento da SOP

Opção Terapêutica	Dose Sugerida	Benefícios
Mudanças do estilo de vida	Individualizada	1, 4, 5, 6
Depilação/eletrólise/*laser*/eflornitina*	Individualizada	1
Contraceptivos orais	21 dias por mês	1, 2, 3
Medroxiprogesterona	10 mg/dia, 10 dias em cada ciclo	2
Progesterona micronizada	400 mg/dia por 10 dias	2
Acetato de ciproterona	50 a 100 mg/dia, do 5.º ao 15.º dia do ciclo	1, 2
Finasterida	2,5 a 5 mg/dia	1
Espironolactona	50 a 200 mg/dia	1, 2, 6
Flutamida	250 a 500 mg/dia	1
Metformina	500 a 850 mg 3 × dia	1, 2, 3, 4, 5, 6
Tiazolidinedionas	Rosiglitazona (4 a 8 mg/dia) ou pioglitazona (15 a 30 mg/dia)	1, 2, 3, 4, 6
Citrato de clomifeno	50 a 150 mg/dia por 5 dias	2, 3, 4
Gonadotrofinas	Individualizada	2, 3, 4
Cirurgia	Individualizada	2, 4

1. Melhora do hiperandrogenismo; 2. Restauração da ciclicidade menstrual; 3. Prevenção de hiperplasia endometrial; 4. Indução ou facilitação da ovulação; 5. Perda de peso; 6. Redução da hiperinsulinemia.
*Indicada para o tratamento do hirsutismo facial.

(15% do VCT) restauraram a função reprodutiva em mulheres com SOP obesas.[48] A atividade física diminuiu os níveis de homocisteína de mulheres obesas com SOP.[49] Além disso, MEV comprovadamente reduzem a ocorrência de DM em pacientes com tolerância alterada à glicose.[50] Infelizmente, a adesão a essas mudanças é muito pequena, resultando em fracasso na maioria dos casos.

Contraceptivos Orais (CO)

CO são a forma mais eficiente de suprimir a produção ovariana de androgênios. Praticamente todos os CO são efetivos em tratar a SOP. Além de diminuir e manter baixos os níveis de LH, o componente estrogênico aumenta a produção hepática de SHBG, reduzindo, assim, a disponibilidade androgênica. Devem ser evitados preparados que tenham na fórmula progestágenos com ação androgênica. A associação do etinilestradiol com ciproterona em doses baixas, 35 µg/dia e 2 mg/dia, respectivamente (Diclin®, Diane® etc.), é uma opção eficaz na maioria dos casos de hirsutismo leve ou moderado.[23,29,51-53]

A combinação de drospirenona e etinilestradiol (Yasmin®) pode ser uma alternativa ao Diclin®.[2] No entanto, em um estudo, melhora significativa do hirsutismo somente foi evidenciada a partir do sexto ciclo de tratamento.[54]

Acetato de Ciproterona

É um antiandrogênio derivado do acetato de 17-hidroprogesterona, com forte ação progestínica. Atua competindo com a diidrotestosterona e a testosterona no receptor androgênico. Existem evidências de que, em associação com o etinilestradiol, possa inibir a atividade da 5α-redutase tipo 2 na pele. Pode ser administrado em doses de 50 a 100 mg entre os dias 5 e 15 do ciclo de tratamento. Como a ciproterona é metabolizada lentamente, é mais correta sua administração no início do ciclo, enquanto o etinilestradiol, na dose de 30 a 50 µg, deve ser tomado entre os dias 5 e 26. Esse esquema, denominado regime seqüencial reverso, é necessário para que haja controle da menstruação. Pode ser combinado à espironolactona e/ou à metformina nas pacientes com hirsutismo mais acentuado. Nunca deve ser utilizado sem a certeza absoluta de que a contracepção por qualquer meio está sendo utilizada pela paciente. Esse cuidado é importante para evitar a feminilização de feto do sexo masculino em gestação não planejada. Eventualmente podem ser relatadas letargia e diminuição da libido. A função hepática deve ser monitorada a cada 3 meses.[23,52]

Finasterida

Atua inibindo a 5α-redutase tipo 2, tendo, assim, ação parcial no hirsutismo. Como a diminuição da DHT é muito discreta, não deve ser usada para monitorizar a resposta ao tratamento. A SHBG não é afetada. Em função de seus efeitos colaterais discretos, pode ser usada por períodos longos. Foram relatadas discreta mastalgia e raras reações de hipersensibilidade, incluindo edema labial e erupções cutâneas. Na maioria dos estudos,[55] mas não em todos,[56] a finasterida mostrou-se com eficácia inferior à da ciproterona e espironolactona.

No único estudo controlado e randomizado relatado na literatura, finasterida e a combinação de EE e ciproterona em baixas doses (Diclin®, Diane® etc.) mostraram-se igualmente eficazes na melhora do hirsutismo após 9 meses.[53]

A dose usual é de 5 mg/dia, mas há evidências de que 2,5 mg/dia podem ser igualmente efetivos.[53] A contracepção também é obrigatória.

Flutamida

Potente antiandrogênio, atua inibindo a captação e/ou a ligação nuclear nos tecidos-alvo.[53,55,57] Seu uso no manuseio do hirsutismo fica limitado pelo custo muito elevado. Além disso, pode raramente causar hepatotoxicidade, a qual pode, eventualmente, evoluir para necrose hepática e insuficiência hepática aguda.[58] A associação com metformina[59] ou um contraceptivo oral[55] mostrou-se mais eficaz que a monoterapia com flutamida (Eulexin® – comp. 250 mg). As doses habitualmente recomendadas variam entre 250 e 500 mg/dia; deve-se usar a menor dose possível, visando-se a prevenção de uma possível hepatotoxicidade.[53]

Espironolactona (SPA)

SPA (Aldactone® – comp. 25 e 100 mg) e ciproterona são os antiandrogênios mais usados em nosso meio no manuseio do hirsutismo. Além de inibir parcialmente a esteroidogênese ovariana e adrenal, SPA compete com a DHT pela ligação ao receptor androgênico e inibe a atividade da 5α-redutase.[55,57] Além de melhorar as manifestações clínico-laboratoriais do hiperandrogenismo, SPA tem um efeito benéfico sobre a resistência insulínica e o perfil lipídico.[60] Em mulheres com SOP, a combinação da SPA com um contraceptivo oral geralmente é mais eficaz do que qualquer um dos agentes isoladamente.[53,55]

A dose habitual é de 100 mg/dia, podendo variar entre 50 e 400 mg/dia, dependendo da tolerância da paciente e do grau de hirsutismo. Hipercalemia é rara se a função renal for normal. Outros efeitos colaterais incluem hipotensão, gastrite, pele seca, anovulação, hiperprolactinemia e sangramento vaginal. A contracepção é obrigatória.[23,55,57]

Metformina

Em mulheres com SOP, o uso da metformina (MET) reduz os andrógenos livres, tanto pela diminuição da produção, via diminuição da expressão do CYP-17 (ao reduzir a hiperinsulinemia), quanto pelo aumento da produção hepática da SHBG. Além disso, foi relatada a diminuição do LH, lipídios, PAI-1 e Lp(a).[55,61,62] Em pacientes inférteis, a MET restaura ou melhora a ciclicidade menstrual (em 55 a 98% das pacientes tratadas) e induz a ovulação, mesmo sem a utilização de drogas que aumentam a fertilidade.[55,61,62] Também foi visto que os benefícios da MET podem se estender às pacientes sem hiperandrogenismo[63] ou resistência insulínica.[64] Quando placebo e MET foram associados ao citrato de clomifeno (CC), em obesas com SOP, as taxas de ovulação espontâneas foram de 8 e 89%, respectivamente.[65] Um estudo mais recente comparou MET e CC como terapia primária para anovulação crônica em mulheres com SOP. O percentual de indução de ovulação foi similar nos dois grupos, porém MET possibilitou maior taxa de gravidezes (15,1% vs. 7,2%) e menor freqüência de abortamentos (9,7% vs. 37,5%).[66]

O uso da MET em adolescentes obesas com SOP e diminuição da tolerância à glicose foi benéfico em melhorar a tolerância à glicose, a sensibilidade à insulina e em reduzir os níveis androgênicos, tanto pela correção do hiperandrogenismo ovariano, como pela diminuição do hiperandrogenismo adrenal funcional.[67,68]

MET foi comparada com Diclin® em pacientes com SOP e peso normal (IMC < 25), tendo sido observado que ambas as drogas diminuíram significativamente os níveis de testosterona. No entanto, somente a MET reduziu a insulinemia em jejum e a relação cintura–quadril.[69] Em um estudo similar, MET mostrou-se superior na melhora do perfil lipídico e na redução da pressão arterial.[70] Finalmente, em uma série em que 55% das pacientes tiveram suas menstruações normalizadas com MET, observou-se que esse fármaco também reduziu os níveis séricos do IGF-I.[71]

A dosagem usual da MET é de 500 mg 3 vezes ao dia. Inicia-se com 500 mg/dia, ao deitar, e são feitos reajustes semanais da dose. Se a resposta não for satisfatória, a dose pode ser aumentada até 2.550 mg/dia.[61,62] Em alguns estudos,[66] a dose de 850 mg 2 vezes ao dia mostrou-se satisfatória. Os efeitos colaterais mais freqüentes são discreta diarréia, náuseas, desconforto abdominal, anorexia e gosto metálico. MET deve ser evitada em pacientes com doença hepática ou renal, insuficiência cardíaca ou respiratória, histórico de abuso de álcool ou de acidose lática pregressa. A paciente deve ser monitorada trimestralmente no primeiro ano em relação à função renal e hepática.

A FDA classifica a MET na categoria B em relação à gravidez. Ou seja, com base em estudos com animais, não existem malformações associadas ao seu uso no último trimestre da gestação. Recentemente, foi demonstrado que a droga atravessa a placenta e que os níveis séricos maternos e fetais são comparáveis.[72] Todavia, um estudo prospectivo que avaliou mulheres com SOP que engravidaram usando MET e mantiveram-na durante o primeiro trimestre não mostrou nenhum efeito deletério sobre o feto.[73] Ao contrário, foi evidenciada uma menor incidência de abortamentos espontâneos no grupo que tomou a MET (10% *vs.* 73%).[73] Em contrapartida, uma metanálise recente de 17 estudos controlados concluiu que o uso da MET antes da gravidez não reduz o risco de abortamentos espontâneos em pacientes com SOP.[74]

Tiazolidinedionas (Glitazonas)

Rosiglitazona e pioglitazona atuam via estimulação dos receptores PPAR-δ e são drogas potentes para diminuir a resistência à insulina, diminuir os níveis de andrógenos e restaurar a ovulação e a regularidade menstrual.[75,76] Seu uso na SOP fica limitado pelo alto custo e pela possibilidade de teratogênese.[75] Ademais, a terapia com glitazonas pode resultar em ganho de peso, edema de membros inferiores e risco aumentado para insuficiência cardíaca ou fraturas osteoporóticas.[75,76]

A melhora nos escores do hirsutismo é menor com os sensibilizadores de insulina (metformina e glitazonas) de que com os antiandrogênios e os contraceptivos orais.[61,76]

Citrato de Clomifeno (CC)

Trata-se de um ligante do receptor estrogênico, com propriedades agonistas e antagonistas. Atua como antiestrogênio nos receptores hipotalâmicos, bloqueando o *feedback* negativo. A mudança na liberação do GnRH normaliza a liberação de FSH e LH pela hipófise, ocasionando todo o processo que culmina com a ovulação. CC é indicado nos casos em que a infertilidade é a queixa principal. Pode ser utilizado como monoterapia ou associado à metformina. A dose inicial varia de 25 a 50 mg/dia por 5 dias. Em caso de falta de resposta, a dose pode ser aumentada para 100 mg/dia, podendo-se chegar a 200 mg/dia para que seja confirmado o insucesso do tratamento. CC é eficaz em provocar ovulação em cerca de 50% das pacientes, gestação em 30% e gemelaridade em 3%. São preditores de falha na resposta a obesidade e os altos níveis de andrógenos.[23,24,77] Alguns estudos sugeriram que a terapia prolongada (mais de 12 meses) estaria associada ao aumento do risco de câncer de ovário. Esse achado não foi ratificado em estudos mais recentes.[78]

Gonadotropinas

O uso de FSH recombinante para indução de ovulação deve ser considerado nos casos em que não houver resposta ao clomifeno e à metformina. É eficaz em cerca de 70% dos casos. São fatores limitantes ao seu uso o custo, as múltiplas injeções, a necessidade de monitoração cuidadosa e a alta taxa de gemelaridade (30%).[24,77]

Cirurgia

A ressecção em cunha do ovário foi um tratamento muito utilizado no passado para regularizar os ciclos menstruais e reverter a infertilidade. Foi abandonada devido à baixa eficácia e aos efeitos colaterais (aderências pélvicas e perda de tecido ovariano). Nos últimos anos vêm sendo utilizadas duas novas técnicas de diatermia ou *laser*, com resultados promissores, comparáveis ao uso do clomifeno ou das gonadotropinas.[79]

Outras Opções Terapêuticas

Um recente estudo mostrou que, em mulheres obesas com SOP, o uso da octreotide (Sandostatin LAR®), análogo somatostatínico de ação prolongada, foi superior ao placebo em melhorar o hiperandrogenismo e o sistema insulina-IGF-I, bem como na indução da ovulação.[80]

A *eflornitina,* inibidor da enzima ornitina descarboxilase, pode ser empregada para o tratamento do hirsutismo facial. Está disponível na forma de creme a 13,9% (Vaniqa®) e propicia um efeito clinicamente significativo em um terço das pacientes tratadas. Pode ser usada isoladamente; mas os melhores resultados são obtidos quando é empregada como coadjuvante de outros métodos de remoção dos pêlos, particularmente a terapia com *laser*.[81]

BIBLIOGRAFIA

1. Nardo LG, Patchava S, Laing I. Polycystic ovary syndrome: pathophysiology, molecular aspects and clinical implications. *Panminerva Med*, 2008; *50*:267-78.
2. Ehrmann DA. Polycystic ovary syndrome. *N Engl J Med*, 2005; *352*:1223-36.
3. Bethea SW, Nestler JE. Comorbidities in polycystic ovary syndrome: their relationship to insulin resistance. *Panminerva Med*, 2008; *50*:295-304.
4. Weerakiet S, Bunnag P, Phakdeekitcharoen B, *et al*. Prevalence of the metabolic syndrome in Asian women with polycystic ovary syndrome: using the International Diabetes Federation criteria. *Gynecol Endocrinol*, 2007; *23*:153-60.
5. Deugarte CM, Bartolucci AA, Azziz R. Prevalence of insulin resistance in the polycystic ovary syndrome using the homeostasis model assessment. *Fertil Steril*, 2005; *83*:1454-60.
6. Ehrmann DA, Barnes RB, Rosenfield RL, *et al*. Prevalence of impaired glucose tolerance and diabetes in women with polycystic ovary syndrome. *Diabetes Care*, 1999; *22*:141-6.

7. Costello MF. Polycystic ovary syndrome – a management update. *Aust Fam Physician*, 2005; *34*:127-33.
8. Lefebvre P, Raingeard I, Renard E, Bringer J. Long-term risks of polycystic ovaries syndrome. *Gynecol Obstet Fertil*, 2004; *32*:193-8.
9. Tian L, Shen H, Lu Q, et al. Insulin resistance increases the risk of spontaneous abortion after assisted reproduction technology treatment. *J Clin Endocrinol Metab*, 2007; *92*:1430-3.
10. van der Spuy ZM, Dyer SJ. The pathogenesis of infertility and early pregnancy loss in polycystic ovary syndrome. *Best Pract Res Clin Obstet Gynaecol*, 2004; *18*:755-71.
11. Janssen OE, Mehlmauer N, Hahn S, et al. High prevalence of autoimmune thyroiditis in patients with polycystic ovary syndrome. *Eur J Endocrinol*, 2004; *150*:363-9.
12. Recabarren SE, Smith R, Rios R, et al. Metabolic profile in sons of women with polycystic ovary syndrome. *J Clin Endocrinol Metab*, 2008; *93*:1820-6.
13. Xita N, Tsatsoulis A. Fetal programming of polycystic ovary syndrome by androgen excess: evidence from experimental, clinical, and genetic association studies. *J Clin Endocrinol Metab*, 2006; *91*:1660-5.
14. Azziz R. Polycystic ovary syndrome is a family affair. *J Clin Endocrinol Metab*, 2008; *93*:1579-81.
15. Goodarzi MO. Looking for polycystic ovary syndrome genes: rational and best strategy. *Semin Reprod Med*, 2008; *26*:5-13.
16. Echiburú B, Pérez-Bravo F, Maliqueo M, et al. Polymorphism T → C (–34 base pairs) of gene CYP17 promoter in women with polycystic ovary syndrome is associated with increased body weight and insulin resistance: a preliminary study. *Metabolism*, 2008; *57*:1765-71.
17. Ibanez L, Ong KK, Mongan N, Jaaskelainen J, et al. Androgen receptor gene CAG repeat polymorphism in development of ovarian hyperandrogenism. *J Clin Endocrinol Metab*, 2003; *88*:3333-8.
18. Xita N, Tsatsoulis A, Chatzikyriakidou A, Georgiou I. Association of the (TAAAA)n repeat polymorphism in the sex hormone-binding globulin (SHBG) gene with polycystic ovary syndrome and relation to SHBG levels. *J Clin Endocrinol Metab*, 2003; *88*:5976-80.
19. Cousin P, Calemard-Michel L, Lejeune H, et al. Influence of SHBG gene pentanucleotide TAAAA repeat and D327N polymorphism on serum sex hormone-binding globulin concentration in hirsute women. *J Clin Endocrinol Metab*, 2004; *89*:917-24.
20. Attaoua R, Ait El Mkadem S, Radian S, et al. FTO gene associates to metabolic syndrome in women with polycystic ovary syndrome. *Biochem Biophys Res Commun*, 2008; *373*:230-4.
21. Villalobos-Comparán M, Flores-Dorantes MT, Villarreal-Molina MT, et al. The FTO gene is associated with adulthood obesity in the Mexican population. *Obesity* (Silver Spring), 2008; *16*:2296-301.
22. Yajnik CS, Janipalli CS, Bhaskar S, et al. FTO gene variants are strongly associated with type 2 diabetes in South Asian Indians. *Diabetologia*, 2008 Nov 13. [Epub ahead of print]
23. Franks S. Polycystic ovary syndrome. *N Engl J Med*, 1995; *333*:853-61.
24. Richardson MR. Current perspectives in polycystic ovary syndrome. *Am Fam Physician*, 2003; *68*:697-704.
25. Talbott EO, Zborowski JV, Boudreaux MY, et al. The relationship between C-reactive protein and carotid intima-media wall thickness in middle-aged women with polycystic ovary syndrome. *J Clin Endocrinol Metab*, 2004; *89*:6061-7.
26. Tarkun I, Arslan BC, Canturk Z, et al. Endothelial dysfunction in young women with polycystic ovary syndrome: relationship with insulin resistance and low-grade chronic inflammation. *J Clin Endocrinol Metab*, 2004; *89*:5592-6.
27. Spranger J, Mohlig M, Wegewitz U, et al. Adiponectin is independently associated with insulin sensitivity in women with polycystic ovary syndrome. *Clin Endocrinol* (Oxf), 2004; *61*:738-46.
28. Carmina E, Lobo RA. Polycystic Ovary Syndrome (PCOS): Arguably the most common endocrinopathy is asssociated with significant morbity in women. *J Clin Endocrinol Metab*, 1999; *84*:1897-99.
29. The Rotterdam ESHRE/ASRM-sponsored PCOS consensus workshop group. Revised 2003 consensus on diagnostic criteria and long-term health risks related to polycystic ovary syndrome (PCOS). *Human Reproduction*, 2004; *19*:41-7.
30. Azziz R, Woods KS, Reyna R, et al. The prevalence and features of the polycystic ovary syndrome in an unselected population. *J Clin Endocrinol Metab*, 2004; *89*:2745-9.
31. Ferriman D, Gallwey JD. Clinical assessment of body hair growth in women. *J Clin Endocrinol Metab*, 1961; *21*:1440-7.
32. Barth JH. Investigations in the assessment and management of patients with hirsutism. *Curr Opin Obstet Gynecol*, 1997; *9*:187-92.
33. Barth JH, Clark S. Acne and hirsuties in teenagers. *Best Pract Res Clin Obstet Gynaecol*, 2003; *17*:131-48.
34. Molitch ME. Disorders of prolactin secretion. *Endocrinol Metab Clin*, 2001; *30*:585-610.
35. Filho RB, Domingues L, Naves L, et al. Polycystic ovary syndrome and hyperprolactinemia are distinct entities. *Gynecol Endocrinol*, 2007; *23*:267-72.
36. American Diabetes Association. Diagnosis and Classification of Diabetes Mellitus (Position Statement). *Diabetes Care*, 2009; *32*(suppl 1):S62-S67.
37. Geloneze B, Tambascia MA. Laboratorial evaluation and diagnosis of insulin resistance. *Arq Bras Endocrinol Metabol*, 2006; *50*:208-15.
38. Haffner SM, Kennedy E, Gonzalez C, et al. A prospective analysis of the HOMA model. The Mexico City Diabetes Study. *Diabetes Care*, 1996; *19*:1138-41.
39. Poy M, Wiltgen D, Spritzer PM. Perfil hormonal e metabólico em pacientes hirsutas com a síndrome dos ovários policísticos. *Arq Bras Endocrinol Metab*, 2001; *45*:352-60.
40. Ramos AJS, Soares PBO, Gadelha CD, et al. Distúrbios metabólicos em mulheres hiperandrogênicas. *Arq Bras Endocrinol Metab*, 2003; *47*(suppl 1):S512.
41. Schroder AK, Tauchert S, Ortmann O, et al. Insulin resistance in patients with polycystic ovary syndrome. *Ann Med*, 2004; *36*:426-39.
42. Boudreaux MY, Talbott EO, Kip KE, et al. Risk of T2DM and impaired fasting glucose among PCOS subjects: results of an 8-year follow-up. *Curr Diab Rep*, 2006; *6*:77-83.
43. Weerakiet S, Bunnag P, Phakdeekitcharoen B, et al. Prevalence of the metabolic syndrome in Asian women with polycystic ovary syndrome: using the International Diabetes Federation criteria. *Gynecol Endocrinol*, 2007; *23*:153-60.
44. Vilar L, Freitas MC, Faria M, et al. Pitfalls in the diagnosis of Cushing's syndrome. *Arq Bras Endocrinol Metabol*, 2007; *51*:1207-16.
45. Newell-Price J, Trainer P, Besser GM, Grossman A. The diagnosis and differential diagnosis of Cushing's syndrome and pseudo-Cushing's states. *Endocrine Rev*, 1998; *19*:647-72.
46. Bruni V, Dei M, Pontello V, Vangelisti P. The management of polycystic ovary syndrome. *Ann NY Acad Sci*, 2003; *997*:307-21.
47. Perseghin G, Price TB, Petersen KF, et al. Increased glucose transport-phosphorylation and muscle glycogen synthesis after exercise training in insulin-resistant subjects. *N Engl J Med*, 1996; *335*:1357-62.
48. Moran LJ, Noakes M, Clifton PM, et al. Dietary composition in restoring reproductive and metabolic physiology in overweight women with polycystic ovary syndrome. *J Clin Endocrinol Metab*, 2003; *88*:812-9.
49. Randeva HS, Lewandowski KC, Drzewoski J, et al. Exercise decreases plasma total homocysteine in overweight young women with polycystic ovary syndrome. *J Clin Endocrinol Metab*, 2002; *87*:4496-501.
50. Karam JG, McFarlane SI. Prevention of type 2 DM: implications for adolescents and young adults. *Pediatr Endocrinol Rev*, 2008; *5* (suppl 4):980-8.
51. Vrbikova J, Cibula D. Combined oral contraceptives in the treatment of polycystic ovary syndrome. *Hum Reprod Update*, 2005; *11*:277-91.
52. Franks S, Layton A, Glasier A. Cyproterone acetate/ethinyl estradiol for acne and hirsutism: time to revise prescribing policy. *Hum Reprod*, 2008; *23*:231-2.

53. Martin KA, R. Chang J, Ehrmann DA, *et al*. Evaluation and treatment of hirsutism in premenopausal women: an endocrine society clinical practice guideline. *J Clin Endocrinol Metab*, 2008; *93*:1105-20.
54. Guido M, Romualdi D, Giuliani M, *et al*. Drospirenone for the treatment of hirsute women with polycystic ovary syndrome: a clinical, endocrinological, metabolic pilot study. *J Clin Endocrinol Metab*, 2004; *89*:2817-23.
55. Azziz R, Carmina E, Sawaya ME. Idiopathic hirsutism. *Endocr Rev*, 2000; *21*:347-62.
56. Beigi A, Sobhi A, Zarrinkoub F. Finasteride versus cyproterone acetate-estrogen regimens in the treatment of hirsutism. *Int J Gynaecol Obstet*, 2004; *87*:29-33.
57. Swiglo BA, Cosma M, Flynn DN, *et al*. Antiandrogens for the treatment of hirsutism: a systematic review and metaanalyses of randomized controlled trials. *J Clin Endocrinol Metab*, 2008; *93*:1153-60.
58. Famularo G, De Simone C, Minisola G, Nicotra GC. Flutamide-associated acute liver failure. *Ann Ital Med Int*, 2003; *18*:250-3.
59. Gambineri A, Pelusi C, Genghini S, *et al*. Effect of flutamide and metformin administered alone or in combination in dieting obese women with polycystic ovary syndrome. *Clin Endocrinol* (Oxf), 2004; *60*:241-9.
60. Zulian E, Sartorato P, Benedini S, *et al*. Spironolactone in the treatment of polycystic ovary syndrome: effects on clinical features, insulin sensitivity and lipid profile. *J Endocrinol Invest*, 2005; *28*:49-53.
61. Palomba S, Falbo A, Russo T, *et al*. Role of metformin in patients with polycystic ovary syndrome: the state of the art. *Minerva Ginecol*, 2008; *60*:77-82.
62. Palomba S, Falbo A, Zullo F, Orio Jr F. Evidence-based and potential benefits of metformin in the polycystic ovary syndrome: A comprehensive review. *Endocr Rev*, 2008 Dec 4. [Epub ahead of print]
63. Carmina E, Lobo RA. Does metformin induce ovulation in normoandrogenic anovulatory women? *Am J Obstet Gynecol*, 2004; *191*:1580-4.
64. Goldenberg N, Glueck CJ, Loftspring M, *et al*. Metformin-diet benefits in women with polycystic ovary syndrome in the bottom and top quintiles for insulin resistance. *Metabolism*, 2005; *54*:113-21.
65. Nestler JE, Jakubowicz DJ, Evans WS, Pasquali R. Effects of metformin on spontaneous and clomiphene-induced ovulation in the polycystic ovary syndrome. *N Engl J Med*, 1998; *26*:1876-80.
66. Palomba S, Orio Jr F, Falbo A, *et al*. Prospective parallel randomized double-blind double-dummy controlled clinical trial comparing clomiphene citrate and metformin as the first-line treatment for ovulation induction in non-obese anovulatory women with polycystic ovary syndrome. *J Clin Endocrinol Metab*, 2005; *90*:4068-74.
67. Arslanian AS, Lewy V, Danadian K, Saad R. Metformin therapy in obese adolescents with polycystic ovary syndrome and impaired glucose tolerance: amelioration of exaggerated adrenal response to adrenocorticotropin with reduction of insulinemia/insulin resistance. *J Clin Endocrinol Metabol*, 2002; *87*:1555-9.
68. Homburg R. Polycystic ovary syndrome in adolescence. New insights in pathophysiology and treatment. *Endocr Dev*, 2005; *8*:137-49.
69. Morin-Papunen L, Vauhkonen I, Koivunen R, *et al*. Metformin versus ethinyl estradiol-cyproterone acetate in the treatment of nonobese women with polycystic ovary syndrome: A randomized study. *J Clin Endocrinol Metabol*, 2003; *88*:148-56.
70. Rautio K, Tapanainen JS, Ruokonen A, Morin-Papunen LC. Effects of metformin and ethinyl estradiol-cyproterone acetate on lipid levels in obese and non-obese women with polycystic ovary syndrome. *Eur J Endocrinol*, 2005; *152*:269-75.
71. Berker B, Emral R, Demirel C, *et al*. Increased insulin-like growth factor-I levels in women with polycystic ovary syndrome, and beneficial effects of metformin therapy. *Gynecol Endocrinol*, 2004; *19*:125-33.
72. Vanky E, Zahlsen K, Spigset O, Carlsen SM. Placental passage of metformin in women with polycystic ovary syndrome. *Fertil Steril*, 2005; *83*:1575-8.
73. Glueck CJ, Phillips H, Cameron D, *et al*. Continuing metformin throughout pregnancy in women with polycystic ovary syndrome appears to safely reduce first-trimester spontaneous abortion: a pilot study. *Fertil Steril*, 2001; *75*:46-52.
74. Palomba S, Falbo A, Orio F Jr, Zullo F. Effect of preconceptional metformin on abortion risk in polycystic ovary syndrome: a systematic review and meta-analysis of randomized controlled trials. *Fertil Steril*, 2008 Oct 18. [Epub ahead of print]
75. Stout DL, Fugate SE. Thiazolidinediones for treatment of polycystic ovary syndrome. *Pharmacotherapy*, 2005; *25*:244-52.
76. Palomba S, Falbo A, Orio F, Zullo F. Insulin-sensitizing agents and reproductive function in polycystic ovary syndrome patients. *Curr Opin Obstet Gynecol*, 2008; *20*:364-73.
77. Lopez E, Gunby J, Daya S, *et al*. Ovulation induction in women with polycystic ovary syndrome: randomized trial of clomiphene citrate versus low-dose recombinant FSH as first line therapy. *Reprod Biomed Online*, 2004; *9*:382-90.
78. Cusidó M, Fábregas R, Pere BS, *et al*. Ovulation induction treatment and risk of borderline ovarian tumors. *Gynecol Endocrinol*, 2007; *23*:373-6.
79. Gomel V, Yarali H. Surgical treatment of polycystic ovary syndrome associated with infertility. *Reprod Biomed Online*, 2004; *9*:35-42.
80. Gambineri A, Patton L, De Iasio R, *et al*. Efficacy of octreotide-LAR in dieting women with abdominal obesity and polycystic ovary syndrome. *J Clin Endocrinol Metab*, 2005; *90*:3854-62.
81. Smith SR, Piacquadio DJ, Beger B, Littler C. Eflornithine cream combined with laser therapy in the management of unwanted facial hair growth in women: a randomized trial. *Dermatol Surg*, 2006; *32*:1237-43.

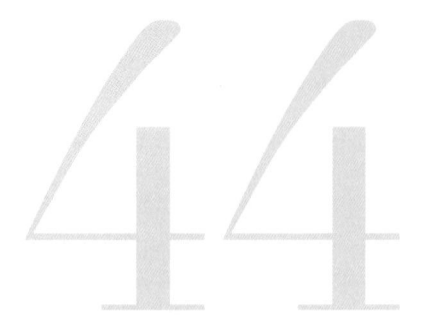

Abordagem Diagnóstico-terapêutica da Amenorréia

Poli Mara Spritzer, Elaine S. Mallmann, Lucio Vilar

INTRODUÇÃO

A menstruação é um fenômeno cíclico que requer a integridade do eixo gonadotrófico (sistema nervoso central, hipotálamo, hipófise e ovários). Além disso, o fluxo menstrual implica a existência de um endométrio responsivo e de um aparelho genital permeável. Em condições fisiológicas e na ausência de fecundação e nidação, essa hemorragia uterina ocorre em torno de 14 dias após a ovulação, devido à queda dos níveis circulantes de esteróides sexuais. É possível também a ocorrência de sangramento em casos de anovulação, a partir das flutuações dos níveis de estrogênios circulantes. Essas hemorragias de "privação" se caracterizam por um padrão irregular e anárquico, às vezes se seguindo de amenorréia.

A amenorréia consiste na ausência prolongada de menstruação e pode ser um componente clínico comum a múltiplas patologias. É classificada como *amenorréia primária*, na ausência de menarca até os 14 anos de idade, em meninas sem desenvolvimento puberal, ou até os 16 anos de idade, independentemente da presença ou não de caracteres sexuais secundários. *Amenorréia secundária* é a ausência de menstruação por um período mínimo de 3 meses consecutivos em uma mulher que já menstruou previamente.[1]

CLASSIFICAÇÃO ETIOLÓGICA DAS AMENORRÉIAS

Os termos *amenorréia primária* ou *secundária* são utilizados para descrever o período de interrupção do ciclo menstrual; assim sendo, não indicam a causa subjacente. Em algumas situações, ainda que infreqüentes, as causas de amenorréia primária e secundária poderão ser as mesmas. Considerando o fator etiológico, as amenorréias são classificadas em quatro grandes grupos, que podem ser decorrentes de: (1) alterações anatômicas do trato reprodutivo, (2) insuficiência ovariana primária, (3) anovulação crônica com estrogênio presente ou (4) causas centrais (Quadro 44.1).[2]

Um primeiro aspecto a ser considerado é a identificação das situações fisiológicas de amenorréia, como a gravidez, a lactação e a menopausa. Uma outra situação é a *puberdade tardia constitucional*, também denominada retardo puberal simples (Quadro 44.2). Trata-se de um diagnóstico de exclusão, que ocorre em menos de 1% das meninas normais. Nesses casos, não existe patologia envolvida e freqüentemente outros membros da família apresentam história de retardo puberal constitucional. Entretanto, o diagnóstico somente pode ser confirmado com um período de observação. Inicialmente, a ausência de menstruação se associa a atraso da maturação óssea e baixa estatura. A observação permite detectar um estirão puberal mais tardio, com um tempo de crescimento mais prolongado, de maneira a não comprometer a estatura final.[2]

Alterações Anatômicas do Trato Reprodutivo

As alterações anatômicas congênitas geralmente se manifestam por amenorréia primária isolada, com desenvolvimento adequado dos caracteres sexuais secundários. Usualmente a menarca ocorre entre 9 e 16 anos, com média de 12,2 anos e, em geral, com o estágio IV de desenvolvimento mamário de Tanner.[3] Assim, em uma menina dessa faixa etária, em amenorréia e com desenvolvimento puberal, o diagnóstico pode ser estabelecido já na primeira consulta, através do exame físico, pela constatação de fusão ou aglutinação labial, hímen imperfurado ou agenesia vaginal. Quando o exame físico não sugere a causa da amenorréia primária nessas pacientes, pode se tratar de hipoplasia ou aplasia endometrial congênita, ausência congênita de útero (agenesia uterovaginal ou *síndrome de Mayer-Rokitansky-Küster-Hauser* [SMRKH]) ou agenesia mülleriana.[4,5] Recentemente, foi relatada a associação de SMRKH e disgenesia gonadal.[6] A hipótese de tais diagnósticos fica reforçada quando não ocorre sangramento após a administração de um ciclo estroprogestacional.[4,5]

As alterações anatômicas adquiridas se resumem à *síndrome de Asherman*.[7] Esta se caracteriza por amenorréia secundária resultante de doença inflamatória pélvica crônica, trauma, infecção, curetagem e dilatação por complicação obstétrica ou radioterapia.[7] O diagnóstico é sugerido pela ausência de endométrio normal à ultra-sonografia[8] e pode ser confirmado pela histeroscopia ou, na impossibilidade de realização desse exame, pela ausência de sangramento após administração de estrogênio + progestogênio por um ciclo.[1,9]

Insuficiência Ovariana Primária

A insuficiência ovariana primária ocorre pela depleção de oócitos e conseqüente deficiência estrogênica, levando à atrofia endometrial e à ausência de menstruações. A menopausa natural é observada mais freqüentemente entre os 45 e 55 anos, e, quando ocorre antes dos 40 anos, é denominada *falência ovariana prematura* (FOP) ou menopausa

QUADRO 44.1
Classificação Etiológica da Amenorréia

1. Alterações anatômicas do trato genital
- Fusão/aglutinação labial, hímen imperfurado
- Hipoplasia ou aplasia endometrial congênita
- Sinéquia uterina (*síndrome de Asherman*)
- Agenesia cervical/vaginal
- Agenesia mülleriana (*síndrome de Mayer-Rokitansky-Küster-Hauser*)
- Septo transverso vaginal

2. Insuficiência ovariana primária (hipogonadismo hipergonadotrófico)
- Agenesia gonadal
- Disgenesia gonadal
  1. Cariótipo anormal
     - disgenesia gonadal (*síndrome de Turner*)
     - mosaicismo 45,X/46,XX
  2. Cariótipo normal
     - disgenesia gonadal pura
     - mutações dos genes WNT4, FOXL2 etc.
- Defeito enzimático
  1. Deficiência da 17α-hidroxilase ou da 17,20-liase
- Falência ovariana prematura (< 40 anos de idade)
  1. Espontânea com cariótipo normal ou idiopática
  2. Por injúria
     - irradiação, quimioterapia
     - ooforite, ovariectomia
  3. Síndrome dos ovários resistentes (*síndrome de Savage*)
  4. Galactosemia
  5. Auto-imune

3. Anovulação crônica com estrogênio presente
- Origem ovariana
  1. Síndrome dos ovários policísticos
  2. Tumores ovarianos
- Origem adrenal
  1. Síndrome de Cushing
  2. Hiperplasia adrenal congênita forma não-clássica
  3. Tumores virilizantes
- Insensibilidade aos androgênios (*síndrome de feminização testicular*)
- Hipotiroidismo e hipertiroidismo

4. Causas centrais (hipogonadismo hipogonadotrófico)
- Origem hipotalâmica
  1. Tumores e seu tratamento (cirurgia ou radioterapia)
  2. Infecções e doenças granulomatosas
  3. Funcional
     - doença crônica debilitante
     - anorexia nervosa/bulimia
     - estresse
     - alterações acentuadas de peso, desnutrição
     - exercício físico excessivo
  4. Síndrome de Kallmann
  5. Hipogonadismo hipogonadotrófico idiopático
- Origem hipofisária
  1. Tumores e seu tratamento (cirurgia ou radioterapia)
  2. Infecções e doenças granulomatosas
  3. Necrose hipofisária pós-parto (*síndrome de Sheehan*)
  4. Apoplexia hipofisária
  5. Hipofisite linfocítica etc.

QUADRO 44.2
Causas de Amenorréia Primária

Com retardo puberal
1. Retardo ponderoestatural com pan-hipopituitarismo
   Patologia tumoral, intra- ou supra-selar
   Não-tumoral (p.ex., seqüela de traumatismo)
2. Hipogonadismo isolado
   Hipogonadotrófico (p.ex., síndrome de Kallmann)
   Hipergonadotrófico (p.ex., insuficiência ovariana por irradiação)
3. Associado a disgenesia gonadal
4. Retardo puberal simples

Amenorréia primária isolada
1. Anomalia dos órgãos genitais (p.ex., ausência de útero: síndrome de Rokitansky)
2. Anomalias do trato genital: síndrome de feminização testicular

Amenorréia primária com hirsutismo ou virilização
1. Síndrome dos ovários policísticos
2. Hiperplasia adrenal forma não-clássica
3. Síndrome de Cushing
4. Tumores virilizantes de origem adrenal ou ovariana

Adaptado da Ref. 10.

---

precoce.[9,10] Estima-se que a FOP ocorra em 1:1.000 mulheres antes dos 30 anos, 1:250 até os 35 anos e 1:100 até os 40 anos.[11] Caracteriza-se por amenorréia primária ou secundária, associada a elevação dos níveis de FSH (> 40 UI/L).[11] Em contraste, na amenorréia de causa hipofisária ou hipotalâmica, o FSH encontra-se normal ou diminuído.[9,10] A FOP não pode ser considerada definitiva, uma vez que concepção espontânea acontece em 5% a 10% dos casos.[11]

A insuficiência ovariana primária pode resultar de causas genéticas ou adquiridas (auto-imune, iatrogênica, resistência ovariana e idiopática),[10] que serão comentadas a seguir. Em 95% dos casos, a FOP é esporádica.[11]

CAUSAS GENÉTICAS

Dois cromossomos X intactos são necessários para a manutenção dos oócitos durante a embriogênese, e a perda ou qualquer alteração nos cromossomos sexuais leva a uma perda folicular acelerada.[4,5]

Entre as causas genéticas, a mais comum é a *síndrome de Turner*, que ocorre em 1:2.000 a 1:5.000 meninas ao nascimento. Ela é caracterizada pelo cariótipo 45,X, mas pode haver algumas variações, como o mosaico 45,X/46,XX. Na forma clássica, as meninas nascem com baixo peso, linfedema, e, na infância, apresentam baixa estatura, retardo puberal, implantação baixa do cabelo, pescoço alado, hipertelorismo mamário, cúbito valgo, quarto metacarpiano curto, palato em ogiva, malformações cardíacas e renais. O aumento dos níveis de gonadotrofinas pode se iniciar a partir dos 7 ou 8 anos de idade, e a amenorréia primária é quase uma regra. Entretanto, quanto às manifestações clínicas, todas as possibilidades devem ser consideradas, uma vez que a síndrome pode se expressar de forma incompleta e 5% das pacientes apresentam amenorréia secundária, apesar de serem portadoras de ovários disgenéticos.[12,13] Pacientes com disgenesia gonadal e cariótipo 46,XX (*disgenesia gonadal pura*) não apresentam os estigmas da síndrome de Turner, porém apresentam estatura normal ou baixa, desenvolvimento puberal retardado, gônadas em fita e genitália feminina interna normal. Nos casos de disgenesia gonadal com cariótipo 46,XY (*disgenesia gonadal mista*), pode haver genitália ambígua interna e externa. Além disso, nesses casos o cromossomo Y implica risco de 10% a 30% para futura malignidade gonadal e torna a gonadectomia obrigatória.[13,14]

A *agenesia gonadal* caracteriza-se por falha no desenvolvimento dos ovários. O cariótipo é 46,XX, e a causa da desordem é desconhecida.[4,5]

Mutações no gene *FOXL2* são a causa da síndrome blefarofimose/ptose/epicanto inverso, que pode ou não se associar à FOP.[15] Recentemente, foi relatado um caso de amenorréia primária em paciente fenotipicamente normal com mutação no *FOXL2*.[16]

O WNT4 é uma proteína que suprime a diferenciação sexual masculina. Mutações no seu gene levam a regressão dos ductos müllerianos, amenorréia primária e virilização em mulheres 46,XX.[17]

Mais raramente, a insuficiência ovariana de origem genética pode ser decorrente de deficiências enzimáticas. A deficiência da 17α-hidroxilase ou da 17,20-liase resulta em comprometimento da secreção de hormônios adrenais e gonadais.[18,19] A galactosemia é uma entidade bastante rara, decorrente da deficiência de uma enzima necessária para o metabolismo da galactose, que, em quantidades acumuladas em vários órgãos, entre eles os ovários, determina um efeito tóxico.[20] Outra possível causa de insuficiência ovariana precoce são pré-mutações do gene do X frágil (gene *FMR1*).[21] São encontradas em cerca de 2% a 3% das pacientes com FOP esporádica e em até 15% dos casos familiares.[4,5,21]

Têm sido também descritas mutações no receptor de LH associadas a um quadro de amenorréia primária com desenvolvimento mamário normal.[22] Mutações e polimorfismos no gene do receptor de FSH já foram igualmente relatados e estão relacionados a insuficiência ovariana hipergonadotrófica, caracterizada por amenorréia primária ou secundária antes dos 20 anos.[23-25]

CAUSA AUTO-IMUNE

Destruição ovariana auto-imune é uma outra causa potencial de FOP. O diagnóstico é difícil de ser feito, a menos que ela ocorra no contexto de uma das síndromes poliglandulares auto-imunes.[26] Estima-se que cerca de 20% a 30% das pacientes com FOP têm uma doença auto-imune concomitante. A associação mais forte é com patologias tiroidianas. Adicionalmente, 10% a 20% das pacientes com doença de Addison auto-imune apresentam FOP. Em contrapartida, 2% a 10% das mulheres com insuficiência ovariana idiopática desenvolvem insuficiência adrenal.[4,26-30]

A associação entre doenças sistêmicas e falência ovariana é bem estabelecida. Algumas doenças decorrentes de alterações imunológicas, como artrite reumatóide juvenil, lúpus eritematoso sistêmico e outras colagenoses, glomerulonefrite, transtornos da tiróide (tiroidite de Hashimoto e doença de Graves), hepatite crônica ativa, miastenia grave e asma, podem se associar a insuficiência ovariana. O comprometimento dos ovários, por ação de anticorpos específicos, pode ocorrer em graus variáveis. Assim, o bloqueio da esteroidogênese, mesmo quando se manifesta por amenorréia secundária, pode ser de origem auto-imune ou genética.[27-29]

CAUSAS IATROGÊNICAS

Causas iatrogênicas de falência ovariana incluem radioterapia, quimioterapia, torção ou cirurgia.[4,5,10]

SÍNDROME DOS OVÁRIOS RESISTENTES

Também denominada *síndrome de Savage*, é uma rara causa de amenorréia hipergonadotrófica. Caracteriza-se por anovulação, na presença de gonadotrofinas elevadas e numerosos folículos ovarianos primordiais que não respondem a gonadotrofinas endógenas ou exógenas. Tem etiologia desconhecida, e o diagnóstico geralmente é feito por exclusão.[1,4,5,10]

CAUSA IDIOPÁTICA

Em aproximadamente metade das pacientes com FOP, não se consegue identificar uma causa específica.[4,29] Vegetti e cols.[30] mostraram uma incidência aumentada de casos de FOP entre membros de uma mesma família, o que sugere que essa condição possa ser transmitida geneticamente.

Anovulação Crônica com Estrogênio Presente

Em algumas situações, a amenorréia secundária e, eventualmente, a amenorréia primária podem ocorrer na vigência de níveis estrogênicos normais. Essa condição pode ser secundária a uma alteração no mecanismo de *feedback* do eixo hipotálamo-hipófise-ovário, de maneira a permitir a secreção de esteróides gonadais, porém de forma acíclica.[9,10] A síndrome dos ovários policísticos (SOP) representa a causa mais comum dessa disfunção e está presente em 5% a 10% das mulheres em idade reprodutiva.[31,32]

A SOP apresenta uma grande heterogeneidade clínica, e deve sempre ser lembrada em mulheres com oligoamenorréia, hirsutismo e obesidade.[33,34] Seu início é mais freqüentemente peripuberal, e ela pode se manifestar também por menarca tardia. Amenorréia secundária é bem mais comum do que amenorréia primária.[32,34] Em 2003, a partir de estudos publicados na última década, foi delineado um consenso em Rotterdam sobre os critérios para o diagnóstico da SOP. Segundo esse consenso, o diagnóstico da SOP pode ser confirmado pela detecção de, pelo menos, dois dos seguintes: anovulação, hiperandrogenismo clínico e/ou laboratorial e ovários policísticos à ultra-sonografia.[35]

Em pacientes com SOP, é comum o achado de resistência insulínica e suas co-morbidades: diabetes gestacional, diabetes tipo 2, dislipidemia e hipertensão.[31,36]

A anovulação crônica com estrogênio presente pode ocorrer na vigência de outras patologias como obesidade, tumores adrenais ou ovarianos, doença tiroidiana, síndrome de Cushing e hiperplasia adrenal congênita forma não-clássica.[1,9] A hiperplasia adrenal congênita forma não-clássica consiste numa deficiência enzimática, com diminuição na secreção de cortisol, aumento do ACTH, que determina hiperplasia da zona reticular da adrenal e conseqüente aumento da esteroidogênese adrenal.[33,37] Em 90% a 95% dos casos decorre de uma deficiência da enzima 21-hidroxilase.[38,39] Entretanto, mais raramente, pode ser uma manifestação de deficiência de outras enzimas, como a 11β-hidroxilase ou a 3β-hidroxiesteróide-desidrogenase.[37,39] Pode manifestar-se no período peripuberal por adrenarca prematura, hirsutismo e alteração menstrual.[40] Em mulheres adultas, também pode ser causa de hirsutismo e alteração menstrual, incluindo a amenorréia.[39]

No caso de tumores virilizantes de origem adrenal ou ovariana, a amenorréia é de instalação abrupta, e o hirsutismo/virilização costumam evoluir rapidamente.[4,9,33]

Causas Centrais (Hipotalâmicas ou Hipofisárias)

Insuficiência ovariana hipotalâmica ou hipofisária é caracterizada por níveis normais ou reduzidos de gonadotrofinas. Pode ser decorrente de patologias neoplásicas, inflamatórias/infiltrativas e infecciosas da região selar, bem como de deficiência isolada de gonadotrofinas, amenorréia "funcional" hipotalâmica e distúrbios endócrinos extra-ovarianos. Distúrbios genéticos raros podem também resultar em hipogonadismo central.[41,42]

DISTÚRBIOS ADQUIRIDOS

A amenorréia funcional hipotalâmica (AFH) é freqüente (15% a 35% dos casos de amenorréia), embora seja sempre um diagnóstico de exclusão.[4] Cursa com alterações no padrão de secreção do GnRH que levam a graus variáveis de diminuição na pulsatilidade de gonadotrofinas, que podem ocasionar desde ausência de pulsos ovulatórios do LH e anovulação até franco hipoestrogenismo.[43] A leptina, hormônio produzido pelos adipócitos, tem sido implicada no desenvolvimento da AFH. Essa última pode ser causada por baixo peso (em geral abaixo de 10% do peso ideal), menor percentual de adiposidade[44] ou atividade física excessiva.[45,46] Mostra-se comum em ginastas, praticantes de natação, bailarinas e corredoras de maratona. Também pode resultar de estresse emocional e aquele associado a doenças graves ou crônicas.[47,48] Ocasionalmente, o fator precipitante da AFH pode não ser evidente.[10]

AFH é um achado invariavelmente presente em pacientes com *anorexia nervosa*, cujas manifestações clínicas também incluem perda de peso extrema (levando a um peso corporal abaixo de 85% do esperado), imagem distorcida do corpo e medo intenso de ganhar peso ou de tornar-se gorda (mesmo estando bem abaixo do peso).[49]

O comprometimento da secreção de gonadotrofinas também pode estar presente na vigência de encefalites, doenças granulomatosas (p.ex., tuberculose e sarcoidose), inflamatórias (p.ex., hipofisite linfocítica) ou vasculares (p.ex., aneurismas, apoplexia hipofisária e síndrome de Sheehan), além de tumores hipotalâmicos e hipofisários. Pode ainda ser decorrente de cirurgia ou radioterapia de tumores da região selar.[41,42,50,51] Nessas situações, geralmente há deficiência não somente de gonadotrofinas, mas também de outros hormônios hipofisários.[41,42]

Hiperprolactinemia é uma das causas mais usuais de amenorréia, respondendo por 15% a 30% dos casos.[4,5] Tem como etiologia mais freqüente o uso de diversos fármacos, tais como antipsicóticos, antidepressivos, procinéticos, anti-hipertensivos, estrogênio etc.[52] A segunda causa mais comum são patologias da região selar (neoplásicas, infiltrativas ou inflamatórias), sobretudo os prolactinomas. Esses últimos têm como tríade característica amenorréia, galactorréia e níveis de PRL > 100 ng/mL. Patologias sistêmicas, endócrinas (hipotiroidismo primário, doença de Addison etc.) e não-endócrinas (cirrose, insuficiência renal), bem como lesões irritativas da parede torácica (cirurgias, queimaduras, *herpes-zoster* etc.), podem também cursar com hiperprolactinemia.[52,53] Enquanto muitas mulheres com galactorréia têm PRL normal (*galactorréia idiopática*),[52] a associação amenorréia–galactorréia é altamente sugestiva de hiperprolactinemia (presente em 75% dos casos).[52,53] Hiperprolactinemia provoca hipogonadismo por inibir a secreção pulsátil do GnRH, o que vai gerar supressão da atividade ovariana e, assim, anovulação e hipoestrogenismo. Esse último resulta em redução da libido, dispareunia, osteopenia e oligoamenorréia.[41,52]

Os distúrbios hipotalâmico-hipofisários adquiridos geralmente desencadeiam uma amenorréia secundária. Entretanto, tumores da região selar (prolactinomas, craniofaringioma etc.) podem também ser causa de retardo puberal e amenorréia primária.[52,54]

DISTÚRBIOS GENÉTICOS

Deficiência de FSH e LH pode ser conseqüente a mutações no gene do receptor do GnRH. Estima-se que tais mutações sejam encontradas em 2% a 7% das mulheres com amenorréia hipotalâmica.[4,5] A deficiência congênita de GnRH cursa com amenorréia primária e é denominada *hipogonadismo hipogonadotrófico idiopático* ou, se associada a anosmia ou hiposmia, *síndrome de Kallmann*. Essa última é a forma mais comum de hipogonadismo hipogonadotrófico não-adquirido, com incidência estimada de 1:10.000 homens e 1:50.000 mulheres. A síndrome de Kallmann ligada ao X resulta de mutações ou deleções no gene *KAL-1*.[55,56] Pode também ter herança autossômica dominante ou autossômica recessiva.[55]

Mutações no gene da subunidade beta do FSH (FSHβ) já foram também descritas. Nesse raro distúrbio autossômico recessivo, observam-se ausência dos caracteres sexuais secundários e amenorréia primária, associadas a níveis baixos de FSH e E_2, com elevação do LH.[5,55,60] Também raras são mutações no gene da LHβ que resultam em desenvolvimento puberal normal e amenorréia secundária.[57] Mutações no PROP-1, um fator de transcrição hipofisária, levam a deficiências combinadas de gonadotrofinas, TSH, prolactina e GH. As pacientes, além de amenorréia, se apresentam com crescimento deficiente, hipotiroidismo e retardo puberal.[4,41,55]

AVALIAÇÃO DIAGNÓSTICA
Investigação Inicial
AMENORRÉIA PRIMÁRIA

A história e o exame físico são essenciais para direcionar o diagnóstico e devem incluir a pesquisa de: curvas de peso e altura, antecedentes médico-cirúrgicos e eventuais tratamentos prévios, presença de dor pélvica cíclica, galactorréia, hirsutismo ou virilização, cefaléia ou distúrbio de visão, história familiar de puberdade tardia, ambiente social e familiar, além do desenvolvimento dos caracteres sexuais secundários. Com a finalidade de orientar o diagnóstico etiológico, esses dados deverão permitir inicialmente que a paciente com amenorréia primária seja classificada em um dos seguintes grupos: (1) amenorréia associada a um quadro geral de retardo puberal, (2) amenorréia isolada, com caracteres sexuais secundários normais, ou (3) amenorréia associada a um quadro de hirsutismo ou virilização (Quadro 44.2).

O retardo do desenvolvimento puberal em pacientes com desenvolvimento ponderoestatural adequado reflete um quadro de hipogonadismo isolado. Nesses casos, a dosagem de gonadotrofinas permite diferenciar o hipogonadismo de causa central (hipogonadotrófico) do hipogonadismo de causa periférica (hipergonadotrófico). O atraso do desenvolvimento puberal também justifica o estudo do cariótipo dessas pacientes, para afastar ou confirmar um quadro de disgenesia gonadal. Nos casos mais graves, em que ocorre a sobreposição de retardo ponderoestatural a sinais de pan-hipopituitarismo, é necessário um estudo de imagem da hipófise (de preferência a ressonância magnética), para investigação de patologia tumoral da região selar. Também é importante questionar sobre antecedentes de traumatismos cranioencefálicos, radio- ou quimioterapias prévias, doenças sistêmicas, bem como verificar a presença ou ausência de anosmia ou hiposmia (*síndrome de Kallmann*). Quando o desenvolvimento puberal é compatível com peso, estatura e idade óssea da paciente, a hipótese será de um retardo puberal simples, que poderá se confirmar com o seguimento da paciente.[1,4,5,9,10]

As amenorréias que se apresentam de forma isolada requerem avaliação cariotípica e anatômica do trato genital, através de ecografia pélvica e, em alguns casos, de laparoscopia. O grupo das amenorréias primárias associadas a hirsutismo ou a outros sinais de virilização constitui uma situação bem específica, que será discutida mais adiante, em conjunto com as causas de amenorréia secundária.

Indivíduos do sexo masculino com resistência androgênica completa (*síndrome de Morris* ou *feminização testicular*) apresentam-se com genitália externa feminina, vagina em fundo cego e estruturas müllerianas (útero e trompas) geralmente ausentes (raramente há vestígios delas). Caracteristicamente, as mamas são bem desenvolvidas, enquanto os pêlos pubianos e axilares são escassos ou ausentes (em um terço dos casos). A falta de menstruação é, na maioria das vezes, o motivo da consulta médica inicial. O diagnóstico deve ser considerado em qualquer paciente com fenótipo feminino que se apresente com hérnia inguinal (sobretudo se bilateral), massa testículo-símile na região inguinal ou grandes lábios ou amenorréia primária.[5,58]

AMENORRÉIA SECUNDÁRIA

Em toda mulher com amenorréia secundária e desenvolvimento das características sexuais secundárias, *sempre* deve ser excluída a possibilidade de gravidez. Da mesma maneira que para as pacientes com atraso puberal, devem-se realizar anamnese e exame físico minuciosos, que direcionarão o diagnóstico e a investigação complementar. No exame físico, deve-se atentar sobretudo à eventual presença de hirsutismo e outros sinais de virilização, galactorréia e massa abdominal palpável. A história deve incluir a idade da menarca e a regularidade dos ciclos menstruais prévios. Também é necessário conhecer a história obstétrica anterior. Relatos de abortos, curetagens, cirurgia ginecológica devem fazer suspeitar de sinéquias uterinas (*síndrome de Asherman*). Deve-se também investigar sinais e sintomas de disfunção tiroidiana, bem como o uso de medicações que causem hiperprolactinemia ou amenorréia (p.ex., contraceptivos orais, ciproterona, agonistas do GnRH, quimioterápicos, talidomida etc.).[1,9,10]

Nas pacientes com sobrepeso ou obesidade, associados a manifestações de hiperandrogenismo (acne, alopecia, hirsutismo), a primeira consideração diagnóstica deve ser a SOP (presente em 5% a 10% das mulheres em idade fértil). Deve-se também considerar a possibilidade de síndrome de Cushing (SC), sobretudo se houver estrias purpúricas, miopatia proximal, pletora facial e equimoses que surgem aos mínimos traumatismos. Fácies de lua cheia, hipertensão e aumento da gordura retrocervical (giba de búfalo) são também comuns na SC mas pouco específicos,[41,59] podendo ser encontrados em casos de obesidade simples ou, mesmo, na SOP.[31-33] Outros casos em que ocorre aumento de PA são tumores adrenais e a hiperplasia adrenal congênita forma não-clássica por deficiência do citocromo P450-11β.[37-39]

Na presença de queixas clínicas de hipoestrogenismo (fogachos, secura vaginal, dispareunia, irritabilidade), considerar insuficiência ovariana primária ou secundária a causas centrais. Deve-se ainda pesquisar a presença de galactorréia espontânea ou à expressão, conferindo campo visual caso a história indique alterações. De acordo com a idade, pode-se tratar de menopausa ou falência ovariana prematura. Na ausência ou redução de pêlos sexuais (pubianos, axilares), direcionar investigação para hipogonadismo hipogonadotrófico. Agalactia e amenorréia pós-parto devem lembrar a *síndrome de Sheehan*. Estresse emocional, variações amplas no peso corporal, excesso de atividade física são causas de amenorréia hipotalâmica, e devem ser inquiridos principalmente nas adolescentes.[1,9,10]

Investigação Complementar

AVALIAÇÃO HORMONAL

Após excluir gravidez, serão solicitadas inicialmente as dosagens de PRL, TSH e FSH na investigação de hiperprolactinemia, doença tiroidiana e falência ovariana. Níveis de FSH elevados (> 25 mUI/mL) com estradiol (E_2) baixo ou sinais clínicos de hipoestrogenismo são indicativos de hipogonadismo hipergonadotrófico. Nesses casos, estão indicados a realização do cariótipo e o rastreamento para deficiências endócrinas auto-imunes (tiroidite linfocítica crônica, insuficiência adrenal ou hipoparatiroidismo) que, muitas vezes, acompanham a ooforite auto-imune (síndromes poliglandulares auto-imunes). Ao contrário, se os valores de FSH não estão elevados, o enfoque seguinte deve ser estabelecer o grau de estrogenização. Em pacientes com comprometimento do desenvolvimento dos caracteres sexuais secundários, o exame físico é de grande auxílio para avaliarmos esse aspecto. Entretanto, especialmente em mulheres sexualmente desenvolvidas, a estrogenização pode ser estimada de várias formas, algumas pouco precisas. A medida do E_2 plasmático será de valia quando estiver disponível um *kit* de dosagem sérica com sensibilidade para valores baixos. Caso contrário, poderá ser realizado através de um teste de privação com progestogênio (descrito a seguir) ou análise do esfregaço da mucosa vaginal ou muco cervical. Valores normais ou reduzidos de FSH, em pacientes hipoestrogênicas, indicam hipogonadismo hipogonadotrófico (causas centrais).[1,9,10,60]

Níveis de PRL > 100 ng/mL são indicativos da presença de um prolactinoma, e valores > 250 ng/mL são *quase* patognomônicos dessa doença.[54] Em contrapartida, as demais causas de hiperprolactinemia (hipotiroidismo, pseudoprolactinomas, drogas etc.) geralmente (mas não obrigatoriamente) cursam com valores < 100 ng/mL.[52,53] Da mesma forma, pacientes com microprolactinomas podem ocasionalmente se apresentar com níveis de PRL < 100 ng/mL.[52]

Na presença de sinais clínicos de hiperandrogenismo ou suspeita da síndrome de feminização testicular, solicitar inicialmente testosterona total. Havendo sinais sugestivos da síndrome de Cushing, dosar também o cortisol livre urinário e/ou o cortisol sérico após supressão noturna com 1 mg de dexametasona. Como alternativa, pode ser dosado o cortisol salivar entre 23 horas e meia-noite.[59]

TESTE COM ACETATO DE MEDROXIPROGESTERONA (MPA)

Consiste na administração de 10 mg/dia de MPA, por via oral, durante 10 dias. Uma resposta *positiva* (sangramento menstrual) indica trato genital íntegro e pérvio e, de forma indireta, sugere que o eixo hipotálamo-hipófise-ovário é competente para a produção de estrogênio, com endométrio responsivo. Representa a forma de menor custo para se determinar o grau de estrogenização. Um resultado *negativo* (ausência de sangramento menstrual) se relaciona a valores de estradiol < 20 pg/mL.[5,9,10]

TESTE COM ESTROGÊNIO ASSOCIADO A PROGESTOGÊNIO

Existem vários esquemas de administração estroprogestacional com a finalidade de testar a resposta endometrial e a permeabilidade uterina. A utilização de estrogênios conjugados 1,25 mg/dia durante 21 dias, associados nos últimos 10 dias a MPA (10 mg/dia), é uma opção, assim como um ciclo de anticoncepcional oral normodosado. Esse teste somente será realizado quando não se dispuser de uma dosagem adequada de E_2 e/ou nos casos de suspeita de lesões do trato reprodutivo em que os exames de imagem não possam ser realizados a curto prazo. A interpretação da resposta é semelhante ao teste com progestogênio isolado: resposta positiva corresponde a fluxo menstrual, e resposta negativa, a ausência de fluxo menstrual. A resposta negativa, entretanto, sugere defeito no trato genital. Nas amenorréias secundárias com teste negativo, a causa mais freqüente é a presença de sinéquias uterinas.[5,9,10]

TESTES HORMONAIS DINÂMICOS

Neste item se incluem principalmente os testes de estímulo para investigação de deficiência de LH/FSH, TSH e ACTH. O detalhamento desses testes será objeto de outros capítulos.

TESTE COM CITRATO DE CLOMIFENO

Consiste na administração de 100 mg/dia de clomifeno por 5 dias, com verificação da temperatura bucal basal, bem como dosagens do FSH e LH (no primeiro e quinto dias), além de progesterona (no sétimo dia após a elevação da temperatura basal). Três tipos de respostas podem ocorrer: (1) ovulação e fluxo menstrual; (2) apenas sangramento "de privação", sem ovulação; e (3) ausência de fluxo menstrual.[10]

Esse teste permite avaliar o grau de comprometimento da função hipotalâmica relacionada com o eixo gonadotrófico. Seu uso restringe-se a alguns casos específicos de pacientes com suspeita de amenorréia hipotalâmica, na investigação de infertilidade, para escolha da melhor terapêutica, incluindo o uso de bomba de infusão de GnRH.[9,10]

EXAMES DE IMAGEM

Para a avaliação de alterações no trato genital, serão solicitadas, de acordo com o caso, histerossalpingografia e/ou histeroscopia, ecografia pélvica e/ou abdominal, tomografia pélvica e/ou abdominal. Além de auxiliar no diagnóstico, a medida do útero e anexos obtida por ecografia pélvica será de especial importância para o acompanhamento do tratamento. A presença ou não de folículos ovarianos preservados, especialmente na disgenesia gonadal, tem importância prognóstica com relação ao potencial de fertilidade.[10,60] Na investigação de causas centrais para a amenorréia serão solicitadas tomografia computadorizada ou, de preferência, ressonância magnética da região hipotalâmico-hipofisária. A campimetria visual poderá também ser útil se houver evidência de compressão quiasmática.[9,10]

Nas Figs. 44.1 e 44.2 estão resumidas as condutas na investigação complementar da amenorréia.

TRATAMENTO

Nos casos de alterações anatômicas do trato reprodutivo, sempre que possível, é realizada a correção cirúrgica. As aderências intra-uterinas geralmente apresentam boa resposta ao tratamento histeroscópico ou à curetagem uterina. Recomenda-se o uso de DIU por 3 a 6 meses após a correção cirúrgica.

Na insuficiência ovariana primária (IOP) com retardo puberal, a terapia visa promover o desenvolvimento das características sexuais secundárias, além de garantir a aquisição do pico de massa óssea. O hipoestrogenismo deve ser tratado inicialmente com a administração de estrogênio em doses crescentes, passando-se, a seguir, para a reposição hormonal estroprogestacional. Deve-se iniciar com doses diárias baixas de estrogênio (5 µg de etinilestradiol ou 0,3 mg de estrogênios conjugados), contínuo, aumentando a cada 3 a 6 meses. Num estágio mais tardio do desenvolvimento puberal ou, preferentemente, na ocorrência de sangramento vaginal, associa-se o progestogênio na segunda fase do ciclo.[1] O efeito esperado usualmente é obtido com: (1) estrogênios conjugados em doses médias de 0,625 a 1,25 mg/dia, (2) etinilestradiol, 35 µg/dia, (3) valerato de estradiol, 2 mg ou (4) estradiol 17-β, adesivo transdérmico, 50 µg, 2 vezes/semana; tais medicações são administradas de modo contínuo ou em ciclos de 3 semanas consecutivas e 1 de intervalo.[10,29] Um progestogênio será associado ao estrogênio por um período médio de 12 dias por ciclo. Em um estudo recente,[61] o estradiol percutâneo em gel mostrou-se seguro e eficaz em induzir a puberdade em pacientes com síndrome de Turner. Em alguns casos de IOP, os anticoncepcionais orais representam uma opção conveniente. Quando não há comprometimento do desenvolvimento puberal, a reposição hormonal segue os mesmos moldes anteriormente descritos, contudo, não precisa ser instituída de forma progressiva.[10]

É importante informar às pacientes com falência ovariana prematura (FOP) que a reposição com hormônios sexuais não tem ação contraceptiva, uma vez que podem ocorrer períodos de remissão transitória com desenvolvimento folicular. De fato, há relatos de casos em que houve normalização espontânea da função ovariana, seguida de gravidez, até 10 anos após o diagnóstico de FOP.[28,62,63]

A remoção de gônadas disgenéticas está indicada se o cromossomo Y estiver presente, devido ao risco de malignização.[14] Pelo mesmo motivo, deve-se fazer a retirada dos testículos na síndrome de Morris.[58]

Nos casos de hipogonadismo hipogonadotrófico, nem sempre é possível o tratamento da causa básica, especialmente nos casos de deficiência de secreção de GnRH ou gonadotrofinas. A reposição desses hormônios somente se justifica quando o objetivo é induzir uma gestação. Caso contrário, a opção é a terapêutica substitutiva, como descrito anteriormente.

Quando o hipoestrogenismo resulta de estresse físico ou psicológico ou de distúrbios alimentares, também se fazem necessários aconselhamento psicológico e modificações ambientais e de hábitos de vida. A reposição com estrogênio e progesterona deve ser realizada nos casos em que a amenorréia persiste ou quando a causa básica não pode ser removida.[64] Recentemente, foi relatado o sucesso da terapia com leptina recombinante humana em casos de amenorréia hipotalâmica.[65]

A hiperprolactinemia, tanto idiopática como de causa tumoral, usualmente responde aos agonistas dopaminérgicos. A bromocriptina possibilita normalização da PRL e restauração da menstruação em cerca de 80% dos casos. Entretanto, a cabergolina é preferível por ser mais eficaz, causar menos efeitos colaterais e poder ser administrada 1 a 2 vezes por semana (às vezes quinzenalmente). Sempre que possível, a droga causadora da hiperprolactinemia deve ser suspensa. A correção do hipotiroidismo possibilita normalização da PRL. A cirurgia transesfenoidal é o tratamento de escolha para adenomas não-funcionantes e aqueles secretores de GH ou ACTH.[41,53]

Nos casos de hiperandrogenismo de origem tumoral, deve-se proceder à remoção cirúrgica. Nos casos de SOP, o tratamento será direcionado aos objetivos da paciente: desejo de gestar, proteção endometrial e correção da ciclicidade menstrual ou tratamento do hiperandrogenismo. Em qualquer dessas situações, o tratamento da

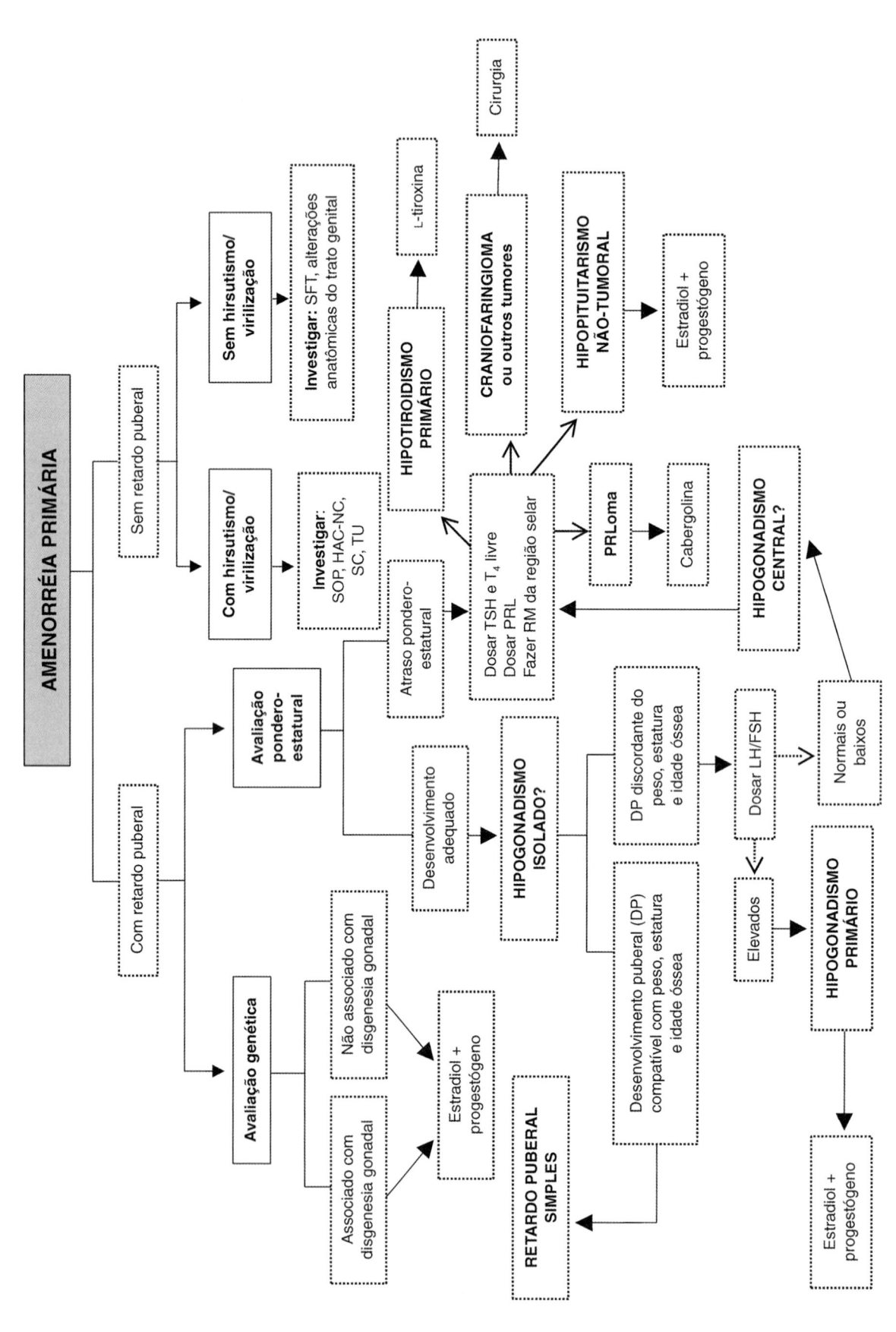

Fig. 44.1 Investigação e manuseio da amenorréia primária. (PRL = prolactina; PRLoma = prolactinoma; SC = síndrome de Cushing; TU = tumor ovariano ou adrenal; HAC-NC = hiperplasia adrenal congênita forma não-clássica; SFT = síndrome da feminização testicular; SOP = síndrome dos ovários policísticos.)

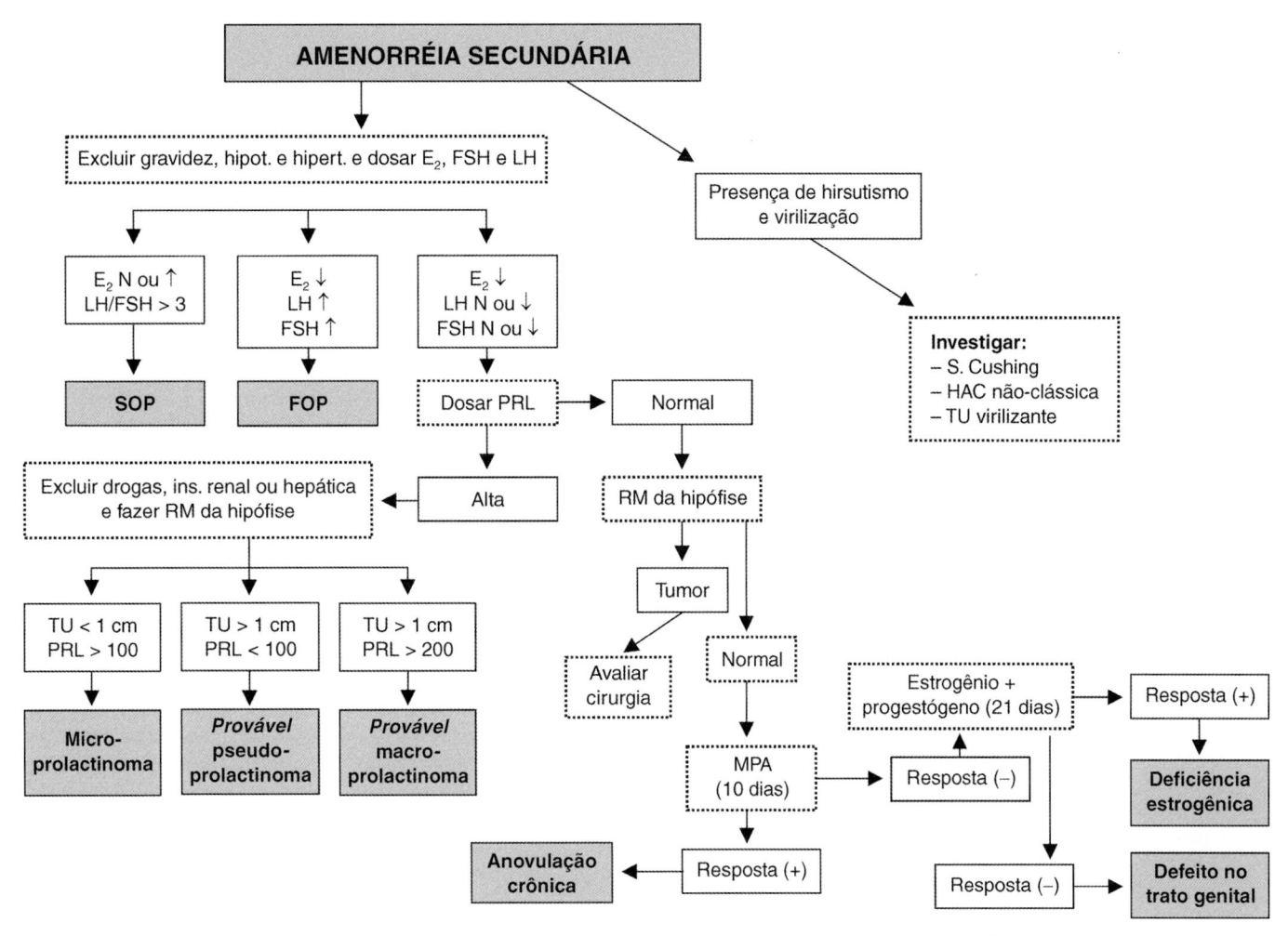

Fig. 44.2 Investigação da amenorréia secundária. (E_2 = estradiol; PRL = prolactina; MPA = acetato de medroxiprogesterona; TU = tumor; SOP = síndrome dos ovários policísticos; FOP = falência ovariana primária; N = normal; ↑ = aumentado; ↓ = baixo; ins. = insuficiência; hipot. = hipotiroidismo; hipert. = hipertiroidismo; RM = ressonância magnética; S. Cushing = síndrome de Cushing; HAC = hiperplasia adrenal congênita.)

obesidade é de fundamental importância, pois reduz a produção de androgênios ovarianos, eleva a proteína carreadora dos hormônios sexuais (com conseqüente diminuição dos androgênios livres na circulação) e melhora as alterações menstruais.[31,33,34,66]

CONCLUSÕES

A abordagem diagnóstica da amenorréia pressupõe um roteiro individualizado com base nos dados clínicos e direcionado para a formulação de hipóteses diagnósticas. Embora a conduta terapêutica possa ser semelhante em muitos casos, o conhecimento da etiologia da amenorréia orienta-nos quanto à evolução e ao prognóstico de cada caso, bem como quanto ao seguimento da paciente a longo prazo.

BIBLIOGRAFIA

1. Practice Committee of the American Society for Reproductive Medicine. Current evaluation of amenorrhea. *Fertil Steril*, 2008; *90* (5 suppl): S219-25.
2. Golden NH, Carlson JL. The pathophysiology of amenorrhea in the adolescent. *Ann NY Acad Sci*, 2008; *1135*:163-78.
3. Colli AS. A maturação sexual na população brasileira: Limites de idade. *J Pediatr*, 1986; *60*:173-5.
4. Rosen M, Cedars MI. Female reproductive endocrinology and infertility. *In* Greenspan FS, Gardner DG (eds.). *Basic and Clinical Endocrinology*, 7th ed. New York: McGraw-Hill & Lange, 2004: 511-63.
5. Warren MP, Hagey AR. The genetics, diagnosis and treatment of amenorrhea. *Minerva Ginecol*, 2004; *56*:437-55.
6. Marrakchi A, Gharbi M, Kadiri A. Gonadal dysgenesis associated with Mayer-Rokitansky-Kuster-Hauser syndrome: a case report. *Ann Endocrinol*, (Paris), 2004; *65*:466-8.
7. Yu D, Wong YM, Cheong Y, et al. Asherman syndrome — one century later. *Fertil Steril*, 2008; *89*:759-79.
8. Schlaff WD, Hurst BS. Preoperative sonographic measurement of endometrial pattern predicts outcome of surgical repair in patients with severe Asherman syndrome. *Fertil Steril*, 1995; *63*:410-3.
9. Cedrin-Durnerin I, Huques JN. Amenorrhoea. *Rev Prat*, 2004; *54*:557-62.
10. Spritzer PM, Mallmann ES, Bodanezi J, et al. Amenorréia: diagnóstico etiológico e princípios terapêuticos. *Reprod Climat*, 1995; *10*:109-14.
11. Vilodre LC, Moretto M, Kohek MB, Spritzer PM. Premature ovarian failure: present aspects. *Arq Bras Endocrinol Metabol*, 2007; *51*:920-9.
12. Halac I, Zimmerman D. Coordinating care for children with Turner syndrome. *Pediatr Ann*, 2004; *33*:189-96.
13. Morgan T. Turner syndrome: diagnosis and management. *Am Fam Physician*, 2007; *76*:405-10.
14. Krasna IH, Lee ML, Smilow R, et al. Risk of malignancy in bilateral

streak gonads: the role of the Y chromosome. *J Pediatr Surg,* 1992; 27:1376-80.
15. Beysen D, Vandesompele J, Messiaen L, et al. The human FOXL2 mutation database. *Hum Mutat,* 2004; 24:189-93.
16. Gersak K, Harris SE, Smale WJ, Shelling AN. A novel 30 bp deletion in the FOXL2 gene in a phenotypically normal woman with primary amenorrhoea: Case report. *Hum Reprod,* 2004; 19:2767-70.
17. Biason-Lauber A, Konrad D, Navratil F, Schoenle EJ. A WNT4 mutation associated with Müllerian-duct regression and virilization in a 46,XX woman. *N Engl J Med,* 2004; 351:792-8.
18. Costa-Santos M, Kater CE, Auchus RJ; Brazilian Congenital Adrenal Hyperplasia Multicenter Study Group. Two prevalent CYP17 mutations and genotype-phenotype correlations in 24 Brazilian patients with 17-hydroxylase deficiency. *J Clin Endocrinol Metab,* 2004; 89:46-60.
19. Martin RM, Lin CJ, Costa EM, et al. P450c17 deficiency in Brazilian patients: biochemical diagnosis through progesterone levels confirmed by CYP17 genotyping. *J Clin Endocrinol Metab,* 2003; 88:5739-46.
20. Guerrero NV, Singh RH, Manatunga A, et al. Risk factors for premature ovarian failure in females with galactosemia. *J Pediatr,* 2000; 137:833-41.
21. Machado-Ferreira MC, Costa-Lima MA, Boy RT, et al. Premature ovarian failure and FRAXA premutation: Positive correlation in a Brazilian survey. *Am J Med Genet,* 2004; 126A:237-40.
22. Toledo SP, Brunner HG, Kraaij R, et al. An innactivating mutation of the LH receptor causes amenorrhea in a 46,XX female. *J Clin Endocrinol Metab,* 1996; 81:3850-4.
23. Aittomeäki K, Lucena JL, Pakarinen P, et al. Mutation in the FSH hormone receptor gene causes hereditary hypergonadotropic ovarian faillure. *Cell,* 1995; 82:959-63.
24. Simoni M, Nieschlag E, Gromoll J. Isoforms and single nucleotide polymorphisms of the FSH receptor gene: implications for human reproduction. *Hum Reprod Update,* 2002; 8:413-21.
25. Sundblad V, Chiauzzi VA, Escobar ME, et al. Screening of FSH receptor gene in Argentine women with premature ovarian failure (POF). *Mol Cell Endocrinol,* 2004; 222:53-9.
26. Forges T, Monnier-Barbarino P, Faure GC, Bene MC. Autoimmunity and antigenic targets in ovarian pathology. *Hum Reprod Update,* 2004; 10:163-75.
27. Hoe A, Schoemake J, Drexhag HA. Premature ovarian failure and ovarian autoimmunity. *Endocr Rev,* 1997; 18:107-34.
28. Kalu E, Panay N. Spontaneous premature ovarian failure: management challenges. *Gynecol Endocrinol,* 2008; 24:273-9.
29. Beck-Peccoz P, Persani L. Premature ovarian failure. *Orphanet J Rare Dis,* 2006; 1:9
30. Vegetti W, Marozzi A, Manfredini E, et al. Premature ovarian failure. *Mol Cell Endocrinol,* 2000; 161:53-7.
31. Nardo LG, Patchava S, Laing I. Polycystic ovary syndrome: pathophysiology, molecular aspects and clinical implications. *Panminerva Med,* 2008; 50:267-78.
32. Pfeifer SM, Kives S. Polycystic ovary syndrome in the adolescent. *Obstet Gynecol Clin North Am,* 2009; 36:129-52.
33. Spritzer PM. Etiological diagnosis of hirsutism and implications for the treatment. *Rev Bras Ginecol Obstet,* 2009; 31:41-7.
34. Ehrmann DA. Polycystic ovary syndrome. *N Engl J Med,* 2005; 352:1223-36.
35. The Rotterdam ESHRE/ASRM-sponsored PCOS consensus workshop group. Revised 2003 consensus on diagnostic criteria and long-term health risks related to polycystic ovary syndrome (PCOS). *Hum Reproduct,* 2004; 19:41-7.
36. Bethea SW, Nestler JE. Comorbidities in polycystic ovary syndrome: their relationship to insulin resistance. *Panminerva Med,* 2008; 50:295-304.
37. Speiser PW. Nonclassic adrenal hyperplasia. *Rev Endocr Metab Disord,* 2009; 10:77-82.

38. Merke DP. Approach to the adult with congenital adrenal hyperplasia due to 21-hydroxylase deficiency. *J Clin Endocrinol Metab,* 2008; 93:653-60.
39. Spritzer PM, Oppermann-Lisboa K, Mattiello S, Lhullier F. Diagnóstico e prevalência de hiperplasia adrenal congênita forma não clássica em uma amostra de 122 pacientes hirsutas. *Reprod Climat,* 1996; 11:38-42.
40. Accetta SG, Domênico KI, Ritter CG, et al. Anthropometric and endocrine features in patients with isolated premature pubarche or nonclassical congenital adrenal hyperplasia *J Ped Endocrinol Metab,* 2004; 17:767-73.
41. Melmed S, Kleinberg D. Anterior pituitary. *In* Kronenberg HM, Melmed S, Polonsky KS, Larsen PR, (eds.). *Williams Textbook of Endocrinology.* 11th ed. Philadelphia: W.B. Saunders Co., 2008:155-262.
42. Toogood AA, Stewart PM. Hypopituitarism: clinical features, diagnosis, and management. *Endocrinol Metab Clin North Am,* 2008; 37:235-61.
43. Perkins RB, Hall JE, Martin KA. Neuroendocrine abnormalities in hypothalamic amenorrhea: spectrum, stability, and response to neurotransmitter modulation. *J Clin Endocrinol Metab,* 1999; 84:1905-11.
44. Couzinet B, Young J, Brailly S, et al. Functional hypothalamic amenorrhoea: a partial and reversible gonadotrophin deficiency of nutritional origin. *Clin Endocrinol (Oxf),* 1999; 50:229-35.
45. Constantini NW, Warren MP. Menstrual dysfunction in swimmers: a distinct entity. *J Clin Endocrinol Metab,* 1995; 80:2740-4.
46. Koutedakis Y, Jamurtas A. The dancer as a performing athlete: physiological considerations. *Sports Med,* 2004; 34:651-61.
47. Falsetti L, Gambera A, Barbetti L, Specchia C. Long-term follow-up of functional hypothalamic amenorrhea and prognostic factors. *J Clin Endocrinol Metab,* 2002; 87:500-5.
48. Kalantaridou SN, Makrigiannakis A, Zoumakis E, Chrousos GP. Stress and the female reproductive system. *J Reprod Immunol,* 2004; 62:61-8.
49. Sigel E. Eating disorders. *Adolesc Med State Art Rev,* 2008; 19:547-72.
50. Molitch ME, Gillam MP. Lymphocytic hypophysitis. *Horm Res,* 2007; 68 (suppl 5):145-50.
51. Kelestimur F. Sheehan's syndrome. *Pituitary,* 2003; 6:181-8.
52. Vilar L, Naves LA, Gadelha M. Armadilhas no diagnóstico da hiperprolactinemia. *Arq Brasil Endocrinol Metab,* 2003; 47:347-57.
53. Vilar L, Freitas MC, Naves LA, et al. Diagnosis and management of hyperprolactinemia: results of a Brazilian multicenter study with 1234 patients. *J Endocrinol Invest,* 2008; 31:436-44.
54. Noczynska A, Wasikowa R. Hyperprolactinemia in children during the peripubertal period – personal observations. *J Pediatr Endocrinol Metab,* 2004; 17:1399-404.
55. Costa EMF, Domenice S, Correa RV, et al. Genética molecular do eixo hipotálamo-hipófise-gonadal. *Arq Bras Endocrinol Metab,* 2003; 47:440-52.
56. Sato N, Katsumata N, Kagami M, et al. Clinical assessment and mutation analysis of Kallmann syndrome 1 (KAL1) and fibroblast growth factor receptor 1 (FGFR1, or KAL2) in five families and 18 sporadic patients. *J Clin Endocrinol Metab,* 2004; 89:1079-88.
57. Lofrano-Porto A, Barra GB, Giacomini LA, et al. Luteinizing hormone beta mutation and hypogonadism in men and women. *N Engl J Med,* 2007;30; 357:897-904.
58. Sultan C, Lumbroso S, Paris F, et al. Disorders of androgen action. *Semin Reprod Med,* 2002; 20:217-28.
59. Vilar L, Freitas MC, Faria M, et al. Pitfalls in the diagnosis of Cushing's syndrome. *Arq Bras Endocrinol Metabol,* 2007; 51:1207-16.
60. Spritzer PM. Relevância da avaliação dos sintomas e dosagem de estradiol no tratamento de reposição hormonal em pacientes pós-menopáusicas. Editorial. *Arq Bras Endocrinol Metab,* 1999; 43:310-2.
61. Piippo S, Lenko H, Kainulainen P, Sipila I. Use of percutaneous estrogen gel for induction of puberty in girls with Turner syndrome. *J Clin Endocrinol Metab,* 2004; 89:3241-7.

62. Mueller A, Berkholz A, Dittrich R, Wildt L. Spontaneous normalization of ovarian function and pregnancy in a patient with resistant ovary syndrome. *Eur J Obstet Gynecol Reprod Biol,* 2003; *111*:210-3.
63. Patel B, Haddad R, Saxena I, Gossain VV. Spontaneous long-term remission in a patient with premature ovarian failure. *Endocr Pract,* 2003; 9:380-3.
64. Warren MP. Clinical Review 77: Evaluation of secondary amenorrhea. *J Clin Endocrinol Metab,* 1996; *81*:437-42.
65. Welt CK, Chan JL, Bullen J, *et al*. Recombinant human leptin in women with hypothalamic amenorrhea. *N Engl J Med,* 2004; *351*:987-97.
66. Spritzer PM, Lisboa KO, Poy M. Hiperandrogenismo. *In* Freitas F, Mencke CH, Rivoire W (eds.). *Rotinas em Ginecologia*. 4.ª ed. Porto Alegre: Artes Médicas Sul, 2001:305-16.

Terapia Hormonal da Menopausa – Quando e Como?

Ricardo M. R. Meirelles, Amanda Athayde

INTRODUÇÃO

A palavra menopausa foi criada em 1816 pelo médico francês Gardanne, para designar a interrupção das menstruações que ocorre em conseqüência à falência ovariana fisiológica. A rigor, significaria apenas a data do último período menstrual, que ocorre em torno dos 50 anos, só podendo ser determinada retrospectivamente pela ausência de sangramento durante, no mínimo, 1 ano. Climatério (do grego *klimakter* = ponto crítico da vida humana) é o período imediatamente antes da menopausa e os anos que a sucedem. Freqüentemente, utiliza-se o termo menopausa como sinônimo de climatério.

Até o início do século passado, a menopausa era vivenciada por relativamente poucas mulheres, o que se modificou com o aumento da expectativa de vida. No Brasil, o percentual de mulheres com mais de 50 anos aumentou de 7%, em 1900, para 17% no ano 2000 (IBGE, http://www.ibge.gov.br). Muitas sofrem as conseqüências da deficiência estrogênica resultante da falência ovariana fisiológica (principalmente fogachos, ressecamento vaginal e cutâneo, disfunção sexual, alterações emocionais e cognitivas, dislipidemia e osteoporose). Essas alterações podem ser minimizadas ou corrigidas com o uso da terapia de reposição hormonal.

QUANDO FAZER TERAPIA HORMONAL DA MENOPAUSA (THM)?

O primeiro hormônio ovariano cuja produção diminui é a progesterona, uma vez que os ciclos menstruais tornam-se progressivamente mais anovulatórios a partir dos 40 anos, em razão da diminuição do patrimônio de oócitos dos ovários. Nos ciclos anovulatórios não há conversão do endométrio proliferativo em secretor, pois, embora ainda exista produção de quantidades razoáveis de estrogênio, o mesmo não ocorre com a progesterona, produzida pelo corpo lúteo, que está ausente. Com isso, os ciclos menstruais vão se tornando irregulares, podendo haver também hiperplasia do endométrio, o que leva a fluxo menstrual mais abundante. Embora não haja ovulação, a produção de estrogênios ainda se faz, o que explica por que muitas vezes, nessa fase, a única alteração observada seja a modificação do padrão menstrual. O único tratamento necessário, nesse momento, é a reposição de progesterona, para promover a regularidade dos ciclos menstruais e impedir a estimulação excessiva do endométrio.

A terapia com estrogênio deve começar quando a mulher apresenta queixas de hipoestrogenismo. Geralmente suas primeiras manifestações clínicas são os *fogachos*, ondas de calor que ascendem do tronco para a cabeça, geralmente acompanhadas de sudorese e rubor, com grande desconforto para a paciente. Freqüentemente, os fogachos ocorrem durante a madrugada, fazendo com que a mulher acorde várias vezes durante a noite, o que resulta em fadiga e irritabilidade no dia seguinte. Outro sinal precoce de hipoestrogenismo são as alterações atróficas de pele e mucosas. O ressecamento vaginal pode causar desconforto ou dor às relações sexuais (*dispareunia*), comprometendo ainda mais a qualidade de vida. As alterações atróficas podem acometer também a uretra, causando disúria, polaciúria e incontinência urinária,[1] além de infecções urinárias de repetição.

A reposição de estrogênios pode contribuir para a redução dos níveis de colesterol total, de colesterol LDL, de Lp(a), da resistência arterial periférica e da agregação plaquetária, bem como para aumento do colesterol HDL, diminuindo, assim, fatores de risco cardiovascular. Evidências de estudos observacionais indicam redução da mortalidade por doença coronariana nas mulheres que fazem uso de THM,[2,3] o que não foi confirmado em alguns estudos prospectivos.[4,5] A explicação para essa divergência pode ser o que se denomina de "janela de oportunidade" para o início da THM, que não estaria indicada em mulheres mais velhas, com doença arterial coronariana, e sim em mulheres mais jovens e saudáveis na pós-menopausa imediata.[6,7] O papel da THM na prevenção da doença cardiovascular é indiscutível, se dada à mulher certa e no momento certo.[8]

Após a menopausa, a remodelação óssea se modifica, com predomínio da reabsorção sobre a formação, promovendo osteopenia, que pode evoluir para osteoporose, com aumento do risco de fraturas. A terapia com estrogênio pode prevenir e até reverter esse processo,[9] dependendo da ocasião em que se inicie. Quanto mais cedo, melhores os resultados, em termos de prevenção,[10] embora haja benefícios mesmo para pacientes muitos anos após a menopausa.[11]

Existem evidências de que a THM possa diminuir o risco de desenvolvimento de câncer colorretal,[12] por mecanismos ainda inexplicados.

Alguns estudos demonstraram diminuição do risco de doença de Alzheimer em mulheres sob THM,[13] enquanto outros evidenciaram que mulheres ooforectomizadas muito jovens apresentam maior risco de declínio cognitivo ou demência, como também de doença de Parkinson.[14] Todavia, ainda não há elementos para confirmar esse benefício. Pacientes em uso de THM freqüentemente referem melhora subjetiva da cognição e memória, mas não se pode afastar a possibilidade de que isso decorra da melhor qualidade de sono obtida com a diminuição dos fogachos.

Existe uma tendência a aumento da gordura abdominal visceral nas mulheres pós-menopausa, que tende a reverter com o uso de estrogênio. Considerando-se que esse tipo de distribuição adiposa se associa ao desenvolvimento de resistência à insulina e conseqüente *síndrome metabólica*, a redução da circunferência abdominal pode contribuir para evitar o desenvolvimento das anormalidades que compõem essa síndrome (hipertrigliceridemia, diminuição do colesterol HDL, hipertensão arterial e intolerância à glicose).[15]

Para mulheres que desenvolvem menopausa precoce (antes da idade de 40 anos), a recomendação geral é de, salvo contra-indicações, manter a THM até, pelo menos, aproximadamente a idade esperada para a menopausa natural.[1]

COMO FAZER TERAPIA HORMONAL DA MENOPAUSA?

Em princípio, a THM deve ser feita com os mesmos hormônios produzidos pelos ovários da mulher: 17β-estradiol e progesterona. Existem no mercado diversas apresentações dos 17β-estradiol, que pode ser administrado por via oral, injetável, percutânea ou através de implantes subcutâneos (Quadro 45.1). A apresentação injetável não tem sido recomendada por acarretar níveis hormonais circulatórios muito instáveis: elevados logo após a injeção, decaindo progressivamente ao longo do tempo. Além disso, a aplicação de uma injeção mensal durante muitos anos é desconfortável e mal aceita pelas pacientes.

Importantíssima é a individualização. Com isso evitamos a maioria dos efeitos colaterais e resolvemos situações até então consideradas contra-indicações para a THM.[16]

Via Oral ou Não-oral

Os estrogênios administrados por via oral fazem uma primeira passagem pelo fígado, onde são metabolizados, convertendo-se grande parte do estradiol em estrona, esteróide de menor atividade hormonal, que costuma atingir níveis sangüíneos mais elevados que os do próprio estradiol. Por esse motivo, as doses de estrogênios orais devem ser muito maiores do que as prescritas por outras vias. Estrogênios por via oral promovem elevação do colesterol HDL, bem como diminuição do colesterol LDL e da lipoproteína-a [Lp(a)], assim como alterações potencialmente antiaterogênicas na vasodilatação endotélio-dependente *in vivo*, não observadas com a utilização da via transdérmica.[17] Por outro lado, aumentam os níveis de triglicerídeos. Há também aumento de fatores de coagulação, com maior risco de tromboembolismo venoso, aumento da viscosidade da bile, que pode promover colelitíase, e aumento do substrato da renina, que pode acompanhar-se de hipertensão arterial. A via oral pode ser útil para mulheres com hipercolesterolemia isolada, sem outras contra-indicações para seu emprego.

A estrogenioterapia por via transdérmica não se associa a aumento de fenômenos tromboembólicos,[18] não altera níveis de biomarcadores inflamatórios vasculares[19] e se acompanha de diminuição dos níveis de triglicerídeos.[20] As vias de administração não-orais de estrogênios (transdérmica, percutânea, nasal e implante) são mais adequadas para mulheres com história de litíase biliar, trombose venosa, hipertensão arterial, diabetes e tabagismo.

Escolha do Estrogênio

Comercializados há mais de 60 anos, os estrogênios eqüinos conjugados (EEC) lideram as prescrições de THM, ocupando o quinto lugar em número de prescrições na lista dos 200 medicamentos mais vendidos nos Estados Unidos, em 2002 (http://www.rxlist.com/top200.htm). Obtidos da urina de éguas grávidas, sua composição inclui 10 substâncias com atividade estrogênica, a maioria delas inexistente no organismo da mulher. Sua eficácia no tratamento das conseqüências do hipoestrogenismo é inquestionável, mas há uma tendência, especialmente na Europa, para preferir a prescrição do estradiol, seja sob a forma de 17β-estradiol micronizado, seja de valerato de estradiol, uma vez que este é o principal hormônio produzido pelo ovário humano.

A escolha da forma farmacêutica a ser prescrita deve levar em conta as preferências da mulher, além das indicações e contra-indicações individuais. Há as que preferem os adesivos, que só precisam ser substituídos a cada 3 a 7 dias, e as que não aceitam usar um produto colado na pele, por considerá-lo antiestético ou por apresentarem reações cutâneas. O gel é preferido pelas pacientes que já têm o hábito de usar cremes, mas as que dispõem de pouco tempo livre consideram excessivo gastar vários minutos espalhando-o na pele, até sua absorção. Às vezes, é necessário mudar a forma de administração, ao longo do tratamento, para melhor adequação às necessidades da paciente.

Escolha do Progestágeno

A *progesterona natural* só passou a ser utilizada por via oral há pouco mais de 20 anos,[21] depois que se desenvolveu uma formulação farmacêutica micronizada, pois, na sua forma cristalina original, não era bem absorvida no tubo digestivo. Sua aplicação por via vaginal, seja sob a forma de cápsula ou de creme, aumenta a biodisponibilidade, evitando sua extensa metabolização hepática. Em princípio, é a melhor opção para reposição hormonal. Deve ser sempre administrada ao deitar, pois costuma causar sonolência.

Na falta da própria progesterona, lança-se mão dos progestágenos sintéticos, desenvolvidos para permitir a absorção por via oral. Nenhum progestágeno compartilha todos os efeitos da progesterona. O *acetato de medroxiprogesterona*, progestágeno mais utilizado na THM durante muitos anos, tem ação glicocorticóide, promovendo retenção hídrica e ganho de peso, além de antagonizar os benefícios cardiovasculares dos estrogênios.[22] Foi o progestágeno utilizado nos grandes estudos prospectivos sobre THM, que mostraram aumento da incidência de coronariopatia, de acidente vascular cerebral, de tromboembolismo venoso e de câncer de mama no grupo em uso de reposição hormonal.[4,5]

A *noretisterona* (ou noretindrona) é um progestágeno derivado da 19 nortestosterona. Diferentemente do acetato de medroxiprogesterona, não parece antagonizar os efeitos estrogênicos nas artérias, segundo alguns estudos.[23] Contudo, outros estudos mostraram que ela também eleva os níveis de biomarcadores inflamatórios vasculares.[19]

O *levonorgestrel*, que também tem ação androgênica, é utilizado na THM também sob a forma farmacêutica de dispositivo intra-uterino (DIU). Liberando o progestágeno no interior da cavidade uterina, evita a proliferação do endométrio, por ação local, mas não tem ação sistêmica, por não atingir concentrações plasmáticas significativas. Seu uso mantém a maioria das pacientes em amenorréia, importante para aquelas que não desejam menstruar.[24]

QUADRO 45.1

Produtos Comerciais para Terapia de Reposição Hormonal da Menopausa

Produto Comercial (Fabricante)	Apresentação	Composição	Posologia Habitual
Farlutal® (Pharmacia)*	Comprimidos	Acetato de medroxiprogesterona 2,5 mg, 5 e 10 mg	Tomar 1 comprimido por dia, durante 12 dias (esquema seqüencial) Tomar 1 comprimido por dia (esquema contínuo)
FEM 7® (Merck)	Sistema transdérmico	17β-estradiol 50 mcg	Substituir o adesivo semanalmente
Hormodose® (Farmasa)	Gel em frasco com válvula dosadora	17β-estradiol 0,75 mg	Aplicar 2 doses na face interna das coxas, no abdome ou nas nádegas diariamente, sobre a pele limpa
Kliogest® (Medley)	Comprimidos	17β-estradiol 2 mg + acetato de noretisterona 1 mg	Tomar 1 comp./dia
Lindisc 50® (Schering do Brasil)	Sistema transdérmico	17β-estradiol 50 mcg	Substituir o adesivo semanalmente
Lindisc Duo® (Schering do Brasil)	Sistema transdérmico	Sistema 1: 17β-estradiol 80 mcg/dia Sistema 2: 17β-estradiol 50 mcg + levonorgestrel 20 mcg	Substituir o adesivo a cada 3 dias ou 2 vezes por semana Utilizar o sistema 1 durante 2 semanas e o sistema 2 nas 2 semanas seguintes
Lutenil® (Merck)*	Comprimidos	Acetato de nomegestrol 5 mg	Tomar 1 comprimido por dia, durante 12 dias (esquema seqüencial) Tomar 1 comprimido por dia (esquema contínuo)
Mericomb® (Novartis)	Comprimidos	Comprimido azul-acinzentado: valerato de estradiol 1 mg Comprimido branco: valerato de estradiol 1 mg + noretisterona 1 mg Excipientes: lactose, amido de milho, povidona 30, talco, estearato de magnésio, hidroxi-propilmetilcelulose	Tomar 1 comprimido azul-acinzentado por dia durante 16 dias, seguindo com 1 comprimido branco por dia durante 12 dias
Merigest® (Novartis)	Comprimidos	Valerato de estradiol 2 mg + noretisterona 0,7 mg	Tomar 1 comp./dia
Merimono® (Novartis)	Comprimidos	Valerato de estradiol 1 mg	Tomar 1 comp./dia
Natifa® (Libs)	Comprimidos	Estradiol 1 mg	Tomar 1–2 mg/dia
Natifa pro® (Libs)	Comprimidos	Estradiol 1 mg + acetato de noretisterona 0,5 mg	Tomar 1 comp./dia
Postoval® (Wyeth)	Drágeas	Drágea branca: valerato de estradiol 2 mg Drágea alaranjada: valerato de estradiol 2 mg + levonorgestrel 0,25 mg	Tomar 1 drágea por dia, iniciando pelas brancas
Prefest® (Janssen-Cilag)	Comprimidos	Comprimido cor-de-rosa: estradiol 1 mg Comprimido branco: estradiol 1 mg + norgestimato 90 mcg	Tomar 1 comprimido cor-de-rosa diariamente por 3 dias, seguidos por 1 comprimido branco diariamente por 3 dias, e assim sucessivamente
Primogyna® 1 mg (Schering do Brasil)	Comprimidos	Valerato de estradiol 2 mg	Tomar 1 comprimido por dia
Provera® (Pharmacia)*	Comprimidos	Acetato de medroxiprogesterona 10 mg	Tomar 1 comprimido por dia, durante 12 dias (esquema seqüencial) Tomar 1 comprimido por dia (esquema contínuo)
Riselle® (Organon do Brasil)	Implante	17β-estradiol 25 mg	Aplicar 1 implante subcutâneo a cada 6 meses, podendo variar de 4 a 8 meses
Sandrena® GEL (Organon)	Sachês	17β-estradiol 0,5 e 1,0 g	Aplicar o conteúdo de 1 sachê na face interna das coxas, no abdome ou nas nádegas diariamente, sobre a pele limpa
Suprema® (Biolab/Sanus)	Comprimidos	17β-estradiol 2 mg + acetato de noretisterona 1 mg	Tomar 1 comprimido por dia
Systen® 25/50/100 (Janssen-Cilag)	Sistema transdérmico	17β-estradiol 25, 50 e 100 mcg	Substituir o adesivo a cada 3 dias ou 2 vezes por semana

(continua)

QUADRO 45.1
Continuação

Produto Comercial (Fabricante)	Apresentação	Composição	Posologia Habitual
Systen Conti® (Janssen-Cilag)	Sistema transdérmico	17β-estradiol 50 mcg + acetato de noretisterona 170 mcg	Substituir o adesivo a cada 3 dias ou 2 vezes por semana
Systen Sequi® (Janssen-Cilag)	Sistema transdérmico	Sistema 1: 17β-estradiol 50 mcg Sistema 2: 17β-estradiol 50 mcg + acetato de noretisterona 170 mcg	Substituir o adesivo a cada 3 dias ou 2 vezes por semana Utilizar o sistema 1 durante 2 semanas e o sistema 2 nas 2 semanas seguintes
Trisequens® 2 mg (Medley)	Comprimidos	Comprimido azul: 17β-estradiol 2 mg Comprimido branco: 17β-estradiol 2 mg + acetato de noretisterona 1 mg Comprimido vermelho: 17β-estradiol 1 mg	Tomar 1 comprimido por dia, iniciando pelos 12 comprimidos azuis, depois os 10 comprimidos brancos e, por fim, os 6 comprimidos vermelhos

*Progestágenos.

O *acetato de ciproterona* tem ação antiandrogênica, útil nos casos de hirsutismo e oleosidade cutânea aumentada, mas pode ocasionar diminuição da libido. Outro progestágeno com ação antiandrogênica e que, além disso, tem ação antimineralocorticóide é a *drospirenona*, derivada da espironolactona. Sua indicação seria para mulheres com hipertensão arterial, edema e/ou sinais de hiperandrogenismo.[25]

A *diidrogesterona* tem a fórmula muito parecida com a da progesterona, sendo considerada uma retroprogesterona. É destituída de atividade mineralocorticóide ou androgênica e tem atividade progestacional 20 vezes maior que a da progesterona. Também sem atividade androgênica ou glicocorticóide e com mínima atividade antiandrogênica é o acetato de nomegestrol, derivado da 19-norprogesterona.[25]

Há indícios consideráveis que apóiam o uso de baixas doses de terapia hormonal em mulheres sintomáticas.[13,14,16–18,72–77] Baixas doses de terapia hormonal são eficazes em pacientes com sintomas vasomotores e problemas vulvovaginais.[14] Além disso, baixas doses de terapia hormonal têm efeitos benéficos na densidade mineral óssea, lipídios plasmáticos e lipoproteínas, fatores de coagulação e metabolismo de carboidratos em mulheres menopausadas, em comparação com o placebo.[74,75] O uso de baixas doses de estrogênio está associado com freqüência 50% menor de sangramento irregular ou dores na mama em comparação com as mulheres tendo padrão de doses de terapia hormonal.[78] Há também dados observacionais sugerindo um menor risco de trombose e nenhum aumento no risco para AVC.[79] Doses baixas de estrogênios orais incluem 0,3–0,45 mg/dia de EEC, 0,3 mg/dia de estrogênios esterificados, 0,5 mg de estrogênio micronizado. Baixas doses de preparações transdérmicas são 0,025–0,037 mg/dia de 17β-estradiol.

Esquemas de THM

O uso de estrogenioterapia isoladamente por mulheres não-histerectomizadas, por 10 anos ou mais, aumenta em cerca de 10 vezes o risco de desenvolver carcinoma de endométrio, o que pode ser evitado com a associação de um progestágeno durante, no mínimo, 10 dias por mês.[26] Atualmente, prefere-se prescrever o progestágeno durante 12 dias por mês.

O uso do progestágeno promove, na maioria das mulheres, sangramentos cíclicos, que não são bem aceitos por todas, especialmente as que já pararam de menstruar há muitos anos. Para tornar menos freqüente o sangramento, foi proposto o uso de progestágeno apenas a cada 4 meses. Esse esquema revelou-se, numa pesquisa dinamarquesa, menos protetor para o endométrio, ocorrendo mais casos de sangramentos irregulares, de hiperplasia e de câncer endometrial nas pacientes que o utilizaram do que nas mulheres que usaram o esquema cíclico mensal.[27] Outra forma de evitar o sangramento é a associação do progestágeno ao estrogênio durante todo o mês, impedindo a estimulação do endométrio. As pacientes devem ser avisadas de que podem ocorrer sangramentos irregulares nos primeiros 3 a 6 meses de uso dessa associação e que, após esse período, geralmente ocorre a amenorréia desejada.

Os esquemas de administração mais freqüentemente utilizados na terapia de reposição hormonal da menopausa encontram-se resumidos na Fig. 45.1.

CONTRA-INDICAÇÕES E RISCOS DA THM

A maioria das mulheres pode beneficiar-se da THM. As contra-indicações são câncer de endométrio não tratado, câncer de mama presente ou passado, hepatopatias agudas e tromboembolismo venoso. Pacientes que tiveram carcinoma endometrial no estágio I, mas que já foram histerectomizadas e não apresentam sinais de metástases, podem receber estrogênios.[28] A história familiar de câncer de mama não parece representar contra-indicação de uso da THM, segundo pesquisa norte-americana que identificou também taxa total de mortalidade, inclusive por câncer, significativamente menor entre as mulheres com história familiar de câncer de mama usuárias de THM do que nas não-usuárias.[29]

O aumento de risco de câncer de mama em mulheres submetidas a THM é ainda motivo de grandes controvérsias. Embora diversas pesquisas tenham identificado aumentos de risco com uso de terapia hormonal da menopausa,[5,30,31] há questionamentos metodológicos recentes[32] e pode haver influência do tipo de hormônio e esquema empregados.[33–36] É interessante observar que, no braço do estudo WHI em que mulheres histerectomizadas utilizaram apenas estrogênios eqüinos conjugados, sem acetato de medroxiprogesterona, houve tendência de menor risco de câncer de mama nas usuárias de reposição hormonal do que nas do grupo placebo.[37] Os tumores identificados em mulheres sob THM são, em geral, menos agressivos.[38,39] Embora haja estudos que demonstrem melhor evolução oncológi-

Esquemas Cíclicos

Dias do Mês

1	2	3	4	5	6	7	8	9	10	11	12	13	14	15	16	17	18	19	20	21	22	23	24	25	26	27	28	29	30

Progestágeno

| P | P | P | P | P | P | P | P | P | P | P | P | | | | | | | | | | | | | | | | | | |

Associado com:

Estrogênio: oral, percutâneo ou nasal

| E | E | E | E | E | E | E | E | E | E | E | E | E | E | E | E | E | E | E | E | E | E | E | E | E | E | E | E | E | E |

ou:

Estrogênio: sistema transdérmico de 3/3 dias

| | | E | | | E | | | E | | | E | | | E | | | E | | | E | | | E | | | E | | | E |

ou:

Estrogênio: sistema transdérmico semanal

| | | | | | E | | | | | | | E | | | | | | | | E | | | | | | | E | | |

Esquemas Contínuos

Dias do Mês

1	2	3	4	5	6	7	8	9	10	11	12	13	14	15	16	17	18	19	20	21	22	23	24	25	26	27	28	29	30

Progestágeno

| P | P | P | P | P | P | P | P | P | P | P | P | P | P | P | P | P | P | P | P | P | P | P | P | P | P | P | P | P | P |

Associado com:

Estrogênio: oral, percutâneo ou nasal

| E | E | E | E | E | E | E | E | E | E | E | E | E | E | E | E | E | E | E | E | E | E | E | E | E | E | E | E | E | E |

ou:

Estrogênio: sistema transdérmico de 3/3 dias

| | | E | | | E | | | E | | | E | | | E | | | E | | | E | | | E | | | E | | | E |

ou:

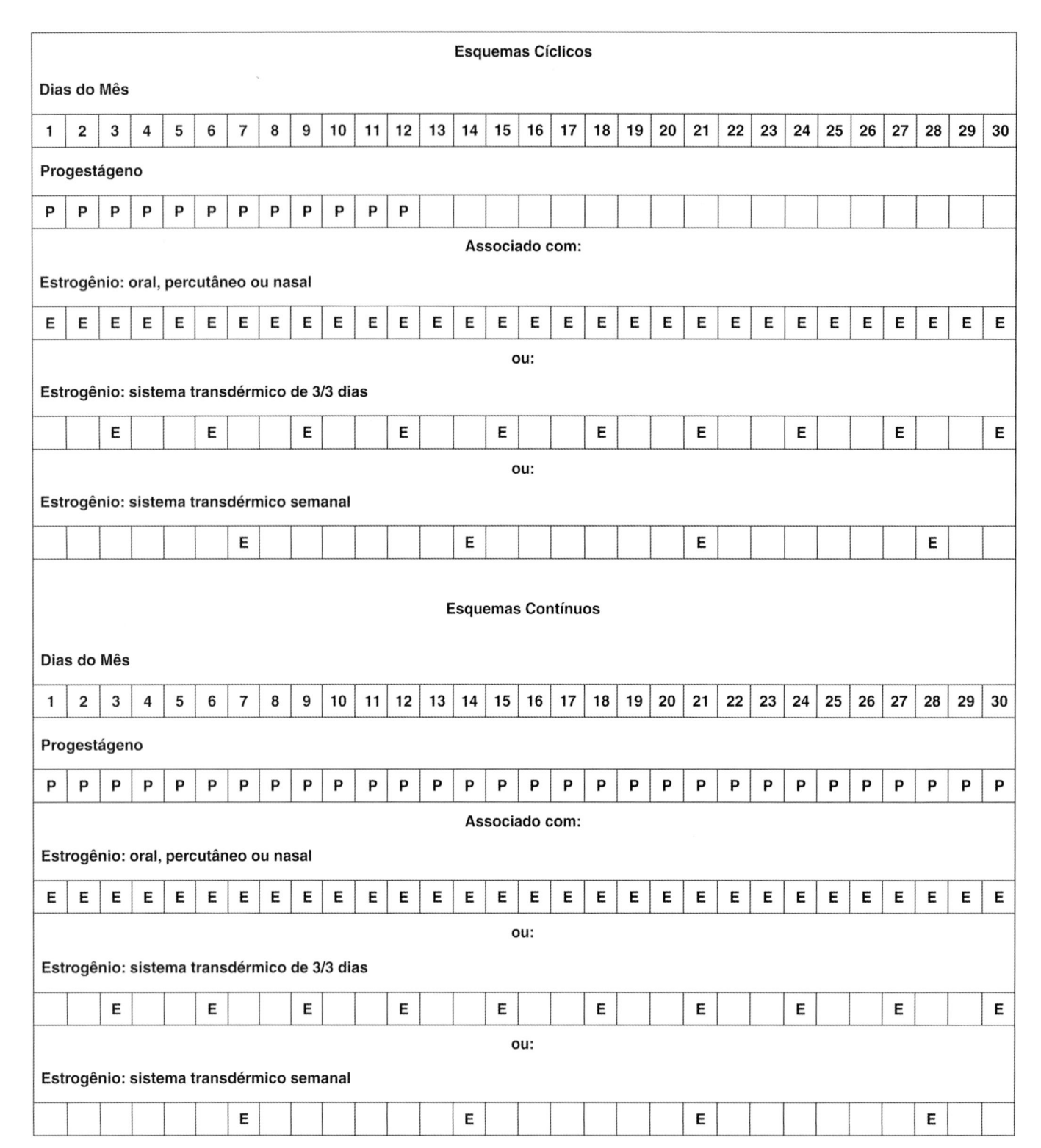

Estrogênio: sistema transdérmico semanal

| | | | | | E | | | | | | | E | | | | | | | | E | | | | | | | E | | |

Fig. 45.1 Esquemas de administração da terapia de reposição hormonal da menopausa. E = estrogênio; P = progestágeno.

ca nas pacientes que tiveram câncer de mama e que se submetem à THM do que nas que não o fazem,[40] ainda não são suficientes para autorizar o uso de esteróides sexuais nessas pacientes, exceto em casos especiais, em que os possíveis benefícios sejam significativos e sempre com total esclarecimento dos riscos.

Alguns estudos evidenciaram aumento do risco relativo de tromboembolismo venoso e embolia pulmonar maior que 100% em mulheres usuárias de THM.[4,5] No entanto, esse risco parece estar ligado apenas ao uso de estrogênios por via oral[18] e, mesmo assim, o risco absoluto permanece baixo, da ordem de 1 caso para cada 5.000 mulheres/ano submetidas à THM.[41] Deve ser pesquisada trombofilia em pacientes com história pessoal ou familiar de trombose venosa, antes de se iniciar a reposição hormonal.

Apesar de um dos benefícios esperados com uso da THM ser a diminuição de eventos cardiovasculares, alguns estudos evidenciaram o oposto.[4,5] Esses estudos, entretanto, focalizaram apenas a reposição com estrogênios eqüinos conjugados associados ao acetato de medroxiprogesterona e não podem ser extrapolados para outros tipos de reposição hormonal. Além disso, a idade média das pacientes era elevada, o que significa que já se teria desenvolvido arteriosclerose coronariana. São necessários estudos com uso de 17β-estradiol por via não-oral, associado à progesterona natural, em mulheres imediatamente após a menopausa, para estabelecer a eficácia da THM na prevenção primária de doença coronariana, uma vez que há evidências de que o estrogênio é capaz de melhorar diversos fatores de risco cardiovascular.

Um estudo prospectivo envolvendo 290.827 mulheres, com um *follow up* de 12 anos, analisou o risco relativo de morte por todas as causas, doença cardiovascular e câncer de mama em usuárias *vs.* não-usuárias de THM, encontrando-se os resultados mostrados no gráfico da Fig. 45.2.[42]

Uma outra complicação pouco freqüente da THM são as doenças biliares. Em dois recentes estudos randomizados e duplo-cegos, envolvendo mais de 22 mil mulheres com idades entre 50 e 79 anos, a incidência anual de qualquer comprometimento da vesícula biliar foi de 78 eventos por 10.000 pessoas/ano no grupo EEC (*vs.* 47/10.000 com o placebo) e 55 por 10.000 pessoas/ano no grupo estrogênio + progestágeno (*vs.* 35/10.000 com o placebo).[43]

MONITORIZAÇÃO DA THM

Antes de iniciar a THM, é importante realizar mamografia, complementada por ultra-sonografia (US), nos casos de mamas radiologicamente densas ou com massas palpáveis. Na presença de qualquer sinal radiológico de suspeição de malignidade, a THM só deve ser iniciada após afastada a presença de tumor. A mamografia, bem como a US mamária, quando indicada, será repetida anualmente, ou em prazos menores, quando houver imagens que requeiram acompanhamento mais freqüente.

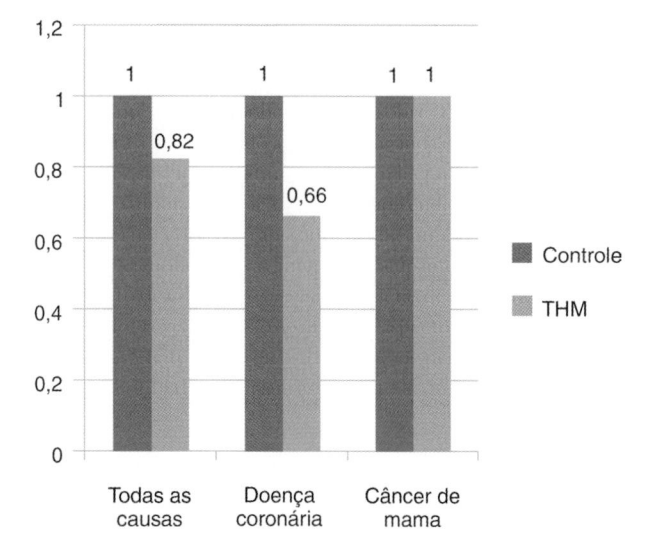

Fig. 45.2 Risco relativo de morte em mulheres sob THM. (Adaptado da Ref. 42.)

Nas pacientes não histerectomizadas, também é necessário pedir US pélvica, preferivelmente por via transvaginal, para identificar a presença de alterações que possam ser estimuladas por estrogenioterapia, como hiperplasia do endométrio, pólipos intra-uterinos e grandes miomas, especialmente os submucosos. Pequenos miomas, notadamente os subserosos e intramurais, não são contra-indicação para a THM. A US pélvica também deve ser repetida anualmente ou mais freqüentemente, quando houver sangramentos volumosos ou irregulares.

Sempre que possível, deve ser solicitada uma densitometria óssea inicial. Nas pacientes com história de fratura ou outras condições predisponentes para osteoporose, como magreza, tabagismo, abuso de álcool, baixa ingestão de cálcio, vida sedentária e história familiar de osteoporose, esse exame é indispensável. Se o resultado for normal, será repetido o exame a cada 5 anos. Caso haja evidências de osteopenia ou osteoporose, a repetição do exame será em prazo mais curto, mas não inferior a 1 ano, pois esse é o período mínimo para que possam ser interpretadas alterações de densidade mineral óssea (DMO). Se for necessário avaliar mais precocemente os resultados do tratamento, podem ser utilizadas dosagens de marcadores de reabsorção óssea, a cada 3 meses, como as dosagens urinárias de N-telopeptídeos do colágeno (NTX) ou a desoxipiridinolina, e a dosagem plasmática de CTX (*carboxy-terminal collagen crosslinks*). Também podem ser úteis os marcadores plasmáticos de formação óssea, como a fosfatase alcalina óssea específica e a osteocalcina.

Em termos de dosagens hormonais, o FSH pode ser útil para confirmar o diagnóstico de menopausa. Dosagens de estrogênios e progesterona não são necessárias antes do início do tratamento, mas são úteis no acompanhamento, para adequação da dose para cada paciente, tendo em vista a grande variabilidade individual nas concentrações desses hormônios obtidas com todas as apresentações farmacêuticas.[44] Os estrogênios devem ser mantidos dentro dos limites encontrados na fase folicular, na menacme, e a progesterona nos limites da fase lútea. Pacientes em uso de progestágenos sintéticos não devem fazer dosagens de progesterona, uma vez que esses progestágenos não são mensuráveis como progesterona. Para as pacientes em uso de estradiol por via nasal, não são úteis as dosagens de estrona e estradiol, pois sua elevação plasmática é muito fugaz, ocorrendo apenas nas primeiras horas após a administração. Nesses casos, a dosagem da SHBG (proteína ligadora dos hormônios sexuais), que se eleva com a estrogenioterapia, ou a observação da queda dos níveis de FSH podem ser utilizadas. Embora o nível sangüíneo de FSH diminua com a THM, não costuma atingir os valores encontrados na pré-menopausa, motivo pelo qual é interessante ter um valor pré-tratamento para comparação. Também é importante a medida dos fatores de risco cardiovascular e seu acompanhamento durante a THM, quando alterados. São dosados: glicose, colesterol (total, HDL e LDL), colesterol, Lp(a), homocisteína e fibrinogênio. Quando qualquer desses indicadores permanece alterado durante a THM, devem-se adotar outras medidas terapêuticas complementares para seu controle, uma vez que a doença cardiovascular é a maior causa de morte após os 50 anos, em ambos os sexos.

THM EM SITUAÇÕES ESPECIAIS

Em algumas situações, ditas especiais, o uso da THM pode ser questionado, mas muitas vezes uma simples troca de hormônio, de via e/ou de esquema de administração pode torná-la possível. As dúvidas mais freqüentes referem-se a condições clínicas muito prevalentes nas mulheres nessa fase de vida.

A prevalência da intolerância à glicose e do *diabetes mellitus* aumenta muito no período perimenopausa e pós-menopausa.[45] Esse aumento não está apenas relacionado aos fatores idade e ganho progressivo de peso, mas também às modificações hormonais (predominância relativa de androgênios sobre os estrogênios) e modificação da distribuição de gordura corporal, que resulta em aumento de depósito lipídico abdominal e conseqüente resistência insulínica.[46] A THM com 17β-estradiol por via não-oral evita a primeira passagem hepática e, conseqüentemente, os fatores indesejáveis nesses casos, como hipertrigliceridemia, hipertensão, além de melhorar a resistência insulínica.[47,48] Nessa situação, também devemos evitar progestágenos como acetato de medroxiprogesterona (glicocorticóide-símile) e noretisterona (androgênica), dando-se preferência à progesterona natural micronizada.

Outros exemplos em que devemos evitar a via oral e utilizar as menores doses possíveis são as hepatopatias crônicas e as doenças autoimunes, até então contra-indicações absolutas para a THM. O estudo SELENA (*Safety in Lupus Erythematosus National Assessment*),[49] ainda em andamento, que visa ao uso de estrogênios e progestágenos em pacientes com lúpus, deverá esclarecer muitas dúvidas a esse respeito.

Em casos de miomas submucosos pequenos e endometriose, a THM não precisa acompanhar-se de sangramentos cíclicos, se adotarmos um esquema contínuo de administração do estrogênio e do progestágeno.[50] A ciclicidade na administração hormonal pode provocar a recidiva de situações não-desejáveis existentes na pré-menopausa, como a enxaqueca e a *síndrome pré-menstrual*, sendo, portanto, nesses casos, o esquema contínuo o ideal.

A obesidade modula as doses hormonais de forma inversa, devendo as mais magras receber doses maiores de estrogênio e as mais obesas, doses menores.

O tabagismo induz menores níveis circulantes de estrona e estradiol, se a THM for feita por via oral. Tal fato resulta de menor absorção intestinal e metabolização mais rápida dos estrogênios, com menos estradiol biologicamente disponível.[51] Pacientes submetidas à THM devem ser fortemente estimuladas a parar de fumar, pois tal hábito sabidamente aumenta o risco de complicações cardiovasculares. Caso insistam, deve-se optar pela THM não-oral.

ALTERNATIVAS PARA THM

Tibolona

A tibolona (TBL) é uma molécula com atividade estrogênica, progestogênica e androgênica, utilizada para tratamento dos sintomas climatéricos, prevenção e tratamento da osteoporose pós-menopausa. A ação estrogênica parece predominar no osso e epitélio vaginal, a ação progestogênica no endométrio e a ação androgênica no fígado e cérebro.[52,53] Essas características justificam o aumento de massa óssea, melhora da lubrificação vaginal, ausência de sangramento vaginal na maioria das usuárias, diminuição do colesterol HDL e melhora do comportamento sexual observados em diversos estudos. Embora a TBL aumente a densidade mineral óssea, não há trabalhos de longa duração que comprovem diminuição da incidência de fraturas osteoporóticas com seu uso. A TBL não pode ser considerada uma terapia de reposição hormonal porque seus efeitos não equivalem aos promovidos pelos hormônios sexuais naturalmente existentes na mulher na menacme. Não há estudos controlados sobre os efeitos adversos da TBL, mas nossa experiência clínica tem evidenciado como principais: aumento de peso, humor depressivo, retenção hídrica, sangramentos vaginais irregulares, aumento de oleosidade de pele e hirsutismo.

No estudo LIFT,[54] o uso de TBL (1,25 mg/dia) em mulheres idosas (60–69 anos) com osteoporose resultou em significativa redução no risco para fraturas vertebrais e não-vertebrais, câncer de mama invasivo e câncer de cólon. No entanto, em comparação ao placebo, o grupo da TBL apresentou aumento no risco para AVC (RR de 2,19), o que motivou a interrupção do estudo.[103]

Existem evidências de que as doses de 1,25 mg/dia e 2,5 mg/dia têm eficácia comparável no alívio dos sintomas vasomotores e da secura vaginal.[55] Deve-se, portanto, dar preferência às doses mais baixas.

Moduladores Seletivos dos Receptores de Estrogênios (SERM)

Os moduladores seletivos dos receptores de estrogênios (SERM) são substâncias que têm ação agonista estrogênica em alguns tecidos e antagonista em outros. O primeiro medicamento identificado com essas características foi o *tamoxifeno*, utilizado em mulheres em tratamento de câncer de mama. Apesar de ter efeito antiestrogênico na mama, o tamoxifeno tem ação estrogênica no útero, nos lipídios sangüíneos e no osso. Os SERM de última geração, como o raloxifeno (Evista®), não têm efeito estimulante sobre o endométrio, mantendo, entretanto, a ação estrogênica sobre a massa óssea e o metabolismo lipídico, o que os torna uma alternativa para tratamento das conseqüências da menopausa em mulheres com contra-indicações para uso de estrogênio.[56] A despeito do pequeno aumento na massa mineral óssea, o raloxifeno reduz em cerca de 50% o risco de fraturas osteoporóticas vertebrais, na dose de 60 mg/dia.[57] Parece também ser uma droga promissora na prevenção do câncer de mama.[58,59] Entretanto, não deve ser empregado em mulheres com sintomas vasomotores porque agrava os fogachos. Assim como os estrogênios administrados por via oral, o raloxifeno aumenta o risco de tromboembolismo venoso.[56]

Fitoestrogênios

Fitoestrogênios são substâncias vegetais estrutural e funcionalmente semelhantes ao estradiol,[60] encontradas em diversas plantas, principalmente na soja, nos grãos integrais, em diversos legumes e na linhaça. Os principais representantes dessa categoria farmacêutica são as isoflavonas. Dependendo da quantidade ingerida, dos níveis circulantes de esteróides sexuais endógenos e do órgão-alvo, podem ter efeitos estrogênicos ou antiestrogênicos. Sua potência estrogênica é muito inferior à do estradiol e sua biodisponibilidade varia muito entre diferentes indivíduos. Os trabalhos publicados que versam sobre o emprego de fitoestrogênios na pós-menopausa são, em geral, metodologicamente pouco consistentes. Uma das causas do interesse despertado pelos fitoestrogênios é a baixa incidência de doença coronariana observada em mulheres orientais, que ingerem grande quantidade de produtos da soja. Devemos lembrar, entretanto, que sua alimentação também é pobre em gordura saturada e que o estilo de vida é muito diferente do ocidental, o que pode também representar um fator de proteção cardiovascular. Uma pesquisa realizada durante 3 meses em 179 homens e mulheres saudáveis, comparando os efeitos da proteína de soja com placebo em relação aos lipídios sangüíneos, mostrou redução do colesterol total e colesterol LDL no grupo que usou a soja, mas houve aumento de 15% da Lp(a), considerada como fator independente de risco cardiovascular.[61]

A prevenção e tratamento da desmineralização óssea decorrente da deficiência estrogênica com fitormônios é questionável. Um trabalho destinado a verificar a eficácia da ipriflavona (200 mg 3 vezes ao dia) no tratamento da osteoporose pós-menopausa em 474 mulheres que foram acompanhadas durante 4 anos demonstrou não haver melhora da DMO nem dos marcadores bioquímicos de reabsorção óssea com o uso do fitoestrogênio, quando comparado ao grupo placebo.[62] Nesse estudo foi observada ainda a ocorrência de linfocitopenia subclínica em 13,2% das integrantes do grupo de usuárias de ipriflavona, não sendo observada recuperação em 29% dessas pacientes após 2 anos de seguimento.

Os efeitos dos fitormônios no alívio dos fogachos, característica mais marcante da síndrome do climatério, são difíceis de avaliar, uma vez que tais sintomas são extremamente sensíveis ao efeito do placebo. Algumas pesquisas demonstram discreto efeito benéfico dos fitoestrogênios sobre os sintomas vasomotores (45% de melhora, contra 30% do placebo,[63] muito inferiores, entretanto, aos obtidos com estradiol (70 a 90% de melhora).[64,65]

Um dos fatores que estimularam o uso de fitoestrogênios no tratamento da síndrome do climatério foi a crença de que o uso dessas substâncias seria isento de risco. Há evidências, entretanto, de que as ervas Dong-Quai e Ginseng[66] e o fitoestrogênio genisteína[67] estimulam o crescimento de células MCF-7 de câncer de mama humano. Há também pesquisas que correlacionam o uso de isoflavonas com o aparecimento de bócio.[68]

O posicionamento do Departamento de Endocrinologia Feminina da Sociedade Brasileira de Endocrinologia e Metabologia sobre fitoestrogênios, publicado em 2002,[69] estabeleceu que não há evidências científicas que justifiquem o uso de fitoestrogênios no tratamento da síndrome do climatério e das conseqüências do hipoestrogenismo.

TRATAMENTOS ESPECÍFICOS

Algumas vezes, a THM sozinha não é capaz de controlar todas as conseqüências da menopausa, sendo necessário associá-la a outros recursos terapêuticos, que também podem ser usados nos casos em que haja contra-indicação absoluta para a estrogenioterapia. O tratamento da osteoporose e das dislipidemias é abordado mais detalhadamente em outros capítulos deste livro.

Alterações Atróficas

O ressecamento vaginal e a dispareunia muitas vezes associada podem ser tratados com uso tópico de estrogênios sob forma de creme ou cápsulas vaginais (estradiol, estrogênios eqüinos conjugados, estriol ou promestrieno) ou, ainda, com gel lubrificante. O emprego do estrogênio tópico tem a vantagem, sobre o gel lubrificante, de promover melhor trofismo do epitélio vaginal, diminuindo sua friabilidade e aumentando sua resistência a traumatismos e infecções.

O ressecamento da pele pode ser aliviado com cremes hidratantes, como o creme de uréia, manipulado em concentrações de 10 a 20%, com óleo de amêndoas doces ou de semente de uva. Algumas mulheres se queixam de ressecamento ocular, para o que pode ser prescrito colírio de dextrano 70 e hipromelose.

Fogachos

As alterações vasomotoras podem responder a diversos medicamentos originalmente desenvolvidos para outras indicações. No entanto, nenhum se mostra tão eficaz quanto a THM.[62-64]

O uso de *clonidina*, agonista α_2-adrenérgico utilizado no tratamento da hipertensão arterial, pode melhorar a freqüência, a intensidade e a duração dos fogachos, em doses de 0,1 a 0,2 mg por via oral (VO) 2 vezes ao dia. É uma boa opção para pacientes hipertensas cujas ondas de calor não melhoram suficientemente com a reposição hormonal. As doses mais elevadas podem acarretar efeitos adversos, como sedação, boca seca e alterações gastrointestinais.[70-72]

Alguns antidepressivos também demonstraram efeitos benéficos sobre as ondas de calor. Podem ser utilizados, por via oral, a *venlafaxina* (inibidora da recaptação de serotonina, de noradrenalina e, em menor proporção, de dopamina),[73] nas doses de 37,5 a 75 mg por dia, ou os inibidores seletivos da recaptação de serotonina (paroxetina e fluoxetina), na dose de 20 mg por dia.[71]

Recentemente foram publicados trabalhos demonstrando melhora significativa dos fogachos com uso de *gabapentina* (Neurontin®), anticonvulsivante utilizado também para o tratamento de neuropatias periféricas dolorosas, em doses orais de 300 mg 3 vezes ao dia. Algumas pacientes se beneficiam com o aumento da dose até 2.700 mg por dia e outras respondem a doses apenas de 300 mg ao deitar.[70-72] Melhora dos fogachos já foi também relatada com a eletroacupuntura.[74]

Osteoporose

A suplementação de cálcio é importante para todas as pacientes com osteoporose, em doses de 1.000–1.500 mg/dia, por via oral, em administração fracionada. Nas pacientes com mais de 65 anos, é necessário associar a vitamina D, em doses não-superiores a 800 UI (20 mcg) por dia.

Quando a THM não for suficiente para controlar o avanço da desmineralização óssea, podem ser empregados inibidores da reabsorção óssea (alendronato, 70 mg/semana VO, ou ibandronato, 150 mg/mês VO)[75] ou, nos casos mais graves, um estimulador da formação óssea (teriparatida, 20 µg/dia, por via subcutânea).[76] O mais recente recurso para tratamento e prevenção da osteoporose é o ranelato de estrôncio, na dose de 2 g por dia, por via oral, que estimula a proliferação de osteoblastos e inibe a formação de osteoclastos, atuando nos dois componentes do processo de remodelação óssea. Seu uso por 3 anos em mulheres com osteoporose resultou em redução de 41% no risco para fraturas vertebrais.[77]

Doença Cardiovascular

A hipercolesterolemia pode beneficiar-se do uso de estrogênios por via oral. Essa via de administração, entretanto, também se associa a aumento dos triglicerídeos e dos fatores de coagulação, que podem contribuir para ocorrência de tromboembolismo venoso. Os efeitos da reposição estrogênica por via transdérmica sobre os lipídios circulantes são mínimos. Todos os esforços devem ser envidados no sentido de prevenir a doença cardiovascular, cuja incidência aumenta muito na pós-menopausa. Isso inclui abster-se de fumo, controlar a pressão arterial, realizar atividade física regular, evitar a obesidade e controlar os níveis lipídicos sangüíneos. As estatinas são as drogas mais eficientes na redução do colesterol LDL e prevenção da aterosclerose.[78]

DURAÇÃO DA THM

Não existe consenso quanto ao tempo de uso da THM. Alguns autores advogam que, preferivelmente, a duração da THM não deveria exceder 5 anos. Contudo, se não houver contra-indicações, não há motivo para interrompê-la, especialmente se há evidências de benefícios e se tentativas de interrupção causarem recrudescimento dos sintomas, bem como nos casos de menopausa precoce.[79] Como há evidências de que o uso precoce da terapia hormonal pode prevenir doenças cardiovasculares e estas são uma causa de morte muito mais freqüente do que o câncer de mama, justifica-se sua prescrição e manutenção.

BIBLIOGRAFIA

1. Panay N, Kalu E. Management of premature ovarian failure. *Best Pract Res Clin Obstet Gynaecol*, 2009; *23*:129-40.
2. Barrett-Connor E, Grady D. Hormone replacement therapy, heart disease, and other considerations. *Annu Rev Public Health*, 1998; *19*:55-72.
3. Grady D, Rubin SM, Petitti DB, et al. Hormone therapy to prevent disease and prolong life in postmenopausal women. *Ann Intern Med*, 1992; *117*:1016-37.
4. Hulley S, Grady D, Bush T, et al. Randomized trial of estrogen plus progestin for secondary prevention of coronary heart disease in postmenopausal women. Heart and Estrogen/Progestin Replacement Study (HERS) Research Group. *JAMA*, 1998; *280*:605-13.
5. Risks and Benefits of Estrogen Plus Progestin in Healthy Postmenopausal Women. *JAMA*, 2002; *288*:321-33.
6. Lobo RA. Postmenopausal hormones and coronary artery disease: potential benefits and risks. *Climacteric*, 2007 Oct;*10* (suppl 2):21-6.
7. Lobo RA. Menopause and stroke and the effects of hormonal therapy. *Climacteric*, 2007 Oct;*10* (suppl 2):27-31.
8. Vitale C, Miceli M, Rosano GMC. Gender-specific characteristics of atherosclerosis in menopausal women: risk factors, clinical course and strategies for prevention. *Climacteric*, 2007; *10*:16-20.
9. Christiansen C, Christensen MS, Transbol I. Bone mass in postmenopausal women after withdrawal of oestrogen/gestagen replacement therapy. *Lancet*, 1981; *1*:459-61.
10. Lindsay R. Criteria for successful estrogen therapy in osteoporosis. *Osteoporos Int*, 1993; *3*(suppl 2):S9-12; discussion on S-3.
11. Lindsay R, Tohme JF. Estrogen treatment of patients with established postmenopausal osteoporosis. *Obstet Gynecol*, 1990; *76*:290-5.
12. Nanda K, Bastian LA, Hasselblad V, et al. Hormone replacement therapy and the risk of colorectal cancer: a meta-analysis. *Obstet Gynecol*, 1999; *93*:880-8.
13. Zandi PP, Carlson MC, Plassman BL, et al. Hormone replacement therapy and incidence of Alzheimer disease in older women: the Cache County Study. *JAMA*, 2002; *288*:2123-9.
14. Caroline C. Oophorectomy before menopause linked to increased risk for dementia, parkinsonism. *Neurology*. Published online August 29, 2007.
15. Moller DE, Kaufman KD. Metabolic syndrome: A clinical and molecular perspective. *Annu Rev Med*, 2005; *56*:45-62.
16. Lobo RA, Bélisle S, Creasman WT, et al. Should symptomatic menopausal women be offered hormone therapy? *Med Gen Med*, 2006; *8*:40.
17. Vehkavaara S, Hakala-Ala-Pietila T, Virkamaki A, et al. Differential effects of oral and transdermal estrogen replacement therapy on endothelial function in postmenopausal women. *Circulation*, 2000; *102*:2687-93.
18. Scarabin PY, Alhenc-Gelas M, Plu-Bureau G, et al. Effects of oral and transdermal estrogen/progesterone regimens on blood coagulation and fibrinolysis in postmenopausal women. A randomized controlled trial. *Arterioscler Thromb Vasc Biol*, 1997; *17*:3071-8.
19. Kluft C. Effects of hormone treatment on hemostasis variables. *Climateric*, 2007; *10* (suppl 2):32-7.
20. Godsland IF. Effects of postmenopausal hormone replacement therapy on lipid, lipoprotein, and apolipoprotein (a) concentrations: analysis of studies published from 1974-2000. *Fertil Steril*, 2001; *75*:898-915.
21. de Lignieres B. Oral micronized progesterone. *Clin Ther*, 1999; *21*:41-60; discussion on 1-2.
22. Suparto I, Williams J, Cline J, et al. Contrasting effects of two hormone replacement therapies on the cardiovascular and mammary gland outcomes in surgically postmenopausal monkeys. *Am J Obstet Gynecol*, 2003; *188*:1132-40.
23. Seeger H, Wallwiener D, Mueck AO. Effect of medroxyprogesterone acetate and norethisterone on serum-stimulated and estradiol-inhibited proliferation of human coronary artery smooth muscle cells. *Menopause*, 2001; *8*:5-9.
24. Andersson K, Mattsson L, Rybo G, et al. Intrauterine release of levonorgestrel – a new way of adding progestogen in hormone replacement therapy. *Obstet Gynecol*, 1992; *79*:963-7.
25. Sitruk-Ware R. New progestogens: a review of their effects in perimenopausal and postmenopausal women. *Drugs Aging*, 2004; *21*:865-83.
26. Persson I. Cancer risk in women receiving estrogen-progestin replacement therapy. *Maturitas*, 1996; *23*(suppl):S37-45.
27. Bjarnason K, Cerin A, Lindgren R, et al. Adverse endometrial effects during long cycle hormone replacement therapy. Scandinavian Long Cycle Study Group. *Maturitas*, 1999; *32*:161-70.
28. Creasman WT, Henderson D, Hinshaw W, et al. Estrogen replacement therapy in the patient treated for endometrial cancer. *Obstet Gynecol*, 1986; *67*:326-30.
29. Sellers TA, Mink PJ, Cerhan JR, et al. The role of hormone replacement therapy in the risk for breast cancer and total mortality in women with a family history of breast cancer. *Ann Intern Med*, 1997; *127*:973-80.
30. Collaborative Group on Hormonal Factors in Breast Cancer. Breast cancer and hormone replacement therapy: collaborative reanalysis of data from 51 epidemiological studies of 52,705 women with breast cancer and 108,411 women without breast cancer. *Lancet*, 1997; *350*:1047-59.
31. Beral V. Breast cancer and hormone-replacement therapy in the Million Women Study. *Lancet*, 2003; *362*:419-27.
32. Garbe E, Levesque L, Suissa S. Variability of breast cancer risk in observational studies of hormone replacement therapy: a meta-regression analysis. *Maturitas*, 2004; *47*:175-83.
33. Jernstrom H, Bendahl PO, Lidfeldt J, et al. A prospective study of different types of hormone replacement therapy use and the risk of subsequent breast cancer: the women's health in the Lund area (WHILA) study (Sweden). *Cancer Causes Control*, 2003; *14*:673-80.
34. Li CI, Malone KE, Porter PL, et al. Relationship between long durations and different regimens of hormone therapy and risk of breast cancer. *JAMA*, 2003; *289*:3254-63.
35. Stahlberg C, Pedersen AT, Lynge E, et al. Increased risk of breast cancer following different regimens of hormone replacement therapy frequently used in Europe. *Int J Cancer*, 2004; *109*:721-7.
36. Foidart JM, Desreux J, Pintiaux A, Gompel A. Hormone therapy and breast cancer risk. *Climacteric*, 2007; *10* (suppl 2):54-61.
37. The Women's Health Initiative Steering Committee. Effects of conjugated equine estrogen in postmenopausal women with hysterectomy: The Women's Health Initiative Randomized Controlled Trial. *JAMA*, 2004; *291*:1701-12.
38. Holli K, Isola J, Cuzick J. Hormone replacement therapy and biological aggressiveness of breast cancer. *Lancet*, 1997; *350*:1704-5.
39. Magnusson C, Holmberg L, Norden T, et al. Prognostic characteristics in breast cancers after hormone replacement therapy. *Breast Cancer Res Treat*, 1996; *38*:325-34.
40. O'Meara ES, Rossing MA, Daling JR, et al. Hormone replacement therapy after a diagnosis of breast cancer in relation to recurrence and mortality. *J Natl Cancer Inst*, 2001; *93*:754-62.
41. Barlow DH. HRT and the risk of deep vein thrombosis. *Int J Gynaecol Obstet*, 1997; *59*(suppl 1):S29-33.
42. Rodriguez C, Calle E, Patel AV, et al. Effect of body mass on the association between estrogen replacement therapy and mortality among elderly US women. *Am J Epidemiol*, 2001; *153*:145-52.

43. Cirillo DJ, Wallace RB, Rodabough RJ, et al. Effect of estrogen therapy on gallbladder disease. *JAMA*, 2005; *293*:330-9.
44. Gavaler JS. Thoughts on individualizing hormone replacement therapy based on the postmenopausal health disparities study data. *J Womens Health* (Larchmt), 2003; *12*:757-68.
45. Oliveira JE, Milech A, Franco LJ. The prevalence of diabetes in Rio de Janeiro, Brazil. The Cooperative Group for the Study of Diabetes Prevalence in Rio de Janeiro. *Diabetes Care*, 1996; *19*:663-6.
46. Trémollieres F, Pouilles JM. Relative influence of age and menopause on total and regional body composition changes in postmenopausal women. *Am J Obstet Gynecol*, 1996; *175*:1594-9.
47. Andersson B, Mattsson L, Hahn L, et al. Estrogen replacement therapy decreases hyperandrogenicity and improves glucose homeostasis and plasma lipids in postmenopausal women with noninsulin-dependent diabetes mellitus. *J Clin Endocrinol Metab*, 1997; *82*:638-43.
48. Crespo CJ, Smit E, Snelling A, et al. Hormone replacement therapy and its relationship to lipid and glucose metabolism in diabetic and nondiabetic postmenopausal women: results from the Third National Health and Nutrition Examination Survey (NHANES III). *Diabetes Care*, 2002; *25*:1675-80.
49. Buyon JP. Hormone replacement therapy in postmenopausal women with systemic lupus erythematosus. *Am Med Womens Assoc*, 1998; *53*:13-7.
50. Brosens I. Hormone replacement therapy and endometriosis. In: Whitehead M, Whitehead MS (eds). *The Prescribers Guide to Hormone Replacement Therapy*. New York: Parthenon, 1998:83-94.
51. Jensen J, Christiansen C, Rodbro P. Cigarette smoking, serum estrogens, and bone loss during hormone-replacement therapy early after menopause. *N Engl J Med*, 1985; *313*:973-5.
52. Modelska K, Cummings S. Tibolone for postmenopausal women: systematic review of randomized trials. *J Clin Endocrinol Metab*, 2002; *87*:16-23.
53. Kroiss R, Fentiman IS, Helmond FA. The effect of tibolone in postmenopausal women receiving tamoxifen after surgery for breast cancer: a randomised, double-blind, placebo-controlled trial. *BJOG*, 2005; *112*:228-33.
54. Cummings SR, Ettinger B, Delmas PD, et al. The effets of tibolone in older women postmenopausal women. *N Engl J Med*, 2008; *359*:697-708.
55. Hudita D, Posea C, Ceausu I, Rusu M. Efficacy and safety of oral tibolone 1.25 or 2.5 mg/day vs. placebo in postmenopausal women. *Eur Rev Med Pharmacol Sci*, 2003; *7*:117-25.
56. Cummings SR, Eckert S, Krueger KA, et al. The effect of raloxifene on risk of breast cancer in postmenopausal women: results from the MORE randomized trial. Multiple Outcomes of Raloxifene Evaluation. *JAMA*, 1999; *281*:2189-97.
57. Zizic TM. Pharmacologic prevention of osteoporotic fractures. *Am Fam Physician*, 2004; *70*:1293-300.
58. Dunn BK, Wickerham DL, Ford LG. Prevention of hormone-related cancers: breast cancer. *J Clin Oncol*, 2005; *23*:357-67.
59. Eng-Wong J, Zujewski JA. Raloxifene and its role in breast cancer prevention. *Expert Rev Anticancer Ther*, 2004; *4*:523-32.
60. Knight DC, Eden JA. Phytoestrogens – a short review. *Maturitas*, 1995; *22*:167-75.
61. Teede HJ, Dalais FS, Kotsopoulos D, et al. Dietary soy has both beneficial and potentially adverse cardiovascular effects: a placebo-controlled study in men and postmenopausal women. *J Clin Endocrinol Metab*, 2001; *86*:3053-60.
62. Alexandersen P, Toussaint A, Christiansen C, et al. Ipriflavone in the treatment of postmenopausal osteoporosis: a randomized controlled trial. *JAMA*, 2001; *285*:1482-8.
63. Albertazzi P, Pansini F, Bonaccorsi G, et al. The effect of dietary soy supplementation on hot flushes. *Obstet Gynecol*, 1998; *91*:6-11.
64. Chung TK, Yip SK, Lam P, et al. A randomized, double-blind, placebo-controlled, crossover study on the effect of oral oestradiol on acute menopausal symptoms. *Maturitas*, 1996; *25*:115-23.
65. Notelovitz M, Lenihan JP, McDermott M, et al. Initial 17beta-estradiol dose for treating vasomotor symptoms. *Obstet Gynecol*, 2000; *95*:726-31.
66. Amato P, Christophe S, Mellon PL. Estrogenic activity of herbs commonly used as remedies for menopausal symptoms. *Menopause*, 2002; *9*:145-50.
67. Twaddle GM, Turbov J, Liu N, et al. Tyrosine kinase inhibitors as antiproliferative agents against an estrogen-dependent breast cancer cell line in vitro. *J Surg Oncol*, 1999; *70*:83-90.
68. Fitzpatrick M. Soya in baby milks. *Pract Midwife*, 1999; *2*:38.
69. Clapauch R, Meirelles RMR, Julião MASG, et al. Fitoestrogênios: posicionamento do Departamento de Endocrinologia Feminina da Sociedade Brasileira de Endocrinologia e Metabologia (SBEM). *Arq Bras Endocrinol Metab*, 2002; *46*:679-95.
70. Sicat BL, Brokaw DK. Nonhormonal alternatives for the treatment of hot flashes. *Pharmacotherapy*, 2004; *24*:79-93.
71. Fugate SE, Church CO. Nonestrogen treatment modalities for vasomotor symptoms associated with menopause. *Ann Pharmacother*, 2004; *38*:1482-99.
72. American College of Obstetricians and Gynecologists Women's Health Care Physicians. Vasomotor symptoms. *Obstet Gynecol*, 2004; *104* (4 suppl):106S-117S.
73. Evans ML, Pritts E, Vittinghoff E. Management of postmenopausal hot flushes with venlafaxine hydrochloride: a randomized, controlled trial. *Obstet Gynecol*, 2005; *105*:161-6.
74. Wyon Y, Wijma K, Nedstrand E, Hammar M. A comparison of acupuncture and oral estradiol treatment of vasomotor symptoms in postmenopausal women. *Climacteric*, 2004; *7*:153-64.
75. Rosen CJ. Postmenopausal osteoporosis. *N Engl J Med*, 2005; *353*:595-603.
76. Lindsay R, Scheele WH, Neer R, et al. Sustained vertebral fracture risk reduction after withdrawal of teriparatide in postmenopausal women with osteoporosis. *Arch Intern Med*, 2004; *164*:2024-30.
77. Meunier PJ, Roux C, Seeman E, et al. The effects of strontium ranelate on the risk of vertebral fracture in women with postmenopausal osteoporosis. *N Engl J Med*, 2004; *350*:459-68.
78. Schachter M. Chemical, pharmacokinetic and pharmacodynamic properties of statins: an update. *Fundam Clin Pharmacol*, 2005; *19*:117-25.
79. Estrogen and progestogen use in postmenopausal women: July 2008 position statement of The North American Menopause Society. *Menopause*, 2008; *15*:584-602.

PARTE VI

DOENÇAS DO PÂNCREAS ENDÓCRINO

46 Diabetes Mellitus – Classificação e Diagnóstico

Adriana Forti, Amaro Gusmão, Rachel Loureiro, Renan M. Montenegro Júnior, Lucio Vilar

INTRODUÇÃO

O *diabetes mellitus* (DM) é um grupo de doenças metabólicas, com etiologias diversas, caracterizado por hiperglicemia que resulta de uma deficiente secreção de insulina pelas células β, resistência periférica à ação da insulina, ou ambas. A hiperglicemia crônica do diabetes freqüentemente está associada com dano, disfunção e insuficiência de vários órgãos, principalmente olhos, rins, coração e vasos sangüíneos.[1,2]

O DM constitui-se em um dos mais sérios problemas de saúde na atualidade, tanto em termos de número de pessoas afetadas, incapacitações, mortalidade prematura, como dos custos envolvidos no seu controle e no tratamento de suas complicações. Além disso, a prevalência mundial da doença tem tido um crescimento com proporções epidêmicas. Atualmente existem cerca de 120 milhões de diabéticos no planeta, e estima-se que, no ano 2025, teremos aproximadamente 300 milhões. Esse aumento na prevalência do DM deve-se à maior longevidade das pessoas, associada a um crescente consumo de gorduras saturadas, sedentarismo e, conseqüentemente, mais obesidade.[3–5] Um estudo multicêntrico brasileiro, realizado nas capitais no final da década de 1980, mostrou uma prevalência de 7,6% entre indivíduos com 30–69 anos de idade.[6] Essa taxa aumentava com a idade, e foi de 17,4% no grupo etário de 60–69 anos (Fig. 46.1). Cerca da metade dos pacientes desconheciam ter DM, e aproximadamente 20% daqueles com diagnóstico prévio não faziam nenhuma forma de tratamento.[6] Em Ribeirão Preto (interior de São Paulo), a prevalência de DM foi de 12,1% na população urbana entre 30 e 69 anos de idade.[7] Mais recentemente, em estudo realizado no interior do Rio de Janeiro, essa prevalência aumentou de 2,1% na faixa de 18–29 anos para 18,3% nos pacientes acima de 70 anos de idade (média de 6%).[8]

Como uma significativa proporção de diabéticos tipo 2 é formada por assintomáticos ou oligossintomáticos, o diagnóstico da doença em geral é feito tardiamente, com um atraso estimado de, pelo menos, 4 a 7 anos. Tal fato implica que as complicações micro- e macrovasculares não raramente estejam presentes quando da detecção inicial da hiperglicemia. Em conseqüência das complicações crônicas, os diabéticos apresentam, em comparação à população não-diabética, elevada morbidade (perda da visão, insuficiência renal em estágio terminal, amputação não-traumática dos membros inferiores, infarto agudo do miocárdio, acidente vascular cerebral etc.) e mortalidade duas a três vezes maior, além de redução na expectativa de vida. Essa evolução indesejada do diabetes poderia ser amenizada ou parcialmente evitada pelo diagnóstico e tratamento precoces da doença e suas complicações.[1–5]

CLASSIFICAÇÃO DO DIABETES

A classificação atual do DM foi proposta pela Associação Americana de Diabetes (American Diabetes Association – ADA) em 1997, e baseia-se na etiologia da doença, e não na sua forma de tratamento (Quadro 46.1).[9] Assim, os termos diabetes insulino-dependente (ou IDDM) e diabetes não-insulino-dependente (ou NIDDM), utilizados na classificação do National Diabetes Data Group (NDDG),[10] de 1979, foram substituídos pela denominação diabetes tipo 1 e diabetes tipo 2. Da mesma forma, as formas secundárias de DM da classificação do NDDG foram agrupadas de acordo com o processo causal, por exemplo: defeitos genéticos da função da célula β, doenças do pâncreas exócrino, endocrinopatias, DM induzido por medicamentos ou produtos químicos etc.

DIFERENCIAÇÃO ENTRE OS DIABETES TIPO 1 E TIPO 2

Diabetes Tipo 1

O DM1 representa 5 a 10% de todos os casos diagnosticados de diabetes. A doença predomina em crianças e adolescentes, mas pode

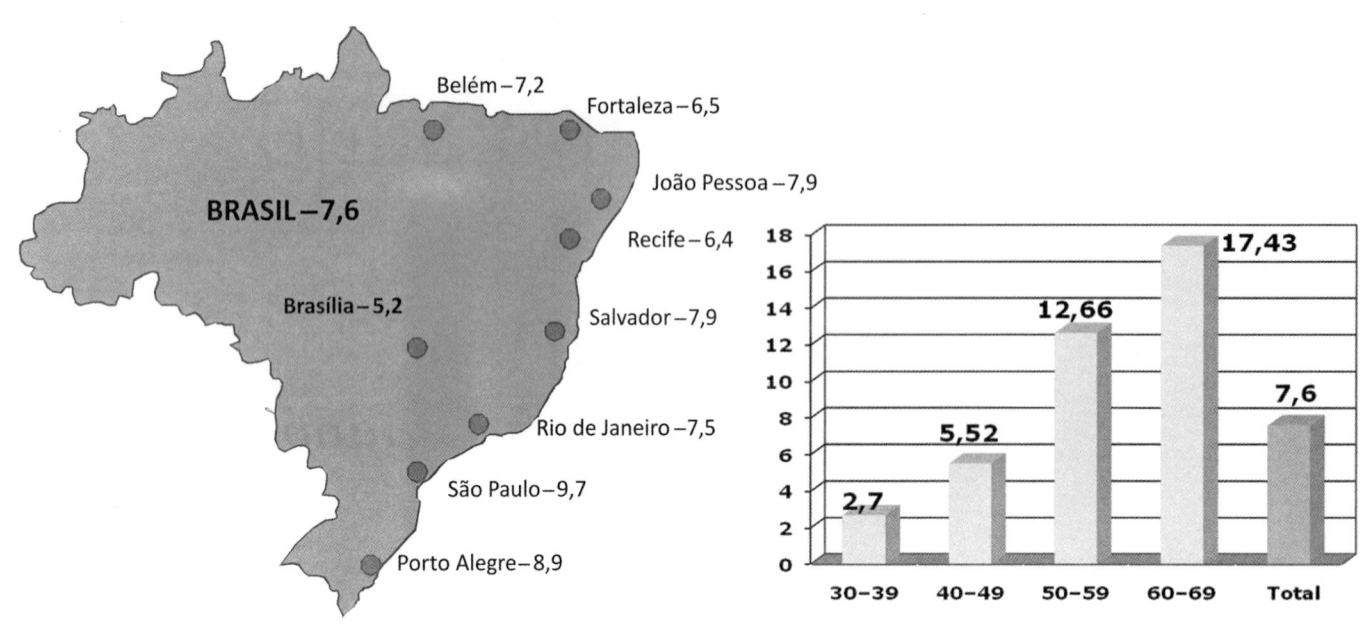

Fig. 46.1 Prevalência ajustada para idade (%) de *diabetes mellitus* na população urbana brasileira com idade entre 30 e 69 anos. (Adaptado da Ref. 7.)

surgir em qualquer idade, inclusive na oitava e na nona década de vida. Ela acomete 0,3% da população geral com idade igual ou inferior a 20 anos e 0,5 a 1% se considerarmos todas as faixas etárias. Estima-se que existam em torno de 1,4 milhão de casos nos Estados Unidos e 10 a 20 milhões no mundo.[1,11–13] Convém comentar que, nas últimas décadas, tem havido um aumento significativo do número de casos de DM1, em vários países, sobretudo em crianças com idade < 5 anos.[11]

A incidência de DM1 na população infantil mostra uma ampla variação geográfica, variando de 0,1/100.000/ano no interior da China a mais de 40/100.000/ano na Finlândia. Na Europa, a maior incidência está localizada na Finlândia, Sardenha (Sul da Itália) e Suécia, e a menor, nos países do Leste da Europa.[11–13] No Brasil, variou entre 7,4/100.000/ano no estado de São Paulo e 12/100.000/ano em Passo Fundo (RS), em estudos da década de 1990.[14,15]

O DM tipo 1 caracteriza-se por deficiência absoluta na produção de insulina, decorrente, na grande maioria dos casos, de uma destruição auto-imune indolente das células beta (DM tipo 1A). A hiperglicemia permanente se manifesta quando 90% das ilhotas são destruídas. Acredita-se que o processo seja desencadeado pela agressão das células beta por fator ambiental (sobretudo, infecções virais), em indivíduos geneticamente susceptíveis. Essa susceptibilidade genética é, na maioria dos casos, conferida pelo sistema HLA: cerca de 95% dos pacientes brancos com DM tipo 1 têm antígenos DR3 ou DR4, enquanto 55 a 60% têm ambos. Na grande maioria dos casos, a agressão inicial das células beta ocorre indiretamente, ou seja, anticorpos produzidos contra antígenos virais acabam lesionando as células beta, devido a um mimetismo molecular entre antígenos virais e antígenos dessas células.[16–18]

Alguns auto-anticorpos foram identificados como marcadores da destruição auto-imune da célula beta. Os principais são os auto-anticorpos antiilhotas (ICA) e antiinsulina (IAA), antidescarboxilase do ácido glutâmico (anti-GAD$_{65}$) e para as tirosina-fosfatases IA-2 e IA-2β. Eles geralmente precedem a hiperglicemia por meses a anos (estágio pré-diabético), e um ou mais deles estão presentes em 85 a 90% dos pacientes na ocasião do diagnóstico. Podem persistir por até 10 anos ou mais após o mesmo, sobretudo o anti-GAD$_{65}$. Em crianças com menos de 10 anos de idade, a aparição dos IAA pode preceder os outros anticorpos. Quanto maior o número de anticorpos presentes, e quanto mais elevados forem seus títulos, maior a chance de o indivíduo desenvolver a doença.[1,17,18]

O DM tipo 1A (DM1A) pode ter herança monogênica ou, mais freqüentemente, poligênica. A forma monogênica pode se apresentar isoladamente ou associada a duas raras condições: a síndrome poliglandular auto-imune do tipo 1 (SPA-1) e a síndrome IPEX (Desregulação imune, Poliendocrinopatia, Enteropatia, ligadas ao X).[17,18]

A *SPA-1*, também conhecida como APECED, é rara (prevalência de 1:9.000 a 1:200.000 habitantes), tem transmissão autossômica recessiva e está associada a mutações no gene *AIRE*. O diagnóstico da SPA-1 é classicamente baseado na combinação de dois dos três critérios principais: candidíase mucocutânea crônica (CMC), hipoparatiroidismo (HPT) e insuficiência adrenocortical crônica (IAC).[19,20] Entre 89 casos da Finlândia, todos tinham CMC, 86% HPT, 79% IAC e 23% DM1.[20] A *síndrome IPEX* é muito rara e resulta de mutações do gene FoxP3 que controla o desenvolvimento das células T regulatórias.[22] O diabetes pode se manifestar já ao nascimento, porém, mais usualmente, surge no período neonatal. A maioria das crianças com a síndrome IPEX morrem na infância precoce.[17,18,21]

O DM1A, na maioria dos casos, manifesta-se de modo poligênico, com genes ligados ao HLA (antígeno leucocitário humano).[18] De longe, os alelos HLA DR e DQ são o principal determinante da doença, seguidos por polimorfismos do gene da insulina e, em terceiro lugar, por uma fosfatase específica dos linfócitos (PTPN22).[17,18] Nesse contexto, o DM tipo 1 é um dos principais componentes da SPA tipo 2 (SPA-2), podendo também ser encontrado nas SPA tipos 3 e 4.[19]

Na SPA-2, as três manifestações endócrinas mais importantes, em ordem decrescente de freqüência, são doença de Addison (presente em 100% dos casos), doenças tiroidianas (em 75–83%) e DM1 (em 28–50%).[19]

QUADRO 46.1
Classificação Etiológica para o *Diabetes Mellitus*

I. Diabetes tipo 1 (destruição das células β, usualmente levando à deficiência absoluta de insulina)
  A. Auto-imune
  B. Idiopático
II. Diabetes tipo 2 (pode variar de predominância de resistência insulínica com relativa deficiência de insulina à predominância de um defeito secretório das células β, associado à resistência insulínica)
III. Outros tipos específicos
  A. Defeitos genéticos da função da célula β
    1. Cromossomo 12, HNF-1α (MODY 3)
    2. Cromossomo 7, glicoquinase (MODY 2)
    3. Cromossomo 20, HNF-4α (MODY 1)
    4. Cromossomo 13, fator promotor da insulina-1 (IPF-1; MODY 4)
    5. Cromossomo 17, HNF-1β (MODY 5)
    6. Cromossomo 2, *NeuroD1* (MODY 6)
    7. DNA mitocondrial
    8. Outros
  B. Defeitos genéticos na ação da insulina
    1. Resistência insulínica tipo A
    2. Leprechaunismo
    3. Síndrome de Rabson-Mendehall
    4. Diabetes lipoatrófico
    5. Outros
  C. Doenças do pâncreas exócrino
    1. Pancreatite
    2. Trauma/pancreatite
    3. Neoplasia
    4. Fibrose cística
    5. Hemocromatose
    6. Pancreatopatia fibrocalculosa
    7. Outros
  D. Endocrinopatias
    1. Acromegalia
    2. Síndrome de Cushing
    3. Glucagonoma
    4. Feocromocitoma
    5. Hipertiroidismo
    6. Somatostatinoma
    7. Aldosteronoma
    8. Outros
  E. Induzida por medicamentos ou produtos químicos
    1. Vacor
    2. Pentamidina
    3. Ácido nicotínico
    4. Glicocorticóides
    5. Hormônios tiroidianos
    6. Diazóxido
    7. Agonistas beta-adrenérgicos
    8. Tiazídicos
    9. Fenitoína
    10. Alfa-interferon
    11. Inibidores de protease
    12. Antipsicóticos atípicos
    13. Outros
  F. Infecções
    1. Rubéola congênita
    2. Citomegalovírus
    3. Outras
  G. Formas incomuns de diabetes auto-imune
    1. Síndrome da pessoa rígida
    2. Anticorpos anti-receptores insulínicos
    3. Outros
  H. Outras síndromes genéticas às vezes associadas ao diabetes
    1. Síndrome de Down
    2. Síndrome de Klinefelter
    3. Síndrome de Turner
    4. Síndrome de Wolfram
    5. Ataxia de Friedreich
    6. Coréia de Huntington
    7. Síndrome de Laurence-Moon-Biedl
    8. Distrofia miotônica
    9. Porfiria
    10. Síndrome de Prader-Willi
    11. Outras
IV. *Diabetes mellitus* gestacional

Adaptado da Ref. 1.

O diabetes idiopático ou tipo 1B (DM1B) inclui casos de deficiência absoluta de insulina que não são imunomediados; representa 4 a 7% dos pacientes com DM1 recém-diagnosticado. A maioria dos pacientes descritos até o momento têm origem africana ou asiática.[1,17,18] A patogênese de deficiência insulínica no DM1B não é conhecida,[17] porém foi referido, em uma publicação recente,[22] que mutações no gene da insulina podem ocasionalmente ser encontradas em crianças e jovens com DM1B.

Geralmente, os pacientes com DM1 têm índice de massa corpórea (IMC) normal, mas a presença de obesidade não exclui o diagnóstico. Uma característica marcante dos diabéticos tipo 1 é terem tendência à cetose e requererem, obrigatoriamente, insulina como tratamento. Cetoacidose diabética pode ser a manifestação inicial da doença em até 30% dos casos em adultos e em até dois terços das crianças.[1,18,23]

O aumento da prevalência da obesidade na infância e na adolescência e o diagnóstico mais precoce do DM1A têm levado ao aparecimento de jovens com características de diabetes tipo 2 juntamente com a presença de auto-imunidade antipancreática.[18] Esses pacientes têm sido denominados por alguns autores de "diabetes duplo", "diabetes híbrido", "diabetes tipo 1,5" ou "diabetes auto-imune latente do jovem (LADY)".[18,24]

DIABETES AUTO-IMUNE LATENTE EM ADULTOS (LADA)

Trata-se de uma forma de diabetes tipo 1 em que a velocidade da destruição das células beta pancreáticas é mais lenta do que a habitual. Em geral, manifesta-se entre 30 e 50 anos de idade e representa cerca de 10% dos casos de DM tipo 1. Pacientes com LADA habitualmente são diagnosticados como diabéticos tipo 2, dos quais se diferenciam pela presença de um ou mais auto-anticorpos contra as células beta – anti-GAD$_{65}$ (o mais prevalente) e ICA – e pelos níveis do peptídeo C (PC).[25-27] Estes últimos estão normais ou elevados no DM tipo 2 e quase sempre baixos no LADA. Em um estudo recente,[26] os níveis médios do PC foram de 1 ± 0,2 ng/mL no LADA e 5,1 ± 0,4 ng/mL nos pacientes com DM tipo 2. Entre os 39 pacientes com LADA, os valores do PC foram normais apenas em um caso (2,5%) e baixos nos demais. No grupo dos diabéticos tipo 2, o PC mostrou-se normal ou elevado.[26] Até 15% dos adultos com aparente DM tipo 2 têm LADA. Esse percentual é maior nos indivíduos cujo DM se iniciou antes dos 30 anos e naqueles com manifestações de deficiência de insulina.[25,27]

Os critérios diagnósticos do LADA incluem: (1) idade no diagnóstico entre 25 e 65 anos; (2) a ausência de CAD ou hiperglicemia acentuada sintomática no diagnóstico ou imediatamente após, sem necessidade de insulina por pelo menos 6 a 12 meses (diferenciando-se do DM1 do adulto); e a presença de auto-anticorpos (especialmente anti-GAD$_{65}$, diferenciando-se do DM2).[27]

Em comparação aos casos de diabetes tipo 2 (DM2), pacientes com LADA tendem a ser mais jovens, têm índice de massa corpórea mais baixo, menor prevalência de componentes da síndrome metabólica e necessidade mais precoce de insulinoterapia.[18,27] No entanto, existe uma grande superposição nesses achados.[27] Além disso, pacientes com LADA apresentam uma maior prevalência de outros auto-anticorpos: anti-TPO, anti-21-hidroxilase e anticorpos associados à doença celíaca.[27]

Diabetes Tipo 2

Responsável por 85 a 90% de todos os casos de diabetes, surge habitualmente após os 40 anos de idade e a maioria dos pacientes é obesa. Contudo, pode acometer adultos mais jovens mesmo crianças e adolescentes (ver adiante).[3]

Aproximadamente 70 a 90% dos pacientes com DM2 têm também a *síndrome metabólica*, caracterizada por um aglomerado de fatores que implica risco cardiovascular elevado (dislipidemia, obesidade abdominal, resistência insulínica, tolerância alterada à glicose ou diabetes e hipertensão).[1,28]

Ultimamente tem havido, em alguns países (p.ex., EUA, Canadá, Japão etc.), um aumento dramático e quase exponencial na incidência de diabetes tipo 2 em crianças e adolescentes.[29,30] De acordo com alguns autores, esse aumento foi de quase 10 vezes nos últimos 10 anos. Em outros centros americanos, diabetes tipo 2 vem representando cerca de 30 a 50% dos novos casos de DM em indivíduos com menos de 18 anos. Os mais afetados são adolescentes afro-americanos e hispânicos. O grande aumento na incidência e prevalência de diabetes tipo 2 na infância e na adolescência está diretamente relacionado a um aumento na taxa de obesidade nesse grupo etário.[29,30] Na Europa e em nosso meio, o DM continua sendo raro em crianças e adolescentes. Entre 103 crianças obesas do Reino Unido, um terço apresentava a síndrome metabólica e 11% tolerância alterada à glicose, mas nenhuma tinha diabetes.[31]

Os principais mecanismos fisiopatológicos que levam à hiperglicemia no DM tipo 2 são: (1) resistência periférica à ação insulínica nos adipócitos e, principalmente, no músculo esquelético; (2) deficiente secreção de insulina pelo pâncreas; e (3) aumento da produção hepática de glicose, resultante da resistência insulínica no fígado (Quadro 46.2).[1,30,32-34]

QUADRO 46.2

Principais Mecanismos da Hiperglicemia no *Diabetes Mellitus*

Diabetes tipo 1
- Deficiência absoluta da produção de insulina, secundária a uma destruição auto-imune ou idiopática (mais rara) das células β

Diabetes tipo 2
- Resistência à ação insulínica nos adipócitos e, sobretudo, no músculo esquelético
- Deficiente secreção de insulina pelas células β
- Excessiva produção hepática de glicose (resultante da resistência insulínica no fígado)

Obs.: Outros mecanismos envolvidos na patogênese do DM2 incluem redução do número de células β, aumento relativo do número de células α, lipólise exagerada e deficiente produção de GLP-1.

Outros fatores envolvidos incluem diminuição da quantidade de células β, aumento relativo do número de células α, lipólise exagerada (levando a aumento dos níveis de ácidos graxos livres) e deficiente secreção de GLP-1.[32-35]

Síndrome hiperosmolar hiperglicêmica não-cetótica é a complicação aguda clássica do diabetes tipo 2 que, ultimamente, vem sendo também descrita em crianças com DM tipo 2.[36] Cetoacidose raramente ocorre espontaneamente; quando surge, geralmente o faz em associação com o estresse de alguma outra doença, como uma infecção grave.[37]

O tratamento medicamentoso inicial do DM tipo 2 é feito com hipoglicemiantes ou anti-hiperglicemiantes orais. Entretanto, pelo menos 30% futuramente vão requerer insulinoterapia para obtenção de um controle glicêmico adequado. Isso ocorre porque lenta e progressiva exaustão da capacidade secretória de insulina é uma característica intrínseca da célula beta no DM tipo 2.[32]

Os fatores de risco mais relevantes para o desenvolvimento do diabetes tipo 2 estão listados no Quadro 46.3. Obesidade (sobretudo o tipo andróide, com distribuição predominantemente abdominal da gordura) é o mais importante (Fig. 46.2). Entre outros fatores importantes se incluem o sedentarismo, história familiar de DM

QUADRO 46.3

Principais Fatores de Risco para o Diabetes Tipo 2

Obesidade
História familiar de diabetes (pais ou irmãos com diabetes)
Raça/etnia (negros, hispânicos, índios Pima, indivíduos oriundos de ilhas do Pacífico etc.)
Idade (a partir dos 45 anos)
Diagnóstico prévio de intolerância à glicose
Hipertensão arterial
Dislipidemia (colesterol HDL < 35 mg/dL e/ou triglicerídeos > 250 mg/dL)
História de *diabetes mellitus* gestacional ou macrossomia fetal
Tabagismo

Obs.: De acordo com alguns estudos, quanto maior o consumo de café, menor o risco para DM tipo 2.
Adaptado da Ref. 1.

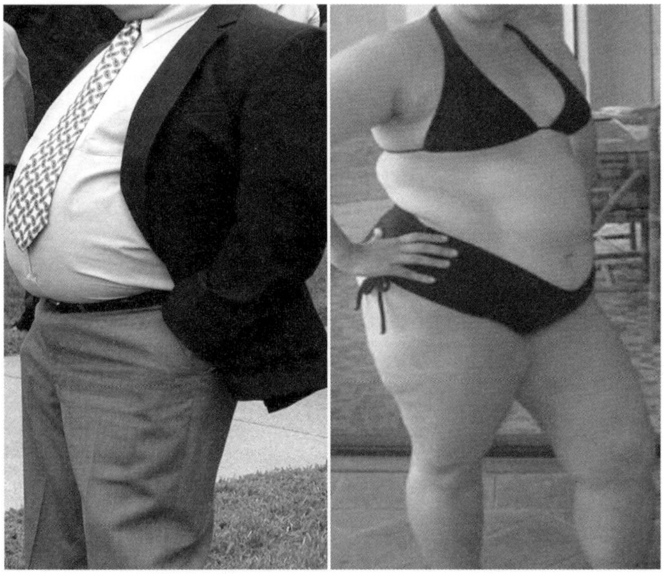

Fig. 46.2 O risco de diabetes tipo 2 é cerca de duas vezes maior com a obesidade abdominal (*andróide*) do que com a obesidade que predomina em coxas e quadril (*ginecóide*).

tipo 2, idade > 40 anos, síndrome dos ovários policísticos e prévio diabetes gestacional.[1,3] Tabagismo também implica risco aumentado para DM tipo 2, o inverso acontecendo em relação ao DM tipo 1 e ao LADA.[38] Foi também sugerido que o consumo crônico de café diminui o risco para o DM tipo 2.[39]

Crianças que nascem pequenas para a idade gestacional têm risco aumentado de desenvolver, na vida adulta, síndrome metabólica e DM tipo 2. A desnutrição intra-uterina faz com que ocorram no feto alterações metabólicas que vão alterar os mecanismos reguladores da tolerância a carboidratos, aumentando a disponibilidade de nutrientes com benefício em curto prazo. No entanto, essas adaptações metabólicas poupadoras de glicose ficariam programadas permanentemente e persistiriam por toda a vida, levando a aumento na resistência insulínica. Essa hipótese tem sido chamada de fenótipo econômico.[40] Também têm risco aumentado para futuro desenvolvimento de DM2 crianças nascidas de gestações em que ocorreu o diabetes gestacional.[41]

A diferenciação entre DM tipo 1 e tipo 2 é, em geral, relativamente simples e baseia-se fundamentalmente em dados clínicos (Quadro 46.4). O diagnóstico se confirma pela dosagem dos auto-anticorpos contra antígenos da célula beta e do peptídeo C (ver *Diagnóstico*).

A ocorrência de agregação familiar do diabetes é mais comum no diabetes tipo 2 do que no tipo 1. No entanto, estudos recentes descrevem uma prevalência duas vezes maior de diabetes do tipo 1 em famílias com tipo 2, sugerindo uma possível interação genética entre os dois tipos de diabetes.[42]

OUTROS TIPOS ESPECÍFICOS DE DIABETES

Defeitos Genéticos da Função da Célula Beta

MODY

O MODY (*Maturity Onset Diabetes of the Young*) é definido como um diabetes familiar com idade de diagnóstico precoce (infância, adolescência ou adultos jovens) e modo de transmissão autossômico dominante (revelado pela presença de três gerações da mesma linhagem afetadas), associado a defeitos na secreção de insulina.[43,44]

Em relação à idade precoce do diagnóstico, existe uma tendência clássica de considerar como suspeito aquele indivíduo cujo diagnóstico da hiperglicemia tenha sido feito antes dos 25 anos de idade. Contudo, muitas vezes o diagnóstico é feito mais tardiamente em um exame rotineiro ou quando se testa o indivíduo durante uma análise familiar. Portanto, não é a idade do diagnóstico, mas, sem dúvida, os dados provenientes dos antecedentes familiares que devem nortear a suspeita clínica.[44] Como as mutações nos genes MODY têm um forte impacto no fenótipo (alta penetrância), 95% dos indivíduos nascidos com uma mutação MODY serão diabéticos ou apresentarão alterações glicêmicas até os 55 anos de idade.[44] Nos casos de MODY 2, a hiperglicemia é leve e pode ser detectada na infância ou mesmo estar presente desde o nascimento.[43]

Atualmente são conhecidos seis subtipos de MODY secundários a mutações em seis diferentes genes (Quadro 46.5).[1] Esses genes co-

QUADRO 46.4

Principais Diferenças entre os Diabetes Tipos 1 e 2

	Tipo 1	Tipo 2
Início usual	Infância e adolescência*	40 anos**
Freqüência relativa	10%	90%
Prevalência	0,1 a 0,3%	7,5%
Concordância em gêmeos idênticos	Até 50%	80 a 90%
Associação com HLA	Sim	Não
ICA/anti-GAD_{65}[†]	Geralmente presentes	Ausentes
Peptídeo C sérico	Baixo	Normal ou elevado
Peso usual ao diagnóstico	Baixo	Elevado (80% são obesos)
Sintomas clássicos	Quase sempre presentes	50% dos pacientes são assintomáticos
Complicação aguda característica	Cetoacidose diabética	Síndrome hiperosmolar hiperglicêmica não-cetótica
Tratamento medicamentoso inicial	Insulina	Hipoglicemiantes orais

*Pode surgir em qualquer faixa etária.
**Em alguns países (p.ex., EUA e Japão) tem havido um número crescente de casos de DM tipo 2 em crianças e adolescentes.
[†]ICA = anticorpos antiilhotas; anti-GAD_{65} = anticorpo antidescarboxilase do ácido glutâmico.

QUADRO 46.5
Características dos 6 Tipos de MODY Conhecidos e do MODY X, cuja Etiologia Ainda Não Foi Estabelecida

	Gene	% dos MODY	Hiperglicemia	Idade ao Diagnóstico	Defeito Primário	Necessidade de Insulinoterapia
MODY 1	HNF-4α	Raro	Progressiva	Pós-puberal	Pâncreas/outros?	Freqüente (30 a 40%)
MODY 2	GCK	10 a 65%	Leve	Infância	Pâncreas/fígado	Raramente (2%)
MODY 3	HNF-1α	20 a 75%	Progressiva	Pós-puberal	Pâncreas/rim/outros?	Freqüente (30 a 48%)
MODY 4	IPF-1	Raro	Progressiva	Adultos jovens	Pâncreas/outros?	Possivelmente
MODY 5	HNF-1β	Raro	Progressiva	Pós-puberal	Pâncreas/rim/outros?	Possivelmente
MODY 6	NeuroD1	Raro	?	Adultos jovens	Pâncreas/outros?	?
MODY X	?	10 a 20%*	Progressiva	Variável	Desconhecido	Possivelmente

GCK = glicoquinase.
*Esse percentual se refere à população européia, sendo de até 80% no Japão.
Adaptado das Refs. 43 e 44.

dificam a enzima glicoquinase (MODY 2) ou fatores de transcrição com expressão demonstrada nas células β pancreáticas. Tais fatores de transcrição são: o fator hepatocítico nuclear 4α (HNF-4α; MODY 1), o fator hepatocítico nuclear 1α (HNF-1α; MODY 3), o fator promotor da insulina-1 (IPF-1; MODY 4), o fator hepatocítico nuclear 1β (HNF-1β; MODY 5); e o NeuroD1 (MODY 6).[1,43,44]

A enzima glicoquinase converte glicose em glicose-6-fosfato, cujo metabolismo, por sua vez, estimula a secreção de insulina pelas células beta. Portanto, ela funciona como um "sensor de glicose" para essas células.[1] Cerca de 50 mutações no gene do HNF-1α já foram descritas.[43,44]

A prevalência de MODY não foi ainda definida, mas calcula-se que 2 a 5% dos indivíduos considerados como tendo diabetes tipo 2 e cerca de 10% daqueles com aparente diabetes tipo 1 seriam, na verdade, portadores de MODY.[43,44] Os MODY 1, 2 e 3 respondem por cerca de 85% do total de casos. Aparentemente, as mutações MODY 3 predominam em países como Inglaterra, Dinamarca, Escandinávia, Alemanha, Estados Unidos e Espanha,[45,46] enquanto mutações MODY 2 parecem predominar na França e Itália.[47,48] No Brasil existem descrições de algumas famílias portadoras das formas MODY 2 e MODY 3. MODY 1 é, portanto, o menos comum desses três tipos. Mais raros ainda são os demais tipos de MODY.[44]

Muitos indivíduos com diagnóstico de MODY (15 a 20% na Europa e até 80% no Japão) não têm mutações em nenhum dos seis genes conhecidos relacionados ao MODY.[48] Recentemente, foi identificado nos Estados Unidos um *locus* para MODY no cromossomo 8p23 em uma substancial proporção de casos de MODY não associados aos genes MODY conhecidos.[49]

A maioria dos pacientes com MODY é magra, ao contrário das crianças e adolescentes com DM tipo 2, nos quais predomina a obesidade. No MODY 3 e no MODY 1, diferentemente do MODY 2, o defeito secretório de insulina e a hiperglicemia tendem a se agravar com o tempo e muitos pacientes vão requerer hipoglicemiantes orais ou insulina. Além disso, são comuns nefropatia e retinopatia diabéticas.[44,48] Pacientes com MODY 2 têm hiperglicemia leve, assintomática e estável; raramente desenvolvem complicações microvasculares e, em geral, não requerem terapia farmacológica para tratar a hiperglicemia.[43] Recentemente, foi relatado que pacientes com MODY 3 têm predisposição aumentada a desenvolver adenomatose hepática.[50] Pacientes com MODY 5 podem também se apresentar com anormalidades urogenitais, renais, atrofia pancreática (com insuficiência pancreática exógena) e testes anormais da função hepática.[43,51]

Em dois estudos, o percentual de pacientes com MODY 3 em uso de insulina foi de 30[52] e 48%.[53] Como mencionado, a grande maioria dos pacientes com MODY 2 é controlada apenas com dieta.[43] Pacientes com MODY 3 e insuficiência renal em estágio final por nefropatia diabética podem se beneficiar do transplante simultâneo de pâncreas e rim.[54]

OUTROS

Diabetes associado à surdez pode também decorrer de mutações em ponto no DNA mitocondrial. A mutação mais comum ocorre na posição 3243 no gene leucina do tRNA, levando a uma transição A-para-G. Uma lesão idêntica é vista na *síndrome MELAS* (miopatia mitocondrial, encefalopatia, acidose láctica e síndrome AVC-símile). Entretanto, diabetes não faz parte dessa síndrome, o que sugere diferentes expressões fenotípicas da citada lesão genética.[1,55]

Anormalidades genéticas que resultem na incapacidade de conversão de pró-insulina em insulina ou na produção de moléculas mutantes de insulina são outras raras causas de intolerância à glicose e diabetes.[1] Da mesma forma, a produção de moléculas mutantes de insulina com conseqüente alteração na ligação ao receptor foi também identificada em algumas poucas famílias. Essa condição tem herança autossômica e cursa com metabolismo da glicose apenas discretamente alterado ou, até mesmo, normal.[1]

Defeitos Genéticos na Ação Insulínica

Neste item serão comentadas algumas raras formas monogênicas de *diabetes mellitus*.

MUTAÇÕES NO RECEPTOR INSULÍNICO

Mais de 70 mutações no receptor da insulina já foram descritas. As anormalidades metabólicas resultantes dessas mutações podem variar de hiperinsulinemia e hiperglicemia leve a diabetes grave. *Acanthosis nigricans* pode estar presente. Outros achados em mulheres incluem virilização e cistos ovarianos.[1] O *leprechaunismo* (síndrome de Donohue)[56] e a *síndrome de Rabson-Mendenhall*[57] são duas síndromes pediátricas associadas com mutações no gene do receptor da insulina, com subseqüentes alterações na função desse receptor e resistência insulínica extrema.

A primeira cursa com aspectos faciais característicos e é usualmente fatal na infância.[56] A última se acompanha de anormalidades em dentes e unhas, bem como hiperplasia da glândula pineal.[57]

DIABETES LIPOATRÓFICO

Caracteriza-se por resistência insulínica grave e hiperinsulinemia, associadas com lipoatrofia, lipodistrofia e hipertrigliceremia. Aparente hipertrofia muscular é conseqüência da quase completa ausência de tecido adiposo. Existem pelo menos duas formas genéticas: a *síndrome de Dunnigan* ou *Koberling-Dunnigan* e a *síndrome de Seip-Berardinelli*. A primeira, também conhecida como lipodistrofia parcial familiar, manifesta-se por lipoatrofia parcial, com acúmulo de gordura na face, tem herança autossômica dominante e é causada por mutações no gene *lamin A/C* (ou *LMNA*). A segunda, também chamada de *lipoatrofia generalizada congênita*, decorre de mutações nos genes *BSCL2* ou *AGPAT2*, é transmitida de modo autossômico recessivo, possui transmissão autossômica recessiva e tem como manifestações comuns *acanthosis nigricans*, esteatose com hepatomegalia (com ou sem esplenomegalia) e alta estatura. Aspectos acromegalóides, cardiomiopatia, hipertensão e retardo mental podem também estar presentes. Nas mulheres, achados adicionais incluem clitoromegalia, hirsutismo, ovários policísticos e fertilidade reduzida. O tecido glandular mamário é bem desenvolvido, mas há escassez de tecido subcutâneo ao redor das mamas (Fig. 46.3).[1,10,34,58,59]

MUTAÇÕES NO GENE DO PPARγ

Foi demonstrado que mutações no gene do PPARγ podem resultar em DM tipo 2 de início precoce (*lipodistrofia familiar tipo 3*).[34]

Doenças do Pâncreas Exócrino

Pancreatectomia[60] ou qualquer doença pancreática (p.ex., neoplasias, pancreatites, fibrose cística etc.) (Quadro 46.1) podem causar diabetes, sendo a causa mais comum a pancreatite crônica etílica.[1,61] Com exceção do carcinoma, a lesão tem de ser extensa para que a hiperglicemia surja. Pancreatopatia fibrocalculosa pode acompanhar-se de dor abdominal com irradiação para o dorso e calcificações pancreáticas à radiografia simples do abdome. Por outro lado, existem evidências de que o diabetes aumenta o risco para a ocorrência do câncer pancreático.[62]

Endocrinopatias

Vários hormônios (GH, cortisol, glucagon, catecolaminas etc.) antagonizam a ação da insulina nos tecidos periféricos e no fígado. Por isso, doenças que cursem com produção excessiva desses hormônios (acromegalia, síndrome de Cushing, glucagonoma, feocromocitoma etc.) podem cursar com diabetes em 20 a 50% dos casos.[63] Não raramente, diabetes é o motivo da consulta inicial dos acromegálicos com o endocrinologista (Fig. 46.4). Por outro lado, em dois estudos, foi demonstrada a presença de síndrome de Cushing oculta em até 3,5% dos diabéticos gordos com controle glicêmico insatisfatório (Fig. 46.5).[64,65] O glucagonoma tem como tríade característica hiperglicemia, anemia e uma erupção cutânea denominada eritema necrolítico migratório. Este último, freqüentemente, pode preceder o diabetes (Fig. 46.6). Outras manifestações da síndrome glucagonoma são glossite, diarréia, perda de peso e trombose venosa profunda.[1,12] DM pode também ser observado em pacientes com somatostatinomas[67] e aldosteronomas.[68] Inibição da secreção de insulina é o principal mecanismo da hiperglicemia nesses casos. Apesar de raras, as mencionadas endocrinopatias devem sempre ser lembradas porque representam causas potencialmente reversíveis de DM. Resistência insulínica e DM são também comuns na síndrome dos ovários policísticos.[69]

Diabetes Induzido por Drogas ou Produtos Químicos

Drogas que inibam a secreção de insulina (tiazídicos, diazóxido, hidantal etc.) podem causar ou precipitar DM, sobretudo em pacientes com resistência insulínica.[1,70,71] Entretanto, um estudo recente demonstrou que doses baixas (até 25 mg/dia) de tiazídicos não implicam risco aumentado para DM.[71] Hiperglicemia pode também resultar de medicamentos que antagonizem a ação periférica da insulina ou induzam resistência insulínica (glicocorticóides, ácido nicotínico, inibidores de protease etc.).[1,70,72] Vacor (um veneno de rato) e pentamidina endovenosa podem destruir as células beta permanentemente.[1,70] Além disso, pacientes em uso de interferon-α podem desenvolver DM associado com anticorpos contra as células beta. Ao que parece, em indivíduos geneticamente predispostos, essa medicação pode induzir ou acelerar um processo diabetogênico já em andamento.[73]

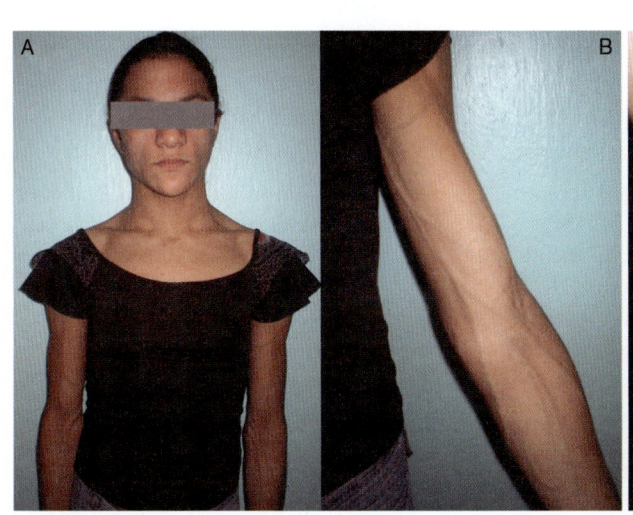

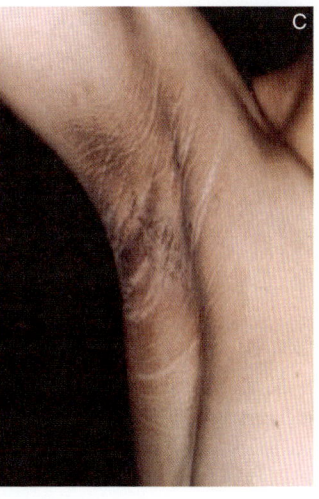

Fig. 46.3 Mulher com a síndrome de Berardinelli. Notar a aparente hipertrofia muscular (resultante da escassez de tecido adiposo subcutâneo) (**A**) e (**B**) e *acanthosis nigricans* axilar (**C**).

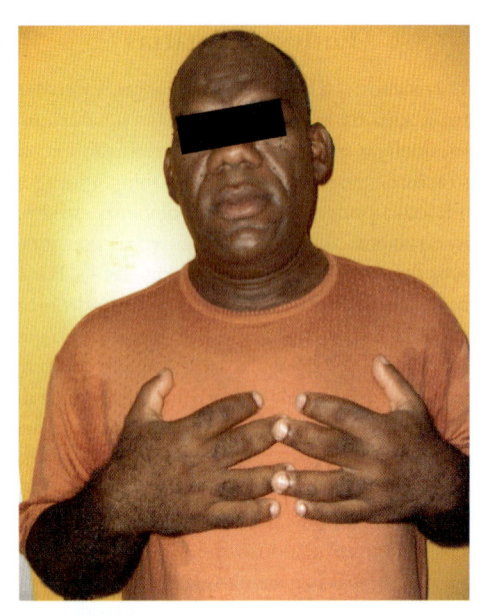

Fig. 46.4 *Diabetes mellitus* e intolerância à glicose são encontrados, respectivamente, em 20–50% e 10–20% dos casos de acromegalia.

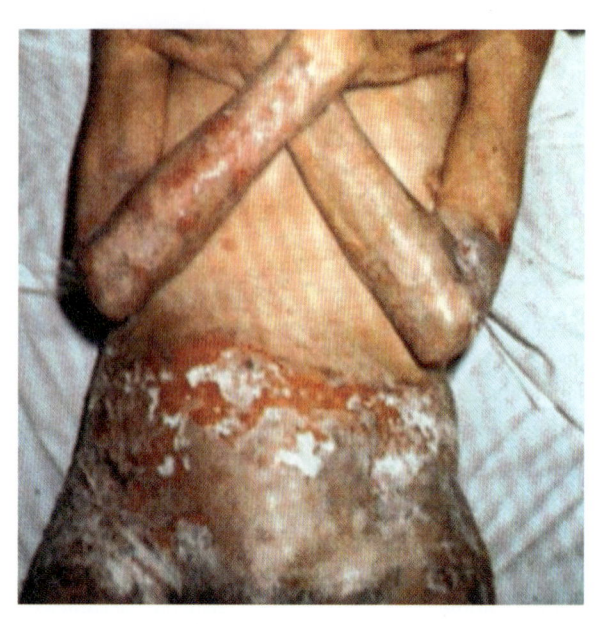

Fig. 46.6 O eritema necrolítico migratório é uma das manifestações do glucagonoma e pode preceder a hiperglicemia.

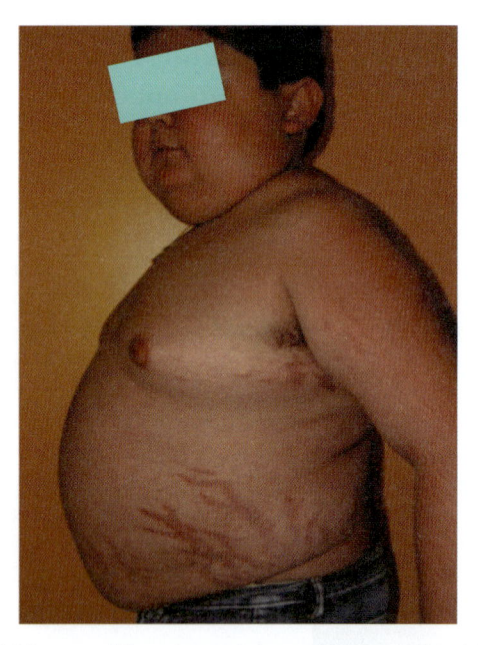

Fig. 46.5 Adolescente (17 anos) com *diabetes mellitus* secundário à doença de Cushing.

Hiperglicemia foi também relacionada ao uso de antipsicóticos atípicos, sobretudo olanzapina e clozapina. Entretanto, há evidências de que a esquizofrenia, por si só, implica risco aumentado para diabetes.[74]

Infecções

Alguns vírus têm sido associados com a destruição da célula β. Diabetes ocorre em cerca de 20% dos pacientes com rubéola congênita, embora a maioria desses pacientes tenha marcadores imunes e do HLA característicos do DM tipo 1. Adicionalmente, os vírus *coxsackie* B, citomegalovírus, adenovírus e o da parotidite têm sido implicados na indução de certos casos da doença.[1,11]

Formas Raras de Diabetes Auto-imune

DM é observado em cerca de um terço dos pacientes com a rara *síndrome da pessoa rígida*, previamente conhecida como a síndrome do homem rígido (*stiff-man syndrome*).[75] É caracterizada por rigidez acentuada e progressiva da musculatura axial que envolve principalmente a coluna e os membros inferiores, com espasmos dolorosos. Os pacientes geralmente têm títulos elevados de auto-anticorpos anti-GAD. É duas vezes mais comum em mulheres.[1,75]

Anticorpos contra o receptor da insulina podem causar diabetes por se ligarem ao receptor e bloquearem a ligação da insulina. Os pacientes afetados freqüentemente têm *acanthosis nigricans*, um marcador cutâneo de resistência insulínica. Anticorpos contra o receptor de insulina são ocasionalmente encontrados em pacientes com lúpus eritematoso sistêmico e outras doenças auto-imunes. Curiosamente, em alguns casos, esses anticorpos podem atuar como agonistas da insulina e provocar hipoglicemia.[1,76]

Outras Síndromes Genéticas às Vezes Associadas com Diabetes

Várias síndromes genéticas cursam com uma incidência aumentada de DM, tais como as síndromes de Down, Klinefelter e Turner.[1] A síndrome de Wolfram, ou DIDMOAD, tem como manifestações principais diabetes insípido, DM não-auto-imune (presente em um terço dos casos), atrofia óptica e surdez. Resulta de mutações no gene *WFS1*.[77] Outras síndromes estão listadas no Quadro 46.1.

Diabetes Mellitus Gestacional (DMG)

Representa a principal complicação metabólica da gravidez e é observado em 1 a 14% das gestantes, dependendo da população estudada e do critério diagnóstico utilizado.[1,78,79] No Estudo Brasileiro sobre Diabetes Gestacional, esse percentual foi de 7,6%.[80]

DMG é definido como qualquer grau de intolerância à glicose com início ou detecção durante a gravidez. Resulta, sobretudo, do efeito hiperglicêmico de vários hormônios cujos níveis séricos encontram-se elevados durante a gravidez, tais como estrogênio, cortisol e lactogênio placentário. Habitualmente se reverte após o parto, mas tende a recorrer em gravidezes subseqüentes. As gestantes com DMG estão sujeitas a complicações obstétricas (poliidrâmnio, toxemia gravídica, ruptura prematura de membranas amnióticas etc.) e a maior freqüência de parto por cesárea. Além disso, têm um risco aumentado para desenvolverem no futuro DM tipo 2, dislipidemia e hipertensão. Macrossomia (peso > 4 kg) é a anormalidade fetal mais característica. É observada em até 30% dos casos e pode predispor a traumas obstétricos e distocia de ombro, se o parto for por via transvaginal. Aumento da morbidade e mortalidade perinatais também acontece.[78–80]

Como o DMG geralmente se manifesta a partir da 24ª semana de gestação, não implica risco aumentado para teratogênese,[78] diferentemente do que ocorre quando hiperglicemia está presente no período da embriogênese fetal.[81]

DIAGNÓSTICO DO DIABETES

Clínico

Os sintomas clássicos do DM (poliúria, polidipsia e polifagia, associadas à perda ponderal) são bem mais característicos do diabetes tipo 1, no qual estão quase sempre presentes. A presença de obesidade não exclui, contudo, o diagnóstico. No diabetes tipo 2, cerca de 50% dos pacientes desconhecem ter a doença por serem assintomáticos ou oligossintomáticos, apresentando mais comumente sintomas inespecíficos, como tonturas, dificuldade visual, astenia e/ou câibras. Vulvovaginite de repetição e disfunção erétil podem ser, também, os sintomas iniciais. Cerca de 80% dos pacientes têm excesso de peso.[1,9,10]

Laboratorial

GLICEMIA

A glicemia de jejum representa a forma mais prática de avaliar o *status* glicêmico e dois valores superiores ou iguais a 126 mg/dL, obtidos em dias diferentes, são suficientes para estabelecer o diagnóstico de *diabetes mellitus*. Níveis entre 100 e 125 mg/dL caracterizam a *glicemia de jejum alterada* (IFG) (Quadros 46.6 e 46.7). Nessa situação, os pacientes devem ser submetidos a um teste oral de tolerância à glicose (TOTG).[1]

A presença de hiperglicemia inequívoca (p.ex., valores de glicemia de jejum > 250–300 mg/dL) com descompensação metabólica aguda ou sintomas óbvios de DM pode tornar desnecessária a repetição do exame em um outro dia para confirmação do diagnóstico da doença.[1]

TESTE ORAL DE TOLERÂNCIA À GLICOSE (TOTG)

Consiste, após a coleta da glicemia de jejum, na administração de 75 g de glicose anidra ou 82,5 g de glicose monoidratada (Dextrosol®), dissolvidos em 250 a 300 mL de água. Duas horas após, colhe-se uma nova glicemia. Para crianças, a sobrecarga de glicose deve ser de 1,75 g/kg, até um máximo de 75 g. O TOTG deve ser realizado pela manhã, após 8–14 h de jejum e, pelo menos, 3 dias de dieta sem restrição de carboidratos (ingestão superior a 150 g/dia).[42]

O TOTG tem baixa reprodutibilidade. Por isso, sua indicação está limitada a algumas situações específicas, sobretudo para o diagnóstico do diabetes gestacional e em pacientes com glicemia de jejum alterada (Quadro 46.8).[1,42]

QUADRO 46.6

Categorias de Tolerância à Glicose, Segundo a Associação Americana de Diabetes (ADA)

- Glicemia de jejum (GJ) < 100 mg/dL ⇨ normal
- GJ ≥ 110 e < 126 mg/dL ⇨ glicemia de jejum alterada
- GJ ≥ 126 mg/dL (em duas ocasiões) ⇨ *diabetes mellitus*
- Glicemia ao acaso > 200 mg/dL + GJ ≥ 126 mg/dL (em paciente sintomático) ⇨ *diabetes mellitus*
- Glicemia de 2 h no TOTG ≥ 140 e < 200 mg/dL ⇨ tolerância alterada à glicose
- Glicemia de 2 h no TOTG ≥ 200 mg/dL ⇨ *diabetes mellitus*

Adaptado da Ref. 1.

QUADRO 46.7

Critérios Diagnósticos para o *Diabetes Mellitus* Propostos pela Associação Americana de Diabetes (ADA)

- Glicemia de jejum (GJ) ≥ 126 mg/dL (duas ocasiões)*
- Glicemia ao acaso > 200 mg/dL, em um paciente com sintomas tais como poliúria, polidipsia e inexplicável perda de peso + GJ ≥ 126 mg/dL
- Valor de 2 h da glicemia ≥ 200 mg/dL durante o *teste oral de tolerância à glicose (TOTG)* com 75 g de glicose anidra ou 82,5 g de Dextrosol®

*A presença de hiperglicemia inequívoca com descompensação metabólica aguda ou sintomas óbvios de DM pode tornar desnecessária a repetição do exame em um outro dia para confirmação do diagnóstico da doença.
Obs.: Jejum é definido como nenhuma ingestão calórica por, pelo menos, 8 h.
Adaptado da Ref. 1.

QUADRO 46.8

Principais Indicações para o Teste Oral de Tolerância à Glicose

- Diagnóstico do *diabetes mellitus* (quando a glicemia de jejum [GJ] propiciar resultados dúbios)
- Diagnóstico do *diabetes gestacional*
- Pacientes com *glicemia de jejum alterada* (GJ ≥ 100 e < 126 mg/dL)

Adaptado da Ref. 1.

HEMOGLOBINA GLICOSILADA (HbA$_{1c}$)

A Hb glicada ou glicosilada (GHb) é o produto da reação não-enzimática entre glicose e o grupo amino-terminal de um resíduo de valina na cadeia β da hemoglobina (Hb). A percentagem de GHb depende da concentração de glicose no sangue, da duração da exposição da Hb à glicose e do tempo de meia-vida dos eritrócitos (cerca de 120 dias). Quanto maior a concentração de glicose e maior o período de contato, maior a percentagem da GHb ou HbA$_{1c}$ (Quadro 46.9).[42]

A maior utilidade da HbA$_{1c}$ está na avaliação do controle glicêmico nos últimos 2 a 3 meses, em função da meia-vida das hemácias.[42] Quanto mais elevada for a HbA$_{1c}$, maior é o risco para as complicações micro- e macrovasculares do DM, bem como maiores são as mortalidades cardiovascular e por todas as causas (Figs. 46.7 e 46.8).[82-84] O valor de referência da HbA$_{1c}$ é de 4 a 6%, enquanto níveis < 7% são a meta do tratamento, segundo a ADA.[2,42] É preciso estar atento para as condições que falsamente elevam ou diminuem a HbA$_{1c}$. As principais são condições que interferem com a meia-vida das hemácias (Quadro 46.10).[85]

A dosagem da HbA$_{1c}$ deve ser realizada duas vezes por ano em pacientes com controle glicêmico estável e dentro dos objetivos do tratamento. Uma avaliação mais freqüente (p.ex., a cada 3 a 4 meses) está indicada quando o controle glicêmico ideal ainda não tiver sido alcançado.[42]

FRUTOSAMINA

Trata-se de uma proteína glicada, constituída principalmente de albumina. Reflete o controle glicêmico nos últimos 7 a 14 dias, já que a meia-vida da albumina é de 14 a 20 dias. A determinação da frutosamina não deve ser considerada equivalente à da GHb, embora haja uma boa correlação entre esses dois parâmetros. A medida da frutosamina pode ser um método alternativo para avaliar o controle glicêmico dos pacientes que tenham condições que alterem os valores da HbA$_{1c}$ (p.ex., hemoglobinopatias). O papel da frutosamina como um fator preditivo para o desenvolvimento de complicações do diabetes ainda não foi determinado.[42,86]

Tanto a HbA$_{1c}$ como a frutosamina podem estar normais em pacientes com DM não tratado. Portanto, seu valor como diagnóstico da doença é limitado.

GLICOSÚRIA

A pesquisa de glicose na urina tem baixa sensibilidade diagnóstica, uma vez que glicosúria costuma surgir apenas com glicemias > 180

QUADRO 46.9
Correlação entre Nível da HbA$_{1c}$ e os Níveis Médios de Glicemia

HbA$_{1c}$ (%)	Glicemia Média mg/dL	mmol/L
6	135	7,5
7	170	9,5
8	205	11,5
9	240	13,5
10	275	15,5
11	310	17,5
12	345	19,5

Adaptado da Ref. 2.

QUADRO 46.10
Condições que Levam a Valores Falsamente Anormais para a HbA$_{1c}$

Falsa Elevação da HbA$_{1c}$	Falsa Diminuição da HbA$_{1c}$
• Insuficiência renal crônica • Hipertrigliceridemia • Álcool • Esplenectomia • Deficiência de ferro • Toxicidade por chumbo • Toxicidade por opiáceos	• Qualquer condição que diminua a meia-vida das hemácias (anemia hemolítica, esferocitose, eliptocitose, lise desencadeada por deficiência de G6PD) • Perda de sangue (aguda ou crônica) • Transfusão de sangue recente • Gravidez ou parto recente • Altas doses de vitamina C ou E (> 1 g/dia) • Hemoglobinopatias (não com HPLC) • Hemoglobina F (com imunodetecção) • Dapsona

G6PD = glicose-6-fosfato desidrogenase; HPLC = cromatografia líquida de alta pressão.
Adaptado da Ref. 72.

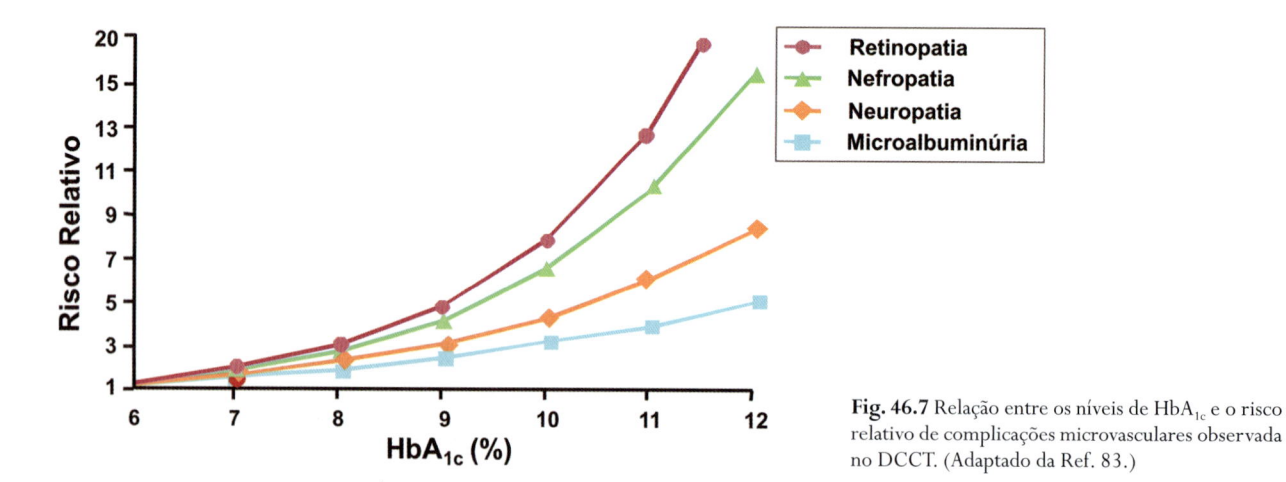

Fig. 46.7 Relação entre os níveis de HbA$_{1c}$ e o risco relativo de complicações microvasculares observada no DCCT. (Adaptado da Ref. 83.)

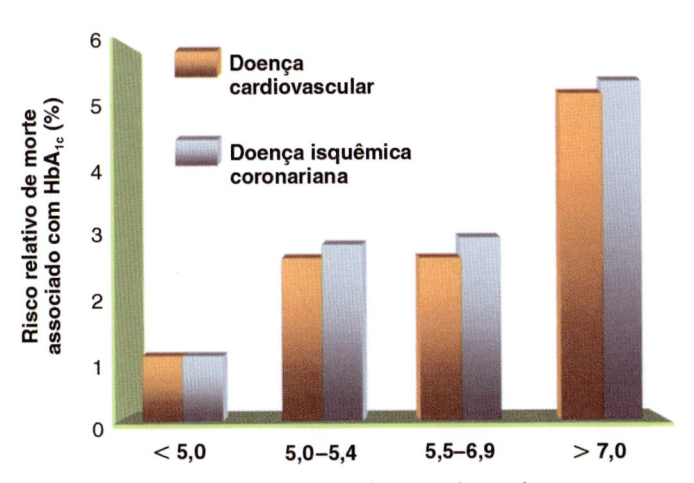

Fig. 46.8 Aumento do risco de morte por doença cardiovascular com o aumento da HbA_{1c} em homens com 45 a 79 anos. (Adaptado da Ref. 82.)

mg/dL. Além disso, pode-se ter glicosúria na ausência de *diabetes mellitus*: gravidez (em até 50% das gestantes), tubulopatias renais, insuficiência renal crônica e glicosúria renal familiar. Esta última é uma condição benigna, assintomática e autossômica recessiva, na qual glicose aparece na urina, a despeito da normoglicemia. Resulta de mutações no gene SLC5A2, o qual codifica o co-transportador de sódio/glicose SGLT2.[87]

PESQUISA DE CORPOS CETÔNICOS

A presença de cetonúria, verificada através de fitas reagentes, associada a hiperglicemia é característica da cetoacidose diabética (CAD), uma situação potencialmente muito grave que requer intervenção imediata.[37] O paciente com DM tipo 1 deve ser orientado a realizar o teste sempre que houver uma alteração importante em seu estado de saúde, principalmente na presença de infecções, quando os valores da glicemia capilar forem consistentemente superiores a 240–300 mg/dL, na gestação ou quando houver sintomas compatíveis com CAD (p.ex., náuseas, vômitos e dor abdominal).[42] Deve ser lembrado que a presença de corpos cetônicos na urina durante o jejum ocorre em mais de 30% dos indivíduos normais na primeira urina da manhã e que resultados falsamente positivos podem ocorrer na presença de medicamentos que contenham o grupo sulfidril (p. ex., captopril). Resultados falso-negativos podem ocorrer quando a urina ficar exposta ao ar por longo período de tempo ou quando a urina for muito ácida, como ocorre após ingestão de grandes quantidades de vitamina C.[42]

Recentemente, passou-se a dispor de glicosímetros (p.ex., Optium Xceed®) que também dosam os corpos cetônicos no sangue capilar, permitindo, assim, um diagnóstico mais acurado da CAD.

DOSAGEM DO PEPTÍDEO C

A capacidade secretória do pâncreas pode ser analisada através da dosagem no plasma do peptídeo C (PC), que é secretado na circulação porta em concentrações eqüimolares com a insulina, sendo ambos originados da clivagem da pró-insulina. O método mais utilizado é a determinação do PC basal e 6 min após a injeção endovenosa de 1 mg de glucagon. Os pacientes com DM tipo 1 têm valores médios de PC de 0,35 ng/mL no basal e de 0,5 ng/mL após estímulo. No DM tipo 2, esses valores são de 2,1 e de 3,3 ng/mL, respectivamente. Como ponto de corte para classificar os pacientes, deve ser considerado que níveis do PC > 0,9 ng/mL no basal e > 1,8 ng/mL após glucagon indicam uma reserva de insulina compatível com DM tipo 2. Valores inferiores confirmam o diagnóstico de diabetes tipo 1.[42]

DOSAGEM DOS AUTO-ANTICORPOS CONTRA A CÉLULA BETA

Auto-anticorpos contra a célula beta são encontrados no DM tipo 1A e no LADA. Sua dosagem permite a distinção dessas condições com o DM tipo 2. O auto-anticorpo de maior utilidade é o anti-GAD_{65}. Ele está presente em cerca de 80% dos casos de DM tipo 1 de instalação recente e é ainda detectado em 50% dos pacientes após 10 anos de diagnóstico.[42,88-90]

Diagnóstico do Diabetes Gestacional (DMG)

É habitualmente feito através de um teste oral de tolerância à glicose (TOTG), em que variam a quantidade de glicose anidra administrada (75 ou 100 g), a duração da curva (2 ou 3 h) e os pontos de corte (Quadros 46.11 e 46.12). No IV Workshop-Conference International sobre DMG foi recomendado que ambos os testes, com 100 e 75 g, poderiam ser usados indistintamente, devendo-se dar preferência, no caso do TOTG-100 g, aos critérios de Coustan e Carpenter, que teriam maior sensibilidade diagnóstica do que aqueles do NDDG.[91] Apesar de não ter havido um consenso sobre os pontos de corte para o TOTG-75 g, foi sugerida a possibilidade

QUADRO 46.11

Critérios Diagnósticos para o Diabetes Gestacional, Usando-se o TOTG-75 g

	OMS*	EASD*	ADA**
Jejum (mg/dL)	–	96	95
1 hora (mg/dL)	–	200	180
2 horas (mg/dL)	≥ 140	165	155
3 horas (mg/dL)	–	150	–

*Diagnóstico confirmado se glicemia–2 h ≥ 140 mg/dL.
**Diagnóstico confirmado quando 2 ou mais valores da curva são encontrados ou excedidos.
OMS = Organização Mundial da Saúde.
EASD = European Association for the Study of Diabetes.
ADA = American Diabetes Association.

QUADRO 46.12

Critérios Diagnósticos para o Diabetes Gestacional, Usando-se o TOTG-100 g

Jejum (mg/dL) – 95
1 h (mg/dL) – 180
2 h (mg/dL) – 155
3 h (mg/dL) – 140

Obs.: No TOTG-100 g, o diagnóstico é confirmado quando 2 ou mais valores da curva são encontrados ou excedidos.
Adaptado da Ref. 1.

QUADRO 46.13

Critérios Diagnósticos para o Diabetes Gestacional

- Duas glicemias de jejum ≥ 110 mg/dL ou 100 mg/dL (?)
- Uma glicemia ≥ 140 mg/dL, 2 h após 75 g de glicose anidra ou 82,5 g de Dextrosol®
- Duas ou mais glicemias (mg/dL) anormais* ao TOTG-3 h (100 g)

*Jejum – 95; 1 h – 180; 2 h – 155; e 3 h – 140.

QUADRO 46.14

Critérios para Pesquisa do Diabetes em Indivíduos Assintomáticos

1. Todo indivíduo com idade de 45 anos (se a glicemia for normal, repeti-la a cada 3 anos ou mais freqüentemente, na presença de fatores de risco para diabetes)
2. Indivíduos com idade < 45 anos com IMC ≥ 25 kg/m² e fatores de risco adicionais para diabetes:
   - sedentarismo
   - história familiar de diabetes (parentes em 1º grau)
   - história de macrossomia fetal ou diagnóstico prévio de diabetes gestacional
   - hipertensão (PA ≥ 140/90 mmHg)
   - dislipidemia (colesterol HDL < 35 mg/dL e triglicerídeos > 250 mg/dL)
   - diagnóstico prévio de intolerância à glicose (em jejum ou ao TOTG)
   - síndrome dos ovários policísticos
   - presença de outras condições clínicas associadas com resistência insulínica (p.ex., *acanthosis nigricans*)

Adaptado da Ref. 2.

de adoção de valores similares aos preconizados por Coustan e Carpenter para o TOTG-100 g. Em nosso país, o Grupo de Trabalho em Diabetes e Gravidez[80,92] e a Associação Brasileira de Diabetes recomendam a utilização do TOTG-75 g, de acordo com os critérios da OMS. Estes últimos estipulam que são idênticos, em grávidas e não-grávidas, os valores para diagnosticar *intolerância à glicose* (valor de 2 h entre 140 e 199 mg/dL) e *diabetes mellitus* (valor de 2 h ≥ 200 mg/dL). O diagnóstico de diabetes gestacional se estabelece pelo achado da glicemia de 2 h ≥ 140 mg/dL. Muitos serviços, sobretudo nos EUA, usam um teste de sobrecarga com 50 g de glicose, com dosagem da glicemia 1 h após, para selecionar as pacientes a serem submetidas ao TOTG (pontos de corte variando de 130 a 140 mg/dL). Alguns autores consideram que um valor ≥ 185 mg/dL seria suficiente para estabelecer o diagnóstico de DMG, tornando desnecessário o TOTG.[93]

Segundo o Estudo Brasileiro sobre Diabetes Gestacional,[80,92] duas glicemias de jejum (GJ) ≥ 110 mg/dL seriam suficientes para caracterizar o DMG. Esse valor possivelmente deveria ser reduzido para ≥ 100 mg/dL, uma vez que, segundo as recomendações da ADA, GJ ≥ 100 mg/dL já caracterizam a chamada "glicemia de jejum alterada", uma das formas de pré-diabetes, juntamente com a tolerância alterada à glicose.[94] No Quadro 46.13 estão resumidos os critérios para confirmação do DMG.

EM QUEM PESQUISAR O DIABETES?

Diabetes deve sempre ser considerado em pacientes com os sintomas clássicos da doença (poliúria, polidipsia e perda de peso, apesar da polifagia), assim como naqueles com queixas de vulvovaginite de repetição ou disfunção erétil. Entre os pacientes assintomáticos, diabetes deve ser pesquisado naqueles com idade acima de 45 anos ou nos mais jovens, caso haja fatores que os tornem mais suscetíveis à doença (obesidade, hipertensão, história familiar de diabetes, dislipidemia, diagnóstico prévio de diabetes gestacional etc.) (Quadro 46.14).[2]

A ADA também recomenda que, em crianças, o DM tipo 2 seja pesquisado bianualmente, a partir dos 10 anos de idade ou no início da puberdade, na presença de sobrepeso (IMC > 85º percentil para idade e sexo ou peso > 120% do ideal para a altura) e quando houver dois ou mais dos seguintes fatores de risco:

- História familiar de diabetes tipo 2 em parentes em primeiro e segundo graus;
- Determinadas raças ou etnias (p.ex., índios americanos, negros, latino-americanos etc.);
- Sinais de resistência insulínica (RI) ou condições associadas com RI (p.ex., *acanthosis nigricans*, hipertensão, dislipidemia ou SOP);
- História materna de diabetes ou diabetes gestacional.[2]

BIBLIOGRAFIA

1. American Diabetes Association. Diagnosis and Classification of Diabetes Mellitus (Position Statement). *Diabetes Care*, 2009; *32*(suppl 1):S62-S67.
2. American Diabetes Association. Standards of medical care in Diabetes – 2009 (Position Statement). *Diabetes Care*, 2009; *32*(suppl 1):S13-61.
3. Winer N, Sowers JR. Epidemiology of diabetes. *J Clin Pharmacol*, 2004; *44*:397-405.
4. Bonow RO, Gheorghiade M. The diabetes epidemic: a national and global crisis. *Am J Med*, 2004; *116*(suppl 5A):2S-10S.
5. Lefebvre P, Pierson A. The global challenge of diabetes. *World Hosp Health Serv*, 2004; *40*:37-40, 42.
6. Malerbi DA, Franco LJ. Multicentric study of the prevalence of diabetes mellitus and impaired tolerance in urban Brazilian population aged 30-69 yr. *Diabetes Care*, 1992; *15*:1509-16.
7. Torquato MTCG, Montenegro RM, Viana RAHG, et al. Estudo de prevalência do diabetes melito e intolerância à glicose na população urbana de 30 a 69, no município de Ribeirão Preto. *Arq Bras Endocrinol Metab*, 1999; *43*(suppl 1):S190.
8. Souza LJ, Chalita FEB, Reis AFF, et al. Prevalência de diabetes mellitus e fatores de risco em Campos dos Goytacazes, RJ. *Arq Bras Endocrinol Metab*, 2003; *47*:69-74.
9. The Expert Committee on the Diagnosis and Classification of Diabetes Mellitus: Report of the Expert Committee on the Diagnosis and Classification of Diabetes Mellitus. *Diabetes Care*, 1997; *20*:1183-97.
10. National Diabetes Data Group. Classification and diagnosis of diabetes mellitus and other categories of glucose intolerance. *Diabetes*, 1979; *28*:1039-57.
11. Rewers M, Norris J, Dabelea D. Epidemiology of type 1 diabetes mellitus. *Adv Exp Med Biol*, 2004; *552*:219-46.
12. Lindberg BA, Ericsson UB, Kockum I, et al. Prevalence of beta-cell and thyroid autoantibody positivity in schoolchildren during three year follow-up. *Autoimmunity*, 1999; *31*:175-85.
13. Rewers M, Norris J, Dabelea D. Epidemiology of type 1 diabetes mellitus. *Adv Exp Med Biol*, 2004; *552*:219-46.
14. Ferreira SRG, Franco LJ, Vivolo MA, et al. Population based incidence of IDDM in the State of São Paulo, Brasil. *Diabetes Care*, 1993; *135*:803-16.

15. Lisboa HR, Graebin R, Butzke L, et al. Incidence of type 1 diabetes mellitus in Passo Fundo, RS, Brasil. *Braz J Med Biol Res*, 1998; *31*:1553-6.
16. von Herrath MG. Pathogenesis of type 1 diabetes: a viewpoint. *Adv Exp Med Biol*, 2004; *552*:317-21.
17. Eisenbarth GS. Uptodate in type 1 diabetes. *J Clin Endocrinol Metab*, 2007; *92*:2403-7.
18. Dib SA. Heterogeneidade do diabetes melito tipo 1. *Arq Bras Endocrinol Metab*, 2008; *52*:205-18.
19. Queiroz MS. Type 1 diabetes and autoimmune polyendocrine syndromes. *Arq Bras Endocrinol Metabol*, 2008; *52*:198-204.
20. Proust-Lemoine E, Wémeau JL. Apeced syndrome or autoimmune polyendocrine syndrome Type 1. *Presse Med*, 2008; *37*:1158-71.
21. Gambineri E, Perroni L, Passerini L, et al. Clinical and molecular profile of a new series of patients with immune dysregulation, polyendocrinopathy, enteropathy, X-linked syndrome: inconsistent correlation between forkhead box protein 3 expression and disease severity. *J Allergy Clin Immunol*, 2008; *122*:1105-12.
22. Molven A, Ringdal M, Nordbø AM, et al. Mutations in the insulin gene can cause MODY and autoantibody-negative type 1 diabetes. *Diabetes*, 2008; *57*:1131-5.
23. Newton CA, Raskin P. Diabetic ketoacidosis in type 1 and type 2 diabetes mellitus: clinical and biochemical differences. *Arch Intern Med*, 2004; *164*:1925-31.
24. Libman IM, Becker DJ. Coexistence of type 1 and type 2 diabetes mellitus: "double" diabetes? *Pediatr Diabetes*, 2003; *4*:110-3.
25. Naik RG, Palmer JP. Latent autoimmune diabetes in adults (LADA). *Rev Endocr Metab Disord*, 2003; *4*:233-41.
26. Bell DS, Ovalle F. The role of C-peptide levels in screening for latent autoimmune diabetes in adults. *Am J Ther*, 2004; *11*:308-11.
27. Calsolari MR, do Rosário PW, Reis JS, et al. Latent autoimmune diabetes of adult or slim type 2 diabetes mellitus? *Arq Bras Endocrinol Metabol*, 2008; *52*:315-21.
28. Laaksonen DE, Niskanen L, Lakka HM. Epidemiology and treatment of the metabolic syndrome. *Ann Med*, 2004; *36*:332-46.
29. Alberti G, Zimmet P, Shaw J, et al. Type 2 diabetes in the young: the evolving epidemic: the International Diabetes Federation Consensus Workshop. *Diabetes Care*, 2004; *27*:1798-811.
30. Rizvi AA. Type 2 diabetes: epidemiologic trends, evolving pathogenic concepts, and recent changes in therapeutic approach. *South Med J*, 2004; *97*:1079-87.
31. Porter JR, Barrett TG. Acquired non-type 1 diabetes in childhood: subtypes, diagnosis, and management. *Arch Dis Child*, 2004; *89*:1138-44.
32. Ripsin CM, Kang H, Urban RJ. Management of blood glucose in type 2 diabetes mellitus. *Am Fam Physician*, 2009; *79*:29-36.
33. McGill JB. Impact of incretin therapy on islet dysfunction: an underlying defect in the pathophysiology of type 2 diabetes. *Postgrad Med*, 2009; *121*:46-58.
34. Buse J, Polonsky KS, Burant CF. Type 2 diabetes. *In*: Kronemberg HM, et al (eds). *Williams Textbook of Endocrinology*. 11th ed. Philadelphia: WB Saunders, 2008:1329-90.
35. Krentz AJ, Patel MB, Bailey CJ. New drugs for type 2 diabetes mellitus: what is their place in therapy? *Drugs*, 2008; *68*:2131-62.
36. Carchman RM, Dechert-Zeger M, Calikoglu AS, Harris BD. A new challenge in pediatric obesity: Pediatric hyperglycemic hyperosmolar syndrome. *Pediatr Crit Care Med*, 2005; *6*:20-4.
37. Fasanmade OA, Odeniyi IA, Ogbera AO. Diabetic ketoacidosis: diagnosis and management. *Afr J Med Med Sci*, 2008; *37*:99-105.
38. Tuomilehto J, Hu G, Bidel S, et al. Coffee consumption and risk of type 2 diabetes mellitus among middle-aged Finnish men and women. *JAMA*, 2004; *291*:1213-9.
39. Carlsson S, Midthjell K, Grill V. Smoking is associated with an increased risk of type 2 diabetes but a decreased risk of autoimmune diabetes in adults: an 11-year follow-up of incidence of diabetes in the Nord-Trondelag study. *Diabetologia*, 2004; *47*:1953-6.
40. Phillips DI. Birth weight and the future development of diabetes. A review of the evidence. *Diabetes Care*, 1998; *21*(suppl 2):B150-5.
41. Damm P. Future risk of diabetes in mother and child after gestational diabetes mellitus. *Int J Gynaecol Obstet*, 2009 Jan 14. [Epub ahead of print]
42. Gross JL, Silveiro SP, Camargo JL, et al. *Diabetes Melito*: diagnóstico, classificação e avaliação do controle glicêmico. *Arq Bras Endocrinol Metab*, 2002; *46*:16-26.
43. Winter WE. Molecular and biochemical analysis of the MODY syndromes. *Pediatr Diabetes*, 2000; *1*:88-117.
44. Oliveira SV, Furuzawa GK, Reis AF. Diabetes Mellitus do Tipo MODY. *Arq Bras Endocrinol Metab*, 2002; *46*:186-92.
45. Letho M, Wipemo C, Ivarsson S-A, et al. High frequency of mutations in MODY and mitochondrial genes in Scandinavian patients with familial early-onset diabetes. *Diabetologia*, 1999; *42*:1131-7.
46. Costa A, Bescós M, Velho G, et al. Genetic and clinical characterization of maturity-onset diabetes of the young in Spanish families. *Eur J Endocrinol*, 2000; *142*:380-6.
47. Massa O, Maxi F, Cuesta-Munoz A, et al. High prevalence of glucokinase mutations in Italian children with MODY. Influence on glucose tolerance, first-phase insulin response, insulin sensitivity and BMI. *Diabetologia*, 2001; *44*:898-905.
48. Fajans SS, Bell GI, Polonsky KS. Molecular mechanisms and clinical pathophysiology of Maturity-Onset Diabetes of the Young. *N Engl J Med*, 2001; *345*:971-80.
49. Kim SH, Ma X, Weremowicz S, Ercolino T, et al. Identification of a locus for maturity-onset diabetes of the young on chromosome 8p23. *Diabetes*, 2004; *53*:1375-84.
50. Reznik Y, Dao T, Coutant R, et al. Hepatocyte nuclear factor-1 alpha gene inactivation: cosegregation between liver adenomatosis and diabetes phenotypes in two maturity-onset diabetes of the young (MODY)3 families. *J Clin Endocrinol Metab*, 2004; *89*:1476-80.
51. Bellanne-Chantelot C, Chauveau D, et al. Clinical spectrum associated with hepatocyte nuclear factor-1beta mutations. *Ann Intern Med*, 2004; *140*:510-7.
52. Hattersley AT. Maturity onset diabetes of the young: clinical heterogeneity explained by genetic heterogeneity. *Diabetic Med*, 1998; *15*:15-24.
53. Doria A, Yang Y, Malecki M, et al. Phenotypic characteristics of early-onset autosomal-dominant diabetes unlinked to known maturity-onset diabetes of the young (MODY) genes. *Diabetes Care*, 1999; *22*:253-61.
54. Saudek F, Pruhova S, Boucek P, et al. Maturity-onset diabetes of the young with end-stage nephropathy: a new indication for simultaneous pancreas and kidney transplantation? *Transplantation*, 2004; *77*:1298-301.
55. Finsterer J. Mitochondriopathies. *Eur J Neurol*, 2004; *11*:163-86.
56. Kosztolanyi G. Leprechaunism/Donohue syndrome/insulin receptor gene mutations: a syndrome delineation story from clinicopathological description to molecular understanding. *Eur J Pediatr*, 1997; *156*:253-5.
57. Musso C, Cochran E, Moran SA, et al. Clinical course of genetic diseases of the insulin receptor (type A and Rabson-Mendenhall syndromes): a 30-year prospective. *Medicine* (Baltimore), 2004; *83*:209-22.
58. Miranda DM, Wajchenberg BL, Calsolari MR, et al. Novel mutations of the BSCL2 and AGPAT2 genes in ten families with Berardinelli-Seip congenital generalized lipodystrophy syndrome. *Clin Endocrinol* (Oxf), 2009 Feb 18. [Epub ahead of print]
59. Daher E, Silva Júnior G, Benevides V, et al. Berardinelli syndrome. A case report with fatal outcome. *Invest Clin*, 2008; *49*:251-5.
60. Kahl S, Malfertheiner P. Exocrine and endocrine pancreatic insufficiency after pancreatic surgery. *Best Pract Res Clin Gastroenterol*, 2004; *18*:947-55.
61. Apte MV, Wilson JS. Alcohol-induced pancreatic injury. *Best Pract Res Clin Gastroenterol*, 2003; *17*:593-612.

62. Bonelli L, Aste H, Bovo P, et al. Exocrine pancreatic cancer, cigarette smoking, and diabetes mellitus: a case-control study in northern Italy. *Pancreas*, 2003; *27*:143-9.
63. Biering H, Knappe G, Gerl H, Lochs H. Prevalence of diabetes in acromegaly and Cushing syndrome. *Acta Med Austriaca*, 2000; *27*:27-31.
64. Leibowitz G, Tsur A, Chayen SD, et al. Pre-clinical Cushing's syndrome. An unexpected frequent cause of poor glycaemic control in obese diabetic patients. *Clin Endocrinol* (Oxf), 1996; *44*:717-22.
65. Catargi B, Rigalleau V, Poussin A, et al. Occult Cushing's syndrome in type-2 diabetes. *J Clin Endocrinol Metab*, 2003; *88*:5808-13.
66. van Beek AP, de Haas ER, van Vloten WA, et al. The glucagonoma syndrome and necrolytic migratory erythema: a clinical review. *Eur J Endocrinol*, 2004; *151*:531-7.
67. Sessa F, Arcidiaco M, Valenti L, et al. Metastatic psammomatous somatostatinoma of the pancreas causing severe ketoacidotic diabetes cured by surgery. *Endocr Pathol*, 1997; *8*:327-33.
68. Corry DB, Tuck ML. The effect of aldosterone on glucose metabolism. *Curr Hypertens Rep*, 2003; *5*:106-9.
69. Schroder AK, Tauchert S, Ortmann O, et al. Insulin resistance in patients with polycystic ovary syndrome. *Ann Med*, 2004; *36*:426-39.
70. Luna B, Feinglos MN. Drug-induced hyperglycemia. *JAMA*, 2001; *286*:1945-8.
71. Grossman E, Messerli FH. Hypertension and diabetes. *Adv Cardiol*, 2008; *45*:82-106.
72. Brambilla AM, Novati R, Calori G, et al. Stavudine or indinavir-containing regimens are associated with an increased risk of diabetes mellitus in HIV-infected individuals. *AIDS*, 2003; *17*:1993-5.
73. Fabris P, Floreani A, Tositti G, Type 1 diabetes mellitus in patients with chronic hepatitis C before and after interferon therapy. *Aliment Pharmacol Ther*, 2003; *18*:549-58.
74. Ananth J, Venkatesh R, Burgoyne K, Gunatilake S. Atypical antipsychotic drug use and diabetes. *Psychother Psychosom*, 2002; *71*:244-54.
75. Murinson BB. Stiff-person syndrome. *Neurologist*, 2004; *10*:131-7.
76. Magsino Jr CH, Spencer J. Insulin receptor antibodies and insulin resistance. *South Med J*, 1999; *92*:717-9.
77. Cano A, Rouzier C, Monnot S, et al; French Group of Wolfram Syndrome, Vialettes B. Identification of novel mutations in WFS1 and genotype-phenotype correlation in Wolfram syndrome. *Am J Med Genet A*, 2007; *143*:1605-12.
78. Ben-Haroush A, Yogev Y, Hod M. Epidemiology of gestational diabetes mellitus and its association with type 2 diabetes. *Diabet Med*, 2004; *21*:103-13.
79. Galerneau F, Inzucchi SE. Diabetes mellitus in pregnancy. *Obstet Gynecol Clin North Am*, 2004; *31*:907-33.
80. Schmidt MI, Matos MC, Reichelt AJ, et al. Prevalence of gestational *diabetes mellitus* – do the new WHO criteria make a difference? Brazilian Gestational Diabetes Study Group. *Diabet Med*, 2000; *17*:376-80.
81. Savona-Ventura C, Gatt M. Embryonal risks in gestational diabetes mellitus. *Early Hum Dev*, 2004; *79*:59-63.
82. Malmberg K, Norhammar A, Wedel H, Rydén L. Glycometabolic state at admission: important risk marker of mortality in conventionally treated patients with diabetes mellitus and acute myocardial infarction: long-term results from the Diabetes and Insulin-Glucose Infusion in Acute Myocardial Infarction (DIGAMI) study. *Circulation*, 1999; *99*:2626-32.
83. Diabetes Control and Complications Trial (DCCT) Research Group. The effect of intensive treatment of diabetes on the development and progression of long-term complications in insulin-dependent diabetes mellitus. *N Engl J Med*, 1993; *309*:977-86.
84. UK Prospective Diabetes Study Group: Intensive blood-glucose control with sulphonylureas or insulin compared with conventional treatment and risk of complications in patients with type 2 diabetes: UKPDS 33. *Lancet*, 1998; *352*:837-53.
85. Albright ES, Ovalle F, Bell DS. Artificially low hemoglobin A1c caused by use of dapsone. *Endocr Pract*, 2002; *8*:370-2.
86. American Diabetes Association. Tests of glycemia in diabetes. *Diabetes Care*, 2001; *24*(suppl 1):S80-2.
87. Kleta R, Stuart C, Gill FA, Gahl WA. Renal glycosuria due to SGLT2 mutations. *Mol Genet Metab*, 2004; *82*:56-8.
88. Kolb H, Dannehl K, Grüneklee D, et al. Prospective analysis of islet cell antibodies in children with type 1 (insulin-dependent) diabetes. *Diabetologia*, 1988; *31*:189-94.
89. Niskanen LK, Tuomi T, Karjalainen J, et al. GAD antibodies in NIDDM. Ten-year follow-up from diagnosis. *Diabetes Care*, 1995; *18*:1557-65.
90. Wiest-Ladenburger U, Hartmann R, Hartmann U, et al. Combined analysis and single-step detection of GAD65 and IA2 autoantibodies in IDDM can replace the histochemical islet cell antibody test. *Diabetes*, 1997; *46*:565-71.
91. Metzger BE, Coustan DR (eds). Proceedings of the Fourth International Workshop Conference on Gestational Diabetes Mellitus. *Diabetes Care*, 1998; *21*(suppl 2):B1-167.
92. Reichelt AJ, Spichler ER, Branchtein L, et al; for the Brazilian Study of Gestational Diabetes (EBDG) working group. Fasting plasma glucose is an useful test for the detection of gestational diabetes. *Diabetes Care*, 1998; *21*:246-9.
93. Carr DB, Gabbe S. Gestational diabetes. Detection, management and implications. *Clin Diabetes*, 1998; *16*:4-11.
94. The Expert Committee on the Diagnosis and Classification of Diabetes Mellitus: Follow-up report on the diagnosis of diabetes mellitus. *Diabetes Care*, 2003; *26*:3160-7.

47 Diabetes Mellitus Tipo 1 – Aspectos Epidemiológicos, Patogenéticos e Clínico-laboratoriais

Airton Golbert, Cassiane Bonatto, Sérgio Lerias Almeida

INTRODUÇÃO

O *diabetes mellitus* (DM) tipo 1 representa aproximadamente 5–10% do total de casos de DM, e sua incidência tem aumentado exponencialmente, na maioria dos países, em alguns nas últimas décadas.[1-3] É causado pela destruição das células β, a maior parte das vezes mediada por processos auto-imunes, que culminam em deficiência absoluta de insulina.[1,4,5] A Associação Americana de Diabetes (ADA) propõe uma classificação etiológica para o DM tipo 1 (DM1): DM tipo 1A, de origem auto-imune, e DM tipo 1B, não-auto-imune ou idiopático.[1]

O DM tipo 1A é precedido por um período subclínico de duração variável, em que ocorre destruição das células β por auto-anticorpos.[1] Essa é a forma mais comum entre crianças e adolescentes de origem européia.[4] Pode ter herança monogênica ou, mais freqüentemente, poligênica. A forma monogênica pode se apresentar isoladamente ou associada a duas raras condições: a síndrome poliglandular auto-imune do tipo 1 (SPA-1) e a síndrome IPEX (*Immune Dysfunction, Poliendocrinopathy, Enteropathy, X-linked*; Desregulação imune, Poliendocrinopatia, Enteropatia, ligadas ao X).[7-9]

A *SPA-1*, também conhecida como APECED (*Autoimmune Polyendocrinopathy-Candidiasis-Ectodermal Dystrophy*), de transmissão autossômica recessiva, está associada a mutações no gene AIRE (*Autoimmune Regulator*; Regulador Auto-imune) que está envolvido nos mecanismos de imunotolerância central e periférica.[10,11] Rara, tem prevalência que varia de 1:9.000 a 1:200.000 habitantes. A proporção de mulheres para homens acometidos varia de 0,8 a 2,4.[12] O diagnóstico da SPA-1 é classicamente baseado na combinação de dois dos três critérios principais: candidíase mucocutânea crônica, hipoparatiroidismo e insuficiência adrenocortical crônica (doença de Addison) (Quadro 47.1). Um único critério é suficiente para o diagnóstico em um filho de um paciente já diagnosticado como portador da SPA-1.[10-12] DM tipo 1 é encontrado em até 18% dos casos de SPA-1.[9]

Muito rara, a *síndrome IPEX* é conseqüente a mutações do gene FoxP3 que controla o desenvolvimento das células T regulatórias.[13,14] Na ausência dessas células, que desligam as células T patogênicas, aproximadamente 80% das crianças com a síndrome desenvolvem DM tipo 1. O diabetes pode se manifestar já ao nascimento, porém, mais usualmente, surge no período neonatal. No seu diagnóstico diferencial, é preciso ser lembrado que 50% das crianças com diabetes neonatal permanente têm uma mutação da molécula Kir6.2 do receptor das sulfoniluréias.[13,14] Trata-se de uma condição não auto-imune e que se diferencia do diabetes associado à síndrome IPEX por não cursar com auto-anticorpos contra a célula β e por responder ao tratamento oral com sulfoniluréias.[15,16] A maioria das crianças com a síndrome IPEX morrem na infância precoce. Essa síndrome pode ser revertida com o transplante de medula óssea.[4,10] Contudo,

QUADRO 47.1

Características das Síndromes Poliendócrinas Auto-imunes Associadas ao Diabetes Tipo 1 (DM1)

	SPA-1	SPA-2	IPEX
Prevalência	Rara	Menos rara	Muito rara
Início	Infância	Infância até a idade adulta	Período neonatal
Gene	AIRE	Poligênica	FOXP3
Herança	Recessiva		Ligada ao X
Associação com HLA	HLA-DQ6	HLA-DQ2 e DQ8 HLA-DRB1*0404	Sem associação
Imunodeficiência	Anesplenismo, susceptibilidade à candidíase	Nenhuma	Perda de células T regulatória
Freqüência de DM1	18%	20%	Maioria dos casos
Fenótipo comum	CMC, HPT, DA	DA, DM1, TH	Diabetes neonatal, malabsorção

CMC = candidíase mucocutânea crônica; DA = doença de Addison; HPT = hipoparatiroidismo; IPEX = desregulação imune, poliendocrinopatia, enteropatia, ligadas ao X; SPA-1 = síndrome poliglandular auto-imune do tipo 1; SPA-2 = síndrome poliglandular auto-imune do tipo 2.
Adaptado da Ref. 7.

o DM1 tende a ser permanente em função do alto grau de destruição das células β.[7]

A despeito da existência dos mencionados distúrbios monogênicos, o diabetes tipo 1A (DM1A) geralmente se manifesta de modo poligênico, com genes ligados ao HLA (*human leucocyte antigen;* antígeno leucocitário humano).[9] De longe, os alelos HLA-DR e DQ são o principal determinante da doença, seguidos por polimorfismos do gene da insulina e, em terceiro lugar, por uma fosfatase específica dos linfócitos (PTPN22).[4,6,10] Nesse contexto, o DM tipo 1 é um dos principais componentes da SPA tipo 2 (SPA-2), podendo também ser encontrado nas SPA tipo 3 e 4.[9,12]

Na SPA-2, as três manifestações endócrinas mais importantes, em ordem decrescente de freqüência, são doença de Addison (presente em 100% dos casos), doenças tiroidianas (em 75–83%) e DM1 (em 28–50%).[12] Em uma série de 146 pacientes com insuficiência adrenal crônica (IAC), isolada ou como parte de uma poliendocrinopatia, a presença de DM1 foi relatada em 23% dos casos, nas seguintes associações: (a) 10,9% dos pacientes tinham IAC e DM1; (b) 9,6% tinham IAC, tireoidite crônica e DM1; e (c) 2% tinham DM1, IAC e doença de Graves.[17] As doenças que compõem a SPA-2 tendem a se desenvolver em uma seqüência específica, com o DM1 sendo geralmente diagnosticado antes da IAC, enquanto a doença tiroidiana pode se desenvolver anterior ou concomitantemente à IAC ou depois desta.[18]

A SPA-2 também é uma condição clínica rara com prevalência estimada de 1,4 a 2,0 casos por 100.000 habitantes, ocorre entre 30 e 40 anos de idade e afeta 2 a 3,7 vezes mais mulheres do que homens.[17,18]

O diabetes idiopático ou tipo 1B (DM1B) inclui casos de deficiência absoluta de insulina que não são imunomediados e representa 4 a 7% dos pacientes com DM1 recém-diagnosticado. A maioria dos pacientes descritos até o momento têm ascendência africana ou asiática.[1,4,7] A patogênese de deficiência insulínica no DM1B não é conhecida,[7] porém foi referido, em duas publicações recentes,[19,20] que mutações no gene da insulina podem ocasionalmente ser encontradas em crianças e jovens com DM1B.

O DM1 idiopático é composto de pelo menos três subtipos: DM1B, o diabetes do adulto com tendência a cetose e o diabetes fulminante.[7]

O aumento da prevalência da obesidade na infância e na adolescência e o diagnóstico mais precoce do DM1A têm levado ao aparecimento de jovens com características de diabetes tipo 2 juntamente com a presença de auto-imunidade antipancreática.[7] Esses pacientes têm sido denominados por alguns autores de *diabetes duplo* (DD).[21]

O termo *diabetes auto-imune latente do adulto* (LADA) foi introduzido por Tuomi *et al.*[22] em 1993 para definir um grupo de pacientes diabéticos adultos que não requeriam insulina inicialmente, mas apresentavam auto-anticorpos contra as células beta e tinham progressão mais rápida para insulinodependência. Desde então, várias denominações têm sido sugeridas, como DM1 latente, DM1 lentamente progressivo, diabetes tipo 1,5 etc.[23]

HISTÓRIA NATURAL DO DIABETES TIPO 1A

O desenvolvimento do DM1A é dividido em 4 fases: (1) pré-clínica com susceptibilidade genética e auto-imunidade contra célula β; (2) início clínico do diabetes; (3) remissão transitória (período de lua-de-mel); e (4) diabetes estabelecido associado a complicações agudas e crônicas.[7,24]

O DM tipo 1A (DM1A) resulta de destruição crônica das células β pancreáticas, iniciando pela exposição de um indivíduo geneticamente susceptível a um fator ambiental. Embora os fatores genéticos e ambientais sejam bastante prevalentes, a auto-imunidade contra célula β ocorre em menos de 5% da população e progride para DM1 em menos de 1%.[8,24]

O processo auto-imune é mediado por macrófagos e linfócitos T, com anticorpos circulantes para vários antígenos da célula β.[24,25] Estudos epidemiológicos definiram a auto-imunidade pela presença de anticorpos. Atualmente existem disponíveis vários ensaios para anticorpos contra antígenos específicos da célula β, como anticorpos antiinsulina (IAA),[26] anticorpos contra a descarboxilase do ácido glutâmico (anti-GAD_{65} ou GADA),[27,28] anticorpos contra células das ilhotas (ICA_{512})[29] e auto-anticorpos contra as tirosinafosfatases IA-2 e IA-2β.[1] Esses testes são bastante sensíveis e preditivos em familiares de pacientes com DM1 e na população geral.[5,8,30]

O IAA é o melhor marcador para o diagnóstico de diabetes em crianças menores de 5 anos, sendo menos freqüente em adultos, apresentando então baixa sensibilidade diagnóstica (10%).[31] É encontrado no soro de pacientes em uso de insulina, não servindo como marcador nessa circunstância.[30,31]

Em adultos com DM1, os anticorpos anti-GAD_{65} são os mais freqüentemente positivos e mantêm sensibilidade de 70 a 80% para o diagnóstico do diabetes auto-imune, independentemente da idade.[30,31] O anticorpo anti-A2 é mais comum em jovens até 15 anos e indica rápida progressão para o diabetes clínico. O Quadro 47.2 apresenta a freqüência dos auto-anticorpos, relacionando-os com a idade de diagnóstico da doença.

Os níveis mais altos de anticorpos e a presença de 2 ou 3 desses anticorpos estão relacionados à progressão mais rápida para o diabetes clínico. A positividade de 2 ou mais anticorpos ocorre em 1 para 350 indivíduos e está associada a um risco muito alto de DM1 (Fig. 47.1).[30,31]

Os níveis de auto-anticorpos, presentes em altos títulos na época do diagnóstico, tendem a desaparecer com o tempo, à exceção do anti-GAD_{65}.[30,31]

O risco de DM1 em 10 anos entre familiares em primeiro grau de pacientes com DM1 com 2 ou mais anticorpos positivos é de mais de 90%, enquanto um único anticorpo positivo está associado a um risco menor que 20% em 10 anos.[30-32]

A prevalência de ICA varia de 0,2% na Holanda para 4,4% na Sardenha. A prevalência de auto-imunidade contra célula β parece ser geralmente proporcional à incidência do DM1. Não existem estima-

QUADRO 47.2
Freqüência dos Auto-anticorpos

Auto-anticorpo	Idade		
	0–9 anos	10–19 anos	20–39 anos
IAA	78%	43%	29%
ICA	86%	84%	60%
Anti-GAD_{65}	64%	80%	78%
IAA ou ICA	91%	92%	65%
IAA, ICA ou anti-GAD_{65}	91%	98%	85%
	< 15 anos	20 a 40 anos	> 40 anos
Anti-A2	86%	45%	< 30%

Adaptado da Ref. 7.

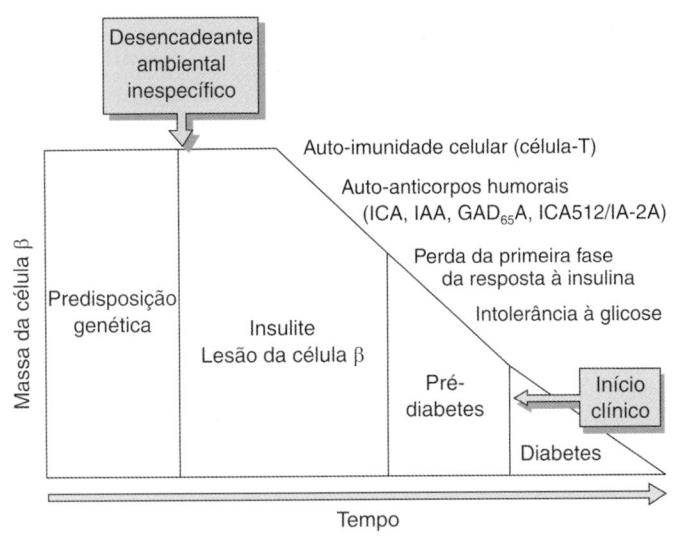

Fig. 47.1 História natural do DM1.

tivas da incidência de auto-imunidade contra célula β na população geral. Em irmãos de crianças com DM1, na Finlândia, a incidência combinada de auto-imunidade ou diabetes foi superior a 1,4% por ano.[33] Na Nova Zelândia, a incidência foi de 3,7% por ano em familiares com idade menor que 5 anos, comparada com 0,5% por ano em crianças com 5 a 9 anos e 0% acima dos 10 anos, acompanhados por um período de 5 anos.[32] Esses dados sugerem que relativamente poucas crianças desenvolvem auto-imunidade contra a célula β após os 5 anos de idade e que, em alguns indivíduos, os efeitos da auto-imunidade podem desaparecer.[34,35]

Mais recentemente foi descoberto um novo antígeno expresso nas células β (Znt8), e o anticorpo contra esse antígeno (Znt8A) parece ter elevada especificidade diagnóstica.[7] Um estudo recente mostrou que o Znt8A foi encontrado em 26% dos casos de DM1 classificados inicialmente como não auto-imunes, com base nos marcadores previamente existentes (GADA, IA2, IAA e ICA).[36]

EPIDEMIOLOGIA

O DM1 representa 5 a 10% de todos os casos diagnosticados de diabetes.[1] É uma das doenças crônicas mais comuns da infância: cerca de 40% dos pacientes têm menos de 20 anos de idade na época do diagnóstico. Acomete 0,3% da população geral com idade igual ou inferior a 20 anos e 0,5 a 1%, se considerarmos todas as faixas etárias.[37,38] Estima-se que existam em torno de 1,4 milhão de casos nos Estados Unidos e 10 a 20 milhões no mundo.[38,39] A incidência de DM1 na população infantil mostra uma ampla variação geográfica, sendo de 0,1/100.000/ano, no interior da China, a mais de 40/100.000/ano, na Finlândia. Na Europa, a maior incidência está localizada na Finlândia, Sardenha (Sul da Itália) e Suécia, e a menor, nos países do Leste.[38,39] No Brasil, a incidência variou entre 7,4/100.000/ano no Estado de São Paulo e 12/100.000/ano em Passo Fundo (RS), em estudos da década de 1990.[40,41] Muitas vezes, existe marcada variação de incidência dentro do mesmo país. Por exemplo, na Itália, a incidência na Sardenha revelou-se 3 a 5 vezes maior do que a média da Itália continental.[38,39]

Na Finlândia existe uma variação sazonal na incidência de DM1, sendo menor nos períodos mais quentes do ano.[42]

Na distribuição quanto ao sexo, em geral não há diferença de risco entre homens e mulheres. No entanto, em pacientes adultos diagnosticados com DM1, existe preponderância do sexo masculino.[43]

O aspecto mais consistente, no que diz respeito à incidência de DM1 na maioria das populações, tem sido o aumento de novos casos de uma forma crescente até a puberdade, sendo maior na idade entre 10 e 14 anos e discretamente mais precoce nas meninas (cerca de 1 a 2 anos).[38,39] Contudo, no DiaMond (Projeto Multinacional para Diabetes na Infância da OMS), na primeira metade da década de 1990, houve um grande aumento na incidência no grupo de crianças com idade até 5 anos em várias populações, especialmente naquelas provenientes de regiões com baixo risco para DM1.[43,44]

O DM1 é diagnosticado após a idade de 15 a 20 anos em mais da metade dos casos. Nesse contexto, convém salientar que a doença pode ocorrer em qualquer faixa etária, inclusive em octagenários.[1,38] Como o início clínico do DM1 em adultos é menos dramático do que em crianças, muitos pacientes podem ser erroneamente considerados como portadores de DM2 por vários anos, atrasando o início da insulinoterapia.[38]

Em diversas publicações, a prevalência do LADA tem variado em virtude da população estudada (país), dos critérios usados, sobretudo a idade, o tempo do diagnóstico e os anticorpos avaliados (Quadro 47.3). Em um estudo italiano,[45] em indivíduos com mais de 40 anos, anticorpos anti-GAD_{65} estavam presentes em 2,8% dos 143 diabéticos. Freqüências semelhantes, 3,8 a 4,7%, foram encontradas em 4.980 diabéticos no Japão (com mais de 20 anos),[46] em 2.212 norte-americanos no estudo ADOPT (com mais de 30 anos)[47] e entre 683 pacientes com aparente DM tipo 2 oriundos do País de Gales.[48] A prevalência desse anticorpo em diabéticos não requerendo insulina inicialmente foi de cerca de 10% no UKPDS (n = 3.672 entre 25 e 65 anos),[49] na Finlândia (n = 1.122 com mais de 28 anos)[50] e na Suíça (n = 184 com mais de 40 anos).[51] Uma freqüência maior (16%) foi observada em chineses.[52] Em contraste, é raro o achado de positividade do anti-GAD_{65} entre diabéticos adultos filipinos e africanos.[53,54]

FATORES GENÉTICOS

O risco de o DM1 manifestar-se em populações brancas é baixo (0,4%), mas é significativamente maior em pessoas com história familiar positiva de DM1. De fato, o risco para irmãos de pessoas afetadas é de 6%, enquanto a taxa de concordância para gêmeos monozigóticos é

QUADRO 47.3

Prevalência de LADA em Diferentes Populações, Avaliada pela Positividade do GADA

Local	Pacientes (n)	Idade (anos)	Positividade do GADA
Brasil	256	> 25	6,3%
Itália	143	> 40	3,8%
América do Norte	2.212	> 20	4,7%
Europa	1.922	> 30	3,7%
Inglaterra	3.672	25–65	10%
Finlândia	1.122	28–83	9,3%
Suíça	184	> 40	8%

GADA = anticorpo antidescarboxilase do ácido glutâmico.
Adaptado da Ref. 23.

de 30 a 50%.[55,56] Isso mostra que a susceptibilidade genética do diabetes é de baixa penetrância e que os fatores ambientais podem influenciar dois terços ou mais dessa predisposição.[38,56] Oitenta e cinco por cento dos pacientes com DM1A não apresentam história familiar da doença. Filhos de pai portador de DM1A têm maior risco de desenvolver a doença do que quando a mãe apresenta DM1A (7% *vs.* 2%). Quando ambos os pais apresentam DM1A, o risco aumenta para 30%.[56]

Vinte diferentes regiões do genoma humano mostraram-se ligadas ao DM1. O local de maior interesse é a região dos genes codificados dentro da região HLA, que parecem ser os maiores determinantes da susceptibilidade genética para a doença, correspondendo a 40% da herança familiar.[5,57] A região HLA é uma seqüência de genes localizada dentro do complexo maior de histocompatibilidade (MHC) no cromossomo 6p21.[57]

Mais de 95% dos diabéticos brancos com DM1 têm antígenos HLA-DR3 e/ou DR4, comparados com 50% dos controles não-diabéticos.[57] Estudos subseqüentes dos genes HLA classe II identificaram associações entre DM1 e o *locus* HLA-DQ. O HLA-DQ8 é mais comum em diabéticos brancos (90%), enquanto HLA-DQ7 é incomum (10%) entre indivíduos não-diabéticos HLA-DR4 positivos.[58,59] A molécula HLA-DQ2 está também associada com susceptibilidade ao DM1.[58,59]

Um estudo realizado na população do Reino Unido confirmou que os genes DRB1 e DQB1 são os maiores determinantes da susceptibilidade ao DM1 codificada pelo HLA.[60] Embora associações da doença com os genes DQ sejam geralmente mais fortes do que com o gene DRB1,[61] está claro, em estudos recentes, que ambos os *loci* são importantes para determinar o risco da doença. *Em resumo*, as associações mais fortes com ambas, susceptibilidade e proteção contra o DM1A, são moléculas HLA DR e DQ. Por exemplo, alelos DQB1 * 0602 estão associados a proteção dominante, e DR3-DQ2 moléculas (DQB1 * 0201) e DR4-DQ8 (DQB1 * 0302) estão associados a susceptibilidade.[6,7]

Também existem evidências recentes que mostram ligação do DM1 com o cromossomo 21q21.11-q22.3.[62] Em relatos recentes, dois outros genes confirmaram um papel importante no desenvolvimento do DM1A: o alelo do gene para regulação negativa da ativação de células T (antígeno-4 de linfócitos T citotóxicos [CTLA-4]), encontrado no braço longo do cromossoma 2, e o gene supressor da ativação das células T, denominado PTPN22 (*Protein Tyrosin Phosphatase, non receptor 22*).[40,63,64] Foi sugerido que polimorfismo de um dos nucleotídeos do gene PTPN22 conferia susceptibilidade aumentada para o DM1.[63]

O processo auto-imune que leva ao DM1 é altamente específico para as células β das ilhotas pancreáticas. O gene da insulina é um candidato plausível para susceptibilidade genética, em que a insulina ou seus precursores poderiam agir como auto-antígenos. O nível de atividade da célula β também afeta o desenvolvimento de auto-imunidade contra a insulina (ou outros auto-antígenos da célula β, como a descarboxilase do ácido glutâmico [GAD]), pelas variações na quantidade de auto-antígenos apresentados para o sistema imunológico. Está de acordo com essa teoria o fato de a terapia intensiva com insulina prescrita aos pacientes com DM1 recentemente diagnosticados reduzir a perda de células β, possivelmente por reduzir a secreção endógena de insulina.[65]

FATORES AMBIENTAIS NA PATOGÊNESE DO DM1

O padrão geográfico observado na incidência de DM1 entre e intrapopulações pode ser interpretado como evidência favorecendo tanto os fatores genéticos como ambientais na sua patogenia. Susceptibilidade genética é evidentemente necessária, mas não suficiente para provocar o aparecimento da moléstia. Como exemplo, podemos citar que indivíduos que migraram de uma área de baixa incidência de DM1 parecem adotar o mesmo nível de risco das populações residentes em áreas de alta incidência para as quais foram transferidos. Por outro lado, crianças originárias de uma área de alto risco que foram transferidas para uma de baixo risco permanecem com alto risco para desenvolver DM1 por, pelo menos, uma geração.[38,39,66]

Portanto, a susceptibilidade genética parece ser o principal fator para o desenvolvimento de DM1, mas fatores ambientais pouco conhecidos devem contribuir para o desenvolvimento da doença, haja vista a constatação de que a taxa de concordância de DM1 em gêmeos idênticos varia entre 30 e 50%.[38,66]

Existem vários fatores ambientais envolvidos na patogênese do DM1, entre eles:

1. *Vírus* — Desde o primeiro relato, há mais de 100 anos, esses agentes têm sido freqüentemente implicados na etiopatogenia do DM1. As variações sazonais no aparecimento de novos casos têm sido consideradas uma evidência indireta dessa afirmativa. Contudo, o papel das doenças infecciosas em geral na etiologia do DM1 está longe de estar esclarecido. Uma infecção pode ser um iniciador, um promotor ou, mais freqüentemente, um fator desencadeante do início dos sintomas clínicos do DM1. Contudo, uma possível relação temporal entre infecções por determinados vírus e DM1 não fornece prova definitiva de que eles sejam diretamente responsáveis por dano à célula β em humanos, nem que possam causar a moléstia por desencadear uma resposta auto-imune. Os vírus mais comumente implicados são: os da parotidite e rubéola congênita, *coxsackie* B3 e B4, retrovírus, citomegalovírus e o vírus de Epstein-Barr.[38,67]

2. *Bactérias* — Germes do gênero *Streptomyces* são encontrados freqüentemente no solo e podem contaminar tubérculos, como batata e beterraba. A estreptozotocina e a bafilomicina A1 são antibióticos macrolídeos produzidos por esse gênero de bactérias, classicamente conhecidos como substâncias tóxicas para a célula β.[68]

3. *Nitrosaminas* — São substâncias tóxicas relacionadas ao raticida Vacor (capaz de provocar diabetes em humanos) e à estreptozotocina e ao aloxano (utilizados para provocar diabetes experimental em camundongos). Na Islândia, a alta ingestão de nitrosaminas, através de produtos defumados de carne de carneiro, foi relacionada à ocorrência de novos casos de DM1, por dano direto à célula β durante o período de desenvolvimento embrionário.[69]

4. *Proteínas do leite* — Exposição muito precoce, na vida pós-natal, ao leite de vaca ou a alguns de seus componentes tem sido implicada no desenvolvimento de DM1 auto-imune em humanos.[70,71] Uma medida do intenso interesse nessa relação é o fato de que existem mais de 25 estudos de caso-controle para examinar a relação entre a exposição precoce ao leite de vaca, suspensão precoce do aleitamento materno e desenvolvimento posterior de DM1. Os resultados desses estudos são controversos, alguns demonstrando relação causal, enquanto outros, não.[72] Parece que dietas à base de leite de vaca em pó podem ser diabetogênicas em alguns indivíduos susceptíveis, mas o potencial indutor de diabetes varia, possivelmente devido à variação genética das proteínas da vaca. As proteínas implicadas têm sido α-caseína, β-caseína, β-lactoglobulina e albumina sérica bovina.[73]

5. *Proteínas do trigo* — O glúten do trigo é o mais potente alimento diabetogênico individual em ratos BB. Ademais, como cerca de 5 a 20% de pacientes com DM1 apresentam doença celíaca,

foi postulada sua implicação na patogenia do DM1 em humanos, possivelmente ao induzir um processo inflamatório enteral subclínico em indivíduos que venham a desenvolver diabetes.[74]

6. *Vitamina D* — O gradiente norte–sul na incidência de DM1 pode ser correlacionado com a menor exposição solar média anual no hemisfério norte, o que poderia ser expresso por níveis menores da forma biologicamente ativa da vitamina D_3, a 1,25-diidroxicolecalciferol. Esta parece ter características imunomoduladoras, especificamente imunossupressoras, inibindo o processo auto-imune que leva ao diabetes clínico.[71] Um estudo multinacional europeu demonstrou que a suplementação com vitamina D durante a infância foi associada a menor risco de desenvolver DM1.[75] Além disso, a utilização de óleo de fígado de bacalhau durante a gravidez foi relacionada a um risco reduzido de desenvolvimento de DM1 na prole. Isso poderia ser um reflexo do efeito da vitamina D ou dos ácidos eicosapentaenóico e docosaexaenóico, que também estão presentes no óleo de fígado de bacalhau, ou de uma combinação de ambos.[76]

7. *Zinco* — Esse elemento é necessário para a função imune normal, e uma baixa concentração poderia estar associada à síntese diminuída de uma dismutase importante para proteção contra radicais livres tóxicos, através dos quais o aloxano e a estreptozotocina possivelmente causam dano direto às células β. Na Suécia, um nível baixo de zinco no solo foi associado com freqüência aumentada de DM1.[77]

8. *Vacinação* — Não foi demonstrada nenhuma ligação entre vacinação para *Haemophilus influenzae* tipo b, BCG, vacina tríplice e vacina MMR e o aparecimento de novos casos de DM1, como fora sugerido em estudos iniciais.[78]

9. *Estresse* — Estresse psicossocial tem sido indicado como um fator precipitante de DM1. Crianças de 5 a 9 anos que sofreram ou foram ameaçadas com uma perda intrafamiliar tiveram maior probabilidade de desenvolver DM1. Em contraste, diabéticos de início recente, entre 15 e 34 anos de idade, não pareceram ter maiores fatores de estresse no ano que antecedeu o aparecimento da moléstia. Esses fatos sugerem que estresse na fase precoce da vida poderia ser um fator de risco para desenvolver DM1.[79,80]

MANIFESTAÇÕES CLÍNICO-LABORATORIAIS

O DM1 é geralmente diagnosticado antes dos 30–40 anos, mais comumente nas crianças e nos adolescentes. No entanto, o DM1 pode ocorrer em qualquer fase da vida em indivíduos magros, embora a obesidade não exclua o diagnóstico. Apesar da predisposição genética para DM1, a maioria dos afetados, ao contrário dos pacientes com diabetes tipo 2, não tem história familiar de diabetes.[1,4,5]

As manifestações clínicas mais características do DM1 incluem poliúria com nictúria, polidipsia, polifagia, perda de peso, alterações visuais, cansaço, desânimo e letargia. Estão presentes na grande maioria dos casos, enquanto, pelo menos, 50% dos casos de DM2 são assintomáticos ou oligossintomáticos.[1,38]

Os pacientes com DM1 apresentam taxas de destruição da célula β variáveis, sendo rápida em alguns (principalmente crianças até 7 anos) e lenta em outros (adultos). Em geral, a hiperglicemia permanente se instala quando há destruição de, pelo menos, 90% das células β. A cetoacidose diabética (CAD) pode ser a primeira manifestação da doença em 25 a 40% dos casos, particularmente em crianças e adolescentes. Alguns indivíduos apresentam hiperglicemia discreta, que pode rapidamente se modificar para hiperglicemia grave e/ou cetoacidose na presença de infecção ou outro estresse. Outros pacientes, geralmente adultos, podem manter função residual das células β, que previnem a cetoacidose por muitos anos, tornando-se eles, finalmente, dependentes de insulina, o que pode ser comprovado pelos níveis de peptídeo C baixos ou indetectáveis. Um ou mais auto-anticorpos estão presentes em 85 a 90% dos pacientes quando aparece a hiperglicemia. O anti-GAD_{65} é o que se mantém positivo por mais tempo (até 10 anos ou mais após o diagnóstico).[1,81,82]

Recentemente, foi relatado o caso de uma criança cujo diabetes foi diagnosticado com 8,3 anos e, somente após 4 anos, comprovados o aparecimento dos auto-anticorpos (anti-GAD_{65} e antiinsulina) e a queda dos níveis do peptídeo C.[83]

Em pacientes com diabetes tipo 1 é comum a ocorrência de outras doenças auto-imunes, endocrinológicas ou não, sobretudo a tiroidite de Hashimoto e a doença celíaca, que devem ser pesquisadas pela dosagem dos anticorpos antitiroperoxidase e antiendomísio, respectivamente.[84,85]

Os critérios diagnósticos do LADA incluem: (1) idade no diagnóstico entre 25 e 65 anos; (2) ausência de CAD ou hiperglicemia acentuada sintomática no diagnóstico ou imediatamente após, sem necessidade de insulina por, pelo menos, 6 a 12 meses (diferenciando-se do DM1 do adulto); e presença de auto-anticorpos (especialmente anti-GAD_{65}, diferenciando-se do DM2).[23]

Em comparação aos casos de DM2, pacientes com LADA tendem a ser mais jovens, têm índice de massa corpórea mais baixo, menor prevalência de componentes da síndrome metabólica e necessidade mais precoce de insulinoterapia.[7,22,23] No entanto, existe uma grande superposição nesses achados.[23] Além disso, pacientes com LADA apresentam uma maior prevalência de outros auto-anticorpos: anti-TPO, anti-21-hidroxilase e anticorpos associados à doença celíaca.[86,87]

Também foi relatado que indivíduos com LADA que tenham a combinação de ICA e anti-GAD ou anti-GAD em altos títulos apresentam, mais freqüentemente, deficiência de insulina e características fenotípicas semelhantes às do DM1, enquanto a positividade para um único anticorpo ou anti-GAD_{65} em baixos títulos associa-se a características clínicas e metabólicas do DM2 clássico.[23,88]

Como já comentamos na introdução, tem sido observado progressivo número de crianças e adolescentes com uma mistura dos dois tipos principais de diabetes, isto é, indivíduos obesos e/ou com sinais de resistência à insulina associada à presença de marcadores de auto-imunidade contra as células beta.[7] Para caracterizar essa nova forma de diabetes, foi introduzida, há mais de uma década, a terminologia *diabetes duplo* (DD), também chamado "diabetes híbrido", "diabetes tipo 1,5" ou "diabetes auto-imune latente do jovem (LADY)".[7,21,89]

A presença de anticorpos anti-GAD_{65}, anti-IA-2 e antiinsulina (IAA) em jovens com DM2 define o DD.[7] Estudos em crianças e adolescentes americanos[90] e alemães[91] diagnosticados como tendo DM2 têm demonstrado a presença, em 35% desses pacientes, de, pelo menos, um dos auto-anticorpos contra a célula β. O estudo europeu também mostrou que as crianças com DM2 e ICA+ não diferiam daquelas com DM2 sem ICA, em relação à idade, sexo, peso corporal, perfil lipídico, pressão arterial, valor do peptídeo C, glicemia e HbA_{1c} ao diagnóstico.[91] Portanto, existe grande sobreposição entre os fenótipos do DD e do DM2 no jovem.[7]

BIBLIOGRAFIA

1. American Diabetes Association. Diagnosis and Classification of Diabetes Mellitus (Position Statement). *Diabetes Care*, 2009; *32*(suppl 1):S62-S67.

2. Skyler JS; Type 1 Diabetes TrialNet Study Group. Update on worldwide efforts to prevent type 1 diabetes. *Ann NY Acad Sci*, 1150:190-6.
3. Cooke DW, Plotnick L. Type 1 diabetes mellitus in pediatrics. *Pediatr Rev*, 2008; 29:374-84; quiz 385.
4. Eisenbarth GS. Uptodate in type 1 diabetes. *J Clin Endocrinol Metab*, 2007; 92:2403-7.
5. Barker J M Clinical review: type 1 diabetes-associated autoimmunity: natural history, genetic associations and screening. *J Clin Endocrinol Metab*, 2006; 91:1210-7.
6. Eisenbarth GS, Jeffrey J. The natural history of type 1A diabetes. *Arq Bras Endocrinol Metabol*, 2008; 52:146-55.
7. Dib SA. Heterogeneidade do diabetes melito tipo 1. *Arq Bras Endocrinol Metab*, 2008; 52:205-18.
8. von Herrath MG. Pathogenesis of type 1 diabetes: a viewpoint. *Adv Exp Med Biol*, 2004; 552:317-21.
9. Queiroz MS. Type 1 diabetes and autoimmune polyendocrine syndromes. *Arq Bras Endocrinol Metabol*, 2008; 52:198-204.
10. Anderson MS. Update in endocrine autoimmunity. *J Clin Endocrinol Metab*, 2008; 93:3663-70.
11. Proust-Lemoine E, Wémeau JL. Apeced syndrome or autoimmune polyendocrine syndrome Type 1. *Presse Med*, 2008; 37:1158-71.
12. Betterle C, Zanchetta R. Update on autoimmune polyendocrine syndromes (APS). *Acta Biomed*, 2003; 74:9-33.
13. Gambineri E, Perroni L, Passerini L, et al. Clinical and molecular profile of a new series of patients with immune dysregulation, polyendocrinopathy, enteropathy, X-linked syndrome: inconsistent correlation between forkhead box protein 3 expression and disease severity. *J Allergy Clin Immunol*, 2008; 122:1105-12.
14. Fontenot JD, Gavin MA, Rudensky AY. Foxp3 programs the development and function of CD4+CD25+ regulatory T cells. *Nat Immunol*, 2003; 4:330-6.
15. Flanagan SE, Ellard S. Identification of mutations in the Kir6.2 subunit of the K(ATP) channel. *Methods Mol Biol*, 2009; 491:235-45.
16. Begum-Hasan J, Polychronakos C, Brill H. Familial permanent neonatal diabetes with KCNJ11 mutation and the response to glyburide therapy – a three-year follow-up. *J Pediatr Endocrinol Metab*, 2008; 21:895-903.
17. Betterle C, Greggio NA, Volpato M. Clinical review 93: autoimmune polyglandular syndrome type 1. *J Clin Endocrinol Metab*, 1998; 83:1049-55.
18. Schatz DA, Winter WE. Autoimmune polyglandular syndrome. II: clinical syndrome and treatment. *Endocrinol Metab Clin North Am*, 2002; 31:339-52.
19. Bonfanti R, Colombo C, Nocerino V, et al. Insulin gene mutations as cause of diabetes in children negative for five type 1 diabetes autoantibodies. *Diabetes Care*, 2009; 32:123-5.
20. Molven A, Ringdal M, Nordbø AM, et al. Mutations in the insulin gene can cause MODY and autoantibody-negative type 1 diabetes. *Diabetes*, 2008; 57:1131-5.
21. Libman IM, Becker DJ. Coexistence of type 1 and type 2 diabetes mellitus: "double" diabetes? *Pediatr Diabetes*, 2003; 4:110-3.
22. Tuomi T, Groop LC, Zimmet PZ, et al. Antibodies to glutamic acid decarboxylase reveal latent autoimmune diabetes mellitus in adults with a non-insulin-dependent onset of disease. *Diabetes*, 1993; 42:359-62.
23. Calsolari MR, do Rosário PW, Reis JS, et al. Latent autoimmune diabetes of adult or slim type 2 diabetes mellitus? *Arq Bras Endocrinol Metabol*, 2008; 52:315-21.
24. Eisenbarth GS. Prediction of type 1 diabetes: the natural history of the prediabetic period. *Adv Exp Med Biol*, 2004; 552:268-90.
25. Atkinson M A, Eisenbarth GS. Type 1 diabetes: New perspectives in disease pathogenesis and treatment. *Lancet*, 2001; 358:221-29.
26. Vardi P, Dib SA, Tutleman M, et al. Competitive insulin autoantibody assay. Prospective evaluation of subjects at high risk for development of type 1 diabetes mellitus. *Diabetes*, 1987; 36:1286-91.
27. Williams AJK, Bingley PJ, Bonifacio E, et al. A novel micro-assay for insulin autoantibodies. *J Autoimmun*, 1997; 10:473-8.
28. Baekkeskov S, Nielsen JH, Marner B, et al. Autoantibodies in newly diagnosed diabetic children immunopreciptate specific humanpancreatic islet cell proteins. *Nature*, 1982; 298:167-71.
29. Rabin DU, Pleasic SM, Shapiro JA, et al. Islet cell antigens 512 is diabetes-specific islet autoantigen related to protein tyrosine phosphatases. *J Immunol*, 1994; 152:3183-8.
30. Silva MER, Mory D, Davini E. Marcadores genéticos e auto-imunes do diabetes melito tipo 1: da teoria para a prática. *Arq Bras Endocrinol Metab*, 2008; 52:166-80.
31. Pihoker C, Gilliam LK, Hampe CS, Lenmark A. Autoantibodies in diabetes. *Diabetes*, 2005; 54(suppl 2):S52-61.
32. Bingley PJ, Bonifacio E, Williams AJ, et al. Prediction of IDDM in the general population: Strategies based on combinations of autoantibody markers. *Diabetes*, 1997; 46:1701-10.
33. Rewers M, Kostraba JN. Epidemiology of type I diabetes. *In*: Einsembarth GS. Lafferty KJ (eds). *Type I Diabetes: Mollecular, Cellular, and Clinical Immunology*. London: Oxford University Press, 1995.
34. Pilcher CC, Dickens K, Elliott RB. ICA only develop in early childhood. *Diabetes Res Clin Pract*, 1991; 14(suppl 1):S82.
35. Yu J, Yu L, Bugawan TL, et al. Transient anti-islet autoantibodies: Infrequent occurrence and lack of association with genetic risk factors. *J Clin Endocriol Metab*, 2000; 85:2421-8.
36. Wenzlau JM, Juhl K, Yu L, et al. The cation efflux transporter ZnT8 (Slc30A8) is a major autoantigen in human type 1 diabetes. *Proc Natl Acad Sci USA*, 2007; 104:17040-5.
37. Lindberg BA, Ericsson UB, Kockum I, et al. Prevalence of beta-cell and thyroid autoantibody positivity in schoolchildren during three year follow-up. *Autoimmunity*, 1999; 31:175-85.
38. Rewers M, Norris J, Dabelea D. Epidemiology of type 1 diabetes mellitus. *Adv Exp Med Biol*, 2004; 552:219-46.
39. Karvonen M, Viik-Kajander M, Moltchanova E, et al. The incidence of type 1 diabetes worldwide: the analysis of the WHO DIAMOND (Diabetes Mondiale) data from 50 countries. *Diabetes Care*, 2000; 23:1516-26.
40. Ferreira SRG, Franco LJ, Vivolo MA, et al. Population based incidence of IDDM in the State of São Paulo, Brasil. *Diabetes Care*, 1993; 135:803-16.
41. Lisboa HR, Graebin R, Butzke L, et al. Incidence of type 1 diabetes mellitus in Passo Fundo, RS, Brasil. *Braz J Med Biol Res*, 1998; 31:1553-6.
42. Padaiga Z, Tuomilehto J, Karvonen M, et al. Seasonal variation in the incidence of type 1 diabetes during 1983 to 1992 in the countries around the Baltic Sea. *Diabet Med*, 1999; 16:1-8.
43. Karvonen M, Pitkaniemi M, Pitkaniemi J, et al. Sex difference in the incidence of the recent epidemiological data. World Health Organization Diamond Project Group. *Diabetes Metab Rev*, 1997; 13:257.
44. Karnoven M, Pitkaniemi J, Tuomilehto J; Finnish Childhood Diabetes Registry Group. The onset age of type 1 diabetes in finnish children has become younger. *Diabetes Care*, 1999; 22:1066-70.
45. Bosi EP, Garancini MP, Poggiali F, et al. Low prevalence of islet autoimmunity in adult diabetes and low predictive value of islet autoantibodies in the general adult population of northern Italy. *Diabetologia*, 1999; 42:840-4.
46. Takeda H, Kawasaki E, Shimizu I, et al. Clinical, autoimmune, and genetic characteristics of adult-onset diabetic patients with GAD autoantibodies in Japan (Ehime Study). *Diabetes Care*, 2002; 25:995-1001.
47. Zinman B, Kahn SE, Haffner SM, et al. ADOPT study group. Phenotypic characteristics of GAD antibody-positive recently diagnosed patients with type 2 diabetes in North America and Europe. *Diabetes*, 2004; 53:3193-200.
48. Davies H, Brophy S, Fielding A, et al. Latent autoimmune diabetes in adults (LADA) in South Wales: incidence and characterization. *Diabet Med*, 2008; 25:1354-7.
49. Turner R, Stratton I, Horton V, et al. UKPDS 25: autoantibodies to islet-cell cytoplasm and glutamic acid decarboxylase for prediction of insulin requirement in type 2 diabetes. UK Prospective Diabetes Study Group. *Lancet*, 1997; 350:1288-93.

50. Tuomi T, Carlsson A, Li H, et al. Clinical and genetic characteristics of type 2 diabetes with and without GAD antibodies. *Diabetes*, 1999; *48*:150-7.
51. Wroblewski M, Gottsater A, Lindgarde F, et al. Gender, autoantibodies, and obesity in newly diagnosed diabetic patients aged 40-75 years. *Diabetes Care*, 1998; *21*:250-5.
52. Thai AC, Ng WY, Loke KY, et al. Anti-GAD antibodies in chinese patients with youth and adult-onset IDDM and NIDDM. *Diabetologia*, 1997; *40*:1425-30.
53. Medici F, Hawa MI, Giorgini A, et al. Antibodies to GAD65 and a tyrosine phosphatase-like molecule IA-2ic in Filipino type 1 diabetic patients. *Diabetes Care*, 1999; *22*:1458-61.
54. Banerji MA, Chaiken RL, Huey H, et al. GAD antibody negative NIDDM in adult black subjects with diabetic ketoacidosis and increased frequency of human leukocyte antigen DR3 and DR4. Flatbush diabetes. *Diabetes*, 1994; *43*:741-5.
55. Olmos P, A Hern, Heaton DA, et al. The significance of the concordance rate for type 1 (insulin dependent) diabetes in identical twins. *Diabetologia*, 1988; *31*:747-50.
56. Haller MJ, Atkinson MA, Schatz D, et al. Type 1 diabetes mellitus: etiology, presentation and management. *Pediatr Clin N Am*, 2005; *52*:1553-78.
57. Svejgaard A, Ryder LP. HLA and insulin-dependent diabetes: an overview. *Genet Epidemiol*, 1989; *6*:1-14.
58. Kim SJ. Identification of a polymorphic variant associated with HLA-DQw3 and characterized by specific restriction sites within the DQβ-chain gene. *Proc Natl Acad Sci USA*, 1985; *82*:8139-43.
59. Cavan DA, Jacobs KH, Penny MA, et al. Both DQA1 and DQB1 genes are implicated in HLA-associated protection from type 1 (insulin dependent) diabetes mellitus in a British population. *Diabetologia*, 1993; *36*:252-7.
60. Herr M, Dudbridge F, Zavattari P, et al. Evaluation of fine mapping strategies for multifatorial disease locus: systematic linkage and association analysis of IDDM1 in the region of chromossome 6p21. *Hum Mol Genet*, 2000; *9*:1291-301.
61. She JX. Susceptibility to type 1 diabetes. HLA-DQ and DR revisited. *Immunol Today*, 1996; *17*:323-9.
62. Bergholdt R, Nerup J, Pociot F. Fine mapping of a region on chromosome 21q21.11-q22.3 showing linkage to type 1 diabetes. *J Med Genet*, 2005; *42*:17-25.
63. Ladner MB, Bottini N, Valdes AM, Noble JA. Association of the single nucleotide polymorphism C1858T of the PTPN22 gene with type 1 diabetes. *Hum Immunol*, 2005; *66*:60-4.
64. Kavvoura FK, Ionnidis JP. CTLA-4 gene polymorphisms and susceptibility to type 1 diabetes mellitus: a HuGE Review and meta-analysis. *Am J Epidemiol*, 2005; *162*:3-16.
65. Shah SC, Malone JL, Simpson NE. A randomized trial of intensive insulin therapy in newly diagnosed insulin-dependent diabetes mellitus. *N Engl J Med*, 1989; *320*:550-4.
66. Barnett A, Eff C, Leslie R, et al. Diabetes in identical twins: a study of 200 pairs. *Diabetologia*, 1981; *20*:87-93.
67. Yoon JW. Role of viruses in the pathogenesis of IDDM. *Ann Med*, 1991; *23*:437-45.
68. Myers MA, Mackay IR, Rowley MJ, et al. Dietary microbial toxins in type 1 diabetes: a new meaning for seed and soil. *Diabetologia*, 2001; *44*:1199-200.
69. Helgason T, Jonasson MR. Evidence for a food additive as a cause of ketosis-prone diabetes. *Lancet*, 1981; *11*:716-20.
70. Borch-Johnsen K, Joner G, Mandrup-poulsen T, et al. Relation between breast-feeding and incidence rates of insulin-dependent diabetes mellitus: a hypothesis. *Lancet*, 1984; *11*:1083-6.
71. Merriman TR. Type 1 diabetes, the A1 milk hypothesis and vitamin D deficiency. *Diabetes Res Clin Pract*, 2008 Dec 17. [Epub ahead of print]
72. Scott FW, Norris JM, Kolb H. Milk and type 1 diabetes. *Diabetes Care*, 1996; *19*:379-83.
73. Sarugeri E, Dozio N, Meshi F, et al. Celular and humoral immunity agains cow's milk proteins in type 1 diabetes. *J Autoimmun*, 1999; *13*:365-73.
74. Pocecco M, Ventura A. Coeliac disease and insulin-dependent diabetes mellitus: a causal association? *ACTA Paediatr*, 1995; *86*:1632-3.
75. EURODIAB. Vitamin D supplements in early childhood and risk for type 1 (insulin-dependent) diabetes mellitus. The EURODIAB Substudy 2 Study Group. *Diabetologia*, 1990; *42*:51-4.
76. Stene LC, Ulriksen J, Magnus P, et al. Use of cod liver oil during pregnancy associated with lower risk of type 1 diabetes in the offspring. *Diabetologia*, 2000; *43*:1093-8.
77. Haglund B, Ryckenberg K, Selinus O, et al. Evidence of relationship between childhood-onset type 1 diabetes and low grounwater concentration of zinc. *Diabetes Care*, 1996; *19*:873-5.
78. EURODIAB. Infections and vaccinations as risk factors for childhood type 1 (insulin-dependent) diabetes mellitus: a multicentre case-control investigation. EURODIAB Substudy 2 Study Group. *Diabetologia*, 2000; *63*:47-53.
79. Hagglof B, Blom L, Dahlovist G, et al. The Swedish Childhood Diabetes Study: indications of severe psychological stress as a risk factor for type 1 (insulin-dependent) diabetes mellitus in childhood. *Diabetologia*, 1991; *34*:579-83.
80. Littorin B, Sundkvist G, Nystron L, et al. Family characteristics and life events before the onset of autoimmune type 1 diabetes in young adults: a nationwide study. *Diabetes Care*, 2001; *24*:1033-7.
81. Vendrame F, Zappaterreno A, Dotta F. Markers of beta cell function in type 1 diabetes mellitus. *Minerva Med*, 2004; *95*:79-84.
82. American Diabetes Association. Clinical practice recommendations. *Diabetes Care*, 2004; *27*(suppl 1):S5-S10.
83. Aycan Z, Berberoglu M, Adiyaman P, et al. Latent autoimmune diabetes mellitus in children (LADC) with autoimmune thyroiditis and Celiac disease. *J Pediatr Endocrinol Metab*, 2004; *17*:1565-9.
84. Kordonouri O, Meyer K, Egerer K, et al. Prevalence of 20S proteasome, anti-nuclear and thyroid antibodies in young patients at onset of type 1 diabetes mellitus and the risk of autoimmune thyroiditis. *J Pediatr Endocrinol Metab*, 2004; *17*:975-81.
85. Hill ID, Dirks MH, Liptak GS, et al. Guideline for the diagnosis and treatment of celiac disease in children: Recommendations of the North American Society for Pediatric Gastroenterology, Hepatology and Nutrition. *J Pediatr Gastroenterol Nutr*, 2005; *40*:1-19.
86. Gambelunghe G, Forini F, Laureti S, et al. Increased risk for endocrine autoimmunity in Italian type 2 diabetic patients with GAD65 autoantibodies. *Clin Endocrinol* (Oxf), 2000; *52*:565-73.
87. Kucera P, Novakova D, Behanova M, et al. Gliadin, endomysial and thyroid antibodies in patients with latent autoimmune diabetes of adults (LADA). *Clin Exp Immunol*, 2003; *133*:139-43.
88. Buzzetti R, Di Pietro S, Giaccari A, et al. Non insulin requiring autoimmune diabetes study group. High titer of autoantibodies to GAD identifies a specific phenotype of adult-onset autoimmune diabetes. *Diabetes Care*, 2007; *30*:932-8.
89. Teupe B, Bergis K. Epidemiological evidence for "double diabetes". *Lancet*, 1991; *337*:361-2.
90. Hathout EH, Thomas W, El-Shahawy M, et al. Diabetic autoimmune markers in children and adolescents with type 2 diabetes. *Pediatrics*, 2002; *107*(6):1-4.
91. Reinehr T, Schober E, Wiegand S, et al. On behalf of the DPV-wiss study group. Beta-cell autoantibodies in children with type 2 diabetes mellitus: subgroup or misclassification? *Arch Dis Child*, 2006; *91*:473-7.

48 Aspectos Peculiares da Dieta do Diabético

*Maria Goretti P. de A. Burgos, Florisbela de A. C. e Siqueira Campos,
Silvia Alves da Silva*

INTRODUÇÃO

O *diabetes mellitus* (DM) é uma doença crônica que requer atendimento nutricional a partir do momento de seu diagnóstico. O planejamento alimentar constitui o ponto fundamental do tratamento do DM. Não é possível um bom controle metabólico sem a adoção de um planejamento nutricional que vise à implementação dos princípios básicos de uma alimentação equilibrada, com recomendações específicas individualizadas. Essas recomendações devem considerar, além do tipo do DM, o tempo da doença, as alterações bioquímicas, o *índice de massa corpórea* (IMC), a idade, o estilo de vida, patologias associadas, complicações crônicas e agudas, condições socioeconômicas e hábitos alimentares.[1-4]

Monitorização periódica é essencial para avaliar a eficácia das recomendações nutricionais efetivadas. A American Diabetes Association (ADA), considerando a evolução das recomendações da dieta do diabético ao longo dos anos, enfatiza a importância da recomendação nutricional individualizada (Quadro 48.1).[5]

TERAPIA NUTRICIONAL

Objetivo

Os princípios básicos para a assistência nutricional a indivíduos com diabetes visam à adaptação dos distúrbios metabólicos, passando necessariamente por modificações gerais no estilo de vida. Entretanto, há muitos objetivos específicos para a terapia nutricional, que serão alcançados à medida que o tratamento for o mais individualizado possível.[2,6] Os principais objetivos da terapia nutricional estão listados no Quadro 48.2.

QUADRO 48.1
Evolução Histórica das Recomendações Nutricionais para Diabéticos

Período	Carboidratos (calorias %)	Proteínas (calorias %)	Gorduras (calorias %)
Antes de 1921	Privação dietética	—	—
1921	20	10	70
1950	40	20	40
1971	45	20	35
1986	< 60	12–20	< 30
1994–2008	A	10–20	A, B

A: baseado na avaliação nutricional e objetivo do tratamento; B: < 7% gordura saturada.

QUADRO 48.2
Principais Objetivos da Terapia Nutricional

1. Manter a glicemia normal ou próximo do normal
2. Manter os níveis normais de lipídios e lipoproteínas sangüíneos
3. Manter a pressão arterial em níveis adequados
4. Adequar a oferta calórica para:
   - manutenção ou adequação do peso ideal
   - crescimento e desenvolvimento normal em crianças e adolescentes
   - manutenção das necessidades adicionais da gravidez e lactação
   - recuperação de processos catabólicos
   - prevenção e tratamento de complicações agudas e crônicas do diabetes
   - hipoglicemias
   - demanda energética para atividade física
5. Direcionar as necessidades nutricionais individuais de acordo com hábitos alimentares
6. Manter o prazer da alimentação, limitando escolhas alimentares apenas com evidências científicas

Avaliação Nutricional

O estado nutricional expressa o grau em que as necessidades fisiológicas por nutrientes estão sendo alcançadas. O equilíbrio entre ingestão e necessidades de nutrientes é influenciado por muitos fatores endógenos e exógenos.

As técnicas apropriadas de avaliação detectam a deficiência nutricional nas fases iniciais do desenvolvimento, para que a ingestão dietética possa ser melhorada através do planejamento dietoterápico, antes que uma lesão mais grave se instale. Na prática, para avaliar com maior fidedignidade o estado nutricional do paciente, deve-se utilizar uma associação de dois ou mais indicadores, considerando principalmente a história clínica e dietética. Atualmente, os indicadores utilizados são:

- antropométricos (altura, peso, peso ideal corrigido para amputação, padrões de peso, peso/altura e padrões de crescimento);
- história dietética/anamnese alimentar;
- análise de consumo alimentar habitual;
- recordatório alimentar diário;
- exame clínico-nutricional;
- pregas cutâneas;
- bioimpedância;
- cálculo de atividade física;
- análises bioquímicas.

CÁLCULO DAS NECESSIDADES CALÓRICAS E NUTRICIONAIS

Calorias

No planejamento alimentar, é importante considerar o quanto a taxa metabólica basal (TMB) contribui para as necessidades totais diárias de energia. Normalmente, a TMB é responsável por 65% do gasto energético total.[4] Portanto, as dietas para diabéticos não devem ter valor calórico inferior à TMB. No entanto, o exercício físico poderá participar em menor ou maior grau, para um gasto energético total, diretamente proporcional a sua freqüência e intensidade.[2,5]

O cálculo do valor calórico total (VCT) tem por objetivo manter o peso ideal, o crescimento adequado no diabetes tipo 1 e diabetes gestacional (feto), levando em consideração a atividade física no período de atendimento. A literatura propõe dois métodos para determinação do VCT em diabéticos tipo 1, especificados no Quadro 48.3. Esses pacientes necessitam ser monitorizados a cada 3–6 meses quanto à variação do peso e da altura.

Duas fórmulas também têm sido propostas para o cálculo das necessidades do diabético tipo 2, cuja escolha dependerá das características de cada paciente (Quadro 48.4). Na presença de sobrepeso ou obesidade, uma perda de 5–10% do peso corporal, quando combinada com modificação do estilo de vida, usualmente permite melhora significativa do perfil metabólico (nível de evidência B).[4]

QUADRO 48.3

Fórmulas para Determinação dos Requerimentos Calóricos do Diabético Tipo 1

Fórmula 1
 1.000 kcal para o primeiro ano de vida
 Adicionar 100 kcal/ano até 11 anos
 Mulheres de 11–15 anos: adicionar 100 kcal/ano
 Mulheres > 15 anos: calcular como adulto
 Homens de 11 a 15 anos: adicionar 200 kcal/ano
 Homens > 15 anos: 50 kcal/kg (atividade intensa)
  40 kcal/kg (atividade moderada)
  30–35 kcal/kg (atividade leve a sedentária)

Fórmula 2
 1.000 kcal para o primeiro ano de vida
 Mulheres: + 100 kcal × idade
 Homens: + 125 kcal × idade
 Adicionar 20% para atividade física

Adaptado da Ref. 2.

QUADRO 48.4

Fórmulas para Determinação dos Requerimentos Calóricos do Diabético Adulto

Fórmula 1
 Obeso ou adulto inativo: 20 kcal/kg
 Adulto > 55 anos – mulher ativa/homem sedentário: 28 kcal/kg
 Homem ativo ou mulher muito ativa: 30 kcal/kg
 Baixo peso de ambos os sexos ou homem muito ativo: 40 kcal/kg

Fórmula 2
 Harris-Benedict, equação para determinação de requerimentos calóricos de adultos em geral, com indicação precisa para terapia enteral e parenteral
 Mulher: GEB = 655 + 9,63 × peso (kg) + 1,83 × altura (cm) − 4,73 × idade (anos)
 Homem: GEB = 66 + 13,73 × peso (kg) + 5,3 × altura (cm) − 6,83 × idade (anos)
 Adultos obesos: PESO = ([peso atual − peso ideal] × 0,25) + peso ideal

Fatores de atividade: restrita, 1,1; sedentário, 1,2; atividade aeróbica (3 ×/semana = 1,3; 5 ×/semana = 1,5; 7 ×/semana = 1,6); atleta profissional, 1,7; no leito, 1,2; deambulando, 1,3.
Gasto energético total (GET) = GEB × Fator de atividade × Fator de estresse.
GEB: gasto energético basal.
Adaptado da Ref. 2.

A atividade física deve ser estimulada, pois comprovadamente, nos indivíduos que praticam exercícios físicos regulares, ocorre um aumento tanto da atividade como do número de transportadores de glicose (principalmente o GLUT-4). Esse efeito sobre os transportadores de glicose possibilita diminuição da resistência insulínica e melhora do controle glicêmico. Por outro lado, conforme demonstrado no Diabetes Prevention Program e em outros estudos, é possível prevenirmos a progressão do estágio de tolerância diminuída à glicose para DM2 através de modificação no estilo de vida, com base na prática de atividade física regular.[7,8]

Carboidratos (CH)

A classificação dos carboidratos reflete o fato de que todos se transformam a partir da glicose, originando unidades mais simples e mais complexas. Os carboidratos simples mais encontrados nos alimentos são glicose, frutose, sacarose e lactose e, entre os complexos, o amido.

Antigamente, eram preconizados percentuais fixos de CH para a dieta dos diabéticos. Posteriormente, foram instituídos valores para CH simples/complexos. Atualmente, é consenso na literatura que a avaliação nutricional e alimentar individualizada determina as recomendações do total de CH na dieta, as quais, em associação com recomendações de fibras, grãos integrais, vegetais/frutas e seleção dietética de amidos, ajudam em manter adequados os níveis glicêmicos.[2] A maior parte dos estudos sugerem uma associação entre carga glicêmica e índice glicêmico, como a melhor alternativa para o bom controle da glicemia.[2,4]

As recomendações para CH têm o foco principal na quantidade calórica total. Em pacientes com DM tipo 1, um bom método para controle da hiperglicemia pós-prandial é o ajuste de doses de insulina tendo como base a contagem de CH. No DM tipo 2, em adição ao percentual de CH da dieta, deve-se considerar também o índice glicêmico dos alimentos, como determinante da hiperglicemia pós-prandial e do controle metabólico.[2,9] De acordo com as recomendações da ADA, CH devem fornecer 45 a 65% do VCT.[10] Além disso, como o cérebro e o sistema nervoso central têm uma necessidade absoluta de glicose como fonte de energia, restrição de CH para menos de 130 g/dia não está recomendada.[2] Juntos, CH e gordura monoinsaturada devem constituir 60 a 70% do VCT.[10]

Alguns autores defendem que o conteúdo total de CH da dieta é mais importante do que o tipo (exemplo: frutose, sacarose ou amido) e a fonte (exemplo: leite ou pão) do carboidrato.[9,11] Nessa terapêutica é considerado o total de CH nos grupos de substituições de alimentos, não levando ao cálculo as diferentes características físico-químicas dos alimentos e os variados processamentos industriais que influenciam a resposta glicêmica. No entanto, o tipo de CH ingerido também afeta a glicemia.[10] Um aspecto importante relativo aos alimentos de baixo índice glicêmico é que eles contêm mais fibras e, portanto, aumentam a sensação de saciedade, além de auxiliarem na manutenção e/ou perda de peso. Por outro lado, as fontes de CH complexos são ricas em outros nutrientes específicos, diferindo dos CH simples, que basicamente fornecem calorias.[9] Outro inconveniente das dietas ricas em CH é a elevação dos triglicerídeos (TG), mais bem evidenciada em indivíduos com IMC ≥ 28 kg/m.[2,4] Hipertrigliceridemia pode também ocorrer com a ingestão excessiva de bebidas alcoólicas, sacarose (> 35%) e frutose (> 20%).[4]

Vários estudos, principalmente em diabéticos, indicam que uma dieta de baixo índice glicêmico contribui para melhora da sensibilidade à insulina e redução da glicemia pós-prandial.[11–13] Por outro lado, um estudo canadense sobre carboidratos em diabetes revelou que, em longo prazo, o manuseio do DM2 controlado adequadamente, sem uso de drogas, e dietas com baixo índice glicêmico podem ser preferíveis por reduzirem significativamente a glicemia pós-prandial e a proteína C reativa.[14]

Da mesma forma, estudos recentes têm mostrado que, em indivíduos obesos, uma dieta com baixo teor de CH, em comparação àquela com restrição de gorduras, permite melhor controle dos lípides e maior redução da resistência insulínica, pressão arterial e proteína C reativa.[15]

Antigamente, a sacarose era totalmente excluída das dietas dos diabéticos. Hoje, tem-se permitido que corresponda a até 10% do total dos CH, principalmente em diabéticos tipo 1. Nessa quantidade, a sacarose não resulta em alteração significativa da glicemia.[16,17]

No Quadro 48.5 estão listados os índices glicêmicos de vários alimentos americanos e, no Quadro 48.6, índices glicêmicos de alguns alimentos do Nordeste brasileiro.[18] Entre os CH simples, a frutose é aquela que dá resposta glicêmica mais baixa, em comparação com a sacarose e amidos. Tal fato é atribuído à sua velocidade mais lenta de absorção, remoção mais rápida do fígado e armazenagem sob forma de glicogênio, em vez de conversão em glicose.[11] Por outro lado, o uso de frutose adicional à dieta precisa ser calculado, uma vez que seu valor energético é igual ao da sacarose (4 calorias/g). Portanto, o uso adicional de frutose para diabéticos obesos ou com sobrepeso não está indicado. Frutose parece ser mais lipogênica que a glicose e amidos. De fato, alguns estudos mostraram que o consumo excessivo de frutose teve efeito deletério sobre os lípides (triglicerídeos e, às vezes, o colesterol) em diabéticos e hipertensos.[19] Em contrapartida, outros autores não observaram efeitos adversos do consumo de frutose em diabéticos tipo 2 bem controlados.[20]

Os diabéticos deveriam aprender a pesquisar o volume total (gramas) de CH nos rótulos de alimentos industrializados, não se restringindo apenas àqueles com sacarose. Tais pacientes supõem, muitas vezes, que apenas a sacarose afeta sua glicemia.

Um estudo recente mostrou que, em mulheres jovens e de meia-idade, o maior consumo de líquidos contendo um alto teor de açúcar (p.ex., refrigerantes e refrescos de frutas) está associado com ganho de peso mais pronunciado e risco aumentado para diabetes tipo 2.[21]

Estudos prospectivos[22,23] têm mostrado uma correlação negativa independente entre o consumo alimentar de leite e derivados e o surgimento de excesso ponderal, diabetes tipo 2, síndrome metabólica e doenças cardiovasculares isquêmicas. Entretanto, no estudo Hoorn,[24] a ingestão aumentada de produtos lácteos esteve significativamente associada com aumento no IMC, peso, circunferência abdominal, além de diminuição do colesterol HDL.

CONTAGEM DE CARBOIDRATOS

A contagem de carboidratos (CH) tem como objetivo principal otimizar o controle glicêmico, uma vez que permite menores variações das glicemias pós-prandiais. Pode ser útil para portadores de diabetes tipo 1 em terapia insulínica convencional, ou terapia intensiva com múltiplas doses, ou com bomba de infusão, e por diabéticos tipo 2 em uso de medicamentos orais ou apenas em tratamento dietético. No entanto, na prática, é mais utilizada por pacientes em insulinoterapia intensiva (múltiplas doses diárias ou bomba de infusão).[25,26]

Para a contagem de CH, deve-se considerar método de contagem o total de carboidratos consumidos por refeição. A distribuição deverá obedecer às necessidades diárias, previamente estabelecidas, desse nutriente, associadas com a anamnese do indivíduo, em que se identifica o consumo real por refeição.

Entre os métodos de contagem de CH, os principais são: (1) lista de equivalentes e contagem em gramas de CH; (2) somatório dos gramas de CH de cada alimento por refeição. No método 1, os alimentos são agrupados de tal forma que cada porção de alimento escolhido pelo paciente corresponde a 15 g de CH, classificando-os em categorias (grupo de alimentos) e porções de uso habitual de nossa realidade. Os grupos são formados com base na função nutricional e na composição química.[25,26]

A lista de equivalentes, trocas, substitutos ou escolhas (Quadro 48.7) classifica os alimentos em categorias e porções, baseadas em gramas de CH, proteínas e gordura. No plano alimentar, pode haver trocas de porções de amido por porções de frutas. Isso pode acontecer porque um equivalente de cada porção de amido ou fruta fornece 15 g de CH. Os alimentos do grupo do leite fornecem 12 g de carboidrato.[26]

O método 2 consiste em somar os gramas de CH de cada alimento por refeição, como exemplificado no Quadro 48.7. As informações são obtidas em tabelas e rótulos dos alimentos. Pode-se, de acordo com a preferência do paciente e com os CH predefinidos por refeição, utilizar qualquer alimento. É importante lembrar que o peso do alimento (em gramas) é diferente do total (em gramas) de carboidrato do alimento. Por exemplo, um alimento pode pesar 180 g e conter apenas 21 g de carboidrato.

O conteúdo de CH dos alimentos pode variar dependendo da região, entre as espécies botânicas (p.ex., banana-prata, maçã, nanica, da terra), tempo de maturação dos frutos e vegetais, além da forma de industrialização dos cereais (integrais, semi-integrais e polidos); ocorre também variação no conteúdo de lipídios e,

QUADRO 48.5
Tabela do Índice Glicêmico (IG) dos Alimentos

Alimentos	IG	Alimentos	IG
Produtos de padaria		**Derivados de leite**	
Bolo de banana feito com açúcar	79	Iogurte *light* com adoçante	20
Bolo de batata	77	Leite + 30 g farelo de trigo	38
Bolo de banana feito sem açúcar	67	Leite integral	39
Pizza de queijo	86	Leite desnatado	46
Muffins	88	*Yakult* (leite fermentado)	64
Bolo, pudim de leite condensado	93	Sorvete *light*	71
Croissant	96	Sorvete	87
Bolo comum	98	**Frutas e derivados**	
Donuts	108	Cerejas	32
Biscoitos *waffle*	109	Pêra	53
Bebidas		Maçã	54
Leite de soja	43	Ameixa	55
Suco de laranja	94	Suco de maçã	58
Refrigerante de laranja	97	Pêssego	60
Pães		Laranja	63
Aveia, farelo de trigo e pão-de-mel	43	Uvas	66
Núcleo de cevada, pão	55	Suco de abacaxi	66
Núcleo de centeio, pão	66	Pêssego em calda	67
Centeio, pão	78	Suco de laranja	74
Hambúrguer, pão	87	*Kiwi*	75
Farinha de centeio, pão	92	Banana	77
Semolina, pão	92	Coquetel de frutas	79
Farinha de cevada, pão	95	Manga	80
Pão de trigo, fibra alta	97	Passas	91
Pão de trigo	99	Melancia	103
Pão de trigo, branco	101	**Legumes**	
Bagel, branco	103	Feijão de soja enlatado	20
Pão de lanche	105	Feijão de soja	25
Pão de trigo, glúten livre	129	Lentilhas	36
Baguette, francês	136	Feijões assados, enlatados	69
Cereais		Lentilha verde enlatada	74
Farelo de trigo	27	Feijões largos (feijões de fava)	113
Kelloggs com farelo de trigo	55	**Massas**	
Aveia, farelo de trigo	78	*Fettuccine*	46
Musli	80	Raviole de carne	56
Mingau de aveia	87	Espaguete	52
Nutri-granola	94	Espaguete, branco	59
Trigo, biscoito	100	*Capellini*	64
Arroz *Krispies*	117	Macarrão	64
Cornflakes	119	**Raízes e tubérculos**	
Grãos de cereal		Inhame	73
Cevada	36	Batata-doce	77
Centeio	48	Beterrabas	91
Trigo núcleo	59	Batatas cozidas em vapor	93
Arroz fervido 1 min	65	Batata triturada	100
Arroz branco	83	Cenouras	70
Cuscuz	93	Batatas cozidas e trituradas	104
Bolos de arroz	110	Batata assada no microondas	117
Arroz *Sunbrown Quick*	114	Batata assada	121
Tapioca fervida com leite	115	**Açúcares**	
Arroz fervido 6 min	128	Frutose	32
Biscoitos		Lactose	65
Biscoitos de aveia	79	Mel	83
Café matutino, biscoitos	113	Sacarose	92
		Glicose (dextrose)	137
		Glicose em tabletes	146
		Maltose	150

Adaptado das Refs. 11 e 12.

QUADRO 48.6
Índice Glicêmico de Alimentos do Nordeste Brasileiro

Alimento	IG (%) Ref. Pão Branco (= 100)	IG (%) Ref. Glicose (= 100)
Água de coco verde	70	49
Banana comprida	103,2	72,2
Banana-prata	74	52
Batata-doce	176,8	123,8
Cuscuz de fubá	94	66
Farinha de mandioca	72	50
Feijão mulatinho	69	48
Feijão verde	66,1	46
Inhame	117,3	82
Macaxeira	103,2	72
Manga	75	52
Melancia	103	72
Tapioca	62	43

Adaptado da Ref. 18.

QUADRO 48.7
Quantidade de Carboidratos de uma Refeição

Alimento	Carboidratos (g)
4 colheres de sopa rasas de arroz	20
2 colheres das de sopa de feijão	8
2 pires de verduras e legumes	0
1 bife pequeno	0
1 caqui pequeno	17
TOTAL	45

Adaptado da Ref. 26.

conseqüentemente, de proteínas, nas principais fontes protéicas. O teor de CH de alimentos brasileiros de acordo com a região pode ser encontrado no site www.unicam.br/nepa/taco.

Aplicando a Contagem de Carboidratos

O método de contar CH por gramas oferece informações mais precisas, porém mais trabalhosas, uma vez que, para o bom ajuste, é importante que se pesem e meçam os alimentos, utilizando informações de embalagens e tabelas de referência. Estimar CH por substituições é um método mais simples, mas não tão preciso. Na escolha do método, deve-se levar em consideração a necessidade do paciente e a preferência do profissional responsável pela orientação. Muitas vezes, os dois métodos podem ser utilizados ao mesmo tempo.[4]

No Quadro 48.8 consta o conteúdo de CH de vários alimentos. Uma relação mais completa pode ser encontrada no site www.diabetes.org.br.

Iniciando a Contagem de Carboidratos

Uma vez definidas as necessidades nutricionais (valor energético total – VET), calcula-se a quantidade de CH em gramas ou por número de substituições por refeição.[4]

Pacientes com Diabetes Tipo 2 (DM2)

Para um indivíduo cujo VET seja de 1.800 kcal, 60% de CH correspondem a 270 g de CH, a serem distribuídos no dia todo. De acordo com a anamnese, define-se a quantidade de CH por refeição, conforme mostrado no Quadro 48.9 (que exemplifica um café da manhã). Deve-se observar que há diferenças entre os dois métodos no total de CH por refeição. No método 1, o total é de 60 g, relativos a 4 substituições vezes 15. No método 2, o total é de 51 g. Essa variação não resulta em erros, porém deverá ser considerada na prescrição do tratamento.

Em pacientes com controle alimentar exclusivo e/ou em uso de antidiabético oral, é importante estimular a ingestão das mesmas quantidades de CH por refeição, sempre nos mesmos horários.

Nos diabéticos obesos, com esteatose hepática, pode ser orientada dieta do Mediterrâneo modificada, com teores de 15–20% de proteínas, 45% de CH de baixo índice glicêmico e 45% de gordura, com alto teor de gorduras monossaturadas, em que se observou redução significativa da alanina aminotransferase, em estudo quase randomizado com seguimento de 1 ano.[13]

Pacientes com Diabetes Tipo 1 em Terapia Convencional

O procedimento é similar ao utilizado para diabéticos tipo 2. No entanto, não existe a possibilidade de flexibilização das quantidades de CH a serem ingeridas, apenas das substituições.

Pacientes com Diabetes Tipo 1 em Terapia Intensiva com Múltiplas Doses

Nessa situação, é possível definir a quantidade de insulina rápida ou ultra-rápida em função da quantidade de CH por refeição. As doses de insulina para cobrir os gramas de CH são denominadas *bolos de alimentação* e poderão ser aproximadas, na terapia de múltiplas doses, de acordo com a evolução das glicemias pós-prandiais.[25,26]

Entre as formas de estabelecer a razão carboidrato *versus* insulina, algumas regras podem ser utilizadas: (1) para o adulto, pode-se partir de uma regra geral em que 1 unidade (U) de insulina rápida ou ultra-rápida cobre 15 g ou uma substituição de carboidrato. Pode-se também utilizar o peso corporal para estimar a relação insulina:CH, conforme mostrado no Quadro 48.10; (2) para crianças e adolescentes, a relação é de 1 unidade de insulina para 20–30 g de CH; como alternativa, pode-se utilizar a regra de 500, na qual se divide 500 pela dose total de insulina/dia.[26]

De acordo com os exemplos anteriores, se o paciente estiver em terapia intensiva com duas aplicações de insulina NPH, utilizando a razão de 1:15 pelo método 2 e consumindo 65 g de carboidratos nessa refeição, necessitará de 4,3 U de insulina, aproximando-se de 4 U (rápida ou ultra-rápida). Caso seja utilizado o método 1, isto é, o das substituições, ele estaria utilizando cinco substituições e necessitaria de 5 U de insulina (rápida ou ultra-rápida).

Essas regras devem funcionar como um ponto de partida e precisam ser adequadas individualmente, conforme o tipo de terapia insulínica, a análise da sensibilidade insulínica, os fatores que influenciam essa relação, as particularidades e a rotina de cada um. Isso será considerado pela equipe durante a fase de adaptação ao método.

Uma vez que pode ocorrer concomitância entre os picos de ação da insulina NPH e da insulina de ação rápida e ultra-rápida, não se recomenda a aplicação de bolos de alimentação para os lanches

QUADRO 48.8
Conteúdo de Carboidrato (CH) de Vários Alimentos

Alimento (quantidade)	CH (g)	Alimento (quantidade)	CH (g)
Abacaxi (fatia média – 75 g)	10,28	Lasanha à bolonhesa (pedaço médio – 190 g)	30,15
Abacaxi, suco de (copo duplo cheio – 240 mL)	31,2	Leite condensado (cs. cheia)	8,16
Acarajé (unid. média – 100 g)	23,3	Leite de vaca desnatado (240 mL)	12
Açúcar branco refinado (cs. cheia)	29,85	Leite de vaca integral pasteurizado (240 mL)	11,76
Açúcar cristal (cs. cheia)	23,88	Leite em pó instantâneo (240 mL)	8,35
Açúcar mascavo (cs. cheia)	17,21	Maçã com casca (unid. média – 130 g)	19,83
Arroz branco cozido (cs. cheia)	6,05	Maçã, suco de	25,9
Arroz-doce (cs. cheia)	13,22	Macarrão à bolonhesa (ca. cheia – 50 g)	10,22
Arroz integral com sal (cs. cheia)	5,1	Macarrão caseiro cozido (ca. cheia – 50 g)	11,15
Azeite de dendê industrializado (cs. cheia)	0	Maionese (cs. cheia)	2,16
Bacon (filé médio – 100 g)	25	Maionese *light* (cs. cheia)	0,16
Bala de caramelo ou chocolate (unid.)	4,14	Manga (unid. média – 140 g)	23,8
Banana-maçã (unid. média – 65 g)	17,19	Mel (cs. cheia)	11,7
Banana-prata crua (unid. média)	9,12	Melancia (fatia média – 200 g)	14,36
Banana-prata frita (unid. média)	19,58	Melão (fatia média – 90 g)	7,52
Batata assada sem casca e sem sal (picada) (cs. cheia)	6,47	Milho cozido (cs. cheia)	6,03
Batata *chips* com sal (em pacote) (unid.)	0,67	*Milk-shake* de chocolate (290 mL)	61,39
Batata frita (unid. média)	9	Misto-quente (unid. – 85 g)	28,9
Batom (chocolate ao leite Garoto) (unid.)	17,7	Morango (unid. média – 12 g)	0,89
Bife à milanesa (unid. média – 80 g)	5,97	Morango, suco de (240 mL)	10,7
Biscoito de água e sal (unid.)	6,1	*Nescau* (cs. cheia)	13,36
Biscoito recheado	9	*Nuggets* de frango tradicional Sadia (unid. – 23 g)	2,53
Bolo simples (fatia média)	33,12	Pão de queijo (unid. média – 20 g)	7,5
Bombom *Sonho de Valsa* (unid.)	13,02	Pão doce (unid. – 50 g)	28,15
Brigadeiro (unid. média)	9,3	Pão francês (unid. – 50 g)	27,7
Cachorro-quente (unid.)	25,3	Pastel assado (unid. média – 25 g)	9,39
Café com leite (xícara de chá cheia)	17,28	Pêra crua (unid. média – 110 g)	15,51
Café com leite sem açúcar (xícara de chá cheia)	7,34	Pinha ou fruta-de-conde (unid. média)	8,54
Caju, suco de (240 mL)	24,62	Pizza (fatia média – 90 g)	12,17
Caldo de cana (240 mL)	163,2	Pudim de leite (cs. cheia)	24,48
Cerveja (240 mL)	9,12	Purê de batata (cs. cheia)	9,63
Cheeseburger (unid. – 140 g)	40,26	Queijo mozarela (fatia média – 15 g)	0,33
Coca-Cola (240 mL)	24	Queijo prato (fatia média – 15 g)	0,19
Croissant (unid. média – 40 g)	18,92	Queijo frito (fatia média – 50 g)	11,25
Chocolate ao leite (barra grande – 180 g)	102,42	Rapadura (pedaço médio – 55 g)	48,4
Chocolate em pó (cs. cheia)	7,47	Refrigerante dietético (240 mL)	0,29
Cocada (unid. – 70 g)	37,34	Quibe frito (unid. média – 50 g)	11,25
Doce de coco (cs. cheia)	29,23	Salada de frutas (cs. cheia)	10,6
Doce de goiaba (cs. cheia)	21,28	Sorvete de chocolate com cobertura (cs. cheia)	14
Doce de leite (cs. cheia)	21,89	Salsicha de peru *light* Sadia (unid. média – 35 g)	1,05
Empada (unid. média – 55 g)	18,66	Salsichão (unid. média – 100 g)	2,79
Farinha de mandioca (cs. cheia)	13,32	Sanduíche de atum (unid. média – 120 g)	32,6
Feijoada caseira (concha média cheia – 225 mL)	23,63	Sanduíche de frango (unid. média – 120 g)	32,6
Frango à milanesa (filé médio – 140 g)	20,72	Sanduíche natural (unid. média – 120 g)	28,8
Frutas cristalizadas industrializadas (cs. cheia)	11,84	Sorvete de creme (cs. cheia)	10
Gatorade (240 mL)	14,4	Sorvete de frutas (cs. cheia)	15
Goiaba (unid. média – 170 g)	20,2	Suco de uva engarrafado (240 mL)	35,9
Guaraná, refrigerante (240 mL)	19,2	Tangerina (unid. média – 135 g)	14,72
Hambúrguer (unid. média – 56 g)	18	Tangerina, suco de (240 mL)	22,08
Inhame picado (cs. cheia)	5,11	Uísque (50 mL)	0
Karo (cs. cheia)	10,9	Uva do tipo Itália (unid.)	1,42
Ketchup de tomate (cs. cheia)	5,06	Vatapá (100 g)	9,4
Kiwi (unid. média – 76 g)	11,31	Vinho branco (150 mL)	5
Laranja (unid. média – 180 g)	21,15	Vinho tinto de mesa (150 mL)	3,75
Laranja, suco de (envasado – 240 mL)	26,26	*Waffles* (unid. – 7,5 g)	2,84
Laranja, suco de (fresco – 240 mL)	31,44	*Yakult* (unid. – 80 mL)	10,88

cs. = colher das de sopa; ca. = colher das de arroz; unid. = unidade.
Adaptado da Ref. 26.

QUADRO 48.9

Comparação entre os Métodos de Contagem de Carboidratos no que se Refere a um Café da Manhã

Alimento	Substituição de Carboidratos	(g)
1 copo (240 mL) de leite desnatado	1	12
1 pão francês	2	28
2 colheres das de chá de margarina	0	0
½ mamão	0	11
Café com adoçante (1 xícara de café)	0	0
TOTAL	4	51

Adaptado da Ref. 26.

QUADRO 48.10

Estimativa da Relação Insulina:Carboidrato (CH), de acordo com o Peso Corporal

Peso (kg)	Unidades de Insulina:g de CH
45–49	1:16
49,5–58	1:15
58,5–62,5	1:14
63–67	1:13
67,5–76	1:12
76,5–80,5	1:11
81–85	1:10
85,5–89,5	1:9
90–98,5	1:8
99–107,5	1:7
≥ 108	1:6

Adaptado da Ref. 26.

intermediários. Se o paciente estiver em uso de insulina glargina (cujos níveis séricos não têm picos), a necessidade de bolo para esses lanches deve ser reavaliada através da monitorização da glicemia capilar.

Pacientes com Diabetes Tipo 1 em Terapia Intensiva com Bomba de Infusão

Na terapia com bomba de infusão contínua de insulina, a contagem de carboidrato é imperativa, pois a bomba é capaz de liberar com precisão a insulina necessária 24 h ao dia, tentando imitar a secreção insulínica de um pâncreas saudável. Em todas as refeições, o *bolo de alimentação* deverá ser administrado em doses mais precisas. Utilizando o exemplo anterior, o paciente poderia aplicar exatamente 4,3 U de insulina, e não 4 U.

O momento ideal para aplicação de insulinas de ação rápida e ultra-rápida é, respectivamente, 30 min a 1 h antes das refeições e 15 min ou imediatamente antes das refeições. Essas recomendações devem ser seguidas por aquelas pessoas que têm certeza que vão consumir integralmente o que foi estabelecido para uma determinada refeição. No caso das crianças, sugere-se que a aplicação dos bolos de insulina seja feita imediatamente após a ingestão do alimento, sendo a quantidade ajustada à real ingestão.[17]

Em resumo, a ADA[4] recomenda que carboidratos (CH) representem 45 a 65% do valor calórico total, com um mínimo de 130 g/dia. Grãos e raízes, vegetais e frutas (com cascas comestíveis e bagaços substituindo os sucos concentrados) são boas fontes de vitaminas, minerais e fibras dietéticas. A utilização da sacarose como até 10% do total de CH usualmente não agrava a hiperglicemia. No entanto, é importante lembrar que o consumo de sacarose é bastante elevado em nosso país, não devendo ser recomendada a sua liberação na dieta, uma vez que a sua substituição por alimentos fontes de carboidratos complexos fornecerá maior volume de alimentos na dieta planejada.

O controle da ingestão de CH através da contagem de CH, substituição de alimentos ou estimativas por experiências prévias permanece como estratégia-chave no bom controle glicêmico.[4]

Fibras

As fibras são também classificadas como carboidratos e são importantes na manutenção e no bom desempenho das funções gastrointestinais e conseqüente prevenção de algumas doenças (p.ex., câncer de cólon), além de provocarem saciedade precoce. As fibras são classificadas, quanto à sua solubilidade em água, como solúveis e insolúveis. Na dieta saudável, são encontrados 6 tipos químicos distintos que, quando em quantidades significativas, desempenham importante função no controle glicêmico, lipídico e na fisiologia intestinal.[2,26]

O consumo elevado de alimentos à base de grãos integrais (leguminosas) tem sido relatado como fator de redução do risco de diabetes e doenças cardíacas. Esse fato foi comprovado em adultos normais e intolerantes a CH, em que o uso de dietas ricas em grãos integrais provocou aumento na sensibilidade à insulina.[27,28] Foi também demonstrado que a chamada *dieta do Mediterrâneo* (à base de grãos integrais, frutas, nozes e azeite de oliva) pode ser bastante efetiva na prevenção e manuseio da síndrome metabólica.[29,30]

Estudos epidemiológicos fortemente sugerem que o consumo elevado de alimentos com grãos integrais protege contra o desenvolvimento do DM2. As pessoas que consomem três porções por dia desses alimentos são menos propensas a desenvolver essa doença do que aquelas que ingerem menos de três porções por semana (risco 20 a 30% menor). O papel dos legumes na prevenção do DM2 é menos claro, possivelmente devido à ingestão relativamente baixa nas populações estudadas. Estudos de intervenção dietética encontraram melhora do controle glicêmico após o aumento da ingestão de alimentos como grãos integrais, legumes, vegetais e frutas.[28–30]

Dietas contendo 20 g/dia de fibra solúvel podem ser capazes de produzir melhora do controle glicêmico, além de discreta redução nos níveis circulantes de jejum do colesterol total e colesterol LDL (LDL-c), quando administradas em conjunto com uma dieta contendo um mínimo de 50% de carboidratos. Dessa forma, a ADA recomenda que o consumo de alimentos ricos em fibras deve ser encorajado, alcançando a recomendação para indivíduos saudáveis, que é de 14 g/1.000 calorias.[4] Foi também sugerido que dietas com alto teor de fibras solúveis seriam úteis para reduzir a resistência insulínica e, assim, melhorar o controle glicêmico em casos de DM2.[31]

A administração de fibras deve ser gradativa e monitorizada periodicamente, para que não ocorram transtornos gastrointestinais, como diarréia, gases, distensão abdominal e/ou espoliação de minerais e vitaminas. Em alguns casos são indicados alimentos de ação probiótica, que possibilitam melhor adaptação ao consumo de fibras dietéticas.[2,4]

Substitutos do Açúcar

Um grande percentual de diabéticos acredita que o uso de adoçantes é parte da terapia alimentar, condicionando mais uma obrigação na sua dieta. Vale ressaltar que os adoçantes em pó no Brasil têm, na sua constituição, 90 a 95% de lactose, fornecendo 3,5–4 kcal/g.

ADOÇANTES CALÓRICOS

Restrição regular de sacarose pode não ser justificada pelo índice glicêmico. Entretanto, diabéticos devem ser cuidadosos em consumir alimentos contendo grandes quantidades de sacarose, tendo em vista que as preparações ricas nessa substância também podem ter quantidades significativas de gordura. Na prática, não há vantagem na substituição da sacarose pelos adoçantes nutritivos. A frutose provê 4 kcal/g como os demais CH, embora tenha uma baixa resposta glicêmica, melhor que a da sacarose e de outros amidos. Grandes quantidades (duas vezes o consumo usual) podem ter efeitos adversos nos níveis dos TG e LDL-c.[18,19] Contudo, não há razão para exclusão total da frutose da dieta do diabético, podendo ser consumida nas frutas e vegetais. Sucos concentrados de frutas, mel de abelha, mel de engenho e mel de milho são outros adoçantes naturais que não apresentam nenhuma vantagem sobre a sacarose e, portanto, não devem ser incluídos na dieta do diabético.[2,26]

As formas alcoólicas de sacarose (sorbitol), manose (manitol) e xilose (xilitol) retêm um pouco do poder adoçante dos açúcares originais. Sua absorção é mais lenta e podem ser usadas em indivíduos com incapacidade de tolerar grandes quantidades de açúcar. Essas formas alcoólicas possuem uma baixa resposta glicêmica e conteúdo calórico variado (50 a 100% da glicose), em alguns casos similar aos alimentos ou preparações que estão substituindo. Alguns pacientes relatam desconforto gástrico após consumo de alimentos adoçados com esses produtos; se consumidos em grandes quantidades, provocam diarréia.[2,25]

ADOÇANTES NÃO-CALÓRICOS

Neste item incluem-se aspartame, sacarina, ciclamato, estévia, sucralose e acessulfame-K. De acordo com uma pesquisa realizada em nosso meio,[32] a combinação de sacarina e ciclamato foi o edulcorante consumido por 45,2% dos entrevistados, seguida pelo aspartame (29,3%). Aspartame tem como desvantagens principais o fato de não poder ir ao fogo e ser contra-indicado em portadores de fenilcetonúria.[34]

A FDA determinou uma *ingestão diária aceitável* (ADI) para aditivos alimentares, incluindo adoçantes não-nutritivos, e definiu a quantidade segura para consumo diário por toda a vida. A ADI limita a quantidade diária máxima de adoçantes que, em média, ultrapassa 10 vezes a média real de consumo na população: 50 mg/kg para o aspartame, 5 mg/kg para sacarina e sucralose, e 15 mg/kg para o acessulfame-K. Para indivíduos diabéticos, o consumo de adoçantes artificiais é seguro desde que consumidos nas quantidades estipuladas pela FDA (nível de evidência A).[4]

A relação entre o consumo de adoçantes artificiais e o risco de câncer não foi demonstrada em seres humanos.[33] No Quadro 48.11 estão mostradas as características dos principais adoçantes. A maioria das preparações comercialmente disponíveis contém a combinação de pelo menos dois edulcorantes: sacarina e ciclamato (Assugrin®, Doce Menor®), estévia, aspartame e acessulfame-K (Stevia classis®, em pó), estévia, sacarina e ciclamato (Stevia classis®, líquido), sucralose e acessulfame-K (Slim linea®).

Proteínas

A exemplo da população geral, proteínas devem constituir 15 a 20% do VCT em diabéticos, desde que a função renal esteja normal. Na presença de nefropatia diabética (ND), a ingestão protéica deve ser reduzida ou modificada (ver adiante).[4,25] Estudos mostraram que, em DM2, a proteína pode elevar a resposta insulínica sem elevar a glicemia. No entanto, não deve ser utilizada para prevenir hipoglicemia noturna (nível de evidência A). Ao mesmo tempo, não existem evidências científicas que justifiquem recomendações de cotas protéicas elevadas para diabéticos, pois não se conhece os efeitos renais em longo prazo.[4] Um ensaio clínico randomizado longitudinal de 4 anos, em diabéticos tipo 2 com ND, observou que ingestão da proteína de soja provoca melhoras positivas e altamente significativas nos índices cardiorrenais e nos níveis da proteína C reativa.[35]

Gordura

Modificação nos hábitos alimentares inadequados continua sendo a base para prevenção de doenças cardiovasculares (DCV), em diabéticos e na população geral, sendo as gorduras dietéticas as mais importantes na modulação das concentrações de lipoproteínas.

A ADA recomenda limitar a ingestão de gorduras saturadas para < 7% do total calórico, minimizar a ingestão de gorduras *trans*, ingestão de colesterol dietético < 200 mg/dia, consumir 2 ou mais porções de peixe por semana, com a finalidade de fornecer ácidos graxos poliinsaturados ômega-3.[4]

Gorduras monoinsaturadas (p.ex., o ácido oléico) são encontradas em grandes quantidades no azeite de oliva e no óleo de canola. Elas diminuem os níveis do colesterol total (CT), sem reduzir os do HDL-c, quando usadas em substituição às gorduras saturadas. Os ácidos graxos poliinsaturados (PUFA) são divididos em ômega-3 (ω_3) (presentes, sobretudo, em peixes de águas frias e profundas) e ômega-6 (ω_6) (presentes no milho, soja, girassol e açafrão). Os ômega-6 reduzem ambos, LDL-c e HDL-c, enquanto os ômega-3 (os ácidos graxos eicosapentanóico e docosaexanóico) baixam os níveis dos TG (por inibição da síntese de VLDL e redução da lipemia pós-prandial). Podem também diminuir a agregação plaquetária e a pressão sangüínea por aumentarem os níveis de prostaglandinas e reduzirem os tromboxanos A_2.[36,37] Os ácidos graxos ω_3 (AGω_3) estão também presentes no reino vegetal, com o nome de α-linolênico (Quadro 48.12). Uma baixa incidência de DAC foi observada em populações que consumiam quantidades relativamente grandes de AGω_3. Entretanto, um estudo prospectivo em homens sadios não evidenciou benefícios do aumento da ingestão dietética de AGω_3 na prevenção de DCV.[38] Por outro lado, o consumo exagerado de PUFA aumenta a oxidação lipídica, diminui o colesterol HDL (HDL-c) e aumenta o LDL-c.[36,37]

A gordura *trans*, também conhecida como gordura vegetal hidrogenada, surge da transformação de óleos vegetais líquidos em sólidos, por meio de um processo químico denominado hidrogenação. É encontrada na maioria das margarinas (exceções são versões *trans-free* de marcas como Doriana®, Claybom® e Qualy®) e alimentos preparados ou fritos em óleos vegetais hidrogenados. Também estão presentes, em pequenas quantidades, nas carnes e laticínios.

QUADRO 48.11
Características dos Principais Adoçantes

Adoçante (nome comercial)	Calorias/grama*	Limite para Consumo Diário (em mg/kg)	Poder Adoçante (em relação à sacarose)	Apropriado para Forno e Fogão	Origem	Desvantagens
Acessulfame-K (Stevia Classis®; Slim Linea®)	Zero	15	180 vezes	Sim	Produzido a partir de um ácido da família do ácido acético	Apresenta sabor residual Amargo
Aspartame (Finn®, Gold®, Zero cal® etc.)	4 kcal	40	180 vezes	Não	Combinação de 2 aminoácidos (ácido aspártico e fenilalanina)	Não pode ir ao fogo Não pode ser consumido por portadores de fenilcetonúria
Ciclamato (Assugrin®, Adocil® etc.)	Zero	11	30 vezes	Sim	Extraído de um derivado do petróleo	Deve ser consumido com moderação pelos hipertensos, pois contém sódio Possui baixo poder adoçante e sabor residual azedo
Esteviosídeo ou estévia (Stevia plus®; Stevia Classis® etc.)	Zero	5,5	300 vezes	Sim	Folhas de estévia	Possui sabor residual amargo Custo elevado
Frutose (Frutose natural®, Frutak®)	4 kcal	Não existe	0,8–1,8 vez	Sim	Frutas e mel	Provê 4 kcal/g
Sacarina (Assugrin®, Doce Menor® etc.)	Zero	5	300 vezes	Sim	Extraída de um derivado do petróleo	Apresenta sabor residual amargo
Sucralose (Splenda®; Slim Linea®)	Zero	15	600 vezes	Sim	Molécula modificada da sacarose	Custo elevado

*Com exceção da sucralose, os adoçantes em pó contêm lactose e fornecem 3,5–4 cal/g.

QUADRO 48.12
Fontes de Ácidos Graxos Ômega-3

Fonte (100 g)	EPA + DHA (g)	α-linolênico (%)
Cavala	2,5	
Sardinha	1,7	
Arenque	1,6	
Salmão	1,0	
Truta	0,5	
Bacalhau	0,2	
Óleo de canola	–	9,0
Óleo de soja	–	7,08

EPA = ácido graxo eicosapentanóico; DHA = ácido graxo docosaexanóico.

Outros alimentos com teor de gordura *trans* potencialmente elevado são produtos de pastelaria (biscoitos, bolos e bolachas), comidas de *fast-food*, salgadinhos em pacote, batata frita e outras frituras, pratos congelados, massa folhada, sorvetes, *donuts*, sopas e cremes industrializados etc.[26]

A gordura *trans* tem efeito semelhante ao da gordura saturada, ou seja, eleva o LDL-c e a lipoproteína A, e reduz o HDL-c. Portanto, recomenda-se que seja consumida na menor quantidade possível (o ideal seria até 1% do VCT). A ingestão excessiva de gordura saturada e/ou *trans* aumenta o risco para diabetes e DCV, enquanto as gorduras monoinsaturadas e as poliinsaturadas, na proporção ideal, reduzem esses riscos. Substituições inadequadas de gordura saturada e/ou *trans* por monoinsaturada e CH podem acarretar aumento da ingestão energética e do peso corporal, com conseqüente elevação da glicemia pós-prandial e dos triglicerídeos, bem como redução do HDL-c.[2,25,26,39]

Na monitorização dietética, observa-se que, em certos indivíduos, a ingestão de colesterol e/ou gordura determina um rápido aumento nas concentrações plasmáticas de colesterol. Sabe-se que pacientes com DM2, no momento do diagnóstico, têm alto consumo de gorduras e que, depois da intervenção nutricional, passam a consumir dietas adequadas às suas necessidades, principalmente em relação ao colesterol dietético.[40]

Em resumo, a gordura saturada deve responder por menos de 7% do total de calorias, enquanto a ingestão de colesterol deve ser < 200 mg/dia. O paciente deve ser orientado a evitar alimentos gordurosos em geral, como carnes gordas, embutidos, laticínios integrais, frituras e gordura de coco e babaçu, bem como molhos, cremes, doces ricos em gordura e alimentos refogados ou temperados com excesso de óleo ou gordura.

Fitoesteróis

São encontrados em pequenas quantidades em extrato natural de grãos de soja e sementes de girassol, sendo mais comuns o B-sitosterol, o campesterol e o estigmesterol. Eles reduzem o LDL-c, sem interferir com o HDL-c.[38]

O consumo de 2 g/dia de fitoesteróis permite a redução em torno de 10% do colesterol total e em 14% do LDL-c, principalmente em indivíduos hipercolesterolêmicos moderados.[25,41] Outros estudos evidenciaram que a ingestão de 3–4 g/dia reduz em 10 a 15% o LDL-c. Estudos em DM2 que utilizaram cremes vegetais com adição de esteróis (fitoesteróis e fitostanóis) nas quantidades normalmente consumidas (3 g/dia) verificaram uma redução discreta nos níveis de colesterol total (± 10%) e LDL-c (± 15%).[42] Esse efeito é explicado pela competição dos fitoesteróis com as moléculas de colesterol na formação das moléculas mistas, diminuindo, assim, a absorção de colesterol dietético e dos sais biliares. Eles não interferem diretamente na síntese endógena de colesterol.[25,41]

Existem também evidências sobre benefícios cardiovasculares (vasodilatação coronariana, melhora da função vascular coronariana e redução da agregação plaquetária) dos chocolates negros ricos em flavonóides.[43]

Cafeína

Existem diversos alimentos ricos em cafeína (Quadro 48.13), nos quais o percentual da substância é bastante variável, dependendo do tipo do alimento e da forma de preparo. Os grãos de café contêm substâncias lipídicas, como o cafestol e kahaweol, que podem elevar o LDL-c, caso sejam ingeridas em grandes quantidades e na forma de preparo artesanal, sem filtração específica. Supostamente, essas substâncias aumentam o LDL-c por inibirem a síntese dos ácidos biliares e causarem *down-regulation* dos receptores do LDL.[44] Na Escandinávia, onde é comum o consumo de café de grãos fervidos e não filtrado, foi relatada a associação entre o consumo de café e ambas, elevação do colesterol e ocorrência de DAC.[45] Por outro lado, dois estudos observacionais mostraram uma relação inversa entre o consumo de café e o risco para DM tipo 2.[46,47] Esse efeito benéfico poderia estar relacionado ao alto teor de magnésio do café, uma vez que o magnésio melhora a sensibilidade à insulina.[47] Outros autores atribuem os benefícios do café cafeinado às suas propriedades antioxidantes, e a um dos seus componentes, o ácido clorogênico, que poderia retardar a absorção intestinal de glicose. Nas orientações dietéticas sobre ingestão diária de café, devido às diferenças internacionais relativas a concentrações, tipo, composição do grão e processamento, o volume de duas ou mais xícaras não deve ser generalizado. Ao contrário, é importante levar em consideração eventuais efeitos negativos do consumo excessivo de café sobre a saúde, como elevação da pressão arterial e prejuízo do sono.[48]

Álcool

O álcool pode ter efeitos hipo- e hiperglicêmicos em diabéticos, na dependência da quantidade ingerida e se é consumido ou não com alimentos. Ele inibe a neoglicogênese e compete com a reserva hepática de glicogênio. Dessa forma, pode favorecer a ocorrência de hipoglicemia, sendo esse risco maior em indivíduos em uso de hipoglicemiantes orais ou insulina. Pode também causar hipertrigliceridemia por estimular a produção hepática de VLDL, não havendo diferença na lipemia com os diferentes tipos de bebidas alcoólicas. Ingestão excessiva de álcool pode também favorecer ganho de peso (cada 1 g contém 7 calorias) e, por isso, aumento da glicemia quando ingerido em bebidas fermentadas contendo CH, bem como elevação da pressão arterial. Em contrapartida, a ingestão leve/moderada de álcool (5–15 g/dia) esteve associada com uma diminuição do risco para doença coronariana em diabéticos, supostamente devido a um aumento concomitante do HDL-c.[2,25]

Em diabéticos, o consumo de álcool, na ausência de contra-indicação, deve ser moderado e sempre associado com refeições (nível de evidência E).[4] Nessa condição, ele não tem efeito adverso sobre as incursões glicêmicas pós-prandiais, e o risco para hipoglicemia é significativamente menor.[49,50] Segundo a ADA, a quantidade máxima diária de etanol recomendada para homens é de 30 g, o equivalente a 720 mL de cerveja, 100 mL de bebida destilada ou 300 mL de vinho. Metade dessa quantidade é recomendada para mulheres (nível de evidência E).[4] Esses limites são, contudo, bastante fáceis de ultrapassar, provocando, assim, elevação do risco para distúrbios cardiovasculares, hipoglicemia e/ou agravamento do controle glicêmico.[51]

Restrição total de bebidas alcoólicas deve ser feita a gestantes e lactantes, pelos graves efeitos colaterais no feto e recém-nascido. A mesma conduta se aplica aos pacientes com pancreatite, hipertrigliceridemia grave, dependência de álcool ou neuropatia diabética avançada.[2,51]

Existe uma forte associação entre ingestão excessiva de álcool (> 30–60 g/dia) e elevação da PA em homens e mulheres. Cada incremento de 10 g de etanol acima de 30 g/dia aumenta a PA sistólica e diastólica em 1–2 e 1 mmHg, respectivamente. Consumo demasiado de álcool pode também ser fator de risco para AVC.[52]

Estudos epidemiológicos mostram que o consumo pequeno a moderado crônico de álcool diminui o risco para DM2, sobretudo

QUADRO 48.13
Fontes Alimentares Ricas em Cafeína

Alimento e Quantidade	Cafeína (mg)
Café – grão torrado (1 xícara preparado, 150 mL)	103
Café – instantâneo (1 xícara preparado, 2 g de pó)	60
Café – descafeinado (1 xícara preparado, 2 g de pó)	3
Chá (1 xíc., 150 mL – sachê ou granel)	
• Infusão de 1 min	9–33
• Infusão de 3–5 min	20–50
Chá instantâneo (1 xícara, 150 mL)	12–29
Chocolate quente (1 xícara, 150 mL)	12–15
Achocolatado com leite (1 copo, 250 mL)	8
Chocolate ao leite (1 barra, 30 g)	1–15
Chocolate escuro meio amargo (1 barra, 30 g)	5–35
Chocolate maltado em pó (3 colheres das de sopa com 250 mL de leite)	8
Xarope de chocolate (2 colheres das de sopa)	6
Refrigerante – Pepsi® (1 copo, 360 mL)	38
Refrigerante – Coca-Cola® (1 copo, 360 mL)	45
Refrigerante – Sprite® (e água tônica, 360 mL)	0

em mulheres. Em contraste, o consumo excessivo tem efeito inverso. Esses desfechos opostos estariam relacionados à melhora e piora da sensibilidade insulínica, respectivamente. Além disso, grande ingestão de bebidas alcoólicas pode levar à pancreatite e ao diabetes.[53]

Uma pesquisa prospectiva com 3.250 indivíduos DM1, oriundos de 16 países da Europa, avaliou a associação entre o consumo de álcool e o risco de complicações microvasculares.[54] Ficou evidenciado que a ingestão de > 70 g/semana se associou com risco de retinopatia, neuropatia e microalbuminúria. No entanto, o consumo moderado (30 a 70 g/semana) reduziu significativamente o risco dessas complicações, principalmente com a ingestão de vinho.[54]

Minerais e Vitaminas

As pessoas com diabetes devem ser instruídas sobre a importância de consumirem quantidades adequadas de vitaminas e minerais oriundos de fontes naturais, bem como sobre a toxicidade potencial das megadoses de suplementos dessas substâncias. Alguns grupos de diabéticos podem ser beneficiados com prescrições de vitaminas e minerais: pacientes com dietas de muito baixa caloria, vegetarianos, idosos, gestantes, lactantes, pacientes em uso de medicamentos que alterem o metabolismo dos micronutrientes, pacientes metabolicamente mal controlados e aqueles em estado crítico.[2,25,52] No entanto, em diabéticos sem deficiência de vitaminas e minerais, não há evidência de benefício com a suplementação dessas substâncias.[4]

O mecanismo fisiológico de controle da formação de radicais livres (RL) ocorre nos tecidos por meio da ação de enzimas constituídas por magnésio, cobre, zinco, selênio e das vitaminas C, E e β-caroteno. Esses antioxidantes inibem a oxidação dos sistemas biológicos mediada pelos RL, que causam danos aos componentes celulares, como os PUFA das membranas. A oxidação desses ácidos afeta a integridade estrutural e funcional da membrana, alterando sua permeabilidade. Vários estudos com diabéticos avaliaram os efeitos da suplementação medicamentosa dessas vitaminas/minerais antioxidantes na prevenção do estresse oxidativo e complicações do diabetes. No entanto, os resultados são controvertidos e ainda não existe confirmação dos benefícios da terapia antioxidante, seja na prevenção do DM ou suas complicações, seja na prevenção de DAC e câncer.[52,55,56] Em algumas situações, a administração de vitaminas antioxidantes mostrou-se deletéria.[52] Dessa forma, a ADA não recomenda a suplementação rotineira de vitaminas antioxidantes.[4]

Em alguns estudos foi observado que indivíduos com diabetes, em comparação à população geral, tinham um menor nível plasmático de vitamina C e que a elevação de 20 μmol/L no seu nível plasmático (através de vegetais/frutas naturais) implicava menor risco de hiperglicemia prevalente, independentemente de sexo, idade, IMC, tabagismo, dieta vegetariana, atividade física e consumo de álcool, vitamina E, fibra e gordura saturada.[57] Uma dieta equilibrada, fornecendo vitamina C, E e selênio em quantidades recomendáveis para cada idade, ajuda a suprir as concentrações elevadas de RL, a oxidação lipídica e o elevado estresse fisiológico em diabéticos.[52]

Deficiências de certos minerais, como potássio, magnésio e, possivelmente, zinco e cromo, podem agravar a intolerância aos carboidratos. Efeitos favoráveis sobre a glicemia pela suplementação de cromo foram relatados em alguns estudos. Contudo, até o momento, os benefícios dessa terapia em diabéticos não foram demonstrados de forma conclusiva.[2,52]

Uma ingestão diária de 1–1,5 g de cálcio está recomendada para os idosos, na prevenção ou melhora da osteoporose. O valor da suplementação do cálcio nos indivíduos mais jovens é incerto. A administração de folatos em gestantes é amplamente aceita para prevenção de defeitos congênitos do sistema nervoso central.[2,52]

Em resumo, não existe um claro benefício da suplementação de vitaminas e minerais em pacientes diabéticos sem deficiências subjacentes. As exceções incluem o folato e o cálcio para prevenção de malformações congênitas no feto e de osteoporose, respectivamente. A suplementação de rotina de uma dieta com antioxidantes não está aconselhada devido às incertezas sobre sua eficácia e segurança em longo prazo.

NUTRIÇÃO NAS COMPLICAÇÕES AGUDAS

Dentre as complicações agudas do diabetes (hipoglicemia, hiperglicemia, cetoacidose diabética e síndrome hiperosmolar hiperglicêmica não-cetótica), hipoglicemia é a que mais necessita de orientação dietoterápica específica.[2,52]

Na prevenção de hipoglicemias graves, os pacientes devem ser orientados a checar sua glicemia capilar se apresentarem sintomas sugestivos de hipoglicemia. Estando a glicemia < 70 mg/dL, devem ingerir 15 a 20 g de carboidratos (CH), contidos em tabletes de glicose, 1 colher das de sopa de açúcar ou mel, ou meio copo de suco de frutas ou refrigerantes normais. O exame deve ser repetido após 10–15 min. Caso a glicemia permaneça inferior ou igual a 70 mg/dL, a administração de CH deve ser repetida. Em seguida, o paciente deve avaliar o tempo para a próxima refeição, determinando a necessidade de alimento adicional (se maior que 1 h, adicionar 15 g de CH). Na impossibilidade de realizar a glicemia capilar, o paciente deve ingerir CH diante da suspeita de hipoglicemia.[4]

Os pacientes com DM1, em situações de hipoglicemia aguda, têm apetite específico para alimentos ricos em carboidratos; o mecanismo fisiológico desse comportamento ainda não foi elucidado.[58]

Nos casos de hospitalização, o paciente necessita de uma equipe interdisciplinar para implementar ou continuar as recomendações nutricionais específicas de cada caso.[4]

NUTRIÇÃO NAS COMPLICAÇÕES CRÔNICAS

A terapia nutricional é parte importante na prevenção e tratamento das complicações crônicas do DM, principalmente as relacionadas às patologias macrovasculares. A obesidade (sobretudo a do tipo central ou abdominal) necessita de orientação nutricional individualizada e permanente, visto que está associada, na maioria das vezes, a resistência insulínica, controle glicêmico mais difícil, dislipidemia e prevalência aumentada de hipertensão e doença cardiovascular.

Entre as complicações microvasculares, a nefropatia diabética (ND) é aquela que requer uma modificação imediata do tratamento dietoterápico. Existem algumas evidências para a seguinte afirmação: redução da ingestão protéica para 0,8–1 g/kg/dia nos indivíduos com microalbuminúria e 0,8 g/kg/dia naqueles com macroalbuminúria pode lentificar a progressão da ND.[2,52]

Alguns autores sugeriram uma redução ainda maior (0,6 g/kg/dia de proteína) para os pacientes com macroalbuminúria e declínio do ritmo de filtração glomerular (RFG).[59] Essa dieta é, contudo, de difícil adesão e pode levar à desnutrição. Nas dietas hipoprotéicas, é necessário elevar a ingestão de CH complexos e gorduras monoinsaturadas para manter a ingestão calórica ideal.

Por outro lado, a substituição de carne vermelha, rica em aminoácidos aromáticos, por peixe e soja pode também ser benéfica.[4,60] Em um estudo de 4 semanas com diabéticos tipo 2 com microalbuminúria, essa abordagem resultou em redução da excreção urinária de albumina (em 46%), do colesterol total, do LDL-c e da apo-B.[61]

NUTRIÇÃO EM PACIENTES COM HIPERTENSÃO

A terapia nutricional para o manuseio da hipertensão deve focar-se na redução do peso e da ingestão de sódio. Outras variáveis que devem ser consideradas incluem o álcool, o potássio, o cálcio e o conteúdo de lípides na dieta. Uma dieta pobre em gorduras que inclua frutas e vegetais (5–9 porções/dia), bem como produtos lácteos com baixo teor de gordura, será rica em potássio, magnésio e cálcio e modestamente reduz a PA.[2]

Nos hipertensos, o efeito médio esperado de uma restrição moderada de sódio é uma redução em torno de 5 mmHg para PA sistólica e 2 mmHg para a PA diastólica.[52] Nos diabéticos hipertensos, é recomendado o consumo de sódio em torno de 2,3 g/dia, restrição de gordura saturada e dieta rica em potássio, magnésio e cálcio.[4,52] Para diabéticos com DCV sintomáticas, o consumo de sódio < 2 g/dia pode reduzir os sintomas da doença.[4]

Dietas ricas em potássio (2 g/dia) podem contribuir para reduzir a PA diastólica/sistólica, mesmo quando não ocorre consumo de dietas totalmente hipossódicas. Isso se deveria a aumento da natriurese, redução na secreção de renina e norepinefrina, bem como a incremento na produção de prostaglandinas.[4,25]

Nos diabéticos, geralmente existe uma associação entre perda ponderal e diminuição da PA. Reduções na PA ocorrem antes da (e sem) obtenção do peso corporal ideal.[52] Em uma metanálise de 11 estudos, a redução média da PA sistólica e diastólica por quilo de peso perdido foi de 2 e 1 mmHg, respectivamente.[62]

NUTRIÇÃO EM PACIENTES COM DISLIPIDEMIA

A chamada *dislipidemia diabética* é altamente aterogênica e se caracteriza por hipertrigliceridemia, HDL-c baixo e presença de partículas de LDL pequenas e densas.[63] Em diabéticos, as metas são níveis de LDL-c < 100 mg/dL, triglicerídeos (TG) < 150 mg/dL e HDL-c > 40 mg/dL.[64] Se tais metas não forem alcançadas com modificações no estilo de vida (MEV), drogas hipolipemiantes devem ser iniciadas. Convém salientar que MEV tipicamente reduzem o LDL-c em 15–25 mg/dL.[52]

Dispõe-se de fortes evidências para as seguintes afirmações: (1) melhora do controle glicêmico, perda de peso, restrição de gorduras saturadas e aumento da atividade física são úteis nos pacientes com dislipidemia diabética; (2) a ingestão de colesterol e gorduras saturadas deve ser restrita a menos de 200 mg/dia e menos de 7% do VCT, respectivamente, nos indivíduos com LDL-c > 100 mg/dL; (3) a redução do LDL-c pode ser incrementada pela adição de fitoesteróis (2 g/dia reduzem o colesterol total em 10–32 mg/dL e o LDL-c em 8–29 mg/dL) e fibras solúveis; (4) aumento da atividade física melhora o perfil lipídico e reduz a resistência insulínica; (5) nos pacientes com níveis de TG > 1.000 mg/dL, todos os tipos de gorduras dietéticas devem ser restritos (exceto os ácidos graxos ômega-3) e deve-se iniciar terapia medicamentosa com fibratos (devido ao alto risco para síndrome de quilomicronemia e pancreatite). Em contrapartida, há limitadas evidências de que a suplementação de ácidos graxos ômega-3 possa beneficiar pacientes com hipertrigliceridemia resistente.[2,52,64]

Existem também evidências de que alho e nozes podem também propiciar discretas reduções (< 10%) no LDL-c.[65,66]

Em algumas situações, como na hipertrigliceridemia ou quando o HDL-c se apresentar abaixo do desejável, pode ser aconselhável aumentar e/ou substituir a quantidade de gordura monoinsaturada, nas preparações dietéticas, administrando alimentos ricos nesse tipo de gordura (azeitona, abacate, nozes, amêndoas etc.), ou ainda utilizando seus subprodutos (azeite de oliva, óleo de amendoim e óleo de canola).[2,11,52] Desse modo, pode ser reduzida a oferta de carboidratos, calculados dentro da recomendação de calorias ideal de cada paciente, pois esses alimentos possuem alto valor calórico.[52]

NUTRIÇÃO NA GESTAÇÃO E AMAMENTAÇÃO

A terapia nutricional permite um controle adequado da glicemia na maioria das mulheres com *diabetes mellitus* gestacional (DMG), sem a necessidade de insulinoterapia. A partir do segundo trimestre gestacional deverão ser acrescidas de 100 a 300 calorias ao VCT normal, com uma programação alimentar individualizada, feita com refeições pequenas e lanches nos intervalos. O lanche no fim da tarde merece uma especial atenção, para diminuir a probabilidade de cetose de inanição.[2,67]

Os ajustes do planejamento alimentar são necessários para adequar as calorias adicionais necessárias ao crescimento fetal e monitorizar o ganho em peso, a ingestão calórico-nutricional, o controle da glicemia e evitar cetose de inanição. Esta última pode ser causada por ingestão inadequada de calorias ou carboidratos, omissão de refeições ou lanches, ou intervalos prolongados entre as refeições (jejum noturno superior a 10 h). A prática regular de exercícios aeróbicos ajuda a reduzir a glicemia de jejum e pós-prandial.[2,52]

O ganho ponderal deve ser monitorado e o recomendado é que não exceda 12 kg. Em casos de obesidade, aconselha-se o uso de 25 kcal/dia e 35 a 40% de carboidratos (CH). No entanto, o total de CH não deve ser inferior a 150 g para que não haja formação de corpos cetônicos, os quais podem ser prejudiciais para o feto. Uma restrição de 30 a 33% no VCT (dietas com um mínimo de 1.800 kcal) para mulheres obesas com DMG tem resultado em diminuição da hiperglicemia, sem aumento da cetonúria. Recomenda-se também que proteínas e gorduras representem aproximadamente 20 e 40% do VCT, respectivamente. Deve-se dar preferência às gorduras monoinsaturadas. As gorduras saturadas e poliinsaturadas, respectivamente, não devem exceder 10 e 10% do total de calorias ingeridas.[67,68]

As refeições devem ser fracionadas de acordo com os hábitos alimentares das pacientes. Naquelas em uso de insulina, costuma-se fracionar a alimentação em 6 refeições. A monitorização domiciliar da glicemia capilar permite um melhor ajuste do plano alimentar.

A FDA aprovou o uso de 4 adoçantes não-calóricos (sacarina, aspartame, acessulfame-K e sucralose) durante a gestação, os quais devem ser consumidos, contudo, com moderação.[2] Embora a sacarina atravesse a barreira placentária, não há evidências de que seja deletéria para o feto.[52] Após o parto, as pacientes que tiveram DMG devem ser orientadas a se manterem sem excesso ponderal, para diminuírem o risco de futuro desenvolvimento de DM2.[2,67]

A *amamentação* é recomendada para mulheres com diabetes pré-gestacional e DMG. Ela reduz a glicemia, e pacientes que fazem uso de insulina freqüentemente precisam ingerir um lanche contendo carboidrato antes do aleitamento ou durante este. A energia requerida durante os primeiros 6 meses deve ser aumentada em cerca de 200 calorias. Contudo, uma ingestão diária de aproximadamente 1.800 kcal geralmente preenche as necessidades nutricionais para a amamentação e pode propiciar uma perda de peso gradual.[2,52]

A partir do Study Nurses's Health II de 1989, recomenda-se, para redução do risco de DMG, que a dieta na gestação de mulheres saudáveis seja rica em fibras, principalmente solúveis, e reduzida em alimentos de alta carga glicêmica.[68]

DIETOTERAPIA NA CRIANÇA E NO ADOLESCENTE DIABÉTICO

As crianças ou adolescentes com diagnóstico recente freqüentemente apresentam perda de peso e fome acentuadas, necessitando de modificação do plano alimentar inicial em aproximadamente 4 a 6 semanas de tratamento. Várias fórmulas podem ser usadas para planejar o tratamento dietoterápico nessa faixa etária (Quadro 48.2). A altura e o peso devem ser registrados em gráficos de crescimento, a cada 3 a 6 meses, e as necessidades calóricas ajustadas continuamente nesse período.

O plano alimentar das crianças deve contemplar 3 refeições e 2 a 3 lanches, dependendo do intervalo de tempo entre as refeições e o nível e tipo de atividade física. O objetivo dos lanches é evitar a hipoglicemia entre as refeições. É importante uma dietoterapia preventiva em relação ao consumo de lípides, uma vez que o diabético jovem tem maior probabilidade de risco de doenças cardiovasculares na vida adulta.

DIETOTERAPIA NA ATIVIDADE FÍSICA

O exercício deve ser parte integrante do plano de tratamento para pessoas com diabetes. Ele ajuda no controle do peso, melhora a sensibilidade à insulina, proporciona uma perspectiva mental mais saudável e reduz os fatores de risco de doenças cardiovasculares.[1]

A monitorização da glicemia, antes e depois do exercício, é a chave para a segurança e compreensão de como o exercício afeta o controle do diabetes. A escolha entre aumentar a ingestão de carboidrato ou diminuir a medicação depende do indivíduo e dos objetivos do tratamento, sendo fundamental para essa escolha o comportamento da glicemia pré- e pós-exercício. O ajuste de carboidratos durante o exercício pode ser verificado no Quadro 48.14.

Convém comentar que a atividade física isoladamente é pouco eficaz em induzir perda ponderal. Esse efeito é significativamente mais expressivo quando o paciente também se submete a uma dieta hipocalórica. Geralmente, são necessários vários minutos de atividade física para que sejam consumidas as calorias ingeridas (Quadro 48.15).

Na prevenção primária, em indivíduos com risco de DM, recomenda-se atividade física regular de, no mínimo, 150 min/semana, associada a uma alimentação equilibrada.[4]

DIETOTERAPIA NO DIABÉTICO IDOSO

O DM contribui para a redução da expectativa de vida em pessoas idosas em virtude das complicações macrovasculares (doença arterial coronariana, infarto, doença arterial periférica) e microvasculares (neuropatia, nefropatia, retinopatia); além disso, favorece o surgimento de outras desordens geriátricas, a exemplo dos distúrbios cognitivos, prejuízos na habilidade física, com maior índice de quedas e fraturas, que comprometem a produtividade, qualidade de vida e sobrevida dos indivíduos.[71]

A desnutrição, e não a obesidade, é o problema relacionado à nutrição mais prevalente nos idosos. Freqüentemente permanece subclínica ou não reconhecida porque os resultados da desnutrição (perda excessiva de massa corpórea) lembram os sinais e sintomas do envelhecimento. Até que uma doença primária se desenvolva ou problemas crônicos sejam exacerbados por doenças ou algum outro estresse, a desnutrição pode permanecer não reconhecida. Devido à importância e à alta prevalência da desnutrição nessa faixa etária,

QUADRO 48.14

Ajuste de Carboidratos para o Exercício

Tipo de Atividade	Níveis de Glicemia	Ajuste de Carboidratos
Exercício de curta duração e baixa a moderada intensidade (caminhar de 800 a 1.000 m, ou pedalar por lazer por menos de 30 min)	< 100 mg/dL	10–15 g de carboidrato/h
	> 100 mg/dL	Sem adição extra de carboidratos
Exercício de média duração, de moderada intensidade (30 a 60 min de tênis, natação, corrida, pedalar por lazer etc.)	< 100 mg/dL	25–50 g de carboidratos antes do exercício e 10–15 g/h de exercício
	100–180 mg/dL	10–15 g de carboidratos/h
	180–300 mg/dL	Sem adição extra de carboidratos
	≥ 300 mg/dL	Não começar o exercício até controlar a glicemia
Atividade ou exercício intenso (aproximadamente 1 a 2 h de futebol, basquetebol, ciclismo ou natação vigorosa, musculação etc.)	< 100 mg/dL	50 g de carboidratos 3/3 h
		Monitorizar a glicose sangüínea cuidadosamente
	100–180 g/dL	25–50 g de carboidratos
		Dependendo da intensidade e duração da atividade, administrar a intervalos de 2/2 ou 3/3 h
	180–300 mg/dL	10–15 g de carboidratos/h
	≥ 300 mg/dL	Não começar o exercício até controlar a glicemia

QUADRO 48.15

Tempo Gasto (em minutos) para Consumo de Calorias Ingeridas através da Atividade Física

Alimento (kcal)	Andando	Nadando	Correndo
Milk-shake (420)	81	38	22
Hambúrguer (350)	67	31	18
Sorvete, 1 bola (193)	37	17	10
Pizza de queijo, 1 fatia (180)	35	16	9
Cerveja, 1 copo (114)	22	10	6
Ovo frito (110)	21	10	6
Batata frita, 1 porção (108)	21	10	3
Maçã, grande (101)	19	9	6
Leite desnatado, 1 copo (81)	16	7	4

Obs.: Gasto calórico da atividade física, em kcal/min, em um indivíduo de 70 kg:
corrida = 19,4   squash = 13   natação = 11,2
tênis = 8   balé = 8   hidroginástica = 6
vôlei = 6   ginástica aeróbica = 6   musculação = 5.

é essencial que os idosos, especialmente aqueles que vivem em estabelecimentos de cuidados em longo prazo, recebam uma dieta que, além de saborosa, satisfaça suas necessidades nutricionais, possibilitando atingir ou manter um peso corpóreo razoável, e ajude a controlar a glicemia. Os diabéticos residentes em abrigos podem se dar bem com uma dieta regular servida para todos. Nessas clínicas, as refeições e lanches são servidos em horários regulares e planejados para que tipos e quantidades similares de alimento sejam oferecidos. Essa prática contrasta com o padrão errático de muitos pacientes idosos, especialmente se moram sozinhos. Dietas de fácil mastigação e digestão, sem irritantes gástricos, com pequenos volumes adaptados à capacidade de consumo por refeição, constituem as recomendações ideais para os idosos.[2,25]

Estudos epidemiológicos evidenciam que alta ingestão de ferro heme dietético e/ou suplementos de ferro está associada a um aumento do risco para diabetes tipo 2 em mulheres na pós-menopausa, principalmente naquelas que consomem bebidas alcoólicas.[70] Da mesma forma, em mulheres idosas ou de meia-idade, o consumo excessivo de carnes vermelhas pode aumentar o risco para o desenvolvimento de DM2.[72]

PROGRAMA DE EDUCAÇÃO DO DIABÉTICO

É fundamental em todas as fases do tratamento, para todos os tipos de paciente, independentemente do nível socioeconômico e cultural. O programa poderá ser desenvolvido individualmente ou em grupo, se possível incluindo a família e/ou pessoas que participem das atividades diárias do paciente.[74]

O manuseio dietético de diabéticos, principalmente de crianças e adolescentes, é complexo, e as recomendações variam entre centros de tratamento e entre países. Há uma grande variação nos métodos de educação alimentar, os quais são baseados na anamnese alimentar, condições econômico-sociais, entre outros fatores.[74] Alguns países ou regiões mostram maior sucesso do que outros nos programas de educação, em virtude da disponibilidade de alimentos, tipo de alimentos consumidos no momento, além das preferências e influências familiares, culturais e religiosas. Métodos educacionais devem ser adaptados aos costumes locais, para que se obtenha o sucesso desejado. Nos diabéticos tipo 1, a falta de participação em programa de educação contribui acentuadamente para falência do tratamento. Nessa população, um simples programa com técnicas básicas para estabelecer e manter o hábito de contagem de carboidratos tem se mostrado bastante útil na melhora do controle glicêmico.[1,4,74]

BIBLIOGRAFIA

1. American Diabetes Association. Standards of medical care in diabetes – 2008. *Diabetes Care*, 2008; *31*(suppl 1):S12-S44.
2. Franz MJ, Bantle JP, Beebe CA, *et al.*; American Diabetes. Nutrition principles and recommendations in diabetes. *Diabetes Care*, 2004; *27*(suppl 1):S36-S46.
3. Mensing C, Boucher J, Cypress M, *et al.* National standards for diabetes self-management education. *Diabetes Care*, 2005; *28*:S72-S79.
4. American Diabetes Association. Nutrition recommendations and interventions for diabetes. *Diabetes Care*, 2008; *31*(suppl 1):S61-S78.
5. American Diabetes Association. Physical activity/exercise and diabetes. *Diabetes Care*, 2004; *27*(suppl 1):S58-S62.
6. Wing RR, Blair EH, Bononi P, *et al.* Caloric restriction per se is a significant factor in improvements in glycemic control and insulin sensitivity during weight loss in obese NIDDM patients. *Diabetes Care*, 1994; *17*:S30-6.
7. Diabetes Prevention Program Research Group. Reduction in the incidence o type 2 diabetes with lifestyle intervention or metformin. *N Eng J Med*, 2002; *346*:292-403.
8. Sherwin RS, Anderson RM, Buse JB, *et al.* Prevention or delay of type 2 diabetes. *Diabetes Care*, 2004; *27*(suppl 1):S47-S54.
9. Sheard NF, Clark NG, Brand-Miller JC, *et al.* Dietary carbohydrate (amount and type) in the prevention and management of diabetes: a statement of the American Diabetes Association. *Diabetes Care*, 2004; *27*:2266-71.
10. American Diabetes Association. Standards of medical care in diabetes. *Diabetes Care*, 2005; *28*(suppl 1):S4-S36.
11. Wolever T, Katzman-Relle L, Jenkins A, *et al.* Glycaemic index of 102 complex carbohydrate foods in patients with diabetes. *Nutr Res*, 2001; *14*:651-69.
12. Wolever TM, Nguyen PM, Chiasson JL, *et al.* Determinants of diet glycemic index calculated retrospectively from diet records of 342 individuals with non-insulin-dependent diabetes mellitus. *Am J Clin Nutr*, 1994; *59*:1265-9.
13. Fraser A, Abel R, Lawlor DA, *et al.* A modified Mediterranean diet is associated with the greatest reduction in alanine aminotransferase levels in obese type 2 diabetes patients: results of a quasi-randomised controlled trial. *Diabetologia*, 2008; *51*:1616-22.
14. Wolever TM, Gibbs AL, Mehling C, Chiasson JL, *et al.* The Canadian Trial of Carbohydrates in Diabetes (CCD), a 1-y controlled trial of low-glycemic-index dietary carbohydrate in type 2 diabetes: no effect on glycated hemoglobin but reduction in C-reactive protein. *Am J Clin Nutr*, 2008; *87*:114-25.
15. Seshadri P, Iqbal N, Stern L, *et al.* A randomized study comparing the effects of a low-carbohydrate diet and a conventional diet on lipoprotein subfractions and C-reactive protein levels in patients with severe obesity. *Am J Med*, 2004; *117*:398-405.
16. Rickard KA, Loghmani ES, Cleveland JL, *et al.* Lower glycemic response to sucrose in the diets of children with type 1 diabetes. *J Pediatr*, 1998; *133*:429-34.
17. Silverstein J, Klingensmith G, Copeland K, *et al.* Care of children and adolescents with type 1 diabetes: a statement of the American Diabetes Association. *Diabetes Care*, 2005; *28*:186-212.
18. Vasconcelos GMV, Burgos MGPA. Aplicações do índice e carga glicêmica na dieta do diabético. *Mn Metabólica*, 2008; *10*:154-9.
19. Bantle JP, Swanson JE, Thomas W, Laine DC. Metabolic effects of dietary fructose in diabetic subjects. *Diabetes Care*, 1992; *15*:1468-76.
20. Malerbi DA, Paiva ES, Duarte AL, Wajchenberg BL. Metabolic effects

of dietary sucrose and fructose in type II diabetic subjects. *Diabetes Care*, 1996; *19*:1249-56.
21. Schulze MB, Manson JE, Ludwig DS. Sugar-sweetened beverages, weight gain, and incidence of type 2 diabetes in young and middle-aged women. *JAMA*, 2004; *292*:927-34.
22. Jaffiol C. Milk and dairy products in the prevention and therapy of obesity, type 2 diabetes and metabolic syndrome. *Bull Acad Natl Med*, 2008; *192*:749-58.
23. Pfeuffer M, Schrezenmeir J. Milk and the metabolic syndrome. *Obes Rev*, 2007; *8*:109-18.
24. Snijder MB, van Dam RM, Stehouwer CD, et al. A prospective study of dairy consumption in relation to changes in metabolic risk factors: the Hoorn Study. *Obesity* (Silver Spring), 2008; *16*:706-9.
25. Franz MJ. Terapia nutricional médica. In: Davidson MD. *Diabetes mellitus: Diagnosis and treatment*. Rio de Janeiro: Revinter, 2001.
26. Sociedade Brasileira de Diabetes. http://www.diabetes.org.br/aprendendo/contagem_carboidratos/tabeladecontagem.php.
27. Nuttall FQ. Dietary fiber in the management of diabetes. *Diabetes*, 1993; *42*:503-8.
28. Stone NJ. Focus on lifestyle change and the metabolic syndrome. *Endocrinol Metab Clin North Am*, 2004; *33*:493-508.
29. Esposito K, Marfella R, Ciotola M, et al. Effect of a mediterranean-style diet on endothelial dysfunction and markers of vascular inflammation in the metabolic syndrome: a randomized trial. *JAMA*, 2004; *292*:1440-6.
30. Venn BJ, Mann JI. Cereal grains, legumes and diabetes. *Eur J Clin Nutr*, 2004; *58*:1443-61.
31. Jenkins DJA, Axelsen M, Kendall CWC, et al. Dietary fiber, lente carbohydrates and the insulin resistant diseases. *Br J Nutr*, 2000; *83*(suppl 1):157-63.
32. Castro AGP, Franco LJ. Caracterização do consumo de adoçantes alternativos e produtos dietéticos por indivíduos diabéticos. *Arq Bras Endocrinol Metab*, 2002; *46*:280-7.
33. Lean ME, Hankey CR. Aspartame and its effects on health. *BMJ*, 2004; *329*:755-6.
34. Weihrauch MR, Diehl V. Artificial sweeteners – do they bear a carcinogenic risk? *Ann Oncol*, 2004; *15*:1460-5.
35. National Cholesterol Education Program. Executive summary of the Third Report of the National Cholesterol Education Program (NCEP) Expert Panel on detection, evaluation and treatment of high blood cholesterol in adults (adult treatment panel III). *JAMA*, 2001; *285*:2486-97.
36. Schaefer EJ. Lipoproteins, nutrition, and heart disease. *Am J Clin Nutr*, 2002; *75*:191-212.
37. Cintra IP, Cuppari C, von der Heyde MED, von der Heyde R. Intervenção dietética. In: Martinez TLR (ed). *Manual de Condutas Clínicas em Dislipidemias*. São Paulo: Medline, 2003:141-62.
38. Harris WS. Fish oils and plasma lipid and lipoprotein metabolism in humans: a critical review. *J Lipid Res*, 1989; *30*:785-807.
39. Boden G, Chen X. Effects of fat on glucose uptake and utilization in patients with non-insulin-dependent diabetes. *J Clin Invest*, 1995; *96*:1261-8.
40. van de Laar FA, van de Lisdonk EH, Luchasen PL. Fat intake inpatients newly diagnosed with type 2 diabetes: a 4-years follow-up study in general pratice. *Br J Gen Pract*, 2004; *54*:141-62.
41. Lottenberg AMP, Nunes VS, Nakandakare ER, et al. Eficiência dos ésteres de fitoesteróis alimentares na redução dos lípides plasmáticos em hipercolesterolêmicos moderados. *Arq Bras Cardiol*, 2002; *79*:139-42.
42. Weststrate JA, Meijer GW. Plant sterol-enriched margarines and reduction of plasma total- and LDL-cholesterol concentrations in normocholesterolaemic and mildly hypercholesterolaemic subjects. *Eur J Clin Nutr*, 1998; *52*:334-43.
43. Serafini M, Lüscher TF, Ruschitzka F, et al. Dark chocolate improves coronary vasomotion and reduces platelet reactivity. *Circulation*, 2007; *116*:2376-82.

44. Tverdal A, Stensvold I, Solvall K, et al. Coffee consumption and death from coronary heart disease in middle aged Norwegian men and women. *BMJ*, 1990; *300*:566-9.
45. Salazar-Martinez E, Willet WC, Ascherio A, et al. Coffee consumption and risk for type 2 diabetes mellitus. *Ann Intern Med*, 2004; *140*:1-8.
46. Agardh EE, Carlsson S, Ahlbom A, et al. Coffee consumption, type 2 diabetes and impaired glucose tolerance in Swedish men and women. *J Intern Med*, 2004; *255*:645-52.
47. Dam RMV, Feskens EJM. Coffee consumption and risk of type 2 diabetes mellitus. *Lancet*, 2002; *360*:1477-78.
48. Van Dam RM, Willett WC, Manson JE, Hu FB. Coffee, caffeine, and risk of type 2 diabetes. A prospective cohort study in younger and middle-aged U.S. women. *Diabetes Care*, 2006; *29*:398-403.
49. Bell DS. Alcohol and the NIDDM patient. *Diabetes Care*, 1996; *19*:509-13.
50. Koivisto VA, Tulokas S, Toivonen M, et al. Alcohol with a meal has no adverse effects on postprandial glucose homeostasis in diabetic patients. *Diabetes Care*, 1991; *16*:1612-4.
51. Burgos MGPA, Bion FM, Schuler AP, Wanderley LG. Influência do consumo crônico de bebidas destilada e fermentada no perfil glicêmico. *Arq Bras Endocrinol Metab*, 2003; *47*(supl 1):S85.
52. Franz MJ, Bantle JP, Beebe CA, et al. Evidence-based nutrition principles and recommendations for the treatment and prevention of diabetes and related complications (Technical Review). *Diabetes Care*, 2002; *25*:148-98.
53. Wannamethee SG, Camargo Jr CA, Manson JE, et al. Alcohol drinking patterns and risk of type 2 diabetes mellitus among younger women. *Arch Intern Med*, 2003; *163*:1329-36.
54. Beulens JW, Kruidhof JS, Grobbee E, et al. Alcohol consumption and risk of microvascular complications in type 1 diabetes patients: the EURODIAB Prospective Complications Study. *Diabetologia*, 2008; *51*:1631-8.
55. Jain SK. Should high-dose vitamin E supplementation be recommended to diabetic patients? *Diabetes Care*, 1999; *22*:1242-4.
56. Opara EC. Role of oxidative stress in the etiology of type 2 diabetes and the effect of antioxidant supplementation on glycemic control. *J Investig Med*, 2004; *52*:19-23.
57. Sargeant LA, Wareham NJ, Bingham S, et al. Vitamin C and hyperglycemia in the European Prospective Investigation into Cancer–Norfolk (EPIC-Norfolk) study: a population-based study. *Diabetes Care*, 2000; *23*:726-32.
58. Strachan MW, Ewing FM, Frier BM, et al. Food cravings during acute hypoglycaemia in adults with Type 1 diabetes. *Physiol Behav*, 2004; *80*:675-82.
59. DeFronzo RA. Diabetic nephropathy: etiologic and therapeutic considerations. *Diabetes Rev*, 1995; *3*:510-64.
60. Gross JL, Azevedo MJ, Siveiro SP, et al. Diabetic nephropathy. *Diabetes Care*, 2005; *28*:176-88.
61. Gross JL, Zelmanovitz T, Moulin CC, et al. Effect of a chicken-based diet on renal function and lipid profile in patients with type 2 diabetes in a randomized crossover trial. *Diabetes Care*, 2002; *25*:17645-51.
62. Staessen J, Fagard R, Lijnen P, Amery A. Body weight, sodium intake, and blood pressure. *J Hypertens*, 1989; *7*(suppl):S19-S23.
63. American Diabetes Association. Dyslipidemia management in adults with diabetes (Position Statement). *Diabetes Care*, 2004; *27*(suppl 1):S68–S71.
64. Leiter LA. Diabetic dyslipidaemia: effective management reduces cardiovascular risk. *Atheroscler Suppl*, 2005; *6*:37-43.
65. Warshafsky S, Kamer RS, Sivak SL. Effect of garlic on total serum cholesterol: a meta-analysis. *Ann Intern Med*, 1993; *119*:599-605.
66. Sabaté J, Fraser GE, Burke K, et al. Effects of walnuts on serum lipid levels and blood pressure in normal men. *N Engl J Med*, 1993; *328*:603-7.
67. Gunderson EP. Gestational diabetes and nutritional recommendations. *Curr Diab Rep*, 2004; *4*:377-86.

68. Duda ML, Burgos MGPA. Nutrição e diabetes mellitus gestacional. *Nutrição Brasil*, 2006; 5:349-355.
69. Zhang C, liu S, Solomon CG, Hu FB. Dietary Fiber Intake, Dietary Glycemic Load, and the Risk for Gestational Diabetes Mellitus. *Diabetes Care*, 2006; 29:2223–30.
70. Lee DH, Folsom AR, Jacobs Jr DR. Dietary iron intake and type 2 diabetes incidence in postmenopausal women: the Iowa Women's Health Study. *Diabetologia*, 2004; 47:185-94.
71. Gregg EW, Mangione CM, Cauley JA, *et al*. Diabetes and Incidence of Functional Disability in Older Women. *Diabetes Care*, 2002; 25:61–7.
72. Song Y, Manson JE, Buring JE, Liu S. A prospective study of red meat consumption and type 2 diabetes in middle-aged and elderly women: the Women's Health Study. *Diabetes Care*, 2004; 27:2108-15.
73. Balzer J, Rassaf T, Heiss C, *et al*. Sustained Benefits in Vascular Function Through Flavanol-Containing Cocoa in Medicated Diabetic Patients. *J Am Coll Cardiol*, 2008; 51:2141–9.
74. Schwarz PE, Lindström J, Kissimova-Scarbeck K, *et al*. The European perspective of type 2 diabetes prevention: diabetes in Europe prevention using lifestyle, physical activity and nutritional intervention (DE-PLAN) project. *Exp Clin Endocrinol Diabetes*, 2008; *116*:167-72.

49 Tratamento Farmacológico do Diabetes Tipo 2

David R. Mattheus, Sahid Ahmed, Ruy Lyra, Lucio Vilar

INTRODUÇÃO

Diabetes mellitus (DM) tipo 2 representa um grave problema de saúde pública, considerando-se o número crescente de pessoas acometidas e os riscos a que estão sujeitas. No Brasil e Inglaterra, respectivamente, o DM tipo 2 tem prevalência estimada de 7,6% e 4,4%, e sua incidência no mundo todo tem aumentado em proporções epidêmicas. De fato, estima-se que no ano 2025 haverá cerca de 300 milhões de indivíduos com essa doença. Vale salientar que o número estimado era de aproximadamente 135 milhões em 1995.[1-3]

A grande maioria (80% a 90%) dos pacientes com DM tipo 2 tem a síndrome metabólica, que se caracteriza por um aglomerado de condições que implicam aumento do risco cardiovascular, tais como obesidade central, dislipidemia, intolerância à glicose e hipertensão.[4] Tal fato muito contribui para que os indivíduos com DM tipo 2 tenham uma expectativa de vida reduzida em 5 a 10 anos, em média, se diagnosticados entre os 40 e 60 anos, e apresentem uma mortalidade 2 a 3 vezes maior do que a da população geral (50% morrem de doença arterial coronariana e 75%, de problemas cardiovasculares).[2,3,5] Além disso, as complicações microvasculares (retinopatia, nefropatia e neuropatia) também implicam graves conseqüências para os pacientes. Nos países industrializados, retinopatia diabética representa a principal causa de cegueira na população entre 20 e 74 anos, nefropatia diabética representa a causa mais comum de doença renal em estágio terminal e a neuropatia, além de poder ser muito incômoda e incapacitante, representa um fator primordial para o surgimento do *pé diabético*. Um importante fator de risco para essas complicações é o controle glicêmico inadequado.[3,5]

O objetivo do tratamento do DM tipo 2 é diminuir ao máximo as complicações micro- e macrovasculares. O UKPDS (*United Kingdom Prospective Diabetes Study*),[6,7] que envolveu 5.112 diabéticos tipo 2 no Reino Unido e teve duração de 20 anos, foi o primeiro estudo a mostrar que as complicações crônicas do DM tipo 2 podem ter sua ocorrência reduzida através de um manuseio mais intensivo da doença (Quadro 49.1). Nesse estudo, foi demonstrado que uma diminuição de 1% na HbA$_{1c}$ (de 7,9% para 7%) resultou, em 10 anos, em uma redução de 25% no risco de eventos microvasculares e 16% de redução no risco para infarto do miocárdio. Esse último achado, ainda que clinicamente relevante, não atingiu, contudo, significância estatística ($p = 0,052$). Os maiores benefícios foram observados no grupo de pacientes com HbA$_{1c}$ média de 7%. No entanto, um relato recente de 10 anos de seguimento da coorte do UKPDS descreveu

QUADRO 49.1

Efeitos do Controle Intensivo da Glicemia sobre as Complicações Micro- e Macrovasculares no UKPDS

Parâmetros	Percentual de Redução	Valor do p
Qualquer evento relacionado com o diabetes	12%	0,0029
Doença microvascular	25%	0,0099
Progressão da retinopatia	21%	0,0038
Microalbuminúria	33%	0,000054
Extração de catarata	24%	0,046
Infarto agudo do miocárdio	16%	0,52 (NS)

NS = não significativo.
Adaptado da Ref. 6.

nos pacientes originalmente randomizados para controle glicêmico intensivo, em comparação àqueles submetidos a um controle glicêmico convencional, reduções significativas a longo prazo na ocorrência de infarto agudo do miocárdio (13% com sulfoniluréias ou insulina como terapia inicial e 33% com metformina como terapia inicial).[8] No UKPDS também ficou evidenciado que um controle mais rígido da pressão arterial (PA) propiciou redução significativa das complicações micro- e macrovasculares.[9]

Resultados ainda mais expressivos foram observados no estudo STENO-2,[10] em que pacientes com DM tipo 2 foram submetidos a uma intervenção multifatorial intensificada, que incluiu como metas níveis de HbA$_{1c}$ < 6,5% e PA < 130/80 mmHg, além do uso de estatinas (para manter o colesterol total < 180 mg/dL e o LDL-c < 100 mg/dL) e inibidores da enzima de conversão da angiotensina (ECA), em caso de microalbuminúria persistente. Nesse estudo, além de redução das complicações microvasculares, evidenciou-se diminuição de 53% no risco de eventos cardiovasculares. Também importante é o controle da glicemia pós-prandial, a qual, no estudo observacional DECODE,[10a] mostrou ser um fator de risco independente para mortalidade.

Para uma adequada prevenção das complicações micro- e macrovasculares do DM tipo 2 é necessário, portanto, um rígido controle da glicemia, HbA$_{1c}$, lípides e PA. A Associação Americana de Diabetes (ADA)[11] atualmente recomenda como metas para o tratamento do

Quadro 49.2
Metas do Controle Glicêmico para os Diabéticos

	ADA	IDF	AACE
HbA$_{1c}$ (%)	< 7,0	< 6,5	< 6,5
Glicemia de jejum (mg/dL)	90–130	100–110	< 110
Glicemia pré-prandial (mg/dL)	90–130	100–110	< 110
Pós-prandial 2 horas (mg/dL)	< 180	135	< 140

ADA = American Diabetes Association; IDF = International Diabetes Federation; AACE = American Association of Clinical Endocrinologists.

DM glicemia pré-prandial de 90–130 mg/dL e níveis de HbA$_{1c}$ < 7%. Contudo, a Associação Americana de Endocrinologistas Clínicos (AACE)[12] e a Federação Internacional de Diabetes (IDF)[13] estipulam como meta HbA$_{1c}$ < 6,5% (Quadro 49.2). Infelizmente, o número de pacientes com controle glicêmico satisfatório ainda é muito limitado. Por exemplo, nos Estados Unidos (EUA) somente 37% dos pacientes diabéticos têm valores de HbA$_{1c}$ < 7%, enquanto apenas 7% apresentam um controle adequado global da HbA$_{1c}$, pressão arterial e lípides.[2] Dados ainda não-publicados mostram, no Brasil, apenas 27% dos diabéticos tipo 2 com HbA$_{1c}$ < 7%.

BASES FISIOPATOLÓGICAS DA TERAPIA FARMACOLÓGICA

No DM tipo 2, três anormalidades principais contribuem para o desenvolvimento da hiperglicemia: resistência insulínica periférica (no adipócito e, sobretudo, no músculo esquelético), secreção deficiente de insulina pelas células beta do pâncreas e excessiva produção hepática de glicose (secundária à resistência insulínica no fígado) (Fig. 49.1).[14] Resistência insulínica é observada em cerca de 85% a 90% dos casos de DM tipo 2.[4,15] Outros mecanismos patogênicos para a hiperglicemia no DM2 incluem redução da massa de células beta, aumento relativo da quantidade de células alfa pancreáticas (com incremento da produção de glucagon por essas células), secreção deficiente da incretina GLP-1, lipólise exagerada (com aumento dos ácidos graxos livres [AGL] circulantes) e diminuição da excreção renal de glicose.[14]

A hiperglicemia prolongada leva ao agravamento da resistência insulínica e do defeito secretório das células beta (*glicotoxicidade*), contribuindo assim para a falência primária e secundária dos anti-hiperglicemiantes orais. Por outro lado, resistência à ação insulínica no adipócito resulta em incremento de lipólise e aumento dos ácidos graxos livres (AGL) circulantes, os quais, por um fenômeno denominado *lipotoxicidade*, inibem a secreção de insulina pelas células beta. Ocorre também uma maior deposição de AGL no músculo esquelético que contribui para agravamento da RI, reduzindo a captação de glicose. O excessivo aporte de AGL ao sistema porta resulta em aumento do débito hepático de glicose e maior síntese hepática de VLDL, culminando na dislipidemia diabética (caracterizada por hipertrigliceridemia, colesterol HDL baixo e presença de partículas de LDL pequenas e densas).[14–16]

Portanto, a perda progressiva da massa e da função da célula β é multifatorial. Nesse processo estariam envolvidos a glicotoxicidade, a lipotoxicidade, o estresse oxidativo e a inflamação, bem como a deposição de amilóide nas células β e fatores genéticos.[14,16]

O defeito secretório das células beta no DM2 caracteriza-se pela perda da fase rápida (ou primeira fase) de secreção de insulina (Fig. 49.2), o que contribui para o surgimento de picos hiperglicêmicos pós-prandiais, a despeito de valores de glicemia de jejum inicialmente normais. Essa alteração também é vista na tolerância alterada à glicose (IGT).[16] Geralmente a resistência insulínica precede, por vários anos, a deficiência na secreção de insulina, a qual é imprescindível para que a hiperglicemia mantida se manifeste (Fig. 49.3).[14] Além disso, conforme demonstrado no UKPDS, caracteristicamente

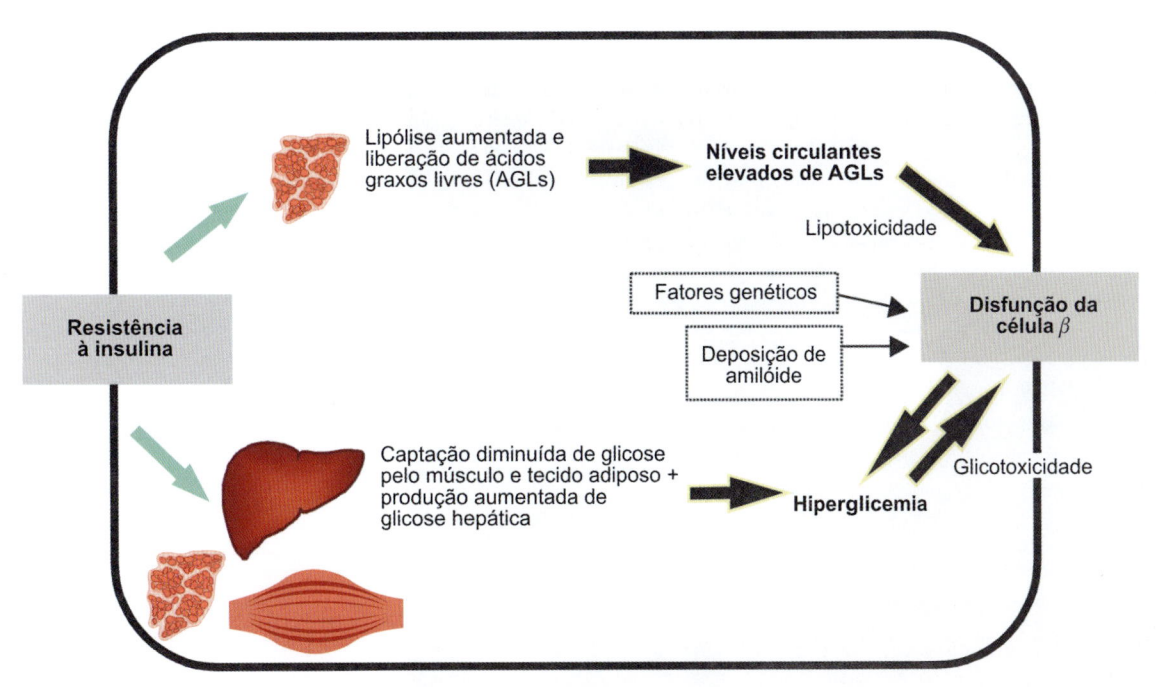

Fig. 49.1 Fisiopatologia do diabetes tipo 2.

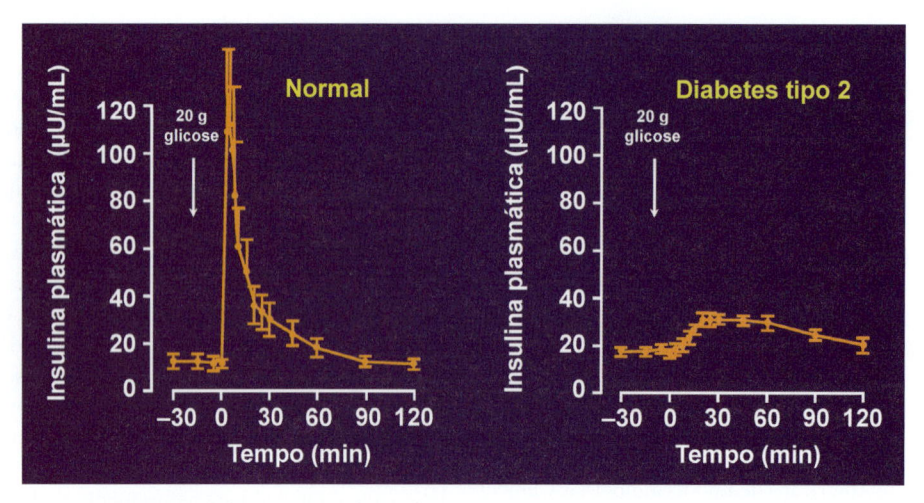

Fig. 49.2 Perda da fase inicial de secreção de insulina é uma característica do DM tipo 2.

no DM tipo 2 há deterioração progressiva da função da célula beta, evidenciada por contínuo aumento da HbA_{1c}, a despeito do tipo de tratamento utilizado (Fig. 49.4). Da mesma forma, por ocasião do diagnóstico do DM tipo 2, a função da célula beta já está reduzida em, pelo menos, 50%, e 6 anos após somente 25% dessa função estará presente.[16,17] Finalmente, estudos patológicos sugerem que, na ocasião do diagnóstico do DM tipo 2, já haveria redução de 25–50% na massa de células beta, conseqüente a apoptose aumentada, proliferação diminuída ou ambas.[16]

OPÇÕES DE TRATAMENTO

As opções de tratamento para o DM tipo 2 incluem mudanças no estilo de vida [MEV] (dieta, atividade física, perda de peso, cessação do tabagismo etc.) e medicações com diferentes mecanismos hipoglicêmicos (agentes antidiabéticos orais, insulinas e incretinomiméticos).[1,18]

As recomendações atuais da ADA e da EASD (European Association for the Study of Diabetes) sugerem MEV juntamente com a administração de metformina (Fig. 49.5) como tratamento inicial do DM tipo 2.[19] Metformina é um agente antidiabético oral que reduz a resistência insulina e a produção hepática de glicose.[20] Se o controle glicêmico permanece ou torna-se inadequado (HbA_{1c} ≥ 7%), adiciona-se um segundo fármaco com mecanismo de ação diferente.[19] A maioria dos autores geralmente reserva a insulinoterapia para quando a hiperglicemia não pode ser controlada pelo uso combinado de duas ou três drogas orais.[20-22] Tal situação acontece em pelo menos 30% a 50% dos casos, 10 anos após o diagnóstico.[13,18] No entanto, segundo o consenso da ADA e da EASD,[19] insulinoterapia já pode ser introduzida mais precocemente, quando as MEV e a metformina forem incapazes de manter a HbA_{1c} < 7%, como alternativa aos hipoglicemiantes orais.[19] Finalmente, a insulina pode ser empregada como terapia inicial do DM tipo 2 em pacientes muito sintomáticos com marcante hiperglicemia, ou ainda na vigência de

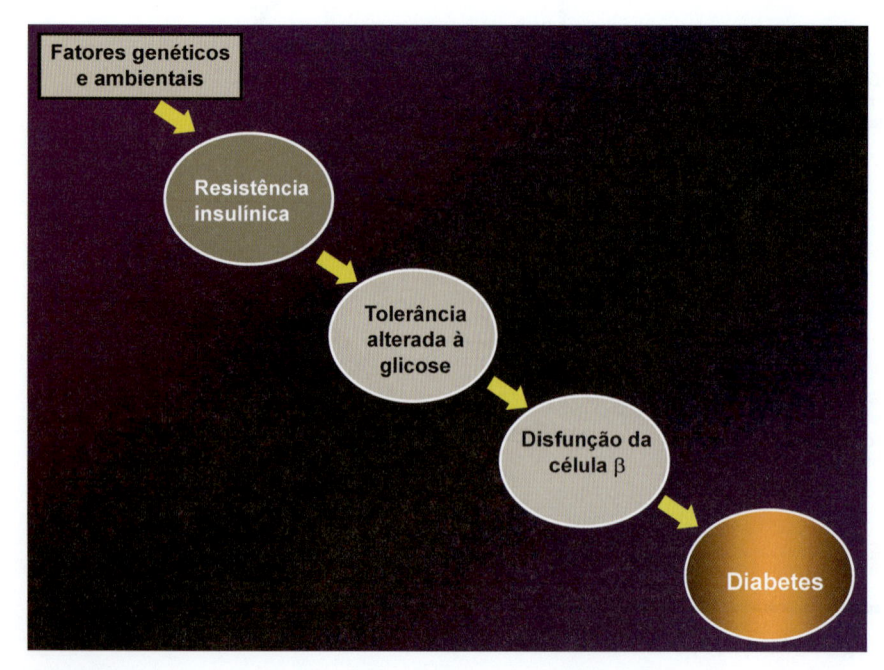

Fig. 49.3 Estágios evolutivos do diabetes tipo 2.

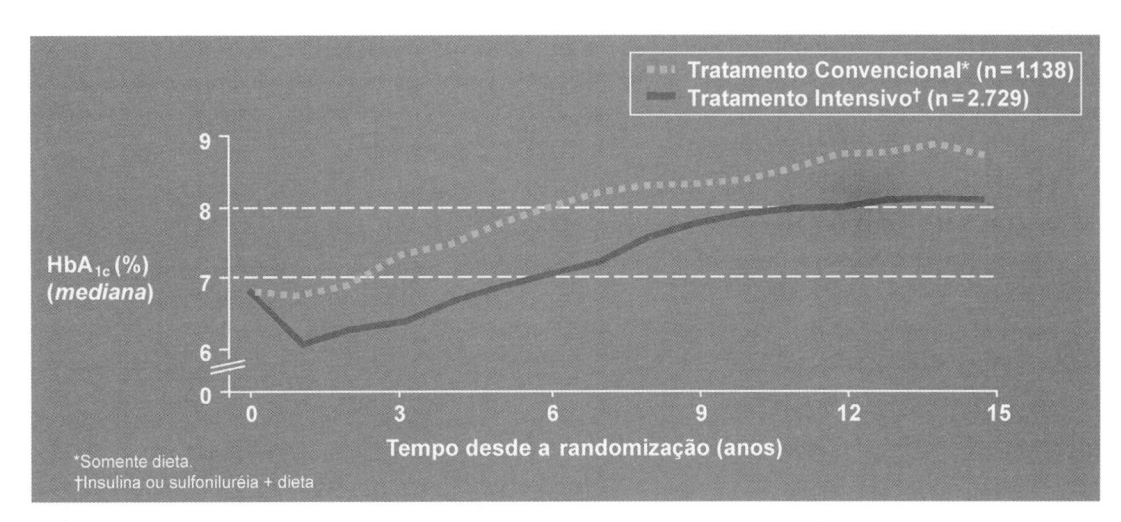

Fig. 49.4 Conforme demonstrado no UKPDS, a deterioração progressiva da célula beta é uma característica do DM tipo 2, independentemente do tratamento utilizado. (Adaptado da Ref. 6.)

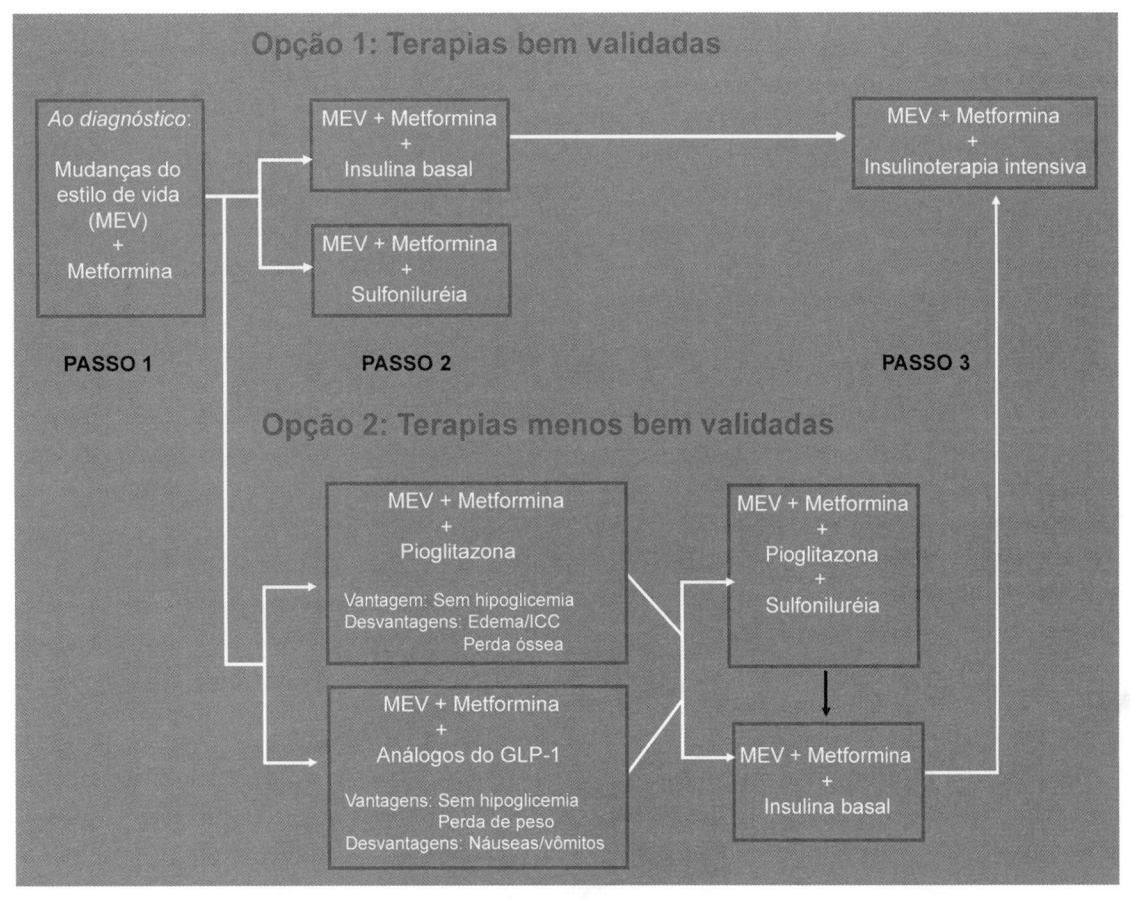

Fig. 49.5 Algoritmo para o manuseio metabólico do diabetes tipo 2, de acordo com o recente consenso da ADA e EASD (MEV = mudanças no estilo de vida; ICC = insuficiência cardíaca congestiva). (Adaptado da Ref. 19.)

fator de estresse metabólico inequívoco, como, por exemplo, infarto agudo do miocárdio (IAM), acidente vascular cerebral (AVC), infecção grave etc.[19-22]

AGENTES HIPOGLICEMIANTES OU ANTIDIABÉTICOS ORAIS

Tipos de Agentes Antidiabéticos Orais

Atualmente 6 classes de agentes orais estão comercialmente disponíveis: biguanidas, sulfoniluréias, inibidores da α-glicosidase, tiazolidinedionas, glinidas e inibidores da DPP-4.[21,22] A biguanida metformina e as sulfoniluréias ainda representam as drogas mais empregadas no manuseio dos diabéticos tipo 2.

BIGUANIDAS

Tipos

Os dois principais representantes desse grupo são a metformina e a fenformina. Essa última deixou de ser comercializada há vários anos, uma vez que implicava risco aumentado para acidose láctica. Assim, nos tópicos a seguir, vamos nos referir apenas à metformina.

Mecanismo de Ação

A metformina não tem um efeito direto sobre as células beta e leva à redução da glicemia através dos seguintes mecanismos: (1) inibição da gliconeogênese (responsável por 75% de sua ação anti-hiperglicêmica); (2) melhora da sensibilidade periférica à insulina (que leva à redução da insulinemia); e (3) redução do *turnover* de glicose no leito esplâncnico (Fig. 49.6).[21-25]

Em nível celular, a metformina aumenta a atividade da tirosinaquinase do receptor de insulina, estimulando a translocação do GLUT-4 e a atividade da glicogênio sintetase.[26] Foi também sugerido que ela teria a capacidade de aumentar os níveis séricos do GLP-1 (*glucagon-like peptide-1*), que é uma incretina produzida no intestino delgado e que atua estimulando a secreção de insulina e inibindo a de glucagon.[27]

Metabolismo e Excreção

A metformina não é metabolizada pelo fígado, sendo excretada intacta na urina. Essa excreção está diminuída em pacientes com insuficiência renal.[24,25]

Dose

A metformina (Glifage® etc. – comp. 500 mg, 850 mg e 1 g) deve sempre ser administrada com alimentos, uma vez que eles retardam a absorção da droga e reduzem os efeitos colaterais gastrintestinais. Inicia-se com 500 mg/dia durante ou após o jantar, aumentando-se 3 a 7 dias após para 850 mg durante ou após o jantar, ou 500 mg, 2 vezes ao dia (durante ou após o café da manhã e o jantar). Os reajustes seguintes da dose devem ser graduais, de preferência a cada 7 a 10 dias, para minimizar os efeitos colaterais, até que se consiga um controle glicêmico adequado ou se atinja a dose máxima recomendada. Essa última, em geral, é de 2.550 mg/dia. Entretanto, geralmente não se observam benefícios adicionais quando se usam doses > 2.000 mg/dia.[24,25] Mais recentemente passou-se a dispor de uma formulação de liberação estendida (Glifage XR® – comp. 500 mg), para ser administrada em uma única tomada diária. Na dose de 1–2 g/dia, mostra-se tão eficaz quanto a metformina administrada 2 vezes ao dia e é mais bem tolerada.[28]

Indicações e Eficácia

A metformina deve ser iniciada, juntamente com as modificações do estilo de vida, em todo paciente com DM tipo 2. Como monoterapia, ela reduz a glicemia de jejum (GJ) em 20% a 30%, a glicemia pós-prandial em 30% a 40% e a HbA$_{1c}$ em 1% a 2% (valor absoluto).[24,25] Conforme demonstrado no UKPDS, o controle glicêmico obtido com a metformina foi similar ao propiciado pela insulina e sulfoniluréias, tendo como vantagem o fato de reduzir a insulinemia, não induzir ganho ponderal significativo (1 kg *vs.* 5 kg com as sulfoniluréias), nem causar hipoglicemia. Além disso, a terapia com metformina diminuiu significativamente os riscos de doença cardiovascular e a mortalidade relacionada com o diabetes, conforme demonstrado pelo UKPDS.[7]

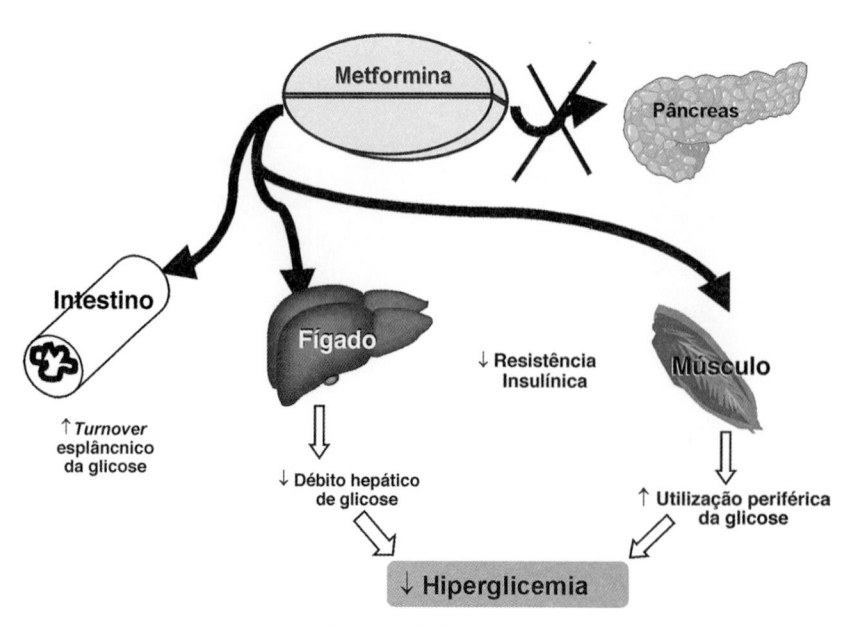

Fig. 49.6 Efeitos metabólicos da metformina.

A combinação de metformina com outros agentes hipoglicemiantes orais permite um melhor controle glicêmico do que o uso isolado dessas drogas.[24,25,29] A metformina também induz melhora do perfil lipídico, caracterizada por redução de triglicerídeos e do colesterol LDL (LDL-c), enquanto os níveis do colesterol HDL (HDL-c) não se alteram ou aumentam discretamente.[30] Alguns estudos evidenciaram outros efeitos da metformina potencialmente benéficos para a redução do risco cardiovascular. Entre tais efeitos se incluem diminuição de marcadores plasmáticos de ativação endotelial (moléculas solúveis de adesão intercelular, moléculas solúveis de adesão das células vasculares etc.), da coagulação (PAI-1, fator de von Willebrand etc.) e inflamação (proteína C reativa ultra-sensível).[26,31,32]

Efeitos Colaterais

Pacientes tomando metformina apenas excepcionalmente apresentam hipoglicemia, a menos que façam uso concomitante de secretagogos de insulina ou insulina ou ingiram álcool em excesso. Sintomas gastrintestinais (náuseas, diarréia, dor abdominal, dispepsia, gosto metálico na boca etc.) ocorrem em até 20% dos pacientes. São mais comuns quando a droga é tomada em jejum ou quando é iniciada com doses acima de 850 mg/dia. São geralmente transitórios, mas cerca de 5% dos pacientes têm de abandonar o tratamento devido a esses efeitos colaterais.[24,25,33] Com a formulação de liberação estendida (Glifage XR®), a freqüência dessas reações adversas é aproximadamente 50% menor.[1,28]

Acidose láctica constitui o efeito colateral mais temível da metformina, por implicar alta mortalidade (42% a 47%). É, contudo, bastante rara, com incidência < 1 caso/100.000 pacientes tratados (12 a 20 vezes mais comum com a fenformina). Casos de acidose láctica associados ao uso da metformina *quase* sempre só ocorrem na presença de disfunção renal (levando ao acúmulo da droga) ou de doenças que predisponham à acidose láctica (ver *Contra-indicações*). Entre 47 casos registrados nos EUA no período de 1995–1996, em apenas 2 (4,2%) não havia uma condição que, direta ou indiretamente, pudesse favorecer o surgimento de acidose láctica.[22,24,25] Recentes estudos sugeriram que metformina é segura, a menos que o ritmo estimado de filtração glomerular (RFG) caia para < 30 mL/min.[19]

A metformina reduz a absorção de cianocobalamina (vitamina B_{12}) no íleo distal, e 30% dos pacientes recebendo a droga a longo prazo (4 a 5 anos) desenvolvem um teste de Schilling anormal. Níveis subnormais de cianocobalamina ocorrem, entretanto, em menos de 10% dos pacientes. Tal anormalidade parece estar relacionada a ingestão deficiente de cálcio na dieta e é corrigida pela suplementação de cálcio. Apesar de seu aparente pouco impacto clínico, recomenda-se que a hemoglobina seja dosada anualmente e que se faça suplementação de vitamina B_{12}, se necessário.[24] Na literatura, existem menos de 10 casos relatados de anemia megaloblástica associada ao uso da metformina.[34] Redução na absorção de folatos pode também acontecer, mas sem efeitos clínicos aparentes. Outros efeitos adversos raros incluem reações cutâneas de hipersensibilidade – às vezes simulando psoríase[35] – e hepatite colestática.[36] Um único caso de vasculite com pneumonite foi relatado.[25]

Contra-indicações

A metformina não deve ser administrada a pacientes com condições que impliquem risco aumentado para o surgimento de acidose láctica: disfunção renal (creatinina sérica > 1,4 mg/dL em mulheres e > 1,5 mg/dL em homens), doenças hepáticas crônicas, doença pulmonar obstrutiva crônica, insuficiência cardíaca, fase aguda de doença miocárdica isquêmica, sepse e pacientes alcoolistas ou com história de acidose láctica. Outras contra-indicações são amamentação e complicações hiperglicêmicas agudas do diabetes. A metformina deve ser temporariamente suspensa 1 a 2 dias antes da realização de exames com contrastes radiológicos.[22,24,25]

Interação Medicamentosa

A única interação clinicamente significativa é com a cimetidina, que pode elevar os níveis plasmáticos da metformina em até 40%. Assim, o uso concomitante dessas duas drogas deve ser feito com bastante cautela.[24]

Outras Indicações para o Uso da Metformina

PACIENTES COM TOLERÂNCIA DIMINUÍDA À GLICOSE (IGT). No estudo DPP (*Diabetes Prevention Program*),[37] a utilização da metformina em pacientes com IGT (glicemia entre 140 e 199 mg/dL, 2 horas após sobrecarga oral de glicose) reduziu em 31% a progressão para DM tipo 2. Entretanto, a eficácia das mudanças do estilo de vida foi superior (58%).[37] A ADA recomenda que, em adição às mudanças no estilo de vida, deve ser considerado o uso de metformina para pacientes com glicemia de jejum (GJ) alterada (IFG) (GJ entre 100 e 125 mg/dL) que apresentem, pelo menos, um dos seguintes achados: idade < 60 anos, IMC ≥ 35 kg/m², história familiar de diabetes em parentes de primeiro grau, hipertrigliceridemia, HDL-c baixo, hipertensão ou HbA_{1c} > 6%.[38]

SÍNDROME DOS OVÁRIOS POLICÍSTICOS (SOP). A SOP é sabidamente um estado de resistência insulínica (RI) que contribui para o hiperandrogenismo e expõe as pacientes a um risco aumentado para DM tipo 2 (incidência 7 vezes maior), dislipidemia, doença cardiovascular e hipertensão arterial. Os potenciais benefícios da metformina em pacientes com SOP incluem: (1) melhora da tolerância à glicose e da sensibilidade à insulina; (2) normalização dos níveis de SHBG, testosterona livre e da relação LH/FSH; (3) restauração de ciclos menstruais normais (em cerca de 50% das pacientes tratadas); (4) melhora do hirsutismo; (5) menor ocorrência de abortos espontâneos; e (6) redução no risco para o futuro desenvolvimento das doenças relacionadas à RI. Também foi demonstrado, em um estudo, que a terapia combinada metformina + clomifeno foi significativamente mais eficaz em induzir a ovulação do que o uso isolado do clomifeno (90% *vs.* 12%).[39,40]

ESTEATO-HEPATITE NÃO-ALCOÓLICA (NASH). NASH é uma das manifestações da síndrome metabólica e, portanto, representa uma outra indicação terapêutica para fármacos que reduzam a resistência insulínica, como metformina e glitazonas.[41]

SULFONILURÉIAS

Mecanismo de Ação

As sulfoniluréias agem primariamente via estímulo da secreção pancreática de insulina. Secundariamente, reduzem o débito hepático de glicose e aumentam a utilização periférica de glicose. Elas se ligam a um receptor específico (denominado subunidade SUR) nos canais de potássio ATP-sensíveis (K-ATP), presentes nas células beta e em outros tecidos. As sulfoniluréias causam o fechamento desses canais através da subunidade Kir e assim desencadeiam a despolarização. O influxo de cálcio secundário à despolarização causa liberação de insulina (Fig. 49.7). É importante ressaltar que essas drogas estimulam a

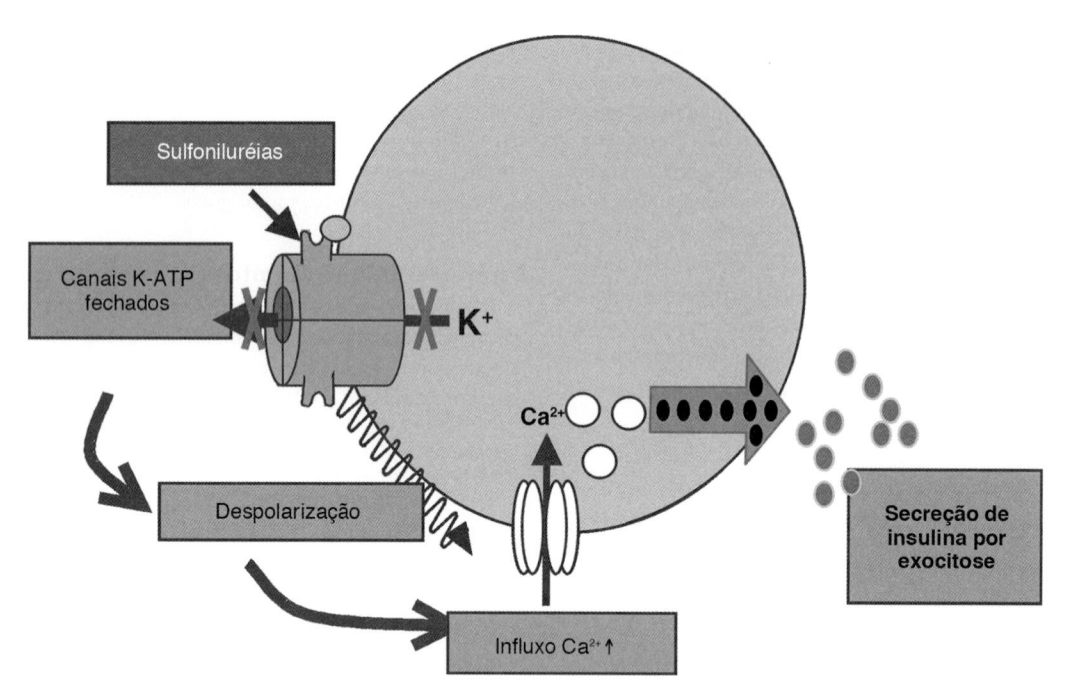

Fig. 49.7 Esquematização do mecanismo de ação das sulfoniluréias.

secreção mas não a síntese de insulina e requerem, portanto, células beta funcionantes para que possam atuar. Alguns estudos sugerem que as sulfoniluréias também aumentariam o número de receptores insulínicos e/ou teriam um efeito pós-receptor, facilitando a ação da insulina.[1,20–23]

Tipos

As sulfoniluréias são habitualmente classificadas como de primeira (clorpropamida) e segunda (glibenclamida, gliclazida, glipizida e glimepirida) gerações, em função de sua potência e época do surgimento (Quadro 49.3).[1,23]

SULFONILURÉIAS DE PRIMEIRA GERAÇÃO. Clorpropamida. É rapidamente absorvida e parcialmente metabolizada pelo fígado a produtos que retêm atividade hipoglicêmica. Isso explica sua longa duração de ação (até 60 horas). Clorpropamida (Diabinese®, Clorpropamida® etc. – comp. 250 mg) deve ser administrada em dose única diária (125–500 mg/dia). As principais dificuldades associadas ao seu uso são uma incidência significativa de hipoglicemia grave e protraída, retenção de água e hiponatremia, bem como aumento da pressão arterial (PA) sistólica.[22,42] Atualmente, o uso da clorpropamida não está mais recomendado por ser menos potente e causar mais efeitos colaterais.

SULFONILURÉIAS DE SEGUNDA GERAÇÃO. Glibenclamida. Também chamada de gliburida nos EUA, é metabolizada no fígado a produtos geralmente inativos, mas alguns têm atividade hipoglicêmica. É excretada na urina (50%) e na bile (50%). A glibenclamida (Daonil®, Euglucon® etc. – comp. 5 mg) tem duração de ação de 16–24 horas, o que permite sua administração em 1 a 2 tomadas diárias (dose usual de 2,5 a 20 mg/dia). Seu principal inconveniente é causar mais hipoglicemias graves (que necessitam da ajuda de terceiros no tratamento) do que os outros secretagogos de insulina. Isso parece acontecer porque sua ligação aos receptores na célula beta é superior à das demais sulfoniluréias e mais duradoura do que sua meia-vida plasmática.[21,42]

Gliclazida. É metabolizada no fígado a metabólitos desprovidos de ação hipoglicemiante e com excreção predominantemente renal (80%). Deve-se dar preferência à formulação com liberação modificada (Diamicron MR® – comp. 30 mg). Ela contém uma matriz

QUADRO 49.3

Características das Principais Sulfoniluréias

Droga	Tempo de Ação (Horas)	Dose Inicial (mg/dia)	Dose Usual de Manutenção (mg/dia)	Dose Máxima (mg/dia)	Tomadas Diárias
Clorpropamida (Diabinese® etc. comp. 250 mg)	24–62	125	125–500	500	1
Gliclazida (Diamicron MR® comp. 30 mg)	24	30	30–60	60	1
Glipizida (Minidiab® comp. 5 mg)	6–24	2,5	5–20	20	1–3
Glibenclamida (Daonil®, Euglucon® etc. comp. 5 mg)	12–24	2,5	5–20	20	1–2
Glimepirida (Amaryl®, Glimepil® etc. comp. 1, 2 e 4 mg)	24	1	1–4	8	1

Obs.: Em muitos pacientes, o efeito hipoglicêmico máximo das sulfoniluréias é obtido com cerca de metade da dose máxima recomendada pelos fabricantes.

hidrofílica de polímero à base de hipromelose que permite a liberação progressiva da droga ao longo de 24 horas, de acordo com as variações da glicemia. A dose recomendada varia de 30 a 120 mg/dia, em uma única tomada diária.[43,44]

Glimepirida. Difere das demais sulfoniluréias por ter uma taxa mais rápida de associação e dissociação com o receptor das sulfoniluréias. Isso leva a uma liberação mais ágil de insulina e menor duração de sua secreção. A glimepirida (Amaryl® – comp. 1, 2 e 4 mg; Glimepil® – comp. 1, 2, 4 e 6 mg etc.) possui, portanto, baixo potencial indutor de hipoglicemia. Uma vantagem teórica da glimepirida e da gliclazida MR é o fato de serem, diferentemente das demais sulfoniluréias, seletivas para os canais K-ATP da célula beta, sem interferir sobre aqueles localizados no coração. O fechamento desses canais poderia piorar a resposta cardiovascular à hipoxia e à isquemia, fenômeno denominado *pré-condicionamento isquêmico*. Esse fato é questionado por diversos autores, uma vez que importantes estudos de intervenção, entre esses o UKPDS, não mostraram mortalidade cardiovascular aumentada nos pacientes em uso da clorpropamida ou glibenclamida. A dose usual de manutenção da glimepirida é de 1–4 mg/dia (dose máxima de 8 mg/dia), administrada em uma única tomada.[42,45]

Glipizida. É metabolizada pelo fígado a produtos inativos (o que reduz o risco de hipoglicemia), cuja excreção é predominantemente renal (80%). A dose usual é de 2,5–30 mg/dia, em 1 a 2 tomadas. A glipizida (Minidiab® – comp. 5 mg) é particularmente atraente para idosos ou pacientes com disfunção hepática ou renal leve. Uma preparação de liberação lenta e com longa ação (Glucotrol XL®, 5–20 mg/dia, em dose única) está disponível nos EUA. Parece ser a menos potente das sulfoniluréias de segunda geração.[22,42]

Indicação e Eficácia

As sulfoniluréias estão particularmente indicadas para pacientes não-obesos e estabelecem uma resposta terapêutica satisfatória em 70% a 80% dos diabéticos tipo 2, inicialmente (20% a 30% de *falência primária*). Em geral, observa-se um decréscimo de 60–70 mg/dL na glicemia de jejum e de 1% a 2% na HbA_{1c}. Com o passar do tempo, sua eficácia começa a declinar, caracterizando a falência secundária pancreática. De um modo geral, a freqüência de falência secundária é de cerca de 4% ao ano, de modo que após 10 anos aproximadamente 50% dos pacientes precisarão usar insulina para obter um controle glicêmico adequado.[6]

A combinação de sulfoniluréias com metformina, glitazonas ou insulina NPH ao deitar resulta em um declínio adicional na glicemia de jejum de 60–80 mg/dL e de 1,5% a 2,5% na HbA_{1c}. Os efeitos aditivos com os inibidores da α-glicosidase são menores (queda de 0,5% a 0,8% na HbA_{1c}).[20,21,42] Vale a pena comentar que, em muitos pacientes, o efeito hipoglicêmico máximo das sulfoniluréias é obtido com cerca de metade da dose máxima recomendada pelos fabricantes.[1]

No recente estudo ADVANCE (*Action in Diabetes and Vascular Disease — Preterax and Diamicron Modified Release Controlled Evaluation*),[46] o tratamento intensivo com gliclazida MR e outras drogas, em que se almejou uma $HbA_{1c} \leq 6,5\%$, resultou em significativa redução no risco para nefropatia diabética, sem efeitos mais importantes sobre eventos macrovasculares.

Efeitos Colaterais

Hipoglicemia é o principal efeito colateral das sulfoniluréias – conseqüente à hiperinsulinemia que elas induzem –, mas mostra-se bem menos comum do que com a insulinoterapia. Glibenclamida e clorpropamida são os compostos que mais causam hipoglicemia, enquanto glimepirida e gliclazida são os que menos o fazem.[42] No UKPDS, as taxas anuais de hipoglicemias graves foram de 0,6% com a glibenclamida, 0,4% com a clorpropamida, 2,3% com a insulina e 0,1% com a dieta.[6] No estudo GUIDE,[47] duplo-cego e controlado com placebo, o risco de hipoglicemia foi 50% menor com a gliclazida MR, em comparação à glimepirida. No Quadro 49.4 estão especificadas certas condições que implicam risco aumentado de hipoglicemia para pacientes em uso de uma sulfoniluréia.

Um outro importante inconveniente do tratamento com as sulfoniluréias é o ganho de peso, relacionado com o aumento dos níveis séricos de insulina. Existem evidências de que esse ganho ponderal seria menor com a glimepirida, em relação à glibenclamida.[48] A terapia com clorpropamida causa uma leve reação antabuse-símile, caracterizada por rubor facial e cefaléia após a ingestão de álcool, em 15% dos pacientes. Pode também se acompanhar de retenção hídrica e hiponatremia dilucional, por potencialização da ação do hormônio antidiurético nos túbulos renais. Reações cutâneas (exantema, dermatite, fotossensibilidade, púrpura, síndrome de Stevens-Johnson), hematológicas (leucopenia, agranulocitose, trombocitopenia e anemia hemolítica) e gastrintestinais (náuseas, vômitos e, mais raramente, icterícia colestática) podem também acontecer, sobretudo com a clorpropamida, mas são raras.[20–22,42]

Contra-indicações

As sulfoniluréias, de um modo geral, devem ser evitadas em pacientes com insuficiência renal ou hepática grave. Classicamente, estão também contra-indicadas na gravidez e durante a amamentação, bem como em diabéticos tipo 1 e pacientes com complicações hiperglicêmicas agudas (cetoacidose diabética e síndrome hiperosmolar não-cetótica).[20–22,42] Entretanto, de acordo com estudos recentes, cerca de 80% das pacientes com diabetes gestacional (DMG), não-responsivas à dieta, podem ser eficazmente tratadas com glibenclamida, sem implicar maior risco de complicações materno-fetais, em comparação à insulina.[49,50] Isso se deveria ao fato de que a glibenclamida tem passagem transplacentária limitada. Pacientes com glicemias de jejum < 110 mg/dL são as mais propensas a responder favoravelmente.[50] Entretanto, a insulina continua sendo a droga de escolha para o DMG.

TIAZOLIDINEDIONAS (GLITAZONAS)

Mecanismo de Ação

As glitazonas atuam ligando-se aos receptores PPAR-γ (*peroxisome proliferator activated receptor*) que estão expressos sobretudo no

---

QUADRO 49.4

Fatores que Implicam Maior Risco de Hipoglicemia em Usuários de Sulfoniluréias

- Dose excessiva
- Omissão de refeições
- Atividade física extenuante
- Ingestão excessiva de bebidas alcoólicas
- Idade avançada
- Certas doenças associadas (insuficiência renal, insuficiência adrenal, hipotiroidismo, diarréia crônica, síndrome de má-absorção etc.)
- Drogas (sulfonamidas, antiinflamatórios não-esteróides etc.)

tecido adiposo, onde regulam genes envolvidos na diferenciação do adipócito, captação e armazenamento dos ácidos graxos, além da captação de glicose. Eles também estimulam a lipólise intravascular. Os PPAR-γ também se encontram presentes nas células beta pancreáticas, endototélio vascular, macrófagos e, em menor intensidade, no músculo esquelético, fígado e coração.[1,23,51]

A ativação dos PPAR-γ resulta em aumento de lipogênese no tecido adiposo, o que diminui os ácidos graxos livres (AGLs) circulantes, incrementa a massa de tecido gorduroso subcutâneo (por estímulo da diferenciação de pré-adipócitos em adipócitos) e induz ganho de peso. Também ocorrem maior expressão da adiponectina no adipócito e aumento de sua concentração sérica. Esse fato, juntamente com a redução dos AGLs, levaria a uma maior sensibilidade do fígado à insulina, menor conteúdo hepático de gordura e inibição da produção hepática de glicose. Glitazonas também propiciam potencial aumento da utilização de glicose no músculo esquelético e nos adipócitos, devido à maior expressão e translocação da proteína transportadora de glicose GLUT-4. Como conseqüência, observa-se redução da insulinemia e da glicemia (Fig. 49.8). Estudos em roedores sugerem que elas poderiam diminuir a apoptose de células beta.[23,51-53]

Devido ao seu mecanismo de ação, as glitazonas, juntamente com a metformina, são comumente classificadas como *sensibilizadores da insulina*. Em comparação com a metformina, as glitazonas têm maior efeito potencializador da ação periférica da insulina (no músculo esquelético e adipócitos) e menor eficácia em reduzir o débito hepático de glicose.[21,23,53]

Tipos

Os principais representantes do grupo das glitazonas ou tiazolidinedionas (TZD) são a *rosiglitazona* (RGZ) e a *pioglitazona* (PGZ). A *troglitazona* deixou de ser comercializada há vários anos devido à sua hepatotoxicidade.

Doses

- *Rosiglitazona* (Avandia® – comp. 4 e 8 mg) – Inicia-se com 4 mg/dia e, se necessário, aumenta-se a dose para 8 mg/dia (em 1 ou 2 tomadas), após 8–12 semanas.

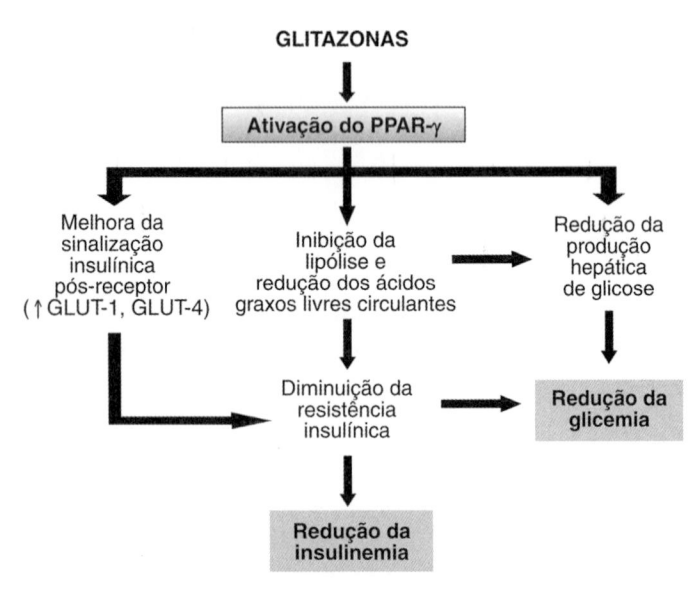

Fig. 49.8 Mecanismo de ação das glitazonas (↑ = aumento).

- *Pioglitazona* (Actos® – comp. 15, 30 e 45 mg) – Inicia-se com 15 a 30 mg/dia, em uma única tomada. A dose máxima recomendada é de 45 mg/dia.

A farmacocinética das glitazonas não é afetada pela insuficiência renal leve a moderada. Portanto, não é necessário modificar a dose nessa situação.[51]

Indicação e Eficácia

As glitazonas mostram-se eficazes em pacientes obesos e não-obesos, reduzindo a glicemia (em torno de 20%), a HbA$_{1c}$ e a insulinemia. Podem ser usadas isoladamente ou em associação com uma sulfoniluréia, uma glinida, metformina ou insulina. Com as doses máximas, PGZ e RGZ reduzem a HbA$_{1c}$ em até 1% a 1,5%. Portanto, uma eficácia comparável à observada com as sulfoniluréias e a metformina. No entanto, devido ao mecanismo de ação intranuclear das TZD, seu efeito anti-hiperglicêmico pleno pode necessitar de até 12 semanas de tratamento para se manifestar.[22,51,52]

No estudo ADOPT,[53] RGZ, metformina (MET) e glibenclamida (GBA) foram comparadas em monoterapia, em um estudo duplo-cego, durante cerca de 4 anos. A durabilidade do controle glicêmico foi maior com a RGZ, e a incidência cumulativa de falha ao tratamento (arbitrariamente definida como glicemia de jejum > 180 mg/dL) após 5 anos foi 15% com RGZ, 21% com MET e 34% com GBA.[53] No entanto, o risco de eventos cardiovasculares foi menor com GBA.[53]

As glitazonas aparentemente têm um efeito distinto sobre o perfil lipídico. Enquanto a terapia com PGZ tende a reduzir os níveis dos triglicerídeos (TG) e aumentar os do HDL-c, elevação dos TG, do LDL-c e da lipoproteína(a) pode ocorrer durante o uso de RGZ. Em contrapartida, as glitazonas causam redução significativa das partículas de LDL pequenas e densas, que são as mais aterogênicas.[52,54] O efeito mais favorável da PGZ, em comparação à RGZ, poderia explicar sua aparente maior eficácia em termos de desfechos cardiovasculares (ver adiante).[23]

Inúmeros outros efeitos benéficos têm sido atribuídos às TZD: melhora dos marcadores de inflamação (p.ex., proteína C reativa), da coagulação (p.ex., PAI-1), função endotelial e pressão arterial, além de redução dos níveis séricos da matriz metaloproteinase 9 (MMP-9) e da microalbuminúria.[54,55]

No estudo DREAM,[56] RGZ (na dose de 8 mg/dia), em comparação ao placebo, reduziu em 62% a progressão de IGT para DM2. Mais impressionantes ainda foram os resultados do estudo ACT NOW (*Actos Now For Prevention of Diabetes*), apresentados por Ralph DeFronzo no congresso da ADA, em junho de 2008 (São Francisco). Nesse estudo, pioglitazona (na dose de 40–45 mg/dia), em relação ao placebo, diminuiu em 81% o risco de progressão para o DM tipo 2 em pacientes com IGT e IFG. Curiosamente, nesse estudo, PGZ foi tão bem tolerada quanto o placebo.

Outras Indicações para o Uso das Glitazonas

As glitazonas têm também sido usadas em pacientes com NASH[57,58] ou SOP,[51] como alternativa à metformina. Em um estudo recente, observou-se que a combinação pioglitazona (45 mg/dia) + metformina foi mais eficaz que o uso isolado da MET na melhora das alterações clínicas e hormonais da SOP.[59] Também foi relatado que mulheres com anovulação e resistentes ao citrato de clomifeno podem voltar a ovular com o uso de rosiglitazona (8 mg/dia). Os melhores resultados foram obtidos com a associação das duas medicações.[60]

Efeitos Colaterais

Reações adversas são observadas em menos de 5% dos pacientes tratados com PGZ ou RGZ. Entre elas se incluem infecções do trato respiratório superior, cefaléia, edema periférico, anemia dilucional discreta (redução de até 1,0 g/dL e 3,3% na hemoglobina e hematócrito, respectivamente) e ganho de peso.[51,53,61] Esse último usualmente é modesto (média de 3,6 kg no estudo PROactive[62]), mas em alguns pacientes pode ser excessivo (10 kg ou mais), obrigando à suspensão do tratamento.[51,62] Em geral, para cada 1% de redução na HbA$_{1c}$ ocorre o acréscimo de 1 kg no peso.[51] Existem evidências de que esse ganho de peso é acompanhado de distribuição benéfica da gordura corporal, com diminuição da gordura visceral e aumento da gordura subcutânea.[51,63] Edema pode também contribuir para o ganho de peso. Hipoglicemia pode surgir quando as glitazonas são associadas à insulina ou aos secretagogos de insulina.[51,62] A terapia com glitazonas em mulheres pré- e pós-menopausadas também implica risco aumentado para fraturas, principalmente nas extremidades distais (antebraço, punho, pés, tornozelo, fíbula ou tíbia), onde as fraturas osteoporóticas tipicamente não ocorrem. No estudo ADOPT,[64] a incidência cumulativa de fraturas após 5 anos foi de 15,1% com RGZ, 7,3% com metformina (MET) e 7,7% com glibenclamida (GBA), representando razões de risco de 1,81 e 2,13 para RGZ em comparação à MET e GBA, respectivamente.

O edema periférico é resultante de retenção hídrica e expansão do volume plasmático. Estima-se que ocorra em 2% a 5% dos pacientes em monoterapia com TZD e em 5% a 15% daqueles em uso concomitante de insulina.[65] A Agência Européia para Avaliação dos Produtos Medicinais considera insulinoterapia contra-indicação ao uso concomitante das glitazonas, uma vez que, de acordo com esse órgão, a freqüência de insuficiência cardíaca congestiva foi 2 vezes e meia maior com a terapia combinada do que apenas com insulina,[51] fato também sugerido por um estudo observacional.[66] Entretanto, nos EUA como no Brasil, é liberado o uso concomitante de insulina com as glitazonas, uma vez que, de acordo com suas respectivas agências reguladoras, o risco de deflagração de insuficiência cardíaca (ICC) no uso dessa associação não foi considerado significativo. Na experiência da Mayo Clinic, surgimento ou exacerbação de sintomas de ICC ou edema agudo de pulmão foram mais comuns em pacientes com disfunção ventricular esquerda e insuficiência renal crônica.[67]

Em quatro grandes estudos clínicos envolvendo tanto a pioglitazona[62] como a rosiglitazona,[53,56,68] um aumento significativo para o risco de ICC ficou confirmado. Além disso, 2 recentes metanálises mostraram que diabéticos tipo 2 em uso de rosiglitazona apresentavam risco aumentado para ICC e IAM.[69,70] Em uma das metanálises,[69] também se evidenciou um aumento de significância limítrofe ($p = 0,06$) no risco para mortalidade cardiovascular. Os resultados finais do estudo RECORD[68] apenas ratificaram risco aumentado para ICC mas não para as outras complicações cardíacas. Resultados similares ao RECORD foram encontrados em metanálise que avaliou o uso de pioglitazona no DM tipo 2.[71] Além disso, os resultados do estudo PROactive mostraram que o uso de pioglitazona em diabéticos tipo 2 com pelo menos um evento macrovascular prévio propiciou, em relação ao placebo, redução de 16% na mortalidade geral e no risco para infarto agudo do miocárdio não-fatal e AVC ($p = 0,002$).[62] Essas diferenças entre as duas glitazonas, como comentado, poderiam estar relacionadas aos efeitos mais benéficos da pioglitazona sobre o perfil lipídico.[23] Mais recentemente, redução ($-0,16\%$) e aumento ($+0,73\%$) no volume percentual do ateroma, evidenciados por ultrasonografia intravascular coronariana, foram relatados em pacientes com DAC tratados com PGZ ou glimepirida, respectivamente (p entre grupos $= 0,02$).[72]

Outras reações adversas já descritas com as glitazonas incluem edema de mácula[61] e agravamento da oftalmopatia em pacientes com doença de Graves.[73]

HEPATOTOXICIDADE. Troglitazona (TGZ) foi retirada do comércio devido à sua hepatotoxicidade, que resultou em algumas mortes. Entretanto, essa reação adversa não parece ser um efeito de classe. Em 13 estudos duplo-cegos, níveis de alanina-aminotransferase (AAT) acima de 3 vezes o limite superior da normalidade (LSN) foram observados em 1,91%, 0,26% e 0,17% dos pacientes tratados com TGZ, pioglitazona e rosiglitazona, respectivamente. Valores de AAT > 10 vezes o LSN foram observados em 0,68% dos pacientes medicados com TGZ, mas em nenhum daqueles que usaram as outras drogas.[51] Até recentemente, haviam sido relatados 6 casos de hepatotoxicidade relacionada com a RGZ e 5 com a PGZ. Na maioria dos pacientes houve melhora dos sintomas dentro de 2 a 4 semanas após a descontinuação do tratamento, com normalização das enzimas hepáticas em um período de 2 semanas e 6 meses.[74]

Recomenda-se que pacientes em uso de glitazonas tenham as transaminases dosadas antes do início do tratamento e depois a intervalos bimensais por 1 ano. Após 1 ano de tratamento, mensurar periodicamente. Esses fármacos devem ser suspensos caso se detectem alterações nas enzimas hepáticas maiores ou iguais a 3 vezes os patamares de normalidade.[51,61]

Contra-indicações

Glitazonas estão contra-indicadas em hepatopatas, alcoolistas, indivíduos com sabida alergia a essas drogas ou a algum de seus componentes, pacientes com elevação de transaminases, diabéticos tipo 1 e gestantes.[51,61] Glitazonas devem também ser evitadas em casos de insuficiência cardíaca, mesmo naqueles com classes I e II da classificação da NYHA.[61] Elevação das transaminases 2 vezes e meia ou mais acima dos patamares de normalidade ou 3 vezes acima do normal na vigência do tratamento são outras contra-indicações ao uso das glitazonas.[51,61]

Interações Medicamentosas

A pioglitazona, ao contrário da rosiglitazona, pode alterar os níveis de drogas metabolizadas pelo citocromo P4503A4, como anticoncepcionais orais, digoxina, ranitidina, nifedipino etc. Observou-se que a pioglitazona pode levar à redução de 30% nos níveis de etinilestradiol e noretindrona. Deve-se, portanto, aumentar a dose do anticoncepcional oral em diabéticas medicadas com pioglitazona.[51] Por outro lado, foi demonstrado que o genfibrozil aumenta as concentrações plasmáticas de rosiglitazona, provavelmente por inibir a biotransformação da glitazona mediada pelo CYP2C8. Assim, a associação dessas drogas pode potencializar os efeitos colaterais da rosiglitazona.[75]

Glitazonas *Vs.* Metformina – Vantagens e Desvantagens

Em comparação à metformina, as glitazonas apresentam as vantagens de não predisporem à acidose láctica, causarem menos efeitos gastrintestinais e poderem ser utilizadas em pacientes com insuficiência renal leve a moderada. Em contrapartida, são bem mais caras, induzem ganho de peso e implicam risco aumentado para fraturas (em mulheres), ICC e, talvez, IAM (com rosiglitazona).

Por outro lado, a terapia combinada metformina + PGZ ou RGZ é mais eficaz que a monoterapia com qualquer uma dessas drogas na melhoria das alterações nos parâmetros metabólicos (glicemia, HbA_{1c}, lípides, proteína C reativa, AGL etc.).[23,29]

GLINIDAS

Nesse grupo incluem-se *repaglinida* (Prandin®, Novonorm® – comp. 0,5, 1 e 2 mg) e *nateglinida* (Starlix® – comp. 120 mg). A repaglinida e a nateglinida são derivados, respectivamente, do ácido benzóico e do aminoácido D-fenilalanina. A nateglinida começa a agir após 4 minutos e sua ação dura 2 horas. Esses períodos de tempo são, respectivamente, de 10 minutos e 3–5 horas para a repaglinida (REP), que é metabolizada no fígado e tem excreção predominantemente biliar (90%). A excreção da nateglinida (NAT), em contraste, ocorre, sobretudo, por via renal.[19,76,77]

Mecanismo de Ação

A exemplo das sulfoniluréias, as glinidas ou meglitinidas aumentam a secreção de insulina, através do fechamento dos canais de K-ATP na membrana das células beta. Contudo, atuam na subunidade reguladora desses canais em sítios de ligação distintos daqueles das sulfoniluréias. Em contraste com as sulfoniluréias, as glinidas são rapidamente absorvidas – com concentrações máximas ($C_{máx.}$) ocorrendo dentro de 1 hora – e rapidamente eliminadas (t ½ < 1 hora). Têm, portanto, maior eficácia sobre a glicemia pós-prandial do que a glicemia de jejum.[20,21,76,77]

Indicação

As glinidas compartilham as mesmas indicações clínicas que as sulfoniluréias, sobre as quais apresentam algumas vantagens potenciais: (1) propiciam melhor controle da glicemia pós-prandial; (2) podem ser usadas em pacientes com disfunção renal leve a moderada; e (3) causam menor ganho ponderal e menos hipoglicemias graves.[21,76,77] Entretanto, são menos eficazes no controle da HbA_{1c} e da glicemia de jejum, além de implicarem maior custo para o paciente.[21] Adicionalmente, a necessidade de pelo menos 2 a 3 tomadas diárias certamente representa um importante inconveniente para a adesão adequada ao tratamento.

Eficácia e Dose

As glinidas podem ser usadas como monoterapia, mas sua eficácia é maior se associadas à metformina ou a uma glitazona.[78,79] Podem também ser eventualmente utilizadas em pacientes recebendo insulinoterapia (p.ex., insulina glargina, 1 vez ao dia, e repaglinida antes das refeições), com o intuito de melhorar o controle da glicemia pós-prandial.[80] Existem poucos estudos comparativos entre as glinidas. Na série de Rosenstock e cols.,[82] a monoterapia com REP foi superior à NAT na redução da glicemia de jejum e da HbA_{1c}. Resultados similares foram observados em um estudo que comparou a combinação das duas drogas com a metformina.[82]

As glinidas devem ser administradas imediatamente antes de cada refeição. Se esta não acontecer, a droga deve ser omitida também. A *dose usual* da repaglinida é de 0,5–4 mg (média de 2 mg). A *dose máxima* recomendada é de 16 mg/dia. A posologia da nateglinida é de 120 mg antes de cada refeição.[20,76,77]

Efeitos Colaterais

As glinidas são bem toleradas. Os paraefeitos mais comuns são hipoglicemia, ganho de peso, sintomas de rinite, sinusite, cefaléia, artralgias e diarréia.

Contra-indicações

Incluem disfunções renal e hepática graves, gravidez, amamentação, DM tipo 1 e complicações hiperglicêmicas agudas (cetoacidose diabética e síndrome hiperosmolar não-cetótica). Como não foram realizados ensaios clínicos em indivíduos com menos de 18 anos e mais de 75, recomenda-se evitar o uso das glinidas nesses grupos etários. REP mostrou-se segura e eficaz em pacientes com insuficiência renal leve a moderada.[83]

Interações Medicamentosas

A nateglinida, ao contrário da repaglinida, não tem interação com outras medicações que competem pelos componentes do citocromo P4503A4, como cetoconazol, eritromicina etc. Por outro lado, fluconazol e outras medicações que inibem o citocromo P4502C9 podem aumentar os níveis plasmáticos da nateglinida e prolongar seu efeito hipoglicemiante.[84] O genfibrozil potencializa a ação da repaglinida, podendo levar à hipoglicemia grave.[85] Portanto, o uso concomitante dessas drogas deve ser evitado.[85]

INIBIDORES DA α-GLICOSIDASE

Tipos

Acarbose (Glucobay® – comp. 50 e 100 mg) é o único inibidor comercializado no Brasil. Em alguns países, miglitol e voglibose estão também disponíveis. Acarbose é pobremente absorvida (0,5% a 1,7%) e atua no intestino delgado.

Mecanismo de Ação

Inibem, por competição, a ação das α-glicosidases (maltase, isomaltase, glicoamilase e sucrase), enzimas localizadas na superfície em escova dos enterócitos do intestino delgado e responsáveis pela hidrólise dos oligossacarídeos, dissacarídeos e trissacarídeos. A acarbose também inibe a α-amilase pancreática, responsável pela hidrólise de amidos complexos em oligossacarídeos no lúmen do intestino delgado. Em conseqüência da inibição desses sistemas enzimáticos, ocorre retardo na digestão e absorção dos carboidratos complexos pelo intestino delgado, postergando-se, assim, a passagem da glicose para o sangue. Por esse motivo, a acarbose é mais eficiente em reduzir a glicemia pós-prandial. A acarbose não interfere com a absorção intestinal de glicose porque não interage com o transportador sódio-dependente da glicose no intestino delgado.[20,21,86]

Doses

- *Acarbose* – Inicia-se com meio comprimido de 50 mg, juntamente com a primeira porção de alimentos das refeições principais, dobrando-se a dose após 4 a 8 semanas. A dose deve ser individualizada para cada paciente, variando de 25 a 100 mg 3 vezes ao dia (*t.i.d.*).[20,21] Uma recente metanálise mostrou que doses > 150 mg/dia trazem poucos benefícios adicionais aos pacientes e aumentam consideravelmente os efeitos colaterais.[87]

Indicações e Eficácia

O emprego da acarbose tem como principais limitações seu modesto efeito redutor da glicemia e HbA$_{1c}$, bem como seus efeitos colaterais gastrintestinais. Assim, seu uso tem se tornado cada dia menos freqüente. Potenciais indicações para acarbose incluem: (1) hiperglicemia predominantemente pós-prandial (como alternativa às glinidas ou aos inibidores da DPP-4); (2) pacientes idosos, não-obesos, com hipoglicemias freqüentes ao usarem sulfoniluréias e glinidas (como alternativa à metformina, às TZD e aos inibidores da DPP-4).[20–22,86]

Na dose de 300 mg/dia, em 9 estudos envolvendo 650 pacientes, a monoterapia com acarbose resultou em redução da glicemia de jejum (GJ) em 15 a 20 mg/dL, glicemia pós-prandial em 32 a 76 mg/dL e HbA$_{1c}$ em 0,6% a 1,1%.[87] No UKPDS, a adição da acarbose a outras drogas permitiu um decréscimo adicional de 0,5% na HbA$_{1c}$. Em outros estudos observou-se uma redução média na HbA$_{1c}$ em 0,85%, 0,73% e 0,54%, quando a acarbose foi adicionada a sulfoniluréias, metformina e insulina, respectivamente. Quando associada a insulina ou sulfoniluréias, a acarbose diminui ou previne o ganho ponderal induzido por essas drogas.[20,21]

Outras Indicações para o Uso da Acarbose

Uma potencial indicação da acarbose são os pacientes com tolerância alterada à glicose. Nessa população, conforme demonstrado no estudo STOP-NIDDM,[88] a acarbose (100 mg, 3 vezes ao dia) mostrou-se significativamente mais eficaz que o placebo na prevenção do diabetes tipo 2, de eventos cardiovasculares e hipertensão. Acarbose pode também ser útil para diabéticos tipo 1. Redução da dose de insulina, da HbA$_{1c}$ (em 0,5%), dos picos de hiperglicemia pós-prandial (em até 30%) e/ou dos episódios de hipoglicemia foi observada em alguns estudos, mas não em outros.[89] Uma outra situação em que a acarbose pode ser utilizada é no tratamento de pacientes com hipoglicemia reativa idiopática[90] ou síndrome de *dumping* pós-gastrectomia.[91]

Efeitos Colaterais

Efeitos gastrintestinais (dor abdominal, diarréia e, sobretudo, flatulência) representam uma importante limitação ao uso da acarbose (até 50% dos pacientes suspendem o tratamento por causa deles). Ocorrem devido à passagem dos carboidratos não-digeridos para o cólon, onde vão ser metabolizados por bactérias locais, com produção de gás metano. A flatulência, que ocorre em até 60% dos pacientes, diminui após 1 a 2 meses de uso, mas tende a persistir por vários meses. Mais recentemente, foram descritos casos de íleo paralítico, reversível após a suspensão da droga. A acarbose habitualmente não modifica o peso corporal, mas em alguns estudos uma perda média de 0,8–1,4 kg foi relatada. A exemplo da metformina e das glitazonas, ela habitualmente não causa hipoglicemia. Essa última, contudo, pode surgir em pacientes em uso associado de sulfoniluréias ou, principalmente, insulina. Nessa eventualidade, a hipoglicemia deve ser tratada não com sacarose, mas com glicose, cuja absorção intestinal não é modificada pela acarbose. Elevação das enzimas hepáticas pode ocorrer no início do tratamento, sendo reversível com a interrupção da droga. Tal achado é, contudo, bastante incomum com doses de 300 mg/dia ou menos. A presença de insuficiência renal aumenta o risco de hepatotoxicidade da acarbose.[20,21,86]

Contra-indicações

As principais são: transtornos crônicos da digestão e absorção intestinal, doença inflamatória intestinal, ulceração do cólon, obstrução intestinal parcial ou predisposição à obstrução intestinal, gravidez, lactação e grave insuficiência hepática ou renal (creatinina sérica > 2 mg/dL).[20–22]

INIBIDORES DA DIPEPTIDIL PEPTIDASE-4 (DPP-4)

Tipos

Representam uma nova classe de hipoglicemiantes orais. No Brasil e na Europa, estão comercialmente disponíveis *vildagliptina*[92] e *sitagliptina*.[93] Espera-se para um futuro próximo o lançamento de dois outros compostos, *alogliptina*[94] e *saxagliptina*.[95]

Mecanismo de Ação e Eficácia

Sitagliptina, vildagliptina, alogliptina e saxagliptina são potentes inibidores seletivos da DPP-4.[96,97] Essa enzima inativa o GLP-1 (*glucagon-like peptide-1*) que, juntamente com GIP (*glucose-dependent insulinotropic polypeptide*), é secretado pelas células enteroendócrinas do intestino em resposta à ingestão de nutrientes. Tais hormônios são chamados incretinas porque estimulam a secreção de insulina.[98,99] Adicionalmente, o GLP-1 reduz a secreção de glucagon. Portanto, GLP-1 e GIP têm um papel-chave no controle da homeostase glicêmica.[99,100] Resultados de estudos clínicos em pacientes com DM tipo 2 demonstram que os inibidores da DPP-4 aumentam os níveis séricos de GLP-1 (diminuídos nos pacientes com DM tipo 2), o que resulta em aumento glicose-dependente de insulina e diminuição do glucagon, bem como, conseqüentemente, em redução da glicemia (Fig. 49.9).[96,97] Em estudos pré-clínicos, a terapia com vildagliptina ou sitagliptina também promoveu proliferação, neogênese e inibição de apoptose de células beta em roedores.[101]

Em estudos com até 52 semanas de duração, quando usados em monoterapia, os inibidores da DPP-4 propiciaram uma redução de aproximadamente 1% na HbA$_{1c}$. Melhores resultados foram obtidos quando eles foram administrados juntamente com metformina (redução de até 2% na HbA$_{1c}$).[96,97,100] Também já foi relatado o benefício da co-administração dessas drogas com glitazonas, sulfoniluréias ou insulina.[102–104]

Doses

Os inibidores da DPP-4 são administrados por via oral. O esquema recomendado para vildagliptina é 50 mg 2 vezes ao dia. A dose preconizada para sitagliptina é de 100 mg/dia, em uma única tomada.

Tolerabilidade

Vildagliptina e sitagliptina são bem toleradas, sem causar aumento de peso nem episódios de hipoglicemia. Elevação de transaminases pode muito raramente ser observada quando a vildagliptina é administrada na dose de 100 mg/dia em tomada única. Além disso, a segurança a longo prazo dessas drogas ainda está para ser estabelecida.[92–97]

QUE HIPOGLICEMIANTE ORAL DEVE SER USADO?

Na escolha da terapia do DM tipo 2, algumas variáveis devem ser consideradas: idade, peso, duração do diabetes, existência de dislipidemia, intensidade da hiperglicemia e dos sintomas, assim como presença e grau de disfunção hepática ou renal.

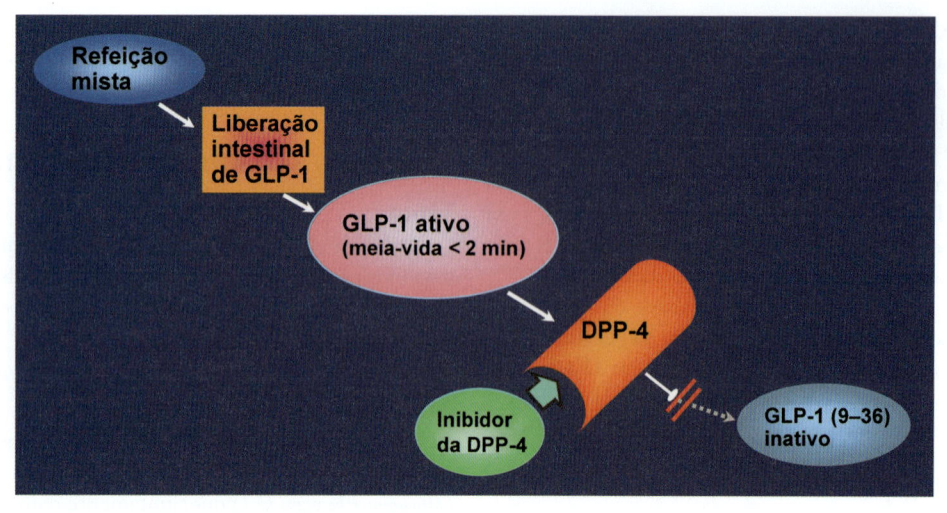

Fig. 49.9 Mecanismo de ação da vildagliptina e da sitagliptina. A inibição da DPP-4 aumenta os níveis plasmáticos de GLP-1. (Adaptado da Ref. 99.)

A recomendação da ADA e da EASD é que metformina, na ausência de contra-indicação, deve ser iniciada, juntamente com as mudanças do estilo de vida, em todo paciente com DM tipo 2.[19] Por outro lado, é bem sabido que maioria dos pacientes com DM tipo 2, a médio ou longo prazo, não terão um controle glicêmico adequado enquanto em monoterapia oral. As razões para isso são multifatoriais, mas exaustão da célula beta é o principal fator de diminuição da eficácia das drogas orais. Nessa situação, a combinação de duas ou três medicações, com mecanismos de ação distintos, possibilitará uma resposta terapêutica satisfatória na maioria dos casos.[19–21]

Terapia Combinada

Diferentes esquemas combinados têm sido propostos (Quadro 49.5). A combinação oral dupla mais utilizada tem sido metformina + sulfoniluréia, que é a recomendada como de escolha pela ADA e EASD.[19] Também muito empregada é a associação metformina + glitazona. Mais recentemente, a um número crescente de pacientes tem sido prescrita a combinação metformina + inibidores da DPP-4. Atualmente, a terapia tríplice oral mais usual inclui metformina + sulfoniluréia + glitazona. Segundo a ADA e a EASD,[19] caso se decida usar uma glitazona, deve-se optar pela pioglitazona, devido a seu efeito mais favorável sobre o perfil lipídico e a sua aparente maior segurança cardiovascular.

É importante salientar que, diferentemente da insulina, os hipoglicemiantes orais, seja em monoterapia ou em associação, têm um limite na sua capacidade de reduzir glicemia e HbA_{1c}, conforme mostrado no Quadro 49.6. Dessa forma, a médio ou a longo prazo, 30% a 50% dos diabéticos tipo 2 vão requerer insulinoterapia para alcançarem um adequado controle glicêmico.

Foi relatado que a combinação metformina + pioglitazona, em comparação a metformina + gliclazida, propiciou redução similar da HbA_{1c}, porém foi mais eficaz na diminuição dos triglicerídeos e da microalbuminúria, bem como no aumento do HDL-c.[105] Em contrapartida, os valores médios do colesterol LDL diminuíram com metformina + gliclazida e se elevaram no outro grupo ($p < 0,001$).[105] Em estudo mais recente, a combinação metformina + gliclazida MR foi superior à associação metformina + rosiglitazona na melhora do perfil lipídico e do controle glicêmico.[106]

QUADRO 49.5
Terapia Combinada com Hipoglicemiantes Orais

- Metformina + sulfoniluréia
- Metformina ou sulfoniluréia + glitazona
- Metformina ou glitazona + glinida
- Metformina ou glitazona + inibidor da DPP-4
- Metformina ou sulfoniluréia + inibidor da DPP-4
- Sulfoniluréia + acarbose
- Glinida + glitazona
- Metformina + sulfoniluréia + glitazona
- Metformina + sulfoniluréia ou glitazona + inibidor da DPP-4

QUADRO 49.6
Efeito das Terapias Orais sobre os Níveis da HbA_{1c} em Pacientes

Droga(s)	Redução da HbA_{1c} (%)
Monoterapia	
Sulfoniluréia	0,9–2,5
Metformina	1,1–3,0
Glitazonas	0,6–1,3
Inibidores da DPP-4	0,8
Terapia Combinada	
Sulfoniluréia + metformina	1,7
Sulfoniluréia + rosiglitazona	1,4
Sulfoniluréia + pioglitazona	1,2
Sulfoniluréia + acarbose	1,3
Repaglinida + metformina	1,4
Pioglitazona + metformina	0,7
Rosiglitazona + metformina	0,8
Inibidores da DPP-4 + metformina	0,7
Inibidores da DPP-4 + pioglitazona	0,7

Adaptado da Ref. 12.

Estudos têm mostrado que a associação de duas substâncias em um mesmo comprimido aumenta a adesão ao tratamento e, assim, permite melhor controle glicêmico. Por exemplo, *Glucovance*® consiste na combinação de metformina e glibenclamida em grânulos de liberação programada (comp. 250/2,5 mg, 500/2,5 mg e 500/5 mg). Com Glucovance®, a redução da glicemia e HbA$_{1c}$ é superior à obtida com a monoterapia com essas drogas e mesmo com a administração delas separadamente.[107,108] Outras opções são combinações fixas de metformina, em comprimidos à parte, com glimepirida (Amaryl Flex®), rosiglitazona (AvandaMet®), pioglitazona (Competact®), vildagliptina (GalvusMet®) e sitagliptina (JanuMet®), disponíveis em alguns países.

Quando a terapia dupla oral não propiciar os efeitos terapêuticos desejáveis, pode-se adicionar uma terceira droga oral, insulina ou um análogo do GLP-1 (ver adiante). Os melhores resultados da terapia tríplice oral são observados em pacientes com HbA$_{1c}$ < 9,5%.[109]

Um estudo recente[110] mostrou, pela primeira vez, que a adição de vildagliptina (100 mg/dia) a diabéticos tipo 2 (n = 22) não adequadamente controlados com a combinação de MET e sulfoniluréia possibilitou redução da HbA$_{1c}$ para valores < 7% em 27% dos casos.

Considerações Clínicas Especiais

1. *Disfunção renal* – Evitar metformina (se creatinina > 1,4 mg/dL em mulheres e > 1,5 mg/dL em homens), clorpropamida e glibenclamida. Considerar glipizida ou gliclazida (a melhor opção entre as sulfoniluréias), usando doses menores. As glitazonas e meglitinidas (repaglinida, nateglinida) são outras drogas úteis nessa situação. Em casos de insuficiência renal grave, insulina é a opção de escolha.[20-22]
2. *Disfunção hepática* – Evitar metformina, glipizida, acarbose, inibidores da DPP-4 e as glitazonas. Considerar gliclazida ou glibenclamida (sempre iniciar com doses menores do que as usuais), ou uma das glinidas. Em pacientes com doença hepática significativa ou progressiva, a melhor opção é a insulina.[19,20]
3. *Pacientes com níveis aceitáveis de glicemia de jejum e HbA$_{1c}$ elevada* – Esta situação sugere a possibilidade de hiperglicemia pós-prandial, o que pode ser confirmado pela automonitorização da glicemia capilar, 1 a 2 horas após as refeições. Uma glinida, um inibidor da DPP-4 ou acarbose seriam escolhas apropriadas, por terem boa eficácia na redução da glicemia pós-prandial.
4. *Consumo excessivo de álcool* – Evitar clorpropamida (efeito antabusesímile), metformina (risco de acidose láctica, se houver disfunção hepática) e glitazonas.
5. *Pacientes idosos magros* – Evitar clorpropamida e glibenclamida (maior risco de hipoglicemia). Considerar glimepirida, gliclazida MR ou glipizida (em doses menores do que as usadas em indivíduos mais jovens), bem como uma glinida. Um inibidor da DPP-4 ou a pioglitazona podem ser úteis nos pacientes com hipoglicemias freqüentes. Metformina pode, também, ser usada nos idosos com *clearance* de creatinina acima de 60–70 mL/min.
6. *Gravidez e lactação* – Classicamente, tem sido contra-indicado o emprego de agentes anti-hiperglicemiantes orais durante a gestação e a lactação. Entretanto, foi demonstrado que a glibenclamida é segura e eficaz para cerca de 80% das mulheres com diabetes gestacional.[49] Contudo, a droga de escolha nessa situação continua sendo a insulina. Existem também evidências de que o uso de metformina nos primeiros 3 meses da gestação diminui o risco de abortamentos espontâneos em mulheres com SOP.[39,40]
7. *Diabetes muito descompensado* – Na presença de diabetes intensamente descontrolado, definido como glicemia de jejum > 250 mg/dL, glicemias ao acaso persistentemente > 300 mg/dL, HbA$_{1C}$ > 10%, ou a presença de cetonúria, ou como diabetes sintomático com poliúria, polidipsia e perda de peso, a terapia inicial de escolha pode ser a insulina, juntamente como as MEV. Após alívio dos sintomas e diminuição da glicemia, os antidiabéticos orais podem freqüentemente ser introduzidos, com a suspensão da insulina.
8. *Crianças e adolescentes* – DM tipo 2 tem sido descrito com freqüência crescente nesse grupo etário em alguns países. Nos casos não-responsivos às modificações no estilo de vida, metformina é a opção de escolha.[111] Os estudos atualmente disponíveis com glitazonas, glinidas e inibidores da DPP-4 não incluíram pacientes com menos de 18 anos.

INSULINOTERAPIA

A insulina é o agente mais potente para reduzir a glicemia. Em comparação às drogas orais, tem como inconvenientes maiores os fatos de ser injetável, causar mais hipoglicemia e induzir maior ganho de peso.[12,13] Segundo as recomendações da ADA e da EASD,[19] insulinoterapia deve ser considerada quando a monoterapia com metformina ou a combinação de duas drogas orais não possibilitar níveis de HbA$_{1c}$ < 7%. Pacientes com HbA$_{1c}$ > 8,5% após 3 meses de MET e MEV são aqueles que mais se beneficiam da adição de insulina como tratamento complementar, em vez de um segundo antidiabético oral.[19] Insulinoterapia está também indicada temporariamente durante a gravidez e em doenças agudas, como sepse, infarto agudo do miocárdio, AVC ou complicações agudas hiperglicêmicas (estado hiperglicêmico hiperosmolar não-cetótico e cetoacidose diabética).[112] Além disso, deve ser considerada na ocasião do diagnóstico para os pacientes muito sintomáticos, com importante descontrole glicêmico (glicemia de jejum > 250 mg/dL, glicemias ao acaso > 300 mg/dL e/ou HbA$_{1c}$ > 10%).[19]

Insulinoterapia tende a ser subutilizada no DM tipo 2. No UKPDS, fez-se necessária em 53% dos pacientes,[6] mas esse percentual é bem menor na prática clínica diária (35% nos EUA, 30% na Europa, 14% na América Latina e 8% a 10% no Brasil).[112]

Tipos de Insulina

As características farmacocinéticas das principais insulinas estão resumidas no Quadro 49.7. Durante muito tempo, a *insulina NPH*, de ação intermediária, foi a mais utilizada, em combinação com drogas orais ou insulina Regular (INS-R). Nos últimos anos, passou-se a dispor dos análogos de insulina, obtidos por alteração na seqüência de aminoácidos da insulina humana. Entre os análogos de ação ultra-rápida incluem-se as insulinas *Aspart* (NovoRapid®), *Lispro* (Humalog®) e *Glulisina* (Apidra®). Eles têm início de ação mais rápido e tempo de ação mais curto em comparação à INS-R, possibilitando melhor controle da glicemia pós-prandial e menor risco de hipoglicemia. Podem ser aplicados 10–15 minutos antes ou até 20 minutos após as refeições.[113–114] Em contrapartida, a INS-R necessita ser aplicada 30 minutos antes.[112]

Existem dois análogos de ação prolongada: a *insulina Glargina* (Lantus®) e a *insulina Detemir* (Levemir®). A primeira foi obtida a partir da substituição da asparagina por glicina na posição A21 e adição de duas moléculas de arginina na posição B30.[116,117] Isso resulta em uma maior estabilidade e em uma absorção contínua, mais lenta e prolongada, sem picos nos níveis séricos do composto. Aplicada por via subcutânea (SC), em dose única diária, propicia níveis basais de insulina por até 24 horas.[117] A insulina Glargina pode ser aplicada

QUADRO 49.7
Características Farmacocinéticas das Principais Insulinas Humanas

Ação Efetiva	Insulina	Início de Ação	Pico de Ação	Duração Efetiva
Rápida	• Regular	0,5–1 h	2–3 h	5–8 h
Ultra-rápida	• Lispro	5–15 min	0,5–1,5 h	4–6 h
	• Aspart	5–15 min	0,5–1,5 h	4–6 h
	• Glulisina	5–15 min	0,5–1,5 h	4–6 h
Intermediária	• NPH	2–4 h	4–10 h	10–16 h
	• Lenta	2–4 h	4–12 h	12–20 h
Lenta	• Ultralenta	6–10 h	10–16 h	18–24 h
	• Glargina	2–4 h	Sem pico	20–24 h
	• Detemir	4–6 h	Sem pico	5,7–23,3 h

Obs.: Apenas as insulinas Regular, Lispro, Glulisina ou Aspart podem ser aplicadas por via IV e IM; as demais, apenas por via SC.
Adaptado da Ref. 12.

tanto pela manhã quanto à noite. Contudo, existem evidências de que a aplicação antes do jantar resulta em maior risco para hipoglicemia noturna.[116] Para pacientes em uso prévio de insulina NPH, em uma única aplicação diária, inicia-se a Glargina na mesma dose. A dose deve, contudo, ser 20% a 30% menor se a NPH vinha sendo administrada 2 vezes ao dia.[117] Diferentes esquemas têm sido propostos para ajustes da dose da Glargina.[19,118,119] Pode-se, por exemplo, iniciar com 10 unidades (U) ou 0,2 U/kg SC, com reajustes de 2 unidades a cada 3 dias, até que a glicemia de jejum (GJ) consistentemente se mantenha nos níveis desejados (ou seja, entre 70 e 130 mg/dL). Os incrementos da dose podem ser maiores (4 unidades de 3/3 dias) se GJ for > 180 mg/dL.[19]

A insulina Detemir difere da insulina humana pela remoção da treonina na posição B30 e pela acilação à lisina na posição B29 de um ácido graxo com 14 carbonos (ácido mirístico). Essa modificação aumenta a auto-associação e possibilita a ligação da Detemir à albumina.[120] Sua duração de ação depende da dose utilizada e varia de 16 a 23 horas, podendo ser aplicada em 1 ou, mais comumente, 2 aplicações diárias.[121,122] Em estudo recente, evidenciou-se que 55% dos pacientes tratados com Detemir e hipoglicemiantes orais necessitaram de duas injeções diárias da insulina para atingirem um controle glicêmico adequado, enquanto em 45% uma única aplicação foi suficiente.[123]

Existem também preparações com pré-misturas das insulinas NPH e Regular, em proporções variadas (90/10, 80/20, 85/15 e 70/30). Da mesma forma, dispomos da insulina *Lispro bifásica* (Humalog Mix®), que consiste na associação da Lispro com a Lispro protamina neutra, nas proporções de 25/75 e 50/50, e da insulina *Aspart bifásica* (NovoMix®30). Essa última é uma mistura de insulina Aspart (30%) com insulina Aspart protamina (70%). Em alguns países, NovoMix®50 está também disponível. Ambas as insulinas bifásicas geralmente são administradas em duas aplicações diárias, imediatamente antes do café da manhã e do jantar; eventualmente, 3 aplicações diárias se fazem necessárias. Podem também, numa fase mais precoce da doença, ser administradas apenas antes do jantar, com manutenção dos hipoglicemiantes orais.[113,114]

QUE INSULINA BASAL UTILIZAR?

Diversos estudos compararam as insulinas NPH e Glargina, associadas a hipoglicemiantes orais ou a insulinas de ação rápida ou ultra-rápida. Nesses estudos, ficou evidenciada uma ocorrência significativamente menor de hipoglicemia grave e hipoglicemia noturna com a Glargina. Em alguns deles, valores mais baixos de glicemia de jejum e/ou HbA$_{1c}$ também foram observados com a Glargina, mas, na maioria das vezes, o controle desses parâmetros foi similar com ambas as insulinas.[116,119,124] O principal inconveniente da terapia com a Glargina é o custo elevado.

Em comparação à insulina NPH, a insulina Detemir causa menos hipoglicemia e menor ganho de peso, com controle glicêmico similar. Geralmente, a Detemir requer 2 aplicações diárias, porém uma única administração ao dia pode ser efetiva em muitos pacientes.[123,125] Quando se utiliza Glargina ou Detemir, é necessária a adição de drogas que controlem as incursões glicêmicas pós-prandiais, sejam hipoglicemiantes orais ou insulinas de ação rápida ou (Regular) ou, de preferência, ultra-rápida (os análogos Aspart, Lispro ou Glulisina).[117,118]

Um estudo com 52 semanas de duração comparou as insulinas Glargina e Detemir em associação com hipoglicemiantes orais.[123] As insulinas foram inicialmente utilizadas em uma única aplicação diária, mas uma segunda dose de Detemir foi adicionada aos pacientes que não conseguiam atingir uma glicemia antes do jantar < 126 mg/dL. Ao final do estudo, a redução média na glicemia de jejum e HbA$_{1c}$ (A1C) foi similar com as duas insulinas, e 55% dos usuários de Detemir requereram 2 injeções diárias. Além disso, as doses diárias médias de insulina foram de 0,44 U/kg com Glargina, 0,78 U/kg com Detemir 1 vez ao dia e 1,0 U/kg com Detemir 2 vezes ao dia.[123] Em um estudo mais recente,[125] randomizado e duplo-cego, os níveis glicêmicos nas 24 horas, avaliados por monitorização contínua da glicemia (GMC), foram similares com Glargina e Detemir, administradas em dose única diária.

Existem evidências de que o ganho de peso e a variabilidade nos níveis de insulina intra- e interindivíduos são menores com Detemir de que com Glargina ou NPH.[113,114,118]

Quando comparada ao Humalog Mix®25 e à pré-mistura NPH-Regular 70/30, a NovoMix®30 propiciou melhor controle da glicemia pós-prandial.[126] Já em outro estudo, o controle glicêmico foi similar na terapia com as insulinas *Lispro bifásica* ou *Aspart bifásica*.[127] A ocorrência de hipoglicemias noturnas quando se emprega Humalog Mix® ou NovoMix®30 é menor do que a observada com a pré-mistura NPH-Regular 70/30,[127,128] mas o custo do tratamento é mais elevado. A NovoMix®30 também se mostrou mais eficaz que a pré-mistura NPH-Regular na redução da HbA$_{1c}$.[128]

Existem poucos estudos comparando a insulina Aspart bifásica 30 (BIAsp 30) com Detemir ou Glargina. No Estudo 4-T,[129] a adição de

BIAsp 30 ou Aspart pré-prandial, em pacientes em uso de metformina e sulfoniluréia, mostrou-se mais eficaz que a adição de Detemir na redução da HbA$_{1c}$. No entanto, implicou risco maior de ganho de peso e hipoglicemia. Na série de Khan e cols.,[130] foi comparado o esquema BIAsp 30 + metformina, 2 vezes ao dia, com Glargina + metformina, 1 vez ao dia, em diabéticos tipo 2 sem insulinoterapia prévia. No primeiro grupo, foram maiores as reduções da HbA$_{1c}$ e glicemia pós-prandial.

Esquema de Insulinização

Os 4 principais esquemas de insulinoterapia para o DM tipo 2, esquematizados na Fig. 49.10, são os seguintes:

a. Esquema 1: adição de insulinas de ação intermediária (p.ex., NPH) à hora de deitar ou ação longa (p.ex., Glargina ou Detemir) antes do café da manhã ou do jantar, com manutenção dos hipoglicemiantes orais ou apenas da metformina. *Indicação* ⇨ Controle glicêmico inadequado com drogas orais.

b. Esquema 2: Adição de insulinas de ação rápida (Aspart, Lispro, Glulisina ou Regular) antes do café da manhã, do almoço ou do jantar, se a glicemia em um ou mais desses horários estiver elevada. *Indicação* ⇨ indivíduos com glicemia de jejum (GJ) normal mas HbA$_{1c}$ > 7,0%, a despeito do Esquema 1.

c. Esquema 3: Insulinas Aspart bifásica, Lispro bifásica, Detemir + Aspart ou, como última opção, NPH + Regular, 2 vezes ao dia, antes do desjejum e do jantar. Aproximadamente 60% da dose diária é dada pela manhã e 40% à noite, mas essa proporção precisa ser ajustada de acordo com o estilo de vida do paciente e o controle glicêmico. A metformina pode ser mantida ou não. *Indicação* ⇨ Se os Esquemas 1 ou 2 não funcionarem adequadamente.

d. Esquema 4: Insulinas Glargina (pela manhã ou à noite) + Aspart, Lispro ou Glulisina (ou, como última opção, Regular) antes de cada refeição. A Detemir pode ser usada em substituição à Glargina (eficaz em dose única diária em cerca de 50% dos pacientes). *Indicação* ⇨ Esse esquema está indicado, sobretudo, se os anteriores não se mostrarem eficazes. Ele permite um controle glicêmico melhor, mas tem como inconvenientes a necessidade de múltiplas injeções diárias e um risco maior para hipoglicemias.

Uma outra opção ao Esquema 4 é a bomba de infusão contínua subcutânea, cuja principal limitação é o custo exorbitante. Ambas as opções são igualmente eficazes.[107]

Outros esquemas de insulinoterapia convencional (não-intensiva) foram propostos: (1) manutenção dos hipoglicemiantes orais, nas doses usuais, e adição das insulinas Aspart, Lispro ou Glulisina antes de uma ou mais refeições (para um melhor controle das glicemias pós-prandiais); (2) manutenção dos hipoglicemiantes orais ou apenas da metformina, nas doses habituais, e introdução das insulinas bifásicas Aspart ou Lispro, 2 vezes ao dia; (3) insulina Aspart ou Lispro bifásica antes do jantar + metformina (ou metformina + repaglinida) 2 a 3 vezes ao dia.[107,108]

Como mostrado no estudo OPAL,[131] pacientes com A1C persistentemente alta a despeito do uso de Glargina e hipoglicemiantes orais (ADO) se beneficiaram da adição de Glulisina antes da principal refeição ou do desjejum.

Esquemas alternativos de insulinoterapia intensiva incluem 3 aplicações diárias das insulinas Aspart bifásica, Lispro bifásica ou da combinação NPH + Regular.[132,133]

Os esquemas 1 ou 3 de insulinoterapia podem também ser usados como terapia inicial do DM tipo 2, em associação com a metformina, nos pacientes muito sintomáticos com GJ > 250 mg/dL e A1C > 10%.[19]

INSULINOTERAPIA OU TERAPIA TRÍPLICE ORAL?

Na ausência de um controle glicêmico adequado com dois hipoglicemiantes orais, pode-se adicionar uma terceira droga oral ou iniciar a insulina.[107] Em um estudo recente,[109] comparou-se a adição de Glargina (GLA) ou rosiglitazona (RGZ) em pacientes inadequadamente controlados com metformina e sulfoniluréia. Após 24 semanas, a melhora na HbA$_{1c}$ foi similar nos dois grupos (−1,7% *vs.* −1,5% com GLA e RGZ, respectivamente). No entanto, quando a HbA$_{1c}$ basal era > 9,5%, a redução com GLA foi superior ($p < 0,05$). Além disso, a melhora no perfil lipídico foi mais acentuada no grupo da GLA; em contraste, hipoglicemias noturnas foram menos freqüentes com RZG.[109] Outros estudos mostraram que a introdução de uma glitazona em pacientes não controlados com metformina e sulfoniluréia propiciou uma redução máxima adicional de 1,5–2% na A1c.[134,135]

Como opção à insulina, pode-se utilizar um análogo do GLP-1 (ver a seguir).[99,100]

ANÁLOGOS DO GLP-1

GLP-1 é um hormônio liberado pelas células L enteroendócrinas localizadas no íleo e no cólon. Seus efeitos são potencialmente muito benéficos para a terapia do DM tipo 2. De fato, ele estimula a secreção de insulina de maneira glicose-dependente, inibe a secreção de glucagon e o débito hepático de glicose, retarda o esvaziamento gástrico, induz saciedade, reduz o apetite e propicia perda ponderal (Fig. 49.11)[99,100] Além disso, há evidências, oriundas de estudos em animais, de que GLP-1 pode aumentar a massa de células beta, estimulando sua neogênese e proliferação, bem como inibindo sua apoptose.[14] Entretanto, após a aplicação parenteral, ele é rapidamente degradado pela enzima DPP-4. Por isso, vêm sendo desenvolvidos análogos do GLP-1 (também chamados agonistas do receptor do GLP-1 ou incretinamiméticos) resistentes à degradação por essa enzima.[136]

EXENATIDE

Exenatide (Byetta®) foi o primeiro análogo a ser comercializado; trata-se de um peptídeo sintético isolado da saliva do lagarto *Heloderma horridum* (monstro de Giva). É aplicado por via subcutânea, 2 vezes ao dia, geralmente em associação com metformina e/ou uma sulfoniluréia. Pode também ser combinado com uma glitazona.[100,136,137] A associação do exenatide com uma insulina basal (p.ex., Glargina) parece ser atraente, por terem esses fármacos mecanismos de ação complementares; porém, ainda não está autorizada pelo FDA. Uma forma de liberação prolongada, para a administração semanal, vem sendo testada.[138]

Dose

Inicia-se com 5 μg 2 vezes ao dia, por via subcutânea, podendo essa dose ser duplicada posteriormente, se necessário.

Eficácia

Um estudo recente[139] mostrou que a adição de exenatide (5 a 10 μg 2 vezes ao dia) durante 2 anos a 283 indivíduos com DM tipo 2,

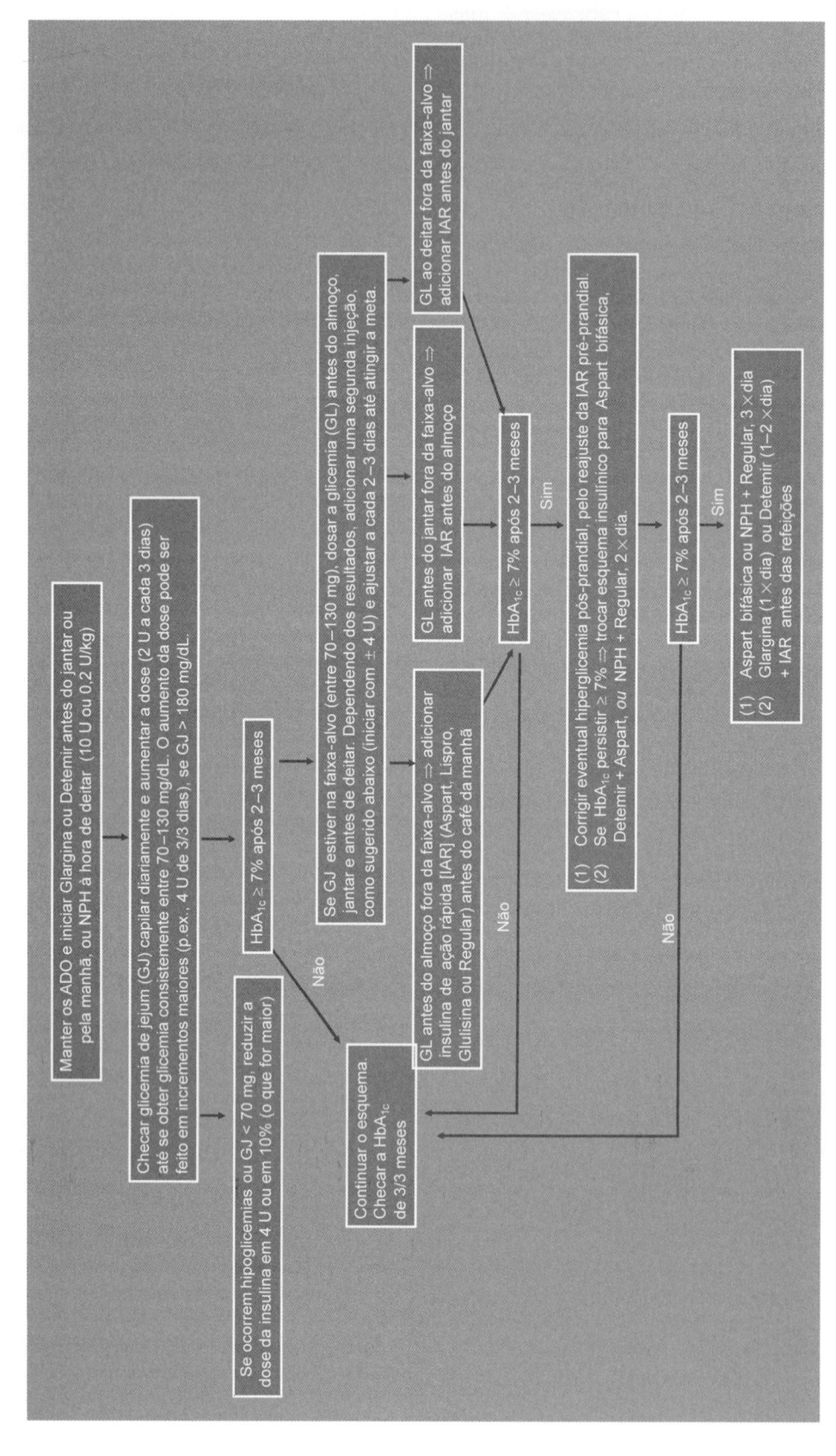

Fig. 49.10 Algoritmo para insulinização no diabetes tipo 2 (ADO = antidiabéticos orais; GL = glicemia de jejum; IAR = insulinas de ação rápida). (Adaptado da Ref. 19.)

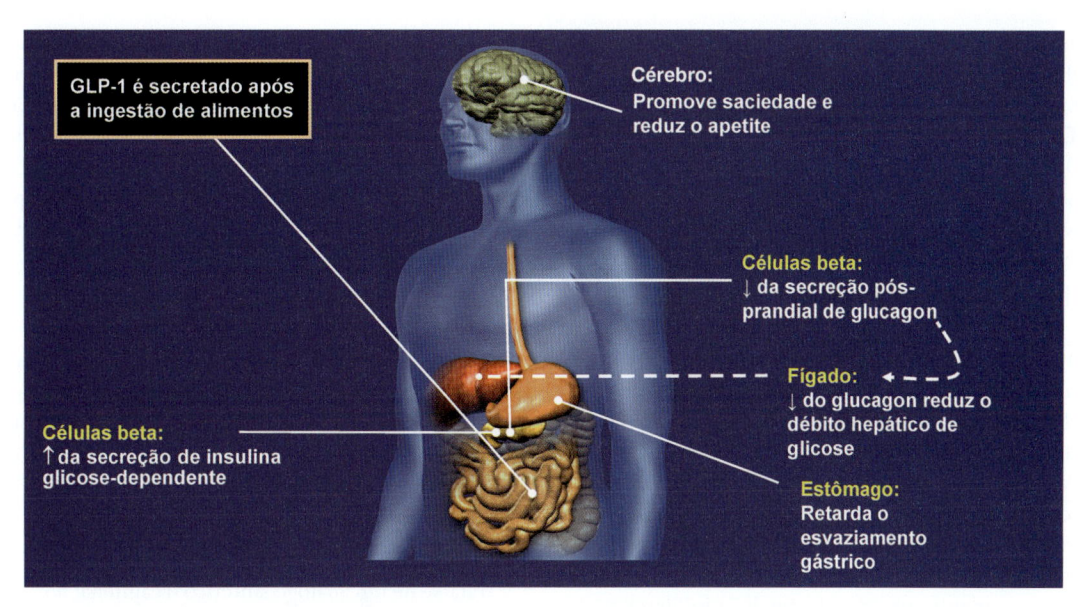

Fig. 49.11 Efeitos do GLP-1 em humanos (↑ = aumento; ↓ = diminuição). (Adaptado das Refs. 99 e 100.)

previamente tratados com metformina e uma sulfoniluréia, resultou em redução de 1,1% na HbA_{1c}, com 50% dos pacientes atingindo valores de $HbA_{1c} \leq 7\%$. Foi também observada uma diminuição progressiva do peso corporal, com perda média de 2,1 kg após 30 semanas e de 4,7 kg após 2 anos ($p < 0,001$ em relação ao valor basal). Finalmente, evidenciou-se melhora em outros parâmetros, tais como perfil lipídico, HOMA-β, pressão arterial e níveis de aspartato aminotransferase.[139] Resultados similares haviam sido reportados em estudos anteriores.[100,136,137]

A administração de exenatide a pacientes inadequadamente controlados com glitazonas mostrou-se superior ao placebo na redução da glicemia e do peso.[140] Um único estudo[141] mostrou que a adição de exenatide a pacientes tratados com insulina resultou em redução significativa da A1c e diminuição da quantidade ou do número de aplicações diárias de insulina.

Um estudo randomizado[142] comparou a formulação de liberação prolongada do exenatide (FLPE), na dose de 2 mg por semana, com 10 µg/dia de exenatide, em 295 pacientes com DM tipo 2 virgens de tratamento ou em uso de 1 ou mais antidiabéticos orais. Após 30 semanas de tratamento, no grupo da FLPE, foram significativamente maiores a redução da HbA_{1c} ($-1,9\%$ vs. $-1,5\%$; $p = 0,0023$) e o percentual de pacientes que alcançaram $HbA_{1c} < 7\%$ (77% vs. 61%; $p = 0,039$).

No Quadro 49.8 estão comparadas as propriedades do exenatide e as dos inibidores da DPP-4.

EXENATIDE VS. INSULINA. Exenatide ou insulina Aspart bifásica (BIAsp) foram administrados a pacientes sem controle adequado com metformina e sulfoniluréia.[143] Ambos os tratamentos proporcionaram um controle glicêmico similar, mas as reduções das excursões glicêmicas pós-prandiais foram maiores com o exenatide. Perda de peso foi observada no grupo exenatide, enquanto ganho ponderal aconteceu nos pacientes que usaram BIAsp (diferença de $-5,4$ kg entre os dois grupos).[143] Em um estudo semelhante mais recente,[144] o controle glicêmico foi significativamente superior com BIAsp em comparação ao obtido com exenatide.

A comparação do exenatide com Glargina (GLA) em diabéticos tipos 2 inadequadamente controlados com ADOs mostrou reduções

QUADRO 49.8
Comparação entre o Exenatide e os Inibidores da DPP-4

Propriedades/efeitos	Exenatide	Inibidores da DPP-4
Secreção de insulina glicose-dependente	Sim	Sim
Restauração das respostas bifásicas da insulina	Sim	Não testado
Supressão da secreção de glucagon	Sim	Sim
Lentificação do esvaziamento gástrico	Sim	Mínima
Efeito sobre o peso corporal	Diminuição	Neutro
Efeito sobre a saciedade	Aumento	Neutro
Diferenciação de precursores de ilhotas em células beta (dados de estudos em animais)	Sim	Desconhecido
Redução média da HbA_{1c}	~1%	0,8%
Indução de hipoglicemia	Não	Não
Efeito colateral predominante	Náusea	Nenhum
Administração	Subcutânea, 2 × ao dia	Oral, 1 a 2 × ao dia

similares da HbA$_{1c}$ nos dois grupos, melhor controle do peso e das excursões da glicemia pós-prandial com exenatide, enquanto os valores da glicemia de jejum foram menores com GLA.[145,146]

EXENATIDE NA SOP. Recentemente foi relatado que em mulheres com SOP, a combinação de metformina (1.000 mg/dia) e exenatide (10 μg/dia) foi mais eficaz que a monoterapia com esses fármacos na melhora da ciclicidade menstrual, freqüência de ovulação, índice de androgênio livre, sensibilidade insulínica, bem como na redução do peso e da gordura abdominal.[147]

Efeitos Colaterais

Náusea (leve a moderada) é o principal efeito colateral dos análogos do GLP-1 (freqüência de 30% até 50%), mas somente em até 5% dos pacientes é causa de interrupção do tratamento. Diarréia e vômitos também podem acontecer. Essas reações adversas tendem a desaparecer com o tempo, porém podem persistir por algumas semanas, sobretudo náuseas.[19,99,100] Hipoglicemia é excepcional, exceto nos pacientes em uso concomitante de uma sulfoniluréia ou insulina.[99,141] Até o momento, pancreatite aguda já foi descrita em aproximadamente 30 pacientes em uso de exenatide, mas a relação causa–efeito ainda requer confirmação.[148]

LIRAGLUTIDE

Trata-se de um novo análogo acilado do GLP-1 com meia-vida de 10–14 horas, o que permite sua aplicação, por via SC, 1 vez ao dia.[149]

Eficácia

O Programa LEAD (*Liraglutide Effect and Action Diabetes*)[150] mostrou que a adição de liraglutide (1,2 ou 1,8 mg/dia) à glimepirida (2-4 mg/dia) por 26 semanas foi mais eficaz que a adição de rosiglitazona (4 mg/dia) ou placebo em termos de melhora do controle glicêmico e redução do peso corporal. Mais recentemente, foram relatadas a eficácia e boa tolerabilidade da combinação de liraglutide (LGT) com metformina e rosiglitazona.[151]

Liraglutide (1,2 mg/dia [n = 251] e 1,8 mg/dia [n = 247]) foi também comparado à glimepirida (8 mg/dia [n = 248]) como tratamento inicial do DM tipo 2.[152] Após 52 semanas, a redução na HbA$_{1c}$ foi de 0,51% com glimepirida, comparada a 0,84% com 1,2 mg de LGT ($p = 0,0014$) e 1,14% com 1,8 mg de LGT ($p < 0,0001$).[152] No grupo do LGT houve também maiores reduções do peso e pressão arterial, sem hipoglicemias.[152]

Tolerabilidade

A exemplo do exenatide, LGT tem sintomas GI (p.ex., náuseas e diarréia) como principais efeitos colaterais, que levam à interrupção do tratamento em cerca de 3% dos pacientes tratados.[100,149]

NOVAS DROGAS PARA O TRATAMENTO DO DIABETES TIPO 2

Insulina Inalável

A insulina inalável (INS-IN) foi elaborada como alternativa à insulina subcutânea. A primeira INS-IN foi comercializada pela Pfizer em janeiro de 2006 (Exubera®) na Europa e nos EUA. Aplicada pré-prandialmente, apresentava propriedades farmacocinéticas similares às dos análogos de insulina com ação ultra-rápida.[153–155] A despeito do elevado grau de satisfação dos pacientes, a medicação foi retirada do mercado em outubro de 2007, uma vez que, devido ao seu custo elevado, em alguns países não havia reembolso pela compra ou tal reembolso se restringia apenas a pacientes selecionados. Novas INS-IN vêm sendo testadas, porém seu futuro ainda é bastante incerto e duvidoso. O maior desafio será melhorar a biodisponibilidade da INS-IN através da otimização do inalador, da formulação insulínica ou da técnica de inalação.

Insulina em *Spray* Oral (Oral-Lyn®)

Um interesse crescente pela Oral-Lyn® parece inevitável após a retirada da Exubera® do mercado. Um estudo recente mostrou que a Oral-Lyn® e a insulina Regular (aplicada por via SC) tiveram efeitos glicodinâmicos similares em um pequeno grupo de diabéticos tipo 1 em uso de insulina Glargina.[156]

Pranlintida

Trata-se de um análogo sintético da amilina, hormônio co-secretado com a insulina pelas células beta em resposta à alimentação. Estudos preliminares demonstram que sua administração pré-prandial, por via subcutânea, a diabéticos tipo 1 ou tipo 2 em uso de insulina, permite melhora do controle glicêmico, além de redução do LDL-c e do peso corporal. Entre as ações principais da amilina ou pranlintida incluem-se: redução da ingestão alimentar (possivelmente por um mecanismo central), retardo do esvaziamento gástrico e supressão da secreção pós-prandial de glucagon (o que pode diminuir a produção pós-prandial de glicose pelo fígado).[157–159]

Pranlintida (Symlin®) está indicada como tratamento adjunto de pacientes que utilizam insulina às refeições mas não conseguiram alcançar o desejado controle glicêmico, com ou sem o uso concomitante de sulfoniluréia e/ou metformina. Em estudos clínicos, a administração de pranlintida propiciou redução de 0,5–0,7% na HbA$_{1c}$.[19,158]

Náusea é o principal efeito colateral, ocorrendo em aproximadamente 30% dos pacientes. A perda de peso associada à pranlintida é de 1–1,5 kg em cerca de 6 meses. A exemplo do exenatide, pode ser influenciada pelos efeitos colaterais GI.[19,158]

A dose inicial é de 60 μg antes da principal refeição. Deve ser aumentada para 120 μg, se bem tolerada. Concomitantemente, a dose das insulinas de ação rápida ou ultra-rápida deve ser reduzida em 50%, para minimizar o risco de hipoglicemias.[158,159]

Inibidores da Proteína C Quinase (PKC)

A PKC-beta e outras isoenzimas PKC têm sido implicadas na perda de função da barreira endotelial vista na microangiopatia diabética. Por isso, inibidores da PKC (p.ex., *ruboxistaurina*) vêm sendo testados no manuseio e na prevenção das complicações microvasculares do diabetes, estando os estudos em fases II e III.[160,161]

Novas Perspectivas

Alvos biológicos promissores que estão sendo investigados incluem aqueles que levam à sensibilização da insulina (p.ex., inibidores da 11 beta-HSD-1 e antagonistas do receptor dos glicocorticóides), reduzem o débito hepático de glicose (p.ex., antagonistas do receptor do glucagon, inibidores da glicogênio-fosforilase e da frutose-1,6-bifosfatase) ou aumentam a eliminação urinária do excesso de glicose (p.ex., inibidores do transportador 2 de sódio e glicose

[SGLT2]).[162,163] Um papel bem particular é desempenhado pelos ativadores da glicoquinase que podem tanto aumentar a secreção de insulina como melhorar o metabolismo hepático da glicose.[162]

A inibição da reabsorção renal de glicose através do uso de inibidores do SGLT2 vem sendo testada no manuseio do DM tipo 2. Em estudos de curta duração, evidenciou-se melhora da glicemia e da HbA_{1c}. Nesse grupo incluem-se alguns compostos como sergliflozina, dapagliflozina e remogliflozina.[163,164]

MEDIDAS ADICIONAIS NO TRATAMENTO DO DIABETES TIPO 2

Conforme demonstrado no UKPDS, um bom controle glicêmico não é suficiente para produzir reduções significativas nas complicações macrovasculares, principais responsáveis pela elevada mortalidade dos diabéticos tipo 2. É fundamental, portanto, que outros fatores que contribuam para aterosclerose sejam agressivamente combatidos ou tratados: hipertensão, tabagismo, dislipidemia, sedentarismo e obesidade (Quadro 49.9).

Tratamento da Hipertensão

Como mencionado, no UKPDS foi demonstrado que o controle mais rígido dos níveis tensionais resultou em redução das complicações micro- e macrovasculares, com significância estatística, exceto para o infarto agudo do miocárdio (IAM). Permitiu, também, uma diminuição significativa na ocorrência de insuficiência cardíaca e de mortes relacionadas ao diabetes.[9] No entanto, o seguimento a longo prazo dos pacientes mostrou que esses benefícios não se mantiveram quando houve um relaxamento no controle da pressão arterial.[165] Inibidores da ECA e bloqueadores dos receptores da angiotensina I são considerados as drogas de escolha. No entanto, a maioria dos pacientes vai requerer duas ou mais drogas para um adequado controle da PA. As cifras tensionais desejáveis para diabéticos são valores < 130/80 mmHg.[166]

Tratamento da Dislipidemia

No DM tipo 2 é comum a dislipidemia com um padrão altamente aterogênico, caracterizada por hipertrigliceridemia, redução do colesterol (col.) HDL e presença de partículas de LDL pequenas e densas (*dislipidemia diabética*). Esses achados certamente contribuem para o risco aumentado de doença coronariana (DAC) em diabéticos tipo 2. Nessa população, a aterosclerose é mais precoce, mais grave e mais extensa. Em vários estudos (4S, CARE, HPS etc.), os benefícios da redução da hipercolesterolemia, no que se refere à mortalidade e a eventos cardiovasculares, foram maiores na população diabética.[167,168] No estudo CARDS (*Collaborative Atorvastatin Retrospective Diabetes Study*),[169] evidenciou-se que a administração de atorvastatina (10 mg/dia) a diabéticos tipo 2 com níveis de colesterol normais ou discretamente aumentados e pelo menos um fator de risco para DAC (p.ex., HAS, tabagismo etc.) resultou em significativa menor ocorrência de DAC (−31%) e AVC (−48%). Existem, também, evidências de que hipertrigliceridemia em diabéticos teria maior valor preditivo para DAC do que em não-diabéticos.[169] Além disso, foi demonstrado que o risco de diabéticos tipo 2 terem um IAM é similar ao de indivíduos não-diabéticos com IAM prévio reinfartarem.[170] Da mesma forma, a mortalidade precoce e tardia relacionada ao IAM é muito maior em diabéticos. Esses achados vêm reforçar a importância de uma abordagem mais agressiva no manuseio da dislipidemia em diabéticos. Nesse sentido, têm-se proposto como ideais níveis de col. total < 200 mg/dL, col. LDL (LDL-c) < 100 mg/dL, col. HDL (HDL-c) > 45 mg/dL (em homens) e > 55 mg/dL (em mulheres), colesterol não-HDL (não-HDL-c) < 130 mg/dL e triglicerídeos < 150 mg/dL.[171] Recentemente, uma proposição de consenso da ADA e da American College of Cardiology Foundation recomendou novas metas para pacientes diabéticos com doença cardiovascular (DCV) estabelecida ou que apresentem um ou mais fatores de risco adicionais para DCV: LDL-c < 70 mg/dL, não-HDL-c < 100 mg/dL e apolipoproteína B (apoB) < 80 mg/dL.[172]

Todo paciente diabético com dislipidemia deve ter seu controle glicêmico melhorado ao máximo. Além disso, deve-se promover uma modificação comportamental com perda de peso, aumento da atividade física e moderação no consumo de bebidas alcoólicas.[171]

No manuseio da dislipidemia diabética, as estatinas representam a opção farmacológica de escolha e devem ser iniciadas se as metas não forem alcançadas, a despeito das intervenções comportamentais. Entretanto, elas podem ser introduzidas juntamente com as intervenções comportamentais em pacientes com DAC ou níveis de LDL-c muito elevados (p.ex., > 200 mg/dL). Caso o HDL-c permaneça baixo, pode-se associar o ácido nicotínico de liberação prolongada (Niaspan®; Acinic®), atentando ao fato de que esse fármaco pode, ocasionalmente, induzir alguma piora do controle glicêmico (sobretudo com doses > 1,5 g/dia). Uma outra opção é a adição do fenofibrato ou do ezetimibe. O uso de fibratos deve sempre ser considerado para os casos de hipertrigliceridemia grave (p.ex., > 1.000 mg/dL), devido ao risco de pancreatite aguda.[167,168,171]

Tratamento da Obesidade

A obesidade, além de ser um fator de risco independente para DAC, contribui para agravar a resistência insulínica e a hiperglicemia. O ideal seria um índice de massa corpórea (IMC) de até 27 kg/m² para homens ou de até 26 kg/m² para mulheres. Entretanto, uma perda ponderal de 5% a 10% pode trazer benefícios importantes para o controle glicêmico, lípides e níveis pressóricos. Drogas que induzem perda de peso, como a *sibutramina* (Biomag®, Plenty®) e o *orlistat* (Xenical®), possibilitam redução superior da glicemia e lípides, em comparação ao placebo.[4,11,13] Também foi mostrada a eficácia do rimonabanto, antagonista do receptor endocanabinóide-1, na melhora da glicemia e de outros fatores de risco cardiovascular.[173] No

QUADRO 49.9

Metas para Controle dos Lípides, Pressão Arterial e IMC em Pacientes com Diabetes Tipo 2

Parâmetro	Meta
Triglicerídeos (mg/dL)	< 150
Colesterol total (mg/dL)	< 200
Colesterol LDL (mg/dL)	< 100
Colesterol HDL (mg/dL)	
em homens	> 45
em mulheres	> 55
IMC (kg/m²)	
em homens	20–25
em mulheres	19–24
Pressão arterial (mmHg)	< 130/80

IMC = índice de massa corpórea.

entanto, essa droga foi retirada do mercado por se associar a risco aumentado para depressão. Finalmente, em diversos estudos ficaram constatados os benefícios da *cirurgia bariátrica* em obesos mórbidos com diabetes, incluindo reversão da intolerância à glicose ou da hiperglicemia em até 90% dos pacientes (ver Cap. 64, *Tratamento Cirúrgico da Obesidade: Uma Visão Geral*).[174]

Uso do Ácido Acetil-salicílico (AAS)

Segundo a ADA, a administração do AAS (Aspirina Prevent®, Somalgin® etc.) em baixas doses (75–162 mg/dia) pode, também, ser útil para a prevenção primária e secundária de eventos cardiovasculares em diabéticos com idades > 40 anos ou naqueles mais jovens com risco cardiovascular aumentado (Quadro 49.10).[175] Em geral, os efeitos do AAS não foram avaliados em indivíduos com menos de 30 anos.

O principal risco da terapia com AAS é lesão da mucosa gástrica, com hemorragia gastrintestinal (GI). O risco relativo de sangramento GI importante é de 1,6, mesmo com doses baixas. O revestimento entérico não parece reduzir esse risco.[175,176] Existe também risco aumentado para sangramentos menores (p.ex., epistaxe, equimoses). Uma metanálise bem conduzida de estudos de prevenção primária e secundária encontrou um risco relativo moderadamente elevado de AVC hemorrágico em usuários do AAS. O risco absoluto foi de aproximadamente 1 evento por 1.000 usuários em 3–5 anos.[175]

Contra-indicações à terapia com AAS incluem alergia à droga, tendência a sangramento, terapia anticoagulante, sangramento GI recente e doença hepática clinicamente ativa. O uso do AAS não está recomendado para pacientes com idade abaixo de 21 anos, devido ao risco aumentado para a síndrome de Reye.[175] Clopidogrel (Iscover®, Plavix®), na dose de 75 mg/dia, pode ser utilizado em caso de alergia ao AAS.[177]

CONSIDERAÇÕES FINAIS

Considerando sua morbimortalidade potencialmente muito elevada, o diabetes tipo 2 (DM2) deve ser tratado agressivamente, não somente no que se refere ao controle glicêmico (p.ex., meta da HbA_{1c} < 7%), mas também aos outros fatores de risco cardiovasculares como obesidade (meta do IMC < 27 kg/m^2), hipertensão (p.ex., meta da PA < 130/80 mmHg) e dislipidemia (p.ex., meta do LDL-c < 100 mg/dL). O uso de AAS (81 a 100 mg/dia), se não contra-indicado, deve também ser considerado.

O bom controle do diabetes pode reduzir as complicações crônicas micro- e macrovasculares, mas esses benefícios são maiores quando ele é instituído precocemente. Por exemplo, diferentemente do UKPDS,[8] nos estudos ADVANCE,[46] ACCORD (*Action to Control Cardiovascular Risk in Diabetes*)[178] e VADT (*Veterans Affairs Diabetes Trial*),[179] não se evidenciaram benefícios macrovasculares, porém os pacientes desses estudos tinham em média 8 a 11 anos de doença. No ACCORD,[178] no grupo intensivamente tratado, em que a meta para a HbA_{1c} eram níveis < 6%, evidenciou-se uma excessiva mortalidade. Contudo, a idade média da população estudada era de 62 anos, e os pacientes tinham DAC estabelecida ou risco cardiovascular elevado. Além disso, a prevalência de hipoglicemias graves no grupo intensivamente tratado foi de 16%, contra menos de 3% no ADVANCE.[46,178] Portanto, em pacientes com tais características, um controle muito rígido da HbA_{1c} não seria prudente. No VADT tampouco houve redução nas complicações microvasculares.[178]

Na Fig. 49.12 consta o fluxograma proposto para o tratamento do DM2, baseado na larga experiência dos autores com essa enfermidade e respaldado pelas recentes recomendações da ADA e da EASD. O tratamento inicial deve constar de modificações no estilo de vida (MEV) e metformina (MET). Uma segunda droga (de preferência, uma sulfoniluréia [SULF]) deve ser iniciada se a HbA_{1c} ou A1C, após 2 a 3 meses, persistir ≥ 7%. A terapia oral combinada (p.ex., MET + SULF) pode ser iniciada, juntamente com as MEV, em pacientes com glicemia de jejum (GJ) > 200 mg/dL e HbA_{1c} > 8,5%. Finalmente, insulina basal, juntamente com MET e MEV, deve ser considerada como terapia inicial em pacientes muito sintomáticos com > 250 mg/dL e/ou HbA_{1c} > 10%. Se a monoterapia com MET não for bem-sucedida (o que vai acontecer, a médio ou longo prazo, na maioria dos pacientes), adiciona-se uma segunda droga. Nessa situação, temos dado preferência às sulfoniluréias, reservando a insulinoterapia para os pacientes muito sintomáticos e com marcante hiperglicemia (ou, eventualmente, para aqueles que desejarem começar a insulinoterapia). Alternativas possíveis são as glitazonas (de preferência a pioglitazona [PGZ], devido a seu aparente maior benefício cardiovacular, em comparação à rosiglitazona), os inibidores da DPP-4 [iDPP-4] (cuja segurança a longo prazo ainda é desconhecida) e os análogos do GLP-1. A vantagem maior da combinação da MET como PGZ é a não-ocorrência de hipoglicemias. No entanto, o uso de PGZ implica risco aumentado de edema, insuficiência cardíaca e fraturas (sobretudo em mulheres). O exenatide ou liraglutide pode ser considerado quando a perda de peso for uma prioridade maior e a A1C estiver < 8,0%. Habitualmente, temos reservado PGZ, iDPP-4 e os análogos do GLP-1 como droga adicional para os pacientes em que a terapia MET + SULF não tenha sido bem-sucedida. Diante da falha de uma terapia oral combinada, pode-se adicionar uma terceira droga oral, um análogo do GLP-1 (exenatide ou liraglutide) ou insulina. As duas primeiras opções são mais eficazes quando a A1C é < 9–9,5%. Quando os esquemas anteriores não propiciarem as metas desejadas, indica-se a insulinoterapia intensificada. Nessa última, vários protocolos podem ser adotados: insulina Aspart bifásica, 2 a 3 vezes ao dia, com ou sem manutenção da metformina; Detemir (1 a 2 vezes ao dia) ou Glargina (1 vez ao dia), associadas a drogas orais ou a insulinas pré-prandiais (de preferência, os análogos de insulina); NPH + Regular, 2 a 3 vezes ao dia etc.

QUADRO 49.10

Indicações para Terapia com AAS na Prevenção Primária e Secundária em Diabéticos

Prevenção primária
- Idade > 40 anos
- Tabagismo
- Hipertensão
- Micro- ou macroalbuminúria
- Dislipidemia
- História familiar de doença coronariana

Prevenção secundária
- História de IAM, procedimento de *bypass* vascular, AVC isquêmico ou ataque isquêmico transitório, doença vascular periférica, claudicação intermitente e/ou angina

---

IAM = infarto agudo do miocárdio; AVC = acidente vascular cerebral.
Adaptado da Ref. 175.

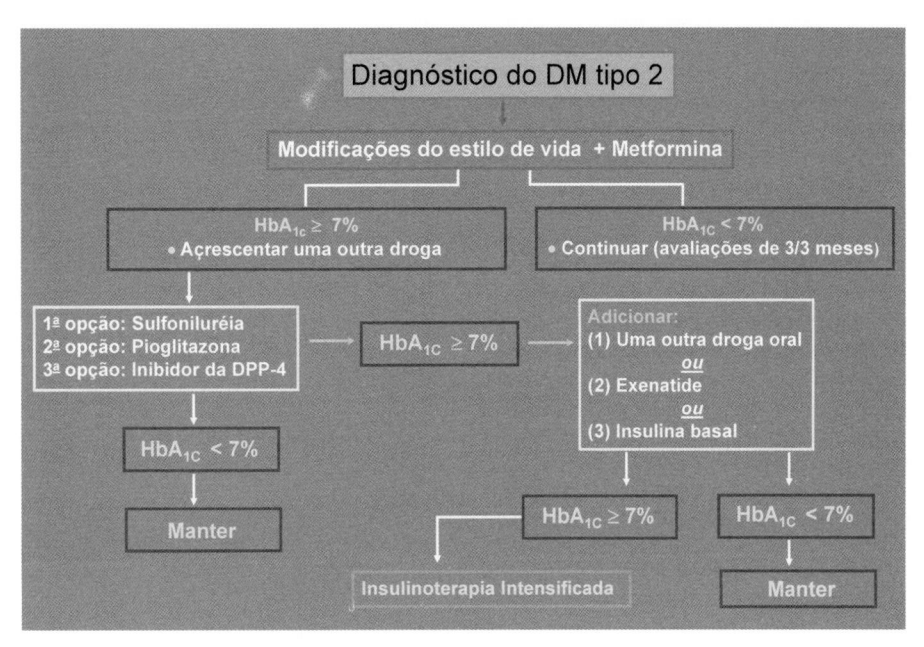

Fig. 49.12 Algoritmo proposto pelos autores para o tratamento do diabetes tipo 2. Nos pacientes recém-diagnosticados com glicemia de jejum > 200 mg/dL e HbA_{1c} > 8,5%, costumamos iniciar o tratamento com terapia oral combinada (p.ex., metformina e uma sulfoniluréia). Insulina pode ser usada como terapia inicial, juntamente com metformina, nos pacientes muito sintomáticos e com HbA_{1c} > 10%. Caso o paciente apresente hipoglicemias freqüentes quando em uso de sulfoniluréia, pode-se substituí-la por pioglitazona, um inibidor da DPP-4 ou por exenatide (ou liraglutide).

BIBLIOGRAFIA

1. De Flines J, Radermecker RP, Jandrain BJ, Scheen AJ. Optimisation of pharmacological therapy in a patient with a newly diagnosed type 2 diabetes. *Rev Med Liege*, 2009; 64:109-14.
2. Bonow RO, Gheorghiade M. The diabetes epidemic: a national and global crisis. *Am J Med*, 2004; 116(suppl. 5A):2S-10S.
3. King H, Aubert RE, Herman WH. Global burden of diabetes, 1995-2025: prevalence, numerical estimates, and projections. *Diabetes Care*, 1998; 21:1414-31.
4. Cornier MA, Dabelea D, Hernandez RC, et al. The metabolic syndrome. *Endocr Rev*, 2008; 29:777-822.
5. Winer N, Sowers JR. Epidemiology of diabetes. *J Clin Pharmacol*, 2004; 44:397-405.
6. United Kingdom Prospective Diabetes Study (UKPDS): Intensive blood-glucose control with sulphonilureas or insulin compared with conventional treatment and risk of complications in patients with type 2 diabetes (UKPDS 33). *Lancet*, 1998; 352:837-53.
7. United Kingdom Prospective Diabetes Study (UKPDS): Intensive blood-glucose control with metformin on complications in overweight patients with type 2 diabetes (UKPDS 34). *Lancet*, 1998; 352:854-65.
8. Holman RR, Paul SK, Bethel MA, Matthews DR, Neil HA. 10-year follow-up of intensive glucose control in type 2 diabetes. *N Engl J Med* 2008; 359:1577-89.
9. UK Prospective Diabetes Study Group. Tight blood pressure control and the risk of macrovascular and microvascular complications in type 2 diabetes: UKPDS 38. *BMJ*, 1998; 317:703-13.
10. Gaede P, Vedel P, Larsen N, et al. Multifactorial intervention and cardiovascular disease in patients with Type 2 Diabetes. *N Engl J Med*, 2003; 348:383-93.
10a. Glucose tolerance and mortality: comparison of WHO and American Diabetes Association diagnostic criteria. The DECODE Study Group. European Diabetes Epidemiology Group. Diabetes Epidemiology: Collaborative analysis of diagnostic criteria in Europe. *Lancet*, 1999; 354:617-21.
11. American Diabetes Association. Standards of medical care in Diabetes–2009 (Position Statement). *Diabetes Care*, 2009; 32(suppl. 1):S13-61.
12. AACE Diabetes Mellitus Guidelines. American Association of Clinical Endocrinologists medical guidelines for clinical practice for the management of diabetes mellitus. *Endocr Pract*, 2007; 13(suppl. 1):5-67.
13. IDF (Europe) European Diabetes Policy Group: a desktop guideline to type 2 diabetes mellitus. *Diabet Med*, 1999; 16:716-30.
14. Defronzo RA. Banting Lecture. From the triumvirate to the ominous octet: a new paradigm for the treatment of type 2 diabetes mellitus. *Diabetes*, 2009; 58:773-95.
15. Henry RR. Insulin resistance: from predisposing factor to therapeutic target in type 2 diabetes. *Clin Ther*, 2003; 25(suppl. B):B47-63.
16. Wajchenberg BL. Beta-cell failure in diabetes and preservation by clinical treatment. *Endocr Rev*, 2007; 28:187-218.
17. Smiley T. The role of declining beta cell function in the progression of type 2 diabetes: implication for outcomes and pharmacological management. *Can J Diabetes*, 2003; 27:277-86.
18. Turner RC, Cull CA, Frighi V, Holman RR. Glycemic control with diet, sulfonylurea, metformin or insulin in patients with type 2 diabetes mellitus – Progressive requirement for multiple therapies (UKPDS). *JAMA*, 1999; 281:2005-12.
19. Nathan DM, Buse JB, Davidson MB, et al.; American Diabetes Association; European Association for Study of Diabetes. Medical management of hyperglycemia in type 2 diabetes: a consensus algorithm for the initiation and adjustment of therapy: a consensus statement of the American Diabetes Association and the European Association for the Study of Diabetes. *Diabetes Care*, 2009; 32:193-203.
20. Krentz AJ. Management of type 2 diabetes in the obese patient: current concerns and emerging therapies. *Curr Med Res Opin*, 2008; 24:401-17.
21. Lebowitz HE. Oral therapies for diabetic hyperglycemia therapy. *Endocrinol Metab Clin North Am*, 2001; 30:909-33.
22. Mizuno CS, Chittiboyina AG, Kurtz TW, et al. Type 2 diabetes and oral antihyperglycemic drugs. *Curr Med Chem*, 2008; 15:61-74.
23. Hill NR, Matthews DR. Pioglitazone and metformin. *Drugs Today (Barc)*, 2007; 43:443-54.

24. Clifford JB, Turner RC. Metformin. *N Engl J Med,* 1996; *334:*574-85.
25. Cusi K, DeFronzo RA. Metformin: a review of its metabolics effects. *Diabetes Rev,* 1998; *6:*89-131.
26. Hundal RS, Inzucchi SE. Metformin: new understandings, new uses. *Drugs,* 2003; *63:*1879-94.
27. Mannucci E, Ognibene A, Cremasco F, et al. Effect of metformin on glucagon-like peptide 1 (GLP-1) and leptin levels in obese nondiabetic subjects. *Diabetes Care,* 2001; *24:*489-94.
28. Blonde L, Dailey GE, Jabbour SA, et al. Gastrointestinal tolerability of extended-release metformin tablets compared to immediate-release metformin tablets: results of a retrospective cohort study. *Curr Med Res Opin,* 2004; *20:*565-72.
29. Jones TA, Sautter M, Van Gaal LF, Jones NP. Addition of rosiglitazone to metformin is most effective in obese, insulin-resistant patients with type 2 diabetes. *Diabetes Obes Metab,* 2003; *5:*163-70.
30. Wulffele MG, Kooy A, de Zeeuw D, et al. The effect of metformin on blood pressure, plasma cholesterol and triglycerides in type 2 diabetes mellitus: a systematic review. *J Intern Med,* 2004; *256:*1-14.
31. Akbar D. Effect of metformin and sulfonylurea on C-reactive protein level in well-controlled type 2 diabetics with metabolic syndrome. *Endocrine,* 2003; *20:*215-8.
32. Caballero AE, Delgado A, Aguilar-Salinas CA. The differential effects of metformin on markers of endothelial activation and inflammation in subjects with impaired glucose tolerance: a placebo-controlled, randomized clinical trial. *J Clin Endocrinol Metab,* 2004; *89:*3943-8.
33. Howlett HCS, Bailey CJ. A risk benefit assessment of metformin in type 2 diabetes mellitus. *Drug Safety,* 1999; *20:*489-503.
34. Fujita H, Narita T, Yoshioka N, et al. A case of megaloblastic anemia due to vitamin B_{12} deficiency precipitated in a totally gastrectomized type II diabetic patient following the introduction of metformin therapy. *Endocr J,* 2003; *50:*483-4.
35. Koca R, Altinyazar HC, Yenidunya S, Tekin NS. Psoriasiform drug eruption associated with metformin hydrochloride: a case report. *Dermatol Online J,* 2003; *9:*11.
36. Nammour FE, Fayad NF, Peikin SR. Metformin-induced cholestatic hepatitis. *Endocr Pract,* 2003; *9:*307-9.
37. Diabetes Prevention Program Research Group. Reduction in the incidence of type 2 diabetes with lifestyle intervention or metformin. *N Eng J Med,* 2002; *346:*292-403.
38. Nathan DM, Davidson MB, DeFronzo RA, et al. Consensus statement: impaired fasting glucose and impaired glucose tolerance: implications for care. *Diabetes Care,* 2007; *30:*753-9.
39. Nestler JE. Metformin for the treatment of the polycystic ovary syndrome. *N Engl J Med,* 2008; *358:*47-54.
40. Andy C, Flake D, French L. Do insulin-sensitizing drugs increase ovulation rates for women with PCOS? *J Fam Pract,* 2005; *54:*156-60.
41. Mishra P, Younossi ZM. Current treatment strategies for non-alcoholic fatty liver disease (NAFLD). *Curr Drug Discov Technol,* 2007; *4:*133-40.
42. Rendell M. The role of sulphonylureas in the management of type 2 diabetes mellitus. *Drugs,* 2004; *64:*1339-58.
43. McGavin JK, Perry CM, Goa KL. Gliclazide modified release. *Drugs,* 2002; *62:*1357-64.
44. Schernthaner G. Gliclazide modified release: A critical review of pharmacodynamic, metabolic, and vasoprotective effects. *Metabolism,* 2003; *52*(8 suppl. 1):29-34.
45. Korytkowski MT. Sulfonylurea treatment of type 2 diabetes mellitus: focus on glimepiride. *Pharmacotherapy,* 2004; *24:*606-20.
46. ADVANCE Collaborative Group, Patel A, MacMahon S, Chalmers J, et al. Intensive blood glucose control and vascular outcomes in patients with type 2 diabetes. *N Engl J Med,* 2008; *358:*2560-72.
47. Schernthaner G, Grimaldi A, Di Mario U, et al. GUIDE study: double-blind comparison of once-daily gliclazide MR and glimepiride in type 2 diabetic patients. *Eur J Clin Invest,* 2004; *34:*535-42.
48. Weitgasser R, Lechleitner M, Luger A, Klingler A. Effects of glimepiride on HbA(1c) and body weight in Type 2 diabetes: results of a 1.5-year follow-up study. *Diabetes Res Clin Pract,* 2003; *61:*13-9.
49. Moore TR. Glyburide for the treatment of gestational diabetes. A critical appraisal. *Diabetes Care,* 2007; *30* Suppl 2:S209-13. Erratum in: *Diabetes Care,* 2007; *30:*3154.
50. Conway DL, Gonzales O, Skiver D. Use of glyburide for the treatment of gestational diabetes: the San Antonio experience. *J Matern Fetal Neonatal Med,* 2004; *15:*51-5.
51. Yki-Järvinen H. Thiazolidinediones. *N Engl J Med,* 2004; *351:*1106-8.
52. Bell DS. Type 2 diabetes mellitus: what is the optimal treatment regimen? *Am J Med,* 2004; *116*(suppl. 5A):23S-29S.
53. Kahn SE, Haffner SM, Heise MA, et al.; ADOPT Study Group. Glycemic durability of rosiglitazone, metformin, or glyburide monotherapy. *N Engl J Med,* 2006; *355:* 2427-43.
54. Einhorn D, Aroda VR, Henry RR. Glitazones and the management of insulin resistance: what they do and how might they be used. *Endocrinol Metab Clin North Am,* 2004; *33:*595-616.
55. Betteridge DJ. Effects of pioglitazone on lipid and lipoprotein metabolism. *Diabetes Obes Metab,* 2007; *9:*640-7.
56. DREAM (Diabetes REduction Assessment with ramipril and rosiglitazone Medication) Trial Investigators, Gerstein HC, Yusuf S, Bosch J, et al. Effect of rosiglitazone on the frequency of diabetes in patients with impaired glucose tolerance or impaired fasting glucose: a randomised controlled trial. *Lancet,* 2006; *368:*1096-105.
57. Neuschwander-Tetri BA, Brunt EM, Wehmeier KR, et al. Improved nonalcoholic steatohepatitis after 48 weeks of treatment with the PPAR-γ ligand rosiglitazone. *Hepatology,* 2003; *38:*1008-17.
58. Promrat K, Lutchman G, Uwaifo GI, et al. A pilot study of pioglitazone treatment for nonalcoholic steatohepatitis. *Hepatology,* 2004; *39:*188-96.
59. Glueck CJ, Moreira A, Goldenberg N, et al. Pioglitazone and metformin in obese women with polycystic ovary syndrome not optimally responsive to metformin. *Hum Reprod,* 2003; *18:*1618-25.
60. Ghazeeri G, Kutteh WH, Bryer-Ash M, et al. Effect of rosiglitazone on spontaneous and clomiphene citrate-induced ovulation in women with polycystic ovary syndrome. *Fertil Steril,* 2003; *79:*562-6.
61. Rizos CV, Elisaf MS, Mikhailidis DP, Liberopoulos EN. How safe is the use of thiazolidinediones in clinical practice? *Expert Opin Drug Saf,* 2009; *8:*15-32
62. Dormandy JA, Charbonnel B, Eckland DJ, et al. Secondary prevention of macrovascular events in patients with type 2 diabetes in the PROactive Study (PROspective pioglitAzone Clinical Trial In macroVascular Events): a randomized controlled trial. *Lancet,* 2005; *366:*1279-89.65.
63. Miyazaki Y, Mahankali A, Matsuda M, et al. Effect of pioglitazone on abdominal fat distribution and insulin sensitivity in type 2 diabetic patients. *J Clin Endocrinol Metab,* 2002; *87:*2784-91.
64. Kahn SE, Zinman B, Lachin JM, et al.; Diabetes Outcome Progression Trial (ADOPT) Study Group. Rosiglitazone-associated fractures in type 2 diabetes: an Analysis from A Diabetes Outcome Progression Trial (ADOPT). *Diabetes Care,* 2008; *31:*845-51.
65. Scheen AJ. Combined thiazolidinedione-insulin therapy: should we be concerned about safety? *Drug Saf,* 2004; *27:*841-56.
66. Delea TE, Edelsberg JS, Hagiwara M, et al. Use of thiazolidinediones and risk of heart failure in people with type 2 diabetes: A retrospective cohort study. *Diabetes Care,* 2003; *26:*2983-9.
67. Kermani A, Garg A. Thiazolidinedione-associated congestive heart failure and pulmonary edema. Use of thiazolidinediones and risk of heart failure in people with type 2 diabetes: A retrospective cohort study. Diabetes mellitus: current clinical evidence. *Mayo Clin Proc,* 2003; *78:*1088-91.
68. Home PD, Pocock SJ, Beck-Nielsen H, et al. Rosiglitazone evaluated for cardiovascular outcomes in oral agent combination therapy for type 2 diabetes (RECORD): a multicentre, randomised, open-label trial. *Lancet,* 2009 june 9. [Epub ahead of print.].

69. Nissen SE, Wolski K. Effect of rosiglitazone on the risk of myocardial infarction and death from cardiovascular causes. N Engl J Med, 2007; 356:2457-71.
70. Singh S, Loke YK, Furberg CD. Long-term risk of cardiovascular events with rosiglitazone: a meta-analysis. JAMA, 2007; 298:1189-95.
71. Lincoff AM, Wolski K, Nicholls SJ, Nissen SE. Pioglitazone and risk of cardiovascular events in patients with type 2 diabetes mellitus: a meta-analysis of randomized trials. JAMA, 2007; 298:1180-8.
72. Nissen SE, Nicholls SJ, Wolski K, et al.; PERISCOPE Investigators. Comparison of pioglitazone vs glimepiride on progression of coronary atherosclerosis in patients with type 2 diabetes: the PERISCOPE randomized controlled trial. JAMA, 2008; 299:1561-73.
73. Lee S, Tsirbas A, Goldberg RA, McCann JD. Thiazolidinedione induced thyroid associated orbitopathy. BMC Ophthalmol, 2007; 7:8.
74. Marcy TR, Britton ML, Blevins SM. Second-generation thiazolidinediones and hepatotoxicity. Ann Pharmacother, 2004; 38:1419-23.
75. Niemi M, Backman JT, Granfors M, et al. Gemfibrozil considerably increases the plasma concentrations of rosiglitazone. Diabetologia, 2003; 46:1319-23.
76. Plosker GL, Figgitt DP. Repaglinide: a pharmacoeconomic review of its use in type 2 diabetes mellitus. Pharmacoeconomics, 2004; 22:389-411.
77. Tentolouris N, Voulgari C, Katsilambros N. A review of nateglinide in the management of patients with type 2 diabetes. Vasc Health Risk Manag, 2007; 3:797-807.
78. Derosa G, D'Angelo A, Fogari E, et al. Nateglinide and glibenclamide metabolic effects in naïve type 2 diabetic patients treated with metformin. J Clin Pharm Ther, 2009; 34:13-23.
79. Fonseca V, Grunberger G, Gupta S, et al. Addition of nateglinide to rosiglitazone monotherapy suppresses mealtime hyperglycemia and improves overall glycemic control. Diabetes Care, 2003; 26:1685-90.
80. Duran C, Tuncel E, Ersoy C, et al. The investigation of the efficacy of insulin glargine on glycemic control when combined with either repaglinide or acarbose in obese type 2 diabetic patents. J Endocrinol Invest, 2009; 32:69-73.
81. Raskin P, Klaff L, McGill J, et al. Efficacy and safety of combination therapy: repaglinide plus metformin versus nateglinide plus metformin. Diabetes Care, 2003; 26:2063-8.
82. Rosenstock J, Hassman DR, Madder RD, et al. Repaglinide versus nateglinide monotherapy: a randomized, multicenter study. Diabetes Care, 2004; 27:1265-70.
83. Hasslacher C; Multinational Repaglinide Renal Study Group. Safety and efficacy of repaglinide in type 2 diabetic patients with and without impaired renal function. Diabetes Care, 2003; 26:886-91.
84. Niemi M, Neuvonen M, Juntti-Patinen L, et al. Effect of fluconazole on the pharmacokinetics and pharmacodynamics of nateglinide. Clin Pharmacol Ther, 2003; 74:25-31.
85. Niemi M, Backman JT, Neuvonen M, Neuvonen PJ. Effects of gemfibrozil, itraconazole, and their combination on the pharmacokinetics and pharmacodynamics of repaglinide: potentially hazardous interaction between gemfibrozil and repaglinide. Diabetologia, 2003; 46:347-51.
86. Josse RG, Chiasson JL, Ryan EA, et al. Acarbose in the treatment of elderly patients with type 2 diabetes. Diabetes Res Clin Pract, 2003; 59:37-42.
87. van de Laar FA, Lucassen PL, Akkermans RP, et al. Alpha-glucosidase inhibitors for patients with type 2 diabetes: results from a Cochrane systematic review and meta-analysis. Diabetes Care, 2005; 28:154-63.
88. Chiasson JL, Josse RG, Gomis R, et al. STOP-NIDDM Trial Research Group. Acarbose treatment and the risk of cardiovascular disease and hypertension in patients with impaired glucose tolerance: the STOP-NIDDM trial. JAMA, 2003; 290:486-94.
89. Gabbay MAL. Adjunctive therapies to glycaemic control of type 1 diabetes mellitus. Arq Bras Endocrinol Metabol, 2008; 52:279-87.
90. Peter S. Acarbose and idiopathic reactive hypoglycemia. Horm Res, 2003; 60:166-7.
91. Yamada M, Ohrui T, Asada M, et al. Acarbose attenuates hypoglycemia from dumping syndrome in an elderly man with gastrectomy. J Am Geriatr Soc, 2005; 53:358-9.
92. Rosenstock J, Fitchet M. Vildagliptin: clinical trials programme in monotherapy and combination therapy for type 2 diabetes. Int J Clin Pract Suppl, 2008; (159):15-23.
93. Karasik A, Aschner P, Katzeff H, et al. Sitagliptin, a DPP-4 inhibitor for the treatment of patients with type 2 diabetes: a review of recent clinical trials. Curr Med Res Opin, 2008; 24:489-96.
94. Pratley RE. Alogliptin: a new, highly selective dipeptidyl peptidase-4 inhibitor for the treatment of type 2 diabetes. Expert Opin Pharmacother, 2009; 10:503-12.
95. Gallwitz B. Saxagliptin, a dipeptidyl peptidase IV inhibitor for the treatment of type 2 diabetes. Drugs, 2008; 11:906-17.
96. Bohannon N. Overview of the gliptin class (dipeptidyl peptidase-4 inhibitors) in clinical practice. Postgrad Med, 2009; 121:40-5.
97. Deacon CF, Carr RD, Holst JJ. DPP-4 inhibitor therapy: new directions in the treatment of type 2 diabetes. Front Biosci, 2008; 13:1780-94.
98. Stonehouse A, Okerson T, Kendall D, Maggs D. Emerging incretin based therapies for type 2 diabetes: incretin mimetics and DPP-4 inhibitors. Curr Diabetes Rev, 2008; 4:101-9.
99. Drucker DJ, Nauck MA. The incretin system: glucagon-like peptide-1 receptor agonists and dipeptidyl peptidase-4 inhibitors in type 2 diabetes. Lancet, 2006; 368:1696-705.
100. Van Gaal LF, Gutkin SW, Nauck MA. Exploiting the antidiabetic properties of incretins to treat type 2 diabetes mellitus: glucagon-like peptide 1 receptor agonists or insulin for patients with inadequate glycemic control? Eur J Endocrinol, 2008; 158:773-84.
101. Campbell RK. Rationale for dipeptidyl peptidase 4 inhibitors: a new class of oral agents for the treatment of type 2 diabetes mellitus. Ann Pharmacother, 2007; 41:51-60.
102. Garber AJ, Schweizer A, Baron MA, et al. Vildagliptin in combination with pioglitazone improves glycaemic control in patients with type 2 diabetes failing thiazolidinedione monotherapy: a randomized, placebo-controlled study. Diabetes Obes Metab, 2007; 9:166-74.
103. Fonseca V, Schweizer A, Albrecht D, et al. Addition of vildagliptin to insulin improves glycaemic control in type 2 diabetes. Diabetologia, 2007; 9:166-74.
104. Garber AJ, Foley JE, Banerji MA, et al. Effects of vildagliptin on glucose control in patients with type 2 diabetes inadequately controlled with a sulphonylurea. Diabetes Obes Metab, 2008; 10:1047-56.
105. Matthews DR, Charbonnel BH, Hanefeld M, et al. Long-term therapy with addition of pioglitazone to metformin compared with the addition of gliclazide to metformin in patients with type 2 diabetes: a randomized, comparative study. Diabetes Metab Res Rev, 2005; 21:167-74.
106. Vilar L, Freitas MC, Gusmão A, et al. Comparison of metformin, gliclazide MR and rosiglitazone, in monotherapy and in combination therapy, for the management of type 2 diabetes. Endocr Pract (in press).
107. Garber AJ, Donovan DS Jr, Dandona P, et al. Efficacy of glyburide/metformin tablets compared with initial monotherapy in type 2 diabetes. J Clin Endocrinol Metab, 2003; 88:3598-604.
108. Scheen AJ. Medication of the month. Glucovance in type 2 diabetes, a fixed combination of metformin-glibenclamide for the treatment of a bipolar metabolic disease. Rev Med Liege, 2003; 58:448-52.
109. Rosenstock J, Sugimoto D, Strange P, et al. Triple therapy in type 2 diabetes: insulin glargine or rosiglitazone added to combination therapy of sulfonylurea plus metformin in insulin-naive patients. Diabetes Care, 2006; 29:554-9.
110. Vilar L, Freitas MC, Gusmão A, et al. How effective is the addition of vildagliptin to patients non responsive to combination therapy with metformin? Arq Brasil Endocrinol Metab, 2008; 52(Supl. 6):S826.
111. Nader NS, Kumar S. Type 2 diabetes mellitus in children and adolescents: where do we stand with drug treatment and behavioral management? Curr Diab Rep, 2008; 8:383-8.

112. Mudaliar S, Edelman SV. Insulin therapy in type 2 diabetes. *Endocrinol Metab Clin North Am,* 2001; *30*:935-82.
113. Rossetti P, Porcellati F, Fanelli CG, *et al.* Superiority of insulin analogues versus human insulin in the treatment of diabetes mellitus. *Arch Physiol Biochem,* 2008; *114*:3-10.
114. Roach P. New insulin analogues and routes of delivery: pharmacodynamic and clinical considerations. *Clin Pharmacokinet,* 2008; *47*:595-610.
115. Helms KL, Kelley KW. Insulin glulisine: an evaluation of its pharmacodynamic properties and clinical application. *Ann Pharmacother,* 2009; *43*:658-68.
116. Goykhman S, Drincic A, Desmangles JC, Rendell M. Insulin Glargine: a review 8 years after its introduction. *Expert Opin Pharmacother,* 2009; *10*:705-18.
117. Dunn CJ, Plosker GL, Keating GM, *et al.* Insulin glargine: an updated review of its use in the management of diabetes mellitus. *Drugs,* 2003; *63*:1743-78.
118. Davies M, Storms F, Shutler S, *et al.* Improvement of glycemic control in subjects with poorly controlled type 2 diabetes: comparison of two treatment algorithms using insulin glargine. *Diabetes Care,* 2005; *28*:1282-8.
119. Yki-Järvinen H, Kauppinen-Mäkelin R, Tiikkainen M, *et al.* Insulin glargine or NPH combined with metformin in type 2 diabetes: the LANMET study. *Diabetologia,* 2006; *49*:442-51.
120. Kurtzhals P. Pharmacology of insulin detemir. *Endocrinol Metab Clin North Am,* 2007; *36*(suppl. 1):14-20.
121. Raskin P. Efficacy and safety of insulin detemir. *Endocrinol Metab Clin North Am,* 2007; *36*(suppl. 1):21-32.
122. Morales J. Defining the role of insulin detemir in basal insulin therapy. *Drugs,* 2007; *67*:2557-84.
123. Rosenstock J, Davies M, Home PD, et al. A randomised, 52-week, treat-to-target trial comparing insulin detemir with insulin glargine when administered as add-on to glucose-lowering drugs in insulin-naive people with type 2 diabetes. *Diabetologia* 2008; *51*:408-16.
124. Riddle MC, Rosenstock J, Gerich J. The treat-to-target trial: Randomized addition of glargine or human NPH insulin to oral therapy of type 2 diabetic patients. *Diabetes Care,* 2003; *26*:3080-6.
125. King AB. Once-daily insulin detemir is comparable to once-daily insulin glargine in providing glycaemic control over 24 h in patients with type 2 diabetes: a double-blind, randomized, crossover study. *Diabetes Obes Metab,* 2009; *11*:69-71.
126. Hermansen K, Colombo M, Storgaard H, *et al.* Improved postprandial glycemic control with biphasic insulin aspart relative to biphasic insulin lispro and biphasic human insulin in patients with type 2 diabetes. *Diabetes Care,* 2002; *25*:883-8.
127. Niskanen L, Jensen LE, Rastam J, *et al.* Randomized, multinational, open-label, 2-period, crossover comparison of biphasic insulin aspart 30 and biphasic insulin lispro 25 and pen devices in adult patients with type 2 diabetes mellitus. *Clin Ther,* 2004; *26*:531-40.
128. McSorley PT, Bell PM, Jacobsen L, *et al.* Twice-daily biphasic insulin aspart 30 versus biphasic human insulin 30: a double-blind crossover study in adults with type 2 diabetes mellitus. *Clin Ther,* 2002; *24*:530-9.
129. Holman RR, Thorne KI, Farmer AJ, *et al.*; 4-T Study Group. Addition of biphasic, prandial, or basal insulin to oral therapy in type 2 diabetes. *N Engl J Med,* 2007; *357*:1716-30.
130. Kann PH, Wascher T, Zackova V, *et al.* Starting insulin therapy in type 2 diabetes: twice-daily biphasic insulin Aspart 30 plus metformin versus once-daily insulin glargine plus glimepiride. *Exp Clin Endocrinol Diabetes,* 2006; *114*:527-32.
131. Lankisch MR, Ferlinz KC, Leahy JL, Scherbaum WA; Orals Plus Apidra and LANTUS (OPAL) Study Group. Introducing a simplified approach to insulin therapy in type 2 diabetes: a comparison of two single-dose regimens of insulin glulisine plus insulin glargine and oral antidiabetic drugs. *Diabetes Obes Metab,* 2008; *10*:1178-85.
132. Clements MR, Tits J, Kinsley BT, *et al.* Improved glycaemic control of thrice-daily biphasic insulin aspart compared with twice-daily biphasic human insulin; a randomized, open-label trial in patients with type 1 or type 2 diabetes. *Diabetes Obes Metab,* 2008; *10*:229-37.
133. Ligthelm RJ, Mouritzen U, Lynggaard H, *et al.* Biphasic insulin aspart given thrice daily is as efficacious as a basal-bolus insulin regimen with four daily injections: a randomised open-label parallel group four months comparison in patients with type 2 diabetes. *Exp Clin Endocrinol Diabetes,* 2006; *114*:511-9.
134. Barnett AH. Triple oral anti-diabetic therapy in type 2 diabetes. *Diabet Med,* 2003; *20*(suppl. 1):14-6.
135. Bell DS, Ovalle F. Long-term efficacy of triple oral therapy for type 2 diabetes mellitus. *Endocr Pract,* 2002; *8*:271-5.
136. Holst JJ, Vilsbøll T, Deacon CF. The incretin system and its role in type 2 diabetes mellitus. *Mol Cell Endocrinol,* 2009; *297*:127-36.
137. Wajcberg E, Tavaria A. Exenatide: clinical aspects of the first incretin-mimetic for the treatment of type 2 diabetes mellitus. *Expert Opin Pharmacother,* 2009; *10*:135-42.
138. Malone J, Trautmann M, Wilhelm K, *et al.* Exenatide once weekly for the treatment of type 2 diabetes. *Expert Opin Investig Drugs,* 2009; *18*:359-67.
139. Buse JB, Klonoff DC, Nielsen LL, *et al.* Metabolic effects of two years of exenatide treatment on diabetes, obesity, and hepatic biomarkers in patients with type 2 diabetes: an interim analysis of data from the open-label, uncontrolled extension of three double-blind, placebo-controlled trials. *Clin Ther,* 2007; *29*:139-53.
140. Zinman B, Hoogwerf BJ, Durán García S, *et al.* The effect of adding exenatide to a thiazolidinedione in suboptimally controlled type 2 diabetes: a randomized trial. *Ann Intern Med,* 2007; *146*:477-85.
141. Sheffield CA, Kane MP, Busch RS, *et al.* Safety and efficacy of exenatide in combination with insulin in patients with type 2 diabetes mellitus. *Endocr Pract,* 2008; *14*:285-92.
142. Drucker DJ, Buse JB, Taylor K, *et al.*; DURATION-1 Study Group. Exenatide once weekly versus twice daily for the treatment of type 2 diabetes: a randomized, open-label, non-inferiority study. *Lancet,* 2008; *372*:1240-50.
143. Nauck MA, Duran S, Kim D, *et al.* A comparison of twice-daily exenatide and biphasic insulin aspart in patients with type 2 diabetes who were suboptimally controlled with sulfonylurea and metformin: a non-inferiority study. *Diabetologia,* 2007; *50*:259-67.
144. Bergenstal R, Lewin A, Bailey T, *et al.*; NovoLog Mix-vs.-Exenatide Study Group. Efficacy and safety of biphasic insulin aspart 70/30 versus exenatide in subjects with type 2 diabetes failing to achieve glycemic control with metformin and a sulfonylurea. *Curr Med Res Opin,* 2009; *25*:65-75.
145. Barnett AH, Burger J, Johns D, *et al.* Tolerability and efficacy of exenatide and titrated insulin glargine in adult patients with type 2 diabetes previously uncontrolled with metformin or a sulfonylurea: a multinational, randomized, open-label, two-period, crossover noninferiority trial. *Clin Ther,* 2007; *29*:2333-48.
146. Bunck MC, Diamant M, Corner A, *et al.* One-year treatment with exenatide improves beta-cell function, compared to insulin glargine, in metformin treated type 2 diabetes patients: a randomized, controlled trial. *Diabetes Care,* 2009 Feb. 5 [epub ahead of print].
147. Elkind-Hirsch K, Marrioneaux O, Bhushan M, *et al.* Comparison of single and combined treatment with exenatide and metformin on menstrual cyclicity in overweight women with polycystic ovary syndrome. *J Clin Endocrinol Metab,* 2008; *93*:2670-8.
148. Bain SC, Stephens JW. Exenatide and pancreatitis: an update. *Expert Opin Drug Saf,* 2008; *7*:643-4.
149. Vilsboll T. Liraglutide: a new treatment for type 2 diabetes. *Drugs Today (Barc)* 2009; *45*:101-13.
150. Marre M, Shaw J, Brändle M, *et al.*; LEAD-1 SU Study Group. Liraglutide, a once-daily human GLP-1 analogue, added to a sulphonylurea over 26 weeks produces greater improvements in glycaemic and wei-

150. ght control compared with adding rosiglitazone or placebo in subjects with Type 2 diabetes (LEAD-1 SU). *Diabet Med*, 2009; 26:268-78.
151. Zinman B, Gerich J, Buse JB, et al. Efficacy and safety of the human GLP-1 analog liraglutide in combination with metformin and TZD in patients with type 2 diabetes mellitus (LEAD-4 Met+TZD). *Diabetes Care*. 2009 Mar. 16 [epub ahead of print].
152. Garber A, Henry R, Ratner R, et al.; LEAD-3 (Mono) Study Group. Liraglutide versus glimepiride monotherapy for type 2 diabetes (LEAD-3 Mono): a randomised, 52-week, phase III, double-blind, parallel-treatment trial. *Lancet*, 2009; 373:473-81.
153. Barnett AH. Exubera inhaled insulin: a review. *Int J Clin Pract*, 2004; 58:394-401.
154. Strack TR. Inhaled human insulin. *Drugs Today (Barc)*, 2006; 42:207-21.
155. Arnolds S, Heise T. Inhaled insulin. *Best Pract Res Clin Endocrinol Metab*, 2007; 21:555-71.
156. Guevara-Aguirre J, Guevara-Aguirre M, Saavedra J, et al. Comparison of oral insulin spray and subcutaneous regular insulin at mealtime in type 1 diabetes. *Diabetes Technol Ther*, 2007; 9:372-6.
157. Roth JD, Maier H, Chen S, Roland BL. Implications of amylin receptor agonism: integrated neurohormonal mechanisms and therapeutic applications. *Arch Neurol*, 2009; 66:306-10.
158. Edelman S, Maier H, Wilhelm K. Pramlintide in the treatment of diabetes mellitus. *Biodrugs*, 2008; 22:375-86.
159. Krentz AJ, Patel MB, Bailey CJ. New drugs for type 2 diabetes mellitus: what is their place in therapy? *Drugs*, 2008; 68:2131-62.
160. Tuttle KR. Protein kinase C-beta inhibition for diabetic kidney disease. *Diabetes Res Clin Pract*, 2008; 82(suppl. 1):S70-4.
161. Clarke M, Dodson PM. PKC inhibition and diabetic microvascular complications. *Best Pract Res Clin Endocrinol Metab*, 2007; 21:573-86.
162. Combettes M, Kargar C. Newly approved and promising antidiabetic agents. *Therapie*, 2007; 62:293-310.
163. Abdul-Ghani MA, DeFronzo RA. Inhibition of renal glucose reabsorption: a novel strategy for achieving glucose control in type 2 diabetes mellitus. *Endocr Pract*, 2008; 14:782-90.
164. Han S, Hagan DL, Taylor JR, et al. Dapagliflozin, a selective SGLT2 inhibitor, improves glucose homeostasis in normal and diabetic rats. *Diabetes*, 2008; 57:1723-9.
165. Holman RR, Paul SK, Bethel MA, Neil HA, Matthews DR. Long-term follow-up after tight control of blood pressure in type 2 diabetes. *N Engl J Med*, 2008; 359:1565-76.
166. Arauz-Pacheco C, Parrott MA, Raskin P. The treatment of hypertension in adult patients with diabetes (Technical Review). *Diabetes Care*, 2002; 25:134-47.
167. Farmer JA. Diabetic dyslipidemia and atherosclerosis: evidence from clinical trials. *Curr Diab Rep*, 2008; 9:71-7.
168. Wiklund O, Håversen L, Pettersson C, Hultén LM. How can we prevent cardiovascular disease in diabetes. *J Intern Med*, 2007; 262:199-207.
169. Colhoun HM, Betteridge DJ, Durrington PN, et al. Primary prevention of cardiovascular disease with atorvastatin in type 2 diabetes in the Collaborative Atorvastatin Diabetes Study (CARDS): multicentre randomised placebo-controlled trial. *Lancet*, 2004; 364:685-96.
170. Haffner SM, Lehto S, Ronnemaa T, et al. Mortality from coronary heart disease in subjects with type 2 diabetes and in nondiabetic subjects with and without prior myocardial infarction. *N Engl J Med*, 1998; 339:229-34.
171. American Diabetes Association. Dyslipidemia management in adults with diabetes (Position Statements). *Diabetes Care*, 2004; 27:S68-S71.
172. Brunzell JD, Davidson M, Furberg CD et al. Lipoprotein management in patients with cardiometabolic risk: Consensus statement from the American Diabetes Association and the American College of Cardiology Foundation. *Diabetes Care*, 2008; 31:811-22.
173. Green JB, Feinglos MN. Exenatide and rimonabant: new treatments that may be useful in the management of diabetes and obesity. *Curr Diab Rep*, 2007; 7:369-75.
174. Perry CD, Hutter MM, Smith DB, et al. Survival and changes in comorbidities after bariatric surgery. *Ann Surg*, 2008; 247:21-7.
175. American Diabetes Association (Position Statement). Aspirin therapy in diabetes. *Diabetes Care*, 2004; 27:S72-S73.
176. Cryer B. Reducing the risks of gastrointestinal bleeding with antiplatelet therapies. *N Engl J Med*, 2005; 352:287-9.
177. Chan FK, Ching JY, Hung LC, Wong VW, et al. Clopidogrel versus aspirin and esomeprazole to prevent recurrent ulcer bleeding. *N Engl J Med*, 2005; 352:238-44.
178. Action to Control Cardiovascular Risk in Diabetes Study Group, Gerstein HC, Miller ME, Byington RP, et al. Effects of intensive glucose lowering in type 2 diabetes. *N Engl J Med*, 2008; 358:2545-59.
179. Duckworth W, Abraira C, Moritz T, et al.; VADT Investigators. Glucose control and vascular complications in veterans with type 2 diabetes. *N Engl J Med*, 2009; 360:129-39.

Prevenção do Diabetes Tipo 2

Leão Zagury, Roberto Luís Zagury, Lucio Vilar

INTRODUÇÃO

A importância da prevenção do *diabetes mellitus* (DM) tipo 2 pode ser dimensionada a partir das proporções alarmantes que a doença vem alcançando e das projeções para as próximas décadas.[1-3] Foi estimado que, no mundo todo, havia 171 milhões de indivíduos com DM tipo 2 (DM2) em 2000 e que esse número aumentaria para 366 milhões em 2030.[4] O tratamento do DM é um dos mais caros dentre as doenças crônicas, comprometendo as finanças do indivíduo, da família e das nações. As complicações crônicas do DM comprometem precocemente a capacidade laborativa de indivíduos jovens e produtivos.[1,2]

A associação entre DM tipo 2 e hipertensão arterial sistêmica (HAS), dislipidemias, doenças cardíacas, doenças vasculares periféricas e acidente vascular cerebral é extremamente elevada, sendo também importante causa de invalidez transitória e/ou permanente nessa classe de pacientes.[5-7] O controle precoce e estrito do DM, da dislipidemia e da pressão arterial (PA) constitui a melhor maneira de evitar as conseqüências da microangiopatia, como foi demonstrado de maneira indiscutível no DCCT (*The Diabetes Control and Complication Trial*),[7] para DM tipo 1, e no UKPDS (*United Kingdom Prospective Diabetes Study*),[8] para DM tipo 2.

A obesidade é o principal fator de risco para o DM2, conforme bem demonstrado por vários estudos epidemiológicos.[1,2] Portanto, a prevenção dessa doença indubitavelmente começa pela prevenção e combate à obesidade, o que deve ser iniciado ainda na infância.[2]

A *glicemia de jejum alterada* (IFG) – glicemia de jejum entre 100 e 125 mg/dL – ou *tolerância alterada à glicose* (IGT) – glicemia entre 140 e 199 mg/dL, 2 h após 75 g de glicose anidra, no teste oral de tolerância à glicose (TOTG) – foram denominados *pré-diabetes* pela Associação Americana de Diabetes (ADA).[9] Indivíduos com IFG ou IGT têm risco significativamente aumentado não somente de progredirem para DM2, mas também de desenvolverem doença cardiovascular.[10-12] Adicionalmente, retinopatia diabética[13] e neuropatia diabética periférica[14,15] podem já estar presentes em pacientes com IGT. Estima-se que 25% da população adulta dos Estados Unidos (EUA) tenham IFG, IGT ou ambas.[16] Ainda não existem dados correspondentes em nosso meio, porém, supostamente, esse percentual deve ser inferior, considerando-se ser prevalência de sobrepeso e obesidade maior nos EUA do que em nosso país.[17,18]

Nos últimos anos, não sem fundamento, aumentou muito o interesse nessa fase que antecede o diagnóstico do DM tipo 2. Nesse sentido, foram realizados estudos para estabelecer os benefícios de diferentes estratégias para evitar ou retardar a instalação desse tipo de diabetes. Os estudos de Malmo[19] e de Da Qing[20] concluíram que é possível reduzir o risco de esses indivíduos se tornarem diabéticos através de estratégias muito simples, como a mudança do estilo de vida. Esses trabalhos sofreram acertadas críticas relacionadas ao desenho; no entanto, chamaram atenção para o problema. Posteriormente, foram publicados vários estudos mais bem-estruturados do ponto de vista metodológico, randomizados e controlados. O estudo FDPS (*Finish Diabetes Prevention Study*)[21] (Quadro 50.1) e o DPP (*Diabetes Prevention Program*)[22] (Quadro 50.2) demonstraram, em acompanhamento que variou de 2 anos e 8 meses a 3 anos e 2 meses, que mudanças no padrão alimentar e na atividade física determinam redução no risco relativo de progressão para diabetes em até 58%. Da mesma forma, um estudo japonês, envolvendo homens com IGT, mostrou que a incidência cumulativa de DM (definido como duas ou mais glicemias de jejum consecutivas acima de 140 mg/dL) em 4 anos foi de 9,3% no grupo-controle e 3% no grupo submetido a mudanças no estilo de vida (redução de 67,4% no risco para diabetes; $p < 0,001$).[23]

Os estudos TRIPOD (*Troglitazone in Prevention of Diabetes*),[24] STOP-NIDDM (*Study to Prevent Non Insulin Dependent Diabetes Mellitus*),[25] DPP[41] e DREAM (*Diabetes REduction Assessment with ramipril and rosiglitazone Medication trial*)[26] realizaram intervenções utilizando drogas (troglitazona, acarbose, metformina e rosiglitazona, respectivamen-

---

QUADRO 50.1

Estudo Finish: Características dos Pacientes e Principais Resultados

Total de 523 intolerantes à glicose de ambos os sexos
Idade: média 55 anos
Média de acompanhamento: 3,2 anos
Obesos: IMC médio de 31 kg/m^2
Randomizados:
- Grupo-controle: dieta e exercício
- Grupo-intervenção: atenção individualizada
  Perder peso
  Aumentar atividade física

Resultados:
⇒ Redução relativa de 58% na incidência de diabetes no grupo-intervenção, quando comparado aos controles.

Adaptado da Ref. 19.

QUADRO 50.2

Estudo DPP: Características dos Pacientes e Principais Resultados

Total de 3.234 intolerantes à glicose de ambos os sexos
Idade: média 51 anos
Média de acompanhamento: 2,8 anos
Obesos: IMC médio de 34 kg/m^2
Randomizados:
Grupos
- (1) Intensiva atenção nutricional e exercícios
- (2) Metformina
- (3) Placebo

Redução relativa da progressão para diabetes no grupo-intervenção comparado com os controles:
- 58% (mudança no estilo de vida)
- 31% (metformina)

Adaptado da Ref. 22.

---

te). Nesses estudos foram observadas significativas reduções no risco para progressão para o DM: 56, 25, 58 e 62%, respectivamente. Nos Quadros 50.3 e 50.4 estão resumidos as características e resultados principais dos estudos STOP-NIDDM e DREAM.

QUADRO 50.3

Estudo STOP-NIDDM: Características dos Pacientes e Principais Resultados

Total de 523 intolerantes à glicose de ambos os sexos
Idade: média 54 anos
Média de acompanhamento: 3,3 anos
Obesos: IMC médio de 31 kg/m^2
Randomizados:
- Grupo-controle: dieta e exercício
- Grupo-intervenção: atenção individualizada
  Perder peso
  Aumentar atividade física

Resultados:
⇨ Redução relativa de 25% na incidência de diabetes no grupo-intervenção, quando comparado aos controles.

Adaptado da Ref. 25.

QUADRO 50.4

Estudo DREAM: Características dos Pacientes e Principais Resultados

Total de 3.234 intolerantes à glicose de ambos os sexos
Idade: média 54,7 anos
Média de acompanhamento: 2,8 anos
Obesos: IMC médio de 31 kg/m^2
Randomizados:
Grupos
- (1) Rosiglitazona
- (2) Placebo

⇨ Redução relativa de 62% na incidência de diabetes no grupo-intervenção, quando comparado aos controles.

Adaptado da Ref. 26.

Procurando identificar qual o melhor parâmetro disponível que poderia servir como fator preditivo do futuro desenvolvimento de DM, diferentes autores compararam a IFG e a IGT sobre a incidência cumulativa da doença. A impressão é de que a incidência observada em um período de cerca de 6 anos foi baixa (4 a 5%) nos que iniciaram os estudos com glicemias normais; intermediária (20 a 34%) nos que iniciaram os estudos com IFG e glicemia pós-prandial normal no TOTG ou glicemia de jejum normal e IGT; e elevada (38 a 65%) nos que iniciaram com ambas, IFG e IGT (Quadro 50.5). Não houve diferença virtual na taxa de progressão para DM nos indivíduos com IGT ou IFG.[27–29] No estudo Hoorn,[27] o risco de desenvolvimento para DM tipo 2, em comparação aos indivíduos normais, foi cerca de 10 vezes maior nos casos de IFG ou IGT e 40 vezes maior quando ambas as condições estavam presentes (Quadro 50.6).

Harris et al.[30] demonstraram que alguns indivíduos com glicemia de jejum normal, quando submetidos ao TOTG, apresentam IGT ou diabetes, mas poucos com o teste de 2 h normal apresentarão alteração em jejum ou DM, caso sejam submetidos apenas à dosagem da glicemia de jejum. O Comitê de Especialistas para o Diagnóstico e Classificação do DM[10] concluiu que a alteração na glicemia pós-prandial de 2 h do TOTG parece identificar mais indivíduos que progredirão para diabetes. Por outro lado, a glicemia de jejum parece ser mais reprodutível, mais barata e fácil de obter do que a glicemia pós-prandial do TOTG.[10] Esses estudos demonstram, de forma inequívoca, que existem métodos disponíveis, seguros e eficientes para identificar quem poderá tornar-se diabético, e que podemos interferir no sentido de retardar a instalação da doença.

QUEM SÃO OS CANDIDATOS AOS TESTES?

A ADA recomenda a dosagem da glicemia de jejum em todos os indivíduos com mais de 45 anos. Também devem ser testados pacientes mais jovens com ≥ 25 kg/m^2, na presença de um ou mais dos seguintes fatores de risco para DM (p.ex., sedentarismo, HAS, dislipidemia [colesterol HDL < 35 mg/dL e triglicerídeos > 250 mg/dL].[31] Pacientes com glicemia de jejum alterada devem ser submetidos a um TOTG com o intuito de caracterizar ou não a presença de IGT.[31,32]

Devido ao progressivo aumento da incidência do DM nas faixas etárias mais elevadas da população, os indivíduos de meia-idade que apresentem níveis glicêmicos normais devem repetir a avaliação a cada 2 ou 3 anos.[9,31]

QUADRO 50.5

Incidência Cumulativa de Diabetes de acordo com o *Status* de Tolerância à Glicose

Glicemia de Jejum	Glicemia Pós-prandial 2 h	Incidência Cumulativa de DM Tipo 2 (5 a 6 anos)
Normal	Normal	4 a 5% – baixa
IFG	IGT	38 a 65% – elevada
IFG	Normal	20 a 34% – intermediária

IFG = glicemia de jejum alterada; IGT = tolerância alterada à glicose.
Adaptado das Refs. 27–30.

QUADRO 50.6
Incidência Cumulativa de Diabetes de acordo com o *Status* de Tolerância à Glicose

Categoria	N	Incidência Cumulativa, N (%)	Duração Média do Seguimento (anos)	OR (IC 95%)
Normal	1.125	51 (4,5)	6,47	1,0
IFG e NGT	106	35 (33,0)	6,42	10,0 (6,1–16,5)
NFG e IGT	80	27 (33,8)	5,83	10,9 (6,0–19,9)
IFG e IGT	31	20 (64,5)	5,75	39,5 (17,0–92,1)

NGT = tolerância normal à glicose; NFG = glicemia de jejum normal (< 110 mg/dL); IFG = glicemia de jejum alterada (110–125 mg/dL); IGT = tolerância alterada à glicose (140–200 mg/dL, 2 h após 75 g de glicose anidra); OR = *odds ratio*.
Adaptado da Ref. 27.

O QUE RECOMENDAR

Os trabalhos analisados não deixam dúvidas de que a modificação do estilo de vida com perda de peso apenas de 5 a 10% e 30 min de atividade física diária constitui intervenção capaz de evitar ou retardar o aparecimento do DM tipo 2 em intolerantes à glicose, além de trazer outros benefícios à saúde.[19-22]

No DPP,[21] calculou-se que, ao modificar o estilo de vida de 7 indivíduos durante 3 anos, evitou-se que um se tornasse diabético. No estudo Finish,[19] intervindo em 22 intolerantes à glicose por 1 ano, evitou-se o DM em um, sem que em ambos os estudos fosse registrado qualquer efeito colateral.

Alguns trabalhos estudaram a possibilidade de a terapia farmacológica reduzir a progressão de intolerância à glicose para DM tipo 2. O DPP testou a metformina e obteve uma redução do risco de diabetes de 31%.[21] No STOP-NIDDM,[25] o uso da acarbose (inibidor da alfa-glucosidase) reduziu esse risco em 31%. A troglitazona propiciou redução de risco de 56% no estudo TRIPOD,[24] enquanto essa redução foi de 62% com a rosiglitazona no DREAM.[26] Ao interromper o uso das diferentes drogas, apenas a troglitazona (TGZ) parece ter demonstrado uma verdadeira ação preventiva.[22] O estudo DREAM incluiu um período de 3 meses após o término do estudo para avaliar a incidência de novos casos de diabetes, mas esses dados ainda não foram relatados. Da mesma forma, os investigadores estão seguindo a população do estudo DPP para determinarem se as pessoas que continuaram a tomar metformina continuarão a ter menor risco para diabetes.[33]

A metformina parece ser eficaz, a um baixo custo, na prevenção do DM, da obesidade e, conseqüentemente, das complicações cardiovasculares relacionadas a essas enfermidades.[34-36] Entretanto, convém considerar que a eficácia dessa droga no DPP foi inferior à da intervenção no estilo de vida (31% *vs.* 58%) e quase inexistente em indivíduos com 60 anos ou mais e naqueles com IMC < 30 kg/m².[21]

Comparações indiretas dos fármacos envolvidos nos estudos DPP, STOP-NIDDM e DREAM são certamente imperfeitas, porém os dados do DREAM sugerem que rosiglitazona seria tão efetiva quanto as mudanças no estilo de vida e propiciaria uma redução cerca de duas vezes maior no risco para diabetes, em comparação à metformina e à acarbose (Quadro 50.7). No entanto, esse benefício vem atrelado

QUADRO 50.7
Intervenções para Prevenção do Diabetes Tipo 2

Variável	Estilo de Vida	Estilo de Vida	Intervenção Metformina	Acarbose	Rosiglitazona
• Estudo	FDPS	DPP	DPP	STOP-NIDDM	DREAM
• Seguimento médio (anos)	3,2	2,8	2,8	3,3	3
• Características dos pacientes					
– Idade média (*anos*)	55	50,6	50,9	54	54,7
– IMC (*kg/m²*)	31	33,9	33,9	31	31
• Desfechos					
– Mudança no peso (*kg*)	–4,2	–5,6	–2,1	0,5	2,2
– Redução relativa (%) na ocorrência de DM2 (IC 95%)	58 (30–70)	58 (48–66)	31 (17–43)	25 (10–37)	62 (56–67)
– Efeitos colaterais	Nenhum	Sintomas ME	Sintomas GI	Sintomas GI	Edema, ICC, ganho de peso
• Persistência do efeito preventivo	Confirmado	Pendente	Pendente	Não	Pendente

FDPS = *Finish Diabetes Prevention Study*.
DPP = *Diabetes Prevention Program*.
STOP-NIDDM = *Study to Prevent Non-Insulin-Dependent Diabetes Mellitus*.
DREAM = *Diabetes REduction Assessment with ramipril and rosiglitazone Medication trial*.
GI = gastrointestinais; ME = musculoesqueléticos; ICC = insuficiência cardíaca congestiva.
Adaptado da Ref. 33.

ao custo de retenção de líquidos clinicamente significativa, ganho de peso e risco aumentado para insuficiência cardíaca.[26,33,37] Além disso, uma recente metanálise sugere que pacientes com DM tipo 2 em uso de rosiglitazona teriam também um significativo aumento no risco para infarto do miocárdio e um limítrofe incremento na mortalidade cardiovascular.[38] Por outro lado, a vantagem na eficácia da rosiglitazona provavelmente se reduziria em indivíduos com um IMC de 35 kg/m² ou mais que, no DPP, experimentaram uma diminuição de 53% (IC, 36 a 65%) no desenvolvimento de diabetes com metformina, o que é mais próximo da redução de 60% no risco observada com a rosiglitazona.[21,26,33] Finalmente, o custo da rosiglitazona é 4–10 vezes maior do que aquele da metformina, e a terapia com glitazonas aumenta o risco para fraturas osteoporóticas em mulheres.[39]

A aderência ao uso de rosiglitazona em dose única e de metformina 2 vezes ao dia foi similar (cerca de 72%) no DREAM[26] e DPP,[21] respectivamente. Em contraste, a aderência à acarbose foi baixa, com cerca de 25% dos pacientes sendo retirados do estudo STOP-NIDDM devido a reações gastrointestinais.[25]

Mais recentemente foram apresentados, no 68.º Congresso da ADA, em junho de 2008, os resultados do estudo ACT NOW, que comparou a pioglitazona (45 mg/dia) com placebo em pacientes com ambas, IGT e glicemia de jejum alterada (IFG), associadas a pelo menos um fator de risco adicional para DM2. Após um seguimento médio de 2,6 anos, em comparação ao placebo, houve uma redução de 81% na taxa de progressão para DM2. Surpreendentemente, a pioglitazona nesse estudo foi tão bem tolerada quanto o placebo.

Em contrapartida, em um recente estudo indiano,[40] comparou-se a adição de pioglitazona (30 mg/dia) ou placebo a mudanças no estilo de vida em indivíduos cm tolerância alterada à glicose. Após 3 anos de seguimento, não houve diferença significativa na incidência cumulativa de diabetes (29,8% com pioglitazona e 31,6% com placebo; $p = 0,665$), nem no percentual de pacientes que atingiram a normoglicemia (40,9% vs. 32,3%; $p = 0,109$).[40]

Existem referências de que inibidores da ECA podem ter uma ação preventiva no surgimento do DM tipo 2.[1,33] No entanto, no estudo DREAM,[41] o uso do ramipril por 3 anos em indivíduos com IFG ou IGT, em comparação ao placebo, não reduziu significativamente a incidência de diabetes ou morte apesar de ter aumentado, de forma significativa, a regressão para a normoglicemia. No estudo XENDOS,[42] o uso de orlistat (Xenical®) por 4 anos, na dose de 100 mg 3 vezes ao dia, em pacientes obesos com IGT, reduziu em 37% o risco para DM tipo 2, em comparação ao placebo (risco absoluto 9% menor). Também foi relatado que, em casos de IFG, a terapia com bezafibrato retard (Cedur Retard®) foi significativamente mais efetiva que o placebo na prevenção da progressão para o DM tipo 2 (54,4% vs. 42,3%; $p = 0,04$).[43] Também o consumo de café em longo prazo poderia estar associado a baixo risco de DM tipo 2.[44,45] Finalmente, tem-se especulado que os inibidores da DPP-4 (p.ex., vildagliptina, sitagliptina e alogliptina), devido à sua potencial capacidade de aumentar a massa de células beta, poderiam também ser úteis na prevenção do DM tipo 2.[46] Contudo, ainda não há dados disponíveis sobre esse tópico.[1,3]

Em resumo, as glitazonas parecem ser a classe de droga mais eficaz na prevenção do DM tipo 2; todavia, também é a mais cara e, possivelmente, a mais nociva. Metformina mostrou-se quase tão efetiva quanto a rosiglitazona entre pacientes obesos, além de ser segura e geralmente bem tolerada, e bem mais barata que as outras opções. Acarbose, embora eficaz, revelou-se menos efetiva e é pobremente tolerada por vários pacientes, devido a efeitos colaterais gastrointestinais.

PREVENIR NÃO SERÁ O MESMO QUE TRATAR?

A grande questão que se coloca a partir dessas considerações é se as estratégias de prevenção não são exatamente as mesmas do tratamento do DM. Na verdade a prevenção nesse caso não difere conceitualmente do tratamento, apenas com o "ponto de corte" modificado. É de questionar se não estaríamos apenas iniciando o tratamento mais precocemente. Identificar e tratar indivíduos na fase de intolerância ou tratar indivíduos reconhecidamente diabéticos do tipo 2 são medidas que têm os mesmos objetivos, ou seja, reduzir complicações microvasculares e o risco cardiovascular. A intolerância deve ser entendida como um estágio inicial do diabetes, uma vez que muitos desses indivíduos vão desenvolver diabetes.

Existem, entretanto, importantes diferenças entre os dois grupos. No caso dos diabéticos do tipo 2, é necessário vigilância permanente e programada do fundo de olho, da hemoglobina glicada e da microalbuminúria para detectarmos as complicações precocemente. Existe risco de complicações agudas, como hipoglicemia, microvasculares e muito maior possibilidade de infecções, o que torna fundamental a monitorização da glicemia, da PA e dos lipídios, aspectos não tão importantes nos intolerantes. Por outro lado, ainda não está perfeitamente esclarecido se os rigores no controle dos níveis glicêmicos, da PA e dos lipídios devem ser os mesmos dos indivíduos diabéticos tipo 2. No entanto, uma recente declaração de consenso da AACE (*American Association of Clinical Endocrinologists*) e do ACE (*American College of Endocrinologists*) sugere que sim (p.ex., colesterol LDL < 100 mg/dL, PA < 130/80 mmHg etc.).[47]

Outro problema é que os intolerantes sob medicação poderiam ser entendidos como portadores de DM e estariam mais expostos a discriminações sociais e econômicas (Quadro 50.8). Ainda é necessário esclarecer questões importantes sobre a intervenção medicamentosa

QUADRO 50.8

Prevenção é Igual a Tratamento Precoce?

	Diabéticos Tipo 2	Intolerantes à Glicose
• Vigilância de complicações micro- e macrovasculares	Necessária	Desnecessária
• Possibilidade de complicações agudas e crônicas	Real	Não documentada
• Automonitorização da glicemia	Necessária	Desnecessária
• Glicemia, PA e lipidemia	Controle rigoroso	Controle menos rigoroso
• Discriminação social e econômica	Real	Precoce

QUADRO 50.9
Recomendações da Declaração de Consenso da ADA para Indivíduos com IFG, IGT ou Ambas

População	Tratamento
IFG ou IGT	Modificação do estilo de vida (MEV) [perda de peso de 5 a 10% e atividade física de moderada intensidade por ± 30 min/dia]
IFG e IGT + qualquer dos seguintes achados: idade < 60 anos, IMC ≥ 35 kg/m^2, história familiar de diabetes em parentes em primeiro grau, hipertrigliceridemia, colesterol HDL baixo, hipertensão ou HbA$_{1c}$ > 6%	MEV ou MEV + metformina (850 mg 2 × dia)

IFG = glicemia de jejum alterada; IGT = tolerância alterada à glicose.
Adaptado das Refs. 3 e 48.

em indivíduos não considerados diabéticos, apesar das evidências de que o DM tipo 2 pode ser prevenido ou retardado e que podemos identificar facilmente os indivíduos sob alto risco de desenvolver DM. Entretanto, não há certeza absoluta de se essa intervenção reduzirá a morbimortalidade associada e qual a relação custo–benefício de iniciar o uso de drogas tão precocemente.

CONSIDERAÇÕES FINAIS

A proposta de modificar o estilo de vida com moderada perda de peso e aumentar a atividade física pode trazer adicionais benefícios para a saúde, além de reduzir a possibilidade de os intolerantes à glicose se tornarem diabéticos. Manter o peso mais baixo e a atividade física, mesmo que moderada, é muito difícil, mas não impossível, e o uso de drogas, apesar de menos eficiente, pode ser útil na prevenção, mas ainda deve ser considerado a última opção.

É importante ter em mente que não mais que 33% dos pré-diabéticos progredirão para DM2; no entanto, essa proporção aumenta exponencialmente quando IFG e IGT se associam, atingindo 65% em alguns estudos (ver Quadros 50.5 e 50.6).[3,27,47] Dados não publicados do DPP indicam que valores de HbA$_{1c}$ ≥ 6% aproximadamente dobram o risco para progressão para DM2.[3] Tais evidências demonstram a importância da intervenção nessa população e que a intervenção na fase pré-clínica tem significativa influência na redução do risco cardiovascular.[24,31]

Em conclusão, o maior benefício da perda de peso e da realização de atividade física sugere fortemente que a mudança no estilo de vida deve ser a primeira escolha para prevenir ou retardar o diabetes. De acordo com recentes orientações da ADA,[48] pacientes com IGT ou IFG devem ser aconselhados a perder 5–10% do peso corporal, bem como a aumentar a atividade física para, pelo menos, 150 min por semana de atividades moderadas, tais como caminhar. Em adição às mudanças no estilo de vida, o uso de metformina pode ser considerado para indivíduos com alto risco, ou seja, aqueles que se apresentem com IGF e IGT, além de, pelo menos, um dos seguintes achados: idade < 60 anos, IMC ≥ 35 kg/m^2, história familiar de diabetes em parentes em primeiro grau, hipertrigliceridemia, colesterol HDL baixo, hipertensão ou HbA$_{1c}$ > 6% (Quadro 50.9).[48]

BIBLIOGRAFIA

1. Unger J, Moriarty C. Preventing type 2 diabetes. *Prim Care*, 2008; 35:645-62.
2. Karam JG, McFarlane SI. Prevention of type 2 DM: implications for adolescents and young adults. *Pediatr Endocrinol Rev*, 2008; 5(suppl 4):980-8.
3. Rosenstock J. Reflecting on type 2 diabetes prevention: more questions than answers! *Diabetes Obes Metab*, 2007; 9(suppl 1):3-11.
4. Wild S, Roglic G, Green A, et al. Global prevalence of diabetes: estimates for the year 2000 and projections for 2030. *Diabetes Care*, 2004; 27:1047-53.
5. Mikhailidis DP, Press M. The importance of treating multiple cardiometabolic risk factors in patients with Type 2 diabetes. *Expert Opin Pharmacother*, 2007; 8:3009-20.
6. Baalbaki HA, Bell DS. Insulin resistance and thrombogenesis: recent insights and therapeutic implications. *Endocr Pract*, 2007; 13:679-86.
7. The Diabetes Control and Complications Trial Research Group: The effect of intensive treatment of diabetes on the development and progression of long-term complications in insulin-dependent diabetes mellitus. *N Engl J Med*, 1993; 329:977-86.
8. Stratton IM, Adler AI, Neil HA, et al. Association of glycaemia with macrovascular and microvascular complications of type 2 diabetes (UKPDS 35): prospective observational study. *BMJ*, 2000; 321:405-12.
9. American Diabetes Association. Diagnosis and Classification of Diabetes Mellitus (Position Statement). *Diabetes Care*, 2009; 32(suppl 1):S62-S67.
10. The Expert Committee on the Diagnosis and Classification of Diabetes Mellitus: Follow-up report on the diagnosis of diabetes mellitus. *Diabetes Care*, 2003; 26:3160-7.
11. The DECODE Study Group. Glucose tolerance and cardiovascular mortality: Comparison of fasting and 2-hour diagnostic criteria. *Arch Intern Med*, 2001; 161:397-405.
12. Saydah SH, Loria CM, Eberhardt MS, et al. Subclinical states of glucose intolerance and risk of death in the U.S. *Diabetes Care*, 2001; 24:447-53.
13. Diabetes prevention program research group. The prevalence of retinopathy in impaired glucose tolerance and recent-onset diabetes. The Diabetes Prevention Program. *Diabet Med*, 2007; 4:137-44.
14. Sumner CJ, Sheth S, Griffin JW, et al. The spectrum of neuropathy in diabetes and impaired glucose tolerance. *Neurology*, 2003; 60:108-11.
15. Smith AG, Singleton JR. Impaired glucose tolerance and neuropathy. *Neurologist*, 2008; 14:23-9.
16. Centers for Disease Control and Prevention (CDC). Self-reported prediabetes and risk-reduction activities — United States, 2006. *MMWR Morb Mortal Wkly Rep*, 2008; 57:1203-5.
17. State-specific prevalence of obesity among adults — United States, 2005. *MMWR Morb Mortal Wkly Rep*, 2006; 55:985-8.
18. Malheiros CA, Freitas Júnior WR. Obesidade no Brasil e no mundo. *In*: Garrido Júnior AB, Ferraz EM, et al. (eds). *Cirurgia da Obesidade*. 1.ª ed. São Paulo: Atheneu, 2003:19-23.

19. Eriksson KF, Lindgarde F. Prevention of type 2 (non-insulin-dependent) diabetes mellitus by diet and physical exercise: The 6-year Malmo feasibility study. *Diabetologia*, 1991; *34*:891-8.
20. Pan XR, Li GW, Hu YH, et al. Effects of diet and exercise in preventing NIDDM in people with impaired glucose tolerance: the Da Qing IGT and Diabetes Study. *Diabetes Care*, 1997; *20*:537-44.
21. Tuomilehto J, Lindstrom J, Eriksson JG, et al. Prevention of type 2 diabetes mellitus by changes in lifestyle among subjects with impaired glucose tolerance. *N Engl J Med*, 2001; *344*:1343-50.
22. Diabetes Prevention Research Group. Reduction in the evidence of type 2 diabetes with life-style intervention or metformin. *N Engl J Med*, 2002; *346*:393-403.
23. Kosaka K, Noda M, Kuzuya T. Prevention of type 2 diabetes by lifestyle intervention: a Japanese trial in IGT males. *Diabetes Res Clin Pract*, 2005; *67*:152-62.
24. Azen SP, Berkowitz K, Peters RK, et al. TRIPOD (Troglitazone In the Prevention Of Diabetes): A randomized, placebo-controlled trial of troglitazone in women with prior gestacional diabetes mellitus. *Controlled Clin Trials*, 1998; *19*:217-31.
25. Chiasson JL, Josse RG, Gomis R, et al. Acarbose for prevention of type 2 diabetes mellitus: the STOP-NIDDM randomised trial. *Lancet*, 2002; *359*:2072-7.
26. DREAM (Diabetes REduction Assessment with ramipril and rosiglitazone Medication) Trial Investigators, Gerstein HC, Yusuf S, Bosch J et al. Effect of rosiglitazone on the frequency of diabetes in patients with impaired glucose tolerance or impaired fasting glucose: a randomised controlled trial. *Lancet*, 2006; *368*:1096-105.
27. de Vegt F, Dekker JM, Jager A, et al. Relation of impaired fasting and postload glucose with incident type 2 diabetes in a duch population: the Hoorn Study. *JAMA*, 2001; *285*:2109-13.
28. Edelstein SL, Knowler WC, Bain RP, et al. Predictors of progression from impaired glucose tolerance to NIDDM: an analysis of six prospective studies. *Diabetes*, 1997; *46*:701-10.
29. Stern MP, Williams K, Haffner SM. Identification of persons at high risk for type 2 diabetes mellitus: do we need the oral tolerance test? *Ann Intern Med*, 2002; *136*:575-81.
30. Harris MI, Flegal KM, Eastman RC, et al. Comparison of diabetes diagnostic categories in the U.S. population according to the 1997 American Diabetes Association and 1980-1985 World Health Organization diagnostic criteria. *Diabetes Care*, 1997; *20*:1859-62.
31. American Diabetes Association. Standards of medical care in Diabetes – 2009 (Position Statement). *Diabetes Care*, 2009; *32*(suppl 1):S13-61.
32. Harris R, Donahue K, Rathore SS, et al. Screening adults for type 2 Diabetes: A review of the evidence for the U.S. Preventive Services Task Force. *Ann Intern Med*, 2003; *138*:215-29.
33. Nathan DM, Berkwits M. Trials that matter: rosiglitazone, ramipril, and the prevention of type 2 diabetes. *Ann Intern Med*, 2007; *146*:461-3.
34. UK Prospective Diabetes Study (UKPDS) Group. Effect of intensive blood-glucose control with metformin on complications in overweigth patients with type 2 diabetes (UKPDS 34). *Lancet*, 1998; *352*:854-65.
35. Standl E. Metformin: drug of choice for the prevention of type 2 diabetes and cardiovascular complications in high-risk subjects. *Diabetes Metab*, 2003; *29*:121-22.
36. Slama G. The potencial of metformin for diabetes prevention. *Diabetes Metab*, 2003; *29*:6S104-11.
37. De Flines J, Scheen AJ. Glitazones and congestive heart failure: update on PROactive, ADOPT, DREAM and RECORD clinical trials. *Rev Med Suisse*, 2007; *3*:1876, 1878-83.
38. Nissen SE, Wolski K. Effect of rosiglitazone on the risk of myocardial infarction and death from cardiovascular causes. *N Engl J Med*, 2007; *356*:2457-71.
39. Loke YK, Singh S, Furberg CD. Long-term use of thiazolidinediones and fractures in type 2 diabetes: a meta-analysis. *CMAJ*, 2009; *180*:32-9.
40. Ramachandran A, Snehalatha C, Mary S, et al. Pioglitazone does not enhance the effectiveness of lifestyle modification in preventing conversion of impaired glucose tolerance to diabetes in Asian Indians: results of the Indian Diabetes Prevention Programme-2 (IDPP-2). *Diabetologia*, 2009 Mar 10. [Epub ahead of print]
41. DREAM Trial Investigators, Bosch J, Yusuf S, Gerstein HC, et al. Effect of ramipril on the incidence of diabetes. *N Engl J Med*, 2006; *355*:1551-62.
42. Torgerson JS, Hauptman J, Boldrin MN, Sjostrom L. Xenical in the prevention of diabetes in obese subjects (XENDOS) study: a randomized study of orlistat as an adjunct to lifestyle changes for the prevention of type 2 diabetes in obese patients. *Diabetes Care*, 2004; *27*:155-61.
43. Tenenbaum A, Motro M, Fisman EZ, et al. Peroxisome proliferator-activated receptor ligand bezafibrate for prevention of type 2 diabetes mellitus in patients with coronary artery disease. *Circulation*, 2004; *109*:2197-202.
44. Salazar-Martinez E, Willet WC, Ascherio A, et al. Coffee consumption and risk for type 2 diabetes mellitus. *Ann Intern Med*, 2004; *140*:1-8.
45. Agardh EE, Carlsson S, Ahlbom A, et al. Coffee consumption, type 2 diabetes and impaired glucose tolerance in Swedish men and women. *J Intern Med*, 2004; *255*:645-52.
46. Moore KB, Saudek CD. Therapeutic potential of dipeptidyl peptidase-IV inhibitors in patients with diabetes mellitus. *Am J Ther*, 2008; *15*:484-91.
47. Garber AJ, Handelsman Y, Einhorn D, et al. Diagnosis and management of prediabetes in the continuum of hyperglycemia: when do the risks of diabetes begin? A consensus statement from the American College of Endocrinologists and the American Association of Clinical Endocrinologists. *Endocr Pract*, 2008; *14*:933-46.
48. American Diabetes Association. Executive Summary: Standards of Medical Care in Diabetes-2008. *Diabetes Care*, 2008; *31*(suppl 1):S5-S11.

Insulinoterapia no Diabetes Tipo 1

João Eduardo Nunes Salles, Nelson Rassi

INTRODUÇÃO

A insulinoterapia não pode ser considerada o pilar único no tratamento do paciente com *diabetes mellitus* tipo 1 (DM1). Entretanto, constitui a sua base fundamental, enquanto a orientação alimentar, a atividade física e o monitoramento glicêmico são procedimentos complementares na terapia dessa enfermidade. Torna-se, então, importante ao médico especialista envolvido no cuidado desses pacientes, freqüentemente crianças e adolescentes, aprender e entender por que e como usar a insulina de maneira apropriada e eficaz, objetivando não apenas um bom controle metabólico, mas também bem-estar, crescimento e desenvolvimento normais e estilo de vida ativo e independente.[1-3]

Embora vários estudos em modelos animais e epidemiológicos já sugerissem a importância do controle glicêmico na prevenção das complicações crônicas microangiopáticas do diabetes, foi somente após o estudo *Diabetes Control and Complications Trial* (DCCT),[3] finalizado em 1993, que as sociedades médicas especializadas começaram a recomendar, através das suas diretrizes oficiais,[1] a necessidade de objetivar valores glicêmicos em diferentes horários do dia e níveis de hemoglobina glicada (HbA_{1c}) o mais perto possível da normalidade.

A partir de então ocorreu uma comunhão de esforços e parcerias entre o governo, entidades médicas, universidades e indústrias farmacêuticas, com o propósito de obter diferentes insulinas, métodos e sistemas de aplicação, que serão os temas principais deste capítulo.

INSULINAS: ORIGEM E FARMACOCINÉTICA

Quanto à sua origem, a insulina pode ser classificada em insulina animal, insulina humana e análogos de insulina.

Insulina Animal

Atualmente dispomos das insulinas suínas (diferem da insulina humana pela presença do aminoácido alanina no lugar da treonina na posição 30 da cadeia beta) e mista (suína e bovina). Essa última difere da insulina humana em 3 aminoácidos e, assim, é mais antigênica que a suína. As insulinas animais têm as desvantagens de serem absorvidas mais lentamente pelo tecido subcutâneo, com início e pico de ação mais lentos, além de apresentarem maior antigenicidade, o que pode causar processos alérgicos e lipodistróficos, potencialmente capazes de inviabilizar seu uso.[4,5]

Insulina Humana

Duas técnicas são presentemente usadas na obtenção de insulinas com estrutura química idêntica à da insulina humana. A primeira utiliza a engenharia genética (técnica do DNA recombinante), e a segunda consiste na "humanização" da insulina suína quando, pelo processo de transpeptidação, o aminoácido alanina da cadeia beta é substituído pela treonina. A preferência dos endocrinologistas pela insulina humana tem crescido nos últimos anos, principalmente para grávidas ou mulheres com planos de gravidez e pacientes com diabetes tipo 1 recém-diagnosticado.[4-6]

Análogos de Insulina

São compostos sintéticos obtidos por mudanças na estrutura química da molécula de insulina (troca de aminoácidos ou de suas posições, ou adição de novas moléculas), através da técnica de DNA recombinante, mantendo-se o poder biológico da mesma, mas alterando suas características físico-químicas, principalmente em relação à sua absorção e à duração do seu efeito hipoglicemiante.[7-9]

A insulina *Lispro* (Humalog®) resulta da troca de posições entre os aminoácidos lisina (posição 29B) e prolina, reduzindo a capacidade de as moléculas de insulina se auto-agregarem no tecido subcutâneo em hexâmeros, com maior rapidez na absorção e menor tempo de ação.[9,10]

A insulina *Aspart* (NovoRapid®) resulta da substituição da prolina pelo ácido aspártico na posição 28 da cadeia B e tem farmacocinética e efeito terapêuticos semelhantes aos da insulina Lispro.[9,10]

A insulina *Glulisina* (Aprida®) difere da insulina humana em 2 posições da cadeia B: a asparagina é substituída pela lisina na posição 3, enquanto o ácido glutâmico substitui a lisina na posição 29.[11,12]

A insulina *Glargina* (Lantus®), o primeiro análogo de longa ação a ser comercializado (em 2001), foi obtida a partir da substituição da asparagina por glicina na posição 21 da cadeia alfa e da adição de 2 argininas na porção C-terminal da cadeia beta.[13]

A insulina *Detemir* (Levemir®) é obtida pela adição de um ácido graxo, o ácido mirístico, à lisina na posição 29B. Essa modificação permite que a Detemir se ligue, de forma reversível, à albumina, após sua administração subcutânea (SC), propiciando, assim, absorção lenta e efeito prolongado. Tem perfil farmacocinético semelhante ao da Glargina, mas com duração de ação mais curta.[14]

QUADRO 51.1
Características Farmacocinéticas das Insulinas Humanas e Análogos de Insulina

Ação	Insulina	Início de Ação	Pico de Ação	Duração Efetiva	Variabilidade
Rápida	• Regular	0,5–1 h	2–3 h	5–8 h	Baixa
Ultra-rápida	• Lispro	5–15 min	0,5–1,5 h	4–6 h	Baixa
	• Aspart	5–15 min	0,5–1,5 h	4–6 h	Baixa
	• Glulisina	5–15 min	0,5–1,5 h	4–6 h	Baixa
Intermediária	• NPH	2–4 h	4–10 h	10–16 h	Moderada
Lenta	• Lenta	2–4 h	4–12 h	12–20 h	Moderada
	• Glargina	2–4 h	Sem pico	20–24 h	Baixa
	• Detemir	4–6 h	Sem pico	5,7–23,2 h	Baixa
	• Ultralenta	6–10 h	10–16 h	18–24 h	Alta

*Os perfis séricos das insulinas são baseados na injeção subcutânea de 0,1–0,2 unidade/kg (uma grande variação intra- e interindividual pode ser observada).
Obs.: Apenas as insulinas Regular, Lispro ou Aspart podem ser aplicadas por via IV e IM; as demais, apenas por via SC.
Adaptado da Ref. 2.

Quanto à *farmacocinética*, as insulinas são classificadas como de *ação rápida, ultra-rápida, intermediária* e *lenta* (Quadro 51.1).

INSULINA DE AÇÃO RÁPIDA

O único representante desse grupo é a insulina *Regular* (IR). Após injeção SC, tem seu início de ação entre 30 e 60 min, efeito máximo de 2–3 h e duração efetiva de 8–10 h.[15] Esse perfil farmacocinético relaciona-se à velocidade da dissociação dos hexâmeros (6 moléculas de insulina agregadas) em dímeros e monômeros absorvíveis pelo tecido subcutâneo. A variabilidade inter- e intra-individual é baixa, o que contribui para a previsibilidade de seus efeitos terapêuticos. As duas principais indicações são controle da glicemia pós-prandial e correção de episódios ou períodos hiperglicêmicos (insulina pré-prandial/*bolus*).

INSULINAS DE AÇÃO ULTRA-RÁPIDA

São representadas pelos análogos *Lispro, Aspart* e *Glulisina*. Têm início de ação mais rápido e duração mais curta, em comparação à IR, com a qual compartilham as mesmas indicações (Quadro 51.1). Assim, podem ser aplicadas logo antes ou depois das refeições, enquanto a IR requer administração 30 min antes. Têm um perfil farmacocinético que mais se aproxima da secreção fisiológica de insulina pelas células beta em resposta à alimentação rica em carboidratos em indivíduos não-diabéticos. Dessa forma, propiciam melhor controle da glicemia pós-prandial. Também causam menos hipoglicemias do que a IR.[9–11]

Alguns estudos compararam a administração de Aspart ou Lispro antes ou logo depois das refeições, não tendo sido verificadas diferenças significativas no controle glicêmico, nem na freqüência de hipoglicemias.[16]

INSULINAS DE AÇÃO INTERMEDIÁRIA

Neste item se incluem as insulinas *NPH* e *Lenta*. Após injeção SC, a primeira tem início de ação em 2 a 4 h, pico de ação de 4–10 h e duração efetiva de 12 a 18 h. A insulina Lenta tem duração efetiva de até 20 h (Quadro 51.1).[15] As insulinas de origem animal têm maior duração de ação do que as humanas. A principal finalidade das insulinas NPH e Lenta é o controle glicêmico durante a noite e a madrugada, bem como nos períodos interprandiais, através da supressão da glicogenólise e da gliconeogênese hepática.

INSULINAS DE AÇÃO LENTA

O principal representante desse grupo é a *Glargina*, cujo início de ação ocorre dentro de 2 a 4 h após a injeção SC. Tem duração uniforme por aproximadamente 24 h, sem picos, com variabilidade inter- e intra-individual baixa, menor do que a encontrada com a insulina NPH. É a insulina que mais se aproxima do perfil insulínico obtido com a infusão subcutânea contínua (bomba de insulina), o padrão-ouro de tratamento.[13] A insulina *Ultralenta* é pouco utilizada devido à sua alta variabilidade inter- e intra-individual, o que dificulta a padronização de doses e comumente produz resultados terapêuticos pouco satisfatórios.[15] A insulina *Detemir* é um outro análogo de ação lenta, cuja ação, nas doses usuais, não excede 20 h.[14] Apesar de ser menos potente do que a Glargina, quando usada em doses equivalentes propicia controle glicêmico e freqüência de hipoglicemia similares.[10,17]

A principal indicação das insulinas Glargina e Detemir é prover a insulinemia basal. Portanto, é necessária a co-administração da insulina Regular (ou, de preferência, Aspart, Glulisina ou Lispro) para evitar hiperglicemia pós-prandial. Têm como vantagens sobre a NPH o fato de necessitarem de apenas uma aplicação diária (no caso da Glargina), terem melhor previsibilidade de ação, ausência de picos e menor risco de hipoglicemia, principalmente noturna. Em pacientes com DM1, a insulina Detemir usualmente requer 2 aplicações diárias. Tal fato também acontece ocasionalmente com a Glargina.[5,9,14] A insulina Detemir tem a vantagem de ter um menor custo e parece induzir menor ganho de peso.

Em um estudo recente,[18] pacientes com DM1 foram randomizados para usarem a NPH ou Detemir, 2 vezes ao dia, juntamente com insulina Aspart às refeições. Após 12 meses, constatou-se que o controle glicêmico foi similar nos dois grupos, mas, com a insulina Detemir, o risco de hipoglicemia noturna foi 32% menor e o ganho de peso foi significativamente mais baixo. Resultados similares foram obtidos em dois outros estudos.[17,19]

Em dois estudos americanos, Glargina ou NPH foram administradas em diabéticos tipo 1 juntamente com insulina Regular (534 indivíduos, por 28 semanas)[20] ou Lispro (619 indivíduos, por 16 semanas).[21] Ao final, observou-se que a redução na HbA$_{1c}$ foi similar nos dois grupos, mas a ocorrência de hipoglicemia foi 40 a 49% menor nos pacientes que receberam a Glargina.[20,21] Recentemente, a Glargina foi comparada à Ultralenta como insulina basal, acompanhadas da insulina Aspart às refeições. Após 4 meses, foi observado que, no grupo que fez uso da Glargina, a redução da HbA_{1c} foi maior e a freqüência de hipoglicemia, menor.[22]

Pré-misturas

Existem pré-misturas de insulinas NPH e Regular nas proporções de 90/10, 80/20 e 70/30, na apresentação de penfis ou frascos. Como alternativas, existem as pré-misturas da Lispro (25 e 50%) com Lispro protamina neutra (75 e 50%) (Humalog Mix 25® e Humalog Mix 50®) e Aspart (30%) com Aspart protamina (70%) (NovoMix 30®). Pré-misturas têm como inconveniente maior o fato de as proporções entre as duas insulinas serem fixas e não se adequarem para muitos pacientes. Na prática, são mais utilizadas no diabetes tipo 2. No Quadro 51.2 estão listadas as principais insulinas comercializadas no Brasil.

Quadro 51.2
Principais Insulinas Comercializadas no Brasil

Tipo/Laboratório	Nome Comercial	Origem
Regular		
Novo Nordisk	Biohulin R	Humana
Eli-Lilly	Humulin R	Humana
Novo Nordisk	Novulin R	Humana
Novo Nordisk	Neosulin R	Suína
Novo Nordisk	Iolin R	Mista*
NPH		
Novo Nordisk	Biohulin N	Humana
Eli-Lilly	Humulin N	Humana
Novo Nordisk	Novulin N	Humana
Novo Nordisk	Neosulin N	Suína
Novo Nordisk	Iolin N	Mista*
Lenta		
Novo Nordisk	Biohulin N	Humana
Eli-Lilly	Humulin N	Humana
Novo Nordisk	Novulin N	Humana
Lispro		
Eli-Lilly	Humalog	Análogo
Aspart		
Novo Nordisk	Novo Rapid	Análogo
Glargina		
Sanofi-Aventis	Lantus	Análogo
Detemir		
Novo Nordisk	Levemir	Análogo
Insulinas pré-misturadas		
Biobrás	Biohulin 90/10; 80/20; 70/30[1]	Humana
Eli-Lilly	Humulin 70/30[1]	Humana
Novo Nordisk	Novolin 90/10; 80/20; 70/30[1]	Humana
Eli-Lilly	Humalog Mix 25[2], Humalog Mix 50[3]	Análogo
Novo Nordisk	Novo Mix 30[4]	Análogo

*Mista = bovina e suína.
[1] NPH + Regular.
[2] Lispro protamina neutra (75%) + Lispro (25%).
[3] Lispro protamina neutra (50%) + Lispro (50%).
[4] Arpart protamina (70%) + Aspart (30%).

OBJETIVOS DO TRATAMENTO

O principal objetivo de qualquer esquema terapêutico estabelecido para o tratamento do paciente com diabetes é obter o controle metabólico (dos carboidratos, lipídico e protéico), o mais perto possível do normal, sem riscos de hipoglicemias e sem prejuízo do bem-estar psíquico-social do jovem paciente.[1]

O DCCT[3] envolveu 1.441 pacientes com DM1 comparando o tratamento convencional (1 a 2 aplicações de insulina/dia) com o intensificado (bomba de insulina ou múltiplas aplicações insulina/dia, com monitoramento glicêmico domiciliar, objetivando glicemias o mais próximo possível da normalidade e HbA_{1c} inferior a 7%). Os resultados, relatados em 1993, demonstraram redução de 39 a 76% nas complicações crônicas (retinopatia, neuropatia e nefropatia), no grupo intensificado comparado ao convencional (Fig. 51.1) (Quadro 51.3).

Após o encerramento do DCCT, a maioria de seus participantes continuou a ser avaliada anualmente, agora sem obrigatoriedade de se manter no esquema terapêutico inicial, constituindo o *Epidemiology of Diabetes Intervention and Complication* (EDIC),[22] estudo observacional e longitudinal desses ex-pacientes do DCCT. Foi observado que, durante os 8 anos de acompanhamento, os níveis de HbA_{1c} dos dois grupos (intensificado e convencional) tenderam a se convergir: a HbA_{1c} de 7,2% no intensificado foi lentamente subindo para atingir 7,98%. Em contraste, os pacientes previamente pertencentes ao grupo convencional, que terminaram o DCCT com HbA_{1c} de 9%, conseguiram reduzi-la, após 8 anos, para 7,94%.[22]

De maneira surpreendente o EDIC demonstrou que, apesar de os níveis de HbA_{1c} não serem mais diferentes, pacientes anteriormente pertencentes à terapia intensiva do DCCT continuaram com menor prevalência, risco relativo 0,64, de complicações microangiopáticas (retinopatia, nefropatia, neuropatia) e macroangiopáticas (espessamento da íntima-média das carótidas), quando comparados aos do grupo previamente convencional. Para explicar esse fato, vários autores postularam a teoria da "memória metabólica", pela qual as células menos agredidas pelo insulto hiperglicêmico no início do diabetes se manteriam por um maior tempo incólumes aos efeitos deletérios da glicotoxicidade, enquanto as mais agredidas no início do processo precisariam de maior tempo de normoglicemia ou quase-normoglicemia para se recuperarem do insulto metabólico.

Com base nos resultados do DCCT e, mais recentemente, nos do EDIC, diferentes sociedades médicas estabeleceram metas de controle glicêmico objetivando a redução do número e da intensidade das complicações crônicas do diabetes.

A American Diabetes Association (ADA) recomenda os seguintes parâmetros: jejum e pré-prandiais de 90 a 130 mg/dL, 2 h pós-prandial < 180 mg/dL, HbA_{1c} até 1% acima do limite superior da normalidade para o método.[1] Em crianças menores de 13 anos, idosos (> 65 anos), indivíduos com história de hipoglicemias sem aviso, co-morbidades ou doenças macrovasculares importantes, os alvos glicêmicos podem ser menos rígidos: 80 a 160 mg/dL em jejum ou pré-refeições, até 200 mg/dL 2 h pós-refeições e HbA_{1c} 2% acima do limite superior da normalidade.[1]

Mulheres grávidas devem ter glicemias inferiores: jejum e pré-refeições entre 60 e 90 mg/dL, 2 h pós-refeições < 120 mg/dL e HbA_{1c} normal.

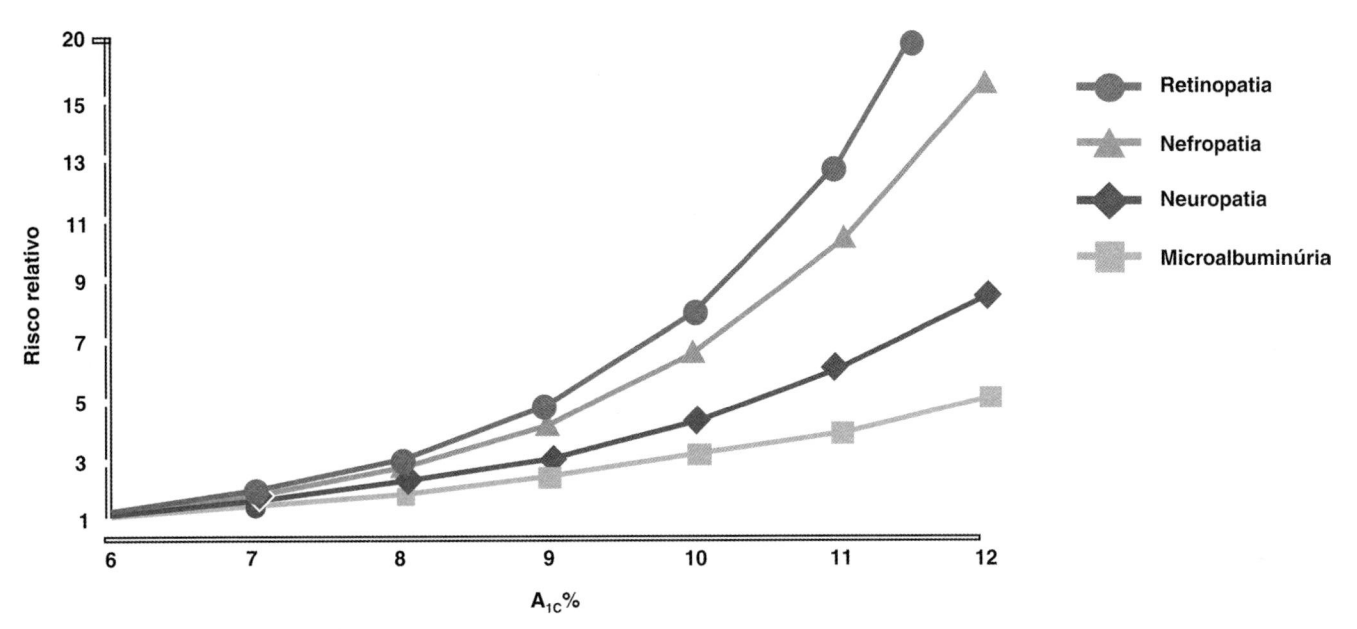

Fig. 51.1 HbA$_{1c}$ e risco relativo de complicações microvasculares: DCCT. (Adaptado da Ref. 3.)

QUADRO 51.3
Insulinoterapia Intensiva – Resultados do DCCT (Diabetes Control and Complications Trial)

Complicação	Redução no Risco (%)
Retinopatia inicialmente ausente	76
Retinopatia inicialmente leve	54
Evolução para retinopatia grave	47
Evolução para microalbuminúria (30–300 mg/24 h)	39
Evolução para albuminúria (> 300 mg/24 h)	54
Aparecimento de neuropatia clínica	60
Aparecimento de hipercolesterolemia (LDL-c > 160 mg/dL)	34
Aparecimento de doença macrovascular*	41

*Não-significante estatisticamente.
Adaptado da Ref. 3.

ESQUEMAS DE INSULINOTERAPIA

Insulinoterapia Convencional

UMA APLICAÇÃO DIÁRIA

Injeção única de insulina de ação intermediária (NPH) ou lenta (Glargina) pela manhã. Desaconselhada pela totalidade dos autores; pode, entretanto, ser utilizada no período de lua-de-mel.

DUAS APLICAÇÕES DIÁRIAS

É o esquema mais freqüentemente utilizado em nosso país. Entre os vários existentes, o mais popular, devido ao menor custo, é a associação de insulina de ação intermediária (NPH) com a de ação rápida (Regular) ou ultra-rápida (Lispro ou Aspart), aplicadas antes do café da manhã e do jantar. Preconiza-se que aproximadamente 70% da dose seja aplicada pela manhã e os 30% restantes à noite. Do total da insulina matutina, 70% deve ser NPH e 30% Regular (ou Lispro ou Aspart), enquanto a dose noturna será repartida de maneira igual (50 a 50%) entre os dois tipos de insulina. Ajustes nas doses de insulina são feitos de acordo com os valores glicêmicos obtidos em diferentes horários do dia. As doses da NPH noturna e diurna são reajustadas pelos valores glicêmicos obtidos antes do café da manhã e do jantar, respectivamente. Mudanças nas doses de insulina de ação rápida ou ultra-rápida são baseadas nas glicemias de 2 h pós-café da manhã e 2 h pós-jantar. Como alternativa, pode-se substituir a NPH pela Detemir, que induz menos hipoglicemias e menor ganho de peso.[5,13,23]

Apesar da necessidade de monitoramento glicêmico diário, as alterações de dosagens devem ser realizadas a intervalos não menores do que 2 dias, tempo necessário para a adaptação do paciente ao novo esquema, a não ser que as glicemias estejam muito alteradas ou haja sintomas de hiper- ou hipoglicemias, situações em que as mudanças devem ocorrer imediatamente. Todas essas informações devem ser ensinadas detalhadamente ao paciente ou aos familiares, que passam, a partir de então, a ser responsáveis diretos pelas mudanças do regime insulínico, baseando-se em algoritmos individualizados, cujas diretrizes serão descritas na seção *Fator de Sensibilidade (FS) e Dose Bolus Corretiva ou Suplementar*, mais adiante.

O esquema de 2 aplicações diárias, na maioria das vezes, consegue o controle glicêmico apenas nos primeiros meses ou anos da doença; posteriormente, na maioria das vezes, há necessidade de intensificação do tratamento insulínico.[5,13,23]

Insulinoterapia Intensificada

Há duas modalidades básicas: *infusão contínua subcutânea* (ICS ou bomba de insulina) e *múltiplas aplicações diárias*. Nessa última, por exemplo, pode-se usar o esquema com insulina Regular (ou, de preferência, Aspart, Glulisina ou Lispro) antes das refeições + NPH (ou Detemir) 2 vezes ao dia (antes do café da manhã e do jantar ou à hora de deitar) ou Glargina (antes do café da manhã).[5,13,23]

Diferentes estratégias são empregadas na implantação de uma dessas duas modalidades. Entretanto, todas elas se estruturam na individualização do tratamento, com a participação efetiva do paciente, aprendendo os conceitos básicos sobre insulinização basal e *bolus*, contagem de carboidratos, sensibilidade e suplementação insulínica, relação insulina/carboidrato, automonitoração glicêmica domiciliar, impactos de fatores ambientais (atividade física, medicamentos, estresse etc.) sobre o controle glicêmico e maneiras de contrabalançá-los.

Efeitos Colaterais da Insulina

HIPOGLICEMIA

É a principal e mais temida complicação, sendo mais comum com a insulinoterapia intensiva do que com a convencional. Omissão de refeição, erro na dose de insulina, bem como excessiva atividade física e ingestão de bebidas alcoólicas são os fatores precipitantes mais comuns. No entanto, muitas vezes não há uma causa aparente.[4]

GANHO DE PESO

Insulinoterapia implica ganho de peso médio de 3 a 9%. Isso pode ser um problema importante quando existe sobrepeso ou obesidade. Excessivo ganho ponderal pode ser minimizado pelo uso da menor dose possível, para se atingirem as metas do controle glicêmico. Além disso, dieta e atividade física devem ser encorajadas.

REAÇÕES ALÉRGICAS

Alergia à insulina pode se apresentar como reações no local da injeção (eritema, endurecimento, prurido ou sensação de queimor) (Fig. 51.2) ou, mais raramente, como manifestações sistêmicas variadas (de urticária a edema de glote ou choque anafilático). Com o advento das insulinas humanas, fenômenos alérgicos têm sido vistos em menos de 1% dos pacientes tratados.[25] O tratamento mais simples consiste em trocar a insulina animal pela insulina humana e esta por análogos de insulina.[26,27] No entanto, essa conduta nem sempre funciona, uma vez que, eventualmente, o paciente pode também ser alérgico aos análogos.[28]

OUTRAS REAÇÕES CUTÂNEAS

Neste item se incluem a lipoatrofia (Fig. 51.3) e a lipo-hipertrofia (Fig. 51.4). A primeira resulta da aplicação repetida da insulina em um mesmo sítio e pode ser prevenida pelo rodízio adequado dos locais das injeções. Lipoatrofia parece ser um fenômeno imunológico e tornou-se bastante rara após a introdução da insulina humana.[25] No entanto, alguns poucos casos já foram relatados com essa insulina.[29] Existe também o relato de pelo menos 3 casos de lipoatrofia em pacientes que faziam uso da Lispro.[30–32] A lipo-hipertrofia implica menor absorção da insulina para a circulação sistêmica. Da mesma forma, a absorção da insulina é imprevisível se ela for aplicada na área lipoatrófica, podendo gerar dificuldades na obtenção do bom controle glicêmico.[25]

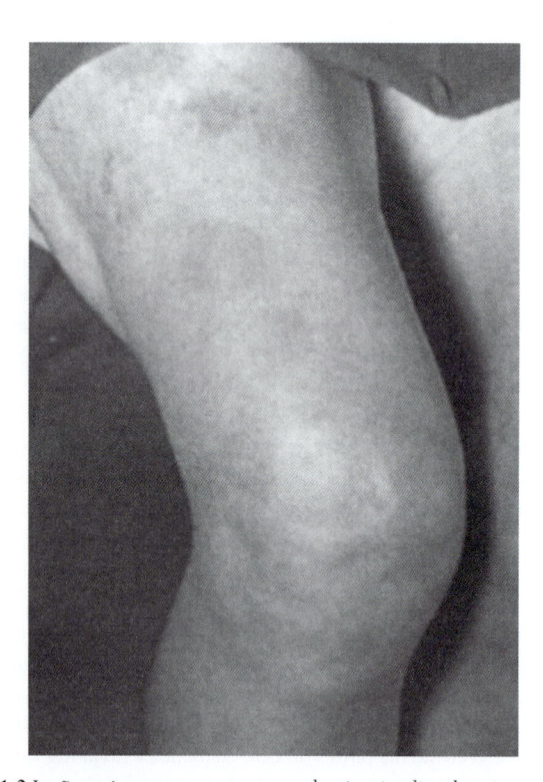

Fig. 51.2 Lesões eritematosas na coxa por alergia a insulina de origem animal.

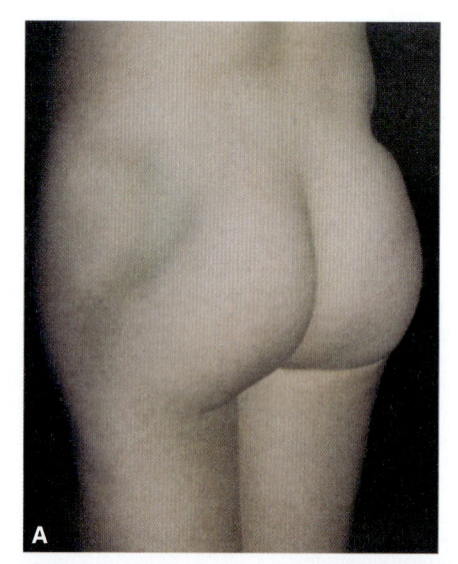

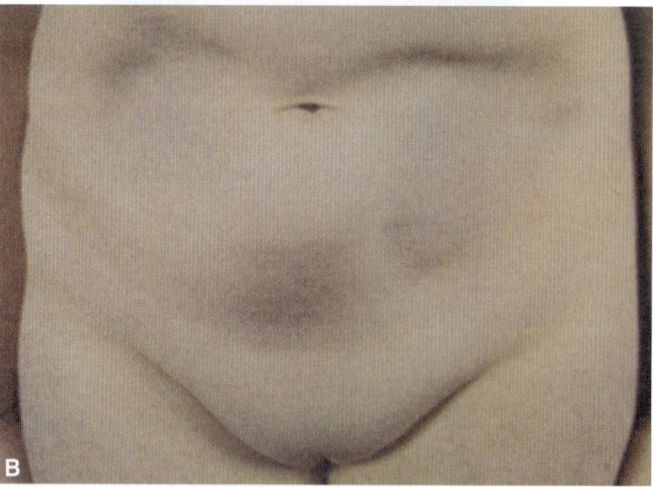

Fig. 51.3 Lipoatrofia em região glútea (**A**) e abdome (**B**) em pacientes em uso de insulina de origem animal.

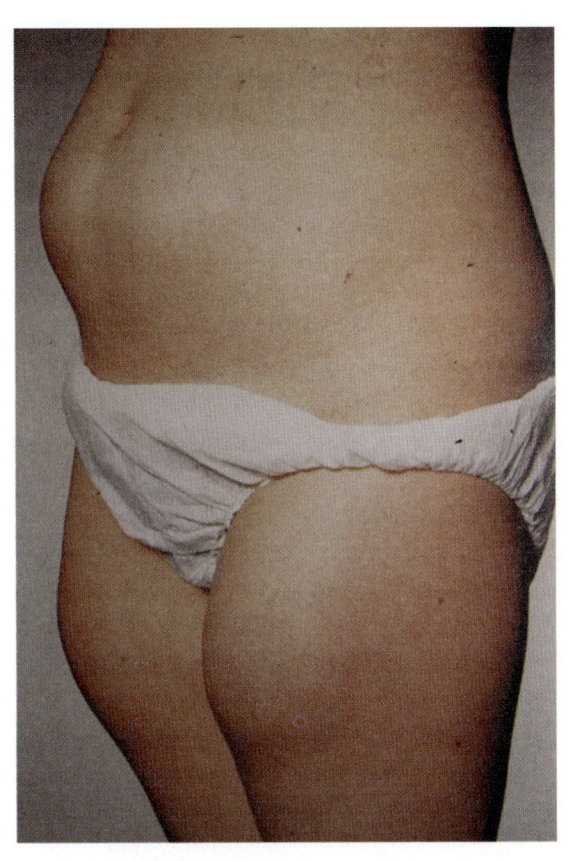

Fig. 51.4 Lipo-hipertrofia em abdome e coxas em paciente tratada com insulina de origem animal.

As opções de tratamento para a lipoatrofia são: (1) trocar a insulina animal pela insulina humana (ou a humana por um análogo) e injetá-la na extremidade da lesão; (2) co-administração de insulina e dexametasona; e (3) mudar a forma de administração da insulina (para bomba ou insulina inalada). A experiência do tratamento da lipo-hipertrofia com lipoaspiração é ainda limitada, mas bons resultados cosméticos têm sido reportados.[25]

AGRAVAMENTO TEMPORÁRIO DA RETINOPATIA

Ocasionalmente, agravamento transitório da retinopatia pode ocorrer quando um controle glicêmico precário é rapidamente corrigido em um paciente com retinopatia. Nessa situação, a melhora gradual do controle glicêmico é mais desejável.[33,34] Da mesma forma, a rápida melhora do controle glicêmico pode favorecer o surgimento de uma neuropatia dolorosa aguda.[35]

MONITORAÇÃO GLICÊMICA

A monitoração glicêmica é realizada com o intuito de avaliar controle glicêmico em tempo real (glicemia capilar) ou retrospectivamente (glicemias laboratoriais, HbA$_{1c}$, frutosamina e sistema de monitoração glicêmica contínua), e, com os dados obtidos, fazem-se mudanças na terapia, que podem ser só para aquele exato momento (correção de hipoglicemia ou hiperglicemia transitória) ou mais definitivas e complexas (envolvendo insulina, alimentação e atividade física).

Glicemias Laboratoriais (Jejum e/ou Pós-prandial)

Devido à natureza instável do diabetes tipo 1 (DM1), esses exames são pouco úteis, tanto para avaliação do controle glicêmico quanto como guia para determinar mudanças no esquema terapêutico. A sensibilidade do teste na determinação do controle metabólico pode melhorar se exames seqüenciais (vários dias seguidos) forem realizados. Entretanto, isso esbarra nos custos e na inconveniência da distância (casa–laboratório), que deve ser percorrida duas vezes ao dia (jejum e pós-refeição).

Hemoglobina Glicada (HbA$_{1c}$)

A HbA$_{1c}$ ou A$_{1c}$ constitui 4 a 6% da hemoglobina total e resulta da interação da glicose sangüínea com o grupo amino N-terminal da hemoglobina, através de uma reação lenta, não-enzimática, irreversível e de intensidade diretamente proporcional à glicemia. Os valores da HbA$_{1c}$ refletem a média das glicemias durante os últimos 2 a 3 meses, que é o tempo de sobrevida das hemácias. Os estudos DCCT[3] (Fig. 51.1) e UKPDS[36] mostraram uma correlação entre o controle glicêmico quantificado por determinações seriadas da HbA$_{1c}$ e os riscos de desenvolvimento e progressão das complicações microangiopáticas do diabetes.

A HbA$_{1c}$ é considerada, pela maioria dos autores e também pelas sociedades científicas especializadas, o padrão-ouro na avaliação do controle glicêmico, devendo ser realizada a cada 3–4 meses. A ADA tem recomendado como meta níveis de HbA$_{1c}$ < 7%.[1] Valores acima desse patamar implicam aumento progressivo no risco para maiores complicações crônicas. Por outro lado, os resultados do estudo Steno-2[37] sugerem que, para prevenção das complicações macrovasculares, o ideal seriam níveis de HbA$_{1c}$ < 6,5%.

Na interpretação dos resultados da HbA$_{1c}$ devem-se considerar inúmeros fatores, tais como o método laboratorial, sendo padrão-ouro o utilizado no DCCT (HPLC – cromatografia líquida de alta eficiência). Com o intuito de obter uma padronização metodológica, foi criada uma força-tarefa especial, o National Glycohemoglobin Standardization Program – NGSP, com a função de certificar e liberar métodos com padrão de qualidade equivalente ao CLAE. No site do NGSP (http://www.missouri.edu/diabetes/ngsp.html) encontra-se uma lista mensalmente atualizada dos conjuntos diagnósticos comerciais (kits) certificados. Situações que encurtam a sobrevida das hemácias, como anemia hemolítica, estados hemorrágicos etc., resultam em valores inapropriadamente baixos de A$_{1c}$, enquanto as que aumentam a sobrevida das células vermelhas (p.ex., anemias por carência de ferro, vitamina B$_{12}$ ou folato) cursam com A$_{1c}$ inapropriadamente elevada. Uso de vitaminas C e E em altas doses causa resultados falsamente diminuídos, por elas inibirem a glicação da hemoglobina, enquanto uremia, hipertrigliceridemia, alcoolismo crônico, uso crônico de salicilato e opiáceos, por interferência na metodologia, resultam em valores falsamente elevados. A quantificação da HbA$_{1c}$ não deve ser feita em pacientes com hemoglobinopatias, principalmente as formas homozigóticas.[1]

Embora a HbA$_{1c}$ seja considerada representativa da média ponderada global das glicemias médias diárias durante os últimos 2 a 3 meses, modelos teóricos e estudos clínicos sugerem que, em pacientes com controle estável, 50% da A$_{1c}$ é formado no mês precedente ao exame, 25%, no mês anterior a esse, e os 25% restantes, no terceiro ou quarto mês antes do exame (Quadro 51.4).[1]

QUADRO 51.4
Impacto das Glicemias sobre os Níveis de HbA$_{1c}$

1 Mês Antes	2 Meses Antes	3 a 4 Meses Antes
50%	25%	25%

Na maioria dos pacientes, valores normais ou quase normais de HbA$_{1c}$ refletem um bom controle metabólico. Contudo, alguns pacientes com diabetes instável terão excursões hiperglicêmicas seguidas de hipoglicêmicas e, conseqüentemente, valores glicêmicos médios e HbA$_{1c}$ normais ou quase normais. Finalmente, é importante ressaltar que valores altos da HbA$_{1c}$, apesar de sinalizarem controle inadequado do diabetes, não informam o horário nem o momento do descontrole e a estratégia para corrigi-lo.

Frutosamina

Substância formada pela glicação não-enzimática das proteínas séricas, principalmente albumina, refletindo o controle glicêmico médio dos últimos 14 dias. O exame perde sua validade em situações nas quais há diminuição das proteínas séricas, como hepatopatias, síndrome nefrótica, enteropatia perdedora de proteína, desnutrição protéica etc. Embora não seja freqüentemente utilizada pela maioria dos médicos especializados, nem tampouco por trabalhos científicos ou sociedades especializadas, a frutosamina pode ser particularmente útil em situações em que há necessidade de mudanças rápidas no tratamento do diabetes, como na gravidez.[1,38]

Automonitoração Glicêmica (AMG)

Seu uso é fundamental na instituição do tratamento intensificado. Tem como principais objetivos: (1) determinar o controle glicêmico em diferentes horários do dia, relacionando-os com períodos alimentares, atividade física, estresse etc.; (2) através de um esquema algorítmico, estabelecer a quantidade necessária de insulina a ser usada pelo próprio paciente, naquele momento, para obtenção da meta glicêmica (p.ex., jejum de 110 mg/dL e pós-prandial de 140 mg/dL).

Sabemos que quanto maior o número de medidas diárias, melhor a possibilidade de controle glicêmico. Portanto, o paciente e seus familiares devem ser estimulados a realizar o maior número de exames possível, evitando, todavia, neuroses e custos financeiros desnecessários. Um maior número de exames é geralmente necessário durante períodos de descompensação diabética, gravidez, diabetes instável, hipoglicemias sem aviso, diferenciação entre efeito Somogyi e hiperglicemia da madrugada.

Para evitar exames desnecessários e o excesso de informações, que freqüentemente atrapalham a interpretação dos dados, preconizamos a realização dos exames por 4 dias seguidos em 3 fases:
- **Fase 1:** AMG em jejum e pré-prandial, refletindo a ação das insulinas basais (Glargina ou NPH).
- **Fase 2:** AMG pós-prandial, reflexo do efeito das insulinas de ação rápida (picos ou *bolus*).
- **Fase 3:** Jejum, pré-prandiais, pós-prandiais e madrugada (3 a 4 da manhã), refletindo a ação integrada do tratamento como um todo (insulinização, alimentação e atividade física). Além das glicemias,

o paciente deve preencher o diário alimentar com informações detalhadas sobre tipos, quantidades e horários da alimentação. Esses dados deverão ser, posteriormente, apresentados ao médico assistente, que, após análise (com a ajuda ou não de um programa de computador), determinará a necessidade de mudanças no esquema insulínico (basal ou *bolus*, relação insulina/carboidrato, fatores de correção e suplementação etc.).

Os dois principais inconvenientes são a baixa adesão devido ao medo das punções digitais e o relativo alto custo financeiro, que não é coberto pela maioria das empresas de seguro de saúde.

Monitoração Glicêmica Contínua

Sistema que consiste em um sensor eletroquímico implantado no tecido subcutâneo e conectado a um pequeno monitor, capaz de mensurar o nível de glicose no fluido intersticial a cada 10 s, fornecendo a média dessas mensurações a cada 5 min (288 leituras ao dia). Há uma boa correlação (r = 0,91) entre as glicemias capilares (ponta de dedo) com as do interstício. O aparelho deve ser usado por um tempo mínimo de 3 dias, e o paciente é orientado a preencher um diário com informações sobre consumo de alimentos, aplicação de insulina (horário, tipo e quantidade), exercício e sintomas sugestivos de hipoglicemia.

Os dados coletados são então descarregados em um computador sob a forma de gráficos ou tabelas e utilizados para mudanças mais pontuais no esquema terapêutico.

Tem-se percebido que inúmeros pacientes considerados bem controlados, com base em glicemias capilares pré- e pós-prandiais e HbA$_{1c}$ normal, quando estudados pela monitoração glicêmica contínua apresentam freqüentes episódios de hipo- e/ou hiperglicemia em diferentes horários, freqüentemente assintomáticos, principalmente nos períodos noturnos, não-detectados pela automonitoração glicêmica.

Contagem de Carboidratos

A contagem de carboidratos é utilizada desde 1935 na Europa e foi uma das estratégias nutricionais usadas no DCCT, que anunciou, em 1993, que esse plano nutricional se mostrou eficiente no controle glicêmico, com a vantagem de proporcionar maior flexibilidade aos participantes desse estudo.

Em 1994, a ADA enfatizou que os carboidratos fossem individualizados e que a quantidade de carboidratos era mais importante do que o tipo, no controle glicêmico e, conseqüentemente, no planejamento alimentar.

A contagem de carboidratos é mais uma das inúmeras estratégias alimentares em que se contabilizam os gramas de carboidratos consumidos nas refeições e se enfatiza a relação entre alimento, atividade física, glicemia, medicamento e peso corporal. Tem como objetivos a obtenção do controle metabólico, incluindo, além do glicêmico, o lipídico e protéico, o ajuste individualizado da insulina em relação ao consumo de carboidratos em uma refeição e o tratamento adequado das hipoglicemias, evitando o exagero de açúcares, com conseqüente hiperglicemia. A razão de se priorizarem os carboidratos é porque quase 100% deles são convertidos em glicose 15 a 120 min após a sua ingestão, e, portanto, são, de longe, os principais responsáveis pelas excursões glicêmicas pós-prandiais.

A quantidade de carboidratos é de aproximadamente 50 a 60% do valor calórico diário total, cujo cálculo deve levar em consideração altura, peso, história de peso, hábitos alimentares, estilo de vida, atividade física e objetivos do tratamento. Não se justifica a restrição dos carboidratos simples com alegação de que eles são digeridos e absorvidos mais rapidamente, com piora do controle glicêmico; a sacarose pode fazer parte de um plano alimentar saudável, sempre respeitando a quantidade máxima de carboidratos a ser ingerida.[39,40]

Por exemplo, uma pessoa que necessita de cerca de 1.800 calorias/dia deverá ingerir 225 a 270 g de carboidratos distribuídos nas principais refeições e lanches. Estudos recentes demonstraram que a quantidade de carboidratos presentes em uma refeição é mais importante do que o tipo de carboidrato em relação à capacidade de elevar os níveis de glicemia. Em outras palavras, embora um copo de suco de frutas seja mais saudável do que um copo de refrigerante, ambos elevarão a glicemia na mesma intensidade, porque a quantidade total de carboidratos é a mesma.[39,40]

Ao contrário do antigo ensinamento que proibia aos diabéticos o uso de alimentos contendo sacarose, aceita-se hoje que tais alimentos podem ser consumidos, desde que o conteúdo total de carboidratos de uma refeição permaneça o mesmo. Para usar o método de contagens de carboidratos, é muito importante que o paciente conheça o seu plano alimentar, com o número de gramas de carboidratos permitidos para cada refeição ou lanche.

Embora a contagem de carboidratos possa ajudar no controle glicêmico e fornecer mais liberdade de escolha alimentar, ela pode também levar ao ganho excessivo de peso.[39,40]

DOSE DA INSULINA

A dose diária de insulina no diabetes tipo 1 recém-diagnosticado ou logo após a recuperação da cetoacidose varia entre 0,5 a 1,0 unidade (U)/kg. Freqüentemente, doses maiores podem ser necessárias para recuperação do equilíbrio metabólico, caracterizado pela reposição dos depósitos corporais de glicogênio, proteína e gordura que foram exauridos durante a descompensação diabética. Mais tarde, a necessidade insulínica se reduz para 0,4–0,6 U/kg/dia para novamente aumentar para 1,2–1,5 U/kg/dia durante a puberdade ou períodos de estresse físico ou emocional. Alguns pacientes podem espontaneamente normalizar as glicemias, na chamada *fase de lua-de-mel*, após a introdução da insulinoterapia. Esse período normalmente não dura mais que poucas semanas. Recomenda-se, entretanto, que a terapia insulínica não seja suspensa, mantendo-se doses baixas, com cuidado para evitar hipoglicemias.[5,13,23]

Determinadas condições implicam a necessidade de modificar a dose diária de insulina, para mais (infecções, puberdade, estresse etc.) ou para menos (insuficiência renal, hipotiroidismo, síndrome de má-absorção etc.) (Quadro 51.5).

FORMAS DE ADMINISTRAÇÃO DA INSULINA

Insulinemia Basal e *Bolus*

Recentemente, esquemas terapêuticos fundamentados nos princípios insulina basal/*bolus* têm sido preconizados como os mais adequados para a obtenção de um bom controle glicêmico. Esses métodos tentam imitar a fisiologia normal da secreção pancreática, com o objetivo único de manter, em um indivíduo normal, glicemias dentro de estreitos limites: valores não-inferiores a 60 mg/dL durante períodos de jejum ou interprandiais e nunca > 140 mg/dL após as refeições. Isso ocor-

QUADRO 51.5

Situações que Interferem com as Necessidades Diárias de Insulina

Aumento das Necessidades	Diminuição das Necessidades
Estresse	Período de lua-de-mel
Infecções	Insuficiência renal
Puberdade	Má-absorção intestinal
Hipertiroidismo	Hipotiroidismo
Síndrome de Cushing	Insuficiência adrenal
Uso de glicocorticóides	

re pela produção e liberação, através das células beta pancreáticas, de insulina no sistema porta por um mecanismo bifásico. Em um adulto não-diabético, de peso e composição corporal normais, aproximadamente 25 unidades de insulina, diariamente, chegam ao sistema porta, 50 a 60% de maneira gradual e lenta (insulinemia basal), responsável pela normoglicemia durante os períodos de jejum e interprandiais, através da supressão da gliconeogênese hepática. O restante da insulina (40 a 50%) é liberado de maneira rápida, em picos (*bolus* de insulina), imediatamente após as refeições, promovendo a imediata captação da glicose recém-absorvida pelos tecidos muscular e gorduroso.

Fator de Sensibilidade (FS) e Dose *Bolus* Corretiva ou Suplementar

O FS é definido como a quantidade de glicose sangüínea (em mg/dL) que diminuirá em 2 a 4 h após a administração de 1 unidade de insulina *bolus* (rápida ou ultra-rápida). Vários métodos podem ser usados para determinar o FS de determinada pessoa. Um dos mais utilizados é aquele desenvolvido pelo Dr. Bruce Bode, a chamada regra dos 1.500, na qual o FS corresponde a 1.500 divididos pela dose diária total de insulina. Por exemplo, se o paciente estiver usando 30 U de insulina (basal + *bolus*) ao dia, seu FS será 1.500/30 = 50. Isso significa que a aplicação de 1 unidade de insulina de ação rápida irá diminuir a glicemia em 50 mg/dL (Quadro 51.6).

O FS é útil na redução das glicemias elevadas antes das refeições ou a qualquer outro momento em que ocorrer hiperglicemia. A dose corretiva ou suplementar (DC ou DS) pode ser calculada pela divisão da diferença entre a glicemia atual (GAT) e a glicemia-alvo (GAL) pelo FS (DC ou DS = GAT − GAL/FS) (Quadro 51.7). Para a maioria dos pacientes, a glicemia-alvo é 100 mg/dL. Entretanto, em pacientes com maior tendência à hipoglicemia, a GAL deve ser maior (120 a 140 mg/dL), enquanto na gravidez esse alvo deve ser menor (90 mg/dL). Se tomarmos como exemplo um paciente com FS de 40, glicemia de 220 mg/dL e meta glicêmica de 100 mg/dL

QUADRO 51.6

Fator de Sensibilidade (FS)

FS = 1.500 ÷ dose total de insulina

Exemplo: Dose total = 30 unidades

FS = 1.500 ÷ 30 = 50

QUADRO 51.7

Dose de Correção (DC)

$$DC = \frac{\text{Glicemia atual} - \text{Glicemia-alvo}}{\text{Fator de sensibilidade}}$$

Exemplo:
- Glicemia atual: 250 mg/dL
- Glicemia-alvo: 100 mg/dL
- Fator de sensibilidade: 50

$$3 \text{ unidades} = \frac{250 - 100}{50} = DC$$

QUADRO 51.9

Razão Insulina Vs. Carboidrato, de acordo com o Peso do Paciente

Peso (kg)	Razão
50–58	1:15
59–63	1:14
63–68	1:13
68–77	1:12
82–86	1:10
91–100	1:8
100–109	1:7

(portanto, 220 − 100/30 = 4), a aplicação de 4 U trará a glicemia, em 2 a 4 h, para 100 mg/dL.

Relação Insulina:Carboidrato (Dose *Bolus* Alimentação)

Essa relação é extremamente importante no controle glicêmico pós-prandial por permitir maior flexibilidade na qualidade e quantidade de carboidratos a serem ingeridos durante uma refeição ou lanche. Traduz a quantidade de insulina (em unidades) capaz de metabolizar uma determinada quantidade de carboidratos (em gramas). Essa relação é individual e pode variar desde 1 unidade de insulina para cada 5 g de carboidratos até 1 unidade para cada 25 g de carboidratos. O conhecimento desse processo envolve o aprendizado do sistema de contagens de carboidratos e monitoração freqüente das glicemias pré- e pós-prandiais. Inicia-se com o valor obtido pela "regra dos 500", em que o número 500 é dividido pela dose diária total de insulina (Quadro 51.8). Por exemplo, em um indivíduo que usa 50 U de insulina/dia, a razão insulina/carboidrato será 500/50, ou seja, 10. Isso significa que 1 unidade de insulina rápida ou ultra-rápida metabolizará 10 g de carboidratos. Um segundo método é o da utilização do peso corporal do paciente. Quanto maior o peso, maior será a necessidade insulínica para metabolização glicídica (Quadro 51.9). A monitoração glicêmica pré- e pós-prandial freqüente permitirá, a partir desse valor inicial, a determinação exata da relação insulina:carboidrato. Essa relação varia intensamente durante as 24 h. Ela é maior ao despertar (fenômeno da madrugada), diminui e permanece estável até o final do dia, quando novamente se eleva no entardecer, caindo progressivamente até atingir necessidades menores de insulina durante a noite e a madrugada.

QUADRO 51.8

Relação Insulina:Carboidrato

Quantidade de carboidratos em gramas metabolizada por 1 unidade de insulina

"regra dos 500"
Dose diária total de insulina dividida por 500

Exemplo: 50 unidades de insulina/dia
Relação = 10
1 unidade de insulina metabolizará 10 g de carboidratos

Em pacientes com diabetes tipo 1 recém-diagnosticado, em que não se pode realizar a regra dos 500, estabelecemos a relação insulina:carboidrato inicial de acordo com o peso corporal (Quadro 51.8).

Em crianças com menos de 50 quilos pode-se iniciar o tratamento com razão igual a 30.

Exemplo:
1. Criança de 8 anos de idade com DM1, dose total insulina/dia 20 U, alimentação café da manhã consistindo em 1 copo de leite (12 g CHO), ½ pão francês com requeijão (14 g CHO) e 1 maçã pequena (12 g), glicemia pré-café da manhã 175 mg/dL, meta glicêmica 100 mg/dL.
   - Pergunta-se qual a quantidade de insulina ultra-rápida a ser aplicada?
     - Passo 1 – Calcular a razão insulina/carboidrato através da regra dos 500.
       500/20 = 25, ou seja, 1 unidade de insulina ultra-rápida cobrirá 25 g de CHO.
     - Passo 2 – Calcular a dose do *bolus* alimentação.
       Quantidade total de CHO a ser ingerida: 12 + 14 + 12 = 38 g CHO.
       Dose *bolus* alimentação = 28/25 = 1,5 U.
     - Passo 3 – Calcular o fator de correção através da regra dos 1.500.
       1.500/20 = 75, ou seja, 1 unidade de insulina ultra-rápida consumirá 75 mg/dL de glicose.
       Dose *bolus* corretiva: glicemia atual – meta glicêmica/fator de correção = 175 mg/dL – 100 mg/dL/75 = 1 U.
     - Passo 4 – Calcular dose total:
       Dose *bolus* alimentação + dose corretiva = 1,5 U + 1 U = 2,5 U.

Ocorrem situações em que o paciente está ou se torna mais sensível à insulina (necessitando de doses menores), como crianças, baixo peso, atletas bem-condicionados e DM1 recém-diagnosticado.

Outras vezes ocorre o contrário, maior resistência à insulina: período puberal, obesidade, estados infecciosos, gestantes no último trimestre, uso de corticóides etc.

ESQUEMAS DE INSULINOTERAPIA INTENSIFICADA

Embora seja o esquema ideal para obtenção do controle glicêmico na maioria dos pacientes com DM1, existe um reduzido número que consegue controle glicêmico adequado com esquemas convencionais, possivelmente por possuírem reserva endógena de insulina. Há também aqueles em que a insulinoterapia intensiva não está indicada (p.ex., portadores de patologias terminais ou idosos cujo tratamento implicará comprometimento substancial da qualidade de vida) ou está contra-indicada. Nessa situação incluem-se os casos de diabetes instável, com hipoglicemias freqüentes ou sem aviso, pacientes com déficit visual importante, que dependem da ajuda de pessoas que não estão comprometidas ou motivadas com o tratamento.

O paciente e os familiares (no caso de crianças) devem estar extremamente motivados, treinados para automonitoração com registro dos resultados, aprender a contagem de carboidratos e colocá-la em prática, praticar esportes e visitar periodicamente o médico assistente. Infelizmente, em nosso país, a maioria dos pacientes é impossibilitada de receber esse tipo de tratamento devido ao seu alto custo, associado à dificuldade de consultas freqüentes àqueles assistidos em instituições de saúde pública.

As duas modalidades de insulinoterapia intensificada são *múltiplas doses de insulina (MDI)* e *bombas de infusão contínua* ou simplesmente *bombas de insulina*.

Múltiplas Doses de Insulina (MDI)

- NPH (ou Detemir), antes do café da manhã e antes do jantar (insulinemia basal) + Regular (ou, de preferência, Aspart, Glulisina ou Lispro) antes do café da manhã, almoço e jantar (*bolus*). As doses da NPH (ou Detemir) tendem a ser fixas, com reajuste na da manhã baseado na glicemia pré-jantar, enquanto a glicemia de jejum direcionará a dose da NPH (ou Detemir) do jantar. As doses *bolus* (rápida ou ultra-rápida) são variáveis e dependerão da contagem de carboidratos e das glicemias obtidas pré-refeições. Os reajustes serão baseados nos valores das glicemias pós-prandiais. Para os pacientes com hiperglicemia ao acordar, devido ao fenômeno do alvorecer, a insulina NPH (ou Detemir) deverá ser aplicada à hora de deitar, em vez de antes do jantar.
- NPH antes do café da manhã, almoço e jantar (insulinemia basal) + Regular (ou, de preferência, Aspart, Glulisina ou Lispro) antes do café da manhã, almoço e jantar (*bolus*). Esquema utilizado quando o anterior não consegue um bom controle. Com a divisão da insulina NPH em 3 doses, ocorrerão diminuição dos picos de ação das doses, melhor uniformidade de ação, menores excursões glicêmicas e diminuição das hipoglicemias. O reajuste das NPH é baseado na glicemia de jejum para a do jantar, na glicemia pré-almoço para NPH do café da manhã e na glicemia pré-jantar para NPH do almoço. As insulinas de ação rápida ou ultra-rápida seguem o esquema já mencionado anteriormente.
- NPH antes do café da manhã, almoço, jantar e ao deitar (insulinemia basal) + Regular (ou, de preferência, Aspart, Glulisina ou Lispro) antes do café da manhã, almoço e jantar (*bolus*). Esquema que pode ser utilizado quando o anterior (número 2) não estiver controlando a hiperglicemia causada pelo fenômeno do alvorecer.
- Glargina antes do café da manhã (insulinemia basal) + Regular (ou, de preferência, Aspart, Glulisina ou Lispro) antes do café da manhã, almoço e jantar. A dose da Glargina deve ser reajustada pela glicemia de jejum, enquanto as da insulina rápida ou ultra-rápida seguem as propostas já mencionadas anteriormente.
- Glargina (ou Detemir) antes do café da manhã e antes do jantar (insulinemia basal) + Regular (ou, de preferência, Aspart, Glulisina ou Lispro) antes do café da manhã, almoço e jantar. Esquema proposto quando houver falha do esquema anterior.

Infusão Subcutânea Contínua de Insulina ou Bombas de Insulina

São aparelhos mecânicos conectados a um cateter inserido no subcutâneo, que libera insulina ultra-rápida continuamente, nos formatos basal e *bolus*, tentando simular a fisiologia das células beta através de uma melhor farmacocinética da insulina infundida.

As primeiras bombas de insulina surgiram no final da década de 1970. Desde então, novos modelos, menores, mais fáceis de serem usados e mais duráveis foram desenvolvidos. Atualmente eles possuem memória eletrônica, infusões basais variáveis durante o dia e até controle remoto. Nos últimos 5 anos tem-se generalizado o uso desse sistema no tratamento do diabetes tipo 1 em nosso país. A dose basal, que consiste em 50 a 60% da dose diária total, deve ser pré-programada com diferentes velocidades de infusão durante as 24 h, enquanto as infusões em *bolus* (40 a 50% da dose total) são lançadas pelo próprio paciente imediatamente antes das refeições (*bolus* refeições) ou para correção de hiperglicemia (*bolus* corretivo).

Estudos clínicos controlados têm demonstrado que, em média, o controle glicêmico obtido com bomba de insulina é quase idêntico àquele com MDI. Portanto, não se justifica a mudança para bomba em um paciente bem controlado com MDI, a menos que seja por opção particular, por conforto ou maior liberdade, dele ou de seus familiares. Há pacientes, entretanto, que não conseguem obter controle glicêmico, ou o fazem com riscos de hipoglicemias importantes, mas melhoram dramaticamente quando colocados no esquema de bomba.

A ADA recomenda que o esquema de infusão subcutânea contínua só deva ser realizado por profissionais que disponham de uma equipe multidisciplinar de saúde familiarizada com o método e usado apenas em pacientes extremamente motivados, dispostos a seguir as orientações da equipe de saúde, entender e ser capazes de manusear o aparelho, realizar AMG, contagem de carboidratos, usando esses dados para programação das doses basais e *bolus* (refeições e corretivos).[1]

Tanto a bomba de infusão de insulina (CSII) quanto a terapêutica de múltiplas doses de insulina (MDI) constituem métodos eficazes de implementar o manuseio intensivo do DM1, com o objetivo de se chegarem a níveis glicêmicos quase normais e se obter um estilo de vida mais flexível.[41] A CSII é tão segura quanto a MDI e tem vantagens sobre ela, sobretudo em pacientes com hipoglicemias freqüentes, com um fenômeno do alvorecer importante, com gastroparesia, na gravidez, em crianças e em pacientes com DM1 e um estilo de vida errático (Quadro 51.10).[41] A CSII possibilita uma maior probabilidade de se atingir melhor controle glicêmico com menos hipoglicemia, menor freqüência de hipoglicemias assintomáticas e melhor qualidade de vida. Além disso, os riscos e os efeitos adversos da terapêutica insulínica em pacientes com DM1 em insulinização intensiva são menores nos pacientes usando essa terapia quando comparados a pacientes em MDI. Para tal, o ajuste cuidadoso das doses basais e de *bolus* e o seguimento adequado do paciente são vitais.[41]

As principais desvantagens da CSII são o alto custo do aparelho e da sua manutenção, a complexidade do seu uso e o risco de infecções no local de inserção do cateter, bem como a obstrução do cateter, levando a cetoacidose diabética (Quadro 51.10).[41]

> **QUADRO 51.10**
>
> **Principais Vantagens e Desvantagens da Terapia com Bomba de Infusão de Insulina**
>
> **Vantagens**
> - Eliminar a necessidade de múltiplas aplicações de insulina;
> - Freqüentemente melhorar os níveis da HbA_{1c};
> - Geralmente obter menores variações dos níveis de glicemia;
> - Tornar mais fácil o controle do diabetes, permitindo ajuste mais fino da dose de insulina a ser injetada e liberar doses necessárias com mais exatidão do que com as injeções;
> - Na maior parte dos casos, melhorar a qualidade de vida;
> - Reduzir significativamente os episódios de hipoglicemias graves e assintomáticas;
> - Eliminar os efeitos imprevisíveis das insulinas de ação intermediária ou prolongada;
> - Permitir a prática de exercícios sem exigir a ingestão de grandes quantidades de carboidratos.
>
> **Desvantagens**
> - Elevado custo do aparelho e de sua manutenção;
> - Risco de infecções no local de inserção do cateter;
> - Risco de obstrução do cateter, levando à cetoacidose diabética.
>
> Adaptado da Ref. 41.

SITUAÇÕES ESPECIAIS

Hiperglicemia Matinal

Um dos dilemas terapêuticos mais difíceis no manuseio do *diabetes mellitus* tipo 1 é determinar o ajuste adequado da dose de insulina quando a glicemia se mostra elevada antes do café da manhã. Três principais causas devem ser consideradas:

1. *Efeito Somogyi* — Consiste no aparecimento de hiperglicemia de rebote, conseqüente à liberação de hormônios contra-reguladores (catecolaminas, glucagon, cortisol e hormônio do crescimento), em resposta à hipoglicemia no meio da madrugada. Esse fenômeno ocorre com freqüência bem menor do que se supunha no passado e deve ser cogitado em pacientes que, apesar da hiperglicemia matinal, clinicamente estão bem (p.ex., ganhando peso, sem sintomas de descompensação, como poliúria e polidipsia), ou, ainda, naqueles que se queixam de distúrbios do sono (insônia, pesadelos etc.) ou cefaléia ao acordar. O tratamento consiste em diminuir a dose da insulina NPH ou lenta aplicada à noite e/ou fornecer mais alimentos na hora de deitar.[42-44]

2. *Queda dos níveis circulantes de insulina* — Mostra-se mais comum do que o efeito Somogyi e tem como tratamento aumento da dose noturna de insulina NPH ou lenta ou, de preferência, apenas trocar o horário de aplicação, de antes do jantar para a hora de deitar.

3. *Fenômeno do alvorecer (dawn phenomenon)* — É observado em até 75% dos diabéticos tipo 1, na maioria daqueles com *diabetes mellitus* tipo 2, e também em indivíduos normais. Caracteriza-se por uma redução da sensibilidade tissular à insulina, entre 5 e 8 h. Aparentemente é desencadeado pelos picos de hormônio do crescimento, liberado horas antes, no início do sono. Mais recentemente, uma queda nos níveis de IGF-I passou, também, a ser implicada na gênese do fenômeno do alvorecer. Tentativas de corrigir essa hiperglicemia com aumento da dose da NPH noturna ou mesmo da insulina Glargina freqüentemente resultam em um pico de insulina que não coincide com a hiperglicemia do alvorecer, provocando, paradoxalmente, hipoglicemia entre 3 e 5 h da manhã, que piora ainda mais o controle glicêmico. A aplicação da NPH ao deitar tem, em alguns pacientes, atenuado ou resolvido o problema. Entretanto, ocasionalmente, apenas o uso da bomba com aumento da insulina basal entre 5 e 8 h da manhã consegue controlar a glicemia.[42-44]

A melhor forma de se diferenciarem esses três fenômenos consiste em dosar a glicemia e a insulina às 22, às 3 e às 7 h (Quadro 51.11). Convém, contudo, lembrar a possibilidade da ocorrência de mais de uma causa de hiperglicemia matinal em um mesmo paciente.

Hipoglicemia Assintomática ou Sem Aviso

Trata-se de um fenômeno freqüente no DM1 de longa duração. Dificulta tremendamente seu tratamento e impede os benefícios oriundos do bom controle glicêmico, além de colocar os pacientes em elevado risco de morbidade e mortalidade. Ocorre pela diminuição ou ausência da secreção dos hormônios contra-regulatórios (glucagon, catecolaminas, cortisol e hormônio do crescimento), que normalmente ocorreria quando os níveis de glicemia caem a valores inferiores a 60 mg/dL.[45,46]

A produção desses hormônios ocorre em duas fases distintas. Imediatamente após a queda da glicemia, glucagon e catecolaminas são liberados na circulação. Posteriormente, cortisol e GH surgem na corrente sangüínea e estimulam a produção de lactato, aminoácidos e glicerol, que serão utilizados pelo fígado na produção de glicose (gliconeogênese), além de redução da captação de glicose pelo músculo.[47]

QUADRO 51.11

Achados Típicos dos Níveis de Glicemia e Insulina em Diabéticos Tipo 1 com Diferentes Causas de Hiperglicemia Matinal

	Glicemia (mg/dL)			Insulina (mU/mL)		
	22 h	3 h	7 h	22 h	3 h	7 h
Efeito Somogyi	90	40	200	Alta	Levemente alta	Normal
Fenômeno do alvorecer (FA)	110	110	150	Normal	Normal	Normal
Queda dos níveis circulantes de insulina + FA	110	190	220	Normal	Baixa	Baixa
Queda dos níveis de insulina + FA + efeito Somogyi	110	40	380	Alta	Normal	Baixa

Adaptado da Ref. 44.

A deficiência na produção dos hormônios contra-regulatórios resulta na ocorrência de hipoglicemias mais intensas e prolongadas. Associada a esse fato, há também a perda da percepção da sintomatologia neuroglicopênica (fraqueza, mal-estar, cefaléia, vertigens etc.) e adrenomedular (palpitação, tremor, ansiedade, sudorese e fome), que previamente permitiam ao paciente reconhecer e corrigir a hipoglicemia.[47]

Existem duas situações em que hipoglicemia assintomática pode ocorrer. A primeira é vista em pacientes com controle glicêmico rígido, com episódios freqüentes de hipoglicemias, em que, por mecanismo de defesa, ocorre transporte de glicose cerebral mesmo com glicemias muito baixas, associada a uma redução da resposta adrenérgica. Nessa situação, a falência autonômica é funcional, induzida por hipoglicemias anteriores, e pode ser revertida pela melhora do controle glicêmico e ausência de hipoglicemias por várias semanas consecutivas. Percebem-se nesses pacientes o desaparecimento das hipoglicemias assintomáticas e o restabelecimento dos mecanismos contra-regulatórios. O uso da bomba de insulina é comumente necessário nessa condição.[45,46]

Na segunda situação, a hipoglicemia assintomática ocorre por deficiência da secreção de catecolaminas em pacientes com diabetes tipo 1 ou tipo 2 de longa duração e que desenvolveram neuropatia autonômica.[48] A doença é estrutural e comumente associada a sintomas gastrointestinais, geniturinários e hipotensão ortostática. Aqui o problema se torna mais complexo, visto que a única opção é a melhora do controle metabólico por um período prolongado (meses ou anos), o que é dificultado pela própria hipoglicemia, criando um ciclo vicioso. Em alguns desses pacientes, o uso da bomba de insulina agrava a hipoglicemia (sendo, então, contra-indicado) ou permite-se que as metas glicêmicas sejam mais altas.[24,46,49]

Diabetes Instável (*Brittle Diabetes*)

Caracteriza-se por flutuações intensas, rápidas e freqüentes do controle glicêmico, apesar dos ajustes aparentemente adequados nas doses de insulina, alimentação e atividade física. As excursões glicêmicas são erráticas, sem padronização em relação aos horários, à insulinoterapia, aos alimentos e à atividade física.[50] O uso de técnicas modernas, como bombas de insulina, monitoramento glicêmico contínuo, contagem de carboidratos e as mais diferentes fórmulas, incluindo complexos programas computadorizados, tem tido absoluto fracasso na condução do verdadeiro diabetes instável. O implante de células beta pelo Protocolo de Edmonton tem demonstrado os melhores resultados no tratamento desses pacientes, com quase total normalização das excursões glicêmicas e mínima ou nenhuma necessidade de insulina exógena.[51]

Diabetes Tipo 1 e Cirurgia

É importante que haja uma equipe multidisciplinar, composta por especialistas em endocrinologia, anestesia, cirurgia e intensivista, que obedeça a um protocolo local único.[52]

Essa uniformidade de ações inclui:
1. Otimização do controle glicêmico antes do ato cirúrgico, se necessário em regime de internação hospitalar.
2. Autorizar cirurgias eletivas apenas quando:
   HbA_{1c} < 9,0%, ou
   Glicemia de jejum < 180 mg/dL, ou
   Pós-prandial < 230 mg/dL
3. Avaliação criteriosa à procura de: doença arterial coronariana, doença vascular periférica, doença vascular encefálica, nefropatias e neuropatia, principalmente a autonômica.
4. Durante e após a cirurgia (até que o paciente esteja plenamente consciente e se alimentando, sem vômitos):
   - Infusão endovenosa de solução contendo glicose e potássio;
   - Insulinoterapia por bomba de infusão contínua endovenosa ou insulina de ação ultra-rápida subcutânea;
   - Monitoração das glicemias capilares a cada 1 a 4 h, até a normalização do quadro clínico e da alimentação oral, quando o paciente deverá, então, retornar ao esquema ambulatorial prévio;
   - Objetivar glicemias entre 110 e 180 mg/dL;
   - Em pacientes tratados com bombas de infusão, a dose inicial de insulina deverá ser aproximadamente de 0,04 U/kg/h, simultaneamente com soro glicosado a 10%;

> **Exemplo:** paciente com 75 kg necessitará de 3 U/h
> Soro glicosado a 10% 500 mL + Insulina Regular 20 unidades + KCl (10 mmol)
> portanto, por uma simples regra de três:
>
> 500 mL/h ——————— 20 U/h
> x mL/h ——————— 3 U/h
> $x = 75$ **mL/h**

- A velocidade de infusão será reajustada objetivando glicemias capilares entre 110–180 mg/dL;
- Hipoglicemias deverão ser tratadas com interrupção temporária da insulina endovenosa, infusão de glicose endovenosa e, após normalização da glicemia, deve-se reiniciar imediatamente a insulina endovenosa em doses menores. Em nenhuma circunstância o paciente deverá permanecer sem insulina por mais de 15 a 20 min, sob o risco de desenvolver cetoacidose diabética.

Insulinoterapia na Insuficiência Renal Crônica (IRC)

IRC pode ser evidenciada quando há qualquer dano renal ou diminuição da taxa de filtração glomerular (GFR) por mais de 3 meses. Os estágios da IRC variam de 1 a 5 (Quadro 51.12), e os pacientes nos estágios 1 e 2 apresentam GFR ≥ 60 mL/min/1,73 m^2 e função renal relativamente preservada. Nessas fases geralmente não há necessidade de ajuste terapêutico da DM para a função renal.[53,54]

A insulina exógena é eliminada pelos rins, enquanto a endógena é degradada no fígado. A insulina exógena é livremente filtrada pelos glomérulos e extensamente reabsorvida no túbulo proximal, após ter sido degradada em vários peptídeos. A insulina que não foi submetida a filtração glomerular é degradada e secretada através do endotélio peritubular e da membrana epitelial das células renais. Tal fato proporciona um *clearance* de insulina maior que a taxa de filtração da insulina.

Quando há queda na GFR de até 15–20 mL/min, a degradação e secreção peritubular da insulina aumentam, compensando o declínio da degradação da insulina filtrada. Com a piora da função renal (GFR < 15–20 mL/min), grande quantidade de insulina deixa de ser filtrada, excedendo a capacidade de degradação e secreção pe-

QUADRO 51.12

Classificação da National Kidney Foundation para a Insuficiência Renal Crônica (IRC)

Estágio	Descrição	GFR* (mL/min/1,73 m^2)
1	Dano renal com GFR normal	> 90
2	Dano renal com leve diminuição da GFR	60–90
3	Moderada diminuição da GFR	30–59
4	Grave diminuição da GFR	15–29
5	Falência renal	< 15 (ou diálise)

*GFR = taxa de filtração glomerular.
Adaptado das Refs. 55 e 56.

QUADRO 51.13

Ajuste da Insulina de acordo com a Função Renal

GFR* (mL/min/1,73 m^2)	Ajuste de Dose de Insulina
> 50	Não é necessário
10–50	Reduzir para 75% da dose
< 10	Reduzir para 50% da dose

*GFR = taxa de filtração glomerular.
Adaptado das Refs. 55 e 56.

ritubular, aumentando assim a meia-vida da insulina e o risco de hipoglicemia.[55] Nos pacientes com DM1 e média de creatinina de 2,2 mg/dL, observou-se chance 5 vezes maior de hipoglicemia.[56]

A falência na degradação da insulina em tecidos extra-renais (fígado e músculo) também contribui para a menor necessidade de insulina, assim como a anorexia induzida pela uremia, associada a menor ingestão calórica.[55]

A farmacocinética das diversas preparações de insulina não foi ainda bem estudada em pacientes com IRC. Alguns autores orientam que se corrija a dose da insulina conforme a taxa de filtração glomerular, especialmente em pacientes submetidos a tratamento dialítico (Quadro 51.13).[54-56]

BIBLIOGRAFIA

1. American Diabetes Association. Standards of medical care in Diabetes-2009 (Position Statement). Diabetes Care, 2009; 32(Suppl. 1):S13-61.
2. AACE Diabetes Mellitus Clinical Practice Guidelines Task Force. Medical guidelines for clinical practice for the management of diabetes mellitus. Endocr Pract, 2007; 13(Suppl 1):1-66.
3. Diabetes Control and Complications Trial Research Group. The effect of intensive treatment of diabetes on the development and progression of long-term complications in insulin-dependent diabetes mellitus. N Engl J Med, 1993; 329:977-86.
4. Salsali A, Nathan M. A review of types 1 and 2 diabetes mellitus and their treatment with insulin. Am J Ther, 2006; 13:349-61.
5. Barnett AH. A review of basal insulins. Diabet Med, 2003; 20:873-85.
6. Golbert A, Campos MA. Type 1 diabetes mellitus and pregnancy. Arq Bras Endocrinol Metabol, 2008; 52:307-14.
7. Eckardt K, Eckel J. Insulin analogues: Action profiles beyond glycaemic control. Arch Physiol Biochem, 2008; 114:45-53.
8. Lepore M, Pampanelli S, Fanelli C, et al. Pharmacokinetics and pharmacodynamics of subcutaneous injection of long-acting human insulin analog glargine, NPH insulin, and ultralent human insulin and continuous subcutaneous infusion of insulin lispro. Diabetes, 2000; 49:2142-8.
9. Hirsch IB. Insulin Analogues. N Engl J Med, 2005; 329:977-86.
10. Rossetti P, Porcellati F, Fanelli CG, et al. Superiority of insulin analogues versus human insulin in the treatment of diabetes mellitus. Arch Physiol Biochem, 2008; 114:3-10.
11. Becker RH. Insulin glulisine complementing basal insulins: a review of structure and activity. Diabetes Technol Ther, 2007; 9:109-21.
12. Kamal AD, Bain SC. Insulin glulisine: efficacy and safety compared with other rapid-acting insulin analogues. Expert Opin Drug Saf, 2007; 6:5-7.
13. Dunn CJ, Plosker GL, Keating GM, et al. Insulin glargine: an updated review of its use in the management of diabetes mellitus. Drugs, 2003; 63:1743-78.
14. Chapman TM, Perry CM. Insulin detemir: a review of its use in the management of type 1 and 2 diabetes mellitus. Drugs, 2004; 64:2577-95.
15. DeWitt DE, Hirsch IB. Outpatient insulin therapy in type 1 and type 2 diabetes mellitus: scientific review. JAMA, 2003; 289:2254-64.
16. Danne T, Aman J, Schober E, et al.; ANA 1200 Study Group. A comparison of postprandial and preprandial administration of insulin aspart in children and adolescents with type 1 diabetes. Diabetes Care, 2003; 26:2359-64.
17. Dornhorst A, Lüddeke HJ, Honka M, et al.; PREDICTIVE Study Group. Safety and efficacy of insulin detemir basal-bolus therapy in type 1 diabetes patients: 14-week data from the European cohort of the PREDICTIVE study. Curr Med Res Opin, 2008; 24:369-76
18. De Leeuw I, Vague P, Selam JL, et al. Insulin detemir used in basal-bolus therapy in people with type 1 diabetes is associated with a lower risk of nocturnal hypoglycaemia and less weight gain over 12 months in comparison to NPH insulin. Diabetes Obes Metab, 2005; 7:73-82.
19. Hermansen K, Fontaine P, Kukolja KK, et al. Insulin analogues (insulin detemir and insulin aspart) versus traditional human insulins (NPH insulin and regular human insulin) in basal-bolus therapy for patients with type 1 diabetes. Diabetologia, 2004; 47:622-9.
20. Rossetti P, Pampanelli S, Fanelli C, et al. Intensive replacement of basal insulin in patients with type 1 diabetes given rapid-acting insulin analog at mealtime: a 3-month comparison between administration of NPH insulin four times daily and glargine insulin at dinner or bedtime. Diabetes Care, 2003; 26:1490-6.
21. Ratner RE, Hirsch IB, Neifing JL, et al. Less hypoglycemia with insulin glargine in intensive insulin therapy for type 1 diabetes. Diabetes Care, 2000; 23:639-43.
22. The DCCT/EDIC Research Group. Retinopathy and nefropathy in patients with type 1 diabetes four years after a trial of intensive therapy. N Engl J Med, 2000; 342:381-9.
23. Skyler JS. Insulin therapy in type 1 diabetes mellitus. In DeFronzo RA (ed.). Current Therapy of Diabetes Mellitus. St. Louis: Mosby-Year Book, 1998:36-49.

24. Cryer PE, Davis SN, Shamoon H. Hypoglycemia in diabetes. *Diabetes Care*, 2003; *26*:1902-12.
25. Richardson T, Kerr D. Skin-related complications of insulin therapy: epidemiology and emerging management strategies. *Am J Clin Dermatol*, 2003; *4*:661-7.
26. Abraham MR, Al-Sharafi BA, Saavedra GA, Khardori R. Lispro in the treatment of insulin allergy. *Diabetes Care*, 1999; *22*:1916-7.
27. Kumar D, Kumar D. Lispro analog for treatment of generalized allergy to human insulin. *Diabetes Care*, 1997; *20*:1357-9.
28. Durand-Gonzalez KN, Guillausseau N. Glargine insulin is not an alternative in insulin allergy. *Diabetes Care*, 2003; *26*:2216.
29. Mu L, Goldman JM. Human recombinant DNA insulin-induced lipoatrophy in patient with type 2 diabetes mellitus. *Endocr Pract*, 2000; *6*:151-2.
30. Griffin ME, Feder A, Tamborlane WV. Lipoatrophy associated with lispro insulin in insulin pump therapy (Letter). *Diabetes Care*, 2001; *24*:174.
31. Ampudia-Blasco FJ, Hasbum B, Carmena R. A new case of lipoatrophy with lispro insulin in insulin pump therapy (Letter). *Diabetes Care*, 2003; *26*:953-4.
32. Arranz A, Andia V, López-Guzmán A. A case of lipoatrophy with Lispro insulin without insulin pump therapy. *Diabetes Care*, 2004; *27*:625-6.
33. Arun CS, Pandit R, Taylor R. Long-term progression of retinopathy after initiation of insulin therapy in type 2 diabetes: an observational study. *Diabetologia*, 2004; *47*:1380-4.
34. Chantelau E, Meyer-Schwickerath R. Reversion of 'early worsening' of diabetic retinopathy by deliberate restoration of poor metabolic control. *Ophthalmologica*, 2003; *217*:373-7.
35. Guldiken S, Guldiken B, Arikan E. Complete relief of pain in acute painful diabetic neuropathy of rapid glycaemic control (insulin neuritis) with venlafaxine HCL. *Diabetes Nutr Metab*, 2004; *17*:247-9.
36. UK Prospective Diabetes Study (UKPDS) Group. Intensive blood glucose control with sulphonylureas or insulin compared with conventional treatment and risk of complications in patients with type 2 diabetes (UKPDS 33). *Lancet*, 1998; *352*:837-53. [Erratum, *Lancet*, 1999; *354*:602.]
37. Gæde P, Vedel P, Larsen N, et al. Multifactorial intervention and cardiovascular disease in patients with type 2 diabetes. *N Engl J Med*, 2003; *348*:383-93.
38. Lindsey CC, Carter AW, Mangum S, et al. A prospective, randomized, multicentered controlled trial to compare the annual glycemic and quality outcomes of patients with diabetes mellitus monitored with weekly fructosamine testing versus usual care. *Diabetes Technol Ther*, 2004; *6*:370-7.
39. Goveia GR, Bruno LPC, Pascali PM. *Contagem de Carboidratos & Monitorização, 101 Respostas*. São Paulo: Preventa Consultoria em Saúde, 2003.
40. Bruttomesso D, Pianta A, Crazzolara D, et al. Teaching and training programme on carbohydrate counting in type 1 diabetic patients. *Diabetes Nutr Metab*, 2001; *14*:259-67.
41. Minicucci WJ. Insulin pump therapy in patients with type 1 diabetes. *Arq Bras Endocrinol Metab*, 2008; *52*:340-8.
42. Sheehan JP. Fasting hyperglycemia: etiology, diagnosis, and treatment. *Diabetes Technol Ther*, 2004; *6*:525-33.
43. Carroll MF, Hardy KJ, Burge MR, Schade DS. Frequency of the dawn phenomenon in type 2 diabetes: implications for diabetes therapy. *Diabetes Technol Ther*, 2002; *4*:595-605.
44. Karam JH. Pancreatic hormones and diabetes mellitus. *In* Greenspan F, Strewler G (eds.). *Basic & Clinical Endocrinology*. 5th ed. Stanford: Appleton & Lange, 1997:595-663.
45. Edelman SV, Morello CM. Hypoglycemia unawareness and type 1 diabetes. *South Med, J*, 2004; *97*:1143-4.
46. Criego AB, Tkac I, Kumar A, et al. Brain glucose concentrations in patients with type 1 diabetes and hypoglycemia unawareness. *Neurosci Res*, 2005; *79*:42-7.
47. Amiel SA. Counterregulation to hypoglycaemia: physiology. *Ann Endocrinol* (Paris), 2004; *65*:85-87.
48. Vinik AI, Maser RE, Mitchell BD, Freeman R. Diabetic autonomic neuropathy. *Diabetes Care*, 2003; *26*:1553-79.
49. Bolli GB. Prevention and treatment of hypoglycaemia unawareness in type 1 diabetes mellitus. *Acta Diabetol*, 1998; *35*:183-93.
50. Scheiner G. The myth of brittle diabetes. *Diabetes Self Manag*, 2003; *20*:64, 66, 69-70, 73.
51. Bertuzzi F, Secchi A, Di Carlo V. Islet transplantation in type 1 diabetic patients. *Transplant Proc*, 2004; *36*:603-4.
52. Paiva I. Diabetes mellitus and surgery. Preparing the diabetic patient to surgery. *Acta Med Port*, 2004; *17*:94-9.
53. Russell TA. Diabetic nephropathy in patients with type 1 diabetes mellitus. *Nephrol Nurs J*, 2006; *33*:15-28; quiz 29-30.
54. Marshall SM. Recent advances in diabetic nephropathy. *Postgrad Med J*, 2004; *80*:624-33
55. Snyder RW, Berns JS. Use of insulin and oral hypoglycemic medications in patients with diabetes mellitus and advanced kidney disease. *Semin Dial*, 2004; *17*:365-70.
56. Berwert L, Teta D, Zanchi A, et al. Chronic kidney disease and antidiabetic treatment. *Rev Med Suisse*, 2007; *3*:598-604.

Tratamento da Hipertensão Arterial em Diabéticos

Maria da Conceição Freitas, Lidiane Moura e Silva, Jocelene Tenório, Hilton Chaves Jr.

INTRODUÇÃO

A hipertensão arterial (HA) – definida, arbitrariamente, como níveis tensionais iguais ou superiores a 140/90 mmHg – é 1,5 a 3 vezes mais comum em indivíduos diabéticos do que na população geral. Afeta 30% dos pacientes portadores de diabetes tipo 1 e 20 a 60% dos diabéticos tipo 2 (na dependência de obesidade, etnia e faixa etária). A época de surgimento e a sua apresentação diferem nos diabetes tipos 1 e 2. No primeiro, a HA surge após vários anos de doença e geralmente reflete o desenvolvimento de nefropatia diabética. Entre diabéticos tipo 2, a HA está presente em cerca de um terço dos casos à ocasião do diagnóstico e não raramente se manifesta antes do desenvolvimento da hiperglicemia. Além disso, no diabetes tipo 2 a HA freqüentemente está presente como um dos componente da *síndrome metabólica*. Em alguns grupos étnicos portadores de diabetes tipo 2 (p.ex., os índios Pima), o fator determinante da hipertensão pode também ser a nefropatia diabética.[1-3]

A presença de HA em diabéticos implica risco aumentado para complicações micro- e macrovasculares, bem como incremento da taxa de mortalidade. Portanto, deve ser agressivamente tratada nessa população.[1-5]

FISIOPATOLOGIA DA HIPERTENSÃO NO DIABETES

Diversos mecanismos podem contribuir para o surgimento da hipertensão arterial em indivíduos diabéticos. Na presença de nefropatia diabética, tanto o volume extracelular de líquidos como o conteúdo corporal total de sódio estão aumentados. A atividade do sistema renina–angiotensina–aldosterona (SRAA) está reduzida nesses pacientes, como em outras nefropatias. Na ausência de nefropatia diabética, outros fatores genéticos e/ou ambientais podem estar envolvidos no desenvolvimento da hipertensão. A elevação do sódio corporal total, com atividade baixa ou normal do SRAA, tem sido relatada.[2,4]

O *diabetes mellitus* (DM) tipo 2 e a HA são componentes da *síndrome metabólica*, que tem como outras características principais a obesidade abdominal, a resistência insulínica, a hiperinsulinemia, a dislipidemia (hipertrigliceridemia e colesterol HDL baixo), além do desenvolvimento mais precoce da aterosclerose. A HA nessa síndrome seria, em parte, secundária à hiperinsulinemia. Esta estimula o sistema nervoso simpático, o que leva à vasoconstrição e ao aumento da retenção tubular de sódio, promovendo aumento do volume plasmático e, conseqüentemente, da pressão arterial (PA). O papel da hiperinsulinemia na gênese da hipertensão é, contudo, ainda incerto. Terapias que aumentam os níveis de insulina não conduzem necessariamente ao aumento dos níveis pressóricos. Da mesma forma, a HA não faz parte das manifestações dos insulinomas.[2,4,6]

Algumas doenças endócrinas, como acromegalia, síndrome de Cushing, feocromocitoma e aldosteronoma, podem causar DM e HA. Ainda que raras, devem sempre ser consideradas, já que ambos, diabetes e hipertensão, podem ser curados pelo tratamento da doença de base. A HA no diabetes pode também ser secundária a complicações diabéticas, tais como a nefropatia e a fibrose renal por infecções recorrentes do trato urinário.[4,6]

EFEITOS NOCIVOS DA HIPERTENSÃO SOBRE A MORBIDADE E MORTALIDADE EM DIABÉTICOS

Acidente vascular cerebral (AVC) e doença arterial coronariana (DAC) respondem por aproximadamente 70% das mortes em pacientes com diabetes. A presença de HA aumenta de forma substancial o risco para complicações diabéticas macrovasculares – AVC, DAC e doença vascular periférica – e microvasculares (retinopatia, nefropatia e, possivelmente, neuropatia). Também implica duplicação da mortalidade em diabéticos. Nos últimos anos, alguns estudos clínicos randomizados e bem desenhados demonstraram a eficácia do tratamento agressivo para hipertensão na redução das complicações diabéticas crônicas, macro- e microvasculares.[1,4] Por exemplo, no estudo britânico, UKPDS (*United Kingdom Prospective Diabetes Study*), ficou evidenciado que, para cada decréscimo de 10 mmHg na pressão sistólica média, houve uma redução de 12% no risco para qualquer complicação relacionada ao diabetes, 15% para mortes relacionadas ao diabetes, 11% para infarto agudo do miocárdio (IAM) e 13% para complicações microvasculares.[7]

Mortalidade

A mortalidade é duas vezes maior em diabéticos do que na população não-diabética. Na presença de HA, essa mortalidade é ainda maior, uma vez que, como mencionado, a DAC e o AVC são as causas mais comuns de óbito em diabéticos tipo 2 (75% dos casos); 50% deles têm como *causa mortis* o IAM. A mortalidade cardiovascular também é maior na presença de micro- ou macroalbuminúria.[1,4,5]

Complicações Macrovasculares

Em comparação à população geral, o AVC e o IAM mostram-se duas a cinco vezes mais freqüentes em diabéticos. Na presença de HA, a freqüência dessas complicações aumenta significativamente. A hipertensão é um fator contribuinte em 70% dos casos de AVC, observando-se entre diabéticos um predomínio dos quadros cerebrais isquêmicos sobre os hemorrágicos. Além disso, tanto a sobrevivência quanto a recuperação pós-AVC estão significativamente reduzidas nesses pacientes. De forma similar, a isquemia coronariana, além de mais prevalente, mostra-se mais precoce e mais grave no diabético hipertenso. Por exemplo, foi demonstrado que a chance de um diabético ter o primeiro IAM é similar à de indivíduo não-diabético reinfartar. Também é sabido que a hipertrofia ventricular esquerda (HVE) decorrente da HA é mais acentuada na população diabética. A doença vascular periférica, 30 vezes mais comuns em diabéticos, apresenta-se significativamente mais freqüente se houver HA associada.[2-5]

Nefropatia Diabética

Diabéticos com história familiar de HA têm um risco três vezes maior de desenvolver nefropatia diabética (ND). Da mesma forma, a ND mostra-se seis vezes mais comum se o diabético for hipertenso. A HA também contribui sobremaneira para a progressão da microalbuminúria em direção à macroalbuminúria, para o agravamento da proteinúria e o conseqüente declínio da taxa de filtração glomerular.[3,4,11]

Retinopatia Diabética

Os efeitos nocivos da HA sobre a retinopatia são menos contundentes, mas há estudos mostrando que, em alguns diabéticos, a retinopatia tinha ocorrência duas vezes maior quando a pressão sistólica era maior que 145 mmHg, em vez de < 125 mmHg. Outros estudos revelaram que a HA implica risco aumentado de retinopatia proliferativa.[3,4,9]

DIAGNÓSTICO

A mais recente classificação norte-americana da HA (recomendações do VII *Joint National Committee* – JNC) está especificada no Quadro 52.1. A hipertensão arterial é definida arbitrariamente como níveis de PA superiores ou iguais a 140/90 mmHg. Valores entre 120–139/80–89 mmHg designam a "pré-hipertensão", que, aliás, já tem importante implicação prognóstica.[9] Segundo a Associação Americana de Diabetes (American Diabetes Association – ADA),[1,4] valores mais baixos (130/80 mmHg) devem ser considerados para definir HA entre diabéticos, uma vez que níveis pressóricos maiores implicam risco cardiovascular elevado nessa população.

Rastreamento e Avaliação Inicial

A pressão arterial deve ser medida em toda consulta diante de um paciente diabético ou não-diabético. A avaliação inicial do diabético hipertenso deve incluir uma história completa, com ênfase especial

QUADRO 52.1
Classificação da Hipertensão Arterial em Adultos de acordo com as Recomendações do VII JNC

Categoria	PA Sistólica (mmHg)	PA Diastólica (mmHg)
Ideal	< 120	< 80
Normal	< 120	< 80
Pré-hipertensão	120–139	80–89
Hipertensão		
Estágio 1	140–159	90–99
Estágio 2	≥ 160	≥ 100

Adaptado da Ref. 9.

sobre os fatores de risco cardiovascular e a presença de complicações diabéticas e outras complicações cardiovasculares.

A medida da PA deve ser realizada com o paciente de pé e deitado. Duas ou mais determinações em cada posição devem ser obtidas, utilizando-se um manguito de tamanho apropriado para a circunferência do braço do paciente. Vale ressaltar que a neuropatia autonômica cardiovascular com mudanças ortostáticas significativas na PA é um achado comum em indivíduos diabéticos, podendo resultar em leituras falsamente baixas ou elevadas, na dependência da posição em que o paciente estiver quando a PA for medida.

O diagnóstico de hipertensão em pacientes com DM deve ficar reservado para os indivíduos cujos níveis tensionais excedam 130/80 mmHg em pelo menos duas ocasiões, com intervalo mínimo de 1 semana.[1,4] Ao exame físico, devem ser determinados peso, altura, circunferência abdominal, fundoscopia e uma cuidadosa avaliação da circulação arterial periférica (p.ex., palpação dos pulsos). Deve-se estar atento também à eventual presença de sinais sugestivos de síndrome de Cushing ou acromegalia.

A avaliação laboratorial inicial deve incluir exame sumário de urina, glicemia de jejum (até 8 h), hemoglobina glicada (HbA$_{1c}$), creatinina e potássio séricos, perfil lipídico em jejum (12 h) e eletrocardiograma (ECG) de repouso. Na dependência desses resultados, uma avaliação complementar com medição da excreção urinária de albumina e calcemia deve ser realizada. A avaliação cardiovascular complementar consta de MAPA-24 h, ecodopplercardiograma bidimensional, RX de tórax e teste de esforço (ergométrico). Vale a pena ressaltar que o método de monitorização ambulatorial da PA durante 24 h (MAPA) se reveste de fundamental importância em grande número de casos, dentre outras indicações a da avaliação da eficácia terapêutica, uma vez que, no caso de indivíduos diabéticos tipo 2, quanto mais baixa a PA, melhor o prognóstico. Em relação ao ecodopplercardiograma, a detecção precoce da HVE (fator de risco independente para DAC) e da disfunção diastólica do ventrículo esquerdo representa achado importante que interfere no prognóstico quando não devidamente abordada.

TRATAMENTO

Considerações Gerais

O objetivo primordial do tratamento da HA é a redução da morbidade e mortalidade cardiovasculares, prevenindo os desfechos (eventos) fatais e não-fatais e garantindo uma razoável qualidade de vida para o paciente.[2-4]

QUADRO 52.2
Efeitos do Controle mais Rígido da Hipertensão sobre as Complicações Micro- e Macrovasculares no UKPDS

Parâmetros	Percentual de Redução	Valor do P
Endpoints* relacionados ao diabetes	24%	0,0046
	32%	0,019
Mortes relacionadas ao diabetes	44%	0,013
AVC	37%	0,0092
Doença microvascular	56%	0,0043
Insuficiência cardíaca	34%	0,0038
Progressão da retinopatia	47%	0,0036
Deterioração da visão	21%	0,13 (não-significativo)
Infarto agudo do miocárdio		

*Convencionalmente, a primeira ocorrência de IAM não-fatal, AVC não-fatal, amputação, insuficiência renal, necessidade de fotocoagulação de retina, hemorragia vítrea, cirurgia de catarata, cegueira e morte relacionada ao diabetes.
Adaptado da Ref. 7.

QUADRO 52.3
Níveis Tensionais Desejados em Diabéticos, Segundo a Associação Americana de Diabetes

Hipertensão essencial*
- PA sistólica < 130 mmHg
- PA diastólica < 80 mmHg

Hipertensão sistólica isolada
- PA sistólica < 160 mmHg (se ≥ 180 mmHg)
- PA sistólica 20 mmHg menor (se = 160–179 mmHg)

*Alguns serviços recomendam PA < 125 × 75 mmHg, se houver macroalbuminúria e aumento da creatinina sérica.

No estudo UKPDS,[7] os 1.148 hipertensos foram divididos em dois grupos: no grupo submetido a um controle estrito da pressão arterial (PA) foi conseguida uma PA média de 144/82 mmHg. No grupo submetido a um controle "menos estrito" a PA média foi de 154/87 mmHg. Os resultados encontrados estão resumidos no Quadro 52.2. Não houve diferença significativa entre os dois anti-hipertensivos empregados primariamente (captopril e atenolol). Também se observou que, após 8 anos do início do estudo, mais de metade dos pacientes necessitava de duas ou mais drogas anti-hipertensivas.[7]

O estudo HOT (*Hypertension Optimal Treatment*)[10] mostrou que a maioria dos eventos cardiovasculares declinou à medida que a PA-alvo diminuiu. A proteção ótima foi conseguida com a PA diastólica entre 80–85 mmHg e a PA sistólica entre 130–140 mmHg. Nesse estudo, pacientes com DM com pressão arterial diastólica (PAD) < 80 mmHg tiveram redução de 50% na ocorrência de eventos cardiovasculares maiores em comparação àqueles com PAD < 90 mmHg.[10]

QUAIS OS NÍVEIS TENSIONAIS IDEAIS EM DIABÉTICOS?

De acordo com as recomendações da ADA[4] e do VII JNC,[9] as metas devem ser níveis tensionais < 130/80 mmHg, caso isso possa ser alcançado com segurança (Quadro 52.3). Ainda não se sabe se um tratamento mais agressivo além desses patamares de PA traria benefícios adicionais na redução das complicações diabéticas. Tal resposta poderá ser obtida por estudos clínicos que estão em andamento.[4]

Para indivíduos com hipertensão sistólica isolada e níveis acima de 180 mmHg, o objetivo inicial é uma pressão arterial sistólica (PAS) < 160 mmHg (Quadro 52.3). Para aqueles com níveis sistólicos iniciais entre 160–179 mmHg, a meta é a redução de 20 mmHg. Se esses níveis almejados forem bem tolerados, uma redução da PAS para 140 mmHg pode ser tentada posteriormente.[4] Na presença de proteinúria de 24 h > 1 g e elevação da creatinina sérica, têm-se sugerido como ideais níveis tensionais < 125 × 75 mmHg.[3,4,11]

Quando existe neuropatia autonômica, podem ocorrer níveis pressóricos elevados na posição supina, acompanhados de hipotensão com o ortostatismo, o que dificulta o tratamento anti-hipertensivo. Na impossibilidade do auxílio da monitorização ambulatorial da pressão arterial de 24 h para o controle pressórico, deve-se considerar a pressão arterial ortostática para o ajuste da medicação hipotensora.[4]

COMO TRATAR A HIPERTENSÃO EM DIABÉTICOS?

O manuseio do diabético hipertenso, tal como o hipertenso não-diabético, inclui a adoção de medidas não-medicamentosas (modificações do estilo de vida [MEV]) e medidas medicamentosas. Além disso, ao lado de um adequado controle da pressão arterial, deve-se combater outros fatores de risco para complicações micro- e macrovasculares, como obesidade, dislipidemia e a própria hiperglicemia.[3,12] O diabetes potencializa o efeito deletério da HA, conforme demonstrado nos estudos UKPDS e HOT.[7,10]

Uma tentativa inicial de terapia não-farmacológica pode ser razoável em indivíduos diabéticos com hipertensão leve (PAS de 130–139 mmHg ou PAD de 80–89 mmHg).[1] Se, ao diagnóstico ou durante o seguimento, a PAS e/ou PAD se mostrarem ≥ 140 e/ou 90 mmHg, respectivamente, a terapêutica farmacológica deve ser iniciada juntamente com as MEV.[1]

MODIFICAÇÕES NO ESTILO DE VIDA OU TRATAMENTO NÃO-MEDICAMENTOSO

A abordagem não-medicamentosa da hipertensão inclui o controle do peso corporal (pela dieta hipocalórica e aumento da atividade física), restrição do consumo de bebidas alcoólicas, restrição de sódio e abandono do tabagismo.[3,4]

Redução do Peso Corporal (Combate à Obesidade)

Cerca de 80% dos diabéticos tipo 2 têm excesso de peso. Deve-se tentar reduzir o IMC para menos de 25 kg/m², de preferência através de dieta hipocalórica equilibrada, rica em fibras e pobre em gorduras saturadas e colesterol. Outro parâmetro desejável é uma medida da cintura abdominal < 90 cm em homens e < 80 cm em mulheres. Valores maiores implicam risco cardiovascular aumentado. É importante lembrar, todavia, que mesmo modestas perdas ponderais (p.ex., 5% do peso corporal) podem reduzir a PA e melhorar significativamente o controle glicêmico e lipídico, independentemente da ingestão de sódio. A perda de 1 kg no peso corpóreo resulta em um decréscimo de aproximadamente 1 mmHg na PA arterial média.[2–4]

Muitos pacientes obesos requerem a terapia farmacológica para a obtenção de uma adequada perda de peso. Entretanto, é preciso considerar que o uso de derivados anfetamínicos e a sibutramina podem resultar em elevação da PA; portanto, devem ser usados com bastante cautela em sujeitos hipertensos.[4] Convém também mencionar que a cirurgia bariátrica indicada para obesos mórbidos freqüentemente leva a uma melhora significativa nos distúrbios metabólicos e da própria hipertensão, os quais podem até reverter completamente.[13]

O ponto crucial da perda ponderal em indivíduos acima do peso ideal é que, de todas as modificações do estilo de vida, ela a é a que mais reduz os níveis da PA.[2-4]

Redução da Ingestão de Sódio

A restrição de sódio não tem sido avaliada na população diabética em estudos clínicos controlados. Entretanto, os resultados de estudos clínicos controlados em hipertensão essencial mostraram uma redução de 5 mmHg na PA sistólica e 2–3 mmHg na PA diastólica com restrição moderada de sódio (p.ex., de 4,6 g/dia para 2,3 g/dia).[4,9] Um efeito dose–resposta tem sido observado e reduções na ingestão de sódio para 230–460 mg/dia resultaram em decréscimo de 10–12 mmHg na PA sistólica. Costuma-se recomendar que a ingestão diária de sódio deve ser, no máximo, de 2 g. Deve-se também desestimular o abuso de alimentos industrializados, já que normalmente contêm um alto teor de sódio. Além da ação hipotensora, a restrição de sal diminui a excreção urinária de cálcio e melhora o efeito hipotensor e antiproteinúrico das drogas anti-hipertensivas. O uso de substitutos contendo cloreto de potássio tem os inconvenientes da palatabilidade e do custo elevado.[2-4,9]

Combate ao Sedentarismo

Exercícios físicos regulares, além de serem auxiliares importantes na prevenção e tratamento da hipertensão, também contribuem para a perda de peso. Foi demonstrado que uma atividade física moderadamente intensa, como, por exemplo, uma caminhada brusca de 30–45 min na maioria dos dias da semana comprovadamente reduz significativamente a PA. Tal prática é por isso recomendada pela ADA e pelo VII JNC.[4,9] Entretanto, é válido salientar que somente 75% dos hipertensos são responsivos à atividade física. Exercícios isométricos devem ser desencorajados, uma vez que podem elevar a PA de forma súbita.[4]

Em comparação à população geral, corredores de maratona têm menor prevalência de diabetes, hipertensão e hipercolesterolemia.[14]

Segundo a ADA, diabéticos com mais de 35 anos devem ser submetidos à avaliação médico-cardiológica com teste ergométrico, antes de iniciarem uma programação de exercícios físicos. Tal recomendação se baseia na elevada freqüência de isquemia miocárdica silenciosa nessa população. É também importante salientar que a atividade física isoladamente, ou seja, sem estar associada a uma dieta hipocalórica, tem efeito limitado na perda ponderal.[1,4]

Redução do Consumo de Bebidas Alcoólicas

A ingestão de etanol em quantidade inferior a 30 mL/dia para homens e 15 mL para mulheres diminui o risco cardiovascular. No entanto, o consumo de bebidas alcoólicas é freqüentemente subestimado, merecendo avaliação muito cuidadosa do médico. O consumo excessivo aumenta a pressão arterial, agride o miocárdio e é fator de risco para AVC.[4,15]

Abandono do Tabagismo

O tabagismo é a mais importante causa modificável de morte, sendo responsável por 1 em cada 6 óbitos. Ele representa um importante fator de risco para doença cardiovascular, aumentando a mortalidade de 10 anos em 20 e 120% na população não-diabética e em diabéticos, respectivamente. A produção dos radicais livres causada pelo tabagismo aumenta o poder aterogênico das partículas de LDL. Ademais, o tabagismo tem sido implicado com fator de risco para surgimento e progressão da nefropatia diabética.[16] Assim, ele deve ser fortemente desencorajado.[3,4]

OUTRAS MEDIDAS

Além dos moderadores do apetite, outros fármacos podem ter efeitos hipertensivos (p.ex., contraceptivos orais, antiinflamatórios não-esteróides, glicocorticóides, antidepressivos tricíclicos, descongestionantes nasais tópicos e sistêmicos etc.). Assim, deve-se considerar a relação risco—benefício antes de iniciar o uso de qualquer um deles.[2-4]

TRATAMENTO MEDICAMENTOSO DA HIPERTENSÃO ARTERIAL

Drogas Anti-hipertensivas

Alguns princípios gerais devem ser seguidos para que se alcance a máxima eficácia com o tratamento proposto, em diabéticos hipertensos:

1. Deve ser bem tolerado, não causar disfunção sexual, nem interferir negativamente sobre controle glicêmico e perfil lipídico (Quadro 52.4). Nesse contexto, com exceção de diuréticos e beta-bloqueadores, as demais drogas não interferem negativamente sobre os parâmetros metabólicos.[2-4]
2. Deve ser útil na prevenção das complicações micro- e macrovasculares do diabetes (Quadro 52.5).
3. Preferencialmente deve ser usada uma medicação que permita tomada única diária.
4. O tratamento deve ser iniciado com as menores doses efetivas preconizadas para cada situação clínica, podendo ser aumentadas gradativamente e/ou associar-se a outro anti-hipertensivo de classe farmacológica diferente.
5. Instruir o paciente sobre a doença, sobre os efeitos colaterais dos medicamentos utilizados e sobre a planificação e os objetivos terapêuticos.
6. Escolher medicações com custo acessível para os pacientes.

INIBIDORES DA ENZIMA CONVERSORA DA ANGIOTENSINA (IECA)

Eficácia

Tradicionalmente, os IECA têm sido considerados as drogas de escolha no tratamento do diabético hipertenso.[3] Além de reduzirem eficazmente a PA, serem bem tolerados e não afetarem a glicemia nem os lípides, eles retardam o surgimento e progressão da doença renal diabética e são mais efetivos de que outros medicamentos em retardar o aparecimento de insuficiência renal (ritmo de filtração glomerular [RFG] < 15 mL/min/1,73 m^2) ou a necessidade de diálise em pacientes que apresentam HA e diabetes tipo 1 com macroalbuminúria.[12,17,18]

QUADRO 52.4
Efeitos dos Anti-hipertensivos sobre Parâmetros Bioquímicos

	Sensibilidade Insulínica	Glicemia	CT	HDL-c	LDL-c	TG
• Tiazídicos	↓	↑	↑	↓	↑	↑
• Inibidores da ECA	↑	↔, ↓	↔	↔	↔	↔
• Antagonistas do cálcio	↔	↔	↔	↔	↔	↔
• Betabloqueadores	↓	↔, ↑	↑	↓	↑	↑
• Alfabloqueadores	↑	↔	↓	↑	↓	↓
• Inibidores adrenérgicos de ação central	↔	↔	↔	↔	↔	↔
• Vasodilatadores	?	↔	↔	↔	↔	↔

CT = colesterol total; HDL-c = colesterol HDL; LDL-c = colesterol LDL; TG = triglicerídeos.

QUADRO 52.5
Medicações Anti-hipertensivas e seus Efeitos sobre Diabéticos Adultos Hipertensos

Classe	Efeitos nas Taxas de Eventos Coronarianos	Efeitos na Progressão da Doença Renal	Efeitos sobre AVC
Diuréticos tiazídicos	Benéficos	Desconhecidos	Benéficos
Diuréticos de alça	Desconhecidos	Desconhecidos	Desconhecidos
Agentes adrenérgicos de ação central	Desconhecidos	Desconhecidos	Desconhecidos
Betabloqueadores	Benéficos	Benéficos	Benéficos
Alfabloqueadores	Controversos	Desconhecidos	Desconhecidos
DBCC	Controversos	Controversos	Benéficos
NDBCC	Desconhecidos	Benéficos	Desconhecidos
Inibidores da ECA	Benéficos	Benéficos	Benéficos
Bloqueadores AT1	Desconhecidos	Benéficos	Desconhecidos

DBCC = bloqueadores dos canais de cálcio diidropiridínicos; NDBCC = bloqueadores dos canais de cálcio não-diidropiridínicos.
Adaptado da Ref. 4.

No estudo HOPE (*Heart Outcomes Prevention Evaluation*) ficou evidenciado que o uso de ramipril (10 mg/dia) em diabéticos tipo 2 com, pelo menos, um outro fator de risco cardiovascular resultou, em comparação ao placebo, em diminuição dos eventos cardiovasculares (−24%) e nefropatia diabética (−16%), a despeito de alterações discretas na PA.[19] Observou-se também uma maior redução da mortalidade por todas as causas no grupo ramipril (19,8% *vs.* 15,3%). Tais achados sugerem que os IECA poderiam ter benefícios para diabéticos que são independentes de sua ação anti-hipertensiva. Mecanismos propostos incluem efeitos sobre o endotélio, resultantes de menor crescimento da musculatura lisa dos vasos, menor liberação de endotelina, fibrinólise aumentada e liberação de substâncias vasodilatadoras (óxido nítrico e prostaciclina) mediada pela bradicinina.[19]

O efeito renoprotetor dos IECA é observado mesmo em pacientes normotensos.[20] Em um recente estudo com seguimento de 5 anos, envolvendo diabéticos tipo 2 normotensos e com microalbuminúria persistente, enalapril mostrou-se significativamente mais eficaz de que o placebo na redução da progressão de micro- para macroalbuminúria, diminuição da excreção urinária de albumina e preservação da taxa de filtração glomerular.[21]

Adicionalmente, IECA reduzem a morbimortalidade em pacientes hipertensos com insuficiência cardíaca congestiva e pós-infarto, especialmente naqueles com baixa fração de ejeção.[3,17] Finalmente, conforme demonstrado no estudo PROGRESS,[22] o uso de perindopril reduziu o risco relativo para qualquer AVC em 26 e 49% nos pacientes com prévio AVC isquêmico ou hemorrágico, respectivamente.

Não existe aparentemente um IECA com eficácia superior aos demais. Por maior comodidade posológica, pode-se dar preferência a compostos eficazes em dose única diária, mas a questão do custo do tratamento é o fator mais importante na escolha.

Mecanismo de Ação

IECA bloqueiam a transformação da angiotensina I em II e a metabolização da bradicinina em produtos inativos. A diminuição da angiotensina II resulta em menor vasoconstrição, menor estimulação do crescimento da camada muscular dos vasos, níveis mais baixos do inibidor do ativador do plasminogênio (PAI-1) e menor agregação plaquetária. Já o aumento da bradicinina produz vasodilatação, por estímulo à produção de prostaciclina e óxido nítrico. Além disso, o aumento do óxido nítrico também facilita a captação da glicose mediada pela insulina.[4,17,18,20]

Efeitos Colaterais

O efeito colateral mais comum dos IECA é a tosse seca (conseqüente ao acúmulo de bradicinina), observada em até 30% dos pacientes e principal responsável pela necessidade de suspensão do tratamento. Alterações do paladar e reações de hipersensibilidade podem também acontecer; raramente surge angioedema. Entre as alterações bioquímicas, a mais comum é a hipercalemia, a qual é vista, sobretudo, em pacientes com insuficiência renal, hipoaldosteronismo hiporreninêmico, estenose bilateral da artéria renal e naqueles tomando diuréticos poupadores de potássio ou ingerindo alimentos ricos em potássio.[2-4]

O início da terapia com um inibidor da ECA ou um bloqueador do receptor da angiotensina (BRA) pode causar redução transitória na taxa de filtração glomerular (GFR) e, conseqüentemente, aumento dos níveis de creatinina sérica. Elevações transitórias inferiores a 30% acima da linha de base estão associadas com posterior preservação da função renal e não devem ser consideradas motivos de cessação da terapia. Em contrapartida, um aumento agudo na creatinina sérica superior a 30% ou o desenvolvimento de hipercalemia deve levar à redução da dose ou descontinuação do inibidor da ECA ou do BRA.[12,23]

Contra-indicações

IECA estão contra-indicados em mulheres em idade fértil, gestantes e indivíduos com estenose bilateral de artéria renal ou estenose de artéria renal em rim único funcionante.[3,4]

BLOQUEADORES DO RECEPTOR AT1 DA ANGIOTENSINA II (BRA)

Mecanismo de Ação

Os BRA (losartan, irbesartan, telmesartan, candesartan, eprosartan, valsartan etc.) antagonizam a ação da angiotensina II através do bloqueio específico de seus receptores AT1.

Eficácia

Tal como os inibidores da ECA, BRA reduzem as complicações diabéticas crônicas e estão entre os fármacos preferíveis para o manuseio da HA.[12]

BRA retardam o surgimento e a progressão da nefropatia no diabetes tipo 2. Isso ficou evidenciado em 3 grandes estudos multicêntricos e controlados por placebo que envolveram losartan e irbesartan.[24-26] Seu efeito renoprotetor é também independente de sua ação redutora da PA.[12,27,28]

Em um estudo controlado e randomizado (ERC) de pacientes com diabetes tipo 2 e nefropatia inicial, telmisartan demonstrou não-inferioridade em comparação com enalapril na prevenção de reduções do RFG.[29] Nenhum paciente desenvolveu doença renal terminal durante os 5 anos de estudo, e o número de eventos cardiovasculares e o de mortalidade global foram igualmente baixos em ambos os grupos.

BRA são eficazes em retardar o aparecimento da insuficiência renal em indivíduos com diabetes tipo 2, hipertensão e macroalbuminúria.[12,30,31] Um grande ERC constatou que o uso de losartan reduziu significativamente a progressão para a fase final de doença renal, em comparação com placebo (19,6% vs. 25,5%; NNT = 17).[30] Os pacientes que receberam losartan tiveram uma menor incidência de insuficiência cardíaca que requeria hospitalização. No entanto, as mortalidades cardiovascular e por todas as causas não diferiram entre o grupo losartan e grupo-controle.[30] Do mesmo modo, uma revisão sistemática do uso de BRA em pacientes com doença renal diabética não encontrou nenhuma redução significativa na mortalidade por todas as causas, em comparação com placebo.[32]

O efeito renoprotetor dos BRA também ocorre em pacientes normotensos. Um estudo recente mostrou que, em comparação ao placebo, os pacientes diabéticos tipo 2 com microalbuminúria que usaram telmisartan (40–80 mg/dia) apresentaram menor progressão para nefropatia franca e maior reversão da microalbuminúria.[33]

Em indivíduos com insuficiência cardíaca (ICC), incluindo subgrupos de diabéticos, BRA mostraram-se capazes de reduzir os principais desfechos cardiovasculares.[1,33a] No estudo LIFE (*Losartan intervention for endpoint reduction in hypertension*) ficou evidenciado que, em pacientes diabéticos com hipertrofia ventricular esquerda e fibrilação atrial, houve um menor número de morte súbita no grupo tratado com losartan do que no grupo medicado com atenolol.[33a]

Em contrapartida, em pacientes sem ICC, ainda não existem evidências convincentes de que BRA reduzem a ocorrência de IAM ou AVC.[34]

ASSOCIAÇÃO DE IECA E BRA

Em dois estudos envolvendo pacientes diabéticos com nefropatia diabética, ficou evidenciado que o bloqueio duplo com um IECA e um dos BRA possibilitou maiores reduções da PA e da excreção urinária de albumina do que as obtidas com o uso isolado desses fármacos.[35,36] Esses resultados foram recentemente ratificados pelo estudo ONTARGET.[37] No entanto, no grupo que recebeu telmisartan (80 mg/dia) e ramipril (10 mg/dia), foram maiores do que com a monoterapia com essas drogas a necessidade de tratamento dialítico e o risco de duplicação dos valores da creatinina sérica.[37]

Efeitos Colaterais

Raramente surgem erupção cutânea e tontura em pacientes tratados com BRA. Como não têm ação sobre o metabolismo da bradicinina, eles não provocam tosse seca. Tampouco interferem negativamente sobre o perfil glicídico e lipídico.[3,4] Recentemente foi descrito baqueteamento digital e cromoniquia em um paciente tratado com BRA, reversíveis com a substituição das drogas por um IECA.[38]

Contra-indicações

As precauções e contra-indicações para o uso dos BRA são semelhantes às descritas para os IECA.[3,4]

BETABLOQUEADORES

Mecanismo de Ação

O seu mecanismo anti-hipertensivo envolve a diminuição do débito cardíaco (ação inicial), redução da secreção de renina e readaptação dos barorreceptores.[3,4]

Eficácia

Betabloqueadores (BB) são particularmente úteis na prevenção secundária do infarto agudo do miocárdio (IAM) e de arritmias, além de se associarem à regressão de hipertrofia do ventrículo esquerdo. Os BB estão classicamente indicados, sobretudo, para pacientes que tenham angina ou naqueles que tiveram um IAM, uma vez que reduzem significativamente a incidência de novos IAM e morte súbita, mesmo na ausência de hipertensão.[4,39] Adicionalmente, BB diminuem significativamente as taxas de mortalidade pós-IAM e a mortalidade associada à ICC.[4,12]

BB têm efeitos anti-hipertensivos adicionais quando são combinados com inibidores da ECA em pacientes com freqüência cardíaca basal superior a 84 batimentos por minuto.[40]

No UKPDS,[7,41] evidenciou-se que o atenolol foi tão eficaz quanto o captopril no controle da PA e na redução de complicações micro- e macrovasculares do diabetes. Em contrapartida, no grupo que usou

BB, houve maior ganho de peso e um número levemente superior de interrupção do tratamento devido a efeitos colaterais.

Efeitos Colaterais

As reações adversas mais importantes dos BB são bradicardia, broncoespasmo, vasoconstrição periférica, insônia, pesadelos e disfunção sexual. BB têm ação hiperglicemiante (risco até 28% maior para o desenvolvimento de diabetes em hipertensos tratados com BB, em relação aos pacientes sem tratamento em estudos observacionais), por inibição da secreção da insulina e aumento da resistência insulínica.[3,4] Casos de coma hiperglicêmico hiperosmolar não-cetótico já foram relatados com o propranolol.[42] Entretanto, no UKPDS[41] não se observaram efeitos deletérios do atenolol sobre o controle glicêmico. Por outro lado, BB podem também mascarar os sintomas adrenérgicos da hipoglicemia, bem como prolongar a duração.[43] Porém, no UKPDS, não houve diferença significativa nas freqüências de episódios hipoglicêmicos leves ou graves nos pacientes tratados com atenolol ou captopril.[41]

Piora da sensibilidade insulínica é menos provável de ocorrer com carvedilol de que com os BB tradicionais em pacientes diabéticos.[12,44,45] Tal fato tem sido atribuído aos efeitos vasodilatadores relacionados com suas propriedades de bloqueio dos receptores alfa-1. No estudo GEMINI,[45] diferentemente do metoprolol, o grupo tratado com carvedilol não teve incremento da HbA_{1c} média e apresentou melhora da sensibilidade insulínica.

Betabloqueadores também interferem negativamente sobre o perfil lipídico. De fato, eles podem elevar os triglicerídeos e reduzir o colesterol HDL.[3] Também aqui o efeito desfavorável do carvedilol é menor do que o dos outros BB.[46]

Portanto, o carvedilol pode ser a opção de escolha quando se optar por um BB para um diabético hipertenso.[3]

Contra-indicações

BB não devem ser usados em pacientes com asma, DPOC e bloqueio atrioventricular de segundo e terceiro graus. Devem ser utilizados com bastante cautela em pacientes com doença arterial obstrutiva periférica. São também drogas pouco atrativas para diabéticos em uso de insulina, por sua possível interferência sobre os sintomas de alarme da hipoglicemia. O mesmo se aplica aos casos com dislipidemia, exceto em pacientes com IAM prévio.[4]

BLOQUEADORES OU ANTAGONISTAS DOS CANAIS DE CÁLCIO

Mecanismo de Ação

A ação anti-hipertensiva dos bloqueadores dos canais de cálcio (BCC) decorre da redução da resistência vascular periférica, por diminuição da concentração de cálcio nas células da musculatura lisa dos vasos.[2] A família dos BCC é subdividida em três subclasses que têm diferenças significativas em seus efeitos hemodinâmicos: fenilalquilaminas (verapamil), benzotiazepinas (diltiazem) e diidropiridinas (nifedipina, isradipina, nitrendipina, felodipina, amlodipina, nisoldipina, lacidipina e lecarnidipina). O grupo diidropiridínico (DBCC) tem sobretudo efeitos vasodilatadores e relativamente pequenos efeitos sobre o inotropismo cardíaco ou a condução atrioventricular. As benzotiazepinas apresentam efeitos vasodilatadores moderados e efeitos cronotrópicos e inotrópicos negativos leves. As fenilalquilaminas têm efeitos cardíacos e vasculares similares aos do diltiazem. O benzotiazepínico diltiazem e o fenilalquilamínico verapamil são comumente denominados não-diidropiridínicos (NDBCC).[4,47,48]

Eficácia

BCC são eficazes em monoterapia, mas um efeito hipotensor superior é conseguido quando eles são associados a IECA, BRA ou um diurético.[49] BCC não alteram o perfil lipídico, nem aumentam a resistência à insulina. Deve-se dar preferência aos compostos de ação prolongada (intrínseca ou por formulação galênica), uma vez que existem evidências de que os DBCC de curta duração (p.ex., nifedipina) podem aumentar a mortalidade cardiovascular.[4,50]

Alguns estudos (FACET, ABCD)[51,52] mostraram um excesso de eventos cardíacos selecionados nos pacientes com DBCC em comparação aos IECA. Esses achados não foram ratificados pelo estudo ALLHAT (*The antihypertensive and lipid-lowering treatment to prevent heart attack trial*),[53] em que IAM não-fatal, DAC fatal e mortalidade por todas as causas foram similares nos pacientes tratados com clortalidona, lisinopril ou amlodipina. No entanto, no grupo com amlodipina houve uma maior freqüência de ICC (risco relativo de 1,39).[53] Além disso, DBCC em combinação com IECA, betabloqueadores e diuréticos não pareceram associar-se com aumentada morbidade. Por outro lado, a eficácia dos DBCC em prevenir o surgimento e a progressão da nefropatia diabética é inferior à dos IECA e BRA.[12] Em um grande ERC, envolvendo diabéticos tipo 2 com nefropatia, amlodipina mostrou-se menos efetivo de que irbesartan e igualmente eficaz o placebo na redução da progressão para doença renal em estágio terminal.[54]

Alguns estudos sugeriram que NDBCC seriam mais eficazes que os DBCC na redução da proteinúria.[3,4] No entanto, em estudo recente, as combinações trandolapril/verapamil SR e benazepril/amlodipina tiveram eficácia similar na diminuição da excreção urinária de albumina.[55]

Efeitos Colaterais

As reações adversas mais comuns dos BCC são edema pré-tibial, rubor facial, cefaléia e tonturas. Ação cardiodepressora, bradicardia e bloqueio atrioventricular (BAV) de todos os graus podem ocorrer com verapamil e diltiazem. Por isso, a associação dessas drogas com betabloqueadores não é recomendada.[3,47] Hiperplasia gengival raramente ocorre nos pacientes tratados com BCC.[56]

DIURÉTICOS TIAZÍDICOS

Mecanismo de Ação

Os tiazídicos reduzem o conteúdo corporal total de sódio e a volemia através de sua ação natriurética, e têm também efeitos vasodilatadores.[4,12]

Eficácia

Os diuréticos tiazídicos, seja em monoterapia, seja como parte de esquema combinado, são benéficos no tratamento da HA em diabéticos.[12] Em idosos com hipertensão sistólica, o uso desses fármacos resultou em menor mortalidade cardiovascular e menor freqüência de AVC e eventos cardiovasculares, sendo tais benefícios ainda mais evidentes entre diabéticos, conforme demonstrado nos estudos *Systolic Hypertension in Europe Trial* (SYST-EUR)[57] e *Systolic Hypertension in the Elderly* (SHEP).[58] Os tiazídicos podem não ser efetivos na presença de função renal significativamente diminuída (ou seja, taxa de filtração glomerular < 30 mL/min/1,73 m²).[4,12] Nessa situação, diuréticos de alça (p.ex., furosemida) podem ser preferíveis.[1,12]

No estudo ALLHAT,[53] mais de 40.000 hipertensos foram alocados para receber, em condição duplo-cega, clortalidona (12,5 a 25 mg/dia), amlodipina (2,5 a 10 mg/dia), lisinopril (10 a 40 mg/dia) ou doxazosina (2 a 8 mg/dia). O braço de doxazosina foi encerrado prematuramente, pois os pacientes tratados com esse alfabloqueador apresentaram maior incidência de AVC, eventos cardiovasculares e insuficiência cardíaca (ICC) do que os tratados com a clortalidona (CTD). A incidência de IAM fatal e não-fatal não diferiu entre participantes alocados a CTD, amlodipina ou lisinopril. A incidência de ICC associada a hospitalização ou morte foi 35% mais freqüente em pacientes tratados com amlodipina em comparação com os tratados com CTD. O controle da PA sistólica foi significativamente melhor com a CTD do que nos outros grupos. Em contrapartida, o número de casos novos de diabetes foi maior nos pacientes que tomaram o diurético (11,6%) do que naqueles alocados para amlodipina (9,8%) ou lisinopril (8,1%).[53]

Efeitos Adversos

Os principais efeitos colaterais causados pelos tiazídicos são distúrbios eletrolíticos (hipocalemia e hiponatremia), dislipidemia e hiperglicemia. As duas últimas raramente são clinicamente significantes com doses de até 25 mg/dia de hidroclorotiazida ou clortalidona.[4,12]

Existem evidências de que a associação com um inibidor da ECA minimiza ou anula o efeito desfavorável dos tiazídicos sobre a glicemia.[3]

DIURÉTICOS DE ALÇA

Mecanismo de Ação

O mecanismo anti-hipertensivo dos diuréticos de alça (furosemida etc.) está relacionado com a redução significativa do sódio corporal total, embora, agudamente, esses agentes também ajam como vasodilatadores.[4]

Eficácia

Diferentemente dos tiazídicos, os diuréticos de alça têm boa atividade diurética, mas pequena ação hipotensora.[3]

A eficácia da furosemida, associada com betabloqueadores, em reduzir a taxa de deterioração do ritmo de filtração glomerular (RFG) já foi demonstrada na terapia de pacientes diabéticos tipo 1 com nefropatia diabética.[59] Os diuréticos de alça geralmente são indicados para pacientes com função renal diminuída (RFG < 30 mL/min/1,73 m²).[4]

Efeitos Adversos

A terapia com os diuréticos de alça pode estar associada com hipocalemia, hiponatremia e depleção de volume.[4]

ANTAGONISTAS DA ALDOSTERONA

Nesse grupo incluem-se espironolactona e eplerenona. Elas não provocam hipopotassemia nem hiperglicemia, mas podem causar hipercalemia nos pacientes com insuficiência renal ou hipoaldosteronismo hiporreninêmico. Além disso, devido ao seu efeito antiandrogênico, a espironolactona pode provocar ginecomastia (mesmo com doses tão baixas quanto 50 mg/dia) ou disfunção sexual, altamente indesejável para diabéticos (50% deles desenvolvem disfunção erétil como complicação da própria doença).[3,4] Em um estudo recente,[60] a combinação espironolactona + cilazapril foi mais eficaz que o uso isolado dessas drogas na redução da albuminúria.

ALISQUIRENO

O alisquireno é o primeiro membro da nova classe dos inibidores diretos da renina ativos por via oral que foi aprovada pela FDA para tratamento da HA. Pode ser usado em monoterapia ou em associação com outros anti-hipertensivos.[61-63]

Mecanismo de Ação

Através da inibição da renina, o alisquireno bloqueia a conversão do angiotensinogênio em angiotensina I, que posteriormente resulta em redução nos níveis de angiotensina II.[61,62]

Ao contrário dos IECA e dos BRA, que reativamente estimulam o aumento na atividade plasmática de renina (APR), o alisquireno suprime os efeitos do sistema renina e leva a uma redução na APR.[61]

Eficácia

Em ensaios clínicos envolvendo pacientes com hipertensão leve a moderada, o alisquireno mostrou-se com eficácia comparável à dos BRA.[61] Foi também demonstrado que combinação terapêutica de um BRA com o alisquireno pode fornecer redução da pressão arterial superior à obtida com a monoterapia com esses fármacos.[62]

Um estudo duplo-cego, com 12 meses de duração, comparou a associação de alisquireno (150–300 mg/dia) ou hidroclorotiazida (12,5–25 mg/dia) com amlodipina (5–10 mg/dia) em pacientes com hipertensão essencial.[64] A redução da PA sistólica e diastólica foi significativamente maior no grupo do alisquireno.[64]

Os dados sobre o alisquireno em pacientes com nefropatia diabética são ainda escassos. Em estudo recente,[65] envolvendo 599 diabéticos tipo 2 com HAA e nefropatia diabética, comparou-se a combinação de losartan (100 mg/dia) com alisquireno (300 mg/dia) ou placebo. No grupo que usou alisquireno, a redução da excreção urinária de albumina foi significativamente superior (50% ou mais em 24,7% do grupo alisquireno e 12,5% no grupo placebo; p < 0,001).[65]

Tolerabilidade

Em estudos clínicos, alisquireno tem se mostrado bem tolerado, com perfil de efeitos adversos semelhante ao do placebo. Fadiga, dor de cabeça, tontura, diarréia, nasofaringite e dor nas costas foram os eventos adversos mais comumente relatados.[61-63]

Inibidores Adrenérgicos

AÇÃO CENTRAL

Mecanismo de Ação

Estimulam os receptores alfa$_2$-adrenérgicos pré-sinápticos (alfametildopa, clonidina, guanabenzo) e/ou os receptores imidazolidínicos (moxonidina) no sistema nervoso central (SNC), reduzindo a descarga simpática.[4,66]

Eficácia

Como monoterapia, são pouco eficazes, mas podem ser úteis em associação com outras drogas, principalmente quando existe hiperatividade simpática. Existem indícios de que a moxonidina diminui a resistência à insulina, além de retardar a progressão da insuficiência cardíaca.[67] Em um estudo recente,[68] com um pequeno número de pacientes, mostrou-se capaz de reduzir a albuminúria em diabéticos normotensos com nefropatia diabética. A principal indicação da metildopa ocorre na gestante diabética.[69]

É importante salientar que não existem estudos de longo prazo que mostrem redução das complicações crônicas do diabetes com a terapia com diuréticos de alça, bloqueadores-α_1 ou inibidores adrenérgicos de ação central (IAAC).[4,66]

Efeitos Colaterais

IAAC devem ser usados com cautela em pacientes com neuropatia autonômica cardiovascular, já que podem predispor à hipotensão ortostática. Outros efeitos colaterais comuns são sonolência, tonturas, disfunção erétil e boca seca. Reações adversas menos usuais incluem depressão e, com a metildopa, anemia hemolítica Coombs-positiva. Hiperprolactinemia é uma outra complicação da terapia com metildopa. A clonidina pode provocar hipertensão de rebote quando é descontinuada abruptamente. A moxonidina parece causar menos efeitos colaterais do que as demais drogas desse grupo.[2,4,66]

BLOQUEADORES-α_1

Os principais representantes desse grupo são a prazosina e a doxazosina (DZS). A primeira é pouco eficaz em monoterapia e induz taquifilaxia freqüentemente, o que obriga o uso de doses cada vez maiores. Ambas melhoram o perfil lipídico, não alteram a glicemia, mas podem causar hipotensão postural, palpitações e astenia. A DZS tem as vantagens de causar menos ortostatismo, poder ser usada em dose única e melhorar a hipertrofia prostática. No entanto, no estudo ALLHAT,[53] o grupo que usava DZS foi retirado precocemente por ter havido um aumento de duas vezes na incidência de ICC, quando comparado à clortalidona.

Vasodilatadores Diretos

A hidralazina e o minoxidil atuam diretamente sobre a musculatura da parede vascular, promovendo relaxamento muscular, vasodilatação e redução da resistência vascular periférica. Devem ser associados a diuréticos e/ou betabloqueadores, pois promovem retenção hídrica e taquicardia reflexa. Além disso, o minoxidil provoca hipertricose. São utilizados nos casos de hipertensão mais graves, não controlados com outros medicamentos.[4,59] No Quadro 52.6 estão listadas as principais drogas anti-hipertensivas comercializadas no Brasil, com as respectivas doses habituais para pacientes diabéticos.

Abordagem do Diabético com Hipertensão

A maioria dos pacientes com diabetes exigem terapia combinada (2 ou mais drogas) para atingir PA <130/80 mmHg.[3,4,12,66]

QUADRO 52.6

Principais Drogas Anti-hipertensivas – Posologias Indicadas em Diabéticos

Medicamento (Nome Comercial)	Posologia (mg)* Mínima	Máxima	Tomadas/Dia
Diuréticos			
a. Tiazídicos			
Clortalidona (*Higroton*)	12,5	25	1
Hidroclorotiazida (*Clorana, Moduretic**, Iguassina****)	12,5	25	1
b. Sulfonamídicos			
Indapamida (*Natrilix SR*)	1,5	1,5	1
c. De alça			
Bumetanida (*Burinax*)	0,5	1,0	1–2
Furosemida (*Lasix*)	20	40	1–2
Piretanida (*Arelix*)	6	12	1
d. Poupadores de potássio			
Espironolactona (*Aldactone, Espironolactona* etc.)	25	100	1–3
Eplerenona (*Inspra*)†	50	100	1–2
Inibidores adrenérgicos			
a. Ação central			
Alfa-metildopa (*Aldomet*)	250	1.500	2–3
Clonidina (*Atensina*)	0,1	0,6	2–3
Guanabenzo (*Lisapress*)	4	12	2–3
Moxonidina (*Cynt*)	0,2	0,4	1
b. Bloqueadores-alfa₁			
Doxazosina (*Cardura, Zoflux*)	1	16	1
Prazosina (*Minipress SR*)	1	20	2–3
Terazosina (*Hytrin*)	1	20	1
c. Betabloqueadores			
Atenol (*Atenolol, Ablok, Ablok plus*§ etc.)	25	100	1–2
Bisoprolol (*Concor, Biconcor*#)	2,5	10	1–2
Carvedilol (*Coreg, Ictus* etc.)	12,5	50	2
Nadolol (*Corgard*)	20	80	1–2
Propranolol (*Inderal, Propranolol*)	40	240	2–3
Pindolol (*Visken*)	5	20	1–3

(continua)

QUADRO 52.6
Continuação

Medicamento (*Nome Comercial*)	Posologia (mg)*		Tomadas/Dia
	Mínima	Máxima	
Vasodilatadores diretos			
Hidralazina (*Apressolina, Nepressol*)	50	200	2–3
Minoxidil (*Loniten*)	2,5	40	2–3
Bloqueadores dos canais de cálcio			
a. Fenilalquilaminas			
Verapamil (*Dilacoron, Verapamil*)	180	240	1
(*Dilacoron retard*)	20	480	1–2
b. Benzotiazepinas			
Diltiazen (*Balcor 30/60 mg* etc.)	90	240	1
(*Balcor retard 90/120/180/300 mg* etc.)	180	360	1–2
c. Diidropiridinas			
Amlodipina (*Amlocor, Norvasc, Sinergen*** etc.)	2,5	10	1
Felodipina (*Splendil*)	5	20	1
Isradipina (*Lomir*)	2,5	10	2
(*Lomir SRO*)	5	10	1
	4	8	1–2
Nifedipina (*Adalat Oros*)	30	60	1
(*Adalat Retard, Oxcord Retard*)	20	40	1–2
(*Nifelat****)	10	20	1
Nitrendipina (*Caltren, Nitrencord*)	20	40	2
Inibidores da enzima conversora de angiotensina			
Benazepril (*Lotensin, Lotensin*§)	5	20	1–2
Captopril (*Captopril, Captoprol* etc.)	25	150	2–3
Cilazapril (*Vascase, Vascase Plus*§)	2,5	5	1–2
Enalapril (*Eupressin, Renitec, Co-Renitec*§ etc.)	5	40	1–2
Fosinopril (*Monopril, Monoplus*§)	10	20	1–2
Lisinopril (*Prinivil, Zestril, Prinzide*§ etc.)	5	20	1–2
Perindopril (*Coversyl, Coversyl plus*¶)	2	8	1
Quinapril (*Accupril*)	10	40	1
Ramipril (*Triatec, Triatec D,*§ *Naprix, Naprix D,*§ *Naprix A*# etc.)	2,5	10	1–2
Trandolapril (*Gopten*)	2	4	1
Bloqueadores do receptor da angiotensina (bloqueadores AT1)			
Candersatan (*Atacand, Atacand HCT,*§ *Blopress*)	4	16	1
Irbesartan (*Aprovel, Ávapro, Aprozide*§)	150	300	1
Losartan (*Cozaar, Hyzaar,*§ *Aradois, Aradois-H,*§ *Corus, Corus-H*§ etc.)	50	100	1
Telmisartan (*Micardis, Micardis HCT*§)	20	80	1
Valsartan (*Diovan, Diovan HCT,*§ *Diovan AMLO*#)	80	160	1
Inibidores diretos da renina			
Alisquireno (*Rasilez*)	150	300	1

*Posologia anti-hipertensiva recomendada. É possível que doses menores ou maiores possam ter outras ações (nefroproteção ou cardioproteção, por exemplo).
†Ainda não comercializado no Brasil.
**Associado com enalapril.
***Associado com atenolol.
§Associado com hidroclorotiazida.
#Associado com amlodipina.
¶Associado com indapamida.

Medicamentos anti-hipertensivos com diferentes mecanismos de ação devem ser utilizados. Muitas preparações comerciais com combinações em doses fixas estão disponíveis e devem ser consideradas, se mais de um agente for necessário para controlar a PA.[12] A Fig. 52.1 apresenta o algoritmo sugerido pelos autores para o manuseio da hipertensão em pacientes com diabetes. Quando a meta da pressão arterial (PA) não for atingida com modificações do estilo de vida, os inibidores da ECA (IECA) e os BRA são recomendados como terapia de primeira linha.[1] Ainda não existem estudos comparando diretamente essas drogas, mas sua eficácia parece similar, pelo menos em diabéticos tipo 2.[1,3] Outros autores sugerem que BRA devem ser reservados para pacientes que não conseguem tolerar IECA.[12] Se a titulação adequada da dose do inibidor da ECA ou BRA não fornecer resposta adequada, a adição de um diurético tiazídico é o próximo passo.[3,71] Em pacientes com significativa insuficiência renal, um diurético de alça pode ser utilizado em substituição ao tiazídico.[1,12] Para a

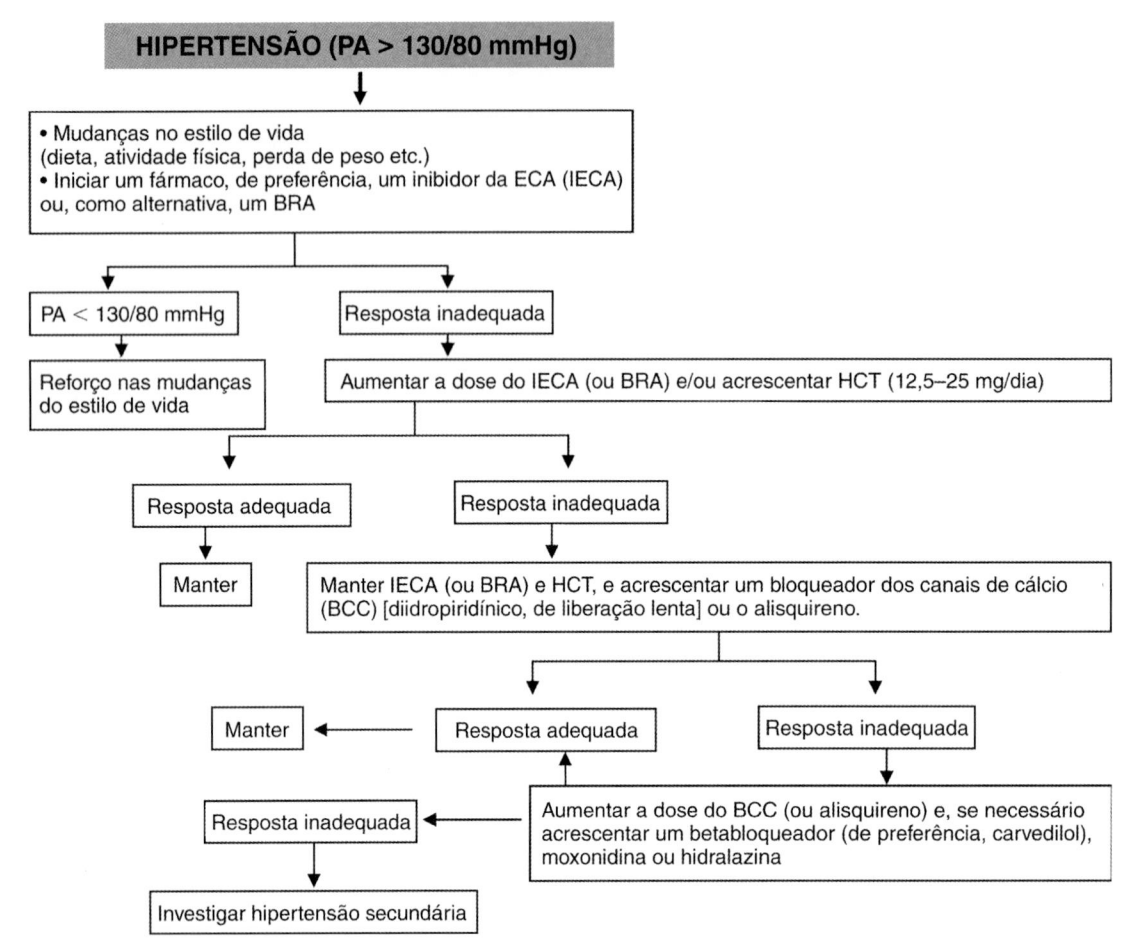

```
                    ┌─────────────────────────────┐
                    │ HIPERTENSÃO (PA > 130/80 mmHg) │
                    └─────────────────────────────┘
                                   │
                                   ▼
        ┌──────────────────────────────────────────────────────┐
        │ • Mudanças no estilo de vida                         │
        │   (dieta, atividade física, perda de peso etc.)      │
        │ • Iniciar um fármaco, de preferência, um inibidor da ECA (IECA) │
        │   ou, como alternativa, um BRA                       │
        └──────────────────────────────────────────────────────┘
```

Fig. 52.1 Algoritmo sugerido pelos autores para o manuseio da hipertensão em diabéticos. Usualmente, os inibidores da ECA (IECA) têm sido considerados como a opção inicial de escolha, porém os bloqueadores do receptor da angiotensina (BRA) parecem ser igualmente eficazes, particularmente em casos de diabetes tipo 2 associado à nefropatia diabética. BRA são também a opção de escolha para pacientes com intolerância aos IECA. Betabloqueadores devem ser empregados, como agentes de terceira linha, sobretudo se o paciente tiver uma doença isquêmica miocárdica ou hiperatividade adrenérgica. Carvedilol parece ser a opção de escolha devido ao seu efeito aparentemente neutro sobre a homeostase glicêmica e o perfil lipídico. A grande maioria dos diabéticos vai necessitar de, no mínimo, duas drogas para um adequado controle da pressão arterial. (HCT = hidroclorotiazida; ECA = enzima conversora da angiotensina; BRA = bloqueador do receptor da angiotensina II.)

maioria dos pacientes, bloqueadores dos canais de cálcio (BCC) e betabloqueadores (BB) são agentes de terceira linha.[1,12,70] BB estão mais bem indicados para pacientes com DAC, IAM prévio ou ICC.[12] Se a PA não for controlada com a adição de um BCC, um BB deve ser adicionado (ou vice-versa). Em geral, a combinação de um BB e um BCC não-diidropiridínico deve ser evitada por causa do risco de bradicardia e bloqueio cardíaco.[3,12] O alisquireno pode ser usado como alternativa aos BB e BCC.[3,59] Alfabloqueadores, drogas antiadrenérgicas de ação central (p.ex., alfa-metildopa, monoxidina) e hidralazina, podem ser considerados em pacientes com hipertensão resistente.[12] Tais pacientes devem ser avaliados quanto à aderência ao tratamento e ser acompanhados também por um especialista em hipertensão. Igualmente é mandatória a investigação para hipertensão secundária.[1,3]

Em gestantes diabéticas com hipertensão, a droga classicamente sugerida é a alfa-metildopa.[4] No entanto, labetalol, prazosina, diltiazem e clonidina são também seguras para essa população.[1]

BIBLIOGRAFIA

1. American Diabetes Association. Standards of medical care in Diabetes–2009 (Position Statement). *Diabetes Care*, 2009; *32*(suppl 1):S13-61.
2. Mazón-Ramos P, Cordero-Fort A, Quiles-Granado J, Guindo-Soldevila J. Advances in hypertension and diabetes. *Rev Esp Cardiol*, 2009; 62 (suppl 1):14-27.
3. Grossman E, Messerli FH. Hypertension and diabetes. *Adv Cardiol*, 2008; 45:82-106.
4. Arauz-Pacheco C, Parrott MA, Raskin P. The treatment of hypertension in adult patients with diabetes (Technical Review). *Diabetes Care*, 2002; 25:134-47.
5. Winer N, Sowers JR. Epidemiology of diabetes. *J Clin Pharmacol*, 2004; 44:397-405.
6. Sowers JR. Insulin resistance and hypertension. *Am J Physiol Heart Circ Physiol*, 2004; 286:H1597-602.
7. UK Prospective Diabetes Study Group. Tight blood pressure control and the risk of macrovascular and microvascular complications in type 2 diabetes: UKPDS 38. *BMJ*, 1998; 317:703-13.
8. Gross JL, de Azevedo MJ, Silveiro SP, *et al*. Diabetic nephropathy: diagnosis, prevention, and treatment. *Diabetes Care*, 2005; 28:164-176.
9. The Seventh Report of the Joint National Committee on Prevention, Detection, Evaluation and Treatment of High Blood Pressure. *JAMA*, 2003; 289:2560-72.
10. Hansson L, Zanchetti A, Carruthers SG, *et al*. Effects of intensive blood-pressure lowering and low-dose aspirin in patients with hypertension: principal results of the Hypertension Optimal Tre-

atment (HOT) randomised trial: HOT Study Group. *Lancet*, 1998; *351*:1755-62.
11. Murussi M, Coester A, Gross JL, et al. Diabetic nephropathy in type 2 diabetes mellitus: risk factors and prevention. *Arq Bras Endocrinol Metab*, 2003; *47*:207-19.
12. Whalen KL, Stewart RD. Pharmacologic management of hypertension in patients with diabetes. *Am Fam Physician*, 2008; *78*:1277-82.
13. Herron DM. The surgical management of severe obesity. *Mt Sinai J Med*, 2004; *71*:63-71.
14. Williams PT. Lower prevalence of hypertension, hypercholesterolemia, and diabetes in marathoners. *Med Sci Sports Exerc*, 2009; *41*:523-9.
15. Ren J, Wold LE. Mechanisms of alcoholic heart disease. *Ther Adv Cardiovasc Dis*, 2008; *2*:497-506.
16. Chuahirun T, Simoni J, Hudson C, et al. Cigarette smoking exacerbates and its cessation ameliorates renal injury in type 2 diabetes. *Am J Med Sci*, 2004; *327*:57-67.
17. Pahor M, Psaty BM, Alderman MH, et al. Therapeutic benefits of ACE inhibitors and other antihypertensive drugs in patients with type 2 diabetes. *Diabetes Care*, 2000; *23*:888-92.
18. Abbott K, Basta E, Bakris GL. Blood pressure control and nephroprotection in diabetes. *J Clin Pharmacol*, 2004; *44*:431-8.
19. Heart Outcomes Prevention Evaluation (HOPE) Study Investigators. Effects of ramipril and microvascular outcomes in people with diabetes mellitus: results of the HOPE study and MICRO-HOPE substudy. *Lancet*, 2000; *335*:253-9.
20. Hollenberg NK. Treatment of the patient with diabetes mellitus and risk of nephropathy: what do we know, and what do we need to learn? *Arch Intern Med*, 2004; *164*:125-30.
21. Ahmad J, Ahmad A, Pervez I. Long-term renoprotective effects of enalapril in normotensive type 2 diabetic patients with microalbuminuria. ADA Meeting 2003 (Abstract 2090-0R).
22. Chapman N, Huxley R, Anderson C, et al.; Writing Committee for the PROGRESS Collaborative Group. Effects of a perindopril-based blood pressure-lowering regimen on the risk of recurrent stroke according to stroke subtype and medical history: the PROGRESS Trial. *Stroke*, 2004; *35*:116-21.
23. Bakris GL, Weir MR. Angiotensin-converting enzyme inhibitor-associated elevations in serum creatinine: is this a cause for concern? *Arch Intern Med*, 2000; *160*:685-93.
24. Croom KF, Curran MP, Goa KL, Perry CM. Irbesartan: A review of its use in hypertension and in the management of diabetic nephropathy. *Drugs*, 2004; *64*:999-1028.
25. Burnier M, Brunner HR. Angiotensin II receptor antagonists. *Lancet*, 2000; *335*:637-45.
26. Parving HH, Lehnert H, Brochner-Mortensen J, et al. The effect of irbesartan on the development of diabetic nephropathy in patients with type 2 diabetes. *N Engl J Med*, 2001; *345*:870-8.
27. Lewis EJ, Hunsicker LG, Clarke WR, et al. Renoprotective effect of the angiotensin–receptor antagonist irbesartan in patients with nephropathy due to type 2 diabetes. *N Engl J Med*, 2001; *345*:851-60.
28. Brenner BM, Cooper ME, de Zeeuw D, et al. Effects of losartan on renal and cardiovascular outcomes in patients with type 2 diabetes and nephropathy. *N Engl J Med*, 2001; *345*:861-9.
29. Barnett AH, Bain SC, Bouter P, et al.; Diabetics Exposed to Telmisartan and Enalapril Study Group. *N Engl J Med* 2004;*351*:1952-61. [Erratum in: *N Engl J Med*, 2005; *352*:1731].
30. Brenner BM, Cooper ME, de Zeeuw D, et al., for the RENAAL Study Investigators. Effects of losartan on renal and cardiovascular outcomes in patients with type 2 diabetes and nephropathy. *N Engl J Med*, 2001; *345*:861-9.
31. Lewis EJ, Hunsicker LG, Clarke WR, et al., for the Collaborative Study Group. Renoprotective effect of the angiotensin-receptor antagonist irbesartan in patients with nephropathy due to type 2 diabetes. *N Engl J Med*, 2001; *345*:851-60.
32. Strippoli GF, Bonifati C, Craig M, Navaneethan SD, Craig JC. Angiotensin converting enzyme inhibitors and angiotensin II receptor antagonists for preventing the progression of diabetic kidney disease. *Cochrane Database Syst Rev*, 2006; (4):CD006257.
33. Makino H, Haneda M, Babazono T, et al.; INNOVATION Study Group. Microalbuminuria reduction with telmisartan in normotensive and hypertensive Japanese patients with type 2 diabetes: a post-hoc analysis of The Incipient to Overt: Angiotensin II Blocker, Telmisartan, Investigation on Type 2 Diabetic Nephropathy (INNOVATION) study. *Hypertens Res*, 2008; *31*:657-64.
33a. Lindholm LH, Dahlof B, Edelman JM, et al.; LIFE study group. Effect of losartan on sudden cardiac death in people with diabetes: data from the LIFE study. *Lancet*, 2003; *362*:619-20.
34. Al Khalaf MM, Thalib L, Doi SA. Cardiovascular outcomes in high-risk patients without heart failure treated with arbs: a systematic review and meta-analysis. *Am J Cardiovasc Drugs*, 2009; *9*:29-43.
35. Mogensen CE, Neldam S, Tikkanen I, et al. Randomised controlled trial of dual blockade of renin-angiotensin system in patients with hypertension, microalbuminuria, and non-insulin dependent diabetes: the Candesartan And Lisinopril Microalbuminuria (CALM) study. *BMJ*, 2000; *321*:1440-4.
36. Jacobsen P, Andersen S, Jensen BR, Parving HH. Additive effect of ACE inhibition and angiotensin II receptor blockade in type I diabetic patients with diabetic nephropathy. *J Am Soc Nephrol*, 2003; *14*:992-9.
37. Mann JF, Schmieder RE, McQueen M, et al.; ONTARGET investigators. Renal outcomes with telmisartan, ramipril, or both, in people at high vascular risk (the ONTARGET study): a multicentre, randomised, double-blind, controlled trial. *Lancet*, 2008; *372*:547-53.
38. Packard KA, Arouni AJ, Hilleman DE, Gannon JM. Fingernail clubbing and chromonychia associated with the use of angiotensin II receptor blockers. *Pharmacotherapy*, 2004; *24*:546-50.
39. Goldstein S. Beta-blockers in hypertensive and coronary heart disease. *Arch Intern Med*, 1996; *156*:1267-76.
40. Bakris GL, Williams M, Dworkin L, et al. Preserving renal function in adults with hypertension and diabetes: a consensus approach. National Kidney Foundation Hypertension and Diabetes Executive Committees Working Group. *Am J Kidney Dis*, 2000; *36*:646-61.
41. Efficacy of atenolol and captopril in reducing risk of macrovascular and microvascular complications in type 2 diabetes: UKPDS 39. UK Prospective Diabetes Study Group. *BMJ*, 1998; *317*:713-20.
42. Podolsky S, Pattavina CG. Hyperosmolar nonketotic diabetic coma: a complication of propranolol therapy. *Metabolism*, 1973; *22*:685-93.
43. Clausen-Sjobom N, Lins PE, Adamson U, et al. Effects of metoprolol on the counter-regulation and recognition of prolonged hypoglycemia in insulin-dependent diabetics. *Acta Med Scand*, 1987; *222*:57-63.
44. Kveiborg B, Christiansen B, Major-Petersen A, Torp-Pedersen C. Metabolic effects of beta-adrenoceptor antagonists with special emphasis on carvedilol. *Am J Cardiovasc Drugs*, 2006; *6*:209-217.
45. Bakris GL, Fonseca V, Katholi RE, et al.; GEMINI Investigators. Metabolic effects of carvedilol vs metoprolol in patients with type 2 diabetes mellitus and hypertension: a randomized controlled trial. *JAMA*, 2004; *292*:2227-36.
46. Sharp RP, Sirajuddin R, Sharief IM. Impact of carvedilol on the serum lipid profile. *Ann Pharmacother*, 2008; *42*:564-71.
47. Triggle DJ. Pharmacologic and therapeutic differences among calcium channel antagonists: profile of mibefradil, a new calcium antagonist. *Am J Cardiol*, 1996; *78*:7-12.
48. Farsang C, Naditch-Brule L, Avogaro A, et al. Where are we with the management of hypertension? From science to clinical practice. *J Clin Hypertens* (Greenwich), 2009; *11*:66-73.
49. Crawford MH. Combination therapy as first-line treatment for hypertension. *Am J Cardiovasc Drugs*, 2009; *9*:1-6.
50. Furberg CD, Psaty BM, Meyer JV. Nifedipine: dose-related increase in mortality in patients with coronary heart disease. *Circulation*, 1995; *92*:1326-31.

51. Tatti P, Pahor M, Byington RP, et al. Outcome of results of the Fosinopril versus Amlodipine cardiovascular events randomized trial (FACET) in patients with hypertension and NIDDM. *Diabetes Care*, 1998; *21*:597-603.
52. Estacio RO, Jeffers BW, Hiatt WR, et al. The effect of nisoldipine as compared with enalapril on cardiovascular outcomes in patients with non-insulin-dependent diabetes and hypertension. *N Engl J Med*, 1998; *338*:645-54.
53. The ALLHAT officers: Major outcomes in high-risk hypertensive patients randomized to angiotensin-converting enzyme inhibitor or calcium channel blocker vs diuretic: the antihypertensive and lipid-lowering treatment to prevent heart attach trial (ALLHAT). *JAMA*, 2002; *288*:3039-42.
54. Lewis EJ, Hunsicker LG, Clarke WR, et al., for the Collaborative Study Group. Renoprotective effect of the angiotensin-receptor antagonist irbesartan in patients with nephropathy due to type 2 diabetes. *N Engl J Med*, 2001; *345*:851-60.
55. Toto RD, Tian M, Fakouhi K, Champion A, Bacher P. Effects of calcium channel blockers on proteinuria in patients with diabetic nephropathy. *J Clin Hypertens* (Greenwich), 2008; *10*:761-9.
56. Fourtounas C, Vlachojannis JG. Gingival hyperplasia and calcium channel blockers. *Am J Cardiovasc Drugs*, 2009; *11*:111.
57. Gasowsky J, Birkenhagen WH, Staessen JA, et al. Benefit of antihypertensive treatment in diabetic patients enrolled in the Systolic Hypertension in Europe (SYST-EUR) trial. *Cardiovasc Drugs Therap*, 2000; *14*:49-53.
58. Petrovitch H, Vogt TM, Berge KG. Isolated systolic hypertension: lowering the risk of stroke in older patients. SHEP Cooperative Research Group. *Geriatrics*, 1992; *47*:30-2/35-8.
59. Parving HH, Andersen AR, Smidt UM, et al. Effect of antihypertensive treatment on kidney function in diabetic nephropathy. *Br Med J*, 1987; *294*:1443-7.
60. Rachmani R, Slavachevsky I, Amit M, et al. The effect of spironolactone, cilazapril and their combination on albuminuria in patients with hypertension and diabetic nephropathy is independent of blood pressure reduction: a randomized controlled study. *Diabet Med*, 2004; *21*:471-5.
61. Sanoski CA. Aliskiren: an oral direct Renin inhibitor for the treatment of hypertension. *Pharmacotherapy*, 2009; *29*:193-212.
62. Rashid H. Direct renin inhibition: an evaluation of the safety and tolerability of aliskiren. *Curr Med Res Opin*, 2008; *24*:2627-37.
63. Vaidyanathan S, Jarugula V, Dieterich HA, et al. Clinical pharmacokinetics and pharmacodynamics of aliskiren *Clin Pharmacokinet*, 2008; *47*:515-31.
64. Schmieder RE, Philipp T, Guerediaga J, et al. Long-term antihypertensive efficacy and safety of the oral direct renin inhibitor aliskiren: a 12-month randomized, double-blind comparator trial with hydrochlorothiazide. *Circulation*, 2009; *119*:417-25.
65. Parving HH, Persson F, Lewis JB, et al.; AVOID Study Investigators. Aliskiren combined with losartan in type 2 diabetes and nephropathy. *N Engl J Med*, 2008; *358*:2433-46.
66. Oliveira Jr S, Vilar L. Treatment of hypertension in patients with Diabetes. *Arq Brasil Endocrinol Metab*, 2003;*47*(suppl 1):S292-5.
67. Schachter M. Metabolic effects of moxonidine and other centrally acting antihypertensives. *Diabetes Obes Metab*, 1999; *1*:317-22.
68. Strojek K, Grzeszczak W, Gorska J, et al. Lowering of microalbuminuria in diabetic patients by a sympathicoplegic agent: novel approach to prevent progression of diabetic nephropathy? *J Am Soc Nephrol*, 2001; *12*:602-5.
69. D'Anna R, Mancuso A, Sciarrone A, et al. Antihypertensive drugs during pregnancy. Effects on the fetus. *Minerva Ginecol*, 1992; *44*:67-77.
70. KDOQI. KDOQI clinical practice guidelines and clinical practice recommendations for diabetes and chronic kidney disease. *Am J Kidney Dis*, 2007; *49*(2 suppl 2):S12-S154.

Diabetes Mellitus e Gravidez

Ingeborg Christa Laun, Assíria Rolim, Maria Juliana Arruda

INTRODUÇÃO

É comum o surgimento de *diabetes mellitus* (DM) durante a gravidez, sobretudo o diabetes gestacional, que responde por 90% dos casos. Os 10% restantes são outras formas de DM, particularmente os diabetes tipo 1 e tipo 2, com diagnóstico anterior à gravidez.[1-3]

A presença do DM durante a gestação implica um risco de elevada morbidade e mortalidade materna e fetal (Quadro 53.1), que somente poderão ser minimizadas com a intervenção de três ações: gestação programada (tratamento do diabetes pré-gestacional), rastreamento do diabetes gestacional e atendimento por equipe multidisciplinar, constituída por diabetólogo ou endocrinologista, obstetra, neonatologista e todos os profissionais de saúde envolvidos no atendimento à gestante. Da mesma forma, como a gravidez é um estado diabetogênico, as gestantes com diabetes pré-gestacional têm risco de agravamento das complicações microvasculares e maior dificuldade no controle glicêmico.[1-6]

INFLUÊNCIA DA GESTAÇÃO SOBRE O METABOLISMO DOS CARBOIDRATOS

As alterações endocrinometabólicas, na primeira metade da gestação, são caracterizadas por inibição da alanina, importante precursor glicogênico, e por maior sensibilidade dos tecidos à insulina, levando à diminuição dos níveis glicêmicos em jejum. A partir da segunda metade da gestação, surgem ligeira diminuição da tolerância à glicose e hiperinsulinismo, caracterizando a insulinorresistência, que parece ser um evento pós-receptor e é parcialmente relacionada com o hormônio lactogênico placentário (somatomamotrofina coriônica), antagonista insulínico cuja concentração aumenta proporcionalmente à massa placentária. Além disso, estrogênios, progesterona e pequeno aumento do cortisol livre (forte potencial diabetogênico), da prolactina e trofinas secretadas pela placenta contribuem para a insulinorresistência, tornando a gravidez um estado diabetogênico (Quadro 53.2). Os nutrientes para o feto são garantidos pela nutrição materna e pelo fluxo sangüíneo placentário. A insulinorresistência aumenta a concentração de glicose e outros nutrientes na circulação materna e permite a passagem dos mesmos para o feto na segunda metade da gestação, período de maior crescimento fetal. Outro fator hiperglicêmico na gravidez é a degradação da insulina por enzimas da membrana placentária, semelhantes às insulinases hepáticas.[4,7-9] Para fazer frente à insulinorresistência da gravidez, o pâncreas normal aumenta

QUADRO 53.1
Efeitos Adversos do *Diabetes Mellitus* sobre a Gestação

a. **Complicações Maternas**
- Poliidrâmnio
- Maior risco de ruptura prematura das membranas amnióticas e parto prematuro
- Toxemia gravídica
- Infecções do trato urinário
- Moniliáse vaginal
- Maior freqüência de cesariana
- Mortalidade aumentada (complicações hipertensivas e obstétricas)
- Risco de recidiva de diabetes gestacional em gestações subseqüentes
- Risco de desenvolvimento, no futuro, de *diabetes mellitus*, dislipidemia e hipertensão

b. **Complicações Fetais**
- Macrossomia fetal
- Malformações congênitas
- Abortos espontâneos
- Óbito fetal intra-uterino
- Asfixia perinatal e trauma no parto
- Complicações neonatais
- Hipoglicemia
- Icterícia e policitemia
- Síndrome do desconforto respiratório
- Hipocalcemia e hipomagnesemia
- Risco aumentado de obesidade e *diabetes mellitus* na idade adulta

a liberação de insulina em 1,5 a 2,5 vezes, mantendo a homeostase glicêmica. Quando a capacidade funcional das células beta estiver prejudicada, surgirá o *diabetes mellitus* gestacional (DMG).[4]

Nas diabéticas pré-gestacionais, há um aumento importante das necessidades de insulina exógena a partir da segunda metade da gravidez, desde que não haja insuficiência placentária. Isso implica controle glicêmico mais difícil, o que contribui para o surgimento ou agravamento da retinopatia e/ou nefropatia diabéticas (Quadro 53.3).[8,9]

Foi demonstrado que os níveis do fator de necrose tumoral-alfa (TNF-α) estavam significativamente mais elevados em gestantes com DMG, sugerindo que essa citocina possa contribuir para surgimento

QUADRO 53.2
Potência Diabetogênica dos Hormônios na Gravidez

Hormônio	Pico de Elevação (Semanas)	Potência Diabetogênica
Prolactina	10	Fraca
Estradiol	26	Muito fraca
HCS	26	Moderada
Cortisol	26	Muito forte
Progesterona	26	Forte

HCS = somatomamotrofina coriônica.
Adaptado da Ref. 7.

QUADRO 53.3
Efeitos Adversos da Gestação sobre o Metabolismo dos Carboidratos e sobre o *Diabetes Mellitus*

1. Diabetes gestacional
2. Recidiva do diabetes gestacional em gestações subseqüentes
3. Nas diabéticas pré-gestacionais, risco de aparecimento ou piora da retinopatia e nefropatia diabéticas, agravamento de cardiopatia aterosclerótica e maior dificuldade para o controle glicêmico

ou agravamento da resistência insulínica (RI) no DMG (Fig. 53.1).[10] Da mesma forma, foi observado redução na concentração sérica de adiponectina, a exemplo do que ocorre em outras condições que cursam com RI.[11] Adiponectina é uma proteína produzida pelo adipócito que tem a habilidade de melhorar a sensibilidade insulínica, possivelmente por aumentar a oxidação dos ácidos graxos livres e inibir a produção hepática de glicose.[12] Finalmente, diminuição dos níveis séricos da visfatina, uma adipocitocina produzida primariamente pelo tecido adiposo visceral, foi recentemente descrita em casos de DMG.[13]

Enquanto a maioria das mulheres que desenvolvem DMG têm evidência de disfunção da célula β relacionada à RI crônica, uma importante minoria (até 10%) não tem. Algumas dessas mulheres parecem ter um processo auto-imune, sugerido pela presença de anticorpos anti-GAD$_{65}$, anticorpos antiinsulina e anticorpos contra a tirosina fosfatase de membrana. Além disso, formas monogênicas de diabetes, como o MODY e o diabetes mitocondrial, parecem contribuir para um pequeno número (< 5%) dos casos de DMG.[2,14]

DIABETES MELLITUS GESTACIONAL (DMG)

Conceito

DMG é definido como intolerância à glicose, de grau variável de intensidade, que aparece ou é diagnosticado pela primeira vez na gravidez, podendo ou não persistir após o parto. Essa definição não exclui a possibilidade de que a intolerância à glicose tenha antecedido ou surgido concomitantemente com a gravidez. Diante dessa possibilidade, o diagnóstico de DMG deve ser feito mesmo que a hiperglicemia se manifeste na primeira metade da gestação.[2,3,5,14]

Prevalência

Varia de acordo com as populações estudadas e com os critérios diagnósticos utilizados, variando de 1 a 14%.[3,15] No Brasil, estima-se que ocorra em 7,2% das gestantes (Estudo Brasileiro sobre Diabetes Gestacional),[16–18] sendo mais freqüente naquelas com fatores de risco (Quadro 53.4). Um ou mais desses fatores estão presentes em cerca

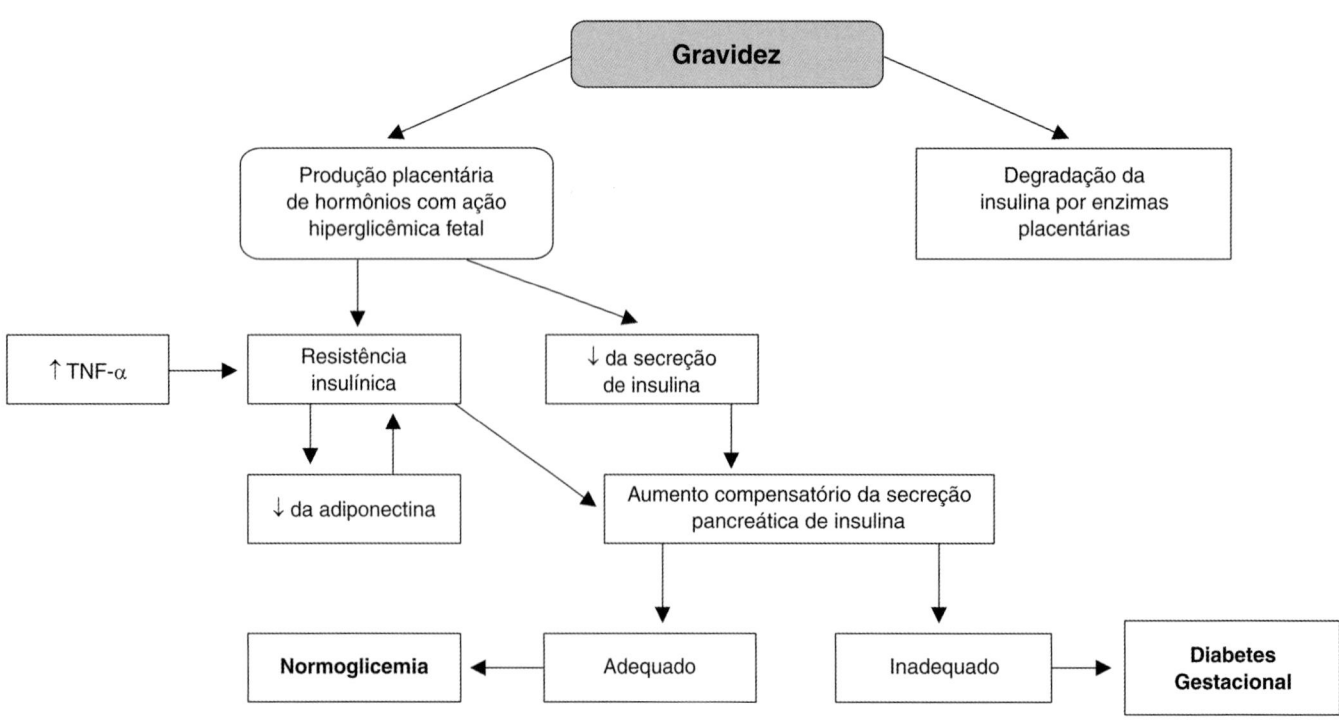

Fig. 53.1 Patogênese do diabetes gestacional. (↓ = diminuição; ↑ = aumento.)

Quadro 53.4

Fatores de Risco para *Diabetes Mellitus* Gestacional (DMG)

Clássicos*
1. História familiar de diabetes
2. História de morte fetal ou neonatal
3. História de gravidez(es) com recém-nascidos grandes para a idade gestacional (GIG) ou com 4.000 g ou mais a termo
4. História de diabetes gestacional prévio
5. Abortos de repetição
6. História de malformações congênitas fetais
7. Presença de hipertensão arterial, pré-eclâmpsia ou DHEG
8. Obesidade ou ganho excessivo de peso na gravidez atual
9. Idade superior a 25 anos
10. Macrossomia ou poliidrâmnio na gravidez atual

Não-clássicos
1. Síndrome dos ovários policísticos
2. Baixa estatura (< 150 cm)
3. História de irregularidade menstrual
4. Níveis elevados de leptina e hipoadiponectinemia no primeiro trimestre da gravidez
5. Reduzida ingestão materna de vitamina C
6. Baixos níveis plasmáticos de vitamina C

*Presentes apenas em ± 50% das gestantes que desenvolvem DMG.

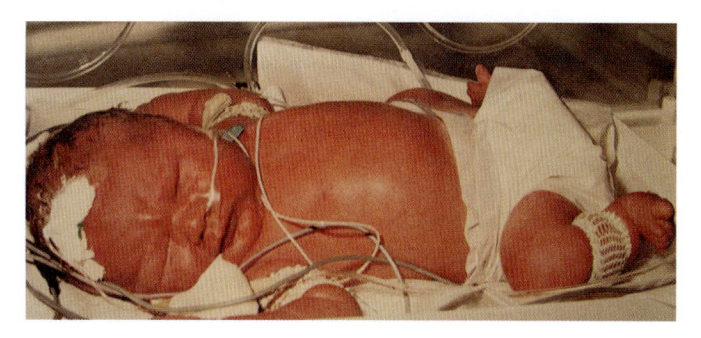

Fig. 53.2 Macrossomia (peso ao nascer ≥ 4.000 g) é a manifestação mais característica de recém-nascidos de mães com DMG (mais comum naquelas com mau controle glicêmico).

de 50% das pacientes que desenvolvem DMG, mas também são detectados em até 44% daquelas que não o fazem (que denominamos pacientes de classe de risco para diabetes gestacional).[19] Nos Estados Unidos (EUA), DMG afeta cerca de 4% das gestantes, o que corresponde a aproximadamente 135 mil novos casos por ano.[1]

Surgimento de DMG em gestação anterior constitui o fator de risco mais significativo, já que implica 38 a 66% de chances de recidiva do problema na gestação atual.[19] Mais recentemente, outros fatores de risco para DMG passaram a ser valorizados, como baixa estatura (< 150 cm),[16] história de irregularidades menstruais prévias[20] e síndrome dos ovários policísticos.[21] Também foi observado que elevação dos níveis plasmáticos de leptina[22] e hipoadiponectinemia[11] no primeiro trimestre da gravidez implicam risco aumentado para DMG. Além disso, foi sugerido que reduzida ingestão ou baixo nível plasmático materno de vitamina C favoreceriam a ocorrência de DMG.[23] Finalmente, um estudo recente mostrou que hipertensão no início da gravidez resulta, respectivamente, em aumento de 1,5–2 vezes no risco para DMG.[24]

Efeitos do DMG sobre Mãe e Feto

O DMG implica risco de morbidade e mortalidade elevadas, tanto para a mãe como para o feto. Dentre as alterações citadas no Quadro 53.1, macrossomia fetal (peso ao nascer ≥ 4.000 g) é a manifestação mais característica de recém-nascidos de mães com DMG (Fig. 53.2).

Macrossomia é observada em até 30% dos casos e pode predispor a traumas obstétricos e distocia de ombro, se o parto for por via transvaginal. Distocia de ombro foi relatada em 3 a 12% dos partos de neonatos com peso superior ou igual a 4 kg e em 8 a 15% daqueles com peso > 4,5 kg. A mortalidade perinatal, quando o peso ao nascimento excede 4.500 g, é cinco vezes maior do que em recém-nascidos (RN) não-macrossômicos. A etiologia da macrossomia ainda é desconhecida, mas pode ser atribuída a dois fatores: hiperinsulinemia fetal secundária à hiperglicemia materna (Fig. 53.3) e obesidade materna.[25–27] A glico-

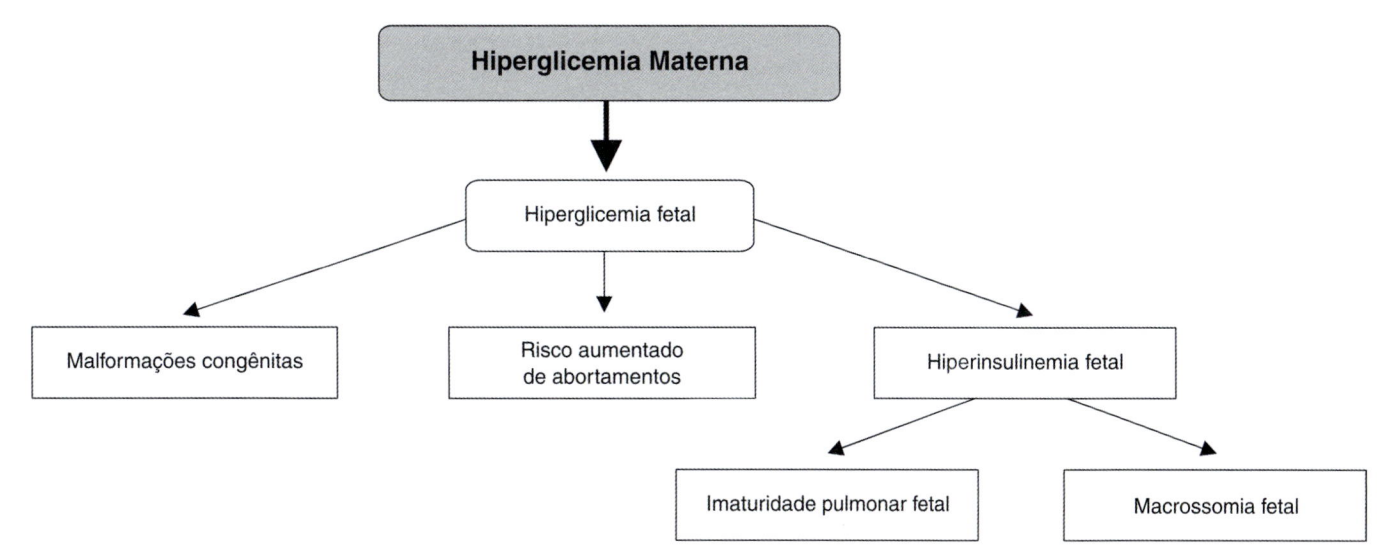

Fig. 53.3 Efeitos da hiperglicemia materna sobre o feto.

se atravessa livremente a barreira placentária (difusão passiva), mas a insulina que a mãe produz ou se aplica, não.[25,26]

Malformações congênitas e abortos espontâneos estão relacionados com um controle inadequado no momento da concepção ou durante o primeiro trimestre da gestação.[26,28] Portanto, não são complicações habituais do DMG, que, em geral, se manifesta a partir da segunda metade da gravidez (geralmente, a partir da 24.ª semana), mas sim do diabetes pré-gestacional.[26] No entanto, em um estudo recente foi verificado que obesidade e DMG foram fatores de risco independentes para defeitos no sistema nervoso central (SNC), tais como anencefalia, espinha bífida ou hidrocefalia.[29] Por outro lado, crianças nascidas de gestação que cursou com DMG apresentam maior probabilidade de desenvolver obesidade e diabetes na faixa etária de 10 a 39 anos.[25,26] Outros estudos estimaram que essas crianças têm um risco oito vezes maior de desenvolver diabetes ou pré-diabetes na idade de 19 a 27 anos.[30]

Mulheres que tiveram diabetes gestacional (MDMG) estão expostas a um risco maior de reapresentar essa complicação em gravidezes subseqüentes, bem como de desenvolver, no futuro, *diabetes mellitus* (tipo 1 ou, mais comumente, tipo 2), hipertensão arterial e dislipidemia.[1,4] Além disso, o risco para síndrome metabólica está aumentado em três vezes nessas mulheres.[30] Coustan *et al.*[26] observaram intolerância à glicose ou *diabetes mellitus* em 6% das MDMG testadas com 0–2 anos, em 13% com 3–4 anos, em 15% com 5–6 anos e em 30% após 7–10 anos do parto. Em um recente estudo dinamarquês, a prevalência de DM tipo 2 após seguimento médio de 9,8 anos foi de 41%.[31] Outros estudos detectaram DM em até 70% das MDMG dentro de 20 anos, sobretudo naquelas que permaneceram obesas ou desenvolveram excesso ponderal.[32,33]

DMG implica também risco aumentado para pré-eclâmpsia, que pode ser reduzido através de melhora do controle glicêmico durante a gravidez.[34] Na realidade, DMG e pré-eclâmpsia compartilham similares fatores de risco, o que sugere uma etiologia comum para as duas condições.[35]

Rastreamento

O diagnóstico do diabetes gestacional deve ser feito o mais precocemente possível, devido aos comprovados efeitos deletérios da hiperglicemia sobre o binômio materno-fetal. Toda gestante tem que ser rastreada, uma vez que, como mencionado, se o DMG for pesquisado apenas nas pacientes com fatores de risco presentes, somente 50% dos casos serão detectados.[19]

Não existe um consenso sobre o melhor método para rastrear e diagnosticar DMG. Vários testes de rastreamento têm sido propostos, e os principais serão especificados a seguir. O mais importante é que cada serviço adote um padrão próprio de diagnóstico. Outro ponto a ser comentado é que alguns laboratórios fazem a substituição da glicose anidra por dextrosol. Nesse caso, é preciso que se faça a equivalência, em torno de 10% a mais (p.ex., 50, 75 e 100 g de glicose anidra correspondem a 55, 82,5 e 110 g de dextrosol, respectivamente).

GLICEMIA DE JEJUM

A Sociedade Brasileira de Diabetes e o Programa de Educação e Controle do Diabetes (Ministério da Saúde), com base nos resultados do Estudo Brasileiro sobre Diabetes Gestacional,[16] indicam como rastreamento inicial a glicemia de jejum (GJ) na primeira consulta, considerando-o positivo se a GJ for ≥ 85 mg/dL. Se a GJ estiver ≥ 110 mg/dL, deve-se repeti-la prontamente, e um segundo valor ≥ 110 mg/dL definirá o diagnóstico de DMG. Se a GJ inicial for ≥ 85 mg/dL mas < 110 mg/dL, solicita-se um TOTG com 75 g de glicose anidra a partir da 20.ª semana de gestação, para confirmação ou não do diagnóstico. Caso a GJ inicial seja < 85 mg/dL, deve-se repeti-la a cada trimestre a partir da 24.ª semana apenas se houver dois ou mais fatores de risco para DMG (Fig. 53.4).

Em 2003, a ADA propôs modificação dos critérios para definição da *glicemia de jejum alterada* (de 110–125 mg/dL para 100–125 mg/mL).[1,36] Assim, é provável que se passe a adotar no Brasil o ponto de corte de 100 mg/dL para caracterização do DMG.

TESTE DE SOBRECARGA COM 50 G DE GLICOSE ANIDRA (TS–50 G)

Largamente utilizado nos EUA e em alguns serviços brasileiros, consiste na administração de 50 g de glicose anidra, por via oral, seguida da dosagem da glicemia 1 h após, independentemente do horário da última refeição. É habitualmente realizado entre a 24.ª e a 28.ª semana. Em muitos serviços também é feito por ocasião da primeira consulta do pré-natal, se houver fatores de risco para DMG (Quadro 53.4).[4,26]

Os pontos de corte propostos para considerar a positividade do teste variam de acordo com os diversos serviços em: ≥ 130, 135 ou 140 mg/dL. O valor recomendado pela Associação Americana de Diabetes (ADA) é de ≥ 140 mg/dL, por ter maior especificidade (Quadro 53.5).[4,26] Pacientes com TS–50 g anormal são submetidas a um teste oral de tolerância à glicose (TOTG) com sobrecarga de 75 ou 100 g de glicose anidra, para confirmação diagnóstica de DMG. Segundo Coustan e Carpenter,[3,26] se o resultado da glicemia 1 h após sobrecarga de 50 g de glicose anidra for > 185 mg/dL, o diagnóstico de DMG é confirmado, devendo-se omitir o TOTG. Se o TS–50 g for normal, recomenda-se repeti-lo na 24.ª semana ou antes nas pacientes que se apresentem com excesso de peso (> 120% do peso ideal), glicosúria, pré-eclâmpsia, poliidrâmnio ou macrossomia.[1,26]

Diagnóstico

O diagnóstico do DMG habitualmente é confirmado através de um teste oral de tolerância à glicose (TOTG), no qual variam a quantidade de glicose anidra administrada (75 ou 100 g), a duração do teste (2 ou 3 h) e os valores da curva, de acordo com padronizações e critérios adotados pelos diversos serviços, conforme especificado no Quadro 53.6. Nos EUA, utiliza-se mais comumente a curva recomendada pela ADA (100 g – 3 h), enquanto no Brasil e na Europa tem se dado preferência ao TOTG com 75 g de glicose anidra, com 2 h de duração.

TOTG COM 75 G DE GLICOSE ANIDRA (TOTG–75 G)

Esse teste consiste na dosagem da glicemia de jejum (GJ) e glicemia 2 h após a administração oral de 75 g de glicose anidra ou 82,5 g de dextrosol. Temos seguido a orientação da Associação Brasileira de Diabetes e do Estudo Brasileiro sobre Diabetes Gestacional que recomendam a interpretação do TOTG–75 g de acordo com os critérios da Organização Mundial da Saúde (OMS): uma glicemia ≥ 140 mg/dL, 2 h após 75 g de glicose anidra, estabelece o diagnóstico de DMG (Fig. 53.5).[16] Critérios diagnósticos diferentes são propostos pela ADA (Quadro 53.6).[26]

Alguns poucos serviços utilizam o TOTG–75 g como teste de rastreamento do DMG.

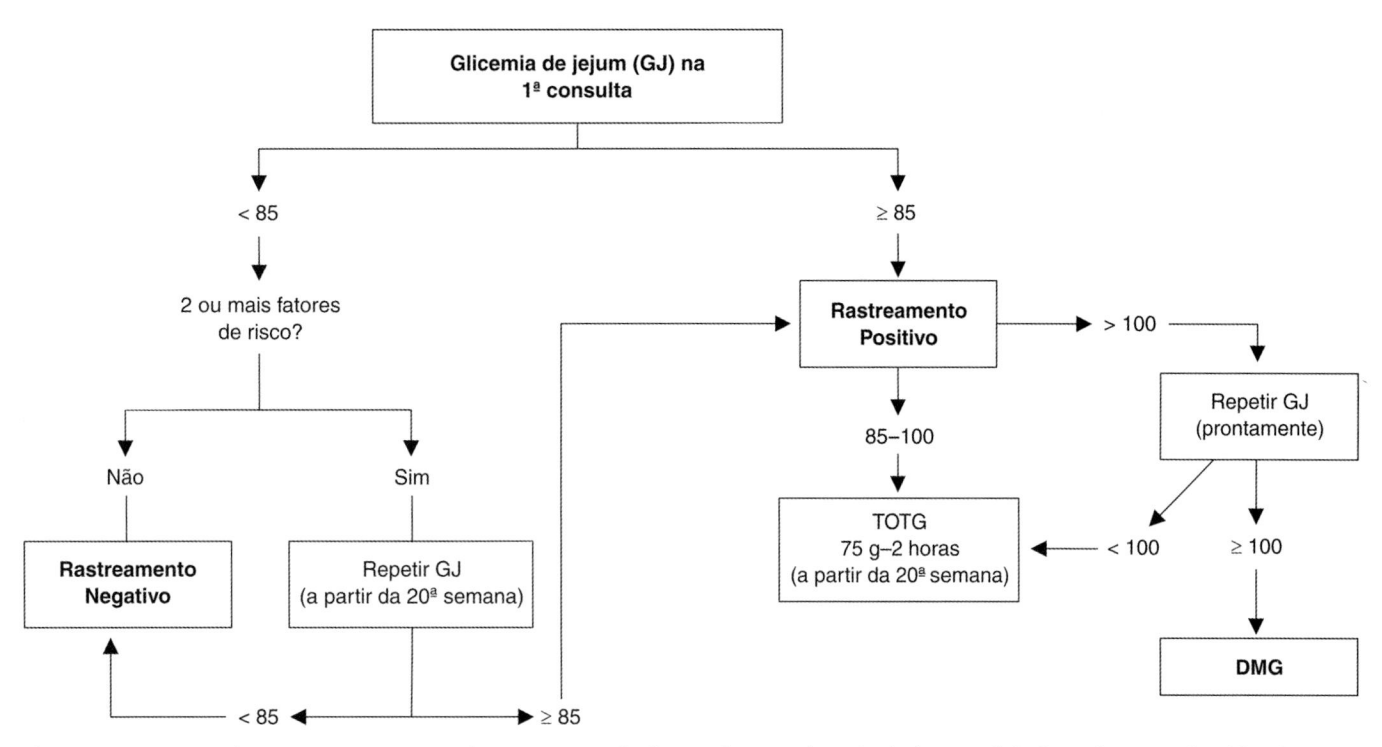

Fig. 53.4 Rastreamento do *diabetes mellitus* gestacional (DMG) a partir da glicemia de jejum (dependendo das prioridades locais do serviço de saúde e dos recursos disponíveis, pode-se utilizar o ponto de corte de 90 mg/dL em vez de 85 mg/dL). Como alternativa, pode-se usar como *screening* o teste de sobrecarga com 50 g de glicose, entre as 24.ª–28.ª semanas, considerando-se o rastreamento positivo se a glicemia, 1 h após, for ≥ 140 mg/dL; em alguns serviços, tem-se usado como rastreamento e diagnóstico o TOTG–75 g–2 h.

QUADRO 53.5
Sensibilidade e Especificidade do TS–50 g, de acordo com o Ponto de Corte Adotado

	Ponte de Corte (mg/dL)		
	130	135	140
Sensibilidade (%)	100	98	79
Especificidade (%)	78	80	87

Adaptado da Ref. 26.

TOTG COM 100 G DE GLICOSE ANIDRA (TOTG–100 G)

Nesse teste, a glicemia é dosada em jejum e 60, 120 e 180 min após a administração oral de 100 g de glicose anidra ou 110 g de dextrosol. A detecção de dois ou mais valores alterados na curva confirma o diagnóstico de DMG (Quadro 53.6).[8]

No Quadro 53.7 estão resumidos os critérios para confirmação do DMG.

Tratamento

As pacientes com DMG devem ser acompanhadas por uma equipe multidisciplinar e ter seu tratamento individualizado. A prevenção das complicações fetais representa a principal meta do tratamento do DMG. Filhos de mães com glicemias de jejum ≥ 105 mg/dL ou pós-prandiais ≥ 120 mg/dL têm risco aumentado de morte intrauterina ou mortalidade neonatal.[1-3] Mantendo-se o controle das glicemias de jejum e pós-prandiais abaixo desses níveis, sob condições ótimas de cuidados obstétricos e clínicos, consegue-se uma mortalidade perinatal não-superior à da população geral. A dietoterapia

QUADRO 53.6
Critérios Diagnósticos para o Diabetes Gestacional, Baseados no Teste Oral de Tolerância à Glicose (TOTG)

	OMS (TOTG–75 g)	ADA* (TOTG–75 g)	ADA* (TOTG–100 g)
Glicemia de jejum (mg/dL)	–	95	95
Após 1 h (mg/dL)	–	180	180
Após 2 h (mg/dL)	140	155	155
Após 3 h (mg/dL)	–	–	140

*Diagnóstico confirmado quando dois ou mais dos valores da curva são encontrados ou superados.
OMS: Organização Mundial da Saúde; ADA: American Diabetes Association.

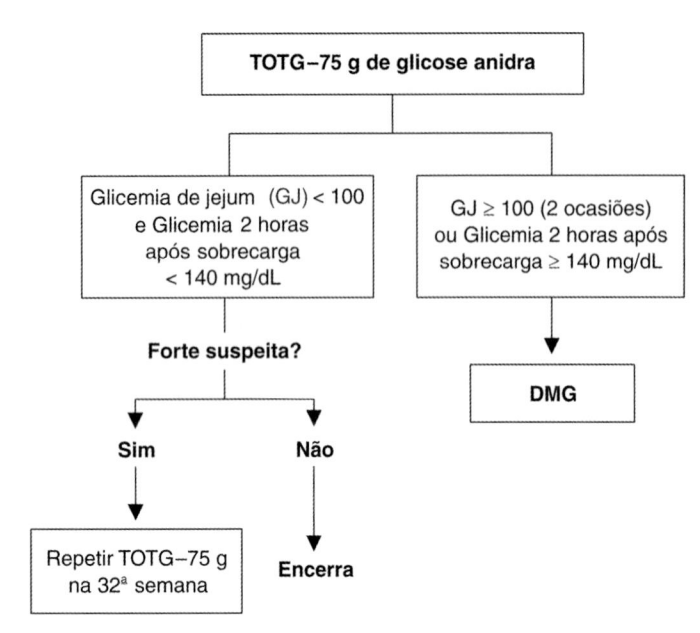

Fig. 53.5 Diagnóstico do *diabetes mellitus* gestacional pelo TOTG–75 g–2 h, de acordo com os critérios da OMS. (Obs.: Duas glicemias de jejum (GJ) ≥ 100 mg/dL ou uma glicemia > 185 mg/dL 1 h após sobrecarga com 50 g de glicose já caracterizam o DMG, tornando desnecessário o TOTG–75 g–2 h.)

QUADRO 53.7
Critérios Diagnósticos para o Diabetes Gestacional

- Duas glicemias de jejum ≥ 110 mg/dL
- Uma glicemia > 185 mg/dL, 1 h após 50 g de glicose anidra
- Uma glicemia ≥ 140 mg/dL, 2 h após 75 g de glicose anidra (critério da OMS)
- Duas ou mais glicemias anormais ao TOTG–2 h após 75 g de glicose anidra (critério da ADA) [ver Quadro 53.6]
- Duas ou mais glicemias anormais ao TOTG–3 h após 75 g de glicose anidra (ver Quadro 53.6)

isolada é habitualmente a forma inicial de tratamento e permite um controle glicêmico adequado em 50 a 80% das pacientes, na dependência dos níveis de glicemia utilizados para decidir-se pelo início da insulinoterapia, bem como da quantidade de calorias ingeridas. Nos casos não-responsivos, a opção de escolha é a insulinoterapia.[4,38,39] O papel dos hipoglicemiantes orais no manuseio do DMG ainda não está definido. No entanto, evidências recentes sugerem que glibenclamida e metformina podem ser úteis e seguras.[39,40]

DIETOTERAPIA

A prescrição da dieta deve ter como base as necessidades calóricas e de nutrientes da mãe e do feto, visando manter um estado de euglicemia e prevenir um excessivo ganho ponderal materno, assim como a macrossomia fetal.[5,14]

Valor Calórico Total (VCT)

A terapia dietética varia de acordo com o serviço. Recomendamos que o VCT seja calculado de acordo com o índice de massa corpórea (IMC) – peso (kg)/altura (m)^2. No entanto, ele não deve ser inferior

QUADRO 53.8
Recomendações Dietéticas de acordo com o Índice de Massa Corpórea (IMC) [em kg/m^2]

- Baixo peso (IMC < 20)...............VCT = 35 a 40 kcal/kg/dia
- Peso normal (IMC = 20 a 25)............VCT = 30 a 35 kcal/kg/dia
- Sobrepeso/obesidade (IMC > 25 / > 30).........VCT = 20 a 25 kcal/kg/dia

a 1.800 kcal/dia (Quadro 53.8). Para mulheres obesas (IMC > 30 kg/m^2), uma redução calórica de 30 a 33% (para cerca de 25 kcal/kg/dia) reduz a hiperglicemia e a trigliceridemia, sem aumentar a cetonúria. Há controvérsias sobre o aporte ideal de carboidratos para as gestantes diabéticas. Alguns estudos mostraram que a restrição de carboidratos para 35 a 40% das calorias diminui a glicemia materna e melhora o prognóstico materno-fetal.[4,8,38] O VCT deve ser distribuído em seis refeições (três refeições principais e três lanches). Recomendamos a seguinte distribuição calórica: 20% do VCT no desjejum, 35% no almoço, 30% no jantar e 5% em cada lanche.[5]

É importante a suplementação com 30 a 60 mg de ferro elementar (principalmente se a hemoglobina materna for < 11 g/dL), 400 μg de folato e 0,5 a 1,0 g de cálcio ao dia.[5] Os adoçantes artificiais não-calóricos poderão ser utilizados com moderação; os calóricos deverão ser incluídos no VCT.[2-4]

Ganho Ponderal

É recomendado que o aumento de peso durante a gestação, variável de acordo com o índice de massa corpórea (IMC) por ocasião do diagnóstico, não ultrapasse:

- IMC < 19,8 – 12,5 a 18 kg
- IMC entre 19,8 e 26 – 10 a 13 kg
- IMC entre 26,0 e 29 – 7 a 11,5 kg
- IMC > 29 – mínimo de 7 kg

EXERCÍCIOS

A prática de exercícios vem ganhando aceitação durante a gravidez, porém trata-se ainda de assunto controverso.[4]

Grávidas pré-diabéticas ou com DMG provavelmente têm mais a ganhar do que a perder com um programa de exercícios leves a moderados. Ainda está por ser determinado se, com a adição de exercício, o controle metabólico é mais facilmente obtido e mantido. Os exercícios mais indicados são aqueles que não levem a sofrimento fetal, baixo peso ao nascer, contrações uterinas ou hipertensão materna. Portanto, deve-se optar por aqueles que utilizam os músculos da parte superior do corpo ou os que colocam pouco estresse mecânico sobre o tronco. A gravidez não é ocasião para o início de programas de exercício intenso. Iniciados antes da concepção, podem ser mantidos e adaptados, sempre sob supervisão médica.[2-4]

INSULINOTERAPIA

Indicação

Costumamos indicar insulinoterapia, juntamente com a dieta, para as pacientes com glicemia de jejum (GJ) > 126 mg/dL e para aquelas com glicemia pós-sobrecarga (GPS) ≥ 200 mg/dL ao TOTG–75 g. Diante de uma GJ entre 100 e 125 mg/dL e GPS entre 140 e 199 mg/dL, iniciamos um programa alimentar e, após 7 a 10 dias, realizamos um perfil glicêmico (PG) que consiste na dosagem da glicemia em jejum e 2 h após o café da manhã, almoço, jantar e lanche noturno. Em seguida, adotando as recomendações da ADA,[38] fazemos a administração de insulina diante dos seguintes achados: GJ > 95 mg/dL, glicemia pós-prandial (1 h) > 140 mg/dL e/ou glicemia pós-prandial (2 h) > 120 mg/dL. Os pontos de corte, pela glicemia capilar, são: GJ > 105 mg/dL, pós-prandial (1 h) > 155 mg/dL e pós-prandial (2 h) > 130 mg/dL (Quadro 53.9).[39] Alguns autores preconizam a introdução da insulinoterapia se a GJ for > 90 mg/dL, visando reduzir ao máximo a ocorrência de macrossomia ou crescimento fetal excessivo.[40]

Escolha da Insulina

Deve-se sempre optar pela insulina humana. Entre os análogos de insulina de ação ultra-rápida, *Lispro* (Humalog®) e *Aspart* (Novo Rapid®) têm sido investigados durante a gravidez, demonstrando eficácia clínica, mínima transferência através da placenta e nenhuma evidência de teratogenicidade.[14,41] Em comparação à insulina Regular, eles causam menos hipoglicemia e permitem um melhor controle da glicemia pós-prandial.[39] Além disso, podem ser administrados logo antes ou logo depois das refeições, com eficácia e segurança similares em gestantes com DMG.[41–43]

O emprego de análogos da insulina de ação prolongada (p.ex., Glargina e Detemir) durante a gravidez necessita de maiores estudos sobre sua segurança e eficácia.[14,41] No entanto, já há alguma evidência de que seriam seguros para serem utilizados na gestação.[41] De fato, há relatos de gestantes que, involuntariamente, usaram Glargina durante o período da embriogênese e, aparentemente, não houve nenhum malefício para o feto.[44] Da mesma forma, estudos em camundongos e coelhos não mostraram ser a Glargina teratogênica.[45]

Esquemas de Insulinoterapia

Entre os diversos esquemas existentes, os mais utilizados são:
- NPH + Lispro, Aspart ou Regular antes do café da manhã.
- NPH antes do café da manhã e do jantar.
- NPH + Lispro, Aspart ou Regular antes do desjejum e do jantar.
- NPH + Lispro, Aspart ou Regular antes do café da manhã + Lispro, Aspart ou Regular antes do jantar + NPH ao deitar.
- NPH à hora de deitar (*quando apenas houver hiperglicemia antes do café da manhã*).
- Lispro, Aspart ou Regular antes das refeições e NPH ao deitar (*raramente necessário no DMG*).
- Lispro ou Aspart antes de cada refeição (*em casos em que há apenas hiperglicemia pós-prandial, na dose inicial de 1 unidade para cada 10 g de carboidrato da refeição*).

O melhor esquema de insulinoterapia deve ser individualizado para cada paciente, adaptado ao seu ritmo de vida e ao seu perfil glicêmico, assim como adaptado à rotina do serviço, no caso de internação. A automonitorização domiciliar da glicemia é muito importante para os reajustes insulínicos. A dose total de insulina diária varia de acordo com o peso da paciente e aumenta à medida que a gestação progride, pela crescente ação contra-insulínica da gravidez, principalmente a partir da 28.ª semana (Quadro 53.10). Muitas vezes, as necessidades de insulina materna diminuem quando da internação da paciente (pela dieta mais regular) e, às vezes, no final da gestação (possivelmente pelo menor apetite da paciente, condicionado ao aumento do volume abdominal ou ao envelhecimento placentário no final da gravidez). Quadros de hipoglicemia freqüente levantam a suspeita de sofrimento fetal, e a hipoglicemia grave pode acompanhar a morte fetal intra-uterina.[3,5,14,40]

Para reajustes da dose de insulina, pode-se adicionar 1 unidade de insulina (NPH, Regular, Lispro ou Aspart) para cada 20 mg/dL que exceda os níveis glicêmicos desejáveis (Quadro 53.11), com ajuste máximo de 8 a 10 unidades por vez. Por exemplo, em uma paciente usando as insulinas NPH e Regular antes do café da manhã e jantar, se a glicemia de jejum for de 135 mg/dL (ideal de até 95 mg/dL), adicionam-se 2 unidades à insulina NPH, aplicada na noite anterior. Se a glicemia 2 h após o café da manhã for de 160 mg/dL (ideal de até 140 mg/dL), deve-se incrementar a dose da Regular em 1 unidade. Antes de aumentarmos a dose de insulina, devemos, contudo, avaliar fatores que alterem a glicemia, como uso de drogas, dieta inadequada (lanches oriundos de familiares ou de outras gestantes etc.), a aplicação incorreta da insulina, preparação incorreta da dose ou infecções clínicas intercorrentes. Reduzimos 2 unidades da dose de insulina (intermediária ou rápida/ultra-rápida), dependendo do horário e do perfil, se a glicemia pré-prandial ou pós-prandial estiver em 70 mg/dL em pelo menos duas ocasiões, a despeito da correção do plano alimentar.

QUADRO 53.9
Indicações para Insulinoterapia em Pacientes com Diabetes Gestacional, segundo a ADA

Perfil glicêmico inadequado após dietoterapia:
- glicemia de jejum (GJ) > 95 mg/dL*
- glicemia pós-prandial (GPP) (1 h) > 140 mg/dL
- glicemia pós-prandial (2 h) > 120 mg/dL

*Os pontos de cortes pela glicemia capilar são: jejum > 105, GPP (1 h) > 155 e GPP (2 h) > 130 mg/dL.[36]
Alguns autores adotam glicemia de jejum > 90 mg/dL para o início da insulinoterapia.[38]
Circunferência abdominal fetal ≥ percentil 75, entre a 29.ª e a 33.ª semana de gestação é um outro critério de indicação para insulinoterapia.[26]

QUADRO 53.10
Dose Total de Insulina durante a Gestação

- Primeiro trimestre   0,5 a 0,7 U/kg/dia
- Segundo trimestre   0,7 a 0,8 U/kg/dia
- Terceiro trimestre   0,9 a 1,0 U/kg/dia

QUADRO 53.11
Níveis Glicêmicos Desejáveis durante a Gestação, Segundo a Associação Americana de Diabetes

Hora da Coleta	Glicemia Plasmática (mg/dL)	Glicemia Capilar (mg/dL)
Jejum	≤ 95	≤ 105
Pós-prandial (1 h)	≤ 140	≤ 155
Pós-prandial (2 h)	≤ 120	≤ 130

Adaptado da Ref. 38.

Acompanhamento

Uma vez iniciada a insulinoterapia, deve-se avaliar o PG a cada 3 dias, reajustando-se a dose, se necessário, até atingir a normoglicemia. Avaliações posteriores serão feitas a cada 15 dias até a 32.ª semana e, depois, semanalmente. Preferencialmente, deve ser incentivada a automonitorização domiciliar, por meio da realização de glicemias capilares. Pacientes com baixo nível socioeconômico muitas vezes necessitarão de internação para realização do PG.

HIPOGLICEMIANTES ORAIS

Classicamente, os hipoglicemiantes orais têm seu uso contra-indicado durante a gestação, ainda que não haja evidências de que sejam teratogênicos. Em um centro americano, a *glibenclamida* (Daonil® etc.) foi administrada a cerca de 400 pacientes com diabetes gestacional, propiciando um adequado controle glicêmico. Além disso, a freqüência de complicações materno-fetais não diferiu nos grupos tratados com insulina ou glibenclamida.[46] Posteriormente, relatou-se que o uso da glibenclamida (2,5–5 mg/dia) proporcionou controle glicêmico satisfatório em 84% de um grupo de 75 pacientes com DMG.[47] Em três estudos recentes, metformina mostrou-se tão eficaz quanto a insulina, em termos de desfecho neonatal e controle glicêmico em pacientes com DMG.[48–50] Entretanto, 18–46% das pacientes originalmente tratadas com metformina necessitaram da insulinoterapia suplementar.[49,50] Além disso, no maior desses estudos,[50] observou-se uma maior incidência de partos prematuros no grupo da metformina. Em contrapartida, hipoglicemia neonatal foi significativamente mais freqüente nas grávidas tratadas com insulina.[50]

Uma vantagem teórica da metformina sobre a glibenclamida é o fato de ela propiciar redução da resistência insulínica e apenas excepcionalmente induzir hipoglicemia. Convém, contudo, mencionar que, enquanto a transferência da glibenclamida através da placenta é mínima, a da metformina é significativa.[40]

Existem dois estudos sobre o uso da acarbose, inibidor da α-glicosidase, em gestantes com DMG. Em um desses estudos, apenas 6% das gestantes tratadas com acarbose requereram a troca por insulina.[51] O principal inconveniente da acarbose são seus efeitos gastrointestinais, particularmente flatulência.

A grande maioria dos autores acredita que mais estudos prospectivos serão necessários para que se tenha uma melhor definição sobre a segurança das drogas orais durante a gestação.[38–40]

Seguimento da Gestação

MONITORIZAÇÃO DO DMG E CUIDADOS MATERNOS

1. *Perfis glicêmicos* – Devem ser realizados quinzenalmente até a 32.ª semana e, depois, semanalmente, se não houver necessidade de reajuste da dose da insulina. Caso contrário, o perfil glicêmico será avaliado a cada 3 dias até obtermos o controle glicêmico desejado.
2. *Hemoglobina glicada (HbA_{1c})* – Permite avaliar o controle glicêmico nas 6 a 8 semanas anteriores ao exame. Sua aplicação durante a gravidez é discutível uma vez que se mostra cerca de 20% menor em relação às mulheres não-gestantes. Uremia e presença de Hb fetal propiciam resultados falsamente altos, o inverso ocorrendo se houver hemólise.[1,3]
3. *Frutosamina* – Avalia o controle glicêmico prévio dos últimos 10 a 15 dias, mostrando-se mais útil quando se pretende uma avaliação mais recente.[1]
4. Rastrear infecção urinária (uroculturas mensais) e tratar bacteriúria assintomática significativa.
5. *Pressão arterial* – Deve ser verificada a cada consulta, com controle rigoroso dos níveis tensionais. Inibidores da ECA são contra-indicados na gestação, por causarem insuficiência renal funcional no feto. Há também evidências de que sejam teratogênicos. Metildopa e hidralazina são as drogas de escolha.[1,52,53]
6. Solicitar provas de função renal e perfil lipídico a cada trimestre. Atenção para o aumento fisiológico de 25% nas taxas lipídicas durante a segunda metade da gravidez. O uso de drogas hipolipemiantes está formalmente contra-indicado. O controle metabólico deve ser restrito à alteração alimentar. Níveis elevados de triglicerídeos podem estar associados aos casos de macrossomia fetal.[14,54]
7. Realizar fundoscopia ocular na primeira consulta; no DMG, se normal, não é necessário repeti-la durante a gravidez.

Avaliação Obstétrica

MONITORIZAÇÃO DO BEM-ESTAR FETAL (QUADRO 53.12)

1. *Altura do fundo uterino* – Deve ser medida a cada visita; a partir da 2.ª metade da gravidez, o aumento regular é de 4 cm ao mês. Permite observar retardo de crescimento intra-uterino e macrossomia.
2. *Mobilograma* – Deve ser feito diariamente a partir da 28.ª semana. Consiste no registro dos movimentos fetais pela própria paciente, posicionada em decúbito lateral esquerdo, durante 1 h, 1 h após as principais refeições. A avaliação é individual para cada feto, e a comparação é diária. Há um alerta precoce se houver redução de 50% no número de movimentos. Os fetos de pacientes com DMG são mais ativos.
3. *Ultra-sonografia (US)* – Deve ser feita o mais precocemente possível para se determinar a idade gestacional. Deve ser repetida a cada 4 a 6 semanas, para avaliação do perfil biofísico fetal (PBF), avaliação do crescimento (diâmetro biparietal e comprimento do fêmur) e maturidade placentária. O PBF registra quatro itens: movimentos respiratórios, tônus fetal, movimentos corporais grosseiros e volume de líquido amniótico. A realização da US entre a 11.ª e a 13.ª semana permite a medição da translucência nucal (suspeita de cromossomopatia) e, entre a 20.ª e a 24.ª semana, a pesquisa de malformações fetais. Solicita-se ecocardiografia fetal quando do diagnóstico de DMG, para avaliação de anomalias cardíacas fetais. A dopplerfluxometria é solicitada na presença de alterações placentárias (p.ex., envelhecimento precoce), retardo de crescimento intra-uterino (RCIU) ou estados hipertensivos gravídicos.[54,55]
4. *Cardiotocografia (CTG)* – Relaciona os movimentos fetais com batimentos cardiofetais (BCF) e os movimentos fetais com aceleração do BCF após estímulo (tátil-vibratório). Deve ser realizada duas vezes por semana a partir da 32.ª semana, ou a partir de 28 a 30 semanas, se a paciente apresentar RCIU, hipertensão arterial, oligo/poliidrâmnio e DMG malcontrolado. Se a paciente estiver internada, a CTG deve ser diária.
5. *Aprazamento das consultas pré-natais (CPN)* – CPN devem ser quinzenais até a 32.ª semana e, depois dessa época, a cada 7 dias.

Algumas situações especiais constituem indicação para internação imediata:

- Controle metabólico inadequado
- Pré-eclâmpsia
- Poliidrâmnio
- Alteração da função renal

QUADRO 53.12
Monitorização do Bem-estar Fetal

- Medida da altura do útero (em cada consulta pré-natal)
- Ultra-sonografia
  - precocemente para avaliar idade gestacional, com 11 a 13 semanas para medir a translucência nucal e com 20 a 24 semanas, para pesquisar malformações fetais
  - repetir a cada 4–6 semanas (perfil biofísico fetal, crescimento fetal e maturidade placentária)
- Dopplerfluxometria (uso avaliado após 28.ª semana; repetir de acordo com os resultados)
- Mobilograma (a partir da 28.ª semana, diariamente)
- Cardiotocografia (a partir da 32.ª semana, 1 a 2 vezes/semana)
- Visitas pré-natais quinzenais até a 32.ª semana; depois, semanais

QUADRO 53.13
Insulinoterapia e Controle da Glicemia durante o Parto

- Fazer glicemia capilar horária – mantê-la entre 70 e 120 mg/dL
- Administrar SG a 5% (500 mL), contendo uma ampola de KCl 10% – entre 200–300 mL/h, se glicemia < 70 mg/dL
- Insulinoterapia: 25 U de insulina Regular, Lispro ou Aspart, em 250 mL de SF 0,9% (através de bomba de infusão contínua, de acordo com a glicemia capilar)
  < 70 mg/dL – não infundir insulina
  70–110 mg/dL – 1 unidade/h (10 mL/h)
  111–150 mg/dL – 2 unidades/h (20 mL/h)
  151–180 mg/dL – 3 unidades/h (30 mL/h)
  181–210 mg/dL – 4 unidades/h (40 mL/h)
  > 210 mg/dL – 5 unidades/h (50 mL/h)
- Suspender a insulinoterapia imediatamente após o parto (em casos de diabetes gestacional)

- Retardo do crescimento intra-uterino
- Pielonefrite aguda.

Momento e Via do Parto

De um modo geral, o parto deve ocorrer quando houver evidência de completa maturidade fetal na gravidez a termo (38 a 42 semanas), desde que o DMG esteja bem controlado e que o seguimento da gestação tenha sido normal. Não há dados que apóiem a realização do parto antes da 38.ª semana de gestação, na ausência de uma objetiva constatação de comprometimento materno ou fetal. Tampouco, não está definido se existe ou não um maior risco de morbidade e mortalidade fetais caso se permita que a gestação ultrapasse a 40.ª semana, se o DMG estiver bem controlado. Entretanto, é razoável que, nessa situação, os cuidados de vigilância fetal sejam intensificados. Por outro lado, existem evidências de que o retardo do parto além da 38.ª semana pode resultar em aumento na freqüência de fetos grandes para a idade gestacional, sem reduzir o número de cesáreas.[14,26,38]

A via de parto no DMG é controversa, porém há preferência pelo parto espontâneo (transvaginal). Existem, não obstante, alguns indicadores que levam ao parto eletivo (cesárea):

- Macrossomia fetal (risco de distocia de ombro, paralisia de Erb e trauma obstétrico).
- Má adesão ao tratamento ou péssimo controle glicêmico.
- História de natimortalidade prévia.
- Pacientes com vasculopatia hipertensiva.
- Avaliação obstétrica com índice de Bishop < 6.[3,5,14,55]

Manuseio no Parto

PARTO PROGRAMADO (CESÁREA OU PARTO INDUZIDO)

Deve ser realizado de preferência pela manhã, com rotina normal na noite anterior e omissão da insulina matinal (do desjejum). Recomenda-se: (1) realizar glicemias capilares horárias e mantê-las entre 70 e 120 mg/dL; (2) infundir solução glicosada (SG) a 5% (200 a 300 mL/h) se a glicemia estiver < 70 mg/dL. Níveis de glicemia > 120 mg/dL implicam risco elevado de hipoglicemia neonatal.[56] O controle da glicemia é feito pela infusão venosa de insulinas Lispro, Aspart ou Regular, através de bomba de infusão, conforme especificado no Quadro 53.13.

PARTO EMERGENCIAL (CESÁREA OU ESPONTÂNEO)

Quando o parto não foi programado e a gestante recebeu a dose diária habitual de insulina, recomenda-se: (1) administrar SG a 5% (200 a 300 mL/h), (2) monitorizar glicemias capilares a cada hora e (3) manter a glicemia entre 70 e 120 mg/dL (infundir, concomitantemente ao SG%, insulina Lispro, Aspart ou Regular, se necessário). Após a retirada do feto e da placenta, manter a monitorização glicêmica horária, vigiando possíveis hipo- ou hiperglicemias. É importante lembrar que o trabalho de parto consome glicose e que, por isso, as necessidades de insulina diminuem durante o mesmo, mas pode haver hiperglicemia devido ao estresse.[1,5,55,56]

Seguimento Pós-parto

No pós-parto, a grande maioria (cerca de 98%) das gestantes com DMG não necessitará de insulina, revertendo para normoglicemia; entretanto, a monitorização das glicemias deverá continuar durante todo o período de internação. O aleitamento materno deve ser estimulado uma vez que, além dos reconhecidos benefícios para o RN, propiciará à mãe maior perda ponderal, devido ao maior gasto calórico.[3,5,48,56]

Para avaliar o estado de tolerância à glicose, o TOTG com 75 g de glicose anidra deve ser repetido 6 a 8 semanas após o parto. Se for normal, a paciente deverá ser avaliada anualmente, através de glicemia de jejum, glicemia pós-prandial e HbA_{1c}. Pacientes com tolerância alterada à glicose (IGT) ou glicemia de jejum alterada (100–125 mg/dL) deverão ser orientadas a manter o peso adequado e exercer atividade física regular, para prevenção do DM.[14,26] Foi observado que 5 a 15% das pacientes com peso normal e 35 a 60% das pacientes obesas que tiveram DMG desenvolvem DM 5 a 20 anos após o parto.[33] O risco é maior nos primeiros 10 anos (sobretudo nos 5 anos iniciais), com poucos casos ocorrendo 1 a 2 décadas depois do parto.[32,57]

No estudo DPP (*Diabetes Prevention Program*),[58] mudanças de estilo de vida e o uso de metformina reduziram em 58 e 31%, respectivamente, a incidência de diabetes tipo 2 nos pacientes com IGT. O benefício foi significativamente maior na coorte de DMG do que em mulheres sem história prévia de DMG (redução de 50%

vs. 14%, em comparação ao placebo).[59] Troglitazona e pioglitazona também se mostraram eficazes em prevenir ou retardar a progressão de IGT para DM tipo 2 em mulheres que tiveram DMG.[57] Devido ao melhor perfil de segurança e menor custo, metformina representa a opção de escolha na prevenção do DM tipo 2, caso se opte pela terapia medicamentosa em mulheres com IGT e história prévia de DMG.[57]

O DMG tem uma taxa de recorrência em gestações subseqüentes de 33 a 68% até 90%. Os filhos dessas pacientes têm maior risco de, futuramente, desenvolver obesidade e diabetes tipo 2.[3,4,14,15]

Planejamento Familiar

Deve ser abordado na primeira visita do puerpério, seguindo o protocolo de cada serviço. É conveniente orientar a paciente sobre os métodos disponíveis e deixá-la decidir. No tocante aos anticoncepcionais orais, durante a amamentação prescrevemos fármacos que apenas contenham progestogênio, uma vez que o estrogênio inibe a lactação. Entre eles se incluem noretindrona (Micronor®, Norestin® etc.), levonorgestrel (Nortrel®) e linestrenol (Exluton®). Para as pacientes que não amamentam, ou após a suspensão do aleitamento materno, os anticoncepcionais com baixa dosagem de estrogênios (Gynera®, Minulet®, Mercilon®, Femiane® etc.) são os mais recomendados.

O planejamento da gravidez deve, obrigatoriamente, incluir uma avaliação da tolerância à glicose; caso esteja anormal, deve-se realizar o tratamento da hiperglicemia antes de se descontinuar a contracepção.[14,26]

DIABETES MELLITUS PRÉ-GESTACIONAL

É o diabetes diagnosticado anteriormente à gravidez, sendo os dos tipos 1 (10% dos casos) e 2 (90% dos casos) as formas mais comuns. Outras causas de diabetes são patologias pancreáticas, distúrbios endócrinos, doenças genéticas, drogas etc.[36]

Efeitos do *Diabetes Mellitus* sobre a Gestação

O diabetes pré-gestacional difere do DMG porque a hiperglicemia poderá estar presente no momento da concepção e no período da organogênese fetal, que se faz nas primeiras 12 semanas de vida intra-uterina. O controle inadequado do diabetes nesse período implica aumento substancial do risco de malformações congênitas, observadas em 6 a 12% dos filhos de mães diabéticas. A importância do mau controle glicêmico na ocorrência dessas malformações fica evidenciada pela sua correlação positiva com níveis elevados de HbA_{1c} na gravidez inicial (antes da 13.ª semana). O mesmo se aplica aos abortos espontâneos.[3,26,50]

As anomalias congênitas que ocorrem nos filhos de mães diabéticas podem ser de diversos tipos, sendo a maioria delas cardíacas, neurológicas ou esqueléticas (Quadro 53.14). Em comparação com as malformações que ocorrem na população geral, freqüentemente são múltiplas, mais graves e mais fatais. Síndrome de regressão caudal (SRC) é 250 a 600 vezes mais comum em filhos de mães diabéticas, sendo praticamente patognomônica desse grupo populacional. Devido a esses riscos fetais, a gravidez da paciente deverá ser programada, somente ocorrendo quando ela estiver com o diabetes bem controlado.[3,26,48] Recentemente, foi relatado que, durante uma gravidez gemelar, apenas um dos fetos desenvolveu a SRC.[60]

QUADRO 53.14
Malformações Congênitas em Filhos de Mães Diabéticas

Esqueléticas
   Síndrome de regressão caudal
   Spina bifida

Neurológicas
   Anencefalia
   Hidrocefalia
   Mielocele

Cardiovasculares
   Dextrocardia
   Defeitos do septo ventricular (CIV, hipertrofia de septo)
   Defeitos do infundíbulo ventricular (*conus arteriosus*)

Renais
   Agenesia e hipoplasia renal
   Cistos renais
   Duplicidade ureteral

Tubo digestivo
   Atresia do duodeno
   Atresia retal/anal
   Síndrome do cólon curto

Situs inversus

Influência da Gestação sobre o Diabetes

A gestação pode ter efeitos indesejados sobre o controle glicêmico e sobre as complicações crônicas do diabetes:

1. *Maior tendência à hipoglicemia (no primeiro trimestre)* — Deve-se à maior sensibilidade à insulina, decorrente da produção de estrogênios, inibição da alanina, passagem transplacentária de nutrientes maternos e do surgimento comum de anorexia e vômitos nesse período.[2-4]

2. *Aumento crescente das necessidades de insulina e maior risco de cetoacidose (a partir da 2.ª metade da gestação)* — Resulta da maior secreção dos hormônios da gravidez. É importante relembrar que, nas classes mais avançadas de P. White (classes F, R e FR), isto é, com nefropatia, retinopatia proliferativa e a associação de ambas, e em todos os casos em que surge insuficiência placentária, as necessidades de insulina não aumentam, ou aumentam muito pouco.[2-4]

3. *Agravamento das complicações crônicas (retinopatia, nefropatia, neuropatia autonômica e doença cardíaca)* — As alterações retinianas surgidas na gravidez freqüentemente revertem após o parto. No entanto, casos não tratados de retinopatia proliferativa podem eventualmente progredir para cegueira. Assim, em toda paciente, a retinopatia deve ser rastreada e, se necessário, tratada (de preferência, antes da gestação). Se a gestação não for programada, devem ser rastreadas por ocasião da primeira consulta pré-natal. Os controles devem ser periódicos, e a angiofluoresceinografia e a *laserterapia* podem, se necessário, ser realizadas durante a gravidez.[2-4,61] É importante o controle do fundo-de-olho após o início da terapia insulínica intensificada, já que a normalização rápida dos níveis glicêmicos pode precipitar ou agravar retinopatia diabética pré-existente.

É imperativa a avaliação da função renal, anterior à gravidez e periodicamente durante a mesma, já que a nefropatia diabética subclínica ou clínica pode ser preexistente, aparecer durante a gravidez e agravar-se pela superposição de pré-eclâmpsia.[5,58] A avaliação cardiológica deve ser rotineira, pelo risco de coronariopatia silenciosa em diabéticas de longa evolução e mal controladas e pelos efeitos cardiovasculares da hipertensão arterial preexistente. Ambas as complicações carreiam maior risco fetal e mau prognóstico materno. A neuropatia autonômica dificulta extremamente o controle do diabetes e a gravidez, principalmente nos casos de gastroparesia, diarréia diabética e bexiga neurogênica, exigindo cuidados clínicos multidisciplinares intensivos e acarretando maior risco para o feto.[2-4,62]

Tratamento

CONSIDERAÇÕES GERAIS

No caso do diabetes tipo 2, os hipoglicemiantes orais devem ser suspensos e substituídos pela insulina. A insulinoterapia é feita de modo similar à usada no DMG, mas, em geral, esquemas intensificados se fazem necessários para obtenção de um controle glicêmico adequado. Quatro a seis glicemias capilares diárias e doses de insulina de ação rápida muitas vezes são necessárias, principalmente nas diabéticas tipo 1.[62]

Com controle intensivo, atuação eficiente da equipe multidisciplinar e colaboração ativa da gestante, o tratamento do diabetes consegue minimizar as elevadas cifras de morbimortalidade materna e fetal. A educação em diabetes é um processo contínuo, e a gestação é um período excepcional de orientação da paciente para o bom controle, já que esta tem dupla responsabilidade, por si e pelo filho.

Os cuidados durante o parto e no puerpério são iguais aos mencionados para os casos de DMG tratados com insulina.

No pós-parto imediato há redução drástica nas necessidades de insulina. No caso do diabetes tipo 1, logo que a paciente voltar a se alimentar, deve ser reintroduzida insulina de ação intermediária, quando as glicemias capilares demonstrarem aumento progressivo (iniciando-se com metade ou dois terços da dose pré-gravídica), suplementando as necessidades com insulina de ação rápida ou ultra-rápida. Nos casos de diabetes tipo 2, tenta-se o controle do quadro metabólico apenas com dieta. Se isso não for possível, mantém-se a insulinoterapia, enquanto a paciente estiver amamentando.

ACONSELHAMENTO PRÉ-CONCEPCIONAL

Importância da Gravidez Planejada

A paciente diabética deve ser esclarecida sobre os riscos de uma gravidez não planejada e a importância de um adequado controle glicêmico anterior à gravidez. São desejáveis valores de HbA_{1c} normais ou < 1% do limite superior da normalidade (pelo menos 2 meses antes da concepção) e durante o primeiro trimestre da gestação.[2-4,61]

Em pacientes com diabetes tipo 1, a função tiroidiana deve ser também avaliada, uma vez que 5–10% delas apresentam uma doença tiroidiana auto-imune concomitante.[61,62]

Complicações Crônicas

A paciente precisa ser esclarecida sobre o potencial efeito deletério da gestação sobre as complicações crônicas do diabetes. Na presença de cardiopatia diabética ou coronariopatia clinicamente comprovada, o risco de mortalidade materna é muito alto, e a paciente deve ser aconselhada a não engravidar. Além disso, ela pode ser questionada sobre a possibilidade de submeter-se à esterilização permanente.[3,63-66]

A retinopatia diabética (RD) pode progredir durante a gestação. O agravamento da RD está correlacionado com níveis maiores da HbA_{1c} e, possivelmente, a uma rápida melhora do controle glicêmico. Contudo, na maioria dos casos, as alterações oftalmológicas tendem a reverter após o parto. Se houver retinopatia proliferativa, a *laserterapia* deverá ser feita antes da gravidez e a concepção adiada até a estabilização do quadro retiniano.[2,26,65,66]

O desenvolvimento e progressão da nefropatia diabética (ND) durante a gravidez estão associados com pobre controle glicêmico e elevação da pressão arterial. Progressão da ND também depende da função renal antes da concepção.[61,62] Se ela estiver normal, proteinúria leve a moderada pode surgir durante gestação, mas reverte após o parto. Um terço dos casos com microalbuminúria antes da gravidez progredirá para proteinúria intensa até o final da gravidez.[62] O surgimento de proteinúria pode estar relacionado a um aumento no *clearance* de creatinina (CrCl). Em uma paciente com diabetes tipo 1, detectamos, na 20.ª semana de gestação, valores de proteinúria de 2,5 g/dia e CrCl de 136 mL/min. Três meses após o parto, a função renal havia normalizado. A maioria das mulheres com proteinúria antes da concepção tornar-se-ão nefróticas.[63] Finalmente, diabéticas com a função renal muito comprometida (p.ex., CrCl < 50 mL/min) devem ser desaconselhadas a engravidar, pelo menos antes de serem submetidas a um transplante renal bem-sucedido.[3,62]

A hipertensão arterial (HAS) deve ser tratada para manter os níveis pressóricos < 130/80 mmHg. Os anti-hipertensivos para a gravidez incluem metildopa, clonidina e betabloqueadores (exceto atenolol, que tem sido associado a crianças pequenas para a idade gestacional). HAS de difícil controle, a despeito do tratamento, constitui contra-indicação potencial para gravidez em pacientes diabéticas. É importante também comentar que os inibidores da enzima conversora da angiotensina (ECA) e os bloqueadores do receptor da angiotensina devem ser descontinuados antes da concepção, uma vez que eles podem causar problemas fetais, como retardo do crescimento intra-uterino, hipoplasia pulmonar e oligoidrâmnio.[53,62,67]

Antes da concepção, deve-se procurar identificar algumas manifestações de neuropatia autonômica, tais como gastroparesia, bexiga neurogênica, hipoglicemias protraídas e hipotensão ortostática, uma vez que essas condições podem complicar a gravidez. A gastroparesia, por exemplo, pode resultar em dificuldade em obter controle metabólico e nutricional satisfatórios de mãe e filho. A neuropatia periférica pode ser exacerbada pela gravidez, particularmente as síndromes compressivas (p.ex., síndrome do túnel do carpo).[3,5,62]

No Quadro 53.15 estão resumidas as contra-indicações potenciais para gravidez em diabéticas. É *importante* lembrar que deverá ser da paciente a decisão final de engravidar ou não, após os devidos esclarecimentos.

Aconselhamento Genético

Os pacientes com diabetes tipo 1 (DM1) tendem superestimar suas chances de transmitir a doença para os filhos, as quais, na realidade, são bastante pequenas. Em um grande estudo finlandês, observou-se que o risco cumulativo global de filhos de pessoas com DM tipo 1 desenvolver essa doença até a idade de 20 anos foi de 5,3% (7,6 e 3,5% nos casos em que o pai ou a mãe, respectivamente, tinham DM1).[68] Portanto, homens têm uma maior probabilidade de transmitir o DM1 para os filhos.

QUADRO 53.15

Contra-indicações Potenciais para Gravidez em Diabéticas

Doença cardíaca isquêmica
Retinopatia proliferativa não tratada
Nefropatia diabética grave
- *clearance* de creatinina < 50 mL/min
  e/ou
- creatinina sérica > 2 mg/dL
  e/ou
- proteinúria > 2 g/24 h

Hipertensão arterial > 140/90 mmHg, apesar do tratamento
Gastroparesia

No que se refere ao diabetes tipo 2 (DM2), os dados são menos precisos e mais controversos. O *Framingham Offspring Study* mostrou que o risco para desenvolvimento do DM2 aumenta em 3,5 vezes quando um dos pais é portador da doença, sendo esse aumento de 6,1 vezes nos casos em que ambos os pais apresentam diabetes, em comparação a indivíduos em que nenhum dos pais é afetado.[69] Outros estudos mostraram que o risco da transmissão materna era significativamente maior do que aquele da transmissão paterna.[70,71]

BIBLIOGRAFIA

1. American Diabetes Association. Diagnosis and classification of Diabetes Mellitus (Position Statement). *Diabetes Care*, 2008; *31*(suppl 1):S55-S60.
2. Buchanan TA, Xiang A, Kjos SL, Watanabe R. What is gestational diabetes? *Diabetes Care*, 2007; *30*(suppl 2):S105-11.
3. Galerneau F, Inzucchi SE. Diabetes mellitus in pregnancy. *Obstet Gynecol Clin North Am*, 2004; *31*:907-33.
4. Carr DB, Gabbe S. Gestational diabetes. Detection, management and implications. *Clin Diabetes*, 1998; *16*:4-11.
5. Gilmartin AB, Ural SH, Repke JT. Gestational diabetes mellitus. *Rev Obstet Gynecol*, 2008; *1*:129-34.
6. Kapoor N, Sankaran S, Hyer S, Shehata H. Diabetes in pregnancy: a review of current evidence. *Curr Opin Obstet Gynecol*, 2007; *19*:586-90.
7. Jovanovic-Peterson L, Peterson CM. Review of gestational diabetes and low-calorie diet and physical exercise as therapy. *Diabetes Metab Rev*, 1996; *122*:287-308.
8. Barbour LA. New concepts in insulin resistance of pregnancy and gestational diabetes: long-term implications for mother and offspring. *J Obstet Gynecol*, 2003; *23*:545-9.
9. Mestman JH. Insulin resistance syndrome and gestational diabetes. *Endocr Pract*, 2003; *9*(suppl 2):90-2.
10. Altinova AE, Toruner F, Bozkurt N, et al. Circulating concentrations of adiponectin and tumor necrosis factor-alpha in gestational diabetes mellitus. *Gynecol Endocrinol*, 2007; *23*:161-5.
11. Lain KY, Da Ftary AR, Ness RB, Roberts JM. First trimester adipocytokine concentrations and risk of developing gestational diabetes later in pregnancy. *Clin Endocrinol* (Oxf), 2008 Feb 13. [Epub ahead of print]
12. Lihn AS, Pedersen SB, Richelsen B. Adiponectin: action, regulation and association to insulin sensitivity. *Obes Rev*, 2005; *6*:13-21.
13. Akturk M, Altinova AE, Mert I, et al. Visfatin concentration is decreased in women with gestational diabetes mellitus in the third trimester. *J Endocrinol Invest*, 2008; *31*:610-3.
14. Metzger BE, Buchanan TA, Coustan DR, et al. Summary and recommendations of the Fifth International Workshop-Conference on Gestational Diabetes Mellitus. *Diabetes Care*, 2007; *30*(suppl 2):S251-60.
15. Ben-Haroush A, Yogev Y, Hod M. Epidemiology of gestational diabetes mellitus and its association with type 2 diabetes. *Diabet Med*, 2004; *21*:103-13.
16. Reichelt AJ, Spichler ER, Branchtein L, et al., for the Brazilian Study of Gestational Diabetes (EBDG) working group. Fasting plasma glucose is an useful test for the detection of gestational diabetes. *Diabetes Care*, 1998; *21*:246-9.
17. Reichelt AJ, Oppermann MLR, Schmidt MI. Recomendações da 2.ª Reunião do Grupo de Trabalho em Diabetes e Gravidez. *Arq Bras Endocrinol Metab*, 2002; *46*:574-81.
18. Schmidt MI, Matos MC, Reichelt AJ, et al. Prevalence of gestational diabetes mellitus – do the new WHO criteria make a difference? Brazilian Gestational Diabetes Study Group. *Diabet Med*, 2000; *17*:376-80.
19. Coustan DR. Screening and diagnosis of gestational diabetes. *Baillière's Clin Obstet Gynaecol*, 1991; *5*(suppl 1):293-514.
20. Haver MC, Locksmith GJ, Emmet E. Irregular menses: an independent risk factor for gestational diabetes mellitus. *Am J Obstet Gynecol*, 2003; *188*:1189-91.
21. Boomsma CM, Fauser BC, Macklon NS. Pregnancy complications in women with polycystic ovary syndrome. *Semin Reprod Med*, 2008; *26*:72-84.
22. Qiu C, Williams MA, Vadachkoria S, et al. Increased maternal plasma leptin in early pregnancy and risk of gestational diabetes mellitus. *Obstet Gynecol*, 2004; *103*:519-25.
23. Zhang C, Williams MA, Frederick IO, et al. Vitamin C and the risk of gestational diabetes mellitus: a case-control study. *J Reprod Med*, 2004; *49*:257-66.
24. Hedderson MM, Ferrara A. High blood pressure before and during early pregnancy is associated with an increased risk of gestational diabetes mellitus. *Diabetes Care*, 2008 Sep 22. [Epub ahead of print]
25. Nold JL, Georgieff MK. Infants of diabetic mothers. *Pediatr Clin North Am*, 2004; *51*:619-37.
26. Metzger BE, Coustan DR (eds). Proceedings of the Fourth International Workshop Conference on Gestational Diabetes Mellitus. *Diabetes Care*, 1998; *21*(suppl 2):B1-167.
27. Ehrenberg HM, Mercer BM, Catalano PM. The influence of obesity and diabetes on the prevalence of macrosomia. *Am J Obstet Gynecol*, 2004 Sep; *191*(3):964-8.
28. Combs CA, Kitzmiller JL. Spontaneous abortion and malformations in diabetes. *Baillière's Clin Obstet Gynaecol*, 1991; *5*(suppl 1): 315-32.
29. Anderson JL, Waller DK, Canfield MA, et al. Maternal obesity, gestational diabetes, and central nervous system birth defects. *Epidemiology*, 2005; *16*:87-92.
30. Damm P. Future risk of diabetes in mother and child after gestational diabetes mellitus. *Int J Gynaecol Obstet*, 2009 Jan 14. [Epub ahead of print]
31. Lauenborg J, Hansen T, Jensen DM, et al. Increasing incidence of diabetes after gestational diabetes: a long-term follow-up in a Danish population. *Diabetes Care*, 2004; *27*:1194-9.
32. O'Sullivan JB. Body weight and subsequent diabetes mellitus. *JAMA*, 1982; *248*:949-52.
33. Albareda M, Caballero A, Badell G, et al. Diabetes and abnormal glucose tolerance in women with previous gestational diabetes. *Diabetes Care*, 2003; *26*:1199-205.
34. Yogev Y, Xenakis EM, Langer O. The association between preeclampsia and the severity of gestational diabetes: the impact of glycemic control. *Am J Obstet Gynecol*, 2004; *19*:1655-60.
35. Wendland EM, Duncan BB, Belizán JM, Vigo A, Schmidt MI. Gestational diabetes and pre-eclampsia: common antecedents? *Arq Bras Endocrinol Metabol*, 2008; *52*:975-84.
36. American Diabetes Association: Follow-up report on the diagnosis of diabetes mellitus. The Expert Committee on the Diagnosis and Classification of Diabetes Mellitus. *Diabetes Care*, 2003; *26*:3160-7.

37. Campos MA, Reichelt AA, Façanha C, et al. Evaluation of a 1-h 75-g oral glucose tolerance test in the diagnosis of gestational diabetes. *Braz J Med Biol Res*, 2008; *41*:684-8.
38. American Diabetes Association. Gestational diabetes mellitus (position statement). *Diabetes Care*, 2004; *27*(suppl 1):S88-90.
39. Coustan DR. Pharmacological management of gestational diabetes: an overview. *Diabetes Care*, 2007; *30*(suppl 2):S206-8.
40. Jovanovic L. Achieving euglycaemia in women with gestational diabetes mellitus: current options for screening, diagnosis and treatment. *Drugs*, 2004; *64*:1401-17.
41. Jovanovic L, Pettitt DJ. Treatment with insulin and its analogs in pregnancies complicated by diabetes. *Diabetes Care*, 2007; *30*(suppl 2):S220-4.
42. Giugliano D, Ceriello A, Razzoli E, Esposito K. Defining the role of insulin lispro in the management of postprandial hyperglycaemia in patients with type 2 diabetes mellitus. *Clin Drug Investig*, 2008; *28*:199-210.
43. Pettitt DJ, Ospina P, Kolaczynski JW, Jovanovic L. Comparison of an insulin analog, insulin aspart, and regular human insulin with no insulin in gestational diabetes mellitus. *Diabetes Care*, 2003; *26*:183-6.
44. Gallen IW, Jaap A, Roland JM, Chirayath HH. Survey of glargine use in 115 pregnant women with Type 1 diabetes. *Diabet Med*, 2008; *25*:165-9.
45. Hofmann T, Horstmann G, Stammberger I. Evaluation of the reproductive toxicity and embryotoxicity of insulin glargine (LANTUS) in rats and rabbits. *Int J Toxicol*, 2002; *21*:181-9.
46. Langer O, Conway DL, Berkus MD, et al. A comparison of glyburide and insulin in women with gestational diabetes mellitus. *N Engl J Med*, 2000; *343*:1134-8.
47. Conway DL, Gonzales O, Skiver D. Use of glyburide for the treatment of gestational diabetes: the San Antonio experience. *Obstet Gynecol Surv*, 2004; *59*:491-3.
48. Moore LE, Briery CM, Clokey D, et al. Metformin and insulin in the management of gestational diabetes mellitus: preliminary results of a comparison. *J Reprod Med*, 2007; *52*:1011-5.
49. Tertti K, Ekblad U, Vahlberg T, Rönnemaa T. Comparison of metformin and insulin in the treatment of gestational diabetes: a retrospective, case-control study. *Rev Diabet Stud*, 2008; *5*:95-101.
50. Rowan JA, Hague WM, Gao W, et al. Metformin versus insulin for the treatment of gestational diabetes. *N Engl J Med*, 2008; *358*:2003-15.
51. de Veciana M, Trail PA, Lau TK, Dulaney K. A comparison of oral acarbose and insulin in women with gestational diabetes mellitus. *Obstet Gynecol*, 2002; *99*(suppl):5S.
52. Leeman M. Arterial hypertension in pregnancy. *Rev Med Brux*, 2008; *29*:340-5.
53. Ghanem FA, Movahed A. Use of antihypertensive drugs during pregnancy and lactation. *Cardiovasc Ther*, 2008; *26*:38-49.
54. Nizard J, Ville Y. The fetus of a diabetic mother: Sonographic evaluation. *Semin Fetal Neonatal Med*, 2009 Jan 22. [Epub ahead of print]
55. Conway DL. Obstetric management in gestational diabetes. *Diabetes Care*, 2007; *30*(suppl 2):S175-9.
56. Jovanovic L. Glucose and insulin requirements during labor and delivery: the case for normoglycemia in pregnancies complicated by diabetes. *Endocr Pract*, 2004; *10*(suppl 2):40-5.
57. Ratner RE. Prevention of type 2 diabetes in women with previous gestational diabetes. *Diabetes Care*, 2007; *30*(suppl 2):S242-5.
58. Diabetes Prevention Research Group. Reduction in the evidence of type 2 diabetes with life-style intervention or metformin. *N Engl J Med*, 2002; *346*:393-403.
59. Ratner RE, Christophi CA, Metzger BE, et al.; The Diabetes Prevention Program Research Group. Prevention of diabetes in women with a history of Gestational Diabetes: Effects of Metformin and Lifestyle Interventions. *J Clin Endocrinol Metab*, 2008 Sep 30. [Epub ahead of print]
60. Assimakopoulos E, Athanasiadis A, Zafrakas M, et al. Caudal regression syndrome and sirenomelia in only one twin in two diabetic pregnancies. *Clin Exp Obstet Gynecol*, 2004; *31*:151-3.
61. Sacks DA. Preconception care for diabetic women: background, barriers, and strategies for effective implementation. *Curr Diabetes Rev*, 2006; *2*:147-61.
62. Klinke JA, Toth EL. Preconception care for women with type 1 diabetes. *Can Fam Physician*, 2003; *49*:769-73.
63. Irfan S, Arain TM, Shaukat A, Shahid A. Effect of pregnancy on diabetic nephropathy and retinopathy. *Coll Physicians Surg Pak*, 2004; *14*:75-8.
64. Landon MB. Diabetic nephropathy and pregnancy. *Clin Obstet Gynecol*, 2007; *50*:998-1006.
65. Chan WC, Lim LT, Quinn MJ, et al. Management and outcome of sight-threatening diabetic retinopathy in pregnancy. *Eye*, 2004; *18*:826-32.
66. Griffith J, Conway DL. Care of diabetes in pregnancy. *Obstet Gynecol Clin North Am*, 2004; *31*:243-56.
67. von Dadelszen P, Magee LA. Antihypertensive medications in management of gestational hypertension-preeclampsia. *Clin Obstet Gynecol*, 2005; *48*:441-59.
68. Tuomilehto J, Podar T, Tuomilehto-Wolf E, Virtala E. Evidence for importance of gender and birth cohort for risk of IDDM in offspring of IDDM parents. *Diabetologia*, 1995; *38*:975-82.
69. Meigs JB, Cupples A, Wilson PWF. Parental transmission of type 2 diabetes. The Framinghan offspring study. *Diabetes*, 2000; *49*:2201-7.
70. Thomas F, Balkau B, Vauzelle-Kervrodan F, Papoz L; the Codiab-Inserm-Zeneca Study group. Maternal effect and familial aggregation in NIDDM. *Diabetes*, 1994; *43*:63-7.
71. Alcolado JC, Alcolado R. Importance of maternal history of non-insulin dependent diabetic patients. *Br Med J*, 1991; *302*:1178-80.

Retinopatia Diabética

*Francisco Cordeiro, Amaro Gusmão, Carlos Alberto Botelho,
José Maria Correia Lima e Silva*

INTRODUÇÃO

A retinopatia diabética (RD) representa a mais conhecida manifestação ocular do *diabetes mellitus* e a mais importante causa de novos casos de cegueira em indivíduos de 20 a 74 anos nos países desenvolvidos.[1,2]

Após 20 anos de doença, quase todos os diabéticos tipo 1 e mais de 60% daqueles DM tipo 2 terão desenvolvido essa complicação.[3,4] Esses dados explicam o risco 25 vezes maior de cegueira em pacientes com DM do que na população geral.[5]

Os principais fatores de risco para o desenvolvimento ou a progressão da RD são duração do *diabetes mellitus*, controle glicêmico pobre e hipertensão.[3]

Existem poucos dados epidemiológicos sobre a RD no Brasil. A prevalência geral de RD em Ribeirão Preto, São Paulo, é de 29%[6] para pacientes com DM2 e 29,9%[7] para pacientes com DM1. Já na Região Sul do Brasil, aproximadamente 48% dos pacientes com DM2 apresentam RD,[8] visto que, desses, cerca de 15% possuem a forma proliferativa de RD.[8,9] Em Londrina, no estado do Paraná, a RD ocorre em cada 7 a 12/100.000 habitantes.[10]

Em diabéticos tipo 1, RD geralmente é encontrada após 3 a 5 anos (ou mais) de doença, e raramente surge antes da puberdade.[3,4] Em contrapartida, no estudo UKPDS (*United Kingdom Prospective Diabetes Study*)[11] evidenciou-se que algum grau de retinopatia estava presente em 35% das mulheres e 39% dos homens com diabetes tipo 2 por ocasião do diagnóstico. Dados dos EUA mostraram ser esse percentual de aproximadamente 20%.[12] Isso é devido ao habitual atraso no diagnóstico dessa doença (média de 4 a 7 anos).[12] RD pode também já estar presente em pacientes com tolerância alterada à glicose (IGT). No estudo DPP (*Diabetes Prevention Program*), RD não-proliferativa foi evidenciada em 7,9% dos pacientes com IGT.[13]

Quanto mais avançada a RD, maior será o risco de perda visual. Além disso, os pacientes com RD têm risco aumentado para desenvolverem doença coronariana, insuficiência cardíaca, acidente vascular cerebral, nefropatia diabética, amputações de membros e de morte.[1,2,14,15]

No estudo WESDR (*The Wisconsin Epidemiologic Study of Diabetic Retinopathy*),[16,17] 3,6% dos pacientes com diabetes diagnosticado antes dos 30 anos (uma definição operacional de diabetes tipo 1) e 1,6% daqueles com a doença detectada a partir da idade de 30 anos (uma definição operacional de diabetes tipo 2) estavam legalmente cegos. No grupo de pacientes mais jovens, 86% da cegueira foi atribuída à RD; no outro grupo, no qual outras doenças oculares eram mais comuns, um terço dos casos de cegueira legal resultou da RD. Outros autores avaliam em 2 a 5% o risco de um diabético ficar cego.[18] No UKPDS,[11] foi observado que cegueira se desenvolveu em 13% dos pacientes com DM tipo 2.

FISIOPATOLOGIA

Microangiopatia (caracterizada por espessamento da membrana basal do capilar) e oclusão capilar, secundárias a hiperglicemia crônica, subjazem à patogênese da retinopatia diabética (Fig. 54.1). Juntas, elas levam a hipóxia retiniana, quebra da barreira hematorretiniana e aumento da permeabilidade vascular. Como resultado surgem hemorragia, exsudatos e edema retinianos, bem como o desenvolvimento de edema macular. Além disso, oclusão e isquemia microvasculares favorecem o surgimento de exsudatos algodonosos, alterações capilares, *shunts* arteriovenosos e neovascularização.[4,12,18–20]

A hipóxia retiniana aumenta a expressão de moléculas que aumentam a quebra da barreira hematorretiniana e levam à proliferação vascular. Também gera a formação de diversos fatores de crescimento, tais como o fator de crescimento do endotélio vascular (VEGF), o fator de crescimento insulina-símile (IGF-I) e o fator de crescimento fibroblástico básico.[2,4,12] O aumento do nível do VEGF é provavelmente um dos principais fatores angiogênicos implicados na patogênese da retinopatia diabética.[2]

Os efeitos da hiperglicemia crônica sobre a RD têm sido explicados por diferentes mecanismos bioquímicos, como o acúmulo de poliol, a formação de produtos avançados de glicação terminal, o estresse oxidativo, a ativação da proteína quinase C e o aumento da via da hexosamina.[2,5,12] Dislipidemia tem também sido implicada no surgimento da RD e do edema macular.[4]

Evidências crescentes sugerem que a RD teria um componente genético. No entanto, até agora a maior parte dos genes candidatos estudados (*RAGE*; *VEGF*; *PPAR-delta*; *ICAM-1*; *ECA*; *ENPP 1*; *eNOS*) apresentou fraca ou nenhuma associação com RD.[2,5] Além disso, as associações positivas detectadas não foram confirmadas em estudos posteriores.[2]

CLASSIFICAÇÃO

A RD foi, durante muito tempo, classificada, de acordo com a gravidade da doença e o risco de cegueira, em dois grupos fundamentais: o primeiro, da retinopatia não-proliferativa, simples ou de fundo (*background*), e o segundo, da retinopatia proliferativa. Entre

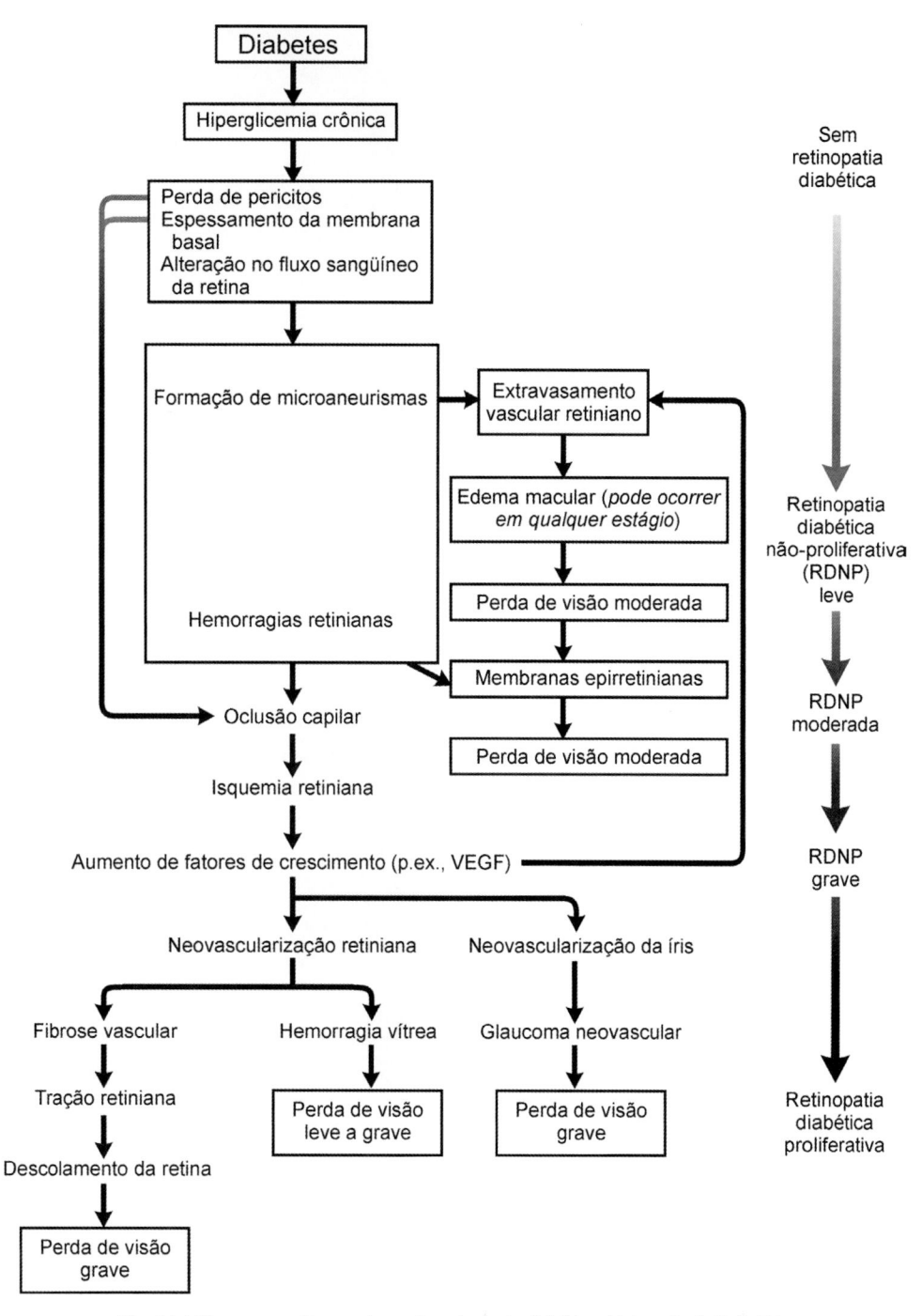

Fig. 54.1 Fluxograma da patogênese da retinopatia diabética. (Adaptado da Ref. 12.)

os dois grupos havia, entretanto, uma fase intermediária, chamada de retinopatia pré-proliferativa. Os trabalhos do *Diabetic Retinopathy Study* (DRS) contribuíram fortemente para a sedimentação desses conceitos.[21] Após o advento do tratamento precoce para a retinopatia diabética, um novo modelo para classificação tem sido proposto.[16] A RD continua sendo dividida em não-proliferativa e proliferativa, mas a fase não-proliferativa passa a ser subdividida nos seguintes estágios: muito leve, leve, moderada, grave e muito grave (Quadro 54.1). A retinopatia proliferativa, por sua vez, compreende as fases de proliferação neovascular, proliferação fibrosa e doença ocular diabética avançada. Nessa última incluem-se neovascularização da íris, glau-

coma neovascular, descolamento tracional da retina e hemorragia vítrea (Quadro 54.1).

Maculopatia diabética é o termo utilizado para designar envolvimento da mácula, seja por edema (maculopatia exsudativa), seja pela falta de perfusão capilar (maculopatia isquêmica). A expressão da maculopatia exsudativa é a presença de exsudatos na região da mácula e representa o edema macular, que pode ser dos tipos focal e difuso.[4,23] No estudo EDTRS,[23] foi proposto o termo *edema macular clinicamente significativo*, para designar os casos de edema da mácula (focal ou difuso) que apresentavam riscos, estatisticamente definidos, para baixa visual, e, assim sendo, deveriam ser tratados. Esse tipo de

Quadro 54.1
Diagnóstico e Classificação da Retinopatia Diabética (RD)

Grau de Retinopatia	Achados Observados à Fundoscopia
Sem RD	Ausência de anormalidades
RD não-proliferativa leve	Apenas microaneurismas
RD não-proliferativa moderada	Mais do que microaneurismas mas menos do que a RD não-proliferativa grave
RD não-proliferativa grave	Ausência de RD proliferativa e qualquer das seguintes alterações: (1) mais de 20 hemorragias intra-retinianas em cada um dos 4 quadrantes; (2) dilatação venosa em 2 ou mais quadrantes; (3) anormalidades microvasculares intra-retinianas em 1 ou mais quadrantes.
RD proliferativa	Neovascularização, hemorragia vítrea pré-retiniana

Obs.: Todas as fases da RD podem ser acompanhadas ou não de edema macular.

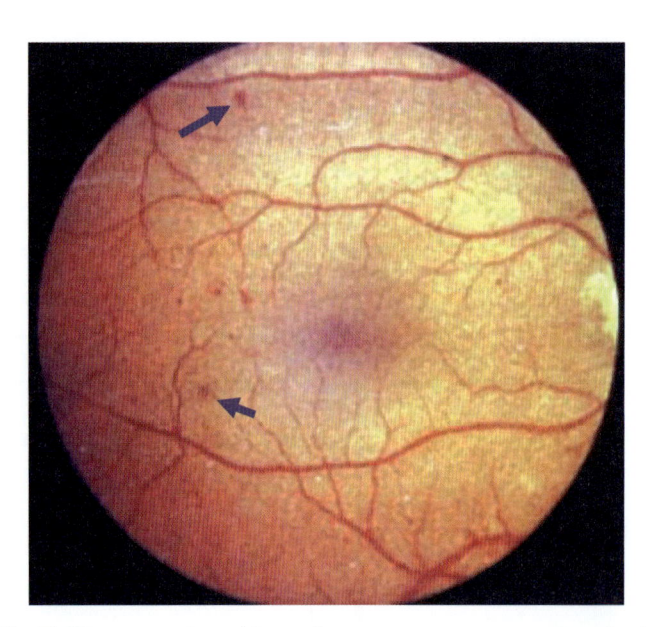

Fig. 54.2 Retinopatia não-proliferativa leve, com poucos microaneurismas (*setas*).

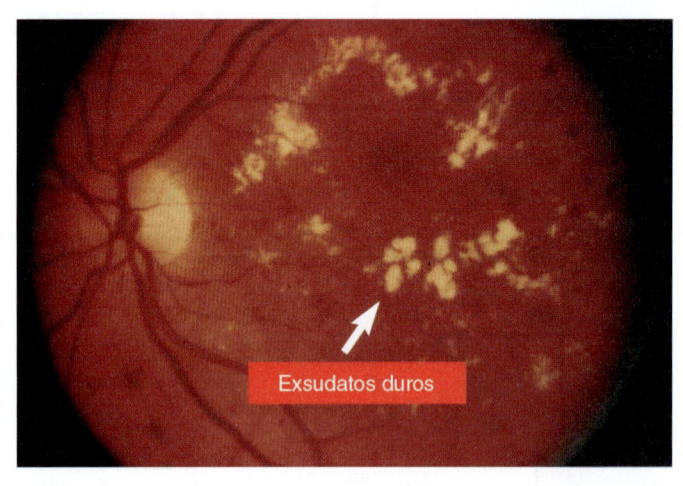

Fig. 54.3 RD não-proliferativa leve, com microaneurismas, pequenas hemorragias e exsudatos duros.

edema é diagnosticado com base em características biomicroscópicas da mácula edemaciada (tamanho dos exsudatos duros, edema do neuroepitélio, distância em micrômetros entre o exsudato duro e a fóvea central). Já a maculopatia isquêmica é caracterizada pela falta de perfusão macular na angiografia fluoresceínica, existindo um aumento da zona avascular foveal. As maculopatias representam as causas mais comuns de perda da visão central em diabéticos.[2,24]

Merece atenção o fato de que todas as fases da RD podem ser acompanhadas ou não de edema macular. Para fins de tratamento, ao classificarmos um caso de retinopatia diabética, teremos obrigatoriamente de citar ou não a presença de edema macular.

Retinopatia Diabética Não-proliferativa (RDNP)

A RDNP é a forma mais freqüente de RD, encontrada em 90% dos casos. Como as alterações são intra-retinianas, também é chamada de retinopatia de fundo (*background retinopathy*). É classificada, de acordo com os achados fundoscópicos, em RDNP leve, RDNP moderada e RDNP grave.

RDNP LEVE

Caracteriza-se pela presença de microaneurismas, em quantidade variável, associados ou não a hemorragias intra-retinianas (Fig. 54.2). Microaneurismas aparecem na oftalmoscopia como pontos vermelhos (Fig. 54.2). Muitas vezes, exsudatos duros (lipídicos) estão também presentes. Eles aparecem como lesões amareladas e são conseqüentes ao extravasamento de lipídios e proteínas através dos microaneurismas e capilares com permeabilidade aumentada (Fig. 54.3).

RDNP MODERADA

Caracteriza-se pela presença de microaneurismas e hemorragias retinianas mais acentuadas. Nessa fase, também podemos encontrar exsudatos duros, exsudatos algodonosos (pequenas áreas de isquemia retiniana) e anormalidades microvasculares intra-retinianas (IRMA), as quais podem simular neovasos na superfície da retina (Figs. 54.4 e 54.5).[2–4]

Os exsudatos algodonosos representam microinfartos retinianos e aparecem à oftalmoscopia como manchas esbranquiçadas ou branco-acinzentadas, de contornos imprecisos. Essas lesões podem, também, ser vistas em outras situações, como hipertensão arterial, doença do colágeno ou oclusão da veia central retiniana. As IRMA surgem nas áreas isquêmicas mais extensas, correspondendo a capilares dilatados e anormais, circundados por inúmeros microaneurismas.[3]

RDNP GRAVE

Além dos microaneurismas e de hemorragias mais intensas, são encontradas veias em rosário, alças venosas e IRMA mais evidentes. (Fig. 54.6). Na angiofluoresceinografia são visualizadas áreas de isquemia retiniana (Fig. 54.7). Os pacientes com RDNP grave têm grande risco de evoluir para a RD proliferativa.[2–4]

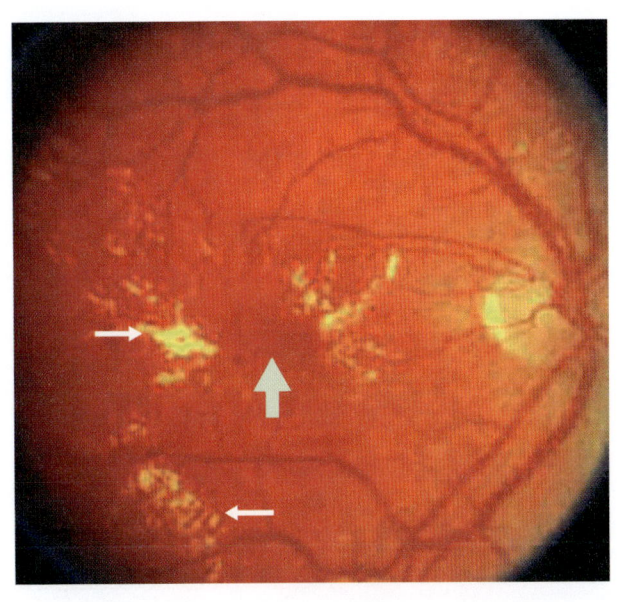

Fig. 54.4 RD não-proliferativa moderada associada a edema macular (*seta larga*) e depósitos gordurosos na retina (exsudatos duros) [*setas finas*], freqüentes nesses casos.

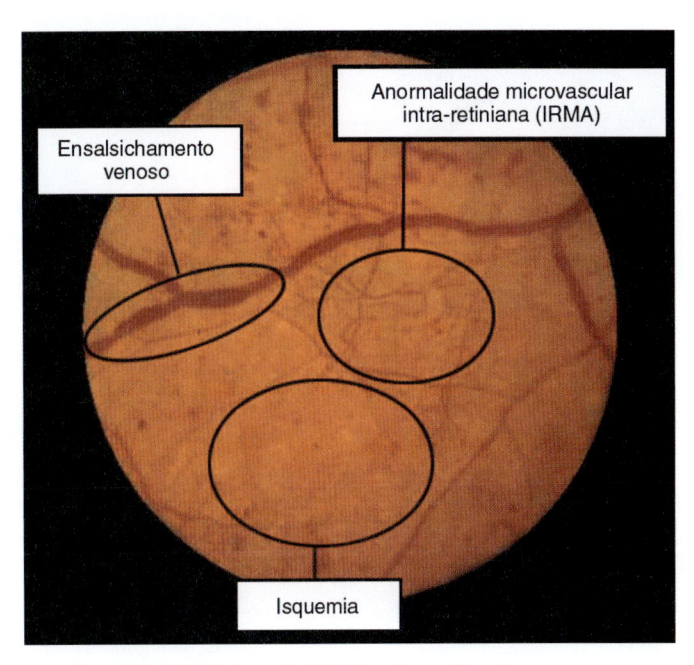

Fig. 54.6 Retinopatia diabética não-proliferativa grave.

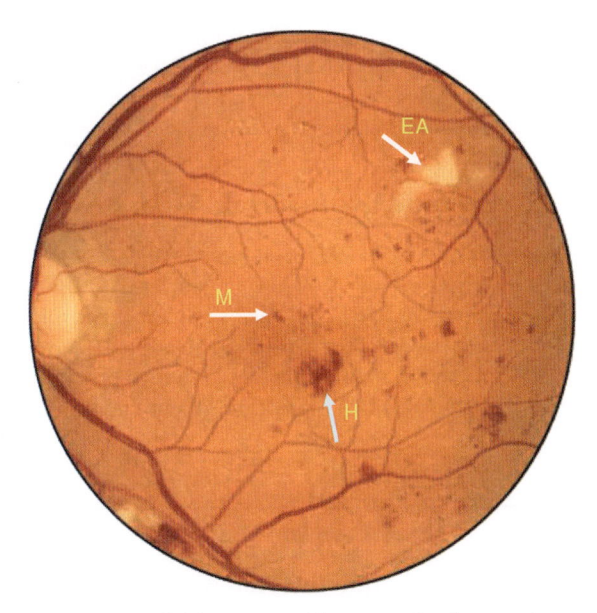

Fig. 54.5 Retinopatia diabética não-proliferativa moderada com microaneurismas (M), hemorragias (H) e exsudatos algodonosos (EA).

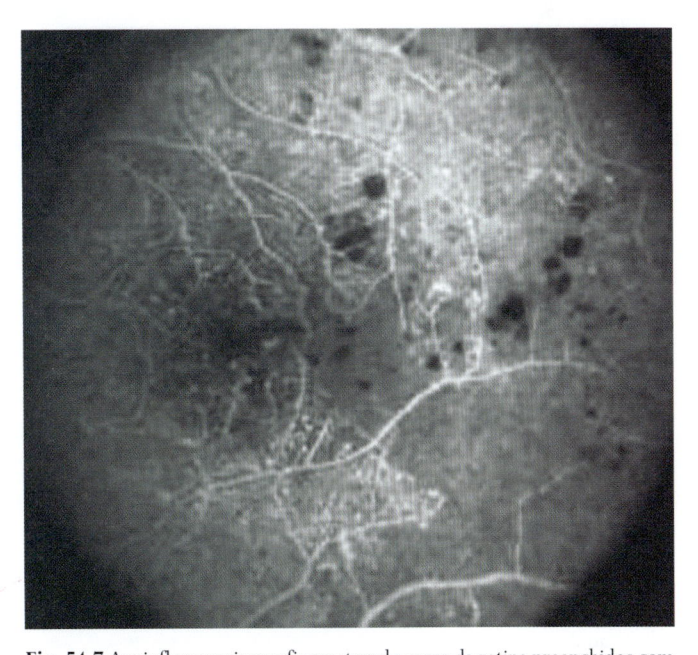

Fig. 54.7 Angiofluoresceinografia mostrando vasos da retina preenchidos com o corante fluorescente. Hemorragias aparecem como manchas escuras. No lado direito da imagem, não há danos aos vasos sangüíneos da retina, que deixou de se preencher com o corante. Isso se chama uma zona de não-perfusão, também chamada de isquemia retiniana.

Retinopatia Diabética Proliferativa (RDP)

A RDP constitui-se no estágio mais avançado da RD e representa 10% dos casos. A RDP ocorre mais comumente nos pacientes com diabetes tipo 1, nos quais tem prevalência em torno de 25% após 15 anos de doença. Ela está presente em até 3% dos diabéticos tipo 2 por ocasião do diagnóstico.[4,12]

No WESDR, 20 anos após o diagnóstico do diabetes, a prevalência de RDP, diagnosticada por fotografia estereoscópica, foi de aproximadamente 50% no DM1, 25% no DM2 tratado com insulina e 5% no DM2 sem tratamento insulínico.[25a]

A RDP tem como características principais a neoformação vascular na retina e da face posterior do vítreo, bem como o desenvolvimento de tecido fibroglial vitreorretiniano (Figs. 54.8 e 54.9). Os neovasos são resultantes da hipóxia retiniana e conseqüente liberação de fator neovasogênico (fator de crescimento vascular) produzido pelo endotélio lesado dos vasos próprios da retina. Esses vasos neoformados sangram facilmente, levando a hemorragia pré-retiniana ou vítrea (Fig. 54.10). Perda da visão ocorre porque a hemorragia

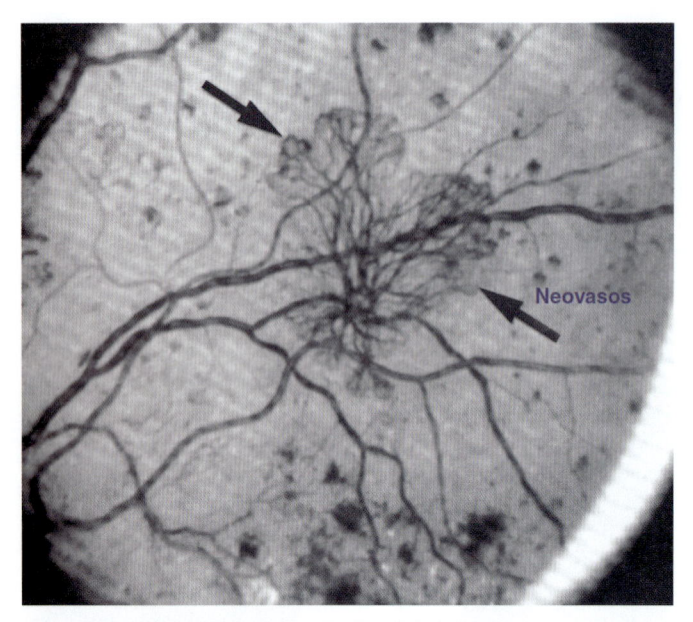

Fig. 54.8 Neovasos (*setas*) são a principal característica da retinopatia diabética proliferativa.

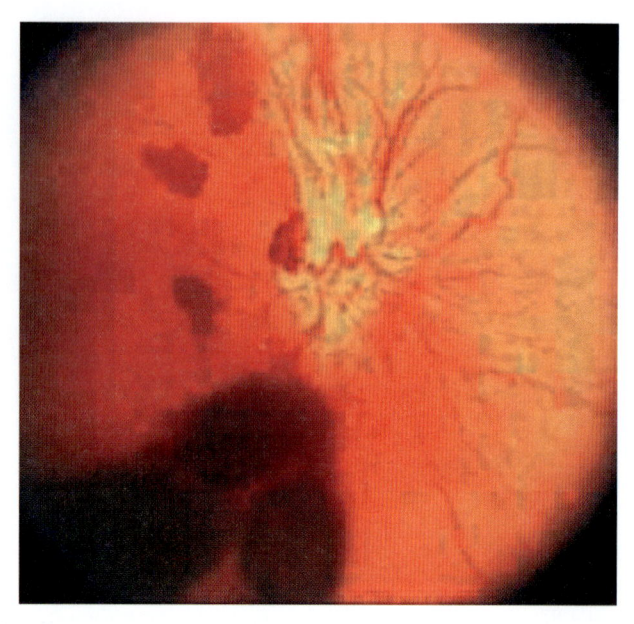

Fig. 54.10 Retinopatia diabética proliferativa complicada por hemorragia vítrea, secundária à ruptura de neovasos.

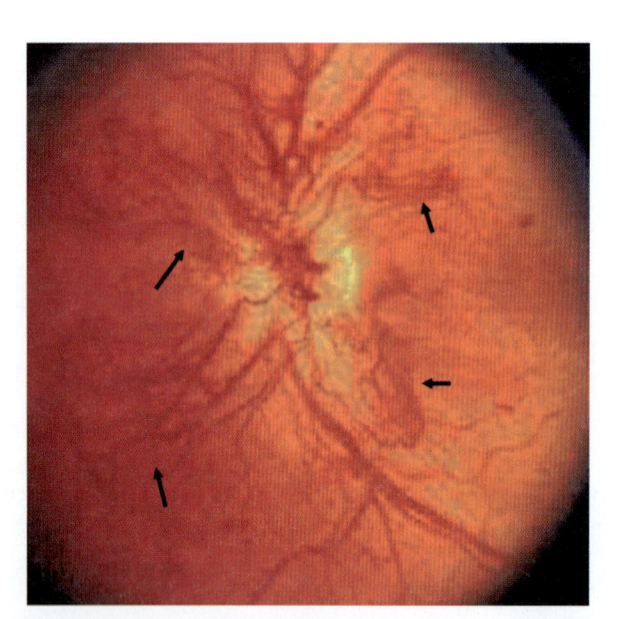

Fig. 54.9 Fotografia colorida da retina mostrando retinopatia diabética proliferativa, evidenciada por vasos anormais (neovascularização) [*setas*] crescendo a partir do nervo óptico para a superfície retiniana.

atinge o eixo visual. Além disso, os neovasos e a contração do tecido fibroso adjacente podem causar descolamento da retina por tração e glaucoma neovascular.[2-4,20]

FATORES DE RISCO

A RD é uma afecção de origem multifatorial. Os principais fatores de risco que podem influenciar seu surgimento ou sua progressão estão listados no Quadro 54.2. Os principais são o mau controle glicêmico e pressórico, bem como a maior duração do DM. Entretanto, nem todos os indivíduos desenvolvem a forma grave de RD, mesmo na presença de hiperglicemia, hipertensão arterial sistêmica (HAS) e outros fatores de risco.[3-5] Isso sugere que somente indivíduos geneticamente suscetíveis desenvolverão a RD, provavelmente como decorrência da interação entre os fatores ambientais e genéticos.[5]

Tempo de Evolução do Diabetes

O tempo de evolução do DM é o fator mais importante associado ao aparecimento e à evolução da RD.[5] Como mostra o Quadro 54.3, no *diabetes mellitus* (DM) tipo 1 com menos de 15 anos de evolução, a prevalência e a gravidade da retinopatia são menores do que no DM tipo 2 (DM2). Com evolução de mais de 15 anos, a prevalência e a gravidade são maiores no DM tipo 1 (DM1), porém, em ambos os

---

QUADRO 54.2

Principais Fatores que Interferem na Origem e na Evolução da Retinopatia Diabética

Fatores sistêmicos
Tempo de evolução do diabetes
Controle glicêmico
Hipertensão arterial
Nefropatia diabética
Insulinoterapia
Puberdade
Gravidez
Dislipidemia

Fatores locais
Cirurgia de catarata
Uveítes
Doença oclusiva vascular (carotídea,* oftálmica e ramos)
Glaucoma*
Miopia*

*Efeito protetor.

QUADRO 54.3
Prevalência de Retinopatia Diabética, de acordo com o Tipo e a Duração do *Diabetes Mellitus* (DM)

	Menos de 2 Anos (%)	15 Anos ou Mais (%)
DM tipo 1	2	98
DM tipo 2		
– Tratado com insulina	23	85
– Tratado sem insulina	20	58

Adaptado das Refs. 7 e 8.

tipos, a prevalência e a gravidade são muito altas a partir desse tempo de duração. Merece atenção o fato de que, no DM2, aqueles que usam insulina apresentam prevalência e gravidade da doença maiores do que os que não usam insulina.[2,4]

O primeiro grande estudo a demonstrar a magnitude da associação da RD com o tempo de DM foi o WESDR.[16,17] Esse estudo demonstrou um aumento da prevalência de qualquer RD com o maior tempo de DM: 8% com 3 anos de DM, 25% com 5 anos de DM, 60% com 10 anos de DM e 80% com 15 anos de DM. A RD proliferativa também tem forte associação com a duração do DM, aparecendo em 1,2% dos pacientes com menos de 10 anos de DM e em 67% dos pacientes com 35 ou mais anos de DM. Como mostra o Quadro 54.3, no DM 1 com menos de 15 anos de evolução, a prevalência e a gravidade da retinopatia foram menores do que no DM2. Com evolução de mais de 15 anos, a prevalência e a gravidade foram maiores no DM1, porém, em ambos os tipos, a prevalência e a gravidade são muito altas a partir desse tempo de duração. Merece atenção o fato de que, no DM2, aqueles que usavam insulina apresentaram prevalência e gravidade maiores da doença.[16,17]

O início precoce do DM parece conferir algum grau de proteção para a RD.[5] Alguns autores[27] observaram a prevalência de 11% de RD em pacientes com diagnóstico de DM1 antes dos 5 anos de idade, 48% nos indivíduos com diagnóstico entre 15 e 19 anos de idade e 30% naqueles diagnosticados entre 30 e 35 anos de idade, todos pareados para duração de DM e controle metabólico. Por outro lado, em pacientes com DM2 avaliados no UKPDS, a presença de idade avançada no início do estudo foi associada a progressão da RD.[28]

A duração do DM, facilmente identificada nos pacientes com DM1, é de difícil determinação nos DM2.[5] Estima-se que em pacientes com DM2 a doença já esteja presente há cerca de 4 a 7 anos por ocasião do diagnóstico.[12,29] Essa observação explica a presença de RD em até 21% dos casos de DM2 quando inicialmente diagnosticados.[11,12]

Mau Controle Glicêmico

Existem várias evidências que demonstram a importância do bom controle glicêmico para a prevenção da RD.[2,4] Níveis elevados de hemoglobina glicada (HbA_{1c}), além de serem associados à incidência e à progressão de qualquer tipo de RD, se correlacionam positivamente com a presença de edema macular.[30,31] Essa relação é independente de outros fatores de risco, como a duração do DM e a gravidade da RD.[5] Há citação de retinopatia grave em 3% dos pacientes com Hb glicosilada < 8,4% e de 12,5% naqueles com valores entre 8,4 e 9,0%, contra 44% daqueles com valores persistentemente maiores que 9,9%.[4] O *Diabetes Control and Complications Trial* (DCCT)[30] mostrou que a insulinoterapia intensiva reduziu ou preveniu o desenvolvimento da RD em 27% dos casos, em comparação com a terapia convencional. Adicionalmente, a terapia intensiva reduziu a progressão da retinopatia em 34 a 76% dos casos, sendo a eficácia maior nos pacientes sem retinopatia prévia, em comparação com aqueles com retinopatia leve ao início do estudo.[30] Quando no DCCT foi considerado o tipo de RD, a terapia intensiva reduziu o desenvolvimento de RD proliferativa e RD não-proliferativa grave em 47%.[31] A proteção do controle glicêmico intensivo em relação à RD parece manter-se na "memória" metabólica do paciente. Aos 4 anos do término do DCCT, embora os pacientes que haviam sido submetidos a tratamento intensivo e tratamento convencional estivessem com valores similares de HbA_{1c}, no grupo previamente submetido a tratamento intensivo a prevalência de RD grave permaneceu menor.[32]

Os resultados do UKPDS[11] mostraram que, no grupo com melhor controle glicêmico (HbA_{1c} média de 7% vs. 7,9%), observou-se uma redução significativa do risco para doença microvascular em 25% (p = 0,0099), retinopatia em 21% (p = 0,015) e extração de catarata em 24% (p = 0,046). No UKPDS foi também demonstrado que, para cada ponto percentual de queda na HbA_{1c} (p.ex., de 9 para 8%), houve uma redução de 37% no risco para complicações microvasculares, incluindo hemorragia vítrea ou necessidade de fotocoagulação por RD.[33] Redução da progressão da retinopatia foi, também, relatada em japoneses com DM tipo 2 submetidos a terapia intensiva com insulina.[34]

Finalmente, a importância do valor da glicemia como determinante de risco para RD foi bem evidenciada no DPP,[13] no qual se constatou que em apenas 3,5 anos após o diagnóstico de DM2 a RD já estava presente em 12,6% dos pacientes. Mais importante ainda, cerca de 8% dos indivíduos com pré-diabetes (diminuição da tolerância à glicose ou glicose de jejum alterada) já apresentavam RD.[13]

Em conclusão, todos esses estudos demonstram claramente a importância do controle da glicemia em todos os estágios da RD.

Agravamento temporário da retinopatia pode ocorrer em cerca de 10% dos pacientes com RD preexistente após instituição de controle rigoroso dos níveis glicêmicos, porém raramente há progressão para neovascularização. A causa dessa piora não está bem definida, mas observações de que os níveis sistêmicos elevados de IGF-I ou de insulina exógena aumentam o VEGF têm levado à especulação de que fatores de crescimento podem estar envolvidos. Nessa situação, uma melhora gradual do controle glicêmico é mais desejável.[2-4]

Hipertensão Arterial

Hipertensão mostrou-se fator de risco independente para RD, na maioria dos estudos, e comprovadamente aumenta o risco de edema macular e retinopatia proliferativa.[5,14,17] A forte associação entre os níveis tensionais e RD em pacientes com DM tipo 1 foi comprovada com a observação de que ocorre aumento de 91% no risco de desenvolver RD proliferativa e de 40% no risco de desenvolver edema de mácula em pacientes com PAD > 70 mmHg, quando comparados àqueles com PAD < 70 mmHg, em 4 anos de acompanhamento.[5]

O controle da pressão arterial é também de extrema importância também para os pacientes com DM2.[5,14] No UKPDS,[11] foi demonstrado que o controle rígido dos níveis pressóricos reduziu, de forma significativa, o risco para doença microvascular em 37% (p = 0,0092), progressão da retinopatia em 34% (p = 0,0038) e séria deterioração da visão em 47% (p = 0,0036). Recentemente foi mostrado que mesmo a chamada *hipertensão do jaleco branco* implica risco aumentado para retinopatia e nefropatia em diabéticos tipo 2.[37]

Nefropatia Diabética (ND)

A ND e a RD são complicações microvasculares do DM que freqüentemente coexistem. A RD quase sempre está presente se existe proteinúria. Além disso, retinopatia proliferativa e edema de mácula são três vezes mais freqüentes na presença de proteinúria. Inversamente, a presença de RD grave prediz a concomitância de proteinúria.[2-4] No WESDR,[38] a presença de macroalbuminúria em pacientes com DM1 foi associada a um aumento de 95% no risco para o desenvolvimento de edema macular. Em pacientes com DM2, a presença de microalbuminúria aumenta em 3,3 vezes a chance de existência de RD.[39]

Fatores Hormonais (Puberdade e Gravidez)

A RD é rara antes da puberdade, e tal fato poderia ser explicado, ao menos em parte, pelo efeito deletério dos hormônios sexuais sobre o controle glicêmico.[3-5]

Um outro fator de risco comprovado para surgimento ou progressão da RD é a gravidez (ver *Recomendações para Diagnóstico e Seguimento*, mais adiante), sobretudo devido às propriedades diabetogênicas dos "hormônios da gravidez", especialmente estrogênio, progesterona, lactogênio placentário e cortisol. Esse efeito indesejado da gestação está diretamente relacionado à duração do diabetes, ao controle glicêmico e ao estágio da RD no início da gravidez. Não havendo retinopatia, as chances de que ela surja variam de 7 a 23%. Na presença de retinopatia não-proliferativa leve, as chances de progressão situam-se entre 41 e 47%; entretanto, em 25% dos casos, ocorre regressão das alterações retinianas dentro de 6 a 12 meses após o parto. O risco de surgimento de RD em casos de diabetes gestacional é mínimo. A progressão da RD é maior nas pacientes com RD proliferativa, mas pode ser prevenida ou amenizada pela fotocoagulação a *laser* antes da gravidez.[40-44] Em uma revisão, agravamento da retinopatia proliferativa aconteceu, respectivamente, em 26 e 58% das pacientes tratadas e não-tratadas.[3] Edema macular que surja durante a gravidez regride espontaneamente após o parto em cerca de 90% dos casos.[3,44]

Dislipidemia

Alguns estudos mostraram associação positiva entre RD e aumento dos níveis séricos do colesterol total (CT) e diminuição do colesterol HDL.[5,45,46] Em outros, essa associação foi com os triglicerídeos séricos.[5,46] Também níveis de CT > 240 mg/dL associaram-se a maior desenvolvimento de exsudatos duros quando comparados a valores de CT < 200 mg/dL.[5,47]

Idade e Sexo

A prevalência e a gravidade da RD aumentam com a progressão da idade no DM1, mas não no DM2.[2] Nos pacientes com DM1 e duração de doença > 10 anos, a prevalência de RD é cerca de 30% superior em homens quando comparada à observada em mulheres.[48] Também, em pacientes com DM2, a perda visual grave decorrente da RD é maior nos homens do que nas mulheres.[17] Além disso, o sexo masculino esteve entre os fatores de risco relacionados à progressão da RD nos pacientes do UKPDS que já tinham algum grau de RD no início do estudo.[28]

Tabagismo

Existem dados contraditórios sobre a influência do tabagismo na RD. No entanto, a maioria dos estudos mostra que ele não parece estar relacionado à RD.[5]

Anemia

De acordo com alguns estudos,[5,49] anemia seria um fator de risco independente para o desenvolvimento de RD proliferativa de alto risco. Especula-se que a hipóxia retiniana induzida pela anemia contribuiria para o desenvolvimento de microaneurismas e outras alterações da RD.[2]

Fatores Locais

Cirurgia de catarata, por qualquer técnica, pode agravar a RD. A cirurgia pela técnica intracapsular também parece associar-se a rubeose e glaucoma neovascular. Quando existe RD proliferativa, parece que a retirada ou abertura da cápsula posterior permite a maior difusão de fatores de crescimento vascular para dentro da câmara anterior. Extração de catarata também pode acompanhar-se de agravamento da RD, quando há edema macular clinicamente significativo.[50,51] Inflamação em geral (uveítes) pode piorar a quebra da barreira sangüíneo-retiniana e, assim, incrementar a ocorrência de RD. Alguns autores têm proposto a utilização de glicocorticóides subconjuntivais, assim como de antiinflamatórios não-hormonais por via oral, após a cirurgia de catarata ou qualquer surto de inflamação ocular, como forma de reduzir o risco para progressão da RD. Endoftalmite, endógena ou exógena, representa outro fator de risco para agravamento da RD.[52] Em contrapartida, miopia e glaucoma podem ser um fator protetor contra RD.[42] Na presença de miopia, a retina fina pode ser mais hábil em obter sangue a partir da coróide. Uma outra possibilidade seria que a retina miópica, por ser atrófica, responderia menos aos estímulos isquêmicos. Pelos mesmos motivos, a doença oclusiva carotídea pode, também, proteger a retina contra a progressão da retinopatia.[42] Isso é muito bem evidenciado em casos de RD assimétrica. Torna-se obrigatória, portanto, a avaliação dos vasos do pescoço nesses casos de assimetria. Deve ser lembrado que oclusões venosas também são causas de RD assimétrica.[42]

Fatores Genéticos

ESTUDOS DE IRMÃOS GÊMEOS

Irmãos gêmeos com DM2 apresentam uma concordância de 95% para a presença de RD.[53] Em pacientes com DM1, esse percentual é de 68%.[5] Essa concordância é muito acima da esperada ao acaso, sugerindo um componente genético que teria maior importância nos pacientes com DM2.[5]

ESTUDOS DE IRMÃOS NÃO-GÊMEOS

Recentemente, um estudo brasileiro demonstrou que a presença de RD proliferativa em um irmão com DM2 aumenta em aproximadamente 3 vezes o risco da presença de RD proliferativa no seu irmão com DM.[9] Essa associação se deveu principalmente à RD proliferativa, não ocorrendo para as formas menos graves de RD.[9] Esses dados estão em concordância com os observados em outras populações, mas não em todas.[5]

GENES CANDIDATOS

Diversos genes têm sido avaliados em relação à presença de RD. Como exemplos, os genes da aldose redutase e do RAGE estão envolvidos na formação de produtos de glicolisação de proteínas; os genes do VEGF estão envolvidos na expressão e formação de fatores de crescimento; os genes *ECA, NOS, ICAM-1* e *PPAR-γ* estão envolvidos no tônus vascular e na presença de fatores inflamatórios. Entre esses genes, observa-se uma grande diversidade de resultados, com associações positivas e negativas com a RD.[2,5]

HISTÓRIA NATURAL

Retinopatia Não-proliferativa (RDNP)

A RDNP leve a moderada pode manter-se estável por algum tempo, porém tende a evoluir para estágios mais avançados da RD. A progressão para RD proliferativa de alto risco está intimamente relacionada ao nível de RDNP (Quadro 54.4). Perda de visão pode acontecer, mais comumente devido a edema macular (Quadro 54.5).[3,4]

Retinopatia Proliferativa (RDP)

Na presença de RDP, as hemorragias tendem a recorrer periodicamente, em geral sem nenhum fator precipitante óbvio e freqüentemente durante o sono. Podem, contudo, ser precipitadas por alguns fatores, como atividade física excessiva. Pacientes com neovasos surgindo do disco óptico têm pior prognóstico, e cerca de 50% desses pacientes, se não tratados, estarão cegos dentro de 5 anos. A visão é usualmente normal até que surja hemorragia vítrea ou descolamento da retina por tração.[2-4]

Sem fotocoagulação, olhos com RDP de alto risco têm chance de 28% de perda de visão grave dentro de 2 anos. Esse percentual é de apenas 7% nos casos de RDP sem características de alto risco.[3,4,42]

Edema de Mácula

Edema macular clinicamente significativo (EMCS) não-tratado está associado a uma chance de perda de visão moderada de aproximadamente 25% após 3 anos.[23]

MANIFESTAÇÕES CLÍNICAS

A maioria dos pacientes com retinopatia diabética não tem queixas visuais, podendo ser assintomáticos mesmo na presença de lesões proliferativas ou edema de mácula clinicamente significativo. Perda de visão costuma manifestar-se apenas com o desenvolvimento de maculopatia ou complicações da retinopatia proliferativa (hemorragia vítrea ou pré-retiniana e descolamento de retina) (Quadro 54.6). Pode, também, resultar de outras complicações oculares do diabetes, como catarata ou glaucoma. Avaliação oftalmológica periódica constitui, portanto, a maneira mais eficaz para identificação e tratamento precoces dos pacientes com retinopatia diabética.[3,4,42]

TRATAMENTO

É de fundamental importância, antes do aparecimento dos sinais oftalmoscópicos, o controle glicêmico adequado. Os resultados do DCCT e do UKPDS demonstram que a terapia intensiva, embora não previna completamente, reduz o risco de desenvolvimento e progressão de certas fases da retinopatia. Clinicamente, isso se traduz por uma maior preservação da visão e menor necessidade de fotocoagulação precoce. Também é importante o controle rígido dos níveis pressóricos, bem como, sempre que possível, dos outros fatores de risco.[1,3,4,20,54]

Uma vez instalada a retinopatia, seu tratamento tem como objetivo principal a redução no risco de perda da visão. Com essa finalidade, como medidas gerais, deve-se manter um bom controle glicêmico e dos outros fatores de risco, além de submeter o paciente a exames semestrais ou anuais de mapeamento de retina e/ou angiografia fluoresceínica. Como tratamento específico, incluem-se a fotocoagulação a *laser* e a vitrectomia. A terapia medicamentosa carece ainda de melhor comprovação científica.[1,20]

Fotocoagulação a *Laser*

A fotocoagulação pode ser focal ou pan-retiniana (panfotocoagulação). A focal está indicada para tratamento da retinopatia nas suas fases iniciais, evitando-se o tratamento dos casos muito incipientes. Porém, nesses casos muito leves, devemos intensificar o controle angiográfico e/ou fundoscópico.

Pacientes com RDNP e edema de mácula clinicamente significativo (EMCS) devem ser submetidos a fotocoagulação com *laser*, com a técnica *grid* macular, e fotocoagula-se toda a área do edema. Esse tratamento raramente resulta em melhora da visão já perdida, mas pode evitar sua deterioração posterior.[3,20,23,26]

QUADRO 54.4

Causas de Perda da Visão na Retinopatia Diabética

Tipo de Retinopatia	Causa de Perda da Visão
Não-proliferativa	Edema macular
Proliferativa	Hemorragia pré-retiniana ou vítrea
Descolamento da retina	
Atrofia óptica	

QUADRO 54.5

Progressão para RD Proliferativa (RDP) de acordo com o Nível de RD Não-proliferativa (RDNP)

Nível de Retinopatia	Chance de RDP de Alto Risco (%)	
	1 Ano	5 Anos
RDNP leve	1	16
RDNP moderada	3–8	27–39
RDNP grave	15	56
RDNP muito grave	45	71
RDP com poucas características de alto risco	22–46	64–75

Adaptado da Ref. 12.

Na RDNP grave, a fotocoagulação é obrigatória e dirigida para as áreas de não-perfusão capilar. Nas áreas de vazamento do corante fluoresceínico e nos casos mais avançados, pode-se realizar a panfotocoagulação retiniana, que consiste em se tratar com *laser* toda a retina, exceto a área central, onde se encontra mácula.

Nos casos em que o acompanhamento regular do paciente não é exeqüível, deve-se optar pela fotocoagulação pan-retiniana profilática.

Diante de RDNP grave bilateral, está recomendada a fotocoagulação precoce do olho com doença mais avançada. Diante de RDNP muito grave e EMCS, deve-se proceder a uma fotocoagulação macular (focal ou *grid*), antes da pancoagulação retiniana.

A RDP deve ser tratada com panfotocoagulação retiniana, na qual apenas a área macular é poupada. Esse procedimento é realizado em 2 a 4 sessões. O objetivo do tratamento é destruir áreas de não-perfusão capilar retiniana para impedir a liberação do fator vasogênico, possível responsável pela neovascularização na retina, disco óptico e íris. Com isso, consegue-se a regressão dos neovasos, impedindo, muitas vezes, a progressão da retinopatia.

Dois grandes estudos, *Diabetic Retinopathy Study* (DRS)[21] e *Early Treatment Diabetic Retinopathy Study* (ETDRS),[23] forneceram as evidências mais contundentes dos benefícios da fotocoagulação. No DRS,[21] que envolveu 1.758 pacientes, perda visual acentuada aconteceu em 16% dos olhos não-tratados e em 6% dos submetidos a panfotocoagulação retiniana. Os mais beneficiados foram os pacientes com características de alto risco (CAR), representadas, principalmente, pela presença de neovascularização no disco óptico ou hemorragia vítrea com qualquer grau de neovascularização retiniana. Nesse grupo, a progressão para perda visual importante foi 2,3 vezes maior nos olhos não-tratados (26% *vs.* 11%). O benefício absoluto da fotocoagulação foi significativamente menor nos olhos que não tinham CAR.[21]

O estudo ETDRS[23] estabeleceu o benefício da fotocoagulação focal em pacientes com edema de mácula, sobretudo naqueles com edema de mácula clinicamente significativo. Merecem tratamento imediato os pacientes cujo edema envolva ou ameace o centro da mácula. Nesse grupo, após 2 anos, observou-se, nos olhos submetidos a fotocoagulação com *laser* de argônio, uma redução de cerca de 50% no risco para perda da acuidade visual.[23]

O ETDRS[23] também demonstrou que, desde que o seguimento cuidadoso do paciente seja possível, a panfotocoagulação não está recomendada para olhos com retinopatia não-proliferativa (RDNP) de leve a moderada intensidade, uma vez que uma leve perda da acuidade visual e contração do campo visual podem surgir como complicações. Em contrapartida, a fotocoagulação deve ser realizada mais precocemente em diabéticos tipo 2, estando indicada nos casos de NPDR grave e retinopatia proliferativa sem CAR. Nesses pacientes, o risco de perda visual importante e vitrectomia é reduzido em aproximadamente 50% pela fotocoagulação.[4,23]

As *principais complicações* da panfotocoagulação incluem diminuição da acuidade visual e contração do campo visual. São mais freqüentes com a fotocoagulação por xenônio, devendo-se, portanto, dar preferência ao *laser* de argônio. *Dye laser* e *laser* de diodo também são usados.[3,4,42]

Em resumo, a fotocoagulação está prioritariamente indicada em casos de edema macular clinicamente significativo (EMCS) e indivíduos com RD proliferativa (RDP) com características de alto risco (Quadro 54.6).[1,2,20] Pode também ser utilizada em casos de RD não-proliferativa grave e RDP sem características de alto risco se estiverem presentes fatores que sabidamente podem agravar a RD.[2] Entre tais fatores se incluem gravidez, nefropatia diabética, descontrole da glicemia, recente início de insulinoterapia em diabéticos tipo 2 com glicemia cronicamente elevada etc.[2,42,55,56]

QUADRO 54.6

Principais Indicações da Fotocoagulação

Fotocoagulação difusa (panfotocoagulação ou coagulação pan-retiniana)
- Retinopatia proliferativa com características de alto risco (CAR)*
- Diabéticos tipo 2 com retinopatia não-proliferativa grave e retinopatia proliferativa com ou sem CAR

Fotocoagulação focal
- Edema de mácula clinicamente significativo**

*Neovascularização no disco óptico ou hemorragia vítrea com qualquer grau de neovascularização retiniana.
**Edema que envolva ou ameace o centro da mácula.
Adaptado da Ref. 34.

Vitrectomia

Está indicada para pacientes com hemorragia vítrea e/ou descolamento de retina. Neovascularização muito intensa, mesmo na ausência de hemorragia vítrea, pode ser uma outra indicação para vitrectomia.[3,55]

O estudo DRVS (*The Diabetic Retinopathy Vitrectomy Study*)[55,56] avaliou a eficácia da vitrectomia em diabéticos com complicações graves da RD. Nos pacientes com RD proliferativa, a vitrectomia precoce, dentro de 1 mês, proporcionou uma chance de 44% para uma visão 5/200, em comparação com 25% para aqueles em que a vitrectomia foi retardada. Dentre os pacientes com diabetes tipo 1 com hemorragia vítrea, 36% alcançaram 10/20 ou melhor, comparados com 12% dos não submetidos à vitrectomia. Não houve diferença entre diabéticos tipo 2.

Em função de suas potenciais complicações (glaucoma, catarata, descolamento de retina, entre outras), a vitrectomia deve ser indicada com muita atenção e total conhecimento da situação por parte do paciente e/ou de seus familiares.[20,42]

A endofotocoagulação transoperatória, o uso de perfluorocarbono líquido, gases expansores, óleo de silicone e as técnicas de introflexão escleral têm sido freqüentemente associados à vitrectomia.[42,55]

Terapia Medicamentosa

Até o momento não se dispõe de medicamento específico para o tratamento da RD. Contudo, o controle rígido da glicemia e da pressão arterial comprovadamente reduz a incidência e a progressão da RD.[20] Existem evidências de que terapias dirigidas contra outros fatores de risco podem também ser benéficas,[1,20] conforme será comentado a seguir.

CONTROLE GLICÊMICO

Como previamente comentado, o DCCT[30] mostrou que, no grupo tratado intensivamente, o risco de aparecimento de retinopatia, foi reduzido em 76%, o risco de progressão da retinopatia em 63%, o risco de desenvolvimento de CSME em 23%, e a necessidade de tratamento com *laser* de 56%, em comparação com o grupo de tratamento convencional (GTC). Esse benefício persistiu até 4 anos após o início da terapia intensiva.[32] Resultados similares foram observados em pacientes diabéticos do tipo 2 no UKPDS,[11,33] que revelaram que, no grupo tratado intensivamente, o risco de progressão da retinopatia foi reduzido em 17%, o risco de desenvolvimento de hemorragia vítrea, em 23%, a necessidade de tratamento com laser, em 29%, e o risco de desenvolvimento de cegueira, em 16%, comparado ao GTC.

Uma rara complicação da terapia com glitazonas é o edema macular. Recentemente foi relatado o caso de resolução espontânea do edema macular diabético (EMD) após a descontinuação dessas medicações.[57]

Na prevenção do surgimento ou da progressão da RD, a meta para o controle glicêmico deve ser uma $HbA_{1c} < 7\%$.[58]

CONTROLE DOS NÍVEIS PRESSÓRICOS

O UKPDS[28] mostrou que, no grupo do controle intensivo da pressão arterial, houve redução de 34% (p = 0,0004) e 47% (p = 0,004) no risco de progressão da RD e de perda moderada da acuidade visual, respectivamente, em comparação ao grupo controle, após um seguimento mediano de 8,4 anos.

Os inibidores da enzima de conversão da angiotensina (ECA) comprovadamente apresentam um efeito renoprotetor em diabéticos, mesmo na ausência de hipertensão.[14] Um estudo clínico randomizado (EUCLID)[59] sugeriu que o uso do lisinopril poderia retardar a progressão da retinopatia diabética em indivíduos normotensos. Entretanto, o grupo tratado com lisinopril apresentava um controle glicêmico melhor do que o do grupo placebo e, após os ajustes, o efeito do inibidor da ECA não foi estatisticamente significante.

Em dois estudos duplo-cegos publicados recentemente, candesartan (bloqueador do receptor da angiotensina I), na dose de 32 mg/dia, foi comparado a placebo em 3.306 diabéticos tipo 1, normotensos, com e sem RD.[60] Ao final do estudo, a incidência de retinopatia foi de 25% no grupo candersatan e de 31% no grupo placebo. Progressão da retinopatia ocorreu em 13% dos participantes de ambos os grupos. A hazard ratio (HR) para candesartan vs. placebo foi de 0,82 (95% CI 0,67-1,00, p = 0,0508) no tocante à incidência de retinopatia e 1,02 (0,80-1,31, p = 0,85) para progressão da RD. Portanto, embora candesartan tenha reduzido a incidência de RD, ele não se mostrou benéfico em diminuir sua progressão.[60]

Os níveis pressóricos desejáveis para diabéticos são valores < 130/80 mmHg.[58]

CONTROLE DA NEFROPATIA DIABÉTICA

Diversos estudos transversais e longitudinais relataram uma relação entre a proteinúria e retinopatia.[2-4] Um efeito benéfico dos inibidores da ECA e antagonistas dos receptores da angiotensina já foi demonstrado sobre a proteinúria (micro- ou macroalbuminúria) e retinopatia diabéticas, mesmo em pacientes normotensos.[61,62] Poucos estudos mostraram um efeito benéfico do transplante simultâneo de pâncreas e rim renal sobre a RD, com estabilização e melhora da resposta ao tratamento com laser.[63] Na série de Tokuyama e cols.,[64] não houve benefício da hemodiálise sobre o edema macular.

CONTROLE DA DISLIPIDEMIA

Estudos observacionais sugerem que a dislipidemia aumenta o risco de RD e, sobretudo, de EMD.[2,4,5] Um pequeno estudo controlado e randomizado (ECR) conduzido entre 50 pacientes com RD encontrou uma tendência não-significativa a melhora na acuidade visual em pacientes tratados com sinvastatina.[65]

Em um estudo que avaliou 2 grupos de diabéticos tipo 2 com dislipidemia e edema macular significativo, foi avaliado o efeito do tratamento com atorvastatina. No grupo que usou a estatina houve significativas reduções nos exsudatos duros e na migração subfóvea de lípides após a fotocoagulação com laser.[66] Contudo, não houve diferença significativa nos dois grupos quanto à regressão do EM ou à piora da acuidade visual.[66] O estudo CARDS (The Collaborative Atorvastatin Diabetes Study), um ECR de 2.830 pacientes com DM2, não constatou ser a atorvastatina eficaz em reduzir a progressão da RD.[67]

No estudo FIELD (Fenofibrate Intervention and Event Lowering in Diabetes),[68] o uso do fenofibrato (200 mg/dia), em comparação ao placebo, resultou em menor necessidade de terapia com laser e, nos casos com retinopatia preexistente, em menor progressão da RD. Esses benefícios aparentemente não estiveram relacionados aos níveis dos lípides séricos.[68]

USO DE ANTIAGREGANTES PLAQUETÁRIOS

No ETDRS,[69] o uso do AAS (650 mg/dia), em comparação ao placebo, não afetou a progressão da retinopatia, o risco de perda da visão ou o risco de hemorragia vítrea em pacientes com retinopatia proliferativa. No entanto, reduziu em 17% a morbidade e a mortalidade relacionadas com doenças cardiovasculares.[69]

Um ECR menor, avaliando o AAS isoladamente e em combinação com dipiridamol, relatou uma redução na presença de microaneurismas à angiografia fluoresceínica em ambos os grupos, em comparação com placebo.[70] Uma tendência semelhante foi observada em um pequeno ECR[71] que testou a ticlopidina, porém os resultados não foram estatisticamente significantes.

Novas Estratégias Terapêuticas

Nos últimos anos tem havido crescente atenção e interesse sobre o desenvolvimento de intervenções terapêuticas dirigidas contra os mecanismos moleculares supostamente envolvidos na patogênese da RD. Terapias emergentes que vêm sendo testadas em estudos clínicos incluem inibidores da aldose redutase/via poliol, inibidores da glicação enzimática não-enzimática/formação de produtos avançados de glicação terminal, inibidores da proteína quinase C, redução do estresse oxidativo, moduladores da produção de fatores de crescimento (p.ex., VEGF, TNF) e citocinas (p.ex., NF-κB), inibidores da síntese do hormônio de crescimento [GH] e do IGF-I (p.ex., análogos da somatostatina) etc.[1,2,70]

INIBIDORES DA PROTEÍNA QUINASE C (PKC)

A hiperglicemia induz a síntese de diacilglicerol nas células vasculares, levando à ativação de isoenzimas da PKC. Supõe-se que uma excessiva ativação da PKC esteja envolvida na fisiopatologia da RD.[2,20] Ruboxistaurina (RXT), um inibidor oral da PKC, foi avaliada no estudo PKC-DRS (Protein Kinase C Diabetic Retinopathy Study),[71] que randomizou 252 pacientes com RD não-proliferativa moderada a grave para receber a droga (8, 16 ou 32 mg) ou placebo. Nenhuma diferença significativa na progressão da RD foi observada após 36 meses de seguimento, embora os pacientes tratados com 32 mg de RXT tivessem uma redução significativa do risco de perda visual moderada. O tratamento foi bem tolerado, com poucos eventos adversos, em grande parte sintomas gastrointestinais leves.[71] Um grande estudo, PKC-DRS2,[72] que randomizou 685 pacientes, apresentou resultados similares.

O estudo PKC-DMES não relatou nenhuma redução significativa na progressão da RD ou incidência de edema macular diabético (EMD) em 686 pacientes com RD não-proliferativa leve a moderada e sem terapia prévia com *laser*.[20,73] Houve, contudo, um tendência para redução no EMD clinicamente significante entre os pacientes tratados com 32 mg de (p = 0,04), com um efeito maior quando os pacientes com níveis de HbA_{1c} de 10% ou mais foram excluídos (p = 0,02).[73]

Dados mais recentes do PKC-DRS2,[74] mostraram que, em pacientes com edema macular, a redução da acuidade visual foi 30% menor no grupo RXT de que no grupo placebo.

INIBIDORES DA ALDOSE REDUTASE

A aldose redutase é a enzima-chave no funcionamento da via do poliol e tem sido implicada na patogênese da RD.[1,2] Diversos compostos (p.ex., *sorbinil, ponalrestat, tolrestat, zolporestat* etc.) foram avaliados nas últimas décadas, sem demonstrarem resultados significativos na incidência ou na progressão da RD ou de outras complicações microvasculares do DM.[2,20] Novas drogas vêm sendo testadas, e a mais promissora parece ser o *ranirestat*.[75]

ANÁLOGOS DA SOMATOSTATINA

Observações de melhora na RD após hipofisectomia[76] e de aumento dos níveis séricos e oculares do IGF-I (fator de crescimento insulina-símile) em pacientes com RD grave levaram a estudos para investigar a utilização de agentes inibidores da secreção do GH e do IGF-I na prevenção da RD. Um pequeno ECR, realizado ao longo de 15 meses entre 23 pacientes, relatou redução na gravidade da retinopatia com octreotide, um análogo sintético da somatostatina que bloqueia a síntese do hormônio do crescimento.[77] Entretanto, um outro ECR realizado durante 1 ano entre 20 pacientes não encontrou benefícios significativos após a perfusão subcutânea contínua de octreotide.[78] Dois ECRs, atualmente avaliando o octreotide de ação prolongada (octreotide LAR) em casos de RD, relataram resultados preliminares inconclusivos, com efeitos adversos significativos (p.ex., diarréia, colelitíase e episódios hipoglicêmicos).[20,70]

INIBIDORES DO VEGF

O fator de crescimento do endotélio vascular (VEGF) é produzido pelo células epiteliais do pigmento, pericitos e células endoteliais da retina em resposta à hipóxia.[2] Ele ajuda a inflamação intracelular por induzir a expressão de moléculas de adesão-1 (ICAM-1) e leucócitos.[79] A inibição específica da atividade do VEGF é capaz de prevenir neovascularização retiniana e as anormalidades do fluxo sangüíneo associadas.[2]

Os glicocorticóides (GC) têm a capacidade de inibir a expressão do gene do VEGF.[2] Nauck e cols.[80] demonstraram que os GC aboliram a indução do VEGF por mediadores pró-inflamatórios, tais como o fator de crescimento derivado do pigmento (PDGF) e o fator ativador das plaquetas (PAF), em uma maneira tempo- e dose-dependentes. Dessa forma, os GC inibem a produção de VEGF e, possivelmente, evitam a desagregação da barreira hematorretiniana. Do mesmo modo, esteróides têm propriedades antiangiogênicas, possivelmente devido à atenuação dos efeitos do VEGF.[1,2,70] Em função desses efeitos, GC têm sido utilizados, em vários estudos, em injeção subtenoniana posterior ou intravítrea, para provocar redução temporária de edema, mesmo antes de fotocoagulação a *laser*, em casos de EMD e neovascularização.[2,81] Implantes intravítreos de fluocinolona podem permitir uma ação da droga com maior duração.[2]

Estudos clínicos em humanos têm mostrado efeitos favoráveis sobre o edema macular diabético com a administração intravítrea do aptâmero anti-VEGF, *pegaptanib de sódio* (Macugen®) e anticorpos anti-VEGF, *ranibizumab* (Leucentis®) e *bevacizumab* (Avastin®).[1,2,70,82-84] Também foi mostrado que bevacizumab intravítreo pode causar regressão da neovascularização em casos de RD proliferativa.[85,86] Adicionalmente, ele também tem sido usado no pré-operatório da vitrectomia com o intuito de reduzir a proliferação fibrovascular.[2]

RECOMENDAÇÕES PARA DIAGNÓSTICO E SEGUIMENTO

1. Diabéticos tipo 1 com idade ≥ 10 anos devem ser submetidos a uma avaliação inicial, com pupila dilatada, por um oftalmologista dentro de 3 a 5 anos do início do diabetes. Geralmente, rastreamento para doença ocular diabética não é necessário antes dos 10 anos de idade. Diabéticos tipo 2 devem ser avaliados logo após o diagnóstico (Quadro 54.7).[3]
2. Exames subseqüentes para ambos os tipos de diabetes deverão ser anuais ou semestrais, se a retinopatia estiver progredindo.
3. Pacientes com qualquer grau de edema de mácula ou retinopatia proliferativa (RDP) ou não-proliferativa (RDNP) grave devem ser avaliados prontamente por um oftalmologista experiente no manuseio e tratamento da retinopatia diabética (RD). Encaminhamento precoce é particularmente importante em pacientes com diabetes tipo 2 com retinopatia pré-proliferativa, uma vez que a laserterapia nesse estágio está associada a uma redução de 50% no risco de perda visual acentuada e vitrectomia.[3]
4. Diabéticas que planejem engravidar devem ser informadas sobre o risco de desenvolvimento e/ou progressão da RD durante a gestação. Havendo indicação, fotocoagulação deve ser realizada,

---

QUADRO 54.7

Esquema Recomendado para Exames Oculares em Diabéticos

Grupo de Pacientes	Época Recomendada para o Primeiro Exame Ocular	Intervalo Mínimo para Avaliações Subseqüentes
Diagnóstico à idade ≤ 29 anos	Dentro de 3–5 anos após o paciente atingir a idade de 10 anos	12 meses
Diagnóstico à idade ≥ 30 anos	Por ocasião do diagnóstico	12 meses
Grávidas com diabetes pré-gestacional	Antes da concepção e durante o 1.º trimestre	Na dependência dos resultados do exame do 1.º trimestre

Adaptado da Ref. 2.

protelando-se a gravidez até a estabilização do quadro ocular. Pacientes que engravidem devem ser avaliadas cuidadosamente no primeiro trimestre e depois seguidas de perto durante a gravidez. Essa orientação não se aplica ao diabetes gestacional, uma vez que essa condição não implica risco para retinopatia diabética.

5. Pacientes diabéticos que necessitam fazer qualquer tratamento oftalmológico (catarata, glaucoma, transplante de córnea, cirurgia refrativa etc.) devem ser submetidos a rigorosa avaliação com especialista em retina e vítreo.

OUTRAS COMPLICAÇÕES OCULARES EM DIABÉTICOS

Catarata

Dois mecanismos principais relacionados com hiperglicemia contribuem para o desenvolvimento de catarata na população diabética: (a) glicosilação das proteínas do cristalino; (b) excesso de sorbitol, cujo acúmulo leva a alterações osmóticas no cristalino, as quais resultam em opacificação e formação de catarata. Dois tipos de cataratas são vistos em diabéticos: subcapsular e nuclear.[3,4,12]

CATARATA SUBCAPSULAR

Predomina em diabéticos tipo 1, pode aparecer rapidamente e tem correlação importante com o controle glicêmico (Fig. 54.11). Pode ser vista até mesmo em crianças com 10 anos ou menos de idade. Tem uma aparência de flocos de neve e desenvolve-se logo abaixo da cápsula do cristalino.[3-4]

CATARATA NUCLEAR

Decorre de mudança esclerótica no núcleo do cristalino. Trata-se do tipo mais comum de catarata em adultos não-diabéticos e diabéticos, mas, nesses últimos, tende a ocorrer mais precocemente, sobretudo quando o controle glicêmico é insatisfatório.[3-4]

Glaucoma

A forma mais usual é o glaucoma de ângulo aberto, que é indolor e 1,4 vez mais comum em diabéticos do que na população geral. O glaucoma neovascular ocorre em menor freqüência, geralmente é doloroso, e resulta de neovascularização da íris. Glaucoma de ângulo fechado também pode acontecer nesses casos; trata-se de uma condição incomum, habitualmente bastante dolorosa. Glaucoma neovascular é tratado com panfotocoagulação e controle da pressão intra-ocular.[3,4,12]

Vícios de Refração

Em qualquer fase da história natural do diabetes, de qualquer tipo, podem acontecer descontroles dos níveis glicêmicos que induzem a alterações da osmolalidade plasmática e, concomitantemente, da substância própria do cristalino. Essas alterações levam ao aparecimento de vícios de refração transitórios (miopia, hipermetropia e presbiopia) ou mesmo a modificações no grau de vícios de refração já existentes. Exame de refração, ou mesmo a simples tomada da acuidade visual de um diabético, deve ser feito, sempre que possível, com o conhecimento da situação atual da glicemia.[3,4]

Outras Condições

Neste item incluem mononeuropatias oculares, secundárias a paralisias do terceiro, quarto ou sexto nervos. Podem ser a manifestação incial do diabetes.[12] Microaneurismas da conjuntiva bulbar, descolamento posterior do vítreo e xantelasma podem também ser vistos. Finalmente, vale a pena citar a rara mas freqüentemente fatal ficomicose orbital, infecção fúngica cuja taxa de letalidade pode exceder 40%.[12]

BIBLIOGRAFIA

1. Ali TK, El-Remessy AB. Diabetic retinopathy: current management and experimental therapeutic targets. *Pharmacotherapy*, 2009; *29*:182-92.
2. Singh R, Ramasamy K, Abraham C, et al. Diabetic retinopathy: An update. *Indian J Ophthalmol*, 2008; *56*:178-87.
3. Aiello LP, Gardner TW, King GL, et al. Diabetic retinopathy (Technical Review). *Diabetes Care*, 1998; *21*:143-56.
4. Frank RN. Diabetic retinopathy. *N Engl J Med*, 2004; *350*:48-58.
5. Esteves J, Laranjeira AF, Roggia MF, et al. Diabetic retinopathy risk factors. *Arq Bras Endocrinol Metabol*, 2008; *52*:431-41.
6. Foss MC, Paccola GM, De Souza NV, Iazigi N. Type 2 diabetic patients in a population sample from Ribeirao Preto area (São Paulo). *AMB Rev Assoc Med Bras*, 1989; *35*:179-83.
7. Souza E, Souza M. Diabetic retinopathy multidisciplinary program at the University of Ribeirão Preto, São Paulo – USP. *Arq Bras Oftalm*, 2002; *67*:433-6.
8. Scheffel RS, Bortolanza D, Weber CS, et al. Prevalence of micro and macroangiopatic chronic complications and their risk factors in the care of out patients with type 2 diabetes mellitus. *Rev Assoc Med Bras*, 2004; *50*:263-7.
9. Gross P. Agregação familiar de retinopatia diabética em pacientes com diabetes melito tipo 2. *In: Endocrinologia*. Porto Alegre: Universidade Federal do Rio Grande do Sul, 2006. p. 110.
10. Campos JJB, Almeida HG, Iodochida LC, Franco LJ. Incidência de diabetes mellitus insulino-dependente (tipo 1) na cidade de Londrina, PR – Brasil. *Arq Bras Endocrinol Metabol*, 1998; *42*:36-44.
11. Kohner EM, Aldington SJ, Stratton IM, et al. United Kingdom Prospective Diabetes Study, 30: diabetic retinopathy at diagnosis of non-insulin-dependent diabetes mellitus and associated risk factors. *Arch Ophthalmol*, 1998; *116*:297-303.
12. Brownlee M, Aiello LP, Cooper ME, et al. Complications of diabetes mellitus. *In*: Kronemberg HM et al. (eds.). *Williams Textbook of Endocrinology*. 11th ed. Philadelphia: W.B. Saunders, 2008:1417-501.

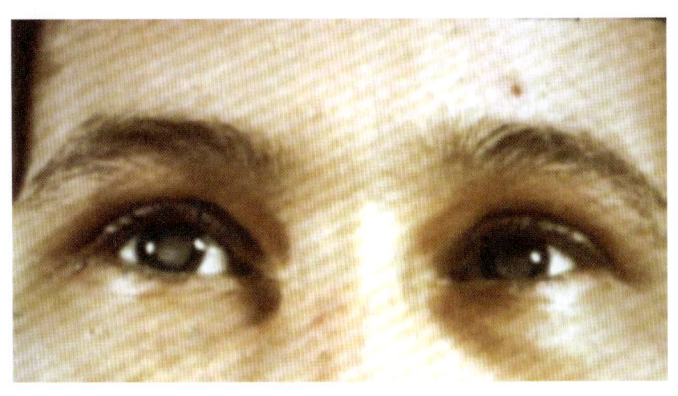

Fig. 54.11 Catarata subcapsular bilateral em paciente de 18 anos, com diagnóstico de diabetes tipo 1 há 13 anos.

13. Diabetes Prevention Program Research Group. The prevalence of retinopathy in impaired glucose tolerance and recent-onset diabetes. The Diabetes Prevention Program. *Diabet Med*, 2007; *4*:137-44.
14. DellaCroce JT, Vitale AT. Hypertension and the eye. *Curr Opin Ophthalmol*, 2008 Nov; *19*:493-8.
15. Cheung N, Wang JJ, Rogers SL, et al.; ARIC (Atherosclerosis Risk in Communities) Study Investigators. Diabetic retinopathy and risk of heart failure. *J Am Coll Cardiol*, 2008; *51*:1573-8.
16. Klein R, Klein BE, Moss SE, et al. The Wisconsin Epidemiologic Study of Diabetic Retinopathy. II. Prevalence and risk of diabetic retinopathy when age at diagnosis is less than 30 years. *Arch Ophthalmol*, 1984; *102*:520-6.
17. Klein R, Klein BE, Moss SE, et al. The Wisconsin Epidemiologic Study of Diabetic Retinopathy. III. Prevalence and risk of diabetic retinopathy when age at diagnosis is 30 or more years. *Arch Ophthalmol*, 1984; *102*:527-32.
18. Roy MS, Klein R, O'Colmain BJ, et al. The prevalence of diabetic retinopathy among adult type 1 diabetic persons in the United States. *Arch Ophthalmol*, 2004; *122*:546-51.
19. Hammes HP. Pericytes and the pathogenesis of diabetic retinopathy. *Horm Metab Res*, 2005; *37(Suppl. 1)*:39-43.
20. Mohamed Q, Gillies MC, Wong TY. Management of diabetic retinopathy: a systematic review. *JAMA*, 2007; *298*:902-16.
21. Diabetic Retinopathy Study Research Group. Photocoagulation treatment of proliferative diabetic retinopathy: clinical application of Diabetic Retinopathy Study (DRS) findings, DRS report number 8. *Ophthalmology*, 1981; *88*:583-600.
22. Wilkinson CP, Ferris FL, Klein RE, et al. Proposed international clinical diabetic retinopathy and diabetic macular edema disease severity scales. *Ophthalmology*, 2003; *110*:1677-82.
23. Early Treatment Diabetic Retinopathy Study Research Group: Early photocoagulation for diabetic retinopathy; EDTRS report number 9. *Ophthalmology*, 1991; *98*:766-85.
24. Knudsen ST, Bek T, Poulsen PL, et al. Macular edema reflects generalized vascular hyperpermeability in type 2 diabetic patients with retinopathy. *Diabetes Care*, 2002; *25*:2328-34.
25. Tong L, Vernon SA, Kiel W. Association of macular involvement with proliferative retinopathy in type 2 diabetes. *Diabet Med*, 2001; *18*:388-94.
25a. Klein R, Davis MD, Moss SE, et al. The Wisconsin Epidemiologic Study of Diabetic Retinopathy. A comparison of retinopathy in younger and older onset diabetic persons. *Adv Exp Med Biol*, 1985; *189*:321-35.
26. Early Treatment Diabetic Retinopathy Study Research Group. Photocoagulation for diabetic macular edema: Early Treatment Diabetic Retinopathy Study report number 1. *Arch Ophthalmol*, 1985; *103*:1796-806.
27. Kullberg CE, Abrahamsson M, Arnqvist HJ, et al. Prevalence of retinopathy differs with age at onset of diabetes in a population of patients with type 1 diabetes. *Diabet Med*, 2002; *19*:924-31.
28. Matthews DR, Stratton IM, Aldington SJ, et al. Risks of progression of retinopathy and vision loss related to tight blood pressure control in type 2 diabetes mellitus: UKPDS 69. *Arch Ophthalmol*, 2004; *122*:1631-40.
29. Harris MI, Klein R, Welborn TA, Knuiman MW. Onset of NIDDM occurs at least 4-7 yr before clinical diagnosis. *Diabetes Care*, 1992; *15*:815-9.
30. Diabetes Control and Complications Trial (DCCT) Research Group. The effect of intensive treatment of diabetes on the development and progression of long-term complications in insulin-dependent diabetes mellitus. *N Engl J Med*, 1993; *309*:977-86.
31. [No authors listed]. The relationship of glycemic exposure (Hba1c) to the risk of development and progression of retinopathy in the diabetes control and complications trial. *Diabetes*, 1995; *44*:968-83.
32. The Diabetes Control and Complications Trial/Epidemiology of Diabetes Interventions and Complications Research Group. Retinopathy and nephropathy in patients with type 1 diabetes four years after a trial of intensive therapy. *N Engl J Med*, 2000; *342*:381-9.
33. Stratton IM, Adler AI, Neil HA, et al. Association of glycaemia with macrovascular and microvascular complications of type 2 diabetes (UKPDS 35): prospective observational study. *BMJ*, 2000; *321*:405-12.
34. Ohkubo Y, Kishikawa H, Araki E, et al. Intensive insulin therapy prevents the progression of diabetic microvascular complications in Japanese patients with non-insulin-dependent diabetes mellitus: A randomized prospective 6-year study. *Diabetes Res Clin Pract*, 1995; *28*:103-17.
35. Estacio RO, Jeffers BW, Gifford N, Schrier RW. Effect of blood pressure control on diabetic microvascular complications in patients with hypertension and type 2 diabetes. *Diabetes Care*, 2000; *23(Suppl. 2)*:B54-B64.
36. UK Prospective Diabetes Study Group. Tight blood pressure control and risk of macrovascular and microvascular complications in type 2 diabetes: UKPDS 38. *BMJ*, 1998; *317*:703-12.
37. Kramer CK, Leitão CB, Canani LH, Gross JL. Impact of white-coat hypertension on microvascular complications in type 2 diabetes. *Diabetes Care*, 2008; *31*:2233-7.
38. Klein R, Klein BE, Moss SE, Cruickshanks KJ. The Wisconsin Epidemiologic Study of Diabetic Retinopathy: XVII. The 14-year incidence and progression of diabetic retinopathy and associated risk factors in type 1 diabetes. *Ophthalmology*, 1998; *105*:1801-15.
39. Boelter MC, Gross JL, Canani LH, et al. Proliferative diabetic retinopathy is associated with microalbuminuria in patients with type 2 diabetes. *Braz J Med Biol Res*, 2006; *39*:1033-9.
40. Axer-Siegel R, Hod M, Fink-Cohen S, et al. Diabetic retinopathy during pregnancy. *Ophthalmology*, 1996; *103*:1815-9.
41. Chan WC, Lim LT, Quinn MJ, et al. Management and outcome of sight-threatening diabetic retinopathy in pregnancy. *Eye*, 2004; *18*:826-32.
42. Moura RA, Soares E. Oftalmopatia diabética. *In* Coronho V et al. (ed.). *Tratado de Endocrinologia e Cirurgia Endócrina*. Rio de Janeiro: Guanabara Koogan, 2000:1006-15.
43. Jaffe GJ, Burton TC, Kuhn E, et al. Progression of nonproliferative diabetic retinopathy and visual outcome after extracapsular cataract extraction and intraocular lens implantation. *Am J Ophthalmol*, 1992; *114*:448-56.
44. Sheth BP. Does pregnancy accelerate the rate of progression of diabetic retinopathy?: An update. *Curr Diab Rep*, 2008; *8*:270-3.
45. Van Leiden HA, Dekker JM, Moll AC, et al. Blood pressure, lipids, and obesity are associated with retinopathy: the Hoorn Study. *Diabetes Care*, 2002; *25*:1320-5.
46. Larsson LI, Alm A, Lithner F, et al. The association of hyperlipidemia with retinopathy in diabetic patients aged 15-50 years in the County of Umea. *Acta Ophthalmol Scand*, 1999; *77*:585-91.
47. Chew EY, Klein ML, Ferris FL. Association of elevated serum lipid levels with retinal hard exudates in diabetic retinopathy: Early Treatment Diabetic Retinopathy Study (ETDRS) Report 22. *Arch Ophthalmol*, 1996; *114*:1079-84.
48. Klein R, Klein BE, Moss SE, et al. The Wisconsin Epidemiologic Study of Diabetic Retinopathy. IX. Four-year incidence and progression of diabetic retinopathy when age at diagnosis is less than 30 years. *Arch Ophthalmol*, 1989; *107*:237-43.
49. Davis MD, Fisher MR, Gangnon RE. Risk factors for high-risk proliferative diabetic retinopathy and severe visual loss: Early Treatment Diabetic Retinopathy Study Report #18. *Invest Ophthalmol Vis Sci*, 1998; *39*:233-52.
50. Schatz H, Atienza D, McDonald R, et al. Severe diabetic retinopathy after cataract surgery. *Am J Ophthalmol*, 1994; *117*:314-21.
51. Hauser D, Katz H, Pokroy R, et al. Occurrence and progression of diabetic retinopathy after phacoemulsification cataract surgery. *J Cataract Refract Surg*, 2004; *30*:428-32.

52. Dev S, Pulido JS, Tessler HH, et al. Progression of diabetic retinopathy after endophthalmitis. *Ophthalmology*, 1999; *106*:774-81.
53. Leslie RD, Pyke DA. Diabetic retinopathy in identical twins. *Diabetes*, 1982; *31*:19-21.
54. Ferris III FL, Davis MD, Aiello LM. Treatment of diabetic retinopathy. *N Engl J Med*, 1999; *341*:667-78.
55. The Diabetic Retinopathy Vitrectomy Study Research Group. Early vitrectomy for severe vitreous hemorrhage in diabetic retinopathy: two-year results of a randomized trial: Diabetic Retinopathy Vitrectomy Study report 2. *Arch Ophthalmol*, 1985; *103*:1644-52.
56. The Diabetic Retinopathy Vitrectomy Study Research Group. Early vitrectomy for severe proliferative diabetic retinopathy in eyes with useful vision: clinical application of results of a randomized trial – Diabetic Retinopathy Vitrectomy Study report 4. *Ophthalmology*, 1988; *95*:1321-34.
57. American Diabetes Association. Standards of Medical Care in Diabetes-2009 (Position Statement). *Diabetes Care*, 2009; *32(Suppl. 1)*:S13-61.
58. Liazos E, Broadbent DM, Beare N, Kumar N. Spontaneous resolution of diabetic macular oedema after discontinuation of thiazolidenediones. *Diabet Med*, 2008; *25*:860-2.
59. Chaturvedi N, Sjolie AK, Stephenson JM, et al. Effect of lisinopril on progression of retinopathy in normotensive people with type 1 diabetes. The EUCLID Study Group. EURODIAB Controlled Trial of Lisinopril in Insulin-Dependent Diabetes Mellitus. *Lancet*, 1998; *351*:28-31.
60. Chaturvedi N, Porta M, Klein R, et al.; DIRECT Programme Study Group. Effect of candesartan on prevention (DIRECT-Prevent 1) and progression (DIRECT-Protect 1) of retinopathy in type 1 diabetes: randomised, placebo-controlled trials. *Lancet*, 2008; *372*:1394-402.
61. Ravid M, Brosh D, Levi Z, et al. Use of enalapril to attenuate decline in renal function in normotensive, normoalbuminuric patients with type 2 diabetes mellitus: A randomized, controlled trial. *Ann Intern Med*, 1998; *128*:982-8.
62. Ravid M, Savin H, Jutrin I, et al. Long-term stabilizing effect of angiotensin-converting enzyme inhibition on plasma creatinine and on proteinuria in normotensive type II diabetic patients. *Ann Intern Med*, 1993; *118*:577-81.
63. Pearce IA, Ilango B, Sells RA, Wong D. Stabilization of diabetic retinopathy following simultaneous pancreas and kidney transplant. *Br J Ophthalmol*, 2000; *84*:736-40.
64. Tokuyama T, Ikeda T, Sato K. Effects of haemodialysis on diabetic macular leakage. *Br J Ophthalmol*, 2000; *84*:1397-400.
65. Sen K, Misra A, Kumar A, Pandey RM. Simvastatin retards progression of retinopathy in diabetic patients with hypercholesterolemia. *Diabetes Res Clin Pract*, 2002; *56*:1-11.
66. Gupta A, Gupta V, Thapar S, Bhansali A. Lipid-lowering drug atorvastatin as an adjunct in the management of diabetic macular edema. *Am J Ophthalmol*, 2004; *137*:675-82.
67. Colhoun HM, Betteridge DJ, Durrington PN, et al.; CARDS Investigators. Primary prevention of cardiovascular disease with atorvastatin in type 2 diabetes in the Collaborative Atorvastatin Diabetes Study (CARDS): multicentre randomised placebo-controlled trial. *Lancet*, 2004; *364*:685-696.
68. Keech AC, Mitchell P, Summanen PA, et al.; FIELD study investigators. Effect of fenofibrate on the need for laser treatment for diabetic retinopathy (FIELD study): a randomised controlled trial. *Lancet*, 2007; *370*:1687-97.
69. Early Treatment Diabetic Retinopathy Study Research Group: Effects of aspirin treatment on diabetic retinopathy. Early Treatment Diabetic Retinopathy Study report 8. *Ophthalmology*, 1991; *98*:757-65.
70. Mohamed Q, Wong TY. Emerging drugs for diabetic retinopathy. *Expert Opin Emerg Drugs*, 2008; *13*:675-94.
71. PKC-DRS Study Group. The effect of ruboxistaurin on visual loss in patients with moderately severe to very severe nonproliferative diabetic retinopathy: initial results of the Protein Kinase C beta inhibitor Diabetic Retinopathy Study (PKC-DRS) multicenter randomized clinical trial. *Diabetes*, 2005; *54*:2188-97.
72. Aiello LP, Davis MD, Girach A, et al.; PKC-DRS2 Group. Effect of ruboxistaurin on visual loss in patients with diabetic retinopathy. *Ophthalmology*, 2006; *113*:2221-30.
73. Aiello LP, Davis MD, Girach A, et al.; PKC-DMES Study Group. Effect of ruboxistaurin in patients with diabetic macular edema: thirty-six month results of the randomized PKC-DMES clinical trial. *Arch Ophthalmol*, 2007; *124*:318-24.
75. Giannoukakis N. Ranirestat as a therapeutic aldose reductase inhibitor for diabetic complications. *Expert Opin Investig Drugs*, 2008; *17*:575-81.
76. Ray BS, Pazianos AG, Greenberg E, et al. Pituitary ablation for diabetic retinopathy, I: results of hypophysectomy: (a ten-year evaluation). *JAMA*, 1968; *203*:79-84.
77. Grant MB, Mames RN, Fitzgerald C, et al. The efficacy of octreotide in the therapy of severe nonproliferative and early proliferative diabetic retinopathy: a randomized controlled study. *Diabetes Care*, 2000; *23*:504-9.
78. Kirkegaard C, Nørgaard K, Snorgaard O, et al. Effect of one year continuous subcutaneous infusion of a somatostatin analogue, octreotide, on early retinopathy, metabolic control and thyroid function in type I (insulin-dependent) diabetes mellitus. *Acta Endocrinol (Copenh)*, 1990; *122*:766-72.
79. Aiello LP, Davis MD, Milton RC, Sheetz MJ, et al. Protein kinase C inhibitor trials: diabetic retinopathy & diabetic macular edema. 2005. http://eyephoto.ophth.wisc.edu/PresentationsPublications/PKCInhibitorTrials.pdf (acessado em 4 de abril de 2006).
80. Nauck M, Roth M, Tamm M, et al. Induction of vascular endothelial growth factor by platelet-activating factor and platelet-derived growth factor is down regulated by corticosteroids. *Am J Respir Cell Mol Biol*, 1997; *16*:398-406.
81. Martidis A, Duker J, Greenberg P. Intravitreal triamcinolone for refractory diabetic macular edema. *Ophthalmology*, 2002; *109*:920-7.
82. Cunningham ET Jr, Adamis AP, Altaweel M, et al. A phase II randomized double-masked trial of pegaptanib: An anti-vascular endothelial growth factor aptamer, for diabetic macular edema. *Ophthalmology*, 2005; *112*:1747-57.
83. Chun DW, Heier JS, Topping TM, Duker JS. A pilot study of multiple intravitreal injections of ranibizumab in patients with center involving clinically significant macular edema. *Ophthalmology*, 2006; *11113*:1706-12.
84. Haritoglou C, Kook D, Neubauer A, Wolf A. Intravitreal bevacizumab (Avastin) therapy for persistent diffuse diabetic macular edema. *Retina*, 2006; *26*:999-1005.
85. Spaide RF, Fisher YL. Intravitreal bevacizumab (Avastin) treatment of proliferative diabetic retinopathy complicated by vitreous hemorrhage. *Retina*, 2006; *26*:275-8.
86. Mason JO 3rd, Nixon PA, White MF. Intravitreal injection of bevacizumab (Avastin) as adjunctive treatment of proliferative diabetic retinopathy. *Am J Ophthalmol*, 2006; *142*:685-8.

Diagnóstico e Tratamento da Nefropatia Diabética

Ruy Lyra, Patrícia Nunes Mesquita, Paulo Miranda

INTRODUÇÃO

A nefropatia diabética (ND) acomete 20 a 40% dos pacientes com *diabetes mellitus* (DM) tipo 1 e pelo menos um terço daqueles com DM tipo 2.[1-5] Nessa doença, entre pacientes brasileiros, observou-se uma incidência cumulativa em 10 anos de 31%,[6] semelhante à incidência de 34% em finlandeses[7] e 51% em israelenses.[8] Em estudo realizado no Hospital das Clínicas da UFPE (Recife), albuminúria foi detectada em 44 e 34% dos diabéticos tipo 1 e tipo 2, respectivamente.[9]

A ND é a causa mais comum de insuficiência renal crônica terminal (IRCT) nos Estados Unidos. Nesse país, em 2003, 59% dos novos pacientes admitidos em programas de diálise tinham alguma forma de DM. Esse percentual era de 13% em 1980 e 44% ao final dos anos de 1990.[10] A expectativa é que o número de casos de IRCT causada pelo DM – que triplicou de 1990 a 2000 – aumente em cerca de 10 vezes até o ano de 2030, atingindo 1,3 milhão de indivíduos.[10] Foi também demonstrado que cerca de 60% dos pacientes diabéticos com IRCT tinham DM tipo 2.[11]

No Brasil, os dados disponíveis sobre a prevalência da ND entre pacientes com IRCT são bastante limitados. Na Grande São Paulo, foi relatado que a ND constituía a terceira causa de IRCT, precedida pelas glomerulonefrites e pela hipertensão arterial (9 a 28% dos casos).[12-14] No Rio Grande do Sul, em 1996, a doença renal primária foi atribuída ao DM em 26% dos casos admitidos em programas de diálise.[6]

A importância maior da ND reside no fato de que sua presença implica risco aumentado para hipertensão e doenças cardiovasculares, elevando a mortalidade e reduzindo ainda mais a expectativa de vida na população diabética. Além do mais, trata-se de uma complicação potencialmente prevenível através de adequado controle da pressão arterial, lípides e, sobretudo, dos níveis glicêmicos.[4,5]

FISIOPATOLOGIA

O acometimento glomerular no DM inicia-se, habitualmente, depois de 5 a 10 anos de doença, com maior incidência após 15 anos. Histologicamente, no início do envolvimento renal, observam-se espessamento da membrana basal capilar glomerular, discreto aumento da matriz mesangial e, posteriormente, glomeruloesclerose, caracterizada por esclerose intercapilar difusa ou esclerose intercapilar nodular da matriz mesangial (*lesão de Kimmelstiel-Wilson*). Esta última é a lesão mais característica da ND, embora não seja a mais comum nem patognomônica, pois também pode ser observada na doença de cadeia leve.[15,16]

A ND é caracterizada por deposição excessiva de proteínas da matriz extracelular (ECM) nos glomérulos. O fator de crescimento transformador β (TGF-β) é o principal mediador do acúmulo de proteínas da ECM na ND, através de *up-regulation* dos genes que codificam tais proteínas, assim como *down-regulation* dos genes para as enzimas que degradam as proteínas da ECM.[14,16] Clinicamente, a ND caracteriza-se por proteinúria, hipertensão arterial e uremia progressiva.[4,14]

Os mecanismos fisiopatológicos da ND não são completamente entendidos. Além das alterações morfológicas, a hemodinâmica glomerular e a composição química dos componentes glomerulares encontram-se alteradas. Entre os mecanismos de lesão renal relacionados à hiperglicemia crônica estão a glicação não-enzimática e o aumento da atividade na via dos polióis. Os produtos de glicação não-enzimática podem promover alterações quantitativas e qualitativas nos componentes da matriz extracelular, contribuindo para a ocorrência final de oclusão glomerular. Na via dos polióis, a glicose é reduzida a sorbitol sob a ação da aldose redutase. O acúmulo do sorbitol causaria dano celular através dos seguintes mecanismos: estresse hiperosmótico para as células, diminuição do mioinositol intracelular e redução da atividade da ATPase Na^+/K^+-dependente.[2-5,15,16]

Durante muitos anos, debateu-se se, para o desenvolvimento da ND, seriam mais importantes as alterações hemodinâmicas ou as estruturais. Atualmente, está claro que esses processos estão intimamente relacionados. Em nível molecular, a hiperglicemia e as proteínas por ela alteradas – produtos Amadori e produtos finais de glicação avançada (AGE) – têm papel-chave no surgimento da ND. Estudos mais recentes têm ressaltado as conseqüências patogênicas da ativação da proteína quinase C (PKC) pela hiperglicemia no surgimento das complicações diabéticas microvasculares. Entre tais conseqüências, incluem-se diminuição da sintetase endotelial do óxido nítrico (eNOS), incremento do aumento de endotelina-1, inibidor do ativador do plasminogênio (PAI-1), estímulo à formação de espécies reativas ao oxigênio (ROS), incremento da expressão de genes pró-inflamatórios (via aumento do fator de transcrição NF-kappaB) etc. (Fig. 55.1). Além disso, hiperglicemia, AGE e PKC ativada atuam em conjunto para induzir a produção de fatores de crescimento (particularmente, o fator de crescimento vascular endotelial [VEGF]) e citocinas (sobretudo a TGF-β) que favorecem aumento da permeabilidade vascular, angiogênese e oclusão vascular.[3,17-19]

A ativação do sistema renina–angiotensina pela hiperglicemia, estresse mecânico e proteinúria, com aumento na formação local de

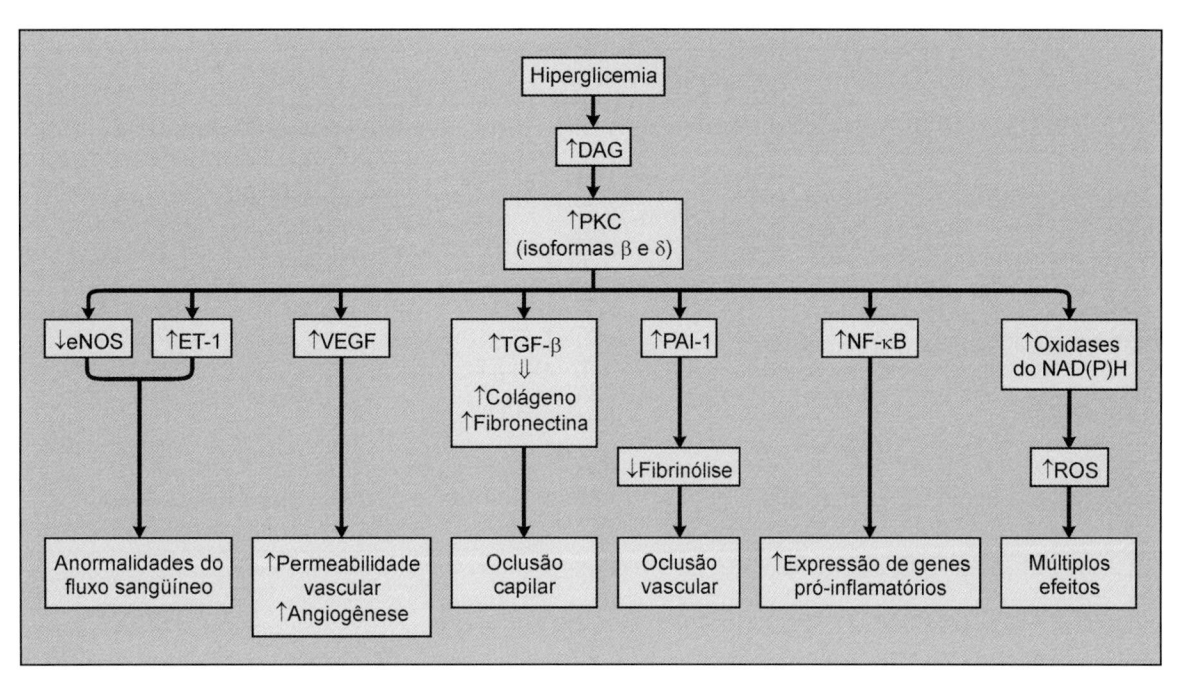

Fig. 55.1 Potenciais complicações da ativação da proteína quinase C (PKC) pela hiperglicemia. A hiperglicemia aumenta o conteúdo de diacilglicerol (DAC), o qual ativa PKC, primariamente as isoformas β e δ. PKC ativada tem várias conseqüências patogênicas (eNOS: sintetase endotelial do óxido nítrico; ET-1: endotelina-1; PAI-1: inibidor do ativador do plasminogênio; ROS: espécies reativas ao oxigênio; TGF: fator de crescimento transformador; VEGF: fator de crescimento vascular endotelial). (Adaptado da Ref. 17.)

angiotensina II (ANG II), causa muitas das mudanças fisiopatológicas associadas com a ND. De fato, tem sido demonstrado que ANG II está envolvida em quase todos os processos fisiopatológicos implicados no desenvolvimento da ND (alterações hemodinâmicas, hipertrofia, acúmulo de MEC, indução de fator de crescimento/citocina, formação de ROS, danos de podócitos, proteinúria e inflamação intersticial). Conseqüentemente, o bloqueio dos efeitos deletérios da ANG II tem importância fundamental na prevenção e tratamento da ND.[2,3,17,19]

HISTÓRIA NATURAL

A manifestação laboratorial mais precoce da ND é a microalbuminúria, ou seja, uma excreção urinária de albumina (EUA) de 30–300 mg/dia ou 20–200 μg/min, caracterizando a *nefropatia incipiente*. Sem intervenção específica, 80% dos pacientes com diabetes tipo 1 e 20 a 40% dos diabéticos tipo 2 com microalbuminúria persistente evoluirão para macroalbuminúria (EUA > 300 mg/dia ou 200 μg/min), em um período de 10–15 anos. Uma vez surgida a *nefropatia diabética clínica* (presença de macroalbuminúria), na ausência de medidas terapêuticas adequadas, ocorrerá uma redução progressiva da taxa de filtração glomerular (GFR) e do *clearance* de creatinina (10–14 mL/min/ano), com IRCT desenvolvendo-se em 50% dos diabéticos tipo 1 dentro de 10 anos e em mais de 75% após 20 anos. Este último percentual é apenas de 20% no DM tipo 2, possivelmente porque a maioria dos pacientes morre de problemas cardiovasculares antes de desenvolver IRCT.[5–7,12,16]

No DM tipo 1, a ND habitualmente surge 5–10 anos após o diagnóstico. No caso do DM tipo 2, como o diagnóstico é realizado, em geral, com cerca de 5 a 10 anos de atraso, não é incomum o achado de micro- ou macroalbuminúria (menos freqüentemente) na ocasião em que a doença é detectada.[5,17]

Vale ressaltar que 9 a 30% das nefropatias em diabéticos podem ter outra etiologia. Em estudo recente, 18% dos pacientes com proteinúria submetidos a biópsia renal tinham uma glomerulopatia primária.[20] Tal situação deve ser suspeitada quando o paciente apresentar-se com uremia sem proteinúria (a elevação da creatinina e da uréia séricas *sempre* se manifesta após o surgimento da proteinúria), quando não houver retinopatia em um paciente diabético com proteinúria (principalmente no caso do DM tipo 1), ou se existirem evidências de nefropatia antes de 5 anos (em diabéticos tipo 1) ou após 30 anos do diagnóstico da doença.[4,16] Acantocitúria (hematúria glomerular) é rara na ND e seu achado aponta para o diagnóstico de glomerulopatia não-diabética, devendo a biópsia renal ser considerada.[21]

Os estágios da nefropatia diabética estão especificados nos Quadros 55.1 e 55.2. A história natural da ND, no que se refere à pro-

---

QUADRO 55.1

Estágios da Nefropatia Diabética (DM Tipo 1)

Estágio I – *Fase inicial*
Hipertrofia renal e hiperfiltração glomerular
Estágio II – *Fase silenciosa*
Microalbuminúria apenas após os exercícios
Estágio III – *Fase de nefropatia incipiente*
Microalbuminúria persistente
Estágio IV – *Fase de nefropatia clínica*
Proteinúria no exame sumário de urina (albuminúria)
Hipertensão arterial
Estágio V – *Fase de doença renal em estágio terminal*
Proteinúria + hipertensão
CC < 10 mL/min e/ou Cs ≥ 10 mg/dL*

*CC = *clearance* de creatinina; Cs = creatinina sérica.

QUADRO 55.2
Progressão da Nefropatia Diabética no DM Tipo 1, sem Intervenção Terapêutica

Anormalidades Funcionais	Tempo de DM	(%) Progressão e Anormalidade	Anormalidades Estruturais
I Hipertrofia Hiperfiltração	Presente ao diagnóstico	(80%) ↑ RFG ↑ Pressão capilar	↑ Tamanho renal ↑ Glomerular ↑ Área de filtração
II Lesões renais Ausência de sinais clínicos	2–3 anos	(35–40%) ↑ RFG ↑ Pressão capilar	Espessamento da membrana basal e mesangial
III Nefropatia incipiente RFG normal ou diminuído	7–15 anos	(80–100%) EUA = 30–300 g/dia	↑ Esclerose glomerular
IV Nefropatia clínica RFG em declínio	10–30 anos	(75–100%) EUA > 300 mg/dia	Glomeruloesclerose difusa ou nodular
V Doença renal em estágio final	20–40 anos	RFG < 10 mL/min Cs ≥ 10 mg/dL	Glomeruloesclerose disseminada

Cs = creatinina sérica; EUA = excreção urinária de albumina; RFG = ritmo de filtração glomerular.

gressão de um estágio para outro, está bem caracterizada no DM tipo 1, mas é bem menos previsível no DM tipo 2. Neste último, por exemplo, o paciente pode permanecer anos na fase de microalbuminúria, sem nunca evoluir para macroalbuminúria.[2,16]

FATORES DE RISCO

Fatores genéticos e ambientais contribuem para o desenvolvimento da ND (Quadro 55.3).

Fatores Ambientais

O principal fator de risco para o aparecimento da microalbuminúria persistente e, conseqüentemente, de macroalbuminúria e IRCT é o controle glicêmico inadequado, conforme demonstrado em importantes estudos (ver adiante). A duração do DM também se constitui em fator de risco para ND, a qual, entretanto, raramente surge após 30 anos de doença. A hipertensão arterial (HA) também tem importância fundamental no surgimento de microalbuminúria e parece ser o fator mais importante para a progressão da nefropatia clínica e o declínio do RFG.[4,5,16] Recentemente, foi mostrado que mesmo a chamada hipertensão do jaleco branco implica risco aumentado para retinopatia e nefropatia em diabéticos tipo 2.[22]

Desenvolvimento puberal, duração do DM e história de hipertensão materna foram os principais fatores de risco para o surgimento de ND em crianças e adolescentes com DM tipo 1, em um estudo relativamente recente.[23]

Entre outros fatores ambientais que, segundo alguns estudos, estão envolvidos no surgimento e/ou progressão da ND, citam-se o *tabagismo* e a *hipercolesterolemia*.[9,16,24] Os dados sobre a *obesidade* são mais contraditórios. Uma correlação entre índice de massa corpórea e risco para desenvolver micro- ou macroalbuminúria foi relatada em brancos europeus, mas não entre os índios Pima.[16] A presença de *microalbuminúria* implica um risco 20 vezes maior para a ocorrência de macroalbuminúria, em comparação com os pacientes com EUA normal. Também é um poderoso fator preditivo para a ocorrência de doença cardiovascular, tanto no diabetes tipo 1 como no tipo 2.[5,16,25]

Outros *fatores agravantes* da ND incluem a obstrução urinária (inclusive bexiga neurogênica), infecção urinária crônica de repetição e o uso de drogas nefrotóxicas (antibióticos nefrotóxicos, antiinflamatórios não-esteróides, contrastes radiológicos endovenosos etc.).[16] Recentemente, relatou-se a associação entre infecção crônica pela *Chlamydia pneumoniae* e a ND avançada.[26] Em um outro estudo, foi observado que a proteinúria era mais intensa em pacientes com ND e anticorpos contra o vírus da hepatite C do que naqueles sem tais anticorpos.[27]

Fatores Genéticos

Fatores genéticos podem também contribuir para o aparecimento da ND. Alguns fatos apóiam essa hipótese: (1) apenas uma proporção (30 a 40%) dos pacientes é afetada,[4] (2) existe uma tendência à agregação familiar na ND,[28] (3) o risco para essa complicação parece ser maior em pacientes cujos pais tenham HA ou ND[5,29] e (4) certas raças não-brancas, como índios Pima, negros, hispânicos

QUADRO 55.3
Fatores de Risco para Surgimento e/ou Progressão da Nefropatia Diabética

Duração do diabetes*
Microalbuminúria*
Fatores genéticos*
Mau controle glicêmico**
Hipertensão arterial**
Tabagismo**
Hipercolesterolemia**
Obesidade (?)**
Obstrução urinária***
Infecção urinária crônica de repetição***
Uso de drogas nefrotóxicas***

*Fator de risco para surgimento.
**Fator de risco para surgimento e progressão.
***Fator de risco para progressão.

e nativos americanos, estão sob maior risco de desenvolver ND.[5,30] Diversos polimorfismos genéticos têm sido avaliados em relação à predisposição para ND. O gene da enzima conversora da angiotensina (ECA) é o mais estudado, e apresenta um polimorfismo do tipo inserção/deleção (I/D) no íntron.[31] O alelo D associa-se a altos níveis de ECA, o que poderia favorecer o desenvolvimento de hipertensão glomerular, resultando em dano glomerular e instalação da ND.[2,32] O polimorfismo da paraoxonase 2 (PON 2) tem sido associado à ND em pacientes com DM2. Acredita-se que a PON 2 poderia modular o papel dos lipídios como fator de risco ou de progressão para ND.[4,5,32] Mais recentemente, foi sugerido que a combinação de polimorfismos de NADPH p22phox C242T e RAGE G1704T poderia ser útil na identificação do risco para o desenvolvimento de ND em diabéticos tipo 2.[33] Da mesma forma, polimorfismos do gene da TGF-β_1 parecem contribuir para predisposição genética à ND no DM tipo 1.[34] Em algumas populações, uma predisposição aumentada para ND no DM tipo 2 parece estar relacionada a mutações no gene da GFPT2 (glutamina:frutose-6-fosfato amidotransferase 2)[35] ou no gene da metilenotetraidofolato redutase.[36] Polimorfismos do promotor do gene da aldose redutase estariam também envolvidos.[37]

DIAGNÓSTICO

Como mencionado, a manifestação laboratorial mais precoce da ND é a microalbuminúria. No DM tipo 1, ela geralmente surge após 5 anos de doença e raramente o faz antes da puberdade. No DM tipo 2, como o diagnóstico é em geral tardio, cerca de 10 a 40% dos casos já apresentam microalbuminúria e até 10% têm proteinúria ou macroalbuminúria na época do diagnóstico.[4,5,16]

Nos portadores de DM tipo 2, deve-se pesquisar albuminúria através da urinálise na primeira consulta e, depois, anualmente. No caso do DM tipo 1, ND deve ser pesquisada 5 anos após o diagnóstico ou mais cedo, na presença da puberdade ou mau controle glicêmico e, posteriormente, a cada ano.[4] Se o exame sumário de urina apresentar positividade para proteína, deve-se quantificá-la na urina de 24 h, em que valores > 500 mg/dia indicam nefropatia clínica. Caso a urinálise seja isenta de proteína, faz-se o rastreamento para microalbuminúria. Este último, de acordo com o Quadro 55.4, pode ser realizado por três métodos: (1) medida da relação albumina–creatinina em uma amostra isolada ao acaso, (2) amostra urinária de 24 h ou (3) amostra referente ao período noturno.[1,5] O primeiro método é freqüentemente considerado o preferido, por ser geralmente acurado e o mais fácil de ser realizado no consultório ou ambulatório. Amostra da primeira micção ou outras amostras matinais são melhores por causa da sabida variação diurna na excreção urinária de albumina. Da mesma forma, o exame realizado com a amostra noturna tem a vantagem de receber menor influência da atividade física sobre a EUA, em comparação à amostra urinária de 24 h.[5] Em alguns serviços, o rastreamento da ND é feito pela medição da EUA em uma amostra de urina coletada ao acaso, como, por exemplo, durante a consulta médica. Valores de albumina entre 17 e 174 mg/L em amostra casual de urina apresentam sensibilidade de 100% e especificidade de 79,6% para o diagnóstico de microalbuminúria.[4]

Fitas reagentes para pesquisa semiquantitativa de microalbuminúria (p. ex., Micral-Test II®) podem também ser usadas como rastreamento. Sua sensibilidade e especificidade podem atingir 95 e 93%, respectivamente, se o exame for feito por um pessoal familiarizado com o método.[5] Quando se utilizam essas fitas, os resultados positivos devem ser confirmados por exames quantitativos.

Segundo a Associação Americana de Diabetes (ADA),[1] a medida apenas da albumina urinária, sem dosagem simultânea da creatinina na urina, seja por imunoensaio ou fita reagente, pode ser até menos cara, porém é mais susceptível a resultados falso-negativos e positivos, em função da variação na concentração da urina devido à hidratação e a outros fatores.

Antes de rotularmos o paciente como portador de ND, devemos excluir outras condições que possam determinar aumento na EUA (Quadro 55.5). Além disso, como existe variação na EUA de um dia para o outro, recomenda-se realizar 2 a 3 dosagens de microalbuminúria, em um período de 3 a 6 meses, para confirmar ou não a ND.[5] Na Fig. 55.2 está resumida a investigação recomendada pela Associação Americana de Diabetes para detecção e manuseio da nefropatia diabética.

Como mencionado, pacientes com diabetes podem ter doença renal de outras etiologias, que podem manifestar-se por diminuição do RFG associada a albuminúria ausente ou discreta.[16] Por isso, é recomendável que a creatinina sérica (Cs) seja dosada, pelo menos, anualmente em todos os adultos com diabetes, independentemente da EUA.[1] A Cs deve ser usada para estimar o RFG e estagiar o nível de comprometimento renal, se presente, conforme a classificação da National Kidney Foundation (Quadro 55.6).[38] O RFG pode ser estimado utilizando-se fórmulas como a equação de Cockroft-Gault ou uma fórmula com dados oriundos do Modification of Diet in Renal Disease Study.[39] Informações para o cálculo do RFG estão disponíveis no site http://www.nkdep.nih.gov.

CONDUTA TERAPÊUTICA NA NEFROPATIA DIABÉTICA

Considerando-se a elevada morbimortalidade da ND, torna-se prioritária a adoção de medidas preventivas de seu aparecimento e sua progressão. Essas medidas estão resumidas no Quadro 55.7, de acordo com o estágio da ND. Nos estágios I e II, a lesão renal seria

QUADRO 55.4
Definições de Anormalidades na Excreção Urinária de Albumina (EUA)

Categoria	Amostra Isolada (µg/mg de Creatinina)	Amostra de 12 h (µg/min)	Amostra de 24 h (mg/24 h)
Normal	< 30	< 20	< 30
Microalbuminúria	30–299	20–200	30–299
Macroalbuminúria	≥ 300	> 200	≥ 300

Adaptado da Ref. 5.

Quadro 55.5
Fatores que Podem Aumentar Transitoriamente a Excreção Urinária de Albumina

Diabetes descompensado
Exercícios
Infecções
Febre
Ingestão protéica excessiva
Hipertensão não controlada
Insuficiência cardíaca
Litíase urinária

parcialmente reversível, desde que existam controle glicêmico rigoroso e reversão da hiperfiltração. Na presença de microalbuminúria (estágio III), deve-se procurar otimizar o controle glicêmico e, se isso não for suficiente, introduzir os inibidores da enzima conversora da angiotensina (IECA) – mesmo em normotensos – e controlar adequadamente os níveis pressóricos. Se os IECA não forem bem tolerados, podem ser substituídos pelos bloqueadores do receptor da angiotensina II (BRA). Com tais medidas, pode-se conseguir reversão ou estabilização da microalbuminúria, com menor progressão para macroalbuminúria. No estágio IV (nefropatia clínica, com proteinúria), a intervenção terapêutica pode reduzir a velocidade da progressão da ND (redução da proteinúria, da queda do RFG e do *clearance* de creatinina), principalmente por meio do controle

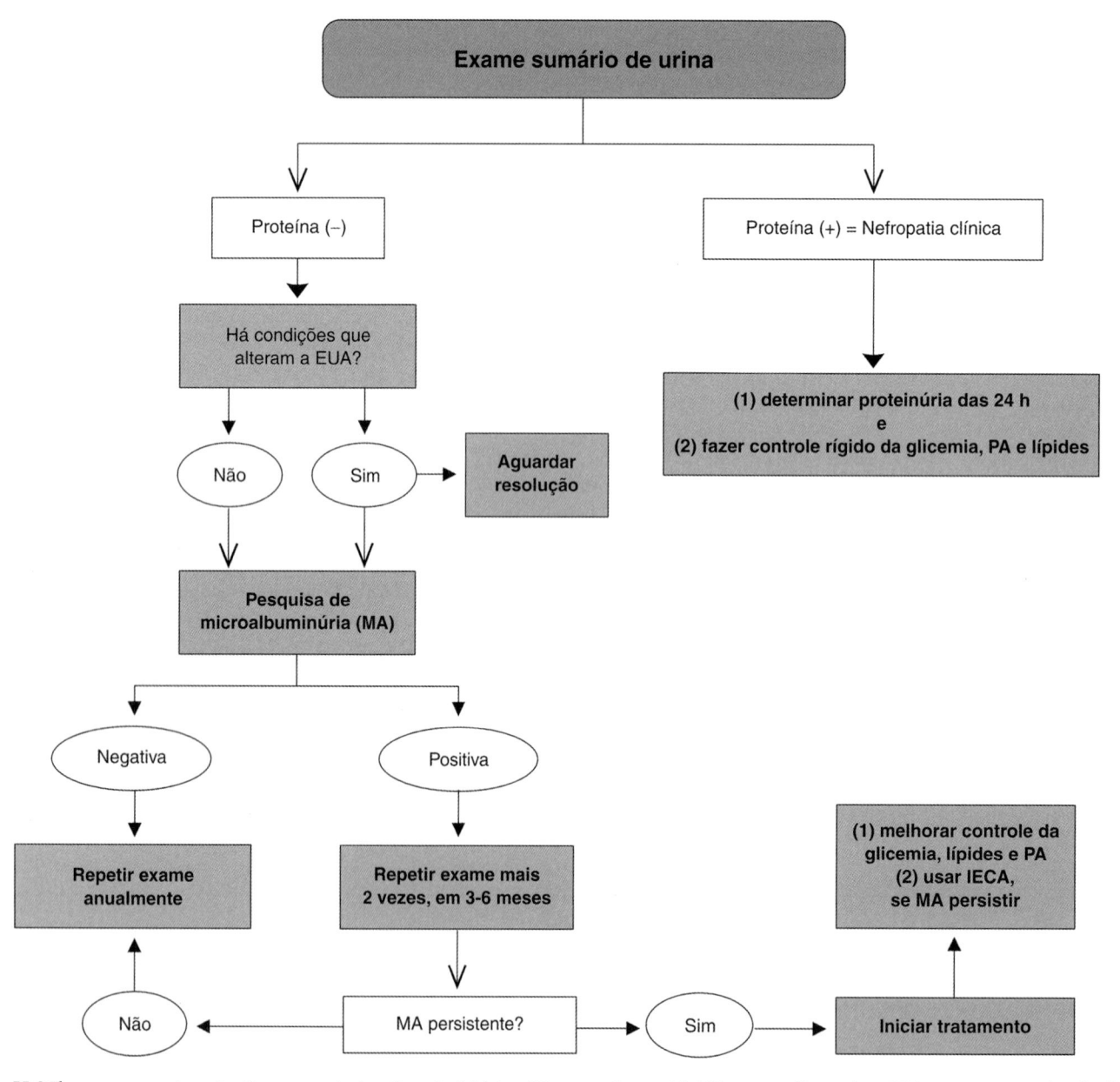

Fig. 55.2 Fluxograma para investigação e manuseio da nefropatia diabética. (PA = pressão arterial; MA = microalbuminúria; EUA = excreção urinária de albumina; IECA = inibidor da enzima conversora da angiotensina.)

QUADRO 55.6

Estágios da Doença Renal Diabética, segundo a Classificação da National Kidney Foundation

Estágio	Descrição	RFG (mL/min/1,73 m^2)
1	Dano renal com RFG normal ou aumentado	≥ 90
2	Dano renal com RFG levemente diminuído	60–89
3	RFG moderadamente diminuído	30–59
4	RFG intensamente diminuído	15–29
5	Insuficiência renal	< 15 ou diálise

Adaptado da Ref. 38.

QUADRO 55.7

Medidas de Prevenção e Tratamento da Nefropatia Diabética

Estágios I e II – Controle glicêmico adequado
- Não fumar
- Controle da HAS (DM tipo 1)
- Tratamento da obesidade e dislipidemia (DM tipo 2)
- Evitar dieta hiperprotéica

Estágios III e IV
- Controle glicêmico adequado
- Não fumar
- Tratamento da HAS
- Uso de inibidores da ECA (mesmo em normotensos)
- Ingestão protéica diária de 0,6–0,8 g/kg
- Correção da hiperlipidemia
- Uso da aminoguanidina*

Estágio V
- Diálise peritoneal, hemodiálise ou transplante

*Eficácia ainda não comprovada.

pressórico adequado, uso de IECA ou BRA e, possivelmente, dieta hipoprotéica. Nessa fase, o controle glicêmico tem influência menor, mas deve ser o melhor possível.[4,5,16,17]

Controle da Glicemia

A grande importância do bom controle glicêmico na prevenção da ND está bem estabelecida. Por exemplo, no estudo DCCT (*Diabetes Control and Complications Trial*),[40] a insulinoterapia intensiva (3 a 4 aplicações diárias ou uso de bomba de insulina) em pacientes com DM tipo 1 reduziu em 35 e 50% o desenvolvimento de microalbuminúria e albuminúria, respectivamente, em relação ao grupo tratado convencionalmente (2 aplicações diárias de insulina), além de retardar o aparecimento de outras complicações microvasculares. Os benefícios da terapia intensiva na prevenção de ND e hipertensão permaneciam evidentes 7 a 8 anos após o término do estudo.[41] Os benefícios do bom controle glicêmico na redução do risco para ND no DM tipo 2 foram demonstrados no UKPDS,[42] no estudo Steno-2[43] e naquele de Kumamoto.[44] Da mesma forma, pacientes submetidos a transplante duplo (rim–pâncreas) bem-sucedido, que evoluem com enxertos pancreáticos funcionantes e normoglicemia, não desenvolvem glomerulopatia diabética no rim transplantado. Por outro lado, como já mencionado, o controle da hiperglicemia não parece influir significativamente sobre a história natural da ND, uma vez instalada a proteinúria. Nessa fase (estágio IV), o controle da HA torna-se mais importante na prevenção da progressão para IRCT.[4,5,16]

No UKPDS foi demonstrado que qualquer redução da hemoglobina glicada (HbA$_{1c}$) implica diminuição no risco de complicações, sendo o menor risco observado quando a HbA$_{1c}$ encontra-se em níveis normais (< 6%). Ficou também evidenciado que a redução de 1% da HbA$_{1c}$ associou-se à diminuição de 21% no risco para qualquer desfecho relacionado ao DM e de 37% para complicações microvasculares.[42] As metas específicas para o bom controle glicêmico propostas pela ADA incluem glicemia pré-prandial e de jejum entre 90 e 130 mg/dL, glicemia pós-prandial < 180 mg/dL e níveis de HbA$_{1c}$ < 7%.[1,5] O Colégio Americano de Endocrinologistas (ACE) propõe, como meta, níveis de HbA$_{1c}$ < 6%.

Controle da Pressão Arterial

IMPORTÂNCIA E METAS

Nos portadores de DM tipo 1, a HA surge, habitualmente, na mesma época em que a microalbuminúria (estágio III). Em contraste, a HA está presente em 30 a 50% dos casos de DM tipo 2 na ocasião do diagnóstico. Tanto a hipertensão sistólica como a diastólica aceleram a progressão de microalbuminúria para macroalbuminúria, assim como a queda do RFG. A terapia anti-hipertensiva adequada pode aumentar a sobrevida de pacientes com DM, reduzindo a mortalidade e a necessidade de diálise e transplante renal.[45-47] A análise observacional do UKPDS demonstrou que, para cada 10 mmHg de diminuição na pressão sistólica média, houve uma diminuição significativa de 13% do risco de complicações microvasculares, tendo sido o menor risco alcançado naqueles pacientes com níveis de pressão sistólica < 120 mmHg.[48]

Além de interferir negativamente sobre nefropatia e retinopatia, a HA implica uma freqüência de eventos cardiovasculares duas a cinco vezes maior, duplicando a mortalidade dos diabéticos. Por essas razões, um tratamento mais agressivo para HA nesses pacientes tem sido proposto. Segundo a ADA, a meta é manter a PA < 130/80 mmHg, desde que isso não resulte em hipotensão ortostática – particularmente indesejável em pacientes idosos ou com neuropatia autonômica – ou elevação da creatinina sérica (pode ocorrer em indivíduos com insuficiência renal instalada ou doença renovascular).[5,45] Para pacientes com proteinúria > 1 g/24 h e creatinina elevada, têm sido preconizados níveis tensionais mais baixos (< 125/75 mmHg).[4]

QUE FÁRMACO USAR?

Os IECA têm sido considerados a opção de escolha para o diabético hipertenso com ND. Além de não interferirem negativamente sobre o perfil glicídico e lipídico, possibilitam prevenção ou retardo no surgimento de microalbuminúria e diminuição na progressão da ND.[45] Adicionalmente, com o captopril foi observada redução de 50% na mortalidade e na necessidade de diálise e transplante em diabéticos tipo 1. Por outro lado, no UKPDS, atenolol e captopril foram igualmente eficazes na prevenção das complicações micro- e macrovasculares e possibilitaram controle glicêmico similar, mas a redução da albuminúria foi um pouco maior com o captopril.[45,48] Além disso, devido à baixa prevalência de ND na população estudada, não está claro se houve um número suficiente de eventos para se observar o efeito protetor de cada droga sobre a progressão da ND.[5]

O efeito renoprotetor dos IECA independe de sua capacidade hipotensora, podendo manifestar-se mesmo em pacientes normotensos. Isso pode ser explicado por seus efeitos hemodinâmicos específicos ao nível dos rins, sobretudo sua ação dilatadora sobre a arteríola eferente, o que propicia maior redução da pressão intraglomerular.[45,47] Recentemente, foi demonstrado que a melhora da ND também se dá por uma supressão da produção renal de MCP-1 (proteína quimioatrativa dos monócitos-1).[49] Essa proteína induz aumento da produção da matriz extracelular e fibrose tubulointersticial.[49]

Os benefícios dos IECA também parecem estender-se aos diabéticos tipo 2 normotensos. Em um estudo recente, com duração de 5 anos, a redução no risco para progressão de micro- para macroalbuminúria foi de 66,7% no grupo tratado com enalapril.[50] Ainda não há confirmação de que o uso dos IECA diminua, em pacientes com diabetes tipo 2, a morbimortalidade inerente à ND. No subestudo MICRO-HOPE,[51] o uso de ramipril em diabéticos tipo 2 com normo- ou microalbuminúria resultou em uma redução 24% maior na taxa de progressão para ND manifesta, em comparação ao placebo. Outros benefícios observados foram menor risco para mortalidade cardiovascular (–37%), infarto do miocárdio [IAM] (–22%) e AVC (–33%).[51]

Em um estudo mais recente, prospectivo e randomizado, pacientes diabéticos tipo 2 normotensos foram tratados com enalapril, nisoldipina ou placebo.[52] Após um seguimento médio de 5,3 anos, observou-se que, no grupo com controle intensivo (PA diastólica de 10 mmHg abaixo da linha de base), em comparação ao controle moderado (PA diastólica de 80–89 mmHg), houve menor ocorrência de microalbuminúria, menor progressão da ND e diminuição na incidência de AVC.[52]

No estudo EUCLID,[53] lisinopril mostrou-se eficaz em reduzir a excreção de albuminúria em diabéticos tipo 1 normotensos, com e sem microalbuminúria. Ainda não existem, contudo, evidências suficientes para recomendação do uso profilático de IECA em diabéticos normotensos sem microalbuminúria. Uma exceção seriam diabéticos tipo 1 com forte história familiar de ND, mas tampouco se conhece a eficácia da terapia profilática nesse grupo.

A eficácia dos *bloqueadores do receptor da angiotensina II* (BRA) — losartan, valsartan, irbesartan, telmisartan, candersartan etc. — na prevenção e tratamento da ND em pacientes com DM tipo 2 foi demonstrada em três estudos recentes.[54–56] Entre 1.715 diabéticos tipo 2 com ND e hipertensão, irbesartan (300 mg/dia) mostrou-se significativamente mais eficaz que a amlodipina (10 mg/dia) na redução do risco relativo (RR) para duplicação da creatinina sérica (RR 33% menor) e para surgimento da IRCT (RR 23% menor). Além disso, a redução média da proteinúria foi também maior com a irbesartan (33% *vs.* 6%).[54] Em um outro estudo, envolvendo diabéticos tipo 2 com HA e microalbuminúria, o uso de irbesartan por 2 anos propiciou, em comparação ao placebo, uma redução no risco relativo de progressão para macroalbuminúria de 39% (com 150 mg/dia) e 70% (com 300 mg/dia). A taxa de EUA reduziu-se em 11 e 38%, respectivamente.[55] No estudo RENAAL,[56] losartan ou placebo foram adicionados ao esquema de medicação anti-hipertensiva em 1.513 diabéticos tipo 2 e ND. Losartan reduziu a incidência de duplicação nos níveis da creatinina sérica (redução do risco de 25%; $P = 0,006$) e IRCT (redução do risco de 28%; $P = 0,002$), sem afetar, contudo, a taxa de mortalidade. Também propiciou declínio de 35% na proteinúria ($P < 0,001$, em comparação com placebo).[56]

Do mesmo modo, uma revisão sistemática do uso de BRA em pacientes com doença renal diabética não encontrou nenhuma redução significativa na mortalidade por todas as causas, em comparação com placebo.[57]

Um recente estudo prospectivo, duplo-cego, com 5 anos de duração, comparou telmisartan (80 mg/dia) ou enalapril (20 mg/dia) em diabéticos tipo 2 com estágios iniciais da ND.[58] Foi constatado que não houve diferença significativa na eficácia das drogas quanto à prevenção do declínio da taxa de filtração glomerular, elevação da creatinina sérica e incremento da EUA. Da mesma forma, foram semelhantes nos dois grupos o controle da PA, o surgimento de IRCT ou eventos cardiovasculares, bem como o número de mortes por todas as causas.[58]

A ADA tem recomendado os BRA como opção de escolha para diabéticos tipo 2 com HA, macroalbuminúria e insuficiência renal (creatinina > 1,5 mg/dL).[1,5] BRA também representam a primeira opção para pacientes que não conseguem tolerar os IECA (p.ex., devido à tosse persistente).[45]

O efeito renoprotetor dos BRA também ocorre em pacientes normotensos. Um estudo recente mostrou que, em comparação ao placebo, os pacientes diabéticos tipo 2 com microalbuminúria que usaram telmisartan (40–80 mg/dia) apresentaram menor progressão para nefropatia franca e maior reversão da microalbuminúria.[59]

É importante destacar a necessidade de controle dos níveis de potássio em pacientes em uso de IECA ou BRA. Hipercalemia pode ser encontrada também em decorrência do hipoaldosteronismo hiporreninêmico (acidose tubular renal do tipo IV), não raramente relacionada à ND.[4,5]

O efeito renoprotetor dos *bloqueadores dos canais de cálcio* (BCC) é limitado. Em alguns estudos, o uso da nifedipina ou amlodipina (BCC diidropiridínicos) agravou a proteinúria e acelerou a progressão da ND.[46,60] Em uma série,[54] a eficácia da amlodipina na prevenção da progressão da ND e na redução da proteinúria foi similar à do placebo e inferior à do irbesartan. Em contraste, em estudos de curta duração, observou-se redução da EUA com verapamil e diltiazem, BCC não-diidropiridínicos.[45] No entanto, em estudo mais recente, as combinações trandolapril/verapamil SR e benazepril/amlodipina tiveram eficácia similar na diminuição da excreção urinária de albumina.[61]

Os *diuréticos tiazídicos* (DT) foram considerados pelo VII JOINT[62] como a droga de escolha para a maioria dos hipertensos. Essa posição baseou-se sobretudo nos resultados do estudo ALLHAT.[63] Neste, em que 36% dos pacientes avaliados eram diabéticos, ficou evidenciado que o grupo da clortalidona (12,5–25 mg/dia) teve melhor controle da PA sistólica (PAS) e menor ocorrência de insuficiência cardíaca e AVC, em comparação ao grupo do lisinopril e da amlodipina.[63] Em doses baixas (p.ex., 12,5–25 mg/dia de hidroclorotiazida), os DT não apresentam efeito hiperglicemiante significativo, e podem ser adicionados aos IECA e BRA quando a monoterapia com estes não controlar adequadamente a PA. No entanto, devem ser evitados ou trocados por diuréticos de alça (p. ex., furosemida) em pacientes com creatinina sérica > 2 mg/dL ou *clearance* de creatinina < 60 mL/kg/min, pois nessa situação tornam-se ineficazes e podem agravar a insuficiência renal. Uma outra potencial indicação para os diuréticos de alça é a presença de edema de membros inferiores ou generalizado em casos de ND.[45,46]

No estudo NESTOR,[64] duplo-cego e randomizado, a *indapamida SR* (1,5 mg/dia) [Natrilix SR®], diurético tiazídico-símile, mostrou-se tão eficaz quanto o enalapril (10 mg/dia) na redução da microalbuminúria em diabéticos tipo 2 e propiciou maior redução da PAS.

Alisquireno (Rasilez®) é um inibidor direto da renina, recentemente aprovado pela FDA para tratamento da HA. Pode ser usado em monoterapia ou em associação com outros anti-hipertensivos. Ele atua bloqueando a conversão do angiotensinogênio em angiotensina I, que posteriormente resulta em redução nos níveis de angiotensina II.[65-67]

Em ensaios clínicos envolvendo pacientes com hipertensão leve a moderada, alisquireno mostrou-se com eficácia comparável à dos BRA.[65] Foi também demonstrado que combinação terapêutica de um BRA com o alisquireno pode fornecer redução da pressão arterial superior à obtida com a monoterapia com esses fármacos.[66] Um estudo duplo-cego, com 12 meses de duração, comparou a associação de alisquireno (150–300 mg/dia) ou hidroclorotiazida (12,5–25 mg/dia) com amlodipina (5–10 mg/dia) em pacientes com hipertensão essencial.[68] A redução da PA sistólica e diastólica foi significativamente maior no grupo do alisquireno.[68]

Os dados sobre o alisquireno em pacientes com ND são ainda escassos. Em estudo recente,[69] envolvendo 599 diabéticos tipo 2 com HA e ND, comparou-se a combinação de losartan (100 mg/dia) com alisquireno (300 mg/dia) ou placebo. No grupo que usou alisquireno, a redução da excreção urinária de albumina foi significativamente superior (50% ou mais em 24,7% do grupo alisquireno e 12,5% no grupo placebo; p < 0,001).

TERAPIA ANTI-HIPERTENSIVA COMBINADA

No estudo CALM (*Candesartan and lisinopril microalbuminuria*),[70] a eficácia do duplo bloqueio do sistema renina–angiotensina (SRA) com candesartan e lisinopril no controle da pressão arterial e na redução da microalbuminúria, em diabéticos tipo 2, foi superior à obtida com o uso isolado desses fármacos. Em um estudo posterior,[71] duplo-cego e randomizado, envolvendo 20 pacientes com DM tipo 2 e ND, a terapia combinada inibidor de ECA + candesartan (16 mg) possibilitou maior redução na albuminúria do que aquela obtida com o uso isolado de um IECA na dose máxima recomendada.[71]

Esses resultados foram recentemente ratificados pelo estudo ONTARGET.[72] No entanto, no grupo que recebeu telmisartan (80 mg/dia) e ramipril (10 mg) em associação, foram maiores do que com a monoterapia com uma dessas drogas a necessidade de tratamento dialítico e o risco de duplicação dos valores da creatinina sérica.[72] Uma recente revisão sobre o uso de terapia combinada com IECA, BRA e/ou alisquireno concluiu que, à luz dos dados atualmente disponíveis na literatura, ela deve ser evitada ou, então, reservada para casos isolados e com controle rigoroso.[73]

Já foi também demonstrado que os diuréticos tiazídicos e os BCC não-diidropiridínicos podem potencializar o efeito anti-hipertensivo e antiproteinúrico dos IECA.[46] Para maiores detalhes sobre o tratamento da HA em diabéticos, ver Cap. 52, *Tratamento da Hipertensão Arterial em Diabéticos*.

Restrição Protéica

Pesquisas em animais mostraram que a restrição da ingestão protéica pode reduzir a hiperfiltração, a pressão intraglomerular e retardar a progressão da ND. Sua utilização em humanos tem mostrado resultados discordantes em termos de eficácia. A ADA recomenda uma restrição protéica moderada, isto é, uma dieta com 0,8 g de proteína/kg/dia (cerca de 10% das calorias diárias) para o paciente com ND clínica, com pouca ou nenhuma alteração do RFG. Na ND avançada, ou seja, com diminuição do RFG, a redução da ingestão protéica para 0,6 g/kg/dia pode lentificar o declínio da função renal. Em contrapartida, a diminuição do aporte protéico pode levar a fraqueza muscular e quadro clínico de desnutrição. Além disso, a adesão de pacientes diabéticos a dietas hipoprotéicas é limitada. Dessa forma, um programa de restrição protéica deve ser elaborado por nutricionistas familiarizados com o manuseio dietético dos diabéticos, visando à substituição de determinados grupos protéicos e ao controle rigoroso do *status* nutricional. O controle nutricional inadequado leva à desnutrição e compromete a sobrevida desses pacientes quando em terapia de reposição da função renal (diálise ou transplante).[4,5]

Também foi mostrado, em 28 diabéticos tipo 2 com microalbuminúria, que uma dieta à base de frango propiciou redução na excreção urinária de albumina comparável à obtida com 10 mg/dia de enalapril (32% *vs*. 45%, P = 0,366).[74]

Tratamento da Dislipidemia

Dislipidemia é comum em diabéticos e, mais ainda, naqueles com ND manifesta. Nessa população, os benefícios da terapia redutora do colesterol são superiores aos obtidos em pacientes sem ND. Existem evidências de que a dislipidemia pode causar ou exacerbar ambas, nefropatia e retinopatia diabéticas.[16] Também foi postulado que a hiperlipidemia está associada com um declínio mais rápido do RFG e da progressão da ND.[16] Além disso, foi sugerido que a lipoproteína(a) teria um papel na progressão da ND e da retinopatia diabética.[75] Uma metanálise de 13 estudos controlados (envolvendo um total de 362 indivíduos, 253 dos quais com diabetes) mostrou que as estatinas reduziram a proteinúria e preservaram o RFG em pacientes com doença renal crônica, efeitos esses não completamente explicados pela redução do colesterol plasmático.[76]

Devido à elevada mortalidade cardiovascular dos diabéticos, maior ainda na presença de micro- ou macroalbuminúria, os níveis lipídicos desejáveis nesses pacientes são triglicerídeos < 150 mg/dL, colesterol total < 200 mg/dL e colesterol LDL < 100 mg/dL.[1] Nos estudos HPS, ASCOT e CARDS ficou evidenciado o benefício das estatinas em reduzir eventos cardiovasculares, mesmo em indivíduos com níveis séricos normais de colesterol.[1,77]

Outras Medidas Terapêuticas

Medidas suplementares no manuseio da ND incluem: (1) restrição de sódio em pacientes hipertensos ou com edema; (2) diuréticos, se houver retenção de líquidos; (3) eritropoetina, para tratamento da anemia.[4,5,12] Adicionalmente, é importante que o tabagismo seja fortemente desencorajado, por se constituir em fator de risco para doenças cardiovasculares e para o surgimento e progressão da ND. Somente o fato de parar de fumar pode reduzir o risco de progressão da ND em 30%.[78]

As complicações da nefropatia diabética correlacionam-se com o nível da função renal. Assim, quando o RFG estimado for de 60 mL/min/1,73 m^2, a pesquisa para anemia, desnutrição e doença metabólica óssea está indicada. Da mesma forma, vacinação precoce contra hepatite B está indicada em pacientes que progridem para a fase final de doença renal.[1]

Drogas Experimentais

Nesse grupo incluem-se inibidores da PKC (p.ex., mesilato de ruboxistaurina), glicosaminoglicanos (p.ex., sulodexide), inibidores da vasopeptidase (p.ex., ilepatril), glitazonas, pentoxifilina, inibidores da formação de AGE, antagonistas da endotelina-A (p.ex., avosentan) etc.[79,80]

Em modelos experimentais de doença renal diabética (DRD), *ruboxistaurina*, isoladamente ou associada à inibição do sistema renina–angiotensina, normalizou a hiperfiltração glomerular, diminuiu a excreção urinária de albumina, preservou a função renal e reduziu a expansão mesangial, a glomerulosclerose e a fibrose tubulointersticial.[79-81] Em um estudo de fase 2, a adição de *ruboxistaurina*, por 1 ano, em pacientes com diabetes tipo 2 e nefropatia previamente tratados com IECA ou BRA resultou em redução da excreção urinária de albumina, preveniu aumento nos níveis urinários do TGF-β e estabilizou o RFG.[82] Um outro fármaco promissor é o *ilepatril*, um duplo inibidor da enzima conversora da angiotensina (ECA) e da endopeptidase neutra.[83] Estudos em hipertensão (fase 3) e nefropatia diabética (fase 2) estão em andamento.[79,80]

A *aminoguanidina*, inibidor da formação dos produtos finais de glicação avançada (AGE), mostrou-se mais eficaz que o placebo em prevenir a duplicação da creatinina sérica e a progressão da retinopatia, preservar o RFG e reduzir a proteinúria.[84,69] Entretanto, os estudos com essa droga foram interrompidos devido à sua toxicidade.[79,80]

Uma análise recente de 10 estudos constatou que, em termos de redução de proteinúria, *pentoxifilina* teve eficácia superior à do placebo e comparável à do captopril.[85] Também foi sugerido que a terapia com *benfotiamina* e *tiamina* em altas doses poderia atuar na prevenção da nefropatia incipiente através de um mecanismo independente da redução da glicemia e da HbA$_{1c}$, ou seja, diminuição da ativação da proteína quinase C, da glicação protéica e do estresse oxidativo.[86]

O papel dos *inibidores da aldose redutase* na prevenção da ND continua indefinido.[79,80] O mais promissor parece ser o *epalrestat*. Um estudo publicado em 2001, envolvendo pacientes com DM2 e microalbuminúria, mostrou que a terapia com epalrestat resultou em estabilização da EUA e do RFG.[87]

Em estudos experimentais, evidenciou-se que *antagonistas da endotelina* têm efeitos antiinflamatórios, antifibróticos e antiproteinúricos. Em um recente estudo randomizado e duplo-cego, *avosentan* foi superior ao placebo na redução da UAE em pacientes com ND e macroalbuminúria tratados com IECA ou BRA.[88]

QUANDO ENCAMINHAR O PACIENTE DIABÉTICO AO NEFROLOGISTA?

A ADA sugere que os pacientes devam ser encaminhados ao nefrologista na presença de *clearance* de creatinina (CC) < 70 mL/min/1,73 m² e/ou creatinina sérica > 2 mg/dL, ou, ainda, em caso de dificuldades no manuseio de HA ou hipercalemia.[5]

Segundo um consenso da Associação de Língua Francesa para o Estudo do Diabetes e das Doenças Metabólicas (ALFEDIAM),[89] diabéticos hipertensos devem ser acompanhados por um nefrologista nas seguintes situações:

- Diabéticos tipo 1 com microalbuminúria (estágio III).
- Diabéticos tipo 1 com proteinúria e HA (estágio IV), visando, nesses casos, assegurar a ausência de outra patologia uronefrológica, especialmente outra doença renal, HA grave ou maligna.
- Diabéticos com insuficiência renal (creatinina > 1,4 mg/dL), com HA resistente ao tratamento ou com deterioração brusca da função renal pelo uso de inibidores da ECA.

Além das situações sugeridas pela ALFEDIAM, devem-se ressaltar outras, observadas na prática da clínica nefrológica. Necessitam maior atenção os casos de comprometimento renal em pacientes diabéticos com tempo de doença inferior a 5 anos ou superior a 30 anos ou, ainda, com início súbito de síndrome nefrótica (proteinúria de 24 h ≥ 3,5 g), principalmente se associada à presença de hematúria dismórfica. Essas situações sugerem doença glomerular não-diabética e, diferentemente da ND, necessitam de biópsia renal para confirmação do diagnóstico e instituição da terapêutica adequada.

A outra indicação – que apenas reforça o consenso – é a perda abrupta ou progressiva da função renal, mesmo na ausência de proteinúria, sugerindo complicações secundárias a eventos vasculares, à nefropatia por colesterol (geralmente ocorre após cateterismo), à necrose papilar (principalmente no DM tipo 2), ao quadro de obstrução crônica do fluxo urinário (p.ex., bexiga neurogênica, hipertrofia prostática) ou ao uso de drogas nefrotóxicas.

QUANDO INDICAR TRATAMENTO DIALÍTICO PARA O PACIENTE COM IRCT SECUNDÁRIA À ND?

Uma vez estabelecido que não existem fatores agravantes ou descompensadores da função renal passíveis de reversão (insuficiência cardíaca, depleção de volume, drogas nefrotóxicas, obstrução das vias urinárias, HA não controlada), o tratamento dialítico pode ser iniciado quando o CC estiver < 20 mL/min/1,73 m² de superfície corpórea.

As razões da precocidade da instituição do tratamento dialítico em diabéticos, em comparação com os portadores de outras doenças renais crônicas progressivas, são algumas complicações do diabetes, como neuropatia autonômica (gastroparesia) e neuropatia periférica, cuja sintomatologia geralmente se faz mais intensa na presença de uremia. Da mesma forma, o controle da HA torna-se mais difícil. O início "precoce" do tratamento dialítico em diabéticos também se justifica por possibilitar ao paciente iniciar um programa de diálise em melhores condições nutricionais, melhorando, desse modo, qualitativa e quantitativamente, sua sobrevida.[5,89]

QUAL O TIPO DE TRATAMENTO PARA IRCT MAIS ADEQUADO PARA O PACIENTE COM ND?

A hemodiálise (HD) é a modalidade de tratamento de reposição da função renal mais freqüentemente utilizada para portadores de IRCT secundária à ND. Nos Estados Unidos, conforme relatado pelo US Renal Data System (USRDS), entre 142.963 pacientes diabéticos submetidos à terapia para uremia em 2001, 77% eram tratados com HD e 6% com diálise peritoneal, enquanto 16,5% haviam recebido transplante renal.[11] No entanto, entre os pacientes em diálise peritoneal ambulatorial contínua (DPAC), a população de diabéticos corresponde a 31% dos casos na Grande São Paulo e a 9 a 13% em centros americanos.[13,14] Os favoráveis à DPAC apóiam-se nas dificuldades observadas para a hemodiálise em pacientes diabéticos, como dificuldade de acesso vascular, episódios freqüentes de hipotensão e piora da retinopatia. As principais vantagens e desvantagens da DPAC para diabéticos estão especificadas no Quadro 55.8. Sua utilização permite um melhor controle da HA e o uso da via peritoneal para infusão de insulina, o que pode facilitar o controle glicêmico. Entre suas desvantagens incluem-se complicações infecciosas (p.ex., peri-

QUADRO 55.8
Vantagens e Desvantagens da Diálise Peritoneal

Vantagens	Desvantagens
Melhor controle glicêmico	Complicações infecciosas
Menor freqüência de hipotensão	Dislipidemia
Não há necessidade de acesso vascular	Anorexia
Manutenção do hematócrito mais elevado	Desnutrição
Preservação da função renal residual	
Tratamento domiciliar	

tonite e infecção do túnel ou do orifício de saída do cateter peritoneal), dislipidemia (decorrente da absorção contínua de substâncias altamente calóricas que atravessam o peritônio), desnutrição (por perda de aminoácidos no dialisado) e anorexia (supressão do apetite pela glicose contida na solução de diálise).[11,90]

As vantagens da hemodiálise são a comodidade de se realizarem três sessões de diálise por semana e a facilidade do acompanhamento médico no centro de diálise. Deve ser lembrado que os pacientes diabéticos, em qualquer tipo de diálise, apresentam uma taxa de sobrevida inferior à de outros grupos de pacientes renais crônicos, sendo, em média, de 50% em 3 anos.[11,17,90]

O transplante renal é a opção de tratamento que possibilita maior sobrevida, além de melhor reabilitação. O transplante de doador vivo relacionado apresenta melhor taxa de sobrevida do que o de doador cadáver. Os pacientes diabéticos e seus enxertos, contudo, sobrevivem menos do que pacientes não-diabéticos. A principal causa de morbimortalidade nesse grupo de pacientes, nos períodos peri- e pós-transplante renal, é a doença coronariana. A recidiva da ND no enxerto renal ocorre, em média, 5 a 10 anos após o transplante e não contra-indica a realização do procedimento. A principal limitação para o transplante renal em diabéticos é a doença coronariana silenciosa, justificando a realização de exames invasivos antes da indicação formal do transplante renal. Nesses casos, a literatura sugere que a correção prévia da obstrução coronariana possa melhorar a sobrevida no período pós-transplante renal.[17,90-92] Em diabéticos tipo 1, o transplante simultâneo pâncreas–rim possibilita sobrevida maior do que a obtida apenas com transplante renal.[90,92]

Em resumo, o paciente diabético está apto para receber qualquer forma de tratamento de reposição da função renal, desde que o médico esteja atento para as complicações mais freqüentemente observadas e, quando necessário, modifique a conduta adotada.

BIBLIOGRAFIA

1. American Diabetes Association. Standards of medical care in Diabetes –2009 (Position Statement). *Diabetes Care*, 2009; *32*(suppl 1):S13-61.
2. Bloomgarden ZT. Diabetic nephropathy. *Diabetes Care*, 2008; *31*:823-7.
3. Dronavalli S, Duka I, Bakris GL. The pathogenesis of diabetic nephropathy. *Nat Clin Pract Endocrinol Metab*, 2008; *4*:444-52.
4. Gross JL, de Azevedo MJ, Silveiro SP, et al. Diabetic nephropathy: diagnosis, prevention, and treatment. *Diabetes Care*, 2005; *28*:164-76.
5. American Diabetes Association. Diabetic Nephropathy (Position Statement). *Diabetes Care*, 2004; *27*:S79-S83.
6. Murussi M, Coester A, Gross JL, et al. Diabetic nephropathy in type 2 diabetes mellitus: risk factors and prevention. *Arq Bras Endocrinol Metab*, 2003; *47*:207-19.
7. Forsblom CM, Groop PH, Ekstrand A, et al. Predictors of progression from normoalbuminuria to microalbuminuria in NIDDM. *Diabetes Care*, 1998; *21*:1932-8.
8. Ravid M, Brosh D, Ravid-Safran D, et al. Main risk factors for nephropathy in type 2 diabetes mellitus are plasma cholesterol levels, mean blood pressure, and hyperglycemia. *Arch Int Med*, 1998; *158*:998-1004.
9. Silva MP, Vilar L, Coelho S, Castellar E. Freqüência de albuminúria em diabéticos atendidos no Hospital das Clínicas da UFPE. *An Fac Med Univ Fed Pernamb*, 2002; *47*:59-63.
10. Ritz E, Rychlik I, Lacatelli F, Halimi S. End-stage renal failure in type 2 diabetes: A medical catastrophe of worldwide dimensions. *Am J Kidney Dis*, 1999; *34*:795-808.
11. US Renal Data System. USRDS 2003 Annual Data Report, Bethesda, MD, National Institutes of Health, National Institutes of Diabetes and Digestive and Kidney Diseases, 2003.
12. Skyler JS. Retinopathy and nephropathy. *Metab Clin North Am*, 2001; *30*:833-56.
13. D'Avila R, Guerra EMM, Rodrigues CIS, et al. Diabéticos vs. não diabéticos em tratamento dialítico. *J Bras Nefrol*, 1996; *18*:118.
14. Farias LJB, Bittencourt ZZLC, Alves RMAVF. Prevalência de nefropatia diabética em pacientes adultos com insuficiência renal crônica terminal. *Rev Assoc Med Bras*, 1995; *41*:353-6.
15. Pinto FM, et al. Contribuição da nefropatia diabética para a insuficiência renal crônica na Grande São Paulo. *J Bras Nefrol*, 1997; *19*:256-63.
16. Defronzo RA. Diabetic nephropathy: etiologic and therapeutic considerations. *Diabetes Rev*, 1995; *3*:510-64.
17. Brownlee M, Aiello LP, Cooper ME, et al. Complications of diabetes mellitus. In: Kronemberg HM, et al. (eds). *Williams Textbook of Endocrinology*. 11th ed. Philadelphia: WB Saunders, 2008:1417-501.
18. Fukami K, Yamagishi S, Ueda S, Okuda S. Role of AGEs in diabetic nephropathy. *Curr Pharm Des*, 2008; *14*:946-52.
19. Wolf G. New insights into the pathophysiology of diabetic nephropathy: from haemodynamics to molecular pathology. *Eur J Clin Invest*, 2004; *34*:785-96.
20. Wirta O, Helin H, Mustonen J, et al. Renal findings and glomerular pathology in diabetic subjects. *Nephron*, 2000; *84*:236-42.
21. Heine GH, Sester U, Girndt M, Kohler H. Acanthocytes in the urine: useful tool to differentiate diabetic nephropathy from glomerulonephritis? *Diabetes Care*, 2004; *27*:190-4.
22. Kramer CK, Leitão CB, Canani LH, Gross JL. Impact of white-coat hypertension on microvascular complications in type 2 diabetes. *Diabetes Care*, 2008; *31*:2233-7.
23. GECER Study Group. Risk factors for microalbuminuria in children and adolescents with type 1 diabetes. *J Pediatr Endocrinol Metab*, 2000; *13*:613-20.
24. Chuahirun T, Wesson DE. Cigarette smoking predicts faster progression of type 2 established diabetic nephropathy despite ACE inhibition. *Am J Kidney Dis*, 2002; *39*:376-82.
25. Lane JT. Microalbuminuria as a marker of cardiovascular and renal risk in type 2 diabetes mellitus: a temporal perspective. *Am J Physiol Renal Physiol*, 2004; *286*:F442-50.
26. Kanauchi M, Kawano T, Dohi K. Association of *Chlamydia pneumoniae* infection with diabetic nephropathy. *Diabetes Res Clin Pract*, 2000; *47*:45-8.
27. Soma J, Saito T, Taguma Y, et al. High prevalence and adverse effect of hepatitis C virus infection in type II diabetic-related nephropathy. *J Am Soc Nephrol*, 2000; *11*:690-9.
28. Seaquist ER, Goetz FC, Rich S, Barbosa J. Familial clustering of diabetic kidney disease. Evidence for genetic susceptibility to diabetic nephropathy. *N Engl J Med*, 1989; *320*:1161-5.
29. Nelson RG, Pettitt DJ, Courten MP, et al. Parental hypertension and proteinuria in Pima Indians with NIDDM. *Diabetologia*, 1996; *39*:433-8.
30. Ritz E, Stefanski A. Diabetic nephropathy in type II diabetes. *Am J Kidney Dis*, 1996; *27*:167-94.

31. Kunz R, Bork JP, Fritsche L, et al. Association between the angiotensin-converting enzyme-insertion/deletion polymorphism and diabetic nephropathy: a methodologic appraisal and systematic review. *J Am Soc Nephrol*, 1998; *9*:1653-63.
32. Pinizzotto M, Castillo E, Fiaux M, et al. Paraoxonase 2 polymorphisms are associated with nephropathy in type II diabetes. *Diabetologia*, 2001; *44*:104-7.
33. Matsunaga-Irie S, Maruyama T, Yamamoto Y, et al. Relation between development of nephropathy and the p22phox C242T and receptor for advanced glycation end product G1704T gene polymorphisms in type 2 diabetic patients. *Diabetes Care*, 2004; *27*:303-7.
34. Zhang H, Jia Y, Cooper JJ, et al. Common variants in glutamine:Fructose-6-phosphate amidotransferase 2 (GFPT2) gene are associated with Type 2 diabetes, diabetic nephropathy, and increased GFPT2 mRNA levels. *J Clin Endocrinol Metab*, 2004; *89*:748-55.
35. Gosek K, Moczulski D, Zukowska-Szczechowska E, Grzeszczak W. C-106T Polymorphism in promoter of aldose reductase gene is a risk factor for diabetic nephropathy in type 2 diabetes patients with poor glycaemic control. *Nephron Exp Nephrol*, 2005; *99*:e63-e67.
36. Patel A, Scott WR, Lympany PA, The TGF-beta1 gene codon 10 polymorphism contributes to the genetic predisposition to nephropathy in type 1 diabetes. *Diabet Med*, 2005; *22*:69-73.
37. Ksiazek P, Bednarek-Skublewska A, Buraczynska M. The C677T methylenetetrahydrofolate reductase gene mutation and nephropathy in type 2 diabetes mellitus. *Med Sci Monit*, 2004; *10*:BR47-51.
38. Levey AS, Coresh J, Balk E, et al. National Kidney Foundation practice guidelines for chronic kidney disease: evaluation, classification, and stratification. *Ann Intern Med*, 2003; *139*:137-47.
39. Levey AS, Bosch JP, Lewis JB, et al. A more accurate method to estimate glomerular filtration rate from serum creatinine: a new prediction equation: Modification of Diet in Renal Disease Study Group. *Ann Intern Med*, 1999; *130*:461-70.
40. The DCCT research group. The effect of intensive treatment of diabetes on the development and progression of long term complications in insulin-dependent diabetes. *N Engl J Med*, 1993; *329*:977-86.
41. Writing team for the Diabetes Control and Complications Trial/Epidemiology of Diabetes Interventions and Complications Research Group. Sustained effect of intensive treatment of type 1 diabetes mellitus on development and progression of diabetic nephropathy: the Epidemiology of Diabetes Interventions and Complications (EDIC) study. *JAMA*, 2003; *290*:2159-67.
42. Stratton IM, Adler AI, Neil HA, et al. Association of glycaemia with macrovascular and microvascular complications of type 2 diabetes (UKPDS 35): prospective observational study. *BMJ*, 2000; *321*:405-12.
43. Gæde P, Vedel P, Larsen N, et al. Multifactorial intervention and cardiovascular disease in patients with type 2 diabetes. *N Engl J Med*, 2003; *348*:383-93.
44. Ohkubo Y, Kishikawa H, Araki E, et al. Intensive insulin therapy prevents the progression of diabetic microvascular complications in Japanese patients with non-insulin-dependent diabetes mellitus: a randomized prospective 6-year study. *Diabetes Res Clin Pract*, 1995; *28*:103-17.
45. Arauz-Pacheco C, Parrott MA, Raskin P. The treatment of hypertension in adult patients with diabetes. *Diabetes Care*, 2002; *25*:134-47.
46. Remuzzi G, Schieppati A, Ruggenenti P. Nephropathy in patients with type 2 diabetes. *N Engl J Med*, 2002; *346*:1145-51.
47. Deferrari G, Ravera M, Berruti V et al. Optimizing therapy in the diabetic patient with renal disease: antihypertensive treatment. *J Am Soc Nephrol*, 2004; *15*(suppl 1):S6-S11.
48. Adler AI, Stratton IM, Neil HA, et al. Association of systolic blood pressure with macrovascular and microvascular complications of type 2 diabetes (UKPDS 36): prospective observational study. *BMJ*, 2000; *321*:412-9.
49. Amann B, Tinzmann R, Angelkort B. ACE inhibitors improve diabetic nephropathy through suppression of renal MCP-1. *Diabetes Care*, 2003; *26*:2421-5.
50. Ahmad J, Ahmad H, Pervez I. Long-term renoprotective effects of enalapril in normotensive type 2 diabetic patients with microalbuminuria. American Diabetes Association Meeting, 2004 (209-0r).
51. Heart Outcomes Prevention Evaluation (HOPE) Study Investigators. Effects of ramipril and microvascular outcomes in people with diabetes mellitus: results of the HOPE study and MICRO-HOPE substudy. *Lancet*, 2000; *335*:253-9.
52. Schrier RW, Estacio RO, Esler A, Mehler P. Effects of aggressive blood pressure control in normotensive type 2 diabetic patients on albuminuria, retinopathy and strokes. *Kidney Int*, 2002; *61*:1086-97.
53. The EUCLID Study Group. Randomized placebo-controlled trial of lisinopril in normotensive patients with insulin-dependent diabetes and normoalbuminuria or microalbuminuria. *Lancet*, 1997; *349*:1787-92.
54. Lewis EJ, Hunsicker LG, Clarke WR, et al. Renoprotective effect of the angiotensin-receptor antagonist irbesartan in patients with nephropathy due to type 2 Diabetes. *N Engl J Med*, 2001; *345*:851-60.
55. Lewis EJ, Lewis JB. Treatment of diabetic nephropathy with angiotensin II receptor antagonist. *Clin Exp Nephrol*, 2003; *7*:1-8.
56. Brenner BM, Cooper ME, de Zeeuw D, et al. Effects of losartan on renal and cardiovascular outcomes in patients with type 2 diabetes and nephropathy. *N Engl J Med*, 2001; *345*:861-9.
57. Strippoli GF, Bonifati C, Craig M, et al. Angiotensin converting enzyme inhibitors and angiotensin II receptor antagonists for preventing the progression of diabetic kidney disease. *Cochrane Database Syst Rev*, 2006; (4):CD006257.
58. Barnett AH, Bain SC, Bouter P, et al. Angiotensin-receptor blockade versus converting-enzyme inhibition in type 2 diabetes and nephropathy. *N Engl J Med*, 2004; *351*:1952-61.
59. Makino H, Haneda M, Babazono T, et al.; INNOVATION Study Group. Microalbuminuria reduction with telmisartan in normotensive and hypertensive Japanese patients with type 2 diabetes: a post-hoc analysis of The Incipient to Overt: Angiotensin II Blocker, Telmisartan, Investigation on Type 2 Diabetic Nephropathy (INNOVATION) study. *Hypertens Res*, 2008; *31*:657-64.
60. Melbourne Diabetic Nephropathy Study Group: Comparison between perindopril and nifedipine in hypertensive and normotensive diabetic patients with microalbuminuria. *BMJ*, 1991; *302*:210-6.
61. Toto RD, Tian M, Fakouhi K, Champion A, Bacher P. Effects of calcium channel blockers on proteinuria in patients with diabetic nephropathy. *J Clin Hypertens* (Greenwich), 2008; *10*:761-9.
62. The Seventh Report of the Joint National Committee on Prevention, Detection, Evaluation and Treatment of High Blood Pressure. *JAMA*, 2003; *289*:2560-72.
63. The ALLHAT officers. Major outcomes in high-risk hypertensive patients randomized to angiotensin-converting enzyme inhibitor or calcium channel blocker vs diuretic: the antihypertensive and lipid-lowering treatment to prevent heart attach trial (ALLHAT). *JAMA*, 2002; *288*:3039-42.
64. Marre M, Puig JG, Kokot F, et al. Equivalence of indapamide SR and enalapril on microalbuminuria reduction in hypertensive patients with type 2 diabetes: the NESTOR Study. *J Hypertens*, 2004; *22*:1613-22.
65. Sanoski CA. Aliskiren: an oral direct Renin inhibitor for the treatment of hypertension. *Pharmacotherapy*, 2009; *29*:193-212.
66. Rashid H. Direct renin inhibition: an evaluation of the safety and tolerability of aliskiren. *Curr Med Res Opin*, 2008; *24*:2627-37.
67. Vaidyanathan S, Jarugula V, Dieterich HA, et al. Clinical pharmacokinetics and pharmacodynamics of aliskiren *Clin Pharmacokinet*, 2008; *47*:515-31.
68. Sanoski CA. Aliskiren: an oral direct Renin inhibitor for the treatment of hypertension. *Pharmacotherapy*, 2009; *29*:193-212.
69. Parving HH, Persson F, Lewis JB, et al; AVOID Study Investigators. Aliskiren combined with losartan in type 2 diabetes and nephropathy. *N Engl J Med*, 2008; *358*:2433-46.
70. Mogensen CE, Neldam S, Tikkenen I, et al. Randomised controlled trial of dual blockade of renin-angiotensin system in patients with

70. hypertension, microalbuminuria, and non-insulin dependent diabetes: the Candesartan and Lisinopril Microalbuminuria (CALM) study. *BMJ*, 2000; *321*:1440-4.
71. Rossing K, Jacobsen P, Pietraszek L, Parving HH. Renoprotective effects of adding angiotensin II receptor blocker to maximal recommended doses of ACE inhibitor in diabetic nephropathy: a randomized double-blind crossover trial. *Diabetes Care*, 2003; *26*:2268-74.
72. Mann JF, Schmieder RE, McQueen M, *et al.*; ONTARGET investigators. Renal outcomes with telmisartan, ramipril, or both, in people at high vascular risk (the ONTARGET study): a multicentre, randomised, double-blind, controlled trial. *Lancet*, 2008; *372*:547-53.
73. Arici M, Erdem Y. Dual blockade of the renin-angiotensin system for cardiorenal protection: An update. *Am J Kidney Dis*, 2009; *53*(2):332-45.
74. de Mello VD, Zelmanovitz T, Azevedo MJ, *et al.* Long-term effect of a chicken-based diet versus enalapril on albuminuria in type 2 diabetic patients with microalbuminuria. *J Ren Nutr*, 2008; *18*:440-7.
75. Misra A, Kumar S, Kishore Vikram N, Kumar A. The role of lipids in the development of diabetic microvascular complications: implications for therapy. *Am J Cardiovasc Drugs*, 2003; *3*:325-38.
76. Fried LF, Orchard TJ, Kasiske BL. Effect of lipid reduction on the progression of renal disease: a meta-analysis. *Kidney Int*, 2001; *59*:260-9.
77. Ehrenstein MR, Jury EC, Mauri C. Statins for atherosclerosis – as good as it gets? *N Engl J Med*, 2005; *352*:73-5.
78. Ritz E, Ogata H, Orth SR. Smoking: a factor promoting onset and progression of diabetic nephropathy. *Diabetes Metab*, 2000; *26*(suppl 4):54-63.
79. Goh SY, Jasik M, Cooper ME. Agents in development for the treatment of diabetic nephropathy. *Expert Opin Emerg Drugs*, 2008; *13*:447-63.
80. Cortinovis M, Cattaneo D, Perico N, Remuzzi G. Investigational drugs for diabetic nephropathy. *Expert Opin Investig Drugs*, 2008; *17*:1487-500.
81. Tuttle KR, Anderson PW. A novel potential therapy for diabetic nephropathy and vascular complications: Protein kinase C beta inhibition. *Am J Kidney Dis*, 2003; *42*:456-65.
82. Tuttle KR. Protein kinase C-beta inhibition for diabetic kidney disease *Diabetes Res Clin Pract*, 2008; *82*(suppl 1):S70-4.
83. Tabrizchi R. Ilepatril (AVE-7688), a vasopeptidase inhibitor for the treatment of hypertension. *Curr Opin Investig Drugs*, 2008; *9*:301-9.
84. Bolton WK, Cattran DC, Williams ME, *et al.*, for the ACTION I Investigator Group (Appendix) F. Randomized trial of an inhibitor of formation of advanced glycation end products in diabetic nephropathy. *Am J Nephrol*, 2004; *24*:32-40.
85. McCormick BB, Sydor A, Akbari A, *et al.* The effect of pentoxifylline on proteinuria in diabetic kidney disease: a meta-analysis. *Am J Kidney Dis*, 2008; *52*:454-63.
86. Babaei-Jadidi R, Karachalias N, Ahmed N, *et al.* Prevention of incipient diabetic nephropathy by high-dose thiamine and benfotiamine. *Diabetes*, 2003; *52*:2110-20.
87. Iso K, Tada H, Kuboki K, Inokuchi T. Long-term effect of epalrestat, an aldose reductase inhibitor, on the development of incipient diabetic nephropathy in type 2 diabetic patients. *J Diabetes Complications*, 2001; *15*:241-4.
88. Wenzel RR, Littke T, Kuranoff S, *et al*; for the SPP301 (Avosentan) Endothelin Antagonist Evaluation in Diabetic Nephropathy Study Investigators. Avosentan reduces albumin excretion in diabetics with macroalbuminuria. *J Am Soc Nephrol*, 2009 Jan 14. [Epub ahead of print].
89. Report of the experts of the ALFEDIAM (French Language Association for the Study of Diabetes and Metabolic Diseases) and SFN. Management of end-stage renal failure in diabetic patients. Short text. *Diabetes Metab*, 2000; *26*:81-7.
90. Knoll GA, Nichol G. Dialysis, kidney transplantation, or pancreas transplantation for patients with diabetes mellitus and renal failure: a decision analysis of treatment options. *J Am Soc Nephrol*, 2003; *14*:500-15.
91. Italian Society of Nephrology. Guidelines of the Italian Society of Nephrology. Guidelines for diagnosis and therapy of diabetic nephropathy. *Ital Nefrol*, 2003; *20*(S-24):S96-S108.
92. Brunkhorst R, Lufft V, Dannenberg B, *et al.* Improved survival in patients with type 1 diabetes mellitus after renal transplantation compared with hemodialysis: a case-control study. *Transplantation*, 2003; *76*:115-9.

Abordagem Diagnóstica, Terapêutica e Preventiva da Neuropatia Diabética

Andrew J. M. Boulton, Hermelinda Cordeiro Pedrosa

INTRODUÇÃO

A neuropatia diabética (ND) é usualmente definida como a "presença de sintomas e/ou sinais de disfunção dos nervos periféricos em pessoas com *diabetes mellitus*, após a exclusão de outras causas".[1-4]

Dentre as complicações crônicas do *diabetes mellitus* (DM), o comprometimento do sistema nervoso periférico é, inquestionavelmente, uma das manifestações mais freqüentes, afetando entre 40 e 50% dos pacientes com DM tipo 2 (DM2) e, em menor proporção, aqueles com DM tipo 1 (DM1). Em qualquer dos tipos, a exposição crônica à hiperglicemia constitui o fator etiológico comum, evidenciado nos dados prospectivos do DCCT (*Diabetes Control and Complications Trial – Type 1*)[5] e do UKPDS (*United Kingdom Prospective Diabetes Study – Type 2*).[6] No entanto, de acordo com os conhecimentos atuais, a ND é uma complicação multifatorial que envolve danos metabólicos resultantes da glicotoxicidade em âmbitos enzimáticos, do estresse oxidativo e de processos de glicosilação não-enzimática tardia, além das novas teorias vasculares e inflamatórias também implicadas.[2,4,7]

As formas mais freqüentes da ND são a polineuropatia simétrica distal (PSD), também denominada sensitivo-motora periférica (PSM), e a neuropatia autonômica (NA), que decorrem de alterações relacionadas ao envolvimento estrutural e funcional de fibras nervosas sensitivas, motoras e autonômicas. Sua evolução pode ter um caráter reversível ou uma progressão irrecuperável. Da mesma forma, sua tradução clínica é também bastante variável e pode se expressar por: (1) síndromes dolorosas graves agudas, decorrentes de flutuações glicêmicas; (2) formas silenciosas, porém não menos devastadoras, acarretando ulcerações e amputações; (3) compressão gradual de nervos; e (4) alterações funcionais autonômicas, de importante morbidade e mortalidade.[1-4]

Fatores de risco para a ND ainda não foram plenamente estabelecidos; contudo, possivelmente estão incluídos idade avançada, duração do diabetes, lipotoxicidade e glicotoxicidade, susceptibilidade genética, inflamação e estresse oxidativo.[7]

O reconhecimento precoce e o manuseio adequado da neuropatia nos pacientes com DM são importantes por várias razões: (1) neuropatias não-diabéticas podem estar presentes em pacientes com DM; portanto, quadros neurológicos relacionados ao álcool, às deficiências vitamínicas, a outras doenças endócrinas (p.ex., hipotiroidismo) e não-endócrinas (AIDS/SIDA, hanseníase, porfiria etc.) devem ser excluídos, pois podem apresentar manifestações semelhantes e, em associação, agravar a evolução e dificultar o diagnóstico da ND; (2) até 50% dos casos de PSD podem ser assintomáticos e mesmo esses pacientes estão em risco de um ferimento nos pés; (3) como mais de 85% das amputações são precedidas por uma úlcera no pé, a detecção precoce dos indivíduos em situação de risco, a oferta de educação e cuidados adequados para os pés podem resultar em redução na incidência de úlceras e, conseqüentemente, de amputação; (4) a neuropatia autonômica causa um substancial aumento da morbimortalidade, especialmente se o envolvimento do sistema cardiovascular estiver presente.[2,4,7]

Existe uma grande diversidade nos dados epidemiológicos referentes à incidência e à prevalência da ND. Alguns fatores contribuem para isso, tais como o amplo espectro de apresentação da ND, em que muitas vezes os sintomas não se correlacionam com os sinais clínicos ou os mensuráveis. Ademais, tem havido uma ampla variação nas metodologias empregadas para o diagnóstico da ND. Esse aspecto igualmente traduz a vasta disponibilidade de classificações, que se baseiam em aspectos etiológicos, anatômicos, patológicos ou clínicos. Em razão disso, aquelas com bases clínicas ou descritivas têm sido mais recomendadas.

Neste capítulo serão abordados avanços nos mecanismos fisiopatológicos e abordagem diagnóstica, terapêutica e preventiva da ND, com foco para a PSD, inquestionavelmente a modalidade mais prevalente, com o objetivo de conduzir, de modo mais simples e prático, essa multifacetada complicação diabética.

PATOGÊNESE DA NEUROPATIA DIABÉTICA

A complexidade dos esquemas patogênicos para a ND em publicações recentes é, em parte, uma reflexão da sua verdadeira diversidade, mas também sugere a falta de uma real compreensão do processo patológico.[7-10]

Teorias Metabólicas

HIPERGLICEMIA

Hiperglicemia é o centro de qualquer esquema patogênico para o desenvolvimento na ND, conforme atestam estudos envolvendo ambos, DM1 e DM2. No DCCT,[5] por exemplo, foi demonstrado redução significativa no desenvolvimento e progressão da neuropatia clínica (64%), bem como na ocorrência de disfunção autonômica (53%) em pacientes com DM1 submetidos à insulinoterapia intensiva. Posteriormente, no estudo UKPDS[6] foi também evidenciado que o melhor controle glicêmico, em indivíduos com DM2, resultou em progressão mais lenta da neuropatia.

Estudos recentes em pacientes com tolerância alterada à glicose (IGT) forneceram importantes ensinamentos no papel do grau de dismetabolismo da glicose e desenvolvimento de neuropatia. Em um estudo de 121 pacientes com neuropatia dolorosa de causa desconhecida, 25% tinham IGT. Assim, conforme revisto por Sumner et al.,[10] mesmo uma alteração bioquímica discreta da tolerância à glicose pode estar associada com neuropatia, que é mais moderada mas não diferente da neuropatia diabética. Uma recente publicação sobre esse tema mostrou que a neuropatia também é observada em pacientes com *glicemia de jejum alterada (IFG)*, caracterizada por valores de glicemia de jejum entre 100 e 125 mg/dL.[11] Foi também verificado que a maioria dos pacientes com IGT ou IGF e neuropatia é obesa e tem manifestações metabólicas de resistência insulínica, incluindo dislipidemia e hipertensão. A prevalência situa-se entre 5–15% dos indivíduos com IFG ou pré-diabetes.[11]

VIA POLIOL

Uma cadeia complexa de eventos, envolvendo ativação pela glicose da via poliol, depleção de mioinositol, atividade alterada de proteína C quinase (PKC) e redução na atividade da Na/K-ATPase, tem sido implicada no desenvolvimento de uma menor velocidade da condução nervosa tanto em diabetes experimental como em humanos.[2] No entanto, a ativação da via poliol pode também alterar a função normal do nervo, por reduzir a disponibilidade de certos co-fatores que são vitais para a produção do óxido nítrico, um importante neuromodulador e vasodilatador. No diabetes experimental, a inibição da aldose redutase, enzima que controla a ativação da via poliol, é capaz de prevenir o desenvolvimento da neuropatia ou mesmo revertê-la. No entanto, tem sido difícil reproduzir essa evidência em estudos clínicos. De fato, os resultados obtidos em humanos com o uso de inibidores da aldose redutase têm sido, na grande maioria das vezes, insatisfatórios, embora grupos japoneses e canadenses continuem nessa linha de pesquisa, com o ranirestat (AS-3201).[2–4,7,8,12]

GLICAÇÃO NÃO-ENZIMÁTICA

Produtos avançados de glicosilação terminal (AGE) são gerados pela formação inicial dos produtos de glicosilação tipo Amadori e geração subseqüente de compostos carbonil altamente reativos que interagem com grupos aminos livres. AGE foram demonstrados no endoneuro, sobretudo nos axônios, capilares e perineuro dos pacientes diabéticos com ND.[7,8]

AGE e seu receptor (RAGE) têm sido incriminados na patogênese das complicações crônicas do DM.[10] Contudo, em um recente estudo, os níveis plasmáticos do RAGE solúvel e RAGE secretório endógeno não diferiram significativamente em pacientes com ou sem neuropatia periférica ou autonômica.[13]

ESTRESSE OXIDATIVO

Aumento do estresse oxidativo pode também resultar de: (1) auto-oxidação de glicose e (2) formação de espécies reativas ao oxigênio (ROS) e/ou redução de removedores de espécies de oxigênio (*ROS scanvengers*).[2] Existem também evidências emergentes de que polimorfismos dos genes para superóxido dismutases mitocondriais e extracelulares podem conferir um risco aumentado para o surgimento da ND.[2] O fato de que alguns pacientes tratados com o antioxidante ácido alfa-lipóico podem melhorar dos sintomas e sinais da ND certamente parece apoiar um papel para o estresse oxidativo na gênese do problema.[1]

ALTERAÇÕES EM NEUROTROFINAS

Um promissor candidato que pode estar envolvido no elo entre os distúrbios bioquímicos e a neurodegeneração é um apoio neurotrófico alterado de dois fatores de crescimento do nervo, a neurotrofina-3 e o fator neurotrófico derivado do cérebro.[1–3] Embora um recente estudo de fase II com o fator de crescimento do nervo recombinante humano tenha se revelado animador, estudos maiores não confirmaram sua eficácia.[4]

ATIVAÇÃO DA PROTEÍNA C QUINASE (PKC)

Hiperglicemia crônica resulta em aumento do 1,2-diacilglicerol intracelular, o qual, por sua vez, induz a enzima PKC. Hiperativação da PKC tem sido demonstrada em pacientes diabéticos e acredita-se que desempenhe um papel importante na patogênese das complicações diabéticas microvasculares (neuropatia, retinopatia e nefropatia).[8,9] Estudos clínicos com *roboxistaurina*, potente e específico inibidor da isoforma beta da PKC, mostraram resultados promissores em fase II, o que não foi ratificado em estudos clínicos fase III.[14]

Patogênese Vascular

ANORMALIDADES HEMORREOLÓGICAS

Com relação às anormalidades hemorreológicas, os marcadores de ativação das plaquetas e os níveis de fibrinogênio se relacionam a medidas de microangiopatia e neuropatia.[9] Medidas de disfunção da célula endotelial, incluindo moléculas de adesão celular, particularmente P-selectina e moléculas de adesão intracelular-1 (Icam-1), têm se revelado capazes de predizer o desenvolvimento e a progressão da neuropatia. Pacientes diabéticos com neuropatia e ulcerações demonstram disfunção endotelial e redução na expressão da sintetase do óxido nítrico endotelial.[1,2]

ESTUDOS *IN VIVO*

As conseqüências das anormalidades mencionadas anteriormente se manifestam como uma redução da tensão de oxigênio no nervo sural, da saturação do oxigênio epineural e do fluxo de sangue no nervo. Edema endoneurial também foi demonstrado *in vivo*, o que pode, adicionalmente, afetar o fluxo sangüíneo local.[1,2]

ALTERAÇÕES ESTRUTURAIS

Alterações estruturais incluem atenuação arteriolar, distensão venosa, *shuntings* arteriovenosos e neoformação vascular, juntamente com hiperplasia da íntima e desnervação, além de redução na expressão de neuropeptídeos em vasos epineurais.[9]

Em resumo, vários estudos de modelos animais e cultura de células fornecem uma estrutura conceitual para a etiologia e tratamento da neuropatia diabética. Entretanto, a aplicação desses conhecimentos continua a gerar muito debate e controvérsia quando se tenta transferi-los para a ND humana. Além disso, a despeito da existência de várias drogas que funcionam em modelos animais, é importante dizer que, no momento, não há um tratamento efetivo baseado nos mecanismos patogênicos da ND.

CLASSIFICAÇÃO DA NEUROPATIA DIABÉTICA

Não há, até o momento, uma classificação considerada como "padrão-ouro", que contemple a ampla variedade da ND. Um dos problemas advém da reconhecida dificuldade em estabelecer critérios homogêneos quanto ao diagnóstico. No entanto, com finalidade eminentemente clínica, a classificação descrita por Thomas[15] tem sido a mais utilizada (Quadro 56.1). Isso se deve ao fato de que ela abrange aspectos evolutivos referentes à progressão e reversibilidade da ND, tornando mais simples o entendimento dos seus múltiplos e complexos componentes.

MODALIDADES DE APRESENTAÇÃO

Focais e Multifocais

As mononeuropatias focais e multifocais são restritas à distribuição de um único nervo ou de múltiplos nervos e ocorrem entre os pacientes diabéticos mais idosos. O processo resulta de vasculite ou infarto perineural, de instalação aguda, dolorosa, com evolução limitada. Acometem um nervo isolado ou múltiplos nervos, resolvem espontaneamente entre 6 semanas e 12 meses (amiotrofia) e requerem apenas tratamento sintomático. Compreendem as mononeuropatias ou mononeurites (cranianas, de membros), radiculopatias (tórax e abdome) e a amiotrofia (motora proximal, femoral). As neuropatias compressivas devem ser diferenciadas das mononeurites por serem de instalação gradual, decorrentes de traumas, sem associação com outras formas de ND.[3,4]

CRANIANAS

As neuropatias cranianas (Fig. 56.1) acometem pares cranianos, provavelmente por "infartos" microvasculares. Em ordem de maior freqüência, são comprometidos o III (oculomotor), o IV (troclear), o VI (abducente) e o VII (facial) pares. Pacientes idosos são os mais afetados. A instalação é aguda, dolorosa e limitada, com recuperação em torno de 3 meses. Diante das manifestações da oftalmoplegia (ptose palpebral, diplopia) e dor periorbital, é importante afastar complicações macrovasculares cerebrais (isquemia, aneurisma) e tumores intracranianos, através de registro de imagem. Cerca de 18% dos pacientes diabéticos apresentam alterações pupilares e 25% podem apresentar recidivas. A paralisia facial, por sua vez, está presente entre indivíduos com DM em uma freqüência que varia entre 6 e 48%. Em todas as situações, o tratamento é sintomático, recomendando-se a obtenção do bom controle metabólico e intervenção para os fatores de risco (dislipidemia e hipertensão arterial).[2-4]

QUADRO 56.1

Classificação Clínica da Neuropatia

Polineuropatias simétricas generalizadas
- Sensitiva aguda
- Sensitivo-motora periférica
- Autonômica

Neuropatias focais e multifocais
- Cranianas (III, IV, VI, VII pares cranianos)
- De membros (superiores e inferiores: nervos mediano, ulnar, peroneal, lateral da coxa; compressivas: túnel do carpo, do tarso)
- Truncal – tóraco-abdominal
- Proximal motora (femoral, amiotrofia)
- Coexistente neuropatia desmielinizante inflamatória crônica

Adaptado da Ref. 2.

MONONEUROPATIAS DOS MEMBROS E NEUROPATIAS COMPRESSIVAS

Há uma carência de informação na literatura sobre as *mononeuropatias dos membros*, tanto na população geral quanto entre indivíduos diabéticos. Envolvem, no segmento superior, os nervos mediano, ulnar e, menos freqüentemente, o radial. Os nervos peroneal comum, femoral lateral cutâneo e, mais raramente, os nervos sural e isquiático são afetados no seu segmento inferior. O início do quadro é agudo e, como as neuropatias cranianas, resultam de vasculite e subseqüente isquemia ou infarto perineural. A evolução também é semelhante.[2,3]

As *neuropatias compressivas* comprometem nervos isolados e resultam de traumas. Têm caráter progressivo, podem estar relacionadas à queiroartropatia e requerem abordagem diversificada, inclusive cirúrgica. Nem sempre estão associadas a outras formas de ND, e a apresentação e o diagnóstico não diferem entre pacientes diabéticos e não-diabéticos. Por ordem de freqüência decrescente, o DM, a obesidade, a artrite reumatóide e o hipotiroidismo são as doenças mais associadas a neuropatias compressivas, além de lesões na sétima vértebra cervical.[1-3] Os nervos mais acometidos pelo processo compressivo são: mediano, ulnar, peroneal, femoral lateral cutâneo e tibial, cujas manifestações são discriminadas a seguir:

1. Compressão do nervo mediano, sob o ligamento transverso do carpo – Constitui a clássica lesão da *síndrome do túnel do carpo* (STC), sendo a forma mais prevalente. Um em cada três pacientes diabéticos tem demonstração eletrofisiológica de STC, porém os sintomas estão presentes apenas em 5,8%. As mulheres e os obesos são mais acometidos, com predomínio na mão dominante. As

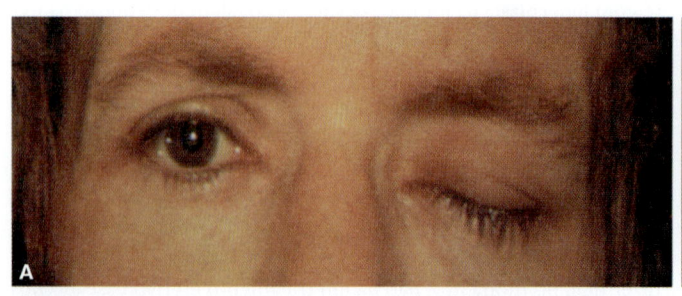

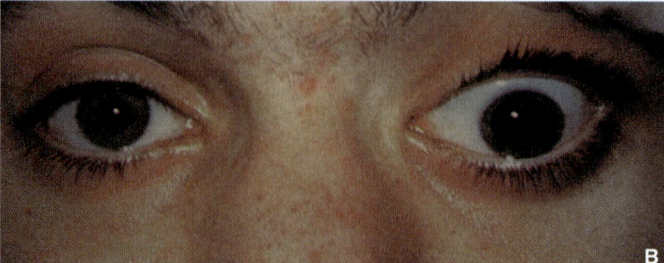

Fig. 56.1 A e **B** Entre as paralisias dos nervos cranianos, a mais comum é a do III nervo, manifestando-se por ptose palpebral, com ou sem dilatação pupilar.

causas dessa maior ocorrência entre pacientes diabéticos ainda não estão totalmente elucidadas. Várias observações têm sido relatadas: (a) desmielinização é a alteração primária, além de se verificar transporte axonal mais lento pelos danos microcirculatórios intraneurais; (b) aumento da permeabilidade vascular (acúmulo de água) e expansão do espaço endoneurial, resultando em maior absorção da pressão pelo axônio; (c) anormalidades das estruturas perineurais (em pacientes com contratura de Dupuytren, limitação da mobilidade articular) a partir do tecido conectivo (via produtos de glicosilação não-enzimática terminal), com espessamento e fibrose do flexor sinovial, têm sido observadas, particularmente entre pacientes com DM1. Estes últimos têm maior atividade da enzima lisil-oxidase, estimuladora da formação do colágeno. O tipo de atividade (p.ex., digitadores, dentistas) e o estilo de vida concorrem para o dano repetitivo e maior resposta inflamatória, favorecendo o espessamento dos ligamentos subjacentes.

A STC produz quadro de dor intensa, em queimação e parestesias, com intensificação gradual até os estágios mais avançados, caracterizados por hipotrofia de eminência tenar (mais em homens) ou mão caída (diante de envolvimento ulnar e radial). Dois testes clínicos (*Phalen* e *Tinel*) podem auxiliar o diagnóstico, porém mostram uma elevada taxa de respostas falso-positivas. No primeiro, os antebraços são dispostos verticalmente e as mãos em completa flexão por 1 min. Se parestesia surgir no território do nervo mediano em 30 s, o teste é considerado positivo. O critério para positividade do *Tinel* é a ocorrência de parestesia no território do nervo mediano após a percussão do punho e da palma da mão.[15–17]

A compressão do nervo ulnar ocorre distal ao sulco ulnar sob a borda da aponeurose do flexor carpoulnar no túnel cubital. A freqüência é de 2,1% e há associação com alcoolismo e traumas prévios em cotovelo. O quadro é de dor e parestesia no quarto e no quinto dedos, cuja flexão comprometida e fraqueza para adução e oposição do polegar (*sinal de Fromen*) constituem os achados clínicos clássicos. Raramente, observa-se compressão do nervo radial, cujo achado clínico é do punho caído. Em ambas as condições, estudos eletrofisiológicos mostram maior especificidade.[2,3]

2. Neuropatia compressiva em membros inferiores – O nervo peroneal no nível da cabeça da fíbula é o mais comprometido, e o achado clínico típico é o de fraqueza da dorsiflexão e pé caído, devendo-se diferenciar da compressão da raiz de L5. A compressão das fibras motoras do nervo tibial anterior, impossibilitando a eversão, inversão e dorsiflexão do pé, constitui a *síndrome do túnel do tarso*. O quadro de dor piora quando o paciente se levanta e caminha. Deve-se diferenciar de Charcot em fase inicial, neuroma de Morton, fasciite plantar e artrite. A compressão do nervo femoral lateral da coxa resulta na *síndrome de meralgia parestética*, caracterizada por dor, parestesia e déficit sensitivo restrito à face lateral da coxa. As lesões do nervo isquiático e obturador são mais raras.[1–4]

NEUROPATIA TRUNCAL (RADICULOPATIAS TRUNCAIS)

As radiculopatias truncais são eventos raros, caracterizados por envolvimento das raízes nervosas da região torácica, provavelmente de origem vascular. Podem ser uni- ou bilaterais; são mais comuns em idosos e se acompanham de perda de peso. O quadro é de dor intensa, em queimação, lancinante, e se assemelha à neuralgia pós-herpética. Faz-se necessário o diagnóstico diferencial com angina ou compressão radicular de outra origem. A parede abdominal também pode ser acometida, tornando-se enfraquecida, com herniação da musculatura, o que pode dificultar o diagnóstico diferencial com massas intra-abdominais.[1–3]

AMIOTROFIA (NEUROPATIA MOTORA PROXIMAL)

Amiotrofia tipicamente ocorre nos pacientes mais idosos com DM2. O quadro clínico é de dor intensa, em queimação, nas coxas, além de fraqueza muscular significativa (dificuldade para subir escadas ou até levantar-se de uma cadeira) pela hipotrofia dos músculos dos quadris e da coxa, além de perda ponderal substancial (Fig. 56.2). Sugere-se como fator causal o comprometimento da raiz do nervo femoral, pela combinação de fatores metabólicos e vasculares, com isquemia e infiltração inflamatória observadas ao longo do nervo, além de aumento de proteínas no liquor.[3,18] Em alguns casos, uma microvasculite epineurial auto-imune foi demonstrada em biópsias de nervos.[4]

Entre 27 pacientes com amiotrofia, quase todos eram homens, idosos e tinham DM tipo 2. A recuperação média ocorreu em 3 meses e quase completa aos 12 meses. Não houve relação com o uso de terapia insulínica, e disfunção muscular persistiu em 7 pacientes, mesmo com fisioterapia.[18]

COEXISTENTE NEUROPATIA DESMIELINIZANTE INFLAMATÓRIA CRÔNICA (NDIC)

Quando indivíduos diabéticos se apresentam com grave polineuropatia progressiva e neuropatia predominantemente motora, deve-se considerar a possibilidade de NDIC e estenose medular. O diagnóstico de NDIC freqüentemente não é percebido e o paciente simplesmente é rotulado como portador de ND. A presença de déficits motores progressivos (simétricos ou assimétricos), neuropatia

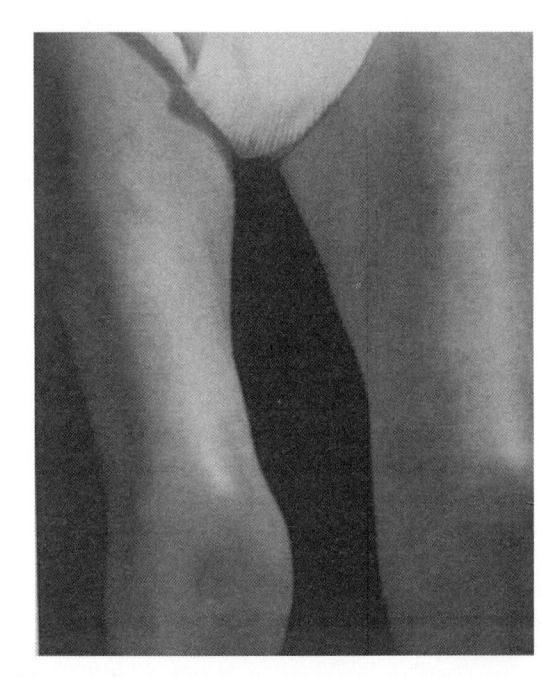

Fig. 56.2 Amiotrofia em diabético tipo 2 de 60 anos, com dor intensa, em queimação, nas coxas. Notar a importante hipotrofia dos músculos das coxas.

sensitiva progressiva (a despeito de um ótimo controle glicêmico) e de um importante aumento de proteínas no liquor é indicativa de subjacente neuropatia desmielinizante tratável. Diante dessa suspeita, deve-se encaminhar o paciente ao neurologista, uma vez que alguns casos de NDIC respondem favoravelmente e de forma relativamente rápida à terapia imunomoduladora (glicocorticóides, plasmaférese, imunoglobulina intravenosa).[2-4]

Polineuropatias Simétricas Generalizadas

SENSITIVA AGUDA

A polineuropatia sensitiva aguda (PSA) tem início agudo ou subagudo, diante de controle metabólico pobre ou descompensação metabólica aguda (p.ex., cetoacidose), bem como após uma melhora brusca no controle glicêmico (p.ex., "neurite insulínica"). O quadro doloroso é o aspecto marcante e, tipicamente, tem exacerbação noturna e durante o repouso. Pode se manifestar de modos distintos: dor lancinante, em queimação, hiperalgesia, choques, agulhadas e alodínea de contato bastante intensa, principalmente nos pés e pernas. Geralmente acomete pacientes diabéticos tipos 1 e 2, independentemente de outras complicações diabéticas. Freqüentemente vêm associadas depressão e perda ponderal significativa, além de disfunção erétil em alguns pacientes do sexo masculino. A recuperação ocorre em até 12 meses e, geralmente, não se detectam sinais neurológicos ou estes, quando presentes, são leves. Os testes quantitativos do limiar de temperatura podem demonstrar reduções, porém de caráter reversível.[1-4]

O termo "neurite insulínica" tem caído em desuso porque foi demonstrado que a PSA pode também ser observada durante a terapia com hipoglicemiantes orais. Isso confirma o papel relevante do fluxo glicêmico no desenvolvimento da dor neuropática. Não se registra processo inflamatório, mas sim de isquemia neural. Recentemente, foram demonstradas, através de microscopia eletrônica, alterações ditadas por *shunts* arteriovenosos epineurais, que promoveriam um efeito de "roubo de fluxo" e proliferação de vasos, semelhantes aos observados na retinopatia. Os principais componentes reversíveis com a estabilização metabólica são: hipóxia do nervo, resistência da falha da condução isquêmica e glicólise anaeróbica aumentada.[2,19]

Recentemente, foi relatado o caso de neuropatia dolorosa aguda restrita ao abdome, observada após rápida melhora do controle glicêmico (queda da HbA_{1c} de 12,5 para 7,5% dentro de 5 meses), em um paciente com DM2.[20]

Neuropatia reversível relacionada à hiperglicemia é também observada entre pacientes com DM de diagnóstico recente. Sintomas sensitivos distais desconfortáveis são relatados e observam-se alterações na condução nervosa sem lesão estrutural, pois há uma rápida recuperação com a melhora de hiperglicemia. Não está confirmado se essas alterações transitórias implicam maior risco de evolução para ND crônica.[2-4]

POLINEUROPATIA SIMÉTRICA DISTAL (PSD)

A PSD ou polineuropatia sensitivo-motora periférica (SMP) está claramente associada à exposição crônica à hiperglicemia, tem caráter insidioso e irreversível e pode ser uma das manifestações do DM2 ao diagnóstico. Além disso, está presente entre 5–15% dos portadores de pré-DM. Calcula-se que o risco (*odds ratio*) atinja 10 a 15% para cada incremento de 18 mg/dL na glicemia de jejum e cada 1% de aumento na hemoglobina glicada.[1-4]

Aspectos Epidemiológicos

A heterogeneidade da ND leva a múltiplas formas de avaliação (sintomas, sinais, testes quantitativos, eletrofisiologia) e *end-points* nos estudos populacionais, notadamente no que se refere à inclusão de sintomas. Estes, isoladamente, não constituem critérios diagnósticos e apresentam dificuldades de interpretação quando classificados como positivo-dolorosos (queimação, formigamento, agulhadas, pontadas, facadas, choques, congelamento, alodínea, hiperalgesia) ou negativo-indolores (dormência, sensação de pés/pernas grossos). Alguns estudos populacionais verificaram a presença de sintomas dolorosos em 3 a 27% dos pacientes diabéticos. Os dados referentes à hipoalgesia (sintoma negativo-indolor) são mais freqüentes, pois envolvem substancialmente registros objetivos. Os registros para hipoestesia mostram variações entre 3 e 34% em estudos que envolveram testes quantitativos e sintomas negativo-indolores.[1-3]

A utilização de critérios diagnósticos combinados, sintomas e sinais e/ou testes quantitativos mostra uma variação significativa. De fato, os dados do DCCT registraram uma prevalência de ND de 0,3% (reflexos, sinais sensitivos, sintomas) contra 21,8% (condução nervosa com dois nervos comprometidos), evidenciando uma diferença 73 vezes maior em uma mesma amostra populacional.[10] O estudo de Rochester,[21] com um amplo estabelecimento de critérios, e o de Boulton e Ward[16] detectaram, respectivamente, 15 e 11% (entre pacientes com DM tipo 1) com dano neurológico sintomático, ratificando essa observação de menor freqüência de ND baseada na sintomatologia. A proposta de escore de rastreamento da ND de Michigan, validada a partir do Consenso de San Antonio (escore > 2 pontos indicativo de neuropatia, com 80% de sensibilidade e 95% de especificidade),[22] não contemplou a inclusão de sintomas. Muitos pacientes apresentam um quadro clínico sintomático escasso, enquanto outros evoluem com dramáticas formas dolorosas, sem relação direta com a intensidade da disfunção. Assim, é importante ter em mente que **a ausência de sintomas *não* afasta a presença da neuropatia**, requerendo-se, sempre, um exame clínico. Por outro lado, entende-se que sintomas, por apresentarem menor reprodutibilidade, não devem ser usados como critério diagnóstico isolado.[1,3]

No estudo de Rochester,[21] foi observado que 60% dos pacientes diabéticos avaliados apresentavam ND, assim estratificada: 50% tinham PSD, 25%, mononeuropatias, 7%, neuropatia autonômica e 3%, outras formas. Um grande estudo, compreendendo 4.400 pacientes, mostrou a associação da duração do DM à ND: 8% apresentavam alterações ao diagnóstico e 50% após 25 anos de seguimento (1947–1973); ou seja, a incidência aumentou de 3/100 para 19/100 no período.[23] Os dados de Palumbo,[24] coletados entre 1945–1964 e com amostra duas vezes menor, verificaram uma incidência cumulativa de 4% em 5 anos contra 18% após 20 anos do diagnóstico, com um tempo médio para surgimento da ND estimado em 9 anos.

Um dado interessante advém da avaliação de amostras de hospital e de centros de saúde em nível de baixa complexidade (primário), com prevalência de 30 e 20%, respectivamente.[25] Relatos de Dyck *et al.*[21] apontam uma prevalência de 34% em avaliações realizadas em clínicas ambulatoriais comunitárias e 40% nas realizadas em hospitais. No entanto, outras amostras do nível primário atingiram taxas elevadas de 47% (EUA), 42% (Reino Unido) e 21% (Espanha). Os resultados espanhóis alertaram ainda para um risco de ulceração três vezes maior, que tem sido enfatizado em vários outros estudos, com a PSD exercendo um papel permissivo em 90% das ulcerações dos pés, que representam o desfecho devastador dessa modalidade de ND. Relatos de 10 anos de seguimento na Finlândia e 12 anos do UKPDS revelam incidência de 17–20 e 20% no início do seguimento, respectivamente, correspondendo a uma incidência anual de 2% entre indivíduos com DM2.[1-3] O DCCT[10] verificou resultados distintos para o grupo de tratamento convencional (9,6%) e para o intensivo (2,8%), ambos em 5 anos (incluindo-se PSD e neuropatia autonômica). Assim, a incidência anual de 2% encontrada para o DM1 seria igual à do DM2 recém-diagnosticado, embora menor do que a do DM previamente conhecido.

Em um estudo prospectivo com a participação de 10 centros hospitalares universitários e gerais (6.487 pacientes) do Reino Unido,[26] verificou-se uma variação de 5% para aqueles entre 20 e 29 anos e 44% entre indivíduos de 70 a 79 anos, sendo a prevalência total de 28,5%. Dados do Egito observaram incremento de duas vezes para cada 10 anos somados à idade, compreendendo 8% dos pacientes entre 20 e 44 anos e 23% naqueles acima de 45 anos.[27] Outros estudos têm demonstrado fatores de risco além de hiperglicemia, tais como mau controle metabólico, estresse oxidativo, diagnóstico tardio do DM, correlação com hábitos (tabagismo, consumo de álcool), condições sociais (falta de terapia educacional, inacessibilidade ao sistema de saúde), presença de outras complicações microvasculares (notadamente nefropatia diabética) etc.[2-4]

Quadro Clínico

No que concerne à sintomatologia, há um predomínio do componente sensitivo, mas o envolvimento motor, menos comum, concorre para a diversidade e gravidade da evolução. Não se pode afirmar uma consistência referente ao acometimento de fibras curtas e longas, pois podem ocorrer variações, ou se o comprometimento de fibras curtas e longas representa os extremos de um processo contínuo. Os nervos mais longos são mais afetados, explicando o envolvimento inicial dos membros inferiores, a partir dos dedos dos pés, com evolução no sentido distal–proximal até atingir segmentos superiores. No entanto, a clássica distribuição em *bota e luva* (pés e pernas e mãos) é relativamente rara, uma vez que pés e pernas são mais acometidos. As fibras motoras são atingidas em menor escala no início do quadro, mas a eclosão da disfunção é freqüente nos estágios avançados, geralmente associados a deformidades: dedos em garra e em martelo, proeminências, acentuação do arco etc. (ver Cap. 57, *Abordagem Clínica e Terapêutica do Pé Diabético*).[2,3,26]

Outras manifestações da ND incluem atrofia da musculatura interóssea em mãos e pés, bem como limitação da extensibilidade articular (Fig. 53.3).

CARACTERÍSTICAS DOS SINTOMAS. A dor é uma sensação difícil de avaliar e quantificar, pois pode ser influenciada pela própria personalidade do indivíduo. A dor decorrente da ND tem relato descritivo complexo, bizarro, e pode enaltecer um sentimento de comiseração. Distingue-se das demais formas de dor por surgir em repouso, melhorar com os movimentos e, caracteristicamente, ter exacerbação noturna. Esta última possivelmente é explicada pela menor competição com outros estímulos dolorosos nesse período e/ou pela influência do ritmo circadiano no limiar doloroso. O paroxismo observado decorre do disparo espontâneo no local da lesão ou em focos ectópicos na extensão do nervo (p.ex., lancinante, pontada, agulhadas), como também durante disparos assincrônicos em várias fibras (p.ex., queimação). Em outras situações, há extrema intolerância a estímulos simples e habitualmente indolores (p.ex., contato das roupas, cobertores, lençóis), caracterizando a *alodínea*, ou resposta intensa àqueles de mínima intensidade dolorosa, a *hiperalgesia*. O envolvimento periférico autonômico ocasiona, por sua vez, respostas tipicamente circulatórias vasomotoras e de temperatura, referidas como sensação de esfriamento e aquecimento, geralmente alternada, denotando alteração funcional da microcirculação (*disautonomia*).[1-4,28]

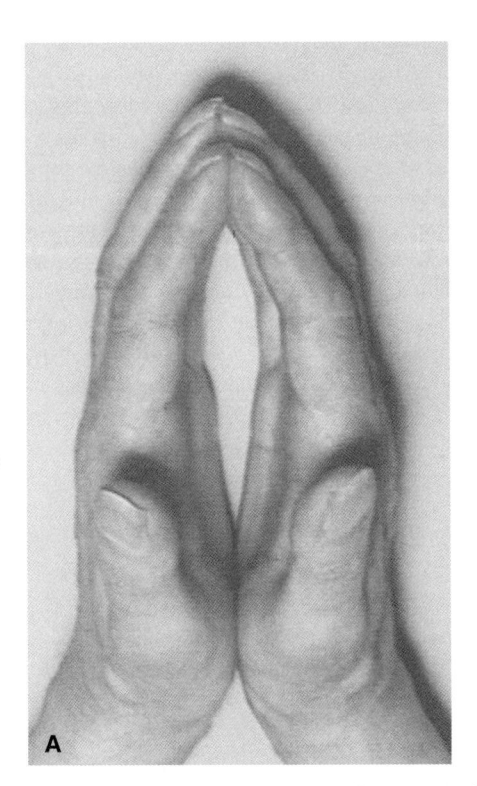

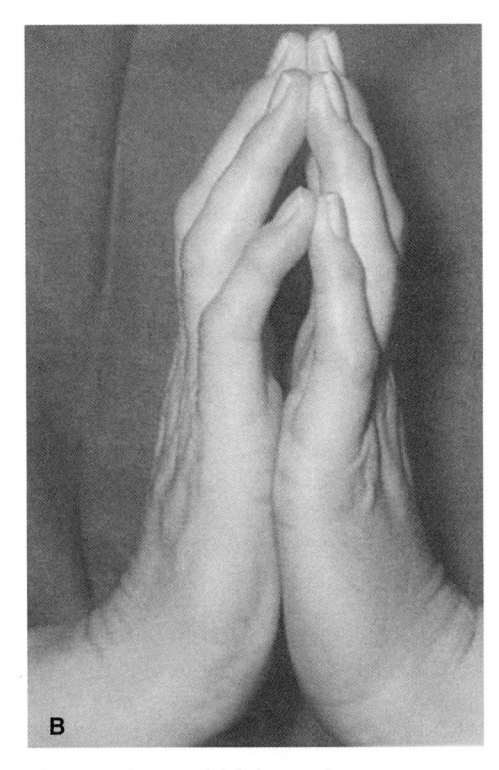

Fig. 56.3 A e **B** "Sinal do rezador", caracterizado por limitação da extensibilidade articular nas mãos.

QUADRO 56.2
Características da Dor Neuropática, Fibras Sensitivas Envolvidas

Queimação	Beta A, C
Formigamento, furadas	Ômega A, C
Pontadas, agulhadas, choques	Beta A, C
Lancinante	C nociceptivas
Alodínea, hiperalgesia, esfriamento/aquecimento alternados, cãibras, fraqueza muscular	
Surgimento em repouso, exacerbação noturna, melhora com os movimentos	

QUADRO 56.3
Mecanismos da Dor Neuropática

Neuropatias compressivas	Constrição dos nervos por alterações nos ligamentos e isquemia
Mononeuropatias	Microinfartos focais mesencefálicos
Amiotrofia	Microinfartos múltiplos, oclusão de artérias epineurais
Sensitivas agudas	Estimulação das terminações das fibras nociceptivas aferentes, precipitada por flutuações da glicemia, precedida por perda ponderal
Sensitivas motoras crônicas	Degeneração axonal

A intensidade da dor é variável, mas pode ser de tal ordem que se associa a um quadro de desconforto dramático, acompanhado de depressão e importante perda ponderal. A dormência, embora desconfortável, geralmente não requer intervenção terapêutica. O envolvimento de fibras motoras traduz-se por queixas de cãibras e fraqueza muscular em tornozelos. Um relato recente demonstrou que uma grande proporção de pacientes com dor neuropática crônica (duração > 6 meses) apresentava redução dos sintomas após um período de 3,6 anos, porém havia uma clara associação com maior deterioração da função nervosa periférica.[1-3] Os sintomas positivos mais freqüentes e as fibras respectivas danificadas são listados no Quadro 56.2. É importante ressaltar que a dor da doença arterial periférica (claudicação intermitente ou dor em repouso) deve fazer parte do diagnóstico diferencial, através de uma anamnese cuidadosa. O Quadro 56.3 resume os vários mecanismos de dor da ND.

AVALIAÇÃO DA DOR. Vários métodos têm sido empregados para quantificar a dor independentemente da causa, através da utilização de escalas visuais, questionários de dor e escores. Uma das formas mais práticas e simples é a utilização de escalas visuais, sendo a mais utilizada a escala visual analógica (EVA) (Fig. 56.4) Nesta, a marcação da intensidade da sensação dolorosa referida pelo paciente em uma linha de 100 mm é delimitada em seus extremos como a variação entre *ausência de dor* (sem dor) e *presença de dor intensa* (pior dor possível, quase insuportável). Ela é medida com uma régua, utilizando-se a escala milimétrica. O escore obtido é útil, sobretudo, para efeito comparativo e nortear a alteração das doses da terapêutica instituída, seja durante estudos experimentais ou na prática ambulatorial diária especializada (p.ex., ambulatórios de dor). Uma redução entre 50 e 70% tem sido considerada, por alguns autores, como uma resposta muito boa, pois nem sempre se consegue um alívio total. O *kit* básico para a EVA requer uma régua, uma caneta e um palito descartável (Fig. 56.5).

CARACTERÍSTICAS DOS SINAIS. Em qualquer uma das apresentações da ND, sintomáticas ou assintomáticas, com ou sem deformidades, podem estar presentes ulcerações decorrentes de traumas e seu efeito devastador, o pé diabético. Infelizmente, além do já reconhecido papel desempenhado pela hiperglicemia e de fatores de risco aplicáveis, não se dispõe de marcadores para identificar quais indivíduos cursarão com efeitos mais ou menos graves, embora testes semiquantitativos de rastreamento do risco neuropático já estejam bem estabelecidos (ver Cap. 57).

A expressão clínica dos sinais da PSD é bastante variável, podendo mesmo estar ausente. Um exame neurológico simples deve ser efetuado bilateralmente, comparando-se o segmento proximal com o distal e as respostas registradas como *presente, diminuída* ou *ausente* para os sinais sensitivos (fibras curtas e grossas). Os reflexos, sinais motores, devem ser registrados como *presentes, presentes ao esforço* (manobra de Jendrassil), ou *ausentes,* sendo o reflexo aquileu o primeiro a ser comprometido. A alteração da força muscular pode ser avaliada clinicamente pela incapacidade de o paciente se manter de pé apoiando-se sobre os calcanhares ou caminhar na ponta dos pés. O primeiro achado estava presente em 6% dos pacientes do estudo de Rochester; contudo, deve-se atentar para os limites dessa avaliação (p.ex., idade, obesidade, dificuldades visuais). Técnicas têm sido introduzidas para a melhor avaliação da quantificação da força muscular (macroeletromiografia, ressonância magnética, dinamometria), restrita na atualidade a testes semiquantitativos manuais ou funcionais (p.ex., velocidade de condução motora, eletromiografia convencional).

Ausência de dor   Dor intensa

Registro de mensuração:

Fig. 56.4 Escala visual para mensuração da dor. (Adaptada do questionário de McGill/Melzak.)

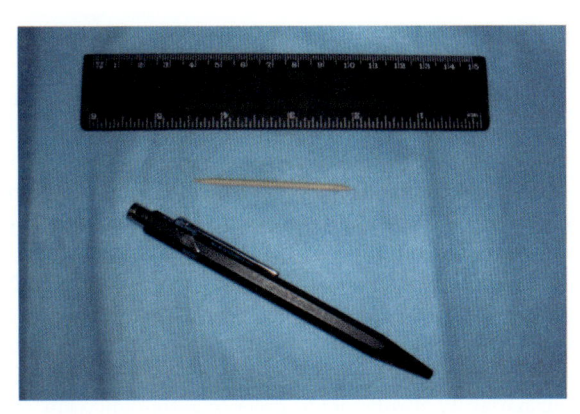

Fig. 56.5 *Kit* básico da escala visual analógica (régua de 15 mm, caneta e palito descartável).

O Quadro 56.5 contém as recomendações para aplicação de testes neurológicos básicos, recentemente preconizadas pelo *Working Party – Guidelines for the Management of Diabetic Peripheral Neuropathy* (IDF, EASD – Neurodiab, 1998), com o intuito de facilitar o seu emprego na prática clínica diária. O uso de testes quantitativos, o bioestesiômetro e o neuroestesiômetro (limiar da sensibilidade vibratória – LSV) e o monofilamento de 10 g (sensibilidade protetora plantar – SPP) são discutidos com mais detalhes no Cap. 57. Os limiares de amplitude médios de três leituras entre 0–15 volts, 15–25 volts e acima de 25 volts indicam, respectivamente, baixo, intermediário e alto risco de ulceração. Está estabelecido, com base em estudos prospectivos, que o limiar médio de três leituras acima de 25 volts é um ponto de corte correspondente a um risco sete vezes maior de ulceração. Mais recentemente, verificou-se, entre 1.035 pacientes com DM1 ou DM2, que cada aumento de uma unidade do LSV (escala em volts) aumentava, em relação aos dados basais, um risco de 5,6% para ulceração em um período de 1 ano.

O monofilamento 10 g é o teste mais freqüentemente usado para o rastreamento das ulcerações neuropáticas, pela fácil aplicação e baixo custo. Tem sensibilidade de 86 a 100% quando associado a um exame clínico do pé. O diapasão 128 Hz avalia a sensibilidade vibratória de modo qualitativo, embora o modelo graduado de Rydel-Seiffer possa fornecer boa interpretação pela boa correlação com testes quantitativos sensitivos. A utilização isolada para diagnóstico de ND desses instrumentos tem sido alvo de críticas, por reduzir a avaliação ao comprometimento de fibras grossas, especificamente o LSV e a SPP. No entanto, os dois últimos têm sido amplamente utilizados em sistemas de escores em vários estudos epidemiológicos, como testes quantitativos.[4,29] O Quadro 56.4 contém a sensibilidade e os respectivos instrumentos e tipos de fibras envolvidos na avaliação neurológica básica.

APLICAÇÃO DE ESCORES. A avaliação clínica realizada com escores é uma modalidade empregada em estudos clínicos e compreende o registro de sinais e testes eletrofisiológicos ou sinais e sintomas. Vários sistemas têm sido publicados, porém apenas alguns foram validados. Um dos mais completos é o Sistema de Escore de Sintomas e Alteração Neuropática (*Neuropathy Symptoms and Change Score*), que avalia a gravidade e a modificação dos sintomas sensitivos, motores e autonômicos da ND com um questionário de 38 itens. Outros sistemas, como o Escore de Comprometimento Neuropático (*Neuropathy Impairment Score*), utilizam o exame clínico para obter um valor numérico equivalente ao dano. O sistema de Manchester emprega sinais e sintomas sensitivo-motores e enfatiza a presença de sinais leves ou moderados e a presença ou ausência de sintomas. Além disso, permite classificar a intensidade da ND em leve, moderada e intensa. A modalidade de Michigan foi montada para duas etapas: o instrumento de *screening* de neuropatia (*Michigan neuropathy screening instrument*), seguido pelo escore de neuropatia diabética de Michigan (*Michigan diabetic neuropathy score*), incluindo testes eletrofisiológicos. Mais recentemente, um sistema para aplicação nos membros inferiores também foi validado: escore de comprometimento neuropático dos membros inferiores, cuja aplicação é indicada em estudos com pacientes em estágios iniciais de ND, visando ao registro de modificação clínica após intervenção farmacológica.[2,4]

No Quadro 56.5 está discriminada uma proposta para o diagnóstico clínico da ND, baseado em um sistema de escore simples que contempla a avaliação de fibras finas e grossas, sensitivas e motoras. Esse sistema, previamente validado em um estudo prospectivo no Reino Unido,[29] pode ser aplicado em centros de baixa, média e alta complexidade (níveis primário, secundário e terciário): se há três testes alterados, o diagnóstico é de ND moderada com escore de seis.

O uso de um teste quantitativo, monofilamento ou bioestesiômetro – LSV > 25 volts, associado ao sistema de escore de disfunção

QUADRO 56.4

Testes Neurológicos Básicos e Quantitativos e Correspondentes Tipos de Fibras Avaliados

Tipo de Sinal Neurológico	Teste	Tipo de Fibra
• Doloroso	Pino, palito, *neurotip*	Curta, fina (C, não mielinizada)
• Táctil	Chumaço de algodão	Curta, fina
• Frio/quente	Cabo do diapasão 128 Hz	Curta, fina (C, não mielinizada)
• Vibração	Diapasão 128 Hz	Longa, grossa (beta A)
• Motora	Martelo	Longa, grossa
• Sensibilidade protetora plantar	Monofilamento 10 g	Longa, grossa (gama A, beta A)
• Limiar da sensibilidade vibratória	Bioestesiômetro, neuroestesiômetro	Longa, grossa (beta A)

Obs.: A sensibilidade a frio ou quente pode ser investigada com o próprio cabo do diapasão (esquentado com água quente ou esfriado com álcool ou água gelada) nas pernas do paciente e face dorsal do hálux, bilateralmente. Para aqueles com dor neuropática crônica (acima de 6 meses de evolução), a dor profunda pode ser confirmada ao se pressionar a unha do hálux. A hipotrofia e/ou perda da força muscular proximal atestam a presença de amiotrofia. Os pulsos distais (tibiais posteriores e pediosos) devem ser registrados para investigação de doença arterial periférica associada e afastar ou confirmar a claudicação intermitente, ressalvando-se que 1 em cada 3 pacientes claudicantes é um claudicante silencioso por comprometimento neuropático. O uso do doppler manual é uma alternativa para a pesquisa da DAP, que pode ser também conduzida pelo endocrinologista.

QUADRO 56.5		
Sistema de Escore para Diagnóstico de Neuropatia Diabética		
Sensibilidade	Interpretação da Avaliação	Escore
Vibração	Normal	N = 0
	Anormal	A = 01
Temperatura	Normal	N = 0
	Anormal	A = 01
Dolorosa	Normal	N = 0
	Anormal	A = 01
Reflexo aquileu	Presente	P = 0
	Presente ao reforço	PR = 01
	Ausente	A = 02
Escore < 6	Risco anual – ulceração	1,1
Escore > 6		6,3

Adaptado da Ref. 29.

neuropática (EDN), denota um risco (*odds ratio*) de 26,6 (IC 95% 3,6–19,0) e 9,0 (IC 95% 3,9–21,1), respectivamente. Os testes eletrofisiológicos, que medem a velocidade de condução nervosa, podem detectar alterações precoces em condições subclínicas, o que implica dizer que quase 100% dos pacientes diabéticos teriam ND. Embora sejam de alta confiabilidade e reprodutibilidade, apresentam limitações: não são específicos para a ND, são onerosos e se restringem à função nervosa sensitiva e motora (fibras mielínicas grossas, correspondentes a 25% de todas as fibras existentes), não se aplicando às fibras curtas. Assim, sua indicação como primeiro exame é inadequada e não devem substituir um exame clínico e o uso de instrumentos simples discutidos anteriormente. Devem ser aplicados em casos especiais ou como integrantes de protocolos em estudos epidemiológicos ou de experimentação terapêutica. Outra avaliação de uso cada vez mais restrito e menos aplicado é a biópsia de nervo, pelo elevado caráter invasivo. As biópsias fasciculares têm sido realizadas apenas em estudos.

TESTE *NEUROPAD*. Trata-se de um teste recentemente desenvolvido para avaliar a função sudomotora. Usa uma mudança na coloração da pele para definir a integridade da inervação colinérgica e tem sido empregado na detecção da ND. Na nossa experiência, a sensibilidade e especificidade da uma resposta anormal ao *Neuropad* na detecção de neuropatia clínica foram de 85 e 45%, respectivamente.[30] Em um outro estudo recente,[31] o teste Neuropad foi comparado ao limiar de sensibilidade vibratória (LSV) e ao exame clínico no diagnóstico da ND periférica em 154 pacientes com DM tipo 2 e duração média da doença de 12,8 ± 4,3 anos. A sensibilidade e especificidade do *Neuropad* foram, respectivamente, 97,8 e 67,2%, enquanto os percentuais correspondentes do LSV atingiram 78,9 e 85,9%, respectivamente.[31]

Neuropatia Autonômica

A neuropatia autonômica (NDA) é uma complicação comum e grave da ND, apesar de ser ainda pouco diagnosticada. Há um grau variável de apresentação clínica, destacando-se a elevada mortalidade cardiovascular. Os dados de prevalência variam largamente (1,6 a 90%), na dependência, sobretudo, dos critérios diagnósticos utilizados.[2–4] Em um estudo multicêntrico europeu, envolvendo 1.171 diabéticos, NDA foi observada em 25,3% dos pacientes com DM1 e 34,3% daqueles com DM2, utilizando-se um mínimo de três testes funcionais.[32] Mais recentemente, NDA foi relatada em 54 e 73% dos casos de DM1 e DM2, respectivamente, em estudo que analisou 231 pacientes.[33] Também foi relatado que o comprometimento autonômico pode estar presente à ocasião do diagnóstico em 40% dos pacientes com DM tipo 2.[34]

A NDA freqüentemente está associada a outras formas de ND e complicações diabéticas, porém pode se manifestar de forma isolada e preceder a detecção de outras complicações do DM. As manifestações mais comuns são as cardiovasculares, as gastrointestinais e as genitourinárias. O envolvimento precoce autonômico em âmbito cardiovascular decorre de alterações estruturais no neurônio autonômico periférico, mesmo diante de falhas funcionais sem uma lesão estrutural reconhecida. A contribuição para a elevada mortalidade – principalmente por arritmias, infartos silenciosos e morte súbita – tem sido demonstrada em vários estudos prospectivos. Isquemia miocárdica silenciosa é observada em 10 a 29% dos diabéticos assintomáticos e deve ser pesquisada após a idade de 35 anos. Outros sinais clinicamente demonstráveis incluem: freqüência cardíaca fixa, taquicardia sinusal em repouso, hipotensão ortostática, ausência de descenso noturno da PA determinada pela MAPA, alteração na fração de ejeção ventricular etc. (Quadro 56.6). A NDA sintomática com envolvimento cardiovascular implica mau prognóstico e taxa de mortalidade em 10 anos de 27% (5% nos pacientes sem NDA).[2,32,34] Foi também relatado que a NDA seria um fator de risco independente para o acidente vascular cerebral (AVC).[35] Tal fato poderia resultar de um acelerado dano vascular cerebral, bem como de alterações na regulação do fluxo sangüíneo cerebral.[35]

O diagnóstico da NDA cardiovascular usualmente é realizado através de testes não-invasivos de função autonômica que avaliam os reflexos cardiovasculares (Quadro 56.7). Nos últimos anos, avanços têm permitido o diagnóstico mais precoce da NDA cardiovascular, através de cintilografias com ^{123}I-meta-iodobenzilguanidina (MIBG) ou com ^{11}C-hidroxiefedrina (HED). Esses exames mostram uma redução na captação do radionuclídeo em áreas de desnervação simpática (mesmo em pacientes sem anormalidades nos testes reflexos cardiovasculares) e têm maior acurácia se combinados à tomografia computadorizada com emissão de fótons (SPECT) ou à tomografia com emissão de prótons (PET).[34]

As anormalidades do *trato gastrointestinal* ocorrem em até três quartos dos pacientes diabéticos e podem acometer do esôfago ao ânus. As manifestações mais comuns são constipação alternada com diarréia explosiva noturna e a gastroparesia. Esta última está presente em 20 a 50% dos pacientes, é mais comum no DM tipo 1 e geralmente está associada a outras complicações crônicas da doença. Expressa-se por náuseas, vômitos, saciedade precoce, eructação e distensão abdominal. Pacientes com controle muito errático da glicemia devem ser avaliados para a presença de gastroparesia. O achado de retenção alimentar no estômago à radiografia contrastada após jejum de 8 a 12 h, na ausência de obstrução, confirma a gastroparesia (Fig. 56.6). Contudo, sua ausência não exclui o diagnóstico. Alterações da motilidade esofágica e incontinência fecal são achados menos freqüentes.[34] Até 76% dos pacientes diabéticos ambulatoriais têm um ou mais sintomas gastrointestinais, sendo constipação o mais comum.[2,4]

O envolvimento do *aparelho genitourinário* pela NDA tem como manifestações principais: bexiga neurogênica (presente em 42 a 87% dos indivíduos com DM1), disfunção erétil (prevalência de

QUADRO 56.6
Sinais e Sintomas da Neuropatia Autonômica

1. **Periféricos**
   - vasodilatação dorsal nos pés, anidrose, edema, neurosteoartropatia de Charcot
2. **Cardiovasculares**
   - hipotensão ortostática (queda na pressão arterial sistólica ≥ 20 mmHg e 10 mmHg na diastólica)
   - aumento da freqüência cardíaca em ortostatismo
   - taquicardia fixa em repouso (> 100 bpm)
   - ECG – sinais de infarto do miocárdio (silencioso)
   - MAPA – ausência de descenso noturno, perda do ritmo circadiano da freqüência cardíaca
   - alterações no intervalo R-R
   - risco aumentado para morte súbita
   - risco aumentado para AVC
3. **Esôfago-gastrointestinais**
   - disfagia ou pirose
   - sensação de plenitude pós-prandial (empachamento)
   - vômitos incoercíveis
   - obstipação intestinal
   - diarréia explosiva (com exacerbação noturna)
   - incontinência fecal
4. **Genitourinárias**
   - bexiga neurogênica
     - ✓ infecções urinárias recorrentes (freqüentemente assintomáticas)
     - ✓ diminuição do jato urinário
     - ✓ reduzida sensação de plenitude vesical
     - ✓ distensão abdominal (palpação do globo vesical)
   - disfunção erétil com libido preservada (em geral, acompanhada de disfunção vesical)
   - ejaculação retrógrada
   - secura vaginal
5. **Outras manifestações**
   - sudorese gustatória (facial e truncal, pós-prandial)
   - alterações pupilares de acomodação
6. **Hipoglicemia despercebida – falha autonômica**
   - falha na resposta da contra-regulação hormonal, principalmente adrenalina

Recomenda-se o registro anual dos sintomas e sinais em todos os pacientes diabéticos tipo 2 e, a partir do 5.º ano de duração da doença, entre pacientes diabéticos tipo 1.

27 a 75%) e ejaculação retrógrada (Quadro 56.6).[2,3] A NDA pode também levar à disfunção das glândulas sudoríparas, manifestada através de anidrose, hiperidrose ou sudorese gustatória. Esta última se caracteriza por sudorese profusa na cabeça, pescoço e tronco após a ingestão de determinados tipos de alimentos. É mais comum nos pacientes com nefropatia diabética grave. Anidrose e alterações em microcirculação, que contribuem para o desequilíbrio entre vasoconstrição e vasodilatação, e *shunts* arteriovenosos são reconhecidos clinicamente pelo ressecamento da pele e vasodilatação dorsal nos pés, respectivamente, facilitando o desenvolvimento e o agravamento das ulcerações.[2,34]

Mais recentemente, a hipoglicemia despercebida ou hipoglicemia induzida pela falência autonômica tem recebido um enfoque maior, por implicar morbidade e mortalidade potencialmente elevadas. Decorre da redução da contra-regulação hormonal (notadamente da adrenalina) e manifesta-se por episódios recorrentes de hipoglicemia, sem os sinais de alerta adrenérgicos, o que favorece a ocorrência do coma hipoglicêmico (ver Cap. 58, *Emergências em Diabetes Mellitus*).[32,34] Diabetes instável (*brittle diabetes*), caracterizado por grande instabilidade do controle glicêmico, com freqüente hipo- e hiperglicemia, é uma conseqüência adicional da NDA.[2,4]

É de extrema importância a coleta de dados através de uma anamnese dirigida que contemple todas as possibilidades de manifestações clínicas, além de cuidadosa avaliação clínica, mesmo diante da inexistência de sintomas. O uso de testes simples ou mais sofisticados, na dependência da disponibilidade desses recursos dispendiosos, pode facilitar o diagnóstico, como também a escolha da abordagem terapêutica.

ABORDAGEM TERAPÊUTICA
Medidas Gerais

- **Controle metabólico:** O primeiro passo no manuseio de pacientes com neuropatia diabética deve visar a um controle glicêmico ótimo e estável. Estudos observacionais sugerem que os sintomas neuropáticos melhoram não somente com a otimização do controle, mas também evitando-se flutuações extremas na glicemia. Também é recomendado um rígido controle dos lípides e pressão arterial.[1-4]

QUADRO 56.7
Testes Cardiovasculares para Avaliação da Neuropatia Autonômica

	Normal	Neuropatia Autonômica
Variação da FC na respiração profunda	↑ FC na inspiração ↓ FC na inspiração	FC não varia ou tem mínima alteração
Manobra de Valsalva	Esforço: ↑ FC, ↓ PA Pós-esforço: ↓ FC, ↑ PA	FC não varia; mínima variação da PA
FC na mudança de posição deitada para posição de pé	↑ FC	FC não varia ou tem mínima variação
Resposta da PAS (mmHg) ao ficar de pé	↓ PAS < 10	↓ PAS > 30
Resposta da PAD (mmHg) ao aperto de mão mantido (*handgrip*)	↑ PAD > 16	↑ PAD < 10

FC = freqüência cardíaca; PA = pressão arterial; PAD = pressão arterial diastólica; PAS = pressão arterial sistólica; ↑ = elevação; ↓ = redução.

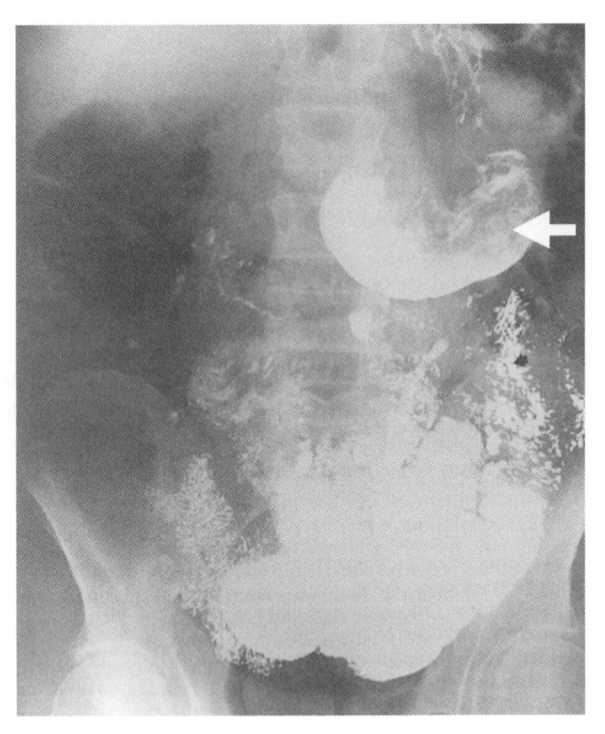

Fig. 56.6 Radiografia contrastada mostrando retenção alimentar no estômago (*seta*) em um diabético tipo 1 com gastroparesia.

- **Mudanças no estilo de vida:** Neste item incluem-se cessação do tabagismo e da ingestão de bebidas alcoólicas, além dos cuidados durante atividades físicas (p.ex., o uso de calçados adequados se há insensibilidade e/ou deformidades em pés; caminhadas extenuantes ou corridas podem ser proscritas em casos de deformidades graves, como neurosteoartropatia de Charcot ou calosidades).[36]
- **Exclusão de outras causas de neuropatia:** Outras causas de neuropatias potencialmente reversíveis com o tratamento específico devem sempre ser consideradas, tais como hipotiroidismo, alcoolismo, deficiência de vitamina B_{12}, hanseníase, sífilis, AIDS, porfiria, anemia perniciosa, lesões traumáticas prévias, lesões vasculares, lesões compressivas, lesões degenerativas (esclerose múltipla) etc.[1]
- **Abordagem fisioterapêutica:** A utilização de órteses (talas para imobilização, fixação do tornozelo) é útil nas neuropatias compressivas (túnel do carpo, pé caído). A atividade fisioterapêutica supervisionada pode ser útil como medida adjuvante à terapia medicamentosa.[6,36]

Terapia Medicamentosa

Para o tratamento medicamentoso da ND, dispomos de drogas que atuam sobre seus supostos mecanismos patogênicos e fármacos que primariamente agem aliviando os sintomas neuropáticos (Quadros 56.8 e 56.9).[2,8,37]

TRATAMENTO SINTOMÁTICO DA NEUROPATIA DOLOROSA

Diante da inexistência de drogas específicas, que beneficiem todos os pacientes com dor neuropática, é de suma importância que a instituição da medicação seja feita sob uma ótica de tentativa (passo a passo) ou via algoritmo para titulação de dose, alertando-se desde o início para esse fato, como também para a necessidade de mudanças graduais nas doses, no tipo de medicação ou, ainda, na associação de diferentes medicações. Um outro aspecto a ser abordado é o de que a dor poderá não ser aliviada em sua totalidade, e uma redução entre 50 e 70% pode melhorar substancialmente a qualidade de vida do paciente.[2,8] As várias modalidades de drogas atualmente utilizadas são consideradas a seguir.

Analgésicos Simples e Antiinflamatórios

Para as neuropatias compressivas, o uso de antiinflamatórios não-hormonais deve ser cauteloso pela possibilidade de agravar um dano renal preexistente. A aplicação local de glicocorticóides, a acupuntura ou *TENS* podem aliviar a dor. Contudo, o tratamento definitivo é a cirurgia com secção do ligamento transverso do carpo que, infelizmente, nem sempre é bem-sucedida. Para os demais quadros, a conduta é conservadora.[4,36] O uso de analgésicos simples limita-se aos quadros de dor leve (escore < 40 mm), pois as respostas são pouco expressivas. Opções recentes para promover o alívio da dor incluem o uso de adesivos contendo *lidocaína* a 5% e do *spray de nitroglicerina* (gliceril trinitrato).[37,38]

Antidepressivos Tricíclicos

Vários estudos prospectivos, controlados com placebo, transversais ou randomizados, confirmam a maior obtenção do alívio da dor com o uso dos antidepressivos tricíclicos, particularmente *amitriptilina* (Amypril®, Tryptanol® etc.) ou *imipramina* (Tofranil®, Imipra® etc.) ou, ainda, *nortriptilina* (Pamelor®). Eles têm sido considerados as drogas de primeira linha e atuam através do efeito modulador da atividade dos receptores nociceptivos das fibras C e, sobretudo, pelo bloqueio na recaptação sináptica de noradrenalina nos sistemas descendentes de controle da dor. Além disso, antagonizam os receptores da N-metil-D-aspartato, mediadores da hiperalgesia e alodínea.[2,37,39] No entanto, seu uso fica limitado pela relativa alta freqüência de efeitos adversos e contra-indicações.[8]

A dose inicial da *amitriptilina* é de 25–50 mg, preferencialmente à noite para se evitarem os efeitos anticolinérgicos (boca seca, retenção urinária), atentando-se, ainda, para hipotensão postural (menos freqüente com a nortriptilina) e arritmias. O alívio rápido ratifica uma ação mais periférica do que central (antidepressiva). No entanto, a ação antidepressiva também é positiva e almejada, uma vez que a dor neuropática se acompanha freqüentemente de depressão importante. A titulação da dose é efetuada a cada 3–5 dias até a obtenção do bem-estar (dose máxima: 150–200 mg/dia), observando-se importante efeito sedativo com a amitriptilina. A dose usual da *nortriptilina* é de 25 mg 3 a 4 vezes ao dia. A *desipramina* tem sido utilizada e é mais bem tolerada do que a amitriptilina, embora não seja mais eficiente.[2,37,39] Essas medicações não devem ser utilizadas em pacientes com bexiga neurogênica, hipertrofia prostática, glaucoma ou arritmias cardíacas.[2,36]

Inibidores Seletivos da Recaptação de Serotonina (ISRS)

Nesse grupo se incluem *fluoxetina* (Prozac®, Verotina® etc., 20–40 mg/dia), *sertralina* (Tolrest®, Zoloft® etc., 50–100 mg), *paroxetina* (Aropax®, Sebrilin® etc., 40 mg/dia), *citalopram* (Alcytam®, Procimax® etc., 20–40 mg) etc. Atuam inibindo a recaptação pré-sináptica de serotonina, mas não da noradrenalina (NE). Embora causem menos efeitos colaterais que os antidepressivos tricíclicos, têm-se mostrado menos eficazes no alívio dos sintomas.[2,8,37,39] Além disso, deve-se atentar para o risco de hiponatremia com o uso dos ISRS, sobretudo em idosos.[40]

Inibidores Seletivos da Recaptação de Serotonina e Noradrenalina (ISRSN)

Devido à menor eficácia dos ISRS, em comparação aos antidepressivos tricíclicos, um recente interesse tem focado nos ISRSN, tais como duloxetina e venlafaxina.[8] Por exemplo, foi relatado que o uso da *venlafaxina* (Efexor®, 75–225 mg/dia; Efexor XR®, 150–450 mg/dia) propiciou, após 3 dias, reversão completa de neuropatia dolorosa aguda, surgida durante a insulinoterapia intensiva em um paciente com prévio controle glicêmico insatisfatório.[41]

Em três estudos controlados, o uso de duloxetina, por 12 semanas, nas doses de 60 e 120 mg/dia, mostrou-se significativamente mais eficaz que o placebo no alívio da dor.[42-44] As taxas de resposta, definidas como redução ≥ 50% na intensidade da dor, foram de 48% com 120 mg/dia, 47% com 60 mg/dia e 28% com placebo, propiciando um NNT de 4,9 para 120 mg/dia e 5,3 para 60 mg/dia.[42-44] Os efeitos colaterais mais freqüentes da duloxetina incluem náusea (16–27%), sonolência (20–28%), tonturas (9–23%), constipação (10–14%), boca seca (7–15%) e diminuição do apetite (2,5–12,5%). São geralmente moderados e transitórios. Para serem minimizados, a dose inicial deve ser de 30 mg/dia por 4–5 dias.[8] Em contraste com os antidepressivos tricíclicos e alguns anticonvulsivantes, a duloxetina não causa ganho de peso.[8]

Anticonvulsivantes

Têm sido usados para tratamento da dor neuropática há muitos anos. A *gabapentina* (Neurontin®, Gabapentina®) tem sido largamente utilizada para o tratamento da dor neuropática. Estruturalmente, assemelha-se ao ácido gama-aminobutírico (GABA), um neurotransmissor que desempenha um papel na transmissão e modulação da dor. Os exatos mecanismos de ação da gabapentina na dor neuropática não estão plenamente elucidados. Entre outros, eles envolvem uma interação com o sistema transportador de L-aminoácidos e uma alta afinidade de ligação com a subunidade α_2-δ dos canais de cálcio ativados por voltagem.[8] Em um estudo multicêntrico que incluiu 165 diabéticos com neuropatia dolorosa, 60% dos pacientes que tomaram gabapentina e 33% do grupo placebo obtiveram pelo menos um alívio moderado da dor.[45] Além dos bons resultados, a gababentina é bem tolerada e tem como efeitos adversos mais comuns tonturas e sonolência, que ocorrem em até 23% dos pacientes tratados. As doses efetivas situam-se entre 900 e 3.600 mg/dia, divididas em 3 tomadas. A maioria dos pacientes requer pelo menos 1.800 mg/dia. Deve-se iniciar com 300 mg à hora de deitar, com aumento gradual da dose até a obtenção do alívio sintomático.[37,39] Em algumas situações, a associação com *amitriptilina* tem possibilitado uma melhor resposta.[8] Atualmente, gabapentina tem se constituído como uma outra medicação de *primeira linha*, podendo também ser usada em associação à *amitriptilina*.

A *pregabalina* (Lyrica®) é um anticonvulsivante com atividades analgésica e ansiolítica. Trata-se de um ligante mais específico da subunidade α_2-δ dos canais de cálcio, com uma afinidade de ligação 6 vezes maior do que a gabapentina.[8] Na dose de 300–600 mg/dia (em 2 tomadas diárias) tem-se mostrado significativamente superior ao placebo no alívio da dor na ND e nevralgia pós-herpética, além de ter um efeito benéfico sobre o sono.[37] Uma análise conjunta de 7 estudos, com 5–11 semanas de duração, que envolveram 1.510 pacientes diabéticos com neuropatia dolorosa, revelou que as taxas de resposta, definidas como redução ≥ 50% na dor, foram de 47% com 600 mg/dia, 39% com 300 e 27% com 150 mg/dia, propiciando um NNT de 4,9, 5,9 e 20, respectivamente. No grupo placebo, o percentual de resposta foi de 22%.[46] Os efeitos colaterais mais comuns são tonturas (22,7%), sonolência (12,1%), edema periférico (12,4%), cefaléia (6,6%) e ganho de peso (6,6%).[8,39] As evidências que apóiam um efeito favorável na neuropatia dolorosa são mais sólidas com pregabalina do que com gabapentina; ademais, a titulação da dose é consideravelmente mais fácil com a primeira.[8]

Carbamazepina (Tegretol® etc., 400–800 mg/dia) foi usada durante muito tempo, mas não pode ser mais recomendada devido à inadequada evidência de que seja eficaz no tratamento da ND dolorosa.[8] A droga sucessora da carbamazepina, a *oxicarbamazepina*, foi retirada dos estudos clínicos.[47] Com relação a outros anticonvulsivantes bloqueadores dos canais de sódio, *topiramato* (Topamax®)[48] e *lamotrigina* (Lamictal®, Lamitor® etc.)[49] têm também demonstrado resultados decepcionantes, enquanto lacosamida está sendo avaliada em estudos de fase III.[8]

Clonazepam (Clonotril®, Rivotril® etc., 0,5–2 mg/dia) pode ser útil para pacientes com cãibras ou a síndrome das pernas inquietas.[32,34]

OUTRAS DROGAS

AGENTES TÓPICOS E MEDIDAS LOCAIS. A *capsaicina* (Moment®, Hercap®), alcalóide encontrado na pimenta vermelha, é utilizado sob a forma de creme a 0,075%, promove depleção tecidual da substância P e reduz quimicamente a dor induzida. A sua segurança tem sido questionada pela destruição de fibras curtas nociceptoras, embora nenhum efeito nos limiares térmicos tenha sido relatado. É mais indicada em casos de dor localizada, em um período de até 8 semanas, ressaltando-se a possibilidade de promover hiperalgesia durante as primeiras aplicações.[32,50,51] Para a hiperestesia e alodínea, em um estudo,[52] o uso de filmes de poliuretano nas pernas, como o *Opsite*, demonstrou alívio em 80% dos pacientes avaliados. Pode também ser de valor a colocação de grades na cama para evitar o contato com os lençóis ou cobertores. Mais recentemente, trabalhos vêm apontando a *acupuntura* como uma alternativa para a dor neuropática, podendo ser tentada na grande maioria das formas dolorosas, notadamente como coadjuvante ao tratamento alopático, com antidepressivos tricíclicos ou gabapentina. Os estudos mais recentes mostram benefícios com duração de até 6 meses.[50,51]

Opióides e Opiáceos

Existe bastante polêmica na indicação de uso de opióides na ND, embora possam ser de valor em um curto período de tempo e apenas diante de quadros resistentes e extrema intensidade dolorosa.[53] *Tramadol* (Tramal®, Zamadol® etc.) é um analgésico não-narcótico, considerado como um opióide mais fraco. Ele é capaz de modular a inibição serotoninérgica e noradrenérgica da dor e, de acordo com os dados mais recentes, possibilita manutenção do alívio da dor por até 6 semanas. Tem sido utilizado na dose de 50–400 mg/dia.[39,53] Para dores mais intensas, podem ser necessários opióides mais fortes como o cloridrato de oxicodona de liberação controlada (OxyContin®), na dose de 10–100 mg/dia (média de 40 mg/dia), ou a metadona (Metadon®), na dose de 2,5–5 mg a cada 8 h.[8,54,55] Foi também relatado o sucesso da terapia combinada do cloridrato de oxicodona com antidepressivos ou anticonvulsivantes.[8,56] Da mesma forma, evidenciou-se que a associação de gabapentina com morfina teve eficácia superior à obtida com o uso de isolado dessas drogas.[8,39]

Uma outra medicação comumente utilizada em nosso meio é a que contém a associação do opiáceo codeína com o analgésico paracetamol (Tylex® – comp. 7,5 e 30 mg). Sua eficácia é maior em casos de dor de pequena intensidade.

Sativex® é constituído por compostos ativos extraídos da planta *Cannabis sativa*. É administrado na forma de *spray* oral, com absorção pela mucosa bucal, e tem se mostrado eficaz em pacientes com dor muito intensa, refratária aos tratamentos habituais (p.ex., dor neuropática crônica, dor devida à lesão de nervos do plexo braquial, alodínea por neuropatia periférica e dor por câncer avançado).[57] Seu papel no manuseio da ND ainda não está estabelecido.

Outras Drogas

O *dextrometorfano*, utilizado como inibidor da tosse, foi alvo de pequeno estudo mostrando boa resposta, porém a duração do experimento foi curta (3 meses). A *clonidina*, agente anti-hipertensivo, em apresentação transdérmica, mostrou efeito positivo em estudo recente. O uso de *piridoxina* e *pentoxifilina* não tem respaldo confirmado para o uso nas síndromes dolorosas da ND.[34,36]

Tratamento Não-farmacológico

Como não existe uma farmacoterapia inteiramente satisfatória para a ND dolorosa, opções terapêuticas não-farmacológicas, tais como apoio psicológico, estimulação nervosa elétrica transcutânea ou medidas físicas (p.ex., imersão em água fria) têm sido tentados. Esforços consideráveis também devem ser feitos para desenvolver eficazes abordagens não-farmacológicas. Recentemente foi demonstrado um melhor efeito da estimulação muscular de alta freqüência do que a estimulação elétrica transcutânea do nervo sobre os sintomas neuropáticos após 3 dias.[58] A estimulação eletromagnética do nervo com freqüência modulada, aplicada em 10 sessões durante 3 semanas, resultou em uma redução significativa da dor, em comparação com o placebo.[59] Em estudos não controlados, a energia monocromática infravermelha revelou-se eficaz em reduzir os sintomas e sinais neuropáticos em pacientes diabéticos.[60] A estimulação elétrica da medula, de custo muito elevado, tem sido reservada para os casos de neuropatia dolorosa crônica não-responsiva às terapias convencionais.[2,61] Um estudo recente mostrou que, 7–8,5 anos após a colocação do eletrodo, ainda persistia seu efeito analgésico.[62] Finalmente, *acupuntura* pode ocasionalmente ser benéfica em casos de neuropatia dolorosa, como tratamento complementar.[63]

No Quadro 56.8 estão listadas as principais opções terapêuticas para o tratamento sintomático oral da dor neuropática. Na Fig. 56.7 consta algoritmo para o manuseio da neuropatia diabética sintomática.

TRATAMENTO BASEADO NA PATOGÊNESE DA NEUROPATIA DIABÉTICA

Recentes estudos experimentais sugerem uma patogênese multifatorial para a neuropatia diabética. Os estudos em modelos animais e de células cultivadas proporcionam uma estrutura conceitual para a causa e tratamento da neuropatia diabética. No entanto, a transposição desses estudos para pacientes diabéticos continua a gerar mais debates e controvérsias sobre a(s) causa(s) da ND em humanos, sem que se tenha conseguido, até o momento, um tratamento eficaz em longo prazo. Um resumo dos compostos que estão sendo ou foram avaliados em estudos clínicos está especificado no Quadro 56.9.[2,8]

QUADRO 56.8

Opções de Tratamento Medicamentoso para Neuropatia Diabética Dolorosa

Classe de Droga	Droga	Dose Diária (mg)	NNT	NNH	Efeitos Colaterais
Tricíclicos	Amitriptilina	25–150	2,1	15	++++
	Imipramina	25–150	1,3–3,0	2,7	++++
	Desipramina	25–150	2,2–3,2	24	++++
ISRS	Paroxetina	40	ND	ND	+++
	Citalopram	40	ND	ND	+++
ISRSN	Duloxetina	60–120	4,9–5,3	ND	++
	Venlafaxina	Até 450	ND	ND	++
Anticonvulsivantes	Gabapentina	900–3.600	3,8–4,0	2,7	++
	Pregabalina	150–600	4,2–5,9	3,7	++
	Carbamazepina	200–600	2,3–3,3	1,9	+++
	Topiramato	Até 400	3,0	9,0	++
	Lamotrigina	200–400	ND	ND	++
	Clonazepan	0,5–2,0	ND	ND	++
Opióides	Tramadol	50–400	3,4	7,8	+++
	Oxicodona CR	10–60	ND	ND	++++
Antiarrítmicos	Mexiletina	Até 450	10	5–10	++
Tratamento local	Capsaicina, creme a 0,025%	4 × dia	8,1	ND	++

ISRS = inibidores seletivos da recaptação de serotonina.
ISRSN = inibidores seletivos da recaptação de serotonina e noradrenalina.
NNH = número necessário de pacientes tratados para causar dano maior em um paciente.
NNT = número de pacientes necessário para serem tratados para conseguir alívio da dor em um paciente.
Adaptado das Refs. 2 e 8.

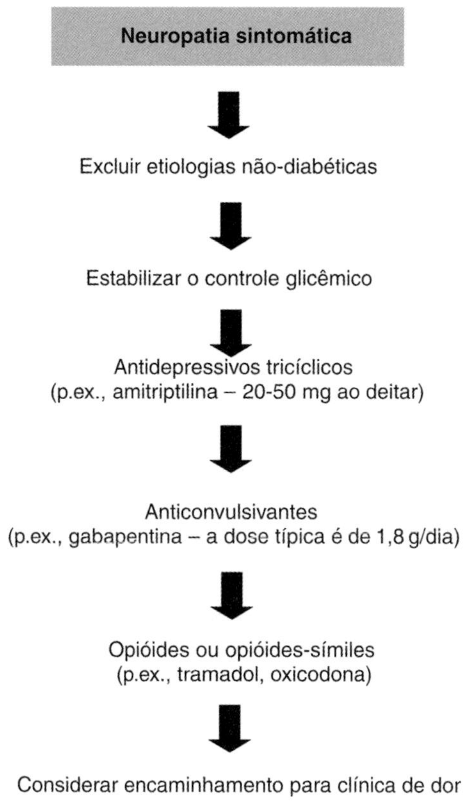

```
┌─────────────────────────┐
│  Neuropatia sintomática │
└─────────────────────────┘
             ↓
  Excluir etiologias não-diabéticas
             ↓
  Estabilizar o controle glicêmico
             ↓
  Antidepressivos tricíclicos
  (p.ex., amitriptilina – 20-50 mg ao deitar)
             ↓
  Anticonvulsivantes
  (p.ex., gabapentina – a dose típica é de 1,8 g/dia)
             ↓
  Opióides ou opióides-símiles
  (p.ex., tramadol, oxicodona)
             ↓
  Considerar encaminhamento para clínica de dor
```

Fig. 56.7 Algoritmo para as etapas no manuseio da polineuropatia diabética. Notar que a terapia não-farmacológica, terapia tópica ou terapias físicas podem ser úteis em qualquer etapa (p.ex., acupuntura, capsaicina, *spray* de trinitrato de gliceril, adesivos etc.). (Adaptado da Ref. 2.)

Ácido α-Lipóico

Também denominado *ácido tióctico*, o *ácido alfa-lipóico* (AAL) é um agente antioxidante. Em estudo recente,[64] alívio superior ou igual a 30% nos sintomas neuropáticos (dor, queimação, dormência e parestesias) foi observado em 71% dos pacientes após 8 semanas de tratamento com AAL, na dose de 600 mg/dia VO. Resultados similares foram observados no estudo SIDNEY 2.[65] Uma metanálise de quatro estudos, totalizando mais de 1.200 pacientes com ND sintomática, constatou que o AAL (600 mg/dia EV por 3 semanas) foi significativamente mais eficiente que o placebo na indução de melhora superior ou igual a 50% no escore total de sintomas (53% vs. 37%, $P < 0,05$).[66] Estudos clínicos e de vigilância pós-comercialização têm revelado um perfil de tolerabilidade altamente favorável para a AAL.[8]

Recentemente, o AAL foi comercializado no Brasil (Thioctacid HR®, comp. 600 mg/dia; Merck Serono). A dose recomendada é de 600 mg/dia, em uma única tomada. Seu custo é inferior ao da gabapentina.

Inibidores da Aldose Redutase

O suposto envolvimento da via sorbitol nas complicações crônicas do diabetes tem gerado um grande interesse no desenvolvimento de *inibidores da aldose redutase*, enzima-chave no funcionamento dessa via metabólica. No entanto, diversos compostos (p.ex., *sorbinil, ponalrestat, tolrestat, zolporestat* etc.) têm sido avaliados nas últimas décadas, sem demonstrarem resultados significativos.[2,34] Novas drogas vêm sendo testadas e a mais promissora parece ser o *ranirestat* (AS-3201).[67,68] Na dose de 20 mg/dia, ele tem se mostrado significativamente mais eficaz que o placebo na melhora da velocidade de condução nervosa e dos limiares de percepção vibratória, bem como no alívio dos sintomas neuropáticos.[67,68]

Inibidores da Enzima de Conversão da Angiotensina (ECA)

Foi sugerido que os inibidores da ECA, particularmente o *trandolopril*, teriam um efeito favorável na prevenção da ND.[69] Contudo, esse eventual benefício ainda permanece sob debate.

Inibidores da PKC-Beta

Um estudo de fase III com *ruboxistaurina*, inibidor da PKC-beta, foi decepcionante após dados encorajadores terem sido relatados em estudos de fase II.[8,70]

Acetil-L-Carnitina

Recentemente foi relatado que o uso dessa droga (1.000 mg, 3 vezes ao dia), em pacientes com ND crônica, aliviou a dor e melhorou tanto a regeneração da fibra nervosa como a percepção de vibração.[71] No entanto, não há convicção para recomendar seu uso.

Outras Drogas

As *neurotrofinas (fatores de crescimento do nervo)* não se mostraram promissoras e a *aminoguanidina*, que inibe a formação de produtos de glicosilação tardia (*AGE*), tem sido mais estudada na nefropatia diabética. Vasodilatadores de ação curta, *dinitrato de isossorbida*, têm resultado em melhora de sintomas, mas efeitos em eletrofisiologia são desconhecidos.[2,37]

Abordagem Terapêutica das Disfunções Autonômicas

GASTROPARESIA

O tratamento da gastroparesia pode ser dietético, medicamentoso ou cirúrgico. As refeições devem ser fracionadas e com baixo teor de gorduras. Geralmente, faz-se necessário também o uso de drogas procinéticas que aceleram o esvaziamento gástrico, aumentam o tônus do esfíncter inferior do esôfago, melhoram os sintomas gástricos e aliviam o refluxo gastroesofágico. As opções mais utilizadas são *metoclopramida* (Plasil® etc.) e *domperidona* (Motilium® etc.), administradas antes de cada refeição. A primeira tem o inconveniente de causar mais efeitos colaterais (sonolência, acatisia, depressão, galactorréia etc.). Além disso, sua eficácia diminui com o tempo (por taquifilaxia). Domperidona é mais bem tolerada, porém seu uso crônico pode também resultar em perda da atividade gastrocinética. Diante da falha dessas drogas, pode-se lançar mão da *eritromicina* (250 mg de 6/6 h) que atua como agonista do receptor da motilina, acelerando o esvaziamento gástrico. Existem também evidências de que o neuroléptico *levossulpirida* (Dogmatil® etc.) melhora o esvaziamento gástrico e o controle glicêmico em diabéticos com gastroparesia. Deve ser salientado que os casos graves de gastroparesia freqüentemente não respondem a nenhuma das drogas mencionadas.[2,32,34,36]

Em pacientes com sintomas graves e debilitantes, não-responsivos ao tratamento medicamentoso, pode-se tentar uma cirurgia radical que consiste na ressecção de aproximadamente 70% do es-

Quadro 56.9
Tratamento da Neuropatia Diabética Baseado nos seus Supostos Mecanismos Patogênicos

Anormalidade	Composto	Meta do Tratamento	Status de Estudos Clínicos Randomizados
↑ da via poliol	Inibidores da aldose redutase	↓ sorbitol no nervo	
	Sorbinil		Suspenso (efeitos adversos)
	Tolrestat		Suspenso (efeitos adversos)
	Ponalrestat		Ineficaz
	Zopolrestat		Suspenso (efeitos marginais)
	Zenarestat		Suspenso (efeitos adversos)
	Lidorestat		Suspenso (efeitos adversos)
	Fidarestat		Eficaz em estudos de fase II
	Ranirestat		Eficaz em estudos de fase II
	Epalrestat		Comercializado no Japão
↓ do mioinositol	Mioinositol	↑ do mioinositol no nervo	Resultados duvidosos
↓ da síntese do ácido γ-linolênico	Ácido γ-linolênico	↑ do metabolismo dos ácidos graxos essenciais	Suspenso
↑ do estresse oxidativo	Ácido α-lipóico	↓ dos radicais livres de oxigênio	Eficaz em estudos clínicos randomizados e em seguimento pós-estudo
	Vitamina E	↓ dos radicais livres de oxigênio	Eficaz em um estudo clínico randomizado
↑ da hipóxia nervosa	Vasodilatores	↓ do fluxo sangüíneo nervoso	
	Inibidores da ECA		Eficaz em um estudo de fase II
	Análogos de prostaglandinas		
	Transferência do gene PhVEGF$_{165}$	↓ da angiogênese	Estudo de fase II em andamento
↑ da proteína C quinase β	Inibidor da proteína C quinase β (ruboxistaurina)	↓ do fluxo sangüíneo nervoso	Estudo de fase III em andamento, com resultados pouco promissores
↓ do peptídeo C	Peptídeo C	↓ do fluxo sangüíneo nervoso	Eficaz em estudos de fase II
↓ do neurotrofismo	Fator de crescimento do nervo (NGF)	↓ da regeneração e crescimento do nervo	Ineficaz
	BDNF	↓ da regeneração e crescimento do nervo	Ineficaz
↓ do metabolismo dos ácidos graxos de cadeia longa	Acetil-L-carnitina	↓ do acúmulo de ácidos graxos de cadeia longa	Ineficaz
↑ da glicação não-enzimática	Aminoguanidina	↓ do acúmulo de produtos terminais de glicação avançada	Suspenso

BDNF = fator neuropático derivado do cérebro; ↑ = aumento; ↓ = diminuição.

tômago, incluindo o antro e o piloro, com fechamento duodenal e colocação de derivação gastrointestinal em Y de Roux. Outras cirurgias (p.ex., gastrostomia, piloroplastia ou jejunostomia) podem ser úteis em alguns pacientes, com o intuito de garantir um aporte nutricional apropriado e descompressão gástrica.[72] Também foi relatado o sucesso da terapia com *marcapasso gástrico* e injeção de *toxina botulínica* no piloro,[2,73] esta de boa resposta clínica em nossa experiência.

ENTEROPATIA

A enteropatia, envolvendo o intestino delgado e o cólon, pode produzir constipação alternada com períodos de diarréia violenta, geralmente de caráter explosivo e freqüentemente exacerbada à noite. A estase intestinal e o conseqüente crescimento bacteriano excessivo podem tornar o tratamento da diarréia difícil, sem boa resposta à dieta e à reposição líquida, impondo o uso de antibióticos ou quimioterápicos de amplo espectro. Entre essas drogas, destacam-se *tetraciclina*, *sulfametoxazol + trimetoprim*, *metronidazol* e *ciprofloxacina*. Nos casos não-responsivos, pode ser benéfico o uso de drogas antidiarréicas clássicas (*loperamida, difenoxilato*) ou anticolinérgicas (*escopolamina, homatropina, codeína, atropina*), atentando-se para a possibilidade do surgimento de megacólon tóxico. A suplementação de *enzimas pancreáticas* pode ser útil, com ou sem insuficiência pancreática exócrina associada. Alternativa são também as *fibras solúveis*, por moldarem as fezes e lentificarem o trânsito intestinal. Em casos refratários, pode haver resposta ao uso de *octreotida* (2 μg/kg/dia).[2,32,34,36]

As medidas para o manuseio da constipação incluem dieta rica em fibras; medicações à base de fibras (Plantaben®, Agiolax®, Naturetti®, Metamucil® etc.), agentes lubrificantes, laxantes (Dulcolax etc.), drogas procinéticas etc.[2]

CARDIOVASCULOPATIA

Dentre os sintomas cardiovasculares, destaca-se a hipotensão ortostática, com importante alteração na qualidade de vida do paciente. O tratamento pode se tornar mais difícil quando há hipertensão arterial em decúbito ou provocada pelo próprio uso de alguns medicamentos. As medidas práticas incluem aumento da ingestão de sal, uso de meias elásticas (atentar para o comprometimento arterial concomitante) e, sobretudo, elevação da cabeceira do leito à noite. A terapia de primeira linha é a *fludrocortisona* (Florinefe®, 0,1–0,4 mg/dia, VO), que traz alívio ao aumentar o tônus arterial e expandir o volume plasmático. O alfa-agonista *midrodine* promove melhora em tempo bastante curto (1 a 2 h). Recomenda-se o uso a cada 4 h, com monitorização da pressão arterial em decúbito. A inconveniência é o custo mais elevado. Outras drogas podem ser usadas, como a *metoclopramida* (100 mg, 3 vezes ao dia [tid]), *ioimbina* (Yomax®, 10 mg tid), *propranolol* (10 mg, 2 a 3 vezes ao dia) ou *clonidina* (Atensina®, 0,1–0,4 mg/dia), usadas mediante o *status* adrenérgico do paciente. Por fim, no caso particular de hipotensão postural refratária, que ocorre mais freqüentemente após as refeições, o uso de *octreotida* (Sandostatin®) pode ser positivo (100–500 μg/dia SC, pela manhã). Da mesma forma, a *eritropoietina* (25–50 U/kg SC, 3 vezes/semana) pode corrigir a hipotensão postural e a anemia em pacientes com deficiência de eritropoietina. Os *beta-bloqueadores cardiosseletivos* – p.ex., atenolol (Atenol® etc.) – são utilizados com boa resposta nas taquicardias decorrentes da disautonomia. Mais recentemente, os dados preliminares do estudo DEKAN demonstraram melhora significativa da função cardíaca com o uso do antioxidante *ácido alfa-lipóico*, em relação ao placebo.[2,32,34,36]

BEXIGA NEUROGÊNICA

As medidas iniciais para os pacientes com bexiga neurogênica consistem em instruí-los a realizar a *manobra de Credé*, a fim de iniciar a micção. Uma opção é o agente simpaticomimético *betanecol* (Liberan®, 10 mg 4 vezes ao dia), embora ele não promova um esvaziamento completo da bexiga. Com o alfa₁-bloqueador, *doxazosina* (Carduran®, Zoflux® etc., 1–2 mg 2 a 3 vezes/dia), pode ser obtido um relaxamento adicional do esfíncter vesical. As alternativas, diante de refratariedade, são a cirurgia do colo vesical, visando aliviar o espasmo do esfíncter interno, e a autocateterização vesical, a qual tem baixo risco de infecção urinária.[32,34,36]

SUDORESE GUSTATÓRIA

Pode ser tratada com *propantelina* (15 mg tid) ou adesivos de *escopolamina*, cuja desvantagem principal são os efeitos colinérgicos. Estudos recentes apontam resultados positivos com o uso tópico do agente antimuscarínico, *glicopirrolato*, que diminui a freqüência dos episódios em 50% e sua gravidade em praticamente 100%.[74,75] O transplante renal também implica melhora substancial do quadro.[36]

DISFUNÇÃO ERÉTIL

As drogas mais eficientes são os inibidores da fosfodiesterase tipo 5 (PDE-5): *tadalafil* (Cialis®), *sildenafil* (Viagra®) e *vardenafil* (Levitra®). O percentual médio de resposta favorável é algo superior a 50%.[76]

DISTÚRBIOS DA EJACULAÇÃO

A ejaculação retrógrada, cujo significado clínico maior é o entrave diante do desejo de procriação, pode ser tratada com agonistas alfa-adrenérgicos: *pseudo-efedrina* (60 mg VO tid), *brofeniramina* (8 mg VO, 2 vezes ao dia), *imipramina* (25 mg VO tid) ou *fenilefrina*.[30,32]

QUADRO 56.10
Abordagem Terapêutica das Disfunções Autonômicas

Gastroparesia	Refeições pequenas e freqüentes; drogas procinéticas (metoclopramida, domperidona, eritromicina, levossulpirida); marcapasso gástrico; injeção de toxina botulínica no piloro; cirurgia etc.
Diarréia (freqüentemente noturna, alternando com constipação e incontinência fecal)	Dieta com fibras solúveis e/ou restrição de glúten e lactose; antibióticos (tetraciclina, trimetoprim + sulfametoxazol, metronidazol, ciprofloxacina etc.); enzimas pancreáticas; antidiarréicos (loperamida, difenoxilato), anticolinérgicos (escopolamina, homatropina, codeína, atropina); clonidina; octreotida etc.
Constipação	Dieta rica em fibras; casca da semente de *Plantago ovata* (Plantaben®, Agiolax®); fibras de *Psyllium* Husk (Metamucil®); agentes lubrificantes; bisacodil (Dulcolax® etc.); laxativos osmóticos; drogas procinéticas (usar cautelosamente)
Hipotensão ortostática	Evitar mudanças posturais bruscas; meias elásticas; elevação da cabeceira à noite; fludrocortisona; midrodine; clonidina; propranolol; octreotida
Taquicardia sinusal – disautonomia	Beta-bloqueadores cardiosseletivos
Bexiga neurogênica	Manobra de Crede; betanecol, doxazin; autocateterização vesical intermitente; cirurgia do colo vesical
Disfunção sudomotora (anidrose, intolerância ao calor, pele seca, hiperidrose, sudorese gustatória)	Lubrificantes e emolientes da pele; glicopirrolato tópico; brometo de propantelina; escopolamina; toxina botulínica; vasodilatadores
Ejaculação retrógrada	Bronfeniramina, imipramina, fenilefrina
Disfunção erétil	Sildenafil, tadalafil, vardenafil; alprostadil; próteses etc.
Secura vaginal	Lubrificantes vaginais

Adaptado da Ref. 2.

Quadro 56.11
Abordagem da Neuropatia Diabética segundo o Estágio Clínico

Estágio	Intervenção	Encaminhamento
Estágio 0/1 – ausência de ND	Educação, controle glicêmico, avaliação anual	Clínico geral, enfermagem especializada em diabetes
Estágio 2 – neuropatia clínica (sensações ausentes, reflexos presentes à elicitação; dor neuropática crônica)	Controle glicêmico, tratamento com antidepressivos tricíclicos ou gabapentina, seguindo-se drogas de 2.ª linha ou associações	Diabetologista ou neurologista
Estágio 2 – dor aguda	Iniciar com analgésicos simples, antidepressivos tricíclicos ou gabapentina	Diabetologista ou neurologista
Estágio 2 – ausência de sintomas, insensibilidade	Educação, uso de calçados adequados	Diabetologista; equipe de neuropatia e pé diabético
Amiotrofia diabética	Encaminhamento imediato	Neurologista, diabetologista
Estágio 3 – complicações tardias (deformidades, calos, úlceras, Charcot, amputações)	Encaminhamento imediato: lesões presentes (úlceras, calos hemorrágicos). Encaminhamento até 4 semanas	Diabetologista; equipe de neuropatia e pé diabético (confirmar atendimento)

Adaptado do *Working Party – International Consensus on Peripheral Neuropathy*, 1998, e com base na experiência do *Centro de Pé Diabético e Ambulatório de Neuropatia e Pé Diabético, Secretaria de Estado de Saúde, Brasília, DF*.
Obs.: Terapias específicas para o estágio 0/1, indisponíveis atualmente, são aguardadas como possíveis na revisão futura das diretrizes.

Em caso de ejaculação precoce (EP), pode-se optar por ISRS (fluoxetina, paroxetina ou sertralina) em pacientes jovens ou com formas hiperorgásticas. Inibidores da PDE-5 estão indicados em caso de EP hipogástrica ou associada à disfunção erétil.[77]

COMPLICAÇÕES DA NEUROPATIA DIABÉTICA

Sem dúvida, as complicações da ND, no âmbito das disfunções autonômicas, mononeuropatias e da PSD resultam em alteração substancial na qualidade de vida do paciente diabético, requerendo uma intervenção multi- e interdisciplinar (endocrinologista/diabetologista, cardiologista, urologista, gastroenterologista, psicoterapeuta/psiquiatra), além da equipe diabetologista básica: enfermeiro, nutricionista e assistente social. No concernente às complicações da polineuropatia sensitivo-motora periférica crônica, o pé diabético e seus desfechos (deformidades, ulcerações, amputações etc.), somam-se outros especialistas da área cirúrgica (ortopedia, cirurgião vascular, cirurgião geral), além de fisiatra, fisioterapeuta, ortesista e protesista, cujas considerações e abordagem estão detalhadas no Cap. 57. Em todas as formas da ND, o controle metabólico é de suma importância e a terapia educacional tem papel fundamental para o seguimento dessas complicações. Para auxiliar na condução das várias etapas da ND, com especial enfoque para a PSD, o Quadro 56.11 resume as recomendações terapêuticas e encaminhamentos requeridos preconizados pelo Working Party – International Consensus on Peripheral Neuropathy, adaptados à nossa realidade.

PREVENÇÃO DA NEUROPATIA DIABÉTICA (ND)

Na prevenção da ND, deve-se combater os principais fatores de risco para essa condição, particularmente o mau controle glicêmico (fator de risco mais importante), a hipertensão, a dislipidemia e o tabagismo.[2,8]

Os dados do DCCT mostraram claramente a influência da redução da hiperglicemia em diabéticos tipo 1 na redução do risco das complicações microvasculares (retinopatia, nefropatia e neuropatia), atingindo 69% (prevenção primária) e 57% (prevenção secundária) para a ND, no grupo de controle intensivo (múltiplas doses de insulina).[78] Contudo, tem havido debate sobre os benefícios do tratamento na prevenção da progressão da ND. No estudo de Estocolmo, os sintomas neuropáticos registrados surgiram apenas entre 14% dos tratados intensivamente, porém em 32% daqueles sob tratamento convencional. Os dados do UKPDS demonstraram uma redução de 25% nas complicações microvasculares nos 9 primeiros anos do estudo, mas não lograram demonstrar uma redução significativa com o controle da glicemia ao longo dos 12 anos iniciais, embora isso tenha sido mais bem verificado na amostra menor do estudo, com seguimento de 15 anos.[79] Esses achados indicam que o impacto do controle glicêmico não foi tão importante para os pacientes com DM tipo 2, diferentemente do observado entre aqueles com DM tipo 1, cujo processo de memória metabólica obtido com o bom controle é um ganho para a prevenção de complicações, como demonstrado no estudo EDIC.[80]

Portanto, o conhecimento quanto ao tratamento da ND ainda se mantém na expectativa dos estudos em andamento e da possibilidade de avaliação precoce e intervenção seletiva em grupos populacionais reconhecidamente mais vulneráveis. O que se dispõe como concreto é o papel do bom controle glicêmico que, comprovadamente, pode alterar a história clínica de todas as formas de ND, inclusive prevenir o seu aparecimento. Como base de toda abordagem do *diabetes mellitus*, os seguintes aspectos constituem a estratégia mais eficaz para reduzir as complicações da ND e seus efeitos na qualidade de vida do paciente: (1) diagnóstico precoce (facilmente efetuado com testes simples e de fácil aplicação), (2) atuação em equipe interdisciplinar, (3) adequada intervenção terapêutica diante de complicações e (4) terapia educacional aos pacientes, familiares e cuidadores.

BIBLIOGRAFIA

1. Tracy JA, Dyck PJ. The spectrum of diabetic neuropathies. *Phys Med Rehabil Clin N Am*, 2008; *19*:1-26.
2. Boulton AJ, Vinik AI, Arezzo JC, et al. Diabetic neuropathies: a statement by the American Diabetes Association. *Diabetes Care*, 2005; *28*:956-62.
3. Boulton AJM, Malik RA, Arezzo JC, Sosenko JM. Diabetic somatic neuropathies. *Diabetes Care*, 2004; *27*:1459-86.
4. Boulton AJ. Diabetic neuropathy: classification, measurement and tratament. *Curr Opin Endocrinol Diabetes Obes*, 2007; *14*:141-5.
5. DCCT Trial Research Group. The effect of intensive diabetes therapy on the development and progression of neuropathy. *Ann Intern Med*, 1995; *122*:561-8.
6. UKPDS 38. Intensive blood glucose control with sulphonylureas or insulin compared with conventional treatment and risk of complications in patients with type 2 diabetes. *Lancet*, 1998; *352*:837-53.
7. Vinik A. Clinical Review: Use of antiepileptic drugs in the treatment of chronic painful diabetic neuropathy. *J Clin Endocrinol Metab*, 2005; *90*:4936-45.
8. Ziegler D. Treatment of diabetic neuropathy and neuropathic pain: how far have we come? *Diabetes Care*, 2008; *31*(suppl 2):S255-61.
9. Zochodne DW. Diabetes mellitus and the peripheral nervous system: manifestations and mechanisms. *Muscle Nerve*, 2007; *36*:144-66.
10. Toth C, Martinez J, Zochodne DW. RAGE, diabetes, and the nervous system. *Curr Mol Med*, 2007; *7*:766-76.
11. Sumner CJ, Sheth S, Griffin JW, et al. The spectrum of neuropathy in diabetes and impaired glucose tolerance. *Neurology*, 2003; *60*:108-11.
12. Smith AG, Singleton JR. Impaired glucose tolerance and neuropathy. *Neurologist*, 2008; *14*:23-9.
13. Bloomgarden ZT. Diabetic neuropathy. *Diabetes Care*, 2008; *31*:616-21.
14. Taulien CA, Joy SV. Ruboxistaurin. *Drugs Today* (Barc), 2006; *42*:577-85.
15. Thomas PK. Classification, differential diagnosis, and staging of diabetic peripheral neuropathy. *Diabetes*, 1997; *46*(suppl 2):S54-S57.
16. Boulton AJM, Ward JD. Diabetic neuropathies and pain. *Clin Endocrinol Metab*, 1986; *15*:917-31.
17. Eaton S, Tesfaye S. Clinical manifestations and measurements of somatic neuropathy. *Diabetes Rev*, 1999; *7*:312-25.
18. Coppack SW, Watkins PJ. The natural history of diabetic femoral neuropathy. *Q J Med*, 1991; *79*:307-13.
19. Leow MK, Wyckoff J. Under-recognised paradox of neuropathy from rapid glycaemic control. *Postgrad Med J*, 2005; *81*:103-7.
20. Takayama S, Takahashi Y, Osawa M, Iwamoto Y. Acute painful neuropathy restricted to the abdomen following rapid glycaemic control in type 2 diabetes. *J Int Med Res*, 2004; *32*:558-62.
21. Dyck PJ, Davies JL, Wilson DM, et al. Risk factors for severity of diabetic polyneuropathy: intensive longitudinal assessment of the Rochester Diabetic Neuropathy Study cohort. *Diabetes Care*, 1999; *22*:1479-86.
22. American Diabetes Association. Report and recommendations of the San Antonio conference on diabetic neuropathy (Consensus Statement). *Diabetes Care*, 1988; *11*:592-7.
23. Pirart J. Diabetes mellitus and its degenerative complications: a prospective study of 4,400 patients observed between 1947-1973. *Diabetes Care*, 1978; *1*:168-88.
24. Palumbo J. Elveback LR, Whisnant JP. Neurologic complications of DM, transient ischemic attack, stroke and peripheral neuropathy. *Adv Neurol*, 1978; *19*:593.
25. Shaw JE, Zimmet PZ. The epidemiology of diabetic neuropathy. *Diabetes Rev*, 1999; *7*:245-52.
26. Boulton AJM, Knight G, Drury J, Ward JD. The prevalence of symptomatic diabetic neuropathy in an insulin-treated population. *Diabetes Care*, 1985; *8*:125-8.
27. Herman WH, Aubert RE, Engelgau MM, et al. Diabetes mellitus in Egypt: glycaemic control and microvascular and neuropathic complications. *Diabet Med*, 1998; *15*:1045-51.
28. Jude E, Boulton AJM. End-stage complications of diabetic neuropathy. *Diabetes Rev*, 1999; *7*:395-410.
29. Abbot CA, Carrington AL, Ashe H, et al. The north-west diabetes foot care study. *Diabet Med*, 2002; *19*:377-84.
30. Quattrini C, Jeziorska M, Tavakoli M, et al. The Neuropad test: a visual indicator test for human diabetic neuropathy. *Diabetologia*, 2008; *51*:1046-50.
31. Papanas N, Papatheodorou K, Papazoglou D, et al. A comparison of the new indicator test for sudomotor function (Neuropad) with the vibration perception threshold and the clinical examination in the diagnosis of peripheral neuropathy in subjects with type 2 diabetes. *Exp Clin Endocrinol Diabetes*, 2008; *116*:135-8.
32. Vinik AI, Mehrabyan A. Diagnosis and management of diabetic autonomic neuropathy. *Compr Ther*, 2003; *29*:130-45.
33. Low PA, Benrud-Larson LM, Sletten DM, et al. Autonomic symptoms and diabetic neuropathy: a population-based study. *Diabetes Care*, 2004; *27*:2942-7.
34. Vinik AI, Freeman R, Erbas T. Diabetic autonomic neuropathy. *Semin Neurol*, 2003; *23*:365-72.
35. Cohen JA, Estacio RO, Lundgren RA, et al. Diabetic autonomic neuropathy is associated with an increased incidence of strokes. *Auton Neurosci*, 2003; *108*:73-8.
36. Pedrosa HC. Manuseio da neuropatia diabética. *In*: Vilar L, et al. (eds). *Endocrinologia Clínica*. 1.ª ed. Rio de Janeiro: MEDSI, 1998:463-73.
37. Tavakoli M, Malik RA. Management of painful diabetic neuropathy. *Expert Opin Pharmacother*, 2008; *9*:2969-78.
38. Argoff CE. Conclusions: chronic pain studies of lidocaine patch 5% using the Neuropathic Pain Scale. *Curr Med Res Opin*, 2004; *20*(suppl 2):29-31.
39. Chong MS, Hester J. Diabetic painful neuropathy: current and future treatment options. *Drugs*, 2007; *67*:569-85. Erratum in: *Drugs*, 2007; *67*:1702.
40. Siegel AJ. Hyponatremia in psychiatric patients: update on evaluation and management. *Harv Rev Psychiatry*, 2008; *16*:13-24.
41. Guldiken S, Guldiken B, Arikan E, et al. Complete relief of pain in acute painful diabetic neuropathy of rapid glycaemic control (insulin neuritis) with venlafaxine HCL. *Diabetes Nutr Metab*, 2004; *17*:247-9.
42. Goldstein DJ, Lu Y, Detke MJ, et al. Duloxetine vs. placebo in patients with painful diabetic neuropathy. *Pain*, 2005; *116*:109-18.
43. Raskin J, Pritchett YL, Wang F, et al. A double-blind, randomized multicenter trial comparing duloxetine with placebo in the management of diabetic peripheral neuropathic pain. *Pain Med*, 2005; *6*:346-56.
44. Wernicke JF, Pritchett YL, D'Souza DN, et al. A randomized controlled trial of duloxetine in diabetic peripheral neuropathic pain. *Neurology*, 2006; *67*:1411-20.
45. Backonja M, Beydoun A, Edwards KR, et al. Gabapentin for the symptomatic treatment of painful neuropathy in patients with diabetes mellitus. *JAMA*, 1998; *280*:1831-6.
46. Freeman R, Rosenstock J, Emir B, Durso-Dacruz E. Pooled analysis of 7 randomised, controlled trials of pregabalin for the treatment of painful diabetic peripheral neuropathy (DPN): efficacy, safety, tolerability. *Diabetelogia*, 2007; *50*(suppl 1):562-3.
47. Dogra S, Beydoun S, Mazzola J, et al. Oxcarbazepine in painful diabetic neuropathy: a randomized, placebo-controlled study. *Eur J Pain*, 2005; *9*:543-54.
48. Thienel U, Neto W, Schwabe SK, et al. Topiramate in painful diabetic polyneuropathy: findings from three double-blind placebo-controlled trials. *Acta Neurol Scand*, 2004; *110*:221-31.
49. Vinik AI, Tuchman M, Safirstein B, et al. Lamotrigine for treatment of pain associated with diabetic neuropathy: results of two randomized, double-blind, placebo-controlled studies. *Pain*, 2007; *128*:169-79.
50. Boulton AJ. Topical treatment for painful diabetic neuropathy? *Curr Diab Rep*, 2007; *7*:407-8.

51. Zin CS, Nissen LM, Smith MT, et al. An update on the pharmacological management of post-herpetic neuralgia and painful diabetic neuropathy. *CNS Drugs*, 2008; *22*:417-42.
52. Foster AVM, Eaton C, McConville DO, Edmonds ME. Application of opsite film: a new and effective treatment of painful diabetic neuropathy. *Diabet Med*, 1994; *11*:768-22.
53. Shah R, Carrig B. Opioids for painful diabetic neuropathy. *Am J Health Syst Pharm*, 2004; *61*:1446-7; author reply on 1447.
54. Gimbel JS, Richards P, Portenoy RK. Controlled-release oxycodone for pain in diabetic neuropathy: a randomized controlled trial. *Neurology*, 2003; *60*:927-34.
55. Hays L, Reid C, Doran M, Geary K. Use of methadone for the treatment of diabetic neuropathy. *Diabetes Care*, 2005; *28*:485-7.
56. Hanna M, O'Brien C, Wilson MC. Prolonged-release oxycodone enhances the effects of existing gabapentin therapy in painful diabetic neuropathy patients. *Eur J Pain*, 2008 Feb 7. [Epub ahead of print].
57. Perez J, Ribera MV. Managing neuropathic pain with Sativex: a review of its pros and cons. *Expert Opin Pharmacother*, 2008; *9*:1189-95.
58. Reichstein L, Labrenz S, Ziegler D, Martin S. Effective treatment of symptomatic diabetic polyneuropathy by high-frequency external muscle stimulation. *Diabetologia*, 2005; *48*:824-8.
59. Bosi E, Conti M, Vermigli C, et al. Effectiveness of frequency-modulated electromagnetic neural stimulation in the treatment of painful diabetic neuropathy. *Diabetologia*, 2005; *48*:817-23.
60. Powell MW, Carnegie DH, Burke TJ. Reversal of diabetic peripheral neuropathy with phototherapy (MIRE™) decreases falls and the fear of falling and improves activities of daily living in seniors. *Age Ageing*, 2006; *35*:11-6.
61. Tesfaye S, Watt J, Benbow SJ, et al. Electrical spinal-cord stimulation for painful diabetic peripheral neuropathy. *Lancet*, 1996; *348*:1698-701.
62. Daousi C, Benbow SJ, MacFarlane IA. Electrical spinal cord stimulation in the long-term treatment of chronic painful diabetic neuropathy. *Diabet Med*, 2005; *22*:393-8.
63. Ahn AC, Bennani T, Freeman R, et al. Two styles of acupuncture for treating painful diabetic neuropathy – a pilot randomised control trial. *Acupunct Med*, 2007; *25*:11-7.
64. Hahm JR, Kim BJ, Kim KW. Clinical experience with thioctacid (thioctic acid) in the treatment of distal symmetric polyneuropathy in Korean diabetic patients. *J Diabetes Complications*, 2004; *18*:79-85.
65. Ziegler D, Ametov A, Barinov A, et al. Oral treatment with alpha-lipoic acid improves symptomatic diabetic polyneuropathy: the SYDNEY 2 trial. *Diabetes Care*, 2006; *29*:2365-70.
66. Ziegler D, Nowak H, Kempler P, et al. Treatment of symptomatic diabetic polyneuropathy with the antioxidant alpha-lipoic acid: a meta-analysis. *Diabet Med*, 2004; *21*:114-21.
67. Giannoukakis N. Ranirestat as a therapeutic aldose reductase inhibitor for diabetic complications. *Expert Opin Investig Drugs*, 2008; *17*:575-81.
68. Várkonyi T, Kempler P. Diabetic neuropathy: new strategies for treatment. *Diabetes Obes Metab*, 2008; *10*:99-108.
69. Malik RA, Williamson S, Abbott C, et al. Effect of angiotensin-converting-enzyme (ACE) inhibitor trandolapril on human diabetic neuropathy: randomized double-blind controlled trial. *Lancet*, 1998; *352*:1978-81.
70. Vinik AI, Bril V, Kempler P, et al. Treatment of symptomatic diabetic peripheral neuropathy with the protein kinase C beta-inhibitor ruboxistaurin mesylate during a 1-year, randomized, placebo-controlled, double-blind clinical trial. *Clin Ther*, 2005; *27*:1164-80.
71. Sima AA, Calvani M, Mehra M, Amato A. Acetyl-L-carnitine improves pain, nerve regeneration, and vibratory perception in patients with chronic diabetic neuropathy: an analysis of two randomized placebo-controlled trials. *Diabetes Care*, 2005; *28*:89-94.
72. Jones MP, Maganti K. A systematic review of surgical therapy for gastroparesis. *Am J Gastroenterol*, 2003; *98*:2122-9.
73. Lacy BE, Crowell MD, Schettler-Duncan A, et al. The treatment of diabetic gastroparesis with botulinum toxin injection of the pylorus. *Diabetes Care*, 2004; *27*:2341-7.
74. Shaw JE, Abbot CA, Tindle K, et al. A randomised controlled trial of topycal glycopyrrolate, the first specific treatment for diabetic gustatory sweating. *Diabetologia*, 1997; *40*:299-301.
75. Urman JD, Bobrove AM. Diabetic gustatory sweating successfully treated with topical glycopyrrolate: report of a case and review of the literature. *Arch Intern Med*, 1999; *159*:877-8.
76. Basu A, Ryder RE. New treatment options for erectile dysfunction in patients with diabetes mellitus. *Drugs*, 2004; *64*:2667-88.
77. Piediferro G, Colpi EM, Castiglioni F, Scroppo FI. Premature ejaculation. 3. Therapy. *Arch Ital Urol Androl*, 2004; *76*:192-8.
78. Diabetes Control and Complications Trial Research Group. The effect of intensive treatment of diabetes on the development and progression of long-term complications in insulin-dependent diabetes mellitus. *N Engl J Med*, 1993; *329*:977-86.
79. The DCCT/EDIC Research Group. Retinopathy and nefropathy in patients with type 1 diabetes four years after a trial of intensive therapy. *N Engl J Med*, 2000; *342*:381-9.
80. Holman RR, Paul SK, Bethel MA, et al. 10-year follow-up of intensive glucose control in type 2 diabetes. *N Engl J Med*, 2008; *359*:1577-89.

Abordagem Clínica e Terapêutica do Pé Diabético

Andrew J. M. Boulton, Hermelinda Cordeiro Pedrosa, Geisa C. Macedo, Julival Fagundes Ribeiro

INTRODUÇÃO

O pé diabético representa uma das complicações mais devastadoras do *diabetes mellitus* (DM), uma vez que pode levar a ulcerações que, potencialmente, evoluem para amputações maiores e menores, as quais podem causar elevada mortalidade, alterações na qualidade de vida, pelo tratamento prolongado, ambulatorial ou hospitalar, e conseqüente absenteísmo e aposentadorias precoces.[1-3]

A importância dos exames dos pés foi ressaltada em 1983, por Paul Brand, que recomendava, àquela época, uma campanha nacional para que os médicos removessem os sapatos e meias dos pacientes. Vários relatos atestam a problemática da negligência com o exame dos pés: uma avaliação em 14.539 indivíduos, conduzida pela Organização de Manutenção da Saúde (EUA), observou que apenas 6% dos exames foram documentados. Outros dados mostraram que apenas 12% dos médicos examinam os pés dos pacientes assintomáticos. O Programa de Cuidados de Rotina da Associação Americana de Diabetes (American Diabetes Association – ADA) registrou que, dentre 14.434 médicos especialistas e generalistas, apenas 50% realizaram uma avaliação neurológica anual e exame dos pés. No entanto, através de um processo de sensibilização, a atitude dos profissionais de saúde, sobretudo a dos médicos, é passível de mudança. Para isso, vários documentos consensuais e propostas de avaliação simplificada têm sido publicados, visando amenizar esse problema.

Por outro lado, é incontestável o destaque dado ao pé diabético nos últimos 20 anos, pelo melhor entendimento dos fatores patogênicos e da conduta terapêutica e preventiva, como atesta o incremento no número de publicações de artigos revisados por pares: de 0,7% para 2,7% entre 1980–1988. Iniciativas internacionais, para formação de conselhos ligados a associações científicas, têm sido verificadas nos Estados Unidos (EUA), Europa e América Latina: GTIPD, Grupo de Trabalho Internacional sobre Pé Diabético (1998), que publicou o documento Consenso Internacional sobre Pé Diabético, traduzido em vários países, inclusive no Brasil; EASD, European Association for the Study of Diabetes (1998); ADA, American Diabetes Association (1999); Departamento de Pé Diabético e Complicações Crônicas (SBD, Sociedade Brasileira de Diabetes, 2001). Recentemente, foram criados Grupos de Estudo sobre o Pé Diabético na América Latina (GLEPED, ALAD, 2004) e Índia (2004). A alocação do tema para a campanha anual da Federação Internacional de Diabetes em 2005 (*Time to Act*) é outra demonstração clara do interesse e da necessidade de alertar profissionais de saúde, gestores, pacientes e familiares sobre essa complicação mutilante.

Neste capítulo serão enfocados os aspectos epidemiológicos, socioeconômicos, etiopatogênicos do pé diabético, a descrição dos métodos para o rastreamento do pé em risco e a abordagem das ulcerações, com considerações acerca das classificações existentes e em discussão na literatura, bem como recomendações consensuais para a intervenção terapêutica. As bases que norteiam a prevenção dessa complicação serão descritas, tendo como diretrizes aquelas contidas em recentes documentos internacionais especializados.

DADOS EPIDEMIOLÓGICOS E SOCIOECONÔMICOS

Os dados populacionais sobre o pé diabético, a exemplo do que ocorre com a neuropatia diabética (ND), apresentam problemas de ordem metodológica em relação aos testes diagnósticos e à seleção de amostras. Em que pesem essas limitações, sabe-se que a freqüência e a apresentação do problema são semelhantes em várias partes do mundo. A causa mais freqüente de admissões hospitalares entre pacientes diabéticos são as ulcerações nos pés, cuja prevalência estimada é de 1,4 a 11,9%. Estima-se que 14 a 20% dos pacientes com úlceras nos pés subseqüentemente serão submetidos a uma amputação e que as ulcerações precedem 85% das amputações. A ND é um dos fatores predisponentes mais comuns para o pé diabético, e supõe-se que 5 a 7% dos pacientes com essa complicação apresentam lesões nos pés. A incidência cumulativa segundo o tempo de vida denota que 15% dos pacientes diabéticos terão algum problema nos pés.[1,4,5]

As lesões do pé diabético geralmente requerem tratamento prolongado (média em dias: 21 nos EUA, 25 no Reino Unido e 60–90 em Brasília), principalmente se advém amputação. O diabetes constitui a causa mais freqüente de amputação não-traumática em membros inferiores (Fig. 57.1). Cerca de 50 a 70% de todas as amputações não-traumáticas registradas nos EUA ocorrem em pacientes diabéticos. Ademais, quase 80% dos pacientes com mais de 75 anos submetidos à amputação apenas retornam aos seus lares mediante assistência social domiciliar, elevando os custos para o sistema de saúde. Dados mais recentes denotam que pacientes com ND (demonstrada pela sensibilidade vibratória diminuída) elevam os custos diretos para úlceras e amputações e a vida é reduzida em pelo menos 2 meses. Relatos da Suécia mostram que o tratamento de uma úlcera primária (sem

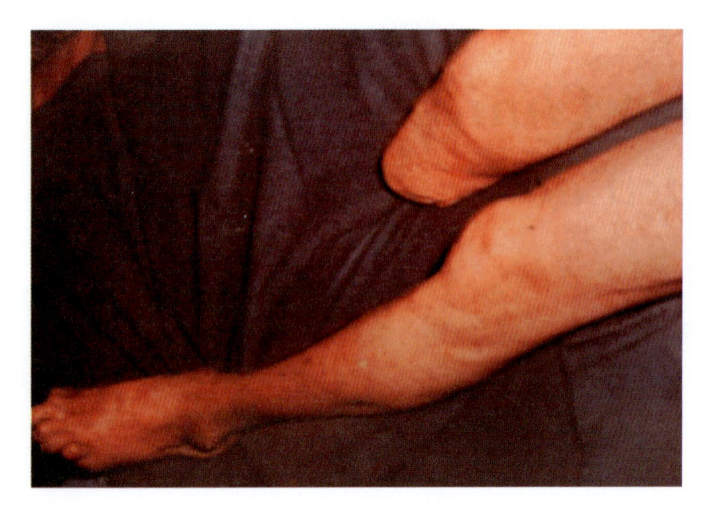

Fig. 57.1 O diabetes é causa mais freqüente de amputação não-traumática em membros inferiores (risco 15–40 vezes maior). A taxa de sobrevida em diabéticos, 5 anos após a amputação, pode ser tão baixa quanto 28%.

evolução para amputação) tem um custo médio anual de 7.000 dólares, enquanto aquelas resultando em amputação maior ou menor totalizam um custo de 43.000 e 65.000 dólares, respectivamente.[2-5] Tragicamente, a taxa de sobrevida em diabéticos, 5 anos após a amputação, pode ser tão baixa quanto 28%.[5]

ASPECTOS ETIOFISIOPATOLÓGICOS

A ND é considerada o fator permissivo principal para o desenvolvimento de ulcerações nos pés de pacientes diabéticos e deve ser pesquisada pelo menos anualmente, mesmo nos pacientes assintomáticos. Nesse contexto, convém salientar que a ausência de sintomas não exclui a ND, nem o risco para ulceração e suas complicações (ver Cap. 56, *Abordagem Diagnóstica, Terapêutica e Preventiva da Neuropatia Diabética*).[1,6]

Embora a ND e a doença arterial periférica (DAP) constituam os principais fatores da etiofisiopatogenia da ulceração do pé diabético, um pé com neuropatia ou isquemia não ulcera espontaneamente, sendo necessária a ação complementar dos fatores ditos intrínsecos ou extrínsecos. Dentre os intrínsecos, a ND está presente em 30% da população diabética atendida em hospitais e em 20% em centros de atenção primária, com uma variação estimada entre 8,3 e 42% englobando indivíduos diabéticos tipo 2. O comprometimento gradual e insidioso das fibras sensitivas finas e grossas causa a perda das sensibilidades para dor, temperatura, percepção de pressão plantar (sensibilidade protetora plantar – SPP) e propriocepção. Além das alterações sensitivas, que podem evoluir com ou sem sintomas, tem papel de destaque o componente motor, presente nos estágios mais avançados da ND e responsável pela maior parte das deformidades observadas à inspeção dos pés. As fibras motoras grossas danificadas causam fraqueza muscular e, posteriormente, atrofia da musculatura intrínseca dos pés. Tais fatos levam à retração e deformidade dos dedos, acarretam áreas de pressões anormais – usualmente na região plantar (cabeça dos metatarsos e região dorsal e plantar dos dedos dos pés) – e modificam o padrão normal da marcha ao caminhar.[2,7-10]

O comprometimento das fibras autonômicas (simpáticas) resulta em diminuição ou ausência de sudorese (anidrose), cuja apresentação clínica é o ressecamento da pele, predispondo a rachaduras e fissuras, que podem evoluir para úlceras (com ou sem infecção) e amputações

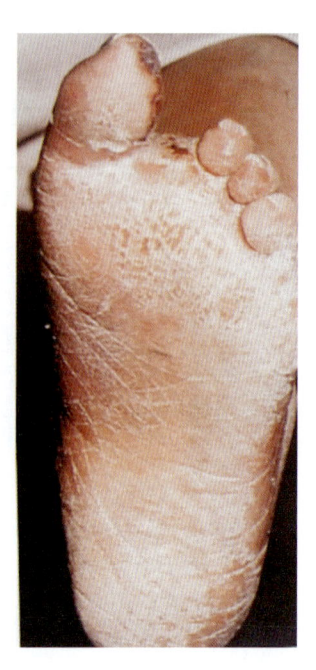

Fig. 57.2 A neuropatia autonômica leva a diminuição ou ausência de sudorese (anidrose), cuja apresentação clínica é o ressecamento da pele, predispondo a rachaduras e fissuras, que podem resultar em úlceras e amputações.

(Fig. 57.2). Além disso, alterações em microcirculação, ditadas pela desnervação dos receptores nociceptivos perivasculares, com espessamento da membrana basal dos capilares, acarretam desequilíbrio dos mecanismos reguladores da vasodilatação e vasoconstrição, com aumento do fluxo e surgimento de fístulas arteriovenosas, desviando aquele dos tecidos profundos, resultando em um pé quente, com veias dorsais distendidas e, algumas vezes, edema. É importante ressaltar que o comprometimento microvascular é eminentemente funcional, ocorre na ausência de macrovasculopatia e não é considerado o responsável direto pelas ulcerações e amputações.[2,7-11]

O processo de glicosilação não-enzimática e a maior deposição de produtos avançados de glicosilação tardia em fibras do colágeno, articulações e pele podem favorecer a limitação de mobilidade articular (LMA), com anormalidade da função articular, sobretudo em região subtalar. Um bom exemplo é a incapacidade do hálux de fazer a dorsiflexão. A junção de deformidades nos pés, alterações no padrão da marcha e LMA resulta em alterações na biomecânica dos pés, com aparecimento de pressões plantares altas e anormais. Recentemente, verificou-se que a medida das angulações das amplitudes articulares (*goniometria*) pode detectar reduções entre 7 e 8° em dorsiflexão e 4 e 7° em flexão plantar. Como o trauma repetitivo do caminhar não é percebido, devido à perda da SPP e da sensibilidade dolorosa, surgem os calos, que funcionam como corpos estranhos e podem aumentar a pressão local em até 30%. Caso não seja efetuada a remoção e a redistribuição da carga, lesões se instalam nas áreas de pressão das deformidades, que se complicam por infecção.[2,7-11]

No que se refere às deformidades, a neuroosteoartropatia ou pé de Charcot (Fig. 57.3A) representa o grau máximo de dano neuropático, com interferência dos componentes somático e autonômico. É observada em 0,15% da população diabética, mas essa taxa pode chegar a 29% entre os pacientes com neuropatia. Geralmente é unilateral (80% dos casos). As luxações articulares e fraturas diante de estresse mecânico comprometem o arco médio, com distribuição desordenada da carga em tarso,

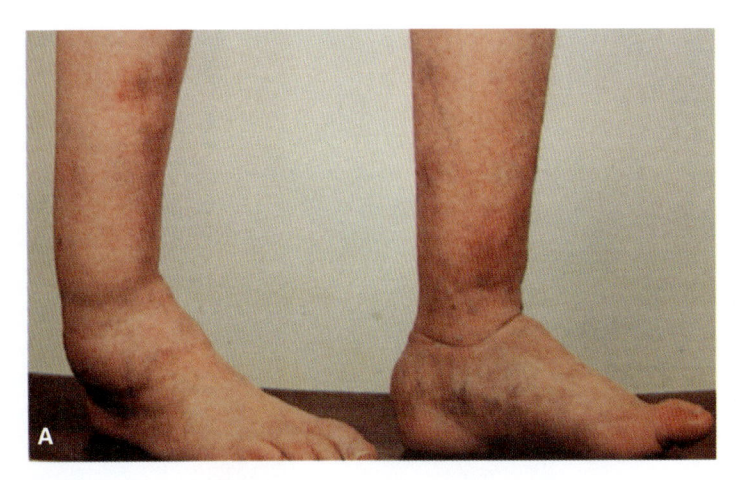

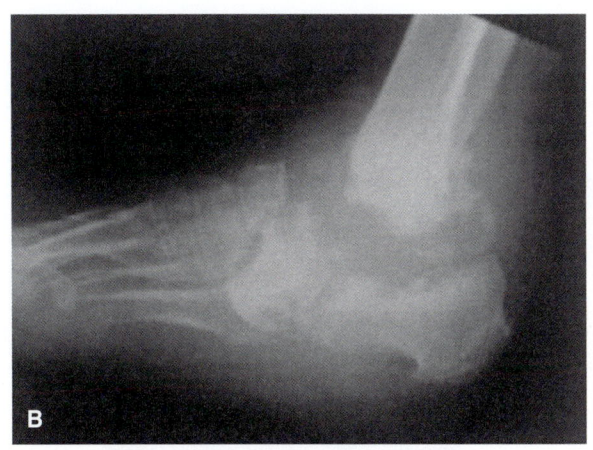

Fig. 57.3 A, Aspecto usual da osteoartropatia ou pé de Charcot, cujas deformidades resultam de destruição e deslocamento ósseos. **B**, Osteoatropatia do tornozelo, com grave osteólise e deslocamento talonavicular.

metartarsos e tornozelo, sendo de pior prognóstico os danos em calcâneo e tornozelo (Fig. 57.3B). O diagnóstico diferencial com osteomielite na presença de uma ulceração constitui um exercício clínico desafiante. Por outro lado, o risco de amputação é elevado porque nem sempre se obtém adesão ao tratamento prolongado (6 a 12 meses), o qual requer repouso ou uso de botas de gesso laminado ou de contato total. Recentemente foi analisado o uso de pamidronato injetável, que mostrou boa resposta na redução de marcadores ósseos indicativos de atividade osteoclástica. Estudos com risedronato oral em doses elevadas estão em andamento (Ed Jude, comunicação pessoal). Os fatores intrínsecos, portanto, resultam da combinação de agravos da ND (sensitivo-motora e autonômica), como proeminências ósseas, LMA, deformidade articular, calos, altas pressões plantares, propriedades teciduais alteradas, cirurgias prévias (que alteram as forças biomecânicas) e neuroosteoartropatia (Charcot), importantes componentes do quadro que leva à ulceração.[2,5,9–12]

São considerados fatores extrínsecos os traumas decorrentes, sobretudo, de calçados inadequados, caminhar descalço, objetos dentro de sapatos, quedas e acidentes, tipo de atividade. Com relação às úlceras nos pés (Figs. 57.4 e 57.5), vale ressaltar que 80 a 90% das mesmas são precipitadas por um trauma extrínseco, geralmente o uso de calçados inadequados. Por outro lado, é também de grande importância clínica a identificação de lesões não-ulcerativas, como bolhas, pele macerada, micoses (sobretudo interdigitais) e calosidades, que podem causar úlceras se não houver intervenção em tempo hábil.[9]

A DAP é um fator etiológico que influencia diretamente o desenvolvimento de úlceras e determina a evolução complicada pela

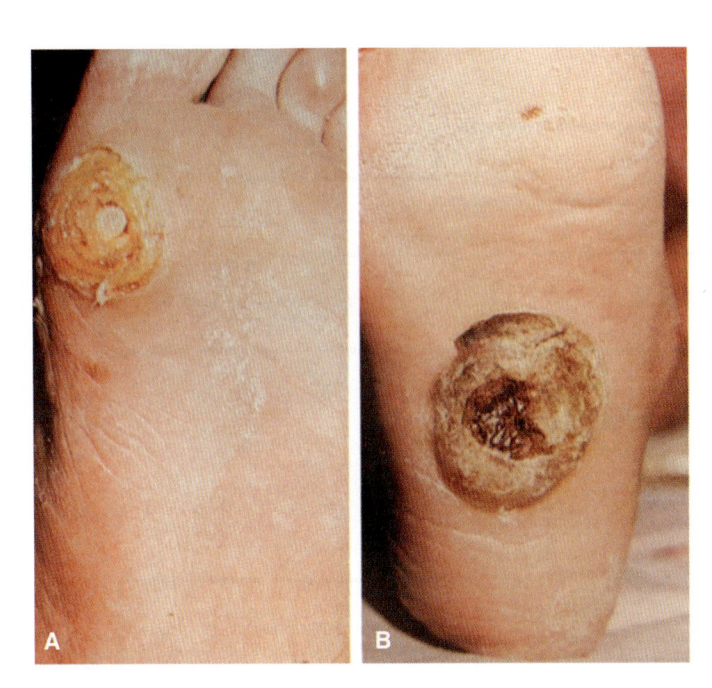

Fig. 57.4 A e B Úlceras neuropáticas, com acentuada hiperceratose (80 a 90% dessas úlceras são precipitadas por fatores extrínsecos, sobretudo o uso de calçados inadequados).

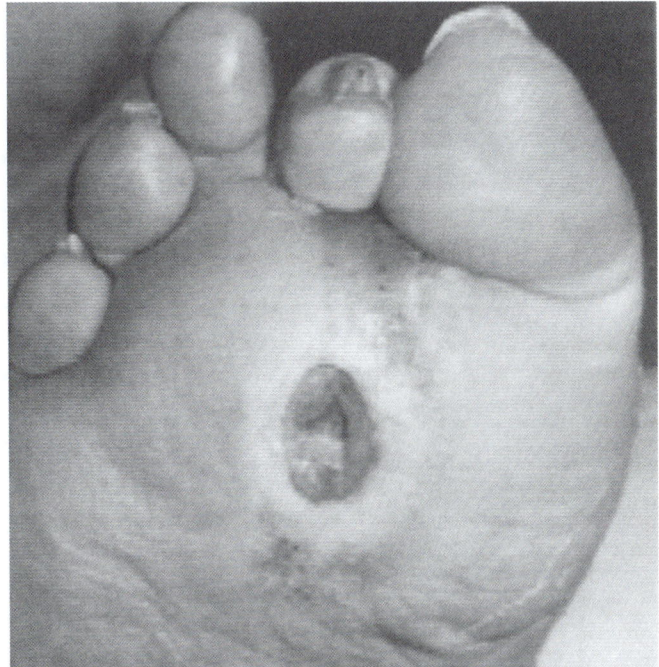

Fig. 57.5 Aspecto característico do "mal perfurante plantar".

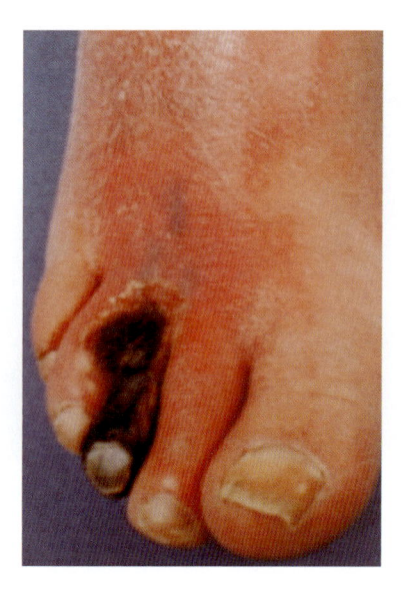

Fig. 57.6 Pé neuroisquêmico: celulite e gangrena após pedicure realizada pela própria paciente. Os pulsos estavam ausentes.

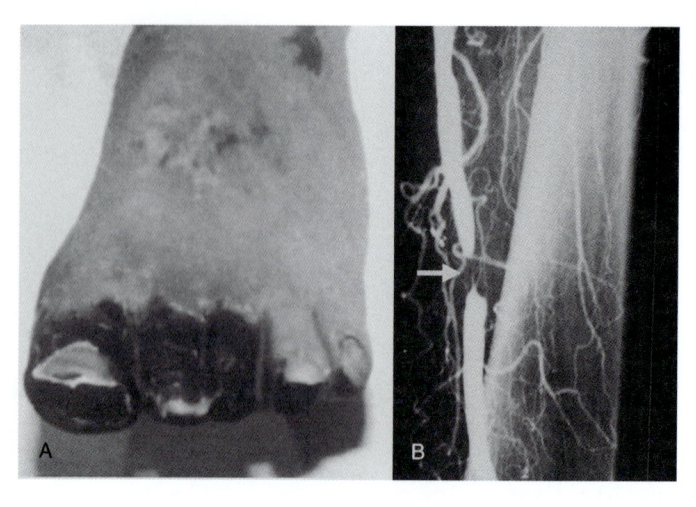

Fig. 57.7 A e **B** Gangrena nos cinco pododáctilos em um paciente com neuropatia periférica e estreitamento aterosclerótico da arterial femoral superficial (*seta*).

isquemia. Um estudo recente, envolvendo pacientes dos EUA e do Reino Unido, aponta a DAP como causa da ulceração em 35% dos casos, além de representar um pior prognóstico para amputação e maior mortalidade. O processo ocorre diante de traumas, mesmo de pequena intensidade, geralmente associado a determinado fator de risco. Predomina nas faces lateral e medial dos pés e nas extremidades dos dedos, sendo freqüentemente doloroso. Some-se à DAP a contribuição da hipertensão arterial, da dislipidemia e do tabagismo, que favorecem a complicação macrovascular, caracteristicamente comprometendo os vasos mais distais, de forma simétrica e multissegmentar. Usualmente, existe concomitância de DAP e ND, resultando em ulcerações neuroisquêmicas (Figs. 57.6 e 57.7). A perda da sensibilidade à dor é passível de mascarar os sintomas de claudicação intermitente.[2,9-11]

Estudos têm sido conduzidos com relação aos aspectos psicossociais envolvidos no processo de desenvolvimento das úlceras do pé diabético, particularmente associados à ND. Eles são centralizados em temas como crenças distorcidas acerca da ND, sentimento de temor (à amputação), hostilidade (ao profissional ou à equipe) e importância de fatores ligados ao contexto (qualidade da comunicação do profissional de saúde envolvido no cuidado). Tais pontos pretendem explicar e auxiliar uma abordagem psicológica e preventiva mais ampla, visando a intervenção que possa conduzir a uma melhor qualidade de vida para os pacientes com problemas nos pés. A Fig. 57.8 resume os fatores etiopatogênicos envolvidos no pé diabético.

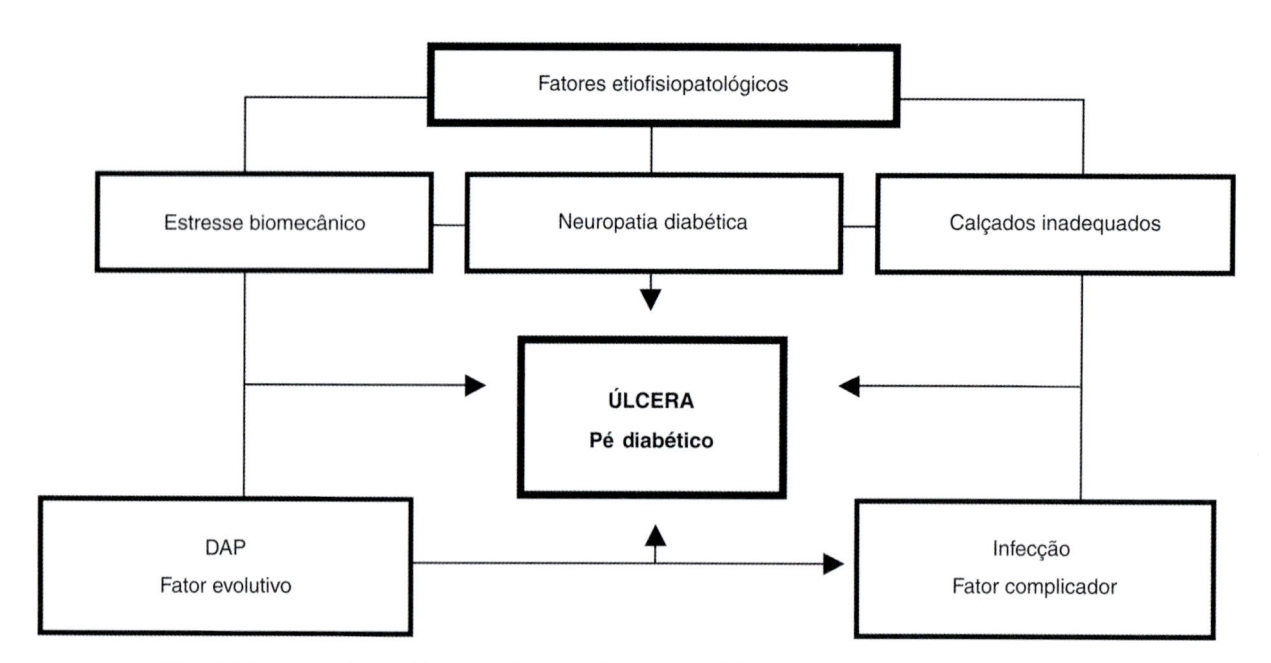

Fig. 57.8 Fatores etiofisiopatológicos envolvidos na ulceração do pé diabético. (DAP, doença arterial periférica.)

IDENTIFICAÇÃO DOS PACIENTES EM RISCO

A ND sensitivo-motora crônica constitui o fator permissivo mais importante para o desenvolvimento de ulcerações, acarretando um risco anual de 7%. Vários estudos populacionais têm demonstrado que as lesões neuropáticas e neuroisquêmicas compreendem 90% das úlceras. Aproximadamente 40 a 60% das úlceras são puramente neuropáticas, enquanto até 45% delas têm componentes neuropáticos e isquêmicos. Esses dados desmistificam o enfoque de que as ulcerações do pé diabético são essencialmente vasculares.[1,2,9-11,13] Pacientes com história prévia de úlcera apresentam risco 57 vezes maior de uma nova ulceração, enquanto aqueles com calosidades e pressão plantar anormal, 11 e 4 vezes, respectivamente.[14] No seguimento desses pacientes, no entanto, as úlceras ocorreram apenas nas áreas de calos, representando um risco infinito de ulceração.

A presença de retinopatia e/ou nefropatia pode contribuir para o surgimento de lesões, pela condição imposta pela diminuição da acuidade visual e o maior envolvimento macrovascular periférico observado em pacientes com comprometimento renal avançado. No referente ao sexo, embora vários estudos demonstrem maior freqüência de lesões relacionadas ao pé diabético entre homens, tais resultados são considerados inconsistentes. Além das questões sociais e psicológicas envolvendo a problemática do pé diabético, a desinformação (não-aplicação de terapia educacional), o isolamento social e a inacessibilidade ao sistema de saúde têm também sido considerados importantes fatores de risco. Estudos do Reino Unido demonstram que pacientes diabéticos de origem asiática têm menos úlceras e amputações. Acredita-se que isso se deva a uma menor intensidade de LMA nessa população, bem como ao maior cuidado com os pés que têm os indivíduos de religião muçulmana. Nos EUA, ulcerações são mais freqüentes entre os pacientes de origem hispano-americana.[2,5,9,11] Os principais fatores de risco para ulceração e amputação estão listados no Quadro 57.1.

QUADRO 57.1
Fatores de Risco para Ulcerações e Amputação

- Neuropatia periférica (sensitivo-motora, autonômica)
- Doença arterial periférica
- Uso de calçados inadequados
- Calos
- Deformidades estruturais dos pés*
- Trauma
- História prévia de úlcera ou amputação
- Osteoartropatia de Charcot
- Nefropatia diabética avançada
- Retinopatia diabética (*pela diminuição da acuidade visual*)
- Mau controle do diabetes
- Desinformação, inacessibilidade ao sistema de saúde, privação social
- Idade avançada
- Sexo masculino (?)
- Etnia**

*Dedos em garra/martelo, metatarsos proeminentes.
**Asiáticos são menos propensos a desenvolver ulcerações e amputações.

AVALIAÇÃO CLÍNICA

O exame clínico é de suma importância, combinado ao uso de testes neurológicos, articulares e vasculares simples, de baixo custo e boa sensibilidade. Os parâmetros referentes à ND e DAP devem ser pesquisados, objetivando o registro de insensibilidade e/ou deformidades, alterações biomecânicas e isquemia. Vale ressaltar que o diagnóstico de ND não deve ser restrito aos relatos de sintomas dolorosos, pois freqüentemente os pacientes podem ser assintomáticos e apresentar danos neurológicos, com ou sem deformidades. Na realidade, o pé insensível, de aspecto rosado, com veias dilatadas, boa temperatura e por vezes deformado (pé neuropático) é, de fato, o "pé em maior risco".[2,9,15]

A avaliação da pele pode indicar tanto o comprometimento neurológico quanto o vascular. Em comparação à população geral, os pacientes diabéticos têm cinco vezes mais chances de desenvolver DAP, com um risco de ocorrência de gangrena entre 20–50 vezes maior. Assim, além da coloração da pele, somam-se a importância da palpação dos pulsos distais das artérias pediosas dorsais e tibiais posteriores. Em um estudo, metade dos pacientes com mais de 20 anos de duração da doença apresentavam pelo menos um dos pulsos ausentes.[9,10] No estudo de Framingham,[16] a freqüência de pulsos ausentes foi 50% maior em indivíduos diabéticos do que na população geral. A diminuição também pode ocorrer diante de edema e, se ausentes, recomenda-se a tomada do índice tornozelo/braço (ITB), realizada com um *ecodoppler* manual. Para obter o ITB, afere-se a pressão sistólica das artérias mencionadas, toma-se o maior registro detectado e divide-se pela pressão sistólica da artéria braquial homolateral. O ponto de corte do ITB normal é $> 0,9$ e $< 1,15-1,30$. Um valor $< 0,9$ é indicativo de isquemia (sensibilidade de 95% e especificidade de quase 100%) e impõe um acompanhamento vigilante do paciente, inclusive pela cirurgia vascular periférica. É importante ressaltar que, em função de insensibilidade, pacientes diabéticos podem não se queixar de claudicação intermitente, sintoma mais precoce da DAP. Dados do UKPDS demonstram que, para cada três indivíduos claudicantes, há um claudicante silencioso. Por outro lado, mesmo considerando-se as limitações impostas pelos *shunts* arteriovenosos e/ou calcificações (esclerose da média – Monckenberg), que podem falsamente elevar o ITB ($> 1,15$ ou $1,30$), a tomada da pressão das artérias distais pode estimar o potencial de cicatrização de uma úlcera.[2,12,15] As características clínicas do pé diabético – neuropático, isquêmico ou neuroisquêmico – estão resumidas no Quadro 57.2.

RASTREAMENTO DO PÉ EM RISCO

A avaliação neurológica básica visa a avaliar a integridade de fibras sensitivo-motoras grossas (longas) e finas (curtas), descritas no Cap. 56. O teste de rastreamento mais difundido e recomendado é aquele realizado com monofilamentos, que são instrumentos constituídos de fibras de náilon apoiadas em uma haste.[17,18] O monofilamento de 10 g representa o logaritmo (5,07) de 10 vezes a força (em miligramas) necessária para curvá-lo e avalia a SPP; é, portanto, um teste semiquantitativo. Não há evidência comprovada quanto aos locais de aplicação do monofilamento, e o Consenso Brasileiro de Complicações Crônicas – 1999 adotou os seguintes locais: 1.º, 3.º e 5.º dedos, bem como a primeira, a terceira e a quinta cabeças de metatarsos, incluindo orientação de como utilizar o monofilamento.[18] No entanto, diante da maior freqüência de lesões em antepé, o

QUADRO 57.2

Características do Pé Diabético: Neuropático, Isquêmico e Neuroisquêmico

Pé Neuropático
- Quente, bem perfundido, pulsos amplos, vasos dorsais dilatados
- Anidrose, pele seca com tendência a rachaduras e fissuras
- Arco médio elevado, metatarsos proeminentes, dedos em garra/martelo
- Áreas de pressão plantar anormal (hiperceratose), calosidades
- Susceptível a alterações articulares graves (neuroosteoartropatia: Charcot)

Pé Isquêmico
- Pé frio, com pobre perfusão, pulsos diminuídos ou ausentes
- Pele fina, brilhante
- Cianose, rubor postural, palidez à elevação
- Unhas atrofiadas, ausência/rarefação de pêlos

Pé Neuroisquêmico
- Combinação dos achados neuropáticos e vasculares, com ou sem deformidades

---

GTIPD recomenda testar apenas a região plantar do hálux, primeiro e quinto metatarsos bilateralmente (Fig. 57.9).[9,15]

Mais recentemente, a Força Tarefa ADA-AACE (*Task Force of the Foot Care Interest Group of the American Diabetes Association and American Association of Clinical Endocrinologists*) propôs a inclusão da terceira cabeça de metatarso para as áreas de teste com o monofilamento.[2]

A grande vantagem do monofilamento de 10 g é a elevada sensibilidade (86–100%). Quando a SPP está ausente e associada a um déficit neurológico obtido com a aplicação de escore de disfunção neurológica (EDN), o risco (*odds ratio*) de ulceração é de 26. McNeely et al.,[19] ao analisarem fatores contribuintes independentes de risco de ulceração, demonstraram que a insensibilidade ao monofilamento representa um risco 18 vezes maior, enquanto a alteração dos reflexos aquileus situa-se em torno de 6 vezes. É importante ressaltar alguns cuidados em relação ao monofilamento: (1) o teste não diagnostica ND, mas risco neuropático de ulceração; (2) o instrumento requer um "repouso" de 24 h após ser aplicado 10 vezes em 10 pacientes; (3) sua acurácia diminui após 500 testes; (4) a variação na fabricação tem levado à observação de que muitos monofilamentos apenas empregam 8 g.[20] Diante desses fatos, o uso desse instrumento está sendo revisto como teste de rastreamento.

O bioestesiômetro e o neuroestesiômetro têm sido considerados o padrão-ouro para avaliação do risco de ulceração. Eles quantificam o limiar da sensibilidade vibratória pela amplitude (em volts) do estímulo aplicado. Dados prospectivos mostraram que o limiar > 25 volts determina um risco sete vezes maior no desenvolvimento de ulceração, com uma incidência de úlceras em torno de 20%.[21] Em um amplo estudo multicêntrico (44 centros dos EUA, Reino Unido e Canadá) foi demonstrado que um incremento de 5 unidades no limiar acarreta um aumento de 28% no risco de surgimento de uma ulceração.[13] A desvantagem desse instrumento é o custo bem mais elevado comparado ao do monofilamento: R$ 1.000,00 contra R$ 10,00 (*kit* Sorri). Além disso, ele requer fonte elétrica, o que limita o uso a ambientes de maior estrutura, como também pode sofrer alteração na calibragem.

Um outro estudo prospectivo,[22] realizado entre 248 pacientes, observou que a associação do uso do EDN com a avaliação da pressão plantar anormal apresenta uma especificidade de 78%. Esse achado ratifica a importância da avaliação biomecânica, quer através de técnicas sofisticadas (pedobarografia estática, palmilhas com sensores internos), quer com o uso de plantígrafos (*Harris mat* e *PressureStat*, testes semiquantitativos e bem menos onerosos), não só para identificar áreas de maior pressão, mas também para auxiliar na confecção de palmilhas moldadas individualizadas. O *PressureStat* tem a vantagem de custar menos, requerer menos tempo para o teste e ser útil para o seguimento com a disponibilidade de um cartão de calibração através da cor obtida pela carga (Fig. 57.10). Ele também permite uma abordagem educativa ao se mostrar ao paciente a área mais escura, indicativa de maior pressão. Mais recentemente, estudos com ultra-sonografia demonstraram que a mensuração da espessura da

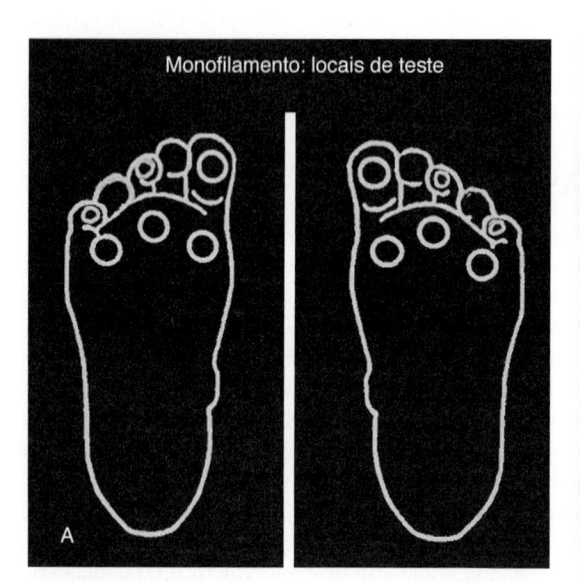

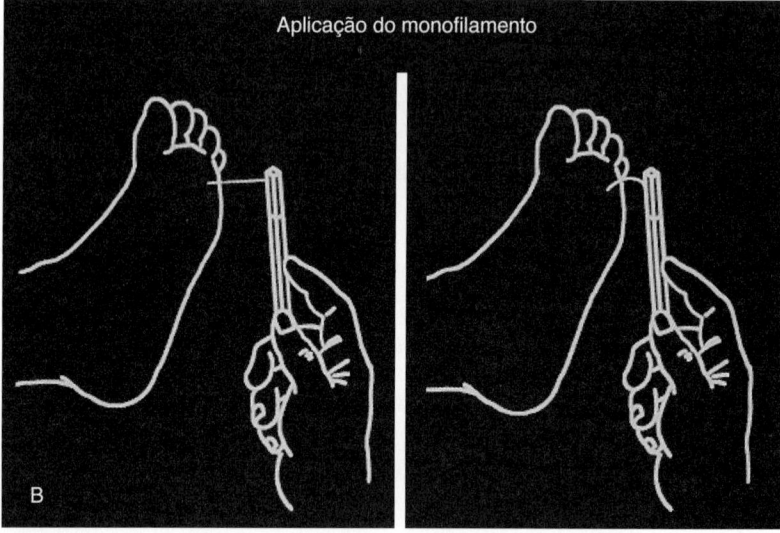

Fig. 57.9 Locais (**A**) e modo de aplicação (**B**) do monofilamento.

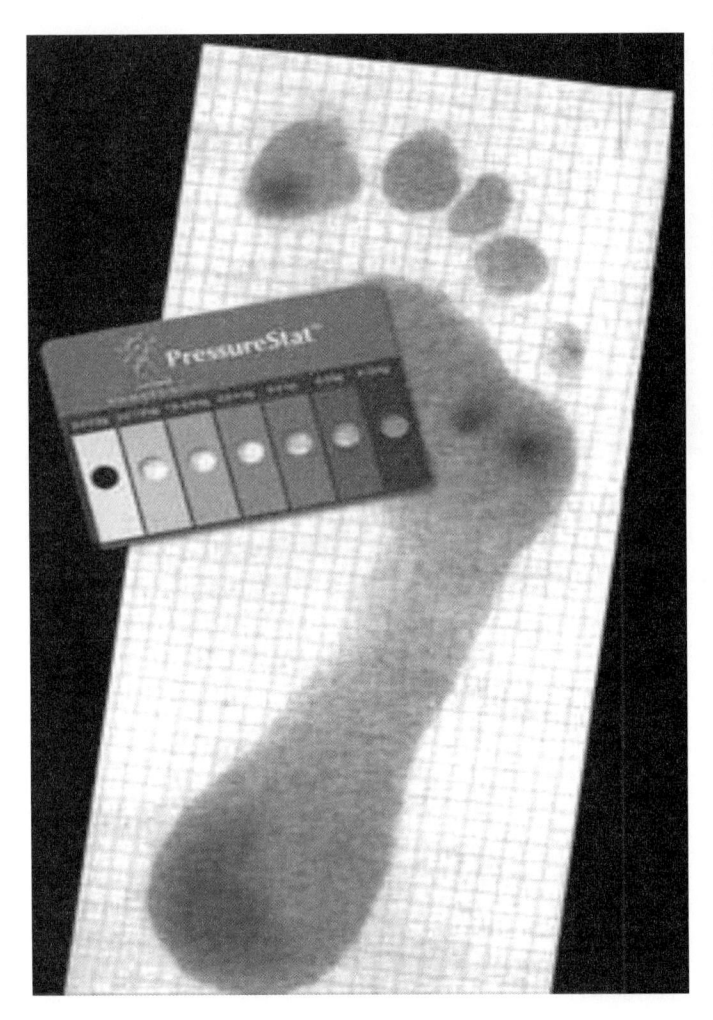

Fig. 57.10 Plantígrafos (*PressureStat* e *Harris mat*) são úteis para identificar áreas de maior pressão e auxiliar na confecção de palmilhas moldadas individualizadas. O *PressureStat* (foto) tem a vantagem de custar menos, requerer menos tempo para o teste e ser útil para o seguimento.

QUADRO 57.3
Rastreamento do *Pé em Risco*

Primeira Visita Clínica – em Todos os Pacientes

1. Dados demográficos	Idade, sexo, tipo e duração do DM, co-morbidades (dislipidemia, hipertensão arterial, complicações diabéticas)
2. Histórico prévio	Úlcera, amputação
3. Remoção obrigatória dos calçados	Exame dos calçados (adequados/inadequados) Exame dos pés
4. Achados clínicos	Deformidades, calos, rachaduras, maceração da pele, micoses, coloração/temperatura da pele
5. Detecção de neuropatia periférica*	Monofilamento 10 g (cor laranja)** Vibração (diapasão 128 Hz) Sensibilidade dolorosa (pino, palito) Sensibilidade ao frio (cabo do diapasão) Sensibilidade tátil (chumaço de algodão) Reflexos aquileus
6. Detecção de doença vascular periférica	Palpação dos pulsos Coloração da pele Determinação do ITB (*ecodoppler* manual)
7. Biomecânica (pressão plantar)	Plantígrafos (*Harris mat*, *PressureStat*)

*EDN – recomenda-se a aplicação em níveis de média ou maior complexidade.
**Monofilamento brasileiro (Sorri, Bauru, SP).

pele sob a cabeça dos metatarsos correlaciona-se inversamente às pressões dinâmicas, sendo um outro meio menos oneroso de obtenção da pressão plantar.[2,7,23] O Quadro 57.3 contém os parâmetros recomendados para a coleta de dados clínicos visando ao rastreamento do pé em risco, utilizado pelo Centro de Pé Diabético do Distrito Federal.

ULCERAÇÕES – CLASSIFICAÇÃO, ABORDAGEM, NOVAS ESTRATÉGIAS, CONTROLE DA INFECÇÃO E CIRURGIA

Recentemente, com base no Consenso Internacional sobre Pé Diabético, tem sido recomendado o uso de uma Ficha de Rastreamento (Cartão do Pé). Qualquer achado alterado indica pé em risco de ulceração. Um estudo piloto, contendo a aplicação mais resumida dessa ficha, verificou 23% de insensibilidade ao monofilamento de 10 g, quando aplicado em 55 pacientes em um centro de saúde. Para o rastreamento de dano e risco de ulceração neuropática em uma população, recomenda-se, portanto, o uso desse instrumento em qualquer nível de assistência de baixa, média ou alta complexidade (Fig. 57.11).

Classificação

A definição de úlcera, incluída no glossário do Consenso Internacional, é "lesão espessada que atinge a derme, localiza-se abaixo do tornozelo e acomete pacientes diabéticos, independentemente de sua duração". Necrose e gangrena da pele são englobadas como úlceras, e gangrena é definida como necrose contínua da pele e de estruturas subjacentes: músculo, tendão, osso, articulação. O tema de classificação de ulcerações tem sido alvo de debates desde o desenvolvimento dos primeiros sistemas propostos por Meggit e Wagner,[24] que se tornou um dos mais adotados, pela aplicabilidade a qualquer tipo de lesão ulcerada, embora não contemple a história natural do pé diabético. Desde então, vários sistemas têm sido propostos; no entanto, poucos foram amplamente avaliados e apenas alguns foram parcialmente testados para uso clínico e científico. Os mais recentemente destacados na literatura específica são os propostos pelo grupo de San Antonio (1996, 1998), Macfarlane e Jeffcoate (1999)[25] e Foster e Edmonds (2000).[26]

O sistema de San Antonio envolve vários parâmetros, como profundidade, infecção, isquemia, osteomielite, além de vasta orientação para intervenção cirúrgica e/ou seguimento clínico conservador.[5]

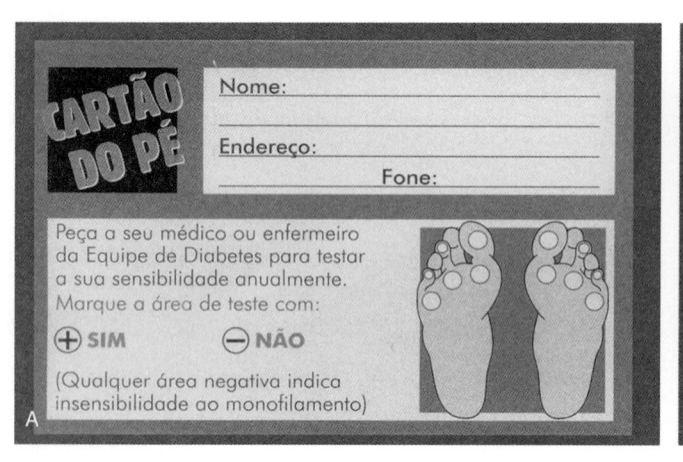

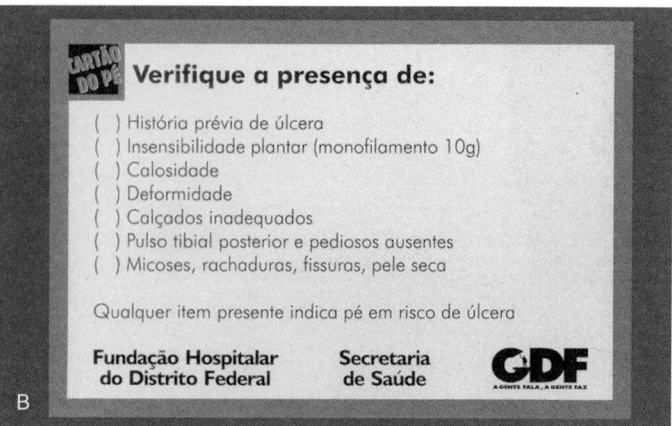

Fig. 57.11 *Cartão do Pé*, frente (**A**) e verso (**B**).

Também inclui terapia educacional, baseada na história prévia de úlcera, presença de deformidades, neuroosteoartropatia, bem como testes neurológicos (monofilamento) e vasculares (ITB, pressão sistólica do dedo) dispostos em categorias:
- categoria 0 – ausência de neuropatia;
- categoria 1 – neuropatia sem deformidade;
- categoria 2 – neuropatia com deformidade;
- categoria 3 – neuropatia, história de deformidade, Charcot, úlcera, amputação;
- categoria 4A – neuropatia, deformidade, sem Charcot agudo, lesão pré- ou pós-ulcerada cicatrizada;
- categoria 4B – Charcot agudo, lesão ulcerada sem infecção;
- categoria 5 – infecção presente;
- categoria 6 – úlcera isquêmica com infecção.

As categorias 1, 2 e 3 apresentam, respectivamente, risco de 1,7, 12,1 e 36,0 para desenvolverem ulceração. Estudos comparativos com o sistema de Wagner, realizados em 194 lesões por Oyibo e Armstrong (Malvern e San Antonio, 2000),[27] apontam-no com uma previsão melhor do resultado final (amputação), pela inclusão do risco de ulceração de acordo com a categoria clínica.

O sistema de Macfarlane e Jeffcoate[25] foi denominado S(AD)SAD por envolver cinco elementos: tamanho (*size = area*, *depth*), infecção (*sepsis*), arteriopatia (*arteriopathy*) e desnervação (*denervation*), adotando e adaptando os padrões contidos no sistema de San Antonio. Todavia, há vários pontos que merecem avaliação antes de sua validação: falha em definir celulite e osteomielite, doença arterial periférica (DAP) resumida à palpação de pulsos (sinal eminentemente clínico) e omissão de achados, como calos, deformidades e edema.

O outro sistema em debate, proposto por Foster e Edmonds,[26] denomina-se SSS (sistema de estágio simples – *simple staging system*) e pretende cobrir a história natural do pé diabético e a sua evolução para amputação em 6 estágios. Tem sido testado em âmbito multidisciplinar desde 1999 e preconiza a necessidade de classificar o pé diabético em neuropático ou neuroisquêmico. Ele inclui como principais fatores de risco neuropatia, isquemia, deformidades, presença de calos e edema, além de enfatizar o controle mecânico, microbiológico, metabólico e vascular e a aplicação de terapia educacional.

Diante das controvérsias e diversidade existentes no momento, pode-se afirmar que não há um consenso quanto à classificação das úlceras. A impressão exposta e reiterada pelo Grupo de Trabalho Internacional de Pé Diabético é que duas vertentes emergem diante do problema: a adoção de uma classificação para a prática diária e aquela com fins de pesquisa. Essa posição foi publicada na versão 2003 do Consenso Internacional, ainda sem validação e denominada PEDIS (*perfusion*, *extension*, *depth*, *ischaemia*, *sensation* – perfusão, extensão, profundidade, isquemia e sensibilidade).

Abordagem da Úlcera

Além dos cuidados gerais referentes à avaliação do estado geral do paciente, com ênfase no controle metabólico e nutricional, o desbridamento da lesão se impõe, e sua amplitude depende das dimensões e da gravidade da ulceração. Geralmente, uma intervenção cirúrgica extensa deve ser realizada em úlceras grandes, com bastante quantidade de tecido necrótico e infectado, pois a demora pode favorecer a disseminação da infecção para os diversos compartimentos do pé, muitas vezes comprometendo as estruturas tendíneas. A mensuração da úlcera deve preceder o desbridamento. Vale ressalvar a cautela imposta pela presença de gangrena seca, quando esse procedimento está totalmente contra-indicado sem uma avaliação vascular prévia. As calosidades com fundo hemorrágico, sobretudo, devem ser removidas para promover drenagem de secreção infecciosa, freqüentemente existente na área mais interna.[7,23]

Os cuidados locais carecem de formulações sofisticadas ou preparações complexas. De fato, o uso de solução fisiológica com temperatura adequada e sem pressão forte à aplicação é suficiente após a limpeza cirúrgica. Tampouco existe consenso quanto ao uso de pomadas e/ou cremes à base de enzimas, embora sejam muito utilizados diante de excesso de fibrina e/ou úlceras dolorosas que requeiram constantes bloqueios anestésicos. Está em revisão o uso de antibióticos locais e existem controvérsias quanto à aplicação de Povidine®, água oxigenada, permanganato de potássio, particularmente na presença de tecido de granulação incipiente, pois promovem destruição de fibroblastos e ressecamento tecidual.[1,7]

As principais recomendações para a abordagem de lesões neuropáticas consistem no alívio da pressão através da descarga com muletas, bengalas, gesso de contato total ou gesso laminado, além do abandono dos calçados que tenham originado o trauma. O tratamento da infecção, quando presente, também deve ser realizado.[5]

Diante de úlceras neuroisquêmicas, a avaliação da perfusão é de vital importância, notadamente se a lesão não mostrar progresso em 4–6 semanas, após a instituição dos cuidados mencionados. Além disso, essas lesões devem ter o potencial de cicatrização determinado previamente, visando a um seguimento acurado e à intervenção precoce, no tocante à indicação de revascularização. Os procedimentos básicos, como a tomada do ITB, podem, inclusive, ser realizados pela equipe diabetologista devidamente treinada, objetivando-se um encaminhamento adequado à cirurgia vascular. As estimativas de probabilidade de cicatrização, colhidas de vários estudos, são de aproximadamente 80% diante de pressão sistólica do tornozelo igual a 100 mmHg. As pressões aferidas em pododáctilos (sobretudo no hálux) são mais precisas e a estimativa de probabilidade de cicatrização é de 70%, diante de um registro de 30 mmHg. Com a técnica de pressão transcutânea de oxigênio, a estimativa respectiva é de 50% para uma pressão igual a 20 mmHg. Portanto, é essencial registrar uma das modalidades anteriores diante de um pé com úlcera isquêmica ou neuroisquêmica.[7,9,23]

Diversos fatores podem contribuir para a falha primária na obtenção da cicatrização das úlceras: (1) alívio inadequado ou insuficiente da descarga; (2) desbridamento inadequado; (3) tratamento ineficiente da infecção; (4) intervenção tardia ou não-detecção da insuficiência vascular; (5) não-aderência do paciente e/ou familiares ao tratamento; e (6) inexistência de uma abordagem multi- e interdisciplinar (equipe de pé diabético).[7,9,23]

Novas Estratégias Terapêuticas

Especialmente na última década, surgiram novas opções terapêuticas para as úlceras, comentadas a seguir.

FATORES DE CRESCIMENTO

Um grande número de fatores de crescimento para acelerar o processo de cicatrização de feridas crônicas tem sido estudado. Entre esses fatores destacam-se o fator de crescimento derivado de plaquetas (PDGF) e o fator de crescimento de transformação β1 (TGF-β1), que estimulam a quimiotaxia e a proliferação celular. Durante a fase proliferativa da cicatrização, há a participação de outros fatores, como o fator de crescimento vascular endotelial (VEGF), o fator de crescimento dos fibroblastos (PDGF) e o fator que controla a formação de matriz extracelular e angiogênese (TGF-β). Na fase tardia da cicatrização, esses fatores de crescimento são importantes na remodelação tecidual.[7,27,28]

O único fator de crescimento aprovado pela FDA (Food and Drug Administration) para uso em úlceras neuropáticas em diabéticos é a *becaplermina* (Regranex gel®), fator recombinante humano derivado de plaquetas. É uma preparação em gel a 0,01%, de aplicação tópica, para ser usada sobre a ferida e coberta com gaze molhada em solução fisiológica. Estudos de fase III demonstraram que esse produto aumenta em 43% a cicatrização completa da lesão e reduz em 32% o tempo para essa obtenção.[29] Não deve ser usada em ferida que cicatriza por primeira intenção.

Recentemente foi relatado um aumento na mortalidade por câncer em pacientes que usaram mais de três tubos de becaplermina, quando comparados ao grupo placebo. Por isso, atualmente consta um aviso especial na bula desse medicamento, relatando que não houve aumento da incidência de câncer, mas um incremento 5 vezes maior na mortalidade por câncer em quem usou 3 ou mais tubos desse gel (Ortho-McNeilTM, Division of Ortho-McNeil Janssen Pharmaceuticals). Portanto, deve-se avaliar muito cautelosamente o custo–benefício do uso de becaplermina em pacientes portadores de malignidade.

ÉSTER DO ÁCIDO HIALURÔNICO (HYAFF®)

Tem sido utilizado recentemente na Europa para promover o crescimento e maior movimentação dos fibroblastos.[7,23] A esterificação do ácido hialurônico torna-o mais estável e no contato com a lesão produz um gel hidrofílico que facilita a cobertura da mesma, produzindo uma interface tecidual que promove granulação e cicatrização. Em um estudo multicêntrico prospectivo, controlado e randomizado,[30] as taxas de curas de úlceras plantares (55% *vs.* 50%) e dorsais (67% *vs.* 31%) foram superiores com o Hyaff®, em comparação ao placebo. Além disso, o tempo médio para cicatrização foi menor (77 *vs.* 57 dias).

ENXERTOS DE PELE SINTÉTICOS

Outra recente opção terapêutica para úlceras neuropáticas é o uso da derme humana (Dermagraft®), confeccionada através de bioengenharia, visando à reposição da pele destruída. É obtida através da cultura tridimensional *in vitro* de fibroblastos da pele do prepúcio de recém-nascidos.[31,32] Em dois estudos com 12 semanas de duração, as taxas de cura das úlceras foram significativamente maiores com o Dermagraft® do que nos grupos-controle, 71,4% *vs.* 14,3%[32] e 30% *vs.* 18,3%.[33] Nenhum processo de rejeição foi detectado até o momento. Dermagraft® não deve ser usado diante de infecção.[32] Mais recentemente, outra modalidade de enxerto sintético foi lançada, o *graftskin* (Apligraft®), também a partir de bioengenharia. Consiste em um gel de colágeno embebido por fibroblastos e coberto com uma camada superficial de queratinócitos.[32] Em um estudo prospectivo e controlado, os resultados obtidos para cicatrização completa foram de 56 e 37% (p < 0,05), para *graftskin* e placebo, respectivamente.[34] Em um outro estudo, esses percentuais foram de 75 e 41%.[35]

Também recentemente foram demonstradas, em um estudo piloto, a eficácia e a segurança do enxerto com fibroblastos frescos no tratamento das úlceras do pé diabético.[36]

V.A.C.

Uma outra abordagem terapêutica para úlceras crônicas de difícil cicatrização é a utilização de pressão negativa, também denominada fechamento da úlcera com ajuda do vácuo ou V.A.C. (*Vacuum-Assisted Closure*).[37,38]

ESTIMULADOR DE COLÔNIAS DE GRANULÓCITOS (GCSF)

A infecção está presente em 20% das úlceras, e o paciente diabético sabidamente apresenta problemas nos mecanismos de defesa, especialmente no que se refere aos neutrófilos.[28] Assim, tem sido estudado o uso do GCSF (Granulokine®). Trata-se de um fator de crescimento hematopoiético que induz a diferenciação terminal e a liberação de neutrófilos da medula óssea. A terapia com GCSF é feita através de injeções subcutâneas e está associada a uma erradicação mais rápida das bactérias patogênicas das úlceras e da celulite, com menor duração da antibioticoterapia endovenosa quando comparada com o placebo.[39,40]

LARVAS DE MOSCAS

Nos últimos anos, tem sido descrito o uso terapêutico de larvas esterilizadas de moscas *Lucilia sericata* no tratamento de lesões de partes moles e ósseas. As larvas literalmente comem os tecidos necróticos, dificultam o crescimento bacteriano (pela secreção de substâncias que elevam o pH) e estimulam a cicatrização. Usam-se 10 larvas/cm² de ferida e troca-se o curativo a cada 2 a 3 dias. Alguns acham "repugnante" essa forma de tratamento, mas ela tem se mostrado eficaz.[2,41]

TERAPIA COM OXIGÊNIO HIPERBÁRICO (TOH)

Embora não constitua uma forma de tratamento nova, nem seja indicação consensual para pacientes diabéticos, a TOH pode ser considerada para determinadas situações. Entre elas se incluem lesões de difícil cicatrização e com perda substancial de tecido, osteomielite refratária, enxerto de pele e transposição de músculos (*flapping*).[42,43] Entretanto, seu emprego deve ser reservado para os casos não-responsivos às demais terapias e apenas com uma equipe bastante experiente. Portanto, a TOH não representa uma abordagem de primeira linha, e deve-se levar em conta inclusive os riscos referentes a questões respiratórias, cardiovasculares e reações de claustrofobia.

CONTROLE DA INFECÇÃO (ANTIBIOTICOTERAPIA)

Esse é outro campo de muita discussão, pois não há um agente determinado e específico para as lesões do pé diabético. Deve-se sempre ter em mente que o uso indiscriminado de antibióticos de última geração em lesões superficiais pode concorrer para agravar a problemática atual de resistência antimicrobiana, observada em vários centros de todo o mundo. Recomendações terapêuticas estão se tornando problemáticas devido ao aumento crescente da incidência de resistência antimicrobiana.

Usualmente, a terapia inicial é empírica e deve ser baseada na gravidade da infecção, em dados microbiológicos através de cultura recente ou bacterioscopia (Gram). Em paciente sem tratamento prévio com antibiótico, com lesão classificada como leve (sinais de inflamação, celulite < 2,0 cm ao redor da úlcera e infecção limitada à pele e tecido subcutâneo superficial), a cobertura deve ser direcionada ao estreptococo do grupo A e ao *Staphylococcus aureus*. Nessa situação, cefalosporinas de primeira geração, penicilinas, clindamicina ou sulfametoxazol/trimetoprim são utilizados por 1 a 2 semanas, por via oral. Nas lesões classificadas como moderadas (sinais de inflamação, celulite > 2,0 cm, linfangite, abscesso profundo, envolvendo músculo, tendão e osso), a cobertura antimicrobiana deverá ter atividade contra cocos Gram-positivos, bactérias Gram-negativas e anaeróbias, podendo-se optar por tratamento endovenoso ou oral, dependendo do quadro clínico do paciente, por 2 a 4 semanas. As opções terapêuticas incluem ampicilina/sulbactam, cefalosporina de terceira/quarta geração associada com clindamicina, piperacilina/tazobactam, ertapenem e levofloxacina associada com clindamicina. Em pacientes com lesões classificadas como graves, além de apresentarem as lesões descritas anteriormente, há instabilidade hemodinâmica e metabólica. Nessas situações, a terapia empírica inicial deve ser endovenosa e com ampla cobertura antimicrobiana, como, por exemplo, carbapenem (imipenem associado a cilastatina ou meropenem) ou piperacilina/tazobactam, associados a linezolide, vancomicina ou teicoplanina.[9,28,44-48]

Embora os anaeróbios sejam isolados com freqüência nas infecções graves, eles são menos comuns nas leves e moderadas. Nas lesões crônicas há predominância de flora polimicrobiana, incluindo enterococo, enterobactérias, *P. aeruginosa* e outros bacilos Gram-negativos não-fermentadores. É importante ressaltar que bactérias Gram-negativas como *Serratia*, *Acinetobacter*, *Citrobacter* e *Pseudomonas* podem causar infecções devastadoras e, quando identificadas, não devem ser menosprezadas como meras colonizadoras da pele. A infecção não é considerada um fator causal, mas complicador da úlcera. Além disso, o antibiótico isoladamente não trata a infecção. Entretanto, o regime do tratamento definitivo deve ser considerado de acordo com os resultados da cultura e do teste de sensibilidade aos antibióticos. A cultura deve ser efetuada com o cultivo de fragmento de tecido ou de material obtido da base da úlcera por ocasião do primeiro desbridamento. O material analisado deve ser encaminhado para o laboratório de microbiologia, assim como para pesquisa de piócitos através da histopatologia. A revisão da terapia é efetuada após o resultado da cultura, não sendo imperiosa a mudança terapêutica se tiver havido uma resposta satisfatória àquela inicialmente aplicada.[9,23,44,47,49]

Infelizmente, a problemática de multirresistência bacteriana é um fato presente em vários serviços. Dentre os fatores de risco para o desenvolvimento de resistência bacteriana, destacam-se: história prévia de hospitalização, procedimentos cirúrgicos e, especialmente, terapia prolongada com antibiótico de amplo espectro, os quais podem favorecer a colonização por bactérias resistentes (p.ex., enterococo resistente à vancomicina, *S. aureus* resistente à oxacilina, *Klebsiella* spp. produtoras de beta-lactamase de espectro ampliado) ou estar relacionada ao processo infeccioso.

Na presença de estafilococos multirresistentes (oxacilina-resistentes), as drogas empregadas são: vancomicina ou teicoplanina, ou quinupristin/dalfopristin (parenteral), ou linezolide (disponível para uso parenteral e oral). É recomendável a discussão com especialista da área (infectologista), particularmente se houver resistência intermediária aos glicopeptídeos (vancomicina e teicoplanina).[44,47,48] O Quadro 57.4 contém sugestões de terapia antimicrobiana para o tratamento da infecção do pé diabético.

CIRURGIA

O tratamento cirúrgico pode ser classificado como curativo ou ablativo. O primeiro visa a proporcionar a cura de uma úlcera que não cicatrizou pelo tratamento clínico. Os procedimentos curativos incluem aqueles usados para ressecar ossos e/ou juntas infectadas como uma alternativa à amputação do pé (p.ex., exostectomia, artroplastia digital, ressecções da cabeça de metatarsos, ressecções de articulações,

QUADRO 57.4
Antibióticos Diante de Infecção do Pé Diabético

Gravidade da Infecção	Tipos de Antibióticos
Leve	Cefadroxil, clindamicina, amoxicilina/clavulanato, sulfametoxazol/trimetoprim (via oral)
Moderada	Clindamicina + ciprofloxacina
	Clindamicina + cefalosporina de 3.ª geração
	Ampicilina/sulbactam
	Piperacilina/tazobactam
	Ertapenem
	Levofloxacina associada a clindamicina (via parenteral)
Grave	Piperacilina/tazobactam ou imipenem ou meropenem associado a linezolide ou vancomicina ou teicoplanina

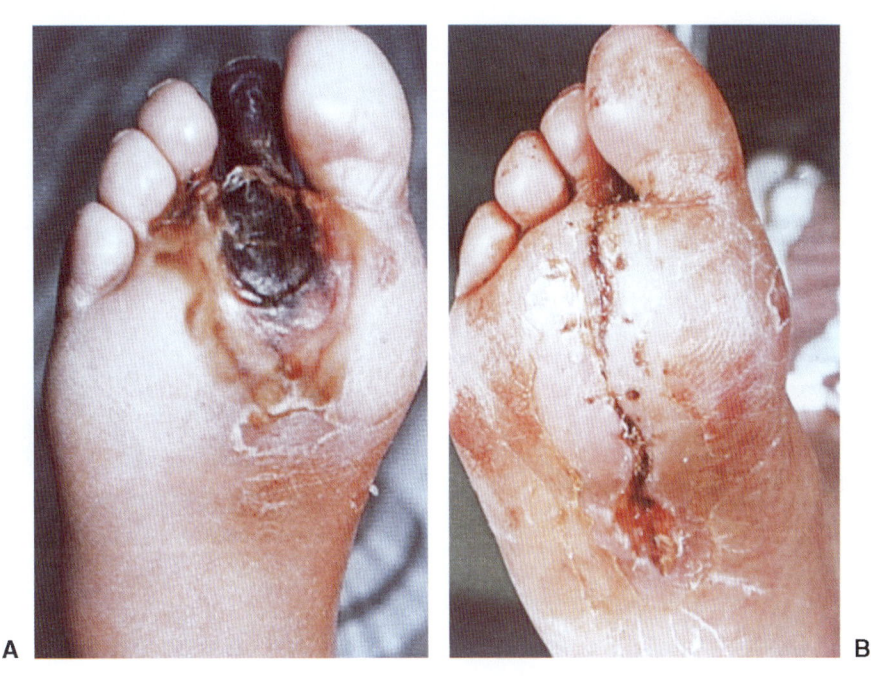

Fig. 57.12 Gangrena no segundo pododáctilo (**A**), com resposta satisfatória ao tratamento cirúrgico (**B**).

calcanectomia parcial etc.). A cirurgia ablativa geralmente está indicada diante de gangrenas ou úlceras associadas com osteomielite, com remoção de todos os tecidos necróticos e infectados (Fig. 57.12).[5]

OSTEOMIELITE

A osteomielite do pé diabético (Fig. 57.13) pode ser adquirida por três vias: hematogênica, por contigüidade a um foco infeccioso (a maioria dos casos) ou por uma ferida penetrante. Representa uma complicação grave do processo infeccioso em cerca de 30 a 60% das infecções moderadas a graves e, não raramente, pode resultar em amputação.[50,51]

Diagnóstico

Diagnosticar osteomielite em diabéticos com infecções nos pés pode ser uma tarefa difícil. Para um adequado diagnóstico do problema são necessários uma cuidadosa avaliação clínica e outros exames, comentados a seguir.

AVALIAÇÃO CLÍNICA

Deve-se avaliar o tempo de presença da úlcera, bem como sua localização. A existência de úlcera sobre alguma proeminência óssea ou a presença de exposição óssea ou infecção aumentam o risco de osteomielite. Existe um aspecto clínico muito característico, denominado *dedo em salsicha*, que é um dedo edemaciado, de coloração vermelho-amarronzada, podendo ou não apresentar um orifício de drenagem de pus.[50,51]

RADIOGRAFIA SIMPLES

A realização de radiografia simples (RxS) seriada do pé está prontamente indicada como método diagnóstico inicial que deve ser repetido após 10 a 21 dias, se persistir a suspeita de comprometimento ósseo. Na osteomielite observam-se osteopenia focal, erosões corticais, reação periósteа e, nos casos mais graves, destruição óssea com seqüestro (Fig. 57.14). Convém salientar que a lesão lítica característica da osteomielite não é visível à RxS até que 30 a 50% do osso mineral sejam removidos.[50,51] Em um estudo,[52] esse exame teve sensibilidade de 67%, especificidade de 40% e acurácia de 50% no diagnóstico precoce da osteomielite. A despeito desses baixos índices, a RxS tem alto valor preditivo positivo e fornece informações úteis a baixo custo.[50,51]

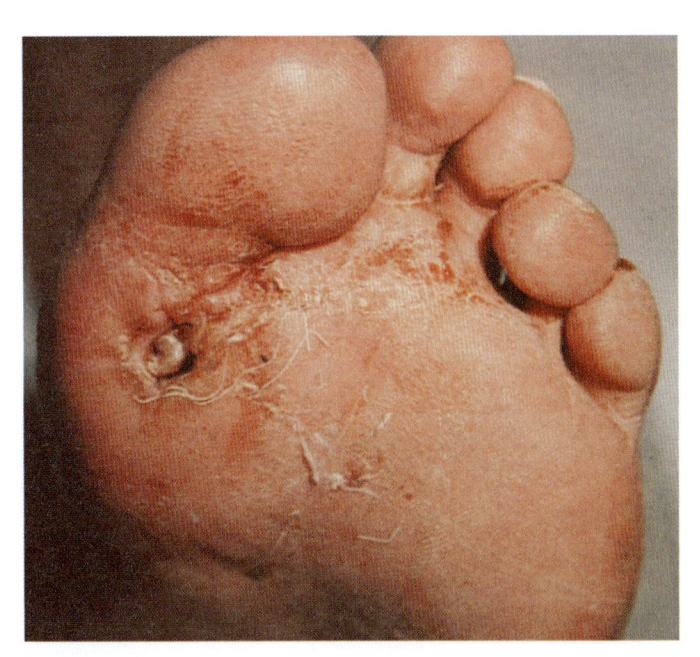

Fig. 57.13 Úlcera neuropática com descarga purulenta na base do primeiro pododáctilo, associada com osteomielite da cabeça do primeiro metatarso.

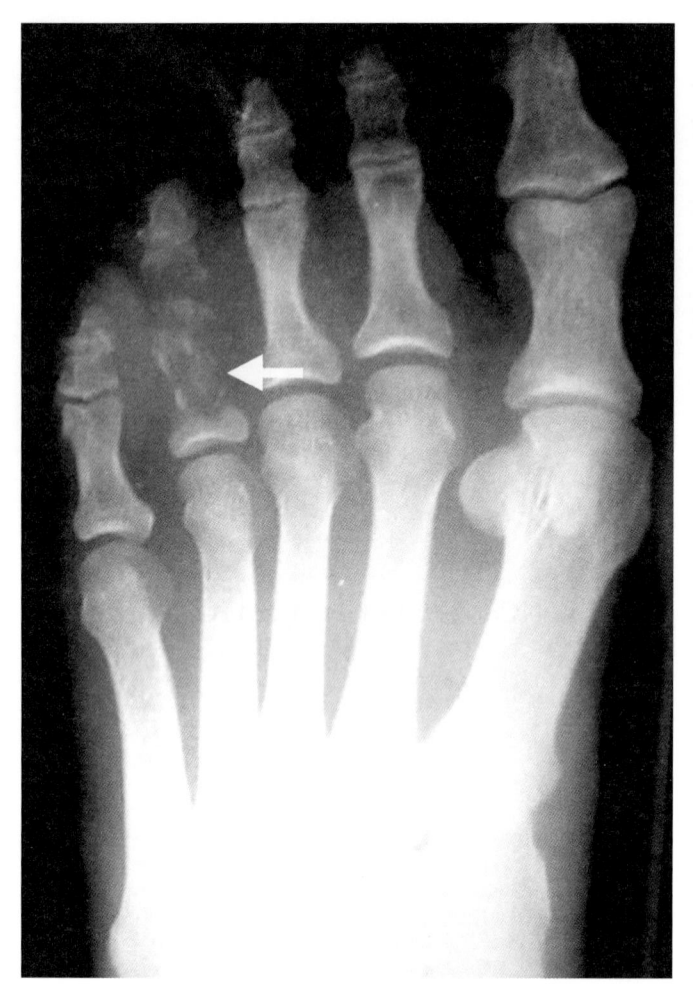

Fig. 57.14 Destruição óssea causada por osteomielite (seta).

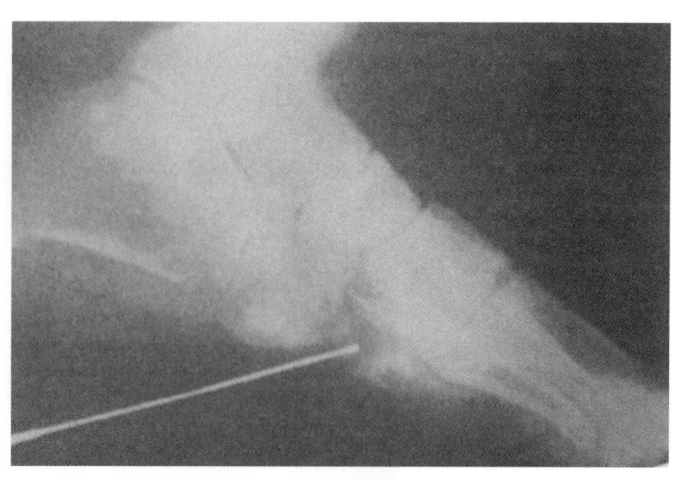

Fig. 57.15 A sondagem óssea tem sensibilidade de 66% e especificidade de 85% no diagnóstico da osteomielite.

SONDAGEM ÓSSEA

Trata-se de uma ferramenta diagnóstica simples e barata. Consiste na palpação do osso através de uma sonda de aço inoxidável estéril, através da úlcera (Fig. 57.15). Caso se consiga tocar o osso com a sonda, isso implica alta probabilidade de osteomielite. Na experiência de alguns autores,[53] esse procedimento tem sensibilidade de 66% e especificidade de 85%.

CINTILOGRAFIA ÓSSEA

Entre as técnicas disponíveis, a cintilografia com bisfosfonato marcado com tecnécio (^{99}Tc) é a mais utilizada e a mais simples, enquanto as cintilografias com citrato de gálio 67 (^{67}Ga) (Fig. 57.16) ou com leucócitos marcados com índio 111 (^{111}In) ou Tc-99m-

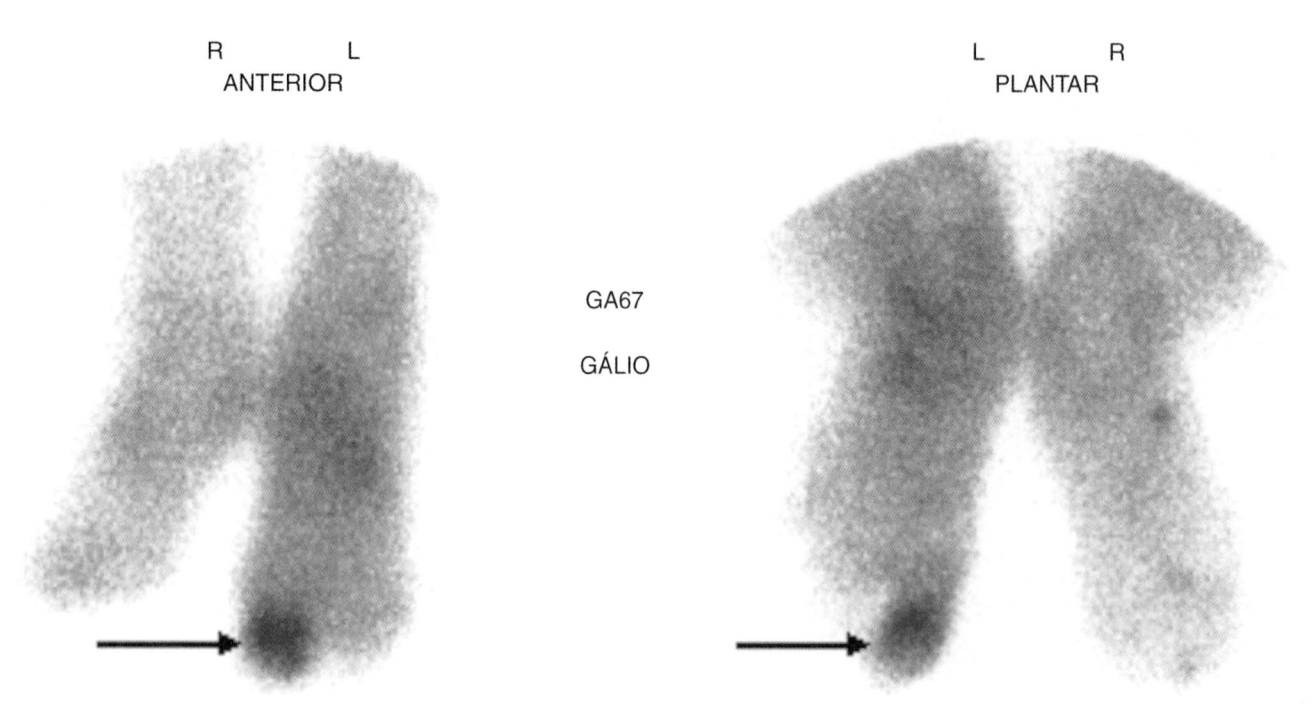

Fig. 57.16 Cintilografia com gálio 67, mostrando captação aumentada do traçador no primeiro pododáctilo esquerdo, devido à osteomielite aguda (seta).

HMPAO são mais específicas, porém muito mais caras.[2,7] Em um estudo,[54] a cintilografia com leucócitos marcados com ^{111}In teve sensibilidade de 100%, especificidade de 70% e acurácia de 86%. Uma revisão da literatura revelou sensibilidade e especificidade de 81 e 69%, respectivamente, com o exame com ^{67}Ga.[55] Os estudos cintilográficos não permitem a distinção com a neuroartropatia de Charcot aguda, quando ela se acompanha de uma lesão ulcerada. Devem ser considerados quando a radiografia simples for inconclusiva.[2,7]

ULTRA-SONOGRAFIA (US) DE ALTA RESOLUÇÃO

Estudos recentes têm enaltecido a importância da ultra-sonografia como uma opção diagnóstica para a osteomielite, com uma sensibilidade de 79% e especificidade de 80%. É mais sensível que a radiografia simples e tem sensibilidade e especificidade comparáveis às da cintilografia, com a vantagem de ser mais prática, mais barata e mais facilmente disponível. Pode, portanto, ser utilizada como teste de rastreamento.[56,57]

RESSONÂNCIA MAGNÉTICA (RM)

A RM é o melhor exame de imagem não-invasivo para o diagnóstico da osteomielite. Tem como principais limitações a infecção cortical inicial (que pode passar despercebida), além do edema de medula óssea e a neuroartropatia de Charcot, que podem gerar resultados falso-positivos.[50,51] Uma revisão sistemática da literatura sobre o uso da RM no diagnóstico da osteomielite em diferentes sítios mostrou sensibilidade, especificidade e acurácia médias de 91% (variação de 76 a 100%), 82% (65 a 96%) e 88% (71 a 97%), respectivamente (Quadro 57.5).[58]

TOMOGRAFIA COM EMISSÃO DE PÓSITRONS (18-FDG PET)

Estudos preliminares mostram que o 18-FDG PET tem elevada acurácia no diagnóstico da osteomielite.[57] Em comparação à RM, apresenta a vantagem de poder ser usada em indivíduos com implante metálico e, principalmente, fazer a distinção entre osteomielite e neuroartropatia de Charcot. Além disso, no tocante às partes moles, distingue as lesões inflamatórias das infecciosas.[59,60]

BIÓPSIA ÓSSEA

Nos casos de maior dúvida, a biópsia óssea ainda constitui o padrão-ouro para o diagnóstico de osteomielite.[50,51] Contudo, poucos estudos têm utilizado essa metodologia para avaliação de testes diagnósticos ou resultados de intervenção clínica.

Tratamento

Ainda existem discussões se o tratamento da osteomielite deve ser conservador ou imediatamente cirúrgico, estando essa decisão baseada na extensão do comprometimento ósseo. A duração da antibioticoterapia também depende do tipo de intervenção cirúrgica realizada: 5 a 7 dias para ressecção óssea total e até um mínimo de 12 semanas, em caso de ressecção parcial ou apenas tratamento clínico. A clindamicina, associada ou não a uma quinolona (ciprofloxacina ou levofloxacina), é recomendada pela excelente penetração óssea e possibilidade de uso oral em longo prazo.[7,23,44,49]

Dois estudos publicados recentemente referendam o tratamento não-cirúrgico da osteomielite, apresentando percentuais de remissão de 82,3[61] e 64%[62] apenas com o uso de antibióticos.

PREVENÇÃO DO PÉ DIABÉTICO E SUAS COMPLICAÇÕES

Inquestionavelmente, a terapia educacional aplicada aos profissionais de saúde, pacientes e familiares é a grande arma para a prevenção do pé diabético e suas complicações. Dados obtidos de grupos controlados demonstraram que 1 h de educação resulta em uma redução de 70% nas taxas de amputações em um período de 2 anos. Por outro lado, os profissionais de saúde envolvidos no cuidado do diabetes devem receber informação e treinamento para mais bem abordar os pacientes, uma vez que estes devem ser acompanhados por toda a vida. Estudos em Liverpool mostraram que cuidados podiátricos básicos e exames regulares reduzem o risco de ulceração em 58%. Além disso, a organização dos cuidados a partir da implantação de equipes multidisciplinares tem mostrado, em vários estudos, uma diminuição entre 50 e 80% nas taxas de amputações.[63–65] No Brasil, dados do Centro de Pé Diabético do Distrito Federal (DF) atestam essa experiência, com uma tendência à redução nas amputações superior a 77% no período de 1992 a 2002.[66–68]

Na Europa e nos Estados Unidos, a formação dos podiatras é de nível superior, sendo necessários de 3 a 6 anos para a conclusão do curso. Uma das soluções encontradas, em nosso meio, para suplantar a problemática da inexistência de podiatras tem sido o treinamento da enfermagem para realizar os cuidados específicos básicos (desbridamentos leves, remoção de calos, curativos, cuidados das unhas) sob a supervisão de ou juntamente com profissionais médicos integrantes da equipe. Além disso, todo o enfoque educativo, terapêutico e preventivo, que são as bases do Projeto Salvando o Pé Diabético, no DF (Brasília), tem sido reproduzido através de *workshops* em todo o país, estimando-se a implantação de 59 ambulatórios de pé diabético e um Centro de Pé Diabético integrado à Oficina de Órtese e Prótese no Brasil. Atualmente, as linhas de treinamento adotadas pelo Projeto, que tem o apoio da Sociedade Brasileira de Diabetes e do Ministério da Saúde, estão sendo aplicadas na Índia e na China. Por outro lado, a integração entre Fisiatras, Ortesistas e Protesistas no DF resultou em um aumento significativo (456%) na distribuição gratuita de palmilhas, no período de 1999 a 2002. Ressalte-se que a eficácia de calçados terapêuticos na prevenção da ulceração vem sendo relatada há décadas e foi ratificada em um estudo recente.[69] Embora a distribuição de calçados pelo Sistema Único de Saúde (SUS)

QUADRO 57.5
Exames de Imagem para Diagnóstico da Osteomielite do Pé Diabético

	Sensibilidade	Especificidade
Radiografia simples	67%	40%
Cintilografia de 3 fases com ^{99}Tc	85%	54%
Cintilografia de 3 fases com gálio	81%	69%
Cintilografia com leucócitos marcados com ^{111}In	100%	70%
Ultra-sonografia	79%	80%
Ressonância magnética	91%	82%

QUADRO 57.6
Prescrição de Calçados

Risco	Calçado Terapêutico*
0. Neuropatia ausente	Calçados comerciais, ajustados ao pé
1. Neuropatia presente	Altura extra, palmilhas para absorver a carga
2. Neuropatia com deformidades e/ou proeminências	Feitos sob medida, palmilhas para absorver a carga, e/ou Charcot e/ou pressão plantar anormal e/ou altura extra, sola rígida em mata-borrão, isquemia, modificações acomodativas
3. Úlcera e/ou amputação prévias	Feitos sob medida, órtese de contato total rígida, altura extra, sola em mata-borrão

*Altura extra – 10 mm; palmilha para absorver carga – redução de pico de pressão plantar > 30%; palmilha de contato total rígida – acomoda deformidades e não permite movimentação; sola em mata-borrão – reduz o pico de pressão plantar em metatarsos.

QUADRO 57.8
Os 12 Mandamentos do Pé Diabético

- Não andar descalço.
- Não colocar os pés de molho em água quente, nem usar compressas quentes.
- Cortar as unhas de forma reta.
- Não usar calçados apertados, de bico fino, com sola dura ou tiras entre os dedos.
- Não usar remédios para calos, nem cortá-los com qualquer objeto; calos devem ser tratados por um profissional de saúde.
- Não usar cremes hidratantes entre os dedos.
- Após o banho, enxugar bem os pés, inclusive entre os dedos.
- Inspecionar o interior dos calçados, antes de usá-los.
- Apenas usar sapatos com meias, trocando-as diariamente.
- Usar meias com costura para fora ou, de preferência, sem costuras.
- Examinar os pés diariamente e procurar um serviço de saúde quando perceber bolhas, feridas, inchação ou mudança na cor dos pés.
- Os pés do diabético devem ser examinados regularmente por um profissional de saúde.

ainda não esteja disponível, a recomendação de sua confecção está contida no Quadro 57.6.

A recomendação para a formação de uma equipe básica para o cuidado do pé diabético envolve, portanto, Endocrinologista, Enfermeiros, Fisiatra e Ortesista (para confecção de palmilhas, outras órteses, sapatos especiais), Cirurgião Vascular, Assistente Social e Psicólogo/Psiquiatra. Outras disciplinas, como Ortopedia, Dermatologia e Fisioterapia, têm papel de suporte igualmente importante. É relevante ressaltar que uma ligação estreita com as equipes básicas (clínicos gerais e enfermagem) é essencial para que se estabeleça um sistema de referência e contra-referência de boa resolutividade, recomendando-se um seguimento baseado na classificação do risco, que norteia a intervenção requerida (Quadro 57.7).

Com base em uma abordagem multidisciplinar, são fundamentais a identificação precoce dos pacientes, o seguimento clínico de acordo com o risco encontrado, o exame clínico a cada visita, a educação continuada e a avaliação anual. Nessas condições, o desafio da prevenção das complicações do pé diabético pode ser alcançado, seguindo uma estratégia de implementação gradual e sem advogar o uso imperativo de técnicas sofisticadas. De fato, a meta maior não é apenas a cicatrização das úlceras, mas a identificação de quem pode desenvolvê-las e prevenir a recorrência naqueles que já apresentaram lesões. O Quadro 57.8 relaciona o que se convencionou denominar *Os 12 mandamentos do pé diabético*.

NOVAS PERSPECTIVAS DE TRATAMENTO

Várias drogas estão sendo desenvolvidas para o tratamento das úlceras crônicas. Nesse contexto, a aplicação tópica de *doxiciclina*,[70] um peptídeo da trombina, *crisalina*,[71] e agonistas tópicos da adenosina

QUADRO 57.7
Classificação do Risco e Seguimento Clínico: Força Tarefa – ADA/AACE, 2008

Categoria do Risco	Definição	Recomendação de Tratamento	Seguimento Sugerido
0	Sem SPP, DAP e Deformidades ausentes	Educação e aconselhamento sobre calçados	Anual (pelo clínico geral e/ou especialista)
1	SPP ± Deformidade	Considerar prescrição de calçados; considerar cirurgia profilática se a deformidade não pode ser protegida com segurança; continuar educação do paciente	A cada 3–6 meses (pelo clínico geral ou especialista)
2	DAP ± Deformidade	Considerar prescrição de calçados; considerar consulta à cirurgia vascular para acompanhamento conjunto	A cada 2–3 meses (pelo especialista)
3	Histórico de úlcera ou amputação	O mesmo para a categoria 1; considerar consulta à cirurgia vascular para acompanhamento conjunto se DAP presente	A cada 1–2 meses (pelo especialista)

DAP = doença arterial periférica; SPP = sensibilidade protetora plantar.
Adaptado da Ref. 2.

podem ser úteis para melhorar a cicatrização da úlcera.[70] MRE0094, um gel desenvolvido pela King Pharmaceuticals para uso tópico, tem também se mostrado efetivo em estudos de fase II.[70] A *lactoferrina* humana é uma proteína de ligação do ferro não-heme encontrado nos neutrófilos, no soro e em secreções exócrinas. A secreção pelos queratinócitos de TNF-α e IL-1b tem efeito pró-inflamatório e é inibida pela lactoferrina. Em modelos animais, a lactoferrina recombinante pareceu ser efetiva em promover cura da ferida.[70] Entretanto, em estudos clínicos, uma forma sintética desse agente (*talactoferrina*) apenas propiciou uma tendência benéfica mas não significativa.[72] A expressão de TNF-α está aumentada em úlceras crônicas não cicatrizadas e pode ser importante em úlceras diabéticas. O tratamento com *anticorpo anti-TNF-α* foi descrito como sendo capaz de melhorar úlceras experimentais no camundongo *ob/ob*.[73]

BIBLIOGRAFIA

1. Boulton AJ. The diabetic foot: grand overview, epidemiology and pathogenesis. *Diabetes Metab Res Rev*, 2008; *24*(suppl 1):S3-6.
2. Boulton AJ, Armstrong DG, Albert ST, et al. Comprehensive foot examination and risk assessment: a report of the task force of the foot care interest group of the American Diabetes Association, with endorsement by the American Association of Clinical Endocrinologists. *Diabetes Care*, 2008; *31*:1679-85.
3. Boulton AJM. The diabetic foot: from art to science. The 18th Camillo Golgi Lecture. *Diabetologia*, 2004; *47*:1343-53.
4. Apelqvist J, Larsson J, Rognarsson-Tenvall G, Persson V. Long term costs in diabetic patients with foot ulcers. *Foot and Ankle*, 1995; *16*:388-94.
5. Frykberg RG, Armstrong DG, Giurini DPM, et al. Diabetic foot disorders. A clinical practice guideline. *J Foot &Ankle Surg*, 2000; *39*(suppl): S1-S60.
6. Boulton AJ, Kirsner RS, Vileikyte L. Clinical practice. Neuropathic diabetic foot ulcers. *N Engl J Med*, 2004; *351*:48-55.
7. Boulton AJM, Connor H, Cavanagh P (eds). *The Foot in Diabetes*. 3rd ed. Chichester, UK: Wiley, 2000.
8. Jude E, Boulton AJM. End-stage complications of diabetic neuropathy. *Diabetes Rev*, 1999; *7*:395-410.
9. Pedrosa HC. O pé diabético. *Rev Bras Neur*, 1997; *193*:131-5.
10. Boulton AJM, Malik RA, Arezzo JC, Sosenko JM. Diabetic somatic neuropathies. *Diabetes Care*, 2004; *27*:1459-86.
11. Khanolkar MP, Bain SC, Stephens JW. The diabetic foot. *QJM*, 2008; *101*:685-95.
12. Grant WP, Garcia-Lavin SE, Sabo RT, et al. A retrospective analysis of 50 consecutive Charcot diabetic salvage reconstructions. *J Foot Ankle, Surg* 2009; *48*:30-8.
13. Abbot CA, Vileikyte L, Williamson S, et al. Multicenter study of the incidence of and predictive risk factors for diabetic neuropathic foot ulcers. *Diabetes Care*, 1998; *7*:1071-5.
14. Murray HJ, Young MJ, Hollis S, Boulton AJM. The relationship between callus formation, high pressures and neuropathy in diabetic foot ulceration. *Diabetic Med*, 1996; *13*:979-82.
15. International Working Group on the Diabetic Foot. International Consensus on the Diabetic Foot 1999. *In: Proceedings of the International Working Group on the Diabetic Foot Meeting*. Noordwijkerhout, the Netherlands, 1999.
16. Abbot RD, Brand FW, Kannel WB. Epidemiology of some peripheral arterial findings in diabetic men and women: experiences of the Framingham study. *Am J Med*, 1990; *88*:376-81.
17. Kummar S, Fernando DJS, Veves A, et al. Semmes-Weinstein monofilaments: a simple, effective and inexpensive screening device for identifying diabetic patients at risk of foot ulceration. *Diabetes Res Clin*, 1991; *13*:63-8.
18. Consenso Brasileiro sobre Detecção e Tratamento das Complicações Crônicas do DM. *Arq Bras Endocrin Metab*, 1999; *43*:7-10.
19. McNeely MJ, Boyko EJ, Ahroni JH, et al. The independent contributions of diabetic neuropathy and vasculopathy in foot ulceration. *Diabetes Care*, 1995; *18*:216-9.
20. Booth J, Young MJ. Differences in the performance of commercially available monofilaments. *Diabetes Care*, 2000; *23*:984-8.
21. Young MJ, Breddy JL, Veves A, Boulton AJM. The prediction of diabetic foot ulceration using vibration perception thresholds. *Diabetes Care*, 1994; *17*:557-61.
22. Young MJ, Boulton AJM, Macleod AF, et al. A multicentre study of the prevalence of diabetic peripheral neuropathy in the UK hospital clinic population. *Diabetologia*, 1993; *36*:150-4.
23. Edmonds M, Foster A (eds). *Managing the Diabetic Foot*. Oxford, UK: Blackwell Science, 2000.
24. Wagner FW. The dysvacular foot: a system for diagnosis and treatment. *Foot and Ankle*, 1981; *2*:64-122.
25. Macfarlane RF, Jeffcoate WJ. Classification of foot ulcers. The S(AD) SAD system. *The Diabetic Foot*, 1999; *2*:123-31.
26. Foster A, Edmonds M, Jeffcoate WJ, et al. Categorising diabetic foot ulcers. Letters. *The Diabetic Foot*, 2000; *3*:42.
27. Armstrong DG, Lavery LA, Harkless LB. Validation of diabetic wound classification system. *Diabetes Care*, 1998; *21*:885-89.
28. Amery CM. Growth factors and the management of the diabetic foot. *Diabet Med*, 2005; *22*(suppl 1):12-4.
29. Nagai MK, Embil JM. Becaplermin: recombinant platelet derived growth factor, a new treatment for healing diabetic foot ulcers. *Expert Opin Biol Ther*, 2002; *2*:211-8.
30. Caravaggi C, De Giglio R, Pritelli C, et al. HYAFF 11-based autologous dermal and epidermal grafts in the treatment of noninfected diabetic plantar and dorsal foot ulcers: a prospective, multicenter, controlled, randomized clinical trial. *Diabetes Care*, 2003; *26*:2853-9.
31. Hanft JR, Surprenant MS. Healing of chronic foot ulcers in diabetic patients treated with a human fibroblast-derived dermis. *J Foot Ankle Surg*, 2002; *41*:291-9.
32. Metcalfe AD, Ferguson MW. Harnessing wound healing and regeneration for tissue engineering. *Biochem Soc Trans*, 2005; *33*:413-7.
33. Marston WA, Hanft J, Norwood P, Pollak R; Dermagraft Diabetic Foot Ulcer Study Group. The efficacy and safety of Dermagraft in improving the healing of chronic diabetic foot ulcers: results of a prospective randomized trial. *Diabetes Care*, 2003; *26*:1701-5.
34. Sams HH, Chen J, King LE. Graftskin treatment of difficult to heal diabetic foot ulcers: one center's experience. *Dermatol Surg*, 2002; *28*:698-703.
35. Falanga V, Sabolinski M. A bilayered living skin construct (Apligraft) accelerates complete closure of hard-to-heal venous ulcers. *Wound Repair Regen*, 1999; *7*:201-7.
36. Han SK, Choi KJ, Kim WK. Clinical application of fresh fibroblast allografts for the treatment of diabetic foot ulcers: a pilot study. *Plast Reconstr Surg*, 2004; *114*:1783-9.
37. Armstrong DG, Attinger CE, Boulton AJ, et al. Guidelines regarding negative wound therapy (NPWT) in the diabetic foot. *Ostomy Wound Manage*, 2004; *50*(4B suppl):3S-27S.
38. Sibbald RG, Mahoney J; VAC Therapy Canadian Consensus Group. A consensus report on the use of vacuum-assisted closure in chronic, difficult-to-heal wounds. *Ostomy Wound Manage*, 2003; *49*:52-66.
39. Caputo GM, Cavanagh PR, Ulbrecht JS, et al. Assessment and management of foot disease in patients with diabetes. *N Engl J Med*, 1994; *331*:854-60.
40. Reed KS, Pai MP. Adjunctive granulocyte colony-stimulating factor therapy for diabetic foot infections. *Ann Pharmacother*, 2004; *38*:2150-3.
41. Eldor R, Raz I, Ben Yehuda A, Boulton AJ. New and experimental approaches to treatment of diabetic foot ulcers: a comprehensive review of emerging treatment strategies. *Diabet Med*, 2004; *21*:1161-73.

42. Cianci P. Advances in the treatment of the diabetic foot: Is there a role for adjunctive hyperbaric oxygen therapy? *Wound Repair Regen*, 2004; *12*:2-10.
43. Kranke P, Bennett M, Roeckl-Wiedmann I, Debus S. Hyperbaric oxygen therapy for chronic wounds. *Cochrane Database Syst Rev*, 2004; *2*:CD004123.
44. Jude EB, Unsworth PF. Optimal treatment of infected diabetic foot ulcers. *Aging*, 2004; *21*:833-50.
45. Sesin GP, Pasko A, O'Keefe E. Oral clindamycin and ciprofloxacin therapy for diabetic foot infections. *Pharmacotherapy*, 1990; *10*:154-6.
46. Duckworth C, Fisher JF, Carter AS, et al. Tissue penetration of clindamycin in diabetic foot infections. *J Antimicrob Chemother*, 1993; *31*:581-4.
47. Senneville E. Antimicrobial interventions for the management of diabetic foot infections. *Expert Opin Pharmacother*, 2005; *6*:263-73.
48. Lipsky BA, Berendt AR, Deery HG, et al. Diagnosis and treatment of diabetic foot infections. *J Am Podiatr Med Assoc*, 2005; *95*:183-210.
49. Grayson ML. Diabetic foot infection: antimicrobial therapy. *Infect Dis Clin North Am*, 1995; *9*:143-61.
50. Berendt AR, Peters EJ, Bakker K, et al. Diabetic foot osteomyelitis: a progress report on diagnosis and a systematic review of treatment. *Diabetes Metab Res Rev*, 2008; *24*(suppl 1):S145-61.
51. Butalia S, Palda VA, Sargeant RJ, et al. Does this patient with diabetes have osteomyelitis of the lower extremity? *JAMA*, 2008; *299*:806-13.
52. Lipman BT, Collier BD, Carrera GF, et al. Detection of osteomyelitis in the neuropathic foot: nuclear medicine, MRI, and conventional radiography. *Clin Nucl Med*, 1998; *23*:77-82.
53. Grayson ML, Gibbons GW, Balogh K, et al. Probing to bone in infected pedal ulcers. *JAMA*, 1995; *273*:721-3.
54. Johnson JE, Kennedy EJ, Shereff MJ, et al. Prospective study of bone, indium-111 labeled white blood cell and gallium 67 scanning on the evaluation of osteomyelitis in the diabetic foot. *Foot Ankle Int*, 1996; *17*:10-6.
55. Schauwecker DS, Park HM, Mock BH, et al. Evaluation of complicating osteomyelitis with Tc-99m MDP, In-11 granulocytes and Ga-67 citrate. *J Nucl Med*, 1984; *25*:849-53.
56. Chau CL, Grifith JF. Musculoskeletal infections: ultrasound appearances. *Clin Radiol*, 2005; *60*:149-59.
57. Zucchi P, Ferrari P, Spina ML. Diabetic foot. *G Ital Nefrol*, 2005; *22*(suppl 31):S200-2.
58. Matowe L, Gilbert FJ. How to synthesize evidence for imaging guidelines. *Clin Radiol*, 2004; *59*:63-8; discussion on 62.
59. Hopfner S, Krolak C, Kessler S. Preoperative imaging of Charcot neuroarthropathy in diabetic patients: comparison of ring PET, hybrid PET, and magnetic resonance imaging. *Foot Ankle Int*, 2004; *25*:890-5.
60. Keidar Z, Militianu D, Melamed E. The diabetic foot: initial experience with 18F-FDG PET/CT. *J Nucl Med*, 2005; *46*:444-9.
61. Game FL, Jeffcoate WJ. Primarily non-surgical management of osteomyelitis of the foot in diabetes. *Diabetologia*, 2008; *51*:962-7.
62. Senneville E, Lombart A, Beltrand E, et al. Outcome of diabetic foot osteomyelitis treated nonsurgically: a retrospective cohort study. *Diabetes Care*, 2008; *31*:637-42.
63. Lipsky BA. Medical treatment of diabetic foot infections. *Clin Infect Dis*, 2004; *39*(suppl 2):S104-14.
64. Malone M, Anderson G, Bernhard VM, et al. Prevention of amputation by diabetic education. *Ann J Surg*, 1989; *158*:520-4.
65. Moreland ME, Kilbourne AM, Engelhardt JB, et al. Diabetes preventive care and non-traumatic lower extremity amputation rates. *J Healthc Qual*, 2004; *26*:12-7.
66. Pedrosa HC, Leme LAP, Novaes C, et al. Diabetic foot in South America: progress with the Brazilian Save the Diabetic Foot Project. *Diabetes Monitor*, 2004; *16*:10-7.
67. Pedrosa HC, Nery ES, Sena FV, et al. O Desafio do Projeto Salvando o Pé Diabético. *Boletim Centro BD*, 1998; *4*:1-10.
68. Pedrosa HC, Novaes C, Nery ES, et al. The educational impact of Save the Diabetic Foot Project in Brazil. In: *Proceedings of the International Symposium on the Diabetic Foot*. Noordwijkerhout, The Netherlands, 1999.
69. Maciejewski M, Reiber G, Smith DG, et al. Effectiveness of diabetic therapeutic footwear in preventing reulceration. *Diabetes Care*, 2004; *27*:1774-82.
70. Bloomgarden ZT. The diabetic foot. *Diabetes Care*, 2008; *31*:372-6.
71. Fife C, Mader JT, Stone J, et al. Thrombin peptide Chrysalin stimulates healing of diabetic foot ulcers in a placebo-controlled phase I/II study. *Wound Repair Regen*, 2007; *15*:23-34.
72. Lyons TE, Miller MS, Serena T, et al. Talactoferrin alfa, a recombinant human lactoferrin promotes healing of diabetic neuropathic ulcers: a phase 1/2 clinical study. *Am J Surg*, 2007; *193*:49-54.
73. Goren I, Müller E, Schiefelbein D, et al. Systemic anti-TNFalpha treatment restores diabetes-impaired skin repair in ob/ob mice by inactivation of macrophages. *J Invest Dermatol*, 2007; *127*:2259-67.

Emergências em Diabetes Mellitus

Marisa Helena C. Coral, Reine Chaves Fonseca, Luiz Antônio de Araújo, Maria Heloisa Canalli, Alberto Ramos

HIPOGLICEMIA

Introdução

A hipoglicemia é a complicação mais freqüente do tratamento do *diabetes mellitus* (DM). Bioquimicamente, costuma ser definida como qualquer valor de glicemia abaixo de 54 mg/dL (18 mmol/L).[1] Entretanto, essa definição não é satisfatória, já que grande parte das hipoglicemias percebidas e tratadas no dia-a-dia não chegam a ser medidas nem registradas.[2,3] Por essa razão, o grupo de trabalho da Associação Americana de Diabetes (American Diabetes Association – ADA)[4] propõe classificar a hipoglicemia em:

- *Hipoglicemia grave*: evento que requer assistência de outra pessoa para administração de carboidrato, glucagon, glicose oral ou endovenosa. Implica neuroglicopenia suficiente para induzir convulsão, alteração de comportamento ou coma. A medida da glicemia não é obrigatória no momento da hipoglicemia para classificá-la retrospectivamente como tal. A recuperação neurológica é considerada evidência suficiente;
- *Hipoglicemia sintomática documentada*: evento com sintomas e glicemia < 70 mg/dL;
- *Hipoglicemia assintomática (sem alarme)*: evento sem sintomas típicos de hipoglicemia, mas com glicemia < 70 mg/dL;
- *Hipoglicemia sintomática provável*: evento no qual os sintomas não são confirmados por medida de glicemia. Esses são eventos dificilmente quantificáveis em estudos clínicos;
- *Hipoglicemia relativa*: evento no qual paciente diabético se apresenta com sintomas atribuídos à hipoglicemia, mas com glicemia medida > 70 mg/dL. Isso é observado quando o controle glicêmico é inadequado e ocorre uma queda acentuada e brusca da glicemia.[2,4]

Os mecanismos contra-reguladores são desencadeados em pessoas normais de maneira bastante reprodutível (Fig. 58.1): (1) glicemia (GL) < 85 mg/dL, redução da secreção de insulina; (2) GL < 70 mg/dL, aumento dos hormônios contra-reguladores; (3) GL < 55, aparecimento de sintomas; GL < 35 mg/dL, disfunção cognitiva, convulsão e coma (Fig. 58.1).[2] Entretanto, esses limiares são dinâmicos e dependentes, sobretudo, do controle glicêmico prévio. Assim, pessoas com diabetes e controle glicêmico ruim, apresentando valores de hemoglobina glicada (HbA_{1c}) elevados, percebem sintomas de hipoglicemia quando os níveis glicêmicos são mais altos do que em períodos de bom controle. O oposto é visto em portadores de diabetes tratados intensivamente que não reconhecem que estão em hipoglicemia até que os valores glicêmicos sejam extremamente baixos, e esse fenômeno agrava-se em relação às hipoglicemias prévias.[1,2]

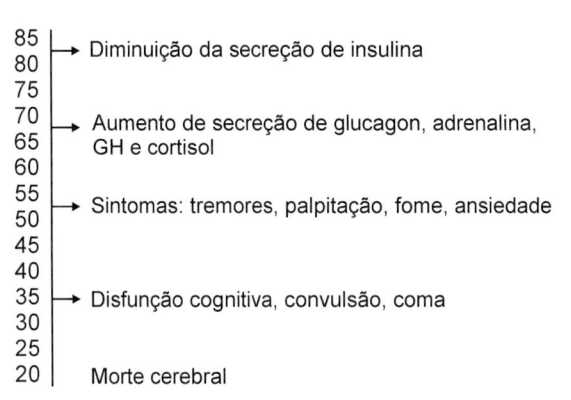

Fig. 58.1 Limiares glicêmicos (sangue venoso arterializado) para a liberação dos hormônios contra-reguladores e o aparecimento de sintomas hipoglicêmicos. (Adaptado da Ref. 2.)

Fatores Predisponentes

Em pacientes diabéticos, hipoglicemia geralmente ocorre como complicação do uso de secretagogos de insulina (p.ex., sulfoniluréias ou meglitinidas) ou, mais freqüentemente, da insulinoterapia.[1,7] Miller *et al.*[7] estudaram 1.055 pacientes e observaram a prevalência de sintomas em 12% dos pacientes tratados apenas com dietas, 16% daqueles que usavam hipoglicemiantes orais (sulfoniluréias, metformina ou combinação de ambos) e 30% dos pacientes em uso de insulinoterapia. Nestes, as causas mais freqüentes foram a omissão de refeição (80,9%), dose excessiva de medicações hipoglicemiantes (5,4%) e atividade física (3,4%).

No estudo DCCT (*The Diabetes Control and Complications Trial*),[8] episódios hipoglicêmicos foram três vezes mais comuns em pacientes em insulinoterapia intensiva (3 a 4 aplicações diárias) do que naqueles sob terapia convencional (1 a 2 injeções/dia). No estudo UKPDS (*The United Kingdom Prospective Diabetes Study*),[9] com diabéticos do tipo 2, tanto no grupo com tratamento intensivo quanto no grupo com tratamento convencional, a insulina foi a droga que mais se associou à hipoglicemia.

Hipoglicemias graves são também mais freqüentes em crianças diabéticas pequenas, devido à dificuldade inerente à idade de identificar e combater a hipoglicemia precocemente, como também porque muitas vezes recusam a alimentação, a despeito de já terem feito uso da dose habitual de insulina.[10,11]

Diversos fatores podem favorecer o aparecimento de hipoglicemia (Quadro 58.1), mas, sem dúvida, o mais freqüente é a omissão de refeições, seguida do uso de doses excessivas de insulina ou hipoglicemiantes orais e da demasiada ingestão alcoólica. Convém salientar, entretanto, que muitas vezes o fator causal da hipoglicemia pode não ser identificável (Quadro 58.2).[10,12,13]

Com relação às sulfoniluréias (SU), hipoglicemia é mais comum com clorpropamida e glibenclamida, particularmente em pacientes idosos ou naqueles com insuficiência renal. Essa complicação é menos usual com glimepirida (GLIM) ou gliclazida (GLIC).[14,15] No estudo GUIDE,[16] a freqüência de hipoglicemia com GLIC foi 50% menor do que com GLIM. O risco de hipoglicemia grave é significativamente menor com as meglitinidas (repaglinida e nateglinida) do que com as SU, devido à ação hipoglicemiante menos duradoura.[17] Outras drogas usadas no tratamento do diabetes tipo 2, como metformina, inibidores da alfa-glicosidase, glitazonas e inibidores da DPP-4 usualmente não provocam hipoglicemia quando usadas como monoterapia, mas aumentam o risco dessa complicação se associadas à insulina ou aos secretagogos de insulina (SU ou glinidas).[14,15]

QUADRO 58.1

Fatores de Risco para Hipoglicemia em Diabéticos

Omissão ou atraso de refeição
Dose excessiva de insulina ou sulfoniluréia
Ingestão demasiada de bebida alcoólica
Absorção variável ou retardada da insulina SC
Exercícios prolongados ou extenuantes
Drogas que prejudicam o reconhecimento da hipoglicemia
Drogas indutoras de hipoglicemia
Variável necessidade basal de insulina durante a noite
Contra-regulação defeituosa
Insuficiência renal ou adrenal
Hipotiroidismo
Síndrome de má-absorção
Insulinoma (raramente)

QUADRO 58.2

Causas de Hipoglicemia em 43 Pacientes com Diabetes Tipo 1, Atendidos no Oxford Diabetes Center

Causa	Freqüência
Omissão ou atraso de lanche ou refeição	35%
Dose excessiva de insulina	20%
Erro do paciente	40%
Erro do médico	60%
Ingestão excessiva de álcool	10%
Pós-exercício	6%
Não identificada	29%

Adaptado da Ref. 10.

Recentemente, têm sido relatados casos de hipoglicemias graves e resistentes em pacientes que tomaram, concomitantemente, glibenclamida e uma quinolona (ciprofloxacina, levofloxacina ou, sobretudo, gatifloxacina).[18,19]

A utilização de análogos de insulina de ação lenta (Glargina e Detemir) ou ultra-rápida (Lispro, Aspart e Glulisina) tem diminuído bastante o risco de hipoglicemias na prática clínica. Isso se deve ao fato de que eles se associam menos freqüentemente a essa complicação do que as insulinas de ação intermediária (NPH ou Lenta) ou rápida (Regular).[20]

Raça, sexo, duração do diabetes ou índice de massa corpórea não são fatores considerados preditivos para hipoglicemia. Todavia, pacientes diabéticos com médias de $HbA_{1c} < 7\%$ têm maior risco de desenvolver crises hipoglicêmicas.[7] Em um estudo multicêntrico, envolvendo mais de 1.000 diabéticos tipo 1, os únicos marcadores de risco significativos para hipoglicemia grave foram redução da percepção da hipoglicemia, neuropatia periférica e, curiosamente, tabagismo.[21]

Como observado em vários estudos, a intensificação do controle metabólico tem aumentado a freqüência de hipoglicemia. Os portadores de diabetes tipo 1 (DM1) podem ter valores glicêmicos entre 50 e 60 em até 10% do tempo, bem como hipoglicemias sintomáticas, várias vezes por semana. Hipoglicemias graves com perda de consciência, convulsões, coma ocorrem a cada 1 ou 2 anos ou com incidência de 0,2 a 0,6 eventos por pessoa/ano.[2] No entanto, o risco de hipoglicemia pode ser reduzido com insulinização adequada, como sugerem os dados do DCCT.[8]

A idade avançada poderá significar ou não um risco maior para o desenvolvimento de hipoglicemia no diabético. A interação de muitas drogas, comumente usadas por idosos, associada algumas vezes à dificuldade de aceitação regular da dieta, pode predispor mais facilmente às hipoglicemias nos idosos. Por outro lado, as hipoglicemias induzidas pelo exercício físico são menos freqüentes. Convém salientar que diabéticos idosos podem ter sintomas atípicos de hipoglicemia ou ser menos sintomáticos de que os mais jovens. Contudo, o medo de desenvolver hipoglicemia não deve ser um fator limitante para buscar um controle ideal do paciente.[2,8]

Diante do surgimento de hipoglicemias freqüentes em um diabético tipo 1 que vinha apresentando-se com um controle glicêmico satisfatório, deve-se investigar a possibilidade da coexistência de condições que impliquem menor necessidade diária de insulina, como, por exemplo, hipotiroidismo, doença de Addison, insuficiência renal ou síndrome de má-absorção intestinal.[1,4] Uma rara causa seria o desenvolvimento de um insulinoma.[22]

Diagnóstico

Os sinais e sintomas de hipoglicemia são inespecíficos, e, sempre que possível, o diagnóstico deve ser confirmado através da glicemia capilar ou venosa. As manifestações da hipoglicemia podem ser divididas naquelas resultantes de neuroglicopenia, ou seja, insuficiente concentração de glicose para o funcionamento adequado do sistema nervoso central (SNC), e aquelas conseqüentes à estimulação do sistema nervoso autônomo (Quadro 58.3).[12,13]

SINAIS E SINTOMAS NEUROGLICOPÊNICOS

São variáveis, exteriorizando-se, nos casos mais leves, por tonturas, cefaléia, parestesias, confusão mental e/ou distúrbios do comportamento. Nos casos mais graves, podem surgir convulsões, tor-

QUADRO 58.3
Sinais e Sintomas de Hipoglicemia

1. **Adrenérgicos**
   a. Tremores
   b. Sensação de fome
   c. Sudorese (pele fria e úmida)
   d. Palidez
   e. Palpitações/taquicardia
   f. Náuseas/vômitos

2. **Neuroglicopênicos**
   Hipoglicemia leve a moderada
   a. Tonturas
   b. Cefaléia
   c. Fraqueza
   d. Parestesias
   e. Distúrbios visuais
   f. Distúrbios de conduta
   g. Dilatação pupilar
   h. Confusão mental

   Hipoglicemia grave
   a. Convulsões
   b. Torpor
   c. Coma
   d. Hemiplegia
   e. Dilatação pupilar
   f. Postura de descorticação

por e coma, o qual, raramente, pode ser fatal. Plena recuperação do SNC nem sempre ocorre se o tratamento for tardio.[12,13] Uma rara complicação de episódios de comas hipoglicêmicos de repetição é a hidrocefalia.[23]

SINAIS E SINTOMAS DE HIPERATIVIDADE AUTONÔMICA

Podem ser adrenérgicos (taquicardia, palpitações, sudorese, tremores etc.) e parassimpáticos (náuseas, vômitos ou, mais comumente, sensação de fome). São os sintomas adrenérgicos que normalmente alertam o paciente para a ocorrência de hipoglicemia. Com exceção da sudorese, a maioria dos sintomas simpáticos é mascarada pelos betabloqueadores, que, assim, devem ser usados com muita cautela em diabéticos tratados com insulina. Nem sempre o quadro autonômico precede os sintomas neuroglicopênicos.[12,13]

HIPOGLICEMIA NOTURNA

Hipoglicemia durante o sono é um dos principais temores dos pacientes submetidos à insulinoterapia.[2] Estudos que utilizaram a medida contínua de glicemia intersticial (*continuous glucose monitoring system* – CGMS) confirmaram que as hipoglicemias noturnas são extremamente freqüentes.[2] Guillod et al.[23] observaram que sua prevalência era de 67%, sendo 32% não suspeitada.

Hipoglicemia no meio da madrugada, seguida de hiperglicemia matinal de rebote (resultante da liberação dos hormônios contra-reguladores), caracteriza o chamado *efeito Somogyi*.[25] Deve ser suspeitado quando o paciente apresentar pesadelos freqüentes, sudorese noturna e cefaléia matinal.[25] Trata-se, contudo, de uma condição rara, bem menos freqüente do que se costuma imaginar.[2] De fato, estudos com CGMS não têm detectado a existência de hiperglicemia após

hipoglicemia. Por exemplo, Høi-Hansen et al.[25] estudaram 126 portadores de DM1 durante 6 noites seguidas, totalizando 756 noites. Em 23% delas, valores de glicemia intersticial < 40 mg/dL ocorreram com duração maior que 10 min. A glicemia na manhã seguinte foi cerca de 100 mg/dL menor nos pacientes que tiveram hipoglicemia de madrugada do que a observada naqueles que se mantiveram euglicêmicos ou hiperglicêmicos durante a noite.[26]

As necessidades de insulina para manutenção de níveis glicêmicos normais são 20 a 30% mais baixas durante a madrugada, de forma que uma discreta hiperinsulinemia pode levar a uma hipoglicemia noturna grave em pacientes não bem controlados.[27]

HIPOGLICEMIA ASSINTOMÁTICA OU HIPOGLICEMIA SEM SINAIS DE ALARME

Pode acontecer em muitos pacientes tratados com insulina, sobretudo os diabéticos tipo 1. De fato, até 50% deles podem apresentar o problema, seja em função de uma deficiente liberação de hormônios contra-reguladores, seja por estarem submetidos a um controle muito rígido do diabetes. Nesta última situação (que implica hipoglicemias freqüentes), há um aumento importante no transporte de glicose para o cérebro, por um mecanismo de "defesa", de modo que a liberação de catecolaminas somente se dá com a queda da glicemia para 45 mg/dL ou menos. Normalmente, os sintomas de hiperatividade autonômica tornam-se aparentes quando a glicemia cai para menos de 60 mg/dL. Deficiente contra-regulação pode surgir por falta de liberação do glucagon em resposta à hipoglicemia (fenômeno que pode ser observado dentro de 2 anos do início do diabetes tipo 1) ou, mais tarde, por deficiente secreção de catecolaminas secundária à neuropatia autonômica.[1,6,27–30]

A hipoglicemia sem sinais de alarme (*unawareness hypoglycemia*) é geralmente resultante de diminuição na resposta do sistema nervoso simpático e adrenomedular, o que ocasiona a redução dos sintomas neurogênicos que evidenciariam a neuroglicopenia. Com base em achados de redução da sensibilidade cronotrópica cardíaca à infusão de isoproterenol em pacientes com hipoglicemias sem alerta, sugere-se que uma sensibilidade β-adrenérgica diminuída possa também estar envolvida nos mecanismos fisiopatológicos dessa síndrome.[31,32]

Quando a hipoglicemia assintomática ocorre com o paciente acordado, dois padrões de apresentação são possíveis. Em alguns casos, os pacientes parecem completamente alertas, sem sintomas neuroglicopênicos ou adrenérgicos, e a hipoglicemia é descoberta, casualmente, pela dosagem da glicemia capilar pré-prandial. Esses pacientes teriam desenvolvido algum grau de adaptação, com aumento da atividade das proteínas transportadoras de glicose através dos capilares cerebrais, visando fornecer as necessidades mínimas de glicose para o cérebro, a despeito da hipoglicemia. Tais pacientes, entretanto, podem desenvolver neuroglicopenia grave, se a hipoglicemia progredir. Em uma forma mais grave e perigosa de hipoglicemia assintomática, os pacientes desenvolvem neuroglicopenia sem nenhum sinal de alerta adrenérgico ou neuroglicopênico prévio. Esses pacientes não somente perdem a capacidade de fazer a contra-regulação eficientemente, mas também deixam de apresentar ou somente percebem os habituais sintomas de alerta neuroglicopênicos quando, muitas vezes, já estão sem condições de ingerir algum alimento ou pedir ajuda a outras pessoas, fazendo com que desenvolvam freqüentes episódios de coma ou crises convulsivas.[1,5]

Por outro lado, pacientes que estejam com seu diabetes descompensado podem apresentar sintomas sugestivos de hipoglicemia, se acontecer uma queda acentuada e brusca da glicemia, mesmo que ela se mantenha dentro da faixa da normalidade. Por essa razão, o diagnóstico de certeza da hipoglicemia é mais bem estabelecido através da *tríade de Whipple*: níveis de glicemia < 45 mg/dL + sinais e/ou sintomas de hipoglicemia + alívio dos sintomas após a ingestão de glicose.[1-4]

HIPOGLICEMIA ASSOCIADA À FALÊNCIA AUTONÔMICA

O conceito de hipoglicemia associada à falência autonômica em pacientes com diabetes do tipo 1 e tipo 2 em fase avançada tem sido motivo de ampla discussão.[2] Hipoglicemias iatrogênicas prévias podem levar a um defeito contra-regulatório na glicemia, causado pela redução na resposta de catecolaminas (epinefrina) e ausência de secreção do glucagon. A associação desse fenômeno aos mecanismos fisiopatológicos que levam à síndrome de hipoglicemia sem alerta podem perpetuar um ciclo vicioso causador de hipoglicemias recorrentes.[33]

Os mecanismos e mediadores dessa síndrome não são bem conhecidos ainda. Admite-se que a resposta do cortisol a antecedentes hipoglicêmicos pode ser responsável pela *síndrome de hipoglicemia associada à falência autonômica*.[34]

Tratamento

O melhor tratamento da hipoglicemia é a sua prevenção. Os pacientes devem ser orientados a reconhecer os sinais hipoglicêmicos de alerta, assim como a evitar atitudes que possam predispor à hipoglicemia (omitir refeições, ingerir bebidas alcoólicas em excesso, praticar exercícios em jejum etc.). Ademais, a insulina não deve ser aplicada em um local que vá ser muito exercitado durante a atividade física (p.ex., nas coxas, em um paciente que for correr ou pedalar), devido ao aumento da absorção da insulina a partir do tecido celular subcutâneo. Os diabéticos, sobretudo aqueles em uso de insulina, devem carregar consigo alguma forma de identificação (p.ex., cartão ou bracelete), com nome, diagnóstico, medicação utilizada, telefone de contato, além do nome e telefone do médico. Isso poderá ser de muita utilidade, por exemplo, se o paciente apresentar uma hipoglicemia grave e for levado torporoso ou em coma a um serviço de emergência por pessoas que desconheçam o diagnóstico e/ou o tratamento a que ele está sendo submetido.[12,34]

PACIENTES CONSCIENTES

Pacientes com sintomas de hipoglicemia e capazes de engolir devem ingerir comprimidos de glicose ou qualquer bebida ou comida contendo açúcar, exceto a frutose pura, que não atravessa a barreira hematoencefálica. Se o paciente recusar o tratamento, em função de distúrbio de comportamento provocado pela hipoglicemia, deve ser medicado com glucagon (Glucagen®), por via intramuscular (IM) ou subcutânea (SC) (Quadro 58.4).[12,35]

PACIENTES TORPOROSOS OU COMATOSOS

Nessa situação, está contra-indicada a administração de alimentos por via oral (VO), devido ao risco de aspiração traqueobrônquica. O tratamento deve ser feito com 2 a 5 ampolas (20 a 50 mL) de glicose a 50%, rapidamente, por via endovenosa (EV). Se o paciente permanecer em coma, deve ser medicado com 200 mL de manitol a 20% EV (Quadro 58.4).[3,12,35]

QUADRO 58.4

Tratamento da Hipoglicemia

Pacientes conscientes
Ingerir ou administrar, de imediato, alimentos contendo açúcar (de preferência líquidos, pela absorção mais rápida) ou comprimidos de glicose

Pacientes torporosos ou comatosos
Não administrar nada por via oral
Solução hipertônica de glicose a 50%: 2 a 5 ampolas EV (*terapia de escolha*)
Glucagon: 1 ampola SC ou IM (*sobretudo para uso extra-hospitalar*)

Em ambiente extra-hospitalar, um familiar ou amigo pode aplicar glucagon IM ou por via subcutânea (1 mg para adultos e 0,5 mg para crianças), que, em geral, restaura a consciência ao paciente dentro de 10–15 min.[2] Esse procedimento é extremamente seguro, tendo como efeito colateral principal náuseas e, raramente, vômitos, que ocorrem 60 a 90 min após a injeção.[36] Uma vez consciente, o paciente deverá ingerir algo contendo açúcar. Se o glucagon não estiver disponível, pequenas quantidades de mel, xarope ou glicose em gel podem ser esfregadas na mucosa bucal do paciente.[1,36] Administração de mel ou xarope por via retal (30 mL em 500 mL de água morna) também é eficaz,[26] mas não é usada em nosso meio.

HIPOGLICEMIA ASSINTOMÁTICA

Pacientes com hipoglicemia assintomática por resposta autonômica defeituosa devem elevar os níveis de glicemia média a serem alcançados, reduzir a dose total diária de insulina, usar esquemas de múltiplas pequenas doses de insulina Regular (ou, de preferência, os análogos Aspart, Lispro ou Glulisina), aumentar o número de pequenos lanches durante o dia e incrementar a freqüência de automonitorização da glicemia. Para pacientes sem evidências de neuropatia autonômica, esforços devem ser feitos para evitar hipoglicemias durante semanas ou meses, visando à reversão da adaptação do SNC.[2,11,28] Para isso, devem ser adotadas as medidas já citadas previamente.

Pacientes com hipoglicemias assintomáticas, detectadas pela aferição de glicemias capilares entre as 2 e 3 h da manhã, devem ser manuseados com aumento da quantidade de alimentos ingeridos à hora de deitar e/ou redução da dose da insulina noturna.[28]

Uma forma eficaz de prevenir ou minimizar o problema da hipoglicemia sem alarme ou assintomática grave é diminuir a freqüência de episódios recorrentes de hipoglicemia, melhorando, assim, a sensibilidade β-adrenérgica à queda dos níveis da glicemia. A troca da insulina Regular pelos análogos de insulina de ação ultra-rápida (Aspart, Lispro ou Glulisina) pode ser útil, visto que eles se acompanham de menor risco de hipoglicemia.[11,28]

Além disso, estudos com pequeno número de pacientes e por tempo limitado mostraram que derivados da metilxantina (teofilina e cafeína) foram capazes de melhorar os sintomas de hipoglicemia, levando a maior estado de alerta e aumentando a secreção de catecolaminas.[2,37,38] O uso de terbutalina, um agonista β_2-adrenérgico, foi testado em pessoas com DM1, e teve como resultado melhora das hipoglicemias noturnas, porém à custa de hiperglicemia na manhã seguinte.[39,40] Entretanto, ainda não há estudos de longo prazo com nenhuma dessas drogas.[2]

Determinadas drogas (p.ex., fluoxetina) podem favorecer o surgimento de hipoglicemias assintomáticas, devendo seu uso ser interrompido caso o problema ocorra.[41]

COMA DE CAUSA INDETERMINADA

Qualquer diabético em coma, caso não se possa determinar de imediato o valor da glicemia, deverá ser medicado com glicose a 50% EV (após a coleta de material para dosagem da glicemia). Se for hipoglicemia, a rápida recuperação da consciência é a regra. Se for coma hiperglicêmico, não haverá prejuízos maiores para o paciente.[10,12,42]

HIPOGLICEMIA GRAVE INDUZIDA POR FÁRMACOS

Se o paciente apresentar hipoglicemia importante ou coma, devido ao uso de sulfoniluréias de efeito hipoglicêmico prolongado (clorpropamida ou glibenclamida), ou altas doses de insulina de ação longa ou intermediária, deverá ser hospitalizado para tratamento com infusão contínua de glicose e cuidadosa monitorização da glicemia.[12,13,42]

Em pacientes com insuficiência renal, a hipoglicemia pode se prolongar, necessitando internação hospitalar, reidratação e uso de soluções glicosadas a 10% EV.

HIPOGLICEMIA EM PACIENTE EM USO DE ACARBOSE

Nos pacientes em uso de acarbose isolada ou combinada a sulfoniluréias ou insulina, as hipoglicemias devem ser tratadas com comprimidos de glicose ou glucagon IM, uma vez que acarbose retarda a absorção de carboidratos. O uso de alimentos contendo açúcar (sacarose) pode não ser útil, pelo fato de que a absorção intestinal de glicose a partir dos polissacarídeos, oligossacarídeos e dissacarídeos está prejudicada, devido à inibição competitiva da alfa-glicosidase pela acarbose.[13]

Conclusão

Para prevenção de episódios hipoglicêmicos, é de fundamental importância a automonitorização para que ajustes terapêuticos possam ser feitos periodicamente, principalmente nos pacientes que fazem uso de sulfoniluréias ou insulina.

Por outro lado, o reconhecimento precoce dos sinais e sintomas é crucial para que se evitem a morbidade e as complicações psicológicas e psicossociais que a hipoglicemia pode acarretar.

Orientação do paciente e de familiares próximos é imprescindível, pois a falta desta poderá interferir na harmonia do núcleo familiar. Entretanto, mesmo com os riscos que a hipoglicemia pode ocasionar, o tratamento intensivo do diabetes deve ser perseguido a fim de evitar as complicações da hiperglicemia em longo prazo.

CETOACIDOSE DIABÉTICA

Introdução

Cetoacidose diabética (CAD) é um distúrbio metabólico caracterizado por três anormalidades: hiperglicemia, cetonemia e acidose metabólica com *anion gap* elevado.[43,44]

Representa a complicação aguda característica do *diabetes mellitus* (DM) tipo 1. Ocorre em até 30% dos adultos e entre 15 e 67% das crianças e adolescentes no momento do diagnóstico do DM tipo 1. Constitui a principal causa de óbito em diabéticos com menos de 24 anos de idade. Em pacientes com diagnóstico estabelecido de diabetes, o risco de CAD está aumentado em casos de mau controle metabólico ou episódios prévios de CAD, adolescentes mulheres, presença de doenças psiquiátricas, baixas condições socioeconômicas e inapropriado manuseio de bombas de infusão de insulina.[42–46]

Habitualmente, a CAD é pouco freqüente no DM tipo 2, geralmente surgindo em situações de estresse intenso (p.ex., infecções graves, infarto agudo do miocárdio etc.).[45,46] No entanto, em uma série recente,[47] 21% dos casos de CAD ocorreram em diabéticos tipo 2. Além disso, existe um fenótipo atípico do DM tipo 2, inicialmente descrito em afro-americanos, em que os pacientes comumente abrem o quadro com CAD, mas posteriormente são controlados com drogas orais ou, eventualmente, apenas com dieta.[48] Cetoacidose pode também ser vista em casos de diabetes secundário a distúrbios endócrinos (acromegalia, feocromocitoma, tirotoxicose, síndrome de Cushing etc.),[49–53] pancreatite,[46] medicações[54] e, raramente, como complicação do diabetes gestacional.[55]

Fatores Precipitantes

Situações predisponentes para o surgimento de CAD podem ser divididas de acordo com o grau de deficiência de insulina, seja total ou relativa (Quadro 58.5). De uma forma geral, por ordem decrescente de freqüência, temos: (a) infecções; (b) omissão ou uso inadequado de insulina; (c) diabetes de início recente; (d) várias outras causas.[43,46]

Na deficiência absoluta, o principal precipitante é a falta do tratamento insulinoterápico, que pode ser involuntária (pacientes sem diagnóstico prévio de diabetes) ou proposital. Esta última situação é comum, podendo ocorrer por razões diversas, muitas vezes banais, como inadequação ao ambiente familiar, desejo de perder peso ou fazer

---

QUADRO 58.5

Fatores Precipitantes da Cetoacidose Diabética

1. Deficiência absoluta de insulina
Diabetes recém-diagnosticado, omissão do tratamento insulínico e pancreatite
Mau funcionamento da bomba de infusão de insulina

2. Deficiência relativa de insulina
Doença aguda (estresse): infecção (pulmonar, trato urinário, influenza), IAM, AVC, hemorragia gastrointestinal, queimaduras
Distúrbios endócrinos: hipertiroidismo, feocromocitoma, síndrome de Cushing e acromegalia
Drogas: glicocorticóides, corticosteróides, agonistas adrenérgicos, fenitoína, betabloqueadores, clortalidona, diazóxido, pentamidina, inibidores de protease, antipsicóticos atípicos (clozapina, olanzapina etc.), álcool, cocaína etc.
Desidratação: oferta inadequada de água, uremia, diálise, diarréia, sauna etc.
Outros: ingestão excessiva de refrigerantes ou líquidos contendo açúcar

---

IAM = infarto agudo do miocárdio.
AVC = acidente vascular cerebral.

chantagem emocional junto aos pais ou ao cônjuge etc. Entre as populações economicamente menos favorecidas, o não-uso da insulina em geral acontece por dificuldade em comprar o medicamento.[44,46]

Na deficiência relativa, o principal fator precipitante é a infecção, porém o IAM deve ser sempre lembrado, sobretudo em pacientes mais idosos. Outras condições que podem precipitar o surgimento de CAD são certos fármacos, tais como glicocorticóides, inibidores de protease, tiazídicos, betabloqueadores, agentes simpaticomiméticos, antipsicóticos atípicos, consumo excessivo de bebidas alcoólicas, uso de cocaína, pancreatite, distúrbios endócrinos (acromegalia, hipertiroidismo, hiperocortisolismo etc.) e outros fatores ambientais (p.ex., sauna).[10,26,56] Entre os antipsicóticos atípicos relacionados à ocorrência de CAD estão *olanzapina* (Zyprexa®), *clozapina* (Leponex®) e *quetiapina* (Seroquel®).[57-60] Casos fatais de CAD induzidos por algumas destas drogas já foram relatados.[60]

Fisiopatologia

A CAD compromete principalmente o fígado, tecido adiposo e músculos. A alteração central da cetoacidose é a deficiência de insulina, que causa hiperglicemia e hipercetonemia. Pela ação da insulina, a glicose é armazenada no fígado, na forma de glicogênio, e os ácidos graxos livres como triglicerídeos no tecido adiposo. Com a deficiência da insulina ocorrem diminuição da utilização periférica da glicose e aumento da produção da glicose através da glicogenólise e da neoglicogênese. A diminuição da insulina e o aumento das catecolaminas e outros hormônios contra-reguladores (glucagon, cortisol e hormônio do crescimento [GH]), propiciam o catabolismo do tecido adiposo (lipólise) com produção excessiva de ácidos graxos livres, os quais, no fígado, serão oxidados em corpos cetônicos. A diminuição da metabolização periférica desses últimos também contribui para aumentar a hipercetonemia e a acidose metabólica (Fig. 58.2).[43,44,46]

A deficiência de insulina permite o desdobramento do tecido adiposo, com aumento da disponibilidade da carnitina e aumento da atividade da CAT (carnitina aciltransferase). O excesso de glucacon, por sua vez, potencializa a cetogênese hepática e aumenta os níveis de CAT.[43,46]

Na cetogênese temos uma produção exacerbada de acetoacetato, beta-hidroxibutirato e acetona. Como as fitas reagentes para pesquisa de corpos cetônicos (CT) na urina apenas detectam o acetoacetato, os níveis iniciais de CT podem estar extremamente baixos devido à maior quantidade de beta-hidroxibutirato. Durante o tratamento pode ocorrer elevação dos CT em virtude da conversão de beta-hidroxibutirato em acetoacetato. Assim, piora ou persistência da cetonúria nem sempre significam inadequação ou ineficiência do tratamento.[43,54] Mais recentemente, passou-se a dispor de aparelhos (p.ex., Optium Xceed®) que, além da glicemia, permitem a dosagem da cetonemia (incluindo o beta-hidroxibutirato) em amostra de sangue capilar, possibilitando um diagnóstico mais precoce e acurado da CAD.[61,62]

Diagnóstico Clínico

Nos pacientes que já têm diagnóstico prévio de *diabetes mellitus*, a suspeita de CAD é feita com muita facilidade. No entanto, o diagnóstico pode ser difícil, uma vez que a CAD pode ser a manifestação inicial da doença, tanto em diabéticos tipo 1 quanto nos do tipo 2. Além disso, os pacientes podem estar torporosos ou comatosos ao serem atendidos no serviço de emergência e, assim, nem sempre a informação sobre o diagnóstico prévio de DM estará disponível.[43,46,54]

Sintomas e Sinais

Ao contrário do início agudo do coma hipoglicêmico, o aparecimento da CAD é geralmente precedido por um dia ou mais de poliúria e polidipsia, associadas com fraqueza acentuada, náuseas e vômitos. Eventualmente, torpor surge e pode progredir para coma.[43,46] Em pacientes sem o diagnóstico prévio de DM, o espaço de tempo entre o início dos sintomas e a intervenção médica é o principal fator que determinará a gravidade do caso no momento do diagnóstico.

No Quadro 58.6 estão resumidos os principais sinais da CAD. No exame físico, observamos taquicardia e desidratação, mas a pressão arterial costuma ser normal. Hipotensão postural com taquicardia indica profunda desidratação e depleção de sal. O hálito cetônico – comumente definido como "cheiro de maçã podre" – nem sempre se faz presente ou é perceptível. Hipertermia indica infecção, mas a ausência de febre não exclui a possibilidade de processo infeccioso concomitante. A presença de hipotermia implica mau prognóstico. Em função da acidose metabólica, surge uma respiração rápida e profunda (tipo Kussmaul). Dor abdominal é um achado comum (sobre-

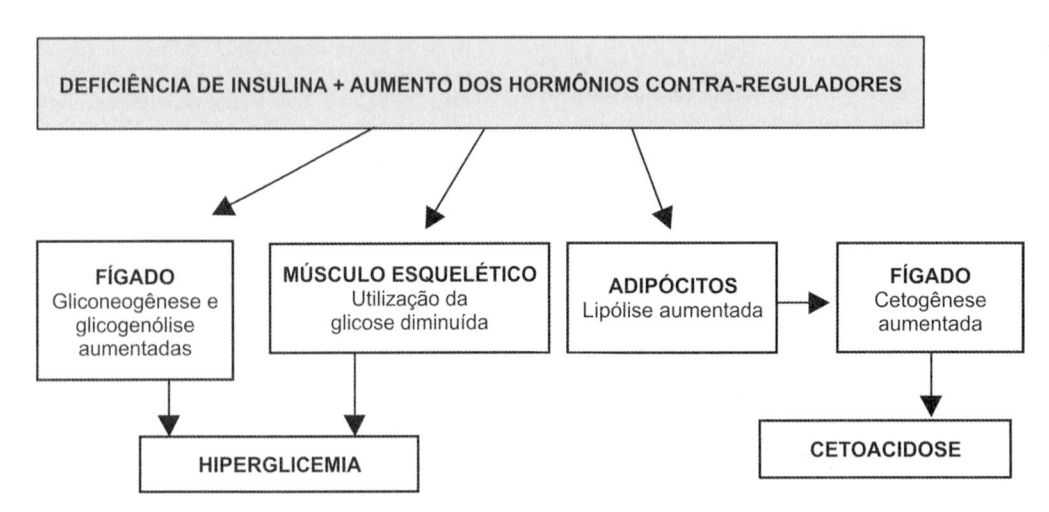

Fig. 58.2 Patogênese da cetoacidose diabética.

QUADRO 58.6
Sinais da Cetoacidose Diabética

Taquicardia
Respiração de Kussmaul
Desidratação
Hálito cetônico
Hiperestesia abdominal
Hipotensão ou choque
Hiper- ou hipotermia
Distúrbio do sensório
Coma (em 10%)

QUADRO 58.8
Anormalidades Laboratoriais na Cetoacidose Diabética

Glicemia	**Elevada (em geral, 400–800 mg/dL)**
Osmolalidade (plasma)	Usualmente < 330 (> 340, em caso de coma)
Sódio sérico	Normal, baixo ou alto (valor corporal total sempre baixo)
Potássio sérico	Idem
Cetonúria	Fortemente positiva
pH sangüíneo	< 7,3
Bicarbonato	Baixo (< 15 mEq/L)
Leucograma	Leucocitose (até 30.000 células/mm³, mesmo na ausência de infecção)
Uréia	Discretamente elevada
Amilasemia	Idem
TGO, TGP, CK-MB	Idem

tudo em crianças) e pode simular abdome agudo. Pode ser decorrente da própria CAD ou secundária à distensão e estase gástrica ou, ainda, ao processo patológico que precipitou a crise (pielonefrite, pancreatite); tende a desaparecer com a normalização clínica.[43,46,54]

Outros achados físicos incluem desorientação, torpor e, mais raramente, coma (10% dos casos). Este último praticamente só ocorre se houver elevação importante da osmolalidade plasmática efetiva (> 320 mOsm/kg). Valores menores obrigam a pesquisar outras causas para o coma, como meningite ou traumatismo craniano.[43–46,54]

Diagnóstico Laboratorial

As alterações laboratoriais clássicas da CAD incluem hiperglicemia (geralmente entre 400 e 800, mas níveis entre 250 e 300 mg/dL podem, ocasionalmente, ser vistos), um pH sangüíneo abaixo de 7,30–7,35, um HCO_3 baixo, *anion gap* elevado, assim como cetonemia e cetonúria fortemente positivas. A osmolalidade plasmática (P_{osm}) geralmente está normal, mas eventualmente pode estar elevada.[43–46] No Quadro 58.7 estão especificadas fórmulas para o cálculo da P_{osm} e do *anion gap*.

No Quadro 58.8 estão resumidas as principais alterações laboratoriais observáveis na CAD. O Na^+ plasmático pode estar normal, elevado ou baixo, enquanto o sódio corporal total está quase sempre invariavelmente diminuído. Na presença de desidratação secundária à diurese osmótica, ocorre mais perda de água do que de sódio, ocasionando sódio plasmático elevado. Em contrapartida, níveis falsamente reduzidos (pseudo-hiponatremia) podem ser observados na presença de altos níveis de triglicerídeos e de glicose (para cada 100 mg/dL de glicemia acima do normal, o Na^+ sérico diminui 1,6 mEq/L).[43–46] Para correção do sódio, em relação à glicose, deve-se usar a seguinte fórmula:

$$Na^+ \text{ corrigido} = (Na^+) + 1,6 \times \frac{(\text{glicose em mg/dL}) - 100}{100}$$

O potássio corporal total está sempre baixo, mas os níveis plasmáticos são igualmente variáveis, podendo ser encontrados níveis baixos, normais ou altos, devido à troca entre o potássio e o hidrogênio, induzida pela acidose metabólica. Tanto a correção da acidose como a administração de insulina aumentam o fluxo de potássio para o intracelular, reduzindo a potassemia.[43,46,63,64]

O leucograma demonstra leucocitose, com ou sem desvio à esquerda, e cifras muito elevadas, mas inferiores a 30.000 células/mm³, mesmo na ausência de infecções. Podem-se observar, também, discretas elevações da amilase (de origem salivar, geralmente), creatinina, transaminases e CK-MB.[10,46] Além dos exames descritos, devemos solicitar testes adicionais, que visam determinar a causa precipitadora e possíveis patologias associadas: radiografia do tórax, eletrocardiograma (ECG), urocultura, hemocultura etc. O ECG mostra-se útil no diagnóstico do IAM, bem como para mostrar alterações compatíveis com a hipercalemia.[43,46,54,63]

Diagnóstico Diferencial

O achado de *anion gap* elevado pode ocorrer em outras situações que exigem um diagnóstico diferencial antes de se iniciar o tratamento da CAD: intoxicações (monóxido de carbono, cianeto, tolueno, metanol, paraldeído, salicilatos, estricnina, ferro e etilenoglicol), acidose láctica e cetoacidose alcoólica. Nessas situações, o diagnóstico diferencial pode ser feito pela combinação da história com exames laboratoriais.[43,46,54]

Se o paciente se apresenta letárgico ou comatoso, devem então ser consideradas as causas de acidose metabólica e coma. Nelas se

QUADRO 58.7
Fórmulas para Cálculo do *Anion Gap* e da Osmolalidade Plasmática

Anion gap (Ag)
Ag = Na − (Cl + HCO_3) (Normal = 8 a 16)
ou
Ag = (Na + K) − (Cl + HCO_3) (Normal = 12 a 20)

Osmolalidade plasmática (P_{osm})

$$P_{osm} = 2(Na) + \frac{\text{Glicemia (mg/dL)}}{18} + \frac{\text{Uréia (mg/dL)}}{2,8}$$

Osmolalidade plasmática efetiva (PE_{osm})

$$PE_{osm} = 2(Na) + \frac{\text{Glicemia (mg/dL)}}{18}$$

QUADRO 58.9
Resumo das Características das Principais Causas de Coma em Pacientes Diabéticos

	Coma Hipoglicêmico	Cetoacidose Diabética	EHHNC
Achados laboratoriais			
Glicemia (mg/dL)	< 50	250–800	800–2.500
Glicosúria	Ausente	4+	4+
Cetonemia	Ausente ou discreta*	Elevada	Ausente
Cetonúria	Ausente ou 1+*	4+	Ausente ou 1+*
pH sangüíneo	Normal	Baixo	Normal
Bicarbonato	Normal	Baixo	Normal
Osmolalidade plasmática	Normal	Normal ou elevada	Elevada
Sinais clínicos			
Desidratação	Ausente	3+	3+
Hiperventilação	Ausente	3+	Ausente**
Pressão arterial	Normal	Normal ou baixa	Normal ou baixa

*Pode haver discreta cetonúria ou cetonemia, devido ao jejum prolongado.
**Se houver acidose láctica associada, pode haver algum grau de hiperventilação.
EHHNC = estado hiperglicêmico hiperosmolar não-cetótico.

incluem CAD, acidose láctica, uremia, cetoacidose alcoólica, intoxicação por drogas (p.ex., salicilatos, metanol, etilenoglicol e paraldeído), estado hiperosmolar hiperglicêmico não-cetótico (ver adiante) e coma hipoglicêmico (Quadro 58.9).[43,63-65] Novamente, uma história cuidadosa, associada ao exame físico e a dados laboratoriais, é suficiente para se estabelecer o diagnóstico diferencial.

Além dos diagnósticos diferenciais, é preciso lembrar de algumas formas incomuns de CAD que se expressam, laboratorialmente, de modo atípico, como comentado a seguir.

CAD EUGLICÊMICA

Ocorre nos casos em que o paciente mantém uma boa hidratação ou tem uma taxa de filtração glomerular aumentada (p.ex., pacientes grávidas). A cetoacidose pode acontecer mesmo na presença de mínima hiperglicemia. Também pode ser vista em pacientes que são submetidos a uma infusão insuficiente de insulina, a qual não consegue reverter a cetogênese. Uma história cuidadosa pode, normalmente, explicar a elevação mínima de glicose e conduzir a um tratamento adequado.[10,46]

CAD ALCALÊMICA

Essa é uma condição na qual a acidose metabólica primária está associada a uma alcalose metabólica primária. O *anion gap* está elevado. Essa condição é observada comumente em pacientes com vômitos intensos e persistentes. Também pode ser encontrada quando são usados diuréticos ou em pacientes com síndrome de Cushing ou aldosteronismo primário. O pH não está muito alterado, e essa situação é sugerida quando existe uma dicotomia entre o valor do pH e a queda da $PaCO_2$.[10,46,65]

CAD NÃO-CETÓTICA

Em condições normais, existe uma relação de 1:5 de acetoacetato para beta-hidroxibutirato. Na presença de distúrbios que levem à hipoxemia tissular (sepse, choque ou hipotensão grave), essa reação é dirigida para beta-hidroxibutirato, e a relação pode alcançar 1:20 (acetoacetato para beta-hidroxibutirato). Nessa situação, existe uma quantidade muito pequena de acetoacetato para ser medida pela reação do nitroprussiato, o que leva a resultados falsamente negativos para cetonúria. O *anion gap* está elevado e a glicemia, geralmente elevada.[10,12]

Tratamento

O tratamento da CAD tem como *objetivos principais*: combater o fator precipitante, corrigir as alterações hidroeletrolíticas (Quadro 58.10), melhorar a perfusão tissular, reduzir a glicemia e reverter tanto a cetonemia como a acidose. Para o sucesso pleno do tratamento, é fundamental que o paciente seja monitorizado continuamente, não somente do ponto de vista laboratorial, mas também com relação ao grau de hidratação e ao *status* cardiovascular, respiratório e neurológico (Quadro 55.11).[10,43,63-65]

TERAPIA DE APOIO E MEDIDAS GERAIS

Neste tópico incluem-se a manutenção das vias aéreas, suplementação de oxigênio, ventilação mecânica, assim como a monitorização dos pacientes por meio de exames laboratoriais e outros exames de apoio. A mensuração da glicemia capilar e da cetonúria deve ser feita de hora em hora até a normalização do pH, quando esses parâmetros passarão a ser avaliados a cada 4 h. A avaliação inicial também inclui hemograma, ionograma, gasometria, função renal, osmolalidade plasmática (P_{osm}), ECG, radiografia do tórax e, se houver febre ou evidências de infecção, cultura de sangue, urina ou outros sítios (se necessário). A freqüência da repetição desses exames vai depender da evolução do quadro, mas normalmente o ionograma e a gasometria são repetidos, pelo menos, a cada 2 a 3 h, no período inicial do tratamento.[12,43,63-65]

Devido ao risco aumentado de aspiração de vômitos, conseqüentes à estase gástrica e ao íleo metabólico, deve-se passar uma sonda nasogástrica e mantê-la sob aspiração em pacientes inconscientes ou torporosos. Cateterismo vesical, para acompanhar o débito urinário e a evolução da cetonúria, está indicado *apenas* em pacientes inconscientes ou naqueles que não urinarem espontaneamente após 4 h de tratamento.

QUADRO 58.10
Típicos Déficits de Água e Eletrólitos na Cetoacidose Diabética (CAD) e no Estado Hiperglicêmico Hiperosmolar Não-cetótico (EHHNC)

	CAD	EHHNC
Total de água (L)	6	9
Água (mL/kg)	100	100–200
Na^+ (mEq/kg)	7–10	5–13
Cl^- (mEq/kg)	3–5	5–15
K^+ (mEq/kg)	3–5	4–6
PO_4 (mmol/kg)	5–7	3–7
Mg^{++} (mEq/kg)	1–2	1–2
Ca^{++} (mEq/kg)	1–2	1–2

Adaptado da Ref. 43.

QUADRO 58.11
Avaliação Geral de Pacientes com CAD e EHHNC

Pesquisar a causa precipitante
História e exame físico
Radiografia de tórax
Sumário de urina
ECG para descartar IAM e avaliar potássio
Considerar culturas: sangue e/ou urina

Avaliação da volemia
Estimar grau de desidratação
Cálculo da osmolalidade plasmática
Débito urinário

Avaliação neurológica
Considerar outra causa de diminuição do sensório, principalmente se a osmolalidade plasmática efetiva for < 320 mOsm/kg

Avaliação pulmonar
Descartar pneumonia, SARA

Avaliação laboratorial
Glicemias (capilar e plasmática); hemograma
Gasometria; *anion gap*
Cetonas: plasmáticas e urinárias
Ionograma: cálcio, fósforo e magnésio
Funções renal e hepática; CPK

Crianças e *adolescentes* com CAD requerem cuidados intensivos ou semi-intensivos. Pacientes com sinais de CAD grave (longa duração dos sintomas, circulação comprometida ou depressão do nível de consciência) ou aqueles com maior risco de desenvolver edema cerebral (menores de 5 anos de idade ou diagnóstico recente) devem ser internados preferencialmente em unidade de terapia intensiva. Pacientes pediátricos com cetose, hiperglicemia, sem vômitos ou desidratação podem ser tratados em serviços de emergência com avaliações médicas freqüentes.[43,65]

HIDRATAÇÃO EM ADULTOS

O déficit de líquidos na CAD varia de 4 a 10 L. A reposição volêmica tem como *objetivos*: repor o déficit de água, manter a pressão arterial, reduzir os níveis de glicemia e melhorar a perfusão tissular e renal, auxiliando, assim, na reversão da acidose.

Recomenda-se reposição inicial com solução fisiológica (SF) a 0,9%, por impedir uma queda rápida da P_{osm} e por permitir restauração do volume plasmático. O Ringer lactato tem a vantagem da menor concentração de cloro, porém deve ser usado com cautela, no início, por conter potássio. Sempre que o Na^+ sérico for inicialmente superior a 150 mEq/L ou elevar-se acima desse valor durante o tratamento, deve-se optar pela SF a 0,45%.

Vários esquemas de reposição de líquidos têm sido propostos. Costumamos utilizar 1 a 2 L na primeira hora, seguidos de 1 L em 1 h, 1 L em 2 h, 1 L em 4 h e 1 L em 8 h, o que dá um total de 5 L em cerca de 15 h (Quadro 58.12). No entanto, a quantidade de líquidos a ser infundida precisa ser individualizada para cada caso. Habitualmente, iniciamos com SF isotônica que, com a melhora do padrão do paciente, pode ser substituída por SF diluída em água bidestilada, para obtenção de uma solução a 0,45%, já que as perdas de líquidos na CAD são predominantemente hipotônicas, ou seja, mais água do que sódio. Quando a glicemia atingir 250 mg/dL, deve ser adicionada solução glicosada (SG) a 5%, visando prevenir o surgimento de hipoglicemia e reduzir a possibilidade de edema cerebral, que poderia resultar de uma queda muito rápida da glicemia. Após a introdução da SG, deve-se procurar manter a glicemia em torno de 150–200 mg/dL até que o controle metabólico seja alcançado.[43,46,63-65]

Podem ser utilizados esquemas alternativos para correção da desidratação:
- 1 L em infusão rápida + 1 L em 1 h + 1 L em 2 h + 500 mL a cada 4 h
- 1 L em 30 min, seguido de 1 L de hora em hora, por 3 h
- 2 L de SF a 0,9% em 2 h, seguidos de 300-400 mL/h de SF a 0,45%

QUADRO 58.12
Medidas Terapêuticas para a Cetoacidose Diabética no Adulto

1. Corrigir o fator precipitante
2. Passar sonda nasogástrica em pacientes torporosos ou em coma
3. Administrar oxigênio nasal, se PO_2 < 80 mmHg
4. Considerar heparinização profilática (5.000 UI SC, 8/8 h)
   - idosos, inconscientes, fatores de risco para trombose
   - hiperosmolalidade acentuada (> 390 mOsm/L)
5. Antibióticos (se há infecção associada)
6. Correção da desidratação* (SF a 0,9%**)
   - 1 L em rápida infusão
   - 1 L em 1 h
   - 1 L em 2 h
   - 1 L em 4 h
   - 1 L em 8 h
   Total = 5 L em ± 15 h
7. Correção dos distúrbios eletrolíticos
   Cloreto de potássio*** (20–40 mEq/L/h)
   Bicarbonato de sódio (se pH < 7,0)
8. Insulinoterapia (ver Quadro 58.14)

*Em crianças: na 1.ª hora ⇨ 10–20 mL/kg; depois, por 3 a 6 h ⇨ 5–7,5 mL/kg/h.
**Se a natremia inicial for > 150 mEq/L, ou elevar-se acima de 150 mEq/L durante o tratamento, usar SF a 0,45%.
***Deve ser iniciado tão logo a diurese seja restabelecida.

Atenção: Excessiva reposição de líquidos (mais de 5 L em 8 h) pode contribuir para o surgimento de edema cerebral ou da síndrome de angústia respiratória do adulto.[43,46]

HIDRATAÇÃO EM CRIANÇAS E ADOLESCENTES

A terapia hídrica inicialmente é direcionada para a restauração da perfusão renal e para a estabilidade circulatória, através de uma infusão rápida de SF a 0,9% (20 mL/kg). Essa fase deve ser repetida se houver persistência de choque. Em pacientes com CAD, os parâmetros clínicos para estabelecer o grau de desidratação podem levar a erros, já que a desidratação é do tipo predominantemente intracelular. Na maioria dos casos, há perda hídrica de 5 a 10% do peso total. As perdas estimadas na CAD são de 50 a 100 mL/kg, devendo-se subestimar as perdas para evitar hiperidratação. Do volume total, desconta-se a quantidade de SF a 0,9% infundida inicialmente e divide-se o restante para ser administrado nas próximas 24-48 h (Quadro 58.13).[45] São acrescentadas a esse volume a taxa de manutenção e as perdas resultantes de poliúria e vômitos ocorridos durante o tratamento. A venóclise deve ser suspensa quando a criança estiver consciente, hidratada, sem vômitos e aceitando bem alimentação.

INSULINOTERAPIA

Utiliza-se apenas insulina regular (IR), devendo-se fazer inicialmente uma dose de ataque de 0,15 unidade (U)/kg, por via endovenosa (EV), em *bolus* (para sensibilizar os receptores insulínicos), seguida da infusão venosa contínua de 0,1 U/kg/h (5–7 unidades/hora, em adultos), que deverá ser dobrada a cada hora, se não estiver ocorrendo a queda esperada da glicemia (50–75 mg/dL por hora) (Quadro 58.14). É preciso, contudo, evitar redução horária da glicemia > 100 mg/dL, devido ao maior risco de hipoglicemia e edema cerebral. Ausência de diminuição da glicose plasmática sugere processo infeccioso descompensado e/ou hidratação inadequada.[43,46,65]

A infusão contínua de IR deverá ser mantida enquanto persistir a cetonúria ou, preferentemente, até a normalização do pH sangüíneo ou bicarbonato sérico, quando se deverá optar pela via SC. Conforme anteriormente mencionado, persistência ou piora da cetonúria não implica necessariamente falência do tratamento.[63,65,67]

Caso não se disponha de uma bomba de insulina, a solução de insulina para infusão contínua pode ser preparada adicionando-se 50 unidades de IR a 500 mL de SF a 0,9%; com isso, obtém-se uma solução em que cada 10 mL contém uma unidade de insulina. Antes de ser iniciado o gotejamento, permite-se a passagem de 50–100 mL da solução pelo transfuso, para impedir a adsorção da insulina ao transfuso durante sua infusão.

Como esquema alternativo de insulinoterapia (se não houver choque ou desidratação intensa), podemos administrar a IR por via intramuscular (0,1 unidade/kg, de hora em hora), precedida pela dose de ataque (0,3 U/kg, em *bolus*, EV). Se houver dificuldade de acesso venoso, podem ser utilizadas 10–20 unidades IM, como dose de ataque.

Recentemente, tem sido demonstrado que, nos casos de CAD não complicada, a infusão EV de insulina Regular pode ser substituída pela administração SC dos análogos de ação ultra-rápida (Lispro, Aspart ou Glulisina), de hora em hora ou a cada 2 h.[67-69]

Para *crianças e adolescentes*, diferentes vias de administração de insulina (subcutânea, intramuscular ou endovenosa) e doses têm sido utilizadas; contudo, extensas evidências indicam que a administração EV de baixas doses de insulina é o padrão a ser adotado (Quadro 58.15).[45]

Critérios de resolução da CAD incluem glicemia < 200 mg/dL, bicarbonato sérico > 18 mEq/L e pH venoso > 7,3. Nessa situação, deve-se iniciar a administração de insulina por via subcutânea tão logo o paciente volte a se alimentar.[43]

POTÁSSIO

A administração de potássio (K^+) baseia-se no ionograma, devendo ser iniciada tão logo os níveis séricos sejam < 5 mEq/L, desde

---

QUADRO 58.14
Insulinoterapia na Cetoacidose Diabética (Pacientes Adultos)

1. Insulina regular (IR), 0,15 unidade/kg, EV (em *bolus*), inicialmente. A seguir, 0,1 unidade/kg/h (infusão contínua ou IM*). Controle glicêmico a cada hora. Se a glicemia não diminuir 50–70 mg/dL na 1.ª h, duplicar a dose da insulina a cada hora, até que a queda horária da glicemia seja de 50–70 mg/dL.
2. Quando glicemia ≤ 250 mg/dL, adicionar SG a 5% à hidratação com SF a 0,45% (150–250 mL/h) e administrar insulina regular em infusão EV (0,05–0,1 U/kg/h), ou por via SC (5–10 U de 2/2 h). Manter glicemia em torno de 150–200 mg/dL,** até que o controle metabólico seja atingido.
3. Reintroduzir a insulina NPH, Detemir ou Glargina quando o quadro se estabilizar e o paciente voltar a se alimentar.

*Evitar a via intramuscular, se o paciente estiver muito desidratado ou hipotenso.
**Para minimizar o risco de hipoglicemia e edema cerebral.

QUADRO 58.13
Medidas Terapêuticas na Cetoacidose Diabética em Crianças e Adolescentes

1. Obter via de acesso venoso adequada
2. Controle de diurese: sondagem, se necessário
3. Reidratação lenta: 24 a 48 h
4. Oferta precoce de potássio
5. Redução lenta da glicemia
6. Prevenção e controle das complicações
7. Tratamento de fatores desencadeantes

Reposição de líquidos
Expansão inicial: 20 mL/kg em 30 a 60 min
Reposição residual: até 20 kg: 5–7 mL/kg/h
20–40 kg: 4–7 mL/kg/h (considerar peso máximo 40 kg).
Reposição dinâmica: repor diurese acima de 5 mL/kg/h.
Tipo de solução: a expansão inicial é feita com SF a 0,9%.
Para as fases seguintes, utiliza-se SF a 0,9% enquanto glicemia > 250 mg/mL. Glicemias entre 120–250 mg/mL, utilizar solução com SF a 0,9% + SG a 5%, na proporção de 1:1.

Reposição de potássio (K^+)
Deve ser precoce, se diurese estiver presente e de acordo com a calemia inicial:
K^+ > 6 mEq/mL: contra-indicada reposição de potássio
K^+ entre 4,5 e 6 mEq/mL: 0,2–0,3 mEq/kg/h no início da 4.ª h
K^+ ≤ 4,5 mEq/mL: 0,3–0,5 mEq/kg/h no início da 2.ª h

Adaptado da Ref. 43.

QUADRO 58.15

Insulinoterapia na Cetoacidose Diabética (Crianças e Adolescentes)

1. Insulina Regular (IR), 0,1 unidade/kg, EV (em *bolus*), seguida de infusão contínua: 0,1 unidade/kg/h se glicemia > 300 mg/dL. Quando a glicemia estiver ≤ 300 mg/dL, diminuir para 0,05 unidade/kg/h, até que a acidose seja corrigida (pH ≥ 7,25 e/ou *anion gap* = 12 ± 2).
2. Insulina Regular subcutânea é utilizada após normalização do pH, a cada 4 ou 6 h de acordo com a glicemia capilar:
   Até 250 mg/dL = 0,2 unidade/kg.
   180–250 mg/dL = 0,1 unidade/kg.
   150–179 mg/dL = observar.
   80–149 mg/dL = alimentação ou, se houver sintomas de hipoglicemia, fazer *push* de glicose.
3. Insulina NPH deve ser introduzida na primeira manhã em que a CAD estiver parcialmente compensada, se o paciente estiver hidratado e aceitando a alimentação:
   - Recém-diagnosticado: iniciar com 0,5 unidade/kg, via subcutânea.
   - Casos antigos: reiniciar dose habitual ou aumentá-la em até 10%, se houver evidência de infecção.

QUADRO 58.17

Administração de Bicarbonato de Sódio ($NaHCO_3$) em Adultos com CAD, de acordo com o pH Sangüíneo

pH Sangüíneo	Conduta
> 7,0	Não administrar $NaHCO_3$
< 6,9	Administrar 100 nmol de $NaHCO_3$
6,9–7,0	Administrar 50 nmol de $NaHCO_3$

Adaptado da Ref. 43.

que haja um fluxo urinário adequado. Caso o paciente apresente valores de K^+ extremamente elevados, deverá ser tratado como todo paciente portador de hipercalemia. Como a queda do K^+ é muito rápida, em virtude do tratamento da CAD, faz-se necessária uma cuidadosa monitorização desse eletrólito, pois a maior ameaça é a hipocalemia. Esta última, se grave, pode predispor a arritmias ou parada cardíaca e fraqueza muscular respiratória. O déficit corporal total de K^+ é de, aproximadamente, 5 a 10 mEq/kg, devido à poliúria e aos vômitos. Em geral, 20–30 mEq de K^+ (dois terços como KCl e um terço como KPO_4) em cada litro de SF são suficientes para manter a calemia entre 4–5 mEq/L.[43] A infusão de KCl será baseada na dosagem do K^+ plasmático inicial e suas alterações durante o tratamento (Quadro 58.16).

BICARBONATO DE SÓDIO ($NaHCO_3$)

A utilidade da administração do $NaHCO_3$ na CAD permanece controversa. Estudos prospectivos randomizados não mostraram efeitos benéficos ou deletérios da terapia com $NaHCO_3$ sobre morbidade ou mortalidade em pacientes com pH entre 6,9 e 7,1. Uma vez que acidose grave pode levar a uma gama de efeitos vasculares adversos, parece prudente que pacientes adultos com pH < 6,9 recebam uma solução contendo 400 mL de SF a 0,45% e 100 mmol de $NaHCO_3$ (200 mL/h). Se o pH estiver entre 6,9 e 7,0, dilue-se 50 mmol de $NaHCO_3$ em 200 mL de SF a 0,45% e administra-se essa solução na velocidade de 200 mL/h. Não há necessidade de bicarbonato se o pH estiver > 7,0 (Quadro 58.17). Suplementação de potássio deve ser feita concomitantemente para minimizar risco de hipopotassemia.[43,70]

Em *pacientes pediátricos*, reserva-se o uso de $NaHCO_3$ para os casos mais graves de acidose (pH < 7,1), apesar da oferta hídrica e insulinoterapia adequadas. O uso de bicarbonato (BIC) está relacionado com maior risco de edema cerebral, principal causa de mortalidade por CAD nessa faixa etária. Quando há indicação, calcula-se a dose pela fórmula especificada a seguir e administra-se metade da dose diluída em água destilada, na proporção de 1:1, em 2 h.[71]

$$\text{BIC oferecido (mEq)} = (\text{BIC desejado} - \text{BIC encontrado}) \times 0{,}3 \times \text{peso}$$
$$\text{BIC desejado} = 12 \text{ mEq}$$

Como *complicações* da administração de bicarbonato, temos: hipocalemia, arritmias cardíacas, sobrecarga de sódio e diminuição da oxigenação tissular por desvio da curva de dissociação oxigênio–hemoglobina, assim como acidose liquórica paradoxal. Hospitalização mais prolongada foi também referida em alguns estudos, bem como maior quantidade de K^+ a ser reposta.[43,64,65]

FOSFATO

A sua reposição é controvertida e não-urgente, em virtude de a hipofosfatemia não contribuir significativamente para o prognóstico e poder predispor a grave hipocalcemia com tetania. Entretanto, reposição cuidadosa de fosfato pode ser considerada na presença de uma ou mais das seguintes situações: (1) disfunção cardíaca, (2) anemia, (3) depressão respiratória e (4) nível sérico de fosfato < 1,0 mg/dL. Quando necessário, 20–30 mEq/L de fosfato de potássio podem ser administrados, em velocidade não-superior a 3–4 mEq/h, em um paciente de 60–70 kg. A administração de KH_2PO_4 deverá ser realizada com extrema cautela nos pacientes com insuficiência renal.[43,46,65]

Na Fig. 58.3 está resumido o protocolo para manuseio da CAD em adultos.

QUADRO 58.16

Administração de Potássio (K^+) em Adultos com CAD, de acordo com o K^+ Sérico Inicial

Potássio Sérico	Conduta
< 3,3 mEq/L	Administrar 40 mEq K^+ (2/3 como KCl e 1/3 como KPO_4) por hora, até K^+ ≥ 3,3 mEq/L.
≥ 3,3 e < 5,0 mEq/L	Adicionar 20–30 mEq K^+ em cada litro de SF (2/3 como KCl e 1/3 como KPO_4) para manter K^+ em 4–5 mEq/L.
≥ 5,0 mEq/L	Não administrar K^+ mas checá-lo de 2/2 h.

Adaptado da Ref. 43.

Tratamento do EHHNC:

Avaliação inicial completa. Iniciar líquidos EV: 1,0 L de SF a 0,9% por hora inicialmente

Líquidos EV
→ Determinar o estado de hidratação
- Choque → Administrar SF a 0,9% (1,0 L/hora) e/ou expansores plasmáticos
- Hipotensão leve
- Choque cardiogênico → Monitorização hemodinâmica

Avaliar Na⁺ sérico corrigido*
- Na⁺ ↑ → SF a 0,45%, dependendo do estado de hidratação
- Na⁺ normal
- Na⁺ ↓ → SF a 0,9%, dependendo do estado de hidratação

Quando a glicemia atingir 250-300 mg/dL

Adicionar SG a 5% à hidratação com SF a 0,45% e reduzir insulina para 0,05-0,1 U/kg/hora para manter a glicemia entre 250-300 mg/dL até que a osmolalidade seja 315 mOsm/kg e o paciente esteja alerta

Insulina
Regular, 0,15 U/kg em bolus EV
→ 0,1 U/kg/hora em infusão EV
→ Controle glicêmico a cada hora. Se a glicemia não diminuir ao menos 50 mg/dL na 1ª hora, duplicar a dose de insulina a cada hora, até que a queda glicêmica atinja uma taxa de 50-70 mg/dL/hora

Checar eletrólitos, uréia, creatinina e glicose a cada 2-4 horas até estabilização. Após resolução do EHHNC, se o paciente estiver em nutrição parenteral, continuar a insulina EV e suplementar com insulina Regular SC quando necessário. Assim que o paciente puder se alimentar, iniciar insulina SC ou o regime de tratamento prévio e realizar o controle metabólico. Manter atenção às causas precipitantes

Potássio
- Se K⁺ sérico < 3,3 mEq/L, parar insulina e administrar 40 mEq K⁺, até K⁺ ≥ 3,3 mEq/L
- Se K⁺ ≥ 5,0 mEq/L, não dar K⁺, mas checá-lo a cada 2 horas
- Se K⁺ ≥ 3,3 e < 5,0 mEq/L, dar 20-30 mEq K⁺ em cada litro de soro EV para conservar o K⁺ em 4-5 mEq/L

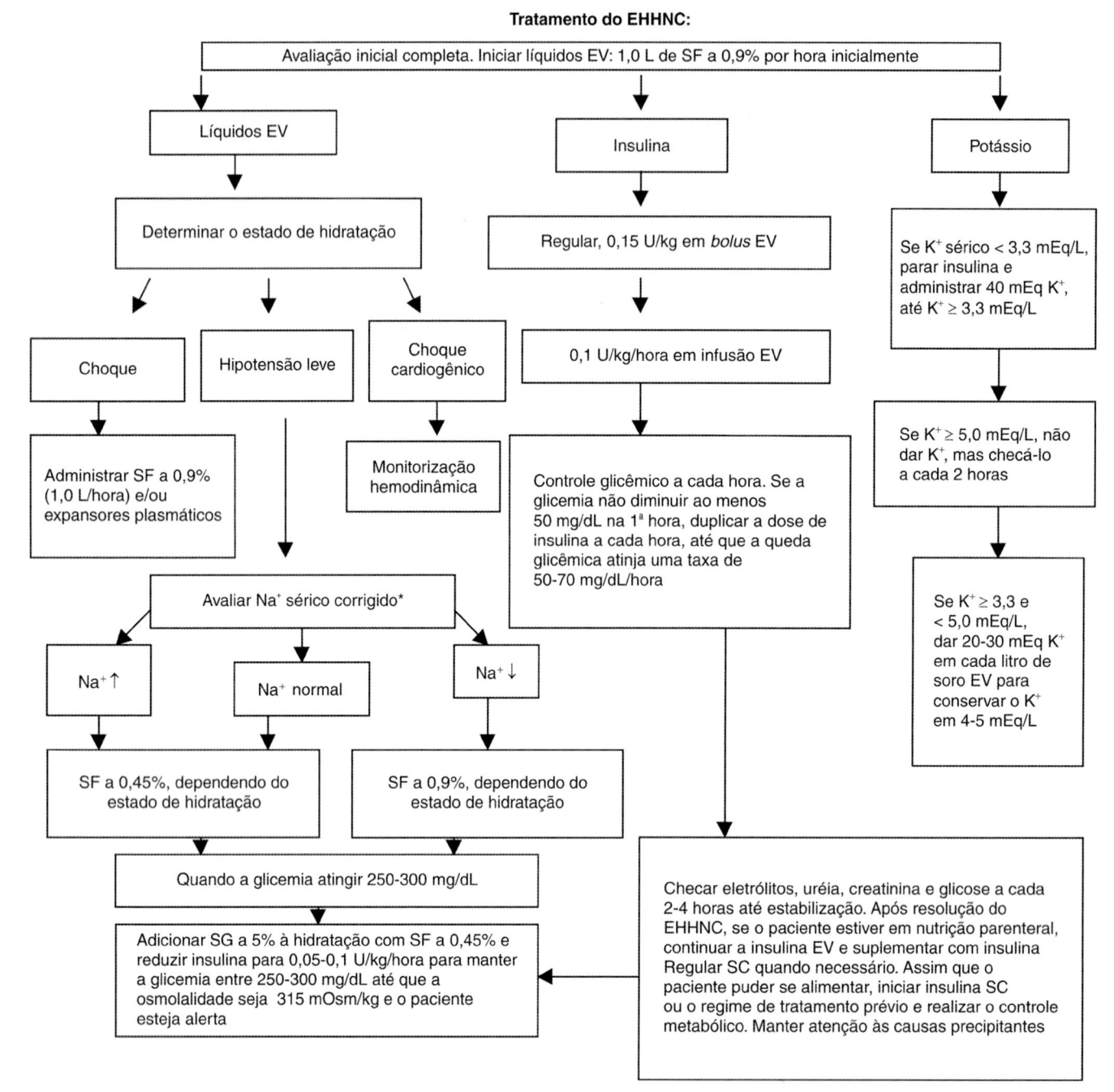

Fig. 58.3 Protocolo para tratamento de pacientes adultos com estado hiperglicêmico hiperosmolar não-cetótico (EHHNC) admitidos com alteração do nível de consciência ou desidratação grave que requerem admissão em uma unidade de terapia intensiva.
*O Na⁺ sérico deve ser corrigido de acordo com os níveis de glicemia (para cada 100 mg/dL de glicose, adicionar 1,6 mEq ao valor do sódio sérico encontrado para obter o valor corrigido). EV = endovenoso(a); NaHCO₃ = bicarbonato de sódio; SC = subcutânea; SF = solução fisiológica; SG = solução glicosada. (Adaptado da Ref. 43.)

Complicações da CAD e de seu Tratamento

EDEMA CEREBRAL

Observado em menos de 1% da população pediátrica, é ainda menos comum em adultos. Quando acontece, a taxa de mortalidade é alta, podendo exceder 70%. O mecanismo fisiopatológico não é bem entendido. Vários fatores de risco ao diagnóstico e durante internamento têm sido identificados na faixa etária pediátrica: idade < 5 anos, diagnóstico recente, hiperidratação, acidose grave, uso de bicarbonato, hipocapnia, hipoglicemia e aumento da concentração do sódio sérico.[72]

Para a prevenção do edema cerebral é prudente realizar correção cuidadosa da hiperosmolalidade e da hipernatremia, uma vez que hipoglicemia, hiponatremia grave e excessiva infusão de líquidos podem favorecer seu surgimento. Quando ocorre edema cerebral, o paciente apresenta cefaléia súbita e intensa, seguida de queda progressiva do nível de consciência. Outras manifestações incluem incontinência esfincteriana, vômitos, agitação e desorientação, alteração dos sinais vitais, oftalmoplegia e alterações pupilares. A tomografia computadorizada fornece o diagnóstico e o tratamento deve ser iniciado rapidamente com manitol (por via EV), intubação e ventilação mecânica.[12,43,71,72]

SÍNDROME DE ANGÚSTIA RESPIRATÓRIA DO ADULTO

Essa complicação normalmente acontece durante terapia com fluidos, insulina e substituição de eletrólitos, caracterizando-se por dispnéia súbita, infiltrado pulmonar difuso à radiografia torácica e hipoxemia. Tem alta mortalidade, devendo ser tratada com ventilação mecânica. Pode ser precipitada, a exemplo do edema cerebral, pela administração excessiva de cristalóides.[43,67]

ACIDOSE HIPERCLORÊMICA

Essa complicação pode ser reconhecida por um baixo nível de bicarbonato, pH normal a baixo, *anion gap* normal e cloreto plasmático aumentado. A causa dessa condição é multifatorial: (1) as cetonas são metabolizadas pela regeneração de bicarbonato, de modo que a perda anterior de cetonas na urina previne regeneração de bicarbonato, o que causa acidose hiperclorêmica; (2) durante o desenvolvimento de cetoacidose ocorre perda preferencial de sódio com relação ao cloro.

Geralmente, a acidose hiperclorêmica não ocasiona nenhum dano ao paciente e tende a ser corrigida com medidas usadas no tratamento da CAD. Pode ser minimizada pelo uso de soluções fisiológicas hipotônicas e quantidades menores de cloreto durante o tratamento (p.ex., fosfato monoácido de potássio em lugar de cloreto de potássio).[48,57]

TROMBOSE VASCULAR

Risco aumentado para fenômenos trombóticos venosos e arteriais (trombose arterial, trombose venosa profunda e embolia pulmonar) é uma característica da CAD, sendo conseqüência da desidratação e aumento da viscosidade e coagulabilidade sangüíneas. Heparina profilática (5.000 unidades SC a cada 8 h) deve ser considerada para pacientes em coma, com idade acima de 50 anos ou fatores de risco para trombose.[43,64]

MUCORMICOSE

Trata-se de uma rara infecção fúngica que, ocasionalmente, pode ser vista em pacientes com CAD. Clinicamente, caracteriza-se por dor facial, descarga nasal sanguinolenta, edema de órbita e visão turva.[73,74]

Prognóstico

Nos centros com medicina de ótima qualidade, a mortalidade na CAD chega a 5%,[43] mas esse percentual, seguramente, é muito maior em grande parte dos serviços de emergência em nosso país. O coma e a hipotermia constituem sinais de mau prognóstico.

ESTADO HIPERGLICÊMICO HIPEROSMOLAR NÃO-CETÓTICO

Introdução

O *estado hiperglicêmico hiperosmolar não-cetótico* (EHHNC) constitui uma complicação aguda grave do *diabetes mellitus*, quase exclusiva do DM tipo 2 e com alta taxa de mortalidade (aproximadamente 15%). O prognóstico é ainda pior no idoso e na presença de coma e hipotensão.[43,75-77] Ultimamente, o EHHNC tem também sido descrito em crianças com DM tipo 2.[78]

Patogênese

A patogênese do EHHNC é menos entendida do que a da cetoacidose diabética (CAD). Ambos têm em comum a redução da ação efetiva da insulina circulante, associada à elevação concomitante dos hormônios contra-reguladores. Essas alterações levam ao aumento da produção hepática e renal de glicose e prejuízo da utilização de glicose pelos tecidos periféricos, com resultante hiperglicemia e hiperosmolalidade do espaço extracelular.[10] No entanto, nos pacientes com EHHNC, os níveis de insulina aparentemente são suficientes para prevenir a lipólise e, conseqüentemente, a cetogênese.[43,66] A diurese osmótica associada à glicosúria do EHHNC acarreta perda de água, sódio, potássio e outros eletrólitos.[43,77,79]

Fatores Precipitantes

As causas precipitantes mais comuns do EHHNC incluem as infecções e fatores de grande estresse (AVC, IAM, trauma). O consumo excessivo de bebida alcoólica, pancreatite e drogas que afetam o metabolismo dos carboidratos (p.ex., corticóides, tiazídicos, simpatomiméticos etc.) e distúrbios endócrinos (p.ex., tirotoxicose, acromegalia etc.) também podem precipitar o EHHNC.[12,35,65]

São fortes candidatos para desenvolver o EHHNC os idosos (com ou sem diagnóstico prévio de DM tipo 2) que se tornam hiperglicêmicos e estão incapacitados de ingerir líquidos quando necessário.[12,76]

Diagnóstico

O paciente típico com EHHNC é idoso, intensamente desidratado, com nível de consciência variando de letargia ao coma, freqüentemente com convulsões focais ou generalizadas. A instalação do processo do EHHNC pode levar dias a semanas, diferentemente da CAD.[2,66,77]

Do ponto de vista prático, o profissional deve estar atento aos idosos desidratados que procuram as emergências com alterações da consciência, crises convulsivas ou sinais/sintomas de acidente vascular cerebral, pois tais pacientes podem estar desenvolvendo EHHNC.

A hipotermia, se presente, indica pior prognóstico e a respiração de Kussmaul, em geral, não ocorre, ajudando no diagnóstico diferencial com a CAD.[2,66,76] O Quadro 58.18 apresenta as principais distinções entre EHHNC e CAD.

O quadro laboratorial revela hiperosmolalidade decorrente da hiperglicemia e da hipernatremia. Os níveis medidos de sódio subestimam os níveis reais devido à hiperglicemia, de forma que se pode encontrar hiper-, normo- ou hiponatremia.[2,75-77] Corrigindo-se os níveis de hiperglicemia, o sódio se encontra normal ou alto.

A glicemia, em geral, está acima de 600 mg/dL e a uréia e a creatinina elevadas, de acordo com o grau de desidratação. O potássio inicial pode se encontrar elevado, normal ou baixo.[2,75-77] A osmolalidade plasmática, medida ou calculada em geral se encontra em níveis > 320 mOsm/kg H_2O.[75,77] As cetonas estão ausentes ou minimamente elevadas decorrentes de jejum prolongado. Os níveis de bicarbonato são > 15 mEq/L e o pH está normal (> 7,30), mas pode estar diminuído se houver acidose láctica associada.[12]

Quadro 58.18
Diferenciação entre Estado Hiperglicêmico Hiperosmolar Não-cetótico (EHHNC) e Cetoacidose Diabética (CAD)

Quadro Clínico	EHHNC	CAD
Geral	Desidratação mais importante	Menos desidratados
	Freqüentemente comatosos	10% comatosos
	Sem hiperventilação	Com hiperventilação
Idade mais freqüente	> 40 anos	< 40 anos
Tipo usual de diabetes	Tipo 2	Tipo 1
Diagnóstico prévio de diabetes	Em somente 50%	Em 33 a 85%
Pródromos	Vários dias	Menos de 1 dia
Sintomas e sinais neurológicos	Muito comuns	Raros
Doença renal ou cardiovascular associada	85%	15%
Achados laboratoriais		
Glicemia (mg/dL)	600–2.400	250–800
Cetonúria	≤ 1+	≥ 3+
Na^+ sérico	Normal, alto ou baixo	Usualmente baixo
K^+ sérico	Normal ou alto	Alto, normal ou baixo
Bicarbonato	Normal	Baixo
pH sangüíneo	Normal (> 7,3)	Baixo (< 7,3)
Osmolalidade plasmática (mOsm/kg)	> 330	Variável (em geral < 330)
Mortalidade	15%	< 5%

Após a realização da anamnese e do exame físico, devemos solicitar, então, glicemia, eletrólitos, gasometria arterial, creatinina, uréia, hemograma, sumário de urina, RX de tórax, eletrocardiograma (ECG) e, quando necessário, obter culturas.

Tratamento

É direcionado à solução de quatro problemas principais: hipovolemia, distúrbios eletrolíticos, deficiência de insulina e identificação do fator precipitante (Fig. 58.4).

HIPOVOLEMIA

Na correção da desidratação, em geral grave, 1 a 2 L de solução fisiológica isotônica (SF a 0,9%) devem ser infundidos nas primeiras 2 h. Posteriormente, o mais apropriado, em decorrência da hiperosmolalidade, é a administração de solução fisiológica hipotônica (SF a 0,45%), num ritmo aproximado de 500 mL/h pelos próximos 3 L. A seguir, a reposição hídrica deverá ser guiada pela pressão arterial, débito urinário, eletrólitos, pressão venosa central (PVC) e quadro clínico. Geralmente, são necessários 6 a 8 L de SF durante as primeiras 12 h de tratamento. Solução glicosada a 5% deverá ser adicionada quando a glicemia estiver próxima a 250–300 mg/dL. Muita atenção deve ser dada à descompensação cardiovascular e neurológica pela reposição muito rápida ou volumosa. Quando ocorrer a recuperação do nível de consciência, a hidratação oral deverá ser estimulada.[2,46,66,79]

REPOSIÇÃO DE ELETRÓLITOS

Assim que o fluxo urinário estiver estabelecido e o nível de potássio conhecido, deve-se iniciar a suplementação de potássio. Uma forma arbitrária, porém razoável, de proceder é administrar nada, 10, 20 ou 30 mEq/h, respectivamente, dependendo se a calemia exceder 5, estiver entre 4 e 5, entre 3 e 4, ou abaixo de 3 mEq/L.

Uma rápida queda dos níveis de potássio geralmente se segue à administração da dose inicial de insulina.[12,68,79]

REPOSIÇÃO INSULÍNICA

A maioria dos pacientes com EHHNC é mais sensível à insulina do que aqueles com CAD. Além disso, a concentração glicêmica no EHHNC pode cair rapidamente com hidratação e restauração do fluxo urinário. O tratamento com a insulina só deve ser iniciado *após* o início da reposição hidroeletrolítica.[77,79] Recomenda-se iniciar com 1 a 5 unidades por hora de insulina Regular, procurando manter a glicemia em torno de 250 mg/dL nas primeiras 24 h. A via de administração mais adequada é endovenosa contínua (bomba de infusão). Ainda não há dados na literatura quanto ao uso de insulinas ultra-rápidas (Aspart, Lispro ou Glulisina) nessa situação.

IDENTIFICAÇÃO DOS FATORES PRECIPITANTES

É sempre necessário questionar a razão do desenvolvimento do EHHNC, independentemente da história glicêmica anterior. Causas principais a serem pesquisadas são infecção, IAM, AVC, trauma e drogas. Considerando-se a alta freqüência de infecção nesses pacientes, a presença de febre implica o uso empírico de antibióticos. Uma vez identificado o fator precipitante, o tratamento específico deve ser instituído.[75-77]

COMPLICAÇÕES DO EHHNC E DE SEU TRATAMENTO

Uma das principais complicações do EHHNC são os eventos tromboembólicos. Podem resultar da desidratação e da contração do volume vascular, do baixo débito cardíaco, do aumento da viscosidade sangüínea e da presença de aterosclerose de base. O risco dessa complicação é maior quando a osmolalidade é muito alta. O uso de heparina em baixa dose deve ser considerado como trata-

CETOACIDOSE DIABÉTICA EM ADULTOS

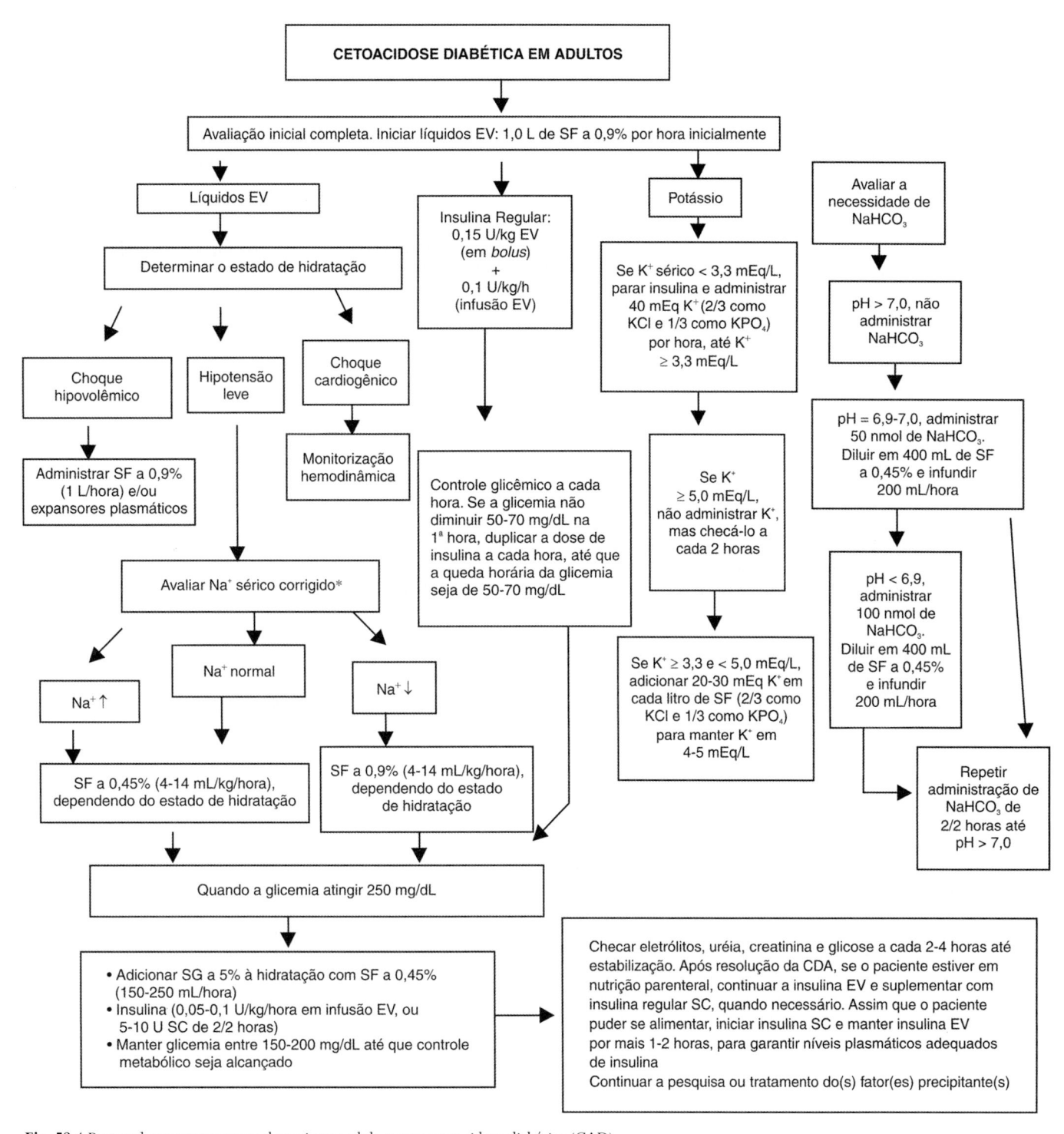

Avaliação inicial completa. Iniciar líquidos EV: 1,0 L de SF a 0,9% por hora inicialmente

Líquidos EV → Determinar o estado de hidratação:
- Choque hipovolêmico → Administrar SF a 0,9% (1 L/hora) e/ou expansores plasmáticos
- Hipotensão leve → Avaliar Na⁺ sérico corrigido*
- Choque cardiogênico → Monitorização hemodinâmica

Avaliar Na⁺ sérico corrigido*:
- Na⁺ ↑ ou Na⁺ normal → SF a 0,45% (4-14 mL/kg/hora), dependendo do estado de hidratação
- Na⁺ ↓ → SF a 0,9% (4-14 mL/kg/hora), dependendo do estado de hidratação

Insulina Regular: 0,15 U/kg EV (em *bolus*) + 0,1 U/kg/h (infusão EV)
Controle glicêmico a cada hora. Se a glicemia não diminuir 50-70 mg/dL na 1ª hora, duplicar a dose de insulina a cada hora, até que a queda horária da glicemia seja de 50-70 mg/dL

Potássio:
- Se K⁺ sérico < 3,3 mEq/L, parar insulina e administrar 40 mEq K⁺ (2/3 como KCl e 1/3 como KPO₄) por hora, até K⁺ ≥ 3,3 mEq/L
- Se K⁺ ≥ 5,0 mEq/L, não administrar K⁺, mas checá-lo a cada 2 horas
- Se K⁺ ≥ 3,3 e < 5,0 mEq/L, adicionar 20-30 mEq K⁺ em cada litro de SF (2/3 como KCl e 1/3 como KPO₄) para manter K⁺ em 4-5 mEq/L

Avaliar a necessidade de NaHCO₃:
- pH > 7,0, não administrar NaHCO₃
- pH = 6,9-7,0, administrar 50 nmol de NaHCO₃. Diluir em 400 mL de SF a 0,45% e infundir 200 mL/hora
- pH < 6,9, administrar 100 nmol de NaHCO₃. Diluir em 400 mL de SF a 0,45% e infundir 200 mL/hora
- Repetir administração de NaHCO₃ de 2/2 horas até pH > 7,0

Quando a glicemia atingir 250 mg/dL:
- Adicionar SG a 5% à hidratação com SF a 0,45% (150-250 mL/hora)
- Insulina (0,05-0,1 U/kg/hora em infusão EV, ou 5-10 U SC de 2/2 horas)
- Manter glicemia entre 150-200 mg/dL até que controle metabólico seja alcançado

Checar eletrólitos, uréia, creatinina e glicose a cada 2-4 horas até estabilização. Após resolução da CDA, se o paciente estiver em nutrição parenteral, continuar a insulina EV e suplementar com insulina regular SC, quando necessário. Assim que o paciente puder se alimentar, iniciar insulina SC e manter insulina EV por mais 1-2 horas, para garantir níveis plasmáticos adequados de insulina. Continuar a pesquisa ou tratamento do(s) fator(es) precipitante(s)

Fig. 58.4 Protocolo para tratamento de pacientes adultos com cetoacidose diabética (CAD).
*O Na⁺ sérico deve ser corrigido de acordo com os níveis de glicemia (para cada 100 mg/dL de glicose, adicionar 1,6 mEq ao valor do sódio sérico encontrado para obter o valor corrigido). EV = endovenoso(a); NaHCO₃ = bicarbonato de sódio; SC = subcutânea; SF = solução fisiológica; SG = solução glicosada. (Adaptado da Ref. 43.)

mento profilático, embora não existam dados demonstrando a sua segurança ou eficácia.[12,75-77]

Entre as complicações mais freqüentes do tratamento do EHHNC incluem-se: (1) hipoglicemia, resultante do tratamento intensivo com a insulina, (2) hipocalemia, decorrente da administração de insulina e (3) hiperglicemia, secundária à interrupção da insulinização endovenosa após a recuperação, sem subseqüente administração de insulina subcutânea.[75,76]

Uma rara complicação, porém freqüentemente fatal, é o edema cerebral. Diversos fatores no tratamento do EHHNC podem contribuir para o seu desenvolvimento: (1) reidratação rápida, promovendo deslocamento osmótico de água para o espaço intracelular no sistema nervoso central; (2) insulinoterapia por si só, promovendo a entrada de partículas osmoticamente ativas para o espaço intracelular; (3) correção rápida dos déficits de sódio.

Clinicamente, o edema cerebral é caracterizado por deterioração do nível de consciência, com letargia, sonolência e cefaléia. A piora neurológica pode ser rápida, com convulsões e alterações pupilares, bradicardia e parada respiratória. Para reduzir o risco do edema cerebral é recomendada a reposição gradual de sódio e água, além de se evitar o declínio rápido da glicemia.[1] A redução máxima desejada na osmolalidade é 3 mOsm/kg H_2O/h. A glicemia deve ser mantida em torno de 250 mg/dL até que ocorra melhora da hiperosmolalidade e da condição neurológica, bem como a estabilidade clínica.[2,75,76]

Muito permanece a ser feito para diminuir a incidência do EHHNC. O diagnóstico precoce do DM e a supervisão da família ao idoso diabético, garantindo-lhe hidratação adequada e prevenção dos fatores de risco (como a vacinação antipneumocócica e antiinfluenza), podem evitar a ocorrência dessa complicação aguda do diabético.

BIBLIOGRAFIA

1. Cryer PE. Glucose homeostasis and hypoglycemia. In: Kronenberg HM, Melmed S, Polonsky KS, Larsen PR (eds). Williams Textbook of Endocrinology. 11th ed. Philadelphia: WB Saunders, 2008:1503-33.
2. Nery M. Hipoglicemia como fator complicador no tratamento do diabetes melito tipo 1. Arq Bras Endocrinol Metab, 2008; 52:288-98.
3. Kearney T, Dang C. Diabetic and endocrine emergencies. Postgrad Med J, 2007; 83:79-86.
4. American Diabetes Association Workgroup on hypoglycemia. Defining and reporting hypoglycemia in Diabetes. A report from the American Diabetes Association workgroup on hypoglycemia. Diabetes Care, 2005; 28:1245-94.
5. Amiel SA. Counterregulation to hypoglycemia: physiology. Ann Endocrin (Paris), 2005; 65:85-7.
6. Ross LA, Warren RE, Kelnar CJ, Frier BM. Pubertal stage and hypoglycaemia counterregulation in type 1 diabetes. Arch Dis Child, 2005; 90:190-4.
7. Miller CD, Phillips LS, Ziemer DC, et al. Hypoglycemia in patients with type 2 diabetes mellitus. Arch Intern Med, 2001; 161:1653-9.
8. The DCCT research group. The effect of intensive treatment of diabetes on the development and progression of long term complications in insulin-dependent diabetes. N Engl J Med, 1993; 329:977-86.
9. United Kingdom Prospective Diabetes Study Group. United Kingdom prospective diabetes study 24. Comparing sulphonylureas, insulin and metformina therapy in patients with newly diagnosed type 2 diabetes that could not be controlled with diet therapy. Ann Intern Med, 1998; 128:165-74.
10. Buril T, Lucena V, Vilar L. Emergências em Diabetes Mellitus. In: Vilar L, Castellar E, Moura E, et al (eds). Endocrinologia Clínica. Rio de Janeiro: MEDSI, 1999:427-48.
11. Ryan CM, Becker DJ. Hypoglycemia in children with type 1 diabetes mellitus. Risk factors, cognitive function, and management. Endocrinol Metab Clin North Am, 1999; 28:883-900.
12. Hockaday TD, Alberti KG. Diabetic coma. Clin Endocrinol Metab, 1972; 1:751-88.
13. Gale E, Tattersall R. Hypoglycemia. In: Tattersall RB, Gale ESM (eds). Diabetes – Clinical Management & Clinical Endocrinology. London: Churchill Livingstone, 1990:678-86.
14. Holstein A, Egberts EH. Risk of hypoglycaemia with oral antidiabetic agents in patients with type 2 diabetes. Exp Clin Endocrinol Diabetes, 2003; 111:405-14.
15. Krentz AJ, Patel MB, Bailey CJ. New drugs for type 2 diabetes mellitus: what is their place in therapy? Drugs, 2008; 68:2131-62.
16. Schernthaner G, Grimaldi A, Di Mario U, et al. GUIDE study: double-blind comparison of once-daily gliclazide MR and glimepiride in type 2 diabetic patients. Eur J Clin Invest, 2004; 34:535-42.
17. Fonseca VA, Kelley DE, Cefalu W, et al. Hypoglycemic potential of nateglinide versus glyburide in patients with type 2 diabetes mellitus. Metabolism, 2004; 53:1331-5.
18. Singh SR, Ahmad F, Lal A, et al. Efficacy and safety of insulin analogues for the management of diabetes mellitus: a meta-analysis. CMAJ, 2009; 180:385-97.
19. Lin G, Hays DP, Spillane L. Refractory hypoglycemia from ciprofloxacin and glyburide interaction. J Toxicol Clin Toxicol, 2004; 42:295-7.
20. LeBlanc M, Belanger C, Cossette P. Severe and resistant hypoglycemia associated with concomitant gatifloxacin and glyburide therapy. Pharmacotherapy, 2004; 24:926-31.
21. Tavintharan S, Mukherjee JJ. A rare cause of syncope in a patient with diabetes mellitus – a case report. Ann Acad Med Singapore, 2001; 30:436-9.
22. Iino K, Yoshinari M, Yoshizumi H, et al. Normal pressure hydrocephalus in diabetic patients with recurrent episodes of hypoglycemic coma. Diabetes Res Clin Pract, 2000; 47:105-10.
23. Guillod L, Comte-Perret S, Monbaron D, et al. Nocturnal hypoglycaemias in type 1 diabetic patients: what can we learn with continuous glucose monitoring? Diabetes Metab, 2007; 33:360-5.
24. Sheehan JP. Fasting hyperglycemia: etiology, diagnosis, and treatment. Diabetes Technol Ther, 2004; 6:525-33.
25. Høi-Hansen T, Pedersen-Bjergaard U, Thorsteinsson B. The Somogyi phenomenon revisited using continuous glucose monitoring in daily life. Diabetologia, 2005; 48:2437-8.
26. Felig P, Bergman M. The endocrine pancreas: diabetes mellitus. In: Endocrinology and Metabolism. 3rd ed. New York: McGraw-Hill, 1995:1107-250.
27. Edelman SV, Morello CM. Hypoglycemia unawareness and type 1 diabetes. South Med J, 2004; 97:1143-4.
28. Bolli GB. Prevention and treatment of hypoglycaemia unawareness in type 1 diabetes mellitus. Acta Diabetol, 1998; 35:183-93.
29. Berlin I, Grimaldi A, Payan C, et al. Hypoglycemic symptoms ans decreased β-adrenergic sensitivity in insulin-dependent diabetic patients. Diabetes Care, 1987; 10:742-7.
30. Gabriely I, Shamoon H. Hypoglycemia in diabetes: common, often unrecognized. Cleve Clin J Med, 2004; 71:335-42.
31. Fritsche A, Stumvoll M, Grüb M, et al. Effect of hypoglycemia on β-adrenergic sensitivity in normal and type 1 diabetic subjects. Diabetes Care, 1998; 21:1505-10.
32. Korytkowski MT, Mokan M, Veneman TF, et al. Reduced β-adrenergic sensitivity in patientes with type 1 diabetes and hypoglycemia unawareness. Diabetes Care, 1998; 21:1939-43.
33. Vinik AI, Maser RE, Mitchell BD, Freeman R. Diabetic autonomic neuropathy. Diabetes Care, 2003; 26:1553-79.
34. Davis SN, Shavers C, Costa F, Mosqueda-Garcia R. Role of cortisol in the pathogenesis of deficient counterregulation after antecedent hypoglycemia in normal humans. J Clin Invest, 1996; 98:680-91.
35. Casparie AF, Elving LD. Severe hypoglycemia in diabetic patients. Frequency, causes and prevention. Diabetes Care, 1985; 8:141-5.
36. Pollack CV Jr. Utility of glucagon in the emergency department. J Emerg Med, 1993; 11:195-205.
37. Watson JM, Jenkins EJ, Hamilton P, et al. Influence of caffeine on the frequency and perception of hypoglycemia in free-living patients with type 1 diabetes. Diabetes Care, 2000; 23:455-9.
38. de Galan BE, Tack CJ, Lenders JW, et al. Theophylline improves hypoglycemia unawareness in type 1 diabetes. Diabetes, 2002; 51:790-6.
39. Raju B, Arbelaez AM, Breckenridge SM, Cryer PE. Nocturnal hypoglycemia in type 1 diabetes: an assessment of preventive bedtime treatments. J Clin Endocrinol Metab, 2006; 91:2087-92.
40. White Jr JR. The contribution of medications to hypoglycemia unawareness. Diabetes Spectr, 2007; 20:77-80.
41. Sawka AM, Burgart V, Zimmerman D. Loss of hypoglycemia awareness

in an adolescent with type 1 diabetes mellitus during treatment with fluoxetine hydrochloride. *J Pediatr*, 2000; *136*:394-6.
42. Thompson MJ, Mordes JP, Rossini AA. Comas diabéticos. In: Irwin RS, Rippe JM (eds). *Manual de Terapia Intensiva*. 3ª ed. Rio de Janeiro: MEDSI; 2003:474-9.
43. Kitabchi AE, Umpierrez GE, Murphy MB, et al. Hyperglycemic crises in diabetes. *Diabetes Care*, 2004; *27*(suppl 1):S94-102.
44. Fasanmade OA, Odeniyi IA, Ogbera AO. Diabetic ketoacidosis: diagnosis and management. *Afr J Sci*, 2008; *37*:99-105.
45. Dunger DB, Sperling MA, Acerini CL, et al. European Society for Pediatric Endocrine Society Consensus Statement on diabetic ketoacidosis in children and adolescents. *Pediatrics*, 2004; *11*:113-140.
46. Siperstein M. Diabetic ketoacidosis and hyperosmolar coma. *Endocrinol Metab Clin North Am*, 1992; *21*:415-32.
47. Newton CA, Raskin P. Diabetic ketoacidosis in type 1 and type 2 diabetes mellitus: clinical and biochemical differences. *Arch Intern Med*, 2004; *164*:1925-31.
48. Banerji MA. Diabetes in African Americans: unique pathophysiologic features. *Curr Diab Rep*, 2004; *4*:219-23.
49. Alvi NS, Kirk JM. Pituitary gigantism causing diabetic ketoacidosis. *J Pediatr Endocrinol Metab*, 1999; *12*:907-9.
50. Kopff B, Mucha S, Wolffenbuttel BH, Drzewoski J. Diabetic ketoacidosis in a patient with acromegaly. *Med Sci Monit*, 2001; *7*:142-7.
51. Sozen T, Gedik O, Bayraktar M. Diabetic ketosis with alkalosis in Cushing's syndrome. *Isr J Med Sci*, 1987; *23*:907-32.
52. Ishii C, Inoue K, Negishi K, et al. Diabetic ketoacidosis in a case of pheochromocytoma. *Diabetes Res Clin Pract*, 2001; *54*:137-42.
53. Sola E, Morillas C, Garzon S, Gomez-Balaguer M, et al. Association between diabetic ketoacidosis and thyrotoxicosis. *Acta Diabetol*, 2002; *39*:235-7.
54. Lebovitz HE. Diabetic ketoacidosis. *Lancet*, 1995; *345*:767-72.
55. Pitteloud N, Binz K, Caulfield A, Philippe J. Ketoacidosis during gestational diabetes. Case report [letter]. *Diabetes Care*, 1998; *21*:1031-2.
56. Bienvenu B, Timsit J. Sauna-induced diabetic ketoacidosis. *Diabetes Care*, 1999; *22*:1584.
57. Sirois F. New-onset diabetic ketoacidosis associated with quetiapine: a case report. *Gen Hosp Psychiatry*, 2008; *30*:587-8.
58. Jin H, Meyer JM, Jeste DV. Atypical antipsychotics and glucose dysregulation: a systematic review. *Schizophr Res*, 2004; *71*:195-212.
59. Maule S, Giannella R, Lanzio M, Villari V. Diabetic ketoacidosis with clozapine treatment [letter]. *Diabetes Nutr Metab*, 1999; *12*:187-8.
60. Avella J, Wetli CV, Wilson JC, et al. Fatal olanzapine-induced hyperglycemic ketoacidosis. *Am J Forensic Med Pathol*, 2004; *25*:172-5.
61. Wallace TM, Matthews DR. Recent advances in the monitoring and management of diabetic ketoacidosis. *QJM*, 2004; *97*:773-80.
62. Harris S, Ng R, Syed H, Hillson R. Near patient blood ketone measurements and their utility in predicting diabetic ketoacidosis. *Diabet Med*, 2005; *22*:221-4.
63. Selam JL. Acute metabolic complications of diabetes mellitus (ketoacidosis, hypoglycemia, hyperosmolarity, lactic acidosis). Etiology, physiopathology, diagnosis, emergency treatment of ketoacidosis with drug posology. *Rev Prat*, 2000; *50*:443-50.
64. Kitabchi AE, Wall BM. Management of diabetic ketoacidosis. *Am Fam Physician*, 1999; *60*:455-64.
65. Berger W, Keller U. Treatment of diabetic ketoacidosis and non-ketotic hyperosmolar diabetic coma. *J Clin Endocrinol Metab*, 1992; *6*:1-22.
66. Masharani U, Karam JH. Pancreatic hormones & diabetes mellitus. In: Greenspan FS, Gardner DG (eds). *Basic & Clinical Endocrinology*. 6th ed. New York: McGraw-Hill, 2001:678-86.
67. Singh SR, Ahmad F, Lal A, et al. Efficacy and safety of insulin analogues for the management of diabetes mellitus: a meta-analysis. *CMAJ*, 2009; *180*:385-97.
68. Ersöz HO, Ukinc K, Köse M, et al. Subcutaneous lispro and intravenous regular insulin treatments are equally effective and safe for the treatment of mild and moderate diabetic ketoacidosis in adult patients. *Int J Clin Pract*, 2006; *60*:429-33.
69. Umpierrez GE, Cuervo R, Karabell A, et al. Treatment of diabetic ketoacidosis with subcutaneous insulin aspart. *Diabetes Care*, 2004; *27*:1873-8.
70. Morris LR, Murphy MB, Kitabchi AE. Bicarbonate therapy in severe diabetic ketoacidosis. *Ann Intern Med*, 1986; *105*:836-40.
71. Glaser NS, Barnett P, McCaslin I, et al. Risk factors for cerebral edema in children with diabetic ketoacidosis. *Pediatr Emerg Care*, 2005; *21*:76-7.
72. Glaser NS, Wootton-Gorges SL, Marcin JP, et al. Mechanism of cerebral edema in children with diabetic ketoacidosis. *Pediatr*, 2004; *145*:164-71.
73. Greenberg RN, Scott LJ, Vaughn HH, Ribes JA. Zygomycosis (mucormycosis): emerging clinical importance and new treatments. *Curr Opin Infect Dis*, 2004; *17*:517-25.
74. Dokmetas HS, Canbay E, Yilmaz S, et al. Diabetic ketoacidosis and rhino-orbital mucormycosis. *Diabetes Res Clin Pract*, 2002; *57*:139-42.
75. Chiasson JL, Aris-Jilwan N, Bélanger R, et al. Diagnosis and treatment of diabetic ketoacidosis and the hyperglycemic hyperosmolar state. *CMAJ*, 2003; *168*:859-66.
76. Ennis ED, Stahl E, Kreisberg RA. The hyperosmolar hyperglycemic syndrome. *Diabetes Rev*, 1994; *2*:115-26.
77. Gonzalez-Campoy JM, Robertson RP. Diabetic ketoacidosis and hyperosmolar nonketotic state: gaining control over extreme hyperglycemic complications. *Posgrad Med*, 1996; *99*:143-52.
78. Carchman RM, Dechert-Zeger M, Calikoglu AS, Harris BD. A new challenge in pediatric obesity: Pediatric hyperglycemic hyperosmolar syndrome. *Pediatr Crit Care Med*, 2005; *6*:20-4.
79. Hidal JT, Lottenberg SA, Santos BFC, Lagudis S. Estados hiperosmolares. In: Knobel E (ed). *Condutas no Paciente Grave*. 1.ª ed. São Paulo: Atheneu, 1994:452-6.

Manuseio da Hipoglicemia em Não-diabéticos

Josivan Gomes de Lima, Lucia Helena Coelho Nóbrega, Gustavo Caldas, Lucio Vilar

INTRODUÇÃO

Hipoglicemia não é uma doença, mas sim uma alteração laboratorial que pode ser conseqüência de várias patologias ou do uso de medicações. Excetuando-se os episódios ocorridos em pacientes diabéticos, a hipoglicemia é um evento incomum na prática clínica diária. Após jejum prolongado, níveis glicêmicos de 60 ou 50 mg/dL podem ser normais, porém valores abaixo de 45 mg/dL estão quase sempre relacionados com alguma doença de base.[1,2]

Para que se estabeleça o diagnóstico de hipoglicemia, é necessária a presença da *tríade de Whipple*, que consiste em níveis glicêmicos baixos (< 45 mg/dL), associados a sintomas compatíveis com hipoglicemia e melhora desses sintomas após administração de glicose. Se tal tríade estiver presente, a hipoglicemia é indubitável, devendo-se seguir na investigação da sua provável etiologia.[3,4]

Neste capítulo serão enfatizados os aspectos mais relevantes da investigação diagnóstica e tratamento da hipoglicemia em indivíduos adultos não-diabéticos.

CONTROLE DA GLICOSE SANGÜÍNEA

Carboidratos são o principal componente da alimentação, e a principal fonte de energia (ATP) utilizada pelo organismo é a glicose; são absorvidos no intestino delgado e posteriormente armazenados no fígado e músculos sob a forma de glicogênio. Cerca de 50% da glicose produzida pelo fígado diariamente é consumida pelo cérebro. Assim, é de fundamental importância a manutenção de níveis séricos adequados e estáveis, para o funcionamento normal do cérebro.

As concentrações séricas de glicose são controladas pela ação de hormônios hiper- e hipoglicemiantes (insulina), cujas secreções devem ser controladas por uma sintonia muito fina, pois, como importante fonte de energia que é, a glicose deve estar disponível para os tecidos em concentrações ótimas na corrente sangüínea (70 a 110 mg/dL).[5]

Durante um período de jejum, o próprio organismo se responsabiliza por manter um aporte de glicose suficiente. Inicialmente, a produção de glicose endógena provém da glicogenólise hepatomuscular. No entanto, esse reservatório é limitado e, após um jejum de 12 h, cerca de metade da glicose já é proveniente da gliconeogênese hepática. Esse percentual aumenta para quase 100% após um jejum de 42 h ou mais.[3,5]

A insulina tem seu gene no braço curto do cromossomo 11. Ela é produzida inicialmente como pré-pró-insulina, que é então clivada em pró-insulina (cadeias A e B e peptídeo C) e, posteriormente, em insulina e peptídeo C, os quais são liberados na circulação em concentrações equivalentes. Cerca de 40 a 50 unidades de insulina são secretadas por dia. Nos estados de hipoglicemia, a liberação de insulina e peptídeo C geralmente é suprimida para níveis mínimos. Os tumores de células β podem liberar uma quantidade substancial de pró-insulina intacta ou parcialmente clivada na circulação. A insulina estimula a entrada e a utilização da glicose pelas células, mantendo em níveis adequados a glicemia no período pós-prandial.[1,5]

O glucagon é o primeiro hormônio a responder à redução na glicemia (Fig. 59.1) e, na sua ausência, as catecolaminas são importantes. O hormônio de crescimento (GH) e o cortisol parecem ser relevantes apenas após hipoglicemia prolongada (pelo menos 12 h). Esses hormônios agem estimulando a formação de glicose (gliconeogênese) no fígado e a quebra do glicogênio (glicogenólise) hepático e muscular. Como forma de proteção fisiológica, o limiar glicêmico para o aparecimento de sintomatologia se encontra abaixo dos limiares que estimulam esses hormônios.[1,3,5]

A seguir serão comentadas, de uma forma resumida, as modificações da secreção de insulina e dos hormônios contra-reguladores, bem como suas conseqüências, diante de uma queda da glicemia.

1. *Insulina* – Quando a glicemia cai para menos de 80 mg/dL, a secreção de insulina começa a diminuir, resultando em estímulo para gliconeogênese, glicogenólise e lipólise. Concomitantemente, ocorre inibição do consumo muscular de glicose.
2. *Glucagon* – Trata-se do hormônio contra-regulador mais importante. Sua secreção se eleva quando a glicemia cai para menos de 65–70 mg/dL, resultando em estímulo para a gliconeogênese e a glicogenólise hepáticas.
3. *Epinefrina e norepinefrina* – Aumento na secreção desses hormônios acontece quando a glicemia cai abaixo de 65–70 mg/dL. Esse aumento tem efeitos hepáticos similares aos observados com o glucagon. Adicionalmente, observam-se estímulo da lipólise, inibição da captação muscular de glicose e os sintomas adrenérgicos de alerta (palpitações, tremores, palidez etc.).
4. *GH e cortisol* – O aumento da liberação desses hormônios é mais tardio e surge quando a glicemia cai abaixo de 60–65 mg/dL. Ele proporciona estímulo da lipólise (ambos), proteólise (apenas o cortisol) e gliconeogênese (ambos).[1,3,5]

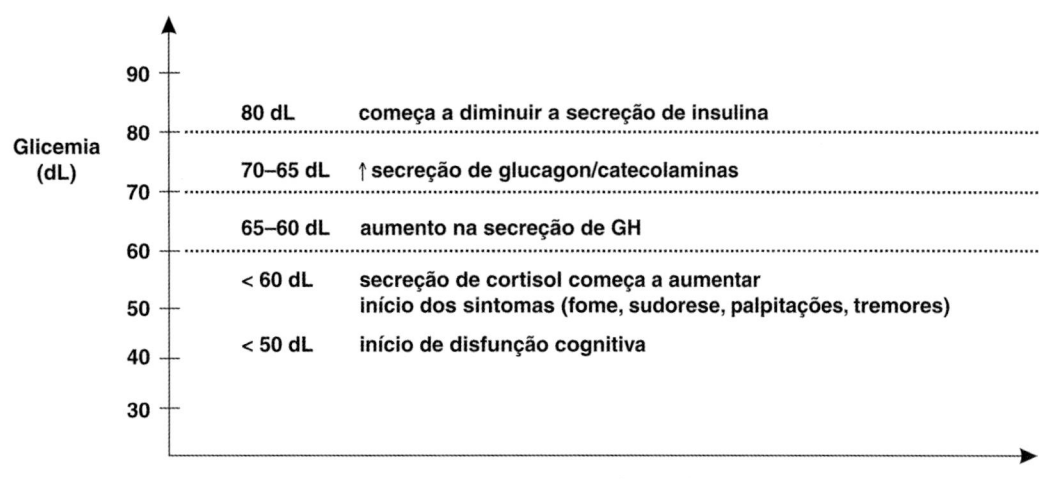

Fig. 59.1 Respostas hormonais e sintomatologia na hipoglicemia.

Gráfico: Glicemia (dL)
- 80 dL: começa a diminuir a secreção de insulina
- 70–65 dL: ↑ secreção de glucagon/catecolaminas
- 65–60 dL: aumento na secreção de GH
- < 60 dL: secreção de cortisol começa a aumentar; início dos sintomas (fome, sudorese, palpitações, tremores)
- < 50 dL: início de disfunção cognitiva

MECANISMOS DA HIPOGLICEMIA

A ocorrência de hipoglicemia indica que a taxa de efluxo de glicose da circulação excedeu aquela do influxo glicêmico para a corrente sangüínea. Hipoglicemia pode resultar de uma saída excessiva de glicose da circulação (utilização excessiva, perdas externas), de um deficiente aporte de glicose (produção endógena deficiente, na ausência de liberação exógena de glicose), ou de ambos os mecanismos. Uma utilização aumentada da glicose é vista em condições como exercícios, gravidez e sepse. Perdas renais podem eventualmente ocorrer na presença de concentrações normais de glicose (p.ex., glicosúria renal e gravidez). Entretanto, devido à capacidade do fígado (e rins) em aumentar várias vezes a produção de glicose, hipoglicemia clínica raramente resulta apenas de um efluxo excessivo de glicose.[1,3]

Hipoglicemia pode ser causada por defeitos contra-regulatórios, enzimáticos ou de substratos. Defeitos contra-regulatórios incluem demasiada secreção de insulina ou deficiente secreção dos hormônios contra-reguladores. Defeitos enzimáticos na produção de glicose podem ser primários ou resultar de doença hepática. Defeitos de substrato originam-se da incapacidade em mobilizar ou utilizar substratos gliconeogênicos.[1,3]

ETIOLOGIA DA HIPOGLICEMIA

Diversas condições, listadas no Quadro 59.1, podem causar hipoglicemia. Didaticamente, alguns autores classificam etiologicamente a hipoglicemia de acordo com o momento de seu aparecimento (jejum ou pós-prandial) ou de acordo com a aparência clínica do paciente (aparentemente saudável ou doente). Neste capítulo utilizaremos a primeira classificação. A maioria dos casos de hipoglicemia de jejum, também denominada hipoglicemia pós-absortiva (HPA), está relacionada com hiperinsulismo, que pode ser endógeno (p.ex., insulinoma, nesidioblastose, hipoglicemia auto-imune etc.) ou exógeno (p.ex., uso de insulina ou secretagogos de insulina). HPA sem hiperinsulinismo é vista em portadores de deficiências hormonais (sobretudo de GH e cortisol), doenças graves, tumores de células não-beta etc.[6,7]

Insulinoma

É um tumor raro, com incidência estimada em 1 caso/250 mil pessoas/ano, porém representa uma causa curável de hipoglicemia potencialmente letal. Em 99% dos casos, o tumor está situado no pâncreas. Insulinomas ectópicos foram encontrados em áreas de heterotopia pancreática, incluindo a parede duodenal, a *porta hepatis* e as vizinhanças do pâncreas. Em geral, insulinomas têm ocorrência esporádica (90 a 95% dos casos), mas podem ser encontrados em pacientes com neoplasia endócrina múltipla (MEN) tipo 1.[6-9] Esta última, herdada como um traço autossômico dominante, tem como manifestações principais hiperparatiroidismo primário, tumores das ilhotas pancreáticas e tumores hipofisários.[10] Em duas séries,[11,12] 7,6 e 12% dos pacientes com insulinoma tinham MEN 1. Cerca de 10% dos tumores são múltiplos (mais comuns em casos de MEN 1) e outros 5 a 10% são malignos, diagnóstico que só pode ser feito com certeza na presença de metástases (geralmente para fígado e linfonodos regionais).[7-9]

Insulinomas predominam em mulheres (59% dos casos) e ocorrem em todos os grupos etários, porém são mais comuns entre 30 e 60 anos. Na série da Mayo Clinic, as médias de idade ao diagnóstico para as formas esporádica e associada à MEN 1 foram de 50 e 23 anos, respectivamente.[10] Entre 224 pacientes, a idade média variou de 8 a 82 anos (média de 47).[7] Insulinomas são usualmente pequenos (90% têm menos de 2 cm), mas podem atingir 15 cm. Lesões > 3 cm têm maior potencial de malignidade.[7-10] Esses tumores se distribuem no pâncreas de uma forma mais ou menos homogênea. Entre 66 casos, 38% estavam localizados no corpo, 34% na cabeça e 28% na cauda do pâncreas.[12]

Além de insulina, insulinomas podem secretar diversas substâncias, como ACTH, serotonina, gonadotrofina coriônica humana, gastrina, glucagon, somatostatina ou polipeptídeo pancreático.[7-10] É preciso atentar para a possibilidade de um insulinoma ocorrer em pacientes diabéticos. Tal situação deve ser suspeitada, sobretudo, diante do inesperado surgimento de hipoglicemias de repetição em pacientes mal controlados ou que raramente tinham hipoglicemias.[13]

Distúrbios Raros que Simulam Insulinoma

Existem três distúrbios cujos achados bioquímicos simulam os dos insulinomas, uma vez que cursam com produção excessiva primária de insulina ou hiperinsulinismo endógeno. São eles: a hipoglicemia hiperglicêmica persistente familiar da infância, a hiperplasia

QUADRO 59.1
Classificação Clínica das Hipoglicemias

Hipoglicemia de jejum
- Hipoglicemia induzida por drogas (ver Quadro 59.3)
- Hiperinsulinismo endógeno permanente: insulinoma, nesidioblastose, hipoglicemia pancreatógena não-insulinoma, hipoglicemia hiperinsulinêmica persistente familiar da infância
- Hiperinsulinismo endógeno transitório: hiperinsulinemia em filhos de mãe diabética, eritroblastose fetal, retirada brusca de infusão de glicose ou nutrição parenteral total, transfusão sangüínea, síndrome de Beckwith-Wiedemann, uso pela gestante de drogas estimuladoras das células beta fetais (sulfoniluréias, meglitinidas, agonistas alfa$_2$-adrenérgicos etc.)
- Hipoglicemia factícia (auto-aplicação de insulina ou uso de sulfoniluréias ou glinidas, sem o conhecimento do médico)
- Insuficiência hepática, cardíaca ou renal
- Doenças endócrinas: insuficiência adrenal primária e secundária, deficiência de GH, deficiência de glucagon, deficiência de adrenalina
- Infecções: septicemia, malária
- Desnutrição grave, anorexia nervosa
- Hipoglicemia auto-imune
- Tumores de células não-beta:
  Origem mesenquimal: fibrossarcoma, mesotelioma, rabdomiossarcoma, lipossarcoma, linfossarcoma, leiomiossarcoma, hemangiopericitoma e neurofibroma
  Origem epitelial: hepatomas, tumores adrenocorticais (geralmente malignos), tumores carcinóides (íleo, brônquios, pâncreas)
  Carcinomas: mama, estômago, cólon, próstata, pâncreas, testículo, pulmão
  Outros: leucemia, linfoma, mieloma múltiplo, melanoma, teratoma, pseudomixoma, feocromocitoma
- Pós-retirada de feocromocitoma
- Acidose láctica
- Erros inatos do metabolismo: doença do armazenamento do glicogênio (glicogenoses tipos I, III e VI), deficiência da glicogênio-sintase e da frutose-1,6-bifosfatase
- Síndrome de Reye
- Transportador de glicose tipo I defectivo no SNC

Hipoglicemia pós-prandial
- Alimentar
- Pós-gastrectomia, cirurgias derivação (*bypass*) gástrico em Y de Roux etc.
- Idiopática
- Erros inatos do metabolismo: galactosemia, intolerância hereditária à frutose
- Hiperinsulinismo endógeno permanente: hipoglicemia pancreatógena não-insulinoma, insulinoma (muito raramente)
- Mistura de bebida alcoólica com refrigerante contendo açúcar

Adaptado das Refs. 1 e 3.

---

primária das ilhotas (também chamada de nesidioblastose) e a hipoglicemia pancreatógena não-insulinoma.[1,4]

A *nesidioblastose* caracteriza-se por hiperplasia das ilhotas pancreáticas e, clínico-laboratorialmente, assemelha-se ao insulinoma. Em geral surge na infância (ver adiante), mas raramente pode ser diagnosticada na idade adulta. Estima-se que a nesidioblastose represente 0,5 a 5% dos casos de hiperinsulinemia orgânica em adultos. Até recentemente, havia apenas 71 casos descritos na literatura.[29,29a] O diagnóstico de nesidioblastose deve ser altamente considerado quando os estudos de localização pré- e intra-operatórios foram negativos (ver adiante). Convém comentar que a concomitância de nesidioblastose com insulinoma já foi relatada.[30]

A *hipoglicemia pancreatógena não-insulinoma (HPNI)* é uma causa rara de hipoglicemia, caracterizada por hipertrofia das ilhotas e nesidioblastose. Tem como característica marcante o fato de só causar hipoglicemia pós-prandial, em contraste com o insulinoma, em que a ocorrência de sintomas pós-prandiais isolados é extremamente rara. HPNI predomina no sexo masculino e, entre 10 pacientes, 7 eram homens, com idades entre 18 e 68 anos.

Mais recentemente, uma síndrome similar à HPNI tem sido descrita em pacientes submetidos à derivação (*bypass*) gástrica em Y de Roux para o tratamento da obesidade mórbida. Acredita-se que secreção aumentada de GLP-1 possa estar envolvida, levando a hiperplasia ou hipertrofia das células β.[1,30a]

Outros Tumores

Raramente, hipoglicemia de jejum tem como etiologia tumores de células não-beta. A maioria deles é mesenquimal (fibrossarcoma, mesotelioma, rabdomiossarcoma, leiomiossarcoma, lipossarcoma, hemangiopericitoma, neurofibroma e linfossarcoma), com localização retroperitoneal (mais de um terço dos casos), intra-abdominal (cerca de um terço) ou intratorácica. Têm tamanho variável (0,3 a 20 kg), mas são geralmente volumosos. Tumores epiteliais de células não-beta que ocasionalmente se fazem acompanhar de hipoglicemia incluem hepatomas, neoplasias adrenocorticais (geralmente grandes e malignas) e tumores carcinóides (íleo, brônquios ou pâncreas). Em uma série, mais de 25% dos pacientes com hepatomas apresentavam hipoglicemia. Raramente, carcinomas comuns (p.ex., estômago, cólon, pulmão, mama, próstata, testículo e pâncreas) se acompanham de hipoglicemia. Outras neoplasias que eventualmente podem cursar com hipoglicemia são leucemias, linfomas, mieloma múltiplo, melanoma, teratoma ou pseudomixoma.[1-4,15]

A *patogênese* da hipoglicemia induzida por tumores não localizados nas células beta pode diferir entre pacientes e pode ser multifatorial em determinado paciente. A causa da hipoglicemia, na maioria dos pacientes, é a produção excessiva do fator de crescimento insulina-símile II (IGF-II), especificamente uma forma incompletamente processada ("*big* IGF-II") que não se acopla às proteínas de ligação e, assim, mais facilmente tem acesso aos tecidos-alvo. O IGF-II tem ação insulina-símile e também inibe a liberação de glucagon e GH. Consumo excessivo de glicose pelo tumor é outra possível causa de hipoglicemia, bem como comprometimento da produção hepática de glicose (p.ex., em casos de múltiplas metástases hepáticas, carcinoma hepático primário etc.). Alguns linfomas e outras neoplasias levam à hipoglicemia por produzirem anticorpos antiinsulina ou contra os receptores de insulina. Produção ectópica de insulina não tem sido demonstrada de forma convincente, mas hiperinsulinemia relativa foi descrita em portadores de fibrossarcomas, carcinoma de cérvice ou tumores carcinóides.[2-4,15] Um caso de hipoglicemia foi atribuído à produção ectópica de IGF-I.[1]

Hipoglicemia Factícia

Geralmente resulta do uso intencional, inadequado ou equivocado de insulina ou sulfoniluréias.[4,16] Foram também descritos casos decorrentes da ingestão de glinidas.[17] Usualmente é observada em indivíduos com distúrbios psiquiátricos ou com grande necessidade de atenção.

Hipoglicemia Auto-imune

Trata-se de uma rara causa de hipoglicemia que pode resultar de dois mecanismos principais: (1) produção de auto-anticorpos contra a insulina ou (2) produção de auto-anticorpos contra o receptor da insulina.[15,18,19] A primeira situação usualmente está associada a doenças auto-imunes (sobretudo à doença de Graves) ou ao uso de fármacos que contêm o grupamento sulfidril, principalmente o metimazol (Quadro 59.2). Entre os casos relatados na literatura, cerca de 90% ocorreram no Japão, o que pode ser explicado pela elevada prevalência dos alelos DRB1*0406, DQA1*0301 e DQB1*0302 nessa população em comparação aos brancos. A hipoglicemia pode se manifestar em jejum ou ser exacerbada pela atividade física. No entanto, geralmente surge 3–4 h após as refeições e resulta de liberação tardia da insulina que estava ligada ao complexo insulina–anticorpo, gerando uma hiperinsulinemia descontrolada. Paradoxalmente, a hipoglicemia pode acontecer imediatamente após uma refeição ou a ingestão de glicose anidra para realização do teste oral de tolerância à glicose.[19]

A hipoglicemia por anticorpos anti-receptor de insulina está associada a doenças auto-imunes (p.ex., lúpus eritematoso sistêmico, tiroidite de Hashimoto e púrpura trombocitopênica idiopática) e a certas neoplasias (p.ex., doença de Hodgkin). Pode ser de jejum ou pós-prandial e é resultante do efeito agonista do anticorpo sobre o receptor insulínico. É comum o achado de *acanthosis nigricans*, um marcador cutâneo de resistência insulínica. Convém salientar que já foram descritos casos de hipoglicemia auto-imune em indivíduos sem doenças auto-imunes ou que não fizeram uso de drogas contendo o grupamento sulfidril.[15,19]

Deficiências Hormonais

A maioria dos adultos com deficiência dos hormônios contra-reguladores não desenvolve hipoglicemias. Entretanto, hipoglicemia de jejum pode ocasionalmente ser observada em pacientes com doença de Addison, hipopituitarismo e deficiência isolada de glucagon, GH ou ACTH, inclusive como manifestação clínica inicial desses distúrbios hormonais.[20-22] Além disso, a exérese de um feocromocitoma também pode causar hipoglicemia, por levar a uma redução drástica e aguda nos níveis de catecolaminas circulantes que estavam inibindo a secreção de insulina (*hipoglicemia de rebote*).[23]

Drogas

Drogas são a causa mais comum de hipoglicemia. Insulina, sulfoniluréias e álcool são as substâncias mais comumente envolvidas (em ordem decrescente de freqüência).[24] No entanto, como mostrado no Quadro 59.3, vários fármacos comprovada ou supostamente podem levar à hipoglicemia.

FÁRMACOS USADOS NO TRATAMENTO DO DIABETES

Entre as insulinas, o risco de hipoglicemia é menor com os análogos (glargina, detemir, lispro, glulisina e aspart) de que com as insulinas NPH e Regular.[1,23] Entre as sulfoniluréias, a ocorrência de hipoglicemia é menor com glimepirida e gliclazida, em comparação à clorpropamida e glibenclamida.[1,23] Em contraste, a ocorrência de hipoglicemia é muito pequena com a monoterapia com metformina ou glitazonas.[1,23] No UKPDS (*The United Kingdom Diabetes Propspective Study*), os percentuais de qualquer hipoglicemia e hipoglicemia grave foram os seguintes: 76 e 11,2% com a insulina; 45 e 3,3% com as sulfoniluréias; e 17,6 e 2,4% com a metformina.[24]

Álcool

O álcool não interfere com a glicogenólise, mas inibe a gliconeogênese, possivelmente porque seu metabolismo para acetoaldeído e, depois, acetato leva à depleção do dinucleotídeo nicotinamida adenina, um co-fator crítico na entrada da maioria dos precursores na via gliconeogênica. Ele também inibe a resposta do cortisol e do

---

QUADRO 59.2

Condições Associadas com Anticorpos Antiinsulina e Hipoglicemia

Medicações
- Insulina (humana, animal)
- Medicações contendo sulfidril (metimazol, tiopronina, glutationa, captopril, D-penicilamina, tioglicose, ouro)
- Hidralazina, procainamida, isoniazida, α-interferon

Distúrbios auto-imunes
- Doença de Graves
- Lúpus eritematoso sistêmico
- Artrite reumatóide
- Doenças endócrinas: insuficiência adrenal primária e secundária, deficiência de GH, deficiência de glucagon, deficiência de adrenalina
- Poliomiosite
- Anticorpos anti-hipofisários
- Discrasias plasmocitárias
- Mieloma múltiplo
- Gamopatia monoclonal benigna
- Pós-transplante de pâncreas
- Doença hepática alcoólica epitelial: hepatomas, tumores adrenocorticais (geralmente malignos), tumores carcinóides (íleo, brônquios, pâncreas)
- Idiopática

Adaptado da Ref. 19.

QUADRO 59.3

Drogas que Comprovada ou Supostamente Causam Hipoglicemias

Efeito comprovado: insulina, hipoglicemiantes orais (sulfoniluréias, meglitinidas, metformina), álcool, agentes antiinfecciosos (pentamidina, quinina, sulfonamidas, ciprofloxacina, gatifloxacina, levofloxacina), salicilatos, antiarrítmicos (quinidina, disopiramida, cibenzolina) etc.

Efeito presumido: hipotensores (inibidores da ECA, β-bloqueadores não-cardiosseletivos), diuréticos (furosemida, acetazolamida), agentes antiinfecciosos (cloranfenicol, cetoconazol, oxitetraciclina, etionamida, isoniazida, ácido *p*-aminossalicílico, *p*-aminobenzoato), analgésicos (acetaminofeno, indometacina, propoxifeno, fenilbutazona, colchicina, sulfimpirazona, tramadol); antialérgicos (orfenadrina, difenidramina), fibratos, neurolépticos (haloperidol, clorpromazina, perexilina), antidepressivos (inibidores da monoaminaoxidase, fluoxetina, imipramina), anestésicos (enflurano, halotano), miscelânea (cimetidina, ranitidina, talidomida, selegilina, fenitoína, penicilamina, gabapentina, hipoglicinas etc.)

Adaptado das Refs. 1 e 24.

GH à hipoglicemia e retarda a resposta da adrenalina e glucagon à hipoglicemia. O etanol pode também contribuir para a progressão da hipoglicemia em diabéticos em uso de fármacos hipoglicemiantes. Finalmente, ele pode causar hipoglicemia de jejum em estados de depleção de glicogênio.[1,3,4]

A hipoglicemia induzida pelo álcool pode ser profunda e ter uma mortalidade de até 10% (maior em crianças). Tipicamente surge 6–36 h após o consumo moderado a intenso de bebida alcoólica em um indivíduo que ingeriu pouca comida (ou seja, em um estado de depleção hepática de glicogênio). Hipoglicemia pode também ser uma manifestação tardia da cetoacidose alcoólica.[3,24]

Salicilatos

Salicilatos podem, por um mecanismo ignorado, provocar hipoglicemia com doses elevadas (4–6 g/dia) em crianças, mas raramente o fazem em adultos.[24]

Antiinfecciosos

Raramente hipoglicemia ocorre durante a terapia com sulfonamidas.[24]

Recentemente, têm sido relatados casos de hipoglicemias, algumas fatais, em pacientes que fizeram uso de quinolonas, sobretudo gatifloxacina (Tequin®, Zymar®) e levofloxacina (Levaquin®, Levaflox® etc.).[25,26] O exato mecanismo desse efeito é desconhecido, mas postula-se que resultaria do bloqueio dos canais de potássio ATP-sensíveis nas membranas das células beta.[26]

A *pentamidina* (Sideron®) constitui-se em uma toxina para a célula beta. Em uma série de 128 pacientes imunodeprimidos com pneumonia por *Pneumocystis carinii*, o uso desse fármaco causou hipoglicemia em 7%, hipoglicemia seguida de diabetes em 14% e apenas diabetes em 18%.[27]

Outras

Entre as *drogas antiarrítmicas*, hipoglicemia foi relatada com quinidina, disopiramida e cibenzolina.[24]

Diversos fármacos têm sido incriminados como indutores de hipoglicemia, tais como haloperidol, inibidores da ECA, antiinflamatórios não-esteróides, fibratos, fluoxetina, gabapentina etc. (Quadro 59.3).[1,24]

Doenças Graves

Drogas (sobretudo a insulina) representam a etiologia mais comum de hipoglicemia entre pacientes hospitalizados. A segunda causa mais freqüente são doenças graves, incluindo insuficiência cardíaca, renal e hepática, sepse e inanição. Elas levam à hipoglicemia por mecanismos múltiplos. Hipoglicemia hepatógena é mais comum quando ocorre uma rápida e maciça destruição do fígado (p.ex., na hepatite tóxica, hepatite viral fulminante, esteatose hepática por inanição ou ingestão alcoólica) ou em pacientes com tumores hepáticos malignos (primários ou múltiplas metástases). É pouco comum com outras formas de hepatite e cirrose.[4,15] Malária grave é outra causa de hipoglicemia.[28] Em pacientes com sepse, a hipoglicemia resultante de menor débito hepático de glicose e aumento da utilização de glicose pelo músculo esquelético e tecidos ricos em macrófagos (p.ex., fígado, baço e íleo). Acredita-se que citocinas, como TNF-α e interleucina-6, aumentam a utilização de glicose nesses locais.[1]

Hipoglicemia Pós-prandial ou Reativa

Ocorre exclusivamente após as refeições, tipicamente dentro de 4 h após a ingestão do alimento. Qualquer distúrbio que cause hipoglicemia de jejum pode, também, cursar com sintomas pós-prandiais. Entretanto, em algumas situações apenas hipoglicemia pós-prandial está presente, como nas deficiências congênitas de enzimas do metabolismo dos carboidratos (intolerância hereditária à frutose e galactosemia), hipoglicemia pancreatógena não-insulinoma, insulinomas (excepcionalmente) e após cirurgias que favoreçam uma rápida passagem dos alimentos ingeridos para o intestino delgado (p.ex., gastrectomia, gastroenterostomia, piloroplastia, derivação gástrica etc.). Este último tipo, denominado hipoglicemia alimentar, supostamente resulta de uma marcante hiperinsulinemia precoce, causada por rápidos incrementos na glicemia, secreção aumentada de incretinas (particularmente, o GLP-1) ou ambos. A hipoglicemia ocorre 1,5 a 3 h após a refeição, e precisa ser diferenciada da síndrome de *dumping* (plenitude abdominal, náuseas, fraqueza etc.), que surge mais precocemente (menos de 1 h após a refeição). Outra possível etiologia é a hipoglicemia pós-prandial idiopática ou funcional, cuja relevância clínica – e até mesmo sua existência – é motivo de debate.[15,31] Em uma série,[32] somente 5% de 132 episódios sintomáticos se fizeram acompanhar de níveis de glicemia ≤ 50 mg/dL.

Hipoglicemia reativa precoce ou tardia pode também ocorrer após a ingestão da mistura de bebida alcoólica com refrigerantes contendo açúcar (p.ex., rum com cola, gim com água tônica).[3]

Hemodiálise

Nesta situação, a hipoglicemia parece resultar da difusão da glicose do plasma para os eritrócitos, provavelmente devido ao maior consumo de glicose por essas células, resultante de um metabolismo anaeróbico acelerado, induzido por mudanças no pH citoplasmático.[33]

Hipoglicemia Neonatal e na Infância

Algumas causas de hipoglicemia são exclusivas da infância. Outras se iniciam nesse período, ou mesmo logo após o nascimento, e persistem até a vida adulta. Drogas e, sobretudo, tumores de células não-beta raramente estão envolvidos na gênese da hipoglicemia na infância. Doenças críticas ou graves e deficiências hormonais ocasionalmente o fazem, enquanto hiperinsulinemia endógena não-tumoral é mais comum do que os insulinomas.[34,35]

Os principais tipos de hipoglicemia na infância podem ser divididos em cinco categorias básicas: (1) hipoglicemia neonatal transitória; (2) hipoglicemia hiperinsulinêmica permanente ou persistente; (3) hipoglicemia cetótica da infância; (4) erros do metabolismo; (5) deficiências hormonais (Quadro 59.4).[35–38]

HIPOGLICEMIA NEONATAL TRANSITÓRIA (HNT)

Surge nas primeiras 72 h após o nascimento e é mais comum em crianças prematuras, pequenas para a idade gestacional, asfixiadas ou com SARI (síndrome da angústia respiratória infantil), bem como nos filhos de gestantes diabéticas. Estes últimos recebem uma excessiva oferta de glicose que resulta em hiperestímulo das células beta, hiperinsulinismo fetal e, após o nascimento, hipoglicemia secundária à interrupção súbita do aporte materno de glicose. Nas

> **QUADRO 59.4**
>
> **Causas de Hipoglicemias Exclusivas da Infância ou que Tipicamente se Iniciam nesse Período**
>
> **Hipoglicemia neonatal transitória**
> 1. Recém-nascidos prematuros, pequenos para a idade gestacional, com SARI ou asfixiados
> 2. Filhos de mães diabéticas
> 3. Incompatibilidade do fator Rh (*eritroblastose fetal*)
> 4. Após transfusão sangüínea ou suspensão brusca de infusões de glicose ou nutrição parenteral prolongada
> 5. Uso pela gestante de secretagogos de insulina (sulfoniluréias e meglitinidas) ou agonistas beta$_2$-adrenérgicos
> 6. Síndrome de Beckwith-Wiedemann
>
> **Hipoglicemia hiperinsulinêmica permanente**
> 1. Hipoglicemia hiperinsulinêmica persistente familiar da infância
> 2. Nesidioblastose
>
> **Hipoglicemia cetótica da infância**
>
> **Distúrbios hormonais**
> 1. Hipopituitarismo
> 2. Deficiência isolada de GH ou ACTH
> 3. Insuficiência adrenal primária (síndrome poliglandular autoimune, adrenoleucodistrofia, hipoplasia adrenal, hiperplasia adrenal congênita etc.)
> 4. Insulinoma
>
> **Defeitos enzimáticos**
> 1. Metabolismo dos carboidratos: doença de estocagem do glicogênio (tipos I, III e VI); deficiência da glicogênio-sintetase; deficiência da frutose-1,6-bifosfatase; deficiência da frutose-1-fosfato aldolase; deficiência da galactose-1-fosfato uridiltransferase
> 2. Metabolismo das proteínas: deficiência do complexo desidrogenase dos α-cetoácidos de cadeia ramificada
> 3. Metabolismo das gorduras: defeitos de oxidação dos ácidos graxos, incluindo deficiências no ciclo da carnitina, espiral da oxidação beta, sistema de transporte de elétrons e seqüência de cetogênese
>
> Adaptado da Ref. 1.

demais situações, as causas da hipoglicemia são múltiplas e incluem baixas reservas de glicogênio, alto consumo de glicose, imaturidade metabólica dos sistemas enzimáticos envolvidos na neoglicogênese e, no caso de asfixia, também hiperinsulinismo.[35-37]

Menos freqüentemente, HNT pode decorrer de hiperinsulinismo transitório, observável em diversas situações: (1) incompatibilidade do fator Rh (*eritroblastose fetal*); (2) após transfusão sangüínea ou suspensão brusca de infusões de glicose ou nutrição parenteral prolongada; (3) uso pela gestante de secretagogos de insulina (sulfoniluréias e meglitinidas) ou drogas que causem hiperglicemia materna e fetal, bem como hiperinsulinismo fetal (p.ex., agonistas beta$_2$-adrenérgicos, usados para retardar o trabalho de parto); (4) síndrome de Beckwith-Wiedemann, caracterizada por macroglossia, onfalocele, macrossomia, sulcos nos lóbulos das orelhas, hemi-hipertrofia e, em 30 a 50% dos casos, hipoglicemia.[34-36,38,39]

HIPOGLICEMIA CETÓTICA DA INFÂNCIA (HCI)

É também denominada *hipoglicemia cetótica* e acompanha-se de cetonemia e cetonúria. Representa a principal causa de hipoglicemia no grupo etário entre 18 meses e 3 anos. Inicia-se entre os 2 e 5 anos de idade, mas tem evolução autolimitada, geralmente se normalizando antes ou no curso da adolescência. Acomete crianças de baixo peso e pouca massa muscular, quando submetidas a jejum prolongado (12 a 15 h) ou apresentam infecções intercorrentes. Nessas situações, deve-se monitorar a cetonúria, já que ela precede a hipoglicemia por horas. Um fornecimento deficiente de alanina (um importante substrato gliconeogênico) do fígado para o músculo parece estar envolvido na gênese dos episódios hipoglicêmicos. Outros autores acreditam, contudo, que a hipoalaninemia seria conseqüência e não causa da hipoglicemia. HCI também poderia resultar de secreção deficiente de adrenalina.[34-36]

HIPOGLICEMIA HIPERINSULINÊMICA PERSISTENTE

Tem como etiologias principais a hipoglicemia hiperinsulinêmica persistente familiar da infância e a síndrome da dismaturidade das ilhotas pancreáticas (nesidioblastose). É raro encontrarmos insulinomas como causa de hipoglicemia em crianças. Quando surgem, geralmente o fazem após o primeiro ou segundo ano de vida. A administração acidental de sulfoniluréias ou insulina e o desenvolvimento de auto-anticorpos para insulina são outras causas raras de hipoglicemia em crianças.[34-36] Também raros são alguns distúrbios do canal de potássio ATP-dependente (K_{ATP}) na célula beta, como mutações ativadoras dos genes da glicoquinase e da glutamato desidrogenase.[39,40]

A *hipoglicemia hiperinsulinêmica persistente familiar da infância* constitui a causa mais comum de hipoglicemia hiperinsulinêmica não-transitória que surge no período neonatal. Existem duas formas dessa enfermidade: a autossômica recessiva e a autossômica dominante. A primeira é mais comum e resulta de mutações do gene do receptor 1 da sulfoniluréia (SUR1) ou, mais raramente, do gene do Kir6.2, localizados na região 15p do cromossomo 11. SUR1 e Kir6.2 são subunidades do K_{ATP}. Em função dessas mutações, a célula beta fica persistentemente despolarizada, o que, em última análise, resulta em liberação excessiva de insulina, a despeito da hipoglicemia. A forma autossômica dominante é mais rara, menos grave e a hipoglicemia pode surgir mais tardiamente, inclusive na idade adulta. Seu defeito genético ainda não foi identificado. Os genes do SUR1 e Kir6.2 não parecem estar envolvidos.[34,35,41,42]

A *nesidioblastose*, também denominada síndrome da dismaturidade das ilhotas pancreáticas, pode ser difusa ou focal. Na forma difusa, todas as ilhotas são anormais e contêm células beta hipertrofiadas com núcleos gigantes. A forma focal (cerca de 40% dos casos) é decorrente da perda de material genético na região 15p do cromossomo 11 materno, local de agrupamento dos genes SUR1 e Kir6.2. A hipoglicemia geralmente se inicia nos primeiros dias ou semanas após o nascimento. Tem intensidade variável mas freqüentemente é grave e de difícil controle, podendo, ocasionalmente, acarretar lesão cerebral e até morte.[35,39,43,44]

DEFEITOS ENZIMÁTICOS

Diversas deficiências enzimáticas, geralmente herdadas como traços autossômicos recessivos, podem causar hipoglicemia. São habitualmente diagnosticadas na infância, mas formas leves, algumas vezes, são detectadas apenas na idade adulta. O diagnóstico definitivo em geral requer a demonstração de atividade enzimática deficiente nos tecidos afetados.

Defeitos enzimáticos no metabolismo dos carboidratos que causam hipoglicemia de jejum incluem várias das doenças de armazenamento do glicogênio (glicogenoses), deficiência da glicogênio-sintase e da frutose-1,6-bifosfatase. Hipoglicemia pós-prandial é vista na deficiência da frutose-1-fosfato-aldolase (*intolerância hereditária à frutose*) e da galactose-1-fosfato uridiltransferase (*galactosemia*). A deficiência da frutose-1-fosfato-aldolase leva ao acúmulo de frutose-1-fosfato. Esse acúmulo inibe as fosforilases hepáticas e, dessa forma, restringe a neoglicogênese e a glicogenólise, limitando o acesso aos reservatórios glicêmicos orgânicos. Na galactosemia, a hipoglicemia pós-prandial tem sido atribuída à inibição da glicogenólise.[1,34-36]

As glicogenoses associadas à hipoglicemia pós-absortiva incluem a do tipo I (deficiência da glicose-6-fosfatase ou doença de von Gierke), a do tipo III (deficiência da enzima ramificadora, doença de Cori ou Forbes) e a do tipo VI (deficiência da fosforilase hepática, doença de Hers, deficiência da fosforilase-quinase). Na glicogenose tipo I, observa-se deficiência de neoglicogênese e glicogenólise, enquanto nas demais a hipoglicemia decorre de glicogenólise deficiente.[1,34-36]

A doença do armazenamento do colágeno tipo I, é o protótipo desse grupo de doenças. Resulta da deficiência de glicose-6-fosfatase cuja hidrólise é um caminho comum para a produção de glicose através de glicogenólise ou gliconeogênese. A doença pode apresentar-se no período neonatal ou com 3 a 4 meses de idade com hepatomegalia (causada pelo acúmulo de gordura e glicogênio), convulsões hipoglicêmicas ou ambas. Excetuando-se a hepatomegalia, as outras anormalidades podem ser revertidas pela prevenção da hipoglicemia por meio de refeições freqüentes durante o dia e infusão contínua de glicose, por sonda nasogástrica, durante o sono, ou pela administração de amido de milho não cozido, à hora de deitar. O transplante hepático corrige a hipoglicemia e as anormalidades metabólicas associadas.[1,34-36]

A doença do tipo III assemelha-se à do tipo I na infância e em adultos, mas a maioria dos adultos afetados é assintomática. Na doença tipo VI, a hipoglicemia, se presente, é leve.

A intolerância hereditária à frutose caracteriza-se por hipoglicemia grave e vômitos após a ingestão de frutose. O paciente fica assintomático quando a frutose é excluída da dieta. Outras manifestações incluem hepatomegalia, icterícia, deficiência de crescimento e tubulopatia renal perdedora de aminoácidos. Os sintomas da galactosemia geralmente se iniciam dentro de dias a semanas após o nascimento. Tipicamente, ela está associada à formação de catarata (surge após semanas a meses), retardo mental (geralmente irreversível, torna-se evidente com 6 a 12 meses) e cirrose. Seu tratamento consiste na retirada da dieta de alimentos contendo galactose, sobretudo o leite.

Na rara deficiência da glicogênio-sintetase não há hepatomegalia, e hipoglicemia origina-se do bloqueio da neoglicogênese. Acidose láctica e cetose também estão presentes. Se não reconhecida, pode ser fatal no período neonatal.

Deficiências de enzimas envolvidas no metabolismo das proteínas ou das gorduras (defeitos de oxidação dos ácidos graxos) podem, também, causar hipoglicemia de jejum (ver Quadro 59.4).

DISTÚRBIOS HORMONAIS

Hipoglicemia de jejum por deficiência crônica de GH e/ou cortisol é bem mais comum e mais intensa em crianças (sobretudo em neonatos e no grupo etário com menos de 5 anos) do que em adultos. Isso sugere que tais hormônios desempenhariam um papel mais importante na fisiologia da contra-regulação da glicemia em crianças jovens do que em adultos.[1,34,35]

MANIFESTAÇÕES CLÍNICAS

Antes que qualquer sintomatologia apareça, ocorrem eventos hormonais na tentativa de elevar a glicemia. Inicialmente, há diminuição na secreção da insulina; posteriormente, aumentam glucagon, catecolaminas e, por último, GH e cortisol. Se essas respostas hormonais não forem suficientes para elevar a glicemia, surgem, então, os sintomas hipoglicêmicos (ver Fig. 59.1).

A velocidade na queda da glicemia não é importante para o aparecimento da sintomatologia. A repetição freqüente de episódios hipoglicêmicos causa uma diminuição no limiar de aparecimento dos sintomas, de modo que diabéticos com controle intensivo ou pacientes com insulinomas podem apresentar hipoglicemias sem sintomas. Em contraste, diabéticos com mau controle glicêmico podem ter sintomas mesmo com glicemias mais elevadas.[1,3]

Os sintomas variam de pessoa para pessoa, mas, em geral, são os mesmos em uma mesma pessoa em cada episódio hipoglicêmico. Podem ser divididos didaticamente em *neuroglicopênicos*, decorrentes da diminuição da oferta de glicose no sistema nervoso central, e *adrenérgicos*, decorrentes da ativação do sistema nervoso autônomo (Quadro 59.5).[1,3,4]

As manifestações do insulinoma geralmente se iniciam com sintomas neuroglicopênicos leves que vão se acentuando em intensidade e freqüência com o passar dos anos. Os sintomas habitualmente ocorrem em jejum, mas podem ser observados após exercícios ou mesmo de forma semelhante à hipoglicemia reativa pós-prandial (mais raramente). Dentre cerca de 200 casos atendidos na Mayo Clinic, apenas um não tinha hipoglicemia de jejum, mas em 11 estavam presentes tanto hipoglicemia de jejum como pós-prandial.[11] Pode haver perda de peso, porém os pacientes tendem a apresentar ganho ponderal devido à ação lipogênica da insulina e pelo fato de as hipoglicemias estimularem a ingestão de alimentos.[45] No Quadro 59.6 estão resumidas as manifestações da hipoglicemia entre 60 pacientes com insulinomas.

Recentemente, foi descrito o caso de um insulinoma diagnosticado em uma paciente de 18 anos com história de amenorréia e hirsutismo há 9 meses, acompanhados de níveis elevados de testosterona.[46] A retirada do tumor resultou em resolução dos aspectos clínicos e laboratoriais da síndrome dos ovários policísticos.

QUADRO 59.5
Sintomatologia da Hipoglicemia

Sintomas Neuroglicopênicos	Sintomas Adrenérgicos
Turvação visual	Sudorese
Perda do senso de tempo	Tremores
Sonolência, tonturas, astenia, cefaléia	Taquicardia
Movimentos e pensamento lentos	Palpitações
Dificuldade de concentração	Ansiedade
Confusão mental, irritabilidade	Náuseas
Distúrbios do comportamento	Fome
Convulsão, torpor, coma	Parestesias

QUADRO 59.6

Manifestações de Hipoglicemia entre 60 Pacientes com Insulinomas

Sintomas	Freqüência (%)
• Várias combinações de diplopia, visão turva, sudorese, palpitações ou fraqueza	85
• Confusão mental ou comportamento anormal	80
• Perda da consciência ou amnésia	53
• Convulsões tipo grande mal	12

Adaptado da Ref. 45.

AVALIAÇÃO DIAGNÓSTICA

Os sintomas/sinais da hipoglicemia são inespecíficos, o que pode dificultar o diagnóstico. Assim, no diagnóstico diferencial devem ser consideradas condições como ansiedade, estresse, histeria, depressão, epilepsia, angina do peito, narcolepsia e tumores cerebrais. Os sintomas hipoglicêmicos geralmente surgem quando a glicemia cai para menos de 54 mg/dL (3,0 mmol/L). Contudo, após um jejum prolongado, algumas crianças e mulheres podem se apresentar com glicemias < 54 mg/dL sem nenhuma sintomatologia. Além disso, valores falsamente baixos da glicemia (*pseudo-hipoglicemia*) podem ser vistos em pacientes com leucemias – e até mesmo com formas benignas de leucocitose – pela metabolização da glicose *in vitro*, em função do grande número de leucócitos presentes. Por outro lado existe também a possibilidade de erro laboratorial. Os glicosímetros de reflectância podem não ser adequados para o diagnóstico, pois não têm boa acurácia quando os níveis glicêmicos são muito baixos. Além disso, o paciente com hipoglicemia grave pode não estar em condições de realizar a metodologia adequada para a determinação da glicemia capilar.[1,4,15]

Em geral, após uma noite de jejum, níveis de glicemia > 70 mg/dL (3,9 mmol/L) são normais, aqueles entre 50–70 mg/dL (2,8 e 3,9 mmol/L) são sugestivos de hipoglicemia, enquanto valores < 50 mg/dL são indicativos de hipoglicemia pós-absortiva.[1,2] Entretanto, a confirmação diagnóstica de hipoglicemia é mais confiavelmente estabelecida através da *tríade de Whipple*. Esta última, como mencionado, inclui níveis glicêmicos < 54 mg/dL (de preferência, < 45 mg/dL), associados a sintomas compatíveis com hipoglicemia e alívio desses sintomas após a administração de glicose.[1,2,4] Uma vez confirmada a hipoglicemia, deve-se partir para investigar sua etiologia, através da anamnese e avaliação laboratorial.

Na Fig. 59.2 consta um algoritmo para a investigação de uma suposta hipoglicemia.

Anamnese

Inicialmente, deve-se descartar o uso de drogas potencialmente causadoras de hipoglicemia (ver Quadro 59.3). É preciso estar atento para o fato de que a hipoglicemia induzida por ingestão excessiva de álcool pode se manifestar tardiamente (até 36 h após), quando a dosagem sangüínea de álcool poderá já estar normal. A possibilidade de hipoglicemia factícia deve ser considerada em todo paciente submetido à avaliação para um distúrbio hipoglicêmico, especialmente quando a hipoglicemia ocorre de uma forma "caótica", ou seja, sem nenhuma relação com o jejum ou as refeições. É importante lembrar que, nessa condição, o paciente poderá relatar dosagens anormais da glicemia, ou mesmo apresentar resultados fraudulentos de exames, como parte de um comportamento psicopata.[1,4,15]

Avaliação Laboratorial

A abordagem mais recomendada atualmente consiste na coleta de sangue no momento da crise, para que se possa confirmar o diagnóstico de hipoglicemia (pela dosagem da glicemia) e já seguir na investigação etiológica com mensuração simultânea de insulina, peptídeo C e, se possível, pró-insulina e sulfoniluréias. Agindo-se assim, objetiva-se fazer o diagnóstico diferencial entre as principais causas de hipoglicemia, como o insulinoma e a hipoglicemia factícia.

Como o peptídeo C normalmente é secretado na proporção de 1:1 junto com a insulina endógena, encontra-se elevado nos pacientes com insulinomas. Em contraste, nos casos de hipoglicemia factícia por administração de insulina, mostra-se desproporcionalmente baixo com relação à elevada concentração de insulina. Na hipoglicemia factícia por administração exógena de sulfoniluréias, no entanto, mantém-se o mesmo padrão secretório do insulinoma, com elevação da insulina e do peptídeo C. Nesses casos, a dosagem de sulfoniluréias é a única forma de fazer o diagnóstico diferencial do insulinoma.[15]

Pacientes com insulinoma caracteristicamente se apresentam com elevação dos níveis plasmáticos de insulina, peptídeo C e pró-insulina. A razão insulina/glicose geralmente é maior do que 0,3, enquanto a relação insulina/pró-insulina é de 1:1. Este último valor é de 5–6:1 em indivíduos normais e de 10:1 naqueles em uso de sulfoniluréias. Na presença de um insulinoma, os níveis de insulina geralmente estão abaixo de 100 μU/mL e freqüentemente se encontram apenas um pouco acima do limite superior da normalidade (que é inapropriadamente alto na presença de hipoglicemia). Valores acima de 100 μU/mL são mais sugestivos de hipoglicemia factícia por uso exógeno de insulina ou pela presença de anticorpos antiinsulina.[15,45] Nesta última situação, os níveis séricos de insulina muitas vezes excedem 1.000 μU/mL e valores > 100.000 μU/mL já foram relatados.[19]

Na *nesidioblastose*, as alterações bioquímicas são similares às observadas no insulinoma.[4,15]

Na *hipoglicemia factícia* induzida por sulfoniluréias, observamos, a exemplo do que ocorre com os insulinomas, níveis elevados de insulina e peptídeo C. Nesses casos, a dosagem de sulfoniluréias é a única forma de fazer o diagnóstico diferencial com o insulinoma. Em nosso meio, entretanto, a grande maioria dos laboratórios especializados somente faz a dosagem de sulfoniluréias de primeira geração. Nos casos decorrentes da auto-aplicação de insulina, os níveis de peptídeo C, ao contrário, encontram-se suprimidos e desproporcionalmente baixos em relação aos de insulina.[4,15]

Na *hipoglicemia auto-imune* (devido a anticorpos antiinsulina ou anti-receptor insulínico), observamos aumento de insulina e pró-insulina, com supressão do peptídeo C. Tais achados em pacientes com *acanthosis nigricans* ou doença auto-imune sugerem fortemente uma etiologia auto-imune para a hipoglicemia.[19]

Muito importante: na presença de sintomas e/ou sinais de hipoglicemia, concentrações plasmáticas de glicose < 45 mg/dL (2,5 mmol/L), insulina ≥ 6,0 μU/mL (36 pmol/L), peptídeo C ≥ 0,6

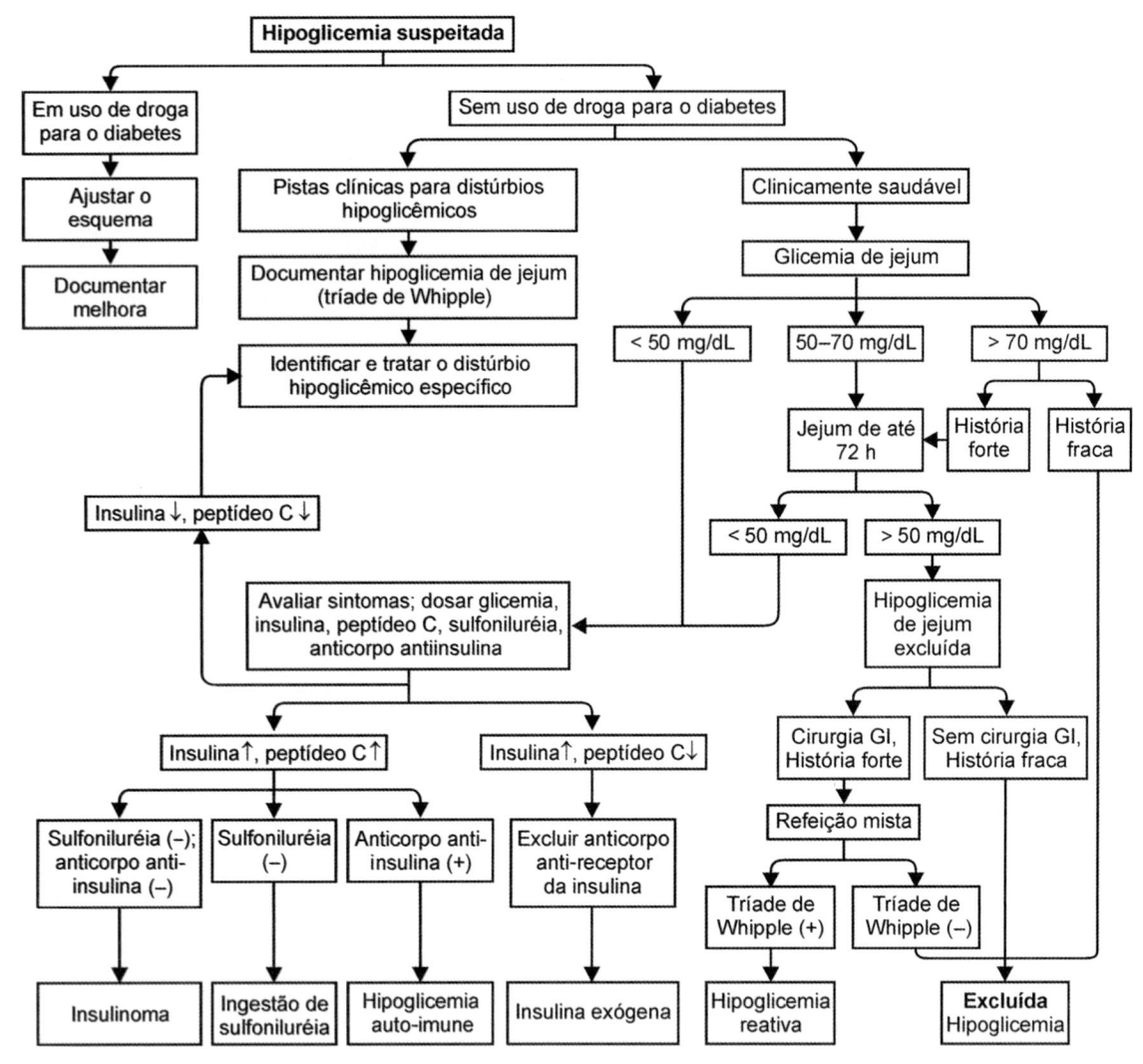

Fig. 59.2 Algoritmo para investigação diagnóstica de uma suposta hipoglicemia. [(+) = positivo(a); (−) = negativo(a); ↓ = baixo(a); ↑ = alto(a); GI = gastrointestinal.] (Adaptado da Ref. 1.)

ng/mL (0,2 nmol/L) e pró-insulina ≥ 5,0 pmol/L documentam um hiperinsulinismo endógeno. Da mesma forma, níveis de β-hidroxibutirato ≤ 2,7 mmol/L e um aumento na glicemia ≥ 25 mg/dL (1,4 mmol/L) após glucagon endovenoso indicam mediação da hipoglicemia pela insulina (ou por um fator de crescimento insulina-símile).[1,2]

Caso o paciente não apresente crises freqüentes com sintomas espontâneos, pode-se fazer o teste de jejum prolongado (até 72 h de jejum) na tentativa de, uma vez induzida a hipoglicemia, coletar o sangue para as dosagens necessárias (Quadro 59.7). Ao final do teste, recomenda-se a administração de 1 mg de glucagon. Como a insulina é um hormônio antiglicogenolítico e estimula a síntese de glicogênio, nos casos que cursam com excesso de insulina, após a administração de glucagon, haverá aumento da glicemia de, no mínimo, 25 mg/dL, dentro de 20 a 30 min, em decorrência de glicogenólise. Em indivíduos normais, essa resposta é menos intensa porque já terão liberado quase toda a glicose hepática durante o jejum prolongado e não poderão responder vigorosamente ao glucagon. Baixa resposta também é vista em pessoas com doenças hepáticas, sepse, insuficiência cardíaca congestiva, doenças do armazenamento

QUADRO 59.7

Protocolo para o Teste de 72 h de Jejum

1. Descontinuar todas as medicações não-essenciais, no início do teste.
2. É permitida a ingestão de líquidos livres de cafeína e de calorias.
3. O(a) paciente não deverá fazer repouso enquanto estiver acordado(a).
4. Medir glicemia a cada 6 h; quando < 60 mg/dL, dosar também insulina, peptídeo C e, se possível, pró-insulina na mesma amostra a cada 1–2 h.
5. Terminar o teste quando glicemia for ≤ 45 mg/dL, sinais ou sintomas de hipoglicemia aparecerem ou se completarem as 72 h.
6. Ao final, dosar na mesma amostra: glicose, insulina, peptídeo C, pró-insulina, β-hidroxibutirato e sulfoniluréias. Administrar glucagon (1 mg EV) e dosar a glicemia com 10, 20 e 30 min. Alimentar o(a) paciente.
7. Em caso de suspeita de hipopituitarismo, dosar cortisol e GH.

Adaptado da Ref. 47.

QUADRO 59.8
Interpretação Diagnóstica do Teste de 72 h de Jejum

Diagnóstico	Sinais e Sintomas	Glicemia (mg/dL)	Insulina (µU/mL)	Peptídeo C (nmol/L)	Pró-insulina (pmol/L)	β-hidroxibutirato	Mudança na Glicemia após Glucagon (mg/dL)	Sulfoniluréia Plasmática
• Normal	Não	≥ 40	< 6	< 0,2	< 5	> 2,7	< 25	Não
• Insulinoma	Sim	≤ 45	≥ 6	≥ 0,2	≥ 5	≤ 2,7	≥ 25	Não
• Auto-induzida por insulina	Sim	≤ 45	≥ 6	< 0,2	< 5	≤ 2,7	≥ 25	Não
• Auto-induzida por sulfoniluréias	Sim	≤ 45	≥ 6	≥ 0,2	≥ 5	≤ 2,7	≥ 25	Sim
• Mediada por IGF-II	Sim	≤ 45	< 6	< 0,2	< 5	≤ 2,7	< 25	Não
• Não mediada por insulina	Sim	≤ 45	< 6	< 0,2	< 5	> 2,7	< 25	Não
• Ingestão durante o teste	Não	≤ 45	< 6	< 0,2	< 5	≤ 2,7	≥ 25	Não
• Distúrbios não-hipoglicêmicos	Sim	≥ 40	< 6	< 0,2	< 5	> 2,7	< 25	Não

Adaptado da Ref. 47.

do glicogênio etc. Em casos de insulinomas, a insulinemia pós-glucagon excede 130 μU/mL.[7,15,45]

Durante o teste de jejum prolongado, o diagnóstico de insulinoma se confirma pela detecção de níveis inapropriadamente elevados de insulina (> 3–6 μU/mL), peptídeo C (≥ 0,6 ng/mL) e pró-insulina (≥ 5 pmol/L), na presença de glicemia < 45 mg/dL, em um paciente sulfoniluréia-negativo e sem anticorpos antiinsulina.[47] Devido ao efeito anticetogênico da insulina, as concentrações plasmáticas de β-hidroxibutirato são menores do que em indivíduos normais. Ao final do teste de jejum, os pacientes com insulinoma caracteristicamente têm valores máximos de 2,7 mmol/L, enquanto valores maiores são encontrados nas pessoas normais.[47,48] Entre 170 pacientes com insulinoma submetidos ao teste, 33% apresentaram hipoglicemia após 12 h, 65% após 24 h, 84% com 36 h, 93% com 48 h e 99% após 72 h.[48]

Em casos de insulinoma, são muito raros resultados falso-negativos durante o teste, diferentemente do que ocorre em pacientes com nesidioblastose ou hipoglicemia pancreatógena não-insulinoma (todos os 10 casos da série da Mayo Clinic).[14,15]

De forma opcional, pode-se submeter o paciente a um teste ambulatorial (jejum durante a noite, com coleta do sangue na manhã seguinte). Nessa situação, até 40% dos pacientes com insulinoma apresentarão hipoglicemia.[48] No Quadro 59.8 está resumida a interpretação diagnóstica do teste de jejum prolongado, no que se refere às principais causas de hipoglicemia.

OUTROS EXAMES

O *teste de supressão do peptídeo C* (dosagem do peptídeo C após administração de insulina Regular, 0,125 unidade/kg EV) deverá ser utilizado quando o teste de 72 h em jejum mostrar-se inconclusivo. No insulinoma, a hipoglicemia suprime a função da célula beta pancreática, medida pelo peptídeo C, em menor intensidade do que em indivíduos sadios. Nestes, de acordo com a idade e o índice de massa corpórea, a supressão pode variar de 50 a 70%, após 60 min (Quadro 59.9). Alguns autores advogam o uso desse teste inicialmente, como rastreamento, para os casos com baixa suspeição clínica para um distúrbio hipoglicêmico.[45]

Pacientes com história de sintomas pós-prandiais devem ser submetidos a dosagens repetidas de glicemia pós-prandial. Caso se confirme a hipoglicemia, deverão ser incluídos no mesmo protocolo de investigação anteriormente mencionado. Deve ser lembrado que insulinomas podem se exteriorizar tanto por hipoglicemia de jejum como pós-prandial (raramente).

Caso seja possível, os anticorpos antiinsulina devem ser pesquisados, uma vez que podem influenciar os resultados da dosagem da insulina e peptídeo C. Sua presença, especialmente se for em baixa concentração, não é, contudo, suficiente para fechar o diagnóstico de hipoglicemia auto-imune.[15,45]

Nos casos de hipoglicemia não associada à hiperinsulinemia, devem-se pesquisar os raros tumores não-pancreáticos, cujo diagnóstico não é difícil, uma vez que usualmente são facilmente identificados pelos exames de imagem. Laboratorialmente, caracterizam-se por níveis baixos de insulina e peptídeo C durante a hipoglicemia, enquanto os do IGF-II livre e pró-IGF-II encontram-se elevados. No entanto, é preciso atentar para o fato de que os valores de IGF-II livre e pró-IGF-II se elevam na presença de insuficiência renal. Insuficiência adrenal (primária ou secundária) e deficiência de GH devem também ser consideradas em pacientes com hipoglicemia e níveis de insulina normais ou baixos.[2,4,6,15]

EXAMES DE LOCALIZAÇÃO

Uma vez feito o diagnóstico de insulinoma, a segunda etapa consiste em identificar a localização do tumor para que seja possível sua eficaz ressecção. A grande maioria dos insulinomas mede menos de 3 cm, o que pode dificultar sua visualização pelos exames de imagem. Em uma série, 24% eram < 1 cm, 42% tinham 1–2 cm, 30% 2–3 cm e somente 4% eram > 3 cm.[49] Em três grandes séries,[50,51] o tamanho dos tumores variou de 0,1 a 7 cm (média de 1,5 cm). Na experiência dos autores, esse tamanho variou de 1 a 7 cm (Fig. 59.3).

Procedimentos Não-invasivos

Ultra-sonografia (US), tomografia computadorizada (TC) ou ressonância magnética (RM) do abdome superior são os exames mais utilizados inicialmente. Entretanto, devido ao pequeno tamanho habitual dos insulinomas, a sensibilidade desses procedimentos historicamente é baixa.[52,53] Em diversos estudos, as taxas de sucesso na localização dos insulinomas com TC e RM foram de 17 a 73% e 7 a 45%, respectivamente.[52,53] Entretanto, dados mais recentes mostraram que a TC identificou 70 a 80% dos insulinomas, sendo esse percentual de aproximadamente 85% com a RM.[54] Tanto a RM como a TC são também bastante eficazes na localização de metástases.[2] A US transabdominal é altamente operador-dependente e sua acurácia, amplamente variável (13 a 67%) (Quadro 59.10).[52,53]

A sensibilidade diagnóstica da cintilografia com ^{111}In-pentetreotida (OctreoScan®) é de aproximadamente 50%[2,55] porém, em um estudo,[56] chegou a 75%.

Nos casos não visualizados pela TC ou RM, o uso da tomografia com emissão de pósitrons (PET) com fluoreto-18-L-diidroxifenilalanina (18F-DOPA) parece promissor.[2] Em um estudo com 10 pacientes, foi possível a identificação tumoral em 9 casos.[57]

Procedimentos Invasivos

A US pancreática endoscópica pré-operatória (USEPO) ou a US transoperatória (USTO) são mais sensíveis do que a US transabdominal, mas, em nosso meio, ainda há um número limitado de médicos com experiência nessas técnicas. A acurácia da USEPO situa-se entre

QUADRO 59.9

Teste do Peptídeo C: Percentil 5 para Redução Percentual do Peptídeo C*

Idade (anos)	Índice de Massa Corpórea (kg/m²)		
	20–24	25–29	30–34
20–29	67%	66%	65%
30–39	65%	64%	62%
40–49	63%	61%	59%
50–59	61%	59%	57%
60–69	59%	57%	54%
70–79	57%	54%	51%

*Cada percentual constitui o mínimo de supressão normal do peptídeo C, após a injeção de insulina Regular (0,125 unidade/kg), de acordo com a idade e o índice de massa corpórea (IMC). Por exemplo, para um indivíduo no grupo etário de 30–39 anos e IMC de 20–24 kg/m², uma supressão do peptídeo C (valor de 60 min subtraído do valor basal, dividido pelo valor basal) > 65% seria normal.

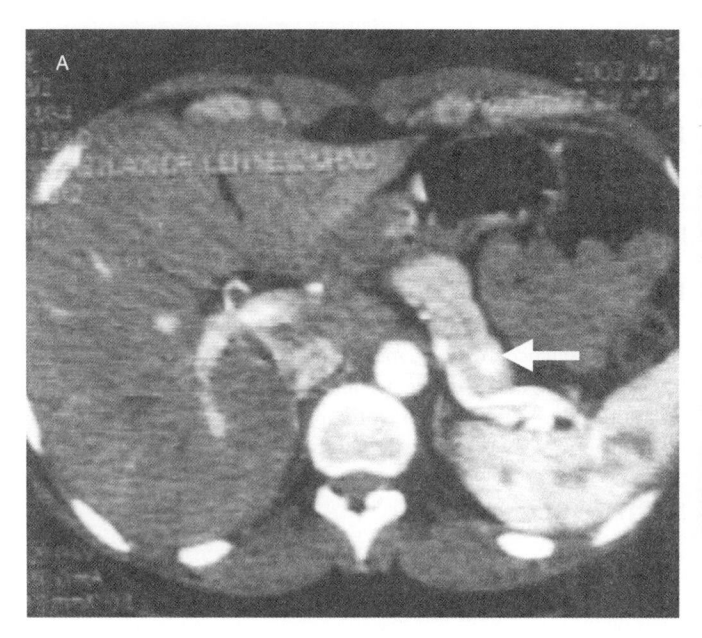

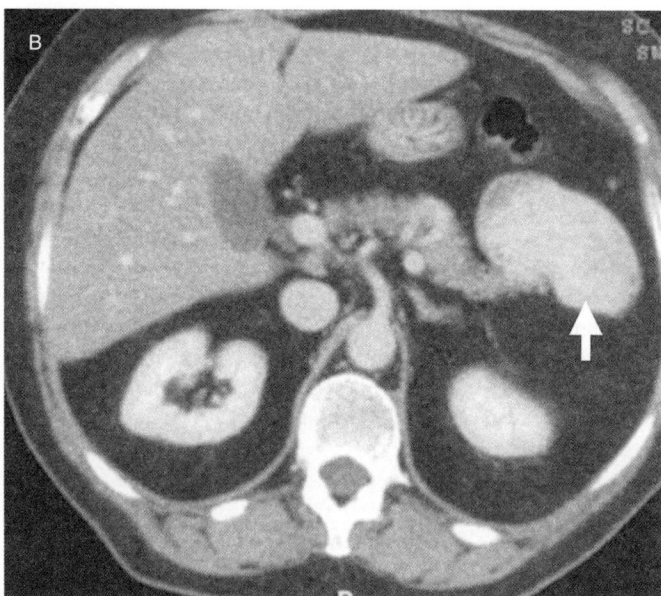

Fig. 59.3 Insulinomas de 1 cm no corpo do pâncreas (**A**) e 7 cm na cauda (**B**) (*setas*). A sensibilidade da tomografia computadorizada varia de 17 a 80% na detecção dos insulinomas.

QUADRO 59.10
Procedimentos para Localização dos Insulinomas

Procedimento	Sensibilidade
• Tomografia computadorizada abdominal	70–80%
• Ultra-sonografia abdominal pré-operatória	13–67%
• Ressonância magnética abdominal	Até 85%
• Cintilografia com ¹¹¹In-pentetreotida*	50–60%
• Dosagem de insulina na veia hepática após infusão intra-arterial de cálcio	91–100%
• US pancreática endoscópica	60–90%
• US pancreática transoperatória	91%
• Palpação pancreática transoperatória	75–90%
• Ultra-sonografia + palpação pancreáticas transoperatórias	Quase 100%

*OctreoScan®.
Adaptado das Refs. 8, 52 a 57.

60 e 90%,[58] porém depende da localização do tumor e da experiência/habilidade de quem realiza o exame. Na série de Schumacher *et al.*,[58] 37 e 83% dos tumores localizados no pâncreas distal e cabeça do pâncreas, respectivamente, foram identificados. A USTO tem sido considerada como o método mais sensível e específico, possibilitando a localização de 75 a 100% dos insulinomas.[52,59] Ela pode detectar tumores não palpados pelo cirurgião e mostra-se útil, também, na definição da relação do tumor com estruturas vitais dentro do pâncreas, como o ducto pancreático e os grandes vasos. À palpação do pâncreas durante a cirurgia, consegue-se identificar 42 a 95% dos tumores.[52] A combinação da palpação com a USTO pode propiciar uma sensibilidade próxima de 100%, na experiência de alguns cirurgiões.[15] Outros estudos mostraram que aproximadamente 40% de todos os insulinomas não são localizados no pré-operatório e 3 a 10% permanecem ocultos mesmo após a palpação e a US intra-operatórias.[12,50]

O *teste de Imamura-Doppman* tem como finalidade a localização pancreática do tumor. Nesse procedimento, as artérias esplênica, mesentérica superior e gastroduodenal são seletivamente cateterizadas e gluconato de cálcio (0,25–1 mg/kg) é injetado em cada artéria, de forma seqüencial. Amostras de sangue para dosagem de insulina, glicose e cálcio são obtidas na veia hepática direita após cada infusão de cálcio. Esse exame tem sensibilidade de 91 a 100%.[52,60,61] Caso a insulina se eleve após cada injeção seletiva de cálcio, insulinoma multicêntrico ou nesidioblastose são os diagnósticos mais prováveis.[52,61]

Devido ao seu alto custo e invasividade, as injeções intra-arteriais seletivas de cálcio têm sido reservadas para os casos de doença persistente ou recidivante nos quais os outros exames de localização foram negativos ou inconclusivos.[2,52]

Esse procedimento também é o de escolha para confirmação da hipoglicemia pancreatógena não-insulinoma e da hipoglicemia pós-*bypass* gástrico em Y de Roux, uma vez que, nessas situações, os exames de imagem clássicos são negativos.[2]

TRATAMENTO

O tratamento da hipoglicemia tem como objetivos controlar a glicemia, aliviar os sintomas clínicos e tratar a doença de base, evitando-se, assim, a ocorrência de novas crises. Dependendo da etiologia, consiste em suspensão da droga indutora da hipoglicemia, mudanças alimentares e tratamento medicamentoso e/ou cirúrgico.

Insulinoma

A cirurgia é o tratamento de escolha para os insulinomas e possibilita cura de 77 a 100% dos casos.[52] Enucleação do tumor, quando exeqüível, é a técnica de escolha. Pancreatectomia mais extensa está indicada se houver múltiplos adenomas ou microadenomatose. A cirurgia de Whipple pode fazer-se necessária para pacientes com tumores da cabeça do pâncreas. Quando as lesões não são aparentes, mesmo com a ultra-sonografia intra-operatória, uma ressecção seqüencial, começando-se pela cauda do pâncreas, é a conduta adotada por muitos cirurgiões. Em alguns serviços no exterior, a dosagem de insulina transoperatória, através de um ensaio rápido, é realizada para avaliação da resposta cirúrgica, com sensibilidade de 84 a 100% e acurácia de 84 a 89%. O esperado é que, dentro de 20 min da ressecção tumoral bem-sucedida, os níveis de insulina se normalizem e a relação insulina/glicose seja ≤ 0,4. A pancreatectomia total não é recomendável, considerando-se que (1) implica elevada morbidade e mortalidade, (2) a pancreatectomia parcial freqüentemente tem sucesso e (3) existem medicações potencialmente úteis no manuseio da hipoglicemia.[8,10,52] Em alguns centros, tem-se utilizado a via laparoscópica para ressecção dos insulinomas.[62,63] No entanto, a taxa de conversão para a cirurgia aberta pode ser tão alta quanto 33 a 40%.[52]

Durante a cirurgia, todo o pâncreas deve ser palpado e mobilizado. Isso se deve ao fato de que até 20% dos pacientes com hiperinsulinemia têm tumores múltiplos ou nesidioblastose.[52] Na casuística de Service et al.,[11,15] 87% dos pacientes obtiveram cura após a primeira cirurgia. O percentual de recidiva cumulativa pós-cirúrgica foi de 5% com 10 anos e 7% com 20 anos, nos casos esporádicos. Em pacientes com MEN 1, esses percentuais foram de 21%. Recidivas foram observadas até 18 anos após.

O *tratamento medicamentoso* habitualmente é indicado para os pacientes que recusem a cirurgia ou apresentem contra-indicação para a mesma, ou, ainda, para aqueles que não respondem adequadamente à cirurgia (localização tumoral malsucedida ou presença de metástases).[8,9] As opções são:

- *Diazóxido* – Droga de escolha, é empregada na dose inicial de 300–400 mg/dia VO, em 2 a 3 tomadas, podendo-se chegar a 1.200 mg/dia. Inibe a secreção de insulina (por estímulo dos receptores alfa-adrenérgicos na célula beta) e aumenta a glicogenólise. Os efeitos colaterais da droga (sobretudo intolerância gástrica, retenção hídrica, edema e hirsutismo) limitam seu uso prolongado.[8,64]
- *Hidroclorotiazida* (12,5–25 mg/dia) – Pode ser adicionada ao diazóxido, com o qual tem sinergismo, por sua ação hiperglicemiante. Previne, também, a retenção hídrica induzida pelo diazóxido.
- *Antagonistas dos canais de cálcio* – Existem alguns relatos de tratamento bem-sucedido com nifedipina ou verapamil (80 mg VO de 8/8 h).[1,65]
- *Análogos da somatostatina* – Existem alguns relatos de insulinomas não curados pela cirurgia ou insulinomas metastáticos que responderam favoravelmente ao uso de octreotide LAR (Sandostatin LAR®, 20 mg IM mensalmente).[66,67] Tal resposta se deve ao fato de que até 70% dos insulinomas apresentam receptores somatostatínicos sst2 e sst5.[68] Esse tratamento tem maior eficácia nos casos de tumores visualizáveis através da cintilografia com ^{111}In-pentetreotida (50 a 60% dos casos).[9]

Infusão contínua de glucagon ou glicose pode, também, ser útil. Para insulinomas malignos, a quimioterapia (estreptozocina ou dacarbazina) pode reduzir as dimensões tumorais, mas não há relatos de cura com esse tratamento. Embolização da artéria hepática pode ser uma medida paliativa em casos de metástases hepáticas.[69]

OUTROS TUMORES

Dependendo do padrão histológico, pode-se lançar mão da cirurgia, radioterapia e/ou quimioterapia. Melhora da hipoglicemia, algumas vezes, é conseguida após a administração de GH ou glicocorticóides. Estes últimos podem reduzir os níveis de IGF-II.[1,2]

DEFICIÊNCIAS HORMONAIS

Em pacientes com insuficiência adrenal, a reposição do glicocorticóide corrige a hipoglicemia. Esta última raramente é indicação para a terapia com GH recombinante humano.

HIPOGLICEMIA AUTO-IMUNE

Remissões foram descritas com a terapia imunossupressora, incluindo os glicocorticóides, mas não há estudos controlados mostrando a real eficácia desse tratamento.[1] Plasmaférese pode ser útil em alguns casos; no entanto, os benefícios geralmente são transitórios.[19,70]

NESIDIOBLASTOSE

Inicialmente não tem indicação cirúrgica, caso se consiga um controle clínico das crises com diazóxido, pois, na grande maioria dos casos, há melhora clínica espontânea em 10 a 15 anos, como parte da evolução da doença. Quando a cirurgia se fizer necessária, a forma focal pode ser diagnosticada através de cateterismo venoso e tratada com pancreatectomia distal (70 a 95%). Esta última freqüentemente é útil no controle da hipoglicemia e raramente resulta em diabetes.[43,71] A forma difusa é muito mais difícil de tratar. Em um estudo de 30 neonatos com esse distúrbio, pancreatectomia quase total resultou em hipoglicemia persistente em 13 (43%), *diabetes mellitus* tipo 1 ou hiperglicemia em 15 (50%) e níveis normais de glicemia apenas em 2 (7%).[44]

HIPOGLICEMIA PANCREATÓGENA NÃO-INSULINOMA

Nessa situação ocorre envolvimento pancreático não-focal, mas não necessariamente uniforme. Felizmente, pode responder à pancreatectomia parcial, mesmo em pacientes cuja doença parece envolver todo o pâncreas. A extensão da cirurgia é determinada pelos resultados do teste com injeção arterial seletiva de cálcio. O pâncreas à esquerda da veia mesentérica superior é ressecado quando o teste de estímulo arterial seletivo com cálcio é positivo somente após a injeção da artéria esplênica. A ressecção é estendida à direita da veia mesentérica superior quando o teste é positivo após a injeção de uma artéria adicional.[15] Essa abordagem resultou em melhora completa dos sintomas hipoglicêmicos em 80% dos pacientes da série de Thompson et al.[14]

HIPOGLICEMIA HIPERINSULINÊMICA/ PERSISTENTE FAMILIAR DA INFÂNCIA

Alguns pacientes com a forma autossômica recessiva desse distúrbio respondem ao diazóxido ou à octreotida, mas a maioria não o faz. Nesses casos, está indicada a pancreatectomia subtotal (algumas crianças requerem até 95% de retirada do pâncreas para reverter as hipoglicemias). Em contraste, a maioria das crianças com a forma autossômica dominante responde à dieta e ao diazóxido.[34-36]

HIPOGLICEMIAS REATIVAS OU PÓS-PRANDIAIS

Seu tratamento consiste em obedecer a um plano dietético que inclui baixa ingestão de carboidratos (sobretudo açúcares simples) e alta ingestão de proteína, com refeições menores e mais freqüentes. *Drogas anticolinérgicas* são eficazes em pacientes com hipoglicemia reativa idiopática, mas podem causar efeitos colaterais indesejáveis (boca seca, constipação, sedação, retenção urinária etc.). *Propranolol* reduz os sintomas (exceto sudorese excessiva) em pacientes com hipoglicemia pós-gastrectomia. Melhora dos sintomas foi relatada também com a *acarbose* ou *metformina*. Há relatos de que a *pectina* diminuiria a hipoglicemia pós-prandial após cirurgia gástrica. Outra opção para esses pacientes seria a reversão cirúrgica do segmento proximal do jejuno.[1,15]

BIBLIOGRAFIA

1. Cryer PE. Glucose homeostasis and hypoglycemia. In: Kronenberg HM, Melmed S, Polonsky KS, Larsen PR (eds). *Williams Textbook of Endocrinology*. 11th ed. Philadelphia: WB Saunders, 2008:1503-33.
2. Cryer PE, Axelrod L, Grossman AB, et al. Evaluation and Management of Adult Hypoglycemic Disorders: An Endocrine Society Clinical Practice Guideline. *J Clin Endocrinol Metab*, 2008 Dec 16. [Epub ahead of print]
3. Karam JH, Masharani U. Hypoglycemic disorders. In: Greenspan FS, Gardner DG (eds). *Basic and Clinical Endocrinology*. 7th ed. Stamford: McGraw-Hill Companies, 2004:747-65.
4. Service FJ. Hypoglycemic disorders. *N Engl J Med*, 1995; *332*:1144-52.
5. Amiel SA. Counterregulation to hypoglycaemia: physiology. *Ann Endocrinol* (Paris), 2004; *65*:85-7.
6. Virally ML, Guillausseau PJ. Hypoglycemia in adults. *Diabetes Metab*, 1999; *25*:477-90.
7. Service FJ. Classification of hypoglycemic disorders. *Endocrinol Metab Clin North Am*, 1999; *28*:501-17.
8. Norton JA, Whitman ED. Insulinoma. *Endocrinologist*, 1995; *3*:258-67.
9. Alexakis N, Neoptolemos JP. Pancreatic neuroendocrine tumours. *Best Pract Res Clin Gastroenterol*, 2008; *22*:183-205.
10. White ML, Doherty GM. Multiple endocrine neoplasia. *Surg Oncol Clin N Am*, 2008; *17*:439-59.
11. Service FJ, McMahon MM, O'Brien PC, Ballard DJ. Functioning insulinoma: incidence, recurrence, and long-term survival of patients: a 60-year study. *Mayo Clin Proc*, 1991; *66*:711-9.
12. Boukhman MP, Karam JM, Shaver J, et al. Localization of insulinomas. *Arch Surg*, 1999; *134*:818-22.
13. Nagai T, Imamura M, Takai Y, Mori M. Insulinoma accompanied by diabetes mellitus. *Diabetes Res Clin Pract*, 2003; *60*:19-23.
14. Thompson GB, Service FJ, Andrews JC, et al. Noninsulinoma pancreatogenous hypoglycemia syndrome: an update in 10 surgically treated patients. *Surgery*, 2000; *128*:937-44; discussion on 944-5.
15. Service FJ. Diagnostic approach to adults with hypoglycemic disorders. *Endocrinol Metab Clin North Am*, 2000; *28*:519-32.
16. Marks V, Teale JD. Hypoglycemia: factitious and felonious. *Endocrinol Metab Clin North Am*, 1999; *28*:579-601.
17. Hirshberg B, Skarulis MC, Pucino F, et al. Repaglinide-induced factitious hypoglycemia. *J Clin Endocrinol Metab*, 2001; *86*:475-7.
18. Ma WY, Won JG, Tang KT, Lin HD. Severe hypoglycemic coma due to insulin autoimmune syndrome. *J Clin Med Assoc*, 2005; *68*:82-6.
19. Redmond JB, Nuttal FQ. Autoimmune hypoglycemia. *Endocrinol Metab Clin North Am*, 1999; *28*:603-18.
20. Lee P, Chrysostomou A, Tress B, Ebeling PR. Lymphocytic hypophysitis: a rare cause of hypoglycaemia in a man with type 2 diabetes mellitus. *Intern Med J*, 2005; *35*:254-7.
21. Pia A, Piovesan A, Tassone F. A rare case of adulthood-onset growth hormone deficiency presenting as sporadic, symptomatic hypoglycemia. *J Endocrinol Invest*, 2004; *27*:1060-4.
22. McAulay V, Frier BM. Addison's disease in type 1 diabetes presenting with recurrent hypoglycaemia. *Postgrad Med J*, 2000; *76*:230-2.
23. Marks V, Teale JD. Drug-induced hypoglycemia. *Endocrinol Metab Clin North Am*, 1999; *28*:555-78.
24. The United Kingdom Diabetes Prospective Study Research Group. Overview of 6 years of therapy of type II diabetes: a progressive disease. *Diabetes*, 1995; *44*:1249-58.
25. Khovidhunkit W, Sunthornyothin S. Hypoglycemia, hyperglycemia, and gatifloxacin. *Ann Intern Med*, 2004; *141*:969.
26. Friedrich LV, Dougherty R. Fatal hypoglycemia associated with levofloxacin. *Pharmacotherapy*, 2004; *24*:1807-12.
27. Assan R, Perronne C, Assan D, et al. Pentamidine-induced derangements of glucose metabolism. *Diabetes Care*, 1995; *18*:47-55.
28. White NJ, Miller KD, Marsh K, et al. Hypoglycaemia in African children with severe malaria. *Lancet*, 1987; *1*:708-11.
29. Anlauf M, Wieben D, Perren A, et al. Persistent hyperinsulinemic hypoglycemia in 15 adults with diffuse nesidioblastosis: diagnostic criteria, incidence, and characterization of beta-cell changes. *Am J Surg Pathol*, 2005; *29*:524-33.
29a. Jabri AL, Bayard C. Nesidioblastosis associated with hyperinsulinemic hypoglycemia in adults: review of the literature. *Eur J Intern Med*, 2004; *15*:407-10.
30. Bright E, Garcea G, Ong SL, et al. An unusual case of concurrent insulinoma and nesidioblastosis. *JOP*, 2008; *9*:649-53.
30a. Goldfine AB, Mun E, Patti ME. Hyperinsulinemic hypoglycemia following gastric bypass surgery for obesity. *Curr Opin Endocrinol Diabetes*, 2006; *13*:419-24.
31. Brun JF, Fedou C, Mercier J. Postprandial reactive hypoglycemia. *Diabetes Metab*, 2000; *26*:337-51.
32. Palardy J, Havrankova J, Lepage R, et al. Blood glucose measurements during symptomatic episodes in patients with suspected postprandial hypoglycemia. *N Engl J Med*, 1989; *321*:1421-5.
33. Takahashi A, Kubota T, Shibahara N, et al. The mechanism of hypoglycemia caused by hemodialysis. *Clin Nephrol*, 2004; *62*:362-8.
34. Service FJ. Hypoglycemia, including hypoglycemia in neonates and children. In: DeGroot LJ (ed). *Endocrinology*. Philadelphia: WB Saunders Company, 1995:1605-23.
35. Gregory JW, Aynsley-Green A. Hypoglycaemia in the infant and child. *Baillières Clin Endocrinol Metab*, 1993; *7*:683-704.
36. Lteif AN, Schwenk WF. Hypoglycemia in infants and children. *Endocrinol Metab Clin North Am*, 1999; *28*:619-46.
37. Cornblath MA, Ichord R. Hypoglycemia in the neonate. *Semin Perinatal*, 2000; *24*:136-49.
38. De Baun MR, King AA. White hypoglycemia in Beckwith-Wiedemann syndrome. *Semin Perinatol*, 2000; *24*:164-71.
39. Kapoor RR, James C, Hussain K. Advances in the diagnosis and management of hyperinsulinemic hypoglycemia. *Nat Clin Pract Endocrinol Metab*, 2009; *5*:101-12.
40. Dekelbab BH, Sperling MA. Hyperinsulinemic hypoglycemia of infancy: the challenge continues. *Diabetes Metab Res Rev*, 2004; *20*:189-95.
41. Sperling MA, Menon RK. Hyperinsulinemic hypoglycemia of infancy. Recent insights into ATP-sensitive potassium channels, sulphonylureas receptors, molecular mechanisms and treatment. *Endocrinol Metab Clin North Am*, 1999; *28*:695-708.
42. Thomas PM, Cote GJ, Wohllk N, et al. Mutations in the sulfonylurea receptor gene in familial persistent hyperinsulinemic hypoglycemia of infancy. *Science*, 1995; *268*:426-9.
43. Cretolle C, de Lonlay P, Sauvat F. Congenital hyperinsulinism of infancy: surgical treatment in 60 cases of focal form. *Arch Pediatr*, 2005; *12*:258-63.
44. Rahier J. Relevance of endocrine pancreas nesidioblastosis to hyperinsulinemic hypoglycemia. *Diabetes Care*, 1989; *12*:164-6.
45. Service FJ, Dale AJD, Elveback LR, et al. Insulinoma. Clinical and diagnostic features of 60 consecutive cases. *Mayo Clin Proc*, 1976; *51*:417-29.
46. Stanciu IN, Pitale S, Prinz RA. Insulinoma presenting with hyperandrogenism: a case report and a literature review. *J Intern Med*, 2003; *253*:484-9.

47. Natt N, Service FJ. The highway to insulinoma: road sign and hazards. *Endocrinologist*, 1997; 7:89-96.
48. Service FJ, Natt N. The prolonged fast. *J Clin Endocrinol Metab*, 2000; 85:3973-4.
49. Pasieka JL, McLeod MK, Thompson NW, Burney RE. Surgical approach to insulinomas: assessing the need for preoperative localization. *Arch Surg*, 1992; 127:442–7.
50. Grant CS. Surgical aspects of hyperinsulinemic hypoglycemia. *Endocrinol Metab Clin North Am*, 1999; 28:533-54.
51. Doherty GM, Doppman JL, Shawker TH, et al. Results of a prospective strategy to diagnose, localize, and resect insulinomas. *Surgery*, 1991; 110:989-97.
52. Finlayson E, Clark OH. Surgical treatment of insulinomas. *Surg Clin North Am*, 2004; 84:775-85.
53. Boukhman MP, Karam JM, Shaver J, et al. Localization of insulinomas. *Arch Surg*, 1999; 134:818-22; discussion on 822-3.
54. Noone TC, Hosey J, Firat Z, Semelka RC. Imaging and localization of islet-cell tumours of the pancreas on CT and MRI. *Best Pract Res Clin Endocrinol Metab*, 2005; 19:195-211.
55. Virgolini I, Traub-Weidinger T, Decristoforo C. Nuclear medicine in the detection and management of pancreatic islet-cell tumours. *Best Pract Res Clin Endocrinol Metab*, 2005; 19:213-27.
56. Kumbasar B, Kamel IR, Tekes A, et al. Imaging of neuroendocrine tumors: accuracy of helical CT versus SRS. *Abdom Imaging*, 2004; 29:696-702.
57. Kauhanen S, Seppanen M, Minn H, et al. Fluorine-18-L-dihydroxyphenylalanine (18F-DOPA) positron emission tomography as a tool to localize an insulinoma or beta-cell hyperplasia in adult patients. *J Clin Endocrinol Metab*, 2007; 92:1237-44.
58. Schumacher B, Lubke HJ, Frieling T, et al. Prospective study on the detection of insulinoma by endoscopic ultrasonography. *Endoscopy*, 1996; 28:273-6.
59. Hiramoto JS, Feldstein VA, LaBerge JM, Norton JA. Intraoperative ultrasound and preoperative localization detects all occult insulinomas. *Arch Surg*, 2001; 136:1020-5.
60. Wiesli P, Brandle M, Schmid C, et al. Selective arterial calcium stimulation and hepatic venous sampling in the evaluation of hyperinsulinemic hypoglycemia: potential and limitations. *J Vasc Interv Radiol*, 2004; 15:1251-6.
61. Doppman JL, Chang R, Fraker DL, et al. Localization of insulinomas to regions of the pancreas by intra-arterial stimulation with calcium. *Ann Intern Med*, 1995; 123:269-73.
62. Iihara M, Obara T. Minimally invasive endocrine surgery: laparoscopic resection of insulinomas. *Biomed Pharmacother*, 2002; 56(suppl 1):227s-230s.
63. Tagaya N, Kasama K, Suzuki N, et al. Laparoscopic resection of the pancreas and review of the literature. *Surg Endosc*, 2003; 17:201-6.
64. Mateu MV, Gonzalez Pardo FO, Cristino A, et al. Treatment of insulinoma with diazoxide. *Medicina* (B Aires), 2003; 63:51-3.
65. Eichmann D, Hufnagel M, Quick P, et al. Treatment of hyperinsulinaemic hypoglycaemia with nifedipine. *Eur J Pediatr*, 1999; 158:204-6.
66. Romeo S, Milione M, Gatti A, et al. Complete clinical remission and disappearance of liver metastases after treatment with somatostatin analogue in a 40-year-old woman with a malignant insulinoma positive for somatostatin receptors type 2. *Horm Res*, 2006; 65:120-5.
67. Usukura M, Yoneda T, Oda N, et al. Medical treatment of benign insulinoma using octreotide LAR: a case report. *Endocr J*, 2007; 54:95-101.
68. Bertherat J, Tenenbaum F, Perlemoine K, et al. Somatostatin receptors 2 and 5 are the major somatostatin receptors in insulinomas: an in vivo and in vitro study. *J Clin Endocrinol Metab*, 2003; 88:5353-60.
69. Civera Andres M, Real Collado JT, Martinez Uso I, et al. Selective therapeutic embolization in malignant insulinoma. *Rev Clin Esp*, 2000; 200:548-50.
70. Yaturu S, DePrisco C, Lurie A. Severe autoimmune hypoglycemia with insulin antibodies necessitating plasmapheresis. *Endocr Pract*, 2004; 10:49-54.
71. Witteles RM, Straus II FH, Sugg SL, et al. Adult-onset nesidioblastosis causing hypoglycemia: an important clinical entity and continuing treatment dilemma. *Arch Surg*, 2001; 136:656-63.

PARTE VII
DISLIPIDEMIA E OBESIDADE

60 Investigação Diagnóstica das Dislipidemias

Amaro Gusmão, Larissa Montenegro, Vera Santos

INTRODUÇÃO

Dislipidemias são definidas como qualquer alteração nos níveis dos lípides (ou lipídios) circulantes, em relação a valores referenciais para uma amostra populacional considerada. Os distúrbios do metabolismo lipídico têm uma forte relação com a doença vascular aterosclerótica – em especial a doença arterial coronariana (DAC) – e, no caso da hipertrigliceridemia grave, um aumento substancial no risco de pancreatite aguda.[1-3]

LIPÍDIOS E LIPOPROTEÍNAS

O colesterol e os triglicerídeos (TG) são os principais lipídios plasmáticos. Os TG têm o papel fisiológico de transporte da energia dos alimentos e das reservas do organismo para as células corporais. O colesterol é um componente das membranas celulares e participa da síntese dos ácidos biliares e hormônios esteróides.

Como os lipídios são relativamente insolúveis em água, eles necessitam ser transportados no plasma em associação com proteínas específicas, formando complexos solúveis denominados *lipoproteínas*. As lipoproteínas têm uma forma esférica com um núcleo (*core*) contendo os lipídios hidrofóbicos, principalmente ésteres de colesterol e triglicerídeos, e uma camada externa composta de fosfolipídios e colesterol livre (Fig. 60.1). Na superfície dessa camada, há uma ou mais proteínas, chamadas *apoproteínas*, que se podem ligar a receptores específicos das membranas das células responsáveis pelo metabolismo das lipoproteínas.[1,4]

As lipoproteínas são classificadas de acordo com sua densidade, característica que é dependente da quantidade de apoproteínas (quanto mais, maior a densidade) e de triglicerídeos (menor densidade). Podem, também, ser classificadas de acordo com sua mobilidade eletroforética. Suas principais características estão listadas no Quadro 60.1.

O metabolismo dos lípides e lipoproteínas está subdividido em dois ciclos: o exógeno e o endógeno (Fig. 60.2).[5]

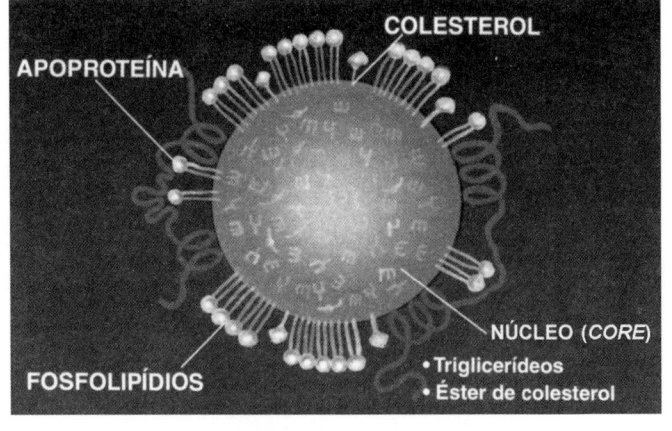

Fig. 60.1 Estrutura das lipoproteínas.

Ciclo Exógeno

Os enterócitos absorvem os lípides da dieta na forma de colesterol livre, ácidos graxos e monoacilglicerol. Após serem reesterificados, os ésteres de colesterol e TG são incorporados ao centro da partícula de quilomícrons (QM) que contém 80 a 90% de TG. Os QM passam pelos linfáticos intestinais e têm acesso ao sistema vascular pelo ducto torácico. Posteriormente à secreção, acontecem diversas modificações nos QM que, ao interagirem com a HDL (*high density lipoprotein* ou lipoproteína de alta densidade), captam apoproteínas (apo-CII, CIII e E) e colesterol. Quando adquirem apo-CII, os QM sofrem a ação da lipase lipoprotéica (LPL), presente no endotélio capilar dos tecidos periféricos, principalmente os tecidos adiposo e muscular. Os remanescentes desse processo, ricos em colesterol e pobres em TG, são removidos pelo fígado, através da interação com um receptor específico. QM são completamente metabolizados e, em condições normais, só devem ser encontrados no plasma no período pós-prandial.[1,2,5]

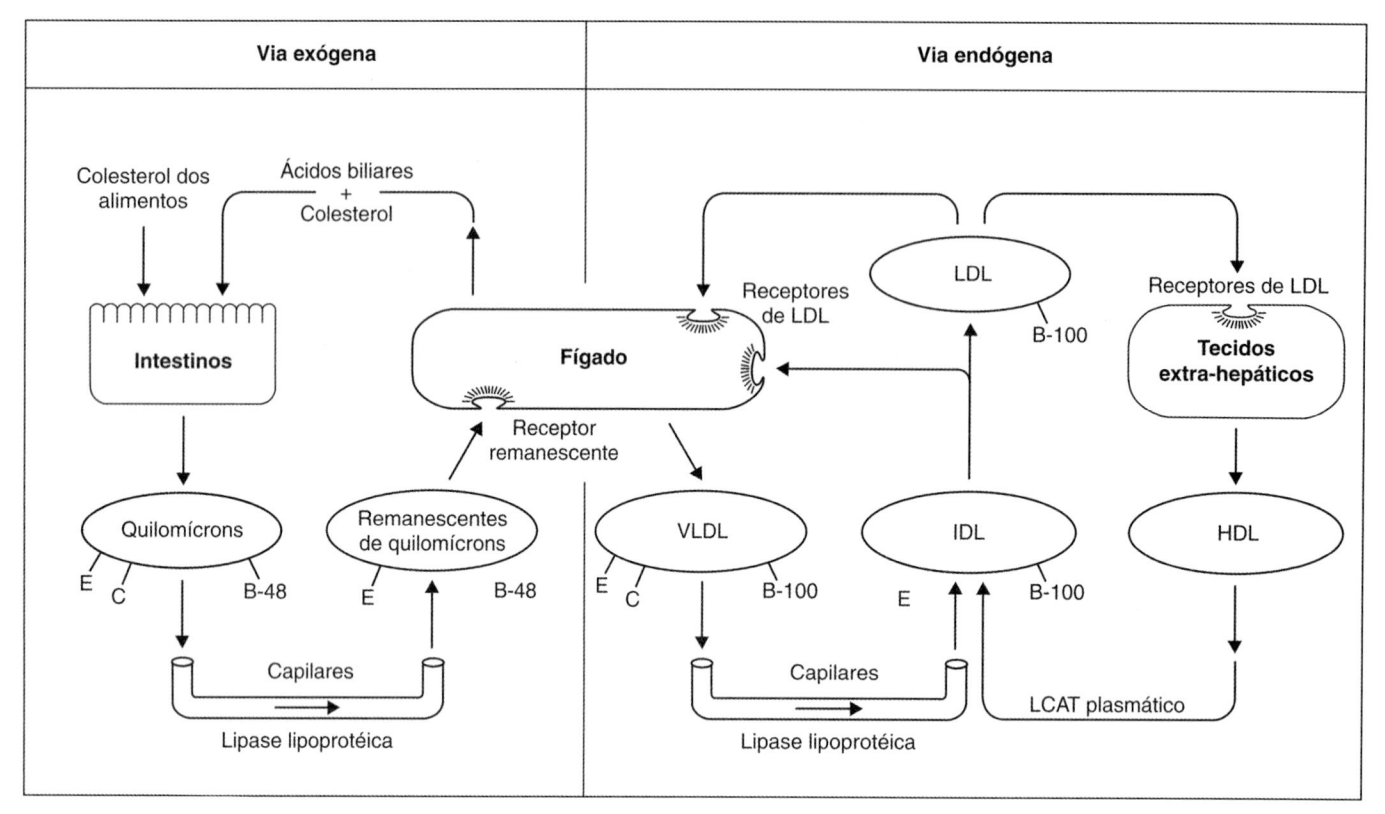

Fig. 60.2 Metabolismo endógeno e exógeno dos lípides e lipoproteínas.

QUADRO 60.1
Características das Principais Lipoproteínas

Lipoproteína	QM	VLDL	IDL	LDL	HDL
• Principais	TG dietéticos	TG endógenos constituintes	Col. e TG	Col.	Col.
• Apoproteínas	AI, AII, B48, CI, CII, CIII, E	B48, CI, CII, CIII, E	B100, CIII, E	B100	AI, AII
• Densidade (g/mL)	< 1.006	< 1.006	< 1.019	1.019–1.063	1.063–1.210
• Diâmetro (nm)	800–5.000	300–800	250–350	180–280	50–120
• Mobilidade eletroforética lenta	Origem	Pré-beta	Pré-beta	Beta	Alfa

QM = quilomícrons; TG = triglicerídeos; Col. = colesterol; VLDL = lipoproteína de muito baixa densidade; LDL = lipoproteína de baixa densidade; IDL = lipoproteína de densidade intermediária; HDL = lipoproteína de alta densidade.

Ciclo Endógeno

O ciclo endógeno envolve o transporte dos lípides para a periferia e, daí, de volta para o fígado. O tecido hepático sintetiza e secreta a lipoproteína de muito baixa densidade (*very low density lipoprotein* – VLDL) que transporta TG para os tecidos periféricos. Sob a ação da LPL endotelial, os TG do núcleo das VLDL são hidrolisados e liberados para as células. Ocorre, também, a transferência de apoproteínas da superfície para a HDL, o que, juntamente com a depleção de TG, torna essas partículas menos densas, formando os remanescentes da VLDL ou lipoproteína de densidade intermediária (*intermediate density lipoprotein* – IDL). As IDL, por sua vez, seguem dois caminhos: são removidas pelo fígado (via receptor específico que interage com a apo-E) ou originam a lipoproteína de baixa densidade (*low density lipoprotein* – LDL). A LDL é o principal carreador do colesterol plasmático, em jejum. Ela entrega o colesterol, sobretudo o éster de colesterol, no fígado e células periféricas. Esse mecanismo é facilitado por receptores celulares de alta afinidade que reconhecem tanto a apo-B100 como a apo-E (70 a 80% do catabolismo da LDL se dão através de receptores da LDL). Tais receptores estão presentes no fígado e tecidos periféricos. Após a ligação com seu receptor, a LDL é absorvida pela célula e forma uma vesícula que se funde com os lisossomas celulares. Os componentes protéicos da LDL são transformados em aminoácidos e os ésteres de colesterol são hidrolisados pelas enzimas lipases ácidas lisossomais. O colesterol não esterificado resultante desse processo atravessa a membrana lisossomal e se acumula no citoplasma celular, onde suprime a atividade da enzima 3-hidroxi, 3-metilglutaril coenzima A (HMG-CoA) redutase. Como conseqüência, diminuem a síntese celular de colesterol e a expressão do receptor da LDL.[1,2,5]

A HDL é secretada pelo fígado e pelo intestino na forma de partícula discóide (HDL nascente) e também provém do catabolismo da VLDL e quilomícrons. As partículas de HDL maiores e mais ricas em lipídios são denominadas HDL_2, e as menores e mais densas, HDL_3. As primeiras são responsáveis pelo transporte reverso do colesterol, processo pelo qual o colesterol excedente é removido dos tecidos periféricos para o fígado. O retorno ao fígado acontece diretamente ou pela transferência de colesterol esterificado para a VLDL ou IDL, sob a ação da enzima CETP (proteína transferidora de ésteres de colesterol). Uma vez na HDL, o colesterol sofre a ação da enzima lecitina colesterol aciltransferase (LCAT), que o esterifica pela transferência de um ácido graxo da molécula de fosfatidilcolina. A segunda via de efluxo do colesterol celular é determinada pela interação de apo-A1 livre ou associada às partículas de HDL com o transportador ABCA-I.[1,2]

Além das lipoproteínas relacionadas no Quadro 60.1, mais recentemente foi descrita a lipoproteína(a) [Lp(a)], com estrutura básica semelhante à da LDL, da qual difere pela presença da apoproteína(a) ligada à apo-B100. Apresenta, também, um alto grau de semelhança com o plasminogênio, o que lhe confere propriedades trombogênicas. A Lp(a) é considerada por muitos autores como um fator de risco independente para o desenvolvimento de DAC. Os níveis da Lp(a) são determinados primariamente por fatores genéticos, sofrendo pouca influência ambiental. Adicionalmente, vários tipos de lipoproteínas anormais são observados nos processos colestáticos (intra- ou extra-hepáticos). A mais abundante é a lipoproteína X (Lp-X).[1,2,4]

AVALIAÇÃO DIAGNÓSTICA DAS DISLIPIDEMIAS

O diagnóstico das dislipidemias baseia-se na anamnese, exame físico e na dosagem dos lípides séricos.

Anamnese

Diante de um paciente com dislipidemia, deve-se procurar estabelecer a época de seu diagnóstico, assim como pesquisar, nos familiares em primeiro grau, a ocorrência de dislipidemia, *diabetes mellitus* e DAC prematura. Também se deve investigar, no paciente, o uso de medicações ou patologias que possam levar à dislipidemia secundária (Quadros 60.2 e 60.3).

Exame Físico

Alterações ao exame físico decorrentes de distúrbios lipídicos são incomuns, mas, quando presentes, podem ser úteis na identificação do provável tipo de dislipidemia (Quadro 60.4).

Dosagem dos Lipídios Plasmáticos

O perfil lipídico consiste na dosagem do colesterol total (CT), de suas frações e dos triglicerídeos (TG). O CT, os TG e o colesterol HDL (HDL-c) são dosados diretamente no plasma, enquanto o valor do colesterol LDL (LDL-c) habitualmente é calculado através da fórmula de Friedewald, baseada no fato de que a relação normal TG/colesterol na VLDL é de 5/1.

> **FÓRMULA DE FRIEDEWALD**
> LDL-c = CT − (HDL-c + TG/5)

Esta fórmula não é aplicável para indivíduos com níveis de TG > 400 mg/dL.

QUADRO 60.2
Medicações que Causam Dislipidemia

Medicações	Efeitos Habituais
Diuréticos	↑ Triglicerídeos (TG)
	↓ HDL-c
Betabloqueadores	Idem
Estrogênios orais	↑ TG
	↑ HDL-c
	↓ LDL-c
Progestágenos	↓ HDL-c
Esteróides anabólicos	↓ HDL-c
	↑ CT
Retinóides	↑ TG
Corticosteróides	↑ CT
	↑ TG
Ciclosporina	↑ LDL-c
	↑ TG
	↓ HDL-c
Interferon	↑ TG
Tamoxifeno	↑ TG
Inibidores de protease	↑ TG
	↑ LDL-c
	↓ HDL-c

TG = triglicerídeos; LDL-c = colesterol LDL; HDL-c = colesterol HDL; CT = colesterol total; ↑ = aumento; ↓ = diminuição.

QUADRO 60.3
Causas de Dislipidemias Secundárias

1. **Predominantemente hipertrigliceridemia**
   Obesidade
   Diabetes mellitus
   Alcoolismo
   Uremia
   Lipodistrofia
   Doença de estocagem do glicogênio
   Disglobulinemias
   Terapia estrogênica
   Uso de betabloqueadores
   Terapia com isotretinoína
   Acromegalia
   AIDS/SIDA
   Uso de inibidores de protease

2. **Predominantemente hipercolesterolemia**
   Hipotiroidismo
   Colestase
   Síndrome nefrótica
   Disglobulinemias
   Porfiria intermitente aguda
   Anorexia nervosa
   Hepatoma
   Esteróides anabolizantes
   Progestágenos
   Diuréticos
   Ciclosporina

QUADRO 60.4

Dislipidemias: Lesões Cutâneas Características

Lesão Cutânea	Tipo de Dislipidemia
Xantomas eruptivos	Hipertrigliceridemia grave (> 2.000 mg/dL)
Lipemia *retinalis*	Hipertrigliceridemia grave (> 2.000 mg/dL)
Arco corneano, xantelasmas	Hipercolesterolemia*
Xantomas tendinosos	Hipercolesterolemia familiar (quase patognomônica)**
Xantoma palmar	Disbetalipoproteinemia (quase patognomônica)***
Xantoma tuberoso ou tuberoeruptivo	Disbetalipoproteinemia

*Podem ocorrer em indivíduos normocolesterolêmicos, sobretudo nos mais idosos. Xantelasmas também podem ser encontrados em pacientes com apo-E estruturalmente anormal ou com níveis elevados de apo-B.
**Também vistos na apo-B100 defeituosa familiar, disbetalipoproteinemia e nos raros casos de sitosterolemia e xantomatose cerebrotendinosa.
***Também ocorrem na dislipidemia da colestase.

Não há indicação para a solicitação dos lípides totais. A eletroforese das lipoproteínas só se justifica quando houver suspeita de formas raras de dislipidemias primárias (ver adiante).[1,2,4]

CONSIDERAÇÕES E RECOMENDAÇÕES PARA DETERMINAÇÃO DOS LIPÍDIOS

Alguns cuidados devem ser tomados para obtenção de uma análise mais confiável do perfil lipídico:

1. Jejum de 10 a 12 h é obrigatório quando a determinação incluir os TG; para CT e HDL-c, o jejum não é necessário.
2. Evitar a ingestão de bebidas alcoólicas nas 72 h que antecedem a coleta. Nenhuma atividade física vigorosa deve ser realizada 24 h antes do exame.
3. Permanecer sentado ou deitado por 5 min antes da coleta de sangue.
4. Evitar estase venosa prolongada (> 2 min) durante a coleta (pode causar hemoconcentração e elevação de todos os elementos do perfil lipídico).
5. Os limites aceitáveis de variações entre determinações próximas, em um mesmo laboratório, são 5% para o CT, 10% para o HDL-c e 20% para os triglicerídeos.
6. Resultados anormais iniciais ou discordantes na seqüência de acompanhamento clínico recomendam repetição da determinação, após 8 a 15 dias, com manutenção do estilo de vida. Caso se observe uma diferença percentual superior aos limites mencionados, deve-se fazer uma terceira dosagem e considerar a média aritmética dos dois valores mais próximos.
7. Queda nos níveis do colesterol pode ocorrer por 2 a 3 semanas após uma enfermidade leve, e por até 3 meses após uma doença mais importante, como, por exemplo, infarto agudo do miocárdio (IAM) ou cirurgia de grande porte. No caso do IAM, essa queda é em torno de 96 mg/dL e ocorre após as primeiras 24 h. O perfil lipídico em infartados deve, portanto, ser avaliado antes desse período.
8. Descontinuar medicações que afetem o metabolismo lipídico pelo menos 3 semanas antes da coleta, se possível.[4,6]

PERFIL LIPÍDICO – EM QUEM FAZER?

A presença de DAC ou de outras manifestações de doença aterosclerótica (cerebrovascular, carotídea e da aorta abdominal e/ou dos seus ramos terminais) torna obrigatória a determinação do perfil lipídico, independentemente da idade ou sexo.

- **Adultos** – O NCEP/ATP III recomenda que todos os adultos com idade acima de 20 anos tenham seu perfil lipídico determinado (CT, TG, HDL-c, LDL-c).[7] Nos indivíduos com perfil lipídico desejável e sem outros fatores de risco, as determinações laboratoriais devem ser repetidas a cada 5 anos, desde que as condições clínicas e hábitos de vida permaneçam estáveis. Esse intervalo poderá ser reduzido a critério médico.
- **Crianças e adolescentes** (2 a 19 anos) – A determinação sistemática do perfil lipídico na infância e na adolescência não é recomendável. Deve ser realizado em crianças ou adolescentes cujos parentes em primeiro grau apresentem dislipidemia (CT > 300 mg/dL ou TG > 400 mg/dL) ou doença aterosclerótica (DAC, AVC e/ou doença arterial periférica) antes dos 55 anos para homens e dos 65 anos para mulheres. É feita, também, quando há obesidade, pancreatite aguda, xantomatose ou outros fatores de risco para DAC.[8,9]

RASTREAMENTO PARA HIPERTRIGLICERIDEMIA

Recomenda-se a dosagem dos triglicerídeos nas seguintes situações:

- Pacientes de qualquer idade ou sexo com pancreatites recorrentes (níveis de TG > 1.000 mg/dL implicam risco muito aumentado para pancreatite).
- Mulheres que vão submeter-se ou que estão se submetendo à terapia de reposição hormonal (TRH) ou tratamento oral com isotretinoína (Roacutan®) para acne grave. Se os TG forem > 500 mg/dL, devem-se evitar as referidas medicações ou, então, no caso da TRH, optar pelas preparações transdérmicas, implantes subcutâneos ou *spray* nasal.[10,11]

FATORES DE RISCO CARDIOVASCULAR

Os valores de referência aceitos internacionalmente para adultos (≥ 20 anos) e crianças/adolescentes estão listados nos Quadros 60.5 e 60.6, respectivamente. Esses valores devem, entretanto, ser analisados ou considerados à luz de informações sobre a presença ou não de doença arterial coronariana ou fatores de risco para a mesma.

Os fatores de risco clássicos ou tradicionais são principalmente representados por hipercolesterolemia, hipertensão, tabagismo, *diabetes mellitus*, HDL-c baixo (< 40 mg/dL) e história familiar de DAC precoce (Quadro 60.7). Eles são, contudo, capazes de predizer menos de 50% dos eventos cardiovasculares.[7] Assim, nos últimos anos, novos marcadores séricos foram associados ao surgimento da doença cardiovascular aterosclerótica. Eles têm sido denominados de fatores de risco emergentes, não-tradicionais ou não-clássicos e incluem níveis elevados de proteína C reativa ultra-sensível (PCR-us), Lp(a), homocisteína, partículas de LDL pequenas e densas, apolipoproteína B e fatores homeostáticos (p.ex., fibrinogênio, fator de von Willebrand e complexos trombina–antitrombina), bem como glicemia de jejum alterada ou tolerância alterada à glicose, entre outros.[12-14] Outros supostos fatores de risco para aterosclerose são agentes infecciosos (p.ex., citomegalovírus, *Chlamydia pneumoniae* e *Helicobacter pylori*), resistência ao ácido acetilsalicílico e deficiência de antioxidantes (Quadro 60.8).[12-14]

Segundo o NCEP/ATP III,[7] níveis desejáveis para adultos incluem CT < 200 mg/dL, TG < 150 mg/dL, LDL-c < 130 mg/dL (< 100

QUADRO 60.5
Classificação dos Níveis dos Lipídios Plasmáticos em Adultos, segundo o NCEP/ATP III

Nível	Classificação
Colesterol total	
< 200 mg/dL	Desejável
200–239 mg/dL	Elevado limítrofe
≥ 240 mg/dL	Alto
HDL-c	
< 40 mg/dL	Baixo (considerar < 50 mg/dL como baixo para mulheres)
> 60 mg/dL	Alto
LDL-c	
< 100 mg/dL	Ótimo
100–129 mg/dL	Quase ótimo
130–159 mg/dL	Elevado limítrofe
160–189 mg/dL	Alto
≥ 190 mg/dL	Muito alto
Triglicerídeos	
< 150 mg/dL	Normal
150–199 mg/dL	Elevado limítrofe
200–499 mg/dL	Alto
≥ 500 mg/dL	Muito alto

Adaptado da Ref. 7.

QUADRO 60.7
Principais Fatores de Risco para Doença Arterial Coronariana (DAC)

Positivos
Idade: Homens ≥ 45 anos
       Mulheres ≥ 55 anos
Tabagismo
Hipertensão
Hipercolesterolemia
Hipertrofia ventricular esquerda
Diabetes mellitus
Colesterol HDL baixo (< 40 mg/dL)
Obesidade
Doença cerebrovascular ou arterial periférica
História familiar de DAC precoce*

Negativos
Colesterol HDL ≥ 60 mg/dL

*Em parentes em primeiro grau, antes de 55 anos em homens e antes de 65 em mulheres.

QUADRO 60.8
Fatores de Risco Não-clássicos ou Emergentes para Doença Arterial Coronariana

Hipertrigliceridemia
Níveis séricos elevados de Lp(a)
Hiper-homocisteinemia
Níveis séricos elevados de PCR ultra-sensível
Genótipo DD da enzima conversora de angiotensinogênio
Níveis séricos elevados de fibrinogênio
Infecção por alguns patógenos como *Chlamydia pneumoniae*, *Helicobacter pylori* e herpesvírus

mg/dL em pacientes com DAC ou risco elevado para DAC), HDL-c > 40 mg/dL (Quadro 60.5). Um HDL-c ≥ 60 mg/dL é considerado como fator protetor contra DAC e, nessa situação, deve-se subtrair um fator de risco.[4,7]

Dados do estudo de Framingham, em 1988, já mostravam uma relação direta dos valores do LDL-c e relação inversa dos valores do HLD-c para o risco de DCV (Fig. 60.3).[15]

PROTEÍNA C REATIVA

Níveis elevados da PCR-us – um marcador de inflamação – têm sido considerados como um preditor de risco independente para DAC. Recentemente, com a padronização dos valores laboratoriais para dosagem da PCR-us, tornou-se possível aprimorar a estratificação do risco cardiovascular. De fato, indivíduos acima do terceiro percentil de distribuição encontram-se sob um maior risco cardiovascular do que aqueles nos percentis 1 e 2. Esse risco é significativamente maior se houver elevação concomitante do LDL-c (Quadro 60.9).[4]

Dados do NHANES (*National Health and Nutrition Examination Survey*) 1999–2000 mostraram um aumento linear no risco para doença cardiovascular em pacientes com DM ou síndrome metabólica, à medida que se elevavam os níveis da PCR-us. Esse risco foi maior quando PCR-us excedia 3 mg/L (Fig. 60.4).[16]

QUADRO 60.6
Valores de Referência para os Lípides entre 2 e 19 Anos

Lípides	Idade (anos)	Valores (mg/dL)		
		Desejáveis	Limítrofes	Elevados
Colesterol total		< 170	170–199	≥ 200
LDL-c		< 110	110–129	≥ 130
HDL-c	< 10	≥ 40		
	10–19	≥ 35		
Triglicerídeos	< 10	≤ 100		> 100
	10–19	≤ 130		> 130

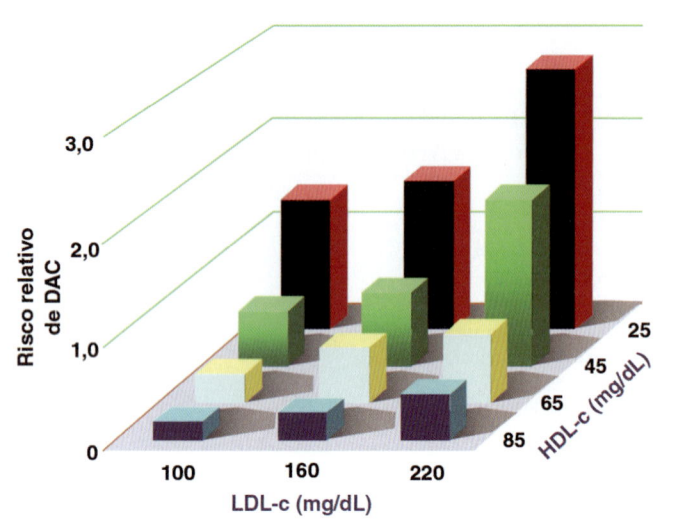

Fig. 60.3 Risco de DAC de acordo com os níveis de LDL-c e HDL-c no estudo de Framingham. (Adaptado da Ref. 15.)

QUADRO 60.9
Valores dos Percentis da Proteína C Reativa Ultra-sensível (PCR-us)

Quintil	PCR-us
1	0,1–0,7 mg/dL
2	0,7–1,1 mg/dL
3	1,2–1,9 mg/dL
4	2–2,8 mg/dL
5	3,9–15 mg/dL

No estudo JUPITER (*Justification for the Use of statins in Primary prevention: an Intervention Trial Evaluating Rosuvastatin*),[17] o uso de rosuvastatina (20 mg/dia) em indivíduos saudáveis e LDL-c normal (94–119 mg/dL; média, 108) mas com PCR-us elevada (média, 4,2 mg/L; variação, 2,8 a 7,1) resultou, em comparação ao placebo, em redução de 47% no risco relativo para IAM, AVC e morte cardiovascular.

ESTRATIFICAÇÃO DO RISCO CARDIOVASCULAR

Frente a um paciente com dislipidemia, o primeiro passo na estratificação do risco é a identificação de manifestações clínicas da doença aterosclerótica ou de seus equivalentes, como a presença de *diabetes mellitus*, doença vascular periférica etc. Indivíduos assim identificados possuem risco maior do que 20%, em 10 anos, de apresentar um evento cardiovascular.[1,6] Para os demais casos, a estratificação deve ser feita pelo escore de Framingham que permite a classificação dos indivíduos em *risco baixo* (probabilidade < 10% de IAM ou morte por DAC no período de 10 anos), *risco intermediário* (probabilidade entre 10 e 20%) e *risco elevado* (probabilidade > 20%).[6] Para maiores detalhes, ver Cap. 62 (*Tratamento da Hipercolesterolemia*).

DISTÚRBIOS DO METABOLISMO LIPÍDICO

Dislipidemia é o termo utilizado para caracterizar qualquer tipo de distúrbio do metabolismo dos lípides. Muito usadas também são as denominações hiperlipoproteinemia e hiperlipidemia. A primeira significa alterações nas lipoproteínas que implicam aumento da concentração do colesterol e/ou triglicerídeos séricos. A terminologia hiperlipidemia é utilizada para indicar que tanto o colesterol como os triglicerídeos, ou ambos, estão elevados. Na prática corrente utilizamos o termo hiperlipidemia para nos referirmos a aumento dos lípides (já que isso engloba necessariamente aumento das lipoproteínas), e dislipidemia como um termo mais global, envolvendo todos os aspectos clínicos e laboratoriais de um distúrbio do metabolismo lipídico.[1,2,18]

Há mais de 40 anos, Fredrickson propôs uma classificação fenotípica das dislipidemias primárias, de acordo com a sua expressão laboratorial, a qual até hoje é básica para o estudo e compreensão das dislipidemias (Quadro 60.10).

As dislipidemias são classificadas em *primárias*, quando decorrentes de distúrbios genéticos (Quadro 60.11), e *secundárias*, quando ocorrem em conseqüência de outras patologias ou uso de determinados tipos de medicamentos (Quadro 60.3). Vale ressaltar que, muitas vezes, causas secundárias podem ser o fator precipitante para a expressão de distúrbios primários, ou seja, os dois tipos de dislipidemia podem estar presentes em um mesmo paciente. Da mesma

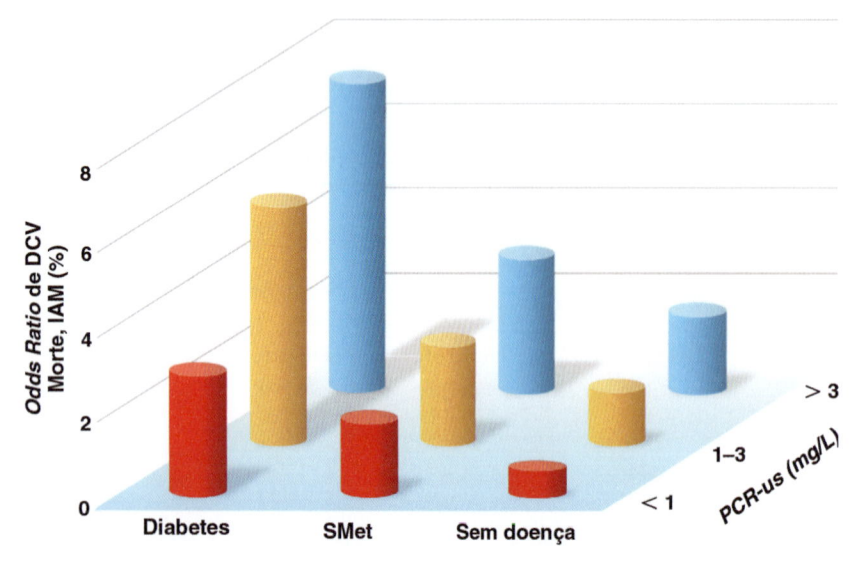

Fig. 60.4 *Odds Ratio* para doença cardiovascular de acordo com os níveis de proteína C reativa ultra-sensível (PCR-us) em pacientes com diabetes e síndrome metabólica (SMet). [Dados do NHANES 1999-2000.] (Adaptado da Ref. 16.)

QUADRO 60.10

Classificação Fenotípica das Dislipidemias Primárias (Fredrickson), Segundo a Expressão Clínico-laboratorial

Fenótipo	Alteração Lipoprotéica	Alteração Lipídica	Valores no Perfil Lipídico (mg/dL)	Aparência do Plasma após Refrigeração
I	↑ QM	Hipertrigliceridemia	CT = 160–400 TG = 1.500–5.000	Sobrenadante cremoso
IIa	↑ LDL	Hipercolesterolemia	CT > 240 TG < 200	Transparente
IIb	↑ LDL + ↑ VLDL	Hipertrigliceridemia + Hipercolesterolemia	CT = 240–500 TG = 200–500	Turvo
III	↑ IDL	Hipercolesterolemia + Hipertrigliceridemia	CT = 300–600 TG = 300–600	Turvo
IV	↑ VLDL	Hipertrigliceridemia	TG = 300–1.000 CT ≤ 240	Turvo
V	↑ QM; ↑ VLDL	Hipertrigliceridemia	CT = 160–400 TG = 1.500–5.000	Sobrenadante cremoso, camada inferior turva

QM = quilomícrons; LDL = lipoproteína de baixa densidade; IDL = lipoproteína de densidade intermediária; VLDL = lipoproteína de muito baixa densidade.

QUADRO 60.11

Características das Principais Hiperlipoproteinemias Primárias Resultantes de Mutações em um Único Gene

Distúrbio	Gene Mutante	Modo de Herança	Freqüência	Padrão de LP	Xantomas	Pancreatite	DVP
Def. familiar de LDL	LDL	AR	1/10⁶	I, V	Eruptivos	+	–
Def. familiar de apo-CII	Apo-CII	AR	1/10⁶	I, V	Eruptivos*	+	–
Hipercolesterolemia familiar (homozigótica)	Receptor de LDL	AD	1/10⁶	IIa, IIb*	Tendinosos; xantelasma	–	+
Hipercolesterolemia familiar (heterozigótica)	Receptor de LDL	AD	1/500	IIa, IIb*	Tendinosos; xantelasma	–	+
Apo-B100 defeituosa familiar	Apo-B100	AD	1/1.000	IIa	Tendinosos	–	+
Disbetalipoproteinemia	Apo-E	AR ou AD*	1/10⁴	III	Palmares	–	+
Hiperlipidemia familiar combinada	Desconhecido	AD	1/100	IIa, IIb IV, V*	–	–	+
Hipertrigliceridemia familiar	Desconhecido	AD	Incerta	IV, V*	Eruptivos	+	?

LP = lipoproteína; LPL = lipase lipoprotéica; AD = autossômico dominante; AR = autossômico recessivo; DVP = doença vascular prematura; * = raramente; + = presente; – = ausente; ? = incerto.
Adaptado da Ref. 1.

forma, elevação dos lípides pode ser a manifestação inicial das diversas doenças que cursam com dislipidemia.[1,2]

Dislipidemias Primárias

Didaticamente, podemos classificá-las em função de sua relação com o metabolismo dos triglicerídeos (TG), colesterol LDL (LDL-c) ou colesterol HDL (HDL-c) (Quadro 60.12).[19]

DISLIPIDEMIAS RELACIONADAS AOS TRIGLICERÍDEOS

Hiperquilomicronemia Familiar

Forma rara de dislipidemia, autossômica recessiva, resultante da ausência de atividade da lipase lipoprotéica (LPL) em todos os tecidos (*hiperlipoproteinemia tipo I*) ou, menos comumente, da ausência da apo-CII, co-fator e ativador obrigatório da LPL (*hiperlipoproteinemia tipo V*). Do ponto de vista clínico, ambos os defeitos têm apresentação idêntica, com crises recorrentes de dor abdominal e/ou pancreatite, xantomas eruptivos* (Fig. 60.5) e início geralmente na infância.[18–20]

Hepatomegalia e esplenomegalia (às vezes com hiperesplenismo) são achados freqüentes. Classicamente, os pacientes *não* são obesos e podem, em uma pequena proporção dos casos, só ser diagnosticados na idade adulta, com uma pancreatite aguda ou através da detecção de lipemia *retinalis* ao exame oftalmológico ou soro lipêmico em avaliação bioquímica de rotina. Com relação aos aspectos laboratoriais, os pacientes afetados têm hiperquilomicronemia, com grande aumento dos triglicerídeos (TG), geralmente na faixa de 1.500 a 5.000 mg/dL. Como uma pequena parte do colesterol também é transportada pelos quilomícrons, o colesterol total pode estar elevado, mas sempre em uma proporção triglicerídeo:colesterol > 5:1.

---

*Lesões cutâneas eruptivas, de coloração amarelada, geralmente com halo eritematoso e com cerca de 2–5 mm de diâmetro. São encontradas nas superfícies extensoras (cotovelos e joelhos) e, sobretudo, nas nádegas (ver Fig. 60.5).

QUADRO 60.12
Dislipidemias Primárias

Relacionadas ao LDL-c
- Hipercolesterolemia familiar
- Hiperlipidemia familiar combinada
- Apo-B100 defeituosa
- Hipercolesterolemia autossômica recessiva
- Sitosterolemia
- Xantomatose cerebrotendinosa

Relacionadas ao HDL-c
- Hipoalfalipoproteinemia familiar
- Deficiência familiar de apo-AI
- Deficiência de LCAT
- Doença do olho de peixe
- Doença de Tangier
- Hiperalfaliproteinemia (deficiência de CTEP)

Relacionadas aos triglicerídeos
- Hipertrigliceridemia familiar
- Hiperquilomicronemia familiar
- Disbetalipoproteinemia
- Deficiência da lipase hepática

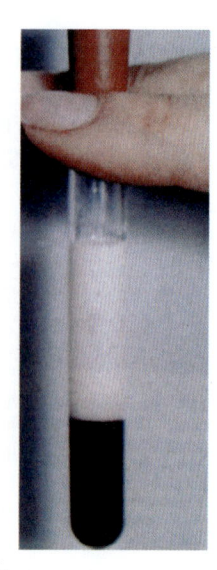

Fig. 60.6 Aspecto leitoso do soro em uma paciente diabética com hiperglicemia e hipertrigliceridemia intensas, com normalização do mesmo após a introdução da insulinoterapia.

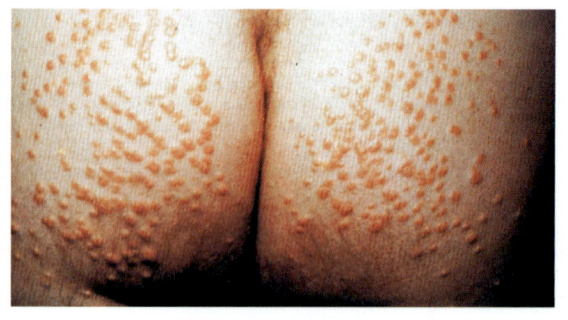

Fig. 60.5 Xantomas eruptivos na região glútea de paciente diabético com níveis de triglicerídeos de 2.400 mg/dL.

Muitos pacientes têm aumento moderado da VLDL, mas a LDL e a HDL estão diminuídas. O chamado "teste da geladeira" é uma forma clássica e simples de demonstrar o aumento dos quilomícrons. Como estes têm densidade muito baixa, após 18 h em geladeira ficarão na superfície, dando o aspecto de uma camada superior "cremosa" e um infranadante límpido (Fig. 60.6). Um diagnóstico de presunção pode ser feito pela restrição da ingestão de gorduras para 10–15 g/dia por 3–5 dias. Os TG caem vertiginosamente, geralmente atingindo valores de 200–600 mg/dL em 3–4 dias. Confirmação da deficiência de LPL é obtida pela medida da atividade lipolítica do plasma após a injeção endovenosa de heparina (0,2 mg/kg).[1,19–21]

Hipertrigliceridemia Familiar (HTF)

A HTF parece ser decorrente de uma produção exagerada de VLDL e é transmitida como um defeito autossômico dominante. Os níveis séricos de TG são usualmente > 500 mg/dL, enquanto o colesterol total está normal ou discretamente elevado. É uma dislipidemia freqüente, geralmente diagnosticada devido à associação com outras patologias (p.ex., obesidade, *diabetes mellitus*, hipotiroidismo), ingestão excessiva de bebidas alcoólicas ou uso de alguns fármacos (p. ex., diuréticos tiazídicos, betabloqueadores, estrogênios, tamoxifeno etc.). Nessas situações, os TG costumam estar mais elevados, podendo exceder 1.000 mg/dL, e o HDL-c encontra-se baixo.[1,19,20]

Na HTF, geralmente não há manifestações clínicas como xantomas, arco corneano ou xantelasmas. Episódios de pancreatite podem ocorrer, na dependência dos níveis dos TG. Existem controvérsias se a HTF, por si só, se acompanharia ou não de risco aumentado para DAC em pacientes.[1,2] Cerca de 70% dos pacientes com HTF preenchem os critérios diagnósticos de síndrome metabólica.[1]

Hipertrigliceridemia Esporádica (HTE)

A HTE se assemelha clínica e laboratorialmente à HTF. A ausência de elevação dos TG em parentes distingue a HTE da HTF.[1]

Disbetalipoproteinemia

Também conhecida como hiperlipoproteinemia tipo III, a disbetalipoproteinemia predomina em homens. Entre mulheres, usualmente só se manifesta após a menopausa. Decorre de mutação no gene que codifica a estrutura da apo-E, levando à presença de isoformas da apo-E que não interagem normalmente com os seus receptores. Nessa condição existe um acúmulo de remanescentes de quilomícrons, VLDL e IDL. As partículas remanescentes predominantes são denominadas β-VLDL. Caracteristicamente, os níveis da LDL estão diminuídos, refletindo o bloqueio da transformação normal dos remanescentes da VLDL em LDL. Todas essas partículas remanescentes são ricas em ésteres do colesterol, de maneira que quase sempre os níveis de colesterol total estão tão elevados quanto os dos TG. A doença só ocorre no indivíduo homozigótico para o alelo apo-E2, situação que está presente em cerca de 1% da população. No entanto, a prevalência da disbetalipoproteinemia é muito menor (1:10.000), indicando a necessidade de outros fatores para a sua expressão, seja outras dislipidemias primárias (p.ex., hiperlipidemia familiar combinada), seja fatores ambientais, como obesidade, ingestão excessiva de álcool, diabetes ou hipotiroidismo. As manifestações clínicas não costumam aparecer antes dos 20 anos de idade, exceto nos raros casos de mutações apo-E autossômicas dominantes.[22–24]

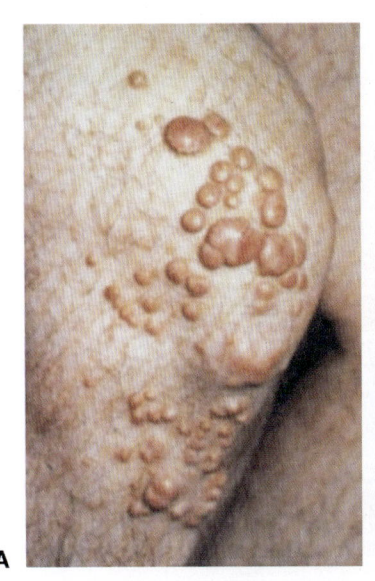

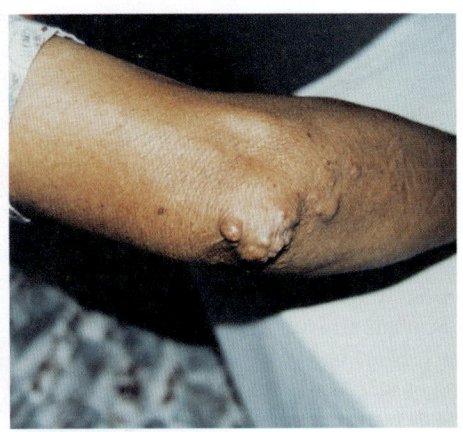

Fig. 60.7 Xantomas tuberosos em joelho (**A**) e cotovelo (**B**).

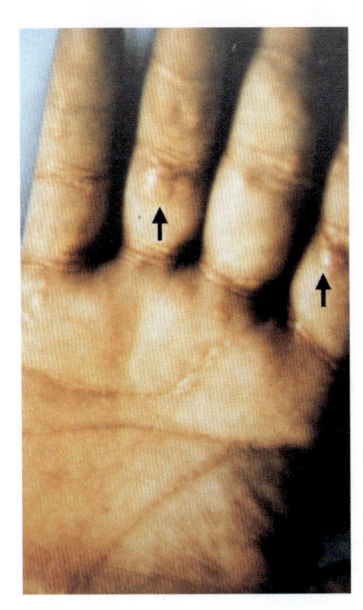

Fig. 60.8 A presença de xantomas palmares (*setas*) é muito sugestiva da disbetalipoproteinemia.

A maioria dos pacientes (cerca de 80%) apresenta xantomas tuberosos* (Fig. 60.7A e B) ou tuberoeruptivos.** A presença de *xantomas palmares*** (Fig. 60.8) é praticamente patognomônica da disbetalipoproteinemia familiar, mas pode também acontecer na doença colestática. Vários pacientes têm tolerância à glicose diminuída, e a obesidade é muito freqüente. A doença aterosclerótica das coronárias e demais artérias é um achado bastante comum, em especial envolvendo membros inferiores (claudicação intermitente e gangrena). Disbetalipoproteinemia responde por 0,2 a 1% de todos os distúrbios lipídicos associados com IAM em pessoas com menos de 60 anos. Episódios de pancreatite aguda decorrentes da hipertrigliceridemia podem ocasionalmente ocorrer. Os valores do colesterol e dos triglicerídeos estão, em geral, moderadamente elevados e de forma semelhante (CT e TG na faixa de 300 a 400 mg/dL). O HDL-c é normal e o LDL-c, quase sempre diminuído. Na eletroforese das lipoproteínas, encontra-se o padrão banda beta larga.[1,22,24]

Deficiência da Lipase Hepática (DLH)

A lipase hepática é uma glicoproteína sintetizada e secretada pelo fígado. Ela catalisa a hidrólise de triacilgliceróis e fosfolipídios em diferentes lipoproteínas, contribuindo para o remodelamento dos remanescentes de VLDL, bem como da IDL, HDL e LDL. DLH é uma rara patologia, associada com conversão diminuída de remanescentes de VLDL em IDL e quase completa ausência de conversão de IDL em LDL. Também resulta em aumento do número de partículas de LDL pequenas e densas. Este último achado, bem como o acúmulo de remanescentes de VLDL, predisporia os indivíduos com DLH para um risco aumentado de aterosclerose. Laboratorialmente, a DLH se caracteriza por elevação de TG (400 a 8.200 mg/mL) e CT (250 a 1.500 mg/mL), enquanto os níveis do HDL-c estão normais ou levemente aumentados.[1,15,26] Em um estudo recente, em comparação ao grupo-controle, os valores médios dos TG, HDL-c e LDL-c foram, respectivamente, 55% maiores, 12% mais altos e 19% mais baixos.[26] Ao exame físico, detectam-se xantomas tuberoeruptivos e palmares, além de arco corneano prematuro.[1,2]

DISLIPIDEMIAS RELACIONADAS AO LDL-c

Hipercolesterolemia Familiar (HF)

Trata-se de uma doença monogênica, com transmissão autossômica dominante. Resulta da deficiência de receptores da LDL, por mutações no gene desse receptor (mais de 900 já foram descritas). Os homozigóticos praticamente não possuem receptores de LDL, enquanto nos heterozigóticos ocorre uma diminuição de 50%. Isso

---

*Localizados nas superfícies extensoras, são geralmente móveis e de cor alaranjada ou vermelha (ver Fig. 60.7).
**Nódulos amarelados ou róseos, com 3–8 mm, freqüentemente confluentes. Também costumam surgir nas superfícies extensoras.
***Nódulos de descoloração amarelo-alaranjada nos sulcos da palma da mão (ver Fig. 60.8).

leva a um menor catabolismo da LDL e, conseqüentemente, a um aumento dos níveis do LDL-c.[2,27]

HF tem uma freqüência estimada, na forma heterozigótica, de 1 em cada 500 indivíduos. Já os homozigóticos, felizmente, são raros (1:1.000.000), pois esses pacientes possuem valores do colesterol extremamente altos (tipicamente, CT de 600–1.000 mg/dL e LDL-c de 550–950 mg/dL) e sofrem de aterosclerose grave e prematura. A maioria dos pacientes afetados já apresenta DAC na primeira década de vida e geralmente morre até os 20 anos de idade. Já foi relatado o caso de uma criança que teve um IAM aos 18 meses de idade. Os homozigóticos são também susceptíveis à estenose aórtica valvular e supravalvular.[1,27–29]

Nos indivíduos adultos heterozigóticos, tipicamente, o CT é > 300 mg/dL e o LDL-c > 250 mg/dL, com TG normais.[1] A grande maioria dos portadores de HF heterozigótica não sabem que têm a doença ou não foram devidamente esclarecidos por seus médicos sobre a mesma.[29] Isso é lamentável porque, nos indivíduos adequadamente tratados, a expectativa de vida agora é similar à da população geral.[29] Em contraste, os pacientes não tratados, sobretudos os homens, apresentam isquemia miocárdica sintomática, com freqüência crescente, a partir da terceira ou quarta década de vida. Aproximadamente 50% dos homens e 15% das mulheres acometidos morrerão antes da idade de 60% por DAC ou doença da raiz da aorta.[29]

Clinicamente, os pacientes com HF apresentam xantomas tendinosos, que são um achado *quase* patognomônico (presentes em aproximadamente 75% dos casos). Esses xantomas tendem a aparecer a partir da adolescência (às vezes, antes dos 10 anos na HF homozigótica) e são massas, em geral fusiformes, que podem ser observadas em qualquer tendão do corpo, mas predominam no tendão-de-aquiles e extensores das mãos (Fig. 60.9). Episódios recorrentes de tendinite podem ocorrer nos pacientes com xantomas no tendão-de-aquiles. Também xantelasma (Fig. 60.10) e arco corneano (Fig. 60.11) são características da HF e podem estar presentes desde a terceira década.[1,19,27–29] Xantomas tuberosos podem também ser encontrados na HF homozigótica. Muitos pacientes heterozigóticos podem se apresentar sem anormalidades ao exame físico.[1]

A HF heterozigótica deve ser suspeitada em todo indivíduo com DAC prematura. A HF homozigótica deve ser considerada em qualquer criança com níveis de CT extremamente elevados (p.ex., > 500 mg/dL) ou xantomas.[1]

Uma causa muito rara de hipercolesterolemia autossômica dominante são mutações com ganho de função no gene *PCSK9* (pró-proteína convertase subtilisina/kexina tipe 9), que codifica a NARC-1 (convertase neural regulada por apoptose).[30] Acredita-se que essa

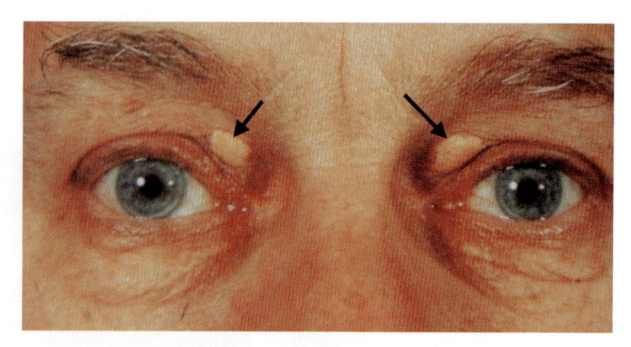

Fig. 60.10 Xantelasma bilateral (*setas*) em um paciente com colesterol LDL de 190 mg/dL. Notar o arco corneano incompleto.

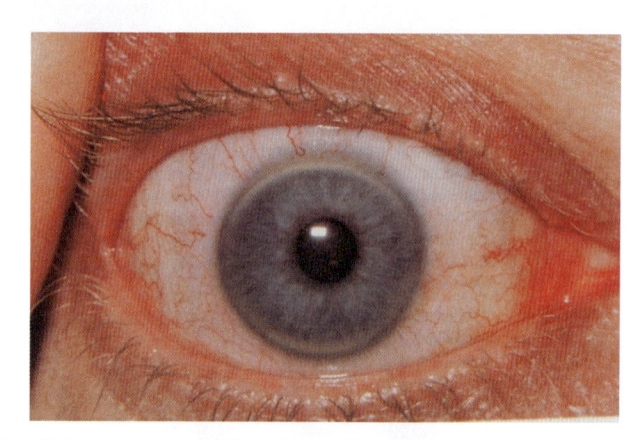

Fig. 60.11 Arco corneano bilateral em mulher de 28 anos com hipercolesterolemia familiar heterozigótica (CT = 340 mg/dL).

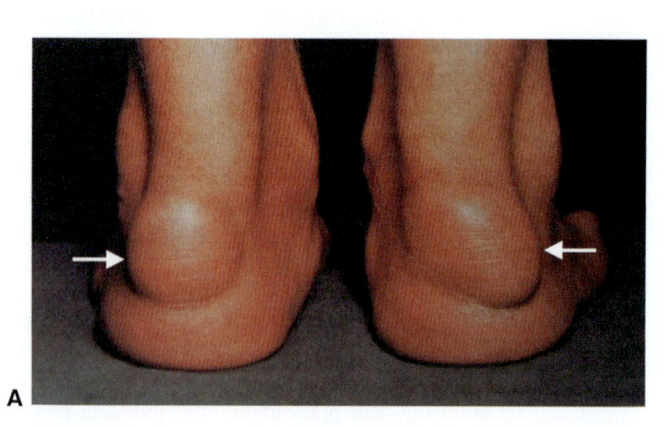

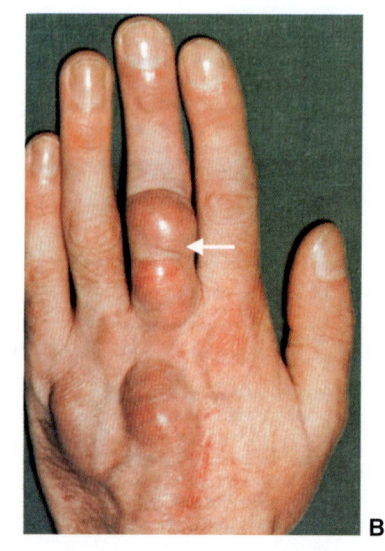

Fig. 60.9 A e B Aspecto característico dos xantomas tendinosos (*setas*), *quase* patognomônicos da hipercolesterolemia familiar.

proteína desempenhe um papel na degradação do receptor da LDL.[1] Da mesma forma, em uma única família, foi descrita hipercolesterolemia autossômica dominante associada à colelitíase, resultante de mutação no gene que codifica colesterol 7-α hidroxilase.[1]

Hipercolesterolemia Poligênica (HP)

A HP apresenta-se com níveis de colesterol moderadamente elevados e responde por 85% dos casos de hiperlipoproteinemia padrão IIa (entre os demais, 10% têm hiperlipidemia familiar combinada e 5%, HF). Decorre de um catabolismo defeituoso da LDL, associado ao aumento da sua produção e, possivelmente, outros distúrbios genéticos. Parece ser necessária a presença de fatores ambientais para a sua expressão. O colesterol total situa-se em torno de 300 a 350 mg/dL. Não há elevação do TG, e a freqüência de parentes em primeiro grau com hipercolesterolemia é muito baixa. Esses indivíduos têm risco aumentado de aterosclerose, em especial DAC. HP é diagnosticada pela exclusão de outras causas genéticas primárias, pela ausência de xantomas tendinosos e pela demonstração de que não mais que 10% dos parentes em primeiro grau têm hipercolesterolemia.[1,6,18]

Hiperlipidemia Familiar Combinada (HFC)

Transmitida de modo autossômico dominante, a HFC é a dislipidemia primária mais prevalente. Sua prevalência foi originalmente estimada em 0,5–2%.[2] Todavia, em um estudo populacional mais recente,[31] ela se mostrou bem maior (5 a 7%).

Em contraste com a hipercolesterolemia familiar, que é causada por mutações em um número limitado de genes afetados, a genética da HFC permanece obscura e muito pouco genes candidatos foram identificados.[1,32] Um papel importante para o agrupamento de genes APOA1/C3/A4/A5 no cromossomo 11 foi encontrado inicialmente.[32] Mais recentemente, outros genes passaram a ser incriminados, incluindo alelos específicos do fator de transcrição a montante-1 (*upstream transcription factor-1* [USF-1]) no cromossomo 1q21, o *CD-36* (cromossomo 4) e o fator hepatocítico nuclear 4α (cromossomo 20).[1,32]

Na HFC existe uma produção aumentada de VLDL pelo fígado, com redução da capacidade de remoção de lipoproteínas ricas em triglicerídeos (VLDL e quilomícrons). Os pacientes podem ter níveis de LDL e VLDL aumentados, bem como elevação apenas de uma dessas lipoproteínas. Assim, existem três fenótipos para a HFC: hipertrigliceridemia, hipercolesterolemia ou ambas. Importante é o fato de que o padrão de alteração lipídica pode modificar-se ao longo do tempo em um mesmo paciente. A doença costuma manifestar-se plenamente na idade adulta, sendo excepcional a detecção de hiperlipidemia em crianças. Com relação à clínica, os pacientes podem apresentar-se com xantelasmas, enquanto obesidade e diminuição da tolerância à glicose são freqüentes.[1,19,33,34]

O risco de DAC nos indivíduos com HFC é significativamente elevado. Na realidade, ela é a dislipidemia mais freqüente em pacientes afetados por DAC (10%) e entre os sobreviventes de IAM com idade < 60 anos (11,3%).[35] Essa percentagem aumenta para 40% quando todos os sobreviventes de IAM são considerados, sem limite de idade.[35]

Apoproteína-B100 Defeituosa Familiar (ADF)

A ADF é causada por mutação no gene da apo-B100, o que prejudica sua ligação ao receptor da LDL. Sua prevalência, na população branca, é de 1 em cada 500 a 750 pessoas. Em uma população não selecionada etnicamente diversa, essa prevalência foi de 0,08%. Atualmente, uma única mutação (substituição de glutamina por arginina no aminoácido 3.500) responde por quase todos os casos de ADF. Esta última cursa com níveis elevados do CT e LDL-c, bem como com susceptibilidade aumentada para DAC. Fenotipicamente, ADF é similar à HF, mas as manifestações cardiovasculares são mais moderadas.[1,2,36]

Em laboratórios especializados, é possível fazer o rastreamento para a principal mutação causadora da ADF. O *tratamento* é similar ao da HF heterozigótica (dieta pobre em gorduras e uso de estatinas, isoladas ou associadas a outras drogas).[1,2,36]

Hipercolesterolemia Autossômica Recessiva (HAR)

O fenótipo clínico da HAR é similar ao da clássica HF homozigótica (HFH), mas é mais variável e geralmente menos grave. Além disso, a HF é herdada como um padrão dominante.[37] Em um estudo italiano,[38] os valores médios do LDL-c na HAR foram comparáveis aos dos casos de HF heterozigótica, porém mais baixos de que os encontrados na HFH (15,54 ± 2,33 vs. 21,4 ± 3,56 mmol/L). O risco de DAC revelou-se 9 vezes menor em comparação à HFH.[38]

O defeito fisiológico na HAR é a falência de alguns (mas não de todos) tipos celulares que participam da internalização da LDL dependente do receptor de LDL. A HAR resulta de mutações no gene *arh* que codifica uma suposta proteína adaptadora denominada ARH, necessária para captação de LDL por seus receptores hepáticos. Até recentemente, cerca de 10 mutações haviam sido descritas em aproximadamente 50 indivíduos com HAR, a maioria originária da Sardenha ou do Oriente Médio.[1,37]

Xantomatose Cerebrotendinosa (XCT)

A XCT é um distúrbio do metabolismo dos esteróis, associado com manifestações neurológicas (ataxia cerebelar, demências, paresia do cordão medular e inteligência subnormal), xantomas tendinosos e catarata em indivíduos jovens. Aterosclerose precoce é comum e osteoporose pode estar ocasionalmente presente (supostamente por alterações no metabolismo da vitamina D). XCT decorre de mutações que causam deficiência da 27-hidroxilase, uma enzima-chave na oxidação do colesterol e na síntese dos ácidos biliares. Como resultado, altos níveis de colesterol e colestanol (um derivado 5α-diidro do colesterol) acumulam-se no plasma, tendões e tecidos do sistema nervoso. O *tratamento* mais usual consiste na combinação do ácido quenodesoxicólico e uma estatina.[1,39,40]

Sitosterolemia

Nessa rara doença, sitosteróis e outros fitoesteróis são absorvidos no intestino em grande quantidade, resultando em seu acúmulo no plasma (níveis 50–200 vezes maiores que o normal) e tecidos periféricos. Aterosclerose prematura pode ocorrer. O defeito molecular foi mapeado no cromossomo 2p21 e consiste em mutações nos genes que codificam os co-transportadores ABCG8 e ABCG5. As crianças afetadas têm xantomas tendinosos e níveis de LDL-c normais ou elevados. O diagnóstico diferencial inclui hipercolesterolemia familiar e xantomatose cerebrotendinosa. O diagnóstico pode ser confirmado pela demonstração no plasma de esteróis anormais, através de uma cromatografia gás–líquido dos lípides plasmáticos. O *tratamento* é feito à base de restrição dietética de fitoesteróis.[1,41] Ezetimibe, uma droga que inibe a absorção intestinal de colesterol, pode também ser útil.[42]

DISLIPIDEMIAS RELACIONADAS AO HDL-c

Deficiência da Proteína Transferidora do Éster de Colesterol (CETP)

Tendo em vista que CETP regula os níveis plasmáticos do HDL-c e o tamanho das partículas de HDL, ela é considerada uma proteína-chave no transporte reverso do colesterol, um sistema protetor contra aterosclerose.[43] Deficiência de CTEP é uma condição rara, exceto entre japoneses. Caracteriza-se por níveis de HDL-c muito aumentados (geralmente > 100 mg/dL) devido a uma atividade diminuída da CETP. No entanto, apesar dos valores elevados de HDL-c, o efeito sobre o risco para DAC de mutações que diminuem a atividade da CETP ainda é incerto.[1] Nos heterozigóticos, a elevação do HDL-c é moderada. Até recentemente, 10 mutações no gene da CTEP haviam sido descritas.[44]

Doença de Tangier

A doença de Tangier resulta de mutações no gene *ABCA1*, que codifica o *ATP binding cassette transporter A1*, proteína transmembrana que tem o importante papel no transporte reverso do colesterol executado pela partícula HDL ao longo dos vasos sangüíneos. Laboratorialmente, caracteriza-se por níveis baixos de HDL-c e LDL-c. Entre as principais manifestações clínicas estão amígdalas de cor alaranjada (por depósito de colesterol) (Fig. 60.12), opacidades da córnea, hepatoesplenomegalia, neuropatia periférica e doença aterosclerótica precoce (DAC, AVC e insuficiência vascular periférica). Não existe um tratamento específico.[12,45,46]

Hipoalfalipoproteinemia Familiar (HALF)

Na maioria das vezes, a HALF tem transmissão autossômica dominante e se caracteriza por deficiência parcial de HDL. É comum (prevalência em torno de 1/400) e se manifesta por baixos níveis de HDL-c e risco aumentado para DAC prematura (Quadro 60.13). O diagnóstico fica sugerido pela detecção de valores do HDL-c < 30 mg/dL em homens e < 40 mg/dL em mulheres antes da menopausa. Não há achados físicos característicos, mas freqüentemente existe uma história familiar de HDL-c baixo e DAC prematura. Os defeitos metabólicos e genéticos que levam à redução do HDL-c são desconhecidos, mas parece que até 50% dos níveis baixos do HDL-c estão ligados à lipase hepática ou ao *locus* do gene da apo-AI/apo-CIII/apo-AIV.[1,2,47]

Mutações no gene da apolipoproteína AI (apo-AI) podem também causar redução da síntese de HDL, resultando em baixos níveis de HDL-c (tipicamente < 10 mg/dL), DAC prematura, xantomas e opacidades corneanas. Existem outras raras variantes de apo-AI, incluindo a apo-AI$_{Milano}$, que é transmitida por um traço autossômico dominante e não se associa à DAC precoce.[1,19]

Deficiência da Lecitina-colesterol Acil-transferase (LCAT)

A deficiência de LCAT é um raro distúrbio autossômico recessivo, causado por mutações no gene da LCAT, e pode manifestar-se por opacidades na córnea, anemia normocítica, insuficiência renal em adultos jovens e DAC precoce. Resulta em diminuição da esterificação do colesterol para ésteres de colesterol nas partículas HDL. Como resultado, o colesterol livre se acumula nas partículas de lipoproteínas e tecidos periféricos, como córnea, membranas das hemácias e nos glomérulos renais. Na deficiência de LCAT, os níveis de colesterol são variáveis e os do HDL-c, reduzidos. Nor-

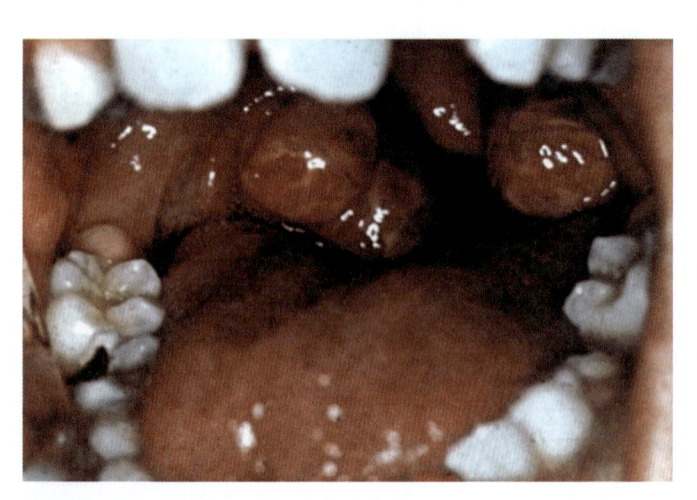

Fig. 60.12 Amígdalas de cor alaranjada, por depósito de colesterol, são umas das principais manifestações da doença de Tangier.

QUADRO 60.13

Distúrbios Genéticos do Metabolismo da Lipoproteína de Alta Densidade (HDL)

Distúrbio	Gene Mutante	Modo de Herança	Freqüência	Valor Típico do HDL (mg/dL)	Opacificações da Córnea	DVP
• Hipoalfalipoproteinemia familiar	ABCA1	AD	~ 1/400	20–30	–	+
• Deficiência familiar de apo-AI	Apo-AI ou apo-AI/apo-CII	AR	Rara	5	+	+
• Apo-AI$_{Milano}$	Apo-AI	AD	Rara	10	–	–
• Deficiência de LCAT	LCAT	AR	Rara	10	+	+
• Doença do olho de peixe	LCAT	AR	Rara	10	+	–
• Doença de Tangier	ABCA1	AR	Rara	5	+	+
• Deficiência de CTEP	CTEP	AR	Rara	100	–	–

AD = autossômico dominante; AR = autossômico recessivo; LCAT = lecitina-colesterol acil-transferase; CETP = proteína transferidora do éster de colesterol; DVP = doença vascular prematura.
Adaptado da Ref. 1.

malmente, a quantidade de colesterol livre (CL) responde por cerca de um terço do colesterol total. Na deficiência de LCAT, o CL representa a maior parte do colesterol plasmático. O acúmulo de CL nesses casos pode levar à DAC prematura. Até que se disponha de uma medicação que efetivamente aumente a atividade da LCAT, o tratamento da deficiência dessa enzima continuará sendo preventivo (pela restrição de gorduras dietéticas) e sintomático (p.ex., transplante renal).[1,19,48]

Uma variante da deficiência da LCAT é a chamada *doença do olho de peixe*. Embora também decorra de mutações no gene da LCAT, tem um fenótipo menos acentuado. Existem opacidades na córnea e HDL-c baixo, mas não há anemia nem doença renal.[49] Aterosclerose prematura raramente ocorre.[1]

O médico deve estar atento para distinguir os distúrbios mencionados de condições bem mais comuns que cursam com baixos níveis de HDL-c. Por exemplo, em função do consumo baixo de gordura na dieta (p.ex., dieta vegetariana), existe produção diminuída de HDL a partir de quilomícrons (que também estão diminuídos), e os indivíduos têm um risco baixo de DAC. Outra causa de redução do HDL-c é a hipertrigliceridemia, pois, nessa situação, os triglicerídeos são fisiologicamente retirados e substituídos por colesterol esterificado no núcleo da HDL, e assim, à medida que se elevam os níveis dos TG no plasma, o HDL-c diminuirá.[1,2] Redução no HDL-c é também comumente vista em pacientes com dislipidemia diabética, síndrome metabólica ou submetidos à terapia anti-retroviral.[1,2,18,50]

Dislipidemias Secundárias

Determinadas patologias – particularmente *diabetes mellitus*, obesidade, hipotiroidismo e alcoolismo – e medicações podem predispor à dislipidemia por interferirem com o metabolismo de uma ou mais lipoproteínas, levando ao aumento do colesterol e/ou TG plasmáticos (Quadros 60.2, 60.3 e 60.14).[1] Podem, também, exacerbar significativamente as alterações lipídicas das hiperlipoproteinemias primárias.[2]

Os pacientes com dislipidemias secundárias estão sujeitos às mesmas conseqüências induzidas pelas hiperlipidemias primárias ou de causas genéticas: (a) aterosclerose prematura; (b) pancreatites e outros aspectos da síndrome de quilomicronemia; e (c) xantomatose.

HIPOTIROIDISMO

O distúrbio lipídico mais característico do hipotiroidismo é a elevação do LDL-c, a qual pode vir isolada ou associada à hipertrigliceridemia (resultante de baixa atividade da lipase lipoprotéica). O HDL-c encontra-se inalterado ou um pouco baixo. O aumento do LDL-c resulta de diminuição de sua depuração, provavelmente devido à menor expressão do receptor hepático de LDL. As partículas LDL dos hipotiróideos parecem ser mais susceptíveis à oxidação, o que potencialmente as torna mais aterogênicas. Ocasionalmente, um padrão lipídico compatível com disbetalipoproteinemia é observado no hipotiroidismo. Essas alterações lipídicas contribuem para o maior risco de surgimento de doença coronariana observado em hipoti-

QUADRO 60.14
Distúrbios Clínicos Associados com Hiperlipidemias Secundárias

Distúrbio	Padrão de LP	LP Elevadas no Plasma	Mecanismo Proposto
Endócrino-metabólico			
• *Diabetes mellitus*	IV, V	VLDL, QM	Aumento da produção de VLDL; diminuição da depuração de VLDL
• Hipotiroidismo	IIa, III*	LDL, β-VLDL*	Diminuição da depuração de LDL
• Estrogenioterapia oral	IV, V*	VLDL	Aumento da produção de VLDL (sobretudo em mulheres geneticamente predispostas)
• Acromegalia	IV	VLDL	Aumento da produção de VLDL
• Hipopituitarismo	IIb	VLDL, LDL	Aumento da produção de VLDL, com conversão em LDL
• Uso de glicocorticóides	IIa, IIb	VLDL, LDL	Aumento da produção de VLDL, com conversão em LDL
• Anorexia nervosa	IIa	LDL	Diminuição da excreção biliar de colesterol e ácidos biliares
• Lipodistrofia (congênita ou adquirida)	IV	VLDL	Aumento da produção de VLDL
• Porfiria intermitente aguda	IIa	LDL	Desconhecido
• Síndrome de Werner	IIa	LDL	Desconhecido
• Doença de estocagem do glicogênio	IV, V*	VLDL	Aumento da produção de VLDL; diminuição do catabolismo de VLDL
Não-endócrino			
• Álcool	IV, V*	VLDL, QM*	Aumento da produção de VLDL (sobretudo em indivíduos geneticamente predispostos)
• Síndrome nefrótica	IIa, IIb	VLDL, LDL	Aumento da produção de VLDL
• Uremia	IV	VLDL	Diminuição da depuração de VLDL
• Obstrução biliar ou colestase	—	LP-X	Desvio do colesterol e fosfolipídio biliar para a circulação
• Hepatite	IV	VLDL	Diminuição da LCAT; aumento da produção de VLDL
• LES	I	QM	Anticorpos se ligam à heparina e, assim, diminuem atividade da lipase lipoprotéica
• Gamopatia monoclonal	IIa, III, IV	VLDL, LDL	Anticorpos se ligam às lipopoteínas e interferem com o catabolismo

LP = lipoproteínas; LPL = lipase lipoprotéica; QM = quilomícrons; LP-X = lipoproteína X; LES = lúpus eritematoso sistêmico; * = raramente; AD = autossômico dominante; AR = autossômico recessivo; LCAT = lecitina-colesterol acil-transferase.
Adaptado da Ref. 1.

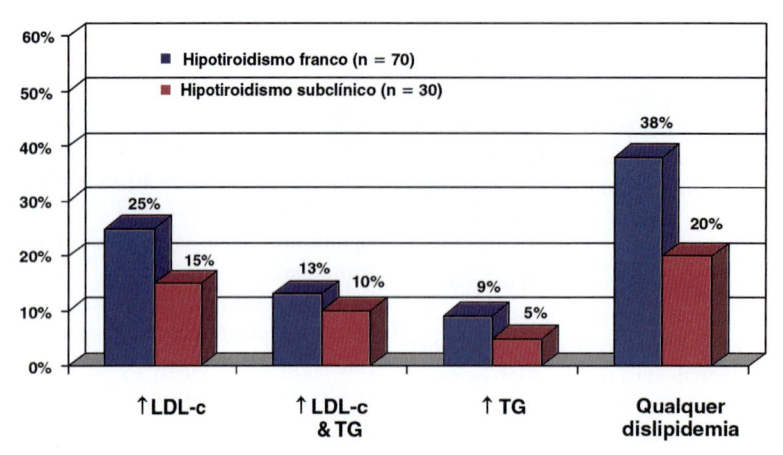

Fig. 60.13A Freqüência de dislipidemia em pacientes com hipotiroidismo franco ou subclínico. (Adaptado da Ref. 52.)

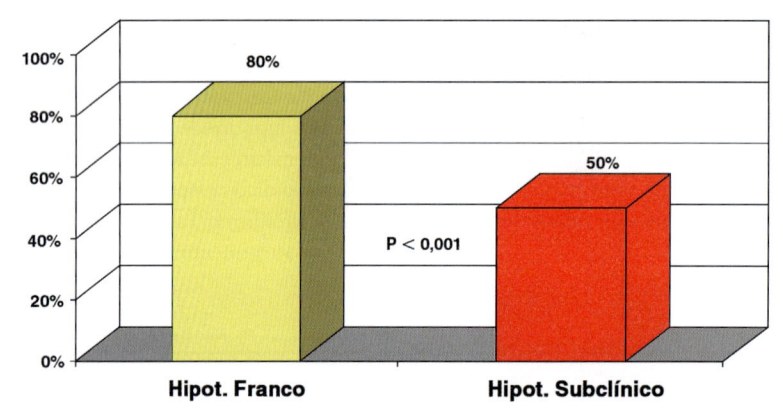

Fig. 60.13B Eficácia da L-tiroxina em reverter a dislipidemia em casos de hipotiroidismo. (Adaptado da Ref. 52.)

róideos. Outros fatores de risco cardiovascular eventualmente encontrados nessa população incluem elevação da PCR ultra-sensível, homocisteína e Lp(a).[51,52]

Entre 100 pacientes com hipotiroidismo primário franco (HTF), 25% tinham elevação do LDL-c, 9% dos TG, 13% de ambos e 38%, algum tipo de dislipidemia.[52] Os percentuais correspondentes nos casos de hipotiroidismo subclínico (HSC) foram 15, 5, 10 e 20% (Fig. 60.13A). A reposição de L-tiroxina reverteu a dislipidemia em 80% dos casos de HTF e em 50% daqueles com HSC (Fig. 60.13B).[52]

DISLIPIDEMIA DIABÉTICA

A dislipidemia observada em diabéticos caracteriza-se por hipertrigliceridemia, redução do HDL-c e aumento do número de partículas de LDL pequenas e densas, as quais são mais aterogênicas.[53] Um padrão similar é observado em pacientes com síndrome metabólica.[54]

DROGAS

Diversas drogas podem interferir com o perfil lipídico, elevando o LDL-c (p.ex., diuréticos, mitotano, progestogênios etc.), os TG (p.ex., estrogenioterapia oral, tamoxifeno, betabloqueadores [BB], isotretinoína etc.) ou ambos (p.ex., inibidores de proteases [IP], ciclosporina, glicocorticóides etc.).[1,2]

Convém salientar que o efeito sobre o perfil lipídico exercido pelos tiazídicos em baixas doses e BB cardiosseletivos é mínimo.[3]

Os principais efeitos da estrogenioterapia oral são hipertrigliceridemia, diminuição do LDL-c (por aumento do *clearance* da LDL da circulação) e elevação do HDL-c. Esses efeitos são mínimos ou ausentes quando se utilizam outras vias de administração do estrogênio. Os progestogênios elevam o LDL-c e reduzem o HDL-c. Hipertrigliceridemia (às vezes grave, levando à pancreatite) pode resultar do uso do SERM tamoxifeno. Raloxifeno, um outro SERM, não eleva os TG.[1-4]

O metabolismo do álcool resulta em aumento da concentração de NADH que inibe a oxidação de ácidos graxos no fígado. Como conseqüência, ocorrem aumento da síntese de TG e da produção de VLDL, além de esteatose hepática. Assim, o consumo crônico de álcool eleva os níveis de TG e pode levar à hipertrigliceremia grave, às vezes tão intensa que resulta em pancreatite. O consumo de álcool também eleva o HDL-c.[1-4]

O uso de IP em pacientes com infecção pelo HIV freqüentemente resulta em uma dislipidemia com padrão altamente aterogênico (aumento do LDL-c, hipertrigliceridemia e redução do HDL-c), associada a lipodistrofia, resistência insulínica e hiperglicemia. Ritonavir é o IP que mais causa hipertrigliceridemia.[50,55]

BIBLIOGRAFIA

1. Mahley RW, Weisgraber KH, Bersot TP. Disorders of lipid metabolism. *In*: Larsen PR, Kronenberg HM, Melmed S, Polonsky KS (eds).

1. *Williams Textbook of Endocrinology*. 11th ed. Philadelphia: WB Saunders, 2008:1589-654.
2. Malloy MJ, Kane JP. Disorders of lipoprotein metabolism. In: Greenspan FS, Gardner DG (eds). *Basic and Clinical Endocrinology*. 7th ed. New York: McGraw-Hill & Lange, 2004:766-93.
3. Scartezini M, Picheth G, Salgado W, et al. Metabolismo dos lípides e lipoproteínas. In: Martinez TLR (ed). *Manual de Condutas Clínicas em Dislipidemias*. São Paulo: Medline, 2003:21-33.
4. Novazzi JP, Fonseca FAH, Monteiro CMC. Diagnóstico e classificação das dislipidemias. In: Martinez TLR (ed). *Manual de Condutas Clínicas em Dislipidemias*. São Paulo: Medline, 2003:133-40.
5. Scartezini M, Picheth G, Salgado W, et al. Metabolismo dos lípides e lipoproteínas e classificação das dislipidemias. In: Martinez TLR (ed). *Manual de Condutas Clínicas em Dislipidemias*. São Paulo: Medline, 2003:133-40.
6. Sposito AC, Caramelli B, Fonseca FA, et al. IV Brazilian guidelines for dyslipidemia and atherosclerosis prevention: Department of Atherosclerosis of Brazilian Society of Cardiology. *Arq Brasil Cardiol*, 2007; *88*(suppl 1):2-19.
7. National Cholesterol Education Program. Executive summary of the Third Report of the National Cholesterol Education Program (NCEP) Expert Panel on detection, evaluation and treatment of high blood cholesterol in adults (adult treatment panel III). *JAMA*, 2001; *285*:2486-97.
8. Kavey R-E, Daniels SR, Lauer RM. American Heart Association Guidelines for Primary Prevention of Atherosclerotic Cardiovascular Disease Beginning in Childhood. *Circulation*, 2003; *107*:1562.
9. Rabelo LM, Couto-Silva AC, Martinez TLR. Dislipidemias na infância e adolescência. In: Martinez TLR (ed). *Manual de Condutas Clínicas em Dislipidemias*. São Paulo: Medline, 2003:221-38.
10. Ferns G, Keti V, Griffin B. Investigation and management of hypertriglyceridaemia. *J Clin Pathol*, 2008; *61*:1174-83.
11. Fung MA, Frohlich JJ. Common problems in the management of hypertriglyceridemia. *CMAJ*, 2002; *167*:1261-6.
12. Oliveira GH. Novel serologic markers of of cardiovascular risk. *Curr Atheroscler Rep*, 2005; *7*:148-54.
13. De Ferranti SD, Rifai N. C-reactive protein: a nontraditional serum marker of cardiovascular risk. *Cardiovasc Pathol*, 2007; *16*:14-21.
14. Wilson PW. Assessing coronary heart disease risk with traditional and novel risk factors. *Clin Cardiol*, 2004; 27(6 suppl 3):III7-11.
15. Castelli WP. High density lipoprotein cholesterol and mortality. The Framingham Heart Study. *Can J Cardiology*, 1988; *4*:5A-10A.
16. Malik S, Wong ND, Franklin S, et al. Cardiovascular disease in U.S. patients with metabolic syndrome, diabetes, and elevated C-reactive protein. *Diabetes Care*, 2005; *28*:690-93.
17. Ridker PM, Danielson E, Fonseca FA, et al.; JUPITER Study Group. Rosuvastatin to prevent vascular events in men and women with elevated C-reactive protein. *N Engl J Med*, 2008; *359*:2195-207.
18. Cox RA. The hyperlipidemias. *Bol Assoc Med PR*, 2003; *95*:36-44.
19. Defeshe JC, Ferreira Jr JR, Martinez TLR. Dislipidemias primárias. In: Martinez TLR (ed). *Manual de Condutas Clínicas em Dislipidemias*. São Paulo: Medline, 2003:121-32.
20. Smit JW, Diamant M. Genetically defined hyperlipidemia. *Pharmacogenomics*, 2004; *5*:295-304.
21. Santamarina-Fojo S. The familial chylomicronemia syndrome. *Endocrinol Metab Clin North Am*, 1998; 27:551-67.
22. Blom DJ, Byrnes P, Jones S, Marais AD. Dysbetalipoproteinaemia – Clinical and pathophysiological features. *S Afr Med J*, 2002; *92*:892-7.
23. Mahley RW, Huang Y, Rall Jr SC. Pathogenesis of type III hyperlipoproteinemia (dysbetalipoproteinemia). Questions, quandaries, and paradoxes. *J Lipid Res*, 1999; *40*:1933-49.
24. Smelt AH, de Beer F. Apolipoprotein E and familial dysbetalipoproteinemia: clinical, biochemical, and genetic aspects. *Semin Vasc Med*, 2004; *4*:249-57.
25. Zambon A, Bertocco S, Vitturi N. Relevance of hepatic lipase to the metabolism of triacylglycerol-rich lipoproteins. *Biochem Soc Trans*, 2003; *31*:1070-4.
26. Tilly-Kiesi M, Schaefer EJ, Knudsen P. Lipoprotein metabolism in subjects with hepatic lipase deficiency. *Metabolism*, 2004; *53*:520-5.
27. Gillett MJ, Burnett JR. Manifestations of familial hypercholesterolaemia. *Intern Med J*, 2005; *35*:63-4.
28. van Wissen S, Smilde TJ, Trip MD, et al. Long-term safety and efficacy of high-dose atorvastatin treatment in patients with familial hypercholesterolemia. *Am J Cardiol*, 2005; *95*:264-6.
29. Durrington PN. Familial hypercholesterolaemia. *Heart*, 2009 Jan 23. [Epub ahead of print]
30. Seidah NG. Expert Opin Ther Targets. PCSK9 as a therapeutic target of dyslipidemia. *Expert Opin Ther Targets*, 2009; *13*:19-28.
31. Hopkins PN, Heiss G, Ellison RC, et al. Coronary artery disease risk in familial combined hyperlipidemia and familial hypertriglyceridemia: a case-control comparison from the National Heart, Lung, and Blood Institute Family Heart Study. *Circulation*, 2003; *108*:519-23.
32. Wierzbicki AS, Graham CA, Young IS, Nicholls DP. Familial combined hyperlipidaemia: under – defined and under – diagnosed? *Curr Vasc Pharmacol*, 2008; *6*:13-22.
33. de Graaf J, van der Vleuten G, Stalenhoef AF. Diagnostic criteria in relation to the pathogenesis of familial combined hyperlipidemia. *Semin Vasc Med*, 2004; *4*:229-40.
34. van der Kallen CJ, Voors-Pette C, de Bruin TW. Abdominal obesity and expression of familial combined hyperlipidemia. *Obes Res*, 2004; *12*:2054-61.
35. Gaddi A, Cicero AF, Odoo FO, et al.; Atherosclerosis and Metabolic Diseases Study Group. Practical guidelines for familial combined hyperlipidemia diagnosis: an up-date. *Vasc Health Risk Manag*, 2007; *3*:877-86.
36. Ejarque I, Real JT, Chaves FJ, et al. Clinical and biochemical characteristics of familial ligand-defective apo B-100 in a South European population. *Med Clin* (Barc), 2004; *123*:456-9.
37. Soutar AK, Naoumova RP. Autosomal recessive hypercholesterolemia. *Semin Vasc Med*, 2004; *4*:241-8.
38. Pisciotta L, Priore Oliva C, Pes GM, et al. Autosomal recessive hypercholesterolemia (ARH) and homozygous familial hypercholesterolemia (FH): a phenotypic comparison. *Atherosclerosis*, 2006; *188*:398-405.
39. Lange MC, Zetola VF, Teive HA, et al. Cerebrotendinous xanthomatosis: report of two Brazilian brothers. *Arq Neuropsiquiatr*, 2004; *62*:1085-9.
40. Dotti MT, Lutjohann D, von Bergmann K, Federico A. Normalisation of serum cholestanol concentration in a patient with cerebrotendinous xanthomatosis by combined treatment with chenodeoxycholic acid, simvastatin and LDL apheresis. *Neurol Sci*, 2004; *25*:185-91.
41. Sudhop T, von Bergmann K. Sitosterolemia – a rare disease. Are elevated plant sterols an additional risk factor? *Z Kardiol*, 2004; *93*:921-8.
42. Kosoglou T, Statkevich P, Johnson-Levonas AO, et al. Ezetimibe: a review of its metabolism, pharmacokinetics and drug interactions. *Clin Pharmacokinet*, 2005; *44*:467-94.
43. de Grooth GJ, Klerkx AH, Stroes ES, et al. A review of CETP and its relation to atherosclerosis. *J Lipid Res*, 2004; *45*:1967-74.
44. Nagano M, Yamashita S, Hirano K, et al. Molecular mechanisms of cholesteryl ester transfer protein deficiency in Japanese. *J Atheroscler Thromb*, 2004; *11*:110-21.
45. Schippling S, Orth M, Beisiegel U, et al. Severe Tangier disease with a novel ABCA1 gene mutation. *Neurology*, 2008; *71*:1454-5.
46. Kyriakou T, Hodgkinson C, Pontefract DE. Genotypic effect of the −565C > T polymorphism in the ABCA1 gene promoter on ABCA1 expression and severity of atherosclerosis. *Arterioscler Thromb Vasc Biol*, 2005; *25*:418-23.
47. Garg A, Simha V. Update on dyslipidemia. *J Clin Endocrinol Metab*, 2007; *92*:1581-9.
48. Ayyobi AF, McGladdery SH, Chan S, et al. Lecithin: cholesterol acyl-

transferase (LCAT) deficiency and risk of vascular disease: 25 year follow-up. *Atherosclerosis*, 2004; *177*:361-6.
49. Miida T, Zhang B, Obayashi K, *et al*. T13M mutation of lecithin-cholesterol acyltransferase gene causes fish-eye disease. *Clin Chim Acta*, 2004; *343*:201-8.
50. Ray GM. Antiretroviral and statin drug-drug interactions. *Cardiol Rev*, 2009; *17*:44-7.
51. Neves C, Alves M, Medina JL, Delgado JL. Thyroid diseases, dyslipidemia and cardiovascular pathology. *Rev Port Cardiol*, 2008; *27*:1211-36.
52. Vilar L, Freitas MC, Canadas V, *et al*. Lipid profile and high sensitivity C reactive protein levels in subclinical and overt primary hipothyroidism. *Arq Bras Endocrinol Metab*, 2008; *52*:S482.
53. Neeli H, Gadi R, Rader DJ. Managing diabetic dyslipidemia: beyond statin therapy. *Curr Diab Rep*, 2009; *9*:11-7.
54. Cornier M-A, Dabelea D, Hernandez TL, *et al*. The metabolic syndrome. *Endocr Rev*, 2008; *29*:777-822.
55. Kapoor JR. Management of dyslipidemia associated with protease inhibitors. *Am J Cardiol*, 2009; *103*:292-3.

Hipertrigliceridemia – Por que, Quando e Como Tratar

Josivan Gomes de Lima, Marise F. Lima, Lucia Helena Coelho Nóbrega, Saulo Cavalcanti da Silva

INTRODUÇÃO

Hipertriglicideridemia é uma das dislipidemias mais freqüentes e tem múltiplas causas (Quadro 61.1). Pode ser primária ou, mais comumente, resultar do uso de drogas (medicações, bebidas alcoólicas) ou estar associada a certas condições mórbidas, principalmente obesidade, *diabetes mellitus* e síndrome metabólica.[1-4] Hipertrigliceridemia grave também pode acontecer ou se exacerbar durante gestação.[5]

De acordo com as diretrizes do *National Cholesterol Education Program* (NCEP – ATP III),[6] publicadas em 2001, os níveis dos triglicerídeos (TG) são assim classificados:
- Normais: < 150 mg/dL
- Limítrofes altos: 150 a 199 mg/dL
- Altos: 200 a 499 mg/dL
- Muito altos: ≥ 500 mg/dL

O manuseio da hipertrigliceridemia depende de sua causa e magnitude, as quais determinam as conseqüências clínicas desse distúrbio lipídico, representadas, principalmente, por risco aumentado para a doença arterial coronariana e pancreatite.[7-9]

HIPERTRIGLICERIDEMIA E DOENÇA ARTERIAL CORONARIANA (DAC)

Dados Epidemiológicos

Durante algum tempo, acreditou-se que a hipertrigliceridemia não contribuía para o fenômeno da aterogênese, tendo sido, inclusive, sugerido o abandono da medição rotineira da trigliceridemia.[10] Estudos epidemiológicos e metanálises subseqüentes confirmaram a importância da trigliceridemia como fator de risco independente na aterogênese.[9,11] A conhecida relação inversa entre triglicerídeos e colesterol HDL (HDL-c) contribuiu para a falsa falta de correlação entre TG e doença arterial coronariana (DAC). Na medida em que se fazia uma análise multivariada, corrigindo os dados para valores iguais de HDL-c, o poder estatístico da trigliceridemia enfraquecia. A heterogeneidade das partículas ricas em TG também ajuda para confundir as análises. Alguns autores ainda têm dúvida se a hipertrigliceridemia causa doença coronariana ou se é apenas um marcador de outras anormalidades lipoprotéicas.[4]

Em uma metanálise de 17 estudos epidemiológicos prospectivos, observou-se que, para cada aumento de 88 mg/dL na trigliceridemia, havia um aumento no risco de doença cardiovascular de 32% nos homens e de 76% nas mulheres.[12] Mesmo após ajustes para HDL-c e outros fatores, o aumento no risco ainda foi significativo (14 e 37%, respectivamente). Avaliando a coorte do estudo PROCAM, após 8 anos de acompanhamento, o número de eventos cardiovasculares pelo menos duplicou naqueles indivíduos com níveis de TG > 200 mg/dL, mostrando que a trigliceridemia tem uma associação independente com a incidência de eventos coronarianos.[13] Na coorte do estudo de Paris, avaliando-se diabéticos ou intolerantes à glicose, após 15 anos, evidenciou-se que hipertrigliceridemia também foi um fator preditivo de morte por coronariopatia.[14] Essas coortes foram compostas apenas de homens, mas outros estudos avaliaram ambos os sexos, encontrando inclusive maior risco entre as mulheres.[15] No *Physicians' Health Study*, observou-se que homens com níveis de TG entre 250 e 300 mg/dL tiveram um risco de infarto agudo do miocárdio (IAM) 2,5 vezes maior do que aqueles com TG entre 50 e 100 mg/dL, na presença de um colesterol total médio de 211 mg/dL.[16]

O estudo de Quebec não confirmou a hipertrigliceridemia como fator preditivo independente para DAC, após ajustá-la de acordo com os níveis de insulinemia, sugerindo que a hipertrigliceridemia agiria aumentando a probabilidade de DAC indiretamente, através da síndrome de resistência insulínica.[17] Dados recentes do NHANES III confirmaram ser a hipertrigliceridemia um fator de risco independente para IAM e acidente vascular cerebral (AVC).[17] O risco cardiovascular foi, contudo, maior nos pacientes hipertrigliceridêmicos que tinham pelo menos dois componentes adicionais da síndrome metabólica (resistência insulínica, obesidade abdominal, HLD-c baixo ou hipertensão).[18]

Os mecanismos de aterogênese causados ou associados com a hipertrigliceridemia são variados e incluem dislipidemia pós-prandial, resistência insulínica/hiperinsulinemia, HLD-c baixo, Apo B elevada, aumento nas concentrações séricas de moléculas de adesão, partículas de LDL pequenas, densas e mais oxidáveis, aumento na coagulabilidade (PAI-1 e fator VIIc elevados e ativação da protrombina em trombina), *diabetes mellitus* mal controlado e obesidade central. Estudando o metabolismo dos triglicerídeos no período pós-prandial, observou-se que indivíduos com DAC estabelecida apresentam um pico de lipemia maior e mais tardio em relação aos controles. Esse déficit metabólico das lipoproteínas ricas em triglicerídeos, com conseqüente persistência de níveis mais elevados de trigliceridemia, poderia explicar o maior risco cardiovascular.[7,9,19] O dismetabolismo pós-prandial (hiperglicemia e dislipidemia) aumentaria o risco cardio-

Quadro 61.1

Causas de Hipertrigliceridemia

Causa	Aumento da Produção dos Triglicerídeos (TG)	Diminuição do *Clearance* dos TG
Primária		
Hiperlipidemia combinada familiar	+	–
Hipertrigliceridemia familiar	+	–
Hiperlipoproteinemia tipo III	+ +	–
Quilomicronemia		
Deficiência da LPL	–	+ +
Deficiência da Apo-CII	–	+ +
Secundária		
Obesidade	+ +	+ / –
Diabetes mellitus	+ +	+
Síndrome metabólica	+ +	+ / –
Hipotiroidismo	+	+
Dieta (ingestão excessiva de CH)	+ +	–
Síndrome nefrótica	+ +	+
Álcool	+ +	+ / –
Medicações		
Estrogenioterapia	+	–
Betabloqueadores	+	+
Imunossupressores (glicocorticóides, ciclosporina)	+ +	–
Inibidores de protease	–	+
Isotretinoína	+ +	–

CH = Carboidratos.
Adaptado da Ref. 7.

vascular por gerar disfunção endotelial.[20] Recentemente foi sugerido que a hipertrigliceridemia pós-prandial resultaria principalmente da resistência insulínica.[21]

Aparentemente, nem todas as formas de hipertrigliceridemias estão associadas a um risco elevado de doença cardiovascular. Tal fato ocorreria em situações em que esse distúrbio metabólico se acompanha da presença de partículas de VLDL menores e ricas em colesterol (p.ex., hiperlipidemia familiar combinada, *diabetes mellitus*, síndrome metabólica e insuficiência renal), mas não na hipertrigliceridemia secundária ao uso de bebidas alcoólicas, estrogênios ou dietas ricas em carboidratos (p.ex., dieta vegetariana), quando temos partículas de VLDL grandes e ricas em TG. A hipertrigliceridemia familiar tampouco se associa a um risco aumentado para DAC, a menos que esteja acompanhada de níveis baixos de HDL-c. Essa condição, denominada *hipertrigliceridemia familiar com hipoalfalipoproteinemia*, é comum em indivíduos com aterosclerose prematura (presente em 17% dos pacientes com menos de 55 anos submetidos a arteriografia coronariana, em um estudo).[22–26] Risco aumentado para DAC foi também relatado na hipertrigliceridemia resultante de mutações no gene da lipase lipoprotéica.[27]

Estudos de Intervenção

Além dos dados epidemiológicos citados anteriormente, resultados de estudos de prevenção primária[28] e secundária[29] usando fibratos fortalecem a idéia de que a hipertrigliceridemia seria aterogênica. No *Helsinki Heart Study*,[28] que acompanhou mais de 4.000 homens sem doença coronariana conhecida durante 4 anos, foi verificado que o uso do genfibrozil, em comparação ao placebo, propiciou uma redução de 34% na incidência de DAC. Em um estudo mais recente (VAHIT),[29] envolvendo homens com DAC e níveis baixos de HDL-c (≤ 40 mg/dL), demonstrou-se que o decréscimo dos TG e o aumento do HDL-c induzidos pelo genfibrozil resultaram em redução significativa (22%) no risco de um novo evento coronariano, independentemente dos níveis do LDL-c antes e depois do tratamento. Estudos com outros fibratos (bezafibrato) também têm mostrado resultados semelhantes.[30] Mais recentemente, o estudo FIELD (*Fenofibrate Intervention and Event Lowering in Diabetes*)[31] avaliou quase 10.000 pacientes diabéticos, porém o *endpoint* primário (reduzir evento cardiovascular fatal) não foi estatisticamente significante, apesar de o grupo que usava fenofibrato ter tido menos IAM não-fatal, revascularização miocárdica e progressão de albuminúria e de retinopatia (desfechos secundários).

HIPERTRIGLICERIDEMIA E PANCREATITE

Embora hipertrigliceridemia seja usualmente assintomática, dor abdominal e pancreatites recorrentes são uma característica marcante da *síndrome da quilomicronemia*, que se caracteriza, laboratorialmente, por intensa quilomicronemia e níveis de TG > 1.000 mg/dL. Outras manifestações clínicas incluem xantomas eruptivos, lipemia *retinalis*, hepatoesplenomegalia, dispnéia, perda reversível da memória para fatos recentes e parestesias de mãos e pés. Por motivos não compreendidos, os sinais e sintomas da síndrome necessariamente não se correlacionam com a magnitude da hipertrigliceridemia. Assim, pacientes com níveis de TG tão altos quanto 20.000 mg/dL podem ser assintomáticos, enquanto outros, com valores de 3.000 mg/dL ou menos, podem ter dor abdominal e/ou pancreatite. O plasma retirado de pessoas com hipertrigliceridemia grave mostra-se leitoso. Quando submetido à refrigeração, observa-se a separação entre um sobrenadante cremoso e um infranadante claro.[3,4,7]

Pancreatite associada à hipertrigliceridemia (PAT) geralmente é observada com níveis de TG > 1.000 mg/dL. Pode ocorrer em indivíduos com hipertrigliceridemia primária, secundária ou mista. A patogênese da PAT ainda não está definida. Ela parece resultar da liberação local de ácidos graxos livres e lisolecitina, a partir de substratos das lipoproteínas no leito capilar do pâncreas. Quando a concentração desses lipídios excede a capacidade de ligação com a albumina, eles podem determinar a lise das membranas das células parenquimatosas, iniciando a pancreatite química.[25,32] A real freqüência de hipertrigliceridemia grave em pacientes com pancreatite aguda é desconhecida. De acordo com duas revisões, variou de 4 a 53%[33] e 12 a 38%.[34]

Níveis de TG séricos > 1.000 mg/dL (11 mmol/L) são encontrados em menos de 1 em cada 5.000 indivíduos. A maioria desses pacientes tem uma dislipidemia primária (hipertrigliceridemia familiar, hiperlipoproteinemia tipo V ou disbetalipoproteinemia familiar) associada a condições que potencialmente elevam os TG (p.ex., *diabetes mellitus* descompensado, ingestão excessiva de álcool, terapia com estrogênio, tamoxifeno, clomifeno etc.).[6] Recentemente, foi relatado o caso de um paciente que desenvolveu, em uso de genfibrozil, hipertrigliceridemia grave (TG > 1.000 mg/dL) e pancreatite aguda após iniciar uma dieta cetogênica.[34] Pancreatite, sintomática ou não, pode também surgir durante o uso de fármacos que causem hipertrigliceridemia grave (p.ex., tamoxifeno, inibidores de protease, mirtazapina etc.).[35-38]

Na experiência de alguns autores, o curso clínico da PAT não difere do observado em outras situações. Pancreatite hemorrágica fatal ocorre em poucos pacientes; vários desenvolvem pseudocistos e alguns progridem para insuficiência exócrina pancreática ou redução da capacidade insulinogênica.[25] Contudo, recentemente foi mostrado que a PAT, em comparação à pancreatite litiásica, foi mais grave, recidivou mais e implicou maior permanência hospitalar.[39] Em uma série de 9 pacientes, apenas três tinham hiperamilasemia.[39a]

O tratamento da PAT é similar ao das outras pancreatites. Em alguns casos, alimentação parenteral (sem emulsões de gorduras) se faz necessária por alguns dias.[25] O sucesso da terapia com plasmaférese já foi relatado por alguns serviços.[40]

OUTRAS CONSEQÜÊNCIAS DA HIPERTRIGLICERIDEMIA

Além das alterações metabólicas já mencionadas, hipertrigliceridemia pode favorecer a ocorrência de valores falsamente baixos para sódio (pseudo-hiponatremia), amilase e hemoglobina glicada (Quadro 61.2). Recomenda-se que se ajuste em mais 1% os valores medidos das moléculas e dos íons hidrofílicos para cada 1.000 mg/dL de triglicerídeos (TG) no soro.[6,26,27] Recentemente, o surgimento de priapismo foi atribuído à hipertrigliceridemia.[41] Da mesma forma, neuropatia periférica grave já foi relatada em casos de hipertrigliceridemia.[42]

HIPERTRIGLICERIDEMIA SEM JEJUM

A idéia de lipemia pós-prandial ser aterogênica é antiga, mas não foi levada adiante devido às dificuldades em quantificar os triglicerídeos. O Prof. Zilversmit,[43] em 1979, foi quem primeiro postulou que a aterogênese seria um fenômeno pós-prandial relacionado a um atraso na depuração dos remanescentes lipoprotéicos potencialmente aterogênicos, levando a um pico na lipemia pós-prandial em decorrência de alterações genéticas, como hiperlipidemia familiar combinada, obesidade visceral, deficiência da lipase lipoprotéica etc. Os quilomícrons se ligariam à superfície arterial, e, após hidrólise pela lipase lipoprotéica arterial, os remanescentes dos quilomícrons ricos em colesterol seriam internalizados pelas células musculares lisas arteriais. A hipertrigliceridemia pós-prandial alteraria ainda os níveis do HDL em remanescentes de colesterol aterogênicos.[21,43]

Nos últimos anos, vários estudos têm sido publicados sobre esse tema. Entretanto, ao contrário dos estudos do metabolismo glicídico, onde já existe um teste padronizado (75 g de glicose anidra), os protocolos para avaliação da lipemia pós-prandial variam muito, tanto em relação aos tempos de coleta como à refeição-teste e aos parâmetros dosados. Com o intuito de minimizar essa variabilidade metodológica, tem-se proposto a dosagem da trigliceridemia sem jejum. Acompanhando-se 26 mil mulheres durante um período de 11 anos, observou-se que tanto a trigliceridemia de jejum como a sem jejum conseguiram predizer eventos cardiovasculares. Porém, após ajuste para HDL-c e medidas de resistência insulínica, o valor preditivo da trigliceridemia de jejum enfraqueceu, enquanto a trigliceridemia sem jejum manteve-se como um preditor forte. As coletas entre 2 e 4 h após a última refeição obtiveram a mais forte associação com eventos cardiovasculares, e essa associação foi se reduzindo com o aumento do tempo de jejum.[44] De forma semelhante, acompanhando homens e mulheres durante 26 anos, outro estudo também encontrou resultado semelhante, com maior risco de IAM, isquemia e morte no grupo com maiores trigliceridemias sem jejum.[45] Nós estudamos transversalmente um grupo de diabético tipo 2, comparando as trigliceridemias de jejum e sem jejum. No grupo de diabéticos com maior valor de hemoglobina, a trigliceridemia sem jejum foi mais elevada que a com jejum, indicando que aquela está

QUADRO 61.2
Conseqüências ou Complicações da Hipertrigliceridemia

1. **Redução do colesterol HDL**
2. **Aumento do número de partículas de LDL pequenas e densas**
3. **Ativação de fatores de coagulação**
   - Aumento do fibrinogênio
   - Aumento do fator VII
4. **Redução da fibrinólise**
   - Menor secreção de t-PA pelas células endoteliais
   - Aumento do PAI-1
5. **Aumento da agregação plaquetária**
   - Menor secreção de prostaciclina pelas células endoteliais
6. **Risco aumentado para DAC***
7. **Risco aumentado para pancreatite****
8. **Interferência com a dosagem de parâmetros bioquímicos**
   - Valores falsamente baixos para sódio, amilase e HbA_{1c}

*Os itens 1–5 implicam risco aumentado para doença arterial coronariana (DAC).
**Sobretudo com níveis de triglicerídeos > 1.000 mg/dL.
t-PA = ativador tissular do plasminogênio; PAI-1 = inibidor do t-PA.

mais relacionada com o descontrole glicêmico e, conseqüentemente, com pior evolução da doença. Usando análise de curva ROC, valores de 173 mg/dL após 2 h da última refeição alcançaram as melhores sensibilidades e especificidades.[46]

QUANDO E COMO TRATAR?

Uma vez confirmada a elevação dos TG (não se basear apenas em uma dosagem dos TG), deve ser feita uma anamnese cuidadosa sobre a história familiar e pessoal de dislipidemia, diabetes e DAC, bem como sobre os hábitos de vida do paciente e as medicações por ele tomadas. A presença de DAC prematura em parente em primeiro grau sugere hiperlipidemia familiar combinada ou hipoalfalipoproteinemia e aumenta as chances de necessidade de tratamento medicamentoso.[4] A hipertrigliceridemia freqüentemente é secundária a distúrbios potencialmente corrigíveis, como *diabetes mellitus* descompensado, obesidade, ingestão excessiva de álcool, medicamentos (sobretudo, a estrogenioterapia oral) etc. (Quadro 61.1). Portanto, antes de iniciar uma terapia específica para a hipertrigliceridemia, deve-se procurar tratar ou combater esses distúrbios. No caso da estrogenioterapia oral, deve-se substituí-la por uma preparação transdérmica (adesivo ou gel), implantes subcutâneos ou *spray* nasal. É importante comentar que é comum a concomitância de dislipidemias primárias e secundárias.[4,6] Trigliceridemias acima de 2.000 mg/dL geralmente decorrem da combinação de alterações genéticas e causas secundárias.[4]

A terapêutica específica da hipertrigliceridemia deve ser iniciada com mudanças no estilo de vida (MEV) que incluem hábitos alimentares saudáveis, combate ao sedentarismo e ao tabagismo, evitar a ingestão de álcool e manutenção do peso ideal. A ingestão de bebidas alcoólicas deve ser restrita ou, nos casos mais graves, contra-indicada. Se, após essas medidas, as metas terapêuticas não forem alcançadas, está indicado o uso de medicações redutoras da trigliceridemia. O uso dessas drogas deve, contudo, ser iniciado juntamente com as MEV em pacientes com hipertrigliceridemia muito acentuada (p.ex., TG > 1.000 mg/dL).

Os efeitos da modificação do estilo de vida sobre os TG séricos são mais evidentes no sexo masculino. Em um estudo envolvendo pacientes com peso excessivo, observou-se, em homens, redução dos TG em 8% somente com a dieta hipocalórica e em 33% com a dieta mais exercícios. Ao contrário, em mulheres, a dieta isoladamente não trouxe nenhum efeito benéfico, e a adição dos exercícios apenas causou uma leve queda dos TG. Por outro lado, pacientes com quilomicronemia primária respondem muito bem à dieta hipolipídica (15–30 g/dia) e usualmente não requerem tratamento farmacológico.[7,25]

METAS DO TRATAMENTO

Segundo as recomendações do NCEP/ATP III,[6] deve-se procurar manter a trigliceridemia abaixo de 150 mg/dL na presença de uma ou mais das seguintes situações: doença coronariana estabelecida, *diabetes mellitus*, síndrome metabólica, múltiplos fatores de risco para DAC, história familiar de DAC prematura e hiperlipidemia familiar combinada. Em pacientes com hipertrigliceridemia isolada e baixo risco (< 10% em 10 anos) para DAC, a utilização de drogas pode ser preterida caso as mudanças no estilo de vida (p.ex., dieta e atividade física) consigam manter os níveis de TG em torno de 250–300 mg/dL.[7] Convém ratificar que a farmacoterapia deve sempre ser considerada quando os valores dos TG forem > 1.000 mg/dL, devido ao risco de pancreatite aguda.[3,4]

QUE FÁRMACOS USAR?

As drogas mais eficazes na redução dos TG são os fibratos (*opção de escolha*) e o ácido nicotínico. As estatinas, sobretudo rosuvastatina e atorvastatina, podem também ser úteis, na presença de hiperlipidemia combinada (elevação conjunta do colesterol LDL). Casos de hipertrigliceridemia refratária podem beneficiar-se de suplementos de óleo de peixe, mas essa terapia fica comumente limitada por seus efeitos colaterais metabólicos e gastrointestinais. Os seqüestrantes de ácidos biliares devem ser evitados até que os níveis dos TG tenham sido normalizados, pois podem exacerbar a hipertrigliceridemia.[3,4,47]

Fibratos

TIPOS

Os principais fibratos são *fenofibrato*, *ciprofibrato*, *bezafibrato* e *genfibrozil*. Clofibrato deixou de ser usado devido ao seu destacado efeito litogênico e por ter aumentado a mortalidade geral em 29% no estudo multicêntrico da Organização Mundial da Saúde, quando comparado ao placebo.[48] Etofibrato é pouco utilizado em nosso meio. As doses usuais dos fibratos e seus efeitos médios sobre os lipídios estão resumidos, respectivamente, nos Quadros 61.3 e 61.4.

QUADRO 61.3
Fibratos: Doses Habituais

Fenofibrato (*Lipanon®* etc.)	250 mg em dose única (à refeição principal)
Fenofibrato micronizado (*Lipidil®*)	200 mg em dose única (à refeição principal)
Ciprofibrato (*Lipless®*, *Oroxadin®*)	100 mg em dose única (à refeição principal)
Bezafibrato (*Cedur retard®*)	400 mg em dose única (à refeição principal)
Genfibrozil (*Lopid®* 600 mg; *Lopid®* 900 mg)	1.200 mg, divididos em 2 tomadas diárias (antes do desjejum e jantar)
	900 mg, em dose única (antes do jantar)
Etofibrato (*Tricerol®*)	500 mg em dose única (à refeição principal)

QUADRO 61.4
Eficácia dos Fibratos

Colesterol total	Redução de 15 a 20%
Colesterol LDL	Redução máxima de 10 a 20%*
Triglicerídeos	Redução de 25 a 60%
Colesterol HDL	Aumento de 10 a 25%

*Em pacientes com hipertrigliceridemia isolada, o uso de fibratos pode elevar o LDL-c.

MECANISMO DE AÇÃO

O mecanismo de ação dos fibratos é complexo e há certas diferenças entre os diversos fármacos dessa classe. Eles atuam através da ativação do fator de transcrição nuclear PPAR-α (*peroxisome proliferator activated receptor-alpha*), receptor hormonal nuclear que está expresso no fígado e outros tecidos.[4] Como conseqüência, ocorrem aumento da oxidação de ácidos graxos livres (AGL) no fígado e no músculo, maior captação muscular de AGL, menor aporte de AGL para o fígado e redução da secreção hepática de VLDL e TG (Fig. 61.1). Adicionalmente, observa-se aumento do catabolismo da VLDL, devido à estimulação pela LPL e ao incremento da lipólise dos TG das VLDL. Esse maior catabolismo das VLDL contribui para a queda dos TG, bem como para elevação do HDL-c e, eventualmente, do LDL-c. O aumento do HDL-c também deriva da maior transcrição da Apo AI e Apo AII mediada pelos PPAR-α. Fibratos podem também aumentar o transporte reverso de colesterol mediado pela HDL, aumentar a remoção hepática de LDL e reduzir os níveis do PAI-1. A redução dos TG pelos fibratos altera as subfrações de LDL (transformando a LDL pequena e densa, mais aterogênica, na LDL normal), além de diminuir a susceptibilidade da LDL à oxidação. Adicionalmente, fibratos são capazes de aumentar a excreção biliar do colesterol e a afinidade das LDL pelos receptores específicos. Comprovadamente, fibratos diminuem a lipemia pós-prandial.[49-54] Também reduzem os níveis da proteína C reativa ultra-sensível, um marcador de inflamação que é considerado um preditor de risco independente para DAC.[55] Recentemente, foi demonstrado que fibratos aumentam a expressão da óxido nítrico sintetase no endotélio vascular, o que favoreceria uma ação antiinflamatória, antiaterogênica e vasodilatadora para esses fármacos.[56]

EFICÁCIA

Fibratos são as drogas mais eficazes na redução dos TG (25 a 60%). Essa redução é mais pronunciada quanto maior for o valor basal da trigliceridemia. Podem propiciar, também, elevação do HDL-c (em 5 a 25%) e uma limitada diminuição do LDL-c (máximo de 10 a 20%). Pacientes com níveis muito altos de TG usualmente têm um

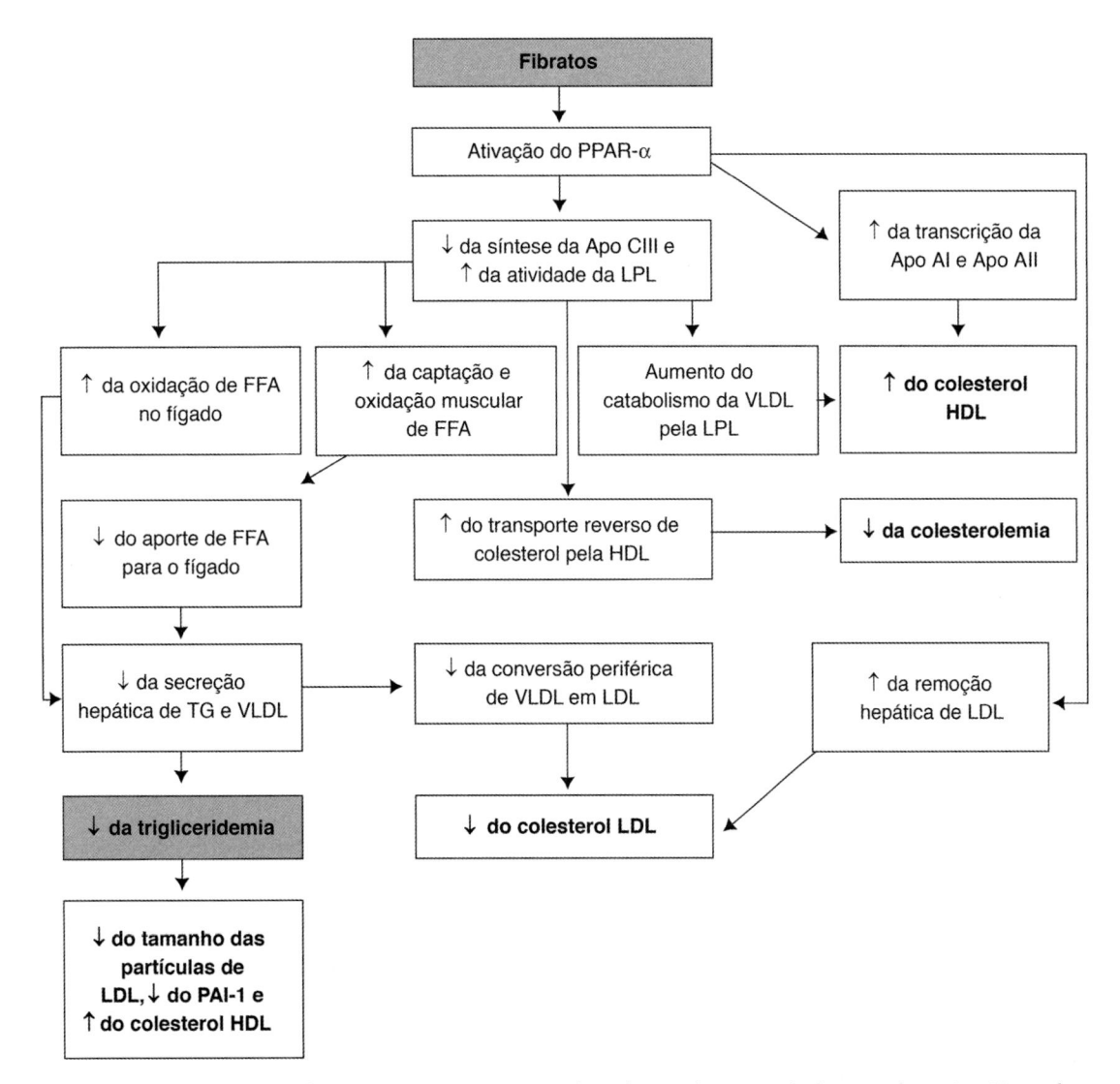

Fig. 61.1 Mecanismo de ação dos fibratos. (↓ = diminuição; ↑ = aumento; LPL = lipase lipoprotéica; FFA = ácidos graxos livres; Apo AI = apolipoproteína I; Apo AII = apolipoproteína II; Apo CIII = apolipoproteína III; HDL = lipoproteína de alta densidade; LDL = lipoproteína de baixa densidade; VLDL = lipoproteína de muito baixa densidade; TG = triglicerídeos.)

LDL-c sérico baixo, o qual pode aumentar durante o tratamento com fibratos. Caso esse incremento seja substancial, pode-se tentar uma outra droga ou adicionar uma estatina em baixas doses. Ao contrário, nos pacientes com concentrações elevadas do LDL-c sérico e níveis moderadamente altos de TG, tende a haver uma queda do LDL-c, geralmente discreta, decorrente do aumento da atividade dos receptores hepáticos de LDL, induzido pelos fibratos. Além disso, esses fármacos também propiciam uma redução da quantidade de partículas de LDL pequenas e densas, e isso justificaria seu efeito antiaterogênico, a despeito da pouca modificação nos níveis do colesterol LDL.[49-54]

De um modo geral, fibratos têm eficácia similar na redução dos TG, mas potência distinta para diminuição do LDL-c: até 30% com fenofibrato e ciprofibrato, 15% com bezafibrato e 10% com genfibrozil.[49-54] Em estudo retrospectivo, envolvendo 120 pacientes com diferentes tipos de hiperlipoproteinemia primária, foi observado que o fenofibrato mostrou-se mais eficaz do que o bezafibrato em reduzir o LDL-c, enquanto a diminuição nos TG foi mais intensa com o bezafibrato.[57] Não houve, contudo, diferença estatisticamente significativa nesses achados. Alguns estudos mostraram ser o fenofibrato micronizado superior ao bezafibrato, em termos de redução do TG e do LDL-c.[52,54]

No Estudo de Helsinque,[28] a administração de genfibrozil a 4.000 homens assintomáticos, seguidos por 5 anos, permitiu uma redução de 34% na incidência de eventos cardíacos (infarto do miocárdio fatal e não-fatal), mas a mortalidade geral não foi alterada. Os benefícios maiores se restringiram ao subgrupo de pacientes com uma relação LDL-c/HDL-c > 5 e níveis de TG > 200 mg/dL, nos quais a redução de risco de doença coronariana foi de 70%.

No estudo BECAIT (*Bezafibrate Coronary Atherosclerosis Intervention Trial*),[58] pacientes em tratamento com bezafibrato foram acompanhados, por 2 a 5 anos, através de cineangiocoronariografia e clinicamente, tendo sido observada redução de estenoses e de eventos clínicos equivalente à dos estudos com estatinas. No estudo DAIS (*Diabetes Atherosclerosis Intervention Study*),[59] o fenofibrato micronizado mostrou-se significativamente superior ao placebo em reduzir a progressão de DAC avaliada angiograficamente, bem como em prevenir o surgimento de microalbuminúria.

Os fibratos podem, também, melhorar o controle glicêmico, principalmente por reduzirem a quantidade de ácidos graxos livres, os quais contribuem para agravar a resistência insulínica e a hiperglicemia. Efeitos metabólicos adicionais dos fibratos incluem redução do fibrinogênio e do PAI-1. Melhora da hiperuricemia pode ocorrer com fenofibrato e ciprofibrato. Redução da agregação plaquetária foi também relatada com essas drogas.[49,51] Em pacientes com a síndrome metabólica, a terapia com fenofibrato não apenas melhorou a dislipidemia como também reduziu a resistência insulínica.[49,51]

INDICAÇÕES

As indicações primárias para a terapia com fibratos são hipertrigliceridemia não-responsiva às MEV ou à terapia de uma eventual doença de base (p.ex., diabetes, hipotiroidismo etc.), níveis de TG > 1.000 mg/dL (devido ao risco premente de uma pancreatite), disbetalipoproteinemia familiar e pacientes com baixos níveis de HDL-c.[49-51] Os fibratos também podem ser úteis no manuseio da hiperlipidemia combinada (elevação de ambos, TG e LDL-c), sozinhos ou associados a uma estatina.[47,60] Devido ao seu leve a moderado efeito na redução do LDL-c, não devem ser empregados como terapia inicial em pacientes com hiperlipidemia IIa (apenas elevação do LDL-c).[50] No estudo multicêntrico SAFARI,[61] foram comparadas a monoterapia com sinvastatina (20 mg; n = 207) e a associação sinvastatina (20 mg) + fenofibrato (160 mg; n = 417), durante 12 semanas, em pacientes com hiperlipidemia combinada. A terapia associada foi significativamente mais eficaz que a monoterapia (p < 0,001) na redução dos TG (43% vs. 21%) e LDL-c (31,2% vs. 25,8%), bem como no aumento do HDL-c (18,6% vs. 9,7%).[61] Fibratos, de preferência o fenofibrato micronizado (Lipidil®), podem também ser usados na terapia da hipercolesterolemia (dislipidemia IIa) quando as estatinas não forem bem toleradas.[61] Contudo, o efeito das estatinas na redução do LDL-c é nitidamente superior ao dos fibratos. Em contrapartida, fibratos são mais eficientes na redução dos TG e fibrinogênio, bem como na elevação do HDL-c.[62-64]

EFEITOS COLATERAIS

Os fibratos são bem tolerados. Os principais efeitos colaterais, por ordem decrescente, são: sintomas gastrointestinais (sobretudo náuseas e diarréia), redução da libido, dores musculares, astenia, prurido, cefaléia e insônia. Também estimulam a excreção de colesterol na bile, podendo torná-la mais litogênica. Elevação discreta das enzimas hepáticas ocorre em 2 a 3% dos pacientes tratados com fibratos. Raramente, causam hepatite tóxica ou rabdomiólise.[46,51,65,66] Esta última é mais comum quando fibratos (principalmente, genfibrozil) são associados às estatinas.[65] Também foi verificado ser a rabdomiólise mais freqüente com o genfibrozil, em comparação ao fenofibrato. Foram relatados alguns casos de cirrose atribuídos à terapia com fibratos.[67] Leucopenia pode também acontecer.[65] Além disso, elevação da creatinina sérica pode ocasionalmente ser observada nos pacientes tratados com fibratos (menos comumente, com o genfibrozil).[65]

Vários estudos têm mostrado que o uso de fenofibrato ou bezafibrato pode resultar em elevação da homocisteína, um aminoácido com ação aterogênica.[68] Os efeitos desse achado sobre o coração são ainda incertos, mas sabe-se que a terapia concomitante com o ácido fólico e vitamina B_{12} pode prevenir o aumento da homocisteína. Esse aumento, acredita-se, resultaria de alteração da função renal ou do metabolismo da creatina. Alternativamente, pode-se usar o genfibrozil, que não interfere com a homocisteína.[58,64]

Pseudo-elevação do cortisol livre urinário, quando medido por cromatografia líquida de alta pressão (HPLC), foi relatada em pacientes em uso de fenofibrato.[69]

USO DE FIBRATOS NA DISFUNÇÃO RENAL

Os fibratos são eliminados primariamente por via renal, devendo ser usados com cautela e em doses menores se houver disfunção renal. Tem sido recomendada sua não-utilização em pacientes submetidos a diálise renal.[65]

A *National Kidney Foundation* (NKF) recomenda: (1) redução gradual da dose do fenofibrato, quando a taxa de filtração gomerular (GFR) cair para 60–90 mL/min/1,73 m^2 e (2) evitar a medicação quando a GFR estiver < 15 mL/min/1,73 m^2 (Quadro 61.5).[70] A NKF estabelece que fibratos podem ser usados na insuficiência renal crônica (IRC) quando a necessidade pela terapia redutora dos TG for alta: (1) pacientes com TG ≥ 500 mg/dL e (2) pacientes intolerantes às estatinas que se apresentem com TG ≥ 200 mg/dL e colesterol não-HDL ≥ 130 mg/dL.[70] Ela também recomenda genfibrozil como o fibrato de escolha para pacientes hipertrigliceridêmicos submetidos a transplante renal ou que tenham IRC, sem necessidade de

Quadro 61.5
Doses Máximas de Fibratos em Pacientes com Função Renal Reduzida

	Dose (mg) de acordo com o valor da GFR (mL/min/1,73 m^2)			
	> 90	60–90	15–59	< 15
Bezafibrato*	200 tid	20 bid	200 qd	Evitar
Ciprofibrato*	200 qd	Desconhecida	Desconhecida	Desconhecida
Fenofibrato*	200 qd	134 qd	67 qd	Evitar
Genfibrozil*	600 bid	600 bid	600 bid	600 bid
Genfibrozil**	600 bid	600 bid	600 qd	Evitar

*Doses recomendadas pela *National Kidney Foundation*.
**Doses recomendadas pela *National Lipid Association Safety Task Force*.
tid: 3 × ao dia; bid: 2 × ao dia; qd: 1 × ao dia.
Adaptado das Refs. 65 e 70.

modificação da dose (Quadro 61.5).[70] Isso se deve ao fato de que a excreção renal do genfibrozil é menos comprometida na IRC. No entanto, a *National Lipid Association* (NLA) *Safety Task Force* recomenda redução da dose do genfibrozil em 50% se a GFR cair para 15–50 mL/min/1,73 m^2 e contra-indicação para a droga se a GFR for <15 mL/min/1,73 m^2.[70] O NCEP-ATP III aponta a IRC como contra-indicação para todos os fibratos.[6]

INTERAÇÕES MEDICAMENTOSAS

É importante lembrar que a possibilidade de ocorrência de toxicidade musculoesquelética (miopatia ou, mais raramente, rabdomiólise) pode ser aumentada pela associação de fibratos com estatinas, especialmente em doses elevadas,[53,64] ou com drogas potencialmente nefrotóxicas (p.ex., o imunossupressor mizoribina).[69] A associação fibratos–estatinas em doses baixas pode, contudo, ser usada em casos selecionados de dislipidemia mista refratários ao uso isolado desses fármacos, com boa tolerabilidade. Na verdade, estudos recentes têm mostrado que a associação estatina–fibratos, em doses baixas, raramente se acompanha de miopatia ou rabdomiólise.[31] No estudo FIELD, em que cerca de 1.000 pacientes foram tratados durante 5 anos com fenofibrato e simvastatina, nenhum caso de rabdomiólise foi documentado. Deve-se, entretanto, evitar o genfibrozil, já que pode elevar os níveis séricos das estatinas.[54,66,67] Também se exige cautela na administração dos fibratos juntamente com anticoagulantes, cujo efeito pode ser potencializado.[64]

Foi também demonstrado que o genfibrozil aumenta as concentrações plasmáticas de rosiglitazona, provavelmente por inibir a biotransformação da glitazona mediada pelo CYP2C8.[64] Assim, a associação dessas drogas pode potencializar os efeitos colaterais da rosiglitazona.[71] Da mesma forma, genfibrozil potencializa a ação da repaglinida, podendo levar à hipoglicemia grave, por inibição do citocromo P4503A4.[72] Portanto, o uso concomitante dessas drogas deve ser evitado.

CONTRA-INDICAÇÕES

Fibratos não devem ser administrados a pacientes com litíase biliar, alteração da função hepática, nem a mulheres grávidas ou amamentando. As diretrizes do NCEP-ATP III contra-indicam o uso de qualquer fibrato na presença de IRC.[6] Em contraste, segundo a NKF,[70] fibratos podem ser usados em doses reduzidas quando a GFR estiver entre 59 e 15 mL/min/1,73 m^2, estando contra-indicados apenas se a GFR cair abaixo de 15 mL/min/1,73 m^2. A opção de escolha seria o genfibrozil.[70]

Ácido Nicotínico

MECANISMO DE AÇÃO

O ácido nicotínico (AN) ou niacina mostra-se ativo em todos os tipos de hiperlipoproteinemia, com exceção do tipo I. Atua inibindo a liberação de ácidos graxos livres (AGL) pelos adipócitos (ação antilipolítica), com conseqüente limitação da esterificação hepática de TG, pela redução de oferta de AGL. Suprime também a síntese e a secreção hepática de VLDL (Fig. 61.2).[73–75]

POSOLOGIA

A niacina existe em preparações de liberação imediata (niacina cristalina), programada e estendida. No nosso meio, está disponível apenas a formulação de liberação estendida ou prolongada (Acinic®, Metri® etc. – comps. 500, 750, 1.000 mg). Inicia-se com 500 mg à noite (ao deitar) e ajusta-se a dose, posteriormente, a cada 4 semanas. A dose habitual é de 1–2 g/dia.[74]

EFICÁCIA/INDICAÇÕES

O uso do AN reduz o colesterol total e LDL-c em 15 a 30%, diminui os TG em 30 a 40% e eleva o HDL-c em 15 a 25% (Quadro 61.6). Niacina também reduz os níveis da Lp(a) em até 40% e as partículas de LDL pequenas e densas (mais aterogênicas). Ademais, ele estimula a produção de ativador do plasminogênio tissular, o que pode ser útil na prevenção de eventos trombóticos.[24,25,74]

Em vários países, há mais de 40 anos, a niacina é amplamente utilizada para tratar pacientes com hipercolesterolemia e hiperlipidemia combinada (fenótipos IIb e III). A associação com estatinas e/ou resinas permite uma redução adicional na hipercolesterolemia.[74,76] O AN atualmente é a droga mais eficaz para elevar o HDL-c e reduzir a Lp(a). Além disso, em doses de 1.000 a 1.500 mg/dia, o AN de liberação prolongada estendida [ANLP] (Acinic®, Metri®) pode ser útil para a dislipidemia vista em pacientes com síndrome metabólica ou diabetes tipo 2 (DM2), caracterizada por elevação dos TG, redução do HDL-c e presença de partículas de LDL pequenas e densas.[77]

O uso do AN em pacientes com DM2 classicamente tem sido desencorajado em função dos relatos de que doses altas desse fármaco podem piorar o controle glicêmico.[50,54] No entanto, dados mais

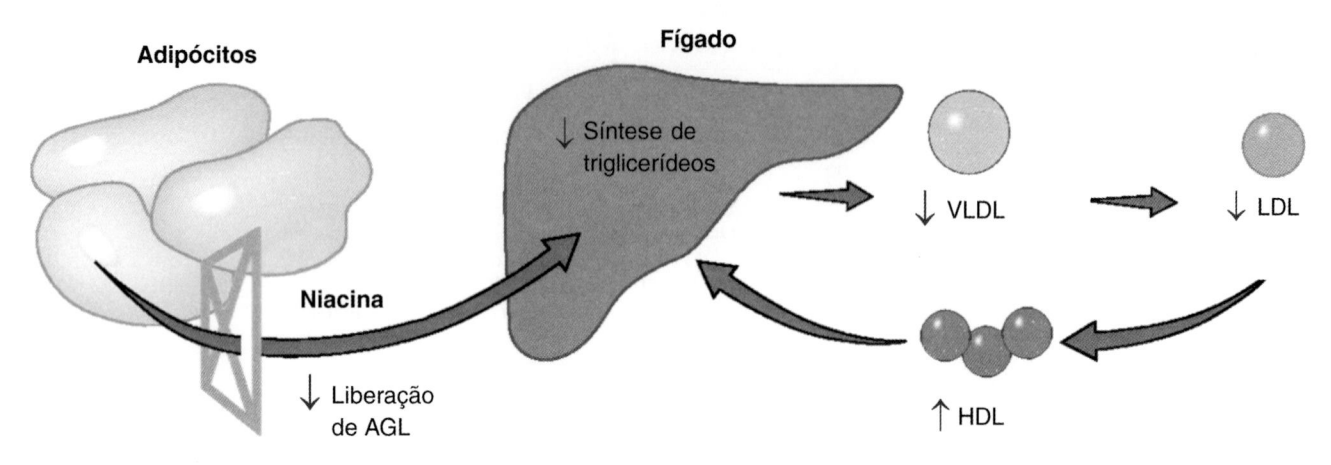

Fig. 61.2 Mecanismo de ação da niacina. Ela atua inibindo a liberação de ácidos graxos livres (AGL) pelos adipócitos, com conseqüente limitação da síntese hepática de TG, pela redução de oferta de AGL. Suprime também a síntese e secreção hepática de VLDL, o que contribui para a redução dos triglicerídeos e LDL-c (por redução da conversão periférica de VLDL em LDL). Através de um mecanismo desconhecido, eleva o HDL-c. (↓ = diminuição; ↑ = aumento.) (Adaptado da Ref. 7.)

QUADRO 61.6
Eficácia do Ácido Nicotínico

Colesterol total	Redução de 20%
Colesterol LDL	Redução de 20%
Colesterol HDL	Aumento de até 30%
Triglicerídeos	Redução de até 40%

recentes indicam que o ANLP pode ser usado com segurança nessa população.[78,79] Na série de Grundy et al.,[78] as alterações no controle glicêmico foram mínimas, com 1.000 mg/dia, enquanto a HbA$_{1c}$ aumentou de 7,2 para 7,5% após 16 semanas de tratamento nos pacientes que usaram 1.500 mg/dia. Em contrapartida, o tratamento com o ANLP propiciou significativas elevação do HDL-c (19 e 24%) e redução dos TG (13 e 28%).

No estudo COMPELL,[80] em comparação à associação estatina + ezetimiba, a combinação ANLP + rosuvastatina ou atorvastatina propiciou maior redução dos TG e incremento do HDL-c, enquanto a redução do LDL-c e do não-HDL-c foi similar nos dois grupos.

EFEITOS COLATERAIS

Os eventos adversos do AN são relativamente comuns, sobretudo com a niacina cristalina. A tolerabilidade do Acinic®/Metri® é superior. Rubor cutâneo (*flushing*) é o efeito colateral mais comum, ocorrendo em até 88% dos pacientes tratados com Acinic®/Metri®. Também podem surgir náuseas, tonturas, desconforto abdominal, irritação gástrica, secura da pele, prurido, mialgias e, raramente, visão turva (ver Quadro 62.14). O *flushing* pode ser minimizado através de uma série de medidas: (1) usar inicialmente baixas doses, com aumentos lentos e graduais (a cada 4 semanas), (2) tomar a droga durante as refeições e (3) evitar o uso de líquidos quentes e bebidas alcoólicas nos horários próximos à tomada do fármaco. O ácido acetilsalicílico (AAS), em doses ≥ 300 mg/dia ou outros inibidores da ciclooxigenase, em doses equivalentes, 20–30 min antes de cada dose do AN, também podem ser úteis, uma vez que o *flushing* é mediado pelas prostaglandinas. O uso do *laropipranto* (antagonista do receptor da prostaglandina D2) em associação ao AN parece reduzir o aparecimento de *flushing*. Estudos estão em andamento com essa associação.[81]

A irritação gástrica responde bem aos bloqueadores H2 e antiácidos (evitar os que contêm alumínio). Raras reações adversas do AN incluem *acanthosis nigricans* e degeneração macular, reversíveis com a suspensão da medicação.[25,50,74]

A complicação mais séria do AN é a hepatotoxicidade, que pode manifestar-se por elevação das enzimas hepáticas, hepatite química (incomum e sinalizada por mal-estar, anorexia e náuseas) e, mais raramente, hepatite fulminante. Como o início da agressão hepatocelular é imprevisível, é mandatória a monitorização periódica da função hepática.[25,50,74,75]

Como mencionado, o AN pode eventualmente deteriorar o controle glicêmico em diabéticos, se usado em doses elevadas. O AN pode também induzir hiperuricemia (em 20%), agravamento de uma doença ulcerosa péptica, hipotensão em pacientes em uso de vasodilatadores e exacerbar a *angina pectoris* instável.[50] Além disso, pode haver elevação da homocisteína sérica, cujos níveis devem, portanto, ser monitorizados.[74,75]

CONTRA-INDICAÇÕES

O AN está contra-indicado para pacientes com anormalidades da função hepática ou doença ulcerosa péptica. Se realmente necessário, pode ser usado, com cautela, em pacientes com hiperuricemia ou história de gota.[74,75]

Estatinas
EFICÁCIA

Estatinas são as drogas mais eficazes na redução do colesterol LDL. Adicionalmente, podem diminuir os níveis de TG em até 34%, nos pacientes com hipertrigliceridemia leve a moderada, sendo atorvastatina e rosuvastatina as mais eficientes (Quadro 61.7).[48,77,82] No estudo STELLAR (*Statin therapies for elevated lipid*

Quadro 61.7
Eficácia das Estatinas na Modificação dos Lípides

Estatina	Dose (mg/dia)	Redução do LDL-c (%)	Redução dos TG (%)	Modificação no HDL-c (%)
Rosuvastatina	10–40	52 a 63	10 a 34	10 a 14
Atorvastatina	10–80	38 a 54	13 a 33	–0,1 a 9
Sinvastatina	10–40	28 a 41	12 a 17	5,2 a 10
Pravastatina	10–40	19 a 34	3 a 15	3 a 9,9
Fluvastatina	20–40	17 a 23	5 a 13	–3 a 0,9
Lovastatina	20–80	29 a 48	2 a 13	4,6 a 8,0

levels compared across doses to rosuvastatin),[82] as reduções observadas nos TG em pacientes com síndrome metabólica foram as seguintes: 22 a 34% com rosuvastatina (10–40 mg/dia), 23 a 33% com atorvastatina (10–80 mg/dia), 15 a 23% com sinvastatina (10–80 mg/dia) e 12 a 15% com pravastatina (10–40 mg/dia) (Fig. 61.3) Os melhores resultados são vistos em indivíduos com elevação de ambos, LDL-c e TG.[48]

Em casos de hipertrigliceridemia, as estatinas estão prioritariamente indicadas quando há elevação concomitante do LDL-c. Quando os níveis de TG excedem 400 mg/dL, raramente são normalizados com o uso das estatinas.[48] O efeito redutor dos TG com as estatinas é potencializado pela co-administração de *ezetimibe* (Ezetrol®, Zetia®), um potente inibidor da absorção intestinal do colesterol dietético e biliar.[83]

Ácidos Graxos Ômega-3 (Óleos de Peixe)

EFICÁCIA

Os ácidos graxos da cadeia ômega-3 – cujos representantes mais importantes são os ácidos eicosapentanóico (EPA) e docosaexanóico (DHA) – são também conhecidos como óleos de peixe (OP), por serem extraídos de peixes dos mares árticos e águas frias. Podem ser úteis em casos de hipertrigliceridemia refratária aos fibratos. Eles atuam através da inibição da síntese da VLDL e da apolipoproteína B (Apo B). Na dose diária de 3 g, podem diminuir os TG em até 30%, e em até 50% na dose diária de 9 g. Seu efeito sobre LDL-c e HDL-c é pequeno e variável.[25,47,50,84] Em um estudo duplo-cego, controlado por placebo, evidenciou-se que mulheres na pós-menopausa tiveram uma redução de 28% nos TG após tomarem, por 28 dias, 4 g/dia de EPA e DHA.[85]

Adicionalmente, OP inibem a agregação plaquetária e reduzem tanto os radicais livres como a adesão dos macrófagos. Estudos dietéticos e farmacológicos sugerem que os OP reduzem a mortalidade cardiovascular (principalmente morte súbita em indivíduos com IAM prévio), possivelmente por diminuírem a ocorrência de arritmias ventriculares.[47,63,86]

Em nosso meio, OP são encontrados em cápsulas de 1.000 mg, com teor de 30% em ácidos ômega-3 (Proepa®). Deve-se iniciar com 1 g 2 vezes ao dia e, se necessário, aumentar a dose para 9 g/dia de EPA e DHA.[63] Portanto, um importante inconveniente é a grande quantidade de cápsulas a serem ingeridas para obter a dose terapêutica.

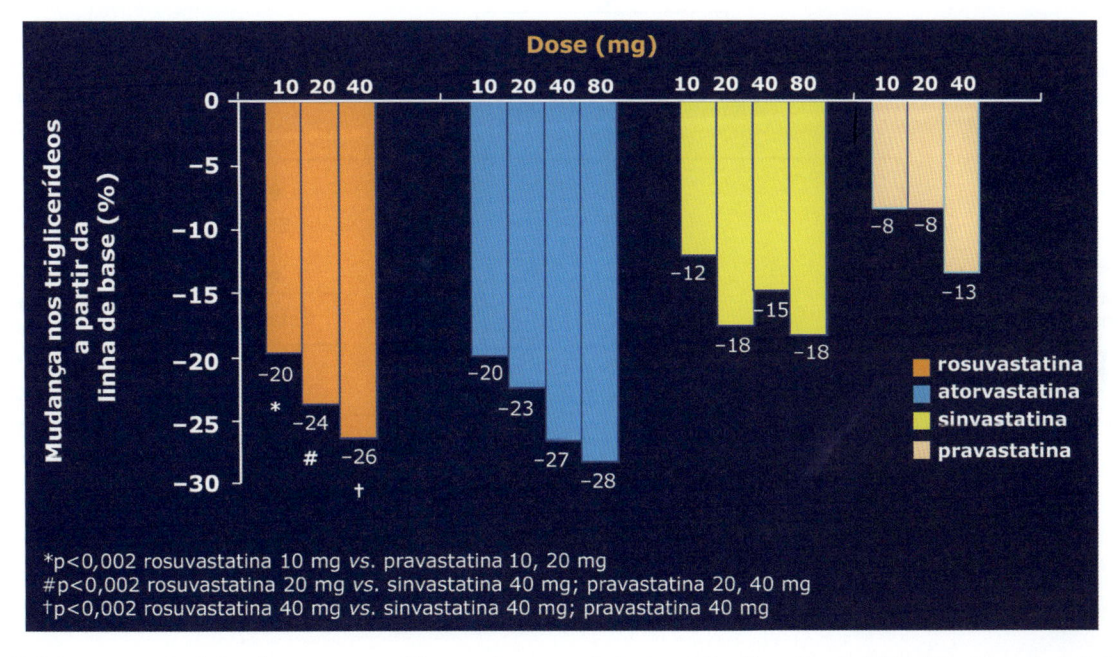

Fig. 61.3 Comparação da eficácia das estatinas, em diferentes doses, na redução dos triglicerídeos (Estudo STELLAR). (Adaptado da Ref. 82.)

EFEITOS ADVERSOS

Efeitos indesejáveis da administração de altas doses de óleo de peixe incluem:
- Geração de peróxidos de lipídios, com queda nos níveis circulantes de vitamina E (a suplementação de vitamina E, 200 mg/dia, pode restaurar os níveis dessa vitamina).
- Efeitos gastrointestinais (náuseas, eructação, distensão abdominal, flatulência, diarréia e sabor de peixe na boca).
- Piora do controle glicêmico em diabéticos tipo 2 (conforme sugerido por alguns estudos). No entanto, uma metanálise de 26 estudos[87] não mostrou efeitos adversos dos óleos de peixe sobre a HbA_{1c}. Observou-se redução de 30% nos TG e um discreto aumento do LDL-c.

MANUSEIO DA HIPERQUILOMICRONEMIA FAMILIAR (HQF)

HQF é uma rara forma de dislipidemia autossômica recessiva, resultante da ausência de atividade da lipase lipoprotéica (LPL) em todos os tecidos (hiperlipoproteinemia tipo I) ou, menos comumente, da ausência da apolipoproteína CII (Apo CII), co-fator e ativador obrigatório da LPL (hiperlipoproteinemia tipo V). Esse distúrbio é caracterizado por quilomicronemia de jejum e elevação da VLDL. Ambos os defeitos têm apresentação idêntica, com crises recorrentes de dor abdominal e/ou pancreatite, *lipemia retinalis*, xantomas eruptivos etc. Os pacientes afetados têm grave hipertrigliceridemia, com os níveis de TG variando entre 2.000 e 25.000 mg/dL.[24,88]

O tratamento da HQF é primariamente dietético. A ingestão de gorduras deve ser reduzida para 10% ou menos do total de calorias. Fibratos podem eventualmente ser usados se, a despeito do tratamento dietético, os TG permanecerem > 1.000 mg/dL, devido ao risco de pancreatite.[24,88]

HIPERTRIGLICERIDEMIA NA INFÂNCIA

Diante de uma criança com hipertrigliceridemia, deve-se inicialmente tentar corrigir ou eliminar o fator desencadeante, como obesidade ou diabetes mal controlado. Nos casos de hipertrigliceridemia primária, mudanças no estilo de vida (MEV) são a opção terapêutica inicial. O uso de drogas hipolipemiantes tem sido habitualmente reservado para crianças com idade > 10 anos. Para crianças mais jovens com hipertrigliceridemia grave e risco de pancreatite (p.ex., TG > 1.000 mg/dL), a despeito das MEV, pode-se usar fenofibrato ou ciprofibrato, cautelosamente, em doses baixas.[1,89]

HIPERTRIGLICERIDEMIA NA GRAVIDEZ

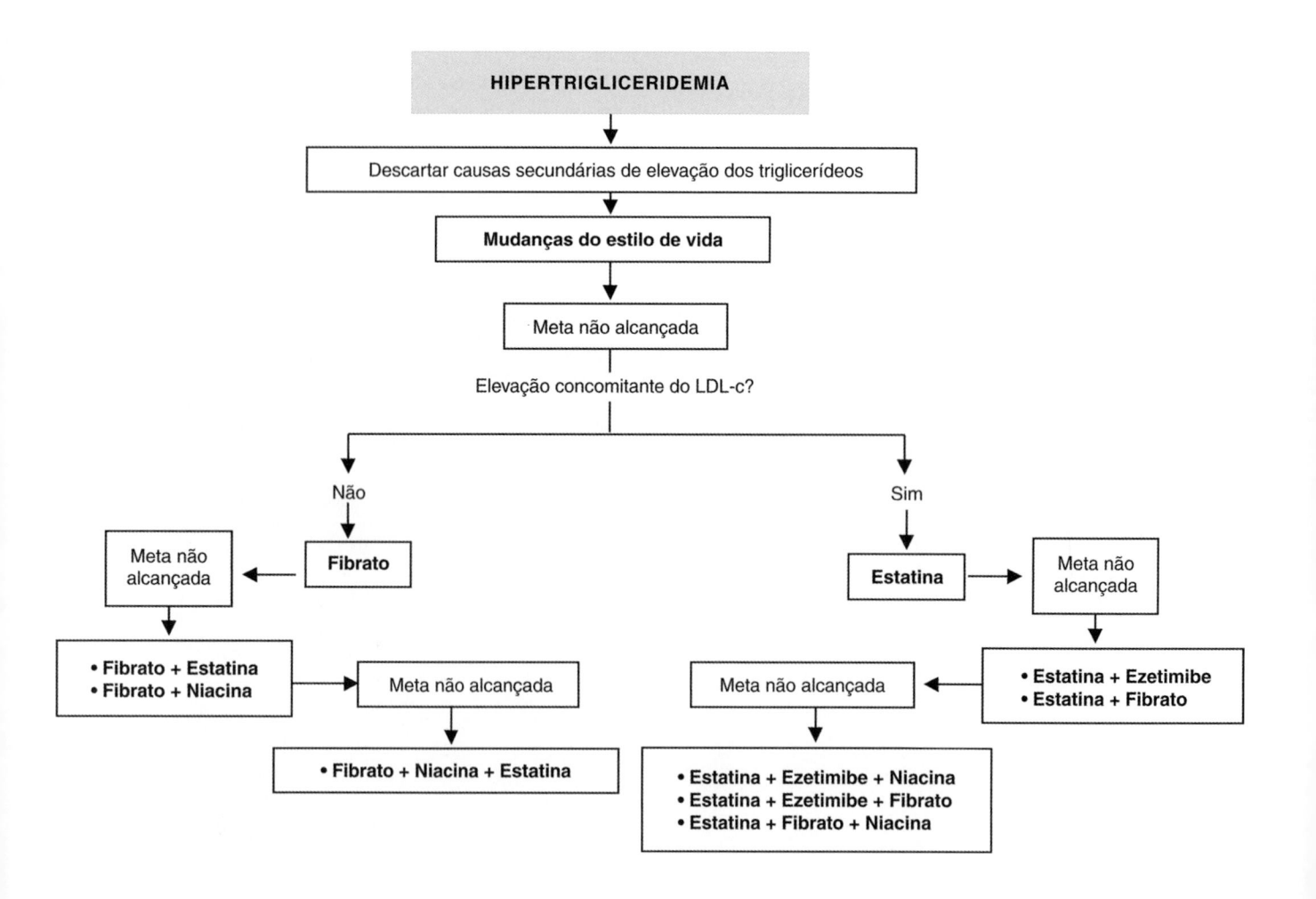

Hipertrigliceridemia grave pode surgir ou exacerbar-se durante a gestação, podendo inclusive desencadear pancreatite aguda. Quase todos os casos reportados na literatura foram devidos a mutações genéticas ou hipertrigliceridemia familiar secundária à deficiência da lipase lipoprotéica ou da apolipoproteína CII.[90] Nessa situação, as opções terapêuticas são limitadas, já que o uso de fibratos não é recomendado para gestantes. O tratamento dietético mais rigoroso pode ser suficiente para controlar a hipertrigliceridemia até o pósparto, quando se iniciará o tratamento com fibratos. Nos casos mais graves, onde há risco de pancreatite aguda e, conseqüentemente, de abortamento, a plasmaférese é uma opção válida.[5]

CONSIDERAÇÕES FINAIS

Fibratos representam as drogas ideais para tratamento da hipertrigliceridemia e devem ser iniciados de imediato se houver risco de pancreatite, por exemplo, quando os níveis de triglicerídeos (TG) forem > 1.000 mg/dL. Eles têm efeito limitado na redução do colesterol LDL. Na presença de dislipidemia mista (elevação de ambos, LDL-c e TG), pode-se inicialmente tentar uma estatina (p.ex., rosuvastatina ou atorvastatina), particularmente em diabéticos, uma vez que as estatinas são mais eficientes em reduzir o LDL-c. Ezetimibe potencializa o efeito das estatinas na redução dos TG. Caso seja necessária a associação de estatina com fibrato ou ácido nicotínico, devem-se utilizar doses baixas desses fármacos para minimizar o risco de miopatia ou, mais raramente, rabdomiólise. A combinação de atorvastatina, rosuvastatina ou sinvastatina com fenofibrato tem se mostrado segura. *Nunca* usar genfibrozil, que eleva os níveis séricos das estatinas. Na Fig. 61.4 está sugerido algoritmo para o manuseio da hipertrigliceridemia.

BIBLIOGRAFIA

1. Manlhiot C, Larsson P, Gurofsky RC, et al. Spectrum and management of hypertriglyceridemia among children in clinical practice. *Pediatrics*, 2009; *123*:458-65.
2. Hegele RA, Pollex RL. Hypertriglyceridemia: phenomics and genomics. *Mol Cell Biochem,* 2009 Jan 7. [Epub ahead of print]
3. Ferns G, Keti V, Griffin B. Investigation and management of hypertriglyceridaemia. *J Clin Pathol*, 2008; *61*:1174-83.
4. Brunzell JD. Clinical practice. Hypertriglyceridemia. *N Engl J Med*, 2007; *357*:1009-17.
5. Sivakumaran P, Tabak SW, Gregory K, et al. Management of familial hypertriglyceridemia during pregnancy with plasma exchange. *J Clin Apher*, 2009; *24*:42-6.
6. National Cholesterol Education Program. Executive summary of the Third Report of the National Cholesterol Education Program (NCEP) Expert Panel on detection, evaluation and treatment of high blood cholesterol in adults (adult treatment panel III). *JAMA*, 2001; *285*:2486-97.
7. Fung MA, Frohlich JJ. Common problems in the management of hypertriglyceridemia. *CMAJ*, 2002; *167*:1261-6.
8. Toth PP, Dayspring TD, Pokrywka GS. Drug therapy for hypertriglyceridemia: fibrates and omega-3 fatty acids. *Curr Atheroscler Rep*, 2009; *11*:71-9.
9. Gandotra P, Miller M. The role of triglycerides in cardiovascular risk. *Curr Cardiol Rep*, 2008; *10*:505-11.
10. Hulley SB, Rosenman RH, Bawol RD, Brand RJ. Epidemiology as a guide to clinical decisions. The association between triglyceride and coronary heart disease. *N Engl J Med*, 1980; *302*:1383-9.
11. Austin MA, Hokanson JE, Edwards KL. Hypertriglyceridemia as a cardiovascular risk factor. *Am J Cardiol*, 1998; *81*:7B-12B.
12. Assmann G, Schulte H, von Eckardstein A. Hypertriglyceridemia and elevated lipoprotein(a) are risk factors for major coronary events in middle-aged men. *Am J Cardiol*, 1996; *77*:1179-84.
13. Assmann G, Nofer JR, Schulte H. Cardiovascular risk assessment in metabolic syndrome: view from PROCAM. *Endocrinol Metab Clin North Am*, 2004; *33*:377-92.
14. Fontbonne A, Eschwege E. Insulin-resistance, hypertriglyceridaemia and cardiovascular risk: the Paris Prospective Study. *Diabetes Metab*, 1991; *17*:93-5.
15. Simons LA. Triglyceride levels and the risk of coronary artery disease: a view from Australia. *Am J Cardiol*, 1992; *70*:14H-18H.
16. Stampfer MJ, Krauss RM, Ma J, et al. A prospective study of triglyceride level, low-density lipoprotein particle diameter, and risk of myocardial infarction. *JAMA*, 1996; *276*:882-8.
17. Despres JP, Lamarche B, Mauriege P, et al. Hyperinsulinemia as an independent risk factor for ischemic heart disease. *N Engl J Med*, 1996; *334*:952-7.
18. Ninomiya JK, L'Italien G, Criqui MH, et al. Association of the metabolic syndrome with history of myocardial infarction and stroke in the third national health and nutrition examination survey. *Circulation*, 2004; *109*:42-6.
19. Goto Jr AM. Triglyceride. The forgotten risk factor. *Circulation*, 1998; *97*:1027-8.
20. Kriketos A, Milner KL, Denyer G, Campbell L. Is postprandial hypertriglyceridaemia in relatives of type 2 diabetic subjects a consequence of insulin resistance? *Eur J Clin Invest*, 2005; *35*:117-25.
21. Tushuizen ME, Diamant M, Heine RJ. Postprandial dysmetabolism and cardiovascular disease in type 2 diabetes. *Postgrad Med J*, 2005; *81*:1-6.
22. Secondary prevention by raising HDL cholesterol and reducing triglycerides in patients with coronary artery disease: The Bezafibrate Infarction Prevention (BIP) Study. *Circulation*, 2000; *102*:21-7.
23. Austin MA, McKnight B, Edwards KL, et al. Cardiovascular disease mortality in familial forms of hypertriglyceridemia: A 20-year prospective study. *Circulation*, 2000; *101*:2777-82.
24. Mahley RW, Weisgraber KH, Farese Jr RV. Disorders of lipid metabolism. *In*: Larsen PR et al (eds). *Williams Textbook of Endocrinology*. 10th ed. Philadelphia: WB Saunders, 2003:1642-705.
25. Malloy MJ, Kane JP. Disorders of lipoprotein metabolism. *In*: Greenspan FS, Gardner DG (eds). *Basic and Clinical Endocrinology*. 7 ed. New York: McGraw-Hill Companies & Lange, 2004:766-93.
26. Temelkova-Kurktschiev T, Hanefeld M. The lipid triad in type 2 diabetes – prevalence and relevance of hypertriglyceridaemia/low high-density lipoprotein syndrome in type 2 diabetes. *Exp Clin Endocrinol Diabetes*, 2004; *112*:75-9.
27. Benlian P, De Gennes JL, Foubert L, et al. Premature atherosclerosis in patients with familial chylomicronemia caused by mutations in the lipoprotein lipase gene. *N Engl J Med*, 1996; *335*:848-54.
28. Frick MH, Elo O, Haapa K, et al. Helsinki Heart Study: primary-prevention trial with gemfibrozil in middle-aged men with dyslipidemia. Safety of treatment, changes in risk factors, and incidence of coronary heart disease. *N Engl J Med*, 1987; *317*:1237-45.
29. Rubins HB, Robins SJ, Collins D, et al. Gemfibrozil for the secundary prevention of coronary heart disease in men with low levels of HDL. Veterans Affairs High Density Lipoprotein Cholesterol Intervention Trial Study Group – VAHIT. *N Eng J Med*, 1999; *341*:410-8.
30. Secondary prevention by raising HDL cholesterol and reducing triglycerides in patients with coronary artery disease: The Bezafibrate Infarction Prevention (BIP) Study. *Circulation*, 2000; *102*: 21-27.
31. Keech A, Simes RJ, Barter P, et al; FIELD study investigators. Effects of long-term fenofibrate therapy on cardiovascular events in 9795 peole with type 2 diabetes mellitus: radomised controlled trial. *Lancet*, 2005; *366*:1849-61.
32. Yadav D, Pitchumoni CS. Issues in hyperlipidemic pancreatitis. *J Clin Gastroenterol*, 2003; *36*:54-62.
33. Toskes PP. Hyperlipidemic pancreatitis. *Gastroenterol Clin North Am*, 1990; *19*:783-91.

34. Buse GJ, Riley KD, Dress CM, Neumaster TD. Patient with gemfibrozil-controlled hypertriglyceridemia that developed acute pancreatitis after starting ketogenic diet. *Curr Surg*, 2004; *61*:224-6.
35. Artac M, Sari R, Altunbas H, Karayalcin U. Asymptomatic acute pancreatitis due to tamoxifen-induced severe hypertriglyceridemia in a patient with diabetes mellitus and breast cancer. *J Chemother*, 2002; *14*:309-11.
36. Penzak SR, Chuck SK. Hyperlipidemia associated with HIV protease inhibitor use: pathophysiology, prevalence, risk factors and treatment. *Scand J Infect Dis*, 2000; *32*:111-23.
37. Keung YK, Rizk R, Wu XY, Cobos E. Drug-induced hypertriglyceridemia with and without pancreatitis. *South Med J*, 1999; *92*:912-4.
38. Chen JL, Spinowitz N, Karwa M. Hypertriglyceridemia, acute pancreatitis, and diabetic ketoacidosis possibly associated with mirtazapine therapy: a case report. *Pharmacotherapy*, 2003; *23*:940-4.
39. Navarro S, Cubiella J, Feu F, Zambon D. Hypertriglyceridemic acute pancreatitis. Is its clinical course different from lithiasic acute pancreatitis? *Clin (Barc)*, 2004; *123*:567-70.
39a. Chebli JM, de Souza AF, de Paulo GA, et al. Hyperlipemic pancreatitis: clinical course. *Arq Gastroenterol*, 1999; *36*:4-9.
40. Kyriakidis AV, Karydakis P, Neofytou N, et al. Plasmapheresis in the management of acute severe hyperlipidemic pancreatitis: report of 5 cases. *Pancreatology*, 2005; *5*:201-204.
41. Gerstenbluth RE, Kick PS, Srodes AD, Seftel AD. Priapism secondary to hypertriglyceridemia. *J Urol*, 2003; *169*:1088.
42. Hou R, Goldberg AC, Tobin GS. A case of severe neuropathy associated with hypertriglyceridemia. *Endocr Pract*, 2008; *14*:1020-2.
43. Zilversmit DB. Atherogenesis: a postprandial phenomenon. *Circulation*, 1979; *60*:473-85.
44. Bansal S, Buring JE, Rifai N, et al. Fasting compared with nonfasting triglycerides and risk of cardiovascular events in women. *JAMA*, 2007; *298*:309-16.
45. Nordestgaard BG, Benn M, Schnohr P, Tybjaerg-Hansen A. Nonfasting triglycerides and risk of myocardial infarction, ischemic heart disease and death in men and women. *JAMA*, 2007; *298*:299-308.
46. Lima JG, Nóbrega LHC, Nóbrega MLC, et al. Avaliação da trigliceridemia pós-prandial em diabéticos tipo 2. *Arq Bras Endocrinol Metab*, 2008; *52*(supl 4):S461.
47. Yuan G, Al-Shali KZ, Hegele RA. Hypertriglyceridemia: its etiology, effects and treatment. *CMAJ*, 2007; *176*:1113-20.
48. Heady JA, Morris JN, Oliver MF. WHO clofibrate/cholesterol trial: clarifications. *Lancet*, 1992; *340*:1405-6.
49. Després JP, Lemieux I, Robins SJ. Role of fibric acid derivatives in the management of risk factors for coronary heart disease. *Drugs*, 2004; *64*:2177-98.
50. Knopp RH. Drug treatment of lipid disorders. *N Engl J Med*, 1999; *341*:498-511.
51. Remick J, Weintraub H, Setton R, et al. Fibrate therapy: an update. *Cardiol Rev*, 2008; *16*:129-41.
52. Tsimihodimos V, Miltiadous G, Daskalopoulou SS, et al. Fenofibrate: metabolic and pleiotropic effects. *Curr Vasc Pharmacol*, 2005; *3*:87-98.
53. Shepherd J. Fibrates and statins in the treatment of hyperlipidemia: an appraisal of their efficacy and safety. *Eur Heart J*, 1995; *16*:5-13.
54. Kreisberg RA, Oberman A. Medical management of hyperlipemia/dyslipidemia. *J Clin Endocrinol Metab*, 2003; *88*:2445-61.
55. Coban E, Ozdogan M, Yazicioglu G, Sari R. The effect of fenofibrate on the levels of high sensitivity C-reactive protein in dyslipidaemic hypertensive patients. *Int J Clin Pract*, 2005; *59*:415-8.
56. Goya K, Sumitani S, Xu X, et al. Peroxisome proliferator-activated receptor {alpha} agonists increase nitric oxide synthase expression in vascular endothelial cells. *Arterioscler Thromb Vasc Biol*, 2004; *24*:658-63.
57. Vilar L, Freitas MC, Bertini M, et al. Comparative efficacy of bezafibrate and fenofibrate in patients with different types of primary hyperlipoproteinaemia. *Arq Brasil Endocrinol Metab*, 1996; *40* (suppl 2):S98.
58. Ericsson CG. Results of the Bezafibrate Coronary Atherosclerosis Intervention Trial (BECAIT) and an update on trials now in progress. *Eur Heart J*, 1998; *19*(suppl H):H37-41.
59. Ansquer JC, Foucher C, Rattier S, et al; DAIS Investigators. Fenofibrate reduces progression to microalbuminuria over 3 years in a placebo-controlled study in type 2 diabetes: results from the Diabetes Atherosclerosis Intervention Study (DAIS). *Am J Kidney Dis*, 2005; *45*:485-93.
60. Seth Loomba R, Arora R. Fibrates: where are we now? *Ther Adv Cardiovasc Dis*, 2009; *3*:91-6.
61. Grundy SM, Vega GL, Yuan Z, et al. Effectiveness and tolerability of simvastatin plus fenofibrate for combined hyperlipidemia (the SAFARI trial). *Am J Cardiol*, 2005; *95*:462-8.
62. Ducobu J, VanHaelst L, Salomon H. Comparison of micronized fenofibrate and pravastatin in patients with primary hyperlipidemia. *J Cardiovasc Pharmacol*, 2003; *41*:60-7.
63. Simons LA, Sullivan DR. Lipid-modifying drugs. *Med J Aust*, 2005; *182*:286-9.
64. Saklamaz A, Comlekci A, Temiz A, et al. The beneficial effects of lipid-lowering drugs beyond lipid-lowering effects: A comparative study with pravastatin, atorvastatin, and fenofibrate in patients with type IIa and type IIb hyperlipidemia. *Metabolism*, 2005; *54*:677-81.
65. Davidson MH, Armani A, McKenney JM, Jacobson TA. Safety considerations with fibrate therapy. *Am J Cardiol*, 2007; *99*:3C-18C.
66. Barker BJ, Goodenough RR, Falko JM. Fenofibrate monotherapy induced rhabdomyolysis. *Diabetes Care*, 2003; *26*:2482-3.
67. Ahmed F, Petrovic L, Rosen E, et al. Fenofibrate-induced cirrhosis. *Dig Dis Sci*, 2005; *50*:312-3.
68. Dierkes J, Westphal S, Luley C. Fenofibrate-induced hyperhomocysteinaemia: clinical implications and management. *Drug Saf*, 2003; *26*:81-91.
69. Meikle AW, Findling J, Kushnir MM, et al. Pseudo-Cushing syndrome caused by fenofibrate interference with urinary cortisol assayed by high-performance liquid chromatography. *J Clin Endocrinol Metab*, 2003; *88*:3521-4.
70. Kasiske B, Cosio FG, Beto J, et al.; National Kidney Foundation. Clinical practice guidelines for managing dyslipidemias in kidney transplant patients: a report from the Managing Dyslipidemias in Chronic Kidney Disease Work Group of the National Kidney Foundation Kidney Disease Outcomes Quality Initiative. *Am J Transplant*, 2004; *4*(suppl 7):13-53.
71. Niemi M, Backman JT, Granfors M, et al. Gemfibrozil considerably increases the plasma concentrations of rosiglitazone. *Diabetologia*, 2003; *46*:1319-23.
72. Niemi M, Backman JT, Neuvonen M, Neuvonen PJ. Effects of gemfibrozil, itraconazole, and their combination on the pharmacokinetics and pharmacodynamics of repaglinide: potentially hazardous interaction between gemfibrozil and repaglinide. *Diabetologia*, 2003; *46*:347-51.
73. Bodor ET, Offermanns S. Nicotinic acid: an old drug with a promising future. *Br J Pharmacol*, 2008; *153*(suppl 1):S68-75.
74. McKenney J. New perspectives on the use of niacin in the treatment of lipid disorders. *Arch Intern Med*, 2004; *164*:697-705.
75. Meyers CD, Kashyap ML. Management of the metabolic syndrome-nicotinic acid. *Endocrinol Metab Clin North Am*, 2004; *33*:557-75.
76. Armstrong EP, Zachry WM 3rd, Malone DC. Cost-effectiveness analysis of simvastatin and lovastatin/extended-release niacin to achieve LDL and HDL goal using NHANES data. *J Manag Care Pharm*, 2004; *10*:251-8.
77. Garber AJ. The metabolic syndrome. *Med Clin North Am*, 2004; *88*:837-46.
78. Grundy SM, Vega GL, McGovern ME, et al. Efficacy, safety, and tolerability of once-daily niacin for the treatment of dyslipidemia associated with type 2 diabetes: results of the assessment of diabetes control and evaluation of the efficacy of niaspan trial. *Arch Intern Med*, 2002; *162*:1568-76.
79. Goldberg RB, Jacobson TA. Effects of niacin on glucose control in patients with dyslipidemia. *Mayo Clin Proc*, 2008; *83*:470-8.

80. McKenney JM, Jones PH, Bays HE, *et al*. Comparative effects on lipid levels of combination therapy with a statin and extended-release niacin or ezetimibe versus a statin alone the COMPELL study. *Atherosclerosis*, 2007; *192*:432-7.
81. Paolini JF, Mitchel YB, Reyes R, *et al*. Effects of laropiprant on nicotinic acid-induced flushing im patients with dyslipidemia. *Am J Cardiol*, 2008; *101*:625-30.
82. Deedwania PC, Hunninghake DB, Bays HE, *et al*; for the STELLAR Study Group. Effects of rosuvastatin, atorvastatin, simvastatin, and pravastatin on atherogenic dyslipidemia in patients with characteristics of the metabolic syndrome. *J Cardiol*, 2005; *95*:360-6.
83. Kosoglou T, Statkevich P, Johnson-Levonas AO, *et al*. Ezetimibe: a review of its metabolism, pharmacokinetics and drug interactions. *Clin Pharmacokinet*, 2005; *44*:467-94.
84. Harris WS. Fish oils and plasma lipid and lipoprotein metabolism in humans: a critical review. *N Engl J Lipid Res Med*, 1989; *30*:785-807.
85. Stark KD, Park EJ, Maines VA, Holub BJ. Effect of a fish-oil concentrate on serum lipids in postmenopausal women receiving and not receiving hormone replacement therapy in a placebo-controlled, double-blind trial. *Am J Clin Nutr*, 2000; *72*:389-94.
86. Bhatnagar D, Durrington PN. Omega-3 fatty acids: their role in the prevention and treatment of atherosclerosis related risk factors and complications. *Int J Clin Pract*, 2003; *57*:305-14.
87. Friedberg CE, Janssen MJEM, Heine RJ, *et al*. Fish oil and glycemic control in diabetes. *Diabetes Care*, 1998; *21*:494-500.
88. Santamarina-Fojo S. The familial chylomicronemia syndrome. *Endocrinol Metab Clin North Am*, 1998; *27*:551-67.
89. Rodenburg J, Vissers MN, Daniels SR, *et al*. Lipid-lowering medications. *Pediatr Endocrinol Rev*, 2004; *2*(suppl 1):171-80.
90. Eskandar O, Eckford S, Robert SL. Severe gestational, non-familial, non-genetic hypertriglyceridemia. *J Obstet Gynaecol Res*, 2007; *33*:186-9.

62 Tratamento da Hipercolesterolemia

Ruy Lyra, Lucio Vilar, Maria de Fátima Mesquita, Sônia Lúcia Lucena, Ney Cavalcanti

INTRODUÇÃO

A hipercolesterolemia é alteração lipídica íntima e diretamente correlacionada não só com a patogênese da aterosclerose, mas também com risco para doença arterial coronariana (DAC).[1] Foi evidenciada a existência de relação linear entre o aumento das concentrações séricas do colesterol e o risco para DAC. No estudo MRFIT (*Multiple Risk Factor Intervention Trial*),[2] por exemplo, a elevação do colesterol total (CT) para 150 a 200 mg/dL se acompanhou de discreta elevação de risco para DAC. Entretanto, quando comparados níveis de CT de 200 mg/dL com 250–300 mg/dL, o risco para eventos macrovasculares foi aumentado em 2 a 4 vezes (Fig. 62.1).

Foi também demonstrado que para cada diminuição de 39 mg/dL no colesterol LDL (LDL-c) reduzia-se em 30% o risco relativo para DAC.[3]

No Brasil existem mais de 30 milhões de indivíduos com hipercolesterolemia, a maioria sem tratamento ou inadequadamente tratada. Os níveis séricos de CT foram avaliados no Brasil em regiões específicas. Um estudo conduzido em 9 capitais, envolvendo 8.045 indivíduos com idade mediana de 35 ± 10 anos, no ano de 1998, mostrou que 38% dos homens e 42% das mulheres tinham CT > 200 mg/dL. Nesse estudo, os valores do CT foram mais altos no sexo feminino e nas faixas etárias mais elevadas.[3]

As últimas diretrizes do *National Cholesterol Education Program* (NCEP),[4] publicadas em 2001, estabeleceram os valores considerados desejáveis e elevados para os lipídios plasmáticos (Quadro 62.1). Os níveis de lípides considerados ideais são: CT < 200 mg/dL, colesterol LDL (LDL-c) < 100 mg/dL, colesterol não-HDL (não-HDL-c) < 130 mg/dL, triglicerídeos (TG) < 150 mg/dL e colesterol HDL (HDL-c) > 40 mg/dL em homens e > 50 mg/dL.[3,4]

No tratamento da hipercolesterolemia há dois pontos fundamentais: quem deve ser tratado e qual a melhor maneira de fazê-lo. Essas duas questões não são fáceis de responder e dependem de uma série de problemas a serem analisados, tais como coronariopatia de base, múltiplos fatores de risco associados e intensidade da hipercolesterolemia. Levando-se em conta que o processo aterosclerótico se inicia na infância, adultos jovens com hipercolesterolemia devem ser continuamente educados a modificar seu estilo de vida, diminuindo a ingestão de gordura saturada e evitando tabagismo, vida sedentária e obesidade.

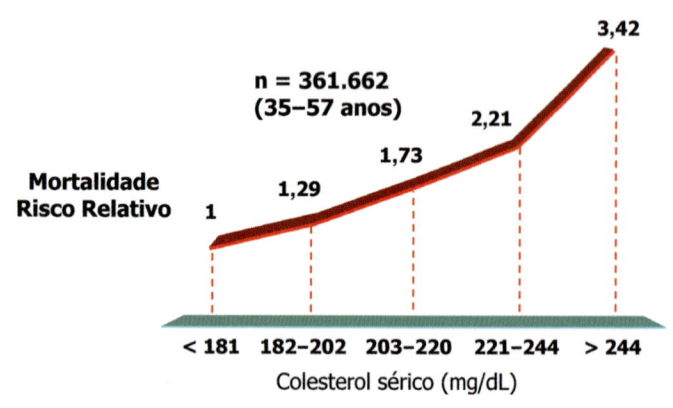

Fig. 62.1 Relação entre os níveis do colesterol total e risco relativo de mortalidade no estudo MRFIT.

QUADRO 62.1
Classificação dos Níveis dos Lipídios Plasmáticos, segundo o NCEP 2001

Nível	Classificação
Colesterol total	
< 200 mg/dL	Desejável
200–239 mg/dL	Limítrofe alto
≥ 240 mg/dL	Alto
HDL-c	
< 40 mg/dL	Baixo (considerar < 50 mg/dL baixo para mulheres)
> 60 mg/dL	Alto
LDL-c	
< 100 mg/dL	Ótimo
100–129 mg/dL	Quase ótimo
130–159 mg/dL	Limítrofe alto
160–189 mg/dL	Alto
≥ 190 mg/dL	Muito alto
Triglicerídeos	
< 150 mg/dL	Normal
150–199 mg/dL	Limítrofe alto
200–499 mg/dL	Alto
≥ 500 mg/dL	Muito alto

Adaptado da Ref. 4.

ABORDAGEM TERAPÊUTICA

Considerações Gerais

Antes de se iniciar uma abordagem terapêutica específica para a hipercolesterolemia, devem-se descartar doenças, fármacos ou outros fatores ambientais que possam estar determinando a elevação dos níveis de colesterol ou mesmo exacerbando uma hiperlipidemia primária, uma vez que o devido controle dessas situações propiciará a reversão ou minimização do quadro hiperlipidêmico. Diversas condições podem elevar os níveis de CT e de sua forma potencialmente aterogênica, o LDL-c. Entre elas se incluem dietas ricas em gordura saturada e em colesterol, fármacos (diuréticos, ciclosporina, inibidores de protease etc.), hipotiroidismo, anorexia nervosa, síndrome nefrótica, colestase etc. (Quadro 62.2).[1,5,6]

Pacientes com hipercolesterolemia devem ser submetidos a uma avaliação cuidadosa dos fatores de risco para DAC, listados no Quadro 62.3. Doenças e hábitos potencialmente modificáveis, tais como sedentarismo, obesidade, *diabetes mellitus*, hipertensão, tabagismo, entre outros, devem ser intensamente combatidos. A obtenção de uma história detalhada de todos os parentes de primeiro grau será de vital importância para a identificação de casos de hipercolesterolemia ou DAC prematura, o que pode determinar uma perspectiva de intervenção mais ou menos agressiva.

Os fatores de risco clássicos ou tradicionais são capazes de predizer menos de 50% dos eventos cardiovasculares.[7] Assim, nos últimos anos, novos marcadores séricos foram associados ao surgimento da doença cardiovascular aterosclerótica. Eles foram denominados fatores de risco emergentes, não-tradicionais ou não-clássicos, e incluem níveis elevados de proteína C reativa ultra-sensível (PCR-us), lipoproteína(a), homocisteína, partículas de LDL pequenas e densas, apolipoproteína B e fatores homeostáticos (p.ex., fibrinogênio, fator de von Willebrand e complexos trombina-antitrombina), bem como glicemia de jejum alterada ou tolerância alterada à glicose, entre outros.[7-9] Agentes infecciosos (p.ex., citomegalovírus, *Chlamydia pneumoniae* e *Helicobacter pylori*), resistência ao ácido acetilsalicílico e deficiência de antioxidantes são outros supostos fatores de risco para aterosclerose (Quadro 62.4).[7,9]

Várias e inquestionáveis evidências mostram os benefícios da redução da hipercolesterolemia na prevenção de DAC e do acidente vascular cerebral (AVC), tanto em estudos de prevenção primária (pacientes sem DAC prévia)[10,11] como naqueles de prevenção secundária (pacientes com DAC) (Quadro 62.5).[12-15] De um modo geral, ficou evidenciado que uma redução média de aproximadamente 30% no colesterol LDL possibilitou uma diminuição de cerca de 30% na ocorrência de infarto agudo do miocárdio (IAM) não-fatal e na mortalidade por DAC.[16]

QUADRO 62.2
Causas de Dislipidemias Secundárias

1. **Predominantemente hipercolesterolemia**
   Hipotiroidismo
   Colestase
   Síndrome nefrótica
   Disglobulinemias
   Porfiria intermitente aguda
   Anorexia nervosa
   Hepatoma
   Esteróides anabolizantes
   Progestágenos
   Diuréticos
   Ciclosporina
   Dieta rica em colesterol e gorduras saturadas

2. **Predominantemente hipertrigliceridemia**
   Obesidade
   Diabetes mellitus
   Alcoolismo
   Uremia
   Lipodistrofia
   Doença de estocagem do glicogênio
   Disglobulinemias
   Acromegalia
   AIDS
   Lúpus eritematoso sistêmico
   Drogas (estrogênio, beta-bloqueadores, tamoxifeno, inibidores de protease, isotretinoína etc.)

QUADRO 62.3
Fatores de Risco Clássicos ou Tradicionais para Doença Arterial Coronariana (DAC)

Positivos
1. Idade (homens ≥ 45 anos; mulheres ≥ 55 anos)
2. História familiar de DAC prematura: parente de primeiro grau com < 55 anos (homens) ou < 65 anos (mulheres)
3. Tabagismo
4. Hipertensão (PA ≥ 140/90 mm Hg ou recebendo medicação anti-hipertensiva)
5. HDL-c baixo (< 40 mg/dL em homens e < 50 mg/dL em mulheres)
6. *Diabetes mellitus*
7. Sedentarismo
8. Obesidade (IMC ≥ 30 kg/m^2)

Negativos
1. HDL-c alto (≥ 60 mg/dL)*

*Valor de HDL-c > 60 mg/dL tem efeito cardioprotetor (subtrair 1 fator de risco).
Adaptado da Ref. 3.

QUADRO 62.4
Fatores de Risco Cardiovascular Não-tradicionais ou Não-clássicos

1. Níveis séricos elevados de proteína C reativa
2. Níveis séricos elevados de apolipoproteína B (ApoB)
3. Aumento do número de partículas de LDL pequenas e densas
4. Níveis séricos elevados de Lp(a)
5. Glicemia de jejum alterada
6. Níveis séricos elevados de fibrinogênio
7. Hiper-homocisteinemia
8. Infecção por alguns patógenos, como *Chlamydia pneumoniae*, *Helicobacter pylori* e herpesvírus
9. Resistência ao ácido acetilsalicílico
10. Deficiência de antioxidantes

Quadro 62.5
Características de Importantes Estudos de Prevenção Primária e Secundária

Estudo	Droga	Redução do Risco de DAC
Prevenção primária		
AFCAPS/TexCAPS	Lovastatina	−40%*
WOSCOPS	Pravastatina	−31%*
Prevenção secundária		
4S	Sinvastatina	−34%*
CARE	Pravastatina	−24%*
LIPID	Pravastatina	−24%*
Isquemia		
MIRACL	Atorvastatina	−26%**
AVERT	Atorvastatina	−36%**
Prevenção primária/secundária		
HPS	Sinvastatina	−27%

*IAM não-fatal ou morte por DAC.
**Eventos isquêmicos.

Estratificação de Risco

Para um adequado manuseio da hipercolesterolemia, é fundamental a estratificação dos pacientes de acordo com seu risco para desenvolver DAC. Com esse intuito, um dos instrumentos ainda mais utilizados é o Escore de Risco de Framingham (ERF), no qual se estima, de modo bastante acurado, a probabilidade de ocorrer IAM ou morte por doença coronária, no período de 10 anos, em indivíduos sem diagnóstico prévio de aterosclerose clínica. Através de avaliação de dados facilmente detectados, tais como idade, sexo, níveis de colesterol total e HDL-c, pressão arterial e presença ou não de tabagismo, pode-se definir o grau de risco para DAC em 10 anos (Quadros 62.6 e 62.7).[3,4]

O primeiro passo na estratificação do risco é a identificação de manifestações clínicas da doença aterosclerótica ou de seus equivalentes, como a presença de *diabetes mellitus*, doença vascular periférica etc. (Quadro 62.8). Indivíduos assim identificados possuem risco maior do que 20% em 10 anos de apresentar um evento cardiovascular.[3,4]

Entre os indivíduos sem doença aterosclerótica significativa, podem-se estimar pelo ERF aqueles de risco baixo (probabilidade menor que 10% de IAM ou morte por DAC no período de 10 anos) e risco alto (probabilidade maior do que 20% de IAM ou morte por DAC no período de 10 anos). Portadores de risco intermediário têm probabilidade entre 10% e 20% de IAM ou morte por DAC no período de 10 anos.[3,4]

A estimativa do risco de eventos coronarianos pelo ERF é menos precisa nos indivíduos de risco intermediário (nos quais ocorre a maioria dos eventos), na avaliação do risco cardiovascular de curto prazo, bem como nos jovens e nas mulheres. Nessas situações, uma maior atenção deverá ser dada aos fatores agravantes, para aperfeiçoar a acurácia do ERF. Tais agravantes, citados no Quadro 62.9, levam o indivíduo à categoria de risco imediatamente superior. Por exemplo, os pacientes de baixo e médio riscos que apresentem critérios agravantes podem ser classificados em uma categoria de risco acima daquela estimada isoladamente pelo escore. Entre esses agravantes incluem-se síndrome metabólica, albuminúria, PCR-us > 3 mg/L etc.[3]

Metas do Tratamento

Em populações primitivas da África, os valores médios do CT e LDL-c são de aproximadamente 100–120 mg/dL e 35–75 mg/dL, respectivamente. Esses seriam, portanto, os valores "fisiológicos" para esses parâmetros. De acordo com as recomendações do NCEP-ATP III, níveis de LDC-c < 100 mg/dL são considerados ótimos.[4]

Nos Quadros 62.10 e 62.11 estão especificadas as metas terapêuticas desejáveis para os lipídios, de acordo com a categoria de risco cardiovascular. Em pacientes com alto risco para DAC (ver Quadro 62.8), a meta de tratamento para o LDL-c deve ser um valor < 100 mg/dL (opcional, < 70), bem como o não-HDL-c < 130 mg/dL (opcional, < 100). Para pacientes com risco intermediário (risco em 10 anos entre 10% e 20%), o desejável é LDL-c < 130 mg/dL e não-HDL-c < 160 mg/dL. Para os indivíduos com baixo risco, sugerem-se um LDL-c < 160 mg/dL e não-HDL-c < 190 mg/dL. Finalmente, para os indivíduos com aterosclerose significativa, as metas são LDL-c < 70 mg/dL e não-HDL-c < 100 mg/dL.[3,17]

Segundo uma recente declaração de consenso da Associação Americana de Diabetes (ADA) e da American College of Cardiology Foundation, as metas para indivíduos com sabida doença cardiovascular clínica (DCVC) ou aqueles sem DCVC mas que apresentem diabetes e um ou mais fatores de risco cardiometabólico, além de dislipidemia, devem ser: LDL-c < 70 mg/dL, não-HDL-c < 100 mg/dL e apoB < 80 mg/dL.[18]

No estudo TNT (*Treating to New Targets*),[19] em que indivíduos com DAC estável receberam 10 ou 80 mg/dia de atorvastatina, evidenciou-se que os pacientes com LDL-c médio de 77 mg/dL, em comparação àqueles com um LDL-c médio de 101 mg/dL, tiveram uma redução de 22% na ocorrência de eventos cardiovasculares.

No tocante aos pacientes com diabetes tipo 2, é importante salientar que seu risco para doenças macrovasculares é 2 a 4 vezes maior, em comparação à população não-diabética. Além disso, eles apresentam uma taxa de mortalidade cardiovascular similar à de indivíduos sem DM e com DAC. Da mesma forma, nos estudos 4S,[12] CARE[10] e LIPID,[14] os benefícios da redução do LDL-c foram maiores na população diabética (reduções de 20% a 55% nos eventos coronarianos). Um outro estudo evidenciou que o risco de um paciente diabético ser acometido por um IAM é semelhante ao de um paciente não-diabético reinfartar.[20] Finalmente, é igualmente sabido que doenças cardiovasculares respondem por 75% dos óbitos em diabéticos.[21]

Modalidades de Tratamento

As duas modalidades principais para redução do nível do LDL-c propostas são as modificações no estilo de vida (MEV) e o tratamento farmacológico. Nas MEV estão incluídas abordagem dietoterápica, atividade física e perda de peso. É importante frisar que todo e qualquer tipo de tratamento estabelecido para a hipercolesterolemia primária, quando indicado, deve ser encarado para o resto da vida, uma vez que geralmente não existe cura, apenas controle desse distúrbio metabólico. Em contraste, a hipercolesterolemia secundária reverte com o tratamento da doença de base (p.ex., hipotiroidismo) ou a retirada da droga causadora (p.ex., ciclosporina).[1,3,4]

A escolha da modalidade terapêutica inicial depende da categoria de risco em que o paciente está situado. É sabido que a modificação comportamental tem capacidade máxima de reduzir o LDL-c em aproximadamente 30 mg/dL. Todos os pacientes com dislipidemia

Quadro 62.6
Escore de Framingham para Mulheres

Idade (anos)	Pontos
20 a 34	−7
35 a 39	−3
40 a 44	0
45 a 49	3
50 a 54	6
55 a 59	8
60 a 64	10
65 a 69	12
70 a 74	14
75 a 79	16

Colesterol Total (mg/dL)	Idade 20 a 39	Idade 40 a 49	Idade 50 a 59	Idade 60 a 69	Idade 70 a 79
< 160	0	0	0	0	0
160 a 199	4	3	2	1	1
200 a 239	8	6	4	2	1
240 a 279	11	8	5	3	2
≥ 280	13	10	7	4	2

	Idade 20 a 39	Idade 40 a 49	Idade 50 a 59	Idade 60 a 69	Idade 70 a 79
Não-fumante	0	0	0	0	0
Fumante	9	7	4	2	1

HDL-colesterol (mg/dL)	Pontos
≥ 60	−1
50 a 59	0
40 a 49	1
< 40	2

Pressão Arterial Sistólica (mmHg)	Não-tratada	Tratada
< 120	0	0
120 a 129	1	3
130 a 139	2	4
140 a 159	3	5
≥ 160	4	6

Total de Pontos	Risco em 10 Anos (%)	Total de Pontos	Risco em 10 Anos (%)
< 9	< 1	18	6
9	1	19	8
10	1	20	11
11	1	21	14
12	1	22	17
13	2	23	22
14	2	24	27
15	3	≥ 25	≥ 30
16	4		
17	5		

Quadro 62.7
Escore de Framingham para Homens

Idade (anos)	Pontos
20 a 34	−9
35 a 39	−4
40 a 44	0
45 a 49	3
50 a 54	6
55 a 59	8
60 a 64	10
65 a 69	11
70 a 74	12
75 a 79	13

Colesterol Total (mg/dL)	Idade 20 a 39	Idade 40 a 49	Idade 50 a 59	Idade 60 a 69	Idade 70 a 79
< 160	0	0	0	0	0
160 a 199	4	3	2	1	0
200 a 239	7	5	3	1	0
240 a 279	9	6	4	2	1
≥ 280	11	8	5	3	1

	Idade 20 a 39	Idade 40 a 49	Idade 50 a 59	Idade 60 a 69	Idade 70 a 79
Não-fumante	0	0	0	0	0
Fumante	8	5	3	1	1

HDL-colesterol (mg/dL)	Pontos
≥ 60	−1
50 a 59	0
40 a 49	1
< 40	2

Pressão Arterial Sistólica (mmHg)	Não-tratada	Tratada
< 120	0	0
120 a 129	0	1
130 a 139	1	2
140 a 159	1	2
≥ 160	2	3

Total de Pontos	Risco em 10 Anos (%)	Total de Pontos	Risco em 10 Anos (%)
0	1	10	6
1	1	11	8
2	1	12	10
3	1	13	12
4	1	14	16
5	2	15	20
6	2	16	25
7	3	≥ 17	≥ 30
8	4		
9	5		

QUADRO 62.8
Critérios para Identificação de Pacientes com Alto Risco para Eventos Coronarianos

- Doença arterial coronariana manifesta atual ou prévia (angina estável, isquemia silenciosa, síndrome coronária aguda ou cardiomiopatia isquêmica)
- Doença arterial cerebrovascular (acidente vascular cerebral isquêmico ou ataque isquêmico transitório)
- Doença aneurismática ou estenótica de aorta abdominal ou seus ramos
- Doença arterial periférica
- Doença arterial carotídea (estenose maior ou igual a 50%)
- *Diabetes mellitus* tipo 1 ou 2

Adaptado da Ref. 3.

QUADRO 62.9
Fatores Agravantes de Risco (Levam os Pacientes à Categoria de Risco Imediatamente Superior)

- DAC manifesta atual ou prévia (angina estável, isquemia silenciosa, síndrome coronariana aguda ou cardiomiopatia isquêmica)
- Síndrome metabólica
- Micro ou macroalbuminúria
- Insuficiência renal crônica (Cr > 1,5 mg/dL ou ClCr < 60 mL/min)
- PCR ultra-sensível > 3 mg/L (na ausência de etiologia não-aterosclerótica)
- Exames complementares com evidência de doença aterosclerótica subclínica
  - Escore de cálcio coronariano > 100 ou acima do percentil 75 para idade ou sexo
  - Espessamento de carótida (IMT) máximo > 1 mm
  - Índice tornozelo braquial – ITB < 0,9

Cr = creatinina; ClCr = *clearance* de creatinina.
Adaptado da Ref. 3.

QUADRO 62.10
Metas para a Terapêutica Preventiva de acordo com Estratificação do Risco Cardiovascular com Hipolipemiantes

Status	RCV	Meta Terapêutica (mg/dL) LDL-c	Não-HDL-c
Baixo risco	< 10%	< 160	< 190
Risco intermediário	10–20%	< 130	< 160
Alto risco ou diabéticos	> 20%	< 100 (opcional < 70)	< 130 (opcional < 100)
Aterosclerose manifesta ou diabéticos com 1 ou mais fatores de risco (além da dislipidemia)	> 20%	< 70	< 100

LDL-c = colesterol LDL; não-HDL-c = colesterol não-HDL.
Adaptado das Refs. 3, 17 e 18.

QUADRO 62.11
Metas para a Terapêutica Preventiva com Hipolipemiantes

Risco em 10 Anos	Meta Terapêutica (mg/dL) HDL-c	TG
Homens	≥ 40	< 150
Mulheres	≥ 50	< 150
Diabéticos	≥ 50	< 150

HDL-c = colesterol HDL; TG = triglicerídeos.

isolada e aqueles com risco cardiovascular aumentado devem ser orientados para a instituição de medidas não-farmacológicas relacionadas à MEV. O tratamento farmacológico deve ser iniciado naqueles de risco baixo (6 meses após) ou intermediário (3 meses após) que não atingirem as metas após as MEV. Nos indivíduos de alto risco ou com DAC manifesta, as MEV e o tratamento com hipolipemiantes devem ser iniciados simultaneamente (Quadro 62.12).[3]

MODIFICAÇÕES TERAPÊUTICAS NO ESTILO DE VIDA

O tratamento dietoterápico tem importância fundamental no manuseio das dislipidemias. As recomendações atuais são para uma baixa ingestão de gorduras na alimentação, primariamente através da restrição de gorduras saturadas. Essas últimas são as que possuem a maior capacidade de elevar os níveis do colesterol plasmático (CP), através de um mecanismo que parece envolver a menor depuração da LDL. Da mesma forma, elevada ingestão de colesterol aumenta o CP por reduzir o catabolismo da LDL.[5]

Gorduras monoinsaturadas (p.ex., o ácido oléico) – encontradas em grandes quantidades no azeite de oliva – diminuem os níveis do CT, sem reduzir os do HDL-c, quando usadas em substituição às gorduras saturadas. Gorduras poliinsaturadas (p.ex., o ácido linoléico, presente no óleo de girassol e em outros óleos vegetais) não devem constituir mais de 10% do total de calorias ingeridas na dieta, uma vez que os efeitos a longo prazo do consumo de grandes quantidades dessas gorduras são desconhecidos. Além disso, apesar de reduzirem os níveis de LDL-c, promovem uma queda concomitante do HDL-c.[1,5] Gorduras poliinsaturadas, quando endurecidas por hidro-

QUADRO 62.12
Medidas Terapêuticas Iniciais e Período de Reavaliação, de acordo com o Risco Cardiovascular

Status	Medida Terapêutica Inicial	Reavaliação das Metas
Baixo risco	MEV	6 meses
Risco intermediário	MEV	3 meses
Alto risco	MEV + tratamento farmacológico	3 meses
Aterosclerose manifesta	MEV + tratamento farmacológico	Individualizada

MEV = modificações no estilo de vida.

genação (p.ex., nas margarinas sólidas ou semi-sólidas), contêm ácidos graxos *trans*, cujos efeitos sobre o CT parecem ser comparáveis aos das gorduras saturadas.[1,5,22]

Os óleos de peixe (OP) são ricos em gorduras poliinsaturadas de cadeia longa, tais como os ácidos eicosapentaenóico e docosaexaenóico. Uma baixa incidência de DAC foi observada em populações que consumiam quantidades relativamente grandes de OP. Entretanto, um estudo prospectivo em homens sadios não evidenciou benefícios do aumento da ingestão dietética de OP na prevenção de DAC.[23] Embora reduzam os níveis de VLDL e sejam eficazes no tratamento da hipertrigliceridemia, os OP parecem ter pouco efeito sobre os níveis do CT e podem elevar o LDL-c em vários pacientes com hipertrigliceridemia.[1,24] Além disso, um estudo sugeriu que a suplementação de OP pode, ocasionalmente, deteriorar o controle glicêmico no DM tipo 2.[25]

Outros componentes da dieta podem influenciar favoravelmente os níveis séricos dos lipídios. Por exemplo, fibras solúveis – tais como *psyllium* (Metamucil®) ou farelo de aveia – podem resultar em modesta (< 10%) redução do LDL-c. Elas se ligam aos ácidos biliares e promovem a excreção do colesterol.[1,5,26] Também podem ser úteis margarinas contendo sitostanol, um fitoesterol não-absorvível que inibe a absorção intestinal do colesterol dietético e biliar.[27] Uma metanálise de 41 estudos mostrou que a ingestão de 2 g/dia de fitoesteróis ou fitoestanóis reduziu o LDL-c em 10%, enquanto quantidades maiores tiveram eficácia adicional mínima.[28] A associação de ingestão elevada de fitoesteróis ou fitoestanóis e uma dieta pobre em gorduras saturadas e colesterol pode reduzir o LDL-c em 20%. Também se evidenciou que a adição dessas substâncias ao tratamento medicamentoso é mais eficaz do que dobrar a dose da estatina.[28] Alho[29] e nozes[30] podem também propiciar discretas reduções (< 10%) no LDL-c.

Na dieta proposta pelo NCEP/ATP III, gorduras saturadas, poliinsaturadas e monoinsaturadas devem representar, respectivamente, menos de 7%, até 10% e até 20% do total de calorias, enquanto a ingestão de colesterol deve ser < 200 mg/dia (Quadro 62.13).[4] Os grandes problemas dessa dieta são a baixa adesão por parte dos pacientes e sua pobre eficácia na modificação total do perfil lipídico. A redução máxima dos níveis de colesterol total geralmente situa-se em torno de 15–30%.[5,31] O conteúdo típico de gordura saturada e colesterol de alguns alimentos está listado no Quadro 62.14.

A *atividade física* deve também ser estimulada, uma vez que sedentarismo é um fator de risco independente e aumenta em 2 vezes o risco para eventos cardiovasculares.[5] Exercícios aeróbicos elevam os níveis do HDL-c e reduzem os dos TG; contribuem também para a redução do LDL-c, se houver perda de peso. Essa última também melhora a sensibilidade insulínica e diminui o risco para DM. Tabagismo é sabidamente um importante fator de risco cardiovascular, e parar de fumar pode aumentar o HDL-c em até 30%.[31]

TERAPIA FARMACOLÓGICA

Três classes principais de drogas são usadas para o tratamento da hipercolesterolemia: as estatinas (ou inibidores da HMG-CoA redutase), as resinas seqüestrantes de ácidos biliares e o ácido nicotínico. Há alguns anos, passou-se a dispor também dos inibidores da absorção intestinal do colesterol. As estatinas são inquestionavelmente mais potentes que os demais fármacos na redução do LDL-c.[32–35]

Estatinas

MECANISMO DE AÇÃO. As estatinas atuam primariamente no fígado, inibindo competitivamente a HMG-CoA (hidroximetilglutaril coenzima A) redutase, que é uma das enzimas-chave na biossíntese do colesterol. Essa inibição reduz o conteúdo intracelular de colesterol, e, como conseqüência, há aumento do número de receptores de LDL nos hepatócitos, que, assim, removem mais VLDL, IDL e LDL da circulação para repor o colesterol intracelular.[3,32–34]

TIPOS/EFICÁCIA. Atualmente estão comercializadas seis estatinas, que diferem na sua potência para a diminuição do LDL-c: rosuvastatina > atorvastatina > sinvastatina > lovastatina = pravastatina >

QUADRO 62.13

National Cholesterol Education Program: Recomendações Dietoterápicas para Redução de Risco para Doença Arterial Coronariana

1. **Dieta**
   - Gordura saturada (e ácidos graxos *trans*) = < 7% do total de calorias
   - Gordura poliinsaturada = até 10% do total de calorias
   - Gordura monoinsaturada = até 20% do total de calorias
   - Gorduras totais = 25% a 35% do total de calorias
   - Carboidratos (predominantemente complexos) = 50% a 60% do total de calorias
   - Fibras = 20–30 g/dia
   - Proteínas = aproximadamente 15% do total de calorias
   - Colesterol = < 200 mg/dia
   - Considerar fitoesteróis ou fitoestanóis (2 g/dia), para intensificar a redução do LDL-c
   - Total de calorias = deve proporcionar um equilíbrio entre a ingestão e o gasto de energia, visando manter o peso corporal desejável
2. **Redução ponderal**
3. **Aumento da atividade física**

Adaptado da Ref. 4.

QUADRO 62.14

Conteúdo de Colesterol e Gordura Saturada em Alguns dos Alimentos Comumente Ingeridos

Alimentos	Colesterol (mg/100 g)	Gordura Saturada (g/100 g)
Ovos	500	3
Vísceras (fígado, rim)	> 300	2
Manteiga	230	50
Camarão, caranguejo, lagosta	110	1
Queijo	110	21
Carne (boi, porco, carneiro)	90–100	5–13
Frango (sem pele)	90	1
Peixe	70	1
Sorvete (10% de gordura)	40	7
Iogurte congelado	4	< 1
Leite integral (3,5%)	14	2
Leite desnatado	2	0
Queijo branco	6	< 1
Margarina (macia)	0	16
Óleo vegetal	0	13
Óleo de coco, manteiga de cacau	0	75

Adaptado da Ref. 1.

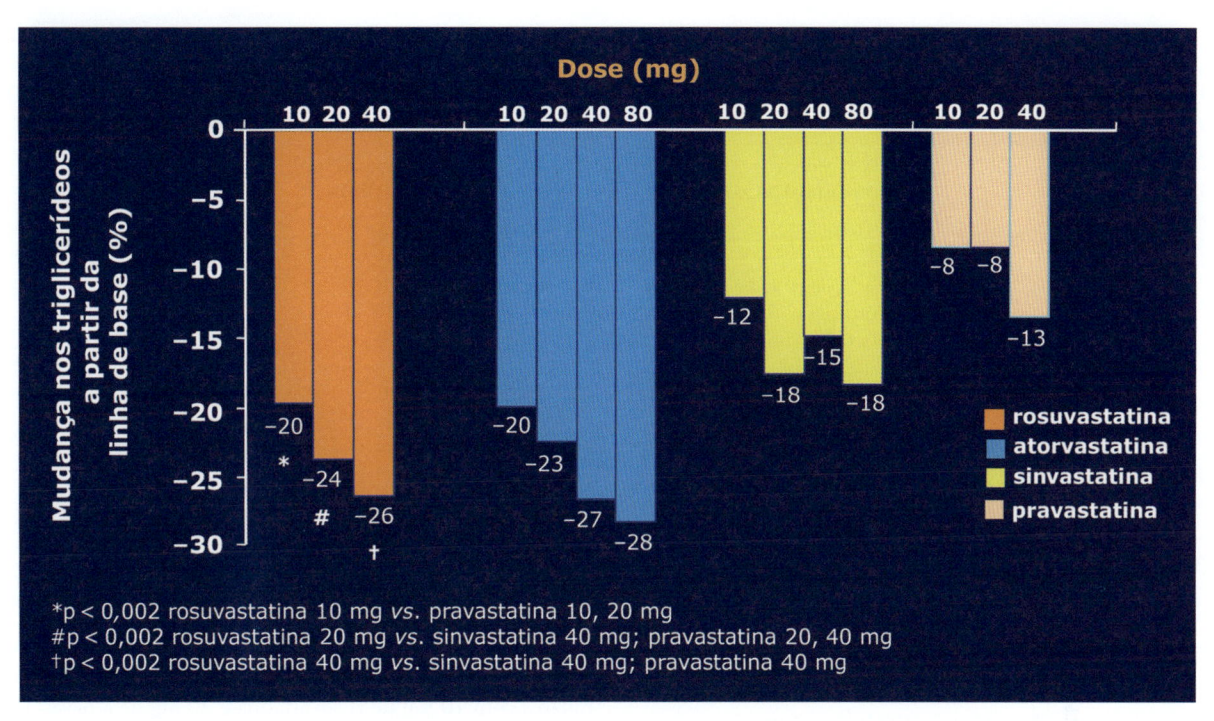

Fig. 62.2 No estudo STELLAR, rosuvastatina e atorvastatina foram as estatinas mais eficazes na redução dos triglicerídeos. (Adaptado da Ref. 36.)

fluvastatina.[33-35] As estatinas reduzem o LDL-c em 15% a 55%, diminuem os TG em 7% a 28% e elevam o HDL-c em 2% a 10%. A duplicação das doses acrescenta, em média 6%, na redução do LDL-c. Dentre as drogas mencionadas, rosuvastatina e atorvastatina têm, também, a maior potência na redução dos triglicerídeos (20% a 30%) (Fig. 62.2), representando as duas melhores opções para o tratamento da hiperlipidemia combinada (elevação de LDL-c e TG).[3,33,34] Nos Quadros 62.15, 62.16 e 62.17 estão especificadas as características farmacocinéticas das estatinas, a redução esperada do LDL-C que propiciam, bem como suas doses usuais e apresentações comerciais, respectivamente.

A rosuvastatina, além de ter eficácia superior às outras estatinas na redução do LDL-c (Fig. 62.3), é também a estatina que propicia um maior número de pacientes atingindo as metas lipídicas.[35] No entanto, quando se usam doses equivalentes (p.ex., 10 mg de rosuvastatina, 20 mg de atorvastatina e 80 mg de sinvastatina), as reduções obtidas no LDL-c podem ser comparáveis (Quadro 62.18).[36,37] No estudo STELLAR,[36] o decréscimo do LDL-c após 6 semanas de tratamento foi de 43% e 46% com 20 mg de atorvastatina e 10 mg de rosuvastatina, respectivamente (p = ns). Em outros 4 estudos, contudo, essa redução foi maior com rosuvastatina (p < 0,001) (Fig. 62.4).[35]

QUADRO 62.15

Características das Estatinas

Característica	Lovastatina	Pravastatina	Sinvastatina	Atorvastatina	Fluvastatina	Rosuvastatina
• Dose máxima utilizada (mg/dia)	80	40	80	80	40	40
• Máxima redução do LDL-c (%)	40	34	47	54	24	55
• Máxima redução dos triglicerídeos (%)	16	24	18	33	13	34
• Máximo aumento do HDL-c (%)	8,6	12	12	9	8	14
• Meia-vida plasmática (horas)	2	1–2	1–2	14	1,2	19
• Efeito da alimentação na absorção da droga	Aumenta a absorção	Diminui a absorção	Nenhuma	Nenhuma	Insignificante	Nenhuma
• Momento ideal de administração	Com alimentos (manhã e noite)	Ao deitar	À noite	À noite	Ao deitar	À noite
• Penetração no SNC	Sim	Não	Sim	Não	Não	Não
• Excreção renal (%)	10	20	13	2	< 6	10
• Metabolização pelo CYP-450 3A4	Sim	Não	Sim	Sim	Não	Não

Adaptado das Refs. 32 a 35.

Quadro 62.16
Características das Estatinas: Apresentação Comercial e Doses

Droga	Apresentação Comercial	Dose Inicial Usual (mg/dia)	Dose Máxima (mg/dia)
• Atorvastatina	Lípitor® comp. 10, 20, 40 e 80 mg Citalor®	10	80
• Sinvastatina	Vaslip® comp. 5, 10 e 20 mg Zocor® comp. 5, 10, 20, 40 e 80 mg etc.	20	80
• Lovastatina	Mevacor® comp. 10 e 20 mg Reducol® comp. 20 mg	40	80
• Pravastatina	Pravacol® comp. 10 mg Mevalotin® comp. 10 mg	20	40
• Fluvastatina	Lescol® comp. 20 e 40 mg Lescol® XL comp. 80 mg	40 80	80 80
• Rosuvastatina	Crestor® comp. 10 e 20 mg Vivacor®	10	40

Quadro 62.17
Doses das Estatinas e Efeitos sobre o Colesterol LDL (LDL-c)

Medicamento	Dose (mg/dia)	ΔLDL-c
Rosuvastatina	10 a 40	43% a 55%
Atorvastatina	10 a 80	37% a 55%
Sinvastatina	20 a 80	27% a 42%
Lovastatina	10 a 80	21% a 41%
Pravastatina	20 a 40	20% a 33%
Fluvastatina	20 a 80	15% a 37%

Na experiência dos autores, os percentuais de diabéticos tipo 2 atingindo metas de LDL-c < 100 mg/dL ou < 70 mg/dL foram similares com 10 mg de rosuvastatina e 20 mg de atorvastatina (Fig. 62.5).[37]

Estatinas são administradas em dose única diária. Como a síntese de colesterol é bem maior entre 24 h e 6 h, elas devem ser administradas preferencialmente à noite para os fármacos de meia-vida curta ou em qualquer horário naqueles com meia-vida maior, como atorvastatina ou rosuvastatina. O efeito terapêutico só será mantido com doses diárias, não devendo o fármaco ser suspenso ou usado em dias alternados, a menos que surjam efeitos colaterais ou haja contra-indicação clínica.[3,32-35] O efeito das estatinas tem expressão máxima no período

*p < 0,001 vs. atorvastatina 10 mg; sinvastatina 10, 20 e 40 mg; pravastatina 10, 20 e 40 mg
†p < 0,001 vs. atorvastatina 20 mg; sinvastatina 20, 40 e 80 mg; pravastatina 20 e 40 mg, p < 0,002 vs. atorvastatina 40 mg
‡p < 0,002 vs. atorvastatina 40 mg; sinvastatina 40 e 80 mg; pravastatina 40 mg

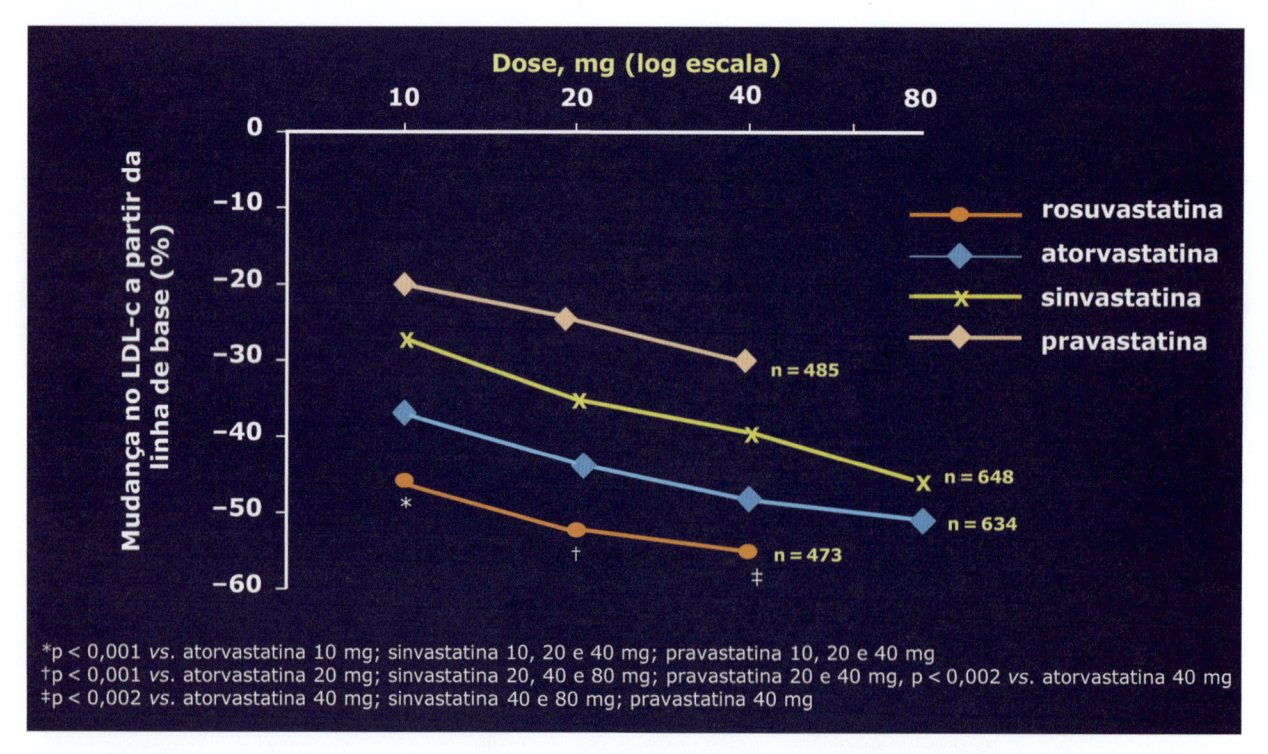

Fig. 62.3 Comparação da rosuvastatina com outras estatinas na redução do LDL-c (estudo STELLAR). (Adaptado da Ref. 36.)

QUADRO 62.18
Doses (em mg) das Estatinas Necessárias para Alcançar Graus Variados de Redução no Colesterol LDL

Droga	20% a 25%	26% a 30%	31% a 35%	36% a 40%	41% a 50%	51% a 55%
Atorvastatina	—	—	—	10	20	40–80
Fluvastatina	20	40	80	—	—	—
Lovastatina	10	20	40	80	—	—
Pravastatina	10–20	40	80	—	—	—
Sinvastatina	—	10	20	40	80	—
Rosuvastatina	—	—	—	—	10	20–40

Adaptado das Refs. 31 a 35.

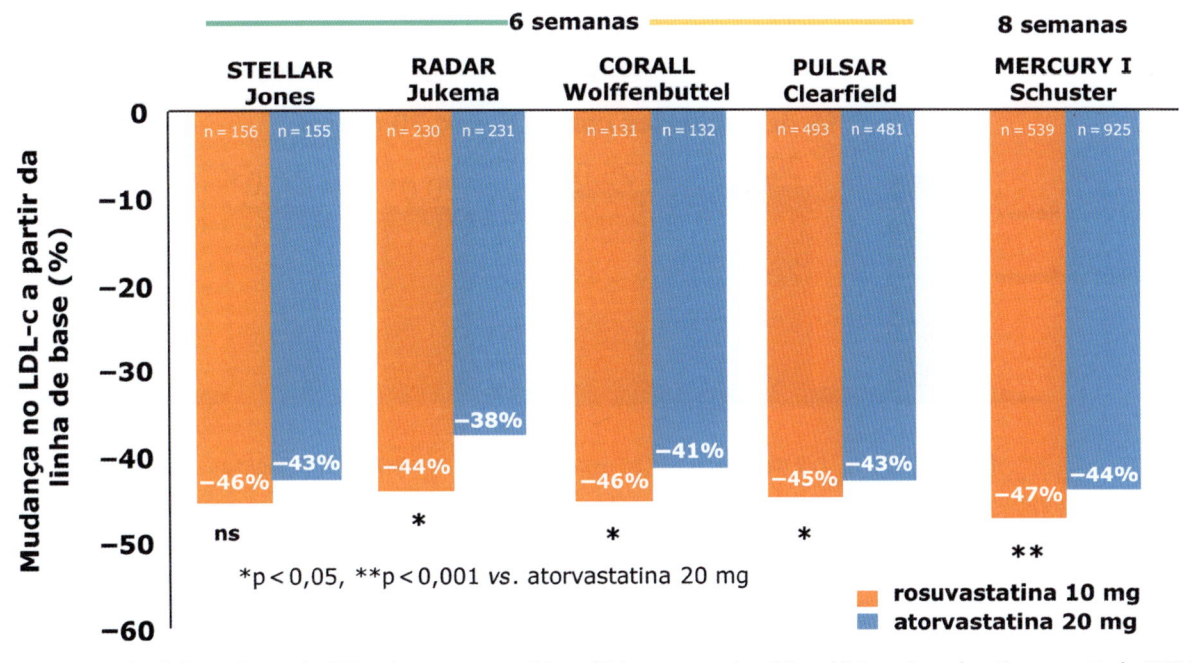

Fig. 62.4 Comparação da eficácia redutora do LDL-c da rosuvastatina (10 mg/dia) e atorvastatina (20 mg/dia) em 5 estudos. Com exceção do STELLAR, nos demais estudos a eficácia da rosuvastatina foi superior.

de 4 semanas de uso. Portanto, os eventuais ajustes de dose só devem ser feitos a partir de 4 a 6 semanas após o início da terapia.[1,32]

Uma nova estatina, *pitavastatina* (PIT), vem sendo testada. Apresenta alta biodisponibilidade oral e propensão mínima para interações medicamentosas mediadas pelo citocromo 3A4. Em estudo recente, com 52 semanas de duração, PIT (2 mg/dia) e atorvastatina (10 mg/dia) foram comparadas em japoneses com intolerância à glicose ou diabetes.[38] Foi observado que PIT foi significativamente mais eficaz, tanto na redução do LDL-c, não-HDL-c e da ApoB, como na elevação do HDL-c.[38]

Além de seu efeito hipolipemiante, as estatinas apresentariam também os chamados efeitos pleiotrópicos, que incluem, entre outros, a estabilização da placa ateromatosa, que ficaria menos suscetível à rotura.[39] Essa possibilidade fica sugerida em estudos angiográficos coronarianos que mostraram que uma regressão de 1% a 2% na placa se acompanhou de uma diminuição média de 50% nos eventos macrovasculares combinados (morte, IAM e revascularização para isquemia refratária).[32,33,40] Além disso, as estatinas proporcionariam ações benéficas sobre inflamação (p.ex., redução da proteína C reativa), função endotelial (p.ex., incremento da produção do óxido nítrico e diminuição da oxidação da LDL), remodelamento vascular, hemostase, músculo cardíaco e componentes do sistema nervoso central.[39] O papel dos efeitos pleiotrópicos das estatinas sobre a morbimortalidade cardiovascular ainda não está definido.[39]

Outros potenciais benefícios das estatinas incluem incremento da massa óssea e redução no risco de fraturas osteoporóticas.[33,39] Foi também sugerido que a terapia com estatinas diminuiria a possibilidade de progressão para diabetes tipo 2 em pacientes com tolerância diminuída à glicose. No entanto, isso não foi ratificado por uma recente metanálise.[41]

INDICAÇÕES. As estatinas reduzem a mortalidade cardiovascular e a incidência de eventos isquêmicos coronários agudos, a necessidade de revascularização do miocárdio e o AVC.[33–35,42] Elas mostram-se eficazes em pacientes com todos os tipos de hipercolesterolemia genética: hipercolesterolemia poligênica ou familiar heterozigótica, hiperlipidemia combinada familiar, disbetalipoproteinemia familiar e apoproteína B100 defeituosa familiar. São, também, de grande utilidade na dislipidemia diabética e na dislipidemia secundária a insuficiência renal. Contudo, são ineficazes em pacientes com hiperquilomicronemia.[1,33–35]

% de pacientes com LDL-c < 100 mg/dL

- ROSUVA (10 mg/dia): 60,0 (n=37)
- ATORVA (20 mg/dia): 57,0† (n=23)
- SINVA (80 mg/dia): 52,0* (n=20)
- ATORVA (10 mg/dia): 49,0* (n=45)
- SINVA (40 mg/dia): 45,0* (n=40)
- SINVA (20 mg/dia): 39,0* (n=64)

*P < 0,05 vs. Rosuva
†P = 0,88 vs. Rosuva

% de pacientes com LDL-c < 70 mg/dL

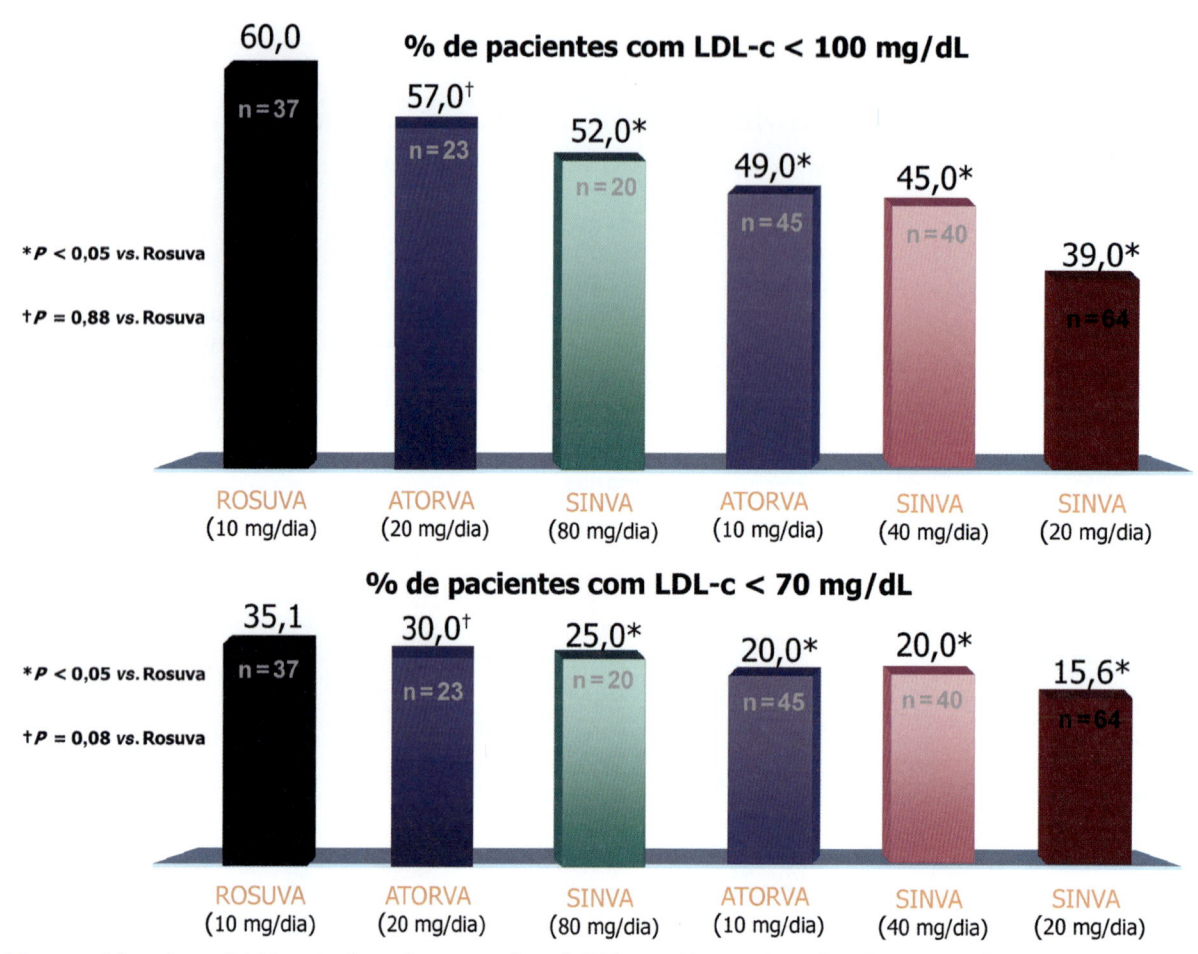

- ROSUVA (10 mg/dia): 35,1 (n=37)
- ATORVA (20 mg/dia): 30,0† (n=23)
- SINVA (80 mg/dia): 25,0* (n=20)
- ATORVA (10 mg/dia): 20,0* (n=45)
- SINVA (40 mg/dia): 20,0* (n=40)
- SINVA (20 mg/dia): 15,6* (n=64)

*P < 0,05 vs. Rosuva
†P = 0,08 vs. Rosuva

Fig. 62.5 Percentual de pacientes diabéticos tipo 2 que alcançaram valores de LDL-c < 100 mg e 70 mg/dL após serem tratados por no mínimo 8 semanas com diferentes doses de estatinas. (Adaptado da Ref. 37.)

Diversos estudos a longo prazo, randomizados e controlados com placebo, têm demonstrado a eficácia desse grupo de fármacos na redução de eventos macrovasculares (ver Quadro 62.5). Nos pacientes sem doença coronariana estabelecida (prevenção primária), dois grandes estudos se destacaram por sua importância: o WOSCOPS (*West of Scotland Coronary Prevention Study*)[10] e o AFCAPS/TexCAPS (*Air Force/Texas Coronary Atherosclerosis Prevention Study*).[11] No WOSCOPS,[10] o tratamento com pravastatina (40 mg/dia) levou a uma redução de 31% nos infartos não-fatais e mortes por doenças coronarianas e de 22% na mortalidade por todas as causas. No AFCAPS/TexCAPS, demonstrou-se 40% de redução nos casos de infarto do miocárdio e 32% para o desenvolvimento de angina instável com o uso da lovastatina.[11]

Em pacientes com hipercolesterolemia e doença coronariana estabelecida, as estatinas representam a droga de primeira escolha, por sua eficácia, tolerabilidade e benefícios sobre a morbimortalidade. Os quatro estudos de prevenção secundária com maior impacto foram o 4S (*Scandinavian Simvastatin Survival Study*),[12] com a sinvastatina (redução de 30% na mortalidade total, 42% na mortalidade por DAC e 34% nos eventos coronarianos maiores, em indivíduos com colesterol total entre 215 e 310 mg/dL), o CARE (*Cholesterol and Recurrent Events*),[13] com a pravastatina (redução de 27% para IAM fatais e não-fatais e 24% para procedimentos de revascularização, em pacientes com colesterol total < 240 mg/dL), o LIPID (*Long Term Intervention with Pravastatin in Ischemic Disease*),[14] com a pravastatina (24% de redução na mortalidade cardiovascular e 22% na mortalidade por todas as causas) e o HPS (*Heart Protection Study*),[15] com a sinvastatina (27% de redução nos eventos coronarianos fatais e não-fatais). Os benefícios das estatinas também se fazem presentes em indivíduos após síndrome isquêmica aguda, conforme resultados apresentados nos estudos MIRACL,[43] AVERT[44] e PROVE IT,[45] todos utilizando atorvastatina. No estudo PROVE IT,[39] por exemplo, pacientes imediatamente após síndrome isquêmica aguda foram randomizados em 2 grupos: o primeiro passou a utilizar pravastatina 40 mg/dia, e o segundo passou a fazer uso de atorvastatina 80 mg/dia. Após aproximadamente 30 meses de seguimento, aqueles utilizando atorvastatina tiveram uma redução de 16% nos óbitos ou eventos cardiovasculares maiores em relação ao grupo em uso da pravastatina.

Em pacientes com risco alto para DAC, os benefícios das estatinas também se estendem àqueles com níveis normais de LDL-c, conforme demonstrado nos estudos HPS e ASCOT. O HPS[15] é o maior estudo já realizado com uma estatina, tendo incluído 20.536 pacientes, com idades entre 40 e 80 anos, elevado risco cardiovascular e níveis do LDL-c < 135 mg/dL em 58% deles. Em um tempo médio de acompanhamento de 5,5 anos, o HPS mostrou que o uso de sinvastatina (40 mg/dia) reduziu em pelo menos um terço o risco de eventos cardiovasculares na população avaliada. Ficou também evidenciado que a queda da colesterolemia reduziu o risco para IAM e acidente vascular cerebral (AVC) isquêmico, não somente em paciente com DAC prévia mas também naqueles com obstrução arterial em membros inferiores, *diabetes mellitus* ou história de AVC. O estudo ASCOT (*Anglo Scandinavian Cardiac Outcome Trial*)[46] – que analisou 10.305 hipertensos com níveis de colesterol total normais ou levemente aumentados (máximo de 260 mg/dL) – foi interrompido prematuramente, ao se verificar que no grupo da atorvastatina (10 mg/dia) houve uma importante redução no risco para IAM (–36%) e AVC (–27%), em comparação ao grupo placebo.

As estatinas podem também ser úteis no tratamento da dislipidemia associada à síndrome dos ovários policísticos.[47] Elas inibem a síntese do mevalonato, o precursor chave da biossíntese do colesterol. Adicionalmente, o bloqueio da produção do mevalonato pode gerar diminuição da maturação dos receptores da insulina, inibindo, assim, a esteroidogênese ovariana.[47]

Em resumo, o emprego das estatinas mostra-se benéfico na prevenção primária e secundária de eventos coronarianos e do AVC isquêmico. Em uma recente metanálise, ficou evidenciado que a pravastatina parece ter menor impacto sobre a ocorrência de AVC, em comparação a outras estatinas.[16] Outra metanálise recente, de estudos observacionais, evidenciou uma menor ocorrência de fraturas osteoporóticas induzida pelas estatinas; entretanto, tais achados não se confirmaram em 4 estudos prospectivos.[48]

EFEITOS COLATERAIS. As estatinas são geralmente bem toleradas, e efeitos colaterais significativos são pouco comuns. Entre eles se incluem náuseas, fadiga, distúrbios do sono, mialgia, cefaléia, alterações na função intestinal e erupção cutânea (Quadro 62.19).[32–35] Miosite, definida como dor muscular associada a níveis elevados de creatinoquinase (CK) (> 1.000 U/L), é incomum. Raramente pode progredir para rabdomiólise com mioglobinúria e insuficiência renal, situação que pode resultar em óbito do paciente. Outro raro efeito colateral grave é a hepatite.[32–35]

QUADRO 62.19
Efeitos Colaterais das Drogas Hipolipemiantes

Droga	Efeito Colateral
Estatinas	
Pele	Erupção cutânea
Fígado	Hepatite, perda do apetite, perda de peso, aumento de aminotransaminases (> 2–3 vezes o limite superior da normalidade)
Trato gastrointestinal	Dor abdominal, náuseas, diarréia
Músculos	Dor ou fraqueza muscular, miosite (geralmente com creatinoquinase sérica > 1.000 U/L), rabdomiólise com insuficiência renal
Sistema imune	Síndrome lúpus-símile (lovastatina, sinvastatina, fluvastatina)
Ligação protéica	Diminuição da ligação da varfarina (lovastatina, sinvastatina, fluvastatina)
Outros	Ginecomastia
Resinas seqüestradoras de ácidos biliares	
Trato gastrointestinal	Plenitude abdominal, náuseas, flatulência, constipação, hemorróidas, fissura anal, ativação de diverticulite, absorção diminuída da vitamina D (em crianças)
Fígado	Elevação discreta das aminotransaminases (AT)
Sistema metabólico	Aumento nos TG séricos (± 10%)
Eletrólitos	Acidose hiperclorêmica em crianças e na insuficiência renal (colestiramina)
Interações medicamentosas	Redução da absorção intestinal de varfarina, digoxina, tiazídicos, L-tiroxina, estatinas, ferro, ezetimibe etc.
Ácido nicotínico	
Pele	Erupção cutânea
Olhos	Conjuntivite, edema macular, descolamento de retina
Trato respiratório	Congestão nasal
Coração	Arritmias supraventriculares
Trato gastrointestinal	Azia, diarréia
Fígado	Discreto aumento das AT, hepatite
Músculos	Miosite
Sistema metabólico	Hiperglicemia; aumento de 10% nos níveis de ácido úrico
Fibratos	
Pele	Erupção cutânea
Olhos	Conjuntivite, edema macular, descolamento de retina
Trato respiratório	Congestão nasal
Coração	Arritmias supraventriculares
Trato gastrointestinal	Dor abdominal (sobretudo com genfibrozil), colelitíase
Fígado	Hepatite, cirrose
Músculos	Miosite
Trato geniturinário	Disfunção erétil
Proteínas plasmáticas	Diminui a ligação de varfarina (cuja dose precisa ser reduzida em ± 30%)
Outros	Ginecomastia

Adaptado da Ref. 28.

Na identificação de possíveis efeitos adversos, recomendam-se a dosagem dos níveis basais de creatinoquinase (CK) e de transaminases (especialmente de ALT) e a repetição na primeira reavaliação ou a cada aumento de dose. Recomenda-se monitorização cuidadosa em pacientes que apresentarem dor muscular e/ou aumento de CK de 3 a 7 vezes o limite superior da normalidade (LSN). As estatinas devem ser suspensas caso ocorram uma ou mais das seguintes situações: (1) aumento progressivo da CK; (2) aumento da CK acima de 10 vezes o LSN ou persistência dos sintomas musculares. Nessas situações, após normalização do distúrbio que levou à suspensão, a mesma estatina com dose menor pode ser reiniciada ou uma outra estatina pode ser tentada.[3]

O risco para distúrbios musculares é maior em pacientes com disfunção hepática ou renal, hipotiroidismo, *diabetes mellitus* (DM) ou naqueles em uso concomitante de medicações que inibam o CYP 3A4 ou CYP 2C9, levando, assim, a um retardo no metabolismo das estatinas e aumento nos seus níveis séricos. Entre tais medicações se incluem ciclosporina, eritromicina, cetoconazol, itraconazol, mibefradil, verapamil, inibidores de protease, barbitúricos etc. (Quadro 62.20). Drogas que induzam o CYP 3A4 ou o CYP 2C9 podem reduzir os níveis séricos das estatinas. Em pacientes usando medicações que interfiram com os citocromos mencionados, deve-se dar preferência à pravastatina. O risco de miopatia também aumenta quando da administração concomitante de ácido nicotínico ou fibratos (sobretudo o genfibrozil), os quais também causam miosite ou miopatia. Essa última é rapidamente reversível, uma vez cessada a terapia.[28-31,49,50]

Um outro importante mas pouco comum efeito colateral das estatinas é a hepatotoxicidade, que pode se manifestar por aumento de bilirrubina direta, de transaminases e do tempo de protrombina, bem como por icterícia e hepatomegalia.[3] Na ausência de obstrução biliar, a dosagem da bilirrubina direta é mais acurada de que a simples dosagem das transaminases para identificação e avaliação prognóstica de hepatotoxicidade. Nos casos com identificação objetiva de agressão hepática, ou seja, a presença de 2 ou mais dos referidos sinais, recomendam-se a suspensão da estatina e pesquisa da etiologia.[3]

Não há necessidade de suspender a estatina quando os níveis dessas enzimas estiverem até 3 vezes o valor normal, em pacientes assintomáticos.[32] Determinadas situações implicam monitorização mais freqüente das transaminases e CK: DM, insuficiência renal, ingestão excessiva de bebidas alcoólicas, idade avançada e uso da estatina em doses altas ou em associação com fibratos ou drogas que interferem com os citocromos CYP 3A4 ou CYP 2C9.[28,30,31] Em cerca de 2% dos pacientes, alguns dos quais com doença hepática prévia ou história de uso de bebidas alcoólicas, os níveis das aminotransferases podem exceder em mais de 3 vezes o limite da normalidade. Isso geralmente ocorre após 3 a 16 meses de terapia contínua. Nessa situação, a estatina deve ser suspensa de imediato.[32-35] Pancreatite aguda já foi relatada com o uso de atorvastatina e rosuvastatina.[51] Ginecomastia é uma outra possível reação adversa das estatinas.[52]

Interrupção do tratamento com estatinas devido a efeitos colaterais ocorre em apenas 2,5% a 3,2% dos pacientes tratados.[32-35]

CONTRA-INDICAÇÕES. As estatinas estão contra-indicadas em mulheres grávidas (em animais, são teratogênicas em doses altas) ou que estejam amamentando. Devem ser descontinuadas temporariamente durante a hospitalização para cirurgia de grande porte.[32,35] O uso das estatinas está também contra-indicado em pacientes com hepatopatias agudas, mas não em casos de doença hepática crônica.[53]

QUE ESTATINA USAR? Rosuvastatina (ROS), em estudos comparativos, tem se mostrado superior às demais estatinas na redução do LDL-c e na obtenção das metas propostas pelo NCEP/ATP III.[46,47,54-57] Além disso, até o momento, foi a única estatina com a qual se demonstrou redução do volume percentual do ateroma e da espessura média-íntima das carótidas, conforme demonstrado nos estudos ASTEROID[58] e METEOR,[59] respectivamente. Em função desses estudos, a rosuvastatina tornou-se a primeira droga a ser aprovada pelo FDA e pela Anvisa para retardar ou reduzir a progressão da aterosclerose. Ainda não existem estudos de prevenção primária ou secundária mostrando os benefícios desse fármaco sobre os desfechos cardiovasculares em pacientes hipercolesterolêmicos. No entanto, no estudo JUPITER,[60] o uso de 20 mg/dia de ROS em indivíduos aparentemente sadios com níveis elevados (2,8–7,1 mg/L; média de 4,2) de PCR ultra-sensível (PCR-us) e LDL-c < 120 mg/dL (94–119; média de 108) resultou, em comparação ao placebo, em significativa redução no risco para IAM (54%), AVC (48%) e revascularização ou angina instável (47%). A redução média nos valores do LDL-c e PCR-us foi de 50% e 37%, respectivamente.[60] Na nossa experiência, como comentado, redução similar no LDL-c foi obtida com 10 mg de ROS e 20 mg de atorvastatina.[37] Contudo, em uma metanálise recente de 25 estudos, totalizando 20.000 pacientes, uma eficácia hipocolesterolêmica semelhante apenas foi obtida quando se empregou uma dose de atorvastatina 4 vezes superior à da ROS.[61]

Em pacientes com insuficiência renal, deve-se dar preferência à atorvastatina, que apresenta menor excreção renal em comparação às outras estatinas.[32]

QUADRO 62.20

Drogas e Substâncias que Interferem com o Metabolismo das Estatinas

Mecanismo	Efeito	Drogas ou Substâncias
Inibição do citocromo P-450 3A4	Aumento dos níveis séricos	Claritromicina, eritromicina, troleandromicina, ciclosporina, tacrolimus, delarvidina, mesilato, ritonavir, fluconazol, itraconazol, cetoconazol, fluoxetina, suco de toranja, mibefradil, nefazodona, verapamil
Indução do citocromo P-450 3A4	Diminuição dos níveis séricos	Barbitúricos, carbamazepina, griseofulvina, fenitoína, primidona, rifabutina, rifampicina, nafcilina, troglitazona
Inibição do citocromo P-450 2C9	Pode aumentar níveis séricos da fluvastatina	Amiodarona, cimetidina, fluoxetina, isoniazida, trimetoprim-sulfametoxazol, fluvoxamina, itraconazol, metronidazol, sulfimpirazona, ticlopidina, zafirlukast
Indução do citocromo P-450 2C9	Pode diminuir níveis séricos da fluvastatina	Barbitúricos, carbamazepina, griseofulvina, fenitoína, primidona, rifampicina

Adaptado da Ref. 28.

Estatinas podem ser usadas em crianças com idade > 10 anos e hipercolesterolemia grave que seja refratária às intervenções não-farmacológicas. Até o momento, 4 estatinas foram aprovadas pelo FDA para esse grupo etário: atorvastatina, sinvastatina, pravastatina e lovastatina. Resinas e ezetimibe são outras opções terapêuticas.[62]

Resinas Seqüestrantes de Ácidos Biliares

TIPOS/MECANISMO DE AÇÃO. Os representantes principais desse grupo são *colestiramina* (Questran Light®), *colestipol* (Colestid®) e, mais recentemente, *colesevelam* (Welchol®). As resinas não são absorvidas no trato gastrointestinal. Atuam reduzindo a absorção intestinal de sais biliares e, conseqüentemente, do colesterol. Isso resulta em expressão aumentada de receptores de alta afinidade para LDL nas membranas dos hepatócitos, propiciando redução nos níveis séricos do LDL-c.[1,5,32,63] Atualmente, apenas a *colestiramina* é comercializada no Brasil.

APRESENTAÇÃO/DOSES. A *colestiramina* é apresentada em envelopes com 4 g na forma de pó, a ser diluído em 60 a 90 mL de líquido. A posologia inicial é de 4 g pela manhã e à noite; pode ser aumentada a intervalos semanais ou quinzenais. A dose máxima é de 24 g/dia, porém doses > 16 g/dia são dificilmente toleradas, devido à maior freqüência de efeitos gastrointestinais. O *colestipol* é comercializado na forma de comprimidos de 1 g. A dose recomendada é de 2 a 16 g/dia, em 1 a 2 tomadas. Deve-se iniciar com 2 g, 1 a 2 vezes ao dia. Incrementos de 2 g podem ser feitos a intervalos mensais ou bimensais. O *colesevelam* está disponível como comprimidos de 625 mg. A posologia inicial é de 6 comprimidos/dia, em 1 ou 2 tomadas diárias. Raramente 7 comprimidos/dia se fazem necessários.

EFICÁCIA/INDICAÇÕES. As doses usuais de colestiramina (8–16 g/dia), colestipol (6–12 g/dia) e colesevelam (3,75 g/dia) propiciam reduções de 15% a 21% no LDL-c e aumento de 3% a 9% no HDL-c. Esse efeito é potencializado pelo uso concomitante de uma estatina.[32,63] Nessa situação, a dose do colesevelam pode ser reduzida para 1,875 a 2,5 g/dia.[64] Em combinação com uma estatina ou com o fenofibrato, colesevelam induziu reduções adicionais 10–16% superiores às alcançadas com a monoterapia com uma estatina (em casos de hipercolesterolemia primária) ou fenofibrato (em pacientes com hiperlipidemia mista).[63,64] Nos pacientes com hiperlipidemia combinada, resinas devem ser associadas a um fibrato ou à niacina, já que, em monoterapia, induzem exacerbação da produção hepática de VLDL e aumento dos TG (2–16%). As doses máximas diárias de colestiramina (24 g) e colestipol (16 g) e colesevelam (4,375 g) induzem maior ocorrência de efeitos colaterais e estão indicadas apenas nos casos mais graves. As resinas devem *sempre* ser tomadas às refeições.[1,5,32,64]

As resinas, principalmente o colesevelam, podem também reduzir a glicemia e a HbA_{1c} em diabéticos tipo 2, por um mecanismo ainda não bem esclarecido.[64]

O emprego das resinas fica limitado por seus efeitos gastrointestinais. No estudo *Lipid Research Clinics Coronary Primary Prevention Trial*, a terapia com colestiramina diminuiu a incidência de IAM em 19%.[65] As resinas podem, portanto, ser usadas como adjuvantes às estatinas no tratamento da hipercolesterolemia grave. Podem também ser utilizadas em crianças. Além disso, representam a única terapia liberada para mulheres no período reprodutivo sem um método anticoncepcional efetivo, bem como durante a gravidez.[3]

EFEITOS COLATERAIS. Os principais para-efeitos relacionam-se ao aparelho digestivo, devido à interferência das resinas na motilidade intestinal: constipação (o mais comum), plenitude gástrica, náuseas e meteorismo, além de exacerbação de hemorróidas preexistentes.[3,5] Para minimizá-los, a terapia deve ser iniciada com uma dose baixa, e a medicação, tomada às refeições. O uso de fibras – p.ex., *psyllium* (Metamucil®) ou suco de ameixa – pode ser útil para reduzir a constipação.[3] Esses efeitos gastrointestinais são bem menos freqüentes com colesevelam.[63] Raramente, pode ocorrer obstrução intestinal em idosos tratados com as resinas. Também rara é acidose hiperclorêmica, que pode surgir em crianças e indivíduos com insuficiência renal quando tratados com colestiramina, porque íons cloreto são liberados em troca com ácidos biliares.[1,3,32]

Entre os efeitos bioquímicos adversos das resinas inclui-se o aumento dos triglicerídeos (TG), secundário ao estímulo à síntese hepática de VLDL. Portanto, o uso das resinas como monoterapia deve ser evitado na hipertrigliceridemia, particularmente na presença de níveis de TG > 400 mg/dL.[3] Resinas devem também ser evitadas em pacientes com diverticulite.[32]

Convém também comentar que Questran Light® deve ser usado com cautela em pacientes com fenilcetonúria. Tal fato se justifica porque ele contém 16,8 mg de fenilalanina por dose de 4 g de colestiramina anidra.[3]

INTERAÇÃO MEDICAMENTOSA. Colestiramina e colestipol ligam-se a outros medicamentos, tais como digitálicos, tiroxina, tiazídicos, beta-bloqueadores e varfarina, reduzindo sua absorção intestinal. O mesmo acontece em relação ao ácido fólico, ferro, vitaminas lipossolúveis (K, E, D e A) e, em menor intensidade, estatinas, ezetimibe e fibratos. Esses fármacos devem ser administrados pelo menos 1 hora antes ou 4 a 6 horas após a colestiramina/colestipol, para minimizar a interferência com sua absorção. Suplementação de vitaminas lipossolúveis e ácido fólico pode ser necessária para crianças e, ocasionalmente, adultos.[1,3,5,32] Em contrapartida, parece ser mínima a interação do colesevelam com as referidas substâncias.[63]

Ácido Nicotínico

MECANISMO DE AÇÃO. O ácido nicotínico (AN) ou niacina é uma medicação que exerce efeitos favoráveis sobre as concentrações plasmáticas de todas as lipoproteínas, mostrando-se ativo em todos os tipos de hiperlipoproteinemia, com exceção do tipo I. Ele promove diminuição da síntese hepática de VLDL (lipoproteína de densidade muito baixa), reduzindo assim tanto a LDL (lipoproteína de densidade baixa) como a IDL (lipoproteína de densidade intermediária). Possui, também, ação antilipolítica (por redução da ação da lipase tecidual nos adipócitos), levando à menor liberação de ácidos graxos livres para a corrente sangüínea. Como conseqüência, reduz-se a síntese de TG pelos hepatócitos. O emprego da niacina também propicia a conversão de partículas de LDL pequenas e densas naquelas de diâmetro maior, que são menos aterogênicas. Além disso, o AN estimula a produção do ativador do plasminogênio tissular, o que pode ser útil na prevenção de eventos trombóticos.[32,66-68]

A recente descoberta do receptor GPR109A acoplado à proteína G (HM74A ou PUMA-G) como um receptor para o ácido nicotínico tem permitido uma melhor compreensão dos mecanismos subjacentes aos efeitos metabólicos e vasculares do ácido nicotínico.[67,68]

POSOLOGIA. A niacina existe em preparações de liberação imediata (niacina cristalina) e prolongada (Acinic® – comp. 500 e 750 mg; Metri® – comp. 500, 750 e 1.000 mg). Essa última é a única comercializada no Brasil. Inicia-se com 500 mg à noite (ao deitar) e ajusta-se a dose, posteriormente, a cada 4 semanas. A dose habitual é de 1–2 g/dia, sempre em dose única, à noite.[3,32,68]

EFICÁCIA/INDICAÇÕES. A terapia com o AN reduz o colesterol total e o LDL-c em 15% a 30%, diminui os TG em 30% a 40% e eleva o HDL-c em 15% a 25%. Também reduz os níveis da Lp(a) em até 40%.[31,32,52]

Há mais de 40 anos, o AN é amplamente utilizado em vários países para tratar pacientes com hipercolesterolemia e hiperlipidemia combinadas (fenótipos IIb e III).[68] A associação a estatinas e/ou resinas permite uma redução adicional na hipercolesterolemia.[1] No estudo OCEANS,[69] a melhora de perfil lipídico com associação de sinvastatina e AN de liberação prolongada (ANLP) foi superior à obtida com a monoterapia com a estatina. Quando comparada à associação estatina + ezetimibe, no estudo COMPELL,[70] a combinação ANLP + rosuvastatina ou atorvastatina propiciou maiores redução dos TG e incremento do HDL-c, enquanto a redução do LDL-c e do não-HDL-c foi similar nos dois grupos.

O AN atualmente é a droga mais eficaz para elevar o HDL-c e reduzir a Lp(a).[68] Além disso, representa uma atraente alternativa terapêutica para pacientes com hipertrigliceridemia ou síndrome metabólica.[71] Uma limitação para o uso mais freqüente do AN são seus efeitos colaterais, principalmente o rubor cutâneo.[3]

EFEITOS COLATERAIS. Os eventos adversos do AN são comuns, sobretudo com a niacina cristalina. A tolerabilidade da apresentação de liberação prolongada é superior, mas, mesmo assim, até 20% dos pacientes são obrigados a interromper o tratamento.[68] Rubor cutâneo (*flushing*) representa o efeito colateral mais usual, sendo observado em até 72% dos pacientes que tomam o ANLP, e é motivo de abandono do tratamento em aproximadamente 10%. Habitualmente, sua freqüência tende a diminuir durante o tratamento.[68] Pode ser minimizado através de uma série de medidas: (1) usar inicialmente doses baixas, com aumentos lentos e graduais, (2) tomar a droga durante as refeições e (3) evitar o uso de líquidos quentes e bebidas alcoólicas nos horários próximos à tomada do fármaco. O uso do ácido acetilsalicílico (em doses $\geq$ 300 mg/dia) ou outros inibidores da ciclooxigenase, em doses equivalentes, 20–30 minutos antes de cada dose do AN, também podem ser úteis, uma vez que o rubor é mediado pelas prostaglandinas.[3,71] Outros efeitos colaterais do AN são náuseas, tonturas, calafrios, desconforto abdominal, irritação gástrica, mialgia, prurido, secura da pele etc. (ver Quadro 62.19).[32,68] A irritação gástrica responde bem aos bloqueadores H2 e antiácidos (evitar os que contêm alumínio). Raras reações adversas do AN incluem acantose nígrica e degeneração macular, reversíveis com a suspensão da medicação.[5,32]

A complicação mais séria do AN é a hepatotoxicidade, que pode se manifestar por elevação das enzimas hepáticas, hepatite química (incomum e sinalizada por mal-estar, anorexia e náuseas) e, mais raramente, hepatite fulminante. Como o início da agressão hepatocelular é imprevisível, é obrigatória a monitorização periódica da função hepática.[1,3,32] Nos pacientes tratados com ANLP, alteração nos testes de função hepática ocorre em menos de 1%, mas hepatotoxicidade significativa não foi observada.[68,70,71]

O AN pode, eventualmente, deteriorar o controle glicêmico, e costumava-se evitá-lo em pacientes com DM tipo 2 ou intolerância à glicose.[1,32] Contudo, dados mais recentes indicam que o ANLP pode ser usado com segurança nessa população.[68,71–73] Na série de Grundy e cols.,[72] as alterações no controle glicêmico foram mínimas com 1.000 mg/dia, enquanto a HbA$_{1c}$ aumentou de 7,2% para 7,5% após 16 semanas de tratamento nos pacientes que usaram 1.500 mg/dia. Interrupção da droga, por controle glicêmico inadequado, ocorreu apenas em 4% dos casos.[72] Uma revisão recente avaliou o uso do ANLP, isoladamente ou associado a uma estatina, em diabéticos com dislipidemia, na dose máxima de 2,5 g/dia.[73] Foram constatados efeitos adversos modestos sobre a glicemia de jejum (aumento de 4–5%) e a HbA$_{1c}$ (incremento $\leq$ 0,3%).[73] O AN pode também induzir hiperuricemia (em 20%), agravamento de uma doença ulcerosa péptica, hipotensão em pacientes em uso de vasodilatadores, e exacerbar a angina instável. Além disso, pode haver elevação da homocisteína sérica, cujos níveis devem, portanto, ser monitorizados.[1,32]

CONTRA-INDICAÇÕES. O AN está contra-indicado para pacientes com anormalidades da função hepática ou doença ulcerosa péptica. Se realmente necessário, pode ser usado, com cautela, em pacientes com hiperuricemia ou história de gota.[1,5]

Fibratos

Os principais representantes dessa classe de fármacos são fenofibrato, ciprofibrato, bezafibrato e genfibrozil.

MECANISMO DE AÇÃO. Fibratos são fármacos derivados do ácido fíbrico que agem estimulando receptores nucleares denominados receptores alfa ativados de proliferação dos peroxissomas (PPAR-α), expressos no fígado e em outros tecidos. Esse estímulo leva a aumento da oxidação de ácidos graxos livres, menor secreção hepática de VLDL, aumento da produção e ação da lipase lipoprotéica (LPL), responsável pela hidrólise intravascular dos triglicerídeos, e redução da apoproteína CIII (Apo CIII), a qual responde pela inibição da LPL. Esses efeitos contribuem para redução dos TG plasmáticos e menor conversão de VLDL em LDL. Além disso, a ativação dos PPAR-α estimula a expressão de apo-AI e apo-AII, elevando o HDL-c (Fig. 62.3).[3,74-76]

EFICÁCIA/INDICAÇÃO. Fibratos reduzem os TG em 30 a 60%; essa redução é mais pronunciada quanto maior for o valor basal da trigliceridemia (Quadro 62.21). Adicionalmente, aumentam os níveis do HDL-c em 15 a 30%. Sua ação sobre o LDL-c é variável, podendo diminuí-lo, não modificá-lo ou, ocasionalmente, até aumentá-lo. São considerados as drogas de escolha no tratamento da hipertrigliceridemia, mas podem ser usados em casos de dislipidemia mista ou combinada (tipo IIb ou III), preferencialmente associados a uma estatina. Parecem ter efeitos pleiotrópicos, porém não se conhece a relevância clínica dos mesmos.[3,5,74-76]

O efeito dos fibratos sobre TG e HDL-c é comparável com qualquer fibrato.[77] No tocante ao LDL-c, a redução geralmente observada com bezafibrato ou genfibrozil situa-se entre 10% e 15%.[1,3,32] Em um estudo,[78] esse percentual foi de 25% com o fenofibrato micronizado. Em contrapartida, o LDL-c pode se elevar quando pacientes com hipertrigliceridemia isolada são tratados com fibratos.[3,5]

A eficácia dos fibratos na redução dos desfechos cardiovasculares tem sido uma preocupação de longa data. Os estudos iniciais mostraram que fibratos reduziam a freqüência de eventos cardiovasculares, mas não a mortalidade cardiovascular. Por exemplo, no estudo VAHIT (*Veterans Affairs High Density Lipoprotein Cholesterol Intervention Trial Study Group*),[79] evidenciou-se que a terapia com genfibrozil resultou em redução significativa do risco de eventos cardiovasculares em pacientes com DAC, nos quais a alteração lipídica primária era um nível baixo de colesterol HDL. Similarmente, estudos angiográficos mostraram retardo na progressão de lesões ateroscleróticas. No entanto, nesses estudos não foi observada redução na mortalidade cardiovascular. O recente estudo FIELD (*Fenofibrate Intervention and Event Lowering in Diabetes*)[80] teve como objetivo principal avaliar a capacidade de fenofibrato micronizado

QUADRO 62.21

Doses dos Fibratos Disponíveis e Efeitos sobre Colesterol HDL (HDL-c) e Triglicerídeos (TG)

Medicamento	Dose (mg/dia)	ΔHDL-c	ΔTG
Bezafibrato	400 a 600	+5 a 30%	−15 a 55%
Ciprofibrato	100	+5 a 30%	−15 a 45%
Etofibrato	500	+5 a 20%	−10 a 30%
Fenofibrato	250	+5 a 30%	−10 a 30%
Genfibrozil	600 a 1.200	+5 a 30%	−20 a 60%

(200 mg/dia) em reduzir o risco cardiovascular em diabéticos tipo 2. Seus resultados mostraram que níveis de TG, LDL-c e HDL-c responderam favoravelmente ao tratamento. Entretanto, a redução de 11% nos desfechos primários (morte por DAC e IAM não-fatal), em comparação ao placebo, não foi significativa (P = 0,16).[80] Na realidade, houve uma redução significativa (P = 0,010) de 24% na ocorrência de IAM não-fatal, acompanhada de aumento não-significativo de 19% na mortalidade cardiovascular (P = 0,16). Em contrapratida, os desfechos secundários e terciários (p.ex., IAM não-fatal, revascularização coronariana e progressão de albuminúria e retinopatia) diminuíram significativamente.[80] Nesse estudo foi também constatado que não houve efeito benéfico da terapia com fenofibrato sobre a espessura da íntima média das carótidas, nem sobre marcadores de inflamação ou da função endotelial.[81] Assim, fibratos não podem ser considerados drogas de primeira linha na prevenção primária ou secundária da DAC.

EFEITOS COLATERAIS/CONTRA-INDICAÇÕES. Os fibratos são geralmente bem tolerados. Os principais efeitos colaterais incluem erupções cutâneas, miopatia, sintomas gastrointestinais, além de discrasias sangüíneas e elevação de aminotransferases e fosfatase alcalina. Essas drogas potencializam o efeito de anticoagulantes (cumarina e indanediona) e aumentam a litogenicidade da bile (ver Quadro 62.18). Fibratos devem ser evitados em pacientes com insuficiência renal, devido a um maior risco de miopatia.[3,32,75,76] Caso se decida por sua utilização, deve-se optar pelo genfibrozil.[82]

Ezetimibe

MECANISMO DE AÇÃO. O ezetimibe (Ezetrol®, Zetia® – comp. 10 mg) inibe a absorção do colesterol alimentar e biliar sem afetar a absorção de vitaminas lipossolúveis, triglicerídeos ou ácidos biliares. Age reduzindo a captação de colesterol e fitoesteróis pelos enterócitos. Parece exercer seu efeito por bloquear os transportadores intestinais de esteróis, especificamente as proteínas de Nieman-Pick Cl-símile 1, reduzindo assim a absorção intestinal de colesterol, fitoesteróis e alguns oxisteróis.[83,84]

Ezetimibe está também disponível na forma de comprimidos que contém 10 mg da droga + 10, 20, 40 ou 80 mg de sinvastatina (Vytorin®, Zetsim®).

EFICÁCIA. Na dose de 10 mg/dia, o ezetimibe diminui em até 50% a absorção intestinal do colesterol, resultando em queda de 15% a 20% no LDL-c. Também permite um aumento de 2,5% a 5% no HDL-c.[83,84] Uma eficácia maior ocorre quando ele é utilizado em associação com uma estatina. Por exemplo, na redução do LDL-c, a terapia com 10 mg de ezetimibe + 20 mg de sinvastatina tem eficácia similar àquela alcançada com 80 mg de sinvastatina. O tratamento combinado, em comparação com a monoterapia com uma estatina, também permite maior redução de TG, colesterol não-HDL, apolipoproteína B, partículas remanescentes-símile de colesterol e PCR-us, bem como elevação mais acentuada do HDL-c.[85,86]

Por outro lado, o estudo ENHANCE (*Ezetimibe and Simvastatin in Hypercholesterolemia Enhances Atherosclerosis Regression*), duplo-cego e randomizado, comparou a eficácia da terapia com sinvastatina (80 mg/dia), associada a ezetimibe (10 mg/dia) ou placebo em 720 pacientes com hipercolesterolemia familiar.[87] Ao final de 2 anos, observou-se que, em comparação ao uso isolado de sinvastatina, a combinação de sinvastatina e ezetimibe não resultou em diferença significativa nas mudanças da espessura da íntima-média das carótidas, a despeito de maiores reduções nos níveis do LDL-c e PCR-us.[87] A explicação mais plausível para esses achados discrepantes parece ser a depleção de lipídios na placa, induzida por terapia prévia com estatinas e outros agentes redutores da colesterolemia. Alternativamente, ezetimibe poderia não ter efeito benéfico sobre a aterosclerose, mas apenas sobre lipídios.[88] Nesse contexto, foi mostrado que ezetimibe poderia desencadear outros mecanismos pró-aterogênicos regulatórios de genes, incluindo a inibição do receptor *scavenger B1* (SRB1) e *ATP-binding cassette transporter A1* (ABCA1).[89]

Após a publicação dos resultados do ENHANCE, o Colégio Americano de Cardiologia passou a recomendar: (1) alcançar as metas para o LDL-c e HDL-c com o uso de estatinas isoladamente ou em associação com fármacos que comprovadamente têm efeitos clínicos benéficos quando adicionados às estatinas (p.ex., ácido nicotínico, fibratos e seqüestradores de ácidos biliares), conforme tolerabilidade; (2) usar ezetimibe em pacientes que, a despeito do uso da terapia supracitada, não atingirem suas metas individuais; (3) aguardar estudos esclarecedores.[90]

Ezetimibe representa a droga de escolha no manuseio da rara fitosterolemia homozigótica (doença de estocagem de fitoesteróis). Sua absorção pode ser reduzida pelas resinas. Diferentemente da colestiramina, ezetimibe não interfere com a absorção intestinal de outros fármacos.[83]

EFEITOS COLATERAIS/CONTRA-INDICAÇÕES. A tolerabilidade do ezetimibe é comparável à do placebo, e muito poucos efeitos colaterais têm sido relatados. A freqüência de elevação de enzimas hepáticas pode aumentar levemente pelo uso concomitante de uma estatina.[3,84]

Ezetimibe deve ser evitado durante a gestação e a lactação, bem como em pacientes com doença hepática. Recomenda-se também usá-lo com cautela em pacientes medicados com ciclosporina.[3,83]

TERAPIAS COMBINADAS

A combinação de 2 ou mais drogas com mecanismos de ação diferentes, porém complementares, pode ser necessária nos casos de hipercolesterolemia grave refratária à monoterapia.[3,91]

Estatina & Fibrato

A combinação *estatina-fibrato* é atrativa para o tratamento da dislipidemia diabética e da dislipidemia combinada, particularmente quando os níveis de triglicerídeos excedem 400–500 mg/dL.[91,92] Esse esquema efetivamente reduz os níveis de colesterol não-HDL e também corrige o fenótipo das lipoproteínas aterogênicas. No entanto, se as taxas de TG forem < 400 mg/dL, as estatinas – p.ex., atorvastatina (10–20 mg/dia) ou rosuvastatina (10 mg/dia) – são os fármacos de escolha.[93] O principal temor da associação *estatina-fibrato* é um risco aumentado para miosite ou, mais raramente, rabdomiólise.[82,91] A ocorrência de 52 casos fatais de rabdomiólise observada em pacientes que usaram a cerivastatina, sobretudo quando associada ao genfibrozil ou usada na dose de 0,8 mg/dia – resultando inclusive em suspensão da comercialização da cerivastatina –, chamou a atenção para esse risco.[94] Entretanto, tal risco parece ser bastante pequeno quando se utilizam doses baixas de estatinas e fibratos, conforme demonstrado por recentes revisões sobre esse tópico.[95,96] Além disso, deve-se evitar o genfibrozil, já que ele comprovadamente altera o metabolismo hepático das estatinas e eleva seu nível sérico.[50] O fibrato de escolha parece ser o fenofibrato, devido à sua limitada interferência nesse metabolismo.[97] Pacientes submetidos à combinação estatina-fibratos não devem ter disfunção tiroidiana, hepática ou renal, nem devem usar concomitantemente drogas que impliquem risco aumentado para a miotoxicidade das estatinas.[82,91,95]

Outras Associações

Foi demonstrado que a associação de uma estatina com a niacina[98] ou um seqüestrante dos ácidos biliares (SAB)[99] pode reduzir os níveis do colesterol em mais de 50%. No estudo OCEANS,[69] a melhora de perfil lipídico com a combinação de sinvastatina com AN de liberação prolongada excedeu a conseguida com a estatina isoladamente. A terapia tríplice com estatinas, SAB e ácido nicotínico pode ser necessária para o tratamento ótimo de pacientes adultos com hipercolesterolemia familiar heterozigótica.[100]

Como comentado, a adição do colesevelam a uma estatina ou fenofibrato possibilita reduções maiores no LDL-c de que as obtidas com a monoterapia com essas drogas, em casos de hipercolesterolemia primária ou hiperlipidemia mista, respectivamente.[63,64]

A adição do ezetimibe à estatina propicia uma eficácia comparável à obtida com a triplicação da dose da estatina.[83-85] No entanto, como mencionado, essa combinação no estudo ENHANCE não foi superior à terapia com sinvastatina e placebo na redução da aterosclerose carotídea, a despeito de uma melhora mais acentuada no perfil lipídico.[86]

DROGAS EM PERSPECTIVA

Inibidores da CETP e da ACAT

O baixo nível de HDL-c é a anormalidade lipídica mais observada em pacientes com DAC conhecida.[101] Como comentado, as estatinas têm eficácia limitada em aumentar o HDL-c. Dentre as várias drogas para o tratamento da dislipidemia que estão em desenvolvimento, destacam-se os inibidores da proteína de transferência do colesterol éster [CETP] (p.ex., torcetrapibe, JTT-705 e MK-825) e os inibidores da acil coenzima A-colesterol aciltransferase [ACAT] (p.ex., avasimibe), que propiciam significativa elevação do HDL-c.[102-106] O maior efeito do *avasimibe* é, contudo, reduzir os triglicerídeos (TG) até uma média de 23%.[106] Em estudos animais, avasimibe mostrou-se capaz de reduzir e estabilizar a placa aterosclerótica.[105] Finalmente, avasimibe potencializa a ação das estatinas sobre LDL-c, HDL-c e TG, além de diminuir a absorção intestinal do colesterol.[107]

Nos estudos iniciais, *torcetrapibe*, na dose de 120 mg/dia ou 240 mg/dia, possibilitou incrementos no HDL-c de até 46% e 106%. No entanto, os estudos com a droga foram interrompidos prematuramente devido a excesso de mortalidade cardiovascular e não-cardiovascular, em comparação ao grupo placebo. A terapia com torcetrapibe se associou a aumentos consideráveis nos níveis de aldosterona e da pressão arterial, bem como a alterações nos eletrólitos séricos indicativas de excesso mineralocorticóide. Estão em andamento estudos com outros inibidores da CETP, JTT-705 e MK-825, que não elevam a pressão arterial em humanos.

ABT-335

Trata-se de uma nova molécula do ácido fenofíbrico, o metabólito ativo do fenofibrato. Vem sendo testada em pacientes com dislipidemia mista. Os resultados de estudos de fase 3 têm mostrado que a combinação de ABT-335 com sinvastatina,[108] atorvastatina[109] ou rosuvastatina[110] é mais eficaz do que a monoterapia com as estatinas na melhora dos parâmetros lipídicos, com ótimo perfil de segurança.

HIPERLIPOPROTEINEMIAS PRIMÁRIAS – QUE DROGA(S) USAR?

No Quadro 62.22 estão listadas as opções terapêuticas habitualmente recomendadas para os casos de hiperlipoproteinemia primária.

TRATAMENTO DA HIPERCOLESTEROLEMIA FAMILIAR (HF)

O tratamento da HF heterozigótica consiste em uma dieta com baixo teor de gordura saturada (6% do total de calorias) e colesterol (< 100 mg/dia) e farmacoterapia. As modificações dietoterápicas geralmente resultam em discreta redução (5% a 15%) dos níveis de colesterol total (CT). Ocasionalmente, os pacientes podem apresentar uma resposta terapêutica satisfatória com o uso isolado de uma estatina. Entretanto, a combinação de duas ou três drogas é freqüentemente necessária (p.ex., estatina + niacina, estatina + resina, estatina + ezetimibe, estatina + niacina + resina etc.).[1,5,111] Cirurgia com técnica de anastomose ileal parcial tem sido usada para reduzir os níveis de lipídios em pacientes com hipercolesterolemia grave que não podem tolerar as drogas hipolipemiantes. Essa forma de tratamento pode reduzir o CT em 20% a 25% e causar regressão de lesões ateroscleróticas.[112]

Na HF homozigótica, a menos que a mutação causadora possibilite alguma capacidade residual de ligação do LDL ao seu receptor, a terapia medicamentosa geralmente é ineficaz em reduzir o colesterol plasmático, exceto com altas doses de atorvastatina ou sinvastatina.[1,113] Recentemente, foi relatado o caso de uma menina com HF homozigótica (por uma mutação "leve" P664L) e valores do CT > 1.000 mg/dL, em que se observou uma redução de 38% no CT com uma estatina e dieta, e diminuição adicional de 26% no

QUADRO 62.22
Recomendações para o Tratamento Medicamentoso de acordo com o Tipo de Hiperlipoproteinemia

Hiperlipoproteinemia (Fenótipo)	Tratamento	
	Monoterapia	Combinação de Drogas*
• Hipercolesterolemia familiar (tipo IIa)		
Heterozigótica: *LDL* ↑	Estatina, niacina, resina	Estatina + resina
		Estatina + niacina
		Estatina + ezetimibe
		Estatina + niacina + resina
Homozigótica: *LDL* ↑	Niacina, atorvastatina	Estatina + niacina + resina
• Hiperlipoproteinemia familiar combinada		
VLDL ↑ (tipo IV)	Fibrato, niacina,	
LDL ↑ (tipo IIa)	Estatina, niacina	Estatina + resina
		Estatina + niacina
		Estatina + ezetimibe
VLDL ↑, *LDL* ↑ (tipo IIb)	Fibrato, estatina, niacina	Fibrato + estatina*
		Niacina + estatina ou resina
		Estatina + niacina + ezetimibe (ou resina)
• Disbetalipoproteinemia familiar (tipo III)		Fibrato, niacina, estatina**
Remanescentes de VLDL e quilomícrons ↑		Niacina + estatina
		Fibrato + estatina
		Estatina + niacina
• Hipertrigliceridemia familiar		
Grave: *quilomícrons e VLDL* ↑ (tipo V)		Fibrato, niacina
		Fibrato + niacina
		Fibrato + óleos de peixe (OP)
		Fibrato + OP + niacina
		Fibrato + niacina
Moderada: VLDL e, talvez, *quilomícrons* ↑ (tipo IV)	Fibrato, niacina	Fibrato + óleos de peixe (OP)
		Fibrato + OP + niacina
• Quilomicronemia familiar		
quilomícrons ↑ (tipo I)	Tratamento dietético	
• Hiperlipoproteinemia Lp(a)		
LP(a) ↑	Niacina	
• Apo B familiar – defeito ligação	Niacina, estatina	Niacina + estatina
LDL ↑		

*Deve ficar reservada para os casos não-responsivos à monoterapia.
**De preferência, rosuvastatina ou atorvastatina.
↑ = aumento.
Modificado da Ref. 111.
Obs.: Quando se usar ácido nicotínico (ou niacina), dar sempre preferência à preparação de liberação estendida ou prolongada (Acinic®, Metri®, Niaspan®).

CT e 37% no LDL-c quando se associou o ezetimibe.[114] Entretanto, a terapêutica mais eficiente na HF homozigótica para o controle eficaz da hipercolesterolemia e prevenção de DAC é a plasmaférese seletiva para remover o LDL-c, a cada 1 a 3 semanas.[115] Terapias experimentais incluem a anastomose portocava,[116] o transplante de fígado[117] e a terapia gênica.[118]

TRATAMENTO DA HIPERCOLESTEROLEMIA SECUNDÁRIA

Nos casos de hipercolesterolemia secundária, o tratamento da doença de base – p.ex., L-tiroxina para hipotiróideos, perda de peso na obesidade, melhora do controle metabólico do DM etc. – usualmente já é suficiente para a normalização do perfil lipídico. Caso isso não ocorra, deve-se considerar a coexistência de uma dislipidemia primária. Na Fig. 62.6 está proposto fluxograma para manuseio da hipercolesterolemia.

INFLUÊNCIA DA REPOSIÇÃO HORMONAL EM MULHERES NA PÓS-MENOPAUSA COM HIPERCOLESTEROLEMIA

Estudos epidemiológicos sugeriam que o risco cardiovascular era menor em mulheres menopausadas que estavam em uso de estrogenioterapia.[119] Entretanto, estudos de intervenção mais recentes não confirmaram a suposta proteção cardiovascular conferida pela terapia de reposição hormonal (TRH), em pacientes com ou sem DAC. No HERS (*Heart and Estrogen/Progestin Replacement Study*),[120] observou-se um aumento de eventos cardiovasculares no primeiro ano de tratamento com estrogênios eqüinos conjugados (EEC) +

```
                    HIPERCOLESTEROLEMIA
                            ↓
        Descartar hipotiroidismo e outras possíves causas de hipercolesterolemia
                            ↓
                    Mudança do estilo de vida
                            ↓
                    Meta não alcançada
                            ↓
            Elevação concomitante dos triglicerídeos?
                     ↙                      ↘
                   Não                       Sim
                    ↓                         ↓
    Meta não  ←  Estatina              Estatina  →  Meta não
    alcançada                                        alcançada
        ↓                                              ↓
    Estatina + Ezetimibe                    • Estatina + Fibrato*
        ↓                                   • Estatina + Niacina
    Meta não alcançada                             ↓
        ↓                                   Meta não alcançada
    • Estatina + Ezetimibe + Niacina               ↓
    • Estatina + Niacina + Resina           • Estatina + Ezetimibe + Niacina
                                            • Estatina + Ezetimibe + Fibrato
                                            • Estatina + Fibrato + Niacina
```

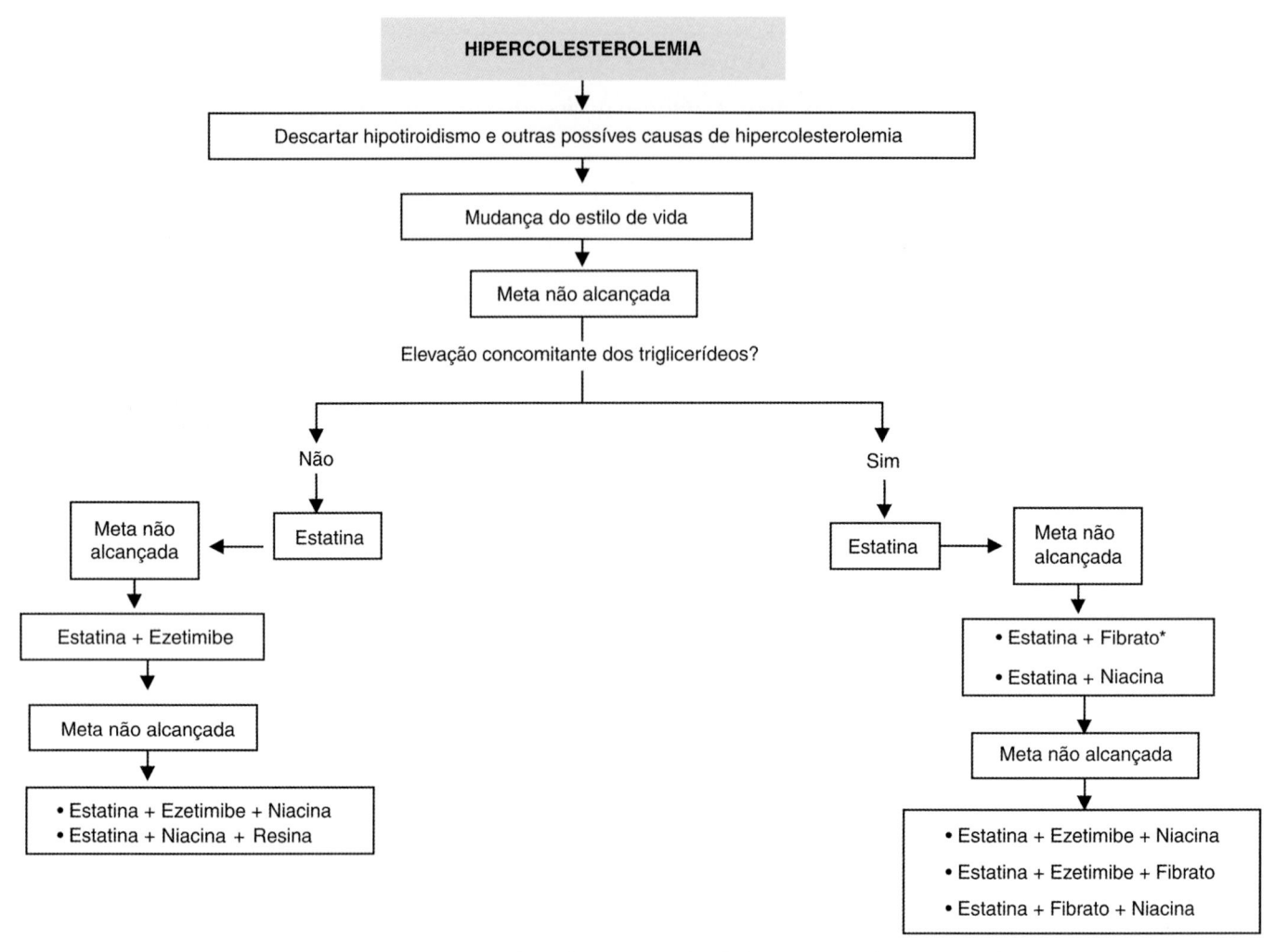

Fig. 62.6 Algoritmo sugerido para o manuseio da hipercolesterolemia.*A terapia combinada deve sempre ser feita em baixas doses (p.ex., 20 mg de sinvastatina + 200 mg de fenofibrato micronizado) e as drogas administradas em horários distintos. Nunca usar genfibrozil, já que ele eleva os níveis séricos das estatinas.

acetato de medroxiprogesterona (MPA) em mulheres menopausadas com doença cardiovascular estabelecida. Da mesma forma, no estudo WHI (*Women's Health Initiative*),[121] que avaliou mulheres sem DAC, o braço que incluía o uso de EC + MPA foi interrompido precocemente devido a um grande aumento no risco para câncer de mama e eventos cardiovasculares. Posteriormente, no mesmo estudo, evidenciou-se um aumento de cerca de 40% no risco para AVC no grupo tratado apenas com ECC, em comparação ao placebo, sem redução na ocorrência de IAM.[122]

Em resumo, à luz dos conhecimentos atuais, a TRH não pode ser recomendada como um método seguro e eficaz de prevenção primária ou secundária de DAC.

PAPEL DE ANTIOXIDANTES E ÁCIDO FÓLICO NO TRATAMENTO DA DOENÇA CORONARIANA

O valor da suplementação de beta-caroteno e vitamina C ainda não foi estabelecido. No estudo ATBC,[122] o beta-caroteno, sozinho ou em combinação com alfa-tocoferol, aumentou o risco de DAC fatal em pacientes fumantes com DAC preexistente, além de também ter elevado o risco para câncer de pulmão. No estudo CHAOS (*Cambridge Heart Antioxidant*),[123] encontrou-se redução de eventos coronarianos não-fatais com o uso de alfa-tocoferol (800 UI/dia). Entretanto, esses achados não foram confirmados no estudo HOPE.[124] Nesse último, os pacientes apresentavam alto risco para eventos coronarianos e foram randomizados em grupos em que se utilizavam ramipril, tocoferol ou ambos. Ao final, foi observado que o uso da vitamina E não teve impacto na redução da mortalidade cardiovascular, em relação ao grupo que não a utilizou. Resultados similares foram encontrados no estudo HPS.[15] Dessa maneira, à luz dos conhecimentos atuais, não existem evidências do benefício no uso de antioxidantes como prevenção para eventos macrovasculares.

Os níveis de homocisteína se correlacionam com o risco de DAC. Pacientes com níveis elevados de homocisteína, quando comparados com a população geral, têm risco aumentado em duas vezes para eventos cardiovasculares. O suplemento de ácido fólico está associado a redução dos níveis de homocisteína, parecendo diminuir o risco para DAC, mesmo sem alterar os níveis de colesterol. Outras suplementações que podem ser feitas são de vitamina B_{12} e vitamina B_6. Especialmente em fumantes e naqueles que fazem uso crônico de anticonvulsivantes, a via de depuração da homocisteína (na qual atua a vitamina B) está inibida.

BIBLIOGRAFIA

1. Mahley RW, Weisgraber KH, Bersot TP. Disorders of lipid metabolism. In: Larsen PR, Kronenberg HM, Melmed S, Polonsky KS (eds.). Williams Textbook of Endocrinology. 11th ed. Philadelphia: W.B. Saunders, 2008:1589-654.
2. Stamler M, Wentworth D, Neaton JD, for the MRFIT Research Group. Is the relationship between serum cholesterol and the risk of premature death from coronary heart disease continuous or graded? Findings in 356,222 primary screenees of the multiple risk factor intervention trial (MRFIT). JAMA, 1986; 256:2823-8.
3. Sposito AC, Caramelli B, Fonseca FA, et al. IV Brazilian Guideline for Dyslipidemia and Atherosclerosis Prevention: Department of Atherosclerosis of Brazilian Society of Cardiology. Arq Brasil Cardiol, 2007; 88 (suppl 1):2-19.
4. National Cholesterol Education Program. Executive summary of the Third Report of the National Cholesterol Education Program (NCEP) Expert Panel on detection, evaluation and treatment of high blood cholesterol in adults (adult treatment panel III). JAMA, 2001; 285:2486-97.
5. Illingworth DR. Management of hypercholesterolemia. Med Clin North Am, 2000; 84:23-42.
6. Tsiodras S, Mantzoros C, Hammer S, et al. Effects of protease inhibitors on hyperglycemia, hyperlipidemia, and lipodystrophy: a 5-year cohort study. Arch Intern Med, 2000; 160:2050-6.
7. Oliveira GH. Novel serologic markers of cardiovascular risk. Curr Atheroscler Rep, 2005; 7:148-54.
8. De Ferranti SD, Rifai N. C-reactive protein: a nontraditional serum marker of cardiovascular risk. Cardiovasc Pathol, 2007; 16:14-21.
9. Wilson PW. Assessing coronary heart disease risk with traditional and novel risk factors. Clin Cardiol, 2004; 27(6 suppl 3):III7-11.
10. Shepherd J, Cobbe SM, Ford I, et al. Prevention of coronary heart disease with pravastatin in men with hypercholesterolemia. N Engl J Med, 1995; 333:1301-7.
11. Downs JR, Clearfield M, Weis S, et al. Primary prevention of acute coronary events with lovastatin in men and women with average cholesterol levels: Results of AFCAPS/TEXCAPS. JAMA, 1998; 279:1615-22.
12. Scandinavian Simvastatin Survival Study Group: Randomized trial of cholesterol lowering in 4.444 patients with coronary heart disease: the Scandinavian Simvastatin Survival Study (4S). Lancet, 1994; 344:1383-9.
13. Sacks FM, Pfeffer MA, Moye LA, et al. The effects of pravastatin on coronary events after myocardial infarction in patients with average cholesterol levels. N Engl J Med, 1996; 335:1001-9.
14. Long Term Intervention with Pravastatin in Ischemic Disease (LIPID) Study Group: Prevention of cardiovascular events and death with pravastatin in patients with coronary heart disease and a broad range of initial cholesterol levels. N Engl J Med, 1998; 339:1349-57.
15. Heart Protection Study Collaborative Group. MRC/BHF Heart Protection Study of cholesterol lowering with simvastatin in 20,536 high-risk individuals: a randomised placebo-controlled trial. Lancet, 2002; 360:7-22.
16. Cheung BM, Lauder IJ, Lau CP, Kumana CR. Meta-analysis of large randomized controlled trials to evaluate the impact of statins on cardiovascular outcomes. Br J Clin Pharmacol, 2004; 57:640-51.
17. Grundy SM, Cleeman JI, Merz CN, et al. Implications of recent clinical trials for the National Cholesterol Education Program Adult Treatment Panel III Guidelines. J Am Coll Cardiol, 2004; 44:720-32.
18. Brunzell JD, Davidson M, Furberg CD, et al.; American Diabetes Association; American College of Cardiology Foundation. Lipoprotein management in patients with cardiometabolic risk: consensus statement from the American Diabetes Association and the American College of Cardiology Foundation. Diabetes Care 2008; 31:811-22.
19. LaRosa JC, Grundy SM, Waters DD, et al.; for the Treating to New Targets (TNT) Investigators Intensive lipid lowering with atorvastatin in patients with stable coronary disease. N Engl J Med, 2005; 352:1425-35.
20. Haffner SM, Lehto S, Rönnemaa T, et al. Mortality from coronary heart disease in subjects with type 2 diabetes and in nondiabetic subjects with and without prior myocardial infarction. N Engl J Med, 1998; 339:229-34.
21. American Diabetes Association. Standards of Medical Care in Diabetes – 2008 (Position Statements). Diabetes Care, 2008; 31(suppl. 1):S12-S54.
22. Mensink RP, Katan MB. Effect of dietary trans fatty acids on high-density and low-density lipoprotein cholesterol levels in healthy subjects. N Engl J Med, 1995; 332:439-45.
23. Harris WS. Fish oils and plasma lipid and lipoprotein metabolism in humans: a critical review. J Lipid Res Med, 1989; 30:785-807.
24. Ascherio A, Rimm EB, Stampfer MJ, et al. Dietary intake of n-3 fatty acids, fish intake, and the risk of coronary disease among men. N Engl J Med, 1990; 323:977-82.
25. Friday KE, Chills MT, Tsunehara CH, et al. Elevated plasma glucose and lowered triglyceride levels from omega-3 fatty acid supplementation in type II diabetes. Diabetes Care, 1989; 12:276-81.
26. Jenkins DJA, Wolever TMS, Rao AV, et al. Effect on blood lipids of very high intakes of fiber in diets low in saturated fat and cholesterol. N Engl J Med, 1993; 329:21-6.
27. Miettinen TA, Puska P, Gylling H, et al. Reduction of serum cholesterol with sitostanol ester margarine in a mildly hypercholesterolemic population. N Engl J Med, 1995; 333:1308-12.
28. Katan MB, Grundy SM, Jones P, et al.; Stresa Workshop Participants. Efficacy and safety of plant stanols and sterols in the management of blood cholesterol levels. Mayo Clin Proc, 2003; 78:965-78.
29. Warshafsky S, Kamer RS, Sivak SL. Effect of garlic on total serum cholesterol: a meta-analysis. Ann Intern Med, 1993; 119:599-605.
30. Sabaté J, Fraser GE, Burke K, et al. Effects of walnuts on serum lipid levels and blood pressure in normal men. N Engl J Med, 1993; 328:603-7.
31. Safeer RS, Ugalat PS. Cholesterol treatment guidelines update. Am Fam Physician, 2002; 65:871-80.
32. Knopp RH. Drug treatment of lipid disorder. N Engl J Med, 1999; 341:498-511.
33. Eaton CB. Hyperlipidemia. Prim Care, 2005; 32:1027-55.
33a. McKenney JM. Optimizing LDL-C lowering with statins. Am J Ther, 2004; 11:54-9.
34. Schachter M. Chemical, pharmacokinetic and pharmacodynamic properties of statins: an update. Fundam Clin Pharmacol, 2005; 19:117-25.
35. Keating GM, Robinson DM. Rosuvastatin: a review of its effect on atherosclerosis. Am J Cardiovasc Drugs, 2008; 8:127-46.
36. Jones PH, Davidson MH, Stein EA, et al.; STELLAR Study Group. Comparison of the efficacy and safety of rosuvastatin versus atorvastatin, simvastatin, and pravastatin across doses (STELLAR*Trial). Am J Cardiol, 2003; 92:152-60.
37. Vilar L, Lyra R, Arruda MJ, et al. Comparative efficacy of three statins in type 2 diabetic patients. Arq Brasil Endocrinol Metab, 2008; 8:2315-27.
38. Sasaki J, Ikeda Y, Kuribayashi T, et al. A 52-week, randomized, open-label, parallel-group comparison of the tolerability and effects of pitavastatin and atorvastatin on high-density lipoprotein cholesterol levels and glucose metabolism in Japanese patients with elevated levels of low-density lipoprotein cholesterol and glucose intolerance. Clin Ther, 2008; 30:1089-101.
39. Mays ME, Dujovne CA. Pleiotropic effects: should statins be considered an essential component in the treatment of dyslipidemia? Curr Atheroscler Rep, 2008; 10:45-52.
40. Gotto AM. Lipid lowering, regression and coronary events. Circulation, 1995; 91:646-56.
41. Coleman CI, Reinhart K, Kluger J, White CM. The effect of statins on the development of new-onset type 2 diabetes: a meta-analysis of randomized controlled trials. Curr Med Res Opin, 2008; 24:1359-62.

42. Athyros VG, Kakafika AI, Tziomalos K, et al. Statins for the prevention of first or recurrent stroke. Curr Vasc Pharmacol, 2008; 6:124-33.
43. Schwartz GG, Olsson AG, Ezekowitz MD, et al.; Myocardial Ischemia Reduction with Aggressive Cholesterol Lowering (MIRACL) Study Investigators. Effects of atorvastatin on early recurrent ischemic events in acute coronary syndromes: the MIRACL study: a randomized controlled trial. JAMA, 2001; 285:1711-8.
44. Pitt B, Waters D, Brown WB, et al.; Atorvastatin versus Revascularization Treatment Investigators. Aggressive lipid-lowering therapy compared with angioplasty in stable coronary artery disease. N Engl J Med, 1999; 341:70-6.
45. Cannon C, Braunwald E, McCabe C, et al. Pravastatin or atorvastatin evaluation and infection therapy – thrombolysis in myocardial infarction 22 investigators. N Engl J Med, 2004; 350:1495-504.
46. Sever PS, Dahlof B, Poulter NR, et al.; ASCOT investigators. Prevention of coronary and stroke events with atorvastatin in hypertensive patients who have average or lower-than-average cholesterol concentrations, in the Anglo-Scandinavian Cardiac Outcomes Trial – Lipid Lowering Arm (ASCOT–LLA): a multicentre randomised controlled trial. Lancet, 2003; 361:1149-58.
47. Kodaman PH, Duleba AJ. Statins in the treatment of polycystic ovary syndrome. Semin Reprod Med, 2008; 26:127-38.
48. Bauer DC, Mundy GR, Jamal SA, et al. Use of statins and fracture: results of 4 prospective studies and cumulative meta-analysis of observational studies and controlled trials. Arch Intern Med, 2004; 164:146-52.
49. Thompson PD, Clarkson P, Karas RH. Statin-associated myopathy. JAMA, 2003; 289:1681-90.
50. Jones PH, Davidson MH. Reporting rate of rhabdomyolysis with fenofibrate + statin versus gemfibrozil + any statin. Am J Cardiol, 2005; 95:120-2.
51. Singh S, Loke YK. Statins and pancreatitis: a systematic review of observational studies and spontaneous case reports. Drug Saf, 2006; 29:1123-32.
52. Oteri A, Catania MA, Travaglini R, et al. Gynecomastia possibly induced by rosuvastatin. Pharmacotherapy, 2008; 28:549-51.
53. Russo MW, Jacobson IM. How to use statins in patients with chronic liver disease. Cleve Clin J Med, 2004; 71:58-62.
54. Deedwania PC, Hunninghake DB, Bays HE, et al.; for the STELLAR Study Group. Effects of rosuvastatin, atorvastatin, simvastatin, and pravastatin on atherogenic dyslipidemia in patients with characteristics of the metabolic syndrome. Am J Cardiol, 2005; 95:360-6.
55. Strandberg TE, Feely J, Sigurdsson EL; DISCOVERY study group. Twelve-week, multicenter, randomized, open-label comparison of the effects of rosuvastatin 10 mg/d and atorvastatin 10 mg/d in high-risk adults: a DISCOVERY study. Clin Ther, 2004; 26:1821-33.
56. Brousseau ME. Statins, super-statins and cholesterol absorption inhibitors. IDrugs, 2003; 6:458-63.
57. Schuster H, Barter PJ, Stender S, et al. Effects of switching statins on achievement of lipid goals: Measuring Effective Reductions in Cholesterol Using Rosuvastatin Therapy (MERCURY I) study. Am Heart J, 2004; 147:E18.
58. Nissen SE, Nicholls SJ, Sipahi I, et al. Effect of very high-intensity statin therapy on regression of coronary atherosclerosis: the ASTEROID trial. JAMA, 2006; 295:1556-65.
59. Crouse JR 3rd, Raichlen JS, Riley WA, et al. Effect of rosuvastatin on progression of carotid intima-media thickness in low-risk individuals with subclinical atherosclerosis: the METEOR Trial. JAMA, 2007; 297:1344-53.
60. Ridker PM, Danielson E, Fonseca FA, et al.; JUPITER Study Group. Rosuvastatin to prevent vascular events in men and women with elevated C-reactive protein. N Engl J Med, 2008; 359:2195-207.
61. Wlodarczyk J, Sullivan D, Smith M. Comparison of benefits and risks of rosuvastatin versus atorvastatin from a meta-analysis of head-to-head randomized controlled trials. Am J Cardiol, 2008; 102:1654-62.
62. Kwiterovich PO. Primary and secondary disorders of lipid metabolism in pediatrics. Pediatr Endocrinol Rev, 2008; 5 (suppl 2):727-38.
63. Robinson DM, Keating GM. Colesevelam: a review of its use in hypercholesterolemia. Am J Cardiovasc Drugs, 2007; 7:453-65.
64. Florentin M, Liberopoulos EN, Mikhailidis DP, Elisaf MS. Colesevelam hydrochloride in clinical practice: a new approach in the treatment of hypercholesterolaemia. Curr Med Res Opin, 2008; 24:995-1009.
65. Lipid Research Clinics. The Lipid Research Clinics Coronary Primary Prevention Trial results. I. Reduction in incidence of coronary heart disease. JAMA, 1984; 251:351-64.
66. Gille A, Bodor ET, Ahmed K, Offermanns S. Nicotinic acid: pharmacological effects and mechanisms of action. Annu Rev Pharmacol Toxicol, 2008; 48:79-106.
67. Vogt A, Kassner U, Hostalek U, et al. Prolonged-release nicotinic acid for the management of dyslipidemia: an update including results from the NAUTILUS study. Vasc Health Risk Manag, 2007; 3:467-79.
68. Bodor ET, Offermanns S. Nicotinic acid: an old drug with a promising future. Br J Pharmacol, 2008; 153 (suppl 1):S68-75.
69. Karas RH, Kashyap ML, Knopp RH, et al. Long-term safety and efficacy of a combination of niacin extended release and simvastatin in patients with dyslipidemia: The OCEANS Study. Am J Cardiovasc Drugs, 2008; 8:69-81.
70. McKenney JM, Jones PH, Bays HE, et al. Comparative effects on lipid levels of combination therapy with a statin and extended-release niacin or ezetimibe versus a statin alone (the COMPELL study). Atherosclerosis, 2007; 192:432-7.
71. Meyers CD, Kashyap ML. Management of the metabolic syndrome-nicotinic acid. Endocrinol Metab Clin North Am, 2004; 33:557-75.
72. Goldberg RB, Jacobson TA. Effects of niacin on glucose control in patients with dyslipidemia. Mayo Clin Proc, 2008; 83:470-8.
73. Grundy SM, Vega GL, McGovern ME, et al. Efficacy, safety, and tolerability of once-daily niacin for the treatment of dyslipidemia associated with type 2 diabetes: results of the assessment of diabetes control and evaluation of the efficacy of niaspan trial. Arch Intern Med, 2002; 162:1568-76.
74. Yuan G, Al-Shali KZ, Hegele RA. Hypertriglyceridemia: its etiology, effects and treatment. CMAJ, 2007; 176:1113-20.
75. Remick J, Weintraub H, Setton R, et al. Fibrate therapy: an update. Cardiol Rev, 2008; 16:129-41.
76. Oh RC, Lanier JB. Management of hypertriglyceridemia. Am Fam Physician, 2007; 75:1365-71.
77. Vilar L, Freitas MC, Bertini M, et al. Comparative efficacy of bezafibrate and fenofibrate in patients with different types of primary hyperlipoproteinaemia. Arq Brasil Endocrinol Metab, 1996; 40(suppl. 2):S98.
78. Guay DRP. Micronized fenofibrate: a new fibric acid hypolipidemic agent. Ann Pharmacother, 1999; 33:1083-103.
79. Rubins HB, Robins SJ, Collins D et al. Gemfibrozil for the secundary prevention of coronary heart disease in men with low levels of HDL. Veterans Affairs High Density Lipoprotein Cholesterol Intervention Trial Study Group – VAHIT. N Engl J Med, 1999; 341:410-8.
80. Keech A, Simes RJ, Barter P, et al.; FIELD study investigators. Effects of long-term fenofibrate therapy on cardiovascular events in 9795 people with type 2 diabetes mellitus (the FIELD study): randomised controlled trial. Lancet, 2005 Nov 26; 366:1849-61. Erratum in: Lancet, 2006;368(9545):1415. Lancet, 2006; 368:1420.
81. Hiukka A, Westerbacka J, Leinonen ES, et al. Long-term effects of fenofibrate on carotid intima-media thickness and augmentation index in subjects with type 2 diabetes mellitus. J Am Coll Cardiol, 2008; 52:2190-7.
82. Davidson MH, Armani A, McKenney JM, Jacobson TA. Safety considerations with fibrate therapy. Am J Cardiol, 2007; 99:3C-18C.
83. Kosoglou T, Statkevich P, Johnson-Levonas AO, et al. Ezetimibe: a review of its metabolism, pharmacokinetics and drug interactions. Clin Pharmacokinet, 2005; 44:467-94.
84. Ara R, Tumur I, Pandor A, Duenas A, et al. Ezetimibe for the treat-

85. Toth PP, Davidson MH. Simvastatin plus ezetimibe: combination therapy for the management of dyslipidaemia. *Expert Opin Pharmacother*, 2005; *6*:131-9.
86. Sager PT, Melani L, Lipka L, et al.; Ezetimibe Study Group. Effect of coadministration of ezetimibe and simvastatin on high-sensitivity C-reactive protein. *Am J Cardiol*, 2003; *92*:1414-8.
87. Kastelein JJ, Akdim F, Stroes ES, et al.; ENHANCE Investigators. Simvastatin with or without ezetimibe in familial hypercholesterolemia. *N Engl J Med*, 2008; *358*:1431-43.
88. Brown BG, Taylor AJ. Does ENHANCE diminish confidence in lowering LDL or in ezetimibe? *N Engl J Med*, 2008; *358*:1504-7.
89. During A, Dawson HD, Harrison EH. Carotenoid transport is decreased and expression of the lipid transporters SR-BI, NPC1L1, and ABCA1 is downregulated in Caco-2 cells treated with ezetimibe. *J Nutr*, 2005; *135*:2305-12.
90. American College of Cardiology statement on ENHANCE trial. January 15, 2008. http://www.acc.org/enhance.htm (acessado em 13 de março de 2008).
91. Cannon CP. Combination therapy in the management of mixed dyslipidaemia. *J Intern Med*, 2008; *263*:353-65.
92. Tovar JM, Bazaldua OV, Loffredo A. Diabetic dyslipidemia: a practical guide to therapy. *J Fam Pract*, 2008; *57*:377-88.
93. Cannon CP. Combination therapy in the management of mixed dyslipidaemia. *J Intern Med*, 2008; *263*:353-65.
94. Black DM. Issues that led to the withdrawal of cerivastatin. *Curr Atheroscler Rep*, 2003; *5*:10.
95. Fazio S. Management of mixed dyslipidemia in patients with or at risk for cardiovascular disease: A role for combination fibrate therapy. *Clin Ther*, 2008; *30*:294-306.
96. Brinton EA. Does the addition of fibrates to statin therapy have a favorable risk to benefit ratio? *Curr Atheroscler Rep*, 2008; *10*:25-32.
97. Bergman AJ, Murphy G, Burke J, et al. Simvastatin does not have a clinically significant pharmacokinetic interaction with fenofibrate in humans. *J Clin Pharmacol*, 2004; *44*:1054-62.
98. Kane JP, Malloy MJ, Tun P, et al. Normalization of low-density lipoprotein levels in heterozygous familial hypercholesterolemia with a combined drug regimen. *N Engl J Med*, 1981; *304*:251-8.
99. Illingworth DR, Phillipson BE, Rapp JH, Connor WE. Colestipol plus nicotinic acid in treatment of in heterozygous familial hypercholesterolemia. *Lancet*, 1981; *1*:296-8.
100. Malloy MJ, Kane JP, Kunitake ST, Tun P. Complementarity of colestipol, niacin, and lovastatin in the treatment of severe hypercholesterolemia. *Ann Intern Med*, 1987; *107*:616-23.
101. Genest JJ Jr., McNamara JR, Ordovas JM, et al. Lipoprotein cholesterol, apolipoprotein A-I and B and lipoprotein (a) abnormalities in men with premature coronary heart disease. *J Am Coll Cardiol*, 1992; *19*:792-802.
102. Brousseau ME, Schaefer EJ, Wolfe ML, et al. Effects of an inhibitor of cholesteryl ester transfer protein on HDL cholesterol. *N Engl J Med*, 2004; *350*:1505-15.
103. Kontush A, Guérin M, Chapman MJ. Spotlight on HDL-raising therapies: insights from the torcetrapib trials. *Nat Clin Pract Cardiovasc Med*, 2008; *5*:329-36.
104. Llaverias G, Laguna JC, Alegret M. Pharmacology of the ACAT inhibitor avasimibe (CI-1011). *Cardiovasc Drug Rev*, 2003; *21*:33-50.
105. Hausenloy DJ, Yellon DM. Targeting residual cardiovascular risk: raising high-density lipoprotein cholesterol levels. *Postgrad Med J*, 2008; *84*:590-8.
106. Worthley SG, Helft G, Corti R, et al. Statin therapy alone and in combination with an acyl-CoA:cholesterol O-acyltransferase inhibitor on experimental atherosclerosis. *Pathophysiol Haemost Thromb*, 2007; *36*:9-17.
107. Raal FJ, Marais AD, Klepack E, et al. Avasimibe, an ACAT inhibitor, enhances the lipid lowering effect of atorvastatin in subjects with homozygous familial hypercholesterolemia. *Atherosclerosis*, 2003; *171*:273-9.
108. Mohiuddin SM, Pepine CJ, Kelly MT, et al. Efficacy and safety of ABT-335 (fenofibric acid) in combination with simvastatin in patients with mixed dyslipidemia: a phase 3, randomized, controlled study. *Am Heart J*, 2009; *157*:195-203.
109. Goldberg AC, Bays HE, Ballantyne CM, et al. Efficacy and safety of ABT-335 (fenofibric acid) in combination with atorvastatin in patients with mixed dyslipidemia. *Am J Cardiol*, 2009; *103*:515-22.
110. Jones PH, Davidson MH, Kashyap ML, Efficacy and safety of ABT-335 (fenofibric acid) in combination with rosuvastatin in patients with mixed dyslipidemia: A phase 3 study. *Atherosclerosis*, 2008 Oct 5. [Epub ahead of print.]
111. Malloy MJ, Kane JP. Disorders of lipoprotein metabolism. In Greenspan FS, Gardner DG (eds.) *Basic and Clinical Endocrinology*. 7th ed. New York: McGraw-Hill Companies & Lange, 2004:766-93.
112. Buchwald H, Varco RL, Matts JP, et al. Effect of partial ileal bypass surgery on mortality and morbidity from coronary heart disease in patients with hypercholesterolemia: report of the Program on the Surgical Control of the Hyperlipidemias (POSCH) of an inhibitor of cholesteryl ester transfer protein on HDL cholesterol. *N Engl J Med*, 1990; *323*: 946-55.
113. Raal FJ, Pappu AS, Illingworth DR, et al. Inhibition of cholesterol synthesis by atorvastatin in homozygous familial hypercholesterolemia. *Atherosclerosis*, 2000; *150*:421-8.
114. Hendriksz CJ, Norbury G, Tabrah S, et al. Homozygous hypercholesterolaemia and ezetimibe: a case report. *Acta Paediatr*, 2004; *93*:280-2.
115. Krebs A, Krebs K, Keller F. Retrospective comparison of 5 different methods for long-term LDL-apheresis in 20 patients between 1986 and 2001. *Int J Artif Organs*, 2004; *27*:137-48.
116. Lopez-Santamaria M, Migliazza L, Gamez M, et al. Liver transplantation in patients with homozygotic familial hypercholesterolemia previously treated by end-to-side portocaval shunt and ileal bypass. *J Pediatr Surg*, 2000; *35*:630-3.
117. Popescu I, Simionescu M, Tulbure D, et al. Homozygous familial hypercholesterolemia: specific indication for domino liver transplantation. *Transplantation*, 2003; *76*:1345-50.
118. Cichon G, Willnow T, Herwig S, et al. Non-physiological overexpression of the low density lipoprotein receptor (LDLr) gene in the liver induces pathological intracellular lipid and cholesterol storage. *J Gene Med*, 2004; *6*:166-75.
119. Stampfer M, Colditz G. Estrogen replacement therapy and coronary heart disease: a quantitative assessment of the epidemiologic evidence. *Prev Med*, 1991; *20*:47-63.
120. Rossouw JE, Anderson GL, Prentice RL, et al., for Writing Group for the Women's Health Initiative. Risks and benefits of estrogen plus progestin in healthy postmenopausal women: principal results from the Women's Health Initiative. *JAMA*, 2002; *288*:321-33.
121. The Women's Health Initiative Steering Committee. Effects of conjugated equine estrogen in postmenopausal women with hysterectomy. The Women's Health Initiative Randomised Controlled Trial. *JAMA*, 2004; *291*:1701-12.
122. Albanes D, Heinonen OP, Huttunen JK, et al. Effects of alpha-tocopherol and beta-carotene supplements on cancer incidence in the Alpha-Tocopherol Beta-Carotene Cancer Prevention Study. *Am J Clin Nutr*, 1995; *62*(6 suppl.):1427S-30S.
123. Stephens NG, Parsons A, Schofield PM, et al. Randomised controlled trial of vitamin E in patients with coronary disease: Cambridge Heart Antioxidant Study (CHAOS). *Lancet*, 1996; *347*:781-6.
124. Sleight P. The HOPE Study (Heart Outcomes Prevention Evaluation). *J Renin Angiotensin Aldosterone Syst*, 2000; *1*:18-20.

63 Tratamento Medicamentoso da Obesidade

Marcio Corrêa Mancini, Alfredo Halpern

INTRODUÇÃO

Segundo a Organização Mundial da Saúde, há 1,6 bilhão de pessoas adultas acima do peso em todo o mundo, das quais 400 milhões são considerados obesos.

A obesidade é uma doença crônica, de difícil tratamento, cuja prevalência vem aumentando em proporções epidêmicas nas últimas décadas. Estima-se que atualmente existam no mundo cerca de 300 milhões de obesos, e esse número tende a dobrar até 2025 caso medidas eficazes não sejam tomadas.[1,2] No Brasil, cerca de 40% da população adulta tem excesso de peso e 10%, obesidade, definida como um índice de massa corpórea (IMC) maior ou igual a 30 kg/m^2 (Quadro 63.1).[3]

A presença de sobrepeso (IMC de 25–29,9 kg/m^2) ou, sobretudo, obesidade implica elevada morbimortalidade, uma vez que favorece a ocorrência de várias condições mórbidas, tais como *diabetes mellitus* tipo 2, dislipidemia, hipertensão arterial, doenças cardiovasculares, artropatia degenerativa, vários tipos de câncer (mama, fígado, cólon, colo uterino, próstata etc.), apnéia do sono etc.[4-11] Em geral, quanto maior o IMC, maior o risco dessas co-morbidades.

Obesidade é uma doença crônica e estigmatizada. A exemplo da hipertensão, da dislipidemia e do diabetes, potencialmente requer terapia farmacológica quando as mudanças no estilo de vida (dieta hipocalórica, aumento de atividade física e modificações comportamentais) não forem bem-sucedidas.[12,13]

Não existe uma estratégia particular ou medicação que deva ser recomendada para uso rotineiro. O indivíduo obeso deve ser avaliado profundamente, em relação a erros em hábitos alimentares e de atividade física, presença de sintomas depressivos, presença de complicações ou doenças associadas à obesidade e possibilidade de desenvolvimento de efeitos colaterais. A escolha de um medicamento antiobesidade deve basear-se também na experiência prévia do paciente, embora a falência de um tratamento anterior não justifique a não-utilização de um determinado agente posteriormente.

Em qualquer discussão sobre o uso racional de medicamentos antiobesidade, é importante entender alguns conceitos: (1) o tratamento farmacológico só se justifica em conjunção com orientação dietética e mudanças de estilo de vida (MEV). Os agentes farmacológicos somente ajudam a aumentar a adesão dos pacientes a mudanças nutricionais e comportamentais; (2) o tratamento farmacológico da obesidade não cura a obesidade – quando descontinuado, ocorre reganho de peso. Como qualquer outro tratamento, os medicamentos não funcionam quando não são tomados, ou seja, deve-se esperar recuperação do peso perdido quando os medicamentos são suspensos; (3) medicações antiobesidade devem ser utilizadas sob supervisão médica contínua; (4) o tratamento e a escolha medicamentosa são moldados para cada paciente. Os riscos associados ao uso de uma droga devem ser avaliados em relação aos riscos de persistência da obesidade; (5) o tratamento deve ser mantido apenas quando considerado seguro e efetivo para o paciente em questão.

Diante do insucesso da abordagem não-farmacológica, o uso de drogas antiobesidade está prioritariamente indicado nas seguintes condições: pacientes com IMC ≥ 30 kg/m^2 ou aqueles com IMC ≥ 25 kg/m^2 que apresentem doenças associadas ao excesso de peso.[12-14]

QUADRO 63.1

Classificação da Obesidade segundo o Índice de Massa Corpórea (IMC) e o Risco de Doença (Organização Mundial da Saúde)

IMC (kg/m^2)	Classificação	Grau de Obesidade	Risco de Doença
< 18,5	Magro ou desnutrido	0	Elevado
18,5–24,9	Normal	0	Normal
25,0–29,9	Sobrepeso	0	Pouco elevado
30,0–34,9	Obesidade	I	Elevado
35,0–39,9	Obesidade	II	Muito elevado
≥ 40,0	Obesidade grave	III	Extremamente elevado

*Adaptado da Ref. 4.

Agentes farmacológicos antiobesidade não são recomendados para uso em crianças, uma vez que até o presente momento não há dados suficientes sobre seus efeitos nessa faixa etária.[13]

Um medicamento útil para tratamento da obesidade deve possuir as seguintes características: (1) demonstrar efeito em reduzir o peso corporal e levar a melhora das doenças dependentes do excesso de peso; (2) ter efeitos colaterais toleráveis e/ou transitórios; (3) não ter propriedades de adição; (4) apresentar eficácia e segurança mantidas a longo prazo; (5) possuir mecanismo de ação conhecido; (6) idealmente, ter um custo razoável.[12,13]

É possível classificar os tratamentos farmacológicos da obesidade existentes e promissores de acordo com o conhecimento atual de controle e regulação da adiposidade corporal. Um primeiro mecanismo envolve substâncias que reduzem a ingestão energética. Uma segunda estratégia seria desviar o metabolismo normal de substâncias ou macronutrientes. Uma terceira opção é aumentar o gasto energético, através de maior utilização das calorias ingeridas.[12]

CRITÉRIOS DE AVALIAÇÃO DA EFICÁCIA DE TRATAMENTOS ANTIOBESIDADE

Atualmente, os critérios mais usados para avaliação da eficácia de tratamentos antiobesidade são os do FDA americano (Food and Drug Administration)[15] e do CPMP europeu (Committee of the European Agency for the Evaluation of Medicinal Products).[16] O FDA cita como critério uma perda de peso maior que 5% em relação ao placebo e que seja estatisticamente significativa, enquanto o CPMP sugere uma perda maior que 10% em relação ao placebo. Além disso, as agências sugerem um período de teste tipo *run-in*, análise categorial dos resultados (pacientes que perderam mais que 5% ou 10% do peso inicial) e melhora das co-morbidades que acompanham a obesidade. Esses e outros critérios secundários estão arrolados no Quadro 63.2.

A história natural do peso corporal em pessoas com excesso ponderal é um ganho de cerca de 0,25 kg por ano.[1,13] Um objetivo muito bom com uma visão populacional do problema seria a simples prevenção de qualquer aumento adicional de peso. Já para indivíduos com obesidade, uma perda de peso de 5% mantida pode ser considerada um critério mínimo de sucesso. Uma perda mantida de 5% a 10% do peso inicial, com ou sem melhora parcial de fatores de risco, seria uma resposta razoável a boa, enquanto perdas além de 15% com normalização dos fatores de risco e redução do peso corporal abaixo de 25 kg/m^2 seriam excelentes e ideais, porém raramente atingíveis na prática clínica.[2,15,17]

Na maioria dos estudos, a perda máxima de peso é geralmente atingida em 20–24 semanas. Em uma revisão de estudos clínicos, Bray e Greenway[17] calcularam que em 6, 12 e 18 semanas a perda de peso correspondia, em média, a 44%, 72% e 89% da perda de peso em 24 semanas.

AGENTES FARMACOLÓGICOS MODULADORES DA HOMEOSTASE ENERGÉTICA

Agentes Pré-absortivos

DERIVADOS BETA-FENETILAMÍNICOS E FENILPROPANOLAMÍNICOS

Todos os medicamentos anorexiantes de ação central, exceto o mazindol, são derivados da beta-fenetilamina (Quadro 63.3). O esqueleto beta-fenetilamínico é também a estrutura dos neurotransmissores dopamina, norepinefrina (NE) e epinefrina (monoaminas). Esses neurotransmissores são sintetizados a partir da tirosina em terminações nervosas, armazenados em grânulos e liberados na fenda sináptica para agir em receptores pós-ganglionicos. Após atuarem nesses receptores, as monoaminas podem ser inativadas pela catecolometiltransferase ou recaptadas pela terminação nervosa.[12,13]

Modificações químicas da estrutura química da anfetamina (metil-beta-fenetilamina) levaram à síntese de uma gama de compostos, com ações e respostas farmacológicas variadas. Num pólo situam-se derivados β-fenetilamínicos que influenciam a neurotransmissão noradrenérgica e dopaminérgica (podendo agir estimulando a liberação e/ou bloqueando a recaptação), como dietilpropiona e fentermina, que estimulam a liberação de NE da terminação nervosa, aumentando a quantidade de NE que interage com receptores pós-sinápticos.[18] No pólo oposto encontram-se as substâncias que afetam a liberação e recaptação de serotonina, como a dexfenfluramina e seu isômero levógiro, a *l*-fenfluramina ou fenfluramina.[13] No meio, situa-se a sibutramina, que bloqueia a recaptação de NE e serotonina.[19]

O mecanismo primário de indução de perda de peso com os derivados fenetilamínicos é uma ação redutora da ingestão de alimentos. O efeito é relacionado à dose.[13,20]

O padrão de ingestão alimentar difere entre medicamentos ou substâncias com mecanismos de ação primariamente noradrenérgicos e serotoninérgicos. Enquanto a anfetamina atrasa o início da ingestão, a fenfluramina não o faz, mas sim antecipa o término da ingestão de alimento.[21] Em animais, a administração de serotonina e de fenfluramina reduz principalmente a ingestão de gordura, enquanto a injeção de noradrenalina no núcleo paraventricular (PVN) afeta a ingestão de carboidratos. Ademais, medicações noradrenérgicas podem ter efeitos seletivos sobre a escolha do macronutriente.[22]

A presença de efeitos cardiovasculares simpatomiméticos com o uso de substâncias β-fenetilamínicas é previsível, uma vez que a estrutura básica dessas substâncias é comum às monoaminas NE, adrenalina e dopamina. Após sua administração aguda (excetuando-se a fenfluramina e a dexfenfluramina), ocorre um pequeno efeito estimulatório sobre a freqüência cardíaca e a pressão arterial.[23] A perda de peso leva à correção de vários distúrbios endócrino-metabólicos associados à obesidade. Isso ocorre mesmo com perda ponderal modesta,[24] mas a melhora se acentua com perdas maiores intencionais de peso corporal.[25]

Em estudos em animais, foi demonstrada uma ação termogênica dos medicamentos fenetilamínicos.[26–28] Os estudos em humanos já não são tão claros, e as diferenças nos resultados obtidos costumam ser atribuídas à heterogeneidade dos pacientes obesos estudados.

A seguir, os principais compostos fenetilamínicos serão comentados isoladamente.

Dietilpropiona ou Anfepramona (Dualid-S® cáps. 75 mg; Inibex-S® – comp. 25, 50 e 75 mg)

MECANISMO DE AÇÃO E FARMACOCINÉTICA. Atua via noradrenalina, estimulando a liberação e bloqueando a recaptação. Detém uma atividade simpática de leve a moderada, e sua atividade estimulante central é bem menor do que a da anfetamina. É bem absorvida no trato intestinal, atingindo seu pico de concentração máxima em cerca de 2 horas. Após ser metabolizada pelo fígado, produz metabólitos ativos com meia-vida de cerca de 8 horas.[29]

EFICÁCIA SOBRE PERDA DE PESO. Diversos estudos controlados foram publicados, confirmando a superioridade desse medi-

QUADRO 63.2
Critérios Regulatórios de Estabelecimento de Eficácia de Agentes Farmacológicos Antiobesidade

	Critérios do FDA	Critérios do CPMP
Estudos curtos		
Tipo de estudo	Randomizado, duplo-cego, controlado por placebo, classificado por dose, identificador da dose mínima efetiva	Não especificado
Duração	3–6 meses	Não especificado
Inclusão	IMC > 30 kg/m²	Não especificado
Aviso ancilar	Recomendações semelhantes em relação a dieta, exercício e comportamento	Uso de terapia não-farmacológica efetiva
Objetivo primário	Perda de peso significativamente maior que placebo	Perda de peso correspondente à perda de gordura
N.º de pacientes	Cerca de 200, de ambos os sexos e incluindo minorias étnicas	Não especificado
Tolerabilidade	Sim	Sim
Modo de ação	Sim	Sim
Farmacocinética	Sim	Sim
Estudos de toxicologia	Sim	Sim
Estudos de interação de drogas	Sim	Sim
Estudos a longo prazo		
Tipo de estudo	Randomizado, duplo-cego, controlado por placebo, avaliação de eficácia e segurança	Aberto ou duplo-cego randomizado de 12 meses, com avaliação de eficácia e segurança de 24 semanas
Duração	Ano 1: duplo-cego; ano 2: duplo-cego ou aberto	Pelo menos 1 ano
Inclusão	IMC > 30 kg/m² ou IMC > 27 kg/m² com co-morbidades	IMC > 30 kg/m² ou IMC > 27 kg/m² com co-morbidades
Aviso ancilar	Dieta moderadamente restrita e exercício	Dieta para redução de peso, medidas comportamentais, exercício
Teste run-in	Identificação de respondedores a placebo, estratificação; 6 semanas	Sim
Avaliação	Peso, gordura corporal e distribuição de gordura	Peso, gordura corporal e distribuição de gordura
Objetivos primários	• Perda de peso significativamente maior que placebo e 5% maior em 12 meses • N.º significativamente maior atingindo > 5% de perda de peso • Manutenção da perda de peso • Alteração significativa da gordura corporal e da distribuição (passível de estratificação por distribuição de gordura, fatores de risco, gravidade, duração, idade)	• Perda de peso significativamente maior que placebo em 12 meses e 10% abaixo do basal • N.º significativamente maior atingindo > 10% de perda de peso • Manutenção da perda de peso • Melhora dos parâmetros bioquímicos • Redução do risco cardiovascular • Diminuição da pressão arterial • Diminuição de episódios de apnéia • Perda de gordura corporal e/ou gordura visceral
Objetivos secundários	• Melhora de fatores de risco cardiovascular • Melhora do perfil metabólico • Melhora da qualidade de vida	• Melhora da mobilidade articular • Melhora da infertilidade masculina e feminina • Melhora da qualidade de vida

camento em relação ao placebo, com perdas de peso em 12 semanas da ordem de 9,7 a 17,5 quilos, o que sugere ser ele um dos mais potentes para o tratamento da obesidade (Quadro 63.4).[29]

Dos atuais derivados feniletilamínicos, dietilpropiona é o que, teoricamente, detém o maior potencial de abuso. Na prática, porém, esse fato é de rara ocorrência. Na verdade, a maior parte dos pacientes que abusam dessa droga não começou como pacientes obesos procurando emagrecer, mas sim por motivos distintos.

POSOLOGIA. A *dose recomendada* varia de 50 a 150 mg/dia, dividida em 2 tomadas, ou, quando apresentada em embalagens de liberação programada, deve ser administrada em dose única no meio da manhã.[29] Segundo uma resolução da Anvisa, a dose máxima deve ser de 120 mg/dia.

EFEITOS COLATERAIS. Os principais incluem: agitação, insônia, boca seca, cefaléia, palpitações e constipação, em geral de intensidade moderada.[29] Raramente surgem quadros psiquiátricos mais graves, como depressão ou psicoses.[30] Há também relatos de casos isolados de hipertensão pulmonar.[31]

Um estudo duplo-cego realizado em nosso serviço (Dra. Cintia Cercato, comunicação pessoal), em vias de publicação, documentou a eficácia e a segurança da dietilpropiona na dose de 50 mg em 2 tomadas diárias, em pacientes obesos. Esse estudo teve a duração de 1 ano e foi supervisionado por psiquiatras. Apesar disso, a recomendação da Anvisa é de que o uso dos agentes fenetilamínicos, incluindo a dietilpropiona se limite a 12 semanas (o que vai contra a necessidade de tratamento crônico da obesidade).

QUADRO 63.3

Farmacocinética de Medicamentos Anorexiantes Disponíveis no Brasil e em Outros Países

	Pico (horas)	$t_{1/2}$ (horas)	Dose (mg/dia)
Fenmetrazina*	1–2	2–10	75
Benzofetamina*	1–2	6–12	25–150
Fendimetrazina**	1–2	2–10	70–210
Dietilpropiona	1–2	4–6	75–150
Mazindol	1–2	10	1–4
Femproporex	1–2	–	25–50
Fentermina**	4–8	19–24	15–37,5
Fenfluramina[†]	2–4	11–30	60–120
Dexfenfluramina[†]	1–8	17–20	30
Sibutramina	1–4	16–18	5–30[‡]
Fenilpropanolamina[†]	1–2	3–4	75
Efedrina[†]	1–2	3–6	75

*Medicamento não-disponível no Brasil.
**Medicamento registrado no Ministério da Saúde mas não produzido no Brasil (estão também registrados mas não são comercializados no Brasil o aminorex e o mefenorex).
[†]Medicamento retirado do mercado no Brasil.
[‡]Apresentação em cápsulas de 5 mg não-disponível no Brasil.

Femproporex (Desobesi-M® – comp. 25 mg)

Tem sido um dos anorexiantes mais utilizados no nosso meio, provavelmente porque os efeitos estimulatórios do sistema nervoso central (SNC) são menos notórios na prática clínica do que com outros agentes, como a dietilpropiona e o mazindol. Por isso, femproporex freqüentemente é considerado a opção de escolha quando eventualmente se indica um catecolaminérgico para idosos, hipertensos ou cardiopatas.[32] No entanto, a literatura médica é muito escassa em relação a estudos clínicos controlados com essa substância. Seu mecanismo de ação é semelhante ao da dietilpropiona.[13]

Os *efeitos colaterais* são similares aos da dietilpropiona, ainda que aparentemente menos intensos. As *doses recomendadas* variam de 25 a 50 mg/dia, em 1 ou 2 tomadas.[33]

Mazindol (Fagolipo® – comp. 2 mg)

Apesar de se alinhar no grupo dos catecolaminérgicos, por atuar via dopamina, não é um derivado anfetamínico. Atua bloqueando a recaptação da NE nas terminações pré-sinápticas, aumentando, assim, sua concentração interneuronal.[34]

Foi também demonstrado que o mazindol leva a redução da insulina e do GH durante teste oral de tolerância à glicose e promove elevação de T_4, embora não altere a taxa metabólica basal.[35]

Mazindol tem pouco potencial de abuso, mas os seus efeitos colaterais são semelhantes aos dos medicamentos referidos anteriormente. Entretanto, pode, também, provocar ocasionalmente o surgimento de um quadro de agitação intensa e sensação de desconforto, similar ao quadro de pânico.[13,34] Existe apenas um caso de hipertensão pulmonar, recentemente relatado em um paciente que utilizou mazindol por 10 semanas, 12 meses após a interrupção do medicamento.[13] As *doses recomendadas* variam de 1 a 4 mg/dia.[34] Segundo a Anvisa, a dose máxima diária não deve ultrapassar 3 mg.

Drogas Termogênicas

O aumento do gasto energético e a diminuição da ingestão calórica são os pontos fundamentais para a perda ponderal. Em função disso, o aumento da atividade física aeróbica é a maneira mais freqüente

QUADRO 63.4

Estudos com Medicamentos β-Fenetilamínicos ou Catecolaminérgicos

Substância Ativa	Δt (sem)	N (P/SA)	Dose (mg/dia)	Δpeso (P)	Δpeso (SA)	Comentários
Dietilpropiona	11	46/51	75	+0,3%	−5,1%	Adolescentes
	12	25/27	75	−6,3%	−9,4%	Mulheres
	13	53/53	75	+4,8%	+0,7%	Gestantes
	12	25/25	75	−5,0%	−8,3%	Mulheres
	12	19/22	75	−2,1%	−5,5%	*Run-in*
	12	40/40	75	−4,4%	−8,0%	Apoio comportamental
	52	16/16	75	−13,3%	−11,0%	Medicação intermitente
	24	10/10	75	−2,8%	−12,3%	
Mazindol	12	20/40	2	−4,1%	−5,8%	Δpeso NS
	12	15/15	3	−3,3%	−11,3%	*Versus* anfetamina
	12	58/58	2	−7,0%	−10,9%	Adolescentes 11–18 anos
	12	33/32	2	−3,0%	−7,7%	*Versus* anfetamina
	12	20/20	2	−2,2%	−8,0%	Adolescentes 12–18 anos
	12	20/20	1	−3,0%	−5,1%	Diabéticos
	12	20/40	2	−0,5%	−2,7%	Δpeso SS $p < 0,01$
	12	25/25	2	−2,1%	−8,1%	Δpeso SS $p < 0,001$
	12	30/30	2	−7,7%	−10,3%	
	12	207/207	2	−5,5%	−8,9%	Δpeso SS $p < 0,001$
	12	24/22	2	−5,2%	−15,9%	Diabéticos
	12	18/18	1,5	−4,6%	−13,8%	Δpeso SS $p < 0,01$

SA = substância ativa; Δt = duração do estudo; sem = semanas; Δpeso = variação média no peso; N = número de pacientes no estudo; P = placebo; NS = não-significativo; SS = estatisticamente significativo.
Adaptado da Ref. 13.

pela qual os indivíduos obesos tentam aumentar seu gasto calórico, porém dificilmente conseguem manter um exercício em faixa de trabalho aeróbico por muito tempo, basicamente devido às dificuldades mecânicas (osteoarticulares) e de resistência cardiovascular.[26]

Os agentes termogênicos já estudados incluem efedrina, cafeína, aminofilina, ioimbina e compostos sintéticos, como clembuterol e BRL 26830A (agonistas dos receptores beta-adrenérgicos).[36]

MECANISMO DE AÇÃO

A efedrina causa uma estimulação não-seletiva do sistema nervoso simpático, atuando em receptores beta-adrenérgicos (inclusive beta-3) e gerando um aumento da termogênese.[37]

EFICÁCIA NA PERDA DE PESO

Efedrina foi avaliada em mulheres obesas, na dose de 60 mg/dia por 12 semanas, acarretando um aumento na taxa metabólica basal. Seu uso por 1 mês (150 mg/dia) causou perda de peso.[37] A associação de efedrina com metilxantinas (p.ex., cafeína, teofilina e aminofilina) ou aspirina promove aumento da duração da atividade da noradrenalina.[38] Várias combinações de cafeína e efedrina foram analisadas em estudos duplo-cegos, concluindo-se que o maior sinergismo ocorria com a dosagem de 200 mg de cafeína com 20 mg de efedrina, administrados 3 vezes por dia.[39] Um estudo duplo-cego randomizado realizado em nosso grupo, utilizando 3 doses por dia da combinação de efedrina (22 mg), cafeína (20 mg) e aminofilina (50 mg), demonstrou uma perda ponderal significativamente maior no grupo de pacientes que recebeu a associação, muito embora não tenhamos avaliado o gasto energético basal dos pacientes por calorimetria nesse estudo.[40] Em outro estudo mais recente, avaliamos 17 mulheres com IMC de 34,5 kg/m² e peso de 87,2 kg que lograram uma perda ponderal de 5,6 kg, utilizando a associação de aminofilina (300 mg/dia) e efedrina (75 mg/dia), administradas em 3 tomadas diárias.[41]

Os *hormônios tiroidianos* (principalmente o T_3) têm sido prescritos há muitos anos para indivíduos obesos, porém não há justificativa para seu uso, a não ser que haja hipotiroidismo associado. De fato, a despeito de aumentarem o gasto energético, causam um balanço nitrogenado negativo pelo seu efeito catabólico.[26,36,42]

Uma nova classe de drogas termogênicas, os *agonistas dos receptores beta-3*, vem sendo estudada há pelo menos 10 anos. Em animais de laboratório, algumas dessas substâncias apresentam evidente efeito na perda ponderal, principalmente pelo aumento do metabolismo basal. Os estudos em humanos, porém, não mostraram benefícios suficientes para o lançamento em estágios clínicos mais avançados. Compostos mais eficientes, seletivos aos receptores beta-3, vêm sendo estudados, e aguardam-se dados mais contundentes.

EFEITOS COLATERAIS

As reações adversas mais freqüentes dos agentes termogênicos, isolados ou associados, incluem: tremores, insônia, agitação e taquicardia. Portanto, devem ser usados com cautela em indivíduos hipertensos e evitados em cardiopatas mais graves ou portadores de doenças psiquiátricas.[13,36]

Drogas Serotoninérgicas

A ingestão de carboidratos eleva naturalmente a relação entre o triptofano e outros aminoácidos essenciais, facilitando a sua difusão através da barreira hematoencefálica; com isso, aumenta no SNC a produção da serotonina, seu produto mais importante. A serotonina, por sua vez, promove maior sensação de saciação, determinando o fim da refeição, e de saciedade, determinando menor ingestão de carboidratos na refeição seguinte.[43]

As substâncias que atuam através da serotonina têm como protótipos a *fenfluramina* e seu isômero dextrógiro, a *dexfenfluramina* (DXF), que se mostraram mais eficazes que o placebo na indução da perda ponderal (Quadro 63.5). Fenfluramina é um derivado fe-

QUADRO 63.5

Estudos com Medicamentos Serotoninérgicos

Substância Ativa	Δt (sem)	N (P/SA)	Dose (mg/dia)	Δpeso (P)	Δpeso (SA)	Comentários
Fenfluramina	12	30/30	80	+0,2%	−4,6%	
	12	22/22	60	0	−3,5%	Dislipidêmicos
Dexfenfluramina	12	24/26	30	−1,7%	−6,5%	
	12	69/64	60	−4,0%	−9,6%	
	12	16/17	30	−3,0%	−5,8%	Esquizofrênicos
	12	14/16	30	−1,3%	−6,3%	Hipertensos limítrofes
	12	24/25	30	−0,7%	−3,9%	Diabéticos/agentes orais
	12	15/15	30	−0,4%	−4,9%	Medido TEF
	12	20/20	30	−0,4%	−3,9%	Diabéticos/sulfoniluréias
	12	14/15	30	−0,5%	−2,6%	Dislipidemia
	12	15/11	30	−13,5%	−16,5%	VLCD
	12	42/42	30	−0,3%	−4,4%	
	24	30/30	30	−1,8%	−6,9%	
	24	30/30	30	−4,9%	−10,4%	1.000–1.200 kcal por dia
	26	22/23	30	−2,7%	−5,3%	Manutenção de peso
	52	418/404	30	−7,3%	−10,0%	Estudo INDEX
	52	39/36	30	−7,3%	−9,6%	
	52	20/20	30	−2,9%	−6,3%	Diabéticos

SA = substância ativa; Δt = duração do estudo; sem = semanas; Δpeso = variação média no peso; N = número de pacientes no estudo; P = placebo; TEF = teste de esforço físico dinâmico incremental; VLCD = dieta de muito baixa caloria.
Adaptado da Ref. 13.

niletilamínico que perdeu completamente as características de ação da anfetamina. Com efeito, em vez de causar excitação ou euforia, tende a deprimir e a diminuir a freqüência cardíaca ou a pressão arterial, e não a elevá-las.[43]

MECANISMO DE AÇÃO

A fenfluramina age aumentando a liberação da serotonina e diminuindo sua recaptação, através de receptores centrais serotoninérgicos. Seu isômero dextrógiro, DXF, concentra o poder inibidor da ingestão alimentar, em doses menores, e causa menos efeitos colaterais.[43] Por essa razão, durante vários anos foi o fármaco mais utilizado no tratamento da obesidade em muitos países, sobretudo na Europa.

Fenfluramina e DXF diminuem seletivamente a ingestão de carboidratos e gordura.[44,45] Demonstrou-se também que a supressão de ingestão alimentar com a DXF era mais eficaz que com a fenfluramina.[45] Além disso, a DXF leva a diminuição do tamanho da refeição e a redução importante no hábito de beliscar.[44,45]

EFEITOS COLATERAIS

Fenfluramina e DXF foram retirados do mercado mundial em 1997, devido à documentação de inúmeros casos de lesões valvares com a associação de fentermina e fenfluramina (mas não com a fentermina isoladamente),[46,47] semelhantes às lesões que ocorrem na síndrome carcinóide. Um estudo com ecocardiografia realizado em 76 mulheres obesas tratadas com DXF por mais de 6 meses no Ambulatório de Obesidade do Hospital das Clínicas da FMUSP mostrou uma prevalência de lesões valvares de 49%.[48] Das 37 mulheres que apresentavam alterações ecocardiográficas, 10 puderam ser reavaliadas após 6 meses de suspensão da medicação, tendo havido regressão das lesões valvares em 5 delas.[48] Um estudo prospectivo com 1.072 participantes, porém, não encontrou risco maior de doença valvar em pacientes que utilizaram DXF de liberação lenta por menos de 3 meses.[49] Também foi relatado um risco aumentado para hipertensão pulmonar em pacientes tratados com fenfluramina.[13]

FENILPROPANOLAMINA (FPA)

Trata-se de um agonista alfa-1-adrenérgico que já esteve presente na composição de alguns antigripais, como descongestionante nasal. Foi usado no passado como droga antiobesidade, mas seu mecanismo de ação era controverso. Havia dúvidas quanto ao seu possível efeito termogênico, e provavelmente sua ação devia-se ao efeito inibidor sobre o apetite.[12,17]

Eficácia na Perda de Peso

A FPA foi classificada pelo FDA como possivelmente eficaz na perda de peso. Nos estudos clínicos, a eficácia desse fármaco (na dose de 25–75 mg/dia) se mostrou um pouco superior à do placebo, mas inferior à dos outros anoréticos. Não obstante, durante muitos anos, foi um dos medicamentos mais freqüentemente utilizados para emagrecimento nos Estados Unidos. A experiência com esse agente no Brasil é mais limitada. Um único estudo que avaliou um possível efeito termogênico da FPA não observou aumento do gasto energético.[50] Esse achado é concorde com um estudo cego realizado em nosso grupo, que avaliou 103 mulheres obesas submetidas a dieta hipocalórica e tratamento por 12 semanas com 3 tomadas por dia de cápsulas contendo placebo, ioimbina 8 mg, T_3 25 μg, fenilpropanolamina 25 mg ou associação de efedrina 25 mg e aminofilina 100 mg.[40] Somente as pacientes que receberam FPA tiveram uma redução ponderal significativamente superior à do grupo placebo, embora não tenha havido diferença quanto à medida da taxa metabólica de repouso por calorimetria indireta.[40]

Efeitos Colaterais

Um estudo tipo caso-controle (em homens e mulheres com idades de 18 a 49 anos) documentou que FPA, quando usada como medicamento para obesidade (em contraste ao seu uso como antigripal), aumentou o risco de acidente cerebrovascular hemorrágico nos primeiros 3 dias de uso (OR ajustado 15,9, $p = 0,013$).[51] Por essa razão, ela foi retirada dos mercados americano e brasileiro em 2001.

SIBUTRAMINA

A sibutramina (SIB) foi inicialmente administrada a seres humanos em 1984. Primariamente desenvolvida para o tratamento da depressão, a SIB não se mostrou eficaz em estudos controlados por placebo em pacientes deprimidos. A demonstração de uma perda de peso clinicamente significativa nos estudos originais, entretanto, redirecionou seu desenvolvimento como um agente antiobesidade. Trata-se de uma amina terciária que, quando administrada, se metaboliza em dois metabólitos desmetilados: uma amina secundária, metabólito 1, e daí a uma amina primária, metabólito 2.[52]

A SIB (Plenty®, Biomag® etc. – comp. 10 e 15 mg) é rapidamente absorvida por via gastrintestinal, atingindo concentrações plasmáticas máximas em 3 horas após a administração de 10 mg. A depuração atingiu uma meia-vida de 16 horas, e nenhum traço da substância pôde ser detectado após 96 horas. Dessa forma, é um medicamento de ação prolongada, e sua administração clínica deve ser de 1 vez ao dia. A metabolização da SIB no fígado se dá pelo complexo da citocromo P450, principalmente pela isoenzima CYP3A4, e as principais vias metabólicas são a N-desmetilação, a hidroxilação e a glicuronidação.[52]

Aproximadamente 77% da droga é excretada pela urina e 8% pode ser recuperada nas fezes após uma dose de 10 mg. É importante salientar que os metabólitos ativos da SIB, que concentram a atividade farmacológica maior, atingem um estado constante no plasma em 72 horas após a primeira dose, o que sugere que o pleno efeito se dá já nos primeiros dias de tratamento.[52]

Mecanismo de Ação

SIB atua como um potente inibidor da recaptação da norepinefrina (NE) e da serotonina (5-HT) e não aumenta a liberação neuronal dessas monoaminas. Isso a diferencia de outros agentes sacietógenos, como a d-fenfluramina, ou anoréticos, como os anfetamínicos, que são liberadores da 5-HT e da NE, respectivamente. Seu principal mecanismo de ação na perda de peso é a inibição da ingestão alimentar, por estímulo do processo fisiológico da saciedade. Trata-se, portanto, de um agente sacietógeno.[12,13,17,28]

A habilidade da SIB em produzir perda de peso parece não se restringir apenas ao controle da ingestão. Em animais de experimentação, ela também estimula a termogênese no tecido adiposo marrom.[28] Entretanto, os dados em humanos sobre o efeito termogênico da SIB são contraditórios.[13]

Efeitos Cardiovasculares

O tratamento com SIB leva a uma pequena elevação, proporcional à dose, de 3–5 mmHg na pressão arterial (PA) diastólica e de 2 a 4 batimentos por minuto na freqüência cardíaca (FC).[52] A perda de peso leva à redução da pressão arterial em boa parte dos pacientes, e reduções clinicamente significativas e prolongadas da PA podem ser conseguidas, mesmo com perdas modestas de peso (p.ex., redução de 5% do peso).[13,52] Os mecanismos dessa resposta hipotensora da perda de peso não estão completamente compreendidos, mas provavelmente envolvem queda do nível de insulina, seguida de redução da atividade do sistema nervoso simpático com resposta natriurética.[13,28]

Efeitos Endócrinos e Metabólicos

Estudos recentes confirmaram que o uso da SIB em indivíduos com e sem diabetes tipo 2 reduz a circunferência abdominal, aumenta a sensibilidade à insulina e melhora a secreção de insulina, o controle glicêmico e os parâmetros lipídicos.[53,54] Da mesma forma, melhora da sensibilidade insulínica, de outros parâmetros bioquímicos, do perfil e da hiperandrogenemia foi relatada em casos de síndrome dos ovários policísticos tratada com SIB.[55]

Eficácia na Perda de Peso

A SIB é eficaz na redução do peso e na manutenção da perda ponderal. Em todos os estudos, na dose de 10 mg ou 15 mg/dia, mostrou-se significativamente superior ao placebo em induzir perda de pelo menos 5% do peso inicial.[53,54] No Quadro 63.6 estão arrolados os estudos com mais de 10 semanas de duração com SIB, com até 2 anos de duração.

O mais importante estudo realizado com a SIB foi o STORM (*Sibutramine Trial in Obesity Reduction and Maintenance*),[56] com 2 anos de duração. Resumidamente, 605 pacientes foram introduzidos em uma fase aberta de 6 meses com SIB, 10 mg/dia. Os 467 pacientes (77% do total) que perderam pelo menos 5% do peso foram randomizados para uma fase duplo-cega de 2 anos: 10 mg/dia de sibutramina (n = 352) ou placebo (n = 115) por 18 meses adicionais. A dose da SIB foi aumentada até 20 mg/dia em caso de reganho de peso. Na análise dos resultados, observou-se que 148 (42%) indivíduos no grupo SIB e 58 (50%) no grupo placebo abandonaram o estudo. Entre os pacientes que completaram o estudo, 43% do grupo SIB e 16% do grupo placebo mantiveram 80% ou mais de sua perda de peso original ($p < 0,001$). As alterações metabólicas benéficas (redução dos triglicerídeos, da insulinemia e do ácido úrico e aumento do colesterol HDL) foram significativamente maiores com SIB.[56] Esse estudo, portanto, demonstrou a eficácia da SIB, tanto na perda de peso quanto na manutenção dessa perda.

Um estudo recente com 6 meses de duração, randomizado e duplo-cego, mostrou ser a SIB segura e eficaz para adolescentes de 14 a 17 anos submetidos a dieta hipocalórica.[57] Os pacientes do grupo SIB perderam, em média, 10,3 ± 6,6 kg, e os do grupo placebo, 2,4 ± 2,5 kg ($p < 0,001$). A redução no IMC foi significativamente maior no grupo SIB (3,6 ± 2,5 kg/m^2 vs. 0,9 ± 0,9 kg/m^2; $p < 0,001$). Nenhum participante necessitou ser retirado do estudo; tampouco houve, nos dois grupos, diferenças concernentes à PA e à FC.

Efeitos Colaterais

A SIB apresenta uma tolerabilidade muito superior à de outros derivados fenetilamínicos. Em diversos estudos, os efeitos adversos mais comuns foram cefaléia, boca seca, constipação, insônia, rinite e faringite, que ocorreram em 10% a 30% dos pacientes em uso de sibutramina. Menos freqüentemente foram relatados efeitos como aumento do apetite, tonturas, taquicardia, sudorese, náuseas, dor abdominal e hipermenorréia.[13,52] Em geral, essas reações adversas foram moderadas, relacionaram-se com doses mais altas e raramente levaram à retirada dos pacientes dos grupos de estudo. Nas doses de 5–20 mg por dia, a elevação média da pressão arterial diastólica e sistólica foi de 1–3 mmHg e da freqüência cardíaca foi de 4–5 bat/min.[52] No estudo STORM,[56] 3% dos pacientes abandonaram o tratamento por causa de elevação da pressão arterial. Em um outro estudo, em que havia 150 obesos com hipertensão controlada com um antagonista do cálcio (associado ou não a um tiazídico), esse percentual foi de 5,3%.[58] Dificuldade de memória e, mesmo, amnésia foram raramente relatadas durante a terapia com SIB.[59]

INIBIDORES SELETIVOS DA RECAPTAÇÃO DE SEROTONINA (ISRS)

Entre os ISRS, sobretudo a *fluoxetina* (Prozac®, Verotina® etc.) e a *sertralina* (Zoloft®, Tolrest® etc.) têm sido avaliadas em pacientes

QUADRO 63.6

Estudos com Sibutramina

Substância Ativa	Δt (sem)	N (P/SA)	Dose (mg/dia)	Δpeso (P)	Δpeso (SA)	Comentários
Sibutramina	12	56/47	5	−1,7%	−2,9%	Multicêntrico
	12	59/49	10		−6,0%	
	12	62/52	15		−5,5%	
	24	149/95	5	−1,2%	−3,9%	Multicêntrico fase III
	24	151/107	10		−6,1%	
	24	150/99	15		−7,4%	
	24	152/98	20		−8,8%	
	24	146/96	30		−9,4%	
	52	161/80	10	−2,5%	−7,1%	
	52	161/93	15		−7,9%	
	52	181/48	10	+0,2%	−6,4%	
	104	352/115	10–20	−4,9 kg	−8,9 kg	Estudo STORM

SA = substância ativa; Δt = duração do estudo; sem = semanas; Δpeso = variação média no peso; N = número de pacientes no estudo; P = placebo.
Adaptado da Ref. 13.

com excesso de peso, mas sem indicação formal de uso no tratamento da obesidade. Sua indicação maior é o tratamento de depressão e bulimia nervosa.[12,17]

Eficácia na Perda de Peso

Tanto a fluoxetina (FXT) como a sertralina (STL) reduzem a ingestão alimentar experimentalmente em animais.[60] Em experimentos clínicos para aprovação desses medicamentos como antidepressivos, foi observada perda de peso. Em estudos duplo-cegos com pelo menos 10 semanas de duração, a perda de peso média com FXT variou de 1,7 a 8,2 kg (Quadro 63.7).[13,61,62]

Durante experimentos clínicos que avaliaram a ingestão alimentar, foi observado o efeito da FXT e STL sobre a quantidade de alimentos ingeridos pelos pacientes.[62,63] Um estudo em diabéticos mostrou que pacientes tratados com FXT perdiam mais peso e reduziam seus requerimentos de insulina.[64] O principal problema com a FXT como agente antiobesidade é a recuperação de peso observada em estudos a longo prazo.[65] Em geral, após os primeiros 6 meses de tratamento, o peso gradualmente se eleva, a despeito da continuação de uso da medicação.[66] Um estudo avaliando perda de peso com STL não mostrou diferenças em relação ao grupo placebo,[61] porém, em outro estudo, esse fármaco aumentou a perda de peso de pacientes submetidos a tratamento cognitivo-comportamental.[62] Entre pacientes com distúrbios obsessivo-compulsivos, a proporção de pacientes que tiveram um ganho de peso > 7% com clomipramina, FXT e STL, após 2,5 anos, foi de 35%, 8,7% e 4,5%, respectivamente.[67] A diferença entre FXT e STL não atingiu significância estatística.

ISRS não são, portanto, agentes antiobesidade eficientes, embora seja indubitável o fato de que podem ser úteis em pacientes obesos depressivos ou com outras co-morbidades em que esses antidepressivos sejam tratamentos mais apropriados. Uma dessas condições é a apnéia do sono, uma vez que a FXT leva a uma redução da fase REM, quando ocorre a maior parte dos episódios de apnéia obstrutiva.[68] Adicionalmente, na experiência de alguns autores, tem sido gratificante o emprego da FXT em pacientes com hábitos noturnos de comer, principalmente naqueles sob estresse ou algum grau de ansiedade.[69] Uma outra indicação interessante é para mulheres que nitidamente relacionam a fase pré-menstrual a maior avidez por carboidratos, como parte das manifestações da síndrome de tensão pré-menstrual.[65,69] Finalmente, tanto FXT e STL como citalopram e sibutramina têm se mostrado úteis em reduzir, modesta mas significativamente, o peso corporal e a freqüência dos episódios de compulsão alimentar em pacientes com o transtorno de compulsão alimentar.[70]

Posologia e Efeitos Colaterais

As doses empregadas são, em geral, mais altas do que as empregadas para a sua indicação original, variando de 20 a 60 mg/dia para FXT. A utilização dessa droga no tratamento de obesidade esteve associada a sintomas gastrintestinais, diminuição de libido, náuseas, euforia, ansiedade, insônia, cefaléia, sudorese, tremor, amnésia e sede.[13,69]

Modificadores Pós-absortivos do Metabolismo de Nutrientes

ANÁLOGOS DA LIPSTATINA

A lipstatina é um composto produzido por um fungo, o *Streptomyces toxytricini*. O *orlistat* (Xenical®, cáps. 120 mg) é um análogo mais estável e parcialmente hidrolisado da lipstatina (tetrahidrolipstatina).[13,71]

Mecanismo de Ação

O orlistat é um potente inibidor de lipases do trato gastrintestinal (GI). Essas enzimas catalisam a remoção hidrolítica dos ácidos graxos dos triglicerídeos, produzindo ácidos graxos livres e monoglicerídeos. O orlistat liga-se de maneira irreversível no sítio ativo da lipase através de ligação covalente. Cerca de um terço dos triglicerídeos ingeridos permanece não-digerido e não é absorvido pelo intestino delgado, atravessando o trato GI e sendo eliminados nas fezes. O orlistat não possui atividade sistêmica, e é desprezível a absorção pelo trato GI em doses de até 800 mg e irrelevante do ponto de vista farmacológico a atividade inibidora de lipase (de 1.000 a 2.500 vezes menor que a do orlistat).[13,71,72]

O orlistat não possui efeito sobre circuitos neuronais reguladores do apetite. Porém, seu efeito farmacológico (evidenciado pela quantidade de gordura nas fezes) estimula a adesão, em longo prazo, a um consumo de alimentos com menor teor de gordura.[13]

Posologia

A dose recomendada é de 120 mg antes das refeições principais. Doses > 360 mg/dia não induzem perda ponderal mais acentuada.[13,71,72]

Eficácia na Perda de Peso

No estudo XENDOS (*Xenical in the Prevention of Diabetes in Obese Subjects*),[73] com 4 anos de duração, 3.304 pacientes foram randomizados, de modo duplo-cego, para tomarem, 3 vezes ao dia, orlistat

QUADRO 63.7

Estudos com Fluoxetina

Substância Ativa	Δt (sem)	N (P/SA)	Dose (mg/dia)	Δpeso (P)	Δpeso (SA)	Comentários
Fluoxetina	12	19/23	60	−8,3 kg	−7,3 kg	Cruzado
	12	20/18	60	−2,4 kg	−5,9 kg	RM de gordura visceral
	24	24/24	60	−0,8 kg	−4,2 kg	Diabéticos tipo 2
	24	11/13	60	0	−3,9 kg	Diabéticos > 60 anos
	52	22/23	60	+0,6 kg	−17 kg	Compulsivos (BED)
	52	22/23	60	−4,6 kg	−8,2 kg	
	52	228/230	60	−2,1 kg	−1,7 kg	Multicêntrico

SA = substância ativa; Δt = duração do estudo; sem = semanas; Δpeso = variação média no peso; N = número de pacientes no estudo; P = placebo; RM = ressonância magnética; BED = *binge eating disorder*.
Adaptado da Ref. 13.

(120 mg) ou placebo, e todos se submeterem a mudanças de estilo de vida (MEV). Entre os pacientes tratados por 4 anos, a redução média do peso, tanto em curto como em longo prazo, foi significativamente maior com orlistat: 11,4 kg vs. 7,5 kg em 1 ano ($p < 0,001$) e 6,9 vs. 4,1 kg após 4 anos ($p < 0,001$). Praticamente o dobro de pacientes tratados com orlistat perdeu mais de 10% do peso corporal ao final dos 4 anos (26% vs. 16%). Paralelamente, depois de 4 anos, mais de 52% dos pacientes tomando orlistat perderam mais de 5% do peso corporal (37% nos pacientes tratados apenas com MEV).[73]

Um estudo de vigilância pós-comercialização analisou cerca de 15.000 indivíduos medicados com orlistat (120 mg, 3 vezes ao dia) e revelou que, após um período médio de 7 meses, a perda ponderal média foi de 10,7% do peso basal (87% perderam mais de 5% do peso e 51%, mais de 10%).[74]

Efeitos Endócrinos e Metabólicos

O uso de orlistat em combinação com restrição calórico-gordurosa associa-se a reduções significativas em pacientes obesos sem diabetes da insulinemia ($-5,05$% vs. $+19,1$%, com placebo, $p = 0,001$) e da glicemia ($-0,92$% vs. $+2,33$%, $p < 0,05$).[75] Um estudo de 1 ano em diabéticos controlados com sulfoniluréias proporcionou redução significativa da glicemia, do nível de hemoglobina glicosilada (HbA_{1c}) e do número de pacientes que lograram interromper o tratamento com agentes hipoglicemiantes orais.[76] Esses dados foram confirmados por um estudo multicêntrico latino-americano de 6 meses de duração do qual participamos. Nesse estudo,[77] o uso de orlistat associou-se a maior perda de peso e a melhora significativa dos níveis de glicemia de jejum ($p = 0,036$), pós-prandial ($p = 0,05$) e de HbA_{1c} ($p = 0,04$). Além desses parâmetros, observamos benefícios no perfil lipídico, com reduções de colesterol total ($p = 0,0001$), LDL-c ($p = 0,002$) e redução da circunferência abdominal ($p < 0,05$).[77]

No XENDOS,[73] orlistat foi significativamente mais eficaz do que o placebo na melhora do perfil lipídico, bem como na redução da PA e da circunferência abdominal. No entanto, o achado mais importante do estudo foi, a despeito da perda de peso modesta, uma diminuição de 37% na incidência cumulativa de diabetes tipo 2, em comparação ao grupo placebo. Essa redução foi ainda maior (52%) nos pacientes com tolerância prejudicada à glicose (IGT).[78]

Um estudo recente, randomizado e duplo-cego, avaliou sibutramina (SIB) e orlistat em 144 diabéticos tipo 2, obesos.[79] Após 12 meses, ambas as drogas propiciaram melhora significativa na glicemia, HbA_{1c} e circunferência abdominal. Redução significativa na PA após foi vista no grupo orlistat. SIB causou menos efeitos colaterais (13,2% vs. 33,8%, $p < 0,05$).[79] Foi também relatado que orlistat pode ter um efeito favorável sobre outros parâmetros da síndrome metabólica, reduzindo a proteína C reativa e a leptina e elevando a adiponectina.[80]

Efeitos Cardiovasculares

A perda de peso que ocorre com orlistat está associada a reduções mais significativas da PA sistólica e diastólica do que o placebo ($-4,9$ vs. $-2,4$ mmHg e $-3,7$ vs. $-1,8$ mmHg, respectivamente, $p < 0,05$).[81] Uma metanálise de 5 estudos demonstrou que pacientes com hipertensão sistólica isolada (PA sistólica > 140 mmHg) apresentam reduções maiores ($-10,9$ vs. $-5,1$ mmHg, $p < 0,05$).[81]

Efeitos Colaterais

As reações adversas do uso do orlistat decorrem do seu próprio mecanismo de ação: a não-absorção de gorduras leva inevitavelmente à sua eliminação nas fezes, o que acarreta a presença de fezes mais amolecidas e gordurosas. É evidente que esses eventos crescem com o aumento da gordura da dieta, podendo levar a diarréia, flatos com descarga ou incontinência fecal. Os eventos adversos gastrintestinais geralmente são de curta duração e ocorrem em freqüência muito menor após as primeiras semanas de tratamento. Esse fenômeno parece estar relacionado ao aumento da adesão a longo prazo a um consumo de alimentos com menor teor de gordura. Em geral, a freqüência de efeitos adversos sistêmicos atribuídos ao orlistat não excede a observada com placebo, tendo em vista ser a droga pouquíssimo absorvida.[13,82] Em um recente estudo aberto,[83] 6 de 25 pacientes (24%) tratados com orlistat se queixaram de esquecimento. Um importante inconveniente do orlistat é seu custo muito elevado.

Praticamente todos os estudos mostraram que orlistat induz uma diminuição nos níveis séricos das vitaminas lipossolúveis, os quais, como regra, permanecem dentro da faixa da normalidade. Não houve sinais clínicos de deficiência dessas vitaminas.[14,17] Entretanto, é prudente que se recomende suplementação vitamínica a pacientes que farão uso prolongado da medicação.

O Quadro 63.8 apresenta estudos clínicos com pelo menos 10 semanas de duração realizados com orlistat, incluindo vários estudos de longa duração e em pacientes diabéticos.

ANTAGONISTAS SELETIVOS DO RECEPTOR CANABINÓIDE TIPO 1 (CB_1)

O sistema endocanabinóide, recentemente caracterizado, encontra-se hiperativado em obesos e no diabetes tipo 2. Ele modula o balanço energético, o comportamento alimentar (mediando a motivação, o prazer, a impulsividade e o desejo de comer), a lipogênese hepática e o metabolismo da glicose e dos lípides.[84]

Os endocanabinóides, principalmente a *anandamida* e o *2-aracdonoil-glicerol*, são lipídios endógenos capazes de se ligar e, subseqüentemente, ativar os dois receptores canabinóides (CB_1 e CB_2). A ativação do CB_1 e do CB_2 leva a inibição da adenilato-ciclase, estimulação da proteína-quinase ativada pelo mitógeno e inibição dos canais de cálcio voltagem-dependentes (somente o CB_1). Centralmente, os receptores CB_1 localizam-se no cérebro; perifericamente, são encontrados no tecido adiposo, fígado, músculos esqueléticos e trato gastrointestinal. Os receptores CB_2 estão localizados nas células imunes e não exercem papel na homeostase de energia ou na ingestão de comida.[84]

O primeiro antagonista desenvolvido foi o *rimonabanto*, comercializado com o nome de Acomplia®. Posteriormente surgiram taranabanto (Merck Co.), CP-945598 (Pfizer) e o GRC 10389 (Glenmark). Essas drogas suprimem a motivação pela comida e reduzem preferencialmente o consumo de alimentos palatáveis e ricos em energia, reduzindo a adiposidade também através de mecanismos independentes das mudanças alimentares.[82,85]

EFICÁCIA DO RIMONABANTO

O tratamento com *rimonabanto* em camundongos obesos levou a queda significativa do peso, do colesterol LDL e dos triglicerídeos.[85] Em animais, o bloqueio do receptor CB_1 resulta em perda de peso e resistência ao desenvolvimento de obesidade. O rimonabanto é um bloqueador seletivo desse receptor.[82,85]

Nos estudos *Rimonabant In Obesity* (RIO),[86–88] que envolveram cerca de 6.700 pacientes com sobrepeso/obesidade com e sem diabetes e tiveram 1 a 2 anos de duração, evidenciou-se que, em comparação

QUADRO 63.8
Estudos com Orlistat

Substância Ativa	Δt (sem)	N (P/SA)	Dose (mg/dia)	Δpeso (P)	Δpeso (SA)	Comentários
Orlistat	12	19/20	150	−2,1 kg	−4,3 kg	Primeiro estudo clínico
	12	39/37	30	−3,2 kg	−3,6 kg	Estudo de várias doses
		39/45	180	−3,2 kg	−3,9 kg	
		39/47	360	−3,2 kg	−4,8 kg	Δpeso SS $p < 0,01$
	24	136/134	90	−6,5%	−8,5%	NS; estudo de várias doses
		136/135	120	−6,5%	−8,8%	Δpeso SS $p < 0,002$
		136/136	360	−6,5%	−9,8%	Δpeso SS $p < 0,002$
		136/135	720	−6,5%	−9,3%	Δpeso SS $p < 0,002$
	52	23/23	360	−2,6%	−8,4%	Δpeso SS $p < 0,001$
	52	113/115	360	−5,4%	−8,5%	
	52	186/190	360	−4,6%	−5,9%	Risco coronariano
	104	343/345	360	−6,1%	−10,2	%Δpeso no final do 1.° ano
	104	223/657	360	−4,5%	−7,6%	Δpeso SS $p < 0,001$
	104	265/266	180	−4,1 kg	−7,1 kg	Δpeso no final do 1.° ano
		265/264	360	−4,1 kg	−7,9 kg	
	104	243/242	180	−6,6%	−8,6	%Δpeso no final do 1.° ano
		243/244	360	−6,6%	−9,7%	
	104	316/359	360	−3,8 kg	−6,7 kg	Progressão para DTG
	104	36/36	360	−8,6 kg	−13,1 kg	
	52	159/162	360	−4,3%	−6,2%	Diabéticos SS $p < 0,001$
	24	174/164	360	−3,0%	−4,7%	Diabéticos SS $p < 0,001$
	208	3.500	360	−4,0%	−6,9%	Prevenção de DTG/DM2

SA = substância ativa; Δt = duração do estudo; sem = semanas; Δpeso = variação média no peso; N = número de pacientes no estudo; P = placebo; SS = estatisticamente significativo; DTG = dininuição da tolerância à glicose; DM2 = diabetes tipo 2.
Adaptado da Ref. 13.

ao placebo, um número significativamente maior de pacientes tratados com rimonabanto (20 mg/dia) perdeu ≥ 5% ou ≥ 10% do peso inicial, bem como teve redução mais acentuada da circunferência abdominal, dos níveis de triglicerídeos, da PCR ultra-sensível, da resistência à insulina e da prevalência de síndrome metabólica, além de elevação do HDL-c e da adiponectina.[86-88]

Nos estudos RIO (*RIO-Europe, RIO-North America, RIO-Lipids e RIO-Diabetes*), aproximadamente 70% dos pacientes do grupo rimonabanto perderam ≥ 5% de seu peso inicial, e cerca de 40% perderam ≥ 10%.[85,89] Também se evidenciou que a perda de peso se manteve estável durante 2 anos de tratamento.[85,90]

Em uma metanálise de 4 estudos duplo-cegos, randomizados e controlados, que incluíram 4.105 indivíduos e compararam rimonabanto (20 mg/dia) e placebo, a perda de peso após 1 ano foi 4,7 kg maior no grupo rimonabanto.[90] Nos estudos RIO, a perda de peso média variou de 5,3 a 7,4 kg (Quadro 63.19).[85-89]

Em pacientes diabéticos tipo 2, rimonabanto mostrou-se eficaz na melhora do controle glicêmico, com terapia coadjuvante ou primária. Estima-se que cerca de 50% dos benefícios metabólicos do rimonabanto sejam independentes do peso e se relacionem ao bloqueio CB_1 nos tecidos periféricos.[85]

EFEITOS COLATERAIS

De um modo geral, o rimonabanto é bem tolerado pela maioria dos pacientes.[82,85] Seus principais efeitos adversos são náusea, alteração do humor com sintomas depressivos, ansiedade e tonturas, que levaram à descontinuação do tratamento em 15% dos pacientes no estudo RIO-Diabetes.[86]

Na citada metanálise,[90] os pacientes tratados com rimonabanto, em comparação aos do grupo placebo, estiveram 2,5 vezes mais propensos a suspender o tratamento devido a distúrbios depressivos (OR = 2,5; $p = 0,01$; NNH = 49).

QUADRO 63.9
Estudos com Rimonabanto

Estudo	Δt (sem)	N (P/SA)	Dose (mg/dia)	Δpeso (P)	Δpeso (SA)
RIO-Europe	54	305/599	20	−1,8 kg	−6,8 kg
RIO-North America	108	607/1.222	20	ND	−7,4 kg
RIO-Lipids	54	342/346	20	−1,6 kg	−6,9 kg
RIO-Diabetes	54	231/229	20	−1,4 kg	−5,3 kg

SA = substância ativa; Δt = duração do estudo; sem = semanas; Δpeso = variação média no peso; N = número de pacientes no estudo; P = placebo; ND = não disponível.
Adaptado das Refs. 85 a 88.

Em função dos eventuais efeitos colaterais potencialmente deletérios do rimonabanto, particularmente risco aumentado para depressão, a Sanofi-Aventis suspendeu temporariamente sua comercialização, em outubro de 2008, na Europa e no Brasil, baseando-se em decisão da Agência Européia de Medicamentos (Emea). No Brasil, 30 mil pacientes chegaram a usar o medicamento e no mundo todo, 700 mil.

NOVAS PERSPECTIVAS DE TRATAMENTO COM OS FÁRMACOS ATUAIS

Associações de Dois Agentes Farmacológicos

Ainda não existem estudos randomizados, de longa duração, com a associação de sibutramina e orlistat. Contudo, na prática clínica, ela tem sido utilizada, uma vez que os sítios de ação desses medicamentos são distintos. Os autores analisaram a eficácia e tolerabilidade de sibutramina e orlistat nas doses habitualmente usadas em 214 pacientes (121 mulheres e 93 homens) que utilizaram essa associação por até 6 meses.[91] As características dos pacientes na avaliação inicial, após 3 meses e após 6 meses, são mostradas no Quadro 63.10. A associação de sibutramina e orlistat no tratamento da obesidade promoveu nitidamente, nesse estudo, uma redução de peso bem maior que a relatada em estudos clínicos randomizados e a tolerabilidade da associação foi muito razoável.[91]

Em estudo mais recente, randomizado e aberto,[92] com 12 semanas de duração, a redução do IMC não diferiu entre os pacientes tratados com sibutramina (10 mg/dia) ou sibutramina + orlistat. No entanto, em ambos os grupos, a perda de peso superou a obtida com o orlistat.

Uso de Agentes Farmacológicos no Tratamento da Obesidade Infantil

A abordagem clínica atual da obesidade infantil envolve basicamente terapias cognitivo-comportamentais dirigidas a mudanças de padrões alimentares e de atividade física.

É muito provável que o aumento do conhecimento sobre a fisiopatologia da obesidade leve ao desenvolvimento de medicações apropriadas tanto para adultos como para crianças, derivadas possivelmente de substâncias que regulem a fisiologia da economia metabólica. Não obstante os agentes farmacológicos atuais não estarem aprovados para tratamento da obesidade na infância, há esperanças de que esses agentes se mostrem úteis em adolescentes e crianças. Existem estudos clínicos em andamento na avaliação de orlistat e de sibutramina em pacientes pediátricos, alguns publicados recentemente.[57,93,94] Esses estudos são necessários, uma vez que não se pode presumir que riscos e benefícios do uso desses agentes são os mesmos em adultos e em crianças. O uso de orlistat para pacientes com idade > 12 anos já foi liberado pelo FDA.

Berkowitz e cols.[93] avaliaram se havia maior perda de peso em 82 adolescentes obesos quando sibutramina era acrescentada a um programa de controle de peso cognitivo-comportamental com participação familiar. A conclusão do estudo foi que a sibutramina adicionada ao programa induziu maior perda de peso que o placebo. Os mesmos autores posteriormente avaliaram 498 adolescentes (com idades entre 12 e 16 anos) com sibutramina, que se mostrou eficaz e segura.[96] Após 1 ano de tratamento, em comparação ao grupo placebo, as diferenças na redução do IMC e do peso foram de $-2,9$ kg/m^2 e $-8,4$ kg, respectivamente.[95]

Um estudo semelhante, randomizado, duplo-cego, controlado por placebo, de 7 meses de duração, foi realizado no nosso meio, envolvendo 60 adolescentes obesos de 14 a 17 anos de idade.[57] O grupo sibutramina perdeu em média 10,3 kg, contra 2,4 kg nos pacientes que receberam placebo ($p < 0,001$). Não foram observadas diferenças significativas em PA, FC ou parâmetros ecocardiográficos entre os grupos. Nenhum paciente abandonou o estudo por efeitos colaterais.[57] Em outro estudo aberto,[96] em que 14 pacientes adolescentes com hipopituitarismo foram avaliados, quase todos os tratados com sibutramina perderam > 5% do peso inicial e 60% tiveram > 10% de perda de peso, em 11 meses de tratamento.

Apesar da evidência abundante de potencial de uso da sibutramina em adolescentes, ela ainda não está oficialmente liberada para uso nessa faixa etária.

Prevenção de *Diabetes Mellitus*

Conforme demonstrado no estudo XENDOS,[73] o orlistat pode prevenir a ocorrência do DM tipo 2 em obesos. Esse benefício é ainda maior em indivíduos com tolerância diminuída à glicose. Uma revisão sobre os mecanismos que envolvem a prevenção do DM tipo 2 pelo orlistat foi publicada recentemente.[97]

OUTROS FÁRMACOS USADOS NO TRATAMENTO DA OBESIDADE E DROGAS EM DESENVOLVIMENTO

Além dos antidepressivos inibidores seletivos da recaptação de serotonina, já discutidos, merecem destaque outros antidepressivos, notadamente a bupropiona (Wellbutrin SR®, Bup®) e um anticonvulsivante, o topiramato (Topamax®). Essas medicações, embora não possuam indicação formal para o tratamento da obesidade, podem

QUADRO 63.10
Avaliação de Pacientes de Clínica Privada Utilizando a Associação de Sibutramina e Orlistat por até 6 Meses

Avaliação	N.º	Peso Médio (kg)	Peso Perdido (kg)	Peso Perdido (%)
Inicial	214	108,2		
3 meses	100	99,6	$-10,5$ (+1,3 a $-32,9$)	$-8,0\%$ (+1,5% a -24%)
6 meses	36	92,1	$-15,5$ ($-0,4$ a $-39,6$)	$-14,9\%$ ($-0,4$ a $-26,6\%$)

ser úteis em casos selecionados, quando estiver contemplada sua indicação primária ou quando outros medicamentos forem contra-indicados ou ineficazes.[14,69,85]

Bupropiona

A bupropiona é um antidepressivo inibidor da recaptação da noradrenalina e da dopamina, também aprovado para auxílio na cessação do tabagismo, que demonstrou levar a diminuição da ingestão de alimento e a perda de peso dependente da dose em estudos em animais[98] e humanos com depressão.[99] É digno de nota que, na dose de 400 mg por dia, a bupropiona leva a um risco de convulsão de 0,5%.[100]

Em um estudo duplo-cego[101] envolvendo cerca de 400 obesos com sintomas depressivos, a perda de peso média com 300–400 mg/dia de bupropiona SR (Wellbutrin SR®), após 26 semanas, foi significativamente maior do que a obtida com placebo (4,6% do peso basal vs. 1,8%, $p < 0,001$). Também foi maior o percentual de pacientes que perderam pelo menos 5% do peso (50% vs. 28%, $p < 0,001$). Resultados similares foram relatados em um outro estudo duplo-cego, com perda de peso, após 24 semanas, de 7,2% e 10,1%, com 300 e 400 mg/dia, respectivamente.[102]

Topiramato

O topiramato é um medicamento com ação bastante ampla no SNC: além de aumentar a atividade do ácido gama-aminobutírico (GABA), ele bloqueia canais de sódio dependentes de gradientes de voltagem, antagoniza receptores de glutamato e inibe a anidrase carbônica.[65,87] Esse espectro amplo de ação tem permitido que a droga seja avaliada em várias outras linhas terapêuticas além da epilepsia, como estabilizador de humor, preventivo de enxaqueca e indutor de perda de peso.[85]

EFICÁCIA

A perda de peso que ocorre com o uso de topiramato parece dever-se à redução de apetite por conta de sua ação antiglutamatérgica.[103] Estudos em animais obesos demonstraram redução de ingestão alimentar e de peso.[104] Estudos duplo-cegos controlados com placebo de até 6 meses de duração foram publicados documentando sua influência na redução de apetite e peso em humanos.[105–107] Em um desses estudos,[107] que envolveu quase 1.300 indivíduos obesos, a perda ponderal com topiramato, nas doses de 96, 192 e 256 mg/dia, foi, respectivamente, de 7,0%, 9,1% e 9,7% após 60 semanas (1,7% com placebo). Nesse estudo, os pacientes continuaram a perder peso mesmo após 76 semanas do início do tratamento, um fato surpreendente, já que com todos os medicamentos usados no tratamento da obesidade o estabelecimento de um platô, com interrupção da perda de peso, ocorre, em geral, entre 6 e 12 meses de tratamento.[108]

Topiramato tem também se revelado eficaz em indivíduos com transtorno de compulsão alimentar, síndrome da alimentação noturna ou transtorno alimentar relacionado ao sono.[69,108]

EFEITOS COLATERAIS

As reações adversas mais freqüentes, responsáveis por taxas de descontinuação do tratamento que variam de 20% a 30%, são parestesias, nervosismo e lentificação cognitiva, com dificuldades da atenção/concentração e memória. Ocorrem em 10% a 50% dos pacientes e podem ser minimizados ou eliminados com a elevação paulatina e gradual da dose administrada (p.ex, iniciar com 25 mg/dia e fazer reajustes mensais ou quinzenais).[69,107,108]

Outros Agentes

Dados preliminares sugerem que um outro agente anticonvulsivante, a *zonisamida* (que inibe a recaptação de serotonina e dopamina, estimula receptores dopaminérgicos do tipo D2, bloqueia canais de sódio e cálcio dependentes de gradiente de voltagem e inibe a anidrase carbônica), poderá ser útil no controle de comportamento bulímico e/ou da obesidade.[14,69] A zonisamida provocou perda de peso em estudos com epilépticos,[69] e um único estudo duplo-cego que envolveu 60 obesos e teve duração de 16 semanas de duração foi publicado em 2003.[109] A perda de peso no grupo zonisamida (400–600 mg/dia) foi significativamente maior do que a observada no grupo placebo (5,9 kg vs. 0,9 kg, $p < 0,001$) e a medicação foi bem tolerada.[109]

Além desses medicamentos, um novo inibidor de lipases está sendo desenvolvido, com o conceito de induzir perda de peso através de inibição de lipases gástrica e pancreática, mas com menos efeitos colaterais gastrintestinais do que o orlistat (ATL-962).[69]

Outras drogas em desenvolvimento dignas de nota são: (1) agentes sinalizadores da via da leptina: análogos da leptina, estimuladores do transporte da leptina, estimuladores do receptor da leptina, o fator neurotrópico ciliar (axokine), antagonistas do neuropeptídeo Y, antagonistas do peptídeo relacionado ao gene *agouti*, agonistas da pró-opiomelanocortina (POMC), agonistas do transcrito regulado por cocaína e anfetamina (CART), análogos do alfa-MSH, agonistas do receptor MC-4, inibidores da proteína tirosina fosfatase 1B, antagonistas do receptor do proliferador de peroxissomo ativado-gama (PPAR-gama), bromocriptina de curta ação (ergoset), agonistas da somatostatina (octreotide), adiponectina; (2) agentes que agem sobre a via gastrintestinal-neural: agonistas da colecistocinina, estimuladores da atividade do peptídeo símile ao glucagon-1 [GLP-1] (exenatide, liraglutide, inibidores da peptidase dipeptidil 4) e do peptídeo YY (3–36), inibidores da atividade da grelina, análogos da amilina (pranlintide); (3) agentes que aumentam a taxa metabólica de repouso: agonistas seletivos do receptor adrenérgico β_3, homólogos da proteína desacopladora mitocondrial, agonistas do receptor dos hormônios tiroidianos; e (4) outros agentes diversos, como: antagonistas do hormônio concentrador de melanina (MCH), análogos do fitostanol, óleos funcionais, P57, inibidores da amilase, fragmentos do hormônio de crescimento, inibidores da síntese de ácidos graxos, inibidores da carboxipeptidase, aminosteróis e indanóis.[14,69,86,110-112]

QUE DROGA ANTIOBESIDADE ESCOLHER?

Entre as drogas atualmente disponíveis, *orlistat* e *sibutramina* representam as opções de escolha para o tratamento da obesidade, considerando sua eficácia e perfil de segurança. A associação dessas drogas pode eventualmente ser considerada. Também está estabelecido que *femproporex, dietilpropiona* e *mazindol* podem ser usados em pacientes que não possuem condições de utilizar orlistat e/ou sibutramina, naqueles não-responsivos a esse tratamento ou naqueles em que esses medicamentos estão contra-indicados.[85]

Fluoxetina e *sertralina* têm sua maior indicação em pacientes obesos com depressão, distúrbios obsessivo-compulsivos, transtorno de compulsão alimentar ou apnéia do sono. O anticonvulsivante *topiramato* parece induzir perda ponderal comparável à obtida com a

Quadro 63.11
Medicamentos Usados no Tratamento da Obesidade Disponíveis no Brasil em 2009

Nome Genérico	Nome Comercial	Dose Diária
Anfepramona ou dietilpropiona	Dualid S®, Hipofagin S®, Inibex S®	75–150 mg
Femproporex	Desobesi M®	25–50 mg
Mazindol	Fagolipo®	1–4 mg
Sibutramina	Reductil®, Plenty®	10–30 mg
Fluoxetina	Prozac®, Daforin®, Psiquial® etc.	20–60 mg
Sertralina	Zoloft®, Tolrest®, Seronip® etc.	50–150 mg
Orlistat	Xenical®	360 mg
Bupropiona	Wellbutrin SR®	150–450 mg
Topiramato	Topamax®	50–600 mg

sibutramina, porém causa bem mais efeitos colaterais. No Quadro 63.11 estão listadas as principais medicações potencialmente úteis no manuseio da obesidade e disponíveis em nosso país em 2009.

BIBLIOGRAFIA

1. Bray GA, Wilson JF. In the clinic. Obesity. *Ann Intern Med*, 2008; *149*:ITC4-1-15; quiz ITC4-16.
2. Formiguera X, Canton A. Obesity: epidemiology and clinical aspects. *Best Pract Res Clin Gastroenterol*, 2004; *18*:1125-46.
3. Manson JE, Skerrett PJ, Greenland P, VanItallie TB. The escalating pandemics of obesity and sedentary lifestyle. A call to action for clinicians. *Arch Intern Med*, 2004; *164*:249-58.
4. Monteiro CA, Conde WL, Popkin BM. Income-specific trends in obesity in Brazil: 1975-2003. *Am J Public Health*, 2007; *97*:1808-12.
5. Cornier MA, Dabelea D, Hernandez TL, *et al*. The metabolic syndrome. *Endocr Rev*, 2008; *29*:777-822.
6. National Institutes of Health, National Heart, Lung, and Blood Institute. Clinical guidelines on the identification, evaluation, and treatment of overweight and obesity in adults: the evidence report. *Obes Res*, 1998; *6*(suppl. 2):51S-209S.
7. Pavelka JC, Ben-Shachar I, Fowler JM, *et al*. Morbid obesity and endometrial cancer: surgical, clinical, and pathologic outcomes in surgically managed patients. *Gynecol Oncol*, 2004; *95*:588-92.
8. Rashid MN, Fuentes F, Touchon RC, Wehner PS. Obesity and the risk for cardiovascular disease. *Prev Cardiol*, 2003; *6*:42-7.
9. Haynes P, Liangpunsakul S, Chalasani N. Nonalcoholic fatty liver disease in individuals with severe obesity. *Clin Liver Dis*, 2004; *8*:535-47.
10. de Sousa AG, Cercato C, Mancini MC, Halpern A. Obesity and obstructive sleep apnea-hypopnea syndrome. *Obes Rev*, 2008; *9*:340-54.
11. Lyra R, Cavalcanti N. Obesidade e neoplasias. *In* Halpern A *et al*. (eds.). *Obesidade*. São Paulo: Lemos, 1998:197-208.
12. Guy-Grand B. Long-term pharmacotherapy in the management of obesity. *In* Björntorp P, Rössner S (eds.). *From Theory to Practice: Obesity in Europe: 88*. London: John Libbey, 1989:311-8.
13. Halpern A, Mancini MC. Treatment of obesity: an update on anti-obesity medications. *Obes Rev*, 2003; *4*:25-42.
14. Bray GA. Medications for weight reduction. *Endocrinol Metab Clin North Am*, 2008; *37*:923-42.
15. Food and Drug Administration. Guidance for the clinical evaluation of weight control drugs. Food and Drug Administration, Rockville, MD, 1996.
16. European Agency for the Evaluation of Medicinal Products, Committee for Proprietary Medicinal Products (CPMP). Clinical investigation of drugs used in weight control. The European Agency for the Evaluation of Medicinal Products, London, UK, 1997.
17. Bray GA, Greenway FL. Current and potential drugs for treatment of obesity. *Endocr Rev*, 1999; *20*:805-75.
18. Samanin R, Garattini S. Neurochemical mechanism of action of anorectic drugs. *Pharmacol Toxicol*, 1993; *73*:63-8.
19. Garattini S. Biological actions of drugs affecting serotonin and eating. *Obes Res*, 1995; *3*:463-70.
20. Cody JT, Valtier S, Stillman S. Amphetamine and fenproporex levels following multidose administration of fenproporex. *J Anal Toxicol*, 1999; *23*:187-94.
21. Blundell JE, Hill AJ. Serotoninergic drug potentiates the satiating capacity of food – action of [scap]d-fenfluramine in obese subjects. *Ann NY Acad Sci*, 1989; *575*:493-5.
22. Foltin RW, Kelly TH, Fischman MW. Effect of amphetamine on human macronutrient intake. *Physiol Behav*, 1995; *58*:899-907.
23. Fletchner Mors M, Ditschuneit HH, *et al*. Blood pressure and plasma norepinephrine responses to dexfenfluramine in obese postmenopausal women. *Am J Clin Nutr*, 1998; *67*:611-5.
24. Bray GA. Lifestyle and pharmacological approaches to weight loss: efficacy and safety. *J Clin Endocrinol Metab*, 2008; *93* (11 Suppl 1):S81-8. Erratum in: *J Clin Endocrinol Metab*, 2009; *94*:324.
25. Sjöström CD, Lissner L, Wedel H, Sjöström L. Reduction in incidence of diabetes, hypertension and lipid disturbances after intentional weight loss induced by bariatric surgery: the SOS intervention study. *Obes Res*, 1999; *7*:477-8.
26. Lang SS, Danforth Jr E, Lien EL. Anorectic drugs which stimulate thermogenesis. *Life Sci*, 1983; *33*:1269-75.
27. Lupien JR, Bray GA. Effect of mazindol, d-amphetamine and diethylpropion on purine nucleotide binding to brown adipose tissue. *Pharmacol Biochem Behav*, 1986; *25*:733-8.
28. Stock MJ. Sibutramine: a review of the pharmacology of a novel anti-obesity agent. *Int J Obes Relat Metab Disord*, 1997; *21*(suppl.):S25-S29.
29. Silverstone T. Appetite suppressants. A review. *Drugs*, 1992; *43*:820-36.
30. Little JD, Romans SE. Psychosis following readministration of diethylpropion: a possible role for kinding? *Int Clin Psychopharmacol*, 1993; *8*:67-70.
31. Abenhaim L, Moride Y, Brenot F, *et al*. Appetite-suppressant drugs and the risk of primary pulmonary hypertension. *N Engl J Med*, 1996; *335*:609-16.
32. Halpern A, Mancini MC. O tratamento da obesidade no paciente portador de hipertensão arterial. *Rev Brasil Hiperten*, 2000; *7*:166-71.
33. Machado ACC, Vieira MA, Távora A, *et al*. Avaliação da associação da terapêutica medicamentosa e a terapia cognitivo-comportamental no tratamento da obesidade. *Rev Brasil Med*, 2002; *59*:47-53.
34. Inoue S. Clinical studies with mazindol. *Obes Res*, 1995; *3*(suppl. 4):549S-552S.

35. Jonderko K, Kucio C. Extra-anorectic actions of mazindol. *Isr J Med Sci,* 1989; *25*:20-4.
36. Halpern A, Mancini MC. Tratamento farmacológico da obesidade – Drogas termogênicas. *Arq Bras Endocrinol Metab,* 1996; *40*:224-7.
37. Liu YL, Toubro S, Astrup A, Stock MJ. Contribution of beta-3-adrenoceptor activation to ephedrine-induced thermogenesis in humans. *Int J Obes Relat Metab Disord,* 1995; *19*:678-85.
38. Astrup A, Toubro S, Cannon S, et al. Thermogenic synergism between ephedrine and caffeine in healthy volunteers: a double-blind, placebo-controlled study. *Metabolism,* 1991; *40*:323-9.
39. Dulloo AG, Seydoux J, Girardier L. Potentiation of the thermogenic antiobesity effects of ephedrine by dietary methylxanthines: adenosine antagonism or phosphodiesterase inhibition. *Metabolism,* 1992; *41*:1233-41.
40. Rascovski A, Millner TH, Batalha L, et al. Eficácia e tolerabilidade das substâncias calorigênicas: ioimbina, triiodotironina, aminofilina combinada a efedrina e fenilpropanolamina no tratamento da obesidade a curto prazo. *Arq Bras Endocrinol Metab,* 2000; *44*:95-102.
41. Mancini MC, Marsiaj HI, Hakoyama MM, et al. Ephedrine, caffeine and aminophilline preparation: an alternative in the treatment of obesity. *Int J Obes,* 1990; *14*(suppl. 2):141.
42. Meirelles R. Tratamento farmacológico: uso de hormônios. *In* Halpern A et al. (eds.). *Obesidade.* São Paulo: Lemos, 1998:305-18.
43. Cheymol G, Weissenburger J, Poirier JM, Gellee C. The pharmacokinetics of dexfenfluramine in obese and non-obese subjects. *Br J Clin Pharmacol,* 1995; *39*:684-7.
44. Goodall EM, Feeney S, McGuirk J, Silverstone T. A comparison of the effects of d- and l-fenfluramine and d-amphetamine on energy and macronutrient intake in human subjects. *Psychopharmacology,* 1992; *106*:221-7.
45. Lafreniere F, Lambert J, Rasio E, Serri O. Effects of dexfenfluramine treatment on body weight and postprandial thermogenesis in obese subjects. A double-blind placebo-controlled study. *Int J Obes Relat Metab Disord,* 1993; *17*:25-30.
46. Connolly HM, Crary JL, McGoon MD, et al. Valvular heart disease associated with fenfluramine-phentermine. *N Engl J Med,* 1997; *337*:581-8.
47. Graham DJ, Green L. Further cases of valvular heart disease associated with fenfluramine-phentermine. *N Engl J Med,* 1997; *337*:635.
48. Leite CC, Mancini MC, Medeiros CCJ, et al. Echocardiographic evaluation of 70 patients using dexfenfluramine (abstracted). *Int J Obes Relat Metab Disord,* 1998; *22*(suppl.3):S227.
49. Weissman NJ, Tighe JF, Gottdiener JS, Gwynne JT. An assessment of heart-valve abnormalities in obese patients taking dexfenfluramine, sustained-release dexfenfluramine, or placebo. *N Engl J Med,* 1998; *339*:725-32.
50. Alger S, Larson K, Boyce VL, et al. Effect of phenylpropanolamine on energy expenditure and weight loss in overweight women. *Am J Clin Nutr,* 1993; *57*:120-6.
51. Kernan WN, Viscoli CM, Brass LM, et al. Phenylpropanolamine and the risk of hemorrhagic stroke. *N Engl J Med,* 2000; *343*:1826-32.
52. Luque CA, Ray JA. Sibutramine: a serotonin-norepinephrine reuptake-inhibitor for the treatment of obesity. *Ann Pharmacother,* 1999; *33*:968-78.
53. Sanchez-Reyes L, Fanghanel G, Yamamoto J, et al. Use of sibutramine in overweight adult Hispanic patients with type 2 diabetes mellitus: a 12-month, randomized, double-blind, placebo-controlled clinical trial. *Clin Ther,* 2004; *26*:1427-35.
54. Florakis D, Diamanti-Kandarakis E, Katsikis I, et al. Effect of hypocaloric diet plus sibutramine treatment on hormonal and metabolic features in overweight and obese women with polycystic ovary syndrome: a randomized, 24-week study. *Int J Obes (Lond),* 2008; *32*:692-9.
55. Florakis D, Diamanti-Kandarakis E, Katsikis I, et al. Effect of hypocaloric diet plus sibutramine treatment on hormonal and metabolic features in overweight and obese women with polycystic ovary syndrome: a randomized, 24-week study. *Int J Obes (Lond),* 2008; *32*:692-9.
56. James WP, Astrup A, Finer N, et al. Effect of sibutramine on weight maintenance after weight loss: a randomized trial. STORM Study Group. Sibutramine Trial of Obesity Reduction and Maintenance. *Lancet,* 2000; *356*:2119-25.
57. Godoy-Matos A, Carraro L, Vieira A, et al. Treatment of obese adolescents with sibutramine: a randomized, double-blind, controlled study. *J Clin Endocrinol Metab,* 2005; *90*:1460-5.
58. McNeely W, Goa KL. Sibutramine. A review of its contribution to the management of obesity. *Drugs,* 1998; *56*:1093-124.
59. Clark DWJ, Harrison-Woolrych M. Sibutramine may be associated with memory impairment. *BMJ,* 2004; *329*:1316.
60. Neilsen JA, Chapin DS, Johnson Jr JL, Torgersen LK. Sertraline, a serotonin-uptake inhibitor, reduces food intake and body weight in lean rats and genetically obese mice. *Am J Clin Nutr,* 1992; *55*(suppl.):185S-189S.
61. Wadden TA, Bartlett SJ, Foster GD, et al. Sertraline and relapse prevention training following treatment by very-low-calorie diet: a controlled clinical trial. *Obes Res,* 1995; *3*:549-57.
62. Ricca V, Mannucci E, Di Bernardo M, et al. Sertraline enhances the effects of cognitive-behavioral treatment on weight reduction of obese patients. *J Endocrinol Invest,* 1996; *19*:727-33.
63. McGuirk J, Silverstone T. The effect of the 5-HT re-uptake inhibitor fluoxetine on food intake and body weight in healthy male subjects. *Int J Obes Relat Metab Disord,* 1990; *14*:361-72.
64. Gray DS, Fujioka K, Devine W, Bray GA. A randomized double-blind clinical trial of fluoxetine in obese diabetics. *Int J Obes Relat Metab Disord,* 1992; *16*(suppl. 4):S67-S72.
65. Marcus MD, Wing RR, Ewing L, et al. A double-blind, placebo-controlled trial of fluoxetine plus behavior modification in the treatment of obese binge-eaters and non-binge-eaters. *Am J Psychol,* 1990; *147*:876-81.
66. Fernandez-Solo ML, Gonzalez-Jimenez A, Barredo-Acedo F, et al. Comparison of fluoxetine and placebo in the treatment of obesity. *Ann Nutr Metab,* 1995; *39*:159-63.
67. Maina G, Albert U, Salvi V, Bogetto F. Weight gain during long-term treatment of obsessive-compulsive disorder: a prospective comparison between serotonin reuptake inhibitors. *J Clin Psychiatry,* 2004; *65*:1365-71.
68. Veasey SC. Serotonin agonists and antagonists in obstructive sleep apnea: therapeutic potential. *Am J Resp Med,* 2003; *2*:21-9.
69. Appolinario JC, Bueno JR, Coutinho W. Psychotropic drugs in the treatment of obesity: what promise? *CNS Drugs,* 2004; *18*:629-51.
70. Appolinario JC, McElroy SL. Pharmacological approaches in the treatment of binge eating disorder. *Curr Drug Targets,* 2004; *5*:301-7.
71. Curran MP, Scott LJ. Orlistat: a review of its use in the management of patients with obesity. *Drugs,* 2004; *64*:2845-64.
72. Lucas KH, Kaplan-Machlis B. Orlistat – a novel weight loss therapy. *Ann Pharmacother,* 2001; *35*:314-28.
73. Torgerson JS, Hauptman J, Boldrin MN, Sjostrom L. Xenical in the prevention of diabetes in obese subjects (XENDOS) study: a randomized study of orlistat as an adjunct to lifestyle changes for the prevention of type 2 diabetes in obese patients. *Diabetes Care,* 2004; *27*:155-61.
74. Wirth A. Reduction of body weight and co-morbidities by orlistat: The XXL – Primary Health Care Trial. *Diabetes Obes Metab,* 2005; *7*:21-7.
75. Sjöstrom L, Rissanen A, Andersen T, et al. Randomised placebo-controlled trial of orlistat for weight loss and prevention of weight regain in obese patients. *Lancet,* 1998; *352*:167-72.
76. Hollander PA, Elbein SC, Hirsch IB, et al. Role of orlistat in the treatment of obese patients with type 2 diabetes. *Diabetes Care,* 1998; *21*:1288-94.
77. Halpern A, Mancini MC, Suplicy H, et al. Latin-American trial of orlistat for weight loss and improvement in glycemic profile in obese diabetic patients. *Int J Obes Relat Metab Disord* (in press).

78. Anderson Jr. DC Pharmacologic prevention or delay of type 2 diabetes mellitus. *Ann Pharmacother*, 2005; *39*:102-9.
79. Derosa G, Cicero AF, Murdolo G, et al. Comparison of metabolic effects of orlistat and sibutramine treatment in type 2 diabetic obese patients. *Diabetes Nutr Metab*, 2004; *17*:222-9.
80. Hsieh CJ, Wang PW, Liu RT, et al. Orlistat for obesity: benefits beyond weight loss. *Diabetes Res Clin Pract*, 2005; *67*:78-83.
81. Davidson MH, Hauptman J, DiGirolamo M, et al. Weight control and risk factor reduction in obese subjects treated for 2 years with orlistat. *JAMA*, 1999; *281*:235-42.
82. Mancini MC, Halpern A. Pharmacological treatment of obesity. *Arq Bras Endocrinol Metabol*, 2006; *50*:377-89.
83. Kaya A, Aydin N, Topsever P, et al. Efficacy of sibutramine, orlistat and combination therapy on short-term weight management in obese patients. *Biomed Pharmacother*, 2004; *58*:582-7.
84. De Petrocellis L, Di Marzo V. An introduction to the endocannabinoid system: from the early to the latest concepts. *Best Pract Res Clin Endocrinol Metab*, 2009; *23*:1-15.
85. Scheen AJ, Paquot N. Use of cannabinoid CB1 receptor antagonists for the treatment of metabolic disorders. *Best Pract Res Clin Endocrinol Metab*, 2009; *23*:103-16.
86. Scheen AJ, Finer N, Hollander P, et al.; RIO-Diabetes Study Group. Efficacy and tolerability of rimonabant in overweight or obese patients with type 2 diabetes: a randomised controlled study. *Lancet*, 2006; *368*:1660-72. Erratum in: *Lancet*, 2006; *368*:1650.
87. Despres JP, Golay A, Sjostrom L; Rimonabant in Obesity-Lipids Study Group. Effects of rimonabant on metabolic risk factors in overweight patients with dyslipidemia. *N Engl J Med*, 2005; *353*:2121-34.
88. Pi-Sunyer FX, Aronne LJ, Heshmati HM, et al.; RIO-North America Study Group. Effect of rimonabant, a cannabinoid-1 receptor blocker, on weight and cardiometabolic risk factors in overweight or obese patients: RIO-North America: a randomized controlled trial. *JAMA*, 2006; *295*:761-75.
89. Van Gaal L, Pi-Sunyer X, Després JP, et al. Efficacy and safety of rimonabant for improvement of multiple cardiometabolic risk factors in overweight/obese patients: pooled 1-year data from the Rimonabant in Obesity (RIO) program. *Diabetes Care*, 2008; *31* Suppl 2:S229-40.
90. Christensen R, Kristensen PK, Bartels EM, et al. Efficacy and safety of the weight-loss drug rimonabant: a meta-analysis of randomised trials. *Lancet*, 2007; *370*:1706-13. Erratum in: *Lancet*, 2008; *371*:558.
91. Halpern ZSC, Monegaglia AP, Oliva ABG, et al. Experiência de 2 anos com sibutramina e orlistat no tratamento da obesidade. *Arq Bras Endocrinol Metab* 2001; *45*(suppl. 1):S351.
92. Kaya A, Aydin N, Topsever P, et al. Efficacy of sibutramine, orlistat and combination therapy on short-term weight management in obese patients. *Biomed Pharmacother*, 2004; *58*:582-7.
93. Berkowitz RI, Wadden TA, Tershacovek AM, et al. Behavior therapy and sibutramine for the treatment of adolescent obesity. *JAMA*, 2003; *28*:1805-12.
94. McDuffie JR, Calis KA, Uwaifo GI, et al.; Sibutramine Adolescent Study Group. Three-month tolerability of orlistat in adolescents with obesity-related comorbid conditions. *Obesity Research*, 2002; *10*:642-50.
95. Berkowitz RI, Fujioka K, Daniels SR, et al. Effects of sibutramine treatment in obese adolescents: a randomized trial. *Ann Intern Med*, 2006; *145*:81-90.
96. Mersebach H, Klose M, Svendsen OL, et al. Combined dietary and pharmacological weight management in obese hypopituitary patients. *Obes Res*, 2004; *12*:1835-43.
97. Mancini MC, Halpern A. Orlistat in the prevention of diabetes in the obese patient. *Vasc Health Risk Manag*, 2008; *4*:325-36.
98. Zarrindast MR, Hosseini-Nia T. Anorectic and behavioural effects of bupropion. *Gen Pharmacol*, 1988; *19*:201-4.
99. Reimherr FW, Cunningham LA, Batey SR, et al. A multicenter evaluation of the efficacy and safety of 150 and 300 mg/d sustained-release bupropion tablets versus placebo in depressed outpatients. *Clin Ther*, 1998; *20*:505-16.
100. Croft H, Houser TL, Jamerson BD, et al. Effect on body weight of bupropion sustained-release in patients with major depression treated for 52 weeks. *Clin Ther*, 2002; *24*:662-72.
101. Jain AK, Kaplan RA, Gadde KM, et al. Bupropion SR vs. placebo for weight loss in obese patients with depressive symptoms. *Obes Res*, 2002; *10*:1049-56.
102. Anderson JW, Greenway FL, Fujioka K, et al. Bupropion SR enhances weight loss: a 48-week double-blind, placebo-controlled trial. *Obes Res*, 2002; *10*:633-41.
103. Privitera MD. Topiramate: a new antiepileptic drug. *Ann Pharmacother*, 1997; *31*:1164-73.
104. Picard F, Deshaies Y, Lalonde J, et al. Topiramate reduces energy and fat gains in lean (Fa/?) and obese (fa/fa) Zucker rats. *Obes Res*, 2000; *8*:656-63.
105. Bray GA, Hollander P, Klein S, et al. A 6-month randomized, placebo-controlled, dose-ranging trial of topiramate for weight loss in obesity. *Obes Res*, 2003; *11*:722-33.
106. McElroy SL, Shapira NA, Arnold LM, et al. Topiramate in the long-term treatment of binge-eating disorder associated with obesity. *J Clin Psychiatry*, 2004; *65*:1463-9.
107. Wilding J, Van Gaal L, Rissanen A, et al. OBES-002 Study Group. A randomized double-blind placebo-controlled study of the long-term efficacy and safety of topiramate in the treatment of obese subjects. *Int J Obes Relat Metab Disord*, 2004; *28*:1399-410.
108. Winkelman JW. Treatment of nocturnal eating syndrome and sleep-related eating disorder with topiramate. *Sleep Med*, 2003; *4*:243-6.
109. Gadde KM, Franciscy DM, Wagner II HR, et al. Zonisamide for weight loss in obese adults. *JAMA*, 2003; *289*:1820-5.
110. Kushner RF. Anti-obesity drugs. *Expert Opin Pharmacother*, 2008; *9*:1339-50.
111. Scheen AJ. The future of obesity: new drugs versus lifestyle interventions. *Expert Opin Investig Drugs*, 2008; *17*:263-7.
112. Baxter JD, Webb P. Thyroid hormone mimetics: potential applications in atherosclerosis, obesity and type 2 diabetes. *Nat Rev Drug Discov*, 2009; *8*:308-20.
113. Chakrabarti R. Pharmacotherapy of obesity: emerging drugs and targets. *Expert Opin Ther Targets*, 2009; *13*:195-207.

64 Tratamento Cirúrgico da Obesidade — Uma Visão Geral

Josemberg Marins Campos, Luís Fernando Evangelista, Luciano Teixeira, Ricardo José Caldas Machado

INTRODUÇÃO

A obesidade é um problema de grandes proporções que muito tem preocupado os órgãos de saúde pública nos últimos anos. Assim, existe grande interesse mundial em combater o excesso de peso na população em decorrência da associação com algumas co-morbidades, tais como: hipertensão arterial sistêmica, diabetes tipo 2, hipertrigliceridemia, apnéia do sono, doença coronária e acidente vascular cerebral.[1–3]

A despeito dos esforços empreendidos pela comunidade científica e pela sociedade como um todo, os números relacionados à obesidade vem experimentando um aumento nas últimas décadas. Por exemplo, dados dos Estados Unidos revelam que a prevalência de obesidade (índice de massa corpórea [IMC] > 30 kg/m^2) aumentou de 15,3% para 23,9% no período de 1995 até 2005.[4] Além disso, nesse país, cerca de 5% da população tem obesidade mórbida (IMC > 40 kg/m^2).[5] Em todo o mundo, existem aproximadamente 300 milhões de obesos.[2]

Em relação aos custos dessa epidemia, em 1998, Wolf e Colditz publicaram uma impressionante estimativa de gastos com a obesidade e suas co-morbidades, chegando à cifra de 100 bilhões de dólares anuais, nos EUA.[6] Além disso, a obesidade está associada à morte de 400.000 pacientes por ano naquele país.[7]

A situação não é diferente no Brasil, onde mais de 40% dos adultos apresentam algum grau de excesso de peso. Atualmente, a obesidade é a terceira doença nutricional do país, somente superada pela anemia e a desnutrição. No período de 15 anos, entre 1975 e 1989, a prevalência do sobrepeso aumentou 53% entre os adultos brasileiros com mais de 18 anos de idade, passando de 17% para 27% entre os homens e de 26% para 38% entre as mulheres.[8,9] Dados do IBGE (período de 2002–2003) mostram que o sobrepeso afeta 41,1% dos homens e 40% das mulheres com idade > 20 anos, ao passo que a obesidade está presente em 13,1% das mulheres e 8,9% dos homens. Também muito preocupante é o grande aumento da prevalência de obesidade em crianças e adolescentes que vem ocorrendo em vários países, inclusive no Brasil.[1,8,9]

Acredita-se que a principal estratégia para a mudança dessa situação seja a prevenção, através da educação alimentar e da adoção de hábitos de vida saudáveis. No entanto, em nossa prática médica, a maioria dos pacientes que chegam aos ambulatórios especializados já se encontra obesos. Nesses casos, os melhores resultados freqüentemente são obtidos com procedimentos cirúrgicos, cuja indicação será mais bem detalhada ao longo deste capítulo, o qual objetiva mostrar as principais técnicas cirúrgicas e endoscópicas empregadas, além de fazer uma análise dos resultados pós-operatórios no grupo de pacientes isoladamente obesos e também nos diabéticos tipo 2 associados à obesidade leve.

INDICAÇÃO DO TRATAMENTO CIRÚRGICO

Até o momento, os parâmetros para se indicar um procedimento invasivo antiobesidade são os classicamente definidos em 1991 pelo National Institutes of Health (NIH) nos EUA (Quadro 64.1).[10] Como orientação geral, concordamos com tais diretrizes, porém em casos individualizados há que se considerar exceções, levando em conta o histórico familiar de co-morbidades e a idade dos pacientes.

Além de preencher esses critérios, é importante que o paciente tenha uma avaliação psiquiátrica e/ou psicológica para que esteja preparado para lidar com as alterações esperadas do pós-operatório.

PRINCIPAIS TÉCNICAS CIRÚRGICAS

Na prática clínica, têm sido empregadas diversas técnicas cirúrgicas e suas variantes. Em todas essas abordagens, há uma mudança anatômica do trato gastrointestinal no sentido de diminuir o aporte calórico ao organismo. Há duas maneiras possíveis de se alcançar esse objetivo: (1) promover uma restrição mecânica através da criação de um pequeno reservatório gástrico com a via de saída estreitada (*cirurgias restritivas*) ou (2) desviar segmentos variáveis do intestino delgado, onde ocorre

---

QUADRO 64.1

Critérios para Indicação de Tratamento Cirúrgico da Obesidade

IMC > 40 kg/m^2
IMC > 35 kg/m^2 com co-morbidades decorrentes do excesso de peso:
- Diabetes
- Doença cardiovascular
- Hipertensão arterial
- Apnéia do sono
- Dislipidemia
- Artropatia degenerativa

Pacientes sem resposta a tratamento clínico especializado prévio

Adaptado da Ref. 10.

QUADRO 64.2
Procedimentos Cirúrgicos mais Comuns

- Restritivos
  - Gastroplastia vertical – cirurgia de Mason (*em desuso*)
  - Banda gástrica
  - Gastrectomia em manga (gastrectomia vertical, *sleeve gastrectomy*)
- Disabsortivos
  - Cirurgia de Scopinaro
  - Desvio duodenal (*Duodenal switch*)
- Misto
  - *Bypass* gástrico em Y de Roux

diminuição da absorção dos alimentos (*procedimentos disabsortivos*). Algumas técnicas utilizam os dois mecanismos descritos anteriormente e são denominadas *cirurgias mistas* (Quadro 64.2).[11,12]

Métodos Restritivos

BANDA GÁSTRICA AJUSTÁVEL (BGA)

A cirurgia de BGA laparoscópica consiste no implante abdominal de um dispositivo constituído por: porte de insuflação de metal, que fica no subcutâneo abdominal, tubo de conexão e banda de silicone, a qual envolve o estômago proximal e é parcialmente recoberta pela parede gástrica (Fig. 64.1).[12–14]

Diferentes tipos de banda são disponíveis no mercado (Fig. 64.2). O modelo sueco – *Swedish adjustable gastric banding* (SAGB)® – é o mais comumente utilizado no Brasil, atualmente denominado Obtech-Ethicon®.

Após a colocação da BGA, deve haver um pequeno reservatório gástrico de aproximadamente 20 a 30 mL, com uma via de saída regulada pela insuflação percutânea da banda através do portal, proporcionando a sensação precoce de saciedade. Com isso, o mecanismo restritivo é de grande importância na sua atuação, provocando a indução da sensação de plenitude gástrica (Fig. 64.1).[14]

A perda de peso conseguida com a BGA é, em média, de 30% nos primeiros anos; contudo, no seguimento a longo prazo, existe uma alta incidência de recidiva de obesidade.[12–14]

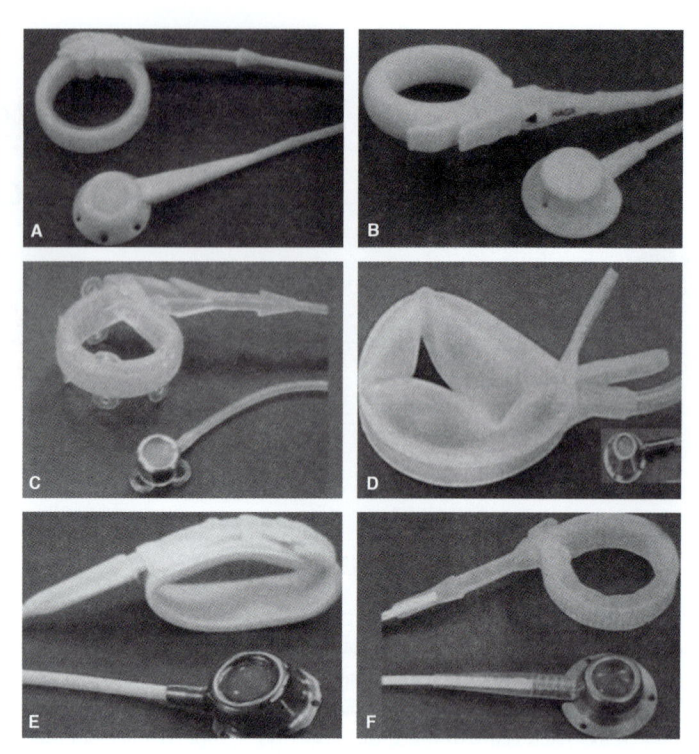

Fig. 64.2 Imagens dos diversos tipos de bandas *soft*: (**A**) Lapband®; (**B**) Heliosocope®; (**C**) Maximizer®; (**D**) Obtech-Ethcon®; (**E**) Midband® e (**F**) Ami-Softband®. (Adaptado da Ref. 12.)

GASTRECTOMIA VERTICAL (*SLEEVE GASTRECTOMY*)

Essa cirurgia também é conhecida como gastrectomia em forma de "manga", e é uma outra técnica puramente restritiva. Corresponde à confecção de um tubo vertical, através da retirada da grande curvatura e do fundo gástrico. Essa ressecção é feita a partir de 7 cm do piloro até o ângulo de His, deixando um estômago com volume entre 150 e 200 mL.[12,15] A colocação do anel tem sido realizada por alguns cirurgiões como uma modificação da técnica original, que resulta na compressão extrínseca do tubo. Isso leva à diminuição do esvaziamento gástrico e à conseqüente saciedade precoce (Fig. 64.3).[12,15]

A gastrectomia vertical constitui um método unicamente restritivo devido à redução do volume gástrico e da angulação ao nível da incisura angular, construída intencionalmente a fim de dificultar o esvaziamento gástrico. Esse é um dos mecanismos que ocasiona a perda de peso, mas que pode levar à ocorrência de fístulas, provavelmente devido ao aumento da pressão no remanescente gástrico acima da área estenótica.[12]

Além do mecanismo restritivo, há evidências sugerindo que gastrectomia em manga diminui os níveis de grelina devido à ressecção do fundo gástrico. Isso pode apresentar uma vantagem fisiológica na perda de peso quando comparada aos outros procedimentos restritivos como a BGA.[16]

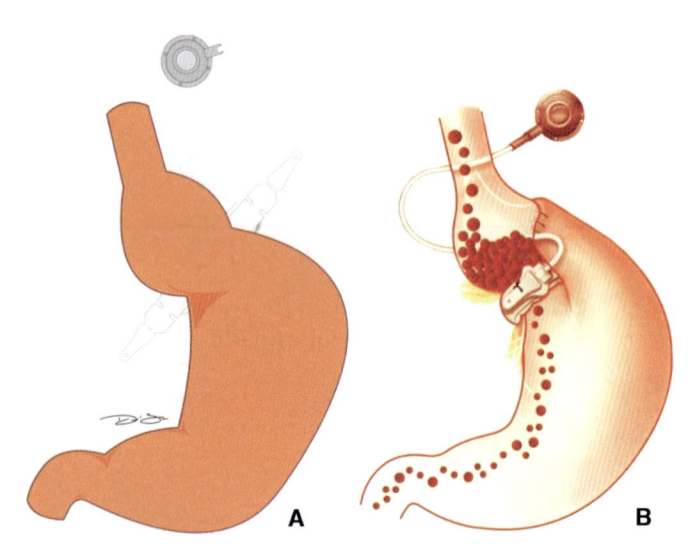

Fig. 64.1 Imagens esquemáticas do estômago mostrando: (**A**) banda gástrica ajustável sendo implantada na parte proximal e (**B**) prótese recoberta pelo fundo gástrico e porte implantado no subcutâneo da parede abdominal, propiciando esvaziamento lento dos alimentos no pequeno *pouch* formado acima da banda. (Adaptado da Ref. 12.)

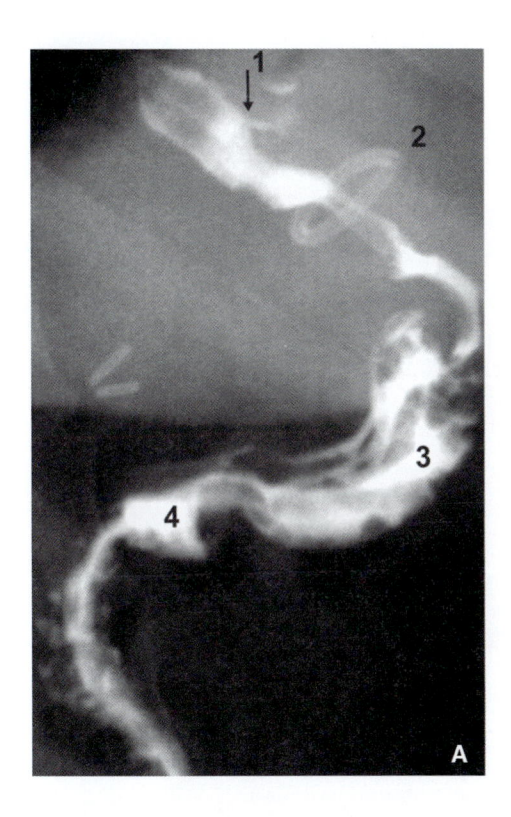

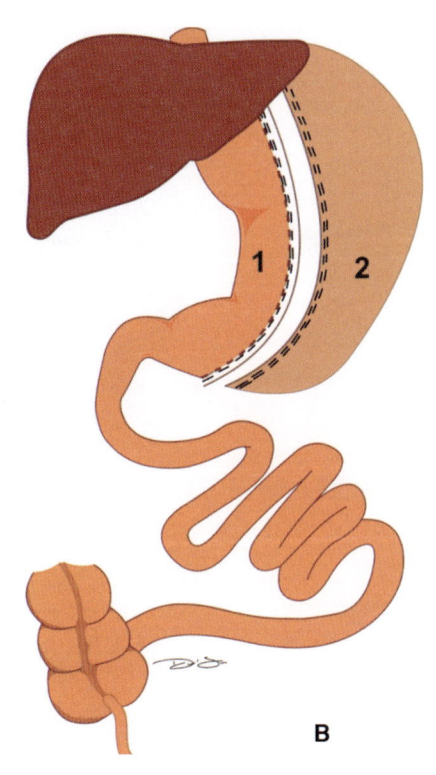

Fig. 64.3 Gastrectomia vertical (*sleeve gastrectomy*) visualizada em: (**A**) radiografia contrastada com evidência de uma cicatriz de fístula no ângulo de His (1), anel (2), antro gástrico (3) e bulbo duodenal (4); (**B**) imagem esquemática evidenciando o tubo gástrico (1) e a parte da grande curvatura a ser retirada (2). (Adaptado da Ref. 12.)

Métodos Disabsortivos

CIRURGIA DE SCOPINARO

Esse procedimento, criado por Scopinaro, representa uma gastrectomia parcial de cerca de dois terços do órgão e de uma derivação biliopancreática a 50 cm da válvula ileocecal (Fig. 64.4). A cirurgia tem como mecanismo de funcionamento principal a disabsorção, e é bastante eficiente na perda de peso, o que, conseqüentemente, leva a um maior risco de desnutrição protéica.[12,17] Pode ser executada por laparotomia ou videolaparoscopia.[12]

DESVIO (*SWITCH*) DUODENAL

Esse método pode ser antecedido por uma cirurgia de *sleeve gastrectomy* e é considerado um procedimento com predominância de

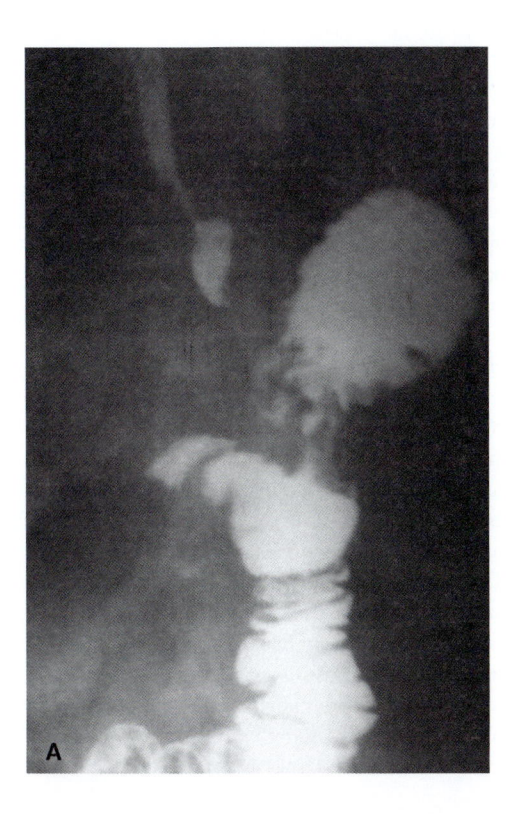

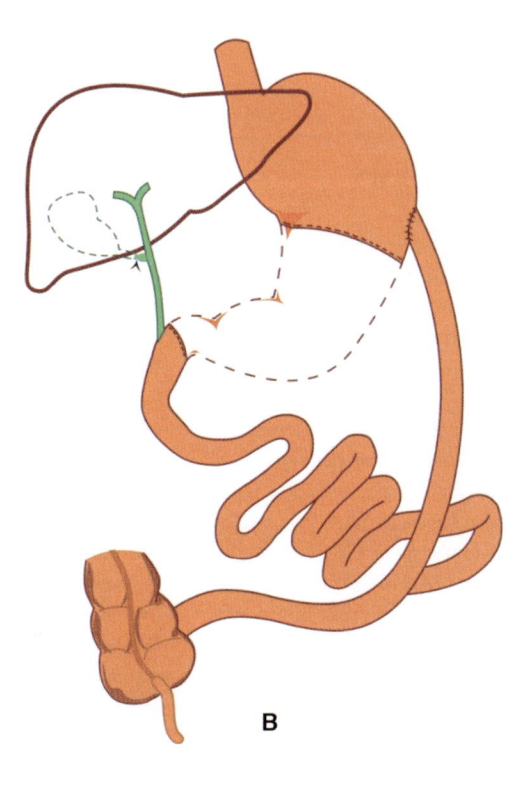

Fig. 64.4 Cirurgia de Scopinaro visualizada em: (**A**) radiografia contrastada com evidência do esôfago distal, reservatório gástrico, enterogastroanastomose e intestino; (**B**) imagem esquemática evidenciando linhas tracejadas que representam a vesícula e o estômago distal que foram retirados. (Adaptado da Ref. 12.)

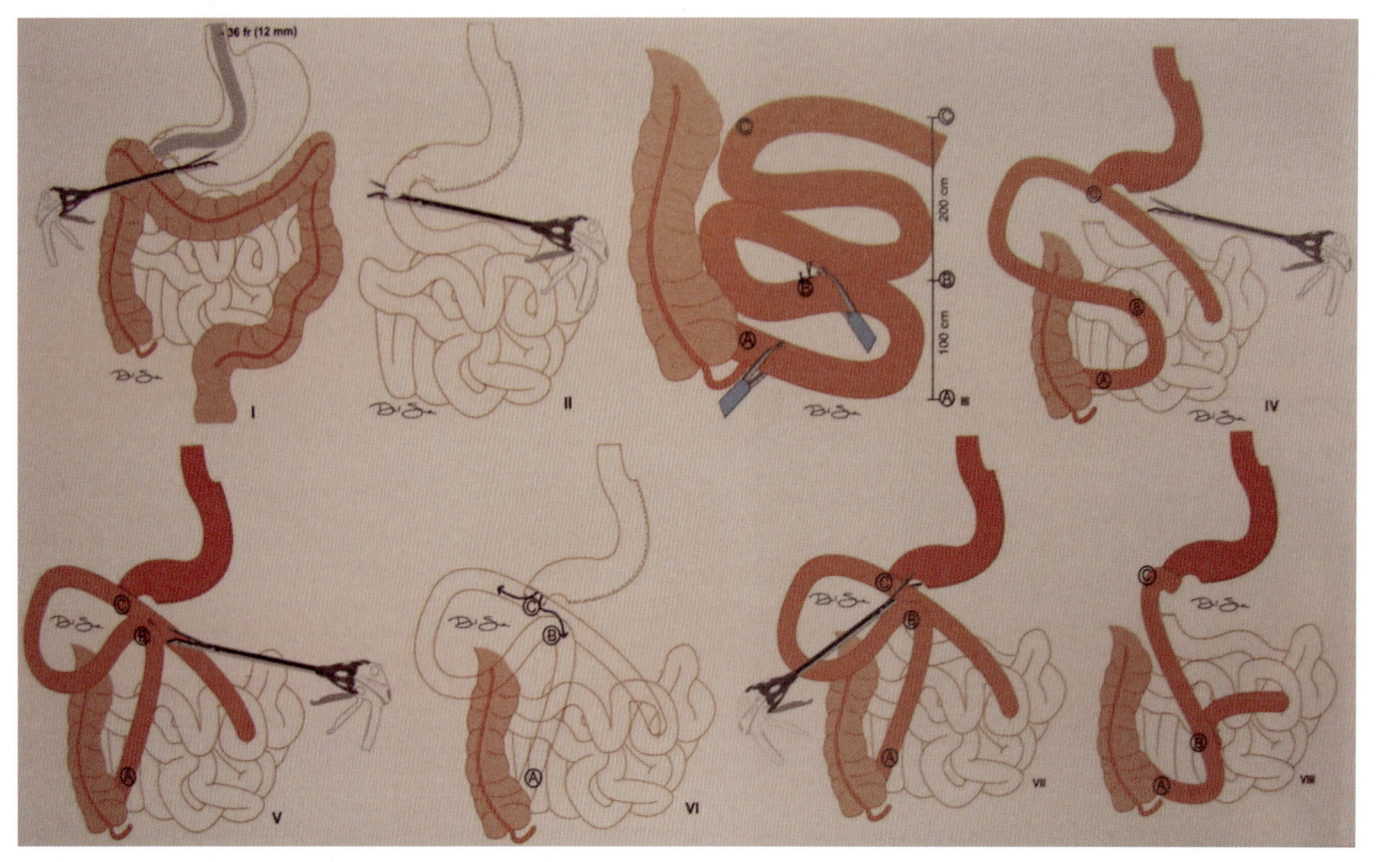

Fig. 64.5 Etapas *do switch* duodenal simplificado: I) gastrectomia moldada por sonda; II) secção duodenal; III) marcação ileal a 100 cm (**B**) e a 200 cm (**C**) da válvula ileocecal; IV) anastomose duodenoileal a 200 cm; V) anastomose ileoileal a 100 cm; VI) testes das anastomoses com azul de metileno; VII) secção intestinal e VIII) aspecto final.

fator disabsortivo, estando indicado principalmente para pacientes superobesos. A cirurgia é constituída por uma gastrectomia vertical e uma derivação biliopancreática, sendo realizada uma anastomose proximal com o duodeno (Fig. 64.5).[12,18]

Cirurgia Mista

DERIVAÇÃO (*BYPASS*) GÁSTRICA EM Y DE ROUX (DGYR)

Trata-se de uma técnica com componente restritivo e disabsortivo. É realizada a partir da secção do estômago paralela à pequena curvatura em direção ao ângulo de His para confecção da bolsa gástrica, a qual tem volume de aproximadamente 30 mL. O estômago excluso fica fora do trânsito alimentar e em continuidade com o duodeno (Fig. 64.6).[19]

A cirurgia pode ser executada por laparotomia ou videolaparoscopia.[19,20] No entanto, a tendência mundial é optar pelo acesso minimamente invasivo.[12] Dados da Federação Internacional de Cirurgia Bariátrica de 2003 já mostravam que o *bypass* gástrico por videolaparoscopia era o procedimento mais empregado (25,7%), seguido da banda gástrica ajustável laparoscópica (24,1%), pela gastroplastia vertical aberta e laparoscópica (5,4%) e pela derivação biliopancreática/duodenal *switch* aberta e laparoscópica (4,8%).[21]

No *bypass* gástrico há uma restrição à ingestão de alimentos e uma diminuição da absorção através de um desvio intestinal, que configura o mecanismo de funcionamento misto. Além disso, os alimentos hipercalóricos ricos em sacarose podem desencadear a *síndrome de dumping,* cuja fisiopatologia é baseada na ocorrência de diarréia osmótica, a qual é decorrente das alterações disabsortivas secundárias ao *bypass.*[22]

A restrição alimentar é outro mecanismo que provavelmente também contribui para a perda do excesso de peso e a sua manutenção a longo prazo. Nos casos em que há a colocação de um anel em torno da bolsa gástrica, o processo é caracterizado por um estreitamento decorrente da compressão extrínseca do anel (Fig. 64.6).[12]

Quando não se utiliza o anel, a anastomose gastrojejunal pode ser confeccionada sobre uma sonda, visando à redução do diâmetro para se tentar substituir o efeito restritivo do anel. O uso dessa prótese também pode interferir na decisão do cirurgião de mudar o comprimento do *pouch,* o qual tende a ser maior.[12]

Nos EUA, em 2003, 56% das DGYR foram feitas laparoscopicamente.[21] Existem poucos estudos controlados e/ou randomizados comparando o *bypass* gástrico laparoscópico (BGL) com o procedimento convencional (BGC). Em uma série americana com 160 pacientes,[23] a permanência média hospitalar após a cirurgia foi menor com o BGL (3,6 *vs.* 4,3 dias). Além disso, a perda no excesso de peso foi significativamente maior no grupo BGL após 3, 6 e 9 meses, mas similar após 1 ano (69% *vs.* 65%). Depois de 1 ano, o IMC era comparável nos dois grupos. Os pacientes do grupo BGL retornaram mais cedo às suas atividades normais. Em um estudo com 36 pacientes,[24] não houve diferença significativa nas complicações pós-operatórias precoces (< 30 dias), mas as complicações tardias,

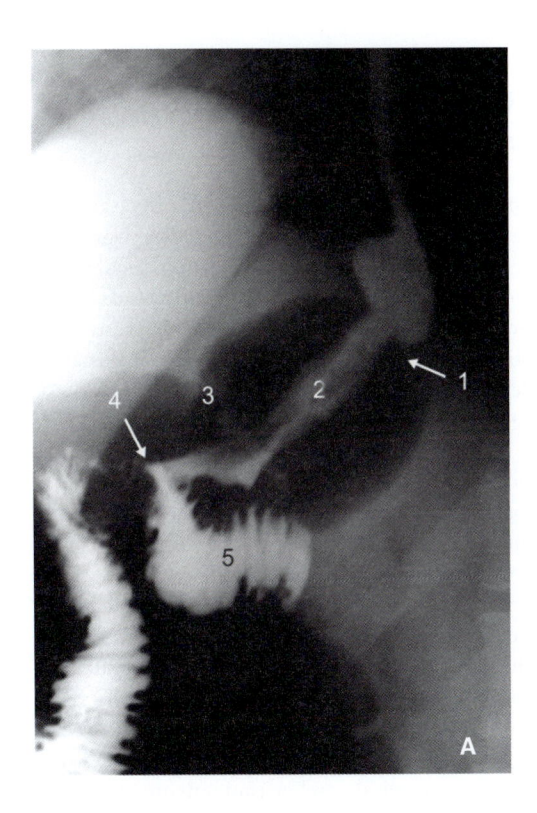

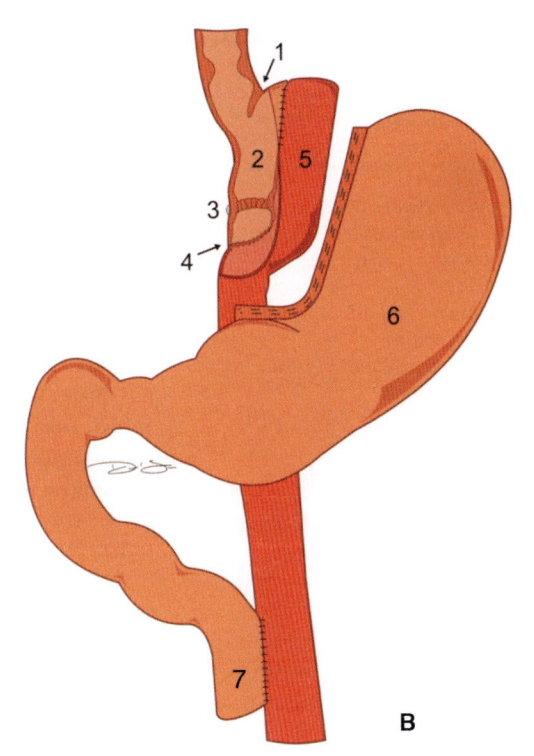

Fig. 64.6 Cirurgia de *bypass* gástrico em Y de Roux visualizada por meio de: (**A**) radiografia contrastada; (**B**) imagem esquemática, evidenciando ângulo de His (1), bolsa gástrica (3) anel, (4) anastomose gastrojejunal, (5) alça jejunal interposta, (6) estômago excluído e (7) anastomose intestinal. (Adaptado da Ref. 12.)

particularmente hérnia de parede abdominal, foram menos freqüentes no grupo BGL. Conversão para laparotomia foi necessária em 8% dos pacientes submetidos ao BGL. A evolução do IMC, durante 23 meses de seguimento, foi similar nos dois grupos. Finalmente, um grupo sueco relatou que o desfecho pós-operatório, no que diz respeito a consumo de morfina, permanência hospitalar e perda de peso, foi semelhante com a cirurgia laparoscópica e aquela feita a céu aberto.[25] Contudo, o tempo cirúrgico médio foi significativamente maior com o BGL (150 *vs.* 80 minutos).

Complicações da DGYR

COMPLICAÇÕES PERIOPERATÓRIAS. Neste item incluem-se sangramentos (p.ex., por lesão esplênica), lesões do trato gastrointestinal, acidentes com o grampeador (p.ex., grampeamento inadvertido da sonda nasogástrica) e falhas mecânicas do grampeador (p.ex., ausência de grampeamento após o corte).[26,27]

COMPLICAÇÕES PÓS-OPERATÓRIAS IMEDIATAS. Nas grandes séries, a incidência de infecção na ferida operatória fica em torno de 1% a 3%. Bem mais comuns são os seromas no tecido adiposo subcutâneo, vistos em até 40% dos pacientes operados. Geralmente, esses seromas drenam espontaneamente, porém drenagem cirúrgica às vezes se faz necessária. Outra complicação importante é a deiscência da sutura, porém, tomando-se os devidos cuidados, sua incidência pode ser < 1%.[26,27] Peritonite ocorre em 1% a 2% das cirurgias convencionais e até 3% das laparoscópicas, e é a principal causa de óbito.[28,29] Embolia pulmonar tem também baixa prevalência (1% a 2%), mas constitui a maior causa de morte no pós-operatório imediato (mortalidade de 20% a 30%).[26,30]

COMPLICAÇÕES PÓS-OPERATÓRIAS TARDIAS. A mais comum das complicações tardias é a hérnia incisional, com incidência de 10% a 20%. Colecistite calculosa ocorre em 3% a 30% dos pacientes. Por isso, alguns cirurgiões (mas não todos) advogam a colecistectomia profilática quando da realização da cirurgia bariátrica. Há, entretanto, consenso para retirada da vesícula se forem detectados cálculos no pré-operatório.[26,28,29]

Alguns pacientes necessitarão de suplementação de ferro, principalmente mulheres jovens com fluxo menstrual abundante e regular. Má-absorção de ácido fólico, cálcio, vitaminas lipossolúveis, vitamina B_{12} e outras vitaminas do complexo B ocorre em aproximadamente 25% dos pacientes. Neuropatia por deficiência de vitaminas do complexo B, principalmente B_{12}, tem também sido descrita (Quadro 64.3). Entre outras complicações, que são geralmente (mas nem sempre) tardias, vale a pena citar os vômitos por estenose do estoma e as

QUADRO 64.3
Complicações do *Bypass* Gástrico em Y de Roux

Complicações	Freqüência (%)
Pós-operatórias	
Estenose e ulceração gástrica	10
Infecção de ferida operatória	5
Peritonite e vazamento na anastomose	1,6–2,3
Trombose venosa profunda	0,35
Embolia pulmonar	0,03
Abscesso subfrênico	0,09
Perda de peso insatisfatória	20–25
Náuseas e vômitos	10
Tardias	
Colelitíase	36
Má-absorção de vitaminas e sais minerais	25
Neuropatia periférica	comum
Obstrução intestinal	rara

Adaptado das Refs. 35 a 37.

QUADRO 64.4
Fatores que Influenciam o Sucesso Cirúrgico

Fatores Positivos	Fatores Negativos
Idade < 40 anos	Antecedentes pessoais psiquiátricos
Estar empregado	Cirurgia bariátrica prévia
Ter um suporte social	Hábito de *fast-foods*
Maior escolaridade	Comer compulsivamente
Ter compromisso com o tratamento	Raça negra
Seguir orientação dietética	Ter dependência (pessoal, física etc.)
Sexo feminino	Ter ganho secundário com a cirurgia
Perda de peso antes da cirurgia	Abuso/trauma na infância
Cessar o tabagismo	Negação da doença
Cessar o consumo de álcool	Consumo excessivo de álcool
Auto-estima presente	Abandono do *follow-up*

úlceras marginais. Essas últimas têm incidência de 3% a 10% e, em geral, surgem no lado jejunal da gastroenterostomia. Resultam de uma produção excessiva de ácido clorídrico e se manifestam por queimor epigástrico ou melena. Usualmente, respondem bem ao tratamento convencional para úlcera péptica. *Síndrome de dumping* pode acontecer após a ingestão de alimentos hipertônicos ou ricos em açúcar. Caracteriza-se por náuseas, vômitos, tontura, mal-estar e sudorese.[26-30] Hipoglicemia por nesidioblastose é uma rara complicação tardia da DGYR.[26] Fatores que podem influenciar o sucesso cirúrgico ou o aparecimento de complicações estão listados no Quadro 64.4.

RESULTADOS DAS CIRURGIAS BARIÁTRICAS

Perda de Peso

Todas as cirurgias mencionadas resultam em perda de peso significativa, desde que a seleção e a preparação dos pacientes sejam bem executadas e que eles sejam submetidos a um cuidadoso seguimento a longo prazo. No entanto, está bem estabelecido que a perda do excesso de peso é menor (30–50%) com os procedimentos restritivos (p.ex., gastroplastia vertical, gastroplastia com bandagem ajustável) do que com aqueles que incluem disabsorção (p.ex., *bypass* gástrico), nos quais ela atinge 60% a 70%.[11,31] No estudo SOS (*Swedish Obese Subjects Study*),[32] o maior estudo prospectivo controlado sobre cirurgia bariátrica, a perda ponderal mais expressiva ocorreu nos pacientes submetidos ao *bypass* gástrico — o que justifica a grande preferência por esse procedimento na atualidade —, seguida da gastroplastia vertical com anel e da banda ajustável (Fig. 64.7).

O Quadro 64.5 compara os efeitos na perda de peso e complicações da DGYR e a gastroplastia vertical com bandagem. Nota-se uma morbimortalidade similar, mas a perda de peso e a manutenção dessa perda são mais evidentes nos pacientes submetidos a DGYR. A superioridade da DGYR geralmente é atribuída ao fato de ela associar um componente restritivo e um disabsortivo. Contudo, recentemente foi demonstrado que os níveis de grelina (um potente orexígeno produzido no estômago) reduzem-se após o *bypass* gástrico, mas se elevam após as cirurgias unicamente restritivas. Essa elevação da grelina poderia, assim, segundo alguns, também contribuir para a perda de peso menos satisfatória com as gastroplastias.[33]

Aproximadamente 5% dos pacientes submetidos a um *bypass* gástrico não conseguem perder mais de 40% do excesso ponderal (10%

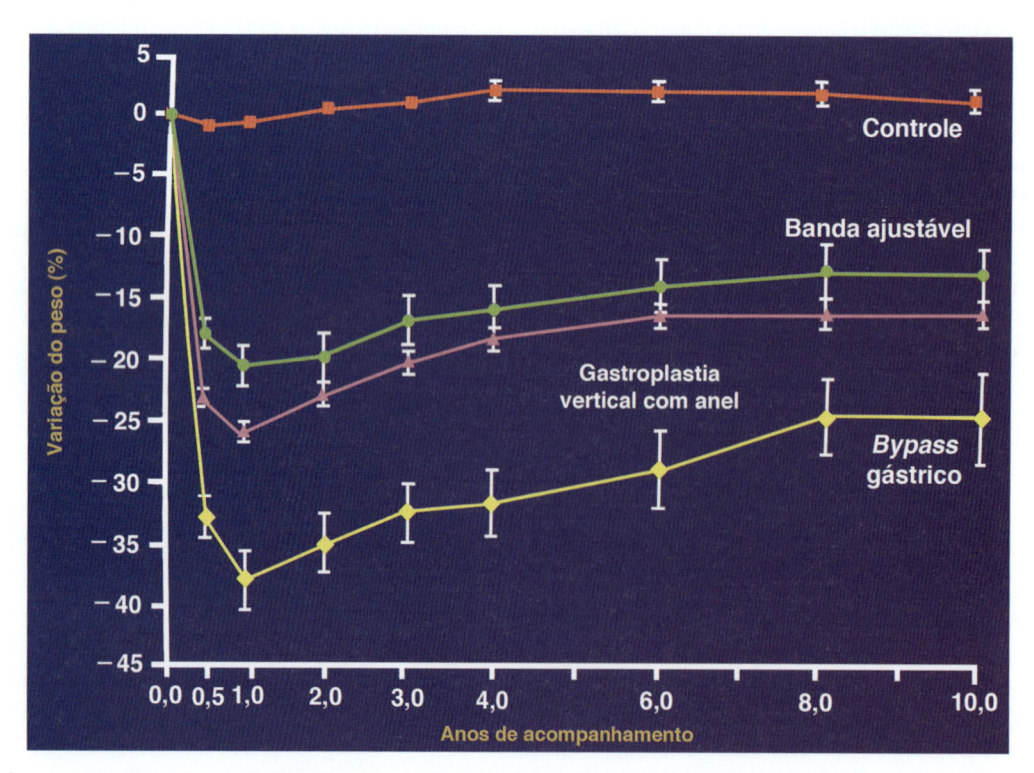

Fig. 64.7 Variação do peso em pacientes do estudo SOS submetidos a diferentes técnicas de cirurgia bariátrica e seguidos por até 10 anos. Notar que a perda maior ocorreu com o *bypass* gástrico. (Adaptado da Ref. 32.)

QUADRO 64.5

Eficácia na Redução Ponderal e Complicações do *Bypass* Gástrico em Y de Roux e Gastroplastia

	Bypass Gástrico	Gastroplastia
Eficácia		
– Perda de peso (% do peso inicial)	35% a 40%	20% a 25%
– Falha da cirurgia (perda de peso < 20%)	5%	20%
Complicações		
– Mortalidade	< 2%	< 1%
– Anemia	3%	–
– Estenose	1%	4%
– Déficit vitamínico-mineral	25%	–

QUADRO 64.6

Resolução ou Melhora das Co-morbidades após Cirurgia Bariátrica

Co-morbidade	Resolução + Melhora (%)
Diabetes	86
Hiperlipidemia	70,0
Hipertensão arterial sistêmica	78,5
Apnéia do sono	83,6

Adaptado da Ref. 31.

a 15% do peso total). Esse percentual é ainda maior após uma gastroplastia. A principal causa de perda de peso insatisfatória é a ingestão de alimentos líquidos e pastosos com um alto teor calórico (p.ex., sorvetes, refrigerantes, *milk-shakes*, leite condensado etc.), bem como de lanches ou alimentos ricos em gorduras (p.ex., batatas fritas) e ingestão alcoólica excessiva.[29,34,35]

Adicionalmente, reganho ponderal tem sido também relatado no acompanhamento a longo prazo de pacientes submetidos ao *bypass* gástrico. Alguns estudos estimam que o reganho de peso atinge até 20% dos pacientes operados após 2 a 3 anos.[36] No entanto, em um recente estudo brasileiro, esse percentual chegou a 50% após 24 meses, sendo maior no grupo dos pacientes superobesos.[37]

Melhora das Co-morbidades

Entre 1990 e 2003, Buchwald e cols.[38] realizaram uma metanálise envolvendo 136 estudos e 22.094 pacientes submetidos a cirurgia bariátrica, com idade média de 39 anos e predomínio do sexo feminino (72,6% dos casos). Avaliaram o impacto desse tratamento na perda de peso, na mortalidade e no controle das quatro seguintes co-morbidades: *diabetes mellitus*, hiperlipidemia, hipertensão e apnéia do sono.[38] Nessa metanálise, a mortalidade cirúrgica, que corresponde aos óbitos ocorridos até 30 dias do pós-operatório, foi de 0,1% nos procedimentos puramente restritivos, 0,5% no *bypass* gástrico e 1,1% na derivação biliopancreática/*switch* duodenal.[38] Diabetes tipo 2 foi diagnosticado em 2.507 pacientes, o que corresponde a 15,3% do grupo estudado. Após a realização da cirurgia bariátrica, independentemente do tipo de procedimento, resolução completa foi observada em 77% dos casos, enquanto melhoria ou resolução ocorreu em 86%. As outras co-morbidades também apresentaram controle pós-operatório, com melhora importante da hipertensão (em 66%), das dislipidemias (em 83%) e da apnéia do sono (88%) (Quadro 64.6).[38]

No estudo SOS foram também evidenciados alguns efeitos benéficos da cirurgia bariátrica em relação ao grupo controle com tratamento conservador não-cirúrgico. Houve melhora das co-morbidades e da qualidade de vida em associação à ocorrência de perda de peso satisfatória.[32] O estudo envolveu dois grupos de pacientes que foram acompanhados por 2 e 10 anos, sendo bem evidente a melhora das seguintes variáveis no grupo cirúrgico: diabetes, hipertrigliceridemia, colesterol HDL, hipertensão arterial, hiperuricemia, qualidade de vida e perda de peso. Com o seguimento de 10 anos, não houve diferença em relação à hipercolesterolemia e à hipertensão nos indivíduos tratados cirurgicamente e naqueles com tratamento clínico (Quadro 64.7 e Fig. 64.8).[32] Um estudo subseqüente com a mesma casuística mostrou uma taxa de mortalidade geral 31% menor nos pacientes operados do que no grupo controle.[39] Por outro lado, o seguimento de 10 anos mostrou que somente 36% dos pacientes com diabetes antes da cirurgia permaneciam normoglicêmicos. Em contrapartida, o número de novos casos de DM foi 3,4 vezes maior no grupo controle (24% *vs.* 7%).[32]

Outros estudos mostraram que aproximadamente 30% dos pacientes que se submetem a cirurgia bariátrica têm diabetes tipo 2, com resolução da doença em 84% a 98% após procedimentos de derivação e em 48% a 68% após cirurgias restritivas.[40]

A melhora ou reversão da hiperglicemia após a cirurgia bariátrica não se explica somente pela correção da obesidade, uma vez que freqüentemente antecede uma significativa redução ponderal. Vários fatores têm sido incriminados, como redução da resistência insulínica e dos ácidos graxos livres circulantes (levando a uma menor produção hepática de glicose e melhora da função das células beta), diminuição dos níveis séricos de grelina e, mais recentemente, aumento da produção das incretinas, particularmente o GLP-1 (*glucagon-like peptide 1*), e do polipeptídeo YY (PYY) (ver adiante).[40-43]

Entre 10 de 23 pacientes com hipotiroidismo observou-se melhora da função tiroidiana após o *bypass* gástrico endoscópico. Em 2 deles, a recuperação foi completa, e nos demais reduziu-se a dose da L-tiroxina.[44]

QUADRO 64.7

Melhora do Diabetes e Controle do Peso após 2 e 10 Anos da Cirurgia Bariátrica

N.º de pacientes	Tempo – melhora do diabetes
1.703	10 anos – 74,5%
4.047	2 anos – 86,5%

	Perda de peso	
Tempo	Operados	Grupo controle
2 anos	↓ 23,4%	↑ 0,1%
10 anos	↓ 16,1%	↑ 1,6%

Adaptado da Ref. 32.

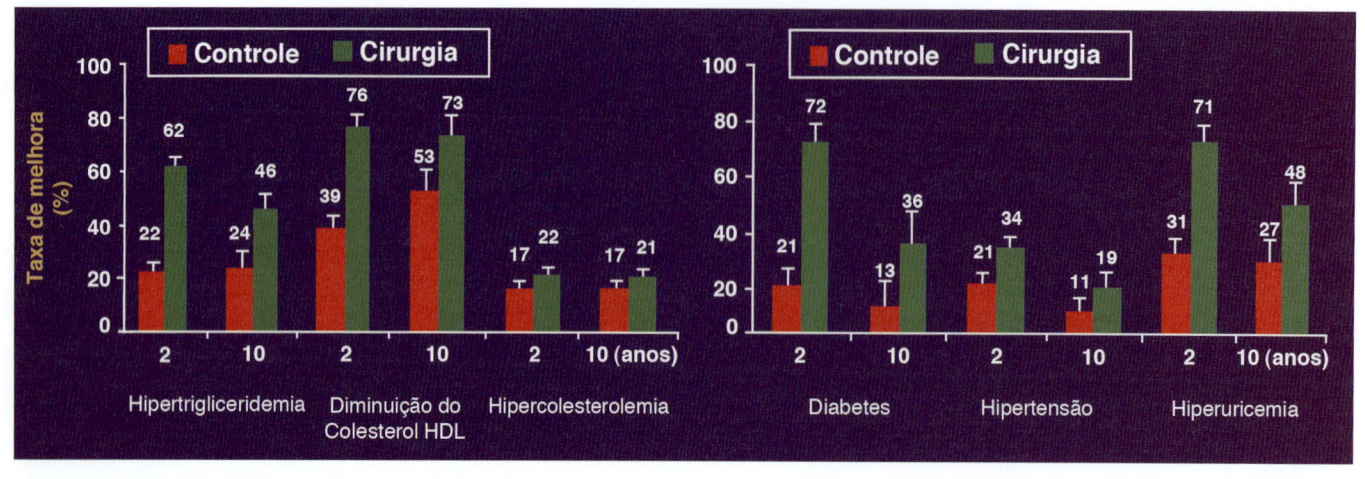

Fig. 64.8 Estudo SOS: comparação da evolução das co-morbidades, após 2 e 10 anos, em pacientes submetidos a cirurgia bariátrica e o grupo controle não-cirúrgico. (Adaptado da Ref. 32.)

Observa-se também um efeito positivo sobre parâmetros cardiovasculares (p.ex., melhora da função ventricular esquerda) e respiratórios (p.ex., melhora da função da musculatura respiratória, função pulmonar e apnéia do sono). Ao lado da melhora das co-morbidades citadas, ocorre uma melhora dramática da qualidade de vida no que tange a capacidade de trabalho, relações interpessoais, atividade sexual, autoconfiança e auto-estima.[28,32,34,35]

OUTROS PROCEDIMENTOS INVASIVOS PARA PERDA DE PESO

Além das técnicas cirúrgicas já citadas, outros procedimentos têm sido propostos para o tratamento da obesidade mórbida. Entre eles se incluem vagotomia, lipossucção, lipectomia, cirurgia plástica etc., porém o mais importante é a utilização do balão intragástrico, comentado a seguir.

Balão Intragástrico (BIG)

A idéia de se utilizar um corpo estranho que ocupe espaço dentro do estômago para promover saciedade e obter emagrecimento foi descrita em 1982 por Nieben & Harbie.[45] Nesse procedimento, uma prótese de silicone de formato esférico é introduzida vazia no estômago, através de endoscopia digestiva alta, sob sedação ou anestesia geral (Fig. 64.9).[45,46] Atualmente, existem dois dispositivos utilizados na prática clínica: o *bioenterics intragastric balloon* (BIB), que é preenchido por líquido, e o *heliosphere bag*, que é insuflado por ar e vem sendo empregado mais recentemente.[46] A principal indicação do BIG é a obtenção de perda ponderal antes da cirurgia bariátrica em pacientes superobesos (IMC > 50 kg/m²). Pode também ser empregado nas contra-indicações relativas ou absolutas à cirurgia, bem como diante de recusa para a cirurgia (Quadro 64.8).[46] Contra-indicações formais para o BIG são alterações anatômicas no esôfago ou faringe, grande hérnia hiatal, anormalidades congênitas e condições que propiciem hemorragia digestiva alta (Quadro 64.9).[46] Pacientes com *H. pylori* e doença ulcerosa péptica devem ser tratados antes da colocação do BIG. A vida útil do BIG é de 4–6 meses; após esse período, ele deve ser retirado.[46]

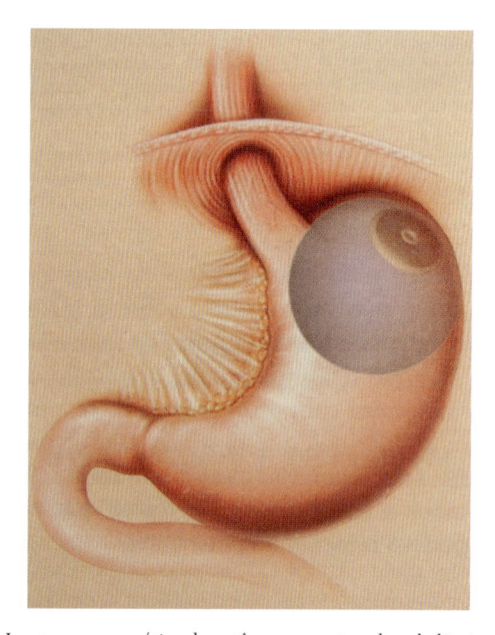

Fig. 64.9 Imagem esquemática do estômago mostrando o balão insuflado, situado no fórnix.

Após a colocação do balão, todos os pacientes são observados no consultório de endoscopia durante um período de 1 a 3 horas a fim de verificar a tolerância ao balão. São fornecidas instruções sobre a dieta líquida a ser adotada durante 48 a 72 horas após a inserção. Os pacientes são orientados a retornar em consultas mensais com nutricionista e médico assistente no serviço onde fazem um acompanhamento no período de uso do balão, a fim de serem orientados sobre a mudança do hábito alimentar.[46]

Para se avaliar a integridade do balão, podem ser realizados exames radiológicos, como a radiografia simples de abdome (Fig. 64.10A). Excepcionalmente, a tomografia de abdome também poderá auxiliar na avaliação do balão (Fig. 64.10B).

Em 303 pacientes obesos, a perda de peso média e a redução média do IMC, após 4 meses, foram, respectivamente, de 13,9 kg e 4,8 kg/m².[47] Em uma série brasileira de 483 pacientes tratados com BIG observaram-se, após 6 meses de seguimento, significativas redu-

QUADRO 64.8

Indicações para o Uso do Balão Intragástrico no Tratamento da Obesidade

- Paciente com IMC > 35 kg/m², refratário ao tratamento clínico, ou que não aceita terapêutica cirúrgica, ou que apresenta contra-indicações para cirurgia
- Paciente com IMC < 35 kg/m², com co-morbidades, refratário ao tratamento clínico num período superior a 3 anos
- Preparo para cirurgia em superobesos (IMC > 50 kg/m²)
- Redução do risco anestesiológico para outras cirurgias de grande porte
- Redução do risco clínico de doenças crônicas graves ou que causam invalidez

QUADRO 64.9

Contra-indicações para o Uso do Balão Intragástrico no Tratamento da Obesidade

- Lesão do trato digestivo superior: hérnia de hiato > 3 cm, esofagite > grau C, úlceras gástrica e duodenal, varizes, angiodisplasia, doença de Crohn, divertículo/estenose de esôfago ou faringe
- Cirurgia abdominal prévia
- Gravidez e lactação
- Redução do risco clínico de doenças crônicas graves ou que causam invalidez
- Dependência de drogas e etilismo
- Uso crônico de antiinflamatórios e anticoagulantes
- Distúrbios psiquiátricos
- Falta de motivação ou de adesão ao tratamento

ções no peso (15,2 ± 10,5 kg) e IMC (5,3 ± 3,4 kg/m²), enquanto a perda média do excesso de peso foi de aproximadamente 48%.[48] Os principais efeitos colaterais foram náuseas/vômitos (40%) e dor epigástrica (20%), que forçaram a retirada do BIG em 11 pacientes (3,4%). Complicações menores incluíram esofagite de refluxo (12%) e estase gástrica sintomática (9%). Impactação do balão ocorreu em 2 casos (0,6%), e em 1 paciente (0,3%) houve deflação espontânea do BIG, levando a obstrução do intestino delgado, corrigida cirurgicamente.[48] Outras possíveis complicações do BIG são erosão esofágica e/ou gástrica (podendo levar a sangramentos) e perfuração gástrica.[49] Já houve relatos de morte após a inserção do BIG.[50]

Entre 281 pacientes, o uso do balão por 4 meses, associado à dieta hipocalórica (1.000 kcal/dia), resultou em perda ponderal média de 13,9 kg e redução média de 4,8 kg/m² no IMC.[46]

Com os balões utilizados na prática clínica atual, vômitos, regurgitação excessiva de saliva, empachamento e epigastralgia são as complicações mais freqüentes. Elas ocorrem principalmente nos primeiros 15 dias após o implante, e são tratadas com medicações habituais, sem evolução para piora. Contudo, eventualmente esses problemas podem ser intensos o suficiente para que seja necessária a retirada do balão antes do efeito desejado. A complicação mais temida, mas felizmente rara, é a perfuração gástrica.[46]

Cirurgia Metabólica

Considerando os resultados cirúrgicos satisfatórios no controle dos distúrbios metabólicos associados à obesidade, recentemente foi proposta uma nova aplicação para algumas técnicas de cirurgia bariátrica, com modificações das modalidades operatórias já consagradas como o *bypass* gástrico. Assim, pacientes com distúrbios metabólicos, principalmente *diabetes mellitus* com obesidade leve (IMC entre 30 e 35 kg/m²), estão sendo submetidos a essas cirurgias, cujos resultados devem ser observados, principalmente a longo prazo, visando à comprovação da eficácia desse método cirúrgico no controle do diabetes.

Além do próprio *bypass* gástrico que, como exposto anteriormente, possibilita mais de 80% de controle do diabetes, alguns novos procedimentos estão sendo avaliados e tendo sua eficácia testada quando realizados no citado grupo de pacientes (diabéticos com IMC entre 30 e 35 kg/m²).

Rubino e Marescaux[51] realizaram em ratos diabéticos não-obesos uma derivação apenas do duodeno e pequena porção do jejuno

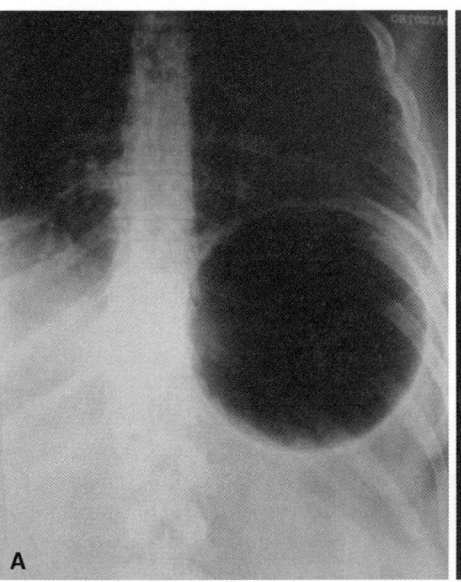

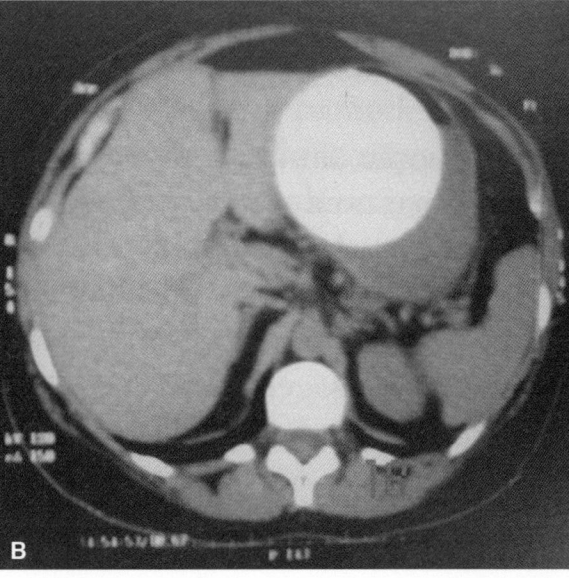

Fig. 64.10 (A) Radiografia simples mostrando o balão de ar insuflado e situado na região proximal do estômago; **(B)** tomografia computadorizada revelando o balão intragástrico preenchido por líquido.

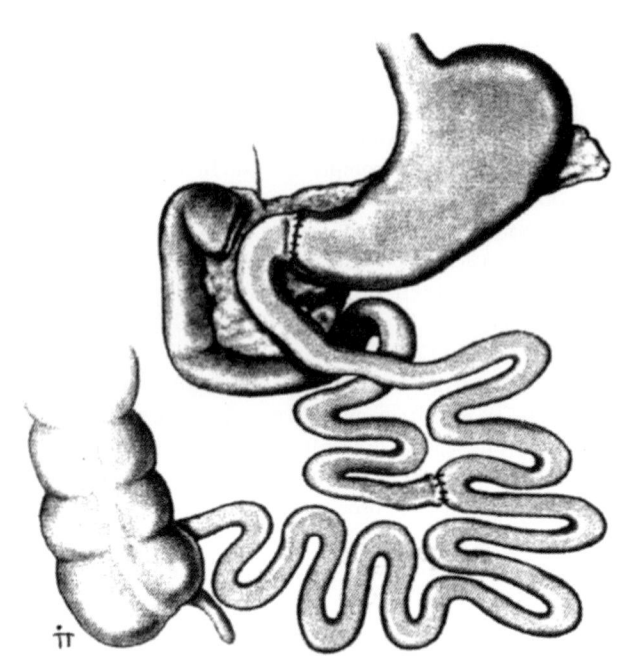

Fig. 64.11 Cirurgia metabólica proposta por Rubino: derivação duodenojejunal. (Adaptado da Ref. 11.)

proximal (Fig. 64.11) Eles propõem esse modelo para o tratamento do diabetes tipo 2, desde que haja reserva de células beta no pâncreas. Arguelles-Sarmiento e cols.,[52] no México, realizaram o procedimento em 8 pacientes diabéticos tipo 2, obtendo redução dos níveis glicêmicos e diminuição da necessidade de insulina e/ou de hipoglicemiantes orais. Há ainda necessidade de observações mais demoradas, bem como da identificação mais clara dos mecanismos envolvidos. Esses estudos fazem parte de protocolos internacionais em andamento.

De Paula e cols.[53] propõem a associação de gastrectomia vertical com a transposição de um segmento ileal de 100 cm para o jejuno proximal (Fig. 64.12). A transposição do intestino distal para uma

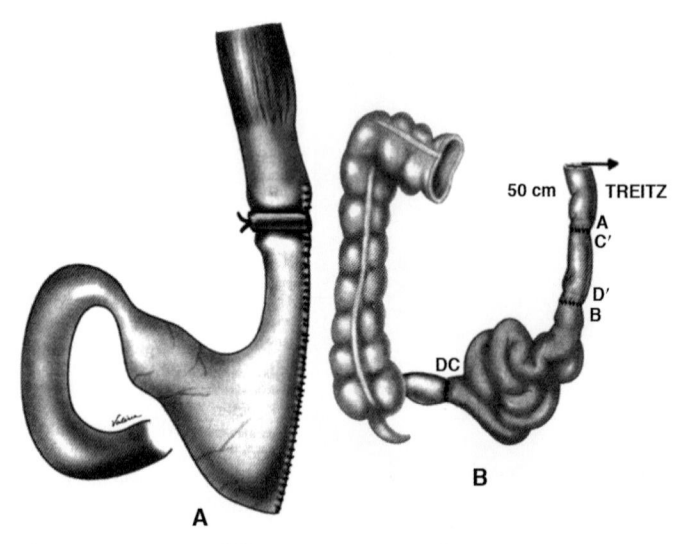

Fig. 64.12 Cirurgia metabólica proposta por De Paula: (**A**) gastrectomia vertical com anel e (**B**) interposição ileal no jejuno. (Adaptado da Ref. 11.)

posição proximal provocaria estimulação precoce de GLP-1 e PYY e os mesmos benefícios do procedimento anterior, sem ressecção ou exclusão de parte do intestino. Os resultados iniciais são animadores, mas ainda carecem de confirmação por um seguimento mais longo. Recentemente, esses autores relataram o resultado da cirurgia em 39 pacientes com DM tipo 2 e IMC médio de 30,1 kg/m^2 (variação de 23,4–34,9) que foram seguidos 4 a 16 meses (média de 7) após a cirurgia.[54] Um controle glicêmico adequado foi obtido em 86,9%, com melhora importante no restante. O IMC médio pós-operatório caiu para 24,9 kg/m^2 (variação de 18,9–31,7). Controle da hipertensão ocorreu em 96% e melhora do perfil lipídico na grande maioria. Finalmente, a taxa de mortalidade da cirurgia foi de 2,6%.[54]

A melhora do diabetes com a cirurgia bariátrica está relacionada à modulação da produção de hormônios gastrintestinais que desempenham funções relevantes na produção de insulina (efeito incretina). Os principais hormônios de que se tem evidência de participação no eixo enteroinsular são GLP-1, GIP e PYY.[43,55,56]

O GLP-1 é produto do gene do pré-pró-glucagon, expresso no sistema nervoso central e nas células L do intestino delgado, e rapidamente secretado após alimentação, de maneira proporcional à ingestão calórica. O GLP-1 é principalmente secretado na forma GLP-1 (7-36)NH$_2$, enquanto o restante é secretado como GLP-1 (7-37), ambos bioativos, e interagem com receptores específicos nas células β pancreáticas, trato gastrintestinal e sistema nervoso central. O GLP-1 circulante é rapidamente clivado pela enzima dipeptidil-peptidase IV (DPP IV) em GLP-1 (9-36) NH$_2$ que é supostamente inativo e representa a forma mais presente no plasma no estado pós-prandial.[57-60]

O GLP-1 tem efeito saciétogeno e possivelmente influencia o peso corpóreo a longo prazo. Evidências sugerem que a secreção e a resposta ao estímulo alimentar de GLP-1 estão reduzidas em obesos e que a perda de peso normaliza esses níveis. Além do papel no controle da fome, o GLP-1 também aumenta a secreção de insulina (glicose e dose-dependente), por estimular a expressão do gene da insulina e por potencializar todos os passos da biossíntese. Há ainda redução do esvaziamento gástrico, da secreção ácido-gástrica e da secreção de glucagon, que contribuem para a diminuição da glicemia pós-prandial e da glicemia de jejum, respectivamente.[58-61]

Foi demonstrada resposta pobre da secreção de GLP-1 após uma refeição mista em pacientes com diabetes tipo 2 e em indivíduos insulinorresistentes não-diabéticos, e a magnitude do defeito mostrou-se ligada ao grau de resistência à insulina.[62,63] Uma das explicações para essa redução na secreção de GLP-1 pode ser lentificação do esvaziamento gástrico e alteração da absorção no intestino proximal, o que influencia a chegada do alimento ao intestino distal, onde o GLP-1 é produzido.[62,63] Já a ação do GLP-1 está preservada nos indivíduos diabéticos, pois há normalização da hiperglicemia de jejum quando esse peptídeo é infundido.[64] Também foi sugerido que o GLP-1 é capaz de atuar como fator de crescimento, estimulando a formação de novas células pancreáticas e diminuindo a velocidade de morte (apoptose) dessas células.[59]

O polipeptídeo insulinotrópico dependente de glicose (GIP) também estimula a síntese e a secreção de insulina. Ele é sintetizado e secretado no duodeno e jejuno proximal, principalmente em resposta à glicose e à gordura. Estimula a síntese e a secreção de insulina. Foi mostrado que os níveis do GIP estão acima do normal em pacientes obesos mórbidos diabéticos, mas dentro dos padrões de normalidade em obesos mórbidos não-diabéticos. Após a cirurgia bariátrica houve redução do GIP no grupo de diabéticos, mas não no grupo de obesos não-diabéticos. Um outro estudo mostrou aumento das concentrações do GIP em jejum em obesos saudáveis, em comparação com magros. Especula-se também que haja um estado de "resistência ao GIP" em pacientes diabéticos, devido à diminuição na expressão do receptor de GIP (GIPR). Observou-se falha na resposta do GIP ligado ao grau de insulinorresistência, diante do estímulo de uma refeição mista, o que sugere que o estado de resistência à insulina está associado a um defeito na resposta do GIP e GLP-1.[58,59,61]

O polipeptídeo YY (PYY) é uma incretina homóloga ao GLP-1 que é produzida nas células L do tubo digestivo em toda sua extensão. Sua produção é estimulada pelos nutrientes intraluminais. O PYY modula e inibe várias funções do trato gastrintestinal, inclusive a secreção pancreática de insulina. Também participa do mecanismo determinante do apetite do controle do peso e pode ter um papel primário na supressão do apetite e diminuição do peso observados após algumas operações bariátricas, especialmente aquelas em que é realizado um Y de Roux com o intestino, como o *bypass* faz.[55,56,57] A cirurgia interfere nesse mecanismo enteroinsular influenciando positivamente a produção dos hormônios como GIP, PYY e GLP-1 que de alguma forma atuam diretamente nas células β pancreáticas favorecendo a produção de insulina.[55,56,61] De fato, foi demonstrado que pacientes submetidos ao *bypass* gástrico em Y de Roux (RYGBP), diferentemente daqueles que se submetem à colocação de uma banda gástrica ajustável, apresentam uma resposta rápida e precoce da secreção de insulina, aumento dos níveis pós-prandiais de GLP-1 e PYY, além de supressão pós-prandial da secreção de grelina.[43]

No Hospital das Clínicas da UFPE, está sendo desenvolvido um estudo clínico com pacientes com DM 2 há menos de 10 anos, em uso de hipoglicemiante oral ou insulina há menos de 8 anos e portadores de obesidade leve. A técnica cirúrgica empregada corresponde à confecção de uma bolsa gástrica sem anel e com capacidade em torno de 50 mL, anastomose gastrojejunal com diâmetro em torno de 2 cm, alça alimentar de 150 cm e alça biliopancreática de 100 cm. Há um outro grupo de pacientes com as mesmas características clínicas que está sendo tratado clinicamente. Na primeira etapa os resultados serão avaliados de acordo com a análise da evolução clínica e verificação de parâmetros bioquímicos de glicemia, hemoglobina glicosilada, produção de insulina, comparação de resistência e sensibilidade insulínica por método HOMA β e parâmetros laboratoriais metabólicos. Também serão colhidas e estocadas amostras para dosar as principais incretinas (GLP-1, GIP e PYY), adiponectina e grelina.

CONSIDERAÇÕES FINAIS

- A obesidade mórbida é uma condição em ascensão em todo o mundo.
- Há evidências científicas de que o tratamento cirúrgico é o que alcança melhores resultados para os pacientes com IMC > 40 kg/m^2 ou aqueles com IMC > 35 kg/m^2 na presença de co-morbidades diretamente influenciadas pela obesidade.
- As principais estratégias são a banda gástrica ajustável, o balão intragástrico, a gastrectomia em manga (*sleeve gastrectomy*), as derivações biliopancreáticas e o *bypass* gástrico em Y de Roux (RYGBP), com ou sem anel.
- A cirurgia mais empregada e que parece apresentar melhor custo/risco/benefício é o RYGBP.
- Há uma perspectiva promissora de que as cirurgias bariátricas sejam usadas em pacientes com obesidade leve para a resolução da síndrome metabólica ou do diabetes tipo 2.

BIBLIOGRAFIA

1. Pischon T, Boeing H, Hoffmann K, *et al*. General and abdominal adiposity and risk of death in Europe. *N Engl J Med*, 2008; *359*:2105-20.
2. Haslam DW, James WPT. Obesity. *Lancet*, 2005; 366:1197-209.
3. Li Z, Bowerman S, Heber D. Health ramifications of the obesity epidemic. *Surg Clin North Am*, 2005; *85*:681-701.
4. State-specific prevalence of obesity among adults — United States, 2005. *MMWR Morb Mortal Wkly Rep*, 2006; *55*:985-8.
5. Ogden CL, Carroll MD, Curtin LR, *et al*. Prevalence of overweight and obesity in the United States, 1999-2004. *JAMA*, 2006; *295*:1549-55.
6. Wolf AM, Colditz GA. Current estimates of the economic cost of obesity in the United States. *Obes Res*, 1998; 6:97-106.
7. Mokdad AH, Marks JS, Stroup DF, Gerberding JL. Actual causes of death in the United States, 2000. *JAMA*, 2004; *291*:1238-45. (Errata, *JAMA*, 2005; *293*:293-4, 298.)
8. Obesidade: Prevenindo e controlando a epidemia global. *In Relatório da Consultoria da OMS 894*. São Paulo: Editora Roca, 2004.
9. Malheiros CA, Freitas Júnior WR. Obesidade no Brasil e no mundo. *In* Garrido Júnior AB, Ferraz EM, *et al*. (eds.). *Cirurgia da Obesidade*. 1.ª ed. São Paulo: Atheneu; 2003: 19-23.
10. NIH Conference. Gastrointestinal surgery for severe obesity. Consensus Development Conference Panel. *Ann Intern Med*, 1991; *115*:956-61.
11. Garrido Jr AB, Berti LV. História da cirurgia bariátrica. *In* Campos JM, Galvão Neto MP, Moura EGH (eds.). *Endoscopia em Cirurgia da Obesidade*. Livraria Santos Editora Ltda., 2008:17-25.
12. Ferraz AAB, Campos JM, Evangelista LFL, Ferraz EM. Técnicas atuais em cirurgia bariátrica. *In* Campos JM, Galvão Neto MP, Moura EGH (eds.). *Endoscopia em Cirurgia da Obesidade*. Livraria Santos Editora Ltda., 2008:27-37.
13. Kuzmak LI. A review of seven years' experience with silicone gastric banding. *Obes Surg*, 1991; *1*:403-8.
14. Catona A, La Manna L, La Manna A, Sampiero C. Swedish adjustable gastric banding: a preliminary experience. *Obes Surg*, 1997; 7:203-5.
15. Roa PE, Kaidar-Person O, Pinto D, *et al*. Laparoscopic sleeve gastrectomy as treatment for morbid obesity: technique and short-term outcome. *Obes Surg*, 2006; *16*:1323-6.
16. Langer FB, Reza Hoda MA, Bohdjalian A, *et al*. Sleeve gastrectomy and gastric banding: effects on plasma ghrelin levels. *Obes Surg*, 2005; *15*: 1024-9.
17. Scopinaro N, Marinari GM, Camerini G. Laparoscopic standard biliopancreatic diversion: technique and preliminary results. *Obes Surg*, 2002; *12*:362-5.
18. Peterli R, Wölnerhanssen B, Peters T, *et al*. Prospective study of a two-stage operative concept in the treatment of morbid obesity: primary lap-band® followed if needed by sleeve gastrectomy with duodenal switch. *Obes Surg*, 2007; *17*:334-40.
19. Champion JK, Williams M. Laparoscopic Roux-en-Y gastric bypass. *Obes Surg*, 2003; *13*:596-600.
20. Steinbrook R. Surgery for severe obesity. *N Engl J Med*, 2004; *350*:1075-9.
21. Buchwald H, Williams SE. Bariatric surgery worldwide 2003. *Obes Surg*, 2004; *14*:1157-64.
22. Marema RT, Perez M, Buffington CK. Comparison of the benefits and complications between laparascopic and open Roux-en-Y gastric bypass surgeries. *Surg Endosc*, 2005; *19*:525-30.
23. Courcoulas A, Perry Y, Buenaventura P, Luketich J. Comparing the outcomes after laparoscopic versus open gastric bypass: a matched paired analysis. *Obes Surg*, 2003; *13*:341-6.
24. Lujan JA, Frutos MD, Hernandez Q, *et al*. Laparoscopic versus open gastric bypass in the treatment of morbid obesity: a randomized prospective study. *Ann Surg*, 2004; *239*:433-7.
25. Sundbom M, Gustavsson S. Randomized clinical trial of hand-assisted laparoscopic versus open Roux-en-Y gastric bypass for the treatment of morbid obesity. *Br J Surg*, 2004; *91*:418-23.

26. Clivingston EH. Complications of bariatric surgery. *Surg Clin North Am*, 2005; *85*:853-68.
27. Brolin RE. Complications of surgery for severe obesity. *Problems Gen Surg*, 2000; *17*:55-61.
28. Garrido Jr. AB. Obesidade: aspectos cirúrgicos. *In* Coronho V, *et al.* (eds.). *Tratado de Endocrinologia e Cirurgia Endócrina.* Rio de Janeiro: Guanabara Koogan, 2001:192-6.
29. Mun EC, Blackburn GL, Matthews JB. Current status of medical and surgical therapy for obesity. *Gastroenterology*, 2001; *120*:669-81.
30. Yale E. Gastric surgery for morbid obesity: Complications and long term weight control. *Arch Surg*, 1989; *124*:941-7.
31. Ramos AC, Galvão Neto MP, Campos JM, *et al.* Resultados da cirurgia bariátrica. *In* Campos JM, Galvão Neto MP, Moura EGH (eds.). *Endoscopia em Cirurgia da Obesidade.* Livraria Santos Editora Ltda., 2008:39-46.
32. Sjöstrom L, Lindroos AK, Peltonen M, *et al.* Lifestyle, diabetes, and cardiovascular risk factors 10 years after bariatric surgery. *N Engl J Med*, 2004; *351*:2683-93.
33. Nijhuis J, van Dielen FM, *et al.* Ghrelin, leptin and insulin levels after restrictive surgery: a 2-year follow-up study. *Obes Surg*, 2004; *14*:783-7.
34. Schirmer BD. Laparoscopic bariatric surgery. *Surg Clin North Am*, 2000; *80*:1253-67.
35. Sjöstrom L. Surgical intervention as a strategy for treatment of obesity. *Endocrine*, 2000; *13*:213-30.
36. Meguid MM, Glade MJ, Middleton FA. Weight regain after Roux-en-Y: a significant 20% complication related to PYY. *Nutrition*, 2008; *24*:832-42.
37. Magro DO, Geloneze B, Delfini R, *et al.* Long-term weight regain after gastric bypass: a 5-year prospective study. *Obes Surg*, 2008; *18*:648-51.
38. Buchwald H, Avidor Y, Braunwald E, *et al.* Bariatric surgery: a systematic review and meta-analysis. *JAMA*, 2004; *292*:1724-37. (Erratum, *JAMA*, 2005; *293*:1728.)
39. Sjöstrom L, Narbro K, Sjostrom CD, *et al.* Effects of bariatric surgery on mortality in Swedish obese subjects. *N Engl J Med*, 2007; *357*:741-52.
40. Vetter ML, Cardillo S, Rickels MR, Iqbal N. Narrative review: effect of bariatric surgery on type 2 diabetes mellitus. *Ann Intern Med*, 2009; *150*:94-103.
41. Lamounier RN, Pareja JC, Tambascia MA, Geloneze B. Incretins: clinical physiology and bariatric surgery—correlating the entero-endocrine system and a potentially anti-dysmetabolic procedure. *Obes Surg*, 2007; *17*:569-76.
42. Rubino F, Gagner M, Gentileschi P, *et al.* The early effect of the Roux-en-Y gastric bypass on hormones involved in body weight regulation and glucose metabolism. *Ann Surg*, 2004; *240*:236-42.
43. Rodieux F, Giusti V, D'Alessio DA, *et al.* Effects of gastric bypass and gastric banding on glucose kinetics and gut hormone release. *Obesity (Silver Spring)*, 2008; *16*:298-305.
44. Raftopoulos Y, Gagne DJ, Papasavas P, *et al.* Improvement of hypothyroidism after laparoscopic Roux-en-Y gastric bypass for morbid obesity. *Obes Surg*, 2004; *14*:509-13.
45. Nieben OG, Harboe H. Intragastric balloon as an artificial bezoar for treatment of obesity. *Lancet*, 1982; *1*:198-9.
46. Marchesini JCD, Marchesini JB, Galvão Neto MP, *et al.* Balão intragástrico e assistência da equipe multidisciplinar. *In* Campos JM, Galvão Neto MP, Moura EGH (eds.). *Endoscopia em Cirurgia da Obesidade.* Livraria Santos Editora Ltda., 2008:93-104.
47. Doldi SB, Micheletto G, Perrini MN, Rapetti R. Intragastric balloon: another option for treatment of obesity and morbid obesity. *Hepatogastroenterology*, 2004; *51*:294-7.
48. Sallet JA, Marchesini JB, Paiva DS, *et al.* Brazilian multicenter study of the intragastric balloon. *Obes Surg*, 2004; *14*:991-8.
49. Giardiello C, Cristiano S, Cerbone MR, *et al.* Gastric perforation in an obese patient with an intragastric balloon, following previous fundoplication. *Obes Surg*, 2003; *13*:658-60.
50. Ballare M, Orsello M, Del Piano M. A case of death after insertion of an intragastric balloon for treatment of morbid obesity. *Dig Liver Dis*, 2004; *36*:499.
51. Rubino F, Marescaux J. Effect of duodenal-jejunal exclusion in a non-obese animal model of type 2 diabetes: a new perspective for an old disease. *Ann Surg*, 2004; *239*:1-11.
52. Argüelles-Sarmiento J, Bernal-Velázquez HM, Andujo-Vasquez L. Duodeno-jejunal exclusion in the treatment of type 2 diabetes mellitus: report on the first 8 non-obese or moderately obese diabetic patients. *Obes Surg*, 2005; *15*:727.
53. De Paula AL, Macedo ALV, Prudente AS, *et al.* Laparoscopic sleeve gastrectomy with ileal interposition ("neuroendocrine brake") – pilot study of a new operation. *Surg Obes Relat Dis*, 2006; *2*:464-67.
54. De Paula AL, Macedo AL, Rassi N, *et al.* Laparoscopic treatment of type 2 diabetes mellitus for patients with a body mass index less than 35. *Surg Endosc*, 2008; *22*:706-16.
55. Rubino F, Gagner M, Gentileschi P, *et al.* The early effect of the Roux-en-Y gastric bypass on hormones involved in body weight regulation and glucose metabolism. *Ann Surg*, 2004; *240*:236-42.
56. Chaudhri OB, Field BC, Bloom SR. Gastrointestinal satiety signals. *Int J Obes (Lond)*, 2008 Dec; *32* (suppl 7):S28-31.
57. Girard J. The incretins: from the concept to their use in the treatment of type 2 diabetes. Part A: Incretins: concept and physiological functions. *Diabetes Metab*, 2008; *34*:550-9.
58. Abbatecola AM, Maggi S, Paolisso G. New approaches to treating type 2 diabetes mellitus in the elderly: role of incretin therapies. *Drugs Aging*, 2008; *25*:913-25.
59. Kim W, Egan JM. The role of incretins in glucose homeostasis and diabetes treatment. *Pharmacol Rev*, 2008; *60*:470-512.
60. Nathan DM, Schreiber E, Fogel H, *et al.* Insulinotropic action of glucagons-like peptide 1 (7-37) in diabetic and nondiabetic subjects. *Diabetes Care*, 1992; *15*:270-6.
61. Wynne K, Stanley S, Bloom S. The gut and regulation of body weight. *J Clin Endocrinol Metab*, 2004; *89*:2576-82.
62. Rask E, Olsson T, Soderberg S, *et al.* Impaired incretin response after a mixed meal is associated with insulin resistance in nondiabetic men. *Diabetes Care*, 2001; *24*:1640-5.
63. Vilsboll T, Krarup T, Deacon CF, *et al.* Reduced post-prandial concentrations of intact biologically active glucagons-like peptide 1 in type 2 diabetic patients. *Diabetes*, 2001; *50*:609-13.
64. Vahl TP, Paty BW, Fuller B, *et al.* Effects of GLP-1(7-36)NH2, GLP-1(7-37), and GLP-1(9-36)NH2 on intravenous glucose tolerance and glucose-induced insulin secretion in healthy humans. *J Clin Endocrinol Metab*, 2003; *88*:1772-9.

65

Síndrome Metabólica – Implicações Clínicas e Tratamento

Amélio F. Godoy-Matos, Rodrigo O. Moreira

INTRODUÇÃO

A epidemia da obesidade é um dos grandes desafios atuais na Endocrinologia. O aumento expressivo na incidência e na prevalência da obesidade e do sobrepeso observado nos últimos anos, além do considerável aumento da incidência das doenças cardiovasculares, mudou a maneira de avaliar o paciente que se apresenta com excesso de peso. Surge forte o conceito da *Endocrinologia Cardiovascular*, e, assim, muito mais do que uma simples abordagem visando a perda de peso, o endocrinologista que lida com a obesidade e suas conseqüências deve estar preparado para lidar também com alterações no perfil lipídico, no metabolismo da glicose, nos níveis da pressão arterial e, em alguns casos, na função renal e nas doenças cardiovasculares. O conjunto dessas alterações, na maioria das vezes diretamente associado ao excesso de peso, é hoje conhecido como *síndrome metabólica* (SM).[1] Embora aspectos específicos de cada componente da SM sejam mais detalhados em outras áreas deste livro, este capítulo se propõe a discutir as inter-relações entre os diferentes componentes da SM, em vez de detalhar cada um deles.

DEFINIÇÃO

Diversas definições diferentes já foram propostas para a SM. Cada qual possui suas particularidades diferentes, com grupos de autores defendendo uma ou outra, dependendo do conceito no qual a creditam. Existem atualmente 3 definições amplamente utilizadas para SM: a da Organização Mundial da Saúde (OMS), a do *Third Report of the National Cholesterol Education Program Expert Panel on Detection, Evaluation and Treatment of High Blood Cholesterol in Adults (Adults Treatment Panel III [ATP III])* e a da Federação Internacional de Diabetes (IDF) (Quadro 65.1). Embora as classificações adotem aspectos comuns da síndrome, elas possuem particularidades a serem consideradas.

A classificação da OMS[2] considera a resistência insulínica (RI) e/ou as alterações no metabolismo glicídico como fatores essenciais ao diagnóstico da SM. Entretanto, em pacientes com níveis normais de glicemia, essa definição exige a realização de *clamp* para definir a RI nesses pacientes, o que torna seu uso inviável na prática clínica. Algumas modificações nesse critério já foram estudadas e validadas, como a utilização do *Homeostase Model of Assessment* (HOMA) ou a medida da insulinemia de jejum na definição da RI. Nessa definição, os valores de corte para hipertensão arterial sistêmica (HAS) são muito elevados,

uma vez que o risco cardiovascular está presente em pacientes com valores pressóricos mais baixos. Além disso, a utilização apenas da medida da relação cintura/quadril, e não também da medida da cintura isoladamente, é passível de críticas e seu papel será mais bem discutido

---

QUADRO 65.1

Critérios Diagnósticos para a Síndrome Metabólica

Critério do ATP III
Presença de 3 ou mais dos seguintes critérios:
1. Obesidade abdominal: cintura > 102 cm em homens e > 88 cm em mulheres
2. Hipertrigliceridemia: ≥ 150 mg/dL
3. Colesterol HDL baixo: < 40 mg/dL em homens e < 50 mg/dL em mulheres
4. Pressão arterial elevada: ≥ 130/85 mmHg
5. Glicemia de jejum elevada: ≥ 110 mg/dL*

Critério da Federação Internacional de Diabetes (IDF)
Obesidade central, definida conforme aspectos étnicos** associados a, pelo menos, 2 dos seguintes critérios:
1. Triglicérides: ≥ 150 mg/dL (ou tratamento específico para dislipidemia)
2. Colesterol HDL baixo: ≤ 40 mg/dL em homens e ≤ 50 mg/dL em mulheres
3. Pressão arterial elevada: ≥ 130/85 mmHg (ou tratamento específico para hipertensão)
4. Glicemia de jejum elevada: ≥ 100 mg/dL

Critério da Organização Mundial da Saúde (OMS)
Presença de *diabetes mellitus*, de intolerância glicídica ou resistência insulínica associada a 2 ou mais dos seguintes critérios:
1. Pressão arterial elevada: ≥ 160/90 mmHg
2. Hiperlipidemia: triglicérides ≥ 150 mg/dL e/ou colesterol HDL < 35 mg/dL em homens e < 39 mg/dL em mulheres
3. Obesidade central: relação cintura/quadril > 0,90 em homens e > 0,85 em mulheres e/ou IMC > 30 kg/m²
4. Microalbuminúria: excreção urinária de albumina ≥ 20 μg/min ou relação albumina/creatinina ≥ 20 mg/g

*Após as mudanças propostas pela ADA, a maioria dos autores considera o ponto de corte como 100 mg/dL.
**Em homens: > 94 cm em europeus; > 90 cm em sul-americanos, chineses e sul-asiáticos; > 85 cm em japoneses.
Em mulheres: > 80 cm em européias; > 80 cm em sul-americanas, chinesas e sul-asiáticas; > 90 cm em japonesas.

posteriormente. Além disso, existem cada vez mais evidências de que mesmo pacientes com índice de massa corpórea (IMC) < 30 kg/m² já podem apresentar um risco aumentado para eventos cardiovasculares. Finalmente, a utilização de microalbuminúria como critério diagnóstico, além de estar presente em um número pequeno de pacientes, também diminui sua utilização na prática clínica.

A classificação proposta pelo ATP III[3] acabou substituindo amplamente a classificação sugerida pela OMS na prática clínica diária e em estudos clínicos. Apresenta como vantagens maiores a utilização de níveis pressóricos mais rígidos, que mais bem se correlacionam ao risco cardiovascular, e a não utilização de microalbuminúria como critério diagnóstico.

A última classificação publicada foi proposta pela IDF.[4] Essa classificação se tornou rapidamente uma das definições mais utilizadas no mundo por aplicar um dos conceitos mais importantes hoje em relação à SM, ou seja, o conceito de que a presença de gordura visceral (estimada pela medida da cintura) é o fator essencial e determinante de todos os outros componentes da SM (Fig. 65.1). Mais do que isso, ao estratificar os valores por etnias, a IDF fortalece o conceito de que as diferentes populações mundiais apresentam diferentes proporções corporais. Além de considerar a cintura como fator essencial ao diagnóstico, a IDF já incorpora níveis de glicemia ≥ 100 mg/dL como anormais e inclui referências também à presença de tratamento para as condições associadas. Embora tenha sido reconhecida como provavelmente a mais precisa definição da SM, essa classificação também não leva em conta a presença de tecido adiposo subcutâneo (avaliada através da relação cintura/quadril).

CINTURA × RELAÇÃO CINTURA/QUADRIL (RCQ): QUAL O MELHOR MÉTODO PARA AVALIAÇÃO?

Inicialmente, acreditava-se que a RCQ era a maneira mais eficiente para a avaliação da obesidade e do risco cardiovascular em pacientes com a SM. Nos anos de 1990, entretanto, diversos autores propuseram que poderiam existir discrepâncias na RCQ, já que pacientes em tratamento podem apresentar grandes variações de IMC sem apresentar alterações significativas na RCQ (perda igual de tecido adiposo na cintura e quadril). Além disso, as recentes evidências que demonstraram que o tecido adiposo visceral (TAV) é o principal fator relacionado à resistência à insulina levaram ao uso cada vez maior da cintura como medida isolada de obesidade e do risco cardiovascular.

Mais recentemente, entretanto, alguns autores vêm sugerindo que o tecido adiposo periférico também seria de grande importância, porém, como fator de proteção, na patogênese da RI. Existe um grande número de pacientes que, por apresentarem grandes diminuições na quantidade de gordura periférica (p.ex., lipodistrofias), apresentam aspectos típicos da SM, como níveis elevados de triglicérides e de insulina de jejum ou *diabetes mellitus* tipo 2 (DM2). Eles podem apresentar todos os aspectos da SM que estariam mais relacionados à ausência de tecido adiposo periférico, mesmo sem apresentar alterações significativas na medida da cintura. O estudo da cidade de Hoorn,[5] na Holanda, entre outros, demonstra que o risco de desenvolver DM2 é, de fato, diretamente relacionado à medida da cintura. A medida da coxa, porém, quando ajustada para o IMC e medida da cintura, revelou relação inversa com o risco de DM2.

Assim, é possível que a utilização da RCQ como um marcador RI e risco cardiovascular seja mais sensível que a medida da cintura. Embora a RCQ não deva ser utilizada como marcador do tratamento da SM, ela pode ser utilizada na avaliação da distribuição do tecido adiposo.[6] Para o acompanhamento do tratamento, entretanto, a medida isolada da cintura deve ser sempre realizada, além de poder ser utilizada em conjunto com o IMC para a estratificação do risco cardiovascular e de desenvolvimento do DM2 (Quadro 65.2).

PREVALÊNCIA DA SÍNDROME METABÓLICA

Conforme já descrito, existe uma grande controvérsia sobre qual a melhor definição da SM. Dessa forma, os estudos de prevalência apresentam controvérsias, variando conforme a população e os critérios utilizados. Entretanto, independentemente do critério ado-

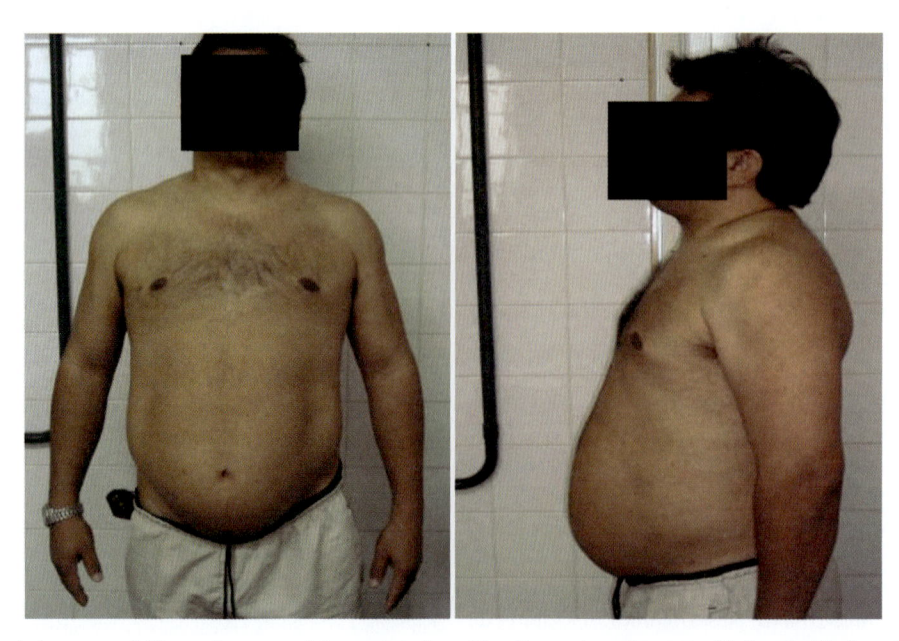

Fig. 65.1 Paciente com síndrome metabólica – observar o típico excesso de tecido adiposo visceral e a quantidade reduzida de tecido adiposo subcutâneo.

QUADRO 65.2
Combinação da Medida da Cintura e do IMC na Avaliação da Obesidade e do Risco Cardiovascular e de Desenvolvimento do DM

Classificação	IMC (kg/m²)	Cintura (cm) Homem: 94 a 102 Mulher: 80 a 88	Homem: > 102 Mulher: > 88
Baixo peso	< 18,5	–	–
Peso normal	18,5–24,9	–	Aumentado
Sobrepeso	24,9–29,9	Aumentado	Elevado
Obesidade	> 30,0	Elevado	Muito elevado

tado, é consenso que a prevalência da SM vem aumentando. Dados do NHANES (utilizando a definição do ATP III modificada) mostram um aumento da prevalência de 29,2% de 1988–1994 para 34,6% em 1999–2002 em adultos de meia-idade nos Estados Unidos. Utilizando os mesmos dados de 1999–2002, porém com os critérios da IDF, essa prevalência chega a 39,1%.[7]

O comportamento da SM no restante do mundo parece variar amplamente conforme o país. Em alguns países europeus (França, Hungria, Suécia), essa prevalência situa-se entre 10 e 15% na população adulta. No Brasil, temos poucos dados disponíveis. Um dos estudos aponta uma prevalência de 25,9% em homens e 40,9% em mulheres entre 40 e 74 anos.[8]

É interessante observar que a grande maioria dos estudos de prevalência utiliza o critério do ATP III, que possui valores mais elevados de cintura. Estudos mais recentes, utilizando os critérios da IDF, apontam para uma prevalência ainda maior da SM, com aumentos de 10 a 15% em relação aos mesmos valores observados com os critérios do ATP III (p.ex., a prevalência de SM em mulheres da Tunísia com mais de 40 anos foi estimada em 55,8%).[7]

Fisiopatologia

O conceito hoje mais importante para o entendimento da fisiopatologia da SM é de que ela está diretamente relacionada não apenas à presença do excesso de peso *per se*, mas também a uma alteração em sua distribuição no corpo. A SM parece decorrer diretamente de um excesso de TAV e de uma diminuição do tecido adiposo subcutâneo (TASC), o que levaria a alterações significativas no metabolismo de ácidos graxos livres (AGL), hiperinsulinemia e inflamação, entre outros achados.[6]

De uma maneira geral, parecem existir dois tipos principais de adipócitos no corpo humano. Um deles é o adipócito grande, com baixa capacidade de armazenamento de AGL e, conseqüentemente, acompanhado de lipólise aumentada.[9] Além disso, esse adipócito possui alta capacidade de secretar uma série de citocinas inflamatórias, porém baixa capacidade secretória de adiponectina. Esse é o *adipócito visceral*. O outro tipo de adipócito é pequeno, mostra-se capaz de armazenar grandes capacidades de AGL sob a forma de triacilglicerol e tem pouca produção de citocinas inflamatórias. Esse seria o adipócito realmente funcional e necessário para o corpo humano (*adipócito subcutâneo*). Primariamente, a SM parece ser decorrente de uma desproporção na distribuição desses dois tipos de adipócitos.[9]

Existem várias teorias para explicar como os diferentes adipócitos modulam a RI. De uma maneira geral, a própria RI levaria a um aumento da lipólise nos adipócitos viscerais, ocasionando um aumento do aporte de AGL para o fígado (lipotoxicidade), inibindo a ação da insulina nesse órgão.[10] A *resistência insulínica no fígado* levaria a aumento da gliconeogênese hepática (hiperglicemia), da produção de citocinas inflamatórias (inflamação) e da produção exagerada de colesterol VLDL (com conseqüente hipertrigliceridemia e redução nos níveis de colesterol HDL).[11]

O fígado não é o único órgão que participa da RI. O tecido muscular também tem um papel importante. Mais especificamente, o excesso de AGL atua diretamente na célula muscular, inibindo o transporte de glicose mediado pela insulina.[12] Já foi proposto que o excesso de triglicérides no músculo é, juntamente com as alterações hepáticas, um dos grandes mediadores da RI. Além disso, o excesso de citocinas inflamatórias (principalmente, o fator de necrose tumoral alfa [TNF-α] e a interleucina-6 [IL-6]) parece inibir diretamente a cascata de ativação do receptor da insulina, contribuindo, assim, para dificuldade no transporte intracelular da glicose.[7,11,12]

Conforme já descrito aqui, não apenas o excesso de AGL parece determinar a RI. O excesso de moléculas inflamatórias produzidas pelos adipócitos (adipocinas) também participa ativamente do processo. Duas das mais importantes citocinas envolvidas na SM são a IL-6 e o TNF-α, com vários estudos demonstrando efeitos deletérios sobre diversos órgãos. Outro marcador inflamatório comumente alterado na SM é a proteína C reativa, a qual constantemente é utilizada na prática clínica como um marcador indireto de inflamação generalizada. Finalmente, duas adipocinas específicas vêm se revelando cada vez mais importantes: a resistina e a adiponectina. A resistina já se mostrou diretamente associada a TAV, pressão arterial sistólica, hipertrigliceridemia e colesterol HDL baixo.[13,14] A adiponectina, por outro lado, tem características inversas, isto é, associa-se inversamente ao peso corporal, TAV, pressão arterial, hipertrigliceridemia, inflamação e RI. Portanto, a adiponectina parece ser um hormônio com propriedades anti-SM.[15,16]

Finalmente, um dos grandes aspectos a discutir é por que algumas pessoas apresentam uma maior quantidade de adipócitos viscerais, enquanto outras formam mais adipócitos subcutâneos. Já existem evidências de que alterações genéticas podem determinar a distribuição do tecido adiposo. Diversos polimorfismos já foram identificados em populações específicas, indicando uma maior propensão para uma ou mais características da SM.[7]

COMPLICAÇÕES DA SÍNDROME METABÓLICA

Doença Cardiovascular

A dislipidemia encontrada em pacientes com SM é altamente aterogênica. Caracteriza-se por hipertrigliceridemia e níveis baixos do colesterol HDL [HDL-c], associados a um aumento no número de partículas de LDL pequenas e densas.[1,7]

Um dos aspectos mais preocupantes em relação à SM é o elevado risco cardiovascular que esses pacientes apresentam. A combinação de múltiplos fatores de risco (HDL-c baixo, hipertrigliceridemia, hipertensão arterial, hiperinsulinemia, hipoadipnectinemia, entre outros) faz dessa população um grupo de pacientes altamente susceptíveis a doenças cardiovasculares (DCV).[1] Embora existam diversos estudos avaliando o risco cardiovascular nesses pacientes, uma metanálise publicada por Gami *et al.*[17] determinou um risco de 1,78 (95% IC, 1,58–2,00) para morte ou evento cardiovascular em pacientes com SM.

Outros estudos também confirmaram esses achados. Por exemplo, um estudo finlandês demonstrou que homens entre 42 e 60 anos com SM apresentam 3,77 mais risco de morrer devido a doença coronariana, 3,55 mais risco por doença cardiovascular e 2,43 mais risco por qualquer causa. Além disso, essa mortalidade parece ser independente de fumo, ingestão de álcool e níveis plasmáticos de colesterol LDL (LDL-c).[18] Na população americana acima de 50 anos, a prevalência de doença coronariana está intimamente associada à presença da SM. O risco atribuível à SM para a doença coronariana foi de 37,4% naqueles com SM sem DM2, mas subia para 54,7% naqueles com SM e DM2. Curiosamente, o risco nos indivíduos com DM2 sem SM foi pequeno, sugerindo que a SM é determinante para o risco cardiovascular, mesmo em diabéticos.[19]

Outros aspectos importantes já demonstrados também incluem: (1) indivíduos obesos e aqueles com DM têm o dobro de risco de um evento cardiovascular quando a SM está presente; (2) quanto mais componentes da SM o paciente possuir, maior seu risco de DCV; (3) a presença de SM em pacientes com DCV preexistente aumenta o risco de um novo evento nesses pacientes.[1,7]

Finalmente, é importante observar que a SM é hoje um dos fatores agravantes utilizados ao se estimar o risco cardiovascular com o escore de Framingham (ver Cap. 62, *Tratamento da Hipercolesterolemia*).

Diabetes Mellitus Tipo 2

Juntamente com as complicações cardiovasculares, o risco de desenvolvimento de DM2 é outra das grandes complicações da SM. A incidência de DM2 é 5 vezes maior em pacientes com SM em comparação a um grupo de pacientes sem a síndrome.[20,21] Mais do que isso, o DM seria considerado uma conseqüência natural de um paciente com SM não tratado.[7] Uma das grandes discussões hoje é se o estado de intolerância glicídica e a hiperinsulinemia observados na SM já não seriam uma franca evidência de perda de função pancreática, devendo ser abordados com a mesma rigidez que se aborda um paciente com DM2.[7]

Esteatose Hepática Não-alcoólica

A síndrome metabólica pode trazer repercussões também no fígado. A esteato-hepatite não-alcoólica (*Nonalcoholic Steatohepatitis* – NASH) é resultado do excesso no aporte de ácidos graxos para o fígado (em consequência da lipólise exagerada) e está diretamente associada à RI e ao acúmulo de gordura visceral.[11] Os pacientes geralmente se apresentam com aumentos discretos das enzimas hepáticas (TGO e TGP) e exames de imagem, seja ultra-sonografia abdominal (US), tomografia computadorizada (TC) ou ressonância magnética (RM) do abdômen, sugestivos de esteatose hepática, na ausência de outras causas.[22] É interessante notar que, com o aumento da incidência da SM, é cada vez maior o número de pacientes identificados com NASH. O impacto da NASH sobre a incidência de cirrose hepática e carcinoma hepatocelular, entretanto, ainda permanece objeto de discussão.[7,11]

Alterações nos Diversos Eixos Endócrinos

Embora não atuem diretamente como reguladores dos eixos endócrinos, a SM e, principalmente, o tecido adiposo, exercem importantes efeitos indiretos que promovem alterações importantes em diversos hormônios (Quadro 65.3).[23]

A SM assemelha-se, em muitos aspectos, à síndrome de Cushing. Os pacientes com SM apresentam uma hiperativação do eixo hipotálamo-hipofisário-adrenal que parece estar relacionado a um estado de hipercortisolismo subclínico. Esse hipercortisolismo pode levar a uma piora da resistência insulínica (por ação do cortisol no receptor da insulina), dos lípides e da pressão arterial. Além disso, o excesso de tecido adiposo abdominal está relacionado a um aumento da atividade da 11β-hidroxiesteróide desidrogenase tipo 1 (11β-HSD-1), que converte cortisona em cortisol. A conversão aumentada de cortisol no tecido adiposo visceral levaria a um ciclo vicioso, contribuindo para o aumento progressivo da gordura visceral.[23]

Alguns autores vêm sugerindo que a hiperatividade do sistema nervoso simpático (SNS) teria importante papel na patogenia da SM. Essa ativação seria um mecanismo compensatório na tentativa de estabilizar o peso corporal através de um aumento da termogênese. Um dos principais ativadores do SNS é a hiperinsulinemia, principalmente pós-prandial (*termogênese induzida pela alimentação*). Essa hiperinsulinemia, associada à hiperleptinemia, levaria a uma vasoconstrição periférica importante e retenção de líquidos, reduzindo o fluxo sangüíneo para a musculatura esquelética e induzindo RI. Dessa forma, a hiperatividade do SNS perpetuaria um ciclo vicioso, com hiperinsulinemia, hipertensão arterial e aumento da freqüência cardíaca, demonstrados na SM.

A SM está associada também a alterações no eixo somatotrófico. A diminuição do hormônio do crescimento (GH) ocorre por diversos mecanismos: (1) inibição direta da liberação de GH na hipófise pela insulina; (2) inibição no fígado da produção das proteínas de ligação do IGF-I (IGFBP), o que levaria a um aumento da fração livre do IGF-I (*fator de crescimento insulina-símile*) e inibição da liberação do GH; (3) inibição

QUADRO 65.3
Principais Alterações dos Eixos Endócrinos Relacionados à Síndrome Metabólica

Corticotrófico	Somatotrófico	Gonadotrófico (Mulheres)	Gonadotrófico (Homens)
↑ CRF	↓ GH	↑ Atividade aromatase	↑ Atividade aromatase
↑ ACTH	↓ IGF-I	↑ GnRH	↓ Pulsos de LH
↑ Cortisol	↓ IGFBP	N FSH	↓ SHBG
↑ Atividade 11β-HSD-1	↑ Somatostatina	↑ LH	↓ Testosterona total
	↑ IGF-I livre	↓ SHBG	↓ Testosterona livre
		↑ Androgênicos	
		↑ Ovários	

↑ = aumento; ↓ = diminuição; N = normal; SHBG = globulina ligadora dos hormônios sexuais.

direta da liberação do GH pelos níveis elevados dos AGL; (4) aumento da somatostatina, relacionado aos níveis elevados de AGL.[7,23]

O discreto aumento dos níveis do IGF-I livre, além de responsável pelo crescimento normal dos pacientes com SM, parece também relacionar-se à maior incidência de câncer, síndrome de ovários policísticos, aumento de volume adrenal e hiperplasia prostática. Além disso, níveis reduzidos de GH contribuem para aumento do depósito de tecido adiposo e dos AGL, além de inibirem a produção de IGFBP pelo fígado.[7,23]

A SM exerce importantes efeitos no eixo gonadal masculino. Existe uma diminuição dos níveis plasmáticos de testosterona total e livre, redução da proteína ligadora dos hormônios sexuais (SHBG), atenuação dos pulsos de LH e aumento dos níveis de estradiol. O excesso de tecido adiposo correlaciona-se diretamente a aumento da atividade das aromatases, elevando os níveis de estradiol e estrona e inibindo a liberação de LH pela hipófise. A hiperinsulinemia, por sua vez, diminui a produção hepática de SHBG, reduzindo a testosterona total, e parece inibir diretamente a produção de testosterona. Dessa forma, a SM pode ser descrita, nos homens, como um estado de hipogonadismo hipogonadotrófico.[7,23] Uma incidência aumentada de disfunção erétil tem sido relatada em homens com SM.[7,24]

O eixo gonadal feminino também sofre alterações nos pacientes com SM. A característica mais marcante nessas pacientes é um hiperandrogenismo secundário à ação da hiperinsulinemia nos ovários.[23] Essas alterações, descritas como *síndrome dos ovários policísticos*, serão abordadas detalhadamente em outro capítulo. Um resumo das alterações endócrinas pode ser encontrado no Quadro 65.3.

Síndrome Metabólica Associada ao Tratamento do HIV

Nos últimos anos, grandes desenvolvimentos vêm sendo atingidos no tratamento de pacientes infectados pelo HIV. A implementação da HAART *(Highly Active Anti-Retroviral Therapy, terapia anti-retroviral altamente ativa)* levou a uma diminuição da incidência das infecções oportunistas e a um aumento da sobrevida dos pacientes. A combinação dos inibidores da transcriptase reversa (ITR) com os inibidores de protease (IP), entretanto, está também associada a um aumento da incidência da SM nesse grupo de pacientes.[25]

A principal característica da SM nos pacientes em uso da HAART é uma diminuição do tecido adiposo subcutâneo periférico com aumento do tecido adiposo visceral. A ausência de tecido adiposo periférico está associada a importante hiperinsulinemia (secundária à resistência insulínica), hipertrigliceridemia (geralmente > 500 mg/dL), HDL-c baixo e esteatose hepática.[25] Conforme mostrado no Quadro 65.4, diversos mecanismos estão relacionados à SM associada à HAART.

TRATAMENTO DA SÍNDROME METABÓLICA

Não existe um medicamento único para o tratamento da SM. Entretanto, como todos os seus componentes estão intimamente relacionados ao excesso de peso (e mais particularmente à distribuição de gordura), a abordagem primária deve ser sempre realizada visando à perda de peso e/ou a uma melhor distribuição da gordura corporal. O tratamento específico da obesidade, do *diabetes mellitus* e da dislipidemia será abordado em detalhes em outros capítulos deste livro. Vale a pena, entretanto, estabelecer alguns aspectos gerais relacionados aos pacientes com SM e, mais especificamente, discutir algumas drogas relacionadas aos seus principais componentes.

QUADRO 65.4
Potenciais Mecanismos Relacionados à SM Associada à HAART

(1) Diminuição da diferenciação de pré-adipócitos em adipócitos, por inibição da ativação do PPAR-γ, devido ao bloqueio indireto do receptor do ácido retinóico (secundário ao uso de inibidores de protease);
(2) Inibição do domínio de ligação dos lípides no receptor da LDL;
(3) Inibição da translocação e da atividade do GLUT-4;
(4) Aumento da apoptose dos adipócitos, devido a toxicidade mitocondrial induzida pelo uso dos inibidores da transcriptase reversa;
(5) Inibição da ativação do PPAR-γ e inibição direta da ação da insulina por proteínas acessórias do HIV;
(6) Incremento da produção de TNF-α, devido a aumento dos linfócitos T *helper*-1.

Tratamento do Excesso de Peso

A perda de peso é essencial em todos que se apresentarem com algum grau de excesso ponderal. Embora a RI esteja mais associada à distribuição de gordura que ao excesso de peso, é fato que ela manifesta-se à medida que o peso aumenta. Inúmeros estudos demonstram que a redução do peso corporal associa-se à melhora da RI, da pressão arterial, do perfil lipídico e da glicemia.[26]

O primeiro passo no tratamento da SM são as mudanças no estilo de vida. Dois estudos diferentes já demonstraram uma redução entre 38 e 41% na incidência de SM com mudanças de estilo de vida (orientação nutricional e atividade física), embora os tipos de abordagem tenham sido diferentes (no segundo, a abordagem foi mais agressiva).[27,28] Além disso, efeitos benéficos foram também vistos nos níveis de triglicérides, glicemia, HDL-c e pressão arterial. Um dos estudos mais importantes sobre esse tema, o *Diabetes Prevention Program* (DPP),[29] demonstrou que a perda de peso foi o fator mais importante na redução da incidência de DM. Parece que, para cada quilograma de peso perdido, o risco de DM cai em 16%. Entre os níveis recomendados de ingestão, podemos citar: 45–65% de carboidratos, 10–35% de proteínas (a ingestão excessiva de proteínas já se mostrou associada a maior incidência de SM) e 20–35% de gorduras. É importante observar, também, que a redução na ingestão de sal é importante para o controle dos níveis da PA.[7,20]

Existem, atualmente, apenas dois medicamentos indicados como primeira linha no tratamento da obesidade: a sibutramina e o orlistat (para maiores detalhes, ver Cap. 63, *Tratamento Medicamentoso da Obesidade*). Em relação ao orlistat, sua utilização já se mostrou associada a uma redução da incidência de DM em pacientes com SM.[30]

Uma das grandes opções para o tratamento da SM foram os antagonistas do sistema endocanabinóide: rimonabanto e tanorabanto. Esses medicamentos levariam não apenas a uma perda seletiva de gordura visceral, mas também teriam efeitos independentes na redução da glicemia e dos triglicérides, bem como no aumento do HDL-c. A elevada incidência de efeitos colaterais psiquiátricos, entretanto, fez com que a comercialização do rimonabanto fosse sus-

QUADRO 65.5

Conseqüências Bioquímicas e Clínicas (Não-endócrinas) da Síndrome Metabólica

Relacionadas aos Lípides e Lipoproteínas
  Aumento de apo-B
  Diminuição de apo-AI
  Aumento da apo-CIII
  Aumento das partículas de LDL pequenas e densas
  Hipertrigliceridemia
  Redução do colesterol HDL

Relacionadas à Trombogênese
  Aumento do fibrinogênio
  Aumento do PAI-1
  Aumento da viscosidade sangüínea

Relacionadas aos Marcadores Inflamatórios
  Aumento do número de leucócitos
  Aumento da interleucina-6 e TNF-α
  Aumento de leptina, resistina e proteína C reativa
  Diminuição de adiponectina

Outras
  Microalbuminúria
  Aumento de ferritina e ácido úrico
  Aumento de homocisteína
  Apnéia do sono

pensa, assim como todas as pesquisas de desenvolvimento com o tanorabanto.[31,32]

A perda de peso alcançada pela cirurgia da obesidade pode representar a remissão do DM2, da hipertensão e da dislipidemia. Alguns estudos sugerem ainda uma diminuição da mortalidade associada ao DM e a alguns tipos de câncer relacionados à obesidade, mas maiores dados são ainda necessários.[33]

Tratamento da Hiperglicemia/Hiperinsulinemia

Não existe nenhum tratamento farmacológico ainda indicado para o tratamento da intolerância glicídica ou da hiperinsulinemia. A utilização de medicamentos é autorizada apenas para pacientes com DM estabelecido. Entretanto, diversos estudos vêm demonstrando os benefícios do tratamento precoce dos pacientes com SM, visando não apenas uma redução na incidência de DM, mas também uma redução futura de eventos cardiovasculares.[7]

A metformina (MET) é também um sensibilizador da ação da insulina, embora seus efeitos se façam mais no fígado (inibindo a neoglicogênese) do que no tecido adiposo. Isso é principalmente importante no controle da produção hepática da glicose. Embora de maneira mais discreta, MET está associada à melhora de alguns fatores relacionados à SM, como dislipidemia, inflamação e função endotelial. Um dos seus mais importantes aspectos está no efeito neutro ou até na diminuição do peso corporal.[34] O estudo UKPDS demonstrou uma redução de 42% nas mortes relacionadas ao DM2, 39% de redução no risco de infarto agudo do miocárdio (IAM) e 36% de redução nas mortes por qualquer causa.[35] É interessante notar que, quando comparada com as outras opções de tratamento oferecidas nesse estudo além da dieta (sulfoniluréia e insulina), a metformina foi a que proporcionou menor ganho de peso e menores níveis de insulina de jejum.[35] A análise estatística não comprovou que esses teriam sido os fatores que proporcionaram a redução nos riscos, mas é possível supor que assim tenha sido. Finalmente, a metformina esteve associada a uma redução de 31% na incidência de DM em pacientes com intolerância glicídica.[28]

As glitazonas ou tiazolidinedionas (TZD) são sensibilizadores da ação da insulina, defeito maior da SM, e constituem umas das drogas mais importantes no tratamento desses pacientes. Embora sejam licenciadas para o tratamento do DM e utilizadas para o controle dos níveis glicêmicos, suas outras ações merecem ser comentadas. Agindo no tecido adiposo, condicionam um aumento da apoptose dos adipócitos grandes e maduros, resistentes à ação da insulina, típicos da gordura visceral. Além disso, aumentam o recrutamento dos pré-adipócitos e a proliferação de adipócitos pequenos, mais sensíveis à insulina. Favorecem, assim, a redistribuição da gordura corporal.[36,37] Contudo, ganho de peso pode ocorrer com a terapia com as glitazonas. Ele geralmente é moderado, mas, em alguns pacientes, pode ser excessivo, forçando a interrupção do tratamento.[38] No estudo PROactive,[38] o ganho ponderal médio foi 3,6 kg com pioglitazona.

A proliferação dos adipócitos periféricos pode favorecer um aumento dos depósitos dos AGL, diminuindo seu aporte ao sistema porta. Com efeito, estudos com as TZD demonstram redução importante dos níveis de AGL. Dessa forma, além de uma diminuição da gliconeogênese hepática, há também uma conseqüente melhora da NASH, evidenciada tanto por diminuição dos níveis das enzimas hepáticas como por melhora do conteúdo hepático de gordura avaliado por RM.[39] Inúmeros outros efeitos foram descritos associados às TZD: melhora no perfil lipídico, melhora em marcadores de inflamação (p.ex., proteína C reativa), melhora na função endotelial, na pressão arterial e redução da microalbuminúria. Além disso, esses medicamentos têm ação direta na placa ateromatosa, diminuindo sua formação e melhorando a estabilidade da placa.[40] Seus efeitos sobre eventos cardiovasculares, entretanto, ainda permanecem objeto de discussão. Duas metanálises evidenciaram risco aumentado para infarto agudo do miocárdio (IAM) em pacientes com DM2 tratados com rosiglitazona.[41,42] Esse achado não foi, contudo, ratificado pelo estudo RECORD.[43] Uma recente metanálise de estudos com pioglitazona no DM2 mostrou redução de 14 e 21% nos riscos relativos para IAM e AVC, respectivamente.[44] A recomendação atual da ADA (Associação Americana de Diabetes) e da EASD (Associação Européia para o Estudo do Diabetes) é que, caso se opte pela utilização de uma TZD na terapia do DM2, deveria-se dar preferência à pioglitazona, por sua aparente maior segurança cardiovascular.[45]

Dois grandes estudos já avaliaram o impacto do tratamento com TZD na incidência de DM2 em pacientes com intolerância à glicose (IG): o DREAM[46] e o ACT NOW.[47] O estudo DREAM[46] demonstrou que o tratamento com rosiglitazona levou à redução de 70% na incidência de DM em pacientes em glicemia de jejum alterada [IFG] (glicemia de jejum entre 100 e 125 mg/dL), 55% nos pacientes com tolerância alterada à glicose [IGT] (glicemia ≥ 140 e < 200 mg/dL, 2 h após 75 g de glicose anidra) e 64% nos pacientes com ambas: IFG e IGT. O estudo ACT NOW,[47] por sua vez, demonstrou uma redução de 81%, em comparação ao placebo, no risco de DM2 em pacientes com IFG e IGT tratados com pioglitazona (45 mg/dia). É interessante observar que esses efeitos são mais significativos do que os observados tanto com a mudança radical no estilo de vida quanto com a metformina. Essa é uma evidência indireta de que a distribuição dos adipócitos é um dos grandes determinantes da SM.

Finalmente, um estudo com acarbose[48] demonstrou uma redução na incidência de DM2 em pacientes com IGT. Da mesma forma, análises posteriores também demonstraram uma redução nos níveis de pressão arterial e na incidência de DCV. Os efeitos colaterais intestinais, entretanto, limitam muito a utilização da acarbose.[45]

Tratamento da Hipertensão

O tratamento da HAS no paciente com SM também merece algumas considerações. Embora ainda seja consenso que os diuréticos devam ser as drogas de primeira linha, eles podem estar associados a uma piora do perfil lipídico e a um efeito indireto na piora da RI. Além disso, a inclusão da microalbuminúria como marcador da SM também é fator importante na escolha da terapia da HAS. Medicamentos como os inibidores da enzima de conversão da angiotensina, os bloqueadores do receptor da angiotensina II e, mais recentemente, os inibidores da renina, além de seus efeitos diretos na pressão arterial, também exercem importantes efeitos na proteção renal, já diretamente relacionados à diminuição da microalbuminúria e à melhora da RI. Em estudos de prevenção cardiovascular, esses medicamentos estão associados tanto à diminuição da incidência de DM5 quanto a um menor risco cardiovascular. Outros medicamentos, como os agonistas imidazólicos, que possuem uma ação tanto nos níveis pressóricos como na RI e na microalbuminúria, também poderão ser opções importantes.[7,20]

Tratamento da Dislipidemia

O tratamento da dislipidemia em pacientes com SM visa, primariamente, a redução de eventos cardiovasculares.[1,49] Existem diferentes maneiras de definir quais os níveis desejáveis do LDL-c para um paciente com SM:

(1) Se o paciente apresenta glicemia de jejum entre 100 e 125 mg/dL (IFG) ou glicemia 2 h após 75 g de glicose anidra entre 140 e 199 mg/dL (IGT), a *American Association of Clinical Endocrinologists* (AACE) já recomenda que esses pacientes devem ser tratados como se fossem portadores de DM2, e a meta para o LDL-c é um valor < 100 mg/dL.[50]
(2) Em pacientes com glicemia normal mas que ainda possuam outras características da SM, o escore de Framingham deve ser utilizado para a estratificação do risco. Deve ser lembrado que a SM funciona como um fator agravante de risco e que, na sua presença, o paciente deve ser colocado num nível de risco cardiovascular imediatamente acima do calculado.[51]

Uma vez definida a meta do paciente, a primeira abordagem farmacológica deverá ser realizada para atingir essa meta. A principal opção são as estatinas. Dois estudos[52,53] já demonstraram os benefícios das estatinas na redução de eventos cardiovasculares em pacientes com SM. Entre as estatinas, rosuvastatina (Crestor® etc.) é a mais potente na redução do LDL-c e dos triglicérides (TG). Outra opção é o ezetimibe, que pode ser utilizado isoladamente ou, de preferência, em associação com as estatinas. É importante observar que as resinas seqüestrantes de ácidos biliares (p.ex., colestiramina, colesevelam) devem ser evitadas nesses pacientes devido ao efeito deletério desses fármacos sobre os TG.[20,49]

O segundo passo da abordagem visa a redução dos níveis dos TG e o aumento dos valores do HDL-c. As metas recomendadas são TG < 150 mg/dL e HDL-c > 40 mg/dL em homens e > 50 mg/dL em mulheres.[3] Os medicamentos mais utilizados para o tratamento da hipertrigliceridemia são os fibratos. Entretanto, as evidências para redução de eventos cardiovasculares com os fibratos não são tão robustas quanto as relatadas com as estatinas. Ademais, existem poucas evidências em populações específicas com SM que demonstrem benefícios em longo prazo.[20,49] Outra opção, o ácido nicotínico (AN), apresenta perfil semelhante aos fibratos, mas também sem evidências clínicas em longo prazo. Entre as drogas hipolipemiantes atualmente disponíveis, o AN é a mais eficaz em elevar o HDL-c (em 15–25%). Além disso, ele reduz os TG em 30–40% e o LDL-c em 15–30%.[54] Seus principais efeitos limitantes em pacientes com SM são a freqüente ocorrência de rubor cutâneo e o potencial agravamento da RI.[20] Contudo, dados mais recentes indicam que o AN de liberação prolongada [ANLP] (Acinic®, Metri®, Niaspan®) pode ser usado com relativa segurança em pacientes com DM2.[54-56] Na série de Grundy *et al.*,[55] as modificações no controle glicêmico foram mínimas com doses de 1.000 mg/dia, enquanto a HbA_{1c} aumentou de 7,2 para 7,5% após 16 semanas de tratamento nos pacientes que usaram 1.500 mg/dia. Interrupção da droga, por controle glicêmico inadequado, ocorreu apenas em 4% dos casos.[55] Uma revisão recente avaliou o uso do ANLP, isoladamente ou associado a uma estatina, em diabéticos com dislipidemia, na dose máxima de 2,5 g/dia.[56] Foram constatados efeitos adversos modestos sobre a glicemia de jejum (aumento de 4–5%) e a HbA_{1c} (incremento máximo de 0,3%).[56]

Finalmente, uma última opção que pode ser utilizada é o ômega-3. A utilização de 2 a 4 g de ácido ômega-3 já se mostrou relacionada a uma redução adicional dos triglicérides, com um pequeno aumento nos níveis do LDL-c. Existe evidência de que sua adição à estatina pode promover uma redução extra em eventos cardiovasculares.[56] Além disso, diversos benefícios sobre agregação plaquetária, inflamação, função endotelial e efeitos antiarrítmicos já foram relatados.[49]

Em resumo, as estatinas são a opção de escolha para o tratamento da dislipidemia na SM. Podem ser associadas a fibratos, ezetimibe ou AN quando isoladamente não propiciarem as metas lipídicas desejadas.

Uso de Antiagregantes Plaquetários

Conforme a última recomendação do AACE,[50] todo paciente com intolerância glicídica (respeitando-se as contra-indicações) deve receber ácido acetilsalicílico (AAS), visando a prevenção primária de eventos cardiovasculares. Essa conduta, entretanto, ainda não está reconhecida por todas as sociedades, principalmente devido ao risco de sangramento associado ao uso prolongado do AAS.

CONCLUSÃO

A SM é definida pela presença de um conjunto de alterações clínico-metabólicas num mesmo paciente. Essas alterações estão interligadas pela presença da obesidade visceral. É possível imaginar, então, que todos os esforços devam ser dirigidos para reduzir o excesso de peso. Assim, a utilização de medidas combinadas ou, ainda, da associação de medicamentos parece óbvia. A sugestão dos autores é para que medicamentos antiobesidade sejam introduzidos sempre que indicados. Recentemente, estudos com esses agentes em pacientes diabéticos, em uso de medicações antidiabéticas, demonstram melhor controle metabólico e, ocasionalmente, redução das necessidades de secretagogos de insulina. Mais ainda, a combinação dos sensibilizadores de insulina, TZD e metformina, vem sendo estudada e é possível obter melhor controle metabólico e dos fatores de risco com a associação do que com o uso isolado desses agentes.

Os estudos de prevenção cardiovascular dirigidos para os diversos aspectos da SM isoladamente, como hipertensão, dislipidemia e distúrbios da coagulação, sugerem que a abordagem isolada de cada um pode reduzir em média 25% do risco. Especula-se que o tratamento combinado possa reduzir em até 75% o risco cardiovascular. O estudo Steno 2,[58] em diabéticos tipo 2 com microalbuminúria, demonstrou uma redução de 53% na ocorrência de um desfecho composto de infarto, AVC, amputações e morte. Nenhum estudo até hoje, porém, abordou as bases da SM, obesidade central e RI em conjunto com esses outros aspectos da SM. É possível que o tratamento conjunto de todos esses aspectos possa conduzir a uma desejável maior redução do risco cardiovascular!

BIBLIOGRAFIA

1. Grassi G, Seravalle G, Quarti-Trevano F, et al. Metabolic syndrome and cardiometabolic risk: An update. *Blood Press*, 2009 Jan;*16*:1-11. [Epub ahead of print]
2. World Health Organization, Definition, Diagnosis and Classification of Diabetes Mellitus and its Complications; Part 1: Diagnosis and Classification of Diabetes Mellitus, Department of Non Communicable Disease Surveillance, WHO, Geneva, 1999.
3. Expert Panel on Detection, Evaluation and Treatment of High Blood Cholesterol in Adults, Executive summary of the third report of the National Cholesterol Education Program (NCEP) of high blood cholesterol in adults (adult treatment panel III). *J Am Med Assoc*, 2001; *285*:2486-97.
4. Alberti KG, Zimmet P, Shaw J. Metabolic syndrome–a new world-wide definition. A Consensus Statement from the International Diabetes Federation. *Diabet Med*, 2006; *23*:469-80.
5. Snijder MB, Dekker JM, Visser M, et al. Associations of hip and thigh circumferences independent of waist circumference with the incidence of type 2 diabetes: the Hoorn Study. *Am J Clin Nutr*, 2003; *77*:1192-7.
6. Wajchenberg BL. Subcutaneous and visceral adipose tissue: their relation to the metabolic syndrome. *Endocr Rev*, 2000; *21*:697-738.
7. Cornier M-A, Dabelea D, Hernandez TL, et al. The metabolic syndrome. *Endocr Rev*, 2008; *29*:777-822.
8. Leite ML, Nicolosi A, Firmo JO, Lima-Costa MF. Features of metabolic syndrome in non-diabetic Italians and Brazilians: a discriminant analysis. *Int J Clin Pract*, 2007; *61*:32-38.
9. Kahn BB, Flier JS. Obesity and insulin resistance. *J Clin Invest*, 2000; *106*:473-81.
10. McGarry JD. Banting lecture 2001: dysregulation of fatty acid metabolism in the etiology of type 2 diabetes. *Diabetes*, 2002; *51*:7-18.
11. Stefan N, Kantartzis K, Häring H-U. Causes and metabolic consequences of fatty liver. *Endocr Rev*, 2008; *29*:939-960.
12. Dresner A, Laurent D, Marcucci M, et al. Effects of free fatty acids on glucose transport and IRS-1-associated phosphatidylinositol 3-kinase activity. *J Clin Invest*, 1999; *103*:253-9.
13. Norata GD, Ongari M, Garlaschelli K, et al. Plasma resistin levels correlate with determinants of the metabolic syndrome. *Eur J Endocrinol*, 2007; *156*:279-84.
14. Gonzalez AS, Guerrero DB, Soto MB, et al. Metabolic syndrome, insulin resistance and the inflammation markers C-reactive protein and ferritin. *Eur J Clin Nutr*, 2006; *60*:802-9.
15. Bahia L, Aguiar LG, Villela N, et al. Relationship between adipokines, inflammation, and vascular reactivity in lean controls and obese subjects with metabolic syndrome. *Clinics*, 2006; *61*:433-40.
16. Xydakis AM, Case CC, Jones PH, Hoogeveen RC, et al. Adiponectin, inflammation, and the expression of the metabolic syndrome in obese individuals: the impact of rapid weight loss through caloric restriction. *J Clin Endocrinol Metab*, 2004; *89*:2697-2703.
17. Gami AS, Witt BJ, Howard DE, et al. Metabolic syndrome and risk of incident car cardiovascular events and death: a systematic review and meta-analysis of longitudinal studies. *J Am Coll Cardiol*, 2007; *49*:403-14.
18. Lakka HM, Laaksonen DE, Lakka TA, et al. The metabolic syndrome and total and cardiovascular disease mortality in middle-aged men. *JAMA*, 2002; *288*:2709-16.
19. Alexander CM, Landsman PB, Teutsch SM, Haffner SM; Third National Health and Nutrition Examination Survey (NHANES III); National Cholesterol Education Program (NCEP). NCEP-defined metabolic syndrome, diabetes, and prevalence of coronary heart disease among NHANES III participants age 50 years and older. *Diabetes*, 2003; *52*:1210-4.
20. Eckel RH, Grundy SM, Zimmet PZ. The metabolic syndrome. *Lancet*, 2005; *365*:1415-28.
21. Grundy SM, Brewer Jr HB, Cleeman JI, et al. Definition of metabolic syndrome: report of the National Heart, Lung, and Blood Institute/American Heart Association conference on scientific issues related to definition. *Arterioscler Thromb Vasc Biol*, 2004; *24*:e13-e18.
22. Wieckowska A, Feldstein AE. Diagnosis of nonalcoholic fatty liver disease: invasive versus noninvasive. *Semin Liver Dis*, 2008; *28*:386-95.
23. Godoy-Matos AF, Moreira RO, Guedes EP. Aspectos neuroendócrinos da síndrome metabólica. *Arq Bras Endocrinol Metab*, 2003; *47*:410-421.
24. Traish AM, Guay A, Feeley R, Saad F. The dark side of testosterone deficiency: I. Metabolic syndrome and erectile dysfunction. *J Androl*, 2009; *30*:10-22.
25. Leow MKS, Addy CL, Mantzoros S. Human immunodeficiency virus/highly active antiretroviral therapy-associated metabolic syndrome: clinical presentation, pathophysiology and therapeutic options. *J Clin Endocrinol Metab*, 2003; *88*:1961-76.
26. Bray GA, Greenway FL. Pharmacological treatment of the overweight patient. *Pharmacol Rev*, 2007; *59*:151-184.
27. Ilanne-Parikka P, Eriksson JG, Lindstrom J, et al. Effect of lifestyle intervention on the occurrence of metabolic syndrome and its components in the Finnish Diabetes Prevention Study. *Diabetes Care*, 2008; *31*:805-7.
28. Orchard TJ, Temprosa M, Goldberg R, et al. The effect of metformin and intensive lifestyle intervention on the metabolic syndrome: the Diabetes Prevention Program Randomized Trial. *Ann Intern Med*, 2005; *142*:611-9.
29. Hamman RF, Wing RR, Edelstein SL, et al. Effect of weight loss with lifestyle intervention on risk of diabetes. *Diabetes Care*, 2006; *29*:2102-7.
30. Torgerson JS, Hauptman J, Boldrin MN, Sjostrom L. XENical in the prevention of Diabetes in Obese Subjects (XENDOS) study: a randomized study of orlistat as an adjunct to lifestyle changes for the prevention of type 2 diabetes in obese patients. *Diabetes Care*, 2004; *27*:155–161.
31. Stapleton JA. Trial comes too late as psychiatric side effects end hope for rimonabant. [Commentary] *Addiction*, 2009; *104*:277-8.
32. Jones D. End of the line for cannabinoid receptor 1 as an anti-obesity target? *Nat Rev Drug Discov*, 2008; *7*:961-2.
33. Sjöström L. Bariatric surgery and reduction in morbidity and mortality: experiences from the SOS study. *Int J Obes* (Lond), 2008; *32* (suppl 7):S93-7.
34. Hundal RS, Inzucchi SE. Metformin: new understandings, new uses. *Drugs*, 2003; *63*:1879-94.
35. United Kingdom Prospective Diabetes Study (UKPDS): Intensive blood-glucose control with metformin on complications in overweight patients with type 2 diabetes (UKPDS 34). *Lancet*, 1998; *352*:854-65.
36. Gurnell M, Savage DB, Chatterjee VKK, O'Rahilly S. The metabolic syndrome: Peroxisome Proliferator Activated Receptor-x and its therapeutic modulations. *J Clin Endocrinol Metab*, 2003; *88*:2412-21.
37. Yki-Järvinen H. Thiazolidinediones. *N Engl J Med*, 2004; *351*:1106-8.

38. Dormandy JA, Charbonnel B, Eckland DJ, et al.; PROactive investigators. Secondary prevention of macrovascular events in patients with type 2 diabetes in the PROactive Study (PROspective pioglitAzone Clinical Trial In macroVascular Events): a randomised controlled trial. *Lancet*, 2005; *366*:1279-89.
39. Kallwitz ER, McLachlan A, Cotler SJ. Role of peroxisome proliferators-activated receptors in the pathogenesis and treatment of nonalcoholic fatty liver disease. *World J Gastroenterol*, 2008; *14*:22-8.
40. Francis GA, Annicotte J-S, Auwerx J. PPAR agonists in the treatment of atherosclerosis. *Curr Opin Pharmacol*, 2003; *3*:186-91.
41. Nissen SE, Wolski K. Effect of rosiglitazone on the risk of myocardial infarction and death from cardiovascular causes. *N Engl J Med*, 2007; *356*:2457-71.
42. Singh S, Loke YK, Furberg CD. Long-term risk of cardiovascular events with rosiglitazone: a meta-analysis. *JAMA*, 2007; *298*:1189-95.
43. Home PD, Pocock SJ, Beck-Nielsen H, et al. Rosiglitazone evaluated for cardiovascular outcomes in oral agent combination therapy for type 2 diabetes (RECORD): a multicentre, randomised, open-label trial. *Lancet*, 2009 June 9. [Epub ahead of print.]
44. Nagajothi N, Adigopula S, Balamuthusamy S, et al. Pioglitazone and the risk of myocardial infarction and other major adverse cardiac events: a meta-analysis of randomized, controlled trials. *Am J Ther*, 2008; *15*:506-11.
45. Nathan DM, Buse JB, Davidson MB, et al.; American Diabetes Association; European Association for Study of Diabetes. Medical management of hyperglycemia in type 2 diabetes: a consensus algorithm for the initiation and adjustment of therapy: a consensus statement of the American Diabetes Association and the European Association for the Study of Diabetes. *Diabetes Care*, 2009; *32*:193-203.
46. DREAM (Diabetes REduction Assessment with ramipril and rosiglitazone Medication) Trial Investigators, Gerstein HC, Yusuf S, Bosch J, et al. Effect of rosiglitazone on the frequency of diabetes in patients with impaired glucose tolerance or impaired fasting glucose: a randomised controlled trial. *Lancet*, 2006; *23*,*368*:1096-105.
47. DeFronzo R. *Actos Now for the Prevention of Diabetes (ACT NOW)*. Presented at the American Diabetes Association Sections, San Francisco, June, 2008.
48. Chiasson JL, Josse RG, Gomis R, et al. Acarbose for prevention of type 2 diabetes mellitus: the STOP-NIDDM randomised trial. *Lancet*, 2002; *359*:2072-7.
49. Betteridge DJ. Lipid lowering in diabetes mellitus. *Curr Opin Lipidol*, 2008; *19*:579-84.
50. Garber AJ, Handelsman Y, Einhorn D, et al. Diagnosis and management of prediabetes in the continuum of hyperglycemia: when do the risks of diabetes begin? A consensus statement from the American College of Endocrinology and the American Association of Clinical Endocrinologists. *Endocr Pract*, 2008; *14*:933-46.
51. Sposito AC, Caramelli B, Fonseca FA, et al. IV Brazilian Guideline for Dyslipidemia and Atherosclerosis prevention: Department of Atherosclerosis of Brazilian Society of Cardiology. *Arq Brasil Cardiol*, 2007; *88* (suppl 1):2-19.
52. Sever PS, Dahlof B, Poulter NR, et al. Prevention of coronary and stroke events with atorvastatin in hypertensive patients who have average or lower-than-average cholesterol concentrations, in the Anglo-Scandinavian Cardiac Outcomes Trial–Lipid Lowering Arm (ASCOT-LLA): a multicentre randomised controlled trial. *Lancet*, 2003; *361*:1149-58.
53. Deedwania P, Barter P, Carmena R, et al. Reduction of low-density lipoprotein cholesterol in patients with coronary heart disease and metabolic syndrome: analysis of the Treating to New Targets study. *Lancet*, 2006; *368*:919-28.
54. Meyers CD, Kashyap ML. Management of the metabolic syndrome-nicotinic acid. *Endocrinol Metab Clin North Am*, 2004; *33*:557-75.
55. Grundy SM, Vega GL, McGovern ME, et al. Efficacy, safety, and tolerability of once-daily niacin for the treatment of dyslipidemia associated with type 2 diabetes: results of the assessment of diabetes control and evaluation of the efficacy of niaspan trial. *Arch Intern Med*, 2002; *162*:1568-76.
56. Goldberg RB, Jacobson TA. Effects of niacin on glucose control in patients with dyslipidemia. *Mayo Clin Proc*, 2008; *83*:470-8.
57. Yokoyama M, Origasa H, Matsuzaki M, et al. Effects of eicosapentaenoic acid on major coronary events in hypercholesterolaemic patients (JELIS): a randomised open-label, blinded endpoint analysis. *Lancet*, 2007; *369*:1090-8.
58. Gaede P, Vedel P, Larsen N, et al. Multifactorial intervention and cardiovascular disease in patients with type 2 diabetes. *N Engl J Med*, 2003; *348*:383-93.

PARTE VIII

DOENÇAS OSTEOMETABÓLICAS

66 Hiperparatiroidismo Primário – Diagnóstico e Tratamento

Lucio Vilar, Renata Campos, Maria Aparecida Carvalho, Francisco Bandeira

INTRODUÇÃO

O hiperparatiroidismo primário (HPTP), distúrbio que resulta da hipersecreção do hormônio da paratiróide (PTH) ou paratormônio, é a causa mais comum de hipercalcemia diagnosticada ambulatorialmente.[1,2] Pode ocorrer em qualquer idade, porém é mais freqüente entre os 40 e os 65 anos, mostra-se pouco comum na adolescência e menos ainda na infância. Predomina no sexo feminino, numa proporção de 3:1.[3–5] O HPTP não é uma doença rara. Sua incidência aumentou significativamente em vários países a partir de meados dos anos 1970, quando se iniciou a dosagem sistemática do cálcio sérico. Atualmente, estima-se, para os Estados Unidos e a Inglaterra, uma prevalência entre 0,1% e 1%, com incidência de 30 a 150 casos por 100.000 pessoas ao ano. Na Europa, em mulheres na pós-menopausa, a prevalência atinge 3%. Em um serviço de Recife, que inclui pacientes atendidos em clínica de endocrinologia geral e doenças osteometabólicas, observou-se uma prevalência de 1,3% em mulheres na pós-menopausa.[6]

Adenomas solitários das paratiróides respondem por cerca de 85% a 90% dos casos de HPTP.[2,5] Hiperfunção em múltiplas glândulas paratiróides (uma categoria ampla que inclui hiperplasia e adenomas múltiplos) ocorre na maior parte dos casos restantes.[2,3] O carcinoma de paratiróide responde por até 5% dos casos de HPTP (< 1% na maioria das séries).[3,7] Adenomas podem ser duplos (3% a 12%) e estar localizados ectopicamente (1% a 5%) na tiróide, no mediastino ou no ângulo da mandíbula.[6,8] Doença em múltiplas glândulas representa o achado mais usual em indivíduos com as síndromes de hiperparatiroidismo familiar.[1,5] Raramente, adenomas de paratiróide podem cursar sem hiperparatiroidismo.[9] Também raros são cistos paratiróideos intratiroidianos hiperfuncionantes.[10] Os resultados de um série cirúrgica de 20.225 casos de HPTP,[2] no que se refere à etiologia da doença, estão resumidos no Quadro 66.1.

Hiperparatiroidismo leve a moderado ocorre em aproximadamente 5% dos pacientes submetidos à terapia crônica com lítio e freqüentemente persiste após a suspensão da medicação.[11] Pode também estar associado à irradiação externa do pescoço.[12]

O gene ciclina D1 (*PRAD 1*) é, juntamente com o gene *MEN 1*, o mais importante no desenvolvimento dos adenomas paratiróideos esporádicos, nos quais está exageradamente expresso em 20% a 40% dos casos. O efeito de oncogenicidade resulta de desregulação da progressão da fase G1 do ciclo celular. A expressão excessiva do ciclina D1 representa um estímulo proliferativo para células paratiróideas e mamárias.[13,14]

A etiologia do carcinoma de paratiróide é desconhecida; entretanto, o recém-descoberto gene *HRPT2* tem sido implicado em sua patogênese.[15] Esse gene é um supressor tumoral, está localizado no cromossomo 1q21-q31 e codifica uma proteína denominada parafibromina.[16]

QUADRO 66.1
Etiologia do Hiperparatiroidismo Primário entre 20.225 Pacientes

Etiologia	Freqüência
Adenoma único	88,90%
Hiperplasia	5,74%
Adenoma duplo	4,14%
Carcinoma	0,74%

Adaptado da Ref. 2.

SÍNDROMES DE HIPERPARATIROIDISMO FAMILIAR

Cerca de 10% dos casos de HPTP correspondem a formas de hiperparatiroidismo familiar que pode vir isolado ou associado a do-

> **QUADRO 66.2**
> **Causas de Hiperparatiroidismo Primário Familiar**
> - Neoplasia endócrina múltipla tipo 1 (MEN 1) e tipo 2A (MEN 2A)
> - Síndrome de hiperparatiroidismo-tumor de mandíbula
> - Hipercalcemia hipocalciúrica familiar
> - Hipercalcemia e hipercalciúria familiar
> - Hiperparatiroidismo familiar isolado
>
> Adaptado da Ref. 13.

enças endócrinas hereditárias autossômicas dominantes, tais como a neoplasia endócrina múltipla tipo 1 (MEN 1) e tipo 2A (MEN 2A), a síndrome do hiperparatiroidismo-tumor de mandíbula e a hipercalcemia hipocalciúrica familiar (HHF).[13,14] Em 2000, foi descrita uma nova forma de hipercalcemia familiar em que estão presentes aspectos do hiperparatiroidismo familiar isolado (HFI) e da HHF, denominada *hipercalcemia e hipercalciúria familiar* (Quadro 66.2).[17]

A *MEN 1* consiste primariamente em tumores ou hiperplasia de paratiróide, adenomas hipofisários e neoplasias pancreáticas. A *MEN 2A*, por sua vez, se caracteriza por carcinoma medular da tiróide, feocromocitoma e hiperparatiroidismo. Esse último representa a manifestação mais comum da MEN 1 (presente em 97% dos casos) e é observado em 10% a 35% a 20% a 30% dos pacientes com MEN 2A.[18]

A *síndrome de hiperparatiroidismo-tumor de mandíbula* (HTM) resulta de mutações no gene *HRPT2* (encontradas em cerca de 70% dos casos) e se caracteriza por tumores de paratiróides e fibromas ossificantes da mandíbula.[16] Clinicamente, exterioriza-se por hipercalcemia na infância ou na adolescência, e, ao contrário das outras síndromes herdadas, o adenoma da paratiróide é mais comum do que a hiperplasia. Também existe um risco aumentado para carcinoma de paratiróide (presente em 15–20% dos casos). Outras possíveis manifestações são lesões renais, tais como tumor de Wilms, rins policísticos e hamartomas.[1,14,16]

A *hipercalcemia hipocalciúrica familiar*, também conhecida como *hipercalcemia benigna familiar*, parece responder por cerca de 2% dos casos assintomáticos de hipercalcemia. Trata-se de uma síndrome geneticamente heterogênea que resulta de mutações em genes localizados em 3 sítios distintos (3q13, 19p e 19q). Nas famílias associadas ao *locus* 3q, o fenótipo deriva de mutações inativadoras no gene que codifica o receptor sensível ao cálcio extracelular (*CaR*). Como conseqüência, temos um aumento no limiar de supressão do cálcio sobre a secreção do PTH, que se traduz por pequena elevação nos níveis do hormônio e hipercalcemia leve a moderada, não-progressiva, presente desde o nascimento e, na vasta maioria dos pacientes, não-responsiva à cirurgia. Indivíduos homozigóticos para o gene apresentam hiperparatiroidismo neonatal grave que se caracteriza por hipercalcemia, desmineralização óssea e hiperplasia das paratiróides. Nos rins, o defeito no *CaR* causa aumento da reabsorção tubular de cálcio, o que justifica a hipocalciúria característica da enfermidade.[14,19,20] Recentemente, foi relatado o caso de uma menina de 9 anos com hipercalcemia grave, resultante de uma mutação homozigótica no gene do *CaR*.[21] Também recentemente foi descrita uma síndrome de hipercalcemia hipocalciúrica auto-imune, resultante da produção de auto-anticorpos contra o *CaR*.[22]

A *hipercalcemia e hipercalciúria familiar* representa um distúrbio único caracterizado por hipercalcemia associada a hipercalciúria, que se manifestam precocemente, e níveis inapropriados de PTH. É causada por mutações no gene do *CaR*, localizadas no cromossomo 3q13.3-q31, como a HHF. Contudo, diferentemente da HHF, geralmente responde à cirurgia, com reversão da hipercalcemia e hipercalciúria, a exemplo do que ocorre no HFI, na MEN 1 e no HTM.[13,17]

O *hiperparatiroidismo familiar isolado* (HFI) é uma doença rara em adultos. Para seu diagnóstico, é preciso excluir outras causas de hipercalcemia familiar, mencionadas anteriormente. Em algumas famílias representa uma variante alélica da MEN 1, pois seu gene foi mapeado no *locus* da MEN 1.[23] Em outras famílias, pode resultar de mutação no *CaR* ou, mais raramente, ser uma variante da síndrome HTM.[13,14] Em um estudo recente,[24] envolvendo 22 indivíduos com HFI, os percentuais encontrados de mutações nos genes *MEN 1*, do *CaR* e *HRPT2* foram, respectivamente, de 23%, 18% e 0%. Em um outro estudo,[25] mutação no *HRPT2* foi detectada em apenas uma de 32 famílias com HFI.

QUADRO CLÍNICO

O HPTP clássico, na forma originalmente descrita por Albright e Reifenstein na década de 1930, se associava a nefrolitíase em cerca de metade dos casos e a doença óssea (*osteíte fibrosa cística*) em aproximadamente 25%.[26,27] A adoção da dosagem sistemática do cálcio sérico resultou não somente em um aumento substancial na incidência da doença como também no surgimento de uma nova apresentação clínica, a *forma assintomática* do HPTP. Essa última se caracteriza pela ausência de envolvimento ósseo e renal, porém muitos pacientes podem apresentar sintomas vagos ou inespecíficos, tais como astenia, cansaço fácil, depressão, distúrbios da memória etc.[28,29] Atualmente, em várias séries, a maioria dos pacientes (80% a 90%) tem a forma assintomática – e o HPTP é um achado quando se diagnostica hipercalcemia em exames de rotina –, enquanto cálculos renais são vistos em 15% a 20% dos pacientes e doença óssea acomete menos de 5% deles.[1,29] Entretanto, no Brasil e em alguns outros países, a doença óssea ainda prepondera. Na Índia e na China, 98% dos casos de HPTP cursam com osteíte fibrosa cística grave.[6] Em estudo realizado em Recife, observou-se que forma assintomática representava cerca de 45% do total de casos, 35% tinham urolitíase e 25%, doença óssea.[6]

A discrepância na prevalência de doença óssea grave entre as várias casuísticas parece estar relacionada à existência de deficiência de vitamina D, que exacerbaria a gravidade do envolvimento esquelético, mesmo em países tropicais.[30] Por exemplo, 100% dos pacientes da China e Índia com osteíte fibrosa cística têm níveis de vitamina D < 25 ng/mL.[6] Em contraste, dados do Brasil[31] e Nova York[32] mostraram que apenas 23% a 50% dos pacientes assintomáticos apresentavam valores de vitamina D < 25 ng/mL.

Manifestações Renais

Nefrolitíase recorrente é a manifestação renal mais característica do HPTP. Perda gradual da função renal e, mais raramente, nefrocalcinose podem também estar presentes. Muitos pacientes não apresentam manifestações renais, apesar de terem a doença por muitos anos. Não está bem claro, mas parece que fatores constitucionais e ambientais afetariam a ocorrência de problemas renais no HPTP.[1,27]

Envolvimento Ósseo

Caracteristicamente, no HPTP há maior perda de osso cortical do que trabecular (Fig. 66.1). Isso se deve ao fato de que o PTH tem ação catabólica no esqueleto apendicular (sobretudo nos terços mé-

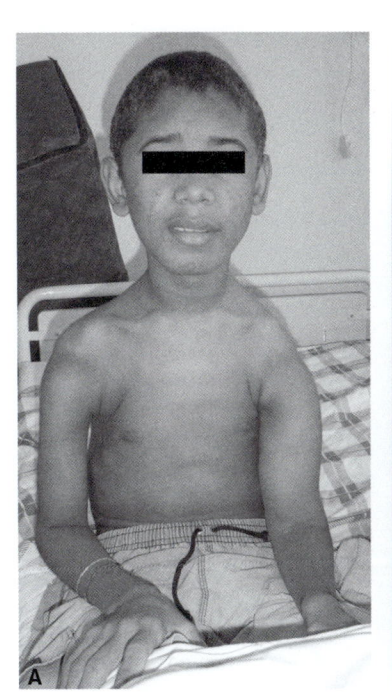

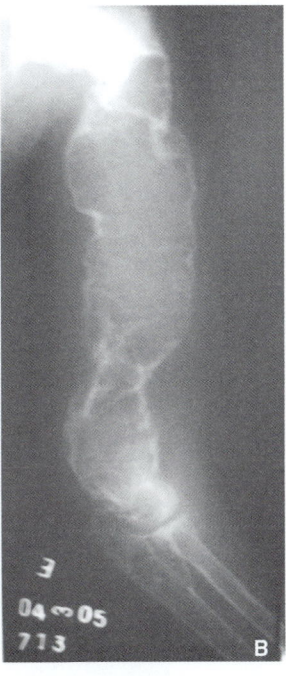

Fig. 66.1 A e **B** Paciente de 15 anos com hiperparatiroidismo primário grave e deformidades resultantes de múltiplas fraturas. Notar a intensa reabsorção óssea e deformidade no úmero esquerdo.

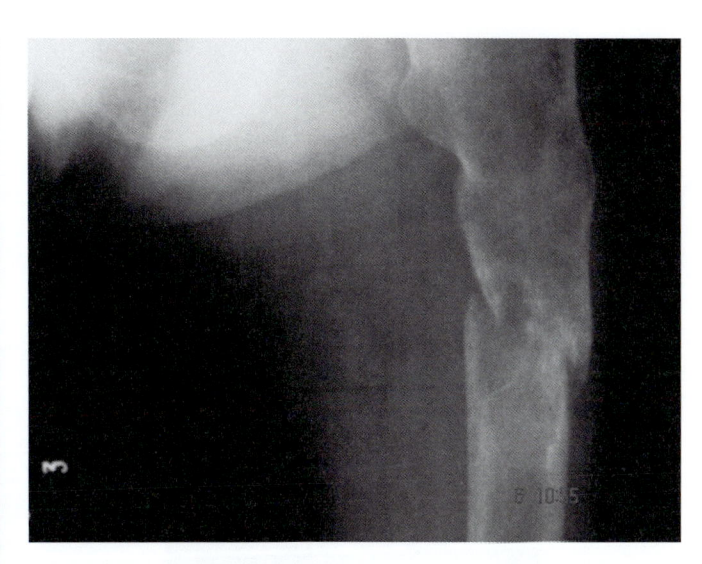

Fig. 66.2 Fratura espontânea de fêmur em caso de hiperparatiroidismo primário grave.

dio e distal do rádio) e anabólica no esqueleto axial (vértebras).[1,33] Dores ósseas (de intensidade e localização variáveis), fraturas patológicas (Fig. 66.2) e fraqueza muscular (geralmente proximal) são as queixas mais freqüentes relacionadas à doença óssea. Na maioria dos pacientes, os tumores ósseos (osteoclastomas) podem ser palpáveis (Fig. 66.3), sobretudo nos ossos longos. Deformidades e comprometimento progressivo da deambulação podem também estar presentes. Entretanto, os pacientes podem ocasionalmente ser assintomáticos e ter seu envolvimento ósseo apenas revelado pela radiografia simples, densitometria óssea e/ou cintilografia óssea.[1,28,33]

O achado radiológico mais sensível e específico da osteíte fibrosa cística é a reabsorção óssea subperiosteal, mais bem evidenciada nas falanges (Fig. 66.4) e porções distais das clavículas. Outras manifestações incluem osteopenia generalizada (nos casos mais graves), desmineralização "em sal e pimenta" do crânio (Fig. 66.5) e os chamados *tumores marrons* (Fig. 66.6). Esses últimos são evidenciados como áreas líticas, sobretudo na pelve, ossos longos e ombros, e podem erroneamente ser interpretados como neoplasias primárias ou metastáticas.[1,33,34] Tumor marrom de mandíbula pode eventualmente ser a manifestação inicial do HPTP.[35] Perda da lâmina dura dos dentes pode também ser observada no HPTP, mas é um achado inespecífico, encontrado em doenças periodontais.[27]

Caracteristicamente, à densitometria óssea observa-se predomínio da perda óssea no osso cortical. Entretanto, quando o HPTP é mais avançado, o envolvimento ósseo será mais generalizado e todo

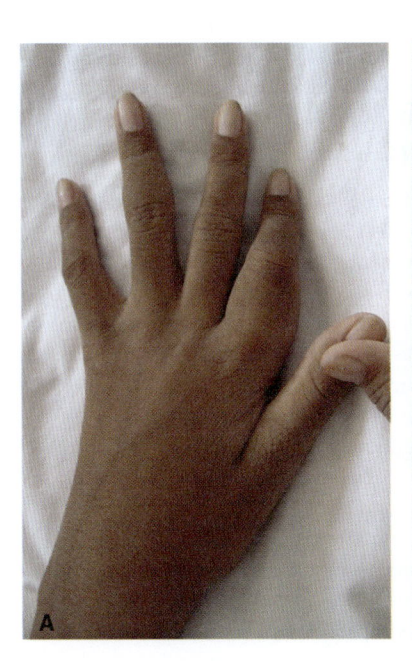

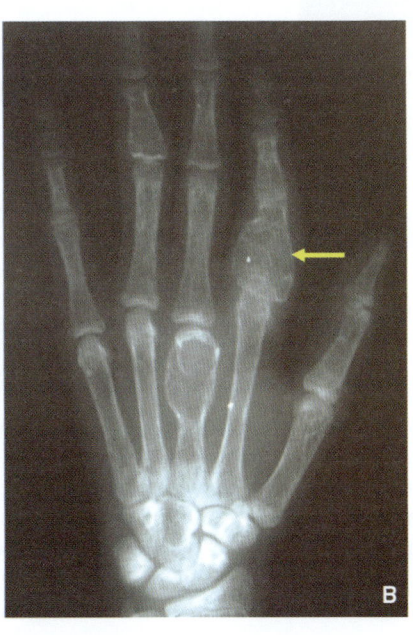

Fig. 66.3 A e **B** Paciente de 15 anos com hiperparatiroidismo primário grave e deformidades nas mãos. Os osteoclastomas eram palpáveis (*seta*).

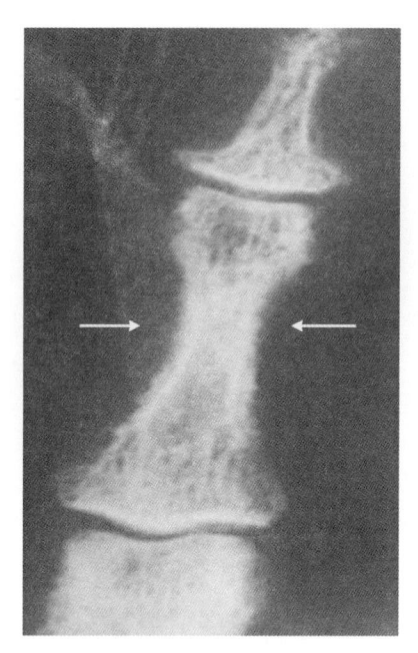

Fig. 66.4 Aspecto característico da reabsorção subperióstea nas falanges (setas).

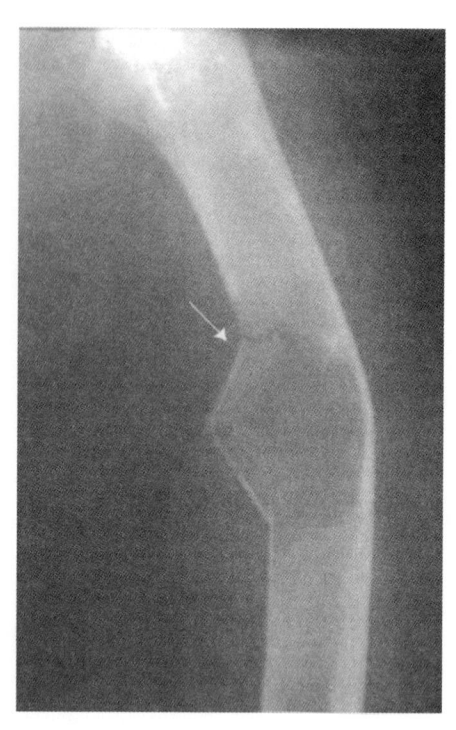

Fig. 66.6 Fratura em fêmur, ocorrendo sobre um tumor marrom (seta), após mínimo traumatismo, em uma paciente com HPTP grave (cálcio > 14 mg/dL e PTH > 1.000 pg/mL).

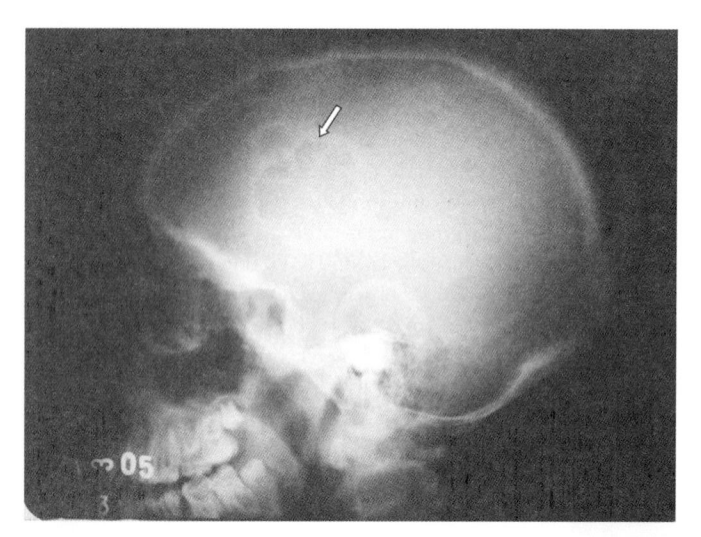

Fig. 66.5 Desmineralização craniana no HPTP, com o clássico aspecto de "sal e pimenta". Notar também lesões ósseas líticas (seta).

o esqueleto pode estar envolvido. Na cintilografia óssea, podem ser visualizadas áreas de hipercaptação focal ou difusa (Fig. 66.7).[1,33,34]

Outras Manifestações Clínicas

Doença ulcerosa péptica e hipertensão arterial são freqüentemente citadas como manifestações do HPTP, mas esses distúrbios são comuns e não há uma evidência definitiva de relação causal. Devido à hipercalcemia, podem também ocorrer poliúria, polidipsia, prurido e alterações gastrintestinais (anorexia, constipação e, nos casos graves, náuseas/vômitos).[26,27] Foi relatado que pancreatite aguda ou crônica pode ser uma rara complicação do HPTP e, até mesmo, a manifestação inicial da doença.[36] Da mesma forma, raros casos de pancreatite aguda necrotizante foram descritos, alguns evoluindo para óbito.[37]

Em contrapartida, na maioria das grandes séries não se observou uma incidência aumentada de pancreatite no HPTP.[1]

Anemia e elevação da hemossedimentação (VSH) são manifestações comuns do HPTP. Calcificações ectópicas (pulmões, rins, artérias e pele) e ceratopatia em banda são raras. Um ocorrência aumentada de eventos coronarianos tem também sido relatada em pacientes com HPTP grave, particularmente na Europa.[38]

Manifestações articulares podem ocasionalmente ser vistas. Entre elas se incluem condrocalcinose (com ou sem ataques agudos de pseudogota), erosões justa-articulares, fraturas subcondrais, sinovites traumáticas e gota úrica. Baqueteamento digital pode estar presente nos casos mais graves.[26,27]

Características Clínicas do Carcinoma (CA) de Paratiróide

Esses tumores, caracterizados pela aderência do tecido glandular às estruturas adjacentes, são de crescimento lento e, de certa forma, indolentes. Metástases, geralmente, são uma manifestação tardia. À ocasião do diagnóstico, estão presentes em gânglios regionais e outros órgãos em menos de 5% e 2% dos casos, respectivamente, enquanto invasão para a tiróide e outras estruturas adjacentes é vista em cerca de 25% (Quadro 66.3). As metástases à distância ocorrem por via hematogênica ou linfática, e são mais comuns para pulmão (40%) e fígado (10%). Comprometimento de ossos, pleura, pericárdio e pâncreas foi também relatado.[7,15,39] Raramente, os carcinomas podem ser duplos ou localizados no mediastino.[39,40]

O tamanho usual do CA é muito maior que o das lesões benignas. O diâmetro médio na maioria das séries situa-se entre 3 e 3,5 cm, comparado com cerca de 1,5 cm para os adenomas. Por isso, 22% a 48% dos carcinomas são palpáveis, contra menos de 2% dos

QUADRO 66.3

Apresentação Inicial em 163 Pacientes com Carcinoma de Paratiróide

Apresentação	Freqüência (%)
• Invasão local	23
Tiróide	15
Nervo recorrente laríngeo	4
Outros (músculo, traquéia, esôfago)	4
• Metástases para linfonodos	4
• Metástases à distância	2

Adaptado da Ref. 39.

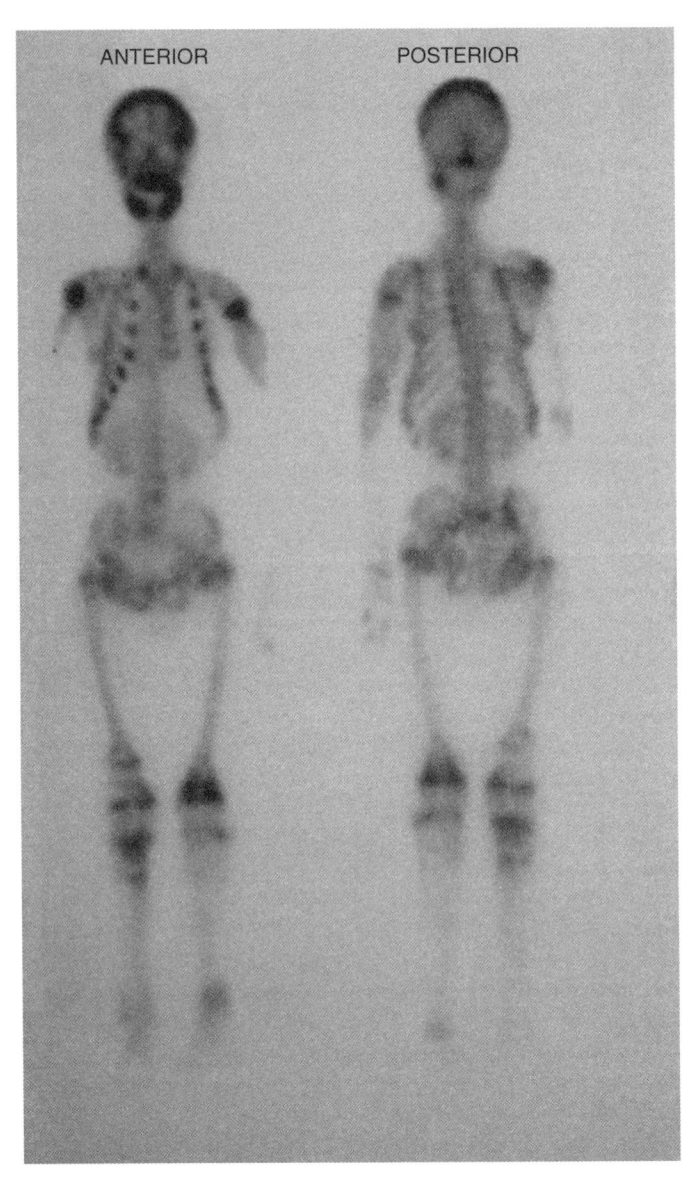

Fig. 66.7 Cintilografia óssea, em caso de HPTP grave, com múltiplas áreas de hipercaptação do traçador (crânio, costelas, bacia, úmeros etc.).

adenomas.[7,15,39] Entretanto, as manifestações clínico-laboratoriais dos raros adenomas de células oxifílicas podem mimetetizar as do carcinoma, com tumores muito grandes e grave doença óssea.[41] Também recentemente foi relatado o caso de um adenoma que media 8 cm no seu maior diâmetro e pesava 110 g.[42]

Em função da gravidade do HPTP associado a carcinomas, a forma assintomática da doença mostra-se bastante infreqüente, enquanto manifestações renais e ósseas ocorrem em até 90% e 70% dos casos, respectivamente. Em até 50% dos pacientes, o envolvimento ósseo e renal está presente simultaneamente por ocasião do diagnóstico. Até 14% dos pacientes com CA de paratiróide podem ter como apresentação clínica inicial uma crise hipercalcêmica, caracterizada por depressão do nível de consciência, desidratação e extrema hipercalcemia. Tal achado, assim como a concomitância de doença óssea e renal, é significativamente menos usual nos pacientes com adenomas (Quadro 66.4). Em 10% dos casos de CA, rouquidão pode estar presente, devido a compressão ou invasão do nervo laríngeo recorrente e paresia das cordas vocais.[7,15,39] Raramente, os carcinomas são não-funcionantes.[43]

Em resumo, algumas características são bastante sugestivas de carcinoma em casos de HPTP: massa cervical palpável, concomitância de doença óssea e renal, PTH e cálcio muito elevados e presença de sintomas compressivos.[7,15]

QUADRO 66.4

Comparação da Incidência de Sinais e Sintomas, por Ocasião do Diagnóstico, em Pacientes com Adenomas ou Carcinomas de Paratiróide

Manifestação	Adenoma	Carcinoma
Proporção Fem.:Masc.	3:1	1:1
Doença renal ou óssea	18%	60% (27% a 90%)
Doença óssea	13% a 20%	55% (19% a 64%)
Doença renal e óssea	< 5%	32% (0% a 50%)
Doença ulcerosa péptica	3% a 13%	18% (0% a 22%)
Massa cervical palpável	< 2%	38% (22% a 48%)
Crise paratiróidea	< 2%	14% (0% a 27%)
Doença assintomática	38% a 61%	3% (0% a 27%)
Cálcio sérico	11–12 mg/dL	14–16 mg/dL
PTH	Moderadamente elevado	Muito elevado

Adaptado das Refs. 7, 15 e 39.

DIAGNÓSTICO LABORATORIAL

O marcador bioquímico do HPTP é a associação de hipercalcemia e elevação do PTH, enquanto nas outras condições de hipercalcemia há inibição das paratiróides, que se traduz por níveis séricos baixos do PTH.[1]

A rotina diagnóstica inclui a dosagem sérica do cálcio, fósforo, albumina, fosfatase alcalina, PTH intacto, 25(OH)-vitamina D (25-OHD), uréia e creatinina. A urina de 24 horas deve ser coletada para dosagem de cálcio e do *clearance* de creatinina. Uma vez que as manifestações ósseas do HPTP são comuns em nosso meio, todos os pacientes devem ser submetidos a um inventário ósseo radiológico e a uma densitometria óssea em coluna, fêmur proximal e rádio. Além disso, deve ser pesquisada a presença de litíase renal, de preferência através de ultra-sonografia.

A maioria dos pacientes com HPTP tem níveis de PTH francamente elevados, mas em até 10% dos casos podemos encontrar valores normais ou na faixa normal-alta (Quadro 66.5).[44,45] Tais níveis são, contudo, inapropriadamente altos em função da hipercalcemia. Essa última está quase sempre presente, mas é preciso estar atento ao fato de que pode haver flutuações nas concentrações do cálcio sérico, o que justificaria o eventual achado de valores normais na calcemia.[1,44] Causas adicionais de aparente "hiperparatiroidismo normocalcêmico" incluem deficiência de vitamina D, hipoalbuminemia e acidose,[24,25] bem como a rara condição denominada "apoplexia paratiroidiana".[46] HPTP normocalcêmico pode também representar o estágio inicial da doença. Quinze pacientes foram seguidos por até 12 meses e hipercalcemia surgiu em 3 deles, um dos quais teve 2 adenomas removidos.[47] Recentemente, foi relatado caso de tumor marrom de mandíbula em paciente com HPTP normocalcêmico.[48] Por outro lado, em casos de deficiência grave de vitamina D, a hipercalcemia pode surgir apenas após a reposição dessa vitamina.[49]

QUADRO 66.5

Diagnóstico de Hiperparatiroidismo Primário (HPTP)

1. **Alterações laboratoriais**
   PTH elevado (± *90% dos casos*)
   Hipercalcemia (*quase sempre*)
   Hipercalciúria (*35% a 40%*)
   Fósforo sérico baixo (± *50%*) ou normal
   Fosfatase alcalina, osteocalcina e cAMP urinário elevados
   Acidose metabólica hiperclorêmica (*ocasionalmente*)
   Hipomagnesemia (*eventualmente*)
   Anemia (± *50%*) e VSH aumentada
2. **Possíveis alterações radiológicas**
   Reabsorção óssea subperiosteal (falanges, clavículas etc.)
   Aspecto em "sal e pimenta" do crânio
   Lesões osteolíticas (*tumores marrons*)
   Perda da lâmina dura dos dentes
   Osteopenia/fraturas vertebrais etc.
   Nefrolitíase, nefrocalcinose
   Condrocalcinose (*em até 10%*)
3. **Possíveis alterações à densitometria óssea**
   Osteopenia ou osteoporose (*predominante em osso cortical*)
4. **Possíveis alterações à cintilografia óssea**
   Áreas de hipercaptação focal ou difusa

Adaptado das Refs. 2, 4, 26 e 27.

Na presença de hipoalbuminemia, deve-se solicitar o cálcio ionizado ou fazer a correção da calcemia de acordo com os níveis de albumina {cálcio sérico encontrado − [0,8 × (4 − albumina sérica encontrada)]}.

Outras alterações bioquímicas do HPTP, com menor valor diagnóstico, incluem hipofosfatemia (detectada em aproximadamente 50% dos pacientes), hipercalciúria (em cerca de 40% e em 100% quando há nefrolitíase), aumento da 1,25-diidroxivitamina D (em um terço dos casos), elevação do AMP cíclico urinário e, menos comumente, acidose metabólica hiperclorêmica. Essa última é vista nos casos com níveis muito altos de PTH, com conseqüente inibição da reabsorção tubular de fosfato. Portanto, hipercloremia e diminuição do bicarbonato sérico são achados úteis na diferenciação entre HPTP e outras causas de hipercalcemia. No HPTP, os marcadores bioquímicos da formação óssea (p.ex., fosfatase alcalina e osteocalcina séricas) e reabsorção óssea, tais como deoxipiridinolina, N-telopeptídeo e C-telopeptídeo, estão tipicamente aumentados.[26,50]

Hipomagnesemia pode eventualmente estar presente, já que a reabsorção tubular de magnésio, ainda que estimulada pelo PTH, é inibida pela hipercalcemia. A magnitude da elevação do PTH e das demais alterações bioquímicas é mais pronunciada em pacientes com envolvimento esquelético do que naqueles com a forma assintomática.[1,26,27]

Os níveis séricos da 25-OHD estão freqüentemente reduzidos em pacientes com HPTP e podem mascarar a hipercalcemia em alguns pacientes, mimetizando assim o HPTP normocalcêmico.[45] Deficiência de vitamina D (definida como níveis de 25-OHD < 20 ng/mL) tem se mostrado, nos poucos estudos em que foi pesquisada, mais prevalente (50–81%) no HPTP do que no grupo controle[51] ou em pacientes com osteoporose.[52] Acredita-se que os baixos níveis séricos de 25-OHD resultem da aceleração do catabolismo da 25-OHD nos pacientes com HPTP. Especula-se que isso seja mediado pelo aumento dos níveis séricos do PTH e da 1,25-diidroxivitamina D.[45]

Carcinomas caracterizam-se por níveis séricos do PTH intacto bastante elevados (aumento acima de 5 vezes o limite superior da normalidade em mais de 70% dos pacientes) e do cálcio (> 14 mg/dL em 50% a 75% dos pacientes).[7,15,39] Não raramente, os níveis do PTH intacto excedem 1.000 pg/mL (valor de referência de 10–65 pg/mL).[46] Na maioria das séries, os valores médios da calcemia situam-se entre 15 e 16 mg/dL, comparados com 11 a 12 mg/dL nos indivíduos com adenomas paratiróideos. Os níveis séricos da α e β-hCG podem estar elevados em pacientes com CA.[7] Pacientes com adenomas de células oxifílicas podem ter elevação da calcemia e PTH similares às vistas em casos de carcinomas.[41]

O HPTP pode ocasionalmente se manifestar por uma crise hipercalcêmica (cálcio sérico > 15 mg/dL). Em uma série recente,[53] tal situação foi detectada em 35 de 638 casos de HPTP e mostrou-se mais freqüente na presença de carcinomas, adenomas duplos ou lesões com aparência cística. A taxa de mortalidade foi também maior do que em pacientes submetidos a paratiroidectomia sem crise hipercalcêmica (2,8% vs. 0,1%).

DIAGNÓSTICO DIFERENCIAL

O HPTP precisa ser diferenciado de outras causas de hipercalcemia (Quadro 66.6), bem como de doenças que levem a osteoporose, nefrolitíase, nefrocalcinose e hipofosfatemia. HPTP e neoplasias respondem por cerca de 90% dos casos de hipercalcemia. Dados da literatura mostram que 50% a 60% dos pacientes ambulatoriais

QUADRO 66.6
Causas de Hipercalcemia

1. **Relacionadas ao PTH**
   a. Hiperparatiroidismo primário
      - Adenoma
      - Hiperplasia
      - Carcinoma
      - Neoplasia endócrina múltipla
   b. Terapia com lítio
   c. Hipercalcemia hipocalciúrica familiar

2. **Relacionadas a neoplasias malignas**
   a. Tumores sólidos, com metástases ósseas [hipercalcemia osteolítica local] (*mecanismo principal ⇨ produção pela medula óssea ou metástases de citocinas estimuladoras da reabsorção óssea e PTH-rP*)
      - Carcinoma (CA) de mama e pulmão
   b. Tumores sólidos com hipercalcemia humoral (*mecanismo principal ⇨ produção de PTH-rP*)
      - Carcinomas escamosos (pulmão, laringe, esôfago, pele, cérvix e vulva); CA de rim, bexiga, mama, ovário, anaplásico de tiróide e adrenocortical; tumores carcinóides; colangiocarcinoma; feocromocitoma, insulinoma, tumores carcinóides, neoplasias pancreáticas, tumores benignos da mama, leiomioma uterino etc.
   c. Neoplasias hematológicas (*mecanismo principal ⇨ produção de citocinas estimuladoras da reabsorção óssea*)
      - Mieloma múltiplo, leucemias e linfomas
   d. Produção ectópica de PTH (*muito rara*)
      - CA papilífero de tiróide, CA ovariano, CA pulmonar de pequenas células, CA pancreático, CA de colo uterino, timoma, CA de células escamosas, CA escamoso de amígdala, CA hepatocelular e tumor ectodérmico primário altamente metastático

3. **Relacionadas à vitamina D**
   a. Intoxicação pela vitamina D
   b. Doenças granulomatosas (sarcoidose, tuberculose, hanseníase)
   c. Hipercalcemia idiopática da infância

4. **Outras causas**
   a. Doenças endócrinas (insuficiência adrenal, hipertiroidismo, feocromocitoma, insulinoma, vipoma)
   b. Imobilização
   c. Intoxicação pela vitamina A
   d. Drogas (tiazídicos, teofilina, berílio etc.)
   e. Doença hepática crônica avançada
   f. Infecção disseminada por citomegalovírus na AIDS
   g. Intoxicação por alumínio
   h. Insuficiência renal crônica
   i. Lúpus eritematoso sistêmico
   j. Síndrome leite-álcali
   k. Condroplasia metafisária de Jansen

Adaptado das Refs. 50, 54–56.

com hipercalcemia são portadores de hiperparatiroidismo primário e aproximadamente 31% têm neoplasias. Em pacientes hospitalizados, malignidades são a causa de 65% das hipercalcemias e o HPTP, 27%.[5,54–56]

A hipercalcemia relacionada às malignidades pode decorrer do envolvimento do esqueleto por metástases, denominada *hipercalcemia osteolítica local* (LOH) ou, sobretudo, pela produção de um peptídeo relacionado ao PTH (PTH-rP), caracterizando a *hipercalcemia humoral da malignidade* (HHM).[54–57] LOH está classicamente associada a carcinoma de mama, carcinoma de pulmão (exceto o de pequenas células), mieloma múltiplo e outras malignidades de origem hematológica. Nesses casos, a hipercalcemia resulta, sobretudo, da produção, na medula óssea, de citocinas capazes de estimular a reabsorção óssea. Entre tais citocinas se incluem o fator de necrose tumoral-β (TNF-β), o fator de necrose tumoral-α (TNF-α), a interleucina-1 (IL-1), a interleucina-6 (IL-6) e os fatores transformadores de crescimento α e β (TGF-α e TGF-β). Produção pelas metástases de PTH-rP pode também contribuir para a osteólise. Produção de linfocinas e de PTH-rP pelo tumor primário é fator adicional para o surgimento de hipercalcemia em pacientes com CA de mama. Finalmente, em casos de mieloma múltiplo, RANKL pode igualmente estimular a atividade osteoclástica.[50,54,55]

A HHM tem sido observada, principalmente, em pacientes com carcinomas escamosos (pulmão, rim, esôfago, língua, pele, cérvix e vulva) e carcinomas de rim, bexiga e ovário.[54–62] Nesses casos, a produção de citocinas possivelmente também contribui para a hipercalcemia. Hipersecreção de PTH-rP já foi também descrita em colangiocarcinoma, carcinoma (CA) do córtex adrenal, feocromocitoma, CA anaplásico de tiróide, insulinoma, tumores carcinóides, neoplasias pancreáticas e CA de mama, bem como na hipercalcemia secundária a tumores benignos da mama e leiomioma uterino.[57,59,63–67]

Excepcionalmente, pode acontecer produção ectópica tumoral de PTH. Na literatura existem cerca de 10 casos descritos, incluindo CA papilífero de tiróide, CA ovariano, CA pulmonar de pequenas células, CA pancreático, CA de colo uterino, timoma, CA de células escamosas, CA escamoso de amígdala, CA hepatocelular e tumor ectodérmico primário altamente metastático.[68–77] Recentemente, foi relatado caso de CA de bexiga que secretava tanto PTH quanto PTH-rP.[75]

Hipercalcemia pode também ser observada em pacientes com vipomas, tumores pancreáticos secretores do polipeptídeo intestinal vasoativo (VIP).[76] Nesses casos, também está presente a síndrome WDHA (diarréia aquosa, hipocalemia e acloridria).[77]

Entre as principais causas de *hipercalcemia não-tumoral* incluem-se a terapia com carbonato de lítio ou tiazídicos, doenças granulomatosas e infecciosas (tuberculose, sarcoidose, AIDS etc.), patologias endócrinas (insuficiência adrenal, hipertiroidismo etc.), hipercalcemia hipocalciúrica familiar (HHF), a síndrome leite-álcali, intoxicação por vitamina A ou D, imobilização prolongada, insuficiência renal etc. (Quadro 66.6).[46,56,71–85] Hipercalcemia pode raramente estar presente em casos de lúpus eritematoso sistêmico.[86] Também rara é a condrodisplasia metafisária de Jansen, que se manifesta por baixa estatura, hipercalcemia e hipofosfatemia, com PTH e PTH-rP normais ou baixos. O defeito básico nessa doença é uma mutação no gene do receptor do PTH-rP, que leva à ativação contínua desse receptor.[87] A tríade característica da síndrome leite-álcali é hipercalcemia, alcalose metabólica e insuficiência renal. Essa síndrome resulta da ingestão excessiva de leite e carbonato de cálcio. Sua patogênese não está esclarecida, mas pode envolver um ciclo vicioso em que a alcalose reduz a depuração renal de cálcio e a hipercalcemia, por sua vez, ajuda a manter a alcalose.[85]

Aumento da concentração da $1,25(OH)_2D$, por hidroxilação extra-renal da mesma é o mecanismo principal da hipercalcemia em pacientes com doenças granulomatosas. Pode também causar elevação da calcemia em alguns casos de linfomas.[54,55]

Um importante diagnóstico diferencial do HPTP é com a HHF. Nessa última, a calciúria geralmente é inferior a 100 mg/24 h, e há história familiar de hipercalcemia. Além disso, a relação cálcio urinário/*clearance* de creatinina tipicamente é < 0,01 na HHF e > 0,02 no HPTP.[19,27] É preciso também estar atento à possibilidade de concomitância do HPTP com outras causas benignas ou malignas de hipercalcemia.[7,88,89]

O *hiperparatiroidismo secundário* (HPTS) tem como causa principal a insuficiência renal crônica (IRC) (Quadro 66.7). Resulta de hipocalcemia crônica e produção deficiente de $1,25(OH)_2D_3$, comuns na IRC. O HPTS pode evoluir para um estado de hipersecreção autônoma de PTH, que, ao se acompanhar de hipercalcemia, caracteriza o *hiperparatiroidismo terciário*.[45,50]

Nas Figs. 66.8 e 66.9 constam dois fluxogramas para investigação da hipercalcemia.

TRATAMENTO

O tratamento definitivo do HPTP é a cirurgia, que está indicada para todos os pacientes com nefrolitíase ou osteíte fibrosa cística.[90-92] De acordo com as recomendações de um recente *workshop* do NIH (National Institutes of Health), também são candidatos à cirurgia pacientes com HPTP assintomático que se enquadrem em 1 ou mais das seguintes situações: (1) cálcio sérico > 1 mg/dL acima do limite superior da normalidade; (2) escore T do rádio, coluna e/ou colo femoral < −2,5; (3) redução no *clearance* de creatinina (ClCr) para menos de 60 mL/min/1,73 m²; (4) idade < 50 anos. Aproximadamente 60% dos casos de HPTP assintomático são candidatos à cirurgia, de acordo com esses critérios. Cirurgia está também indicada para os pacientes cujo acompanhamento médico não seja possível ou desejado (Quadros 66.8 e 66.9).[92] Calciúria de 24 h > 400 mg, na ausência de nefrolitíase, deixou de ser recomendada como critério indicativo de cirurgia.[92] Entretanto, não há ainda consenso sobre esse tópico.[92]

O NIH sugere que o ClCr seja calculado pela equação de Cockcroft-Gault[93] ou pela equação n.º 7 derivada do estudo MDRD (*The Modification of Diet in Renal Disease Study*),[94] a qual seria preferível por sua maior acurácia em estimar o ritmo de filtração glomerular (RFG) (Quadro 66.10).

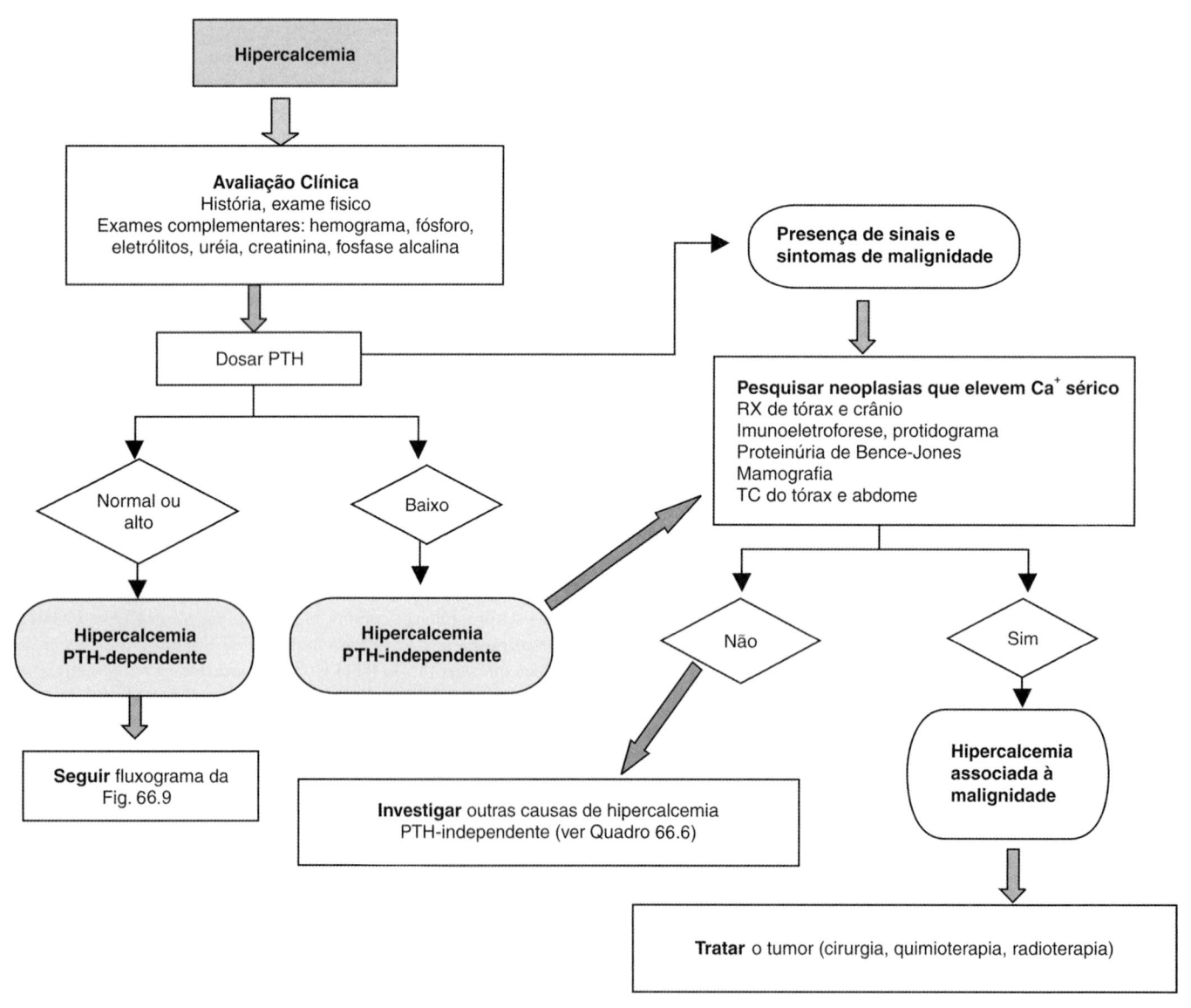

Fig. 66.8 Fluxograma para investigação da hipercalcemia. (Modificada da Ref. 50.)

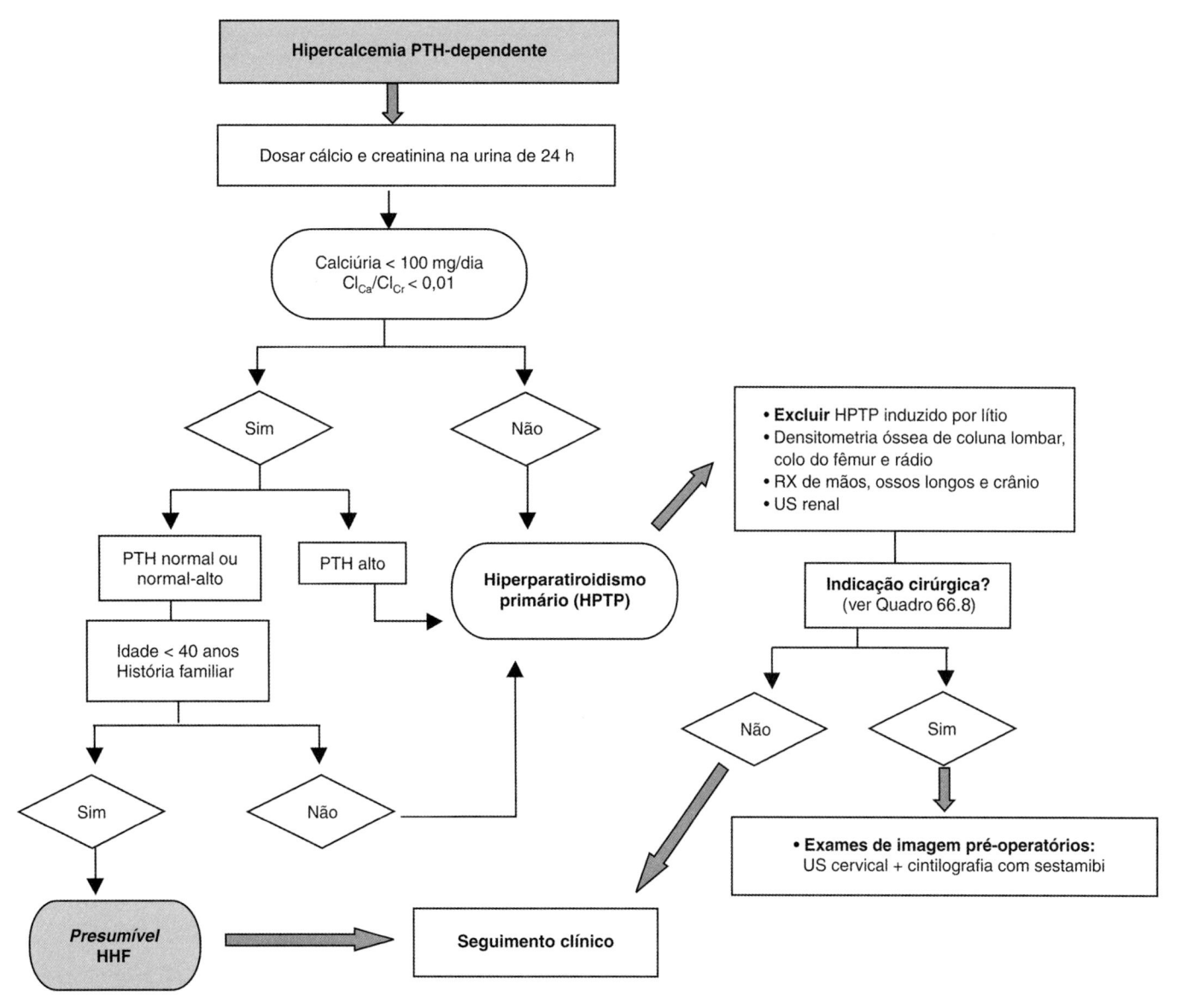

Fig. 66.9 Fluxograma para investigação e manuseio da hipercalcemia PTH-dependente. (Cl_{Ca} = *clearance* de cálcio; Cl_{Cr} = *clearance* de creatinina; HHF = hipercalcemia hipocalciúrica familiar; US = ultra-sonografia.) (Modificada da Ref. 50.)

Existem evidências que favorecem uma indicação mais ampla da cirurgia no HPTP assintomático. Por exemplo, resultados de alguns estudos, sobretudo da Europa, mostram melhora dos sintomas gerais, da tolerância à glicose e, até mesmo, do níveis tensionais em pacientes com doença leve e rotulados como assintomáticos, após serem submetidos à paratiroidectomia.[95] Além disso, um recente estudo longitudinal[96] mostrou, entre pacientes assintomáticos não-operados e seguidos por até 15 anos, que os achados bioquímicos permaneceram estáveis durante pelo menos 12 anos, mas houve tendência à elevação da calcemia após 13-15 anos. Os índices densitométricos, estáveis em todos os sítios durante os primeiros 8–10 anos de observação, começaram a declinar a partir de 9–10 anos. Ainda mais preocupante foi a constatação de que quase 60% dos indivíduos perderam mais de 10% da DMO ao longo dos seus 15 anos de observação.[96] Esses dados sugerem que o manuseio conservador a longo prazo do HPTP pode não ser sempre adequado.

Em alguns países, como a Inglaterra, a cirurgia tende a ser indicada para todos os casos de HPTP assintomático, visando-se reduzir os custos do seguimento dos pacientes não-operados.

Em casos de adenomas mediastínicos, existem relatos de cura do HPTP através da embolização da artéria que irriga o tumor.

Exames de Localização Pré-operatórios

Uma vez confirmado o diagnóstico de HPTP, costumam-se utilizar exames de imagem para localização das paratiróides. Tais exames são particularmente úteis na identificação de glândulas ectópicas no pescoço ou mediastino, bem como em casos de hiperparatiroidismo persistente ou recidivante após a cirurgia.[84,97] Na prática, os mais utilizados são a cintilografia com sestamibi marcado com tecnécio[99] (^{99}Tc-sestamibi) e a ultra-sonografia (sensibilidade média em torno de 60%).[98] A cintilografia com ^{99}Tc-sestamibi é o exame mais sensível. Em 5 séries, totalizando 222 pacientes, 74% a 100% (média de

QUADRO 66.7
Causas Comuns de Hiperparatiroidismo Secundário

Distúrbio	Comentário
Doença renal crônica (DRC)	Quando o RFG diminui para menos de 60 mL/min (estágio 3 ou superior de DRC)
Drogas	Bisfosfonatos, anticonvulsivantes, furosemida, fósforo
Hipercalciúria devido a perda renal l	Hipercalciúria renal
Síndrome de má-absorção	Doença celíaca, fibrose cística
Insuficiência de vitamina D	25-OHD plasmática < 20 µg/L (< 50 nmol/L)
Pseudo-hipoparatiroidismo tipo 1b	Tais casos podem ser normocalcêmicos

RFG: ritmo de filtração glomerular.
Adaptado da Ref. 45.

QUADRO 66.8
Indicações Cirúrgicas para o Hiperparatiroidismo Primário de acordo com o Terceiro Workshop Internacional do NIH sobre o Manuseio do Hiperparatiroidismo Primário Assintomático

1. Nefrolitíase
2. Osteíte fibrosa cística
3. HPTP assintomático, associado a uma ou mais das seguintes situações:
   - Cálcio sérico > 1 mg/dL acima do limite superior da normalidade
   - *Clearance* de creatinina < 60 mL/min/1,73 m^2
   - Escore T < −2,5 na coluna lombar, quadril e/ou antebraço
   - Idade < 50 anos
   - Pacientes cujo acompanhamento médico não seja possível ou desejado

Adaptado da Ref. 92.

QUADRO 66.10
Equações para o Cálculo do *Clearance* de Creatinina (ClCr)

Equação de Cockcroft-Gault

$$ClCr\,(mL/min) = \frac{[(140 - idade) \times peso] \times (0{,}85\ se\ mulher)}{(72 \times sCr)}$$

Equação n.º 7 do estudo MDRD

RFG (mL/min/1,73^2) = 170 × (sCr)$^{-0,999}$ × (uréia)$^{-0,170}$ × (Alb.)$^{+0,138}$ × (idade)$^{-0,176}$ × (0,762, se mulher) × (1,1180, se negro)

sCr: creatinina sérica; RFG: ritmo de filtração glomerular; Alb.: albumina.
Adaptado das Refs. 93 e 94.

82,3%) dos adenomas solitários foram corretamente localizados.[99–104] Em caso de hiperplasia ou múltiplos adenomas, a sensibilidade variou de 25% a 83% (média de 47,3%).[102–104] Na presença de doença óssea importante, devido ao maior volume do adenoma, o exame tende a ser sempre positivo (Fig. 66.10).[6] O ^{99}Tc-sestamibi pode também ser captado por osteoclastomas, simulando a existência de metástases.[108] Tomografia computadorizada (Fig. 66.11) ou ressonância magnética podem ser úteis em alguns casos para a localização das paratiróides.[26]

Em uma revisão de 20.225 casos de HPTP, a sensibilidade da cintilografia com ^{99}Tc-sestamibi foi de 88,4% para adenomas únicos, 44,4% para hiperplasia e 30% para adenomas duplos. Com a US, os percentuais correspondentes foram de 78,5%, 35% e 16,2%.[2]

Extensão da Cirurgia

A cirurgia tradicional para o HPTP é a exploração cervical bilateral com a identificação de todas as paratiróides e retirada daquelas que se mostrarem anormais. A justificativa para se identificar todas as quatro glândulas é que em 15% a 20% dos pacientes com HPTP esporádico detectar-se-á aumento de mais de uma paratiróide. Caso

QUADRO 66.9
Comparação das Novas e Antigas Recomendações do NIH para Paratiroidectomia no HPTP Assintomático[1]

Parâmetro	1990	2002	2008
Cálcio sérico (acima do limite superior da normalidade)	1–1,6 mg/dL (0,25–0,4 mmol/L)	1,0 mg/dL (0,25 mmol/L)	1,0 mg/dL (0,25 mmol/L)[1]
Calciúria de 24 horas	> 400 mg/dia (> 10 mmol/dia)	> 400 mg/dia (> 10 mmol/dia)	Não indicada[2]
Clearance de creatinina (calculado)	Redução > 30%	Redução > 30%	< 60 mL/min
Densidade mineral óssea (DMO)	Escore Z < −2,0 no rádio	Escore T < −2,5 em qualquer local[3]	Escore T < −2,5 em qualquer local[3] e/ou prévia fratura de fragilidade[4]
Idade (anos)	< 50	< 50	< 50

[1] Cirurgia está também indicada para pacientes em que o acompanhamento médico não seja desejado ou exeqüível.
[2] Alguns médicos ainda consideram calciúria de 24 h > 400 mg como indicação para cirurgia.
[3] Coluna lombar, colo do fêmur ou rádio 33%.
[4] De acordo com a posição estabelecida pela International Society for Clinical Densitometry, o uso de escores Z em vez de escores T está recomendado na avaliação da DMO em mulheres pré-menopausadas e em homens < 50 anos.
Adaptado da Ref. 92.

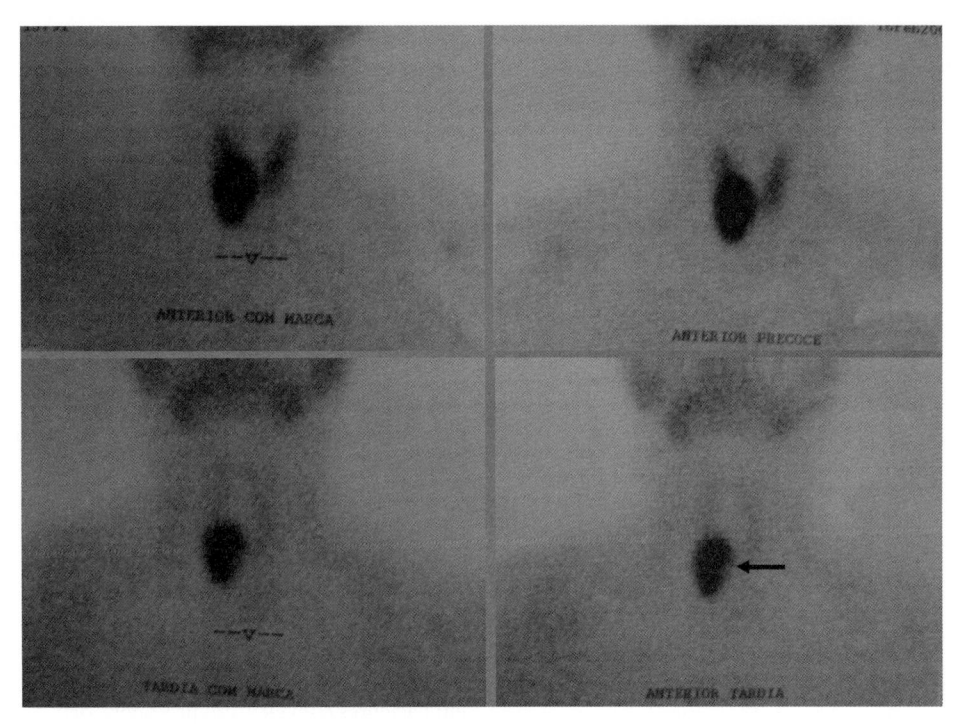

Fig. 66.10 Cintilografia com sestamibi em uma paciente de 35 anos com HPTP e MEN 1, mostrando hipercaptação tardia pelo adenoma paratiróideo (*seta*).

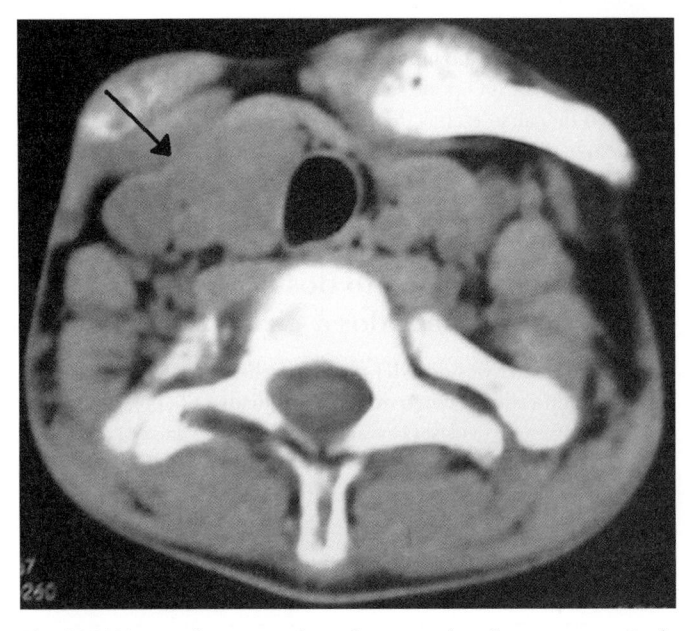

Fig. 66.11 Tomografia computadorizada mostrando volumosa tumoração de paratiróide (3,7 cm), com diagnóstico histológico de adenoma (*seta*).

se encontrem múltiplas glândulas aumentadas, retiram-se três delas e a metade daquela com aspecto mais normal (*paratiroidectomia subtotal*).[92,106,107]

Ultimamente, em muitos países, um número crescente de cirurgiões tem preconizado uma abordagem unilateral para a retirada de adenomas de paratiróide – *paratiroidectomia minimamente invasiva* (PMI) – com o intuito de reduzir o tempo e a morbidade da cirurgia.[2,107] Técnicas diferentes têm sido propostas. A mais utilizada inclui o emprego de cintilografia pré-operatória com 99Tc-sestamibi para localizar o adenoma e a dosagem intra-operatória do PTH para avaliação da retirada adequada do adenoma.[107-111] A dosagem do PTH é geralmente feita em amostra de sangue colhida 10 a 15 minutos após a retirada da paratiróide anormal (uma vez que o PTH tem uma meia-vida sérica de 3–4 minutos), através de um ensaio rápido que fornece o resultado em aproximadamente 10-15 minutos.[111] Uma queda nos níveis do hormônio maior ou igual a 50% é indicativa de cura, com normalização da calcemia em quase todos os pacientes.[109,110] Uma redução menor que 50% pode ser conseqüente à doença em múltiplas glândulas ou a um metabolismo lento do PTH. Nesses casos, uma exploração adicional das outras paratiróides é realizada. Em um estudo recente, a medida intra-operatória do PTH teve uma acurácia global de 95% na predição de normocalcemia após a cirurgia.[110] Nesse estudo, em 94 de 98 pacientes que se submeteram à exploração cirúrgica por causa de um adenoma solitário, o PTH intra-operatório reduziu-se em pelo menos 60% 15 minutos após a excisão da glândula.[110] Entre 143 pacientes, a medida intra-operatória do PTH teve sensibilidade e especificidade de 92% e 100%, respectivamente.[111]

Pode-se também lançar mão de uma pequena (10 mm) sonda de radiação gama para a localização perioperatória do adenoma (nesse caso, o 99Tc-sestamibi é injetado 2 horas antes da cirurgia).[112,113] Em alguns centros, a PMI é feita ambulatorialmente, por via endoscópica, sob anestesia local.[114]

Eficácia da Cirurgia

Nas mãos de um cirurgião experiente em paratiróides, a cura cirúrgica do HPTP por adenoma através da exploração cervical bilateral é conseguida em até 98% dos casos.[106] Recidiva do HPTP ocorre em 2–5% dos pacientes. Em casos de hiperplasia ou doença multiglandular, a taxa de sucesso cirúrgico é algo inferior à do adenoma, e o risco de recidiva ou persistência da hipersecreção do PTH depende do tipo de cirurgia. Nos pacientes submetidos a paratiroidectomia subtotal, esse risco a longo prazo é de aproximadamente 10% a 20%, podendo chegar a 50% nos pacientes com MEN.[106] Recidiva ou persistência do HPTP são bem mais raras após paratiroidectomia total e reimplante de tecido paratiroidiano no antebraço. Em um estudo recente,[107] a exploração bilateral cervical (n = 335) e a PMI com medida intra-operatória do PTH (n = 395) propiciaram taxas similares de cura (94% vs. 97%) e recidiva (4% vs. 3%). Resultados similares foram obtidos por outros autores.[2] Em uma outra série,[115] PMI propiciou normalização da calcemia em todos os 21 pacientes com adenomas.

A cirurgia bem-sucedida leva à normalização da calcemia (dentro de 4 a 12 horas, com o nadir usualmente observado 4 a 7 dias após) e de outros índices bioquímicos, incluindo PTH e marcadores do *turnover* ósseo.[106] Resulta também em substancial ganho de massa óssea, sobretudo na coluna lombar e colo do fêmur, geralmente após 6 meses da cirurgia. O aumento na densidade mineral óssea (DMO) tende a ser significativamente mais expressivo nos pacientes com doença óssea grave. Em uma série,[116] esse aumento variou de 3,5% a 440% (média de 112%) na coluna lombar e de 14% a 450% (média de 131%) no colo do fêmur, 1 ano após a cirurgia. Em uma adolescente, o aumento da massa óssea na coluna lombar, 3 anos após a paratiroidectomia, chegou a 550%.[116] Outros autores[117] evidenciaram incremento da DMO em cerca de 50% dos pacientes, 1 ano após a cirurgia.

Foi também demonstrado que o PTH pode permanecer elevado em 8% a 40% dos pacientes com HPTP submetidos a paratiroidectomia, a despeito da normalização da calcemia.[118,119] Tal achado pode ser transitório ou permanecer por até 4 anos ou mais. Deficiência de vitamina D ou resistência renal à 1-alfa hidroxilação da $25(OH)D_3$ mediada pelo PTH são possíveis fatores causais.[119] Em um estudo recente,[118] foram avaliados 611 pacientes consecutivos com HPTP submetidos a paratiroidectomia bem-sucedida, dos quais 111 (18,2%) permaneceram com PTH elevado, apesar dos valores normais da calcemia. Recidiva do HPTP foi rara nos pacientes com PTH elevado ou normal, porém foi significativamente maior no primeiro grupo (5,4% vs. 1,2%; $p < 0,05$), predominando nos casos com $Ca^{2+} \geq$ 9,7 mg/dL, nos quais a recorrência do HPTP atingiu 16%. Por outro lado, em alguns pacientes, o PTH normalizado após a cirurgia volta a se elevar, supostamente por resistência renal ao PTH.[120]

Em pacientes com carcinomas, recorrência do HPTP ocorre em 40% a 60% após a cirurgia, geralmente dentro de 2 a 5 anos. Dosagens seriadas dos níveis séricos do cálcio e PTH funcionam como o marcador tumoral ideal para essa neoplasia. A hipercalcemia precede a evidência física de doença recorrente na maioria dos casos, a qual envolve linfonodos cervicais ou outros tecidos do pescoço em dois terços dos casos.[15,39] Metástases à distância ocorrem em 25% dos pacientes, sobretudo para os pulmões; ossos e fígado são outros locais comumente afetados.[39] Entre 251 casos de carcinomas submetidos a cirurgia, a sobrevida média de 5 anos e 10 anos foi de 57% e 39%, respectivamente.[121] Existem evidências de que a radioterapia pós-cirúrgica pode diminuir o risco de progressão locorregional da doença.[122]

Complicações da Cirurgia

A paratiroidectomia é uma cirurgia difícil, uma vez que as glândulas normais pesam somente 40 g e podem estar localizadas do pescoço ao mediastino superior. As principais complicações da cirurgia incluem lesão do nervo laríngeo recorrente e retirada inadvertida ou desvitalização de todo o tecido paratiroidiano, levando a hipoparatiroidismo definitivo. Em mãos experientes, a incidência dessas complicações é < 1%. A freqüência de hipoparatiroidismo aumenta para 10% se uma segunda cirurgia se fizer necessária.[50,104,106]

Hipocalcemia pode também ser secundária a hipoparatiroidismo transitório, a hipomagnesemia (inibe secreção e ação do PTH) e a *síndrome da fome óssea* (SFO). Essa última é geralmente encontrada em pacientes com elevação pré-operatória da fosfatase alcalina sérica e envolvimento ósseo acentuado. Caracteriza-se por um episódio prolongado de hipocalcemia sintomática, 3 a 7 dias após a cura cirúrgica, devido a uma ávida captação de cálcio e fosfato pelos ossos. Usualmente se diferencia do hipoparatiroidismo pelos níveis séricos do fósforo (elevados no hipoparatiroidismo e baixos na SFO).[50,90,106] A ocorrência da SFO pode ser prevenida ou minimizada pela administração de cálcio e altas doses de vitamina D no pós-operatório. Também bastante útil, na nossa experiência, é o uso de bisfosfonatos antes da cirurgia: pamidronato (90 mg EV, 5–7 dias antes) ou alendronato (140 mg VO, a cada 7 dias, por 4 semanas).

Acompanhamento dos Pacientes Não Submetidos a Cirurgia

As recomendações do NIH para o seguimento desses pacientes têm se modificado ao longo do tempo (Quadro 66.11). No último *workshop*, foram sugeridas: (1) avaliação a cada 1 a 2 anos da densidade mineral óssea em 3 sítios (coluna lombar, rádio e colo femoral) e (2) determinação da calcemia e da creatinina sérica a cada 12 meses.[92]

QUADRO 66.11

Comparação das Novas e Antigas Diretrizes para o Seguimento de Pacientes com Hiperparatiroidismo Primário Assintomático Não Submetidos a Cirurgia

Parâmetro	1990	2002	2008
Cálcio sérico	2 × ao ano	2 × ao ano	Anualmente
Cálcio urinário nas 24 horas	Anualmente	Não recomendado	Não recomendado
Clearance de creatinina (amostras urinárias de 24 horas)	Anualmente	Não recomendado	Não recomendado
Creatinina sérica	Não recomendado	Anualmente	Anualmente
Densitometria óssea	Anualmente (antebraço)	Anualmente (3 sítios)[1]	A cada 1–2 anos (3 sítios)[1]
RX abdominal (e/ou ultra-sonografia)	Anualmente	Não recomendado	Não recomendado

[1]Coluna lombar, quadril e antebraço.
Adaptado da Ref. 92.

Os pacientes não-operados devem ser orientados a manter uma boa hidratação e evitar diuréticos tiazídicos e terapia com lítio, devido ao notório efeito hipercalcêmico dessas medicações. Dieta com altos níveis de cálcio, especialmente nos pacientes com níveis séricos elevados de 1,25(OH)$_2$D, pode levar a uma hiperabsorção de cálcio e ao agravamento da hipercalcemia. Da mesma forma, uma dieta com restrição de cálcio não seria desejável, já que poderia funcionar como combustível para os processos fisiopatológicos associados a secreção excessiva de PTH. Assim, o mais prudente parece ser uma ingestão de cálcio dentro do recomendado como ideal para adultos nos Estados Unidos, ou seja, 1.000–1.200 mg/dia.[90,91]

Conforme mencionado, a deficiência de vitamina D pode estimular os mecanismos associados ao excesso de secreção do PTH. Dessa forma, para pacientes com níveis baixos (< 20 ng/mL) de 25-hidroxivitamina D deve administrar a vitamina D em quantidades próximas às doses de reposição fisiológica (400–600 UI/dia).[90,92] Entretanto, os níveis séricos do cálcio devem ser monitorados freqüentemente, uma vez que podem se elevar em alguns pacientes.[90]

Em estudo recente, duplo-cego e controlado por placebo, a administração de *alendronato* (10 mg/dia), por 2 anos, a 44 pacientes com HPTP não submetidos a cirurgia resultou em significativo ganho de massa óssea na coluna lombar e colo do fêmur, sem modificar os níveis de cálcio ou PTH. Observou-se também uma marcante redução nos marcadores do *turnover* ósseo.[123] Em outros estudos evidenciaram-se resultados similares, porém ainda não se mostrou que os bisfosfonatos reduzem o risco de fraturas no HPTP.[124] Foi também demonstrado, em estudos envolvendo um pequeno número de pacientes, que *raloxifeno* (60–120 mg/dia) pode também ser útil, proporcionando redução da calcemia, sem modificar o PTH, e reversão da perda óssea em mulheres pós-menopausadas com HPTP assintomático.[124,125]

A *reposição estrogênica* (TRH) em mulheres na pós-menopausa induz uma pequena redução na calcemia (cerca de 0,5 mg/dL), sem modificar os níveis séricos do PTH. Além disso, diminui o *turnover* ósseo, aumenta a DMO e reduz a excreção urinária de cálcio e a deoxipiridinolina. Também se mostra útil na redução dos episódios de cólicas renais em pacientes com nefrolitíase.[26,126] Entretanto, implica risco aumentado para câncer de mama, tromboembolismo venoso e eventos cardiovasculares.[127]

Ainda que seja eficaz em diminuir calcemia, calciúria e concentração plasmática de 1,25(OH)$_2$D, o uso de *fosfato oral* deve ser evitado porque estimula a secreção do PTH e a excreção do cAMP urinário, além de causar calcificação metastática e intolerância gástrica.[26,125]

NOVAS PERSPECTIVAS TERAPÊUTICAS
Agentes Calcimiméticos

Atuam aumentando a sensibilidade do receptor sensível ao cálcio extracelular (*CaR*) aos níveis circulantes de cálcio, reduzindo, assim, a secreção de PTH e a calcemia. A maioria dos trabalhos publicados avaliou o *cinacalcet* (Sensipar®), que tem se mostrado bastante eficaz no manuseio do HPTP e do hiperparatiroidismo secundário (HPTS).[128] Em um estudo duplo-cego, envolvendo 78 casos de HPTP, normalização da calcemia aconteceu em 76% dos pacientes tratados com a droga (na dose de 30–50 mg/dia) e em 5% daqueles que tomaram placebo ($p < 0,001$).[129] Outros estudos mostraram que cinacalcet reduz em até 50% os níveis de PTH, com normalização do cálcio sérico em aproximadamente 80% dos pacientes tratados.[124,127]

Sensipar® está disponível em comprimidos de 30, 60 e 90 mg. Em casos de HPTP ou HPTS, a dose inicial recomendada é de 30 mg em tomada única diária que pode ser reajustada a até 300 mg/dia. Em caso de hiperparatiroidismo por carcinoma paratiróideo, recomenda-se iniciar com 30 mg 2 vezes ao dia, podendo, essa dose ser aumentada para até 90 mg 3 a 4 vezes ao dia, visando-se à normalização da calcemia.[123]

Em alguns países europeus, cinacalcet está aprovado para o tratamento do HPTP e HPTS. Nos EUA, seu uso atualmente está apenas autorizado para o HPTS e hipercalcemia persistente após a cirurgia em casos de carcinoma paratiróideo.

Análogos da Vitamina D

Drogas que mimetizam a capacidade da vitamina D em inibir a síntese e a secreção do PTH também estão sendo estudadas, sobretudo no manuseio do hiperparatiroidismo secundário.[130]

PROGNÓSTICO DO CARCINOMA DE PARATIRÓIDE

O prognóstico do carcinoma é bastante variável, e nenhuma característica permite predizer com certeza o desfecho da doença.[7] Diagnóstico precoce e completa ressecção do tumor na ocasião da cirurgia inicial implicam melhor prognóstico.[15,39] O tempo médio entre a cirurgia e a primeira recidiva é de aproximadamente 3 anos, embora intervalos de até 20 anos tenham sido relatados.[7] Uma vez que o tumor recidivou, a cura completa é improvável. Entretanto, mesmo nessas circunstâncias, sobrevida prolongada ainda é comum com uma cirurgia paliativa.[15,131] A taxa de sobrevida de 5 anos varia de 40% a 86%.[7,31] De acordo com levantamento do National Cancer Database, nos Estados Unidos, a sobrevida em 10 anos é de cerca de 49%.[132]

Entre 27 casos do M.D. Anderson Cancer Center, a taxa de sobrevida de 5 e 10 anos foi de 85% e 77%, respectivamente. Radioterapia após a cirurgia foi útil na redução de recidiva local.[133] Em uma série italiana,[134] a sobrevida média foi de 29 meses (variação de 20 a 146 meses).

HIPERPARATIROIDISMO DURANTE A GESTAÇÃO

HPTP durante a gravidez acarreta significativos riscos para a mãe e o feto. Paratiroidectomia permanece como o único tratamento definitivo para essa condição, mas a época ideal para a cirurgia ainda é controversa. A maioria dos autores sugere que seja feita no segundo trimestre da gestação.[135,136]

TRATAMENTO MEDICAMENTOSO DA HIPERCALCEMIA

Pacientes com hipercalcemias leves (cálcio sérico total até 12 mg/dL) geralmente são assintomáticos e não necessitam de nenhum tratamento clínico para reduzir a calcemia. Níveis séricos de cálcio entre 12 e 14 mg/dL apenas devem ser tratados se houver sintomas. Nessas duas situações se enquadram quase todos os pacientes com HPTP. Em contrapartida, valores > 14 mg/dL devem ser considerados potencialmente danosos para os pacientes e sempre requerem

> **QUADRO 66.12**
>
> **Tratamento da Hipercalcemia**
>
> **Medidas Gerais**
> Hidratação com solução fisiológica
> Diuréticos de alça
> Diálise
> Mobilização
>
> **Terapia Farmacológica**
> Inibidores da reabsorção óssea
> - Bisfosfonatos
> - Calcitonina
> - Plicamicina
> - Nitrato de gálio
> Glicocorticóides*

*Nas doenças granulomatosas, intoxicação por vitamina D e malignidades hematológicas.

intervenção farmacológica. Tal situação é mais usual na hipercalcemia secundária a neoplasias, carcinoma paratiróideo ou adenoma paratiróideo associado a condições que predisponham à hipercalcemia (p.ex., imobilização prolongada, uso de carbonato de lítio, tiazídicos etc.).[50,54] As medidas úteis no manuseio da hipercalcemia grave, listadas no Quadro 66.12, serão comentadas a seguir.

Aumento da Excreção Urinária de Cálcio

A excreção urinária de cálcio pode ser aumentada em pacientes com hipercalcemia através da inibição da rebsorção de sódio nos túbulos distais e na alça de Henle, reduzindo-se, assim, a reabsorção passiva de cálcio. Isso pode ser conseguido pela infusão endovenosa (EV) de solução fisiológica (SF) a 0,9% com a administração de um diurético de alça, como a furosemida.[137]

SF A 0,9%

Mostra-se útil na correção da desidratação, comum na hipercalcemia, e também induz aumento da excreção urinária de cálcio, por reduzir sua reabsorção tubular. Geralmente, administram-se 2–4 L nas primeiras 24 horas. A hidratação deve ser mantida até a plena normalização da calcemia. A calcemia começa a se reduzir dentro de 2 a 4 horas, atingindo a normalidade em 12 a 24 horas se a diurese for contínua (250 mL/h). Os pacientes devem ser monitorados para se evitarem hipovolemia e distúrbios eletrolíticos.[54,55,137]

DIURÉTICOS DE ALÇA

Permitem um aumento adicional da excreção urinária de cálcio. Entretanto, podem exacerbar a depleção do volume extracelular se usados precocemente. Portanto, somente devem ser empregados após a correção da desidratação, caso as medidas alternativas não corrijam a hipercalcemia ou se houver risco de descompensação cardíaca pela infusão da SF.[54,55,137]

Inibição da Reabsorção Óssea

O aumento da reabsorção óssea constitui um dos mais importantes mecanismos fisiopatológicos da hipercalcemia. Ele pode ser inibido pelas seguintes medicações:

BISFOSFONATOS

Representam os fármacos mais usados atualmente no tratamento da hipercalcemia, com resultados favoráveis na grande maioria dos casos. São potentes inibidores da reabsorção óssea e podem minimizar a dor óssea. Pamidronato (PAM) e zoledronato (ZLN) são as principais opções.[137]

A posologia recomendada do *pamidronato* (Aredia®) é 1–1,5 mg/kg (em geral, 30–90 mg), na dependência dos níveis de cálcio. Ele é usualmente administrado em infusão única, diluída em SF a 0,9%, durante 4 a 6 horas. Um regime terapêutico de infusão em 24 horas também tem sido proposto. Normalização da calcemia é esperada com esses esquemas em 70% a 100% dos casos. A normocalcemia costuma se manter por aproximadamente 15 dias.[137]

Zoledronato (Zometa®, Aclasta®) representa o bisfosfonato mais potente no tratamento da hipercalcemia, especialmente quando ela é associada a malignidade. Em um estudo envolvendo 275 portadores de hipercalcemia da malignidade (moderada a grave),[138] infusões únicas de zoledronato (4 ou 8 mg, durante 5 min) mostraram-se superiores ao pamidronato (90 mg, em 2 h). De fato, a taxa de normalização da calcemia no 10º dia variou de 86,7% a 88,4% com ZLN e foi de 69,7% com PAM. Normalização da calcemia ocorreu no quarto dia em cerca de 50% dos pacientes tratados com ZLN e um terço daqueles que receberam PAM. A duração média do controle foi mais longa com ZLN (32 e 43 dias) do que com PAM (18 dias).[138]

CALCITONINA

Atua inibindo diretamente a atividade osteoclástica e aumentando a excreção urinária de cálcio. Sua principal vantagem é um início de ação bastante rápido que se manifesta em 2 a 6 horas. A calcemia, contudo, raramente é normalizada. Em geral, a redução dos níveis de cálcio não excede 2 mg/dL e só ocorre em 60% a 70% dos pacientes; a maioria desenvolve taquifilaxia dentro de 2 a 3 dias. Um outro inconveniente da calcitonina é que seu efeito hipocalcêmico é transitório. A *dose usual* é de 4–8 unidades/kg, por via intramuscular, subcutânea ou intranasal, a cada 8–12 horas.[139,140]

PLICAMICINA

Anteriormente denominada mitramicina, é um antibiótico citotóxico que inibe a reabsorção óssea através do bloqueio da síntese do DNA nos osteoclastos. Na dose de 15–25 μg/kg, por via endovenosa (infusão em 4–6 h), possibilita, na maioria dos pacientes, redução da calcemia. Essa última começa a declinar após 12 horas do início do tratamento e atinge sua concentração mais baixa em 48–72 horas. Se necessário, pode ser repetida a cada 24–48 horas. O uso da plicamicina fica limitado por sua toxicidade para a medula óssea, rins e fígado.[54,137]

NITRATO DE GÁLIO (NG)

Permite normalização da calcemia na maioria dos pacientes, com o esquema de 200 mg/m² infundidos EV durante 5 dias. Entretanto, NG é raramente usado devido a sua nefrotoxicidade e outros efeitos adversos, como hipotensão, náuseas, vômitos, anemia e hipofosfatemia.[54,141]

Diminuição da Absorção Intestinal de Cálcio

GLICOCORTICÓIDES

Estão indicados nas situações em que a hipercalcemia resulta de hiperabsorção intestinal de cálcio, tais como as doenças granulomatosas e a intoxicação por vitamina D. Também se mostram muito eficazes em reduzir a calcemia em pacientes hipercalcêmicos com linfomas ou mieloma múltiplo.[54,137]

Os glicocorticóides habitualmente reduzem a calcemia dentro de 2 a 5 dias, diminuindo a produção de calcitriol pelas células mononucleares ativadas do pulmão e nódulos linfáticos. Caso não sejam eficazes, podem ser substituídos por cloroquina, hidroxicloroquina ou cetoconazol, que igualmente reduzem a produção de calcitriol.[137]

FOSFATO ORAL

Uma outra forma de diminuir a absorção intestinal de cálcio é pela administração oral de fosfato (1 a 3 g/dia), o qual forma complexos insolúveis no intestino, limitando a absorção intestinal do íon e diminuindo levemente seus níveis séricos.[137]

Outras Medidas

Medicações com efeito hipercalcemiante (p.ex., lítio, tiazídicos) devem ser suspensas de imediato. Diálise peritoneal ou, de preferência, hemodiálise podem eventualmente ser utilizadas nos casos mais graves. Lembrar que imobilização prolongada é um fator agravante da hipercalcemia, por estimular a reabsorção óssea.[137]

BIBLIOGRAFIA

1. Rodgers SE, Lew JI, Solórzano CC. Primary hyperparathyroidism. *Curr Opin Oncol*, 2008; *20*:52-8.
2. Bilezikian JP, Brandi ML, Rubin M, Silverberg SJ. Primary hyperparathyroidism: new concepts in clinical, densitometric and biochemical features. *J Intern Med*, 2005; *257*:6-17.
3. Taniegra ED. Hyperparathyroidism. *Am Fam Physician*, 2004; *69*:333-9.
4. Ahmad R, Hammond JM. Primary, secondary, and tertiary hyperparathyroidism. *Otolaryngol Clin North Am*, 2004; *37*:701-13.
5. Marx SJ. Hyperparathyroid and hypoparathyroid disorders. *N Engl J Med*, 2000; *343*:1863-75.
6. Bandeira F. Hiperparatiroidismo primário – diagnóstico e tratamento. In Bandeira F et al. (eds.). *Endocrinologia e Diabetes*. Rio de Janeiro: Medsi 2003:382-91.
7. Shane E. Clinical review 122. Parathyroid carcinoma. *J Clin Endocrinol Metab*, 2001; *86*:485-93.
8. Bergson EJ, Heller KS. The clinical significance and anatomic distribution of parathyroid double adenomas. *J Am Coll Surg*, 2004; *198*:185-9.
9. Sekine O, Hozumi Y, Takemoto N, et al. Parathyroid adenoma without hyperparathyroidism. *Jpn J Clin Oncol*, 2004; *34*:155-8.
10. Rickels MR, Langer JE, Mandel SJ. Hyperfunctioning intrathyroidal parathyroid cyst. *J Clin Endocrinol Metab*, 2004; *89*:1051-2.
11. Bendz H, Sjodin I, Toss G, Berglund K. Hyperparathyroidism and long-term lithium therapy – a cross-sectional study and the effect of lithium withdrawal. *J Intern Med*, 1996; *240*:357-65.
12. Schneider AB, Gierlowski TC, Shore-Freedman E, et al. Dose-response relationships for radiation-induced hyperparathyroidism. *J Clin Endocrinol Metab*, 1995; *80*:254-7.
13. Brandi ML, Falchetti A. Genetics of primary hyperparathyroidism. *Urol Int*, 2004; *72*(suppl. 1):11-6.
14. Ferris RL, Simental Jr AA. Molecular biology of primary hyperparathyroidism. *Otolaryngol Clin North Am*, 2004; *37*:819-31.
15. Marcocci C, Cetani F, Rubin MR, et al. Parathyroid carcinoma. *J Bone Miner Res*, 2008; *23*:1869-80.
16. Cavaco BM, Guerra L, Bradley KJ, et al. Hyperparathyroidism-jaw tumor syndrome in Roma families from Portugal is due to a founder mutation of the HRPT2 gene. *J Clin Endocrinol Metab*, 2004; *89*:1747-52.
17. Carling T, Szabo E, Bai M, et al. Familial hypercalcemia and hypercalciuria caused by a novel mutation in the cytoplasmic tail of the calcium receptor. *J Clin Endocrinol Metab*, 2000; *85*:2042-7.
18. Malone JP, Srivastava A, Khardori R. Hyperparathyroidism and multiple endocrine neoplasia. *Otolaryngol Clin North Am*, 2004; *37*:715-36.
19. Schwartz SR, Futran ND. Hypercalcemic hypocalciuria: a critical differential diagnosis for hyperparathyroidism. *Otolaryngol Clin North Am*, 2004; *37*:887-96.
20. Ward BK, Magno AL, Davis EA, et al. Functional deletion of the calcium-sensing receptor in a case of neonatal severe hyperparathyroidism. *J Clin Endocrinol Metab*, 2004; *89*:3721-30.
21. Miyashiro K, Kunii I, Manna TD, et al. Severe hypercalcemia in a 9-year-old Brazilian girl due to a novel inactivating mutation of the calcium-sensing receptor. *J Clin Endocrinol Metab*, 2004; *89*:5936-41.
22. Pallais JC, Kifor O, Chen YB, et al. Acquired hypocalciuric hypercalcemia due to autoantibodies against the calcium-sensing receptor. *N Engl J Med*, 2004; *351*:362-9.
23. Carrasco CA, Gonzalez AA, Carvajal CA, et al. Novel intronic mutation of MEN1 gene causing familial isolated primary hyperparathyroidism. *J Clin Endocrinol Metab*, 2004; *89*:4124-9.
24. Warner J, Epstein M, Sweet A, et al. Genetic testing in familial isolated hyperparathyroidism: unexpected results and their implications. *J Med Genet*, 2004; *41*:155-60.
25. Simonds WF, Robbins CM, Agarwal SK, et al. Familial isolated hyperparathyroidism is rarely caused by germline mutation in HRPT2, the gene for the hyperparathyroidism-jaw tumor syndrome. *J Clin Endocrinol Metab*, 2004; *89*:96-102.
26. Silverberg SJ, Bilezikian JP, Bone HG, et al. Therapeutic controversies in primary hyperparathyroidism. *J Clin Endocrinol Metab*, 1999; *84*:2275-85.
27. Bilezikian JP, Silverberg SJ. Clinical spectrum of primary hyperparathyroidism. *Rev Endocr Metab Disord*, 2000; *1*:237-45.
28. Farnebo LO. Primary hyperparathyroidism. Update on pathophysiology, clinical presentation and surgical treatment. *Scand J Surg*, 2004; *93*:282-7.
29. Bilezikian JP, Silverberg SJ. Asymptomatic primary hyperparathyroidism. *N Engl J Med*, 2004; *350*:1746-51.
30. Bandeira F, Caldas G, Freese E, et al. Relationship between serum vitamin D status and clinical manifestations of primary hyperparathyroidism. *Endocr Pract*, 2002; *8*:266-70.
31. Bandeira F, Caldas G, Freese E, et al. Vitamin D status and clinical presentation in primary hyperparathyroidism. Proc. of the 83rd Annual Meeting of the Endocrine Society, 2001:472.
32. Silveberg SJ, Shane E, Dempster DW, et al. The effects of vitamin D insufficiency in patients with primary hyperparathyroidism. *Am J Med*, 1999; *107*:561-7.
33. Machado RJC, Vilar L, Cavalcante FS, Câmara Neto JB. Hiperparatireoidismo primário com manifestações clínicas graves – relato de três casos. *An Fac Med Univ Fed Pernamb*, 2004; *49*:60-4.
34. Saleem TF, Horwith M, Stack Jr BC. Significance of primary hyperparathyroidism in the management of osteoporosis. *Otolaryngol Clin North Am*, 2004; *37*:751-61.
35. Fernandez-Sanroman J, Anton-Badiola IM, Costas-Lopez A. Brown tumor of the mandible as first manifestation of primary hyperparathyroidism: diagnosis and treatment. *Med Oral Patol Oral Cir Bucal*, 2005; *10*:169-72.
36. Carnaille B, Oudar C, Pattou F, et al. Pancreatitis and primary hyperparathyroidism: forty cases. *Aust N Z J Surg*, 1998; *68*:117-9.
37. Kishida M, Otsuka F, Mimura Y, et al. A lethal complication, acute necrotizing pancreatitis, of Turner's syndrome with primary hyperparathyroidism. *Endocr J*, 2003; *50*:835-6.
38. Kamycheva E, Sundsfjord J, Jorde R. Serum parathyroid hormone levels predict coronary heart disease: the Tromso Study. *Eur J Cardiovasc Prev Rehabil*, 2004; *11*:69-74.

39. Fraker DL. Parathyroid tumors. *In* DeVita Jr VT. (ed.). *Cancer: Principles and Practice of Oncology*. 5th ed. Philadelphia: Lippincott-Raven, 1997:1652-9.
40. Kameyama K, Takami H. Double parathyroid carcinoma. *Endocr J*, 2003; 50:477-9.
41. Fleischer J, Becker C, Hamele-Bena D, *et al*. Oxyphil parathyroid adenoma: a malignant presentation of a benign disease. *J Clin Endocrinol Metab*, 2004; 89:5948-51.
42. Power C, Kavanagh D, Hill AD, *et al*. Unusual presentation of a giant parathyroid adenoma: Report of a case. *Surg Today*, 2005; 35:235-7.
43. Merlano M, Conte P, Scarsi P, *et al*. Non-functioning parathyroid carcinoma: a case report. *Tumori*, 1985; 71:193-6.
44. Mischis-Troussard C, Goudet P, *et al*. Primary hyperparathyroidism with normal serum intact parathyroid hormone levels. *QJM*, 2000; 93:365-7.
45. Eastell R, Arnold A, Brandi ML, *et al*. Diagnosis of asymptomatic primary hyperparathyroidism: Proceedings of the Third International Workshop. *J Clin Endocrinol Metab*, 2009; 94:340-50.
46. Hauache OM. Diagnóstico laboratorial do hiperparatiroidismo primário. *Arq Brasil Endocrinol Metab*, 2002; 46:79-84.
47. Silverberg SJ, Bilezikian JP. "Incipient" primary hyperparathyroidism: a "forme fruste" of an old disease. *J Clin Endocrinol Metab*, 2003; 88:5348-52.
48. Emin AH, Suoglu Y, Demir D, Karatay MC. Normocalcemic hyperparathyroidism presented with mandibular brown tumor: report of a case. *Auris Nasus Larynx*, 2004; 31:299-304.
49. Hannan FM, Fairney A, Johnston DG. Vitamin D deficiency masking primary hyperparathyroidism. *Ann Clin Biochem*, 2004; 41:405-7.
50. Bringhurst FR, Demay MB, Kronenberg HM. Hormones and disorders of mineral metabolism. *In* Larsen PR *et al.* (eds.). *Williams Textbook of Endocrinology*. 10th ed. Philadelphia: W.B. Saunders 2003:1303-71.
51. Moosgaard B, Vestergaard P, Heickendorff L, *et al*. Vitamin D status, seasonal variations, parathyroid adenoma weight and bone mineral density in primary hyperparathyroidism. *Clin Endocrinol* (Oxf), 2005; 63:506-13.
52. Guardia G, Parikh N, Eskridge T, *et al*. Prevalence of vitamin D depletion among subjects seeking advice on osteoporosis: a five-year cross-sectional study with public health implications. *Osteoporos Int*, 2008; 19:13-9.
53. Gasparri G, Camandona M, Mullineris B, *et al*. Acute hyperparathyroidism: our experience with 36 cases. *Ann Ital Chir*, 2004; 75:321-4.
54. Martin LNC, Kayath MJ. Abordagem clínico-laboratorial no diagnóstico diferencial de hipercalcemia. *Arq Bras Endocrinol Metab*, 1999; 43:472-9.
55. Deftos LJ. Hypercalcemia in malignant and inflammatory diseases. *Endocrinol Metab Clin North Am*, 2002; 31:141-58.
56. Carroll MF, Schade DS. A practical approach to hypercalcemia. *Am Fam Physician*, 2003; 67:1959-66.
57. Body JJ. Hypercalcemia of malignancy. *Semin Nephrol*, 2004; 24:48-54.
58. Strewler GJ. The parathyroid hormone-related protein. *Endocrinol Metab Clin North Am*, 2000; 29:629-45.
59. DeLellis RA, Xia L. Paraneoplastic endocrine syndromes: a review. *Endocr Pathol*, 2003; 14:303-17.
60. Chaudhary UB, Milling DL, Bissada NK. Transitional cell carcinoma of the bladder producing parathyroid hormone-related protein (PTHrP). *Can J Urol*, 2004; 11:2136-8.
61. Ansari K, Clerk A, Patel MH, *et al*. Hypercalcemia induced by parathyroid hormone-related peptide after treatment of squamous cell carcinoma of oral cavity. *Assoc Physicians India*, 2003; 51:1023-4.
62. Ueno M, Tokonabe S, Kuroda I, *et al*. Hypercalcemia upon recurrence of renal cell carcinoma producing parathyroid hormone-related protein. *Scand J Urol Nephrol*, 2003; 37:265-8.
63. Yen Y, Chu PG, Feng W. Paraneoplastic syndromes in cancer: Case 3. Parathyroid hormone-related hypercalcemia in cholangiocarcinoma. *Clin Oncol*, 2004; 22:2244-5.
64. Inoue T, Nagao S, Tajima H, *et al*. Adenosquamous pancreatic cancer producing parathyroid hormone-related protein. *J Gastroenterol*, 2004; 39:176-80.
65. Iwai H, Ohno Y, Aoki N. Anaplastic thyroid carcinoma with humoral hypercalcemia of malignancy (HHM): an autopsy case report. *Endocr J*, 2004; 51:303-10.
66. Bilici A, Doventas A, Karadag B, *et al*. Hypercalcemia associated with a uterine leiomyoma: a case report and review of the literature. *Gynecol Oncol*, 2004; 93:269-71.
67. Hara T, Wakatsuki S, Ozaki S, *et al*. Primary adult T-cell leukemia/lymphoma of bone. *Int J Hematol*, 2004; 79:157-60.
68. Iguchi H, Miyagi C, Tomita K, *et al*. Hypercalcemia caused by ectopic production of parathyroid hormone in a patient with papillary adenocarcinoma of the thyroid gland. *J Clin Endocrinol Metab*, 1998; 83:2653-7.
69. Ohira S, Itoh K, Shiozawa T, *et al*. Ovarian non-small cell neuroendocrine carcinoma with paraneoplastic parathyroid hormone-related hypercalcemia. *Int J Gynecol Pathol*, 2004; 23:393-7.
70. Kuzuya K, Nakanishi T. Endocrine tumor of the uterine cervix. *Nippon Rinsho*, 2004; 62:903-6.
71. Koyama Y, Ishijima H, Ishibashi A, *et al*. Intact PTH-producing hepatocellular carcinoma treated by transcatheter arterial embolization. *Abdom Imaging*, 1999; 24:144-6.
72. Rizzoli R, Pache JC, Didierjean L, *et al*. A thymoma as a cause of true ectopic hyperparathyroidism. *J Clin Endocrinol Metab*, 1994; 79:912-5.
73. Samaan NA, Ordonez NG, Ibanez M, *et al*. Ectopic parathyroid hormone production by a squamous carcinoma of the tonsil. *Arch Otolaryngol*, 1983; 109:91-4.
74. Arps H, Dietel M, Schulz A, *et al*. Pancreatic endocrine carcinoma with ectopic PTH-production and paraneoplastic hypercalcaemia. *Virchows Arch A Pathol Anat Histopathol*, 1986; 408:497-503.
75. Eid W, Wheeler TM, Sharma MD. Recurrent hypercalcemia due to ectopic production of parathyroid hormone-related protein and intact parathyroid hormone in a single patient with multiple malignancies. *Endocr Pract*, 2004; 10:125-8.
76. Wagner AM, Trias M, Campo R, *et al*. Pancreatic vasoactive intestinal peptide-producing tumor and hypercalcemia. *Eur J Intern Med*, 2004; 15:328.
77. Ichimura T, Kondo S, Okushiba S, *et al*. A calcitonin and vasoactive intestinal peptide-producing pancreatic endocrine tumor associated with the WDHA syndrome. *Int J Gastrointest Cancer*, 2003; 33:99-102.
78. McHenry CR, Lee K. Lithium therapy and disorders of the parathyroid glands. *Endocr Pract*, 1996; 2:103-9.
79. Topsakal R, Saglam H, Arinc H, *et al*. Electrocardiographic J wave as a result of hypercalcemia aggravated by thiazide diuretics in a case of primary hyperparathyroidism. *Jpn Heart J*, 2003; 44:1033-7.
80. Ko YC, Lee CT, Cheng YF, *et al*. Hypercalcaemia and haemophagocytic syndrome: rare concurrent presentations of disseminated tuberculosis in a dialysis patient. *Int J Clin Pract*, 2004; 58:723-5.
81. Lawn SD, Macallan DC. Hypercalcemia: a manifestation of immune reconstitution complicating tuberculosis in an HIV-infected person. *Clin Infect Dis*, 2004; 38:154-5.
82. Ponce C, Gujral JS. Renal failure and hypercalcemia as initial manifestations of extrapulmonary sarcoidosis. *South Med J*, 2004; 97:590-2.
83. Camblor Alvarez M, de la Cuerda Compes C, Breton Lesmes I, *et al*. Severe hypercalcemia secondary to an Addisonian crisis and hyperthyroidism. *Rev Clin Esp*, 1997; 197:465-6.
84. Inzucchi SE. Management of hypercalcemia. Diagnostic workup, therapeutic options for hyperparathyroidism and other common causes. *Postgrad Med*, 2004; 115:27-36.
85. Picolos MK, Sims CR, Mastrobattista JM, *et al*. Milk-alkali syndrome in pregnancy. *Obstet Gynecol*, 2004; 104:1201-4.
86. Erdozain JG, Egurbide MV, Ruiz-Irastorza G, *et al*. Systemic lupus erythematosus presenting as acute symptomatic hypercalcemia. *Lupus*, 2004; 13:132-4.

87. Al Kaissi A, Ghachem MB, Nessib N, et al. Distinctive new form of spondyloepimetaphyseal dysplasia with severe metaphyseal changes similar to Jansen metaphyseal chondrodysplasia. *Australas Radiol*, 2005; 49:57-62.
88. Matsumoto J, Kojima T, Shimizu T, et al. A case of lung cancer with hypercalcemia which was incidentally complicated with primary hyperparathyroidism due to parathyroid adenoma. *Ann Thorac Cardiovasc Surg*, 2002; 8:151-3.
89. Khandwala HM, Boctor MA. Multiple myeloma presenting with recurrent hypercalcemia in a patient with a history of primary hyperparathyroidism: report of case and review of literature. *Endocr Pract*, 2004; 10:345-7.
90. Bilezikian JP. Primary hyperparathyroidism. When to observe and when to operate. *Endocrinol Metab Clin*, 2000; 29:465-78.
91. Bilezikian JP, Potts Jr JT, Fuleihan G, et al. Summary statement from a workshop on asymptomatic primary hyperparathyroidism: A perspective for the 21st century. *J Clin Endocrinol Metab*, 2002; 87:5353-61.
92. Bilezikian JP, Khan AA, Potts JT Jr; Third International Workshop on the Management of Asymptomatic Primary Hyperthyroidism. Guidelines for the management of asymptomatic primary hyperparathyroidism: summary statement from the Third International Workshop. *J Clin Endocrinol Metab*, 2009; 94:335-9.
93. Gault MH, Longerich LL, Harnett JD, Wesolowski C. Predicting glomerular function from adjusted serum creatinine. *Nephron*, 1992; 62:249-56.
94. Jones CA, McQuillan GM, Kusek JW, et al. Serum creatinine levels in the US population: Third National Health and Nutrition Examination Survey. *Am J Kidney Dis*, 1998; 32:992-9.
95. Stefenelli T, Abela C, Frank H, et al. Cardiac abnormalities in patients with primary hyperparathyroidism: implications for follow-up. *J Clin Endocrinol Metab*, 1997; 82:106-12.
96. Rubin MR, Bilezikian JP, McMahon DJ, et al. The natural history of primary hyperparathyroidism with or without parathyroid surgery after 15 years. *J Clin Endocrinol Metab*, 2008; 93:3462-70.
97. Adams BK, Devi RT, Al-Haider ZY. Tc-99m sestamibi localization of an ectopic mediastinal parathyroid tumor in a patient with primary hyperparathyroidism. *Clin Nucl Med*, 2004; 29:388-9.
98. Munk RS, Payne RJ, Luria BJ, et al. Preoperative localization in primary hyperparathyroidism. *J Otolaryngol Head Neck Surg*, 2008; 37:347-54.
99. Wei JP, Burke GJ. Cost utility of routine imaging with Tc-99m-sestamibi in primary hyperparathyroidism before initial surgery. *Am Surg*, 1997; 63:1097-101.
100. Takami H, Oshima M, Sugawara I, et al. A Pre-operative localization and tissue uptake study in parathyroid imaging with technetium-99m-sestamibi. *Aust N Z J Surg*, 1999; 69:629-31.
101. Dillavou ED, Jenoff JS, Intenzo CM, et al. The utility of sestamibi scanning in the operative management of patients with primary hyperparathyroidism. *J Am Coll Surg*, 2000; 190:540-5.
102. Malhotra A, Silver CE, Deshpande V, et al. Preoperative parathyroid localization with sestamibi. *Am J Surg*, 1996; 172:637-40.
103. Johnston LB, Carroll MJ, Britton KE, et al. The accuracy of parathyroid gland localization in primary hyperparathyroidism using sestamibi radionuclide imaging. *J Clin Endocrinol Metab*, 1996; 81:346-52.
104. Perrier ND, Ituarte PHG, Morita E, et al. Parathyroid surgery: separating promise from reality. *J Clin Endocrinol Metab*, 2002; 87:1024-9.
105. Rubin MR, Livolsi VA, Bandeira F, et al. Tc^{99m}-sestamibi uptake in osteitis fibrosa cystica simulating metastatic bone disease. *J Clin Endocrinol Metab*, 2001; 86:5138-40.
106. Eigelberger MS, Clark OH. Surgical approaches to primary hyperparathyroidism. *Endocrinol Metab Clin North Am*, 2000; 29:479-502.
107. Irvin GL 3rd, Carneiro DM, Solorzano CC. Progress in the operative management of sporadic primary hyperparathyroidism over 34 years. *Ann Surg*, 2004; 239:704-8; discussion on 708-11.
108. Palazzo FF, Delbridge LW. Minimal-access/minimally invasive parathyroidectomy for primary hyperparathyroidism. *Surg Clin North Am*, 2004; 84:717-34.
109. Irvin GL 3rd, Molinari AS, Figueroa C, Carneiro DM. Improved success rate in reoperative parathyroidectomy with intraoperative PTH assay. *Ann Surg*, 1999; 229:874-8.
110. Westerdahl J, Lindblom P, Bergenfelz A. Measurement of intraoperative parathyroid hormone predicts long-term operative success. *Arch Surg*, 2002; 137:186-90.
111. Rolighed L, Heickendorff L, Hessov I, et al. Primary hyperparathyroidism: intraoperative PTH-measurements. *Scand J Surg*, 2004; 93:43-7.
112. Rubello D, Casara D, Giannini S, et al. Minimally invasive radioguided parathyroidectomy: an attractive therapeutic option for elderly patients with primary hyperparathyroidism. *Nucl Med Commun*, 2004; 25:901-8.
113. Villares L, Gonzalez-Aragoneses F, Olmeda J, Moreno N. Resection of a mediastinal parathyroid adenoma by videoassisted thoracoscopy radioguided by a gamma probe. A case report. *Rev Esp Med Nucl*, 2004; 23:127-30.
114. Bergenfelz A, Kanngiesser V, Zielke A, et al. Conventional bilateral cervical exploration versus open minimally invasive parathyroidectomy under local anaesthesia for primary hyperparathyroidism. *Br J Surg*, 2005; 92:190-7.
115. Koren I, Shpitzer T, Morgenshtern S, Shvero J. Lateral minimal parathyroidectomy: Safety and cosmetic benefits. *Am J Otolaryngol*, 2005; 26:83-6.
116. Kulak CAM, Bandeira C, Voss D, et al. Marked improvement in bone mass after parathyroidectomy in osteitis fibrosa cystica. *J Clin Endocrinol Metab*, 1998; 83:732-5.
117. Nordenstrom E, Westerdahl J, Bergenfelz A. Recovery of bone mineral density in 126 patients after surgery for primary hyperparathyroidism. *World J Surg*, 2004; 28:502-7.
118. Ning L, Sippel R, Schaefer S, Chen H. What is the clinical significance of an elevated parathyroid hormone level after curative surgery for primary hyperparathyroidism? *Ann Surg*, 2009; 249:469-72.
119. Dhillon KS, Cohan P, Darwin C, et al. Elevated serum parathyroid hormone concentration in eucalcemic patients after parathyroidectomy for primary hyperparathyroidism and its relationship to vitamin D profile. *Metabolism*, 2004; 53:1101-6.
120. Yamashita H, Noguchi S, Moriyama T, et al. Reelevation of parathyroid hormone level after parathyroidectomy in patients with primary hyperparathyroidism: Importance of decreased renal parathyroid hormone sensitivity. *Surgery*, 2005; 137:419-25.
121. Wang C, Gaz RD. Natural history of parathyroid carcinoma: diagnosis, treatment and results. *Am J Surg*, 1985; 149:522-7.
122. Munson ND, Foote RL, Northcutt RC, et al. Parathyroid carcinoma: is there a role for adjuvant radiation therapy? *Cancer*, 2003; 98:2378-84.
123. Khan AA, Bilezikian JP, Kung AW, et al. Alendronate in primary hyperparathyroidism: a double-blind, randomized, placebo-controlled trial. *J Clin Endocrinol Metab*, 2004; 89:3319-25.
124. Khan A, Grey A, Shoback D. Medical management of asymptomatic primary hyperparathyroidism: Proceedings of the Third International Workshop. *J Clin Endocrinol Metab*, 2009; 94:373-81.
125. Zanchetta JR. Raloxifene reverses bone loss in postmenopausal women with mild asymptomatic primary hyperparathyroidism. *J Bone Miner Res*, 2001; 16:189-90.
126. Strewler GJ. Medical approaches to primary hyperparathyroidism. *Endocrinol Metab Clin*, 2000; 29:523-39.
127. Rossouw JE, Anderson GL, Prentice RL, et al. For Writing Group for the Women's Health Initiative. Risks and benefits of estrogen plus progestin in healthy postmenopausal women: principal results from the Women's Health Initiative. *JAMA*, 2002; 288:321-33.
128. Messa P, Alfieri C, Brezzi B. Cinacalcet: pharmacological and clinical aspects. *Expert Opin Drug Metab Toxicol*, 2008; 4:1551-60.

129. Peacock M, Bilezikian JP, Klassen PS, *et al*. Cinacalcet hydrochloride maintains long-term normocalcemia in patients with primary hyperparathyroidism. *J Clin Endocrinol Metab,* 2005; *90*:135-41.
130. Wu-Wong JR, Tian J, Goltzman D. Vitamin D analogs as therapeutic agents: a clinical study update. *Curr Opin Investig Drugs,* 2004; *5*:320-6.
131. Shane E, Bilezikian J. Parathyroid carcinoma: a review of 62 patients. *Endocr Rev*, 1982; *3*:218-26.
132. Hundahl SA, Fleming ID, Fremgen AM, Menck HR. Two hundred eighty-six cases of parathyroid carcinoma treated in the U.S. between 1985-1995: a National Cancer Data Base Report. The American College of Surgeons Commission on Cancer and the American Cancer Society. *Cancer,* 1999; *86*:538-44.
133. Busaidy NL, Jimenez C, Habra MA, Schultz PN, *et al*. Parathyroid carcinoma: a 22-year experience. *Head Neck,* 2004; *26*:716-26.
134. Iacobone M, Lumachi F, Favia G. Up-to-date on parathyroid carcinoma: analysis of an experience of 19 cases. *J Surg Oncol,* 2004; *88*:223-8.
135. Jesudason WV, Murphy J, England RJ. Primary hyperparathyroidism in pregnancy. *J Laryngol Otol,* 2004; *118*:891-2.
136. Amaya Garcia M, Acosta Feria M, Soto Moreno A, *et al*. Primary hyperparathyroidism in pregnancy. *Gynecol Endocrinol,* 2004; *19*:111-4.
137. Ariyan CE, Sosa JA. Assessment and management of patients with abnormal calcium. *Crit Care Med,* 2004; *32*(4 suppl.):S146-54.
138. Major P, Lortholary A, Hon J, *et al*. Zoledronic acid is superior to pamidronate in the treatment of hypercalcemia of malignancy: a pooled analysis of two randomized, controlled clinical trials. *J Clin Oncol,* 2001; *19*:558-67.
139. Hurtado J, Esbrit P. Treatment of malignant hypercalcaemia. *Expert Opin Pharmacother,* 2002; *3*:521-7.
140. Inzerillo AM, Zaidi M, Huang CL. Calcitonin: physiological actions and clinical applications. *J Pediatr Endocrinol Metab,* 2004; *17*:931-40.
141. Jakupec MA, Keppler BK. Gallium and other main group metal compounds as antitumor agents. *Met Ions Biol, Syst* 2004; *42*:425-62.

Manuseio do Hipoparatiroidismo

Renata Campos, Edmundo Leal, Carla Arahata, Vera Santos

INTRODUÇÃO

Hipoparatiroidismo é uma desordem clínica, de incidência relativamente rara em todas as suas formas, decorrente da secreção e/ou ação deficiente do hormônio das paratiróides ou paratormônio (PTH). Como conseqüência, ocorre redução das concentrações de cálcio no fluido extracelular, a qual é responsável pelo surgimento das manifestações clínicas da doença.[1-3]

O PTH é um peptídeo com 84 aminoácidos (peso molecular 9.300), e seu gene está localizado no cromossomo 11. Ele provém de uma molécula precursora denominada pré-pró-PTH, cuja clivagem origina PTH e pró-PTH (não secretado para a circulação). As ações do PTH no osso e no rim são mediadas, em grande parte, pelo AMP cíclico (cAMP). Esse último é gerado em resposta à ligação do PTH ao seu receptor tipo 1 e à interação do complexo hormônio-receptor com uma proteína de ligação guanosina nucleotídeo-estimuladora (Gs), com subseqüente ativação da proteína G e da adenilciclase. Esse processo é magnésio-dependente e, assim, é inibido na presença de hipomagnesemia.[3,4]

As ações conjuntas do PTH em seus tecidos-alvo (osso e rim) são fatores determinantes para a manutenção dos níveis de cálcio iônico dentro dos valores normais. No osso, ele regula a liberação de cálcio devido à sua ação no osteoclasto, enquanto nos rins aumenta a reabsorção tubular de cálcio, diminui a reabsorção tubular de fosfato e estimula a conversão da 25(OH)D_3 a 1,25(OH)$_2D_3$. No hipoparatiroidismo, os efeitos do PTH no osso e nos rins estão ausentes, apresentando como resultado final hipocalcemia e hiperfosfatemia.[2,3]

ETIOLOGIA

O hipoparatiroidismo (HPT) é conseqüente a duas situações: secreção deficiente de PTH e resistência à ação do PTH (Quadro 64.1).

Secreção Deficiente de PTH

Secreção deficiente de PTH pode resultar de causas congênitas ou, mais comumente, adquiridas.

CAUSAS ADQUIRIDAS
Cirúrgicas

A causa mais comum de HPT são cirurgias na região cervical que resultem em remoção, isquemia ou destruição das glândulas paratiróides. As cirurgias mais comumente associadas a hipoparatiroidismo são tiroidectomia, paratiroidectomia e ressecção radical do pescoço.[5-7] A prevalência de HPT vai depender fundamentalmente da experiência do cirurgião e da extensão da cirurgia.[1] Em uma metanálise de 35 estudos, totalizando cerca de 1.300 pacientes, a prevalência de HPT

QUADRO 67.1

Etiologia do Hipoparatiroidismo

I. Produção insuficiente de PTH
- *Distúrbios genéticos*
  - Mutações no gene do pré-pró-PTH
  - Mutações ativadoras do gene do receptor sensor do cálcio
  - Síndrome de DiGeorge
  - Síndrome HDR
  - Síndrome de Kenny-Caffey
  - Síndrome de Sanjad-Sakati
  - Síndrome de Kearns-Sayre
  - Hipoparatiroidismo familiar ligado ao X
  - Hipoparatiroidismo familiar autossômico recessivo ou dominante
  - Hipoparatiroidismo por distúrbios mitocondriais
- *Iatrogênico*
  - Cirurgia (tiroidectomia e paratiroidectomia)
  - Radioterapia
  - Terapia com ^{131}I
- *Idiopático*
- *Auto-imune*
  - Isolado
  - Síndrome poliglandular auto-imune
- *Doenças infiltrativas*
  - Hemocromatose
  - Talassemia
  - Doenças granulomatosas
  - Doença de Wilson
  - Amiloidose
  - Metástases
- *Distúrbio na secreção do PTH*
  - Hipomagnesemia e hipermagnesemia

II. Resistência à ação do PTH
- Pseudo-hipoparatiroidismo
- Hipomagnesemia

definitivo após tiroidectomia total (TT) e subtotal (TST) foi de 1,6% e 1%, respectivamente.[7]

Uma análise de 14.934 pacientes oriundos de um estudo multicêntrico italiano revelou uma taxa de 1,7% para HPT pós-cirúrgico permanente e de 8,3% para HPT transitório.[8] Entre 834 indivíduos submetidos a tiroidectomia total por doença tiroidiana benigna, a incidência de HPT e paralisia do nervo recorrente laríngeo temporários foi de 14,4% e 2,3%, respectivamente. Tais complicações se mostraram permanentes em 1,1% e 2,4% dos pacientes, respectivamente.[9]

Em um estudo mais recente,[10] entre 170 pacientes tratados com tiroidectomia total, a freqüência de hipoparatiroidismo transitório ou permanente foi de 24% e 1,2%, respectivamente.[10] Em contraste, dentre 216 pacientes submetidos a tiroidectomia minimamente invasiva, nenhum desenvolveu hipoparatiroidismo permanente, ao passo que 2,3% evoluíram com hipocalcemia transitória.[11]

A dosagem intra-operatória do PTH pode eventualmente ser útil na identificação dos pacientes mais propensos a desenvolver HPT após a tiroidectomia. Em um estudo,[12] tal complicação invariavelmente ocorreu quando a redução do PTH foi > 75%. Outros autores observaram que um PTH < 10 pg/mL ao final da cirurgia era um forte preditor da posterior ocorrência de HPT.[13]

Não-cirúrgicas

Entre as causas não-cirúrgicas de hipoparatiroidismo se incluem as desordens infiltrativas, não-infiltrativas e auto-imunes. O HPT pode também não ter uma causa aparente, sendo rotulado como *idiopático*.[1-3]

INFILTRATIVAS. HPT pode ser conseqüente ao acúmulo nas paratiróides de metais como ferro (hemocromatose e talassemia) e cobre (doença de Wilson), bem como, mais raramente, a infiltrações granulomatosas ou neoplásicas. Depósito de alumínio, em pacientes submetidos a diálise, também pode levar a hipofunção paratiróidea.[1,3,5,6]

Hipoparatiroidismo (HPT) ocasionalmente é encontrado em pacientes com a rara tiroidite de Riedel.[14] Existe o relato de um caso em que o HPT precedeu o distúrbio tiroidiano.[15]

NÃO-INFILTRATIVAS. Raramente, hipofunção paratiroidiana pode surgir após a terapia com iodo radioativo.[16] Igualmente raro é o HPT transitório após infarto espontâneo de um adenoma paratiróideo.[2] HPT sintomático foi também descrito em associação com a infecção pelo HIV.[17]

Hipomagnesemia pode prejudicar tanto a secreção como a ação do PTH, levando a um *HPT funcional*. A suplementação do magnésio corrige o defeito. Entre as etiologias de hipomagnesemia incluem-se doenças crônicas (p.ex., alcoolismo, desnutrição, má-absorção intestinal diabetes etc.), drogas (p.ex., diuréticos, cisplatina, antibióticos aminoglicosídeos, anfotericina B e ciclosporina), acidose metabólica e distúrbios renais (p.ex., pielonefrite crônica, nefropatia pós-obstrutiva, acidose tubular renal, perda renal primária de magnésio etc.).[1,18] HPT funcional pode também resultar de hipermagnesemia, observada em mulheres submetidas a terapia tocolítica ou em pacientes com doença renal crônica em uso de suplementos de magnésio, antiácidos ou laxativos.[1,18]

Cirurgia de paratiróides, como mencionado, pode, também, resultar em uma diminuição temporária da secreção do PTH, levando a hipocalcemia transitória e reversível. Tal fenômeno é multifatorial: edema ou hemorragia dentro das paratiróides, síndrome da fome óssea (em pacientes com HPT grave) e hipomagnesemia pós-operatória. Alcalose respiratória crônica pode levar a hiperfosfatemia e redução do cálcio iônico, associadas a prejuízo da reabsorção renal de cálcio e PTH normal. Tais achados sugerem alteração na secreção desse hormônio e resistência renal a ele.[2,3]

Hipocalcemia neonatal transitória pode decorrer de prematuridade, asfixia ao nascimento, aporte dietético excessivo de fosfato, hipomagnesemia, hipoparatiroidismo neonatal, hipovitaminose D, hiperparatiroidismo ou diabetes maternos e, possivelmente, uso de doses elevadas de carbonato de cálcio durante a gravidez.[2,19]

AUTO-IMUNE. Destruição auto-imune das paratiróides pode ser um fenômeno isolado ou vir associado a outras deficiências endócrinas. A associação mais comum inclui HPT, insuficiência adrenal e candidíase mucocutânea, caracterizando a *síndrome poliglandular auto-imune (SPA) tipo I* ou *síndrome APCED*. Nessa síndrome, candidíase mucocutânea crônica (em mucosa oral, unhas e, mais raramente, esôfago) quase sempre é a primeira manifestação a surgir (em geral, em torno dos 5 anos). O HPT, presente em 80% a 85% dos casos, costuma aparecer ao final da primeira década, e a doença de Addison (DA), por volta dos 14 anos. Excepcionalmente, a DA antecede o HPT. Outras manifestações endócrinas – *diabetes mellitus* tipo 1 (DM1), tiroidite e ooforite auto-imune – podem ser vistas em alguns pacientes. A SPA tipo I é herdada como um traço autossômico recessivo e resulta de mutações no gene *AIRE* (gene regulador auto-imune), no cromossomo 21q22.3.[20-22] Adicionalmente, o HPT ocorre em cerca de 5% dos casos de SPA tipo 2 que surgem na vida adulta e tem como manifestações mais comuns a doença tiroidiana auto-imune, DM1 e DA.[22] Em aproximadamente um terço dos pacientes com HPT adquirido isolado são encontrados anticorpos contra o receptor sensor de cálcio (CaSR), indicando uma etiologia auto-imune para esses casos.[23]

Recentemente foi descrito um caso em que hiperparatiroidismo surgiu em um paciente com HPT prévio. O paciente foi submetido a cirurgia e à histologia encontrou-se infiltrado linfocitário, sugestivo de paratiroidite crônica.[24]

Causas Congênitas

Agenesia ou hipoplasia congênitas das glândulas paratiróides também causam HPT neonatal, seja como um fenômeno isolado (hipoparatiroidismo autossômico recessivo ou ligado ao X) ou como parte de síndromes genéticas.

SÍNDROME DE DIGEORGE (SDG). Também denominada síndrome velocardiofacial, resulta de microdeleções no cromossomo 22q11.21 e afeta um em cada 4.000 a 5.000 nascimentos vivos.[26,27] A expressão fenotípica da SDG é bastante ampla e inclui anomalias cardíacas, hipoplasia paratiróidea, fácies anormal (Fig. 67.1), aplasia tímica com imunodeficiência, fenda palatina, além de alterações renais, oculares e esqueléticas.[26-29] Hipocalcemia, encontrada em 40–60% dos casos, pode ser transitória ou permanente, bem como se manifestar apenas à idade adulta.[1,30]

SÍNDROME HDR. Caracteriza-se por hipoparatiroidismo, surdez neurossensorial (moderada a profunda) e anomalias ou disfunção renais (p.ex., nefrose e acidose tubular renal). De transmissão autossômica dominante, resulta de mutações ou deleções do gene do fator de transcrição GATA3, localizado no cromossomo 10p14-10.[31,32]

SÍNDROME HRD. Recentemente descrita em indivíduos de origem árabe, caracteriza-se por hipoparatiroidismo congênito (por aplasia ou agenesia paratiróidea), retardo mental e manifestações

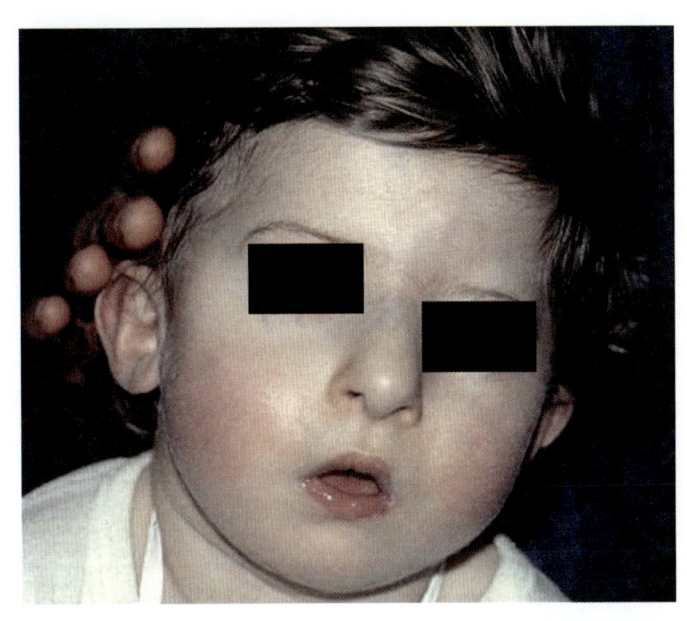

Fig. 67.1 As características faciais de crianças com síndrome de DiGeorge podem incluir: orelhas pequenas com borda superior quadrada, pálpebras encobertas, lábio leporino ou fenda palatina, fácies assimétrica, queixo e boca pequenos etc.

dismórficas (p.ex., microcefalia, microftalmia, anormalidades auriculares, ponte nasal deprimida, lábio superior fino, mãos e pés pequenos etc.). Manifestações clínicas adicionais incluem baixa estatura, suscetibilidade aumentada a infecções graves (sobretudo na infância), espessamento do osso cortical, osteoesclerose e calcificação dos gânglios da base.[1,33,34]

A síndrome HRD engloba duas síndromes (Kenny-Caffey e Sanjad-Sakati) e resulta de uma deleção 12-bp (del52-55) no segundo exon que codifica o gene da tubulina co-fator E (TCFE), localizado no braço longo do cromossomo 1q42-1q43.[33,34]

DISTÚRBIOS MITOCONDRIAIS. Nesse grupo incluem-se a *síndrome de Kearns-Sayre* (HPT, oftalmoplegia externa progressiva, retinopatia pigmentar, bloqueio cardíaco ou cardiomiopatia e diabetes), *MELAS* com diabetes e HPT e *MTDPS*, um distúrbio da oxidação dos ácidos graxos, associado a neuropatia periférica, fígado agudo gorduroso na gravidez e HPT. Essas síndromes são causadas por defeitos em genes mitocondriais e têm transmissão materna.[1-3,5]

HIPOPARATIROIDISMO ISOLADO FAMILIAR (HIF). Trata-se de uma condição rara, com distintos tipos de herança genética e etologia, em que sintomas de hipocalcemia (p.ex., convulsões) podem se manifestar nos primeiros dias de vida. Na maioria dos casos, decorre de mutações heterozigóticas ativadoras do gene do receptor sensor do cálcio nas células paratiróideas. Nesses casos, que têm transmissão autossômica dominante, encontramos hipocalcemia associada a níveis de PTH inapropriadamente normais e hipercalciúria.[35-37] HIF com transmissão autossômica dominante ou recessiva pode mais raramente resultar de mutações heterozigóticas no gene do pré-pró-PTH.[1,4]

HIF autossômico recessivo pode também ser conseqüente a uma mutação homozigótica dos fatores de transcrição GCMB e GCM2, os quais estão expressos nas células secretoras de PTH das paratiróides em desenvolvimento. O gene do GCMB e GCM2 foi mapeado no cromossomo 6p23-24.[38]

HIF ligado ao X resulta de agenesia paratiróidea, supostamente por deficiência do fator de transcrição SOX3, devido à deleção e inserção envolvendo material genético dos cromossomos 2p25.3 e Xq27.1.[39] Em muitos casos de HIF, o defeito molecular ainda não foi identificado.[36]

Resistência à Ação do PTH

Pode ser encontrada na síndrome do pseudo-hipoparatiroidismo, em pacientes com hipomagnesemia ou naqueles em uso de agentes que bloqueiem a reabsorção óssea (p.ex., bisfosfonatos, calcitonina, plicamicina).[3,40]

PSEUDO-HIPOPARATIROIDISMO (PHP)

Descrito por Albright e cols. em 1942, o PHP é uma doença hereditária, caracterizada por resistência dos órgãos-alvo à ação do PTH. Laboratorialmente, manifesta-se por hipocalcemia, hiperfosfatemia e níveis elevados de PTH. Existem dois tipos principais de PHP (1A e 1B). O tipo 1A é causado pela perda de um alelo funcional do gene que codifica a subunidade Gsα da proteína G. Isso leva a uma deficiência de 50% nas subunidades α do heterotrímero Gs, o qual acopla o receptor do PTH à adenilciclase. Assim, a resposta do cAMP à administração do PTH está marcadamente diminuída ou bloqueada. Como a Gs também acopla vários outros receptores à adenilciclase, resistência parcial a outros hormônios (gonadotrofinas, TSH, GH e prolactina) pode ocorrer. Em contraste, a resposta de outros hormônios (p.ex., ACTH e glucagon) mostra-se razoavelmente normal.[3,5,40-45]

No PHP tipo 1B, os níveis da proteína Gsα nas hemácias ou membranas de fibroblastos são normais e existe resistência ao PTH, mas não a outros hormônios. Nessa doença, são mínimas ou ausentes a resposta fosfatúrica ao PTH e a resposta do cAMP urinário a esse hormônio.[5,27,44] Outras duas variantes de PHP foram descritas mais recentemente: PHP-1C e PHP-2. No PHP-1C, as manifestações clínicas e laboratoriais são similares às do PHP-1A, mas não há mutações na proteína Gsα. Pacientes com PHP-2 diferem do PHP-1B por apresentarem resposta normal do cAMP urinário ao PTH. Além disso, apenas o PHP-1B tem origem familiar.[5,27,40,45]

Genética

O PHP tipo 1A é herdado como um traço autossômico dominante. Em diferentes relatos, o PHP tipo 1A deveu-se à transmissão materna, e o tipo 1B, à transmissão paterna. Mutações no gene da proteína Gsα (*GNAS1*) – mapeado no cromossomo 20q13.3 – são a causa do PHP-1A e do pseudo-PHP. Responderiam também por, ao menos, algumas formas de PHP-1B, mas sem envolver mutações na região codificadora da Gsα. É possível que uma metilação anormal das seqüências regulatórias do *GNAS1* tenha um papel na patogênese das mutações PHP-1B.[3,5,44,45] Quando herdam o gene Gsα mutante dos pais, os pacientes exibem pseudo-PHP-1B. Se herdarem da mãe, terão PHP.[2,44]

QUADRO CLÍNICO

As manifestações do hipoparatiroidismo (HPT) de qualquer etiologia devem-se ao aumento da excitabilidade neuromuscular, tanto da musculatura esquelética quanto miocárdica, decorrente de hipocalcemia. Em geral, quanto menores os níveis de cálcio, maiores a

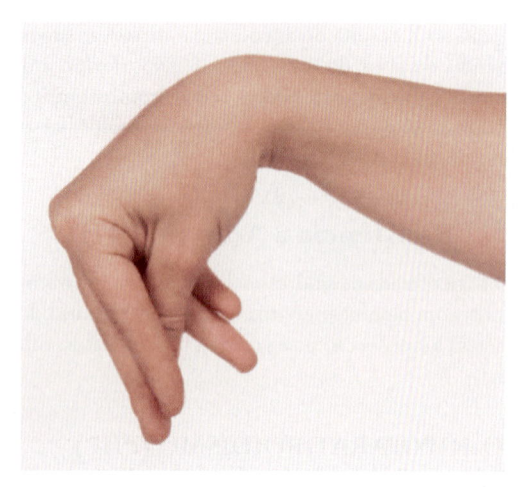

Fig. 67.2 Espasmo carpopedal espontâneo, em paciente com hipocalcemia, submetida a tiroidectomia quase-total 48 horas antes.

riqueza e intensidade dos sintomas. Os sintomas mais característicos da hipocalcemia são cãibras e parestesias (periférica e perioral). Nos casos mais graves, podem surgir tetania, espasmo carpopedal (Fig. 67.2), laringoespasmo, convulsões e arritmias cardíacas, o que eventualmente pode resultar em morte do paciente.[3,5,40]

Uma crise convulsiva pode ser a apresentação inicial do HPT, que, assim, deve ser sempre suspeitado diante de convulsões sem causa aparente.[1,46] Em um de nossos pacientes, a manifestação inicial do HPT foi uma crise convulsiva, alguns anos após uma tiroidectomia total. A doença deve também ser considerada em pacientes sem tetania, mas com evidências de miopatia (mialgias e fraqueza muscular).[40] Hipocalcemia crônica pode também propiciar o surgimento de disfunção extrapiramidal (parkinsonismo, coréia, disartria etc.) e cerebelar (anormalidades da marcha, instabilidade postural etc.), além de alterações cutâneas, dentárias, oculares e alopecia (Quadro 67.2). Sintomas extrapiramidais estão geralmente associados a calcificação dos gânglios da base, e são detectados principalmente pela tomografia computadorizada.[2,3] Depressão crônica, reversível com a correção da hipocalcemia, pode eventualmente ser uma manifestação adicional do HPT.[47]

As alterações dentárias dependem da época do aparecimento da hipocalcemia. Nas crianças, pode causar hipoplasia do esmalte, defeitos da dentina, retardo na erupção dentária, aumento da freqüência de cáries e encurtamento das raízes dos molares. Ocasionalmente, pode haver perda de todos os dentes.[2,3] HPT crônico, seja auto-imune ou pós-cirúrgico, se acompanha de aumento da densidade mineral óssea, sobretudo na coluna lombar.[48] Eventualmente, o HPT pode simular uma espondilite anquilosante.[49]

As manifestações cardíacas da hipocalcemia podem se restringir a prolongamento do segmento ST e do intervalo QT ao eletrocardiograma, às vezes acompanhado de episódios de síncope após atividade física.[50] Entretanto, diante de queda acentuada da calcemia, podem surgir taquicardia, insuficiência cardíaca (incomum e reversível com a reposição de cálcio) e, mais raramente, fibrilação atrial ou ventricular.[51] Miocardiopatia dilatada reversível pode também acontecer.[52] Finalmente, há casos descritos de HPT com dor torácica e alterações eletrocardiográficas sugestivas de infarto agudo do miocárdio (IAM).[53]

Convulsões ocorrem em 30% a 79% dos pacientes hipoparatiróideos. São geralmente do tipo grande mal, mas também podem ser do tipo pequeno mal, focais ou psicomotoras.[54] Podem surgir até meses a anos após a tiroidectomia.[55] Calcificação dos gânglios da base (Fig. 67.3A e B) e cerebelo são mais comuns nas formas idiopática ou auto-imune.[54] Em uma série recente de pacientes com hipoparatiroidismo (HPT) idiopático isolado, as freqüências de calcificação intracraniana, catarata e convulsões foram, respectivamente, de 76,5%, 41,1% e 62,7%.[56]

Ao *exame físico*, as alterações mais características da hipocalcemia são os sinais de Trousseau e Chvostek. Esse último é obtido pela rápida percussão sobre o nervo facial em seu trajeto (cerca de 2 cm anterior ao lobo da orelha), resultando na contração dos músculos faciais ipsilaterais e do lábio superior. Aproximadamente 10% das pessoas normocalcêmicas apresentam esse sinal. O sinal de Trousseau é mais específico (observado em 1% a 4% dos indivíduos normais) e é obtido inflando-se um esfigmomanômetro de pressão cerca de 20 mmHg acima da pressão sistólica, por 3 minutos. Começa por adução do polegar, seguida da flexão das articulações metacarpofalangianas, extensão das articulações interfalangianas e flexão do punho, produzindo a postura da *main d'accoucheur* (mão de parteiro) (Fig. 67.4).[2,5,40] Ambos os sinais podem ser mascarados pelo uso de hidantoína.[54]

É importante salientar que um significativo número de pacientes com HPT é completamente assintomático e tem sua doença diagnosticada ao acaso, seja pela dosagem da calcemia em exames de rotina, seja pela detecção, ao exame físico, dos sinais de Trousseau e de Chvostek.[2,3,5] Da mesma forma, sintomas do HPT podem tornar-se evidentes apenas durante períodos de aumento de demanda do sistema homeostático do cálcio (gestação e lactação, ciclo menstrual e estados de alcalose) ou durante o uso de drogas que reduzam a calcemia (p.ex., bisfosfonatos).[5,57]

Tetania pode ser vista, também, em pacientes com hipomagnesemia, alcalose metabólica ou alcalose respiratória por hiperventilação (causa mais comum de tetania).[5,54]

Manifestações Clínicas do Pseudo-hipoparatiroidismo (PHP)

Pacientes com PHP tipo 1A comumente têm face arredondada, pescoço curto, baixa estatura, calcificações ou ossificações subcutâneas e braquidactilia (dedos curtos das mãos, sobretudo o quarto e o quinto), características essas denominadas *osteodistrofia hereditária de*

QUADRO 67.2

Manifestações do Hipoparatiroidismo

- **Neuromusculares:** cãibras, tetania, mialgias (inclusive dor torácica) e fraqueza muscular; sinais de Trousseau e de Chvostek
- **Pele e fâneros:** pele seca, queda de cabelo, alopecia
- **Neurológicas:** parkinsonismo, disartria; alterações da marcha, instabilidade postural
- **Oculares:** pseudopapiledema; catarata
- **Cardiovasculares:** prolongamento do segmento ST e intervalo QT; alterações no ECG sugestivas de IAM; arritmias, insuficiência cardíaca etc.
- **Dentárias:** hipoplasia do esmalte, defeitos da dentina, retardo na erupção dentária, cáries, encurtamento das raízes dos molares e, eventualmente, perda de todos os dentes

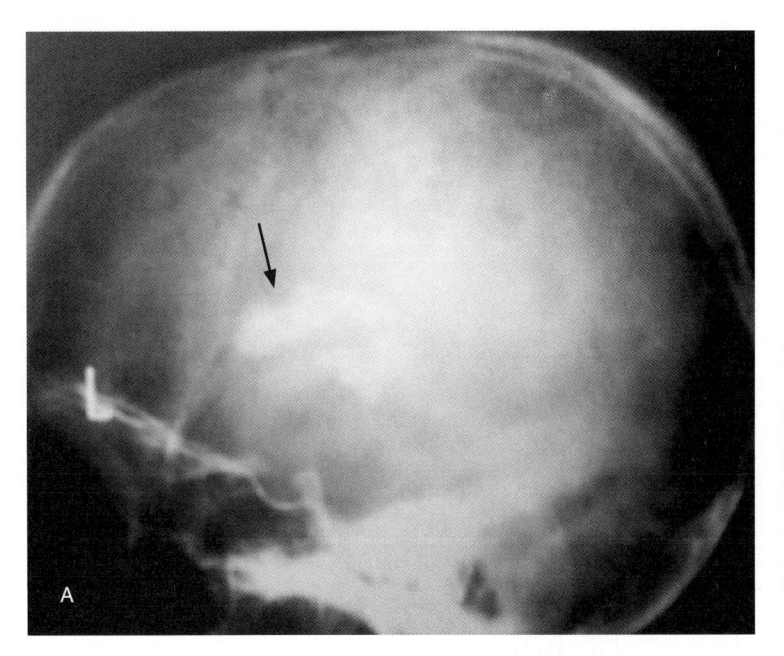

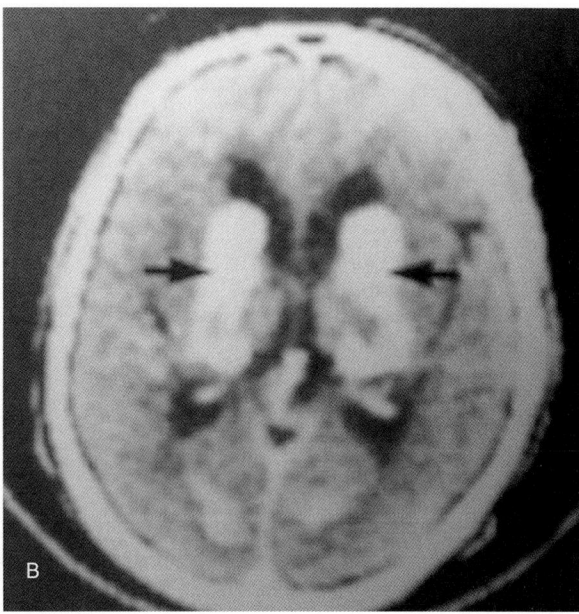

Fig. 67.3 Calcificação bilateral dos gânglios da base, na radiogradia simples do crânio (**A**) e à tomografia computadorizada (**B**).

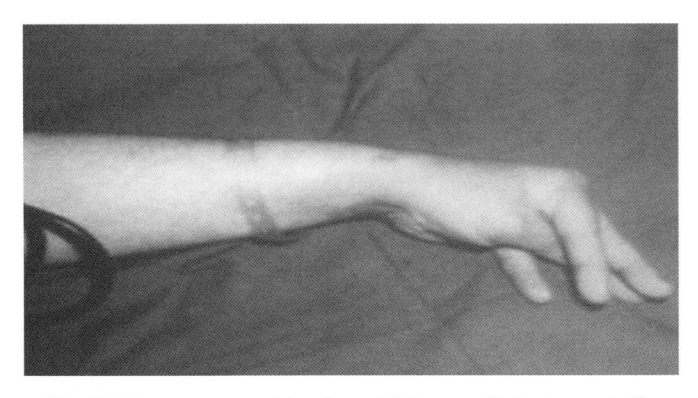

Fig. 67.4 Aspecto característico do *sinal de Trousseau* ("mão de parteiro").

Albright (Fig. 67.5). Esse fenótipo pode ser herdado separadamente, sem resistência ao PTH nem hipocalcemia. Para esses casos, usa-se a terminologia *pseudopseudo-hipoparatiroidismo* (PPHP), que também está associada a mutações na proteína Gsα. No PHP tipo 1B, há hipocalcemia, mas não as citadas anormalidades fenotípicas (Quadro 67.3). No PHP 1A são comuns hipotiroidismo primário e anormalidades na função reprodutiva (oligomenorréia em mulheres e infertilidade masculina).[3,5,27] Em um estudo, 69% dos pacientes tinham deficiência de GH.[42] Recentemente, foi descrita em nosso meio a associação familiar de PHP tipo 1A e psoríase.[58] Vários pacientes com PHP têm alterações esqueléticas condizentes com hiperparatiroidismo. Tal fato levou alguns autores a postularem que a resistência do osso ao PTH no PHP seria relativa.[2]

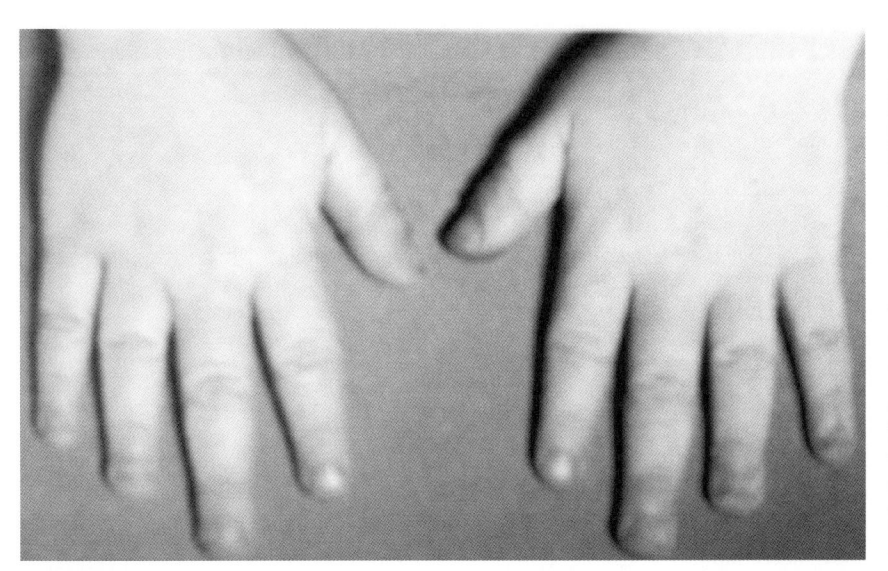

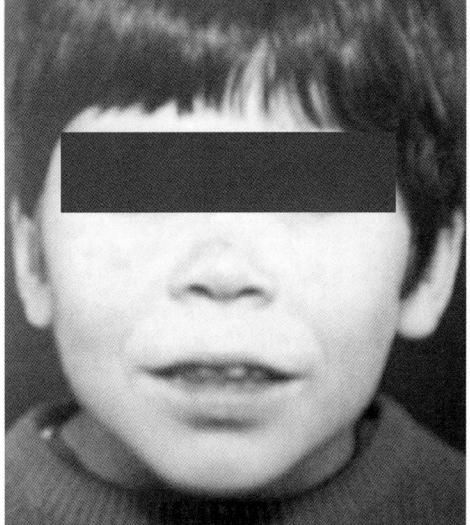

Fig. 67.5 A *osteodistrofia hereditária de Albright* caracteriza-se por baixa estatura, face arredondada, pescoço curto, retardo mental, anormalidades dentárias e encurtamento do quarto e quinto metacarpianos.

QUADRO 67.3

Características do Pseudo-hipoparatiroidismo (PHP) e do Pseudopseudo-hipoparatiroidismo (PPHP)

	PHP 1A	PHP 1B	PHP 1C	PHP II	PPHP
Hipocalcemia	Sim	Sim	Sim	Sim	Não
Resposta do cAMP urinário ao PTH	Não	Não	Não	Sim	Sim
Resposta do fosfato ao PTH	Não	Não	Não	Não	Sim
Osteodistrofia hereditária de Albright	Sim	Não	Sim	Não	Sim
Mutação Gs	Sim	Não	Não	Não	Sim
Resistência a outros hormônios	Sim	Não	Sim	Não	Não

DIAGNÓSTICO CLÍNICO E LABORATORIAL

A história e o exame clínico são dados importantes para a avaliação de uma suspeita de hipocalcemia. O diagnóstico da doença de base depende da história (p.ex., cirurgia do pescoço), dos achados físicos (constituição corpórea anormal, alopecia) e testes laboratoriais adicionais (p.ex., evidência para hipoadrenalismo). A aparência física pode ajudar a distinguir o pseudo-hipoparatiroidismo tipo 1A do tipo 1B, uma vez que a osteodistrofia hereditária de Albright, como mencionado, não ocorre no PHP 1B.

Os marcadores bioquímicos do hipoparatiroidismo (HPT) são hipocalcemia e hiperfosfatemia, na presença de função renal normal. As concentrações de cálcio sérico freqüentemente situam-se entre 6 e 7 mg/dL, e as do fósforo, entre 6 e 9 mg/dL. Concentrações de cálcio ionizado menores que 4 mEq/L também são observadas. Na avaliação de um paciente com hipocalcemia é indispensável medir a concentração da albumina sérica, uma vez que cerca de 40% do cálcio circulante está ligado à albumina. Assim, hipoalbuminemia reduzirá a calcemia em cerca de 0,8 mg/dL para cada 1 g/dL de redução na albumina sérica. Esses pacientes não são verdadeiramente hipocalcêmicos, já que os níveis do cálcio fisiologicamente importante (cálcio livre ou ionizado) estão normais.[2,3,5,40] Em pacientes com hipoalbuminemia deve-se, portanto, medir o cálcio ionizado. Como alternativa, pode-se corrigir o cálcio pela concentração sérica de albumina, de acordo com a seguinte fórmula:

$$\text{Cálcio sérico corrigido} = \text{cálcio sérico encontrado} + [0{,}8 \times (4 - \text{albumina sérica encontrada})]$$

No HPT, os níveis séricos de PTH estão baixos ou indetectáveis, exceto nos casos de resistência ao PTH, quando se encontram no limite superior da normalidade ou elevados. O nível da $1,25(OH)_2D_3$ é baixo ou normal-baixo, porém a fosfatase alcalina permanece inalterada. A calciúria de 24 horas encontra-se reduzida, com exceção dos raros casos resultantes de mutação do receptor do cálcio. Nessa situação, há hipercalciúria. A excreção urinária de fósforo e do AMP cíclico apresenta aumento significativo após a administração de PTH exógeno, exceto nos estados resistentes ao PTH.[3,5,27,40]

Em pacientes com HPT auto-imune, tanto na forma isolada como na SPA, é comum o achado de auto-anticorpos contra o receptor sensor do cálcio (em até 49% dos casos).[18]

DIAGNÓSTICO DIFERENCIAL

Neste item serão abordadas outras causas de hipocalcemia, listadas no Quadro 67.4.

Distúrbios Relacionados à Vitamina D

Diminuição da produção e ação da vitamina D representa uma causa mais comum de hipocalcemia do que distúrbios da ação e secreção do PTH. Utilizando-se uma definição mais abrangente, pode-se dizer que deficiência de vitamina D pode resultar de ingestão insuficiente, síntese cutânea inadequada (por pouca exposição solar), baixa absorção intestinal (síndromes de má-absorção), 25-hidroxilação limitada da vitamina D no fígado (doenças hepáticas, uso de isoniazida), aumento do metabolismo hepático (uso de anticonvulsivantes, rifampicina etc.), diminuição da 1α-hidroxilação da 25-OH vitamina D nos rins (insuficiência renal) e resistência dos tecidos-alvo ao calcitriol (mutação no gene do receptor da vitamina D, uso de fenitoína). Tais situações devem ser suspeitadas sempre que a hipocalcemia se associar a hipofosfatemia.[58,59]

QUADRO 67.4

Causas de Hipocalcemia

- Hipoparatiroidismo
- Distúrbios relacionados à vitamina D
  - síntese cutânea deficiente
  - ingestão baixa
  - absorção intestinal reduzida
  - 25-hidroxilação hepática diminuída
  - metabolização hepática aumentada
  - 1α-hidroxilação renal baixa
  - osteomalacia oncogênica
- Síndrome da fome óssea
- Hiperfosfatemia
- Hipomagnesemia/hipermagnesemia
- Pancreatite aguda
- Drogas (foscarnet, ácido fusídico, calcitonina, bisfosfonatos, intoxicação por fluoreto, envenenamento por etilenoglicol, inibidores da bomba de prótons, nifedipino etc.)
- Metástases osteoblásticas
- Choque, septicemia, queimaduras
- Cirurgias
- Quimioterapia

Níveis baixos de vitamina D podem também ser vistos em pacientes em uso de cetoconazol ou com osteomalacia oncogênica.[2]

Síndrome da Fome Óssea (SFO)

Pode acontecer no pós-operatório de uma paratiroidectomia bem-sucedida em pacientes com hiperparatiroidismo primário (mais comum naqueles com envolvimento ósseo intenso). Resulta da ávida captação de cálcio e fósforo pelos ossos. Caracteriza-se por sintomas de hipocalcemia associados a hipocalcemia e hipofosfatemia. Em geral, pode ser diferenciada do hipoparatiroidismo pós-cirúrgico pelos níveis séricos de fosfato (elevados no HPT e baixos na SFO).[2,3,40] SFO foi também descrita em casos de metástases osteoblásticas de câncer de próstata.[61]

Distúrbios do Magnésio

Hipomagnesemia pode levar à depleção de cálcio por vários mecanismos. Resistência ao PTH ocorre quando os níveis de Mg$^+$ caem para menos de 1 mg/dL. Com hipomagnesemia mais intensa, surge diminuição da secreção de PTH. Má-absorção, alcoolismo crônico, terapia com cisplatina, nutrição parenteral total prolongada e uso de aminoglicosídeos são causas de hipomagnesemia. Hipermagnesemia também pode inibir a secreção de HPT, levando à hipocalcemia. Entretanto, isso geralmente acontece apenas com concentrações acima de 6 mg/dL, que são encontradas somente em pacientes com eclâmpsia, ao serem medicadas com sulfato de magnésio.[62,63]

Pancreatite Aguda

Nessa patologia, é comum o achado de hipocalcemia. Resulta, sobretudo, do seqüestro de cálcio através de saponificação de ácidos graxos, produzidos no retroperitônio por ação das lipases pancreáticas. O glucagon pode, também, ter seu papel, inibindo a secreção de PTH e estimulando a de calcitonina.[64,65]

Hiperfosfatemia

Hiperfosfatemia aguda decorrente de rabdomiólise[66] ou lise tumoral[67] – freqüentemente na presença de insuficiência renal – pode causar hipocalcemia aguda grave, por depósito do cálcio no osso e em outros tecidos. Na hiperfosfatemia crônica, que quase sempre decorre de insuficiência renal crônica, a hipocalcemia resulta de inibição do efluxo ósseo de cálcio e da absorção intestinal de cálcio, por redução da síntese renal de calcitriol. Hipocalcemia pode também surgir após o uso de enemas contendo fosfato[68] ou ingestão de fosfato de sódio.[69]

Metástases

Pacientes com metástases osteoblásticas, sobretudo aqueles com câncer da mama ou próstata, podem ocasionalmente desenvolver hipocalcemia, supostamente pelo depósito de cálcio nas metástases.[70] Hipocalcemia foi também descrita em casos de osteossarcoma multifocal.[71]

Drogas

Substâncias como o citrato (usado como anticoagulante em transfusão de plasma ou sangue), lactato e EDTA causam quelação do cálcio, reduzindo, assim, os níveis de cálcio ionizado, mas não alteram o cálcio total. Na alcalose respiratória aguda há, também, diminuição do cálcio sérico ionizado, devido ao aumento da ligação do cálcio à albumina. Hipocalcemia sintomática durante transfusão de sangue ou plasma citratado é, contudo, rara – já que o citrato é rapidamente metabolizado pelo fígado e rins –, exceto em pacientes com insuficiência hepática ou renal.[72] A terapia com bisfosfonatos pode infreqüentemente levar à hipocalcemia sintomática, especialmente em pacientes com deficiência de vitamina D ou hipoparatiroidismo, ou naqueles em uso concomitante de um aminoglicosídeo ou interferon-alfa.[73-75] Hipocalcemia pode resultar do envenenamento por etilenoglicol,[76] intoxicação por fluoreto[77] e terapia com foscarnet,[78] ácido fusídico[79] ou calcitonina.[80] Além disso, tetania já foi descrita em pacientes em uso de inibidores da bomba de prótons[81] ou nifedipino.[82]

Septicemia e Queimaduras Extensas

Essas duas condições podem acompanhar-se de hipocalcemia clinicamente significativa, que parece resultar da combinação de secreção deficiente do PTH e calcitriol, assim como resistência dos órgãos-alvo à ação do PTH. Hipomagnesemia e ações de citocinas inflamatórias nas paratiróides, rins e osso seriam os mecanismos básicos da hipocalcemia nesses pacientes.[83,84]

Cirurgia

Hipocalcemia pode acontecer durante e após cirurgias, sobretudo em pacientes que receberam uma grande quantidade de transfusão sangüínea, devido ao citrato (usado como anticoagulante), que leva à quelação do cálcio. Pode, também, ser vista após cirurgias de grande porte, em pacientes não-transfundidos.

Quimioterapia

Alguns agentes quimioterápicos podem causar hipocalcemia, secundária a hipomagnesemia ou inibição direta da secreção do PTH.[85,86] Entre eles, cisplatina provavelmente é o mais comum.[87] A combinação de 5-fluorouracil e leucovorin freqüentemente também predispõe à hipocalcemia (65% dos pacientes, em uma série), talvez por diminuir a produção de calcitriol.[88]

HIPOPARATIROIDISMO E GESTAÇÃO

Um cuidado especial deve ser tomado em relação a pacientes hipoparatiróideas durante a gestação. O Ca$^+$ sérico deve ser medido freqüentemente, uma vez que as necessidades diárias de calcitriol podem duplicar ou mesmo triplicar até o final da gravidez. Deve-se objetivar manter a calcemia no limite inferior da normalidade. Após o parto, se a paciente amamentar, deve-se reduzir a dose do calcitriol à metade da dose pré-gravídica. Essa menor necessidade de calcitriol resulta do aumento da produção endógena desse hormônio, o que pode ser causado por um possível efeito estimulador da prolactina sobre a 1α-hidroxilase. Há, inclusive, relatos de casos de remissão temporária do hipoparatiroidismo durante a lactação. Em mulheres que não estejam amamentando, volta-se à dose usada antes da gestação. Em ambas as situações, deve-se monitorizar a calcemia durante várias semanas e ajustar a posologia do calcitriol conforme se fizer necessário.[89]

TRATAMENTO DO HIPOPARATIROIDISMO

No manuseio do hipoparatiroidismo, devem ser considerados o tratamento do quadro agudo de hipocalcemia e a terapia crônica (Quadro 67.5). Os principais agentes farmacológicos utilizados são sais de cálcio e preparações de vitamina D.

Tratamento da Hipocalcemia Aguda

Pacientes sintomáticos com tetania, convulsões ou concentrações séricas de cálcio (Ca^+) total menores do que 7,5 mg/dL requerem a administração endovenosa (EV) imediata de cálcio, em quantidade necessária para o desaparecimento dos sintomas. Gluconato de cálcio a 10% (90 mg de cálcio elementar/10 mL) é a opção mais indicada. São geralmente necessárias 1 a 2 ampolas, administradas durante 5 a 10 minutos EV (diluir em 50 a 100 mL de solução glicosada a 5%). O cálcio não deve ser infundido mais rapidamente devido ao risco de séria disfunção cardíaca, inclusive assistolia, sobretudo em pacientes em uso de digitálicos. Esse esquema não aumenta o Ca^+ sérico por mais de 2 a 3 horas e, por isso, deve ser seguido da infusão lenta de cálcio (0,5 a 1,5 mg/kg por hora, EV). Podem ser usados gluconato de cálcio a 10% ou cloreto de cálcio a 10% (360 mg em cada ampola de 10 mL). Ambos devem ser diluídos em solução glicosada, porque soluções concentradas de cálcio são irritantes para as veias. Gluconato de cálcio é preferível por causar menos necrose tissular, se houver extravasamento. A solução a ser infundida não pode conter bicarbonato ou fosfato, já que podem se formar sais insolúveis de cálcio.[90-92]

A infusão EV de cálcio deve ser mantida até que o paciente esteja recebendo um esquema efetivo de reposição oral de cálcio e vitamina D. Calcitriol, na dose de 0,25 a 0,5 μg/dia, é a preparação preferida de vitamina D em pacientes com hipocalcemia aguda grave, devido ao seu rápido início de ação.[3,91]

Se a hipocalcemia for causada por depleção de magnésio, deve-se corrigir a hipomagnesemia. A administração isolada de cálcio não funciona. Magnésio pode, também, ser utilizado quando se suspeita de hipomagnesemia como fator causal. Nesses casos, sulfato de magnésio a 10% pode ser infundido da seguinte forma: 2 g (16 mEq) de sulfato de magnésio a 10% durante cerca de 10 minutos, seguidos de 1 g (8 mEq), em 100 mL de solução fisiológica ou glicosada a cada hora.[54,90-92]

Tratamento da Hipocalcemia Crônica

O suporte principal da terapia crônica são o cálcio e a vitamina D. As *metas do tratamento* são controlar os sintomas e manter os níveis de Ca^+ sérico total corrigido pela albumina próximo ao limite inferior da normalidade (entre 8,0 e 8,5 mg/dL), o cálcio urinário bem abaixo de 300 mg/24 horas e o produto cálcio vs. fósforo < 55.[1] Níveis de Ca^+ sérico > 9,0 mg/dL não são necessários e aumentam o risco de hipercalciúria (devido à deficiência do PTH, a reabsorção tubular de cálcio está prejudicada), predispondo os pacientes a nefrolitíase, nefrocalcinose e insuficiência renal. Valores < 8,0 mg/dL podem deixar o paciente assintomático, mas aumentam o risco para o surgimento futuro de catarata.[3,90-92] Valores do produto cálcio vs. fósforo > 55 podem levar à precipitação de sais de cálcio-fósforo em partes moles (p.ex., rins, cristalino e gânglios basais).[1]

Os níveis séricos de cálcio, fósforo e creatinina devem ser dosados a cada 7 a 30 dias durante os ajustes iniciais do tratamento. Após a estabilização, essa avaliação passa a ser semestral. Avaliações oftalmológicas anuais para monitorizar o desenvolvimento de catarata estão indicadas para todos os pacientes.[1]

REPOSIÇÃO DE CÁLCIO

O cálcio oral pode ser dado na dose diária de 1,5 a 3 g de cálcio elementar. Essas doses altas podem reduzir a dose diária da vitamina D, necessária para uma absorção intestinal adequada do Ca^+. A dieta deve ser rica em Ca^+ e com baixo teor de fosfato, para minimizar a hiperfosfatemia.

Entre os sais de cálcio, o carbonato de cálcio ($CaCo_3$) é o mais freqüentemente empregado, por ser o de menor custo e apresentar maior conteúdo de Ca^+ elementar (40%) (Quadro 67.6). Cada 1.000 mg de $CaCo_3$ fornecem 400 mg de Ca^+ elementar. Para a melhor absorção, o $CaCo_3$ deve ser ingerido durante ou após uma refeição. Esse composto pode ser menos absorvido em pacientes idosos, com acloridria ou em uso de inibidores da bomba de prótons. Nesses casos, deve-se dar preferência ao citrato de cálcio, a menos que o paciente tenha insuficiência renal (contra-indicação para o citrato). Citrato de cálcio é, também, a melhor opção em pacientes com nefrolitíase.[2,3,92]

VITAMINA D E SEUS ANÁLOGOS

No tratamento do hipoparatiroidismo permanente, além do cálcio, habitualmente precisa-se administrar a vitamina D ou um de seus análogos: calcitriol, alfa-calcidol, diidrotaquisterol ou calcidiol (Quadro 67.7). Os dois últimos não são comercializados no Brasil. Essas preparações divergem quanto ao seu início de ação, duração de ação e custo. As doses devem ser ajustadas de acordo com a sintomatologia e a calcemia. A vitamina D endógena, chamada de vitamina D_3 ou colecalciferol, é produzida na pele após exposição a raios ultravioleta. A vitamina D_2, utilizada como enriquecedor alimentar, é produzida artificialmente, e é eqüipotente ao colecalciferol. Para se tornar ativa, a vitamina D_3 precisa sofrer 25-hidroxilação no fígado e, posteriormente, 1,25-hidroxilação no rim.

1. *Calcitriol* (Rocaltrol® – cápsulas de 0,25 μg) – Trata-se da forma mais ativa da vitamina D ($1,25[OH]_2D_3$). É considerada a opção de escolha por apresentar maior rapidez de ação, curta meia-vida biológica (cerca de 4 a 6 horas), baixo risco de intoxicação, e não requerer a hidroxilação renal, que está prejudicada no hipoparatiroidismo. O principal inconveniente é seu custo elevado. A dose usualmente necessária varia de 0,5 μg/dia (0,25 μg 2 vezes ao dia) a 2,0 μg/dia (0,5 μg, 4 vezes ao dia). Alguns pacientes podem requerer até 3,0 μg ou mais, diariamente.[1,5,40]

QUADRO 67.5

Tratamento do Hipoparatiroidismo

Crise hipocalcêmica (tetania, convulsões, laringoespasmo)
- 10 a 20 mL de gluconato de cálcio a 10% EV em 10–20 min

Hipocalcemia crônica
- Carbonato de cálcio (1,5 a 3 g/dia de cálcio elementar, em doses divididas) + calcitriol (0,25 a 1,0 μg/dia VO) *ou* ergocalciferol (50.000 a 100.000 UI VO)

Obs.: Entre as perspectivas terapêuticas estão o PTH1-34, o alotransplante de paratiróides e a terapia gênica.

QUADRO 67.6
Formulações de Diferentes Sais de Cálcio e Porcentagens de Cálcio Disponível

Formulação	Conteúdo de Cálcio Elementar	Miligramas de Sal para se Obter 1.000 mg de Cálcio Elementar
Carbonato de cálcio	40%	2.500
Fosfato de cálcio	38%	2.631
Cloreto de cálcio	27%	3.700
Citrato de cálcio	21%	4.762
Lactato de cálcio	13%	7.700
Gluconato de cálcio	9%	11.111

Adaptado da Ref. 2.

QUADRO 67.7
Farmacologia da Vitamina D e seus Análogos

Característica	Vitamina D_2 ou Vitamina D_3	Diidrotaquisterol	Calcitriol $(125[OH])_2D_3$	Alfa-calcidiol $(1\alpha-[OH]D_3)$
• Necessidade para 25-hidroxilação	+	+	–	–
• Necessidade para 1α-hidroxilação	+	–	–	–
• Tempo para início de ação	10–14 dias	4–7 dias	1–2 dias	1–2 dias
• Persistência após suspensão	14–75 dias	7–21 dias	2–3 dias	5–7 dias
• Dose diária aproximada	25.000–100.000 UI	0,2–1 mg	0,25–2 µg	0,5–3 µg

2. *Vitamina D_3 (Colecalciferol) ou vitamina D_2 (Ergocalciferol)* – A dose usual é de 50.000 a 100.000 U (1,25–2,5 mg/dia). Em relação ao calcitriol, tem a vantagem de um custo mais baixo. As desvantagens incluem a necessidade do metabolismo hepático e renal, bem como início e duração de ação mais lentos. Ela precisa ser administrada por várias semanas antes que seu efeito se torne evidente. Da mesma forma, caso aconteça hipercalcemia, pode persistir por várias semanas após a interrupção do tratamento.[1,5,40]

3. *Diidrotaquisterol (DHT)* – Disponível em comprimidos de 0,125, 0,2 e 0,4 mg, representa o equivalente funcional da 1α-hidroxivitamina D, uma vez que requer apenas uma 25-hidroxilação no fígado para transformar-se na forma ativa. Assim, mostra-se eficaz em pacientes com insuficiência renal, nos quais a 1α-hidroxilação é deficiente. Tem rápido início de ação e duração relativamente curta, de modo que sua toxicidade se reverte em poucos dias.[1,5,40]

4. *Alfa-calcidiol* (Alfad® – cápsulas de 0,25 e 1 µg). Tem características farmacológicas similares às do DHT, com a vantagem de não requerer 25-hidroxilação hepática para agir.[1,5,40]

Os principais *efeitos colaterais* da terapia com vitamina D são a hipercalcemia e a hipercalciúria (sinal mais precoce de toxicidade), as quais, quando crônicas, podem levar à insuficiência renal. Monitorização do Ca^+ e fósforo séricos, bem como da calciúria, é requerida no primeiro mês e, depois, a intervalos de 3 a 6 meses. Os pacientes devem ser informados a respeito dos principais sintomas de intoxicação pela vitamina D: poliúria, polidipsia, constipação e anorexia.[1,5,40]

OUTRAS MEDICAÇÕES

Diuréticos Tiazídicos

Podem ser úteis para reduzir ou prevenir a hipercalciúria causada pela terapia com cálcio e vitamina D.[93] Quando a excreção urinária de cálcio nas 24 h se aproximar de 250 mg, um diurético tiazídico (p.ex., hidroclorotiazida ou clortalidona, 25–100 mg/dia) pode ser iniciado, juntamente com dieta hipossódica.[1]

Antiácidos

Um antiácido não-absorvível pode ser adicionado ao esquema terapêutico habitual para pacientes que atinjam normalização da calcemia mas persistam com níveis séricos de fósforo > 6 mg/dL. Uma medida adicional contra a hiperfosfatemia é instruir os pacientes a reduzirem a ingestão de alimentos ricos em fosfatos, tais como carnes, ovos, produtos lácteos e certos refrigerantes (p.ex., Coca-Cola e Pepsi-Cola).[1] A redução da hiperfosfatemia visa à prevenção de calcificações metastáticas.[5,40]

NOVAS PERSPECTIVAS TERAPÊUTICAS PTH1-34

O uso do paratormônio humano 1-34 sintético (Teriparatide, Forteo®), que se tem mostrado uma eficaz opção terapêutica para a osteoporose, também tem sido testado com sucesso em hipoparatiróideos.[94] Até o momento, contudo, somente poucos estudos randomizados, com um limitado número de pacientes, foram publicados.[95,96]

Um estudo de 3 anos de duração comparou teriparatide com calcitriol, administrados a cada 12 horas, juntamente com cálcio.[95] Ambas as drogas mantiveram o cálcio sérico dentro ou levemente abaixo da variação normal (7,6 a 8,8 mg/dL). Contudo, o uso do PTH resultou em menor excreção urinária de cálcio e maior aumento nos marcadores da remodelação óssea. Em contrapartida, o valor da densidade mineral óssea foi similar nos dois grupos.[95] Em um estudo mais recente,[96] o PTH1-34 foi administrado, 1 a 2 vezes ao dia, a 14 crianças com hipoparatiroidismo crônico. Ambos os esquemas lograram normalização do cálcio urinário, mas, para isso, a dose do esquema em dose única foi significativamente maior (58 ± 28 μg/dia vs. 25 ± 15 μg/dia; P < 0,001). O esquema com 2 doses diárias foi mais efetivo no aumento do cálcio e magnésio sérico.[96]

Em comparação ao tratamento convencional com calcitriol, o teriparatide apresenta a vantagem de não induzir hipercalciúria e nefrolitíase. No entanto, implica custo muito mais elevado, e ainda não foi aprovado pelo FDA para o tratamento do HPT.[1,97] Além disso, ainda não se tem informação sobre os efeitos esqueléticos a longo prazo da medicação em crianças e adultos com hipoparatiroidismo crônico.[1,97]

Alotransplante de Paratiróides

A inserção, no músculo braquiorradial, de microcápsulas semipermeáveis contendo tecido de paratiróide cultivado mostrou-se bem-sucedida em alguns pacientes submetidos a paratiroidectomia total. Assim, essa técnica pode representar uma nova alternativa para o tratamento a longo prazo de algumas formas de hipoparatiroidismo.[98,99]

Drogas Calcilíticas

Fármacos que antagonizam o receptor-sensor extracelular do cálcio (p.ex, drogas calcilíticas) vêm sendo desenvolvidos. Eles atuariam estimulando a secreção endógena de PTH e poderiam ser úteis para os pacientes com mutações no referido receptor.[1]

Terapia Gênica

Um estudo recente mostrou cura do HPT em camundongos submetidos à terapia gênica com células-tronco hematopoéticas recombinadas com o gene do PTH humano.[100]

BIBLIOGRAFIA

1. Shoback D. Clinical practice. Hypoparathyroidism. *N Engl J Med*, 2008; *359*:391-403.
2. Bringhurst FR, Demay MB, Kronenberg HM. Hormones and disorders of mineral metabolism. *In* Larsen PR et al. (eds.). *Williams Textbook of Endocrinology*. 10th ed. Philadelphia: W.B. Saunders, 2003:1303-71.
3. Shoback D, Marcus RJW, Bickle D. Metabolic bone disease. *In* Greenspan FS, Gardner DG (eds.). *Basic and Clinical Endocrinology*. 7th ed. New York: McGraw-Hill & Lange, 2004:295-361.
4. Datta R, Waheed A, Shah GN, Sly WS. Signal sequence mutation in autosomal dominant form of hypoparathyroidism induces apoptosis that is corrected by a chemical chaperone. *Proc Natl Acad Sci USA*, 2007; *104*:19989-94.
5. Maeda SS, Fortes EM, Oliveira UM, et al. Hypoparathyroidism and pseudohypoparathyroidism. *Arq Bras Endocrinol Metabol*, 2006; *50*:664-73.
6. Carlsted F, Lind L. Hypocalcemic syndromes. *Crit Care Clin*, 2001; *17*:139-53.
7. Palit TK, Miller CC 3rd, Miltenburg DM. The efficacy of thyroidectomy for Graves' disease: A meta-analysis. *J Surg Res*, 2000; *90*:161-5.
8. Rosato L, Avenia N, Bernante P, et al. Complications of thyroid surgery: analysis of a multicentric study on 14,934 patients operated on in Italy over 5 years. *World J Surg*, 2004; *28*:271-6.
9. Bron LP, O'Brien CJ. Total thyroidectomy for clinically benign disease of the thyroid gland. *Br J Surg*, 2004; *91*:569-74.
10. Asari R, Passler C, Kaczirek K, et al. Hypoparathyroidism after total thyroidectomy: a prospective study. *Arch Surg*, 2008; *143*:132-7; discussion 138.
11. Terris DJ, Angelos P, Steward DL, Simental AA. Minimally invasive video-assisted thyroidectomy: a multi-institutional North American experience. *Arch Otolaryngol Head Neck Surg*, 2008; *134*:81-4.
12. Casella C, Talarico C, Di Fabio F, et al. Hypoparathyroidism following total thyroidectomy: prognostic value of intraoperative parathyroid hormone assay. *Ann Ital Chir*, 2004; *75*:23-7.
13. Quiros RM, Pesce CE, Wilhelm SM. Intraoperative parathyroid hormone levels in thyroid surgery are predictive of postoperative hypoparathyroidism and need for vitamin D supplementation. *Am J Surg*, 2005; *189*:306-9.
14. Yasmeen T, Khan S, Patel SG, et al. Clinical case seminar: Riedel's thyroiditis: report of a case complicated by spontaneous hypoparathyroidism, recurrent laryngeal nerve injury, and Horner's syndrome. *J Clin Endocrinol Metab*, 2002; *87*:3543-7.
15. Nazal EM, Belmatoug N, de Roquancourt A, et al. Hypoparathyroidism preceding Riedel's thyroiditis. *Eur J Intern Med*, 2003; *14*:202-4.
16. Chatterjee S. Permanent hypoparathyroidism following radioiodine treatment for hyperthyroidism. *J Assoc Physicians India*, 2004; *52*:421-2.
17. Lehmann R, Leuzinger B, Salomon F. Symptomatic hypoparathyroidism in acquired immunodeficiency syndrome. *Horm Res*, 1994; *42*:295-9.
18. Tong GM, Rude RK. Magnesium deficiency in critical illness. *J Intensive Care Med*, 2005; *20*:3-17.
19. Proust-Lemoine E, Wémeau JL. Apeced syndrome or autoimmune polyendocrine syndrome Type 1. *Presse Med*, 2008; *37*:1158-71.
20. Alimohammadi M, Björklund P, Hallgren A, et al. Autoimmune polyendocrine syndrome type 1 and NALP5, a parathyroid autoantigen. *N Engl J Med*, 2008; *358*:1018-28.
21. Jaume JC. Endocrine autoimmunity. *In* Greenspan FS, Gardner DG (eds.). *Basic and Clinical Endocrinology*. 7th ed. New York: McGraw-Hill & Lange, 2004:95-105.
22. Schott M, Scherbaum WA, Eisenbarth GS, Gottlieb P. Hypoparathyroidism and autoimmune polyendocrine syndromes. *N Engl J Med*, 2004; *351*:1032-3.
23. Mayer A, Ploix C, Orgiazzi J, et al. Calcium-sensing receptor autoantibodies are relevant markers of acquired hypoparathyroidism. *J Clin Endocrinol Metab*, 2004; *89*:4484-8.
24. Furuto-Kato S, Matsukura S, Ogata M, et al. Primary hyperparathyroidism presumably caused by chronic parathyroiditis manifesting from hypocalcemia to severe hypercalcemia. *Intern Med*, 2005; *44*:60-4.
25. Robertson Jr WC. Calcium carbonate consumption during pregnancy: an unusual cause of neonatal hypocalcemia. *J Child Neurol*, 2002; *17*:853-5.
26. De Sanctis C, De Sanctis V, Radetti G, et al. Hypoparathyroidism and pseudohypoparathyroidism. *Minerva Pediatr*, 2002; *54*:271-8.
27. Andrew Nesbit M, Bowl MR, et al. X-linked hypoparathyroidism region on Xq27 is evolutionarily conserved with regions on 3q26 and 13q34 and contains a novel P-type ATPase. *Genomics*, 2004; *84*:1060-70.
28. Aglony M, Lizama M, Mendez C, et al. Clinical findings and immunologic variability in 9 patients with DiGeorge syndrome. *Rev Med Chil*, 2004; *132*:26-32.

29. Oskarsdottir S, Vujic M, Fasth A. Incidence and prevalence of the 22q11 deletion syndrome: a population-based study in Western Sweden. *Arch Dis Child*, 2004; 89:148-51.
30. Maalouf NM, Sakhaee K, Odvina CV. A case of chromosome 22q11 deletion syndrome diagnosed in a 32-year-old man with hypoparathyroidism. *J Clin Endocrinol Metab*, 2004; 89:4817-20.
31. Taslipinar A, Kebapcilar L, Kutlu M, et al. HDR syndrome (hypoparathyroidism, sensorineural deafness and renal disease) accompanied by renal tubular acidosis and endocrine abnormalities. *Intern Med*, 2008; 47:1003-7.
32. Nesbit MA, Bowl MR, Harding B, et al. Characterisation of GATA3 mutations in the hypoparathyroidism, deafness and renal dysplasia (HDR) syndrome. *J Biol Chem*, 2004; 279:22624-34.
33. Parvari R, Hershkovitz E, Grossman N, et al.; HRD/Autosomal Recessive Kenny-Caffey Syndrome Consortium. Mutation of TBCE causes hypoparathyroidism-retardation-dysmorphism and autosomal recessive Kenny-Caffey syndrome. *Nat Genet*, 2002; 32:448-52.
34. Courtens W, Wuyts W, Poot M, et al. Hypoparathyroidism-retardation-dysmorphism syndrome in a girl: A new variant not caused by a TBCE mutation — clinical report and review. *Am J Med Genet A*, 2006; 140:611-7.
35. Hendy GN, Minutti C, Canaff L, et al. Recurrent familial hypocalcemia due to germline mosaicism for an activating mutation of the calcium-sensing receptor gene. *J Clin Endocrinol Metab*, 2003; 88:3674-81.
36. Egbuna OI, Brown EM. Hypercalcaemic and hypocalcaemic conditions due to calcium-sensing receptor mutations. *Best Pract Res Clin Rheumatol*, 2008; 22:129-48.
37. Shiohara M, Mori T, Mei B, et al. A novel gain-of-function mutation (F821L) in the transmembrane domain of calcium-sensing receptor is a cause of severe sporadic hypoparathyroidism. *Eur J Pediatr*, 2004; 163:94-8.
38. Maret A, Ding C, Kornfield SL, Levine MA. Analysis of the GCM2 gene in isolated hypoparathyroidism: a molecular and biochemical study. *J Clin Endocrinol Metab*, 2008; 93:1426-32.
39. Bowl MR, Nesbit MA, Harding B, et al. An interstitial deletion-insertion involving chromosomes 2p25.3 and Xq27.1, near SOX3, causes X-linked recessive hypoparathyroidism. *J Clin Invest*, 2005;115:2822-31.
40. de Paula JFA, Foss MC. Hipocalcemia, hipoparatiroidismo, pseudo-hipoparatiroidismo e pseudpseudo-hipoparatiroidismo. In Coronho V, Petroianu A, Santana EM, Pimenta LG (eds.). *Tratado de Endocrinologia e Cirurgia Endócrina*. Rio de Janeiro: Guanabara Koogan, 2000:648-59.
41. Levine MA, Germain-Lee E, Jan de Beur S. Genetic basis for resistance to parathyroid hormone. *Horm Res*, 2003; 60 (Suppl. 3):87-95.
42. Germain-Lee EL, Groman J, Crane JL, et al. Growth hormone deficiency in pseudohypoparathyroidism Type 1a: Another manifestation of multihormone resistance. *J Clin Endocrinol Metab*, 2003; 88:4059-69.
43. Sanctis L, Vai S, Andreo MR, et al. Brachydactyly in 14 genetically characterized pseudohypoparathyroidism type Ia patients. *J Clin Endocrinol Metab*, 2004; 89:1650-5.
44. Bastepe M. The GNAS locus and pseudohypoparathyroidism. *Adv Exp Med Biol*, 2008; 626:27-40.
45. Bastepe M, Juppner H. Editorial: Pseudohypoparathyroidism and mechanisms of resistance toward multiple hormones: molecular evidence to clinical presentation. *J Clin Endocrinol Metab*, 2003; 88:4055-8.
46. Bindu M, Harinarayana CV. Hypoparathyroidism: a rare treatable cause of epilepsy – report of two cases. *Eur J Neurol*, 2006; 13:786-8.
47. Bohrer T, Krannich JH. Depression as a manifestation of latent chronic hypoparathyroidism. *World J Biol Psychiatry*, 2007; 8:56-9.
48. Chan FK, Tiu SC, Choi KL, et al. Increased bone mineral density in patients with chronic hypoparathyroidism. *J Clin Endocrinol Metab*, 2003; 88:3155-9.
49. Korkmaz C, Yasar S, Binboga A. Hypoparathyroidism simulating ankylosing spondylitis. *Joint Bone Spine*, 2005; 72:89-91.
50. Mangat JS, Till J, Bridges N. Hypocalcaemia mimicking long QT syndrome: case report. *Eur J Pediatr*, 2008; 167:37-49.
51. Mikhail N, El-Bialy A, Grosser J. Severe hypocalcemia: a rare cause of reversible heart failure. *Congest Heart Fail*, 2001; 7:256-8.
52. Avsar A, Dogan A, Tavli T. A rare cause of reversible dilated cardiomyopathy: hypocalcemia. *Echocardiography*, 2004; 21:609-12.
53. Lehmann G, Deisenhofer I, Ndrepepa G, Schmitt C. ECG changes in a 25-year-old woman with hypocalcemia due to hypoparathyroidism: hypocalcemia mimicking acute myocardial. *Chest*, 2000; 118:260-2.
54. Mazzaferri EL. Glândulas paratireóides, metabolismo do cálcio e distúrbios da homeostase do cálcio. In Mazzaferri EL (ed.). *Endocrinologia*. Rio de Janeiro: Guanabara Koogan, 1978:160-208.
55. Mrowka M, Knake S, Klinge H, et al. Hypocalcemic generalised seizures as a manifestation of iatrogenic hypoparathyroidism months to years after thyroid surgery. *Epileptic Disord*, 2004; 6:85-7.
56. Goswami R, Brown EM, Kochupillai N, et al. Prevalence of calcium sensing receptor autoantibodies in patients with sporadic idiopathic hypoparathyroidism. *Eur J Endocrinol*, 2004; 150:9-18.
57. Kashyap AS, Kashyap S. Hypoparathyroidism unmasked by alendronate. *Postgrad Med J*, 2000; 76:417-8.
58. Montenegro Jr RM, de Paula FJA, Foss NT, Foss MC. Familial association of pseudohypoparathyroidism and psoriasis: case report. *Sao Paulo Med J*, 2002; 120:23-7.
59. Shaw NJ. Vitamin D deficiency rickets. *Endocr Dev*, 2003; 6:93-104.
60. Gannage-Yared MH, Tohme A, Halaby G. Hypovitaminosis D: a major worldwide public health problem. *Presse Med*, 2001; 30:653-8.
61. Berruti A, Sperone P, Fasolis G, et al. Pamidronate administration improves the secondary hyperparathyroidism due to "Bone Hunger Syndrome" in a patient with osteoblastic metastases from prostate cancer. *Prostate*, 1997; 33:252-5.
62. Topf JM, Murray PT. Hypomagnesemia and hypermagnesemia. *Rev Endocr Metab Disord*, 2003; 4:195-206.
63. Touyz RM. Magnesium in clinical medicine. *Front Biosci*, 2004; 9:1278-93.
64. Parmar MS. Pancreatic necrosis associated with preeclampsia-eclampsia. *JOP*, 2004; 5:101-4.
65. Ammori BJ, Barclay GR, Larvin M, McMahon MJ. Hypocalcemia in patients with acute pancreatitis: a putative role for systemic endotoxin exposure. *Pancreas*, 2003; 26:213-7.
66. Llach F, Felsenfeld AJ, Haussler MR. The pathophysiology of altered calcium metabolism in rhabdomyolysis-induced acute renal failure. Interactions of parathyroid hormone, 25-hydroxycholecalciferol, and 1,25 dihydroxycholecalciferol. *N Engl J Med*, 1981; 305:117-23.
67. Baeksgaard L, Sorensen JB. Acute tumor lysis syndrome in solid tumors – a case report and review of the literature. *Cancer Chemother Pharmacol*, 2003; 51:187-92.
68. Ehrenpreis ED, Wieland JM, Cabral J, et al. Symptomatic hypocalcemia, hypomagnesemia, and hyperphosphatemia secondary to Fleet's Phospho-Soda colonoscopy preparation in a patient with a jejunoileal bypass. *Dig Dis Sci*, 1997; 42:858-60.
69. Molina JC, Serrano C, De Teresa L. Hypocalcemia and hyperphosphatemia secondary to oral sodium phosphate in a female patient with colonic pseudo-obstruction and vitamin D deficiency. *An Med Interna*, 2002; 19:267-8.
70. Vogelgesang SA, McMillin JM. Hypocalcemia associated with estrogen therapy for metastatic adenocarcinoma of the prostate. *J Urol*, 1988; 140:1025-7.
71. Chap LI, Mirra J, Ippolito V, et al. Miliary osteosarcomatosis with associated hypocalcemia. *Am J Clin Oncol*, 1997; 20:505-8.
72. Brass EP, Thompson WL. Drug-induced electrolyte abnormalities. *Drugs*, 1982; 24:207-28.

73. Tanvetyanon T, Choudhury AM. Hypocalcemia and azotemia associated with zoledronic acid and interferon alfa. *Ann Pharmacother*, 2004; *38*:418-21.
74. Rosen CJ, Brown S. Severe hypocalcemia after intravenous bisphosphonate therapy in occult vitamin D deficiency. *N Engl J Med*, 2003; *348*:1503-4.
75. Peter R, Mishra V, Fraser WD. Severe hypocalcaemia after being given intravenous bisphosphonate. *BMJ*, 2004; *328*:335-6.
76. Scalley RD, Ferguson DR, Piccaro JC, et al. Treatment of ethylene glycol poisoning. *Am Fam Physician*, 2002; *66*:807-12.
77. Boink AB, Wemer J, Meulenbelt J, et al. The mechanism of fluoride-induced hypocalcaemia. *Hum Exp Toxicol*, 1994; *13*:149-55.
78. Jacobson MA, Gambertoglio JG, Aweeka FT, et al. Foscarnet-induced hypocalcemia and effects of foscarnet on calcium metabolism. *J Clin Endocrinol Metab*, 1991; *72*:1130-5.
79. Biswas M, Owen K, Jones MK. Hypocalcaemia during fusidic acid therapy. *J R Soc Med*, 2002; *95*:91-3.
80. Escanero JF, Elosegui LM, Cordova A, et al. Calcitonin and metabolic alkalosis. *Biomed Pharmacother*, 1991; *45*:307-9.
81. Subbiah V, Tayek JA. Tetany secondary to the use of a proton-pump inhibitor. *Ann Intern Med*, 2002; *137*:219.
82. Bosso JV, Gazzara PC, Rosati M. Tetany associated with nifedipine. *N Engl J Med*, 1986; *315*:584-5.
83. Gallardo J, Fardella P, Pumarino H, Campino C. Plasma calcium levels in critical patients with and without sepsis. *Rev Med Chil*, 1991; *119*:262-6.
84. Body JJ, Bouillon R. Emergencies of calcium homeostasis. *Rev Endocr Metab Disord*, 2003; *4*:167-75.
85. Bergkamp FJ, van Berkel AM, van der Linden PW, Gorgels JP. Unexpected prolonged extreme hypocalcaemia and an inadequate PTH response in a patient with metastatic breast carcinoma. *Neth J Med*, 2003; *61*:371-5.
86. Grieve RJ, Dixon PF, Roberts H, Hunter RD. Hypocalcaemia – an unusual complication of successful chemotherapy for metastatic breast cancer. *Clin Oncol*, 1983; *9*:337-42.
87. Mune T, Yasuda K, Ishii M, et al. Tetany due to hypomagnesemia induced by cisplatin and doxorubicin treatment for synovial sarcoma. *Intern Med*, 1993; *32*:434-7.
88. Kido Y, Okamura T, Tomikawa M, et al. Hypocalcemia associated with 5-fluorouracil and low dose leucovorin in patients with advanced colorectal or gastric carcinomas. *Cancer*, 1996; *78*:1794-7.
89. Callies F, Scholz WA, Reincke M, et al. Management of hypoparathyroidism during pregnancy. Report of twelve cases. *Eur J Endocrinol*, 1998; *139*:284-9.
90. Ariyan CE, Sosa JA. Assessment and management of patients with abnormal calcium. *Crit Care Med*, 2004; *32(4 Suppl.)*:S146-54.
91. Tohme JF, Bilezikian JP. Hypocalcemic emergencies. *Endocrinol Metab Clin North Am*, 1993; *22*:363-75.
92. Reber PM, Heath H 3rd. Hypocalcemic emergencies. *Med Clin North Am*, 1995; *79*:93-106.
93. Porter RH, Cox BG, Heaney D, et al. Treatment of hypoparathyroid patients with chlorthalidone. *N Engl J Med*, 1978; *298*:57-81.
94. Angelopoulos NG, Goula A, Tolis G. Sporadic hypoparathyroidism treated with teriparatide: a case report and literature review. *Exp Clin Endocrinol Diabetes*, 2007; *115*:50-4.
95. Winer KK, Sinaii N, Peterson D, et al. Effects of once versus twice-daily parathyroid hormone 1-34 therapy in children with hypoparathyroidism. *J Clin Endocrinol Metab*, 2008; *93*:3389-95.
96. Winer KK, Ko CW, Reynolds JC, et al. Long-term treatment of hypoparathyroidism: a randomized controlled study comparing parathyroid hormone-(1-34) versus calcitriol and calcium. *J Clin Endocrinol Metab*, 2003; *93*:4214-20.
97. Horwitz MJ, Stewart AF. Hypoparathyroidism: Is it time for replacement therapy? *J Clin Endocrinol Metab*, 2008; *93*:3307-9.
98. Moskalenko V, Ulrichs K, Kerscher A, et al. Preoperative evaluation of microencapsulated human parathyroid tissue aids selection of the optimal bioartificial graft for human parathyroid allotransplantation. *Transpl Int*, 2007; *20*:688-96.
99. Tibell A, Rafael E, Wennberg L, et al. Survival of macroencapsulated allogeneic parathyroid tissue one year after transplantation in nonimmunosuppressed humans. *Cell Transplant*, 2001; *10*:591-9.
100. Zhou Y, Lu BJ, Xu P, Song CF. Optimising gene therapy of hypoparathyroidism with hematopoietic stem cells. *Chin Med J (Engl)*, 2005; *118*:204-9.

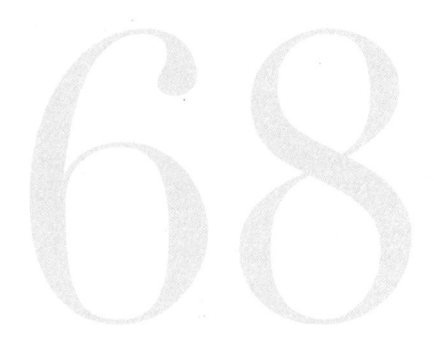

Manuseio da Osteoporose – Uma Visão Geral

*Josivan Gomes de Lima, Lúcia Helena Coelho Nóbrega,
Maria Lucia Coelho Nóbrega, Luiz Griz*

INTRODUÇÃO

Osteoporose é habitualmente definida como uma doença caracterizada por diminuição na massa óssea e deterioração da microarquitetura do tecido ósseo, levando a um aumento da fragilidade óssea e, conseqüentemente, a um maior risco para fraturas.[1-3] Ela representa o distúrbio osteometabólico mais comum e se constitui em um importante problema de saúde pública em vários países, acometendo mais de 200 milhões de mulheres no mundo todo. Predomina no sexo feminino (80% dos casos). Nos Estados Unidos (EUA), aproximadamente 10 milhões de indivíduos têm osteoporose e outros 18%, osteopenia. A doença está presente em 17% de todas as mulheres pós-menopausadas e em 30% daquelas com mais de 65 anos. Nesse grupo etário, estima-se que cerca de 20% dos homens teriam também osteoporose.[2,4,5]

Fraturas ósseas são a principal causa da morbidade e da mortalidade associadas à osteoporose. Anualmente ocorre nos EUA cerca de 1,5 milhão de fraturas (700.000 fraturas vertebrais, 300.000 de quadril, 200.000 de punho e 200.000 em outros sítios). Estima-se que, em 1990, tenha ocorrido 1,7 milhão de fraturas do quadril em todo o mundo e que esse número excederá 6 milhões em 2050. Fraturas da coluna vertebral geralmente ocorrem a partir dos 55 anos e causam dor (presente em um terço dos casos), perda de altura, cifose e morbidade significativa (sobretudo quando são múltiplas). Também implicam maior risco de fraturas não-vertebrais e de novas fraturas vertebrais. Além disso, respostas psicológicas como depressão, medo, ansiedade e comprometimento da auto-imagem também se acham presentes, piorando o quadro. A prevalência de fraturas vertebrais é de 42% para mulheres com idade avançada ou que tenham uma massa óssea diminuída. Fraturas do colo do fêmur são as manifestações mais devastadoras da osteoporose, pois resultam em uma taxa de mortalidade dentro de 1 ano que pode chegar a 20% nos indivíduos com menos de 70 anos, 30% naqueles com 70 a 80 anos e 40% se a idade for > 80 anos. Entre os sobreviventes, cerca de 50% ficarão permanentemente incapazes de caminhar sem ajuda e 25% requererão cuidados a longo prazo. Nos EUA, aproximadamente 37.000 pesssoas morrem a cada ano em conseqüência de complicações relacionadas a fraturas osteoporóticas. A freqüência de fraturas de quadril aumenta exponencialmente com a idade, sobretudo após os 70 anos. Cerca de 30% das mulheres e 17% dos homens que atingem os 80 anos desenvolvem tais fraturas.[2-9]

Os dados sobre a situação da osteoporose no Brasil são bem menos precisos. Estima-se que cerca de 10 milhões de indivíduos tenham a doença e que 2,4 milhões sofrerão algum tipo de fratura, a cada ano. Entre mais de 1.400 mulheres residentes em Recife com idade acima de 50 anos, foi observado que 40% delas tinham osteoporose.[10] Um estudo mais recente,[11] também realizado em Recife, avaliou 657 mulheres com idade mínima de 50 anos e detectou uma prevalência média de 29% na coluna lombar (CL) e 19% no colo femoral (CF). Essa prevalência aumentou com a faixa etária, atingindo 54,5% (CL) e 73% (CF) no grupo com mais de 80 anos (38,2% e 34% naquele com 70 a 79 anos). Fraturas vertebrais foram observadas em 24% das pacientes.[11]

Osteoporose implica, também, graves conseqüências econômicas. Nos EUA são gastos anualmente 10–15 bilhões de dólares com o tratamento de fraturas osteoporóticas. Como a idade média da população mundial tem aumentado, a incidência e a prevalência da osteoporose, assim como seu impacto econômico, aumentarão ainda mais. Assim, estima-se que no ano 2020 haverá 840.000 fraturas de quadril, que resultarão em uma despesa de US$62 bilhões.[2,3]

FISIOLOGIA DO OSSO

Existem dois tipos de ossos no esqueleto adulto: o cortical e o trabecular. O osso cortical é denso e compacto e representa 80% do esqueleto. Constitui a parte externa de todas as estruturas esqueléticas e tem como função principal fornecer força mecânica e proteção. Pode, contudo, participar de respostas metabólicas quando ocorre um déficit mineral intenso e/ou prolongado. O osso trabecular, por sua vez, é encontrado na parte interna dos ossos, corpos vertebrais e pelve. Fornece suprimento inicial nos estados de deficiência mineral e, por ser metabolicamente mais ativo, é perdido mais intensa e rapidamente na menopausa e quando há hipogonadismo. Por isso, nessas situações, fraturas vertebrais e de Colles, que refletem a perda óssea predominantemente trabecular, habitualmente antecedem as fraturas de fêmur. Durante suas vidas, as mulheres perdem cerca de 50% de seu osso trabecular e 30% do cortical. Homens perdem apenas 25% a 30% de ambos os tipos de ossos. Na mulher, a perda do osso trabecular se inicia após os 30–35 anos e a do cortical, após os 50. A perda óssea pré- e pós-menopausa é inevitável e faz parte do processo normal de envelhecimento.[5,12-15]

O osso é um tecido metabolicamente ativo, submetido a um contínuo processo de remodelação óssea que consiste em quatro fases: ativação, reabsorção, reversão e formação. Duas classes principais de células estão envolvidas na remodelação óssea: os osteoclastos e os osteoblastos. Osteoclastos têm como função principal dissolver o osso mineral e digerir a matriz óssea, e são os responsáveis pela reabsorção óssea. São derivados de células mononucleares da medula óssea (pré-osteoblastos) que se enfileiram nas superfícies formadoras de osso. A diferenciação, o recrutamento e a inibição dos osteoclastos são controlados por vários fatores hormonais e de crescimento. O efeito primário do estrogênio sobre o osso é inibir o recrutamento dos osteoclastos. Os osteoblastos, por sua vez, têm como função principal a síntese da matriz óssea, e são eles que iniciam a formação óssea.[5,12-15]

As fases do ciclo de remodelação óssea podem assim ser resumidas:

- *Ativação* – Pré-osteoclastos são estimulados pelo fator estimulador colônico dos macrófagos e diferenciados sob a influência de outras citocinas – p.ex., interleucina-1 (IL-1), interleucina-6 (IL-6) e fator de necrose tumoral (TNF) – para se transformarem em osteoclastos ativos.
- *Reabsorção* – Os osteoclastos formados secretam substâncias ácido-símiles que vão dissolver e digerir a matriz orgânica e o osso mineral velho, com a formação de uma cavidade na superfície do osso trabecular (lacuna de Howship) e um túnel no osso cortical. Essa fase dura cerca de 2 a 3 semanas.
- *Reversão* – A reabsorção cessa quando a cavidade atinge uma profundidade predeterminada. Células derivadas de monócitos formam uma superfície de cimento que previne a erosão óssea adicional.
- *Formação* – Os osteoblastos são atraídos para a cavidade de reabsorção e, sob a influência de vários fatores hormonais e de crescimento, amadurecem para substituir a cavidade de reabsorção por osso "novo". Essa fase dura de 3 a 4 meses.

Essas fases estão estreitamente acopladas, e, por isso, a massa óssea permanece inalterada. Quando ocorre desequilíbrio, pode surgir osteoporose. Tal desequilíbrio pode resultar de uma *hiperatividade dos osteoclastos* (uma cavidade de reabsorção com profundidade excessiva é criada) ou de *disfunção dos osteoblastos* (uma quantidade inadequada de osteóide é secretada para encher a cavidade reabsortiva normal).

O principal estimulador da formação dos osteoclastos é um membro da família de proteínas TNF, produzido por células da linhagem osteoblástica e denominado *ligante do ativador do receptor do fator nuclear kB* (RANKL). Adicionalmente, as citadas células produzem a *osteoprotegerina* (OPG), que contrabalança os efeitos do RANKL por ser um potente inibidor da osteoclastogênese e da reabsorção óssea. Trata-se de um receptor solúvel para o RANKL e previne a interação deste com seu receptor bioativo, chamado de RANK. IL-4 e 13 e o interferon gama inibem a reabsorção óssea. Em contraste, IL-1, IL-6 e catepsina K a estimulam. A catepsina K, enzima da família das proteases, aumenta a reabsorção óssea, clivando as regiões telopeptídea e helicoidal do colágeno tipo 1, principal colágeno do osso. Mutações no gene da captepsina K causam a *picnodisostose*, caraterizada por osteopenia e baixa estatura.[5,14-16]

TIPOS DE OSTEOPOROSE

A osteoporose pode ser primária ou secundária. Osteoporose primária é a forma mais comum e resulta de uma perda óssea relacionada à menopausa ou ao envelhecimento.[16a] Osteoporose secundária é aquela causada por medicações ou condições mórbidas que predispõem à perda da massa óssea.[17]

Osteoporose Pós-menopausa

Geralmente surge nos primeiros 10 anos após a menopausa. A deficiência estrogênica é a anormalidade básica dessa forma de osteoporose. O mecanismo pelo qual a deficiência de estrogênio leva à perda óssea não está definido. Há evidências, contudo, de que ela possa aumentar a produção esquelética de citocinas indutoras da reabsorção óssea, como interleucina-1 (IL-1), interleucina-6 (IL-6) e fator de necrose tumoral (TNF), além de prostaglandinas. Ocorre também uma elevação da relação RANKL/OPG, o que favorece a osteoclastogênese e a reabsorção óssea. Estudos recentes têm mostrado que os níveis de OPG são mais elevados em mulheres com osteoporose do que naquelas sem. Esse aumento possivelmente seria uma forma de compensar o incremento da reabsorção óssea. Em contrapartida, quando se comparam mulheres osteoporóticas com e sem fraturas, os valores da OPG são menores nas primeiras.[5,14-16]

Deficiência estrogênica pode, também, reduzir a produção, pelos ossos, de fatores de crescimento que estimulam a formação óssea, como fator de crescimento insulina-símile (IGF-I) e fator de crescimento transformador beta (TGF-β). Adicionalmente, ela incrementa a sensibilidade do osso aos efeitos reabsortivos do paratormônio (PTH). Também contribui para a redução da produção de 1,25-diidroxivitamina D ou dos receptores intestinais da vitamina D, resultando em menor absorção intestinal de cálcio, o que, em última análise, causará perda óssea (Fig. 68.1). Existem também evidências de que a deficiência estrogênica diminuiria a reabsorção tubular de cálcio, independentemente do PTH. Finalmente, a descoberta de receptores estrogênicos nos osteoblastos sugere que o déficit de estrogênio poderia, também, alterar diretamente a formação óssea.[5,14-16]

Osteoporose Senil

Ocorre após os 70 anos de idade em ambos os sexos. Geralmente está associada a uma diminuição na formação óssea, como também a uma reduzida capacidade dos rins em produzirem a $1,25(OH)_2D_3$, forma mais ativa da vitamina D. A deficiência de $1,25(OH)_2D_3$ resulta em diminuição da absorção intestinal de cálcio, o que leva a incremento da secreção do PTH e, conseqüentemente, da reabsorção óssea. É importante ressaltar que as distinções entre esses dois tipos de osteoporose são muitas vezes bastante arbitrárias, podendo haver uma superposição considerável entre essas síndromes.[5,14-16]

Osteoporose Secundária

Acomete igualmente ambos os sexos, em qualquer idade. Está associada a uma variedade de condições que impliquem aumento da reabsorção e/ou diminuição da formação óssea (Quadro 68.1). Uma ou mais dessas condições estão presentes em até 30% das mulheres e 64% dos homens com osteoporose. É comum a concomitância de causas primárias e secundárias de osteoporose. O fator etiológico mais comum, em ambos os sexos, é o uso crônico de glicocorticóides em doses suprafisiológicas (ver adiante). Outras condições envolvidas incluem distúrbios hormonais (p.ex., síndrome de Cushing, hipertiroidismo, hiperparatiroidismo, hiperprolactinemia, hipogonadismo etc.), neoplasias (sobretudo o mieloma múltiplo), distúrbios gastrointestinais (especialmente, doença celíaca e outros distúrbios que causem má-absorção intestinal), insuficiência renal crônica, imobilização prolongada, artrite reumatóide, anorexia nervosa, AIDS etc.[1,5,17-19] Deficiência de vitamina D em adultos

```
                    ┌─────────────────────────┐
                    │  Deficiência estrogênica │
                    └─────────────────────────┘
```

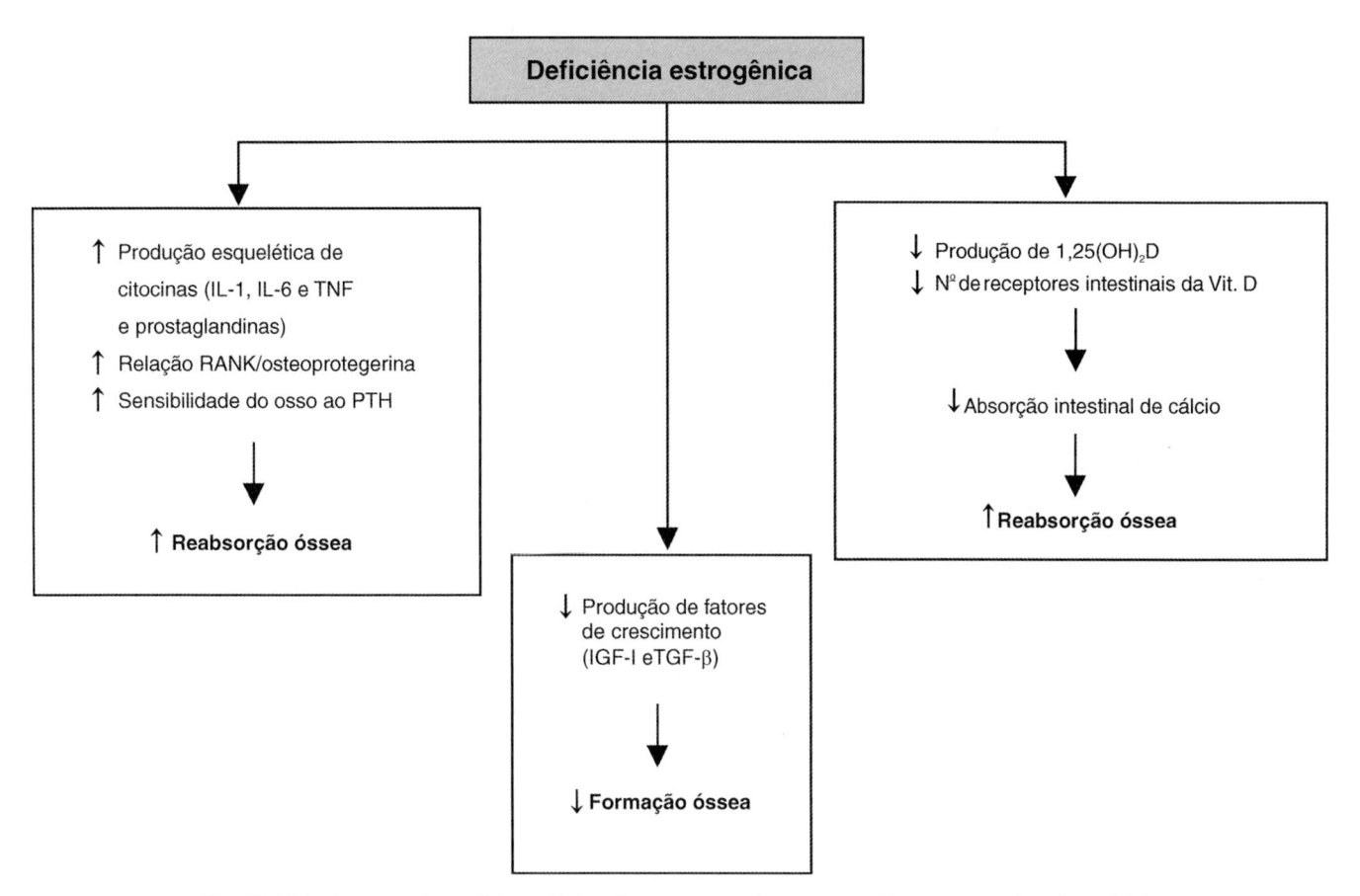

Fig. 68.1 Principais mecanismos fisiopatológicos da osteoporose pós-menopausa (↑ = aumento; ↓ = diminuição).

Ramo esquerdo:
↑ Produção esquelética de citocinas (IL-1, IL-6 e TNF e prostaglandinas)
↑ Relação RANK/osteoprotegerina
↑ Sensibilidade do osso ao PTH
→ ↑ **Reabsorção óssea**

Ramo central:
↓ Produção de fatores de crescimento (IGF-I e TGF-β)
→ ↓ **Formação óssea**

Ramo direito:
↓ Produção de 1,25(OH)$_2$D
↓ N° de receptores intestinais da Vit. D
→ ↓ Absorção intestinal de cálcio
→ ↑ **Reabsorção óssea**

---

predispõe a osteomalacia e osteoporose.[17] Finalmente, osteopenia e osteoporose são eventuais complicações da cirurgia de derivação gastrointestinal para obesidade.[20]

Lítio, hormônios tiroidianos, certos anticonvulsivantes (fenitoína, barbitúricos e ácido valpróico), hidróxido de alumínio, inibidores da bomba de prótons (omeprazol, pantoprazol etc.), inibidores de aromatase (p.ex., anastrozol, letrozol, exemestane etc.), análogos do GnRH (p.ex., busserrelina, leuprorrelina etc.), varfarina, heparina e alguns quimioterápicos são outras drogas que também podem levar a perda óssea e osteoporose, por mecanismos diversos (Quadro 68.1). O uso da L-tiroxina em doses que suprimam o TSH comprovadamente causa osteoporose em mulheres pós-menopausadas, mas não implica risco aumentado de fraturas. A ocorrência de osteoporose induzida pela heparina parece estar estritamente relacionada à duração do tratamento (acima de 4 a 5 meses) e à dosagem utilizada (15.000 U ou mais, diariamente), mas a sua patogênese é pouco entendida.[5,21,22] Recentemente, tem sido relatado que o uso crônico de glitazonas implica risco aumentado para fraturas osteoporóticas, sobretudo no punho e colo do fêmur.[23]

Diversas doenças do tecido conjuntivo podem cursar com osteoporose, incluindo *osteogênese imperfeita* (causada por mutações nos genes *COLIA 1* e *COLIA 2*), *homocistinúria*, doença de *Ehlers-Danlos* e *síndrome de Marfan*.[17] Nessa última ocorrem mutações no gene da fibrilina (FBN1), uma glicoproteína do tecido colágeno, essencial para a integridade das fibras elásticas e constituinte da matriz extracelular.[17] Mulheres na pré-menopausa podem também ter *osteoporose idiopática* (OI). Diferentemente do observado em homens, os níveis de IGF-I estão normais em casos de OI em mulheres.[24]

FATORES DE RISCO PARA OSTEOPOROSE (QUADRO 68.2)

Os dois principais determinantes do risco de osteoporose são o pico de massa óssea (quantidade máxima de osso mineral acumulada antes da menopausa) e a velocidade da perda óssea. Ambos os determinantes são influenciados por uma variedade de fatores genéticos e ambientais. A massa óssea representa 70% dos fatores que determinam o risco de fratura; o restante inclui idade, história prévia de fraturas, baixo peso corporal etc. O pico de massa óssea é alcançado até o final da segunda década, sendo influenciado pela genética (até 85%) e por fatores exógenos, como a ingestão de cálcio, a época da puberdade e exercícios físicos. Conforme mencionado, a perda óssea se inicia na terceira década e se intensifica com a menopausa. A perda óssea pré- e pós-menopausa é inevitável e faz parte do processo normal de envelhecimento. Quanto maior o pico de massa óssea alcançado, maior será a densidade mineral óssea (DMO) à época da menopausa e, conseqüentemente, menor o risco de fraturas osteoporóticas no futuro.[1,2,13,14]

Entre os fatores ambientais que interferem com o pico de massa óssea e o risco para osteoporose, podemos citar:

Fatores Genéticos/Antecedentes Familiares

De acordo com a observação de vários autores, 60% a 70% das mulheres que desenvolvem osteoporose são descendentes de mães com história clínica de fratura de coluna de fêmur ou na coluna

QUADRO 68.1
Causas de Osteoporose Secundária

Doenças endócrinas
Tirotoxicose
Síndrome de Cushing
Hipogonadismo
Diabetes mellitus
Hiperparatiroidismo
Deficiência de GH
Acromegalia

Doenças do tecido conjuntivo
Osteogênese imperfeita
Síndrome de Marfan
Síndrome de Ehlers-Danlos
Homocistinúria
Lisinúria
Síndrome de Menkes
Escorbuto

Doenças renais
Insuficiência renal crônica
Acidose tubular renal

Distúrbios nutricionais, hepáticos e gastrointestinais
Má-absorção (doença celíaca, doenças inflamatórias intestinais etc.)
Nutrição parenteral total
Gastrectomia
Cirurgia de derivação para obesidade mórbida
Hepatopatia crônica
Hipofosfatemia crônica
Síndrome de Menkes
Escorbuto
Anorexia nervosa

Distúrbios hematopoéticos
Dicrasias plasmocitárias: mieloma múltiplo e macroglobulinemia
Mastocitose sistêmica
Leucemias e linfomas
Anemia falciforme e talassemia menor
Doença de Gaucher
Policitemia

Distúrbios cromossômicos
Síndrome de Turner
Síndrome de Klinefelter

Miscelânea
Imobilização prolongada
Artrite reumatóide
Gravidez e lactação
Osteoporose relacionada ao exercício
Doença óssea metastática
Disautonomia familiar (síndrome de Riley-Day)
Distrofia simpática reflexa

Medicamentosa
Glicocorticóides, hormônios tiroidianos, heparina, varfarina, quimioterápicos, ciclosporina, anticonvulsivantes, lítio, hidróxido de alumínio, análogos do GnRH, inibidores de aromatase, glitazonas, inibidores da bomba de prótons etc.

Adaptado das Refs. 5, 16 e 17.

QUADRO 68.2
Fatores de Risco para Osteoporose

Tipo de Osteoporose	Fator de Risco
Osteoporose primária	*Não-modificável*
	Sexo feminino
	Idade avançada
	Raça branca
	História familiar de osteoporose
	História pessoal de fratura prévia
	Potencialmente modificável
	Deficiência de estrogênio
	Menopausa prematura
	Índice de massa corpórea < 19 kg/m²
	Tabagismo
Osteoporose secundária	Hipogonadismo
	Alcoolismo
	Má-absorção intestinal
	Anorexia nervosa
	Terapia prolongada com glicocorticóides
	Uso de anticonvulsivantes
	Imobilização prolongada
	Hiperparatiroidismo
	Hipertiroidismo

vertebral.[7,25] Vários genes têm sido estudados com o intuito de correlacioná-los à densidade mineral óssea (DMO) e à suscetibilidade à osteoporose. O problema maior é que a osteoporose pós-menopausa é uma doença poligênica, estando sujeita à interação de fatores genéticos e ambientais. O gene *CLCN7*, localizado no cromossomo 16p13.3, representa um forte candidato à regulação da DMO.[5] Em alguns estudos, têm sido incriminados alguns genótipos/haplótipos do receptor da vitamina D, como o H1 (baT) e o H2 (BAt). Outros genes que podem estar envolvidos na patogênese da osteoporose são o gene do receptor estrogênico, dos IGF, das IGFBP, da IL-1, do TNF-α e da catepsina. Além disso, foi demonstrado que alguns genótipos do pró-colágeno 1 (*COLIA-1*) predispõem mulheres a menor densidade óssea e maior ocorrência de fraturas osteoporóticas. Mais recentemente, foi sugerido que polimorfismos dos genes da P450 c17 (17-hidroxilase/17,20-liase) e P450 c19 (aromatase) poderiam estar relacionados à osteoporose.[26] Finalmente, foi demonstrado que o braço curto do cromossomo 20 contém um gene ou genes que parecem ser fatores de risco importantes para osteoporose e fraturas osteoporóticas; um desses genes seria o *BMP2*.[27]

Idade

Idade avançada é um importante fator de risco para osteoporose em homens e mulheres, já que os ossos se tornam menos densos e mais fracos. Idosos geralmente também têm diminuição da ingestão e produção renal de vitamina D, menor exposição solar e maior inatividade física. Adicionalmente, idosos têm, também, maior propensão para quedas, facilitando a ocorrência de fraturas.[1,7,28,29]

Sexo/Fatores Étnicos e Raciais

Mulheres são mais suscetíveis do que os homens para apresentar osteoporose porque desenvolvem um pico de massa óssea 25% a 30% menor e apresentam maior velocidade de perda óssea, especialmente após a menopausa. Mulheres brancas e asiáticas têm risco aumentado, enquanto negras e hispânicas são relativamente protegidas, devido a um maior pico de massa óssea.[7,28,29]

Fatores Nutricionais/Estilo de Vida

Dieta hiperprotéica (aumenta a excreção renal de cálcio), dieta vegetariana e dieta rica em sódio ou fosfato, ou pobre em cálcio, são comumente consideradas favorecedoras de perda óssea. O mesmo se aplica ao sedentarismo, tabagismo e consumo excessivo de cafeína ou de bebidas alcoólicas. A importância da cafeína é, contudo, controversa e tem sido questionada por alguns autores. Pacientes que bebem mais intensamente estão mais sujeitos a perda óssea e fraturas, devido a uma nutrição comprometida e risco maior de quedas. Mulheres fumantes metabolizam o estrogênio mais rapidamente do que as não-fumantes e, por isso, apresentam risco aumentado para osteoporose.[7,28–32] Em alguns estudos,[33] o consumo moderado de álcool teve efeito benéfico sobre a DMO.

Desnutrição devido a transtornos alimentares é também considerada um dos fatores de risco para osteoporose (presente em mais de 50% dos casos de anorexia nervosa).[32,34]

Exercícios durante a adolescência e a vida adulta aumentam a DMO. Foi também demonstrado, em um estudo de coorte em mulheres jovens (8 a 13 anos), que a falta ou escassez de exercícios físicos impediam a obtenção de um pico de massa óssea adequado. Os exercícios devem ser regulares, uma vez que os efeitos osteogênicos rapidamente são perdidos caso sua intensidade e freqüência sejam reduzidas. Atividade física excessiva deve, contudo, ser evitada, pois pode levar à deficiência estrogênica por disfunção hipotalâmica (comum em ginastas, bailarinas etc.).[12,32,35] A tríade da "mulher atleta" inclui transtorno alimentar, amenorréia e osteoporose.[36,35] Foi relatada redução de 14% na DMO em atletas amenorréicas, em comparação àquelas com ciclos regulares.[35,36]

Status Hormonal

Os hormônios sexuais são importantes não somente na aquisição de um pico adequado de massa óssea, mas também para sua manutenção. Qualquer fator que resulte em deficiência estrogênica, sobretudo antes da menopausa, aumenta o risco de perda óssea. Estão particularmente propensas mulheres com menopausa precoce (seja espontânea ou cirúrgica), puberdade atrasada (quanto mais tardia a menarca, menor tenderá a ser o pico de massa óssea), síndrome de Turner ou anorexia nervosa. Mulheres com ciclos menstruais irregulares ou anovulação tendem, também, a fazer um pico de massa óssea menor.[13,17]

Conforme mencionado, alguns distúrbios endócrinos (hipogonadismo, hipercortisolismo, hiperparatiroidismo, hipertiroidismo etc.) podem contribuir tanto para um pico de massa óssea menor como para a perda óssea pré- e pós-menopáusica acelerada. Hiperprolactinemia pode, também, acompanhar-se de osteopenia (inclusive em crianças e adolescentes) e osteoporose. Essa última foi também descrita tanto em indivíduos com deficiência de GH como naqueles com acromegalia (quando há hipogonadismo). Nuliparidade e amenorréia também são comumente consideradas fatores de risco para osteoporose.[13,16,17]

Peso

Obesas, em comparação a mulheres magras, fazem um pico maior de massa óssea e a perda óssea é mais lenta. Por isso, obesidade representa um fator "protetor" contra osteoporose. A "sobrecarga" nos ossos estimula a osteogênese. Além disso, obesas tendem a ter, também, maiores níveis estrogênicos, devido a uma maior conversão de androgênios adrenais em estrogênios, nos adipócitos periféricos, por ação das aromatases. Baixo peso, em contrapartida, é comumente considerado fator de risco para osteoporose.[28,32,33]

Medicações

O uso prolongado de diversos medicamentos pode favorecer um pico de massa óssea menor e/ou predispor à osteoporose (ver Quadro 68.1), e os glicocorticóides são os mais comumente envolvidos.[17]

Outros Fatores

Recentemente foi sugerido que níveis elevados de homocisteína seriam um importante fator de risco para fratura do colo femoral nas pessoas mais idosas de ambos os sexos.[37]

DIAGNÓSTICO

Os exames mais úteis para o diagnóstico da osteoporose são a densitometria óssea e a radiografia simples. A osteoporose *per se* não se faz acompanhar de nenhuma anormalidade bioquímica característica. Exames laboratoriais bioquímicos e hormonais são úteis na identificação de causas secundárias de osteoporose. Os chamados marcadores bioquímicos da remodelação óssea podem ser úteis para avaliar a taxa de perda óssea, o risco de fraturas e a resposta ao tratamento.

Na avaliação inicial de uma paciente com osteopenia ou osteoporose, são fundamentais uma boa anamnese e um exame físico cuidadoso. Na anamnese, é de suma importância a avaliação das queixas atuais da paciente, bem como da história reprodutiva (época da menarca, característica dos ciclos menstruais e idade à menopausa), do padrão nutricional e dos antecedentes mórbidos (anorexia nervosa, hipertiroidismo, diarréia crônica, uso prolongado de glicocorticóides etc.). Convém salientar que a osteoporose, na maioria das vezes, é assintomática. Dor usualmente só surge na presença de fraturas agudas. Cifose ("corcunda de viúva") e perda estatural podem resultar de fraturas vertebrais (Fig. 68.2).

No exame físico, deve-se atentar à presença de estigmas da síndrome de Cushing (obesidade central, estrias violáceas, miopatia proximal, sinais de fragilidade capilar etc.) ou hipertiroidismo (bócio, taquicardia, tremores nas mãos, sinais oculares etc.). A presença de escleróticas azuladas aponta para o diagnóstico de osteogênese imperfeita (Fig. 68.3).

Determinação da Massa Óssea

A determinação da massa óssea é o melhor indicador mensurável do padrão ósseo e é útil na avaliação do risco de fraturas osteoporóticas. Várias técnicas não-invasivas estão disponíveis para avaliação da massa óssea ou densitometria. A mais amplamente utilizada para diagnóstico e acompanhamento da osteoporose é a medida da absorção de dupla energia de raios X (DXA) (Fig. 68.4). Trata-se de um método sensível, preciso, rápido e seguro. Os locais mais importantes a serem medidos são a coluna lombar (L_1–L_4 ou L_2–L_4) e o colo do fêmur. O antebraço distal, o calcanhar e as falanges são outros sítios que podem ser avaliados. Medem-se o escore "Z", que é o desvio-padrão (DP) em relação à média para idade, e o escore "T",

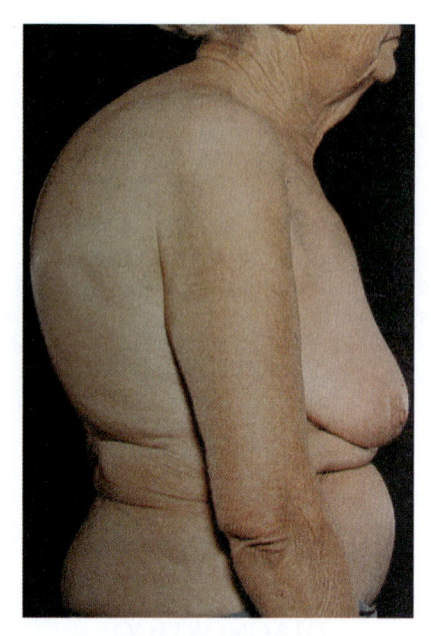

Fig. 68.2 Osteoporose grave, com cifose ("corcunda de viúva") e perda estatural acentuadas, resultantes de fraturas de vértebras torácicas.

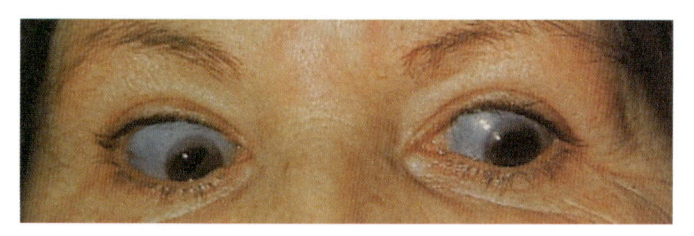

Fig. 68.3 Osteoporose e escleróticas azuladas estão entre as principais manifestações da osteogênese imperfeita tipo I, uma doença do tecido conjuntivo causada, em cerca de 90% dos casos, por uma anormalidade do colágeno tipo 1.

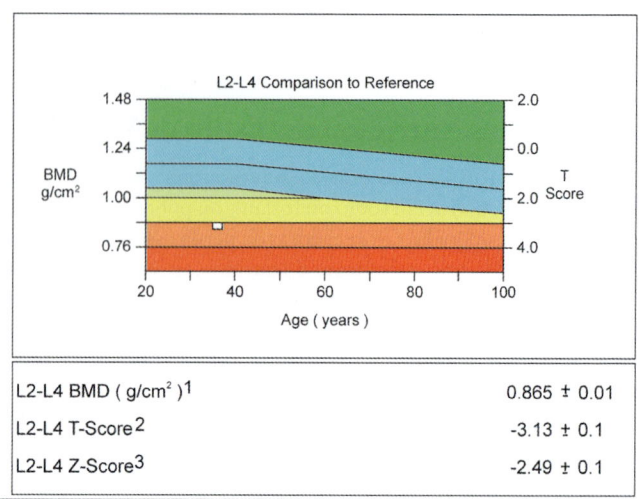

L2-L4 BMD (g/cm²)¹   0.865 ± 0.01
L2-L4 T-Score²   −3.13 ± 0.1
L2-L4 Z-Score³   −2.49 ± 0.1

Region	BMD¹ g/cm²	Young Adult² %	T-Score	Age Matched³ %	Z-Score
L1	0.702	61	−3.8	65	−3.2
L2	0.850	69	−3.2	73	−2.6
L3	0.886	71	−2.9	76	−2.3
L4	0.857	69	−3.2	74	−2.6
L1-L2	0.779	65	−3.5	69	−2.9
L1-L3	0.818	68	−3.3	72	−2.6
L1-L4	0.829	68	−3.3	72	−2.6
L2-L3	1.869	70	−3.1	75	−2.5
L2-L4	0.865	70	−3.1	74	−2.5
L3-L4	0.871	70	−3.1	75	−2.4

Fig. 68.4 Densitometria da coluna lombar, por DXA, mostrando osteoporose em L_2–L_4 (escore T de −3,1) em homem de 36 anos com diagnóstico prévio de síndrome de Cushing.

desvio-padrão em relação à média do adulto jovem. Para cada DP de diminuição na DMO em relação ao adulto jovem (pico de massa óssea), o risco de fraturas se eleva em 1,5 a 3 vezes.

Nos casos em que existe doença articular degenerativa (esclerose), a DXA em incidência ântero-posterior pode mostrar uma DMO falsamente elevada; nesses casos, a DXA com incidência lateral ou a tomografia computadorizada quantitativa são mais bem indicadas.

A OMS[38] propôs os seguintes critérios diagnósticos para osteoporose, levando em consideração o escore T:

	Densidade mineral óssea (DMO)
• Normal	DMO de até 1 desvio-padrão (DP) em relação ao adulto jovem (escore T)
• Osteopenia	DMO entre −1 DP e −2,4 DP
• Osteoporose	DMO menor do que −2,5 DP
• Osteoporose grave	DMO menor do que −2,5 DP, associada a uma ou mais fraturas patológicas

A proporção de indivíduos com DMO menor do que −2,5 DP aumenta com a idade, alcançando cerca de 30% na idade de 70 anos e 60% aos 80 anos. Na osteoporose induzida por deficiência estrogênica ou por excesso de glicocorticóide, o osso trabecular é preferencialmente acometido, enquanto no hiperparatiroidismo as diáfises da tíbia ou do rádio (osso cortical) são mais atingidas.[13,14]

Não existe um consenso sobre as indicações para realização da densitometria óssea, e diretrizes diversas têm sido propostas. No Quadro 68.3 estão listadas as recomendações da National Osteoporosis Foundation.[39] A menos que uma rápida perda óssea seja esperada (p.ex., hiperparatiroidismo grave, hipercortisolemia etc.), a densitometria não deve ser realizada mais de 1 vez por ano.

Vale a pena ressaltar que a DMO não é o único determinante do risco de fraturas osteoporóticas. Por exemplo, uma pessoa com DMO baixa pode não apresentar fraturas, enquanto uma outra com DMO mais alta pode ter múltiplas fraturas, estando as duas sujeitas aos mesmos fatores de risco. Portanto, a qualidade óssea é também muito importante, e sua determinação é multifatorial (a DMO, a distribuição geométrica da massa óssea e sua microarquitetura trabecular, a remodelação óssea, elementos genéticos, microlesões, área corporal, fatores ambientais etc.).[2,5,13]

Uma outra técnica para avaliar a massa óssea é a *tomografia computadorizada quantitativa* (TCQ).[40] Com ela são medidos a coluna lombar e, mais recentemente, pontos periféricos, como o calcanhar e o antebraço distal. A TCQ mostra-se tão eficaz quanto a DXA para predizer o risco de fraturas. Tem, contudo, como principais desvantagens o elevado custo e a maior exposição da paciente à radiação (200 vezes maior em relação à DXA).[38]

A densidade óssea pode, também, ser obtida pela *ultra-sonografia* (US).[41] O calcanhar é o local mais estudado porque, a exemplo da coluna lombar, é composto primariamente de osso trabecular. Por ser pouco onerosa e sem radiação ionizante, a US tem sido usada em

QUADRO 68.3
Indicações da Densitometria Óssea segundo os Critérios da National Osteoporosis Foundation

1. Mulheres com idade ≥ 65 anos e homens com idade ≥ 70 anos, independentemente da presença ou não de fatores de risco clínicos.
2. Mulheres pós-menopausadas mais jovens e homens com idade entre 50 e 70 anos, caso haja suspeita de osteoporose, baseada no perfil de fatores de risco clínicos do paciente.
3. Mulheres na transição da menopausa, se existir um fator de risco específico associado a risco aumentado para fratura, tais como baixo peso corporal, fratura prévia após trauma pequeno ou uso de medicação de alto risco.
4. Adultos que sofram uma fratura após a idade de 50 anos.
5. Mulheres na pós-menopausa ou homens com ≥ 50 anos, se houver fraturas ou deformidades vertebrais.
6. Adultos com uma condição (p.ex., artrite reumatóide) ou em uso de uma medicação (p.ex., prednisona, 5 mg/dia ou um outro glicocorticóide em dose equivalente por ≥ 3 meses), associado a baixa massa óssea ou perda óssea.
7. Qualquer paciente candidato à terapia farmacológica para osteoporose.
8. Qualquer paciente que esteja sendo tratado para osteoporose, com o intuito de monitorar o efeito do tratamento.
9. Qualquer paciente que não esteja sendo tratado para osteoporose mas que apresente evidência de perda óssea que levaria ao tratamento.
10. Nas mulheres pós-menopausadas que interrompam a reposição estrogênica, deve-se considerar a avaliação da DMO.
11. Indivíduos com hiperparatiroidismo primário.
12. Paciente recebendo ou planejando fazer uso de corticoterapia a longo prazo (p.ex., prednisona, 5 mg/dia, ou um outro glicocorticóide em dose equivalente por ≥ 3 meses).

Adaptado da Ref. 39.

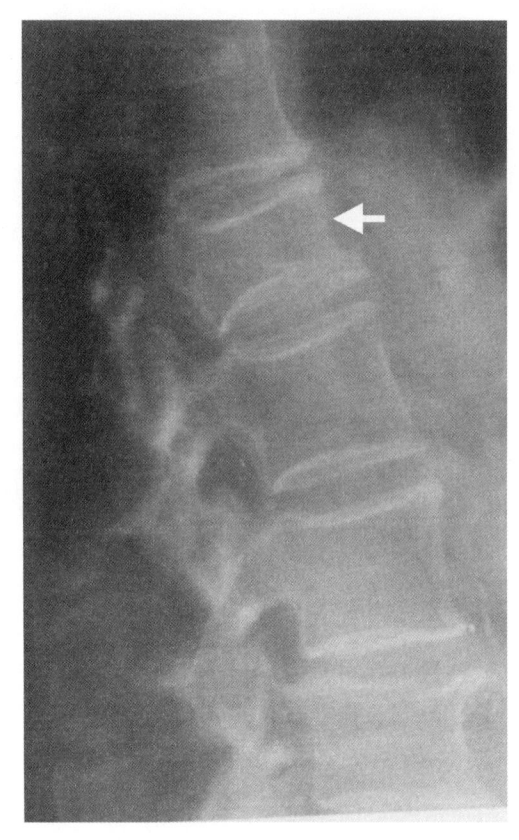

Fig. 68.5 RX de coluna lombar mostrando osteopenia generalizada e colapso vertebral em L_2 (*seta*), em paciente com osteoporose pós-menopausa.

estudos epidemiológicos. Pacientes com DMO baixa são encaminhadas para fazer uma densitometria por DXA.

Alterações Radiológicas

Radiografias simples apresentam baixa sensibilidade para o diagnóstico da osteoporose, pois só mostram alterações quando já existe uma perda óssea maior do que 30%.[5,16,40] Tampouco se mostram úteis para acompanhar a evolução e os efeitos do tratamento. Entretanto, a radiografia simples da coluna toracolombar não deve ser descartada do arsenal diagnóstico, considerando que:

(1) É importante correlacionar a densitometria óssea com a radiografia e observar se existem artefatos que elevam falsamente o valor da DMO (osteófitos, calcificações da aorta abdominal, colapsos vertebrais etc.).
(2) Ela permite descartar outras patologias que levem à osteoporose.
(3) Ela estabelece morfologicamente o grau de deformidade dos corpos vertebrais e de toda a coluna, o que leva ao desequilíbrio postural e à dor.

As principais alterações radiológicas observáveis na osteoporose são: diminuição da densidade óssea, redução do número e tamanho das trabéculas horizontais, com maior evidência do trabeculado vertical, adelgaçamento na espessura do córtex do corpo vertebral e femoral, maior distinção dos platôs vertebrais, "acunhamento" da porção anterior do corpo vertebral, aumento da biconcavidade dos corpos vertebrais, colapsos vertebrais (Figs. 68.5 e 68.6) e fraturas.[15,16,40]

Exames Laboratoriais

Os exames laboratoriais são guiados pelos achados pertinentes da história clínica e do exame físico, assim como pela gravidade da perda óssea. A avaliação laboratorial de rotina para pacientes sem uma anormalidade aparente incluem hemograma, velocidade de sedimentação das hemácias (VSH), creatinina sérica, cálcio sérico, fósforo sérico, fosfatase alcalina, albumina sérica, sumário de urina e TSH (Quadro 68.4). Quando esses exames estão normais em uma paciente com osteoporose típica, nenhuma avaliação adicional é necessária.

A avaliação laboratorial mais extensa pode ser realizada quando os achados do exame físico ou os exames laboratoriais iniciais sugerem a presença de um distúrbio potencialmente causador de osteoporose secundária. Outros pacientes que necessitam de testes adicionais são homens e mulheres pré-menopausadas com uma densidade óssea muito baixa em relação a indivíduos da mesma faixa etária (escore Z < −2). Os testes adicionais a serem realizados, dependendo dos resultados dos exames iniciais, incluem o protidograma eletroforético e a dosagem no soro dos níveis de PTH, 25-hidroxivitamina D, prolactina, estradiol, LH, FSH, T_4 livre e T_3, anticorpos antigliadina ou antiendomísio, além do teste de supressão com 1 mg de dexametasona e/ou mensuração do cortisol livre urinário. Biópsia de intestino delgado ou biópsia óssea também podem, eventualmente, ser necessárias para pacientes selecionados.

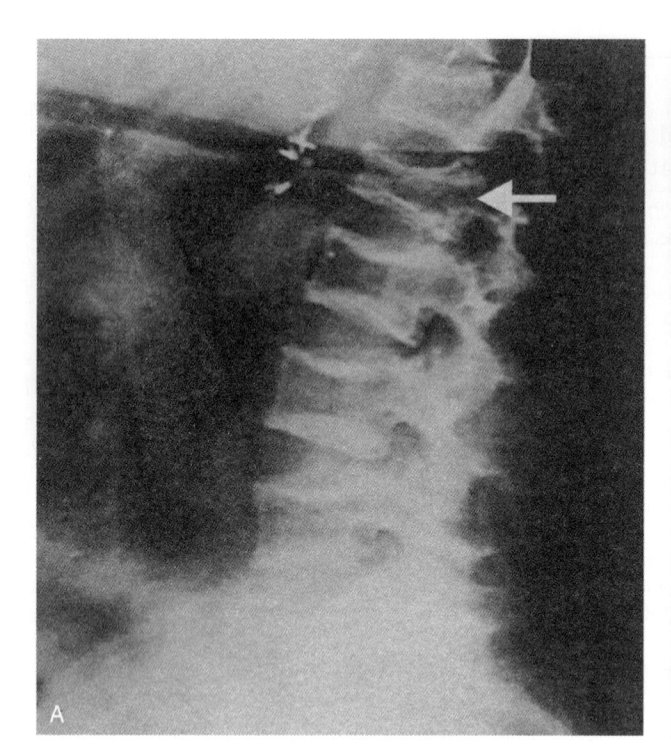

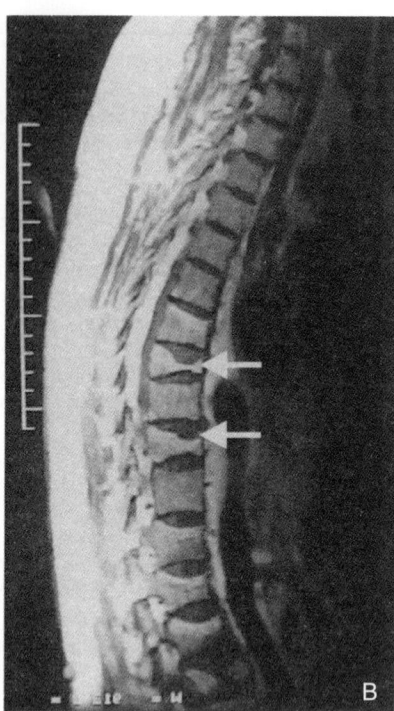

Fig. 68.6 Colapsos vertebrais em pacientes com osteoporose pós-menopausa (**A**), na radiografia simples, e doença de Cushing (**B**), à ressonância magnética (*setas*).

QUADRO 68.4
Avaliação Laboratorial em Pacientes com Osteoporose

Avaliação inicial
Hemograma com VSH
Cálcio e fósforo séricos, fosfatase alcalina
Função renal
Transaminases
Albumina
Sumário de urina
Cálcio e creatinina na urina de 24 h ou relação cálcio/creatinina em amostra urinária de 2 h (em jejum)
TSH

Avaliação complementar, se necessário
TSH, T_3 e T_4 livre
PTH
Teste de supressão com 1 mg de dexametasona e/ou cortisol urinário livre das 24 h
Dosagem de 25-hidroxivitamina D
Anticorpos antigliadina e/ou antiendomísio
Testosterona (em homens)
Outros

Elevação do cálcio sérico, associada a níveis de fósforo baixos ou subnormais, torna o diagnóstico de hiperparatiroidismo bastante provável, o qual pode ser confirmado pela detecção de níveis aumentados do PTH sérico (presentes em 90% a 93% dos casos). Se o PTH for normal, solicita-se a eletroforese de proteínas para investigação de um possível mieloma múltiplo. Essa neoplasia deve, também, ser considerada em pacientes com anemia e VSH elevada.

Aumento da excreção urinária de cálcio (> 300 mg/24 horas), na ausência de hipercalcemia, pode resultar de hiperparatiroidismo primário leve ou, mais provavelmente, de hipercalciúria idiopática. Baixa calciúria (< 100 mg/24 horas) sugere ingestão ou absorção deficientes de cálcio. Essa última situação resulta, na maioria das vezes, de deficiência de vitamina D ou má-absorção intestinal. Nos casos de deficiência mais intensa de vitamina D, hipocalcemia, hipofosfatemia e elevação da fosfatase alcalina podem estar presentes. Nesses pacientes, deve-se medir a 25-hidroxivitamina D, o melhor indicador dos estoques corporais de vitamina D. Se esse exame for normal, a mensuração da 1,25-diidroxivitamina pode identificar o paciente ocasional com conversão renal defeituosa da 25-hidroxivitamina D em 1,25-diidroxivitamina D. Anticorpos antigliadina e/ou antiendomísio – marcadores sorológicos da doença celíaca – devem ser dosados em pacientes com baixa excreção urinária de cálcio ou redução da concentração sérica da 25-hidroxivitamina D, a menos que uma outra causa para esse achado esteja prontamente aparente. Caso os referidos anticorpos sejam negativos, a biópsia do intestino delgado pode ser considerada, se houver suspeita de doença celíaca.[1,3,5,12,15,16]

Osteoporose em mulheres pré-menopausadas obriga a uma investigação cuidadosa do eixo gonadal, com dosagem da prolactina, estradiol e FSH. A função tiroidiana completa (TSH, T_4 livre e T_3) deve ser obtida diante da suspeita de hipertiroidismo. Osteoporose é encontrada em dois terços dos casos de síndrome de Cushing e, raramente, pode estar presente na ausência dos aspectos cushingóides clássicos. Assim, hipercortisolismo deve, também, ser investigado em qualquer paciente com osteoporose inexplicável ou grave.[15,16,32]

Na nossa experiência, biópsia óssea ou biópsia da medula óssea raramente estabelecem um diagnóstico que já não esteja aparente após a realização dos testes mencionados. Entretanto, doenças raras, como a *mastocitose sistêmica*, podem apenas ser descobertas pelo exame histológico da medula óssea. Assim, esse procedimento invasivo estará mais bem indicado quando a etiologia do distúrbio ósseo permanecer obscura. *Osteogênese imperfeita*, doença congênita causada por um defeito no colágeno tipo 1, pode apenas ser diagnosticada com certeza pelo seqüenciamento do DNA. Até que testes genéticos para essa enfermidade estejam disponíveis, seu diagnóstico continuará sendo feito com base em achados clínicos, tais como história de múltiplas fraturas em idade jovem, redução importante da DMO ou presença de uma esclerótica azulada.[5,16,32]

MARCADORES BIOQUÍMICOS DA REMODELAÇÃO ÓSSEA

A remodelação do osso induz à liberação de várias substâncias que fornecem informação sobre a formação e reabsorção ósseas (Quadro 68.5). Os marcadores de formação óssea, dosados no soro, são fosfatase alcalina (FA) total ou óssea específica, osteocalcina e pró-peptídeos amino e carbóxi-terminal do pró-colágeno tipo I. Os marcadores de reabsorção óssea podem ser dosados na urina e/ou no soro. Os principais são hidroxiprolina, piridinolina, deoxipiridinolina, telopeptídeos amino-terminal [NTX] e carbóxi-terminal [CTX], além da fosfatase ácida tartarato-resistente.[42,43]

A FA age na formação óssea antes da deposição de hidroxiapatita, faz o transporte de fosfato inorgânico e é um possível inativador dos inibidores da mineralização. Normalmente, 60% são provenientes do osso, 20%, do fígado e 20%, do intestino. Está aumentada em condições de elevado *turnover* ósseo, como: situações fisiológicas (recém-nascidos, crianças, puberdade e gravidez), doenças ósseas, doenças do trato gastrointestinal principalmente hepáticas, neoplasias e outras (sarcoidose, amiloidose, alcoolismo). Fraturas podem levar a um aumento transitório. Refeições ricas em gorduras também podem aumentar os níveis da FA, que, portanto, deve ser coletada em jejum. Ela está geralmente normal em pacientes com osteoporose.[44]

A osteocalcina é outra proteína não-colágena, com origem no osso e dente e sintetizada pelos osteoblastos por processo vitamina K-dependente. Sua função não está clara, mas parece ser importante na formação da matriz óssea. Está elevada na osteoporose pós-menopausa, mas também no hiperparatiroidismo, hipertiroidismo e doença de Paget.[5,12,43]

Os marcadores de reabsorção óssea respondem mais rapidamente ao tratamento (1 mês) do que os de formação (3 meses), já que a reabsorção é um processo que dura apenas 7 dias.[1] Essa resposta mais rápida pode ser utilizada na monitorização do tratamento, já que a densitometria óssea só é indicada, no mínimo, após 1 ano.[42,43]

A hidroxiprolina possui fontes não-esqueléticas (dieta e complemento), e só 50% são provenientes do osso; sua dosagem urinária exige uma dieta sem colágeno durante 1 a 3 dias e é feita através do método de HPLC, que é relativamente caro. Os derivados piridinolínicos não sofrem interferência da dieta; entretanto, a piridinolina, mais abundante no osso que a deoxipiridinolina, possui também origem nas cartilagens, ligamentos e tendões, o que pode confundir as avaliações.[42,43]

O principal inconveniente dos marcadores de remodelação óssea é que eles estão sujeitos a variações de acordo com dieta, ritmo diurno, ciclo menstrual e estações do ano. Devido a esse elevado coeficiente de variação, modificações só são consideradas significativas se excederem 15% para os marcadores de formação e 25% para deoxipiridinolina, piridinolina e N-telopeptídeos.[42,43]

Apesar de a utilização rotineira dos marcadores de remodelação óssea carecer de um consenso, eles parecem ter utilidades clínicas potenciais, como: predizer a perda óssea e o risco de fraturas (correlação inversa com a DMO), selecionar pacientes para uso de drogas anti-reabsortivas (quanto maiores os valores dos marcadores, melhor a resposta terapêutica), monitorizar a resposta terapêutica (detecção precoce de um tratamento anti-reabsortivo ineficaz). Não há, contudo, nenhuma utilidade no diagnóstico de osteoporose e nem para determinar adesão ao tratamento (perguntar diretamente ao paciente é mais custo-efetivo).[45,46] Uma outra utilidade é ajudar na decisão de se iniciar ou não o tratamento, quando o médico ou o paciente estiverem em dúvida ou relutantes. É sabido que níveis elevados dos marcadores de reabsorção implicam aumento de 2 vezes o risco de fraturas, independentemente da DMO.[13] Portanto, seu achado pode reforçar a indicação do tratamento em pacientes com osteopenia leve.

Os valores de referência são estabelecidos a partir de mulheres saudáveis na pré-menopausa (30–45 anos). Valores maiores que 2 desvios-padrão (DP) estão associados a aumento de 2 vezes no risco de fraturas, enquanto valores maiores que 3 DP são sugestivos de outras doenças ósseas metabólicas, incluindo malignidade. Quanto mais elevados, maior é a possibilidade de uma boa resposta terapêutica.[43,45,46]

PREVENÇÃO E TRATAMENTO DA OSTEOPOROSE EM MULHERES

O tratamento da osteoporose sintomática tem tido um sucesso limitado. Assim, prevenção é a forma preferida de tratamento, uma vez que nenhuma terapia restaura plenamente a massa óssea perdida. As mulheres com risco elevado devem ser identificadas antes da menopausa, quando medidas preventivas podem ser instituídas. A abordagem para a prevenção inclui maximizar o pico de massa óssea e reduzir a perda óssea associada à menopausa e à idade, através de medidas farmacológicas e não-farmacológicas (Quadro 68.6).

QUADRO 68.5
Principais Marcadores Bioquímicos da Remodelação Óssea

Marcadores de formação
Fosfatase alcalina (total e óssea específica)*
Osteocalcina*
Pró-peptídeos do colágeno tipo I*
- Amino-terminal (PINP)
- Carbóxi-terminal (PICP)

Marcadores de reabsorção
Fosfatase ácida tartarato-resistente*
Hidroxiprolina**
Interligadores (*crosslinks*) do colágeno***
- Piridinolina
- Deoxipiridinolina livre ou ligada a peptídeo
- N-telopeptídeo (NTX)
- C-telopeptídeo (CTX)

*Dosável no soro.
**Dosável na urina.
***Dosável no soro e na urina.
Obs.: A osteocalcina é mais usada como marcador de formação, porém pode ser classificada como marcador de remodelação.

> **QUADRO 68.6**
>
> **Prevenção da Osteoporose e suas Complicações**
>
> 1. Ingestão adequada de cálcio
> 2. Exercício físico
> 3. Evitar tabagismo e excesso de bebidas alcoólicas
> 4. Suplementação de cálcio e vitamina D nos idosos
> 5. Terapia de reposição hormonal na pós-menopausa
> 6. Uso de bisfosfonatos
> 7. Estratégia para redução de queda nos pacientes idosos
> 8. Estratégia na prevenção do uso de glicocorticóides

Medidas Não-farmacológicas

Mudanças no estilo de vida (p.ex., aumentar a ingestão diária de cálcio, parar de fumar, evitar o consumo excessivo de bebidas alcoólicas e cafeína, fazer exercícios regularmente etc.) podem reduzir o risco de osteoporose. A prevenção deve começar precocemente, e adolescentes devem ser ensinados sobre a importância do exercício e do consumo de alimentos ricos em cálcio (leite e derivados, iogurtes, nozes, vegetais de folhas verdes – espinafre, brócolis etc.) (Quadro 68.7).[1,2,47,48]

Exercícios que impõem uma sobrecarga sobre ossos são mais eficazes em estimular a osteogênese e prevenir a perda óssea. Entre eles se incluem caminhar, correr, subir degraus, dançar, jogar tênis etc. Exercícios como a natação, em que não há a participação da gravidade, são bem menos eficazes, mas são úteis para aumentar a força muscular e melhorar a coordenação e o equilíbrio, efeitos particularmente desejáveis em idosos, por contribuírem para um risco menor de quedas.[1,2,3,47]

O programa de exercícios para osteoporóticos deve incluir atividades que não sejam perigosas e que permitam que os pacientes realizem suas atividades de rotina, e devem minimizar o risco de fraturas subseqüentes. Para pacientes com osteoporose vertebral, atividades danosas são aquelas que implicam sobrecarga anterior nos corpos vertebrais, como flexão do dorso, pegar pesos etc. Tais pacientes se beneficiam de exercícios de resistência que gradualmente fortifiquem os músculos extensores do dorso.[1,2,3,5,47]

No *Nurses' Health Study*, que envolveu enfermeiras de 11 estados americanos, evidenciou-se uma redução de 6% no risco de fratura de colo do fêmur para cada hora de caminhada semanal.[46-48]

> **QUADRO 68.7**
>
> **Fontes Nutricionais de Cálcio**
>
> | Fonte | Quantidade | Cálcio (mg) |
> |---|---|---|
> | Leite integral | 1 copo | 291 |
> | Leite desnatado | 1 copo | 302 |
> | Queijo | 30 g | 150–340 |
> | Sorvete | 1/2 xícara | 88 |
> | Iogurte | 1 xícara | 35–400 |
> | Sardinhas (com espinha) | 1 copo | 372 |
> | Salmão (com espinha) | 1 copo | 167 |
> | Brócolis | 1 talo | 100 |
> | Couve | 1/2 xícara | 150 |

Prevenção de quedas deve ser uma preocupação especial para homens e mulheres osteoporóticos, uma vez que quedas aumentam o risco de fraturas, mesmo em pacientes em uso de medicações que aumentem a densidade mineral óssea (DMO) e reduzam o *turnover* ósseo. Como mais de 90% das fraturas de quadril resultam de quedas, estratégias que diminuam quedas podem ser mais eficazes em reduzir a incidência dessas fraturas do que aquelas dirigidas especificamente para aumentar a massa óssea. O risco de quedas pode ser minimizado pelo uso de calçados apropriados (não-escorregadios) e pela adoção de medidas de segurança domiciliares (banheiros com corrimões de segurança, manter luzes acesas à noite, escadas com corrimões e iluminação, eliminação de entulhos no chão e de tapetes não-fixos ou capachos etc.). Exercícios de resistência que promovam a força muscular nos membros inferiores de homens e mulheres idosos podem, também, reduzir o risco de quedas, ao melhorar a estabilidade postural. Pacientes com marcha instável também se beneficiam do uso de bengalas ou utensílios similares. Além disso, protetores do quadril podem ser muito úteis. Em idosos frágeis, eles podem reduzir o risco de fraturas em até 60%. Também foi mostrado que o *tai chi chuan* tem efeito positivo sobre a massa óssea e na redução do risco de quedas. Finalmente, o uso de medicamentos que interfiram com o equilíbrio (p.ex., sedativos, hipnóticos, anti-hipertensivos etc.) deve ser restringido ao máximo.[1,47,48]

Terapia Farmacológica

Várias drogas estão disponíveis para tratamento e prevenção da osteoporose e diversas outras estão sendo pesquisadas. O objetivo maior da intervenção farmacológica é aumentar e estabilizar a DMO e reduzir o risco de fraturas osteoporóticas. Didaticamente, essas drogas podem ser classificadas em *inibidoras da reabsorção óssea* (agentes anti-reabsortivos) e *estimuladoras da formação óssea* (agentes anabólicos) (Quadro 68.8).[47,49]

A Organização Mundial de Saúde (OMS) desenvolveu uma ferramenta chamada FRAX para avaliar o risco de apresentar uma fratura óssea nos próximos 10 anos. Essa ferramenta se baseia em modelos de pacientes estudados na Europa, EUA, Ásia e Austrália e considera

> **QUADRO 68.8**
>
> **Tratamento Farmacológico da Osteoporose**
>
> **Drogas anti-reabsortivas**
> Estrogênio
> Cálcio/vitamina D
> Calcitriol
> Bisfosfonatos
> Calcitonina
> Ipriflavona
> Tibolona
> Moduladores seletivos do receptor do estrogênio (SERM)
>
> **Drogas estimuladoras da formação óssea**
> Teriparatida
> Fluoreto
> Esteróides anabolizantes
> Hormônio do crescimento
> Outros
>
> **Drogas estimuladoras da formação e reabsorção ósseas**
> Ranelato de estrôncio

fatores de risco para fraturas e a densidade mineral óssea no colo do fêmur. Esse risco pode ser calculado pelo computador, acessando *sites* (http://www.shef.ac.uk/FRAX/index.htm). As variáveis analisadas são idade (40 a 90 anos), sexo, peso, altura, história de fratura prévia, pais com fratura de bacia, tabagismo, uso de corticóide, artrite reumatóide, osteoporose secundária, consumo de álcool e densidade no colo do fêmur (escore T). O resultado é dado como probabilidade percentual de se ter uma fratura de bacia ou uma fratura importante relacionada com osteoporose (coluna, antebraço, bacia, ombro) nos próximos 10 anos.

- Adolescentes e adultos jovens
  (11 a 24 anos) – 1,2 a 1,5 g/dia
- Homens
  (25 a 65 anos) – 1,0 g/dia
  (> 65 anos) – 1,5 g/dia
- Mulheres
  (antes da menopausa) – 1,0 g/dia
  (pós-menopausa) – 1,5 g/dia (sem reposição estrogênica)
  – 1,0 g/dia (com reposição estrogênica)

INDICAÇÕES

De acordo com as diretrizes de 2008 da National Osteoporosis Foundation (NOF),[39] o tratamento farmacológico está indicado para mulheres na pós-menopausa ou homens com 50 anos ou mais com osteoporose, bem como em indivíduos com fraturas vertebrais (clínicas ou morfométricas) ou do colo do fêmur, quer tenham osteopenia ou osteoporose. Nos demais casos de osteopenia, a terapia medicamentosa deve ser iniciada em pacientes com probabilidade de 3% ou mais para fratura de colo do fêmur em 10 anos (FRAX) ou probabilidade de 20% ou mais em 10 anos para todas as fraturas importantes relacionadas à osteoporose, de acordo o modelo de risco absoluto de fraturas proposto pela OMS.[39,49,50]

Segundo a AACE (Associação Americana dos Endocrinologistas Clínicos),[50a] a terapia farmacológica deve ser iniciada nas seguintes situações: (1) mulheres com fraturas por traumatismo mínimo e DMO baixa; (2) escore T da DMO abaixo de −2,5; (3) escore T da DMO abaixo de −1,5 e existência de um ou mais fatores de risco; (4) mulheres com tratamento não-farmacológico ineficaz. Vale a pena ressaltar que muitos pacientes que apresentam fraturas têm apenas osteopenia.[13]

Cálcio e Vitamina D

Ingestão adequada de cálcio é essencial para o desenvolvimento e a manutenção do esqueleto. Insuficiência na ingestão de cálcio pode reduzir o pico de massa óssea e aumentar a perda óssea associada com a idade. A suplementação de cálcio para níveis acima da ingestão habitual aumenta a massa óssea em crianças e adolescentes e reduz a perda óssea em pacientes idosos. Entretanto, tem um mínimo ou nenhum efeito protetor contra a perda óssea no período imediato da pós-menopausa.[2,3,5] As recomendações de requerimento ideal de cálcio pelo National Institutes of Health (NIH) Consensus[51] são as seguintes:

Dentre os sais de cálcio que podem ser utilizados, o que apresenta maior porcentagem de cálcio disponível é o carbonato de cálcio, com 40% de cálcio elementar, sendo, portanto, o mais indicado (Quadro 68.9). Deve ser administrado após ou durante as refeições, pois melhora em cerca de 20% sua absorção. Em pacientes com hipocloridria, citrato de cálcio é a melhor opção, por ser mais bem absorvido nessa situação. O mesmo se aplica à nefrolitíase, uma vez que o citrato inibe a formação de cálculos renais.

A vitamina D, também chamada de colecalciferol ou vitamina D_3, desempenha um importante papel na absorção intestinal do cálcio e na mineralização do osso novo. Ela aumenta a absorção intestinal de cálcio, aumenta a reabsorção tubular renal de cálcio, estimula a síntese osteoblástica de osteocalcina, mas diminui a síntese de colágeno, e aumenta a reabsorção óssea. A principal fonte de vitamina D_3 é a pele. Com a exposição solar, os raios ultravioleta B transformam o 7-desidrocolesterol (7DHC ou pró-vitamina D_3) presente na derme (50%) e epiderme (50%) em pré-vitamina D_3, que em poucas horas se transforma em vitamina D_3. Essa última cai na corrente sanguínea e é hidroxilada no fígado a 25-hidroxi-D (calcidiol), que no rim, sob a ação da enzima 25(OH)D-1α-hidroxilase, se converte em 1,25$(OH)_2D_3$ ou calcitriol, a forma mais ativa da vitamina D. O principal regulador da produção renal da 1,25$(OH)_2D_3$ é o PTH.[13,52]

A produção cutânea de vitamina D diminui com a idade (um adulto com mais de 70 anos produz menos de 30% da quantidade produzida por um jovem), baixa exposição solar e uso excessivo de protetores solares (cremes com fator 8 de proteção solar reduzem em cerca de 95% a produção da vitamina). Outras situações que podem resultar em deficiência de vitamina D incluem ingestão deficiente, síndrome de má-absorção intestinal, disfunção hepática grave, drogas (fenitoína, fenobarbital), hipoparatiroidismo, doenças renais (insuficiência renal e síndrome nefrótica) etc.[52,53]

A deficiência de vitamina D causa raquitismo na infância e na vida adulta pode precipitar ou exacerbar osteopenia e osteoporose, ge-

QUADRO 68.9
Formulações de Diferentes Sais de Cálcio e Percentagens de Cálcio Disponível

Formulação	Cálcio Disponível	Quantidade de Cálcio Elementar (mg) em 1.000 mg
Carbonato de cálcio	40%	400
Fosfato de cálcio tribásico	38%	380
Extrato ósseo	31%	310
Cloreto de cálcio	27%	270
Citrato de cálcio	21%	210
Lactato de cálcio	13%	130
Gluconato de cálcio	9%	90

rar osteomalacia e fraqueza muscular, bem como aumentar o risco de fraturas.[1,52,53] Nos últimos anos, foi também relatado que níveis baixos de vitamina podem estar associados a um risco aumentado para doenças auto-imunes (p.ex., diabetes tipo 1, esclerose múltipla, artrite reumatóide, etc.), osteoartrite, neoplasias malignas (p.ex., cânceres de cólon, mama e próstata, etc.), doenças cardiovasculares (p.ex., hipertensão e insuficiência cardíaca) e aumento nos níveis séricos de fatores inflamatórios, como proteína C reativa e interleucina 10.[52,53] Também foi relatado que deficiência que vitamina D aumenta a resistência insulínica, diminui a secreção de insulina e está associada à síndrome metabólica.[54] Finalmente, um estudo mostrou que uma ingestão diária combinada 1.200 mg de cálcio e 800 UI de vitamina D reduziu o risco de diabetes tipo 2 em 33%, em comparação com uma ingestão diária de menos de 600 mg de cálcio e menos de 400 UI de vitamina D.[55]

Embora não haja consenso sobre os níveis ótimos de 25-hidroxi-vitamina D (25OH-Vit. D) no soro, a maioria dos especialistas define deficiência de vitamina D como valores de 25OH-Vit. D < 20 ng/mL (50 nmol/L). Níveis entre 21 e 29 ng/mL podem ser considerados indicativos de insuficiência relativa, enquanto concentrações maiores ou iguais a 30 ng/mL indicariam suficiência de vitamina D. Intoxicação por vitamina D é observada quando os níveis séricos de 25OH-Vit. D excedem 150 ng/mL. Com a utilização de tais definições, estima-se que 1 bilhão de pessoas no mundo inteiro tenha deficiência ou insuficiência de vitamina D.[52,53]

Em diferentes estudos, a suplementação de vitamina D_3 (400 a 800 UI/dia) e cálcio (1,2 g/dia) em mulheres idosas propiciou ganho de massa óssea e reduziu o risco de fraturas de colo de fêmur (23% a 43%) e fraturas não-vertebrais (32%).[1,52,56] Uma recente metanálise sugeriu que a combinação de cálcio e vitamina D, nas doses mínimas de 1.200 mg/dia e 800 UI/dia, respectivamente, em pessoas com 50 anos ou mais, seria eficaz na prevenção da perda de massa óssea e na redução de fraturas osteoporóticas.[57] Tal suplementação é, portanto, essencial em todos os programas de prevenção e tratamento para osteoporose, particularmente quando a ingestão de cálcio é deficiente e/ou há baixa exposição solar. Vale a pena ressaltar que nos idosos a ingestão de cálcio e vitamina D passa a ter um papel fundamental na integridade óssea e na saúde geral, uma vez que o envelhecimento leva à diminuição tanto de absorção intestinal de cálcio quanto de produção cutânea de vitamina D.[2,51–53] Da mesma forma, mesmo em regiões ensolaradas, é comum a ocorrência de deficiência de vitamina D. Em estudo realizado em Recife,[11] foi constatado serem comuns em mulheres com osteoporose uma baixa ingestão de cálcio (em 32%) e deficiência de vitamina D (em 24%).

O valor do *calcitriol* (Rocaltrol®) no tratamento da osteoporose é controverso. Em alguns estudos — mas não em todos — seu uso em baixas doses resultou em aumento da massa óssea e/ou redução da freqüência de fraturas.[58,59] A maior dificuldade do emprego desse hormônio está na estreita janela entre a eficácia terapêutica e os efeitos colaterais (hipercalciúria, hipercalcemia e formação de cálculos renais). Análogos da vitamina D sem ação hipercalcêmica vêm sendo avaliados no manuseio da osteoporose e do hiperparatiroidismo secundário.[60]

Terapia de Reposição Hormonal

CONSIDERAÇÕES GERAIS. A deficiência estrogênica característica da menopausa propicia, por mecanismos anteriormente mencionados, um desequilíbrio entre a formação e a reabsorção óssea, resultando em perda óssea e osteoporose. A perda óssea nos primeiros 5 anos da menopausa é em torno de 2% a 5% ao ano e, a partir daí, de 0,5% a 1% ao ano. Uma perda exagerada, de até 15% a 18%, pode, contudo, ser observada em algumas mulheres nos primeiros 6 anos da menopausa. Cerca de 30% a 50% da perda óssea nas mulheres pode ser atribuída à menopausa.[14,18,28]

A estrogenioterapia em mulheres pós-menopausadas – denominada terapia de reposição hormonal (TRH) ou, mais recentemente, terapia hormonal da menopausa (THM) – reduz a remodelação óssea e conserva a massa óssea, constituindo-se em uma abordagem comprovadamente eficaz na prevenção e no tratamento da osteoporose, bem como na redução do risco de fraturas.[1,2,61] Uma metanálise de estudos de TRH sugere que o uso do estrogênio por 2 anos resulta em aumento na DMO de 6,8% na coluna e de 4,1% no colo femoral.[62]

Até recentemente, a TRH era considerada a opção de escolha na prevenção e no tratamento da osteoporose. Entretanto, a tendência atual é reservá-la para o controle dos sintomas da menopausa, em função, principalmente, dos achados dos estudos HERS (*Heart and Estrogen/Progestin Replacement Study*)[64] e WHI (*Women's Health Initiative*).[65] Esse último envolveu mulheres sem doença coronariana (DAC).

No HERS,[64] após 5 anos de seguimento, a TRH – 0,625 mg de estrogênios eqüinos conjugados (CEE) + 2,5 mg de acetato de medroxiprogesterona (MPA) – em mulheres com DAC não reduziu o risco de eventos coronarianos e aumentou os fenômenos tromboembólicos. Na realidade, houve aumento dos eventos coronarianos no primeiro ano de seguimento e diminuição desses eventos no quarto ano e no quinto ano. O WHI foi interrompido precocemente porque associação CEE + MPA, apesar de reduzir a ocorrência de fraturas de quadril (−34%), vertebrais e não-vertebrais, implicou aumento significativo no risco relativo para câncer (CA) de mama (+26%), acidente vascular cerebral [AVC] (+41%), DAC (+29%) e doença tromboembólica venosa.[64] Posteriormente, o braço que usou apenas CEE foi também interrompido porque, em comparação ao placebo, resultou em aumento de 39% no risco relativo para AVC. Não houve, contudo, incremento no risco para DAC ou CA de mama.[65] No *Million Women Study*,[67] foi também evidenciada a associação de TRH e CA de mama, sobretudo nas pacientes que usaram a combinação estrogênio + progestogênio, com risco relativo (RR) de 2,0. O RR foi de 1,30 com estrogênio isolado e de 1,45 com tibolona. Mais recentemente, o estudo HABITS[68] foi interrompido ao ser constatado um inaceitável risco para CA de mama nas mulheres sob TRH.

Caso se opte pela TRH, deve-se dar preferência ao estradiol ou 17β-estradiol (em vez de CCE), sobretudo às preparações em gel (Sandrena® gel etc.) ou na forma de adesivos. Também é recomendado que a duração do tratamento não exceda 5 anos. Nas pacientes não-histerectomizadas, é obrigatório adicionar um progestogênio (p.ex., progesterona natural micronizada ou acetato de noretisterona) para prevenção de hiperplasia ou câncer de endométrio.[68] Como alternativa, pode-se usar *raloxifeno* ou *tibolona* (ver adiante).[69]

Bisfosfonatos

Bisfosfonatos (BFN) compartilham uma estrutura química em comum: dois ácidos fosfônicos juntos por um carbono. Essa estrutura age como um "gancho ósseo" que causa uma ávida ligação aos cristais de hidroxiapatita na superfície do osso. Bisfosfonatos têm duas cadeias laterais que contribuem para seus efeitos farmacológicos: a cadeia lateral R^1 altera a afinidade do composto pelo osso, enquanto

QUADRO 68.10
Estruturas e Potências Anti-reabsorção dos Principais Bisfosfonatos

	R^1	R^2	Potência
Compostos que não contêm nitrogênio			
Etidronato[1]	OH	CH_3	1
Clodronato[1]	Cl	Cl	10
Tiludronato[2]	OH	SC_6H_3Cl	10
Compostos que contêm nitrogênio			
Pamidronato[2]	OH	$CH_2CH_2NH_2$	100
Alendronato[2]	OH	$CH_2CH_2CH_2NH_2$	100–1.000
Risedronato[3]	OH	CH_2-3-piridinil	1.000–10.000
Ibandronato[3]	OH	$CH_2C_3N_2H_3$	1.000–10.000
Zoledronato[3]	OH	$CH_2CH_2N(CH_3)CH_2CH_2CH_2CH_2CH_2$	> 10.000

[1]Primeira geração.
[2]Segunda geração.
[3]Terceira geração.
Adaptado das Refs. 70 e 71.

a R^2 determina sua potência anti-reabsortiva. A modificação dessas cadeias laterais permitiu o surgimento de vários bisfosfonatos (Quadro 68.10). A biodisponibilidade oral dos BFN é muito baixa. Menos de 5% da droga é absorvida e 60% da fração absorvida é captada pelo osso, com o restante sendo eliminado na urina, na forma livre. BFN devem ser ingeridos com o estômago vazio, pois alimentos e bebidas interferem com a absorção gastrointestinal. Nos 30–60 minutos após a tomada da medicação, apenas água pode ser ingerida.[39,49,70]

MECANISMO DE AÇÃO. Como mencionado, BFN são considerados drogas "anti-reabsortivas" porque inibem a reabsorção óssea. Os compostos desprovidos de nitrogênio (p.ex., etidronato e clodronato) produzem análogos tóxicos de trifosfato-adenosina que levam à morte celular. Compostos contendo nitrogênio (p.ex., alendronato, risedronato, ibandronato e zoledronato) parecem ter diferentes mecanismos de ação. Eles atuam interferindo com enzimas da via 3-hidroxi-3-metilglutaril CoA redutase, causando (1) inibição do recrutamento dos osteoclastos para a superfície óssea, (2) inibição da atividade osteoclástica e (3) encurtamento do ciclo de vida dos osteoclastos (induziriam a apoptose ou morte celular).[49,70]

Além da osteoporose, bisfosfonatos têm sido usados com bastante sucesso em outras condições, listadas no Quadro 68.11. A potência anti-reabsortiva dos BFN é bastante variável, de acordo com sua geração, e os compostos mais recentes chegam a ter uma potência 10.000 vezes maior do que a do etidronato (Quadro 68.10).[71] A seguir, serão feitas algumas considerações sobre os principais BFN.

Alendronato (Fosamax®, Alendil® etc. – comp. 5, 10 e 70 mg). Alendronato (ALN) foi o primeiro bisfosfonato oral a ser aprovado pelo FDA para prevenção e tratamento da osteoporose, nas doses de 5 mg/dia e 10 mg/dia, respectivamente.[70] Uma metanálise de 11 estudos constatou que o ALN propiciou uma redução de 48% no risco para fraturas vertebrais e 49% para as não-vertebrais.[72] No *Fracture Intervention Trial* (FIT),[73] foi verificada redução de 53% no risco para fraturas do colo femoral em mulheres com fraturas vertebrais ou com escore T no colo do fêmur < −2,5, na dose de 10 mg/dia. Além disso, estudos de prevenção demonstraram aumento da DMO em mulheres sem osteoporose (escore T da coluna > −2), com menos de 3 anos de menopausa.[70]

Recentemente foram publicados os resultados de 10 anos de experiência com ALN. Com 10 mg/dia, o aumento médio na DMO, em comparação à linha de base, foi de 13,7% na coluna lombar, 10,3% no trocanter e 5,4% no colo do fêmur. Ganhos menores ocorreram no grupo que tomou 5 mg/dia. A descontinuação do ALN resultou em gradual perda do efeito, medido através de densitometria óssea e marcadores bioquímicos da remodelação óssea.[74]

ALN e zoledronato estão entre os bisfosfonatos cujo efeito anti-reabsortivo permanece por mais tempo após a suspensão do tratamento.

Deve-se dar preferência aos comprimidos de 70 mg (Fosamax®70, Alendil®70 etc.), que permitem administração única semanal, com eficácia similar e tolerabilidade igual ou superior à posologia de 10 mg/dia.[2,70,75] O mesmo se aplica ao esquema de 35 mg/semana, em comparação a 5 mg/dia, para prevenção da osteoporose.[70]

EFEITOS COLATERAIS. ALN é geralmente bem tolerado. Entretanto, até 10% dos pacientes podem apresentar sintomas relacionados à esofagite ou, mais raramente, úlceras esofágicas (pirose, dor à deglutição etc.). Perfuração esofágica é excepcional. Para prevenir essas complicações, o paciente deve tomar o comprimido com um

QUADRO 68.11
Potenciais Indicações para o Uso dos Bisfosfonatos

- Doença de Paget óssea
- Osteoporose
- Miosite ossificante progressiva
- Displasia fibrosa
- Ossificação heterotópica
- Osteogênese imperfeita
- Otoesclerose
- Hipercalcemia (por lesão do cordão medular, imobilização, malignidade, hiperparatiroidismo etc.)
- Perda óssea (por excesso de hormônios tiroidianos ou glicocorticóides; paraplegia)
- Prevenção de hipocalcemia grave após cirurgia para hiperparatiroidismo
- Artropatia destrutiva
- Envolvimento do esqueleto por metástases ou mieloma múltiplo

Adaptado da Ref. 70.

copo de água cheio e permanecer sentado ou de pé durante, no mínimo, 30 minutos após a tomada. Se o paciente, por alguma razão, ficar acamado, a medicação não deve ser administrada. Outras contra-indicações incluem sintomas de doença ativa do trato gastrointestinal alto ou condições que impliquem retardo do esvaziamento esofágico (p.ex., acalasia, estreitamento ou grave dismotilidade). Pode haver sinergismo entre ALN e naproxeno com relação a problemas gástricos.[2,70] Pancreatite já foi também descrita com ALN.[76]

Risedronato (Actonel® – comp. 5 e 35 mg). O risedronato (RIS) está aprovado pelo FDA para prevenção e tratamento das osteoporoses pós-menopausa e induzida por glicocorticóide. A dose recomendada é de 5 mg/dia ou, de preferência, 35 mg em uma tomada única semanal. RIS tem se mostrado bastante eficiente na redução de fraturas osteoporóticas vertebrais e não-vertebrais, benefício esse que pode ser evidenciado dentro de 6 meses de tratamento.[61,70,77,78] A maior eficácia é observada em pacientes com alto risco. Nessa população, após 1 ano de tratamento, a redução no risco de novas fraturas vertebrais, em comparação ao placebo, foi de 62% (90% para múltiplas fraturas).[79] A experiência de 7 anos com RIS foi publicada recentemente. Após 5 e 7 anos de tratamento, a DMO na coluna aumentou em 8,8% e 11,5%, respectivamente, sem haver perda da eficácia antifratura.[80] RIS mostrou-se também eficaz em melhorar a osteopenia de pacientes com anorexia nervosa.[81]

Existem poucos estudos comparativos entre ALN e RIS. Em um deles, duplo-cego, o incremento da DMO (coluna lombar e colo do fêmur) e a redução dos níveis urinários dos N-telopeptídeos do colágeno tipo 1 foram significativamente maiores com ALN (70 mg/semana) do que com RIS (5 mg/dia).[82] Recentemente, foram publicados os resultados de um estudo randomizado e duplo-cego que durante 12 meses comparou ALN (70 mg/semana) e RIS (35 mg/semana) em 1.053 pacientes.[83] A redução dos marcadores da remodelação óssea e o incremento da DMO em todos os sítios foram significativamente mais acentuados com o ALN.

EFEITOS COLATERAIS. Na maioria dos estudos clínicos, a tolerabilidade do RIS foi similar à do placebo.[70] No estudo comentado anteriormente,[83] ALN e RIS tiveram perfis de tolerabilidade similares. Pacientes intolerantes ao ALN podem se beneficiar da terapia com RIS.[13]

Pamidronato (Aredia®). Pamidronato (PAM) tem sido usado, sobretudo, no tratamento da doença de Paget óssea e hipercalcemia da malignidade. Também se mostrou eficaz na osteoporose pós-menopausa e na osteoporose induzida por glicocorticóide. Contudo, sua habilidade em reduzir o risco de fratura ainda não foi comprovada. A dose preconizada é de 90 mg, diluídos em solução glicosada, para infusão endovenosa (EV), em 1 a 2 horas, com doses subseqüentes de 30 mg a cada 3 meses.[70]

EFEITOS COLATERAIS. Reações de fase aguda (febre, mialgias, artralgias, linfopenia etc.) ocorrem em cerca de um terço dos pacientes quando recebem a primeira dose EV de PAM ou outros bisfosfonatos nitrogenados. Raramente, eles recidivam em uma aplicação subseqüente. Reações oculares (uveíte, esclerite, episclerite e conjuntivite) têm sido relatadas com uma freqüência em torno de 1:1.000. Hipocalcemia, geralmente modesta, é uma complicação incomum da administração parenteral rápida dos bisfosfonatos. Reações cutâneas tóxicas graves e peritonite asséptica são vistas excepcionalmente com o uso do PAM.[70]

Zoledronato (Aclasta®). Trata-se do bisfosfonato mais potente que se mostrou capaz de significativamente aumentar a DMO e reduzir o risco de fraturas vertebrais e não-vertebrais com uma única aplicação anual endovenosa (EV).[39,84,85] De fato, no estudo duplo-cego HORIZON,[85] pacientes com osteoporose pós-menopausa receberam uma única infusão EV de 5 mg de zoledronato ou placebo, no início do estudo e após 12 e 24 meses. Ao final de 36 meses, as pacientes foram avaliadas, e constatou-se, em relação ao placebo, uma redução no risco de fraturas morfométricas vertebrais e de fraturas do colo do fêmur de 70% e 41%, respectivamente. Fraturas não-vertebrais, fraturas clínicas e fraturas vertebrais clínicas foram reduzidas em 25%, 33% e 77%, respectivamente (p < 0,001 para todas as comparações).[85]

EFEITOS COLATERAIS. São similares aos do PAM. Reações de fase aguda ocorrem em 32% dos pacientes após a primeira dose, 7% após a segunda e 3% após a terceira. Podem ser minimizadas pela administração prévia de acetoaminofeno. Têm havido alguns relatos de osteonecrose de mandíbula, sobretudo em pacientes com câncer que recebem um BFN injetável.[39,86] O risco dessa complicação no tratamento da osteoporose ou doença de Paget é desconhecido, mas parece ser extremamente baixo, pelo menos nos primeiros 5 anos de tratamento.[39,86] Entre 13 pacientes em uso de aminobisfosfonatos que apresentaram osteonecrose de mandíbula, 12 estavam recebendo drogas endovenosas para tratamento de doença maligna (metástase óssea ou mileoma múltiplo) e apenas 1, alendronato para osteoporose.[87a] Uma história de extração dentária foi evidenciada em 11 casos (84,6%). A duração média do tratamento foi de 24 meses.[87]

Ibandronato (Bonviva®). Ibandronato (IBN) é altamente potente e desponta como uma droga bastante promissora para o manuseio da osteoporose pós-menopausa (OPM). Foi aprovado pelo FDA para tratamento da osteoporose nas doses de 2,5 mg/dia VO, 150 mg VO mensalmente e 3 mg EV a cada 3 meses. As preparações orais foram também aprovadas para a prevenção da doença. Os resultados do estudo MOBILE[87a] e DIVA[88] mostraram que a administração mensal de 150 mg VO de IBN ou 3 mg EV trimestralmente, durante 2 anos, foi superior à de 2,5 mg/dia no incremento da DMO na coluna lombar e fêmur, bem como na redução da reabsorção óssea, em mulheres com OPM. Uma recente metanálise mostrou ser o IBN superior ao placebo na redução do risco de fraturas não-vertebrais e fraturas clínicas.[89] O tratamento por 3 anos resultou em redução de 50% na incidência de fraturas vertebrais.[39] IBN deve ser tomado, pelo menos, 60 minutos antes de qualquer líquido (exceto água), refeição ou medicação.[39]

RESUMO. Bisfosfonatos (BFN) representam os agentes de escolha para a maioria dos pacientes com osteoporose. Com esses fármacos, redução nos níveis dos marcadores bioquímicos da remodelação óssea (MBRO) é detectada com 2 a 3 meses. Alterações mensuráveis na DMO ocorrem dentro de 1 ano na coluna lombar e dentro de 1 a 2 anos no colo do fêmur. Portanto, as mudanças no MBRO podem explicar melhor a redução nas fraturas com BFN do que aquelas na DMO.[70]

BFN são também as drogas mais bem estudadas na prevenção da perda óssea e na redução no risco de fraturas (RF). Em pacientes com osteoporose estabelecida, eles reduzem o RF rapidamente. De fato, o risco de deformidades vertebrais radiográficas diminui após 1 ano de tratamento com risedronato (RIS). Da mesma forma, a diminuição do risco de fraturas clínicas acontece após 1 ano de tratamento com alendronato (ALN) e apenas após 6 meses com RIS. Foi demonstrado que o efeito antifratura se manteve durante 7 anos de uso do RIS e 10 anos de uso do ALN. Ibandronato tem como vantagem o fato de poder ser administrado por via oral mensalmente ou EV a cada

3 meses. Finalmente, uma única infusão anual EV de zoledronato (5 mg) possibilita significativos incremento da DMO e redução do risco de fraturas vertebrais e não-vertebrais. BFN podem ser úteis para incrementar o ganho de massa óssea obtido com a teriparatida, após a suspensão da mesma (ver adiante).[1,39,70,84,87]

Ainda existe controvérsia sobre a *duração ideal* com BFN em casos de osteoporose. No tocante ao ALN, tem sido sugerido suspender o tratamento após 5 anos e seguir o paciente com dosagens do CTX a cada 6 a 12 meses. O ALN deve ser reintroduzido caso ocorra um aumento > 50% nos níveis séricos do CTX.

Os efeitos colaterais são similares para todos os BFN orais e incluem problemas gastrointestinais, como dificuldade para deglutir, esofagite e ulceração gástrica.[39] Existem alguns relatos de osteonecrose de mandíbula após o uso EV de BFN, particularmente em pacientes com câncer. O risco dessa complicação nos pacientes tratados para osteoporose é muito pequeno, pelo menos por até 5 anos de tratamento.[39,86]

Moduladores Seletivos dos Receptores do Estrogênio (SERM)

São drogas que se ligam com alta afinidade aos receptores estrogênicos e podem exercer efeitos agonistas ou antagonistas estrogênicos, dependendo do tecido-alvo (Quadro 68.12). Os primeiros SERM amplamente utilizados foram o *clomifeno* e o *tamoxifeno*, que apresentam ação estrogênio-símile no esqueleto, útero e sobre os lipídios e ação antiestrogênica na mama. Devido às suas propriedades no tecido mamário, o tamoxifeno tem representado o tratamento endócrino de escolha no manuseio do CA de mama.[90,91]

Posteriormente, passou-se a dispor do *raloxifeno* (RLX), que tem efeito agonista estrogênico no osso e lipídios e antagonista na mama, sem estimular o endométrio. Essa droga representa atualmente o SERM de escolha na prevenção e no tratamento da osteoporose, tendo sido aprovada como tal pelo FDA. A dose recomendada para o RLX (Evista®, comp. 60 mg) é de 60 mg/dia, a ser tomada em qualquer hora do dia, sem relação com a alimentação. Estudos com novos SERM (p.ex., *droloxifeno, ospemifeno, lasofoxifeno, arzoxifeno* etc.) estão em andamento.[90,91]

EFEITOS SOBRE O OSSO. O efeito benéfico do RLX sobre o osso decorre de sua ação inibidora da reabsorção óssea. No estudo MORE (Multiple Outcomes of Raloxifene Evaluation),[96] que incluiu 7.705 mulheres com osteoporose pós-menopausa, o uso de RLX (60 mg/dia) levou a um aumento significativo na DMO da coluna (2,1%) e colo do fêmur (2,6%), em comparação ao placebo, após 24 meses de tratamento. O ganho de massa óssea obtido com RLX é inferior ao induzido pelo estrogênio ou pelos bisfosfonatos. Também é menor o efeito sobre os marcadores da remodelação óssea.[91,92] Entretanto, a redução no risco de fraturas (RF) é comparável. No estudo MORE, a redução no RF vertebrais foi de 50% e 30% em mulheres com e sem fraturas vertebrais prévias, respectivamente. A redução no risco para fraturas não-vertebrais foi de 9%, sem atingir significância estatística. O efeito antifratura do RLX se manteve no quarto ano de tratamento (–36%), na série de Delmas e cols.[93]

RLX é também útil na prevenção da osteoporose. Seu uso por 5 anos em mulheres na pós-menopausa, comparativamente ao placebo, preservou a DMO e diminuiu significativamente o risco para osteoporose, tanto na coluna lombar como no colo do fêmur.[94] Em mulheres pós-menopausadas com hiperparatiroidismo primário, o uso do RLX reduziu calcemia e marcadores da remodelação óssea, sem alterar o PTH.[95]

EFEITOS SOBRE A MAMA. O raloxifeno é desprovido de efeitos proliferativos no tecido mamário, e não causa mastodinia. No estudo MORE, observou-se uma redução de 70% no risco para câncer da mama invasivo no grupo tratado com raloxifeno. Essa redução chegou a 80% nos tumores positivos para receptores estrogênicos.[91,92]

EFEITOS SOBRE O ÚTERO. Ao contrário do observado com o tamoxifeno, o uso prolongado do RLX não se associa a aumento do risco para sangramento vaginal, hiperplasia ou câncer endometriais.[91]

EFEITOS CARDIOVASCULARES E PROTEÇÃO CARDIOVASCULAR. RLX (60 mg/dia) reduz os níveis séricos do colesterol total (5% a 10%) e colesterol LDL (em cerca de 10%), sem modificar os do colesterol HDL ou dos triglicerídeos. Também diminui a concentração plasmática de fibrinogênio, Lp(a) e Apo-B. Além disso, RLX melhora a função endotelial (Quadro 68.13).[96,97] Entretanto, no estudo RUTH (*The Raloxifene Use for the Heart*),[98] ficou evidenciado que o raloxifeno não diminuiu o risco cardiovascular.[98] Em contraste, o tamoxifeno pode causar hipertrigliceridemia, às vezes grave e associada a pancreatite.[99]

EFEITOS COLATERAIS. As reações adversas mais comuns da terapia com o RLX são fogachos (sobretudo nos primeiros 6 meses) e cãibras nas pernas.[91,92] Existe, também, um aumento do risco para tromboembolismo e AVC fatal, conforme demonstrado no estudo RUTH.[98]

CONTRA-INDICAÇÕES. Raloxifeno não deve ser usado em grávidas, em caso de hipersensibilidade à droga ou em mulheres com fogachos e história atual ou pregressa de tromboembolismo.[91,92]

RESUMO. RLX é útil na prevenção e tratamento da osteoporose. Apesar de induzir modesto aumento na DMO, reduz a incidência de fraturas vertebrais de modo comparável aos BFN e TRH. Também poupa a mama e o endométrio do efeito estimulador do estrogênio, reduzindo a incidência de CA mama. Além disso, RLX tem efeitos benéficos sobre lípides, mas sem efeito redutor no risco cardiovas-

QUADRO 68.12
Classificação dos Moduladores Seletivos dos Receptores do Estrogênio (SERM)

Trifeniletilenos	Benzotiofenos	Tetraidronaftilenos	Benzopiranos	Indóis
Clomifeno	Raloxifeno	Lasoxifeno	Levormeloxifeno	Basedoxifeno
Tamoxifeno	Arzoxifeno	Nafoxidino	EM-800	
Toremifeno				
Droloxifeno				
Hidroxifeno				

QUADRO 68.13
Efeitos Benéficos e Indesejados do Raloxifeno

Efeitos benéficos
- Aumento da massa óssea em coluna lombar e fêmur
- Redução no risco de fraturas vertebrais (50%)
- Redução dos níveis do colesterol total e colesterol LDL, sem reduzir o risco de DCV
- Diminuição do risco de câncer da mama invasivo
- Não causa hiperplasia ou câncer endometriais

Efeitos indesejados
- Aumento do risco para fenômenos tromboembólicos
- Agravamento ou maior ocorrência de fogachos
- Aumento do risco para AVC fatal

DCV = doença cardiovascular; AVC = acidente vascular cerebral.
Adaptado das Refs. 96 a 98.

cular. Agravamento dos fogachos e risco aumentado para tromboembolismo venoso e AVC estão entre os principais inconvenientes da terapia com RLX (Quadro 68.13). Novos SERM, com melhor perfil de tolerabilidade e eficácia, estão sendo avaliados.[91,92]

Tibolona

A tibolona (TBL) é um esteróide sintético que tem 1 metabólito com propriedades progestogênicas e androgênicas e 2 metabólitos com efeitos estrogênicos. Está disponível em comprimidos de 2,5 mg (Livial®, Livolon® etc.) e 1,25 mg (Livolon®). Na dose de 1,25–2,5 mg/dia, mostra-se útil no controle dos sintomas da menopausa e tem sido proposta como alternativa à TRH na prevenção e no tratamento da osteoporose.[101] Em um estudo prospectivo, a terapia por 10 anos com tibolona (2,5 mg/dia) foi bem tolerada e resultou em aumento significativo da DMO na coluna lombar (4,8%) e colo do fêmur (3,7%).[101] Entretanto, em um estudo duplo-cego e randomizado, o incremento da DMO em todos os sítios foi significativamente maior com a TRH.[102] No recente estudo LIFT,[103] o uso de TBL (1,25 mg/dia) em mulheres idosas (60–69 anos) com osteoporose resultou em redução significativa no risco para fraturas vertebrais e não-vertebrais, câncer de mama invasivo e câncer de cólon. No entanto, em comparação ao placebo, o grupo da TBL apresentou aumento no risco para AVC (RR de 2,19), o que motivou a interrupção do estudo.[103] TBL reduz os níveis séricos de triglicerídeos, colesterol HDL e Lp(a), sem modificar o colesterol LDL, e induz ganho de peso.[101,103]

Calcitonina

A habilidade da calcitonina de salmão (Miacalcic®, Calsynar® etc.) em reduzir a remodelação óssea e aumentar a DMO (em torno de 3% em 3 anos) é conhecida há vários anos. No estudo PROOF, na dose de 200 UI/dia (mas não com 400 UI/dia), o *spray* nasal de calcitonina diminuiu em cerca de 40% a incidência de fraturas vertebrais, a despeito de um modesto aumento na DMO. Não houve, contudo, nenhuma alteração na ocorrência de fraturas não-vertebrais.[104] A ausência de dose-resposta, a taxa de abandono de 60% e a falta de fortes dados de apoio sobre o efeito na DMO e marcadores do remodelação óssea diminuem a confiança nas evidências sobre a habilidade da calcitonina em reduzir o risco de fraturas.[13,39] A calcitonina mostrou-se eficaz, também, na prevenção primária e secundária da osteoporose induzida por glicocorticóides.[105]

No tratamento da osteoporose, a calcitonina usualmente é administrada na forma de *spray* nasal (200 UI/dia).[39,104] Recentemente, a calcitonina oral foi aprovada pelo FDA na terapia da osteoporose.[39]

Devido a seus modestos efeitos na prevenção e no tratamento de fraturas osteoporóticas, a calcitonina deve preferencialmente ficar reservada para os casos de intolerância, resposta insatisfatória ou contra-indicação (p.ex., insuficiência renal) aos bisfosfonatos. Como a calcitonina possui também um efeito analgésico específico para o osso, ela deve ser também considerada para mulheres idosas com fraturas vertebrais dolorosas.[1,2,104]

Recomenda-se que pacientes medicados com calcitonina recebam, também, pelo menos 1.000 mg de cálcio elementar e 400 UI de vitamina D, diariamente.

EFEITOS COLATERAIS. Irritação nasal (rinite), geralmente branda e transitória, é habitualmente a única reação adversa do *spray* nasal. No entanto, epistaxe raramente pode ocorrer.[39,104]

Ipriflavona

Trata-se de um derivado flavonóide com moderada atividade estrogênio-símile no osso, mas sem efeito aparente em outros tecidos-alvo para o estradiol. Mostra-se capaz de inibir a reabsorção óssea em pacientes com remodelação óssea elevada, mas seu exato mecanismo de ação ainda não foi definido. Em estudos controlados, observou-se aumento na massa óssea nos primeiros anos após a menopausa, em mulheres ooforectomizadas e em pacientes idosas com osteoporose. Não existem, ainda, evidências de redução na incidência de fraturas com essa droga. Está disponível em cápsulas de 300 mg (Rebone®, Osteoplus®), e a *dose* usual recomendada é de 600 mg/dia, em 2 tomadas.

Fluoretos

O uso do fluoreto resulta em aumento significativo da formação óssea e aumento progressivo na DMO (sobretudo no osso trabecular axial). No entanto, a administração de 75 mg/dia de fluoreto de sódio por 4 anos produziu uma redução insignificante no risco de fraturas vertebrais, em comparação ao cálcio, a despeito do aumento de 35% na densidade da coluna. Observou-se, também, um acréscimo na ocorrência de fraturas não-vertebrais.[2,13] Esses dados sugerem que a qualidade do osso formado com o fluoreto não seria boa. Em contrapartida, a administração de doses baixas de uma preparação de liberação lenta de fluoreto de sódio (25 mg/dia, 12 meses sim, 2 meses não), associada a citrato de cálcio, aumentou a DMO na coluna e no colo do fêmur e diminuiu a freqüência de fraturas vertebrais, sem efeitos adversos.[106]

O uso de fluoretos para tratamento da osteoporose não foi aprovado pelo FDA nem pelo Ministério da Saúde brasileiro.

Teriparatida

O PTH é peptídeo com 84 aminoácidos. Os aminoácidos de 1 a 34 são os que desempenham as ações ósseas do PTH através da ligação ao seu receptor, ativando a adenilciclase e originando AMPc.

A ação do PTH sobre o tecido ósseo varia de acordo com a administração e com o tempo de exposição por dia; a infusão contínua com valores persistentemente elevados leva a uma ação catabólica, estimulando a reabsorção óssea.[108] Ao contrário, valores elevados intermitentemente apresentam ação anabólica, com aumento no número e na atividade dos osteoblastos e diminuição de sua apoptose.[109]

Teriparatida (Forteo®) é o nome da porção N-terminal (aminoácidos 1-34) do PTH obtida através de DNA recombinante. Essa molécula tem a mesma afinidade para o receptor que a molécula intacta do PTH. Após administração subcutânea (20 μg/dia), cerca de 95% da dose está biodisponível, atingindo um pico após 30 minutos. A meia-vida do PTH endógeno é de apenas 2–4 minutos; entretanto, a administração subcutânea (SC) aumenta a meia-vida da teriparatida para 60 minutos. Sua concentração sérica máxima excede o limite superior normal apenas durante alguns minutos, e sua metabolização e eliminação pelo fígado e rins são tão rápidas quanto a absorção. Dessa forma, o PTH 1-34 não é mais detectável após 3 horas de sua administração, e não há acúmulo. Pacientes com disfunção hepática ou renal podem usar o PTH 1-34 sem necessidade de correção da dose. As aplicações na coxa ou no abdome não apresentam diferenças significativas nas concentrações séricas.[110]

EFICÁCIA CLÍNICA. A *dose* recomendada para o uso clínico é de 20 μg/dia, por via SC, durante um período máximo de 24 meses. A eficácia clínica da teriparatida é demonstrada não apenas no aumento significativo na densidade mineral óssea, mas também na diminuição significativa de novas fraturas vertebrais e não-vertebrais.[110] Em um estudo com duração média de 21 meses, foi demonstrado que uma injeção diária SC de 20 ou 40 μg da medicação proporcionou, em mulheres com fraturas osteoporóticas prévias, uma redução significativa no risco de novas fraturas vertebrais (65% a 69%) e não-vertebrais (53%) em relação ao placebo.[111] Existem benefícios comprovados também nos casos de osteoporose em homens e naquela induzida pela corticoterapia crônica (ver adiante).[112] Recentemente, foi relatado que a redução no risco para fraturas vertebrais persiste por, pelo menos, 18 meses após a suspensão da teriparatida.[113]

INDICAÇÕES. A administração injetável e o custo elevado são limitações para o uso mais amplo da teriparatida. Atualmente, ela tem sido indicada sobretudo para os casos mais graves de osteoporose, particularmente quando há fraturas múltiplas. Outras potenciais indicações são: (1) escores T muito baixos (< −3,0), mesmo sem fraturas; (2) pacientes muito idosas; (3) pacientes intolerantes aos bisfosfonatos e (4) pacientes que apresentem fraturas durante a terapia com um anti-reabsortivo.[114]

EFEITOS COLATERAIS. A teriparatida é bem tolerada, porém alguns pacientes podem apresentar tonturas e cãibras nas pernas (3%), além de náuseas (com doses de 40 μg/dia). Hipercalcemia transitória é um outro possível efeito colateral (em 3%). Hiperuricemia pode também ser observada. Hipotensão ortostática foi descrita, quase exclusivamente, com doses > 20 μg/dia.[39,113,114]

CONTRA-INDICAÇÕES. São consideradas *contra-indicações* para a teriparatida: gestação, lactação, hipersensibilidade à droga, crianças e adultos jovens com epífises ósseas ainda abertas, radioterapia óssea prévia, hipercalcemia, hiperparatiroidismo, doença de Paget, elevações inexplicáveis da fosfatase alcalina e tumores ósseos.[39,114]

DURAÇÃO DO TRATAMENTO. Na maioria dos países, teriparatida foi aprovada para uso por tempo limitado (18 a 24 meses).[39,113,114] Tal recomendação baseia-se no fato de que a administração de teriparatida a ratos, por toda a vida, em doses 12 a 28 vezes superiores à usada em homens, resultou no surgimento de osteossarcoma. Essa complicação não tem sido observada em humanos e primatas.[39,116]

Ranelato de Estrôncio

O estrôncio é um cátion divalente que se assemelha quimicamente ao cálcio e parece participar da mineralização óssea. O ranelato de estrôncio (RE) é uma nova classe de drogas para o tratamento da osteoporose, uma vez que ele aumenta a DMO tanto por inibição da reabsorção como por estímulo da formação óssea.[115,116] Desde 2006, está comercializado no Brasil (Protos®, na forma de sachês com 2 g da droga).

FARMACOCINÉTICA. A biodisponibilidade absoluta do estrôncio é de aproximadamente 25% após uma dose oral de 2 g de RE. A meia-vida efetiva é de cerca de 60 horas, e sua eliminação acontece por vias renal e gastrointestinal. Devido à absorção relativamente baixa, RE deve ser ingerido em jejum. A absorção do RE é também reduzida por antiácidos e cálcio, que, assim, devem ser tomados 2 horas após.[116]

EFICÁCIA CLÍNICA. A eficácia antifratura do RE, na dose de 2 g/dia, foi avaliada em dois grandes estudos randomizados, duplo-cegos e controlados por placebo que envolveram mais de 6.700 mulheres pós-menopausadas: a SOTI (*Spinal Osteoporosis Therapeutic Intervention*) e o TROPOS (*TReatment Of Peripheral Osteoporosis Study*).[117,118] Uma análise de 3 anos do estudo SOTI,[117] que envolveu 1.649 mulheres na pós-menopausa com osteoporose vertebral estabelecida, mostrou que a redução no risco de novas fraturas vertebrais, em comparação ao placebo, foi de 49% no primeiro ano de tratamento e de 41% durante os 3 anos. Após 36 meses, o aumento da DMO foi de 14,4% na coluna lombar e de 8,3% no colo femoral.[117] RE mostrou-se também capaz de reduzir em 36% (p = 0,046) o risco de fraturas do fêmur em pacientes de alto risco.[117] No estudo TROPOS,[118] ficou ratificada a clara superioridade do RE sobre o placebo na redução do risco de fraturas vertebrais e não-vertebrais. Finalmente, RE foi a primeira droga que se mostrou capaz de diminuir o risco de fraturas osteoporóticas em mulheres com idade de 80 anos ou mais.[119]

EFEITOS COLATERAIS. RE causa poucos efeitos adversos e tem perfil de tolerabilidade comparável ao do placebo. No entanto, em alguns estudos observou-se um risco aumentado para fenômenos tromboembólicos.[115]

A absorção de tetraciclinas ou quinolonas orais é inibida pelo RE, cuja administração deve ser temporariamente interrompida.[116]

Terapia Combinada

Existem evidências de que a associação de drogas (p.ex., alendronato ou risedronato + TRH, raloxifeno + fluoreto, TRH + fluoreto, fluoreto + alendronato, teriparatida + TRH etc.) tem um efeito benéfico em propiciar aumento mais expressivo da DMO do que o obtido pelo uso isolado dessas drogas.[1,2,13] Teoricamente, o uso da terapia combinada estaria indicado para os casos mais graves, não-responsivos à monoterapia. No entanto, existe ainda uma preocupação com o estado de hipermineralização ou a obtenção de um osso hipermaduro, resultante da inibição mais acentuada da reabsorção óssea. Além disso, os efeitos sobre a redução no risco de fraturas ainda são desconhecidos.

Recentemente, foi demonstrado que o uso concomitante de teriparatida e alendronato não foi superior à associação teriparatida + placebo em termos de incremento da DMO.[120] Além disso, o aumento da densidade volumétrica do osso trabecular na coluna foi duas vezes superior nas pacientes que apenas receberam a teriparatida. Outros autores relataram que o tratamento prévio com ALN, mas não com raloxifeno, atenuou o efeito da teriparatida sobre o ganho de massa óssea.[121] Em contrapartida, a introdução do bisfosfonato após a suspensão da teriparatida mostrou-se benéfica. Por outro lado, em estudo recente, a combinação por 15 meses de ALN e teriparatida (aplicada diariamente de forma contínua ou em ciclos com 3 meses de duração) teve eficácia similar no incremento da DMO na coluna lombar.[122]

Novas Perspectivas Terapêuticas para a Osteoporose

ESTATINAS. Recentemente foi demonstrado que as estatinas *in vivo* e *in vitro* podem estimular a formação óssea e inibir a reabsorção óssea. O efeito sobre a reabsorção pode estar relacionado à inibição da síntese de geranil-geranilato pelo ácido mevalônico; assim, as estatinas teriam um mecanismo de ação similar ao dos aminobisfosfonatos. Em um estudo recente, observou-se um ganho de massa óssea significativo no colo femoral de diabéticas tipo 2 que fizerem uso de estatinas.[123] Em dois outros estudos, foram relatados resultados discordantes quanto à eficácia dessas drogas em reduzir o risco de fraturas osteoporóticas. Grandes estudos clínicos prospectivos e randomizados precisam ser feitos para definir o papel das estatinas no manuseio da osteoporose.[123,124]

DENOSUMAB. O receptor ativador do fator-κB nuclear (RANK), seu ligante (RANKL) e a osteoprotegrina juntos desempenham um papel fundamental na osteoclastogênese. *Denosumab*, um anticorpo monoclonal humano com alta afinidade e alta especificidade para RANKL, demonstrou ser capaz de induzir uma rápida, profunda e duradoura inibição da reabsorção óssea, de uma forma dose-dependente, que dura meses após uma única injeção subcutânea, em mulheres pós-menopausadas saudáveis, homens e pacientes com mieloma múltiplo ou câncer da mama metastático. Os dados de um estudo fase II em mulheres pós-menopausadas com baixa densidade mineral óssea (DMO) demonstram que a inibição da reabsorção óssea induzida pela administração subcutânea (SC) trimestral ou semestral de denosumab resulta em aumento significativo da DMO por até 2 anos de tratamento. A eficácia antifratura e a segurança a longo prazo da droga estão sendo avaliadas em ensaios clínicos de fase III. O potencial do denosumab para prevenir a perda óssea induzida por tumores malignos está também sendo avaliado.[47,125,126]

Em um estudo recente, duplo-cego e com 2 anos de duração, a administração SC de denosumab (60 mg a cada 6 meses) foi significativamente mais eficaz de que o placebo em induzir aumento da DMO na coluna lombar, colo do fêmur e um terço distal do rádio, bem como em reduzir os níveis séricos de marcadores da remodelação óssea.[127]

OUTRAS. Outras potenciais terapias futuras para prevenir ou reverter a osteoporose incluem novos SERM e bisfosfonatos, fatores de crescimento (IGF, TGF-β, fator de crescimento dos fibroblastos, fator de crescimento derivado das plaquetas, proteínas morfogenéticas do osso), agentes que suprimam ou antagonizem os efeitos reabsortivos das citocinas, análogos da vitamina D, prostaglandina E_2, drogas que interfiram com a ligação dos osteoclastos aos ossos (antagonistas da integrina), inibidores da catepsina, antagonistas do receptor da vitronectina, calcilíticos, inibidores da esclerostina etc.[126,127]

Que Drogas Usar na Prevenção e no Tratamento da Osteoporose?

TRH e bisfosfonatos (BFN) têm eficácia comparável na prevenção e no tratamento da osteoporose. No entanto, o perfil de segurança dos BFN é inquestionavelmente superior. A indicação maior da TRH seriam mulheres com queixas relacionadas à menopausa (sobretudo os sintomas vasomotores), e a duração do tratamento não deve exceder 5 anos.

O ganho de massa óssea induzido pelo raloxifeno (RXF) é menor do que o obtido com BFN e TRH, mas a redução no risco de fraturas vertebrais é similar. O RXF mostra-se particularmente atraente para mulheres com risco aumentado para câncer da mama. Também representa uma alternativa para BFN quando eles não forem bem tolerados ou estiverem contra-indicados. No entanto, seus benefícios devem ser pesados contra os principais efeitos colaterais, tromboembolismo e risco aumentado para AVC fatal. De acordo com os dados disponíveis, alendronato (ALN) seria mais eficaz que o risedronato (RIS), mas pacientes resistentes ao primeiro eventualmente respondem ao RIS. Entre os novos BFN, o ibandronato tem a vantagem de poder ser administrado em dose única mensal VO ou trimestral, por via EV. Contudo, o fato de poder ser empregado em uma única infusão anual, certamente torna o zoledronato o bifosfonato mais atraente. Sua principal limitação é o custo muito elevado.

Tibolona está mais bem indicada diante da impossibilidade do uso da TRH em mulheres com sintomas vasomotores (podem agravar-se com o RXF). O uso da teriparatida fica limitado por seu custo exorbitante. Assim, deve ser reservado para os casos mais graves, principalmente aqueles com fraturas múltiplas.

OSTEOPOROSE EM HOMENS

Introdução

Homens têm menos osteoporose do que mulheres porque desenvolvem um pico de massa óssea maior, sua perda óssea começa mais tarde e progride mais lentamente (apenas cerca de 30% do osso trabecular e 20% do cortical são perdidos ao longo da vida), e não há nenhum período de rápida mudança hormonal associado a uma rápida perda óssea, como a menopausa. Diferenças na geometria e remodelação ósseas também contribuem para a menor ocorrência de fraturas em homens. Entretanto, nos últimos anos, o problema da osteoporose em homens tem sido alvo de interesse e atenção crescentes. Um terço de todas as fraturas de colo do fêmur observadas anualmente ocorre em homens e um terço desses indivíduos não sobrevive mais de 1 ano. A freqüência de fraturas aumenta exponencialmente com a idade, principalmente após os 70 anos, e fraturas do colo do fêmur acontecem em 17% dos homens que atingem os 80 anos. Homens também estão sujeitos a desenvolver fraturas dolorosas e debilitantes na coluna, punho e outros locais, devido à osteoporose.[128–130]

O número exato de homens com osteoporose é desconhecido. Adotando-se os critérios da OMS, estima-se que, nos EUA, 6% dos homens teriam osteoporose e 47%, osteopenia. Entretanto, tem-se questionado se os mesmos critérios para definição de osteopenia e osteoporose utilizados em mulheres deveriam ser aplicados aos homens.[128–130]

Os androgênios produzem importantes efeitos no desenvolvimento esquelético. Eles podem atuar sobre a formação óssea diretamente, já que estimulam a proliferação e a diferenciação dos osteoblastos. Inibem, também, a reabsorção óssea, provavelmente por meio de mecanismos que envolvem a produção local de citocinas reabsorvedoras do osso (IL-1 e IL-6). Na maioria dos homens eugonádicos com osteoporose, a formação óssea e a proliferação osteoblástica estão diminuídas.[129]

O pico de massa óssea está reduzido em indivíduos que tiveram deficiência androgênica durante a puberdade (p.ex., hipogonadismo hipogonadotrófico idiopático, síndrome de Klinefelter ou retardo constitucional da puberdade). Entre adultos, osteoporose pode resultar de qualquer situação que cause hipogonadismo primário (castração, orquite, trauma, hemocromatose etc.) ou secundário (hiperprolactinemia, tumores selares e para-selares, ou distúrbios outros do eixo hipotalâmico-hipofisário que comprometam a secreção de gonadotrofinas).[128,129]

A demonstração de que osteoporose estava presente em homens com duas raras síndromes genéticas que implicam diminuição da produção ou ação estrogênica veio indicar que os estrogênios também têm um papel importante na manutenção da massa óssea no sexo masculino.[129,131,132]

Etiologia

Conforme mencionado, a osteoporose tipo 2 acomete tanto homens como mulheres idosos. Causas secundárias de osteoporose, especificadas no Quadro 68.1, são similares em ambos os sexos e devem sempre ser investigadas em homens osteoporóticos (presentes em até 64% deles).[16,17]

As três principais causas de osteoporose em homens são alcoolismo, hipercortisolismo (endógeno ou, mais comumente, exógeno) e hipogonadismo. Em várias séries, essas etiologias responderam por 40% a 50% do total de casos. Entre 15% e 25% dos homens com fraturas vertebrais ou de quadril têm deficiência androgênica. Causas importantes adicionais de osteoporose em homens incluem hiperparatiroidismo primário, hipertiroidismo, mieloma múltiplo e outras neoplasias malignas, drogas (quimioterápicos em altas doses e anticonvulsivantes) e distúrbios gastrointestinais. Doença oculta do trato gastrointestinal (p.ex., doença celíaca) deve sempre ser considerada quando não há uma causa aparente para a osteoporose. Pistas que apontam para esse diagnóstico são níveis baixos de 25-hidroxivitamina D, níveis elevados do PTH e baixa excreção urinária de cálcio.[128,129,133]

Conforme mencionado, deficiência estrogênica pode também ser causa de osteoporose em homens. Foram relatados dois pacientes com uma mutação no gene da aromatase (enzima que converte androgênio em estrogênio) que se apresentavam com osteoporose e tinham níveis elevados de testosterona e de outros androgênios e concentrações indetectáveis de estradiol e estrona.[131] Após a reposição de estrogênios conjugados, houve um ganho importante de massa óssea na coluna lombar, colo do fêmur e rádio distal, em ambos os casos.[134] Osteoporose foi também relatada em um paciente com resistência estrogênica devido à mutação no gene do receptor do estrogênio.[132] Nesse caso, a estrogenioterapia não levou a aumento da DMO.[135]

É importante mencionar que em 35% a 50% dos homens com osteoporose não é possível identificar a causa do problema. Para esses casos, utiliza-se a terminologia *osteoporose idiopática* (OI).[128,129] Tem-se, em geral, estabelecido uma idade limite máxima de 70 anos para essa categoria diagnóstica. A partir dessa idade, tende-se a classificar os pacientes como portadores de osteoporose senil. Os pacientes com OI geralmente cursam com níveis baixos de IGF-I e redução dos índices de formação óssea.[129,130] A diminuição nos níveis de IGF-I parece estar associada a uma peculiar configuração alélica da região microssatélite polimórfica do gene do IGF-I, composta de repetições variáveis citosina-adenosina. Em casos de OI, a freqüência de homozigosidade para o citado alelo, designado 192, foi 2 vezes superior (64%) à observada no grupo controle.[5]

Características Clínicas da Osteoporose Idiopática em Homens

Homens com osteoporose idiopática habitualmente, na ocasião do diagnóstico, são sintomáticos devido a fraturas ou dor nas costas. Esse tipo de apresentação está presente em quase todas as séries publicadas e difere bastante das mulheres com osteoporose pós-menopáusica, cujo diagnóstico geralmente é feito através da medida da massa óssea, na ausência de sintomas. Tipicamente, uma DMO bastante reduzida é detectada; em alguns estudos, o escore T médio encontrava-se abaixo de −3.[129,136]

Investigação Diagnóstica

Deve-se inicialmente descartar o uso de medicações indutoras de osteoporose. Os exames a serem solicitados de rotina incluem cálcio, fósforo, fosfatase alcalina, protidograma, testosterona, funções hepática e renal e, na suspeita de hipertiroidismo, TSH, T_4 livre e T_3. Dependendo dos resultados iniciais, exames adicionais podem ser solicitados, como PTH, 25-hidroxivitamina D, 1,25-diidroxivitamina D e marcadores específicos da formação (fosfatase alcalina e osteocalcina) e reabsorção ósseas (calciúria, N-telopeptídeo ou deoxipiridinolina). Uma biópsia óssea percutânea eventualmente pode ser útil para a exclusão de causas potenciais não prontamente aparentes, como formas ocultas de osteomalacia, malignidades, osteogênese imperfeita ou mastocitose sistêmica.[128-130,133]

Tratamento

Atividade física, ingestão adequada de cálcio (1.200–1.500 mg/dia) e vitamina D (400–600 UI/dia), bem como a proscrição do tabagismo e do consumo excessivo de bebidas alcoólicas, estão sempre indicadas.[2,128] No caso de osteoporose secundária, deve-se inicialmente corrigir ou tratar o fator causal (hipogonadismo, terapia crônica com glicocorticóides, síndrome de Cushing, hipertiroidismo, defeitos de mineralização etc.). Caso não se identifique a etiologia da osteoporose, pode-se lançar mão de medicações que inibam a reabsorção óssea (sobretudo os bisfosfonatos) ou estimulem a formação óssea (p.ex., teriparatida). Em um estudo recente,[136] foi comparada a eficácia de alendronato (10 mg/dia) mais cálcio (1.000 mg/dia) *versus* apenas cálcio em 77 homens com osteoporose. No grupo do alendronato, o incremento da DMO na coluna lombar após 1, 2 e 3 anos foi de 4,2%, 6,3% e 8,8%, respectivamente. Esses percentuais para o colo do fêmur foram de 2,1%, 3,2% e 4,2%. Previamente havia sido mostrada, pela primeira vez, uma redução na ocorrência de fraturas vertebrais em homens tratados com alendronato, em comparação ao placebo.[137] Se o alendronato não for bem tolerado, pode ser substituído pelo risedronato. Embora bisfosfonatos intravenosos ainda não tenham sido testados em homens, seu uso pode também ser considerado opção às drogas orais.[128] Os dados sobre a eficácia da calcitonina em homens osteoporóticos são limitados e controversos.[138] A teriparatida (Forteo®), devido ao seu custo muito elevado, deve ficar reservada para os casos mais graves, com redução intensa da DMO e/ou múltiplas fraturas, ou diante da ineficácia dos bisfosfonatos. Em estudo recente, o uso da teriparatida (20 µg/dia SC) em homens com osteoporose primária ou por hipogonadismo resultou, em relação aos valores basais da DMO, em um aumento médio de 5,9% na coluna lombar (p < 0,001) e 1,5% no colo do fêmur (p < 0,05).[117,138] Também em homens foi demonstrado que alendronato atenua o incremento da DMO induzido pela teriparatida, se for administrado concomitantemente.[139]

Pacientes com hipogonadismo devem fazer uso de testosterona, exceto em caso de contra-indicação (p.ex., câncer da próstata, câncer da mama etc.). Nos casos de hipogonadismo hipogonadotrófico idiopático, o uso de gonadotrofina coriônica humana ou a terapia pulsátil com GnRH podem, também, ser considerados.

Redução em até 50% no risco de fraturas do quadril foi relatada em indivíduos que usaram diuréticos tiazídicos por um período maior que 6 anos. Recentemente, demonstrou-se a habilidade dos tiazídicos em reduzir a ocorrência de fraturas do quadril, em ambos os sexos, se usados por mais de 1 ano.[128,138]

OSTEOPOROSE INDUZIDA POR GLICOCORTICÓIDES (OIG)

Introdução

OIG representa a causa mais freqüente de osteoporose secundária. Pode ocorrer tanto na mulher como no homem, e é uma das principais complicações da terapia prolongada. Crianças, mulheres na menopausa e pacientes com artrite reumatóide representam o grupo mais suscetível à OIG.[140]

Altas doses de glicocorticóides (GC) têm sido utilizadas para tratamento de várias doenças inflamatórias, incluindo asma, bronquite crônica, sarcoidose, artrite reumatóide, doenças inflamatórias intestinais etc. O osso trabecular é particularmente mais propenso aos efeitos adversos da terapia. A perda óssea (10% a 40%) ocorre praticamente em todos os pacientes que recebam altas doses por um período prolongado, e é mais acentuada nos primeiros 6 meses a 1 ano. A dose necessária de GC para induzir perda óssea não está clara, mas doses de prednisona maiores ou iguais a 7,5 mg/dia têm, invariavelmente, um efeito adverso sobre a massa óssea.[140-142] No entanto, mesmo doses de 2,5 mg/dia podem ser deletérias e implicar risco aumentado para fraturas osteoporóticas. Cerca de 35% dos pacientes recebendo terapia prolongada em doses suprafisiológicas desenvolvem fraturas vertebrais e têm um aumento de 50% no risco para fraturas de colo do fêmur. Tais fraturas predominam em locais com alto conteúdo de osso trabecular, como as vértebras. O uso contínuo de prednisona (> 10 mg/dia) por um período de, pelo menos, 3 meses resulta em aumento de 17 vezes no risco de fraturas.[140-142]

As metanálises sobre o impacto dos GC inalatórios sobre a massa óssea mostraram resultados conflitantes. Reduções da massa óssea são mais prováveis após o uso crônico de doses superiores a 1.200 mg de beclometasona, 1.000 μg/dia de budesonida, 750 μg/dia de fluticazona ou 1.000 μg/dia de fluinisolida.[140-142]

Fisiopatologia

Quatro mecanismos principais estão envolvidos na gênese da OIG: (1) diminuição da formação óssea, por inibição direta da atividade osteoblástica e da osteoblastogênese na medula óssea, bem como indução de apoptose de osteoblatos e osteócitos maduros, mediante a ativação da caspase 3 (*mecanismo mais importante*); (2) redução da absorção intestinal do cálcio e aumento da excreção renal de cálcio; (3) aumento da sensibilidade do tecido ósseo ao PTH; (4) bloqueio das gonadotrofinas por inibição do GnRH, induzindo o hipogonadismo (Fig. 68.7).[5,140-142] Numa fase inicial, GC também induzem aumento temporário no número e na atividade dos osteoclastos.[5] Foi também mostrado que os GC aumentam a expressão do ligante do RANK e diminuem a expressão da osteoprotegerina, incrementando, assim, a osteoclastogênese e a atividade osteoclástica.[143]

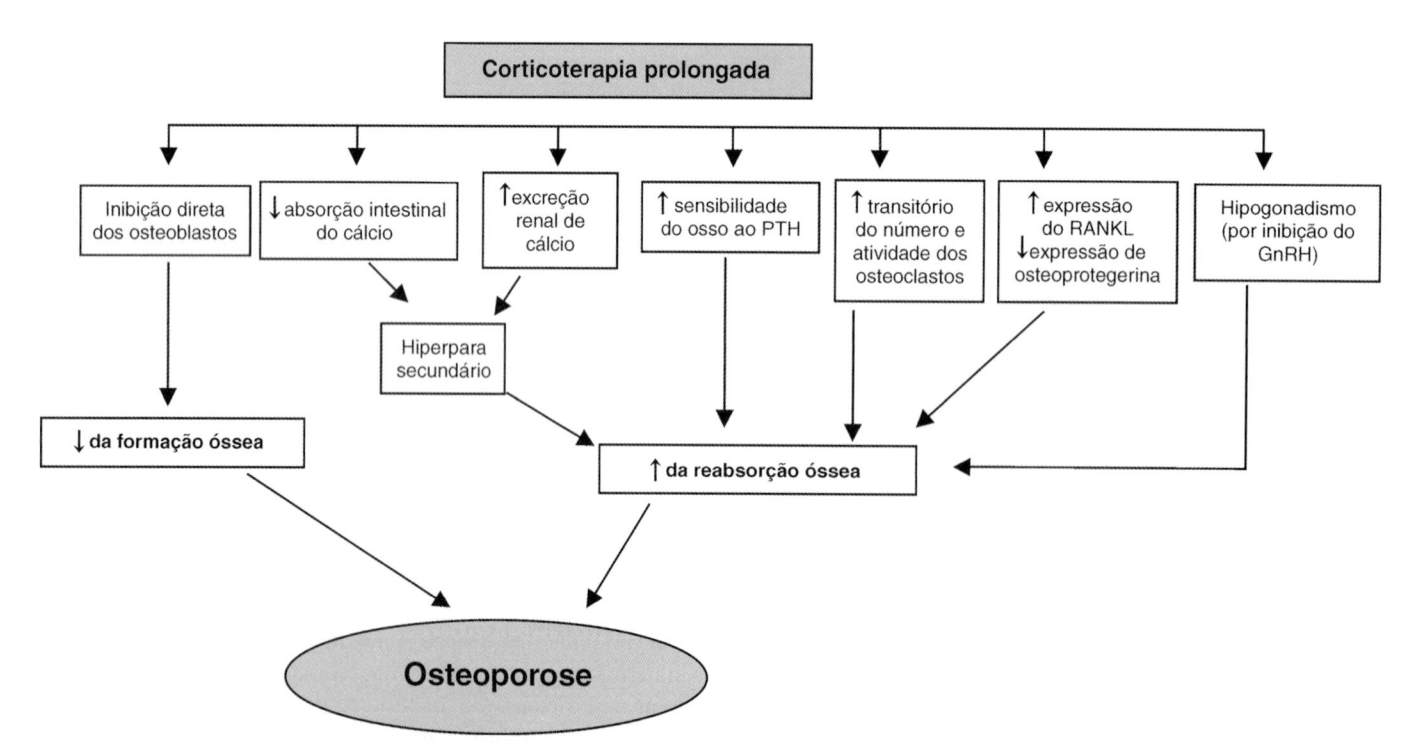

Fig. 68.7 Fisiopatologia da osteoporose induzida por glicocorticóides (↑ = aumento; ↓ = diminuição; Hiperpara = hiperparatiroidismo).

Manuseio

AVALIAÇÃO LABORATORIAL

Para os pacientes que vão se submeter a terapia prolongada com GC, alguns exames laboratoriais devem ser solicitados: cálcio sérico, protidograma, calciúria de 24 horas ou relação cálcio/creatinina na urina de 2 horas (em jejum), função renal, fosfatase alcalina, transaminases e densitometria óssea.

ESTRATÉGIAS DE PREVENÇÃO

Pacientes sob uso crônico de GC devem ser aconselhados a modificar seus hábitos de vida que afetem o osso, tais como limitar o consumo de cigarros e bebidas alcoólicas, aumentar atividade física (p.ex., fazer musculação) e adotar medidas para evitar quedas (sobretudo para os idosos).

Prevenção Primária

Consiste no uso de drogas até 3 meses do início dos GC. Deve ser feita a administração de cálcio (1 g/dia) e vitamina D (400 UI/dia), além de um bifosfonato (p.ex., 35 mg/semana de alendronato ou risedronato) ou da TRH (em mulheres na menopausa, caso não haja contra-indicação). Em um estudo, o uso intermitente de pamidronato EV, durante 1 ano, propiciou incremento da DMO (2,2% no colo do fêmur e 3,6% na coluna lombar), comparado com um decréscimo de 5,3%, em ambos os sítios, no grupo que tomou apenas cálcio. O uso preventivo dos bisfosfonatos está particularmente indicado se o escore T for < −1,5. Os resultados sobre a eficácia da calcitonina na prevenção primária da OIG são conflitantes. O glicocorticóide deve ser usado na menor dose possível e suspenso tão logo seja plausível.[142,144,145]

Nos pacientes em uso crônico de GC, a DMO deve ser avaliada a cada 6 meses no primeiro ano e, depois, anualmente.[140,142]

Prevenção Secundária

Consiste no início do tratamento após 1 ano do uso de GC ou após o surgimento de uma fratura osteoporótica. Nessa situação, todos os pacientes devem ser checados para hipogonadismo, que, se presente, deverá ser tratado. Adicionalmente, administram-se cálcio (1 g/dia) e vitamina D (400 UI/dia), bem como TRH (em mulheres na menopausa, caso não haja contra-indicação) ou, de preferência, um bifosfonato (p.ex., 70 mg/semana VO de alendronato, 35 mg/semana VO de risedronato, 150 mg/mês VO de ibandronato, 3 mg de ibandronato EV trimestralmente ou 5 mg de zoledronato EV, 1 vez por ano). Como alternativa bem menos eficaz, dispõe-se da calcitonina (200 UI/dia, por via nasal).[39,142,144,145] Para os casos mais graves, sobretudo quando há múltiplas fraturas, pode-se usar a teriparatida.[146]

OSTEOPOROSE ASSOCIADA À GRAVIDEZ (OAG)

Trata-se de uma condição rara, havendo poucos casos descritos na literatura. Sua patogênese é ainda desconhecida. Ao contrário da osteoporose pós-menopáusica, tem evolução rápida; 70% dos casos acontecem na primeira gravidez, e, geralmente, não há tendência à recorrência em gravidezes subseqüentes.[147-149]

A OAG geralmente manifesta-se por dor lombar, de aparecimento súbito e refratária aos analgésicos comuns. Geralmente surge nas últimas semanas da gestação ou após o parto, associada, em alguns casos, a perda estatural. Dores no quadril, coluna torácica ou tornozelo são formas menos comuns de apresentação da OAG.[147-151] Entre 24 pacientes com OAG, o quadro manifestou-se inicialmente com dor lombar em 75%, dor no quadril em 21% e no tornozelo em 4%.[150] Ocasionalmente, a OAG pode se expressar por fratura uni- ou bilateral do colo do fêmur[152-154] ou sacro.[155]

Diagnóstico Laboratorial

Ao exame radiológico, podem-se evidenciar osteopenia ou fraturas no quadril, porém, mais habitualmente, encontram-se fraturas múltiplas em vértebras lombares e/ou torácicas. Tais fraturas surgem espontaneamente ou aos mínimos traumatismos.[149,154,156]

Hipercalcemia transitória, relacionada à lactação[149] ou acompanhada de elevação do PTH-rP,[157] pode raramente ser detectada na OAG. À densitometria óssea observa-se que a redução da DMO é mais comum na coluna lombar, uma vez que a perda do osso trabecular é maior que a do osso cortical.[148,156]

Diagnóstico Diferencial

Antes de se estabelecer o diagnóstico de OAG, devem-se considerar outras condições que possam causar osteoporose cujo início ocorra durante a gestação: síndrome de Cushing, hiperparatiroidismo primário, anemia hemolítica, artrite reumatóide, uso de drogas (glicocorticóides, heparina, lítio etc.) etc.[147,148,156,158,159]

Tratamento

Usualmente é feito com cálcio e vitamina D, embora não haja dados concretos sobre a eficácia na redução da perda óssea com essas medicações.[147] Tampouco dispomos de dados sobre a eficácia da TRH ou calcitonina. O uso de bisfosfonatos classicamente é considerado contra-indicado durante a gravidez ou no período da amamentação por poder ser prejudicial ao feto ou recém-nascido, principalmente no que se refere ao bloqueio do crescimento ósseo. Entretanto, um estudo recente não evidenciou efeitos deletérios dos bisfosfonatos sobre o feto humano.[160] A terapia com fluoreto e cálcio revelou-se eficaz em 3 casos citados na literatura. Em 2, a DMO aumentou e, no terceiro, estabilizou-se.[161] Correção cirúrgica das fraturas do colo do fêmur pode ser necessária.[152]

Em alguns serviços, a amamentação não é recomendada para mulheres com OAG. Entretanto, outros autores discordam dessa conduta.[147,148]

Prognóstico

A maioria dos casos de OAG se resolve espontaneamente, e apenas em poucas pacientes observa-se incapacidade que dura meses a anos.[148] Após o período da lactação, usualmente ocorre um acréscimo progressivo da massa óssea, mas a normalização da DMO nem sempre acontece.[162] Mulheres que tiveram OAG podem ser mais propensas a desenvolver osteoporose pós-menopausa.[148]

BIBLIOGRAFIA

1. Lewiecki EM. Prevention and treatment of postmenopausal osteoporosis. *Obstet Gynecol Clin North Am*, 2008; *35*:301-15.
2. Rosen CJ. Postmenopausal osteoporosis. *N Engl J Med*, 2005; *353*:595-603.

3. Brown SA, Rosen CJ. Osteoporosis. *Med Clin North Am*, 2003; 87:1039-63.
4. Melton LJ III, Atkinson EJ, O'Connor MK, et al. Bone density and fracture risk in men. *J Bone Miner Res*, 1998; 13:1915-23.
5. Raisz LG, Kream BE, Lorenzo JA. Metabolic bone disease. In Larsen PR et al. (ed.) *Williams Textbook of Endocrinology*. 10th ed. Philadelphia: W.B. Saunders, 2003:1373-410.
6. Cummings SR, Nevitt MC, Browner WS et al. Risk factors for hip fracture in white women. *N Engl J Med*, 1995; 332:767-73.
7. Sambrook P, Cooper C. Osteoporosis. *Lancet*, 2006;367:2010-8.
8. Cooper C, Atkinson EJ, Jacobsen SJ, et al. Population-based study of survival after osteoporotic fractures. *Am J Epidemiol*, 1993; 137:1001-5.
9. Kanis JA, Johnell O, Oden A, et al. Epidemiology of osteoporosis and fracture in men. *Calcif Tissue Int*, 2004; 75:90-9.
10. Torres R, Marcelino C, Vieira L, et al. Prevalência da osteoporose em 1.441 mulheres encaminhadas para a determinação da densidade óssea. *Arq Brasil Endocrinol Metab*, 1998; 42(Supl. 1):S182.
11. Bandeira FA. Prevalência de osteoporose, fraturas vertebrais, ingestão de cálcio e deficiência de vitamina D em mulheres na pós-menopausa. [Tese de Doutorado em Ciências, 2003.] Fundação Oswaldo Cruz, Escola Nacional de Saúde Pública.
12. Strewler GJ. Mineral metabolism & metabolic bone disease. In Greenspan FS, Strewler GJ (eds). *Basic and Clinical Endocrinology*. 5th ed. Connecticut: Prentice-Hall International, 1997:263-316.
13. Wei GS, Jackson JL, Hatzigeorgiou C, Tofferi JK. Osteoporosis management in the new millennium. *Prim Care*, 2003; 30:711-41.
14. Raisz LG, Rodan GA. Pathogenesis of osteoporosis. *Endocrinol Metab Clin North Am*, 2003; 32:15-24.
15. Hofbauer LC, Schoppet M. Clinical implications of the osteoprotegerin/RANKL/RANK system for bone and vascular diseases. *JAMA*, 2004; 292:490-5.
16. Walker J. Osteoporosis: pathogenesis, diagnosis and management. *Nurs Stand*, 2008; 22:48-56.
16a. Riggs BL, Melton LJ III. Involutional osteoporosis. *N Engl J Med*, 1986; 26:1676-86.
17. Painter SE, Kleerekoper M, Camacho PM. Secondary osteoporosis: a review of the recent evidence. *Endocr Pract*, 2006; 12:436-45.
18. Geusens P. Osteoporosis: clinical features. *Minerva Med*, 2008; 99:167-75.
19. Stazi AV, Trecca A, Trinti B. Osteoporosis in celiac disease and in endocrine and reproductive disorders. *World J Gastroenterol*, 2008; 14:498-505.
20. Johnson JM, Maher JW, Samuel I, et al. Effects of gastric bypass procedures on bone mineral density, calcium, parathyroid hormone, and vitamin D. *J Gastrointest Surg*, 2005; 9:1106-10; discussion 1110-1.
21. Weng MY, Lane NE. Medication-induced osteoporosis. *Curr Osteoporos Rep*, 2007; 5:139-45.
22. Briot K, Roux C. Drug-induced osteoporosis: beyond glucocorticoids. *Curr Rheumatol Rep*, 2008; 10:102-9.
23. Meier C, Kraenzlin ME, Bodmer M, et al. Use of thiazolidinediones and fracture risk. *Arch Intern Med*, 2008; 168:820-5.
24. Rubin MR, Schussheim DH, Kulak CA, et al. Idiopathic osteoporosis in premenopausal women. *Osteoporos Int*, 2005; 16:526-33.
25. Taylor BC, Schreiner PJ, Stone KL, et al. Long-term prediction of incident hip fracture risk in elderly white women: study of osteoporotic fractures. *J Am Geriatr Soc*, 2004; 52:1479-86.
26. Somner J, McLellan S, Cheung J, et al. Polymorphisms in the P450 c17 (17-hydroxylase/17,20-Lyase) and P450 c19 (aromatase) genes: association with serum sex steroid concentrations and bone mineral density in postmenopausal women. *J Clin Endocrinol Metab*, 2004; 89:344-51.
27. Styrkarsdottir U, Cazier JB, Kong, et al. Linkage of osteoporosis to chromosome 20p12 and association to BMP2. *PLoS Biol*, 2003; 1:E69.
28. Riggs BL, Melton LJ, 3rd. The worldwide problem of osteoporosis: insights afforded by epidemiology. *Bone*, 1995; 17(5 Suppl):505S-511S.
29. Cummings SR, Nevitt MC, Browner WS, et al. Risk factors for hip fracture in white women. *N Engl J Med*, 1995; 332:767-73.
30. Woodson GC. Risk factors for osteoporosis in postmenopausal African-American women. *Curr Med Res Opin*, 2004; 20:1681-7.
31. Krall EA, Dawson-Hughes B. Smoking increases bone loss and decreases calcium absorption. *J Bone Miner Res*, 1999; 14:215-20.
32. Gourlay ML, Brown SA. Clinical considerations in premenopausal osteoporosis. *Arch Intern Med*, 2004; 164:603-14.
33. Bainbridge KE, Sowers M, Lin X, Harlow SD. Risk factors for low bone mineral density and the 6-year rate of bone loss among premenopausal and perimenopausal women. *Osteoporos Int*, 2004; 15:439-46.
34. Mehler PS. Osteoporosis in anorexia nervosa: prevention and treatment. *Int J Eat Disord*, 2003; 33:113-26.
35. New SA. Exercise, bone and nutrition. *Proc Nutr Soc*, 2001; 60: 265-74.
36. Sherman RT, Thompson RA. The female athlete triad. *J Sch Nurs*, 2004; 20:197-202.
37. McLean RR, Jacques PF, Selhub J, et al. Homocysteine as a predictive factor for hip fracture in older persons. *N Engl J Med*, 2004; 350:2042-9.
38. Kanis JA, Melton III LJ, Christiansen C, et al. The diagnosis of osteoporosis. *J Bone Miner Res*, 1994; 9:1137-41.
39. National Osteoporosis Foundation (2008). Clinicians guidelines for prevention and treatment of osteoporosis. www.nof.org/professionals/NOF_Clinicians%20_Guide.pdf
40. Sabatier JP, Guaydier-Souquieres G. Noninvasive methods of bone-mass measurement. *Clin Rheumatol*, 1989; 8(Suppl. 2):41-5.
41. Blivik J, Karlsson MK, Moller M. Screening for low bone mineral density with quantitative ultrasound within the primary health care system. *Scand J Prim Health Care*, 2004; 22:78-82.
42. Watts NB. Clinical utility of biochemical markers of bone remodeling. *Clin Chem*, 1999; 45:1359-68.
43. Hammett-Stabler CA. The use of biochemical markers in osteoporosis. *Clin Lab Med*, 2004; 24:175-97.
44. Anderson D, Richardson P. Diagnostic tests in calcium disorders. In Bouloux P, Rees L (eds.) *Diagnostic Tests in Endocrinology and Diabetes*. London: Chapman & Hill, 1994:127-41.
45. Hodgson SF, Watts NB, Bilezikian JP, et al. American Association of Clinical Endocrinologists medical guidelines for clinical practice for the prevention and treatment of postmenopausal osteoporosis: 2001 edition, with selected updates for 2003. *Endocr Pract*, 2003; 9:544-64.
46. Delmas PD, Eastell R, Garnero P, et al. The use of biochemical markers of bone turnover in osteoporosis. Committee of Scientific Advisors of the International Osteoporosis Foundation. *Osteoporos Int*, 2000; 11(Suppl. 6):S2-17.
47. Cole Z, Dennison E, Cooper C. Update on the treatment of postmenopausal osteoporosis. *Br Med Bull*, 2008; 86:129-43.
48. Ettinger MP. Aging bone and osteoporosis: strategies for preventing fractures in the elderly. *Arch Intern Med*, 2003; 13;163:2237-46.
49. Silverman SL, Cummings SR, Watts NB; Consensus Panel of the ASBMR, ISCD, and NOF. Recommendations for the clinical evaluation of agents for treatment of osteoporosis: consensus of an expert panel representing the American Society for Bone and Mineral Research (ASBMR), the International Society for Clinical Densitometry (ISCD), and the National Osteoporosis Foundation (NOF). *J Bone Miner Res*, 2008; 23:159-65.
50. Dawson-Hughes B, Tosteson AN, Melton LJ 3rd, et al. Implications of absolute fracture risk assessment for osteoporosis practice guidelines in the USA. *Osteoporos Int*, 2008; 19:449-58.
50a. Hodgson SF, Watts NB, Bilezikian JP, et al.; AACE Osteoporosis Task Force. American Association of Clinical Endocrinologists medical

guidelines for clinical practice for the prevention and treatment of postmenopausal osteoporosis: 2001 edition, with selected updates for 2003. *Endocr Pract*, 2003; 9:544-64.
51. NIH Consensus Conference. Optimal calcium intake. *JAMA*, 1995; 94:646-50.
52. Holick MF. Vitamin D deficiency. *N Engl J Med*, 2007; 357:266-81.
53. Holick MF, Chen TC. Vitamin D deficiency: a worldwide problem with health consequences. *Am J Clin Nutr*, 2008; 87:1080S-6S.
54. Chiu KC, Chu A, Go VLW, Saad MF. Hypovitaminosis D is associated with insulin resistance and βcell dysfunction. *Am J Clin Nutr*, 2004; 79:820-5.
55. Pittas AG, Dawson-Hughes B, Li T, et al. Vitamin D and calcium intake in relation to type 2 diabetes in women. *Diabetes Care*, 2006; 29:650-6.
56. Chapuy MC, Arlot ME, Duboeuf F, et al. Vitamin D_3 and calcium to prevent hip fractures in elderly women. *N Engl J Med*, 1992; 327:1637-42.
57. Tang BMP, Eslick GD, Nowson C, Smith C, et al. Use of calcium or calcium in combination with vitamin D supplementation to prevent fractures and bone loss in people aged 50 year and older: a meta-analysis. *Lancet*, 2007; 370:657-66.
58. Richy F, Ethgen O, Bruyere O, Reginster JY. Efficacy of alphacalcidol and calcitriol in primary and corticosteroid-induced osteoporosis: a meta-analysis of their effects on bone mineral density and fracture rate. *Osteoporos Int*, 2004; 15:301-10.
59. Shane E, Addesso V, Namerow PB, et al. Alendronate versus calcitriol for the prevention of bone loss after cardiac transplantation. *N Engl J Med*, 2004; 350:767-76.
60. Wu-Wong JR, Tian J, Goltzman D. Vitamin D analogs as therapeutic agents: a clinical study update. *Curr Opin Investig Drugs*, 2004; 5:320-6.
61. The Writing Group for the PEPI Trial. Effects of estrogen or estrogen/progestin regimens on heart disease risk factors in postmenopausal women. *JAMA*, 1995; 273:199-208.
62. Marcus R, Wong M, Heath H 3rd, Stock JL. Antiresorptive treatment of postmenopausal osteoporosis: comparison of study designs and outcomes in large clinical trials with fracture as an endpoint. *Endocr Rev*, 2002; 23:16-37.
63. Wells G, Tugwell P, Shea B, et al. Meta-analyses of therapies for postmenopausal osteoporosis: Meta-analysis of the efficacy of hormone replacement therapy in treating and preventing osteoporosis in postmenopausal women. *Endocr Rev*, 2002; 23:529-39.
64. Hulley S, Grady D, Bush T, et al., for the Heart and Estrogen/Progestin Replacement Study (HERS) Research Group. *JAMA*, 1998; 280:605-13.
65. Investigators Writing Group for the Women's Health Initiative. Risks and benefits of estrogen plus progestin in healthy postmenopausal women. *JAMA*, 2002; 288:321-33.
66. Anderson GL, Limacher M, Assaf AR, et al. Effects of conjugated equine estrogen in postmenopausal women with hysterectomy: the Women's Health Initiative randomized controlled trial. *JAMA*, 2004; 291:1701-12
67. Beral V; Million Women Study Collaborators. Breast cancer and hormone-replacement therapy in The Million Women Study. *Lancet*, 2003; 362:419-27.
68. Holmberg L, Anderson H; HABITS steering and data monitoring committees. HABITS (hormonal replacement therapy after breast cancer – is it safe?), a randomised comparison: trial stopped. *Lancet*, 2004; 363:453-5.
69. Ringa V. Alternatives to hormone replacement therapy for menopause: an epidemiological evaluation. *J Gynecol Obstet Biol Reprod (Paris)*, 2004; 33:195-209.
70. Watts NB. Bisphosphonate treatment of osteoporosis *Clin Geriatr Med*, 2003; 19:395-414.
71. Lulak C, Bilezikian J. Bifosfonatos: características e utilização na osteoporose. *In* Bandeira F et al. (eds.) *Osteoporose*. Rio de Janeiro: Medsi, 2000:351-72.
72. Cranney A, Wells G, Willan A, et al. Meta-analyses of therapies for postmenopausal osteoporosis: Meta-analysis of alendronate for the treatment of postmenopausal osteoporosis. *Endocr Rev*, 2002; 23:508-16.
73. Black DM, Thompson DE, Bauer DC, et al. Fracture risk reduction with alendronate in women with osteoporosis: the Fracture Intervention Trial. *J Clin Endocrinol Metab*, 2000; 85:4118-24.
74. Bone HG, Hosking D, Devogelaer JP, et al. Ten years' experience with alendronate for osteoporosis in postmenopausal women. *N Engl J Med*, 2004; 350:1189-99.
75. Schnitzer TJ, Bone HG, Crepaldi G, et al. Alendronate 70 mg once weekly is therapeutically equivalent to alendronate 10 mg daily for treatment of postmenopausal osteoporosis. *Aging Clin Exp Res*, 2000; 12:1-12.
76. Cadario B. Alendronate: suspected pancreatitis. *Can Med Assoc J*, 2002; 166:86-7.
77. Eastell R, Prendergast J, Molloy M, et al. Risedronate rapidly reduces vertebral fracture risk in patients with varying degrees of osteoporotic severity. *Osteoporos Int*, 2000; 11(Suppl. 2):S564.
78. Harrington JT, Ste-Marie LG, Brandi ML, et al. Risedronate rapidly reduces the risk for nonvertebral fractures in women with postmenopausal osteoporosis. *Calcif Tissue Int*, 2004; 74:129-35.
79. Watts NB, Josse RG, Hamdy RC, et al. Risedronate prevents new vertebral fractures in postmenopausal women at high risk. *J Clin Endocrinol Metab*, 2003; 88:542-9.
80. Mellstrom DD, Sorensen OH, Goemaere S, et al. Seven years of treatment with risedronate in women with postmenopausal osteoporosis. *Calcif Tissue Int*, 2004; 75:462-8.
81. Miller KK, Grieco KA, Mulder J, et al. Effects of risedronate on bone density in anorexia nervosa. *J Clin Endocrinol Metab*, 2004; 89:3903-6.
82. Hosking D, Adami S, Felsenberg D, et al. Comparison of change in bone resorption and bone mineral density with once-weekly alendronate and daily risedronate: a randomised, placebo-controlled study. *Curr Med Res Opin*, 2003; 19:383-94.
83. Rosen CJ, Hochberg MC, Bonnick SL, et al. Treatment with once-weekly alendronate 70 mg compared with once-weekly risedronate 35 mg in women with postmenopausal osteoporosis: A randomized double-blind study. *J Bone Miner Res*, 2004; 20:141-51.
84. Russell RG, Watts NB, Ebetino FH, Rogers MJ. Mechanisms of action of bisphosphonates: similarities and differences and their potential influence on clinical efficacy. *Osteoporos Int*, 2008 Jan 24; [Epub ahead of print].
85. Black DM, Delmas PD, Eastell R, et al.; HORIZON Pivotal Fracture Trial. Once-yearly zoledronic acid for treatment of postmenopausal osteoporosis. *N Engl J Med*, 2007; 356:1809-22.
86. Pendrys DG, Silverman SL. Osteonecrosis of the jaws and bisphosphonates. *Curr Osteoporos Rep*, 2008; 6:31-8
87. Vieillard MH, Maes JM, Penel G, et al. Thirteen cases of jaw osteonecrosis in patients on bisphosphonate therapy. *J oint Bone Spine*, 2008; 75:34-40.
87a. Reginster JY, Adami S, Lakatos P, et al. Efficacy and tolerability of once-monthly oral ibandronate in postmenopausal osteoporosis: 2 year results from the MOBILE study. *Ann Rheum Dis*, 2006; 65:654-61.
88. Eisman JA, Civitelli R, Adami S, et al. Efficacy and tolerability of intravenous ibandronate injections in postmenopausal osteoporosis: 2-year results from the DIVA study. *J Rheumatol*, 2008; 35:488-97.
89. Harris ST, Blumentals WA, Miller PD, et al. Ibandronate and the risk of non-vertebral and clinical fractures in women with postmenopausal osteoporosis: results of a meta-analysis of phase III studies. *Curr Med Res Opin*, 2008; 24:237-45.
90. Fontana A, Delmas PD. Selective estrogen receptors modulators in

the prevention and treatment of postmenopausal osteoporosis. *Endocrinol Metab Clin North Am*, 2003; *32*:219-32.

91. Riggs BL, Hartmann LC. Selective estrogen-receptor modulators – mechanisms of action and application to clinical practice. *N Engl J Med*, 2003; *348*:618-29.

92. Ettinger B, Black DM, Mitlak BH, et al. Reduction of vertebral fracture risk in postmenopausal women with osteoporosis treated with raloxifene. *JAMA*, 1999; *282*:637-45.

93. Delmas PD, Ensrud KE, Adachi JD, et al. Efficacy of raloxifene on vertebral fracture risk reduction in postmenopausal women with osteoporosis: four year results from a randomized clinical trial. *J Clin Endocrinol Metab*, 2002; *87*:3609-17.

94. Jolly EE, Bjarnason NH, Neven P, et al. Prevention of osteoporosis and uterine effects in postmenopausal women taking raloxifene for 5 years. *Menopause*, 2003; *10*:337-44.

95. Rubin MR, Lee KH, McMahon DJ, Silverberg SJ. Raloxifene lowers serum calcium and markers of bone turnover in postmenopausal women with primary hyperparathyroidism. *J Clin Endocrinol Metab*, 2003; *88*:1174-8.

96. Barrett-Connor E, Ensrud KE, Harper K, et al. Post hoc analysis of data from the Multiple Outcomes of Raloxifene Evaluation (MORE) trial on the effects of three years of raloxifene treatment on glycemic control and cardiovascular disease risk factors in women with and without type 2 diabetes. *Clin Ther*, 2003; *25*:919-30.

97. Sbarouni E, Flevari P, Kroupis C, et al. The effects of raloxifene and simvastatin on plasma lipids and endothelium. *Cardiovasc Drugs Ther*, 2003; *17*:319-234.

98. Barrett-Connor E, Mosca L, Collins P, et al.; Raloxifene Use for The Heart (RUTH) Trial Investigators. Effects of raloxifene on cardiovascular events and breast cancer in postmenopausal women. *N Engl J Med*, 2006; *355*:125-37.

99. Artac M, Sari R, Altunbas H, Karayalcin U. Asymptomatic acute pancreatitis due to tamoxifen-induced severe hypertriglyceridemia in a patient with diabetes mellitus and breast cancer. *J Chemother*, 2002; *14*:309-1.

100. Jamin C, Poncelet C, Madelenat P. Tibolone. *Presse Med* 2002;*31*: 1314-22.

101. Rymer J, Robinson J, Fogelman I. Ten years of treatment with tibolone 2.5 mg daily: effects on bone loss in postmenopausal women. *Climacteric*, 2002; *5*:390-8.

102. Reginster JY. Postmenopausal hormonal treatment: conventional hormone replacement therapy or tibolone? Effects on bone. *J Gynecol Obstet Biol Reprod (Paris)*, 2002; *31*:541-9.

103. Cummings SR, Ettinger B, Delmas PD, et al. The effets of tibolone in older women postmenopausal women. *N Engl J Med*, 2008; *359*:697-708.

104. Silverman SL. Calcitonin. *Endocrinol Metab Clin North Am*, 2003; *32*:273-84.

105. Adler RA, Rosen CF. Glucocorticoids and osteoporosis. *Endocrinol Metab Clin North Am*, 1994; *23*:641-54.

106. Pak CYC, Sakhae K, Piziak V, et al. Slow-release sodium fluoride in the management of postmenopausal osteoporosis: a randomized controlled trial. *Ann Intern Med*, 1995; *123*:401-8.

107. Reeve J, Meunier PJ, Parsons JA, et al. Anabolic effect of human parathyroid hormone fragment on trabecular bone in involutional osteoporosis: a multicentre trial. *Br Med J*, 1980; *280*:1340-4.

108. Tam CS, Heersche JN, Murray TM, Parsons JA. Parathyroid hormone stimulates the bone apposition rate independently of its resorptive action: differential effects of intermittent and continuous administration. *Endocrinology*, 1982; *110*:506-12.

109. Whitfield JF, Morley P, Willick GE. The bone-building action of the parathyroid hormone: implications for the treatment of osteoporosis. *Drugs Aging*, 1999; *15*:117-29.

110. Quattrocchi E, Kourlas H. Teriparatide: a review. *Clin Ther*, 2004; *26*:841-54.

111. Neer RM, Arnaud CD, Zanchetta JR, et al. Effect of parathyroid hormone (1-34) on fractures and bone mineral density in postmenopausal women with osteoporosis. *N Engl J Med*, 2001; *344*:1434-41.

112. Eriksen EF, Robins DA. Teriparatide: A bone formation treatment for osteoporosis. *Drugs Today (Barc)*, 2004; *40*:935-48.

113. Deal C. The use of intermittent human parathyroid hormone as a treatment for osteoporosis. *Curr Rheumatol Rep*, 2004; *6*:49-58.

114. Lindsay R, Scheele WH, Neer R, et al. Sustained vertebral fracture risk reduction after withdrawal of teriparatide in postmenopausal women with osteoporosis. *Arch Intern Med*, 2004; *164*:2024-30.

115. Bonnelye E, Chabadel A, Saltel F, Jurdic P. Dual effect of strontium ranelate: stimulation of osteoblast differentiation and inhibition of osteoclast formation and resorption in vitro. *Bone*, 2008; *42*:129-38.

116. Delmas PD. Clinical effects of strontium ranelate in women with postmenopausal osteoporosis. *Osteoporos Int*, 2005; *16* Suppl 1:S16-9.

117. Meunier PJ, Roux C, Seeman E. The effects of strontium ranelate on the risk of vertebral fracture in women with postmenopausal osteoporosis. *N Engl J Med*, 2004; *350*:459-68.

118. Reginster JY, Seeman E, De Vernejoul MC, et al. Strontium ranelate reduces the risk of nonvertebral fractures in postmenopausal women with osteoporosis: Treatment of Peripheral Osteoporosis (TROPOS) study. *J Clin Endocrinol Metab*, 2005; *90*:2816-22.

119. Seeman E, Vellas B, Benhamou C, et al. Strontium ranelate reduces the risk of vertebral and nonvertebral fractures in women eighty years of age and older. *J Bone Miner Res*, 2006; *21*:1113-20.

120. Black DM, Greenspan SL Ensrud KE, et al. The effects of parathyroid hormone and alendronate alone or in combination in postmenopausal osteoporosis. *N Engl J Med*, 2003; *349*:1207-15.

121. Ettinger B, San Martin J, Crans G, Pavo I. Differential effects of teriparatide on BMD after treatment with raloxifene or alendronate. *J Bone Miner Res*, 2004; *19*:745-51.

122. Cosman F, Nieves J, Zion M, et al. Daily and cyclic parathyroid hormone in women receiving alendronate. *N Engl J Med*, 2005; *353*:566-75.

123. Yaturu S. Skeletal effects of statins. *Endocr Pract*, 2003; *9*:315-20.

124. Doggrell SA. Present and future pharmacotherapy for osteoporosis. *Drugs Today (Barc)*, 2003; *39*:633-57.

125. Hamdy NA. Denosumab: RANKL inhibition in the management of bone loss. *Drugs Today (Barc)*, 2008; *44*:7-21.

126. Maricic M. New and emerging treatments for osteoporosis. *Curr Opin Rheumatol*, 2007; *19*:364-9.

127. Bone HG, Bolognese MA, Yuen CK, et al. Effects of denosumab on bone mineral density and bone turnover in postmenopausal women. *J Endocrinol Metab*, 2008; *93*:2149-57.

128. Haney EM, Bliziotes MM. Male osteoporosis: new insights in an understudied disease. *Curr Opin Rheumatol*, 2008; *20*:423-8.

129. Ebeling PR. Clinical practice. Osteoporosis in men. *N Engl J Med*, 2008; *358*:1474-82.

130. Khosla S, Amin S, Orwoll E. Osteoporosis in men. *Endocr Rev*, 2008; *29*:441-64.

131. Morishima A, Grumbach MM, Simpson ER, et al. Aromatase deficiency in male and female siblings caused by a novel mutation and the physiological role of estrogens. *J Clin Endocrinol Metab*, 1995; *80*:3689-98.

132. Smith EP, Boyd J, Frank GR, et al. Estrogen resistance caused by a mutation in the estrogen-receptor gene in a man. *N Engl J, Med* 1994; *331*:1056-61.

133. Vondracek SF, Hansen LB. Current approaches to the management of osteoporosis in men. *Am J Health Syst Pharm*, 2004; *61*:1801-11.

134. Bilezikian JP, Morishima A, Bell J, Grumbach MM. Increased bone mass as a result of estrogen therapy in a man with aromatase deficiency. *N Engl J Med*, 1998; *339*:599-603.

135. Carani C, Qin K, Simoni M, et al. Effect of testosterone and estradiol in a man with aromatase deficiency. *N Engl J Med*, 1997; *337*:91-5.

136. Gonnelli S, Cepollaro C, Montagnani A, et al. Alendronate treatment

in men with primary osteoporosis: a three-year longitudinal study. *Calcif Tissue Int*, 2003; *73*:133-9.
137. Rizzoli R, Adami S, Lorenc R, et al. Alendronate reduces vertebral fracture incidence and prevents height loss in men. *Osteoporos Int*, 2000; *11(Suppl. 2)*:S196.
138. Vondracek SF, Hansen LB. Current approaches to the management of osteoporosis in men. *Am J Health Syst Pharm*, 2004; *61*:1801-11.
139. Finkelstein JS, Hayes A, Hunzelman JL, et al. The effects of parathyroid hormone, alendronate, or both in men with osteoporosis. *N Engl J Med*, 2003; *349*:1216-26.
140. Orcel P. Management of corticosteroid-induced osteoporosis. *Presse Med*, 2006; *35*:1571-7.
141. Fardet L, Kassar A, Cabane J, Flahault A. Corticosteroid-induced adverse events in adults: frequency, screening and prevention. *Drug Saf*, 2007; *30*:861-81.
142. De Nijs RN. Glucocorticoid-induced osteoporosis: a review on pathophysiology and treatment options. *Minerva Med*, 2008; *99*:23-43.
143. Canalis E. Mechanisms of glucocorticoid-induced osteoporosis. *Curr Opin Rheumatol*, 2003; *15*:454-7.
144. Ringe JD, Farahmand P. Advances in the management of corticosteroid-induced osteoporosis with bisphosphonates. *Clin Rheumatol*, 2007; *26*:474-84.
145. Adler RA, Hochberg MC. Suggested guidelines for evaluation and treatment of glucocorticoid-induced osteoporosis for the Department of Veterans Affairs. *Arch Intern Med*, 2003; *163*:2619-24.
146. Saag KG, Shane E, Boonen S, et al. Teriparatide or alendronate in glucocorticoid-induced osteoporosis. *N Engl J Med*, 2007; *357*:2028-39.
147. Smith R, Phillips A. Osteoporosis during pregnancy and its management. *Scand J Rheumatol*, 1998; *Suppl. 107*:66-7.
148. Topping J, Black AJ, Farquharson RG, Fraser WD. Osteoporosis in pregnancy: more than postural backache. *Prof Care Mother Child*, 1998; *8*:147-50.
149. Tran HA, Petrovsky N. Pregnancy-associated osteoporosis with hypercalcaemia. *Intern Med J*, 2002; *32*:481-5.
150. Stumpf UC, Kurth AA, Windolf J, Fassbender WJ. Pregnancy-associated osteoporosis: an underestimated and underdiagnosed severe disease. A review of two cases in short- and long-term follow-up. *Adv Med Sci*, 2007; *52*:94-7.
151. Hellmeyer L, Kühnert M, Ziller V, et al. The use of I.V. bisphosphonate in pregnancy-associated osteoporosis – case study. *Exp Clin Endocrinol Diabetes*, 2007; *115*:139-42.
152. Smith R, Ostlere S, Athanasou N, Vipond S. Pregnancy-associated osteoporosis. *Lancet*, 1996; *348*:402-3.
153. Wattanawong T, Wajanavisit W, Laohacharoensombat W. Transient osteoporosis with bilateral fracture of the neck of the femur during pregnancy: a case report. *Med Assoc Thai*, 2001; *84(Suppl. 2)*:S516-9.
154. Wood ML, Larson CM, Dahners LE. Late presentation of a displaced subcapital fracture of the hip in transient osteoporosis of pregnancy. *J Orthop Trauma*, 2003; *17*:582-4.
155. Schmid L, Pfirrmann C, Hess T, Schlumpf U. Bilateral fracture of the sacrum associated with pregnancy: a case report. *Osteoporos Int*, 1999; *10*:91-3.
156. Sarikaya S, Ozdolap S, Acikgoz G, Erdem CZ. Pregnancy-associated osteoporosis. *Joint Bone Spine*, 2004; *71*:84-5.
157. Anai T, Tomiyasu T, Arima K, Miyakawa I. Pregnancy-associated osteoporosis with elevated levels of circulating parathyroid hormone-related protein: a report of two cases. *J Obstet Gynaecol Res*, 1999; *25*:63-7.
158. Tajika T, Shinozaki T, Watanabe H, et al. Case report of a Cushing's syndrome patient with multiple pathologic fractures during pregnancy. *J Orthop Sci*, 2002; *7*:498-500.
159. Negishi H, Kobayashi M, Nishida R, et al. Primary hyperparathyroidism and simultaneous bilateral fracture of the femoral neck during pregnancy. *J Trauma*, 2002; *52*:367-9.
160. Rutgers-Verhage AR, deVries TW, Torringa MJ. No effects of bisphosphonates on the human fetus. *Birth Defects Res Part A Clin Mol Teratol*, 2003; *67*:203-4.
161. Moya F, Peris P, Guanabens N, et al. Osteoporosis associated with pregnancy. Description of 3 cases. *Med Clin (Barc)*, 1993; *100*:743-5.
162. Phillips AJ, Ostlere SJ, Smith R. Pregnancy-associated osteoporosis: does the skeleton recover? *Osteoporos Int*, 2000; *11*:449-54.

Doença de Paget Óssea

Luiz Griz, Adriana Leal Griz, João Modesto Filho, Francisco Bandeira

INTRODUÇÃO

Descrita pela primeira vez por Sir James Paget em 1876, a *doença de Paget óssea* (DPO) é uma doença óssea crônica, localizada, que afeta um ou mais ossos e se caracteriza por um aumento da remodelação óssea, com conseqüente desorganização da arquitetura óssea e da textura lamelar do osso, propiciando o surgimento de lesões líticas e escleróticas, espessamento cortical, padrão trabecular grosseiro, hipervascularização e aumento dos ossos.[1,2] Inicialmente há uma excessiva reabsorção óssea osteoclástica, seguida de aumento da atividade osteoblástica, levando à substituição do osso normal por uma estrutura óssea desorganizada, de pobre qualidade, mais vascularizada e mais propensa a deformidades e fraturas do que o osso normal.[3-5] Os principais locais afetados são vértebras, ossos longos dos membros inferiores, pelve e crânio.[5]

A DPO acomete tanto homens como mulheres, com discreta predominância naqueles. Raramente ela surge antes dos 25 anos, usualmente se desenvolve após os 40 anos e é mais comumente diagnosticada a partir da quinta década.[5-7] Em um estudo com 800 pacientes, a idade média ao diagnóstico foi de 58 anos.[7]

A DPO é mais comum em indivíduos de origem anglo-saxônica (Inglaterra, Austrália, Nova Zelândia e Estados Unidos), com prevalência em torno de 3% na população > 40 anos. Nesses países, a DPO representa a segunda doença osteometabólica mais comum, sendo superada apenas pela osteoporose. Em contrapartida, a DPO mostra-se incomum na Escandinávia, Ásia, África e entre aborígines australianos.[5-7] No Brasil, há um predomínio de ascendência européia entre os pacientes com DPO. Além disso, a maioria dos casos relatados são oriundos de Recife, cidade que teve uma peculiar colonização mista durante aproximadamente 4 séculos, iniciando-se com os portugueses, que foram seguidos por holandeses e judeus.[4,8]

ETIOLOGIA

A exata etiologia da DPO é desconhecida. A grande variação na distribuição geográfica da DPO sugere uma influência dominante de fatores ambientais e étnicos. Existe também um forte componente genético, e 12 a 20% dos pacientes têm um parente em primeiro grau com a doença, o que aponta para uma tendência à transmissão autossômica dominante. Além disso, os parentes em primeiro grau têm uma chance sete vezes maior de desenvolver a enfermidade, sobretudo se o paciente tiver, ao diagnóstico, idade inferior a 55 anos e deformidades. Os casos familiares diferem dos esporádicos por se manifestarem mais precocemente, apresentarem freqüência maior de doença poliostótica e cursarem com envolvimento esquelético mais extenso.[1,9-11]

Estudos genéticos têm evidenciado vários *loci* associados com a DPO familiar, incluindo SQSTM1 (codificador do seqüestossomo 1) no cromossomo 5q35 e TNFRSF11A (codificador do RANK) no cromossomo 18q21-22. A proteína SQSTM1 é um ativador seletivo do fator nuclear κB (NF-κB), que tem um papel importante na ativação e diferenciação dos osteoclastos em resposta às citocinas RANK-ligante e interleucina-1.[1,4,12] Mutações no *SQSTM1* têm sido identificadas em 20–50% e 0–20% dos casos de DPO familiar ou esporádica, respectivamente.[9,12] Tais pacientes se apresentam com DPO grave e com alto grau de penetrância com o avançar da idade.[2] Existem evidências de que as referidas mutações podem reduzir a capacidade de seqüestrar proteínas citoplasmáticas, levar a alterações no NF-κB e resultar em osteoclastogênese aumentada.[4] Elas seriam, portanto, uma causa plausível para a DPO; contudo, não está claro como mutações do DNA germinativo (presente em todo osteoclasto) produzem uma doença óssea que é focal por natureza.[1-3] Há também evidências da associação da suscetibilidade genética à DPO com o cromossomo 18q, sobretudo com a região polimórfica D18S42; no entanto, outros *loci* podem estar envolvidos, já que a doença parece ser geneticamente heterogênea.[9,13,14]

Com relação aos fatores ambientais, vários estudos têm postulado que vírus, particularmente os paramixovírus (p.ex., o vírus da raiva, do sarampo e o sincicial respiratório), têm um papel na patogênese da DPO. Esse conceito é baseado na detecção de inclusões nucleares e citoplasmáticas características de nucleocapsídeos virais em osteoclastos de pacientes com a DPO. Além disso, a presença dos vírus do sarampo e da raiva foi detectada por hibridização *in situ* e/ou reação de cadeia da polimerase (PCR) em osteoclastos e células mononucleares da medula óssea e sangue periférico. Corroborando com esses achados, maior ocorrência da DPO (risco aproximadamente três vezes maior) foi relatada em um estudo envolvendo donos de cães não vacinados contra a raiva. Em alguns estudos, entretanto, a presença de paramixovírus não foi confirmada, mantendo a dúvida sobre que vírus teria real importância na etiopatogenia da DPO. De acordo com dados mais recentes, o vírus do sarampo parece ser o mais implicado.[5,15,16]

Os osteoclastos pagéticos diferem dos normais não somente em seu maior tamanho e presença de inclusões virais, mas também porque eles expressam interleucina-6 (IL-6). Acredita-se que a IL-6, cujos níveis estão elevados na medula óssea e no sangue periférico, também poderia ter um papel patogenético na DPO, atuando como um fator autócrino ou parácrino sobre os osteoclastos. Expressão de estimuladores da reabsorção por células da linhagem dos osteoblastos provavelmente está também envolvida no desenvolvimento da DPO.[2,5,15]

Apesar das incertezas ainda existentes, acredita-se atualmente que a DPO resultaria de uma infecção viral latente em osteoclastos de um indivíduo geneticamente suscetível, em associação com um fator desencadeante desconhecido. Este último causaria a ativação dos osteoclastos, seguida pelo surgimento dos osteoclastos pagéticos e da remodelação óssea acelerada característica da doença.[2,4]

DIAGNÓSTICO

O diagnóstico da doença de Paget óssea (DPO) habitualmente é baseado no quadro clínico, alterações radiológicas e cintilográficas características, bem como nos níveis elevados de um ou mais dos marcadores bioquímicos da remodelação óssea.

Quadro Clínico

A DPO pode se exteriorizar por dor, deformidades e fraturas ou pelas manifestações de suas complicações neurológicas, reumatológicas ou metabólicas. No entanto, a maioria dos pacientes são assintomáticos.[5,17,18] Desse modo, o diagnóstico freqüentemente é feito casualmente, quando se detecta a elevação dos níveis da fosfatase alcalina sérica em investigação bioquímica de rotina ou pelo achado acidental de alterações radiológicas sugestivas da doença.[4] Tem sido notada uma tendência progressiva de a doença cursar com formas mais leves e menos extensas. O padrão clássico, extenso e incapacitante, inicialmente descrito por Sir James Paget em 1876, atualmente limita-se apenas a 5% dos pacientes sintomáticos.[19] A DPO deve, portanto, ser sempre considerada em indivíduos com mais de 50 anos de idade que se apresentem com elevação da fosfatase alcalina sérica, bem como com dor ou deformidades ósseas.[7,17]

A DPO pode ser monostótica, envolvendo apenas um osso ou uma parte dele, ou poliostótica (dois ou mais ossos afetados).[7] Doença poliostótica é encontrada em até 80 a 90% dos pacientes sintomáticos, e, caracteristicamente, é assimétrica.[17] Entre 103 pacientes com DPO, observamos que 61% tinham a forma poliostótica.[20] Com raras exceções, não há progressão da doença para sítios que se mostraram normais à ocasião do diagnóstico.[15,18] Qualquer osso pode ser acometido, mas os locais mais usuais são pelve, coluna vertebral, crânio, fêmur e tíbia (Quadro 69.1).[5,7] Os ossos dos membros superiores e da face, bem como a clavícula, escápula e costelas, são menos comumente comprometidos. Raramente, mãos e pés são afetados.[7,18]

O espectro clínico da DPO doença é muito variável, na dependência dos locais acometidos, do tipo e da magnitude das complicações e da atividade metabólica. *Dor óssea* é a queixa mais comum, sendo relatada por cerca de 30% dos pacientes. É usualmente profunda, bem ou mal localizada e refratária ao repouso, podendo ser constante, exacerbar-se à noite ou pelo ato de carregar peso. Pode resultar do aumento da vascularização ou da distorção do periósteo pela expansão óssea. Encurvamento da tíbia ou fêmur, artrose secundária a deformidades ósseas, fraturas, compressão de nervos ou degeneração maligna são causas adicionais de dor. Estimulação química de receptores sensoriais (nociceptores) pela IL-6 e outros mediadores poderia, também, contribuir. Pode ser difícil distinguir a dor óssea daquela causada por artrite, especialmente no quadril e na coluna. Entretanto, uma boa resposta satisfatória à terapia antipagética aponta a doença de Paget como o fator responsável.[4,5,7,17]

Deformidades são a segunda manifestação mais freqüente e a queixa inicial em cerca de 20% dos pacientes. Ocorrem mais comumente no fêmur e na tíbia, causando encurvamento, que caracteristicamente é ântero-lateral no fêmur e anterior na tíbia (Fig. 69.1). A fíbula quase nunca é acometida. No crânio, podemos observar aumento de seu volume e protuberância frontal (Fig. 69.2A e B). Outras deformidades incluem protrusão acetabular das costelas, cifose e escoliose. Da

QUADRO 69.1
Distribuição Relativa do Acometimento Ósseo em 103 Casos da Doença de Paget Óssea

Local	Freqüência (%)
Pelve	62,0
Vértebras	37,0
Ossos longos dos membros inferiores	36,0
Crânio	28,0
Ossos longos dos membros superiores	7,8
Escápula	4,8
Clavícula	2,9
Metacarpos	2,0
Esterno	1,9
Costelas	1,0

Adaptado da Ref. 4.

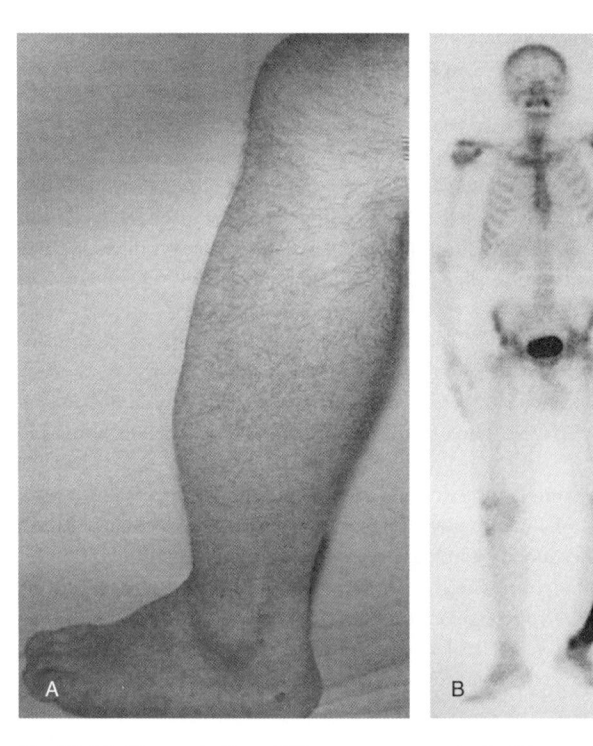

Fig. 69.1 A. Doença de Paget (DP), com arqueamento da tíbia esquerda e aumento da temperatura cutânea na perna correspondente. **B.** À cintilografia, observa-se hipercaptação intensa do traçador (MDP-Tc[99]) característica da DP, sobretudo na tíbia.

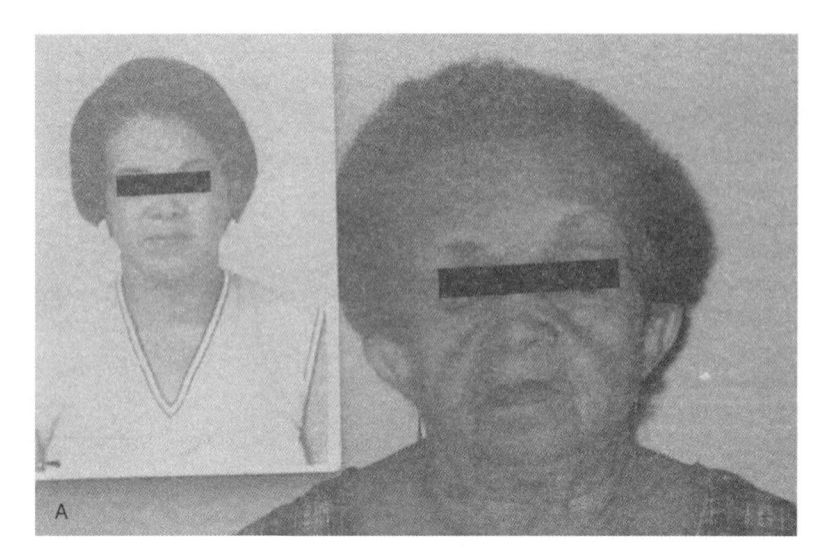

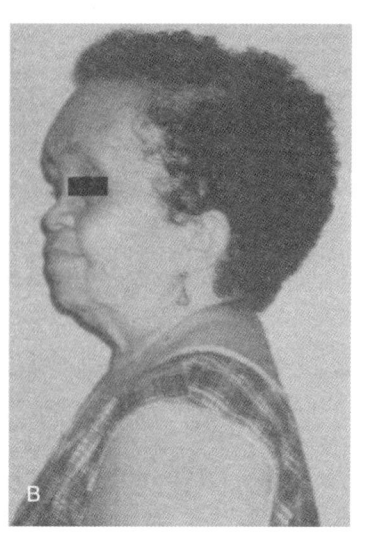

Fig. 69.2 A e B. Deformidade facial devido à protrusão frontal; comparar com a aparência da paciente antes da doença (*foto menor*).

mesma forma, o acometimento da mandíbula e dos ossos da face pode levar à desfiguração facial ou "leontíase óssea", bem como a problemas dentários e, raramente, estreitamento das vias aéreas. Tais alterações mecânicas podem levar à nasalização da voz.[5,15,17,18]

Fraturas são uma complicação ocasional, mas séria, da DPO. Podem acontecer mesmo após mínimos traumatismos, sob a forma de fissuras ou fraturas completas. As primeiras são mais comuns e têm incidência significativamente maior ao longo das superfícies convexas dos ossos longos encurvados ou arqueados (sobretudo fêmur e tíbia). Elas podem ser assintomáticas ou causar dor indolente, associada a desconforto focal; podem, também, com o tempo, levar a fraturas completas. Estas são mais comuns no fêmur, seguido da tíbia e antebraço, os quais, juntos, respondem por até 90% das fraturas em ossos longos. Coluna e úmero são menos freqüentemente envolvidos. Fraturas em um osso pagético podem ser patológicas ou traumáticas (podem resultar em perda sangüínea substancial, devido à vascularização óssea aumentada). Fraturas podem, também, acontecer nos locais onde houver degeneração maligna do osso pagético.[4,5,7,17,18]

Com exceção das fraturas, o início da doença é insidioso, e 30% dos pacientes têm sintomas por mais de 10 anos antes do diagnóstico.[17]

A doença de Paget do crânio pode ser assintomática, mas queixas comuns incluem aumento no tamanho da cabeça, com ou sem protrusão frontal, e cefaléia. Surdez pode, também, acontecer (ver *Complicações*).[17,18] Uma outra rara conseqüência é a enoftalmia bilateral.[21]

No exame físico, além das deformidades mencionadas, podemos ocasionalmente observar aumento da temperatura cutânea nas áreas do esqueleto afetadas – devido a um grande aumento do fluxo sangüíneo no osso pagético –, o que pode ser incômodo para os pacientes.[17,18] Em indivíduos com menos de 40 anos, a DPO tende a ser mais extensa (envolvendo um maior número de ossos) e a cursar com elevação mais acentuada da fosfatase alcalina.[4,17]

Achados Laboratoriais

Na doença de Paget óssea (DPO), observam-se caracteristicamente uma elevação dos marcadores bioquímicos de formação óssea (fosfatase alcalina, osteocalcina e pró-peptídeos do colágeno tipo 1) e reabsorção óssea (hidroxiprolina, piridinolina, desoxipiridinolina, N-telopeptídeo [NTX] e C-telopeptídeo [CTX]). Geralmente, há uma alta correlação entre os marcadores de formação e reabsorção, devido ao acoplamento entre essas duas atividades, que se mantém na DPO. O aumento desses marcadores é proporcional à intensidade, tamanho e número de lesões e pode ser mais pronunciado em pacientes com envolvimento craniano. O marcador mais classicamente utilizado é a fosfatase alcalina sérica (FAS), cujos valores podem, contudo, estar normais em até 10–20% dos pacientes, sobretudo naqueles com doença monostótica.[4,5,7,20]

A osteocalcina, geralmente considerada como um marcador específico da formação óssea, mostrou-se de valor limitado tanto para o diagnóstico (pode estar normal em cerca de 40% dos casos) como para o seguimento da DPO. Entre os novos marcadores da reabsorção óssea, NTX e β-CTX são os que possuem maior acurácia diagnóstica.[2,4,5,15]

Em nosso estudo, a FAS mostrou-se elevada em cerca de 92% dos casos de DPO.[20] A elevação média foi significativamente mais intensa nos pacientes poliostóticos de que nos monostóticos (5,9 ± 2,8 *vs.* 2,2 ± 1,9 vezes acima do limite superior da normalidade). Nos casos com FAS normal, evidenciou-se elevação dos níveis do β-CTX sérico e/ou do NTX urinário.[20]

Em resumo, devido ao baixo custo e à simplicidade para sua avaliação, a FAS ainda representa o marcador mais utilizado na prática clínica para diagnóstico e seguimento dos pacientes com DPO. Tem, entretanto, a desvantagem de sofrer elevação na presença de doença hepática. Nessa situação, deve-se dar preferência à dosagem da fosfatase alcalina ósseo-específica (mais sensível e mais específica). A medida dos marcadores da reabsorção óssea, como NTX e β-CTX, está particularmente indicada nos casos com FAS normal.[4,5]

Exames de Imagem

O principal método diagnóstico é o radiológico. Os achados radiológicos da DPO são bastante característicos e raramente são confundidos com os de outras doenças. Neles se incluem lesões osteolíticas, lesões escleróticas, resultantes do aumento da atividade osteoblástica, ossos aumentados de tamanho e espessamento cortical (Figs. 69.3 e 69.4). As lesões osteolíticas, características da fase precoce da doença, são comumente vistas no crânio (*osteoporose circunscrita*) (Fig. 69.5) ou nos ossos longos (*lesão em chama de vela*) (Fig. 69.6).[4,5,17,22]

A cintilografia óssea com MDP-Tc[99] tem baixa especificidade, mas é o teste de maior sensibilidade para demonstrar o envolvimento do esqueleto na DPO, revelando uma captação do traçador intensamente aumentada no osso ou ossos afetados (Figs. 69.1 e 69.7). As áreas suspeitas devem ser avaliadas em seguida com a radiografia simples para confirmação diagnóstica.[4,7,17,22]

A tomografia computadorizada ou ressonância magnética podem ser úteis no diagnóstico diferencial entre uma lesão óssea pagética e o osteossarcoma. Podem também, eventualmente, ser de valor na distinção entre doença monostótica na vértebra e uma lesão metastática.[7,17,22]

Outros Exames

Biópsias ósseas podem ser úteis em casos atípicos. Uma simples biópsia de aspiração às vezes possibilita a visualização dos osteoclastos gigantes que são patognomônicos da doença. Amostras de osso que mostrem o padrão irregular "osso de mármore" podem, também, ser diagnósticas.[15,17]

COMPLICAÇÕES

As complicações da DPO podem ser neurológicas, reumatológicas, neoplásicas, cardíacas ou metabólicas (Quadro 69.2).[18]

Neurológicas

Pode haver acometimento do cérebro, cordão medular e nervos periféricos. Surdez de condução ou neurossensorial é observada em 12 a 50% dos pacientes com envolvimento do crânio. Resulta da

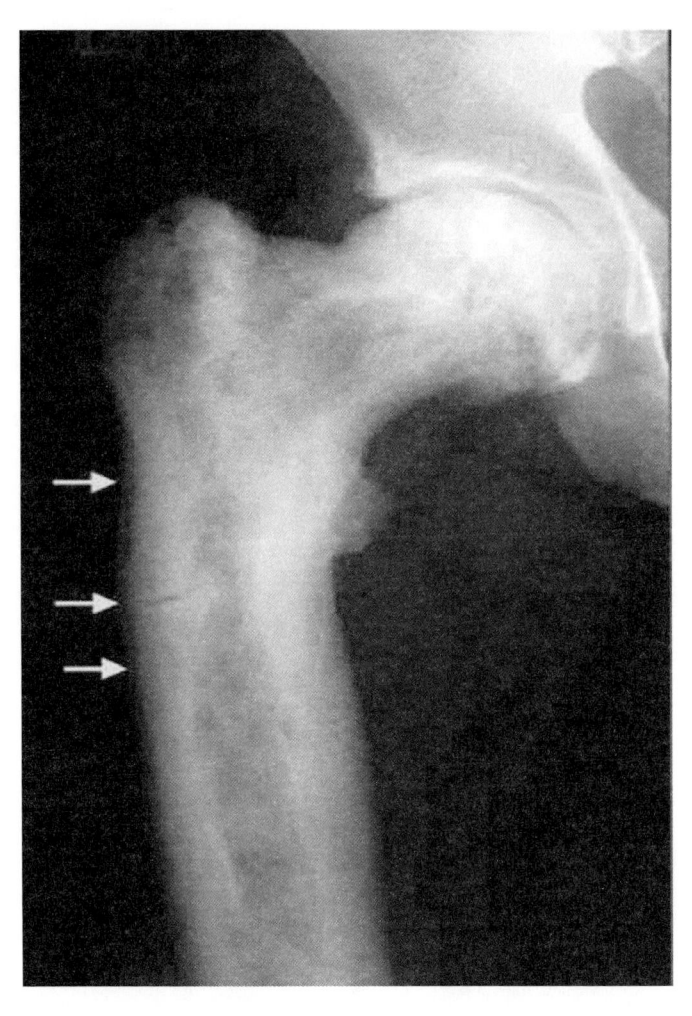

Fig. 69.4 Comprometimento do fêmur em doença de Paget de longa duração, resultando em expansão óssea, espessamento cortical, áreas líticas e escleróticas mistas, e fraturas em fissura *(setas)*.

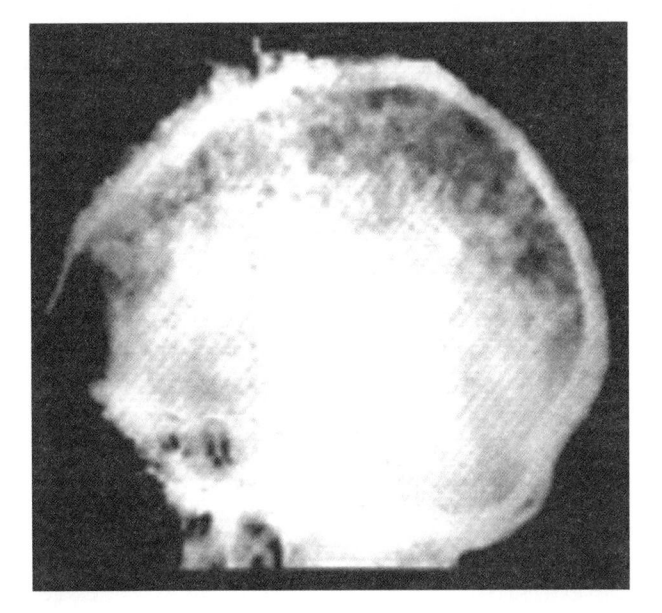

Fig. 69.3 Aspecto característico do crânio pagético. Notar áreas de destruição óssea, com predomínio de lesões blásticas, e hipertrofia da calota craniana.

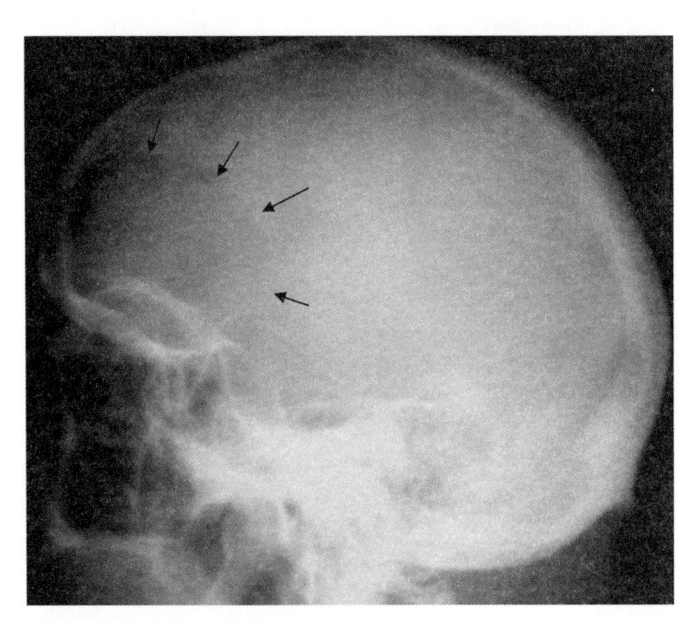

Fig. 69.5 Doença de Paget no crânio, com grande lesão osteolítica (osteoporose circunscrita) *(setas)*, além de espessamento cortical.

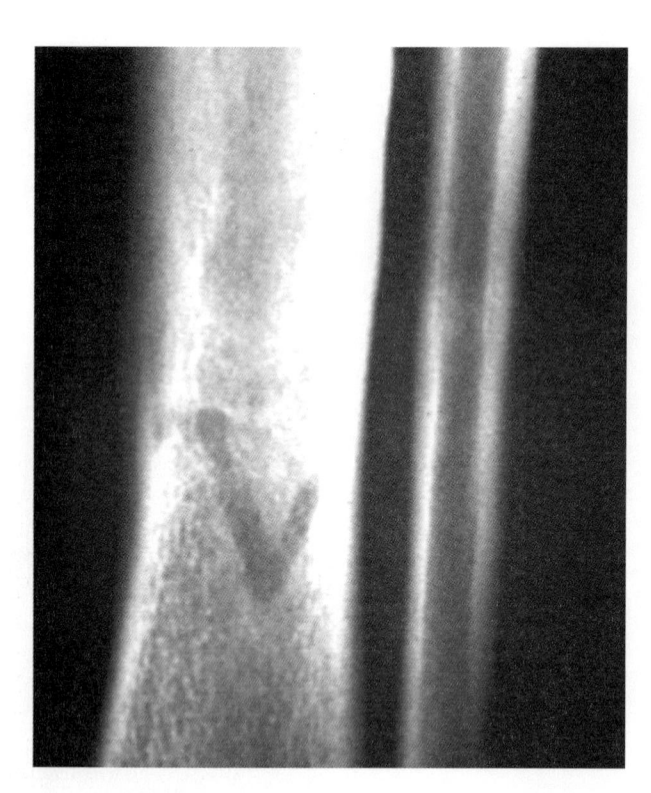

Fig. 69.6 Lesão osteolítica (*em chama de vela*) na tíbia.

QUADRO 69.2
Complicações da Doença de Paget Óssea

Neurológicas
  Disfunção dos nervos cranianos (sobretudo surdez)
  Compressão do cordão medular e nervos espinhais
  Enclausuramento de nervos periféricos (síndromes do túnel do carpo e do tarso)
  Impressão basilar
  Compressão do tronco cerebral
  Hidrocefalia obstrutiva
  Insuficiência vertebrobasilar
  Perda da audição

Reumatológicas
  Osteoartrite
  Gota
  Periartrite calcificada
  Artrite reumatóide

Neoplásicas
  Sarcoma ósseo
  Tumor de células gigantes

Cardíacas
  Insuficiência cardíaca de alto débito
  Estenose valvar/distúrbios de condução

Metabólicas
  Hiperpotassemia/hipercalciúria
  Urolitíase
  Hiperparatiroidismo secundário

Outras
  Isquemia aguda de membro inferior
  Doença de Peyronie (?)

compressão do oitavo par craniano, do acometimento dos ossículos do ouvido médio ou otosclerose. O segundo, quinto e sétimo pares cranianos podem, menos comumente, sofrer compressão, resultando em distúrbios visuais e paralisia facial.[17,18,23,24]

Compressão do cordão medular e de nervos espinhais é comum em pacientes com doença de Paget da coluna (efeito direto de vértebras aumentadas com margens espessadas ou por colapso vertebral). Como conseqüência surgem dor, parestesias ou, mais raramente, prejuízo da função neurológica. Síndromes do túnel do carpo e do tarso podem, eventualmente, ser observadas. Complicações muito raras incluem compressão do tronco cerebral, hidrocefalia obstrutiva, invaginação basilar e das tonsilas cerebelares ou insuficiência vertebrobasilar, decorrentes do envolvimento extenso da base do crânio.[17,18,23]

Reumatológicas

Incluem osteoartrite (a mais comum), gota, periartrite calcificada e artrite reumatóide.[7,17]

Neoplásicas

A mais temível complicação da DPO é o sarcoma ósseo (Fig. 69.8), que surge em menos de 1% dos pacientes, mas naqueles com doença extensa esse percentual pode chegar a 10%.[17,25,26] Essa complicação resulta em prognóstico bastante desfavorável, com sobrevida de 7,5% em 5 anos (37% nos pacientes com sarcoma, mas sem

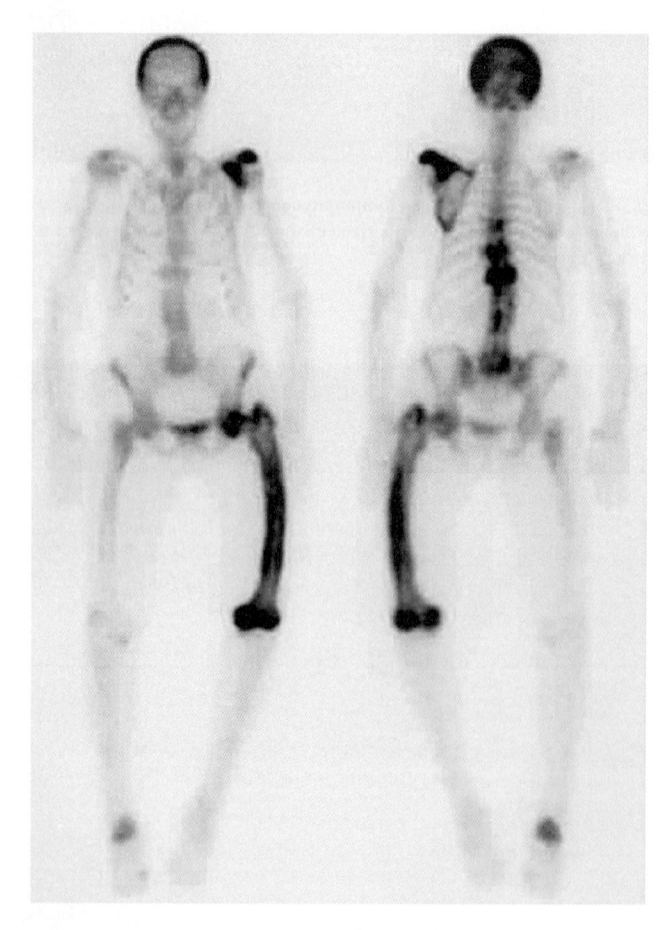

Fig. 69.7 Doença de Paget poliostótica. À cintilografia, nota-se envolvimento do crânio, escápula esquerda, vértebras torácicas (T7, T9 e T11), fêmur esquerdo e calcâneo direito.

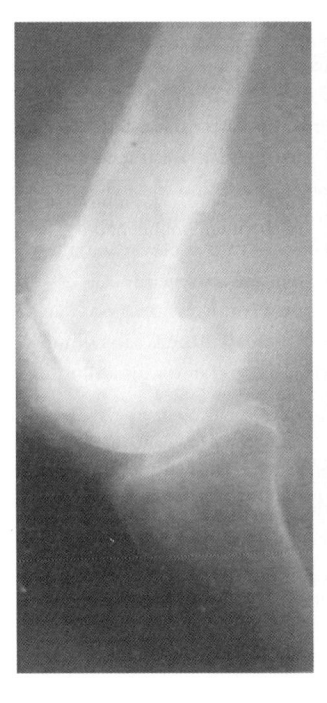

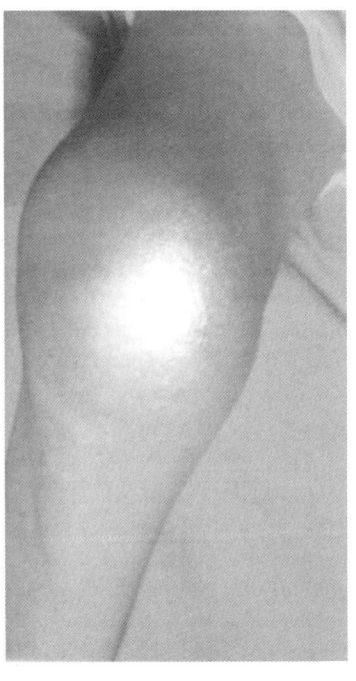

Fig. 69.8 Sarcoma ósseo, manifestando-se por dor e tumoração óssea (ocorre em menos de 1% dos casos de doença de Paget e implica prognóstico bastante desfavorável).

DPO). A maioria dos pacientes não vive mais de 1 a 3 anos. Dor, massa tumoral e/ou fraturas em locais previamente atingidos pela doença, associados a um súbito aumento da fosfatase alcalina, são as manifestações mais usuais do sarcoma. Na série da Mayo Clinic, o local mais comum de transformação sarcomatosa foi a pelve, seguida do fêmur e úmero. Outros sítios que podem ser afetados são a face e o crânio. Cerca de 30% dos pacientes idosos com osteossarcoma têm, também, DPO.[7,18,25,26] Ocasionalmente, são também vistos fibrossarcomas, condrossarcomas e tumores de células gigantes benignos (também chamados *granulomas reparativos*). Estes últimos podem representar uma extensão do tecido pagético para fora do esqueleto, são sensíveis aos bisfosfonatos e podem também responder aos glicocorticóides.[15,27]

Cardíacas

Insuficiência cardíaca de alto débito pode raramente ocorrer em pacientes com acometimento de 30% ou mais do esqueleto; decorre de um fluxo sangüíneo ósseo muito aumentado. Estenose de válvula aórtica e distúrbios de condução (bloqueio atrioventricular incompleto e bloqueio de ramo) parecem ser, também, mais comuns em pacientes com DPO grave, em comparação à população geral.[7,17,18]

Metabólicas

Os níveis séricos de cálcio e fósforo encontram-se normais na DPO. Entretanto, hipercalciúria e hipercalcemia podem surgir em caso de imobilização prolongada ou fratura, devido a um aumento na reabsorção óssea. Em contraste, o achado de hipercalcemia em um paciente ambulatorial sugere o diagnóstico de *hiperparatiroidismo primário (HPTP)* associado. Não está claro se há uma relação entre essas duas doenças, mas HPTP tem sido relatado em até 15 a 20% dos casos de DPO.[28] Nessa situação, a correção do HPTP freqüentemente leva à melhora dos sintomas ósseos da DPO.[7] Hiperparatiroidismo secundário pode resultar do aumento da remodelação óssea visto na DPO. Adicionalmente, o tratamento da DPO com bisfosfonato pode induzir HPTP, o qual pode ser evitado com a suplementação de cálcio e vitamina D.[4,17]

Outras

Isquemia aguda de membro inferior, causada por compressão da artéria femoral entre os músculos adutores e uma exostose do fêmur, foi descrita em um paciente com DPO.[29] Recentemente, foi relatado o caso de um paciente com DPO com envolvimento do osso esfenóide que apresentava hiperprolactinemia e disfunção erétil (DE). Com o uso de bisfosfonatos, houve normalização dos níveis de prolactina e reversão da DE.[30]

TRATAMENTO

As principais opções terapêuticas para a doença de Paget óssea (DPO) são os bisfosfonatos (*drogas de escolha*) e a calcitonina. Os objetivos principais do tratamento da DPO são restabelecer o metabolismo ósseo normal, aliviar a dor óssea e prevenir futuras complicações, especialmente deformidades ósseas, osteoartrite secundária, fratura e compressão de estruturas nervosas.[4,17,31]

As indicações para o tratamento incluem o alívio dos sintomas causados pela doença metabolicamente ativa, preparo da cirurgia ortopédica para reduzir sangramento, hipercalcemia por imobilização e prevenção da progressão da doença.[4,5,31]

Perda de audição pode ser uma indicação para o tratamento, embora os benefícios do tratamento sejam pouco expressivos para a maioria dos casos.[15]

Nos pacientes assintomáticos, costuma-se iniciar o tratamento quando a localização da doença coloca-os em risco de futuras complicações (Quadro 69.3). Isso inclui envolvimento dos ossos longos, como fêmur, tíbia e úmero (sobretudo se lesões líticas importantes estiverem presentes) e de vértebras, devido ao risco de fratura ou estenose medular. Muitos especialistas consideram o acometimento da base do crânio como indicação para tratamento, em função do risco de perda da audição.[17,31,32]

Bisfosfonatos

Os bisfosfonatos, análogos do pirofosfato orgânico, são potentes inibidores da proliferação e atividade dos osteoclastos, além de in-

---

QUADRO 69.3

Indicações para o Uso de Bisfosfonatos na Doença de Paget Óssea

Dor em ossos e articulações pagéticos
Complicações neurológicas
Lesões osteolíticas significativas com risco de fratura
Envolvimento dos ossos longos, vértebras e base do crânio
Pacientes que vão submeter-se à cirurgia em ossos pagéticos
Perda da audição

Adaptado das Refs. 7 e 17.

QUADRO 69.4
Principais Bisfosfonatos

Modificação Química	Exemplos	Potência de Anti-reabsorção
Primeira geração		
Cadeia lateral curta	Etidronato	1
	Clodronato	10
Segunda geração		
Grupamento aminoterminal	Tiludronato	10
	Pamidronato	100
	Alendronato	100–1.000
Terceira geração		
Cadeia lateral cíclica	Risedronato	1.000–10.000
	Ibandronato	1.000–10.000
	Zoledronato	>10.000

Adaptado da Ref. 33.

duzirem apoptose dessas células (Quadro 69.4).[33-35] Por isso, representam a opção de escolha para o tratamento da DPO. Com seu surgimento, a melhora dos pacientes tem sido dramática, e a calcitonina tem agora um papel limitado no manuseio da enfermidade.[3,8,33]

Inicialmente, o etidronato dissódico era o único bisfosfonato disponível. O surgimento de novos compostos (p.ex., pamidronato, alendronato, risedronato e, sobretudo, zoledronato) possibilitou maior redução nos índices de remodelação óssea e períodos mais prolongados de remissão da doença, os quais podem ultrapassar 1 ano apenas com um ciclo de tratamento. Além disso, essas novas drogas não apresentam evidências clínicas de anormalidades na mineralização óssea, ao contrário do etidronato. As características desses novos agentes apontam para a possibilidade de que sejam capazes de induzir interrupção na progressão da doença e redução no risco das complicações tardias, mas isso ainda não foi provado.[33,35]

ETIDRONATO

Foi o primeiro bisfosfonato usado para a DPO, na dose de 5 mg/kg/dia (média de 400 mg/dia) por 6 meses.[36] Geralmente, em pacientes com muita atividade da doença, observava-se moderada melhora clínica e bioquímica, mas recidiva rápida após a descontinuação da medicação. Além disso, havia tendência para os pacientes se tornarem resistentes após repetidos cursos da terapia. Estudos histológicos do osso mostraram osteomalacia em osso pagético e não-pagético, após tratamento com 10 a 20 mg/dia, mas não com dose de 5 mg/dia (16,17).[37] Em função de sua baixa eficácia, o etidronato deixou de ser utilizado.

PAMIDRONATO

O pamidronato (Aredia® – frasco-ampola de 15, 30 e 60 mg) é 10 a 100 vezes mais potente do que o etidronato e produz uma diminuição da remodelação óssea em 60–70% dos pacientes.[38,39] Ele é administrado em infusão endovenosa (EV) única de 60 mg nos casos em que existe pouca atividade da doença (fosfatase alcalina 2 a 3 vezes acima do valor máximo normal). Doses maiores (90–180 mg) podem ser usadas em casos de doença de intensidade moderada a grave, em infusões de 3 dias seguidos ou semanais. A dose máxima dada em um único dia é de 90 mg, diluídos em solução salina ou solução glicosada durante 4 a 6 h.[4,17]

Entre 82 casos tratados com uma dose total de 180 mg de pamidronato (PAM), normalização da FAS ocorreu em 65%.[40] A resposta variou de acordo com o valor basal da FAS: 86, 38 e 12% quando estava abaixo de 3 vezes o limite superior da normalidade (LSN), 3–6 vezes o LSN e além de 6 vezes o LSN, respectivamente.[40]

PAM deve ser administrado apenas por infusão EV, devido ao seu potencial em desencadear efeitos adversos gastrointestinais, quando usado por via oral (VO).[41] Pode igualmente causar elevação da temperatura corpórea, mialgia e sintomas gripais nas primeiras 24–48 h após a infusão em até 20% dos pacientes (podem durar por vários dias), além de leucopenia transitória.[5,41] Esses sintomas são comuns a outros bisfosfonatos potentes, quando usados por via intravenosa.[4]

ALENDRONATO

Classicamente, alendronato (ALN) é administrado por 6 meses, na dose de 20 a 40 mg/dia.[17] Contudo, dados mais recentes indicam que o tratamento por 3 meses pode ser adequado para muitos pacientes.[5] O ALN, na dose de 40 mg por 6 meses, mostrou-se mais efetivo que o etidronato, tanto na redução (77% vs. 44%). quanto na normalização da fosfatase alcalina (63,4% vs. 17%).[42]

Em um estudo randomizado,[43] PAM e ALN (30 mg/dia por 3 meses) mostraram-se igualmente eficazes em induzir remissão (91 e 86%, respectivamente). Foi também observado que alguns pacientes resistentes ao PAM responderam ao ALN.[43]

ALN tem como inconveniente maior os efeitos colaterais resultantes de irritação no trato gastrointestinal alto, inclusive esofagite química com erosões e ulcerações. Recomenda-se que seja ingerido em jejum com cerca de 200 mL de água, evitando-se deitar até 30 min após sua tomada.[17,42] No nosso meio existem várias preparações farmacêuticas à base de alendronato (Fosamax®, Alendil® etc. – comp. 10 e 70 mg). Em alguns países, ALN pode ser administrado por via EV (10 mg por 5 dias).

RISEDRONATO

O risedronato (Actonel® – comp. 5 mg) é utilizado na dose de 30 mg/dia VO, durante 2 meses. Nessa dose, durante 2 ciclos de 84 dias, com intervalo de 112 dias, possibilitou normalização da FAS em 65% dos pacientes e desaparecimento da dor pagética em todos eles.[44] Risedronato (RIS) mostrou-se superior ao etidronato, em termos de normalização da FAS e duração da remissão da doença.[45] Também se revelou útil em pacientes resistentes a calcitonina e ao PAM.[46] Em contrapratida, RIS mostrou-se menos efetivo de que o zoledronato (ver adiante).[47]

RIS é muito bem tolerado, e os efeitos gastrointestinais, em alguns estudos (mas não em todos), foram menos comuns do que durante o uso do alendronato.[48]

IBANDRONATO

É um potente bisfosfonato que pode ser administrado sob infusão EV (2 mg, em 30 min).[34,35] A experiência com essa droga na DPO ainda é limitada.

ZOLEDRONATO

O ácido zoledrônico ou zoledronato (ZLN) representa uma nova geração de bisfosfonatos (terceira geração) e atualmente é a primeira escolha no tratamento da DPO. Sua potência é superior à dos outros bisfosfonatos presentemente disponíveis (10.000 vezes mais potente que o etidronato e 100 vezes mais que o pamidronato).[33,34] Está disponível na forma de frascos-ampolas contendo 5 mg da droga (Aclasta® – frasco-ampola de 5 mg). Uma infusão endovenosa de 5 mg durante 15–20 min propicia normalização da FAS em até 93% dos pacientes.[49-51]

Pacientes com resistência a outros bisfosfonatos no tratamento de DPO podem responder ao ZLN. Por exemplo, foi relatada normalização da FAS após uma única infusão de 4 mg de ZLN em um paciente com doença poliostótica grave não-responsiva ao uso de calcitonina, etidronato, tiludronato e pamidronato.[52] Outros estudos mostraram ser ZLN eficaz em cerca de 90% dos casos resistentes ao pamidronato.[53]

ZLN também se revelou significativamente mais eficaz que o risedronato (30 mg/dia por 3 meses) em termos de normalização da FAS (89% vs. 58% após 6 meses) e da duração da remissão.[47] De fato, no grupo do risedronato, após 1 ano de tratamento, a maioria dos pacientes tenderam a recidivar, enquanto no grupo do ZLN cerca de 90% ainda permaneciam em remissão após 2 anos.[47] Resultados similares foram relatados em estudo mais recente.[54]

Entre os nossos pacientes com DPO, observamos os seguintes percentuais de normalização da FAS, de acordo com a droga utilizada: 45% com etidronato, 65% com alendronato, 70% com risedronato, 70% com pamidronato e 90% com zoledronato.[20]

Em conclusão, zoledronato é o bisfosfonato de escolha no tratamento da DPO, propiciando, após uma única infusão EV, remissões da doença mais freqüentes e mais duradouras.

O Quadro 69.5 apresenta os principais bisfosfonatos utilizados no tratamento da doença de Paget óssea, com as respectivas doses.

Muito importante: todos pacientes com DPO em uso de bisfosfonatos devem receber suplementação de cálcio e vitamina D.[4]

Calcitonina

A calcitonina sintética derivada do salmão foi o primeiro agente disponível efetivo para o tratamento da DPO. Porém, é menos efetiva de que os bisfosfonatos. É usada na dose inicial de 100 U SC ao dia durante 3 a 6 meses; após esse período, a dose deve ser reduzida.[4,55] A duração da terapia depende da atividade da doença e resposta do paciente. A normalização da fosfatase alcalina é incomum e só ocorre em pacientes com pequeno aumento do *turnover* ósseo. A supressão da atividade da doença não persiste por longo tempo após a suspensão da droga, ocorrendo remissão precoce e resistência freqüente. Anticorpos se desenvolvem em aproximadamente 30 a 60% dos pacientes.[56,57]

Efeitos colaterais ocorrem em cerca de 10% dos pacientes tratados e incluem náuseas, gosto metálico e rubor facial.[4]

Após o advento dos bisfosfonatos mais potentes, a calcitonina praticamente deixou de ser empregada no manuseio da doença de Paget.[31]

SEGUIMENTO

No seguimento dos pacientes com doença de Paget, considera-se remissão quando são atingidos níveis normais dos marcadores bioquímicos, como a fosfatase alcalina sérica (FAS), e remissão parcial quando há queda de mais de 75%, 3 a 6 meses após o início do tratamento. A FAS deve ser dosada a cada 6 meses após o curso da terapia, e um novo tratamento deverá ser instituído quando ela voltar a elevar-se, no caso de normalização com o tratamento, ou quando houver elevação de mais de 25% em relação ao nível pós-tratamento. Marcadores de reabsorção óssea, como o C-telopeptídeo, apresentam alta sensibilidade, principalmente nos indivíduos com FAS normal.[4,20]

CIRURGIA

A partir do momento em que ocorre lesão articular irreversível, principalmente nas articulações que suportam mais peso, há pouco a fazer, a não ser considerar a reposição cirúrgica, quando apropriado. A maioria dos pacientes apresenta boa resposta à cirurgia. Deve ser lembrado que a reabilitação é sempre uma intervenção importante na doença de Paget óssea, e a administração de agentes anti-reabsortivos nas semanas que antecederem o ato cirúrgico é útil para reduzir a hipervascularização óssea associada a essa patologia.[17,58]

Modalidades cirúrgicas selecionadas, com resultados promissores, incluem substituição total do colo do fêmur ou joelho em caso de artrite pagética em estágio final nesses locais, osteotomia tibial proximal para os casos de mau alinhamento doloroso dos joelhos,

QUADRO 69.5

Bisfosfonatos Usados no Tratamento da Doença de Paget Óssea

Fármaco	Nome Comercial	Dose	Duração do Tratamento
Etidronato	Didronel	400 mg/dia VO	6 meses
Alendronato	Fosamax, Alendil etc.	40 mg/dia VO	6 meses
Risedronato	Actonel	30 mg/dia VO	2 meses
Tiludronato	Skelid	400 mg/dia VO	3 meses
Clodronato	Ostac	300 mg/dia	5 dias
Pamidronato	Aredia	60 mg EV*	Infusão única (3–4 h)
		90–180 mg EV**	Infusões em 3 dias seguidos ou semanais
Ibandronato	–	2 mg EV	Infusão única (30 min)
Zoledronato	Aclasta	5 mg	Infusão única (15 min)

*Em casos de doença com pouca atividade (fosfatase alcalina até 2 a 3 vezes acima do limite superior da normalidade.
**Em casos de doença com intensidade moderada a grave.
Obs.: Os fármacos endovenosos devem ser diluídos em 200 mL de SG a 5%.
Adaptado das Refs. 4 e 32.

fixação interna para fraturas patológicas, laminectomia descompressiva para estenose da coluna etc. Complicações da cirurgia no osso pagético incluem hemorragia, infecção, fraturas patológicas, união retardada, falta de união etc.[58]

BIBLIOGRAFIA

1. Ralston SH, Langston AL, Reid IR. Pathogenesis and management of Paget's disease of bone. *Lancet*, 2008; *372*:155-63.
2. Cundy T, Bolland M. Paget disease of of bone. *Trends Endocrinol Metab*, 2008; *19*:246-53.
3. Roodman GD, Windle J. Paget disease of bone. *J Clin Invest*, 2005; *115*:200-8.
4. Griz L, Caldas G, Bandeira C, et al. Paget's disease of bone. *Arq Bras Endocrinol Metabol*, 2006; *50*:814-22.
5. Rousiere M, Michou L, Cornelis F, Orcel P. Paget's disease of bone. *Best Pract Res Clin Rheumatol*, 2003; *17*:1019-41.
6. Cooper C, Dennison E, Schafheutle K, et al. Epidemiology of Paget's disease of bone. *Bone*, 1999; *24*:3S-5S.
7. Siris E. Paget's disease of bone. *J Bone Miner Res*, 1998; *13*:1061-5.
8. Bandeira F, Alencar S, Caldas G, et al. Paget's disease of bone revisited: a study of 84 patients. *Arq Brasil Endocrinol Metab*, 2002; *46*(suppl 1):S364.
9. Helfrich MH, Hocking LJ. Genetics and aetiology of Pagetic disorders of bone. *Arch Biochem Biophys*, 2008; *473*:172-82.
10. Seton M, Choi HK, Hansen MF, et al. Analysis of environmental factors in familial versus sporadic Paget's disease of bone – the New England Registry for Paget's Disease of Bone. *J Bone Miner Res*, 2003; *18*:1519-24.
11. Siris ES, Ottman R, Flaster E, Kelsey JL. Familial aggregation of Paget's disease of bone. *J Bone Miner Res*, 1991; *6*:495-500.
12. Rhodes EC, Johnson-Pais TL, Singer FR, et al. Sequestosome 1 (SQSTM1) mutations in Paget's disease of bone from the United States. *Calcif Tiss Int*, 2008; *82*:271-7.
13. Hocking L, Slee F, Haslam SI, et al. Familial Paget's disease of bone: patterns of inheritance and frequency of linkage to chromosome 18q. *Bone*, 2000; *26*:577-80.
14. Leach RJ, Singer FR, Roodman GD. The genetics of Paget's disease of the bone. *J Clin Endocrinol Metab*, 2001; *86*:24-8.
15. Raisz LG, Kream BE, Lorenzo JA. Metabolic bone disease. *In*: Larsen PR, Kronenberg HM, Melmed S, Polonsky KS (eds). *Williams Textbook of Endocrinology*. 10th ed. Philadelphia: WB Saunders, 2003:1373-410.
16. Helfrich MH, Hobson RP, Grabowski PS, et al. A negative search for a paramyxoviral etiology of Paget's disease of bone: molecular, immunological, and ultrastructural studies in UK patients. *J Bone Miner Res*, 2000; *15*:2315-29.
17. Papapoulos SE. Paget's disease of bone – Clinical, pathogenetic and therapeutic aspects. *Bailliere's Clin Endocrinol Metab*, 1997; *11*:117-44.
18. Shoback D, Marcus R JW, Bickle D. Metabolic bone disease. *In*: Greenspan FS, Gardner DG (eds). *Basic and Clinical Endocrinology*. 7th ed New York: McGraw-Hill & Lange, 2004:295-361.
19. Cundy T, McAnulty K, Wattie D, et al. Evidence for secular change in Paget's disease. *Bone*, 1997; *20*:69-71.
20. Bandeira F, Griz L, Caldas G, et al. A single center experience of 103 cases. Paget's disease of bone in Brazil. *Proceedings of the International Symposium on Paget's Disease of Bone/Fibrous Dysplasia: Advances and Challenges 2006*. The Paget's Foundation, National Institute of Health, pp 53.
21. Hardy TG, McNab AA. Bilateral enophthalmos associated with paget disease of the skull: a case report. *Ophthal Plast Reconstr Surg*, 2002; *18*:388-90.
22. Chaffins JA. Paget disease of bone. *Radiol Technol*, 2007; *79*:27-40; quiz 41-3.
23. Poncelet A. The neurologic complications of Paget's disease. *J Bone Miner Res*, 1999; *14*(suppl 2):88-91.
24. Monsell EM. The mechanism of hearing loss in Paget's disease of bone. *Laryngoscope*, 2004; *114*:598-606.
25. Crozier F, Margain D, Lebrigand B, et al. Osteosarcoma manifesting as Paget's bone disease. *J Radiol*, 2000; *81*:243-5.
26. Fransen P, Mestdagh C, Dardenne G. Pagetic sarcoma of the calvarium: report of two cases. *Acta Neurol Belg*, 1998; *98*:352-5.
27. Rendina D, Mossetti G, Soscia E, et al. Giant cell tumor and Paget's disease of bone in one family: geographic clustering. *Clin Orthop*, 2004; *421*:218-24.
28. Posen S, Clifton-Bligh P, Wilkinson M. Paget's disease of bone and hyperparathyroidism: coincidence or causal relationship? *Calcif Tissue Res*, 1978; *26*:107-9.
29. Manuel-Rimbau E, Julia J, Lozano P, Gomez FT. Acute ischemia of the lower limb. An unusual complication of Paget's disease of bone. *J Cardiovasc Surg* (Torino), 1999; *40*:275-7.
30. Hepherd R, Jennings PE. Paget's disease of the skull causing hyperprolactinemia and erectile dysfunction: a case report. *J Med Case Reports*, 2008; *2*:234.
31. Siris ES, Lyles KW, Singer FR, Meunier PJ. Medical management of Paget's disease of bone: indications for treatment and review of current therapies. *J Bone Miner Res*, 2006; *21*(suppl 2):P94-8.
32. Silverman SL. Paget disease of bone: therapeutic options. *J Clin Rheumatol*, 2008; *14*:299-305.
33. Lulak C, Bilezikian J. Bisfosfonatos: características e utilização na osteoporose. *In*: Bandeira F, Macedo G, Caldas G, et al. (eds). *Osteoporose*. Rio de Janeiro: MEDSI, 2000:351-72.
34. Drake MT, Clarke BL, Khosla S. Bisphosphonates: mechanism of action and role in clinical practice. *May Clin Proced*, 2008; *83*:1032-45.
35. Josse RG, Hanley DA, Kendler D, et al. Diagnosis and treatment of Paget's disease of bone. *Clin Invest Med*, 2007; *30*:E210-23.
36. Alman RD, Johnston CC, Khairi MRA, et al. Influence of disodium etidronate on clinical and laboratory manifestations of Paget's disease of bone. *N Engl J Med*, 1973; *289*:1379-84.
37. Meunier PJ, Revault A. Treatment of Paget'disease with etidronate disodium. *In*: Singer FR, Wallach S (eds). *Paget's Disease of Bone: clinical assessment, present and future therapy*. New York: Elsvier, 1991:86-99.
38. Frijlink WB, Bijvoet OLM, te Velde J, Heynen G. Treatment of Paget'disease with (3-amino-1-hydroxypropylidene)-1,1-bisphosphonate (A.P.D.). *Lancet*, 1979; *1*:799-803.
39. Cantrill JA, Anderson DC. Treatment of Paget's disease of bone. *Clin Endocrinol* (Oxf), 1990; *32*:507-18.
40. Lufkin EG, Argueta R, Whitaker MD, et al. Pamidronate: an unrecognized problem in gastrointestinal tolerability. *Osteoporosis Int*, 1994; *4*:320-2.
41. Tucci JR, Bontha S. Intravenously administered pamidronate in the treatment of Paget's disease of bone. *Endocr Pract*, 2001; *7*:423-9.
42. Siris ES, Weinstein RS, Altman R, et al. Comparative study of alendronate and etidronate for the treatment of Paget's disease of bone. *J Clin Endocrinol Metab*, 1996; *81*:961-7.
43. Walsh JP, Ward LC, Stewart GO, et al. A randomized clinical trial comparing oral alendronate and intravenous pamidronate for the treatment of Paget's disease of bone. *Bone*, 2004; *34*:747-54.
44. Hosking DJ, Eusebio RA, Chines AA. Paget's disease of bone: reduction of disease activity with oral risedronate. *Bone*, 1998; *22*:51-5.
45. Miller PD, Brown JP, Siris ES, et al. A randomized, double-blind comparison of risedronate and etidronate in the treatment of Paget'disease of bone. Paget Risedronate/Etidronate Study Group. *Am J Med*, 1999; *106*:513-20.
46. Singer FR, Clemens TL, Eusebio RA, Bekker PJ. Risedronate, a highly effective oral agent in the treatment of patients with severe Paget's disease. *J Clin Endocrinol Metab*, 1998; *83*:1906-10.
47. Reid IR, Miller P, Lyles K, et al. Comparation of a single infusion of zoledronic acid with risedronate for Paget disease. *N Engl J Med*, 2005; *353*:898-908.

48. Rosen CJ, Hochberg MC, Bonnick SL, *et al*. Treatment with once-weekly alendronate 70 mg compared with once-weekly risedronate 35 mg in women with postmenopausal osteoporosis: A randomized double-blind study. *J Bone Miner Res*, 2004; *20*:141-51.
49. Abelson A. A review of Paget's disease of bone with a focus on the efficacy and safety of zoledronic acid 5 mg. *Curr Med Res Opin*, 2008; *24*:695-705.
50. Maricic M. Zoledronic acid for Paget's disease of bone. *Drugs Today (Barc)*, 2007; *43*:879-85.
51. Griz L, Colares V, Bandeira F. Treatment of Paget's disease of bone: importance of the zoledronic acid. *Arq Bras Endocrinol Metabol*, 2006; *50*:845-51.
52. Chung G, Keen RN. Zoledronate treatment in active Paget disease. *Ann Rheum Dis*, 2003; *62*:275-76.
53. Merlotti D, Gennari L, Martini G, *et al*. Comparison of different intravenous bisphosphonate regimens for Paget's disease of bone. *J Bone Miner Res*, 2007; *22*:1510-7.
54. Hosking D, Lyles K, Brown JP, *et al*. Long-term control of bone turnover in Paget's disease with zoledronic acid and risedronate. *J Bone Miner Res* 2007;*22*:142-8. Erratum in: *J Bone Miner Res*, 2007; *22*:773.
55. Singer FR. Clinical efficacy of salmon calcitonin in Paget's disease of bone. *Calcif Tissue Int*, 1991; *49*(suppl 12):57.
56. Singer FR, Aldred JP, Neer RM, Krane SM, Potts JT JR, Bloch KJ. An evaluation of antibodies and clinical resistance to salmon calcitonin. *J Clin Invest*, 1972; *51*:2331-8.
57. Dietrich FM, Fisher JA, Bijvoet OLM. Formation of antibodies to synthetic human calcitonin during treatment of Paget's Disease. *Acta Endocricol*, 1979; *92*:468-76.
58. Kaplan FS. Surgical management of Paget's disease. *J Bone Miner Res*, 1999; *14*(suppl 2):34-8.

Raquitismo e Osteomalacia

José B. Mechica

INTRODUÇÃO

O raquitismo e a osteomalacia são doenças metabólicas caracterizadas pela diminuição da mineralização óssea. No raquitismo, o defeito de mineralização ocorre na placa epifisária de crescimento, e na osteomalacia há comprometimento dos ossos cortical e trabecular, com acúmulo de tecido osteóide não-mineralizado. Em geral, ocorrem associados, e, após o fechamento da cartilagem epifisária, apenas a osteomalacia permanece.[1-5]

A formação e o desenvolvimento ósseo dependem da produção de uma matriz, composta principalmente pelo colágeno produzido pelos osteoblastos, seguida de sua mineralização com a deposição dos cristais de hidroxiapatita, compostos basicamente de cálcio e fósforo. A falha do processo de mineralização tem como uma das principais causas a inadequada concentração extracelular desses íons, ou dos elementos responsáveis pela sua absorção, particularmente a vitamina D. A origem é genética ou ambiental.

CONSIDERAÇÕES GERAIS SOBRE A INTERAÇÃO DO CÁLCIO (Ca), FÓSFORO (P), VITAMINA D, PTH E FGF23

A vitamina D no organismo é proveniente da dieta e, principalmente, da sua síntese na pele a partir da conversão do 7-diidrocolesterol, sob a ação do calor e dos raios ultravioleta. Circula ligada à proteína (DBP), e 2 enzimas citocromo P-450 mitocondriais participam de sua bioativação. No fígado, a enzima 25-hidroxilase catalisa a hidroxilação do C_{25}, produzindo 25-hidroxivitamina D (25OHD), a forma mais abundante na circulação. É, então, transportada ao rim, onde é convertida em 1,25-diidroxivitamina D [$1,25(OH)_2D$] pela ação da enzima 1α-hidroxilase. Apesar de vários metabólitos serem formados, com a participação de outras enzimas, a $1,25(OH)_2D$ ou calcitriol é o principal metabólito ativo.[5-8]

A atividade da 1α-hidroxilase renal é regulada pelo paratormônio (PTH), cálcio (Ca), fosfato (P), FGF23[9,10] e pelo próprio calcitriol.[8] A $1,25(OH)_2D$ liga-se a receptores específicos e ativa a transcrição de vários genes nos órgãos-alvo.[11,12] Os principais receptores para $1,25(OH)_2D$ (VDR) pertencem à superfamília dos receptores nucleares e normalmente formam homodímeros ou heterodímeros, principalmente com os receptores do ácido retinóico (RAR) e do ácido 9-cis-retinóico (RXR).[7,11] Também existem os receptores de membrana, com propriedades de ligação hormonal diferentes, que são responsáveis pelo estímulo hormonal rápido para absorção intestinal de Ca denominada transcaltáquia.[7,12,13] A cartilagem epifisária de crescimento contém receptores intracelulares para $1,25(OH)_2D$ e $24,25(OH)_2D$ nos condrócitos das zonas proliferativa e hipertrófica, onde promovem o aumento da concentração de Ca, estimulam a produção de fatores locais de crescimento como as interleucinas α e β e a hiperplasia celular.[14,15] A $1,25(OH)_2D$ participa da diferenciação dos osteoblastos, que são células responsáveis pela formação óssea, e da diferenciação dos precursores dos osteoclastos, células responsáveis pela reabsorção óssea. Vários órgãos possuem receptores para a vitamina D (linfócitos, monócitos, adipócitos, hipófise, ovários, testículos, mamas, próstata, timo, músculo cardíaco), sugerindo a sua participação em outros processos fisiológicos, além da formação óssea.[7,12]

O principal efeito da $1,25(OH)_2D$ é promover a absorção de Ca e P no intestino e a reabsorção de P no túbulo proximal renal. A $1,25(OH)_2D$, através do aumento da concentração de Ca extracelular, controla, indiretamente, a secreção de PTH, além de ter ação inibitória direta sobre a sua transcrição gênica nas paratiróides.[5-8,14] A concentração de Ca iônico é a principal reguladora da síntese e liberação de PTH, de maneira inversamente relacionada. A hipocalcemia, através dos receptores-sensores de Ca das paratiróides, estimula a síntese de PTH, que ativa a enzima 1α-hidroxilase e, conseqüentemente, a síntese de $1,25(OH)_2D$ e a absorção intestinal de Ca. O PTH também promove a reabsorção tubular distal renal de Ca e sua mobilização do osso através de estímulo sobre os osteoclastos. Esse estímulo é feito de maneira indireta, via osteoblastos, células que possuem receptores para PTH e que transmitem sinais para os osteoclastos através de citocinas locais.[4,7] O PTH também participa do controle da concentração de P, promovendo a fosfatúria, através da inibição do co-transportador de Na e P (NaPT-2), responsável pela reabsorção de P na borda em escova dos túbulos renais proximais (RTP) (Fig. 70.1).[16,17]

Algumas proteínas, reconhecidas como fatores humorais circulantes, participam da homeostase do P e da vitamina D, direta ou indiretamente,[8,18,19] e, de maneira independente do PTH, regulam a absorção renal e intestinal de P através de sua ação inibitória sobre o NaPT-2, com conseqüente redução da RTP e hipofosfatemia. Também inibem a atividade da enzima 1α-hidroxilase renal, determinando queda da síntese de calcitriol. Sua expressão em vários órgãos sugere outros efeitos biológicos ainda não elucidados. As proteínas com essas propriedades, clonadas a partir de tumores indutores de osteomalacia, em princípio chamadas de fosfatoninas, foram caracterizadas

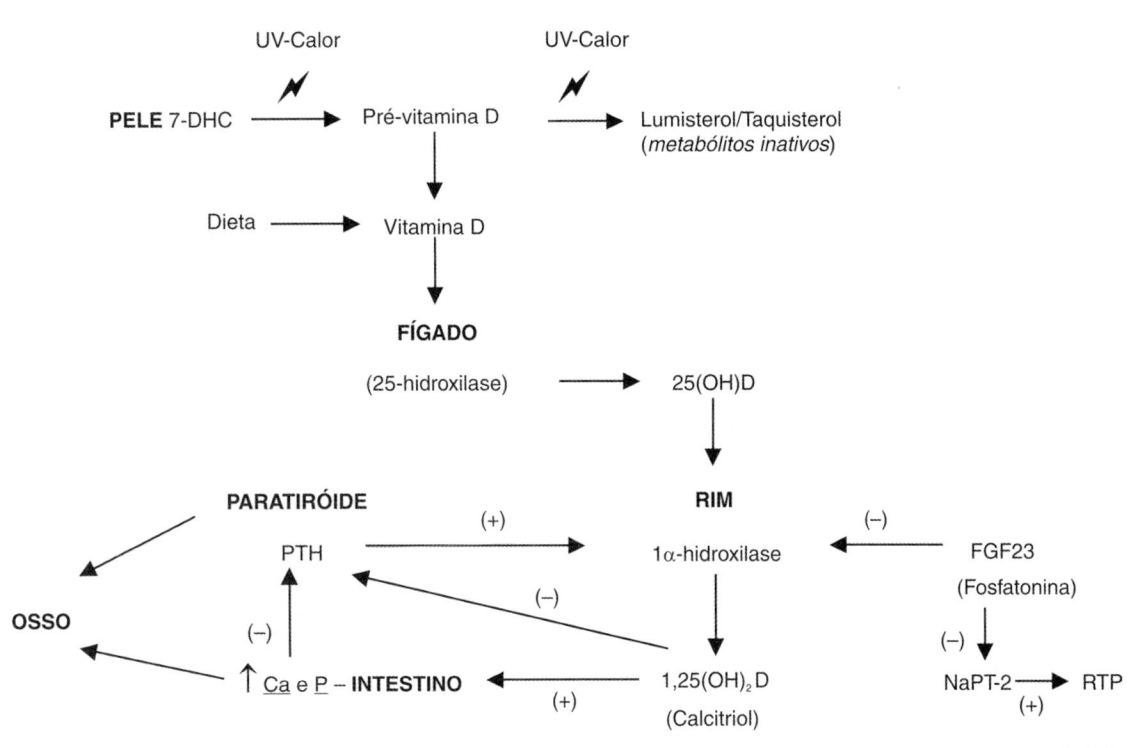

Fig. 70.1 Esquema da síntese e do metabolismo da vitamina D (UV = ultravioleta; 7-DHC = 7-diidrocolesterol; RTP = reabsorção tubular de fosfato; NaPT-2 = co-transportador de sódio e fosfato; Ca = cálcio; P = fosfato).

como sendo o fator 23 de crescimento do fibroblasto (FGF23), e a proteína frizzled relacionada 4 (FRP4).[19,20]

Shimada e cols.[18] clonaram e caracterizaram o FGF23 e detectaram sua expressão no coração, fígado, tecido linfóide, cérebro, tiróide e paratiróides. Riminucci e cols.[20] demonstraram a expressão do FGF23 em tecido ósseo humano normal, produzido por osteoblastos, e na displasia fibrosa. Embora esteja comprovada a ação fisiológica do FGF23 sobre a captação de P pelas células epiteliais renais, a sua expressão em tecido renal poderia também ser indireta ou através de receptor com características e heterodimerização diferentes daquelas da família FGF. Os estudos com a administração de FGF23 recombinante in vivo demonstraram o desenvolvimento de fosfatúria e hipofosfatemia e a inibição da atividade da enzima 1α-hidroxilase renal, o que justifica o não-aumento da 1,25(OH)$_2$D sob hipofosfatemia.[7,8,22] A ablação de parte do gene do FGF23 (12p13.3) de camundongos determinou alterações bioquímicas importantes nos animais homozigóticos, gerados sem a capacidade de produzirem FGF23. Apresentaram aumento da expressão da 1α-hidroxilase e da 25-hidroxilase, aumento das concentrações de P, Ca, 1,25(OH)$_2$D e fosfatase alcalina, aumento da atividade do NaPT-2 e queda do PTH.[7] A dosagem sérica de FGF23 é feita através de imunoensaio ELISA, utilizando 2 anticorpos monoclonais.[8] A proteína da matriz da dentina-1 (DMP-1)[23–25] inibe a transcrição do FGF23, enquanto a fosfoglicoproteína da matriz extracelular (MEPE) estimula a sua secreção através da inibição da proteína originada pelo gene PHEX. O FGF23 atua através de seu receptor, de alguns outros da família dos FGF, e utiliza como co-receptor a proteína Klotho,[27,28] demonstrado por Urakawa et al. em tecido renal. O gene Klotho localiza-se em 13q12 e é expresso no túbulo contornado proximal renal, paratiróides e plexo coróide. A inativação do gene Klotho produz envelhecimento precoce em ratos. Os estudos atuais sugerem que as proteínas Klotho e FGF23 atuam em conjunto.

A FRP4[29,30] pertence à família das proteínas transmembranas que contêm um domínio rico em cisteína na porção extracelular e fazem parte do complexo receptor das proteínas Wnt, funcionando como antagonistas da sua sinalização. As proteínas Wnt participam, através de transdução intercelular, da morfogênese e diferenciação de vários tecidos durante o período embrionário e também de tumores. De maneira semelhante ao FGF23, a FRP4 inibe o transporte de fosfato em cultura de células epiteliais renais e tem efeito fosfatúrico quando administrada a ratos e camundongos, além de bloquear o aumento compensatório da atividade da 1α-hidroxilase na presença de hipofosfatemia. Não está esclarecida a participação da FRP4 ou do sistema Wnt nas doenças ósseas hipofosfatêmicas de maneira isolada ou associada ao FGF23.[21,22,29,30]

CLASSIFICAÇÃO

Uma das formas de classificação do raquitismo e da osteomalacia é a relacionada às alterações genéticas ou adquiridas, que interferem na homeostase dos principais elementos responsáveis pela mineralização óssea (vitamina D, fosfato, cálcio) ou determinam defeitos primários de mineralização:

Relacionados à Deficiência de Vitamina D

CAUSAS ADQUIRIDAS

Por Redução dos Metabólitos Circulantes
- Exposição insuficiente à luz ultravioleta[5–7]
- Ingestão insuficiente de vitamina D na dieta[5–7]
- Síndromes de má-absorção[4]
- Drogas (bloqueadores solares, colestiramina).[5,6]

Por Metabolismo Anormal
- Hepatopatias crônicas[3,4]
- Insuficiência renal crônica[3,4]
- Acidose sistêmica[3,4]
- Drogas anticonvulsivantes.[31]

CAUSAS GENÉTICAS
- Dependente de vitamina D tipo I: mutações no gene da enzima 1α-hidroxilase (*12q13*), autossômica recessiva[32,33]
- Dependente de vitamina D tipo II ou resistente à vitamina D: mutações no gene do receptor da vitamina D (*12q14*), autossômica recessiva[34–36]
- Defeitos da proteína transportadora da vitamina D – DBP (4q) – ou do seu receptor (megalina). [37,38]

Relacionados à Deficiência de Fosfato

CAUSAS ADQUIRIDAS
- Redução da reabsorção renal: tubulopatias, síndrome de Fanconi[14,39,40]
- Oncogênica: tumores produtores de FGF23[41,42]
- Redução da reabsorção intestinal: síndromes de má-absorção de diferentes origens,[5] derivação gástrica em Y de Roux[43] e outras cirurgias gastrintestinais de grande porte.
- Medicamentos: antiácidos (hidróxido de alumínio).[3,5]

CAUSAS GENÉTICAS
- Hipofosfatemia ligada ao cromossomo X (*Xp22*): mutações no gene *PEX* [1,44,45]
- Hipofosfatemia autossômica dominante: mutações no gene do FGF23 (*12p13*)[46–49]
- Hipofosfatemia autossômica recessiva: mutações inativadoras do gene da proteína DMP-1 (4q21)[23–25]
- Hipofosfatemia com hipercalciúria: mutações inativadoras do gene *SLC34A3*(9q34),[50–52] herança autossômica recessiva.

Relacionados à Deficiência de Cálcio
- Baixa ingestão[4,5]
- Síndromes de má-absorção,[4,5] derivação gástrica em Y de Roux.[43]

Defeitos Primários da Mineralização
- *Hereditários*: hipofosfatasia autossômica recessiva ou dominante (*1p36*)[53,54]
- *Adquiridos*: uso de substâncias como fluoretos, etidronato, alumínio, cádmio e chumbo.[3–5]

DIAGNÓSTICO

Apesar da existência de alguns sinais e sintomas específicos, as principais manifestações clínicas são semelhantes nos diferentes tipos de raquitismo e osteomalacia. O quadro clínico isolado não permite a classificação. A anamnese, os antecedentes familiares, as análises bioquímica e radiológica e, às vezes, histológica são importantes, assim como, quando possível, a análise molecular.

Quadro Clínico

Os sinais e sintomas podem surgir desde o primeiro ano de vida e progredir, ou surgir em qualquer faixa etária, dependendo da causa

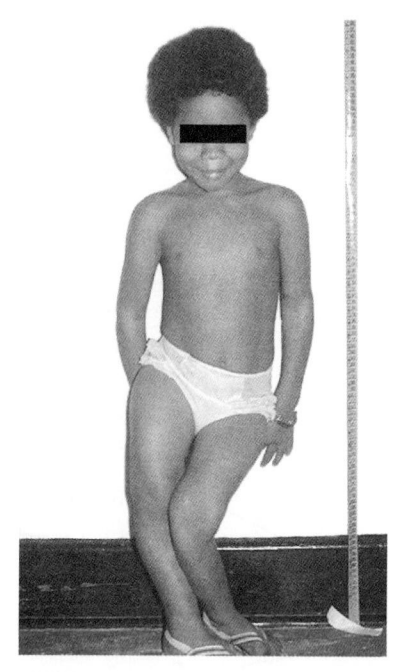

Fig. 70.2 Raquitismo hipofosfatêmico em menina de 8 anos. Atraso no desenvolvimento estatural, alargamento de punho, escoliose, rotação do quadril, joelho valgo esquerdo, joelho varo direito.

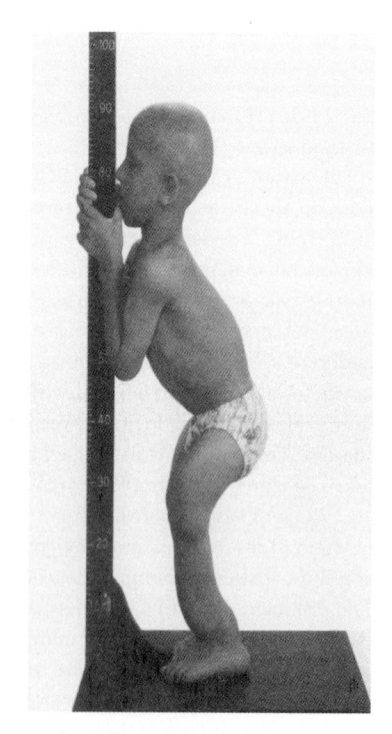

Fig. 70.3 Raquitismo dependente de vitamina D tipo II em garoto de 13 anos. Baixa estatura, alopecia, deformidades ósseas graves, alargamento de punhos, escoliose e arqueamento de membros inferiores.

(Figs. 70.2 e 70.3). Normalmente são mais precoces nos casos hereditários. Há atraso no fechamento das fontanelas cranianas, no crescimento e no desenvolvimento motor, bem como fronte olímpica, craniotabe, retardo na erupção dos dentes, com estrias e hipoplasia do esmalte. O abaulamento da junção costocondral determina o aparecimento do sinal conhecido como rosário raquítico. Sulco de Harrison (formado pela retração das costelas inferiores próximo ao diafragma), alteração no diâmetro do tórax, disfunção e infecções respiratórias são freqüentes. Os ossos longos apresentam extremidades alargadas, encurvamentos, joelho varo ou valgo e coxa vara (Fig. 70.2). A coluna vertebral pode apresentar deformidades em "S", cifose, escoliose e acentuação da lordose lombar. Outros sintomas são hipotonia, fraqueza muscular, dores e fraturas.[3-5,55-57] Convulsões decorrentes de hipocalcemia, assim como os sinais de Chvostek e de Trousseau, são características dos raquitismos dependentes de vitamina D. A alopecia parcial ou total está presente no raquitismo dependente de vitamina D tipo II (Fig. 70.3).[34,35] A osteomalacia adquirida, ocorre em qualquer faixa etária, com fraqueza muscular, dores e deformidades progressivas em coluna vertebral e membros inferiores. Na mulher adulta, as deformidades pélvicas podem comprometer o trabalho de parto.[55] As possíveis alterações decorrentes da participação do calcitriol no sistema imunológico permanecem em estudos.

Quadro Radiológico

As alterações clássicas do raquitismo são observadas na epífise e região distal da metáfise dos ossos longos, principalmente rádio, ulna, tíbia e fêmur, com atraso na maturação óssea, epífises e metáfises alargadas – "em taça" – e linhas de mineralização irregulares e sem contornos definidos. Nas demais regiões observam-se os sinais de osteomalacia, com osteopenia generalizada, encurvamento dos ossos longos, varismo ou valgismo em membros inferiores (Figs. 70.4 a 70.6). As pseudofraturas (*zonas de Looser*), que se manifestam como linhas radiotransparentes através do córtex perpendiculares ao comprimento, são mais freqüentes em colo de fêmur, omoplata e púbis (Fig. 70.7). Também são verificadas fraturas, deformidades na caixa torácica e coluna vertebral: vértebras bicôncavas, cifoescoliose, lordose acentuada. Nos casos dependentes de vitamina D, com

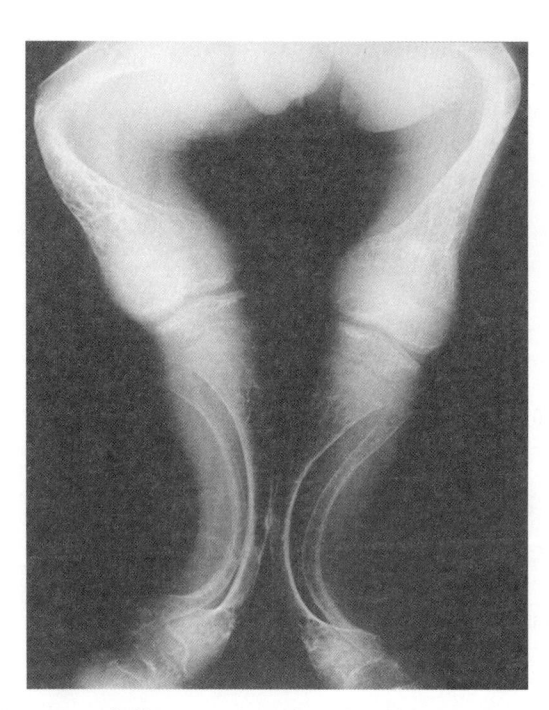

Fig. 70.5 Exame radiológico. Raquitismo dependente de vitamina D tipo II (menino de 13 anos). Membros inferiores. Rarefação óssea, lesões císticas, intenso arqueamento externo dos fêmures, sinal de fratura consolidada, arqueamento interno da tíbia e fíbula, alargamento e irregularidade das epífises e metáfises.

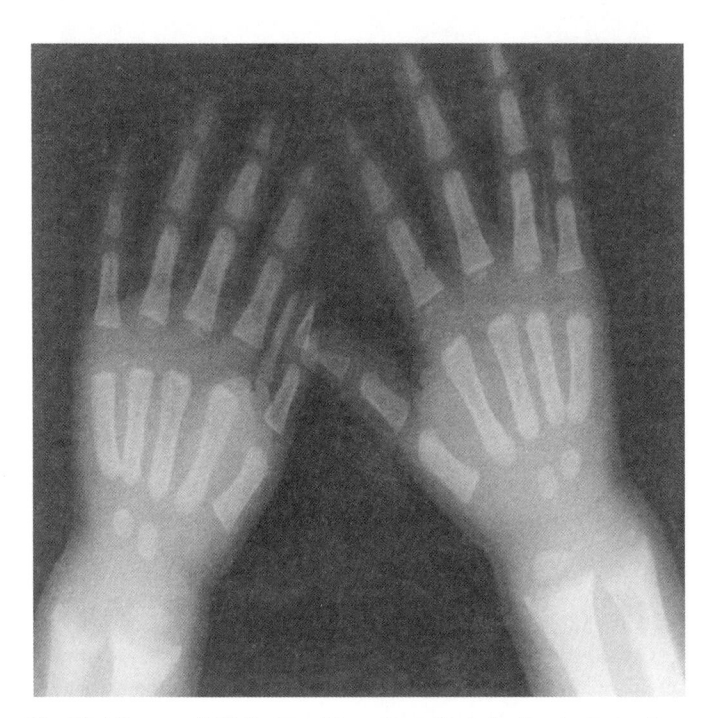

Fig. 70.4 Exame radiológico. Raquitismo dependente de vitamina D tipo I em menino de 2 anos. Mãos e punhos com alargamento metafisário (em "taça"), irregularidade e perda dos limites da epífise e metáfise. Cisto em ulna D.

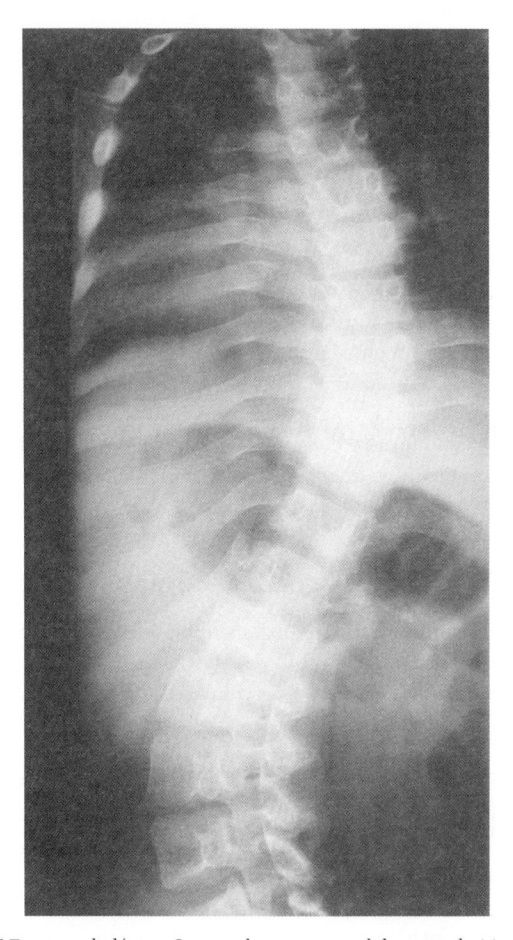

Fig. 70.6 Exame radiológico. Osteomalacia em uma adolescente de 14 anos. Coluna vertebral com escoliose toracolombar, rotação das vértebras lombares.

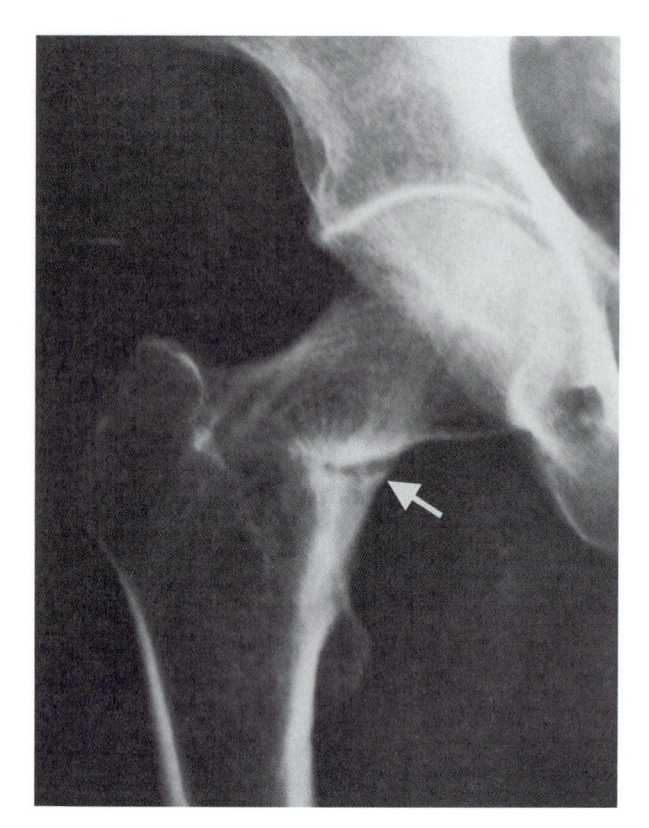

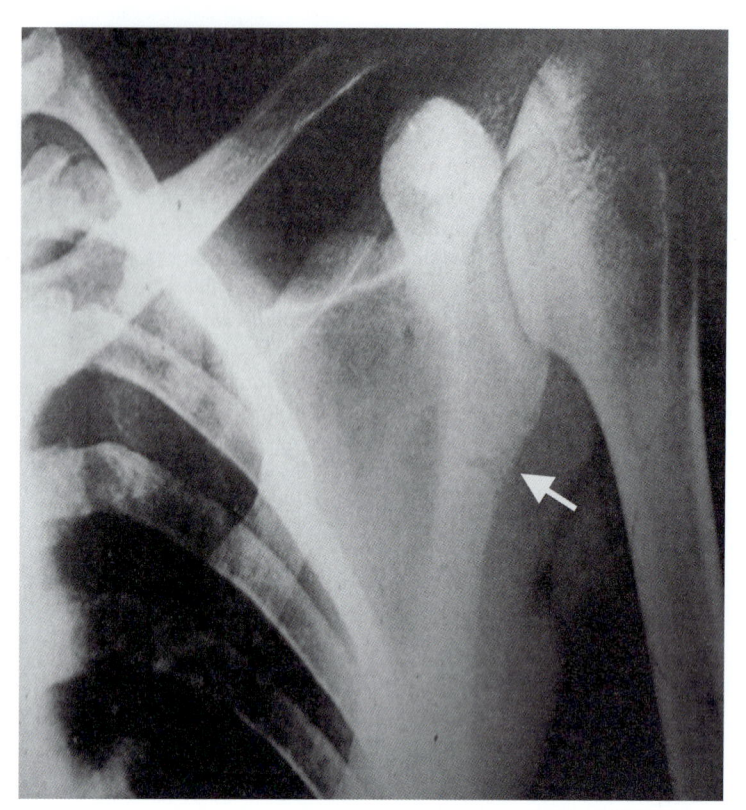

Fig. 70.7 Aspecto característico das pseudofraturas ou zonas de Looser (*setas*).

hiperparatiroidismo secundário, há áreas de reabsorção subperiosteal e cistos.[3,4,32–36] As alterações surgidas na fase adulta podem ser confundidas, em princípio, com osteoporose, necessitando sempre de confirmação laboratorial.

Densitometria Óssea

A densitometria óssea não é utilizada para o diagnóstico. Pode ser utilizada para acompanhar a evolução do tratamento. Pela densitometria óssea, isoladamente, não é possível diferenciar osteoporose de osteomalacia.[5,58] O paciente idoso que apresenta melhora muito rápida do quadro densitométrico quando se administram Ca e vitamina D provavelmente tem um componente osteomalácico associado à osteoporose.

Quadro Histológico

O raquitismo é caracterizado por alterações na placa epifisária de crescimento ósseo, onde a zona de hipertrofia está alongada e com desorganização da arquitetura das colunas celulares. A calcificação é retardada ou ausente, a vascularização é irregular através de canais defeituosos. A camada esponjosa das metáfises mostra barras de cartilagem não-calcificada (Figs. 70.8 e 70.9). Na osteomalacia há alterações da mineralização nos ossos cortical e trabecular. O rebordo osteóide está aumentado, pouco mineralizado. A espessura osteóide é superior a 15 μm (Fig. 70.10). A velocidade de mineralização está diminuída (MLT – intervalo de tempo de mineralização – superior a 100 dias) e a marcação da frente de mineralização com tetraciclina é deficiente (Figs. 70.11 e 70.12).[59] Nos quadros dependentes de vitamina D com hiperparatiroidismo secundário há áreas com sinais de ação osteoclástica aumentada.

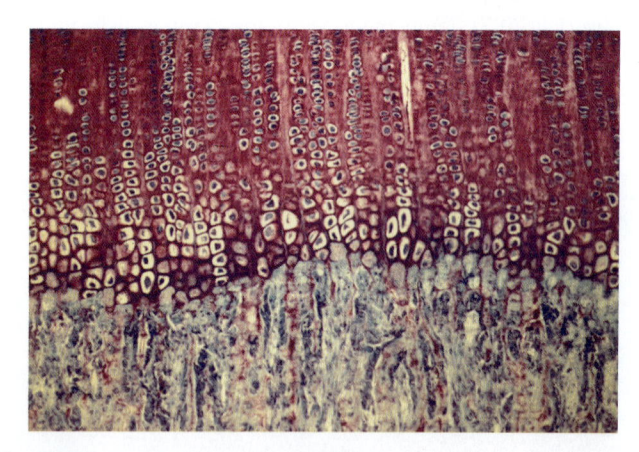

Fig. 70.8 Exame histológico. Placa epifisária de crescimento de rato *normal*. Cartilagem conservada (coloração azul de toluidina, 120×).

RAQUITISMO E OSTEOMALACIA HIPOFOSFATÊMICOS

O raquitismo hipofosfatêmico ligado ao X (XLHR), o raquitismo hipofosfatêmico autossômico dominante (ADHR) e a osteomalacia hipofosfatêmica oncogênica (OHO) compartilham semelhanças nos quadros fisiopatológico e laboratorial. Nessas patologias, há a participação do FGF23, cuja produção está excessiva ou tem sua clivagem protéica

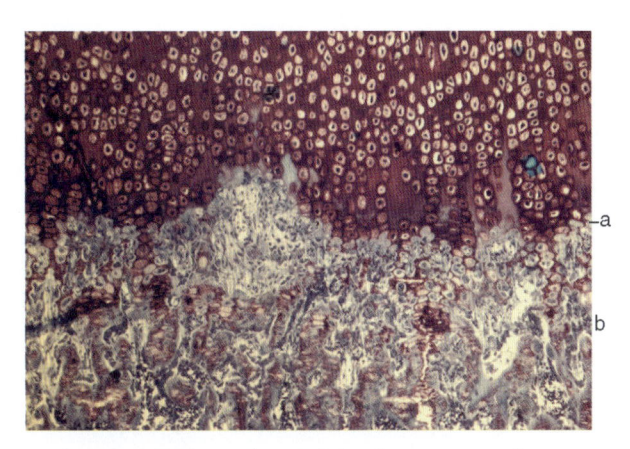

Fig. 70.9 Exame histológico. Placa epifisária de crescimento de rato com raquitismo. Cartilagem com desorganização da arquitetura dos condrócitos da camada hipertrófica (superior). (a) Frente de mineralização irregular; (b) região esponjosa com barras de cartilagem pouco calcificadas (comparar com Fig. 70.8) (coloração azul de toluidina, 200×).

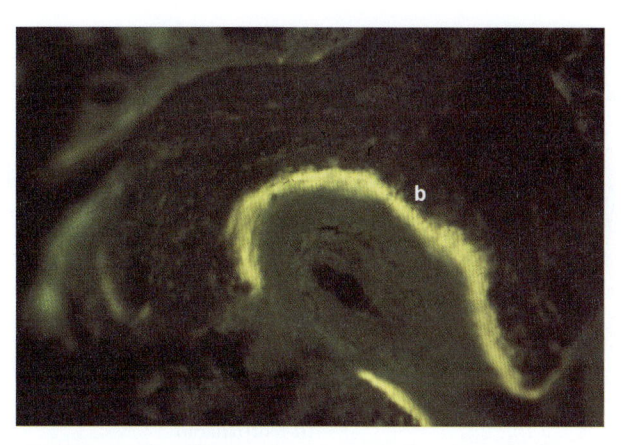

Fig. 70.12 Exame histológico. Biópsia de crista ilíaca de paciente com osteomalacia hipofosfatêmica, marcada com tetraciclina. Linhas de mineralização confluentes devido à velocidade de mineralização reduzida (comparar com a Fig. 70.11) (200×).

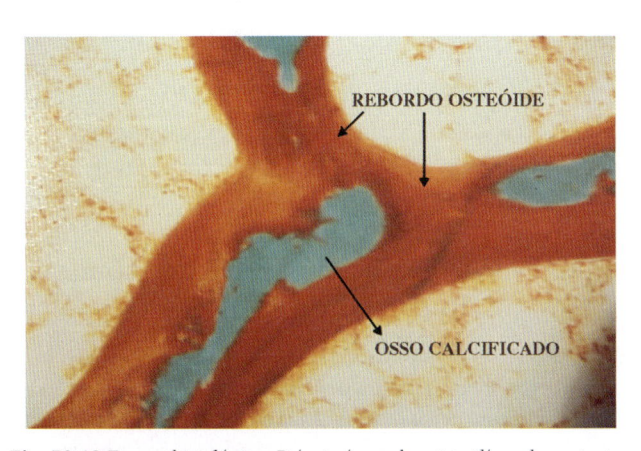

Fig. 70.10 Exame histológico. Biópsia óssea de crista ilíaca de paciente com osteomalacia hipofosfatêmica. Osso trabecular com rebordo osteóide muito aumentado (coloração Goldner, 250×).

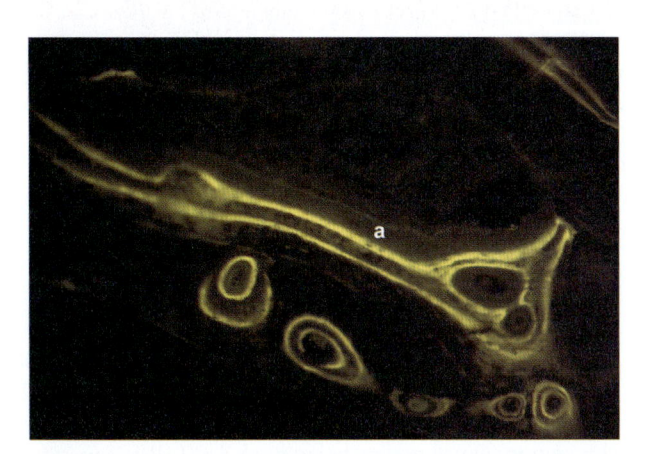

Fig. 70.11 Exame histológico. Biópsia de crista ilíaca de osso *normal*, marcado com tetraciclina administrada VO – 2 doses com intervalo de 15 dias – e analisado com microscópio de fluorescência. (a) Dupla marcação com tetraciclina, linhas regulares da frente de mineralização com tecido mineralizado entre elas (120×).

comprometida.[1,60] É um fator fosfatúrico e com ação inibitória sobre a enzima 1α-hidroxilase. Diversos genes participam da homeostase do P, e sua reabsorção na borda em escova do túbulo contornado proximal renal é feita pelo co-transportador de Na e P (NaPT-2) (5q35),[16,17] que sofre a ação inibitória do FGF23.[8] Embora existam várias etiologias para o raquitismo e a osteomalacia, a hipofosfatemia crônica é a causa mais importante e mais freqüente. Não há comprovação, até o momento, de que mutações no gene Klotho,[27,28] co-receptor do FGF23, determinem, isoladamente, esse tipo de patologia óssea.

Raquitismo Hipofosfatêmico Ligado ao X (XLHR)

O XLHR foi descrito por Albright em 1937, como uma forma de raquitismo resistente à vitamina D, por doses elevadas para o tratamento.[3-5] No entanto, atualmente, o termo resistente caracteriza o raquitismo dependente de vitamina D tipo II. O XLHR é o tipo mais comum dos raquitismos hereditários (Fig. 70.3). O gene responsável pela patologia está localizado em Xp22-1 e foi denominado *PEX* ou *PHEX* (gene regulador do fosfato [*phosphate*]), com homologia à família das endopeptidases neutras, localizado no cromossomo X. Sua estrutura consiste em 22 exons que codificam uma proteína com 749 aminoácidos. Várias mutações associadas com o raquitismo foram descritas nesse gene.[44,45,60] O transplante de rins de ratos normais para ratos hipofosfatêmicos e a realização de parabiose entre esses animais evidenciaram a perda de fosfato por rins anteriormente normais, caracterizando a existência de um fator humoral fosfatúrico, identificado como FGF23. O controle da concentração de FGF23 é feito pelo produto protéico do gene *PHEX*, através de inativação proteolítica. Mutações no gene *PHEX* resultam na produção de uma proteína alterada, incapaz de degradar o FGF23, a qual tem ação inibitória sobre o NaPT-2 e participa do metabolismo da 1,25(OH)$_2$D, inibindo a atividade da enzima 1α-hidroxilase.[8] Assim, apesar da hipofosfatemia, que é um estímulo importante para a síntese do calcitriol, este se mantém em concentrações "inapropriadamente" normais (Quadro 70.1). Há também evidências de anormalidades intrínsecas dos osteoblastos associadas ao quadro.[61]

QUADRO 70.1
Raquitismo e Osteomalacia – Fisiopatologia

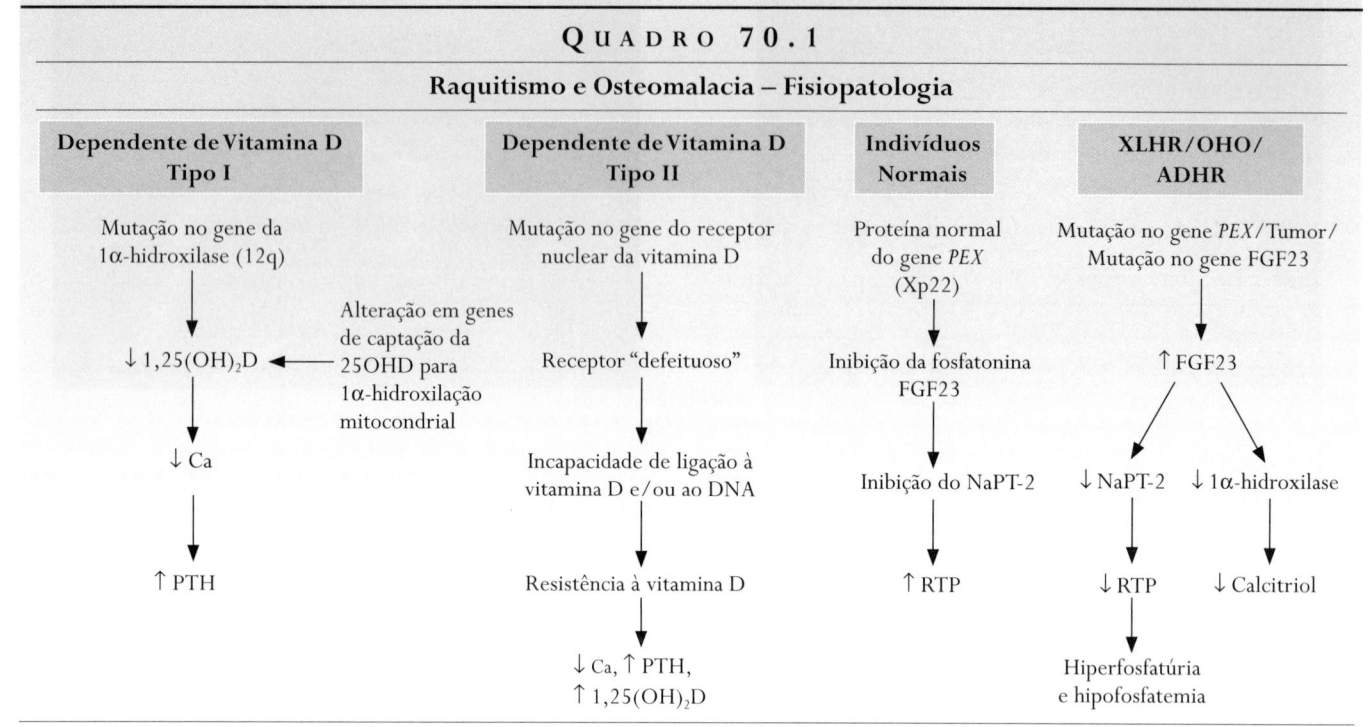

Dependente de Vitamina D Tipo I	Dependente de Vitamina D Tipo II	Indivíduos Normais	XLHR/OHO/ADHR
Mutação no gene da 1α-hidroxilase (12q)	Mutação no gene do receptor nuclear da vitamina D	Proteína normal do gene *PEX* (Xp22)	Mutação no gene *PEX*/Tumor/ Mutação no gene FGF23
↓ 1,25(OH)₂D ← Alteração em genes de captação da 25OHD para 1α-hidroxilação mitocondrial	Receptor "defeituoso"	Inibição da fosfatonina FGF23	↑ FGF23
↓ Ca	Incapacidade de ligação à vitamina D e/ou ao DNA	Inibição do NaPT-2	↓ NaPT-2 ↓ 1α-hidroxilase
↑ PTH	Resistência à vitamina D	↑ RTP	↓ RTP ↓ Calcitriol
	↓ Ca, ↑ PTH, ↑ 1,25(OH)₂D		Hiperfosfatúria e hipofosfatemia

RTP = reabsorção tubular de fosfato; NaPT-2 = co-transportador de sódio e fosfato; ↓ = diminuição; ↑ = aumento; XLHR = raquitismo hipofosfatêmico ligado ao X; ADHR = raquitismo hipofosfatêmico autossômico dominante; OHO = osteomalacia hipofosfatêmica oncogênica; 25OHD = 25-hidroxivitamina D.

QUADRO BIOQUÍMICO

Em função da redução da reabsorção tubular de P (RTP)*, ocorre aumento da fosfatúria e da hipofosfatemia. As concentrações séricas de Ca, PTH, 25OHD e 1,25(OH)₂D são normais. Os níveis séricos de fosfatase alcalina e osteocalcina, enzimas produzidas pelos osteoblastos, estão elevados. A calciúria está diminuída ou normal. O AMPc urinário, reflexo da atividade do PTH, está normal (Quadro 70.1). A concentração sérica de FGF23 está aumentada.[8,18,19]

Raquitismo Hipofosfatêmico Autossômico Dominante (ADHR)

O ADHR é uma forma de raquitismo causada por mutações no gene do FGF23 (12p13). O FGF23, composto por 251 aminoácidos e com massa molecular de 32 kDa, é uma das proteínas que participam da homeostase do P e da vitamina D. As primeiras mutações *missense* foram encontradas em famílias diferentes portadoras de ADHR, envolvendo a substituição do aminoácido arginina (R) por glutamina (Q) e triptofano (W): R176Q, R179W e R179Q.[48,49] Shimada e cols.[48] demonstraram que essas mutações, situadas próximo ao sítio de clivagem da proteína FGF23 por uma enzima convertase, impedem a sua clivagem proteolítica ativada pelo *PHEX*. A molécula do FGF23 torna-se mais resistente à degradação pela convertase e tem sua atividade biológica aumentada. Tanto o FGF23 selvagem quanto o mutante inibem, direta ou indiretamente, o transporte de P em cultura de células renais. A hipofosfatemia causada pela diminuição da RTP é o principal fator responsável pela mineralização óssea deficiente no ADHR. O modelo fisiopatológico proposto a partir daí e o quadro bioquímico são os mesmos do XLHR (Quadro 70.1).

Raquitismo Hipofosfatêmico Autossômico Recessivo (ARHR)

A patogênese do defeito na mineralização óssea do ARHR, bem como os quadros clínico e laboratorial decorrentes, é semelhante à de ADHR e XLHR, com perda renal anormal de fosfato, comprometimento da atividade da enzima 1α-hidroxilase e concentração aumentada de FGF23. O ARHR é causado por mutações inativadoras na matriz protéica da dentina-1 (DMP-1).[23-26] Essa última, além de ter papel importante na condrogênese e dentinogênese, participa na regulação do transporte renal de P e do metabolismo da vitamina D de maneira acoplada à produção de FGF23. Lorenz-Depiereux e cols.[23] mapearam a forma autossômica recessiva no cromossomo 4q21 e identificaram mutações homozigóticas na DMP-1, que codifica essa proteína não-colágena da matriz óssea expressa em osteoblastos e osteócitos. Os níveis séricos do FGF23 estavam elevados na maioria dos casos, justificando a fosfatúria aumentada e os níveis inapropriadamente normais de 1,25(OH)₂D, reforçando que a DMP-1 também participa da expressão do FGF23.

Raquitismo Hipofosfatêmico com Hipercalciúria (HRC)

O HRC é uma forma rara de raquitismo com mutações mapeadas na região do cromossomo 9q34 onde está o gene *SLC34A3*, codificador da proteína co-transportadora de Na e P (NaPT-2c).[50] Essa proteína é responsável pela reabsorção tubular de P, que passa a não ocorrer adequadamente, determinando perda tubular renal de P e hipofosfatemia.[25,51,52]

O HRC tem sua fisiopatologia interligada aos demais raquitismos, mas sem a participação direta do FGF23, não comprometendo a função da enzima 1α-hidroxilase renal, responsável pela produção da 1,25(OH)₂D ou calcitriol. Assim, o aumento da atividade da 1α-hidroxilase renal, estimulado pela hipofosfatemia, determina maior produção de calcitriol, maior absorção intestinal de Ca e conseqüente hipercalciúria. A hipofosfatemia, tambem nesse tipo de raquitismo, é a principal causa da mineralização óssea deficiente.[50–52]

Osteomalacia Oncogênica

Osteomalacia oncogênica é uma síndrome rara, caracterizada pela presença de um tumor, associado à RTP diminuída e à osteomalacia.[3,4,35,36] As alterações bioquímicas e os quadros clínico e histológico revertem com a retirada do tumor, o qual secreta FGF23 e FRP4,[2,29,62] fatores humorais fosfatúricos e inibidores da atividade da enzima 1α-hidroxilase. O FGF23 é o mesmo fator que participa da patogênese do raquitismo hipofosfatêmico que envolve o gene *PHEX*[19] (Quadro 70.1). Uma grande variedade de tumores em ossos e tecidos moles foi encontrada associada à patologia: mesenquimais, angiossarcomas, hemangiomas, condrossarcomas, carcinoma de próstata, schwannoma, osteoblastoma, tumores neuroendócrinos e mistos.[3,4,41,61] Muitas vezes o diagnóstico é difícil, pois os tumores são pequenos e de crescimento lento. Eles causam osteomalacia, em geral como doença óssea adquirida na fase adulta, sem história familiar. Além do exame físico, a pesquisa envolve todos os exames diagnósticos por imagem: ultra-sonográficos, radiológicos e cintilográficos, particularmente com octreotide ou pentetreotide marcados com ¹¹¹In.[63,64]

QUADRO BIOQUÍMICO

As alterações laboratoriais são semelhantes às do raquitismo hipofosfatêmico, exceto pela concentração sérica reduzida de 1,25(OH)₂D. A RTP está diminuída, com conseqüentes hiperfosfatúria e hipofosfatemia. Os níveis séricos de Ca e 25OHD geralmente estão normais. O PTH está normal ou um pouco elevado, e a fosfatase alcalina, elevada (Quadro 70.2). Glicosúria e aminoacidúria, particularmente glicinúria, podem estar presentes.[3,4] A concentração sérica de FGF23 está aumentada.[18,65]

Raquitismo Dependente de Vitamina D Tipo I

Chamado por alguns autores de raquitismo pseudodeficiente em vitamina D, é determinado por mutações no gene que codifica a enzima 1α-hidroxilase, responsável pela conversão da 25OHD em 1,25(OH)₂D no rim (Quadro 70.1).[14,32,33] Transmitido através de herança autossômica recessiva, o gene está no cromossomo 12 (*12q14*), e sua estrutura consiste em 9 exons que codificam uma proteína com 508 aminoácidos. Manifesta-se, em geral, no primeiro ano de vida com quadro clínico semelhante ao dos demais raquitismos, retardo no desenvolvimento estatural, deformidades ósseas e, raramente, convulsões devido à hipocalcemia (Fig. 70.2). Os familiares heterozigóticos são fenotipicamente normais.[3,14]

QUADRO BIOQUÍMICO

Em decorrência da redução na síntese de 1,25(OH)₂D, a absorção intestinal de Ca está diminuída, gerando hipocalcemia, hipocalciúria e hiperparatiroidismo secundário, o qual determina redução da RTP e hipofosfatemia. A 25OHD está normal (Quadro 70.2). Os telopeptídeos resultantes do metabolismo do colágeno estão elevados na urina.[3,5]

Raquitismo Dependente de Vitamina D Tipo II

Também chamado de raquitismo hereditário resistente à vitamina D, é uma doença rara autossômica recessiva, decorrente da resistência tecidual à forma ativa da vitamina D, calcitriol ou 1,25(OH)₂D. É determinado em geral por mutação em ponto no gene do receptor da vitamina D (VDR) (Quadro 70.1).[34,66] O VDR é uma proteína de aproximadamente 50 kDa, pertencente à superfamília dos recepto-

QUADRO 70.2
Raquitismo e Osteomalacia – Índices Bioquímicos

	Hipofosfatêmico	Dependente de Vitamina D Tipo I	Dependente de Vitamina D Tipo II	Oncogênico	Carencial
Séricos					
Ca	nl	nl ou ↓	↓	nl	nl ou ↓
P	↓	↓	↓	↓	↓
PTH	nl	↑	↑	nl ou ↑	↑
25OHD	nl	nl	nl ou ↓	nl	↓
1,25(OH)₂D	nl	↓	↑	↓	nl ou ↓
Fosfatase alcalina	↑	↑	↑	↑	↑
Osteocalcina	↑	↑	↑	↑	↑
Urinários					
Ca	↓ ou nl	↓	↓	↓	↓
RTP	↓	↓	↓	↓	↓
Hidroxiprolina	↑	↑	↑	—	↑
Deoxipiridinolina	—	↑	↑	—	↑
AMPc	nl	↑	↑	nl	↑

nl = normal; ↑ = elevado(a); ↓ = diminuído(a); — = em estudo; Ca = cálcio; P = fosfato; 25OHD = 25-hidroxivitamina D; RTP = reabsorção tubular de fosfato; AMPc = AMP cíclico.

res nucleares, que inclui os receptores para os hormônios esteróides, tiróideos, retinóides e receptores órfãos.[11] Têm uma organização estrutural comum, compreendendo 2 domínios funcionais principais: um de ligação ao hormônio e outro de ligação ao DNA. O domínio de ligação ao DNA apresenta o maior grau de homologia entre os receptores nucleares e tem a conformação de 2 alças ou dedos de zinco, essenciais para a interação com o DNA. O gene que codifica o VDR humano está no cromossomo 12 (12q14), e sua estrutura consiste na seqüência de 9 exons codificadores. A maioria das mutações encontradas no gene do VDR humano foi verificada nos exons 2 e 3, que codificam o domínio de ligação ao DNA.[35,36]

Clinicamente, os pacientes apresentam, além das deformidades ósseas anteriormente referidas, convulsões e alopecia parcial ou total em dois terços dos casos (Fig. 70.3). A alopecia é um dos primeiros sintomas, e, algumas vezes, há queda dos cílios e supercílios. Está presente em indivíduos com diferentes tipos de mutação no VDR, diferentes graus de alteração bioquímica, e não se restabelece com o tratamento. A causa não está esclarecida.[2,3]

Foi demonstrada alta afinidade de captação da [³H]1,25(OH)₂D no núcleo da bainha externa da raiz do folículo piloso de roedores, assim como a presença da proteína ligadora de Ca. Tanto a 1,25(OH)₂D quanto o ácido retinóico, cujos receptores dimerizam, participam do crescimento e da diferenciação das células epidérmicas, dos pêlos e cabelos.[67] O sistema intacto do VDR é, portanto, importante para a diferenciação do folículo piloso, independentemente da homeostase mineral, embora não se conheça exatamente seu mecanismo efetor.

O exame histológico do couro cabeludo que realizamos em nosso serviço em 3 pacientes com alopecia total demonstrou ausência de pêlos e rarefação e hipoplasia dos folículos pilosos. A derme, os componentes colagênico e elástico e as glândulas sebáceas e sudoríparas estavam normais. A presença de fibrose perifolicular e de infiltrado linfomononuclear não foi significativa, e não foram evidenciadas outras características específicas, cicatriciais ou inflamatórias.[36]

QUADRO BIOQUÍMICO

A concentração sérica de 1,25(OH)₂D está bastante elevada, enquanto a calcemia está diminuída, caracterizando o quadro de resistência hormonal. Os níveis séricos de PTH, fosfatase alcalina e osteocalcina estão aumentados. A RTP e a calciúria encontram-se reduzidas (Quadro 70.2). Os pais, heterozigóticos, podem apresentar níveis séricos de 1,25(OH)₂D discretamente elevados, indicando um quadro de resistência parcial.[36,66]

TUBULOPATIAS RENAIS, SÍNDROME DE FANCONI E ACIDOSE RENAL

De etiologias diferentes, adquiridas ou hereditárias (autossômicas ou ligadas ao X), essas patologias afetam o túbulo proximal renal, reduzem a Na⁺/K⁺ATPase e a produção mitocondrial de ATP e alteram o gradiente eletroquímico do Na, responsável pelo transporte da maior parte dos solutos através da membrana luminal. Podem comprometer, em diferentes graus, a reabsorção de P, bicarbonato (HCO₃⁻), aminoácidos, proteínas, glicose e, menos freqüentemente, Ca, K e Mg. Em condições fisiológicas, 80% a 90% do HCO₃⁻ é reabsorvido no túbulo proximal pelo mecanismo de troca com H⁺ e Na⁺. A perda urinária de HCO₃⁻ e a retenção de H⁺ levam à acidose sistêmica.[3,68,69] O defeito de mineralização é resultante, principalmente, da hipofosfatemia e da acidose crônica, a qual, além de interferir diretamente no processo de mineralização, reduz a atividade da 1α-hidroxilase e dos osteoblastos.[70]

No adulto, as patologias mais freqüentemente associadas ao quadro são mieloma múltiplo, linfoma, amiloidose, cistinose, intoxicação por algumas drogas e metais (gentamicina, estreptozocina, ifosfamida, óxido férrico, cádmio, mercúrio, chumbo).[70,71] Na anastomose ureterossigmóide, a reabsorção intestinal dos íons Cl⁻ e H⁺ da urina é responsável pela acidose. Laboratorialmente, podem ser verificados pH urinário > 6,5 e bicarbonato sérico < 22 mEq/L, hipofosfatemia, aumento da fosfatúria, aminoacidúria, glicosúria e da proteinúria, além de Ca sérico normal, próximo ao limite inferior e 1,25(OH)₂D "inapropriadamente" normal ou reduzida.[3-5]

DROGAS

A alteração do processo de mineralização por drogas está na dependência da dose, do tempo de uso e de outros fatores associados, como baixa exposição ao sol, falha alimentar e, até mesmo, hepatopatias crônicas.[72] O efeito direto da maioria delas sobre os osteoblastos e osteoclastos não está determinado. Causam tubulopatias, anteriormente referidas, ou comprometem a mineralização em outros níveis. Induzem hipocalcemia, inibindo a absorção intestinal de vitamina D (p.ex., colestiramina),[73] diminuindo sua síntese na pele (p.ex., bloqueadores solares)[74] ou interferindo no seu metabolismo (p.ex., anticonvulsivantes).[75]

Os anticonvulsivantes, principalmente o fenobarbital e a difenil-hidantoína, são potentes indutores da atividade das enzimas oxidases microssomais hepáticas do sistema citocromo P450, estimulando a produção de metabólitos inativos da vitamina D e sua excreção biliar. A difenil-hidantoína também inibe o transporte de Ca através da membrana celular e, in vitro, tem efeito supressivo sobre a atividade osteoblástica e sobre a síntese do colágeno.[3,57,76-78]

A osteomalacia induzida por antiácidos,[3,5,79] particularmente pelo uso prolongado de hidróxido de alumínio, resulta da formação de complexos insolúveis entre o alumínio (Al) e o fosfato da dieta, comprometendo a absorção de fosfato.

Nos pacientes em tratamento com hemodiálise, o alumínio proveniente da água utilizada na solução de diálise pode comprometer a mineralização.[3,80,81] É menos freqüente quando o nível de Al no dialisado é mantido < 10 μg/L. A análise histoquímica da biópsia óssea, com coloração Solocromo Azuline, evidencia o depósito de alumínio na frente de mineralização. O Al também tem ação inibitória sobre a liberação de PTH, sobre a atividade da 1α-hidroxilase e sobre a atividade dos osteoblastos. Quando a função renal está normal, não causa alterações significativas. Etidronato e fluoreto também se depositam no osso, comprometendo a mineralização.[75,82]

A análise bioquímica, particularmente dos casos em que drogas induziram alterações no metabolismo da vitamina D, revela hipocalcemia, hiperparatiroidismo secundário e redução das concentrações de 25OHD, 24,25(OH)₂D e de 1,25(OH)₂D. Nos pacientes sob hemodiálise, pode haver aumento da concentração sérica de Al, além das alterações provocadas pela insuficiência renal, como queda das concentrações séricas de calcitriol e Ca, além de aumento de creatinina, PTH, fosfato (P) e fosfatase alcalina.

HIPOFOSFATASIA

Hipofosfatasia é um tipo raro e incaracterístico de raquitismo e osteomalacia, determinado pela redução da atividade da fosfatase alcalina tecidual não-específica, principalmente em osso, fígado e rim. É causado por mutação no gene que codifica a enzima localizado em 1p36, e a transmissão é autossômica recessiva ou dominante.[83,84] Diversas mutações foram verificadas em exons distintos, não sendo possível relacionar o ponto de mutação com a forma da doença. Não é claro se a doença óssea é devida a um defeito qualitativo, isolado, na molécula da fosfatase alcalina ou se há um defeito generalizado do osteoblasto.[3,53,54,57] As hipóteses para o comprometimento da mineralização são a incapacidade de concentrar o P inorgânico, o acúmulo de pirofosfato e a perda da ligação entre as fibras de colágeno e as vesículas da matriz. Manifesta-se em qualquer fase da vida. No período intra-uterino e perinatal, ocorrem poliidrâmnio, mineralização óssea reduzida, membros curtos e deformados, insuficiência respiratória e anemia, sendo difícil a sobrevivência. Até os 6 meses o quadro é de raquitismo, fontanelas abertas, hipotonia, infecções respiratórias e nefrocalcinose. Na infância, a dentição é muito comprometida, com hipoplasia e deformidades dentárias. Pode se expressar somente na fase adulta com dores, fraqueza muscular, fraturas e pseudofraturas, embora a maioria desses casos tenha tido problemas dentários importantes na infância ou algum grau de raquitismo.[54,57,84]

Apesar de mostrar radiologia e histologia semelhantes aos demais tipos de raquitismo e osteomalacia, difere no quadro bioquímico, que não é totalmente explicado. A concentração sérica de fosfatase alcalina e isoenzimas é baixa, e a de P, discretamente elevada. Nas formas juvenil e adulta, Ca, 25OHD, 1,25(OH)$_2$D e PTH estão normais, mas pode haver hipercalcemia e hipercalciúria nas formas mais precoces. Em contraste, estão aumentadas as concentrações de 3 fosfocomponentes, piridoxalfosfato sérico, fosfoetanolamina e pirofosfato inorgânico urinários.[3,5,57]

Não há uma terapia eficiente reconhecida, até o momento, para a hipofosfatasia.[84]

ENVELHECIMENTO

Com o avanço da idade ocorrem alterações relacionadas ao metabolismo da vitamina D. Há redução da síntese na pele, da hidroxilação hepática e renal, bem como diminuição da concentração e função dos receptores intestinais. Esse processo, associado à alteração de hábitos, como menor exposição ao sol e menor ingestão de vitamina D, causa diminuição da absorção de Ca. Em nosso serviço, o estudo histomorfométrico ósseo em pacientes idosos com fratura de colo de fêmur revelou a presença de osteomalacia em 2 dos 8 indivíduos analisados. Salientamos, portanto, a importância do diagnóstico diferencial com osteoporose.[3,59]

PREVENÇÃO

A prevenção de alterações relacionadas à mineralização óssea tem início numa dieta adequada e na exposição, mesmo que pequena, aos raios solares, que são os principais responsáveis pela síntese de vitamina D no organismo.[1] Em muitos países é feita a suplementação de vitamina D em alimentos lácteos industrializados. O leite, apesar de conter uma boa concentração de Ca e P, é pobre em vitamina D. Na natureza, a vitamina D está presente em quantidade pequena, insuficiente para as necessidades diárias, em alguns alimentos como óleo de fígado de peixes, peixes, fígado de animais, gema de ovo, repolho, brócolis, soja, feijão e amêndoas. Como o P está presente na maior parte dos alimentos em quantidade suficiente, a sua deficiência nutricional isolada é rara.[1,3]

Apesar de não existir um consenso, vários estudos[85,86] têm proposto as quantidades de Ca e vitamina D para as diferentes faixas etárias. A ingestão diária de Ca recomendada pelo NIH[87] é a seguinte:

> do nascimento aos 6 meses: 400 mg;
> 6 a 12 meses: 600 mg;
> 1 a 5 anos: 800 mg;
> 6 a 10 anos: 800–1.200 mg;
> 11 a 24 anos: 1.200–1.500 mg;
> acima dos 65 anos: 1.500 mg;
> Para homens (25 aos 65 anos): 1.000 mg;
> Para mulheres > 50 anos sob terapia de reposição estrogênica (TRH): 1.000 mg;
> Para mulheres > 50 anos, sem TRH: 1.500 mg;
> Para mulheres grávidas ou em período de amamentação: 1.200–1.500 mg.

A quantidade de vitamina D na dieta diária, preconizada por institutos médicos de referência, varia nos países onde os estudos populacionais foram realizados.[3,85,86] Nos Estados Unidos e Canadá, essa quantidade é a mesma para os grupos de indivíduos estudados, nas faixas etárias do nascimento até os 6 meses, de 7 meses a 3 anos e de 4 a 50 anos, nas quais bastaria a ingestão diária de 5 μg (200 UI) de vitamina D. Para o grupo de 51 a 70 anos, 10 μg, e acima dos 71 anos, 15 μg. Para mulheres grávidas e lactentes estão indicados 5 μg. Por outro lado, no Reino Unido, não há uma quantidade de vitamina D diária preconizada para a faixa etária de 4 a 50 anos, supondo que esses indivíduos se alimentam de forma variada e se expõem regularmente ao sol. Para as outras faixas etárias, os valores indicados variam: do nascimento até os 6 meses, 8,5 μg; dos 7 meses aos 3 anos, 7 μg; e acima de 50 anos, 10 μg. Para mulheres grávidas e lactentes, 10 μg.[1,3]

Cuidado especial deve ser dado aos idosos, às crianças de até 6 meses de idade que ainda são pouco expostas ao sol e se alimentam apenas de leite, aos pacientes sob nutrição parenteral total, aos psiquiátricos e àqueles com longos períodos de internação.

TRATAMENTO

O diagnóstico etiológico precoce é importante para a escolha do tratamento, que, uma vez iniciado, necessita de acompanhamento periódico através de exame físico, radiológico e bioquímico. A ultra-sonografia renal anual é necessária para investigar o surgimento de cálculo ou calcinose. A análise sérica de Ca, P, fosfatase alcalina, PTH, 25OHD, calcitriol e creatinina, bem como a medida de Ca, P e creatinina em amostra urinária de 24 horas, permite verificar a resposta ao tratamento e corrigir a dose da medicação. Essa dose, além de ser individual, pode variar muito no próprio indivíduo. Atualmente evitam-se as doses elevadas de vitamina D que eram empregadas no passado. Os raquitismos genéticos tendem a melhorar na adolescência e na fase adulta.

A correção da dieta, com mais Ca e vitamina D, e a exposição regular ao sol são indicadas para os indivíduos em uso de anticonvulsivantes. Se, apesar disso, esses pacientes desenvolverem alterações clínicas ou laboratoriais de raquitismo e osteomalacia, é indicada a administração de calcitriol, na dose inicial oral de 0,25 μg/dia, ou calciferol, 200 UI/dia ou 1.000 UI/semana.[88,89] No tratamento para úlcera péptica ou gastrite por tempo prolongado com antiácidos, recomenda-se a substituição dos medicamentos que contêm hidróxido de alumínio. Os pacientes com insuficiência renal são tratados com calcitriol na dose inicial de 0,25 μg/dia, por via oral (VO), que será progressivamente aumentada, conforme as dosagens séricas de Ca, fosfato (P), PTH e 1,25(OH)$_2$D. A concentração de PTH não deve ultrapassar em 2 a 3 vezes o valor normal, e, se necessário, são feitos pulsos com calcitriol, 1,0 μg endovenoso, 3 vezes por semana. Por outro lado, na insuficiência renal há retenção de P, que pode ser agravada com esse tratamento. Em geral, tenta-se evitar que o nível de P supere 5,5 mg/dL ou que o produto $Ca \times P$ exceda 55. Nessas situações, a dose do calcitriol deverá ser reduzida, inicia-se dieta pobre em P ou administram-se quelantes de P, e intensifica-se a diálise. Nos serviços de hemodiálise, é necessário manter o controle e tratamento da água utilizada na solução de diálise para evitar a intoxicação por alumínio, cuja concentração no dialisado não deve ultrapassar 10 μg/L. Se o exame histológico confirmar a presença de alumínio no osso, é utilizado o tratamento quelante com desferoxamina.[80,88] Na acidose metabólica, a administração de bicarbonato de sódio, 5 a 10 g/dia, VO, muitas vezes é suficiente para a correção do quadro. Quando necessário, é associado calcitriol, 0,25 a 1,0 μg/dia, VO.[3,57,88,89]

Raquitismo e Osteomalacia Hipofosfatêmicos

O XLHR, o ADHR e o ARHR são tratados da mesma maneira. O tratamento é feito com P e vitamina D, que promove a absorção intestinal e a reabsorção renal de P. Também evita o desenvolvimento de hiperparatiroidismo secundário à queda da calcemia, provocada pela administração de P. A dose de P é de 30 a 60 mg/kg/dia, VO (1 a 3 g de P elemento), fracionada em 4 vezes. Associa-se calcitriol, 0,02 a 0,06 μg/kg/dia, ou alfacalcidol, 0,03 a 0,1 μg/kg/dia, VO, fracionados em 2 vezes.[88,89] O hormônio de crescimento (GH) recombinante humano promove a RTP, a síntese de 1,25(OH)$_2$D, e tem efeito positivo sobre o crescimento, podendo ser associado ao tratamento na dose de 0,05 a 0,08 mg/kg/dia, por via subcutânea.[90] Na hipofosfatemia com hipercalciúria, administra-se apenas P.[2]

O tratamento cirúrgico está indicado quando a causa é oncogênica. Nos casos em que não foi possível a localização do tumor ou foi feita apenas a exérese parcial, deve ser utilizado o esquema terapêutico com P e vitamina D, exposto anteriormente.[3]

Raquitismos Dependentes de Vitamina D

No tipo I, em geral é possível a normalização dos níveis séricos de Ca, PTH e fosfatase alcalina com a administração de calcitriol, cuja síntese está diminuída, na dose 0,02 a 0,06 μg/kg/dia, VO, fracionada em 2 ou mais vezes. Associa-se Ca para completar a dieta em 1,5 g/dia para crianças e 1,0 g/dia para adultos. Outra forma de vitamina D utilizada é o alfacalcidol, na dose de 0,03 a 0,1 μg/dia, VO, também fracionada.[88,89]

O tipo II é mais grave, e, embora a concentração sérica de 1,25(OH)$_2$D já esteja muito elevada, prescrevem-se doses progressivamente aumentadas de vitamina D e Ca para evitar as convulsões hipocalcêmicas e tentar manter a mineralização, mesmo que parcial.[3,89] Utiliza-se calcitriol, aproximadamente 10 μg/dia, VO, fracionado em 3 vezes, associado a calciferol em doses de até 300.000 UI/dia e Ca, 2–3 g/dia VO. Nas crises convulsivas administra-se gluconato de Ca 10%, endovenoso. A infusão endovenosa contínua de Ca por tempo prolongado já foi utilizada e, apesar do desconforto e da necessidade de manter a internação, foi eficiente, com significativa melhora do raquitismo.[91,92] O calciferol oral tem o objetivo de fornecer 24,25(OH)$_2$D, que ocupa receptores diferentes e, nesses casos, contribui para o tratamento. Nos casos tratados em nosso serviço, esse procedimento evitou a queda do Ca.

BIBLIOGRAFIA

1. Wagner CL, Greer FR; American Academy of Pediatrics Section on Breastfeeding; American Academy of Pediatrics Committee on Nutrition. Prevention of rickets and vitamin D deficiency in infants, children, and adolescents. *Pediatrics*, 2008; *122*:1142-52.
2. Pettifor JM. Rickets and vitamin D deficiency in children and adolescents. *Endocrinol Metab Clin North Am*, 2005; *34*:537-53.
3. Favus MJ. *Primer on the Metabolic Bone Diseases and Disorders of Mineral Metabolism*. Philadelphia: The American Society for Bone and Mineral Research, 2003:567p.
4. Frame B, Parfitt AM. Osteomalacia: current concepts. *Ann Intern Med*, 1978; *89*:966-82.
5. Mechica JB. Raquitismo e osteomalacia. *Arq Brasil Endocrin Metab*, 1999; *43*:457-66.
6. Holick MF. Sunlight and vitamin D for bone health and prevention of autoimmune diseases, cancers, and cardiovascular disease. *Am J Clin Nutr*, 2004; *80*(6 Suppl.):1678S-88S.
7. Holick MF. Evolution and function of vitamin D. *Recent Results Cancer Res*, 2003; *164*:3-28.
8. Shimada T, Hasegawa H, Yamazaki Y, et al. FGF23 is a potent regulator of vitamin D metabolism and phosphate homeostasis. *J Bone Mineral Res*, 2004; *19*:429-35.
9. Blumsohn A. What have we learnt about the regulation of phosphate metabolism? *Curr Opin Nephrol Hypertens*, 2004; *13*:397-401.
10. Schiavi SC, Kumar R. The phosphatonin pathway: new insights in phosphate homeostasis. *Kidney Int*, 2004; *65*:1-14.
11. Haussler MR, Witfield GK, Haussler CA, et al. The nuclear vitamin D receptor: biological and molecular regulatory properties revealed. *J Bone Min Res*, 1998; *13*:325-49.
12. Bouillon R, Okamura WH, Norman AW. Structure-function relationships in the vitamin D endocrine system. *Endocr Rev*, 1995; *16*:200-57.
13. Nemere I, Schwartz Z, Pedrozo H, et al. Identification of a membrane receptor for 1,25-dihydroxyvitamin D$_3$ which mediates rapid activation of protein kinase C. *J Bone Min Res*, 1998; *13*:1353-9.
14. Drezner MK. Hypophosphatemic rickets. *Endocr Dev*, 2003; *6*:126-55.
15. Dean DD, Schwartz Z, Muniz OE, et al. Interleukin-1 α and β in growth P late cartilage are regulated by vitamin D metabolites *in vivo*. *J Bone Min Res*, 1997; *12*:1560-9.
16. Muner H, Hernando N, Forster I, et al. Proximal tubular phosphate reabsorption: molecular mechanisms. *Physiol Rev*, 2000; *80*:1379-409.
17. Tenenhouse HS. Cellular and molecular mechanisms of renal phosphate transport. *J Bone Mineral Res*, 1997; *12*:159-64.
18. Shimada T, Mizutani S, Yamashita T, et al. Cloning and characterization of FGF23 as a causative factor of tumor induced osteomalacia. *PNAS*, 2001; *96*:6500-5.
19. Schiavi CS, Moe OW. Phosphatonins: a new class of phosphate-regulating proteins. *Curr Opin Nephrol Hypertens*, 2002; *11*:423-30.
20. Riminucci M, Collins MT, Fedarko NS, et al. FGF23 in fibrous dysplasia of bone and its relationship to renal phosphate wasting. *J Clin Invest*, 2003; *112*:683-92.
21. Uren A, Reichsman F, Anest V, et al. Secreted frizzled-related protein-1 binds directly to wingless and is a biphasic modulator of Wnt signaling. *J Biol Chem*, 2000; *275*:4374-82.
22. Bowe AE, Finnegan R, Levine MA, et al. FGF23 inhibits renal tubular phosphate transport and is a PHEX substrate. *Biochem Bioph Res Com*, 2001; *284*:977-81.
23. Lorenz-Depiereux B, Bastepe M, Benet-Pagès A, Amyere M, et al.

DMP-1 mutations in autossomal recessive hypophosphatemia implicate a bone matrix protein in the regulation of phosphate homeostasis. *Nat Genet*, 2006; *22*:1521-3.
24. Liu S, Zhou J, Tang W, *et al*. Pathogenic role of FGF23 in DMP1-null mice. *Am J Physiol Endocrinol Metab*, 2008; E254-61.
25. Negri AL. Hereditary hypophosphatemias: new genes in the bone-kidney axis. *Nephrology* (Carlton), 2007; *12*:317-20.
26. Liu S, Quarles LD. How fibroblasts growth factor 23 works. *J Am Soc Nephrol*, 2007; *18*:1637-47.
27. Razzaque MS, Lanske B. The emerging role of the fibroblast growth factor 23-klotho axis in renal regulation of phosphate homeostasis. *J Edocrinol*, 2007; *194*:1-10.
28. Urakawa I, Yamazaki Y, Shimada T, *et al*. Klotho converts canonical FGF receptor into a specific receptor for FGF23. *Nature*, 2006; *444*:770-4.
29. Vassiliadis I, Jan de Beur SM, Bowe AE, *et al*. Frizzled related protein 4 expression is elevated in tumors associated with oncogenic osteomalacia and inhibits phosphate transport in vitro. *J Bone Mineral Res*, 2001; *16*:S11.
30. Berndt TI, Vassiliadis J, Reczek D, *et al*. Effect of acute infusion of frizzled related protein 4 (FRP4) a protein highly expressed in tumors associated with osteomalacia, on phosphate excretion in vivo. *J Bone Mineral Res*, 2002; *17*:S158.
31. Pack AM, Gidal B, Vazquez B. Bone disease associated with antiepileptic drugs. *Cleve Clin J Med*, 2004; *71*(Suppl. 2):S42-8.
32. Kato S, Yanagiwasa J, Murayama A, *et al*. The importance of 25-hydroxyvitamin D3 1 alpha-hydroxylase gene in vitamin D-dependent rickets. *Curr Opin Nephrol Hypertens*, 1998; *7*:377-83.
33. Fu GK, Lin D, Zhang MYH, *et al*. Cloning of human 25-hydroxyvitamin D-1α-hydroxylase and mutations causing vitamin D-dependent rickets type 1. *Mol Endocrinol*, 1997; *11*:1961-70.
34. Brooks MH, Bell NH, Love L, *et al*. Vitamin-D dependent rickets type II: resistance of target organs to 1,25-dihydroxyvitamin D. *N Engl J Med*, 1978; *298*:996-9.
35. Malloy PJ, Pike JW, Feldman D. The vitamin D receptor and the syndrome of hereditary 1,25-dihydroxyvitamin D-resistant rickets. *Endocrine Rev*, 1999; *20*:156-8.
36. Mechica JB, Leite MOR, Latronico AC, *et al*. A novel nonsense mutation in the first zinc finger of the vitamin D receptor causing hereditary 1,25-dihydroxyvitamin D3-resistant rickets. *J Clin Endocrinol Metabol*, 1997; *82*:3892-4.
37. Liu W, Yu WR, Carling T, *et al*. Regulation of gp330/megalin expression by vitamins A and D. *Eur J Clin Invest*, 1999; *28*:100-7.
38. Christakos S, Dhawan P, Liu Y, *et al*. New insights into the mechanisms of vitamin D action. *J Cell Biochem*, 2003; *88*:695-705.
39. Earle KE, Seneviratne T, Shaker J, Shoback D. Fanconi's syndrome in HIV+ adults: report of three cases and literature review. *J Bone Miner Res*, 2004; *19*:714-21.
40. Ma CX, Lacy MQ, Rompala JF, *et al*. Acquired Fanconi syndrome is an indolent disorder in the absence of overt multiple myeloma. *Blood*, 2004; *104*:40-2.
41. Jonsson JB, Zahradnik R, Larsson T, *et al*. Fibroblast growth factor 23 in oncogenic osteomalacia and X-linked hypophosphatemia. *N Engl J Med*, 2003; *348*:1653-63.
42. Jan de Beur SM, Finnegan RB, Vassiliadis J, *et al*. Tumors associated with oncogenic osteomalacia express genes important in bone and mineral metabolism. *J Bone Mineral Res*, 2002; *17*:1102-10.
43. Collazo-Clavell ML, Jimenez A, *et al*. Osteomalacia after Roux-en-Y gastric bypass. *Endocr Pract*, 2004; *10*:195-8.
44. Holm IA, Huang X, Kunkel LM. Mutational analysis of the PEX gene in patients with X-linked hypophosphatemic rickets. *Am J Hum Genet*, 1997; *60*:790-7.
45. Dixon PH, Christie PT, Wooding C, *et al*. Mutational analysis of PHEX gene in X-linked hypophosphatemia. *J Clin Endocrinol Metabol*, 1998; *83*:3615-23.
46. White KE, Jonsson KB, Econs MJ, *et al*. The autossomal dominant hypophosphatemic rickets (ADHR) gene is a secreted polypetide overexpressed by tumors that cause phosphate wasting. *J Clin Endocrinol Metabol*, 2001; *86*:497-500.
47. Yamazaki Y, Okasaki R, Shibata M, *et al*. Increased circulatory level of biologically active full-length FGF23 in patients with hypophosphatemic rickets/osteomalacia. *J Clin Endocrinol Metab*, 2002; *87*:4957-60.
48. Shimada T, Muto T, Urakawa I, *et al*. Mutant FGF23 responsible for autossomal dominant hypophosphatemic rickets is resistant to proteolytic cleavage and causes hypophosphatemia in vivo. *Endocrinology*, 2002; *143*:3179-82.
49. Bai XY, Miao D, Goltzman D, *et al*. The autossomal dominant hypophosphatemic rickets R176Q mutation in FGF23 resists proteolitic cleavage and enhances in vivo biological potency. *J Biol Chem*, 2003; *278*:9843-49.
50. Tieder M, Modai D, Samuel R, *et al*. Hereditary hypophosphatemia rickets with hypercalciuria. *N Engl J Med*, 1985; *312*:611-17.
51. Bergwitz C, Roslin NM, Tieder M, *et al*. SLC34A3 mutations in patients with hereditary hypophosphatemic rickets with hypercalciuria predict a key role for the sodium-phosphate cotransporter NaPi-IIc in maintaining phosphate homeostasis. *Am J Hum Genet*, 2006; *78*:179-92.
52. Lorenz-Depiereux B, Benet-Pages A, Eckstein G, *et al*. Hereditary hypophosphatemic rickets with hypercalciuria is caused by mutations in the sodium-phosphate cotransporter gene SLC34A3. *Am J Hum Genet*, 2006; *78*:193-201.
53. Ozono K, Yamagata M, Michigami T, *et al*. Identification of novel missense mutations (Phe310eu and Gly439Arg) in a neonatal case of hypophosphatasia. *J Clin Endocrinol Metabol*, 1996; *81*:4458-61.
54. Ramage IJ, Howatson AJ, Beattie TJ. Hypophosphatasia. *J Clin Pathol*, 1996; *49*:682-4.
55. Reginato AJ, Coquia JA. Musculoskeletal manifestations of osteomalacia and rickets. *Best Pract Res Clin Rheumatol*, 2003; *17*:1063-80.
56. Shaw NJ. Vitamin D deficiency rickets. *Endocr Dev*, 2003; *6*:93-104.
57. Goldring SR, Krane SM. Disorders of calcification; osteomalacia and rickets. *In* DeGroot LJ. *Endocrinology*. Philadelphia: WB Saunders, 1989:1165-87.
58. Negri AL, Bogado CE, Zanchetta JR. Bone densitometry in a patient with hypophosphatemic osteomalacia. *J Bone Miner Metab*, 2004; *22*:514-7.
59. Corrêa PHS, Jorgetti V, Leite MOR, *et al*. Papel da histomorfometria óssea no diagnóstico diferencial da osteomalacia. *Arq Brasil Endocrinol Metab*, 2000; *44*:148-52.
60. Benet-Pages A, Lorenz-De Piereux B, Zischka H, *et al*. FGF23 is processed by proprotein convertases but not by PHEX. *Bone*, 2004; *35*:455-62.
61. Rowe PSN. Molecular biology of hypophosphatemic rickets and oncogenic osteomalacia. *Hum Genet*, 1994; *94*:457-67.
62. Jan de Beur SM. Tumor-induced osteomalacia. *JAMA*, 2005; *294*:1260-7.
63. Jan de Beur SM, Streeten EA, Levine MA, *et al*. Localisation of mesenchymal tumours by somatostatin receptor image. *Lancet*, 2002; *359*:761-3.
64. Duet M, Liote F. Somatostatin and somatostatin analog scintigraphy: any benefits for rheumatology patients? *Joint Bone Spine*, 2004; *71*:530-5.
65. Weber TJ, Liu S, Indridason OS, *et al*. Serum FGF23 levels in normal and disordered phosphorus homeostasis. *J Bone Mineral Res*, 2003; *18*:1227-34.
66. Kato S, Yoshizazawa T, Kitanaka S, *et al*. Molecular genetics of vitamin D-dependent hereditary rickets. *Horm Res*, 2002; *57*:73-8.
67. Arase S, Sadamoto Y, Kuwana R, *et al*. The effect of 1,25(OH)2D3 on the growth and differentiation of cultured human outer root sheath cells from normal subjects and patients with vitamin D-dependent rickets type II with alopecia. *J Dermatol Sci*, 1991; *2*:353-60.
68. Kurtzman NA. Renal tubular acidosis syndromes. *South Med J*, 2000; *93*:1042-52.

69. Rodrigues-Soriano J, Vallo A, Castillo G, *et al*. Renal handling of water and sodium in children with proximal and distal renal tubular acidosis. *Nephron*, 1980; *25*:193-8.
70. Izzedine H, Launay-Vacher V, Tonard-Bagus C, *et al*. Drug induced Fanconi syndrome. *Am J Kidney Dis*, 2003; *41*:292-309.
71. Kintzel PE. Anticancer drug induced kidney disorders. *Drug Saf*, 2001; *24*:19-38.
72. Compston JE, Thompson RPH. Intestinal absorption of 25-OH D and osteomalacia in primary biliary cirrhosis. *Lancet*, 1977; *1*:721-4.
73. Heaton KW, Lever JV, Barnard D. Osteomalacia associated with cholestyramine therapy for postillectomy diarrhea. *Gastroenterology*, 1972; *62*:642-6.
74. Zlotkin S. Vitamin D concentrations in Asian children living in England. Limited vitamin D intake and use of sunscreens may lead to rickets. *BMJ*, 1999; *318*:1417.
75. D'Erasmo E, Ragno A, Raejntroph N, *et al*. Drug induced osteomalacia. *Recent Prog Med*, 1998; *89*:529-33.
76. Gough H, Goggin T, Bissessar A, *et al*. Comparative study of the relative influence of different anticonvulsivant drugs, UV exposure and diet on vitamin D and calcium metabolism in outpatients with epilepsy. *Q J Med*, 1986; *59*:569-77.
77. Rabelink TJ. Brains and bones. *Nephrol Dial Transplant*, 1998; *13*:801-2.
78. Pack AM, Gidal B, Vazquez B. Bone disease associated with antiepileptic drugs. *Cleve Clin J Med*, 2004; *71*(Suppl. 2):S42-8.
79. Pivinick EK, Kerr NC, Kaufman RA, *et al*. Rickets secondary to phosphate depletion. A sequela of antacid use in infancy. *Clin Pediatr (Phila)*, 1995; *34*:73-8.
80. Klein Gl. Aluminium in parenteral solutions revisite again. *Am J Clin Nutr*, 1995; *61*:449-56.
81. Tannirandorn P, Epstein S. Drug-induced bone loss. *Osteoporos, Int*, 2000; *11*:637-59.
82. Silverman SL, Hurvitz EA, Nelson VS, *et al*. Rachitic syndrome after disodium etidronate therapy in an adolescent. *Arch Phys Med Rehabil*, 1994; *75*:118-20.
83. Watanabe H, Takinami H, Goseki-Sone M. Characterization of the mutant (A115V) tissue-nonspecific alkaline phosphatase gene from adult-type hypophosphatasia. *Biochem Biophys Res Commun*, 2005; *327*:124-129.
84. Mornet E, Simon-Bouy B. Genetics of hypophosphatasia. *Arch Pediatr*, 2004; *11*:444-8.
85. Abrams AS, Atkinson AS. Ca, Mg, P and vit. D fortification of weaning foods. *J Nutr*, 2003; *133*:2994-99S.
86. Luther KC, Dewey KG. Proposed nutrient composition for fortified complementary food. *J Nutr*, 2003; *133*:3011S-20S.
87. NIH Consensus Statement, 1994; *12*:1-31.
88. Fiordalisi I, Shah BR, Finberg L. Rickets. *In* Castells S, Finberg L (eds.). *Metabolic Bone Disease in Children*. New York: Dekker, 1990:83-98.
89. Root AW, Diamond FB, Mimouri FB. Parathyroid and vitamin D-related disorders in children and adolescents. *In* Sperling MA (ed.). *Pediatric Endocrinology*. Philadelphia: WB Saunders, 1996:477-507.
90. Reusz GS, Miltényi G, Stubnya G, *et al*. X-linked hypophosphatemia: effects of treatment with recombinant human growth hormone. *Pediatr Nephrol*, 1997; *11*:573-7.
91. Biliziotes M, Yergey AL, Nanes MS, *et al*. Absent intestinal response to calciferols in hereditary resistance to 1,25(OH)$_2$D: documentation and effective therapy with high dose intravenous calcium infusions. *J Clin Endocrinol Metab*, 1988; *66*:284-300.
92. Weisman Y, Bab I, Gazt D, *et al*. Long-term intracaval infusion therapy in end-organ resistance to 1,25 dihydroxyvitamin D. *Am J Med*, 1987; *83*:984-90.

PARTE IX
MISCELÂNEA

71 Neoplasias Endócrinas Múltiplas

Viviane Canadas, Flávia Barbosa, Fabiano Serfaty, Lucio Vilar

INTRODUÇÃO

Neoplasias endócrinas múltiplas (MEN) podem ser definidas como síndromes neoplásicas que envolvem múltiplas glândulas endócrinas. Comumente, as glândulas envolvidas são as paratiróides, a hipófise, o pâncreas, a tiróide e as adrenais. Nem sempre há uma concomitância no aparecimento das neoplasias, que caracteristicamente são precedidas por um quadro de hiperplasia glandular. O conhecimento desse fato traz implicações importantes para o diagnóstico e o tratamento das MEN.[1-3]

As células tumorais derivam de um precursor embriológico comum neuroectodérmico (células do sistema APUD). Há, também, a influência de fatores mutacionais oncogênicos na expressão desses tumores. Usualmente, as MEN são transmitidas por um padrão de herança autossômico dominante e têm expressividade variável com a idade. Assim, parentes de primeiro grau (filhos e irmãos) dos indivíduos afetados apresentam um risco teórico de 50% para também desenvolverem MEN.

CLASSIFICAÇÃO

As MEN são divididas em 2 grandes categorias: neoplasia endócrina múltipla tipo 1 (MEN-1) e neoplasia endócrina múltipla tipo 2 (MEN-2). A MEN-2 pode ser subcategorizada em MEN-2A e MEN-2B. Cada categoria envolve uma série de componentes. Em geral, as características clínicas e laboratoriais dos componentes das MEN não diferem daquelas encontradas nas formas isoladas dessas condições clínicas.[1-7]

NEOPLASIA ENDÓCRINA MÚLTIPLA TIPO 1 (SÍNDROME DE WERMER)

Descrita por Wermer em 1954, a MEN-1 caracteriza-se pela ocorrência de tumores primários envolvendo dois ou mais tecidos endócrinos em um mesmo paciente. Ela inclui a associação de hiperparatiroidismo (em 95% dos casos), adenomas da hipófise anterior (em 15% a 30%) e neoplasias das ilhotas pancreáticas (em 30% a 80%) (Quadro 71.1). Embora o envolvimento das paratiróides, pituitária e pâncreas seja o mais predominante na MEN-1 (por isso ela pode ser facilmente lembrada como a "síndrome PPP ou dos 3P"), outras neoplasias podem acontecer, como lipomas, gastrinomas duodenais, tumores do córtex adrenal, da tiróide, tumores carcinóides, angiofibromas faciais e colagenomas, entre outros.[1,4,7]

MEN-1 é uma síndrome rara, com uma prevalência aproximada de 1/30.000. Já foi descrita em todos os grupos etários (5-81 anos), porém suas manifestações endócrinas e não-endócrinas geralmente se iniciam entre a quarta e quinta décadas. Afeta igualmente ambos os sexos, e mais de 90% dos pacientes desenvolvem manifestações clínicas até a quinta década de vida. Hiperparatiroidismo primário (HPTP) é a manifestação clínica inicial da MEN-1 em cerca de 85% dos casos. Prolactinomas e tumores pancreáticos respondem pelo restante.[5-7]

Genética da MEN-1

A MEN-1 é uma síndrome genética classicamente herdada como um distúrbio autossômico dominante de alta penetrância, mas entre 8% e 14% dos pacientes afetados podem ter uma forma não-familiar (esporádica) da síndrome. Ela é causada por mutações inativadoras do gene *MEN-1*, que contém 10 exons e está localizado no braço longo do cromossomo 11 (11q13). Ele codifica uma proteína composta por 610 aminoácidos, denominada "menin", cujas funções intracelulares não estão plenamente esclarecidas. Ainda está sob investigação o mecanismo pelo qual a menin leva à supressão tumoral. Sabe-se, contudo, que ela é uma proteína nuclear que se liga ao fator de transcrição *junD*, inibindo assim a ativação da transcrição genética mediada por ele. Além disso, estudos mais recentes demonstraram que menin também interage com outras proteínas

QUADRO 71.1
Manifestações da MEN-1 com Estimada Penetrância Média em Adultos (entre Parênteses)

Manifestações Endócrinas

Adenoma de paratiróide (95%)
Enteropancreáticas: *gastrinoma* (40%);* insulinoma (10%); tumores não-*funcionantes*, incluindo *PPoma* (20%)
Outros tumores: *glucagonoma, VIPoma, somatostatinoma* etc. (cada um < 2%)
Tumores carcinóides:
    Carcinóide tímico não-funcionante (2%)
    Carcinóide brônquico não-funcionante (4%)
    Tumor não-funcionante gástrico-enterocromafínico-símile (10%)
Hipófise anterior: prolactinoma (25%)
Outros: não-funcionantes (10%), secretores de GH ou GH + prolactina (15%), ACTH (5%), TSH ou gonadotrofinas (raros)
Córtex adrenal: TU *não-funcionantes* (30%), *funcionantes* ou câncer (2%)
Medula: feocromocitoma (< 1%)

Manifestações Não-endócrinas

Angiofibroma facial (85%)
Colagenoma (70%)
Lipomas (30%)

*Em itálico, tumores com potencial de malignidade > 20%.
Adaptado da Ref. 3.

---

como NFκB Pem, SMAD3, RPA2, FANCD2, NM23 beta, GFAP, vimentina e RUNX2, porém o papel fisiológico dessas interações não foi totalmente esclarecido, e ainda não foi possível estabelecer a sinalização intracelular de *menin* em tecidos normais ou tumorais.[1-3,7,11]

Até o momento, mais de 600 mutações germinativas já foram identificadas em famílias com MEN-1. Essas mutações estão distribuídas por todos os 9 exons do gene MEN-1 (o éxon 1 não é transcrito).[7,11] Aproximadamente 22% são mutações *nonsense*, 48% são mudanças na janela de leitura (*frameshift delections* ou *insertions*), 8% são deleções ou inserções na janela de leitura (*inframe delections* ou *insertions*), 5% são mutações *donor-splice site* e 17% são mutações *missense*. Estima-se que mais de 10% das mutações do *MEN-1* surgem *de novo* e podem ser transmitidas para gerações subseqüentes. Em contrapartida, 5 a 10% das mutações não são detectadas atualmente. Esses resultados "falso-negativos" podem resultar do fato de essas potenciais mutações estarem localizadas em regiões não-codificadoras do gene ou por falta de sensibilidade do método de seqüenciamento disponível no momento.[1,3,7-11]

A MEN-1 é considerada familiar quando um indivíduo apresenta MEN-1 e pelo menos um parente de primeiro grau apresenta no mínimo uma das características de MEN-1, ou seja, a presença de tumor em pelo menos 1 dos três tecidos mais freqüentemente afetados. Em contraste, a forma esporádica se apresenta com pelo menos dois dos principais tumores relacionados à MEN-1 em um único paciente.[1,6,11]

Estudos de diversas famílias portadoras de MEN-1 e de tumores esporádicos permitem afirmar que não existe correlação genótipo-fenótipo em MEN-1. Ou seja, famílias com manifestações clínicas muito semelhantes não possuem a mesma mutação, e, da mesma forma, famílias com a mesma mutação não demonstram manifestações clínicas específicas àquela mutação.[7,11]

Mutações somáticas do gene *MEN-1* têm também sido identificadas em tumores endócrinos esporádicos: adenomas paratiróideos (10% a 20%), gastrinomas (25%), insulinomas (10% a 20%), VIPomas (50%) e carcinóides brônquicos (25% a 35%). Esse achado reforça a importância de alterações do gene da MEN-1 na gênese desses tumores.[1,3,11]

Manifestações Clínicas da MEN-1
HIPERPARATIROIDISMO PRIMÁRIO (HPTP)

É a manifestação mais comum da MEN-1, chegando a quase 100% de penetrância em torno dos 50 anos de idade. É considerado o constituinte fundamental da síndrome.[8] Em contraste, somente 2% a 4% dos pacientes com HPTP têm MEN-1.[3] Nessa síndrome, a hipercalcemia tipicamente é menos acentuada e surge bem mais cedo do que no hiperparatiroidismo esporádico (20–25 anos *versus* 55 anos).[2,4,8] Há casos descritos em que seu diagnóstico foi feito à idade de 8 anos.[2,9] Habitualmente, todas as paratiróides estão afetadas com hiperplasia ou múltiplos adenomas, enquanto o HPTP esporádico resulta, em cerca de 80% dos casos, de um adenoma de paratiróide, geralmente único. Uma outra diferença é o acometimento similar em ambos os sexos na MEN-1 (M/F = 1:3 no HPTP esporádico).[2,4,8] Raramente o carcinoma de paratiróide é observado em pacientes com MEN.[2,7]

Ao ser identificado um paciente com HPTP, é importante determinar se ele está ou não acompanhado de outras endocrinopatias. Aproximadamente 15% a 20% de todos os casos de HPTP apresentam a forma hereditária, que pode ser parte da MEN-1, MEN-2 ou, ainda, hiperparatiroidismo familiar não-associado à MEN. Em aproximadamente 20% dos casos, o HPTP familiar isolado representa uma variante da MEN-1, resultando de mutação genética no cromossomo 11q13.[3,8,12]

Apesar de o HPTP estar presente na quase totalidade dos casos de MEN-1, em aproximadamente 80% das vezes são os tumores hipofisários, das ilhotas pancreáticas ou tumores carcinóides que motivarão a consulta médica inicial. Assim, como conduta prática, é importante procurar um possível HPTP em pacientes com diagnóstico de tumor hipofisário ou de ilhotas pancreáticas, dosando-se inicialmente a calcemia.[4-6]

Os pacientes com HPTP podem apresentar-se com hipercalcemia assintomática, nefrolitíase, osteíte fibrosa cística ou sintomas inespecíficos associados com a hipercalcemia (poliúria, polidipsia, constipação, mal-estar e depressão). Laboratorialmente, as alterações mais características são hipercalcemia, hipofosfatemia (cerca de 50% dos casos) e elevação do paratormônio (90% a 93%).[13]

Tratamento

O tratamento de escolha para o hiperparatiroidismo associado à MEN é a cirurgia, mas a época e o tipo de cirurgia ideais permanecem controversos. Como o envolvimento de todas as paratireóides é freqüente, as abordagens cirúrgicas mais empregadas incluem a paratiroidectomia (PTx) subtotal (retirada de três glândulas e meia com conservação de aproximadamente 50 mg da glândula de aspecto aparentemente normal) e a PTx total seguida de autotransplante de pequena quantidade de tecido paratiroidiano no antebraço não-dominante. A última opção oferece as seguintes vantagens: (1) implica menor risco de recidiva tardia do HPTP, recidiva essa que pode ocorrer até 16 anos ou mais após a cirurgia inicial; (2) facilita uma eventual intervenção cirúrgica subseqüente, pois, em caso de recidiva do hiperparatiroidismo, o tratamento se faz com a ressecção de ilhotas de tecido paratireoidiano do antebraço não-dominante; (3) pode simplificar a avaliação da função do enxerto, medindo-se o nível do PTH coletado acima da drenagem venosa do implante no antebraço que abriga o enxerto e comparando esse valor com o nível medido no antebraço contralateral; dessa maneira, pode-se também identificar se o hiperparatiroidismo recorrente é devido a hiperplasia de tecido enxertado ou se é decorrente de hiperplasia de tecido residual deixado em região cervical. No entanto, a PTx total seguida de autotransplante resulta em maior risco de hipoparatiroidismo grave, especialmente quando praticada por cirurgiões menos experientes.[7,8,10,14]

Em uma série de 92 pacientes com MEN-1,[14] 14% foram submetidos à ressecção de até duas glândulas e meia, 69% à PTx subtotal e 17% à PTx total seguida de autotransplante. A cura cirúrgica inicial foi de 98%, mas a recidiva do hiperparatiroidismo nos três grupos foi, respectivamente, de 46%, 33% e 23%. A freqüência de hipoparatiroidismo grave após PTx subtotal e total foi de 23% e 46%, respectivamente.[14]

Para a grande maioria dos autores, os critérios de indicação cirúrgica são similares aos preconizados para o HPTP esporádico (Quadro 71.2). Paratiroidectomia pode também ser indicada para pacientes em que o controle medicamentoso da síndrome de Zollinger-Ellison (SZE) é insatisfatório, uma vez que a hipercalcemia agrava a secreção excessiva de gastrina. Devido ao acometimento multiglandular das paratiróides na MEN, exames de localização pré-operatórios (ultra-sonografia, tomografia computadorizada, ressonância magnética ou cintilografia com sestamibi) usualmente não estão indicados. Sua maior utilidade acontece quando uma nova intervenção cirúrgica for necessária, devido a doença recorrente ou persistente.[1,3,5,8]

TUMORES NEUROENDÓCRINOS PANCREÁTICOS

Os tumores de ilhotas pancreáticas (TIP) são raros, com incidência aproximada de 1/100.000 pessoas/ano. Contudo, representam a segunda manifestação mais comum da MEN-1, estando presentes em 75% a 81% dos pacientes em diferentes séries.[3,4] O acometimento pancreático é tipicamente multifocal, e as lesões são chamadas de pluripotentes, pois podem secretar um ou mais tipos de hormônios diferentes (p.ex., gastrina, insulina, glucagon, somatostatina, GHRH, ACTH, polipeptídeo intestinal vasoativo [VIP] e outros). Os TIP mais comuns são gastrinomas e insulinomas. No entanto, cerca de um terço dos TIP é não-funcionante e clinicamente silencioso. Diferentemente dos tumores paratiroidianos e hipofisários, os TIP têm elevado potencial para malignização; de fato, 30% a 60% dos pacientes com essas lesões desenvolvem metástases hepáticas no decorrer da vida.[3,6,15]

Gastrinoma

Os gastrinomas correspondem a aproximadamente 50% de todos os TIP na MEN-1 e estão presentes em cerca de 40% dos casos.[6,17] Nessa síndrome, eles surgem, em média, 10 anos mais cedo que os tumores esporádicos. Além disso, freqüentemente são pequenos, múltiplos, submucosos e intraduodenais (em torno de 80% dos casos). Aproximadamente 50% dos gastrinomas são malignos e possuem uma alta propensão para causar metástases para linfonodos locais. Em cerca de 20% dos casos, observam-se metástases para fígado e, ocasionalmente, para outros tecidos, não raramente, já presentes à ocasião do diagnóstico. Metástases hepáticas difusas implicam sobrevida em 5 anos de apenas 50%. Gastrinomas pancreáticos são mais agressivos do que os duodenais, devido ao seu maior tamanho e ao maior risco para metástases hepáticas.[3,5,10,17]

A *síndrome de Zollinger-Ellison* (SZE), principal complicação dos gastrinomas, representa a maior causa de morbimortalidade na MEN-1. Tem como achados característicos hipersecreção ácida gástrica, úlceras pépticas únicas ou múltiplas (que podem apresentar localização atípica e usualmente refratárias ao tratamento medicamentoso), diarréia, esofagite e gastrina sérica elevada (em geral > 300 pg/mL). A SZE tem uma prevalência de 1/1.000 em pacientes com úlceras pépticas, mas de 1/50 nos casos de úlceras recidivantes após vagotomia. Nas grandes séries de pacientes com SZE, detecta-se a MEN-1 em cerca de 25% dos casos. Na MEN-1, a SZE parece não ocorrer na ausência do hiperparatiroidismo primário, e a hipercalcemia *per se* pode ser a causa da hipergastrinemia, dificultando o diagnóstico da SZE.[3,15,17,18]

Existe relato do aumento da incidência de síndrome de Cushing em pacientes com SZE. Em casos de gastrinomas não-familiares, a causa usual da síndrome de Cushing deve-se à secreção de ACTH ectópico por tumor de ilhotas pancreáticas. Esses casos estão associados a sintomas graves. Entretanto, a síndrome de Cushing em pacientes com MEN-1 e SZE em geral ocorre secundária a um adenoma hipofisário corticotrófico, e os sintomas de hipercortisolismo tendem a ser leves.[19]

O *diagnóstico* do gastrinoma fica estabelecido pela demonstração, em mais de uma ocasião, de níveis séricos elevados de gastrina, as-

---

QUADRO 71.2

Critérios para Indicação da Cirurgia em Casos de Hiperparatiroidismo Primário (HPTP) Associado à MEN

- Nefrolitíase
- Osteíte fibrosa cística
- HPTP assintomático, associado a uma ou mais das seguintes situações:
  - Cálcio sérico 1 mg/dL acima do limite superior de normalidade
  - Calciúria das 24 horas > 400 mg/dia
  - Redução ≥ 30% no *clearance* de creatinina
  - Escore T < −2,5 na coluna lombar, quadril e/ou antebraço
  - Pacientes cujo acompanhamento médico não seja possível ou desejado
- Síndrome de Zollinger-Ellison sem controle medicamentoso adequado

sociada à elevação da secreção ácida gástrica basal, principalmente se esses níveis forem maiores que 1.000 pg/mL. Ocasionalmente, quando os níveis de gastrinas não estiverem tão elevados (< 1.000 pg/mL), testes provocativos fazem-se necessários. Esses testes podem ser realizados através da administração endovenosa de secretina (2 unidades/kg), o mais sensível e específico, e de gluconato de cálcio (4 mg de cálcio elementar/kg/hora, por 3 horas). A gastrina sérica em pacientes com gastrinoma deverá ter um acréscimo maior do que 200 pg/mL, enquanto o aumento é mínimo (geralmente < 50 pg/mL) naqueles com outros estados hipergastrinêmicos (hiperplasia das células G antrais, ressecção extensa do intestino delgado, obstrução gástrica, hipercalcemia ou doença ulcerosa duodenal).[3,10,15]

Após o diagnóstico laboratorial, devem-se realizar exames de imagem com o intuito de localizar o tumor e possíveis lesões metastáticas, como tomografia computadorizada (TC), ressonância magnética (RM), ultra-sonografia endoscópica (USE) e cintilografia com [111]I-pentetreotide (OctreoScan®). A USE tem despontado como o exame de imagem mais acurado na detecção de tumores pancreáticos (sensibilidade > 75%), bem como na distinção entre lesões benignas e malignas. A combinação da USE com o OctreoScan® aumenta a taxa de detecção tumoral para 90%.[10,15,20]

TRATAMENTO. A terapia mais apropriada para os pacientes com gastrinomas associados à MEN são os inibidores da bomba de prótons, tais como omeprazol, lanzoprazol, pantoprazol. Quando administrados 1 a 2 vezes ao dia, essas medicações inibem com eficácia a secreção ácida e aliviam a sintomatologia dos pacientes. Alguns pacientes podem requerer terapia adicional com bloqueadores anti-H2, como ranitidina, cimetidina e outros.[15-18]

Na maioria dos centros, a taxa de cura dos gastrinomas na MEN-1 pela cirurgia é quase zero (um terço dos casos se cura na ausência da síndrome). Isso se deve à multiplicidade de pequenos tumores e à elevada freqüência de metástases locais. Por essa razão, gastrectomia total tende a ficar reservada para os casos não-responsivos à terapia com inibidores da bomba de prótons.[3] Entretanto, uma intervenção cirúrgica mais precoce e mais agressiva é sugerida por alguns grupos, considerando-se o mau prognóstico dos pacientes com metástases hepáticas.[17] Também tem sido sugerida a remoção cirúrgica de toda lesão maior que 2,5 a 3 cm.[3,15]

Uma taxa de cura significativamente maior é obtida quando se faz uma pancreatoduodenectomia, em comparação à simples enucleação do tumor ou à retirada da parede duodenal.[16,17]

O tratamento dos gastrinomas disseminados é difícil. Ocasionalmente, algumas terapias podem se mostrar eficazes, como o uso de análogos da somatostatina (p.ex., octreotide LAR e lanreotide autogel), quimioterapia com estreptozocina e 5-fluorouracil ou doxorrubicina, embolização da artéria hepática, administração de interferon leucocitário humano ou remoção de todo tumor ressecável. Diante de carcinomas neuroendócrinos pobremente diferenciados, a quimioterapia com etoposida e cisplatina é possível. Estratégias terapêuticas futuras podem incluir novos análogos da somatostatina (p.ex., pasireotide), inibidores da angiogênese ou inibidores de quinases que atuem diretamente sobre cascatas de sinalização tumor-específicas.[15,18]

Insulinoma

Representa o segundo tumor mais comum das ilhotas pancreáticas, respondendo por cerca de 10% a 35% das neoplasias pancreáticas funcionantes na MEN-1 (Fig. 71.1) Quatro por cento a 10% do

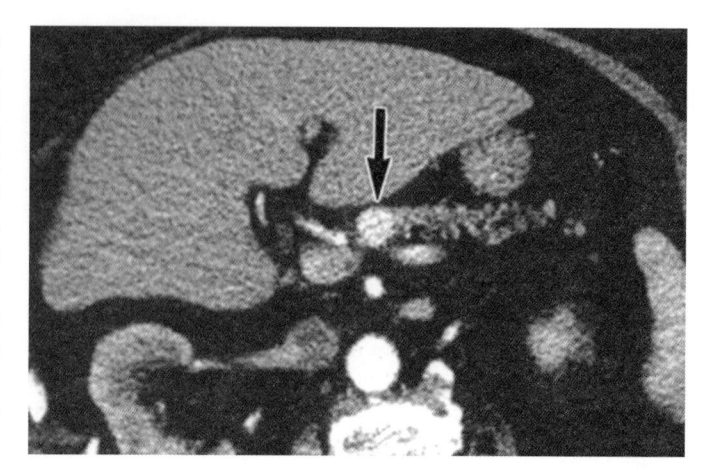

Fig. 71.1 Insulinoma de 2,3 cm na cabeça do pâncreas em paciente de 35 anos com MEN-1 (seta).

total de insulinomas vem associado à MEN-1 (manifestação inicial em 10% dos casos da síndrome). Nessa situação, freqüentemente são multicêntricos, e até 25% podem ser malignos. Assim, mesmo que um único adenoma seja encontrado, é importante procurar áreas de hiperplasia ou microadenomatose no restante do pâncreas. Além disso, o mesmo paciente pode ter vários tumores de ilhotas e apenas alguns deles produzirem insulina. Em 10% dos pacientes com MEN-1, o insulinoma ocorre em associação com o gastrinoma, mas os tumores podem surgir em épocas diferentes.

Enquanto os insulinomas esporádicos usualmente surgem após os 40 anos, os associados à MEN-1 geralmente o fazem antes dessa idade e, muitas vezes, antes dos 20 anos. O diagnóstico do insulinoma é feito na presença de hipoglicemia e níveis inapropriadamente elevados de insulina, peptídeo C e pró-insulina (ver Cap. 59, *Manuseio da Hipoglicemia em Não-diabéticos*).[3,5,15] Após o diagnóstico bioquímico, devem-se fazer exames de imagem para localização do tumor, o que comumente é difícil, uma vez que a maioria dos tumores é pequena. O OctreoScan® permite a visualização dos tumores em 30% a 60% dos pacientes.[20,21] A USE tem sensibilidade de 60% a 95%.[22] Outro método utilizado para localização tumoral é o teste com infusão intra-arterial seletiva de cálcio nas artérias responsáveis pela irrigação do pâncreas, que apresenta uma sensibilidade de cerca de 90% a 100%.[20] Esse procedimento invasivo tem sido habitualmente reservado para os casos em que os outros exames de imagem são inconclusivos, sobretudo quando a cirurgia não foi bem-sucedida.[15,20]

TRATAMENTO. A cirurgia é o tratamento de escolha para os insulinomas. Ocasionalmente, enucleação de um único adenoma pode resultar em cura. Pancreatectomia subtotal (80% ou mais do pâncreas) está indicada para pacientes com múltiplos tumores, quando não há informação diagnóstica adequada para localizar o tumor produtor de insulina. O teste com infusão intra-arterial seletiva de cálcio pode ser particularmente útil para identificar o tumor pancreático secretor de insulina. Recomenda-se, também, a exérese cirúrgica de metástases causadoras de hipoglicemia. Diazóxido inibe a secreção de insulina e aumenta a glicogenólise, podendo controlar a hipoglicemia causada por um insulinoma inoperável ou metastático irressecável. Porém, os efeitos colaterais dessa droga, sobretudo intolerância gástrica, retenção hídrica e hirsutismo, limitam seu uso prolongado. Inicia-se com 300–400 mg/dia VO, em 2 a 3 tomadas, e reajusta-se a dose de acordo com a resposta clínica, podendo-se chegar a 1.200 mg/dia. Hidroclorotiazida (12,5–25 mg/dia) tem ação sinérgica com o diazóxido sobre a liberação de insulina e pode minimizar a retenção hídrica. Como alternativas temos a terapia com verapamil, análogos da somatostatina, difenil-hidantoína e a infusão contínua de glucagon ou glicose. Quimioterapia (estreptozocina ou dacarbazina) pode reduzir as dimensões tumorais, mas não há relatos de cura com esse tratamento. Embolização da artéria hepática pode ser uma medida paliativa, em casos de metástases hepáticas.[3,5,15,20]

Glucagonoma

As características clínicas da *síndrome glucagonoma* incluem hiperglicemia (manifestação mais freqüente), eritema necrolítico migratório, anorexia, glossite, anemia, diarréia e trombose venosa.[15,21] Essa síndrome não é comum na MEN-1, ocorrendo em menos de 3% a 5% dos pacientes. Entretanto, um terço dos tumores pancreáticos neuroendócrinos da MEN-1 é positivo para glucagon à imuno-histoquímica. Glucagonomas estão localizados, sobretudo, na cauda do pâncreas e comumente apresentam-se com metástases por ocasião do diagnóstico.[15,21]

Para a realização do diagnóstico após suspeição clínica, deve-se dosar níveis séricos de glucagon, que geralmente se encontram maiores que 500 pg/mL. A hiperglucagonemia pode ser encontrada em outras situações como sepse, hipoglicemia e jejum. Entretanto, nesses casos, os níveis séricos de glucagon habitualmente são menores que 500 pg/mL (valor normal < 100 pg/mL).[21]

TRATAMENTO. A remoção cirúrgica do tumor é a terapia de escolha do glucagonoma, mas em cerca de 50% a 80% dos casos há metástases na ocasião do diagnóstico, dificultando o tratamento. Embolização da artéria hepática pode ser tentada, se houver metástases para o fígado. Medicações, como análogos da somatostatina, interferon alfa, estreptozocina (isoladamente ou, de preferência, associada à doxorrubicina) ou dimetiltriazenoimidazol carboxamida (DTC), têm sido usadas com sucesso em alguns pacientes.[15,16,21]

VIPoma

VIPomas foram descritos em um número muito pequeno de pacientes com MEN-1.[10] São tumores secretores do peptídeo intestinal vasoativo (VIP) e se caracterizam pela síndrome da diarréia aquosa (também chamada de síndrome de Verner-Morrinson, síndrome WDHA ou síndrome VIPoma), que inclui diarréia aquosa, hipocalemia e acloridria.[15,21] O diagnóstico se estabelece pela demonstração de níveis plasmáticos elevados do VIP. Metade desses tumores pode causar hipercalcemia, provavelmente por co-secretarem o peptídeo relacionado ao PTH (PTH-rP). VIPomas também têm localização preferencial na cauda do pâncreas e comumente são malignos ao diagnóstico. No entanto, a cirurgia é curativa em vários casos. Na presença de tumores irressecáveis, várias medicações têm se mostrado benéficas no controle dos sintomas (análogos da somatostatina, interferon alfa, glicocorticóides, metoclopramida, indometacina e carbonato de lítio), enquanto a quimioterapia com estreptozotocina ou, de preferência, estreptozocina e doxorrubicina pode reduzir o tamanho tumoral e a secreção de VIP. Embolização da artéria hepática é a opção terapêutica para as metástases hepáticas.[3,15,23]

Somatostatinoma

Tumores que secretam quantidades excessivas de somatostatina (SS), cursando com doença vesicular, *diabetes mellitus*, diarréia e esteatorréia. O diagnóstico da síndrome clínica do somatostatinoma exige a demonstração de níveis aumentados de SS. Freqüentemente os tumores pancreáticos apresentam metástases. A cirurgia é o tratamento de escolha para os pacientes sem lesões metastáticas generalizadas. Os sintomas clínicos dessa síndrome podem melhorar com o uso de análogos da somatostatina.[15]

GHRHoma

Tumores secretores do hormônio liberador do hormônio do crescimento (GHRH) têm sido descritos em alguns pacientes com MEN-1. Estima-se que um terço dos pacientes com GHRHomas tenha outros tumores relacionados à MEN-1. Cerca de 30% dos casos ocorrem no pâncreas, e 10%, no intestino delgado. A localização mais comum é o pulmão (> 50%). O diagnóstico do GHRHoma se confirma pela detecção de níveis séricos elevados do GH e GHRH. Cirurgia é o tratamento de escolha.[6,15,24]

PPoma

Tumores secretores do peptídeo pancreático (PP) são freqüentemente encontrados em pacientes com MEN tipo 1. Usualmente, os PPomas causam sintomas devido a compressão tumoral. Muitos desses tumores são diversas vezes classificados como não-funcionantes.[6,7]

Ocasionalmente, tumores enteropancreáticos neuroendócrinos podem secretar outros peptídeos, tais como ACTH, PTH-rP, serotonina, cromogranina A ou B, neurotensina e calcitonina.[3-5]

Tumores Não-funcionantes

Tumores endócrinos de origem pancreática que não secretam substâncias ou secretam algumas, tais como cromogranina A (90–100%), cromogranina B (90–100%), PP (58%), α-hCG (40%), β-hCG (20%), que não causam uma síndrome clínica específica. Esses tumores são, na sua maioria, malignos e devem ser tratados cirurgicamente, particularmente se > 2 cm.[15] Em uma série recente com 11 pacientes, o diâmetro desses tumores variou de 1,8 a 2,6 cm (média de 2,2 cm).[25] Todos foram tratados com pancreatectomia distal, enquanto 2 casos receberam terapia complementar com a combinação de estreptozocina e 5-fluorouracil.[25]

TUMORES HIPOFISÁRIOS

A prevalência de tumores hipofisários na MEN-1, em diferentes séries, varia de 10% a 65%,[4] mas na maioria das vezes não excede 30%.[3] Em contraste, provavelmente menos de 5% dos pacientes com adenomas da hipófise anterior terão MEN-1.[26] A apresentação clínico-laboratorial dos tumores hipofisários é similar em pacientes com ou sem MEN-1. Entretanto, eles tendem a ocorrer mais precocemente. Recentemente foi relatado o caso de um macroadenoma em uma criança de 5 anos com MEN-1.[27]

Tumores hipofisários na MEN-1 tendem também a ser maiores e menos responsivos ao tratamento.[6] Na série de Vergès e cols.,[28] eles foram detectados em 136 de 324 (42%) pacientes com MEN-1. Havia 85 adenomas secretores de prolactina, 12 de GH, 6 de ACTH, 13 produtores de mais de um hormônio e 20 não-funcionantes; 85% eram macroadenomas (diâmetro > 1 cm), e 32% desses, invasivos. A doença hipofisária, manifestação inicial da MEN-1 em 17% dos casos, estava associada a HPTP em 90%, tumores enteropancreáticos em 47%, tumores adrenais em 16% e tumores neuroendócrinos torácicos em 4%. Após o tratamento, normalização da hipersecreção hormonal apenas ocorreu em 42% dos pacientes (em 90% naqueles sem MEN-1).[28] Raros casos de tirotropinomas[29] e 1 caso de adenoma secretor de gonadotrofinas[30] foram descritos em pacientes com MEN-1. Também muito rara é a detecção de 2 tumores hipofisários independentes em um mesmo paciente.[31]

Prolactinomas representam a terceira manifestação mais comum da MEN-1, sendo o tumor hipofisário mais freqüente nessa síndrome, seguido pelo somatotropinoma. Podem ser a manifestação inicial da síndrome em até 25% dos casos.[6,26] Existe, contudo, uma variante rara da síndrome (*MEN-1 Burin*), com elevada freqüência de prolactinomas (42% a 50%) e baixa ocorrência de gastrinomas (5% a 10%).[32,33] Os agonistas dopaminérgicos são o tratamento de escolha para os prolactinomas, enquanto a cirurgia transesfenoidal é a primeira opção para os demais tipos de tumores hipofisários. Análogos da somatostatina (octreotide LAR e lanreotide autogel) podem ser úteis no manuseio dos somatotropinomas e, mais ainda, dos raros tirotropinomas.[29,34,35]

Em pacientes com MEN-1, síndrome de Cushing pode resultar da secreção de ACTH por um corticotropinoma (doença de Cushing) ou por neoplasias extra-hipofisárias (carcinoma de ilhotas pancreáticas, feocromocitoma, carcinoma medular de tiróide, tumores carcinóides ou outros tumores neuroendócrinos).[36] Pode, também, decorrer da produção ectópica de CRH por um tumor carcinóide[36] ou da produção de cortisol por um adenoma adrenal.[37] Ocasionalmente, a doença de Cushing pode ser a manifestação inicial da MEN-1.[38] Excepcionalmente, acromegalia pode advir da secreção ectópica de GHRH por tumores neuroendócrinos.[24] Tumores hipofisários não-funcionantes também podem ser uma manifestação da MEN-1.[28]

TUMORES ASSOCIADOS

Pacientes com MEN-1 podem apresentar-se com tumores envolvendo outros tecidos além da hipófise, pâncreas e paratireóides, conforme comentado a seguir.

Anormalidades Adrenocorticais

Distúrbios adrenais podem ocorrer em 27% a 60% dos pacientes com MEN-1.[37,39,40] A maioria é representada por adenomas não-funcionantes, mas hiperplasia e carcinoma podem também ser vistos. Além disso, há casos descritos de adenomas secretores de aldosterona[41] ou cortisol,[37] causando hiperaldosteronismo primário e síndrome de Cushing, respectivamente. Em uma série,[39] lesões adrenais foram detectadas em 27% dos 67 casos de MEN-1, com diâmetro de 1,2 a 15 cm (média de 3 cm), 44% eram bilaterais e foram diagnosticadas 5 anos após a detecção da síndrome. Em estudo mais recente,[40] nódulos adrenais foram encontrados em 17 de 28 (60%) pacientes com MEN-1.

Feocromocitoma

Na literatura há menos de 10 casos descritos de feocromocitomas na MEN-1. A maioria é unilateral e clinicamente silenciosa, com 1 único caso maligno relatado até o momento.[3]

Tumores da Tiróide

Bócios colóides e adenomas ou carcinomas tiroidianos ocorrem em 5% a 30% dos casos de MEN-1. Entretanto, considerando-se a elevada prevalência de patologias tiroidianas na população geral, tem-se sugerido que seu achado em pacientes com MEN-1 seria acidental e com pouca significância clínica.[3,4,6]

Tumores Carcinóides

Estima-se que tumores carcinóides ocorram em cerca de 10% dos pacientes com MEN-1. Podem estar localizados nos brônquios, trato gastrintestinal, pâncreas ou timo. Aproximadamente 5% são localmente invasivos ou metastáticos, especialmente os carcinóides tímicos. Esses últimos são encontrados em até 8% dos casos de MEN-1, principalmente em homens tabagistas. Apresentam-se potencialmente agressivos e implicam mau prognóstico se detectados tardiamente. Por isso, sobretudo em homens com indicação de paratiroidectomia, a retirada do timo concomitante tem sido recomendada. Além disso, a TC do tórax deve ser realizada em todos os homens com MEN-1 no momento do diagnóstico e, posteriormente, periodicamente durante o seguimento clínico. O carcinóide *do estômago* pode ocorrer em até 30% dos pacientes com MEN-1. Esse tumor manifesta-se principalmente em pacientes com história de gastrinoma e associado ao tratamento crônico com inibidores de bomba de prótons. O carcinóide brônquico ocorre mais freqüentemente em mulheres (80%), e 74% deles são benignos. A maioria dos pacientes é assintomática, e os aspectos usuais da síndrome carcinóide (rubor facial, diarréia e broncoespasmo) não são comuns. Já foram descritos carcinóides associados à MEN-1 que secretavam calcitonina ou ACTH. A cirurgia é o tratamento de escolha para os tumores carcinóides. Os análogos somatostatínicos mostram-se eficazes no controle do rubor facial e da diarréia.[1-7,10,11]

Vários métodos são usados para localização dos tumores carcinóides, como radiografia de tórax, TC, RM, broncoscopia, endoscopia digestiva e OctreoScan®. A cintilografia com emissão de pósitrons com ^{18}F-fluoro-DOPA nos pacientes com tumores carcinóides ou com ^{11}C-5HTP em pacientes com tumores endócrinos pancreáticos ou carcinóides possuem maior sensibilidade que os exames de imagem convencionais ou OctreoScan® e, provavelmente, será utilizada com uma freqüência cada vez maior no futuro.[42]

Lipomas

Lipomas, sejam subcutâneos ou viscerais (raramente), são vistos em 20-30% dos pacientes com MEN-1. Quando retirados, não tendem a recidivar.[2,3]

Angiofibromas Faciais e Colagenomas

Múltiplos angiofibromas faciais são encontrados em 40% a 88% dos pacientes com MEN-1 (Fig. 71.2). Trata-se de tumores benignos compostos por vasos sangüíneos e tecido conjuntivo. Manifestam-se como pápulas acneiformes que não regridem e podem ter extensão além das bordas dos lábios.[4,10,43] Podem raramente ser a manifestação inicial da MEN-1.[44]

Colagenomas são também comuns e estão presentes em mais de 70% dos pacientes. Apresentam-se como múltiplos nódulos cutâneos da cor da pele (às vezes, são hipopigmentados), com distribuição simétrica no tronco, pescoço e membros superiores. Tipicamente, são assintomáticos, arredondados e têm consistência elástica firme. Seu tamanho pode variar de poucos milímetros a vários centímetros.[4,10,43]

Tem sido sugerido que esses tumores cutâneos podem ser úteis no diagnóstico pré-sintomático dos portadores de MEN-1. Em um estudo,[45] a prevalência de angiofibromas e colagenomas em casos de MEN-1 foi de 64% e 62%, respectivamente. Angiofibromas ou colagenomas (únicos ou múltiplos) tiveram sensibilidade de 50% a 65% e especificidade de 92% a 100% para o diagnóstico da MEN-1.

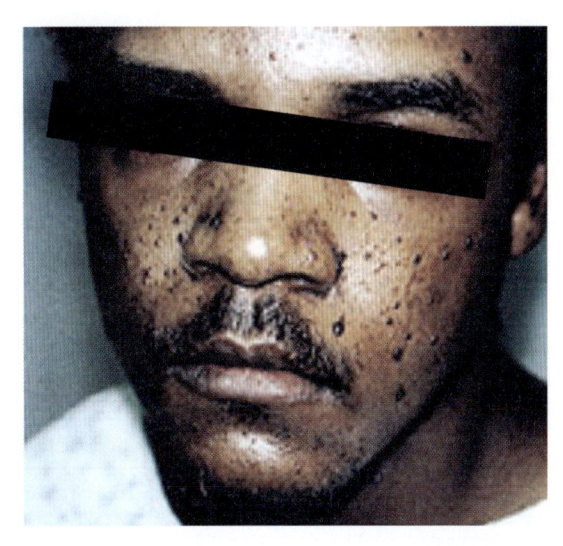

Fig. 71.2 Múltiplos angiofibromas faciais em um caso de MEN-1.

Diante da associação de mais de 3 angiofibromas com um ou mais colagenomas, esses percentuais foram de 75% e 95%.[45]

Ependimomas Espinocerebelares

Em 4 pacientes com MEN-1 foi relatada a presença de ependimomas espinocerebelares.[3]

Meningiomas

Meningiomas são geralmente assintomáticos, e em 60% dos casos não aumentam de tamanho.[10]

Seminomas

Recentemente foi relado o primeiro caso de seminoma mediastínico em um paciente com MEN-1.[46]

Melanomas Malignos e Leiomiomas

Outros tumores raros na MEN-1 são melanomas malignos e leiomiomas.[47,48]

Rastreamento da MEN-1

MEN-1 responde por menos de 5% de todos os tumores hipofisários, 2% a 4% dos casos de hiperparatiroidismo primário (HPTP), 4% a 10% dos insulinomas e cerca de 25% dos gastrinomas. Rastreamento para MEN-1 deve ser feito nas seguintes condições: (1) história familiar de MEN-1, tumores endócrinos ou estados hipersecretórios; (2) história de tumores endócrinos múltiplos; (3) presença da síndrome de Zollinger-Ellison e (4) casos de HPTP por hiperplasia paratiróidea ou HPTP recidivante após paratiroidectomia.[4,49]

Quando um paciente é diagnosticado como portador de MEN-1, a chance de um rastreamento familiar positivo aumenta. A principal proposta desse rastreamento é a diminuição da morbimortalidade por meio do diagnóstico precoce. Esse fato parece não ocorrer, contudo, em pacientes com MEN-1.

Recomenda-se a dosagem sérica anual de cálcio, prolactina, glicemia, insulina, IGF-I, gastrina paratormônio, cortisol após supressão com dexametasona e, caso disponíveis, cromogranina e PP. Como a hipercalcemia afeta quase 100% dos portadores do gene aos 40 anos de idade, alguns autores sugerem que o rastreamento para tumores hipofisários e pancreáticos possa ser descontinuado ou ter sua freqüência diminuída, caso a hipercalcemia não se manifeste até os 40 anos. Outros advogam que o rastreamento seja iniciado na infância (uma vez que já houve casos de MEN-1 diagnosticados aos 5 anos de idade) e mantido indefinidamente, considerando-se que, em alguns indivíduos, a doença pode se manifestar somente na oitava década da vida (Quadro 71.3).[1,2] Na Fig. 71.3 consta fluxograma para rastreamento da MEN-1.

A análise mutacional do gene da MEN-1, pelo uso de técnicas de reação em cadeia da polimerase, representa o método mais preciso na identificação do *status* de portador do gene. No relato inicial, mutações inativadoras estavam presentes em 14 de 15 famílias. Infelizmente, a tecnologia para realizar tais estudos apenas está disponível em um número muito limitado de laboratórios de pesquisa. Essa análise genética é muito útil em membros de uma família com um ou mais casos de MEN-1, uma vez que metade desses membros não apresenta a mutação genética e, portanto, não precisaria ser submetida à avaliação bioquímica para o resto de suas vidas.

QUADRO 71.3
Protocolo de Rastreamento da MEN-1

Tumor	Início do Rastreamento (idade em anos)	Testes Bioquímicos Anuais	Exames de Imagem (a cada 3–5 anos)
Adenoma paratiroidiano	8	Cálcio sérico, PTH	Nenhum
Gastrinoma	20	Gastrina, testes provocativos de estimulação da secreção ácida — secretina ou gluconato de cálcio	Nenhum
Insulinoma	5	Glicemia de jejum, insulina	Nenhum
Outros tumores enteropancreáticos	20	Cromogranina A	Cintilografia com ^{111}In-TPA octreotide; TC ou RM
Adenomas hipofisários	5	Prolactina; IGF-I; cortisol pós-supressão com 1 mg-DMS	RM
Carcinóides intestinais	20	Cromogranina A	TC

TC — tomografia computadorizada; DTPA — ácido dietilenotriaminopentacético; ECL — enterocromafim-símile; IGF-I — fator de crescimento insulina-símile; RM — ressonância magnética; PTH — hormônio da paratiróide; 1 mg-DMS — 1 mg de dexametasona.
Adaptado da Ref. 3.

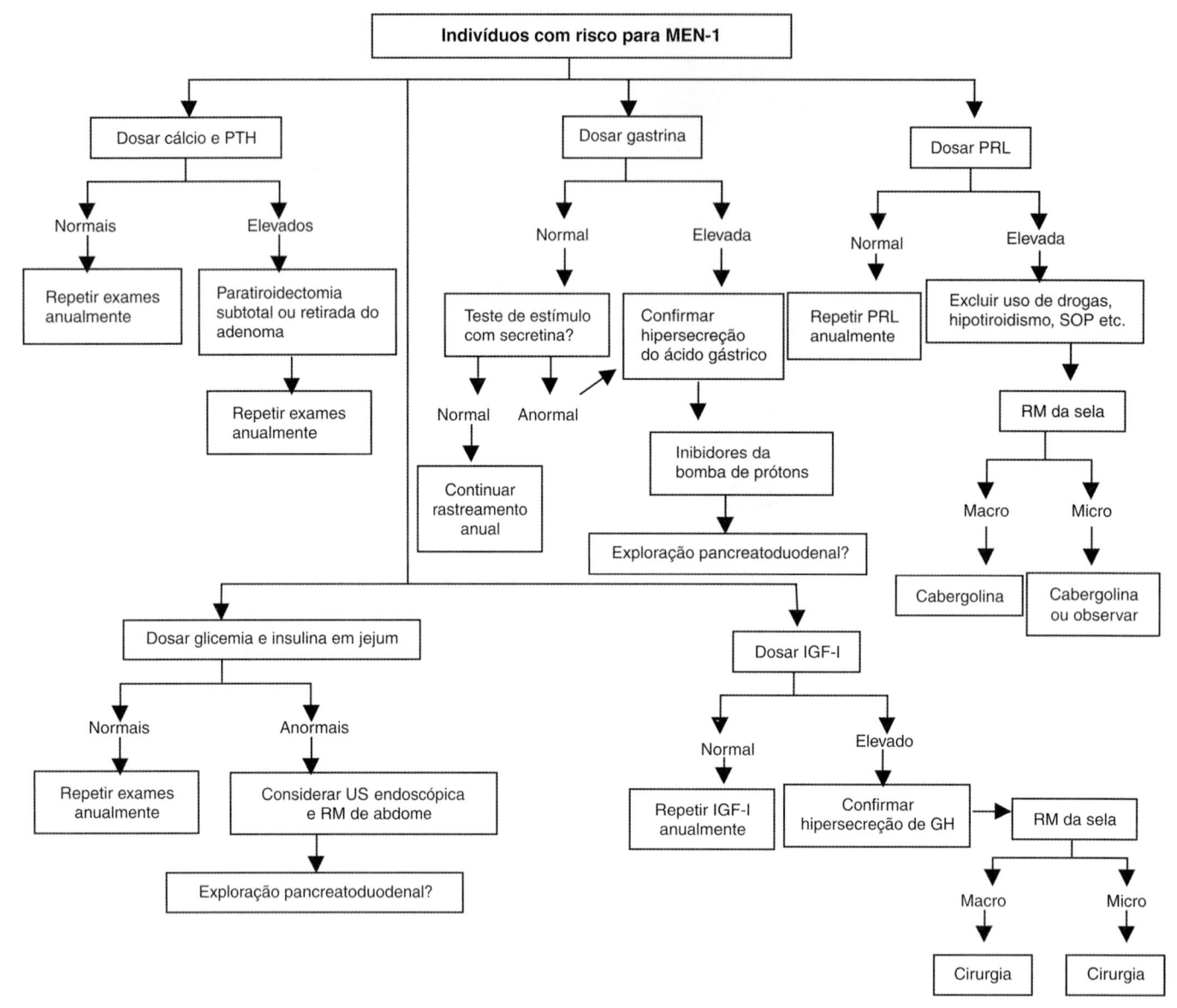

Fig. 71.3 Rastreamento da MEN-1. (SOP = síndrome dos ovários policísticos; US = ultra-sonografia; RM = ressonância magnética; PRL = prolactina; macro = macroadenoma; micro = microadenoma.)

NEOPLASIA ENDÓCRINA MÚLTIPLA TIPO 2 (SÍNDROME DE SIPPLE)

A MEN-2 é uma condição autossômica dominante rara, com prevalência estimada de 1–10 por 100.000 na população geral. Já foi identificada em 500 a 1.000 famílias e acomete homens e mulheres com a mesma freqüência. Pode ser subclassificada em duas síndromes distintas: MEN-2A e MEN-2B. Alguns autores classificam essa última como MEN-3. A MEN-2A responde por cerca de 75% dos casos. Existem também algumas variantes mais raras, como o carcinoma medular de tiróide familiar (CMTF), a MEN-2A ou CMTF associado à doença de Hirschsprung e a MEN-2A associada ao líquen amiloidótico cutâneo. Todas as variantes da NEM-2 apresentam uma elevada penetrância de CMT, presente em 90% dos portadores da doença.[1,50,51]

A MEN-2A foi descrita em 1959 por John Sipple como sendo uma síndrome composta por feocromocitoma, CA medular da tiróide (CMT) e HPTP (Quadro 71.4). Há vários tipos de combinações: CMT + feocromocitoma, CMT + HPTP e CMT + HPTP + feocromocitoma. O CMT é a manifestação mais característica da MEN-2A e está presente em aproximadamente 90% dos casos. Quase sempre é a manifestação inicial. Feocromocitomas são subseqüentemente diagnosticados em 40% a 50% dos pacientes, e anormalidades paratiróideas ocorrem em 10% a 35%. O CMT pode preceder o feocromocitoma por décadas, e o HPTP tende, também, a se manifestar antes do feocromocitoma.[3,5,50]

Um aspecto que difere MEN-2 da MEN-1 é uma progressão das alterações histológicas, do aspecto normal para hiperplasia, e de hiperplasia para adenoma (feocromocitoma ou adenoma de paratiróide) ou carcinoma (CMT).[3]

Os componentes principais da MEN-2B, por ordem decrescente de freqüência, são ganglioneuromatose ou neuromas mucosos (100%), CMT (90%), constituição marfanóide (65%) e feocromocitoma (45%) (Quadro 71.4). O HPTP está geralmente ausente. A gan-

QUADRO 71.4
Componentes da MEN-2

Tipo	Manifestações
MEN-2A	Carcinoma medular da tiróide (100%)
	Feocromocitoma (50%)
	Hiperparatiroidismo (10% a 35%)
MEN-2B	Neuromas mucosos e ganglioneuromatose intestinal (> 98%)
	Carcinoma medular da tiróide (100%)
	Constituição marfanóide (> 95%)
	Feocromocitoma (50%)
	Ausência de doença paratiróidea

Variantes da MEN-2A
Carcinoma medular de tiróide familiar
MEN-2A com líquen cutâneo amiloidótico
MEN-2A com doença de Hirschsprung

Adaptado das Refs. 4 e 46.

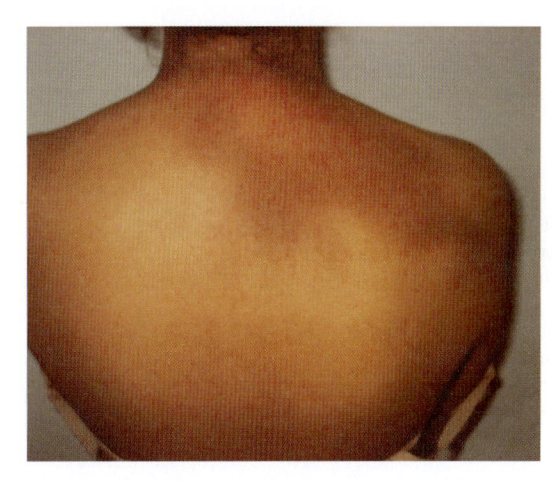

Fig. 71.4 Aspecto característico do líquen amiloidótico cutâneo em uma paciente com MEN-2A. (Cortesia da Dra. Dora Voss.)

glioneuromatose acomete língua, lábios, olhos e trato gastrintestinal. O envolvimento gastrintestinal pode causar diarréia e constipação intermitente, dor abdominal, megacólon e, ocasionalmente, obstrução intestinal. A constituição marfanóide caracteriza-se por dedos e extremidades longos, hiperextensão de articulações e anormalidades epifisárias. Peito escavado pode também estar presente.[3,50,51]

Neoplasia Endócrina Múltipla Tipo 2 – Variantes da MEN-2

A variante mais comum é o CMTF, que ocorre na ausência de feocromocitoma, doença paratiróidea ou outras manifestações da MEN-2A. Essa síndrome corresponde a menos de 20% do total de casos de CMT hereditário e muitas vezes pode ser confundida com CMT esporádico devido à ausência da sintomatologia clássica, como a de feocromocitoma geralmente associado no MEN-2.[52,53] Para se definir o CMTF, é necessário seguir a presença dos seguintes critérios: (1) mais de 10 portadores da mutação em uma mesma família; (2) múltiplos portadores ou membros afetados acima de 50 anos; e (3) uma anamnese detalhada, sobretudo em membros mais idosos da família.[54]

Em pelo menos 15 famílias foi descrita uma variante na qual a MEN-2A vem associada ao líquen amiloidótico cutâneo (LAC). Nessas famílias, os pacientes apresentam uma lesão pruriginosa na região escapular posterior, caracterizada por múltiplas pápulas infiltradas sobre uma placa bem delimitada (Fig. 71.4). Na maioria dos casos, um prurido intenso precede o surgimento da lesão cutânea por 3 a 5 meses. Recentemente, observou-se que o LAC apenas é encontrado em indivíduos com mutação no códon 634. Foi relatado que membros de 3 famílias com MEN-2A e a mutação RET 634 apresentaram incidência de LAC em 36% dos casos, sugerindo que o LAC possa ser um marcador precoce de doença.[55] Uma terceira variante é a associação da MEN-2 ou CMTF com a *doença de Hirschsprung*, a qual resulta de mutações inativadoras do *RET* e se caracteriza pela ausência congênita ou malformação dos plexos entéricos.[56] Recentemente foi descrita, pela primeira vez, a concomitância de MEN-2A e displasia renal.[57] Finalmente, existe uma única descrição de um tumor carcinóide ovariano em uma paciente com MEN-2A.[58]

Genética da MEN-2

CMTF, MEN-2A e MEN-2B estão associados a mutações ativadoras da linhagem germinativa do protooncogene *RET (REarranged during Transfection)*, presente no cromossomo 10 (10q11.2). Esse gene codifica a proteína RET, um receptor tirosina quinase responsável pela diferenciação e crescimento de vários tecidos em desenvolvimento, incluindo tecidos derivados da crista neural, como sistema nervoso central e periférico, e tecidos neuroendócrinos. Mutações do *RET* supostamente estão presentes em 95% dos casos de MEN-2A, 95% dos casos de MEN-2B e 90% a 95% das famílias com CMT familiar. Entretanto, dados recentes indicam que tais mutações podem ser detectadas em 99% dos casos de MEN-2. Mutações somáticas do protooncogene *RET* foram também identificadas em até 50% dos casos esporádicos de CMT.[1,3,50,51,59]

O gene *RET* apresenta 21 exons, porém mais de 95% das mutações germinativas estão presentes em 1 dos 6 exons: 10, 11, 13, 14, 15 e 16.

As mutações do *RET* que causam MEN-2 e CMTF estão predominantemente localizadas nos codons 609, 611, 618 e 620 (éxon 10), 630 e 634 (éxon 11) e 918 (éxon 15). Mutações do códon 634 (éxon 11) estão presentes em 80% a 90% dos casos de MEN-2A, e são elas que mais freqüentemente se associam à presença do feocromocitoma e do HPTP. Mutações germinativas nos codons 768 (éxon 13), 804 (éxon 14), 891 (éxon 15) estão associadas principalmente ao CMTF, porém existem relatos recentes de MEN-2A com mutações nos codons 804 e 891 (éxon 15).[60] Entretanto, na MEN-2B, uma única mutação no códon 918 (éxon 16), em que uma metionina é substituída por uma treonina no receptor tirosina quinase, é responsável por mais de 95% dos casos. Mutações no códon 883 (éxon 15) também podem ocorrer.[1-4,61]

Manifestações Clínicas da MEN-2

CARCINOMA MEDULAR DA TIRÓIDE (CMT)

O CMT representa de 3% a 10% de todos os carcinomas tireoidianos. A maioria ocorre na forma esporádica (70% a 90%). A forma familiar (10% a 30% do total de casos de CMT) pode vir isolada (50%) ou associada a MEN-2A (45%) e a MEN-2B (5%). O CMT na MEN-2A tem um pico de incidência na terceira década. Na MEN-

QUADRO 71.5
Substâncias Secretadas pelo Carcinoma Medular da Tiróide

Calcitonina
ACTH*
Endorfina
Somatostatina
VIP
Aminas bioativas e enzimas
Dopamina
Histaminase
Serotonina**
CEA
Melanina
Fator de crescimento do nervo
Prostaglandinas
Cromogranina A

*Pode causar síndrome de Cushing.
**Pode causar síndrome carcinóide.

2B, surge mais precocemente e tem comportamento mais agressivo (poucos pacientes vivem mais de 30 anos). A expectativa média de vida em pacientes com CMT e MEN-2A é de cerca de 50 anos. Já nos CMT esporádicos, a idade típica de apresentação é entre a quinta e sexta décadas de vida.[1,3,7,52]

A apresentação clínica do CMT familiar é similar à da forma esporádica, freqüentemente como um nódulo tiroidiano (geralmente firme e localizado em lobos superiores) e linfonodomegalia cervical. A pesquisa da possível presença de feocromocitoma e hiperparatiroidismo primário é obrigatória. O CMT secreta não somente calcitonina, que pode causar diarréia, mas também diversas outras substâncias (Quadro 71.5).[3,52,53]

Diagnóstico do CMT

Fica estabelecido pela detecção de níveis elevados da calcitonina (CT), que, entretanto, podem estar normais se a massa tumoral for pequena ou caso haja apenas hiperplasia de células parafoliculares. Nesses casos, devem ser feitos testes provocativos com pentagastrina, cálcio (2 mg de cálcio elementar/kg, infundidos em cerca de 60 segundos) ou omeprazol (30 mg 2 vezes/dia, durante 3 dias, por via oral). A infusão endovenosa de pentagastrina (0,5 µg/kg em 5–10 segundos), seguida da dosagem dos níveis de calcitonina após 0, 2, 5 e 10 minutos, parece ser o melhor teste. A administração de cálcio imediatamente antes da administração de pentagastrina aumenta a sensibilidade do teste. A resposta é considerada positiva se houver uma elevação excessiva da CT (3 a 5 vezes o normal). Resultados falso-positivos do teste da pentagastrina podem ser vistos na presença de doenças auto-imunes da tiróide e tumores tiroidianos foliculares. Estímulos como exercícios ou a ingestão de álcool podem aumentar os valores da CT. É importante ressaltar que a produção de CT também pode ocorrer em doenças granulomatosas, doença hepática e outras neoplasias malignas (carcinoma pulmonar, hepatoma, feocromocitoma e tumor de ilhotas pancreáticas). O teste da pentagastrina também pode ser usado como rastreamento prospectivo dos familiares dos pacientes com CMT (ver adiante).[3,4,52,53]

Tratamento

O tratamento inicial do CMT é a tiroidectomia total (o tumor é freqüentemente bilateral e multicêntrico), seja ele familiar ou esporádico, porque a cirurgia propicia a única chance de cura da doença. A doença metastática é comum em pacientes com CMT palpável ou detectável cirurgicamente, assim a dissecção linfonodal central com a remoção de quaisquer linfonodos suspeitos na região cervical e no mediastino está recomendada.[52,53]

Antes da tiroidectomia, deve-se pesquisar cuidadosamente um feocromocitoma e, se presente, retirá-lo antes do CMT. A indução anestésica, sem adequado bloqueio alfa- e beta-adrenérgico, pode predispor a uma crise hipertensiva potencialmente fatal.[52,53]

Após a cirurgia inicia-se a reposição de levotiroxina em doses não-supressivas, ou seja, que mantenham o paciente em eutiroidismo. Isso ocorre porque as células C ou parafoliculares não respondem ao TSH. Após 6 meses de cirurgia, deve-se dosar a calcitonina e o CEA. A concentração sérica dessas substâncias pode diminuir gradativamente durante alguns meses, por isso não se costuma dosá-las antes desse período. A presença de doença residual deve ser suspeitada na vigência de calcitonina basal elevada após 6 meses da cirurgia.[52,53]

A terapia com ^{131}I não tem lugar no manuseio do CMT. Aproximadamente 35% a 40% dos CMT concentram o MIBG (meta-iodo-benzil-guanidina). Nesses casos, o uso do ^{131}I-MIBG pode proporcionar resultados paliativos, mas que podem melhorar a qualidade de vida dos pacientes. Tumores inoperáveis são tratados, de forma paliativa, com radioterapia externa, quando o tumor é localizado. Doxorrubicina ou outras combinações de quimioterapia são empregadas em caso de tumor disseminado ou que ponha em risco a vida do paciente. Contudo, os benefícios desse tratamento são limitados.[52,53]

A resposta ao tratamento é avaliada pela dosagem dos níveis séricos de calcitonina, os quais podem levar até 6 meses para se normalizar. Discreta elevação da calcitonina pode persistir por anos após a cirurgia, sobretudo em pacientes com MEN-2A, sem doença residual ou metástases. Essas últimas podem ser pesquisadas através da tomografia computadorizada, cintilografia com ^{111}In-pentetreotide (OctreoScan®), MIBG ou tálio e cateterismo venoso. A probabilidade de cura é menor no CMT associado à MEN-2B por sua maior agressividade. Em um estudo, a mortalidade por CMT foi de 9,7% na MEN-2A e de 50% na MEN-2B.[3,52,53]

FEOCROMOCITOMA

O feocromocitoma pode ocorrer nas formas esporádica e familiar (MEN-2A, MEN-2B, doença de von Hippel-Lindau, neurofibromatose tipo 1, síndrome do paraganglioma ou feocromocitoma familiar isolado), com padrões histológicos idênticos. Está presente em 40% a 50% dos casos de MEN-2A (Fig. 71.5) e provavelmente em uma porcentagem similar de pacientes com MEN-2B. Nessas síndromes, o feocromocitoma geralmente está presente na segunda e terceira décadas de vida, comumente mostra-se multicêntrico e bilateral, raramente é maligno ou extra-adrenal e tende a ser de progressão lenta. Além disso, possui uma lesão precursora, a *hiperplasia da medula adrenal*, que raramente causa sintomas. Quando, à tomografia computadorizada ou ressonância magnética, se observa um tumor unilateral, quase sempre existe hiperplasia na adrenal contralateral. Na forma esporádica, apenas 10% dos feocromocitomas são bilaterais. Em contraste, a bilateralidade é observada em 30% a 100% (em média, cerca de 70%) dos casos de MEN-2 e em 20% a 50% dos pacientes com FEO familiar isolado.[51,62–64]

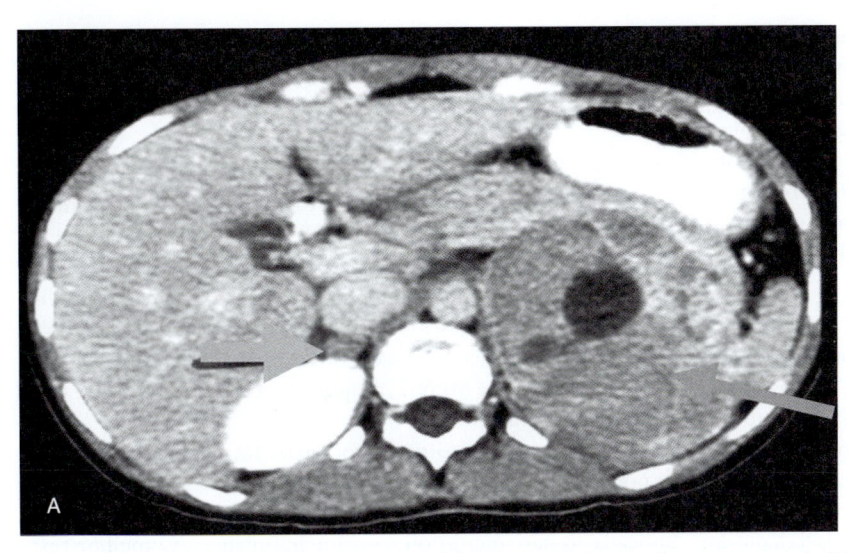

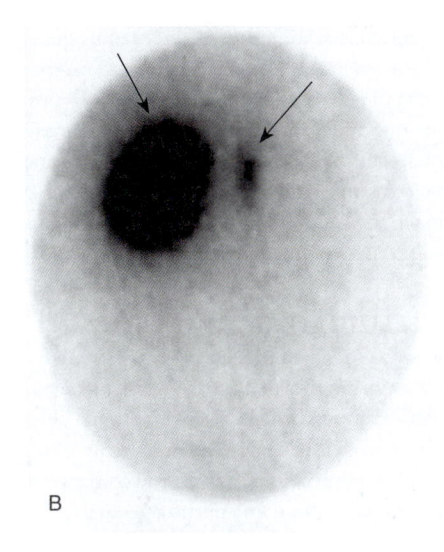

Fig. 71.5 Feocromocitoma bilateral (com 1,5 cm à direita e 13 cm à esquerda), em paciente de 27 anos com MEN-2, visualizado à tomografia computadorizada (**A**) e à cintilografia com ^{131}I-MIBG (**B**).

A dosagem das metanefrinas plasmáticas tem sido considerada o método de rastreamento mais sensível para o feocromocitoma hereditário. As dosagens de metanefrinas e catecolaminas livres urinárias (em urina de 24 horas) são mais disponíveis em nosso meio. A associação desses métodos com as metanefrinas plasmáticas permite maior sensibilidade e especificidade diagnóstica.[62,63]

Devemos lançar mão, portanto, das metanefrinas e catecolaminas livres urinárias. Ao se fazer o diagnóstico clínico-laboratorial de feocromocitoma, exames de imagem devem ser realizados para constatar ou não a bilateralidade da doença. A ressonância magnética de abdome (mostra imagem hiperintensa em T2) e a cintilografia com MIBG apresentam a maior sensibilidade. Contudo, a cintilografia com MIBG pode detectar uma hiperplasia pré-neoplásica da medula adrenal. Essa lesão pode não progredir para feocromocitoma com o decorrer do tempo e a adrenalectomia bilateral ser desnecessária.[3,62,63]

Tratamento

Adrenalectomia laparoscópica é o procedimento de escolha para pacientes com feocromocitoma.[65] O preparo pré-cirúrgico é similar ao dos casos não associados a MEN (uso adequado de alfa- e beta-bloqueadores). A adrenal contralateral normal não deve ser extirpada, a despeito do risco elevado de posterior desenvolvimento de um outro feocromocitoma. Tal recomendação baseia-se nos relatos de vários casos de mortes causadas por insuficiência adrenal, na última década. Diante de lesões bilaterais, a cirurgia pode ser feita por via laparoscópica ou não, dependendo do tamanho dos tumores.[4] Uma outra abordagem cirúrgica proposta para o feocromocitoma bilateral relacionado a MEN-2 é adrenalectomia com preservação do córtex adrenal. Tem sido empregada em um pequeno número de pacientes e mostrou-se bem sucedida em aproximadamente 80% deles. Recidiva do feocromocitoma ocorre em torno de 20% dos pacientes, devido à posterior transformação tumoral do tecido cromafim da interface corticomedular.[3,65,66]

HIPERPARATIROIDISMO PRIMÁRIO (HPTP)

Acomete aproximadamente 10% a 35% dos pacientes com MEN-2, praticamente não ocorrendo na MEN-2B. Aparece comumente na forma de hiperplasia ou de múltiplos adenomas paratiróideos. O HPTP na MEN-2A, em geral, é clinicamente menos significativo e menos sintomático do que na MEN-1. Existem evidências de que o HPTP quase nunca é observado em pacientes previamente tiroidectomizados para cura ou prevenção do CMT, sugerindo que a doença paratiróidea seja decorrente de anormalidades nas células parafoliculares.[1,3,8]

As indicações para a cirurgia são as mesmas para o HPTP associado à MEN-1, excetuando-se a síndrome de Zollinger-Ellison sem controle medicamentoso adequado. A taxa de recidiva da hipercalcemia após uma paratiroidectomia subtotal bem-sucedida é mais baixa do que a observada na MEN-1. A retirada do feocromocitoma deve sempre preceder a paratiroidectomia.[3,8]

NEUROMAS MUCOSOS

Representam o componente mais freqüente da MEN-2B. A cavidade oral (língua, lábios e mucosa oral) é a localização mais comum dessas lesões (Fig. 71.6), mas outros sítios (conjuntiva, córnea e pál-

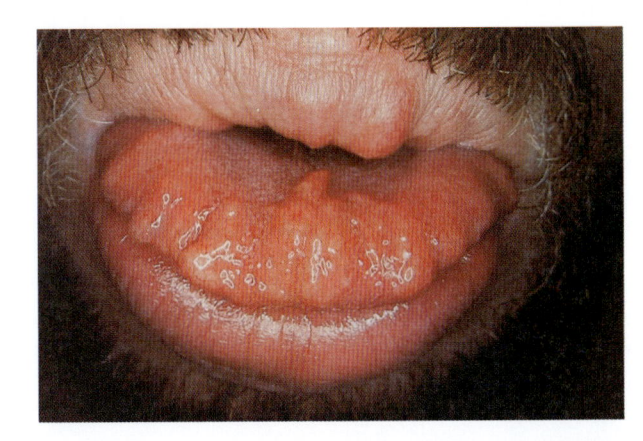

Fig. 71.6 Neuromas mucosos são a manifestação mais comum da MEN-2B. Nesse caso, são visíveis na língua e no lábio superior. O paciente também tinha CA medular de tiróide e feocromocitoma.

pebras) podem ser atingidos. As lesões orais quase sempre estão presentes na primeira década de vida, ou até mesmo ao nascimento.[3-5]

Anormalidades do trato gastrintestinal fazem parte da síndrome de neuromas mucosos múltiplos. A mais comum delas é a ganglioneuromatose, mais bem observada no intestino delgado e cólon. Estômago e esôfago são outros possíveis sítios. Ganglioneuromatose intestinal pode causar obstrução, megacólon, constipação e diarréia; eventualmente, é a primeira manifestação da MEN-2B.[3,67]

CONSTITUIÇÃO MARFANÓIDE

Esse termo denota um fenótipo alto, esguio, com membros longos e finos, proporção anormal entre o segmento superior e o inferior, desenvolvimento muscular precário, hipotonia, cifose dorsal, palato em ogiva e pé cavo, entre outros. É comumente observado em pacientes com neuromas mucosos. Em contraste com a verdadeira síndrome de Marfan, nos pacientes com constituição marfanóide e neuromas mucosos não são identificadas anormalidades aórticas, ectopia da lente do olho, homocistinúria ou alterações nos mucopolissacarídeos.[2,3]

OUTROS TUMORES

Raramente o câncer de próstata se associa à MEN-2A.[68]

Rastreamento da MEN-2

O rastreamento deve ser feito em todos os familiares de primeiro grau de pacientes com MEN-2A ou 2B. Pode ser bioquímico ou, de preferência, genético (Fig. 71.7). A identificação das mutações no protooncogene *RET* que causam MEN-2 e o CMT familiar simplificou o rastreamento desses distúrbios. Ao contrário do observado na MEN-1, o diagnóstico precoce através do rastreamento genético é muito importante na MEN-2, na qual a tireoidectomia precoce pode curar ou prevenir o CMT.[4,5,51,69]

Para o rastreamento genético, várias técnicas analíticas estão disponíveis, porém a mais largamente utilizada tem sido o seqüenciamento direto do DNA. A análise do protooncogene *RET* está indicada ao nascimento ou na primeira infância. O melhor teste para rastreamento bioquímico do CMT é o da pentagastrina. A ad-

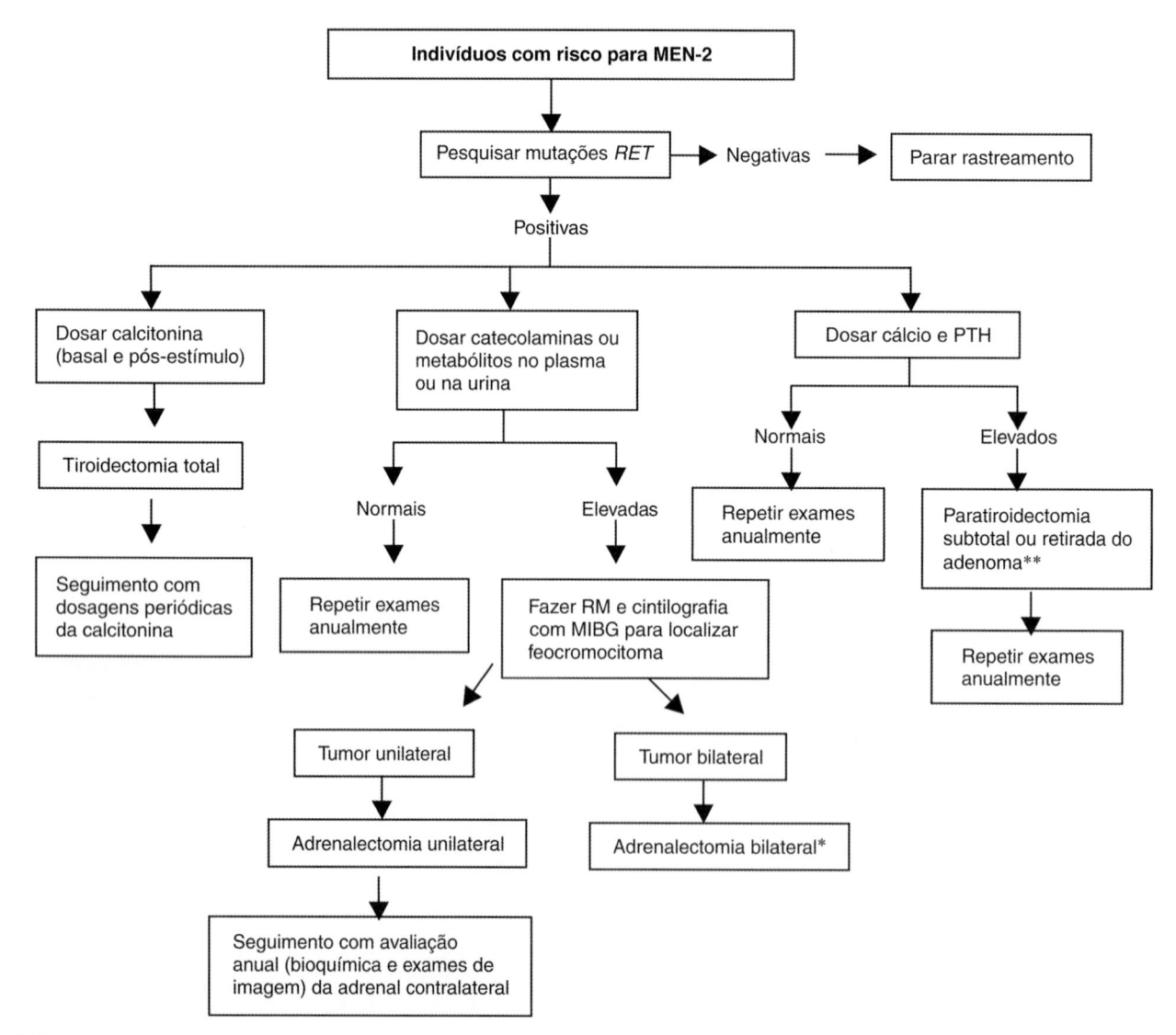

Fig. 71.7 Rastreamento para MEN-2. (RM = ressonância magnética.)
*Em alguns centros, em vez da adrenalectomia bilateral, retiram-se uma das adrenais e o tumor contralateral, preservando-se ao máximo o córtex adrenal.
**Na dependência se há hiperplasia ou adenoma paratiróideo.

ministração de cálcio antes da injeção de pentagastrina aumenta a sensibilidade do teste, cuja principal limitação são os resultados falso-positivos, previamente comentados.[4,51,52]

Caso nenhuma mutação seja encontrada, em duas ocasiões diferentes, as chances de desenvolver MEN-2 são similares às da população geral, e não haveria necessidade de exames posteriores. Alguns autores, contudo, sugerem um novo teste, 3 a 5 anos após. Se uma mutação do RET for identificada, os indivíduos afetados têm 90% de chance de desenvolver CMT (geralmente dentro das primeiras 2 décadas da vida), devendo ser submetidos a tiroidectomia total profilática.[3,52,69]

Como existe uma forte correlação entre o genótipo e o fenótipo no CMT, é possível prever a agressividade do tumor e a idade de seu surgimento conforme o códon mutado. Desse modo, as diretrizes de um consenso recente dividiram o CMT hereditário em três diferentes categorias de risco e recomendam que a tiroidectomia total seja considerada para qualquer indivíduo com uma mutação RET.[3]

Categoria 1. Risco mais elevado: Nesse grupo estão pacientes com MEN-2B e aqueles com mutação RET nos codons 883, 918 ou 922. Nesses casos, CMT com metástases podem ocorrer durante o primeiro ano de vida.[69-71] Assim, tiroidectomia total e dissecção de linfonodos centrais estão recomendadas nos primeiros 6 meses de vida e, preferivelmente, no primeiro mês. Havendo metástases, uma dissecção mais extensa dos linfonodos deve ser realizada.[3]

Categoria 2. Risco elevado: Aqui se enquadram os casos com mutações RET dos codons 609, 611, 618, 620 ou 634 (cerca de 70% de todas as mutações do CMT). Eles devem ser submetidos a tiroidectomia total, incluindo remoção da cápsula posterior, antes da idade de 5 anos.[3] Essa recomendação é baseada na detecção de CMT microscópico em duas crianças com uma mutação no códon 634 à idade de 2 anos[72,73] e metástases em linfonodos em crianças com 5 e 6 anos. Não há consenso quanto a ressecção linfonodal, embora a maioria dos cirurgiões realize dissecção central na primeira cirurgia, com o intuito de evitar a reoperação do compartimento central, caso o procedimento cirúrgico não seja curativo.[70,74,75]

Categoria 3. Risco intermediário: Nessa categoria são classificadas as mutações nos codons 768, 790, 791, 804 ou 891. O comportamento biológico e a agressividade do CMT em pacientes com tais mutações são variáveis, mas o CMT tende a ser menos agressivo. Não há consenso sobre a idade para a realização da tiroidectomia total nessas crianças: antes de 5 anos para alguns, antes dos 10 anos para outros, havendo também aqueles que observam esses casos com calcitonina basal e testes provocativos periódicos para calcitonina e apenas indicam a cirurgia quando os níveis do hormônio tornam-se claramente anormais (Quadro 71.6).[3,4]

O feocromocitoma tem sido encontrado em familiares com mutações no protooncogene RET, exceto naqueles com os codons 609, 768, val804 met e 891. Há relato de feocromocitoma diagnosticado na infância (5 e 10 anos) com mutação no códon 634. Nas mutações de risco mais elevado, o rastreamento deve ser feito anualmente e iniciado no momento da tiroidectomia ou aos 5 ou 7 anos de idade. Nas famílias com mutações em codons de menor risco (especialmente 609, 768, val804 met e 891), o rastreamento pode ser iniciado mais tardiamente.

Não há consenso quanto ao melhor método de imagem, embora a maior opção seja pela TC de abdome a cada 3 a 5 anos a partir dos 15 anos, até mesmo em pacientes com os testes bioquímicos normais.

Os pacientes podem desenvolver hiperparatiroidismo se houver uma mutação causando a substituição de um aminoácido no códon 634 do RET. O rastreamento deve ser realizado anualmente com dosagem do cálcio sérico e PTH. As mutações nos codons 609, 611, 618, 620, 790 e 791 estão menos associadas ao desenvolvimento de hiperparatiroidismo, devendo a dosagem de cálcio e PTH ser feita a cada 2 a 3 anos ou mais freqüentemente se houver antecedente familiar de hiperparatiroidismo. Os indivíduos com mutações nos codons 468, val 804 met e 891 raramente desenvolvem hiperparatiroidismo. Os pacientes com MEN-2B (mutação nos codons 883, 918 ou 922) não desenvolvem hiperparatiroidismo.[1-3,51]

OUTRAS NEOPLASIAS ENDÓCRINAS MÚLTIPLAS

Algumas síndromes com padrão de herança autossômico dominante podem cursar com tumores endócrinos.

NEOPLASIA ENDÓCRINA MÚLTIPLA TIPO 4

A neoplasia endócrina múltipla tipo 4 (MEN-4) apresenta um fenótipo similar à MEN-1, embora não apresente o mesmo tipo de mutação genética. A MEN-4 ocorre por uma mutação no gene *Cdkn1B (Cyclin-dependent kinase inhibitor 1B)*, localizado no cromossomo 12p13. Estudos em ratos demonstraram que uma mutação em homozigose por *frameshift* no gene *Cdkn1B* resultou em uma redução importante na proteína p27 (Kip1).[76,77]

Doença de Von Hippel-Lindau (VHL)

Trata-se de um distúrbio autossômico dominante, caracterizado por hemangioblastomas do sistema nervoso central (SNC), angiomas de cerebelo e retina, carcinomas e cistos renais, cistoadenoma de epidídimo, cistos viscerais, feocromocitomas e tumores de ilho-

---

QUADRO 71.6

Risco de Doença Precoce e Agressiva Conforme Alteração Genética e seu Respectivo Tratamento Profilático

Estratificação de Risco	Risco de Doença Precoce e Agressiva	Codons	Momento da Tiroidectomia
Categoria 1	Intermediário	883, 918, 922	Ainda não existe consenso*
Categoria 2	Elevado	609, 611, 618, 620, 634	Antes dos 5 anos de idade
Categoria 3	Mais elevado	768, 790, 791, 804, 891	Até os 6 meses de vida, preferência 1.º mês de vida.

*Antes dos 5 ou 10 anos de idade ou observação da calcitonina basal e testes provocativos periódicos para calcitonina.
Adaptado das Refs. 1 e 3.

tas pancreáticas. Essa doença está associada a mutações germinativas no gene VHL, que é um gene supressor tumoral, localizado no cromossomo 3p25.3, que codifica a proteína *elogin*. Mais de 90% dos portadores desse gene expressam, aos 60 anos, uma ou mais das referidas manifestações clínicas, enquanto mais de 70% têm um ou mais tumores do SNC. É importante ressaltar que feocromocitomas (uni- ou bilaterais) e tumores de ilhotas pancreáticas estão presentes em, respectivamente, 25% a 35% e 15% a 20% desses pacientes.[78,79] Um estudo recente evidenciou que o uso de sunitinib, um inibidor da tirosina quinase, pode ser útil no tratamento de tumores relacionados a VHL, incluindo o feocromocitoma.[80]

Complexo de Carney

As manifestações dessa síndrome familiar incluem mixomas cardíacos (em 72% dos casos), mixomas cutâneos (45%), mixomas mamários (42%), tumores testiculares (56%), schwannomas (5%), tumores hipofisários secretores de GH (10%), lesões cutâneas pigmentadas tipo sardas (65%) e doença adrenal nodular pigmentada primária (45%).[81] Mutações inativadoras do gene *PRKAR1A* (17q22-24) são encontradas em pelo menos 65% dos casos.[82]

Neurofibromatose Hereditária

Também conhecida como *neurofibromatose tipo 1* (NF1) ou *doença de von Recklinghausen*, tem como manifestações mais características manchas café-com-leite e neurofibromas. Cerca de 80 a 90% dos adultos com NF1 apresentarão 6 ou mais manchas café-com-leite, medindo 1,5 cm ou mais de diâmetro. Pode vir associada a uma variedade de distúrbios endócrinos neoplásicos, tais como feocromocitoma, hiperparatiroidismo, tumores carcinóides duodenais produtores de somatostatina, carcinoma medular da tiróide e tumores hipotalâmicos ou do nervo óptico causadores de puberdade precoce. Os pacientes com NF1 têm morbidade e mortalidade elevadas, com reduzida expectativa de vida. Ocorre uma mutação inativadora do gene NF1, localizado no cromossomo 17q11.2, que codifica uma proteína denominada *neurofibromina*.[83,84]

BIBLIOGRAFIA

1. White ML, Doherty GM. Multiple endocrine neoplasia. *Surg Oncol Clin N Am*, 2008; *17*:439-59.
2. Callender GG, Rich TA, Perrier ND. Multiple endocrine neoplasia syndromes. *Surg Clin North Am*, 2008; *88*:863-95.
3. Gagel RF, Marx SJ. Multiple endocrine neoplasia. *In* Kronenberg HM, Melmed S, Polonsky KS, Larsen PR (eds.). *Williams Textbook of Endocrinology*. 11th ed. Saunders Elsevier: Philadelphia, 2008:1705-1746.
4. Brandi ML, Gagel RF, Angeli A, et al. Consensus guidelines for diagnosis and therapy of MEN type 1 and type 2. *J Clin Endocrinol Metab*, 2001; *86*:5658-71.
5. Carney JA. Familial multiple endocrine neoplasia. *Am J Surg Pathol*, 2005; *29*:254-74.
6. Piecha G, Chudek J, Wiecek A. Multiple endocrine neoplasia type 1. *Eur J Intern Med*, 2008; *19*:99-103.
7. Thakker RV. Multiple endocrine neoplasia type 1. *Endocrinol Metab Clin North Am*, 2000; *29*:541-67.
8. Malone JP, Srivastava A, Khardori R. Hyperparathyroidism and multiple endocrine neoplasia. *Otolaryngol Clin North Am*, 2004; *37*:715-36.
9. Mayr B, Apenberg S, Rothamel T, et al. Menin mutations in patients with multiple endocrine neoplasia type 1. *Eur J Endocrinol*, 1997; *137*:684-7.
10. Falchetti A, Marini F, Luzi E, et al. Multiple endocrine neoplasms. *Best Pract Res Clin Rheumatol*, 2008; *22*:149-63.
11. Hoff AO, Hauache OM. Multiple endocrine neoplasia type 1 (MEN 1): clinical, biochemical and molecular diagnosis and treatment of the associated disturbances. *Arq Bras Endocrinol Metabol*, 2005; *49*:735-46.
12. Hannan FM, Nesbit MA, Christie PT, et al. Familial isolated primary hyperparathyroidism caused by mutations of the MEN1 gene. *Nat Clin Pract Endocrinol Metab*, 2008; *4*:53-8.
13. Bilezikian JP, Silverberg SJ. Clinical spectrum of primary hyperparathyroidism. *Rev Endocr Metab Disord*, 2000; *1*:237-45.
14. Elaraj DM, Skarulis MC, Libutti SK, et al. Results of initial operation for hyperparathyroidism in patients with multiple endocrine neoplasia type 1. *Surgery*, 2003; *134*:858-64.
15. Alexakis N, Neoptolemos JP. Pancreatic neuroendocrine tumours. *Best Pract Res Clin Gastroenterol*, 2008; *22*:183-205.
16. Tonelli F, Fratini G, Falchetti A, et al. Surgery for gastroenteropancreatic tumours in multiple endocrine neoplasia type 1: review and personal experience. *J Intern Med*, 2005; *257*:38-49.
17. Fendrich V, Langer P, Waldmann J, et al. Management of sporadic and multiple endocrine neoplasia type 1 gastrinomas. *Br J Surg*, 2007; *94*:1331-41.
18. Auernhammer CJ, Göke B. Medical treatment of gastrinomas. *Wien Klin Wochenschr*, 2007; *119*:609-15.
19. Maton PN, Gardner JD, Jensesn RT. Cushing's syndrome in patients with the Zollinger-Ellison syndrome. *N Engl J Med*, 1996; *315*:1.
20. Abboud B, Boujaoude J. Occult sporadic insulinoma: localization and surgical strategy. *World J Gastroenterol*, 2008; *14*:657-65.
21. van Beek AP, de Haas ER, van Vloten WA, et al. The glucagonoma syndrome and necrolytic migratory erythema: a clinical review. *Eur J Endocrinol*, 2004; *151*:531-7.
22. Zimmer T, Stolzel U, Bader M, et al. Endoscopic ultrasonography and somatostatin receptor scintigraphy in the preoperative localization of insulinomas and gastrinomas. *Gut*, 1996; *39*:562-568.
23. Drivas I, Mansberg R, Roberts JM. VIPoma: a rare cause of a pancreatic mass. *Clin Nucl Med*, 2004; *29*:201-3.
24. Sano T, Asa SL, Kovacs K. Growth hormone releasing-producing tumors: Clinical, biochemical and morphological manifestations. *Endocr Rev*, 1988; *9*:357-80.
25. Botsios D, Vasiliadis K, Tsalis K, et al. Management of nonfunctioning pancreatic endocrine tumors in the context of multiple endocrine neoplasia type 1 syndrome. *J Gastrointestin Liver Dis*, 2007; *16*:257-62.
26. Kameya T, Tsukada T, Yamaguchi K. Recent advances in MEN1 gene study for pituitary tumor pathogenesis. *Front Horm Res*, 2004; *32*:265-91.
27. Stratakis CA, Schussheim DH, Freedman SM, et al. Pituitary macroadenoma in a 5-year-old: an early expression of multiple endocrine neoplasia type 1. *J Clin Endocrinol Metab*, 2000; *85*:4776-80.
28. Vergès B, Boureille F, Goudet P, Murat A, et al. Pituitary disease in MEN type 1 (MEN1): data from the France-Belgium MEN1 multicenter study. *J Clin Endocrinol Metab*, 2002; *87*:457-65.
29. Beck-Peccoz P, Persani L. Thyrotropinomas. *Endocrinol Metab Clin North Am*, 2008; *37*:123-34.
30. Sztal-Mazer S, Topliss DJ, Simpson RW, et al. Gonadotroph adenoma in multiple endocrine neoplasia type 1. *Endocr Pract*, 2008; *14*:592-4.
31. Sahdev A, Jager R. Bilateral pituitary adenomas occurring with multiple endocrine neoplasia type one. *AJNR Am J Neuroradiol*, 2000; *2*:1067-9.
32. Hao W, Skarulis MC, Simonds WF, et al. Multiple endocrine neoplasia type 1 variant with frequent prolactinoma and rare gastrinoma. *J Clin Endocrinol Metab*, 2004; *89*:3776-84.
33. Kong C, Ellard S, Johnston C, Farid NR. Multiple endocrine neoplasia type 1 Burin from Mauritius: a novel MEN1 mutation. *J Endocrinol Invest*, 2001; *24*:806-10.
34. Vilar L, Naves L, Freitas MC, et al. Tratamento medicamentoso dos tumores hipofisários – Parte I: Prolactinoma e adenomas secretores de GH. *Arq Brasil Endocrinol Metab*, 2000; *44*:367-81.

35. Vilar L, Naves L, Freitas MC, et al. Tratamento medicamentoso dos tumores hipofisários – Parte II: adenomas secretores de ACTH, TSH e adenomas clinicamente não funcionantes. *Arq Brasil Endocrinol Metab*, 2000: *44*:455-70.
36. Newell-Price J, Trainer P, Besser GM, Grossman A. The diagnosis and differential diagnosis of Cushing's syndrome and pseudo-Cushing's states. *Endocrine Rev*, 1998; *19*:647-72.
37. Burgess JR, Harle RA, Tucker P, et al. Adrenal lesions in a large kindred with multiple endocrine neoplasia type 1. *Arch Surg*, 1996; *131*:699-702.
38. Rix M, Hertel NT, Nielsen FC, et al. Cushing's disease in childhood as the first manifestation of multiple endocrine neoplasia syndrome type 1. *Eur J Endocrinol*, 2004; *151*:709-15.
39. Langer P, Cupisti K, Bartsch DK, et al. Adrenal involvement in multiple endocrine neoplasia type 1. *World J Surg*, 2002; *26*:891-6.
40. Whitley SA, Moyes VJ, Park KM, et al. The appearance of the adrenal glands on computed tomography in multiple endocrine neoplasia type 1. *Eur J Endocrinol*, 2008; *159*:819-24.
41. Beckers A, Abs R, Willems PJ, et al. Aldosterone-secreting adrenal adenoma as a part of multiple endocrine neoplasia type 1 (MENI): loss of heterozygosity for polymorphic chromosome 11 deoxyribonucleotide acid markers, including the MENI locus. *J Clin Endocrinol Metab*, 1992; *75*:564-70.
42. Oberg K, Eriksson B. Neuroendocrine tumors. *Best Pract Res Clin Endocrinol Metabol*, 2007; *21*:1.
43. Darling TM, Skarulis MC, Steinberg SM, et al. Multiple facial angiofibromas and collagenomas in patients with multiple endocrine neoplasia type 1. *Arch Dermatol*, 1997; *133*:853-57.
44. Sakurai A, Hashizume K, Fukushima Y. Facial angiofibroma as an initial manifestation in multiple endocrine neoplasia type 1. *Intern Med*, 2008; *47*:1067-8.
45. Asgharian B, Turner ML, Gibril F, et al. Cutaneous tumors in patients with multiple endocrine neoplasm type 1 (MEN1) and gastrinomas: prospective study of frequency and development of criteria with high sensitivity and specificity for MEN1. *J Clin Endocrinol Metab*, 2004; *89*:5328-36.
46. Tanabe T, Yasuo M, Tsushima K, et al. Mediastinal seminoma in a patient with multiple endocrine neoplasia type 1. *Intern Med*, 2008; *47*:1615-9.
47. Nord B, Platz A, Smoczynski K, et al. Malignant melanoma in patients with multiple endocrine neoplasia type 1 and involvement of the MEN1 gene in sporadic melanoma. *Int J Cancer*, 2000; *87*:463-467.
48. Dackiw AP, Cote GJ, Fleming JB, et al. Screening for MEN1 mutations in patients with atypical endocrine neoplasia. *Surgery*, 1999; *126*:1097-1103.
49. Cardinal JW, Bergman L, Hayward N. A report of a national mutation testing service for the MEN1 gene: clinical presentations and implications for mutation testing. *J Med Genet*, 2005; *42*:69-74.
50. Maia AL, Gross JL, Puñales MK. Multiple endocrine neoplasia type 2. *Arq Brasil Endocrinol Metab*, 2005; *49*:725-34.
51. Gertner ME, Kebebew E. Multiple endocrine neoplasia type 2. *Curr Treat Options Oncol*, 2004; *5*:315-25.
52. Jiménez C, Hu MI, Gagel RF. Management of medullary thyroid carcinoma. *Endocrinol Metab Clin North Am*, 2008; *37*:481-96.
53. Schlumberger M, Carlomagno F, Baudin E, et al. New therapeutic approaches to treat medullary thyroid carcinoma. *Nat Clin Pract Endocrinol Metab*, 2008; *4*:22-32.
54. Brandi ML, Gagel RF, Angeli A, et al. Guideline for diagnosis and therapy of MEN type 1 and type 2. *J Clin Endocrinol Metab*, 2001; *86*:5658-71.
55. Verga U, Fugazzola L, Cambiaghi S, et al. Frequent association between MEN 2A and cutaneous lichen amyloidosis. *Clin Endocrinol (Oxf)*, 2003; *59*:156-61.
56. Takahashi M, Iwashita T, Santoro M, et al. Co-segregation on MEN2 and Hirchsprung's disease: the same mutation of RET with both gain and loss-of-function. *Hum Mut*, 1999; *13*:331-6.
57. McIntyre E, Bond P, Douglas F, et al. Multiple endocrine neoplasia type 2A: an unusual clinical presentation and association with renal dysplasia. *Cancer Genet Cytogenet*, 2003; *141*:157-9.
58. Tamsen A, Mazur MT. Ovarian strumal carcinoid in association with multiple endocrine neoplasia, type IIa. *Arch Pathol Lab Med*, 1992; *116*:200-3.
59. Richards ML. Thyroid cancer genetics: multiple endocrine neoplasia type 2, non-medullary familial thyroid cancer, and familial syndromes with thyroid associated cancer. *Surg Oncol Clin N Am*, 2009; *18*:39-52.
60. Jimenez C, Habra MA, Huang SC. Pheochromocytoma and medullary thyroid carcinoma: a new genotype-phenotype correlation of the RET protooncogene 891 germline mutation. *J Clin Endocrinol Metab*, 2004; *89*:4142-5.
61. Gimm O, Marsh DJ, Andrew SD, et al. Germline dinucleotide mutation in codon 883 of the RET proto-oncogene in multiple endocrine neoplasia type 2B without codon 918 mutation. *J Clin Endocrinol Metab*, 1997; *11*:3902-3904.
62. Bravo EL, Tagle R. Pheochromocytoma: state-of-the-art and future prospects. *Endocr Rev*, 2003; *24*:539-53.
63. Pacak K, Ilias I, Adams KT, Eisenhofer G. Biochemical diagnosis, localization and management of pheochromocytoma: focus on multiple endocrine neoplasia type 2 in relation to other hereditary syndromes and sporadic forms of the tumour. *J Intern Med*, 2005; *257*:60-8.
64. Vilar L, Moura E, Campos R, et al. Neoplasia endócrina múltipla tipo 2A em paciente de 27 anos. *Arq Brasil Endocrinol Metab*, 2003; *47 (Suppl. 1)*:S350.
65. Del Pizzo JJ, Schiff JD, Vaughan ED. Laparoscopic adrenalectomy for pheochromocytoma. *Curr Urol Rep*, 2005; *6*:78-85.
66. Walz MK. Extent of adrenalectomy for adrenal neoplasm: cortical sparing (subtotal) versus total adrenalectomy. *Surg Clin North Am*, 2004; *84*:743-53.
67. Prabhu M, Khouzam RN, Insel J. Multiple endocrine neoplasia type 2 syndrome presenting with bowel obstruction caused by intestinal neuroma: case report. *South Med, J* 2004; *97*:1130-2.
68. Ishida E, Nakamura M, Shimada K, et al. Autopsy case of prostate cancer with multiple endocrine neoplasia 2A. *Pathol Int*, 2004; *54*:918-23.
69. Stjernholm MR, Freudenbourg JC, Mooney HS, et al. Medullary carcinoma of the thyroid before age 2 years. *J Clin Endocrinol Metab*, 1980; *51*:252-3.
70. Grill JR, Reyes-Mugica M, Iyengar S, et al. Early presentation of metastatic medullary carcinoma in multiple endocrine neoplasia, type IIA: implications for therapy. *J Pediatr*, 1996; *129*:459-64.
71. Scopai L, Sampietro G, Boracchi P, et al. Multivariate analysis of prognostic factors in sporadic medullary carcinoma of the thyroid: a retrospective study of 109 consecutive patients. *Cancer*, 1996; *78*:2173-83.
72. van Heurn LW, Schaap C, Sie G, et al. Predictive DNA testing for multiple endocrine neoplasia 2: a therapeutic challenge of prophylactic thyroidectomy in very young children. *J Pediatr Surg*, 1999; *34*:568-71.
73. Kahraman T, de Groot JW, Rouwe C, et al. Acceptable age for prophylactic surgery in children with multiple endocrine neoplasia type 2a. *Eur J Surg Oncol*, 2003; *29*:331-5.
74. Richards ML. Thyroid cancer genetics: multiple endocrine neoplasia type 2, non-medullary familial thyroid cancer, and familial syndromes associated with thyroid cancer. *Surg Oncol Clin N Am*, 2009; *18*:39-52.
75. Hes FJ, Höppener JWM, Lips CJM. Clinical review 155: pheochromocytoma in Von Hippel-Lindau disease. *J Clin Endocrinol Metab*, 2003; *88*:969-74.
76. Pellegata NS, Quintanilla-Martinez L, Siggelkow H, et al. Germ-line mutations in p27(Kip1) cause a multiple endocrine neoplasia syndrome in rats and humans. *Proc Nat Acad Sci*, 2006; *103*: 15558-15563. Note: Erratum: *Proc Nat Acad Sci*, 103: 19213 only, 2006.
77. Agarwal SK, Mateo CM, Marx SJ. Rare germline mutations in cyclin-dependent kinase inhibitor genes in MEN1 and related states. *J Clin Endocrinol Metab* 2009 Jan. [Epub ahead of print].

78. Maher ER. Von Hippel-Lindau disease. *Curr Mol Med*, 2004; *4*:833-42.
79. Young Jr WF, Carney JA. Cushing's syndrome: primary pigmented nodular adrenal disease. *Adv Endocrinol Metab*, 1992; *3*:179-97.
80. Jimenez C, Cabanillas ME, Santarpia L, *et al*. Use of the tyrosine kinase inhibitor sunitinib in a patient with von Hippel-Lindau disease: targeting angiogenic factors in pheochromocytoma and other von Hippel-Lindau disease-related tumors. *J Clin Endocrinol Metab*, 2008 Nov. [Epub ahead of print].
81. Samuels MH, Loriaux DL. Cushing's syndrome and the nodular adrenal gland. *Endocrinol Metab Clin North Am*, 1994; *23*:555-69.
82. Bossis I, Stratakis CA. Minireview: PRKAR1A: normal and abnormal functions. *Endocrinology*, 2004; *145*:5452-8.
83. Listernick R, Charrow J. Neurofibromatosis-1 in childhood. *Adv Dermatol*, 2004; *20*:75-115.
84. Khosrotehrani K, Bastuji-Garin S, Riccardi VM, *et al*. Subcutaneous neurofibromas are associated with mortality in neurofibromatosis 1: A cohort study of 703 patients. *Am J Med Genet A*, 2005; *132A*:49-53.

Manuseio do Hirsutismo

Julian Barth, Lucio Vilar

INTRODUÇÃO

O pêlo pode ser classificado como velar ou terminal. Pêlos velares são finos, curtos, macios e não-pigmentados, e predominam em crianças e pré-púberes. Freqüentemente são tão finos que se tornam quase invisíveis. Pêlos terminais, em contraste, são grossos, longos e pigmentados. Antes da puberdade, são encontrados apenas nas sobrancelhas e no couro cabeludo. Sob a influência de níveis crescentes de androgênios na puberdade, pêlos velares transformam-se em pêlos terminais. Em mulheres, essa conversão acontece sobretudo na axila, região pubiana e, em menor intensidade, nas extremidades.[1,2]

Hirsutismo é habitualmente definido como o crescimento excessivo de pêlos do tipo terminal em regiões do corpo da mulher androgênio-dependentes (Figs. 72.1 e 72.2), tais como face, tórax, abdome, face interna das coxas, períneo e regiões lombossacra e glútea. Sua prevalência depende da população estudada, sendo rara entre orientais e relativamente comum em mulheres oriundas ou de ascendência mediterrânea.[3,4] O hirsutismo deve ser diferenciado da hipertricose, uma vez que essa última condição não é mediada por androgênios e se caracteriza pelo crescimento excessivo de pêlos velares, ou sua transformação em pêlos terminais, em áreas do corpo da mulher onde normalmente ocorrem (p.ex., antebraços, coxas, pernas etc.). Hipertricose pode ser congênita (p.ex., síndrome de Hurler, síndrome da trissomia 18 ou síndrome alcoólica fetal) ou vir associada a hipotiroidismo, porfirias, epidermólise bolhosa, anorexia nervosa, desnutrição ou dermatomiosite; pode também ocorrer após traumatismo craniano grave ou em locais de traumas cutâneos, bem como ser induzida por drogas.[5,6] A intensidade do crescimento capilar

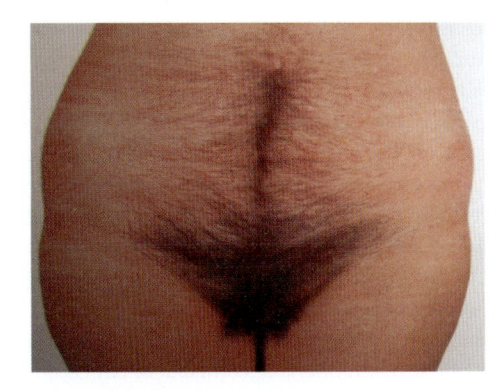

Fig. 72.1 Hirsutismo abdominal importante em paciente com SOP; havia também excesso de pêlos em face, dorso e mamas.

facial ou corporal necessária para que uma mulher se considere hirsuta depende de fatores raciais, culturais, sociais e econômicos, mas o padrão do crescimento necessário para tal é provavelmente similar em todas as raças. Shah, na Índia, e Lunde e Grottum, na Noruega, enfatizaram que as mulheres mais provavelmente se considerarão hirsutas se apresentarem crescimento significativo no lábio superior, queixo, tórax e parte superior das costas.[7]

O hirsutismo não é uma doença, mas sim uma manifestação de hiperandrogenemia ou de aumento da sensibilidade da unidade pilossebácea aos androgênios circulantes. O conhecimento de sua fisiologia e etiologia é fundamental na escolha do tratamento ideal a ser estabelecido.[3,7]

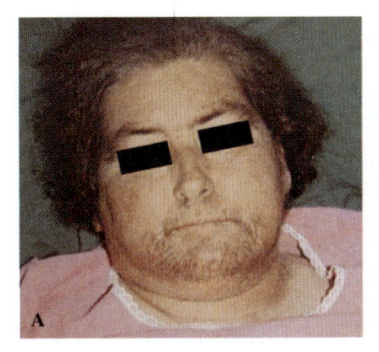

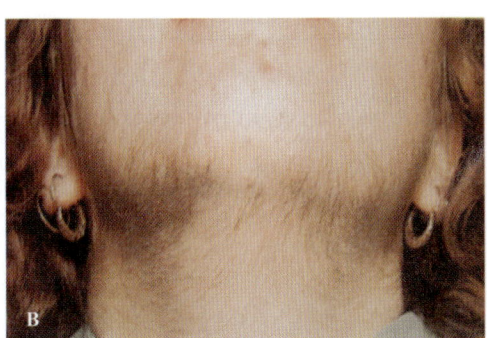

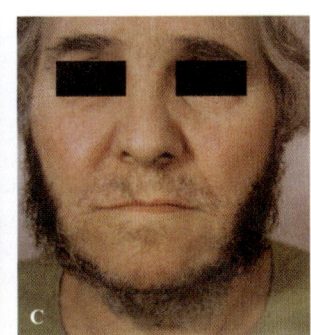

Fig. 72.2 Graus variados de hirsutismo facial em pacientes com síndrome de Cushing (**A**), síndrome dos ovários policísticos (**B**) e hipertecose (**C**).

FISIOPATOLOGIA DO HIRSUTISMO

O pêlo cresce em longos ciclos durante vários meses, começando com uma fase ativa (anágena), seguida por uma fase de repouso (telógena); durante a fase telógena, a bainha separa-se da base do folículo e cai. Tanto a biologia do pêlo normal como a fisiopatologia do pêlo anormal são influenciadas por vários fatores hormonais. Entre os androgênios, a testosterona estimula o crescimento, aumenta o tamanho e intensifica a pigmentação do folículo piloso. Estrogênios atuam de maneira oposta aos androgênios, lentificando o crescimento e produzindo pêlos mais finos e menos pigmentados; a progesterona tem pouco efeito sobre o pêlo. A fase anágena também seria influenciada pelo fator de crescimento IGF-I, cuja produção se dá sobretudo no fígado, mas também ocorre na papila dérmica.[1,2]

A sensibilidade do folículo piloso aos androgênios é determinada pela atividade da enzima 5α-redutase, que converte a testosterona em sua forma folículo-ativa, a diidrotestosterona (DHT). Devido à variação dos níveis de atividade da enzima, mulheres com concentrações androgênicas similares podem ter graus distintos de padrão e crescimento de pêlos.[1,2,8]

A fisiopatologia do hirsutismo é bastante simples. Androgênios convertem pêlos velares em pêlos terminais em áreas androgênio-dependentes, com a notável exceção do couro cabeludo. A intensidade dessa conversão vai depender dos níveis de androgênios circulantes e da atividade da enzima 5α-redutase. Em última análise, hirsutismo ocorre por um aumento da sensibilidade da pele aos androgênios (devido a um aumento da atividade da 5α-redutase), ou pela produção excessiva de androgênios. Na maioria dos casos, esses dois fatores, em intensidade leve a moderada, contribuem em conjunto para o surgimento do hirsutismo.[2,8,9]

Os androgênios podem originar-se dos ovários, das glândulas supra-renais ou da conversão periférica de precursores (Quadro 72.1). Os ovários contribuem com aproximadamente 25% da testosterona, 50% da androstenediona e 10% da diidroepiandrosterona (DHEA). As supra-renais fornecem 25% da testosterona, 50% da androstenediona, 90% da DHEA e quase 100% do sulfato de diidroepiandrosterona (DHEAS). O 50% restante da testosterona origina-se da conversão periférica de androstenediona. Virtualmente toda DHT origina-se da conversão periférica da testosterona e androstenediona, pela ação da 5α-redutase. Androgênios circulam na forma livre ou ligados a proteínas. Em mulheres normais, 80% da testosterona está ligada à globulina ligadora dos hormônios sexuais (SHBG), 19% à albumina e 1% circula livre na corrente sangüínea. Nas mulheres hirsutas, 79% da testosterona encontra-se ligada à SHBG, 19%, à albumina, e 2% circula livre. Esses percentuais, no homem, são de 78%, 19% e 3%, respectivamente. A androgenicidade depende sobretudo da fração livre do hormônio, que aumenta caso haja redução nos níveis séricos da SHBG.[2,8-10]

ETIOLOGIA DO HIRSUTISMO

Várias condições podem acompanhar-se de hirsutismo. Em pelo menos 95% das vezes, ele resulta do chamado *hiperandrogenismo funcional*, que inclui a síndrome dos ovários policísticos e o hirsutismo idiopático. Causas menos comuns são representadas por outras patologias ovarianas (hipertecose, tumores), distúrbios adrenais (hiperplasia adrenal congênita, síndrome de Cushing e tumores adrenais) e drogas (Quadro 72.2).[3-5,11]

Síndrome dos Ovários Policísticos (SOP)

A SOP tem como manifestações principais irregularidades menstruais (resultantes de anovulação crônica e presentes em cerca de 70% a 80% dos casos), hirsutismo (em até 80% dos casos), obesidade (em 20% a 80%, média de 50%) e infertilidade (em 35% a 94%).[5,8,12] Em um subgrupo de pacientes com a SOP, pode ser encontrada a *síndrome HAIR-AN*, caracterizada por hiperandrogenismo (*HA*), resistência insulínica (*IR*) e acantose nígrica (*AN*); é detectada em 2% a 5% das mulheres hirsutas.[13] Acantose nígrica é um marcador cutâneo de resistência insulínica que se manifesta como uma descoloração marrom-acinzentada da pele, aveludada ou, às vezes, verrucosa, e localizada na virilha, face interna da coxa ou axila (Fig. 72.3). Até 70% das mulheres com SOP são insulino-resistentes, mas a hiperinsulinemia é bem mais intensa na síndrome HAIR-AN.[14]

O diagnóstico da SOP geralmente é sugerido pela história clínica e pelo exame físico da paciente (p.ex., hirsutismo e irregularidade menstrual desde a adolescência em uma mulher obesa). As alterações hormonais usuais da SOP incluem diminuição no hormônio folículo-estimulante (FSH), com aumento do hormônio luteinizante (LH), testosterona, androstenediona e DHEAS. Uma relação LH/FSH > 3 é encontrada em 50% a 88% das pacientes. A concentração sérica de testosterona (valor normal = 20–80 ng/dL) pode ser normal ou elevada. À ultra-sonografia (US), caracteristicamente, observa-se aumento do volume e do estroma ovarianos, bem como polimicrocistos. Entretanto, a US pode ser normal.[12,14-16] De acordo com um recente consenso,[12] a presença de pelo menos dois dos seguintes parâmetros: anovulação, hiperandrogenismo clínico e/ou laboratorial e ovários policísticos à US, confirma o diagnóstico de SOP.

QUADRO 72.1

Características dos Principais Androgênios

Hormônio	Atividade Androgênica Relativa	Fonte do Hormônio Circulante (% do total)		
		Adrenal	Ovário	Conversão Periférica
Testosterona	100	5–25	5–25	50–70
DHT	250	—	—	100
Androstenediona	10–20	30–45	45–60	10
DHEA	5	80	20	
Sulfato de DHEA	Mínima	> 95	< 5	

DHEA = diidroepiandrosterona; DHT = diidrotestosterona.

Quadro 72.2
Etiologia do Hirsutismo e da Hipertricose

Causas de Hirsutismo
1. **Causas ovarianas**
   Síndrome dos ovários policísticos
   Hipertecose
   Tumores ovarianos
   Luteoma
2. **Causas adrenais**
   Forma não-clássica da hiperplasia adrenal
   Congênita
   Tumores adrenais produtores de androgênios
   Síndrome de Cushing
3. **Outras**
   Hirsutismo idiopático
   Acromegalia
   Hiperprolactinemia (?)
   Drogas
   Androgênios
   Anorexia nervosa
   Anabolizantes
   Glicocorticóides
   Gestrinona
   Danazol
   Progestogênios 19-noresteróides
   Metirapona
   Valproato
   Disgenesia gonadal
   Menopausa
   Síndrome de Rabson-Mendenhall

Causas de Hipertricose
1. **Drogas**
   Ciclosporina
   Diazóxido
   Minoxidil
   Fenitoína
   Penicilamina etc.
2. **Doenças congênitas**
   Hipertricose lanuginosa
   Outras síndromes freqüentemente associadas a retardo mental
3. **Distúrbios metabólicos**
   Lipodistrofia
   Mucopolissacaridoses
   Desnutrição
4. **Outras**
   Hipotiroidismo (*raramente, em crianças*)
   Dermatomiosite

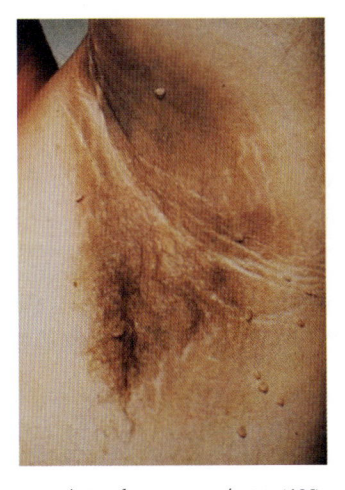

Fig. 72.3 Aspecto característico da acantose nígrica (AN) axilar. AN é um marcador cutâneo de resistência insulínica.

Hirsutismo Idiopático

Não existe ainda um consenso sobre a definição do hirsutismo idiopático (HI). Alguns investigadores o definem como hirsutismo em mulheres com ciclos menstruais regulares e níveis normais de androgênios (testosterona total e livre, androstenediona, sulfato de diidroepiandrosterona), da 17-hidroxiprogesterona e da relação LH/FSH.[17] Outros autores incluem a constatação de ciclos ovulatórios normais para confirmação do HI.[18] Usando esse critério mais rígido, a prevalência de HI entre mulheres hirsutas é inferior a 20% (6% e 17%, em dois estudos).[18] A presença de policistos ovarianos à US não exclui o diagnóstico de HI.[18,19]

A fisiopatologia do HI ainda não está completamente esclarecida. Presume-se que ele resulte de um aumento primário da atividade da enzima 5α-redutase na pele e, possivelmente, de uma alteração na função do receptor androgênico.[18]

Hipertecose

Trata-se de uma rara condição proliferativa em que os ovários contêm ninhos de células teca luteinizadas espalhados através do estroma. Caracteristicamente, associa-se a níveis muito aumentados de testosterona (geralmente > 200 ng/dL) e supressão de LH e FSH (devido à elevação da testosterona). Virilização é um achado freqüente, mas costuma instalar-se de forma lenta, diferentemente do que ocorre nos tumores produtores de androgênios. À US, observam-se ovários aumentados, com consistência sólida, estando ausente o aspecto policístico da SOP.[3,9,20]

Tumores Ovarianos

Representam uma causa muito rara de hirsutismo (< 1% dos casos). Todos os tipos de tumores ovarianos podem estar envolvidos. Os mais comuns são o arrenoblastoma e os tumores das células hilares ou das células granulosas tecais. Tumores ovarianos devem ser suspeitados nos casos de virilização de início rápido e progressivo, massa anexial unilateral palpável e níveis de testosterona > 200 ng/dL ou além de 2 desvios-padrão acima do limite superior da normalidade. Os exames de imagem – US transvaginal, tomografia computadorizada (TC) e ressonância magnética – permitem a identificação de quase todos os casos. Cateterismo venoso seletivo deve ser reservado para os casos com forte suspeita clínica em que os outros exames não identificaram o tumor. Nesses casos, uma alternativa pode ser a laparoscopia.[3,21–23]

Patologias Adrenais

SÍNDROME DE CUSHING (SC)

Hirsutismo é encontrado em aproximadamente 70% dos casos de SC, sendo mais acentuado nas pacientes com carcinomas adrenais. Entretanto, a SC representa uma causa rara de hirsutismo. Por isso, somente deve ser pesquisada quando houver estigmas indicativos de hipercortisolismo (obesidade central, estrias violáceas, fraqueza muscular, "giba de búfalo", fácies de "lua cheia" etc.).[3,4,24] SC e SOP podem ter características fenotípicas similares, como obesidade central, hirsutismo e irregularidades menstruais; além disso, em ambas as situações podem ser encontrados níveis elevados do cortisol livre urinário.[24,25]

HIPERPLASIA ADRENAL CONGÊNITA (HAC)

Na maioria das séries, a forma não-clássica ou de início tardio da deficiência da 21-hidroxilase responde por cerca de 1% a 2% dos casos de hirsutismo. Clinicamente, ela pode ser indistinguível do hirsutismo idiopático ou da SOP. A melhor forma de fazer a diferenciação é através da dosagem matinal da 17-hidroxiprogesterona (17-OHP), de preferência na fase folicular do ciclo menstrual. O diagnóstico da deficiência homozigótica de 21-hidroxilase fica excluído pelo achado de valores de 17-OHP < 200 ng/dL, enquanto níveis > 1.400 ng/dL o confirmam. Valores entre 200 e 1.400 ng/dL representam a "zona cinzenta" e podem ser encontrados na deficiência heterozigótica da 21-hidroxilase e na SOP. Valores > 800 ng/dL são, contudo, bastante sugestivos de deficiência enzimática. Nessa situação, costuma-se recomendar a dosagem da 17-OHP 30 a 60 minutos após a administração endovenosa de 0,25 mg de ACTH sintético (Cortrosina®, Synachten®). Valores pós-ACTH > 1.000 ng/dL usualmente são aceitos como indicativos de deficiência enzimática.[3,23,26] O papel desse teste na investigação do hirsutismo tem sido, em nossa opinião, supervalorizado (ver adiante).

TUMORES ADRENAIS

Tumores adrenais secretores de androgênios são muito raros, e cerca de metade deles é maligna. Têm como manifestações iniciais mais comuns o hirsutismo, a acne e a clitoromegalia. Freqüentemente, podem ser palpáveis. Costumam vir associados a níveis extremamente elevados de testosterona e DHEAS. Sua identificação pela TC quase sempre é possível. Assim, raramente o cateterismo seletivo das veias adrenais é necessário para se estabelecer o diagnóstico.[1,3,27]

Outras Causas

Hirsutismo pode resultar do uso crônico de androgênios, inclusive se aplicados topicamente.[4,5] A *síndrome de Rabson-Mendenhall* é caracterizada por retardo do crescimento, dismorfismos, ausência de gordura subcutânea, acantose nígrica, genitália aumentada, hirsutismo, dentição prematura, aspectos faciais grosseiros, paradoxais hipoglicemia de jejum e hiperglicemia pós-prandial, hiperinsulinemia extrema e hiperplasia pineal.[28]

INVESTIGAÇÃO DO HIRSUTISMO

História Clínica

À época do surgimento do hirsutismo, o *status* menstrual e a progressão dos sintomas representam uma informação valiosa. Um início puberal com progressão lenta e associado ou não a irregularidades menstruais aponta para doenças benignas (p. ex., SOP, hirsutismo idiopático ou HAC de início tardio). Em contrapartida, um rápido desenvolvimento do hirsutismo, geralmente acompanhado de sinais de virilização (perda dos contornos femininos, aumento da massa muscular, calvície temporal, clitoromegalia, atrofia das mamas, voz grossa e aumento da libido), é mais indicativo de patologia tumoral (Fig. 72.4). Virilização pode, contudo, ser encontrada em pacientes com hipertecose ou, mais raramente, na SOP de longa duração. Caso surja em grávidas, deve-se pensar em luteoma, um tumor benigno que regride com o término da gestação. A ausência de irregularidade menstrual depõe contra um estado de hiperandrogenismo significativo. Também obrigatória é a investigação cuidadosa sobre o uso de androgênios ou outras medicações que possam levar a um aumento da pilificação corporal (ver Quadro 72.2). A história familiar também é importante, porque os padrões de pêlos tendem a ser similares em famílias. O tipo de crescimento do pêlo é geneticamente predeterminado, e os sintomas da paciente podem ser condizentes com sua herança. É muito comum que mulheres hirsutas tenham irmãs ou mães com hirsutismo ou, mesmo, pais muito peludos. Na anamnese, é importante, também, checar tratamentos prévios, bem como a freqüência com que as pacientes se depilam ou raspam os pêlos (para posterior avaliação do eventual tratamento instituído).[3,4,5,23,29]

Exame Físico

A primeira meta do exame físico deve ser quantificar a distribuição e a intensidade do hirsutismo. Vários sistemas de escores têm sido desenvolvidos para ajudar nessa quantificação. A escala semiquantitativa de Ferriman e Gallwey,[30] proposta há cerca de 40 anos, ainda é o sistema de escore mais largamente utilizado. Ela avalia os pêlos terminais em 9 áreas corporais sensíveis aos androgênios, em uma escala gradual que vai de 1 a 4 pontos. Escores de 8 ou mais são condizentes com o diagnóstico de hirsutismo (Fig. 72.5), uma vez que algum crescimento de pêlos nessas áreas é normal. Contudo, menos de 5% das mulheres brancas ou negras em idade reprodutiva têm um escore total > 7.[31]

Embora a escala de Ferriman e Gallwey possa ter utilidade em quantificar o hirsutismo e determinar a resposta ao tratamento, sua interpretação tem como limitação o fato de ser muito subjetiva, variando de observador para observador, além de não avaliar a qualidade da espessura ou a cor dos pêlos.[29,31]

O exame físico deve incluir, também, a pesquisa de tumores adrenais ou ovarianos palpáveis, sinais de virilização (como clitoromegalia e calvície temporal), bem como estigmas da síndrome de Cushing ou da acromegalia (aumento de extremidades e alterações faciais características). Devem-se também pesquisar sinais de resistência insulínica, como a acantose nígrica, bastante comum na SOP.

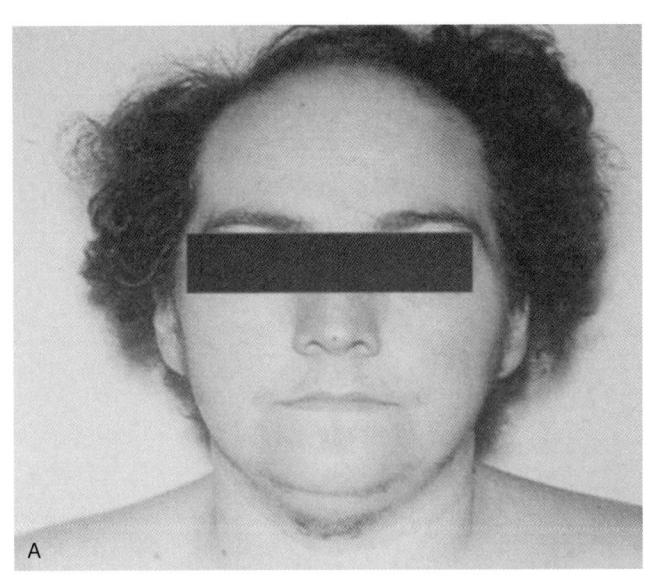

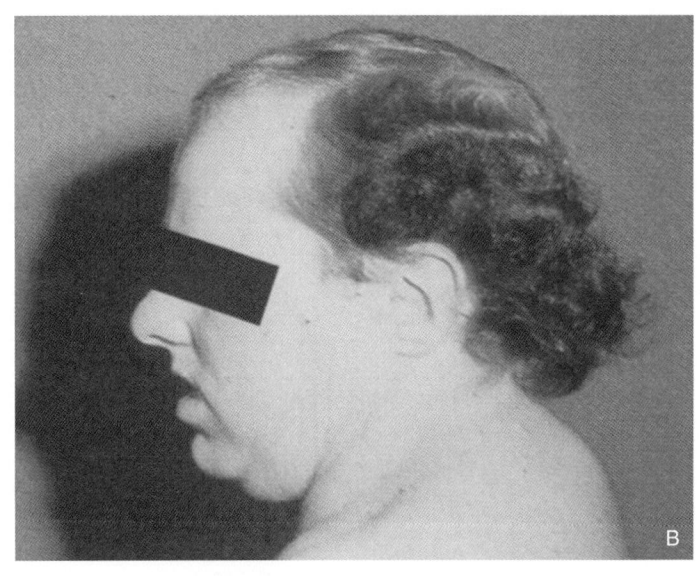

Fig. 72.4 (**A**) e (**B**) Hirsutismo, amenorréia e virilização (calvície, clitoromegalia e engrossamento da voz) em uma paciente com níveis de testosterona de 350 ng/mL e diagnóstico final de tumor ovariano (*arrenoblastoma*).

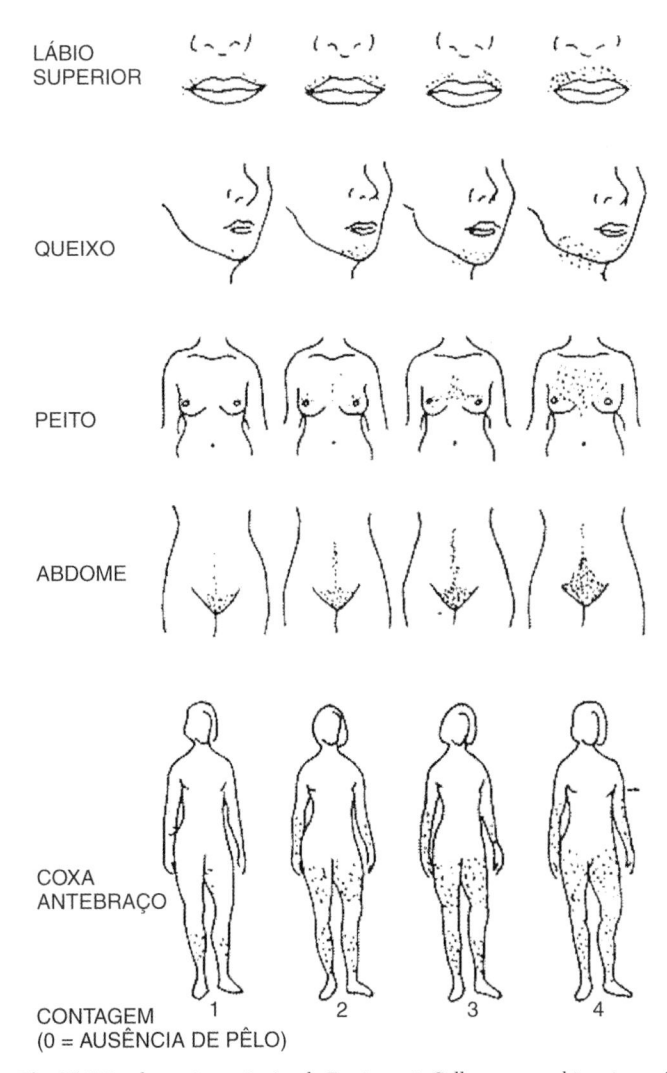

Fig. 72.5 Escala semiquantitativa de Ferriman & Gallwey para o hirsutismo. A cada uma das regiões analisadas é atribuída uma pontuação variável de 1 a 4. Escores ≥ 8 são condizentes com o diagnóstico de hirsutismo.

Avaliação Laboratorial

Como o diagnóstico de hirsutismo baseia-se puramente na história e no exame clínico do paciente, o propósito da investigação laboratorial não é confirmar o diagnóstico, mas apenas obter as informações adicionais necessárias ao manuseio da paciente.

ABORDAGEM DIAGNÓSTICA DA MULHER HIRSUTA (FIG. 72.6)

1. *Hirsutismo brando de longa duração, com ciclos menstruais regulares e nenhuma manifestação de virilismo sistêmico* – Mulheres que se enquadram nessa situação não necessitam de investigação adicional.
2. *Hirsutismo moderado de longa duração, com ou sem distúrbios do ciclo menstrual* – A maioria dessas pacientes terá SOP, o que poderá ser comprovado pela US pélvica. Caso se decida por uma avaliação hormonal, deve-se optar pela dosagem da testosterona. Mensurações isoladas das gonadotrofinas são apenas marcadores substitutos para a SOP e não podem ser usadas como testes diagnósticos definitivos. Investigações adicionais serão necessárias apenas se a testosterona sérica for muito elevada (p.ex., > 200 ng/dL) ou se a paciente procurar tratamento para um outro sintoma relacionado ao hiperandrogenismo, como, por exemplo, infertilidade.
3. *Início recente de hirsutismo e virilização, ou hirsutismo com história longa mas muito grave* – Essas mulheres necessitam de uma avaliação abrangente para determinar a existência de um tumor secretor de androgênio.[3,29]

QUE EVIDÊNCIAS JUSTIFICAM ESSA ABORDAGEM?

Dois grandes estudos apoiaram essa abordagem. Ambos confirmaram a prevalência muito baixa de doença endócrina séria, ficando claro, de acordo com as evidências das histórias clínicas, que essas condições, quando existentes, são amplamente aparentes na história e no exame clínico. Moran e cols.[32] descreveram 250 mulheres na pré-menopausa (menos de 38 anos) com sintomas variados e hirsutismo. Em 96% das pacientes diagnosticou-se SOP, hirsutismo idiopático ou

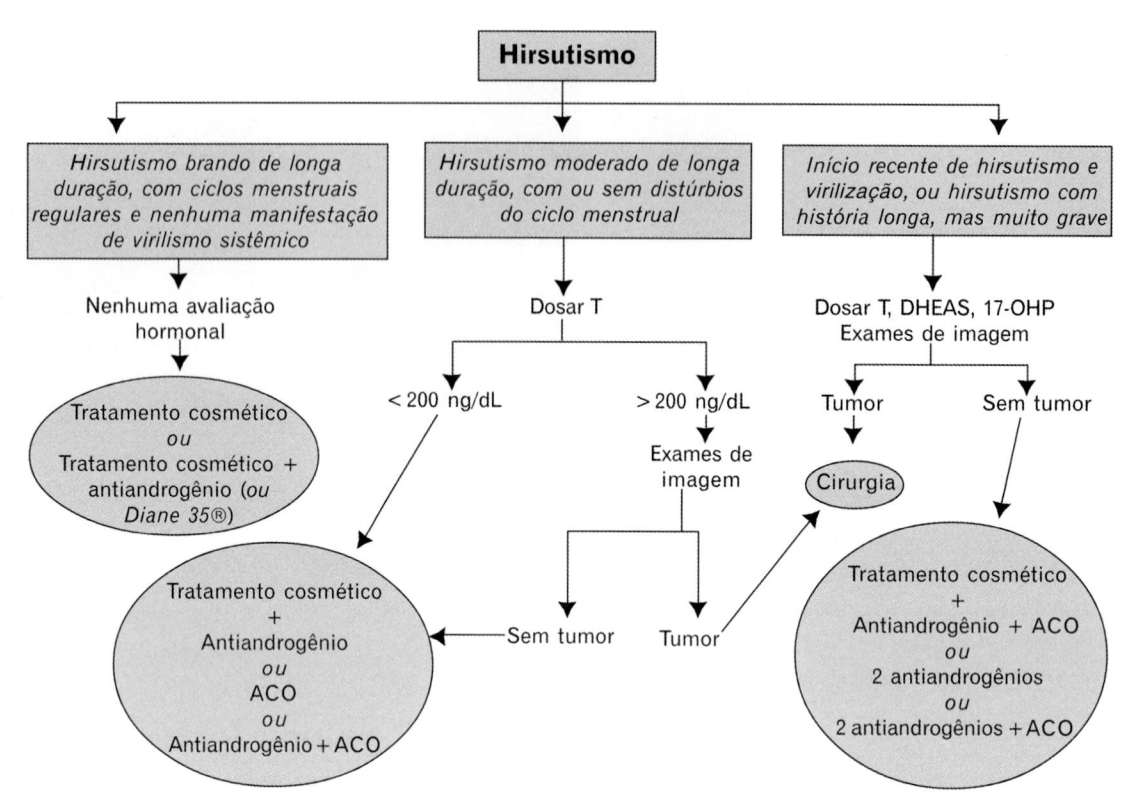

Fig. 72.6 Investigação e manuseio do hirsutismo. (T = testosterona; 17-OHP = 17-hidroxiprogesterona; DHEAS = sulfato de diidroepiandrosterona; ACO = anticoncepcional oral.)

obesidade, em 2%, hiperplasia adrenal congênita (HAC), e em 1,6% o hirsutismo era iatrogênico (1 caso), resultante de um tumor ovariano (2 casos) ou devido à síndrome de Cushing (1 caso). O'Driscoll e cols.[33] descreveram uma série de 350 pacientes consecutivas que se apresentaram ou com hirsutismo ou com alopecia androgênica. Esses autores identificaram 8 mulheres com doenças endócrinas declaradas. Duas tinham tumores hipofisários (prolactinoma e acromegalia), e as outras foram identificadas por uma testosterona sérica excessivamente elevada (> 4.000 ng/dL). Houve um total de 13 mulheres com testosterona elevada, com os seguintes diagnósticos: SOP (6 casos), HAC de início tardio (2 casos), HAC virilizante que tinha sido ignorada na infância (1 caso), carcinoma adrenal (1 caso), tumor de células de Leydig pós-menopausa (1 caso) e deficiência da corticosteróide-11-redutase (1 caso). O diagnóstico em uma mulher hiperandrogenizada na pós-menopausa não foi elucidado. Com base nos detalhes dados no relato, apenas dois diagnósticos de HAC de início tardio teriam sido omitidos se submetidos apenas ao exame físico. A primeira paciente tinha 2 filhos e ciclos regulares, e a outra, uma longa história de oligomenorréia; em ambas havia ovários policísticos à US.[33]

Compreensivelmente, o objetivo mais importante da investigação é identificar as mulheres portadoras de tumores secretores de androgênio, já que necessitam de terapêutica diferente. Derksen e cols.[34] relataram uma série com 2 adenomas e 12 carcinomas adrenais, nos quais o hirsutismo era o sintoma de apresentação. As mulheres com adenomas foram descritas como gravemente virilizadas, enquanto 50% daquelas portadoras de carcinoma tinham sinais clínicos da síndrome de Cushing. Dos 6 casos remanescentes, 4 mulheres estavam gravemente virilizadas e as outras 2 apresentaram-se com dor abdominal.[34]

Tumores ovarianos funcionantes que secretam androgênios são raros e representam apenas 1% de todas as neoplasias ovarianas. Nesses casos, o hirsutismo é um aspecto quase universal. A amenorréia desenvolve-se rapidamente em todas as pacientes na pré-menopausa, e o virilismo sistêmico, com alopecia, clitoromegalia, aprofundamento da voz e uma aparência masculina desenvolve-se em cerca de metade das pacientes.[3,21,22] Entre 43 mulheres com tumores ovarianos virilizantes, 7 (16%) tinham testosterona sérica < 200 ng/dL, mas todas estavam clinicamente virilizadas. Uma mulher de 65 anos, descrita como não-virilizada, tinha testosterona sérica > 345 ng/dL.[21]

Conclui-se que a vasta maioria das mulheres hirsutas tem SOP e que aquelas com tumores secretores de androgênio podem ser identificadas pela avaliação clínica e uma única medida da testosterona sérica.

O DHEAS representa a medida direta da atividade androgênica adrenal, e a elevação de seus níveis séricos é indicativa de patologia adrenal. Entretanto, tal achado também é visto na SOP e na hiperprolactinemia. Além disso, quase todas as pacientes com deficiência não-clássica de 21-hidroxilase têm valores normais do DHEAS. Níveis > 700–800 μg/dL são freqüentemente considerados sugestivos de neoplasias adrenais; contudo, alguns desses tumores podem cursar com valores normais do DHEAS.[3,4,23] Dessa forma, para minimizar o custo da investigação, poder-se-ia reservar a dosagem desse hormônio para os casos em que haja suspeita de um tumor adrenal secretor de androgênios.

INVESTIGAÇÕES PARA DIAGNOSTICAR SOP

Conforme mencionado, de acordo com um recente consenso,[12] o diagnóstico de SOP pode ser confirmado pela detecção de 2 dos seguintes parâmetros: anovulação, hiperandrogenismo clínico e/ou laboratorial e ovários policísticos à ultra-sonografia.

TESTE RÁPIDO COM CORTROSINA® PARA HAC DE INÍCIO TARDIO

A prevalência de HAC de início tardio entre os casos de hirsutismo varia entre 2% e 10%, dependendo da fonte de referência dos pacientes.[3,23] O teste rápido com a Cortrosina® tem sido amplamente empregado como instrumento de pesquisa, mas seu uso na prática rotineira não pode ser recomendado. Primeiramente, não há nenhum valor de referência bem estabelecido para os níveis de 17-OHP obtidos após a Cortrosina® que possa ser usado para definir o HAC de início tardio. Em segundo lugar, o tratamento das mulheres hirsutas com HAC de início tardio não deve ser influenciado pelo diagnóstico, já que a terapêutica antiandrogênica do hirsutismo com acetato de ciproterona usualmente é mais eficaz do que aquela realizada com corticosteróides.[31] Além do mais, os corticosteróides agravam a resistência à insulina e, teoricamente, pioram o hiperandrogenismo. Finalmente, não parece haver necessidade de identificar as mulheres com HAC de início tardio, uma vez que elas não necessitam de proteção contra o estresse relacionado à deficiência de corticosteróides.[3,23,26]

TRATAMENTO

As opções terapêuticas para o hirsutismo incluem o tratamento cosmético e o uso de drogas. Como o hirsutismo por si só não é uma doença, os benefícios e riscos de qualquer medicamento precisam ser cautelosamente ponderados. Além disso, os efeitos psicológicos e sociais do hirsutismo são bastante variáveis entre as mulheres. Dessa forma, na hora de decidirmos ou não pela terapia farmacológica, é fundamental que analisemos a percepção da paciente sobre o problema e as repercussões psicológicas que porventura ele esteja acarretando. Algumas mulheres com hirsutismo grave não têm a menor preocupação quanto a isso, e outras ficam satisfeitas barbeando-se uma ou duas vezes por dia. Similarmente, muitas mulheres ficariam satisfeitas em assegurar-se de que "não estão mudando de sexo" e podem não necessitar de nenhuma atenção médica adicional. Em contrapartida, em certas pacientes, um hirsutismo leve pode gerar ansiedade e desespero intensos, ou, mesmo, depressão.

Uma vez feito o diagnóstico e excluídas as raras condições que ameacem a vida das pacientes, uma abordagem terapêutica pode ser traçada. O tratamento do hirsutismo pode ser farmacológico ou através do uso de métodos físicos de remoção dos pêlos (Quadro 72.3). O tratamento cosmético freqüentemente é usado como coadjuvante, mas isoladamente pode ser suficiente nos casos de hirsutismo leve.

A *perda de peso* deve ser encorajada para as pacientes obesas, uma vez que possibilita redução da resistência insulínica e da hiperinsulinemia. Como conseqüência, ocorrerão diminuição da produção ovariana de andrógenios séricos e aumento da SHBG. Esse último implica queda dos níveis da testosterona livre. A perda de peso também reduz o risco para *diabetes mellitus* nas mulheres com SOP.[3,4,29]

Tratamento Farmacológico

O tratamento farmacológico (TF) do hirsutismo pode ser empregado para a supressão da produção androgênica e/ou o bloqueio da ação androgênica sobre o folículo piloso (com um antiandrogênio). Recentemente, passamos a dispor da eflornitina (Vaniqa®), cuja aplicação tópica retarda o crescimento do pêlo (ver adiante) (Quadro 72.4).[3-5,18]

As pacientes devem estar cientes sobre alguns aspectos do TF:
1. O efeito sobre o crescimento dos pêlos leva vários meses para tornar-se aparente, e apenas melhoras parciais podem ser esperadas. Assim, pelo menos 6 *meses* são necessários para avaliação do sucesso do tratamento.
2. Para os pacientes que respondam ao TF, este deve ser mantido indefinidamente.
3. Descontinuação do TF geralmente resulta em retorno dos sintomas.
4. A maioria das medicações está contra-indicada durante a gravidez.

DROGAS INIBIDORAS DA PRODUÇÃO DE ANDROGÊNIOS OVARIANOS E/OU ADRENAIS

Nesse grupo se incluem os anticoncepcionais orais, os análogos do GnRH, os glicocorticóides, o cetoconazol e os agentes sensibilizadores da insulina.

QUADRO 72.3
Opções Terapêuticas para o Hirsutismo

Inibidores da Secreção Hormonal	Antiandrogênios	Tratamento Cosmético
Supressão ovariana	Bloqueadores do receptor androgênico	Descoloração
Anticoncepcionais orais	• Espironolactona	Remoção temporária
Agonistas do GnRH	• Acetato de ciproterona	• Raspagem
• Leuprolida	• Flutamida	• Depilação
• Nafarelina etc.	• Bicalutamida	Remoção definitiva
Cetoconazol	• Drospirenona	• Eletrólise
Agentes sensibilizadores da insulina	*Inibidores da 5α-redutase*	• *Laser*
• Metformina	• Finasterida	Outros
• Glitazonas	• Dutasterida	• Eflornitina (creme a 13,9%)
Supressão adrenal		• Finasterida (creme a 0,25%)
Glicocorticóides		
Cetoconazol		

GnRH – hormônio liberador das gonadotrofinas.

Quadro 72.4
Medicações Comumente Usadas no Tratamento do Hirsutismo

Classe de Droga	Droga	Dose	Efeitos Colaterais e Recomendações
Contraceptivos orais	Etinilestradiol (EE) com norgestimato, ciproterona, desogestrel, noretindrona ou diacetato etinodiol	Um comprimido por 21 dias, seguido por um intervalo de 7 dias sem medicação	Problemas do trato GI, sensibilidade mamária, cefaléia, intolerância a lentes de contato
	EE com drospirenona (Yasmin®)	Idem	Idem
Antiandrogênios	Espironolactona (Aldactone®)	50–200 mg/dia	Hipercalemia (rara), feminização teórica do feto masculino; sangramento irregular pode ocorrer
	Ciproterona (Androcur®)	25–100 mg/dia, por 10 dias (do 5.° ao 14.° dia do ciclo menstrual), associado a um contraceptivo oral (do 5.° ao 26.° dia do ciclo menstrual)	Fadiga, náuseas, cefaléia, diminuição da libido, mastodinia, ganho de peso, sangramento uterino e depressão
	Flutamida (Eulexin®)	250–500 mg/dia (em 1 a 2 tomadas)	Feminização do feto masculino; hepatotoxicidade; monitorar função hepática
	Finasterida (Proscar®)	1, 2,5 ou 5 mg/dia	Feminização do feto masculino
Glicocorticóides	Dexametasona	0,5 mg à noite	Ganho de peso, hipocalemia, osteopenia/osteoporose; imunossupressão etc.
	Prednisona	5–10 mg/dia	Idem
Agonistas do GnRH	Leuprolida (Lupron®)	3,75 mg IM/mês (por até 6 meses) 11,25 mg IM a cada 3 meses (forma *depot*)	Fogachos, redução da densidade óssea, vaginite atrófica. Pode ser necessária a adição de estrogênios
Agentes sensibilizadores da insulina	Metformina (Glifage® etc.)	500 mg 2–3 × dia 1.000 mg 2 × dia 850 mg 2–3 × dia	Distúrbios gastrintestinais; acidose láctica (raramente). Contra-indicada se há insuficiência hepática ou renal, DPOC, alcoolismo etc.
	Metformina (com ação estendida) (Glifage® XR)	1.000–2.000 mg/dia (dose única)	Causa menos efeitos gastrintestinais que a formulação comum
	Rosiglitazona (Avandia®)	4–8 mg/dia	Ganho de peso, edema, anemia; risco aumentado para insuficiência cardíaca e fraturas osteoporóticas etc. Contra-indicada se há disfunção hepática; é teratogênica.
	Pioglitazona (Actos®)	15–30 mg	Idem
Drogas tópicas que retardam o crescimento do pêlo	Eflornitina (Vaniqa®)	Aplicar na face, 2× dia, com intervalos de, no mínimo, 8 horas	Reações adversas incluem: acne, eritema, pele seca, queimor etc.

Anticoncepcionais Orais (ACOs)

- *Mecanismo de ação* – O componente progestogênico dos ACOs diminui a secreção de LH e, assim, reduz a produção ovariana de testosterona. Também reduz o DHEAS, por um mecanismo não plenamente entendido. O componente estrogênico aumenta os níveis de SHBG e, conseqüentemente, diminui a quantidade de androgênios livres circulantes.[3–5,35]
- *Eficácia* – Os ACOs ideais são aqueles com progestogênio de pouca atividade androgênica (p.ex., gestodene e desogestrel) ou, de preferência, com atividade antiandrogênica (p.ex., acetato de ciproterona, drospirenona, acetato de clormadinona e dienogest). Progestogênicos com alta atividade androgênica (p.ex., levonorgestrel) não são desejáveis.[4,5,23,35,36] Entretanto, em um recente estudo duplo-cego, não houve diferença estatisticamente significante na melhora do escore de Ferriman-Gallwey quando se compararam ACOs contendo etinilestradiol (EE) + desogestrel ou EE + levonorgestrel em 47 mulheres hirsutas tratadas por 9 meses.[37]

No nosso meio, o contraceptivo oral mais usado para tratar o hirsutismo ainda é aquele que contém 35 μg de EE + 2 mg de ciproterona (Diclin®, Diane®35 etc.). Com o uso da associação etinilestradiol + drospirenona (Yasmin®), melhora significativa do hirsutismo apenas foi observada a partir do sexto ciclo de tratamento. O benefício sobre a acne ocorre mais precocemente.[39]

Não existem estudos clínicos de ACOS com 20 μg de EE para o tratamento do hirsutismo. Contudo, essas preparações parecem ser tão eficazes quanto aquelas que contém 30 ou 35 μg de EE.[31]

De um modo geral, a eficácia dos ACOs na melhora do hirsutismo é maior quando eles são associados a um antiandrogênio.[18,20]

Agonistas do GnRH (GnRHa)

- *Mecanismo de ação e eficácia* – Reduzem a produção de androgênios ovarianos através da supressão da secreção hipofisária de LH e FSH. Também diminuem o DHEAS. Sua eficácia é maior na SOP, mas já foi igualmente comprovada no hirsutismo idiopático.[5,18,40] Em estudos comparativos, os GnRHa mostraram-se tão eficazes quanto os ACOs ou a combinação de anticoncepcional oral com o acetato de ciproterona na melhora do hirsutismo.[3,23,31] A dose habitualmente preconizada para a leuprolida é de 3,75 mg a cada 30 dias, por via intramuscular; nafarelina é administrada na dose de 400 µg, duas vezes ao dia, por via intranasal.[5,23]
- *Efeitos colaterais* – São comuns e resultam, sobretudo, do hipoestrogenismo: ondas de calor (fogachos), secura vaginal, reabsorção óssea e osteoporose, bem como sangramento vaginal irregular. O tratamento não deve, portanto, se estender além de 6 meses. Foi, contudo, demonstrado que a adição da terapia-padrão de reposição hormonal ou de ACOs possibilita o uso mais prolongado dos GnRHa e minimiza seus efeitos colaterais.[3,23,31]

Em resumo, os GnRHa parecem não ter vantagens terapêuticas sobre ACOs e antiandrogênios. Ademais, têm custo muito elevado, são injetáveis e, a menos que sejam administrados juntamente com um estrogênio, resultam em grave deficiência estrogênica, com sintomas de menopausa (p.ex., fogachos e perda óssea). Portanto, seu uso deve ficar reservado aos casos de hirsutismo refratário às outras drogas.[3,23,31]

Glicocorticóides

O uso dos glicocorticóides (GC) deve ficar reservado para pacientes com HAC cujo hirsutismo não responda aos antiandrogênios.[3,23] Prednisona é preferível à dexametasona porque sua dose pode ser mais facilmente titulada para se evitarem ou minimizarem os efeitos colaterais dos GC (Quadro 72.5).[31]

Agentes Sensibilizadores da Insulina

O uso das glitazonas e, sobretudo, da metformina (MET) no tratamento de mulheres com SOP tem mostrado melhora da sensibilidade insulínica e da função ovariana. Ao reduzirem a resistência insulínica, esses fármacos diminuiriam a hiperinsulinemia e a produção de androgênios ovarianos estimulada pela insulina.[40,41]

QUADRO 72.5

Glicocorticóides Usados em Monoterapia e em Associação com Antiandrogênios (Espironolactona ou Ciproterona)

Glicocorticóide	Dose	Freqüência
Hidrocortisona	10–20 mg	Duas vezes ao dia
Prednisona*	2,5–5 mg	À noite (diariamente ou em dias alternados)
Dexametasona	0,25–0,5 mg	À noite

*Prednisona é preferível à dexametasona porque sua dose pode ser mais bem titulada na prevenção dos efeitos colaterais.
Adaptado da Ref. 31.

Metformina

- *Eficácia* – Vários estudos mostraram que a terapia da SOP com metformina (MET) (Glifage® – comp. 500 mg, 850 mg e 1 g) pode reduzir as concentrações séricas de insulina, LH, androstenediona e testosterona, bem como resultar em redução do índice de massa corpórea (IMC), regulação do ciclo menstrual, indução de ovulação e incremento da fertilidade.[41-43] Entretanto, a redução dos androgênios livres circulantes e a melhora do hirsutismo induzidas pela MET geralmente são modestas.[43] Por outro lado, os efeitos benéficos da MET na SOP parecem se estender também às mulheres sem resistência insulínica[44] ou hiperandrogenismo.[45]

Um recente estudo randomizado comparou por 12 meses a MET e a associação de 35 µg de etinilestradiol + 2 mg de ciproterona (Diclin®, Diane® etc.) em mulheres com SOP e hirsutismo moderado a intenso.[46] A redução do diâmetro do pêlo foi similar nos 2 grupos. Entretanto, MET mostrou-se superior quando se levou em conta o escore de Ferriman-Gallwey e a auto-avaliação das pacientes. A supressão da atividade androgênica foi profunda com Diclin® e desprezível com a MET. Em contraste, apenas com a MET houve redução dos marcadores de resistência insulínica.[46] Em um estudo mais recente,[47] a espironolactona (50 mg/dia) foi superior à MET na melhora do hirsutismo, bem como das alterações menstruais e hormonais, em mulheres com SOP. Na nossa experiência, em um estudo duplo-cego, MET não se mostrou mais eficaz que o placebo na indução de perda de peso e no aumento da freqüência de menstruação em mulheres oligoamenorréicas com SOP.[48]

Nos casos bem-sucedidos, as *doses* de MET variaram de 1,5 a 2,5 g/dia. Pode-se iniciar com 500 mg/dia na primeira semana e aumentar gradualmente até se atingir 1,5 g/dia na terceira semana. Se não houver resposta satisfatória, podem-se utilizar 2.550 mg/dia ou, de preferência, associar MET com Diclin®, ou um antiandrogênio. MET não deve ser empregada em pacientes com condições que predispõem à acidose láctica: insuficiência renal, hepatopatia crônica, DPOC, alcoolismo etc.[41-43]

Glitazonas

- *Eficácia* – Os dados disponíveis sobre rosiglitazona e pioglitazona em pacientes hirsutas são escassos. O uso da pioglitazona (45 mg/dia) por 4 meses em 18 casos de SOP resultou em melhora significativa do hirsutismo e da acne, enquanto restauração da ciclicidade menstrual ocorreu em 83% das pacientes hiperinsulinêmicas. Também foi vista redução dos androgênios circulantes, da 17-OHP, do LH e da relação LH/FSH.[49] Incremento da taxa de fertilidade já foi descrito em mulheres com SOP pouco responsivas à metformina, após a adição da pioglitazona.[50] O eventual benefício dessa associação no manuseio do hirsutismo ainda é desconhecido.[1,23]

ANTIANDROGÊNIOS

Os principais antiandrogênios são a espironolactona, a flutamida, o acetato de ciproterona e a finasterida. Têm como característica comum o fato de competirem com a DHT no receptor androgênico. Todos apresentam efetividade relativamente comparável em relação à melhora do hirsutismo, embora, para uma determinada paciente, uma droga possa agir melhor do que outra. Isoladamente, são mais eficazes em casos de hirsutismo idiopático.[3,18,51,52] Espironolactona e ciproterona são os mais usados em nosso meio.

Espironolactona

- *Mecanismo de ação* – A espironolactona (Aldactone® – comp. 25 e 100 mg) é um antagonista da aldosterona e possui várias propriedades farmacológicas antiandrogênicas: (1) compete com a DHT pela ligação ao receptor androgênico; (2) diminui a atividade da 5α-redutase cutânea, na terapia a longo prazo; (3) compete com os androgênios pela ligação à SHBG; (4) inibe a ação de várias enzimas envolvidas na biossíntese dos androgênios ovarianos e adrenais (geralmente, apenas com doses > 200 mg/dia); e (5) pode reduzir a síntese de androgênios ovarianos estimulada pelo LH, na SOP, devido à sua atividade progestogênica variável.[52-54]

- *Eficácia e dose* – Diferentes esquemas de dosagem foram estudados, variando entre 50 e 300 mg tomados diariamente ou ciclicamente (diariamente por 3 semanas em cada 4). Enquanto doses de 50–100 mg/dia podem ser satisfatórias,[48] doses maiores (200–300 mg/dia) são preferíveis para pacientes muito hirsutas ou muito obesas.[18] Na nossa experiência, os melhores resultados são obtidos com 200 mg/dia, e doses maiores trazem poucos benefícios adicionais na redução dos pêlos, além de causarem mais reações adversas. O uso de 200 mg/dia produz, depois de 6 meses de terapêutica, uma redução de aproximadamente 40% nos graus de crescimento subjetivo do pêlo. Na maioria dos estudos, uma resposta terapêutica satisfatória foi observada em até 70% dos casos, sendo maior a eficácia em mulheres sem irregularidades menstruais. Em mulheres com SOP, a combinação da espironolactona (SPA) com um anticoncepcional oral geralmente é mais eficaz do que qualquer um dos agentes isoladamente.[3,18,51,52]
Um estudo italiano recente comparou a eficácia da SPA (100 mg/dia), da ciproterona (12,5 mg/dia, nos primeiros 10 dias do ciclo) e da finasterida (5 mg/dia) em mulheres com HI.[56] Ao final de 12 meses, a redução no escore de Ferriman-Gallwey foi similar (cerca de 38%) nos 3 grupos. Entretanto, 1 ano após a interrupção do tratamento, o mencionado escore mostrou-se significativamente menor nas pacientes que haviam usado SPA.[56]

- *Efeitos colaterais* – Em 20% a 25% das pacientes com hirsutismo idiopático, o uso isolado e contínuo de SPA pode induzir irregularidades menstruais ou *spotting*. Isso ocorre porque ela apresenta uma fraca ação progestogênica. Nessas circunstâncias, pode-se reduzir a dose ou administrar a droga em esquema cíclico, 21 dias/mês. Uma outra possibilidade é associar um ACO contendo ciproterona, drospirenona ou desogestrel como progestogênio. Além disso, a dose da SPA deve ser aumentada gradualmente.[3,18,51,52]
Por ser um diurético, a SPA pode causar poliúria, mas ela geralmente é transitória, desaparecendo dentro de poucas semanas. Outras reações adversas menos comuns incluem dores nas mamas, náuseas, gastrite/dispepsia, fadiga, cefaléia e reações alérgicas. Essas, usualmente na forma de urticária, ocorrem em cerca de 1% das pacientes. SPA deve ser tomada às refeições para aumentar sua absorção e reduzir o risco para gastrite.[4,18,51]

- *Contra-indicações* – SPA não deve ser utilizada na gravidez ou em mulheres com insuficiência renal ou hipoaldosteronismo hiporreninêmico (devido ao risco de hipercalemia), hipercalemia ou sangramento uterino anormal. Também tem sido sugerido não administrar SPA a mulheres com predisposição genética para câncer de mama, uma vez que essa neoplasia foi detectada em camundongos tratados com doses 25 a 250 vezes maiores de que a normalmente utilizada por seres humanos.[18] Devido ao seu potencial efeito em induzir feminização do feto masculino, SPA deve ser administrada em conjunção com um método contraceptivo eficaz.[3] Convém mencionar, contudo, que uma mulher com a síndrome de Bartter deu à luz 2 meninos normais, a despeito do uso de 400 mg/dia de SPA.[51,52]

Acetato de Ciproterona

- *Mecanismo de ação* – O acetato de ciproterona (CTA) é um derivado do acetato de 17-hidroxiprogesterona, com fortes propriedades progestogênicas. Sua ação antiandrogênica se dá através de diversos mecanismos: (1) reduz a produção de androgênios ovarianos (por inibição da secreção de LH); (2) aumenta a depuração metabólica da testosterona; (3) compete com os androgênios pela ligação ao receptor de androgênio; e (4) diminui a atividade da 5α-redutase cutânea, se administrado a longo prazo.[51,52,56-58]

- *Doses* – O CTA pode ser administrado isoladamente ou como componente de um ACO contendo 35 μg de etinilestradiol (EE) + 2 mg de CTA, e é tomado por 21 dias, a cada mês. Como alternativa, pode ser administrado na dose de 25 a 100 mg, apenas nos primeiros 10 dias do ciclo (esquema seqüencial reverso de Hammerstein), enquanto um estrogênio (p.ex., estrogênios conjugados, 3,75–5 mg/dia) ou um contraceptivo oral são tomados durante todo o ciclo. Esse esquema foi concebido para permitir que os depósitos de CTA sejam depurados do tecido adiposo ao final do ciclo, possibilitando assim a menstruação. A administração isolada do CTA produz amenorréia (por ser um potente progestogênio), e, caso ocorra gestação, inibição da virilização de fetos masculinos; daí a necessidade de contracepção nas pacientes em uso do CTA.

- *Eficácia* – Geralmente acredita-se que 25 a 100 mg de CTA, administrados por 10 dias/ciclo, sejam mais efetivos do que o Diclin®, particularmente nos casos de hirsutismo moderado a grave.[3,18] Entretanto, já houve 3 estudos sobre a variação das doses que sugeriram não haver efeito dose-resposta. Um grande estudo canadense mostrou que, após 12 meses de terapia, a redução média dos índices de hirsutismo com a associação Diclin® e CTA (100 mg) foi apenas marginalmente superior à obtida com Diclin® (31% vs. 25%).[57] Um estudo aberto italiano,[59] utilizando 4 esquemas diferentes de dosagem do CTA®, não pôde demonstrar nenhuma diferença entre eles. Finalmente, outros estudos comparando Diclin® (ou Diane®35) com ou sem dose adicional de CTA também não demonstraram nenhuma diferença, quer na redução dos graus de hirsutismo em geral, quer na redução dos diâmetros dos fios dos cabelos.[58] Também foi demonstrado que o CTA (12,5 mg/dia, nos primeiros 10 dias do ciclo) + doses variadas de EE foi tão efetivo quanto flutamida (250 mg/dia).[59] Em contraste, Diclin® parece ser menos efetivo que 100 mg/dia de SPA.[60]

- *Efeitos colaterais* – O CTA geralmente é bem tolerado. Suas principais reações adversas incluem fadiga, náuseas, cefaléia, diminuição da libido, mastodinia, ganho de peso, sangramento uterino e depressão. Todos esses efeitos são mais freqüentes com doses maiores. Insuficiência adrenal é uma rara complicação da terapia com CTA. Ocorre primariamente em crianças que recebem altas doses para tratamento de puberdade precoce. Como os demais antiandrogênios, CTA não deve ser usado durante a gestação, pois pode induzir feminização do feto masculino. Essa possibilidade aparentemente é maior com a finasterida. Outras *contra-indicações* ao uso de CTA são as mesmas para o uso de pílulas anticoncepcionais, e incluem tabagismo e hipertensão. Todas as pacientes devem ter sua função hepática monitorizada, tendo-se em vista a rara ocorrência de lesão hepática. Houve raros casos descritos de carcinoma hepatocelular em mulheres que receberam CTA como anticoncepcional oral (2 mg/dia) e hepatite, com doses maiores.[18,51,52,58] Foi também relatado um caso de pneumonite linfocítica, muito provavelmente causada pelo CTA.[61]

Flutamida

- *Mecanismo de ação* – A flutamida (Eulexin® – comp. 250 mg) age como um antiandrogênio puro, ligando-se aos receptores de andrógeno e inibindo diretamente o crescimento do pêlo. Entretanto, em doses altas, ela também pode reduzir a síntese dos andrógenos ou aumentar seu metabolismo.[18,62]
- *Eficácia* – A flutamida (FTM) é largamente utilizada no tratamento do câncer de próstata. Embora os estudos iniciais em mulheres hirsutas tenham revelado resultados quase milagrosos, dados mais recentes mostram que a eficácia da FTM é similar à de outros antiandrogênios (espironolactona, finasterida e CTA).[18,51,52] FTM mais comumente tem sido empregada na dose 250 mg 2 vezes ao dia, seja como agente isolado ou em combinação com um ACO. Entretanto, já foi demonstrado que a posologia de 250 mg/dia (em 1 ou 2 tomadas) pode ser igualmente eficaz.[63] Em um estudo,[64] FTM (250 mg/dia) e a combinação FTM + Diclin® tiveram eficácia clínica similar. Foi também demonstrado que a posologia de 125 mg/dia pode ser útil como terapia de manutenção a longo prazo, após o tratamento inicial com 250 mg/dia.[65]
- *Inconvenientes e efeitos colaterais* – Os principais inconvenientes para o uso da FTM são seu custo muito elevado e sua potencial hepatotoxicidade. Os *efeitos colaterais* mais comuns incluem pele seca (70%), aumento do apetite (25%), cefaléia (15%) e fadiga (15%). Náuseas, tontura, diminuição da libido, mastalgia e irregularidade menstrual também foram relatadas em menos de 10% de mulheres. Entretanto, o principal temor da terapia com FTM é sua potencial hepatotoxicidade, cuja incidência é relativamente baixa (< 0,5%) em homens com câncer da próstata, porém casos fatais de insuficiência hepática aguda já foram relatados.[18,31,51,52,66] Monitorização da função hepática é, portanto, obrigatória durante a terapia com FTM.

Um outro antiandrogênio não-esteróide é a *bicalutamida* (Casodex®), que também compete com a DHT no receptor androgênico. Na dose de 25 mg/dia, propiciou uma significativa redução dos escores de Ferriman-Gallwey em dois estudos recentes.[67,68]

Finasterida

- *Mecanismo de ação* – Inibe a ação dos androgênios bloqueando a atividade da enzima 5α-redutase do tipo 2, diminuindo, assim, os níveis de DHT (em cerca de 60% a 80%) e seu metabólito, o 3-α-diol-glicuronídeo. A 5α-redutase do tipo 2 é também responsável pela masculinização de fetos masculinos.[4,18,52]
- *Eficácia e dose* – O tratamento com 5 mg/dia de finasterida (Proscar®, Reduscar® etc. – comp. 5 mg; Nasterid-A®, Propecia® – comp. 1 mg) induz, em 3 a 6 meses, redução do crescimento dos pêlos, tal como ocorre com os outros antiandrogênios. Em um recente estudo brasileiro,[69] o uso de finasterida (FIN) por 6 meses em mulheres com SOP ou hirsutismo idiopático foi significativamente superior ao placebo na redução do escore de Ferriman-Gallwey. Estudos comparativos controlados sugerem que FIN seria menos eficaz que os outros antiandrogênios.[43,69–71] Entretanto, na experiência de alguns autores,[72,73] FIN mostrou-se tão efetiva quanto a flutamida e a espironolactona. Resultados similares foram obtidos por Fruzzetti e cols.[74] ao compararem FIN a CTA e flutamida.

Na maioria dos estudos, FIN foi utilizada na dose de 5 mg/dia.[75] Entretanto, doses de 2,5 mg/dia parecem ter eficácia similar.[31] Na série de Tartagni e cols.,[76] o esquema com 2,5 mg de FIN a cada 3 dias foi tão eficaz quanto 2,5 mg/dia na melhora do escore do hirsutismo e causou menos efeitos colaterais.

No manuseio do hirsutismo facial, o uso tópico de FIN (creme a 0,25%) mostrou-se significativamente mais eficaz que o placebo na diminuição do crescimento e da espessura do pêlo.[77]

- *Efeitos colaterais* – Nenhum para-efeito significativo foi descrito com FIN, mas ela é comprovadamente um potente inibidor da virilização de fetos masculinos. Portanto, é obrigatório o uso concomitante de um método anticoncepcional nas pacientes com vida sexual ativa. O mesmo cuidado se aplica aos demais antiandrogênios.[51,52]

Um novo inibidor da 5α-redutase é a *dutasterida*, que se tornou disponível no Reino Unido a partir de março de 2003. É mais potente que FIN e inibe ambas as isoenzimas tipo 1 e tipo 2. Dutasterida tem sido usada sobretudo no manuseio da hipertrofia prostática benigna (0,5 mg/dia).[78] Ela inibe produção de DHT em até 99%, cerca de 24 horas após sua administração oral.[18] Os dados sobre sua eficácia no hirsutismo são ainda bastante escassos. A isoenzima 1 da 5α-redutase, por ser a predominante na pele, tem papel mais importante na gênese do hirsutismo.

Terapia Combinada

Como terapia isolada, os antiandrogênios geralmente são mais eficazes do que os anticoncepcionais orais. Entretanto, uma potencialização da resposta terapêutica é freqüentemente observada quando se associam ambas as medicações (p.ex., Diclin® + espironolactona ou ciproterona).[18] O mesmo pode ocorrer com a combinação de um antiandrogênio com a metformina[79] ou de dois antiandrogênios com mecanismos de ação distintos (p.ex., espironolactona ou ciproterona + flutamida ou finasterida).[18,80,81] Nos casos mais graves, pode-se tentar a associação de 2 antiandrogênios com 1 anticoncepcional oral (ACO) (ver Fig. 72.6).[18,20] Alternativamente, poder-se-ia usar um agonista do GnRH, associado a um ACO.[4,20,82]

Como mencionado, a administração concomitante de um estrogênio com um agonista do GnRH (GnRHa) reduz os efeitos colaterais do GnRHa e possibilita seu uso mais prolongado.[23,31] Finalmente, a combinação de um antiandrogênio com um glicocorticóide não foi superior à monoterapia antiandrogênica na melhora do hirsutismo.[31]

Tratamento Cosmético

Mostra-se de grande utilidade como complemento ao tratamento farmacológico, particularmente em áreas mais resistentes, como o mento e o buço. Entretanto, pode ser a única forma de tratamento necessária quando a área de hirsutismo é limitada. O branqueamento ou descoloração dos pêlos com peróxido de hidrogênio e o seu arrancamento são métodos úteis e terão sido empregados pela maioria das mulheres antes que tenham procurado auxílio médico. Os métodos físicos para remoção dos pêlos podem ser temporários (raspagem ou depilação) ou permanentes (eletrólise ou *laser*).[3–5,14,23]

RASPAGEM

É eficaz e pode ser o único tratamento a produzir um efeito cosmético aceitável. Entretanto, não é bem aceita pela maioria das mulheres hirsutas, devido ao temor infundado de que cause mudança na qualidade, quantidade ou textura do pêlo. Seus inconvenientes incluem necessidade diária do procedimento, irritação cutânea e cortes freqüentes.[1,3,83]

DEPILAÇÃO

Trata-se do método da preferência da maioria das pacientes. É, contudo, doloroso e freqüentemente se complica por foliculite, uma vez que os óleos da cera derretida penetram no espaço potencial dentro da bainha da raiz externa do pêlo, onde determinam uma reação inflamatória. Isso pode ser evitado pelo uso, como substitutos da cera, de açúcares naturais, que não são tão irritantes para o folículo piloso.[1,3]

Os cremes depilatórios são mais bem tolerados do que a cera. Eles reduzem a força das fibras capilares, reduzindo as ligações químicas dissulfeto, que podem então ser separadas pelo atritamento da pele. Infelizmente, a aplicação prolongada, necessária para pêlos grossos, tem o mesmo efeito no estrato córneo, levando a vermelhidão e dor.[1,3,83]

ELETRÓLISE

A utilização da eletrólise resulta em uma longa e gradual destruição do pêlo. Com repetidos tratamentos, pode-se obter 15 a 50% de perda permanente. Complicações são bem incomuns em mãos experientes e incluem infecção local e sistêmica, cicatrizes e discromias.[1,3,83]

LASER

A necessidade de métodos rápidos de remoção do pêlo levou ao desenvolvimento da terapia a *laser* para o hirsutismo. Ela funciona melhor sobre o pêlo escuro do que em pêlos mais claros. A maioria das pacientes apresenta um retardo de 2 a 6 meses no crescimento do pêlo após um único tratamento. Além disso, em algumas pacientes, a retirada permanente do pêlo ocorre apenas após múltiplas aplicações.[83–86]

- *Laser* vs. *eletrólise* — Dois estudos compararam a terapia a *laser* e a eletrólise na redução do pêlo.[87,88] Em um sobre a remoção de pêlos axilares, 12 mulheres receberam 3 tratamentos com *laser* (axila esquerda) e 4, 4 sessões de eletrólise (axila direita).[88] Seis meses após o tratamento inicial, as contagens de pêlos foram reduzidas em 74% com *laser* e 35% com eletrólise. Os autores calcularam que o tratamento com *laser* foi mais caro, mas menos doloroso e 60 vezes mais rápido. De fato, o tempo médio por sessão foi de 30 segundos com o *laser* e de 30 minutos com a eletrólise.[88]

É *importante* salientar que *laser* e eletrólise somente devem ser empregados após, pelo menos, 3 a 6 meses de tratamento farmacológico.[31,83]

CLORIDRATO DE EFLORNITINA

A *eflornitina* (EFN) [Vaniqa®] é um inibidor irreversível da ornitina decarboxilase, enzima que catalisa a etapa que limita a síntese de poliamina, a qual é necessária para o crescimento do pêlo. EFN não remove o pêlo, mas reduz sua taxa de crescimento.[31]

EFN está disponível na forma de creme a 13,9% para o tratamento do hirsutismo mais localizado, sobretudo na face. Pode ser usada isoladamente ou como coadjuvante de outros métodos de remoção dos pêlos. Um efeito clinicamente significativo é observado em um terço das pacientes tratadas. Os resultados do tratamento podem ser vistos após 4 a 8 semanas, mas podem requerer mais tempo. Caso não haja resposta adequada dentro de 6 meses, a EFN deve ser suspensa.[4,89,90]

EFN deve ser aplicada 2 vezes ao dia, com um intervalo mínimo de 8 horas entre as aplicações. Convém salientar que o efeito da droga é paliativo; ou seja, uma vez interrompido o tratamento, o pêlo retorna à sua taxa de crescimento habitual em aproximadamente 2 meses. Reações adversas à EFN são incomuns e manifestam-se principalmente por eritema, prurido, ardência e ressecamento da pele.[4,89,90]

A terapia combinada de EFN com *laser* parece ser vantajosa, propiciando maior satisfação aos pacientes.[91] EFN pode também acelerar a resposta à laserterapia.[31]

USO TÓPICO DE ANTIANDROGÊNIOS

Cremes à base de antiandrogênios parecem ter eficácia limitada no tratamento do hirsutismo.[31] Resultados favoráveis e desfavoráveis foram relatados com finasterida (0,25% ou 0,5%)[77,92] e canrenona (a 5%),[31,93] metabólito ativo da espironolactona.

BIBLIOGRAFIA

1. Somani N, Harrison S, Bergfeld WF. The clinical evaluation of hirsutism. *Dermatol Ther*, 2008; *21*:376-91.
2. Kealey T, Philpott M, Guy R. The regulatory biology of the human pilosebaceous unit. *Balliere Clin Obstet Gynaecol*, 1997; *11*:205-27.
3. Barth JH. Investigations in the assessment and management of patients with hirsutism. *Curr Opin Obstet Gynecol*, 1997; *9*:187-92.
4. Yildiz BO. Assessment, diagnosis and treatment of a patient with hirsutism. *Nat Clin Pract Endocrinol Metab*, 2008; *4*:294-300.
5. Mofid A, Seyyed Alinaghi SA, Zandieh S, Yazdani T. Hirsutism. *Int J Clin Pract*, 2008; *62*:433-43.
6. Wendelin DS, Pope DN, Mallory SB. Hypertrichosis. *J Am Acad Dermatol*, 2003; *48*:161-79.
7. Barth JH. How hairy are hirsute women? *Clin Endocrinol (Oxf)*, 1997; *47*:255-60.
8. Goldfien A, Monroe SC. Ovaries. *In* Greenspan FS, Strewler GJ (eds.). *Basic and Clinical Endocrinology*. 5th ed. Connecticut Prentice-Hall International, 1997:434-86.
9. Bulun SE, Adashi EY. The physiology and pathology of the female reproductive axis. *In* Larsen PR, Kronenberg HM, Melmed S, Polonsky KS (eds.). *Williams Textbook of Endocrinology*. 10th ed. Philadelphia: W.B. Saunders, 2003:587-64.
10. Bardin CW, Lipsett MB. Testosterone and androstenedione blood production rates in normal women and in women with idiopathic hirsutism or polycystic ovaries. *J Clin Invest*, 1967; *46*:891-902.
11. Azziz R, Sanchez LA, Knochenhauer ES, et al. Androgen excess in women: experience with over 1000 consecutive patients. *J Clin Endocrinol Metab*, 2004; *89*:453-62.
12. The Rotterdam ESHRE/ASRM-sponsored PCOS consensus workshop group. Revised 2003 consensus on diagnostic criteria and long-term health risks related to polycystic ovary syndrome (PCOS). *Hum Reprod*, 2004; *19*: 41-7.
13. Omar HA, Logsdon S, Richards J. Clinical profiles, occurrence, and management of adolescent patients with HAIR-AN syndrome. *Scient World J*, 2004; *4*:507-11.
14. Ehrmann DA. Polycystic ovary syndrome. *N Engl J Med*, 2005: *352*:1223-36.
15. Barth JH, Yasmin E, Balen AH. The diagnosis of polycystic ovary syndrome: the criteria are insufficiently robust for clinical research. *Clin Endocrinol (Oxf)*, 2007; *67*:811-5.

16. Costello MF. Polycystic ovary syndrome – a management update. *Aust Fam Physician*, 2005; *34*:127-33.
17. Dodin S, Faure N, Cedrin I, et al. Clinical efficacy and safety of low-dose flutamide alone and combined with an oral contraceptive for the treatment of idiopathic hirsutism. *Clin Endocrinol (Oxf)*, 1995; *43*:575-82.
18. Azziz R, Carmina E, Sawaya ME. Idiopathic hirsutism. *Endocr Rev*, 2000; *21*:347-62.
19. Adams J, Polson DW, Franks S. Prevalence of polycystic ovaries in women with anovulation and idiopathic hirsutism. *Br Med J*, 1986; *293*:355-9.
20. Barth JH, Jenkins M, Belchetz PE. Ovarian hyperthecosis, diabetes and hirsuties in post menopausal women. *Clin Endocrinol (Oxf)*, 1997; *46*:123-8.
21. Meldrum DR, Abraham GE. Peripheral and ovarian venous concentration of various steroid hormones in virilising ovarian tumours. *Obstet Gynecol*, 1979; *53*:36-43.
22. Moltz L, Pickartz H, Sorensen R, et al. Ovarian and adrenal vein steroids in seven patients with androgen-secreting ovarian neoplasms: selective catheterization findings. *Fertil Steril*, 1984; *42*:585-93.
23. Rosenfield RL. Clinical practice. Hirsutism. *N Engl J Med*, 2005; *353*:2578-88.
24. Newell-Price J, Trainer P, Besser GM, Grossman A. The diagnosis and differential diagnosis of Cushing's syndrome and pseudo-Cushing's states. *Endocrine Rev*, 1998; *19*:647-72.
25. Vilar L, Freitas MC, Faria M, et al. Pitfalls in the diagnosis of Cushing's syndrome. *Arq Bras Endocrinol Metabol*, 2007; *51*:1207-16.
26. Demirci C, Witchel SF. Congenital adrenal hyperplasia. *Dermatol Ther*, 2008; *21*:340-53.
27. Cordera F, Grant C, Van Heerden J, et al. Androgen-secreting adrenal tumors. *Surgery*, 2003; *134*:874-80.
28. Kumar S, Tullu MS, Muranjan MN, Kamat JR. Rabson-Mendenhall syndrome. *Indian J Med Sci*, 2005; *59*:70-3.
29. Barth JH, Clark S. Acne and hirsuties in teenagers. *Best Pract Res Clin Obstet Gynaecol*, 2003; *17*:131-48.
30. Ferriman D, Gallwey JD. Clinical assessment of body hair growth in women. *J Clin Endocrinol Metab*, 1961; *21*:1440-7.
31. Martin KA, R. Chang J, Ehrmann DA, et al. Evaluation and treatment of hirsutism in premenopausal women: an endocrine society clinical practice guideline. *J Clin Endocrinol Metab*, 2008; *93*:1105-20.
32. Moran C, Tapia MC, Hernandez E, et al. Etiological review of hirsutism in 250 patients. *Arch Med Res*, 1994; *25*:311-4.
33. O'Driscoll JB, Mamtora H, Higginson J, et al. A prospective study of the prevalence of clear-cut endocrine disorders and polycystic ovaries in 350 patients presenting with hirsutism or androgenic alopecia. *Clin Endocrinol (Oxf)*, 1994; *41*:231-6.
34. Derksen J, Nagesser SK, Meinders AE, et al. Identification of virilizing adrenal tumours in hirsute women. *N Engl J Med*, 1994; *331*:968-73.
35. Ajossa S, Guerriero S, Paoletti AM, et al. The treatment of polycystic ovary syndrome. *Minerva Ginecol*, 2004; *56*:15-26.
36. Raudrant D, Rabe T. Progestogens with antiandrogenic properties. *Drugs*, 2003; *63*:463-92.
37. Breitkopf DM, Rosen MP, Young SL, Nagamani M. Efficacy of second versus third generation oral contraceptives in the treatment of hirsutism. *Contraception*, 2003; *67*:349-53.
38. Guido M, Romualdi D, Giuliani M, et al. Drospirenone for the treatment of hirsute women with polycystic ovary syndrome: a clinical, endocrinological, metabolic pilot study. *J Clin Endocrinol Metab*, 2004; *89*:2817-23.
39. Palep-Singh M, Mook K, Barth J, Balen A. An observational study of Yasmin in the management of women with polycystic ovary syndrome. *J Fam Plann Reprod Health Care*, 2004; *30*:163-5.
40. Palomba S, Falbo A, Orio F, Zullo F. Insulin-sensitizing agents and reproductive function in polycystic ovary syndrome patients. *Curr Opin Obstet Gynecol*, 2008; *20*:364-73.
41. De Leo V, la Marca A, Petraglia F. Insulin-lowering agents in the management of polycystic ovary syndrome. *Endocr Rev*, 2003; *24*:633-67.
42. Palomba S, Falbo A, Russo T, et al. Role of metformin in patients with polycystic ovary syndrome: the state of the art. *Minerva Ginecol*, 2008; *60*:77-82.
43. Palomba S, Falbo A, Zullo F, Orio Jr F. Evidence-based and potential benefits of metformin in the polycystic ovary syndrome: A comprehensive review. *Endocr Rev*, 2008 4 Dec [Epub ahead of print].
44. Goldenberg N, Glueck CJ, Loftspring M. Metformin-diet benefits in women with polycystic ovary syndrome in the bottom and top quintiles for insulin resistance. *Metabolism*, 2005; *54*:113-21.
45. Carmina E, Lobo RA. Does metformin induce ovulation in normoandrogenic anovulatory women? *Am J Obstet Gynecol*, 2004; *191*:1580-4.
46. Harborne L, Flemin R, Lyall H, et al. Metformin or antiandrogen in the treatment of hirsutism in polycystic ovary syndrome. *J Clin Endocrinol Metab*, 2003; *88*:4116-23.
47. Ganie MA, Khurana ML, Eunice M, et al. Comparison of efficacy of spironolactone with metformin in the management of polycystic ovary syndrome: an open-labeled study. *J Clin Endocrinol Metab*, 2004; *89*:2756-62.
48. Tang T, Glanville J, Hayden CJ, et al. Combined lifestyle modification and metformin in obese patients with polycystic ovary syndrome. A randomized, placebo-controlled, double-blind multicentre study. *Hum Reprod*, 2006; *21*:80-9.
49. Romualdi D, Guido M, Ciampelli M, et al. Selective effects of pioglitazone on insulin and androgen abnormalities in normo- and hyperinsulinaemic obese patients with polycystic ovary syndrome. *Hum Reprod*, 2003; *18*:1210-8.
50. Ghazeeri G, Kutteh WH, Bryer-Ash M, et al. Effect of rosiglitazone on spontaneous and clomiphene citrate-induced ovulation in women with polycystic ovary syndrome. *Fertil Steril*, 2003; *79*:562-6.
51. Rittmaster RS. Antiandrogen treatment of polycystic ovary syndrome. *Endocrinol Metab Clin North Am*, 1999; *28*:409-21.
52. Swiglo BA, Cosma M, Flynn DN, et al. Antiandrogens for the treatment of hirsutism: a systematic review and metaanalyses of randomized controlled trials. *J Clin Endocrinol Metab*, 2008; *93*:1153-60.
53. Barth JH, Cherry CA, Wojnarowska F, Dawber RPR. Spironolactone is an effective and well tolerated systemic antiandrogen therapy for hirsute women. *J Clin Endocrinol Metab*, 1989; *68*:966-70.
54. Young RL, Goldzieher JW, Elkind-Hirsch K. The endocrine effects of spironolactone used as an antiandrogen. *Fertil Steril*, 1987; *48*:223-8.
55. Chapman MG, Dowsett M, Dewhurst CJ, Jeffcoate SL. Spironolactone in combination with an oral contraceptive: an alternative treatment for hirsutism. *Br J Obstet Gynecol*, 1984; *92*:983-5.
56. Lumachi F, Rondinone R. Use of cyproterone acetate, finasteride, and spironolactone to treat idiopathic hirsutism. *Fertil Steril*, 2003; *79*:942-6.
57. Belisle S, Love EJ. Clinical efficacy and safety of cyproterone acetate in severe hirsutism: results of a multicentered Canadian study. *Fertil Steril*, 1986; *46*:1015-20.
58. Barth JH, Cherry CA, Wojnarowska F, Dawber RP. Cyproterone acetate for severe hirsutism: results of a double-blind dose-ranging study. *Clin Endocrinol (Oxf)*, 1991; *35*:5-10.
59. Venturoli S, Marescalchi O, Colombo FM, et al. A prospective randomized trial comparing low dose flutamide, finasteride, ketoconazole, and cyproterone acetate-estrogen regimens in the treatment of hirsutism. *J Clin Endocrinol Metab*, 1999; *84*:1304-10.
60. Lunde O, Djøseland O. A comparative study of Aldactone® and Diane® in the treatment of hirsutism. *J Steroid Biochem Mol Biol*, 1987; *28*:161-5.
61. Similowsky T, Orcel B, Derenne JP. CD8+ lymphocytic pneumonitis in a patient receiving cyproterone acetate. *South Med J*, 1997; *90*:1048-9.
62. Marugo M, Bernasconi D, Meozzi M, et al. The use of flutamide in the management of hirsutism. *J Endocrinol Invest*, 1994; *17*:195-9.

63. Muderris II, Bayram F, Sahin Y, et al. A comparison between two doses of flutamide (250 mg/d and 500 mg/d) in the treatment of hirsutism. *Fertil Steril*, 1997; *68*:644-7.
64. Taner C, Inal M, Basogul O, et al. Comparison of the clinical efficacy and safety of flutamide versus flutamide plus an oral contraceptive in the treatment of hirsutism. *Gynecol Obstet Invest*, 2002; *54*:105-8.
65. Venturoli S, Paradisi R, Bagnoli A, et al. Low-dose flutamide (125 mg/day) as maintenance therapy in the treatment of hirsutism. *Horm Res*, 2001; *56*:25-31.
66. Famularo G, De Simone C, Minisola G, Nicotra GC. Flutamide-associated acute liver failure. *Ann Ital Med Int*, 2003; *18*:250-3.
67. Muderris II, Bayram F, Ozcelik B, Guven M. New alternative treatment in hirsutism: bicalutamide 25 mg/day. *Gynecol Endocrinol*, 2002; *16*:63-6.
68. Bahceci M, Tuzcu A, Canoruc N, et al. Serum C-reactive protein (CRP) levels and insulin resistance in non-obese women with polycystic ovarian syndrome, and effect of bicalutamide on hirsutism, CRP levels and insulin resistance. *Horm Res*, 2004; *62*:283-7.
69. Lakryc EM, Motta EL, Soares JM Jr, et al. The benefits of finasteride for hirsute women with polycystic ovary syndrome or idiopathic hirsutism. *Gynecol Endocrinol*, 2003; *17*:57-63.
70. Muderris II, Bayram F, Guven M. A prospective, randomized trial comparing flutamide (250 mg/d) and finasteride (5 mg/d) in the treatment of hirsutism. *Fertil Steril*, 2000 May; *73*:984-7.
71. Erenus M, Yucelten D, Durmusoglu F, Gurbuz O. Comparison of finasteride versus spironolactone in the treatment of idiopathic hirsutism. *Fertil Steril*, 1997; *68*:1000-3.
72. Moghetti P, Tosi F, Negri C. Comparison of spironolactone, flutamide and finasteride efficacy in the treatment of hirsutism: a randomized, double-blind, placebo-controlled trial. *J Clin Endocrinol Metab*, 2000; *85*:89-94.
73. Beigi A, Sobhi A, Zarrinkoub F. Finasteride versus cyproterone acetate-estrogen regimens in the treatment of hirsutism. *Int J Gynaecol Obstet*, 2004; *87*:29-33.
74. Fruzzetti F, Bersi C, Parrini D, et al. Treatment of hirsutism: comparisons between different antiandrogens with central and peripheral effects. *Fertil Steril*, 1999; *71*:445-51.
75. Bayram F, Muderris II, Guven M, Kelestimur F. Comparison of high-dose finasteride (5 mg/day) versus low-dose finasteride (2.5 mg/day) in the treatment of hirsutism. *Eur J Endocrinol*, 2002; *147*:467-71.
76. Tartagni M, Schonauer MM, Cicinelli E, et al. Intermittent low-dose finasteride is as effective as daily administration for the treatment of hirsute women. *Fertil Steril*, 2004; *82*:752-5.
77. Lucas KJ. Finasteride cream in hirsutism. *Endocr Pract*, 2001; 7:5-10.
78. Evans HC, Goa KL. Dutasteride. *Drugs Aging*, 2003; *20*:905-16; discussion on 917-8.
79. Sahin Y, Kelestimur F. Medical treatment regimens of hirsutism. *Reprod Biomed Online*, 2004; *8*:538-46.
80. Gambineri A, Pelusi C, Genghini S, et al. Effect of flutamide and metformin administered alone or in combination in dieting obese women with polycystic ovary syndrome. *Clin Endocrinol (Oxf)*, 2004; *60*:241-9.
81. Kelestimur F, Everest H, Unluhizarci K, et al. A comparison between spironolactone and spironolactone plus finasteride in the treatment of hirsutism. *Eur J Endocrinol*, 2004; *150*:351-4.
82. Halikias I, Lytras A, Syriou V, Tolis G. Combined oral contraceptives and gonadotropin releasing hormone agonistic analogs in polycystic ovary syndrome: clinical and experimental studies. *Eur J Contracept Reprod Health Care*, 1997; *2*:213-24.
83. Wagner RF. Physical methods for the management of hirsutism. *Cutis*, 1990; *45*:19-26.
84. Dierickx CC, Grossman MC, Farinelli WA, Andersen RR. Permanent hair removal by normal mode ruby laser. *Arch Dermatol*, 1998; *134*:837-42.
85. Lin TYD, Manuskiatti W, Dierickx CC, et al. Hair growth cycle affects hair follicle destruction by ruby laser pulses. *J Invest Dermatol*, 1998; *111*:107-13.
86. Battle Jr EF, Hobbs LM. Laser-assisted hair removal for darker skin types. *Dermatol Ther*, 2004; *17*:177-83.
87. Polderman MC, Pavel S, le Cessie S, et al. Efficacy, tolerability, and safety of a long-pulsed ruby laser system in the removal of unwanted hair. *Dermatol Surg*, 2000; *26*:240-3.
88. Gorgu M, Aslan G, Akoz T, Erdogan B. Comparison of alexandrite laser and electrolysis for hair removal. *Dermatol Surg*, 2000; *26*:37-41.
89. Hickman JG, Huber F, Palmisano M. Human dermal safety studies with eflornithine HCl 13.9% cream (Vaniqa), a novel treatment for excessive facial hair. *Curr Med Res Opin*, 2001; *16*:235-44.
90. Wolf Jr JE, Shander D, Huber F, et al. Randomized, double-blind clinical evaluation of the efficacy and safety of topical eflornithine HCl 13.9% cream in the treatment of women with facial hair. *Int J Dermatol*, 2007; *46*:94-98.
91. Smith SR, Piacquadio DJ, Beger B, Littler C. Eflornithine cream combined with laser therapy in the management of unwanted facial hair growth in women: a randomized trial. *Dermatol Surg*, 2006; *32*:1237-43.
92. Iraji F, Karbasioun S, Aminorroaya A. Topical finasteride in hirsutism: a double-blind randomized clinical trial on adult women. *J Res Med Sci*, 2005; *10*:337-342.
93. Gomez F, Ramelet AA, Ruedi B, Muhlemann M. Lack of effect of a spironolactone-containing cream on hair growth in hirsute women. *Dermatologica*, 1987; *174*:102-3.

73 Anorexia Nervosa e Outros Transtornos Alimentares

Maria da Conceição Freitas, Maurício de Paula Lopes, Luciano Teixeira

INTRODUÇÃO

Transtornos alimentares (TA) são doenças psiquiátricas caracterizadas por graves alterações do comportamento alimentar. Nas sociedades industrializadas do Ocidente, os transtornos da conduta alimentar são a cada dia mais freqüentes e afetam, a cada ano, milhares de pessoas. Na origem deles, apresenta grande importância o fato de as pessoas tentarem conseguir, a qualquer custo, um visual que coincida com o ideal de beleza vigente (e amplamente divulgado pela mídia), inatingível pela maior parte da população. Entre os transtornos da conduta alimentar se incluem duas categorias diagnósticas principais: a anorexia nervosa (AN) e a bulimia nervosa (BN). Mais recentemente, um terceiro tipo, denominado transtorno da compulsão alimentar (TCA), tem sido proposto por alguns autores.[1-5]

Os TA podem afetar indivíduos de qualquer sexo, idade, raça ou nível social, mas eles são distribuídos uniformemente na população. Mais de 80% a 90% dos pacientes são do sexo feminino, 95% são da raça branca e mais de 75% são adolescentes quando o problema se desenvolve pela primeira vez. Além disso, a maioria é de classe socioeconômica média ou alta. Estima-se que aproximadamente 0,5% a 1% das adolescentes jovens apresentem anorexia nervosa, enquanto 5% a 10% das adolescentes mais velhas e mulheres jovens têm bulimia nervosa. AN e BN não são mutuamente excludentes. Aproximadamente 40% dos pacientes com AN têm uma fase bulímica no curso de sua doença ou recuperação. Variantes dos transtornos alimentares que não preenchem um critério diagnóstico completo ocorrem em 10% das mulheres após a puberdade.[6-9] Em um recente estudo dinamarquês e norueguês, o percentual de qualquer transtorno alimentar em adolescentes foi de 18% no sexo feminino e de 5% no masculino (Quadro 73.1).[10] No Reino Unido, a incidência de AN e BN em 2000 foi de 4,7 e de 6,6/100.000, respectivamente, entre mulheres com 10 a 39 anos. Entre 1994 e 2000, a incidência de AN permaneceu estável, enquanto a de BN se elevou.[10] Outros estudos têm mostrado um incremento na ocorrência dos TA, principalmente devido ao aumento de casos de BN. Maior atenção, melhor detecção e critérios diagnósticos menos restritos são, também, responsáveis pela aparente "epidemia" dos TA.[3,11]

PATOGÊNESE

Na patogênese dos transtornos alimentares estão envolvidos fatores biológicos, psicológicos e socioculturais. O papel do componente genético na origem da AN fica sugerido por estudos em gêmeos que mostraram uma concordância significativamente maior em gêmeos homozigóticos do que nos dizigóticos (respectivamente, 55% e 14%). Estudos preliminares mostraram resultados similares em relação à BN. Foi também observada uma prevalência desproporcionalmente elevada de AN entre judeus.[1,3,12-14] Portadoras da síndrome de Turner também são mais propensas à AN, sobretudo após o início da reposição hormonal.[15] Recentemente, estudos genéticos em famílias com 2 ou mais indivíduos com AN ou BN revelaram aparente ligação de regiões nos cromossomos 1, 3 e 4 com a AN e no cromossomo 10 com a BN. O mapeamento fino de uma dessas regiões levou à identificação de genes nos quais foi detectada uma associação com a AN.[16]

Anormalidades em vários neurotransmissores foram relatadas na BN, tais como elevação dos níveis de grelina (em jejum), leptina e do neuropeptídeo Y, o qual é um potente fator orexígeno. Uma redução da atividade serotoninérgica central também poderia constituir um fator predisponente para o surgimento da BN, bem como para os episódios de compulsão alimentar. Esses últimos, segundo alguns

QUADRO 73.1

Prevalência de Transtornos Alimentares em Adolescentes de Ambos os Sexos (14–15 Anos)

Tipo	Qualquer TA	AN	BN	TCA	TA Incompleto
Sexo feminino	17,9%	0,7%	1,2%	1,7%	14,6%
Sexo masculino	6,5%	0,2%	0,4%	0,9%	5,0%

TA = transtorno alimentar, AN = anorexia nervosa; BN = bulimia nervosa; TCA = transtorno da compulsão alimentar.
Adaptado da Ref. 10.

autores, poderiam ser uma forma de automedicação contra os efeitos negativos resultantes de uma atividade serotoninérgica defeituosa.[18] Outros estudos mostraram que os níveis circulantes de grelina estão elevados na AN e reduzidos na obesidade.[19,20] A hipersecreção desse peptídeo na AN, corrigida pela recuperação do peso, sugere uma alteração da sensibilidade à sua ação orexígena.[19] Também foi relatada redução nos níveis circulantes de adiponectina em casos de AN ou BN, que voltaram ao normal após a recuperação do quadro.[21] Finalmente, em garotas com AN, foram constatados níveis pós-prandiais elevados de colecistocinina, hormônio que estimula a saciedade. Tal achado poderia também agravar o curso da doença por intensificar as náuseas e vômitos.[22]

Algumas condições tornam um indivíduo mais vulnerável ao desenvolvimento de TA: (1) ser do sexo feminino, especialmente em países industrializados; (2) ter uma história familiar de distúrbio alimentar; (3) ser perfeccionista e ansioso; (4) ser atleta, realizar esportes ou atividades que envolvam a estética; (5) ter dificuldade em comunicar emoções negativas, tais como raiva, tristeza ou medo; (6) ter dificuldade em resolver conflitos; (7) ter auto-estima baixa. O abuso sexual também é identificado como precipitador dos transtornos alimentares.[1,3,23-25] A maioria das pacientes não tem, contudo, uma história de trauma ou abuso sexual, porém as pessoas com um transtorno alimentar e uma história de abuso sexual tendem a ser mais difíceis de tratar.[3,26]

ANOREXIA NERVOSA

Definição

Anorexia nervosa (AN) é definida como uma síndrome em que a ingestão calórica é insuficiente para manter o peso e está associada a um pavor de se tornar gordo e a uma obsessão de ser magro. Geralmente surge nos primeiros 4 a 5 anos após a menarca. Pacientes com anorexia nervosa acreditam que são gordos e podem perder peso por vários meios, incluindo dieta e aumento do gasto energético. O exercício é usado, em média, por 75% desses indivíduos, enquanto vômitos e laxantes são menos comuns.[4-9]

O termo anorexia nervosa não é realmente apropriado, já que uma verdadeira perda do apetite somente acontece em fases avançadas da doença, se é que acontece. Os pacientes ignoram ou negam a sensação de fome devido à obsessão pelo medo de ficarem gordos.[4-6]

Quadro Clínico

O medo de engordar é uma característica central da síndrome anorética, servindo, muitas vezes, como critério diferencial para outros tipos de anorexia secundária a doenças clínicas ou psiquiátricas. De forma gradativa, os pacientes passam a viver em função da dieta, da comida, do peso e da forma corporal. O curso da doença é caracterizado por perda de peso progressiva e continuada, associada a perturbação na imagem corporal, o que faz com que as pessoas se sintam gordas, apesar de sua magreza evidente (Fig. 73.1). Na AN existe uma falta completa de inquietação com a condição e os pacientes se recusam a reconhecer seu estado corporal atual, o que leva ao gradativo isolamento social.[4,5,9,27]

Existem dois tipos de apresentação da AN: o restritivo e o purgativo (Quadro 73.2). No primeiro, os pacientes apenas utilizam comportamentos restritivos associados à dieta. Na AN do "tipo purgativo" acontecem episódios de compulsão alimentar, seguidos de mecanismos compensatórios, como vômitos auto-induzidos e o uso excessivo de laxativos e diuréticos.[3,4,27]

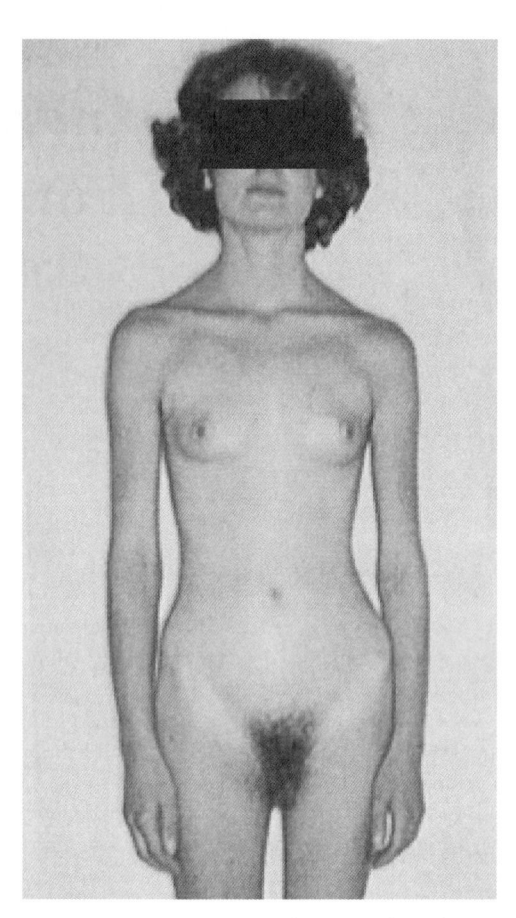

Fig. 73.1 Anorexia nervosa em paciente de 18 anos, levando a amenorréia e perda de 15 kg.

Entre os sintomas que podem ser referidos por pacientes estão intolerância ao frio, fadiga, queda de cabelos, constipação, dor abdominal, pés ou mãos frios, letargia, anorexia, amenorréia, dificuldade de concentração etc. Entretanto, como em geral as pacientes não admitem sua doença, elas tendem a não relatar espontaneamente suas queixas.[4,5,18,27]

Os achados clássicos no exame físico de pacientes com AN estão relacionados à desnutrição e à disfunção hipotalâmica e incluem pele seca, caquexia, hipotermia, bradicardia, hipotensão e edema de membros (Quadro 73.3). Podemos, também, encontrar acrocianose e, ocasionalmente, hipertricose. A gravidade da desnutrição na AN pode ser avaliada pelo índice de massa córporea (IMC), que é obtido pela divisão do peso pelo quadrado da altura (faixa normal de 20–25 kg/m^2 para adultos). Segundo os critérios diagnósticos atuais, pode-se considerar um IMC menor ou igual a 18 kg/m^2 um dos critérios diagnósticos da AN.[1,4,18]

Complicações

ALTERAÇÕES ENDÓCRINAS

Diversas alterações endócrinas funcionais podem ser encontradas em pacientes com anorexia nervosa, conforme especificado no Quadro 73.4. Elas são geralmente reversíveis com a recuperação do peso corporal.[3,4,28]

QUADRO 73.2

Critérios Diagnósticos do DSM-IV* para a Anorexia Nervosa

A. Recusa em manter o peso corporal acima do peso mínimo considerado para idade e altura (perda de peso conduzindo à manutenção de peso corporal menor do que 85% do esperado, ou falha em atingir um ganho de peso durante o período de crescimento, levando a um peso corporal abaixo de 85% do esperado)
B. Medo intenso de ganhar peso ou de tornar-se gordo, mesmo estando abaixo do peso
C. Distúrbio no modo como o indivíduo vivencia o seu peso ou forma corporal, não dando importância ao peso e à forma em uma auto-avaliação ou negando a seriedade do baixo peso atual
D. Nas mulheres após a menarca, amenorréia, isto é, ausência de, no mínimo, três ciclos menstruais consecutivos quando deveriam ocorrer (uma mulher está em amenorréia se os seus ciclos ocorrem somente após administração de hormônio, isto é, estrogênio)

Especificar os tipos
Restritivo: Durante o episódio de anorexia nervosa (AN), o indivíduo não se envolve em episódios recorrentes de compulsão alimentar ou comportamento purgativo (isto é, vômitos auto-induzidos ou uso inapropriado de laxativos, diuréticos ou enemas)
Purgativo: Durante o episódio de AN, o indivíduo envolve-se em episódios recorrentes de compulsão alimentar ou comportamento de compulsão alimentar ou comportamento purgativo (isto é, vômitos auto-induzidos ou uso abusivo de laxativos, diuréticos ou enemas)

*DSM – *Manual Diagnóstico e Estatístico de Doenças Mentais*.
Adaptado da Ref. 27.

QUADRO 73.3

Achados Físicos em 65 Pacientes com Anorexia Nervosa

Anormalidade	Freqüência (%)
Pele (secura, redução da pilificação)	88
Hipotermia	85
Bradicardia (< 60 batimentos/min)	80
Caquexia	72
Bradipnéia (< 15 respirações/min)	66
Hipotensão (pressão sistólica < 70 mmHg)	52
Sopro cardíaco	38
Edema	23

Adaptado da Ref. 32.

Alterações Gonadais

As conseqüências médicas mais constantes da anorexia nervosa são a amenorréia e a deficiência estrogênica. A amenorréia é resultante de uma disfunção hipotalâmica, associada a desnutrição e perda de peso, e resulta de secreção prejudicada do GnRH. Cerca de metade das pacientes desenvolve amenorréia concomitante ao início da restrição alimentar voluntária, enquanto 20% param de menstruar antes que a doença patente se manifeste. No restante, a amenorréia surge apenas após uma perda de peso significativa. A AN, raramente, pode ser causa de amenorréia primária.[2,28,29]

Nas pacientes com amenorréia, os níveis basais de LH e FSH estão baixos e o perfil de 24 horas do LH regride para um padrão pré-puberal (todos os valores baixos) ou um padrão puberal (liberação de LH somente durante o sono). O retorno do padrão adulto ocorre quando o peso corporal se eleva para cerca de 80% do peso corporal ideal. A resposta pituitária ao GnRH é anormal nos casos com grande perda ponderal, mas se normaliza com o ganho de peso. A secreção de gonadotrofinas também se encontra diminuída em homens anoréticos. Os níveis de testosterona diminuem e podem contribuir para a disfunção erétil e a redução da libido.[28-30]

Alterações da Função Tiroidiana

Geralmente se observa o padrão da síndrome do eutiróideo doente, com redução dos níveis de T_3 e aumento do T_4 e do T_3 reverso (rT_3), enquanto o TSH permanece normal. Com o progredir do quadro, os níveis de T_4 tendem, também, a cair. O pico da resposta do TSH ao TRH freqüentemente está atrasado, podendo estar ausente. Bradicardia, intolerância ao frio, pele seca, lentificação da fase de relaxamento dos reflexos patelar e aquileu, além de hipercarotenemia, podem refletir a diminuição nos níveis séricos de T_3.[2,29]

Alterações do GH e IGF-I

Os níveis de GH estão elevados em cerca de 50% dos pacientes com AN, devido, provavelmente, à produção diminuída de IGF-I pelo fígado, o que é comum nos pacientes com AN e desnutrição. Os níveis de GH voltam à normalidade alguns dias após o aumento da ingestão calórica. Uma resposta paradoxal do GH à infusão de TRH e à supressão com glicose tem sido observada em pacientes com AN.[28,29] Da mesma forma, a resposta do GH ao GHRH mostra-se exagerada e à grelina, diminuída.[29]

A *grelina*, hormônio produzido principalmente no estômago, tem ação orexígena e estimula liberação do GH. Seus níveis estão elevados na anorexia nervosa e se normalizam com o ganho de peso.[18,19]

Alterações do Eixo Hipotálamo-Hipófise-Adrenal

Evidências bioquímicas, mas não clínicas, de hipercortisolismo são comuns e parecem resultar de aumento da secreção do hormônio liberador da corticotrofina (CRH). Os níveis do cortisol plasmático estão elevados ou no limite superior da normalidade. O cortisol livre urinário (UFC) também está aumentado. A supressão do cortisol à dexametasona é anormal, enquanto a resposta do ACTH ao CRH está diminuída ou ausente.[29,30]

Hipófise Posterior

Na AN, a vasopressina (AVP) é liberada vagarosamente ou de forma errática em resposta às alterações osmóticas. Em uma minoria de pacientes, há uma resposta da AVP compatível com diabetes insípido parcial. Esses pacientes não podem concentrar sua urina normalmente em resposta à privação de água, mas são capazes de fazê-lo após a administração de AVP. Nesses casos, poliúria leve pode surgir.[28-30]

Alterações Metabólicas

Cerca de 40% dos pacientes com AN cursam com elevação do colesterol total (CT), à custa do colesterol LDL. A hipercolesterolemia geralmente é leve a moderada, mas níveis de CT de 400–600 mg/dL podem estar presentes. Potenciais mecanismos

QUADRO 73.4
Alterações Endócrinas na Anorexia Nervosa e na Bulimia Nervosa

Anorexia Nervosa	Bulimia Nervosa
Hipotálamo e hipófise	
↓ LH (↓ resposta ao GnRH)	↔ ou ↓ LH (↑ resposta ao GnRH)
↓ FSH	↔ ou ↓ FSH
↔ ou ↑ GH (↓ IGF-I)	↔ ou ↑ GH (↓ IGF-I)
↔ TSH (resposta atrasada ao TRH)	↔ TSH (resposta atrasada ao TRH)
↔ ACTH (↓ resposta ao CRH)	↔ ACTH (↓ resposta ao CRH)
↔ ou ↓ PRL (↓ resposta ao TRH)	↔ ou ↓ PRL (↑ resposta ao TRH)
Regulação anormal da AVP	
Tiróide	
↑ ou ↓ tiroxina	↔ tiroxina
↓ T_3	↔ ou ↓ T_3
↑ T_3 reverso	? T_3 reverso
Adrenais	
↔ ou ↑ cortisol	↔ ou ↑ cortisol
↔ ou ↑ cortisol livre urinário	↔ cortisol livre urinário
Supressão anormal com DMS	Supressão anormal com DMS
↓ DHEA e SDHEA	
Ovários	
↓ Estradiol	↔ ou ↓ estradiol
↓ Estrona	↔ ou ↓ estrona
↓ Progesterona	↔ ou ↓ progesterona
Testículos	
↓ Testosterona	
Outros	
↑ Grelina	↑ grelina

↔ = sem alteração; ↓ = diminuição; ↑ = aumento; PRL = prolactina; ? = efeito não-estabelecido; DHEA = deidroepiandrosterona; SDHEA = sulfato de DHEA; DMS = dexametasona.
Adaptado das Refs. 28, 29 e 32.

envolvidos na gênese da hipercolesterolemia são: (1) redução dos níveis de T_3; (2) perda do colesterol intra-hepático, devido à esteatose hepática; e (3) diminuição da excreção fecal de ácidos biliares e colesterol.[32,33] Ocasionalmente, observa-se elevação do CT e de triglicerídeos.[34]

Na AN, a glicemia pode estar baixa por causa da perda dos precursores da glicose na dieta ou dos estoques de glicogênio. Os testes de função hepática podem estar levemente alterados, com elevação das transaminases em até 2 vezes o valor normal.[35]

A incapacidade para manter a temperatura corporal na presença de calor ou frio pode resultar de um defeito hipotalâmico ou da perda de gordura corporal, bem como de alterações concomitantes na regulação vasomotora.[1,4] Os níveis séricos de leptina na AN são mais baixos do que no grupo controle e se correlacionam com o percentual de gordura corporal e o peso (Quadro 73.5).[36]

OSTEOPOROSE

A osteoporose representa uma das mais sérias conseqüências da AN em adolescentes do sexo feminino e mulheres jovens. Vários fatores contribuem para um menor pico de massa óssea nessas pacientes: baixo peso, ingestão deficiente de cálcio, hipoestrogenismo e hipercortisolismo. Existem relatos de casos de AN com fraturas de ossos longos, esterno e costelas.[37,38]

QUADRO 73.5
Possíveis Alterações Metabólicas na Anorexia Nervosa

Hipercolesterolemia
Hipercolesterolemia + hipertrigliceridemia
Hipoglicemia
Hiperamilasemia
Elevação de transaminases
Redução da adiponectina
Diminuição da leptina

ALTERAÇÕES HEMATOLÓGICAS

Leucopenia e trombocitopenia podem ocorrer com a desnutrição. A velocidade da eritrossedimentação (VSH) geralmente é normal. Caso seu valor esteja elevado, deve-se pesquisar a presença de uma doença orgânica, como doença inflamatória intestinal. A hemoglobina é normal na maioria dos casos, mas pode estar elevada (se houver desidratação) ou diminuída (p.ex., dietas com baixo teor de ferro, como na dieta vegetariana).[35]

A ocorrência, em pacientes com AN, de anemia grave, sem causa aparente ou de aparecimento rápido, deve levar o clínico a suspeitar de autoflebotomia. Esse procedimento é ocasionalmente realizado por profissionais da área de saúde como forma de autopunição.[39]

ALTERAÇÕES CARDIOVASCULARES

Incluem bradicardia sinusal, arritmia sinusal, hipotensão arterial ou anormalidades miocárdicas. As três primeiras se instalam gradualmente e não ameaçam a vida dos pacientes. Prolongamento do intervalo QT, arritmias ventriculares e contratilidade anormal são evidências de anormalidade miocárdica, ocorrem mais rapidamente e podem ser letais. Caso se detecte prolongamento do intervalo QT, deve-se monitorizar os pacientes para hipocalemia ou hipomagnesemia, sobretudo se eles vomitam ou usam laxativos. Essas alterações são geralmente reversíveis com o ganho de peso. A disfunção cardíaca mais séria em pacientes com AN é a taquiarritmia ventricular, que pode resultar em morte súbita. Outras alterações freqüentes são derrame pericárdico silencioso e anormalidades na motilidade na valva mitral. Suicídio e insuficiência cardíaca são as principais causas de mortalidade em casos de AN.[40–42]

ALTERAÇÕES RENAIS E HIDROELETROLÍTICAS

Os níveis de uréia geralmente estão normais, mas podem se elevar (até 60–70 mg/dL) se houver queda da taxa de filtração glomerular – devido à desidratação – ou aumento do catabolismo protéico. A desnutrição causa perda de sódio e potássio. Entretanto, o abuso de diuréticos e vômitos auto-induzidos são os maiores contribuintes para o surgimento de hipocalemia grave.[35]

ALTERAÇÕES GASTRINTESTINAIS

Manifestam-se por diminuição do esvaziamento gástrico e da motilidade intestinal, o que pode causar sensação de "estômago cheio", dor abdominal e constipação. Esses sintomas gastrintestinais interferem na reabilitação nutricional dos pacientes, que podem se automedicar com laxantes para tratar a constipação, levando a uma diarréia. Essa, por sua vez, pode agravar a desidratação e os distúrbios eletrolíticos. Pancreatite já foi descrita em pacientes com AN.

ALTERAÇÕES NEUROLÓGICAS

Atrofia do cérebro, com ventrículos dilatados, foi observada à tomografia computadorizada em alguns pacientes com AN e BN. Também são comuns alterações inespecíficas ao eletroencefalograma.[35]

DISTÚRBIOS PSIQUIÁTRICOS

Vários pacientes com AN desenvolvem transtornos do humor e da ansiedade. Depressão e transtornos de personalidade também podem surgir, complicando a evolução da AN.[35]

Diagnóstico Diferencial

Perda de peso intensa (> 15 kg) em pacientes com doença de Addison, mimetizando a AN, já foi descrita.[35]

BULIMIA NERVOSA

Definição

A síndrome bulímica, descrita por Gerald Russell em 1979, consiste em três aspectos básicos: (1) um impulso forte e incontrolável para comer demais; (2) medo de se sentir "cheio demais" ou empanzinado com os alimentos, expresso através de vômitos auto-induzidos e abuso de agentes purgativos; (3) medo mórbido de ficar gordo (Quadro 73.6).[1,5–7,27]

Prevalência

Bulimia nervosa (BN) é bem mais comum que a AN. A estimativa de sua prevalência é mais difícil, uma vez que o diagnóstico geralmente requer que os pacientes admitam ou confessem seu comportamento, do qual muitas vezes sentem vergonha ou culpa. Entretanto, estudos estimam que cerca de 1% a 5% dos adolescentes têm BN, com risco maior entre as universitárias.[1,9,11,44]

Quadro Clínico

O episódio de compulsão alimentar, seguido imediatamente por alguma atitude compensatória (vômitos, diuréticos e/ou laxativos), é a característica principal da BN e pode acontecer com uma freqüência variável (p.ex., um mínimo de 1 vez por semana ou somente a cada 3 meses). Esses episódios acontecem, na grande maioria das vezes, às escondidas, e são acompanhados de sentimentos de vergonha, culpa e desejos de autopunição. Outras características que podem fazer parte desses episódios incluem o fato de o paciente comer, geralmente, sem prestar atenção ao gosto dos alimentos, comer apressadamente,

---

QUADRO 73.6

Critérios Diagnósticos do DSM-IV* para Bulimia Nervosa

A. Episódios recorrentes de compulsão alimentar, caracterizados por:
 (1) Comer em período limitado de tempo (p.ex., 2 horas) uma quantidade de alimento considerada definitivamente maior do que a maioria das pessoas consumiria durante um período de tempo semelhante e em circunstâncias similares
 (2) Uma sensação de falta de controle sobre os episódios (p.ex., sensação de não conseguir parar ou controlar o que ou o quanto se está comendo)
B. Comportamentos compensatórios inadequados e recorrentes com a intenção de evitar o ganho de peso, tais como: vômitos auto-induzidos, uso inadequado de laxantes, diuréticos, enemas ou outras medicações, jejuns ou exercícios físicos
C. Os episódios de compulsão alimentar e os comportamentos compensatórios inadequados ocorreram ao menos 2 vezes por semana, em média, nos últimos 3 meses
D. A auto-avaliação está exageradamente associada à forma ou ao peso corporal
E. O quadro não ocorre exclusivamente durante episódios de anorexia nervosa

Especificar os tipos

Purgativo: Durante o episódio corrente de bulimia nervosa (BN), a pessoa envolve-se em episódios recorrentes de vômitos auto-induzidos ou uso abusivo de laxativos, diuréticos ou enemas

Não-purgativo: Durante o episódio corrente de BN a pessoa utilizou outros comportamentos compensatórios inapropriados, como jejuns ou exercícios abusivos, mas não lançou mão, regularmente, de vômitos auto-induzidos ou do uso abusivo de laxativos, diuréticos ou enemas

*DSM – *Manual Diagnóstico e Estatístico de Doenças Mentais.*
Adaptado da Ref. 27.

comer sem estar com fome e/ou preferir alimentos com elevado teor calórico. A quantidade de comida ingerida pode ser enorme, até 50.000 cal/dia (média de 2.000 a 5.000 por episódio). Em um estudo com 40 pacientes, o número de episódios semanais de compulsão alimentar variou de 1 a 46, com média de 12. Sua duração média foi de 1,2 hora, mas em alguns casos demorou até 8 horas. A quantidade máxima de calorias ingeridas por episódio foi de 11.500 calorias (média de 3.415).[1,5-9,27,45]

Os vômitos auto-induzidos são usados por cerca de 90% dos pacientes com BN como mecanismo compensatório. O efeito imediato resultante do vômito é o alívio do desconforto físico secundário à hiperalimentação e uma diminuição no temor de ganhar peso. A freqüência dos vômitos é variável, podendo chegar a 10 vezes por dia nos casos mais graves. No início, os vômitos são induzidos pela estimulação faringiana com os dedos, escova de dentes ou outros objetos. Com o progredir do transtorno, os pacientes aprendem outras maneiras de induzir o vômito sem a estimulação mecânica da garganta (p.ex., inclinando-se ou pressionando o abdome).[3,6-8,45]

Outros mecanismos compensatórios utilizados pelos pacientes bulímicos para o controle do peso incluem a automedicação (laxativos, diuréticos, drogas anorexígenas ou hormônios tiroidianos), a prática de exercícios físicos exagerados (cerca de 60%) ou jejum prolongado (em torno de 30%).[6-8]

Pacientes com bulimia podem apresentar os mesmos sintomas da anorexia nervosa, se estão abaixo do peso. Caso tenham peso normal ou sobrepeso, os sintomas são mais relacionados aos episódios purgativos. Os pacientes que induzem o vômito freqüentemente referem sintomas de dor ou disfunção gastrintestinal. Os sintomas quase sempre lembram aqueles do refluxo gastroesofágico (queimor ou irritação na garganta). Os pacientes que reduzem a ingestão de alimentos ou líquidos ou que usam laxantes ou diuréticos podem queixar-se de vertigens ou outros sintomas relacionados à hipovolemia.[6-8,27]

Uma característica marcante da BN é a propensão para adotar um comportamento anti-social. Impulsividade no uso de drogas ilícitas e álcool, automutilação, tentativas de suicídio, promiscuidade sexual, mentira, furtos (sobretudo de comidas) e outras manifestações de distúrbio da personalidade representam uma característica bem mais marcante na BN do que na AN (Quadro 73.7).[27,46]

Muitas vezes, o diagnóstico da BN é feito a partir de anormalidades do exame físico, conseqüentes aos freqüentes vômitos auto-induzidos: aumento bilateral das glândulas parótidas, sinal de Russell (ulcerações ou calos no dorso da mão, secundárias ao seu uso para induzir o vômito) e cáries ou erosão do esmalte dentário. Esta última geralmente só ocorre após 2–3 anos da prática de auto-indução dos vômitos.[45,46]

Diagnóstico Diferencial

A principal distinção da BN deve ser feita com a AN do tipo purgativo. Na BN, a paciente não apresenta um emagrecimento tão intenso como na anorexia nervosa. Ela pode ser diferenciada do transtorno da compulsão alimentar porque, nesse, não há práticas compensatórias.[3]

Pacientes em uso de anorexígenos podem ter palpitações e ansiedade. É necessário descartar a presença de outras doenças, como hipertiroidismo, doença inflamatória intestinal e câncer, que podem revelar sintomas semelhantes. Como a depressão é um componente freqüente nos transtornos alimentares, é importante pesquisar a possibilidade de idéias suicidas.[45]

Complicações

As complicações clínicas da BN geralmente resultam dos episódios de compulsão alimentar ou das práticas compensatórias empregadas.

ALTERAÇÕES ENDÓCRINAS

São menos pronunciadas do que na AN, conforme especificado no Quadro 73.4. As gonadotrofinas geralmente estão normais, mas pode haver uma resposta exagerada do LH ao GnRH (diminuída na AN). A concentração basal do GH está elevada em alguns pacientes, com redução do IGF-I. A PRL foi relatada como estando normal ou diminuída, com resposta exagerada ao TRH (diminuída na AN). Com relação ao eixo HPA, indivíduos bulímicos sem perda de peso têm níveis normais de UFC, enquanto o cortisol plasmático mostra-se normal ou algo elevado; supressão anormal à dexametasona é freqüente. A resposta do ACTH ao CRH pode ser normal ou diminuída. A função tiroidiana tende a não se modificar, mas eventualmente há uma queda dos níveis do T_3 e é usual um retardo no pico da resposta do TSH ao TRH. Amenorréia é encontrada em um terço das pacientes com BN que se mantêm com peso normal.[3,45,46]

Foi também observada elevação dos níveis de grelina antes das refeições, com reduzida supressão pós-prandial desse hormônio. Uma outra constatação foi a inibição do aumento do peptídeo YY (PYY), estimulador da saciedade, após as refeições. Assim, uma via estômago-hipotálamo envolvendo sinais periféricos, tais como grelina e PYY, pode estar envolvida na fisiopatologia da BN.[47]

DISTÚRBIOS HIDROELETROLÍTICOS

São observados em cerca de 50% das pacientes com BN e resultam dos vômitos e do abuso de diuréticos e laxativos. Os mais comuns são desidratação, alcalose metabólica, hipocloremia e hipocalemia. Hipomagnesemia, hiponatremia, hipocalcemia e hipofosfatemia podem, também, ser vistas. Eventualmente, o uso abusivo de laxativos pode levar a acidose metabólica.[3,45,46]

ALTERAÇÕES GASTRINTESTINAIS

Neste item se incluem esofagite, gastrite e, nos casos mais graves, perfuração esofágica, dilatação do estômago e ruptura gástrica.[45,46] Pancreatite, às vezes com evolução fatal, já foi também relatada.[44]

QUADRO 73.7
Padrões de Comportamento na Anorexia Nervosa e na Bulimia Nervosa

Comportamento	% de Pacientes	
	Anorexia Nervosa	Bulimia Nervosa
Uso de álcool	4,8	20,4
Uso de drogas ilícitas	11,6	28,6
Furtos	0,0	12,1
Automutilação	1,5	9,2
Tentativas de suicídio	7,1	23,1

Adaptado da Ref. 32.

ALTERAÇÕES CARDÍACAS

Miocardiopatia por ipecac (componente de alguns agentes catárticos) pode surgir em pacientes que fazem uso abusivo de laxativos. Resulta de impregnação da musculatura miocárdica.[45,46]

DISTÚRBIOS METABÓLICOS

Episódios de hipoglicemia podem ocasionalmente ser observados em pacientes bulímicos.[3,45]

PROBLEMAS PSIQUIÁTRICOS

Alterações psiquiátricas observadas na BN incluem transtornos do humor, de ansiedade e de personalidade, bem como sintomas depressivos. Esses últimos estão presentes em 46% a 89% dos pacientes, em algum momento da evolução clínica de sua doença.[3,45,46]

TRANSTORNO DA COMPULSÃO ALIMENTAR (TCA)

Representa uma forma de transtorno alimentar, caracterizada por episódios de "*binge eating*", cuja tradução significa "farra ou orgia alimentar", característica central dessa síndrome. O episódio de compulsão alimentar pode acontecer associado a vários transtornos psiquiátricos e clínicos. Assim, podemos observar episódios de compulsão alimentar nos transtornos alimentares (na anorexia nervosa e bulimia nervosa), na obesidade, no *diabetes mellitus*, nos transtornos depressivos etc. Os estudos epidemiológicos, no entanto, têm demonstrado que o comer compulsivo, além de ocorrer associado a outros transtornos, pode manifestar-se como uma síndrome isolada, como proposto pelo DMS-IV (Quadro 73.8).[3,11,27,46]

O critério proposto para o TCA inclui uma freqüência de *binge eating* que varia de 2 dias na semana a 6 meses. Conforme mencionado, os episódios de compulsão alimentar não são acompanhados de manobras compensatórias purgativas (vômitos, uso de laxativos ou diuréticos) ou não-purgativas (exercício físico exagerado).[3,11,46]

A principal preocupação do médico deve ser descartar a presença de outros transtornos alimentares (AN e BN). O episódio de compulsão alimentar pode ocorrer em diversas condições médicas, por isso deve ser feita uma boa anamnese clínica. Quadros psiquiátricos, como depressão maior ou distimia, devem ser pesquisados. É importante atentar que adolescentes com esse TCA podem procurar o endocrinologista para perder peso, sem revelar a natureza da ingestão excessiva de alimentos.[11]

AVALIAÇÃO LABORATORIAL DOS TRANSTORNOS ALIMENTARES

Como o diagnóstico dos transtornos alimentares é clínico, não existem testes laboratoriais específicos. Na verdade, as alterações laboratoriais encontráveis são resultantes dos hábitos usados no controle do peso. É necessário esclarecer às pacientes e à família que os exames realizados não se destinam ao diagnóstico, mas têm como finalidade um acompanhamento adequado. Essa postura decorre do fato de as pacientes não aceitarem que estão doentes e poderem utilizar-se dos exames normais para justificar que não há nada de errado com sua saúde.

Em pacientes com anorexia nervosa de longa duração e com desnutrição grave, pode-se solicitar uma densitometria óssea, para avaliar o grau de osteopenia. Na investigação dos possíveis distúrbios eletrolíticos e metabólicos, deve-se realizar uma avaliação laboratorial que inclua hemograma, VSH, ionograma, glicemia, colesterol, transaminases e função renal. Os eletrólitos são normais, a menos que a(o) paciente tenha vomitado muito ou usado diuréticos ou laxantes, e geralmente voltam ao normal com a parada do episódio purgativo. Um eletrocardiograma pode ser necessário para avaliar arritmias que poderiam ser secundárias aos distúrbios eletrolíticos e/ou ao uso de drogas para controle de peso.

Em pacientes com BN, é importante que na avaliação inicial sejam feitos um ECG e a determinação dos eletrólitos para exclusão de hiponatremia, hipocalemia e alcalose metabólica. Tais alterações não são incomuns e podem desencadear arritmias graves nesses pacientes.[45,46]

TRATAMENTO DOS TRANSTORNOS ALIMENTARES

Considerações Gerais

O tratamento dos transtornos alimentares está entre os mais insatisfatórios na medicina clínica. Pacientes anoréticos e seus familiares têm uma tendência a negar a doença, sua gravidade, e a fugir de cuidados médicos e psiquiátricos adequados. As pacientes bulímicas são mais motivadas a aceitar o tratamento, porém elas têm baixa tolerância à frustração e podem ter dificuldade em aceitar intervenções terapêuticas que não produzam alívio imediato dos sintomas.[11,45,48]

QUADRO 73.8
Critérios Diagnósticos do DSM-IV* para o Transtorno de Compulsão Alimentar

A. Episódios recorrentes de compulsão alimentar, caracterizados por:
  (1) Comer em período limitado de tempo (p.ex., 2 horas) uma quantidade de alimento considerada definitivamente maior do que a maioria das pessoas consumiria durante um período de tempo semelhante e em circunstâncias similares
  (2) Uma sensação de falta de controle sobre os episódios (p.ex., uma sensação de não conseguir parar ou controlar o que ou o quanto se está comendo)
B. Os episódios de compulsão alimentar estão associados a, pelo menos, 3 ou mais dos seguintes itens:
  (1) Comer mais rápido do que o usual
  (2) Comer até se sentir desconfortavelmente "cheio"
  (3) Comer grandes quantidades de comida sem se sentir com fome
  (4) Comer sozinho por se sentir constrangido com a quantidade que está comendo
  (5) Sentir-se decepcionado, deprimido ou culpado após a superingestão
C. O episódio de compulsão alimentar provoca um desconforto marcante
D. Os episódios de compulsão alimentar ocorrem, em média, 2 vezes por semana, durante 6 meses
E. O episódio de compulsão alimentar não está associado ao uso regular e inapropriado de comportamento compensatório (p.ex., do tipo purgativo, jejuns ou exercício excessivo) e não ocorre exclusivamente durante o curso de anorexia nervosa ou bulimia nervosa

*DSM – *Manual Diagnóstico e Estatístico de Doenças Mentais*.
Adaptado da Ref. 27.

O tratamento deve ser multidisciplinar, com a presença do clínico geral ou do endocrinologista, psiquiatra, psicólogo e nutricionista. A presença do profissional de nutrição é importante, porque ele pode avaliar a dieta e identificar deficiências ou excessos específicos, educar os pacientes e a família a respeitarem a necessidade nutricional na adolescência e dissipar conceitos errados de dieta criados pelos pacientes, desenvolver uma dieta balanceada com ingestão calórica ideal para levar a um ganho ou manutenção de peso e promover variedade e flexibilidade na seleção de alimentos.[48]

Apoio Psicológico

Várias formas de terapia têm sido usadas no tratamento dos transtornos alimentares. Entre elas se incluem psicoterapia individual, terapia de grupo, psicoterapia familiar e terapia cognitiva. A finalidade da terapia individual é ajudar os pacientes a ganhar novamente saúde física, reduzir os sintomas, aumentar a auto-estima e proceder ao desenvolvimento pessoal e social. A terapia de grupo (dinâmica, cognitiva, psico-educacional ou auto-ajuda) possibilita que os pacientes se sintam menos sozinhos com seus sintomas, recebam retorno de seus companheiros ou companheiras e aumentem sua experiência social. A terapia familiar (estrutural, sistêmica ou estratégica) ajuda a estabelecer padrões alimentares mais apropriados, facilita a comunicação e possibilita que os membros da família se sintam mais sintonizados entre si. A terapia cognitiva comportamental é designada para ajudar a paciente a ganhar controle sobre hábitos alimentares não-saudáveis e a alterar a idéia rígida e distorcida de magreza que perpetua a síndrome. Mostra-se particularmente útil na BN.[48–51]

Tratamento Medicamentoso

Algumas medicações psicotrópicas têm sido usadas para o tratamento dos transtornos alimentares, sobretudo os antidepressivos. Também podem ser úteis drogas que ajudem no controle ponderal em casos de BN ou TCA, ou estimulantes do apetite, na AN.[5,8,46,52]

ANTIDEPRESSIVOS

Representam os agentes psicotrópicos mais usados no tratamento dos transtornos alimentares. Deve-se dar preferência aos *inibidores seletivos da recaptação de serotonina* (ISRS), tais como fluoxetina (Prozac®, Verotina® etc.), sertralina (Zoloft® etc.) ou paroxetina (Aropax® etc.), em vez dos *antidepressivos tricíclicos* (p.ex., imipramina e amitriptilina), devido à menor incidência de efeitos colaterais e à maior segurança, sobretudo para adolescentes.[52–54]

A indicação para os ISRS na bulimia nervosa (BN) ou no transtorno da compulsão alimentar (TCA) é dupla. Muitos pacientes que têm esses transtornos alimentares têm sintomas depressivos, e os ISRS se tornaram um tratamento de primeira linha para depressão em adolescentes. Além do mais, tem sido demonstrado, em múltiplos estudos clínicos, que os ISRS apresentam um efeito antibulímico, independentemente do seu efeito antidepressivo, o que resulta em redução significativa nos episódios (*binge* e purgativos). Pacientes com o tipo purgativo da AN podem, também, beneficiar-se dos ISRS. Foi também observado que os ISRS podem diminuir a recidiva da AN, bem como sintomas depressivos e obsessivo-compulsivos.[52–55]

O uso precoce na AN de inibidores seletivos da recaptação de noradrenalina (p.ex., *reboxetina* – Prolift®) ou de drogas que inibem a recaptação de ambas, noradrenalina e serotonina (p.ex., *venlafaxina* – Efexor®), também tem sido advogado.[52]

ANSIOLÍTICOS

Podem ser úteis para os pacientes com transtorno de ansiedade associado.

ANTIPSICÓTICOS

Recentes evidências indicam que antipsicóticos atípicos (p.ex., *olanzapina* – Zyprexa®) podem também ser úteis na AN, propiciando aumento do ganho de peso, sem sinais colaterais extrapiramidais. Além disso, levam à redução de preocupações anoréticas, ansiedade, sintomas quase-psicóticos e hiperatividade, mesmo em doses pequenas.[52,56]

ESTIMULANTES DO APETITE

Ciproeptadina (Periatin®), antagonista da serotonina, foi usada, no passado, com sucesso variável em indivíduos com anorexia nervosa. Em um estudo duplo-cego controlado com placebo, em dose alta (32 mg/dia), foi mais eficaz do que o placebo em promover ganho de peso e melhorar a depressão, mas apenas na anorexia nervosa restritiva.[57] Esse achado, ainda que estatisticamente significante, representou somente um efeito clínico moderado da droga.[57]

MEDICAMENTOS ANTIOBESIDADE

Podem, também, ser úteis no tratamento dos pacientes com BN e TCA. Entre as diversas opções disponíveis, a sibutramina (Plenty®, Reductil®), na dose de 10–15 mg/dia, parece ser uma droga eficaz e segura.[52]

Hospitalização

Para os pacientes que não respondam bem ao tratamento ambulatorial, o internamento hospitalar se faz necessário, mais comumente para a anorexia nervosa do que para a bulimia nervosa e o transtorno da compulsão alimentar. Geralmente, hospitalização está indicada devido a complicações médico-psiquiátricas (Quadros 73.9 e 73.10).[48]

QUADRO 73.9

Indicações para Hospitalização em Pacientes com Anorexia Nervosa

Descompensação psicológica
Temperatura menor do que 36°C
Pulso < 45 bpm ou pulso ortostático com diferencial > 30 bpm
Status mental alterado, fraqueza ou outros sinais de desnutrição significativa
Perda de peso rápida (> 10% em 2 meses) ou excessiva (> 15% de perda total) que não pode ser compensada ambulatorialmente
Complicações de hábito de controle de peso (distúrbio eletrolítico ou perda verdadeira do apetite)
Incapacidade de parar o ciclo de alimentação desequilibrada
Incapacidade de iniciar a psicoterapia efetiva em pacientes que não estão internados

Adaptado das Refs. 6, 27 e 48.

QUADRO 70.10

Indicações para Hospitalização em Pacientes com Bulimia Nervosa

Abuso de laxativos, álcool ou outras drogas
Risco de suicídio
Episódios bulímicos muito freqüentes
Comportamento inadequado, devido a sérios transtornos da personalidade

Adaptado das Refs. 6, 27 e 48.

Prognóstico

O prognóstico dos adolescentes com anorexia nervosa (AN) é reservado. Um resumo de 68 estudos concluiu o seguinte: aproximadamente 40% dos pacientes se recuperam completamente, cerca de 35% melhoram mas continuam a ter problemas relacionados ao peso e 20% evoluem com uma doença crônica e grave.[58] AN implica um aumento de quase 18 vezes na taxa de mortalidade, que é a maior entre qualquer distúrbio psiquiátrico.[59]

De acordo com os poucos estudos disponíveis sobre o desfecho do tratamento da BN, cerca de 50% dos pacientes ficam curados, 30% continuam a ter episódios ocasionais de bulimia e 20% continuarão a apresentar o problema na sua expressão plena.[58,59] Os fatores prognósticos não têm sido bem delineados, mas as pacientes que têm depressão significativa, distúrbio de personalidade coexistente ou história de abuso sexual podem ser mais difíceis de tratar.[58,59]

A identificação e o tratamento precoces têm importância fundamental no prognóstico dos transtornos alimentares (TA), mas, mesmo nessa situação, 6 meses a 2 anos ou mais são geralmente necessários para a reversão do quadro.[48,59] A despeito do sucesso do tratamento, as pacientes com anorexia nervosa estão sujeitas a futuramente desenvolver osteoporose. Além disso, é preciso estar atento ao fato de que pacientes com TA, sobretudo mulheres jovens com anorexia nervosa, têm risco aumentado para cometer suicídio.[60]

OUTROS TRANSTORNOS ALIMENTARES

Novos transtornos alimentares, como *bigorexia* (dismorfia muscular) e *ortorexia* estão aparecendo nos países desenvolvidos. Essas condições não são oficialmente reconhecidas e, portanto, não são classificadas como entidades independentes. *Ortorexia* é caracterizada por uma obsessão patológica por alimentos biologicamente puros. Os pacientes excluem de suas dietas alimentos que consideram impuros por conterem herbicidas, pesticidas ou substâncias artificiais, o que leva a importantes restrições dietéticas. Essa obsessão leva à perda de relacionamentos sociais e insatisfações afetivas, as quais, por sua vez, favorecem uma preocupação obsessiva sobre alimentos. Ao final, a dieta torna-se a parte mais importante da vida dos pacientes ortoréticos.[61]

BIBLIOGRAFIA

1. Herpertz-Dahlmann B. Adolescent eating disorders: definitions, symptomatology, epidemiology and comorbidity. *Child Adolesc Psychiatr Clin N Am*, 2009; *18*:31-47.
2. Nicholls D, Bryant-Waugh R. Eating disorders of infancy and childhood: definition, symptomatology, and comorbidity. *Child Adolesc Psychiatr Clin N Am*, 2009; *18*:17-30.
3. Hebebrand J. Diagnostic issues in eating disorders and obesity. *Child Adolesc Psychiatr Clin N Am*, 2009; *18*:1-16.
4. Treasure J, Schmidt U. Anorexia nervosa. *Clin Evid*, 2004; *11*:1192-203.
5. Walsh BT, Klein DA. Eating disorders. *Int Rev Psychiatry*, 2003; *15*:205-16.
6. Comerci GD. Eating disorders in adolescents. *Pediatr Rev*, 1988; *10*:1-18.
7. Fisher M, Golden NH, Katzman DK, et al. Eating disorders in adolescents: A background paper. *J Adolesc Health*, 1995; *16*:420-37.
8. Kreipe RE, Mou SM. Eating disorders in adolescents and young adults. *Obstet Gynecol Clin*, 2000; *27*:101-24.
9. Phillips EL, Pratt HD. Eating disorders in college. *Pediatr Clin North Am*, 2005; *52*:85-96.
10. Kjelsas E, Bjornstrom C, Gotestam KG. Prevalence of eating disorders in female and male adolescents (14-15 years). *Eat Behav*, 2004; *5*:13-25.
11. Seidenfeld ME, Sosin E, Rickert VI. Nutrition and eating disorders in adolescents. *Mt Sinai J Med*, 2004; *71*:155-61.
12. Bulik CM, Tozzi F. Genetics in eating disorders: state of the science. *CNS Spectr*, 2004; *9*:511-5.
13. Becker AE, Keel P, Anderson-Fye EP, Thomas JJ. Genes and/or jeans? Genetic and socio-cultural contributions to risk for eating disorders. *J Addict Dis*, 2004; *23*:81-103.
14. Bulik CM, Tozzi F. Contemporary thinking about the role of genes and environment in eating disorders. *Epidemiol Psichiatr Soc*, 2004; *13*:91-8.
15. Muhs A, Lieberz K. Anorexia nervosa and Turner's syndrome. *Psychopathology*, 1993; *26*:29-40.
16. Hinney A, Friedel S, Remschmidt H, Hebebrand J. Genetic risk factors in eating disorders. *Am J Pharmacogenomics*, 2004; *4*:209-23.
17. Jimerson DC, Wolfe BE. Neuropeptides in eating disorders. *CNS Spectr*, 2004; *9*:516-22.
18. Munoz MT, Argente J. New concepts in anorexia nervosa. *J Pediatr Endocrinol Metab*, 2004; *17*(Suppl. 3):473-80.
19. Stock S, Leichner P, Wong AC, et al. Ghrelin, PYY, GIP and hunger responses to a mixed meal in anorexic, obese and control female adolescents. *J Clin Endocrinol Metab*, 2005 (in press).
20. Broglio F, Gianotti L, Destefanis S, et al. The endocrine response to acute ghrelin administration is blunted in patients with anorexia nervosa, a ghrelin hypersecretory state. *Clin Endocrinol (Oxf)*, 2004; *60*:592-9.
21. Tagami T, Satoh N, Usui T, et al. Adiponectin in anorexia nervosa and bulimia nervosa. *J Clin Endocrinol Metab*, 2004; *89*:1833-7.
22. Tomasik PJ, Sztefko K, Starzyk J. Cholecystokinin, glucose dependent insulinotropic peptide and glucagon-like peptide 1 secretion in children with anorexia nervosa and simple obesity. *J Pediatr Endocrinol Metab*, 2004; *17*:1623-31.
23. Hopkinson RA, Lock J. Athletics, perfectionism, and disordered eating. *Eat Weight Disord*, 2004; *9*:99-106.
24. Sundgot-Borgen J, Torstveit MK. Prevalence of eating disorders in elite athletes is higher than in the general population. *Clin J Sport Med*, 2004; *14*:25-32.
25. Mora-Giral M, Raich-Escursell RM, Segues CV. Bulimia symptoms and risk factors in university students. *Eat Weight Disord*, 2004; *9*:163-9.
26. Rayworth BB, Wise LA, Harlow BL. Childhood abuse and risk of eating disorders in women. *Epidemiology*, 2004; *15*:271-8.
27. American Psychiatric Association. *Diagnostic and Statistical Manual of Mental Disorders*. 4th ed. Washington, DC: American Psychiatric Association, 1994.
28. Levine RL. Endocrine aspects of eating disorders in adolescents. *Adolesc Med*, 2002; *13*:129-43.
29. Usdan LS, Khaodhiar L, Apovian CM. The endocrinopathies of anorexia nervosa. *Endocr Pract*, 2008; *14*:1055-63
30. Stoving RK, Hangaard J, Hansen-Nord M, Hagen C. A review of endocrine changes in anorexia nervosa. *J Psychiatr Res*, 1999; *33*:139-52.

31. Homma Y, Homma K, Iizuka S, Iigaya K. A case of anorexia nervosa with severe hyperlipoproteinemia. *Int J Eat Disord*, 2002; *32*:121-4.
32. Foster DW. Eating disorders: obesity, anorexia nervosa and bulimia nervosa. *In* Wilson JD, Foster DW (eds.). *Williams Textbook of Endocrinology*. 8th ed. Philadelphia: Saunders, 1992:1335-65.
33. Mehler PS, Lezotte D, Eckel R. Lipid levels in anorexia nervosa. *Int J Eat Disord*, 1998; *24*:217-21.
34. Homma Y, Homma K, Iizuka S, Iigaya K. A case of anorexia nervosa with severe hyperlipoproteinemia. *Int J Eat Disord*, 2002; *32*:121-4.
35. Palla B, Litt IF. Medical complications of eating disorders in adolescents. *Pediatrics*, 1988; *81*:613-23.
36. Calandra C, Musso F, Musso R. The role of leptin in the etiopathogenesis of anorexia nervosa and bulimia. *Eat Weight Disord*, 2003; *8*:130-7.
37. Katzman DK. Osteoporosis in anorexia nervosa: a brittle future? *Curr Drug Targets CNS Neurol Disord*, 2003; *2*:11-5.
38. Vestergaard P, Emborg C, Stoving RK, *et al*. Patients with eating disorders. A high-risk group for fractures. *Orthop Nurs*, 2003; *22*:325-31.
39. Birmingham CL. Self-phlebotomy in eating disorders. *Eat Weight Disord*, 2003; *8*:336-40.
40. Lupoglazoff JM, Berkane N, Denjoy I, *et al*. Cardiac consequences of adolescent anorexia nervosa. *Arch Mal Coeur Vaiss*, 2001; *94*:494-8.
41. Ramacciotti CE, Coli E, Biadi O, Dell'Osso L. Silent pericardial effusion in a sample of anorexic patients. *Eat Weight Disord*, 2003; *8*:68-71.
42. Kreipe RE, Harris JP. Myocardial impairment resulting from eating disorders. *Pediatr Ann*, 1992; *21*:760-8.
43. Hozyasz KK. Addison's disease mimicking anorexia nervosa [letter]. *Clin Pediatr (Phila)*, 1999; *38*:561-2.
44. Morris LG, Stephenson KE, Herring S, Marti JL. Recurrent acute pancreatitis in anorexia and bulimia. *JOP*, 2004; *5*:231-4.
45. Hay P, Bacaltchuk J. Bulimia nervosa. *Clin Evid*, 2003; *10*:1070-84.
46. Kreipe RE, Mou SM. Eating disorders in adolescents and young adults. *Obstet Gynecol Clin North Am*, 2000; *27*:101-24.
47. Kojima S, Nakahara T, Nagai N. Altered ghrelin and peptide YY responses to meals in bulimia nervosa. *Clin Endocrinol (Oxf)*, 2005; *62*:74-8.
48. Herpertz-Dahlmann B, Salbach-Andrae H. Overview of treatment modalities in adolescent anorexia nervosa. *Child Adolesc Psychiatr Clin N Am*, 2009; *18*:131-45.
49. Kaplan AS. Psychological treatments for anorexia nervosa: a review of published studies and promising new directives. *Can J Psychiatry*, 2002; *47*:235-42.
50. Fossati M, Amati F, Painot D, *et al*. Cognitive-behavioral therapy with simultaneous nutritional and physical activity education in obese patients with binge eating disorder. *Eat Weight Disord*, 2004; *9*:134-8.
51. Schmidt U. Cognitive behavioral approaches in adolescent anorexia and bulimia nervosa. *Child Adolesc Psychiatr Clin N Am*, 2009; *18*:147-58.
52. Powers PS, Bruty H. Pharmacotherapy for eating disorders and obesity. *Child Adolesc Psychiatr Clin N Am*, 2009; *18*:175-87.
53. Vaswani M, Kalra H. Selective serotonin re-uptake inhibitors in anorexia nervosa. *Expert Opin Investig Drugs*, 2004; *13*:349-57.
54. Milano W, Petrella C, Sabatino C, Capasso A. Treatment of bulimia nervosa with sertraline: a randomized controlled trial. *Adv Ther*, 2004; *21*:232-7.
55. Walsh BT, Fairburn CG, Mickley D, *et al*. Treatment of bulimia nervosa in a primary care setting. *Am J Psychiatry*, 2004; *161*:556-61.
56. Bosanac P, Norman T, Burrows G, Beumont P. Serotonergic and dopaminergic systems in anorexia nervosa: a role for atypical antipsychotics? *Aust N Z J Psychiatry*, 2005; *39*:146-53.
57. Gwirtsman H, Kaye W, Weintraub M, Jimerson DC. Pharmacologic treatment of eating disorders. *Psychiatr Clin North Am*, 1984; *7*:863-78.
58. Steinhausen HC. The outcome of anorexia nervosa in the 20th century. *Am J Psychiatry*, 2002; *159*:1284-93.
59. Steinhausen HC. Outcome of eating disorders. *Child Adolesc Psychiatr Clin N Am*, 2009; *18*:225-42.
60. Pompili M, Tatarelli R. Eating disorders, especially anorexia nervosa, are associated with an increased risk of attempted suicide in young women. *Evid Based Ment Health*, 2005; *8*:20.
61. Catalina M, Bote B, Garcia F, Rios B. Orthorexia nervosa. A new eating behavior disorder? *Actas Esp Psiquiatr*, 2005; *33*:66-8.

Aspectos Práticos da Terapia com Glicocorticóides

Cláudio Elias Kater, Regina do Carmo Silva

INTRODUÇÃO

Os objetivos deste capítulo são: (1) recordar aspectos fisiológicos e mecanismos de ação dos glicocorticóides (GC); (2) rever indicações e efeitos do seu uso prolongado; (3) caracterização, prevenção e tratamento dos efeitos adversos associados ao seu uso; e (4) procedimentos para suspensão do tratamento que possam reduzir as possibilidades de complicações.

Os GC são hormônios esteróides derivados do colesterol, com 21 átomos de carbono distribuídos sobre a estrutura básica do ciclopentanoperidrofenantreno e caracterizados pela sua ampla e significativa atuação em praticamente todo o organismo. O cortisol é o principal esteróide natural produzido pela zona fasciculada do córtex adrenal sob estímulo do hormônio adrenocorticotrófico (ACTH), obedecendo a um ritmo circadiano (níveis mais elevados pela manhã). Na ausência de estresse, as adrenais produzem cerca de 6 mg/m^2/dia de cortisol, que circula no sangue predominantemente ligado à globulina transportadora do cortisol (CBG ou transcortina) e, em menor extensão, à albumina. Apenas 5–6% do cortisol circulante encontra-se sob a forma livre, capaz de produzir efeitos biológicos nas células-alvo.[1-3]

Tanto o cortisol livre como aquele ligado à albumina difundem-se pela membrana celular, atingindo o citoplasma das células, onde se ligam a um receptor protéico de alta afinidade, que é mantido estável por um conjunto de proteínas denominadas proteínas de choque térmico (*heat shock proteins*). Ao ser ativado, o complexo receptor-esteróide transloca-se para o interior do núcleo, onde interage com sítios específicos do DNA – os elementos responsivos aos GC (GRE, *glucocorticoid responsive elements*), exercendo sua ação genômica (modulação da transcrição gênica e síntese protéica).[4] Os GC agem tanto ativando como suprimindo genes específicos, expressos através da transcrição de novos RNA mensageiros, que, ao serem translocados até os ribossomos, propiciam sua "tradução" pela síntese de novas proteínas específicas, como algumas enzimas que regulam funções metabólicas intracelulares. Assim, a resposta metabólica é determinada pelo sítio do genoma funcionalmente modificado pelo complexo receptor-esteróide (R-GC) e pela estrutura do RNA mensageiro resultante da transcrição genômica.[4] Efeitos indiretos no genoma resultam da interação do complexo R-GC com outros fatores de transcrição; efeitos rápidos, não-genômicos, resultam da ação dos GC em receptores da membrana citoplasmática e parecem influenciar diversas funções celulares, incluindo apoptose e função imune.[5]

A ação mais característica dos GC está relacionada ao metabolismo intermediário dos carboidratos (daí sua denominação), mas envolve, também, outras funções essenciais, agindo praticamente em todo o organismo e desencadeando uma multiplicidade de respostas que incluem o catabolismo protéico, a lipólise e a gliconeogênese hepática.

A produção excessiva ou administração sistêmica de GC interfere ainda com outras funções, algumas desejadas com finalidade terapêutica e outras não-desejadas, consideradas efeitos adversos; a supressão das respostas alérgica, inflamatória e imunológica está entre as primeiras, enquanto a retenção hidrossalina, a espoliação de cálcio, potássio e hidrogênio e o antagonismo ao hormônio de crescimento encontram-se entre as últimas.[3]

Os GC produzem elevação da glicemia, visando oferecer energia rapidamente utilizável para os tecidos. Por essa e outras ações, os GC participam significativamente na adaptação ao estresse, e são indispensáveis para a vida. Embora a relação específica entre sua secreção e a resistência ao estresse ainda não seja bem conhecida, acredita-se que o cortisol sirva mais para limitar do que para ativar certos mecanismos de defesa. Assim, na adaptação ao estresse, os GC protegem o organismo contra a propagação das reações exageradas antiestresse, potencialmente prejudiciais.[3,6-8]

As células-alvo metabolizam os GC para produtos menos ativos biologicamente, mecanismo que limita sua ação intracelular, tornando seu efeito biológico efêmero e autolimitado. Se o suprimento de GC não for mantido, ocorre redução na formação de RNA mensageiro e de novas proteínas, resultando em desativação das respostas metabólicas na célula-alvo. Os metabólitos do cortisol são excretados pelos rins. Apenas 1% do total de cortisol secretado é eliminado na urina na forma ativa.[1,2,4]

A partir do cortisol ou hidrocortisona (HC), foram sintetizados inúmeros derivados com atividade GC maior e mais prolongada e com múltiplas indicações terapêuticas[1-3] (Figs. 74.1 e 74.2). A configuração delta-4, 3-ceto-11β, 17-α-21-triidroxil está presente em todos os esteróides naturais e sintéticos. A introdução de dupla ligação entre C_1 e C_2 (prednisona e prednisolona) aumenta a atividade GC. Cabe ressaltar que a prednisona e a cortisona (grupo ceto em C11) são transformadas no fígado, pela 11β-hidroxiesteróide desidrogenase do tipo 1 (11βHSD1), respectivamente, em prednisolona e HC (grupo hidroxil em C11), compostos mais ativos. A adição do grupo 6α-metil na molécula da prednisolona origina a metilprednisolona, que é 5 vezes mais potente que o cortisol. A adição de um

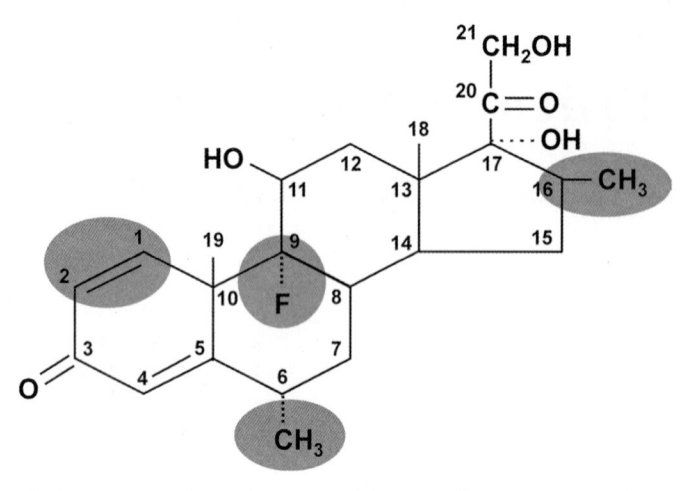

Fig. 74.1 Estrutura básica dos GC e modificações químicas que podem alterar sua atividade glicocorticóide e mineralocorticóide.

átomo de flúor na posição 9α de HC produz a fludrocortisona, que possui atividade glicocorticóide 12 vezes maior e atividade mineralocorticóide 125 vezes maior que a do cortisol. A adição do grupo 16α-metil na molécula delta-1-fludrocortisona produz a dexametasona, que apresenta potência glicocorticóide 30–50 vezes maior que a da HC. A betametasona (radical 16β-metil) possui atividade GC semelhante à da dexametasona. A dexametasona e a betametasona (radical CH_3 em compostos 9α-fluorados) são desprovidas de atividade MC. A triancinolona deriva da dexametasona pela adição do grupo 16α-hidroxil. Deflazacort é um análogo oxazilínico inativo da prednisolona que é convertido em um metabólito 21-desacetil, apresentando efeito antiinflamatório semelhante ao da prednisolona, com efeitos no metabolismo ósseo e glicídico alegadamente menores.[9,10] A descrição da meia-vida plasmática e biológica dos diferentes GC e suas respectivas potências estão no Quadro 74.1.

Os GC sintéticos podem ser administrados por via oral, parenteral e várias vias tópicas (cutânea, ocular, nasal, inalatória e retal). O acetato de cortisona não deve ser utilizado por via parenteral, pois requer metabolização hepática para se transformar em cortisol. Diferentemente da HC, a maioria dos GC sintéticos tem baixa afinidade pela CBG, circulando como esteróides livres (30%) ou ligados à albumina (70%) e apresentando meia-vida mais longa que a do cortisol. Além disso, os GC sintéticos apresentam elevada afinidade pelos seus receptores (tipo II). A afinidade da prednisolona e da triancinolona é 2 vezes maior que a do cortisol, enquanto a metilprednisolona chega a ser 11 vezes maior. As meias-vidas dos GC sintéticos variam na dependência da variabilidade individual e da doença subjacente, particularmente disfunção renal e hepática. Tanto a afinidade do esteróide pelo receptor de GC quanto sua farmacodinâmica não são preditores fiéis da potência biológica de cada GC, a qual é influenciada pela eficiência e taxa de absorção sistêmica e pelo respectivo metabolismo. A taxa de absorção dos GC parenterais varia bastante, assim como aqueles administrados por via intra-articular.[9,10]

O GC ideal para tratamento de processos inflamatórios deve apresentar uma atividade antiinflamatória máxima com atividade MC mínima. Novos fármacos estão sendo desenvolvidos com o objetivo de produzir menos efeitos colaterais; os mais promissores são

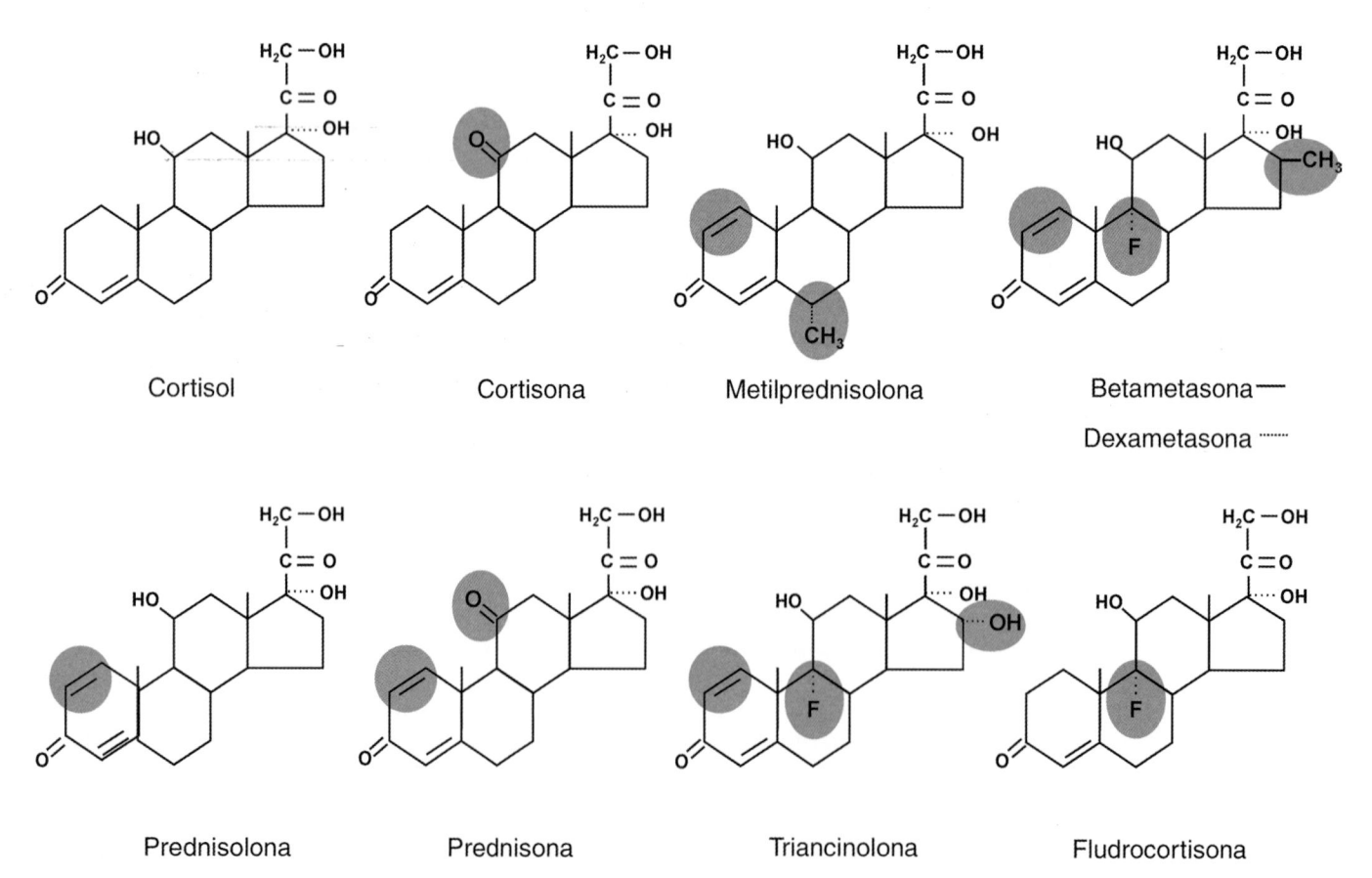

Fig. 74.2 Estrutura molecular de alguns corticosteróides.

QUADRO 74.1
Meia-vida Plasmática e Biológica dos Diferentes GC e suas Respectivas Potências

Duração da Ação	Fármaco	Potência Antiinflamatória (Efeito GC)	Dose Equivalente (mg)	Supressão do Eixo HHA	Efeito MC	Meia-vida Plasmática (min)	Meia-vida Biológica (min)	Meia-vida Biológica (horas)
Curta	Hidrocortisona (HC/cortisol)	1	20	1	1	90	8–12	8–12
Curta	Cortisona	0,8	25		0,8	30	8–12	8–12
Intermediária	Prednisona	4	5	4	0,2	60	12–36	12–36
Intermediária	Prednisolona	5	4	4	0,2	200	12–36	12–36
Intermediária	Metilprednisolona	6,2	4	4	0,2–0,5	180	12–36	12–36
Intermediária	Triancinolona	5	4	4	0	300	12–36	12–36
Intermediária	Deflazacort*	3,5	6		0,25	90–120	12–36	24–36
Prolongada	Betametasona	25–30	0,60	17	0	100–300	36–72	36–72
Prolongada	Dexametasona	25–30	0,75	17	0	100–300	36–72	36–72

*Supostamente associado a menor incidência de reações adversas ósseas e do metabolismo dos carboidratos; HHA = eixo hipotálamo-hipófise-adrenal.

os nitrosoglicocorticóides (nitroesteróides) e os agonistas seletivos do receptor GC (dissociação das ações transrepressivas e antiinflamatórias dos efeitos de transativação, os quais estão envolvidos no aparecimento da maioria dos efeitos deletérios).[5,9,10]

INDICAÇÕES TERAPÊUTICAS DOS GLICOCORTICÓIDES

Graças aos seus efeitos terapêuticos potenciais, os GC são empregados farmacologicamente em inúmeras afecções, que abrangem praticamente todas as especialidades médicas, promovendo a resolução ou a estabilização do quadro clínico. Assim, processos alérgicos, inflamatórios e auto-imunes, agudos ou crônicos, especialmente graves, acometendo rins, pulmões, fígado, coração, pele e os sistemas musculoesquelético, hematológico e nervoso, costumam responder favoravelmente à corticoterapia (Quadro 74.2).[1,3]

As doses empregadas vão desde discretamente suprafisiológicas até farmacológicas elevadas, em esquemas terapêuticos múltiplos e por períodos de tempo variáveis (Quadro 74.3). Quando doses elevadas de GC potentes são empregadas por tempo prolongado, a possibilidade de ocorrência de efeitos adversos, muitas vezes sérios, não pode ser desprezada.

Nos casos de doenças auto-imunes (lúpus eritematoso sistêmico) ou rejeição de transplantes, que não respondem a doses imunossu-

QUADRO 74.2
Principais Indicações Clínicas dos GC

Especialidade	Indicações
Reumatologia	Artrite reumatóide, lúpus eritematoso, vasculites, polimiosite, esclerodermia, púrpura de Henoch-Schönlein
Neurologia	Esclerose múltipla, edema cerebral, miastenia grave, tumor cerebral, convulsão, neurite
Pneumologia	Asma, bronquite, sarcoidose
Alergia/Imunologia	Rinite, anafilaxia (GC podem ser utilizados, em associação com adrenalina e anti-histamínicos H_1), urticária, dermatites
Endocrinologia	Insuficiência adrenal, hiperplasia adrenal congênita, crise tireotóxica, tireoidite subaguda, hipoglicemia, hipercalcemia
Hematologia	Púrpura trombocitopênica idiopática, anemia hemolítica auto-imune, anemia aplástica, reações transfusionais
Oncologia	Linfomas, leucemias
Gastroenterologia	Doença de Crohn, retocolite ulcerativa, hepatite crônica e alcoólica
Infectologia	Meningite bacteriana, tuberculose
Nefrologia	Síndrome nefrótica, nefrite
Cardiologia	Cardite reumática, miocardite, pericardite, choque hemodinâmico e endotóxico
Dermatologia	Pênfigo, *alopecia areata*, psoríase, líquen plano, micose fungóide
Oftalmologia	Uveíte, conjuntivite alérgica
Otorrinolaringologia	Sinusite, laringite
Ortopedia	Bursite, tendinite, artrite
Transplantes	Rim, fígado, coração, pulmão, medula óssea, pâncreas
Obstetrícia	Prevenção da síndrome de angústia respiratória do feto (betametasona e dexametasona são os GC de maior passagem transplacentária)

QUADRO 74.3
Esquemas para Utilização de Prednisona (mg/dia) em Relação à Dose e ao Tempo de uso, de acordo com as Indicações

Dose (mg/dia)	Tempo de Uso		
	< 2 Semanas	2 Semanas a 2 Meses	> 2 Meses
40–100	Processos inflamatórios ou alérgicos agudos graves, dose imunossupressora (de ataque) em transplante	Recidiva de processos inflamatórios graves, imunossupressão, iminência de rejeição de transplantes	Raramente utilizado em processos inflamatórios graves, rebeldes ou resistentes
15–40	Processos inflamatórios ou alérgicos agudos leves ou moderados	Exacerbação de processos inflamatórios ou alérgicos, período de estresse em reposição hormonal de transplantes	Manutenção de processos crônicos inflamatórios ou degenerativos, controle de imunossupressão
5–15	Adjuvante no tratamento de processos infecciosos ou inflamatórios agudos leves	Adjuvante no tratamento de processos infecciosos ou inflamatórios crônicos leves	Reposição hormonal, manutenção e controle de processos crônicos e quiescentes

pressoras clássicas e que estão evoluindo com perda da função renal e/ou envolvimento do sistema nervoso central, ou em casos de anemia hemolítica auto-imune que, apesar da imunossupressão, evoluem com anemia grave, deve-se avaliar a possibilidade de pulsoterapia com metilprednisolona na dose de 10–15 mg/dia a 1 g/dia (ou 30 mg/kg/dia, dose única), em infusão intravenosa lenta, durante 3 a 5 dias consecutivos.[9,10]

Atualmente, tem sido discutido o papel da corticoterapia sistêmica em pacientes graves, internados em unidade de terapia intensiva, os quais podem apresentar insuficiência adrenal relativa, mesmo na ausência de defeitos estruturais óbvios do eixo hipotálamo-hipófise-adrenal (HHA), devido à resistência à ação dos GC provocada pelas citocinas. Insuficiência adrenal relativa ocorre em até 55% dos casos de choque séptico e se caracteriza por cortisol total sérico, colhido a qualquer hora do dia, inferior a 15 µg/dL ou incremento menor que 9 µg/dL após estímulo rápido com ACTH (no caso de pacientes com cortisol sérico total entre 15 e 34 µg/dL).[11–14] Esses pacientes apresentam rápida melhora clínica e hemodinâmica quando tratados com GC em doses ligeiramente suprafisiológicas (50 mg de HC a cada 6 horas por 5 a 7 dias ou infusão contínua de 240 mg/dia, sendo 10 mg/hora).[15–17] Deve-se salientar que dexametasona não é recomendada para o tratamento da insuficiência adrenal em paciente grave e que o emprego de doses maiores (600 mg/dia de HC ou 30 mg/kg de metilprednisolona) não melhora a sobrevida desses pacientes devido ao aparecimento de efeitos adversos, tais como catabolismo ósseo e muscular, hiperglicemia, infecções secundárias, piora da cicatrização e psicose.[15] Recentemente, o estudo CORTICUS (*Corticosteroid Therapy of Septic Shock*) mostrou que o tratamento com 200 mg/dia de HC durante 5 dias não teve efeito sobre a taxa de mortalidade, independentemente da resposta ao estímulo com ACTH e da duração do choque séptico. No entanto, o choque reverteu mais rapidamente nos pacientes tratados com GC, embora esse fator não tenha resultado em redução da mortalidade.[18,19] De acordo com Britt e cols.,[20] o uso de corticosteróides em unidade de terapia intensiva está associado a aumento da taxa de infecção, maior tempo de internação e de uso do ventilador e tendência de aumento da mortalidade. Portanto, deve ser utilizado com cautela e restrito aos pacientes com insuficiência adrenal.[20]

Dessa maneira, quem prescreve GC deve estar consciente e preparado para prevenir e tratar seus efeitos colaterais.

EFEITOS SISTÊMICOS DA CORTICOTERAPIA PROLONGADA

A cortisona foi utilizada pela primeira vez em 1948, por Phillip Hench e colegas da Mayo Clinic, no tratamento de pacientes com artrite reumatóide. Esse episódio revolucionou de tal maneira as bases da terapêutica clínica que propiciou aos autores o Prêmio Nobel de Medicina em 1950.[21]

Constatou-se, nos anos seguintes, que a corticoterapia resultava em alívio da dor e demais sinais inflamatórios de uma variedade de afecções. Apesar dos efeitos terapêuticos surpreendentes, outros, indesejáveis, passaram a ser observados com freqüência, em especial quando doses elevadas eram empregadas por tempo prolongado. Esse quadro era, na verdade, semelhante àquele reportado por Harvey Cushing na descrição de 1932 da síndrome que hoje leva seu nome.[22]

Desde há meio século, portanto, sabe-se que o uso prolongado de doses farmacológicas de GC com fins terapêuticos pode resultar na síndrome de Cushing iatrogênica, caracterizada por desfiguração cosmética, chamada de aspecto "cushingóide": fácies pletórica e em "lua cheia", obesidade troncular com gibosidade dorsal e deposição de gordura na fossa supraclavicular, estrias cutâneas purpúreas no abdome inferior, mamas, nádegas e raiz das coxas, miopatia proximal, atrofia muscular, fragilidade vascular com hematomas e equimoses, pele fina e frágil (Figs. 74.3 e 74.4).[2] Adicionalmente, outras importantes alterações endocrinometabólicas podem estar presentes, como redução da tolerância à glicose e *diabetes mellitus*, hipertensão arterial, osteoporose e fraturas ósseas, interrupção do crescimento em crianças, maior suscetibilidade a infecções, diminuição da libido e impotência, irregularidade menstrual, alterações psiquiátricas etc.[2]

Quando comparada ao hipercortisolismo endógeno, essa condição caracteriza-se pela virtual ausência de atividade mineralocorticóide e androgênica, devido à alta especificidade dos GC sintéticos em comparação com o cortisol. Por outro lado, efeitos menos comuns, como hipertensão intracraniana benigna, necrose avascular de ossos longos, lipomatose epidural espinhal, catarata subcapsular posterior e glaucoma, prevalecem na síndrome de Cushing iatrogênica, devido às modificações estruturais exclusivas dos GC sintéticos, especialmente aqueles que contêm flúor na sua molécula.[3]

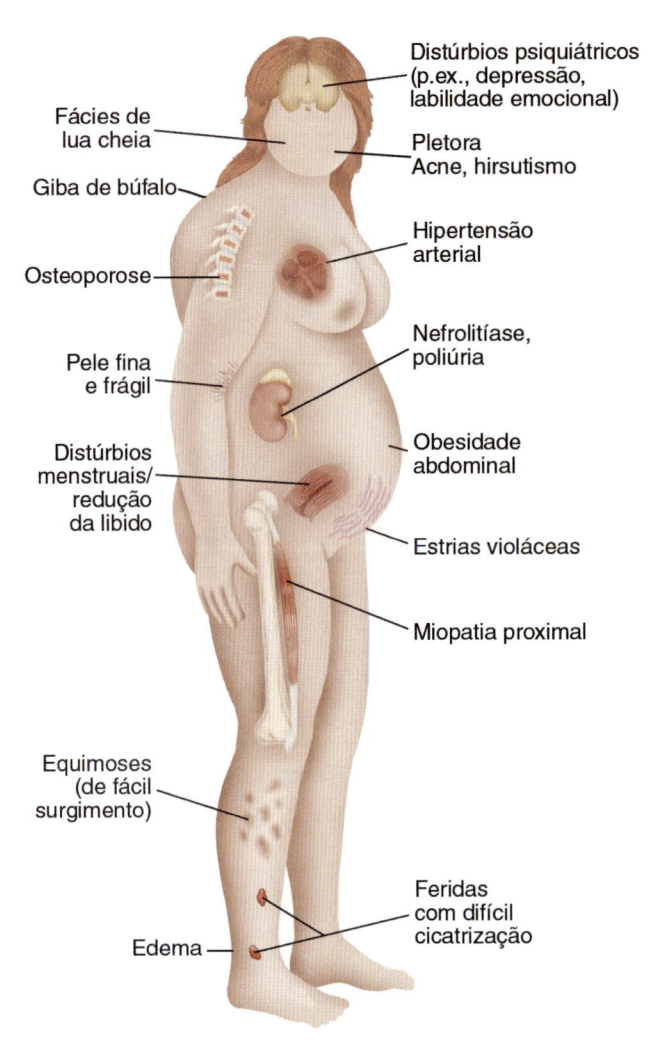

Fig. 74.3 Manifestações da síndrome de Cushing [SC] (*em casos de SC endógena).

A administração de uma mesma dose de GC pode produzir efeitos adversos de distintas intensidades em indivíduos diferentes. Essa heterogeneidade de manifestações se deve a variações farmacocinéticas, a diferentes concentrações plasmáticas das proteínas transportadoras de esteróides e, em especial, a alterações do *clearance* metabólico dos GC, diminuído nos idosos, nas hepatopatias e nefropatias e aumentado secundariamente ao uso de indutores de enzimas hepáticas de degradação, como fenitoína, fenobarbital, carbamazepina e rifampicina. Os efeitos dos GC podem estar aumentados durante a terapia estrogênica e o uso de eritromicina e de alguns antiinflamatórios (p.ex., naproxeno e indometacina).[2,9,10,23,24]

ATENUAÇÃO DOS POSSÍVEIS EFEITOS COLATERAIS

Alguns esquemas posológicos podem minimizar ou prevenir os efeitos deletérios associados ao uso continuado de GC. Os mais efetivos recomendam seu emprego em dose única diária pela manhã ou em dias alternados, atenuando significativamente a supressão do eixo HHA e a redução da velocidade de crescimento linear em crianças. Apesar disso, a incidência de osteoporose, efeito adverso dos mais preocupantes, não se mostra significativamente reduzida.[25]

Diferenças observadas entre os vários esquemas terapêuticos dependem, também, do tipo e da potência do GC empregado, de sua dose, horário de administração e tempo de uso. Assim, doses e tempo de tratamento maiores produzem efeitos colaterais mais sérios e evidentes, além de maior possibilidade de supressão do eixo HHA (Figs. 74.5 e 74.6).

Além disso, a qualidade do tratamento pode ser comprometida pela utilização de GC desnecessariamente mais potentes ou de ação mais prolongada (produtos de depósito) e, especialmente, de doses múltiplas diárias. Embora os GC sintéticos tenham menor atividade mineralocorticóide, a intensidade de outros efeitos adversos é proporcional às propriedades antiinflamatórias do produto, sendo pouco provável que existam no momento GC que, usados em doses comprovadamente equivalentes, produzam menos efeitos colaterais do que seus congêneres (ver, no Cap. 39, *Hiperplasia Adrenal Congênita – Como Diagnosticar e Tratar*, o Quadro 39.1).

Em se tratando de corticoterapia, são fundamentais para uma boa relação médico–paciente atenção, solicitude, informação e preparo prévio do paciente para enfrentar um eventual período prolongado de tratamento. A principal responsável pela má qualidade do tratamento não é a corticoterapia em si, mas a falta ou a precariedade de informações oferecidas previamente ao paciente. Na iminência da instituição de corticoterapia, o médico tem a obrigação de preparar o paciente e sua família e oferecer informações sobre possíveis efeitos adversos e a melhor orientação para que tais complicações, se acontecerem, ocorram em menor número e intensidade, permitindo que o paciente mantenha sua rotina sem maiores limitações, ao mesmo tempo garantindo a adesão necessária ao esquema terapêutico proposto.

Assim, ao considerar o uso da corticoterapia, o médico deve lembrar-se de: (1) prescrever GC apenas quando absolutamente indi-

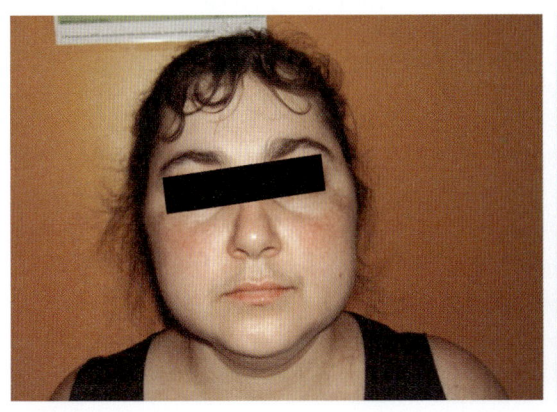

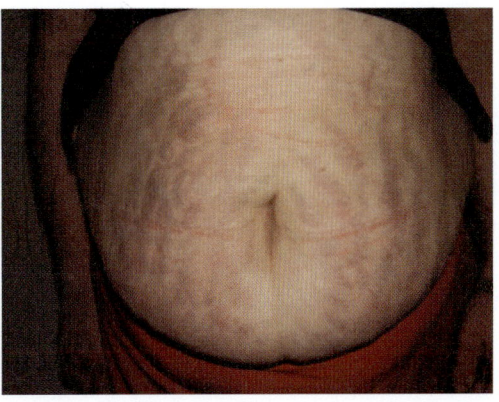

Fig. 74.4 Paciente com síndrome de Cushing exógena, secundária ao uso prolongado de GC por via nasal para tratamento de rinite alérgica. Notar a fácies pletórica e de "lua cheia", o hirsutismo facial e as estrias purpúricas abdominais. (Cortesia de Dr. Lucio Vilar.)

Probabilidade de Supressão HHA

- 100%
- 75% — LONGO (Crônico) mais de 3 meses
- 50% — INTERMEDIÁRIO 2 semanas até 2-3 meses
- 25% — CURTO 2-3 dias até 2 semanas | PULSO (Intermitente) ~1 vez a cada 15-30 dias
- 10%
- 0 — AGUDO horas até 2-3 dias

Tempo de Uso

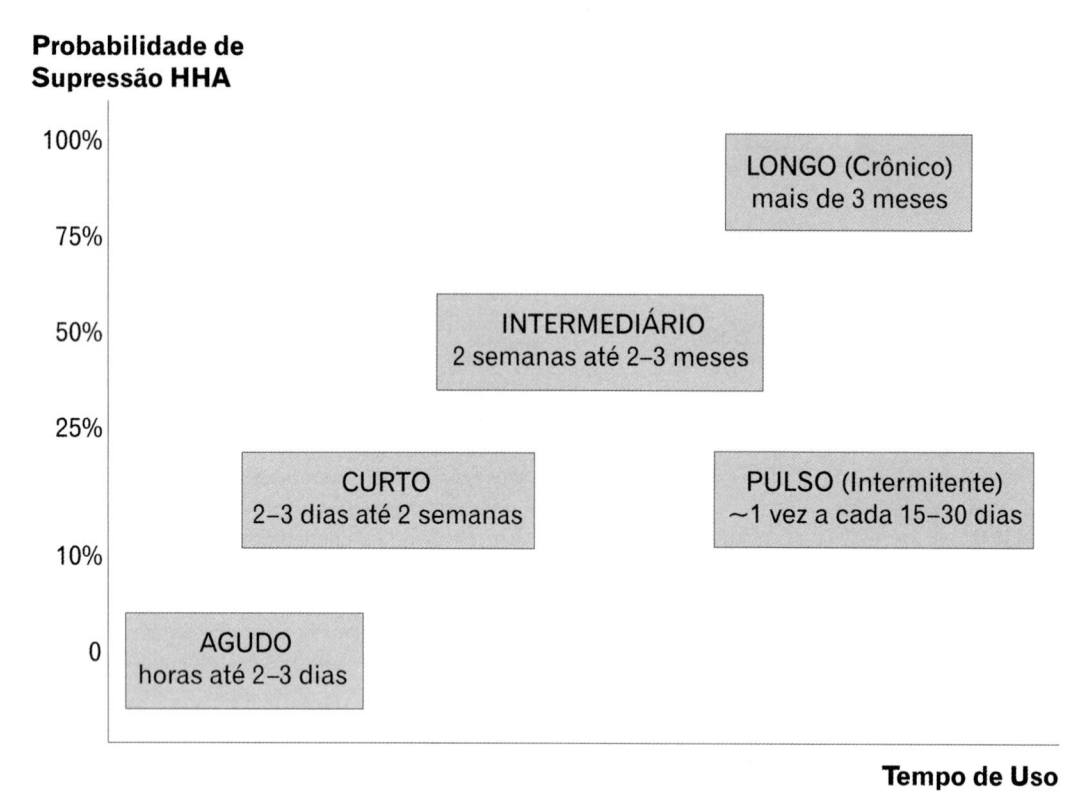

Fig. 74.5 Relação entre a dose de glicocorticóide empregada terapeuticamente (em termos de prednisona) e a probabilidade (em porcentagem) de supressão do eixo hipotálamo-hipófise-adrenal.

Probabilidade de Supressão HHA

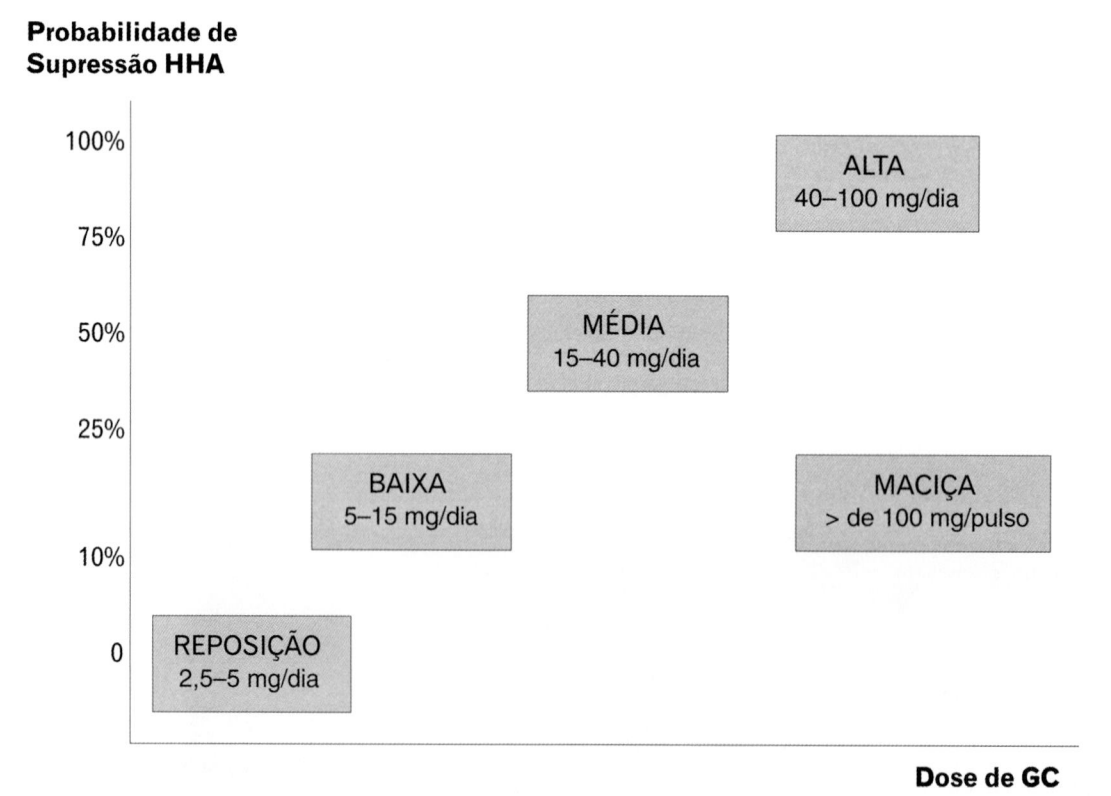

- 100%
- 75% — ALTA 40-100 mg/dia
- 50% — MÉDIA 15-40 mg/dia
- 25% — BAIXA 5-15 mg/dia | MACIÇA > de 100 mg/pulso
- 10%
- 0 — REPOSIÇÃO 2,5-5 mg/dia

Dose de GC

Fig. 74.6 Relação entre o tempo de uso de terapia glicocorticóide e a probabilidade (em porcentagem) de supressão do eixo hipotálamo-hipófise-adrenal.

cado e na falha de medidas mais conservadoras; (2) manter dose e tempo de uso no mínimo necessário para um tratamento adequado; (3) considerar terapia em dias alternados ou uso não-sistêmico para condições que o permitam.³

Além disso, antes de iniciar a "corticoterapia prolongada", o médico deve: (1) obter raios X de tórax e teste tuberculínico (PPD) e tratar tuberculose latente, para evitar reativação; (2) vacinar crianças (vírus atenuado) antes do início; (3) pesquisar *Strongyloides stercoralis* e tratar vigorosamente; (4) investigar diabetes e treinar o paciente para avaliar glicemia/glicosúria semanalmente com glicosímetro ou fitas reagentes; (5) investigar hipertensão, glaucoma e catarata no início e a cada 3 a 6 meses; (6) preparar paciente e família para possíveis efeitos adversos sobre o humor, a memória, a conduta e funções cognitivas; (7) informá-los detalhadamente sobre outros possíveis efeitos colaterais.³

Finalmente, no transcorrer da corticoterapia, o médico deve recomendar: (1) dieta hipocalórica, hiperprotéica e pobre em carboidratos; (2) regime de exercícios físicos vigorosos, especialmente isométricos, adaptado para as condições do paciente; (3) que se evite repouso prolongado no leito, evitando acelerar a fraqueza, o comprometimento muscular e a perda mineral óssea; (4) tratar hipogonadismo em homens e mulheres; (5) administrar 1–1,5 g/dia de cálcio elementar oral; (6) checar a presença de hipercalcemia, se o paciente estiver recebendo tiazídicos, e usar apenas 500 mg/dia de cálcio; (7) considerar terapia com bifosfonatos (alendronato ou risedronato) como profilaxia contra osteoporose em pacientes de risco; (8) evitar atividades que possam causar queda ou trauma; (9) deambular precocemente após eventuais fraturas; (10) evitar cirurgias eletivas, se possível; (11) usar vitamina A (20.000 U/dia VO, por 1 semana), para melhorar a cicatrização de feridas; (12) observar e tratar infecções por fungos e micoses na pele, boca, unhas, vagina e reto.³

Além disso, medidas simples, mas bem enfatizadas, podem beneficiar o paciente no decorrer do tratamento. Uma lista com as informações e recomendações enumeradas anteriormente deve ser oferecida ao paciente, explicitando os cuidados, os alertas e as ações a serem tomados, uma vez que ela pode ser a essência do tratamento atencioso e bem-cuidado.

No Quadro 74.4 são mostradas as principais complicações do uso prolongado de doses elevadas de GC; as ações recomendadas para prevenir ou atenuar essas manifestações são descritas a seguir.

QUADRO 74.4
Efeitos da Corticoterapia Sistêmica Prolongada sobre os Vários Sistemas

Endócrinos: Supressão do eixo HHA; estigmas cushingóides; interrupção do crescimento em crianças; irregularidade menstrual (amenorréia, oligoespaniomenorréia); diminuição da libido; disfunção erétil

Metabólicos: Intolerância aos carboidratos (resistência à insulina, hiperinsulinemia, TOTG anormal, *diabetes mellitus*); dislipidemia (elevação do colesterol LDL e triglicerídeos); hipocalemia; alcalose metabólica;

Gastrintestinais: Irritação gástrica; úlcera péptica; infiltração gordurosa; hepatomegalia (rara); pancreatite aguda (rara)

Musculoesqueléticos: Osteoporose; fraturas espontâneas; necrose asséptica de cabeça de fêmur e úmero; miopatia proximal; atrofia muscular

Cardiovasculares: Hipertensão arterial; aterosclerose prematura; infarto do miocárdio; acidente vascular cerebral (raros)

Hematopoéticos: Hiperglobulia; leucocitose (com neutrofilia); linfocitopenia, eosinopenia, monocitopenia

Renais: Nefrocalcinose; nefrolitíase; uricosúria

Imunológicos: Supressão da hipersensibilidade tardia; supressão da resposta antigênica primária

Oftálmicos: Catarata subcapsular posterior (mais comum em crianças); aumento da pressão intra-ocular/glaucoma; supressão imunológica local (favorecendo infecções virais, fúngicas e bacterianas); coroidopatia serosa central

Pele e tecido mucocutâneo: Pletora; hiperpigmentação; hipertricose; hirsutismo; acne; estrias purpúreas; equimoses

SNC e neuropsiquiátricos: Irritabilidade; insônia; outros distúrbios do sono; euforia; depressão; mania; psicose; surto psicótico; pseudotumor cerebral (aumento benigno da pressão intracraniana); síndrome de dependência aos glicocorticóides

INTOLERÂNCIA AOS CARBOIDRATOS, HIPERGLICEMIA E *DIABETES MELLITUS*

A corticoterapia prolongada reduz a tolerância aos carboidratos, levando à hiperglicemia de jejum e à glicosúria. A intensidade do distúrbio depende da reserva pancreática de insulina e do grau de ativação da gliconeogênese hepática, resultado da combinação de maior atividade enzimática no fígado, do maior afluxo de substratos periféricos e da capacidade do glucagon e das catecolaminas em estimular o processo. Contribui para a intolerância aos carboidratos a presença de resistência periférica à insulina. Como os GC estimulam a produção, mas diminuem a utilização periférica de glicose, pacientes em corticoterapia podem apresentar alteração da curva glicêmica e mesmo *diabetes mellitus* manifesto, que também pode cursar com suas complicações agudas e crônicas típicas.[26,27]

Recomendações: Ao iniciar a corticoterapia, o paciente deve ser orientado a utilizar dietas de baixo teor calórico e de conteúdo reduzido em carboidratos e a monitorizar glicosúria ou glicemias de jejum e pós-prandial, na tentativa de detectar hiperglicemia.

O paciente diabético cuja glicemia tenha se agravado e aquele não previamente diabético que apresente hiperglicemia no decorrer da corticoterapia deverão receber insulina ou hipoglicemiantes orais. Caso já estejam em uso dessas medicações, deverão ajustar as doses para manter a euglicemia. Devido à resistência à insulina, dá-se preferência, especialmente em obesos, ao uso de facilitadores da ação da insulina, como as biguanidas (metformina) e as glitazonas (rosiglitazona ou, de preferência, pioglitazona). Entretanto, se a reserva pancreática de insulina estiver comprometida, deve-se optar por estimuladores das células beta (sulfoniluréias, meglitinidas) ou, em última instância, pela própria insulina, nos esquemas terapêuticos de rotina. Atividade física e exercícios devem ser programados e encorajados.[28]

Dada a maior suscetibilidade à infecção, agravada pela atividade imunossupressora dos GC, deve-se estar atento à instituição pronta e até precoce de antibióticos de amplo espectro em situações de risco e, também, às demais complicações a que todo paciente diabético está sujeito.[29]

OBESIDADE E ALTERAÇÕES LIPÍDICAS

O uso continuado de GC produz deposição anômala de gordura e distribuição diferenciada de tecido subcutâneo. Além disso, os GC facilitam a ação de agentes adipocinéticos (catecolaminas etc.), que induzem lipólise no tecido gorduroso periférico.[2] Apesar do efeito lipolítico, o aumento na deposição de gordura visceral é característico do hipercortisolismo. Na síndrome de Cushing ocorre distribuição truncular de gordura, predominando na área retrocervical, fossa supraclavicular, face e tronco. Essa heterogeneidade deve-se, provavelmente, à variabilidade dos tecidos em responder à ação tanto catabólica dos GC como anabólica da insulina. Ganho de peso e acúmulo de gordura são agravados por hiperfagia e redução da saciedade, devido à interferência dos GC nos núcleos hipotalâmicos responsáveis pelo controle da fome e da saciedade.[3]

Elevação das lipoproteínas de baixa densidade (LDL, VLDL) é frequente no hipercortisolismo, resultando em elevação dos níveis de colesterol e triglicerídeos, provavelmente decorrentes de influências na síntese de VLDL, no aumento da produção de ácidos graxos e na ativação da lipase endotelial hepática. O processo aterosclerótico manifesta-se precocemente e costuma ser agravado no paciente em uso continuado de GC.[2,3]

Recomendações: Reforçar o uso de dietas de baixo teor calórico, associadas à ingestão reduzida de gorduras, principalmente animal, vigiando o uso de carne vermelha, frios e embutidos, laticínios em geral e bebidas alcoólicas. Deve-se atentar para o ganho de peso e, se necessário, utilizar anoréticos/sacietógenos para controle do apetite ou redutores da absorção intestinal de gorduras alimentares. Exercícios e atividade física diária devem, mais uma vez, ser enfatizados. Quando essas ações não forem suficientes e alterações significativas do perfil lipídico ocorrerem, torna-se necessário o uso de redutores do colesterol e/ou de triglicerídeos (estatinas e/ou fibratos).[2,3]

CATABOLISMO PROTÉICO E COMPROMETIMENTO DA MASSA MUSCULAR

Durante corticoterapia, a síntese protéica está reduzida e o catabolismo aumentado, ocorrendo balanço nitrogenado negativo constante. Isso decorre da ação dos GC sobre a expressão do RNA e DNA celulares, com aumento da síntese hepática e inibição da produção periférica do RNA e acentuada degradação periférica do DNA.[2,30]

Os GC inibem a captação de aminoácidos e a síntese protéica em vários tecidos extra-hepáticos, promovendo gliconeogênese hepática e periférica. O catabolismo protéico compromete a massa muscular, em especial da cintura pélvica e escapular, resultando em atrofia significativa (principalmente das fibras musculares do tipo II), dificuldade e limitação de movimentos, fraqueza e cansaço fácil.[2,23,30]

Redução da matriz protéica dos ossos (um dos responsáveis pela osteoporose induzida por GC) resulta, especialmente, em vértebras osteopênicas. O consumo de tecido elástico da pele e da camada muscular dos vasos resulta em pele de aspecto fino e atrófico, suscetível a esgarçamento (estrias) e fragilidade vascular, com presença de hematomas e equimoses espontâneas ou ao mínimo trauma.[2,3,30]

Recomendações: A dieta deve ser hiperprotéica, contendo carnes brancas e magras (aves e peixes), laticínios não-gordurosos e proteínas vegetais, devendo-se adicionar suplementos dietéticos com proteínas e aminoácidos. Pode ser útil o emprego de esteróides anabolizantes (nandrolona etc.), conforme indicado para convalescentes ou cronicamente acamados. Novamente, deve-se ressaltar a importância de exercícios e atividade física sistemática, procurando manter o tônus muscular.[3]

REDUÇÃO DO TEOR DE CÁLCIO E OSTEOPOROSE

Os GC interferem no metabolismo do cálcio no intestino, rins e unidades de remodelação óssea, produzindo balanço negativo constante desse íon. No aparelho gastrintestinal, há diminuição de sua absorção, através da inibição do transporte ativo transcelular pelo antagonismo à vitamina D. Entretanto, existe uma dissociação entre os níveis de GC e a absorção de cálcio pelo duodeno, de tal forma que doses baixas aumentam, enquanto doses elevadas reduzem sua absorção.[31-36]

Adicionalmente, a corticoterapia tem efeito negativo sobre o metabolismo renal do cálcio. No início os GC aumentam a excreção urinária de cálcio, reduzindo sua reabsorção tubular. Essa ação se deve à maior carga filtrada de cálcio, secundária aos aumentos da reabsorção, do fluxo sangüíneo renal e da taxa de filtração glomerular, bem como à redução, dependente de vitamina D, das proteínas ligadoras de cálcio, presentes nas células tubulares. Da combinação dos efeitos intestinais e renais há tendência a queda da calcemia, o que leva a estímulo para a secreção de paratormônio e ao eventual surgimento de hiperparatiroidismo secundário.[34,35]

A unidade de remodelação óssea sofre ação dos GC, tanto na reabsorção quanto na formação. Após exposição aos GC, há uma fase rápida de perda óssea causada pela reabsorção excessiva (primeiros 6 meses de terapia) seguida por uma fase crônica e progressiva, na qual a massa óssea declina devido à alteração da formação óssea. O aumento da atividade reabsortiva é conseqüência do hiperparatiroidismo secundário e do efeito estimulante transitório dos GC sobre a função e produção de osteoclastos (ativação devido ao aumento da expressão do ligante do ativador do receptor do fator nuclear κB ou RANK-L e diminuição da expressão da osteoprotegerina). Quanto à formação, nota-se redução de 30% da quantidade de osso reposto em cada ciclo, justificada pela diminuição da vida média dos osteoblastos ativos, devido à inibição dos GC sobre sua replicação e diferenciação.[34-36] Os GC também inibem a síntese do colágeno do tipo I pelos osteoblastos, o que resulta em diminuição da matriz óssea extracelular disponível para mineralização, além de afetar o metabolismo e a função dos osteócitos e suprimir a transcrição dos fatores de crescimento insulina-símiles (IGFs).[36]

Além da ação direta na remodelação óssea há, também, um efeito indireto dos GC, não menos importante, na função dos eixos HHA e gonadal. Os hormônios sexuais são potentes reguladores da remodelação óssea. Como os GC bloqueiam a resposta do LH ao estímulo pelo GnRH e do ACTH ao CRH, eles reduzem, respectivamente, a produção de hormônios gonadais (estrogênios e testosterona) e de andrógenios adrenais (androstenediona e deidroepiandrosterona). Além do efeito no hipotálamo e na hipófise, os GC também agem diretamente nos ovários e testículos, inibindo a produção de estrogênios e testosterona, respectivamente, pelas células da granulosa e de Leydig.[34,35]

Assim, o excesso de cortisol e, principalmente, de GC sintéticos comumente resulta em redução da densidade mineral óssea, com osteopenia ou osteoporose manifesta, através de ação direta na reabsorção do cálcio, na inibição da síntese do colágeno e outras, conforme já visto.[35] Diferentemente do observado em casos de hiperparatireoidismo primário, a diminuição da densidade mineral óssea causada pelos GC ocorre principalmente no osso trabecular e se associa a diminuição do *turnover* ósseo. Fraturas ocorrem precocemente em 30–50% dos pacientes em uso de GC e afetam predominantemente as vértebras (podem ser assintomáticas) e o colo do fêmur. Fatores individuais também podem estar envolvidos na determinação do risco de fraturas, entre eles polimorfismos do gene do receptor GC e aumento da atividade da 11βHSD1. O risco de fratura diminui após a suspensão do GC, embora a recuperação seja gradual.[36]

Recomendações: Por ser um problema freqüente e de conseqüências graves, expondo o paciente a risco maior de fraturas, a intervenção com medidas preventivas e terapêuticas deve ser enfatizada com relação ao manuseio da osteoporose durante corticoterapia sistêmica. Portanto, além de usar a menor dose efetiva de um GC de curta ação ou preparações tópicas, quando possível, deve-se: (1) manter dieta bem balanceada, com apenas 2 a 3 g de sódio; interromper o tabagismo e reduzir o consumo de álcool; (2) prescrever dieta rica em cálcio alimentar (laticínios) ou suplementá-la com 1,5 g/dia de cálcio elementar e administrar cerca de 1.500 UI/dia de vitamina D_3 (o nível de 25-hidroxivitamina D deve ser mantido entre 40 e 60 ng/mL) após controle da hipercalciúria; (3) introduzir diuréticos tiazídicos para controle da hipercalciúria; (4) encorajar exercícios de peso e isométricos, para prevenir fraqueza e atrofia muscular proximal; (5) repor hormônios sexuais em todas as mulheres menopausadas ou pré-menopausadas com baixos níveis de estradiol e nos homens com níveis baixos de testosterona, desde que não seja contra-indicado; (6) determinar densidade mineral óssea basal e a cada 6 a 12 meses durante os primeiros 2 anos de terapia, para avaliar a eficácia do tratamento (o limiar de intervenção para o escore T é ≤ –1,0 a –1,5, diferentemente do utilizado nas mulheres pós-menopausadas); (7) avaliação radiológica para a identificação de deformidades vertebrais; (8) ocorrendo perda óssea, apesar da terapia apropriada, ou se a reposição hormonal estiver contra-indicada, prescrever agentes anti-reabsortivos (sobretudo os bifosfonatos) ou paratormônio sintético (teriparatide).[36-42]

O estímulo à prática de atividades físicas e exercícios é imperativo, especialmente caminhadas matinais de no mínimo 40 minutos, recebendo raios solares ultravioleta, responsáveis pela ativação da vitamina D. Exercícios isométricos e de peso (*endurance*) são importantes para evitar atrofia e para fortalecer a musculatura esquelética, criando condições para melhor sustentação e tensão sobre os ossos, reduzindo a possibilidade de osteoporose e conseqüentes fraturas ósseas.[37,41]

Havendo hipercalciúria mantida, deve-se considerar a introdução de diuréticos tiazídicos (hidroclorotiazida, clortalidona), que aumentam a reabsorção tubular de cálcio. É necessário, também, garantir a ingestão diária de 2 a 2,5 litros de líquidos, permitindo uma taxa de filtração glomerular e um fluxo urinário adequados e reduzindo a chance de formação de cálculos renais.[3,32]

EFEITOS NO BALANÇO DE SÓDIO, POTÁSSIO E HIDROGÊNIO

Os GC aumentam a excreção renal de sódio e água, secundária ao estímulo da produção do peptídeo atrial natriurético e do aumento do fluxo glomerular renal. Assim, dexametasona e betametasona – potentes GC sintéticos, praticamente isentos de atividade mineralocorticóide – produzem natriurese substancial, e não retenção de sódio, como errônea e freqüentemente se acredita. Entretanto, GC em geral produzem ao mesmo tempo maior migração de sódio do espaço intracelular para o extracelular e intravascular, carregando fluidos e aumentando o volume plasmático e o débito cardíaco.[3]

Doses elevadas de GC produzem caliurese, tanto pela sua discreta ação mineralocorticóide como pelo aumento transitório do fluxo plasmático renal (em adição à significativa liberação de potássio das reservas intracelulares, conseqüente ao catabolismo muscular). Apesar disso, os níveis de potássio estão normais ou apenas discretamente reduzidos, em decorrência do contrabalanço pelo aumento do catabolismo protéico celular.[3,4]

A alcalose metabólica associada ao uso de GC resulta da elevada excreção ácida (hidrogênio) renal, mas com mínima alteração do pH urinário, devido à estimulação concomitante da excreção de fosfatos (por bloqueio na reabsorção) e de amônia (por aumento na produção).[3,4]

Recomendações: Reduzir substancialmente a ingestão de sódio, evitando-se acrescentar sal de cozinha aos alimentos naturais. Além disso, como a suplementação com potássio está indicada, pode-se sugerir que aqueles que não toleram dietas hipo- ou assódicas passem a utilizar cloreto de potássio (ou sal "*light*") para "salgar" seus pratos, embora seja menos palatável do que o NaCl. Receitas simples e saudáveis e modos de preparo de alimentos com pouco sal, pouca gordura e carboidratos encontram-se amplamente disponíveis no comércio.

IMPLICAÇÕES NA PRESSÃO ARTERIAL, DOENÇA CARDIOVASCULAR E ATEROSCLEROSE

Hipertensão arterial ocorre em 70% a 80% dos pacientes com síndrome de Cushing endógena, mas em menos de 20% daqueles em uso de GC sintéticos, mostrando a maior eficiência do hormônio natural em elevar a pressão arterial. Entretanto, outros produtos secretados juntamente com o cortisol na síndrome de Cushing podem contribuir com atividade hipertensinogênica adicional. Esse efeito é multifatorial, mas seus mecanismos básicos incluem a redistribuição salina e o aumento da reatividade vascular decorrente da ação GC na musculatura lisa vascular e nas células endoteliais, elevando a atividade de substâncias vasoativas (potencialização das respostas à angiotensina II e às catecolaminas, devido à indução de receptores de angiotensina II e ao aumento da sensibilidade dos receptores α_1-adrenérgicos, respectivamente) e reduzindo a participação de potentes vasodilatadores endógenos (bradicinina, prostaglandinas). Além disso, os GC têm ação sobre a fibra cardíaca, o que também contribui para a elevação dos níveis pressóricos. A corticoterapia reduz a excreção urinária de prostaglandinas, favorecendo o predomínio de agentes vasoconstritores, como angiotensina II e catecolaminas.[1,43-47]

Os GC elevam os níveis circulantes de renina e estimulam a produção hepática de seu substrato, angiotensinogênio, produzindo, ainda, aceleração na velocidade da reação responsável pela geração de angiotensina II (ativação do sistema renina-angiotensina). Apesar disso, durante corticoterapia prolongada os níveis de renina são normais ou pouco aumentados, embora estejam inapropriadamente elevados diante da hipertensão arterial vigente.[43,45]

Adicionalmente, o cortisol tem alta afinidade pelo receptor mineralocorticóide (MC). Todavia, sua ação nos túbulos renais é impedida por sua pronta transformação em cortisona, pela enzima 11β-hidroxiesteróide desidrogenase do tipo 2.[45] Ainda assim, tanto o cortisol como outros GC sintéticos em excesso podem produzir um efeito MC persistente, caso não possam ser devidamente metabolizados pela enzima, se ela estiver saturada ou inibida. Nessas condições (e especialmente em períodos de maior ingestão salina), a pressão arterial se eleva e pode ser acompanhada de hipopotassemia, alcalose metabólica e supressão da atividade plasmática de renina.[3]

O uso de doses suprafisiológicas de GC está associado a aumento da incidência de infarto agudo do miocárdio, acidente vascular cerebral e insuficiência cardíaca, sendo o risco dessas complicações proporcional à dose de GC utilizada e com maior tendência quando o uso é contínuo, em vez de intermitente.[9]

Recomendações: Como a corticoterapia pode induzir o aparecimento de hipertensão ou o agravamento do quadro em pacientes previamente hipertensos, é recomendável a aferição freqüente dos níveis tensionais pelo médico ou pelo próprio paciente. Medidas preventivas contra a elevação da pressão arterial devem incluir a redução do teor de sal e a adição de potássio na dieta, a interrupção do fumo e do excesso de álcool e a limitação de atividades potencialmente associadas com estresse.

A introdução ou o ajuste de medicação anti-hipertensiva devem ser imediatos, já que a associação com outras alterações metabólicas, como a hiperglicemia, a dislipidemia, a obesidade e a própria doença de base, pode acarretar risco maior de complicações cardiovasculares. Dadas as características multifatoriais da hipertensão associada ao uso de GC, o tratamento medicamentoso segue as normas gerais para o controle da hipertensão essencial. Entretanto, o emprego dos inibidores da ECA, bloqueadores do receptor da angiotensina II e de antagonistas do canal de cálcio, isolados ou em combinação com outros agentes, mostra melhor efetividade no controle da hipertensão desses indivíduos.[3,47] Pelo seu efeito calciurético, a furosemida deve ser evitada nos pacientes que têm hipercalciúria e balanço de cálcio negativo, risco aumentado de fraturas osteoporóticas e nefrolitíase. Bloqueadores adrenérgicos são geralmente ineficazes isoladamente, mas podem ser úteis em terapia combinada.[47]

INTERFERÊNCIA NAS RESPOSTAS IMUNOLÓGICA E INFLAMATÓRIA

O uso crônico de GC aumenta a freqüência e a gravidade de processos infecciosos devido à supressão das respostas imunológica e inflamatória.[29] Habitualmente, os indivíduos em uso diário de 20 mg ou mais de prednisona (ou equivalente) por período prolongado, geralmente superior a 30 dias, são considerados imunossuprimidos. Também se considera que a dose equivalente de 1 mg/kg de peso de prednisona seja capaz de provocar imunossupressão, independentemente da duração da corticoterapia. No entanto, é necessário enfatizar que essas definições são arbitrárias e que pacientes em uso de doses menores podem apresentar algum grau de supressão da imunidade. Pelo fato de suprimirem a reação de leucócitos autólogos sem afetar a reação alogênica, acredita-se que os GC inibam a resposta auto-imune contra antígenos produzidos por tecidos lesados.[3,4]

Os GC aumentam o número de leucócitos polimorfonucleares que são liberados da medula óssea e diminuem sua aderência ao endotélio. Também reduzem o número de linfócitos, monócitos e eosinófilos.[9] Alterações da resposta inflamatória decorrem da inibição da produção ou atividade de agentes vasoativos, do movimento de leucócitos e da função de células imunocompetentes no local da inflamação, tais como macrófagos, linfócitos B e T, células polimorfonucleares e mononucleares e a liberação de prostaglandinas, interleucinas 1, 2 e 6, cininas e proteases, como o fator ativador de plasminogênio (PAF). Os GC ainda bloqueiam a produção de histamina e de leucotrienos, substâncias que produzem anafilaxia.[3–5,8,48–50]

Os GC reprimem ainda a atividade transcricional do fator NF-κB, promovendo resposta antiinflamatória.[6,50]

Dessa forma, os GC bloqueiam a inflamação através de vários mecanismos: 1) inibição da produção de prostaglandinas através da indução e ativação da anexina-1 (também conhecida como lipocortina-1, a qual interage fisicamente com a fosfolipase A2, bloqueando a liberação do ácido araquidônico e sua subseqüente conversão para eicosanóides – prostaglandinas, tromboxanas, prostaciclinas e leucotrienos); 2) indução da MAPK fosfatase-1, com inibição da transcrição mediada por c-Jun e bloqueio da transcrição da proteína ativadora 1 e da indução da transcrição de genes inflamatórios e imunes (proteínas quimiotáticas, moléculas de adesão, receptores de citocinas etc.); 3) interação física entre o complexo R-GC e o NF-κB, antagonizando sua ação e bloqueando a transcrição dos genes de citocinas e seus receptores, moléculas de adesão celular e fatores do complemento, além da repressão da transcrição do gene da ciclooxigenase 2. Os GC também exercem efeitos rápidos não-genômicos na inibição da vasodilatação, permeabilidade vascular e migração de leucócitos através do endotélio, além da diminuição da estabilidade do RNA mensageiro de genes para proteínas inflamatórias com o fator de crescimento endotelial vascular e a ciclooxigenase 2.[5]

Os GC causam neutrofilia, conseqüente ao estímulo da produção pela medula óssea, aumento da meia-vida biológica e redução da remarginalização. Em contrapartida, produzem linfocitopenia, eosinopenia e monocitopenia, como resultado da redistribuição de células que se movem da circulação para dentro de compartimentos corporais: medula óssea, baço, linfonodos e ducto torácico. O principal mecanismo de ação antiinflamatória dos GC resulta da redução de leucócitos polimorfonucleares, macrófagos e linfócitos no local da inflamação, devido, em parte, à inibição do PAF que afeta o acúmulo dessas células no local da lesão.[3]

Assim, GC inibem as reações alérgicas e inflamatórias pela estabilização das membranas lisossomais e inibição da liberação intracitoplasmática de enzimas proteolíticas, uma reação que ocorre normalmente durante a injúria celular. Eles também bloqueiam a diapedese de leucócitos através das paredes capilares e sua migração pelos tecidos, assim como a formação de granulomas. Desse modo, os GC interferem com a resposta do hospedeiro à infecção bacteriana e, além disso, suprimem as reações de hipersensibilidade tardia, bloqueando a ação do interferon gama e do fator inibidor da migração de linfócitos. GC também diminuem a formação de interleucina-2, uma das responsáveis pela migração dos linfócitos T *killers* na rejeição a enxertos.[3,4,50]

Recomendações: Embora os GC sejam utilizados terapeuticamente em função de suas atividades antiinflamatória, antialérgica e imunossupressora, deve-se atentar para que essas não se tornem complicações do tratamento. Assim, devido à sua maior suscetibilidade a processos infecciosos, bacterianos e principalmente fúngicos e virais, o paciente sob corticoterapia deve evitar contato com portadores de doenças infecto-contagiosas ou locais que favoreçam a disseminação dessas afecções.[28]

Cuidados higiênicos e dietéticos (uso de vitaminas e boa nutrição) ajudam, mas não previnem esses problemas. Ao suspeitar de um processo infeccioso, deve ser feita uma investigação detalhada, seguida da cobertura com agentes antimicrobianos, muitas vezes de amplo espectro. Portadores de processos infecciosos quiescentes ou controlados devem ser observados para sua eventual disseminação. Crianças nas quais se esteja programando o uso de GC devem antes receber ou complementar seu esquema de vacinação, devido ao risco eventual de complicações quando se utilizam vacinas com vírus atenuados.[3]

O paciente em uso de GC deve ser orientado a usar luvas de borracha quando tiver contato direto e freqüente com água, evitando o surgimento de onicomicose e a possibilidade de disseminação. É freqüente, também, a presença de lesões fúngicas na orofaringe e na região vulvovaginal e perianal, especialmente em mulheres, as quais precisam de tratamento específico com antifúngicos (p.ex., cetoconazol, itraconazol etc.) de uso sistêmico, oral (gargarejo e deglutição) e local (cremes e loções).[3]

INTERFERÊNCIA NO SISTEMA REPRODUTOR E NA FUNÇÃO SEXUAL

Efeitos inibitórios sobre o sistema reprodutor são observados com doses elevadas de GC. Os níveis de testosterona estão baixos como resultado da inibição da produção de LH e da ação direta nos testículos, além da potencialização do *feedback* negativo sobre a produção de gonadotrofinas. Nas mulheres, ocorrem supressão dos níveis basais de LH e, após estímulo com GnRH (mas não de FSH), supressão direta e indireta da produção de estrogênios e progesterona, supressão da ovulação e retardo do início da puberdade. Entretanto, nas células adiposas observa-se um aumento paradoxal dos níveis de aromatase, propiciando maior conversão de androgênios em estrogênios.[3,51]

A função sexual é inibida pela ação dos GC em núcleos hipotalâmicos, resultando em impotência e diminuição da libido e do interesse sexual em homens e mulheres. Com freqüência, observam-se alterações menstruais (amenorréia ou oligoespaniomenorréia), decorrentes do comprometimento dos hormônios sexuais, e infertilidade, pela inibição da ovulação.[3]

Recomendações: Não havendo contra-indicações (neoplasia de próstata, útero ou mama), a reposição hormonal com testosterona para os homens e a combinação estrogênio/progesterona para as mulheres é fundamental não somente para a manutenção da libido e outras atividades da esfera sexual e reprodutiva, como também para tratar complicações decorrentes da insuficiência gonadal, como a osteoporose, o hipercatabolismo protéico e a atrofia muscular.[52] Fármacos que atuam na circulação peniana (sildenafil, tadalafil, fentolamina) podem ajudar em alguns casos de impotência masculina, desde que a libido esteja preservada ou restaurada pela terapia hormonal. Durante a corticoterapia, orientação psicoterápica por profissional habilitado pode ser necessária, tanto individualmente como para preservar a harmonia do casal.[3]

INTERFERÊNCIA NO CRESCIMENTO E NO DESENVOLVIMENTO

O uso contínuo de GC suprime a secreção fisiológica do hormônio do crescimento (GH) e antagoniza perifericamente seu efeito biológico, podendo inibir o crescimento e o desenvolvimento somático normal em crianças. As principais ações dos GC se fazem no hipotálamo, inibindo a secreção pulsátil de GHRH e acentuando o tônus somatostatinérgico, as quais reduzem a síntese e a liberação hipofisária de GH. Assim, ficam comprometidas a produção hepática e a atividade de IGF-I circulante, a síntese, expressão e ligação de IGF-I autócrino aos seus receptores na placa de crescimento e a síntese de colágeno no tecido conjuntivo.[3,53]

Além disso, a supressão da produção de androgênios adrenais pelo excesso de GC resulta em maior tônus somatostatinérgico e maior bloqueio da liberação de GH. Em crianças, observa-se nítida redução ou interrupção da velocidade de crescimento, mesmo sem outras manifestações de excesso de GC.[3,54]

Recomendações: A interrupção do crescimento é a principal preocupação do uso crônico de GC em crianças. Medidas simples, como bons cuidados dietéticos, introdução de complementos protéicos e vitamínicos e estímulo para atividades físicas, não devem ser descuidadas, mas não são suficientes para manter boa velocidade de crescimento. A introdução de anabólicos esteróides pode reverter parte da situação, mas freqüentemente resulta em inconveniente avanço da idade óssea.

Assim, a única possibilidade atualmente disponível nessa situação é a terapia com GH sintético. Essa prática, embora recente em crianças que fazem uso continuado de GC, tem se mostrado eficiente.[3,54]

INTERFERÊNCIA EM OUTROS SISTEMAS

Trato Gastrintestinal

A corticoterapia prolongada estimula a produção de ácido clorídrico pelas células parietais da mucosa gástrica, podendo provocar gastrite, desconforto gastrintestinal e alterações do hábito intestinal. Entretanto, não parece existir aumento na incidência de úlceras pépticas, exceto naqueles que recebem concomitantemente antiinflamatórios não-esteróides. Nas alterações gastrintestinais sugestivas de verminose, deve-se investigar a presença de estrongiloidíase antes do início dos GC, uma vez que seu uso em doses elevadas pode potencialmente disseminar essa infestação.[3,55]

Recomendações: Durante o uso de GC, devem-se restringir substâncias que possam causar irritação da mucosa gastrintestinal (alimentos ácidos ou condimentados e consumo de bebidas alcoólicas) e evitar refeições muito volumosas, principalmente à noite. Se possível, deve-se utilizar leite para a ingestão de medicamentos. Em casos mais rebeldes, deve-se recomendar, além de antiácidos, o uso contínuo de medicamentos antiulcerosos, do tipo dos inibidores de receptores histamínicos (cimetidina, ranitidina) e, principalmente, dos inibidores da bomba de prótons (omeprazol e derivados). Portadores de estrongiloidíase ou que tenham exame parasitológico de fezes positivo para *Strongyloides* devem receber tratamento vigoroso com anti-helmínticos (p.ex., albendazol) antes de iniciarem o tratamento com GC.[3]

Oculares

Em indivíduos suscetíveis, a corticoterapia eleva a pressão intra-ocular, atuando na drenagem trabecular do humor aquoso, particularmente naqueles com glaucoma de ângulo aberto. Altas doses por tempo prolongado podem aumentar a ligação covalente dos esteróides às proteínas do cristalino, induzindo a formação de catarata, caracteristicamente do tipo subcapsular posterior. As crianças são mais suscetíveis do que os adultos.[3,56,57] Raramente esse efeito aparece em tratamentos com menos de 1 ano de duração ou uso de doses de prednisona inferiores a 10 mg/dia.[9]

Recomendações: Uma vez diagnosticado, o glaucoma deve ser tratado com agentes que reduzam a pressão intra-ocular, para impedir dano maior à visão do indivíduo. Em alguns casos, intervenção cirúrgica pode ser necessária. Por não ser reversível, a catarata tem indicação cirúrgica (fascectomia) para retirada do cristalino e colocação de lente artificial.[3]

Sistema Nervoso Central e Neuropsiquiátrico

São típicas e bem conhecidas as alterações do humor e do comportamento durante a corticoterapia. Inicialmente, existem um bem-estar geral e sensação de euforia, em oposição ao observado na síndrome de Cushing endógena, na qual os pacientes mais comumente se apresentam deprimidos. Ocorrem oscilações variadas e freqüentes do humor e do comportamento (mais comumente, ansiedade, falta de concentração, melancolia e depressão) e distúrbios do sono, com redução da fase REM e incremento da fase II. Embora esses efeitos possam ser incapacitantes, paradoxalmente recebem pouca ou nenhuma atenção do médico assistente e dos familiares. Esses últimos, por não estarem informados das possíveis alterações que podem ocorrer com o paciente, não costumam oferecer a atenção e os cuidados psicológicos necessários.[58,59]

Recomendações: Nesse aspecto, é essencial uma melhor comunicação entre médico, paciente e familiares, procurando fornecer maior suporte psicológico interpessoal e o concurso de profissionais habilitados. Em cada caso, e na medida do necessário, deve ser avaliada a possibilidade de introdução de medicamentos para insônia (hipnoindutores) e antidepressivos específicos para a condição.[3] Lítio costuma ser o fármaco de escolha para o manejo e a prevenção de psicopatias associadas ao uso de GC.[9]

QUADRO 74.5
Planejamento para Suspensão de Corticoterapia

- Concentrar a posologia em dose única matinal
- Reduzir doses, segundo esquema proposto no Quadro 74.6
- Ao atingir faixa fisiológica, trocar para hidrocortisona (HC) 20 mg/dia, ou prednisona 5 mg/dia
- Reduzir HC para 10 mg/dia (ou prednisona 2,5 mg/dia), pela manhã
- Passar HC (10 mg) ou prednisona (2,5 mg) para dias alternados
- Suspender HC quando cortisol plasmático basal > 10 μg/dL
- Repor GC em situações de estresse, até resposta normal do cortisol ao ACTH (> 20 μg/dL)

SÍNDROME DE RETIRADA OU PRIVAÇÃO DE GLICOCORTICÓIDES

O manuseio terapêutico adequado dos GC implica não somente o conhecimento dos seus efeitos colaterais, mas também o de outras duas situações extremamente delicadas e potencialmente prejudiciais, relacionadas com a suspensão do tratamento. A primeira consiste em um quadro decorrente da redução rápida do tratamento, chamada de "síndrome de retirada ou privação dos GC"; a segunda é a "crise adrenal", quando os GC são interrompidos súbita e abruptamente, na presença de supressão do eixo HHA. A "crise adrenal" é caracterizada por confusão mental e desorientação, náuseas e vômitos, hipoglicemia, taquicardia, hipertermia, desidratação, hipotensão e choque.[3,9,60]

A "síndrome de retirada dos GC" caracteriza-se por letargia e astenia, fraqueza e apatia, artralgia e mialgia, descamação da pele, anorexia, náusea, perda de peso, hipotensão ortostática e febre. As manifestações clínicas mostram-se muito variáveis no momento da retirada dos GC, dependendo essencialmente do esquema e da duração do tratamento utilizado.[61-63] Na "síndrome de retirada dos GC" o eixo HHA está normal, e essa condição parece ser ocasionada por uma "insuficiência adrenal relativa" dos tecidos que estavam expostos anteriormente a níveis elevados de GC por um longo período de tempo. Nesse caso, os pacientes se tornam tolerantes aos GC e as doses fisiológicas geralmente utilizadas na reposição tornam-se insuficientes para o sistema nervoso central e demais tecidos. Há melhora dos sintomas com o retorno da administração dos GC.[9]

Recomendações: Embora as manifestações da "síndrome de retirada" sejam indicativas da relativa falta de GC, se razoavelmente bem toleradas, e desde que o paciente esteja consciente e colaborativo, elas são auspiciosas no sentido de possibilitar estímulo efetivo para a recuperação do eixo HHA. Entretanto, para evitar maior desconforto para o paciente durante a descontinuação do tratamento, é necessário que se faça uma redução lenta e gradual do medicamento, segundo o esquema mostrado nos Quadros 74.5 e 74.6. Se houver intolerância aos sintomas, torna-se obrigatória a elevação da dose ou manutenção de cada dose por tempo mais prolongado, aceitando-se com isso que a recuperação do eixo HHA poderá ser mais lenta. Como o córtex adrenal é relativamente resistente ao estímulo pelo ACTH nas fases iniciais e intermediárias do processo de recuperação do eixo, não é recomendada a administração de ACTH sintético (tetracosáctida) para acelerar o processo.[3]

RECUPERAÇÃO DO EIXO HIPOTÁLAMO-HIPÓFISE-ADRENAL

A supressão do eixo HHA em pacientes sob uso de corticoterapia pode ser demonstrada por anormalidades tanto nos níveis basais de cortisol como após estímulo com ACTH exógeno ou estresse

QUADRO 74.6
Esquema para Redução de Dose e Retirada dos Corticosteróides (com Base na Prednisona)

Dose Diária	Tempo de Uso		
	Longo (> 3 Meses)	Médio (2 Semanas–3 Meses)	Curto (< 2 Semanas)
Alta (40–100 mg)	↓ 1/5 (20%) da dose a cada 2 semanas*	↓ 1/4 (25%) da dose a cada semana**	↓ 1/3 (30%) da dose a cada 3 ou 4 dias
Média (15–40 mg)	↓ 1/4 (25%) da dose a cada 2 semanas*	↓ 1/3 (30%) da dose a cada semana	Não há necessidade de redução gradual
Baixa (5–15 mg)	↓ 1/4 (25%) da dose a cada semana**	↓ 1/3 (30%) da dose a cada 3 ou 4 dias	Não há necessidade de redução gradual

*Tentar dias alternados após 2–3 meses.
**Tentar dias alternados após 1–2 meses.

induzido por hipoglicemia. Esse é um dos riscos mais prevalentes e potencialmente prejudiciais induzidos pela corticoterapia, embora não haja correlação consistente entre parâmetros clínicos e bioquímicos da supressão. Além de ampla variabilidade quanto à supressão da resposta do eixo HHA, há consideráveis variações individuais quanto à sua recuperação após a suspensão do medicamento (a qual pode demorar de 6 a 12 meses), sendo ela dependente mais do tempo de administração do que da dose empregada.[1,3,64]

Em pacientes usando até 40 mg/dia de prednisona (ou equivalente GC) por menos de 2 semanas, supressão clinicamente significativa do eixo HHA está raramente presente, de modo que os pacientes podem suspender a medicação de forma abrupta (sempre que não houver sinais de recidiva da doença de base). Diferentemente, supressão do eixo HHA está invariavelmente presente em pacientes utilizando o equivalente a 7,5–10 mg/dia de prednisona por tempo superior a 3 semanas e naqueles utilizando doses altas de GC por período intermediário ou longo. Nesses casos, a redução gradual da dose é indispensável, uma vez que o risco de insuficiência adrenal secundária é elevado.[1,3]

A maioria dos pacientes tratados com doses de 7,5 a 10 mg/dia de prednisona ou equivalente tem níveis normais de cortisol basal após 1 mês de suspensão da medicação. No entanto, a resposta do eixo ao estresse (hipoglicemia induzida por insulina) só se mostra totalmente recuperada meses após a suspensão do hormônio. Por outro lado, pacientes que recebem até 7,5 mg/dia de prednisona ou equivalente, por períodos menores do que 1 ano, têm níveis de cortisol basal mais elevados e recuperação do eixo ao estresse mais rápida do que aqueles em uso de 10 mg/dia ou mais. Pacientes que fazem uso de doses maiores do que 40 mg/dia de prednisona por períodos de até 1 semana, ou de doses intermediárias, entre 15 e 40 mg/dia, por cerca de 3 semanas, apresentam supressão apenas transitória do eixo HHA, com recuperação total 1 a 2 semanas após a interrupção.[2,3]

Habitualmente, 1 mês após a suspensão de tratamento crônico com GC, ainda permanecem subnormais os níveis de cortisol (basal e após estímulo com ACTH exógeno) e ACTH. Após 3 a 6 meses, os níveis de ACTH apresentam-se normais ou até supranormais, mas os de cortisol (basal e após estímulo) ainda se mostram subnormais. Entre 6 e 9 meses, os níveis basais de cortisol encontram-se normais, enquanto a resposta ao ACTH exógeno ainda continua subnormal. Ela somente será efetivamente normalizada após 9 a 12 meses.[64] Pacientes que fazem uso de GC em dias alternados ou em dose única diária matinal podem ter níveis de cortisol basal reduzidos, porém tendem a apresentar resposta normal ou quase-normal ao estresse.[2,3]

CORTICOTERAPIA TÓPICA, INTRA-ARTICULAR E INALATÓRIA

No tratamento da dermatite atópica e de outras dermatoses específicas, recomenda-se o uso de GC 1 vez ao dia, evitando-se os compostos fluorados na face e bolsa escrotal. Alguns fatores podem influenciar na absorção sistêmica do GC tópico: (1) uso de agentes de alta potência, (2) áreas extensas de aplicação e (3) oclusão do local de aplicação do GC. A atrofia cutânea, a despigmentação local e o aparecimento de telangectasias podem ser alguns efeitos locais do uso de GC tópico, assim como o surgimento de acne, alopecia, hipertricose e estrias.

Na rinite alérgica, os GC tópicos de uso nasal devem ser utilizados por curtos períodos de tempo.[1] A via intra-articular de administração dos GC pode ser utilizada na artrite reumatóide juvenil (20 a 40 mg de hexacetonida de triancinolona por aplicação). Os fatores que aumentam a absorção sistêmica do GC intra-articular são injeções freqüentes e o uso de doses elevadas.[1]

A corticoterapia inalatória é a terapêutica antiinflamatória mais eficaz para o tratamento de manutenção da asma brônquica, uma vez que apresenta ótima ação tópica com baixa repercussão sistêmica. GC inalatórios exibem alto grau de potência tópica em nível de receptor GC, e a administração de pequenas doses pode atingir altas concentrações locais dentro das vias respiratórias. A potência tópica dos GC inalatórios, testada em ensaio de vasoconstrição da pele, é em ordem decrescente: propionato de fluticasona, budesonida, dipropionato de beclometasona, acetonido de triancinolona e acetato de flunisolida.[65-67]

O grau de atividade tópica também está relacionado à afinidade de ligação do GC ao seu receptor, e a fluticasona apresenta o mais longo tempo de ocupação do receptor. Dessa forma, maior potência e afinidade podem resultar em aumento dos perfis de bioatividade sistêmicos e nas vias respiratórias.[65-67] A relação entre potência tópica e sistêmica dos GC inalatórios está no Quadro 74.7.

Após a inalação, 45% a 90% dos GC ficam depositados na orofaringe, sendo deglutidos e absorvidos pelo tubo digestivo. Porém, antes de alcançar a corrente sangüínea, o GC sofre uma primeira passagem hepática, onde será metabolizado e uma parcela será inativada (70% para beclometasona, 90% para budesonida e triancinolona e 99% para fluticasona), reduzindo a quantidade de droga ativa sistêmica disponível. Dessa forma, por ter maior porcentagem de droga ativa disponível após inativação hepática, a beclometasona pode ter mais efeito sistêmico e mais efeitos colaterais.[66]

A porcentagem de GC que alcança o tecido pulmonar é fundamental em determinar seu efeito terapêutico. A biodisponibilidade pulmonar é o principal determinante da biodisponibilidade sistêmica da medicação, pois a droga absorvida diretamente do tecido pulmonar não sofre efeito de primeira passagem hepática, sendo invariavelmente absorvida, atingindo a circulação como droga ativa não-modificada (exceto a beclometasona, que sofre transformação parcial em metabólitos ativos e inativos) e exercendo efeitos sistêmicos. Quanto maior a biodisponibilidade sistêmica, maior a chance de ocorrerem efeitos adversos.[65-67]

O perfil farmacocinético, em particular a meia-vida de eliminação do GC inalatório, determina seu grau de acúmulo após estado de equilíbrio estável. A meia-vida de eliminação do propionato de fluticasona pode atingir até 14,4 horas, diferentemente da budesonida (2,8 horas). Portanto, 2 doses de propionato de fluticasona a cada 12 horas produzem concentrações médias plasmáticas cerca de 1,7 vez maiores que quando se administra dose única, devido à sua longa

QUADRO 74.7

Relação entre Potência Tópica e Sistêmica dos GC Inalatórios

GC Inalatório	Potência Tópica	Potência Sistêmica
Triancinolona/flunisolida	0,3	5,3
Beclometasona	0,4	3,5
Budesonida	1,0	1,0
Fluticasona/mometasona	1,7	0,07

meia-vida de eliminação; a administração em doses repetidas também se correlaciona com aumento de 2 vezes na supressão adrenal. No caso da budesonida, não há aumento significativo da supressão adrenal quando se passa de dose única para 2 doses diárias.[67]

Substituições lipofílicas na base do núcleo corticosteróide resultam em compostos que exibem alto nível de afinidade ao receptor, maior captação e retenção tecidual local com aplicação tópica e alto grau de biotransformação pela primeira passagem hepática. Com relação ao poder lipofílico, sabe-se que quanto maior, maior o volume de distribuição do GC nos tecidos. Como a fluticasona tem o maior poder lipofílico dentre os GC inalatórios, sua retenção tecidual sistêmica é mais prolongada, com maior atividade sistêmica.[66] As principais características farmacocinéticas dos GC inalatórios e a equivalência de doses entre eles estão nos Quadros 74.8 e 74.9. Na Fig. 74.7 estão as estruturas moleculares dos GC inalatórios.

O GC inalatório ideal é aquele com máxima potência antiinflamatória tópica e mínima repercussão sistêmica, ou seja, com alto poder lipofílico (máxima retenção pulmonar), alta capacidade de ligação com as proteínas plasmáticas, rápida depuração hepática, baixa biodisponibilidade oral e com formulação pró-droga (composto farmacologicamente inativo, que somente é ativado no tecido-alvo).[66]

Os principais efeitos adversos locais (orofaringe e vias respiratórias superiores) dos GC inalatórios são decorrentes da irritação local provocada pelo GC residual, assim como da ação pró-inflamatória causada pelo propelente e lubrificante contidos nos aerossóis dosimetrados. Entre eles se incluem: rouquidão (miopatia dos músculos das cordas vocais), candidíase orofaríngea (redução da imunidade local ou aumento dos níveis salivares de glicose) e, raramente, hipertrofia da língua (hipertrofia dos músculos da língua e acúmulo de gordura provocados pela ação direta do GC). Para prevenir o aparecimento desses efeitos colaterais, recomenda-se que os pacientes lavem a boca após o uso do GC inalatório, sem deglutir a água, usem o espaçador, utilizem regimes com menor freqüência de aplicação e, se possível, utilizem a ciclesonida (pró-droga).[68]

Os efeitos sistêmicos dos GC inalatórios estão relacionados com a dose e a potência do produto utilizado, bem como com sua biodisponibilidade sistêmica e o tipo de dispositivo utilizado (spray – 10% de distribuição no pulmão e 80% na orofaringe, espaçadores – 20% no pulmão e 70 a 80% na orofaringe, dispositivo Turbohaler – 40% na orofaringe e maior porção absorvida no pulmão) e são menores que os observados com GC administrados por via oral. A budesonida e a ciclesonida têm o menor risco de provocar efeitos sistêmicos que a beclometasona. Os principais efeitos sistêmicos dos GC inalatórios são semelhantes aos já vistos: supressão do eixo HHA, retardo do crescimento, redução da massa óssea, catarata, glaucoma e miopatias.[66]

Uma metanálise que avaliou a supressão do eixo HHA com GC inalatórios mostrou que a fluticasona exibiu bioatividade sistêmica relacionada à dose significativamente maior que a beclometasona, a budesonida ou a triancinolona, e esses efeitos foram mais aparentes com doses acima de 0,8 mg/dia. Não houve diferenças significativas entre fluticasona e prednisolona via oral quando as drogas foram

QUADRO 74.8
Principais Características Farmacocinéticas dos GC Inalatórios[66]

Corticóide	Disponibilidade Oral Sistêmica	Deposição Pulmonar	Fração Livre no Plasma (%)	Meia-vida de Eliminação (horas)	Depuração (L/hora)
Beclometasona	15 a 20%	25%	13%	0,5	150
Budesonida	11%	25 a 35%	12%	2,8	84
Ciclesonida	< 1%	52%	< 1%	0,36 a 3,4*	152 a 228*
Flunisolida	20%	32%	20%	1,2	96
Fluticasona	< 1%	10 a 30%	10%	7 a 8	66 a 90
Mometasona	< 1%	14%	1 a 2%	5,8	54
Triancinolona	23%	22%	29%	2,0	37

*Correspondente ao metabólito primário ativo da ciclesonida, que é o des-CIC (desissobutirilciclesonida).

QUADRO 74.9
Equivalência de Doses Diárias dos GC Inalatórios, de acordo com o GINA (Global Initiative for Asthma)[66]

Droga	Doses BAIXAS (μg/dia) Adulto	Criança	Doses MÉDIAS (μg/dia) Adulto	Criança	Doses ALTAS (μg/dia) Adulto	Criança
Beclometasona – CFC	200–500	100–250	500–1.000	250–500	> 1.000	> 500
Beclometasona – HFA	100–250	50–200	250–500	200–400	> 500	> 400
Budesonida (pó para inalação)	200–600	100–200	600–1.000	200–600	> 1.000	> 600
Budesonida (suspensão para nebulização)	500–1.000	250–500	1.000–2.000	500–1.000	> 2.000	> 1.000
Ciclesonida – HFA	80–160	ND	160–320	ND	> 320	ND
Fluticasona	100–250	100–200	250–500	200–400	> 500	> 400

CFC = cloro fluorocarbono, gás propelente utilizado no sistema de aerossol ou spray (bombinha) (esse sistema está sendo abandonado devido aos efeitos deletérios sobre a camada de ozônio); HFA = hidrofluoroalcano, gás propelente utilizado no sistema de aerossol ou spray (bombinha); ND = não disponível.

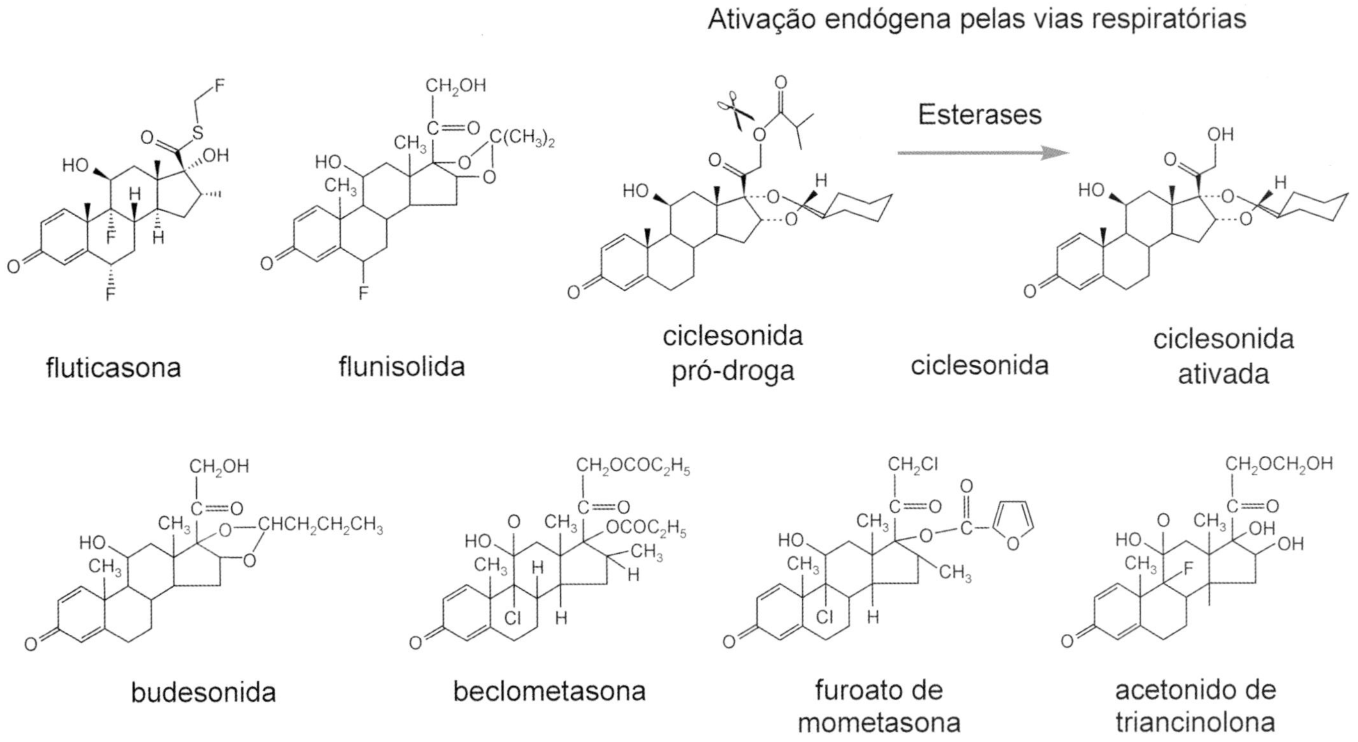

Fig. 74.7 Estruturas moleculares dos GC inalatórios.

comparadas em uma base de equivalência de 1:10 mg. Em doses que variam de 0,44 a 1,76 mg/dia, administradas com espaçador de grande volume, a supressão dos níveis de cortisol sérico às 8 horas da manhã foi comparável à administração de prednisolona por via oral, na dose de 5 a 20 mg/dia. A razão relativa calculada entre a potência da fluticasona e da prednisolona é de 8,5:1 (mg). Dessa forma, é possível trocar dose oral de manutenção de prednisolona por altas doses de fluticasona inalável, mas os efeitos sistêmicos da prednisolona são substituídos por aqueles da fluticasona, inclusive a supressão do eixo HHA. [66,67,69]

Há considerável variação interindividual na suscetibilidade aos efeitos sistêmicos dos GC inalatórios, e o ideal é tatear a menor dose de manutenção eficaz para o ótimo controle a longo prazo da asma. Portanto, o GC inalatório pode provocar supressão do eixo HHA, efeito que é dependente da dose (mais comum com doses elevadas, como > 1.500 μg/dia de beclometasona ou equivalente, em adultos, e 400 μg/dia, em crianças), tempo de uso e formulação utilizada. [66,67,69]

Os GC inalatórios reduzem a velocidade de crescimento em crianças, mas esse efeito é transitório, restrito ao início do tratamento, não interferindo com o "*catch-up growth*" subseqüente (nível de evidência A) e dependente da dose do GC inalatório (≥ 0,4 mg/dia). A altura final das crianças asmáticas tratadas por longos períodos com GC inalatório não é comprometida (nível de evidência C). Vale a pena ressaltar que o não-controle adequado da asma e/ou cursos freqüentes de GC sistêmico podem comprometer o crescimento de forma mais intensa do que o uso regular da medicação inalatória. [66,70]

Os principais estudos que avaliaram o uso prolongado de GC inalatório em crianças não mostraram efeitos deletérios sobre a densidade óssea. Já em adultos, não se pode afastar a possibilidade de redução da massa óssea, sobretudo quando são usadas doses elevadas por tempos prolongados. Mulheres asmáticas na pós-menopausa têm maior risco e devem receber terapia de reposição estrogênica sempre que possível. Há risco aumentado de catarata subcapsular posterior em pacientes tratados com altas doses de beclometasona por via inalatória por longo período de tempo, embora esse risco seja menor que o observado com GC por via oral. Recomenda-se que pacientes tratados por 3 ou mais meses com altas doses de GC inalatórios sejam avaliados anualmente por oftalmologista, a fim de monitorar o desenvolvimento de hipertensão intra-ocular ou catarata subcapsular posterior. A espessura da pele é 15% a 19% menor em pacientes tratados com altas doses de GC inalatórios, e equimoses espontâneas aparecem em 48 a 71% dos casos, principalmente em idosos. [66,67,69]

CORTICOTERAPIA CRÔNICA E PROCEDIMENTO CIRÚRGICO

Nos pacientes que não apresentam supressão do eixo HHA (aqueles que utilizaram GC de curta duração em dias alternados ou prednisona até 5 mg/dia por menos que 5 dias), deve-se manter a dose usual de GC pela manhã, sem necessidade de suplementação. Pacientes com supressão do eixo HHA confirmada ou presumida (uso de mais de 20 mg/dia de prednisona por mais de 3 semanas no ano que antecede a cirurgia, insuficiência adrenal confirmada por teste de estímulo rápido com ACTH ou paciente com estigmas cushingóides), avaliar o tipo de procedimento cirúrgico. Em pequenas cirurgias ou procedimentos sob anestesia local, como herniorrafia inguinal, manter dose usual do GC pela manhã, sem necessidade de suplementação. No estresse cirúrgico moderado, como revascularização periférica, prótese de joelho e videolaparoscopia, manter dose usual do GC na manhã da cirurgia e administrar 50 mg de HC IV na indução anestésica e, posteriormente,

25 mg a cada 8 horas por 24 horas. Após esse período, retornar à dose habitual. No caso de estresse cirúrgico grande, como gastrectomia e protocolectomia, manter a dose usual de GC na manhã da cirurgia e administrar 100 mg de HC IV na indução anestésica e, posteriormente, 50 mg a cada 8 horas por 48 a 72 horas. Após esse período, reduzir a dose pela metade a cada dia, até atingir a dose habitual. Nos pacientes com supressão duvidosa do eixo HHA, deve-se fazer o teste de estímulo rápido com 250 μg de ACTH e suplementar com GC se o cortisol após estímulo for inferior a 20 μg/dL ou, alternativamente, introduzir suplementação empírica com GC.[71]

CONCLUSÃO

Os GC, amplamente utilizados na prática médica, são fármacos potentes e eficazes, mas potencialmente perigosos se não forem manuseados adequadamente. Por isso, ao prescrevê-los, deve-se ter em mente os seguintes princípios: (1) utilizá-los pelo menor tempo possível; (2) dar preferência, quando possível, a uma alternativa terapêutica menos deletéria; (3) tentar associá-los a outra droga que diminua a necessidade de doses altas; (4) tentar o esquema em dias alternados, para prevenir efeitos colaterais em indivíduos suscetíveis; (5) informar detalhadamente o paciente e seus familiares sobre a possibilidade e a magnitude de efeitos adversos; (6) prevenir e tratar cada uma das possíveis intercorrências durante o tratamento; (7) programar a suspensão gradual da medicação assim que possível, evitando as conseqüências da síndrome de privação; (8) avaliar o estado funcional do eixo HHA durante o processo de recuperação; (9) liberar o paciente somente quando a doença de base tiver sido curada ou estiver em evidente remissão, os efeitos adversos controlados e o eixo HHA normal e capaz de responder às situações de estresse.

BIBLIOGRAFIA

1. Silva RC. Uso clínico de glicocorticóides. *In* Lopes AC (ed.). *Diagnóstico e Tratamento*. 1.ª ed. São Paulo: Manole. Volume 2, capítulo 14, 2006: 779-86.
2. Stewart PM. The adrenal cortex. *In* Kronenberg HM, Melmed S, Polonsky KS, Larsen PR, eds. *Williams Textbook of Endocrinology* 11th ed. Philadelphia: Saunders, Chap. 14, 2008: 445-503.
3. Kater CE. Corticosteróides. *In* Coronho V, Petroianu A, Santana EM, Pimenta LG (eds.). *Tratado de Endocrinologia e Cirurgia Endócrina*. 1.ª ed. Rio de Janeiro: Guanabara Koogan, 2001:831-42.
4. Biola A, Pallardy M. Mode d'action des glucocorticoides. *Presse Med*, 2000; 29:215-23.
5. Rhen T, Cidlowski JA. Antiinflammatory action of glucocorticoids – new mechanism for old drugs. *N Engl J Med*, 2005; 353:1711-23.
6. McKay LI, Cidlowski JA. Molecular control of immune/inflammatory responses: interactions between nuclear factor-κB and steroid receptor-signaling pathways. *Endocr Rev*, 1999; 20:435-59.
7. Sapolsky RM, Romero LM, Munck AU. How do glucocorticoids influence stress responses? Integrating permissive, suppressive, stimulatory, and preparative actions. *Endocr Rev*, 2000; 21:55-89.
8. Chrousos GP. The hypothalamic-pituitary-adrenal axis and immune-mediated inflammation. *N Engl J Med*, 1995; 332:1351-62.
9. Romanholi DJPC, Salgado LR. Síndrome de Cushing exógena e retirada de glicocorticóides. *Arq Bras Endocrinol Metab*, 2007; 51:1280-92.
10. Czock D, Keller F, Rasche FM, *et al*. Pharmacokinetics and pharmacodynamics of systemically administered glucocorticoids. *Clin Pharmacokinet*, 2005; 44:61-98.
11. Cooper MS, Stewart PM. Corticosteroid insufficiency in acutely ill patients. *N Engl J Med*, 2003; 348:727-34.
12. Marik PE, Pastores SM, Annane D, *et al*. Recommendations for the diagnosis and management of corticosteroid insufficiency in critically ill adult patients: consensus statements from an International Task Force by the American College of Critical Care Medicine. *Crit Care Med*, 2008; 36:1937-49.
13. Widmer IE, Puder JJ, König C, *et al*. Cortisol response in relation to the severity of stress and illness. *J Clin Endocrinol Metab*, 2005; 90:4579-86.
14. Lambert SWJ, Bruining HA, De Jong FH. Corticosteroid therapy in severe illness. *N Engl J Med*, 1997; 337:1285-92.
15. The national heart, lung and blood institute acute respiratory syndrome (ADRS) Clinical Trials Network. Efficacy and safety of corticosteroids for persistent acute respiratory distress syndrome. *N Engl J Med*, 2006; 354:1671-84.
16. Holtcjkiss RS, Karl IE. The pathophysiology and treatment of sepsis. *N Engl J Med*, 2003; 348:138-50.
17. Disckstein G. On the term "relative adrenal insufficiency" – or what do we really measure with adrenal stimulation tests? *J Clin Endocrinol Metab*, 2005; 90:4973-4.
18. Sprung CL, Annane D, Keh D, *et al*. Hydrocortisone therapy for patients with septic shock. *N Engl J Med*, 2008; 358:111-24.
19. Finfer S. Corticosteroids in septic shock. *N Engl J Med*, 2008; 358:188-190.
20. Britt RC, Devine A, Swallen KC, *et al*. Corticosteroid use in the intensive care unit. At what cost? *Arch Surg*, 2006; 141:145-149.
21. Hench PS, Kendall EC, Slocumb CH, *et al*. The effect of a hormone of the adrenal cortex (17-hydroxy-11-dehydrocorticosterone: compound E) and of pituitary adrenocorticotrophic hormone on rheumatoid arthritis. *Mayo Clin Proc*, 1949; 24:181-97.
22. Cushing H. The basophil adenomas of the pituitary body and their clinical manifestations (pituitary basophilism). *Bull Johns Hopkins Hosp*, 1932; 50:137-95.
23. Bamberger CM, Schulte HM, Chrousos GP. Molecular determinants of glucocorticoid receptor function and tissue sensitivity to glucocorticoids. *Endocr Rev*, 1996; 17:245-61.
24. Thomas TP. The complications of systemic corticosteroid therapy in the elderly. *Gerontology*, 1984; 3:60-5.
25. McDonough AK, Curtis JR, Saag KG. The epidemiology of glucocorticoid-associated adverse events. *Curr Opin Rheumatol*, 2008; 20:131-7.
26. McMahon M, Gerich J, Rizza R. Effects of glucocorticoids on carbohydrate metabolism. *Diabetes Metab Rev*, 1988; 4:17-30.
27. Strack AM, Sebastian RJ, Schwartz MW, *et al*. Glucocorticoids and insulin: reciprocal signals for energy balance. *Am J Physiol*, 1995; 268:R142-9.
28. Keenan GF. Management of complications of glucocorticoid therapy. *Clin Chest Med*, 1997; 18:507-20.
29. Stuck AE, Minder CE, Frey FJ. Risk of infectious complications in patients taking glucocorticosteroids. *Rev Infect Dis*, 1989; 11:954-63.
30. LaPier TK. Glucocorticoid-induced muscle atrophy. *J Cardiopulmon Rehabil*, 1997; 17:76-84.
31. Hahn BH, Mazzaferri EL. Glucocorticoid-induced osteoporosis. *Hosp Pract*, 1995; 15:45-56.
32. Lane NE, Lukert B. The science and therapy of glucocorticoid-induced bone loss. *Endocrinol Metab Clin North Am*, 1998; 27:465-83.
33. Sinigaglia L, Mazzocchi D, Varenna M. Bone involvement in exogenous hypercortisolism. *J Endocrinol Invest*, 2008; 31:364-70.
34. Weng MY, Lane NE. Medication-induced osteoporosis. *Curr Osteoporos Rep*, 2007; 5:139-45.
35. De Nijs RN. Glucocorticoid-induced osteoporosis: a review on pathophysiology and treatment options. *Minerva Med*, 2008; 99:23-43.
36. Mazziotti G, Giustina A, Canalis E *et al*. Glucocorticoid-induced osteoporosis: clinical and therapeutic aspects. *Arq Bras Endocrinol Metab*, 2007; 51:1404-12.
37. Segal LG, Lane NE. Controlling steroids osteoporosis. *J Musculoskel Med*, 1997; 14:b43-56.

38. Zizic TM. Pharmacologic prevention of osteoporotic fractures. *Am Fam Physician*, 2004; *70*:1293-300.
39. Olszynski WP, Shawn Davison K, Adachi JD, et al. Osteoporosis in men: epidemiology, diagnosis, prevention, and treatment. *Clin Ther*, 2004; *26*:15-28.
40. Tamura Y, Okinaga H, Takami H. Glucocorticoid-induced osteoporosis. *Biomed Pharmacother*, 2004; *58*:500-4.
41. Cohen D, Adachi JD. The treatment of glucocorticoid-induced osteoporosis. *J Steroid Biochem Mol Biol*, 2004; *88*:337-49.
42. Rosen CJ. What's new with PTH in osteoporosis: where are we and where are we headed? *Trends Endocrinol Metab*, 2004; *15*:229-33.
43. Kater CE, Biglieri EG. Diagnosing Cushing's syndrome and primary aldosteronism. An overview on the mechanisms involved in the pathogenesis of steroid-mediated hypertension. *Rev Hosp São Paulo*, 1989; *1*:77-86.
44. Whitworth JA. Mechanisms of glucocorticoid-induced hypertension. *Kidney Int*, 1987; *31*:1213-24.
45. Quinkler M, Stewart PM. Hypertension and the cortisol-cortisone shuttle. *J Clin Endocrinol Metab*, 2003; *88*:2384-92.
46. Yang S, Zhang L. Glucocorticoids and vascular reactivity. *Curr Vasc Pharmacol*, 2004; *2*:1-12.
47. Magiakou MA, Smyrnaki P, Chrousos GP. Hypertension in Cushing's syndrome. *Best Practice & Research Clinical Endocrinology & Metabolism*, 2006; *20*:467-82.
48. Wilckens T. Glucocorticoids and immune function: physiological relevance and pathogenic potential of hormonal dysfunction. *Trends Pharmacol Sci*, 1995; *16*:193-7.
49. Cato AC, Wade E. Molecular mechanisms of anti-inflammatory action of glucocorticoids. *Bioessays*, 1996; *18*;371-8.
50. Goulding NJ. The molecular complexity of glucocorticoid actions in inflammation – a four-ring circus. *Curr Opin Pharmacol*, 2004; *4*:629-36.
51. Sakura M, Tabeke K, Nakagawa S. Inhibition of LH secretion induced by LHRH by long-term treatment with glucocorticoids in human subjects. *J Clin Endocrinol Metab*, 1975; *40*:775-9.
52. Reid IR, Wattie DJ, Evans MC, et al. Testosterone therapy in glucocorticoid-treated men. *Arch Intern Med*, 1996; *156*:1173-7.
53. Allen DB, Julius JR, Breen TJ, et al. Treatment of glucocorticoid-induced growth suppression with growth hormone. *J Clin Endocrinol Metab*, 1998; *83*:2824-9.
54. Lucky AW. Principles of the use of glucocorticosteroids in the growing child. *Pediatr Dermatol*, 1984; *1*:226-35.
55. Conn H, Poynard T. Corticosteroids and peptic ulcer: meta-analysis of adverse events during steroid therapy. *J Intern Med*, 1994; *236*:619-32.
56. Chylack Jr LT. Cataracts and inhaled corticosteroids. *N Engl J Med*, 1997; *337*:46-8.
57. Manabe S, Bucala R, Cerami A. Nonenzymatic addition of glucocorticoids to lens proteins in steroid-induced cataracts. *J Clin Invest*, 1984; *74*:1803-6.
58. Kleins JF. Adverse psychiatric effects of systemic glucocorticoid therapy. *Am Family Phys*, 1992; *46*:1469-74.
59. Reckart MD, Eisendrath SJ. Exogenous corticosteroid effects on mood and cognition: case presentations. *Intern J Psychosomat Dis*, 1990; *37*:57-61.
60. Faiçal S, Silva RC, Morimitsu LK. Insuficiência adrenocortical aguda. *In* Frisoli Jr A, Lopes AC, Amaral JLG, et al. (eds.). *Emergências – Manual de Diagnóstico e Tratamento*. 2.ª ed. São Paulo: Sarvier, 2004:164-5.
61. Hochberg Z, Karel P, Chrousos GP. Endocrine withdrawal syndromes. *Endocr Rev*, 2003; *24*:523-38.
62. Dixon RB, Christy NP. On the various forms of corticosteroid withdrawal syndrome. *Am J Med*, 1980; *68*:224-30.
63. Punch JD, Shieck VL, Campbell DA, et al. Corticosteroid withdrawal after liver transplantation. *Surgery*, 1995; *118*:783-6.
64. Graber AL, Ney RL, Nicholson WE. Natural history of pituitary-adrenal recovery following long-term suppression with corticosteroids. *J Clin Endocrinol Metab*, 1965; *25*:11-6.
65. Winkler J, Hochhaus G, Derendorf H. How the lungs handles drugs. Pharmacokinetics and pharmacodynamics of inhaled corticosteroids. *Proc Am Thorac Soc*, 2004; *01*:356-663.
66. Oliveira JCA. Corticóides inalatórios. www.pneumoatual.com.br (2006).
67. Lipworth BJ. Systemic adverse effects of inhaled corticosteroid therapy. A systematic review and meta-analysis. *Arch Inter Med*, 1999; *159*:941-55.
68. Roland NJ, Bhalla RK, Earis J. The local effects of inhaled corticosteroids: current understanding and review of the literature. *Chest*, 1004; 126:213-9.
69. Leone FT, Fish JE, Szefler ST, et al. Systematic review of the evidence regarding potential complications of inhaled corticosteroid use in asthma. *Chest*, 2003; *124*:2329-40.
70. Arend EE, Fischer GB, Mocelin H, et al. Corticóide inalatório: efeitos no crescimento e na supressão adrenal. *J Bras Pneumol*, 2005, *31*:341-9.
71. Welsh GA, Manzullo EF, Nieman LK. The surgical patients taking corticosteroids. Up to Date, Waltham, Mass., 2005.

Doença Hepática Gordurosa Não-alcoólica

*Renan Magalhães Montenegro Júnior, Cyntia Ferreira Gomes Viana,
Virgínia Oliveira Fernandes, José Milton de Castro Lima*

INTRODUÇÃO

A esteato-hepatite não-alcoólica (NASH – do inglês *non-alcoholic steatohepatitis*) caracteriza-se por ser uma forma crônica de hepatite, com apresentação clínica, laboratorial e histológica indistinguível da doença hepática induzida por álcool, porém manifesta-se em indivíduos que não ingerem quantidades significativas de etanol. Seu conceito, portanto, baseia-se em características clínicas (não-alcoólica) e histológicas (esteato-hepatite). Outro termo utilizado para descrevê-la é doença hepática gordurosa não-alcoólica (NAFLD – do inglês *non-alcoholic fatty liver disease*).[1]

Apesar de reconhecida como entidade clínica apenas em 1980, a NASH é atualmente motivo de grande interesse, devido à sua freqüência e ao seu potencial de evolução para cirrose. Estima-se ser a prevalência de esteatose e de NASH, na população geral, de aproximadamente 20% e 2–3%, respectivamente, o que é mais importante de que a prevalência de hepatite C, por exemplo. Em relação à cirrose, os dados ainda são conflitantes, mas há estimativas de que até 20% dos casos de NASH evoluam para cirrose em 5–10 anos, e cerca de 28%, em mais de uma década.[1,2]

Embora a maioria dos casos descritos de NASH ocorra entre a quarta e a sexta década de vida, adultos mais jovens e até mesmo crianças e adolescentes podem ser acometidos. Inicialmente descrita como uma doença de mulheres obesas, atualmente a ocorrência em homens e em não-obesos assumiu igual importância.[3,4]

Várias condições clínicas têm sido associadas à NASH. As principais são obesidade (com relação diretamente proporcional ao grau de obesidade e à distribuição centrípeta de gordura no corpo), diabetes tipo 2 (DM2) e as dislipidemias, principalmente a hipertrigliceridemia.[1,3,5,6]

Outras condições metabólicas, cirúrgicas e genéticas têm sido associadas à NASH, conforme discriminado no Quadro 75.1.[1,7,8]

PATOGÊNESE

Os mecanismos que levam à ocorrência de NASH ainda são pouco compreendidos. Admite-se que a evolução da doença ocorra em 2 etapas fundamentais: deposição lipídica (esteatose) e reação necroinflamatória (esteato-hepatite). Inicialmente, há uma alteração do metabolismo lipídico que promove o acúmulo de triglicerídeos nos hepatócitos, configurando a esteatose hepática. Na segunda etapa, um outro fator desencadeia o processo inflamatório, com necrose e fibrose, caracterizando a esteato-hepatite.[1,6,8]

QUADRO 75.1
Condições Associadas à NASH

Condições Metabólicas Adquiridas
  Obesidade
  Diabetes mellitus
  Dislipidemias
  Perda de peso rápida
  Nutrição parenteral total
Erros Inatos do Metabolismo
  Doença de Wilson
  Abetalipoproteinemia
  Tirosinemia
  Hipobetalipoproteinemia
Procedimentos Cirúrgicos
  Derivação jejunoileal
  Derivação biliopancreática
  Ressecção maciça do intestino delgado
  Gastroplastia para obesidade mórbida
Drogas/Toxinas
  Amiodarona
  Glicocorticóides
  Estrogênios sintéticos
  Tamoxifeno
  Isoniazida
  Exposição a produtos petroquímicos
Outras
  Lipodistrofia
  Diverticulose jejunal com hiperproliferação bacteriana

Adaptado da Ref. 8.

Na primeira etapa, a resistência à insulina (RI) parece ser o principal fator envolvido. Essa anormalidade tem se mostrado um forte fator preditivo de NASH e vem sendo considerada como tendo um papel central na sua patogenia.[8]

RI é definida como uma resposta biológica subnormal a uma determinada concentração de insulina. Embora habitualmente seja empregado para definir um menor efeito sobre a captação de glicose estimulada pela insulina, esse termo pode se referir a qualquer situação em que ocorra uma menor ação desse hormônio.[9]

A insulina tem um papel fundamental também na regulação do metabolismo dos ácidos graxos. Em condições normais, durante o estado pós-absortivo (jejum), a produção de glicose é decorrente da glicogenólise hepática e da gliconeogênese, em que a glicose gerada é direcionada para utilização preferencial pelo sistema nervoso central. Durante esse período, a insulina, que fisiologicamente exerce efeito inibitório sobre esse processo, tem sua secreção reduzida. Contudo, embora em níveis menores, a secreção da insulina nesse período é mantida, exercendo uma ação supressora sobre a produção hepática de glicose, evitando assim uma exacerbação desse processo. No tecido adiposo, o aumento da atividade da lipase hormônio-sensível, decorrente da diminuição da insulinemia, aumenta a hidrólise dos triacilgliceróis, juntamente com a redução da reesterificação dos ácidos graxos livres (AGL), resultando em maior liberação desse substrato para o plasma.[9,10,11]

Em situações de RI, esse estado de equilíbrio é alterado, resultando em aumento da lipólise e conseqüente influxo aumentado de AGL para o fígado. Acredita-se que esse fator, juntamente com os altos níveis de insulina, resultantes da condição de resistência (hiperinsulinemia compensatória), resultariam no acúmulo de lípides nos hepatócitos, predominantemente em forma de triglicerídeos, promovendo esteatose.[9,10,11,12]

Nas últimas décadas, demonstrou-se haver uma clara associação entre obesidade abdominal (visceral), disglicemia (DM2 ou intolerância à glicose), dislipidemia (hipertrigliceridemia e níveis reduzidos de colesterol HDL), hipertensão arterial sistêmica (HAS), tendo como desfecho um risco aumentado e doença coronariana. Essa associação, atualmente definida como *síndrome metabólica* (anteriormente chamada de síndrome de resistência à insulina, síndrome plurimetabólica ou síndrome dismetabólica), tem a RI como elemento central na sua patogênese, e, mais recentemente, foi relacionada a outras anormalidades, como hiperuricemia, níveis elevados de PAI-1 (fator de inibição do plasminogênio ativado), de proteína C reativa (PCR) e microalbuminúria, entre outros. Alguns autores sugeriram que a NASH seja a manifestação hepática da síndrome de resistência insulínica, mesmo na ausência de manifestações clássicas dessa síndrome.[9,11,13]

Na segunda etapa, um outro fator desencadeia o processo inflamatório, com necrose e fibrose, caracterizando a esteato-hepatite. O estresse oxidativo parece ser a condição essencial dessa segunda fase e ocorre quando há um desequilíbrio entre as substâncias pró-oxidantes (radicais livres) e antioxidantes normalmente encontradas no fígado. Os radicais livres em excesso desencadeiam a peroxidação de lípides das membranas, causando necrose e inflamação.[2,8]

Diferentes fontes de radicais livres podem estar envolvidas na NASH. O citocromo P450 2E1 (CYP2E1), que utiliza AGL tanto como indutores quanto como substratos, tem sua expressão aumentada na zona perivenular de pacientes com NASH e gera radicais livres capazes de causar a peroxidação das membranas celulares. A β-oxidação peroxissomal, importante via de metabolização dos AGL quando há sobrecarga de substratos ou inibição da β-oxidação mitocondrial, gera peróxido de hidrogênio, também altamente reativo. As citocinas, com destaque para o fator de necrose tumoral (TNF) alfa, parecem também estar relacionadas ao estresse oxidativo na NASH, tanto como causa quanto como conseqüência desse processo.[8,14]

Outro fator que vem se mostrando importante na patogênese da NASH é a sobrecarga de ferro no tecido hepático. Alguns autores descreveram, em pacientes com NASH, níveis aumentados de ferritina e/ou saturação de transferrina, aumento da concentração hepática de ferro e a ocorrência de mutações no gene HFE, mesmo na ausência de manifestações clássicas de hemocromatose.[14–16]

Não está bem definido, contudo, por que alguns indivíduos desenvolvem apenas a esteatose, enquanto outros evoluem com esteato-hepatite e um curso progressivo da doença. Diferenças na distribuição de gordura corporal e nos mecanismos antioxidantes, geneticamente determinados, foram aventadas como possíveis explicações para esse fato. Assim, deve-se ter em mente que nem todo paciente com esteatose necessariamente irá evoluir para esteato-hepatite.[11,15,16]

MANIFESTAÇÕES CLÍNICAS

Em geral, os pacientes com NASH não apresentam sintomas específicos e procuram assistência médica por queixas não relacionadas ao acometimento do fígado ou devido a anormalidades laboratoriais detectadas ocasionalmente.[17]

Os sintomas descritos são fadiga, indisposição e dor abdominal vaga no quadrante superior direito. A alteração mais freqüentemente encontrada ao exame físico é a hepatomegalia, a qual pode estar presente em até 75% dos casos. A presença de ascite, esplenomegalia e aranhas vasculares é rara, mas pode acompanhar os casos em que já houve progressão para cirrose.[16–18]

A ocorrência de manifestações da síndrome metabólica (SM), condição associada a um maior risco para NASH, corrobora o seu diagnóstico. Pacientes com SM usualmente apresentam um fenótipo característico – são geralmente obesos, com acúmulo de gordura predominando na região abdominal, e cursam com disglicemia, HAS e dislipidemia. Não obstante, alguns pacientes podem apenas apresentar essa distribuição central de adiposidade sem que sejam necessariamente obesos. Para o diagnóstico da SM, recomenda-se a utilização dos critérios propostos pela Federação Internacional de Diabetes (IDF) em 2005 (Quadro 75.2). É fundamental, portanto, no exame físico, atentar para a avaliação do perfil antropométrico, incluindo uma medida de circunferência abdominal, além da medida de pressão arterial em condições adequadas. A presença de *acanthosis nigricans* (AN) é também bastante sugestiva, mas pode não ser ob-

---

QUADRO 75.2

Definição de Síndrome Metabólica Segundo a Federação Internacional de Diabetes (IDF)

Para ser definido como tendo síndrome metabólica, um indivíduo deverá apresentar:
- Obesidade central (definida como uma circunferência abdominal aumentada de acordo com a etnia: para sul-americanos, ≥ 90 cm para homens adultos e ≥ 80 cm para mulheres adultas)

Além de, *pelo menos*, 2 dentre os 4 parâmetros seguintes:
- Triglicerídeos elevados (≥ 150 mg/dL/1,7 mmol/L) ou tratamento específico para essa anormalidade;
- HDL-colesterol reduzido (< 40 mg/dL/1,03 mmol/L em homens e < 50 mg/dL/1,29 mmol/L em mulheres) ou tratamento específico para essa anormalidade;
- Elevação da pressão arterial (PA sistólica ≥ 130 mm Hg ou diastólica BP ≥ 85 mm Hg) ou tratamento de hipertensão arterial previamente diagnosticada;
- Elevação da glicemia de jejum (≥ 100 mg/dL/5,6 mmol/L) ou *diabetes mellitus* previamente diagnosticado (se acima de 100 mg/dL/5,6 mmol/L, o teste oral de tolerância à glicose é fortemente recomendado, mas não é necessário para definir a presença da síndrome).

servada. Alguma das manifestações de descompensação ou de complicações do *diabetes mellitus* (poliúria, polidipsia, polifagia, perda de peso, parestesias, turvação visual), da HAS, de doença coronariana ou vascular cerebral podem estar presentes e corroboram o diagnóstico. Pacientes do sexo feminino podem cursar com síndrome do ovário policístico (SOP), uma condição também associada à resistência à insulina, caracterizada por hiperandrogenismo clínico e/ou laboratorial e anovulação crônica. Situações de resistência insulínica extrema, como as síndromes lipodistróficas, geralmente são de diagnóstico mais evidente. Além das manifestações anteriormente descritas, têm como característica a ausência ou diminuição acentuada de gordura corporal subcutânea, que pode ser parcial ou generalizada, sendo essa última bastante chamativa pelo comprometimento do tecido subcutâneo da face.[16,18]

EXAMES COMPLEMENTARES
Enzimas Hepáticas

Considera-se que os níveis de aminotransferases podem variar de normais a um máximo de 4 vezes além do limite superior dos valores de referência, havendo apenas relatos isolados de aumentos de até 10 a 15 vezes. Quando aumentados, os níveis da alanina aminotransferase (ALT) geralmente excedem os da aspartato aminotransferase (AST), o que contrasta com o padrão enzimático mais encontrado na doença alcoólica. No entanto, não há nenhuma relação entre os níveis de aminotransferases e a gravidade da lesão histológica, podendo haver lesão grave com aminotransferases normais. Os níveis séricos de gama-glutamiltransferase (gama-GT) e de fosfatase alcalina (FA) podem estar aumentados em 2 ou 3 vezes em relação aos valores de referência em aproximadamente 1/3 dos pacientes com NASH. Porém, alterações dos níveis de bilirrubina, albumina e tempo de protrombina são raras.[16,19,20]

Podem-se detectar elevação da ferritina em até 20–50% dos casos e índice de saturação da transferrina > 50% (normal, < 50% no homem e < 45% nas mulheres) em 5–10% dos casos. Na grande maioria dos casos, a pesquisa das mutações do gene da hemocromatose é negativa ou, quando presente, ocorre em heterozigose, não justificando a alteração no metabolismo do ferro nesses indivíduos.[15,16]

Exames de Imagem

Os exames de imagem – ultra-sonografia (US), tomografia computadorizada (TC) e ressonância magnética (RM) – contribuem para o diagnóstico quando mostram sinais de esteatose hepática. À US, o fígado apresenta-se difusamente hiperecogênico ("brilhoso"). Contudo, apesar da boa sensibilidade (89–95%) e especificidade (84–93%) para detectar esteatose, a US não é um bom método para avaliar fibrose (sensibilidade de 57–77% e especificidade de 85–89%). A TC e a RM, além de mais onerosas, não acrescentam significativamente em sensibilidade ou especificidade às informações obtidas pela US.[19,20,21]

Status Metabólico e Resistência à Insulina

É fundamental investigar o *status* metabólico de todo paciente suspeito de NASH. Como mencionado anteriormente, a identificação da síndrome metabólica favorece o diagnóstico de NASH. A identificação de distúrbios na tolerância à glicose, dislipidemia ou HAS em pacientes com obesidade abdominal corrobora sobremaneira esse diagnóstico, e o tratamento das condições específicas é aspecto fundamental a ser considerado na abordagem terapêutica da NASH.[9,11,15]

A identificação de valores elevados de insulina ou peptídeo C, ou da relação insulina/glicose (essa a partir da dosagem pareada de insulina e glicose sangüíneas basais ou durante Teste Oral de Tolerância à Glicose – 75 g) pode contribuir para o diagnóstico de resistência à insulina. Com esse propósito, o índice HOMA-IR (do inglês, *Homeostasis Model Assessment-Insulin Resistance*) tem sido bastante difundido. O HOMA é um modelo matemático que prediz a sensibilidade à insulina (SI) a partir de medidas simples da glicemia e da insulinemia no jejum e tem boa correlação com o método do clampe euglicêmico hiperinsulinêmico, considerado padrão-ouro na medida da SI. Calcula-se o HOMA-IR a partir da fórmula: HOMA-IR = glicemia (mmol/L) × insulina (mU/L) ÷ 22,5. Na população brasileira, valores do HOMA-IR > 2,71 são sugestivos de resistência à insulina. Quando utilizamos a glicemia em mg/dL e a insulina em mU/L, o índice HOMA-IR pode ser calculado utilizando-se a seguinte fórmula: HOMA-IR = [glicemia (mg/dL) × insulina (mU/L)] ÷ 405. Essas determinações laboratoriais não são, entretanto, essenciais para o diagnóstico da RI, uma vez que os elementos clínicos constituintes da SM, que estão habitualmente presentes, geralmente são suficientes.[9,10,11]

DIAGNÓSTICO

Enzimas hepáticas em níveis anormais, associadas ao achado de esteatose à US, principalmente em indivíduos que apresentem alguma das condições descritas no Quadro 75.1, sugerem o diagnóstico de NASH. É importante ressaltar que, embora freqüentemente presentes, tais condições não são necessárias para o diagnóstico de NASH, sendo cada vez mais freqüente o achado de NASH em pacientes sem nenhuma das condições mencionadas.[15,16,19,20,21]

Portanto, o diagnóstico de NASH é essencialmente de exclusão. Os achados clínicos, bioquímicos e ultra-sonográficos de NASH são inespecíficos. Para o diagnóstico de certeza, faz-se necessário afastar outras causas de doença hepática (principalmente etilismo crônico) e proceder à avaliação do tecido hepático obtido por biópsia.[16,19]

Deve-se iniciar investigando as causas mais comuns de doença hepática: etilismo e hepatites virais.

A quantificação da ingestão alcoólica pode ser um importante desafio, mesmo para médicos experientes, já que não existe um método complementar capaz de realizá-la de forma mais objetiva. Muitas vezes são necessários questionamentos em diferentes oportunidades e dirigidos não só ao paciente, mas também a membros da família. Autores mais rigorosos consideram que a ingestão de apenas 20 g/dia de etanol seja suficiente para induzir lesão hepática.[6,16,19] Para o cálculo da quantidade ingerida de etanol, pode-se utilizar a seguinte fórmula:

> Consumo de etanol (g/dia) = concentração de álcool na bebida (%) × volume ingerido/dia (mL) × 0,8/100.

Na investigação das hepatites virais, as principais determinações são:

- Pesquisa de HBsAg (antígeno de superfície do vírus da hepatite B)
- Pesquisa do anti-HCV (anticorpo contra o vírus da hepatite C)

Uma vez afastados o etilismo e as hepatites virais como causas da doença hepática, deve-se proceder às avaliações seguintes, de forma racional, segundo as suspeitas clínicas e a disponibilidade dos métodos:
- Pesquisa de anticorpo antimúsculo liso, anti-LKM1 e FAN (para afastar hepatite auto-imune)
- Determinação das concentrações de ferro sérico, saturação de transferrina, ferritina (para afastar hemocromatose)
- Pesquisa de anticorpo antimitocôndria (para descartar cirrose biliar primária)
- Determinação dos níveis séricos de ceruloplasmina (para afastar doença de Wilson)
- Determinação dos níveis séricos de α_1-antitripsina (para excluir deficiência de α_1-antitripsina)[16,19]

O diagnóstico definitivo de NASH faz-se a partir do estudo histopatológico do fígado. Além da confirmação diagnóstica, o estudo do tecido hepático permite a avaliação da gravidade da doença – o que não pode ser avaliado por nenhum outro meio. A Fig. 75.1 representa de forma esquemática os estágios de evolução da NASH.

De uma forma simplificada e acreditando na evolução em estágios da NASH, propôs-se a seguinte classificação, em ordem crescente de gravidade histológica: (1) tipo I, quando há apenas esteatose; (2) tipo II, quando há esteatose e inflamação lobular; (3) tipo III, quando há esteatose e degeneração baloniforme e (4) tipo IV, quando há esteatose, degeneração baloniforme e/ou corpúsculos de Mallory ou fibrose. Outra classificação histológica mais detalhada está descrita no Quadro 75.3.[22]

Kleiner e cols.[23] modificaram e simplificaram a análise da biópsia hepática e propõem 5 estágios: estágio 0 – ausência de fibrose; estágio 1 – presença de fibrose perissinusoidal ou portal; estágio 2 – presença de fibrose perissinusoidal e portal/periportal; estágio 3 – presença de fibrose septal ou fibrose em pontes; e estágio 4 – cirrose.

Sistema de Escore na Avaliação de Estágio mais Avançado de Fibrose na NASH

O padrão-ouro na avaliação de fibrose na NAFLD continua sendo a biópsia hepática. Entretanto, surgiram vários trabalhos utilizando parâmetros bioquímicos que avaliam estresse oxidativo, síntese e degradação de colágeno. Tais parâmetros isoladamente não apresentam, contudo, boa acurácia em distinguir estágios mais avançados de fibrose. Um sistema de escore proposto por Angulo e cols.[21] utilizando parâmetros simples (idade, índice de massa corpórea [IMC], presença ou ausência de diabetes, relação AST/ALT, número de plaquetas e dosagem de albumina), denominado escore NAFLD de fibrose, demonstrou que, quando o paciente apresentava escore $\leq -1,455$, fibrose avançada definida como (F3–F4) poderia ser excluída com elevada acurácia (valor preditivo [VP] negativo > 88%). Por outro lado, quan-

QUADRO 75.3
Classificação Histopatológica da NASH

Grau 1 – Leve
Esteatose: predominantemente macrovesicular, envolvendo entre 33% e 66% dos lóbulos.
Balonização: ocasional, nos hepatócitos da zona 3
Inflamação lobular: polimorfonucleares e, ocasionalmente, mononucleares
Inflamação portal: ausente ou leve

Grau 2 – Moderada
Esteatose: de qualquer grau, freqüentemente mista (macro- e microvesicular)
Balonização: evidente, nos hepatócitos da zona 3
Inflamação lobular: polimorfonucleares e mononucleares, fibrose pericelular
Inflamação portal: leve a moderada

Grau 3 – Grave
Esteatose: > 66% (panacinar) freqüentemente mista (macro- e microvesicular)
Balonização: importante, nos hepatócitos da zona 3
Inflamação lobular: polimorfonucleares e mononucleares, fibrose pericelular
Inflamação portal: leve a moderada

Estadiamento da Fibrose na NASH
Estágio 1: fibrose perivenular, perissinusoidal/pericelular focal ou extensa, predomínio em zona 3
Estágio 2: como acima, mais fibrose periportal, focal ou extensa
Estágio 3: fibrose em ponte, focal ou extensa
Estágio 4: cirrose

Adaptado da Ref. 22.

do esse escore era > 0,676, a presença de fibrose avançada poderia ser diagnosticada com elevada acurácia (VP positivo > 82%).[21] A fórmula utilizada para calcular o escore NAFLD de fibrose é:

$$\text{Escore NAFLD} = -1{,}675 + 0{,}037 \times \text{idade (anos)} + 0{,}094 \times \text{IMC (kg/m}^2\text{)} + 1{,}13 \times \text{diabetes (sim = 1, não = 0)} + 0{,}99 \times \text{AST/ALT} - 0{,}013 \times \text{plaquetas} (\times 10^9/\text{L}) - 0{,}66 \times \text{albumina (g/dL)}.$$

Um outro escore (*European Liver Fibrosis* [ELF]) foi recentemente proposto, no qual se incluem parâmetros mais complexos e limitados a alguns centros de pesquisa, tais como: inibidor tecidual da matriz metaloproteinase 1 (TIMP1), ácido hialurônico (HA), peptídeo aminoterminal do procolágeno III (P3NP).[19] Foi observado que, quando o paciente apresentava o escore ELF $<-1,0281$, fibrose avançada (F3–F4) poderia ser excluída com elevada acurácia (sensibilidade e especificidade em torno de 90%). Em contrapartida, quando o escore ELF era > 0,2112, a presença de fibrose avançada poderia ser diagnosticada com elevada acurácia. A biópsia hepática seria reservada apenas para os valores intermediários entre esses dois pontos de corte. A limitação da utilização do escore ELF deve-se à ausência dos parâmetros utilizados em seu cálculo na prática clínica diária.[19] A fórmula utilizada para calcular o escore ELF é:

$$\text{Escore ELF} = -7{,}412 + (\ln (\text{HA}) \times 0{,}681) + (\ln(\text{P3NP}) \times 0{,}775 + (\ln(\text{TIMP1}) \times 0{,}494).$$

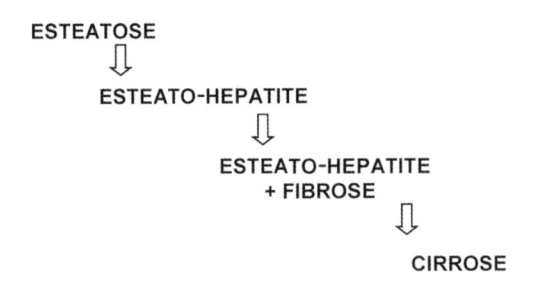

ESTEATOSE
⇩
ESTEATO-HEPATITE
⇩
ESTEATO-HEPATITE + FIBROSE
⇩
CIRROSE

Fig. 75.1 Estágios de gravidade da NASH.

QUADRO 75.4
Escore BARD de Avaliação de Fibrose em NALFD

Parâmetros	Pontuação
Índice de massa corpórea ≥ 28	1
AST/ALT ≥ 0,8	2
Diabetes mellitus presente	1

Outro escore que utiliza parâmetros mais simples, como IMC (**B**MI) relação AST/ALT (**AAR**atio), presença de diabetes (**D**iabetes), é o índice BARD, que foi proposto por Harrison e cols.[20] em 2008 e atribui o sistema de pontuação mostrado no Quadro 75.4. Evidenciou-se que um escore BARD de 2 a 4 está associado a risco 17 vezes maior de apresentar fibrose avançada (F3–F4) e um VP negativo de 96%. Por outro lado, quando o escore BARD encontra-se entre 0–1, tem um VP positivo elevado de ausência de fibrose avançada.[20]

Esses sistemas de escores são importantes não para substituir a biópsia hepática, mas para selecionar os casos mais graves e para que seja discutido com o paciente o risco ou a probabilidade de vir a apresentar fibrose mais avançada. Nessa situação, seria necessário implementar medidas comportamentais (p.ex., exercícios, dieta, perda de peso) e, em alguns casos, medicamentos, com o intuito de reduzir a progressão para formas mais avançadas de NAFLD, como cirrose e o surgimento do carcinoma hepatocelular.[19-21]

A melhor forma de se obter um fragmento do tecido hepático é através da biópsia hepática percutânea (BHP) guiada por US, reservando-se as biópsias laparoscópicas para casos especiais, como a presença de distúrbios de coagulação. A BHP é um procedimento pouco invasivo, com morbidade em torno de 0,06–0,32% e mortalidade de 0,01%. As principais complicações são hemorragias, hemobilia, fístula arteriovenosa e peritonite biliar.[22,23]

Percebe-se, portanto, que, apesar de ser um procedimento relativamente simples, a BHP não deixa de ser invasiva e sujeita a complicações. Ademais, raramente ela irá contradizer a suspeita diagnóstica e/ou alterar o tratamento. A indicação da biópsia é clara quando há dúvidas do diagnóstico; em todos os outros casos, deverá ser decidida entre o médico e o paciente.[22,23]

Síntese da Abordagem Diagnóstica

Em resumo, a avaliação das enzimas hepáticas (ALT > AST) e/ou a US (hiperecogenicidade sugestiva de esteatose) podem sugerir o diagnóstico de NASH, principalmente quando detectadas em pacientes obesos, diabéticos, hipertensos e/ou dislipidêmicos.

Se forem afastadas todas as outras causas conhecidas de doença hepática, o diagnóstico já é considerado muito provável, e o médico está autorizado a iniciar as medidas terapêuticas.

Nos casos em que médico e paciente julgarem ser importante o diagnóstico de certeza, quando se deseja avaliar a gravidade da lesão hepática ou quando há qualquer dúvida diagnóstica, deve-se realizar a biópsia hepática.

TRATAMENTO

Até o momento, não há um tratamento específico que seja comprovadamente efetivo para NASH. Os esforços clínicos concentram-se em identificar e corrigir as condições associadas.

Perda de Peso e Atividade Física

Os pacientes que apresentam sobrepeso (IMC ≥ 25 e < 30 kg/m^2) ou obesidade (IMC ≥ 30 kg/m^2) devem ser orientados a perder peso de forma gradual. É sabido que a perda de 10% ou mais do peso está relacionada a melhora histológica da NASH. No entanto, quando a perda ponderal acontece muito rapidamente, como após cirurgia bariátrica ou dietas muito rigorosas, pode haver piora da lesão hepática, inclusive com desenvolvimento de insuficiência hepática. Assim, sugere-se que ela seja progressiva e inclua um programa de atividade física e reeducação alimentar, tendo como metas uma perda ponderal em um intervalo de tempo razoável (p.ex., 10% do peso em 6 meses).[12,16,24]

É possível que mesmo pacientes sem sobrepeso sejam beneficiados pela prática de exercícios, já que a atividade física tem um efeito sobre a sensibilidade insulínica que independe da perda de peso. Portanto, a atividade física regular deve ser estimulada sempre, independentemente do peso.[16,24]

A cirurgia bariátrica é eficaz no tratamento do obeso mórbido e de algumas co-morbidades. Nos últimos anos, tem sido muito estudado o papel das cirurgias redutoras na melhora histológica da NASH. Embora seja uma área ainda controversa, na maioria dos pacientes se observa uma melhora histológica e laboratorial após 1 ano da cirurgia. Possivelmente, isso resulta de controle das co-morbidades, reeducação alimentar e prática de exercícios físicos nesses indivíduos. Em casos selecionados – quando ocorreu uma perda excessiva de peso muito rápida –, pode haver piora da NASH e casos de insuficiência hepática. Critérios para identificar esse pequeno grupo de pacientes que têm agravamento da doença hepática ao se submeterem a cirurgia redutora necessitam ser identificados.[12]

Tratamento do Diabetes e da Dislipidemia

Além do controle de peso, recomendam-se controles rigorosos da glicemia e dos lípides nos pacientes diabéticos e naqueles com dislipidemia, muito embora o real impacto dessas medidas sobre a evolução da NASH ainda não esteja definido. As metas recomendadas para esses distúrbios estão descritas no Quadro 75.5.

As drogas de escolha para o tratamento do DM2 nos pacientes com NASH são os chamados agentes sensibilizadores de insulina. Nesse grupo incluem-se a metformina (representante das biguanidas) e tiazolidinedionas ou glitazonas (rosiglitazona e pioglitazona).[5,10,11]

QUADRO 75.5
Metas de Controle Recomendadas para os Pacientes com DM2

• Glicemia de jejum	70–110 mg/dL
• Glicemia pós-prandial	< 140 mg/dL
• Glico-hemoglobina	limite superior do método
• Colesterol total	< 200 mg/dL
• HDL colesterol	> 45 mg/dL
• LDL colesterol	< 100 mg/dL
• Triglicerídeos	< 150 mg/dL
• Pressão arterial sistólica	< 130 mmHg
• Pressão arterial diastólica	< 85 mmHg
• Índice de massa corpórea (IMC)	20–25 kg/m^2

Baseado nas recomendações da Sociedade Brasileira de Diabetes, 2006.

De acordo com as recomendações mais recentes da Associação Americana de Diabetes (ADA) e da Associação Européia para o Estudo do Diabetes (EASD),[25] o tratamento inicial do DM2 deve constar de modificações no estilo de vida, juntamente com metformina, salvo contra-indicações. As exceções principais seriam pacientes muito sintomáticos com hiperglicemia acentuada (> 270 mg/dL) ou HbA_{1c} > 10%, bem como na vigência de cirurgias, infecções ou outras intercorrências graves, em que a insulinoterapia seria obrigatória.[25]

O tratamento da dislipidemia baseia-se inicialmente em orientação alimentar, perda de peso e estímulo à atividade física. O uso de drogas dependerá do perfil lipídico atingido com essas medidas e da presença de condições predisponentes. Assim, o mau controle glicêmico em um paciente com DM2, por exemplo, justifica a ocorrência de hipertrigliceridemia e/ou de níveis reduzidos de HDL-c; portanto, esse controle é o aspecto principal a ser abordado. A terapêutica farmacológica detalhada das dislipidemias está abordada em um outro capítulo deste livro. De uma forma resumida, nas hipertrigliceridemias as drogas de escolhas são fibratos, ficando o ácido nicotínico como segunda opção. Nas dislipidemias combinadas e, principalmente, na elevação isolada do colesterol LDL (LDL-c), os medicamentos mais indicados são as estatinas, entre as quais rosuvastatina (Crestor®, Vivacor®) é a mais potente na redução do LDL-c. Na última condição, outras opções terapêuticas menos utilizadas são as resinas seqüestrantes dos ácidos biliares (colestiramina, colestipol e colesevelam) e o ácido nicotínico.[10,11,16]

Tratamento da Resistência Insulínica (RI)

Principal fator fisiopatogênico identificado, a RI é também a mais promissora via para o tratamento da NASH. Como mencionado anteriormente, nenhum tratamento específico para a NASH está autorizado para uso clínico, mas os estudos iniciais com medicações que melhoram a RI, em pacientes com NASH, são animadores.[11,12]

Existem evidências de que a metformina melhora a esteatose e a inflamação hepática em animais de laboratório e reduz os níveis de enzimas hepáticas em humanos. Dessa forma, essa droga parece ser uma boa opção para pacientes com NASH, pelo menos naqueles também portadores de DM2.[11,12,24]

A troglitazona, uma glitazona não mais disponível para uso clínico, mostrou bons resultados em um estudo clínico de pacientes com NASH, porém, paradoxalmente, essa droga foi retirada do mercado por ter provocado hepatotoxicidade grave, algumas vezes fatal. Rosiglitazona (Avandia®) e pioglitazona (Actos®) têm sido investigadas na NASH. Até o momento, quatro estudos, totalizando 80 pacientes, testaram essas drogas na NASH, demonstrando benefícios, em parâmetros tanto clínicos quanto histológicos. Vale ressaltar, contudo, que somente um desses estudos era controlado. Nesse estudo, comparando-se 2 grupos de 10 pacientes não-diabéticos, o tratamento com vitamina E (400 UI/dia) + pioglitazona (30 mg/dia) demonstrou uma significativa diminuição na esteatose, nos corpúsculos de Mallory, na balonização e na fibrose pericelular em relação ao uso isolado da vitamina E (400 UI/dia).[24]

Um efeito colateral importante com o uso das glitazonas é o ganho de peso; geralmente, é discreto (média de 3,5 kg), mas pode ser intenso o bastante para levar à interrupção do tratamento.[26] Descrevem-se ainda edema de membros inferiores, anemia e riscos aumentados para fraturas (sobretudo em mulheres) e insuficiência cardíaca.[25] Em 2 metanálises,[27,28] verificou-se um aumento de 30–40% no risco para infarto do miocárdio em diabéticos tipo 2 tratados com rosiglitazona (RGZ), o que não foi confirmado pelos resultados preliminares do estudo RECORD.[29] De acordo com as recomendações da ADA e EASD, caso se opte por uma glitazona no tratamento do DM2, deve-se dar preferência à pioglitazona.[25] Tal recomendação baseia-se na sua aparente maior segurança cardiovascular e nas alterações mais benéficas sobre o perfil lipídico, em comparação à RGZ.[25]

Os benefícios bioquímicos e histológicos dos sensibilizadores de insulina na NASH tendem a reverter dentro de alguns meses após a suspensão da medicação.[24]

Drogas "Hepatoprotetoras"

Várias medicações têm sido usadas empiricamente no tratamento da NASH, em função de seus possíveis efeitos hepatoprotetores.

O *ácido ursodeoxicólico* (Ursacol®), agente de mecanismo de ação desconhecido, ao qual são atribuídas propriedades de estabilização de membranas e citoprotetora, já foi avaliado em estudos controlados. Seu efeito em diminuir os níveis de enzimas e a esteatose está comprovado. No entanto, ainda não foram demonstrados benefícios a longo prazo, e desconhece-se qual a dose ideal.[24] A dose utilizada em outras doenças hepáticas é de 10–15 mg/kg/dia, em 3 ou 4 tomadas diárias, às refeições.[24] Um estudo multicêntrico[30] avaliou 107 pacientes com NASH que foram tratados com Ursacol® ou placebo durante 2 anos, porém não se evidenciou diferença significativa em relação aos 2 grupos. Embora tenha sido observada redução de 40% na esteatose e de 21% na fibrose, os achados desse estudo não reforçam os dados iniciais observados com o uso do Ursacol®.[24] Ainda que bem tolerado, esse fármaco tem custo elevado, o que restringe ainda mais sua utilização no tratamento da NASH.

A *vitamina E* (DL-α-tocoferol), reconhecida como um agente antioxidante, mostrou-se eficaz em diminuir os níveis de enzimas em crianças com NASH quando utilizada na dose de 400–1.200 UI/dia. No entanto, um maior número de estudos precisa ser realizado para confirmar sua eficácia.[24] Recentemente, um estudo em adultos utilizou vitamina E (400 UI) associada à vitamina C, demonstrando redução na fibrose no grupo de pacientes com NASH.[31]

Outra medicação promissora é a *betaína*, precursora do agente hepatoprotetor endógeno S-adenosil-metionina, sobre a qual há estudos bem controlados, que precisam ainda ser validados.[31]

Por ser o TNF um provável mediador central na evolução da NASH, alguns estudos têm obtido resultados iniciais animadores com o uso da pentoxifilina. São ainda candidatos ao tratamento da NASH agentes como lecitinas, β-caroteno, N-acetilcisteína, vitamina C e selênio.[24,31]

RESUMO

- A esteato-hepatite não-alcoólica (NASH) é uma importante causa de doença hepática que pode levar a cirrose e insuficiência hepática.
- A NASH está freqüentemente associada a resistência insulínica.
- Inicialmente, há uma alteração do metabolismo lipídico que promove o acúmulo de triglicerídeos nos hepatócitos, configurando a esteatose hepática.
- Na segunda etapa, um outro fator desencadeia o processo inflamatório, com necrose e fibrose, caracterizando a esteato-hepatite.
- O diagnóstico de NASH deve sempre ser pesquisado em pacientes obesos ou com DM2, mas também deve ser lembrado em pacientes sem outras co-morbidades.

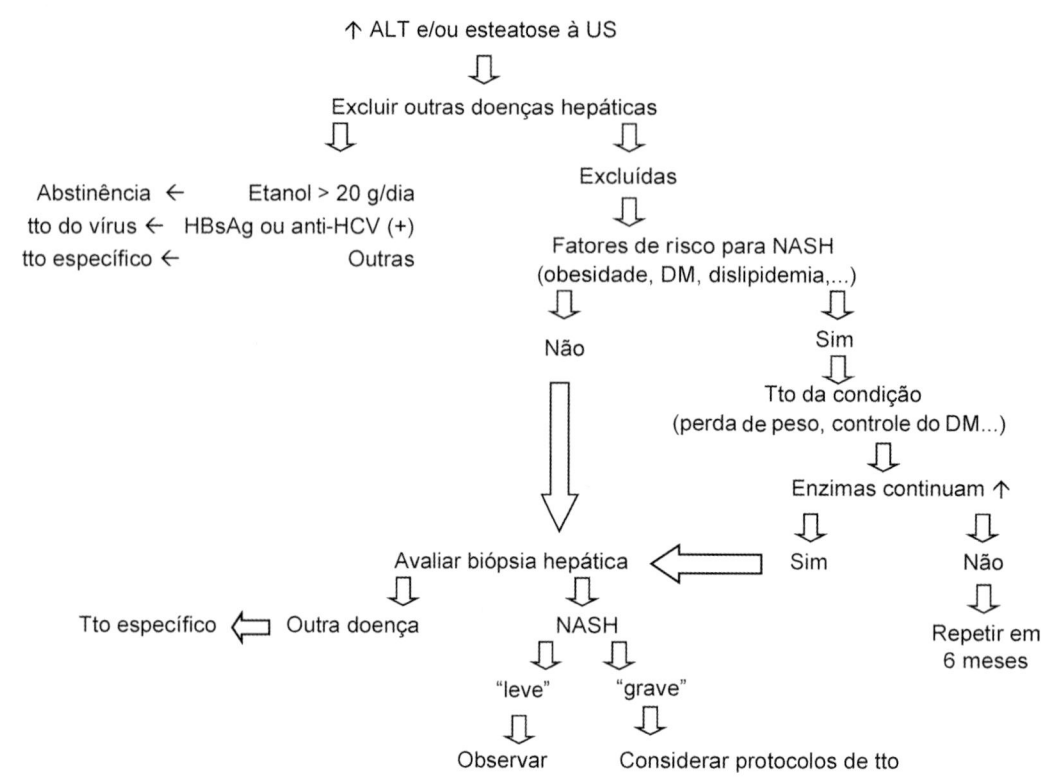

Fig. 75.2 Abordagem diagnóstica e terapêutica para NASH. Tto = tratamento; DM = *diabetes mellitus*.

- Não existe um marcador específico para o diagnóstico de NASH, sendo esse um diagnóstico de exclusão, para o qual o padrão-ouro é a biópsia hepática.
- Não existe tratamento estabelecido para NASH. Devem-se controlar os fatores associados, principalmente obesidade e DM2, e estimular a atividade física. Tratamentos farmacológicos para NASH precisam ser mais bem estudados.
- Na Fig. 75.2 consta, de forma resumida, um esquema proposto para a abordagem diagnóstica e terapêutica da NASH.

BIBLIOGRAFIA

1. Angulo P. Nonalcoholic fatty liver disease. *N Engl J Med*, 2002; 346:1221-31.
2. Diehl AM. Nonalcoholic steatohepatitis. *Sem Liver Dis*, 1999; 19:221-9.
3. Bacon BR, Farahvash MJ, Janney CG, Neuschwander-Tetri BA. Non-alcoholic stetohepatitis: an expanded clinical entity. *Gastroenterology*, 1994; 207;1103-9.
4. Gholam PM, Flancbaum L, Machan JT, *et al*. Nonalcoholic fatty liver disease in severely obese subjects. *Am J Gastroenterol*, 2007; 102:399-408.
5. Gross JL, Silveiro SP, Camargo JL, *et al*. Diabetes melito: diagnóstico, classificação e avaliação do controle glicêmico. *Arq Bras Endocrinol Metab*, 2002; 46:16-26.
6. Mulhall BP, Ong JP, Younossi ZM. Non-alcoholic fatty liver disease: an overview. *J Gastroenterol Hepatol*, 2002; 17:1136-43.
7. Saad MJA. Síndrome plurimetabólica. In Coronho V *et al*. (eds.) *Tratado de Endocrinologia e Cirurgia Endócrina*, 1.ª ed. Rio de Janeiro: Guanabara Koogan, 2001; 141-6.
8. Chitturi S, Ferrell GC. Etiopathogenesis of nonalcoholic steatohepatitis. *Semin Liver Dis*, 2001; 21:27-41.
9. Geloneze B, Tambascia MA. Laboratorial evaluation and diagnosis of insulin resistance. *Arq Bras Endocrinol Metab*, 2006; 50:208-15.
10. Tolman KG, Fonseca V, Dalpiaz A, Tan MH. Spectrum of liver disease in type 2 diabetes and management of patients with diabetes and liver disease. *Diabetes Care*, 2007; 30:734-43.
11. Angelico F, Burattin M, Alessandri C, *et al*. Drugs improving insulin resistance for non-alcoholic fatty liver disease and/or non-alcoholic steatohepatitis. *Cochrane Database Syst Rev*, 2007; 24:CD 005166.
12. Verna EC, Berg PD. Role of fatty acids in the pathogenesis of obesity and fatty liver: impact of bariatric surgery. *Semin Liver Dis*, 2008; 28:407-26.
13. Nissen SE, Wolski K. The effect of rosiglitazone on the risk of myocardial infarction and death from cardiovascular issues. *N Engl J Med*, 2007; 356:2457-71.
14. AGA technical review on nonalcoholic fatty liver disease. *Gastroenterology*, 2002; 123:1705-25.
15. Adams LA, Talwalkar JA. Diagnostic evaluation of nonalcoholic fatty liver disease. *J Clin Gastroenterol*, 2006; 40 (suppl.1):S34-S38.
16. Ho MK, Winn J, Poordad F. Review article: diagnosis and treatment of non-alcoholic fatty liver disease. *Aliment Pharmacol Ther*, 2008; 28:503-22.
17. Falck-Ytter Y, Younassi ZM, Marchesini G, McCullough AJ. Clinical features and natural history of nonalcoholic steatosis syndromes. *Semin Liver Dis*, 2001; 21:71-6.
18. Matteoni CA, Younossi ZM, Gramlich T, *et al*. Non-alcoholic fatty liver disease: a spectrum of clinical and pathological severity. *Gastroenterology*, 1999; 113;1413-9.
19. Guha IN, Parkes J, Roderick P, *et al*. Noninvasive markers of fibrosis in nonalcoholic fatty liver disease: validating the European Liver Fibrosis panel and exploring simple markers. *Hepatology*, 2008; 47:455-60.
20. Harrison SA, Oliver D, Arnold HL, *et al*. Development and validation of a simple NAFLD clinical scoring system for identifying patients without advanced disease. *Gut*, 2008; 57:1441-7.

21. Angulo P, Hui JM, Marchesini G, et al. The NAFLD fibrosis score: a noninvasive system that identifies liver fibrosis in patients with NAFLD. *Hepatology*, 2007; *45*:846-54.
22. Brunt EM, Janney CG, Di Bisceglie AM, et al. Nonalcoholic steatohepatitis: a proposal for grading and staging the histological lesion. *Am J Gastroenterol*, 1999; *94*:2467-74.
23. Kleiner DE, Brunt EM, Van Natta M, et al.; Nonalcoholic Steatohepatitis Clinical Research Network. Design and validation of a histological scoring system for nonalcoholic fatty liver disease. *Hepatology*, 2005; *41*:1313-21.
24. Kashi MR, Torres DM, Harrison SA. Current and emerging therapies in nonalcoholic fatty liver disease. *Semin Liver Dis*, 2008; *28*:396-406.
25. Nathan DM, Buse JB, Davidson MB, et al.; American Diabetes Association; European Association for Study of Diabetes. Medical management of hyperglycemia in type 2 diabetes: a consensus algorithm for the initiation and adjustment of therapy: a consensus statement of the American Diabetes Association and the European Association for the Study of Diabetes. *Diabetes Care*, 2009; *32*:193-203.
26. Dormandy JA, Charbonnel B, Eckland DJ, et al. Secondary prevention of macrovascular events in patients with type 2 diabetes in the PROactive Study (PROspective pioglitAzone Clinical Trial in macroVascular Events): a randomized controlled trial. *Lancet*, 2005; *366*:1279-89.
27. Nissen SE, Wolski K. Effect of rosiglitazone on the risk of myocardial infarction and death from cardiovascular causes. *N Engl J Med*, 2007; *356*:2457-71.
28. Singh S, Loke YK, Furberg CD. Long-term risk of cardiovascular events with rosiglitazone: a meta-analysis. *JAMA*, 2007; *298*:1189-95.
29. Home PD, Pocock SJ, Beck-Nielsen H, et al.; RECORD Study Group. Rosiglitazone evaluated for cardiovascular outcomes – an interim analysis. *N Engl J Med*, 2007; *357*:28-38.
30. Lindor KD, Kowdley KV, Heathcote EJ, et al. Ursodeoxycholic acid for treatment of nonalcoholic steatohepatitis: results of a randomized trial. *Hepatology*, 2004; *39*:770-8.
31. Porticasa P, Grattagliano I, Palmieri VO, Palasciano G. Current pharmacological treatment of nonalcoholic fatty liver. *Curr Med Chem*, 2006; *13*:2889-900.

76 Distúrbios Endócrino-metabólicos na Infecção pelo HIV e na AIDS

Clarisse Mourão Melo Ponte, Glaydson Assunção Ponte, Maria Helane da Costa Gurgel, Renan Magalhães Montenegro Júnior

INTRODUÇÃO

Estima-se que aproximadamente 40 milhões de pessoas estejam infectados pelo vírus da imunodeficiência humana (HIV) em todo o mundo. No Brasil, os dados do último relatório da Organização Mundial de Saúde (OMS) apontam que cerca de 730.000 pessoas são portadoras do HIV, acarretando um importante impacto sobre o sistema de saúde e a qualidade de vida dessas pessoas.[1]

Após o surgimento da terapia anti-retroviral (TARV) e da introdução da política de acesso universal ao tratamento em diversos países, observou-se um importante aumento da sobrevida, configurando-se um novo perfil da doença na população que tem acesso ao tratamento. Atualmente, inúmeros anti-retrovirais (ARVs) estão disponíveis no mercado, compondo seis classes de drogas com diferentes mecanismos de ação (Quadro 76.1).

A história natural da infecção pelo HIV apresenta um amplo espectro de manifestações clínicas, e, nesse contexto, os distúrbios endócrinos são relativamente comuns, podendo se apresentar sob as mais diversas formas, a depender do estadiamento da infecção e da utilização ou não da TARV.

Este capítulo tem como objetivo maior revisar a prevalência, os mecanismos fisiopatológicos e as estratégias terapêuticas para as principais anormalidades endócrino-metabólicas associadas à infecção pelo HIV e a seu tratamento.

EIXO ADRENOCORTICOTRÓFICO

Disfunção do eixo hipotálamo-hipófise-adrenal (HHA) é comumente encontrada em pacientes infectados pelo HIV. Hipercortisolismo, insuficiência adrenal (IA) clínica ou subclínica, bem como alterações dos mineralocorticóides e androgênios adrenais, podem ser observados. Na Fig. 76.1 são detalhados os principais efeitos da infecção pelo HIV sobre o eixo HHA.

Hipercortisolismo

Um considerável número de pacientes com AIDS tem níveis elevados de cortisol basal e apresenta correlação linear negativa com a contagem de células CD4, sugerindo uma associação com o estadiamento da infecção. No entanto, esse achado não foi confirmado por outros autores, que evidenciaram maior prevalência de hipercortisolemia nos estágios mais precoces da doença. Os níveis de ACTH têm variado de normal a elevado na maioria das séries, porém podem também estar diminuídos, associados a um cortisol basal aumentado, sugerindo um estímulo extra-hipofisário para a secreção do cortisol.[2,3]

Diversas citocinas, incluindo interleucina-1 (IL-1), fator de necrose tumoral-alfa (TNF-alfa) e interleucina-6 (IL-6), podem mo-

QUADRO 76.1

Principais Drogas Anti-retrovirais das Quatro Classes Disponíveis e seus Respectivos Produtos Comerciais de Referência

Inibidores da Transcriptase Reversa Análogos dos Nucleosídeos (ITRNs)

Zidovudina – AZT	Retrovir®/Biovir® (AZT + 3TC)
Lamivudina – 3TC	Epvir®/Biovir® (AZT + 3TC)
Estavudina – d4T	Zerit®
Didanosina – ddI	Videx®
Abacavir – ABC	Ziagen®
Tenofovir – TDF	Viread®
Entricitabina – ETC	Emtriva®

Inibidores da Transcriptase Reversa Não-análogos dos Nucleosídeos (ITRNNs)

Efavirenz – EFV	Stocrin®
Nevirapina – NVP	Viramune®

Inibidores de Proteases (IPs)

Amprenavir – APV	Agenerase®
Indinavir – IDV	Crixivan®
Atazanavir – ATV	Reyataz®
Ritonavir – RTV	Norvir®
Lopinavir/r – LPV/r	Kaletra®
Saquinavir – SQV	Invirase® ou Fortovase®
Fosamprenavir – FPV	Lexiva®
Tipranavir – TPV	Texega®

Inibidores de Fusão (IFs)

Enfuvirtide – T20	Fusion®

Inibidores de Entrada (antagonista do receptor CCR5)

Maraviroque	Celsentri®

Inibidores de Integrase

Raltegravir – RAL	Isentres®

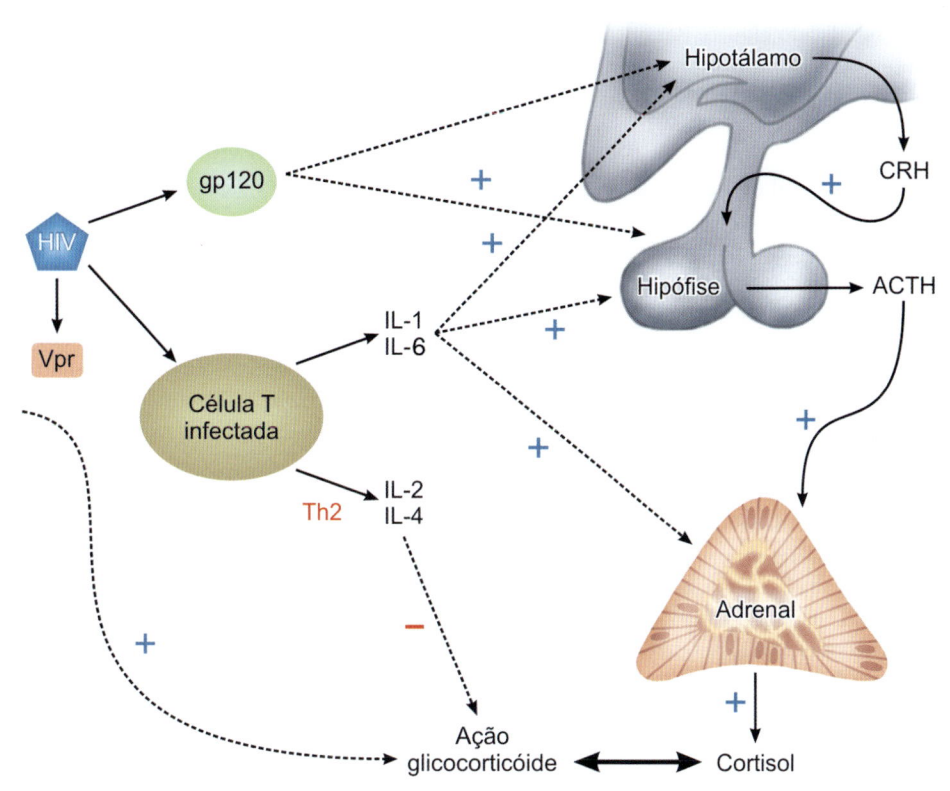

Fig. 76.1 Representação esquemática dos efeitos do HIV sobre o eixo hipotálamo-hipófise-adrenal. O HIV estimula a ação glicocorticóide (GC) através de efeitos diretos da proteína Vpr nos tecidos periféricos. A proteína gp120 induz a secreção de GCs por estímulo direto sobre o hipotálamo e a hipófise. IL-1 e IL-6 têm efeitos estimulatórios sobre a secreção de cortisol do córtex adrenal e agem indiretamente aumentando a secreção de CRH e ACTH. Um subgrupo de pacientes apresenta resposta tipo Th2, traduzida em aumento de IL-2 e IL-4, que inibem a ação do cortisol nos tecidos, associada ao fenótipo de resistência aos GCs. IL = interleucina; CRH = hormônio liberador de corticotropina; ACTH = corticotropina. (Adaptado da Ref. 4.)

dular o eixo HHA, aumentando a secreção de ACTH e o hormônio liberador de corticotropina (CRH). Mastorakos e cols.[2] demonstraram que IL-1 e IL-6 estimulam diretamente a síntese de glicocorticóides (GC) pelo córtex adrenal. Outros mediadores inflamatórios, como interferon (IFN)-alfa, IFN-gama, IL-2, fator epidérmico de crescimento e fator ativador plaquetário também podem participar, direta ou indiretamente, da regulação do eixo HHA. Estudos in vitro demonstram que a proteína do envelope viral gp120 também pode estimular a secreção hipotalâmica de CRH (Fig. 76.1). Além disso, no estresse crônico ocorre disfunção da enzima 17,20-liase, com desvio da produção dos androgênios adrenais para o cortisol. Alguns autores descreveram ainda aumento da concentração da globulina ligadora do cortisol (CBG).[4-6]

Por fim, não se sabe ao certo se a elevação dos níveis de cortisol na infecção pelo HIV/AIDS é benéfica. Em outras formas de doença aguda ou crônica, essa alteração pode refletir uma resposta fisiológica adaptativa ao estresse.

Resistência aos Glicocorticóides

Um subgrupo de pacientes com AIDS apresenta achados laboratoriais compatíveis com hipercortisolismo e ACTH basal moderadamente aumentado na presença de manifestações clínicas de IA. Nesses pacientes, apesar de o número de receptores de GCs (GR) estar aumentado, a afinidade dos GCs ao receptor parece estar diminuída. Provavelmente, esse fenômeno pode ser devido à ação de citocinas, como IL-2 e IL-4. Outra possível explicação seria a expressão aumentada da variante GR-beta em relação à isoforma GR-alfa do receptor de GC, que é a principal mediadora da atividade glicocorticóide.[4,7]

Insuficiência Adrenal

Estudos de autópsia têm demonstrado envolvimento direto da glândula adrenal na maioria dos pacientes infectados pelo HIV. Acometimento pelo próprio HIV, por patógenos oportunistas ou por neoplasias, como sarcoma de Kaposi e linfoma não-Hodgkin, tem sido relatado. Vale ressaltar, contudo, que a maioria dessas séries é antiga, muitas das quais anteriores ao advento da TARV. Portanto, elas não refletem o perfil atual dos pacientes, que apresentam melhor *status* imunológico e menor incidência de infecções oportunistas (IOs).[8]

A principal causa de acometimento direto da adrenal em indivíduos com HIV é adrenalite por citomegalovírus (CMV). Séries de autópsia têm demonstrado que 40 a 90% dos pacientes infectados apresentam infecção por CMV na glândula, principalmente aqueles com estágios avançados de imunossupressão. Atualmente, comprometimento adrenal por CMV em pacientes com falha imune e virológica à terapia anti-retroviral altamente ativa (HAART) tem sido descrita em associação com retinite por CMV. Além disso, *Mycobacterium tuberculosis*, complexo *M. avium-intracellulare* (MAC), *Histoplasma capsulatum*, *Pneumocystis jiroveci*, *Toxoplasma gondii* e *Cryptococcus neoformans* também podem ser encontrados no parênquima adrenal. Anticorpos antiadrenal podem ser encontrados em decorrência da ativação policlonal inespecífica dos linfócitos B e, aparentemente, não apresentam significado clínico. Raramente, doença hipotalâmico-hipofisária por IOs, como toxoplasmose, citomegalovirose, criptococose ou tuberculose, pode cursar com IA central. Necrose hipofisária pelo HIV tem sido descrita em 10% dos pacientes submetidos a autópsia.[9-11]

O acometimento direto da adrenal ou hipófise pode levar a IA clínica ou subclínica. Em pacientes com infecção precoce pelo HIV, o teste de estímulo com ACTH sintético (Cortrosina®) revelou resposta subnormal em 8 a 14% dos casos, enquanto entre indivíduos com infecção avançada e AIDS até 54% apresentaram sub-resposta ao teste. Entre pacientes criticamente enfermos infectados pelo HIV, Marik e cols.[12] descreveram uma elevada prevalência de IA, variável de acordo com os critérios diagnósticos utilizados. Após o teste com baixas doses (1 µg) de ACTH, a prevalência foi de 21% (com ponto de corte [PC] de 18 µg/dL) e 46% (com ponto de corte de 25 µg/dL). Após o teste de estímulo com altas doses (250 µg) de ACTH, a prevalência de IA foi de 7% (com PC de 18 µg/dL) e 21% (com PC de 25 µg/dL).[12] Nesse estudo, a antigenemia para CMV foi a única variável associada a IA. Devido à alta incidência de disfunção adrenal em pacientes com infecção disseminada por CMV, tuberculose ou gravemente enfermos internados em unidades de terapia intensiva (UTI), tem sido recomendado que eles sejam avaliados com o teste de ACTH em baixas doses (1 µg EV).[2,4,12,13]

Alguns fármacos estão associados a disfunção adrenal. O cetoconazol inibe várias enzimas do córtex, bloqueando a esteroidogênese adrenal. O acetato de megestrol, um progestágeno utilizado na síndrome consuntiva, pode suprimir o eixo HHA por apresentar propriedades glicocorticóides. Drogas indutoras da CYP450, como fenitoína e rifampicina, podem aumentar a metabolização dos GCs e induzir IA clínica em pacientes com reserva adrenal reduzida.[14]

Mineralocorticóides

Mais raramente, os pacientes com infecção pelo HIV podem apresentar alteração na regulação dos mineralocorticóides. Acredita-se que a zona glomerulosa seja acometida com menor intensidade do que a fasciculada. No entanto, existem relatos de hipoaldosteronismo hipo- ou hiper-reninêmico e hiperaldosteronismo. Por outro lado, anormalidades no equilíbrio hidroeletrolítico são encontradas com maior freqüência, principalmente hipercalemia e hiponatremia. As principais causas são o uso de medicamentos, como anfotericina B, trimetoprim, sulfonamidas, foscarnet e pentamidina, doença intersticial renal e síndrome da secreção inapropriada de hormônio antidiurético (SIADH), secundária a processos infecciosos ou neoplásicos (p.ex., tumores do pulmão ou sistema nervoso central).[4,9]

Androgênios Adrenais

Como mencionado anteriormente, indivíduos infectados pelo HIV apresentam um desvio da síntese de androgênios para o cortisol. Provavelmente o mecanismo seja a redução da atividade da enzima 17,20-liase, culminando em diminuição da relação deidroepiandrosterona (DHEA)/cortisol. Em estudo que avaliou a função ovariana e adrenal de mulheres com AIDS, a relação DHEA/cortisol foi significativamente reduzida naquelas com síndrome consuntiva. Além disso, foi demonstrada uma correlação positiva entre a concentração plasmática de DHEA e a contagem de células CD4, sugerindo que a relação DHEA/cortisol pode ser um marcador prognóstico da doença. Henderson e cols.[16] mostraram que, in vitro, o DHEA inibe modestamente a replicação viral. De fato, a redução da relação DHEA/cortisol está associada a deterioração do *status* imunológico, devido a uma mudança do padrão de resposta imune Th1 para Th2, com excessiva produção de citocinas relacionadas a linfócitos Th2, como IL-4, IL-5, IL-6 e IL-10 e supressão de citocinas de linfócitos Th1, como IL-2, IFN-gama e IL-12.[15,16]

EIXO GONADOTRÓFICO

Disfunção do eixo gonadotrófico é freqüentemente observada em pacientes infectados pelo HIV. A patogênese é multifatorial e está relacionada a duração da infecção, efeitos citopáticos diretos do vírus, uso de drogas gonadotóxicas, IOs, neoplasias e desnutrição, entre outros fatores.[42,47]

Função Testicular

Estudos de autópsia têm demonstrado inúmeras alterações histopatológicas nos testículos, como redução da espermatogênese, perda de células de Leydig, espessamento e atrofia da membrana basal dos túbulos seminíferos, fibrose peritubular, infiltrado intersticial e infecção direta pelo HIV em 30% ou mais das células testiculares.[14] Outros autores descreveram envolvimento dos testículos por MAC, *Toxoplasma gondii* e CMV em 39% dos pacientes com doença avançada. Entre pacientes com tuberculose miliar, até 25% podem ter acometimento gonadal.[15,17]

Nas fases iniciais da infecção pelo HIV, são observados níveis de testosterona total e livre normais ou aumentados, com resposta exagerada do hormônio luteinizante (LH) ao estímulo com hormônio liberador de gonadotrofinas (GnRH), sugerindo um distúrbio central. Com a evolução da doença, observa-se redução dos níveis da testosterona livre e biodisponível, que pode ser causada por hipogonadismo primário ou secundário. Os estudos iniciais demonstraram hipogonadismo laboratorial em aproximadamente 50% dos homens com AIDS, estando esse achado associado à gravidade da doença. A maioria desses pacientes apresentava níveis normais ou reduzidos de gonadotrofinas. No entanto, estudos recentes evidenciaram redução da prevalência de hipogonadismo para cerca de 20%, principalmente devido à introdução da HAART. Os níveis de testosterona total podem estar normais mesmo na presença de hipogonadismo, devido ao aumento da concentração da globulina transportadora dos hormônios sexuais (SHBG). Por isso, a determinação da testosterona livre ou biodisponível tem sido recomendada para o diagnóstico de hipogonadismo nesses pacientes. A redução dos níveis de testosterona está associada a perda de massa e força muscular, redução da densidade mineral óssea, lipodistrofia, depressão, astenia, fadiga e disfunção sexual.[14,17,18]

Hipogonadismo primário (HP) é menos freqüente, tendo sido observado em cerca de 25% dos pacientes em séries mais antigas. Outros fatores associados ao HP são o uso de drogas, como cetoconazol, álcool e maconha, além da liberação aumentada de citocinas pró-inflamatórias, como TNF-alfa e IL-1, que causam redução da síntese de testosterona, pelo bloqueio da esteroidogênese.[17]

Hipogonadismo secundário é mais prevalente que o HP, caracterizando-se por baixos níveis de testosterona livre e/ou biodisponível, além de concentrações de gonadotrofinas normais ou reduzidas. Está associado à presença de doenças sistêmicas oportunistas, caquexia, ação de citocinas (p.ex., TNF-alfa) e uso de drogas (p.ex., acetato de megestrol, GCs, opióides e drogas de abuso).[14]

Ginecomastia e Hiperprolactinemia

Ginecomastia pode estar associada a baixos níveis de testosterona e/ou a aumento dos níveis de estrogênios, doenças hepáticas, abuso de álcool ou de outras drogas, como maconha. Medicamentos como cetoconazol, cimetidina e hormônios esteróides também têm sido implicados. Recentemente, foram relatados casos de ginecomastia em homens em uso de inibidores de protease (IPs). Os mecanismos não estão elucidados. Além disso, pode ser observada ginecomastia no cenário da lipodistrofia associada ao HIV (LAHIV).[19]

Hiperprolactinemia foi reportada em 21% dos pacientes do sexo masculino infectados pelo HIV com doença estável e está associada ao uso de opióides e ao aumento da contagem de células CD4. Evidências sugerem ainda aumento da bioatividade da prolactina em pacientes infectados pelo HIV, que podem apresentar tônus dopaminérgico diminuído. Hiperprolactinemia associada a galactorréia tem sido relatada em usuários de IPs. Os mecanismos são incertos, mas supõe-se que possam ser decorrentes da estimulação direta da secreção de prolactina por alguns IPs ou dos efeitos dessas drogas sobre o citocromo P450, que potencializam a ação antagonista dopaminérgica de outros fármacos.[19,20]

Lipodistrofia Associada ao HIV e Hipogonadismo

Outro aspecto de relevância se refere à associação entre LAHIV e deficiência androgênica, tendo em vista que a testosterona é um importante determinante da distribuição regional de gordura e da composição corporal. Estudos demonstram que a redução dos níveis de testosterona pode cursar com aumento da sensibilidade tissular aos GCs, diminuição da atividade do receptor de proliferação ativada do peroxissomo-gama (PPAR-gama), entre outros mecanismos não completamente esclarecidos, que em conjunto favorecem o acúmulo de gordura visceral. Além disso, estudos têm demonstrado correlação inversa entre os níveis de insulina basal, *Homeostasis Model Assessment-Insulin Resistance* (HOMA-IR), acúmulo de tecido adiposo visceral (TAV) e concentração de testosterona plasmática.[21-23]

Reposição de Testosterona

Em pacientes infectados pelo HIV com hipogonadismo, inúmeros estudos comprovaram os efeitos benéficos da reposição de testosterona sobre o perfil metabólico e a distribuição da gordura corporal, além de melhorar a qualidade de vida, a redução da perda óssea e os índices de depressão.[24] Um estudo recente[25] demonstrou que a reposição de testosterona em homens infectados pelo HIV com obesidade abdominal e baixos níveis de testosterona foi associada a diminuição da gordura corporal total, redução do tecido adiposo (TA) subcutâneo abdominal e aumento da massa corporal magra, porém a redução do TAV não foi significativa. Deve-se atentar para o fato de que doses farmacológicas de testosterona podem estar associadas a disfunção hepática, redução do colesterol HDL (HDL-c), supressão do eixo hipotálamo-hipófise-gônodas e hiperplasia ou câncer de próstata. A associação de testosterona e anabolizantes esteróides orais não tem benefícios comprovados.[14]

Apesar de existirem estudos randomizados, placebo-controlados e duplo-cegos para avaliar a reposição de testosterona nos pacientes com LAHIV não-hipogonádicos, eles ainda são escassos e inconclusivos. Por isso, a reposição de testosterona não está aprovada pelo FDA para o tratamento da LAHIV em pacientes sem hipogonadismo.

Função Ovariana

De acordo com dados da OMS, 50% dos adultos portadores do HIV são mulheres. No entanto, estudos de autópsia em mulheres infectadas são menos freqüentes, e, por isso, pouco se sabe sobre a patologia ovariana no HIV. Foi demonstrado que o HIV é capaz de infectar o tecido ovariano, trompas, útero e colo.[17]

Com relação à função ovariana, alguns estudos demonstram que até 25% das mulheres apresentam amenorréia ou outros distúrbios do ciclo menstrual e até 50% podem apresentar anovulação, principalmente nos casos de doença mais avançada. Menopausa precoce foi relatada em 8% das pacientes. Os mecanismos envolvidos na patogênese dos distúrbios ovarianos são múltiplos e estão associados ao uso de drogas, à presença de outras doenças sistêmicas, assim como à redução da secreção de gonadotrofinas.[14,17]

Anticoncepção

Anticoncepcionais orais (ACOs) são comumente utilizados por mulheres infectadas pelo HIV, normalmente em combinação com o uso de preservativo. No entanto, cerca de 4–5% das mulheres infectadas utilizam os ACOs como único método de controle de natalidade. Devido à utilização de inúmeras outras drogas, interações medicamentosas podem ocorrer e resultar em aumento ou diminuição das concentrações plasmáticas dos ACOs. O etinilestradiol (EE) apresenta metabolização hepática através da via CYP3A4 e também sofre conjugação com glicuronídeos e sulfatos, com posterior excreção biliar e recirculação entero-hepática. Os progestágenos têm vias metabólicas semelhantes. Assim, quando esses medicamentos são administrados concomitantemente a TARV, redução em seus níveis plasmáticos pode ser observada, resultando em risco aumentado para gravidez indesejada, sangramento vaginal irregular e efeitos colaterais mais freqüentes.[26]

Lipodistrofia Associada ao HIV e Síndrome dos Ovários Policísticos

Anormalidades metabólicas, incluindo resistência à insulina (RI), dislipidemia e aumento do TAV, são freqüentemente encontradas em mulheres recebendo HAART. Alguns autores relataram associação entre a síndrome dos ovários policísticos (SOP) e LAHIV. No entanto, Johnsen e cols.[27] demonstraram que, em mulheres com LAHIV, a despeito da presença de acúmulo visceral de gordura e hiperinsulinemia marcantes, não foram observados aumento do número de folículos ovarianos, irregularidades menstruais, hirsutismo e aumento da relação LH/FSH. Outros estudos demonstraram redução dos níveis de testosterona livre e sulfato de DHEA (SDHEA), em concordância com dados anteriores que evidenciaram diminuição dos níveis de androgênios adrenais.[28]

Reposição Androgênica

Devido à alta prevalência de deficiência androgênica e sua associação com a síndrome consuntiva do HIV, têm sido realizados estudos para avaliar os efeitos da utilização de androgênios em mulheres infectadas. Foi mostrado que reposição de DHEA oral resulta em aumento significativo da concentração de DHEA, SDHEA, testosterona livre, diidrotestosterona, androstenediona e estradiol, bem como em supressão dos níveis da globulina ligadora dos hormônios sexuais (SHBG), mas os efeitos a longo prazo são incertos.[29] O uso de adesivo transdérmico com baixas doses de testosterona (150 μg/dia) se associou a melhora da força e capacidade muscular. Um estudo mais recente, utilizando 300 μg/dia de testosterona por via transdérmica em mulheres com peso normal, também não demonstrou ganho de massa magra ou de peso. A tolerabilidade da reposição de testosterona a longo prazo e seus efeitos sobre a força muscular permanecem sob investigação. Apesar de a administração de testosterona parecer ser benéfica nessa população, o FDA ainda não aprovou a sua utilização em mulheres.[14,29]

EIXO SOMATOTRÓFICO

Anormalidades do eixo somatotrófico podem ser encontradas em pacientes infectados pelo HIV. Rietschel e cols.[30] mostraram que pacientes com lipodistrofia associada ao HIV (LAHIV) exibem redução da concentração de GH basal, da secreção noturna de GH e IGF-1 e da amplitude dos pulsos de GH em comparação com controles saudáveis e pacientes infectados pelo HIV sem lipodistrofia. Até 20% dos homens com LAHIV apresentam resposta anormal do GH ao teste de estímulo com GHRH e arginina, sugerindo a existência de uma deficiência de GH (DGH) relativa que, assim como observado em homens HIV-negativos, está associada ao fenótipo de adiposidade visceral e RI. A proporção de pacientes com LAHIV e DGH relativa foi estimada em 37 a 39% em homens e 16% em mulheres, baseada em baixa resposta de GH (pico < 7,5 ng/mL; RIA) aos testes com GHRH e arginina. A prevalência de DGH relativa foi de 18% e 30% quando se consideraram os pontos de corte de GH após estímulo de 3,3 e 5,0 ng/mL.[14,30]

Nos pacientes com síndrome consuntiva, pode ser encontrado padrão de resistência ao GH, em que são observados níveis normais ou elevados de GH, com redução dos valores de IGF-1.[14]

Vários estudos avaliaram a efetividade da terapia com doses farmacológicas de GH recombinante humano (rhGH) nos pacientes com LAHIV. Em um estudo prospectivo, 30 pacientes receberam rhGH (6 mg/dia ou 4 mg a cada 2 dias) por 24 semanas e apresentaram redução significativa da gordura visceral. Contudo, o uso de doses suprafisiológicas de rhGH, especialmente em pacientes que não são deficientes de GH, é associado ao surgimento de inúmeros efeitos adversos, incluindo intolerância à glicose, artralgia, mialgia, edema, diarréia e, menos comumente, síndrome do túnel do carpo e tumores carcinóides. Além disso, a utilização de altas doses de rhGH está associada a redução de gordura subcutânea, um efeito indesejável nos pacientes que apresentam lipoatrofia. A reposição de rhGH nos pacientes com síndrome consuntiva mostrou efeitos benéficos sobre a massa muscular e o peso. Assim, o uso de doses suprafisiológicas de rhGH (6 mg/dia) por 3 meses está aprovado para o tratamento da caquexia da AIDS não-responsiva a outras medidas.[14,31]

Mais recentemente, foram observados benefícios clínicos em pacientes com LAHIV submetidos a reposição com doses "fisiológicas" de rhGH. Lo e cols.[32] evidenciaram que a reposição de rhGH (0,33 mg/dia) por 18 meses em pacientes que apresentavam redução do GH após estímulo (pico < 7,5 ng/mL [RIA]) foi associada a redução da pressão diastólica, dos níveis de triglicerídeos (TGs) e da gordura visceral em comparação ao grupo placebo. Os efeitos adversos relacionados ao uso de rhGH em baixas doses não foram maiores de que os observados no grupo controle. Ainda assim, foi observada piora da tolerância à glicose, principalmente nos pacientes que já apresentavam glicemia de jejum alterada antes do estudo. Alguns trabalhos demonstram que a suspensão da reposição de rhGH resulta em reversão dos efeitos relacionados à distribuição da gordura corporal.[32]

Além dos efeitos sobre o metabolismo energético e lipídico, Napolitano e cols.[33] demonstraram que a terapia com rhGH, na dose de 3,0 mg/dia por 6 meses, seguida de 1,5 mg/dia por mais 6 meses, aumentou de forma significativa o número de células CD4. No entanto, esse benefício não foi obtido com doses menores. Não foi encontrada tampouco associação entre os níveis basais de IGF-1 e a contagem de células CD4.[32,33]

Outra intervenção que vem sendo estudada é a reposição de análogos do GHRH (aGHRH) em pacientes com LAHIV. Um estudo placebo-controlado demonstrou aumento da massa corporal magra e da relação gordura subcutânea/gordura visceral durante o tratamento com aGHRH até se alcançarem concentrações fisiológicas normais de GH. Em outro estudo recente,[34] a utilização de *tesamorelina*, um aGHRH, reduziu o TAV e melhorou colesterol total (CT), colesterol HDL (HDL-c), colesterol LDL (LDL-c) e triglicerídeos (TGs), sem aumentar a glicemia. Nesse estudo, o tecido adiposo visceral (TAV) reduziu-se em 15% em 6 meses, enquanto no estudo com rhGH (0,33 mg/dia) essa redução foi de 9% em 18 meses.[34] Os potenciais mecanismos para explicar a maior potência dos aGHRH em relação ao rhGH em baixas doses para reduzir o TAV, a despeito dos níveis semelhantes de IGF-1, permanecem desconhecidos, porém podem estar relacionados aos efeitos mais fisiológicos do aGHRH em restaurar a pulsatilidade endógena do GH.[14,34]

À luz dos conhecimentos atuais, a utilização de rhGH ainda não está aprovada pelo FDA para o tratamento da DGH relativa em pacientes com LAHIV. Outras estratégias mais potentes e seguras, como a utilização de aGHRH, podem ser benéficas e estão sob avaliação. Em adição, programas de modificação de estilo de vida podem ser mais custo-efetivos a longo prazo.

TIRÓIDE

Anormalidades dos testes de função tiroidiana são comuns em indivíduos infectados pelo HIV (Quadro 76.2). Embora a prevalência de doença tiroidiana manifesta não seja maior que na população geral, existem padrões específicos de alterações freqüentemente encontrados nesses pacientes que merecem consideração. Além disso, o aumento da proporção de pacientes infectados pelo HIV com mais de 50 anos, observado desde o advento da HAART, desperta a atenção para a possibilidade de maior risco de distúrbios tiroidianos nessa faixa etária.[35]

Síndrome do Eutiróideo Doente (SED)

Uma maior freqüência da SED foi relatada entre pacientes com AIDS antes da era HAART, comprometendo até 16% deles. Diferentemente do que é comumente encontrado na SED, alguns estudos demonstraram que, nos pacientes infectados pelo HIV, não é observado aumento dos níveis de T_3 reverso (rT_3). Os achados laboratoriais são caracterizados por baixos níveis de T_3 e concentrações normais ou baixas de TSH, na dependência da gravidade da doença. Em geral, os níveis de T_4 livre são normais, mas podem estar reduzidos ou aumentados. Na fase de recuperação, os níveis de TSH podem aumentar temporariamente, algumas vezes alcançando valores acima do normal. Além disso, evidências mais recentes apontam que distúrbios do eixo hipotálamo-hipófise-tiróide estão associados ao surgimento da SED, sugerindo uma disfunção central para a etiologia desse distúrbio.[14,35,36]

QUADRO 76.2
Principais Anormalidades da Função Tiroidiana Encontradas em Pacientes Infectados pelo HIV

	TSH	T₄L	T₃	Observações
Hipotiroidismo primário franco	↑	↓	↓	Pode ser associado a anti-TPO +.
Hipotiroidismo subclínico	↑	N	N	Mais comum durante HAART. Raramente anti-TPO +.
Hipotiroidismo central	N/↓	↓	↓	Muito raro. Avaliar outros eixos.
Redução isolada de T₄ livre	N	↓	N	Mais comum durante HAART. Assintomática. Significado clínico incerto.
Doença não-tiroidiana	N/↑	N/↓	↓	Comum durante a síndrome consuntiva da AIDS. Redução da conversão periférica de T₄ em T₃.
Doença de Graves	↓	↑	↑	Pode ocorrer 12 a 36 meses após início da HAART, como parte da síndrome de reconstituição imune.
Hipertiroidismo subclínico	↓	N	N	Excluir uso de drogas que suprimem TSH e SED. Prevalência aumentada em algumas séries.
Tiroidite subaguda	↓	↑	↑	Pode acompanhar quadros de infecção viral de vias respiratórias superiores.
Tiroidite destrutiva infecciosa	↓	↑	↑	Rara. Pode ser devido à ação de patógenos oportunistas.

TSH = tirotropina; T₄L = tiroxina livre; T₃ = triiodotironina; anti-TPO = anticorpo antitiroperoxidase; N = normal; HAART = Terapia Anti-retroviral Altamente Ativa *(Highly Active Antiretroviral Therapy)*; AIDS = síndrome da imunodeficiência humana adquirida; SED = síndrome do eutiróideo doente.

Hipotiroidismo e Hipertiroidismo

Anormalidades subclínicas da função tiroidiana são comuns, e encontradas em até 35% dos pacientes. As séries mais recentes têm mostrado uma prevalência aumentada (3,5 a 12,2%) de hipotiroidismo subclínico, principalmente em homens, associado ao uso de HAART e a baixa contagem de CD4. Um estudo transversal demonstrou uma prevalência de TSH anormal em 12,4% dos pacientes, dos quais 3,5 e 8,3% de anormalidades laboratoriais compatíveis com hipotiroidismo subclínico e hipertiroidismo subclínico, respectivamente. A causa da alta prevalência de hipertiroidismo subclínico encontrada nessa série foi incerta.[35,36]

Hipotiroidismo primário franco ou manifesto pode ser encontrado em até 2,6% dos indivíduos infectados pelo HIV. A despeito da etiologia auto-imune da maioria dos casos de hipotiroidismo na população geral, tiroidite de Hashimoto é incomum durante a síndrome inflamatória de reconstituição imune (SRI) associada à HAART. Anticorpos antitiroperoxidase são raramente encontrados, sugerindo uma etiologia não-auto-imune. Ao contrário, a doença de Graves pode ocorrer durante a SRI, geralmente após 18 a 36 meses do início da terapia ARV. Tratamento com IL-2 e IFN-alfa usados na co-infecção HIV-hepatite C também tem sido associado ao surgimento de doença de Graves.[15,36,37]

Redução Isolada de T₄ Livre

Baixos níveis de T₄ livre com TSH normal são freqüentemente encontrados entre pacientes infectados pelo HIV (prevalência estimada de 1,3 a 6,8%). Em adultos, a redução dos níveis de T₄ livre foi associada ao uso de didanosina, estavudina e ritonavir, enquanto em outros estudos pareceu estar associada a disfunção hipotalâmico-hipofisária. Além disso, drogas como carbamazepina e fenitoína podem causar interferência nos ensaios de T₄ livre. Ainda não se sabe se alguma droga ARV causa essas interferências. O significado clínico da redução dos níveis de T₄ livre é incerto. Esses pacientes não apresentam maior freqüência de sintomas de hipotiroidismo, comparados a sujeitos controles.[36]

Afecção Direta da Tiróide

Em pacientes com doença avançada pelo HIV, uma variedade de doenças sistêmicas oportunistas e neoplásicas, como sarcoma de Kaposi e linfoma, pode acometer a tiróide. Tiroidite tem sido relatada em pacientes com infecção por *Pneumocystis jiroveci*, *Cryptococcus neoformans*, leishmaniose visceral e infecção bacteriana supurativa. Inclusões por CMV foram freqüentemente relatadas em estudos de autópsia, mas doença tiroidiana manifesta raramente é vista.[15,36,37]

Seguimento

Não há evidências para se recomendar rastreamento rotineiro de todos os indivíduos infectados pelo HIV. Os testes de função tiroidiana devem ser solicitados para aqueles com sintomas relacionados à disfunção tiroidiana. O *screening* de pacientes com idade avançada pode ser justificado pela maior prevalência de hipotiroidismo subclínico nessa população.

METABOLISMO ÓSSEO

Alterações no metabolismo ósseo têm sido observadas em muitos pacientes infectados pelo HIV. Uma recente metanálise demonstrou que a prevalência de osteoporose nesses indivíduos é 3 vezes maior em comparação à de controles não-infectados. Muitos fatores estão associados ao surgimento de baixa massa óssea e osteoporose, entre eles hipogonadismo, baixo peso e DGH relativa. Além disso, os inibidores de protease (IPs) podem inibir a 1α-hidroxilase e provocar deficiência de vitamina D.[14,38]

Tebas e cols.[39] demonstraram que, entre pacientes HIV-positivos em uso de ARVs, a prevalência de baixa densidade mineral óssea (DMO) ou osteoporose foi de 73% contra 30% em indivíduos não-infectados. Aumento da fosfatase alcalina óssea sérica e de N-telopeptídeos urinários foi encontrado em pacientes em uso de IPs e se mostrou inversamente correlacionado com a DMO, bem como escores T e Z medidos por DEXA (*Dual-Energy Xray Absorptiometry Scan*), sugerindo um aumento na taxa de remodelação óssea. O impacto desses achados sobre o risco de fraturas ainda é desconhecido. Baixa DMO foi demonstrada em mais de 50% das mulheres, com aumento do risco de fraturas em 2,4 vezes, estando associado a baixo peso, mas não aos níveis de estrogênio.[39]

Muitos estudos transversais demonstraram aumento da prevalência de baixa DMO e osteoporose em pacientes infectados pelo HIV em uso de HAART.[14] Uma metanálise recente demonstrou que os pacientes infectados pelo HIV apresentavam menor peso corporal que os controles, e que o baixo peso corporal poderia justificar a alta prevalência de baixa DMO relatada nesses estudos.[40]

Lin e cols.[41] avaliaram os efeitos das intervenções destinadas a aumentar a DMO em adultos infectados pelo HIV. Nessa revisão, três estudos randomizados controlados por placebo examinaram o papel do alendronato em pacientes com HIV e baixa DMO ou osteoporose. Em dois desses estudos, alendronato, cálcio e vitamina D melhoraram a DMO lombar após 1 ano, quando comparados com cálcio e vitamina D apenas. No entanto, o grupo alendronato não apresentou menor prevalência de fraturas por fragilidade. Os eventos adversos não foram significativamente diferentes entre os grupos. Um estudo controlado realizado em pacientes com AIDS constatou que após 3 meses a testosterona melhorou a DMO lombar em comparação com o placebo em 3,7%, em pacientes com síndrome consuntiva. Exercícios de resistência não demonstraram ganho de massa óssea na coluna lombar desses pacientes. A utilização de aGHRH propiciou aumento dos marcadores de formação óssea. No entanto, estudos a longo prazo são necessários para determinar se os efeitos estimulatórios do aGHRH sobre o metabolismo ósseo se traduzirão em aumento da DMO e redução de risco de fraturas.[41]

Homeostase do Cálcio

Hipocalcemia é comum em pacientes infectados pelo HIV. A prevalência desse achado foi demonstrada em 6,5% dos indivíduos de uma grande coorte de pacientes com AIDS. Deficiência de vitamina D e diminuição da secreção do paratormônio (PTH) em pacientes gravemente imunocomprometidos foram descritas, mas os mecanismos não são totalmente conhecidos. Hipercalcemia pode ser causada por excesso de $1,25(OH)_2D_3$ encontrado nas doenças granulomatosas (tuberculose) e em linfomas. Aumento da reabsorção óssea osteoclástica por infecção disseminada por CMV ou aumento da secreção da proteína relacionada ao PTH (PTHrP) por vírus humano linfotrópico-T tipo 1 (HTLV-1) são outras causas de hipercalcemia nesses casos. Vários medicamentos podem afetar a homeostase de cálcio. Foscarnet forma complexos com o cálcio e pode diminuir os níveis de cálcio ionizado e magnésio. Terapia com pentamidina tem sido associada a insuficiência renal grave e hipomagnesemia, que, em última instância, pode causar hipocalcemia por redução da secreção de PTH e resistência ao PTH circulante. O cetoconazol inibe a síntese da $1,25(OH)_2D_3$.[14]

TECIDO ADIPOSO

Anormalidades na distribuição da gordura corporal têm sido relatadas em até 40 a 50% dos pacientes ambulatoriais infectados pelo HIV, sendo essa proporção maior em pacientes em uso da TARV (Figs. 76.2 e 76.3). No entanto, a prevalência de LAHIV nas inúmeras séries depende de vários fatores, como tempo de seguimento, uso de ARVs, critérios diagnósticos adotados e seleção de amostras de pacientes. Vale ressaltar, a proporção de pacientes com lipoatrofia subclínica deve ser maior, já que as alterações lipoatróficas são apenas percebidas clinicamente quando há perda > 30% do TA subcutâneo.[42]

Recentemente, uma definição de caso foi proposta e validada pelo *Lipodistrophy Case Definition Study Group*.[43] Foram identificadas 10 variáveis para compor um escore diagnóstico e de gravidade para a LAHIV: sexo, idade, duração da infecção pelo HIV, estágio da infecção pelo HIV, relação da circunferência abdominal/quadril, *anion gap*, nível de HDL-c, gordura em membros inferiores, relação de gordura tronco/membros, relação de gordura intra-abdominal/superficial. Juntamente com exames de imagem como DEXA ou tomografia computadorizada, obtém-se sensibilidade de 79% e especificidade de 80% para o diagnóstico de LAHIV.[43]

Classicamente, os IPs têm sido as drogas mais implicadas no surgimento da LAHIV. No entanto, nas últimas décadas, as pesquisas têm demonstrado que, embora alguns IPs realmente contribuam para o surgimento de alterações do TA, a patogênese da LAHIV é multifatorial, com a participação de outras drogas utilizadas para o tratamento do HIV, de fatores do próprio paciente e da própria infecção pelo HIV.

Sugere-se que proteínas do próprio vírus, como as proteínas *tat*, *nef* e *vpr*, possam desempenhar algum papel no surgimento de anormalidades metabólicas e da lipodistrofia. Acredita-se que essas alterações possam estar relacionadas aos efeitos diretos do vírus, seja através da liberação de citocinas pró-inflamatórias, como TNF-alfa e IL-1, seja pela presença de distúrbios hormonais, como hipoadiponectinemia e hipoleptinemia, ou devido a mecanismos ainda não-esclarecidos.[14,42,44]

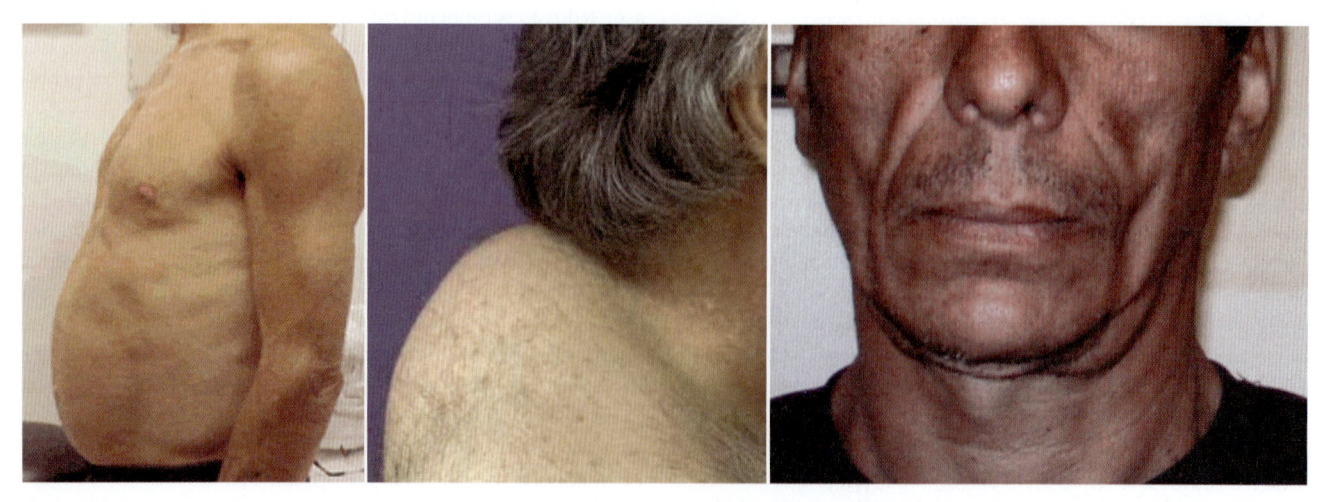

Fig. 76.2 As manifestações de lipodistrofia associada à infecção pelo HIV e, principalmente, à terapia anti-retroviral incluem obesidade abdominal, aumento da gordura dorsocervical e lipoatrofia subcutânea, entre outras.

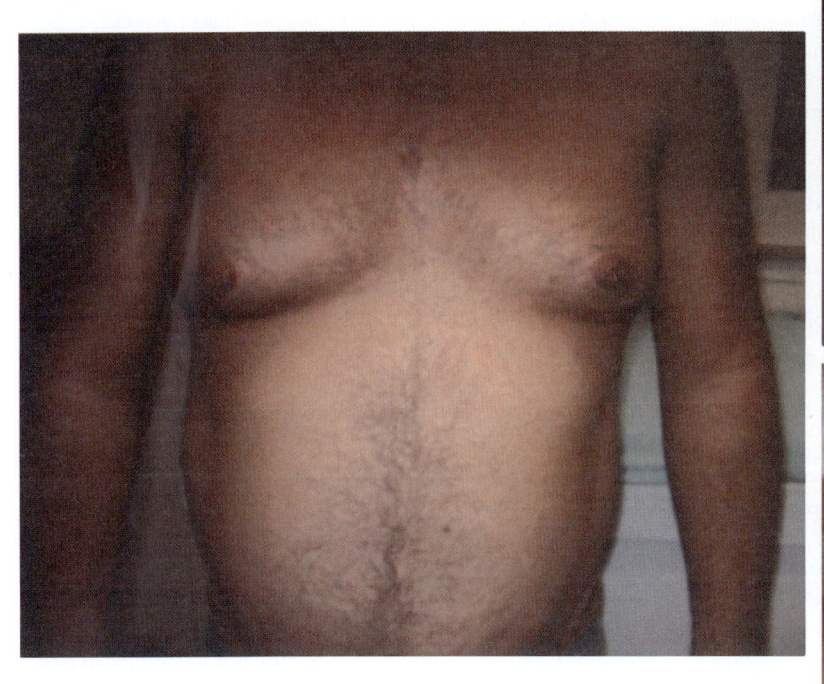

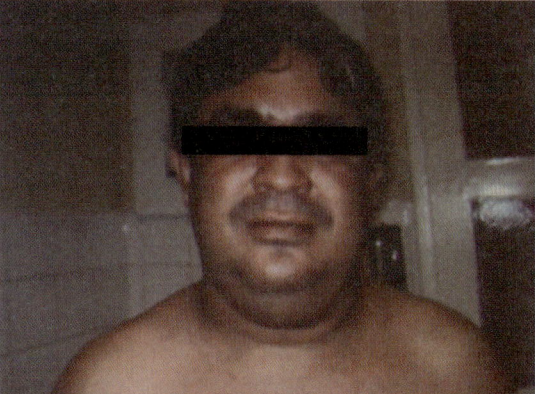

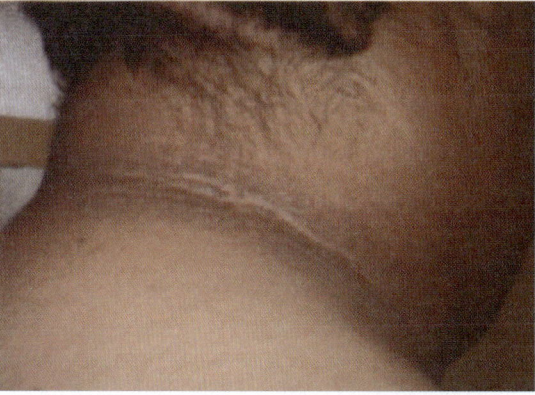

Fig. 76.3 Paciente de 39 anos, HIV-positivo desde 1986, desenvolveu obesidade abdominal, ginecomastia e *acanthosis nigricans* em uso da terapia anti-retroviral.

Em adição, as evidências mais recentes sugerem que a lipoatrofia subcutânea (LSC) e a lipo-hipertrofia central (LC) são processos distintos e devem ser consideradas separadamente e não como uma "síndrome" de redistribuição da gordura corporal. Esse fato foi sugerido pela observação de que pacientes infectados pelo HIV com LSC apresentam igual ou menor quantidade de gordura visceral quando comparados com indivíduos infectados pelo HIV sem LSC.[42,45]

Lipoatrofia Subcutânea

A LSC é mais comum em pacientes do sexo masculino, de maior idade e que iniciaram a HAART com doença mais avançada. Embora os IPs tenham sido inicialmente implicados, as evidências mais recentes sugerem que as medicações mais comumente relacionadas à LSC são os inibidores da transcriptase reversa análogos dos nucleosídeos (ITRNs), principalmente a *estavudina* e, em menor extensão, a *zidovudina*. Devido ao acúmulo de evidências clínicas e científicas que confirmam a forte associação entre o uso de ARVs e o desenvolvimento de lipodistrofia e dislipidemia, a última edição das *Recomendações para Terapia Anti-retroviral em Adultos e Adolescentes Infectados pelo HIV* orienta que a estavudina passou a ser a última opção entre os ITRNs. Os ITRNs podem inibir a DNA polimerase-gama mitocondrial, com conseqüente inibição na fosforilação oxidativa das células, resultando em dano e morte celular de adipócitos. Um recente estudo mostrou inesperada piora da LSC em pacientes em uso de *efavirenz*, um inibidor da transcriptase reversa não-análogo de nucleosídeo (ITRNN), comumente utilizado como droga de primeira linha nos esquemas ARVs. O mecanismo ainda não está certo.[14,42,46]

No seguimento dos pacientes com LSC, tem sido recomendada a medida da circunferência abdominal, do quadril e da coxa. Em pacientes com mínima ou nenhuma lipoatrofia ao exame clínico, pode ser útil a realização de DEXA para documentação de LSC subclínica, que pode ser importante na escolha da TARV. Além disso, fotografias prévias podem ser utilizadas para a avaliação da lipoatrofia facial.[42]

Tratamento

A abordagem terapêutica dessa condição tem se mostrado difícil. As glitazonas ou tiazolidinedionas (TZDs) causam ganho de gordura subcutânea *in vitro*, mas os estudos clínicos têm apresentado resultados conflitantes. Slama e cols.[47] demonstraram ganho de gordura em membros e aumento da circunferência da coxa após uso de pioglitazona por 48 semanas. Embora a diferença entre os grupos tenha apresentado significância estatística, o ganho não foi percebido clinicamente pelo paciente. Um estudo demonstrou que a rosiglitazona reverteu parcialmente a LAHIV, aumentando o TA subcutâneo abdominal e os níveis de adiponectina. No entanto, esses benefícios não foram ratificados em uma outra série após 48 semanas do uso de rosiglitazona.[48] Além disso, pacientes em uso concomitante de rosiglitazona e de estavudina apresentaram menor ganho de gordura subcutânea do que aqueles que usaram a rosiglitazona em associação com outros ARVs. Os efeitos a longo prazo não estão bem definidos, e mais evidências são necessárias para que se recomende a utilização rotineira desses fármacos para o tratamento da LSC.[14,48]

Outros estudos clínicos constataram efeitos benéficos de diferentes drogas sobre a lipoatrofia. Um pequeno estudo randomizado, controlado, com pravastatina (40 mg/dia), mostrou inesperado ganho de gordura em membros, avaliado por DEXA.[49] No entanto, mais estudos são necessários para se confirmar esse achado, assim como avaliar o papel das outras estatinas. A uridina, um nucleosídeo associado a reversão da toxicidade mitocondrial, tem demonstrado efeitos benéficos na LSC causada pela estavudina.[50] No entanto, ensaios randomizados ainda estão em andamento.

Além dessa abordagem, tem sido investigada a eficácia do tratamento cirúrgico da LSC. Transplante autólogo de gordura e preenchimento facial com materiais sintéticos têm sido utilizados por alguns pesquisadores. Entre os agentes sintéticos, o ácido polilático (Scultpra®) é o mais utilizado, e já foi aprovado pelo FDA.[51] O metacrilato tem surgido como outra opção para o preenchimento facial, porém ainda há poucos estudos comprovando sua eficácia e atestando sua segurança nessa condição.[42,52]

Lipo-hipertrofia Central (LC)

Ao contrário da LSC, a patogênese da LC é menos compreendida e não parece estar relacionada a uma droga ou classe de ARV específica. A maioria dos estudos tem mostrado ganho de gordura central a partir dos primeiros 6 meses de tratamento. Parte desse ganho pode decorrer de um retorno da composição corporal pré-mórbida, recuperada graças à efetividade do controle da infecção pelo HIV. No entanto, a gordura visceral de pacientes com LAHIV excede a observada em controles HIV-negativos pareados pelo índice de massa corpórea (IMC).[42]

A avaliação da LC pode ser dificultada na prática clínica, e não há critérios padronizados específicos para esse grupo de pacientes. Tendo em vista que o acúmulo de gordura visceral é comum na população geral, não se pode predizer se o ganho de TAV observado é devido à infecção pelo HIV ou ao seu tratamento. Em adição, alguns pacientes apresentam LSC na região abdominal em combinação com LC. Assim, alguns parâmetros de avaliação de acúmulo de TAV, como a medida da circunferência abdominal, podem ser falseados.[42]

Outra observação importante é que, na LAHIV, determinadas características, como o aumento da gordura em tronco, da gordura cervical (gibosidade) e da RI, lembram as alterações observadas na síndrome de Cushing. Os níveis séricos de cortisol e o cortisol livre urinário mostram-se elevados apenas em uma minoria dos pacientes com lipodistrofia, e, nesses casos, ocorre supressão adequada após o uso de dexametasona.[53]

Tratamento

A LC também tem sido de difícil tratamento. Modificação do estilo de vida é a abordagem mais recomendada. No entanto, estudos avaliando o efeito de exercícios de resistência e exercícios aeróbicos, além de técnicas de alongamento e relaxamento, têm demonstrado apenas modestos benefícios na melhora da composição corporal e das alterações metabólicas. Alguns estudos mostraram que metformina (MET) reduz o TAV, melhora o perfil lipídico, a pressão arterial e os níveis de ativador do plasminogênio tissular. No entanto, outros ensaios não evidenciaram benefícios semelhantes. Além disso, MET pode piorar a LSC. Todavia, particularmente em combinação com exercícios regulares, essa droga pode ser útil em pacientes infectados pelo HIV com significativo acúmulo de TAV e perda mínima de gordura SC.[42,53-55]

Como já descrito anteriormente, embora ensaios de fase III estejam em curso, o tratamento de pacientes com LAHIV com rhGH ou aGHRH não está atualmente aprovado pelo FDA. Abordagens cirúrgicas, incluindo lipoaspiração, têm sido utilizadas com sucesso em pacientes com acúmulo de gordura dorsocervical ou acúmulo de gordura subcutânea em outros locais, mas a recorrência é um problema potencial.[42,53]

METABOLISMO LIPÍDICO

HIV e Dislipidemia

As alterações sobre o metabolismo dos lipídios são altamente prevalentes entre os pacientes infectados pelo HIV. Mesmo nas fases iniciais da infecção, pacientes virgens de tratamento tendem a apresentar redução dos níveis de CT, HDL-c e LDL-c, associada a elevação dos TGs. Evidências apontam que a própria infecção pelo HIV desempenha o papel principal na redução do colesterol, principalmente do HDL-c, através de mecanismos relacionados à replicação viral. Estudos recentes demonstram que a proteína *nef* do HIV é capaz de inibir a ABCA1 (*ATP-Binding Cassette Transporter A1*), responsável pelo efluxo de colesterol. Além disso, a diminuição do CT, HDL-c e LDL-c pode ser explicada pela perda de peso e piora do estado nutricional. A elevação dos TGs parece resultar do aumento da produção de VLDL nos hepatócitos, da redução do seu *clearance*, ou ainda, pode estar relacionada ao aumento dos reagentes de fase aguda e das citocinas circulantes, incluindo TNF-alfa e IFN-alfa. Esses últimos promovem aumento da lipólise nos tecidos periféricos, maior aporte de ácidos graxos livres para o fígado e, conseqüentemente, maior síntese hepática de TGs e VLDL.[14,56-59]

Dislipidemia e HAART

Pacientes submetidos a HAART apresentam aumento de CT, LDL-c e TGs com persistência da redução de HDL-c. Além disso, pode haver mudança no fenótipo das partículas de LDL, que se tornam menores e mais densas, devido à ação da lipase hepática.[53,58]

Em estudos de coorte, a prevalência de novos casos de hipercolesterolemia e hipertrigliceridemia após 5 anos de HAART foi de 24% e 15%, respectivamente.[42,58] O estudo DAD (*Data Collection on Adverse Events of Anti-HIV Drugs Study*)[60] evidenciou, nos pacientes em uso de TRAV, hipercolesterolemia (CT > 240 mg/dL), hipertrigliceridemia (TGs > 200 mg/dL) e HDL-c baixo (< 35 mg/dL) em 27%, 40% e 27%, respectivamente. Os percentuais correspondentes nos pacientes sem tratamento foram 8%, 15% e 26%. No *Framingham Offspring Study*,[61] entre pacientes com lipodistrofia, 57% apresentavam hipertrigliceridemia e 46%, HDL-c baixo.

A ocorrência de alterações lipídicas depende da classe utilizada de ARV. Os IPs, em especial o *ritonavir*, estão mais implicados. Estudos sugerem que essas drogas inibem a degradação da apolipoproteína-B (ApoB) no hepatócito, gerando um aumento na produção de partículas de VLDL. Além disso, alterações na ApoB ocorrem em pacientes que recebem terapia combinada (com ITRN e IP). Observa-se, nesse caso, um aumento de LDL pequena e densa, da ApoB e de TGs. Os IPs também diminuem o catabolismo das VLDLs pela lipase periférica. Adicionalmente, as concentrações de partículas de lipoproteínas contendo apolipoproteína-CIII e apolipoproteína-E aumentam em pacientes tratados com IPs. Especula-se ainda que os IPs tenham como alvo o sítio catalítico da protease do HIV, que teria homologia com as seqüências de duas proteínas humanas que regulam o metabolismo dos lipídios: a região C-terminal da proteína citoplasmática ligante do ácido retinóico tipo 1 (CRABP-1), responsável pela ativação do PPAR-gama, e a proteína relacionada ao receptor de LDL (LPR), localizado nos hepatócitos e responsável pela absorção hepática de quilomícrons. Acredita-se que, em função dessa homologia, os IPs poderiam acarretar alterações metabólicas e lipodistróficas, devido ao aumento da apoptose dos adipócitos e à redução da diferenciação de pré-adipócitos em adipócitos, causada pela inibição da expressão do PPAR-gama nessas células. O efeito final seria a redução do armazenamento de TGs e o aumento da liberação dos AGLs pelo tecido adiposo (TA), contribuindo para o incremento da resistência periférica à insulina e obesidade central.[14,53,62]

Atualmente, na tentativa de melhorar a adesão, os IPs vêm sendo utilizados em combinação com baixas doses de *ritonavir*, um IP que tem ação inibitória sobre a CYP3A4. No entanto, a utilização dessa ferramenta farmacológica pode agravar a dislipidemia. Além disso, outros ARVs também podem contribuir para as alterações lipídicas, incluindo efavirenz, zidovudina e estavudina. Em adição, recentes evidências sugerem que o aumento do TAV e a redução do TA subcutâneo são fatores de risco independentes para a dislipidemia em homens e mulheres infectados pelo HIV.[42,63]

É importante ressaltar que nem todos os pacientes expostos aos ARVs desenvolvem dislipidemia, o que sugere a participação de fatores genéticos e ambientais no desenvolvimento dessa complicação. Polimorfismos do gene da apolipoproteína-CIII (ApoCIII) e da apolipoproteína-AV (ApoAV) poderiam estar envolvidos no desenvolvimento de hipertrigliceridemia. Ademais, dieta hipercalórica e sedentarismo também estão associados.[64]

Tratamento

O algoritmo para o tratamento da dislipidemia associada ao HIV e às drogas ARVs proposto pela Infectious Disease Society of America (IDSA) e pelo AIDS Clinical Trials Group (ACTG) se baseia nas mesmas recomendações utilizadas para o manejo dos pacientes dislipidêmicos não-infectados pelo vírus. Embora não haja estudos específicos em populações de pacientes com HIV, os escores de Framingham podem ser utilizados para determinar o risco de doença coronariana em 10 anos. Da mesma forma, o colesterol não-HDL pode ser usado como alvo em pacientes com hipertrigliceridemia acentuada, em que não é possível determinar os níveis de LDL-c. Os alvos para o controle lipídico desses pacientes devem seguir as recomendações do NCEP-ATPIII.[65,66]

Os pacientes com dislipidemia que apresentam níveis de TGs < 500 mg/dL devem ter seu tratamento baseado na meta de redução do LDL-c, e deve ser considerado o uso de estatinas. A maioria delas é metabolizada por enzimas do complexo citocromo P450, principalmente pela via CYP3A4. Assim, o manejo da hipercolesterolemia em pacientes em uso de HAART é complicado pelo risco da combinação de estatina com IPs, que são potentes inibidores do citocromo P4503A4. Demonstrou-se que ritonavir aumenta os níveis de sinvastatina e atorvastatina em 2.600% e 74%, respectivamente.[14,42,62,63] O Quadro 76.3 mostra a via de metabolização e a ação sobre as enzimas do complexo P450 dos principais anti-retrovirais e de outras drogas comumente utilizadas por essa população de pacientes.

Classicamente, *pravastatina* tem sido a estatina mais utilizada, pois sua metabolização não envolve a via CYP3A4. Em pacientes em uso de IPs, a sinvastatina e a lovastatina devem ser evitadas, a atorvastatina pode ser utilizada com cautela em baixas doses, enquanto fluvastatina e pravastatina podem ser empregadas com segurança.[42,65,66] Mais recentemente, *rosuvastatina*, metabolizada pela via CYP2C9, surgiu como uma atraente opção, devido a sua maior potência em relação às outras estatinas.[67] No entanto, Kiser e cols.[68] demonstraram aumento dos níveis séricos de rosuvastatina em mais de 2 vezes quando associada ao *ritonavir*. Inversamente, a co-administração de efavirenz e estatinas reduz as concentrações séricas de atorvastatina, sinvastatina e pravastatina, através da indução do CYP3A4.[42,65,68]

Nos pacientes com hipertrigliceridemia acentuada (>500 mg/dL), os fibratos são as drogas mais indicadas. Essas drogas não são metabolizadas via CYP3A4 e praticamente não apresentam interações com os ARVs. O genfibrozil deve ser evitado em associação com as estatinas, devido ao potencial aumento dos níveis séricos dessas drogas, acentuando o risco de miopatia e elevação das enzimas hepáticas. O fenofibrato pode ser utilizado em associação às estatinas com maior segurança.[65,66]

O uso de outras drogas antilipêmicas vem sendo estudado. Os ácidos graxos ômega-3 têm demonstrado redução dos TGs com um bom perfil de segurança. A niacina não é considerada uma droga de primeira escolha, pois ainda não se conhecem as potenciais interações medicamentosas desse fármaco com os ARVs e existe um pequeno risco de piora da RI e de hiperglicemia. No entanto, alguns estudos têm demonstrado um bom perfil de tolerabilidade e eficácia da niacina em pacientes com DM tipo 2. O ezetimibe pode ser utilizado isoladamente ou em associação com as estatinas, mas há ainda poucos estudos. Seqüestrantes de ácidos biliares não são recomendados porque podem causar redução da absorção das medicações ARVs de uso concomitante, além de induzir aumento dos TGs. A utilização do acipimox, um análogo da niacina de longa duração, resultou em significativa redução da lipólise, melhora da homeostase da glicose e redução dos níveis de TGs. No entanto, estudos adicionais são necessários para a determinação da segurança e eficácia dessa medicação.[68-72]

METABOLISMO GLICÍDICO

O risco de *diabetes mellitus* (DM) e RI é maior nos pacientes infectados pelo HIV com LAHIV e em uso de HAART.[14] Na série de Hadigan e cols.,[73] intolerância à glicose (IG) foi observada em 35% dos pacientes

QUADRO 76.3
Vias de Metabolização dos Agentes Anti-retrovirais e de Outras Drogas Freqüentemente Utilizadas no Tratamento de Pacientes HIV-positivos

Classe	Droga	Via de Metabolização e Ação sobre as Enzimas
ITRNNs	Efavirenz	CYP3A4 – indução e inibição
	Nevirapina	CYP3A4 – indução
IPs	Todos	CYP3A4 – inibição
ITRNs	Todos	Renal
Antifúngicos	Cetoconazol	CYP3A4 – inibição
	Fluconazol	
	Itraconazol	
Tuberculostáticos	Rifampicina	CYP3A4 – indução
Anticonvulsivantes	Fenitoína	CYP3A4 – indução
	Carbamazepina	

ITRNNs = Inibidores da transcriptase reversa não-análogos dos nucleosídeos; IPs = inibidores de protease; ITRNs = inibidores da transcriptase reversa análogos dos nucleosídeos. Fonte: *The Stanford Guide to HIV/AIDS Therapy*, 2005.

HIV-positivos, contra 5% dos indivíduos saudáveis do grupo controle pareados por idade e IMC. Os percentuais correspondentes para *diabetes mellitus* foram de 7% e 1%.[73] Em um estudo transversal internacional,[74] 14% a 18% dos indivíduos infectados pelo HIV tinham síndrome metabólica (SM), de acordo com os critérios da IDF e do ATP-III, respectivamente. Nesse estudo, a prevalência de DM foi 5 a 9 vezes maior nos pacientes com SM (14–18% *vs.* 2–3%; p < 0,0001).

A patogênese da RI parece estar relacionada aos distúrbios da distribuição da gordura corporal *per se*, a alterações de citocinas, como redução de adiponectina e aumento de TNF-alfa, ou a outros fatores, incluindo aumento da lipólise e acúmulo de gordura nos músculos e no fígado. Além disso, estudos *in vitro* têm demonstrado que os IPs reduzem a captação de glicose, via inibição de GLUT-4, e também reduzem a sensibilidade à insulina *in vivo*. Em adição, estudos experimentais evidenciaram que os IPs levam a alterações no potencial da membrana mitocondrial e induzem apoptose das células beta-pancreáticas, o que, em última instância, pode contribuir para a instalação de DM. Outros medicamentos, como a estavudina e a zidovudina, também podem ter um efeito direto sobre o metabolismo glicêmico, por causarem toxicidade mitocondrial, ou por induzirem RI indiretamente, através dos seus efeitos deletérios sobre a composição corporal.[14,42,75]

Acometimento Pancreático e Uso de Fármacos

Alterações pancreáticas são também comumente encontradas em séries de autópsias realizadas em pacientes com AIDS. Em um estudo de autópsia de 82 pacientes infectados pelo HIV, as infecções oportunistas e as neoplasias malignas foram mais freqüentes no pâncreas de pacientes com AIDS de que em outros pacientes imunossuprimidos. Contudo, a maioria dessas lesões não era extensa o suficiente para causar disfunção pancreática clinicamente significativa, não tendo, provavelmente, impacto na homeostase da glicose. Por outro lado, disfunção pancreática clinicamente significativa é freqüentemente relacionada ao uso de medicamentos. O *isotionato de pentamidina*, utilizado na prevenção e no tratamento de *Pneumocystis jiroveci*, pode induzir pancreatite por toxicidade celular, causando, na fase aguda, episódios de hipoglicemia e, posteriormente, intolerância à glicose (IG) ou DM. Além da pentamidina, outras drogas amplamente utilizadas em portadores do HIV, como sulfametoxazol-trimetoprim e os ITRNs, também foram associadas a pancreatite aguda.[15,76]

Tratamento

A abordagem do DM e IG deve ser, em linhas gerais, semelhante àquela preconizada para pacientes HIV-negativos. Como os distúrbios no metabolismo glicêmico associados ao HIV/HAART são usualmente caracterizados por RI, drogas sensibilizadoras de insulina, como a metformina (MET) e as glitazonas (TZDs), estão geralmente indicadas.[14,15]

Segundo as recomendações mais recentes da Associação Americana de Diabetes,[77] o tratamento inicial do DM tipo 2 deve constar de modificações no estilo de vida e metformina. Ao compararem MET e TZDs, os estudos mostram que ambas as drogas são igualmente eficazes no controle da glicemia. Melhores resultados são obtidos quando elas são usadas em associação.[78] No entanto, em pacientes com lipoatrofia, a MET deve ser empregada com cautela, devido ao potencial risco de piora. Nesses casos, as TZDs devem ser consideradas as drogas de escolha, tendo em vista que podem promover modesto ganho de gordura subcutânea.[42] Entre as TZDs, pioglitazona parece ter um melhor perfil de segurança cardiovascular e seria mais apropriada que rosiglitazona (RGZ), particularmente na presença de hipertrigliceridemia, uma que RGZ pode elevar os TGs.[77,79] Devido à gravidade da RI nesses pacientes, os secretagogos de insulina, como sulfoniluréias, estão mais bem indicados quando a MET e TZDs, em monoterapia ou em combinação, não propiciarem um controle glicêmico adequado.[42] Os incretinomiméticos não têm sido sistematicamente avaliados em pacientes HIV-positivos, porém efeitos semelhantes aos encontrados na população geral são esperados. Não há interações farmacológicas conhecidas entre os agentes hipoglicemiantes orais e os ARVs.[42,54]

TROCA DE ARVs

Considerações sobre substituições de ARVs devem ser realizadas após criteriosa avaliação dos riscos cardiometabólicos e de progressão da infecção pelo HIV. Um estudo demonstrou que a substituição dos ITRNs, estavudina e zidovudina, por abacavir geralmente leva a melhora da massa adiposa em membros em 36%, sem comprometer o controle virológico. Contudo, essa abordagem não normalizou totalmente a distribuição de gordura, não reverteu o acúmulo visceral, a RI, nem a dislipidemia. Outros estudos evidenciaram melhora do perfil lipídico após a troca de ITRNs por tenofovir ou abacavir.[42,53]

Os inibidores de proteases (IPs) menos relacionados ao surgimento de alterações metabólicas são o atazanavir, o darunavir e o saquinavir. Estudos têm demonstrado que há melhora do perfil lipídico e da RI quando o atazanavir é utilizado em substituição a outros IPs. Vários estudos mostraram que a troca de um IP por um ITRNN, como efavirenz ou nevirapina, reduz efetivamente os níveis de colesterol total, LDL-c e triglicerídeos e aumenta os níveis de HDL-c. Entretanto, outros não mostraram benefícios significativos com essa substituição.[42,80]

Em geral, o uso de hipolipemiantes tem se mostrado mais efetivo que a troca dos medicamentos anti-retrovirais no manejo da dislipidemia associada ao HIV. Apesar de essas pesquisas não terem demonstrado redução significativa na eficácia da HAART, as trocas de ARVs não reverteram todas as alterações metabólicas e lipodistróficas, mostrando somente uma modesta melhora nas mudanças morfológicas. Ademais, não há seguimento a longo prazo dos pacientes submetidos à substituição de IP por ITRNN, principalmente para a avaliação dos efeitos sobre a supressão viral, sendo também desconhecido se essas mudanças podem induzir resistência do HIV aos ARVs.[42,53]

CONSIDERAÇÕES FINAIS

Distúrbios endócrinos e metabólicos são freqüentemente encontrados em pacientes com infecção pelo HIV e AIDS, podendo resultar da doença em si ou ser conseqüentes a suas complicações ou a seu tratamento. Dessa forma, devem ser bastante considerados na escolha da terapia anti-retroviral (ARV) a ser utilizada, demandando atenção dos vários especialistas que lidam com essa condição. Deve ser lembrado que o tratamento ARV será utilizado por toda a vida, e, portanto, mesmo nos pacientes infectados pelo HIV sem manifestações metabólicas, é recomendada a adoção de medidas preventivas, como manutenção de peso corporal adequado, prática regular de atividade física e suspensão do tabagismo.

Ao mesmo tempo, é também importante salientar que, embora os fatores de risco cardiovasculares possam influenciar na escolha inicial da terapia ARV, eles não devem se sobrepor à necessidade de controle da viremia.

O melhor entendimento da fisiopatologia dessas anormalidades possibilitará o desenvolvimento de drogas mais eficazes na prevenção ou reversão das alterações metabólicas e cardiovasculares.

BIBLIOGRAFIA

1. HIV surveillance, estimations and monitoring and evaluation. World Health Organization, 2008. Disponível em: http://www.who.int/hiv/topics/me/en/index.html.
2. Mastorakos G, Karoutsou EI, Mizamtsidi M. Corticotropin releasing hormone and the immune/inflammatory response. *Eur J Endocrinol*, 2006; *155*:77-84.
3. Membreno L, Irony I, Dere W, Klein R, Biglieri EG, Cobb E. Adrenocortical function in acquired immunodeficiency syndrome. *J Clin Endocrinol Metab*, 1997; *65*:482-7.
4. Evangelia Zapanti, Konstantinos Terzidis, George Chrousos. Dysfunction of the hypothalamic-pituitary-adrenal axis in HIV infection and disease. *Hormones*, 2008; *7*:205-16.
5. Mastorakos G, Chrousos GP, Weber JS. Recombinant interleukin-6 activates the hypothalamic-pituitary-adrenal axis in humans. *J Clin Endocrinol Metab*, 1993; *77*:1690-4.
6. Chrousos GP. The hypothalamic-pituitary-adrenal axis and immune-mediated inflammation. *N Engl J Med*, 1995; *332*:1351-62.
7. Charmandari E, Chrousos GP, Ichijo T, *et al*. The human glucocorticoid receptor (hGR) beta isoform suppresses the transcriptional activity of hGRalpha by interfering with formation of active coactivator complexes. *Mol Endocrinol*, 2005; *19*:52-64.
8. Bricaire F, Marche C, Zoubi D, *et al*. Adrenocortical lesions and AIDS. *Lancet*, 1988; *1*:881.
9. Mayo J, Collazos J, Martinez E, Ibarra S. Adrenal function in the human immunodeficiency virus-infected patient. *Arch Intern Med*, 2002; *162*:1095-8.
10. Hoshino Y, Nagata Y, Gatanaga H, *et al*. Cytomegalovirus (CMV) retinitis and CMV antigenemia as a clue to impaired adrenocortical function in patients with AIDS. *AIDS*, 1997; *11*:1719-24.
11. Eledrisi MS, Verghese AC. Adrenal insufficiency in HIV infection: a review and recommendations. *Am J Med Sci*, 2001; *321*:137-44.
12. Marik PE, Kiminyo K, Zaloga GP. Adrenal insufficiency in critically ill patients with human immunodeficiency virus. *Crit Care Med*, 2002; *30*:1267-73.
13. Prasanthai V, Sunthornyothin S, Phowthongkum P, Suankratay C. Prevalence of adrenal insufficiency in critically ill patients with AIDS. *J Med Assoc Thai*, 2007; *90*:1768-74.
14. Grinspoon SK. Endocrinology of HIV/AIDS. *In* Kronemberg HM *et al*. *Williams Textbook of Endocrinology*. Philadelphia (PA): Elsevier, 2008:1665-76.
15. Sellmeyer DE, Grunfeld C. Endrocrine and metabolic disturbances in human immunodeficiency syndrome. *Endocr Rev*, 1996; *17*:518-32.
16. Henderson E, Yang J, Schwartz A. Dehydroepiandrosterone (DHEA) and synthetic DHEA analogs are modest inhibitors of kIV-1 III-B rephcation. *AIDS Res Hum Retroviruses*, 1992; *8*:625-31.
17. Lo JC, Schambelan M. Reprodutive function in human immunodeficiency virus infection. *J Clin Endocrinol Metab*, 2001; *86*:2338-43.
18. Rietschel P, Corcoran C, Stanley T, *et al*. Prevalence of hypogonadism among men with weight loss related to human immunodeficiency virus infection who were receiving highly active antiretroviral therapy. *Clin Infect Dis*, 2000; *31*:1240-4.
19. Parra A, Ramirez-Peredo J, Larrea F, *et al*. Decreased dopaminergic tone and increased basal bioactive prolactin in men with human immunodeficiency virus infection. *Clin Endocrinol (Oxf)*, 2001; *54*:731-8.
20. Hutchinson J, Murphy M, Harries R, Skinner CJ. Galactorrhoea and hyperprolactinaemia associated with protease inhibitors. *Lancet*, 2000; *356*:1003-4.
21. Carr A, Samaras K, Chisholm DJ, Cooper DA. Pathogenesis of HIV-1-protease inhibitor-associated peripheral lipodystrophy, hyperlipidaemia, and insulin resistance. *Lancet*, 1998; *351*:1881-3.
22. Hadigan C, Corcoran C, Stanley T, *et al*. Fasting hyperinsulinemia in human immunodeficiency virus-infected men: relationship to body composition, gonadal function, and protease inhibitor use. *J Clin Endocrinol Metab*, 2000; *85*:35-41.
23. Pitteloud N, Mootha VK, Dwyer AA, *et al*. Relationship between testosterone levels, insulin sensitivity, and mitochondrial function in men. *Diabetes Care*, 2005; *28*:1636-42.
24. Kappor D, Goodwin E, Channer KS, Jones TH. Testosterone replacement therapy improves insulin resistance, glycemic control, visceral adiposity, and hypercholesterolemia in hypogonadal men with type 2 diabetes. *Eur J Endocrinol*, 2006; *154*:899-906.
25. Bhasin S, Parker RA, Sattler F, *et al*.; AIDS Clinical Group Protocol A5979 Study Team. Effects of testosterone supplementation on whole body and regional fat mass and distribution in human immunodeficiency virus-infected men with abdominal obesity. *J Clin Endocrinol Metab*, 2007; *92*:1049-57.
26. Zheng JH. Topic IV: Hormonal influence on treatment and the effect of treatments on contraceptive methods, continued. *J Acquir Immune Defic Syndr*, 2005; *38*:24-31.
27. Hadigan C, Miller K, Corcoran C, *et al*. Fasting hyperinsulinemia and changes in regional body composition in human immunodeficiency virus-infected women. *J Clin Endocrinol Metab*, 1999; *84*:1932-7.
28. Johnsen S, Dolan SE, Fitch KV, *et al*. Absence of polycystic ovary syndrome features in human immunodeficiency virus-infected women despite significant hyperinsulinemia and truncal adiposity. *J Clin Endocrinol Metab*, 2005; *90*:5596-604.
29. Poretsky L, Song L, Brillon DJ, *et al*. Metabolic and hormonal effects of oral DHEA in premenopausal women with HIV infection: A randomized, prospective, placebo-controlled pilot study. *Horm Metab Res*, 2009; *41*:244-9.
30. Rietschel P, Hadigan C, Corcoran C, *et al*. Assessment of growth hormone dynamics in human immunodeficiency virus-related lipodystrophy. *J Clin Endocrinol Metab*, 2001; *86*:504-10.
31. Engelson ES, Glesby MJ, *et al*. Effect of recombinant human growth hormone in the treatment of visceral fat accumulation in HIV infection. *J Acquir Immune Defic Syndr*, 2002; *30*:379-91.
32. Lo J, You SM, Canavan B, *et al*. Low-dose physiological growth hormone in patients with HIV and abdominal fat accumulation: a randomized controlled trial. *JAMA*, 2008; *300*:509-19.
33. Napolitano LA, Schmidt D, Gotway MB, *et al*. Growth hormone enhances thymic function in HIV-1-infected adults. *J Clin Invest*, 2008; *118*:1085-98.
34. Falutz J, Allas S, Blot K, *et al*. Metabolic effects of a growth hormone releasing factor in patients with HIV. *N Engl J Med*, 2007; *357*:2359-70.
35. Calza L, Manfredi R, Chiodo F. Subclinical hypothyroidism in HIV-infected patients receiving highly active antiretroviral therapy. *J Acquir Immun Defic Syndr*, 2002; *31*:361-3.
36. Hoffmann CJ, Brown TT. Thyroid function abnormalities in HIV-infected patients. *Clin Infect Dis*, 2007; *45*:88-94.
37. Collazos J, Ibarra S, Mayo J. Thyroid hormones in HIV-infected patients in the highly active antiretroviral therapy era: evidence of an interrelation between the thyroid axis and the immune system. *AIDS*, 2003; *17*:763-5.
38. Brown TT, Qaqish RB. Antiretroviral therapy and the prevalence of osteopenia and osteoporosis: a meta-analytic review. *AIDS*, 2006; *20*:2165-74.
39. Tebas P, Powderly WG, Claxton S, *et al*. Accelerated bone mineral loss in HIV-patients receiving potent antiretroviral therapy. *AIDS*, 2000; *14*:63-7.

40. Bolland MJ, Grey AB, Gamble GD, Reid IR. Clinical review: low body weight mediates the relationship between HIV infection and low bone mineral density: a meta-analysis. *J Clin Endocrinol Metab*, 2007; *92*:4522-8.
41. Lin D, Rieder MJ. Interventions for the treatment of decreased bone mineral density associated with HIV infection. *Cochrane Database Syst Rev*, 2007; *2*:CD005645.
42. Brown TT. Approach to the human immunodeficiency virus-infected patient with lipodystrophy. *J Clin Endocrinol Metab*, 2008; *93*:2937-45.
43. Carr A, Emery S, Law M, et al.; HIV Lipodystrophy Case Definition Study Group. An objective case definition of lipodystrophy in HIV-infected adults: a case-control study. *Lancet*, 2003; *361*:726-35.
44. Kino T, Gragerov A, Kopp JB, et al. The HIV-1 virion-associated protein Vpr is a coactivator of the human glucocorticoid receptor. *J Exp Med*, 1999; *189*:51-62.
45. Hughes GH, Cutter G, Donahue R, et al. Fat distribution in women with HIV infection. *J Acquir Immune Defic Syndr*, 2006; *42*:562-71.
46. Grinspoon S, Carr A. Cardiovascular risk and body-fat abnormalities in HIV-infected adults. *N Engl J Med*, 2005; *352*:48-62.
47. Slama L, Lanoy E, Valantin MA, et al. Effect of pioglitazone on HIV-1-related lipodystrophy: a randomized double-blind placebo-controlled trial (ANRS 113). *Antivir Ther*, 2008; *13*:67-76.
48. Carr A, Workman C, Carey D, et al. No effect of rosiglitazone for treatment of HIV-1 lipoatrophy: randomised, double-blind, placebo-controlled trial. *Lancet*, 2004; *363*:429-38.
49. Mallon PW, Miller J, Kovacic JC, et al. Effect of pravastatin on body composition and markers of cardiovascular disease in HIV-infected men – a randomized, placebo-controlled study. *AIDS*, 2006; *20*:1003-10.
50. Sutinen J, Walker UA, Sevastianova K, et al. Uridine supplementation for the treatment of antiretroviral therapy-associated lipoatrophy: a randomized, double-blind, placebo-controlled trial. *Antivir Ther*, 2007; *12*:97-105.
51. Levy RM, Redbord KP, Hanke CW. Treatment of HIV lipoatrophy and lipoatrophy of aging with poly-L-lactic acid: a prospective 3-year follow-up study. *J Am Acad Dermatol*, 2008; *59*:923-33.
52. Môle B. Long-lasting filling procedures. *Ann Dermatol Venereol*, 2008; *135*:1S39-47.
53. Leow MKS, Addy CL, Mantzoros CS. Human immunodeficiency virus/highly active antiretroviral therapy-associated metabolic syndrome: clinical presentation, pathophysiology, and therapeutic strategies. *J Clin End Metab*, 2003; *88*:1961-76.
54. van Wijk JP, de Koning EJ, Cabezas MC, et al. Comparison of rosiglitazone and metformin for treating HIV lipodystrophy: a randomized trial. *Ann Intern Med*, 2005; *143*:337-46.
55. Mulligan K, Yang Y, Wininger DA, et al. Effects of metformin and rosiglitazone in HIV-infected patients with hyperinsulinemia and elevated waist/hip ratio. *AIDS*, 2007; *21*:47-57.
56. Lorenz MW, Stephan C, Harmjanz A, et al. Both long-term HIV infection and highly active antiretroviral therapy are independent risk factors for early carotid atherosclerosis. *Aterosclerosis*, 2008; *196*:720-6.
57. Oh J, Hegele RA. HIV-associated dyslipidemia: pathogenesis and treatment. *Lancet Infect Dis*, 2007; *7*:787-96.
58. Riddler SA, Smit E, Cole SR, et al. Impact of HIV infection and HAART on serum lipids in men. *JAMA*, 2003; *289*:2978-82.
59. Brown TT, Cole SR, Li X, et al. Antiretroviral therapy and the prevalence and incidence of diabetes mellitus in the multicenter AIDS cohort study. *Arch Intern Med*, 2005; *165*:1179-84. Erratum in: *Arch Intern Med*, 2005; *165*:2541.
60. Friis-Moller N, Sabin CA, Weber R, et al.; Data Collection on Adverse Events of Anti-HIV Drugs (DAD) Study Group. Combination antiretroviral therapy and the risk of myocardial infaction. *N Engl J Med*, 2003; *349*:1993-2003. Erratum in: *N Engl J Med*, 2004; *350*:955.
61. Rickerts V, Brodt H, Staszewski S, Stille W. Incidence of myocardial infarctions in HIV-infected patients between 1983 and 1998: The Frankfurt HIV-cohort study. *Eur J Med Res*, 2000; *5*:329-33.
62. Carr A, Cooper DA. Lipodystrophy associated with an HIV-protease inhibitor. *N Engl J Med*, 1998; *339*:1296.
63. Currier J, Scherzer R, Bacchetti P, et al. Fat redistribution and metabolic changes in HIV infection study investigators. Regional adipose tissue and lipid and lipoprotein levels in HIV-infected women. *J Acquir Immune Defic Syndr*, 2008; *48*:35-43.
64. Bonnet E, Genoux A, Bernard J, et al. Impact of genetic polymorphism on the risk of lipid disorders in patients on anti-HIV therapy. *Clin Chem Lab Med*, 2007; *45*:815-21.
65. Dube MP, Stein HH, Aberg JA, et al. Guidelines for the evaluation and management of dyslipidemia in human immunodeficiency virus (HIV) – infected adults receiving antiretroviral therapy: recommendations of the HIV Medicine Association of the Infectious Disease Society of America and the Adult AIDS Clinical Trials Group. *Clin Infect Dis*, 2003; *37*:613-27.
66. Hoffman RM, Currier JS. Management of antiretroviral treatment – related complications. *Infect Dis Clin N Am*, 2007; *21*:103-32.
67. Calza L, Manfredi R, Colangeli V, et al. Rosuvastatin, pravastatin, and atorvastatin for the treatment of hypercholesterolaemia in HIV-infected patients receiving protease inhibitors. *Curr HIV Res*, 2008; *6*:572-8.
68. Kiser JJ, Gerber JG, Predhomme JA, et al. Drug/drug interaction between lopinavir/ritonavir and rosuvastatin in healthy volunteers. *J Acquir Immune Defic Syndr*, 2008; *47*:570-8.
69. De Truchis P, Kirsteller M, Perier A, et al. Reduction in triglyceride level with N-3 polyunsaturated fatty acids in HIV-infected patients taking potent antiretroviral therapy: a randomized prospective study. *J Acquir Immune Defic Syndr*, 2007; *44*:278-85.
70. Hadigan C, Liebau J, Torriani M, et al. Improved triglycerides and insulin sensitivity with 3 months of acipimox in human immunodeficiency virus-infected patients with hypertriglyceridemia. *J Clin Endocrinol Metab*, 2006; *91*:4438-44.
71. Behrens GM. Cardiovascular risk and body-fat abnormalities in HIV-infected adults. *N Engl J Med*, 2005; *352*:1721-2.
72. Cornier MA, Dabelea D, Hernandez TL, Lindstrom RC, et al. The metabolic syndrome. *Endocr Rev*, 2008; *29*(7):77-822.
73. Hadigan C, Meigs JB, Corcoran C, et al. Metabolic abnormalities and cardiovascular disease risk factors in adults with human immunodeficiency virus infection and lipodystrophy. *Clin Infect Dis*, 2001; *32*:130-9.
74. Samaras K, Wand H, Law M, et al. Prevalence of metabolic syndrome in HIV-infected patients receiving highly active antiretroviral therapy using International Diabetes Foundation and Adult Treatment Panel III criteria: associations with insulin resistance, disturbed body fat compartmentalization, elevated C-reactive protein, and [corrected] hypoadiponectinemia. *Diabetes Care*, 2007; *30*:113-9. Erratum in: *Diabetes Care*, 2007; *30*:455.
75. Samaras K. Prevalence and pathogenesis of diabetes mellitus in HIV-1 infection treated with combined antiretroviral therapy. *J Acquir Immune Defic Syndr*, 2009; *50*:499-505.
76. Zhang S, Carper MJ, Lei X, Cade WT, et al. Protease inhibitors used in the treatment of HIV+ induce beta-cell apoptosis via the mitochondrial pathway and compromise insulin secretion. *Am J Physiol Endocrinol Metab*, 2009 Feb. 10, *296*:925-35.
77. Nathan DM, Buse JB, Davidson MB, et al.; American Diabetes Association; European Association for Study of Diabetes. Medical management of hyperglycemia in type 2 diabetes: a consensus algorithm for the initiation and adjustment of therapy: a consensus statement of the American Diabetes Association and the European Association for the Study of Diabetes. *Diabetes Care*, 2009; *32*:193-203.
78. Hill NR, Matthews DR. Pioglitazone and metformin. *Drugs Today (Barc)*, 2007; *43*:443-54.
79. Rizos CV, Elisaf MS, Mikhailidis DP, Liberopoulos EN. How safe is the use of thiazolidinediones in clinical practice? *Expert Opin Drug Saf*, 2009; *8*:15-32.
80. Calza L, Manfredi R, Colangeli V, et al. Substitution of nevirapine or efavirenz for protease inhibitor versus lipid-lowering therapy for the management of dyslipidaemia. *AIDS*, 2005; *19*:1051-8.

APÊNDICE

Valores Laboratoriais de Referência

Exames	Valores de Referência	Comentários
ACTH (plasma, CLA)	Até 46 pg/mL entre 7 e 10 horas	Exame fundamental para o diagnóstico da síndrome de Cushing e insuficiência adrenal. Colher após jejum mínimo de 8 h. Utilizar seringas e tubos plásticos e manter os tubos em gelo, com imediata centrifugação após a coleta.
Aldosterona (soro, RIA)	Dieta normossódica: – Em repouso (deitado): 10-16 ng/mL – Após 2 horas em pé (parado ou andando): 4-31 ng/mL	Excesso de aldosterona e supressão da atividade plasmática da renina são característicos do hiperaldosteronismo primário (HAP).
Aldosterona (urina, RIA)	6-25 µg/24 h	Exame em amostra de 24 h. Valores > 14 µg/24 h, após 3 dias de dieta rica em sódio, confirmam o diagnóstico em indivíduos com suspeita de HAP.
Androstenediona (soro, RIA)	Sexo fem.: 85-275 ng/dL Sexo masc.: 75-205 ng/dL Crianças pré-púberes: até 50 ng/dL	Principal indicação: monitorização da dose do glicocorticóide em pacientes com deficiência da 21-hidroxilase.
Anticorpo antiendomísio (soro, IIF)	Não reagente	Utilizado no diagnóstico da doença celíaca.
Anticorpo antigliadina (soro, ELISA)	Resultado positivo: IgG ≥ 3 e IgA ≥ 1	Utilizado no diagnóstico da doença celíaca.
Anticorpo antiilhota (ICA 512) (soro, RIA)	< 1 U/mL	Positivo em pacientes com diabetes tipo 1 e diabetes LADA mas ausente em diabéticos tipo 2.
Anticorpo antiovário (soro, IF)	IgG: < 1/5	Utilizado no diagnóstico da falência ovariana prematura. Um resultado positivo (> 1/5) indica origem auto-imune para o problema.
Anticorpo antitiroglobulina (anti-TG)	< 115 UI/mL (soro, ECLA)	Elevação nas DAT, sobretudo na TH. Anti-TG interfere na dosagem da tiroglobulina.
Anticorpo antitiroperoxidase (anti-TPO)	< 35 UI/mL (soro, CLA)	Elevação nas doenças auto-imunes tiroidianas (DAT), sobretudo na tiroidite de Hashimoto (TH).
Anti-GAD (soro, RIA)	< 1 U/mL	Positivo em pacientes com diabetes tipo 1 e diabetes LADA mas ausente em diabéticos tipo 2.

Exames	Valores de Referência	Comentários
Arginina vasopressina (plasma, RIA)	1-13,3 pg/mL	Exame útil na investigação do diabetes insípido parcial ou total.
Cálcio	Até 6 anos: 8,8-10,6 mg/dL Maiores de 6 anos: 8,6-10,3 mg/dL	Níveis elevados encontrados no hiperparatiroidismo primário e terciário, neoplasias com envolvimento (tumores de mama, pulmões e rins, no mieloma múltiplo etc.), sarcoidose, linfomas, tuberculose, doença de Addison etc. Valores diminuídos encontrados no hipoparatiroidismo, pseudo-hipoparatiroidismo, deficiência da vitamina D, insuficiência renal crônica, pancreatite aguda, acidose crônica, hipoalbuminemia etc.
Calcitonina (soro, IMAs)	Basal: até 10 pg/mL Pico pós-estímulo com cálcio ou pentagastrina: até 30 pg/mL	Colher após jejum mínimo de 3 h. Picos pós-estímulo entre 30 e 100 pg/mL representam uma zona de incerteza, enquanto valores > 100 pg/mL quase sempre indicam carcinoma medular de tiróide. Elevação discreta também é vista em outras situações (p.ex., insuficiência renal, cirrose, DPOC, sepsis, doença de Graves, tiroidite de Hashimoto, carcinoma diferenciado de tiróide etc.).
Catecolaminas livres (plasma, HPLC)	Adrenalina (A): –Deitado: < 50 pg/mL –Em pé: < 95 pg/mL Noradrenalina (NA): –Deitado: 112-658 pg/mL –Em pé: 217-1.109 pg/mL Dopamina: –Deitado: < 10 pg/mL –Em pé: < 20 pg/mL A + NA: –Deitado: 123 a 671 pg/mL –Em pé: 242 a 1.125 pg/mL	Valores > 2.000 pg/mL (A + NA) são quase patognomônicos do feocromocitoma.
Catecolaminas livres urinárias	Noradrenalina: 15-80 µg/24 h Adrenalina: até 20 µg/24 h Dopamina: 65-400 µg/24 h	Exame dosado em amostra de 24 h. Útil no diagnóstico e seguimento do feocromocitoma, neuroblastoma, ganglioneuroma, ganglioneuroblastoma e paraganglioma.
Colesterol HDL	Baixo: < 40 mg/dL (homens) < 50 mg/dL (mulheres) Alto: > 60 mg/dL	
Colesterol LDL	Ótimo: < 100 mg/dL Quase ótimo: 100-129 mg/dL Limítrofe alto: 130-159 mg/dL Alto: 160-189 mg/dL Muito alto: ≥ 190 mg/dL	
Colesterol total	Desejável: < 200 mg/dL Limítrofe alto: 200-239 mg/dL Alto: ≥ 240 mg/dL	
Cortisol (soro, FIA)	Entre 7 e 9 h: 5,4-25,0 µg/dL Entre 16 e 17 h: 2,4-13,6 µg/dL	Elevado ou normal na SC endógena. Normal ou baixo na insuficiência adrenal.
Cortisol livre urinário	10-90 µg/24 h (CLA) Homem: 4,2-60 µg/24 h (HPLC) Mulher: 3-43 µg/24 h (HPLC)	Elevado na síndrome de Cushing (SC), depressão, gravidez, SOP etc. Pseudo-elevação com fenofibrato, carbamazepina etc. (com HPLC). Valores > 4 × limite superior da normalidade apenas são vistos na SC.
Cortisol salivar (saliva; RIA, CLA)	Adultos (condições basais): – Entre 7 e 9 horas: 140 a 730 ng/dL – Entre 16 e 17 horas: 60 a 200 ng/dL – Entre 23 e 24 horas: até 130 ng/dL	Muito útil no rastreamento da síndrome de Cushing endógena. Porém, os valores normais de referência variam com o ensaio e devem ser validados para cada laboratório.

Exames	Valores de Referência	Comentários
DHEA, sulfato (soro, RIA)	De 6 meses a 5 anos: até 15 µg/dL De 6 a 10 anos: 17-220 µg/dL De 11 a 15 anos: 38-320 µg/dL De 16 a 20 anos: 89-420 µg/dL De 21 a 30 anos: 72-370 µg/dL De 31 a 40 anos: 55-300 µg/dL De 41 a 70 anos: 26-250 µg/dL Acima de 71 anos: até 110 µg/dL	Colher após jejum mínimo de 3 h. Valores elevados ocorrem na hiperplasia adrenal congênita e tumores adrenais. Em casos de hirsutismo ou virilização, níveis > 700 µg/dL são sugestivos de carcinomas adrenais.
Diidrotestosterona (soro, RIA)	Mulheres na menacme: 2-25 ng/dL Homens adultos: 5-65 ng/dL Crianças impúberes: até 6 ng/dL	Exame fundamental para o diagnóstico dos raros casos de deficiência da 5α-redutase.
Estradiol (soro, CLA)	Homem: 11,6-41,2 pg/mL Mulher (com menstruação regular): —Fase folicular: 18,9-246,7 pg/mL —Meio do ciclo: 35,5-570,8 pg/mL —Fase lútea: 22,4-256 pg/mL —Menopausa: 7-44,5 pg/mL Crianças pré-púberes: < 25 pg/mL	Colher após jejum mínimo de 3 h.
Fosfatase alcalina (soro)	Sexo masc.: 40-129 U/L Sexo fem.: 35 a 104 U/L	Valores elevados vistos nas hepatopatias, colestase e doenças osteometabólicas (p.ex., doença de Paget, hiperparatiroidismo, raquitismo, osteomalácia etc.).
FSH (soro, ECLA)	Sexo fem.: —Fase folicular: até 12 UI/L —Fase lútea: até 12 UI/L —Pico ovulatório: 12-25 UI/L —Menopausa: > 30 UI/L Sexo masculino (adultos): até 10 UI/L Crianças pré-púberes: até 4 UI/L	Elevação do FSH ocorre também em pacientes com falência ovariana ou testicular.
Gastrina (soro, CLA)	< 100 pg/mL	Hipergastrinemia pode ser observada se houver hipo- ou acloridria: gastrite atrófica, carcinoma gástrico, úlcera gástrica e após vagotomia. Nessas situações, porém, os níveis de gastrina não são tão altos quanto na síndrome de Zollinger-Ellison (usualmente > 1.000).
GH (soro, IFMA)	0,01-4,4 ng/mL	Níveis elevados encontrados na acromegalia e situações com deficiência de IGF-I. Picos de GH pós-ITT < 7 (em crianças) e < 3 (em adultos) são indicativos de deficiência grave de GH.
Glicemia de jejum (GJ)	60-99 mg/dL	Colher após jejum mínimo de 8 h. Valores entre 100 e 125 caracterizam a *glicemia de jejum alterada*. Duas GJ ≥ 126 mg/dL são diagnósticas do *diabetes mellitus*.
Glucagon (plasma, RIA)	≤ 60 pg/mL	Elevado em pacientes com glucagonomas.
Gonadotrofina coriônica (hCG) (soro, IFMA)	Grávidas: —1º trimestre: até 150.000 UI/L —2º trimestre: 3.500 a 20.000 UI/L —3º trimestre: 5.000 a 50.000 UI/L Não grávidas e homens: indetectável Pós-parto: indetectável a partir do primeiro mês de puerpério	Melhor exame para confirmação de gravidez. Também útil no diagnóstico e seguimento de tumores trofoblásticos, testiculares e outros tumores produtores de hCG.
17α-hidroxiprogesterona (soro, CLA)	Crianças pré-puberes: até 100 ng/dL Sexo masc.: 30-200 ng/dL Sexo fem. (fase folicular): até 130 ng/dL Sexo fem. (fase lútea): 100-480 ng/dL Pós-estímulo com ACTH: até 400 ng/dL	Melhor exame para confirmar diagnóstico de deficiência da 21-hidroxilase (valores basais > 10.000 são comuns na forma homozigótica clássica. Valores entre 400 e 1.000 pós-ACTH são sugestivos de defeito parcial ou indicativos de heterozigose para defeito no gene da enzima 21-hidroxilase). Elevação discreta (entre 200 e 800) é comum na SOP.

Exames	Valores de Referência	Comentários
IGFBP-3 (soro, IMAs)	2 a 23 meses: 0,7-2,3 µg/mL 2 a 7 anos: 0,9-4,1 µg/mL 8 a 11 anos: 1,5-6,8 µg/mL 12 a 18 anos: 2,2-5,8 µg/mL 19 a 55 anos: 2-4 µg/mL 56-82 anos: 0,9-3,7 µg/mL	A dosagem da IGBP-3, proteína ligadora de IGF-I do tipo 3, é particularmente útil no diagnóstico da deficiência de GH em crianças.
Insulina (soro, ECLA)	Glicemia normal (75-99 mg/dL) e IMC até 25: 2 a 13 mU/L Glicemia normal e IMC entre 25 e 30: 2 a 19 mU/L Glicemia normal e IMC > 30: 2 a 23 mU/L	Níveis ≥ 6 mU/L, na presença de glicemia < 45 mg/dL, são indicativos de hipoglicemia por hiperinsulinismo (p.ex., nos insulinomas).
LH (soro, ECLA)	Sexo fem.: – Fase folicular: até 12 UI/L – Fase lútea: até 15 UI/L – Pico ovulatório: 15 a 50 UI/L – Menopausa: > 15 UI/L Sexo masculino: até 9 UI/L (adultos) Crianças pré-púberes: até 1 UI/L	Valores basais > 0,6 UI/L (ambos os sexos) ou picos pós-GnRH > 9,6 (meninos) e 6,9 (meninas) são indicativos de puberdade precoce central em crianças com precocidade sexual. Devido à reação cruzada com a hCG, valores falsamente altos são vistos na gravidez e doença trofoblástica.
Osteocalcina (soro, ECLA)	11-48 ng/mL	Marcador de formação óssea, tem como principal utilidade o monitoramento do tratamento da osteoporose.
Peptídeo C (soro, IMFA)	0,36-3,59 ng/mL (amostra basal) > 1,8 ng/mL (após estímulo com glucagon)	Nos indivíduos normais, a resposta ao glucagon varia de 1,5 a 9 ng/mL. Um valor < 1,5 ng/mL é observado em diabéticos tipo 1.
Progesterona (soro, ECLA)	Sexo masc.: 20-90 ng/dL Sexo fem.: –Fase folicular: até 105 ng/dL –Fase lútea: 400-2.000 ng/dL –Menopausa: até 90 ng/dL Crianças pré-púberes: até 40 ng/dL	Tem como principal aplicação clínica o diagnóstico de ciclos anovulatórios. Níveis elevados na segunda metade do ciclo indicam que houve ovulação.
Prolactina (soro)	Mulheres: Até 26 µg/L (IFMA) 2,8-29,2 ng/mL (CLA) Homens: Até 20 µg/L 2,1-17,7 ng/mL (CLA)	Colher após jejum mínimo de 3 h. Valores > 250 são quase patognomônicos dos macroprolactinomas. A grande maioria dos casos de pseudoprolactinomas e hiperprolactinemia não-tumoral cursa com PRL < 100.
PSA (soro, ECLA)	Até 4 ng/mL	Exame de grande utilidade no diagnóstico e seguimento do câncer de próstata. Valores de até 10 ng/mL podem corresponder à hipertrofia benigna da próstata.
PTH (soro, CLA)	10-65 pg/mL	Elevado em casos de hiperparatiroidismo, hipercalcemia hipocalciúrica familiar, terapia com lítio etc.
PTH-rP (soro, IRMA)	1,35 pmol/L	Níveis elevados são vistos em ± 70% dos casos de hipercalcemia associada a tumores malignos.
RAIU/24 horas	8-30%	RAIU elevada ocorre na doença de Graves, bócio nodular tóxico, tirotropinomas etc. Valores < 5% são observados na fase aguda das tiroidites subagudas e na tirotoxicose factícia.
Renina (atividade plasmática) (plasma, RIA)	Em repouso: 0,4-0,7 ng/mL/h Após dieta hipossódica: 2,4-6,0 ng/mL/h Após um mínimo de 2 horas em posição ortostática e dieta normossódica: 0,5-2,1 ng/mL/h	A atividade plasmática da renina (APR) está aumentada na hipertensão renovascular e nas fases de malignização da hipertensão e diminuída nos casos de hiperaldosteronismo primário (HAP). Uma relação aldosterona/APR > 25-30 é indicativa de HAP.
SHBG (soro, IMFA)	Homens: 12-75 nmol/L Mulheres: 22-130 nmol/L	Realiza o transporte plasmático de estradiol, testosterona (T) e outros androgênios. Pode ser usada na avaliação de estados de hiperandrogenismo, já que elevação da SHBG pode acarretar aumento da T total.

Exames	Valores de Referência	Comentários
Somatomedina C ou IGF-I (soro, CLA)	De 21 a 25 anos: 116-341 ng/mL De 26 a 30 anos: 117-321 ng/mL De 31 a 35 anos: 113-297 ng/mL De 36 a 40 anos: 106-277 ng/mL De 41 a 45 anos: 98-261 ng/mL De 46 a 50 anos: 91-246 ng/mL De 51 a 55 anos: 84-233 ng/mL De 56 a 60 anos: 78-220 ng/mL De 61 a 65 anos: 72-207 ng/mL De 66 a 70 anos: 67-195 ng/mL De 71 a 75 anos: 62-184 ng/mL De 76 a 80 anos: 57-172 ng/mL De 81 a 85 anos: 53-162 ng/mL	Está aumentada na acromegalia, gravidez e adolescência. Valores baixos ocorrem na deficiência de GH, desnutrição, diabetes tipo 1 descompensado, síndrome de Laron, hipotiroidismo etc.
T_3 livre (soro, FIA)	De 10 a 20 anos: 0,33-0,57 ng/dL > 20 anos: 0,30-0,48 ng/dL	Na ausência de hipertiroidismo, elevação do T_3 e T_3 livre resulta de anticorpos séricos anti-T_3.
TBG (globulina ligadora da tiroxina) (soro, IFMA)	10-29 mg/L	Elevação pelo uso de estrogênios, gravidez e causas hereditárias. Redução na síndrome nefrótica, no uso de andrógenos e corticóides e deficiência congênita de TBG.
Testosterona livre (soro)	Sexo masc.: 131-640 pmol/L Sexo fem.: 2,4-45,0 pmol/L	Avalia melhor os níveis androgênicos, uma vez que não sofre interferência da SHBG.
Testosterona total (soro, CLA)	Sexo masc.: 240-816 ng/dL Sexo fem.: 9-83 ng/dL Crianças pré-púberes (ambos os sexos): até 40 ng/dL	Níveis falsamente baixos podem ser vistos em homens obesos, por aumento da SHBG.
Tiroglobulina (no soro, IRMA)	Normais: 2 a 70 ng/mL Após tiroidectomia ou em uso de L-tiroxina: < 1 ng/mL	Colher após jejum mínimo de 3 horas. Dosagem sofre interferência de anticorpos endógenos antitiroglobulina.
Tiroxina (T_4) livre (soro)	0,7-1,5 ng/dL (IFIA) 0,7-1,8 ng/dL (CLA)	Colher após jejum mínimo de 3 horas. Não sofre interferência dos níveis da TBG.
Tiroxina (T_4) (soro, FIA)	Na 1ª sem. de vida: média de 15 µg/dL Até 1 mês: 8,2-16,6 µg/dL De 1 a 12 meses: 7,2-15,6 µg/dL De 1 a 5 anos: 7,3-15 µg/dL De 5 a 12 anos: 6,4-13,3 µg/dL > 12 anos: 4,5-12 µg/dL	Colher após jejum mínimo de 3 horas. Aumento ou diminuição falsos quando os níveis de TBG se elevam ou diminuem, respectivamente.
TRAb (soro, RIA)	Inibição > 10% é considerada positiva	Presente em caso de DAT, sobretudo a doença de Graves. Possibilidade de resultados falso-positivos com TSH > 100 mUI/mL.
Triglicerídeos	Normais: < 150 mg/dL Limítrofes altos: 150-199 mg/dL Altos: 200-499 mg/dL Muito altos: ≥ 500 mg/dL	Níveis muito altos, sobretudo > 800-1.000, implicam risco aumentado para pancreatite aguda.
Triiodotironina (T_3) (soro, FIA)	Até 5 anos: 105-269 ng/dL De 5 a 12 anos: 94-241 ng/dL De 12 a 20 anos: 72-214 ng/dL De 20 a 50 anos: 70-200 ng/dL Acima de 50 anos: 40-180 ng/dL	Colher após jejum mínimo de 3 horas.
TSH (soro, CLA)	Na 1ª semana de vida: até 15,0 mUI/mL Da 1ª semana a 11 meses: 0,8-6,3 mUI/mL De 1 a 5 anos: 0,7-6,0 mUI/mL De 6 a 10 anos: 0,6-5,4 mUI/mL > 11 anos: 0,3-5 mUI/mL	Colher após jejum de 8 horas. Elevação em casos de hipotiroidismo primário, fase de recuperação da síndrome do eutiróideo doente, tirotropinoma (TSHoma), resistência aos hormônios tiroidianos (RHT) etc. Exceto nos casos de TSHoma e RHT, o TSH está sempre suprimido quando há hipertiroidismo.

Exames	Valores de Referência	Comentários
Vitamina D, 25-hidroxi (soro, HPLC)	Normal: 30 a 60 ng/mL Limítrofe: 20 a 30 ng/mL Deficiente: < 20 ng/mL	Valores < 20 ng/mL indicam deficiência de vitamina D.

CLA = quimioluminescência

ECLA = ensaio eletroquimioluminométrico

IIF = imunofluorescência indireta

IRMA = ensaio imunorradiométrico

PTH-rP = proteína relacionada ao PTH

Anti-GAD = anticorpo antidescarboxilase do ácido glutâmico

HPLC = cromatografia líquida de alta eficiência

RAIU/24 horas = captação tiroidiana de iodo radioativo nas 24 horas

SHBG = globulina ligadora dos hormônios sexuais

TRAb = anticorpo anti-receptor do TSH

DAT = doenças auto-imunes tiroidianas

ELISA = ensaio imunoenzimático

IF = fluorescência indireta

IFMA = ensaio imunofluorimétrico

ITT = teste de tolerância à insulina

LADA = diabetes auto-imune latente do adulto

DHEA = diidroepiandrosterona

FIA = fluoroimunoensaio

IFIA = fluoroimunoensaio indireto

IMAs = imunoensaios

RIA = radioimunoensaio

Índice Alfabético

A

Ablação com iodo radioativo, 333
Abscesso hipofisário, 16
Absorção intestinal de cálcio, 888
ABT-335, 832
Acarbose, hipoglicemia em paciente em uso de, 759
Acesso(s)
- pré-temporal, 126
- transcranianos, 125
- transesfenoidal, 119
- - complicações, 123
- - endoscópico, 126
- - técnica cirúrgica, 121
Acetato, 978
- de ciproterona, 560, 978
- de medroxiprogesterona, teste com, 568
Acetil-L-carnitina, 733
Ácido(s), 733
- biliares, resinas seqüestrantes de, 829
- fólico, papel de antioxidantes e, no tratamento da doença coronariana, 834
- graxos, 614
- - de cadeia muito longa, 398
- - ômega-3, 614, 811
- hialurônico, éster do, 747
- iopanóico, 313
- nicotínico, 809, 829
- retinóico, 470
- triiodotiroacético, 255
- úrico sérico, 150
- vanilmandélico, 413
Acidose, 948
- hiperclorêmica, 767
- renal, 948
Acne, 42
Acromegalia, 61-86, 87-92
- aspectos fisiológicos dos somatotrofos e controle da secreção do hormônio do crescimento, 61
- complicações sistêmicas da, 66
- diagnóstico da, 69, 93
- - diferencial, 71
- etiologia, 62
- familiar, 63
- manifestações clínicas, 64
- - patologias que cursam com, similares, 71
- papel do pegvisomant no manuseio da, 87
- - benefícios cardiovasculares, 90
- - benefícios metabólicos, 89
- - crescimento tumoral, 89
- - efeitos colaterais, 89
- - eficácia, 87
- - no algoritmo do tratamento, 90
- - posologia e seguimento, 90
- patologias que cursam com estatura elevada, 72
- - cirurgia, 72
- - radioterapia, 74
- - tratamento, 72
- - tratamento medicamentoso, 80
- - - agonistas dopaminérgicos, 78
- - - análogos da somatostatina, 75
- - - antagonistas do receptor do hormônio do crescimento, 79
- - - avaliação da resposta ao, 80
- - - novas perspectivas, 80
- - - opções terapêuticas, 80
- - prognóstico, 68
- - resultados cirúrgicos na, 127
Açúcar, substitutos do, 613
Addison, doença de, 399
- auto-imune, 389
- infecciosa, 391
Adenoma(s), 334
- adrenais, 374
- hipofisários, 220
- - clinicamente não-funcionantes, 101-112
- - - apoplexia hipofisária, 110
- - - avaliação laboratorial, 103
- - - diagnóstico clínico, 102
- - - fisiopatologia, 101
- - - incidentalomas hipofisários, 108
- - - tratamento, 105
- - ectópicos, 63
- - pré-tóxico, 334
- - produtores de aldosterona, 382, 481
- - secretores de hormônio tireoestimulante, 113-117
- - diagnóstico, 113
- - - clínico, 113
- - - diferencial, 114
- - - laboratorial, 113
- - - por imagem, 114
- - - tratamento, 115
- - tóxico, 335
Adoçantes, 613
Adrenal, 441
- adenoma da, 374
- carcinoma da, 374
- tumores da, 972
Adrenalectomia bilateral, 456, 466
Adrenalina, 413
Adrenarca precoce, 229
Adrenoleucodistrofia, 392
Afecção direta da tiróide, 1023
Agentes
- antiandrogênicos, 240
- antiestrogênicos, 240
- calcimiméticos, 887
- hipoglicemiantes, 626
- neuromoduladores da secreção hipofisária de ACTH, 469
- progestogênicos, 240
- químicos, 254
- sensibilizadores da insulina, 977
Agonistas
- do hormônio liberador das gonadotropinas, 977
- dopaminérgicos, 49, 78, 107, 115, 469, 535
- - bromocriptina, 49
- - cabergolina, 51
- - duração do tratamento com, 54
- - escolha do, 54
- - mecanismo de ação, 49
- - quinagolida, 50
- - resistência aos, 53
Agranulocitose, 312
AIDS (v.tb. HIV)
Albright, osteodistrofia hereditária de, 897
Albumina, 253
Álcool, 615
- acetil-salicílico, uso do, 642
Aldose redutase, inibidores da, 704, 733
Aldosterona, 485
- adenomas produtores de, 382, 481
- antagonistas da, 675
- carcinoma(s) adrenal(is) produtor(es) de, 481
- - tratamento do, 496
- dosagem dos precursores da, 491
- produção ectópica de, 481
- teste de supressão para a, 488
Aldosteronoma, 494
Alendronato, 917, 936
Alfabloqueadores adrenérgicos, 417
Alfametilmetatirosina, 420
Alimentos, 609
- conteúdo de carboidratos de vários, 611
- índice glicêmico dos, tabela do, 609
Alisquireno, 675

Alotransplante de paratiróides, 902
Alterações
- cardíacas, 409, 989
- cardiovasculares, 987
- endócrinas, 988
- gastrintestinais, 987, 988
- gonadais, 985
- hematológicas, 986
- hidroeletrolíticas, 987
- hipotalâmicas, sintomas dependentes das, 3
- hormonais, sintomas dependentes das, 1
- lipídicas, 999
- metabólicas, 409, 985
- neuroftalmológicas e hiperprolactinemia, 42
- neurológicas, 987
- olfatórias, hipogonadismo hipogonadotrófico associado a, 217
- renais, 987
Amamentação, nutrição na gestação e, 617
Amenorréia(s), 564-573
- avaliação diagnóstica, 567
- classificação etiológica das, 564
- - alterações anatômicas do trato reprodutivo, 564
- - anovulação crônica com estrogênio presente, 566
- - causas centrais, 566
- - insuficiência ovariana primária, 564
- primária, 567
- secundária, 568
- tratamento, 569
Amilorida, 154
Aminoglutetimida, 469
Amiodarona, 254, 363
- hipotiroidismo causado por, 299
Amiotrofia, 723
Analgésicos simples, 730
Análogos da somatostatina, 75, 107, 115
- radioativos, 421
Andrógenos, 383
- adrenais, 1020
- lesões secretoras de, 383
Andropausa, 524
Anemia, 700
- falciforme, 28
Aneurisma, 14
Anfepramona, 839
Angiofibromas faciais, 958
Angiotensina, 671
- bloqueadores do receptor AT1 da, 673
- enzima conversora da, inibidores da, 671, 733
Angústia respiratória do adulto, síndrome de, 767
Anorexia nervosa, 984
- complicações, 984
- - alterações
- - - cardiovasculares, 987
- - - endócrinas, 984
- - - gastrintestinais, 987
- - - hematológicas, 986
- - - neurológicas, 987
- - - renais e hidroeletrolíticas, 987
- - distúrbios psiquiátricos, 987
- - osteoporose, 986
- - definição, 984
- - diagnóstico diferencial, 987
- - quadro clínico, 984
Anormalidades, 721
- adrenocorticais, 958
- hemorreológicas, 721
Anorquia, 545

- bilateral, 513
- congênita, 545
Anovulação crônica com estrogênio presente, 566
Ansiolíticos, 990
Antagonistas, 326
- da aldosterona, 675
- das citocinas, 326
- do receptor do hormônio do crescimento, 79
- dos canais de cálcio, 674
- dos receptores da arginina vasopressina, 164
- seletivos do receptor canabinóide tipo 1, 846
Antiácidos, 901
Antiagregantes plaquetários, 703, 871
Antiandrogênios, 240, 975, 977
- uso tópico de, 980
Anticoncepção, 1021
Anticoncepcionais orais, 976
Anticonvulsivantes, 255, 731
Anticorpos, 253
- antiadrenais, dosagem dos, 398
- antitiroidianos, 307
Antidepressivos, 990
- tricíclicos, 730
Antidiabéticos orais, 626
Antienvelhecimento, 209
Antiestrogênicos, 240
Anti-hipertensivos, 671
Antiinfecciosos, 776
Antiinflamatórios, 730
- não-esteróides, 155
- não-hormonais, 357
Antiobesidade, 990
Antioxidantes, 326
- papel de, e ácido fólico no tratamento da doença coronariana, 834
Antipsicóticos, 990
Anti-retrovirais, troca de, 1028
Antitiroidianos de síntese, 309, 340, 357
Apetite, estimulantes do, 990
Apomorfina, cloridrato de, 538
Apoplexia, 14
- hipofisária, 28, 110
Apoproteína-B100 defeituosa familiar, 797
Aracnoidocele intra-selar, 17
Arginina vasopressina, 141
- antagonistas dos receptores da, 164
- controle da secreção da, 141
- mecanismo de ação, 143
- plasmática basal, dosagem da, 150
- síntese e estrutura da, 141
Aromatase, inibidores da, 240
Aspiração, biópsia por, com agulha fina, 307
Aterosclerose, 1001
Atividade física, 1014
- dietoterapia na, 618
- perda de peso e, 1014
Atraso puberal (v. Retardo puberal)
Atrofia testicular, 515
Auto-anticorpos, dosagem dos, contra a célula beta, 595
Automonitoração glicêmica, 660

B

Baixa estatura, investigação da criança com, 180-202, 205
- causas, 184
- como avaliar, 183

- crescimento normal, 181
- desenvolvimento puberal, 182
- doenças congênitas, 187
- - displasias esqueléticas, 189
- - progeria, 188
- - síndrome(s), 187
- - - de Bardet-Biedl, 188
- - - de Cockayne, 189
- - - de Down, 187
- - - de Ellis-Van Creveld, 190
- - - de Laurence-Moon, 188
- - - de Noonan, 188
- - - de Prader-Willi, 188
- - - de Russel-Silver, 189
- - - de Smith-Magenis, 190
- - - de Turner, 187
- - - KGB, 188
- doenças endócrinas, 191
- - adrenais, 195
- - deficiência de fator de crescimento insulina-símile I, 196
- - deficiência de hormônio do crescimento, 191
- - - adquirida, 192
- - - congênita, 191
- - - e suas variantes, 191
- - - quando investigar, 195
- - diabete, 196
- - - insípido, 196
- - - *mellitus*, 196
- - distúrbios do metabolismo da vitamina D, 196
- - hipotiroidismo, 195
- - pseudo-hipoparatiroidismo, 196
- - síndrome de insensibilidade ao hormônio do crescimento, 196
- doenças sistêmicas crônicas, 190
- - cardiopatias, 190
- - desnutrição, 190
- - gastrointestinais, 190
- - hematológicas, 191
- - hepatopatias, 191
- - nefropatias, 190
- - respiratórias, 190
- - tipos de, 191
- familiar, 184
- fisiologia do crescimento, 180
- história e exame físico, 183
- idiopática, 186
- psicossocial, 186
- quando avaliar, 182
- variantes do crescimento normal, 184
- - retardo constitucional do crescimento e puberdade, 185
- - retardo do crescimento intra-uterino, 186
Balão intragástrico, 860
Banda gástrica ajustável, 854
Bardet-Biedl, síndrome de, 188, 221, 517
Bebidas alcoólicas, consumo de, 671
Betabloqueadores, 116, 313, 341, 357, 673
- adrenérgicos, 419
Bexiga neurogênica, 735
Bicarbonato de sódio, 765
Bigorexia, 991
Biguanidas, 626
Biópsia, 307
- óssea, 751
- percutânea, achados da, 380
- por aspiração com agulha fina, 307
Biossíntese testicular, defeitos da, 514
Bisfosfonatos, 888, 916, 935

Bloqueadores, 676
- da ação periférica dos glicocorticóides, 470
- do receptor AT1 da angiotensina II, 673
- dos canais de cálcio, 419, 674
Bócio, 304
- difuso, 113
- nodular tóxico, 330-336
- - diagnóstico, 331
- - - diferencial, 332
- - - laboratorial, 331
- - epidemiologia, 330
- - história natural do, 332
- - patogênese, 330
- - patologia, 331
- - quadro clínico, 331
- - tratamento, 332
Bolsa de Rathke, cisto de, 13
Bombas de insulina, 663
Bromocriptina, 49, 78
Bulimia nervosa, 987
- complicações, 988
- definição, 987
- diagnóstico diferencial, 988
- prevalência, 987
- quadro clínico, 987
Bupropiona, 849

C

Cabergolina, 51, 78
Cafeína, 615
Cálcio, 915
- absorção intestinal de, 888
- antagonistas dos canais de, 674
- bloqueadores dos canais de, 419, 674
- deficiência de, 942
- excreção urinária de, 888
- homeostase do, 1024
- redução do teor de, e osteoporose, 1000
- reposição de, 900
Calcitonina, 255, 888, 920
Calorias, 607
Câncer da tiróide, 268-282
- diagnóstico, 269
- - clínico, 269
- - laboratorial, 273
- - tratamento, 274
- - novas drogas, 278
Captopril, teste do, 490
Carboidratos, 607
- contagem de, 660
- conteúdo de, de vários alimentos, 611
- intolerância aos, 999
Carbonato de lítio, 164, 255
Carcinoma(s)
- adrenal(is), 374
- - produtor(es) de aldosterona, 481
- - - tratamento do, 496
- da paratiróide, 887
- - características clínicas do, 878
- - prognóstico do, 887
- folicular, 270
- - tratamento, 275
- medular, 270, 275, 961
- papilífero, 269
- - tratamento, 274
Carcinoma(s) da tiróide, 275
- diferenciado, 283-289

- - seguimento do, 283
- - - pesquisa de corpo inteiro, 284
- - - protocolo de, 285
- - - tiroglobulina, 283
- - - tiroglobulina altamente sensível, 285
- - - tiroglobulina, RNA mensageiro da, 285
- - - ultra-sonografia, 285
- - tratamento do, recorrente ou metastático, 285
- indiferenciado, 275
- marcadores dos, 255
- medular, 270, 961
- pouco diferenciados, 275
Cardiopatia crônica, 190
Cardiovasculopatia, 735
Carney, complexo de, 966
Catarata, 705
Catecolaminas, 413
- livres urinárias, 413
- plasmáticas, 413
Cateterismo, 455
- bilateral dos seios petrosos inferiores, 439
- - e simultâneo, 455
- das veias adrenais, 492
- venoso, 417
Células germinativas, tumores de, 8
- cordoma, 9
- gangliocitoma, 12
- germinoma, 8
- granulares, 12
- linfoma, 11
- metastáticos, 9
- pituicitoma, 11
- teratoma, 9
Cetoacidose diabética, 759
- alcalêmica, 762
- complicações da, e de seu tratamento, 766
- diagnóstico, 760
- - clínico, 760
- - diferencial, 761
- - laboratorial, 761
- euglicêmica, 762
- fatores precipitantes, 759
- fisiopatologia, 760
- não-cetótica, 762
- prognóstico, 767
- sintomas e sinais, 760
- tratamento, 762
- - bicarbonato de sódio, 765
- - fosfato, 765
- - hidratação, 763
- - - em adultos, 763
- - - em crianças e adolescentes, 764
- - insulinoterapia, 764
- - potássio, 764
- - terapia de apoio e medidas gerais, 762
Cetoconazol, 240, 467
CHARGE, síndrome, 517
Ciclosporina, 326
Cintilografia, 307
- adrenal, 492
- com In-pentetreotida, 416
- com MIBG, 415
- tiroidiana, 307
Ciproeptadina, 470
Ciproterona, 242
- acetato de, 560, 978
Cirurgia(s), 127
- bariátricas, resultados das, 858
- de Scopinaro, 855

- hipofisária, 460
- - guiada por imagem, 127
- transesfenoidal com microadenomectomia seletiva, 456
Cisto(s), 13
- aracnóideo, 13
- da bolsa de Rathke, 13
- dermóide e epidermóide, 13
Citocinas, 102
- antagonistas das, 326
Citrato de clomifeno, 561
- teste com, 569
Clomifeno, 561, 569
Cloridrato, 980
- de apomorfina, 538
- de eflornitina, 980
- de ioimbina, 538
Cockayne, síndrome de, 189
Colagenomas, 958
Colchicina, 326
Colesterol, éster de, deficiência da proteína transferidora do, 798
Coma, 370
- de causa indeterminada, 759
- mixedematoso, 296, 369
- - achados laboratoriais, 370
- - diagnóstico, 370
- - manifestações clínicas, 370
- - patogenia, 370
- - prognóstico, 372
- - tratamento, 371
Complexo de Carney, 966
Compulsão alimentar, 989
Constituição marfanóide, 964
Contraceptivos orais, 560
Contrastes iodados, 255
Controle glicêmico, 699, 702, 713
Copeptina plasmática, dosagem da, 152
Cordoma, 9
Coronariopatas, hipotiroidismo em, 298
Corpos cetônicos, pesquisa de, 595
Córtex adrenal, 428
Corticoterapia, 324
- crônica e procedimento cirúrgico, 1007
- oral, 324
- prolongada, efeitos sistêmicos da, 996
- tópica, intra-articular e inalatória, 1005
Corticotrofina, 426
- deficiência de, 32
- hormônio liberador da, 438
- - síndrome do, 426
- - teste do, 438
Cortisol, 396
- livre urinário, dosagem do, 434, 454
- salivar no final da noite, dosagem do, 435
- sérico, 454
- - à meia-noite, dosagem do, 435
- - dosagem do, 396
- - ritmo circadiano do, 454
- tumores secretores de, 381
Cortrosina, 975
Craniofaringioma, 6, 219
Crescimento, 93, 747
- atraso constitucional de, e puberdade, 214
- fator(es) de, 196, 747
- - do endotélio vascular, inibidores do, 704
- - insulino-símile I, deficiência de, 196
- fisiologia do, 180
- hormônio do, 93, 203-212, 957

- - antagonistas do receptor do, 79
- - aspectos fisiológicos do somatotrofos e controle da secreção do, 61
- - deficiência de, 31, 93, 191
- - diferentes desenhos de ensaios e discrepâncias entre os resultados do ensaio para, 94
- - dosagem(ns) do, 93
- - - basal, 69
- - - durante o teste oral de tolerância à glicose, 69
- - - questões sobre a discrepância entre métodos na, 94
- - excesso de, 62
- - hipersecreção do, 71
- - hormônio liberador do, 64
- - - dosagem de, 70
- - - excesso de, 64
- - isoformas do, 93
- - preparações-padrão e unidades do, 96
- - proteína ligadora do, 94
- - síndrome de insensibilidade ao, 196
- - tumores periféricos secretores de, 63
- - usos do, 203-212
- - - abusos, 209
- - - como elixir da juventude e medicamento antienvelhecimento, 209
- - - eixo GH-IGF-I e os efeitos biológicos do GH, 203
- - - em adultos, 206
- - - em crianças, 204
- - insulino-símile, fator de, 93, 96
- - fatores que influenciam os níveis circulantes de, 97
- - preparações-padrão de, 99
- - questões e concepção sobre os ensaios do, 97
- interferência da terapia com glicocorticóides no, e no desenvolvimento, 1003
- normal, 181
- - variantes do, 184
- - - baixa estatura familiar, 184
- - - baixa estatura idiopática, 186
- - - baixa estatura psicossocial, 186
- - - retardo constitucional do crescimento e puberdade, 185
- - - retardo do crescimento intra-uterino, 186
- puberdade e, na doença de Cushing, 452
Criança(s) (v.tb. Infância)
- com baixa estatura, investigação da, 180-202
- - causas, 184
- - - doenças congênitas, 187
- - - doenças endócrinas, 191
- - - doenças sistêmicas crônicas, 190
- - - variantes do crescimento normal, 184
- - como avaliar, 183
- - crescimento normal, 181
- - desenvolvimento puberal, 182
- - fisiologia do crescimento, 180
- - história e exame físico, 183
- - quando avaliar, 182
- diabética, dietoterapia na, e no adolescente, 618
- doença de Graves em, 316
Criptorquidia, 223
Criptorquidismo, 513
Crise(s)
- adrenal, 396, 401
- convulsiva e hiperprolactinemia, 40
- hipertensiva, tratamento da, 420
- tirotóxica, 366
- - achados laboratoriais, 367
- - etiopatogenia, 366

- - prevenção, 369
- - prognóstico, 369
- - quadro clínico, 367
- - tratamento, 367
Cromogranina sérica, 414
Cushing, síndrome de, 425-448, 972 (v.tb. Doença de Cushing)
- ACTH-dependente, 425
- aspectos clínicos, 428
- cíclica, 428
- definição da etiologia do hipercortisolismo, 436
- diagnóstico, 432
- - investigação para o, e o diagnóstico diferencial da, 445
- diferenciação entre a, e estados de pseudo-Cushing, 443
- estados de pseudo-Cushing, 427, 443
- etiologia, 425
- exógena, 428
- não-ACTH-dependente, 427
- pediátrica, 449-458
- - ACTH-dependente, 450
- - ACTH-independente, 452
- - análise genética, 455
- - apresentação clínica, 450
- - composição corporal e saúde óssea na, 456
- - crescimento na doença de Cushing após cura por cirurgia transesfenoidal, 456
- - definindo a causa da, 455
- - investigação, 453
- - - radiológica, 455
- - seguimento cognitivo e psicológico na, 457
- - tratamento, 455
- por expressão ectópica de receptores hormonais no córtex adrenal, 428
- subclínica, 428
- - diagnóstico da, 443
- tratamento da, 459-475
- - ACTH ectópico, 471
- - adrenalectomia bilateral, 466
- - cirurgia hipofisária, 460
- - doença de Cushing, 459
- - exógena, 459
- - medicamentoso, 466
- - não-ACTH-dependente, 472
- - por tumores adrenais, 472
- - radioterapia, 465

D

Defeitos
- enzimáticos, 777
- testiculares associados a doenças sistêmicas, 515
Deficiência(s)
- da lecitina-colesterol acil-transferase, 798
- da P450 óxido-redutase, 505
- da proteína transferidora do éster de colesterol, 798
- de 3β-hidroxiesteróide desidrogenase e da proteína de regulação aguda da esteroidogênese, 505
- de 5α-redutase tipo 2, 520
- de 11β-hidroxilase, 505
- de 17α-hidroxilase, 505
- de 21-hidroxilase, 504
- - formas clássicas, 499
- - formas não-clássicas, 504
- de cálcio, 942

- de corticotrofina, 32
- de fator de crescimento insulina-símile I, 196
- de fatores de transcrição, 220, 517
- de fosfato, 942
- de gonadotrofinas, 31
- de hormônio, 775, 784
- - do crescimento, 31, 93
- - - adquirida, 192
- - - congênita, 191
- - - e suas variantes, 191
- - - quando investigar, 195
- - - tratamento da, cuidados clínicos durante o, 204
- - foliculoestimulante, 517
- - luteinizante, 516
- - de lipase hepática, 795
- - de prolactina, 32
- - de tirotrofina, 32
- - de vitamina D, 941
Deidroepiandrosterona, sulfato de, 381
Demeclociclina, 164
Denosumab, 922
Densitometria óssea, 944
Depilação, 980
Derivação gástrica em Y de Roux, 856
Dermopatia, 306
Desenvolvimento, crescimento e, 182
- interferência da terapia com glicocorticóides no, 1003
- puberal, 182
- - variantes normais do, 228
Desidratação, teste da privação hídrica ou da, 151
Desidroepiandrosterona, reposição de, 402
Desmopressina, teste da, 150, 438
Desnutrição, 190
Desvio duodenal, 855
Dexametasona, 455
- hiperaldosteronismo supressível por, 482, 494
- teste de supressão de, 455
- - com dose alta, 437, 455
- - com dose baixa, 432, 454
- - noturna, 432
Diabete(s)
- dieta do diabético, 606-621
- - cálculo das necessidades calóricas e nutricionais, 607
- - criança e adolescente, 618
- - idoso, 618
- - na atividade física, 618
- - nutrição, 617
- - - em pacientes com dislipidemia, 617
- - - em pacientes com hipertensão, 617
- - - na gestação e amamentação, 617
- - - nas complicações agudas, 616
- - - nas complicações crônicas, 616
- - programa de educação do diabético, 619
- - terapia nutricional, 606
- hipertensão arterial em diabéticos, 668-680
- - diagnóstico, 669
- - efeitos nocivos da, sobre a morbidade e mortalidade, 668
- - fisiopatologia, 668
- - tratamento, 669
- insípido, 141-157, 196
- - associado a gravidez, 147
- - central, 144
- - - causas adquiridas, 146
- - - causas congênitas, 145
- - - causas genéticas, 145

- - - completo, 153
- - - idiopático, 146
- - - na infância, 147
- - - parcial, 154
- - com sede inadequada, 155
- - considerações gerais sobre a arginina vasopressina, 141
- - da gravidez, 155
- - diagnóstico, 148
- - - diferencial, 150
- - hipernatremia essencial, 147
- - nefrogênico, 147, 154
- - papel da sede sobre o controle da osmolalidade plasmática, 144
- - polidipsia primária, 148
- - tratamento, 152
- - - agudo, 152
- - - crônico, 153
- instável, 665
- tempo de evolução do, 698
- tipo 1, 585, 599-605
- - diferenciação entre os, e tipo 2, 585
- - epidemiologia, 601
- - fatores, 601
- - - ambientais, 602
- - - genéticos, 601
- - história natural do, 600
- - insulinoterapia no, 654-667
- - - esquemas de, 657
- - - esquemas de, intensificada, 662
- - - insulinas, 654, 661
- - - monitoração glicêmica, 659
- - - objetivos do tratamento, 656
- - - situações especiais, 664
- - manifestações clínico-laboratoriais, 603
- tipo 2, 588, 622-653, 867
- - o que recomendar, 650
- - prevenção, 651
- - quem são os candidatos aos testes, 649
- - tratamento, 637
- - - agentes hipoglicemiantes ou antidiabéticos orais, 626
- - - análogos do GLP-1, 637
- - - bases fisiopatológicas da terapia farmacológica, 623
- - - insulinoterapia, 635, 637
- - - medidas adicionais no, 641
- - - novas drogas, 640
- - - opções de, 624
- tipos específicos de, 589
- tratamento do, 1014
Diabetes mellitus, 196, 585-598, 999
- auto-imune, formas raras de, 592
- defeitos genéticos, 590
- - da função da célula beta, 589
- - na ação insulínica, 590
- diagnóstico, 593
- - clínico, 593
- - gestacional, 595
- - laboratorial, 593
- doenças do pâncreas exócrino, 591
- em quem pesquisar o, 596
- endocrinopatias, 591
- gestacional, 592, 681-693
- - aconselhamento pré-concepcional, 691
- - avaliação obstétrica, 688
- - conceito, 682
- - diagnóstico, 684

- - influência da gestação sobre o metabolismo dos carboidratos, 681
- - manuseio do parto, 689
- - momento e via do parto, 689
- - planejamento familiar, 690
- - pré-gestacional, 690
- - prevalência, 682
- - rastreamento, 684
- - seguimento, 688
- - - da gestação, 688
- - - pós-parto, 689
- - sobre mãe e feto, 683
- - tratamento, 685, 691
- induzido por drogas ou produtos químicos, 591
- infecções, 591
- prevenção de, 848
- síndromes genéticas às vezes associadas com, 592
Diabetes mellitus, emergências em, 755-771
- cetoacidose diabética, 759
- - complicações da, e de seu tratamento, 766
- - diagnóstico, 760
- - - clínico, 760
- - - diferencial, 761
- - - laboratorial, 761
- - fatores precipitantes, 759
- - fisiopatologia, 760
- - prognóstico, 767
- - sintomas e sinais, 760
- - tratamento, 762
- estado hiperglicêmico hiperosmolar não-cetótico, 767
- hipoglicemia, 755
- - diagnóstico, 756
- - fatores predisponentes, 755
- - tratamento, 758
Dieta do diabético, 606-621
- cálculo das necessidades calóricas e nutricionais, 607
- álcool, 615
- cafeína, 615
- calorias, 607
- carboidratos, 607
- - fibras, 612
- - fitoesteróis, 615
- - gordura, 613
- - minerais e vitaminas, 616
- - proteínas, 613
- - substitutos do açúcar, 613
- criança e adolescente, 618
- idoso, 618
- na atividade física, 618
- nutrição, 616
- - em pacientes com dislipidemia, 617
- - em pacientes com hipertensão, 617
- - na gestação e amamentação, 617
- - nas complicações, 616
- - - agudas, 616
- - - crônicas, 616
- programa de educação do diabético, 619
- terapia nutricional, 606
Dietilpropiona, 839
Diferenciação sexual, 169-179
- classificação das anomalias da, 174
- conceitos básicos, 169
- critérios diagnósticos, 171
- investigação diagnóstica, 176
- uma nova terminologia, 172
DiGeorge, síndrome de, 894
Dipeptidil peptidase-4, inibidores da, 633

Disbetalipoproteinemia, 794
Disfunção(ões)
- renal, uso de fibratos na, 808
- tiroidiana subclínica, 347-353
- - hipertiroidismo subclínico, 349
- - hipotiroidismo subclínico, 347
- - rastreamento da, 351
Disfunção erétil, 530-542, 735
- etiologia da, 531
- fatores de risco, 533
- fisiologia da ereção peniana, 530
- investigação diagnóstica, 533
- tratamento, 534
- - cirúrgico, 540
- - farmacológico, 535
- - - aparelhos a vácuo, 539
- - - combate aos distúrbios psiquiátricos, 535
- - - drogas em perspectivas, 539
- - - farmacoterapia intracavernosa, 539
- - - inibidores da fosfodiesterase tipo 5, 535
- - - medicações potencialmente úteis, 539
- - - terapia combinada, 539
- - - terapia de reposição androgênica, 535
- - - terapia transdérmica, 539
- - - uso de agonistas dopaminérgicos, 535
- - terapia psicossexual, 535
Disgenesia gonadal pura, 222
- 46,XX, 222
- 46,XY, 222
Dislipidemia(s), 700, 787-802
- avaliação diagnóstica das, 789
- controle da, 703
- diabética, 800
- distúrbios do metabolismo lipídico, 792
- HAART e, 1026
- HIV e, 1026
- lipídios e lipoproteínas, 787
- nutrição em pacientes com, 617
- primárias, 793
- relacionadas aos triglicerídeos, 793
- secundárias, 799
- tratamento da, 641, 715, 871, 1014
Dismorfia muscular, 991
Displasias esqueléticas, 189
Disruptores endócrinos, exposição prévia a, 231
Distrofia miotônica, 513
Distúrbio(s)
- adrenais, 427
- da ejaculação, 735
- do magnésio, 899
- do metabolismo, 792
- - da vitamina D, 196
- - lipídico, 792
- do sistema nervoso central, 159
- - puberdade precoce central por, 231
- eletrolíticos, 295
- endócrino-metabólicos na infecção pelo HIV e na AIDS, 1018-1030
- - eixo adrenocorticotrófico, 1018
- - - androgênios adrenais, 1020
- - - hipercortisolismo, 1018
- - - insuficiência adrenal, 1019
- - - mineralocorticóides, 1020
- - - resistência aos glicocorticóides, 1019
- - eixo gonadotrófico, 1020
- - - anticoncepção, 1021
- - - função ovariana, 1021
- - - função testicular, 1020
- - - ginecomastia e hiperprolactinemia, 1021

- - - lipodistrofia e hipogonadismo, 1021
- - - lipodistrofia e síndrome dos ovários policísticos, 1021
- - - reposição androgênica, 1021
- - - reposição de testosterona, 1021
- - eixo somatotrófico, 1022
- - metabolismo, 1026
- - - glicídico, 1027
- - - lipídico, 1026
- - - ósseo, 1023
- - tecido adiposo, 1024
- - - lipoatrofia subcutânea, 1025
- - - lipo-hipertrofia central, 1026
- - tiróide, 1022
- - troca de anti-retrovirais, 1028
- extra-adrenais, 427
- hereditários e hipopituitarismo, 23
- hidroeletrolíticos, 987, 988
- hipofisários e hiperprolactinemia, 38
- hipotalâmicos e hiperprolactinemia, 38
- hormonais, 778
- metabólicos, 989
- mitocondriais, 895
- orgânicos adquiridos, 517
- psiquiátricos, 535, 987
- raros que simulam insulinoma, 773
- relacionados a vitamina D, 898
- tiroidianos, 248
- - doenças tiroidianas auto-imunes, 250
- - hipertiroidismo, 249
- - hipotiroidismo, 248
- - resistência ao hormônio tiroidiano, 251
Diurético(s), 674
- de alça, 675, 888
- tiazídicos, 154, 674, 901
Doença(s)
- adrenal(is), 392
- - benignas, 546
- - genética, 392
- - metastática, 392
- adrenocortical primária pigmentada, 453
- arterial coronariana, hipertrigliceridemia e, 803
- associadas a feocromocitoma, 409
- auto-imunes, 30, 361
- cardiovascular(es), 581, 867, 1001
- congênitas, 187, 512
- - displasias esqueléticas, 189
- - e hipopituitarismo, 26
- - insuficiência testicular por, 545
- - progeria, 188
- - síndrome(s), 187
- - - de Bardet-Biedl, 188
- - - de Cockayne, 189
- - - de Down, 187
- - - de Ellis-Van Creveld, 190
- - - de Laurence-Moon, 188
- - - de Noonan, 188
- - - de Prader-Willi, 188
- - - de Russel-Silver, 189
- - - de Smith-Magenis, 190
- - - de Turner, 187
- - - KGB, 188
- coronariana, papel de antioxidantes e ácido fólico no tratamento da, 834
- de Addison, 399
- - auto-imune, 389
- - infecciosa, 391
- de Cushing, 425, 451, 456 (v. Síndrome de Cushing)

- - crescimento e puberdade na, 452
- - tratamento da, 129
- de Graves, 302-319
- - diagnóstico, 307
- - - clínico, 303
- - - diferencial, 307
- - - laboratorial, 307
- - em crianças, 316
- - etiopatogênese, 302
- - neonatal, 317
- - tratamento, 309, 340
- - - medicamentoso, 309
- - - tiroidectomia parcial, 315
- de Hand-Schüller-Christian, 220
- de Paget óssea, 930-939
- - complicações, 933
- - - cardíacas, 935
- - - metabólicas, 935
- - - neoplásicas, 934
- - - neurológicas, 933
- - - reumatológicas, 934
- - - tipos de, 935
- - diagnóstico, 931
- - etiologia, 930
- - quadro clínico, 931
- - tratamento, 935
- - - bisfosfonatos, 935
- - - calcitonina, 937
- - - cirurgia, 937
- - - seguimento, 937
- de Tangier, 798
- de Von Hippel-Lindau, 965
- do pâncreas exócrino, 591
- endócrinas, 191
- - adrenais, 195
- - deficiência de fator de crescimento insulina-símile I, 196
- - deficiência de hormônio do crescimento, 191
- - - adquirida, 192
- - - congênita, 191
- - - e suas variantes, 191
- - - quando investigar, 195
- - diabete(s), 196
- - - insípido, 196
- - - *mellitus*, 196
- - distúrbios do metabolismo da vitamina D, 196
- - hipotiroidismo, 195
- - pseudo-hipoparatiroidismo, 196
- - síndrome de insensibilidade ao hormônio do crescimento, 196
- gastrointestinais, 190
- granulomatosas e diabetes insípido, 146
- hepática(s), 546
- - crônicas, 546
- - gordurosa não-alcoólica, 1010-1017
- - - diagnóstico, 1012
- - - exames complementares, 1012
- - - manifestações clínicas, 1011
- - - patogênese, 1010
- - - tratamento, 1014
- infecciosas, 30
- - e diabetes insípido, 146
- invasivas e seu tratamento, 26
- não-tiroidianas, 253
- ocular tiroidiana, 314
- psiquiátricas agudas, 254
- pulmonares benignas, 159
- respiratórias crônicas, 190
- sistêmicas, 44

- - crônicas, 190
- - - cardiopatias, 190
- - - desnutrição, 190
- - - gastrointestinais, 190
- - - hematológicas, 191
- - - hepatopatias, 191
- - - nefropatias, 190
- - - respiratórias, 190
- - - tipos de, 191
- - defeitos testiculares associados a, 515
- - e hiperprolactinemia, 38
- - tiroidianas auto-imunes, 250
- - vasculares, 28
Dopamina, 413
Down, síndrome de, 187
Droga(s)
- antiobesidade, escolha da, 849
- antitiroidianas, 313, 340
- calcilíticas, 902
- hepatoprotetoras, 1015
- inibidoras da produção de androgênios ovarianos e/ou adrenais, 975
- serotoninérgicas, 842
- termogênicas, 841

E

Edema, 701
- cerebral, 766
- de mácula, 701
Eflornitina, cloridrato de, 980
Eixo(s)
- adrenocorticotrófico, 1018
- - androgênios adrenais, 1020
- - hipercortisolismo, 1018
- - insuficiência adrenal, 1019
- - mineralocorticóides, 1020
- - resistência aos glicocorticóides, 1019
- endócrinos, alterações nos diversos, 868
- gonadotrófico, 1020
- - anticoncepção, 1021
- - função ovariana, 1021
- - função testicular, 1020
- - ginecomastia e hiperprolactinemia, 1021
- - lipodistrofia, 1021
- - - e hipogonadismo, 1021
- - - e síndrome dos ovários policísticos, 1021
- - reposição, 1021
- - - androgênica, 1021
- - - de testosterona, 1021
- hipotálamo-hipófise-adrenal, 1004
- - alterações do, 985
- - recuperação do, e uso de glicocorticóides, 1004
- somatotrófico, 1022
Ejaculação, distúrbios da, 735
Eletrólise, 980
Eletrólitos, reposição de, 768
Ellis-Van Creveld, síndrome de, 190
Emergência(s)
- em diabetes *mellitus*, 755-771
- - cetoacidose diabética, 759
- - - complicações da, e de seu tratamento, 766
- - - diagnóstico clínico, 760
- - - diagnóstico diferencial, 761
- - - diagnóstico laboratorial, 761
- - - fatores precipitantes, 759
- - - fisiopatologia, 760
- - - prognóstico, 767

- - - sintomas e sinais, 760
- - - tratamento, 762
- - estado hiperglicêmico hiperosmolar não-cetótico, 767
- - hipoglicemia, 755
- - - diagnóstico, 756
- - - fatores predisponentes, 755
- - - tratamento, 758
- tiroidianas, 366-373
- - coma mixedematoso, 369
- - - achados laboratoriais, 370
- - - diagnóstico, 370
- - - manifestações clínicas, 370
- - - patogenia, 370
- - - prognóstico, 372
- - - tratamento, 371
- - crise tirotóxica, 366
- - - achados laboratoriais, 367
- - - etiopatogenia, 366
- - - prevenção, 369
- - - prognóstico, 369
- - - quadro clínico, 367
- - - tratamento, 367
Encefalopatia de Hashimoto, 361
Endocrinopatias, 591
Endotélio vascular, fator de crescimento do, 704
Enteropatia, 734
Envelhecimento, 949
Enxertos de pele sintéticos, 747
Enzima(s), 733
- de conversão da angiotensina, inibidores da, 671, 733
- hepáticas, 1012
Ependimoma(s), 8
- espinocerebelares, 959
Ereção peniana, fisiologia da, 530
Espermatogênese, indução da, 523
Espironolactona, 560, 978
- teste terapêutico com a, 491
Estado(s)
- catabólicos, 208
- de pseudo-Cushing, 427, 443
- hiperglicêmico hiperosmolar não-cetótico, 767
Estatinas, 810, 822
- contra-indicações, 828
- efeitos colaterais, 827
- indicações, 825
- mecanismo de ação, 822
- tipos e eficácia, 822
Estatura (*v.* Baixa estatura)
Esteatose hepática não-alcoólica, 868
Éster, 747
- de colesterol, proteína transferidora do, 798
- do ácido hialurônico, 747
Esteróides sexuais, 255
- puberdade precoce central secundária a prévia exposição crônica a, 231
Esteroidogênese adrenal, inibidores da, 467
Estimulação, teste de, rápida com ACTH, 397
Estimulador(es), 337
- de colônias de granulócitos, 747
- tiroidianos maternos, 337
Estimulantes do apetite, 990
Estresse oxidativo, 721
Estrogênio, 240
- anovulação crônica com, presente, 566
- escolha do, 575
- receptores do, moduladores seletivos dos, 580, 919

- teste com, associado a progestogênio, 568
Estrôncio, ranelato de, 921
Estudos *in vivo*, 721
Etanercept, 255
Etanol, injeção percutânea de, 265, 334
Etomidato, 469
Eutiróideo doente, síndrome do, 299, 1022
Excreção urinária de cálcio, aumento da, 888
Exenatide, 637
Exoftalmia unilateral, 113
Ezetimibe, 831

F

Falência
- autonômica, hipoglicemia associada a, 758
- ovariana primária, 223
- testicular primária, 222
Fanconi, síndrome de, 948
Fâneros, pele e, 293
Fator(es)
- de crescimento, 196, 747
- - do endotélio vascular, inibidores do, 704
- - insulino-símile (IGF-I), 93, 96
- - - deficiência de, 196
- - - preparações-padrão de, 99
- - - que influenciam os níveis circulantes de, 97
- - - questões e concepção sobre os ensaios do, 97
- de transcrição, 517
- - e citocinas, 102
- - deficiência de, 220, 517
- - esteroidogênico, mutações no, 25
Femproporex, 841
Fenilpropanolamina, 843
Fentolamina oral, mesilato de, 538
Feocromocitoma, 375, 382, 405-424, 958, 962
- diagnóstico, 407
- - diferencial, 417
- - laboratorial, 411
- - - ácido vanilmandélico, 413
- - - catecolaminas livres urinárias, 413
- - - catecolaminas plasmáticas, 413
- - - cromogranina sérica, 414
- - - exames normais, 414
- - - localizador do tumor, 415
- - - metanefrinas livres plasmáticas, 413
- - - metanefrinas urinárias, 411
- - - testes farmacológicos, 414
- doenças associadas, 409
- epidemiologia, 405
- investigação, 417
- localização, 405
- na gravidez, 422
- potencial de malignidade, 406
- prognóstico, 422
- quem deve ser rastreado para, 411
- regra dos 10, 406
- substâncias produzidas pelos, 406
- tamanhos dos tumores, 406
- tratamento, 417
- - alfabloqueadores adrenérgicos, 417
- - betabloqueadores adrenérgicos, 419
- - bloqueadores dos canais de cálcio, 419
- - da crise hipertensiva, 420
- - dos tumores malignos, 420
- - manuseio operatório, 420
- - tipos de drogas, 420
Fibras, 612

Fibratos, 806, 830
- contra-indicações, 809
- efeitos colaterais, 808
- eficácia, 807
- indicações, 808
- interações medicamentosas, 809
- mecanismo de ação, 807
- tipos, 806
- uso de, na disfunção renal, 808
Finasterida, 560, 979
Fisiologia reprodutiva masculina, 509
Fitoesteróis, 615
Fitoestrogênio, 580
Fludrocortisona, 164
- teste de supressão com, 489
Fluoretos, 920
Flutamida, 560, 979
Fogachos, 581
Fome óssea, síndrome da, 899
Fosfato, 765
- deficiência de, 942
- oral, 889
Fosfodiesterase, inibidores da, tipo 5, 535
Fotocoagulação a *laser*, 701
- guiada por ultra-sonografia, 265
Frutosamina, 594, 660
Fulvestrant, 241
Função
- hipotalâmico-hipofisária, 511
- ovariana, 1021
- testicular, 509, 1020
- tiroidiana, 307
- - alterações da, 985
- - avaliação laboratorial da, 259
- - fetal, 338
- - testes de, 247-257
- - - condições que podem alterar os níveis do T_3 e T_4, 252
- - - distúrbios tiroidianos, 248
- - - fisiologia da tiróide, 247
- - - marcadores dos carcinomas tiroidianos, 255
Furosemida, 254

G

Galactorréia, 41
Gálio, nitrato de, 888
Gangliocitoma, 12
Ganglioneuromas, 375
Gastrectomia vertical, 854
Gastrinoma, 955
Gastroparesia, 733
Gene(s), 23
- da leptina, mutações do, 517
- das subunidades dos hormônios glicoprotéicos, mutações no, 25
- *HESX1*, 25
- *LHX3*, 25
- *POU1F1*, 23
- *PROP1*, 24
- supressores tumorais, 102
Germinoma, 8, 220
Gestação, 254 (*v.tb.* Gravidez)
- e diabetes *mellitus*, 592
- hiperparatiroidismo durante a, 887
- hipoparatiroidismo durante a, 899
- mudanças na fisiologia tiroidiana relacionadas a, 337

- nutrição na, e amamentação, 617
Gigantismo, 66
Ginecomastia, 543-553, 1021
- de realimentação, 546
- diagnóstico diferencial, 548
- etiologia, 543
- formas de, 551
- - fisiológicas, 544
- - patológicas, 544
- idiopática, 547
- investigação da, 548
- macromastia persistente puberal, 547
- medicamentosa, 551
- por hipogonadismo, 551
- pré-puberal, 548
- puberal, 548
- tratamento, 548
Glândula hipofisária, embriologia e anatomia da, 132
Glaucoma, 705
Glicemia(s), 593
- controle da (v. Controle glicêmico)
- de jejum, 684
- laboratoriais, 659
Glicocorticóides, 240, 255, 313, 324, 357, 372, 888, 977
- bloqueadores da ação periférica dos, 470
- osteoporose induzida por, 924
- reposição de, 401
- resistência aos, 1019
- terapia com, 993-1009
- - corticoterapia, 1005
- - - crônica e procedimento cirúrgico, 1007
- - - prolongada, 996
- - - tópica, intra-articular e inalatória, 1005
- - efeitos, 996
- - - colaterais, atenuação dos possíveis, 997
- - - no balanço de sódio, potássio e hidrogênio, 1001
- - - sistêmicos da corticoterapia prolongada, 996
- - implicações, 1001
- - - na aterosclerose, 1001
- - - na doença cardiovascular, 1001
- - - na pressão arterial, 1001
- - indicações, 995
- - interferência, 1002
- - - nas respostas imunológicas e inflamatória, 1002
- - - no crescimento e no desenvolvimento, 1003
- - - no sistema nervoso central e neuropsiquiátrico, 1004
- - - no sistema reprodutor e na função sexual, 1003
- - - no trato gastrintestinal, 1003
- - - oculares, 1003
- - intolerância aos carboidratos, hiperglicemia e diabetes *mellitus*, 999
- - obesidade e alterações lipídicas, 999
- - recuperação do eixo hipotálamo-hipófise-adrenal, 1004
- - redução do teor de cálcio e osteoporose, 1000
- - síndrome de retirada ou privação de glicocorticóides, 1004
Glicose, 593
- anidra, 684
- sangüínea, controle da, 772
- teste oral de tolerância à, 593
- - dosagem do hormônio do crescimento durante o, 69

Glicosúria, 594
Glinidas, 632
Glioma, 7
Glitazonas, 561, 629, 977
Globulina ligadora da tiroxina, 252
Glucagon, teste do, 398
Glucagonoma, 957
Gonadotrofina(s), 214
- coriônica humana, 338
- deficiência de, 31
- retardo puberal, 214
- - com níveis elevados de, 221
- - com níveis normais ou baixos de, 214
Gonadotropinas, 561
- hormônio liberador das, agonistas do, 977
Gordura, 613
Granulócitos, estimulador de colônias de, 747
Graves, doença de, 302-319
- diagnóstico, 303
- em crianças, 316
- etiopatogênese, 302
- neonatal, 317
- tratamento, 309
Graves, oftalmopatia de, 320-329
- diagnóstico, 322
- - diferencial, 323
- fatores de risco, 321
- fisiopatologia, 320
- história natural, 321
- tratamento, 323
Gravidez, 812 (v.tb. Gestação)
- diabetes insípido associado a, 147, 155
- feocromocitoma na, 422
- hipertiroidismo na, 338
- - diagnóstico, 339
- - epidemiologia, 338
- - etiologia, 338
- - manifestações clínicas, 338
- - tratamento, 341
- hipertrigliceridemia na, 812
- hipotiroidismo na, 342
- - aspectos clínicos, 342
- - diagnósticos, 342
- - epidemiologia, 342
- - etiologia, 342
- - repercussão do, 342
- - tratamento, 342
- osteoporose associada a, 925
- prolactinomas e, 57

H

Hamartoma, 17
Hand-Schüller-Christian, doença de, 220
Hashimoto, 255
- encefalopatia de, 361
- tiroidite de, 255, 360
Haste hipofisária, alterações da, e suas implicações clínicas, 132-140
- afilamento e ausência da haste e correlações com o hipopituitarismo, 138
- embriologia e anatomia da glândula hipofisária, 132
- espessamento e correções clínicas, 135
Hemocromatose, 30
Hemodiálise, 776
Hemoglobina, 594
- glicada, 659

Hemorragia adrenal, 392
Heparina, 254
Hepatopatia crônica, 191
Hepatotoxicidade, 312
Hermafroditismo verdadeiro, 545
Hidrogênio, efeitos no balanço de cálcio, potássio e, 1001
Hiperaldosteronismo, 481-498
- familiar, formas mais raras de, 482
- idiopático, 481
- primário, 481-498
- - algoritmo para investigação e manuseio do, 494
- - alterações bioquímicas, 483
- - aspectos clínicos, 483
- - condições associadas, 483
- - confirmação do, 488
- - diagnóstico do, 484
- - - diferenciação entre os subtipos, 490
- - - dosagem da renina direta, 487
- - - dosagem do potássio sérico, 484
- - - rastreamento, 484
- - - relação da concentração da aldosterona plasmática e atividade plasmática de renina, 485
- - - supressível por dexametasona, 482, 494
- - - teste da infusão de solução salina, 489
- - - teste da sobrecarga oral de sódio, 488
- - - teste de supressão com fludrocortisona, 489
- - - teste do captopril, 490
- - - tetraidroaldosterona, 488
- - etiologia, 481
- - localização do adenoma ou fonte produtora de aldosterona, 491
- - tratamento, 494
Hipercalcemia, 887
Hipercalciúria, raquitismo hipofosfatêmico com, 946
Hipercolesterolemia, 816-837
- autossômica recessiva, 797
- familiar, 795
- - tratamento da, 832
- influência da reposição hormonal em mulheres na pós-menopausa com, 833
- poligênica, 797
- secundária, tratamento da, 833
- tratamento, 818
- - drogas em perspectivas, 832
- - estratificação de risco, 818
- - metas do, 818
- - modificações terapêuticas no estilo de vida, 821
- - terapia farmacológica, 822
- - - ácido nicotínico, 829
- - - estatinas, 822
- - - ezetimibe, 831
- - - fibratos, 830
- - - resinas seqüestrantes de ácidos biliares, 829
- - - terapias combinadas, 832
Hipercortisolismo, 432, 1018
- definição da etiologia do, 436
- - exames de imagem, 440
- - testes basais, 436
- - testes dinâmicos, 437
- - - invasivos, 439
- - - não-invasivos, 437
- tratamento do, 472
Hiperfosfatemia, 899
Hiperglicemia, 720, 999
- matinal, 664
- tratamento da, 870

Hiperinsulinemia, 870
Hiperlipidemia familiar combinada, 797
Hiperlipoproteinemias primárias, 832
Hipernatremia essencial, 147
Hiperparatiroidismo primário, 875-892, 954, 963
- diagnóstico, 880
- - diferencial, 880
- - laboratorial, 880
- durante a gestação, 887
- novas perspectivas terapêuticas, 887
- prognóstico do carcinoma de paratiróide, 887
- quadro clínico, 876
- - características clínicas do carcinoma de paratiróide, 878
- - envolvimento ósseo, 876
- - manifestações clínicas, 878
- - manifestações renais, 876
- síndromes de hiperparatiroidismo familiar, 875
- tratamento, 882
- - cirurgia, 885
- - - acompanhamento dos pacientes não submetidos a, 886
- - - complicações da, 886
- - - eficácia da, 885
- - - exames de localização pré-operatórios, 883
- - - extensão da, 884
- - medicamentoso da hipercalcemia, 887
Hiperplasia, 453
- adrenocortical nodular, síndrome de McCune-Albright causando, 453
- hipofisária, 17
Hiperplasia adrenal, 375
- congênita, 383, 392, 499-507, 972
- - deficiência
- - - da P450 óxido-redutase, 505
- - - da proteína de regulação aguda da esteroidogênese, 505
- - - de 3β-hidroxiesteróide desidrogenase, 505
- - - de 11β-hidroxilase, 505
- - - de 17α-hidroxilase, 505
- - - de 21-hidroxilase, 499
- - - - formas clássicas, 499
- - - - formas não-clássicas, 504
- - formas de, 499
- - - hipertensivas, 504
- - macronodular ACTH-independente, 453
- - primária, 481
- - tratamento da, 494
Hiperprolactinemia, 37-46, 545, 1021
- avaliação diagnóstica, 42
- características da prolactina, 37
- etiologia da, 37
- - farmacológicas, causas, 38
- - fisiológicas, causas, 37
- - idiopática, 41
- - neurogênica, 40
- - patológicas, causas, 38
- história clínica e dados do exame físico, 43
- - adicionais, 45
- - de imagem, 43
- - níveis de prolactina, 43
- - pesquisa de macroprolactinemia, 43
- - quadro clínico, 41
- - regulação da secreção da prolactina, 37
Hiperquilomicronemia familiar, 793, 812
Hipertecose, 971
Hipertensão, 408, 699
- em diabéticos, 668-680
- - diagnóstico, 669

- - efeitos nocivos da, sobre a morbidade e mortalidade, 668
- - fisiopatologia, 668
- - tratamento, 669
- - - drogas anti-hipertensivas, 671
- - - inibidores adrenérgicos, 675
- - - vasodilatadores diretos, 676
- nutrição em pacientes com, 617
- tratamento da, 641, 871
Hipertiroidismo, 249, 303, 546, 1023
- controle dos sintomas de, 357, 358
- na gravidez, 338
- - diagnóstico, 339
- - epidemiologia, 338
- - etiologia, 338
- - manifestações clínicas, 338
- - tratamento, 341
- subclínico, 349
- tratamento do, 290, 324
Hipertrigliceridemia, 790, 803-815
- conseqüências da, 805
- e doença arterial coronariana, 803
- e pancreatite, 804
- esporádica, 794
- familiar, 794
- na gravidez, 812
- na infância, 812
- sem jejum, 805
- tratamento da, 811
- - metas do, 806
- - quando e como tratar, 806
- - uso de fármacos, 806
- - - ácido nicotínico, 809
- - - ácidos graxos ômega-3, 811
- - - estatinas, 810
- - - fibratos, 806
Hipoalfalipoproteinemia familiar, 798
Hipocalcemia, 900
Hipófise, 440
- duplicação da, 18
- linfocítica, 16
- normal, ressonância magnética da, 133
- posterior, 985
- - ectópica, 18
Hipofosfatasia, 948
Hipofunções hipofisárias, correção das, 108
Hipoglicemia(s), 658, 755
- assintomática ou sem aviso, 664, 757
- associada a falência autonômica, 758
- auto-imune, 784
- cetótica da infância, 777
- diagnóstico, 756
- em não-diabéticos, 772-786
- - avaliação diagnóstica, 779
- - controle da glicose sangüínea, 772
- - etiologia da, 773
- - - auto-imune, 775
- - - deficiências hormonais, 775
- - - distúrbios raros que simulam insulinoma, 773
- - - doenças graves, 776
- - - drogas, 775
- - - factícia, 774
- - - hemodiálise, 776
- - - insulinoma, 773
- - - neonatal e na infância, 776
- - - pós-prandial ou reativa, 776
- - - tumores, 774
- - - manifestações clínicas, 778
- - - mecanismos da, 773

- - tratamento, 783
- em paciente em uso de acarbose, 759
- fatores predisponentes, 755
- grave induzida por fármacos, 759
- hiperinsulinêmica, 784
- - persistente, 777
- neonatal transitória, 776
- noturna, 757
- pancreatógena não-insulinoma, 784
- reativas ou pós-prandiais, 784
- teste da, induzida pela insulina, 397
- tratamento, 758
Hipoglicemiantes, 626
- orais, 688
Hipogonadismo, 41, 1021
- ginecomastia por, 551
- hipergonadotrófico, 221
- hipogonadotrófico, 216
- - associado a alterações olfatórias, 217
- - associado a hipoplasia adrenal congênita, 218
- - associado a obesidade, 218
- - idiopático, 26, 217
- - secundário, 545
Hipogonadismo masculino, 509-529
- andropausa, 524
- avaliação diagnóstica, 518
- etiologia do, 512
- - insuficiência gonadal secundária ou hipogonadismo hipogonadotrófico, 515
- - - distúrbios adquiridos orgânicos, 517
- - - doenças congênitas, 516
- - primário ou hipergonadotrófico, 512
- - - defeitos adquiridos, 514
- - - doenças congênitas, 512
- - fisiologia reprodutiva masculina, 509
- - função hipotalâmico-hipofisária, 511
- - função testicular, 509
- - hipogonadotrófico idiopático, 516
- infertilidade, 524
- manifestações clínicas, 517
- micropênis, 526
- síndromes de insensibilidade ou resistência androgênica, 519
- - completa, 519
- - deficiência da 5α-redutase tipo 2, 520
- - parcial ou incompleta, 520
- tratamento, terapia de reposição com testosterona, 520
- - drogas orais, 520
- - preparações androgênicas, 521
- - - contra-indicações, 522
- - - eficácia, 521
- - - escolha das, 523
- - - indicações, 522
- - - indução da espermatogênese, 523
- - - intramusculares, 520
- - - monitorização, 522
- - - perspectivas futuras, 523
- - - riscos e efeitos colaterais, 521
- - - transdérmicas, 521
Hiponatremia, 163
- crônica, 164
- de duração prolongada ou desconhecida, 163
- sintomática aguda, 163
Hipoparatiroidismo, 893-904
- diagnóstico, 898
- - clínico e laboratorial, 898
- - diferencial, 898
- etiologia, 893

- isolado familiar, 895
- na gestação, 899
- novas perspectivas terapêuticas, 901
- quadro clínico, 895
- - manifestações clínicas do pseudo-hipoparatiroidismo, 896
- tratamento do, 900
Hipopituitarismo, 23-36, 138
- diagnóstico, 32
- etiologia do, 23
- - adquirido, 26
- - - doenças invasivas e seu tratamento, 26
- - - doenças vasculares, 28
- - congênito, 23
- - - anomalias estruturais, 23
- - - distúrbios hereditários, 23
- - - doenças congênitas, 26
- - funcional, 31
- manifestações clínicas, 31
- tratamento, 32
Hipoplasia adrenal congênita, 392
- hipogonadismo hipogonadotrófico associado a, 218
- ligada ao X, 517
Hipotiroidismo, 195, 248, 290-301, 799, 1023
- causado por amiodarona, 299
- coma mixedematoso, 296
- controle do, 357
- de diagnóstico duvidoso, 298
- diagnóstico diferencial, 296
- em coronariopatas, 298
- em pacientes com insuficiência adrenal, 299
- em quem pesquisar, 299
- etiologia do, 290
- - central, 291
- - em adultos, 290
- - em crianças, 291
- - primário, 290
- exame da tiróide, 296
- na gravidez, 342
- - aspectos clínicos e diagnósticos, 342
- - epidemiologia, 342
- - etiologia, 342
- - repercussão do, 342
- - tratamento, 342
- na infância, 296
- síndrome do eutiróideo doente, 299
- sintomas e sinais, 292
- - alterações metabólicas, 292
- - manifestações
- - - neurológicas, 292
- - - oftalmológicas, 292
- - - psiquiátricas, 292
- - - renais e distúrbios eletrolíticos, 295
- - pele e fâneros, 293
- - sistema
- - - cardiovascular, 293
- - - digestório, 294
- - - hematopoético, 295
- - - musculoesquelético, 295
- - - reprodutor, 295
- - - respiratório, 295
- subclínico, 298, 347
- tratamento do, 297, 359
Hipovolemia, 768
Hirsutismo, 42, 969-982
- etiologia do, 970
- - hipertecose, 971
- - idiopático, 971

- - patologias adrenais, 972
- - síndrome dos ovários policísticos, 970
- - tumores ovarianos, 971
- fisiopatologia do, 970
- investigação do, 972
- - avaliação laboratorial, 973
- - exame físico, 972
- - história clínica, 972
- tratamento, 975
- - cosmético, 979
- - farmacológico, 975
- - - antiandrogênios, 977
- - - drogas inibidoras da produção de androgênios ovarianos e/ou adrenais, 975
- - terapia combinada, 979
Histiocitose X, 15, 30, 220
HIV, 869 (v.tb. AIDS)
- e dislipidemia, 1026
- infecção pelo, distúrbios endócrino-metabólicos na, e na AIDS, 1018-1030
- - eixo adrenocorticotrófico, 1018
- - - androgênios adrenais, 1020
- - - hipercortisolismo, 1018
- - - insuficiência adrenal, 1019
- - - mineralocorticóides, 1020
- - - resistência aos glicocorticóides, 1019
- - eixo gonadotrófico, 1020
- - - anticoncepção, 1021
- - - função ovariana, 1021
- - - função testicular, 1020
- - - ginecomastia e hiperprolactinemia, 1021
- - - lipodistrofia e hipogonadismo, 1021
- - - lipodistrofia e síndrome dos ovários policísticos, 1021
- - - reposição androgênica, 1021
- - - reposição de testosterona, 1021
- - eixo somatotrófico, 1022
- - metabolismo, 1026
- - - glicídico, 1027
- - - lipídico, 1026
- - - ósseo, 1023
- - tecido adiposo, 1024
- - - lipoatrofia subcutânea, 1025
- - - lipo-hipertrofia central, 1026
- - tiróide, 1022
- - troca de anti-retrovirais, 1028
- lipodistrofia associada ao, 1021
- síndrome metabólica associada ao tratamento do, 869
Homem XX, síndrome do, 513
Homeostase, 839
- do cálcio, 1024
- energética, agentes farmacológicos moduladores da, 839
Hormônio(s), 392
- adrenocorticotrófico (ACTH), 397, 425, 450, 452, 469
- - síndrome do, 426
- - - de resistência, 392
- - - ectópico, 426
- antidiurético, síndrome da secreção inapropriada do, 158-167
- - diagnóstico, 161
- - etiologia, 159
- - fisiopatologia, 158
- - hereditária, 161
- - idiopática, 161
- - manifestações clínicas, 161
- - tratamento, 162

- - - considerações gerais, 162
- - - da síndrome cerebral perdedora de sal, 164
- - - farmacológico da hiponatremia crônica, 164
- folículo-estimulante (FSH), deficiência de, 517
- glicoprotéicos, genes das subunidades dos, 25
- liberador da corticotrofina (CRH), 438
- - síndrome do, 426
- - teste do, 438
- liberador das gonadotropinas, agonistas do, 977
- liberador do hormônio do crescimento (GHRH), 64
- - dosagem de, 70
- - excesso de, 64
- - tumores secretores do, 957
- luteinizante (LH), 514
- - deficiência isolada de, 516
- - resistência ao, 514
- tiroestimulante, adenomas secretores de, 113-117
- - diagnóstico, 113
- - - clínico, 113
- - - diferencial, 114
- - - laboratorial, 113
- - - por imagem, 114
- - tratamento, 115
- tiroidianos, 240, 337
- - alterações nas proteínas transportadoras de, 252
- - inibição da ação periférica dos, 367
- - resistência ao, 251
Hormônio do crescimento (GH), 93, 957
- alterações do, 985
- antagonistas do receptor do, 79
- aspectos fisiológicos dos somatotrofos e controle da secreção do, 61
- deficiência de, 31, 93
- - adquirida, 192
- - congênita, 191
- - e suas variantes, 191
- - quando investigar, 195
- diferentes desenhos de ensaios e discrepâncias entre os resultados do ensaio para, 94
- dosagem do, 93
- - basal, 69
- - durante o teste oral de tolerância à glicose, 69
- - questões sobre a discrepância entre métodos na, 94
- excesso de, 62
- hipersecreção do, 71
- hormônio liberador do, 64
- - dosagem de, 70
- - excesso de, 64
- isoformas do, 93
- preparações-padrão e unidades do, 96
- proteína ligadora do, 94
- síndrome de insensibilidade ao, 196
- tumores periféricos secretores de, 63
- uso do, 203-212
- - abusos, 209
- - como elixir da juventude e medicamento antienvelhecimento, 209
- - eixo GH-IGF-I e os efeitos biológicos do GH, 203
- - em adultos, 206
- - - potenciais indicações, 207
- - em crianças, 204
- - - baixa estatura idiopática, 205
- - - deficiência do hormônio, 204
- - - insuficiência renal crônica, 205
- - - nascidas pequenas para a idade gestacional, 205

- - - potenciais indicações, 206
- - - síndrome de Turner, 204
Hutchinson-Gilford, síndrome de (v. Progeria)

I

Iatrogenia, 64
Ibandronato, 918, 936
Idade
- gestacional, 205
- óssea, 234
Idoso diabético, dietoterapia no, 618
IGF-I (v. Fator de crescimento insulino-símile)
Imunoglobulinas endovenosas, 326
Incidentalomas, 108
- adrenais, 374-387
- - etiologia, 374
- - história natural e seguimento dos pacientes não-operados, 384
- - investigação dos, 376
- - - achados da biópsia percutânea, 380
- - - avaliação endócrina, 381
- - - avaliação por imagem, 377
- - - cintilografia, 380
- - - distinção entre lesões benignas e malignas, 377
- - - dosagem do sulfato de deidroepiandrosterona, 381
- - - ressonância magnética, 379
- - - tomografia computadorizada, 377
- - - ultra-sonografia, 379
- - quando indicar a cirurgia, 383
- hipofisários, 108
Índice glicêmico dos alimentos, tabela do, 609
Infância (v.tb. Criança)
- diabetes insípido central na, 147
- hipertrigliceridemia na, 812
- hipoglicemia na, 776
- hipotiroidismo na, 296
Infecção pelo HIV, distúrbios endócrino-metabólicos na, e na AIDS, 1018-1030
- eixo, 1018
- - adrenocorticotrófico, 1018
- - gonadotrófico, 1020
- - somatotrófico, 1022
- - metabolismo, 1026
- - - glicídico, 1027
- - - lipídico, 1026
- - - ósseo, 1023
- - tecido adiposo, 1024
- - - lipoatrofia subcutânea, 1025
- - - lipo-hipertrofia central, 1026
- - tiróide, 1022
- - troca de anti-retrovirais, 1028
Infertilidade masculina, 524
- abordagem diagnóstica na, 525
- epidemiologia, 524
- etiologia, 524
Infusão subcutânea contínua de insulina, 663
Inibição da reabsorção óssea, 888
Inibidor(es), 633
- adrenérgicos, 675
- da aldose redutase, 704, 733
- da aromatase, 240
- da dipeptidil peptidase-4, 633
- da enzima de conversão da angiotensina, 671, 733
- da esteroidogênese adrenal, 467
- da fosfodiesterase tipo 5, 535

- da α-glicosidase, 632
- da produção de androgênios ovarianos e/ou adrenais, 975
- da proteína quinase C, 640, 703
- da tirosina quinase, 363
- do fator de crescimento do endotélio vascular, 704
- seletivos da recaptação de serotonina, 730, 844
Injeção percutânea de etanol, 265, 334
Insensibilidade, síndromes de, 519, 545
- ao hormônio do crescimento, 196
Insuficiência
- cardíaca, 209
- renal crônica, 205
- - insulinoterapia na, 665
- - terminal, 716
- - - tratamento, 716
- testicular, 545
- - adquirida, 545
- - auto-imune, 515
- - por doenças congênitas, 545
Insuficiência adrenal, 389-404, 1019
- crônica, 401
- diagnóstico da, 396
- - crônica, 396
- - - achados radiológicos, 399
- - - alterações bioquímicas, 398
- - - exames laboratoriais, 396
- - - em pacientes criticamente enfermos, 400
- etiologia da, 389, 393
- - doença adrenal metastática, 392
- - doença de Addison, 391
- - - auto-imune, 389
- - - infecciosa, 391
- - doenças genéticas, 392
- - drogas, 391
- - hemorragia adrenal, 392
- - primária, 389
- - secundária, 393
- hipotiroidismo em pacientes com, 299
- quadro clínico da, 393
- - aguda, 396
- - crônica, 396
- - - primária, 393
- - - secundária, 396
- - secundária, 400
- - tratamento, 400
Insulina(s), 654
- agentes sensibilizadores da, 977
- análogos de, 654
- animal, 654
- de ação
- - intermediária, 655
- - lenta, 655
- - rápida, 655
- - ultra-rápida, 655
- dose(s) da, 661
- - múltiplas, 663
- efeitos colaterais da, 658
- em spray oral, 640
- escolha da, 687
- formas de administração da, 661
- humana, 654
- infusão subcutânea contínua de, 663
- pré-misturas, 656
- resistência à, 1012
- - tratamento da, 1015
- teste da hipoglicemia induzida pela, 397
- teste da tolerância à, 397

- tipos de, 635
Insulinemia basal, 661
Insulinoma, 773, 956
- distúrbios raros que simulam, 773
Insulinoterapia, 635, 686, 764
- esquemas de, 687
- na insuficiência renal crônica, 665
- no diabetes tipo 1, 654-667
- - esquemas de, 657
- - - intensificada, 662
- - insulinas, 654, 659, 661
- - monitoração glicêmica, 659
- - objetivos do tratamento, 656
- - situações especiais, 664
Interferon-alfa, 255, 363
Iodo radioativo, 307, 313, 321, 341
- ablação com, 333
Ioimbina, cloridrato de, 538
Ipodato de sódio, 313
Ipriflavona, 920

J

Jejum, 805
- glicemia de, 684
- hipertrigliceridemia sem, 805

K

Kallmann, síndrome de, 26, 217, 516
Kearns-Sayre, síndrome de, 392
KGB, síndrome de, 188
Klinefelter, síndrome de, 223, 512, 545

L

Larvas de moscas, 747
Laser, 980
- fotocoagulação a, 265, 701
Laurence-Moon, síndrome de, 26, 188, 221, 517
Lecitina-colesterol acil-transferase, deficiência da, 798
Leiomiomas, 959
Leopard, síndrome de, 221
Leptina, gene da, 517
Lesões
- adrenais primárias, 455
- do sistema nervoso central, 219
- inflamatórias e granulomatosas, 15
- secretoras de androgênios, 383
- selares, diagnóstico diferencial das, 4
- - craniofaringioma, 6
- - ependimoma, 8
- - glioma, 7
- - meningioma, 7
- - tumores hipofisários, 4
- vasculares, 220
Levotiroxina, dose da, 297
Linfoma, 11
- da tiróide, primário, 273
Lipase hepática, deficiência de, 795
Lipídios, 787
Lipoatrofia subcutânea, 1025
Lipodistrofia associada ao HIV, 1021
Lipo-hipertrofia central, 1026
Lipomas, 958
Lipoproteínas, 787

Lipostatina, análogos da, 845
Liraglutide, 640
Lítio, 363
- carbonato de, 164, 255
L-tiroxina, 116, 357
- terapia supressiva com, 265

M

Macromastia persistente puberal, 547
Macroprolactinemia, 40, 45
- pesquisa de, 43
Macroprolactinomas, 55
Mácula, edema de, 701
Magnésio, distúrbios do, 899
Malformações congênitas, 28, 220
Marcadores, 255
- bioquímicos da remodelação óssea, 913
- dos carcinomas tiroidianos, 255
Massa(s)
- adrenais bilaterais, 376
- óssea, 909
Massas selares, 1-22
- exames complementares para o diagnóstico etiológico, 3
- - avaliação hormonal, 4
- - cirúrgico, 4
- - diferencial das lesões selares, 4
- - - craniofaringioma, 6
- - - ependimoma, 8
- - - glioma, 7
- - - meningioma, 7
- - - tumores hipofisários, 4
- - por imagem das massas supra-selares e parasselares, 3
- - tumores, 13
- - - abscesso hipofisário, 16
- - - aneurisma, 14
- - - apoplexia, 14
- - - aracnoidocele intra-selar, 17
- - - cisto(s), 13
- - - - aracnóideo, 13
- - - - da bolsa de Rathke, 13
- - - - dermóide e epidermóide, 13
- - - - de células germinativas, 8
- - - - duplicação da hipófise, 18
- - - hamartoma, 17
- - - hiperplasia hipofisária, 17
- - - hipófise linfocítica, 16
- - - hipófise posterior ectópica, 18
- - - histiocitose X, 15
- - - lesões inflamatórias e granulomatosas, 15
- - - mucocele do seio esfenoidal, 18
- - - neurossarcoidose, 15
- - - tuberculose, 16
- quadro clínico, 1
- - sintomas dependentes, 1
- - - das alterações hormonais, 1
- - - de alterações hipotalâmicas, 3
- - - do efeito da, 1
Maturity Onset Diabetes of the Young (v. MODY)
Mazindol, 841
McCune-Albright, síndrome de, 63, 240
- causando hiperplasia adrenocortical nodular, 453
Medroxiprogesterona, acetato de, 568
Melanomas malignos, 959
Membros, mononeuropatias dos, 722
Menarca precoce isolada, 229

Meningioma, 7, 959
Menopausa, 833
- terapia hormonal da, 574-583
- - alternativas para, 580
- - como fazer, 575
- - contra-indicações e riscos da, 577
- - duração da, 581
- - em situações especiais, 579
- - esquemas de, 577
- - monitorização da, 579
- - quando fazer, 574
- - tratamentos específicos, 581
Mesilato de fentolamina oral, 538
Metabolismo, 845
- da vitamina D, distúrbios do, 196
- de nutrientes, modificadores pós-absorvidos do, 845
- glicídico, 1027
- lipídico, 1026
- - distúrbios do, 792
- ósseo, 1023
Metanefrinas, 411
- livres plasmáticas, 413
- urinárias, 411
Metástases, 899
- adrenais, 375
- cerebrais, 278, 286
- locorregionais, 277, 285
- ósseas, 278
- pulmonares, 277, 286
Metformina, 560, 977
Metilprednisolona, 325
Metimazol, 357
Metirapona, 468
- teste da, 398
MIBG, cintilografia com, 415
Microadenomectomia seletiva, cirurgia transfenoidal com, 456
Micropênis, 526
Microprolactinomas, 55
Mielolipoma, 375
Minerais e vitaminas, 616
Mineralocorticóide, 1020
- reposição de, 402
Miscelânea, 26, 31, 160
- e hiperprolactinemia, 40
Mitotano, 468, 472
Mixedema pré-tibial, 306
Moduladores seletivos dos receptores de estrogênio, 580, 919
MODY, 589
Monitoração glicêmica contínua, 660
Mononeuropatias, 705
- dos membros, 722
- oculares, 705
Moscas, larvas de, 747
Mucocele do seio esfenoidal, 18
Mucormicose, 767

N

Natremia, dosagem da, e osmolalidade plasmática basais, 150
Necessidades calóricas e nutricionais, cálculo das, 607
- álcool, 615
- cafeína, 615
- calorias, 607

- carboidratos, 607
- fibras, 612
- fitoesteróis, 615
- gordura, 613
- minerais e vitaminas, 616
- proteínas, 613
- substitutos do açúcar, 613
Necrose hipofisária pós-parto, 28
Nefropatia diabética, 669, 708-719
- conduta terapêutica na, 711
- - controle da pressão arterial, 713
- - controle glicêmico, 713
- - drogas experimentais, 715
- - na dislipidemia, 715
- - restrição protéica, 715
- controle da, 703
- diagnóstico, 711
- fatores de risco, 710
- fisiopatologia, 708
- história natural, 709
- quando encaminhar o paciente diabético ao nefrologista, 716
- quando indicar tratamento dialítico para paciente com insuficiência renal secundária a, 716
- tipo de tratamento para insuficiência renal crônica terminal adequado para o paciente com, 716
Nelson, síndrome de, 476-480
- aspectos preditivos, 476
- características clínicas, 476
- fisiopatologia, 476
- incidência e história natural, 476
- monitoramento, 478
- tratamento, 478
Neoplasia(s), 361
- e diabetes insípido, 146
- tiroidianas, 361
Neoplasia(s) endócrina(s) múltipla(s), 953-968
- tipo 1, 953
- - genética da, 953
- - manifestações clínicas da, 954
- - - hiperparatiroidismo primário, 954
- - - tumores associados, 958
- - - tumores hipofisários, 957
- - - tumores neuroendócrinos pancreáticos, 955
- - rastreamento da, 959
- tipo 2, 960
- - genética da, 961
- - manifestações clínicas da, 961
- - - carcinoma medular da tiróide, 961
- - - constituição marfanóide, 964
- - - feocromocitoma, 962
- - - hiperparatiroidismo primário, 963
- - - neuromas mucosos, 963
- - - tumores, 964
- - rastreamento da, 964
- - variantes da, 961
- tipo 4, 965
Nesidioblastose, 784
Neurofibromatose hereditária, 966
Neuromas mucosos, 963
Neuromoduladores da secreção hipofisária de ACTH, 469
Neuropatia(s) diabética(s), 720-737
- abordagem terapêutica, 729
- - das disfunções autonômicas, 733
- - terapia medicamentosa, 730
- classificação da, 722
- complicações da, 736

- compressivas, 722
- desmielinizante inflamatória crônica, 723
- dolorosa, tratamento sintomático da, 730
- modalidades de apresentação, 722
- - autonômica, 728
- - focais e multifocais, 722
- - polineuropatias simétricas generalizadas, 724
- motora proximal, 723
- patogênese da, 720
- - teorias metabólicas, 720
- - vascular, 721
- prevenção da, 736
- truncal, 723
Neurossarcoidose, 15
Neurotrofinas, alterações em, 721
Nitrato de gálio, 888
Nódulo(s) tiroidiano(s), 258
- diagnóstico, 258
- - avaliação laboratorial da função tiroidiana, 259
- - avaliação por imagem, 259
- - exame físico, 259
- - história clínica, 258
- - punção aspirativa com agulha fina, 262
- o que fazer na presença de um, 264
Noonan, síndrome de, 188, 222, 514
Noradrenalina, 413, 731
Nutrição, 617
- em pacientes com dislipidemia, 617
- em pacientes com hipertensão, 617
- na gestação e amamentação, 617
Nutrientes, metabolismo de, modificadores pós-absorvidos do, 845

O

Obesidade, 42, 838-852, 999
- hipogonadismo hipogonadotrófico associado a, 218
- síndrome metabólica e, 208
- tratamento da, 641
- - agentes farmacológicos modulares da homeostase energética, 839
- - - drogas serotoninérgicas, 842
- - - drogas termogênicas, 841
- - - pré-absorvitos, 839
- - cirúrgico, 853-864
- - - indicação, 853
- - - principais técnicas cirúrgicas, 853
- - - procedimentos invasivos, 860
- - - resultados das cirurgias bariátricas, 858
- - critérios de avaliação da eficácia, 839
- - escolha da droga antiobesidade, 849
- - fármacos em desenvolvimento, 848
- - infantil, 848
- - modificadores pós-absorvitos do metabolismo de nutrientes, 845
- - novas perspectivas de, com fármacos atuais, 848
- - sibutramina, 843
Octreotide, eficácia da terapia com, 115
Oftalmopatia, 304
- de Graves, 320-329
- - diagnóstico, 322
- - - diferencial, 323
- - fatores de risco, 321
- - fisiopatologia, 320
- - história natural, 321
- - tratamento, 323
- - - cirúrgico, 326

- - - clínico, 324
- - - eliminação dos fatores de risco, 323
- - - metas do, 323
- infiltrativa, 304
Oncogenes, ativação de, 102
Ooforite auto-imune, 223
Opiáceos, 731
Opióides, 731
Órbita e oftalmopatia de Graves, 322
Orquite viral, 514
Ortorexia, 991
Osmolalidade plasmática, 144
- dosagem da natremia e, basais, 150
- papel da sede sobre o controle da, 144
Osso, fisiologia do, 905
Osteocondrodisplasias, 189
Osteodistrofia hereditária de Albright, 897
Osteomalacia (v. Raquitismo e osteomalacia)
Osteomielite do pé diabético, 749
- diagnóstico, 749
- tratamento, 751
Osteoporose, 208, 581, 905-929, 986
- associada a gravidez, 925
- diagnóstico, 909
- - alterações radiológicas, 911
- - determinação da massa óssea, 909
- - exames laboratoriais, 911
- em homens, 922
- em mulheres, 913
- - medidas não-farmacológicas, 914
- - terapia farmacológica, 914
- - - bisfosfonatos, 916
- - - cálcio e vitamina D, 915
- - - calcitonina, 920
- - - combinada, 921
- - - drogas de uso preventivo, 922
- - - fluoretos, 920
- - - indicações, 915
- - - ipriflavona, 920
- - - modulares seletivos dos receptores do estrogênio, 919
- - - novas perspectivas, 922
- - - ranelato de estrôncio, 921
- - - reposição hormonal, 916
- - - teriparatida, 920
- - - tibolona, 920
- fatores de risco para, 907
- fisiologia do osso, 905
- induzida por glicocorticóides, 924
- pós-menopausa, 906
- redução do teor de cálcio e, 1000
- secundária, 906
- senil, 906
Ovário(s), 1021
- síndrome dos, 970, 1021
- - policísticos, 554-563
- - - diagnóstico, 556
- - - fisiopatologia, 554
- - - tratamento, 559
- - resistentes, 566
- - tumores do, 971
Oxigênio hiperbárico, terapia com, 748

P

Paget, doença de, 930-939
- complicações, 933
- diagnóstico, 931

- etiologia, 930
- quadro clínico, 931
- tratamento, 935
Pamidronato, 918, 936
Pâncreas, doenças do, 591
Pancreatite, 804
- aguda, 899
- hipertrigliceridemia, e, 804
Pan-hipopituitarismo, 42, 219
Paratiróide, 887
- alotransplante de, 902
- carcinoma de, 878
- - características clínicas do, 878
- - prognóstico do, 887
Paroxismos, 408
Parto e diabetes gestacional, 689
Pé diabético, 739-754
- aspectos etiofisiopatológicos, 740
- avaliação clínica, 743
- dados epidemiológicos e socioeconômicos, 739
- identificação dos pacientes em risco, 743
- novas perspectivas de tratamento, 752
- osteomielite, 749
- - diagnóstico, 749
- - tratamento, 751
- prevenção do, e suas complicações, 751
- rastreamento do pé em risco, 743
- ulcerações, 745
Pegvisomant, papel do, no manuseio da acromegalia, 87
- benefícios, 89
- - cardiovasculares, 90
- - metabólicos, 89
- crescimento tumoral, 89
- efeitos colaterais, 89
- eficácia, 87
- no algoritmo do tratamento, 90
- posologia e seguimento, 90
Pele, 747
- e fâneros, 293
- enxertos sintéticos de, 747
Pentoxifilina, 326
Peptídeo C, dosagem do, 595
Perfil lipídico, 790
Peso, perda de, 1014
- e atividade física, 1014
- e obesidade, 858
Pituicitoma, 11
Plasma, transporte de testosterona no, 510
Plasmaférese, 326
Plicamicina, 888
Polidipsia primária, 148, 155
Polineuropatia simétrica, 724
- distal, 724
- generalizada, 724
Postura ereta, teste da, 490
Potássio, 484
- efeitos no balanço de cálcio, e hidrogênio, 1001
- plasmático, 437
- sérico, dosagem do, 484
Prader-Willi, síndrome de, 26, 188, 220
Pranlintida, 640
Pressão arterial, 1001
- controle da, 713
Privação hídrica, teste da, 151
Progeria, 188
Progestágeno, escolha do, 575
Progestogênio, 240
- teste com estrogênio associado a, 568

Programa de educação do diabético, 619
Prolactina, 43
- características da, 37
- deficiência de, 32
- níveis de, 43
- regulação da secreção da, 37
- tumores extra-hipofisários secretores de, e hiperprolactinemia, 40
Prolactinomas, 44, 47-60
- diagnóstico, 48
- e gravidez, 57
- novas perspectivas terapêuticas, 58
- síndromes hiperprolactinêmicas, 47
- tratamento, 48
- - agonistas dopaminérgicos, 49
- - - bromocriptina, 49
- - - cabergolina, 51
- - - duração do tratamento com, 54
- - - escolha, 54
- - - mecanismo de ação, 49
- - - quinagolida, 50
- - - resistência aos, 53
- - dos macroprolactinomas, 55
- - dos microprolactinomas, 55
- - objetivos do, 48
- - opções de, 49
Propiltiouracil, 357
Propranolol, 255
Proptose, grau de, 322
Proteína(s), 613
- C, 640
- - quinase, 640
- - - ativação da, 721
- - - inibidores da, 640, 703
- - reativa, 791
- ligadora do hormônio do crescimento, 94
- transferidora do éster de colesterol, 798
- transportadoras de hormônios tiroidianos, 252
Pseudo-Cushing, estados de, 427, 443
Pseudo-hipoparatiroidismo, 196, 895
- manifestações clínicas do, 896
Pseudo-incidentalomas adrenais, 375
Pseudoprolactinomas, 44
Pseudopuberdade precoce (v. Puberdade precoce periférica)
Puberdade, 185
- crescimento e, na doença de Cushing, 452
- retardo constitucional do crescimento e, 185, 214
Puberdade precoce, 228-245
- central, 230
- investigação da, 234
- periférica, 231
- - causas de, 232
- - - heterosexual na menina, 233
- - - heterosexual no menino, 234
- - - isossexual na menina, 232
- - - isossexual no menino, 233
- - tratamento da, 236
- - agentes antiestrogênicos, 241
- - - central, 236
- - - como tratar, 238
- - - porque tratar, 236
- - - quando tratar, 238
- - - periférica, 240
- variantes normais do desenvolvimento pubertário, 228
Punção aspirativa com agulha fina, 262

Q

Queimaduras extensas, septicemia e, 899
Quimioterapia, 223, 287, 421, 899
Quimocriptina, 49
Quinagolida, 78

R

Radiculopatias truncais, 723
Radioiodo, 314
Radioiodoterapia, 265
Radioterapia, 74, 223
- hipofisária, 456
- - adenomas, 106
Ranelato de estrôncio, 921
Raquitismo e osteomalacia, 940-952
- acidose renal, 948
- classificação, 941
- considerações gerais sobre a interação do cálcio, fósforo, vitamina D, paratormônio e FGF23, 940
- diagnóstico, 942
- - densitometria óssea, 944
- - quadro clínico, 942
- - quadro histológico, 944
- - quadro radiológico, 943
- drogas, 948
- envelhecimento, 949
- hipofosfatasia, 948
- hipofosfatêmicos, 944
- - autossômico, 946
- - - dominante, 946
- - - recessivo, 946
- - com hipercalciúria, 946
- - dependente de vitamina D, 947
- - - tipo I, 947
- - - tipo II, 947
- - ligado ao X, 945
- - oncogênica, 947
- - prevenção, 949
- - síndrome de Faconi, 948
- - tratamento, 949
- - tubulopatias renais, 948
Rathke, bolsa de, cisto de, 13
Reabsorção óssea, inibição da, 888
Reações alérgicas, 658
Receptor(es), 580
- AT1 da angiotensina II, bloqueadores do, 673
- canabinóide tipo 1, antagonistas seletivos do, 846
- da arginina vasopressina, antagonistas dos, 164
- de estrogênio, moduladores seletivos dos, 580, 919
- do hormônio do crescimento, antagonistas do, 79
- síndrome de Cushing por expressão ectópica de, hormonais, no córtex adrenal, 428
Regressão testicular, síndrome da, 513
Relação cintura/quadril, cintura versus, 866
Remodelação óssea, marcadores bioquímicos da, 913
Renina, 487
- atividade plasmática de, 485
- dosagem de, 487
Reposição, terapia de (v. Terapia de reposição)
Resinas seqüestrantes de ácidos biliares, 829
Resistência
- à insulina, 1012, 1015
- androgênica, 519

- - síndromes de insensibilidade ou, 545
- ao hormônio, 514
- - adrenocorticotrófico, síndromes de, 392
- - luteinizante, 514
- - tiroidiano, 251
- aos agonistas dopaminérgicos, 53
- aos glicocorticóides, 1019
Respostas imunológicas e inflamatória, interferência do uso de glicocorticóides nas, 1002
Ressonância magnética, 127
- cranioencefálica, 235
- da hipófise normal, 133
- intra-operatória, 127
Restrição protéica, 715
Retardo
- constitucional do crescimento e puberdade, 185
- do crescimento intra-uterino, 186
Retardo puberal, 213-227
- aspectos da puberdade normal, 213
- avaliação do, 213
- - clínica, 213
- - laboratorial, 214
- classificação do, 214
- - com níveis elevados de gonadotrofinas, 221
- - - hipogonadismo hipergonadotrófico, 221
- - com níveis normais ou baixos de gonadotrofinas, 214
- - - atraso constitucional de crescimento e puberdade, 214
- - - hipogonadismo hipogonadotrófico, 216
- diagnóstico diferencial do, 224
- tratamento do, 224
Retinopatia diabética, 669, 694-707
- complicações oculares, 705
- - catarata, 705
- - glaucoma, 705
- - mononeuropatias, 705
- - vícios de refração, 705
- fatores de risco, 698
- - anemia, 700
- - dislipidemia, 700
- - efeitos hormonais, 700
- - genéticos, 700
- - hipertensão arterial, 699
- - idade e sexo, 700
- - locais, 700
- - mau controle glicêmico, 699
- - nefropatia diabética, 700
- - tabagismo, 700
- - tempo de evolução do diabetes, 698
- fisiopatologia, 694
- história natural, 701
- manifestações clínicas, 701
- não-proliferativa, 696, 701
- proliferativa, 697, 701
- recomendações para diagnóstico e seguimento, 704
- tratamento, 701
Riedel, tiroidites de, 362
Rimonabanto, eficácia do, 846
Risco cardiovascular, 790
- estratificação do, 792
- fatores de, 790
Risedronato, 918, 936
Ritanserina, 470
RNA mensageiro da tiroglobulina, 285
Roux, derivação gástrica em Y de, 856
Russel-Silver, síndrome de, 189

S

Sal, síndrome cerebral perdedora de, 164
Salicilatos, 254, 776
Sarcoidose, 28
Scopinaro, cirurgia de, 855
Secreção hipofisária de ACTH, neuromoduladores da, 469
Sedentarismo, 671
Seio(s)
- esfenoidal, mucocele do, 18
- petrosos inferiores, cateterismo bilateral dos, 439, 455
Sela vazia, síndrome da, 28
Seminomas, 959
Septicemia, queimaduras extensas e, 899
Serotonina, 844
- inibidores seletivos da recaptação de, 730, 844
Sibutramina, 843
Sildenafil, 537
Sinal de Trousseau, 897
Síndrome(s)
- cerebral perdedora de sal, 164
- CHARGE, 517
- da angústia respiratória do adulto, 767
- da fome óssea, 899
- da imunodeficiência adquirida (v. AIDS)
- da regressão testicular, 513
- da secreção inapropriada do hormônio antidiurético, 158-167
- - diagnóstico, 161
- - etiologia, 159
- - fisiopatologia, 158
- - hereditária, 161
- - idiopática, 161
- - manifestações clínicas, 161
- - tratamento da, 162
- - - cerebral perdedora de sal, 164
- - - considerações gerais, 162
- - - farmacológico da hiponatremia crônica, 164
- da sela vazia, 28
- de Bardet-Biedl, 188, 221, 517
- de Cockayne, 189
- de Cushing, 425-448, 972
- - ACTH-dependente, 425
- - aspectos clínicos, 428
- - cíclica, 428
- - definição da etiologia do hipercortisolismo, 436
- - - exames de imagem, 440
- - - testes basais, 436
- - - testes dinâmicos invasivos, 439
- - - testes dinâmicos não-invasivos, 437
- - diagnóstico, 432
- - - investigação para o, e o diagnóstico diferencial da, 445
- - diferenciação entre a, e estados de pseudo-Cushing, 443
- - estados de pseudo-Cushing, 427
- - etiologia, 425
- - exógena, 428
- - não-ACTH-dependente, 427
- - pediátrica, 449-458
- - - ACTH-dependente, 450
- - - ACTH-independente, 452
- - - análise genética, 455
- - - apresentação clínica, 450
- - - composição corporal e saúde óssea na, 456
- - - crescimento na doença de Cushing após cura por cirurgia transesfenoidal, 456
- - - definindo a causa da, 455
- - - investigação, 453
- - - investigação radiológica, 455
- - - seguimento cognitivo e psicológico na, 457
- - - tratamento, 455
- - por expressão ectópica de receptores hormonais no córtex adrenal, 428
- - subclínica, 428
- - - diagnóstico da, 443
- - - tratamento da, 459-475
- - - ACTH ectópico, 471
- - - adrenalectomia bilateral, 466
- - - cirurgia hipofisária, 460
- - - doença de Cushing, 459
- - - exógena, 459
- - - medicamentoso, 466
- - - não-ACTH-dependente, 472
- - - por tumores adrenais, 472
- - - radioterapia, 465
- de DiGeorge, 894
- de Down, 187
- de Ellis-Van Creveld, 190
- de Fanconi, 948
- de hiperparatiroidismo familiar, 875
- de Hutchinson-Gilford (v. Progeria)
- de insensibilidade ou resistência androgênica, 518, 545
- - ao hormônio do crescimento, 196
- - completa, 519
- - deficiência da 5α-redutase tipo 2, 520
- - parcial ou incompleta, 520
- de Kallmann, 26, 217, 516
- de Kearns-Sayre, 392
- de Klinefelter, 223, 512, 545
- de Laurence-Moon, 26, 188, 221, 517
- de Leopard, 221
- de McCune-Albright, 63, 240
- - causando hiperplasia adrenocortical nodular, 453
- de Nelson, 476-480
- - aspectos preditivos, 476
- - características clínicas, 476
- - fisiopatologia, 476
- - incidência e história natural, 476
- - monitoramento, 478
- - tratamento, 478
- de Noonan, 188, 222, 514
- de Prader-Willi, 26, 188, 220
- de resistência ao ACTH, 392
- de retirada ou privação de glicocorticóides, 1004
- de Russel-Silver, 189
- de Sipple, 960
- de Smith-Lemli-Opitz, 392
- de Smith-Magenis, 190
- de Turner, 187, 204
- - e suas variantes, 221
- de Wermer, 953
- do eutiróideo doente, 299, 1022
- do homem XX, 513
- do hormônio, 426
- - adrenocorticotrófico ectópico, 426
- - liberador da corticotrofina, 426
- dos ovários, 970
- - policísticos, 554-563, 970, 1021
- - - diagnóstico, 556
- - - fisiopatologia, 554
- - - tratamento, 559
- - resistentes, 566
- genéticas associadas com diabetes, 592
- hiperprolactinêmicas, 47
- KGB, 188
- metabólica, 865-873
- - associada ao tratamento do HIV, 869
- - cintura versus relação cintura/quadril, 866
- - complicações da, 867
- - definição, 865
- - fisiopatologia, 867
- - obesidade e, 208
- - prevalência da, 866
- - tratamento da, 869
Sipple, síndrome de, 960
Sistema(s)
- cardiovascular e hipotiroidismo, 293
- digestório e hipotiroidismo, 294
- hematopoético e hipotiroidismo, 295
- musculoesquelético e hipotiroidismo, 295
- nervoso central, 231
- - distúrbios do, 159
- - - puberdade precoce central por, 231
- - interferência do uso de glicocorticóides no, 1004
- reprodutor, 1003
- - e hipotiroidismo, 295
- - interferência da terapia com glicocorticóides no, 1003
- respiratório, 370
- - e hipotiroidismo, 295
Sitosterolemia, 797
Smith-Lemli-Opitz, síndrome de, 392
Smith-Magenis, síndrome de, 190
Sódio, 1001
- bicarbonato de, 765
- efeitos no balanço de, potássio e hidrogênio, 1001
- ipodato de, 313
- redução da ingestão de, 671
- teste da sobrecarga oral de, 488
Solução salina, teste da infusão de, 489
Somatopausa, 207
Somatostatina, análogos da, 75, 107, 115, 326, 469, 704
Somatostatinoma, 957
Somatotrofos, aspectos fisiológicos dos, e controle da secreção do hormônio do crescimento, 61
Somatotropinomas, 62
Sudorese gustatória, 735
Sulfato de deidroepiandrosterona, 381
Sulfoniluréias, 627
Sunitib, 255
Supressão, teste de (v. Teste de supressão)

T

Tabagismo, 321, 671, 700
Tadalafil, 537
Tamoxifeno, 240
Tangier, doença de, 798
Tecido adiposo, 1024
- lipoatrofia subcutânea, 1025
- lipo-hipertrofia central, 1026
Telarca precoce, 228
Terapia
- anti-retroviral, 1026
- gênica, 902
- imunossupressora, 324
- nutricional do diabético, 606
- psicossexual, 535
- supressiva com L-tiroxina, 265

- transuretral, 538
Terapia de reposição, 521
- androgênica, 535, 1021
- - com testosterona, 520
- - - drogas orais, 520
- - - preparações androgênicas, 521
- - - - contra-indicações, 522
- - - - eficácia, 521
- - - - escolha das, 523
- - - - indicação, 522
- - - - indução da espermatogênese, 523
- - - - intramusculares, 520
- - - - monitorização, 522
- - - - perspectivas futuras, 523
- - - - riscos e efeitos colaterais, 521
- - - - transdérmicas, 521
- hormonal, 371, 916
- - da menopausa, 574-583
- - - alternativas para, 580
- - - como fazer, 575
- - - contra-indicações e riscos da, 577
- - - duração da, 581
- - - em situações especiais, 579
- - - esquemas de, 577
- - - monitorização da, 579
- - - quando fazer, 574
- - - tratamentos específicos, 581
- - influência da, em mulheres na pós-menopausa com hipercolesterolemia, 833
Teratoma, 9
Teriparatida, 920
Teste(s)
- da desmopressina, 150, 438
- da espironolactona, 491
- da hipoglicemia induzida pela insulina, 397
- da infusão de solução salina, 489
- da metirapona, 398
- da postura ereta, 490
- da privação hídrica ou da desidratação, 151
- da sobrecarga oral de sódio, 488
- da tolerância à insulina, 397
- de estimulação rápida com ACTH, 397
- de função tiroidiana, 247-257
- - condições que podem alterar os níveis do T_3 e T_4, 252
- - - agentes químicos, 254
- - - alterações nas proteínas transportadoras de hormônios tiroidianos, 252
- - - doenças não-tiroidianas, 253
- - - doenças psiquiátricas agudas, 254
- - - fatores ambientais, 252
- - - gestação, 254
- - - presença de anticorpos, 253
- - distúrbios tiroidianos, 248
- - - doenças tiroidianas auto-imunes, 250
- - - hipertiroidismo, 249
- - - hipotiroidismo, 248
- - - resistência ao hormônio tiroidiano, 251
- - fisiologia da tiróide, 247
- - marcadores dos carcinomas tiroidianos, 255
- de supressão, 437, 414
- - com dose alta de dexametasona, 437, 455
- - com dose baixa de dexametasona, 432, 454
- - com fludrocortisona, 489
- - noturna pela dexametasona, 432
- - para a aldosterona, 488
- do acetato de medroxiprogesterona, 568
- do captopril, 490
- do citrato de clomifeno, 569

- do estrogênio associado a progestogênio, 568
- do glucagon, 398
- do hormônio liberador da corticotrofina, 438
- estimulatórios, 70
- hormonais dinâmicos, 569
- oral de tolerância à glicose, 593
- - dosagem do hormônio do crescimento durante o, 69
- provocativos, 414
Testosterona, 545
- ação da, 511
- bucal, 521
- defeitos na síntese de, 545
- reposição de, 520, 1021
- - drogas orais, 520
- - preparações androgênicas, 522
- transporte da, no plasma, 510
Testotoxicose, 242
Tetraidroaldosterona, 488
Tiazolidinedionas, 561, 629
Tibolona, 580, 920
Tionamidas, 116, 309
- efeitos colaterais, 311
- manuseio em longo prazo com as, 311
Tiroglobulina, 255, 283, 338
- altamente sensível, 285
- no período pré-operatório, 284
- pós-radioablação, 284
- pré-radioablação, 284
- RNA mensageiro da, 285
Tiróide, 1022
- afecção direta da, 1023
- exame da, 296
- fisiologia da, 247
- tumores da, 958
Tiróide, câncer da, 268-282
- diagnóstico, 269
- - clínico, 269
- - - carcinoma
- - - - folicular, 270
- - - - indiferenciado ou anaplásico, 272
- - - - medular, 270, 961
- - - - papilífero, 269
- - - linfoma primário, 273
- - - metástases, 273
- - - laboratorial, 273
- - tratamento, 274
- - novas drogas, 278
Tiróide, carcinoma de, 961
- diferenciado, 283-289
- - seguimento do, 283
- - - pesquisa de corpo inteiro, 284
- - - protocolo de, 285
- - - tiroglobulina, 283, 285
- - - ultra-sonografia, 285
- - tratamento do carcinoma recorrente ou metastático, 285
- medular da, 961
Tiroidectomia parcial, 315
Tiroidite(s), 354-365
- aguda, 354
- causas de, 364
- crônicas, 360
- de Hashimoto, 255, 360
- de Riedel, 362
- induzida por drogas, 363
- pós-parto, 359
- subagudas, 356
- - granulomatosa, 356

- - - diagnóstico, 356
- - - diagnóstico diferencial, 357
- - - prognóstico, 357
- - - tratamento, 357
- - linfocítica, 357
- - - diagnóstico, 357
- - - diagnóstico diferencial, 358
- - - prognóstico, 359
- - - tratamento, 358
Tirosina quinase, inibidores da, 363
Tirotrofina, deficiência de, 32
Tirotropina, 337
Tirotropinoma, 113
Tiroxina, 247, 252
- globulina ligadora da, 252
Tomografia computadorizada cranioencefálica, 235
Topiramato, 849
Toxinas, 515
Transcrição, fatores de, 517
- citocinas e, 102
- deficiência de, 220, 517
Transtirretina, 253
Transtornos alimentares, 983-992
- anorexia nervosa, 984
- - complicações, 984
- - definição, 984
- - diagnóstico diferencial, 987
- - quadro clínico, 984
- - avaliação laboratorial dos, 989
- - bigorexia, 991
- - bulimia nervosa, 987
- - complicações, 988
- - definição, 987
- - diagnóstico diferencial, 988
- - prevalência, 987
- - quadro clínico, 987
- - compulsão alimentar, 989
- - ortorexia, 991
- patogênese, 983
- tratamento, 989
Trato gastrintestinal, interferência do uso de glicocorticóides no, 1003
Trauma(s), 515
- craniano, 28, 220
- e diabetes insípido, 146
Triglicerídeos, dislipidemias relacionadas aos, 793
Triiodotironina, 116, 247, 252
Trilostano, 469
Trombose vascular, 767
Trousseau, sinal de, 897
Tuberculose, 16
Tubulopatias renais, 948
Tumor(es), 13
- adrenais, 972
- - síndrome de Cushing por, 472
- adrenocorticais, 452
- aneurisma, 14
- apoplexia, 14
- aracnoidocele intra-selar, 17
- carcinóides, 958
- cistos, 13
- - aracnóideo, 13
- - da bolsa de Rathke, 13
- - dermóide e epidermóide, 13
- - da tiróide, 958
- de células germinativas, 8
- - cordoma, 9
- - gangliocitoma, 12

- - germinoma, 8
- - granulares, 12
- - linfoma, 11
- - metastáticos, 9
- - pituicitoma, 11
- - teratoma, 9
- do ovário, 971
- extra-hipofisários secretores de prolactina e hiperprolactinemia, 40
- hamartoma, 17
- histiocitose X, 15
- lesões inflamatórias e granulomatosas, 15
- mucocele do seio esfenoidal, 18
- neuroendócrinos pancreáticos, 955
- neurossarcoidose, 15
- periféricos secretores de hormônio do crescimento, 63
- secretores, 381
- - de cortisol, 381
- - do hormônio liberador do hormônio do crescimento, 957
- supra-selares, 27
- tuberculose, 16
Tumores hipofisários, 4, 26, 118-131, 957
- abscesso hipofisário, 16
- avaliação, 118
- - oftalmológica, 119
- - radiológica, 118
- duplicação da hipófise, 18
- hiperplasia da hipófise, 17
- linfocítica, hipofisite, 16
- posterior ectópica, hipófise, 18
- tratamento cirúrgico, 119
- - acesso pré-temporal, 126
- - acesso transesfenoidal, 119
- - - complicações, 123
- - - técnica cirúrgica, 121
- - acessos transcranianos, 125
- - avanços tecnológicos, 126
- - - acesso transesfenoidal endoscópico, 126
- - - cirurgia guiada por imagem, 127
- - - ressonância magnética intra-operatória, 127
- - da doença de Cushing, 129
- - dos pacientes acromegálicos não curados, 128
- - resultados cirúrgicos na acromegalia, 127
Turner, síndrome de, 187, 204
- e suas variantes, 221

U

Úlceras em pé diabético, 745
Ultra-sonografia pélvica, 235
Uréia, 164

V

Valproato de sódio, 470
Vardenafil, 537
Vasodilatadores diretos, 676

Veias adrenais, cateterismo das, 492
Via poliol, 721
VIPoma, 957
Vírus da imunodeficiência humana (*v.* HIV)
Vitamina(s), 196
- D, 915
- - análogos da, 887
- - deficiência de, 941
- - distúrbios relacionados a, 898
- - e seus análogos, 900
- - metabolismo da, 196
- - raquitismo dependente de, 947
- - tipo I, 947
- - tipo II, 947
- minerais e, 616
Vitrectomia, 702
Von Hippel-Lindau, doença de, 965

W

Wermer, síndrome de, 953

X

Xantomatose cerebrotendinosa, 797

Z

Zoledronato, 918, 936